Thieme

Die Buchinhalte auch digital nutzen

In drei einfachen Schritten online freischalten und kostenlosen Zugang über gängige Smartphones, Tablets und PCs erhalten:

1. QR-Code scannen oder die angegebene URL aufrufen

   eref.thieme.de/code.

2. Mit einem bestehenden Thieme Account einloggen oder neu registrieren

3. Zugangscode aus dem Buch eingeben – die digitale Version wird damit freigeschaltet.

Persönlicher Zugangscode:

EBRcpCnTjCzue

Wichtig: Sobald der Zugangscode der Printausgabe eingelöst wurde, ist eine Rückgabe des Buches nicht mehr möglich.

Schnellzugriff zum Buch

Nach erfolgreicher Registrierung und Freischaltung ist das Buch ohne Umwege unter eref.thieme.de/9783132445956 oder über diesen QR-Code zu finden.

Wichtige Hinweise

Der persönliche Zugangscode wird gesperrt, sobald die erste Freischaltung des Buches erfolgt ist. Die Nutzung ist somit nur für Erstkäufer*innen bzw. Erstnutzer*innen (z. B. bei Bibliotheksexemplaren) möglich.

Die Weitergabe von Passwörtern ist nicht erlaubt. Der Verlag behält sich das Recht vor, bei Verstoß rechtliche Schritte einzuleiten.

Zugang zu den Online-Materialien erhalten Käufer*innen ausschließlich für den privaten Gebrauch. Eine gewerbliche bzw. institutionelle Nutzung ist nicht gestattet.

Ernährungsmedizin

Nach dem Curriculum Ernährungsmedizin der Bundesärztekammer

Herausgegeben von
Hans Konrad Biesalski, Stephan C. Bischoff,
Matthias Pirlich, Arved Weimann

Unter Mitarbeit von
Michael Adolph
Jann Arends
Ulrike Arens-Azevedo
Jürgen M. Bauer
Ina Bergheim
Hans Konrad Biesalski
Stephan C. Bischoff
Heike A. Bischoff-Ferrari
Hansjosef Böhles
Gerd Bönner
Anja Bosy-Westphal
Stephanie Brandt-Heunemann
Daniel Buchholz
Hannah Dinse
Olaf Eickmeier
Annette Eidam
Ulf Elbelt
Nicole Erickson
Susanne Fleig
Petra Forster
Jan Frank
Kai Funkschmidt
Carolina Ganß
Wolfgang Gröbner
Tilman Grune
Andreas Hahn
Alexander Hann
Wolfgang Hartl
Annice Heratizadeh
Jörg Hinrichs
Sandra Holasek
Inga Jarosch
Frank Jochum
Gernot Keyßer
Melanie Kistler-Fischbacher
Alexander Koch
Josef Köhrle
Berthold Koletzko
Christine Kopp
Michael Kramer
Michael-Bernhardt Krawinkel
K. Georg Kreymann
J. Wilfried Kügel
Martin K. Kuhlmann
Sonja Lackner
Georg Lamprecht
Sabrina Leal Garcia
Claus Leitzmann
Albert C. Ludolph
Bart Jan Morlion
Claus Niederau
Andreas Nieß
Johann Ockenga
Lindsey Otten
Achim Peters
Harm Peters
Matthias Pirlich
Mathias Plauth
Christine Reudelsterz
Diana Rubin
Beate Schlegel
Hartmut H.-J. Schmidt
Lutz Schomburg
Benjamin Seethaler
Helmut K. Seitz
Christian Sina
Michaela Spiess
Alexander Ströhle
Martin Teufel
Stephan Traidl
Christian Trautwein
Luzia Valentini
Suzanne van Dullemen
Walter Vetter
Dorothee Volkert
Christine von Arnim
Stephan von Haehling
Anke von Sengbusch
Martin Wabitsch
Matthias M. Weber
Arved Weimann
Agnes Weiß
Heike Weiss
Thomas Werfel
Klaus Winckler
Rainer Wirth
Stephan Zipfel
Wolfram G. Zoller
Gudrun Zürcher

6., vollständig überarbeitete und erweiterte Auflage

226 Abbildungen

Georg Thieme Verlag
Stuttgart • New York

Bibliografische Information der Deutschen Nationalbibliothek
Die Deutsche Nationalbibliothek verzeichnet diese Publikation in der Deutschen Nationalbibliografie; detaillierte bibliografische Daten sind im Internet über http://dnb.d-nb.de abrufbar.

Dieses und andere Bücher bequem im ThiemeWebshop kaufen: https://shop.thieme.de.

Ihre Meinung ist uns wichtig! Bitte schreiben Sie uns unter:
support.thieme.com/de-DE/
thieme.com/produktsicherheit

Georg Thieme Verlag KG
Oswald-Hesse-Straße 50, 70469 Stuttgart, Germany
www.thieme.com

Printed in Germany

1. Auflage 1995
2. Auflage 1998
3. Auflage 2004
4. Auflage 2010
5. Auflage 2017

Umschlagsgestaltung: © Thieme
Coverfoto: © Pixel-Shot/stock.adobe.com
externe Redaktion: Dr. med. vet. Catharina Brandes, Gmund am Tegernsee
Zeichnungen: Melanie Waigand-Brauner, Horben; Karin Baum, Paphos, Zypern; WEYOU GmbH, Stuttgart
Satz: Druckhaus Götz GmbH, Ludwigsburg
Druck: Mohn media, Gütersloh

DOI 10.1055/b000000635

ISBN 978-3-13-244595-6 1 2 3 4 5 6

Auch erhältlich als E-Book:
eISBN (PDF) 978-3-13-244597-0
eISBN (epub) 978-3-13-244598-7

Unsere Umwelt ist uns wichtig!
Papier aus nachhaltigen und kontrollierten Quellen. **Druck** in Deutschland mit kurzen Lieferwegen. **Druckereien** mit hohen Ansprüchen an Ökologie

Vorwort zur 6. Auflage

Mit der 6. Auflage der Ernährungsmedizin liegt ein umfassend überarbeitetes und aktualisiertes Werk vor, das den aktuellen Stand von Wissenschaft und klinischer Praxis abbildet. Seit dem Erscheinen der 5. Auflage haben sich zahlreiche Entwicklungen ergeben, die das Fachgebiet inhaltlich und methodisch erweitert haben. Ernährung ist längst nicht mehr nur ein Aspekt der individuellen Lebensführung oder ein Teilbereich der Prävention und Therapie – sie ist zu einem zentralen Thema medizinischer, gesellschaftlicher und ökologischer Diskussion geworden.

Die Bedeutung der Ernährung für Prävention, Therapie und Rehabilitation ist heute unbestritten. Gleichzeitig hat sich der Blick auf Ernährung gewandelt: Neben den medizinischen und physiologischen Aspekten rücken zunehmend auch Fragen der Nachhaltigkeit, der sozialen Verantwortung und der individuellen Ernährungsgestaltung in den Vordergrund. Ernährungsmedizin steht damit an der Schnittstelle zwischen individueller Gesundheit und gesellschaftlicher Entwicklung. Gleichzeitig rückt der individuelle Zugang zur Ernährung stärker in den Vordergrund. Entwicklungen in der personalisierten Medizin, Fortschritte in der Mikrobiomforschung, der Einsatz digitaler Technologien in Ernährungsberatung und -monitoring sowie die zunehmende Vielfalt individueller Ernährungsformen – von vegetarischen und veganen bis zu ketogenen oder entzündungshemmenden Ernährungskonzepten – fordern neue Ansätze in Wissenschaft und Praxis.

Die 6. Auflage berücksichtigt neue Leitlinien, wissenschaftliche Erkenntnisse und klinische Erfahrungen, die seit der letzten Auflage veröffentlicht wurden. Zahlreiche Kapitel wurden vollständig überarbeitet, erweitert oder neu hinzugefügt. Dabei lag besonderes Augenmerk auf einer klaren Darstellung der evidenzbasierten Grundlagen und ihrer praktischen Umsetzung in der medizinischen Versorgung. Im Vordergrund steht dabei die Praxisrelevanz: Beschreibungen konkreter klinischer Situationen, Hinweise für die Praxis evidenzbasierte Empfehlungen und klinische Entscheidungshilfen sollen den Wissenstransfer in den Alltag erleichtern.

Neue Themen wie die Ursachen und Folgen von Ernährungsarmut und krankheitsbedingter Mangelernährung sowie die zunehmende Vielfalt individueller Ernährungsformen als Weltanschauung oder die Kostformen in Krankenhaus und Reha spiegeln den aktuellen Stand des Faches wider. Ernährung bei psychischen Erkrankungen oder bei COVID-19 zeigt das zunehmende Potenzial einer ausgewogenen und gesunden Ernährung. Ebenso finden Aspekte einer nachhaltigen und ressourcenschonenden Ernährung Berücksichtigung, die für die Zukunft der Ernährungsmedizin zunehmend wichtig sind.

Allen Autorinnen und Autoren danken wir herzlich für ihre Mitarbeit und ihr Engagement. Durch ihre Expertise ist es gelungen, dieses Werk erneut als zuverlässige und praxisorientierte Referenz für alle Bereiche der Ernährungsmedizin zu gestalten – in Forschung, Lehre und klinischer Anwendung.

Unser Dank gilt auch dem Team des Thieme Verlags, besonders Frau Dr. Bouché für die professionelle und geduldige Unterstützung bei der Umsetzung dieser Auflage und die langjährige, vertrauensvolle Zusammenarbeit.

Wir wünschen allen Leserinnen und Lesern eine gewinnbringende Lektüre, Inspiration für die tägliche Praxis und die Motivation, Ernährungswissen verantwortungsvoll und mit Weitblick einzusetzen. Denn Ernährungsmedizin ist – mehr denn je – ein Fach, das Brücken schlägt: zwischen Wissenschaft und Alltag, zwischen Individuum und Gesellschaft, zwischen Gesundheit und Nachhaltigkeit.

Stuttgart, Februar 2026

Hans Konrad Biesalski
Stephan C. Bischoff
Matthias Pirlich
Arved Weimann

Inhaltsverzeichnis

Grundlagen der Ernährung

Lebensmittel und Qualitätssicherung

Ernährung in verschiedenen Lebensphasen

Grundlagen der Ernährungsform

Überernährung und metabolische Erkrankungen

Mangelernährung

50 Tumorkachexie und Ernährungstherapie bei Krebserkrankungen 837

G. Zürcher, J. Arends

51 Kardiale und pulmonale Kachexie ... 863

Nahrungsmittelunverträglichkeiten

Autor*innenverzeichnis

Herausgegeben von

Prof. Dr. med. Hans Konrad **Biesalski**
https://orcid.org/0000-0001-8422-915X

Prof. Dr. med. Stephan C. **Bischoff**
https://orcid.org/0000-0003-2614-5948

Prof. Dr. med. Matthias **Pirlich**
https://orcid.org/0009-0000-1632-5369

Prof. Dr. med. Arved **Weimann**
https://orcid.org/0000-0001-5474-2171

Unter Mitarbeit von

PD Dr. med. Michael **Adolph**
https://orcid.org/0000-0001-9447-7907

Dr. med. Jann **Arends**
https://orcid.org/0000-0002-5783-9419

Prof. Ulrike **Arens-Azevedo**

Prof. Dr. med. Jürgen M. **Bauer**

Prof. Dr. Ina **Bergheim**
https://orcid.org/0000-0002-3356-4115

Prof. Dr. med. Hans Konrad **Biesalski**
https://orcid.org/0000-0001-8422-915X

Prof. Dr. med. Stephan C. **Bischoff**
https://orcid.org/0000-0003-2614-5948

Prof. Dr. med. Heike A. **Bischoff-Ferrari**
https://orcid.org/0000-0002-4554-658X

Prof. Dr. Dr. h. c. Hansjosef **Böhles**

Prof. Dr. med. Gerd **Bönner**
https://orcid.org/0009-0009-6562-7473

Prof. Dr. Dr. Anja **Bosy-Westphal**
https://orcid.org/0000-0002-8318-9448

Dr. Stephanie **Brandt-Heunemann**
https://orcid.org/0000-0002-8693-2647

Dr. Daniel **Buchholz**

Dr. med. Hannah **Dinse**
https://orcid.org/0000-0002-8855-2699

Dr. med. habil. Olaf **Eickmeier**
https://orcid.org/0000-0003-2835-9886

Dr. med. Annette **Eidam**
https://orcid.org/0000-0002-1490-9456

Prof. Dr. med. Ulf **Elbelt**
https://orcid.org/0000-0002-7510-9284

Dr. Nicole **Erickson**
https://orcid.org/0000-0002-0473-7689

Dr. med. Susanne **Fleig**
https://orcid.org/0000-0002-2886-2222

Dr. rer. nat. Petra **Forster**

Prof. Dr. Jan **Frank**
https://orcid.org/0000-0002-7548-5829

Dr. Kai **Funkschmidt**
https://orcid.org/0009-0002-9564-2542

Prof. Dr. Carolina **Ganß**
https://orcid.org/0000-0002-5690-0695

Prof. Dr. med. Wolfgang **Gröbner**

Prof. Dr. Tilman **Grune**
https://orcid.org/0000-0003-4775-9973

Prof. Dr. Andreas **Hahn**
https://orcid.org/0000-0001-8459-6582

Prof. Dr. med. Alexander **Hann**
https://orcid.org/0000-0001-8035-3559

Prof. Dr. med. Wolfgang **Hartl**
https://orcid.org/0000-0002-4099-0366

PD Dr. med. Annice **Heratizadeh**
https://orcid.org/0000-0002-9231-9865

Prof. Dr. Dr. Jörg **Hinrichs**
https://orcid.org/0000-0002-9068-1967

Prof. Dr. Sandra **Holasek**
https://orcid.org/0000-0002-2958-3516

Dr. Inga **Jarosch**
https://orcid.org/0000-0002-7147-7418

PD Dr. med. habil. Frank **Jochum**
https://orcid.org/0000-0002-4259-5562

Prof. Dr. med. Gernot **Keyßer**
https://orcid.org/0000-0002-0058-286X

Dr. Melanie **Kistler-Fischbacher**
https://orcid.org/0000-0001-7783-5872

Prof. Dr. med. Alexander **Koch**
https://orcid.org/0000-0002-4452-4151

Prof. Dr. rer. nat. Josef **Köhrle**

Prof. Dr. Dr. h. c. Berthold **Koletzko**
https://orcid.org/0000-0002-5345-7165

Dr. med. Christine **Kopp**
https://orcid.org/0009-0009-9711-9289

Dr. med. Michael **Kramer**

Prof. Dr. med. Michael-Bernhardt **Krawinkel**
https://orcid.org/0000-0001-5801-4876

Prof. Dr. med. K. Georg **Kreymann**
https://orcid.org/0000-0001-6478-5693

Prof. Dr. J. Wilfried **Kügel**

Prof. Dr. med. Martin K. **Kuhlmann**
https://orcid.org/0000-0003-3742-3421

PD Dr. Sonja **Lackner**
https://orcid.org/0000-0002-5002-4460

Prof. Dr. med. Georg **Lamprecht**

PD Dr. med. Sabrina **Leal Garcia**
https://orcid.org/0000-0001-5034-6358

Prof. Dr. rer. nat. Claus **Leitzmann**

Prof. Dr. med. Albert C. **Ludolph**

Prof. Dr. med. Bart Jan **Morlion**
https://orcid.org/0000-0002-6156-880X

Prof. Dr. med. Claus **Niederau**

Prof. Dr. med. Andreas **Nieß**
https://orcid.org/0000-0002-6145-7069

Prof. Dr. med. Johann **Ockenga**
https://orcid.org/0000-0001-8795-5253

Dr. rer. medic. Lindsey **Otten**

Prof. Dr. med. Achim **Peters**
https://orcid.org/0000-0002-9944-7536

Prof. Dr. med. Harm **Peters**
https://orcid.org/0000-0003-1441-7512

Prof. Dr. med. Matthias **Pirlich**
https://orcid.org/0009-0000-1632-5369

Prof. Dr. med. Mathias **Plauth**
https://orcid.org/0000-0002-7731-9365

Dipl. oec. troph. Christine **Reudelsterz**
https://orcid.org/0009-0009-2859-3948

Prof. Dr. med. Diana **Rubin**

Dr. rer. nat. Beate **Schlegel**

Prof. Dr. med. Hartmut H.-J. **Schmidt**
https://orcid.org/0000-0002-2402-7764

Prof. Dr. rer. nat. Lutz **Schomburg**
https://orcid.org/0000-0001-9445-1555

Dr. rer. nat. Benjamin **Seethaler**
https://orcid.org/0000-0003-1889-8085

Prof. Dr. med. Helmut K. **Seitz**
https://orcid.org/0000-0001-9467-5815

Prof. Dr. med. Christian **Sina**

Michaela **Spiess**
https://orcid.org/0009-0009-4247-2165

Dr. rer. nat. Alexander **Ströhle**

Prof. Dr. med. Martin **Teufel**
https://orcid.org/0000-0003-2120-1840

PD Dr. med. Stephan **Traidl**
https://orcid.org/0000-0003-4806-599X

Prof. Dr. med. Christian **Trautwein**

Prof. Dr. Luzia **Valentini**
https://orcid.org/0000-0002-4313-0441

Suzanne **van Dullemen**

Prof. Dr. Walter **Vetter**
https://orcid.org/0000-0002-5592-4265

Prof. Dr. rer. nat. Dorothee **Volkert**
https://orcid.org/0000-0002-1003-6395

Prof. Dr. med. Christine **von Arnim**
https://orcid.org/0000-0002-8614-2223

Prof. Dr. Dr. Stephan **von Haehling**
https://orcid.org/0000-0002-9818-042X

Dr. med. Anke **von Sengbusch**

Prof. Dr. med. Martin **Wabitsch**
https://orcid.org/0000-0001-6795-8430

Prof. Dr. med. Matthias M. **Weber**
https://orcid.org/0000-0002-6939-2255

Prof. Dr. med. Arved **Weimann**
https://orcid.org/0000-0001-5474-2171

Prof. Dr. Agnes **Weiß**

Dr. rer. nat. Heike **Weiss**
https://orcid.org/0009-0000-9536-5050

Prof. Dr. med. Thomas **Werfel**
https://orcid.org/0000-0002-7957-4917

Dr. med. Klaus **Winckler**

Prof. Dr. med. Rainer **Wirth**
https://orcid.org/0000-0002-7265-0163

Prof. Dr. med. Stephan **Zipfel**
https://orcid.org/0000-0003-1659-4440

Prof. Dr. Dr. h. c. Wolfram G. **Zoller**

Dr. med. Gudrun **Zürcher**

Autor*innen aus Vorauflagen

Dr. med. Björn **Friedrich***

Prof. Dr. med. Andreas **Fritsche***

Prof. Dr. rer. nat. Peter **Grimm***

Prof. Dr. rer. nat. Walter P. **Hammes***

Prof. Dr. med. Alfred **Königsrainer***

Dr. hum. biol. Anja **Moß***

PD Dr. rer. medic. Kristina **Norman***

PD Dr. med. Joachim **Riethmüller*** †

Prof. Dr. med. Michael **Ristow***

Prof. Dr. med. Hartmut H.-J. **Schmidt***

Prof. Dr. med. Klaus **Schümann***

Prof. Dr. med. Hans-Joachim **Trappe***

Prof. Dr. med. Peter **Vaupel***

Dr. med. Anca **Zimmermann***

Grundlagen der Ernährung

1 Ernährung und Evolution

H.K. Biesalski

Das Wichtigste in Kürze

Angesichts zahlreicher Zivilisationskrankheiten stellt sich die Frage, ob der moderne Mensch in Bezug auf seinen Stoffwechsel an die ihm zur Verfügung stehenden Lebensmittel angepasst oder eher ausgerüstet ist für die Ernährung seiner Vorfahren vor mehreren Millionen Jahren. Die Entwicklung der Lebensräume des Homo hin zum Homo sapiens zeigt, dass für ihn immer wieder Adaptierungen, d. h. längerfristige oder auch dauerhafte Anpassungen an veränderte Umweltbedingungen, erforderlich waren, um überleben zu können. Beispiele sind der Hungerstoffwechsel oder eine genetische Adaptierung im Sinne der Synthese und Speicherung von Mikronährstoffen, deren Versorgung kritisch, aber für die Gesundheit lebenswichtig war. Solche Adaptierungen entwickeln sich vor allem in nutritiven Nischen (einzelne Mikronährstoffe nur selten vertreten oder aber in Konkurrenz mit anderen Spezies) und führen zur Anpassung an diese Nischen: Primaten waren z. B. mit der Fähigkeit des trichromatischen Sehens bei der Identifizierung Carotinoid-reicher Nahrungsquellen deutlich begünstigt gegenüber Dichromaten und konnten sich aufgrund dieses Nährstoffvorteils im gemeinsamen Lebensraum durchsetzen. Die Evolution des Menschen ist wegen Klimaveränderungen und Kolonisierung neuer Nischen durch eine starke Gen-Kultur- bzw. Gen-Umwelt-Interaktion gekennzeichnet (z. B. Laktosetoleranz zur Verwertung von Milch als neues Lebensmittel oder Aufhellung der ursprünglich dunklen Haut zur Verbesserung der Vitamin-D-Synthese).

Vergleicht man die Ernährungsform der Jäger und Sammler, die immer wieder als besonders gesund bezeichnet wird, mit der heutigen Ernährung, so zeigt sich, dass heute Lebensmittel mit hoher Energiedichte die Energiezufuhr bestimmen (Fett, Eiweiß, Kohlenhydrate), diese jedoch bezüglich der Mikronährstoffdichte am schlechtesten abschneiden. Die Makronährstoffe bestimmen die Verfügbarkeit der Mikronährstoffe, d. h., Quantität und Zusammensetzung der einzelnen Makronährstoffe entscheiden über die Qualität der Ernährung im Sinne der Menge und Vielfalt der Mikronährstoffe. Ob eine Ernährung gesund ist, entscheidet sich also nicht daran, ob sie wie die Paleo-Ernährung mehr Eiweiß oder wie die moderne Ernährung mehr Kohlenhydrate enthält, sondern ob sie die essenziellen Nährstoffe in ausreichender Menge und notwendiger Verfügbarkeit (Halbwertszeit) enthält. Erst die ausgewogene Mischkost sichert die ausreichende Versorgung mit allen essenziellen Mikronährstoffen, und dies war schon immer so.

Keywords

Evolution, Ernährung, Makronährstoffe, Mikronährstoffe, Paleo-Ernährung, ökologische Nische, Nischenkonstruktion, Adaptierung

1.1 Was ist gesunde Ernährung?

Gesunde Ernährung, so die geltende Meinung, ist auf den Menschen bezogen eine ausgewogene Mischkost, die eine Versorgung mit allen lebenswichtigen Makro- und Mikronährstoffen in der notwendigen Kontinuität und Menge sicherstellt. Anders ausgedrückt: Eine gesunde Ernährung ist eine Ernährung, die nicht krank macht! Eine solche Ernährung sollte geeignet sein, den Gesundheitszustand des einzelnen Menschen zu gewährleisten. Die Zunahme der sogenannten Zivilisationskrankheiten (Arteriosklerose, Diabetes, Krebs etc.) hat unter anderem zu der Frage geführt, ob die derzeit verfügbaren Lebensmittel möglicherweise den modernen Menschen langfristig eher krank als gesund machen. Somit stellt sich die Frage: Ist der Stoffwechsel des modernen Menschen an die „modernen" Lebensmitttel angepasst, oder ist er in Bezug auf seinen Stoffwechsel primär für Lebensmittel ausgestattet, die seinen Vorfahren als Jägern und Sammlern vor einigen Tausend Jahren das Überleben sicherten?

Es besteht Einigkeit, dass die Qualität der Ernährung ein wesentlicher Trigger der menschlichen Entwicklung war und ist. Wie aber war sichergestellt, dass die Versorgung mit Makronährstoffen (Quantität) und Mikronährstoffen (Qualität) ausreichend war? Dies galt vor allem für Zeiten, in denen der Klimawandel zu Veränderungen des Nahrungsangebotes geführt hat.

1.2 Ernährung als evolutionärer Motor

Es wird immer wieder betont, dass wir – ausgestattet mit dem Stoffwechsel der Jäger und Sammler und deren Vorfahren – heute mit einer Ernährung konfrontiert werden, die dem, was wir brauchen bzw. vertragen, nicht entspricht. Was können wir wirklich zur Ernährung unserer Vorfahren sagen, und welchen Einfluss hat Evolution auf die Verwertung der Nahrung des Menschen? Dies gilt für die physische wie kognitive Entwicklung bis heute [4].

1.2.1 Nischen und Nischenkonstruktionen

Die Umwelt prägt lebende wie nicht lebende Materie. Lebende Materie muss auf Umweltveränderungen reagieren, d.h. sich anpassen bzw. angepasst sein, um zu überleben. Dabei ist dies nicht eine nachträgliche Anpassung an diese Veränderung, sondern es gibt innerhalb einer Population bereits Individuen, die genetisch angepasst sind und nun einen evolutionären Vorteil ganz im Sinne des „survival of the fittest" (hinsichtlich Reproduktion und Überleben) haben.

Im Organismus von Lebewesen finden sich dabei sehr unterschiedliche „Strategien", die bei Veränderungen seiner Umwelt – und dazu gehört auch das Nahrungsangebot – von Vorteil sind. Kurzzeitige Veränderungen (z.B. ein saisonal bedingter Ausfall von Früchten) können über **homöostatische Mechanismen** abgefangen werden. Damit kann der Organismus über begrenzte Zeit das Fehlen einiger oder mehrerer essenzieller Nährstoffe kompensieren. Dies geschieht entweder durch Reduktion des Verbrauchs oder durch Umverteilung zwischen verschiedenen Geweben. Das heißt, der Organismus sichert durch Homöostase eine (soweit möglich) optimale Funktion auch bei nicht optimaler Zufuhr der betreffenden Nährstoffe. Kurzzeitige Veränderungen der Umwelt können also durch Veränderungen des Verhaltens oder der physiologischen Reaktion kompensiert werden. Dies ist jedoch noch kein Vorgang der evolutionären Anpassung. Auch epigenetische Effekte können zu einer Veränderung von Bedarf und Verbrauch einzelner Mikronährstoffe führen. Solche Modifikationen können den Bedarf für verschiedene B-Vitamine reduzieren [1], [17].

Adaptierung dagegen bedeutet eine längerfristige oder auch dauerhafte Anpassung an veränderte Umweltbedingungen. Eine genetische Adaptierung wird dann erreicht, wenn es zu einer selektiven Reproduktion der adaptierten Individuen kommt (z.B. Laktosetoleranz). Die adaptive Anpassung setzt die Plastizität des Organismus voraus, wird also ganz besonders innerhalb des Entwicklungszeitraums (Embryonalentwicklung) als Antwort auf die Umweltbedingungen (z.B. Gesundheit bzw. Ernährung der Mutter) erfolgen (Barker-Hypothese). Die unzureichende Ernährung der Mutter in der Schwangerschaft kann zu einer kurzfristigen Anpassung des Fetus an diese Mangelernährung im Sinne einer „Wettervorhersage" führen. Bleibt diese Anpassung erhalten und trifft das Neugeborene auf eine vollständig andere (z.B. energiereiche) Ernährung, so kann dies Grundlage für spätere Erkrankungen des Kindes (Übergewicht, metabolisches Syndrom, kardiovaskuläre Erkrankungen) sein. Diese als „developmental origins of health and disease" bezeichnete Hypothese (DOHaD) gewinnt zunehmend an Bedeutung und muss auch vor dem Hintergrund der aufkommenden Ernährungstrends (vegan etc.) gerade in der Schwangerschaft berücksichtigt werden. Ist die Zufuhr essenzieller Mikronährstoffe in der Schwangerschaft unzureichend, so kann dies Konsequenzen für die Entwicklung des Kindes auch im Hinblick auf spätere Erkrankungen haben. Möglicherweise waren solche Vorgänge auch bei der Anpassung an Ernährungsnischen beteiligt.

Unter dem Aspekt der Ernährung spielt für den Prozess der Adaptierung die **ökologische Nische** eine besondere Rolle. Eine Nische ist laut Odling-Smee die Gesamtheit aller natürlichen Faktoren, die einen Selektionsdruck auf eine Population ausüben. Je nach zeitlicher Veränderung der Bedingungen innerhalb einer Nische (kurzfristig, saisonal oder durch langfristige Klimaänderungen) bzw. durch Migration zwischen Nischen kommt es zu einer kompensatorischen oder adaptiven Anpassung. Je instabiler die Nische oder je plötzlicher und umfassender die Veränderung, desto mehr muss sich ein Organismus adaptieren können. Kann er dies nicht, weil die Gene aus einer stabilen Nische nicht rasch genug angepasst werden können, so kann dies zu chronischen Krankheiten bzw. zu einer negativ demografischen Entwicklung führen.

Innerhalb des Genoms ist eine Anpassungsfähigkeit im Sinne eines genetischen Gedächtnisses vorstellbar, das auf den Erfahrungen der vorangegangenen Generationen hinsichtlich potenzieller Veränderungen der Nischenkonditionen beruht. Dazu gehören auch epigenetische Modifikationen, bei denen eine Vererbung nachgewiesen wurde [27]. Wiederholte Hungerperioden führen zu Anpassungen (Hungerstoffwechsel), ebenso wie längeres Ausbleiben einzelner essenzieller Stoffe zur Bildung von Speichern oder besonderen Formen der Homöostase führt. Ausreichend verfügbare Energie ist keinesfalls ein positives Kriterium einer Nische: Die Hominini konnten sich sammelnd und jagend bessere Plätze suchen. Letztlich kommt es auf eine ausreichende **Verfügbarkeit von Mikronährstoffen** an, um „gesund" zu bleiben. Dabei gibt es Mikronährstoffe, die wegen ihrer selektiven Verfügbarkeit als kritisch einzustufen sind und für die der Organismus daher besondere Formen der Adaptierung geschaffen hat (▶ Tab. 1.1).

Wurzeln und jede Art von Früchten und Blättern waren nahezu uneingeschränkt verfügbar, wenn man von besonderen klimatischen Situationen, z. B. der Eiszeit, absieht. Aber auch im Falle der Eiszeit wusste sich die Natur durch entsprechende Anpassung zu helfen.

Indem ein Organismus auf die Unwägbarkeiten einer Nische reagiert (z. B. Verfügbarkeit bestimmter lebensnotwendiger Nährstoffe), reduziert er das Risiko, Opfer dieser Unwägbarkeiten zu werden. Dieser als **Nischenkonstruktion** bezeichnete Vorgang ist die treibende Kraft der Adaptierung. Darin liegt aber auch eine bedeutende Ursache für die langfristige Plastizität einer Population. Wären die Umweltbedingungen innerhalb einer Nische dauerhaft konstant, so würden sich keine Veränderungen ergeben. Hinsichtlich der Variabilität bzw. der Bedeutung der verfügbaren Lebensmittel für das Überleben können Adaptierungen auf selektiven Druck hin erfolgen. Auf die Ernährung bezogen bedeutet dies:

- Organismen prüfen, welche Komponenten relevant sind (Vitamin D aus Fisch, Provitamin A aus Früchten).
- Organismen setzen sich aktiv mit diesen Komponenten auseinander (Abnahme von Fischressourcen führt zu Anpassungsmechanismen, z. B. bessere Bioverfügbarkeit, Aufhellung der Haut bei nachlassender UV-Strahlung zur Verbesserung der Vitamin-D-Synthese).
- Organismen übertragen physikalische Signale aus der Umwelt durch adaptive Anpassung (Farbwahrnehmung zur Erkennung von essenziellen Lebensmitteln).
- Anpassung an Unwägbarkeiten (Verfügbarkeit) durch Dämpfung der Fluktuationen (endogene Synthese, z. B. von Vitamin D, oder Entwicklung komplementärer Mechanismen, z. B. Reaktion auf Vitamin-C-Syntheseverlust).

Tab. 1.1 Mikronährstoffe, für die es nur eine wesentliche (und nicht beliebig vorhandene) Quelle gibt, zu der der Jäger und Sammler Zugang hatte.

Mikronährstoff	Primärquelle	Genetische Adaptierung
Vitamin D	Fisch	Synthese in der Haut
Vitamin A	Leber	Speicherung
Vitamin B_{12}	Leber	Speicherung
Vitamin E	Palmfrucht	Figur-Grund-Diskrimination
Provitamin A	Palmfrucht	Figur-Grund-Diskrimination (trichromatisches Sehen)
Eisen	Fleisch	Speicherung

Ein wichtiger Aspekt, der innerhalb der Evolution zu einer Begünstigung der Entwicklung beiträgt, ist die Fähigkeit, dass Ressourcen eingesetzt werden können, mit denen Überleben und Reproduktion „maximiert“ werden können. Solche Ressourcen sind z. B. die Vitamine A und E, die aufgrund ihres sehr selektiven Vorkommens in der Ernährung der Hominiden (und dies im Übrigen auch heute noch) zu einer Nischenkonstruktion führen.

1.2.2 Nutritive Nischenbildung

Für alle Säugetiere ist **Vitamin A** ein essenzieller und damit lebenswichtiger Mikronährstoff. Fehlt Vitamin A, so hat dies typische Erkrankungen wie Nachtblindheit und letztendlich Erblindung durch Zerstörung des vorderen Augenabschnitts zur Folge. Lange vorher kommt es zu einer gesteigerten Infektanfälligkeit durch Störung des Immunsystems sowie zur Infertilität. Eine ausreichende Vitamin-A-Versorgung ist daher aus der Sicht des der Evolution unterliegenden Organismus von besonderer Relevanz, ist dieses Vitamin doch für Überleben und Reproduktion essenziell. Für Vitamin A gibt es als präformiertes Vitamin A nur eine wirklich gute Quelle: tierische Leber. Da diese nicht immer verfügbar ist, kann bzw. muss das Provitamin A (Beta-Carotin) als Quelle genutzt werden.

Provitamin A

Da Beta-Carotin nicht dauerhaft verfügbar ist (saisonal, klimaabhängig), scheint eine Nischenkonstruktion zur Sicherung der Versorgung ein Ausweg zu sein. Eine **selektive Nische** kann entstehen, wenn der Phänotypus einer einzelnen Spezies eine Besonderheit aufweist, die ihn von anderen Spezies dadurch unterscheidet, dass er besser als andere in der Nische lebende für ihn wichtige Nahrungsquellen erschließen kann. Dies ist im Falle von Beta-Carotin in besonderer Form (adaptive Anpassung an Umweltsignale) eingetreten. Die regelmäßige Aufnahme von Carotinoiden zur Stärkung der antioxidativen Abwehr und des Immunsystems setzt voraus, dass Carotinoide erkannt und gezielt ausgewählt werden können.

Für das Provitamin A gilt zusätzlich, dass es – sofern keine tierischen Lebensmittel mit präformiertem Vitamin A verfügbar waren bzw. von den mehr auf Früchte abonnierten frühen Hominini selten verzehrt wurden – die einzige Vitamin-A-Quelle darstellt, die Überleben und Reproduktion garantierte. Eine phänotypisch determinierte Nische gegenüber anderen, im Lebensraum existierenden Spezies konnte sich also nur ergeben, wenn Provitamin A selektiv erkannt wurde.

Ein bedeutender Vorteil zur Erkennung Carotinoid-reicher (oranger) Nahrungsquellen einiger weniger Primaten einschließlich des Menschen ist die Fähigkeit des **trichromatischen Sehens**. Das trichromatische Sehen, das durch 3 retinale Photopigmente (Maxima bei 430 nm, 535 nm und 562 nm) gekennzeichnet ist, hat sich bei Altwelt-Affen und nur bei einer Spezies von Neuwelt-Affen (Brüllaffen – Alouatta) entwickelt. Mit der Fähigkeit, Rot und Grün diskriminieren zu können, können rote und orange Früchte sowie junge Blätter, die stärkere Rottöne enthalten, gegenüber einem grünen Blatthintergrund gut erkannt werden (▶ Abb. 1.1a), was Dichromaten nicht möglich ist (ihnen fehlt die Rot-Grün-Diskriminierung, ▶ Abb. 1.1b). Die selektive Wahl junger Blätter (mit stärkerem Rot-Grün-Kontrast) ermöglicht eine höhere Aufnahme von Eiweiß, aber auch von Carotinoiden, besonders dem orangefarbenen Beta-Carotin. Die Fähigkeit, Carotinoid-reiche Früchte zu erkennen, ist aber auch vor allem dann wichtig, wenn diese nur gering (Fraßfeinde) oder zeitlich begrenzt (saisonal) verfügbar sind. Eine besondere Rolle spielen dabei Palmfrüchte und Feigen, die auch als Keystone-Lebensmittel bezeichnet werden.

Palmfrüchte (▶ Abb. 1.2) haben nicht nur einen hohen Anteil an Carotinoiden (besonders Beta-Carotin), sondern sind auch eine – wenn nicht gar die wichtigste – Quelle für Vitamin E. Sie vereinen mehrere Eigenschaften, die sie zum Keystone-Lebensmittel machen: Sie liefern Energie in Form von gesättigten und ungesättigten Fetten (ca. 50 % gesättigte, 40 % einfach ungesättigte und 10 % mehrfach ungesättigte Fettsäuren) und gehören zu den an Antioxidanzien reichsten Lebensmitteln, was nicht zuletzt auf den hohen Gehalt an Beta-Carotin, Vitamin E (30 % Alpha-Tocopherol, 70 % Gamma-Tocopherol) und Vitamin C zurückzuführen ist. Damit sind die wichtigsten Mikronährstoffe für das antioxidative Netzwerk vorhanden (Kap. 8). Besonders das rote Palmöl ist heute in vielen Ländern, in denen Lebensmittel mit präformier-

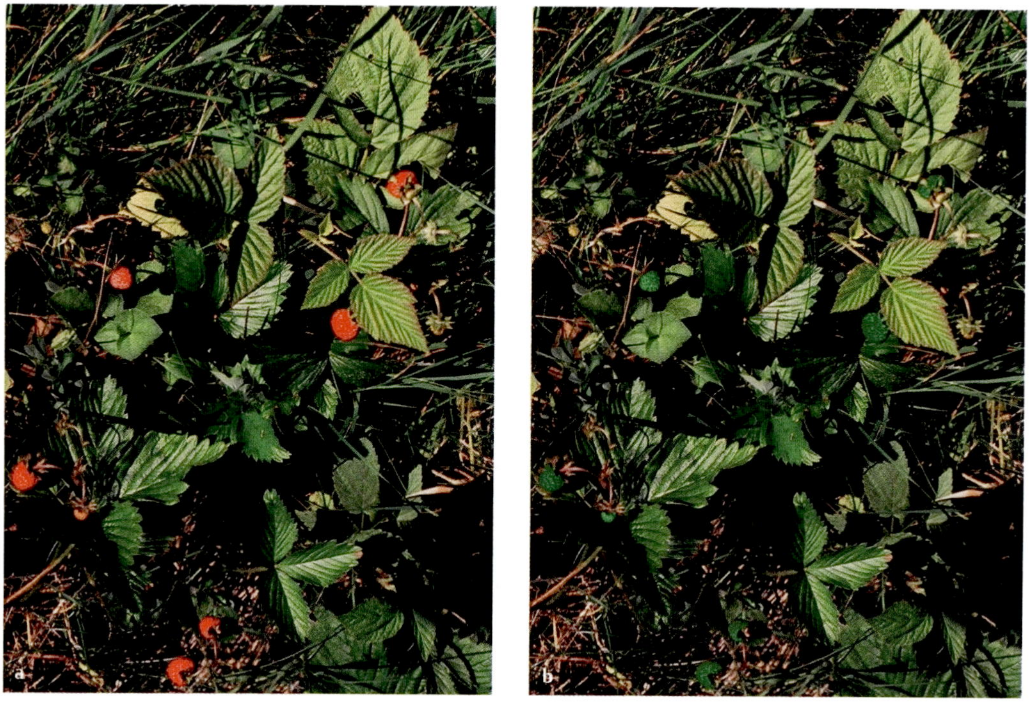

Abb. 1.1 Rot-Grün-Diskriminierung.
a Das trichromatische Sehen ermöglicht es, rote Beeren vor einem grünen oder braunen Hintergrund zu erkennen.
b Dichromaten können Rot und Grün nicht unterscheiden.

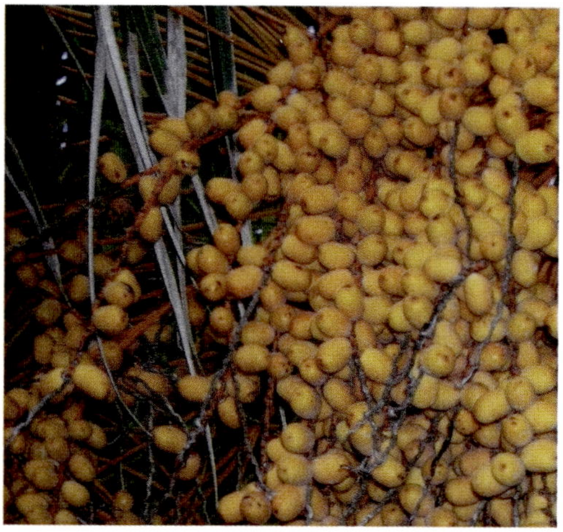

Abb. 1.2 Palmfrüchte stellen ein Keystone-Lebensmittel dar. 100 g Palmfrüchte enthalten 30–50 mg Beta-Carotin (Karotten 5–10 mg) und 50–150 mg Vitamin E sowie wichtige Fettsäuren. Sie sind stark antioxidativ und eine hervorragende Energiequelle.

tem Vitamin A fehlen, eine wesentliche Quelle der Vitamin-A-Versorgung.

Die Entwicklung des trichromatischen Sehens ist ein Beispiel für eine gelungene Nischenkonstruktion, die nicht nur die Wahl der Lebensmittel und damit das Überleben begünstigt hat, sondern auch die Fortpflanzung durch **sexuell attraktive Farbsignale**. Es gibt eine Vielzahl von Beispielen, dass die farbgebenden Carotinoide von Männchen (Vögel, manche Fische) eingesetzt werden, um eine Partnerin zu finden und den Weibchen darüber hinaus durch die Farbgebung auch ein Signal über ihren Gesundheitszustand zu geben.

Carotinoide sind sowohl als Antioxidanzien als auch als Metaboliten für das Immunsystem von Bedeutung. Männchen mit guter Gesundheit benötigen weniger Carotinoide als Antioxidanzien bzw. für das Immunsystem und können sie daher für die Gefiederfärbung einsetzen. Allerdings kann eine „übermäßige“ (in Abhängigkeit von den verfügbaren Nahrungsressourcen) Färbung auch ein Hinweis auf einen zu geringen Einsatz solcher Carotinoide für das Immunsystem sein. Die Folge ist, dass das allzu bunte Männchen in diesem Fall verschmäht bzw. ein eher farbarmer Partner vorgezogen wird.

Die Entwicklung des trichromatischen Sehens diente aber nicht primär der Fortpflanzung (wie immer wieder angenommen), indem z. B. das rote Gesicht der Uakari-Männchen oder das rote Hinterteil einiger Primatenweibchen als sexuelles Signal der Auslöser des trichromatischen Sehens war. Sondern die Rotfärbung der Haut ist, wie verschiedene Studien aus jüngerer Zeit ergeben haben, eine spätere koevolutionäre Entwicklung zu der primären Möglichkeit, durch trichromatisches Sehen selektiv Carotinoide als „Lebensmittel" zu erfassen. Das bedeutet aber auch, dass die Nahrungswahl und der Einfluss der darin enthaltenen Nährstoffe bei Trichromaten einen wesentlichen evolutionären Vorteil mit sich brachten, der im Sinne der Evolution sowohl für das Überleben als auch für die Fortpflanzung von Bedeutung war.

Dies lässt sich exemplarisch am Verhalten der Guppys (Fische) im Amazonas zeigen. Die Männchen tragen einen intensiv orangen Fleck, der Weibchen anlockt, die nur eine schwache Färbung aufweisen. Die orange Färbung resultiert aus dem Verzehr von Beta-Carotin synthetisierenden Algen, die in Gewässern unter dem Einfluss von Sonnenlicht wachsen. Da Testosteron die Bioverfügbarkeit deutlich erhöht, haben die Männchen eine intensivere Färbung. Gibt man Weibchen Testosteron, so zeigen auch sie einen orangen Fleck. In Gebieten mit geringer Sonneneinstrahlung verzehren Guppys orangefarbige Früchte, die von den Bäumen ins Wasser fallen. Unabhängig davon, ob es sich bei den orangen Flecken im Wasser um reale Früchte oder gleichfarbige kleine Plastikkugeln handelt, werden diese von den Weibchen den Männchen mit rotem Fleck vorgezogen. Männchen dagegen zeigen weniger Interesse an den Plastikkugeln. Es ist also primär der Hunger nach Carotinoiden und weniger die Fortpflanzung, welche die Weibchen auf den orangen Fleck prägt.

Vitamin-D-Synthese

Es gibt nur sehr wenige Lebensmittel, die Vitamin D enthalten (fetter Fisch und sonnengetrocknete Pilze). Daher ist der moderne Mensch überwiegend auf die UV-Licht-induzierte Synthese des Vitamins in der Haut angewiesen. Auch die dichte Behaarung unserer Vorfahren könnte die körpereigene Vitamin-D-Synthese stark eingeschränkt haben. Neben der Bedeutung von Docosahexaensäure (DHA) für das Gehirn könnte eine gute DHA-Versorgung einen weiteren Vorteil gehabt haben, nämlich die Versorgung der Schweißdrüsen mit **Sapiensäure**. Der Name leitet sich von dem Wort sapiens ab, weil nur der Homo sapiens eine solche Fettsäure in den Talgdrüsen der Haut aufwies. Die Abnahme der Behaarung lässt sich dadurch erklären, dass aus DHA Sapiensäure gebildet werden kann. Sapiensäure ist ein wesentlicher Bestandteil des Schweißes, der nur auf einer glatten Hautoberfläche wirksam ist. Eine Steigerung der Vitamin-D-Synthese könnte durch das verringerte Volumen der Haare erreicht werden. Dichtes Fell schützt vor der Sonne und ist wichtig für die Thermoregulation. Dies gilt allerdings nur, solange keine anstrengende Bewegung stattfindet und keine Schweißabsonderung erfolgt. Für die Homininen zu Beginn des Klimawandels war es von Vorteil, weniger Haare zu haben, da sie durch die Schweißbildung eine bessere Wärmeregulierung hatten. Der Verlust des Fells und die erhöhte Sonneneinstrahlung auf die Haut führten zu einer verbesserten körpereigenen Vitamin-D-Synthese.

Vitamin-C-Synthese

Typische Beispiele für eine **metabolische Adaptierung** sind zum einen der Verlust der Vitamin-C-Synthese, der vor geschätzten 40 Mio. Jahren im Eozän – möglicherweise durch ein Retrovirus – eingetreten sein muss, und zum anderen der erst sehr viel später im Miozän vor etwa 15 Mio. Jahren erfolgte Verlust der Uratoxidase, die für den vollständigen Abbau der Harnsäure von Bedeutung ist. Die nun im Blut verbleibende Harnsäure ist wie Vitamin C ein effektives Antioxidans, und so wird der Verlust der Vitamin-C-Synthese damit begründet, dass Harnsäure die antioxidative Funktion übernehmen könne. Diese Kompensation erfolgte jedoch erst nach sehr langer Zeit.

Eine Erklärung für den Verlust der Vitamin-C-Synthese könnte auch hier eine Nischenkonstruktion sein; dadurch, dass dem Menschen plötzlich große Mengen an Vitamin C zur Verfügung standen, konnte er, so die Annahme, auf die Synthese verzichten (beispielswiese stellen Histidin synthetisierende Bakterien die Produktion von Histidin ein, sobald sie mit Histidin „gefüttert“ werden). Dagegen spricht allerdings, dass sich dann der Verlust der Vitamin-C-Synthese nicht auf wenige Spezies, wie einige Insekten, Fische, wenige Vögel, Fledermäuse, Meerschweinchen, Primaten sowie den Menschen, beschränkt hätte. Mehr als 4000 Säugetierspezies (Tiere mit einem Körpergewicht wie der Mensch) synthetisieren zwischen 2 und 15 g Vitamin C pro Tag. Unter Stressbedingungen kann diese Synthese nochmals erheblich gesteigert werden. Gleichzeitig nehmen diese Tiere große Mengen an Vitamin C durch die Nahrung auf. Es ist also kaum denkbar, dass alleine die Anwesenheit Vitamin-C-reicher Lebensmittel die Ursache für den Verlust der endogenen Synthese war.

Eine diskutierte Hypothese geht davon aus, dass erst der Verlust dieser Synthese die Entwicklung des Menschen möglich gemacht hätte. Durch das Fehlen des wichtigsten wasserlöslichen Antioxidans wäre der Anteil an freien Radikalen in den Zellen höher gewesen, was wiederum Mutationen begünstigt und damit eine größere Vielfalt an genetischer Variabilität ermöglicht hätte. Es ist, neben einer Reihe weiterer Hypothesen, auch vorstellbar, dass sich durch den „zufälligen“ Verlust der Vitamin-C-Synthese eine neue Stoffwechselsituation mit einem evolutionären Vorteil eröffnete. In jüngster Zeit konnte eine Besonderheit des Vitamin-C-Transports beim Menschen beschrieben werden, die sich als evolutionäre Adaptierung an den Verlust der Vitamin-C-Synthese interpretieren lässt. Reife menschliche Erythrozyten exprimieren im Gegensatz zu Erythrozyten anderer Spezies sehr hohe Spiegel des Glukosetransporters **GLUT 1**. Während der Reifung der Erythrozyten nehmen die Zahl der GLUT 1 sowie der Transport von Dehydroascorbinsäure (dehydro ascorbic acid, DHA) durch diese GLUT 1 kontinuierlich zu, der Transport von Glukose durch GLUT 1 dagegen kontinuierlich ab. Diese zunehmende Affinität des GLUT 1 für DHA erklärt sich durch die während der Reifung zunehmende Bindung des Membranproteins Stomatin an GLUT 1.

Die Bedeutung des Stomatins bei der Modulation der Glukose-/DHA-Aufnahme wird damit erklärt, dass durch die stomatinbedingte Hemmung der Glukoseaufnahme in die Erythrozyten trotz dreifach höherer molarer Konzentration der Glukose eine gezielte Aufnahme von DHA erfolgen kann. Gleichzeitig war der nur bei nicht Vitamin C synthetisierenden Spezies auftretende **selektive DHA-Transport durch GLUT 1** eine wichtige Adaptierung auf den Verlust der Vitamin-C-Synthese. Bei Vitamin C synthetisierenden Spezies ist die Menge an Vitamin C, die benötigt wird, um Skorbut zu verhindern, um ein Vielfaches größer als die dem Menschen zur Verfügung stehende Menge. Diese Differenz könnte durch die Fähigkeit der Erythrozyten, DHA zu speichern und zu Ascorbat zu reduzieren, überbrückt werden. Nach 120 Tagen Vitamin-C-armer Ernährung zeigt sich Skorbut, und 120 Tage beträgt die Lebenszeit der Erythrozyten.

Während die Vitamin-C-Konzentrationen im Blut bei Vitamin-C-synthetisierenden Lebewesen weit über denen der Primaten liegen (dabei sind die erythrozytären Konzentrationen nicht berücksichtigt), ist es mit der zellulären Konzentration genau umgekehrt. Damit besteht aber ein weitaus besserer antioxidativer Schutz. Letztlich trägt ein alimentär induzierter Insulinanstieg durch Verbesserung der Vitamin-C-Aufnahme über insulinabhängige GLUT damit auch zur Verbesserung der zellulären Vitamin-C-Konzentration bei. Während diese Adaptierung viele Millionen Jahre her ist, sind wir heute mit Besonderheiten unserer Nischen konfrontiert, die weitaus kürzere Adaptierungszeiten erfordern würden. Damit stellt sich die Frage, wie rasch eine solche Adaptierung möglich ist.

1.3 Adaptierungsgeschwindigkeit

Sind wir heute noch bezüglich unseres Stoffwechsels auf der Stufe der Jäger und Sammler oder haben wir uns an die „neuen“ Nischen mehr oder weniger adaptiert? Oder anders gefragt: In welchen Zeiträumen ist eine Adaptierung denkbar?

Zwei Merkmale sind für die Adaptierungsgeschwindigkeit von Bedeutung:

- Je höher die Unsicherheit, d. h. die unsichere Verfügbarkeit in Bezug auf essenzielle Nährstoffe, desto stärker und auch schneller ist das Ausmaß der Adaptierung.
- Mit zunehmender Populationsdichte innerhalb einer Nische wird sich der der Nischenkonstruktion zugrunde liegende Druck auf die Individuen und umgekehrt der Druck der Population auf die Umwelt erhöhen.

1.3.1 Milchnische

Die Migration des Menschen in den europäischen Raum hat zu neuem, selektivem Druck auf die Anpassung an geringere UV-Bestrahlung der Haut, ein kälteres Klima und neuen Ernährungsnischen geführt. Durch diese Anpassung ist es zu nachhaltigen Veränderungen des Skelettsystems, aber auch des Immunsystems innerhalb kurzer Zeiträume gekommen. Mit dem Beginn der Landwirtschaft vor etwa 10 000 Jahren kommt **Milch als neues Lebensmittel** auf den Speiseplan des Menschen. Bei den meisten Menschen geht die Fähigkeit, die in der Milch vorhandene Laktose zu verwerten, gegen Ende des Säuglingsalters allmählich verloren, da die Expression des dafür verantwortlichen Enzyms herunterreguliert wird. Zu der Zeit, als die Menschen erstmals Kontakt mit Kuhmilch hatten, dürften es höchstens 1–2 % von ihnen gewesen sein, die Milch auch als Erwachsene vertrugen. Da Milch nicht nur ein guter Lieferant von Kalzium, sondern auch von Eiweiß war und damit die Unsicherheit innerhalb des Nahrungsangebots reduziert werden konnte, kam es zur natürlichen Selektion solcher Individuen, bei denen das Enzym nicht heruntergeregelt wurde. Die Häufigkeit der Laktosetoleranz liegt in Schweden und Dänemark bei 90 % und nimmt zum Süden hin auf etwa 50 % bei der spanischen und französischen Bevölkerung ab. Die Adaptierung an den Milchverzehr hat dabei in einem relativ kurzen Zeitraum stattgefunden. Diese Anpassung gilt als typische Gen-Kultur-Koevolution und zeigt, welch große Rolle Umwelt, Lebensumstände und Ernährung spielen.

1.3.2 Nischen durch verminderte Hautpigmentierung

Eine weitere kurzfristige Anpassung ist die **Aufhellung der dunklen Haut** der (dunkelhäutigen) Migranten zur Verbesserung der Vitamin-D-Synthese in Regionen, in denen weitaus geringere UV-Intensitäten auftraten als in den afrikanischen Ländern. Diese Anpassung hat nach neueren Untersuchungen vor etwa 4000–6000 Jahren stattgefunden.

Unterschiedliche Hautfarben stellen Adaptierungen dar, welche auf diese Weise die Penetrationstiefe des UV-Lichtes in die Haut regeln. Ursprünglich war die Haut der Hominidae hell, dafür aber dicht mit schwarzen Haaren bedeckt (wie bei Schimpansen). Mit dem Verlust der Behaarung kam es zu einer stärkeren Pigmentierung der Haut. Denn eine stark pigmentierte Epidermis schützt die Schweißdrüsen vor UV-induzierten Schäden und sichert so eine adäquate Thermoregulierung. Von weit größerer Bedeutung aber ist der Schutz der Folsäure vor der UV-induzierten Photolyse. Mit dem Verlust der Pigmentierung durch Anpassung an eine geringere UV-B-Strahlung konnte zwar eine Verbesserung der Vitamin-D-Synthese erreicht werden, jedoch war dadurch die Versorgung mit der für Reproduktion und Überleben wichtigen Folsäure nicht mehr ausreichend gesichert.

In diesem Kontext ist eine kürzlich beschriebene weitere Adaptierung von Bedeutung: Bis zu 35 % der weißen Europäer können aufgrund eines Polymorphismus des Enzyms Beta-Carotin-Oxygenase (BCO-1) das Provitamin A nur in geringem Maß oder gar nicht spalten und lagern es stark in der Haut ab. Hier aber kann das Provitamin einen wichtigen Schutz vor der UV-induzierten Photolyse der Folsäure sowie der durch UV-A-Strahlung bewirkten Induktion von Sauerstoffradikalen leisten, ohne die Vitamin-D-Synthese einzuschränken. Bei dunkelhäutigen Individuen wird der BCO-Polymorphismus nur sehr selten beobachtet.

Die Vernetzung all dieser Komponenten und die Problematik der Adaptierung werden deutlich, wenn es um die Frage der gesunden Ernährung im oben zitierten Sinn geht. Seit 1940 nimmt die Inzidenz der malignen Melanome dramatisch zu. Diese Zunahme betrifft jedoch, wie Untersuchungen der WHO gezeigt haben, in erster Linie „indoor worker", obwohl sie gegenüber „outdoor workern" eine signifikant geringere UV-Exposition aufweisen. Eine wesentliche Ursache könnte eine geringere Vitamin-D-Synthese der „indoor worker" sein, wie Metaanalysen und Studien an Personen mit einem Vitamin-D-Rezeptor-Polymorphismus nahelegen.

1.3.3 Kohlenhydratnische

Kurzfristige Adaptierungen an Nischen können dazu beitragen, dass die typischen Lebensmittel dieser Nische besser genutzt werden können. Ein Beispiel dafür ist die **Verdaulichkeit von Stärke**. Diese hängt unter anderem von der Anwesenheit eines Enzyms im Speichel ab. Das Gen, das für dieses Enzym (Salivary Amylase Gene – AMY1) kodiert, kann in 2–10 und mehr Genkopien vorliegen. Dabei korreliert das im Speichel nachgewiesene aktive Enzym mit der Anzahl der Kopien. Bevölkerungsgruppen, die regelmäßig stärkehaltige Lebensmittel verzehrten (z. B. Japaner, Europäer), haben mehr Genkopien und damit eine bessere Verdaulichkeit von Stärke als solche, die eher selten Kontakt zu solchen Lebensmitteln hatten (Sammlerpopulationen, z. B. Yakut-Japaner, die vorwiegend von Fisch leben).

Populationen, die auf Energieversorgung aus pflanzlichen Lebensmitteln angewiesen sind, müssen mehr Glukose aus pflanzlicher Kost gewinnen können als solche, die häufiger Zugang zu tierischen Lebensmitteln haben. Auch diese Anpassung muss im Zuge der Entwicklung des Ackerbaus erfolgt sein, wie sich durch Populationsstudien zeigen ließ. Solch kurze Zeiträume der Anpassung werden durch Genomanalysen bestätigt, die zeigen, dass während der letzten 40 000 Jahre die Evolution des Menschen sehr viel rascher verlaufen ist als vor dieser Zeit. Letztlich kann dies auch durch die Wanderung der Hominidae und die damit verbundene Entwicklung neuer Nischen verursacht sein.

So wie der Organismus durch die **Variabilität von Nischen** beeinflusst wird, so reagiert er auch auf diese Umwelt und beeinflusst damit die Umweltreaktionen auf den Organismus sowohl in der bestehenden wie auch in zukünftigen Generationen. Eine solche Form der Nischenkonstruktion, wie sie sich typischerweise für **Klimanischen** oder auch **Ernährungsnischen** (wobei erstere letztere stark beeinflussen) ergibt, ist nach Odling Smee ein ebensolcher evolutionärer Prozess wie die natürliche Selektion. Da in der Entwicklung des Menschen derartige Nischen in unterschiedlichen Regionen mit unterschiedlichen Populationen existiert haben und heute noch existieren, ist eine Übertragung bestimmter Ernährungsformen ohne Kenntnis der Nische, der Nischenkonstruktion und der Population nicht ohne weiteres möglich. Allerdings führt die demografische Entwicklung im Kontext mit der zunehmenden Mobilität zu einer raschen Vermischung solcher Adaptierungen, sodass sich verallgemeinernde Schlussfolgerungen umso weniger treffen lassen.

Geht man also von der oben erwähnten Annahme eine Nischenkonstruktion aus, die einen Einfluss auf die Adaption hatte, so lässt sich anhand stabiler Nischen (d. h. verlässlicher Verfügbarkeit der nischentypischen Lebensmittel) sicherlich besser auf die zugrunde liegende Ernährung und ihre Bedeutung für den modernen Menschen schließen. Während klimatische Veränderungen in der Entwicklung des Menschen zu kurzfristigen und dennoch nachhaltigen Veränderungen der Nischen führen konnten, insbesondere in Bezug auf die verfügbare **pflanzliche Nahrung**, war **Fleisch** eine relativ stabile Nahrungsquelle, die überall in vergleichbarer Form gejagt und verzehrt werden konnte. Es kann also durchaus davon ausgegangen werden, dass adaptive Veränderungen in Bezug auf den Fleischverzehr und die damit verbundenen metabolischen Vorgänge eher nicht stattgefunden haben, während solche Veränderungen in Bezug auf den Verzehr pflanzlicher Nahrung eher wahrscheinlich sind.

1.3.4 Nutritive Nischen und soziale Entwicklung

Die heute noch am besten sichtbaren Effekte einer Nischenkonstruktion (Laktosetoleranz, helle Haut) kann man als Folge der vor etwa 10 000 Jahren begonnenen Landwirtschaft erkennen. Diese Nischenkonstruktion ist unabhängig voneinander auf verschiedenen Kontinenten nachzuweisen. Die Bedingungen für eine solche Nischenkonstruktion waren äußerst günstig, da Klimaveränderungen eher gering waren und somit sowohl die Landwirtschaft als auch die Viehzucht dazu beitrugen, dass sich eine stabile Nische (in Bezug auf die Verfügbarkeit von Milch) ausbilden konnte. Dies bedeutete auch, dass eine konstante Energiezufuhr (Vorratshaltung) sicherer war und es zur **Bildung sozialer Strukturen** im Rahmen nun besser verfügbarer Ressourcen kam, was letztlich dazu beitrug, dass sich Gesellschaftssysteme innerhalb einer stabilen Nische entwickeln konnten und somit auch umgekehrt Einfluss auf die Konstruktion dieser Nischen hatten.

Während dies einerseits dazu führte, dass mehr Kohlenhydrate und gesättigte Fette verzehrt wurden, brachte es andererseits den Nachteil mit sich, dass die standortgebundenen Menschen mehr als zuvor mit dem Problem von größeren Hungerperioden konfrontiert waren. Letztlich führte das Leben in dieser Nische auch dazu, dass es zu **verstärkter sozialer Ungleichheit** kam, was sich unter anderem darin ausdrückte, dass Individuen mit eingeschränktem Zugang zu Ressourcen eher eine einseitige und damit unausgewogene Ernährung erhielten. Genau dies ist heute ein wesentliches Merkmal der westlichen Ernährungsweise und trägt dazu bei, dass qualitativ **minderwertige Lebensmittel** die Entwicklung von Übergewicht und Krankheiten gerade bei den sozial Schwachen begünstigen. Hinzu kommt, dass wie beschrieben bereits vorgeburtlich Weichen gestellt werden. Vor diesem Hintergrund kann auch heute eine Nischenkonstruktion vorstellbar sein, die langfristig zur Adaptierung beitragen kann, wenn nicht stetig kurzfristige Veränderungen der Lebensweise bzw. der Ernährung eine solche Adaptierung verhindern.

Die Evolution des Menschen ist durch eine starke **Gen-Umwelt-Interaktion** gekennzeichnet, die sich durch Klimaveränderungen, Folgen der Kolonisierung (z. B. neuer Nischen) und der besonderen Praxis des Lebensunterhalts erklären lässt. In jüngerer Zeit haben diese Gen-Umwelt-Interaktionen deutlich zugenommen. Ein Beispiel hierfür ist die Kolonisierung von Nischen (z. B. Japaner in Hawaii oder Populationen in Nordeuropa), die langfristig zu einer Adaptierung beitragen kann, aber nicht muss. So ist es durchaus denkbar, dass aufgrund unterschiedlicher genetischer Ausstattung in Bezug auf die Verstoffwechselung von Lebensmitteln, die in den neuen Nischen verfügbar sind, diese zunächst nicht oder nur schlecht vertragen werden und damit zur Entwicklung von Krankheiten beitragen, welche diese Populationen vorher seltener erlebten (z. B. sind kardiovaskuläre Erkrankungen, Dickdarmkrebs bei Japanern in Japan eher selten, in Hawaii dann aber sehr viel häufiger). Auch aus dieser Perspektive ist die generelle Empfehlung, auf die Ernährung unserer Vorfahren zurückzugreifen, um gesünder zu leben, kritisch zu sehen.

1.4 Paleo-Ernährung und moderne Ernährung im Vergleich

Eaton und Konnor haben versucht, die Nährstoffzufuhr des frühen Homo sapiens zu berechnen und sie mit der derzeitigen Zufuhr der britischen Bevölkerung zu vergleichen (▶ Tab. 1.2). Sie unterstellen dabei, dass der damalige Mensch sich zu etwa 35 % von Fleisch und zu 65 % von Gemüse ernährt hat. Weiter gehen sie von der Annahme aus, dass sich das Genom des Homo sapiens bis auf den heutigen Tag nur wenig verändert habe. Dies würde bedeuten, dass der moderne Mensch genetisch an die Ernährungsform des frühen Homo sapiens angepasst ist und, so eine weitere Annahme, dass diese Ernährung unter dem evolutionsbiologischen Aspekt des Fortpflanzens und Überlebens für den Menschen die gesündeste sei. Das wirft die Frage auf, ob eine solche Ernährung für den modernen Menschen wirklich die gesündeste ist, und vor allem, ob es die Evolution vorgesehen hat, die

Tab. 1.2 Paleolithische und heutige westliche Ernährung im Vergleich [11].

	Makro- und Mikronährstoffe	Paleolithische Ernährung	Westliche Ernährung
Gesamtenergie (%)	Eiweiß	34	15
	Kohlenhydrate	45	45
	Fett	21	40
Verhältnis ungesättigte zu gesättigte Fette		1,4:1	0,4:1
Ballaststoffe (g)		46	25
Natrium (mg)		690	3300
Kalzium (mg)		1580	900
Vitamin C (mg)		390	100

Gesundheit bis in ein Alter zu sichern, das zur damaligen Zeit keinesfalls erreicht wurde. Denn letztlich sind die durch Ernährung beeinflussbaren Zivilisationskrankheiten Krankheiten des Alters.

Die Grundlage für die Annahme, dass die **Sammler-und-Jäger-Ernährung** für den modernen Menschen gesund ist, ist die Behauptung, dass bei Sammlern und Jägern chronisch degenerative Erkrankungen nicht vorkamen. Heutige Sammler und Jäger verzehren Fleisch, wann immer sie es erreichen können, sodass mit dem Fleischverzehr 50 % des Energiebedarfs gedeckt werden. Zweifellos gibt es bei den heutigen Sammler-Jäger-Gruppen immer wieder längere Perioden, in denen sie kein Fleisch zur Verfügung haben, aber durchaus auch Zeiten, in denen sie sich vorwiegend bis ausschließlich von Fleisch ernähren. Dabei muss berücksichtigt werden, dass Sammler-Jäger-Gruppen aus verschiedenen Kontinenten keinesfalls ein gleiches Verhalten aufweisen oder gar direkt verglichen werden können. Die Aussage, dass durch eine Ernährung, wie sie moderne Sammler und Jäger aufweisen, Zivilisationskrankheiten verhindert werden könnten, erscheint fragwürdig bzw. wäre noch zu beweisen.

Australische Aborigines, die vor ca. 40 000–50 000 Jahren aus Asien kommend nach Australien gelangten, weisen niedrige Blutfette, allerdings deutlich erhöhte Insulin- und Triglyzeridwerte bei normalem bis niedrigem Body Mass Index (BMI) auf, solange sie als Sammler und Jäger leben. Sobald sie auf eine typisch westliche Diät wechseln und sich weniger bewegen, erkranken sie rasch an typischen Zivilisationskrankheiten. Wenn diese Aborigines sich wieder in klassischer Art ernähren und sich mehr bewegen, gehen innerhalb von 7 Wochen die ungünstigen metabolischen Veränderungen (Fettstoffwechselstörung, Hochdruck, Übergewicht) zurück. Das Vorkommen höherer Insulin- und Triglyzeridkonzentrationen im Blut dieser Jäger und Sammler zeigt, dass eine solche Adaptation im Rahmen ihrer typischen Diät nicht ungesund zu sein scheint (wenn man Gesundheit am BMI und am Fehlen kardiovaskulärer Risikofaktoren festmacht). Allerdings ist gerade die Ernährung dieser Jäger und Sammler sehr heterogen und besteht keinesfalls primär aus Fleisch, sondern ist durch eine hohe Aufnahme ballaststoffreicher vegetabiler Lebensmittel im Wechsel mit Fleisch, unterbrochen durch Perioden geringer Nahrungsaufnahme, gekennzeichnet. Der Wechsel auf die sogenannte westliche Diät und Lebensweise führt zur Aufnahme von Lebensmitteln mit viel Energie (Fett), aber oft wenigen Mikronährstoffen.

Es stellt sich die Frage: Entsprechen wir noch dem Jäger-Sammler-Genotypus, oder haben wir uns an Veränderungen des Nahrungsangebots und der Nahrungsqualität adaptiert, und wenn ja, innerhalb welchen Zeitraums? Unterstellt man, dass die genetische Adaptierung an tierische Nahrungsmittel wegen der damit verbundenen Stabilität in der Energie- und Eiweißversorgung (einschließlich einiger Mikronährstoffe wie Vitamin A, Vitamin B_{12}, Zink u. a.) geringer ist als die Anpassung an pflanzliche Nischen mit höherer „Unsicherheit" hinsichtlich kontinuierlicher Versorgung, so ist es zulässig, die Ernährung dieser Gruppe in Bezug auf die **Verwendbarkeit dieser Ernährungsform** durch den modernen Menschen zu prüfen. Allerdings greift die rein quantitative Betrachtung der Makronährstoffe hier zu kurz, da sie die Qualität der Lebensmittel (Mikronährstoffdichte) nur sehr begrenzt berücksichtigt.

▶ Tab. 1.2 fasst die nach derzeitigem Kenntnisstand ermittelten Besonderheiten der Ernährung unserer Vorfahren zusammen. Die frühen Homini haben im Wesentlichen an Seerändern gelebt, und es gibt eine interessante Hypothese, welche dies als wichtige Ursache für den aufrechten Gang ansieht: Fischen konnten diese Homini nur, wenn sie aufrecht standen – und dies über längere Zeit. Dass diese Menschen Fische als Nahrungsquelle hatten, ist durch viele Beispiele recht gut belegt. Dies bedeutet aber auch, dass bereits in den sehr frühen Phasen (z. B. *Sahelanthropus tchadensis*, der am Tschadsee lebte und bei dem es Hinweise für einen aufrechten Gang gibt) bereits so etwas wie eine Mischkost verzehrt wurde.

Folgt man den Vorstellungen in ▶ Tab. 1.2, so war der Mensch zunächst ein Pflanzenfresser, später aber auch ein sehr starker Fleischfresser. Unterstellt man, dass schon zur damaligen Zeit Mikronährstoffe, einzelne Aminosäuren und Fettsäuren für die Hominiden essenziell waren, so war es für diese Gruppen wichtig, dass sie von Zeit zu Zeit Fleisch verzehrten, um so ihre Versorgung mit essenziellen Mikronährstoffen und möglicherweise auch Aminosäuren sicherzustellen, von denen einige bevorzugt in tierischen Produkten zu finden sind.

Vor 2,5 Millionen Jahren führte der Klimawandel zur Veränderung der Lebensräume des Menschen. Die großen Seen trockneten aus, die Wälder wurden zusehends kleiner, Savanne und Buschland breiteten sich aus. Nahrung wurde knapp, und die Homini waren gezwungen zu jagen und gelangten so zu einer neuen und wichtigen Nahrungsquelle: Fleisch, einschließlich Innereien als besonders gute Quelle für Vitamin A, Eisen und Zink, Mikronährstoffe, die davor eher knapp waren. Genau diese optimierte Versorgung könnte zur Weiterentwicklung des Menschen, besonders der Zunahme des Hirnvolumens beigetragen haben. Die direkte Beziehung zwischen Gehirngröße bei Primaten und Nahrungsqualität ist ein deutlicher Hinweis darauf (▸ Abb. 1.3).

Mit der **Einwanderung der Menschen nach Europa** vor 30 000–40 000 Jahren ergab sich zumindest für diese Gruppen eine besondere Situation. Sie trafen auf ein Gebiet, das in dieser Zeit über einige Tausend Jahre **starken Klimaschwankungen** unterlag. So wechselten sich strenge Eiszeiten mit den moderaten Zwischeneiszeiten ab, d. h., es wechselten sich Zeiten ab, zu denen die Ernährung fast ausschließlich aus Fleisch bestanden haben muss, mit solchen, in denen auch Wurzeln und Früchte zur Verfügung standen. Damit einher geht

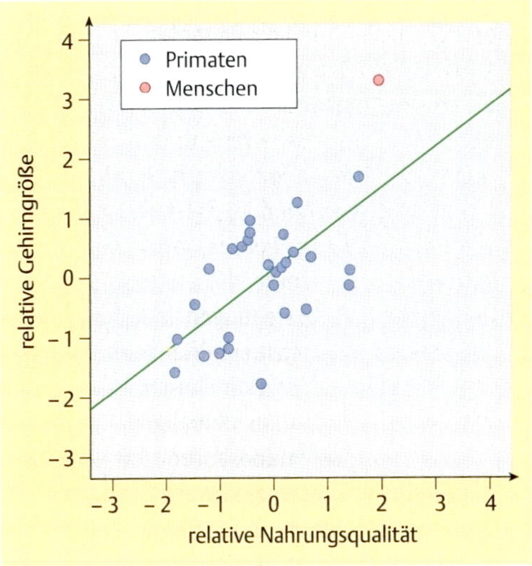

Abb. 1.3 Relative Gehirngröße vs. relative Nahrungsqualität bei 31 Primaten und dem Menschen [20].

die Überlegung, dass ein Lebewesen, das auf ein breites Nahrungsangebot angewiesen ist, metabolische „Sicherheiten" aufweisen muss, um das Überleben auch bei Ausfall bestimmter Lebensmittelgruppen über längere Zeit sichern zu können. Diese als „Thrifty Gene Hypothesis" bezeichnete Annahme unterstellt z. B., dass ein Mensch mit **Insulinresistenz** in Zeiten, in denen es keine Lebensmittel mit biologisch gut verfügbarer oder aber hoher Glukosekonzentration gegeben hat, einen Vorteil gegenüber Menschen hatte, die keine Insulinresistenz aufwiesen. Insulinresistenz ist zunächst einmal eine im Vergleich zu Nicht-Resistenten höhere Insulinkonzentration im Blut (Hyperinsulinämie). Das bedeutet, die Insulinresistenz sicherte bei Lebensmitteln mit niedrigem glykämischem Index (Fleisch) eine gute bis sehr gute anabole Stoffwechselreaktion trotz geringen Reizes auf die Insulinsekretion. Diese guten Futterverwerter waren möglicherweise in der Eiszeit tatsächlich besser dran, während sie heute auf ein Lebensmittelangebot treffen, das aufgrund der leichten Verfügbarkeit von Glukose rasch dazu beiträgt, dass die anabole Stoffwechsellage zu Übergewicht führt. Hinzu kommt, dass fehlende Bewegung die Insulinresistenz zusätzlich verstärkt.

Für die Zeit vor mehr als etwa 10 000–15 000 Jahren gibt es keine gesicherten Hinweise, dass der Mensch in der Lage war, außer Fleisch auch andere, insbesondere vegetabile Lebensmittel, zu konservieren. Dies geschah erst mit der **Einführung der Landwirtschaft** vor ca. 10 000 Jahren an unterschiedlichen Stellen der Welt und führte dazu, dass die Ernährung sich mehr in Richtung auf eine vegetabile Form entwickelte und somit auch weniger Fleisch verzehrt wurde. In diesen Fällen war die Insulinresistenz kein Faktor mehr, der das Überleben sicherte, so wie in den Tausenden von Jahren davor.

1.4.1 Quantität und Qualität der Lebensmittel

Ein Ansatz, die Unterschiede zwischen der Ernährungsform der Jäger und Sammler und der heutigen Ernährung zu erklären, ist die Zusammenstellung der Lebensmittel, die der moderne Mensch erst seit (evolutionär) kurzen Zeiten kennt (▸ Tab. 1.3). Grundlage ist die Annahme, dass ein

Tab. 1.3 Lebensmittel, die der paleolithische Mensch nicht kannte.

Lebensmittel	Bekannt seit ca.	Genetische Adaptierung
Milch-/Milchprodukte	10 000 Jahren	Laktosetoleranz
Zerealien	12 000 Jahren	Genkopien Alpha-Amylase
verarbeitete Zerealien	200 Jahren	keine bekannt
raffinierte Zucker	200 Jahren	keine bekannt
raffinierte Öle	200 Jahren	keine bekannt
Salz	6000 Jahren	Hypersensitivität gegenüber Salz

Zeitraum von weniger als einigen 10 000 Jahren zu kurz ist, um nachhaltige genetische Veränderungen auf Umweltveränderungen (d. h. Veränderungen des Lebensmittelangebots) zu bewirken. Dabei bleiben epigenetische Aspekte allerdings unberücksichtigt.

Hinzu kommt, dass gesättigte Fette in der Menge, in der sie heute verzehrt werden, für den paleolithischen Sammler und Jäger nicht verfügbar waren. Zum einen ist Wildfleisch ärmer an gesättigtem Fett, und zum anderen variiert der Fettgehalt der Wildtiere nach Jahreszeit beträchtlich (in den Wintermonaten mehr als doppelt so hoch wie im Sommer). Dem kann allerdings entgegengehalten werden, dass der Jäger das erlegte Tier in toto verspeiste, während beim modernen Menschen beträchtliche Mengen an gesättigten Fetten vor der Verarbeitung des Fleisches entfernt werden. Wie viel dies letztlich ausmacht, ist allerdings unklar.

Die in ▶ Tab. 1.3 aufgelisteten Lebensmittel machen deutlich mehr als 50 % der Energiezufuhr des modernen Menschen aus, raffinierte Zucker und Zerealien ca. 35 %. Letztere werden aber, besonders bei Menschen mit Insulinresistenz, für die Entwicklung von Übergewicht und Folgeerkrankungen verantwortlich gemacht. Berücksichtigt man noch, dass diese Lebensmittel als Träger von Mikronährstoffen eher nur eine marginale Bedeutung haben, so wird deutlich, dass es weniger die Lebensmittelquantität, sondern vielmehr die -qualität gewesen sein kann, die den Unterschied zwischen den beiden Ernährungsformen (Paleo-Ernährung vs. moderne Ernährung) bedingte.

Bezüglich der **Mikronährstoffdichte** schneiden die „modernen" Lebensmittel wie Zerealien, Milch und Nüsse am schlechtesten ab. So verwundert es nicht, dass genau die Mikronährstoffe zu den eher kritischen Nährstoffen in der modernen westlichen Ernährung zählen. Betrachtet man Lebensmittel unter dem Aspekt der Qualität, d. h., welche Lebensmittel sind für welche Mikronährstoffe die entscheidenden Quellen, so ergeben sich die in ▶ Tab. 1.4 zusammengestellten Lebensmittel-Mikronährstoff-Paare. „Primäre Quellen" bedeutet in diesem Fall, dass von den aufgeführten Lebensmitteln bereits geringe Mengen genügen, um den Tagesbedarf zu decken. Ebenso bedeutet dies, dass einige der aufgeführten Lebensmittel auch die wichtigste, weil einzige Quelle für spezielle Mikronährstoffe sind, z. B. Leber (und in größerer Menge tierische Lebensmittel) für Vitamin A oder Vitamin B_{12} oder Fisch für Vitamin D. Im Klartext bedeutet das: Erst die **ausgewogene Mischkost** sichert die ausreichende Versorgung mit allen essenziellen Mikronährstoffen.

Fazit

Unter Berücksichtigung der in diesem Kapitel erörterten Aspekte der Ernährung könnte sich eine gesunde Ernährung wie folgt definieren lassen: Gesunde Ernährung ist eine Kostform, die Lebensmittel enthält, die im (historischen) Lebensraum des Individuums traditionell verfügbar sind. Die Zusammenstellung der Lebensmittel sollte so sein, dass sie energetisch ausgewogen ist und die essenziellen Nährstoffe in ausreichender Menge und notwendiger Verfügbarkeit (Halbwertszeit) enthält. Eine gesunde Ernährung ist somit eine Ernährung, die nicht krank macht!

Tab. 1.4 Primäre Quellen für Mikronährstoffe.

Mikronährstoff	Quelle
Beste Quellen für wasserlösliche Vitamine	
Vitamin B_1	Schweinefleisch
Vitamin B_2	Leber
Vitamin B_6	Keime
Niacin	Kalbsleber
Biotin	Leber/Soja
Pantothensäure	Leber
Folsäure	Leber, Ei
Beste Quellen für fettlösliche Vitamine	
Vitamin A	Leber
Vitamin E	Öle
Vitamin D	Fisch
Vitamin K	Keime/Rosenkohl/ Schnittlauch
Beste Quellen für Spurenelemente und Mineralstoffe	
Eisen	Fleisch/Leber
Selen	Fleisch
Magnesium	Keime/Weizenkleie
Zink	Austern/Keime

Literatur

[1] Anderson OS, Sant KE, Dolinoy DC. Nutrition and epigenetics: an interplay of dietary methyl donors, one-carbon metabolism and DNA methylation. The Journal of Nutritional Biochemistry 2012; 23(8), 853–859. https://doi.org/10.1016/j.jnutbio.2012.03.003

[2] Biesalski HK. Mikronährstoffe als Motor der Evolution. Berlin, Heidelberg: Springer Spektrum; 2015

[3] Biesalski HK. Unsere Ernährungsbiografie. München: Knaus; 2017

[4] Biesalski HK. From Ancient Diets to Modern Minds. The role of micronutrients for brain development and function. Springer 2025

[5] Blount JD. Carotenoids and life-history evolution in animals. Arch Biochem Biophys 2004; 430: 10–15

[6] Challem JJ. Did the loss of endogenous ascorbate propel the evolution of Anthropoidea and Homo sapiens? Med Hypotheses 1997; 48: 387–392

[7] Christian P, Stewart CP. Maternal micronutrient deficiency, fetal development, and risk of chronic disease. J Nutr 2010; 140: 437–445

[8] Darmon N, Drewnowski A. Does social class predict diet quality? Am J Clin Nutr 2008; 87: 1107–1117

[9] Day RL, Laland KN, Odling-Smee FJ. Rethinking adaptation: the niche-construction perspective. Perspect Biol Med 2003; 46: 80–95

[10] Dominy NJ, Lucas PW. Ecological importance of trichromatic vision to primates. Nature 2001; 410: 363–366

[11] Eaton SB, Konner M. Paleolithic nutrition. A consideration of its nature and current implications. N Engl J Med 1985; 312: 283–289

[12] Fernandez AA, Morris MR. Sexual selection and trichromatic color vision in primates: statistical support for the preexisting-bias hypothesis. Am Nat 2007; 170: 10–20

[13] Godar DE, Landry RJ, Lucas AD. Increased UVA exposures and decreased cutaneous vitamin D(3) levels may be responsible for the increasing incidence of melanoma. Med Hypotheses 2009; 72: 434–443

[14] Hanson MA, Gluckman PD. Early developmental conditioning of later health and disease: physiology or pathophysiology? Phys Rev 2014; 94: 1027–1076

[15] Hawks J, Cochran G, Harpending HC et al. A genetic legacy from archaic Homo. Trends Genet 2008; 24: 19–23

[16] Hays JH. The hunter-gatherer diet. May Clin Proc 2004; 79: 703

[17] Heard E, Martienssen RA. Transgenerational epigenetic inheritance: myths and mechanisms. Cell 2014; 157(1), 95–109. https://doi.org/10.1016/j.cell.2014.02.045

[18] Hornung T, Biesalski HK. Glut-1 explains the evolutionary advantage of the loss of endogenous vitamin C synthesis. Evol Med Pub Health 2019; 221–231

[19] Jablonski NG, Chaplin G. The evolution of human skin coloration. J Hum Evol 2000; 39: 57–106

[20] Leonard WR, Snodgrass J, Robertson ML. Effects of brain evolution on human nutrition and metabolism. Annu Rev Nutr 2007; 27: 311–327

[21] Leung WC, Hessel S, Méplan C et al. Two common single nucleotide polymorphisms in the gene encoding beta-carotene 15,15'-monoxygenase alter beta-carotene metabolism in female volunteers. FASEB J 2009; 23: 1041–1053

[22] Lewontin RC. Population genetics. Annu Rev Genet 1985; 19: 81–102

[23] Mocellin S, Nitti D. Vitamin D receptor polymorphisms and the risk of cutaneous melanoma: a systematic review and meta-analysis. Cancer 2008; 113: 2398–2407

[24] Montel-Hagen A, Blanc L, Boyer-Clavel M et al. The Glut1 and Glut4 glucose transporters are differentially expressed during perinatal and postnatal erythropoiesis. Blood 2008; 112: 4729–4738

[25] Niemitz C. The evolution of the upright posture and gait – a review and a new synthesis. Naturwissenschaften 2010; 97: 241–263

[26] Odling-Smee FJ, Laland KN, Feldman MW. Niche Construction: the neglected Process in Evolution. Princeton: Princeton University Press; 2003

[27] Waterland RA, Jirtle RL. Transposable elements: targets for early nutritional effects on epigenetic gene regulation. Molecular and Cellular Biology 2003; 23(15), 5293–5300. https://doi.org/10.1128/MCB.23.15.5293-53002003

2 Regulation von Nahrungsaufnahme und Gehirnversorgung

A. Peters

Das Wichtigste in Kürze

Experimentelle Daten zu Stress, Schlaf, Kalorienrestriktion, Hirnarterienverschluss, Adipositas, Typ-1- und Typ-2-Diabetes mellitus können nur erklärt werden, wenn man das Gehirn als Endverbraucher in einer Lieferkette versteht. So gelangt die Energie aus der Umwelt über den Körper zum Gehirn. In der zerebralen Lieferkette wird die Nahrungsaufnahme nicht nur von Signalen aus den Körperorganen – wie Magen, Darm, Muskel- und Fettgewebe – bestimmt, sondern vorrangig von einem Signal aus dem Gehirn, der zerebralen ATP-Konzentration.

Unsicherheit/Stress kann im Gehirn auf 3 verschiedene Arten behandelt werden: vollständige Reduktion (durch ein Unsicherheitsreduktionsprogramm, das zu gutem Stress führt), teilweise Reduktion (durch Stresshabituation, wodurch tolerierbarer Stress entsteht) oder keine Reduktion (was toxischen Stress verursacht). Nach Stresshabituation fallen Energie-kostspielige Stress-Arousals weg, was den durchschnittlichen Energiebedarf des Gehirns reduziert. Dadurch kann beim Phänotyp „korpulent mit erhaltener Taille" ein Typ-2-Diabetes mellitus entstehen. Toxischer Stress führt hingegen zu einem überdurchschnittlichen zerebralen Energieverbrauch. Das kann ebenfalls zu einem Typ-2-Diabetes mellitus führen, allerdings beim Phänotyp „dünn mit Bauch". Letzterer hat das höchste kardiovaskuläres Risiko.

Keywords

Nahrungsaufnahme, Regulation, Gehirnversorgung, Stress, Diabetes mellitus, Unsicherheitsreduktion, Habituation

2.1 Einleitung

Seit den 1950er Jahren befasst sich die Adipositas-Forschung mit der Regulation der Nahrungsaufnahme, und seit den 2000er Jahren bezieht sie auch die Energieversorgung des Gehirns mit ein.

In den 1950er Jahren entstanden in der Adipositas- und Diabetesforschung 2 klassische Stoffwechselmodelle, das lipostatische und das glukostatische Modell:

Die **lipostatische Theorie** begründete Gordon C. Kennedy [73]. Für ihn war die Körpermasse (bzw. der Energiegehalt der Fettdepots) die wichtigste Größe, die im Energiestoffwechsel reguliert wird. Er vermutete ein Signal aus dem Fettgewebe, das die Nahrungsaufnahme reguliert. Zu dieser Zeit konnte er das Signal noch nicht benennen. In den 1990er Jahren erhielt seine lipostatische Theorie jedoch Aufschwung, als Leptin als das Signal entdeckt wurde, nach dem Kennedy gesucht hatte [143].

Die **glukostatische Theorie** begründete Jean Mayer [93]. Mayer betrachtete die Blutglukose als die wichtigste regulierte Größe im Energiestoffwechsel; sie soll konstant gehalten werden und kontrolliert die Nahrungsaufnahme. Die glukostatische Theorie sagt voraus, dass Menschen dann essen, wenn die Blutglukosekonzentration sinkt.

In den 1980er Jahren entwickelten Richard N. Bergman und Claudio Cobelli 2 weitere glukostatische Theorien, die Glukose-Insulin-Modelle [36]. Sie gingen davon aus, dass die Blutglukosekonzentration nicht durch die Nahrungsaufnahme, sondern durch die Glukoseaufnahme ins Muskel- und Fettgewebe reguliert wird. Moderne Varianten all dieser klassischen Modelle, die sowohl gluko- als auch lipostatische Elemente kombinieren, sind heute weit verbreitet, insbesondere im Bereich der Adipositas- und Diabetes-Forschung [47], [119]. Zu den lipostatischen Elementen gehören z. B. Signale aus dem Magen-Darm-Trakt (wie Glucagon-like Peptide 1, Cholezystokinin, Peptid YY) und aus dem Fettgewebe (Adipokine wie Tumornekrosefaktor-α, Interleukin-6).

In den frühen 2000er Jahren wurden Stoffwechselmodelle entwickelt, die davon ausgingen, dass der Energieverbrauch des Gehirns je nach Situation (Stress, Schlaf) variiert. Diese Modelle postulieren, dass das Gehirn aktiv Energie vom Körper anfordert, wenn es diese braucht. Im Laufe des folgenden Kapitels werden die verschiedenen theoretischen Modelle nach einer kürzlich vorgeschlagenen Klassifizierung in 2 Kategorien unterteilt [111]:

- Konzeptualisierungen des Gehirns, die das Gehirn als nur *passiv* mit Energie versorgt verstehen, – als **P-Modelle** bezeichnet
- Modelle, nach denen das Gehirn nicht nur passiv versorgt wird, sondern sich zusätzlich nach dem „Energie-auf-Anfrage"-Prinzip *aktiv* mit Energie versorgt, – als **A-Modelle** bezeichnet

Ein bekanntes Beispiel für solche Theorien, die sich eines A-Modells bedienen, ist die **Selfish-Brain-Theorie**. Beispiele für P-Modelle sind die gluko-lipostatischen Theorien von Kennedy und Mayer und die daraus abgeleiteten modernen Varianten. Es herrscht Uneinigkeit darüber, welches der derzeit verwendeten Modelle oder Theorien des zerebralen Energiestoffwechsels (A- oder P-Modell) heute benutzt werden sollte. Um diese Theorien (oder Modelle) zu vergleichen, eignet sich ein in der Wirtschaft und Logistik etabliertes Prinzip, nämlich das der Lieferketten. Die Prinzipien logistischer Lieferketten sind einfach (▶ Abb. 2.1):

- Beim **Push-Prinzip** liefert der Anbieter das Material und bestimmt damit die Aktivität des Produktionsschritts.
- Beim **Pull-Prinzip** (auch „on-demand" oder „just-in-time" genannt) wird das für einen Produktionsschritt benötigte Material erst dann bereitgestellt, wenn der Empfänger es benötigt. Das Pull-Prinzip hat durch kurze Rüstzeiten und kleine, wirtschaftlich optimierte Lagerplätze entscheidende Vorteile [32].

Die Push-/Pull-Prinzipien lassen sich leicht auf den Energiestoffwechsel des Gehirns übertragen. In der zerebralen Lieferkette fließt die Energie von der Umwelt durch den Körper zum Gehirn. **Body-Pull** bezeichnet dabei die Funktion, mit der der Körper bei Bedarf Energie aus der Umwelt anfordert. Die biomedizinische Fachwelt ist sich einig, dass sich die Body-Pull-Funktion im Essverhalten äußert.

Über die **Brain-Pull**-Funktion besteht jedoch Uneinigkeit. In der hier dargestellten zerebralen Lieferkette bezeichnet der Brain-Pull die Funktion, mit der das Gehirn bei Bedarf aktiv Energie vom Körper anfordert. Einige Experten gehen von der Existenz biologischer Brain-Pull-Mechanismen aus, andere negieren diese. So ist umstritten, ob das Gehirn der Endverbraucher in der Lieferkette ist und sich nach dem Pull-Prinzip aktiv versorgen kann oder ob es nach dem Push-Prinzip ausschließlich passiv aus dem Blut versorgt wird. A-Modelle verstehen das Gehirn als aktiv sich selbst versorgend nach dem Prinzip „Energie auf Abfrage", während die konkurrierenden Theorien, d. h. die gluko-lipostatische Theorie und ihre modernen Varianten, das Gehirn als rein passiv versorgt betrachten [36], [47], [73], [93], [119]. Man beachte,

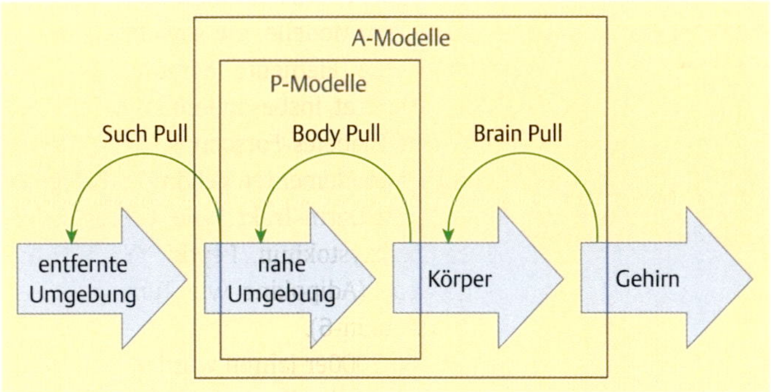

Abb. 2.1 Die zerebrale Lieferkette. Die Energie gelangt von der Umwelt durch den Körper zum Gehirn, dem Endverbraucher. Wenn das Gehirn Energie benötigt, fordert der Brain-Pull diese vom Körper an. Wenn der Körper Energie benötigt, fordert der Body-Pull diese aus der Umwelt an. Der Übersichtlichkeit halber sind die Push-Komponenten nicht dargestellt. Theoretische Konzepte: Die A-Modelle schließen sowohl Body-Pull als auch Brain-Pull ein, sodass sich das Gehirn bei Bedarf aktiv selbst versorgen kann. Im Gegensatz dazu umfassen die P-Modelle nur den Body-Pull, sodass das Gehirn rein passiv versorgt wird.

dass die A-Modelle eine Erweiterung der P-Modelle sind (▶ Abb. 2.1).

2.2 Modelle mit aktiver Energienachfrage des Gehirns

Der Energieverbrauch des Gehirns ändert sich je nach den Umständen: Bei leichtem mentalem Stress steigt er um 12 % [90], im Tiefschlaf sinkt er um 40 % [40], [91]. Um die Funktionsfähigkeit des Gehirns jederzeit zu gewährleisten, ist eine angepasste und ausreichende Energieversorgung des Gehirns unerlässlich. Lieferketten haben genau die Aufgabe, die Bedürfnisse des Endverbrauchers optimal zu erfüllen.

Die zerebrale Lieferkette ist eine mathematische Darstellung der Selfish-Brain-Theorie [108]. Die mathematische Ausformulierung der zerebralen Lieferkette erlaubt es, konkrete Vorhersagen zu treffen und biologische Mechanismen zuzuordnen [108]. Bislang sind mehrere neuroendokrine Mechanismen entdeckt worden, welche in der Lieferkette eine Brain-Pull-Funktion erfüllen können. Solche Mechanismen kommen in Betracht, um das Gehirn bei Bedarf mit zusätzlichen Energieträgern zu versorgen.

Unter den Brain-Pull-Mechanismen ist die **zerebrale Insulinsuppression** (Cerebral Insulin Suppression, CIS) eine der am längsten bekannten (▶ Abb. 2.2) [66], [141]. Neben CIS gibt es redundante Mechanismen, die das Gehirn bei Bedarf mit Energie versorgen. So können Brain-Pull-Mechanismen die viszerale Lipolyse und die hepatische Ketogenese aktivieren [89], die muskuläre Laktatfreisetzung verstärken [116] oder die Herzfrequenz beschleunigen [71].

Die CIS versorgt das Gehirn bei Bedarf mit zusätzlicher Glukose. Glukose ist der wichtigste zerebrale Brennstoff. Energiesensoren in Gehirnregionen wie der Amygdala [144] und dem ventromedialen Hypothalamus (VMH) [117], [124], [136] reagieren auf den kleinsten Abfall des neuronalen Energiegehalts, d. h. der neuronalen Adenosintriphosphat-(ATP-)Konzentration, und können so Brain-Pull-Mechanismen in Gang setzen. Eine VMH-Aktivierung senkt die Insulinkonzentration im Blut und erhöht die Blutglukosekonzentration [28], [45], [96], [129]. Dies geschieht, indem die VMH-Neuronen das sympathische Nervensystem (SNS) und die Hypothalamus-Hypophysen-Nebennieren-Achse (HPA) aktivieren, welche beide die Insulinausschüttung aus den Beta-Zellen der Bauchspeicheldrüse unterdrücken [28], [38], [53].

Bei niedrigeren Insulinkonzentrationen im Blut ist die Insulin-*abhängige* Glukoseaufnahme über den Glukosetransporter 4 (GLUT 4) ins Muskel- und Fettgewebe eingeschränkt. Der größte Teil der verbleibenden zirkulierenden Glukose steht dadurch für die Passage durch den Insulin-*unabhängigen* Glukose-Transporter 1 (GLUT 1) an der Blut-

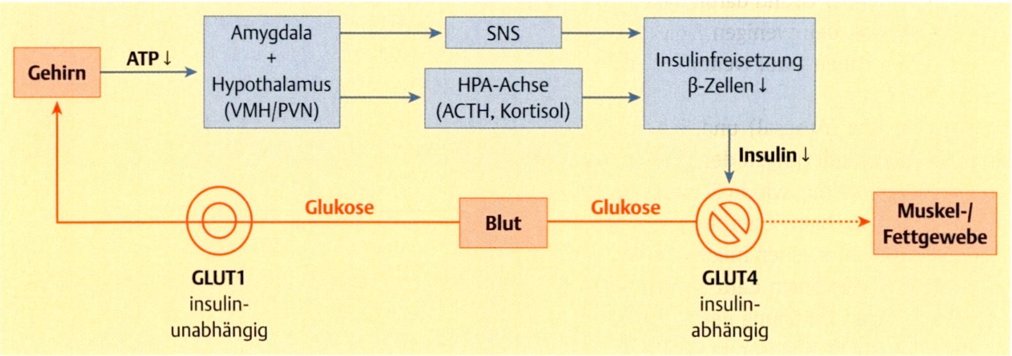

Abb. 2.2 Zerebrale Insulinsuppression (CIS). Sinken die neuronalen ATP-Konzentrationen auch nur geringfügig ab, so aktivieren die Amygdala und der Hypothalamus das sympathische Nervensystem (SNS) sowie die Hypothalamus-Hypophysen-Nebennierenrinden-Achse (ACTH, Kortisol). SNS und HPA-Achse supprimieren die Insulinsekretion aus den Beta-Zellen des Pankreas. Folglich wird der Glukosefluss aus dem Blut in das Muskel- und Fettgewebe über den insulinabhängigen Transport (GLUT 4) begrenzt. Die Glukose aus dem zirkulierenden Blut über den insulinunabhängigen Transport (GLUT 1) steht damit dem Gehirn vollständig zur Verfügung. PVN: paraventrikulärer Nukleus, VMH: ventromedialer Hypothalamus.

Hirn-Schranke zur Verfügung. Das Gehirn benötigt praktisch kein Insulin, um Glukose aufzunehmen [61], [67], [120]. Zusammenfassend stellt GLUT 1 die grundlegende Energieversorgung von lebenswichtigen Organen wie dem Gehirn und den Immunzellen sicher [49], während GLUT 4 die Abspeicherung von überschüssiger Energie in Muskel- und Fettzellen ermöglicht [123]. Kurz, CIS ist in der Lage, das Gehirn mit zusätzlicher Energie zu versorgen, wenn es diese braucht.

2.3 Vorhersagen in verschiedenen Stoffwechselzuständen

2.3.1 Stress und Schlaf

Der Energiestoffwechsel des Gehirns bei Stress und Schlaf

Variiert die globale Energieaufnahme des Gehirns, oder ist sie konstant? Der Grund, warum es so wenige Studien zu dieser Frage gibt, ist, dass die Goldstandardmethode zur direkten Messung der globalen Glukose- oder Laktataufnahme des Gehirns, die **Kety-Schmidt-Technik**, sehr invasiv ist [75]. Bei dieser Methode wird eine flexible 18-Gauge-Kanüle in die rechte innere Jugularvene des Probanden eingeführt und die Kanüle bis auf die Höhe des inneren Jugularbulbus vorgeschoben, bis der Proband über Ohrenbeschwerden klagt. Ethische Bedenken gegen die direkte Messung der globalen Glukoseaufnahme des Gehirns bei gesunden Probanden sind der Grund dafür, dass die Medizin – abgesehen von den wenigen Experimenten, die stattgefunden haben – auf weitere Ergebnisse verzichten muss.

Stresserregung (Arousal) und Schlaf führen zu erheblichen Veränderungen der globalen zerebralen Glukoseaufnahme, wie in 2 invasiven Humanexperimenten nachgewiesen werden konnte. Ein Stress-Arousal durch einen milden mentalen Stressor im Labor (Wisconsin Card Sorting Test) führt zu einer 12 %igen Erhöhung der globalen zerebralen metabolischen Glukoserate (CMRglc), wie mit der Kety-Schmidt-Technik nachgewiesen wurde [90]. Experimente, die die Hirnprozesse im Stress-Arousal genauer untersuchten, zeigten, dass die Amygdalae zahlreiche Neuronen des Locus coeruleus aktivieren, die wiederum neuronale Projektionen zu kortikalen Synapsen senden, wo sie Noradrenalin freisetzen [29], [37]. Auf diese Weise steigert Noradrenalin den Wachheitsgrad des Individuums und steigert die Informationsübertragung an den kortikalen Synapsen [bit/s]. Eine solche Verstärkung der Informationsverarbeitung ermöglicht es dem Individuum, Stress oder Unsicherheit so schnell wie möglich aufzulösen.

Indem Peters, McEwen und Friston das informationstheoretische **Konzept der Unsicherheit** aufgriffen, definierten sie den Stressbegriff neu [110]. Nach dieser Stressdefinition fragen sich die Menschen gelegentlich: „Welche meiner Strategien soll ich auswählen, um mein zukünftiges körperliches, mentales und soziales Wohlbefinden zu sichern?" Menschen, die bei der Beantwortung dieser Frage unsicher sind, erfahren Stress. Unsicherheit bedeutet hier, dass die Menschen, selbst wenn sie sich für die Strategie entscheiden, die ihnen am aussichtsreichsten erscheint, mit Überraschungen rechnen – d. h. sie bleiben unsicher, was als Nächstes passieren wird [60], [111].

Gestresste Menschen versuchen in erster Linie, die Unsicherheit, d. h. die erwartete Überraschung, mit Hilfe eines so genannten **Unsicherheitsreduktionsprogramms (URP)** zu verringern. Das URP besteht aus 3 Teilroutinen: Erstens wird ein Arousal-Zustand induziert, der die zerebrale Informationsübertragung und -verarbeitung erhöht, um die Unsicherheit so schnell wie möglich zu reduzieren. Gemäß der Informationstheorie, braucht es nämlich Information, um Unsicherheit zu reduzieren [122]. Zweitens kostet diese zusätzliche Informationsverarbeitung das Gehirn Extraenergie, die es vom Körper abfordert. Drittens legt das URP fest, welche Stressreduktionsstrategien für die Zukunft gelernt werden sollen und welche nicht. Eine Episode wird als „guter" Stress bezeichnet, wenn das URP die Unsicherheit erfolgreich reduziert hat. Gelingt es dem URP nicht, die Unsicherheit adäquat zu reduzieren, führt dies entweder zur tolerablem Stress (durch Stresshabituation) oder zu toxischem Stress.

Die Aktivierung des URP führt zwar zu einem emotional unangenehmen Zustand, ist aber von vitaler Bedeutung, da sie das Überleben durch Auflösung von Unsicherheit sichern kann. Menschen, denen es gelingt, Unsicherheiten mit Hilfe der URP zu lösen, erleben diese Episode als guten Stress.

Guter Stress geht mit einem hohen Selbstwertgefühl und dem Gefühl der Kontrolle einher [77], [114], [115].

Während des Tiefschlafs ist der Energieverbrauch des Gehirns stark erniedrigt. Der Tiefschlaf – oder Slow-Wave-Schlaf (SWS) – tritt typischerweise in der ersten Nachthälfte auf, gefolgt vom Rapid-Eye-Movement-(REM-)Schlaf in der zweiten Nachthälfte. Der globale CMRglc-Wert sinkt während der Nacht um etwa 28 %, wie mit der Kety-Schmidt-Technik gezeigt [40]. Betrachtet man die einzelnen Schlafphasen, so zeigt der SWS besonders beeindruckende Ergebnisse. Während des SWS, wenn die Informationsverarbeitung aufgrund der Ausblendung von Sinneseindrücken stark reduziert ist, nimmt das Gehirn deutlich weniger Glukose auf. Die [18F]-Fluordesoxyglukose-Positronenemissionstomografie (PET) zeigt, dass der zerebrale Glukosestoffwechsel während des SWS um 44 % reduziert ist [91].

Die Annahme der P-Modelle, dass der Energiebedarf des Gehirns konstant sei, hat sich insofern als unzutreffend erwiesen, als die globale Glukoseaufnahme des Gehirns während der zirkadianen Rhythmen nachweislich starken Schwankungen unterliegt [40], [90], [91]. Daher sind die P-Modelle nicht in der Lage, Veränderungen der globalen zerebralen Glukoserate vorhersagen oder zu erklären.

Peripherer Energiestoffwechsel bei Stress und Schlaf

Während des Stress-Arousals und des Tiefschlafs kommt es zu neuroendokrinen und peripheren metabolischen Veränderungen, insbesondere zu Veränderungen von CIS, wobei Veränderungen von CIS langfristig die Körperform beeinflussen können. Ein Stress-Arousal, das sich mit erhöhtem zerebralen Energieverbrauch manifestiert, geht mit einer Aktivierung des SNS und der HPA-Achse einher [66], [90]. Nach einem Trier Social Stress Test (TSST) nahmen die Studienteilnehmer 34 Gramm zusätzliche Kohlenhydrate zu sich (im Vergleich zu einer Situation nach einer stressfreien Kontrollsitzung). Diese Teilnehmer wiesen keine Unterschiede in den postprandialen Plasmainsulinkonzentrationen auf, obwohl sie höhere postprandiale Blutglukosekonzentrationen hatten [66]. Dieses Glukose-Insulin-Muster ist typisch für eine verstärkte CIS.

Hier stellt sich die Frage, ob CIS dem Gehirn tatsächlich mehr Glukose zur Verfügung stellt. Das gleiche TSST-Experiment lieferte interessante Informationen zu dieser Frage [66]. Vier Stunden nach dem TSST konnte – anhand eines standardisierten Fragebogens [97] – ein neuroglukopenischer Zustand („Glukosemangelzustand des Gehirns“) festgestellt werden. Viele Menschen erleben nach einer belastenden Stresssituation einen solchen Erschöpfungszustand und klagen über Konzentrationsprobleme, Sprach- und Sehstörungen. Dieser zerebrale Energiemangelzustand konnte bei den Probanden der Interventionsgruppen, denen ein reichhaltiges Buffet angeboten oder eine Glukoseinfusion verabreicht wurde, korrigiert werden, nicht aber bei den Probanden der Kontrollgruppe, denen nur ein magerer Salat angeboten oder eine Placebo-Infusion verabreicht wurde [66]. Da ein Kohlenhydrat- oder Glukoseangebot den neuroglukopenischen Zustand aufheben konnte, wurde die Vorhersage der A-Modelle bestätigt, dass CIS das Gehirn effektiv mit zusätzlicher Glukose versorgen kann.

Tiefschlaf und Schlafentzug beeinflussen die systemische Blutglukosekonzentration. Der Tiefschlaf, der sich in einem verringerten Energieverbrauch des Gehirns äußert [91], führt zu Stoffwechselereignissen, die man als Stau in der zerebralen Lieferkette verstehen kann. Allgemein gilt: Wenn der Endverbraucher weniger nachfragt, stapeln sich die Waren in der gesamten Lieferkette [32]. Während des Tiefschlafs kommt es nicht nur zu einem Anstieg der ATP-Konzentration im Gehirn [50], sondern auch zum Anstieg der Blutglukosekonzentration [118].

Schlafentzug erhöht den Blutglukosespiegel am nächsten Tag. Außerdem erhöht Schlafentzug den durchschnittlichen zerebralen Energieverbrauch, weil die physiologische Nachtabsenkung während des Tiefschlafs ausbleibt. Ein Schlafexperiment zeigte, dass am Tag nach dem Schlafentzug (im Vergleich zum Tag nach einer normalen Nachtruhe) die Insulinkonzentrationen bei gesunden Personen nicht unterschiedlich waren, obwohl ihre Blutglukosespiegel höher ausfielen [79]. Das Muster der Glukose- und Insulinwerte nach dem Schlafentzug ist typisch für eine verstärkte CIS, und dieses Muster ist wahrscheinlich auf das Fehlen von SWS zu Beginn der Nacht zurückzuführen [79]. Somit ist insbesondere der Entzug von SWS einer der Faktoren, die den Energieverbrauch des Gehirns und damit CIS verstärken können.

Wenn Stress andauert oder häufig wiederkehrt, wird er „toxisch". Toxischer Stress hat langfristige schädliche Auswirkungen auf Gehirn und Körper [94], [95]. So führt toxischer Stress zu Myokardinfarkten [56], [103] und erhöht das Risiko von Depression, Gedächtnisverlust und Typ-2-Diabetes mellitus [62]. Wenn der Stress anhält, äußert sich das in einer chronisch verstärkten CIS. Menschen, die unter toxischem Stress leiden, sind tagsüber häufig überwach und können nachts nicht schlafen. Häufige Arousals während des Tages in Kombination mit Tiefschlafentzug führen zu einem insgesamt höheren Energieverbrauch des Gehirns [90], [91], was neuroendokrine und metabolische Folgen hat.

Beispielsweise wiesen Erwachsene, die in der Kindheit misshandelt wurden (im Vergleich zu denen, die nicht misshandelt wurden), keine unterschiedlichen Insulinkonzentrationen auf, obwohl sie höhere Blutglukosespiegel hatten [87]. Dieses Muster ist wieder typisch für eine CIS-Verstärkung. Andere Beispiele stammen aus Tierstudien, die sogar einen ursächlichen Zusammenhang belegen. Ratten, denen nach dem Abstillen der soziale Kontakt entzogen wurde (im Vergleich zu sozial aufgezogenen Ratten), wiesen in der Pubertät keinerlei Unterschiede bei den Plasmainsulinwerten auf, obwohl ihre Blutglukosekonzentrationen zu diesem Zeitpunkt erhöht waren [80]. In einer anderen Studie wiesen Ratten, die während der Laktation vorübergehend von ihren Müttern getrennt wurden (im Vergleich zu normal gestillten Ratten), im Erwachsenenalter niedrigere Insulinkonzentrationen auf, obwohl ihre Blutglukosekonzentrationen nicht unterschiedlich waren [105]. Beide Tierstudien zeigen das typische Muster einer verstärkten CIS. Psychosozialer Stress kann also neuroendokrine Effekte wie CIS haben, die über einen längeren Zeitraum andauern.

Wenn Menschen sich an Stress gewöhnen, d. h. eine Stresshabituation erfahren haben, erleben sie „tolerablen Stress". Das klassische Stresshabituations-Experiment umfasste 5 TSSTs an jeweils aufeinanderfolgenden Tagen. Aus den Ergebnissen lässt sich abschätzen, dass etwa 2 Drittel der Menschen dazu neigen, an Stress zu habituieren [77]. Habituierer sind Personen, die eine hohe Tendenz zur Abschwächung ihrer Reaktionen (neuroendokrin, kardiovaskulär, neuroenergetisch und emotional) bei wiederholter Exposition gegenüber demselben aversiven Stimulus (homotypischer Stressor) aufweisen [65]. Bei Nicht-Habituierern ist die Tendenz gering, eine solche Reaktionsabschwächung zu zeigen.

Das klassische Stresshabituation-Experiment zeigte, dass alle Teilnehmer während des ersten TSSTs noch mit einem starken Anstieg des Kortisols reagierten [77]. Bei der zweiten bis fünften Wiederholung zeigte sich bei den habituierten Teilnehmern praktisch kein Anstieg der Kortisolkonzentrationen mehr, während die nicht-habituierten Teilnehmer anhaltend hohe Kortisol-Spitzenkonzentrationen aufwiesen. Somit erscheint die Stresshabituation als eine Alles-oder-Nichts-Reaktion. Zudem ist Habituation kontextspezifisch. Das heißt, die Habituation schwächt die Reaktionen auf bestimmte homotypische Stressoren ab, hält aber die Fähigkeit aufrecht, auf andere (heterotypische) Stressoren zu reagieren [65]. Habituierte Menschen zeigen bei bestimmten homotypischen Stressoren weder Arousals noch endokrine Stressreaktionen [106], erleben weniger Stress und zeigen ein mittleres Niveau an Selbstwertgefühl sowie Gefühl von Kontrolle [109].

Führt die Stresshabituation zu einem geringeren Energieverbrauch des Gehirns?

Gelegentliche Stress-Arousals sind Teil eines lebendigen und guten Lebens. In schwierigen Situationen, die von Zeit zu Zeit auftreten können, helfen solche Arousal-Zustände, die Unsicherheit bei Strategieentscheidungen schnell zu verringern. Wie bereits erwähnt, ist eine einzelne Stress-Arousal-Episode ein Zustand mit erhöhtem Energieverbrauch des Gehirns [90]. Bei habituierten Menschen sind Stress-Arousals eliminiert, und ihr Gehirn befindet sich fast ständig im energetisch-sparsamsten Betriebsmodus. Das bedeutet, dass habituierte Menschen (verglichen mit Menschen, die ein lebendiges und gutes Leben führen), durchschnittlich einen geringeren Energieverbrauch des Gehirns haben.

Verringert die Stresshabituation CIS?

Die A-Modelle machen in diesem Zusammenhang folgende Vorhersagen: Erstens führt ein verringerter Energiebedarf des Gehirns zu einer erhöhten Energiekonzentration im Gehirn, zweitens führt diese erhöhte Konzentration zu einer verringerten Glukagonsekretion und einer verringerten CIS. Experimentelle Evidenz unterstützt diese Vorhersagen:

1. Während des Tiefschlafs führt ein verminderter Energiebedarf des Gehirns zu einem Anstieg der zerebralen ATP-Konzentrationen [49]. So konnte am Beispiel des Tiefschlafs gezeigt werden, dass die erste Vorhersage erfüllt ist.
2. Eine Erhöhung der Energiekonzentration im Gehirn führt durch eine hyperglykämische Überversorgung – wie sie bei experimentellem Typ-1-Diabetes vorkommt – zu einem verminderten SNS-Tonus und zu einer reduzierten Glukagon-Sekretion aus den Alphazellen [44], [45].
   Darüber hinaus führte die experimentelle Überversorgung des Gehirns mittels intrazerebroventrikulärer (ICV-) Glukoseinfusion zu höheren Plasmainsulinkonzentrationen bei niedrigeren Blutglukosekonzentrationen, ein Muster, das typisch ist für eine verminderte CIS [104].

Zusammengefasst führt eine erhöhte Energiekonzentration im Gehirn zu einer Entspannung des SNS-Tonus, wodurch die Glukagonsekretion aus den Alphazellen verringert, die Insulinsekretion aus den Beta-Zellen jedoch erhöht wird. Die Wirkung auf die Beta-Zellen kann als abgeschwächte CIS verstanden werden. So konnte anhand der Fälle von experimentellem Typ-1-Diabetes und ICV-Glukoseinfusion gezeigt werden, dass auch die zweite Vorhersage erfüllt ist.

Unter alltäglichen Bedingungen ist es sicherlich schwierig, die neuroendokrinen oder peripheren Stoffwechselveränderungen bei habituierten Menschen zu erkennen, ganz zu schweigen von ihren neuroenergetischen Veränderungen. Angesichts der Evidenz zu Schlaf, Typ-1-Diabetes und ICV-Glukoseinfusion ist es jedoch wahrscheinlich, dass die Habituation zu neuroendokrinen und peripheren metabolischen Veränderungen führt, zu denen auch eine abgeschwächte CIS gehört.

Tragen Stress oder Stresshabituation zu Veränderungen der Körperform bei?

Die A-Modelle sagen voraus, dass sich psychosozialer Stress entweder in einer Gewichtsabnahme oder in einer Gewichtszunahme manifestieren kann, je nachdem, ob CIS verstärkt oder reduziert ist, bzw. ob die peripheren Energiespeicher eher geschlossen oder geöffnet sind [109]. Offensichtlich sind solche uneinheitlichen Effekte auf nichthomogene Populationen zurückzuführen; denn Kohortenstudien zeigen, dass einige gestresste Menschen Gewicht verlieren, während andere gestresste Menschen zunehmen [39], [58], [78], [84], [121]. Von all diesen Menschen hat der Phänotyp „dünn mit Bauch" das höchste kardiovaskuläre und Mortalitätsrisiko, und der Phänotyp „korpulent mit erhaltener Taille" das niedrigste [33], [34], [41], [57], [69], [76], [81], [82], [84], [102], [112].

In einem Experiment, bei dem Frauen einem wiederholten TSST unterzogen wurden, zeigte sich, dass die viszerale Fettgewebsmasse mit einer höheren Kortisolreaktivität und einer größeren psychologischen Anfälligkeit gegenüber Stress verbunden war, und dies galt insbesondere für dünne, nichthabituierte Frauen [52]. Da Stress in wiederholten TSSTs 2 divergierende Kortisolreaktionsmuster [52], [77] und in Kohortenstudien 2 divergierende Muster des Körpergewichtsverlaufs gezeigt hat [39], [58], [78], [83], [121], ist es plausibel zu schließen, dass die menschliche Bevölkerung nichthomogen ist und aus Stresshabituierern und Nichthabituierern besteht.

Nichthabituierer und Habituierer können mit bestimmten Körperform-Phänotypen in Verbindung gebracht werden [84], [85], [109]. Dementsprechend haben Nichthabituierer ein hohes Risiko, den Phänotyp „dünn mit Bauch" zu entwickeln und aufgrund eines anhaltenden Kortisolüberschusses anfällig für die schädlichen Auswirkungen von toxischem Stress zu sein. Umgekehrt haben Habituierer das Risiko, den Phänotyp „korpulent mit erhaltener Taille" zu entwickeln und aufgrund der Abschwächung der Kortisolreaktionen den schädlichen Auswirkungen von toxischem Stress zu entgehen.

Sogar gemischte Phänotypen, z. B. „korpulent mit Bauch", können auftreten, wenn eine nichthomogene Population von Habituierern und Nichthabituierern einer komplexen, herausfordernden Umwelt ausgesetzt ist. Dies liegt daran, dass Stresshabituation kontextspezifisch ist und einen bestimmten Kortisolspitzenwert erfordert, sodass eine Person in einem bestimmten Kontext (z. B. am Arbeitsplatz) habituiert, in einem anderen jedoch nicht (z. B. in der Familie).

✔ Merke

Stress kann bei verschiedenen Menschen sehr unterschiedliche Auswirkungen auf den Stoffwechsel haben.

Zusammenfassend lässt sich sagen, dass guter Stress, tolerierbarer Stress, toxischer Stress, Tiefschlaf und Schlafentzug – alles primäre Gehirnereignisse – zu Veränderungen im zerebralen und peripheren Energiestoffwechsel führen. Zu den neuroendokrinen Veränderungen gehört je nach Kontext eine Zunahme oder Abnahme der CIS, und zu den metabolischen Veränderungen zählen Gewichtsverlust oder -zunahme. A-Modelle, nicht aber P-Modelle, können die zerebralen Energieveränderungen bei Stress und Schlaf vorhersagen.

2.3.2 Systematische Tests zum Vergleich der A-Modelle mit den P-Modellen

Mit Hilfe von 3 systematischen Tests wurden die A-Modelle mit den P-Modellen verglichen (Kalorienrestriktion, Hirnarterienverschluss, Typ-1-Diabetes mellitus) [111]. Der Begriff systematisch trifft aus 2 Gründen zu: Erstens wurden bei diesen 3 Tests systematisch und vollständig alle 3 möglichen Engpässe innerhalb der zerebralen Lieferkette untersucht: distaler (Kalorienrestriktion), proximaler (Verschluss von Zerebralarterien) und peripherer Lieferkettenengpass (experimenteller Typ-1-Diabetes). Zweitens wurde für jeden dieser 3 möglichen Engpässe eine systematische Übersichtsarbeit nach strengen Kriterien erstellt [64], [99], um die Vorhersagen der beiden konkurrierenden Modelle zu überprüfen. Dabei wurde darauf geachtet, dass nur Studien berücksichtigt wurden, bei denen Engpässe in der Lieferkette durch experimentelle Interventionen herbeigeführt wurden.

Kalorienrestriktion

Die erste der 3 systematischen Übersichtsarbeiten zur Modellprüfung befasste sich mit der Kalorienrestriktion [127]. Um die Bedingung der Kalorienrestriktion zu untersuchen, wurde eine Hypothese formuliert, die, wenn sie sich bestätigt, den Vorhersagen der A-Modelle entsprechen würde – nicht aber denen der P-Modelle. Hypothese: *Die Kalorienrestriktion verursacht geringfügige Veränderungen der Gehirnmasse (-energie) im Gegensatz zu größeren Veränderungen im Körper.* Die Gegenhypothese des P-Modells besagt, dass eine Kalorienrestriktion die Massen-(Energie)-Veränderungen im Gehirn und im Körper in der gleichen Größenordnung beeinflusst. Ziel war es, anhand der ermittelten Daten zur Kalorienrestriktion festzustellen, ob sich entweder die Hypothese oder die Gegenhypothese bestätigen würde. Insgesamt wurden 3157 Datensätze identifiziert. Nach strengen Auswahlkriterien lieferten 8 Arbeiten genügend Informationen, um eine Entscheidung über die Hypothese zu treffen. Bei Tieren wurden die energiereichen Phosphate mittels ^{31}P-NMR-Spektroskopie und die Organ- und Gesamtkörpergewichte mittels Waage gemessen; beim Menschen wurden die Organgrößen mittels Magnetresonanztomografie (MRT) bestimmt. Die Veränderungen der Gehirnmasse (-energie) reichten von + 0,3 bis −7,4 %, während die Veränderungen der Körpermasse (-energie) von −11,1 bis −40,0 % reichten. Alle 8 Arbeiten, die eine Entscheidung ermöglichten, unterstützten die Hypothese, keine sprach dagegen. Die Ergebnisse zur Kalorienrestriktion zeigen also deutlich, dass die akkuratesten Vorhersagen mit A-Modellen möglich sind, während die Vorhersagen der P-Modelle nicht zutreffen.

Verschluss von Zerebralarterien

Die zweite der 3 systematischen Übersichten befasste sich wie erwähnt mit dem Verschluss von großen Hirnarterien [128]. P-Modelle sagen aufgrund ihrer „glukostatischen" Modellkomponente voraus, dass während einer zerebralen Ischämie die Blutglukosekonzentration „statisch" bleibt, d. h.

konstant gehalten wird. Im Gegensatz dazu sagen A-Modelle einen Anstieg der systemischen Blutglukosekonzentration voraus, was die zu prüfende Hypothese darstellt: *Ein Hirnarterienverschluss erhöht die Glukosekonzentration im Blut.* Insgesamt wurden 239 Datensätze ermittelt. 7 Arbeiten wurden einbezogen und lieferten genügend Informationen, um eine Entscheidung über die Hypothese zu treffen. Die Hypothese konnte für die 3–24 Stunden nach Beginn eines vorübergehenden 2-stündigen oder dauerhaften Hirnarterienverschlusses vollständig bestätigt werden. Die Vorhersagen der A-Modelle wurden erfüllt, diejenigen der P-Modelle nicht.

Was die zugrunde liegenden Mechanismen betrifft, so wird auf experimentelle Daten verwiesen, die zeigen, dass der Verschluss von Hirnarterien CIS verstärkt. Die A-Modelle sagen voraus, dass die folgenden kompensatorischen Reaktionen während eines Schlaganfalls auftreten: Das zerebrale Energiedefizit führt zu einer Unterdrückung der Insulinsekretion über das SNS, wodurch die insulinabhängige Glukoseaufnahme in Muskeln und Fett begrenzt und die insulinunabhängige Glukoseaufnahme über die Blut-Hirn-Schranke begünstigt wird. Unter den Studien, die in diese systematische Übersicht eingeschlossen wurden, befand sich auch eine, die sich spezifisch auf Veränderungen der Plasmainsulinkonzentration bezog. Diese Studie zeigte, dass eine orale Glukosezufuhr 24 Stunden nach einem Hirnarterienverschluss die Plasmainsulinkonzentration nicht erhöhte, während dieselbe Zufuhr in der scheinoperierten Kontrollgruppe zu einem 6-fachen Anstieg der Plasmainsulinkonzentration führte [59]. Auf diese Weise wurde experimentell nachgewiesen, dass der Verschluss der Hirnarterien CIS erheblich verstärkt.

Der Verschluss von Hirnarterien führt auch zu einem Gewichtsverlust. A-Modelle sagen voraus, dass die Energieversorgung des Gehirns auf Kosten der Körperspeicher geht, was zu Gewichtsverlust führt. Denn CIS beschafft mehr Energie für das Gehirn und weniger für den Körper. Tatsächlich zeigte eine der eingeschlossenen Studien, dass Ratten, die einer zerebralen Ischämie ausgesetzt wurden (im Vergleich zu scheinoperierten Kontrollen), innerhalb von 24 Stunden einen dramatischen Gewichtsverlust von 9 % erlitten [140]. Diese Ergebnisse entsprechen der Vorhersage der A-Modelle, dass der Gewichtsverlust bei zerebraler Ischämie durch einen Energietransfer von der Peripherie zum Gehirn verursacht wird.

Das charakteristische Merkmal der zerebralen Insulinsuppression – nämlich eine relativ niedrige Insulinkonzentration bei einer gegebenen Blutglukosekonzentration – tritt nicht nur beim Schlaganfall, sondern auch in vielen kritischen Situationen auf, in denen die Energiehomöostase des Gehirns gefährdet ist: bei Myokardinfarkt [135], psychosozialem Stress [66], psychischem Stress während der Erwartung eines Elektroschocks [92], akutem Sauerstoffmangel [30], tiefer Unterkühlung [31] oder Schlafentzug [125].

✔ Merke

Der Verschluss der großen Hirnarterien erhöht den Blutglukosespiegel, wie von A-Modellen vorhergesagt. Indem es diesen zweiten Modelltest bestanden hat, hat das A-Modell die Genauigkeit seiner Vorhersagen demonstriert.

Typ-1-Diabetes mellitus

Die dritte der 3 systematischen Übersichten zur Modellprüfung befasste sich mit dem experimentellen Typ-1-Diabetes mellitus [126]. Bei experimentell induziertem Typ-1-Diabetes mellitus werden Versuchstiere mit Beta-Zell-Toxinen wie Streptozotozin (STZ) oder Alloxan behandelt, um einen absoluten Insulinmangel zu erzeugen. Auch in diesem Fall machen die konkurrierenden Modelle entgegengesetzte Vorhersagen. Aus der Sicht der P-Modelle wird erwartet, dass ein experimenteller Typ-1-Diabetes mellitus den Energiegehalt des Blutes und des Gehirns in der gleichen Größenordnung beeinflusst. Im Gegensatz dazu sagen A-Modelle voraus, dass ein *experimenteller Typ-1-Diabetes mellitus geringfügige Massenveränderungen (Energie) im Gehirn verursacht, im Gegensatz zu größeren Glukoseveränderungen im Blut.* Diese Vorhersage wird in dieser dritten systematischen Übersichtsarbeit als Hypothese geprüft. Insgesamt wurden 608 Arbeiten gesichtet. 13 Studien lieferten ausreichende Daten, um die Hypothese zu prüfen. Die 13 auswertbaren Studien zeigten, dass die experimentellen Diabetesgruppen Blutglukosekonzentrationen aufwiesen, die sich von den Kontrollen um + 294 ± 96 % (Mittelwert ± Standardabweichung) unterschieden. Zudem wich die Gehirnmasse (-energie) von den Kontrollen um -4 ±13 % ab, sodass die Veränderungen im Blut um eine Größenordnung größer waren als die Veränderungen im Gehirn. Dieses Ergebnis bei experimentellem Typ-1-Diabetes mellitus bestätigt nicht nur die Hypothese, sondern auch die Vorhersage der A-Modelle, während die Vorhersagen der P-Modelle nicht erfüllt wurden.

Was die Mechanismen anbelangt, so sagen A-Modelle voraus, dass die Brain-Pull-Aktivität bei zerebralem Energieüberschuss herunterreguliert wird. Das Besondere am Typ-1-Diabetes mellitus ist jedoch, dass die Insulinausschüttung nicht mehr vom Gehirn kontrolliert werden kann, da durch die irreversible Schädigung der Beta-Zellen überhaupt kein Insulin mehr vorhanden ist. Somit geht seit Beginn des Typ-1-Diabetes mellitus ein wichtiger Mechanismus des Gehirns zur Kontrolle der Glukoseflüsse im Organismus verloren, nämlich CIS. Fehlt das Insulin vollständig, kann das autonome Nervensystem den Insulinspiegel nicht mehr anheben, um überschüssige Blutglukose im Muskel- und Fettgewebe abzuspeichern. Die Auswirkungen dieser Unfähigkeit spiegeln sich in der massiven Veränderung der Körpermasse von –30,7 ±13,3 % (im Vergleich zu den Kontrollen) wider, die in dieser systematischen Übersichtsarbeit festgestellt wurde. Eine solche Unwirksamkeit der CIS bei Typ-1-Diabetes mellitus bedeutet, dass andere, über das SNS wirkende Brain-Pull-Mechanismen heruntergeregelt werden müssen, um das Gehirn vor einer hyperglykämischen Überversorgung zu schützen. Bei experimentellem Typ-1-Diabetes mellitus wird das SNS beispielsweise herunterreguliert, wodurch die Glukagonsekretion reduziert wird, was wiederum die hepatische Glukoseproduktion und damit die Glukoseversorgung des Gehirns verringert [44], [45]. Ein herunterreguliertes SNS könnte auch zu den bei Typ-1-Diabetes mellitus beobachteten Verringerungen der Herzfrequenz [68], der zirkadianen Herzfrequenzschwankungen und des Pulsdrucks [63] beitragen.

Fasst man die Ergebnisse der 3 systematischen Übersichten zusammen (Kalorienrestriktion, Hirnarterienverschluss, Typ-1-Diabetes mellitus), so haben die P-Modelle die Tests 3-mal nicht bestanden:

1. Die P-Modelle konnten nicht vorhersagen, dass ein distaler Engpass in der zerebralen Energieversorgung (Kalorienrestriktion) die Hirnmasse (Energie) praktisch unbeeinflusst lässt [127].
2. Die P-Modelle konnten nicht vorhersagen, dass ein proximaler Engpass in der Energieversorgung des Gehirns (Verschluss der Hirnarterie) den systemischen Blutglukosespiegel erhöht [128].
3. Die P-Modelle konnten nicht vorhersagen, dass die hyperglykämische Überversorgung des Gehirns, die bei einem peripheren Engpass bei der Energieabspeicherung (Typ 1 Diabetes mellitus) auftritt, die Gehirnmasse (-energie) praktisch unbeeinflusst lässt [126].

2.3.3 Adipositas und Typ-2-Diabetes-mellitus

Es zeigt sich interessanterweise, dass die Daten zu Adipositas und Typ-2-Diabetes sowohl mit A-Modellen als auch mit P-Modellen erklärt werden können. Eine solche mehrdeutige Konstellation, wie sie bei Diabetes mellitus Typ 2 vorliegt, nennen Mathematiker ein inverses Problem. Das inverse Problem bezieht sich auf einen Prozess, bei dem aus einer Reihe von Beobachtungen auf deren zugrunde liegenden Ursachen geschlossen werden soll [131]. Die Schwierigkeit besteht darin, dass mehrere Ursachen dieselbe Wirkung haben oder mehrere Modelle dieselben Daten erklären können, und man nicht weiß, welches von ihnen die beste Erklärung liefert.

Dass die P-Modelle bei Adipositas und Typ-2-Diabetes (aber auch nur dort) keine hartnäckigen Erklärungsanomalien aufweisen, ist wahrscheinlich der Grund, warum diese Modelle in der Adipositas- und Diabetesforschung bis heute Bestand haben. Die A-Modelle liefern hingehen neue zusätzliche Erklärungsmöglichkeiten, die die herkömmlichen Theorien zum Typ-2-Diabetes nicht bieten können, nämlich solche, die den veränderlichen Energieverbrauch des Gehirns mitberücksichtigen. Da A-Modelle nicht nur eine Erweiterung der P-Modelle sind (sie schließen auch Energiebedarf und -nachfrage des Gehirns mit ein), sondern auch einen größeren Geltungsbereich haben (Kap. 2.3.2), stellt sich die Frage, ob dies auch bessere Erklärungen für die Typ-2-Diabetes-Daten liefern kann.

Im Folgenden werden die Erklärungsansätze der A-Modelle und der P-Modelle im Hinblick auf den Typ-2-Diabetes mellitus verglichen. Der Modellvergleich basiert auf Daten aus einer MEDLINE-Recherche mit Suchbegriffen für Blutglukosekonzentration, Plasmainsulinkonzentration und Diabetes mellitus Typ 2 [111]. In dem Datensatz wird zwischen dem „dünnen" (normal-niedriger Body Mass Index [BMI]) und dem „korpulenten" (erhöhter BMI) Typ-2-Diabetes-mellitus-Phänotyp unterschieden, wobei bei letzterem noch zwischen einer Phase 1 (Zunahme des Körpergewichts) und einer Phase 2 (Zunahme der Blutglukose) unterschieden wird.

Typ-2-Diabetes-mellitus, „dünner" Phänotyp

Die recherchierten Daten zeigen übereinstimmend einen Befund, der schon lange bekannt ist: Dünne Menschen mit Diabetes mellitus Typ 2 weisen (im Vergleich zu dünnen Menschen mit normaler Glukosetoleranz) niedrigere oder nicht-unterschiedliche Plasmainsulinkonzentrationen auf, obwohl ihre Blutglukosekonzentrationen höher sind [111]. Die P-Modelle erklären eine solche inadäquat niedrige Insulinkonzentration bei einem gegebenen Blutglukosespiegel mit einer primären Schädigung der Beta-Zellen, z. B. durch Glukosetoxizität, Lipotoxizität oder Amyloidbildung [130].

A-Modelle könnten dieselben Daten auf die gleiche Weise erklären, verweisen aber vor allem auf eine verstärkte CIS. Wenn toxischer Stress den Energieverbrauch des Gehirns erhöht, gerät die Lieferkette unter Last, sodass die zerebrale ATP-Konzentration leicht abfällt. Dieser Abfall kann wie folgt verstanden werden: So wie der Kontostand eines Bankkontos abfällt, wenn die Ausgaben steigen oder die Einnahmen sinken, fällt die zerebrale ATP-Konzentration leicht ab, wenn der Energieverbrauch des Gehirns steigt oder seine Energieversorgung eingeschränkt ist.

Im Folgenden betrachten wir 3 unterschiedliche Fälle, bei denen es zu einem Absinken der ATP-Konzentration kommt:

1. Ein erhöhter zerebraler **Energieverbrauch** tritt bei Stress und Schlafentzug auf, die beide zu einer verstärkten CIS führen (Kap. Peripherer Energiestoffwechsel bei Stress und Schlaf).
2. Eine eingeschränkte zerebrale **Energieversorgung** tritt bei Kalorienrestriktion auf; dabei kommt es zu einem erheblichen Verlust an Körpermasse (-energie), aber nur zu einer geringen Abnahme der Gehirnmasse (-energie) (Kap. Kalorienrestriktion).
3. Eine eingeschränkte zerebrale **Energieversorgung** tritt auch bei Hirnarterienverschluss auf, was zu einer verminderten zerebralen ATP-Konzentration, verstärkter CIS, einem Anstieg der systemischen Blutglukose und einem Verlust an Körpermasse führt (Kap. Verschluss von Zerebralarterien).

Die Ergebnisse der 3 Fälle zu Stress, Kalorienrestriktion und Hirnarterienverschluss lassen sich wie folgt zusammenfassen:

> ✔ **Merke**
> Unabhängig davon, aus welchem Grund die ATP-Konzentration im Gehirn (leicht) sinkt, ist die Reaktion eine verstärkte CIS, ein Gewichtsverlust oder ein erhöhter Blutglukosespiegel [126], [127], [128].

A-Modelle können auch stressbedingte Veränderungen des Taillenumfangs erklären. Der Glukokortikoid-Exzess, dem Nichthabituierer bei toxischem Stress ausgesetzt sind, führt phänotypisch zu einer Zunahme des viszeralen Fettgewebes und seiner Speicherkapazität [109]. Toxischer Stress führt nicht nur zu einem Exzess an Glukokortikoiden (der das viszerale Fett vergrößert) [86], sondern auch zu verstärkter CIS (welche subkutanes Fett abbaut und diabetogen wirkt) [66], [109]. Diese Stresseffekte können erklären, warum der Phänotyp „dünn mit Bauch" (normal-niedriger BMI, erhöhter Taillenumfang) ein so hohes Risiko für einen Typ-2-Diabetes mellitus in sich trägt [54].

Da A-Modelle eine Erweiterung von P-Modellen sind (► Abb. 2.1), können sie Erklärungen liefern, die P-Modelle verwenden, aber auch solche, die die P-Modelle bisher nicht berücksichtigten. A-Modelle können die Vorstellung der P-Modelle von der Schädigung der Beta-Zellen aufgreifen; dementsprechend kann eine Erklärung der A-Modelle lauten, dass anhaltend verstärkte CIS zu einer chronischen Hyperglykämie führt, die wiederum eine sekundäre Schädigung der Beta-Zellen durch Glukosetoxizität bewirkt [72]. Eine Erklärung für die Entwicklung des „dünnen" Typ-2-Diabetes-mellitus-Phänotyps, die von den P-Modellen noch nicht berücksichtigt wurde, ist folgende: Toxischer Stress erhöht den zerebralen Energieverbrauch, wodurch der ATP-Gehalt im Gehirn leicht absinkt, was zu neuroendokrinen und peripheren metabolischen Veränderungen führt, wie CIS und steigende Blutglukosekonzentration [106]. Übersteigt der Blutglukosespiegel einen bestimmten Grenzwert, wird Diabetes mellitus Typ 2 diagnostiziert [74].

Typ-2-Diabetes mellitus, korpulenter Phänotyp

Phase 1: Gewichtszunahme

Die recherchierten Daten zeigen durchweg, was Diabetologen schon lange wissen: Korpulente Menschen haben (im Vergleich zu dünnen Menschen) einen höheren Plasmainsulinspiegel, obwohl ihre Blutglukosespiegel nicht unterschiedlich sind [111]. P-Modelle können diese sogenannte **normoglykämische Hyperinsulinämie** auf 2 verschiedene Arten erklären, wie sie von 2 Schulen innerhalb der Diabetologie vertreten werden:

Die erste Erklärung ist, dass zuerst eine Insulinresistenz auftritt, gefolgt von einer Insulinhypersekretion. So lautet eine typische Annahme: „In insulinresistenten Zuständen reagieren die Pankreasinseln in der Regel mit einer erhöhten Insulinsekretion, um eine Normoglykämie aufrechtzuerhalten, ein Prozess, der als **Beta-Zell-Kompensation** bezeichnet wird [113]. Diese Auffassung bezieht sich auf den Zweck der Hyperinsulinämie („um eine Normoglykämie aufrechtzuerhalten"), nicht aber auf ihre Ursache. Denn Normoglykämie kann niemals die Ursache für Hyperinsulinämie sein. Bei dem hier verwendeten Prinzip der finalen Ursache (auch Ziel- oder Zweckursache genannt) wird die Ursache eines Ereignisses als ein beabsichtigter Zweck interpretiert. Die Idee der Beta-Zell-Kompensation lässt die eigentliche Ursache der normoglykämischen Hyperinsulinämie unbenannt.

Die zweite Erklärung der P-Modelle sieht die Insulinhypersekretion als primär und unabhängig von der Insulinsensitivität des Muskel- und Fettgewebes, d. h. unabhängig von einer Insulinresistenz. Diese Ansicht wird beispielsweise durch die RISC-Studie gestützt, in der Teilnehmer mit Insulinhypersekretion (im Vergleich zum Rest der Kohorte) keinen Unterschied beim Body Mass Index oder der Insulinsensitivität des Muskel- und Fettgewebes zeigten [137]. Die Studienteilnehmer mit Insulinhypersekretion zeichneten sich durch ein höheres Alter, eine größere familiäre Vorbelastung mit Diabetes, eine sitzende Lebensweise, eine größere Fettmasse und ein schlechteres Lipidprofil aus. In dieser Studie war der entscheidende Punkt, dass die Beta-Zellen mehr Insulin ausschütteten (+ 53 %), weil sie empfindlicher auf die Blutglukose reagierten (+ 23 %). Die 3-Jahres-Nachbeobachtung zeigte, dass die Studienteilnehmer mit Insulinhypersekretion eine erhöhte Inzidenz von Typ-2-Diabetes mellitus aufwiesen. Die Autoren nannten als Ursachen für den von ihnen beschriebenen primären Hyperinsulinismus: genetische Veranlagung, Bewegungsmangel, Adipositas, Nährstoffe und Serum-Laktat [137].

Zusätzliche Unterstützung für das primäre Auftreten von Hyperinsulinismus lieferte die Whitehall-II-Studie. Diese große Kohortenstudie untersuchte Teilnehmer mit Typ-2-Diabetes, die 13 Jahre vor der Diabetesdiagnose einen mittleren Body Mass Index von 28 kg/m^2 aufwiesen. Im siebten Jahr vor der Diabetesdiagnose begannen die Nüchterninsulinkonzentrationen bei diesen Studienteilnehmern steil anzusteigen und nahmen über Jahre hinweg stetig zu, obwohl ihre Nüchternblutglukosewerte unter 100 mg/dl blieben [131] (Tabak, persönliche Kommunikation, 2009).

Auch A-Modelle betrachten die Hyperinsulinämie bei normaler Blutglukose als primär, d. h. dass sie vor einer Insulinresistenz auftritt. A-Modelle können jedoch noch eine andere Erklärung für die Insulinhypersekretion liefern, nämlich eine abgeschwächte CIS. Wie in Kap. Peripherer Energiestoffwechsel bei Stress und Schlaf erörtert, kann ein verringerter Energieverbrauch des Gehirns zu einem verringerten Tonus des SNS und damit zu verringerter CIS führen. Wenn das Gehirn weniger Energie verbraucht, z. B. während des Tiefschlafs und wahrscheinlich auch nach Stresshabituation, staut sich Energie in den verschiedenen Stationen der zerebralen Lieferkette an: im Gehirn [50], im Blut [118], aber auch, wie weitere Ergebnisse aus Kohortenstudien nahelegen, im Muskel- und Fettgewebe.

Eine dieser Kohortenstudien zeigte, dass gesunde junge Männer, die bei einem mentalen Stresstest eine geringere *sympathoadrenale* (Adrenalin-) Reaktion zeigten, in den folgenden 18 Jahren besonders stark an Gewicht zunahmen [55]. Eine andere Kohortenstudie zeigte bei Kindern, dass eine *normoglykämische Hyperinsulinämie* die Entwicklung von Adipositas in den nächsten 9 Jahren vorhersagt [100]. Da zu einer abgeschwächten CIS sowohl eine verringerte sympathoadrenale Aktivität als auch eine normoglykämische Hyperinsulinämie gehören, unterstützen diese beiden Kohortenstudien zusammengenommen die Vorhersage der A-Modelle: Eine abgeschwächte CIS führt zu einem Stau in der Lieferkette, die Energie staut sich im Muskel- und im Fettgewebe, und das Körpergewicht steigt.

Die Modelle des Energiestoffwechsels unterscheiden sich in einer zentralen Annahme über die Entwicklung von Adipositas. Eine gängige Annahme ist, dass die Körperfettmasse durch die Energiebilanz (d. h. die Differenz zwischen aufgenommenen und verbrauchten Kalorien) im Laufe der Zeit bestimmt wird. Unberücksichtigt bleibt bei dieser Annahme, dass sich der Kalorienverbrauch aus Kalorien zusammensetzt, die vom Gehirn verbraucht werden und Kalorien, die vom Körper verbraucht werden. Die Unterscheidung, wo die Kalorien verbraucht werden, spielt in P-Modellen, in denen der Energieverbrauch des Gehirns als konstant angenommen wird, keine Rolle, z. B. im glukostatischen Modell [35], [48], [88]. Die Unterscheidung spielt jedoch eine Rolle in A-Modellen, wonach das Gehirn auf die körpereigenen Speicher zurückgreift, um seinen Mehrbedarf zu decken, wie z. B. bei akutem mentalem Stress [90], was zu einem sofortigen Verlust an Körperfettmasse führt [132], [133]. In A-Modellen kann sich eine Veränderung des zerebralen Kalorienverbrauchs auf die Körperfettmasse auswirken, selbst wenn die Differenz zwischen aufgenommenen und verbrauchten Kalorien gleichbleibt.

Eine weitere Vorhersage des A-Modells wird durch die Stressreaktionen bestätigt, die Menschen zeigen, nachdem sie an Körpergewicht zugenommen haben. Adipöse Personen mit normaler Glukosetoleranz nahmen an 2 Stress-Studien teil. In der ersten Studie war CIS bei den adipösen Teilnehmern bereits vor der Stressbelastung vermindert [83]. Während in dieser Studie normalgewichtige Männer auf den TSST (im Vergleich zu einer Nicht-Stress-Sitzung) mit Stress-Arousal und verstärkter CIS reagierten, war dies bei den adipösen Männern nicht der Fall. Die adipösen Teilnehmer zeigten weder gesteigerte Vigilanz, Angst noch CIS [83], [107]. In der zweiten Studie reagierten adipöse Männer und Frauen (im Vergleich zu normalgewichtigen Probanden) auf den Montreal Imaging Stress Task mit einem geringeren Anstieg des Speichelkortisols [70]. Wie von A-Modellen vorhergesagt, zeigten Personen, die bereits an Körpermasse zugenommen hatten, kein Stress-Arousal mehr sowie eine abgeschwächte Kortisolreaktion, und es fehlte ihren eine reaktionsfähige CIS. Dies sind per definitionem genau die Symptome und neuroendokrinen Veränderungen, die Menschen nach Stresshabituation zeigen.

Für diejenigen, die bereits an Gewicht zugenommen haben, machen A-Modelle weitere Vorhersagen zum Taillenumfang: Ein niedriger Energieverbrauch des Gehirns führt zu einem Lieferkettenstau im Muskel- und Fettgewebe, was mit einer Gewichtszunahme einhergeht. In diesem Kontext muss aber zwischen subkutanem und viszeralem Fett unterschieden werden. Während sich in der Lieferkette Energie im subkutanen Fettgewebe ansammelt, wenn das Gehirn weniger Energie benötigt, ist dies beim Viszeralfett nicht der Fall. Denn, wie bereits erwähnt, vergrößern sich die viszeralen Fettspeicher unter dem Einfluss eines Glukokortikoid-Exzesses („Typ 2 Diabetes mellitus, dünner Phänotyp"). Da ein geringer Energieverbrauch des Gehirns nicht nur die SNS-, sondern auch die Hypothalamus-Hypophysen-Nebennieren- (HPA-) Achsen-Aktivität verringert, führt die Kombination aus reduziertem CIS und niedrigen bis normalen Glukokortikoidkonzentrationen dazu, dass sich die Energie eher in den subkutanen als in den viszeralen Fettspeichern anreichert. Dieser neuroendokrine Zustand begünstigt die Entwicklung des Phänotyps „korpulent mit erhaltener Taille" (erhöhter BMI, erhaltener normaler Taillenumfang) [109].

Auch bezüglich der Adipositas-Pathogenese können A-Modelle als erweiterte Versionen von P-Modellen Erklärungen liefern, die P-Modelle bisher nicht berücksichtigt haben. Eine solche übersehene Erklärung für die Entwicklung von Adipositas ist die folgende: Ein geringer zerebraler Energieverbrauch (z. B. durch Stresshabituation) erhöht den ATP-Gehalt des Gehirns geringfügig, was zu neuroendokrinen und peripheren metabolischen Veränderungen führt, wie einem abgeschwächten CIS und der Entwicklung des Phänotyps „korpulent mit erhaltener Taille". So wie die Regale voll bleiben, wenn die Kunden nicht kaufen, staut sich Energie im Körper, wenn das Gehirn weniger Energie verbraucht. A-Modelle sagen voraus, dass sich zuerst die Muskel- und subkutanen Fettspeicher füllen und erst später der Blutglukosespiegel ansteigt.

✔ Merke

Der Phänotyp „korpulent mit erhaltener Taille" hat ein ähnlich hohes Typ-2-Diabetes-mellitus-Risiko wie der Phänotyp „dünn mit Bauch" [54].

Phase 2: Blutglukoseanstieg

Die recherchierten Daten zeigen konsistent einen weiteren bekannten Befund: Korpulente Patienten mit Typ-2-Diabetes mellitus zeigen (im Vergleich zu korpulenten Menschen mit normaler Glukosetoleranz) niedrigere oder nicht unterschiedliche Plasmainsulinspiegel trotz ihrer höheren Blutglukosekonzentrationen [111]. P-Modelle erklären diese inadäquat niedrigen Insulinspiegel (bei gegebenem Blutglukosespiegel), die beim korpulenten Typ-2-Diabetes-mellitus-Phänotyp beobachtet werden, durch ein Versagen der Beta-Zellen, das sowohl eine Verschlechterung der Beta-Zell-Funktion als auch einen Verlust der Beta-Zell-Masse einschließt [42].

A-Modelle liefern eine darüberhinausgehende Erklärung. Wenn die Körperspeicher bereits stark gefüllt sind, wird die weitere Glukoseaufnahme in die Speicher zunehmend schwieriger, und zwar aus 2 Gründen: Insulinresistenz und relativer Insulinmangel. Eine Insulinresistenz entwickelt sich, wenn die Energieakkumulation in Muskel- und Fettzellen die Konzentration von O-linked Beta-N-Acetylglukosamin (O-GlcNAc), einem Marker für den Gesamtenergiegehalt der Zellen, erhöht [101]. O-GlcNAc hemmt die insulinabhängige Glukoseaufnahme über GLUT 4 [138] – ein Phänomen, das als Insulinresistenz bekannt ist.

Ein relativer Insulinmangel entwickelt sich in 3 Schritten:

1. Wenn die O-GlcNAc-Konzentrationen in Muskel- und Fettzellen steigen, setzen diese Zellen vermehrt Leptin ins Blut frei [51], [139].
2. Steigende Serum-Leptinkonzentrationen aktivieren über einen hypothalamischen Schaltkreis das SNS, welches die Insulinsekretion unterdrückt [98].
3. Die SNS-vermittelte Insulinsuppression führt zu einer inadäquat niedrigen Plasmainsulinkonzentration bei gegebener Blutglukosekonzentration – d. h. zu einem relativen Insulinmangel.

Die Kombination aus Insulinresistenz und relativem Insulinmangel erschwert die weitere Speicherung von Glukose im Muskel- und Fettgewebe. Bemerkenswert ist, dass sowohl die Insulinresistenz als auch der relative Insulinmangel hier eine gemeinsame Ursache haben, nämlich ein zentralnervöses Ereignis: eine Verringerung des zerebralen Energieverbrauchs (z. B. verursacht durch Stresshabituation). Auf diese Weise können energiesparende Gehirnprozesse wie die Stresshabituation dazu führen, dass sich Energie in der Lieferkette staut, zunächst im Fettgewebe und dann als Glukose im Blutkreislauf. So wie die Regale voll bleiben, wenn niemand kauft, staut sich die Energie im Körper, wenn das Gehirn weniger Energie braucht. Steigt die Blutglukosekonzentration über einen bestimmten Wert an, wird ein Diabetes mellitus Typ 2 diagnostiziert [74].

Zusammengefasst sind die Erklärungen der A-Modelle für die Phasen 1 und 2 der Entwicklung des korpulenten Typ-2-Diabetes-mellitus-Phänotyps folgende:

- In Phase 1 nimmt wegen der Abnahme des zerebralen Energieverbrauchs auch CIS ab, und die daraus resultierende Hyperinsulinämie treibt die Entwicklung von Adipositas voran.
- In Phase 2, wenn der Serum-Leptinspiegel ansteigt, führt ein hypothalamischer Schaltkreis via SNS-vermittelter Insulinsuppression zu einem relativen Insulinmangel, wodurch schließlich ein Diabetes mellitus Typ 2 entsteht [106].

Dies ist eine neue Erklärung der A-Modelle, die von den P-Modellen noch nicht berücksichtigt wurde.

2.3.4 Kausale Beziehung zwischen Unsicherheit/Stress und Typ-2-Diabetes mellitus

Um einen kausalen Zusammenhang zwischen Unsicherheit/Stress und Diabetes mellitus Typ 2 nachzuweisen, sind Interventionsstudien (standardisierte Experimente oder randomisierte kontrollierte Studien) unerlässlich. Es ist aus ethischen Gründen nicht möglich, eine Interventionsgruppe einer Stressbelastung auszusetzen und dann zu beobachten, ob sich ein Typ-2-Diabetes mellitus entwickelt. Es ist jedoch der umgekehrte Ansatz möglich, nämlich die Stressreduktion in einer Interventionsgruppe. Dass psychosozialer Stress tatsächlich eine Ursache von Typ-2-Diabetes mellitus ist, wird durch zahlreiche randomisiert-kontrollierte Studien bestätigt: Anti-Stress-Maßnahmen wie kognitive Verhaltenstherapie reduzieren die Blutglukosekonzentration oder das glykosylierte Hämoglobin [46], [142].

2.3.5 Schlussfolgerung

In diesem Kapitel konnte gezeigt werden, dass A-Modelle, welche das Energie-auf-Anfrage-Prinzip des Gehirns verwenden, – im Gegensatz zu P-Modellen (d. h. glukolipostatische Modelle und deren moderne Varianten), welche dieses Prinzip negieren – alle hier diskutierten Daten vorhersagen und schlüssig erklären konnten, einschließlich Stress, Schlaf, Kalorienrestriktion, Schlaganfall, Typ-1-Diabetes mellitus, Adipositas und Diabetes-mellitus-Typ 2. Die Stärke der Evidenz, die für A-Modelle, wie die Selfish-Brain-Theorie, sprechen, beruht auf der Konsistenz der akkuraten Vorhersagen über ein breites Spektrum von Stoffwechselzuständen. Angesichts der Ergebnisse des hier durchgeführten Theorietests spricht die beste Erklärung für ein Gehirn, welches Endverbraucher einer Lieferkette ist und seine Energie auf Abruf aus dem Körper bezieht. In der zerebralen Lieferkette wird die Nahrungsaufnahme nicht nur von Signalen aus den Körperorganen – wie Magen, Darm, Muskel- und Fettgewebe – bestimmt, sondern vorrangig von einem Signal aus dem Gehirn, der zerebralen ATP-Konzentration.

Literatur

[28] Ahren B. Autonomic regulation of islet hormone secretion-implications for health and disease. Diabetologia 2000; 43: 393–410

[29] Aston-Jones G, Cohen JD. An integrative theory of locus coeruleus-norepinephrine function: adaptive gain and optimal performance. Annu Rev Neurosci 2005; 28: 403–450

[30] Baum D, Porte D. Adrenergic regulation of hyperglycemia in acute hypoxia. Diabetes 1969; 18: 346

[31] Baum D, Porte D Jr. Alpha-adrenergic inhibition of immunoreactive insulin release during deep hypothermia. Am J Physiol 1971; 221: 303–311

[32] Beamon, B.M., 1998. Supply chain design and analysis: Models and methods. Int J Prod Econ 55, 281.

[33] Berentzen TL, Jakobsen MU, Halkjaer J et al. Changes in waist circumference and mortality in middle-aged men and women. PLoS ONE 2010; 5: e13097

[34] Berglund L, Riserus U, Hambraeus K. Repeated measures of body mass index and waist circumference in the assessment of mortality risk in patients with myocardial infarction. Ups J Med Sci 2019; 124: 78–82

[35] Bergman RN. Minimal model: perspective from 2005. Horm Res 2005; 64 Suppl 3: 8–15

[36] Bergman RN, Cobelli C. Minimal modeling, partition analysis, and the estimation of insulin sensitivity. Fed Proc 1980; 39: 110–115

[37] Berridge CW, Waterhouse BD. The locus coeruleus-noradrenergic system: modulation of behavioral state and state-dependent cognitive processes. Brain Res Brain Res Rev 2003; 42: 33–84

[38] Billaudel B, Sutter BC. Immediate in-vivo effect of corticosterone on glucose-induced insulin secretion in the rat. J Endocrinol 1982; 95: 315–320

[39] Block JP, He Y, Zaslavsky AM et al. Psychosocial Stress and Change in Weight Among US Adults. Am J Epidemiol 2009; 170: 181–192

[40] Boyle PJ, Scott JC, Krentz AJ et al. Diminished brain glucose metabolism is a significant determinant for falling rates of systemic glucose utilization during sleep in normal humans. J Clin Invest 1994; 93: 529–535

[41] Cameron AJ, Magliano DJ, Shaw JE et al. The influence of hip circumference on the relationship between abdominal obesity and mortality. Int J Epidemiol 2012; 41: 484–494

[42] Campbell JE, Newgard CB. Mechanisms controlling pancreatic islet cell function in insulin secretion. Nat Rev Mol Cell Biol 2021; 22: 142–158

[43] Chan O, Cheng H, Herzog R et al. Increased GABAergic tone in the ventromedial hypothalamus contributes to suppression of counterregulatory responses after antecedent hypoglycemia. Diabetes 2008; 57: 1363–1370

[44] Chan O, Lawson M, Zhu W et al. ATP-sensitive K(+) channels regulate the release of GABA in the ventromedial hypothalamus during hypoglycemia. Diabetes 2007; 56: 1120–1126

[45] Chan O, Paranjape S, Czyzyk D et al. Increased GABAergic output in the ventromedial hypothalamus contributes to impaired hypoglycemic counterregulation in diabetic rats. Diabetes 2011; 60: 1582–1589

[46] Chapman A, Liu S, Merkouris S et al. Psychological Interventions for the Management of Glycemic and Psychological Outcomes of Type 2 Diabetes Mellitus in China: A Systematic Review and Meta-Analyses of Randomized Controlled Trials. Front Public Health 2015; 3: 252

[47] Chaput JP, Tremblay A. The glucostatic theory of appetite control and the risk of obesity and diabetes. Int J Obes (Lond) 2009; 33: 46–53

[48] Dalla Man C, Rizza RA, Cobelli C Meal simulation model of the glucose-insulin system. IEEE Trans Biomed Eng 2007; 54: 1740–1749

[49] Deng D, Xu C, Sun P et al. Crystal structure of the human glucose transporter GLUT 1. Nature 2014; 510(7): 121–125

[50] Dworak M, McCarley RW, Kim T et al. Sleep and brain energy levels: ATP changes during sleep. J Neurosci 2010; 30: 9007–9016

[51] Einstein FH, Fishman S, Bauman J. Enhanced activation of a "nutrient-sensing" pathway with age contributes to insulin resistance. FASEB J 2008; 22: 3450–3457

[52] Epel ES, McEwen B, Seeman T et al. Stress and body shape: stress-induced cortisol secretion is consistently greater among women with central fat. Psychosom Med 2000; 62: 623–632

[53] Faber CL, Deem JD, Campos CA et al. CNS control of the endocrine pancreas. Diabetologia 2020; 63: 2086–2094

[54] Feller S, Boeing H, Pischon T. Body mass index, waist circumference, and the risk of type 2 diabetes mellitus: implications for routine clinical practice. Dtsch Arztebl Int 2010; 107: 470–476

[55] Flaa A, Sandvik L, Kjeldsen SE et al. Does sympathoadrenal activity predict changes in body fat? An 18-y follow-up study. Am J Clin Nutr 2008; 87: 1596–1601

[56] Gulliksson M, Burell G, Vessby B. Randomized controlled trial of cognitive behavioral therapy vs standard treatment to prevent recurrent cardiovascular events in patients with coronary heart disease: Secondary Prevention in Uppsala Primary Health Care project (SUPRIM). Arch Intern Med 2011; 171: 134–140

[57] Hamer M, Stamatakis E. Metabolically healthy obesity and risk of all-cause and cardiovascular disease mortality. J Clin Endocrinol Metab 2012; 97: 2482–2488

[58] Hannerz H, Albertsen K, Nielsen ML. Occupational factors and 5-year weight change among men in a danish national cohort. Health Psychol 2004; 23: 283–288

[59] Harada S, Fujita WH, Shichi K, Tokuyama S. The development of glucose intolerance after focal cerebral ischemia participates in subsequent neuronal damage. Brain Res 2009; 1279: 174–181

[60] Hartwig M, Bhat A, Peters A. How Stress Can Change Our Deepest Preferences: Stress Habituation Explained Using the Free Energy Principle. Front Psychol 2022; 13

[61] Hasselbalch SG, Knudsen GM, Videbaek C et al. No effect of insulin on glucose blood-brain barrier transport and cerebral metabolism in humans. Diabetes 1999; 48: 1915–1921

[62] Heraclides A, Chandola T, Witte DR, Brunner EJ. Psychosocial stress at work doubles the risk of type 2 diabetes in middle-aged women: evidence from the Whitehall II study. Diabetes Care 2009; 32: 2230–2235

[63] Hicks KK, Seifen E, Stimers JR, Kennedy RH. Effects of streptozotocin-induced diabetes on heart rate, blood pressure and cardiac autonomic nervous control. J Auton Nerv Syst 1998; 69: 21–30

[64] Higgins JPT, Thomas JM. Cochrane Handbook for Systematic Reviews of Interventions, 2nd ed. Chichester, UK: Wiley; 2019

[65] Hill MN, McEwen BS. Involvement of the endocannabinoid system in the neurobehavioural effects of stress and glucocorticoids. Prog Neuropsychopharmacol. Biol Psychiatry 2010; 34: 791–797.

[66] Hitze B, Hubold C, van Dyken R et al. How the Selfish Brain Organizes its 'Supply and Demand'. Front Neuroenergetics 2010; 2

[67] Hom FG, Goodner CJ, Berrie MA. A [3H]2-deoxyglucose method for comparing rates of glucose metabolism and insulin responses among rat tissues in vivo. Validation of the model and the absence of an insulin effect on brain. Diabetes 1984; 33: 141–152

[68] Howarth FC, Jacobson M, Shafiullah M, Adeghate E. Long-term effects of streptozotocin-induced diabetes on the electrocardiogram, physical activity and body temperature in rats. Exp Physiol 2005; 90: 827–835

[69] Hu H, Wang J, Han X et al. BMI, Waist Circumference and All-Cause Mortality in a Middle-Aged and Elderly Chinese Population. J Nutr Health Aging 2018; 22: 975–981

[70] Jones A, McMillan MR, Jones RW et al. Adiposity is associated with blunted cardiovascular, neuroendocrine and cognitive responses to acute mental stress. PLoS ONE 2012; 7: e39143

[71] Jones A, Steeden JA, Pruessner JC et al. Detailed assessment of the hemodynamic response to psychosocial stress using real-time MRI. J Magn Reson Imaging 2011; 33: 448–454

[72] Kaneto H. Pancreatic beta-cell glucose toxicity in type 2 diabetes mellitus. Curr Diabetes Rev 2015; 11: 2–6

[73] Kennedy GC. The role of depot fat in the hypothalamic control of food intake in the rat. Proc R Soc London Ser 1953; 140: 578–592

[74] Kerner W, Bruckel J, German Diabetes A. Definition, classification and diagnosis of diabetes mellitus. Exp Clin Endocrinol Diabetes 2014; 122: 384–386

[75] Kety SS, Schmidt CF. The nitrous oxide method for the quantitative determination of cerebral blood flow in man: theory, procedure and normal values. J Clin Invest 1948; 27: 476–483

[76] Kim YH, Kim SM, Han KD. Waist Circumference and All-Cause Mortality Independent of Body Mass Index in Korean Population from the National Health Insurance Health Checkup 2009(–)2015. J Clin Med 2019; 8: 72

[77] Kirschbaum C, Prussner JC, Stone AA et al. Persistent high cortisol responses to repeated psychological stress in a subpopulation of healthy men. Psychosom. Med 1995; 57: 468–474

[78] Kivimaki M, Head J, Ferrie JE et al. Work stress, weight gain and weight loss: evidence for bidirectional effects of job strain on body mass index in the Whitehall II study. Int J Obes (Lond) 2006; 30: 982–987

[79] Knutson KL. Impact of sleep and sleep loss on glucose homeostasis and appetite regulation. Sleep Med Clin 2007; 2: 187–197

[80] Ko CY, Liu YP. Isolation rearing impaired sensorimotor gating but increased pro-inflammatory cytokines and disrupted metabolic parameters in both sexes of rats. Psychoneuroendocrinology 2015; 55: 173–183

[81] Krakauer NY, Krakauer JC. A new body shape index predicts mortality hazard independently of body mass index. PLoS ONE 2012; 7: e39504

[82] Krakauer NY, Krakauer JC. Dynamic association of mortality hazard with body shape. PLoS ONE 2014; 9: e88793

[83] Kubera B, Hubold C, Zug S et al. The brain's supply and demand in obesity. Front Neuroenergetics 2012; 4: 4

[84] Kubera B, Kohlmann T, Peters A. Psychological stress, body shape and cardiovascular events: Results from the Whitehall II study. Comp Psychoneuroendocrinol 2022; doi.org/10.1016/j.cpnec.2021100104.

[85] Kubera B, Leonhard C, Rossler A, Peters A. Stress-Related Changes in Body Form: Results from the Whitehall II Study. Obesity (Silver Spring) 2017; 25: 1625–1632

[86] Kuo LE, Kitlinska JB, Tilan JU et al. Neuropeptide Y acts directly in the periphery on fat tissue and mediates stress-induced obesity and metabolic syndrome. Nat Med 2007; 13: 803-811

[87] Li L, Garvey WT, Gower BA. Childhood Maltreatment Is an Independent Risk Factor for Prediabetic Disturbances in Glucose Regulation. Front Endocrinol (Lausanne) 2017; 8: 151

[88] Li P, Yu L, Fang Q, Lee SY 2016. A simplification of Cobelli's glucose-insulin model for type 1 diabetes mellitus and its FPGA implementation. Med Biol Eng Comput 2016; 54: 1563–1577

[89] Lopaschuk GD, Ussher JR, Folmes CD et al. Myocardial fatty acid metabolism in health and disease. Physiol Rev 2010; 90: 207–258

[90] Madsen PL, Hasselbalch SG, Hagemann LP et al. Persistent resetting of the cerebral oxygen/glucose uptake ratio by brain activation: evidence obtained with the Kety-Schmidt technique. J Cereb Blood Flow Metab 1995; 15: 485–491

[91] Maquet P, Dive D, Salmon E et al. Cerebral glucose utilization during sleep-wake cycle in man determined by positron emission tomography and [18F]2-fluoro-2-deoxy-D-glucose method. Brain Res 1990; 513: 136–143

[92] Mason JW, Wherry FE, Brady JV et al. Plasma insulin response to 72-hr. avoidance sessions in the monkey. Psychosom Med 1968; 30: Suppl-59.

[93] Mayer J. Glucostatic mechanism of regulation of food intake. N Engl J Med 1953; 249: 13–16.

[94] McEwen BS. Protective and damaging effects of stress mediators. N Engl J Med 1998; 338: 171–179

[95] McEwen BS, Bowles NP, Gray JD et al. Mechanisms of stress in the brain. Nat Neurosci 2015; 18: 1353–1363

[96] Meek TH, Nelson JT, Matsen ME et al. Functional identification of a neurocircuit regulating blood glucose. Proc Natl Acad Sci USA 2016; 113: E2073–2082

[97] Mitrakou, A., Ryan, C., Veneman, T et al. Hierarchy of glycemic thresholds for counterregulatory hormone secretion, symptoms, and cerebral dysfunction. Am. J Physiol 260, E67-E74.

[98] Mizuno A, Murakami T, Otani S et al. Leptin affects pancreatic endocrine functions through the sympathetic nervous system. Endocrinology 1998; 139: 3863–3870

[99] Moher D, Liberati A, Tetzlaff J et al. Preferred reporting items for systematic reviews and meta-analyses: the PRISMA statement. PLoS Med 2009; 6: e1000097

[100] Odeleye OE, de Courten M, Pettitt DJ, Ravussin E. Fasting hyperinsulinemia is a predictor of increased body weight gain and obesity in Pima Indian children. Diabetes 1997; 48: 1341–1345

[101] Ong Q, Han W, Yang X. O-GlcNAc as an Integrator of Signaling Pathways. Front Endocrinol (Lausanne) 2018; 9: 599

[102] Ortega FB, Lee DC, Katzmarzyk PT et al. The intriguing metabolically healthy but obese phenotype: cardiovascular prognosis and role of fitness. Eur Heart J 2013; 34: 389–397

[103] Orth-Gomer K, Schneiderman N, Wang HX et al. Stress reduction prolongs life in women with coronary disease: the Stockholm Women's Intervention Trial for Coronary Heart Disease (SWITCHD). Circ Cardiovasc Qual Outcomes 2009; 2: 25–32

[104] Osundiji MA, Lam DD, Shaw J et al. Brain glucose sensors play a significant role in the regulation of pancreatic glucose-stimulated insulin secretion. Diabetes 2012; 61: 321–328

[105] Paternain L, Martisova E, Milagro FI et al. Postnatal maternal separation modifies the response to an obesogenic diet in adulthood in rats. Dis Model Mech 2012; 5: 691–697

[106] Peters A, Hartwig M, Spiller T. Obesity and type 2 diabetes mellitus explained by the free energy principle. Front Psychol 2022; 13: 931701

[107] Peters A, Kubera B, Hubold C, Langemann D. The corpulent phenotype-how the brain maximizes survival in stressful environments. Front Neurosci 2013; 7: 47

[108] Peters A, Langemann D. Build-ups in the supply chain of the brain: on the neuroenergetic cause of obesity and type 2 diabetes mellitus. Front Neuroenergetics 2009; 1: 2

[109] Peters A, McEwen BS. Stress habituation, body shape and cardiovascular mortality. Neurosci Biobehav Rev 2015; 56: 139–150

[110] Peters A, McEwen BS, Friston K. Uncertainty and stress: Why it causes diseases and how it is mastered by the brain. Prog Neurobiol 2017; 156: 164–188

[111] Peters A, Sprengell M, Kubera B. The principle of 'brain energy on demand' and its predictive power for stress, sleep, stroke, obesity and diabetes. Neurosci Biobehav Rev 2022; 141: 104847

[112] Petursson H, Sigurdsson JA, Bengtsson C et al. Body configuration as a predictor of mortality: comparison of five anthropometric measures in a 12 year follow-up of the Norwegian HUNT2 study. PLoS ONE 2011; 6: e26621

[113] Prentki M, Nolan CJ. Islet beta cell failure in type 2 diabetes. J Clin Invest 2006; 116: 1802–1812

[114] Pruessner JC, Baldwin MW, Dedovic K et al. Self-esteem, locus of control, hippocampal volume, and cortisol regulation in young and old adulthood. Neuroimage 2005; 28: 815–826

[115] Pruessner JC, Hellhammer DH, Kirschbaum C. Low self esteem, induced failure and the adrenocortical stress response. Personal Individual Differences 1999; 27: 477–489

[116] Qvisth V, Hagstrom-Toft E, Enoksson S, Bolinder J. Catecholamine regulation of local lactate production in vivo in skeletal muscle and adipose tissue: role of beta-adrenoreceptor subtypes. J Clin Endocrinol Metab 2008; 93: 240–246

[117] Routh VH, Hao L, Santiago AM et al. Hypothalamic glucose sensing: making ends meet. Front Syst Neurosci 2014; 8: 236

[118] Scheen AJ, Byrne MM, Plat L et al. Relationships between sleep quality and glucose regulation in normal humans. Am J Physiol 1996; 271: E261–270

[119] Schwartz MW, Seeley RJ, Zeltser LM et al. Obesity Pathogenesis: An Endocrine Society Scientific Statement. Endocr Rev 2017; 38: 267–296

[120] Seaquist ER, Damberg GS, Tkac I, Gruetter R. The effect of insulin on in vivo cerebral glucose concentrations and rates of glucose transport/metabolism in humans. Diabetes 2001; 50: 2203–2209

[121] Serlachius A, Hamer M, Wardle J. Stress and weight change in university students in the United Kingdom. Physiol Behav 2007; 92: 548–553

[122] Shannon CE. A mathematical theory of communication. Bell Syst Techn J 1948; 27: 379–423, 623–656

[123] Shepherd PR, Kahn BB. Glucose transporters and insulin action-implications for insulin resistance and diabetes mellitus. N Engl J Med 1999; 341: 248–257

[124] Spanswick D, Smith MA, Groppi VE et al. Leptin inhibits hypothalamic neurons by activation of ATP-sensitive potassium channels. Nature 1997; 390: 521–525

[125] Spiegel K, Leproult R, Van Cauter E. Impact of sleep debt on metabolic and endocrine function. Lancet 1999; 354: 1435–1439

[126] Sprengell M, Kubera B, Peters A. Brain mass (energy) resistant to hyperglycaemic oversupply: A systematic review. Front Neurosci 2021; 15: 740502

[127] Sprengell M, Kubera B, Peters A. Brain more resistant to energy restriction than body: A systematic review. Front Neurosci 2021; 15: 639617

[128] Sprengell M, Kubera B, Peters A. Proximal disruption of brain energy supply raises systemic blood glucose: A systematic review. Front Neurosci 2021; 15: 685031

[129] Stanley SA, Kelly L, Latcha KN et al. Bidirectional electromagnetic control of the hypothalamus regulates feeding and metabolism. Nature 2016; 531: 647–650

[130] Stumvoll M, Goldstein BJ, van Haeften TW. Type 2 diabetes: principles of pathogenesis and therapy. Lancet 2005; 365: 1333–1346

[131] Tabak AG, Jokela M, Akbaraly TN et al. Trajectories of glycaemia, insulin sensitivity, and insulin secretion before diagnosis of type 2 diabetes: an analysis from the Whitehall II study. Lancet 2009; 373: 2215–2221

[132] Tamashiro KL, Hegeman MA, Nguyen MM et al. Dynamic body weight and body composition changes in response to subordination stress. Physiol Behav 2007; 91: 440–448

[133] Tamashiro KL, Nguyen MM, Ostrander MM et al. Social stress and recovery: implications for body weight and body composition. Am J Physiol Regul Integr Comp Physiol 2007; 293: R1864–1874

[134] Tarantola A. Inverse Problem Theory and Methods for Model Parameter Estimation. Philadelphia: Society for Industrial and Applied Mathematics; 2005

[135] Taylor SH, Saxton C, Majid PA et al. Insulin secretion following myocardial infarction with particular respect to the pathogenesis of cardiogenic shock. Lancet 1969; 2: 1373–1378

[136] Toda C, Kim JD, Impellizzeri D et al. UCP2 Regulates Mitochondrial Fission and Ventromedial Nucleus Control of Glucose Responsiveness. Cell 2016; 164: 872–883

[137] Trico D, Natali A, Arslanian S et al. Identification, pathophysiology, and clinical implications of primary insulin hypersecretion in nondiabetic adults and adolescents. JCI Insight 2018; 3

[138] Vosseller K, Wells L, Lane MD, Hart GW. Elevated nucleocytoplasmic glycosylation by O-GlcNAc results in insulin resistance associated with defects in Akt activation in 3T3-L1 adipocytes. Proc Natl Acad Sci U S A 2002; 5313–5318

[139] Wang J, Liu R, Hawkins M et al. A nutrient-sensing pathway regulates leptin gene expression in muscle and fat. Nature 1998; 393: 684–688

[140] Wang YY, Lin SY, Chuang YH et al. Activation of hepatic inflammatory pathways by catecholamines is associated with hepatic insulin resistance in male ischemic stroke rats. Endocrinology 2014; 155: 1235–1246

[141] Woods SC, Porte D Jr. Neural control of the endocrine pancreas. Physiol Rev 1974; 54: 596–619

[142] Xu C, Dong Z, Zhang P et al. Effect of group cognitive behavioural therapy on psychological stress and blood glucose in people with type 2 diabetes mellitus: A community-based cluster randomized controlled trial in China. Diabet Med 2021; 38: e14491

[143] Zhang Y, Proenca R, Maffei M et al. Positional cloning of the mouse obese gene and its human homologue. Nature 1994; 372: 425–432

[144] Zhou L, Podolsky N, Sang Z et al. The medial amygdalar nucleus: a novel glucose-sensing region that modulates the counterregulatory response to hypoglycemia. Diabetes 2010; 59: 2646–2652

3 Energiehaushalt

K.G. Kreymann

Das Wichtigste in Kürze
Der Energieumsatz des Körpers kann gemessen werden in der Einheit Joule oder Kalorie mittels direkter Kalorimetrie (Messung der vom Körper abgegebenen Wärme), mittels indirekter Kalorimetrie (Messung der Sauerstoffaufnahme und Kohlendioxidabgabe) oder durch die Applikation von doppelt stabil markiertem Wasser und dessen anschließende Bestimmung im Urin.

Der Gesamtenergieumsatz setzt sich zusammen aus dem Grundumsatz (Aufrechterhaltung der normalen Köperzusammensetzung und Funktionen), der Energie für physikalische Aktivität, der nahrungsinduzierten Thermogenese (Energie zur Verarbeitung zugeführter Nahrungssubstrate) sowie der Energie zur Wärmeregulation. Eine weitere Steigerung des Energieumsatzes kann erfolgen durch Stress, Schmerz oder psychische Belastung.

Als Normwerte des Grundumsatzes stehen heute neben den historischen Formeln von Harris und Benedict und den FAO/WHO-Standards kompilierte Daten aus einer deutschen multizentrischen Studie zur Verfügung. Die physikalische Aktivität ist die entscheidende Größe für den Tagesgesamtenergieumsatz, der in der Regel als Vielfaches des Grundumsatzes angegeben wird.

Während nur wenige internistische Erkrankungen (Hyper- und Hypothyreose, Akromegalie, fieberhafte Infekte) zu Veränderungen des Energieumsatzes führen, konnte durch Untersuchungen bei akzidentellen und chirurgischen Traumata gezeigt werden, dass diese mit einer initialen Ebbphase mit niedrigem Energieumsatz und einer nachfolgenden Flowphase mit einem deutlichen Hypermetabolismus einhergehen.

Keywords
Grundumsatz, Gesamtenergieumsatz, physikalische Aktivität, nahrungsinduzierte Thermogenese, Kalorimetrie

3.1 Physiologische Grundlagen

3.1.1 Biologische und physikalische Verbrennung

Alle biologischen Prozesse des Körpers erfordern Energie, die diesem durch die Oxidation der mit der Nahrung zugeführten Substrate zur Verfügung gestellt wird. Der französische Chemiker A. L. Lavoisier war der erste, der erkannte, dass dieser Vorgang im Prinzip der physikalischen Verbrennung der Nahrung entspricht, und hat bereits 1780 formuliert: „Die Atmung ist also eine Verbrennung."

Dennoch besteht ein fundamentaler Unterschied zwischen der physikalischen und der biologischen Oxidation: Während bei der physikalischen Verbrennung die gesamte Energie unmittelbar in Form von Wärme freigesetzt wird, wird sie bei der biologischen Oxidation auf organische Energiespeicher – im Allgemeinen Adenosintriphosphat (ATP), im Muskel zusätzlich Kreatinphosphat – übertragen, damit sie zeitlich und räumlich versetzt für energiefordernde Prozesse zur Verfügung steht.

Die Synthese dieser energiereichen Phosphatverbindungen findet ausschließlich in den Mitochondrien statt, die damit eine zentrale Rolle im Energiestoffwechsel der Zelle einnehmen (▶ Abb. 3.1). Die wichtigsten energieliefernden Prozesse sind die aerobe Glykolyse und die Beta-Oxidation der Fettsäuren. Die Übertragung der in den Substraten gespeicherten Energie auf ATP gelingt allerdings nicht vollständig.

3.1.2 Wirkungsgrad

Die physikalische Verbrennung eines Mols Glukose ist mit einer Energiefreisetzung von 686 kcal verbunden:

$$C_6H_{12}O_6 + 6\ O_2 \rightarrow 6\ CO_2 + 6\ H_2O$$
$$\Delta G = -686\ \text{kcal}$$

Bei der aeroben Oxidation via Glykolyse und Zitratzyklus werden aber aus Adenosindiphosphat (ADP) und anorganischem Phosphat (P_i) nur 38

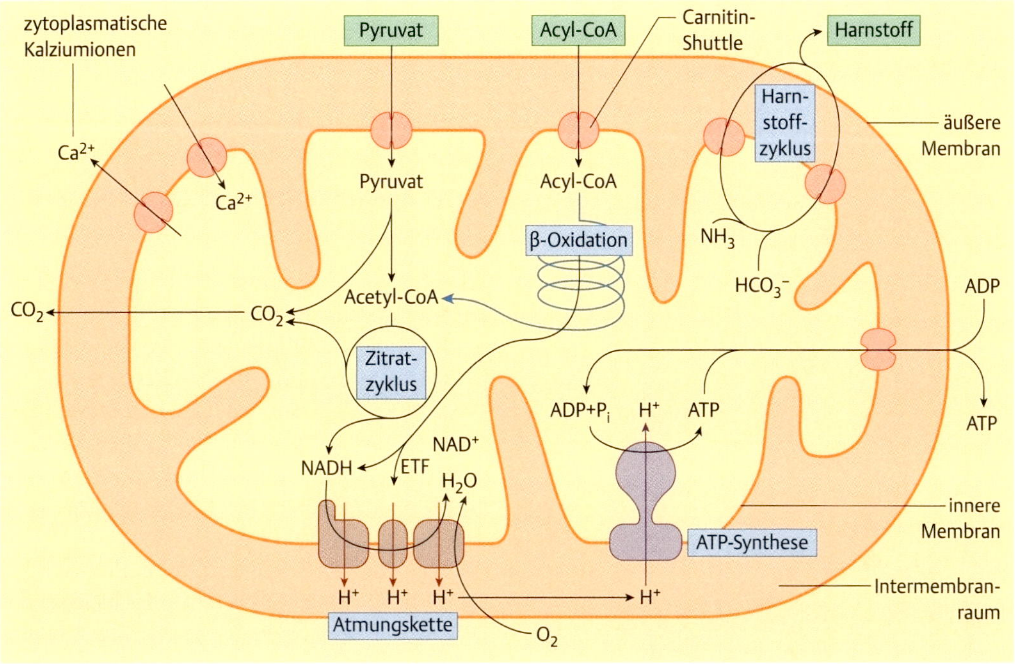

Abb. 3.1 Anordnung der Enzymketten des Elektronentransports und der oxidativen Phosphorylisation an der inneren Mitochondrienmembran. Mithilfe der durch den Elektronentransport freigesetzten Energie werden H^+-Ionen in den Raum zwischen innerer und äußerer Membran gepumpt. Der dadurch aufgebaute elektrochemische Gradient treibt die ATP-Synthese [158].

Mol ATP gebildet, von denen jedes einer Energieaufnahme (ΔG) von 7,3 kcal entspricht:

$$38\ P_i + 38\ ADP \rightarrow 38\ ATP + 38\ H_2O$$
$$\Delta G = +\,277\ kcal$$

Von den insgesamt 686 kcal werden somit nur 277 kcal für weitere energieverbrauchende Prozesse gewonnen; der Rest wird als Wärme (sog. Verlustwärme) freigesetzt. Das Verhältnis der sinnvoll umgesetzten zur verbrauchten Gesamtenergie wird in der Technik als Wirkungsgrad bezeichnet; er beträgt also bei der biologischen Oxidation rund 40 %.

Die energetische Effizienz der ATP-Synthese kann jedoch durch verschiedene Mechanismen beeinträchtigt werden: Stoffe, die die Protonen an der F1/F0-ATPase vorbei in den Matrixraum zurücktransportieren können – z. B. Koffein, Nikotin oder Amphetamine oder physiologische Botenstoffe („uncoupling proteins“) –, führen zu einer Entkoppelung des Elektronentransports von der ATP-Synthese und senken damit die Effizienz des Systems. Die Energie wird dann direkt in Wärme umgewandelt.

Eine weitere Effizienzminderung kann dadurch erfolgen, dass chemische Verbindungen aufgebaut und unmittelbar darauf wieder in ihre Ausgangsprodukte zurückverwandelt werden. Diese als „substrate cycling“ oder auch „futile cycles“ bezeichneten Vorgänge stellen einen Mechanismus der Stoffwechselregulation dar, der es dem Metabolismus erlaubt, in kürzester Zeit mit einer maximalen Steigerung zu reagieren.

3.1.3 Verlustwärme

Die bei der biologischen Oxidation entstehende Verlustwärme ist allerdings nicht nur verlorene Energie, sie wird bei homoiothermen Warmblütern zur Aufrechterhaltung einer konstanten Körpertemperatur genutzt, da unter den meisten klimatischen Bedingungen die Soll-Kerntemperatur über der Umgebungstemperatur liegt. Allerdings steht nicht nur die Verlustwärme für die Aufrechterhaltung der Körpertemperatur zur Verfügung, da entsprechend dem 1. Satz der Thermodynamik letztlich alle biologischen Prozesse – bis auf die in Form von mechanischer Arbeit nach außen abgegebene Energie – früher oder später in der Freisetzung von Wärme enden.

3.1.4 Physiologischer Brennwert

Es gibt 3 weitere Faktoren, die bewirken, dass nicht die gesamte mit der Nahrung aufgenommene Energie dem Körper zur Verfügung steht:

- 5–10 % der zugeführten Energie gehen mit den Fäzes aufgrund unvollständiger Digestion oder Absorption verloren.
- Ein weiterer Teil geht in Form von unvollständig metabolisierten Metaboliten über den Urin verloren. Der ausgeschiedene Harnstoff z. B. enthält noch rund 20 % der potenziellen Energie der Aminosäuren.
- Weitere 5–10 % müssen aufgewandt werden für den Transport, die Umformung und die Speicherung der zugeführten Substrate.

Die ersten beiden Punkte sind auch der Grund dafür, dass sich der physiologische Brennwert der einzelnen Substrate geringgradig von den in einer Kalorimeterbombe erzielbaren Werten unterscheidet. Er beträgt bei Kohlenhydraten 4 kcal/g, bei Fetten 8,9 kcal/g und bei Proteinen 3,9 kcal/g (▶ Tab. 3.1). Zusammengefasst stehen dem Organismus nach Abzug all dieser Verlustquellen lediglich 70 % der zugeführten Energie bzw. 80 % der absorbierten Energie für energieverbrauchende Zwecke zur Verfügung. Somit verbleiben nach Abzug der Verlustwärme nur 28 % bzw. 32 % nutzbare Energie.

3.2 Messmethoden

Entsprechend dem internationalen System der Maßeinheiten (SI) ist die Einheit (IE) des Energieumsatzes 1 Joule (J). Gerade im deutschen Sprachgebrauch wird aber überwiegend noch die früher gebräuchliche Einheit Kalorie (cal) verwendet. Die Umrechnungsfaktoren und die jeweiligen Größenordnungen des Grundumsatzes (s. u.) pro Zeiteinheit finden sich in ▶ Tab. 3.2.

3.2.1 Direkte Kalorimetrie

Da alle metabolischen Prozesse schließlich in der Umwandlung in Wärme enden und letztere an die Umwelt abgegeben werden muss, entspricht die Messung der abgegebenen Wärme einer quantitativen Bestimmung der metabolischen Aktivität.

Eiskalorimeter

Bereits Lavoisier untersuchte Kleintiere in einem Eiskalorimeter. Das zu untersuchende Tier befindet sich dabei in einem geschlossenen Behältnis, das von einer Eisschicht umgeben ist, die wiederum nach außen isoliert ist. Die abgegebene Wärme führt zum Schmelzen des Eises; die Menge des aufgefangenen Schmelzwassers ist proportional zur abgegebenen Wärme.

Tab. 3.1 Energiegehalt einzelner Substratgruppen sowie O_2-Verbrauch und CO_2-Produktion pro Gramm Substrat und pro freigesetzte Kilokalorie.

	Energiegehalt* (kcal/g)	O_2-Verbrauch (ml O_2/g)	CO_2-Produktion (ml CO_2/g)	RQ	O_2-Verbrauch (ml O_2/kcal)	CO_2-Produktion (ml CO_2/kcal)
Kohlenhydrate	4,0	794	794	1,00	198	198
Fette	8,9	2015	1431	0,71	226	161
Proteine	3,9	1010	843	0,84	259	216
Äthanol	7,1	1459	978	0,67	206	138

** Aufgeführt sind die physiologischen Brennwerte.*
RQ: respiratorischer Quotient

Tab. 3.2 Ungefährer Betrag des Grundumsatzes während unterschiedlicher Zeitintervalle in Kalorien und Joule.

Zeitintervall	Kalorien (cal)		Joule (J)	
24 Stunden	≈ 1440	kcal	≈ 6 000	kJ
1 Minute	≈ 1	kcal	≈ 4	kJ
1 Sekunde	≈ 17	cal	≈ 70	Joule
Umrechnung	1 cal = 4,1855J		1J = 0,2389 cal	

Raumkalorimeter

In heutigen direkten Kalorimetern erfolgt die Messung der abgegebenen Wärme über elektrische Temperatursonden. Für Untersuchungen an Menschen stehen direkte Kalorimeter in Raumgröße zur Verfügung, die in der Regel neben Ess-, Schlaf- und Arbeitsmöglichkeiten auch ein Fahrradergometer oder eine andere Möglichkeit physikalischer Belastung vorhalten, sodass die Versuchspersonen über einen längeren Zeitraum und während der unterschiedlichsten Aktivitäten untersucht werden können. Das Verfahren ist nichtinvasiv, und die untersuchte Person wird in keiner Weise beeinträchtigt. Die Größe der Vorrichtung sowie die hohen Anschaffungskosten bedingen allerdings, dass direkte Raumkalorimeter sehr selten sind und nahezu ausschließlich Forschungseinrichtungen vorbehalten bleiben.

3.2.2 Indirekte Kalorimetrie

Als indirekte Kalorimetrie (▸ Abb. 3.2) wird die Bestimmung des aktuellen Energieumsatzes aus der Messung der Sauerstoffaufnahme ($\dot{V}O_2$) und Kohlendioxidabgabe ($\dot{V}CO_2$) bezeichnet. Die Erkenntnis, dass bei der biologischen Oxidation eine direkte quantitative Korrelation von $\dot{V}O_2$ und $\dot{V}CO_2$ mit den ablaufenden energetischen Prozessen besteht, geht ebenfalls auf Lavoisier zurück. Da der Körper über kein Sauerstoffreservoir verfügt und auch kein CO_2 akkumulieren kann, ist der bei der Oxidation verbrauchte Sauerstoff gleich dem aus der Atemluft aufgenommenen Sauerstoff, und das über die Atmung abgegebene CO_2 entspricht dem metabolisch produzierten CO_2. Die Bestimmung dieser beiden Größen aus den Atemgasen ermöglicht somit eine quantitative Bestimmung des aktuellen Energieumsatzes.

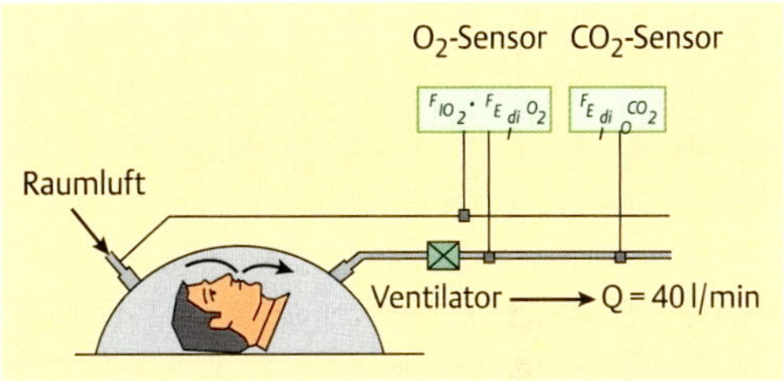

Abb. 3.2 Schematischer Aufbau eines indirekten Kalorimeters (Haubenprinzip).

Moderne indirekte Kalorimeter arbeiten nach dem Haubenprinzip: Der Patient atmet unter einer Haube, aus der die gesamte Exspirationsluft abgesaugt und analysiert wird. Methodisch verlangt die indirekte Kalorimetrie eine Genauigkeit bei der Bestimmung der O_2- und CO_2-Konzentration von ±0,1 % absolut und stößt damit auch heute noch – zumindest bei der O_2-Konzentration – an die Grenzen der Messtechnologie.

Es gibt allerdings auch das Prinzip der indirekten Kalorimetrie bei sogenannten Respirationskammern, bei denen ebenfalls die Abluft der gesamten Kammer untersucht wird. Solche Kammern erlauben damit – wie die direkten Kalorimeterräume – eine Langzeituntersuchung unter wechselnden Bedingungen.

Das Verhältnis $\dot{V}CO_2/\dot{V}O_2$ wird als **respiratorischer Quotient (RQ)** bezeichnet. Er hängt von der Art der oxidierten Substanzen ab und beträgt 1 bei reiner Kohlenhydratverbrennung, 0,7 bei reiner Fettverbrennung und 0,8 bei der Verwertung von Proteinen. Bei üblicher Mischkost liegt er im Bereich von 0,85.

Für die **Berechnung des Energieumsatzes** (EU) ist eine der am häufigsten benutzen Formeln diejenige von de van Weier:

$$EU\ (cal/min) = 3{,}941\ \dot{V}O_2\ (ml/min) + 1{,}106\ \dot{V}CO_2\ (ml/min) - 2{,}17\ N_U\ (mg/min)$$

N_U: Stickstoffausscheidung im Urin

Aus dem messtechnischen Ansatz ergibt sich, dass bei der indirekten Kalorimetrie schwerpunktmäßig der Energieumsatz über einen kürzeren Zeitpunkt bestimmt und der ermittelte Wert dann auf 24 Stunden hochgerechnet wird. Welche Komponenten des Energieumsatzes (s. u.) dabei erfasst werden, hängt von den Bedingungen ab, unter denen die Messung durchgeführt wird. In der Regel erfolgt die Bestimmung des Grund- bzw. Ruheenergieumsatzes (s. u.); allerdings sind z. B. in Verbindung mit einem Ergometer durchaus auch Messungen unter körperlicher Belastung möglich. Vergleichende Messungen im nüchternen und postprandialen Zustand erlauben die Quantifizierung der nahrungsinduzierten Thermogenese (s. u.).

3.2.3 Doppelt stabil markiertes Wasser

Die Applikation von doppelt stabil markiertem Wasser ist eine Methode, mit der der Energieumsatz von Menschen oder Tieren unter natürlichen Lebensbedingungen auch über einen Zeitraum von mehreren Tagen untersucht werden kann. Hierzu wird Wasser oral zugeführt, das sowohl durch Deuterium (^2H) als auch durch das stabile Isotop ^{18}O markiert ist. Nach der Vermischung mit dem Gesamtkörperwasser wird das Deuterium allein mit dem Urin ausgeschieden, während das ^{18}O sowohl mit dem Urin als auch in CO_2 eingebaut über die Lunge eliminiert wird.

Zur Bestimmung des Energieumsatzes werden nach dem gewünschten Untersuchungszeitraum Urinproben entnommen und die darin enthaltene Menge an ^2H und ^{18}O gemessen. Die Differenz zwischen den beiden entspricht der Menge ^{18}O, die mit der Atmung abgegeben wurde, und diese wiederum ist proportional der Gesamt-CO_2-Produktion. Unter Zuhilfenahme eines aus der zugeführten Nahrung geschätzten RQ kann dann aus der CO_2-Produktion der Energieumsatz berechnet werden.

Die Genauigkeit des Verfahrens wurde in einer methodenkritischen Arbeit mit ±7,8 % berechnet. Haupteinsatzgebiet dieser Methode sind Langzeitmessungen des Gesamtenergieumsatzes unter Alltagsbedingungen. Sie stellt damit eine große methodische Bereicherung für die Untersuchung des Energieumsatzes dar, da die Einschränkungen bei der Genauigkeit durch die Vielseitigkeit der Einsatzmöglichkeiten mehr als aufgewogen werden.

3.2.4 Armbänder mit Sensoren

Eine weitere Möglichkeit zur Messung des Gesamtenergieumsatzes sind Armbänder, die über die Signale von Bewegungs-, Temperatur- und galvanischen Hautsensoren das Ausmaß der Aktivität erfassen. Diese und anthropometrische Daten werden dann zur Berechnung des Gesamtenergieumsatzes benutzt. Vergleiche mit Daten, die aus der Anwendung von doppelt stabil markiertem Wasser gewonnen wurden, haben eine ausreichende Korrelation gezeigt, allerdings nahm die Genauigkeit mit zunehmender Intensität der körperlichen Aktivität ab.

3.2.5 Bestimmung des Energieumsatzes einzelner Organe oder Organgruppen

Mit der Messung der Durchblutung und der arteriovenösen Sauerstoffgehaltsdifferenz kann unter Anwendung des Fickschen Prinzips auch der Energieumsatz einzelner Organe oder Organgruppen bestimmt werden. Auf diese Art wurde bereits 1967 von Holliday et al. die metabolische Aktivität vieler Organe bestimmt. Heute besteht die Möglichkeit, mithilfe der NMR-Spektroskopie oder von PET-Untersuchungen den ATP-Umsatz einzelner Organe zu bestimmen.

3.3 Komponenten des Energieumsatzes

Der Tages- oder Gesamtenergieumsatz setzt sich aus unterschiedlichen Komponenten zusammen:

- **Grundumsatz:** Energie, die für die Aufrechterhaltung der normalen Köperzusammensetzung und Funktionen erforderlich ist.
- **physikalische Aktivität:** Energie, die für die körperliche Bewegung und mechanische Arbeit erforderlich ist.

- **nahrungsinduzierte Thermogenese:** Energie, die zur Digestion, Resorption, zum Transport und zur Umwandlung der zugeführten Nahrungssubstrate erforderlich ist.

Die weiteren Komponenten sind nicht regelhaft vorhanden und treten nur unter besonderen Bedingungen auf:

- **Stress:** Energieverbrauch, der durch extern oder intern induzierten Stress (Schmerz, psychische Belastung etc.) verursacht wird.
- **Thermoregulation:** Energie, die für zusätzliche Wärmeproduktion oder Schwitzen aufgebracht wird, wenn die Umgebungstemperatur (und/oder der Kleidung) von den Idealwerten abweicht.

3.3.1 Grundumsatz

Der Grundumsatz (GU) umfasst die gesamte Energie, die zur Aufrechterhaltung der physiologischen Homöostase erforderlich ist. Neben der mechanischen Arbeit, die durch die Herz- und Atemmuskulatur, die Darmmotilität und den Grundtonus der Muskulatur geleistet wird, gehören hierzu auch die Funktionen der permanenten Zellerneuerung wie die Neusynthese von Zellstrukturen und Proteinen.

Darüber hinaus sind viele Transportprozesse über die Zellmembranen sowie die Aufrechterhaltung der Membranpotenziale energieabhängig. Es kann davon ausgegangen werden, dass allein die Tätigkeit der Na^+/K^+-ATPase an den Zellmembranen 20–40% des Grundumsatzes ausmacht. Wie bereits erwähnt, werden aber bei all diesen Prozessen ca. 60% der Energie als Verlustwärme freigesetzt (s. o.), sodass von einem durchschnittlichen Grundumsatz von 1500 kcal/d insgesamt etwa 600 kcal in diesen Funktionen umgesetzt werden.

Messung des GU

Der Grundumsatz wird in der Regel nur über einen kürzeren Messzeitraum (20–30 Minuten) gemessen und das Ergebnis auf 24 Stunden hochgerechnet. Die Messung wird unter standardisierten Bedingungen durchgeführt:

- am frühen Morgen nach ausreichender Nachtruhe
- mehr als 12 Stunden nach der letzten Nahrungsaufnahme
- liegend, ohne körperliche Bewegung, aber wach
- frei von Schmerzen oder psychischer Belastung
- bei indifferenter Raumtemperatur (23–25 °C bei leichter Bekleidung)

Ruheenergieumsatz

Der Ruheenergieumsatz (REE) in der deutschen Terminologie ist vergleichbar mit dem Grundumsatz, wird aber unter weniger standardisierten Bedingungen gemessen, allerdings ebenfalls immer ohne körperliche Bewegung und nach längerer Nahrungskarenz. Wird z. B. bei einem Intensivpatienten an einem Nachmittag unter den aktuellen Behandlungsbedingungen der Energieumsatz gemessen, so ist dieses der Ruheenergieumsatz und nicht der Grundumsatz.

Englischsprachige Terminologie

In der englischsprachigen Literatur wurde zur Bezeichnung des Grundumsatzes der initial benutzte Begriff „basal metabolism" durch „resting energy expenditure" ersetzt, da der Grundumsatz nicht der niedrigste (basale) Energieumsatz ist. Dieser wird vielmehr im Schlaf gemessen. Eine der deutschen Terminologie entsprechende Differenzierung ist somit allerdings nicht mehr möglich.

3.3.2 Physikalische Aktivität

Physikalisch geleistete Arbeit führt zu den ausgeprägtesten Steigerungen des Energieumsatzes. Die Steigerung ist proportional zu der geleisteten Arbeit und kann bei körperlicher Schwerstarbeit oder Leistungssport leicht Werte von 5 kcal/min oder mehr erreichen, was einem Mehrfachen des GU von rund 1 kcal/min entspricht. Messungen des Energieumsatzes unter den Bedingungen schwerer körperlicher Arbeit können nur mithilfe der indirekten Kalorimetrie erfolgen und sind methodisch nicht einfach, da es nahezu unmöglich ist, unter realistischen Arbeitsbedingungen gleichzeitig noch eine solche Messung durchzuführen. Bei vielen Untersuchungen wurde deshalb zuerst der Energieverbrauch bei einzelnen Arbeitsschritten untersucht und der Gesamtverbrauch dann anhand von Protokollen ermittelt, in denen die Arbeiter die Häufigkeit der einzelnen Teilschritte über einen bestimmten Zeitraum erfassten.

In der Sportmedizin wird zur Bestimmung der körperlichen Belastbarkeit von Athleten häufig die maximale Sauerstoffaufnahme ($\dot{V}O_{2max}$) bestimmt. Sie ist gleichbedeutend mit der Messung des maximalen, unter aeroben Bedingungen ablaufenden Energieumsatzes (Anaerobic Threshold). Die bei Elite-Triathlonsportlern auf einem Laufband gemessene maximale Sauerstoffaufnahme von 78,5 ml/kg KG/min entspricht bei einem 70 kg schweren Sportler einem Energieumsatz von 28 kcal/min bzw. einer Leistung des mehr als 20-Fachen des normalen Grundumsatzes.

Da physikalische Arbeit oder sportliche Spitzenleistungen aber nicht kontinuierlich über längere Zeit ausgeübt werden, ist die dadurch bedingte Steigerung des Gesamtenergieumsatzes deutlich geringer, als es die kurzfristigen Leistungsspitzen vermuten lassen. So gibt Durnin für die Arbeitszeit (Pausen eingerechnet) bei leichter Arbeit einen Steigerungsfaktor von 1,7 (bezogen auf den Grundumsatz) und bei mittelschwerer Arbeit von 2,7 an. Bei Schwerstarbeitern kommt es jedoch zu deutlich höheren Werten. So wurde z. B. bei kolumbianischen Zuckerrohrschneidern während der 8-stündigen Arbeitszeit ein mittlerer Energieumsatz von 7400 ±1500 cal/min gemessen, entsprechend dem 7-Fachen des Grundumsatzes. Die Leistung entsprach 35 % der maximalen Sauerstoffaufnahme dieser Arbeiter.

3.3.3 Nahrungsinduzierte Thermogenese

Nach der Zufuhr von Energieträgern – egal ob enteral oder parenteral – kommt es im Vergleich zum Nüchternzustand zu einer Steigerung des Energieumsatzes, da auch die Digestion, Absorption, Umwandlung und Speicherung der zugeführten Nährstoffe energieverbrauchende Prozesse sind. Dieser bei Proteinen besonders ausgeprägte energiesteigernde Effekt wurde bereits um die Jahrhundertwende als die „spezifisch-dynamische" Wirkung von Eiweiß beschrieben, später wurde der Begriff auf Steigerungen des Energieumsatzes durch Nährstoffe jeder Art ausgedehnt. Der später eingeführte Begriff „nahrungsinduzierte Thermogenese (NIT)" wird im Deutschen heute noch verwandt, während im Englischen jetzt die Bezeichnung „thermogenetic effect of food" (TEF) gebräuchlich ist.

Das Ausmaß der NIT variiert in Abhängigkeit von der Art und der Menge der aufgenommenen Substanzen und von den dadurch induzierten Speicherungsprozessen. Für Proteine ist der Wert am höchsten und liegt bei 14–24 % der zugeführten Energie, bei Kohlenhydraten beträgt er 4–10 % und bei Fetten 2–4 % der jeweils zugeführten Energie.

In praxi lassen sich die thermogenetischen Effekte einzelner Substratklassen nur relativ schwer bestimmen, sodass viele Untersuchungen zur NIT mit einer üblichen Mischkost durchgeführt wurden. Die Steigerung des Energieumsatzes setzt nach Zufuhr einer solchen Mischkost sehr schnell ein und erreicht bereits nach 60 Minuten ein Plateau, das in einem Bereich von + 10 % bis + 20 % liegt und über weitere 3 Stunden anhält. Danach kommt es zu einem kontinuierlichen Abfall des Energieumsatzes, und nach insgesamt ca. 8 Stunden ist wieder der Normalwert erreicht. Bezogen auf den Tagesenergieumsatz macht die NIT ca. 8 % desselben aus.

3.3.4 Psychische Belastung, Schmerz und Stress

Neben der körperlichen Aktivität führen auch Aufregung, psychische Belastung oder Schmerz mit Sicherheit ebenfalls zu einer Steigerung des Energieumsatzes. Für diese Komponente des Gesamtenergieumsatzes wurde bisher kein eigener Begriff geprägt, und in der Literatur liegen nur wenige Daten vor, aus denen sich die Größenordnung der Steigerung abschätzen ließe.

3.3.5 Thermoregulation

Die eigentliche Anforderung besteht für den Menschen darin, die aus dem Energieumsatz resultierende Wärme abzugeben, was unter normalen mitteleuropäischen Klimaverhältnissen kein Problem ist, mit der zunehmenden Erderwärmung aber weltweit zu einem immer größeren Problem wird. Bei unbekleidetem Aufenthalt in einer sogenannten thermoneutralen Umgebung (29–31 °C) ist der Mensch in der Lage, durch eine Variation der Hautdurchblutung die Wärmeabgabe so zu regulieren, dass die Körperkerntemperatur im Bereich des Sollwerts von 37 °C gehalten wird. Liegt die Umgebungstemperatur unter diesem Bereich, kann durch den Einsatz entsprechender Kleidung die Wärmeabgabe so reguliert werden, dass weiterhin die Kerntemperatur im Normbereich liegt.

Zusätzliche Wärmeproduktion

Erst wenn die niedrige Umgebungstemperatur nicht mehr durch Kleidung oder Bewegung kompensiert werden kann, signalisiert das Gefühl des Frierens, dass eine zusätzliche Wärmeproduktion erforderlich wird. Muskelzittern stellt eine äußerlich erkennbare Form der ineffektiven Muskelarbeit dar, die zu einer deutlichen Steigerung des Energieumsatzes und damit auch der Wärmeproduktion führt. Bei kardiochirurgischen Patienten, die am Ende der Hypothermie-Phase Muskelzittern zeigten, betrug der Energieumsatz das 1,5-Fache im Vergleich zu Patienten, die nicht zitterten.

Beim Säugling besteht zusätzlich die Möglichkeit, durch eine adrenerge Stimulation des braunen Fettgewebes über das Entkoppeln der ATP-Synthese (s. o.) Wärme direkt, d. h. ohne motorische Aktivität, zu erzeugen.

Wärmeabgabe

Die oben beschriebenen hohen Energieumsätze bei schwerer körperlicher Arbeit oder sportlicher Aktivität machen deutlich, dass häufig – vor allem bei Umgebungstemperaturen über 29 °C – das größere Problem der Wärmeregulation darin besteht, die anfallende Wärme an die Umgebung abgeben zu können. Ist die abzugebende Wärmemenge groß und/oder die Umgebungstemperatur hoch, ist neben der üblichen Wärmeabgabe durch Strahlung oder Konvektion die zusätzliche Erzeugung von Verdunstungskälte durch Schwitzen erforderlich. Bei geringerer Wassersekretion durch die Schweißdrüsen und/oder schneller Verdunstung bleibt das Schwitzen unbemerkt (Transpiratio insensibilis). Dieses System funktioniert so gut, dass bei geringer Luftfeuchtigkeit auch noch bei Umgebungstemperaturen von über 50 °C eine Kerntemperatur von 37 °C aufrechterhalten werden kann, während dagegen bei hoher Luftfeuchtigkeit bereits bei deutlich weniger als 37 °C keine Wärmeabgabe durch Verdunstung mehr möglich ist. Der Hitzetod ist dann die zwangsläufige Folge.

3.4 Normwerte des Energieumsatzes

3.4.1 Normwerte des Grundumsatzes

Das am Ende des 19. Jahrhunderts propagierte Konzept, die Körperoberfläche sei der determinierende Faktor des Grundumsatzes, basierte auf der Annahme, die Wärme werde über die Körperoberfläche abgegeben, folglich müsse diese auch die bestimmende Größe derselben sein. Der Irrtum lag darin, dass die Wärmeproduktion als Ziel und nicht – wie oben beschrieben – als Folge des Metabolismus gesehen wurde.

Harris-Benedict-Formeln

1919 publizierten Harris und Benedict die Ergebnisse ihrer Untersuchung von 239 Personen (136 Männer, 103 Frauen). Die von ihnen entwickelten Regressionsanalysen fielen jedoch für Männer und Frauen unterschiedlich aus, was bereits damals empirisch das Gesetz der Allgemeingültigkeit der Körperoberfläche widerlegte (▸ Tab. 3.3).

In der Folgezeit wurden von mehreren Autoren Normwerte des Grundumsatzes aufgestellt, die ebenfalls für Männer und Frauen separate Werte auswiesen.

Tab. 3.3 Normwerte des Grundumsatzes nach Harris und Benedict [154].

Geschlecht	Formel
m	BEE (kcal/d) = 66,473 + 13,752 × Gewicht (kg) + 5,003 × Größe (cm) – 6,755 × Alter (Jahre)
w	BEE (kcal/d) = 655,096 + 9,563 × Gewicht (kg) + 1,850 × Größe (cm) – 4,676 × Alter (Jahre)

BEE: basaler Energieverbrauch; m: männlich; w: weiblich

FAO/WHO-Standards

Von der Food and Agriculture Organisation der UN (FAO) wurden dann in Zusammenarbeit mit der WHO kompilierte Studien in Auftrag gegeben, mit dem Ziel, aus dem Grundumsatz und einem zusätzlichen Multiplikator für die körperliche Aktivität zukünftig notwendige Lebensmittelressourcen für bestimmte Bevölkerungen berechnen zu können. Die letzte dieser Studien wurde 1985 von Schofield erstellt, basierend auf 7549 auswertbaren Einzelmessungen und Mittelwerten von weiteren 3874 Messungen. Die Ergebnisse wurden geschlechtsspezifisch für jeweils 6 Altersgruppen dargestellt und ergaben, dass in den meisten Fällen die Vorhersagekraft des Körpergewichts allein nicht schlechter war als die der Körperoberfläche.

Neben den Formeln von Harris und Benedict werden die Formeln von Schofield mit geringer Modifikation als FAO/WHO-Standards zitiert und angewendet (▶ Tab. 3.4). Müller et al. haben 2004 diese Werte mit den Ergebnissen neuerer Formeln verglichen, die aus einer kompilierten deutschen

Tab. 3.4 Formeln zur Berechnung des REE für die gesamte Subpopulation 1 und für einzelne BMI Klassen der Subpopulation 1 nach Model 1 (Körpergewicht und Alters) und Model 2 (FFM und FM)[1] [163].

Model	Formel zur Berechnung des REE	R^2
Subpopulation 1 (gesamt, n = 1046)		
Model 1	REE (MJ/d) = 0,047 × Gewicht (kg) + 1,009 × Geschlecht – 0,01452 × Alter (y) + 3,21	0,73
Model 2	REE (MJ/d) = 0,05192 × FFM (kg) + 0,04036 × FM (kg) + 0,869 × Geschlecht - 0,01181 × Alter (y) + 2,992	0,71
BMI ≤ 18,5 (n = 58)		
Model 1	REE (MJ/d) = 0,07122 × Gewicht (kg) - 0,02149 × Alter (y) + 0,82 × Geschlecht + 0,731	0,52
Model 2	REE (MJ/d) = 0,08961 × FFM (kg) + 0,05662 × FM (kg) + 0,667	0,38
BMI > 18,5 bis 25 (n = 444)		
Model 1	REE (MJ/d) = 0,02219 × Gewicht (kg) + 0,02118 × Größe (cm) + 0,884 × Geschlecht – 0,01 191 × Alter (y) + 1,233	0,52
Model 2	REE (MJ/d) = 0,0455 × FFM (kg) + 0,0278 × FM (kg) + 0,879 × Geschlecht - 0,01291 × Alter (y) + 3,634	0,54
BMI > 25 bis < 30 (n = 266)		
Model 1	REE (MJ/d) = 0,04507 × Gewicht (kg) + 1,006 × Geschlecht – 0,01553 × Alter (y) + 3,407	0,62
Model 2	REE (MJ/d) = 0,03776 × FFM (kg) + 0,03013 × FM (kg) + 0,93 × Geschlecht – 0,01196 × Alter (y) + 3,928	0,65
BMI ≥ 30 (n = 278)		
Model 1	REE (MJ/d) = 0,05 × Gewicht (kg) + 1,103 × Geschlecht – 0,01586 × Alter (y) + 2,924	0,75
Model 2	REE (MJ/d) = 0,05685 × FFM (kg) + 0,04022 × FM (kg) + 0,808 × Geschlecht – 0,01402 × Alter (y) + 2,818	0,70

[1] *REE: Ruheenergieumsatz; FFM: fettfreie Masse; FM: Fettmasse; MJ: Megajoule. Für das Geschlecht, weiblich = 0 und männlich = 1.*

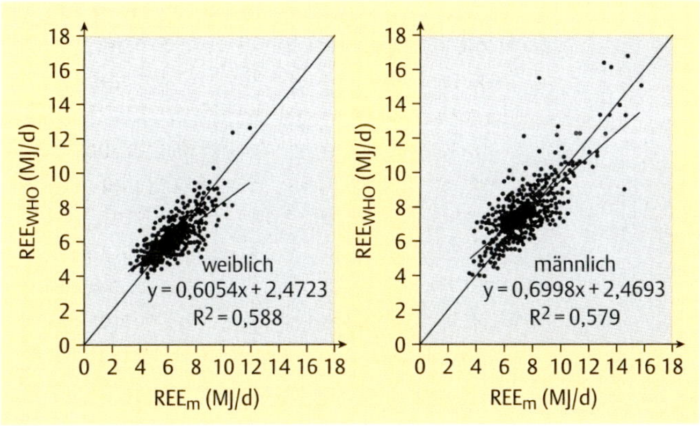

Abb. 3.3 Gemessener Ruheenergieumsatz (REE_m) versus geschätzter Grundumsatz nach den Formeln der World Health Organization (REE_{WHO}) bei Frauen (n = 1307) und Männern (n = 798) [163].

Datenbank mit Messungen an 2528 Individuen gewonnen wurden. Sie fanden signifikante Abweichungen in den verschiedenen Altersgruppen bei unter-, norm- und übergewichtigen Individuen im Vergleich zu den WHO-Werten (▶ Abb. 3.3). Zur Entwicklung der Formeln wurde das Gesamtkollektiv in 2 Subpopulationen aufgeteilt; aus der ersten wurden die Formeln entwickelt, die dann an der zweiten Subpopulation validiert wurden. Die Formeln basieren auf 2 Modellen, eines mit Hilfe des Körpergewichts und des Alters, das zweite mit Hilfe der fettfreien Masse und der Fettmasse (▶ Tab. 3.4). Wie bereits in den Formeln von Schofield ergab sich im Modell 1 durch das Hinzufügen der Körpergröße zum Gewicht und Alter keine höhere Vorhersagekraft. Das Modell 2, das den Grundumsatz mit Hilfe der fettfreien- und Fettmasse berechnet hatte im Gesamtkollektiv keinen höheren, sondern sogar einen geringfügig niedrigeren Determinationskoeffizienten als Modell 1.

Körpermagermasse und Grundumsatz

Die Beschäftigung mit den Determinanten des Grundumsatzes hat aus der in den 1940er Jahren erstmals möglich gewordenen Bestimmung der Körperzusammensetzung, z. B. über die Dichtebestimmung mittels einer Unter-Wasser-Waage, neuen Auftrieb erfahren. Diese Untersuchungstechnik basiert auf einem 2-Kompartment-Modell, das den Körper in die Magermasse (Lean Body Mass, LBM) und das Gesamtkörperfett unterteilt. Bereits die ersten Arbeiten, in denen die Körpermagermasse mit dem Grundumsatz korreliert wurde, zeigten ein hochsignifikantes Ergebnis. Der wichtigste Unterschied zu Körpergewicht und Körperoberfläche lag darin, dass sich bei der Korrelation der LBM mit dem Grundumsatz eine identische Regressionsgerade für Männer und Frauen ergab. Damit war die Hypothese eines geschlechtsspezifischen Unterschieds im Metabolismus widerlegt.

Spätere Untersuchungen, in denen die Körpermagermasse nicht nur densitometrisch, sondern auch mithilfe der Anthropomorphie, einer Isotopenverdünnungsmethode oder der bioelektrischen Impedanzanalyse (BIA) untersucht wurde, haben diese Ergebnisse übereinstimmend bestätigt. Cunningham hat aus 8 dieser Einzelstudien eine gewichtete Summenformel erstellt:

$$BEE = 370 + 21{,}6 \times LBM$$

Müller et al. haben aus der kompilierten Datenbank auch die Werte der Körperzusammensetzung übernommen und ebenfalls sowohl bei Kindern und Jugendlichen als auch bei Erwachsenen eine gute Korrelation des GU mit der entweder mit BIA oder Anthropometrie bestimmten fettfreien Masse gefunden (▶ Abb. 3.4). Der Determinationskoeffizient der einzelnen Regressionen war allerdings nicht höher als derjenige der oben beschriebenen multivariablen Gleichung mit Körpergewicht, Geschlecht und Alter.

Im Gegensatz zu dem der Densitometrie zugrunde liegenden 2-Kompartment-Modell entstand ebenfalls bereits in den 1940er Jahren ein 3-Kompartment-Modell, das die LBM noch einmal in die Körperzellmasse (Body Cell Mass, BCM,) und die extrazelluläre Masse (Extracellular Mass, ECM)

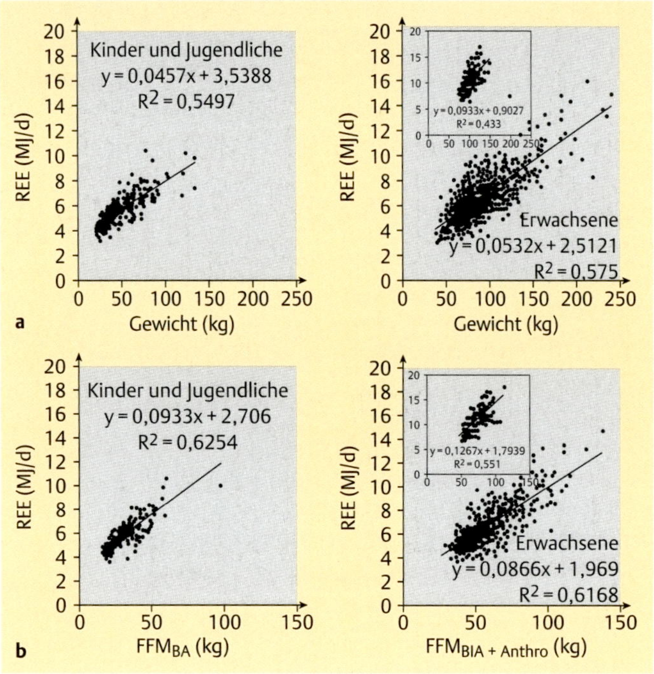

Abb. 3.4 Korrelation zwischen Grundumsatz und Körpergewicht bzw. Körpermagermasse. Untersucht wurden Kinder/Adoleszente und Erwachsene (gesamt n = 2348). Bei den Erwachsenen werden die Werte von 180 Probanden, deren Grundumsatz mit einem geschlossenen System gemessen wurde, in den oben gelegenen Kästen dargestellt. Diese Werte wurden von allen späteren Analysen ausgeschlossen, da ihre Regressionsgerade eine abweichende Steigung aufwies.

a Ruheenergieumsatz (REE) aufgetragen gegen das Körpergewicht [163].

b Ruheenergieumsatz (REE) aufgetragen gegen die fettfreie Masse (FFM) [163].

unterteilte. Die Körperzellmasse, definiert als die Summe aller stoffwechselaktiven Zellen, wurde als der physiologische Prädiktor des Grundumsatzes gesehen. Die wenigen bisher vorliegenden Studien, die die BCM mit dem Grundumsatz korreliert haben, fanden in der Tat ebenfalls eine hochsignifikante Korrelation zwischen diesen beiden Größen. Die Korrelationskoeffizienten dieser Regressionen waren jedoch nicht wesentlich besser als die der Korrelation mit der LBM.

3.4.2 Normwerte des Tagesenergieumsatzes

Der Tagesgesamtenergieumsatz (**Total Energy Expenditure, TEE**) ist die entscheidende Größe für die Energiebalance, d. h. das Verhältnis von zugeführter und umgesetzter Energie. Überschüssig zugeführte Energie führt langfristig zum Übergewicht, eine Unterschreitung zu Mangelerscheinungen.

Der Tagesenergieumsatz setzt sich somit aus einem konstanten Anteil, dem Grundumsatz, und den o. g. variablen Anteilen zusammen. Da die Wärmeregulation bei adäquater Bekleidung bzw. angemessener Raumtemperatur zu keiner wesentlichen Steigerung des Energieumsatzes führt und bei normalen Lebensverhältnissen und Gesundheit die psychische Komponente ebenfalls keinen großen Einfluss hat, ist die physikalische Aktivität die wichtigste Größe, die das Verhältnis des Tagesenergieumsatzes zum Grundumsatz bestimmt. Arbeitsintensität und Arbeitsdauer bestimmen dabei unmittelbar das Ausmaß der umgesetzten Energie (► Abb. 3.5).

In der Regel wird der Tagesenergieumsatz als Vielfaches des GU angegeben – eine Größe, die im Englischen auch als **Physical Activity Level (PAL)** bezeichnet wird. Dass die heute übliche berufliche oder häusliche Tätigkeit nur mit einer mäßigen Steigerung des Energieumsatzes verbunden ist, konnte eine britische Untersuchung zeigen, bei der der Tagesenergieumsatz bei 12 gesunden jüngeren Frauen unter normalen Lebensbedingungen mithilfe doppelt markierten Wassers untersucht wurde. Im Mittel betrug der Tagesenergieumsatz lediglich das 1,38 ± 0,04-Fache des GU. Bei männlichen Bauern in Gambia mit schwerer körperlicher Arbeit wurde dagegen ein Faktor von 2,40 ± 0,41 ermittelt. Zu betonen ist, dass unter den heutigen Le-

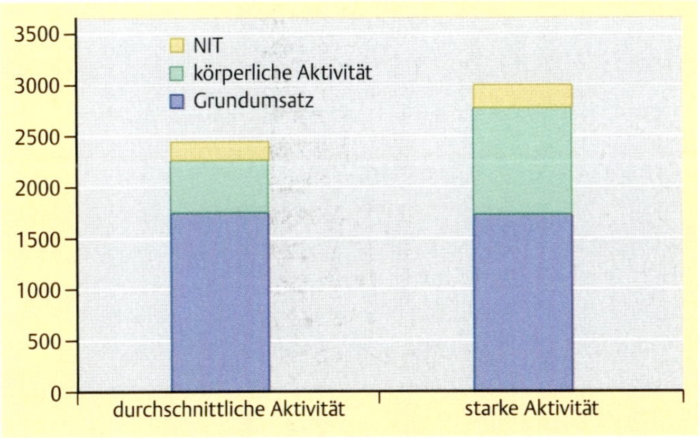

Abb. 3.5 Tagesgesamtenergieumsatz eines 50-jährigen Mannes mit einem Körpergewicht von 80 kg und einer Größe von 180 cm. Berechnet wurden die Werte für eine durchschnittliche und eine starke körperliche Aktivität. NIT: nahrungsinduzierte Thermogenese.

Tab. 3.5 Physical Activity Level (PAL) unter verschiedenen Lebensbedingungen.

PAL-Wert	Lebensbedingungen/Beruf	Aktivitätslevel
1,2–1,3	**gebrechliche, immobile, bettlägerige Menschen**	**ausschließlich sitzende oder liegende Lebensweise**
1,4–1,5	Büroangestellte, Feinmechaniker	ausschließlich sitzende Tätigkeit mit wenig oder keiner anstrengenden Freizeitaktivität
1,6–1,7	Laboranten, Studenten, Fließbandarbeiter	sitzende Tätigkeit, zeitweilig auch zusätzlicher Energieaufwand für gehende und stehende Tätigkeiten, wenig oder keine anstrengende Freizeitaktivität
1,8–1,9	Verkäufer, Kellner, Mechaniker, Handwerker	überwiegend gehende und stehende Arbeit
2,0–2,4	Bauarbeiter, Landwirte, Waldarbeiter Bergarbeiter, Leistungssportler	körperlich anstrengende berufliche Arbeit oder sehr aktive Freizeittätigkeit

bensbedingungen bei vielen Menschen, die einer sitzenden Tätigkeit nachgehen, der größte Energieumsatz während einer sportlichen Betätigung in der Freizeit stattfindet.

Eine kompilierte Studie, in der aus der Literatur 1614 Messungen des Tagesenergieumsatzes an 1156 Personen zusammengetragen wurden, errechnete den PAL in einem Bereich von 1,2–2,5, wobei die höheren Werte lediglich bei physikalisch sehr aktiven Personen gemessen wurden. Ausnahmen fanden sich z. B. bei Teilnehmern der Tour de France, die während des Wettbewerbs das 4,7-Fache des GU an Energie umsetzten. Die in dieser Arbeit enthaltenen Tabelle zu PAL-Werten unter verschiedenen Lebensbedingungen war auch die Grundlage für die von der Deutschen Gesellschaft für Ernährung herausgegebenen Aufstellung, die in ▶ Tab. 3.5 wiedergegeben ist.

3.5 Energieumsatz bei internistischen und chirurgischen Erkrankungen

Neben den umfangreichen Studien zum Grundumsatz Gesunder fanden bereits am Ende des 19. und zu Beginn des 20. Jahrhunderts grundlegende Untersuchungen der Veränderung des Energiestoffwechsels durch unterschiedliche Erkrankungen statt. Im Gegensatz zur bis dahin gültigen Meinung ergaben diese, dass die meisten gastrointestinalen, pulmonalen und kardialen Erkrankungen ebenso wie die Anämien, Leukämien, chronischen Infektionskrankheiten oder Stoffwechselerkrankungen wie Diabetes oder Gicht ohne wesentliche Veränderungen des Energieumsatzes einhergehen. Signifikante Veränderungen wurden dagegen bei der Hyper- und Hypothyreose gemessen, die Abweichungen von ±30–50 % bewirken können, sowie bei der Akromegalie und bei fieberhaften Infekten. Diese Ergebnisse haben heute noch Gültigkeit; sie belegen, dass der Energieumsatz innerhalb einer gewissen Varianz eine definierte biologische Größe ist, die nur durch wenige Faktoren wesentlich verändert wird.

Anders dagegen die Ergebnisse bei akzidentellen und chirurgischen Traumata, auf die bereits in den 1940er Jahren das Interesse gelenkt wurde. Cuthbertson beschrieb damals als Erster, dass die metabolische Antwort auf einen traumabedingten Schock in 2 Phasen abläuft, einer initialen Ebbphase mit niedrigem Energieumsatz und einer nachfolgenden Flowphase mit einem deutlichen Hypermetabolismus. Untersuchungen an chirurgischen Patienten, die in den 1960er Jahren mithilfe der von Kinney wieder in die klinische Medizin eingeführten indirekten Kalorimetrie durchgeführt wurden, konnten diese Steigerung des Energieumsatzes als eine der wesentlichen pathophysiologischen Merkmale des Postaggressionsstoffwechsels herausarbeiten. Diese frühen Arbeiten zur Veränderung des Energieumsatzes bei chirurgischen Patienten wurden durch etliche neuere Untersuchungen bestätigt; und auch die damals beschriebene Größenordnung der Stoffwechselsteigerung hat heute noch Gültigkeit.

Hinweis für die Praxis

Im Mittel kann davon ausgegangen werden, dass schwere Traumata oder eine unkomplizierte Sepsis mit einer Zunahme des Energieumsatzes von 30–50 % verbunden sind, und dass noch höhere Steigerungen nur in Ausnahmefällen oder bei schweren Verbrennungen erreicht werden. Allerdings wurde auch gezeigt, dass es mit zunehmendem Schweregrad einer Sepsis wieder zu einer relativen Abnahme des Energieumsatzes kommt.

3.5.1 Bestimmung des Energieumsatzes bei schwerkranken Patienten

Bezüglich der Methode stellt sich bei diesen Untersuchungen die Frage, in wieweit die meist nur kurzfristigen Messungen des Ruheenergieumsatzes (Resting Energy Expenditure, REE) bei diesen Patienten eine Abschätzung des Tagesenergieumsatzes erlauben. Mehrere Arbeiten haben aber übereinstimmend gezeigt, dass bei den schwerkranken, überwiegend immobilisierten und beatmeten Patienten der Tagesenergieumsatz meist nur geringfügig (0–20 %) über dem Ruheenergieumsatz liegt. Aufgrund der gestörten zirkadianen Rhythmik ist auch der Zeitpunkt der Messung unerheblich, und auch der Einfluss durch Schlafphasen ist unter diesen Umständen geringer als bei Gesunden.

Da die Bestimmung des Ruheenergieumsatzes mithilfe der indirekten Kalorimetrie noch keine klinische Routinemaßnahme geworden ist, wurden von vielen Autoren Formeln entworfen, mit denen der aktuelle Energieumsatz geschätzt werden soll. Die meisten der Algorithmen sind nach einem ähnlichen Prinzip aufgebaut: Der Grundumsatz wird mit einer der bekannten Formeln (meistens der nach Harris und Benedict) nach Alter, Geschlecht, Größe und Gewicht geschätzt und dann mit einem Aktivitätsfaktor, der das Ausmaß der Mobilisierung widerspiegelt, und einem weiteren Faktor, der dem Schweregrad der Erkrankung entspricht, multipliziert. Mehrere Arbeiten, die einen solchen geschätzten Energieumsatz mit dem tatsächlich gemessenen Ruheenergieumsatz verglichen haben, kamen aber zu dem Ergebnis, dass der Ruheenergieumsatz zwar signifikant über dem Grundumsatz, jedoch unter dem geschätzten Energieumsatz lag, sodass davon ausgegangen werden muss, dass die bekannten Formeln den aktuellen Energieumsatz eher überschätzen und von daher nur von begrenztem Nutzen sind.

Abgesehen von der fehlenden Genauigkeit beinhaltet der Versuch, den Energieumsatz mithilfe solcher Formeln zu erfassen, einen prinzipiellen Fehler: Mehrere Studien, in den der Energieumsatz sequenziell über mehrere Tage gemessen wurde, haben belegt, dass bei kritisch Kranken der Energieumsatz – entsprechend dem von Cuthbertson dargelegten Konzept der Flow- und Ebbphase – einen phasischen Verlauf zeigt, d. h., er steigt in den ersten Tagen der Erkrankung bis zu einem Spitzenwert, der im Bereich der o. g. Steigerungsraten liegt, an und fällt dann allmählich wieder ab. Sowohl die Höhe als auch der Zeitpunkt des Höhepunkts der Veränderung variieren jedoch von Patient zu Patient. Er kann sowohl am 2. oder 3. Tag, genauso gut aber auch erst am 10. Tag auftreten. Das Auftreten einer schweren Sepsis oder eines septischen Schocks kann wiederum zu einem relativen Abfall des Energieumsatzes führen. Allein aus diesem Grund kann die exakte Bestimmung des Energieumsatzes eines Patienten nur über eine Messung mittels der indirekten Kalorimetrie erfolgen.

3.5.2 Konsequenzen für die klinische Ernährung

Die Bedeutung der Bestimmung des Energieumsatzes bei kritisch kranken Patienten ergibt sich somit aus mehreren Gesichtspunkten: Zum einen muss heute davon ausgegangen werden, dass eine Hyperalimentation, d. h. die Zufuhr von Substraten über den aktuellen Energiebedarf hinaus, bei Schwerkranken eher von Schaden als von Nutzen ist. Die Messergebnisse der vielfältigen Studien, die den Energieumsatz Schwerkranker zum Gegenstand hatten, haben diesbezüglich in den letzten Jahren zu einer deutlichen Reduktion der Zahl der zugeführten Kalorien geführt. Zusätzlich muss noch berücksichtigt werden, dass zumindest in der Anfangsphase einer schweren Erkrankung der gemessene Energieumsatz nicht das Ernährungsziel sein sollte, da in dieser Phase ein Teil der Energie durch die endogene Substratproduktion bereitgestellt wird.

Zum anderen muss aber auch bedacht werden, dass eine längere Unterernährung, z. B. bei nur schlecht tolerierter enteraler Ernährung, längerfristig zu erheblichen Funktionseinschränkungen führt. Das wahre Ausmaß einer solchen Unterernährung kann nur durch den Vergleich der zugeführten Energie mit der tatsächlich umgesetzten Energie abgeschätzt werden. Aus diesem Grund sollten experimentelle Studien zur Erprobung neuer Ernährungskonzepte nicht ohne gleichzeitige Messungen des aktuellen Energieumsatzes durchgeführt werden. Neben diesem direkten Bezug zu alimentären Fragen ist der Energieumsatz zusätzlich ein wichtiger Globalparameter, der den Weg des kritisch kranken Patienten durch die unterschiedlichen metabolischen Phasen der akuten Erkrankung anzeigt.

Literatur

[145] Behnke AR. Physiologic studies pertaining to deep sea diving and activation, especially in relation to the fat content and composition of the body. Harvey Lect 1941; 37: 198–226

[146] Black AE, Coward WA, Cole TJ et al. Human energy expenditure in affluent societies: an analysis of 574 doubly-labelled water measurements. Eur J Clin Nutr 1996; 50: 72–92

[147] Boothby WM, Berkson J, Dunn HL. Studies of the energy of metabolism of normal individuals: A standard for basal metabolism, with a normogram for clinical applications. Am J Physiol 1936; 116: 468–484

[148] Cunningham JJ. Body composition as a determinant of energy expenditure: a synthetic review and a proposed general prediction equation. Clin Nutrition 1991; 54: 963–969

[149] Cuthbertson DP. Post-shock metabolic response. Lancet 1942; 1: 433–437

[150] D'Alessio DA, Kavle EC, Mozzoli MA et al. Thermic effect of food in lean and obese men. J Clin Invest 1988; 81: 1781–1789

[151] de Van Weir JB. New methods for calculating metabolic rate with special reference to protein metabolism. J Physiol 1949; 109: 1–9

[152] Durnin JV. Practical estimates of energy requirements. J Nutr 1991; 121: 1907–1913

[153] Fleisch A. Le métabolisme basal standard et sa détermination au moyen du „Metabocalculator". Helvetica Medica Acta 1951; 18: 23–44

[154] Harris, J. A, F. G. Benedict. A biometric study of basal metabolism in man. Carnegie Institution of Washington, Publication no. 279, 1919

[155] Heini AF, Minghelli G, Diaz E et al. Free-living energy expenditure assessed by two different methods in rural Gambian men. Eur J Clin Nutr 1996; 50: 284–289

[156] Holliday MA, Potter D, Jarrah A et al. The relation of metabolic rate to body weight and organ size. Pediatr Res 1967; 1: 185–195

[157] Jequier E, Schutz Y. Energy expenditure in obesity and diabetes. Diabetes Metab Rev 1988; 4: 583–593

[158] Kohlmann J, Röhm K.-H. Taschenatlas Biochemie des Menschen. Georg Thieme Verlag, Stuttgart, New York. 1998

[159] Kreymann G, Grosser S, Buggisch P et al. Oxygen uptake and resting energy expenditure in sepsis, sepsis syndrome and septic shock. Crit Care Med 1993; 21: 1012–1019

[160] Lavoisier AL, Laplace PS. Mémoire sur la Chaleur. (Mémoires de l'Académie des sciences, année 1780). Mémoires de Chimie et de Physique. Paris: Imprimerie Impériale; 1862: 283–334

[161] Monk DN, Plank LD, Franch-Arcas G et al. Sequential changes in the metabolic response in critically injured patients during the first 25 days after blunt trauma. Ann Surg 1996; 223: 395–405

[162] Moore FD. The body cell mass and its supporting environment; body composition in health and disease. Philadelphia: Saunders; 1963

[163] Müller MJ, Bosy-Westphal A, Klaus S et al. World Health Organization equations have shortcomings for predicting resting energy expenditure in persons from a modern, affluent population: generation of a new reference standard from a retrospective analysis of a German database of resting energy expenditure. Am J Clin Nutr 2004; 80: 1379–1390

[164] Muller MJ, Wang Z, Heymsfield SB et al. Advances in the understanding of specific metabolic rates of major organs and tissues in humans. Curr Opin Clin Nutr Metab Care 2013; 16: 501–508

[165] Newsholme EA. A possible metabolic basis for the control of body weight. N Engl J Med 1980; 302: 400–405

[166] Plank LD, Connolly AB, Hill GL. Sequential changes in the metabolic response in severely septic patients during the first 23 days after the onset of peritonitis [see comments]. Ann Surg 1998; 228: 146–158

[167] Prentice AM, Davies HL, Black AE et al. Unexpected low levels of energy expenditure in healthy woman. Lancet 1985; 1: 1419–1422

[168] Ralley FE, Wynands E, Ramsay JG et al. The effects of shivering on oxygen consumption and carbon dioxide production in patients rewarming from hypothermic cardio-pulmonary bypass. Can J Anaesth 1988; 35: 332–337

[169] Robertson JD, Reid DD. Standards for the basal metabolism of normal people in Britain. Lancet 1952; 1: 940–943

[170] Sato N, Oyamatsu M, Tsukada K et al. Serial changes in contribution of substrates to energy expenditure after transthoracic esophagectomy for cancer. Nutrition 1997; 13: 100–103

[171] Schoeller DA, van Santen E. Measurement of energy expenditure in humans by doubly labeled water method. J Appl Physiol 1982; 53: 955–959

[172] Schoeller DA, Hnilicka JM. Reliability of the doubly labeled water method for the measurement of total daily energy expenditure in free-living subjects. J Nutr 1996; 126: 348S–354S

[173] Schofield WN. Prediciting basal metabolic rate, new standards and review of previous work. Hum Nutr Clin Nutr 1985; 39C (Suppl. 1): 5–41

[174] Spurr GB, Baracnieto M, Maksud MG. Energy expenditure cutting sugarcane. J Appl Physiol 1975; 39: 990–996

[175] St-Onge M, Mignault D, Allison DB et al. Evaluation of a portable device to measure daily energy expenditure in free-living adults. Am J Clin Nutr 2007; 85: 742–749

[176] van Hoye K, Mortelmans P, Lefevre J. Validation of the SenseWear Pro3 Armband using an incremental exercise test. J Strength Cond Res 2014; 28: 2806–2814

[177] Weinsier RL, Schutz Y, Bracco D. Reexamination of the relationship of resting metabolic rate to fat-free mass and to the metabolically active components of fat-free mass in humans. Clin Nutrition 1992; 55: 790–794

4 Kohlenhydrate

H.K. Biesalski, frühere Bearbeitung: P. Vaupel, M. Ristow**

Das Wichtigste in Kürze

Kohlenhydrate (Saccharide) sind in allen pflanzlichen und tierischen Zellen enthalten. Sie sind die am häufigsten vorkommenden organischen Verbindungen. Die wesentlichen Bausteine aller Kohlenhydrate sind D-Glukose, D-Fruktose, D-Galaktose und ihre Derivate; die L-Enantiomere dieser Moleküle sind biologisch nicht relevant.

Für den Menschen sind Kohlenhydrate Hauptbestandteil der Nahrung und quantitativ dominanter Energielieferant. Sie stellen eine Energiereserve dar, sind biologisch schnell verwertbar und liefern auch in Zuständen verminderter Sauerstoffverfügbarkeit (Hypoxie) Energie. Bei vollständiger Oxidation setzen Kohlenhydrate etwa 17 kJ/g (4 kcal/g) Energie frei. Weiterhin dienen sie als Membranbausteine bzw. membrangebundene Glykoproteine, als Komponenten der extrazellulären Matrix und des Bindegewebes sowie der Synthese von Nicht-Kohlenhydratverbindungen (Lipide, Aminosäuren) und Nukleinsäuren.

Verschiedene Mono- und Disaccharide werden aufgrund ihres süßen Geschmacks als Zucker bezeichnet. Alternativ werden zum Süßen von Lebensmitteln Zuckeraustauschstoffe und intensive Süßstoffe eingesetzt, die weniger bzw. keine relevanten Brennwerte aufweisen. Einige metabolisch nicht direkt verwertbare Kohlenhydrate erfüllen im Organismus als Ballaststoffe (syn. Nahrungsfasern) zusätzliche physiologische Funktionen.

Störungen des Kohlenhydratstoffwechsels umfassen u. a. die Malassimilation (Maldigestion und Malabsorption), den Diabetes mellitus und verschiedene genetisch bedingte Enzymstörungen (z. B. Speicherkrankheiten).

Keywords

Glukose, Fruktose, Galaktose, Saccharose, Laktose, Stärke, Glykogen, Zuckeraustauschstoffe, Süßstoffe

4.1 Definition und Synthese

Kohlenhydrate sind aus Kohlenstoff (C), Wasserstoff (H) und Sauerstoff (O) aufgebaut und entsprechen im Allgemeinen der Zusammensetzung $C_n(H_2O)_n$. Chemisch gesehen handelt es sich um Polyhydroxycarbonylverbindungen und deren Derivate, einschließlich Uronsäuren, Aldonsäuren, Desoxy- und Aminozucker sowie Polymere davon. Entsprechend den IUPAC-Richtlinien werden die einzelnen Kohlenhydrate mit Trivialnamen oder davon abgeleiteten systematischen Namen bezeichnet, welche die Endung -ose tragen, z. B. Glukose und Fruktose.

Kohlenhydrate werden von Pflanzen und Mikroorganismen unter Ausnutzung von Lichtenergie im Zuge der Fotosynthese gebildet. In tierischen/menschlichen Organismen entstehen sie in der Brustdrüse und als Produkt des Intermediärstoffwechsels (Glukoneogenese, Glykogenese). Unter Mangelbedingungen (z. B. durch Fasten) können Kohlenhydrate vor allem in der Leber aus (glukoplastischen, glukogenen) Aminosäuren, Pyruvat und Laktat gebildet werden. Auch eine Synthese aus dem Glyzerol der Triazylglyzerole (Neutralfette, Triglyzeride) ist möglich.

▸ Tab. 4.1 fasst die verschiedenen Kohlenhydrate im Überblick zusammen.

4.2 Einteilung

Nach der Anzahl verknüpfter Grundbausteine unterscheidet man Kohlenhydrate in:

- Monosaccharide (einfache Zucker),
- Disaccharide (2 Monosaccharid-Einheiten),
- Oligosaccharide (3–9 Monosaccharid-Einheiten) und
- Polysaccharide (> 10, jedoch typischerweise bei Stärke und Glykogen bis 10^5 Glukose-Einheiten).

Kohlenhydrate kommen in Form der Monosaccharide und Disaccharide als einzelne, kleine Moleküle vor. Diese können sich zu größeren Komplexen verbinden und in dieser Form gespeichert oder als Strukturkomponenten eingesetzt werden. Eine

Tab. 4.1 Verschiedene Kohlenhydrate, ihr Vorkommen, ihre Struktur und Eigenschaften.

Kohlenhydrat	Vorkommen	Struktur und Eigenschaften
Monosaccharide		
D-Glukose (Traubenzucker)	Früchte, Honig, Spuren in den meisten Pflanzen	wasserlösliche Hexose
D-Fruktose (Fruchtzucker)	Früchte, Honig, Spuren in den meisten Pflanzen	wasserlösliche Hexose
D-Galaktose (Schleimzucker)	Komponente der Laktose, wird bei der Verdauung freigesetzt	wasserlösliche Hexose
Disaccharide		
Saccharose (Rohr-/Rübenzucker)	Zuckerrüben, Zuckerrohr, Früchte, Ahornzucker	wasserlösliches Disaccharid aus Glukose und Fruktose in α-1,2-glykosidischer Bindung
Laktose (Milchzucker)	Milch, Milchprodukte	wasserlösliches Disaccharid aus Galaktose und Glukose in β-1,4-glykosidischer Bindung
Maltose (Malzzucker)	Pflanzenkeime; entsteht bei der Stärkeverdauung im Darm	wasserlösliches Disaccharid aus 2 Glukose-Monomeren in α-1,4-glykosidischer Bindung
Oligosaccharide		
Raffinose	Zuckerrübenmelasse, Honig, Hülsenfrüchte	Trimer aus Glukose, Fruktose und Galaktose in β-1,2-α-1,6-Bindung mit oder ohne zusätzliche Galaktose in α-1,6-Bindung
Stachyose, Verbaskose	Hülsenfrüchte	gegenüber Raffinose um 1 bzw. 2 Galaktose-Einheiten erweitert
Maltotriose	Produkt des Stärkeabbaus im Dünndarm	Glukosetrimer
Fruktooligosaccharide	Chicorée, Zwiebeln, Spargel u. a.	3–9-glykosidisch verknüpfte Fruktose-Einheiten
Polysaccharide		
Amylose	Stärke, Getreide, Kartoffeln, Reis	lineares Polymer der Glukose mit α-1,4-Bindungen, wasserlöslich
Amylopektin	Stärke, Getreide, Kartoffeln, Reis	verzweigtkettiges Polymer der Glukose mit α-1,4- und α-1,6-Bindungen, schlecht wasserlöslich
Glykogen („tierische Stärke")	Leber, Skelettmuskulatur	verzweigtkettiges Polymer der Glukose mit α-1,4- und α-1,6-Bindungen, schlecht wasserlöslich
Inulin	Artischocken	Fruktosepolymer, wasserlöslich
„Industrielle" Saccharide		
Dextrin	Teilabbau von Stärke (z. B. durch Rösten), Lebensmittelzusatz	Gemisch von Abschnitten eines α-1,4-Glukosepolymers
Invertzucker	Säure-/Enzym-Hydrolyse von Saccharose, Lebensmittelzusatz	Stoffmengen-gleiches Gemisch von Fruktose und Glukose
Glukosesirup	Hydrolyse von Stärke, Lebensmittelzusatz	Glukose
isomerisierter Glukosesirup	Hydrolyse von Stärke, anschließende Teilisomerisierung von Glukose in Fruktose, Lebensmittelzusatz	Glukose-Fruktose-Gemisch mit unterschiedlichem Fruktoseanteil

Tab. 4.2 Einteilung der Kohlenhydrate anhand ihrer Funktion (Auswahl).

Funktion	Beispiele
Nährstoffe (Energielieferanten, Energiespeicher)	• Polysaccharide (Stärke, Glykogen) • Disaccharide (Saccharose, Laktose) • Glukose
Baustoffe	• Zellulose, Hemizellulosen („Ballaststoffe") • Chitin • Proteoglykane: Bestandteile der extrazellulären Matrix mit hohem Polysaccharidanteil im Bindegewebe • Glykolipide: Membranbausteine im Nervengewebe • Glykoproteine: Membranbausteine
Signalübertragung	• Glykoproteine: Proteine mit einem Kohlenhydratanteil in Form von Oligosacchariden als Membranrezeptoren • Zell-Zell-Verbindungen (z. B. Gap Junctions)
sezernierte Glykoproteine	• Globuline des Blutplasmas • Muzine („Gleitmittel")
Oberflächenantigene, Zelladhäsionsmoleküle	• Blutgruppensubstanzen (Glykoproteine, Glykosphingolipide) • Transplantationsantigene (HLA-Antigene) • Zell-Zell-Adhäsionsmoleküle, Zell-Matrix-Adhäsionsmoleküle
Bestandteile der Erbsubstanz, Genexpression, Proteinbiosynthese	• Desoxyribose in der DNS (Desoxyribonukleinsäure) • Ribose in der RNS (Ribonukleinsäure)
Biosynthesen mit Glukoseverbrauch	• Fettsäure-Biosynthese • Synthese von Nukleotiden (Pentosephosphatzyklus) • Synthese von nichtessenziellen Aminosäuren

Unterteilung der Kohlenhydrate anhand ihrer Funktion zeigt ▶ Tab. 4.2.

4.2.1 Monosaccharide

Monosaccharide sind die kleinsten Bausteine der Kohlenhydrate (▶ Abb. 4.1). Sie können (im Gegensatz zu den Di-, Oligo- und Polysacchariden) durch Säurehydrolyse im Magen nicht weiter abgebaut werden. Nach der Anzahl ihrer C-Atome unterteilt man die Monosaccharide in Pentosen (5 C-Atome) und Hexosen (6 C-Atome). Nur 4 der 12 natürlich vorkommenden Hexosen – Glukose (Traubenzucker), Fruktose (Fruchtzucker), Galaktose (Schleimzucker) und Mannose – können vom menschlichen Organismus absorbiert und damit relevant metabolisiert werden.

Eine weitere Einteilung der Monosaccharide basiert auf der Position ihres obligatorischen Carbonylsauerstoffs: Monosaccharide wie Glukose und Galaktose, die den Carbonylsauerstoff an einem C-terminalen Ende tragen, werden als Aldosen (Polyhydroxyaldehyde) bezeichnet; Ketosen (Polyhydroxyketone), wie z. B. Fruktose, tragen ihn an einem anderen C-Atom (meistens C-2).

Die aktive Carbonylgruppe der Monosaccharide hat 2 spezielle Funktionen: Zum einen kann sie mit der Hydroxylgruppe an C-5 reagieren und somit eine Ringstruktur bilden, zum anderen ist sie fähig glykosidisch an die Hydroxylgruppe eines zweiten Zuckers zu binden. Da der Zucker hierbei sowohl aus seiner α- als auch β-Konfiguration heraus reagieren kann, werden 2 Typen von Glykosidbindungen (R-O-R) unterschieden: α-glykosidische und β-glykosidische Bindung. An die Stelle eines zweiten Zuckers können auch Hydroxylgruppen von Aminosäuren, Aminen, Amidogruppen oder Säuren (z. B. Phosphorsäure) treten.

Hinweis für die Praxis

Mono- und Disaccharide werden allgemein als Zucker bezeichnet.

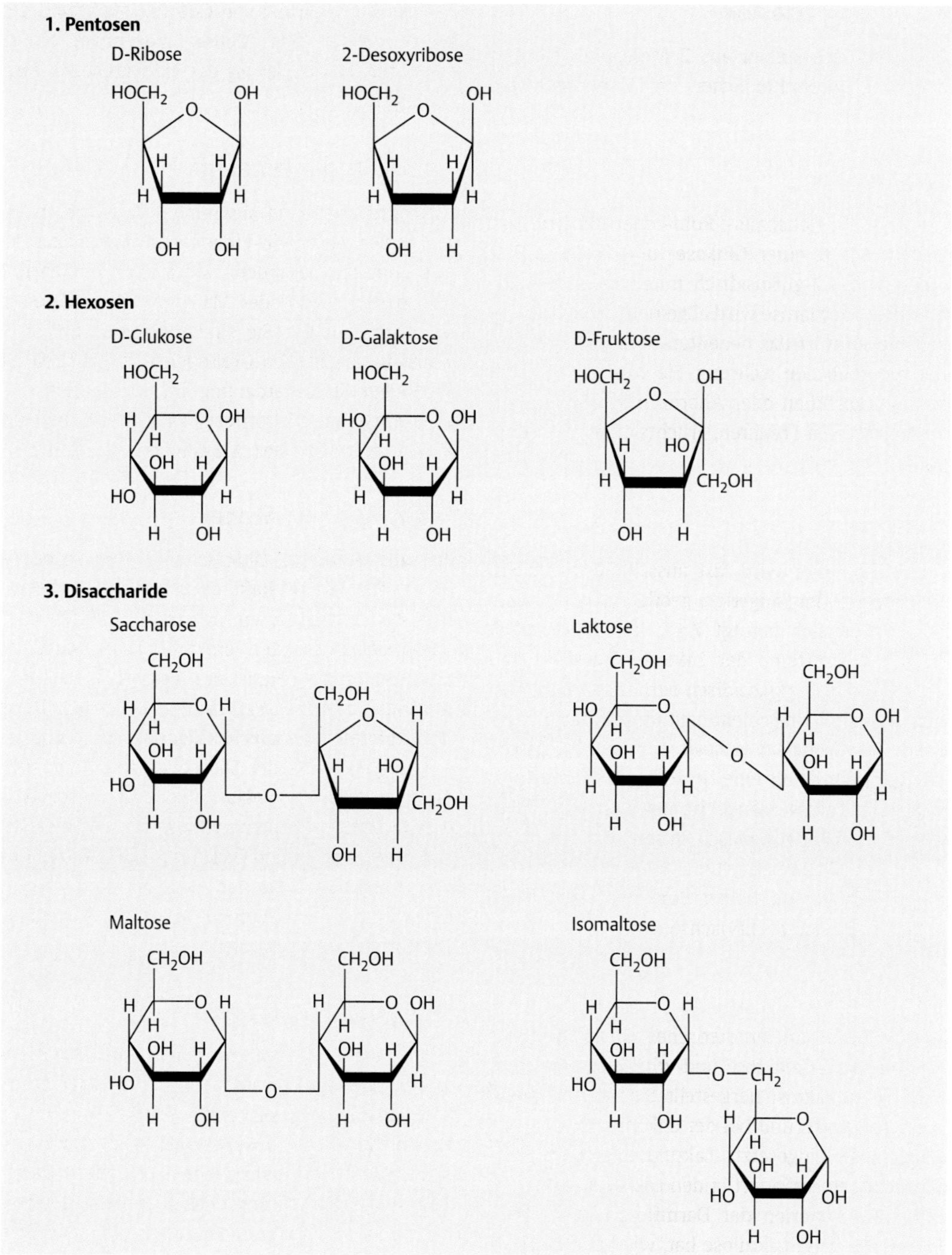

Abb. 4.1 Struktur wichtiger Zucker (natürlich vorkommende Mono- und Disaccharide).

4.2.2 Disaccharide

Disaccharide bestehen aus 2 Molekülen gleicher oder unterschiedlicher Monosaccharide (▶ Abb. 4.1).

Saccharose

Der Kristall-, Haushalts-, Rohr- oder Rübenzucker besteht aus je einer Glukose- und Fruktose-Einheit, die α-1,2-glykosidisch miteinander verbunden sind. Saccharose wird allgemein als Zucker bezeichnet und ist das bedeutendste Süßungsmittel der menschlichen Nahrung. Sie wird aus Zuckerrohr, Zuckerrüben oder Ahornsaft gewonnen und kommt auch in Früchten, Fruchtsäften und Honig vor.

Laktose

Der Milchzucker wird fast ausschließlich in den Milchdrüsen der Säugetiere gebildet. Sein Anteil in der Muttermilch beträgt 7,5 %, in der Kuhmilch 4,5 %. Die Bausteine der Laktose, Galaktose und Glukose, sind β-glykosidisch verbunden und können in der Darmschleimhaut durch das Enzym Laktase hydrolytisch gespalten werden. Laktasemangel stellt damit eine Ursache der Laktoseintoleranz dar. Laktasemangel ist in sonnenreichen Regionen der Welt endemisch, in sonnenarmen Regionen vergleichsweise selten. Kinder und insbesondere Neugeborene haben eine generell höhere Laktase-Aktivität als Erwachsene.

Laktulose

Laktulose ist ein synthetisches Disaccharid aus Fruktose und Galaktose und wird durch Isomerisierung aus Laktose hergestellt. Sie wird therapeutisch als Laxans und bei der dekompensierten Leberzirrhose eingesetzt. Laktulose gelangt beim Menschen unverändert in den Dickdarm und wird dort von Bakterien der Darmflora (Darmmikrobiom) abgebaut. Laktulose hat, wie andere unverdauliche Saccharide (s. u.), keinen physiologischen Brennwert.

Maltose

Malzzucker kommt selten natürlich in Lebensmitteln vor, sondern entsteht zumeist als Hydrolyseprodukt aus Stärke, z. B. mittels Hydrolyse beim Keimen bzw. Mälzen von Getreide. Aufgrund der höheren Süße von Maltose gegenüber Stärke schmeckt Malz süßer als das entsprechende Ausgangsgetreide.

4.2.3 Oligosaccharide

Oligosaccharide sind aus mindestens 3 bis maximal 9 Monosaccharid-Einheiten zusammengesetzt und kommen besonders zahlreich in fermentierten sowie im Zuge des Malzprozesses gekeimten Lebensmitteln vor. Sie sind meist süß und aufgrund ihrer geringen Größe leicht löslich. Bei der luminalen Stärkeverdauung im Gastrointestinaltrakt entstehen Maltotriose (Trisaccharid) und die Alpha-Grenzdextrine (ca. 8 Glukose-Einheiten).

Raffinose und Stachyose

Das aus Galaktose, Glukose und Fruktose bestehende Trisaccharid Raffinose kommt in Zuckerrüben vor. Stachyose, ein Tetrasaccharid (Tetrose) aus 2 Galaktoseresten, einer Glukose- und einer Fruktoseuntereinheit, ist in Hülsenfrüchten (Leguminosen) und Kürbisgewächsen enthalten. Diese und andere unverdauliche Oligosaccharide sind resistent gegenüber der Säurehydrolyse im Magen sowie gegenüber Amylasen und hydrolytisch aktiven Enzymen der Enterozytenmembran. Sie gelangen unverdaut in den Dickdarm und können dort von speziellen Bakterien des Darmmikrobioms umgesetzt werden. Oftmals rufen diese Prozesse Meteorismus bzw. Flatulenz hervor.

Fruktooligosaccharide

Diese natürlich vorkommenden Oligofruktosen gelangen ebenfalls unverdaut in den Dickdarm und werden dort fast vollständig von Bifidobakterien verstoffwechselt. Sie werden als Präbiotika eingesetzt, da sie den Aufbau einer „gesunden" Darmflora fördern. Nahrungsquellen der Fruktooligosaccharide sind unter anderem Bananen, Zwiebeln und Spargel. Auch das Polyfruktosan Inulin, das unter anderem in Spargel, Topinambur, Chicorée und Artischocken vorkommt, wird als Präbiotikum verwendet, da es bei chronischer Zufuhr möglicherweise die Darmflora positiv beeinflussen kann; Verstopfungen können gelindert werden, der Bildung von fäulniserregenden Substanzen wird entgegengewirkt und das Lipidprofil im Blut wahrscheinlich verbessert.

4.2.4 Polysaccharide

Polysaccharide sind aus mindestens 10 Monosaccharid-Einheiten zusammengesetzt und erreichen Molekülmassen > 1 Mio. Dalton. Wichtigster Grundbaustein der natürlichen Polysaccharide ist Glukose. In der Natur kommen Polysaccharide als Energiereserven („Energiespeicher“) und Stützsubstanzen vor.

Stärke

Häufigster Reservestoff der Pflanzen ist Stärke und damit mengenmäßig in der Nahrung mit Abstand das wichtigste Kohlenhydrat (▶ Tab. 4.3). Sie enthält 2 Formen von Glukosepolymeren: Amylose (20–30 %) und Amylopektin (70–80 %):

- Die Amylose ist ein Polymer aus α-1,4-glykosidisch verknüpften Glukosemonomeren (▶ Abb. 4.2). Sie besteht aus linearen Ketten, die zu einer dichten Helix gewunden sind.
- Das Amylopektin ist die quantitativ größere Komponente der natürlichen Stärke, und enthält nach etwa 25–30 α-1,4-glykosidischen Verknüpfungen zusätzliche α-1,6-glykosidische Verbindungen, wodurch sich die verzweigte Struktur dieses Polymers ergibt (▶ Abb. 4.2).

Glykogen

Das Speicherkohlenhydrat der tierischen/menschlichen Zellen ist ähnlich wie Amylopektin aufgebaut. Für die Synthese wird Glukose α-1,4-glykosidisch verknüpft. Zudem kommt es jeweils nach 8–14 Glukose-Einheiten zu einer α-1,6-glykosidischen Verknüpfung, weshalb das Molekül stärker verzweigt ist als Stärke und damit eine schnelle Freisetzung von Glukose-Resten aus den Verzweigungsendigungen ermöglicht. Insbesondere die Leber (10 % des Frischgewichts, d. h. ca. 150 g) und die Skelettmuskulatur (1 % des Frischgewichts, d. h. etwa 300 g) speichern Glykogen, das in den Zellen mit einem speziellen Protein, dem Glykogenin, verknüpft ist.

Tab. 4.3 Anteile der verschiedenen Kohlenhydrate in der Nahrung. Nach vollständiger Hydrolyse entstehen daraus 3 Monosaccharide: Glukose (80 %), Fruktose (15 %) und Galaktose (5 %).

Kohlenhydrat	Anteil
Stärke („Hauptkohlenhydrat“)	55–60 %
Saccharose	28–30 %
Laktose	6–8 %
Glykogen	ca. 2 %
Maltose	ca. 1 %
Monosaccharide	ca. 1 %

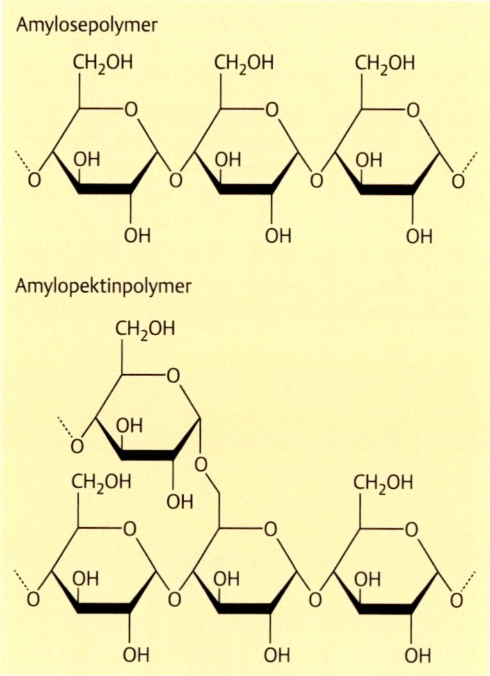

Abb. 4.2 Ausschnitte aus einem Amylose- und einem Amylopektin-Polymer.

Zellulose

Das am häufigsten vorkommende Polysaccharid ist die Zellulose. Sie ist Hauptbestandteil der pflanzlichen Zellwände. Zellulose ist ein unverzweigtes Polysaccharid, in dem mehrere Hundert bis Zehntausend D-Glukose-Einheiten β-1,4-glykosidisch verknüpft sind. Zellulose hat keinen physiologischen Brennwert, da sie im menschlichen Körper nicht enzymatisch gespalten werden kann (Kap. 5).

Weitere Homoglykane

Da Stärke, Glykogen und Zellulose lediglich aus einem Grundbaustein – in diesem Fall Glukose – aufgebaut sind, werden sie als Homoglykane bezeichnet. Weitere Vertreter der Homoglykane sind Chitin (Grundsubstanz: Acetylglucosamin), Pektine (Galakturonsäure) und Polyfructosane (Fruktose).

Heteroglykane

Zu den Heteroglykanen, die aus verschiedenen Grundbausteinen zusammengesetzt sind, gehören Xylane (Xylosepolymere), Alginsäuren (in Braunalgen), Galaktomannane (Mannose-Galaktose-Polymere) sowie einige Pflanzengummis.

4.3 Energiegehalt und Zufuhrempfehlungen

4.3.1 Biologisch verwertbare und nicht verwertbare Kohlenhydrate

Da die Enterozyten der Darmschleimhaut nur Monosaccharide absorbieren können, müssen alle polymeren Kohlenhydrate im Verlauf der Verdauung in ihre Grundbausteine zerlegt werden. Während z. B. die α-glykosidischen Verbindungen von Saccharose und Maltose im menschlichen Organismus von spezifischen Enzymen des Verdauungstrakts gespalten werden können, fehlen dem Menschen entsprechende Enzyme für die Spaltung der meisten β-glykosidischen Verbindungen (eine Ausnahme bildet hierbei der Abbau von Laktose durch Laktase, s. u.). Die Kohlenhydrate können daher entsprechend der enthaltenen Bindungen in verwertbare (d. h. verdaubare) und biologisch nicht verwertbare Kohlenhydrate eingeteilt werden.

Durch die Einwirkung von Speichel- und Pankreasamylasen werden verdaubare Polymere entweder direkt zu Glukose oder zu Maltose und Isomaltose aufgespalten (▶ Abb. 4.3). Wie auch

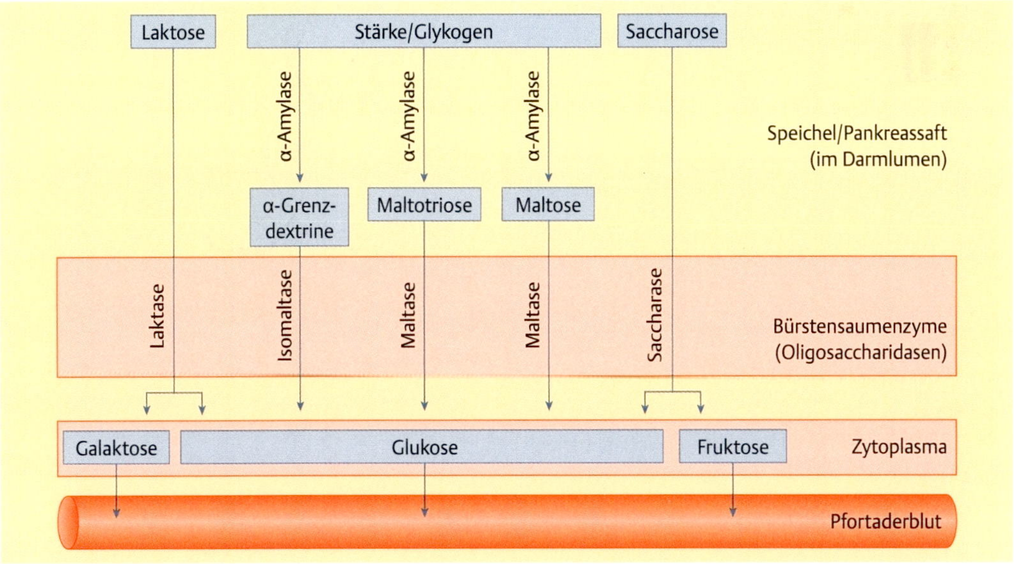

Abb. 4.3 Hydrolytische Spaltung der Nahrungskohlenhydrate. Die Endprodukte der pankreatischen Nahrungskohlenhydratverdauung (Alpha-Grenzdextrine mit im Mittel 8 Glukose-Einheiten, das Trisaccharid Maltotriose und das Disaccharid Maltose) sowie die beiden Nahrungsdisaccharide werden an der Bürstensaummembran in ihre monosaccharidischen Bestandteile gespalten, die bei den 3 mittleren der dargestellten Zucker ausschließlich aus Glukose bestehen [195].

Saccharose und Laktose werden die beiden letztgenannten Moleküle anschließend von membranständigen Disaccharidasen hydrolytisch in die Monosaccharide gespalten und in die Enterozyten absorbiert. Der Abbau von Disacchariden zu Monosacchariden im Dünndarm erfolgt – neben der Amylase – durch Saccharase (Sucrase, spaltet Glukose-α-1,2-Fruktose-Bindungen), Maltase (Glukose-α-1,4-Glukose), Isomaltase (Glukose-α-1,6-Glukose) und Laktase (Galaktose-β-1,4-Glukose).

Zu den unverdaulichen Kohlenhydraten zählen die Zellulosen, Hemizellulosen, Beta-Glukane (z. B. Chitin), Galaktomannane, Pektine, Xanthan (bakterielles Polysaccharid), Alginate und Pflanzengummis. Während Wiederkäuer mithilfe spezieller Enzyme im Magen-Darm-Trakt bzw. bakterieller Enzyme in der Lage sind, auch größere Mengen davon zu verdauen, sind sie für den menschlichen Intestinaltrakt unverdaubar. Näheres hierzu siehe in Kap. 5.

Genetische Anpassung der Kohlenhydratverdaulichkeit

Der Speichel von Menschen und vielen anderen Primaten enthält ein Enzym, die α-Amylase, das die langen Glukoseketten von Kohlenhydraten durch Spaltung verschiedener Bindungsstellen im Molekül vorverdauen kann. Das Gen, das für dieses Enzym kodiert, AMY1, kann im Genom des jeweiligen Organismus in 2–10 oder mehr Kopien vorkommen. Dabei korreliert die im Speichel nachgewiesene Menge des Enzyms mit der Anzahl der Kopien ([190]). Einige Populationen, wie Japaner und Europäer, die regelmäßig stärkehaltige Lebensmittel konsumieren, haben mehr Genkopien und damit eine bessere Verdaulichkeit von Stärke als solche, die seltener mit solchen Lebensmitteln in Kontakt gekommen sind, beispielsweise Sammlerpopulationen wie die Jakuten, die sich hauptsächlich von Fisch ernähren.

Der durchschnittliche Mensch in Europa oder den USA, der sich gemischt ernährt, hat 3–5 Kopien des Amylase-Gens, wodurch mehr aktive Enzyme produziert werden als bei nur einem Gen und die Effektivität der Stärkespaltung erhöht wird. Die Etablierung und Verbreitung von Genotypen mit solchen Genkopien stehen im Zusammenhang mit der Einführung der Landwirtschaft und damit der Zunahme kohlenhydratreicher Ernährung vor 8000 Jahren. Jüngste Ergebnisse vergleichender Studien der Genome paläolithischer Jäger und Sammler aus Spanien (8000 v. Chr.), der sibirischen Region und von Bauern aus Deutschland und Luxemburg (7000 v. Chr.) haben diese Annahme bestätigt. Der Bauer aus der Region Stuttgart hatte die höchste Anzahl an Genkopien (16), während der spanische Jäger und Sammler nur 5 und der schwedische nur 6 Kopien aufwies ([186]).

Populationen, die auf eine Energieversorgung aus pflanzlicher Nahrung angewiesen sind, müssen in der Lage sein, mehr Glukose aus pflanzlicher Nahrung zu gewinnen als solche, die häufiger Zugang zu tierischer Nahrung haben. In Zeiten, in denen unsere Vorfahren auf USOs angewiesen waren, hatten diejenigen einen Vorteil, die über mehr Genkopien verfügten und somit mehr Glukose aus der Nahrung freisetzen konnten.

4.3.2 Zufuhrempfehlungen für Kohlenhydrate

Hinweis für die Praxis

Da Kohlenhydrate endogen aus Aminosäuren (und theoretisch auch aus Fetten) synthetisiert werden können, ist ihre Zufuhr nicht essenziell. Laut derzeitigen, allerdings keinesfalls evidenzbasierten Empfehlungen (D-A-CH-Referenzwerte und WHO-Empfehlung) sollten 55–60 % des täglichen Energiebedarfs gesunder Personen durch Kohlenhydrate gedeckt werden.

Die WHO hat einen Zielwert von 55–75 % definiert. Dies entspricht einer täglichen Zufuhr von 5–6 g/kg KG. Bevorzugt sollten dabei hochmolekulare Kohlenhydrate (z. B. Vollkornprodukte) zugeführt werden. Die Zufuhr freier Zucker (Mono- und Disaccharide) soll < 10 % der Gesamtzufuhr betragen.

Der tägliche Glukoseumsatz von Erwachsenen beträgt ca. 200 g, davon entfallen auf das Gehirn 140 g (zerebraler Glukoseverbrauch: 7 mg/100 g/min), d. h., die Glykogenspeicher decken den Glukosebedarf eines Erwachsenen für etwa 2 Tage.

Als minimale tägliche Kohlenhydratzufuhr werden 10 % des täglichen Energiebedarfs bzw. 1 g/kg KG diskutiert (zur Vermeidung eines merklichen Proteinabbaus für die Glukoneogenese und einer gesteigerten Lipolyse mit Ketogenese). Dauerhafte Ernährungsformen mit 30 g Kohlenhydraten pro Tag sind jedoch ohne gesundheitliche Beeinträchtigung beschrieben.

Kohlenhydrate sind aufgrund ihres höheren Sauerstoffanteils energieärmer als die Wasserstoff-reicheren Nahrungsfette. Im Rahmen kohlenhydratreduzierter, fettreicher Diäten wird eine stark reduzierte Aufnahme von Kohlenhydraten bei gleichzeitig uneingeschränktem Verzehr von insbesondere Eiweißen, aber auch Fetten empfohlen. So propagieren z. B. die Verfechter der Atkins- oder ketogenen Diät eine entsprechende Umstellung der Ernährung. Aufgrund der eingeschränkten Stimulation der Insulinproduktion soll eine verstärkte Freisetzung von Fettsäuren aus den Depots und deren Umwandlung in Ketonkörper hervorgerufen werden. Da der Körper aus der Verwertung dieser Ketonkörper Energie gewinnen kann, soll mithilfe der Diät die Energiezufuhr reduziert und hierdurch langfristig eine Gewichtsreduktion erreicht werden. Studien zeigen, dass der Gewichtsverlust innerhalb der ersten 6 Monate bei dieser Ernährungsform wesentlich ausgeprägter ist, jedoch nach 12 Monaten die Effizienz ebenso hoch wie bei einer klassisch kalorienreduzierten Diät ist. Befürchtungen, dass sich die Cholesterolkonzentrationen im Blutserum durch eine solche Ernährung ungünstig verändern würden, haben sich nicht bestätigt; im Gegenteil ist eine deutliche Senkung des LDL-Cholesterols zu beobachten.

4.4 Monosaccharide im Einzelnen

4.4.1 Glukose

Definition

Glukose (Traubenzucker, „Dextrose") ist die in der Natur am häufigsten vorkommende organisch-chemische Verbindung. Bezüglich des Energiehaushalts des Menschen ist Glukose der wichtigste Kohlenhydratbaustein.

Endogene und diätetische Quellen

Traubenzucker wird selten in seiner Monosaccharidform aufgenommen (▶ Tab. 4.3). Als Polymer liegt er in Stärke, Glykogen und vielen Nahrungsdisacchariden vor. Als Baustein der Saccharose ist Glukose in Früchten und Gemüse enthalten und macht einen Großteil von deren Trockenmasse aus. Endogen kann Glukose aus Glykogenspeichern (Skelettmuskulatur, Leber) und durch Glukoneogenese (Leber, Niere) aus glukogenen Aminosäuren sowie Laktat, Pyruvat oder Glyzerol bereitgestellt werden.

Verdauung und Absorption

Glukose wird durch Amylasen aus Speichel und Pankreas zum Teil direkt aus polymeren Kohlenhydraten hydrolysiert. Ist dies nicht der Fall, werden anfallende Disaccharide im Dünndarm von membranständigen Hydrolasen weiter zu ihren kleinsten Bausteinen, den Monosacchariden, gespalten (▶ Abb. 4.3). Glukose wird durch sekundär-aktiven Transport in die Zelle absorbiert. Dazu werden ein Molekül Glukose und 2 Na^+ über den Glukose/2 Na^+-Symporter SGLT 1, d. h. Carrier-vermittelt, in die Zelle transportiert. Na^+ wird anschließend durch die basolaterale Na^+-K^+-ATPase wieder aus der Zelle gepumpt, während Glukose über den Glukose-Uniporter GLUT 2 aus der Zelle exportiert wird und danach durch Diffusion entlang eines Konzentrationsgefälles durch das Interstitium ins Blut gelangt (▶ Abb. 4.4).

Glukose und Galaktose werden miteinander konkurrierend aus dem Darmlumen absorbiert. Das Absorptionsmaximum liegt bei 120 g/h. Die Aufnahme erfolgt relativ schnell und ist im oberen Dünndarm weitestgehend abgeschlossen (▶ Abb. 4.5).

Die Absorption von Mannose beruht ebenfalls auf einem Na^+-Symport (SGLT 4).

Stoffwechsel

Am Glukosestoffwechsel sind zahlreiche Hormone beteiligt, wobei Insulin das einzige blutzuckersenkende Hormon ist. Absorbierte Glukose gelangt überwiegend in das zirkulierende periphere Blut und ruft eine gesteigerte Insulinsekretion hervor. Insulin induziert eine verstärkte Aufnahme von

Glukose in die Skelettmuskulatur und das Fettgewebe nach Bindung an den Insulinrezeptor mit nachfolgender Autophosphorylierung, die mittelbar die Translokation von GLUT4 induziert und eine insulinabhängige Glukoseaufnahme ermöglicht.

Glukose wird zunächst zu Glukose-6-Phosphat phosphoryliert (G-6-P) und nachfolgend über Glykolyse abgebaut sowie fakultativ über oxidative Decarboxylierung im Citratzyklus und der Atmungskette vollständig oxidiert, d. h. zu ATP als verfügbarem Energieäquivalent umgewandelt. Störungen des Glukosestoffwechsels können sich verschiedenartig manifestieren (Kap. 42).

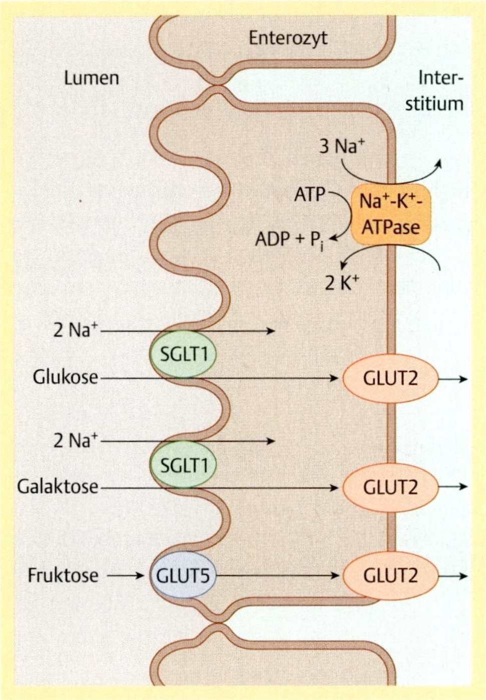

Abb. 4.4 Absorption der Monosaccharide im oberen Dünndarm.

Speicherung

Glukose, die nicht direkt zur Energiegewinnung genutzt wird, kann in Leber- und Muskelzellen in ihre Speicherform Glykogen konvertiert werden (Glykogenese, ▶ Abb. 4.6). Da die Leber nur eine begrenzte Speicherkapazität für Glukose bzw. Glykogen besitzt, wird dort überschüssige Glukose über den Zwischenmetabolit Acetyl-CoA zu Triazylglyzerolen und Cholesterol metabolisiert. Sinkt die Glukosekonzentration im Blut, wird verstärkt Glukagon freigesetzt und der Abbau von Glykogen in Leber und Skelettmuskel (Glykogenolyse) gesteigert. Da das Muskelglykogen als Energiereserve für die Muskulatur dient, nimmt es allerdings keinen direkten Einfluss auf die Regulation der Blutglukose: Im Muskel abgebautes Glykogen kann aufgrund der fehlenden Glukose-6-Phosphatase lediglich zu G-6-P und nicht vollständig zu Glukose umgewandelt werden.

In Extremsituationen, d. h. bei Sauerstoffmangel, kann G-6-P jedoch anaerob zu Laktat glykolysiert werden, das dann ans Blut abgegeben und über Glukoneogenese in der Leber wieder zu Glukose umgewandelt wird. Der ATP-Gewinn bei der anaeroben Glykolyse ist zwar schneller, jedoch 15- bis 16-fach niedriger als bei vollständiger mitochondrialer Glukoseoxidation. Das Gehirn zählt – neben den Erythrozyten und dem Nierenmark – zu den Geweben, die auf Glukose als alleinigen („essen-

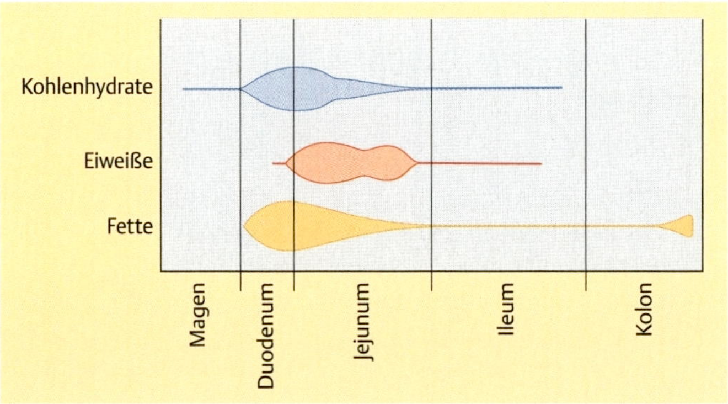

Abb. 4.5 Absorptionsbereiche für Fette, Eiweiße und Kohlenhydrate im Magen-Darm-Trakt [195].

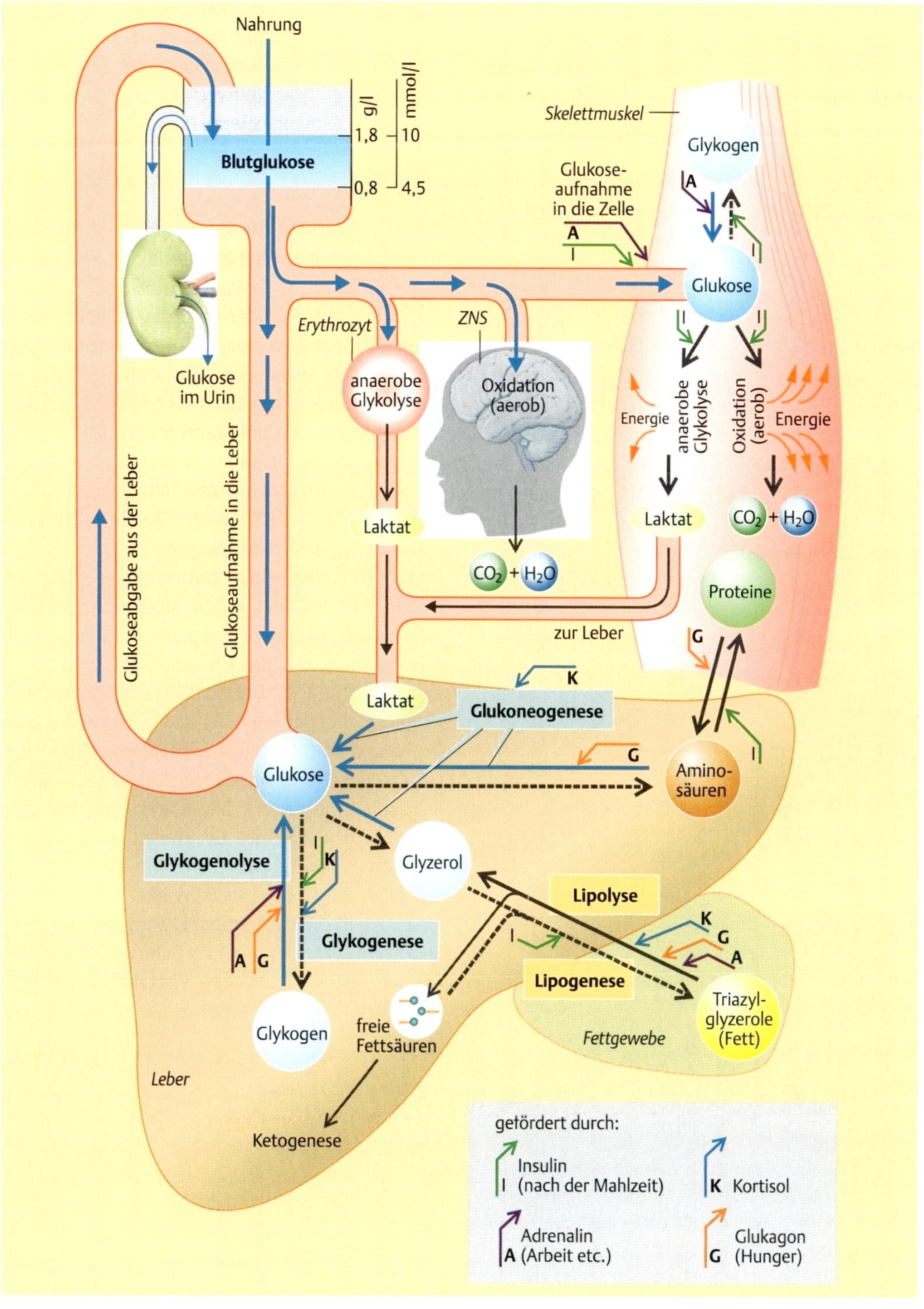

Abb. 4.6 Glukosestoffwechsel, vereinfachte Übersicht [192].

ziellen") Energielieferanten angewiesen sind (ca. 140 g/d). Nur bei Adaptation an lange Hungerperioden ist das Gehirn in der Lage, auch Ketonkörper aus dem Triazylglyzerolabbau zu verwerten.

Ausscheidung

Glukose gelangt in den Nierenglomerula aufgrund der geringen Molekülgröße und der sehr guten Wasserlöslichkeit durch Filtration in den Primärharn (ca. 180 g/d). Im frühproximales Tubulus wird sie durch den Glukose/Na^+-Symporter SGLT 2 sekundär-aktiv über einen Natriumgradienten resorbiert und hauptsächlich über GLUT 2 zurück ins Interstitium transportiert. Im gesunden Organismus gelangt so praktisch keine Glukose in den Endharn. Die Nierenschwelle für Glukose, d. h. die maximale Resorptionskapazität der Niere, liegt beim gesunden Erwachsenen bei etwa 180 mg/dl Blutglukose. Wird dieser Wert, z. B. bei Hyperglykämie als Folge von Diabetes mellitus, überschritten, kommt es zur verstärkten Ausscheidung von Glukose über den Harn (Glukosurie).

Hinweis für die Praxis

SGLT 2-Inhibitoren (Gliflozine) sind für die Therapie des Typ-2-Diabetes zugelassen, da sie den ausschließlich in der Niere lokalisierten SGLT 2-Transporter (im proximalen Tubulus) hemmen, damit eine Ausscheidung von Glukose mit dem Harn fördern und in der Folge die Blutglukosekonzentration senken; gleichzeitig führt dies zu einem Verlust an Glukose, der der bei Menschen mit Typ-2-Diabetes meist erwünschten Gewichtsreduktion zuträglich sein soll.

4.4.2 Fruktose

Definition

Fruktose (Fruchtzucker) ist das süßeste aller Monosaccharide: In kristalliner Form besitzt Fruktose die doppelte Süße von Saccharose. In gelöster Form nimmt die Süße der Fruktose ab, da einzelne Moleküle in weniger süße Konfigurationsformen übergehen. Die Ketohexose dient dem Körper als Energiequelle sowie zur Bildung von Glykoproteinen und Glykolipiden.

Endogene und diätetische Quellen

Der größte Teil der vom Menschen konsumierten Fruktose kommt einzeln oder als Baustein von Saccharose in Früchten, Honig und Gemüse vor. Früchte enthalten im Durchschnitt 1–7 % Fruktose, wobei z. B. Äpfel, Birnen und Weintrauben sowie insbesondere auch Trockenfrüchte einen sehr viel höheren Fruchtzuckeranteil aufweisen. Im Laufe ihres Reifeprozesses werden Früchte zunehmend süßer, weil die enthaltene Saccharose enzymatisch in Glukose und Fruktose gespalten wird.

Die Trockenmasse von Honig besteht zu 40 % aus Fruktose. Das von den Bienen sezernierte Enzym Invertase hydrolysiert die Saccharose des von den Insekten gesammelten Fruchtnektars zu Glukose und Fruktose.

Einen hohen Fruktoseanteil (bis zu 55 %) hat auch industriell aus Maisstärke hergestellter Fruktosesirup (High Fructose Corn Syrup, HFCS). Um eine höhere Süßkraft zu erzielen, wird bei der Herstellung von HFCS Glukose durch das Enzym Glukose-Isomerase zu Fruktose umgewandelt (s. u.).

Fruktose ist für den Menschen nicht essenziell, da sie endogen (Leber) aus Glukose synthetisiert werden kann. Hierzu wird Glukose zunächst von der Aldosereduktase zu Sorbitol reduziert und dieses an C2 zu Fruktose oxidiert. Dieser Syntheseweg spielt auch in der Samenblase des Mannes eine Rolle, wo Fruktose als Nährstoff für die Spermien bereit gestellt wird.

Verdauung und Absorption

Saccharose wird von bürstensaumständigen Saccharasen (Glukosidasen) in ihre Bausteine, Glukose und Fruktose, hydrolysiert. Die Aufnahme von Fruktose in die Darmzellen erfolgt entlang ihres Konzentrationsgefälles bevorzugt durch den Transporter GLUT 5 bzw. in geringem Maße auch durch GLUT 2. Die Transportrate ist (wie für die Zuckeralkohole) relativ niedrig. Werden große Mengen Fruktose oral zugeführt, tritt daher häufig eine Malabsorption infolge einer Überlastung der Transportsysteme auf. Auch bei angeborenen oder erworbenen Störungen der Transportsysteme kommt es zu einer Fruktosemalabsorption. Fruktose, die nicht im Dünndarm absorbiert wird, gelangt so in den Dickdarm, wo sie bakteriell abgebaut wird und Beschwerden (Flatulenz) auslösen kann. Insbesondere bei Kindern kann es in diesem Zusammenhang auch zu einer osmotischen Diarrhö kommen. Der Export von Fruktose aus dem Enterozyten ins Interstitium erfolgt passiv durch GLUT 2 (▶ Abb. 4.4).

Transport und Aufnahme

Fruktose wird im Blut in gelöster Form transportiert. Die Konzentration im Blutplasma beträgt beim gesunden Erwachsenen etwa 0,13 mmol/l und kann bei sehr hoher Zufuhr von Fruktose ansteigen. Die Aufnahme der Fruktose in die Körperzellen erfolgt generell über GLUT 5 und GLUT 2.

Stoffwechsel

Im Gegensatz zu Glukose erfolgt die Verstoffwechselung von Fruktose insulinunabhängig, weswegen Fruktose früher als Süßungsmittel für Menschen mit Diabetes empfohlen wurde. Der Umsatz von Fruktose erfolgt fast ausschließlich in der Leber. Dabei dominiert die ATP-abhängige, rasche Umwandlung durch Fruktokinase in Fruktose-1-Phosphat, das im weiteren Verlauf zu Glyzerolaldehyd und Dihydroxyacetonphosphat abgebaut wird. Auf der Ebene dieser C 3-Körper kann Fruktose bzw. seine Metaboliten in die Glykolyse eintreten; bedeutender ist vermutlich jedoch die Nutzung der Abbauprodukte für die Lipidsynthese. Ein geringerer Teil der aufgenommenen Fruktose wird via Sorbitol direkt in Glukose umgewandelt. Des Weiteren kann Fruktose auch durch Hexokinase in Fruktose-6-Phosphat umgewandelt werden und in die Glykolyse eintreten. Da Hexokinase aber eine höhere Affinität zu Glukose hat, spielt dieser Weg eine geringere Rolle bei der Verstoffwechselung von Fruktose, insbesondere bei gleichzeitigem Angebot von Glukose und Fruktose.

Hinweis für die Praxis

Fruktose und insbesondere HFCS werden von einigen Autoren für die Entstehung der Fettleber (Steatosis hepatis), der viszeralen Adipositas, der Hypercholesterolämie und der Hypertriacylglycerolämie verantwortlich gemacht und wurde dementsprechend mit dem metabolischen Syndrom (Kap. 42.2) in Verbindung gebracht. Die umfangreiche Verwendung von Fruktose in sogenannten „Diabetiker-Lebensmitteln" ist daher als eher kontraproduktiv zu betrachten und der Verzehr solcher Lebensmittel somit mindestens fragwürdig.

Speicherung

Im Gegensatz zu Glukose werden von Fruktose keine spezifischen Depots angelegt, auf die der Körper in Mangelsituationen zurückgreifen könnte.

Ausscheidung

Auch bei hoher Fruktoseaufnahme wird nur sehr wenig Fruktose über den Urin ausgeschieden. Die Resorption aus dem Tubulusharn erfolgt über GLUT 5 und GLUT 2 zurück ins Interstitium.

4.4.3 Galaktose

Definition

Galaktose ist eine Aldohexose, die dem Körper als Energiequelle, als Baustein zur Bildung von Laktose in der Muttermilch sowie zur Synthese von Glykoproteinen und Glykolipiden dient.

Endogene und diätetische Quellen

Als Baustein von Laktose kommt Galaktose hauptsächlich in Milch (einschließlich Muttermilch), Milchprodukten und speziellen Säuglingszubereitungen vor. Muttermilch enthält neben 60–80 g/l Laktose auch galaktosehaltige Oligosaccharide. In marginalen Mengen kommt Galaktose in einer Vielzahl von Lebensmitteln vor.

Verdauung und Absorption

Laktose wird von der bürstensaumständigen Laktase in seine Bestandteile, Glukose und Galaktose, gespalten (▶ Abb. 4.3). Die Expression der Laktase bleibt bei den meisten Europäern – zumindest teilweise – über das Kindesalter hinaus bestehen, insbesondere innerhalb asiatischer und afrikanischer Bevölkerungen besteht beim Erwachsenen allerdings ein Laktasemangel aufgrund einer eingeschränkten Expression. Wie bereits erwähnt, wird Galaktose hauptsächlich sekundär-aktiv mittels des Glukose/2 Na^+-Kotransporters 1 (SGLT 1) – konkurrierend mit Glukose – in die Enterozyten aufgenommen (► Abb. 4.4). In geringerem Maße kann die Aufnahme auch über SGLT 2 erfolgen.

Ein Teil der absorbierten Galaktose wird direkt in den Enterozyten als Energielieferant bzw. Ausgangsprodukt für Syntheseprozesse verwendet. Der größte Teil wird an der basolateralen Membran über GLUT 2-vermittelten Transport ins Interstitium exportiert (► Abb. 4.4).

Transport und Aufnahme

In gelöster Form kommt Galaktose im Serum beim gesunden Erwachsenen in Konzentrationen < 0,22 mmol/l vor. Die Aufnahme in Gehirn und Plazenta erfolgt über GLUT 1, in Leber und Niere über GLUT 2 sowie in verschiedene weitere Gewebe über GLUT 3 und weitere Transporter.

Stoffwechsel

Der Stoffwechsel von Galaktose erfolgt, wie auch bei Fruktose, insulinunabhängig. Galaktose wird in der Leber zunächst durch Galaktokinase phosphoryliert. Galaktose-1-phosphat kann anschließend über UDP-Glukose entweder zu Glukose-1-Phosphat konvertiert und in den Glukosestoffwechsel eingeschleust werden oder dient als UDP-Galaktose unter anderem zur Synthese von Glykolipiden, Glykoproteinen und Glykosaminoglykanen. Bei Frauen erfolgt (bereits in kleineren Mengen während der Schwangerschaft, in großen Mengen nach der Schwangerschaft) die Bildung von Laktose aus UDP-Galaktose für die Muttermilch in den Brustdrüsen.

Speicherung

Es existieren keine spezifischen Speicherformen von Galaktose, die der Körper in Mangelsituationen mobilisieren könnte.

Ausscheidung

Aufgrund seiner geringen Molekülgröße und guten Wasserlöslichkeit gelangt Galaktose in den Primärharn. Von dort wird es über SGLT 1 und GLUT 2 quantitativ sekundär-aktiv resorbiert, d. h. nicht über den Endharn ausgeschieden.

4.5 Erbliche Erkrankungen des Kohlenhydratstoffwechsels

Obwohl im Rahmen dieses Kapitels nicht im Detail darstellbar, sollen folgende erblichen, Enzymdefekt-bedingten Erkrankungen des Kohlenhydratstoffwechsels erwähnt werden: erbliche Laktasedefizienz, Galaktosämie, Galaktokinasemangel, erbliche Fruktoseintoleranz, Fruktose-1,6-Bisphosphatasemangel, mindestens 7 verschiedene Glykogenspeichererkrankungen (Glykogenosen) sowie der Favismus (mit hämolytischer Anämie) aufgrund eines Glukose-6-Phosphat-Dehydrogenase-Mangels. Mit Ausnahme des Diabetes mellitus und des relativ häufigen Favismus, der durch den Genuss von Saubohnen (Vicia faba), aber auch durch andere Lebensmittel und bestimmte Arzneistoffe (Sulfonamide, Antimalariamittel) ausgelöst wird, sind alle übrigen genannten Erkrankungen als selten, wenn auch potenziell lebensbedrohlich zu bezeichnen.

4.6 Süße Geschmackswahrnehmung

Für die Geschmackswahrnehmung „süß“ sind die beiden G-Protein-gekoppelten Rezeptoren T 1R2 und T 1R3, die gemeinsam ein Heterodimer bilden, verantwortlich (TR = Taste Receptor). Lokalisiert auf der Zunge und im Dünndarm, detektieren und vermitteln sie den süßen Geschmack verschiedener Nahrungsinhaltsstoffe.

4.6.1 Zuckeraustauschstoffe

Zuckeraustauschstoffe werden als Alternative zu Zucker als Süßungsmittel verwendet. Im Vergleich zu Saccharose bzw. Glukose ist ihr Einfluss auf den Blutzuckerspiegel geringer und ihre Verstoffwechselung erfolgt größtenteils insulinunabhängig, weshalb sie immer noch zum Süßen spezieller Lebensmittel für Menschen mit Diabetes eingesetzt werden, obwohl nach heutiger Einschätzung solche Produkte für eine gesunde Ernährung von Menschen mit Diabetes überflüssig sind.

Zu den wichtigsten Zuckeraustauschstoffen zählen – neben Fruktose – die natürlich vorkommenden Zuckeralkohole Sorbitol, Xylitol, Mannitol sowie die synthetischen Zuckeralkohole Maltitol,

Isomaltol und Laktitol. Die natürlich vorkommenden Zuckeralkohole entstehen durch enzymatische Reduktion aus Mono- bzw. Disacchariden und sind in Früchten, Gemüse, Pilzen und Algen enthalten. Mit einem durchschnittlichen Energiegehalt von 10 kJ/g (2,4 kcal/g) liefern die Zuckeralkohole weniger Energie als Zucker und werden deshalb auch in energiereduzierten Produkten zum Süßen eingesetzt. Mit Ausnahme von Xylitol ist die Süßkraft der Zuckeralkohole gegenüber Saccharose geringer; sie erreicht zwischen 40 % (Laktitol, Mannitol) bis 90 % (Maltitol).

Da die Zuckeralkohole schlecht absorbiert werden, gelangen sie teilweise unverändert in distale Darmabschnitte. Aufgrund ihrer hygroskopischen Wirkung können sie, in höheren Mengen konsumiert, Diarrhö hervorrufen, weshalb sie zur Süßung von Getränken nicht eingesetzt werden.

Sorbitol

Die reduzierte Form der Glukose ist D-Sorbitol. Der Monosaccharidalkohol kommt natürlich in Früchten (Vogelbeeren, Äpfel, Birnen, Pflaumen) und insbesondere auch Trockenfrüchten vor. Die industrielle Produktion erfolgt aus Weizen- oder Maisstärke. Im Körper kann Sorbitol sowohl zu Glukose als auch zu Fruktose verstoffwechselt werden.

Xylitol

Ein weiterer Monosaccharidalkohol ist D-Xylitol, das etwa so süß wie Saccharose ist und natürlicherweise in geringen Mengen in verschiedenen Gemüse- und Fruchtsorten vorkommt. Industriell wird es aus den in Holz, Stroh und anderem Pflanzenmaterial vorliegenden Xylanen über die Zwischenstufe Xylose gewonnen. Xylitol wird vom menschlichen Dünndarm schlecht absorbiert.

4.6.2 Intensive Süßstoffe

Als intensive Süßstoffe werden alle natürlichen oder synthetischen Verbindungen bezeichnet, die einen süßen Geschmack, aber keinen oder im Verhältnis zu ihrer Süßkraft zu vernachlässigenden Nährwert besitzen („non nutritive sweeteners") und nicht kariogen sind. Intensive Süßstoffe unterscheiden sich von Zuckeraustauschstoffen (z. B. den Zuckeralkoholen Sorbitol, Maltitol sowie Fruktose) aufgrund ihrer vielfach stärkeren Süßkraft und ihres geringen bzw. vernachlässigbaren Energiegehalts.

Saccharin

Saccharin (E 954) wird seit über 100 Jahren als synthetisch hergestellter Süßstoff verwendet und besitzt etwa die 300- bis 400-fache Süßkraft von Saccharose. Um den leicht bitteren bis metallischen Nachgeschmack von Saccharin zu neutralisieren, wird es häufig mit anderen Süßstoffen kombiniert.

Cyclamat

Mit einer ca. 35-fachen Süßkraft von Saccharose ist Cyclamat (E 952) der Süßstoff mit der geringsten Süßkraft, allerdings wird sein Geschmack als besonders authentisch eingeschätzt. Cyclamat ist in den USA nicht zugelassen.

Acesulfam-K

Acesulfam-K (E 950), das Kaliumsalz des Acesulfams, wird hauptsächlich zur Herstellung kalorienreduzierter Getränke eingesetzt. Da seine Süße (ca. 100- bis 200-fache Süßkraft) stark anhaltend ist, wird es oft mit anderen Süßstoffen kombiniert.

Aspartam

Aspartam (E 951) ist ein Dipeptidmethylester aus L-Phenylalanin und L-Asparaginsäure und wird entsprechend als Oligopeptid vom Körper verstoffwechselt. Die dabei anfallende Energie 17 kJ/g (4 kcal/g) kann aufgrund der sehr hohen Süßkraft (ca. 225-mal süßer als Saccharose) vernachlässigt werden. Aufgrund des enthaltenen Phenylalanins sollten Menschen mit Phenylketonurie Aspartam meiden. Aus diesem Grund werden entsprechende Produkte mit Warnhinweisen gekennzeichnet.

Neohesperidin-DHC

Neohesperidin-Dihydrochalkon (E 959) wird durch Hydrierung des natürlich in Bitterorangen vorkommenden Flavonoids Neohesperidin hergestellt. Aufgrund eines leicht mentholartigen Nebengeschmacks wird Neohesperidin vorzugsweise zur

Herstellung zuckerfreier Kaugummis, Mundwasser und Bonbons verwendet. Seine Süßkraft ist etwa 500-fach stärker als die von Saccharose.

Sucralose

Sucralose (E 955) wird durch selektive Chlorierung von Saccharose synthetisiert. Sie ist hitzestabil, gut löslich, nahezu kalorienfrei und etwa 600-mal süßer als Saccharose.

Weitere Süßstoffe

Zu den in der EU derzeit nicht zugelassenen intensiven Süßstoffen zählen Alitam, Brazzein, Lugdunam, Pentadin und Monellin. Zugelassen sind dagegen Thaumatin, Neotam (etwa 10 000-facher Süßgeschmack!) sowie Steviosid, ein Glykosid des Diterpens Steviol aus dem Süßkraut Stevia rebaudiana. Für den Einsatz der Süßstoffe gelten unterschiedliche Mengenbeschränkungen. Die Obergrenze ist durch den sogenannten ADI-Wert (Acceptable Daily Intake) festgelegt. Lediglich Thaumatin ist als „generell unbedenklich“ eingestuft.

Hinweis für die Praxis

Eine weitergehende ernährungsphysiologische und toxikologische Bewertung der vorgenannten Süßstoffe ist im Rahmen dieses Kapitels nicht möglich; es wird deshalb auf die einschlägige Literatur verwiesen. Relevant ist insbesondere die Diskussion, ob Süßstoffe mittels Aktivierung der Süßrezeptoren und nachfolgender Beeinflussung der Inkretinproduktion im Dünndarm zu einer vermehrten Insulinausschüttung führen, die dann zu einer erhöhten Kalorienaufnahme führen kann, die die angestrebte Kalorienreduktion (Ersatz von Zucker durch Süßstoff) konterkarieren würde.

4.7 Glykämischer Index und glykämische Last

Wie bereits mehrfach erwähnt, kommt es nach dem Verzehr kohlenhydratreicher Lebensmittel zu einem (variablen) Anstieg der Glukosekonzentration im Blut. Die sogenannte postprandiale Glukosekonzentration wird unter anderem sehr wesentlich von der Zusammensetzung (Fett- und Proteingehalt) und Menge der Kost sowie vom Verarbeitungsgrad, Erhitzen, Kochen, den Garzeiten, dem Zerkleinern und der Zubereitung der Nahrung, der Verweildauer im Magen, der Ballaststoffzufuhr, der Versorgung mit Vitaminen und Spurenelementen, die im Kohlenhydratstoffwechsel beteiligt sind, und den Absorptionsraten im oberen Dünndarm beeinflusst. Zum Vergleich von kohlenhydrathaltigen Lebensmitteln im Rahmen der Prävention von Übergewicht/Adipositas und Diabetes mellitus wurden der glykämische Index und die glykämische Last konzipiert. Sie bildeten u. a. auch die Basis der Ernährungsempfehlung „5 am Tag“.

4.7.1 Glykämischer Index

Der glykämischer Index (GI) ist ein Maß zur Beurteilung der blutzuckersteigernden Wirkung (Ausmaß und Dauer) bzw. der Insulinausschüttung nach Zufuhr von 50 g Kohlenhydraten eines Lebensmittels (z. B. aus 70 g Spaghetti, Trockengewicht). Als Referenzwert dient die blutzuckersteigernde Wirkung von 50 g Glukose (GI = 100). Aufgrund der oben genannten Einflussfaktoren ist der GI nur sehr eingeschränkt aussagefähig, d. h., der Wert des GI ist beispielsweise wenig hilfreich bei der Beurteilung von Diäten. Seine primärpräventive Relevanz ist umstritten.

Es wird im Allgemeinen empfohlen, bevorzugt niederglykämische Lebensmittel zu essen (GI < 55, z. B. Obst und Gemüse, ▸ Abb. 4.7). Hochglykämische Lebensmittel (GI > 70) umfassen unter anderem Weißbrot, Instantreis, gebackene Kartoffeln, Pommes frites und Cornflakes. Nahrungsmittel mit einem GI von 56–69 sind demnach mittelgradig glykämisch.

4.7.2 Glykämische Last

Bei der glykämischen Last (GL) wird der GI mit dem Kohlenhydratgehalt des Lebensmittels verrechnet, d. h., es wird die Gesamtmenge an verzehrten Kohlenhydraten eines Lebensmittels zusätzlich berücksichtigt:

$$GL = GI \times \text{Kohlenhydratmenge im Testlebensmittel} / 100$$

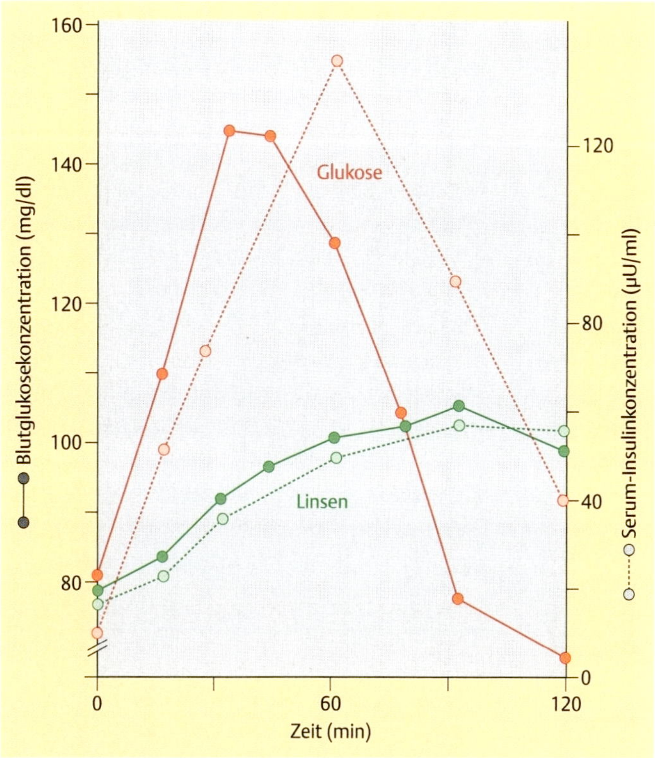

Abb. 4.7 Glykämischer Index. Postprandialer Blutzuckeranstieg (durchgezogene Linien) und Insulinsekretion (gestrichelte Linien) nach Verabreichung einer Lösung mit 50 g Glukose (hochglykämisch, rote Kurven) oder eines niederglykämischen Lebensmittels (Linsen, grüne Kurven). Umrechnungsbeziehung für Insulinkonzentrationen: 1 µU/ml = 6pMol/l.

So haben rohe Möhren und Weißbrot einen vergleichbaren GI von etwa 70, die GL ist dagegen sehr unterschiedlich (4 gegenüber 20), da Möhren nur 4 % Kohlenhydrate enthalten. Bei gleichem GI ist demnach die GL der Möhren vernachlässigbar klein.

GL-Werte < 10 werden als niedrig, solche von 11–19 als mittelgradig und Werte > 20 als hoch eingestuft.

Hinweis für die Praxis

Beim Vorliegen einer Insulinresistenz soll eine hohe GL die Entwicklung eines Typ-2-Diabetes mellitus begünstigen.

4.8 Ballaststoffe

Zu den Ballaststoffen, heute als Nahrungsfasern bezeichnet, gehören, wie bereits erwähnt, eine Vielzahl von unverdaulichen, deshalb nicht absorbierbaren, meist aus Pflanzen (Getreide, Gemüse, Hülsenfrüchte, Obst etc.) stammende Verbindungen mit Kohlenhydratpolymerstruktur: Zellulose („Rohfasern“), Hemizellulosen (Pentosane), Pektine und andere. Weiterhin rechnet man das Nicht-Kohlenhydrat Lignin zu den Ballaststoffen.

Obwohl die Ballaststoffe nicht zur Energieversorgung beitragen, kommt ihnen für die Magen-Darm-Passage und den Stoffwechsel erhebliche Bedeutung zu, das heißt, sie sind ein wichtiger Bestandteil der menschlichen Ernährung, denn sie

- verzögern die Magenentleerung und vermindern damit das Hungergefühl bzw. steigern das Sättigungsgefühl (durch Abnahme des Ghrelinspiegels),
- binden Gallensäuren, fördern die Gallensekretion und damit die Ausscheidung von Cholesterol, hemmen die Bildung cholesterolhaltiger Gallensteine,
- verzögern die Nährstoffabsorption,
- senken die glykämische Last,
- verkürzen die Transitzeiten im unteren Dünndarm und im Kolon (Steigerung der Peristaltik),

- fördern durch Erhöhung des Stuhlvolumens und Herabsetzung der Stuhlkonsistenz (Ballaststoffe wie Kleie können bis zum 100-Fachen ihres Eigengewichts an Wasser binden!) die Stuhlentleerung bei Neigung zur Obstipation,
- haben einen positiven Einfluss auf die Entwicklung einer gesunden Darmflora (Proliferation von B. bifidus und Lactobacillus),
- stellen durch ihre bakterielle Spaltung im Kolon kurzkettige Monocarbonsäuren (Acetat, Propionat, Butyrat) bereit, die von der Kolonschleimhaut absorbiert und energetisch verwertet werden (ca. 70 % des lokalen Energiebedarfs). Die resultierende Absenkung des pH-Werts bewirkt eine Protonierung von NH_3 zu NH_4^+, dessen Ausscheidung eine Entlastung des Leberstoffwechsels zur Folge hat, und
- reduzieren die Inzidenz von kolorektalen Karzinomen.

Die Deutsche Gesellschaft für Ernährung (DGE) empfiehlt eine tägliche Ballaststoffzufuhr von mindestens 30 g, wobei auf eine ausreichende Flüssigkeitszufuhr zu achten ist. Empfohlen werden Vollkornprodukte, Obst, Gemüse, Hülsenfrüchte und Nüsse. Den höchsten Ballaststoffgehalt (> 10 %) weisen Roggen(produkte) und Weizenspeise-Kleie auf.

4.9 Kontrovers diskutierte Themen

4.9.1 Honig statt Zucker

Bei der Verwendung von Honig als Alternative zu Zucker (Saccharose) sind folgende Tatsachen zu berücksichtigen: Das von den Bienen sezernierte Enzym Invertase hydrolysiert die im Fruchtnektar enthaltene Saccharose zu großen Teilen in Glukose und Fruktose. Honig hat demzufolge aufgrund des höheren Fruktosegehalts eine 1,25- bis 1,5-fach höhere Süßkraft als Saccharose. Honig zeichnet sich gleichzeitig aber auch durch eine hohe Energiedichte aus: Ein Esslöffel Honig enthält 268 kJ, die gleiche Menge Zucker 193 kJ, sodass bezogen auf die Süßkraft keinerlei Präferenz für Honig gerechtfertigt erscheint. Die im Honig enthaltenen Mineralien und Vitamine werden hinsichtlich ihres Tagesbedarfs für den Menschen als unbedeutend eingeschätzt.

Honig zur Säuglingsernährung

Honig kann Sporen des ubiquitär vorkommenden Bakteriums Clostridium botulinum enthalten. Die im Verarbeitungsprozess kommerziellen Honigs angewandte Erhitzung reicht nicht aus, eventuell enthaltene Sporen zu zerstören. Der hohe Zuckergehalt des Honigs sorgt allerdings dafür, dass die Sporen nicht keimen können. Eine Evidenz für jeglichen gesundheitlichen Nutzen fehlt.

Hinweis für die Praxis

Während für gesunde Erwachsene von den *Clostridium*-Sporen in Honig keine Gefahr ausgeht, kann der noch in der Entwicklung befindliche Gastrointestinaltrakt von Kleinkindern eine Keimung dieser Sporen begünstigen. Daher wird empfohlen, Honig nicht in der Ernährung von Kleinstkindern einzusetzen.

Gelée royale

Der „Futtersaft für Bienenköniginnen“ ist ein Gemisch aus den Sekreten der Futtersaftdrüse und der Oberkieferdrüse der Arbeiterinnen und dient der Wachstumsförderung der Königinnenlarve. Er enthält Kohlenhydrate (10–23 %), Aminosäuren und Proteine (9–18 %), Fette (4–8 %), Wasser (60–70 %), Vitamine, Mineralien, Spurenelemente und ein natürliches Konservierungsmittel. Gelée royale findet neben Propolis Verwendung als Nahrungsergänzungsmittel. Sein Verzehr kann allergische Reaktionen auslösen. Eine Evidenz für jeglichen gesundheitlichen Nutzen fehlt.

4.9.2 Vergleich brauner und weißer Zucker

Weißer Haushaltszucker besteht zu mindestens 99,5 % aus reiner Saccharose. Er wird aus Zuckerrohr (Rohrzucker) oder Zuckerrüben (Rübenzucker) hergestellt und durch wiederholtes Auflösen, Filtrieren, Auskristallisieren und Zentrifugieren gereinigt („raffiniert“), wobei als Nebenprodukt die Melasse entsteht. Diese besteht zu etwa 60 % aus Zucker (Saccharose und Raffinose) und enthält außerdem noch organische Säuren, Betain, verschiedene Vitamine und anorganische Salze.

Brauner Zucker ist eine Sammelbezeichnung für alle Zucker mit brauner Färbung jedweder Herkunft. Die Farbe kann zum einen schlicht durch Einfärben von weißem Zucker mit braunem Farbstoff oder etwas Melasse erzeugt werden. Eine andere Methode verzichtet auf einige Schritte der Raffination, sodass Reste von Melasse den Zucker leicht braun färben.

Zur Herstellung des sogenannten Rohrzuckers wird abgepresster Zuckerrohrsaft getrocknet. Hierbei bleiben vergleichsweise die meisten Mineralstoffe und Spurenelemente des Rohzuckers erhalten. Ihr Anteil wird jedoch unter Berücksichtigung der faktischen Zufuhrmengen (durchschnittlich etwa 100 g pro Tag pro Person) als bestenfalls gering eingeschätzt. Eine Evidenz für jeglichen gesundheitlichen Nutzen fehlt.

4.9.3 High Fructose Corn Syrup

High Fructose Corn Syrup (HFCS, Maissirup) wird aus Maisstärke hergestellt und zeichnet sich durch seine intensive Süße und geringe Herstellungskosten aus. Insbesondere in Nordamerika, weniger jedoch in Europa, stellt HFCS eine wesentliche Quelle für die über Lebensmittel aufgenommene Fruktose dar. Der Sirup wird in den USA unter anderem bei der Herstellung von Fruchtzubereitungen, Soft-Drinks, Ketchup und Brot eingesetzt. Ein möglicher Zusammenhang zwischen HFCS-Aufnahme und der Entstehung von viszeraler Adipositas, Fettleber sowie Fettstoffwechselstörungen beim Menschen wird intensiv diskutiert.

4.9.4 Effekte von festen gegenüber gelösten Zuckern

In älteren Studien wurde nach mengenmäßig äquivalenter Aufnahme von gelöstem Zucker gegenüber festem Zucker postprandial ein schnellerer Anstieg der Glukose- und Insulinkonzentrationen im Plasma beobachtet. Zudem wurde teilweise ein Zusammenhang zwischen der Aufnahme von Getränken mit hohem Zuckergehalt und einer insgesamt erhöhten Energiezufuhr sowie nachfolgend gesteigertem Körpergewicht festgestellt. Neuere Studien zeigen allerdings keinen Unterschied zwischen der Aufnahme von Lebensmitteln mit einem hohen Anteil gelöster bzw. fester Zucker und deren Effekt auf Sättigung oder Energieaufnahme bei einer darauf folgenden Mahlzeit. Eine endgültige Klärung dieser Zusammenhänge steht noch aus.

4.9.5 Low-Carb-Diäten

Low Carb wird als Ernährungsform empfohlen, die eine Vielzahl von Wirkungen auf den Stoffwechsel haben soll. Die Empfehlung der DGE liegt bei 230–300 g/Tag.

Tab. 4.4 Kohlenhydrat-modifizierte Diäten.

Art	Kohlenhydrate g/Tag	Merkmal
Ketogene Diät	< 20–50 g	Hoher Fettanteil (70-80 %) zur Erzielung einer Ketose
Sehr niedrig	< 30 g	Ausgeprägt ketogen, zur Therapie von z. B. Epilepsie, best. Krebsformen
Low Carb	50–80 g	Hoher Fett- und hoher Proteinanteil bei Diabetes
Moderat Low Carb	80–130 g	Ausgewogene Zufuhr zur Gewichtsreduktion geeignet
Geringe Low Carb	130–180 g	Alltagstauglich. Gewichtskontrolle
Carb Cycling	0–150 wechselnd	Beliebt im Leistungssport. Ketose wird an Trainingstagen unterbrochen. Sehr individuelle Wirkung.

Wirkung

Eine starke Reduzierung der Kohlenhydrate in der Ernährung (von 266 g auf 87 g/Tag) über einen Zeitraum von 6 Monaten führt zu einer Verringerung (unter der Empfehlung) der Aufnahme von Eisen, Kalzium, Vitamin B1 und Folsäure [183]. Trotz der Verringerung (20–25 %) bleiben alle anderen Mikronährstoffe im empfohlenen Bereich.

Tab. 4.5 Folgen einer kohlenhydratreduzierten Diät.

Effekte	Folgen	Referenz
Diabetes Typ II	Bessere Glucose- und Lipidprofile	[194]
Übergewicht	Reduktion der Fettmasse bei Frauen und Insulinsensitivität	[188]
Metabolische Effekte	Cyclisches Low Carb ohne Energiereduktion zeigt Effekte wie Intervallfasten auf den Fettstoffwechsel.	[178]
Mentale Leistungsfähigkeit	Ketogene Ernährung kann positiven Effekt bei Personen mit Risiko für Morbus Alzheimer haben.	[189]
Entzündungen	Positive Wirkungen auf chronische Entzündungen (TNF, Cytokine) wenn < 10 % Carb.	[185]

Literatur

[178] Biyikoglu H, Robertson DM, Collins AL. Isolating the acute metabolic effects of carbohydrate restriction on postprandial metabolism with or without energy restriction: a crossover study. European Journal of Nutrition (2025) 64:133 https://doi.org/10.1007/s00394-025-03646-5

[179] Deutsche Gesellschaft für Ernährung, Österreichische Gesellschaft für Ernährung, Schweizerische Gesellschaft für Ernährungsforschung, Schweizerische Vereinigung für Ernährung (Hrsg.). Referenzwerte für die Nährstoffzufuhr. 2. Aufl., 1. Ausgabe. Frankfurt a.M.: Umschau-Verlag; 2015

[180] Elmadfa I, Leitzmann C, Hrsg. Ernährung des Menschen. Stuttgart: Ulmer; 2015

[181] FAO/WHO Report. Carbohydrates in human nutrition. FAO Food Nutr Pap 1998; 66: 1–140

[182] Hahn A, Ströhle A, Wolters M. Ernährung. Stuttgart: Wiss. Verlagsgesellschaft; 2016

[183] Levran N, Levek N et al. The Impact of a Low-Carbohydrate Diet on Micronutrient Intake and Status in Adolescents with Type 1 Diabetes. Nutrients 2023, 15, 1418. https:// doi.org/10.3390/nu15061418

[184] Kasper H. Ernährungsmedizin und Diätetik. München: Urban und Fischer; 2014

[185] Khodarami M, Tabrizi F, Askari C. The effect of low-carbohydrate diets, based on changes in intake of dietary saturated fats on circulating TNF-α and interleukin-6 levels in adults: a systematic review and meta-analysis of randomized controlled trials. BMC Nutrition 2025; 11:76 https://doi.org/10.1186/s40795-025-01062-w

[186] Lazaridis I, Patterson N, Mittnik A et al. Ancient human genomes suggest three ancestral populations for present-day Europeans. Nature 2014; 13(7518): 409–13

[187] Mann J, Cummings JH, Englyst HN et al. FAO/WHO scientific update on carbohydrates in human nutrition. Eur J Clin Nutr 2007; 61 (Suppl. 1): S 132–137

[188] Martins C, Bryan DR et al. The impact of a low-carbohydrate (vs. low-fat) diet on fat mass loss in African American women is modulated by insulin sensitivity. Obesity (Silver Spring). 2025 Feb;33(2):257–266. doi: 10.1002/oby.24201. Epub 2025 Jan 5

[189] Morill SJ, Gibas KJ. Ketogenic diet rescues cognition in ApoE4þ patient with mild Alzheimer's disease: A case study. Diabetes & Metabolic Syndrome: Clinical Research & Reviews 13 (2019) 1187e1191

[190] Perry GH, Dominy NJ, Claw KG et al. Diet and the evolution of human amylase gene copy number variation. Nat Genet 2007; 39(10):1256-60

[191] Rehner G, Daniel M. Biochemie der Ernährung. Heidelberg, Berlin: Spektrum; 2010

[192] Silbernagl S, Despopoulos A. Taschenatlas Physiologie. Stuttgart: Thieme; 2012

[193] Stipanuk MH, Caudill MA, Eds. Biochemical, Physiological, and Molecular Aspects of Human Nutrition St. Louis: Elsevier 2013

[194] Tian W, Cao S, Guan Y et al. The effects of low-carbohydrate diet on glucose and lipid metabolism in overweight or obese patients with T2DM: a meta-analysis of randomized controlled trials. Front. Nutr. 2025; 11:1516086. doi: 10.3389/fnut.20241516086

[195] Vaupel P, Schaible HG, Mutschler E. Anatomie, Physiologie und Pathophysiologie des Menschen. Stuttgart: Wiss. Verlagsgesellschaft; 2015

[196] WHO: Guideline: Sugars intake for adults and children. Geneva; 2015. Im Internet: http://apps.who.int/iris/bitstream/10665/149782/1/9789241549028_eng.pdf; Stand Januar 2017

5 Ballaststoffe

B. Seethaler, S.C. Bischoff

Das Wichtigste in Kürze

Ballaststoffe sind Nahrungsbestandteile, die vorwiegend in pflanzlichen Lebensmitteln vorkommen. Sie sind dadurch gekennzeichnet, dass sie im Dünndarm mit körpereigenen Enzymen nicht bzw. nicht vollständig verdaut werden können, aber im Kolon durch bakterielle Enzyme großenteils fermentiert werden. Besonders ballaststoffreich sind Getreideprodukte, Hülsenfrüchte, Obst, Gemüse und Nüsse.

Im Kolon werden die meisten Ballaststoffe durch die kommensalen Darmbakterien (Mikrobiota) zu kurzkettigen Fettsäuren – den sogenannten **Short-Chain Fatty Acids (SCFA)** – und anderen Metaboliten unter Gasbildung verstoffwechselt. SCFA üben wichtige physiologische Funktionen aus, die nicht auf den Intestinaltrakt beschränkt sind. Sie regulieren beispielsweise den Glukose- und Lipidstoffwechsel, das Immunsystem, die Zellteilung und wirken über die Darm-Hirn-Achse auf das zentrale Nervensystem.

Bakteriell metabolisierte Ballaststoffe beeinflussen nicht nur die Mikrobiota-Aktivität (z. B. SCFA-Produktion), sondern auch ihre Zusammensetzung. Da nicht alle Bakterienspezies alle Ballaststoffe gleichermaßen verstoffwechseln können, vermehren sich bei Ballaststoffzufuhr insbesondere solche Bakterien, welche die verzehrten Ballaststoffe metabolisieren können. Somit lässt sich durch gezielte Gabe bestimmter Ballaststoffe das Wachstum selektiver Bakterienspezies fördern bzw. hemmen und dadurch die intestinale mikrobielle Zusammensetzung beeinflussen.

Eine Ernährungsweise mit hohem Ballaststoffgehalt induziert eine prognostisch günstige Mikrobiota mit hoher Diversität und reichlicher Produktion von SCFA. Diesen Effekt nennt man auch „präbiotischen Effekt“. Auf der anderen Seite ist eine ballaststoffarme Ernährung mit gesundheitlichen Risiken assoziiert. Neben der Aufnahmemenge kommt es laut aktuellen Studien auch auf die Art der zugeführten Ballaststoffe an, die unterschiedliche Effekte auf die Diversität und die SCFA-Produktion haben.

Neben den genannten günstigen Effekten steigern Ballaststoffe unabhängig von der bakteriellen Metabolisierung das Sättigungsgefühl, erhöhen das Stuhlvolumen, regulieren die Darmtransitzeit sowie den Gallensäurekreislauf und tragen zur optimalen Konsistenz des Stuhls bei. In klinischen Studien konnte gezeigt werden, dass Ballaststoffe über ein großes präventives Potenzial verfügen, u. a. gegenüber Tumoren des Intestinaltrakts, aber auch gegenüber Übergewicht und Adipositas, Diabetes mellitus Typ 2 und Herz-Kreislauf-Erkrankungen.

Die tägliche Aufnahme von mindestens 30 g Ballaststoffen wird für die gesunde erwachsene Normalbevölkerung empfohlen. Bei Patienten mit metabolischen Erkrankungen wie Diabetes mellitus Typ 2 sollten möglichst 40 g Ballaststoffe pro Tag zugeführt werden.

Keywords

Ballaststoffe, Präbiotika, Fermentation, kurzkettige Fettsäuren, Mikrobiota, Mikrobiom, Diversität, Gasbildung, Flatulenz, Prävention, Adipositas, kolorektales Karzinom

5.1 Definition, Nomenklatur und Vorkommen

In der Literatur finden sich zahlreiche Definitionen des Begriffs Ballaststoffe. Diese heterogene Gruppe von Lebensmittelbestandteilen lässt sich nach chemischen, physiochemischen und physiologischen Eigenschaften klassifizieren. Eine einheitliche oder gar verbindliche Definition von Ballaststoffen gibt es bislang noch nicht. Ballaststoffe gelten, ganz anders als es der Name vermuten lässt, als wichtiger Bestandteil der menschlichen Ernährung. Die Namensgebung mag unglücklich erscheinen, jedoch hat sich der Begriff nicht nur im Alltag und in der deutschsprachigen Literatur verbreitet. Die Bezeichnung „Ballaststoff" wird auch in der Nährwert-Kennzeichnungsverordnung und der Lebensmittelinformations-Verordnung verwendet. Ein zum Teil verwendetes Synonym sind „Nahrungsfasern" – angelehnt an die englische Bezeichnung „dietary fibers" (american engl.) oder auch „dietary fibres" (british engl.).

Definition

Die ernährungswissenschaftlichen Fachgesellschaften Deutschlands, Österreichs und der Schweiz definieren Ballaststoffe wie folgt: „Unter dem Sammelbegriff Ballaststoffe (Nahrungsfasern) werden Bestandteile pflanzlicher Nahrung zusammengefasst, die von den körpereigenen Enzymen des menschlichen Magen-Darm-Traktes nicht abgebaut werden." [216]

Ballaststoffe sind typische Bestandteile pflanzlicher Lebensmittel. Botanisch betrachtet kommen sie vor allem als Strukturelemente von Pflanzenzellen oder als pflanzliche Speicherstoffe vor. In tierischen Produkten finden sich nur vereinzelt Ballaststoffe, z. B. Chitin in der Schale von Shrimps, Hummer und Insekten, sowie Laktulose in ultrahocherhitzter Milch. Innerhalb der pflanzlichen Lebensmittel gibt es große Unterschiede im Ballaststoffgehalt – nicht nur zwischen Obst und Gemüse, sondern auch innerhalb einer Art durch Sortenunterschiede oder klimatische Einflüsse. Besonders hohe Gehalte an Ballaststoffen finden sich in Weizen- und Roggenvollkornmehl, Haferflocken und Mandeln (▸ Tab. 5.1). Von ernährungsmedizinischer Bedeutung sind neben den genannten Lebensmitteln auch besonders ballaststoffreiche Lebensmittel wie Leinsamen, Flohsamenschalen, Haferspeise- oder Weizenspeisekleie sowie industriell hergestellte Ballaststoff-Präparate.

✔ Merke

Ballaststoffe kommen fast ausschließlich in pflanzlichen Lebensmitteln wie Vollkornprodukten, Hülsenfrüchten, Nüssen, Obst und Gemüse vor. Weißmehlprodukte oder geschälter („weißer") Reis enthalten nur geringe Mengen Ballaststoffe.

Ballaststoff-Präparate aus aufgereinigten Ballaststoffen werden häufig im Rahmen von klinischen Studien verwendet, um eine einheitliche und gleichbleibende Ballaststoffzufuhr zu gewährleisten (Kap. 5.5.3).

5.2 Bisherige Einteilungen von Ballaststoffen

Die historische Einteilung von Ballaststoffen basiert auf dem chemischen Aufbau bzw. dem unterschiedlichen Verhalten in Lösungsmitteln. Die physikochemischen Eigenschaften von Ballaststoffen werden in erster Linie durch die unterschiedliche Zusammensetzung der Kohlenhydrat-Monomere, der Kettenlänge und des Verzweigungsgrads bestimmt. Ballaststoffe sind überwiegend aus komplexen Strukturen der einfachen Monosaccharide Glukose, Fruktose, Arabinose und Ribose aufgebaut, wobei auch kohlenhydratunabhängige Strukturen – z. B. im Lignin – vorkommen.

5.2.1 Einteilung nach dem chemischen Aufbau

Ballaststoffe gehören chemisch gesehen 2 großen Stoffklassen an: den Kohlenhydraten (Sacchariden) und den Nicht-Kohlehydraten. Mengenmäßig am relevantesten sind komplexe Kohlenhydrate, allen voran Nicht-Stärke-Polysaccharide, die aufgrund ihrer molekularen Verknüpfung von menschlichen Verdauungsenzymen nicht aufgespalten werden können. Hierzu wiederum zählen vor allem Zellulose und Hemizellulose (▸ Tab. 5.2).

Tab. 5.1 Ballaststoff-Gehalt ausgewählter häufig verzehrter Lebensmittel [269].

Lebensmittel	Ballaststoffe in g/100 g
Getreide & Getreideprodukte	
Dinkel (ganzes Korn)	10,0
Dinkelmehl Type 630	3,7
Dinkelvollkornmehl	8,4
Haferflocken	10,0
Naturreis (Vollkornreis)	2,2
Reis (poliert)	1,4
Roggen (ganzes Korn)	13,2
Roggenmehl, Type 815	6,5
Roggenmehl, Type 1370	9,0
Weizen (ganzes Korn)	13,3
Weizenmehl, Type 405	4,0
Weizenmehl, Type 1050	5,2
Backwaren und Brot	
Roggenmischbrot	6,1
Roggenvollkornbrot	8,1
Weizentoastbrot	3,7
Weizenmischbrot	4,6
Weizenvollkornbrot	7,4
Gemüse und Salat	
Artischocken	10,8
Blumenkohl (gekocht)	2,4
Brokkoli (gekocht)	2,7
Chinakohl	1,9
Fenchel	4,2
Kartoffeln (gekocht)	1,7
Kürbis	2,2
Möhren	3,6
Rosenkohl (gekocht)	4,0
Spargel (gekocht)	1,3
Zwiebeln	1,8

Tab. 5.1 Fortsetzung

Lebensmittel	Ballaststoffe in g/100 g
Nüsse und Ölsamen	
Erdnüsse	11,7
Haselnüsse	8,2
Leinsamen	38,6
Mandeln	13,5
Pistazien	10,6
Walnüsse	6,1
Hülsenfrüchte (gekocht)	
Erbsen	3,4
Linsen	4,5
Weiße Bohnen	6,9
Frischobst	
Äpfel	2,0
Bananen	1,8
Birnen	3,3
Brombeeren	3,2
Erdbeeren	1,6
Feigen	2,0
Heidelbeeren	4,9
Himbeeren	4,7
Johannisbeeren	3,5
Oliven (grün)	2,4
Süßkirschen	1,3
Trockenobst	
Aprikosen	17,7
Pflaumen	17,8

Kohlenhydrate werden je nach Polymerisationsgrad in Mono- und Disaccharide, Oligosaccharide (3–9 Monomere) und Polysaccharide (mehr als 10 Monomere) unterteilt. Die englische Bezeichnung „dietary fiber“ sowie die deutsche Bezeichnung „Nahrungsfasern“ sind insofern fehlleitend, als nicht alle Ballaststoffe eine faserige Struktur aufweisen. Insbesondere Tri- und Disaccharid-Ballaststoffe und deren Derivate (z. B. Laktulose) bilden keine komplexen bzw. faserigen Strukturen.

Tab. 5.2 Einteilung von Ballaststoffen nach ihrem chemischen Aufbau [270], [271].

Klasse	Gruppe	Vertreter	Aufbau & Vorkommen
Polysaccharide	Nicht-Stärke-Polysaccharide	Zellulose	lange, unverzweigte Struktur aus Glukosemonomeren mit β-1,4-glykosidischer Verknüpfung; Klassischer Faserstoff der Zellwände höherer Pflanzen; Vorkommen: Gemüse, Hülsenfrüchte, Vollkorn
		Hemizellulose (Pentosane)	uneinheitliche Struktur mit variierender Verzweigung der Molekülketten; kommt als Begleitfaserstoff von Zellulose in den Zellwänden höherer Pflanzen vor; Vorkommen: v. a. in Getreide
		Pektin	unverzweigte Polysaccharide aus 85–100 % Galakturonsäure-Monomeren und Resten von Pentosen und Hexosen; Gerüst- und Kittsubstanz von pflanzlichen Zellwänden; Vorkommen: Obst und Gemüse, z. B. Apfel und Zitrusfrüchte
		Beta-Glukan	verzweigte Struktur aus Glukosemonomeren, die b-1,4- und b-1,3-glykosidisch verknüpft sind; Vorkommen: Hafer und Gerste, zu geringen Teilen in Weizen und Roggen; eine wasserlösliche Variante des Beta-Glukans, die b-1,3- und b-1,6-glykosidisch verknüpft ist, kommt in Mikroalgen wie *Phaeodactylum tricornutum* vor
		Guar	Mannosekette mit einzelnen abzweigenden Galaktosemonomeren. Aus dem Endosperm der indischen Bohnenart *Cyamopsis tetragonolobus* (Guarpflanze) gewonnen.
		Psyllium	chemisch wie Hemizellulosen aufgebaut, stammt aber nicht aus pflanzlichen Zellwänden; aus Samenschalen von Plantago-Arten (meist Flohsamenschalen) gewonnen
		Inulin	Polysaccharid aus Fruktose-Monomeren, die b-1,2-glykosidisch verknüpft sind; Reservekohlenhydrat in einigen Pflanzen, z. B. Schwarzwurzel, Artischocke und Topinambur
	resistente Stärken (RS)		Chemisch identisch mit der Nahrungsstärke; besteht aus Amylose und Amylopektin; Vorkommen: Getreide, Vollkornprodukte, unreife Bananen; abgekühlte Lebensmittel, bes. erkaltete Kartoffeln, durch Retrogradation (retrogradierte [rekristallinisierte] Stärke entsteht nach der thermischen Behandlung von Stärken mit nachfolgender Abkühlung).
Oligosaccharide	Fruktooligosaccharide (FOS), Galaktooligosaccharide (GOS)		aus Fruktose- (FOS) oder Galaktosemonomeren (GOS) aufgebaut; Vorkommen der FOS: u. a. Bananen, Zwiebeln, Spargel oder als Endprodukt der Hydrolyse von Inulin; Vorkommen der GOS: Laktose (z. B. aus Kuhmilch oder Muttermilch), Hülsenfrüchte
	Oligosaccharide der Raffinose-Familie	Raffinose, Stachyose	Raffinose: Trisaccharid aus Glukose, Galaktose, Fruktose; Stachyose: Raffinose verlängert um ein weiteres Galaktose-Monomer; Vorkommen der beiden genannten Ballaststoffe vor allem in Zellwänden von Hülsenfrüchten
Disaccharid-Ballaststoffe und deren Derivate	Disaccharide	Laktulose	Aufbau aus einem Galaktose- und einem Fruktosemonomer. Vorkommen in geringen Mengen in ultrahocherhitzter und sterilisierter Milch
	Zuckeralkohole	Laktitol	Aufbau aus einem Galaktose- und einem Sorbitolmonomer; synthetisch gewonnen durch katalytische Hydrierung von Laktose

Tab. 5.2 Fortsetzung

Klasse	Gruppe	Vertreter	Aufbau & Vorkommen
Nicht-Saccharid-Ballaststoffe	Lignin		Polymere aus aromatischen Grundbausteinen, Vorkommen vor allem in Zellwänden von höheren Pflanzen; wird mit der Nahrung nur wenig aufgenommen
	Wachse (z. B. Kutin)		organische Pflanzenkomponenten, meist langkettige Fettalkohole; schützen Pflanzen vor Wasserverlust
	Chitin		langkettiges Polymer aus Acetylglukosamin-Einheiten; Vorkommen vor allem in Pilzen und der Schale von Weichtieren (z. B. Shrimps)
	Polyphenole		z. B. Flavanole in Gemüse und Curcumin aus der Kurkumawurzel

Polysaccharide

Zellulose ist die in der Biosphäre am häufigsten vorkommende organische Verbindung. Diese besteht ausschließlich aus Glukose-Einheiten, die, anders als bei Stärke oder Glykogen, untereinander mit einer b-1,4-Bindung verknüpft sind. Zellulose zählt daher ebenfalls zu den Beta-Glukanen, ist jedoch – anders als die β-1,3- und β-1,4-verknüpften Beta-Glukane aus Hafer – nicht wasserlöslich. Zellulose-Moleküle können dabei bis zu 10 000 Glukose-Einheiten enthalten. Säugetiere sind aufgrund eines Mangels an der benötigten Zellulase nicht in der Lage, solche Verbindungen aufzuspalten und zu verdauen. Besonders im Darm von Wiederkäuern findet sich allerdings eine Vielzahl an Bakterien, welche die entsprechenden Enzyme besitzen. Dadurch können diese Tiere zellulosehaltige Nahrung wie Stroh verdauen.

Hemizellulosen kommen vor allem in Getreiden wie Weizen und Roggen vor und sind neben der Zellulose die wichtigsten Bausteine von pflanzlichen Zellwänden. Hemizellulosen sind eine heterogene Gruppe von verzweigtkettigen Polysacchariden, die neben Glukose auch andere Kohlenhydrat-Einheiten wie Xylose, Galaktose oder Arabinose enthalten können. Durch den unterschiedlichen chemischen Aufbau weisen Hemizellulosen große Unterschiede hinsichtlich Wasserlöslichkeit, Wasserbindungsvermögen und der Fermentierbarkeit durch Darmbakterien auf. In Getreide kommen sie vor allem als Arabinoxylane, in Früchten und Gemüse vor allem als Xyloglykane vor.

Pektine sind wasserlösliche Ballaststoffe, die in erster Linie in Früchten vorkommen und vor allem aus den Kohlenhydraten Galakturonsäure und Rhamnose bestehen. Pektine lösen sich in Wasser vollständig auf und bilden Gele. Aufgrund ihres Wasserbindungsvermögens und der daraus resultierenden Formfestigkeit werden Pektine in der Lebensmittelverarbeitung häufig als Bindemittel genutzt, u. a. in der Herstellung von Marmelade.

Die wasserlöslichen **Beta-Glukane** von Hafer und Gerste sowie **Guar** (aus der Guarbohne) und **Psyllium** (aus Flohsamenschalen) können reichlich Wasser binden, wodurch sie hochvisköse Gele bilden. Alle genannten Ballaststoffe werden nahezu komplett von Darmbakterien fermentiert.

Inulin ist ein Polymer aus etwa 30 Fruktosemolekülen. Der u. a. in Chicorée, Artischocken, Lauch und Knoblauch vorkommende Ballaststoff ist gut wasserlöslich und wird von der intestinalen Mikrobiota nahezu vollständig fermentiert.

Zunehmend von wissenschaftlichem und industriellem Interesse sind **Resistente Stärken (RS)**. Diese sind durch eine spezielle Konformation der Kohlenhydratbestandteile vor enzymatischem Abbau durch die Alpha-Amylase geschützt und werden somit erst im Dickdarm durch kommensale Bakterien verstoffwechselt. Klassischerweise wurden RS in 3 Kategorien eingeteilt, wobei durch technologische Fortschritte mittlerweile von 5 RS-Typen gesprochen wird:

- **RS 1** ist in intakten Zellen oder Zellverbänden fest eingeschlossen und somit vor enzymatischem Abbau weitestgehend geschützt. Werden diese Zellen mechanisch aufgebrochen, z. B. durch Mahlen von Getreide oder durch den Kauvorgang, kann die RS 1 durch menschliche Enzyme verdaut werden.

- **RS 2** ist aufgrund ihrer 3-dimensionalen Struktur für Verdauungsenzyme unzugänglich. Wird sie erhitzt, faltet sich ihre Struktur auf, und RS 2 kann durch menschliche Enzyme verdaut werden. **Vorkommen:** Rohe Kartoffeln, grüne Bananen.
- **RS 3** (auch „retrogradierte Stärke") entsteht durch das Erhitzen und anschließende Abkühlen von Stärke. Durch die Temperaturschwankung können die beiden Stärkekomponenten Amylose und Amylopektin rekristallisieren (retrogradieren), wodurch eine für menschliche Verdauungsenzyme nicht aufspaltbare Struktur entsteht. Bekannte Lebensmittel, bei denen RS 3 durch Erhitzen und Abkühlen entsteht, sind Kartoffeln, Brot, Reis und Nudeln.
- **RS 4** bezeichnet chemisch modifizierte Stärke, die für menschliche Verdauungsenzyme unzugänglich ist, z. B. Dextrine. RS 4 spielt vor allem in der Lebensmittelindustrie eine Rolle und wird z. B. in Form von Acetat- oder Citrat-Stärke gezielt Lebensmitteln wie Backwaren zugesetzt.
- **RS 5** umfasst modifizierte Stärke, die Komplexe mit weiteren Nährstoffen bildet, u. a. mit Fettsäuren, Monoglyceriden, Aminosäuren und Proteinen [227]. Je nach Modifikation kann RS 5 durch menschliche Verdauungsenzyme entweder abgebaut oder nicht abgebaut werden. RS 5 kann chemisch synthetisiert werden und mit gewünschten Eigenschaften ausgestattet werden, z. B. einer besonders effektiven Verstoffwechselung zu Short-Chain Fatty Acids (SCFA).

Oligosaccharide

Die **Oligofruktose** ist aus 3–9 Monomeren aufgebaut, gut wasserlöslich und sehr gut fermentierbar. Unter der Oligofruktose werden 2 Ballaststoffe zusammengefasst:

- Fruktooligosaccharide (FOS), die aus Fruktosemonomeren aufgebaut sind und in Obst und Gemüse vorkommen, und
- Galaktooligosaccharide (GOS), die aus Glukose und Galaktose aufgebaut sind und in Milch, Milchprodukten und Muttermilch vorkommen.

Die Oligosaccharide Raffinose, Stachyose und Maltodextrin sind gut wasserlöslich und werden nahezu komplett fermentiert. Die **Raffinose** ist ein Trisaccharid aus Galaktose, Glukose und Fruktose, die **Stachyose** ein Tetrasaccharid aus 2 Galaktosemolekülen und je 1 Glukose- und Fruktosemonomer. Beide befinden sich in größeren Mengen in Leguminosen wie Bohnen und Linsen. **Maltodextrin** ist ein wasserlösliches Kohlenhydratgemisch aus Mono-, Di-, Oligo- und Polymeren von Glukose und entsteht durch eine partielle Hydrolyse von Stärke.

Mono- und Disaccharide

Außer Zuckeralkoholen (z. B. Sorbit und Laktitol) werden Monosaccharide in der Regel im Dünndarm komplett resorbiert. Die synthetisch hergestellten Disaccharide **Laktulose** (Galaktose und Fruktose) und der Zuckeralkohol **Laktitol** werden im Dünndarm nicht resorbiert und im Dickdarm bakteriell abgebaut.

Nicht-Saccharid-Ballaststoffe

Nicht-Saccharid-Ballaststoffe werden mit der Nahrung in kleineren Mengen aufgenommen. Vor allem die Aufnahme von **Chitin** über Insekten könnte zunehmen, da deren Verzehr in der menschlichen Ernährung voraussichtlich an Bedeutung gewinnen wird.

5.2.2 Einteilung nach der Wasserlöslichkeit und dem Wasserbindungsvermögen

Traditionell werden **wasserlösliche und wasserunlösliche Ballaststoffe** unterschieden. Diese Einteilung ist vergleichsweise leicht durchzuführen, gibt allerdings nur einen begrenzten Aufschluss über mögliche biologische oder medizinische Effekte der Ballaststoffe. Dadurch ist die Einteilung nach der Wasserlöslichkeit für ernährungsmedizinische Fragenstellungen eher zweitrangig und spielt in erster Linie bei lebensmitteltechnologischen und pharmakologischen Fragestellungen eine Rolle. Weiterhin ist diese Einteilung oft nur schwer zu treffen, da es innerhalb mancher Ballaststoffgruppen (z. B. Beta-Glukane) sowohl wasserunlösliche (z. B. Zellulose, die aus b-1,4-verknüpften Glukose-Einheiten besteht) als auch wasserlösliche Komponenten (z. B. Beta-Glukane aus Hafer und Gerste, die aus b-1,3- und b-1,4-verknüpften Glukose-Einheiten bestehen) gibt.

Gut **wasserlösliche Ballaststoffe** wie Inulin, Oligofruktose und Pektin verlieren in Wasser gelöst ihre Struktur, gehen in eine kolloid-disperse visköse Lösung über und bilden Gele. Hierdurch können diese überwiegend geschmacklosen Ballaststoffe im Rahmen klinischer Studien leicht in Wasser oder Tee aufgelöst aufgenommen werden.

Wasserunlösliche Ballaststoffe (z. B. Lignin, Zellulose und einzelne Hemizellulosen wie Arabinoxylane) können Wasser lediglich in kleinen Mengen in deren molekulare Gerüsthohlräume aufnehmen und nur begrenzt quellen. In Wasser oder Tee bilden die genannten Ballaststoffe feste, unappetitliche Klumpen. In klinischen Studien ist es daher ratsam, Ballaststoff-Präparate mit wasserunlöslichen Präparaten möglichst anderen Lebensmitteln wie Joghurts oder Keksen beizumischen.

Direkt mit der Löslichkeit eines Ballaststoffs ist dessen **Wasserbindungsvermögen** sowie die daraus resultierende **Viskosität** (Zähflüssigkeit) und **Quellfähigkeit** verbunden. Einige Ballaststoffe besitzen die Fähigkeit, Wasser an hydrophile Stellen zu binden bzw. in Leerräume ihrer 3-dimensionalen Matrix einzuschließen, wodurch sich ihre physikochemischen Eigenschaften verändern können. Visköse Ballaststoffe erhöhen in Anwesenheit von Wasser ihre Viskosität und verlängern dadurch die intestinale Transitzeit. Quellfähige Ballaststoffe binden Wasser und erhöhen dadurch das Stuhlvolumen, was wiederum den Stuhlgang erleichtert. Wie ▶ Tab. 5.3 zeigt, haben sowohl Vertreter der wasserlöslichen als auch -unlöslichen Ballaststoffe visköse und quellende Eigenschaften, wobei diese bei wasserlöslichen stärker ausgeprägt sind.

Tab. 5.3 Übersicht über die physikochemischen und physiologischen Eigenschaften von Ballaststoffen [270], [271].

Ballaststoff	Wasserlöslichkeit	Quellfähigkeit	Viskosität/ Gelbildung	Elektrische Ladung	Fermentierbarkeit
Zellulose	–	(+)	–	Neutral	+
Hemizellulose	–/++	–/++	–/++	Negativ	–/++
Pektin	+	+++	+++	Negativ	+++
Beta-Glukan[1]	+	++++	+++	Neutral	+++
Guar	+/+++[2]	+++/++++	+++	Neutral	+++
Psyllium	(+)	++	++	Negativ	+++
Inulin	+	+	++	Neutral	+++
Resistente Stärke[3]	–/+	+	–/+	Neutral	+/+++
Oligosaccharide	++/+++	–/+	–	Neutral	+++
Oligofruktose (FOS, GOS)	+++	+	–	Neutral	+++
Nicht-Saccharid-Ballaststoffe[4]	–	–	–/++	Neutral/Geladen[4]	–

[1] Beta-Glukan mit b1–3- und b1–4-Verknüpfungen (= Beta-Glukan aus Getreide). Die Eigenschaften sind je nach Verknüpfungsart unterschiedlich.
[2] Je nach Kettenlänge ist die Wasserlöslichkeit unterschiedlich.
[3] Die Eigenschaften sind abhängig vom Typ der Resistenten Stärke (Kap. Polysaccharide).
[4] Lignin (schwach negativ geladen), Wachse (neutral), Chitin (neutral bis schwach positiv geladen)
FOS: Fruktooligosaccharide; GOS: Galaktooligosaccharide
(+) Stärke des Effekts; (–) kein bekannter Effekt. Für manche Ballaststoffe gibt es sowohl einzelne Vertreter mit bekanntem Effekt als auch ohne (z. B. im Bezug auf die Wasserlöslichkeit der Hemizellulose „–/++“).

Mit Ausnahme von Lignin binden alle Ballaststoffe Wasser, jedoch in unterschiedlichem Ausmaß (Zellulose ca. 0,4 ml/g; Hemizellulosen ca. 4–25 ml/g). Visköse Ballaststoffe wie Pektin und Beta-Glukan führen neben dem längeren Sättigungsgefühl zu einer verlangsamten Magenentleerung, wodurch es zu einem verlangsamten und gleichmäßigeren postprandialen Blutzuckeranstieg kommt. Unlösliche Ballaststoffe zeigen bis auf Wachse ein sehr geringes Wasserbindungsvermögen.

✔ **Merke**

Ballaststoffe mit besonders hoher Wasserbindungskapazität (z. B. Pektin, Guar und Psylluim) werden auch als **Hydrokolloide** bezeichnet.

5.2.3 Einteilung nach dem Ladungsverhalten

Einige Ballaststoffe wie Hemizellulosen und Pektin erhalten durch freie Carboxylgruppen eine negative Ladung, wodurch diese Ballaststoffe Kationen binden und kationische Substanzen damit der Aufnahme in den Körper entzogen werden. Bei toxischen Schwermetallionen wie Blei und Kadmium ist dieser Effekt durchaus erwünscht. In älterer Literatur findet man zum Teil den Hinweis, dass auf diesem Wege auch Mineralstoffe wie Kalzium, Eisen und Zink der Absorption entzogen und ihre Verfügbarkeiten herabgesetzt werden könnten.

Tatsächlich zeigen Humanstudien jedoch, dass fermentierbare Ballaststoffe wie Inulin und Oligofruktose die Bioverfügbarkeit von Mineralstoffen sogar verbessern können [203], [213], [224]. Eine gesenkte intestinale Aufnahme von Mineralien, wie sie z. B. beim Verzehr einiger ballaststoffreicher Lebensmittel wie Bohnen zu beobachten ist, basieren vermutlich eher auf Begleitstoffen wie Phytat als auf den Ballaststoffen selbst [224]. Neben Kationen werden auch geladene Gallensäuren und Gallensäurederivate von Ballaststoffen adsorbiert und ausgeschieden, was zu einer Krankheitsprävention und verbesserten Krankheitsprognose beitragen kann (Kap. 5.4.1).

5.3 Moderne Einteilung von Ballaststoffen

Neben der genannten klassischen Einteilung von Ballaststoffen haben sich modernere Einteilungen etabliert, die sich nach den Wirkmechanismen der Ballaststoffe orientieren. Untergruppen der Ballaststoffe sind die **Microbiota-Accessible Carbohydrates (MAC)**, das sind Kohlenhydrat-Ballaststoffe, die von der Mikrobiota verstoffwechselt werden können. Dieser Begriff wird zunehmend in der englischsprachigen Fachliteratur verwendet. Weiterhin abzugrenzen sind **Präbiotika**, die per Definition unverdauliche Nahrungsbestandteile sind, welche die Mikrobiota-Zusammensetzung und/oder -Aktivität verändern und dadurch gesundheitlich günstige Auswirkungen auf den Organismus ausüben [204]. Die Schnittmenge zwischen MAC und Präbiotika ist groß, aber es gibt einzelne Ballaststoffgruppen, die nur der einen oder anderen Gruppe zugeordnet werden (▸ Abb. 5.1). **Synbiotika** sind eine Kombination aus Präbiotika und lebenden Mikroorganismen (Probiotika), deren Einnahme mit einem gesundheitlichen Nutzen verbunden ist [273] (Kap. Synbiotika).

Einige Vertreter der Kohlenhydrate, wie Fruktose und Vertreter der FODMAP (fermentierbare Oligosaccharide, Disaccharide, Monosaccharide und Polyole), zählen formal nicht zu den Ballaststoffen, werden aber unter Umständen von der Mikrobiota verstoffwechselt. Dies ist der Fall, wenn ihre alimentäre Aufnahme die intestinale Aufnahmekapazität übersteigt und die Kohlenhydrate somit in tiefere Darmabschnitte gelangen, wo sie mikrobiell metabolisiert werden. Beispiele wären eine übermäßig hohe Aufnahme von Fruktose, die die intestinale Aufnahmekapazität übersteigt, oder die Aufnahme von Laktose bei Laktasemangel. Im Folgenden wird diese Gruppe als **Nicht-Ballaststoff-MACs** bezeichnet (▸ Abb. 5.1).

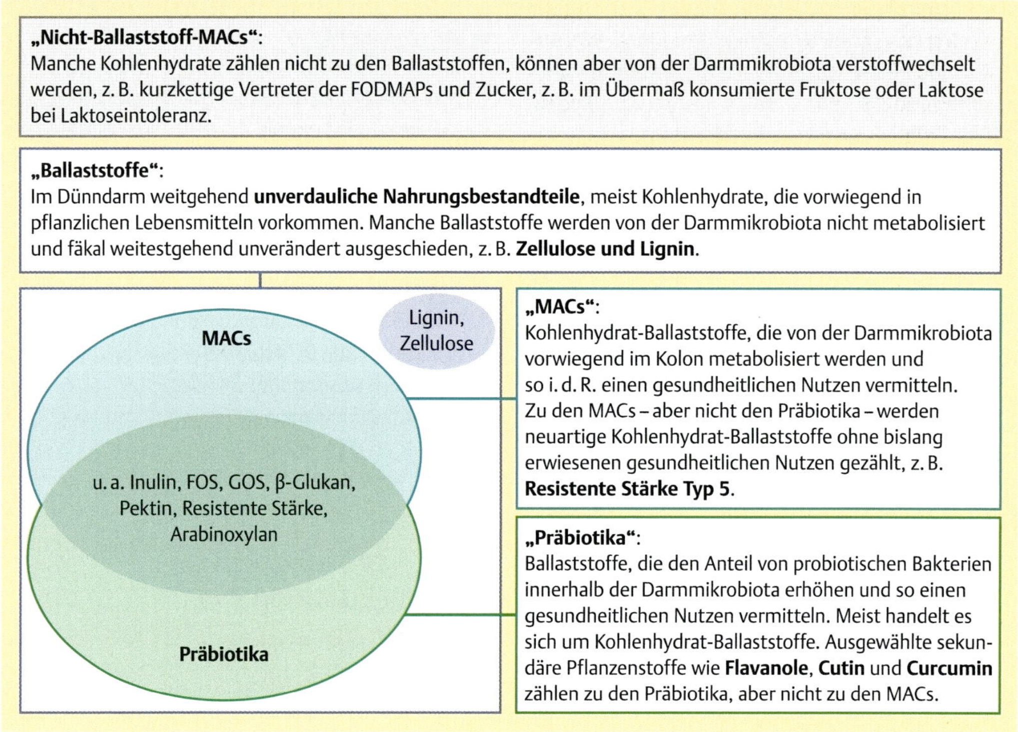

Abb. 5.1 Nomenklatur von Ballaststoffen. Details siehe Text. FODMAP: Fermentable Oligo-, Di-, Monosaccharides and Polyol; FOS: Fruktooligosaccharide; GOS: Galaktooligosaccharide; MAC: Microbiota-Accessible Carbohydrates.

5.3.1 Einteilung nach der Darreichungsform und Lebensmittelquelle

Während man früher die medizinischen Effekte von Ballaststoffen vor allem anhand der Gabe von einzelnen aufgereinigten Ballaststoffen bzw. Ballaststoffgruppen untersuchte, werden heutzutage vermehrt die Effekte ganzer ballaststoffreicher Lebensmittel und Ernährungsmuster untersucht. Die Gründe dafür sind vielseitig, vor allem aber sollen durch die Aufnahme ganzer Lebensmittel möglichst realistische physiologische Bedingungen erzeugt werden, die die Lebensmittelmatrix sowie komplexe Wechselwirkungen zwischen Ballaststoffen und Nährstoffen beachten.

Nährstoffe, die die Aktivität und Diversität der intestinalen Mikrobiota beeinflussen können, sind u. a.

- Vitamine (z. B. A, B_2, B_3, D und E) [255],
- Mineralstoffe (z. B. Kalzium, Eisen, Zink, Magnesium und Phosphor) [202] und
- sekundäre Pflanzenstoffe (z. B. Flavonoide, Kutin und Kurkumin) [237].

Die beiden am häufigsten untersuchten Lebensmittelgruppen sind Getreide-Ballaststoffe versus Obst- und Gemüse-Ballaststoffe, da beide Gruppen sich hinsichtlich der enthaltenen Ballaststoffe deutlich unterscheiden: Getreide-Ballaststoffe umfassen vor allem Beta-Glukan und Arabinoxylan, Obst- und Gemüse-Ballaststoffe vor allem Zellulose, Hemizellulose und Pektin.

5.3.2 Einteilung nach der Fermentierbarkeit

Nicht alle Ballaststoffe, die den Dickdarm erreichen, werden durch kommensale Mikroorganismen verstoffwechselt. Im Deutschen spricht man von bakteriell fermentierbaren bzw. nicht fermentierbaren Ballaststoffen, wobei sich mittlerweile auch der englischsprachige Begriff **MAC** immer weiter durchsetzt. MAC fungieren als Substrat für die Darmmikrobiota, welche diese überwiegend zu Gasen (v. a. Kohlendioxid, Methan und Wasserstoff) und SCFA verstoffwechselt. Weitere Stoffwechselprodukte und ihre physiologische Bedeutung werden in Kap. 5.4.3 erläutert.

Die mengenmäßig relevantesten SCFA sind Essigsäure, Propionsäure und Buttersäure, die ca. 95 % der SCFA ausmachen. In vivo kommen SCFA vor allem in Form ihrer Salze vor: Azetat, Propionat und Butyrat. SCFA werden zu großen Teilen über Monocarboxylat-Transporter in Enterozyten aufgenommen. Dort dient vor allem Butyrat der zelleigenen Energieversorgung und fördert weiterhin die Proliferation bzw. Differenzierung der Zellen sowie die Ausbildung von Tight Junctions. Azetat und Propionat werden weniger stark von Enterozyten verstoffwechselt und gelangen über die Pfortader in die Leber sowie den Körperkreislauf.

Je nach Ballaststoff, individueller Mikrobiota und der intestinalen Passagezeit sind die Fermentationsrate und das Verhältnis der daraus gebildeten SCFA unterschiedlich [205]. So wird intestinal Pektin vor allem zu Azetat, Guar zu Propionat und Resistente Stärke zu Butyrat fermentiert [229], [256]. Wie in ▸ Tab. 5.3 gezeigt, werden die meisten wasserlöslichen Ballaststoffe durch die Mikrobiota verstoffwechselt, während es bei nichtlöslichen Ballaststoffen nur eine teilweise, sowie bei Lignin, Wachsen und Chitin praktisch gar keine bakterielle Verstoffwechslung gibt.

Die Fermentationsrate im Dickdarm nimmt vom Zäkum zum Rektum kontinuierlich ab. In-vivo-Studien zeigen, dass pro Gramm komplett fermentierbarer Ballaststoff 0,5–0,6 g SCFA entstehen. Dabei ist das Verhältnis von Azetat, Propionat und Butyrat in etwa 60:20:15, mit einigen Minor-SCFA, welche die restlichen 5 % ausmachen. Da Ballaststoffe über die Bildung von SCFA dem Körper verwertbare Energie liefern, rechnet man mit einem Energiegehalt von 2 kcal/g Ballaststoff.

Zusammenfassung

Ballaststoffe lassen sich anhand verschiedener Aspekte klassifizieren. Zu den gängigsten Klassifizierungen gehören die

- chemische Klassifizierung (molekularer Aufbau, z. B. Saccharide vs. Nicht-Saccharide),
- physikochemische Klassifizierung (z. B. Wasserlöslichkeit, Wasserbindungsvermögen, Ladung),
- Klassifizierung anhand der Lebensmittelquellen (v. a. Getreide-Ballaststoffe versus Obst- und Gemüse-Ballaststoffe) und die
- Klassifizierung anhand physiologischer Eigenschaften (Fermentierbarkeit).

5.3.3 Medizinische Bedeutung der neuen Einteilung

Die klassischen Einteilungen nach chemischem Aufbau und Wasserlöslichkeit hängen nur bedingt mit physiologischen bzw. medizinischen Wirkungen der Ballaststoffe zusammen und sind in erster Linie lebensmitteltechnologisch relevant. Die modernen Einteilungen hingegen haben unmittelbare Bedeutung für Physiologie und Medizin.

Daten aus randomisierten kontrollierten Studien deuten darauf hin, dass Getreide-Ballaststoffe und solche aus Obst und Gemüse unterschiedliche Effekte auf Entzündungsparameter ausüben [235], [250], [266]. So senkten Ballaststoffe aus Obst und Gemüse vor allem Interleukin-6, während Getreideballaststoffe die Plasmalevel des Tumornekrosefaktor-a verringerten [235]. Weiterhin deuten klinische Daten darauf hin, dass in erster Linie die Aufnahme von Getreideballaststoffen im Vergleich zu Ballaststoffen aus Obst und Gemüse das Risiko für Herz-Kreislauf-Erkrankungen und Diabetes mellitus Typ 2 senken können [231], [250], [266].

Die zugrundeliegenden Mechanismen sind noch nicht zufriedenstellend verstanden. Mögliche Erklärungsansätze für die Beobachtungen sind, dass Obst und Gemüse aufgrund des höheren Wassergehalts bei gleichem Gewicht weniger Gesamtballaststoffe als Getreidekörner enthalten. Zudem werden Getreide-Ballaststoffe zu mehr SCFA umgewandelt als Obst- und Gemüse-Ballaststoffe, vor allem Propionat und Butyrat [219]. Obst- und Gemüse-Ballaststoffe (z. B. Inulin) werden dagegen schneller und in proximalen Darmabschnitten zu SCFA fermentiert als Getreide-Ballaststoffe (z. B. Arabinoxylan) [225].

Da das Blut der distalen Darmabschnitte nicht über die Pfortader zur Leber geleitet wird, sondern direkt in den Blutkreislauf gelangt, könnte das erklären, warum durch Getreide-Ballaststoffe mehr SCFA (v. a. Butyrat) im Blutkreislauf gemessen werden als durch Obst- und Gemüse-Ballaststoffe [201]. Untersuchungen, inwieweit diese Beobachtungen medizinisch relevant sind, liegen allerdings noch nicht zufriedenstellend vor. Die Einteilung von Ballaststoffen anhand der Fermentierbarkeit ist insofern von klinischer Bedeutung, als SCFA, vor allem Propionat und Butyrat, vielseitige medizinische Wirkungen entfalten (Kap. 5.4.3).

5.4 Wirkmechanismen und physiologische Effekte von Ballaststoffen und kurzkettigen Fettsäuren

Ballaststoffe zeigen sowohl direkte als auch indirekte Wirkungen. Die direkten Wirkungen basieren in erster Linie auf physikochemischen Eigenschaften wie dem Quellvermögen in Wasser. Indirekte Wirkungen basieren auf den Metaboliten (u. a. SCFA), die bei der bakteriellen Fermentation von Ballaststoffen im Kolon entstehen.

5.4.1 Direkte Wirkungen von Ballaststoffen im Verdauungstrakt

Die direkten Wirkungen von Ballaststoffen basieren auf deren chemischem Aufbau und damit einhergehenden physikochemischen Eigenschaften. Die medizinisch relevanten direkten Eigenschaften sind in erster Linie an die Viskosität, die Quellfähigkeit sowie an das Bindungsvermögen von Gallensäuren und Toxinen gebunden [198].

Im **Mundraum** müssen ballaststoffreiche Lebensmittel meist länger und stärker gekaut werden. Hierdurch erhöht sich die Speichelsekretion, wodurch die Zähne vermehrt von Speichel umspült und von Speiseresten befreit werden. Weiterhin neutralisiert der Speichel bakteriell gebildete Säuren, was zusätzlich zum Erhalt der Zahngesundheit beiträgt. Zuletzt führt der höhere Kauaufwand durch ballaststoffreiche Nahrung zu einer verlangsamten und reduzierten Nahrungsaufnahme.

Im **Magen** erhöhen Ballaststoffe durch deren Quellfähigkeit das Volumen und senken dadurch den Ghrelin-Spiegel. Weiterhin verzögern sie durch die Viskosität die Magenentleerung. Beide Effekte führen zu einem schnell eintretenden und anhaltenden Sättigungsgefühl. Die verlangsamte bzw. verzögerte Magenentleerung verhindert postprandiale Blutzuckerspitzen und bewirkt weiterhin eine bessere Verträglichkeit von Kohlenhydraten wie Laktose und Fruktose. Da diese verzögert und über einen längeren Zeitraum hinweg im Dünndarm ankommen, steht dort mehr Zeit zur Hydrolyse bzw. Absorption zur Verfügung.

Im **Dünndarm** wirken Ballaststoffe auf zahlreiche physiologische Prozesse. Durch die Volumenzunahme des Stuhls und den daraus resultierenden Druck auf die Darmwand wird die Darmperistaltik angeregt. Hierdurch verkürzen Ballaststoffe die intestinale Transitzeit und führen zu einem früheren sowie leichteren Absetzen des Stuhls.

Darüber hinaus beeinflussen Ballaststoffe auch die Verdauung und Absorption von u. a. Kohlenhydraten, Proteinen und Fetten im oberen Dünndarm. Vor allem gelbildende Ballaststoffe wie Pektin und Beta-Glukan erschweren Verdauungsenzymen wie Amylasen und Lipasen physikalisch den Zugang zu den Ballaststoffen, wodurch sich deren enzymatischer Abbau verzögert oder vermindert. Durch die Volumenerhöhung des Nahrungsbreis verringert sich die Kontaktfläche zwischen den Nährstoffen und den Enterozyten, was dazu führt, dass sich die Absorption verlangsamt. Dieser Effekt ist vor allem in Hinblick auf metabolische Erkrankungen klinisch relevant, denn durch quellfähige Ballaststoffe wie Beta-Glukan, Guar oder Pektin lassen sich der postprandiale Blutzuckeranstieg und die Insulinausschüttung deutlich senken [238], [259]. Durch diesen Effekt ist der Ballaststoffgehalt eines Lebensmittels ein wesentlicher Einflussfaktor auf den glykämischen Index eines Lebensmittels.

✔ Merke

Ballaststoffe senken die postprandiale Blutzucker- und Insulinausschüttung, wodurch sich Blutzuckerspitzen vermeiden lassen. Aus diesem Grund wird vor allem Menschen mit Typ-2-Diabetes geraten, mindestens 40 g Ballaststoffe am Tag aufzunehmen.

Im **Dünndarm** führt die Bindung von Steroiden (z. B. Gallensäuren und Cholesterin) durch Ballaststoffe zu einer vermehrten Ausscheidung dieser Stoffe. Die höhere fäkale Ausscheidung von Gallensäuren muss durch deren Neusynthese kompensiert werden. Das hierfür erforderliche Cholesterin wird dem Cholesterin-Pool der Leber entzogen, wodurch es zu einer Senkung des Gesamt- und LDL-Cholesterinspiegels im Blut kommt. Eine solche Wirkung wurde vor allem für wasserlöslichen Ballaststoffe nachgewiesen [270], [277]. Besonders Pektin, Psyllium, Guar und Lignin fördern die Ausscheidung von Gallensäuren und können durch die damit verbundene Cholesterinsenkung zur Prävention und Therapie von Fettstoffwechselstörungen bzw. Herz-Kreislauf-Erkrankungen beitragen [246].

Im **Dickdarm** beeinflussen Ballaststoffe auf vielfältige Weise die Stuhlbildung und erleichtern den Stuhlgang durch ein höheres Stuhlvolumen sowie eine veränderte Stuhlkonsistenz. Hierbei gilt, dass die Aufnahme von Zellulose und Lignin einen festen, wasserarmen Stuhl bewirkt, wohingegen Inulin und Oligofruktose eine weichere, wasserreiche Stuhlkonsistenz bewirken.

Ballaststoffe erhöhen durch ihr Wasserbindungsvermögen direkt das Stuhlgewicht und das Stuhlvolumen. Zudem erhöhen sie das Stuhlgewicht indirekt durch Förderung des bakteriellen Wachstums und einer damit verbundenen höheren Ausscheidung von bakterieller Masse [198], [215]. Die Stuhlvolumenerhöhung fördert die Darmperistaltik, verkürzt die intestinale Transitzeit und führt zu einem früheren sowie leichteren Absetzen des Stuhls.

5.4.2 Wirkungen von Ballaststoffen auf die intestinale Mikrobiota

Die meisten Ballaststoffe werden von den kommensalen Darmbakterien zur Energiegewinnung mittels anaerober Fermentation genutzt, wobei Pektin, Beta-Glukan, Inulin und Oligofruktose besonders effizient fermentiert werden (▸ Tab. 5.3) [252]. Insgesamt führt eine ballaststoffreiche Ernährung dadurch zu einer deutlich höheren intestinalen bakteriellen Masse und zu einer gesteigerten Diversität, sofern verschiedene Ballaststoffe konsumiert werden.

Durch unterschiedliche Ballaststoffe kommt es zu einer selektiven Förderung oder Hemmung von Darmbakterien, in Abhängigkeit davon, ob die jeweiligen Bakterien die Ballaststoffe fermentieren können oder nicht. So fördert z. B. die Aufnahme von Oligofruktose und Inulin insbesondere das Wachstum von Bifidobakterien und *Faecalibacterium prausnitzii*, wohingegen Arabinoxylan und Beta-Glukan das Wachstum von Bakterien der Gattungen *Prevotella* und *Bacteroides* fördern, während Resistente Stärke Typ 2 das Wachstum von *Bacteroides* hemmt [214].

Durch die Stimulation des Wachstums apathogener Bakterien wie Bifidobakterien und Laktobazillen sowie Bakteriengattungen wie *Faecalibacterium prausnitzii* und *Akkermansia muciniphila* durch Ballaststoffe wird kompetitiv das Wachstum pathogener Bakterien (z. B. Salmonellen, Staphylokokken und *Clostridium difficile*) gehemmt (Kap. Ballaststoffe und Darmmikrobiom) [230]. Eine ausreichende Aufnahme von Ballaststoffen begünstigt somit eine apathogene Mikrobiota, die das Ansiedeln von pathogenen Bakterien verhindert [230].

5.4.3 Indirekte Wirkungen von Ballaststoffen über bakterielle Metabolite

Endprodukte der Fermentation von Ballaststoffen sind in erster Linie SCFA (vor allem Azetat, Butyrat und Propionat) sowie Gase (H_2 und CO_2) [230]. Durch das vermehrte Vorkommen von SCFA sinkt der pH-Wert im Darmlumen, was das Wachstum von für den Organismus günstigen Bifidobakterien fördert und die Verbreitung von pathogenen Mikroorganismen hemmt [243]. So wurde gezeigt, dass Bifidobakterien über die Produktion von Azetat vor bakteriellen Enteropathien durch *Escherichia-coli*-Bakterien schützen [222]. SCFA regulieren zudem die Proliferation und Differenzierung von Enterozyten, was sich protektiv auf die Entstehung von Dickdarmkrebs und eine gestörte Darmbarrierefunktion auswirken kann (▶ Tab. 5.4) [206], [265]. Weiterhin beeinflussen SCFA das darmassoziierte Immunsystem und über die Darm-Hirn-Achse die Stoffwechselaktivität von Leber und Pankreas sowie das Sättigungsgefühl [286].

Auch wenn die SCFA-abhängige Signalübertragung und die damit verbundenen biologischen und medizinischen Wirkungen noch nicht ausreichend erforscht sind, ist bereits bekannt, dass SCFA über membranständige **G-Protein-gekoppelte Rezeptoren (GPCR)** wirken. Die am besten untersuchten SCFA-Rezeptoren sind GPR109a und GPR164 sowie GPR43 und GPR41, die später in freie Fettsäurerezeptoren (Free Fatty Acid Receptor, FFAR) FFAR2 und FFAR3 umbenannt wurden. Alle genannten GPCR werden auf einer Vielzahl von Zellen des Magen-Darm-Trakts sowie von Zel-

Tab. 5.4 Lokale und systemische Wirkung von kurzkettigen Fettsäuren (Short-Chain Fatty Acids, SCFA).

Region	Wirkung
Gehirn	**Induktion von Sättigung**: In der Darmschleimhaut induzieren SCFA über Bindung an GPCR (u. a. FFAR2 und FFAR3) die Ausschüttung von Neuropeptiden (PYY, GLP-1), die im Hypothalamus Sättigungsgefühl induzieren [211]. Weiterhin können SCFA über Monocarboxylat-Transporter die Blut-Hirn-Schranke überqueren und direkt das Hungergefühl unterdrücken [267].
Zentrales Nervensystem (ZNS)	**Neuronen**: SCFA induzieren die Neurogenese, regulieren die geistige Entwicklung und beeinflussen die Gedächtnisleistung über Aktivierung von FFAR2-Rezeptoren auf Zellen des ZNS [241]. Zusätzlich regulieren SCFA die Ausdifferenzierung und Funktion von Mikroglia und Astrozyten und verringern die Permeabilität der Blut-Hirn-Schranke durch eine vermehrte Ausbildung von Tight Junctions [267]. Zudem wirken SCFA im ZNS antiinflammatorisch [267].
Magen-Darm-Trakt	**Magen**: Durch SCFA erfolgt eine verzögerte Entleerung des Nahrungsbreis und dadurch eine verzögerte und gleichmäßigere Absorption von Glukose im Dünndarm. Zusätzlich erhöhen SCFAs die Insulinsekretion über GPCRs auf β-Pankreaszellen [258]. **Darm**: SCFAs induzieren die Expression von Tight Junctions im Darm und verringern dadurch die transzelluläre Lokation von Noxen aus dem Darmlumen in den Blutkreislauf [254], [265]. Weiterhin senken SCFA den intestinalen pH-Wert, was zu einer Hemmung des Wachstums von pathogenen Mikroorganismen führt [243].
Immunsystem	SCFA regulieren die Reifung und Funktion von Zellen des angeborenen Immunsystems, u. a. Makrophagen, Neutrophile und dendritische Zellen über Bindung an zellständige GPCR (u. a. FFAR2 und FFAR3) [264]. Weiterhin regulieren SCFA die Differenzierung von T-Zellen und B-Zellen und die von ihnen vermittelte antigenspezifische adaptive Immunität [264].
Glukose- und Lipidstoffwechsel	Zirkulierende SCFA steigern die Insulinausschüttung und fördern die zelluläre Aufnahme von Glukose über Hochregulation der AMP-abhängigen Proteinkinase (AMPK) und des PPAR-γ-Signalwegs [212], wodurch SCFA auch präventiv gegenüber Diabetes mellitus Typ 2 wirken können [233]. Zudem senken SCFA die Lipid- und Cholesterinkonzentrationen im Serum über Hochregulation des PPAR-γ-Signalwegs und Hemmung der hormonsensitiven Lipase (FFAR2-vermittelt) [212].
systemisch	**Antiinflammatorische Wirkung**: Hemmung der Ausschüttung von proentzündlichen Zytokinen (TNF-α, Il-6) und Chemokinen sowie Induktion antientzündlicher Zytokine (z. B. Il-10, IL-1Ra) [260]. **Antikanzerogene Wirkung**: Hemmung der Tumorentstehung durch Beeinflussung von Histondeazetylasen und Induktion von Apoptose in präkanzerogenen und kanzerogenen Zellen über zellständige GPCR (u. a. FFAR2 und FFAR3 und GPR109A) [248].

FFAR: Free Fatty Acid Receptor; GLP-1: Glucagon-like Peptide 1; GPCR: G-Protein-gekoppelte Rezeptoren; Il: Interleukin; PPAR-γ: Peroxisomen-Proliferator-aktivierter Rezeptor gamma; PYY: Peptid YY; SCFA: Short-Chain Fatty Acids; TNF-α: Tumornekrosefaktor-α.

len des Immun- und Nervensystems exprimiert, wo sie spezifische Wirkungen entfalten (▶ Tab. 5.4) [207], [249].

Die biologischen Auswirkungen der Aktivierung dieser Rezeptoren unterscheiden sich deutlich in Abhängigkeit von der Zelle, auf der sie exprimiert werden. Beispielsweise führt die Bindung von SCFA an ihre Rezeptoren auf enteroendokrinen Zellen zu einer vermehrten Sekretion von Glucagon-like Peptid 1 (GLP-1) und Peptid YY (PYY) ([211], [258]), während die Signalübertragung in Pankreas-Betazellen zu einer erhöhten Insulinsekretion führt [258].

Neben den genannten SCFA und Gasen bilden Darmbakterien weitere Stoffwechselprodukte. Einer der ersten beschriebenen Mechanismen, wie kommensale Bakterien den menschlichen Stoffwechsel beeinflussen können, war die Entdeckung ihrer Fähigkeit, Vitamin B_{12} zu produzieren [245]. Anschließend konnte gezeigt werden, dass sie auch weitere B-Vitamine wie Thiamin, Riboflavin und Folsäure sowie Vitamin K synthetisieren können [239], [245].

Dass Darmbakterien solche Metabolite bilden, bedeutet noch nicht notwendigerweise, dass diese Metabolite auch von der Darmschleimhaut aufgenommen und im Körper wirksam werden. Dies wäre nur dann zu erwarten, wenn die Produktion in Darmabschnitten stattfindet, in denen die Metabolite auch resorbiert werden können – was in distalen Darmabschnitten nicht bzw. nicht nennenswert der Fall ist. Daher tragen die von Dickdarmbakterien gebildeten Vitamine in der Regel nicht nennenswert zur Vitaminversorgung des Organismus bei [228].

Die von der Leber gebildeten primären Gallensäuren werden im Kolon von kommensalen Darmbakterien zu sekundären Gallensäuren verstoffwechselt, wodurch eine wechselseitige Beziehung entsteht: Primäre Gallensäuren erhöhen die mikrobielle Aktivität und Diversität, wodurch vermehrt sekundäre Gallensäuren gebildet werden, welche eine Form von bakteriellen Metaboliten darstellen. Sekundäre Gallensäuren entfalten sowohl pro- als auch antiinflammatorische Wirkungen und wirken intestinal, aber auch extraintestinal, u. a. über eigene G-Protein-gekoppelte Rezeptoren wie den TGR-5 und den S1PR2. Durch eine fettreiche Ernährung bzw. intestinale Fehlbesiedlung überwiegen dabei die proinflammatorischen Effekte [262]. So führt eine fettreiche Ernährung zu erhöhten Spiegeln der sekundären Gallensäuren Desoxycholsäure und Lithocholsäure, die mit der Entstehung von subklinischen intestinale Entzündungen und Krebs in Verbindung stehen [288].

Cholin und **L-Carnitin** sind Bestandteile tierischer Nahrungsmittel und kommen vor allem in rotem Fleisch, Eiern und Fisch vor. Im Kolon werden beide Metabolite durch Darmbakterien zu Trimethylamin (TMA) metabolisiert, das in der Leber in Trimethylamin-N-oxid (TMAO) umgewandelt wird. TMAO erhöht intrazellulären oxidativen Stress und induziert die Ausscheidung proinflammatorischer Zytokine [220]. Mittlerweile zeigen zahlreiche Metaanalysen, dass die alimentäre Aufnahme von Cholin und L-Carnitin durch tierische Lebensmittel über TMAO das Risiko kardiovaskulärer Erkrankungen erhöht [226], [263].

Der Begriff der **Postbiotika** wurde 2021 von der International Scientific Association for Probiotics and Prebiotics (ISAPP) definiert und beschreibt „Präparate aus unbelebten Mikroorganismen und/oder ihren Bestandteilen, die dem Wirt einen gesundheitlichen Nutzen verschaffen". Im Gegensatz zu Probiotika, die lebende Bakterienstämme enthalten, umfasst der Begriff bioaktive Verbindungen wie kurzkettige Fettsäuren, Defensine, Peptide, Enzyme und Polysaccharide, d. h. bakterielle Metabolite [279]. Postbiotika werden derzeit intensiv erforscht, um ihr Potenzial als therapeutische Mittel zur Behandlung von verschiedenen Erkrankungen wie entzündlichen Darmerkrankungen, Fettleibigkeit, Diabetes und Krebs zu untersuchen (Kap. 36).

Die bakteriellen Metaboliten, die einen Einfluss auf den Wirt haben, sind bei weitem noch nicht vollständig beschrieben. Durch moderne Messmethoden, wie den **Metabolomics**, ist die Erforschung solcher Metaboliten und deren medizinischem Potenzial in den letzten Jahren deutlich vereinfacht worden. Metabolomics-Analysen sind durch standardisierte kommerziell erhältliche Kits mittlerweile in großem Stil, z. B. in groß angelegten klinischen Studien, möglich.

5.5 Medizinische Effekte von Ballaststoffen und kurzkettigen Fettsäuren

Ballaststoffe werden heute in der Prophylaxe und Therapie zahlreicher Erkrankungen eingesetzt. Diese umfassen intestinale Erkrankungen wie Obstipation, Divertikulose und Kolonkarzinom, aber auch Übergewicht und Adipositas, Diabetes mellitus Typ 2, Herz-Kreislauf-Erkrankungen und Fettstoffwechselstörungen [200], [223].

5.5.1 Antiproliferative Wirkungen

Ballaststoffe wirken intestinal sowohl direkt als auch indirekt antikanzerogen. Direkte Effekte umfassen vor allem eine beschleunigte Darmpassage sowie die Adsorption von kanzerogenen sekundären Gallensäuren und ihrer Metaboliten. Die indirekten Effekte basieren auf den gebildeten SCFA (▶ Tab. 5.5).

Kolorektale Tumoren

Zahlreiche, groß angelegte Kohortenstudien belegen antikanzerogene Wirkungen von Ballaststoffen und zeigen in einer Metaanalyse zusammengefasst, dass eine Steigerung der Ballaststoffzufuhr um 10 g pro Tag mit einer Risikosenkung von 10 % für die Entwicklung eines kolorektalen Karzinoms einhergeht [199]. Als besonders protektiv erwiesen sich laut den Autoren dieser Studie Ballaststoffe aus Getreide [199].

Auch in der großen EPIC-Studie zeigte sich, dass Personen mit einer höheren Ballaststoffaufnahme (≥ 28,5 g/Tag) verglichen mit Personen mit einer niedrigeren Aufnahme (< 16,4 g/Tag) ein um 17 % verringertes Risiko hatten, ein kolorektales Karzinom zu entwickeln [251]. Weiterhin zeigen Ballaststoffe schützende Effekte auf andere Tumoren des Verdauungstrakts, u. a. der Speiseröhre, des Magens und des Pankreas [278] sowie auf extraintestinale Tumoren, u. a. der Blase [287] und der weiblichen Brust [240], [285].

5.5.2 Kardiometabolische Wirkungen

Übergewicht und Adipositas

Umfangreiche Querschnitts- und prospektive Studien belegen einen inversen Zusammenhang zwischen der Ballaststoffzufuhr und dem Adipositasrisiko [232], [274]. Bekannte große Auswertungen umfassen u. a. die Nurses‘ Health Study und die EPIC-Studie. Insgesamt zeigt die Gesamtheit der Beobachtungsstudien, dass eine vermehrte Ballaststoffzufuhr das Risiko für Übergewicht und Adipositas um etwa 30 % reduziert [197].

Auch Interventionsstudien belegen den inversen Zusammenhang von Ballaststoffzufuhr und Körpergewicht: Unabhängig von der Ballaststoffart reduziert eine mittlere Ballaststoffzufuhr von 11 g pro Tag über 11 Wochen das Körpergewicht um durchschnittlich 0,7 kg [280]. Als besonders effektiv haben sich in dieser Übersichtsarbeit lösliche

Tab. 5.5 Tumorprotektive Wirkmechanismen von Ballaststoffen im Kolon und Rektum [272].

Primäre direkte Wirkung	Sekundäre Wirkung
Beschleunigte Darmpassage (Transitzeit ↓)	Kontaktzeit potenziell kanzerogener Noxen mit der Dickdarmschleimhaut ↓
Adsorption von sekundären Gallensäuren und ihrer Metaboliten ↑	Fäkale Ausscheidung von kanzerogenen Gallensäuren ↑
Bakterielles Volumen (Anzahl der im Kolon lebenden Bakterien) ↑	Verstoffwechselung und bakterieller Abbau des kanzerogenen Ammoniaks ↑
Fermentation zu kurzkettigen Fettsäuren ↑	Aufrechterhaltung der physiologischen Zellproliferation; rezeptorvermittelte Induktion von Apoptose in präkanzerogenen Zellstadien u. a. durch FFAR2 und FFAR3 und GPR109A [248]
	Senkung des pH-Werts im Darmlumen, Protonierung des kanzerogenen Ammoniaks zu Ammonium, Hemmung von prokanzerogenen Enzymen und Stoffwechselwegen

Ballaststoffe wie Fruktane (Fruktooligosaccharide, Inulin) erwiesen. Hier lag der Gewichtsverlust im Verlauf von 11–13 Wochen bei einer täglichen Zufuhr von 10–14 g Ballaststoffen zwischen 3,5 und 6,3 kg Körpergewicht. Die Wirkmechanismen sind noch nicht vollständig untersucht, diskutiert werden aber die verminderte Energiedichte von ballaststoffreicher Nahrung, das höhere Sättigungsgefühl sowie ein verminderter postprandialer Appetit (z. B. auf Süßes) [280].

Diabetes mellitus Typ 2

Zahlreiche groß angelegte Kohortenstudien belegen einen inversen Zusammenhang zwischen dem Verzehr von Ballaststoffen und dem Risiko für die Entwicklung eines Diabetes mellitus Typ 2 [197], [242], [283], [284]. Im Detail belegen die Daten der bislang größten Auswertung auf diesem Gebiet eine Risikosenkung um 9 % für jede Steigerung der Ballaststoffzufuhr um 10 g pro Tag [231]. Eine besonders ausgeprägte protektive Wirkung haben laut dieser Metaanalyse Getreide-Ballaststoffe mit einer Risikosenkung von 25 % pro 10 g Ballaststoff pro Tag.

Mehrere Wirkmechanismen wurden in der Vergangenheit diskutiert, die unabhängig vom Körpergewicht zur Senkung des Risikos für Diabetes mellitus Typ 2 durch Ballaststoffe beitragen. Diese umfassen eine verbesserte Insulinsensitivität des Muskel- und Lebergewebes sowie die Vermeidung von Blutzuckerspitzen durch den langsameren und gleichmäßigeren Anstieg des postprandialen Blutzuckerspiegels.

Die genauen zugrundeliegenden Mechanismen sind noch nicht abschließend geklärt, wobei die aus Ballaststoffen gebildeten SCFA eine tragende Rolle zu spielen scheinen (▶ Tab. 5.5). Weiterhin deuten Humanstudien darauf hin, dass es auch körpergewichts- und SCFA-unabhängige Mechanismen gibt. So konnte gezeigt werden, dass Getreide-Ballaststoffe die intestinale Aufnahme von Aminosäuren hemmen und so sekundär den S6-Kinaseweg blockieren, wodurch sich die Insulinsensitivität erhöhen kann [282]. Weiterhin verbessert eine sehr ballaststoffreiche Kost (40–50 g pro Tag) die $HbA1_c$-Werte sowie die Nüchtern-Plasmaglukose [268] und die postprandiale Insulinausschüttung [282] bei Personen mit bereits bestehendem Diabetes mellitus Typ 2.

Herz-Kreislauf-Erkrankungen

Groß angelegte Beobachtungsstudien belegen einen protektiven Effekt von Ballaststoffen auf das Risiko von Herz-Kreislauf-Erkrankungen. Wie Metaanalysen einheitlich gezeigt haben, haben Personen mit hoher Ballaststoff-Aufnahme ein um 22–29 % verringertes Erkrankungsrisiko ([197], [217], [247], [261]), sowie eine knapp 25 % reduzierte kardiovaskuläre Mortalität [234] als Personen mit geringer Aufnahme. Im Detail senkte jede Erhöhung der Ballaststoff-Zufuhr um 7 g pro Tag das Risiko für Herz-Kreislauf-Erkrankungen um 12–13 % [275], [276].

Neben der bereits diskutierten Senkung des LDL- und Gesamt-Cholesterin-Spiegels durch die Ausscheidung von Gallensäuren inhibiert die aus Ballaststoffen gebildete kurzkettige Fettsäure Propionat die endogene Cholesterinsynthese [254]. Wie Beobachtungsstudien zeigen, sinkt pro 10 g aufgenommene Ballaststoffe das Gesamt-Cholesterin um 17 mg/dl und das LDL-Cholesterin um 22 mg/dl [209], [236]. Weiterhin zeigen Ballaststoffe antihypertensive Effekte, wobei insbesondere Beta-Glukan einen deutlichen Effekt auf den Blutdruck aufwies [218]. Die Mechanismen, wie Ballaststoffe den Blutdruck beeinflussen, sind noch nicht hinreichend untersucht. Diskutiert wird, dass eine mit einer hohen Zufuhr von Ballaststoffen verbundene Gewichtsreduktion dafür verantwortlich sein könnte [218]. Zusätzlich ist es möglich, dass visköse Ballaststoffe den Blutdruck über die Beeinflussung der peripheren Insulinsensitivität senken [244]. Ebenso plausibel ist es, dass andere Bestandteile von ballaststoffreichen Lebensmitteln, z. B. Flavonoide, für die beobachtete Senkung des Blutdrucks verantwortlich sind [218].

5.5.3 Verträglichkeit und Dosierung

Sowohl Ballaststoffe aus Lebensmitteln als auch Ballaststoff-Präparate besitzen eine hohe Verträglichkeit [210]. Vereinzelt werden Ballaststoffe, vor allem in Form von Präparaten, jedoch nicht gut vertragen, insbesondere, wenn die Zufuhrmengen in sehr kurzer Zeit erheblich gesteigert werden. Die genauen Umstände für die in der Praxis beobachtete individuelle Verträglichkeit sind nicht zufriedenstellend verstanden. Möglicherweise ist eine intestinale Adaptation an die Ballaststoffzufuhr nötig, die einer gewissen Zeit bedarf.

Es wurde allerdings gezeigt, dass die vermehrte Aufnahme von Ballaststoffen bei intestinalen Erkrankungen wie Reizdarm, Darmverschluss oder Morbus Crohn bzw. Neigung zu Obstipation die Symptomatik verschlechtern kann [257]. Bei geplanter Gabe von Ballaststoff-Präparaten in Kollektiven mit gastrointestinalen Erkrankungen sollten die Probanden deshalb mit einer geringen Dosis beginnen und nur langsam die Dosis steigern.

Am Anfang einer Ernährungsumstellung auf ballaststoffreiche Kost bzw. am Anfang der Aufnahme von Ballaststoff-Supplementen kann es zu Blähungen, Völlegefühl und Darmkrämpfen kommen, die nach Adaption der intestinalen Mikrobiota und anderer Darmfunktionen wie der Motilität nachlassen [208]. Es ist daher ratsam, den Ballaststoffanteil in der Ernährung schrittweise über Tage bis Wochen zu erhöhen.

In klinischen Studien werden häufig 10–20 g Ballaststoff-Präparate zusätzlich zur gewohnten Ernährung verabreicht und meist keine oder nur geringe Nebenwirkungen beschrieben [221]. Aber auch Mengen von 30–40 g Supplement am Tag, die zusätzlich zur normalen Ernährung aufgenommen werden, sind verträglich, solange die Dosis schrittweise erhöht wird [253], [281]. Kommerziell leicht erhältliche Präparate, z. B. über Apotheken, umfassen vor allem Psyllium, Inulin, Oligofruktose, Hemizellulosen (z. B. Arabinoxylan) und Beta-Glukan. Eine zu hohe Aufnahme von Ballaststoffen aus Lebensmitteln ohne die Aufnahme von Ballaststoff-Präparaten ist praktisch nicht möglich. Bislang liegen für die Aufnahmemenge von Ballaststoff-Präparaten keine Empfehlungen oder Grenzwerte fest. In jedem Fall sollte in diesem Zusammenhang auf eine ausreichende Trinkmenge geachtet werden, um der möglichen Gefahr einer Obstipation entgegenzuwirken.

5.6 Limitationen und Ausblick

Trotz der zahlreichen positiven Effekte, die Ballaststoffe auf die intestinale Mikrobiota und die allgemeine Gesundheit ausüben, gibt es einige Limitationen in der Forschung und Anwendung. Ein zentrales Problem besteht in der großen interindividuellen Variabilität des Darmmikrobioms, was bedeutet, dass die Fermentationseffizienz und die daraus resultierenden metabolischen Effekte von Ballaststoffen stark von der Zusammensetzung der individuellen Mikrobiota abhängen können. Diese Variabilität kann dazu führen, dass die gesundheitlichen Vorteile von Ballaststoffen bei verschiedenen Personen unterschiedlich ausgeprägt sind.

Zudem weisen die Methoden zur Erfassung der Ballaststoffaufnahme in epidemiologischen Studien häufig Ungenauigkeiten auf, da sie meist auf retrospektiv ausgefüllten Fragebögen basieren, die die tatsächliche Zufuhr und Vielfalt der Ballaststoffe nur unzureichend erfassen (Recall Bias). Mögliche Limitierungen der zugrunde liegenden Nahrungsmitteldatenbanken und der spezifischen Erfassung einzelner Ballaststofftypen erschweren es, genaue Dosis-Wirkungs-Beziehungen zu bestimmen.

Ein weiterer Aspekt betrifft die variablen physiologischen Effekte, die von der Art der Ballaststoffe und deren Verarbeitung abhängen. So unterscheiden sich beispielsweise die mikrobiellen und physiologischen Effekte isolierter Ballaststoffe wie Inulin oder resistenter Stärke von denen ganzer, unverarbeiteter Lebensmittel, die komplexe Ballaststoffstrukturen enthalten. Diese Unterschiede können Auswirkungen auf die Fermentation und die Bildung von SCFAs und darüber hinaus die gesundheitlichen Resultate haben. Langzeiteffekte auf systemische Prozesse, wie Glukosestoffwechsel, Lipidprofil oder neuroinflammatorische Marker durch Ballaststoffe und deren Metabolite, sind noch unzureichend verstanden und Gegenstand aktueller Forschung. Obwohl SCFAs positive Effekte auf die Darmbarriere und das Immunsystem haben, könnte eine übermäßige Fermentation und eine damit verbundene Gasproduktion (z. B. Methan, Wasserstoff) zu gastrointestinalen Beschwerden wie Blähungen und Bauchschmerzen führen. Hier mangelt es an evidenzbasierten Dosierungsempfehlungen und individuell abgestimmten Ballaststoffstrategien, insbesondere hinsichtlich präventiver und therapeutischer Anwendungen.

Zukünftige Forschungsarbeiten sollten sich verstärkt mit der Entwicklung personalisierter Ernährungsempfehlungen befassen, die individuelle Faktoren wie die Mikrobiota-Zusammensetzung, die Fermentationskapazität, die intestinale Transitzeit, und weitere relevante Parameter wie Genetik, Metabolomics, etc. berücksichtigen. In diesem Zusammenhang könnten neue Biomarker, wie Metabolite im Stuhl oder im Blut, ermöglichen, die individuelle Reaktion auf Ballaststoffe präziser vorherzusagen und effizientere, individuelle Ernährungsstrategien zu entwickeln.

5.7 Fazit

Ballaststoffe erfahren eine zunehmende Aufmerksamkeit in der Grundlagenforschung, den angewandten Ernährungswissenschaften und der Medizin. Dies liegt in erster Linie daran, dass die Mechanismen besser verstanden werden, die nicht nur die Wirkung der Ballaststoffe als Ganzes umfassen, sondern vor allem auch neue Wirkmechanismen, die über bakterielle Metaboliten (v. a. SCFAs) vermittelt werden.

Diese Metaboliten sind nicht nur Energielieferanten, sondern haben auch klar definierte, über membranständige Rezeptoren vermittelte biologische Wirkungen. Hierzu zählen vor allem Vertreter der G-Protein-gekoppelte Rezeptoren (z. B. FFAR2, FFAR3 und GPR109A). Neben dem Gastrointestinaltrakt und den Pankreaszellen beeinflussen SCFA über die genannten Rezeptoren auch das zentrale Nervensystem.

> ✔ **Merke**
> Über das vielfältige Wirkspektrum von Ballaststoffen und den daraus gebildeten SCFA hinaus spielen Ballaststoffe bzw. Ballaststoff-Präparate heutzutage eine wichtige Rolle in der Prävention und Therapie von Übergewicht und metabolischen Erkrankungen.

Trotz der medizinischen und ernährungswissenschaftlichen Relevanz von Ballaststoffen gibt es noch eine Reihe von offenen Fragen, z. B. bezüglich der genauen Dosierung für medizinische Anwendungen sowie der individuellen Verträglichkeit. Weiterhin ist noch nicht ausreichend geklärt, welche Ballaststoffe bzw. Ballaststoffkombinationen zu bevorzugen sind und ob sich die ballaststoffvermittelten Effekte in verschiedenen Probanden- und Probandenkollektiven unterscheiden.

Literatur

[197] Anderson JW, Baird P, Davis RH et al. Health benefits of dietary fiber. Nutr Rev 2009; 67: 188–205

[198] Armet AM, Deehan EC, O'Sullivan AF et al. Rethinking healthy eating in light of the gut microbiome. Cell Host Microbe 2022; 30: 764–785

[199] Aune D, Chan DSM, Lau R et al. Dietary fibre, whole grains, and risk of colorectal cancer: systematic review and dose-response meta-analysis of prospective studies. BMJ 2011; 343: d6617

[200] Aune D, Sen A, Norat T et al. Dietary fibre intake and the risk of diverticular disease: a systematic review and meta-analysis of prospective studies. Eur J Nutr 2020; 59: 421–432

[201] Bach Knudsen KE, Jørgensen H, Theil PK. Changes in short-chain fatty acid plasma profile incurred by dietary fiber composition1. J Anim Sci 2016; 94: 476–479

[202] Barone M, D'Amico F, Brigidi P et al. Gut microbiome-micronutrient interaction: The key to controlling the bioavailability of minerals and vitamins? BioFactors Oxf Engl 2022; 48: 307–314

[203] Baye K, Guyot J-P, Mouquet-Rivier C. The unresolved role of dietary fibers on mineral absorption. Crit Rev Food Sci Nutr 2017; 57: 949–957

[204] Bindels LB, Delzenne NM, Cani PD et al. Towards a more comprehensive concept for prebiotics. Nat Rev Gastroenterol Hepatol 2015; 12: 303–310

[205] Bird AR, Conlon MA, Christophersen CT et al. Resistant starch, large bowel fermentation and a broader perspective of prebiotics and probiotics. Benef Microbes 2010; 1: 423–431

[206] Bischoff SC, Kaden-Volynets V, Filipe Rosa L et al. Regulation of the gut barrier by carbohydrates from diet – Underlying mechanisms and possible clinical implications. Int J Med Microbiol IJMM 2021; 311: 151499

[207] Bolognini D, Tobin AB, Milligan G et al. The Pharmacology and Function of Receptors for Short-Chain Fatty Acids. Mol Pharmacol 2016; 89: 388–398. doi:10.1124/mol.115102301

[208] Borkoles E, Krastins D, van der Pols JC et al. Short-Term Effect of Additional Daily Dietary Fibre Intake on Appetite, Satiety, Gastrointestinal Comfort, Acceptability, and Feasibility. Nutrients 2022; 14: 4214

[209] Brown L, Rosner B, Willett WW et al. Cholesterol-lowering effects of dietary fiber: a meta-analysis. Am J Clin Nutr 1999; 69: 30–42

[210] Carlson JL, Erickson JM, Lloyd BB et al. Health Effects and Sources of Prebiotic Dietary Fiber. Curr Dev Nutr 2018; 2: nzy005

[211] Cherbut C, Ferrier L, Rozé C et al. Short-chain fatty acids modify colonic motility through nerves and polypeptide YY release in the rat. Am J Physiol 1998; 275: G1415–1422

[212] Cherta-Murillo A, Pugh JE, Alaraj-Alshehhi S et al. The effects of SCFAs on glycemic control in humans: a systematic review and meta-analysis. Am J Clin Nutr 2022; 116: 335–361

[213] Coxam V. Current data with inulin-type fructans and calcium, targeting bone health in adults. J Nutr 2007; 137: 2527S–2533S

[214] Cronin P, Joyce SA, O'Toole PW et al. Dietary Fibre Modulates the Gut Microbiota. Nutrients 2021; 13: 1655

[215] Deehan EC, Zhang Z, Riva A et al. Elucidating the role of the gut microbiota in the physiological effects of dietary fiber. Microbiome 2022; 10: 77

[216] Deutsche Gesellschaft für Ernährung, Österreichische Gesellschaft für Ernährung, Schweizerische Gesellschaft für Ernährungsforschung, Schweizerische Vereinigung für Ernährung (Hrsg.): Referenzwerte für die Nährstoffzufuhr. 7. Aufl. Bonn; 2021

[217] Evans CEL. Dietary fibre and cardiovascular health: a review of current evidence and policy. Proc Nutr Soc 2020; 79: 61–67
[218] Evans CEL, Greenwood DC, Threapleton DE et al. Effects of dietary fibre type on blood pressure: a systematic review and meta-analysis of randomized controlled trials of healthy individuals. J Hypertens 2015; 33: 897–911
[219] Fredstrom SB, Lampe JW, Jung HJ et al. Apparent fiber digestibility and fecal short-chain fatty acid concentrations with ingestion of two types of dietary fiber. JPEN J Parenter Enteral Nutr 1994; 18: 14–19
[220] Fu BC, Hullar MAJ, Randolph TW et al. Associations of plasma trimethylamine N-oxide, choline, carnitine, and betaine with inflammatory and cardiometabolic risk biomarkers and the fecal microbiome in the Multiethnic Cohort Adiposity Phenotype Study. Am J Clin Nutr 2020; 111: 1226–1234
[221] Fu L, Zhang G, Qian S et al. Associations between dietary fiber intake and cardiovascular risk factors: An umbrella review of meta-analyses of randomized controlled trials. Front Nutr 2022; 9: 972399
[222] Fukuda S, Toh H, Hase K et al. Bifidobacteria can protect from enteropathogenic infection through production of acetate. Nature 2011; 469: 543–547
[223] Gill SK, Rossi M, Bajka B et al. Dietary fibre in gastrointestinal health and disease. Nat Rev Gastroenterol Hepatol 2021; 18: 101–116
[224] Greger JL. Nondigestible carbohydrates and mineral bioavailability. J Nutr 1999; 129: 1434S-5S
[225] Grootaert C, Van den Abbeele P, Marzorati M et al. Comparison of prebiotic effects of arabinoxylan oligosaccharides and inulin in a simulator of the human intestinal microbial ecosystem. FEMS Microbiol Ecol 2009; 69: 231–242
[226] Guasti L, Galliazzo S, Molaro M et al. TMAO as a biomarker of cardiovascular events: a systematic review and meta-analysis. Intern Emerg Med 2021; 16: 201–207
[227] Gutiérrez TJ, Tovar J. Update of the concept of type 5 resistant starch (RS 5): Self-assembled starch V-type complexes. Trends Food Sci Technol 2021; 109: 711–724
[228] Hadadi N, Berweiler V, Wang H et al. Intestinal microbiota as a route for micronutrient bioavailability. Curr Opin Endocr Metab Res 2021; 20: 100285
[229] Henningsson AM, Björck IME, Nyman EMGL. Combinations of indigestible carbohydrates affect short-chain fatty acid formation in the hindgut of rats. J Nutr 2002; 132: 3098–3104
[230] Holscher HD. Dietary fiber and prebiotics and the gastrointestinal microbiota. Gut Microbes 2017; 8: 172–184
[231] InterAct Consortium. Dietary fibre and incidence of type 2 diabetes in eight European countries: the EPIC-InterAct Study and a meta-analysis of prospective studies. Diabetologia 2015; 58: 1394–1408
[232] Jovanovski E, Mazhar N, Komishon A et al. Effect of viscous fiber supplementation on obesity indicators in individuals consuming calorie-restricted diets: a systematic review and meta-analysis of randomized controlled trials. Eur J Nutr 2021; 60: 101–112
[233] Kim CH. Microbiota or short-chain fatty acids: which regulates diabetes? Cell Mol Immunol 2018; 15: 88–91
[234] Kim Y, Je Y. Dietary fibre intake and mortality from cardiovascular disease and all cancers: A meta-analysis of prospective cohort studies. Arch Cardiovasc Dis 2016; 109: 39–54
[235] Kopf JC, Suhr MJ, Clarke J et al. Role of whole grains versus fruits and vegetables in reducing subclinical inflammation and promoting gastrointestinal health in individuals affected by overweight and obesity: a randomized controlled trial. Nutr J 2018; 17: 72
[236] Korcz E, Kerényi Z, Varga L. Dietary fibers, prebiotics, and exopolysaccharides produced by lactic acid bacteria: potential health benefits with special regard to cholesterol-lowering effects. Food Funct 2018; 9: 3057–3068
[237] Kumar Singh A, Cabral C, Kumar R et al. Beneficial Effects of Dietary Polyphenols on Gut Microbiota and Strategies to Improve Delivery Efficiency. Nutrients 2019; 11: 2216
[238] Lattimer JM, Haub MD. Effects of dietary fiber and its components on metabolic health. Nutrients 2010; 2: 1266–1289
[239] LeBlanc JG, Milani C, de Giori GS et al. Bacteria as vitamin suppliers to their host: a gut microbiota perspective. Curr Opin Biotechnol 2013; 24: 160–168
[240] Li N, Guo X, Sun C et al. Dietary carbohydrate intake is associated with a lower risk of breast cancer: A meta-analysis of cohort studies. Nutr Res N Y N 2022; 100: 70–92
[241] Liao H, Li H, Bao H et al. Short Chain Fatty Acids Protect the Cognitive Function of Sepsis Associated Encephalopathy Mice via GPR43. Front Neurol 2022; 13: 909436
[242] Liu S, Willett WC, Manson JE et al. Relation between changes in intakes of dietary fiber and grain products and changes in weight and development of obesity among middle-aged women. Am J Clin Nutr 2003; 78: 920–927
[243] Macfarlane GT, Macfarlane S. Bacteria, colonic fermentation, and gastrointestinal health. J AOAC Int 2012; 95: 50–60
[244] Maki KC, Galant R, Samuel P et al. Effects of consuming foods containing oat beta-glucan on blood pressure, carbohydrate metabolism and biomarkers of oxidative stress in men and women with elevated blood pressure. Eur J Clin Nutr 2007; 61: 786–795
[245] Martens J-H, Barg H, Warren M et al. Microbial production of vitamin B12. Appl Microbiol Biotechnol 2002; 58: 275–285
[246] McRae MP. Dietary Fiber Is Beneficial for the Prevention of Cardiovascular Disease: An Umbrella Review of Meta-analyses. J Chiropr Med 2017; 16: 289–299
[247] Mente A, de Koning L, Shannon HS et al. A systematic review of the evidence supporting a causal link between dietary factors and coronary heart disease. Arch Intern Med 2009; 169: 659–669
[248] Mirzaei R, Afaghi A, Babakhani S et al. Role of microbiota-derived short-chain fatty acids in cancer development and prevention. Biomed Pharmacother 2021; 139: 111619
[249] Mohajeri MH, Brummer RJM, Rastall RA et al. The role of the microbiome for human health: from basic science to clinical applications. Eur J Nutr 2018; 57: 1–14
[250] Mozaffarian D, Kumanyika SK, Lemaitre RN et al. Cereal, fruit, and vegetable fiber intake and the risk of cardiovascular disease in elderly individuals. JAMA 2003; 289: 1659–1666
[251] Murphy N, Norat T, Ferrari P et al. Dietary fibre intake and risks of cancers of the colon and rectum in the European prospective investigation into cancer and nutrition (EPIC). PloS One 2012; 7: e39361
[252] Neyrinck AM, Rodriguez J, Zhang Z et al. Noninvasive monitoring of fibre fermentation in healthy volunteers by analyzing breath volatile metabolites: lessons from the FiberTAG intervention study. Gut Microbes 2021; 13: 1–16
[253] Nguyen NK, Deehan EC, Zhang Z et al. Gut microbiota modulation with long-chain corn bran arabinoxylan in adults with overweight and obesity is linked to an individualized temporal increase in fecal propionate. Microbiome 2020; 8: 118
[254] Nogal A, Valdes AM, Menni C. The role of short-chain fatty acids in the interplay between gut microbiota and diet in cardio-metabolic health. Gut Microbes 2021; 13: 1897212

[255] Pham VT, Dold S, Rehman A et al. Vitamins, the gut microbiome and gastrointestinal health in humans. Nutr Res N Y N 2021; 95: 35–53 doi:10.1016/j.nutres.2021.09.001
[256] Phillips J, Muir JG, Birkett A et al. Effect of resistant starch on fecal bulk and fermentation-dependent events in humans. Am J Clin Nutr 1995; 62: 121–130
[257] Pituch-Zdanowska A, Banaszkiewicz A, Albrecht P. The role of dietary fibre in inflammatory bowel disease. Przegląd Gastroenterol 2015; 10: 135
[258] Puddu A, Sanguineti R, Montecucco F et al. Evidence for the gut microbiota short-chain fatty acids as key pathophysiological molecules improving diabetes. Mediators Inflamm 2014; 2014: 162021 doi:10.1155/2014/162021
[259] Ranaivo H, Zhang Z, Alligier M et al. Chitin-glucan supplementation improved postprandial metabolism and altered gut microbiota in subjects at cardiometabolic risk in a randomized trial. Sci Rep 2022; 12: 8830
[260] Ratajczak W, Rył A, Mizerski A et al. Immunomodulatory potential of gut microbiome-derived short-chain fatty acids (SCFAs). Acta Biochim Pol 2019; 66: 1–12
[261] Reynolds AN, Akerman A, Kumar S et al. Dietary fibre in hypertension and cardiovascular disease management: systematic review and meta-analyses. BMC Med 2022; 20: 139
[262] Ridlon JM, Kang DJ, Hylemon PB et al. Bile acids and the gut microbiome. Curr Opin Gastroenterol 2014; 30: 332–338
[263] Schiattarella GG, Sannino A, Toscano E et al. Gut microbe-generated metabolite trimethylamine-N-oxide as cardiovascular risk biomarker: a systematic review and dose-response meta-analysis. Eur Heart J 2017; 38: 2948–2956
[264] Schlatterer K, Peschel A, Kretschmer D. Short-Chain Fatty Acid and FFAR2 Activation – A New Option for Treating Infections? Front Cell Infect Microbiol 2021; 11: 785833
[265] Seethaler B, Nguyen NK, Basrai M et al. Short-chain fatty acids are key mediators of the favorable effects of the Mediterranean diet on intestinal barrier integrity: data from the randomized controlled LIBRE trial. Am J Clin Nutr 2022; 116: 928–942
[266] Shivakoti R, Biggs ML, Djoussé L et al. Intake and Sources of Dietary Fiber, Inflammation, and Cardiovascular Disease in Older US Adults. JAMA Netw Open 2022; 5: e225012
[267] Silva YP, Bernardi A, Frozza RL. The Role of Short-Chain Fatty Acids From Gut Microbiota in Gut-Brain Communication. Front Endocrinol 2020; 11: 25
[268] Silva FM, Kramer CK, de Almeida JC et al. Fiber intake and glycemic control in patients with type 2 diabetes mellitus: a systematic review with meta-analysis of randomized controlled trials. Nutr Rev 2013; 71: 790–801
[269] Souci SW, Fachmann W, Kraut H. Die Zusammensetzung der Lebensmittel. Nährwert-Tabellen. 7. Aufl. Stuttgart: Taylor & Francis; 2008
[270] Stephen AM, Champ MM-J, Cloran SJ et al. Dietary fibre in Europe: current state of knowledge on definitions, sources, recommendations, intakes and relationships to health. Nutr Res Rev 2017; 30: 149–190. doi:10.1017/S095442241700004X
[271] Ströhle A, Wolters M, Hahn A. Gesundheitliche Effekte von Ballaststoffen. Ein Update. Teil 1: Von der Struktur zur Funktion. Dtsch Apothek Z 2012; 31: 40 ff.
[272] Ströhle A, Wolters M, Hahn A. Präventives Potenzial von Ballaststoffen – Ernährungsphysiologie und Epidemiologie. Aktuelle Ernährungsmedizin 2018; 43: 179–200. doi:10.1055/s-0044-101812
[273] Swanson KS, Gibson GR, Hutkins R et al. The International Scientific Association for Probiotics and Prebiotics (ISAPP) consensus statement on the definition and scope of synbiotics. Nat Rev Gastroenterol Hepatol 2020; 17: 687–701
[274] Thompson SV, Hannon BA, An R et al. Effects of isolated soluble fiber supplementation on body weight, glycemia, and insulinemia in adults with overweight and obesity: a systematic review and meta-analysis of randomized controlled trials. Am J Clin Nutr 2017; 106: 1514–1528
[275] Threapleton DE, Greenwood DC, Evans CEL et al. Dietary fiber intake and risk of first stroke: a systematic review and meta-analysis. Stroke 2013; 44: 1360–1368
[276] Threapleton DE, Greenwood DC, Evans CEL et al. Dietary fibre intake and risk of cardiovascular disease: systematic review and meta-analysis. BMJ 2013; 347: f6879
[277] van Bennekum AM, Nguyen DV, Schulthess G et al. Mechanisms of cholesterol-lowering effects of dietary insoluble fibres: relationships with intestinal and hepatic cholesterol parameters. Br J Nutr 2005; 94: 331–337
[278] Veronese N, Solmi M, Caruso MG et al. Dietary fiber and health outcomes: an umbrella review of systematic reviews and meta-analyses. Am J Clin Nutr 2018; 107: 436–444
[279] Vinderola G, Sanders ME, Salminen S. The Concept of Postbiotics. Foods Basel Switz 2022; 11: 1077
[280] Wanders AJ, van den Borne JJGC, de Graaf C et al. Effects of dietary fibre on subjective appetite, energy intake and body weight: a systematic review of randomized controlled trials. Obes Rev Off J Int Assoc Study Obes 2011; 12: 724–739
[281] Wang HF, Lim PS, Kao MD et al. Use of isomalto-oligosaccharide in the treatment of lipid profiles and constipation in hemodialysis patients. J Ren Nutr Off J Counc Ren Nutr Natl Kidney Found 2001; 11: 73–79
[282] Weickert MO, Roden M, Isken F et al. Effects of supplemented isoenergetic diets differing in cereal fiber and protein content on insulin sensitivity in overweight humans. Am J Clin Nutr 2011; 94: 459–471
[283] Xie Y, Gou L, Peng M et al. Effects of soluble fiber supplementation on glycemic control in adults with type 2 diabetes mellitus: A systematic review and meta-analysis of randomized controlled trials. Clin Nutr Edinb Scotl 2021; 40: 1800–1810
[284] Xu B, Fu J, Qiao Y et al. Higher intake of microbiota-accessible carbohydrates and improved cardiometabolic risk factors: a meta-analysis and umbrella review of dietary management in patients with type 2 diabetes. Am J Clin Nutr 2021; 113: 1515–1530
[285] Xu K, Sun Q, Shi Z et al. A Dose-Response Meta-Analysis of Dietary Fiber Intake and Breast Cancer Risk. Asia Pac J Public Health 2022; 34: 331–337
[286] Yao Y, Cai X, Fei W et al. The role of short-chain fatty acids in immunity, inflammation and metabolism. Crit Rev Food Sci Nutr 2022; 62: 1–12
[287] Yu EYW, Wesselius A, Mehrkanoon S et al. Grain and dietary fiber intake and bladder cancer risk: a pooled analysis of prospective cohort studies. Am J Clin Nutr 2020; 112: 1252–1266
[288] Zeng H, Umar S, Rust B et al. Secondary Bile Acids and Short Chain Fatty Acids in the Colon: A Focus on Colonic Microbiome, Cell Proliferation, Inflammation, and Cancer. Int J Mol Sci 2019; 20: 1214

6 Lipide

*H.K. Biesalski, frühere Bearbeitung: P. Vaupel**

Das Wichtigste in Kürze

Lipide (Fette) sind eine heterogene Stoffklasse mit schlechter Löslichkeit in Wasser und guter Löslichkeit in organischen Lösungsmitteln. Sie dienen dem Organismus vor allem als Energielieferanten (vor allem Fettsäuren) und Energiespeicher (Triazylglyzerole, Triazylglyzeride), als Bestandteile biologischer Membranen und Nervenscheiden (Phospholipide, Glykolipide, Cholesterol[1]), als Hormone, Mediatoren und Signalstoffe (v. a. Steroidhormone, Eicosanoide), als Isolatoren und mechanische Polsterstoffe sowie als Träger von Aroma- und Geschmacksstoffen sowie der fettlöslichen Vitamine A, D, E und K. Fettsäuren, die wichtigsten Komponenten der Nahrungsfette, unterscheiden sich in ihrer Kettenlänge, ihrem Sättigungsgrad (Anteil an Doppelbindungen) und ihrer Essenzialität.

Triazylglyzerole machen mit mehr als 90 % den Hauptanteil der Nahrungslipide aus. Sie enthalten vor allem Palmitin- und Stearinsäure (gesättigte Fettsäuren) und weisen eine hohe Energiedichte auf (ca. 39 kJ/g). Als Gesamtbeitrag der Lipide an der täglich zugeführten Energiemenge beim gesunden Erwachsenen werden derzeit 30 % (ca. 1 g/kg KG) empfohlen, der Anteil der gesättigten Fettsäuren soll dabei maximal 10 % betragen. Ölsäure ist die wichtigste einfach ungesättigte Fettsäuren in der Nahrung. Empfohlen wird ein Beitrag von 10–13 % an einfach ungesättigten Fettsäuren an der täglichen Energiezufuhr. Zu den mehrfach ungesättigten Fettsäuren zählen die Omega-3-Fettsäuren (Alpha-Linolensäure, Eicosapentaensäure, Docosahexaensäure) und Omega-6-Fettsäuren (Linolsäure, Gamma-Linolensäure, Arachidonsäure, Dihomogammalinolensäure). Die beiden essenziellen Fettsäuren Linolsäure und Alpha-Linolensäure sollen mit 2,5 % bzw. 0,5 % zur täglich aufgenommenen Energiemenge beitragen. Der Quotient Omega-6/Omega-3 soll maximal 5:1 und der Anteil mehrfach ungesättigter Fettsäuren an der Energiezufuhr 7–10 % betragen. Bei einem Energiebeitrag der Fette von 30 % sollen demnach mindestens 20 % auf die ungesättigten Fettsäuren, maximal 10 % auf die gesättigten Fettsäuren entfallen.

Die tägliche Cholesterolzufuhr (vor allem Cholesterolester) soll 300 mg nicht übersteigen (derzeitige Zufuhr: 265–500 mg/d). Endogen werden in Leber und Darm etwa 900 mg/d gebildet und ins Darmlumen abgegeben. Hiervon wird etwa die Hälfte absorbiert, der Rest als Koprosterin mit den Fäzes ausgeschieden.

Zur Verdauung werden Nahrungsfette zunächst emulgiert und anschließend durch Lipasen im oberen Dünndarm in verschiedene Hydrolyseprodukte gespalten. Die schlecht wasserlöslichen Produkte werden in Mizellen eingebaut, die zur Absorption ihre Inhaltsstoffe freigeben. Kurz- und mittelkettige Fettsäuren werden über Monocarboxylat-Transfer, Glyzerol durch Wasserkanäle in die Enterozyten aufgenommen. Cholesterol, Monoazylglyzerole und langkettige Fettsäuren gelangen Carrier-vermittelt in die Enterozyten, wo sie zu Lipiden resynthetisiert, in Chylomikronen verpackt und durch Exozytose in die Darmlymphe abgegeben werden.

Wegen ihrer Wasserunlöslichkeit müssen Lipide im Blut in Form von Lipoproteinen transportiert werden: In Chylomikronen und VLDL werden bevorzugt Triazylglyzerole, in LDL und HDL vor allem Cholesterol, ein wichtiger Membranbaustein und Ausgangssubstanz für Steroidhormone, Gallensäuren und Vitamin D_3, transportiert.

Die „Zielwerte“ für die Serumkonzentrationen von Triazylglyzerolen und Cholesterol sind < 150 bzw. ≤ 200 mg/dl. Bei Menschen ohne sonstige Risikofaktoren sind folgende Werte anzustreben: HDL-Cholesterol > 50 mg/dl, LDL-Cholesterol ≤ 150 mg/dl,

---

1 Der polyzyklische Alkohol Cholesterol wird auch als Cholesterin bezeichnet. In diesem Kapitel wird bevorzugt die chemische Bezeichnung Cholesterol verwendet.

sodass sich ein „Risikoindex“ (LDL/HDL-Verhältnis) von < 3,0 ergibt.

Keywords
Fettsäuren (gesättigte, ungesättigte, essenzielle, Omega-3, Omega-6), Triazylglyzerole (Triazylglyzeride), Membranlipide, Cholesterol (Cholesterin), Isoprenlipide, Eicosanoide, Lipidverdauung, Absorption der Lipolyseprodukte, Lipoproteine, Nährstoffbedarf

Die Forschung in den letzten 40 Jahren hat unsere Kenntnisse der Bedeutung von Fetten in der Ernährung über den klassischen Ansatz eines primären Energieträgers hinaus wesentlich erweitert. Dabei stand die Erforschung des Prostaglandinstoffwechsels, der Membranstruktur und -funktion sowie der Rolle der Omega-3-Fettsäuren im Vordergrund. Ausgelöst wurden die Untersuchungen unter anderem durch epidemiologische Studien, bei denen eine wesentlich geringere Inzidenz der koronaren Herzkrankheit (KHK) bei Inuit und Japanern auffiel, deren Nahrungsfette einen höheren Gehalt an Omega-3-Fettsäuren und einen niedrigeren an gesättigten Fetten aufwiesen als bei Mitteleuropäern. Weitere Studien zeigten, dass verschiedene Fettsäuren, wie z. B. Omega-6-, aber auch Omega-3-Fettsäuren, wesentliche Effekte auf den Fettstoffwechsel (Beeinflussung des Lipoproteinprofils) und auf eine Vielzahl von Organfunktionen haben.

6.1 Definition und Klassifikation der Lipide

Der Begriff der Lipide (Synonym: Fette) bezeichnet eine chemisch heterogene Stoffklasse, die sich durch schlechte oder fehlende Löslichkeit in Wasser und gute Löslichkeit in organischen Lösungsmitteln auszeichnet. Am ehesten lassen sich Lipide anhand ihrer strukturellen Verwandtschaft in einzelne Klassen unterteilen, die in ▶ Abb. 6.1 dargestellt sind.

Nach ihrer chemischen Zusammensetzung lassen sich Lipide in 3 Gruppen unterteilen (▶ Tab. 6.1).

Die Lipide dienen vor allem als Energielieferanten und Energiespeicher, Strukturkomponenten von Zellmembranen, Hormone, Mediatoren und Signalmoleküle (Diazylglyzerol, Inositoltrisphosphat), thermische und elektrische Isolatoren, sowie als Fettpolster zum mechanischen Schutz wichtiger Organe. Fette sind gleichzeitig Träger von Geschmacks- und Aromastoffen sowie der fettlöslichen Vitamine A, D, E und K, die ebenso lebensnotwendig sind, wie die essenziellen Fettsäuren Linolsäure und Linolensäure. Fette nehmen wir mit pflanzlicher und tierischer Nahrung auf.

Tab. 6.1 Einteilung der Lipide nach ihrer chemischen Zusammensetzung (Auswahl).

Einfache Lipide	Komplexe Lipide	Isoprenlipide

• Fettsäuren
• Fette und Öle
• Wachse
	• Phospholipide (mit Phosphatgruppe):
	  ◦ Phosphoglyzeride (Glyzerophospholipide)
	  ◦ Sphingophospholipide
	• Glykolipide (ohne Phosphatgruppe, zuckerhaltig):
	  ◦ Cerebroside
	  ◦ Ganglioside
	  ◦ Sulfatide
		• Steroide
		• Carotinoide
		• u. a.

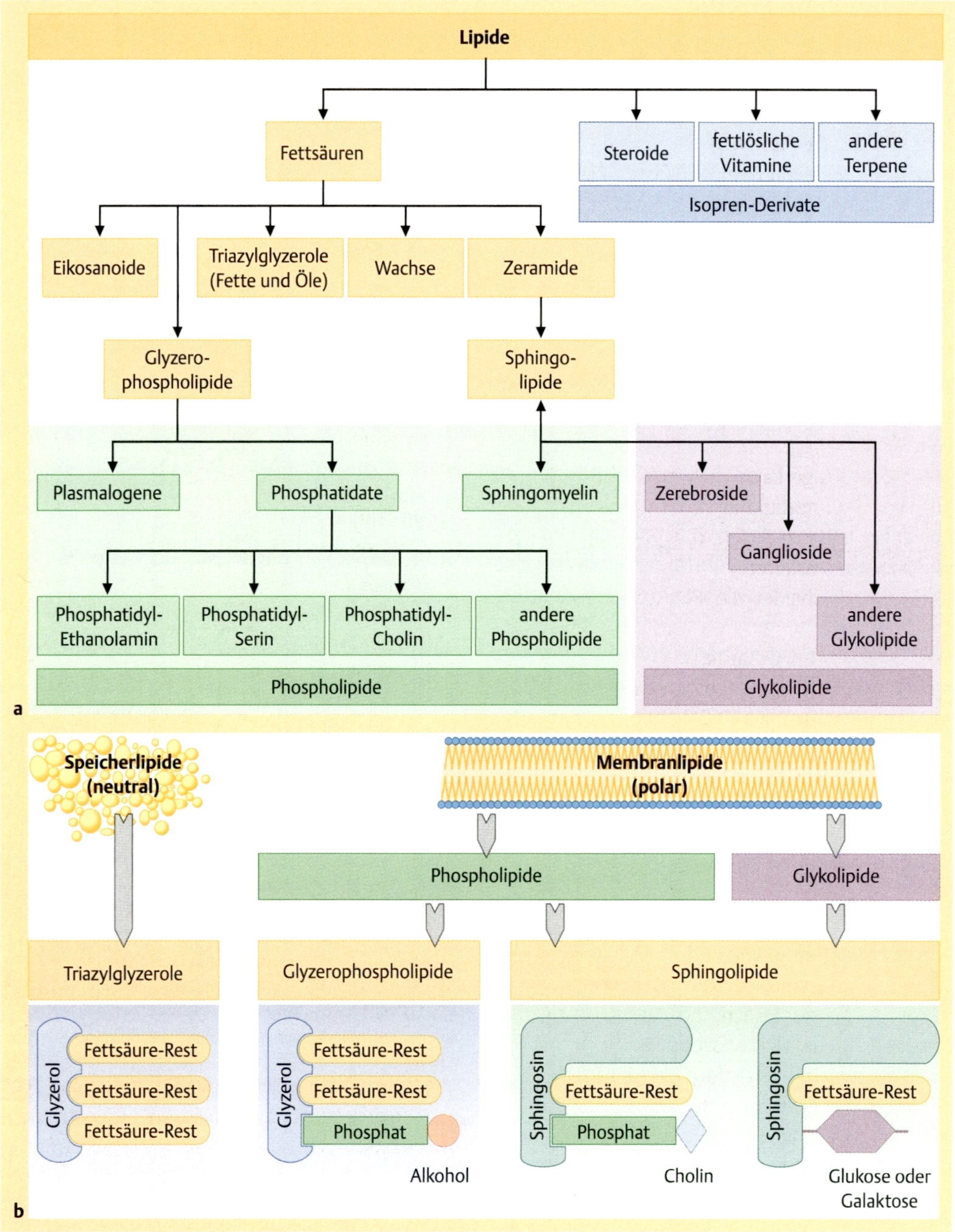

Abb. 6.1 Lipide.
a Klassifikation [292].
b Speicher- und Membranlipide [292].

6.1.1 Einfache Lipide

Die einfachsten, aus Fettsäuren aufgebauten Lipide sind die **Triazylglyzerole** (TAG), die auch als Triglyzeride, Triazylglyzerine oder Neutralfette bezeichnet werden. Sie bestehen aus 3 Fettsäureresten (Azylresten), die mit dem 3-wertigen Alkohol Glyzerol (Glyzerin) verestert sind (3-Fach-Ester des Glyzerols). TAG machen mit mehr als 90 % den Hauptanteil der Nahrungslipide aus und stellen für viele Organismen den wichtigsten Energiespeicher dar. Öle sind Gemische von Triazylglyzerolen, die bei Raumtemperatur flüssig sind. Ihr niedriger Schmelzpunkt ist hauptsächlich durch einen hohen Anteil an einfach oder mehrfach ungesättigten Fettsäuren bedingt.

Mit Alkalilauge kann man durch hydrolytische Spaltung die Esterbindung lösen („Verseifung"). Es entstehen dadurch Seifen, d. h. Na^+- und K^+-Salze langkettiger Fettsäuren.

Man unterscheidet die **Fettsäuren** nach ihrer Kettenlänge in
- kurzkettige (4–6 C-Atome),
- mittelkettige (8–12 C-Atome) und
- langkettige (mehr als 12 C-Atome)

sowie nach dem Grad der Sättigung in
- gesättigte (▸ Abb. 6.2),
- einfach ungesättigte und
- mehrfach ungesättigte Fettsäuren.

Die **Kettenlänge** bestimmt die Löslichkeit der Fettsäuren in Wasser: Je kürzer die Kohlenwasserstoffkette (4–6 C-Atome) ist, desto besser ist die Fettsäure in Wasser löslich; langkettige Fettsäuren (14–24 C-Atome) sind wasserunlöslich.

Fettsäuren sind kettenförmige Monocarbonsäuren. Sind ihre C-Atome untereinander ausschließlich durch Einzelbindungen verknüpft, werden sie als **gesättigte Fettsäuren** bezeichnet, weil sie eine maximale Anzahl von möglichen Wasserstoffatomen binden können, d. h., sie sind mit Wasserstoffatomen „abgesättigt". Solche, die eine oder mehrere Doppelbindungen (C = C) enthalten, werden als **ungesättigte Fettsäuren** bezeichnet, da sie hinsichtlich ihrer Wasserstoffatomzahl nicht gesättigt sind. Je mehr Doppelbindungen eine ungesättigte Fettsäure enthält, desto reaktiver und flüssiger ist sie bei Raumtemperatur. Auf diese Weise können unterschiedlich fluide Strukturen von Zellen durch

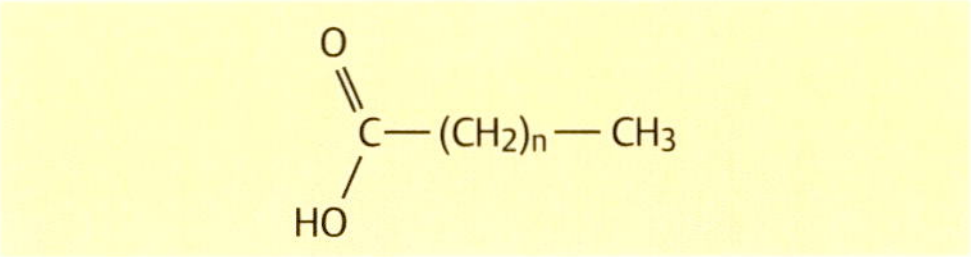

Abb. 6.2 Grundstruktur einer gesättigten Fettsäure.

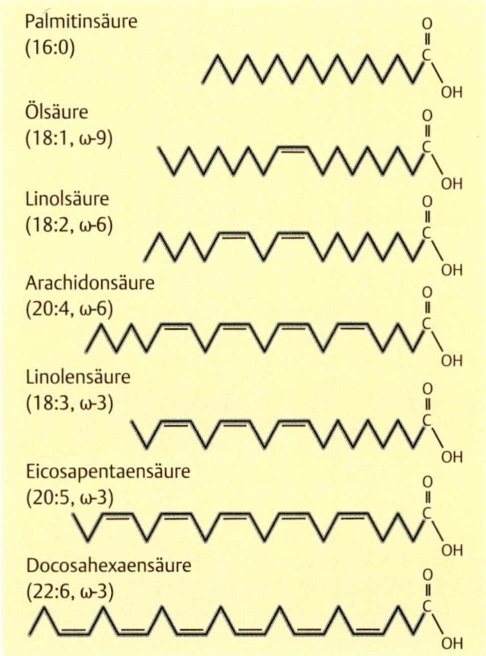

Abb. 6.3 Strukturformeln für Palmitinsäure und verschiedene ungesättigte Fettsäuren. Die erste Zahl in Klammern gibt die Anzahl der C-Atome an, die zweite die Anzahl der Doppelbindungen; ω-9, ω-6 und ω-3 bezeichnen die Lage der ersten Doppelbindung, jeweils vom linken Methylende der Fettsäure ($H_3C–CH_2$––) her gezählt.

den Einbau mehr oder weniger ungesättigter Fettsäuren sichergestellt werden. ▸ Abb. 6.3 zeigt die wichtigsten natürlichen Fettsäuren und ihre Struktur.

Gesättigte Fettsäuren

Leber und Fettgewebe sind die wesentlichen Organe, in denen die Fettsäuresynthese abläuft. Das Endprodukt ist üblicherweise **Palmitin-** (16:0) oder **Stearinsäure** (18:0). Die daraus gebildeten TAG stellen Makronährstoffe mit hoher Energiedichte dar und tragen mit etwa 39 kJ/g (9,3 kcal/g) ganz wesentlich zur Energiezufuhr bei. Betrachtet man die Ernährung der deutschen Bevölkerung, so stammen derzeit ca. 36 % aller zugeführten Energiemengen aus dem Verzehr von Fett. Es handelt sich dabei zu einem großen Teil um gesättigte Fette aus tierischen Produkten (mit Fett verarbeitete Lebensmittel, fettes Fleisch). Sie tragen mit etwa 45 % zum Gesamtfettverzehr bei. Diese überhöhte Fettzufuhr hat zur Folge, dass bei der typischen Zusammensetzung der Nahrung in Deutschland kaum mehr eine endogene Fettsäuresynthese stattfindet. Die Konsequenz ist ein reduzierter Energieverbrauch bei gleichzeitiger Steigerung der Einspeicherung alimentär aufgenommener Fette.

Einfach ungesättigte Fettsäuren

Um ihre Funktion und Fluidität (Fließfähigkeit) aufrechterhalten zu können, brauchen zelluläre Membranen ungesättigte Fettsäuren. Diese kann der Körper z. T. selbst bilden: Durch den Vorgang der Desaturierung wird eine ursprünglich einfache Bindung zwischen dem 9. und 10. C-Atom durch das Enzym **Delta-9-Desaturase** zur Doppelbindung. Auf diese Weise wird **Ölsäure** (Syn. Oleinsäure, Kurzbezeichnung: 18:1, ω-9, d. h. 18 C-Atome, 1 Doppelbindung zwischen dem 9. und 10. C-Atom) gebildet, welche die wichtigste einfach ungesättigte Fettsäure in der Nahrung darstellt.

Das Enzym ist in den meisten Pflanzen und Tieren vorhanden, d. h., Ölsäure kommt in allen Naturfetten vor. Die Aktivität der Delta-9-Desaturase ist beim Fasten und bei Patienten mit Diabetes mellitus erheblich reduziert. Eiweiß und Insulin verstärken dagegen die Aktivität dieses Enzyms. Auch eine cholesterinreiche Kost führt zu einer Steigerung der Delta-9-Desaturase-Aktivität, was eine Zunahme des Verhältnisses einfach ungesättigter zu gesättigten Fettsäuren (16:1/16:0 oder 18:1/18:0) und damit eine Steigerung der Membranfluidität zur Folge hat. Auf diese Weise wird der negative Effekt eines hohen Cholesterolgehalts auf die Membran reduziert.

Oliven- und Rapsöl gehören zu den Ölen, die vor allem aus Ölsäure bestehen. Andere Quellen von Ölsäure sind Erdnuss-, Sonnenblumen- und Palmöl.

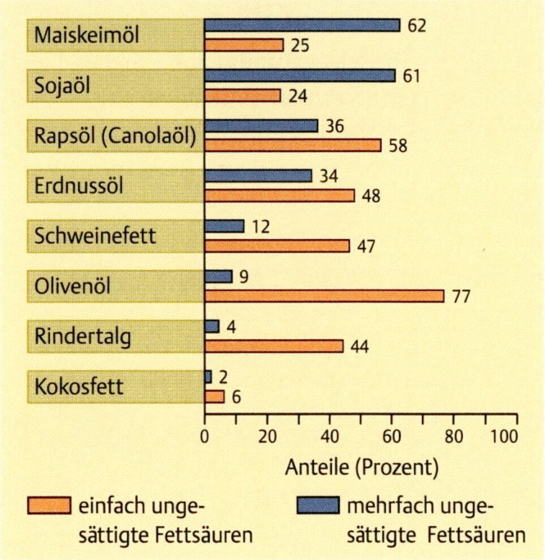

Abb. 6.4 Anteil ungesättigter Fettsäuren in verschiedenen Nahrungsfetten (Auswahl).

> **Hinweis für die Praxis**
> Die Bedeutung von Olivenöl in der Ernährung ist nicht nur auf den hohen Gehalt an einfach ungesättigten Fettsäuren zurückzuführen, sondern auch weil es nennenswerte Mengen an Omega-6- (5–30 %) und Omega-3-Fettsäuren (0,5–5 %) enthält. Darüber hinaus findet man in Olivenöl Squalene, die entzündungshemmende Eigenschaften aufweisen.

Gesättigte und einfach ungesättigte Fettsäuren können im menschlichen Organismus aus anderen Nahrungsbestandteilen, wie z. B. Glukose oder Aminosäuren, aufgebaut werden und sind somit nicht essenziell. Omega-3- und Omega-6-Fettsäuren können dagegen z. T. nicht synthetisiert werden und stellen lebensnotwendige Bestandteile unserer Nahrung dar. Sie sind unentbehrlich (essenziell) und müssen regelmäßig zugeführt werden (s. u.). ▶ Abb. 6.4 zeigt den Gehalt an einfach und mehrfach ungesättigten Fettsäuren typischer Nahrungsfette.

Mehrfach ungesättigte Fettsäuren

Der menschliche Organismus kann Doppelbindungen in der Kohlenwasserstoffkette einer Fettsäure, die mehr als 9 C-Atome vom Carboxylende entfernt sind, nicht synthetisieren. Pflanzen können dagegen zusätzliche Doppelbindungen in die Kohlenwasserstoffkette der Ölsäure einbauen und somit Linolsäure (LS) mit 2 Doppelbindungen (18:2, ω-6) und Alpha-Linolensäure (ALS) mit 3 Doppelbindungen (18:3, ω-3) bilden (▶ Abb. 6.3). Diese beiden essenziellen Fettsäuren sind nicht ineinander konvertierbar.

Omega-3-Fettsäuren, Alpha-Linolensäure

Alpha-Linolensäure (ALA) kommt vor allem in Chia- und Leinsamen sowie in Hanf-, Raps-, Soja- und Walnussöl vor. Portulak, ein Wildgemüse, dessen Blätter als Salat gegessen werden, ist die reichste Quelle für Linolensäure, die bisher bekannt ist. Daneben enthält die Pflanze größere Mengen an Vitamin C sowie kleinere Mengen an Vitamin A, B und E.

ALA wird zu **Eicosapentaensäure** (EPA) und **Docosahexaensäure** (DHA) metabolisiert (**Omega-3-Weg**). EPA und DHA kommen hauptsächlich in Meeresfischölen vor. Die Elongierung und Desaturierung von ALA zu EPA und DHA findet vorwiegend in Leukozyten und der Leber des Menschen statt. Dabei konkurrieren Omega-3- und Omega-6-Fettsäuren um dieselben Enzyme, die Delta-5- und Delta-6-Desaturasen, die jedoch Omega-3-Fettsäuren als Substrat bevorzugen. Die Konsequenz ist eine Veränderung des Musters der ungesättigten Fettsäuren in der Membran abhängig von der Ernährung.

Trotz der möglichen enzymatischen Bildung dieser mehrfach ungesättigten Fettsäuren hängt ihre Konzentration im Blut und in den Geweben auch ganz wesentlich von der Zufuhr ab. Menschen, die große Mengen an EPA und DHA (aus fetten Meeresfischen bzw. Fischölen) konsumieren, haben deutlich höhere Plasma- und Gewebekonzentrationen dieser beiden Fettsäuren auf Kosten von ALA und Arachidonsäure. Andererseits haben Vegetarier, deren Linolsäure-Aufnahme hoch ist, höhere Gehalte von ALA und Arachidonsäure sowie niedrigere von EPA und DHA in ihrem Plasma und in Zellmembranen als Gemischtköstler.

Da die meisten Pflanzenöle geringere Mengen an ALA und hohe Konzentrationen an Linolsäure enthalten, reduziert die hohe Zufuhr die Synthese von EPA und DHA aus ALA, mit Ausnahme spezifischer Gewebe (wie Retina, Gehirn und Hoden), die sehr reich an DHA sind. DHA ist eine der bedeutendsten Komponenten der Lipide des Hirngewebes (Phosphatidylethanolamin, Phosphatidylcholin und Phosphatidylserin). Folglich spielt die Zusammensetzung der Fette in der Nahrung gerade beim wachsenden Organismus hinsichtlich der Bildung von Strukturkomponenten des Gehirns eine bedeutende Rolle. Hier konnte in verschiedenen tierexperimentellen Studien gezeigt werden, dass die Zusammensetzung der Kost in Abhängigkeit von DHA und EPA das kognitive Verhalten der Tiere beeinflussen konnte.

Hinweis für die Praxis

Es wird immer noch die Annahme vertreten, dass eine ausreichende Versorgung mit Omega-3-Fettsäuren nur über Fisch erfolgen kann, da die Synthese aus pflanzlicher ALA nicht ausreicht. Dies gilt jedoch nur für einen Teil der Menschen. Im FADS-Gen wurden zwei verschiedene Haplotypen, A (Ancest) und D (Derived), identifiziert [290]. Der Haplotyp D weist niedrigere Blutwerte der Vorläuferstoffe (ALA und LA) und höhere Werte von EPA, DHA und AA auf. Umgekehrt weist der Haplotyp A höhere Vorläuferstoffwerte und niedrigere Desaturase-Produktwerte auf. Menschen, die homozygot für den Haplotyp D sind, haben 24 % höhere DHA-Werte und 43 % höhere AA-Werte als homozygote Träger des Haplotyps A. Der Haplotyp D benötigt keinen Fisch, um ausreichend DHA zu erhalten, während der Haplotyp A DHA aus fettem Seefisch benötigt. Die Ernährung scheint einen bestimmten Haplotyp zu begünstigen. Beispielsweise haben Inuit (vorwiegend Haplotyp A), deren Ernährung reich an Fisch und Wassersäugetieren ist, eine sehr große Versorgung mit vorgeformtem EPA und DHA, sodass sie keine erhöhte Synthese aus pflanzlichen Vorläufern benötigen [310]. Studien in Europa haben gezeigt, dass die vorneolithischen Jäger und Sammler (vor 100 000 Jahren), die sich hauptsächlich von Fleisch (einschließlich Gehirn und inneren Organen, die reich an Omega-3-Fettsäuren sind) ernährten, den Haplotyp A aufwiesen. Mit dem Beginn der Landwirtschaft (vor 8500 Jahren) und dem Anstieg pflanzlicher Nahrungsmittel findet sich der Haplotyp D dann zunehmend (bis heute 60 %) bei diesen Bauern [304].

Betrachtet man die Verteilung der beiden Haplotypen oder der Mischformen, fällt auf, dass in Afrika fast ausschließlich Haplotyp D vorkommt (Typ A ca. 1–10 %), während in Ozeanien jeweils 25–50 % Haplotyp A haben, bei Europäern sind es 70 %. Das ausschließliche Vorkommen des Haplotyps D in Afrika lässt auf eine positive Selektion aufgrund der Anpassung an eine andere (nicht aquatische) Umgebung und damit auch an eine andere Ernährung schließen [299].

Als der Mensch begann, sich entlang der Meere zu bewegen und zunehmend Fisch verzehrte, könnte der Haplotyp A von Vorteil gewesen sein, da er die Energie für die Biosynthese von LC-PUFA einsparte. In ähnlicher Weise lässt die Fixierung des Haplotyps D in Afrika darauf schließen, dass gute DHA-Quellen in der Ernährung nicht in ausreichender Menge vorhanden waren. Majou [303] beschreibt die Mutation des FADS-Gens als einen qualitativen und quantitativen Faktor, der die Gehirnentwicklung stimuliert. Dadurch wurde auch sichergestellt, dass terrestrische Nahrungsquellen wie Nüsse und Samen für ALA optimal für die Bildung von DHA genutzt werden konnten. Die unterschiedlichen Haplotypen sind ein guter Beweis dafür, dass ein Haplotyp einem anderen Selektionsdruck unterlag als der andere, wenn es um die Anpassung an die verfügbaren Nahrungsquellen ging [293].

Vor diesem Hintergrund müssen auch Studien gesehen werden, die die Bedeutung von Fisch oder Omega-3-Fettsäuren für die menschliche Entwicklung und Gesundheit ohne Berücksichtigung des Haplotyps interpretieren.

Omega-6-Fettsäuren, Linolsäure

Linolsäure findet sich vorwiegend in Sonnenblumen-, Traubenkern-, Distel-, Raps-, Maiskeim- und Sojaöl. Sie wird durch Desaturierungs- und Elongierungsschritte über die Gamma-Linolensäure und Dihomogammalinolensäure zu 20:4, **Omega-6-Arachidonsäure** metabolisiert (**Omega-6-Weg**, s. u.).

Hinweis für die Praxis

Zu den Omega-3-Fettsäuren (Synonym: n-3-Fettsäuren) gehören die Alpha-Linolensäure, Eicosapentaensäure und Docosahexaensäure, zu den Omega-6-Fettsäuren (Synonym: n-6-Fettsäuren) die Linolsäure, Gamma-Linolensäure, Dihomogammalinolensäure und Arachidonsäure. Linolsäure und Alpha-Linolensäure sind essenziell und müssen regelmäßig zugeführt werden.

Trans-Fettsäuren

Normalerweise liegen die ungesättigten Fettsäuren in Cis-Konfiguration vor, mit einem „Knick“ von etwa 30° in der Kohlenwasserstoffkette. Trans-Fettsäuren kommen in der Natur nur in sehr kleinen Mengen vor (z. B. in Milchfett und Fetten von Wiederkäuern), sie entstehen aber bei der Hydrierung (Hydrogenierung) in großen Mengen (z. B. bei der industriellen Härtung von Speisefetten, Margarineherstellung, Frittieren). Als Ausgangsstoff dient dabei häufig Ölsäure, wobei die Trans-Fettsäure **Elaidinsäure** entsteht.

Von Trans-Fettsäuren wird angenommen, dass sie stärker LDL-Cholesterin erhöhend wirken als ungesättigte Fettsäuren, die meist in Cis-Konfiguration vorliegen und eher einen LDL-Cholesterin senkenden Effekt haben.

Hinweis für die Praxis

Wissenschaftliche Untersuchungen geben Grund zur Annahme, dass Trans-Fettsäuren atherogen wirken, obwohl sie über Doppelbindungen verfügen. Der Anteil an Trans-Fettsäuren in unserer Nahrung nimmt aufgrund der Zunahme der Hydrogenierungsprozesse zur Erzeugung von Salatsaucen, Cocktailsaucen etc. zu. Er sollte 1 % der Nahrungsenergie nicht übersteigen.

6.1.2 Wachse

Wachse sind Ester langkettiger Fettsäuren (14–36 C-Atome) mit 1-wertigen Alkoholen („1-Fach-Ester"). Sie dienen aufgrund ihrer mechanischen Eigenschaften bei Pflanzen und Tieren als Beschichtungsmaterial (Schutzfunktion). Für die menschliche Ernährung sind sie ohne Bedeutung.

6.1.3 Komplexe Lipide

Komplexe Lipide lassen sich einteilen in Phospholipide und Glykolipide.

Phospholipide

Phospholipide sind die Hauptbestandteile von Membranen. Man unterscheidet **Phosphoglyzeride** (Glyzerophospholipide, z. B. Lecithin) und **Sphingolipide** (Sphingophospholipide). Erstere bestehen aus Glyzerol, 2 langkettigen Fettsäuren und einer Phosphatgruppe, die mit einem Aminoalkohol (Cholin, Ethanolamin, Serin) oder Zuckeralkohol (Myo-Inositol) verestert ist. Bei Letzteren hat Sphingosin, ein 2-wertiger Aminoalkohol, die Rolle des Glyzerols übernommen (z. B. Sphingomyeline; Grundbausteine: Sphingosin, Fettsäure, Phosphatgruppe).

Phospholipide weisen eine lipophile und eine hydrophile Gruppe auf, sie sind demnach amphiphil. Sie bilden in wässriger Lösung Mizellen (kugelförmige Aggregate) und sind Hauptbestandteil der Lipiddoppelschichten biologischer Membranen.

Lecithin (Phosphatidylcholin) dient als natürlicher Emulgator im Eigelb und kommt in vielen Membranen menschlicher Zellen vor. Es wird zur Vorbeugung gegen Arteriosklerose immer wieder empfohlen; es gibt aber keine Hinweise, welche diese Empfehlung stützen könnten. Eine antiatherogene Wirkung ist deshalb unwahrscheinlich, weil Lecithin in der Leber gebildet wird und ein direkter Einbau exogenen Lecithins bisher im Zusammenhang mit der Prävention der Arteriosklerose nicht beschrieben wurde.

Weitere Phospholipide:

- Kephalin (Phosphatidylethanolamin): enthält Ethanolamin statt Cholin
- Phosphatidylserin: enthält die Hydroxyaminosäure Serin anstelle von Cholin
- Phosphatidylinositol: enthält den zyklischen 6-wertigen Alkohol Inositol anstatt Cholin

Glykolipide

Glykolipide sind Phosphatgruppen-freie, Sphingosin-haltige Lipide. **Zerebroside** bestehen aus Zeramid (= Sphingosin mit einem langkettigen Fettsäurerest) und einem Monosaccharid (einfachstes neutrales Glykosphingolipid). **Ganglioside** setzen sich aus Sphingosin, einem Fettsäurerest und einem Zucker sowie einem Neuraminsäurerest zusammen (saures Glykosphingolipid). Glykolipide sind häufig Bestandteile der Außenseite der Lipiddoppelschicht von Zellmembranen.

6.1.4 Isoprenlipide

Isoprenlipide (Synonym: Isoprenoide) gehören neben den Fettsäuren zu den nicht verseifbaren Lipiden, d. h., sie enthalten keine Esterbindung. Der Grundbaustein der Isoprenlipide ist das Isopren. Durch Kondensation mehrerer Isoprenreste entstehen 1-kettige Moleküle, welche die Grundlage zahlreicher Substanzen bilden. Zu diesen zählen das Cholesterol (Cholesterin) und andere Steroide.

Steroide

Ausgangssubstanz für die Biosynthese aller im menschlichen Organismus vorkommenden Steroide ist das **Cholesterol**. Das zu den Sterinen zählende Cholesterol ist ein wichtiger Bestandteil aller tierischen Zellmembranen (mit Ausnahme der inneren Mitochondrienmembran, wo es durch das Kardiolipin, ein Glyzerophospholipid, ersetzt wird). Cholesterol ist ein Produkt ausschließlich des tierischen Stoffwechsels und liegt in der Regel in veresterter Form als Cholesterolester der Fettsäuren vor; Pflanzen weisen keine Cholesterol-Biosynthese auf. Cholesterol ist Ausgangssubstanz für die Biosynthese von (▶ Abb. 6.5):

- **Steroidhormonen** (Mineralokortikoide und Glukokortikoide der Nebennierenrinde sowie die Sexualhormone Androgene, Progesteron und Östrogene)
- **Vitamin D_3**
- **Gallensäuren**, von denen die wichtigsten die in der Leber synthetisierten primären Gallensäuren Cholsäure und Chenodesoxycholsäure sowie die

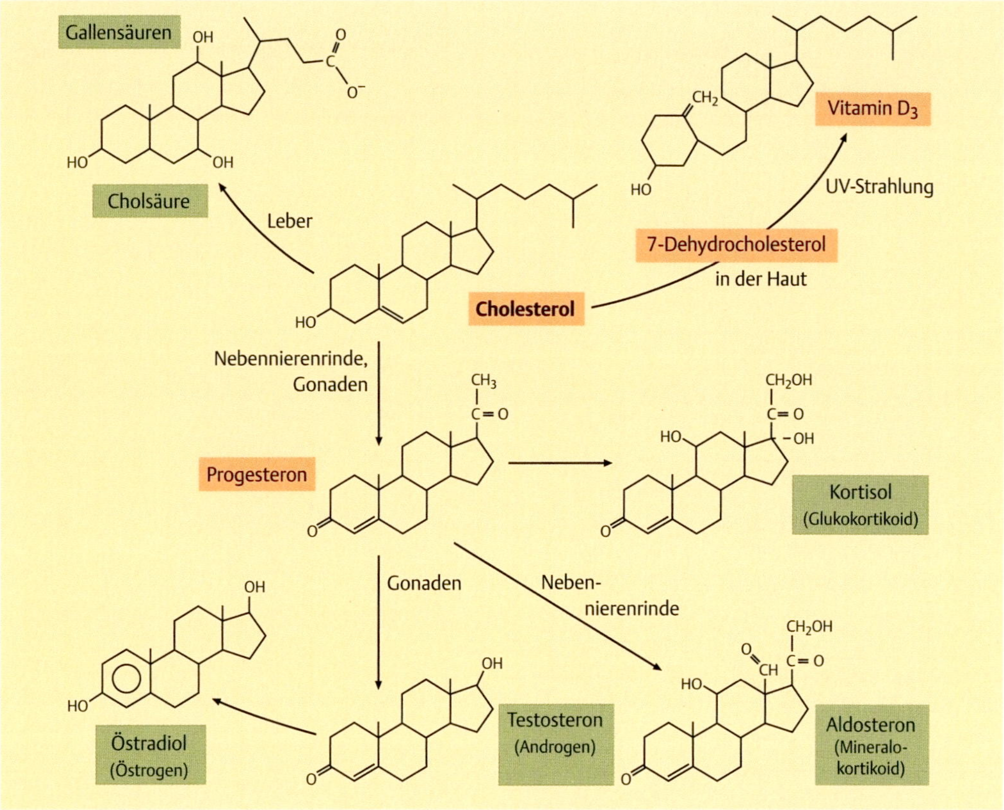

Abb. 6.5 Cholesterol als Ausgangssubstanz für wichtige Verbindungen im menschlichen Stoffwechsel.

sekundären Gallensäuren Desoxycholsäure und Lithocholsäure sind. Sie sind oberflächenaktiv, sorgen für die Emulgierung von Fetten und aktivieren Lipasen. In der Leber wird Cholesterol zu den primären Gallensäuren umgebaut und anschließend bevorzugt mit Glycin oder Taurin konjugiert. Durch bakterielle enzymatische Prozesse im Darm wird Glycin bzw. Taurin wieder abgespalten und die primären werden zu den sekundären Gallensäuren dehydroxyliert.

Carotinoide

Carotinoide sind pflanzliche Kondensationsprodukte von Isopren (Polyisoprenoide) mit einer gelb-orangen Farbe. Sie werden in Kap. 8 „Vitamine" unter Beta-Carotin und Vitamin A besprochen.

Tocopherole und Phyllochinone

Die Tocopherole (Vitamin E) enthalten eine isoprenartige Seitenkette und werden – wie auch Phyllochinon (Vitamin K_1) – den Isoprenlipiden zugerechnet.

6.2 Bedeutung und Funktion der Lipide

6.2.1 Triazylglyzerole in der Nahrung

Triazylglyzerole (TAG, Triazylglyzeride) sind – wie bereits erwähnt – Energieträger mit hoher Energiedichte und einem physiologischen Brennwert von 38–39 kJ (9,0–9,3 kcal) pro Gramm. Die primäre Funktion der mit der Ernährung aufgenommenen Fette ist in ▶ Tab. 6.2 zusammengefasst.

Tab. 6.2 Funktionen von Nahrungsfettsäuren.

Fettsäure	Kurzbezeichnung	Energieversorgung	Strukturaufbau	Organfunktion
Kurz- und mittelkettige, gesättigte Fettsäuren				
Buttersäure	C 4:0	+++		
Kapronsäure	C 6:0	+++		
Kaprylsäure	C 8:0	+++		
Kaprinsäure	C 10:0	+++		
Laurinsäure	C 12:0	+++		
Langkettige, gesättigte Fettsäuren				
Myristinsäure	C 14:0	+	+	
Palmitinsäure	C 16:0	++++	+	
Stearinsäure	C 18:0	++	++++	
Einfach ungesättigte Fettsäuren				
Palmitoleinsäure	C 16:1, ω-7			nur bei EFAD
Ölsäure	C 18:1, ω-9 und Derivate	++	++++	nur bei EFAD
Mehrfach ungesättigte Fettsäuren				
Linolsäure	C 18:2, ω-6 und Derivate		+++++	+++++
Alpha-Linolensäure	C 18:3, ω-3 und Derivate		+++++	+++++

EFAD: Essential Fatty Acid Deficiency (Mangel an essenziellen Fettsäuren)

Nahrungsfett hat durch seine lange Verweildauer im Magen einen hohen Sättigungsgrad, dient als Energiespeicher im Fettgewebe sowie zur thermischen Isolierung und ist Träger essenzieller Fettsäuren sowie fettlöslicher Vitamine.

6.2.2 Körperfett

Die TAG im Fettgewebe stellen die größte Energiereserve dar. Die Menge an Körperfett ist sehr variabel: 8–15 kg beim gesunden Mann und 10–20 kg bei der gesunden Frau, d. h., das Speicherfett kann den Energieverbrauch des Körpers in Ruhe für ca. 2,5 Monate abdecken. Bis auf 1 kg können die Speicher ohne gesundheitliche Schäden reduziert werden; die obere Grenze liegt bei etwa 100 kg. Eine konstante Menge von 0,5–1,0 kg dient, unabhängig vom Ernährungszustand, biologischen Membranen als essenzieller Bestandteil von Gangliosiden in der Hirnrinde und findet sich in vielen Organen. Fett schützt den Augapfel sowie die Niere vor mechanischen Einwirkungen und ist an der Bildung von Prostaglandinen beteiligt.

6.2.3 Eicosanoide

Unter dieser Sammelbezeichnung werden **Prostanoide** und **Leukotriene** zusammengefasst, die – ausgehend von Linolsäure bzw. Alpha-Linolensäure – Stoffwechselprodukte von mehrfach ungesättigten Fettsäuren mit 20 C-Atomen sind (Griechisch: eikosi = 20) und mehrheitlich als lokal wirksame Gewebehormone (Mediatoren) wirken.

Es werden folgende Gruppen von Eicosanoiden unterschieden:

- Aus **Eicosatriensäure** (Dihomogammalinolensäure, DGLA) entstehen die Prostanoide und Leukotriene der Gruppe 1; sie werden den „guten"

Eicosanoiden zugerechnet, da sie unter anderem entzündungshemmend wirken.
- Aus **Eicosatetraensäure** (Arachidonsäure) entstehen diejenigen der Gruppe 2; sie werden oft als „schlechte“ Eicosanoide bezeichnet, da sie entzündungsfördernd und an allergischen Reaktionen beteiligt sind, die Atherogenese (Arteriosklerose) fördern sowie die Schmerzempfindung steigern.
- Aus **Eicosapentaensäure** (EPA) entstehen die ebenfalls zu den „guten“ Eicosanoiden gerechneten Gewebehormone der Gruppe 3.

Die einzelnen Vertreter dieser Gruppen lassen sich wiederum in 4 unterschiedliche Substanzgruppen unterteilen, die alle über G-Protein-gekoppelte Membranrezeptoren der Zellen wirken:
- Prostaglandine (aus allen Geweben)
- Prostazykline (aus Gefäßendothelien)
- Thromboxane (aus Thrombozyten) und
- Leukotriene (aus Leukozyten)

Die ersten 3 Substanzgruppen werden als Prostanoide zusammengefasst. Sie entstehen auf dem sog. Zyklooxygenase-Weg.

Hinweis für die Praxis

Eicosanoide der Gruppen 1 und 3 sind „gut“, solche der Gruppe 2 sind „schlecht“. Durch Beeinflussung der Ernährung sollten die Gruppe-2-Eicosanoide vermindert (Einschränkung des Verzehrs von Fleisch und Eiern), die Gruppe-1- (Empfehlung von Nachtkerzen- und Borretschöl u. a.) sowie Gruppe-3-Eicosanoide (aus Fischölen, Leinöl) dagegen erhöht werden.

6.2.4 Omega-3-Fettsäuren

Neben der 20:3, **Omega-6-Dihomogammalinolensäure (DGLA)** dienen die 20:5, **Omega-3-Eicosapentaensäure (EPA)** und die 22:6, **Omega-3-Docosahexaensäure (DHA)** als Ausgangssubstanzen für die „guten“ Eicosanoide. Sie entstehen aus der DGLA in Form der Gruppe-1-Prostanoide bzw. Gruppe-3-Leukotriene und aus Omega-3-EPA als Gruppe-3-Prostanoide.

Die Metaboliten von EPA und Arachidonsäure haben vorwiegend kompetitive Funktionen. Die Aufnahme von EPA aus Meeresfisch oder Fischöl führt dazu, dass nahezu die gesamte Arachidonsäure aus Membranphospholipiden in fast allen Zellen ersetzt wird. Folglich führt die Zufuhr von EPA und DHA aus Meeresfisch oder Fischöl zur Bildung von Prostanoiden und Leukotrienen, die antithrombotische, antiatherogene, antihypertensive und antientzündliche Eigenschaften haben. Dies erklärt sich aus den folgenden Veränderungen im Stoffwechsel durch die Zufuhr der EPA und DHA:
- reduzierte Bildung von:
  - Thromboxan A_2 (TXA_2 steigert die Plättchenaggregation, Vasokonstriktion und Bronchokonstriktion)
  - Leukotrien B_4 (LTB_4 fördert Entzündungsvorgänge und steigert Chemotaxis und Adhäsion von Leukozyten)
- Zunahme von:
  - Thromboxan A_3 (TXA_3 ist ein äußerst schwacher Plättchenaggregator und schwacher Vasokonstriktor)
  - Prostazyklin PGI_3, was zu einer Gesamtzunahme des PGI_3 ohne Abnahme des PGI_2 führt; beide Prostazykline sind Vasodilatatoren und hemmen die Plättchenaggregation.

Über die optimale Menge an Eicosapentaensäure in der Nahrung besteht derzeit noch kein Konsens. In ▶ Tab. 6.3 sind einige EPA-Lieferanten aufgeführt.

Hinweis für die Praxis

Wegen der großen Bedeutung der mehrfach ungesättigten Fettsäuren für die menschliche Gesundheit wurde früher der Begriff des P/S-Quotienten eingeführt; er bezeichnete das Verhältnis von mehrfach ungesättigten (polyunsaturated) zu gesättigten (saturated) Fettsäuren (einfach ungesättigte Fettsäuren sind unberücksichtigt). Eine Aussagekraft wird heute bestritten.

Tab. 6.3 Nahrungsquellen für Eicosapentaensäure (EPA).

	Gesamtlipide (mg/g Feuchtgewebe)	EPA-Gehalt (g/kg)
Flussbarsch	3,5 ± 0,4	0,3
Kabeljau	5,3 ± 1,3	0,8
Hecht	6,1 ± 0,1	0,7
Rotauge	7,9 ± 1,0	0,7
Zander	8,3 ± 0,5	2,3
Felchen	16,7 ± 2,0	1,8
Steinbutt	17,3 ± 3,8	2,8
Brasse	18,0 ± 0,3	2,1
Forelle	40,4 ± 11,7	2,4
Ostsee-Hering	40,8 ± 4,4	3,1
Lachs	85,5 ± 15,6	6,2
Hering	216,4 ± 9,6	20,7

Immunmodulation

Prostaglandine und die verschiedenen Lipoxygenaseprodukte wirken auch immunmodulatorisch durch ihren Einfluss auf verschiedene Immunzellen. Das Oxidationsprodukt der Arachidonsäure auf dem Lipoxygenaseweg, des Leukotrien LTB_4, wirkt entzündungsfördernd, das von EPA (LTB_5) dagegen entzündungshemmend. Durch LTB_5 können wichtige Abwehrvorgänge gefördert werden. Da die Kapazität für die LTB_5-Bildung vom zellulären Arachidonsäuregehalt abhängt, können eine Reduktion der Omega-6-Fettsäuren und eine Erhöhung der Omega-3-Fettsäuren in der Nahrung zu einer Funktionssteigerung des Immunsystems führen.

Mit der Immunmodulation beschäftigt sich die Immunonutrition (Kap. 30), die generell die Beeinflussbarkeit des Immunsystems durch Nahrungsbestandteile in der Hoffnung untersucht, dieses System in gewünschter Weise modulieren zu können. Da die vielfältigen Wirkungen der Eicosanoide, ihre gegenseitigen Wechselwirkungen und ihre Beeinflussung durch bestimmte Fettsäuretypen bisher nur in Ansätzen überschaubar sind, lassen sich die Auswirkungen einer drastischen Fettmodifikation noch nicht genau abschätzen. Über all dem sollte man auch nicht vergessen, dass hochungesättigte Fettsäuren sehr oxidationsempfindlich sind und Fischöle als Quelle von Omega-3-Fettsäuren nur wenig Alpha-Tocopherol (Vitamin E) enthalten. Deshalb kann eine extrem hohe Zufuhr schädlich werden, wenn nicht durch zusätzliche Tocopherol-Substitution ein ausreichender Oxidationsschutz (Schutz vor Peroxidation, z. B. von LDL) gewährleistet wird.

6.3 Fettverdauung, -absorption und -transport

6.3.1 Verdauung der Neutralfette und Absorption der Lipolyseprodukte

Emulgierung und Hydrolyse

Die Fettverdauung beginnt bereits im Magen. Aufgrund der Magenmotorik werden die Nahrungslipide im sauren, wässrigen Chymus mechanisch in kleinere Tröpfchen zerlegt, d. h. mechanisch emulgiert.

Die im Magen begonnene Emulgierung wird im Duodenum und oberen Jejunum sehr effektiv fortgesetzt. Im alkalischen Milieu des oberen Dünndarms werden die Nahrungsfette in Gegenwart von bereits vorhandenen Fettabbauprodukten, von denaturierten Proteinen, Lecithin und Gallensäuren sowie durch das Einwirken von Scherkräften infolge der Darmmotilität zu einer Emulsion mit einer Tröpfchengröße von etwa 1 µm umgewandelt, was ihre Oberfläche für den Angriff der Lipasen um den Faktor 10^4 vergrößert. Fette in der Muttermilch sind aufgrund von Protein- und Phospholipideinlagerungen in die Tröpfchenaußenschichten bereits emulgiert. Fette in Saucen, Eiscreme und Pudding werden schon bei der Herstellung stabil emulgiert.

Die enzymatische hydrolytische Spaltung der Triazylglyzerole beginnt im Magen durch Einwirkung von säurestabilen Lipasen aus den Zungengrunddrüsen und den Hauptzellen der Magenschleimhaut. Die **Magen-Lipase** ist im Gegensatz zur Pankreaslipase schon bei Neugeborenen aktiv. Die **Milch-Lipase** in der Muttermilch ist auch säurestabil und trägt wesentlich zur Fettverdauung bei gestillten Säuglingen bei.

Beim Erwachsenen werden 10–15 % der Nahrungsfette bereits im Magen hydrolysiert. Die dabei vor allem anfallenden langkettigen Fettsäuren (> 12 C-Atome) sind der adäquate Reiz für die Cholezystokinin-Freisetzung aus den I-Zellen der Schleimhaut des oberen Dünndarms mit anschließender Stimulation der Pankreasenzymsekretion sowie Kontraktion der Gallenblase und des Gallengangs.

Die **Pankreas-Lipase** besteht aus 2 Komponenten, einer Kolipase, die aus einer Pro-Kolipase durch Trypsin aktiviert und an der Lipid-Wasser-Grenze fixiert wird, sowie der (TAG-)Lipase, die sich mit der Kolipase zu einem Komplex verbindet und dabei aktiviert wird. Bei der nun an der Oberfläche der Fetttröpfchen einsetzenden Hydrolyse der Triazylglyzerole werden die Fettsäurereste an den Positionen C 1 und C 3 abgespalten, sodass 2-Monoazylglyzerole (2-MAG) entstehen. Eine vollständige Hydrolyse unter Freisetzung des dritten Fettsäuremoleküls und Glyzerol findet nur in geringem Maß statt. Die Pankreas-Lipase wird in großem Überschuss gebildet, sodass ca. 80 % des Fettes bereits gespalten sind, wenn es den mittleren Abschnitt des Duodenums erreicht hat. Aus diesem Grund tritt eine Störung der Fettverdauung wegen Lipase-Mangels erst bei fast vollständigem Ausfall (> 90 %) der Pankreassekretion ein.

Außer der Lipase sind noch andere Lipidesterspaltende Pankreasenzyme wirksam, die ebenfalls durch Trypsin aktiviert werden. Die **Phospholipase A_2** spaltet in Anwesenheit von Ca^{2+} und Gallensäuren eine Fettsäure aus dem Phospholipid Lecithin ab, wodurch Lysolecithin entsteht. Die in der Nahrung vorhandenen Cholesterolester werden durch eine (relativ unspezifische) **Cholesterolesterase** in Cholesterol und eine freie Fettsäure gespalten (▶ Abb. 6.6).

Mizellenbildung

Die Produkte der Lipolyse sind überwiegend schlecht wasserlöslich. Sie werden daher zum weiteren Transport im wässrigen Milieu des Darminhalts in kugelförmige Aggregate eingebaut, deren Grundgerüst aus Gallensäuremolekülen besteht. Im Inneren dieser Mizellen sind die hydrophoben Molekülabschnitte der Lipide konzentriert, während die hydrophileren Bestandteile, wie 2-Monoazylglyzerole, Lysolecithin und die Gallensalze, zur Peripherie hin orientiert sind. Diese gemischten Mizellen (Durchmesser: 3–10 nm) ermöglichen durch die hydrophile Verpackung hydrophober Substanzen eine Steigerung der Konzentration der Fettabbauprodukte im Darmlumen um den Faktor 500–1000.

Absorption der Lipolyseprodukte

Kurz- und mittelkettige Fettsäuren werden vorrangig durch Monokarboxylat-Transporter in die Enterozyten aufgenommen und gelangen von dort ins Pfortaderblut. Glyzerol wird bevorzugt über Aquaporine (Wasserkanäle) absorbiert. Langkettige Fettsäuren, Monoazylglyzerol, Cholesterol und die fettlöslichen Vitamine D_3, E, K_1 sowie Beta-Carotin gelangen ebenfalls durch Carrier-vermittelten Transport in die Enterozyten. Hier können sie von den fettsäurebindenden Proteinen (FABP1, FABP2) gebunden und zum glatten endoplasmatischen Retikulum weitertransportiert werden.

Chylomikronen

Nach Absorption der Fettsäuren und der anderen Abbauprodukte in die Enterozyten werden Triazylglyzerole, Phospholipide und einige Cholesterolester wieder resynthetisiert und in Chylomikronen verpackt in den Ductus thoracicus abgegeben. Die 0,1–1 µm messenden Chylomikronen setzen sich wie folgt zusammen:

Abb. 6.6 Fettverdauung und Absorption der Lipolyseprodukte.. **Oben:** Triazylglyzerole werden im Darmlumen durch Kolipase und Lipase in freie Fettsäuren (FFS) und 2-Monoazylglyzerole (2-MAG) gespalten, in Mizellen (MZ) eingebaut und aus diesen dann über Carrier in die Enterozyten aufgenommen. ▶
Unten: Absorption der Lipolyseprodukte. Kurz- und mittelkettige Fettsäuren werden vorrangig über Monokarboxylat-Transporter, Glyzerol überwiegend über Aquaporine (Wasserkanäle) in die Enterozyten aufgenommen und direkt ans Blut abgegeben. Die in der Zelle aus langkettigen Fettsäuren und 2-Monoazylglyzerolen resynthetisierten Triazylglyzerole gelangen, mit einer Eiweißhülle versehen, als Chylomikronen (CM) in die Lymphe. CD36: Fettsäure-Transporter; ChT: Cholesterol-Transporter (NPC 1L 1, SRB1); FTL: Fettsäure-Translokase.

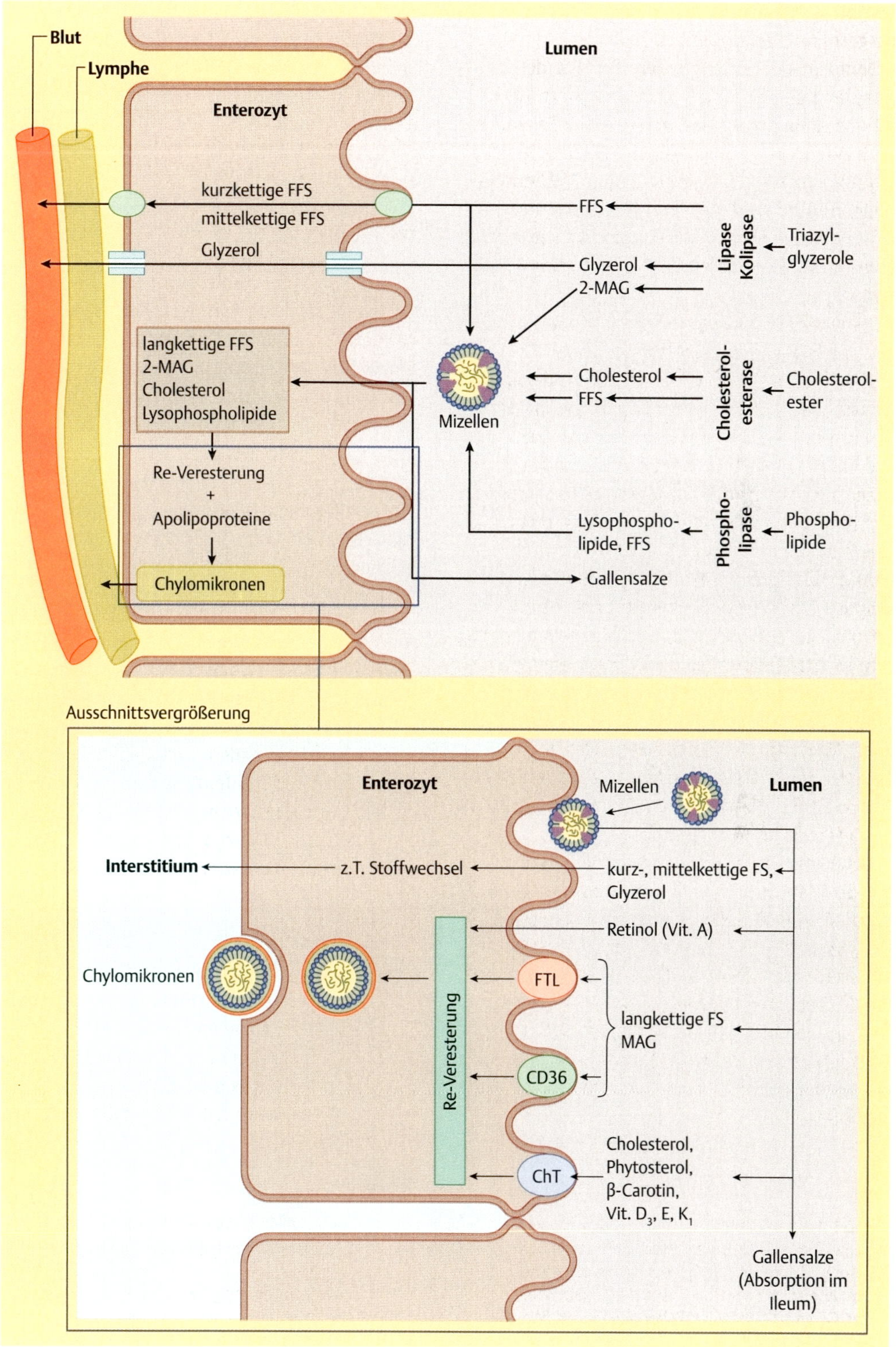

Blut
Lymphe
Enterozyt
Lumen
kurzkettige FFS
mittelkettige FFS
Glyzerol
FFS
Lipase
Kolipase
Triazyl-
glyzerole
Glyzerol
2-MAG
langkettige FFS
2-MAG
Cholesterol
Lysophospholipide
Mizellen
Cholesterol
FFS
Cholesterol-
esterase
Cholesterol-
ester
Re-Veresterung
+
Apolipoproteine
Lysophospho-
lipide, FFS
Phospho-
lipase
Phospho-
lipide
Chylomikronen
Gallensalze
Ausschnittsvergrößerung
Enterozyt
Mizellen
Lumen
Interstitium
z.T. Stoffwechsel
kurz-, mittelkettige FS,
Glyzerol
Retinol (Vit. A)
Chylomikronen
FTL
Re-Veresterung
langkettige FS
MAG
CD36
ChT
Cholesterol,
Phytosterol,
β-Carotin,
Vit. D3, E, K1
Gallensalze
(Absorption im
Ileum)

- 85 % Triazylglyzerole
- 8 % Phospholipide
- 5 % Cholesterol bzw. Cholesterolester und fettlösliche Vitamine (A, D_3, E, K_1)
- 1–2 % Apolipoproteine

Der Transport von Chylomikronen in den systemischen Blutkreislauf aus den Lymphwegen beginnt 1 Stunde nach einer Mahlzeit und hält – abhängig vom Fettgehalt der Nahrung – für mehrere Stunden an.

6.3.2 Lipoproteintransport

Wegen ihrer Unlöslichkeit in Wasser werden Lipide in Form von sphärischen Lipoproteinen (LP), d. h. gebunden an Trägerproteine, transportiert (▶ Abb. 6.7). Diese Trägerproteine, von denen mehrere Typen unterschieden werden, bezeichnet man als **Apolipoproteine**. Außer ihrer Funktion als Transportsubstanzen für Lipide sind die Apolipoproteine als Aktivatoren oder Hemmstoffe von Enzymen sowie als Liganden von Rezeptoren, die für die Aufnahme von Lipoproteinen in die Zelle dienen, von Bedeutung. Die Lipoproteine werden in 6 Klassen unterteilt: Chylomikronen, Very Low Density Lipoproteine (VLDL), Intermediate Density Lipoproteine (IDL), Low Density Lipoproteine (LDL), High Density Lipoproteine (HDL) und Lipoprotein (a). Chylomikronen, VLDL und IDL transportieren bevorzugt Triazylglyzerole, LDL, HDL und Lipoprotein(a) vor allem Cholesterol.

Lipoprotein(a) ist das Lipoprotein mit dem stärksten Arteriosklerose-Risiko. Hohe HDL-Konzentrationen besitzen dagegen ein antiatherosklerotisches Potenzial.

Hinweis für die Praxis

Zur Reduktion des Arteriosklerose-Risikos sowie bei diätetischen Maßnahmen und der Kontrolle einer medikamentösen lipidsenkenden Therapie sind beim Menschen Triazylglyzerol-Konzentrationen < 200 mg/dl (< 2,3 mmol/l) im Serum anzustreben. Der Plasma-Triazylglyzerol-Gehalt lässt sich durch eine Fettmodifikation der Ernährung weit besser beeinflussen als der Cholesterol-Spiegel.

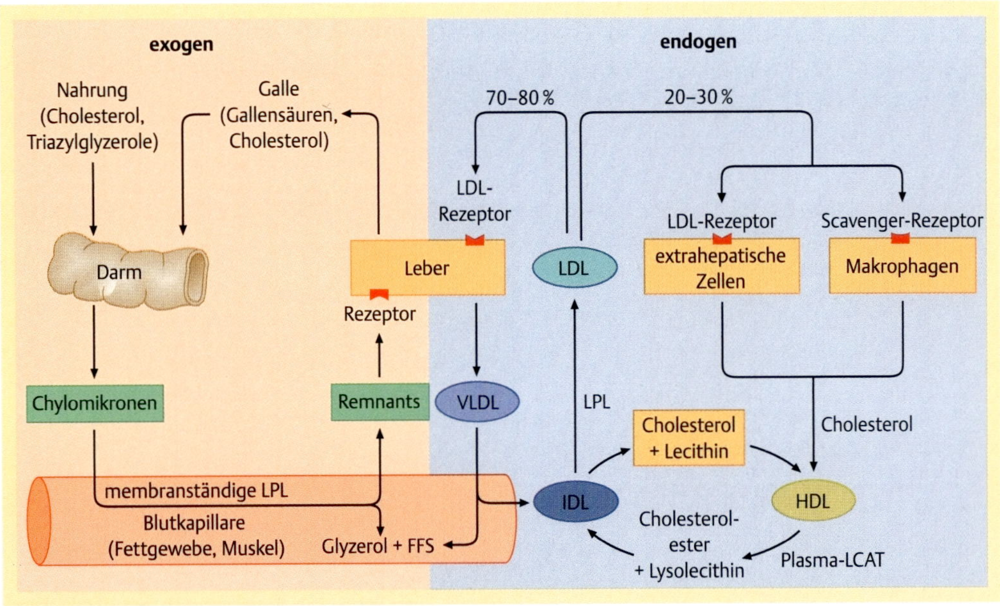

Abb. 6.7 Lipoproteintransport: Das Flussdiagramm zeigt den exogenen und endogenen Anteil. FFS: freie Fettsäuren; HDL: High Density Lipoprotein (LP hoher Dichte); IDL: Intermediate Density Lipoprotein (LP mittlerer Dichte); LCAT: Lecithin-Cholesterol-Acyltransferase; LDL: Low Density Lipoprotein (LP geringer Dichte); LPL: endotheliale Lipoproteinlipase; VLDL: Very Low Density Lipoprotein (LP sehr geringer Dichte).

Für die Serum-Triazylglyzerol-Konzentration lassen sich Non-low- und Non-high-Responder beschreiben. Hieraus wird geschlossen, dass es Personen gibt, die aufgrund der Tatsache, dass sie nach einer Standardfettmahlzeit mit einem überproportional langen Anstieg der Triazylglyzerole im Serum reagieren, ein erhöhtes Risiko aufweisen, trotz normaler Nüchtern-Triazylglyzerol-Werte. Um diesen Personenkreis zu definieren, sind Untersuchungen mit Standardfettmahlzeiten und Blutentnahmen über mehrere Stunden notwendig.

6.3.3 Postprandialer Lipidstoffwechsel

Im Blut geben Chylomikronen nach Spaltung der Triazylglyzerole durch die Endothelzellenmembran-assoziierte Lipoproteinlipase freie Fettsäuren (und Glyzerol) an die Fettzellen zur Speicherung, sowie an die Skelettmuskulatur zur Energiegewinnung ab. Von der Leber nicht sofort benötigte Lipide werden in Form von VLDL in die Blutbahn abgegeben. VLDL unterliegt ebenfalls einer ständigen Hydrolyse durch die Lipoproteinlipase. Nach Abspaltung von Fettsäuren entsteht IDL, das wiederum durch Veresterung des Cholesterols mit einer mehrfach ungesättigten Fettsäuren an Position 2 des Lecithins (durch LCAT) zu LDL wird (▶ Abb. 6.7).

LDL wird durch rezeptorvermittelte Endozytose von den meisten Geweben aufgenommen und dient primär als Lieferant von Cholesterolestern für den zellulären Cholesterolbedarf. HDL übernimmt überschüssige Cholesterolester und bewirkt deren Rücktransport zur Leber („reverser Cholesteroltransport").

> **Hinweis für die Praxis**
> LDL transportiert Cholesterol zu den Zellen und weist eine strenge Korrelation zur KHK-Mortalität auf. HDL befördert nicht mehr benötigtes Cholesterol zur Leber und korreliert negativ mit dem Auftreten einer KHK.

Von besonderer Bedeutung ist die Existenz des LDL-Rezeptors für die Aufnahme des Cholesterols und der Cholesterolester in die Zellen sowie ihren kontrollierten Stoffwechsel. Bei oxidativer Modifizierung der LDL sind nach derzeitigem Kenntnisstand diese Funktionen gestört, was im Falle der Makrophagen zur Bildung von Schaumzellen führt (Kap. 58.5.1).

6.4 Fettstoffwechsel

6.4.1 Stoffwechsel des Fettgewebes

Triazylglyzerole werden in den Adipozyten des Fettgewebes (osmotisch unwirksam) gespeichert, wo sie einem ständigen Umsatz unterliegen (Lipolyse und Reveresterung) (▶ Abb. 6.8).

Fettsäuren, die in Chylomikronen sowie in VLDL transportiert und in der Blutbahn durch Lipoproteinlipasen freigesetzt wurden, werden in Adipozyten durch Bildung von Azyl-CoA aktiviert und mit Glyzerol-3-Phosphat verestert. Da Adipozyten keine Glyzerokinase besitzen, muss Glyzerolphosphat aus Glukose hergestellt werden, dessen Transport in die Adipozyten insulinabhängig ist. Der Fettgehalt der Zelle bleibt konstant, wenn sich Lipolyse und Reveresterung die Waage halten; er nimmt zu, wenn die Reveresterung überwiegt, und nimmt ab, wenn die Lipolyse überwiegt. Die Bilanz wird hormonell gesteuert. Glukagon und die Katecholamine aktivieren, Insulin hemmt die Triazylglyzerol-Lipase, welche die Lipolyse kontrolliert.

Insulin fördert den Transport von Glukose in die Adipozyten und aktiviert Lipoproteinlipasen, welche die Aufnahme von Fettsäuren aus Chylomikronen und LDL ermöglichen. Überwiegt also die Insulinwirkung, wie es unter kohlenhydratreicher Ernährung der Fall ist, so nimmt der Fettgehalt zu. Überwiegt **Glukagon** (bei niedrigem Insulinspiegel), so nimmt der Fettgehalt ab, die freigesetzten unveresterten Fettsäuren werden ins Blut abgegeben, an Albumin gebunden und zu den verbrauchenden Organen transportiert.

Bei Überernährung resultiert zuerst eine **Hypertrophie der Fettzellen** bis zu einem Triazylglyzerolgehalt von 0,6–0,7 µg/Zelle, was einer Gesamtfettmasse von insgesamt etwa 30 kg entspricht. Dann kommt es zur **Fettgewebehyperplasie**, d. h., die Zellzahl steigt. Dabei werden Adipozytenvorläufer in Adipozyten umgewandelt, die sich dann mit Triazylglyzerolen füllen. Beim Abmagern blei-

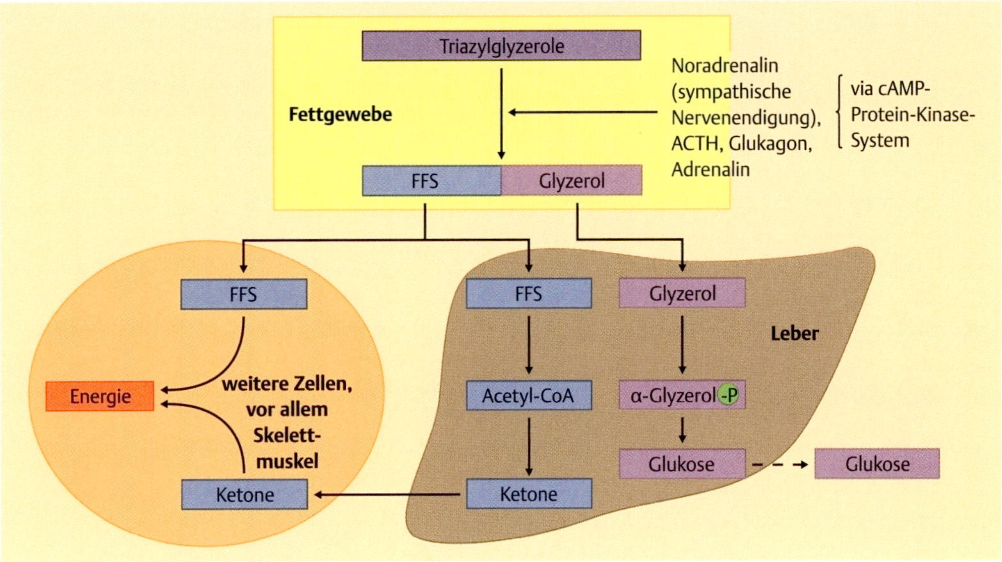

Abb. 6.8 Utilisation gespeicherter Triazylglyzerole. FFS: freie Fettsäuren.

ben leere Adipozyten noch jahrelang erhalten, bevor sie endgültig verschwinden. Sie füllen sich bei gesteigerter Nahrungszufuhr rasch wieder auf.

6.4.2 Zusammenspiel von Fett- und Kohlenhydratstoffwechsel

Fett- und Kohlenhydratstoffwechsel müssen aufeinander abgestimmt sein, denn es hätte keinen Sinn, beide Substrate gleichzeitig zu verbrauchen. Das Hauptproblem liegt darin, dass relativ konstante Blutglukosekonzentrationen in diesen Geweben vorliegen müssen, da es Gewebe gibt, die obligat glukoseabhängig sind (Zentralnervensystem, Erythrozyten, Nierenmark und Fibroblasten). Eine Mindestkonzentration von Glukose im Blut muss also auch dann aufrechterhalten werden, wenn die Kohlenhydratvorräte aufgebraucht sind. Dies wird einerseits gewährleistet durch eine Drosselung des Glukoseverbrauchs der nicht obligat glukoseabhängigen Gewebe und andererseits durch die Synthese von Glukose aus anderen Vorstufen (**Glukoneogenese**). ▸ Abb. 6.9 fasst die gemeinsamen Regulationen zusammen.

Die Hauptverwertungsorgane energieliefernder Substrate (Muskulatur, Niere und Herz) können sowohl Glukose als auch Fettsäuren umsetzen. Wenn diese den Glukoseverbrauch zugunsten der Fettsäureoxidation einstellen, wird Glukose erheblich eingespart. Das Gehirn dagegen utilisiert normalerweise ausschließlich Glukose und verbraucht täglich 120–140 g. Die Leber speichert Glykogen und kann damit kurzfristig den Blutglukosespiegel anheben. Wenn der Glykogenvorrat verbraucht ist, kann sie Glukose aus C3-Verbindungen wie Laktat, Glyzerol und Alanin in einer Menge von bis zu 340 g/d produzieren. Die Leber kann außerdem auf den vollständigen Abbau der Fettsäuren verzichten und aus den C2-Bruchstücken Ketonkörper herstellen (**Ketogenese**). Auch die Niere kann Glukose synthetisieren, aber der Anteil ist mit maximal 20 % der Gesamtglukoseproduktion relativ gering.

Fettgewebe speichert Triazylglyzerole und stellt bei Bedarf durch Lipolyse Fettsäuren zur Verfügung. Depotfett ist im Gegensatz zu Glykogen ein Langzeitspeicher. Ein 70 kg schwerer Mann enthält etwa 12,8 kg Fett mit etwa 500 MJ (120 Mcal) Brennwert. Die Brennstoffreserven aufgrund des Glykogenvorrats in der Muskulatur und in der Leber betragen dagegen nur 6,6 MJ.

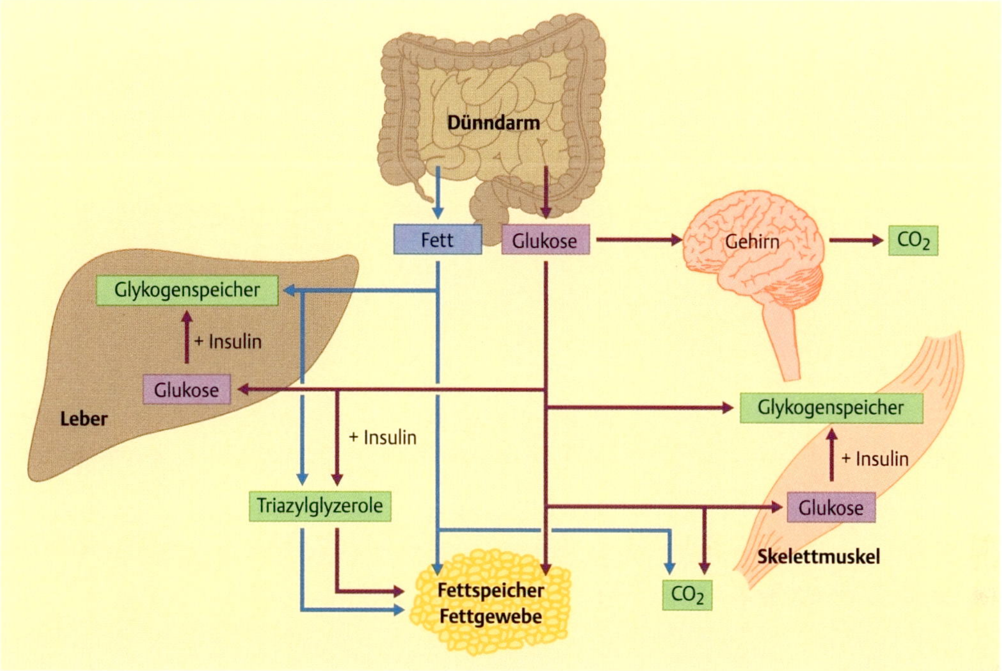

Abb. 6.9 Gemeinsame Regulation des Fett- und Kohlenhydratstoffwechsels. FFS: freie Fettsäuren.

Hinweis für die Praxis

Die durchschnittlichen Fettreserven eines normal ernährten Erwachsenen reichen aus, um ohne Nahrungsaufnahme etwa 60 Tage überleben zu können.

6.4.3 Cholesterol

Die tägliche Cholesterolzufuhr mit der Nahrung (sowohl freies als auch verestertes Cholesterol) beträgt in Deutschland derzeit zwischen 265 und 335 mg (Frauen) bzw. 375–500 mg (Männer). Empfohlen werden maximal 300 mg/d. Für Kinder werden 80 mg/4,2 MJ als Richtwert angegeben. Cholesterol kommt nur in tierischen Lebensmitteln vor. In Pflanzen findet man Phytosterole, die dem Cholesterol ähnlich sind, aber nicht dessen Wirkungen entfalten. Cholesterolester werden im Dünndarm durch die Cholesterolesterase des Pankreassekrets gespalten und die Spaltprodukte in freier Form absorbiert. Der Carrier-vermittelte Transport von Cholesterol in die Enterozyten erfolgt über das Transportprotein NPC 1L 1 (Sterol-Carrier Niemann-Pick-C 1-like-Protein-1) sowie den SRB1-Carrier. Die Absorptionskapazität des Dünndarms ist für Cholesterol auf 3 g/d begrenzt, die Absorptionsrate nimmt bei steigender Zufuhr ab. Absorptionshemmend wirken Phytosterole (s. u.).

Endogen werden in Leber und Darm 850–950 mg Cholesterol pro Tag gebildet und ins Darmlumen abgegeben (wobei die Synthese in der Leber die im Darm überwiegt). Damit fallen pro Tag insgesamt ca. 1,3 g Cholesterol im oberen Dünndarm an. Etwa 700 mg werden – wie oben beschrieben – absorbiert und über die Pfortader wieder der Leber zugeführt („enterohepatischer Kreislauf" des Cholesterols). Der Rest (ca. 600 mg) wird im Darm zu Koprosterin reduziert und mit den Fäzes ausgeschieden. Weiterhin gehen über die Haut durch Epithelabschilferung 50–100 mg verloren, sodass insgesamt etwa 0,7 g Cholesterol pro Tag aus dem Körper eliminiert werden.

▶ Abb. 6.10 fasst die Verdauung und die Verteilung des Nahrungs-Cholesterols zusammen. Die Cholesterolsynthese in der Leber wird im Sinne

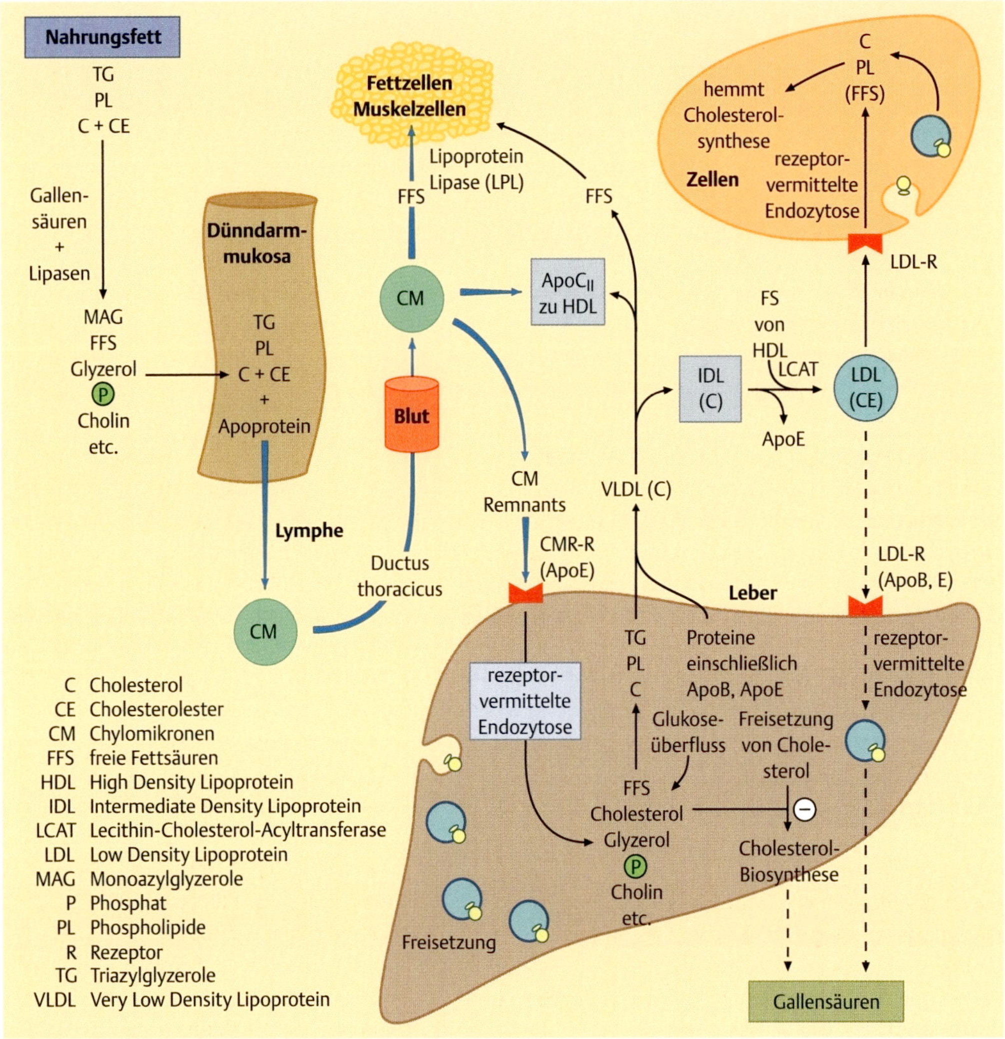

Abb. 6.10 Cholesterolverteilung im Organismus.

eines Feedback-Mechanismus durch das Nahrungs-Cholesterol reguliert (Aufnahme der Chylomikronen-Remnants durch den ApoE-Rezeptor bzw. Aufnahme der LDL). Wird also weniger Cholesterol mit der Nahrung zugeführt, steigt die endogene Synthese. Folglich kann auch eine drastische Reduktion der Zufuhr mit der Nahrung die Cholesterolkonzentrationen im Serum nur mäßig senken (10–15 %). Eine Ausnahme davon stellen „Cholesterol-sensitive" Personen dar, sodass der Versuch einer Beeinflussung des Cholesterolspiegels durch Erniedrigung der Zufuhr zwar immer gerechtfertigt, aber nicht immer erfolgreich ist.

Das mit den Chylomikronen der Leber zugeführte Cholesterol ist zu 60–70 % verestert, der Rest ist freies Cholesterol. Der Leberpool enthält ca. 80 % freies Cholesterol (Gesamt-Cholesterolgehalt des Körpers ca. 150 g).

Hinweis für die Praxis

Der Referenzbereich für die Cholesterolkonzentration im Serum beträgt ≤ 200 mg/dl (≤ 5,2 mmol/l). Bei Menschen ohne sonstige Risikofaktoren sind folgende Werte anzustreben:

- HDL-Cholesterol > 50 mg/dl (> 1,4 mmol/l),
- LDL-Cholesterol ≤ 150 mg/dl (≤ 3,9 mmol/l),

sodass sich ein „Risikoindex" LDL/HDL von < 3,0 ergibt. Bei Personen mit Herz-Kreislauf-Erkrankungen sollte der Quotient unter 2,5 liegen.

Die Cholesterolkonzentration im Plasma unterliegt großen, unregelmäßigen Schwankungen (z. B. bei Stresssituationen bis zu 60 %) und ist das Resultat vieler Stoffwechselreaktionen, unter anderem der alimentären Aufnahme (s. u.) und der Biosynthese. Bei der alimentären Aufnahme spielen nicht nur der Gehalt an Cholesterol, sondern auch Art und Menge der anderen Nahrungsbestandteile eine Rolle.

Faktoren, welche die Cholesterolkonzentration im Plasma beeinflussen, sind:

- gesättigte Fettsäuren (erhöhen das Serumcholesterol),
- Ballaststoffe (Pektin, Guar, nicht Kleie),
- Energiegehalt der Nahrung (eventuell),
- Ausgangskonzentration des Cholesterols im Serum,
- Alter und Geschlecht (Frauen bis 55 Jahre haben niedrigere Serumspiegel als ältere).

Das schwer absorbierbare **Beta-Sitosterin** zählt zur Gruppe der Phytosterole. Seine chemische Struktur ähnelt der von Cholesterol. Die normale Aufnahme von Beta-Sitosterol durch die Nahrung beträgt ca. 250 mg/d (aus Getreideölen u. a.). Hiervon werden im Darmtrakt nur etwa 5 % absorbiert. In höheren Dosen (8–10 g/d) kann Beta-Sitosterol die Cholesterolaufnahme im Darm hemmen und damit den Cholesterolspiegel des Blutes senken.

Hinweis für die Praxis

Nur bei 25–30 % der Patienten mit Hyperlipidämie ist eine Senkung der Lipidkonzentration über eine Diät möglich. Daher sollten zusätzlich Ballaststoffe, regelmäßige körperliche Bewegung und Vermeidung von Stress als „Lipidsenker" empfohlen werden. Regelmäßige körperliche Bewegung trägt wesentlich dazu bei, das LDL-Cholesterol zu senken und das HDL-Cholesterol anzuhebe.

6.4.4 Mangelerscheinungen

Untersuchungen zu den Auswirkungen eines Mangels an den essenziellen Fettsäuren Linol- und Linolensäure wurden vorwiegend an Ratten durchgeführt. Es zeigte sich, dass ein Defizit an diesen Fettsäuren zu reduziertem Wachstum, Dermatitis, eingeschränkter Reproduktion, Nierenabnormalitäten, Veränderungen in der Funktion der Mitochondrien, herabgesetzter kapillärer Resistenz mit subkutanen Blutungen und gesteigerter Fragilität der Erythrozyten führt.

Die meisten Nahrungsbestandteile enthalten ausreichende Mengen an essenziellen Fettsäuren, sodass ein tatsächlicher Mangel beim Menschen sehr selten ist. Wenn es aber dazu kommt, so sind die charakteristischen Symptome u. a. Veränderungen der Haut und eine gesteigerte Empfindlichkeit gegenüber Infektionen. Studien beim Menschen, bei denen über 6 Monate eine Reduktion der Zufuhr an essenziellen Fettsäuren erfolgte, zeigten jedoch keine eindeutigen Symptome. Man ging dabei davon aus, dass die erheblichen Vorkommen von Linolsäure in verschiedenen Geweben zunächst ausgeschöpft werden und es so erst spät zu Mangelerscheinungen kommt.

Diese klassisch ernährungswissenschaftliche Sicht kann heute kaum noch aufrechterhalten werden, da man von unterschiedlichen Nährstoffen weiß, dass bereits lange, bevor es zu sichtbaren klinischen Symptomen eines Mangels kommt, Veränderungen an Zellen und subzellulären Strukturen auftreten, die dann die Funktion beeinträchtigen. Insbesondere in Wachstumsphasen oder bei erhöhter Infektionsanfälligkeit sollte auf eine ausreichende Zufuhr dieser Fettsäuren geachtet werden.

So zeigen Untersuchungen an Neugeborenen, die mit Milch mit unterschiedlichem Gehalt an essenziellen Fettsäuren gefüttert wurden, dass es bei einer Milchzufuhr, die weniger als 1 % des Energiebedarfs in Form der essenziellen Fettsäuren enthielt, zu Wachstumsstörungen und Verdickungen der Haut kam. Auf der Grundlage solcher Untersuchungen wurde geschlossen, dass der minimale tägliche Bedarf an essenziellen Fettsäuren beim Menschen ca. 1 % des Gesamtenergiebedarfs ausmacht. Dabei ist zu beachten, dass wegen des Arteriosklerose-Risikos bei einem zu hohen Verhältnis von Omega-6- zu Omega-3-Fettsäuren (zurzeit zwischen 7,2 und 8,6) die Zufuhr von Omega-3-Fettsäuren so gesteigert werden soll, dass das Verhältnis von Linol- zu Alpha-Linolensäure maximal 5:1 beträgt (Omega-6/Omega-3 < 5:1).

6.4.5 Bedarf an essenziellen Fettsäuren

Einen exakten Bedarf an essenziellen Fettsäuren kann man derzeit nicht angeben. Dies hat in erster Linie metabolische Gründe. Arachidonsäure (C 20:4 = Tetraen) ist der wesentliche Metabolit von Linolsäure und Eicosatriensäure (Trien). Die Zufuhr von essenziellen Fettsäuren mit der Nahrung reduziert die Bildung von Trien infolge einer kompetitiven Hemmung von Desaturasen und möglicherweise Azetyltransferasen bei der Synthese der mehrfach ungesättigten Fettsäuren (MUFS). Wenn essenzielle Fettsäuren nicht verfügbar sind, wird die Biosynthese von MUFS mit 3 Doppelbindungen, die sich von der Ölsäure und der Palmitoleinsäure ableiten, aufrechterhalten. In verschiedenen Studien beim Menschen konnte gezeigt werden, dass das Trien-Tetraen-Verhältnis im Plasma unter 0,4 liegt, wenn die Zufuhr essenzieller Fettsäuren ausreichend ist, und über 0,4 ansteigt, wenn sich eine Mangelsituation anbahnt. Man kann daraus die optimale Zufuhr an Linolsäure abschätzen, indem man ein Verhältnis von unter 0,4 anstrebt. Dies wird mit einer Linolsäurezufuhr von 1–2 % der täglich zugeführten Energiemenge erreicht.

Andererseits wird diskutiert, dass die Funktionen, die auf die Bildung von Eicosanoiden zurückzuführen sind, sich dann optimal gestalten, wenn die Linolsäureaufnahme bei 6–10 % des Energiebedarfs liegt. Inwieweit eine solche erhöhte Zufuhr als optimal betrachtet werden kann bzw. tatsächlich zu einer Optimierung bestimmter Funktionen auch im Hinblick auf die beobachteten Veränderungen des Lipidstoffwechsels führt, ist noch nicht abschließend geklärt. Man kann heute davon ausgehen, dass in Deutschland eine tägliche Zufuhr von etwa 10–12 g Linolsäure und 1–2 g Linolensäure erfolgt. Dies entspricht bei den üblichen Verzehrgewohnheiten etwa 4,5 % (Linolsäure) bzw. 0,7 % (Linolensäure) der täglichen Gesamtenergiezufuhr.

Insgesamt liegt demnach die mittlere Zufuhr mehrfach ungesättigter Fettsäuren bei etwa 5,2 % der Energiezufuhr. Im Vergleich hierzu beträgt der Anteil der gesättigten Fettsäuren 17 % und derjenige der einfach ungesättigten Fettsäuren 15 % (derzeitiger Gesamtbeitrag der Lipide: 35–40 %, im Mittel 37,2 % der Energie). Empfohlen werden dagegen maximal 10 % aus gesättigten Fettsäuren, 10–13 % aus einfach ungesättigten Fettsäuren und etwa 7–10 % aus mehrfach ungesättigten Fettsäuren (empfohlener Gesamtbeitrag der Lipide: ca. 30 % der Energiemenge beim Erwachsenen) (▸ Tab. 6.4).

Tab. 6.4 Richtwerte für die Fettzufuhr (DGE, 2011).

Alter	% der Energie
Säuglinge	
0– 4 Monate	40–45
4 bis unter 12 Monate	35–45
Kinder	
1 bis unter 4 Jahre	30–40
4 bis unter 15 Jahre	30–35
Jugendliche und Erwachsene	
15 bis unter 65 Jahre	30
65 Jahre und älter	30
Schwangere (ab 4. Monat)	30–35
Stillende	30–35

Schwangerschaft

Obgleich keine gezielten Untersuchungen zur Zufuhr von essenziellen Fettsäuren in der Schwangerschaft vorliegen, wird empfohlen, die Zufuhr um etwa 1(–2)% des täglichen Energiebedarfs zu steigern. Eine solche Empfehlung lässt sich damit begründen, dass vor allem der rasch wachsende kindliche Organismus für die Synthese der Strukturen des Zentralnervensystems bedeutende Mengen an essenziellen Fettsäuren benötigt. Eine Auswahl Linolensäure-reicher Lebensmittel zeigt ▶ Tab. 6.5.

> **Hinweis für die Praxis**
> Schwangeren und Stillenden wird derzeit empfohlen, durchschnittlich mindestens 200 mg/d der Omega-3-Fettsäure DHA zu sich zu nehmen (dies entspricht 2 Meeresfisch-Mahlzeiten pro Woche).

Stillzeit

Etwa 4–5 % der Gesamtenergiemenge der Muttermilch liegen als Linol- und Linolensäure vor. Ungefähr 1 % der langkettigen Fettsäuren wird aus diesen hergestellt und trägt mit ca. 6 % zur Gesamtenergiezufuhr als essenzielle Fettsäuren und ihren Metaboliten bei. Das Fett, das während der normalen Schwangerschaft gespeichert wurde, wird während der Stillzeit mit einer täglichen Energiemenge von ca. 1260 kJ (300 kcal) verbraucht. Etwa 3–5 g essenzielle Fettsäuren werden in die Muttermilch abgegeben. Die Effizienz der Konversion der essenziellen Fettsäuren der Nahrung in Milchfettsäuren ist nicht bekannt, es wird aber empfohlen, eine zusätzliche Energieaufnahme von 1(–2)% in Form von essenziellen Fettsäuren während der ersten 3 Monate der Stillzeit einzuhalten (▶ Tab. 6.6).

Tab. 6.5 Quellen für Omega-3-Fettsäuren.

Quelle	Gehalt an Omega-3-Fettsäuren (g/100 g)
Makrele	2,5
Lachs	1,5
Sardine	1,7
Aal	1,7
Hering	0,9
Forelle	0,7
Thunfisch	0,3
Krabben	0,4
Flunder	0,2

Tab. 6.6 Empfohlene Zufuhr essenzieller Fettsäuren (Schätzung, DGE, 2015) .

Alter	% der Energie	
	Linolsäure (Omega-6)	Alpha-Linolensäure (Omega-3)
Säuglinge		
0–4 Monate	4,0	0,5
4 bis <12 Monate	3,5	0,5
Kinder		
1 bis <4 Jahre	3,0	0,5
4 bis <15 Jahre	2,5	0,5
Jugendliche und Erwachsene		
15 bis <65 Jahre	2,5	0,5
65 Jahre und älter	2,5	0,5
Schwangere	(+1 %)	
Stillende	(+1 %)	

Neugeborene und Säuglinge

Wie bereits erörtert, hängen Wachstum und verschiedene sensorische Funktionen von der ausreichenden Verfügbarkeit essenzieller Fettsäuren ab. Insbesondere im letzten Trimester der Schwangerschaft und in der Neugeborenenperiode werden größere Mengen essenzielle Fettsäuren vom Un- bzw. Neugeborenen beansprucht (▶ Tab. 6.6). Folglich sind Frühgeborene gegenüber der Entwicklung eines Mangels an essenziellen Fettsäuren besonders empfindlich. Ein geringes Vorkommen von Docosahexaensäure (DHA) in neuronalen und retinalen Membranen während der Entwicklung ist mit Verhaltensstörungen und einer Beeinträchtigung des visuellen Systems assoziiert. Es wird diskutiert, dass Neugeborene (insbesondere Frühgeborene) über keine ausreichenden enzymatischen Aktivitäten verfügen, um langkettige MUFS aus essenziellen Fettsäuren zu synthetisieren, um so den Bedarf für das sich entwickelnde Gehirn und den Gesamtorganismus zu decken.

Muttermilch enthält sowohl essenzielle Fettsäuren als auch ihre langkettigen Derivate. Bei synthetischer Milch muss jedoch auf eine adäquate Zusammensetzung hinsichtlich langkettiger Fettsäuren geachtet werden. Hier können auch Verluste bei der Prozessierung der künstlichen Milch auftreten. Obgleich der exakte Bedarf für essenzielle Fettsäuren der Omega-3- und Omega-6-Familie bei Kindern nicht bekannt ist, konnte aus der Fettsäuren-Zusammensetzung der Phospholipide aus Erythrozytenmembranen (als Index der Membranzusammensetzung von Gehirnstrukturen) abgeleitet werden, dass Kinder, die gestillt wurden, über einen signifikant besseren DHA-Status verfügten als mit künstlicher Milch ernährte.

Alter

Es gibt einige Hinweise darauf, dass die Aktivität der Delta-6-Desaturase mit zunehmendem Alter abnimmt. Dies könnte zu einem Mangel an Dihomogammalinolensäure (DGLA) und Arachidonsäure beitragen. Gegen diese Annahme spricht jedoch die Beobachtung, dass die Plasmakonzentrationen der MUFS, die aus essenziellen Fettsäuren herzuleiten sind, bei alten Menschen denen junger entsprechen. Auch die Annahme, dass im Alter ein gesteigerter Bedarf an essenziellen Fettsäuren herrscht, ist bisher nicht belegt.

Eine Reduzierung der Delta-6-Desaturase-Aktivität kann einen Mangel an DGLA, dem Vorläufer der Prostaglandine der Gruppe 1, nach sich ziehen. Es ist aber nicht klar, ob tatsächlich im Alter ein erhöhter Bedarf an essenziellen Fettsäuren besteht, wenn eine ausgewogene Kost eingehalten wird. Hier kann der Hinweis auf eine Steigerung des Verzehrs pflanzlicher Fette zugunsten tierischer zu einer Verbesserung der Situation beitragen.

Literatur

[289] Alfin-Slater RB, Morris RS, Hansen H et al. Effects on non-essential fatty acids on essential fatty acid deficiency. J Nutr 1965; 87: 168–172

[290] Ameur A, Enroth S, Asa J et al. Genetic Adaptation of Fatty-Acid Metabolism: A Human-Specific Haplotype Increasing the Biosynthesis of Long-Chain Omega-3 and Omega-6 Fatty Acids. Am. J. Hum. Gen. 2012; 90: 809–820

[291] Beneke R, Hütler M, Leithäuser RM. Carbohydrate and fat metabolism related to blood lactate in boys and male adolescents. Eur J Appl Physiol 2009; 105: 257–263

[292] Biesalski HK, Grimm P, Nowitzki-Grimm S. Taschenatlas Ernährung. 7. Aufl. Stuttgart: Thieme; 2017

[293] Biesalski HK. From Ancient Diets to Modern Mind. The Role of Micronutrients in Brain Development and Function. Springer 2025. https://link.springer.com/book/9783031991219

[294] Carlson SE, Rhodes PG, Furguson MG. Docosahexaenoic acid status of preterm infants at birth and following feeding with human milk of formula. Am J Clin Nutr 1986; 44: 798–804

[295] Deutsche Gesellschaft für Ernährung, Österreichische Gesellschaft für Ernährung, Schweizerische Gesellschaft für Ernährungsforschung, Schweizerische Vereinigung für Ernährung (Hrsg.). Referenzwerte für die Nährstoffzufuhr. 2. Aufl. Frankfurt a.M.: Umschau-Verlag; 2015

[296] Enig MC, Atal S, Keeney M et al. Fatty acids in the U.S. diet. J Am Coll Nutr 1990; 9: 471–486

[297] Grundy SM. Trans-monounsaturated fatty acids and serum cholesterol levels. N Engl J Med 1990; 323: 480–481

[298] Hall DA. The biochemical Basis of Gerontology. Boston MA: Wright-PSG; 1984

[299] Harris DN, Ruczinski I. et al. Evolution of Hominin Polyunsaturated Fatty Acid Metabolism: From Africa to the New World. Genome Biol Evol. 2019; 11:1417–1430

[300] Koletzko B, Lien E, Agostini C et al. The roles of long-chain polyunsaturated fatty acids in pregnancy, lactation and infancy: review of current knowledge and consensus recommendations. J Perinat Med 2008; 36: 5–14

[301] Lamptey MS, Walker BL. A possible essential role for dietary linolenic acid in the development of the young rat. J Nutr 1976; 106: 86–93

[302] Lands WEM, Blank ML, Nutter LJ et al. A comparison of acyl transferase activities in vitro with the distribution of fatty acid in lecithins and triacylglycerides in vivo. Lipids 1966; 1: 224–229

[303] Majou, D. Evolution of the human brain: the key roles of DHA (omega-3 fatty acid) and D6-desaturase gene. OCL Journal 2018; 25: 401–413. doi.org/10.1051/ocl/017059

[304] Mathieson S, Mathieson IO. FADS 1 and the timing of human adaptation to agriculture. Mol. Biol. Evol. 2018; 35: 2957–2970

I

[305] Mensink RP, Katan MB. Effect of dietary trans fatty acids on high density and low density lipoprotein cholesterol levels in healthy subjects. N Engl J Med 1990; 323: 439–445

[306] Neuringer M, Connor WE, van Petten C et al. Dietary omega-3 fatty acid deficiency and visual loss in infant rhesus monkeys. J Clin Invest 1984; 73: 272–276

[307] Olefsky JM. Fat talks, liver and muscle listen. Cell 2008; 134: 914–916

[308] Pei L, Evans RM. Retrofitting fat metabolism. Cell Metab 2009; 9: 483–484

[309] Schmidt RF, Lang F, Heckmann M, Hrsg. Physiologie des Menschen. 31. Aufl. Heidelberg: Springer; 2010

[310] Senftleber N, Jørgensen ME, Jørsboe E et al. A. Genetic study of the Arctic CPT 1A variant suggests that its effect on fatty acid levels is modulated by traditional Inuit diet. Eur. J. Hum. Genet. 2020; 28: 1592–1601

[311] Stipanuk MH, Caudill MA. Biochemical, Physiological, and Molecular Aspects of Human Nutrition. 3 rd edit. St. Louis: Elsevier 2013

[312] Vaupel P, Schaible HG, Mutschler E: Anatomie, Physiologie und Pathophysiologie des Menschen. Stuttgart: Wiss. Verlagsgesellschaft; 2015

7 Proteine

*H.K. Biesalski, frühere Bearbeitung: P. Vaupel**

Das Wichtigste in Kürze

Proteine (Eiweiße) sind die wichtigsten biochemischen Funktionsträger. Ihr Gesamtbestand macht 15–17 % der Körpermasse eines Erwachsenen aus. Proteine erfüllen vielfältige biologische Aufgaben (z. B. Strukturproteine als Baustoffe, Funktionsproteine). Die Nahrungsproteine liefern Aminosäuren sowie organische Stickstoff- und Schwefelverbindungen. Als Energielieferanten werden sie nur begrenzt eingesetzt (12–15 % des täglichen Energieumsatzes). Körpereigene Proteine sind Polyaminosäuren aus den 20 proteinogenen Aminosäuren, die im Genom für Protein kodiert sind. Von diesen sind 9 unentbehrlich (essenziell), d. h., sie müssen mit der Nahrung aufgenommen werden, da sie der Körper nicht oder in nicht ausreichender Menge selbst synthetisieren kann.

Im stationären Gleichgewicht werden beim Erwachsen etwa 300 g Eiweiß pro Tag umgesetzt. Dies entspricht einer täglichen Umsatzrate von 3–4 g/kg Körpergewicht beim Erwachsenen (4–6,5 g/kg KG bei Säuglingen und Heranwachsenden). Der Proteinbedarf lässt sich über die Stickstoffbilanz ermitteln: Bei proteinfreier, aber normokalorischer Ernährung beträgt die tägliche Stickstoffausscheidung eines Erwachsenen 54 mg/kg KG. Dies entspricht einem obligatorischen täglichen Verlust an Körperprotein von 0,35 g/kg Körpermasse („absolutes Eiweißminimum").

Unter Beachtung eines Sicherheitszuschlags von 30 % zum Ausgleich individueller Schwankungen des Stickstoffverlusts wurde von der WHO ein minimaler Proteinbedarf von 0,45 g/kg KG angegeben. Bei Berücksichtigung einer individuellen Verdaulichkeit und der unterschiedlichen biologischen Wertigkeit der Proteine sollte die tägliche Eiweißaufnahme eines gesunden Erwachsenen zur optimalen Versorgung 0,8 g/kg KG betragen. Der Proteinbedarf von Frühgeborenen, Säuglingen und Heranwachsenden ist deutlich höher. Auch in der Schwangerschaft und in der Stillzeit ist eine höhere Eiweißzufuhr angezeigt (+ 10 g/d bzw. + 15 g/d).

Die Qualität der Nahrungsproteine wird mithilfe der biologischen Wertigkeit beurteilt und gründet sich auf die Aminosäuren-Zusammensetzung und Verdaulichkeit der Nahrungsproteine. Tierische Eiweiße haben in der Regel eine höhere biologische Wertigkeit als pflanzliche.

Die Verdauung der Nahrungsproteine erfolgt durch luminale Proteasen aus den Magendrüsen und dem exokrinen Pankreas sowie Aminopeptidasen und Dipeptidasen der Bürstensaummembran des Dünndarms. Die Absorption der Proteolyseprodukte erfolgt über Oligopeptid-H^+-Symporter bzw. verschiedene Aminosäuren-Carrier-Systeme.

Keywords

Essenzielle Aminosäuren, proteinogene Aminosäuren, Stickstoffbilanz, Proteinbedarf, Proteinqualität, biologische Wertigkeit, Proteinverdauung, Absorption der Proteolyseprodukte

7.1 Einteilungen und Aufgaben der Proteine

Proteine (griech.: Erstrangige) sind die wichtigsten biochemischen Funktionsträger. Der Gesamtbestand an Eiweißen beträgt 15–17 % der Körpermasse eines Erwachsenen. Hiervon findet sich etwa die Hälfte in der Skelettmuskulatur.

Proteine kommen in 2 Formen vor: **Globuläre Proteine** (z. B. Enzyme, Transportproteine des Blutplasmas, Membran-Carrier) haben eine annähernd kugelförmige Gestalt und sind in der Regel gut wasserlöslich. **Fibrilläre Proteine** sind dagegen normalerweise in Wasser unlöslich. Zu Letzteren rechnet man Proteine des Zytoskeletts, die Keratine von Haut, Haaren und Nägeln, Kollagen (das etwa ein Drittel der gesamten Proteinmasse des Menschen ausmacht) im Binde- und Stützgewebe sowie die Filamentproteine des Muskels (Aktin, Myosin, Titin und Nebulin).

Proteine stellen die einzige vom Menschen verwertbare Stickstoffquelle in der Nahrung dar. Als weiteres essenzielles Element wird organischer Schwefel größtenteils über Nahrungsproteine dem Körper zugeführt. Die körpereigenen Proteine werden ausschließlich aus den Nahrungsproteinen gebildet, während Fette aus zugeführten Kohlenhydraten und diese wiederum aus bestimmten Aminosäuren (glukogene AS) entstehen können.

Proteine sind unverzweigte, kettenförmige Moleküle, in denen mehr als 100 Aminosäurenreste über Peptidbindungen (s. u.) untereinander verknüpft sind („Polyaminosäuren"). Traditionell werden Ketten mit bis zu 100 Aminosäurenresten als **Polypeptide**, kürzere Ketten (mit bis zu 10 Aminosäurenresten) als **Oligopeptide** bezeichnet. Proteine können bei Bedarf jederzeit wieder zu Aminosäuren abgebaut werden, wobei zunächst die Proteine des Blutplasmas, anschließend Muskelproteine gespalten werden.

Einfache Proteine bestehen ausschließlich aus Aminosäurenresten (s. u.), zusammengesetzte Proteine aus Aminosäuren und einem Nichtproteinanteil (z. B. Nukleinsäuren, Saccharide, Lipide, Metalle oder Porphyrine).

7.2 Aminosäuren als Bausteine von Peptiden und Proteinen

7.2.1 Proteinogene Aminosäuren

Aminosäuren (AS) sind Alpha-Aminocarbonsäuren. Sie enthalten ein (Alpha-)Kohlenstoffatom, an das eine Aminogruppe, eine Carboxylgruppe, ein Wasserstoffatom und ein für jede Aminosäure typischer Rest (-R), der auch als Seitenkette bezeichnet wird, gebunden sind (▶ Abb. 7.1, ▶ Abb. 7.2).

Die Grundbausteine der Proteine sind die „klassischen" **20 proteinogenen L-Aminosäuren**, die im Genom für Proteine kodiert sind. Gegenüber diesen herkömmlichen proteinogenen Aminosäuren nehmen die selten vorkommenden Bausteine Selenocystein und Pyrrolysin einen Sonderstatus ein, da sie im genetischen Code kein eigenes Kodon besitzen. Ebenfalls nicht im genetischen Kode festgelegt sind die Aminosäuren Hydroxyprolin und Hydroxylysin (im Kollagen), Karboxyglutamat (im Prothrombin) sowie Desmosin (im Elastin). Letztere entstehen durch posttranslationale Modifikation aus proteinogenen Aminosäuren nach deren Einbau in die Proteinkette.

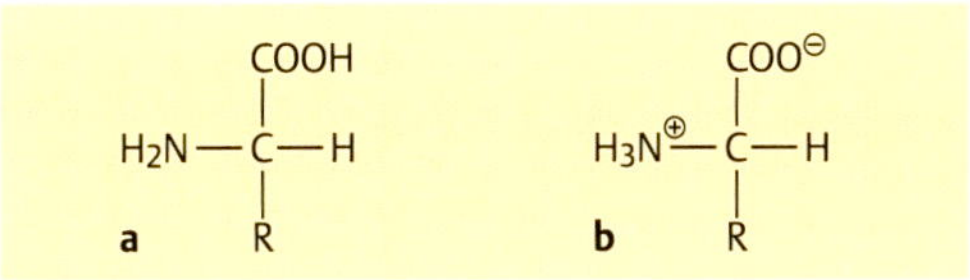

Abb. 7.1 Grundstruktur der L-α-Aminosäuren.
a Allgemeine Formel (nichtionisierte Form).
b Zwitterion: Bei neutralen bzw. physiologischen pH-Werten ist die Aminogruppe protoniert, die Carboxylgruppe deprotoniert.

Einteilung der proteinogenen Aminosäuren nach ernährungsphysiologischen Gesichtspunkten

Die proteinogenen Aminosäuren werden aus ernährungsphysiologischer Sicht in essenzielle (unentbehrliche), bedingt essenzielle (bedingt entbehrliche, semiessenzielle) und nichtessenzielle (entbehrliche) Aminosäuren eingeteilt. Essenzielle Aminosäuren kann der Körper nicht selbst synthetisieren. Sie müssen deshalb mit der Nahrung in ausreichenden Mengen aufgenommen werden. Traditionell werden 8 Aminosäuren dieser Gruppe zugerechnet (▶ Tab. 7.1). Auch Histidin gilt heute als unentbehrlich, da es bei länger dauernder histidinfreier Ernährung zu einem deutlichen Abfall der Histidinkonzentration im Blutplasma und zu einer Einschränkung der Hämoglobinsynthese kommt.

Exkurs

Die klassische Einteilung der Aminosäuren in essenziell und nichtessenziell wird heute in Frage gestellt. Von den traditionell als essenziell bezeichneten 8 Aminosäuren können 6 aus ihren entsprechenden Ketosäuren endogen synthetisiert werden – sie sind deshalb streng genommen nicht essenziell. Nur für Lysin und Threonin gilt dies nicht, da sie irreversibel transaminiert werden und folglich als eigentliche essenzielle Aminosäuren zu bezeichnen sind.

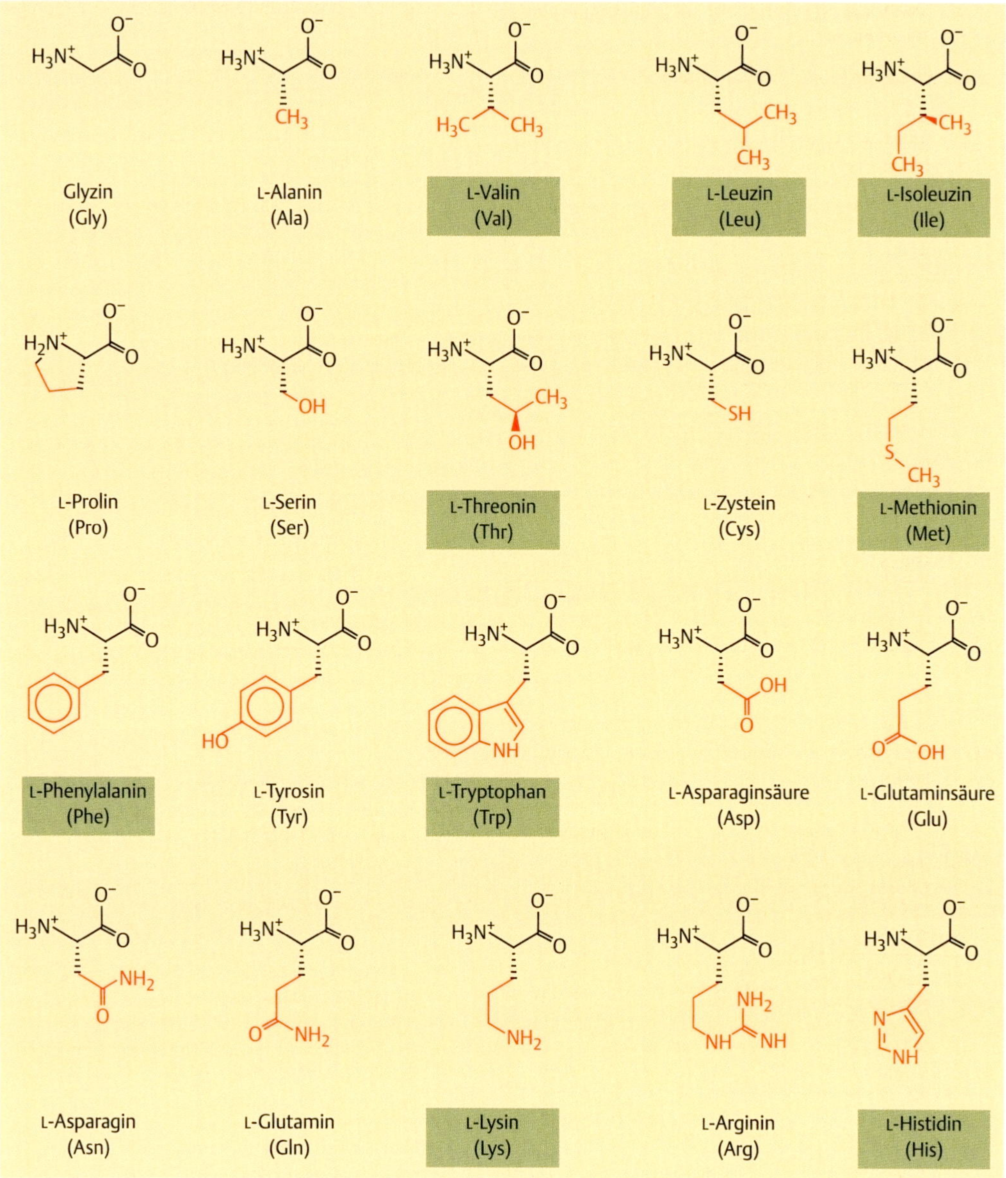

Abb. 7.2 Proteinogene Aminosäuren. Struktur der in den Proteinen vorkommenden Aminosäuren. Die charakteristischen Seitenketten sind rot hervorgehoben (Strukturformeln nach IUPAC-Regeln). Essenzielle Aminosäuren sind farblich hervorgehoben [332] .

Bedingt essenzielle Aminosäuren können aus dem Metabolismus anderer Aminosäuren oder komplexer stickstoffhaltiger Metaboliten gebildet werden. Entscheidend ist jedoch, dass ausreichend Vorläufermoleküle für die bedarfsangepasste Synthese verfügbar sind. Eine proteinfreie Kost und bestimmte Erkrankungen können erfahrungsgemäß dazu führen, dass (zumindest temporär) Aminosäuren dieser Gruppe nicht ausreichend vom Körper synthetisiert werden können.

Nichtessenzielle Aminosäuren sind solche, die im Stoffwechsel des Menschen synthetisiert werden. Ihre Kohlenstoffgerüste entstammen Zwischenprodukten des Zitratzyklus, der Glykolyse

Tab. 7.1 Essenzielle (unentbehrliche), bedingt essenzielle (bedingt entbehrliche) und nichtessenzielle (entbehrliche) proteinogene Aminosäuren.

Klassische Einteilung der Aminosäuren	Essenziell bei
Essenziell	
Threonin, Lysin	absolut essenziell
Valin, Leucin, Isoleucin, Phenylalanin, Tryptophan, Methionin	essenziell sind die C-Skelette der jeweiligen Ketosäuren
Histidin (vgl. Kommentar im Text)	langfristig bei Säuglingen und Kleinkindern
Bedingt essenziell	
Arginin	bei Säuglingen, Kleinkindern und Schwerstkranken
Serin	bei chronischem Nierenversagen
Tyrosin	bei Phenylalanin-Mangel, Frühgeborenen, Sepsis, Phenylketonurie
Cystein	bei Methioninmangel, Leberzirrhose
Nichtessenziell	
Alanin, Glycin, Prolin, Asparaginsäure/Asparagin, Glutaminsäure/Glutamin	–

Tab. 7.2 Biosynthese der nichtessenziellen (entbehrlichen) Aminosäuren.

Syntheseweg	Aminosäure
Synthese aus Zwischenprodukten des Zitratzyklus	*Glutaminsäure*/Glutamin, Prolin und Arginin aus Alpha-Ketoglutarat; *Asparaginsäure*/Asparagin aus Oxalacetat
Synthese aus Zwischenprodukten der Glykolyse	*Serin*, Glycin und Cystein aus 3-Phosphoglyzerat; Alanin aus Pyruvat
Synthese aus Zwischenprodukten des Pentosephosphatwegs	Histidin aus Ribose-5-Phosphat (vgl. Kommentar im Text); Tyrosin aus Phenylalanin (= Syntheseprodukt aus Erythrose-4-Phosphat und Phosphoenolpyruvat bei Pflanzen und Bakterien)

Die kursiv markierten Aminosäuren dienen als Vorläufermoleküle für die Synthese der anderen Aminosäuren dieser Gruppe.

oder des Pentosephosphatwegs (▶ Tab. 7.2). Stickstoff gelangt über Glutaminsäure bzw. Glutamin in diese relativ einfachen Synthesewege. Glutaminsäure wiederum entsteht aus NH_4^+ (Ammonium-Ion) und Alpha-Ketoglutarat, Glutamin – der andere wichtige Stickstoffdonor – durch anschließende Amidierung von Glutamat.

7.2.2 Nichtproteinogene Aminosäuren

Im Organismus findet sich eine Vielzahl von Aminosäuren, die nicht in Proteine eingebaut werden. Sie haben wichtige Funktionen als Produkte des Intermediärstoffwechsels, sind Bestandteile von Koenzymen, dienen als Neurotransmitter im Zentralnervensystem, als Vorstufen der biogenen Amine und für die Hormonsynthese.

Zu den Intermediärprodukten im Stoffwechsel zählen Ornithin und Zitrullin (Harnstoffzyklus) sowie Homocystein (Methioninstoffwechsel). Beta-Alanin ist ein Baustein von Koenzym A. Zu den Neurotransmittern werden neben Glycin, Glutamat und Aspartat die Gamma-Aminobuttersäure (GABA aus Glutamat), Dopamin, die Katecholamine Noradrenalin und Adrenalin (aus Tyrosin) sowie Serotonin (aus Tryptophan) gerechnet. Serotonin wiederum ist Vorstufe für die Biosynthese des Hormons Melatonin. Phenylalanin bzw. Tyrosin sind Ausgangssubstanzen für die Schilddrüsenhormone Trijodthyronin und Thyroxin sowie des Pigments Melanin. Histamin, ein Neurotransmitter und Gewebehormon, entsteht durch Decarboxylierung aus Histidin.

7.2.3 Auf-, Um- und Abbau proteinogener Aminosäuren

Der kontrollierte Auf-, Um- und Abbau von Aminosäuren ist für den menschlichen Organismus essenziell. Zentrales Organ hierfür ist die Leber. Die aus dem Darm über die Pfortader in die Leber transportierten Aminosäuren werden sowohl über Na^+-abhängige als auch Na^+-unabhängige Membran-Carrier in die Leberzellen aufgenommen. Dort werden sie entweder zur Proteinbiosynthese (s. u.) verwendet oder in den Stoffwechsel eingeschleust. Von großer Bedeutung ist hierbei die sogenannte **Transaminierung**, eine Umbaureaktion, bei der die NH_2-Gruppe einer Aminosäure ohne Freisetzung von Ammoniak auf eine Alpha-Ketosäure übertragen wird. Diese Reaktion wird von spezifischen Transaminasen katalysiert.

Ein wichtiger Abbauweg ist die **oxidative Desaminierung**, bei der aus der Aminosäure eine Alpha-Ketosäure und Ammoniak entstehen. Ein dritter Reaktionsmechanismus ist die **Decarboxylierung**, die – unter CO_2-Abspaltung – zur Bildung von Aminen führt, die teilweise wichtige biologische Funktionen haben (▸ Tab. 7.3). Das entscheidende Koenzym des Aminosäurenstoffwechsels ist Pyridoxalphosphat (Vitamin B_6), da es an den meisten Reaktionen beteiligt ist.

Die Abbaureaktionen der **glukogenen Aminosäuren** münden in 5 Produkte des Zitratzyklus (Pyruvat, Alpha-Ketoglutarat, Succinyl-CoA, Fumarat, Oxalacetat), die über Phosphoenolpyruvat in die Glukoneogenese eingeleitet werden können. Alanin ist die wichtigste glukogene Aminosäure.

Die **ketogenen Aminosäuren** (z. B. Lysin, Leucin) werden zu energetisch verwertbaren Ketonkörpern abgebaut. Für einige Aminosäuren (Isoleucin, Phenylalanin, Tyrosin, Tryptophan) existieren sowohl glukogene als auch ketogene Abbauwege.

Es gibt Gruppen von Aminosäuren, deren Aufbau jeweils von gemeinsamen Vorläufermolekülen ausgeht. Im Verlauf dieser Reaktionswege sind einige Aminosäuren wiederum Zwischenprodukte bei der Synthese anderer Aminosäuren (▸ Tab. 7.2). Zumeist stellt die Biosynthese der nichtessenziellen Aminosäuren die Umkehr des Abbaus dar (unter Beteiligung unterschiedlicher Enzyme!).

Die geschilderten Ab-, Um- und Aufbauprozesse werden hormonell gesteuert (z. B. durch Wachstumshormon, Schilddrüsenhormon, Glukokortikoide, Insulin, Glukagon).

7.2.4 Pool freier Aminosäuren

Die Leber nimmt den Großteil der im Darm aufgenommenen und über die Pfortader antransportierten Aminosäuren auf, sodass im Systemkreislauf die Aminosäurenkonzentration nach Nahrungsaufnahme (postprandial) relativ konstant gehalten werden kann („Aminosäuren-Homöostase“). Die Leber wirkt somit als Puffer, der – bei gleichmäßigem Bedarf – eine Überflutung anderer Gewebe bzw. Organe mit Aminosäuren nach proteinreichen Mahlzeiten und damit eine schnelle Ausscheidung über die Nieren verhindert. Die Hauptmechanismen zur Vermeidung stärkerer Schwankungen der Aminosäurenkonzentrationen im Blut sind der Ab- und Umbau von Aminosäuren und die Synthese von Proteinen. Der Abbau bei großem Aminosäurenangebot im Pfortaderblut führt zu einer gesteigerten Stickstoffelimination in Form von Harnstoff.

Eine Ausnahme machen die verzweigten Aminosäuren Valin, Leucin und Isoleucin, die – aufgrund einer geringen Aktivität der notwendigen Transaminasen in der Leber – bevorzugt in der Muskulatur, im Gehirn und in der Niere transaminiert werden. Die im Darm aufgenommenen freien Aminosäuren aus der Nahrung werden zunächst dem Pool der freien Aminosäuren im Blutplasma zuge-

Tab. 7.3 Ausgewählte Funktionen von proteinogenen Aminosäuren und deren Stoffwechselprodukte (ohne Proteinbiosynthese).

Ausgangsaminosäure	Syntheseprodukt	Funktionen
Glutamat*	–	wichtigster Neurotransmitter an erregenden Synapsen im Zentralnervensystem (ZNS), Synthese von Purinbasen
	GABA	wichtigster Neurotransmitter an hemmenden Synapsen
	Glutamin	wichtigste Transportform von Stickstoff im Organismus, Regulation des Säure-Basen-Haushalts
Aspartat	–	Neurotransmitter erregender Synapsen im ZNS, Synthese der Purin- und Pyrimidinbasen
Glycin	–	Neurotransmitter hemmender Synapsen, Konjugation von Gallensäuren, Synthese von Purinbasen, Kreatin und Porphyrin
Tyrosin	Dopamin	Neurotransmitter
	Noradrenalin	Neurotransmitter, Hormon des Nebennierenmarks
	Adrenalin	Hormon des Nebennierenmarks
	Melanin	Pigment der Haut
	Trijodthyronin	Schilddrüsenhormon (T_3)
	Thyroxin	Schilddrüsenhormon (T_4)
Histidin	Histamin	Neurotransmitter im ZNS, Gewebehormon
Tryptophan	Serotonin	Neurotransmitter, Melatoninsynthese
Cystein	Taurin	Konjugation von Gallensäuren
Arginin	–	Ausgangsstoff der Harnstoffsynthese
	NO	Überträgerstoff (Transmitter)
	Kreatin	Synthese von Kreatinphosphat
Lysin	Carnitin	Transport von Fettsäuren durch die innere Mitochondrienmembran
Serin, Methionin	Cholin	Aufbau der Zellmembran, Azetylcholinsynthese

* *Glutaminsäure/Glutamin ist die Aminosäure mit der höchsten Konzentration im Blutplasma, gefolgt von Alanin, Glycin und Valin vor Prolin und Lysin.*

führt, der auch Aminosäuren aus dem katabolen Proteinstoffwechsel enthält. Ein Großteil der Aminosäuren des Plasmapools gelangt in die Muskulatur und die Leber, wo sie dem Neuaufbau körpereigener Proteine, dem Abbau durch Desaminierung oder zur Synthese stickstoffhaltiger Verbindungen dienen.

Das größte Reservoir für freie Aminosäuren stellt die Skelettmuskulatur dar (ca. 75–80 %), während die freien Aminosäuren im Blutplasma nur einen kleinen Anteil (etwa 1 %) am Gesamtpool einnehmen. Die kleinen Pools freier Aminosäuren stehen in einem ständigen dynamischen Gleichgewicht mit den Körperproteinen. (Nur 0,05 % aller im Körper vorkommenden Aminosäuren liegen in freier Form vor!)

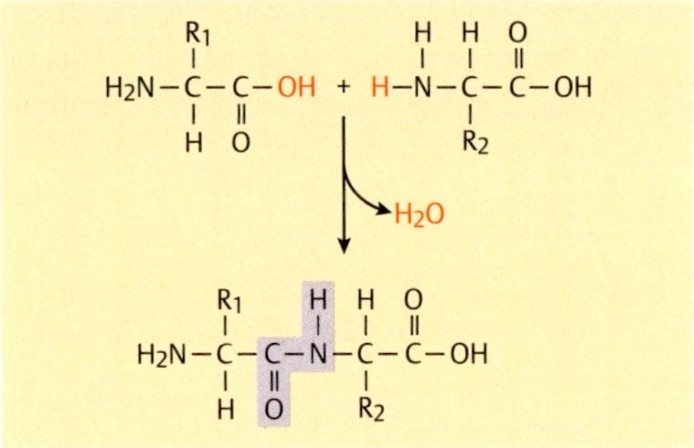

Abb. 7.3 Peptidbindung: Durch die zwischen 2 Aminosäuren gebildete Peptidbindung (violett hinterlegt) entsteht ein Dipeptid.

7.2.5 Peptidbindung

Peptide bzw. Proteine bestehen aus unverzweigten Ketten von L-Aminosäuren, die kovalent durch Peptidbindung (Säureamidbindung) zwischen der Aminogruppe einer Aminosäure und der Karboxylgruppe einer anderen Aminosäure (nach Abspaltung von Wasser) verbunden sind (▶ Abb. 7.3).

Zahl, Art und Reihenfolge der Aminosäuren, die bei der Proteinsynthese miteinander verknüpft werden (Translation), sind durch den genetischen Kode festgelegt. Proteine, die im Zytoplasma verbleiben, werden an freien Ribosomen translatiert; solche, die aus der Zelle exportiert (sekretorische Proteine) oder in die Zellmembran eingebaut werden, werden an Ribosomen des rauen endoplasmatischen Retikulums synthetisiert und in Vesikeln zur Zellmembran transportiert.

7.3 Strukturebenen von Proteinen

Proteine weisen einen hierarchischen Aufbau ihrer räumlichen Struktur auf, die man als Primär-, Sekundär-, Tertiär- und Quartärstruktur bezeichnet.

7.3.1 Primärstruktur

Als Primärstruktur wird die durch die DNA kodierte **lineare Sequenz** der durch die Peptidbindung (R-NH-CO-R) kovalent verknüpften Aminosäurenreste bezeichnet. In dieser Sequenz sind alle Informationen für das weitere Verhalten der Aminosäurenkette enthalten. Die Seitenketten einzelner Aminosäuren geben bereits das räumliche Verhalten des Proteins vor. Heute sind die Primärstrukturen auch komplexer Proteine bekannt.

Der Beginn dieser Entwicklung war die Aufklärung der Aminosäurensequenz des Insulins im Jahr 1952. Insulin ist ein vergleichsweise einfaches Protein aus 2 Ketten mit 21 (A-Kette) bzw. 30 (B-Kette) Aminosäurenresten. Die beiden Ketten entstehen erst posttranslational. Im Pankreas wird ein Proinsulin gebildet, das nur aus einer Kette mit zusätzlichen 33 Aminosäuren (C-Peptid) besteht.

7.3.2 Sekundärstruktur

Als Sekundärstruktur wird die räumliche Struktur einer Polypeptidkette, die sich aufgrund von **Wasserstoffbrückenbindungen** zwischen den Peptidbindungen ausbildet, bezeichnet. Jedes Protein enthält mehrere Sekundärstrukturelemente: Alpha-Helix, Beta-Faltblatt, U-Schleife (Beta-Schleife) sowie ungeordnete Bereiche („random coils").

Die **rechtsgängige Alpha-Helix** ist die wichtigste Sekundärstruktur in Proteinen. In ihr ist die Peptidkette schraubenförmig so gewunden, dass auf jede Umdrehung ca. 3,6 Aminosäurenreste entfallen. Im Kollagen der Bindegewebe kommt eine **linksgängige Helix** vor, die jedoch erst durch Zusammenlagerung von 3 Helizes (Kollagen-Tripelhelix) stabilisiert wird. Typische alpha-helikale Proteine sind Myoglobin und Hämoglobin.

Bestimmte Aminosäuren (z. B. Tyr, Val, Ile) begünstigen die Ausbildung einer flächigen **Beta-Faltblattstruktur**. Dabei lagern sich mehrere Ketten in gestreckter Konformation gegenläufig oder parallel nebeneinander. Der entstehende Peptidrost faltet sich ziehharmonikaartig, sodass die Seitenketten nach oben bzw. nach unten abstehen. Beta-Faltblattstrukturen finden sich z. B. bei Immunglobulinen (Antikörper).

Schleifen sind U-förmige Abschnitte der Aminosäurenkette, die Alpha-Helizes und Beta-Faltblattstrukturen eines Proteins untereinander verbinden. Im einfachsten Fall besteht eine Schleife aus 4 Aminosäurenresten, wobei die erste und die vierte Aminosäure durch eine Wasserstoffbrücke so verbunden sind, dass es zu einer eine U-förmigen Richtungsänderung der Kette um etwa 180° kommt.

Zusätzlich gibt es auch ungeordnete Bereiche. In globulären Proteinen kommen meist alle Sekundärstrukturen nebeneinander vor. So bestehen z. B. die Insulinketten zu 57 % aus Alpha-Helix, zu 6 % aus Faltblatt, zu 10 % aus Beta-Schleifen und zu 27 % aus ungeordneten Bereichen.

7.3.3 Tertiärstruktur

Die Tertiärstruktur beschreibt die **3-dimensionale Faltung** eines Polypeptids bzw. eines Proteins. Erst die Tertiärstruktur erlaubt es den Proteinen, ihre biologischen Funktionen auszuüben (z. B. Hämoglobin-Monomer, Myoglobin). Stabilisiert wird die Tertiärstruktur durch Wechselwirkungen der Aminosäurenreste (Aminosäuren-Seitenketten). An der Ausbildung der Tertiärstruktur sind hydrophobische und elektrostatische (ionische) Wechselwirkungen, Van-der-Waals-Wechselwirkungen, Wasserstoffbrückenbindungen und kovalente Disulfidbrücken beteiligt. Mit Ausnahme der kovalenten Disulfidbrücken sind alle Wechselwirkungen für die Ausbildung der Tertiärstruktur physikalischer Natur.

Zellen besitzen ein Schutzsystem, das Proteine bei der Faltung unterstützt bzw. Fehlfaltungen verhindert. Wichtigster Bestandteil sind die **Chaperone**. Zu dieser Klasse von „Helferproteinen" gehören auch die Hitzeschockproteine.

7.3.4 Quartärstruktur

Die Quartärstruktur von Proteinen beschreibt die Zusammenlagerung (Assoziation) von 2 oder mehreren Untereinheiten zu einer **Funktionseinheit**. Die so entstandenen **Oligomere** sind häufig bei großen globulären Proteinen anzutreffen (z. B. Hämoglobin-Tetramer). Auch Insulin bildet Quartärstrukturen aus: Im Blut liegt es teilweise als Dimer vor; eine Speicherform im Pankreas bildet durch Zn^{2+}-Ionen stabilisierte Hexamere, die auch bei langsam wirkenden Insulinen in der Diabetestherapie genutzt werden.

Eine Zerstörung der Strukturebenen von Proteinen (unter Erhaltung der Primärstruktur) bezeichnet man als **Denaturierung**. Sie ist immer mit einem Verlust der biologischen Funktion und mit einer Oberflächenvergrößerung verbunden. Ausgelöst werden Denaturierungen durch Zerstörung der Wechselwirkungen (z. B. durch Hitze, Detergenzien, organische Lösungsmittel wie Äthanol oder Azeton, Säuren und Laugen, Schwermetallsalze, konzentrierte Harnstofflösungen).

Kleine denaturierte Proteine können nach Entfernung der Denaturierungsmittel bzw. -ursachen spontan zur ursprünglichen Faltung und ihren biologischen Aktivitäten zurückkehren. Dieser Prozess wird als **Renaturierung** bezeichnet. Er weist darauf hin, dass bereits in der Primärstruktur von Proteinen die gesamte Information für ihre räumliche Struktur enthalten ist.

7.4 Proteine in der Nahrung und Proteinbedarf

Je nach Herkunft unterscheidet man zwischen tierischem (nicht veganem) und pflanzlichem (veganem) Eiweiß. Tierisches Eiweiß findet sich hauptsächlich in Fleisch, Fisch, Milch und Milchprodukten sowie Eiern (▸ Tab. 7.4). Pflanzliches Eiweiß wird in nennenswerten Mengen mit Getreide sowie Getreideprodukten, Hülsenfrüchten, Keimen, Erdnüssen und Soja bzw. Tofu aufgenommen.

7.4.1 Proteinumsatz des Körpers

Der Proteinbestand des Körpers beträgt im Mittel 16 % des Körpergewichts und ist über längere Zeiträume weitgehend konstant. Im stationären Gleichgewicht werden beim Erwachsenen etwa 300 g Eiweiß pro Tag synthetisiert und es wird auch eine entsprechende Menge abgebaut (▸ Abb. 7.4).

Bei einem 70 kg schweren Erwachsenen entspricht dies einer Umsatzrate von etwa 4 g/kg Körpergewicht pro Tag. Sie liegt demnach deutlich über der notwendigen Proteinzufuhr und beweist die Wiederverwertung („Recycling") der im Proteinkatabolismus freigesetzten Aminosäuren. (Die für die Synthese benötigten Aminosäuren entstammen nur zu etwa 20 % den Nahrungsproteinen; ca. 80 % des Aminosäurenbedarfs werden durch Reutilisation abgebauter Körperproteine gedeckt.)

Bei Säuglingen und Heranwachsenden ist dieser Umsatz meist höher (bis 6,5 g/kg KG/d). Der Anteil der einzelnen Organe an diesem Umsatz ist sehr unterschiedlich: 40 % der Proteinsynthesen finden

Tab. 7.4 Protein- und Energiegehalt ausgewählter Nahrungsmittel (Quelle: Wissenschaftliche Tabellen; Geigy, 1977).

Nahrungsmittel	Proteinanteil (%)	Energiegehalt (MJ/100 g)
Fleisch		
Ente	16	1,36
Gans	16	1,48
Kaninchen	20	0,67
Brathuhn	20	0,58
Kalb	19	0,80
Lamm	18	1,00
Rind, mager	16–20	0,50–1,00
Schwein, mager	15–18	0,70–1,50
Truthahn	20	0,91
Leber	17–20	0,60–0,80
Fisch		
Forelle	19	0,42
Heilbutt	19	0,53
Hering	17	1,02
Kabeljau	18	0,33
Lachs	20	0,87
Rotbarsch	19	0,45
Zander	19	0,38
Seezunge	17	0,33
Milch/Milchprodukte		
Kuhmilch	3	0,27
Ziegenmilch	3–4	0,30
Muttermilch	1	0,29
Hartkäse	25–35	1,10–1,65
Quark	14–17	0,35–0,85
Joghurt	5	0,30
Hühnerei	13	0,68
Gemüse		
Weiße Bohnen	21	1,41
Favabohnen	24	1,42
Linsen, getrocknet	25	1,42
Erbsen, getrocknet	24	1,46
Sojabohnen, getrocknet	34	1,69
Kartoffeln	2	0,32

Tab. 7.4 Fortsetzung

Nahrungsmittel	Proteinanteil (%)	Energiegehalt (MJ/100 g)
Getreide/Mehle		
Haferflocken	14	1,62
Mais, Vollmehl	8	1,54
Vollreis	8	1,51
Roggen, Vollmehl	11	1,30
Sojamehl	37	1,45
Weizen, Vollmehl	12	1,39
Weizenkeime	27	1,52
Nüsse		
Erdnüsse, geröstet	26	2,44
Haselnüsse	13	2,62
Walnüsse	15	2,72

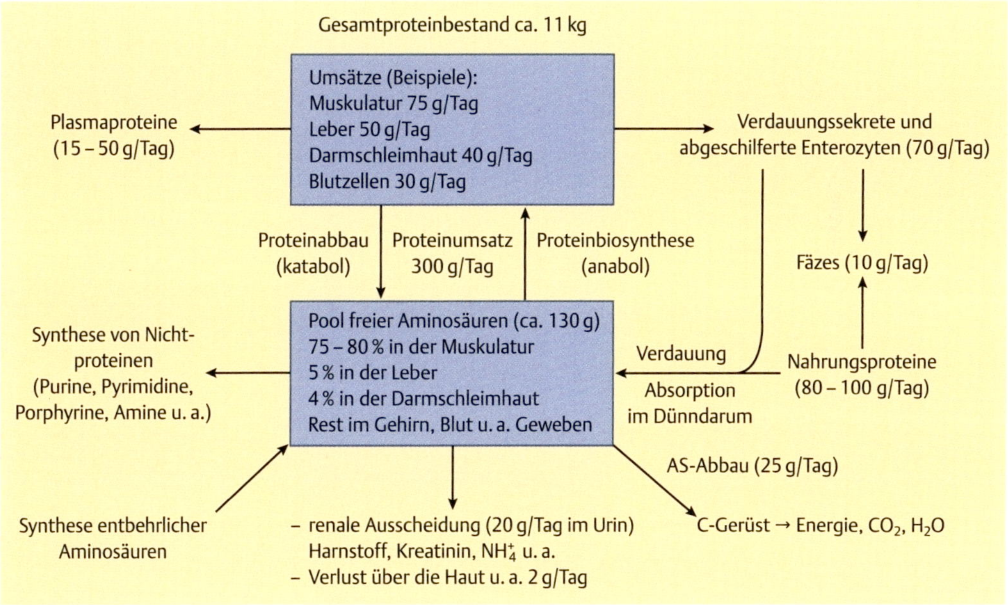

Abb. 7.4 Proteinumsatz. Vereinfachte Übersicht über den (geschätzten) täglichen Protein- und Aminosäurenumsatz im Organismus eines gesunden, etwa 70 kg schweren Erwachsenen (im Steady State).

in der Skelettmuskulatur und jeweils 25 % in Leber und Darm statt. Auf die restlichen Organsysteme entfallen demnach lediglich 10 %.

Hinweis für die Praxis

Ein Teil der Syntheseleistungen der Leber betrifft den Aufbau der Plasmaproteine, die z. T. hohe Umsatzraten aufweisen (z. B. einige Gerinnungsfaktoren, Retinol-bindendes Protein und Präalbumin). Letztere dienen deshalb als sensitive Indikatoren für den Nachweis einer ausreichenden Proteinversorgung bzw. der Beurteilung der Umsatzrate kurzlebiger Proteine.

7.4.2 Stickstoffbilanz und Proteinbedarf

Der Stickstoff- bzw. Proteinumsatz im Körper lässt sich durch die Stickstoffbilanz ermitteln. Diese gibt die Differenz zwischen Stickstoffaufnahme und -ausscheidung wieder. Die Stickstoffbilanz ist ausgeglichen, wenn die mit der Nahrung zugeführte N-Menge der ausgeschiedenen N-Menge entspricht.

Die N-Bilanz ist positiv (**Stickstoffretention**) in Wachstumsphasen infolge eiweißanaboler Prozesse, in der Schwangerschaft und bei sportlichem Training mit Muskelzuwachs. Folgende Hormone führen zu einer positiven N-Bilanz: Insulin, Wachstumshormon, Trijodthyronin und Thyroxin (in physiologischen Konzentrationen) sowie Testosteron.

Eine negative N-Bilanz (**Stickstoffverluste**) ist Folge von eiweißkatabolen Vorgängen, z. B. bei zu geringer Energiezufuhr, im Postaggressionsstoffwechsel (nach schweren Operationen oder Traumata). Der Proteinabbau wird durch Katecholamine, Glukokortikoide und Glukagon hormonell gesteuert. Darüber hinaus können eine ausgeprägte Hyperthyreose oder ein Insulinmangel (Diabetes mellitus) eine negative N-Bilanz zur Folge haben. Proteinmalnutrition oder schlechte Proteinqualität in der Nahrung können – auch bei ausreichender Energiebereitstellung – zu einer negativen N-Bilanz führen.

Bei proteinfreier, aber normokalorischer Ernährung betragen die obligatorischen Stickstoffverluste eines Erwachsenen im Mittel 54 mg/kg KG pro Tag (▶ Tab. 7.5). Dies entspricht bei einem durchschnittlichen Gewicht eines Erwachsenen einer Stickstoffausscheidung von 2,5–4 g/d. Im Mittel bedeutet dies einen obligatorischen **täglichen Verlust an Körperprotein von 0,35 g/kg KG**, der zur dauerhaften Erhaltung der Proteinmasse des Körpers und damit der Körperfunktionen kompensiert werden muss. Theoretisch müsste eine tägliche Proteinzufuhr in dieser Höhe („Erhaltungsminimum“, „absolutes Eiweißminimum“) zur Aufrechterhaltung einer ausgeglichenen N-Bilanz ausreichen. Diese Proteinmenge kann durch den Verzehr von 1½ Hühnereiern und 1 kg Kartoffeln bereitgestellt werden.

Tab. 7.5 Obligatorische Stickstoffverluste bei proteinfreier Ernährung.

Verluste über	Täglicher N-Verlust (mg N/kg KG)	Entsprechende Proteinmenge* (g/kg KG)
Urin (83 % Harnstoff, 10 % Kreatinin, 7 % Ammonium-N, Harnsäure)	37	0,24
Fäzes	12	0,08
Haut (Schweiß, Haare, Nägel, abgeschilferte Epithelzellen)	3	0,02
Sonstige Ausscheidungswege (Menstruation bzw. Sperma, Sekrete)	2	0,01
Gesamtverlust (mittlerer)	54	0,35
Gesamtverlust (obere Grenze)	70	0,45

* *bei Annahme eines mittleren N-Gehalts der Proteine von 16 %*

Um individuelle Schwankungen des Stickstoffverlustes abzudecken, hat die Weltgesundheitsorganisation (WHO) 1985 eine 30 %ige Erhöhung („Sicherheitszuschlag") empfohlen. Der so erhaltene Bedarf beträgt **0,45 g/kg KG** und wird als **minimaler Proteinbedarf** bezeichnet. Dies entspricht bei einer Körpermasse von 70 kg einer täglichen Zufuhr von etwa 31 g Protein, sofern alle mit der Nahrung zugeführten Aminosäuren im Darm absorbiert werden können.

Aufgrund variierender intestinaler Ausnutzungsraten bzw. unter Beachtung einer verminderten Verdaulichkeit der Nahrungsproteine in einer gemischten Kost wurde eine weitere Erhöhung um 30 % von der WHO zur Sicherung einer ausreichenden Versorgung mit Aminosäuren vorgeschlagen. Hiermit ergibt sich ein täglicher Bedarf von 0,6 g/kg KG, d. h. bei einem gesunden Mann von 70 kg ein Bedarf von 42 g/d.

Hinweis für die Praxis

Unter Berücksichtigung aller individuellen Schwankungen soll beim Jugendlichen und Erwachsenen die durchschnittliche Zufuhr an Protein hoher Qualität (Ei, Milch, Fleisch, Fisch) 0,8 g/kg KG pro Tag betragen (Empfehlung der Deutschen Gesellschaft für Ernährung [DGE] zur optimalen Versorgung und Erhaltung der Gesundheit Erwachsener, 2015). Der Proteinbedarf unterliegt jedoch erheblichen altersbedingten Schwankungen und anderen Einflussfaktoren: Säuglinge (von 2,5 auf 1,3 g/kg KG während des 1. Lebensjahrs abnehmend), Kleinkinder (1,0 g/kg KG) sowie Schulkinder (0,9 g/kg KG) haben wachstumsbedingt einen höheren Bedarf, ebenso Schwangere, Stillende, Schwerstarbeiter und Kraftsportler (1,2–2,0 g/kg KG).

Neben der ausreichenden Proteinzufuhr muss auch eine **adäquate Energiezufuhr** gewährleistet sein, damit die zugeführten Eiweiße zum Aufbau körpereigener Proteine herangezogen werden können und nicht primär als Energielieferant genutzt werden. Für eine ausgeglichene Stickstoffbilanz liegt die optimale Energiezufuhr bei etwa 210 kJ/g Protein. Die untere Grenze der Energiezufuhr wird mit 105 kJ/g Protein angegeben. Eine niedrigere Energiebereitstellung führt obligatorisch zum Katabolismus, auch bei ausreichender Eiweißzufuhr („Proteinaufbau erfordert Energie").

Die tatsächliche Proteinzufuhr liegt in den westlichen Industrienationen wesentlich über den Empfehlungen (Recommended Dietary Allowance, RDA). In den USA werden derzeit im Mittel ca. 100 g Protein pro Tag verzehrt, in Deutschland etwa 87 g/d. Stammte früher das meiste Protein aus Pflanzen, so machen heute tierische Produkte mehr als 70 % der Proteinzufuhr aus. In den sogenannten Entwicklungsländern Afrikas ist der Anteil pflanzlichen Proteins in der Regel deutlich höher (ca. 65 %) und die Proteinzufuhr häufig auf ca. 50 g/d beschränkt.

Übermäßige Proteinzufuhr

Eine übermäßige Proteinzufuhr (z. B. bei den Gauchos in Südamerika) hat beim (Nieren-)Gesunden keine wesentlichen nachteiligen Folgen. Es besteht lediglich die Gefahr von Fäulnisprozessen im Dickdarm aufgrund bakterieller Zersetzungsvorgänge.

Hinweis für die Praxis

Bei hoher Eiweißzufuhr (> 200 g/d) kann allerdings die Harnstoffkonzentration im Blutplasma auf Werte bis 80 mg/dl (13,3 mmol/l) ansteigen, insbesondere dann, wenn zusätzlich eine eingeschränkte Flüssigkeitszufuhr, stärkeres Schwitzen oder eine erniedrigte Urinproduktion (Oligurie) vorliegen. Ursache für den Harnstoffanstieg ist die Energiegewinnung aus dem überschüssigen Eiweiß, die zu einer vermehrten Harnstoffbildung führt. Bei Harnstoffkonzentrationen > 100 mg/dl sollte die Eiweißzufuhr eingeschränkt werden.

Proteinmangel

Eine Proteinmangelernährung verursacht schwerwiegende Erkrankungen. Bei Erwachsenen führt eine chronische Protein-Energie-Mangelernährung (PEM) – ebenso wie exzessiv gesteigerte endogene N-Verluste über Urin, Stuhl oder Haut – unter anderem zum Gewichtsverlust, zur Verringerung der Muskel- und Fettmasse, zur Abnahme der Albuminkonzentration im Blutplasma und zum Auftreten von Ödemen. Weiterhin kommt es zu Leistungseinschränkungen.

Kleinkinder mit einer Proteinmangelernährung, aber ausreichender Energiezufuhr in Form von Kohlenhydraten erkranken an **Kwashiorkor** (Symptome: massive Ödeme, Hypalbuminämie, Leberverfettung, Muskelatrophie, Wachstumsstörungen u. a.).

Bei Protein- und Energiemangelernährung (z. B. bei Säuglingen nach der Stillperiode) tritt **Marasmus** auf, wobei Muskelatrophien, Verlust an Fettmasse, Wachstumsverzögerung bzw. -stillstand, Abnahme der Körpermasse, Diarrhö, Infektanfälligkeit aufgrund einer Abwehrschwäche und Apathie im Vordergrund stehen. Beide Erkrankungen treten vorwiegend in sogenannten Entwicklungsländern auf (vgl. Kap. 47).

Bedarf an essenziellen Aminosäuren

Der Bedarf an essenziellen Aminosäuren ist definiert als niedrigste Zufuhr, die eine ausgeglichene Stickstoffbilanz garantiert und die oxidativen Verluste kompensiert. Die von der WHO empfohlene tägliche Zufuhr (über die Stickstoffbilanz bestimmt) und die vom Massachusetts Institute of Technology (MIT; Umsatzmessungen mit markierten Aminosäuren an Erwachsenen) ermittelten Daten sind in ▶ Tab. 7.6 aufgeführt.

Bezieht man den Bedarf an essenziellen Aminosäuren auf die Körpermasse, wird deutlich, dass sich der Anteil von 41 % bei Säuglingen und Kleinkindern mit zunehmendem Alter auf 23 % beim Erwachsenen deutlich verringert. Der Anteil nichtessenzieller (entbehrlicher) Aminosäuren nimmt entsprechend zu.

7.4.3 Qualität der Nahrungsproteine

Entscheidend bei der Zufuhr von Proteinen ist nicht nur ihre Quantität, sondern auch deren Verwertbarkeit im Körper. Je mehr die Zusammensetzung der einzelnen Aminosäuren für die Proteinsynthese dem menschlichen Bedarf entspricht, desto höher ist die jeweilige Wertigkeit bzw. seine Qualität. Das bedeutet, je besser die Aminosäuren-Zusammensetzung eines Nahrungsproteins mit der des Körperproteins übereinstimmt, desto höher ist seine biologische Wertigkeit. Tierisches Eiweiß (etwa 70 % der Nahrungseiweiße) ist demnach höherwertiger als pflanzliches (ca. 30 % der Nahrungseiweiße). Hühnereiprotein ist in seiner Zusammensetzung das hochwertigste Nahrungsprotein; ihm wird die höchste Qualität zugeordnet, d. h., das zugeführte Nahrungsprotein kann im Körper vollständig verwertet werden.

Tab. 7.6 Täglicher Bedarf an essenziellen Aminosäuren für unterschiedliche Altersgruppen (in mg/kg KG) [331]. Die Daten des Massachusetts Institute of Technology (MIT) geben die Menge an Aminosäuren in mg pro g Proteinbedarf an [336].

Aminosäure	Säuglinge	Kinder	Erwachsene (MIT-Daten, 2000)
Isoleucin	52	23	20 (23)
Leucin	90	44	39 (23)
Lysin	65	35	30 (30)
Methionin und Cystein	31	18	15 (13)
Phenylalanin und Tyrosin	88	30	25 (39)
Threonin	41	18	15 (15)
Tryptophan	16	5	4 (6)
Valin	51	29	26 (20)
Histidin	20	12	10 (8–12)
Gesamtbedarf	454	214	184 (179)
Anteil der essenziellen Aminosäuren am Proteinbedarf (%)	41	30	23

Zu beachten ist, dass der physiologische Brennwert der Proteine (ca. 17 kJ/g), die für die Energiebereitstellung (empfohlen 12 %, tatsächlich 15 % der täglichen Energiezufuhr) zur Verfügung stehen, unabhängig von der biologischen Wertigkeit dieser Proteine ist.

Biologische Wertigkeit

Zur praktischen Bewertung der Nahrungsproteine gibt es zahlreiche methodische Ansätze, von denen die biologische Wertigkeit (BW) das bekannteste Konzept ist. Sie berücksichtigt auch die Verdaulichkeit eines Proteins.

Volleiprotein wurde willkürlich als Referenzprotein mit einer BW von 100 bzw. 1,0 festgelegt (▸ Tab. 7.7). Alle anderen Proteine werden damit verglichen. Die BW ist demnach ein Maß dafür, wie effizient ein Nahrungseiweiß in körpereigenes Protein umgesetzt werden kann:

$$\text{BW} = \frac{\text{im Körper retinierter Sticksoff}}{\text{im Darm absorbierter Stickstoff}} \times 100$$

Die klassische Definition der BW bezieht sich auf die Menge Körperprotein, die aus 100 g absorbiertem Nahrungsprotein gebildet oder ersetzt werden kann (▸ Tab. 7.7). Bei der BW muss stets bedacht werden, dass beim Vollei der Wert 100 keine 100 %ige Umsetzung im Körper impliziert. Die tatsächliche Menge an körpereigenem Eiweiß, die aus Volleiprotein hergestellt werden kann, liegt tatsächlich deutlich unter 100 %. So ist es auch zu verstehen, dass bei geschickter Kombination von verschiedenen Eiweißquellen – und damit durch den gegenseitigen Ausgleich der limitierenden Aminosäuren – biologische Wertigkeiten über 100 erzielt werden können (▸ Tab. 7.8). Da es aber unmöglich ist, aus 100 g zugeführtem Eiweiß mehr als 100 g körpereigenes Eiweiß aufzubauen, wird verständlich, dass die BW keine absolute Angabe für die Umsetzung des Nahrungseiweißes im Körper darstellt.

Aminosäuren-Score

Eine chemische Beurteilung der Wertigkeit der Nahrungsproteine erlaubt der Aminosäuren-Score (Amino Acid Score, AAS).

$$\text{AAS} = \frac{\text{Konzentration einer AS im Testprotein (mg pro g Protein)}}{\text{Konzentration der entsprechenden AS im Referenzprotein (mg pro g Protein)}}$$

Als **Referenzprotein** wird entweder Volleiprotein oder (neuerdings) ein Protein mit einem idealen Aminosäuren-Verteilungsmuster bzw. einer idealen Kombination aus essenziellen und nichtessenziellen Aminosäuren verwendet (Referenzprotein der WHO). Diese Methode erlaubt die Bestimmung der limitierenden Aminosäure eines zu beurteilen-

Tab. 7.7 Biologische Wertigkeit (BW) und PDCAAS-Werte verschiedener Nahrungsmittelproteine. Die durchschnittliche BW tierischer Proteine liegt bei 80–100, diejenige pflanzlicher Proteine bei 70–80.

Nahrungsmittel	BW	PDCAAS
Vollei	100	1,0
Whey-Protein (konzentriertes Molkeprotein)	100	1,0
Kuhmilch	85	1,0
Sojamehl	84	1,0
Rindfleisch	87	0,9
Kartoffel	96	0,6
Reis	82	0,6
Mais	72	0,5
Weizen	59	0,4
Bohnen	73	0,4

PDCAAS: Protein Digestibility-Corrected Amino Acid Score

Tab. 7.8 Biologische Wertigkeit von Eiweißkombinationen.

Mengenverhältnis (% Eiweiß)		Biologische Wertigkeit
36 % Vollei	+ 64 % Kartoffeln*	136
70 % Laktalbumin	+ 30 % Kartoffeln	134
75 % Milch	+ 25 % Weizenmehl	125
60 % Vollei	+ 40 % Soja	124
68 % Vollei	+ 32 % Weizenmehl	123
76 % Vollei	+ 24 % Milch	119
51 % Milch	+ 49 % Kartoffeln	114
88 % Vollei	+ 12 % Mais	114
78 % Rindfleisch	+ 22 % Kartoffeln	114
35 % Vollei	+ 65 % Bohnen	109
52 % Bohnen	+ 48 % Mais	99
84 % Rindfleisch	+ 16 % Gelatine	98

* *Kartoffeln liefern pro 100 g nur 2 g Protein. Das Aminosäurenmuster des Kartoffeleiweißes ist jedoch die ideale Ergänzung zum Eiprotein. Eine Mischung von Kartoffel- und Eiprotein im Verhältnis 3:2 hat mit 136 die höchste Wertigkeit aller untersuchten Proteinmischungen. Diese Proteinmischung wird daher auch bei proteinarmen Diäten (z. B. bei terminaler Niereninsuffizienz) eingesetzt.*

den Proteins, d. h. der Aminosäure, von der – bezogen auf den Bedarf – am wenigsten im zu testenden Protein enthalten ist. Die limitierende Aminosäure in einem Protein weist demnach den niedrigsten AAS auf und begrenzt die körpereigene Proteinsynthese (z. B. Fehlen von Tryptophan in Gelatine, relativ niedriger Gehalt an Lysin in Getreide und von Methionin in weißen Bohnen und anderen Hülsenfrüchten).

Hinweis für die Praxis

Der AAS berücksichtigt nicht die individuell unterschiedliche Verdaulichkeit der Nahrungsproteine (Effizienz der Proteinhydrolyse und Absorption der Proteolyseprodukte). Sie schwankt normalerweise zwischen 94 und 98 % (0,94–0,98) bei tierischen Proteinen und von 75–85 % (0,75–0,85) bei pflanzlichen Eiweißen.

PDCAAS-Methode

Da das Konzept der biologischen Wertigkeit (und auch andere frühere Methoden) Mängel aufweist, wurde 1993 von der WHO eine genauere Methode zur Erfassung der Proteinqualität eingeführt, die PDCAAS-Methode (Protein Digestibility-Corrected Amino Acid Score). Die Berechnung des PDCAAS eines Proteins basiert auf dem Aminosäurengehalt, der Verdaulichkeit und der Fähigkeit eines Proteins, essenzielle (unentbehrliche) Aminosäuren entsprechend dem menschlichen Bedarf beizutragen. Der maximale PDCAAS beträgt 1,0 (▶ Tab. 7.7). Alle darüber liegenden Werte werden abgerundet. Dabei orientiert sich die Berechnung des Proteinbedarfs an den Bedarfswerten für Kinder im Alter von 2–5 Jahren, da diese aufgrund von Wachstumsvorgängen einen sehr hohen Aminosäurenverbrauch aufweisen.

Wegen der hohen Verdaulichkeit und der günstigen Aminosäurenzusammensetzung (PDCAAS = AAS × effektive Verdaulichkeit) haben tierische Proteine und Soja bessere Werte (> 0,9) als pflanzliche Eiweiße (0,4–0,6). Aufgrund dieser Daten gelten Sojaproteine ebenso wie Milch- und

Hühnereiweiß als ideale Proteinquellen, da sie einen höheren PDCAAS-Wert als Fleisch- und Fischprotein haben.

7.5 Proteinverdauung und Absorption der Proteolyseprodukte

7.5.1 Verdauung der Nahrungsproteine

Die übliche Proteinmenge, die in den westlichen Industriestaaten aufgenommen wird, beträgt 80–100 g/d. Hinzu kommen weitere 70 g an „endogenen" Proteinen, die in Form von Verdauungssekreten und abgeschilferten Enterozyten in das Lumen des Magen-Darm-Trakts gelangen. Diese Gesamtmenge von 150–170 g/d unterliegt größtenteils der Verdauung, sodass lediglich ca. 6 % der Proteine unverdaut ins Kolon gelangen, wo sie z. T. bakteriell abgebaut werden.

Luminale Verdauung

Die luminale Proteinverdauung beginnt im Magen. Hier werden die Nahrungsproteine zunächst durch die Salzsäure denaturiert, sofern eine Denaturierung nicht bereits bei der Speisezubereitung erfolgt ist. Die Hauptzellen der Magenschleimhaut sezernieren durch regulierte Compound-Exozytose (Granulafusion vor der eigentlichen Exozytose) ein Gemisch aus mehreren Proteasenvorstufen, die **Pepsinogene**. Diese werden spontan durch die Magensalzsäure zu den wirksamen eiweißspaltenden Enzymen, den **Pepsinen**, durch Abspaltung eines „blockierenden" N-terminalen Peptids (aus 44 Aminosäuren) aktiviert, ein Vorgang, der sich anschließend autokatalytisch fortsetzt. Die Pepsine gehören zur Klasse der Aspartat-Proteinasen (EC 3.4.23) und wirken nur bei sauren pH-Werten mit Optima zwischen 1,8 und 3,5. Bei höheren pH-Werten (> 5) erfolgt eine zunehmende Inaktivierung, im alkalischen Bereich werden sie irreversibel geschädigt.

Pepsine sind Endopeptidasen, die ihre Substrate im Inneren von Aminosäurenketten hydrolysieren. Besonders leicht werden Peptidbindungen gespalten, an denen aromatische Aminosäuren (Tyrosin, Phenylalanin) beteiligt sind. Im Magen werden lediglich 10–15 % der Nahrungseiweiße hydrolytisch gespalten. Patienten ohne Pepsinogensekretion im Magen haben daher eine weitgehend normale Proteinverdauung, da die proteolytische Aktivität im Dünndarm außerordentlich hoch ist.

Bereits 10–20 Minuten nach dem Essen setzt die Sekretion von **Peptidasen des Pankreas** ein. Sie bleibt bestehen, solange sich Proteine bzw. Polypeptide im Dünndarm befinden. Ein Teil dieser Pankreasenzyme (▶ Tab. 7.9) wird mit dem Stuhl ausgeschieden. Auf der Bestimmung der Konzentration der Serin-Proteinasen (EC 3.4.21) Chymotrypsin und Elastase-1 im Stuhl beruhen Labormethoden (Suchtests) zur Beurteilung der exokrinen Pankreasfunktion.

Etwa 90 % der Proteine des Pankreassekrets sind Verdauungsenzyme, wobei die proteolytischen Enzyme überwiegen. Alle Proteasen des Pankreas werden als inaktive Vorstufen (Zymogene) durch regulierte Exozytose sezerniert. Der optimale Wirkungsbereich der **Pankreashydrolasen** liegt bei pH-Werten zwischen 7,0 und 8,5. Diese ergeben sich beim Durchmischen von saurem Chymus aus dem Magen mit den HCO_3^--reichen, alkalischen Sekreten des Pankreas (pH = 8) und der Brunner-Drüsen im Duodenum (pH = 8–9) sowie der schwach alkalischen Galle (pH = 7,2).

Die Aktivierung der Pankreasenzyme erfolgt erst im Darmlumen. Sie wird eingeleitet durch ein Bürstensaumenzym der Duodenalschleimhaut, der **Enteropeptidase**, ein Glykoprotein mit hohem Kohlenhydratanteil (45 %) und damit einer gewissen „Säurestabilität". Sie spaltet am aminoterminalen Ende des Trypsinogens ein Hexapeptid ab, wodurch aktives Trypsin entsteht, das seinerseits autokatalytisch wirkt und alle anderen proteolytischen Enzyme durch Abspaltung einer Teilsequenz aktiviert. Die im Pankreassekret enthaltenen **Endo- und Exopeptidasen** spalten die Nahrungseiweiße vor allem zu Oligopeptiden mit maximal 8 Aminosäuren.

Tab. 7.9 Hydrolytische Enzyme des Magen-Darm-Trakts (Auswahl).

Proenzym	Enzym	Substrate	Funktion	Spaltprodukte
Endopeptidasen des Magensafts				
Pepsinogene 1–5	Pepsine I (A)	Proteine, Polypeptide	Spaltung von Phe- und Tyr-Bindungen	Oligo-, Polypeptide (600 Da–3 kDa)
Pepsinogene 6, 7	Pepsine II (C, Gastricin)	Caseinogen	leichte Proteolyse beim Säugling	Casein
Endopeptidasen des Pankreassekrets				
Trypsinogen	Trypsin	Proteine, Polypeptide	Spaltung von Arg- und Lys-Bindungen	Oligopeptide
Chymotrypsinogen	Chymotrypsin	Proteine, Polypeptide	Spaltung von Phe-, Tyr- und Trp-Bindungen	Oligopeptide
Proelastase	Elastase	Elastin und andere Proteine	Spaltung von Gly-, Ala-, Val- und Ile-Bindungen	Oligopeptide
Exopeptidasen des Pankreassekrets				
Procarboxypeptidase A	Carboxypeptidasen A	Polypeptide, Oligopeptide	Abspaltung C-terminaler Phe-, Tyr- und Trp-Bindungen	Oligopeptide, Aminosäuren
Procarboxypeptidase B	Carboxypeptidase B	Polypeptide, Oligopeptide	Abspaltung C-terminaler Arg-, Lys- und His-Bindungen	Oligopeptide, Aminosäuren
Proaminopeptidasen	Aminopeptidasen	Polypeptide, Oligopeptide	Abspaltung N-terminaler Aminosäuren	Oligopeptide, Aminosäuren
Membranassoziierte Ektoenzyme				
–	Aminopeptidasen	Oligopeptide (6–8 Aminosäuren)	Abspaltung N-terminaler Aminosäuren	Oligopeptide (2–3 Aminosäuren), Aminosäuren
–	Dipeptidasen	Dipeptide	–	Aminosäuren

Hinweis für die Praxis

Das exokrine Pankreas weist eine große Funktionsreserve auf, denn es produziert etwa 10-fach höhere Enzymmengen als für eine ausreichende Hydrolyse der Nahrungsproteine erforderlich wären. Ein völliges Fehlen der Magenpepsine hat daher praktisch keine Folge für die Verdauung. Selbst der Ausfall großer Pankreasanteile (bis zu 80 %!) kann durch die Restfunktion soweit kompensiert werden, dass keine Verdauungsinsuffizienz (Maldigestion) auftritt.

Membranassoziierte Verdauung

In weiteren Schritten werden die Oligopeptide im Dünndarm durch membranassoziierte Enzyme des Bürstensaums (Aminopeptidasen und Oligopeptidasen) zu etwa 65 % in Di- und Tripeptide und zu 35 % in Aminosäuren hydrolysiert.

7.5.2 Absorption der Proteolyseprodukte

Proteolyseprodukte werden bevorzugt in Form von Di- und Tripeptiden im Darm absorbiert. Der verbleibende Rest wird als Aminosäuren aufgenommen.

Absorption der Di- und Tripeptide

Triebkraft für die Absorption (synonym: Resorption) der Di- und Tripeptide ist ein **Na^+-Gradient**, der durch die primär aktive Na^+-K^+-ATPase in der basolateralen Membran erzeugt wird. Dieser Gradient treibt seinerseits einen Na^+-H^+-Austauscher in der luminalen (apikalen) Membran an, der wiederum einen **Protonengradienten** über die luminale Membran erzeugt, der dann einen Oligopeptid-H^+-Symporter (PepT 1) antreibt. Auf diesem Weg werden Di- und Tripeptide rasch und effektiv in die Enterozyten aufgenommen. Über das gleiche Transportsystem können auch Betalactam-Antibiotika (Penizilline, Cephalosporine u. a.) in die Enterozyten aufgenommen werden (▶ Abb. 7.5).

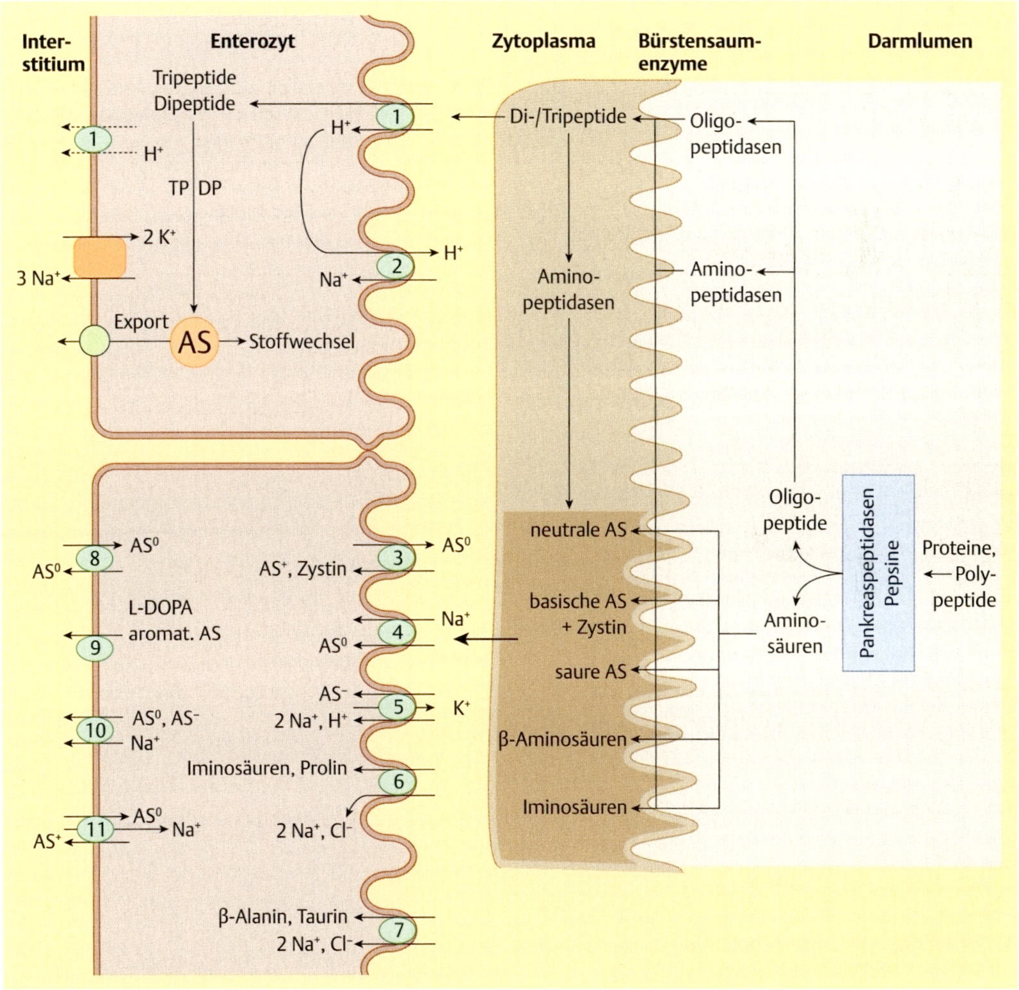

Abb. 7.5 Proteinverdauung und Absorption der Proteolyseprodukte. **Links:** Absorption von Di- und Tripeptiden. Oben: 1: Oligopeptid-H^+-Symporter; 2: Na^+-H^+-Austauscher; AS: Aminosäuren; DP: Dipeptidasen; TR: Tripeptidasen. Unten: Absorption von Aminosäuren: 3: AS-Austauscher (b^{0+}); 4: Na^+/AS^0-Symporter (B^0); 5: Na^+/H^+/AS^--Symporter (X_{AG}^-); 6: Na^+/Cl^--Iminosäuren-Symporter (IMINO); 7: Na^+/Cl^--beta-Aminosäuren-Symporter (BETA); 8: basolateraler Austauscher für neutrale AS^0 (L); 9: Uniporter für aromatische Aminosäuren (TAT); 10: Na^+-abhängiger Symporter für AS^0 und AS^- (A); 11: Na^+-abhängiger Austauscher für neutrale AS^0 und kationische AS^+ (y^+L). Vereinfachte Darstellung nach [332]. **Rechts:** Darmlumen: hydrolytische Spaltung der Proteine und Polypeptide in Oligopeptide und Aminosäuren. Bürstensaummembran: weitere Spaltung der Oligopeptide durch spezifische Peptidasen und Aufnahme der Di- und Tripeptide sowie der Aminosäuren. Zytoplasma: Spaltung von Di- und Tripeptiden durch Zytosolpeptidasen in Aminosäuren. Basolaterale Membran: Ausschleusung der Proteolyseprodukte aus der Zelle ins Pfortaderblut [332].

In den Enterozyten werden die absorbierten Di- und Tripeptide großteils durch zytosolische **Aminopeptidasen** zu L-Aminosäuren hydrolysiert, die anschließend durch Carrier-vermittelten Transport über die basolaterale Membran ins Interstitium gelangen. Damit erscheinen letztendlich Aminosäuren als Endprodukte der Proteinverdauung im Pfortaderblut, das die Aminosäuren der Leber zuführt. Diesem Weg kommt die größte Bedeutung bei der luminalen Absorption zu. Di- und Tripeptide, die in den Enterozyten nicht gespalten werden (< 10 %), können über Oligopeptid-H^+-Symporter in der basolateralen Membran aus den Enterozyten exportiert werden.

Absorption der Aminosäuren

Die Absorption von L-Aminosäuren in die Enterozyten erfolgt über verschiedene Transportsysteme in der luminalen Membran (▶ Abb. 7.5). Grundsätzlich unterscheidet man tertiär aktive Aminosäuren-Antiporter und verschiedene sekundär aktive, elektrogene Na^+-Symporter. Bei den **Aminosäuren-Antiportern** dienen die neutralen Aminosäuren Alanin und Glutamin häufig als Austauschpartner. So werden die kationischen (basischen) Aminosäuren (AS^+) Arginin, Lysin und Ornithin sowie Zystin gegen neutrale Aminosäuren (AS^0) an der apikalen Membran ausgetauscht. Angetrieben wird der Austauscher durch verschiedene Na^+-Aminosäuren-Symporter.

Ähnlich wie im proximalen Tubulus der Niere existieren in der Bürstensaummembran mehrere Transportsysteme mit teils überlappender Spezifität. Alle Transportsysteme zeichnen sich dadurch aus, dass sich einzelne Aminosäuren einer Gruppe bei der Absorption kompetitiv hemmen (▶ Abb. 7.5). Dem Export durch die basolaterale Membran dienen Aminosäuren-Austauscher, Na^+-Symporter und Aminosäuren-Uniporter (▶ Abb. 7.5).

Im Duodenum werden bereits 50–60 % der Spaltprodukte des Nahrungseiweißes absorbiert. Bis zum Ileum sind 80–90 % der Bausteine des exogen zugeführten und endogenen Proteins absorbiert. Ins Kolon gelangen lediglich 5–10 % des unverdauten Proteins, die dort bakteriell abgebaut werden. Eine geringe Eiweißmenge wird im Stuhl ausgeschieden. Sie entstammt vorwiegend abgeschilferten Epithelzellen und Bakterien.

Aufgrund genetischer Defekte können einzelne Transportsysteme in der apikalen Membran der Enterozyten (wie im Tubulusepithel der Niere) fehlen. Bei der **Hartnup-Erkrankung** ist das Na^+-Symport-System B^0 für neutrale, bei der „klassischen" **Zystinurie** der Aminosäuren-Austauscher für basische Aminosäuren und Zystin (b^{0+}) defekt.

7.5.3 Absorption intakter Proteine

Beim Neugeborenen bzw. Säugling (bis zum 6. Lebensmonat) findet eine geringgradige Aufnahme von intakten Proteinen durch apikale Endozytose in die Enterozyten statt. Auf diese Weise können Immunglobuline der Muttermilch durch Transzytose in den Organismus des Säuglings gelangen. Der Prozess ist hormonell reguliert und kann durch Glukokortikoide frühzeitig völlig abgeschaltet werden.

Beim Erwachsenen nehmen die Enterozyten nur sehr geringe Mengen an intakten Proteinen bzw. Polypeptiden durch apikale Endozytose auf (3,5 µg/Tag), ca. 90 % dieser Menge werden schnell lysosomal in den Enterozyten abgebaut; lediglich 5–10 % erreichen als intaktes Protein den interstitiellen Raum der Darmschleimhaut.

Proteine bzw. Polypeptide werden in kleinsten Mengen aber auch von den M-Zellen der Darmschleimhaut aufgenommen (ca. 0,4 µg/Tag). Diese Zellen liegen im Darmepithel direkt über den Peyer-Plaques, gehören zum darmassoziierten Immunsystem (GALT) und sind auf die Proteinaufnahme spezialisiert. 50 % der von den M-Zellen aufgenommenen Proteine werden lysosomal abgebaut, die andere Hälfte als intakte Proteine durch Transzytose mit antigenpräsentierenden Zellen in Kontakt gebracht. Letztere präsentieren die (inzwischen prozessierten) Proteine an T-Lymphozyten, wodurch eine Immunantwort in Gang gesetzt werden kann. Wahrscheinlich können über diesen Weg Überempfindlichkeitsreaktionen und allergisch-entzündliche Darmerkrankungen (z. B. Zöliakie) ausgelöst werden (Kap. 61.4). Weiterhin wird auch eine parazelluläre Aufnahme kleinster Proteinmengen über undichte Schlussleisten diskutiert.

I

7.6 Künstliche Ernährung mit Proteinen und Aminosäuren

Jede Nahrungszufuhr auf nicht physiologischem Weg bezeichnet man als künstliche Ernährung.

7.6.1 Enterale Ernährung

Eiweiß und Peptide können kurzfristig über transnasale Ernährungssonden dem oberen Magen-Darm-Trakt in Form von hochmolekularen, bilanzierten Formula-Diäten oder niedermolekularen, chemisch definierten Oligopeptiddiäten (z. B. Astronautenkost) zugeführt werden. Wenn eine Ernährung über eine transnasale Sonde nicht möglich ist, bietet sich längerfristig die perkutane endoskopische Gastrostomie (PEG, transkutane Sonde in den Magen) an.

7.6.2 Parenterale Ernährung

Die intravenöse Versorgung erfolgt mit Aminosäurengemischen, die in ihrer Zusammensetzung von den biologisch hochwertigen Eiweißen für die orale Ernährung abweichen. Es werden 5- bis 10 %ige kristalloide L-Aminosäuren-Lösungen verwendet, die alle essenziellen Aminosäuren in ausreichenden Mengen enthalten. Gemeinsam mit den Aminosäurengemischen sollten Energieträger verabreicht werden (105–125 kJ/g Aminosäuren).

> **Hinweis für die Praxis**
>
> Der Tagesbedarf an Aminosäuren beträgt mindestens 1,0–1,6 g/kg KG, wobei der Anteil der unentbehrlichen Aminosäuren bei parenteraler Infusionstherapie mit 30–50 % deutlich höher ist als bei der oralen Ernährung gesunder Erwachsener (ca. 20 %). Bei akutem Nierenversagen und schwerer Leberinsuffizienz werden adaptierte Aminosäurenlösungen eingesetzt.

Glutamin, die mengenmäßig wichtigste Aminosäure des Aminosäurenpools, ist in wässriger Lösung (wie auch Cystein und Tyrosin) schlecht löslich. Aus diesem Grund werden auch synthetische Dipeptide eingesetzt, die gut wasserlöslich sind und die o. g. Aminosäuren enthalten (z. B. Ala-Gln, Gly-Tyr, Gly-Gln).

7.7 Störungen des Aminosäurenangebots in der Nahrung

Eine **Aminosäuren-Imbalance** liegt vor, wenn durch ein geändertes Mengenverhältnis der Aminosäuren untereinander (z. B. bei Zugabe einer nicht essenziellen Aminosäuren zu einer normalen proteinhaltigen Basiskost oder massive Veränderungen des Aminosäuren-Musters der Kost) Gewichtsverluste und ein vermindertes Wachstum hervorgerufen werden. Die Imbalance kann durch Zugabe einer größeren Menge der limitierenden essenziellen Aminosäuren aufgehoben werden.

> **Hinweis für die Praxis**
>
> Durch unkritische, exzessive Zufuhr bestimmter Aminosäuren (z. B. Bodybuilding, Kraftsport) kann eine Aminosäuren-Imbalance ausgelöst werden, die dem gewünschten Muskelaufbau entgegenwirkt.

Eine **Aminosäuren-Toxizität** tritt bei starker Überdosierung einzelner Aminosäuren auf. Die höchste Toxizität weisen Tyrosin und Methionin auf. Im Gegensatz zur Aminosäuren-Imbalance werden hier die pathologischen Erscheinungen durch Zugabe der limitierenden essenziellen Aminosäuren nicht beseitigt.

Der Begriff **Aminosäuren-Antagonismus** wird verwendet, wenn der Überschuss an einer Aminosäure in der Nahrung eine Verwertungsstörung bzw. Wachstumsverzögerung hervorruft, die durch Zugabe einer strukturähnlichen Aminosäuren gemindert werden kann. Am bekanntesten sind Antagonismen bei den verzweigtkettigen Aminosäuren Isoleucin, Leucin und Valin.

Literatur

[313] Balabriga A, Brunser O, Dobbing I et al. Die Ernährung des jungen Kindes. New York: Raven Press; 1991
[314] Brouns F. Die Ernährungsbedürfnisse von Sportlern. Berlin: Springer; 1993
[315] Caballero B, Allen L, Prentice A, eds. Encyclopedia of human Nutrition. 2nd ed. Amsterdam: Elsevier Academic Press; 2005
[316] Campbell WW, Evans WJ. Protein requirements of elderly people. Eur J Clin Nutr 1996; 50 (Suppl. 1): S 180–S 185
[317] CIBA-GEIGY AG, Hrsg. Wissenschaftliche Tabellen. 8. Aufl. Basel: Geigy; 1977

[318] Crim MC, Munro HH. Proteins and Amino Acids. In: Shils ME, Olson JA, Shike M, eds. Modern Nutrition in Health and Disease. Philadelphia: Lea & Febiger; 1994
[319] D-A-CH-Referenzwerte für die Nährstoffe. DGE, ÖGE, SGE, Bonn 2015
[320] Dewey KG, Beaton G, Fjeld C et al. Protein requirement for infants and children. Eur J Clin Nutr 1996; 50 (Suppl. 1): S 119–S 150
[321] Elmadfa I, Leitzmann C, Hrsg. Ernährung des Menschen. Stuttgart: Ulmer; 2000
[322] Erbersdobler H. Ein neues System zur Proteinbewertung. Der Protein Digestibility-Corrected Amino Acid Score (PDCAAS). Ernährungs-Umschau 1992; 39: 243–247
[323] FAO (Food and Agriculture Organization of the United Nations). Protein quality evaluation. Report of the Joint FAO/WHO Expert Consultation, Bethesda, MD, USA. Rome: FAO Food and Nutrition Paper; 1991: No.51
[324] Ganapathy V, Gupta N, Martindale RG. Protein digestion and absorption. In: Johnson LR, ed. Physiology of the Gastrointestinal Tract. Vol.2, 4th ed. Amsterdam: Elsevier Academic Press; 2006: 1667–1692
[325] Gardner MLC. Absorption of intact Proteins and Peptids. In: Johnson LR, ed. Physiology of the Gastrointestinal Tract. Vol.2, 3rd ed. New York: Raven Press; 1994: 1795–1820
[326] Kopple JD, Swendseid ME. Evidence that histidine is an essential amino acid in normal and chronically uremic man. J Clin Invest 1975; 55: 881–891
[327] Link G. Die Ernährung während der Schwangerschaft und die intrauterine Entwicklung des Feten. Gynäkologe 1990; 23: 253–259
[328] Munro HN, Crim MC. The proteins and amino acids. In: Shils ME, Young VR, eds. Modern nutrition in health and disease. Philadelphia: Lea & Febiger; 1988
[329] Reeds PJ, Hutchens TW. Protein requirements: from nitrogen balance to functional impact. J Nutr 1994; 124: 1754S–1764S
[330] Shils ME, Olson JA, Shike M, Ross AC, Caballero B, Cousins RJ, eds. Modern Nutrition in Health and Disease. 10th ed. Philadelphia: Lippincott Williams & Wilkins; 2006
[331] Stipanuk MH, Caudill MA. Biochemical, Physiological, and Molecular Aspects of Human Nutrition. St. Louis: Elsevier 2013
[332] Vaupel P, Schaible HG, Mutschler E: Anatomie, Physiologie und Pathophysiologie des Menschen. 7. Aufl. Stuttgart: Wissenschaftliche Verlagsgesellschaft; 2015
[333] Waterlow JC. The requirements of adult man for indispensable amino acids. Eur J Clin Nutr 1996; 50 (Suppl. 1): S 151–S 179
[334] WHO (World Health Organization): Energy and Protein Requirements. Report of a Joint FAO/WHO/UNU Expert Consultation. Geneva: WHO Technical Report Series; 1985: 724
[335] Young VR, Borgonha S. Adult human amino acid requirements. Curr Opin Clin Nutr Metab Care 1999; 2: 39–45
[336] Young VR, Borgonha S. Nitrogen and amino acid requirements: The Massachusetts Institute of Technology amino acid requirement pattern. J Nutr 2000; 7: 1841–1849

8 Vitamine

H.K. Biesalski

Das Wichtigste in Kürze

Vitamine sind für den Menschen essenzielle Nährstoffe: Der Körper kann sie bis auf Vitamin D nicht selbst synthetisieren und ist daher auf die Zufuhr durch die Ernährung angewiesen. Vitamine werden für viele Stoffwechselvorgänge gebraucht und kommen sowohl in pflanzlichen als auch in tierischen Lebensmitteln vor. Eine ungenügende Zufuhr kann zu schweren Erkrankungen führen; aber auch marginalen Mangelzuständen sollte das Interesse des Arztes gelten. Solche grenzwertige Mangelzustände bzw. eine inadäquate Versorgung mit Vitaminen kommen durchaus auch in Industrienationen vor, wie die nationale Verzehrsstudie (NVS II) kürzlich gezeigt hat. Eine ausreichende Versorgung mit Vitaminen ist aber eine wesentliche Voraussetzung für eine regelrechte Funktion von Organen und Immunsystem. Grundsätzlich unterteilt man Vitamine in fettlösliche und wasserlösliche. Eine Übersicht über die verschiedenen Vitamine, Mangelkrankheiten und gute Vitaminquellen gibt ▶ Tab. 8.1.

Keywords
Vitamin A, Retinoide, Beta-Carotin, Vitamin D, Kalziferol, Vitamin E, Tocopherol, Vitamin K, Vitamin B, Thiamin, Riboflavin, Pyridoxin, Cobalamin, Vitamin C, Niacin, Pantothensäure, Folsäure, Biotin, Vitaminmangel, Hypervitaminose

Tab. 8.1 Vitamine: Nomenklatur, Mangelkrankheiten, Herkunft und Quellen.

Vitamin	Mangelkrankheit	Herkunft	Gute Vitaminquellen
Vitamin A (Retinoide)	Nachtblindheit, Xerophthalmie	Pflanzen (Carotinoide)	Vorläufer in gelb-orangen Gemüsepflanzen und Karotten, Vitamin A in Leber, Lebertran
Vitamin D (Kalziferole)	Rachitis (Kinder), Osteomalazie (Erwachsene)	Plankton, durch UV-Licht* in Mensch und Tier	Fettfische, Pilze (getrocknet)
Vitamin E (Tocopherole)	unspezifische Symptomatik	Pflanzen	Gemüse, Samenöle, grünes Blattgemüse
Vitamin K (Phyllo- und Menachinone)	Blutgerinnungsstörung	Bakterien**, Pflanzen	grünblättriges Gemüse, Eigelb, Käse, Leber
Thiamin (Vitamin B_1)	Beriberi	Pflanzen, einige Hefen, Schimmel, Bakterien	Samen, Nüsse, Weizenkeime, Leguminosen, mageres Schweinefleisch
Riboflavin (Vitamin B_2)	Glossitis, Dermatitis, periphere Neuropathie	Pflanzen, Bakterien, Pilze	Milch, Innereien, Eier, Nüsse, Samen, Fisch, Pilze
Pyridoxin (Vitamin B_6)	Glossitis, Neuropathie	viele Bakterien**, Hefen, Pilze, Pflanzen	Hefe, Leber, Weizenkeime, Hafer, Nüsse, Bohnen, Avocados, Bananen
Cobalamin (Vitamin B_{12}))	perniziöse Anämie, funikuläre Myelose	Pilze, einige Bakterien** (keine Pflanzen)	Leber, Nieren, Eier, Käse

Tab. 8.1 Fortsetzung

Vitamin	Mangelkrankheit	Herkunft	Gute Vitaminquellen
Vitamin C (Ascorbinsäure)	Skorbut	Pflanzen, die meisten Tiere (außer bei Jungtieren), einige Bakterien	speziell Zitrusgewächse, Hagebutten, Kiwi, Preiselbeeren, Tomaten, Kohl, Paprika, Früchte und Gemüse im Allgemeinen
Niacin (Nicotinsäure)	Pellagra	Pflanzen, einige Bakterien, Pilze, Hefe*	Fleisch, Nüsse, Leguminosen, Fisch
Pantothensäure	Burning-Feet-Syndrom	Pflanzen, einige Bakterien**	Hefe, Getreide (weit verbreitet), Hering, Pilze, Eigelb, Leber
Folsäure	Anämie	Pflanzen, einige Bakterien**	Hefe, Leber, Spinat
Biotin	Eiweißschädigung	Bakterien, Hefen, Pilze	Hefe, Leber, Eigelb, Tomaten, Sojabohnen, Reis, Weizenkleie

** gewisse Produktion in menschlichen Geweben*
*** menschliche Darmbakterien*

8.1 Fettlösliche Vitamine

8.1.1 Vitamin A (Retinol) und Retinoide

Beschreibung und Funktionen

Definitionen

Vitamin A und seine Derivate werden nach der internationalen chemischen Nomenklatur (IUPAC) unter dem Begriff „Retinoide" zusammengefasst. Diese Begriffsdefinition führte zu erheblicher Verwirrung, da sie nicht terminologisch exakt zwischen natürlichen und synthetischen Vitamin-A-Derivaten unterscheidet.

Daher wird unter biologisch-medizinischem Aspekt folgende Trennung durchgeführt:

- Unter Vitamin A versteht man Verbindungen, die über alle Wirkungen des Vitamins verfügen (Retinol, Retinylester).
- Retinoide (Retinsäure und ihre synthetischen Derivate) hingegen sind all die Verbindungen, die nicht vollständig wie Vitamin A wirken. Sie haben keinen Einfluss auf Spermatogenese und Sehzyklus, da sie nicht zur Ausgangssubstanz Retinol verstoffwechselt werden können.

Wirkungsweise

Die Wirkung der Retinoide, also der Retinsäure als biologisch aktivem Derivat und ihrer Metaboliten, wird nach derzeitigem Kenntnisstand durch Interaktionen mit 2 Subfamilien nukleärer Retinsäurerezeptoren (RAR, RXR) erklärt. Der Retinoidrezeptor wirkt als Transkriptionsfaktor durch Bindung an spezifische DNA-Sequenzen, wobei die Transkription von der Anwesenheit der Retinsäure abhängt.

Sehvorgang

Bei der Wirkung des Vitamins im Sehzyklus spielen verschiedene spezifische Bindungsproteine beim Transport und der Wirkungsvermittlung des Vitamins eine Rolle. Retinol wird von der äußeren Kapillarseite aus aufgenommen, an zellulär Retinol-bindendes Protein (CRBP) fixiert und auf ein zellulär Retinal-bindendes Protein (CRALBP) übertragen, das bevorzugt die 11-cis-Form bindet.

11-cis-Retinol wird, wenn es an CRALBP gebunden ist, zu 11-cis-Retinal oxidiert und gelangt so in die Matrix des Interfotorezeptors. Nach Abgabe an das Interphotorezeptor-Retinol-bindende Protein (IRBP) wird es zu den Photorezeptoren transportiert und dort in den Scheibchen (discs) der Segmente an die Apoproteine (Opsin) gebunden: Es entsteht Rhodopsin.

Nach Lichteinfall wird 11-cis-Retinal zu all-trans-Retinal (atRA) isomerisiert und dadurch vom Rhodopsin abgelöst. Die durch die Isomerisierung und Ablösung initiierten Konformationsänderungen des Apoproteins führen über verschiedene Kaskaden zum Schließen eines Kationenkanals an der Oberflächenmembran des Photorezeptors. Dadurch kommt es zur Hyperpolarisation mit der Folge eines Nervenimpulses, der zur Sinneswahrnehmung führt.

Proliferation und Differenzierung

Vitamin A kann Wachstum und Differenzierung verschiedener Zellen durch seinen Angriff am Retinoidrezeptor, aber offensichtlich auch unabhängig davon beeinflussen.

Einfluss auf das Immunsystem

Nicht umsonst wird Vitamin A auch als antiinfektiöses Vitamin bezeichnet. Im Vitamin-A-Defizit treten häufiger Infektionen auf, besonders der Atemwege. Infektionskrankheiten, die eine Akut-Phase-Reaktion induzieren, führen gleichzeitig zu einer Abnahme des zirkulierenden Vitamin A. Dies erklärt die gesteigerte Sterblichkeit an Atemwegserkrankungen vor allem von Kindern in Entwicklungsländern, in denen der Vitamin-A-Mangel weit verbreitet ist. Hinzu kommt, dass bei Infekten Retinol-RBP über die Niere ausgeschieden wird.

Die aktiven Formen von Vitamin A, all-trans-Retinal und 9-cis-Retinal, spielen eine wichtige Rolle bei der Regulierung des angeborenen Immunsystems. Die Makrophagen und Neutrophile erkennen pathogene Mikroorganismen und aktivieren T-Killerzellen. All-trans-Retinal hat große Bedeutung bei der Kontrolle der Entzündungsreaktion, indem es die Differenzierung von Monozyten und die Bildung von Makrophagen beeinflusst.

All-trans-Retinal und 9-cis-Retinal regulieren als Liganden allein oder als Heterodimere die Differenzierung und Migration von T-Zellen zu den Entzündungsherden. Und die Differenzierung und Funktion der regulatorischen T-Zellen (T_{reg}), die für die Aufrechterhaltung der Immunantwort von besonderer Bedeutung sind. All-trans-Retinal kann auch die Reaktion von T-Killer- und T-Helferzellen modulieren und damit kontrollieren, um eine Überreaktion zu vermeiden.

B-Zellen produzieren die Antikörper, die für die Immunfunktion wichtig sind. All-trans-Retinal und 9-cis-Retinal haben eine regulierende Funktion. So wird die IgA-Synthese durch den direkten Einfluss von Vitamin A auf die B-Zellen reguliert. Ein sogenanntes Retinoid-induzierbares Gen (RIG-I) aktiviert intrazelluläre Systeme, die virale RNA erkennen und diese so durch das Immunsystem abfangen können, ein Vorgang, der bei COVID-19-Infektionen eine wichtige Rolle spielen könnte.

Resorption, Stoffwechsel und Verteilung im Körper

Am Beispiel des Vitamin-A-Metabolismus wird deutlich, welch vielfältigen Veränderungen die Substanz unterliegt und welche unterschiedlichen Derivate als wirksame Metaboliten vorliegen können (▸ Abb. 8.1).

Vitamin A wird entweder in Form seines Provitamins (meist Beta-Carotin) aus Pflanzen oder aber in Form seiner Fettsäureester aus tierischen Produkten aufgenommen. **Beta-Carotin** wird im Darm, aber auch in vielen anderen Geweben nach oxidativer Spaltung der zentralen Doppelbindung metabolisiert. Es entstehen 2 Moleküle Retinal, die auf dem Wege über **Retinsäure** oder **Retinol** weiter verstoffwechselt werden. Die Effektivität dieser Beta-Carotin-Spaltung ist allerdings nicht besonders hoch.

Die Vitamin-A-Ester werden durch eine Pankreaslipase (Cholesterylesterase) im Intestinallumen gespalten und als Retinol in die Mukosazellen des oberen Dünndarms aufgenommen. Die Resorption von Retinol wird mit etwa 75 % angenommen und hängt sehr stark von der Art und Menge gleichzeitig zugeführter Fette ab.

Retinylester machen etwa 50–80 % des gesamten Vitamin-A-Pools des Körpers aus. In den **Stellatumzellen** finden sich etwa 90 % der gesamten Leberkonzentration, während der Rest in den Hepatozyten gelagert wird. Man bezeichnet deshalb die Stellatumzellen als Langzeit- und die Hepatozyten als Kurzzeitspeicherzellen. Die Speicherkapazität der Stellatumzellen ist nahezu unbegrenzt. Selbst bei chronisch hoher Zufuhr können diese Zellen ein Vielfaches der üblichen Speichermenge aufnehmen.

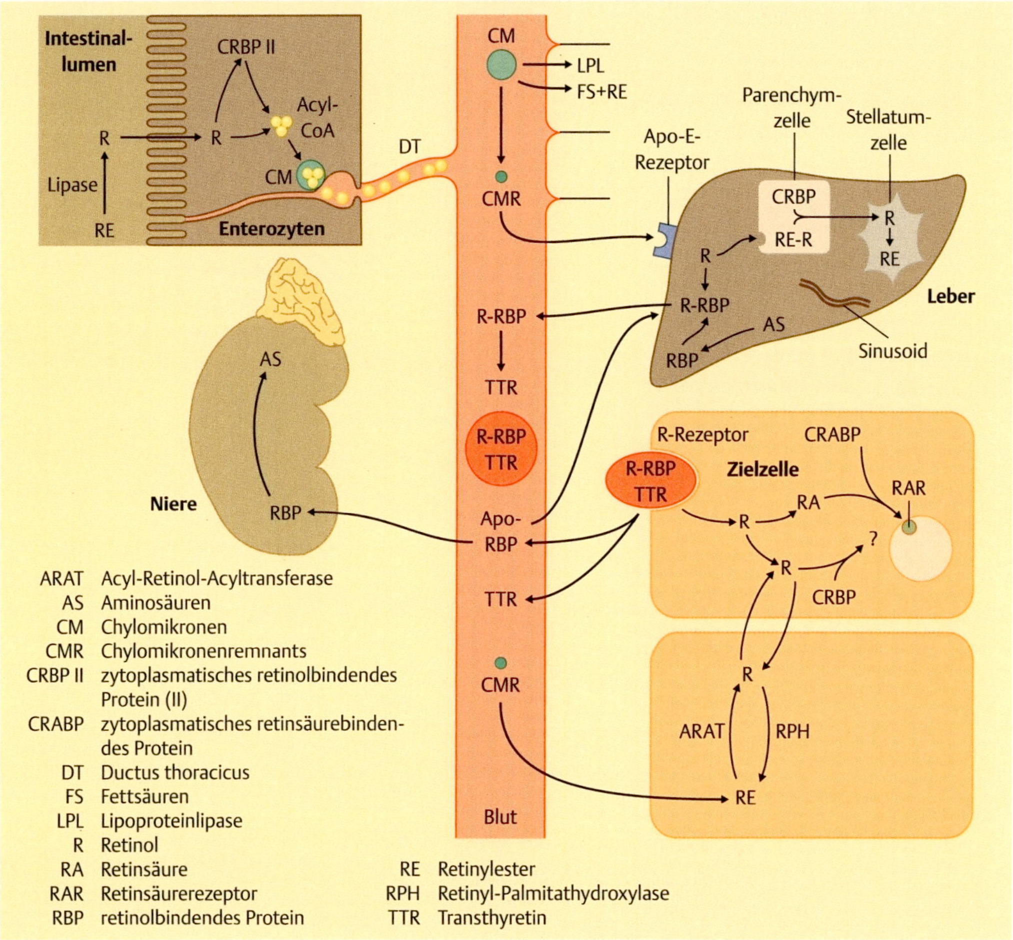

Abb. 8.1 Vitamin A: Resorption und Verteilung (Erläuterungen siehe Text).

Die **Abgabe** von Vitamin A aus der Leberzelle in die Blutbahn (wahrscheinlich durch die Konzentration an „freiem“ Apo-RBP im Blut geregelt) und der Transport zum Wirkort erfolgen nach Hydrolyse des Retinylesters durch eine spezifische Retinylesterhydrolase. Das entstehende, zunächst an CRBP gebundene Retinol wird an das intrazelluläre Apo-Retinol-bindende Protein (Apo-RBP) abgegeben, gebunden und als Holo-RBP ins Plasma sezerniert. Aufgrund seines geringen Molekulargewichts (21 000) würde der RBP-Retinol-Komplex sehr schnell über die Niere verlorengehen. Dies wird durch eine reversible, 1:1-molare Komplexbindung mit Transthyretin (TTR) verhindert.

Hat Vitamin A die **Zielzelle** erreicht, wird es rezeptorvermittelt (STRA6-Multitransmembranprotein) aufgenommen und intrazellulär durch ein entsprechendes Bindungsprotein (CRBP) gebunden, teilweise metabolisiert oder reverestert und in dieser Form gespeichert. Das nach Lösung des Retinols entstandene Apo-RBP wird von der Niere katabolisiert und trägt zur Regulierung des Retinol-Plasmaspiegels bei. Bei eingeschränkter Nierenfunktion kann das Apo-RBP nicht ausreichend katabolisiert werden. Es verbleibt im Blut und steigert die Ausschleusung des Retinols aus der Leber (solange Vitamin A vorhanden ist). Dies erklärt die hohen Blutwerte bei Nierenfunktionsstörungen.

I

Vorkommen, Bedarf und Empfehlung

Das Provitamin A (Beta-Carotin) kommt vorwiegend in Pflanzen vor. Bei gemischter Kost wird der wesentliche Anteil des Vitamin-A-Bedarfs durch Retinylester aus tierischen Produkten gedeckt, die auch begrenzte Mengen Beta-Carotin enthalten können. Der bedeutendste Vitamin-A-Lieferant ist die Leber, die in Abhängigkeit von der Tierspezies ausgeprägte Konzentrationsunterschiede an Retinylestern aufweisen kann (z. B. 10 000–100 000 IE/100 g in Rinder- und Schweineleber).

Für das präformierte Vitamin A gibt es nur wenige gute Quellen, das Gleiche gilt für Provitamin A. In ▶ Tab. 8.2 sind die in Deutschland verzehrten Lebensmittel mit ihren Vitamin-A- bzw. Provitamin-A-Gehalten angegeben.

Hinweis für die Praxis

Die Beta-Carotin-Gehalte der Lebensmittel, wie sie in ▶ Tab. 8.2 angegeben sind, können stark schwanken, sodass die hier aufgeführten Zahlen nur als Orientierungswerte gelten können. Kommt hinzu, dass die Bioverfügbarkeit, also die nach dem Verzehr tatsächlich aufgenommene Menge, je nach Zubereitungsform stark variiert. So wird z. B. aus der rohen Karotte so gut wie kein Beta-Carotin aufgenommen, da dieses in Kohlenhydratverbindungen eingehüllt ist, die der Mensch nicht verdauen kann. Erst im gekochten Zustand oder als Saft stellt die Karotte eine gute Provitamin-A-Quelle dar.

Tab. 8.2 Gehalt an präformiertem Vitamin A (Retinol), Provitamin A und Retinol-Äquivalenten in Lebensmitteln (Quelle: Bundeslebensmittelschlüssel Version 3.01, 2010).

Lebensmittel	Gehalt an präformiertem Vitamin A in µg Retinol/100 g	Gehalt an Provitamin A in µg/100 g	Retinol-Äquivalente in µg/100 g, Konversion 1:12
Lebensmittel reich an präformiertem Vitamin A			
Rinderleber (gegart)	19 064	0	19 064
Hühnereigelb	914	30	919
Butter	653	222	672
Margarine	500	648	554
Weichkäse, 70 % Fett i.Tr.	440	240	260
Sahne, 30 % Fett	322	138	334
Hartkäse, 45 % Fett i.Tr.	271	120	281
Lebensmittel reich an Provitamin A			
Karotte, roh	0	9822	818
Blattspinat, gegart	0	5310	409
Süßkartoffel, gekocht	0	4722	394
Grünkohl, gegart	0	4062	339
Feldsalat, roh	0	3900	325
Kresse, roh	0	2190	183
Paprika rot, roh	0	2124	177
Mango, roh	0	1164	97

Bei gemischter Kost ist die Versorgung mit Vitamin A beim gesunden Mitteleuropäer kein Problem, wenn man sowohl präformiertes Vitamin A als auch Provitamin A berücksichtigt. Dabei wird allerdings häufig übersehen, dass eine einfache Umrechnung von Provitamin A in Vitamin A (Retinol-Äquivalente) mit einem Faktor 6:1 (6 mg Beta-Carotin = 1 mg Retinol) nicht mehr den Tatsachen entspricht. Neuere Untersuchungen haben ergeben, dass ein Konversionsfaktor von 12:1 bis zu 36:1 realistischer ist.

Bei einseitiger, vor allem rein pflanzlicher Kost kann in Abhängigkeit von der Variabilität der zugeführten Nahrungsbestandteile (jahreszeitliche Verfügbarkeit, Aufbereitung und Lagerung) sowie in Abhängigkeit von der Art der pflanzlichen Nahrung (Anteil des Beta-Carotins) eine Unterschreitung des täglichen Bedarfs vorkommen und damit auch die Entwicklung eines Vitamin-A-Defizits begünstigt werden.

Hinweis für die Praxis

Der Vitamin-A-Bedarf ist im wachsenden Organismus und bei Regenerationsvorgängen oder chronischen Infekten gesteigert. Besonders bei Kindern mit rezidivierenden Infekten ist auf eine ausreichende Zufuhr zu achten.

Vitamin A in der Schwangerschaft – ein Risiko?

Während der Schwangerschaft und der Stillperiode ist der Bedarf an Vitamin A und Beta-Carotin erhöht, da die Plasmawerte des Neugeborenen immer unter denen der Mutter liegen und vor allem der Verbrauch an Vitamin A in der Schwangerschaft deutlich zunimmt. Eine Unterversorgung der Mutter resultiert also in einem deutlichen Defizit beim Neugeborenen.

Hinweis für die Praxis

Es ist aber zu berücksichtigen, dass gerade in der Schwangerschaft eine Vitamin-A-Supplementierung nicht unbeschränkt durchgeführt werden kann. Eine Menge von mehr als 3 mg sollte als Tagesdosis nicht über längere Zeit überschritten werden.

Der Stoffwechsel des Retinols zum aktiven Metaboliten Retinsäure ist auf verschiedenen Ebenen sehr streng kontrolliert. Die intrazelluläre Konzentration schwankt kaum und im Blut zirkulieren minimale Mengen an Retinsäure, vorwiegend an Albumin gebunden. Solange Retinol verestert oder an ein Protein gebunden ist, ist es biologisch inert. Selbst bei Verzehr großer Mengen an präformiertem Vitamin A (z. B. Leber in größeren Mengen) wird keine Zunahme der zellulären Retinsäure beobachtet. Vielmehr nimmt die Aktivität der die Retinsäure abbauenden Enzymkomplexe (Cyp 26) zu.

Wird jedoch Retinsäure, die in Lebensmitteln nicht vorkommt, als Medikament z. B. gegen Akne eingenommen, so kann dies, da sie ohne Proteinbindung in die Zelle gelangt, zu Nebenwirkungen und vor allem in der Frühschwangerschaft (1. Trimenon) zu Fehlbildungen führen. Eine teratogene Wirkung durch natürliches Vitamin A ist aufgrund des streng regulierten Stoffwechsels schwer vorstellbar. Es gibt jedoch eine Studie, die eine sehr hohe Zufuhr von natürlichem Vitamin A aus Lebensmitteln oder Supplementen, nicht jedoch von Provitamin A, mit einer erhöhten Fehlbildungsrate assoziiert. Frauen, die mehr als 15 000 IU Retinol (entsprechend 4,5 mg) aufnahmen, hatten 3,5-mal häufiger ein Kind mit einem kranialen Neuralleistendefekt als Frauen, die 5000 IU (entsprechend 1,5 mg) oder weniger aufnahmen. Besonders empfänglich für den teratogenen Effekt von Vitamin A scheinen die ersten 7 Wochen der Schwangerschaft zu sein. Die Aufnahme von Vitamin A unter 10 000 IE kann, so ein kürzlich veröffentlichter Review-Beitrag, als sicher angesehen werden [341].

In den späteren Entwicklungsmonaten des Kindes besteht bezüglich Vitamin A keine Einschränkung. So sollte die Schwangere z. B. darauf hingewiesen werden, dass durch Frucht- und Gemüsesäfte eine Verbesserung der Vitamin-A-Versorgung über das darin enthaltene Provitamin erreicht werden kann. Allerdings reicht dies oft nicht aus, da die Effizienz der Bildung von Vitamin A aus Provitamin A sehr unterschiedlich sein kann (zwischen 1:12 und 1:36). Eine besondere Situation ergibt sich bei Frauen, bei denen ein Polymorphismus des Beta-Carotin-spaltenden Enzyms (Beta-Carotene Oxygenase, BCO) vorliegt. Hier ist die Spaltung des Provitamin A zu Vitamin A mehr oder weniger stark (40–60 %) eingeschränkt und damit die Versorgung unsicher. Ein Hinweis können hohe

Beta-Carotin-Blutwerte (> 1,0 µmol/l, Normalwert 0,5–1,0 µmol/l) bei normaler Mischkost sein.

Hinweis für die Praxis

Da Leberproben Vitamin-A-Konzentrationen bis über 100 000 IE pro 100 g enthalten können, lautet die Empfehlung wie folgt:

- Frauen, bei denen Kinderwunsch besteht, sollten auf den Verzehr von Leber verzichten und stattdessen verstärkt Carotin-reiche Säfte oder Gemüse verzehren.
- Bei vollständigem Verzicht auf tierische Leber bzw. auf andere Vitamin-A-Träger (Fleisch, Wurst, Butter, Käse) ist eine Substituierung durch Vitamin-A- und Beta-Carotin-haltige Multivitaminpräparate nötig.
- Frauen, bei denen eine Konzeption nicht sicher ausgeschlossen ist, müssen auf den Verzehr von Leber nicht verzichten, sollten jedoch die Portionsgrößen klein halten und dabei lieber 2-mal pro Woche eine kleine Portion von 50–75 g verzehren als 1-malig eine große Portion.
- Bei bestehender Schwangerschaft ist gegen einen Verzehr von Leber bezüglich der darin enthaltenen Vitamin-A-Konzentration im 2. und 3. Trimenon nichts einzuwenden. Das Bundesamt für Risikobewertung (BfR) kommt zu dem Ergebnis, dass Schwangere den erhöhten Vitamin-A-Bedarf wahrscheinlich nur durch den Verzehr von Leber sichern können. Da Rinderleber kaum noch Schadstoffe enthält, stellt sie auch für Schwangere zur Sicherung der Vitamin-A-, Folsäure- und Eisenversorgung ein sicheres Lebensmittel dar.

Nachweismethoden und Statusbestimmung

Die Bestimmung von Retinol im Serum ergibt keine verwertbaren Aussagen über den Vitamin-A-Status, da der Plasmaspiegel homöostatisch reguliert wird und kaum statusabhängige Schwankungen aufweist (▶ Abb. 8.2). Eine Aussage über die verfügbaren Reserven ist also kaum möglich. Bei plötzlicher Bedarfssteigerung kommt es oft zunächst zu einem Absinken des Retinol-Plasmaspiegels, da eine Anpassung aus der Leber nicht rasch

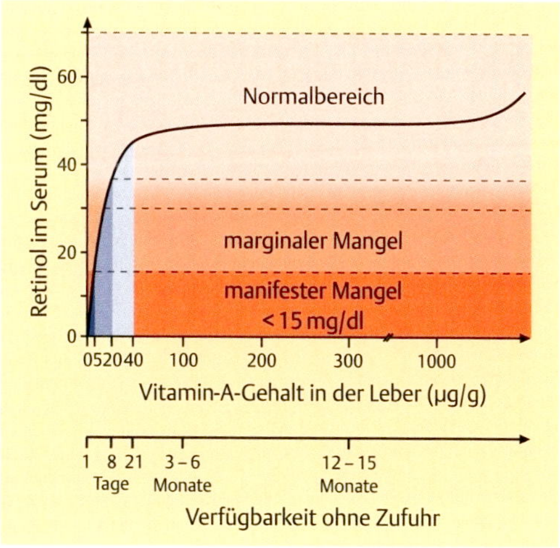

Abb. 8.2 Retinol-Homöostase. Plasma-Retinol in Abhängigkeit von den Vitamin-A-Leberspeichern.

genug erfolgen kann. Solche vorübergehenden Veränderungen des Retinolspiegels kann man vor allem bei rezidivierenden Infekten oder bei Infektionskrankheiten wie Masern sehen. Liegt bereits ein marginales Vitamin-A-Defizit vor, so kann es durch solche Infekte zu einem kritischen und raschen Absinken des Retinolspiegels sowie zur vollständigen Depletierung der Speicher kommen. Dies hat zur Folge, dass bei den Betroffenen ohne vorherige klinische Zeichen eines Vitamin-A-Mangels die Sterblichkeit, insbesondere durch respiratorische Erkrankungen, stark zunimmt.

Mangel

Die Definition des Vitamin-A-Mangels basiert auf Plasmawerten. Dabei wird nach WHO davon ausgegangen, dass bei Werten unter 10 µg/dl ein ausgeprägter und bei Werten von 10–20 µg/dl ein beginnender Vitamin-A-Mangel vorliegt. Die Interpretation dieser Werte ist wegen der Homöostase des Retinols jedoch umstritten.

Die typischen Veränderungen durch Vitamin-A-Mangel, die je nach Schwere des Mangels auftreten, sind in ▶ Tab. 8.3 zusammengefasst. Im Vordergrund steht die **Dunkeladaptionsstörung**, die durch die sich entwickelnde Xerophthalmie mit ihren unterschiedlichen Stadien den Hinweis auf ein deutliches Vitamin-A-Defizit gibt. Bereits vorher sind zwar die unterschiedlichsten Veränderun-

Tab. 8.3 Typische Veränderungen durch Vitamin-A-Mangel.

Organ	Symptome
Augen	• Störung der Dunkeladaptation bis zur Hemeralopie • konjunktivale Xerose • Bitot-Flecken • korneale Xerose, Keratomalazie, Erblindung
Ohr	• Hörstörungen (?) • erhöhte Vulnerabilität
Nase	• herabgesetzte Geruchsempfindlichkeit
Haut und Schleimhäute	• Eintrocknen der Schleimhäute bis zur Verhornung • Atrophie von Speicheldrüsen und Kehlkopf (dadurch gehäuft Gingivitis und Stomatitis) • Bronchitis, Pneumonie (führen zu weiterer Abnahme der Vitamin-A-Speicher) • Atrophie des Darmepithels (Resorptionsstörungen)
Blut	• hypochrome Anämie
Knochen und Zähne	• Dentinationsstörungen • Wachstumsstörungen (besonders der langen Röhrenknochen)
Zentralnervensystem	• Erhöhung des intrakraniellen Druckes • Hydrozephalus bei Neugeborenen
Keimdrüsen	• Störungen der Spermatogenese
Fortpflanzung	• Teratogenität: Fehlbildungen, vor allem im Bereich des Hörorgans, unterschiedlicher Ausprägung • multiple Fehlbildungen des Gastrointestinal- und Urogenitaltrakts

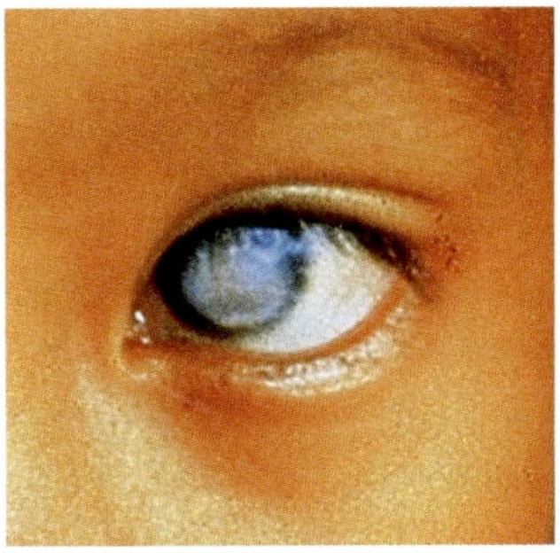

Abb. 8.3 Vitamin-A-Mangel: Typische Symptome sind Bitot-Flecken und Xerophthalmie, die Hornhaut erscheint matt und ausgetrocknet.

gen an Sinnesorganen und Schleimhäuten oder in Form von Wachstumsstörungen präsent, sie geben jedoch meist wegen der unspezifischen Symptomatik keinen direkten Hinweis auf das sich entwickelnde Vitamin-A-Defizit.

In Ländern mit geringem Einkommen (Sub-Sahara-Afrika, Asien) gehört der Vitamin-A-Mangel zu den häufigsten Mangelerkrankungen und ist an seiner klinischen Symptomatik – Bitot-Flecken und Xerophthalmie – klar erkennbar (▶ Abb. 8.3). Weltweit sind 200 Millionen Menschen, vorwiegend Kinder und Frauen, betroffen. Eine rechtzeitig einsetzende Supplementierung von Vitamin A kann die drohende Erblindung und die erhöhte Sterblichkeit drastisch verringern.

Kleinkinder und Neugeborene

Gesunde Kleinkinder und Neugeborene verfügen über geringe Leberspeicher, die sich in Zeiten verstärkten Wachstums in den ersten 3 Lebensmonaten quantitativ kaum verändern. Frühgeborene und Normalgeborene haben zwar bei ihrer Geburt annähernd gleiche Vitamin-A-Reserven, jedoch zeigt sich bei Frühgeborenen in den ersten beiden Lebensmonaten eine Erniedrigung der Leberspeicher. In Abhängigkeit von der Ausgangssituation schwanken die Zeiten, in denen eine Depletierung der Leber bei Kleinkindern zu erwarten ist, zwischen 28 und 214 Tagen. Dabei wurden RDA-Werte von 200 µg bzw. 400 µg pro Tag zugrunde gelegt

(RDA = Recommended Dietary Allowances; amerikanische Nährstoffzufuhrempfehlungen). Die häufig geäußerte Annahme, dass die Leberspeicher auch bei länger dauernder geringer Vitamin-A-Versorgung für den zellulären Bedarf gerade bei Kindern ausreichend seien, kann nicht in jedem Fall gehalten werden. Vielmehr ist davon auszugehen, dass bei mangelhaften Leberspeichern mit kurzen Halbwertszeiten zu rechnen ist und die empfohlene tägliche Zufuhr an Vitamin A nur ausreicht, wenn sie in den ersten Lebensjahren des Kindes dauerhaft gewährleistet ist.

Erniedrigte Serumwerte

Bei verschiedenen Erkrankungen, die entweder die Resorption des Vitamins beeinflussen oder aber mit einem erhöhten Verbrauch einhergehen, wird sich besonders bei geringen Leberspeichern (Kleinkinder, konsumierende Erkrankungen, chronischer Alkoholkonsum) ein marginaler Mangel entwickeln können. Bei Maldigestions- und Malabsorptionssyndromen, bei Morbus Crohn und parasitären Darmerkrankungen sind infolge einer eingeschränkten Vitamin-A-Resorption erniedrigte Retinol- und RBP-Serumwerte beschrieben.

Besonders infolge von Maserninfektionen, aber auch bei Windpocken, treten erniedrigte Retinol- und RBP-Serumwerte auf. Ursache ist einerseits ein erhöhter Umsatz und damit Bedarf, andererseits der Verlust des RBP über die Niere. Ob es sich hierbei um eine gestörte Resorption, einen erhöhten Bedarf oder um Veränderungen der Retinol-Serumhomöostase handelt, ist nicht sicher.

Bei Patienten mit Lebererkrankungen sind die Plasma-Vitamin-A- und RBP-Spiegel häufig erniedrigt und daher gelegentlich mit den klinischen Symptomen eines Vitamin-A-Mangels assoziiert (Nachtblindheit). Es wird vermutet, dass der niedrigere Serumspiegel durch eine geringere Synthese und/oder eine gestörte Ausschleusung von RBP bedingt ist.

Hinweis für die Praxis

Bei Patienten mit chronischer Niereninsuffizienz findet man häufig sehr hohe Blutwerte, sodass immer wieder darauf hingewiesen wird, dass bei diesen Patienten die Vitamin-A-Zufuhr eingeschränkt werden sollte. Dies ist jedoch nur bedingt richtig, da die Blutwerte von Vitamin A nur so lange erhöht bleiben können, wie ausreichende Speichervorkommen in der Leber vorhanden sind. Diese Speicher sind im Fall einer Niereninsuffizienz rascher geleert.

Überdosierung

Akute Vitamin-A-Intoxikation

Akute Intoxikationen wurden hauptsächlich im Zusammenhang mit dem Verzehr von Fisch- oder Seehundleber oder als iatrogen verursacht (Psoriasisbehandlung) beschrieben. Neben hohen Vitamin-A-Konzentrationen finden sich in Fisch- und Seehund- bzw. Polarbärenleber allerdings auch hohe Vitamin-D-Konzentrationen.

Kopfschmerzen, Schwindel, Benommenheit und Erbrechen sind die hervorstechenden Symptome einer Vitamin-A-Intoxikation, wie sie nach Zufuhr von mehr als 1 Mio. IE auftreten kann. Bei exzessiver Zufuhr von 3,5 Mio. IE täglich über 21 Tage traten zusätzlich noch eine komplette Alopezie, Hepatosplenomegalie, eine toxische Hepatitis, Hyperkalzämie und weitere Allgemeinsymptome auf. Nach Unterbrechung der Zufuhr kam es zu einer Rückbildung der Symptome innerhalb von 5–30 Tagen. Bei Kindern tritt eine toxische Wirkung bei geringeren Dosen auf. Dabei werden Veränderungen wie Kopfschmerzen, Vorwölbung der Fontanellen, Benommenheit, Appetitverlust und Schwindel beschrieben. Die akut toxischen Dosen liegen zwischen 300 000 IE und 900 000 IE Vitamin A.

Chronische Hypervitaminose A

Sie wird meist durch Supplementierung verursacht. Bei Kindern kommt es zu Appetitverlust, Austrocknung der Haut, Haarausfall, Mundwinkelrhagaden, Knochenschmerzen, Hyperostosen, Hepatomegalien, Hirndrucksymptomatik und

Tab. 8.4 Richtwerte für die akute Vitamin-A-Intoxikation und die chronische Hypervitaminose A.

	Kinder	Erwachsene
akute Intoxikation	75 000–300 000 IE/d	2–5 Mio. IE/d
chronische Hypervitaminose A	18 000–60 000 IE/d	100 000 IE

Wachstumsverzögerung. Bei Erwachsenen sind die Symptome meist nicht so ausgeprägt, und es treten darüber hinaus typische Störungen auf wie z. B. Zwischenblutungen bei Frauen.

Als Richtwerte für die Entwicklung einer Hypervitaminose A gelten die in ▶ Tab. 8.4 angegebenen Werte. Bei Erwachsenen ist die Spannweite breiter anzusetzen: Selbst bei Zufuhr von bis zu 200 000 IE/m² (als Retinol) über bis zu 12 Tage war in nur einem Fall eine toxische Nebenwirkung nach einer täglichen Applikation von 150 000 IE/m² täglich über 4 Monate zu beobachten. Die Retinol-Plasmakonzentration ist bei einer solchen langfristigen und hoch dosierten Retinolzufuhr kaum erhöht, jedoch tritt eine deutliche Zunahme der Retinylester-Plasmaspiegel bis zu 100 mg/ml auf (normal 10–50 mg). Wegen der langen Plasma-Halbwertszeiten der Retinylester stellen diese einen guten Indikator für eine akute und chronische Vitamin-A-Überdosierung dar.

8.1.2 Beta-Carotin

Beschreibung und Funktionen

Beta-Carotin gehört zur großen Gruppe der mehr als 500 Carotinoide, von denen etwa 50 Provitamin-A-Aktivität besitzen. Für den Menschen von Bedeutung sind weitere Carotinoide mit fehlender oder sehr geringer Provitamin-A-Aktivität wie Lutein, Zeaxanthin, Lycopin, Beta-Crypthoxanthin und andere. Die Wirkung als Provitamin A hängt quantitativ von der Konversionsrate zu Vitamin A ab und entspricht qualitativ dessen Wirkung.

Antioxidative Eigenschaften

Nicht gespaltenes Beta-Carotin entfaltet auch eigene Wirkungen: Carotinoide können rasch oxidiert werden und so die Oxidation anderer Substanzen verhindern; dadurch sind sie in der Lage, Gewebe von Pflanzen und Tieren vor der zellzerstörenden Wirkung von oxidativen Prozessen durch Sauerstoffradikale zu schützen.

Absorption, Stoffwechsel und Verteilung im Körper

Beta-Carotin wird als fettlösliche Substanz im oberen Dünndarm weitestgehend passiv absorbiert. Die Aufnahme aus pflanzlichen Nahrungsbestandteilen unterliegt starken individuellen Schwankungen (zwischen 30 % und 60 %) und wird durch Fett verbessert.

In der Intestinalzelle wird Beta-Carotin gespalten, wobei 2 wesentliche **Konversionsschritte** ablaufen: die Spaltung an der zentralen Doppelbindung oder aber die Spaltung einer oder mehrerer exzentrischer Doppelbindungen. Man geht heute von Konversionsraten von 1:12 bis 1:24 aus. Eine Besonderheit ergibt sich dadurch, dass ein Polymorphismus der BCO nachgewiesen wurde (Häufigkeit bei weißen Kaukasiern vermutet bis 40 %). Träger dieses Polymorphismus können Beta-Carotin schlecht zu Vitamin A spalten (40–60 % weniger) und sind bezüglich ihrer Vitamin-A-Zufuhr daher vorwiegend auf tierische Produkte angewiesen.

Die **Speicherung** erfolgt vorwiegend im subkutanen und viszeralen Fettgewebe, aber auch in der Leber sowie in verschiedenen Hirnregionen (z. B. Bulbus olfactorius). Es wird vermutet, dass die Gesamtkörperfettmasse einen Einfluss auf die Freisetzung von Beta-Carotin und damit auf die Plasmakonzentration und Verfügbarkeit für die Zielgewebe hat. Allerdings scheint keine direkte Abhängigkeit zwischen Gewebe- und Plasmawerten zu bestehen.

Vorkommen, Bedarf und Empfehlung

Beta-Carotin kommt in den meisten Pflanzen vor, die unter dem Einfluss von UV-Licht wachsen und Chlorophyll enthalten. Die Beta-Carotin-Zufuhr mit der Nahrung ist nur sehr schwer abzuschätzen; sie ist vor allem regionalen und saisonalen Schwankungen unterworfen. Früchte enthalten durchschnittlich 2–10 mg/kg und Gemüse 20–60 mg/kg Beta-Carotin (► Tab. 8.5). Geht man von einem Pro-Kopf-Verbrauch der Bundesbürger von 75 kg Gemüse und 85 kg Obst im Jahr aus, errechnet sich eine tägliche Zufuhr von etwa 1 mg durch Gemüse und maximal 0,5 mg durch Obst, ohne Berücksichtigung von Zubereitungsverlusten.

Hinweis für die Praxis

Orientiert man sich an den epidemiologischen Studien, die neben den Plasmawerten auch eine Ernährungserhebung mit einschließen, lässt sich auf der Grundlage der höchsten Zufuhr an Carotinoid-reichem Gemüse, die mit der geringsten Krebsmorbidität verbunden ist, eine tägliche präventive Dosierung von 2–4 mg Beta-Carotin errechnen. Diese Werte werden jedoch in Deutschland nur von etwa 10 % der Bevölkerung erreicht. Raucher, Schwangere und Personen mit chronischen Infekten sollten auf eine Optimierung der Beta-Carotin-Zufuhr achten.

Nachweismethoden

Der Beta-Carotin-Plasmaspiegel lässt sich mittels Hochdruckflüssigkeitschromatografie (high performance liquid chromatography, HPLC) mit hinreichender Genauigkeit bestimmen. Der mittlere Plasmaspiegel in Deutschland liegt bei 0,3–0,6 µmol/l, unterliegt saisonalen Schwankungen und zeigt, im Gegensatz zu anderen Vitaminen, die Versorgungslage des Organismus relativ gut an. Bei täglicher Aufnahme von 2–5 mg Beta-Carotin werden Plasmaspiegel um 0,5 µmol/l erreicht. Sinkt die Aufnahme langfristig unter 0,5 mg/d, so kommt es zu Absenkung der Plasmaspiegel auf Werte zwischen 0,2 µmol/l und 0,3 µmol/l. Obgleich ein Beta-Carotin-Mangel nicht definiert ist, kann man davon ausgehen, dass Plasmawerte unter 0,3 µmol/l als Beta-Carotin-Defizit zu interpretieren sind. Verschiedene Untersuchungen haben gezeigt, dass sich gerade die präventiven Wirkungen von Beta-Carotin am besten bei Plasmaspiegeln um und über 0,5 µmol/l finden.

Tab. 8.5 Beta-Carotin-Gehalt ausgewählter Lebensmittel.

Lebensmittel	Beta-Carotin-Gehalt (mg/kg)
Früchte	
Aprikosen, getrocknet	36,0
Melonen	20,0
Aprikosen, frisch	15,0
Kirschen	15,0
Fruchtsaft (im Durchschnitt)	5,0
Pflaumen, Bananen	2,0
Oliven, grün	1,5
Avocado	1,0
Rhabarber, Ananas	0,6
Orangen	0,5
Gemüse	
Karotten	70,0
Spinat, gekocht	60,0
Rote Beete, gekocht	50,0
Grünkohl, gekocht	50,0
Brokkoli, gekocht	25,0
Endiviensalat	20,0
Tomatensaft	7,0
Tomaten	5,0
Grüne Bohnen	3,0

Mangel

Ein klinisch symptomatischer Beta-Carotin-Mangel ist bisher nicht beschrieben. Dies bedeutet jedoch keinesfalls, dass es einen solchen Mangel bzw. eine unzureichende Versorgung nicht gibt. Allerdings kann eine unzureichende Zufuhr an Beta-Carotin ungünstige Folgen für die Vitamin-A-Versorgung haben, wenn Beta-Carotin die primäre Vitamin-A-Quelle ist. In einer Studie wurde eindrucksvoll gezeigt, dass Männer mit hoher Zufuhr an Carotinoiden (15 mg/d) gegenüber solchen mit einer niedrigen Zufuhr (< 6 mg/d) ein deutlich niedrigeres Risiko für metabolisches Syndrom hatten. Ob diese inverse Beziehung zwischen Carotinoid-Aufnahme (besonders Beta-Carotin und Lycopin) und metabolischem Syndrom eine Mangelerscheinung darstellt oder Ergebnis eines ungesünderen Lebensstils ist, bedarf der Klärung.

Überdosierung

Bereits 1907 beobachtete von Noorden eine Gelbfärbung der Haut bei Menschen mit Diabetes, die er als Folge der Krankheit interpretierte, die jedoch eher auf die typische Diabetesdiät dieser Zeit (große Mengen an grünem Gemüse) und die dadurch bedingte Carotinoid-Anreicherung in der Haut zurückzuführen ist. Die **Carotenodermie** (Aurantiasis), die Gelbfärbung der Haut, macht sich zunächst im Bereich der Nasolabialfalten, der Palmarseite der Hände und an den Fußsohlen bemerkbar („Karotten-Baby"). Risiken einer Überdosierung bestehen nicht, da die Aktivität des spaltenden Enzyms mit steigender Zufuhr an Beta-Carotin heruntergeregelt wird.

8.1.3 Vitamin D (Kalziferol)

Beschreibung und Funktionen

Zur Vitamin-D-Familie gehört eine Reihe von Verbindungen, die alle antirachitische Aktivität haben. Vitamin D_3 (Cholekalziferol) und Vitamin D_2 (Ergokalziferol) sind die beiden wichtigsten. Sie besitzen wie alle Steroide das typische Ringsystem von Cholesterol.

Synthese in der Haut

Unter dem Einfluss von UV-Licht erfolgt in der Haut eine Photoisomerisierung, bei der sich ein Ring des Provitamins 7-Dehydrocholesterol öffnet (▶ Abb. 8.4). Eine anschließende Thermoisomerisierung lässt ein Secosteroid mit 3 konjugierten Doppelbindungen entstehen. 1,25-Dihydroxycholekalziferol (1,25$(OH)_2D_3$ oder Vitamin D_3) wirkt wie ein Steroidhormon. Am Zielorgan wird es an ein intrazelluläres Rezeptorprotein gebunden und in den Zellkern transportiert. Dort assoziiert der Vitamin-Rezeptor-Komplex an die DNA und verändert die Transkription verschiedener hormonsensitiver Gene, was schließlich zu Veränderungen in der Proteinsynthese mit entsprechenden biologischen Wirkungen führt.

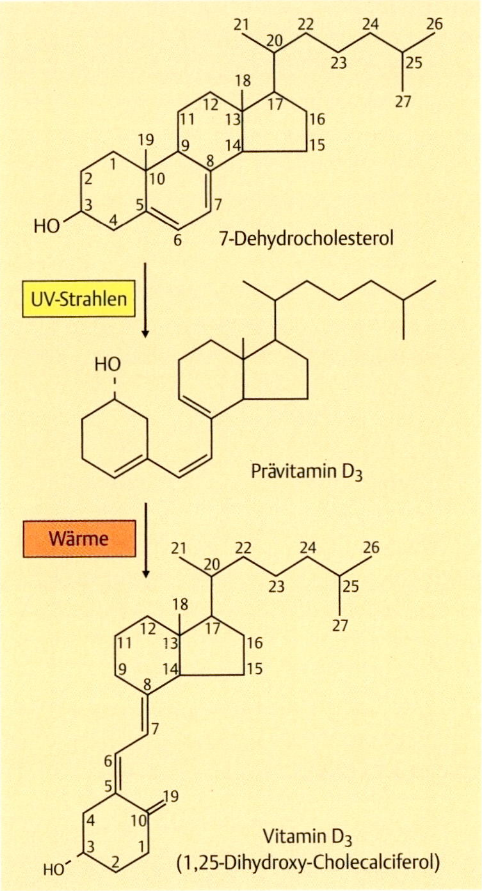

Abb. 8.4 Bildung von Vitamin D_3 in der Haut unter dem Einfluss von UV-Licht.

Kalziumhomöostase

In Beziehung zur Kalziumhomöostase hat Vitamin D_3 vier klassische Zielorgane: Darm, Knochen, Niere und Nebenschilddrüse. Außerdem sind an der Regulation des Kalzium- und Phosphathaushalts 2 weitere endokrine Systeme beteiligt: Parathormon und Kalzitonin.

Neben dem Darm ist das zweite wichtige Zielorgan für das Steroidhormon der **Knochen**. Das Knochengewebe ist unter normalen Bedingungen einem dauernden Abbau durch Osteoklasten und einem Aufbau durch Osteoblasten ausgesetzt. Dabei spielt 1,25$(OH)_2D_3$ sowohl bei der Absorption als auch bei der Mineralisation eine wichtige Rolle. Die Erhöhung der Knochenabsorption unter Vitamineinfluss beruht einerseits auf einer verstärkten Bildung von Osteoklasten aus hämatopoetischen

Zellen, andererseits auf der Anregung von Osteoblasten zur Ausschüttung eines Absorptionsfaktors, der die Osteoklastenaktivität stimuliert.

Die Beziehung zwischen $1{,}25(OH)_2D_3$ und dem Zielorgan **Nebenschilddrüse** ist wechselseitig: Parathormon stimuliert die D_3-Synthese in der Niere; der erhöhte Vitaminplasmaspiegel senkt im Gegenzug die Ausschüttung von Parathormon in der mit D_3-Rezeptoren ausgestatteten Nebenschilddrüse. Der wohl wichtigste Effekt des Vitamins im Zielorgan **Niere** ist die Hemmung der Hydroxylierung von $25(OH)D_3$ in der 1α-Position und die gleichzeitige Stimulierung der Hydroxylierung in der 24-Position. Daneben beeinflusst $1{,}25(OH)_2D_3$ möglicherweise die renale Rückabsorption bzw. die Exkretion von Kalzium und Phosphat.

Neben den klassischen Zielorganen hat man in den letzten 10 Jahren eine **Vielzahl von Geweben** und Zellen gefunden, die Rezeptoren für $1{,}25(OH)_2D_3$ besitzen. Im Pankreas beeinflusst es die Insulinausschüttung, in bestimmten Gehirnabschnitten erhöht es die Aktivität der Cholinacetyltransferase, im Muskel hat es einen direkten Effekt auf den Kalziumtransport, und in der Haut scheint es einen Einfluss auf Zellwachstum und -differenzierung zu besitzen. Weiter existieren Rezeptoren in Hämatopoesezellen, in Zellen des Immunsystems und in verschiedensten Tumorzellen, in denen $1{,}25(OH)_2D_3$ meist eine hemmende Wirkung auf die Zellproliferation ausübt.

Stoffwechsel und Verteilung im Körper

Das in der Haut unter dem Einfluss von UV-Licht synthetisierte oder mit der Nahrung aufgenommene Vitamin D wird – gebunden an ein Vitamin-D-bindendes Protein – über das Blut in die Leber transportiert (▶ Abb. 8.5). Dort wird es vorwiegend in den Mitochondrien, zum Teil aber auch in den Mikrosomen, von einer mischfunktionellen Monooxygenase am C25 zu $25(OH)D_3$ hydroxyliert. Diese enzymatische Reaktion ist wohl keiner nennenswerten Regulation unterworfen, da der $25(OH)D_3$-Spiegel im Blut meist ziemlich genau die Vitamin-D-Versorgung widerspiegelt. Das so gebildete $25(OH)D_3$ wird nun, wieder gebunden an das Vitamin-D-bindende Protein, in die Niere transportiert und in den Mitochondrien des proximalen Tubulus in der α-Stellung des C1 durch eine mischfunktionelle Monooxygenase zu $1{,}25(OH)_2D_3$ hydroxyliert. In den gleichen Zellen liegt ein weiteres Enzym vor, das eine Hydroxylierung am C24 katalysieren kann. Dabei entsteht 24R,25-Dihydroxycholekalziferol ($24R{,}25(OH)_2$-D_3), welches ebenso wie $1{,}25(OH)_2D_3$ zu 1,24R,25-Trihydroxycholekalziferol ($1{,}24R{,}25(OH)_3D_3$) weiter verstoffwechselt werden kann.

Die Bildung des Steroidhormons $1{,}25(OH)_2D_3$ in der Niere unterliegt einer fein abgestimmten Regulation (▶ Abb. 8.6). Die wichtigsten Faktoren, die seine enzymatische Bildung direkt beeinflussen, sind Parathormon (PTH) und ein niedriger Phosphatspiegel: Sie aktivieren die Hydroxylase. Das Produkt $1{,}25(OH)_2D_3$ wirkt hemmend. Indirekt, meist über das Parathormon, beeinflussen unter anderem Kalzium, Östrogen, Glukokortikoide, Kalzitonin, Wachstumshormone und Prolaktin die D_3-Bildung. All diese Regulationsschritte dienen dazu, gerade so viel des Vitamins zu synthetisieren, dass der Körper in der momentanen Situation seinen Kalzium- und Phosphatbedarf decken kann. Die Regulation der Bildung von $24{,}25(OH)_2D_3$ erfolgt

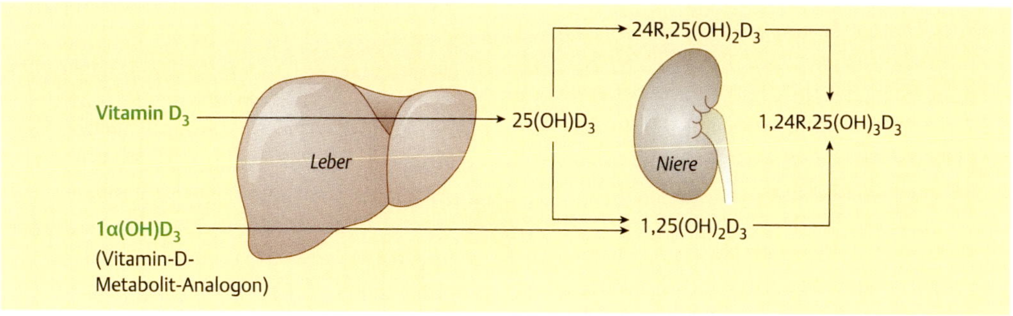

Abb. 8.5 Metabolisierung von Vitamin D_3.

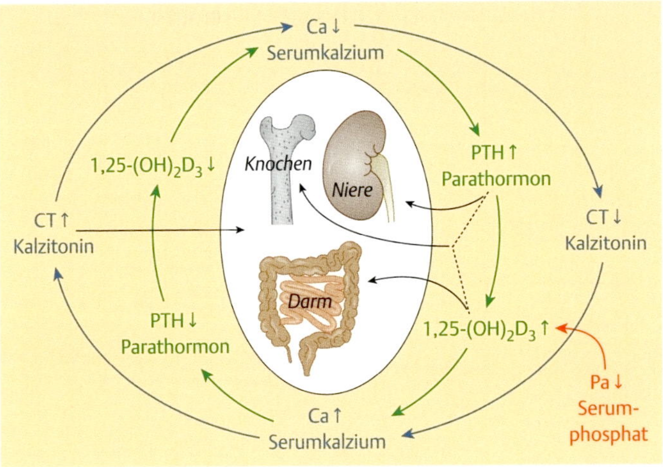

Abb. 8.6 Regulation der Kalziumhomöostase [340].

übrigens durch die gleichen Faktoren, jedoch in gerade umgekehrter Richtung, d. h., $1{,}25(OH)_2D_3$ und Phosphat aktivieren und Parathormon hemmt die Reaktion.

Vorkommen, Bedarf und Empfehlung

Das Vorkommen von Vitamin D in Lebensmitteln ist sehr begrenzt. Kuh- und Muttermilch enthalten weniger als 5 IE/100 ml.

Die wichtigste Vitamin-D-Quelle in der Ernährung ist fetter Fisch. So decken z. B. 20 g Hering bereits die bisherige Tagesempfehlung von 5 µg. Fischleber (Lebertran) enthält sehr hohe Mengen an Vitamin D, aber auch an Vitamin A. In handelsüblichen Präparaten finden sich 1–5 µg/ml Vitamin D und 200–500 µg/ml Vitamin A. Bei unkritischer Einnahme (mehr als ein Teelöffel pro Tag entsprechend 5 ml) besteht hier durchaus das Risiko einer Überdosierung.

In Pflanzen finden sich meist nur Spuren von Vitamin D_2 bzw. seiner Vorstufe, dem Ergosterol (Provitamin D_2). Wichtigste pflanzliche Quelle sind Pilze, wobei eine Trocknung der Pilze unter Sonnenlicht (UV-B) zu einer starken Zunahme (bis zum 100-Fachen) der Vitamin-D_2-Menge führt.

Bei der Angabe des Bedarfs ist zu bedenken, dass Mensch und Tier unter dem Einfluss von Sonnenlicht in der Haut Vitamin D_3 aus der Vorstufe 7-Dehydrocholesterol synthetisieren können. Diese Eigensynthese ist abhängig von der Aufenthaltsdauer im Freien sowie von der Sonneneinstrahlung und damit vom Breitengrad; sie deckt den Großteil des Bedarfs. In Sommermonaten können bei ausreichender Bestrahlung der Haut in nördlichen Breitengraden etwa 15 µg/d gebildet werden, im Winter sinkt diese Rate auf 2–3 µg/d ab.

Hinweis für die Praxis

Bei stärker pigmentierter Haut und bei Bewohnern von Regionen mit geringer Sonnenscheindauer muss Vitamin D zur Verhütung von Rachitis und Osteomalazie verabreicht werden. Die Deutsche Gesellschaft für Ernährung empfiehlt für Säuglinge 10 µg und für Kinder, Jugendliche und Erwachsene 20 µg Vitamin D pro Tag bei fehlender Synthese in der Haut. Schwangere und stillende Frauen sowie Menschen über 65 Jahre sollten 20 µg pro Tag zuführen (siehe auch Anhang, ▶ Tab. 71.3).

Nachweismethoden und Statusbestimmung

Die Ermittlung des Vitamin-D-Status kann durch Bestimmung des zirkulierenden $25(OH)D_3$ erfolgen. Dabei hat man sich auf die in ▶ Tab. 8.6 aufgeführten Serumwerte für die Beschreibung unterschiedlicher Mangelzustände geeinigt. In den USA erreichen gerade einmal 20 % der Bevölkerung einen Blutwert über 30 ng/ml. Das im Blut zirkulie-

Tab. 8.6 Beurteilung des Vitamin-D-Status anhand des $25(OH)D_3$-Serumspiegels.

25-Hydroxyvitamin D	Status
> 75 nmol/l (> 30 ng/ml)	ausreichend
50 nmol/l (20 ng/ml)	wahrscheinlich ausreichend
30–50 nmol/l (12–20 ng/ml)	unzureichend
12–30 nmol/l (5–12 ng/ml)	Mangel
< 12 nmol/l (< 5 ng/ml)	schwerer Mangel (Rachitis, Osteomalazie)

rende Vitamin D ist zu 90 % an das Vitamin-D-bindende Protein (DBP) und zu 9 % an Albumin gebunden. 1 % liegt im Blut als freies Vitamin D vor.

Während die Bindung an DBP eine hohe Affinität aufweist, ist die an Albumin eher gering. Die an Albumin gebundene Fraktion sowie das freie Vitamin D werden daher auch als die bioverfügbare Fraktion bezeichnet. Welche besondere Bedeutung das freie Vitamin D hat, ist noch unklar. DBP erleichtert die Aufnahme von 25(OH)D in die Niere, während das freie 25(OH)D durch die extrarenalen Gewebe mittels passiver Diffusion aufgenommen wird. Für die Annahme, dass das freie Vitamin D (wie auch die freien Formen bei anderen Steroidhormonen) die eigentlich aktive Form ist, sprechen Untersuchungen an hellhäutigen und Afroamerikanern, die zeigen, dass sich die 25(OH) D-Werte, nicht aber die des freien Vitamin D unterscheiden.

Mangel

Der Vitamin-D-Mangel in unterschiedlicher Ausprägung ist ein weltweites Problem. Je weiter nördlich eine Population lebt, desto ausgeprägter ist dieses Defizit. Die Nationale Verzehrsstudie (NVS II) hat gezeigt, dass in Deutschland die Empfehlungen von der Gesamtbevölkerung gerade einmal zu 50 % erreicht werden. Untersuchungen an Kindern und Jugendlichen (3–17 Jahre) in Deutschland haben ergeben, dass bei nahezu 90 % aller Untersuchten die Blutwerte unter 50 nmol/l lagen. Besonders Kinder aus Immigrantenfamilien wiesen teilweise sehr niedrige Blutwerte (< 25 nmol/l) auf.

Rachitis und Osteomalazie

Das klassische Bild des Vitamin-D-Mangels ist die Rachitis, hervorgerufen durch eine inadäquate intestinale Absorption und renale Reabsorption von Kalzium und Phosphat: Deren Serumspiegel sinken und die Aktivität der alkalischen Phosphatase steigt. Als Reaktion auf die niedrigen Serumkalziumspiegel kommt es zum **Hyperparathyreoidismus.** Das Parathormon führt zusammen mit $1{,}25\,(OH)_2D_3$, das zu Beginn des Mangels noch vorhanden ist, zu einer Demineralisierung des Knochens, was dann letztlich bei Kindern Rachitis und bei Erwachsenen Osteomalazie zur Folge hat.

Die klassischen Veränderungen an den Knochen resultieren aus der Demineralisierung des Skeletts. Die Dickenzunahme besonders im Gelenkbereich ist auf eine entsprechende Überbelastung der Epiphysen zurückzuführen und tritt typischerweise nur beim wachsenden Organismus, nicht jedoch am ausgewachsenen Skelett im Falle der Osteomalazie auf.

Eine Osteomalazie entwickelt sich erst, nachdem das Skelett vollständig ausgewachsen ist. Obwohl hier die Mineralisierung des Knochens abgeschlossen ist, kommt es aufgrund der weiterhin bestehenden Kollagenbildung zur Entwicklung einer unkalzifizierten Knochenmatrix. Die wesentlichen Symptome der Osteomalazie sind muskuläre Schwäche und Knochenschmerz, mit fortschreitender Erkrankung kann es auch zu Frakturen kommen.

Solche chronischen Muskel- und Knochenschmerzen lassen sich, wie Untersuchungen aus den USA ergeben haben, durch die Gabe von Vitamin D beseitigen. Untersuchungen in Deutschland haben gezeigt, dass eine bedeutende Risikogruppe Immigranten aus südlichen Ländern sind. Hier sind vor allem Kinder und Frauen, insbesondere wenn sie verschleiert sind, betroffen. Eine unzureichende Vitamin-D-Versorgung im Alter hat eine verminderte Mobilität und eine gesteigerte Frakturrate zur Folge, sowie einen negativen Effekt auf die Funktion des Immunsystems.

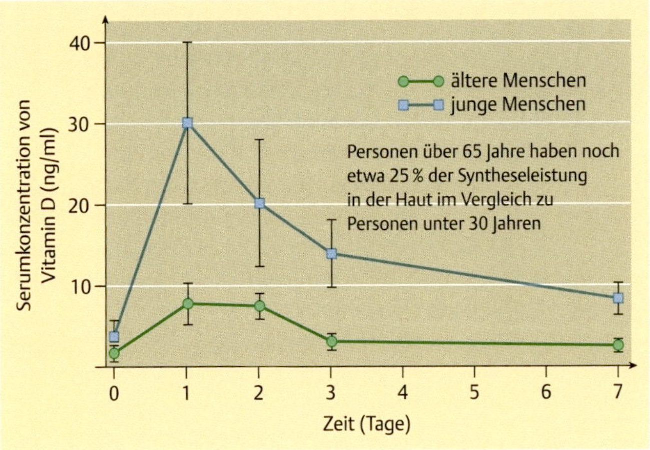

Abb. 8.7 Vitamin-D-Serumspiegel. Veränderungen der Vitamin-D-Blutkonzentration nach Vollexposition mit UV-Licht bei jungen (< 30 Jahre) und älteren (> 65 Jahre) Personen [370].

Ursachen

Wesentlicher Grund für die unzureichende Zufuhr dürfte sein, dass die Hauptquelle für Vitamin D, fetter Fisch, nicht regelmäßig genug verzehrt wird. Für Kinder und Jugendliche ist dies, wenn sie sich ausreichend in der Sonne bewegen und somit eine gute Vitamin-D-Synthese in der Haut haben, weniger problematisch. Bei den beschriebenen niedrigen Blutwerten ist jedoch davon auszugehen, dass auch die Vitamin-D-Synthese der Haut aufgrund mangelnder Sonnenbestrahlung nicht ausreichend ist.

Für alte Menschen wird die Vitamin-D-Versorgung durch Sonnenlicht zu einem Problem, da jenseits des 60. Lebensjahrs die Vitamin-D-Synthese erheblich abnimmt (▶ Abb. 8.7). Das bedeutet, dass der alte Mensch in erster Linie auf die Zufuhr von Vitamin D durch die Ernährung angewiesen ist. Da dies jedoch, wie die NVS II gezeigt hat, kaum möglich ist, sollte alten Menschen eine Supplementierung empfohlen werden.

Hinweis für die Praxis

Amerikanische Wissenschaftler empfehlen, dass ältere Menschen oder solche, die nicht ausreichend Kontakt mit Sonnenlicht haben, eine tägliche Dosis von 25 µg Vitamin D einnehmen sollten, um einen adäquaten Blutspiegel (> 75 nmol/l) zu erreichen.

Überdosierung

Vitamin D und Vitamin A sind die beiden fettlöslichen Vitamine, bei denen es zu Hypervitaminosen kommen kann. Allerdings setzt man sich weder durch zu langen Aufenthalt in der Sonne noch durch Aufnahme Vitamin-D-haltiger Nahrungsmittel dieser Gefahr aus. Lediglich die exzessive Einnahme pharmakologischer Dosen von Vitamin D bei unkontrollierter Selbstmedikation kann zur Intoxikation führen.

Bei einer oralen Aufnahme von 50 000 IE pro Tag treten Hyperkalzämie, Hyperkalzurie, Erbrechen, Schwindel und Muskelschwäche auf. In den Organen, vor allem in Niere, Leber und Blutgefäßen, kommt es zu Verkalkungen. Bei der Bestimmung der Vitamin-D-Metaboliten im Serum zeigt sich, dass $1{,}25(OH)_2D_3$ auch bei hohen Gaben von Vitamin D_3 kaum erhöht ist, während die $25(OH)D_3$-Konzentration auf ein Vielfaches des Normalwerts ansteigt. Dadurch wird an den Rezeptor, der eigentlich $1{,}25(OH)_2D_3$ bindet, fälschlich $25(OH)D_3$ angelagert, und eine identische hormonelle Wirkung auf die Zielorgane setzt ein. In den frühen Stadien der Vergiftung sind die toxischen Erscheinungen meist allein dadurch zu beheben, dass die Vitamin-D-Aufnahme gestoppt und die Kalziumzufuhr reduziert wird. In schweren Fällen können Glukokortikoide die Hyperkalzämie wieder normalisieren. Auch die Verabreichung von Kalzitonin kann den Kalziumspiegel senken.

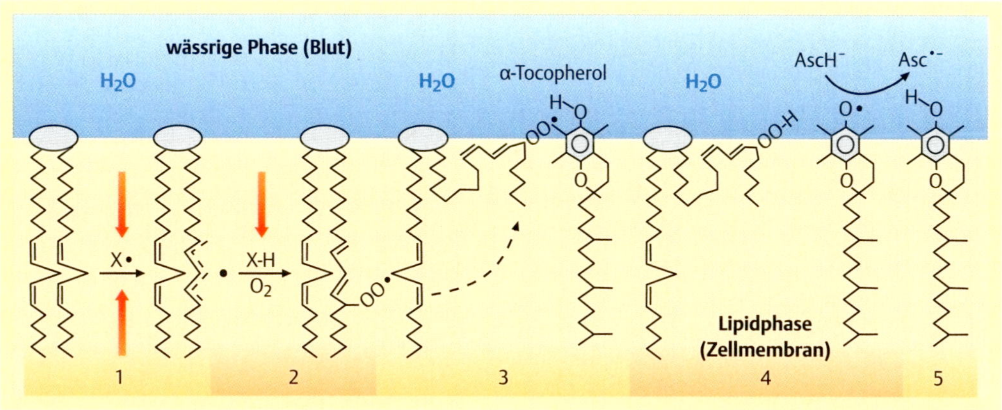

Abb. 8.8 Kettenreaktion bei der Lipidperoxidation. Rolle der Antioxidanzien Vitamin E und Vitamin C. **1:** Initiierung, z. B. durch Superoxidanionen oder Singulettsauerstoff. **2:** Addition von molekularem O_2 mit Bildung eines aggressiven Peroxyl-Radikals –OO• (PR). Wird diese Reaktion nicht unterbrochen, generiert das PR ein neues PR und wird dabei selbst zum Hydroxyperoxid (OO–H). Dadurch wird eine Kettenreaktion eingeleitet, die sich so lange über die Membran ausbreitet, bis z. B. ein kettenbrechendes Antioxidans wie (**3**) Vitamin E (α-Toc) die Reaktion unterbricht. **4:** Vitamin E wird durch diese Reaktion selbst zum Radikal, reagiert aber kaum mit benachbarten Fettsäuren. **5:** Durch Vitamin C ($AscH^-$) kann das Vitamin-E-Radikal wieder regeneriert werden.

Bei der Supplementierung für alte Menschen sollte eine Tagesdosis von 50 µg nicht über längere Zeit überschritten werden. Bestehen bereits ausreichend hohe Blutspiegel an Vitamin D, so ist eine Überdosierung durch zusätzliche Sonnenbestrahlung nicht zu befürchten.

8.1.4 Vitamin E (Tocopherol)

Beschreibung und Funktionen

Der Begriff Vitamin E gilt als Sammelbezeichnung für alle natürlichen und synthetischen Tocol- und Tocotrienolderivate, die qualitativ die biologische Aktivität von Alpha-Tocopherol zeigen. Für die natürliche stereoisomere Form von Alpha-Tocopherol wird die Bezeichnung RRR-α-Tocopherol verwendet. Die bedeutendste, in der Natur vorkommende Verbindung mit Vitamin-E-Aktivität ist Alpha-Tocopherol. Das im Wesentlichen in Sojaprodukten und Maiskeimöl vorkommende Gamma-Tocopherol hingegen zeigt geringere Aktivität.

Alpha-Tocopherol ist Bestandteil aller Membranen tierischer Zellen. Während bis vor einigen Jahren noch ausschließlich die antioxidative Funktion des Vitamins beschrieben wurde, findet sich inzwischen eine Reihe von Studien, die eine nicht antioxidative Wirkung beschreiben.

Antioxidative Funktion

Vitamin E wirkt als lipidlösliches Antioxidans, das mehrfach ungesättigte Fettsäuren (z. B. Linolsäure, Arachidonsäure, Docosahexaensäure) in Membranlipiden, Lipoproteinen und Depotfetten vor einer Zerstörung durch Lipidperoxidation schützt. Beim Angriff eines Radikals auf eine mehrfach ungesättigte Fettsäure der Membranlipide (LH) wird von der Methylengruppe zwischen 2 Doppelbindungen ein Wasserstoffatom abstrahiert und es entsteht ein hoch reaktives Lipidradikal. Ohne Antioxidanzien würde nun eine autokatalytische Kettenreaktion einsetzen, sich in kürzester Zeit über die Membran fortpflanzen und dazu führen, dass die Membranlipide zu Lipidhydroperoxiden oxidieren. Die Abfolge der Initiation, Sauerstoffaddition und Propagation dieses Lipidperoxidationsprozesses beschreibt ▸ Abb. 8.8.

Vitamin E hat eine sehr hohe Affinität zu Lipidperoxyl-Radikalen und fängt sie ab, bevor sie neue Fettsäuren angreifen können: Es kommt zum Abbruch der Kettenreaktion. Die Kettenabbruchreaktion besteht in der Übertragung des Wasserstoffatoms der phenolischen Hydroxylgruppe des Vitamin E auf LO_2, wobei nun ein Vitamin-E-Radikal (Tocopheroxyl-Radikal) entsteht. Dieses Radikal ist aber durch Resonanzstabilisierung sehr reaktionsträge und kann die Kettenreaktion nicht fortsetzen. In der Zelle wird das in der Membran verankerte Tocopheroxyl-Radikal vermutlich durch die im wässrigen Medium des Zytosols vorhandene **Ascorbinsäure** (Vitamin C) wieder in Vitamin E umgewandelt. Es gibt viele In-vitro-Befunde, die dafür sprechen, dass über das Glutathionsystem mithilfe von NADH oder NADPH auch Ascorbinsäure ständig regeneriert wird. Das in der Lipidphase biologischer Systeme vorhandene Vitamin E und die in der wässrigen Phase vorhandenen Antioxidanzien (Ascorbat und Glutathion) wirken damit synergistisch beim Schutz der Membranen gegen Lipidperoxidation.

Absorption und Stoffwechsel

Das mit der Nahrung aufgenommene Vitamin E wird zusammen mit den Fetten unter Einwirkung von Gallensäuren und Pankreasenyzmen im Dünndarm absorbiert. Messungen am Menschen ergaben, dass nur 20–50 % des mit der Nahrung aufgenommenen Alpha-Tocopherols absorbiert werden. In der Praxis rechnet man mit einem Mittelwert von 30 %.

Vorkommen, Bedarf und Empfehlung

Im Allgemeinen enthalten junge, rasch wachsende Pflanzen wenig Alpha-Tocopherol, langsam wachsende bzw. ausgewachsene dunkelgrüne Pflanzenteile dagegen wesentlich mehr. Dies dürfte der Grund dafür sein, warum der Alpha-Tocopherol-Gehalt der Milch im Frühjahr wesentlich geringer ist als im Herbst. Gemüse und Gemüseprodukte, Obst, Getreide und Getreideprodukte, Eier, Milch und Milchprodukte, Fleisch und Fisch sind relativ arm an Vitamin E (▸ Tab. 8.7). Die Hauptmenge in diesen Produkten stellt in der Regel mit etwa 90 % das Alpha-Tocopherol.

Besonders reiche Quellen für Vitamin E sind pflanzliche Öle. In Weizenkeimöl, Sonnenblumenöl und Olivenöl stellt RRR-α-Tocopherol mit 49–100 % den Hauptanteil des Vitamin E, während in Sojaöl, Maiskeimöl und Palmöl das sehr viel geringer wirksame Gamma-Tocopherol den Hauptanteil ausmacht; die letzteren beiden Öle enthalten zusätzlich noch beträchtliche Mengen an Tocotrienolen.

Tab. 8.7 Gehalt an Alpha-Tocopherol in ausgewählten Lebensmitteln.

Lebensmittel	Alpha-Tocopherol-Gehalt (mg/100 g)
Weizenkeimöl	200
Sonnenblumenöl	50
Olivenöl	10–30
Sojaöl*	10
Butter	10–33
Fisch	4–33
Eier	8–12
Fleisch	2–8
Milch, im Frühjahr	1,2
Milch, im Herbst	2,2
Gemüse, Gemüseprodukte	1,0
Äpfel	1,8
Getreide, Getreideprodukte	1,0

* *Enthält etwa 60 mg Gamma-Tokopherol (mit geringer Vitamin-E-Wirkung)*

Die von der Deutschen Gesellschaft für Ernährung empfohlene Vitamin-E-Zufuhr ist im Anhang in ▸ Tab. 71.3 zusammengefasst; die Werte basieren auf den Ernährungsgewohnheiten in Mitteleuropa. Dabei wird davon ausgegangen, dass sich der Bedarf an Vitamin E an der Polyenfettsäure-Zufuhr zu orientieren hat und dass je Gramm Dienfettsäure (bzw. Dienäquivalente) 0,5 mg RRR-α-Tocopherol aufgenommen werden sollen.

Hinweis für die Praxis

Die für Deutschland aufgrund der Ernährungsgewohnheiten 1988 geschätzte Aufnahme an Vitamin E soll bei 12–15 mg/d liegen. Die nationale Verzehrsstudie 2009 zeigte allerdings, dass 50 % aller Erwachsenen zwischen 14 und 65 Jahren die Empfehlung von 15 mg nicht erreichen.
15 mg ist aber die Menge, die notwendig ist, um Plasmawerte zu erzielen (> 30 µmol/l), die als ausreichend für eine Prävention angesehen werden.

Nachweismethoden und Statusbestimmung

Der Serumspiegel von Alpha-Tocopherol wird allgemein als guter Index für den Vitamin-E-Status angesehen. In den meisten früheren Studien wurde jedoch nicht zwischen Alpha- und Gamma-Tocopherol differenziert, sondern der Gesamtwert für Vitamin E angegeben. Der mittlere Gesamt-Tocopherolwert liegt bei 1,05 mg pro 100 ml Serum (24,4 µmol). Spätere Studien, die meist in Zusammenhang mit prospektiven epidemiologischen Untersuchungen durchgeführt wurden, ergaben mittlere Alpha-Tocopherol-Gehalte im Serum von 23,1–36,4 µmol, allerdings mit sehr großen Schwankungsbreiten. Eine akzeptable Versorgung bei Normolipidämie ist erreicht bei einem Wert von über 0,7 mg Alpha-Tocopherol pro 100 ml Serum (> 16,2 µmol).

Hinweis für die Praxis

Die DGE sieht als Normalwert für Erwachsene 22 µmol und als untere Normgrenze 11,6 µmol an. In der Hohenheimer Konsensus-Konferenz sowie auf der Grundlage der Auswertung neuerer epidemiologischer Studien hat man sich auf einen „präventiven“ Plasmaspiegel von > 30 µmol geeinigt.

Mangel

Eine Vitamin-E-Unterversorgung führt bei Tieren zu einem Anstieg der Lipidperoxidation im Blut und Gewebe. Dies lässt sich durch Messungen der Lipidperoxidationsprodukte feststellen, wie Malonaldehyd und andere aldehydische Oxidationsprodukte, Hydroperoxyfettsäuren, fluoreszierende Produkte, Ethan und Pentan. Ein Vitamin-E-Mangel beeinflusst auch die Aktivität zahlreicher Enzyme, vor allem Membranenzyme, wobei sowohl Erhöhung als auch Erniedrigung beobachtet wurden. Beim Menschen konnten die typischen Erscheinungen eines Mangels vorwiegend bei Vorliegen eines (seltenen) Defekts des Gens für die Expression des Alpha-Tocopherol-Transferproteins (α-TTP) beschrieben werden. In diesen Fällen kommt es zum Auftreten einer Ataxie sowie einer peripheren Neuropathie. Therapeutisch helfen hier nur sehr hohe Dosierungen von Vitamin E, da dieses nach der Absorption dann aus den Chylomikronen und nicht via TTP/VLDL in die Zielgewebe aufgenommen werden kann.

Überdosierung

Orale Gaben von Vitamin E bis 100 mg/d gelten als physiologisch; höhere Dosen bis zu 200 mg Alpha-Tocopherol-Äquivalente pro Tag werden von Erwachsenen auch langfristig ohne Nebenwirkungen toleriert. 100–300 mg rufen keinerlei Nebenwirkungen hervor und gelten als sicher. Selbst in Konzentrationen bis zu 1 g, also fast dem 100-Fachen der Empfehlung, wurden keine unerwünschten Wirkungen beschrieben. Dennoch hat man sich geeinigt, dass eine Langzeitanwendung über 400 mg/d nur in begründeten Ausnahmen eingesetzt werden sollte. Manche Menschen erleiden nach Einnahme hoher Dosierungen an Vitamin E Blutungen, die durch eine Interaktion mit Vitamin K erklärt werden.

8.1.5 Vitamin K (Mena- und Phyllochinon)

Beschreibung und Funktionen

Neben den in der Natur vorkommenden Vitaminen K_1 (Phyllochinon) aus Pflanzen und K_2 (Menachinone mit unterschiedlich langen Seitenketten), die von Bakterien synthetisiert werden, gibt es noch andere Chinone mit Vitamin-K-Wirkung. Dabei ist die Methylgruppe für die spezifische biologische Wirksamkeit von Vitamin K verantwortlich, während die Phytyl- bzw. Prenylketten die Fettlöslichkeit und andere Eigenschaften bestimmen.

Gerinnung

Vitamin K ist daran beteiligt, die Gerinnungsproteine (Faktoren II, VII, IX, X, Protein C, Protein S) in ihre gerinnungswirksamen Formen zu überführen. Sie können dann durch ihre Carboxylglutamatreste in Gegenwart von Kalziumionen an Phospholipidmembranen gebunden werden. Ihre biochemische Aktivität im Gerinnungssystem liegt darin, dass sie wesentliche Funktionen beim Ablauf der plasmatischen Gerinnung haben. Das Vitamin-K-2,3-Epoxid wird anschließend in 2 Schritten wieder zu

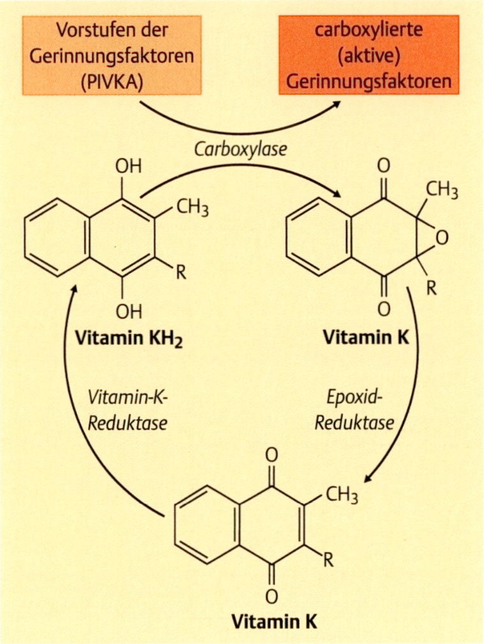

Abb. 8.9 Vitamin-K-Zyklus. Umwandlungsformen des Vitamins K bei der Gamma-Carboxylierung der Vorstufen der Gerinnungsfaktoren. Die Vitamin-K-Reduktase und die Vitamin-K-2,3-Epoxid-Reduktase werden durch Vitamin-K-Antagonisten gehemmt.

hydroxyliertem Vitamin K reduziert und steht erneut zur Carboxylierung der Gerinnungsvorstufen zur Verfügung (Vitamin-K-Zyklus) (▶ Abb. 8.9).

Protein C, Protein S

Wie die Gerinnungsfaktoren II, VII, IX und X werden die Inhibitoren Protein C und Protein S als Vorstufen in der Leber synthetisiert und ebenfalls unter Mitwirkung von Vitamin K carboxyliert. Ein Vitamin-K-Mangel führt somit auch zu einem Protein-C- und Protein-S-Mangel.

Knochenstoffwechsel

Vitamin K ist ferner an der Gamma-Carboxylierung von Gla-Proteinen beteiligt. So wirkt es bei der Bildung des Osteokalzins mit, das in den Osteoblasten synthetisiert wird und 2 % des Gesamtproteingehalts des Knochens ausmacht. Es findet sich vor allem in schnell wachsenden Knochenabschnitten. Funktionell ist es wahrscheinlich für die Knochenmineralisation von Bedeutung, wobei aber noch keine sicheren Daten über eine spezielle Wirkungsweise bekannt sind. Bei Osteoporose beobachtet man eine geringere Carboxylierung (Under Carboxylation, UC) von Proteinen. Auch bei Atherokalzin und dem renalen Gla-Protein handelt es sich um Vitamin-K-abhängig carboxylierte Proteine. Wahrscheinlich steht Atherokalzin im Zusammenhang mit der Entstehung der Atherosklerose. Das renale Gla-Protein hat Beziehungen zum renalen Kalziumstoffwechsel.

Absorption und Stoffwechsel

Das mit der Nahrung aufgenommene fettlösliche Vitamin K wird unter Mitwirkung von Gallensäuren und Pankreaslipase als Emulgatoren durch aktiven Transport in die Mukosazellen des Jejunums aufgenommen. Die Absorptionsrate wird mit 20–70 % angegeben. Von den Mukosazellen des Jejunums gelangt Vitamin K, an Chylomikronen und andere Lipoproteine gebunden, über die intestinale Lymphe in den Ductus thoracicus. Auf dem Blutweg wird es schließlich in die Leberzellen transportiert.

Im rauen endoplasmatischen Retikulum der Hepatozyten wird Vitamin K zu seiner biologisch aktiven Form hydroxyliert. Bei der Gamma-Carboxylierungs-Reaktion der Vorstufen der Gerinnungsproteine wirkt Vitamin K als Kofaktor der Gamma-Glutamylcarboxylase und wird zu einem 2,3-Epoxid umgewandelt. Bei Abwesenheit von Vitamin K entfällt die Gamma-Carboxylierung der Vorstufen der Gerinnungsproteine und diese erscheinen als gerinnungsaktive Proteine im peripheren Blut.

Die Hälfte des mit gemischter Kost aufgenommenen Vitamins K_1 (0,1–1 mg/d) werden in glukuronidierter Form über die Gallenwege mit dem Stuhl ausgeschieden, 20 % finden sich in wasserlöslicher Form im Urin.

Vorkommen, Bedarf und Empfehlung

Das natürlich vorkommende Vitamin K wird von Pflanzen und einigen Mikroorganismen synthetisiert. So produzieren grampositive Bakterien (z. B. einige Stämme von *Escherichia coli* und *Bacteroides fragilis*) auch im terminalen Ileum und Kolon des Menschen Menachinone (Vitamin K_2). Phyllochinon (Vitamin K_1) ist in unterschiedlichen Konzentrationen in den Chloroplasten der Grünpflanzen als normaler Bestandteil des Fotosyntheseapparats und zum Teil in deren Früchten (Tomaten, Hagebutten, Kartoffeln) enthalten, wobei der Vitamin-K-Gehalt jahreszeitlich schwankt (▶ Tab. 8.8). Etwa 60–80 % des Vitamin K_1 erhält der Mitteleuropäer vorwiegend aus grünem Blattgemüse sowie als MK_7 aus Käse. Das von Darmbakterien synthetisierte Vitamin K_2 spielt in der Ernährung des Menschen nur eine geringe Rolle.

Für das Blutgerinnungssystem des Neugeborenen ist der Vitamin-K-Gehalt des Kolostrums und der Muttermilch von besonderer Bedeutung; er hängt von der Nahrungszufuhr der Mutter ab und kann durch andere Faktoren beeinflusst werden (z. B. durch Medikamente wie Antiepileptika, Thyreostatika und Laxanzien oder Erkrankungen des Magen-Darm-Trakts, der Leber und der Galle). Der Vitamin-K-Gehalt der Muttermilch liegt etwa bei 3 µg/100 ml und ist im Kolostrum doppelt so hoch. Die Plazentagängigkeit für Vitamin K ist gering, aber für die langsam anlaufende Faktorensynthese beim Neugeborenen unter normalen Bedingungen ausreichend.

Hinweis für die Praxis

Der Tagesbedarf an Vitamin K des Erwachsenen liegt bei 0,1–1 mg (0,03–1,5 µg pro kg KG) und ist im Kindesalter mit 10 µg/kg KG höher.

Nachweismethoden und Statusbestimmung

Mit dem **Koller-Test** (einmalige intravenöse Gabe von Vitamin K) kann festgestellt werden, ob eine Carboxylierungsstörung der Vitamin-K-abhängigen Gerinnungsproteine infolge mangelhafter Absorption von Vitamin K (Vitamin-K-Mangel in der Leber) besteht oder eine Verwertungsstörung von Vitamin K durch einen Leberzellschaden mit Proteinsynthesestörung vorliegt. Ein guter Indikator ist auch der Nachweis der UC (Under Carboxylation) wie z. B. von PIVKA-II oder ucFII bzw. Osteokalzin (ucOC). Die Plasmakonzentration von Vitamin K_1 wird, abhängig von der Messmethode, mit 0,3–1,0 ng pro ml Blut angegeben.

Tab. 8.8 Vitamin-K-Gehalt ausgewählter Lebensmittel.

Lebensmittel	Vitamin-K-Gehalt (µg/100 g)
Fette und Öle	
Butter	60
Maiskeimöl	50
Sonnenblumenöl	500
Fleisch	
Huhn (Brathuhn)	300
Hühnerleber	590
Hammelfleisch (ohne Fett)	bis 200
Kalbsleber	150
Rindfleisch (ohne Fett)	210
Rinderleber	300
Getreide	
Hafer (Korn entspelzt)	50
Weizenkeime	350
Weizenkleie	80
Gemüse und Pilze	
Blumenkohl	300
Brokkoli	130
Erbsen, grün	39
Hagebutten	bis 100
Kohl (grüne Blätter von Weißkohl, Grünkohl)	125
Kopfsalat	200
Rosenkohl	570
Rotkohl	bis 300
Sauerkraut	1540
Sojabohnen (Samen, trocken)	190
Sojamehl (Vollfett)	200
Spinat	350

Mangel

Die Bedeutung der Vitamin-K_2-Bildung durch Darmbakterien für den Vitamin-K-Bedarf wird kontrovers diskutiert. Im Kolon und den unteren

Dünndarmabschnitten, in denen Vitamin-K-synthetisierende Bakterien vorkommen, ist die für die Absorption erforderliche Gallensäurekonzentration sehr gering, sodass die Absorption fettlöslicher Vitamine in diesen Darmabschnitten keine nennenswerte Rolle spielen dürfte. Außerdem führt nur eine Absorptionsstörung bei Erkrankungen des Dünndarms zu einem Vitamin-K-Defizit, das nicht durch die Vitamin-K-Bildung im Kolon ausgeglichen werden kann.

Bei ausschließlich parenteraler Ernährung kommt es ebenfalls zu einem Vitamin-K-Defizit, was die Vitamin-K-Synthese im Kolon als bedeutungslos erscheinen lässt. Experimentell ließ sich aber bestätigen, dass wasserlösliche Vitamin-K-Varianten im Dickdarm resorbiert werden. Dies ist ein Unsicherheitsfaktor bei der Bewertung der Bedeutung der Vitamin-K-Synthese durch Darmbakterien. In der Leber finden sich verschiedene Menachinone (Vitamin K_2), über deren Herkunft und Anteil an der Gamma-Carboxylierung bisher keine Anhaltspunkte vorliegen.

Neugeborenenalter

Für das Verständnis der Vitamin-K-Mangelblutungen im Neugeborenenalter ist es wichtig zu wissen, dass das Blutgerinnungssystem in diesem Alter funktionell völlig den Erfordernissen genügt, aber hinsichtlich der Konzentrationen einzelner Faktoren im Vergleich zu denen der Erwachsenen erhebliche Unterschiede bestehen. Die Aktivitäten der Vitamin-K-abhängigen Gerinnungsfaktoren gleichen sich erst nach Wochen an das Niveau des Erwachsenen an. So sind für die Faktorensynthese der Neugeborenen die geringe Plazentapassage von Vitamin K_1 und sein niedriger Gehalt in der Muttermilch besonders wichtig. Eine geringfügige Minderversorgung an Vitamin K_1 hat für Neugeborene gravierende Folgen.

Koagulopathie

Ein Vitamin-K-Mangel oder eine Vitamin-K-Verwertungsstörung wirkt sich klinisch nur auf das Blutgerinnungssystem aus, obwohl Vitamin K auch bei der Synthese anderer Substanzen (z. B. Osteokalzin) eine Rolle spielt. Fehlt Vitamin K, so werden die Vitamin-K-abhängigen Gerinnungsproteine in der Leber nicht mehr in ihre aktive Form überführt. Unterschreiten die Gerinnungsaktivitäten im peripheren Blut hämostasiologische Mindestgrenzen, treten Spontanblutungen und inadäquate Blutungen bei Verletzungen auf (Koagulopathie). Im Neugeborenenalter ist die relative Häufigkeit von Hirnblutungen auffallend. Das labortechnische Leitsymptom der Vitamin-K-Mangelblutung ist die Verlängerung der Thromboplastinzeit (Quick-Wert).

Ein ernährungsbedingter, klinisch symptomatischer Vitamin-K-Mangel kommt beim Gesunden nicht vor. Lediglich bei parenteraler Ernährung ohne Substitution können Mangelzustände entstehen, wobei der Eintritt einer Vitamin-K-Avitaminose zeitlich zwischen 7 und 30 Tagen schwankt.

Ein klinisch relevanter Vitamin-K-Mangel entsteht oft bei Fettabsorptionsstörungen infolge von Darmerkrankungen. Die häufigste, durch einen Mangel an Vitamin-K-abhängigen Gerinnungsproteinen induzierte Hämostasestörung ist die hepatogene hämorrhagische Diathese

Ein Morbus haemorrhagicus neonatorum infolge eines Vitamin-K-Mangels ist heute eine eher seltene Erkrankung. Dabei greifen 2 pathophysiologische Mechanismen ineinander: Einerseits ist die Proteinsynthese noch nicht ausgereift und andererseits haben Neugeborene einen relativen Vitamin-K-Mangel. Dadurch kann es zu einer drastischen Verminderung der Gerinnungsfaktoren II, VII, IX und X kommen, die klinisch zu Hirnblutungen, Meläna und anderen schweren Organblutungen führen.

Vitamin-K-Prophylaxe

Untersuchungen, in denen die Vitamin-K-Konzentration im Plasma gemessen wurde, zeigen, dass wegen eines limitierten transplazentaren Transfers von Vitamin K und sehr geringer Konzentration dieses Vitamins in der neonatalen Leber die Speichervorkommen des Neugeborenen im Vergleich zum erwachsenen Menschen extrem gering sind. Folglich hängt das Neugeborene von einer adäquaten Vitamin-K-Zufuhr in den ersten Lebenstagen ab, da auch die Synthese durch die Darmflora in diesem Zeitraum vernachlässigbar gering ist. Die eingeschränkte Verfügbarkeit der Muttermilch in den ersten Lebenstagen ist eine der Hauptursachen der Entwicklung eines Vitamin-K-Mangels bei gestillten Neugeborenen.

> **Hinweis für die Praxis**
> Als Vitamin-K-Prophylaxe für Neugeborene wird empfohlen: 1 mg Vitamin K i. m. bzw. 2 mg oral am 1., 3. und 10. Lebenstag.

Vitamin K und Osteokalzin

Es ist noch unklar, wie sich ein Vitamin-K-Mangel auf den Knochen auswirkt. Die Synthese von Osteokalzin spielt sicher bei der Regulation des Kalziumphosphat-Einbaus in den Knochen eine Rolle. Möglicherweise können hiermit Knochenwachstumsstörungen des Fetus unter Warfarin-Therapie der Mutter in Zusammenhang stehen („fetal warfarin syndrome"). Außerdem wird eine verzögerte Kallusbildung bei Frakturen unter Antikoagulanzienbehandlung diskutiert, die mit einer verminderten Osteokalzinsynthese in Verbindung gebracht werden kann.

Antikoagulanzientherapie und Diät

Die unterschiedliche Vitamin-K-Aufnahme aus der Nahrung legt bei der Antikoagulanzientherapie die Forderung nach einer strengen Diät nahe, um die Vitamin-K-Zufuhr möglichst konstant zu halten. Ein Diätplan könnte sich theoretisch am Vitamin-K-Gehalt der Nahrungsmittel orientieren. In der Praxis ist das aber nicht sehr sinnvoll, weil eine solche Diät schwer zu realisieren ist, die Absorptionsvorgänge für Vitamin K kaum kontrollierbar sind (Abhängigkeit von der Fettzufuhr, der Gallesekretion, der Pankreaslipaseaktivität).

> **Hinweis für die Praxis**
> Somit gibt es für die Antikoagulanzientherapie mit Vitamin-K-Antagonisten keine spezielle Diätvorschrift mit Ausnahme des allgemeinen Hinweises, auf einseitige Ernährung und kurzfristig ausgeführte Sonderdiäten zu verzichten.

Überdosierung

Vitamin K_1 und K_2 sind auch in hohen Dosen beim Gesunden nicht toxisch. Es gibt keine Vitamin-K-Hypervitaminose, wenn man von der Substitutionsbehandlung während der Neugeborenenphase absieht. Hier kann Vitamin K in hohen Dosen eine Hämolyse auslösen, weil beim Neugeborenen der noch wenig entwickelte Glukuronidierungsmechanismus durch Vitamin K so sehr in Anspruch genommen wird, dass Bilirubin nicht mehr ausreichend glukuronidiert werden kann und somit eine Ausscheidungsstörung für Bilirubin (Ikterus) auftritt. Dadurch wird die physiologische Hyperbilirubinämie verstärkt und zum pathologischen Ikterus neonatorum ausgeweitet.

8.2 Wasserlösliche Vitamine

8.2.1 Vitamin B_1 (Thiamin)

Beschreibung und Funktionen

Thiamin nimmt als Koenzym an Reaktionen im Intermediärstoffwechsel der meisten Organe einschließlich des Gehirns teil; vor allem aber an

- Decarboxylierungsreaktionen (Pyruvat und Alpha-Ketoglutarat) und
- Transketolasereaktionen (Bestandteil der Bedarfsbestimmung durch Messung der Transketolasereaktion bei Erythrozyten).

Absorption, Stoffwechsel und Verteilung im Körper

Thiamin wird durch aktiven Transport und passive Diffusion in die Mukosazellen aufgenommen. Für Thiamin gibt es keine Speicher (wenn man von der Bindung an das jeweilige Enzym bzw. dem Transport in Erythrozyten absieht).

Vorkommen, Bedarf und Empfehlung

Aufgrund seiner wichtigen Funktion vor allem im Kohlenhydratstoffwechsel ist Thiamin praktisch in allen Organen und Geweben zu finden. Besonders thiaminreich sind Herz, Leber, Niere, Gehirn und Skelettmuskulatur.

Wie die meisten B-Vitamine kommt Thiamin besonders in den Randschichten aller Getreidearten vor, gute pflanzliche Lieferanten sind ferner Hülsenfrüchte (Linsen, Bohnen, Erbsen) und Kartoffeln. Unter den tierischen Lebensmitteln ist neben Innereien Muskelfleisch reich an Thiamin. Das gilt

Tab. 8.9 Thiamingehalt ausgewählter Lebensmittel, bezogen auf Gewicht und Energiegehalt.

Lebensmittel	Thiamingehalt	
	(mg/100 g)	(mg/100 kcal)
Milch, Milchprodukte	0,3–0,5	≤ 0,1
Schweinefleisch	0,7–0,9	0,5
Rindfleisch	0,6	0,5
Huhn	0,1	0,1
Leber	0,3	0,2
Zerealien	0,5–2,0	0,1–0,5
Vollkorn	0,3–1,5	0,1–0,3
Vollkornbrot	0,3	0,1
Spargel	0,2	0,8
Spinat	0,2	0,4
Bohnen	0,6	0,2
Walnüsse	0,5	0,1

insbesondere für Schweinefleisch, der Gehalt kann hier fütterungsbedingt bis zu 10-fach höher liegen als im Fleisch anderer Tierarten (▸ Tab. 8.9). In Deutschland spielen Fleisch und Fleischwaren sowie Mehl und Getreideprodukte die größte Rolle in der Vitamin-B_1-Versorgung.

Hinweis für die Praxis

Der Bedarf an Thiamin hängt vom Energiebedarf ab und liegt bei 0,5 mg/1000 kcal. Für Frauen wird eine Zufuhr von 1,1–1,2 mg/d empfohlen (zusätzlich 1,5–1,7 mg/d während Schwangerschaft und Stillzeit), für Männer eine Zufuhr von 1,3–1,4 mg/d (siehe auch Anhang, ▸ Tab. 71.3).

Nachweismethoden und Statusbestimmung

Der seit langem etablierte Erythrozyten-Transketolase-Aktivitäts-Test (ETKA-Test) wird im Wesentlichen für Statusbestimmungen verwendet, da zuallererst die Erythrozyten von einem Thiaminmangel betroffen zu sein scheinen.

Das Verhältnis von stimulierter zur Basalaktivität wird aus 2 Gründen verwendet: Erstens gibt es starke individuelle Variationen der basalen ETKA, und zweitens wird angenommen, dass der Apoenzymspiegel durch einen Thiaminmangel selbst nicht beeinflusst wird. Folglich ist zu empfehlen, dass die basale ETKA zusammen mit dem ETK-AC zur Interpretation der Ergebnisse herangezogen wird. Dies geschieht, indem durch Zugabe von Thiamin die Enzymaktivität stimuliert wird. Bei ausreichender Thiaminversorgung liegt der EKTAC-Wert bei 1 bis < 1,15. Ein Mangel liegt bei Werten > 1,25 vor, der klinisch symptomatische Mangel (Beriberi) bei > 1,4.

Einige Faktoren, die vom Thiaminstatus unabhängig sind, können die ETKA ebenfalls beeinflussen:

- Die basale ETKA nimmt bei starkem Alkoholkonsum zu und ist ebenfalls erhöht bei Eisenmangel und Anämien.
- Die basale ETKA kann bei Patienten mit Krebserkrankungen, urämischer Neuropathie und Diabetes erniedrigt sein.
- Bei manchen Krebserkrankungen kann der ETK-AC zunehmen, obwohl ausreichend Thiamin zugeführt wird. Dies wird auf eine Hemmung der Konversion von Thiamin zum aktiven metabolisierten Pyrophosphat zurückgeführt.
- Die Therapie mit verschiedenen Chemotherapeutika (5-FU), Diuretika und Antazida kann auch zu einer Reduzierung der ETKA führen.

Mangel (Beriberi)

▸ Tab. 8.10 fasst die Indikatoren eines Thiaminmangels zusammen. Klinische Symptome hierbei sind periphere Neuropathie (vor allem in den Extremitäten mit dem höchsten Aktivitätsgrad), Schwäche, Muskelatrophie, Müdigkeit und Gedächtnisverlust. Die zerebrale Beriberi wird auch als Wernicke-Enzephalopathie bezeichnet. Es werden Tachykardien und Einschränkung der Leistungsfähigkeit beobachtet. Bei der trockenen Form der Beriberi kommt es zu einem Verlust von Muskelmasse, bei der feuchten Form dominieren Ödeme. Ursache für den Mangel in Industrienationen ist im Wesentlichen chronischer Alkoholkonsum.

Tab. 8.10 Referenzwerte für den Thiaminstatus.

Indikator		Marginaler Mangel	Mangel
ETKA		1,20–1,25	> 1,25
Thiamingehalt Erythrozyten		70–90 nmol/l	< 70
TPP-Effekt (%)		15–24	> 25
Thiamin im Urin	nmol (µg)/g Kreatinin	90–220 (27–66)	< 27
	nmol (µg)/d	133–333 (40–100)	< 40

Tab. 8.11 Therapeutische Anwendung von Thiamin.

Klinische Symptomatik	Therapie
Polyneuropathie – leichte Formen	10–20 mg/d wasserlösliches Thiamin oral (in anteiligen Dosen) oder 5–10 mg/d lipidlösliches Thiamin oral (Benfo-, Fursul-, Acethiamin)
Polyneuropathie – fortgeschrittene Formen	20–50 mg/d wasserlösliches Thiamin oral (in anteiligen Dosen) oder 10–20 mg/d lipidlösliches Thiamin oral
Beriberi – kardiovaskuläre Form	50–100 mg/d wasserlösliches Thiamin s. c. oder i. v. über mehrere Tage, anschließend die gleiche Dosis oral über mehrere Wochen

Hinweis für die Praxis

Allerdings zeichnet sich ab, dass als Folge der Adipositaschirurgie (bariatrische Chirurgie) eine völlig neue Patientengruppe mit schwerem Thiaminmangel (auch andere Vitamine sind betroffen) berücksichtigt werden muss. In einer Metaanalyse konnten in fast 50 % der Fälle einer Wiederaufnahme in die Klinik 6 Monate nach dem Eingriff mehr oder weniger ausgeprägte klinische Zeichen einer Wernicke-Enzephalopathie als Folge eines Thiaminmangels nachgewiesen werden.

Der marginale Vitamin-B_1-Mangel führt zunächst zu eher unspezifischen Symptomen wie Müdigkeit, Gewichtsverlust und Verwirrtheitszuständen. Die Pathogenese dieser Symptome ist unbekannt; es gibt jedoch Hinweise, dass die Zufuhr von B-Vitaminen insgesamt zu einer Reduzierung der Gedächtnisstörungen und der Verwirrtheitszustände bei alten Menschen führt. Ein marginaler Thiaminmangel wird bei 15–30 % der Nordamerikaner beschrieben.

Thiaminasen, die das Vitamin zerstören (in rohem Fisch und Schellfisch), auch Tannin und andere Faktoren, die in Tee und Kaffee vorkommen und zur Oxidation des Vitamins führen, können seine Verfügbarkeit aus der Nahrung erniedrigen. Auch mit abnehmendem Ausmahlungsgrad des Mehls verringert sich der Thiamingehalt. Vollkornprodukte enthalten wesentlich mehr Vitamin B_1 als mit Weißmehl hergestellte Produkte.

Überdosierung

Die LD_{50} von Thiamin liegt mit 125–350 mg pro kg KG sehr hoch. Bisher wurden beim Menschen keine Nebenwirkungen festgestellt, selbst wenn die Recommended Dietary Allowances (RDA) um bis zum 200-Fachen überschritten waren.

Therapeutische Anwendung

Thiamin wird vor allem bei Erkrankungen des zentralen und peripheren Nervensystems verwendet (▶ Tab. 8.11). Die eingesetzten therapeutischen Dosen liegen zwischen 50 mg und 200 mg bei oraler Verabreichung. Im Falle eines Thiaminmangels nach bariatrischer Chirurgie wird Thiamin parenteral appliziert. Im Fall eines anzunehmenden Thiaminmangels (Alkoholkranke) können unter Notfallbedingungen 200–500 mg Thiamin i. v. gegeben werden.

8.2.2 Vitamin B2 (Riboflavin)

Beschreibung und Funktion

Riboflavin ist Koenzym bei Oxidations- und Reduktionsreaktionen. Am wichtigsten dürfte die Beteiligung von Riboflavin als Koenzym bei Flavin-Adenin-Dinukleotid (FAD) und Riboflavin-5-phosphat (FMN) sein. Flavine sind stärker oxidierende Agenzien als NAD^+. Riboflavin ist in allen Bereichen des oxidativen Metabolismus von Bedeutung, wo Glukose oder Fettsäuren zur Bildung von Energie in Form von ATP herangezogen werden. Die Koenzymbildung des Riboflavins wird durch eine Phosphorylierungsreaktion initiiert, bei dem die beteiligte Flavokinase durch das Schilddrüsenhormon (T_3) reguliert wird.

Absorption und Stoffwechsel

Flavoproteine der Nahrung werden im Intestinaltrakt zu Riboflavin gespalten. In Konzentrationen von 0,5–2 µmol erfolgt eine natriumabhängige, sättigbare Absorption; höhere Dosen werden degressiv durch Diffusion aufgenommen.

Vorkommen, Bedarf und Empfehlung

Die Zufuhr erfolgt im Wesentlichen durch tierische Produkte (▸ Tab. 8.12). Der Riboflavinbedarf steht in mittelbarem Zusammenhang mit der Energiezufuhr; aufgrund der Stoffwechselfunktion besteht aber auch eine enge Beziehung zur Proteinzufuhr. Unter Berücksichtigung der Variation in der Proteinaufnahme erweist sich die Energiezufuhr als praktikablere Bezugsgröße.

Hinweis für die Praxis

Eine Zufuhr von 0,6 mg Riboflavin pro 1000 kcal (1,4–1,8 mg/d) kann als empfehlenswert angesehen werden (siehe Anhang, ▸ Tab. 71.3). Die tägliche Zufuhr sollte bei Männern bei 1,7 mg, bei Frauen bei 1,5 mg (1,8 mg bei Schwangerschaft und 2,3 mg in der Stillzeit) liegen. Mit Ausnahme von Hefe und Leber sind die Riboflavingehalte in Lebensmitteln gering (▸ Tab. 8.12).

Tab. 8.12 Riboflavingehalt ausgewählter Lebensmittel.

Lebensmittel	Riboflavingehalt (mg/100 g)
Milch, Milchprodukte	0,15–0,2
Käse	0,2–0,5
Eier	0,3
Leber	3,5
Schweinefleisch	0,3
Huhn	0,2
Fisch	0,2–0,3
Spargel, Brokkoli	0,2
Spinat, Avocado	0,15
Obst	< 0,1
Cerealien	0,2
Brot	< 0,1
Walnüsse	0,1
Schokolade	0,4
Hefe	5,4

Nachweismethoden und Statusbestimmung

Der menschliche Riboflavinstatus kann entweder durch die Riboflavinkonzentration im Urin (normal > 80 µg/g Kreatinin) oder im Erythrozyten (normal > 0,45 µg/g Hämoglobin) gemessen werden. Auch der Aktivierungskoeffizient der erythrozytären Glutathionreduktase wird zunehmend als Statusmarker herangezogen. Die Variabilität von Labor zu Labor ist jedoch relativ groß. Dies bedeutet auch, dass die Vergleichbarkeit der Statusbestimmungen nur innerhalb desselben Labors mit hinreichender Qualität möglich ist.

Mangel

Bei Riboflavinmangel wurden Störungen der intestinalen Eisenabsorption bei Mobilisierung und Transport des Ferritins beobachtet, vielleicht bedingt durch die verminderte Aktivität einer FMN-abhängigen Oxydoreduktase, die Eisen aus Ferritin freisetzt und bei der Hämatopoese eine Rolle spielt. Im Spätstadium eines Mangels findet sich daher auch häufiger eine hypochrome Anämie.

Klinische Mangelsymptome sind relativ uncharakteristisch und zeigen sich vorwiegend an den Schleimhäuten im Bereich des Kopfes, z. B. anguläre Stomatitis, Cheilosis und Glossitis. Außerdem werden auch eine Keratitis mit starkem Tränenfluss und eine Vaskularisierung der Kornea beschrieben. Ebenso bestehen deutliche Verbindungen zur Entwicklung der senilen Katarakt. In westlichen Industrienationen besteht die Gefahr eines Riboflavinmangels vorwiegend für ältere Menschen (ca. 10 %) und Personen mit Alkoholabusus (Therapie des Mangels mit 6 mg oral oder 25 mg i. m.).

Ein ausgeprägter Vitamin-B_2-Mangel schränkt den Vitamin-B_6-Stoffwechsel ein, sodass kombinierte Defizite auftreten können.

Überdosierung

Die Toxizität von Riboflavin ist extrem gering (LD_{50} = 560 g pro kg KG intraperitoneal). Intoxikationen wurden beim Menschen selbst bei höchsten Dosen bisher nicht beobachtet.

Therapeutische Anwendung

Der Einsatz therapeutischer Dosen von Riboflavin erstreckt sich in erster Linie auf eine Substitutionstherapie bei vorliegendem Mangelzustand (▸ Tab. 8.13).

Tab. 8.13 Therapeutische Anwendungsgebiete und Dosierungen von Riboflavin.

Anwendungsgebiet	Riboflavin-Dosis
Mangel- und Fehlernährung, Alkoholabusus, Absorptionsstörungen	> 10 mg/d
Fototherapie bei Neugeborenen, Hyperbilirubinämie	0,5 mg/kg KG/d
rezessive familiäre Methämoglobinämie	20–40 mg/d

8.2.3 Vitamin B_6 (Pyridoxin)

Beschreibung und Funktionen

Vitamin B_6 ist ein Sammelbegriff für alle vitaminwirksamen 3-Hydroxy-2-Methylpyridine. Die alkoholische Form wird als Pyridoxin (PN) bezeichnet, der Aldehyd als Pyridoxal (PL) und das Amid als Pyridoxamin (PM). Pyridoxal und Pyridoxamin sowie deren phosphorylierte Metaboliten sind so wirksam wie Vitamin B_6. Koenzymfunktionen erfüllen im Organismus Pyridoxalphosphat und Pyridoxaminphosphat. Hauptabbauprodukt ist die 4-Pyridoxinsäure. Sie erfüllt keine bekannte Stoffwechselfunktion.

Vitamin B_6 ist als Koenzym an mehr als 100 enzymatischen Reaktionen in den verschiedensten Bereichen des Stoffwechsels beteiligt. Besonders aktiv ist das Vitamin bei der Aminosäuresynthese. Auch die Synthese von Myelin, Phospholipiden und Sphingolipiden sowie die Taurinbildung hängen von einer ausreichenden Versorgung mit Vitamin B_6 ab.

Absorption, Stoffwechsel und Verteilung im Körper

Pyridoxin und Pyridoxal werden mittels passiver Diffusion im gesamten Dünndarm resorbiert, wobei die Nährstoffmatrix nur einen geringen Einfluss auf die Absorption hat. Die resorbierten Verbindungen werden in der Leber oder in peripheren Geweben unter Katalyse der Pyridoxalkinase phosphoryliert. Dieses Enzym ist in allen Geweben zu finden.

Vorkommen, Bedarf und Empfehlung

Vitamin B_6 ist nahezu ubiquitär verbreitet. Besonders gute Quellen sind z. B. Hühner- und Schweinefleisch, Fisch, verschiedenes Gemüse, Kartoffeln und Vollkornprodukte (▸ Tab. 8.14). Neuere Untersuchungen stellen die Gehaltsangaben in Lebensmitteln zum Teil in Frage. Eventuell wurde bei den Analysen nicht ausreichend zwischen 4-Pyridoxinsäure und vitaminwirksamen Metaboliten differenziert.

In Lebensmitteln pflanzlichen Ursprungs liegt u. U. ein beträchtlicher Teil von Vitamin B_6 als Glykosylat vor; dessen prozentuale Anteile am Gesamt-Vitamin B_6 schwanken in rohen Lebensmitteln zwischen 0 % und 51 %, durch Verarbeitungsprozesse erhöhen sie sich auf bis zu 82 %.

Tab. 8.14 Vitamin-B_6-Gehalt ausgewählter Lebensmittel.

Lebensmittel	Vitamin-B_6-Gehalt (mg/100 g)
Huhn	0,3–0,6
Leber	0,9
Fisch	0,3–0,8
Schweinefleisch	0,3–0,5
Milch, Milchprodukte	< 0,1
Zerealien	0,3
Reis	0,1–0,5
Brot	0,1–0,2
Bohnen	0,1–0,6
Brokkoli, Mais	0,2
Pilze	0,1–0,2
Spinat, Kartoffeln	0,3
Avocado	0,4
Tomaten	0,1
Obst	< 0,1
Walnüsse	0,78
Erdnüsse	0,4

Der Vitamin-B_6-Gehalt in Muttermilch liegt 5–7 Tage post partum bei ca. 128 µg/l, steigt dann aber auf 204 µg/l bis 45 Tage post partum an. Die Konzentration ist bei einer Vitamin-B_6-Zufuhr der Stillenden von < 2,5 mg/d signifikant erniedrigt.

Hinweis für die Praxis

Der Vitamin-B_6-Bedarf hängt von der Proteinzufuhr ab. Die empfohlene Zufuhr liegt bei 20 µg Vitamin B_6 pro Gramm Protein. Die Zufuhrempfehlung der Deutschen Gesellschaft für Ernährung (DGE) beträgt für Frauen 1,6 mg, für Männer 1,8 mg pro Tag. Für Schwangere wird eine Zulage von 1 mg empfohlen, für Stillende von 0,6 mg (siehe auch Anhang, ► Tab. 71.3).

Der mittlere tägliche Verbrauch an Vitamin B_6 beträgt in den alten Bundesländern der Bundesrepublik Deutschland in der Altersgruppe von 36–50 Jahren für Männer 2,38 mg und für Frauen 1,86 mg. Wichtigste Quellen sind dabei Fleisch, Frischgemüse, Brot und andere Getreideprodukte.

Nachweismethoden und Statusbestimmung

Für die Analytik von Vitamin B_6 steht eine Vielzahl von verschiedenen Verfahren zur Verfügung:

- mikrobiologische Methoden
- Fluoreszenzmessung (mit und ohne Derivatisierung) mittels HPLC
- enzymatische Methoden
- RIA
- funktioneller Test Alpha-EAST (Aktivierungskoeffizient der erythrozytären Aspartataminotransferase)
- Tryptophan-Belastungstest

Routineparameter zur Beurteilung des Vitamin-B_6-Versorgungszustands sind die Pyridoxalphosphat-Konzentrationen im Plasma, die 4-Pyridoxinsäure-Ausscheidung im Urin und der Alpha-EAST-Wert.

Verschiedene Faktoren beeinflussen die Parameter zur Beurteilung der Vitamin-B_6-Versorgung. Neben physiologischen Faktoren wie Schwangerschaft, Alter und Geschlecht sind das aber auch in starkem Maße Genussmittel- und Medikamentenkonsum. Weiter zu berücksichtigen sind Wechselwirkungen mit anderen Nährstoffen: Vitamin B_2 (FAD-Abhängigkeit der PMP-Oxidase), Magnesium, Zink (Wechselwirkung mit Pyridoxalkinase in Erythrozyten bzw. Leber).

Mangel

Bei der zentralen Rolle, die Pyridoxalphosphat (PLP) im Aminosäurenstoffwechsel spielt, ist es verständlich, dass ein schwerer Pyridoxinmangel, wie man ihn im Tierversuch erzeugen kann, zu Störungen der Proteinsynthese, zu Wachstumsstörungen, Muskelatrophie, Thymusatrophie, Atrophie der Keimdrüsen und zur Depression der Immunfunktion auf humoraler und zellulärer Ebene führt.

Symptome

Beim Menschen findet man einen Pyridoxinmangel meist im Rahmen einer kombinierten Unterversorgung auch an anderen B-Vitaminen. Dabei fallen seborrhoische Läsionen im Gesicht, Cheilosis, Glossitis, Stomatitis und eine Pellagra-ähnliche Dermatitis auf, wie man sie auch bei Riboflavin- und Niacinmangel sieht. Bei Kindern, die als Folge von autoklavierter Kindernahrung einen Pyridoxinmangel entwickelten, kam es zu Krämpfen und EEG-Veränderungen, die vermutlich auf den gestörten Transmitterstoffwechsel im Gehirn zurückzuführen sind (PLP als Koenzym von Aminosäuredecarboxylasen).

Auch die idiopathische Form des **Karpaltunnelsyndroms** ist die Folge eines primären Pyridoxinmangels, erkennbar an einer verringerten Aktivität der Aspartataminotransferase der Erythrozyten. Ursache des Syndroms ist eine ödematöse Veränderung und Proliferation der Synovia mit Kompression des N. medialis. Soweit die Kompression nicht durch andere raumbeengende Prozesse verursacht wird, ist eine Therapie mit Pyridoxin erforderlich.

Kleinkinder und Neugeborene

Eine inadäquate Aufnahme von Vitamin B_6 in der Schwangerschaft, die durchaus in einem Bereich liegen kann, in dem die Gesundheit der Mutter noch gesichert ist, kann schwerwiegende Konsequenzen beim gestillten Kind nach sich ziehen. Bei Kleinkindern und Neugeborenen führt der ausgeprägte Vitamin-B_6-Mangel zu Ataxie, Tremor und Krämpfen, die sofort nach Zufuhr von Vitamin B_6 verschwinden. Neben diesen sehr auffälligen Zeichen eines deutlichen Vitamin-B_6-Mangels gibt es aber auch Veränderungen, die sich selbst einer gezielten Diagnostik entziehen können und durch ein marginales Defizit (z. B. geringe B_6-Konzentration der Muttermilch) gekennzeichnet sind.

► **Ursachen** Eine unzureichende Bedarfsdeckung mit Pyridoxin findet man in der Altersgruppe zwischen 20 und 50 Jahren bei 13 % der Frauen und 10 % der Männer und in der Altersgruppe zwischen 18 und 24 Jahren bei 10 % der Frauen. Häufige Ursache für einen Pyridoxinmangel sind Absorptionsstörungen, Arzneimittelinteraktionen (östrogenhaltige orale Kontrazeptiva, Isoniazid, D-Penicillamin) und Alkoholismus. Bei Letzterem sind nicht nur Absorptionsstörungen infolge von Darmschleimhautveränderungen und Schädigungen der Leber beteiligt, sondern auch die Wirkung von Acetaldehyd, der die Bindung von PLP an Proteine blockiert, sodass PLP rascher abgebaut wird.

Bei 15–20 % von Frauen mit Daueranwendung **östrogenhaltiger oraler Kontrazeptiva** bestehen Anzeichen, die auf einen Pyridoxinmangel hinweisen, wie etwa eine erhöhte Xanthurensäure-Ausscheidung nach Tryptophanbelastung. In solchen Fällen darf jedoch ein Pyridoxinmangel nur angenommen werden, wenn andere laborchemische Methoden (Transaminasen, PLP-Spiegel im Blut) dies verifizieren. Die Xanthurensäure-Ausscheidung muss nämlich nicht unbedingt einen Mangel anzeigen, weil Steroidhormone die Tryptophan-2,3-Dioxygenase induzieren, sodass es zu einem Overflow von Metaboliten kommen kann.

Überdosierung

Die akute Toxizität von Vitamin B_6 ist gering. Der Mensch scheint orale Dosen von 4–20 g problemlos zu vertragen. Die chronische Toxizität äußert sich bei einer Zufuhr von ca. 500 mg Pyridoxin pro Tag über Monate durch Auftreten einer sensiblen Neuropathie, die einige Wochen nach Absetzen des Vitamins abklingt. Auch Fälle von Dermatitis wurden beobachtet. Bei Säuglingen kommt es nach einer chronischen Zufuhr von 1 g Pyridoxin pro Tag zu Tachykardie, peripheren Durchblutungsstörungen und Areflexie.

Hinweis für die Praxis

Es ist wichtig zu wissen, dass eine monate- bis jahrelange Einnahme von Megadosen an Pyridoxin (500 mg/d und mehr), wie man sie unter anderem bei Bodybuildern antreffen kann, zu einer peripheren sensorischen Neuropathie mit ataktischen Gangstörungen, Reflexausfällen und Störungen des Tast-, Vibrations- und Temperaturempfindens führen kann, mit Verlust von Aktionspotenzialen sensitiver Nerven und einer unspezifischen axonalen Degenration großer und kleiner myelinisierter Fasern. Die Erscheinungen sind nach Absetzen von Pyridoxin weitgehend reversibel.

Tab. 8.15 Therapeutischer Einsatz von Vitamin B_6.

Indikation	Pyridoxin-Dosis
Cystathioninurie	400 mg/d (Frühgeborene 40 mg/d)
Homocystinurie	250–1250 mg/d
primäre Oxalose Typ I	150–1000 mg/d
„Wirbelsäulen-syndrom"	150 mg/d (Kombinationspräparat)
Karpaltunnel-syndrom*	100–300 mg/d (mindestens 3 Wochen)
rheumatische Erkrankungen*	–
prämenstruelles Syndrom*	40–500 mg/d

* *wissenschaftlich nicht gesichert*

Therapeutische Anwendung

Eine Reihe von Erkrankungen kann mittels einer Vitamin-B_6-Therapie teilweise erfolgreich behandelt werden (▶ Tab. 8.15). Bei **Isoniazid-Vergiftungen** wird Pyridoxin mit großem Erfolg eingesetzt, in einer Dosierung von 1 g je Gramm Isoniazid oral. Die Vergiftungssymptome (Azidosekrämpfe, Koma) sind damit reversibel. Die Wirkung erklärt sich vermutlich über eine Normalisierung der Synthese von Gamma-Aminobuttersäure (GABA).

8.2.4 Vitamin B_{12} (Cobalamin)

Beschreibung und Funktionen

An den 3 Cobalamin-abhängigen Stoffwechselreaktionen beim Menschen sind 2 verschiedene Koenzymformen von Vitamin B_{12} beteiligt, die in unterschiedlichen Zellkompartimenten gebildet werden und wirksam sind.

Cobalamin wird als Komplex mit Transcobalamin nach Bindung an einen Rezeptor durch Endozytose in die Zellen aufgenommen. Dort wird Transcobalamin in den Lysosomen proteolytisch abgebaut, Cobalamin als Cbl^{3+} (3-wertiges Kobalt) ins Zytosol freigesetzt und anschließend zu Cbl^{2+} reduziert. Letzteres wird entweder im Zytosol in Methylcobalamin oder in den Mitochondrien in Adenosylcobalamin umgewandelt.

Enzymgebundenes Methylcobalamin ist Methylgruppenträger bei der Synthese von Methionin aus Homocystein, bei der Methyltetrahydrofolsäure der eigentliche Methyldonator ist. Die metabolische Bedeutung der Homocystein-Methyltransferase-Reaktion besteht weniger in der Methioninsynthese als vielmehr in der Regeneration der Methyltetrahydrofolsäure.

Absorption, Stoffwechsel und Verteilung im Körper

Das zum Teil frei in der Nahrung vorliegende Vitamin B_{12} wird bereits durch im Speichel vorkommende Glykoproteine, die Haptocorrine (auch R-Proteine genannt), gebunden. Im Magen wird das gebundene Vitamin B_{12} durch Pepsin aus der Nahrung freigesetzt und sowohl an den Intrinsic Factor als auch an Haptocorrine gebunden, die hier ebenfalls vorkommen. Die Haptocorrinverbindung wird durch Einwirkung von Pankreastrypsin gespalten und das jetzt frei vorliegende Vitamin B_{12} an den IF angelagert.

Die Absorption von Vitamin B_{12} erfolgt in physiologischer Dosierung über einen aktiven Mechanismus, unphysiologisch hohe Dosen werden in sehr geringem Umfang durch passive Diffusion aufgenommen. Das Ausmaß der Absorption von Vitamin B_{12} hängt von der Menge an Intrinsic Factor, von der exkretorischen Pankreasfunktion und der Rezeptordichte im Ileum ab. Bei normaler Produktion und Sekretion von Intrinsic Factor wird aus oral verabreichtem Vitamin B_{12} trotz steigender Dosen maximal nur 1,5 µg Vitamin B_{12} mithilfe des Intrinsic Factor resorbiert. Umgekehrt nimmt der diffusionsbedingte Anteil mit steigender Dosis zu. So werden nach oraler Verabreichung von 1 mg Vitamin B_{12} über den Intrinsic Factor nur noch 14 % und diffusionsbedingt bereits 86 % resorbiert. Nach oraler Verabreichung von 10 mg Vitamin B_{12} beträgt die diffusionsbedingte Gesamtabsorption 98 % und nach 100 mg 99,8 % an der Gesamtabsorption.

Ursache der begrenzten Intrinsic-Factor-abhängigen Vitamin-B_{12}-Absorption ist die limitierte Inkorporationskapazität der Darmmukosa für den Vitamin-B_{12}-Intrinsic-Factor-Komplex. Aufgrund des enterohepatischen Kreislaufs wird der größte Teil des mit der Galle ausgeschiedenen Cobalamins wieder rückresorbiert. Dies ist ein Grund dafür, dass bei Veganern erst nach jahrelanger einseitiger Ernährung mit einem Vitamin-B_{12}-Mangel zu rechnen ist. So können bei Gesunden 10–15 Jahre vergehen, bevor die körpereigenen Reserven verbraucht sind und es zur Ausbildung der megaloblastären Anämie kommt. Anders ist dies bei Patienten, die zwar weiterhin Vitamin B_{12} mit der Nahrung aufnehmen, aber keinen Intrinsic Factor produzieren können. Hier wird man eine Anämie bereits innerhalb von 3–5 Jahren beobachten können, da bei diesen Patienten weder Nahrungscobalamin resorbiert noch das biliär ausgeschiedene Vitamin B_{12} rückresorbiert werden kann, denn dies ist ebenfalls nur möglich, wenn zuvor eine Extrinsic-Factor-Intrinsic Factor-Bindung vorliegt, zugeführtes Vitamin B_{12}).

Im Blut wird Vitamin B_{12} an das Transportprotein Transcobalamin gebunden. Es handelt sich um ein Gamma-Globulin, das die Aufnahme von Vitamin B_{12} vor allem in die Leber und in die peripheren Körperzellen erleichtert. Hauptspeicherorgan für Vitamin B_{12} ist mit ca. 60 % die Leber, ca. 30 % werden in der Muskulatur gespeichert. In der Leber erfolgt auch die Umwandlung zu den aktiven Koenzymen Methylcobalamin und Adenosylcobalamin.

Der Gesamtkörperbestand an Vitamin B_{12} liegt zwischen 3 mg und 5 mg. Die relativ hohen Körperbestände und eine geringe Turnover-Rate sind Ursache dafür, dass Vitamin-B_{12}-abhängige Krankheitssymptome erst nach Jahren beobachtet werden.

Vorkommen, Bedarf und Empfehlung

> **Hinweis für die Praxis**
>
> Der Mensch ist vorwiegend auf die Vitamin-B_{12}-Zufuhr mit der Nahrung über tierische Produkte, vor allem Leber, Niere, Herz, aber auch Eier und Milch angewiesen. Rein vegetarische Kost ist nahezu frei von Vitamin B_{12}. Das gelegentliche und sehr geringe Vorkommen in Pflanzen (besonders nach bakterieller Gärung, z. B. in Sauerkraut) leistet nur einen unzureichenden Beitrag zur Bedarfsdeckung.

Die Unsicherheiten der Bedarfsableitung ergeben sich dabei zunächst aus der Größe der nutzbaren Körperspeicher (2–3 mg), aber auch aus dem Zeitraum bis zur Entwicklung von Mangelsymptomen, der ja nach individueller Gegebenheit (IF-Mangel, enterohepatischer Kreislauf) zwischen 3 und 15 Jahren schwanken kann. Die bisher vorliegenden Untersuchungen lassen den Schluss zu, dass mit täglichen Aufnahmemengen von weniger als 1 µg Vitamin B_{12} – unter der Voraussetzung der völligen Bioverfügbarkeit – ein Minimumbedarf des Menschen zu decken ist. Da mit steigender Zufuhr die Absorptionsrate von Vitamin B_{12} abnimmt (Intrinsic-Factor-abhängige Absorption), empfiehlt die Deutsche Gesellschaft für Ernährung dem Erwachsenen eine regelmäßige tägliche Aufnahme von 3 µg Vitamin B_{12} mit der Nahrung (siehe Anhang, ▸ Tab. 71.3).

Nachweismethoden und Statusbestimmung

Die Bestimmung von Vitamin B_{12} im Serum kann nicht als einziges Kriterium für die Diagnose eines Vitamin-B_{12}-Mangels herangezogen werden. Ein weiterer Test (Messung des TC-II-gebundenen B_{12}; Bestimmung der Methylmalonsäure) sollte zur Verfügung stehen, um die Diagnose zu sichern. Dies gilt insbesondere dann, wenn keine zusätzlichen hämatologischen Veränderungen vorliegen.

Mangel

Wegen der in Mitteleuropa üblichen Ernährungsgewohnheiten wird Vitamin B_{12} in der Regel in bedarfsüberschreitenden Mengen aufgenommen. Nicht nur Berechnungen zur Vitamin-B_{12}-Aufnahme zeigen, dass der Bedarf gedeckt wird, sondern auch die in verschiedenen Bevölkerungsgruppen durchgeführten biochemischen und hämatologischen Untersuchungen ergeben in der Regel keinen Hinweis auf die Existenz von Mangelzuständen. Alle Untersucher sind sich darin einig, dass Vitamin B_{12} nicht zu den kritischen Nährstoffen zu rechnen ist.

Veganer

Da Milch und Milchprodukte, vor allem Käse, relativ viel Vitamin B_{12} enthalten, ist auch bei einer (ovo-laktovegetabilen Ernährung nicht mit einer Vitamin-B_{12}-Unterversorgung zu rechnen. Selbst bei Veganern (Personen, die weder Fleisch, noch Milch, noch Eier essen) sind Mangelerscheinungen sehr selten und entwickeln sich, wenn überhaupt, dann erst nach mehrjähriger Vitamin-B_{12}-freier Ernährung, da die Speicher (Leber) über Jahre die für den Stoffwechsel erforderlichen Mengen bereitstellen können. Außerdem unterliegt Vitamin B_{12} einem sehr starken enterohepatischen Kreislauf. Aufgrund der hohen Reutilisationsraten werden sich leichte Mangelerscheinungen frühestens nach 5- bis 10-jähriger Vitamin-B_{12}-freier Ernährung einstellen. Wenn dennoch gelegentlich megaloblastische Anämien beobachtet werden, liegt in der Regel eine Perniziosa vor, die in ihrer Häufigkeit von 0,3 % nicht zu unterschätzen ist.

Alte Menschen

Eine besondere Risikogruppe stellen alte Menschen dar. Die Prävalenz des Vitamin-B_{12}-Mangels liegt bei den über 65-Jährigen zwischen 10 % und 45 %. Ein Vitamin-B_{12}-Defizit, das sich nicht primär durch eine megaloblastäre Anämie auszeichnet, ist bei alten Menschen oft mit einem Folsäuredefizit assoziiert. Berücksichtigt man, dass eine Unterversorgung mit Vitamin B_{12} aufgrund eines fehlenden Intrinsic Factors ebenso wie die Unterversorgung mit Folsäure ein unabhängiger Risikofaktor für die Progression einer Demenz ist, so kommt der Diagnose und Therapie gerade bei alten Menschen eine besonders wichtige Rolle zu. Dies kann durch Nachweis von Homocystein im Blut (erhöht) und der Methylmalonsäure-Ausscheidung erfolgen.

Überdosierung

Die Gabe von Vitamin B_{12} hat in Tierexperimenten selbst bei 1000-facher Überschreitung des Bedarfs zu keinen Nebenwirkungen geführt.

Therapeutische Anwendung

► **Vitamin B_{12} ohne Intrinsic Factor** Einmalige hohe Dosen von Vitamin B_{12} (1 mg) ohne Intrinsic Factor haben sich als effektive Therapie bei der Behandlung der perniziösen Anämie erwiesen.

► **Vitamin B_{12} mit Intrinsic Factor** Aus physiologischer Sicht scheint die Zufuhr des Intrinsic Factors die günstigste Möglichkeit, die Vitamin-B_{12}-Versorgung im Falle eines fehlenden Intrinsic Factors zu sichern. Dies setzt jedoch eine regelmäßige Einnahme voraus, was nicht immer hinreichend gesichert ist, sodass sich besonders bei dieser Applikationsform immer wieder Mangelsituationen entwickeln können.

► **Parenterale Therapie** Diese Therapie ist die heute bedeutendste Therapieform bei fehlendem Intrinsic Factor, wobei 60–100 µg Vitamin B_{12} (Cyanocobalamin) i. m. appliziert werden. Nach Gastrektomie werden 1 mg empfohlen, bei vollständig parenteraler Ernährung 1 mg alle 3 Monate. Die Auffüllung der Körperspeicher wird auf diesem Wege rascher erreicht als bei oraler Zufuhr.

8.2.5 Vitamin C

Beschreibung und Funktionen

Die L-Ascorbinsäure ist ein starkes Reduktionsmittel. Die Oxidation von L-Ascorbinsäure zu Dehydroascorbinsäure verläuft über die intermediär entstehende radikale Semidehydroascorbinsäure. Diese 3 chemischen Formen des Vitamin C stellen ein reversibles Redoxsystem dar.

Vitamin C hat im Körper zahlreiche Angriffspunkte. Am bekanntesten ist seine Beteiligung am Elektronentransfer von Hydroxylierungsreaktionen. Ebenso ist Vitamin C wichtiger Kofaktor bei der Carnitin- und Neurotransmitter-Synthese sowie bei unterschiedlichen Entgiftungsreaktionen.

Absorption, Stoffwechsel und Verteilung im Körper

Bei oraler Einnahme von Ascorbinsäure beginnt die Absorption bereits durch die Mundschleimhaut, vermutlich durch einen trägergebundenen, nicht aktiven Prozess. Der Träger weist eine hohe Transportkapazität auf, die bei 20 µmol Ascorbat noch nicht gesättigt scheint. Die Absorption erfolgt hauptsächlich im Jejunum und Ileum. Eine Beeinträchtigung der Funktion dieser Darmabschnitte führt daher zu einer Ascorbinsäure-Malabsorption.

Im Jejunum und Ileum wird Ascorbinsäure über einen natriumabhängigen, aktiven Transport resorbiert. Bei höheren Konzentrationen erfolgt die Aufnahme durch passive Diffusion. Zum Teil können höhere Vitamin-C-Konzentrationen zu einer Wassersekretion in das Darmlumen führen und somit eine Diarrhö hervorrufen. Bei oraler Einnahme bis zu etwa 180 mg werden vom Nichtraucher 78–88 % und vom Raucher 63–80 % resorbiert. Bei Einnahme von hohen Ascorbinsäuredosen sinkt die Absorptionsrate von ca. 50 % bei 1 g auf ca. 15 % bei 12 g ab. Die Ascorbinsäure ist im Blut zu etwa 24 % an Plasmaeiweiß gebunden.

Bei Einnahme von weniger als 1–3 g Vitamin C pro Tag erfolgt die Hauptausscheidung über den Urin. Bei Dosen über 3 g werden zunehmend größere Anteile unmetabolisiert in den Fäzes ausgeschieden. Bis zu einer Schwellenkonzentration im Plasma von 8–9 mg/l wird Ascorbinsäure hauptsächlich über einen natriumabhängigen Transport in den Nierentubuli rückresorbiert. Die renale Ausscheidung steigt rasch an, wenn die Kapazität der Rückabsorption überschritten wird. Die maximale Transportkapazität für Ascorbinsäure beträgt etwa 1,2–2,1 mg pro 100 ml Glomerulumfiltrat. Sie wird bei einem Plasmaspiegel von ungefähr 13–14 mg/l erreicht.

Vorkommen, Bedarf und Empfehlung

Ascorbinsäure ist weit verbreitet, da viele pflanzliche und tierische Organismen zur Biosynthese dieses Vitamins fähig sind. Bei den einheimischen Gemüsesorten ist die Kartoffel, wenn es auch lagerungsbedingt zum Teil zu recht hohen Verlusten kommt, eine der wichtigen Vitamin-C-Quellen neben den Zitrusfrüchten (▸ Tab. 8.16).

Eine internationale Einheit (IE) Vitamin C entspricht 50 µg L-(+)Ascorbinsäure. Mengenangaben in IE sind aber nicht gebräuchlich, üblicherweise erfolgen sie in mg.

Tab. 8.16 Vitamin-C-Gehalt ausgewählter Lebensmittel.

Lebensmittel	Vitamin-C-Gehalt (mg/100 g)
Obst	
Apfelsinen	50
Apfelsinensaft, frisch gepresst	52
Acerola, roh	1500
Erdbeeren	62
Hagebutten, roh	1250
Johannisbeeren, schwarz	189
Kiwi	100
Sanddornsaft	266
Zitronensaft	51
Gemüse	
Blumenkohl, gekocht	45
Brokkoli, roh	110
Grünkohl, gekocht	75
Kartoffeln, gekocht	14
Kohlrabi, gekocht	43
Paprika, roh	140
Paprika, gedünstet	105
Rosenkohl, gekocht	87
Rotkohl, roh	50
Weißkohl, roh	47

Hinweis für die Praxis

Früh- und Neugeborene haben in den ersten Lebensmonaten einen erhöhten Bedarf an Vitamin C. Dieser liegt bei ca. 6 mg/kg KG und Tag. Für den gesunden Erwachsenen beträgt der Tagesbedarf an Ascorbinsäure etwa 1 mg/kg KG. Zur Aufrechterhaltung eines normalen Stoffwechsels ergibt dies für den gesunden Erwachsenen eine tägliche Aufnahme von mindestens 60 mg. In der Schwangerschaft, während der Laktation, bei Antibiotikatherapie und bei Patienten unter Hämodialyse sind Tagesdosen von 100–200 mg erforderlich.

Es ist seit Langem bekannt, dass bei **Rauchern** deutlich erniedrigte Plasma-Vitamin-C-Spiegel zu finden sind. Folglich hat man die Empfehlungen für Raucher in verschiedenen Ländern (Frankreich, USA) deutlich nach oben gesetzt. Untersuchungen im Rahmen der großen nationalen Verzehrsstudie der USA haben ergeben, dass Raucher erst dann auf Plasma-Vitamin-C-Spiegel kommen, die mit denen von Nichtrauchern vergleichbar sind, wenn sie mehr als das Doppelte an Vitamin C mit der Nahrung aufnehmen. Eine mögliche Erklärung für den höheren Bedarf der Raucher und deren niedrigeren Plasmaspiegel könnte in der Tatsache eines höheren Umsatzes liegen. So könnte bei Rauchern der metabolische Turnover von Vitamin C um 40 % höher sein als bei Nichtrauchern.

Der Tagesbedarf der verschiedenen Altersstufen sowie die Zuschläge während der Gravidität und der Laktation nach den Empfehlungen der DGE sind im Anhang in ▶ Tab. 71.3 zusammengefasst.

Nachweismethoden und Statusbestimmung

Die Vitamin-C-Spiegel im Plasma reflektieren in Grenzen die Vitamin-C-Zufuhr. Die direkte Bestimmung des Vitamin-C-Plasmaspiegels stellt daher auch eine vertretbare Methode zur Ermittlung des Versorgungszustands dar. Allerdings kann aus dem Plasmaspiegel nicht auf die Gewebeversorgung geschlossen werden. Die Bestimmungsmethode der Wahl ist hierbei die Hochdruckflüssigkeitschromatografie (HPLC), wobei exaktere Angaben über die Versorgung durch gleichzeitige Bestimmung der Konzentration in Leukozyten und Erythrozyten möglich sind. Die Analyse in Leukozyten ist bei marginalen Vitamin-C-Defiziten sicher besser geeignet als die Gesamtplasmabestimmung. Bei Infekten kommt es allerdings rasch zur Reduzierung der Vitamin-C-Konzentration in Leukozyten, sodass auch hier Interpretationsschwierigkeiten auftreten können.

Mangel (Skorbut)

Die Serumkonzentrationen von Vitamin C liegen normalerweise bei 10 mg/l, Konzentrationen unter 6 mg/l deuten auf eine nicht immer ausreichende und solche unter 4 mg/l auf eine ungenügende Zufuhr hin. Klinisch manifester Skorbut geht mit Serumkonzentrationen zwischen 0 mg/l und 2 mg/l einher. Bei Ileitis und Fistelbildung werden deutlich unterhalb der Norm liegende Plasmakonzentrationen gefunden. Bei gleichzeitiger Applikation von Ascorbinsäure mit Acetylsalicylsäure unterbleibt der erwartete Anstieg der Plasmaascorbinsäure.

Ursachen

Einige Ursachen, die zur Entwicklung eines Vitamin-C-Mangels beitragen können, seien kurz zusammengefasst:

- Falsche Behandlung, Lagerung und Zubereitung der Nahrungsmittel zerstören das Vitamin.
- Magen-Darm-Krankheiten verhindern eine ausreichende Absorption.
- Verstärkte physiologische Beanspruchung des Körpers wie Schwangerschaft und Stillzeit sowie Krankheit, vor allem Infektionen und Stress verschiedenster Art, u. a. Rauchen, führen durch erhöhten Bedarf zum Verbrauch von Reserven, nach deren Erschöpfung die ersten klinischen Skorbutsymptome auftreten.
- Gelegentlich findet man den Skorbut bei älteren Menschen, die sich einseitig ernähren.

Symptomatik

Klinische Beschwerden eines Vitamin-C-Mangels, der beim Erwachsenen zum klassischen Bild des Skorbuts führt, sind Schleimhautblutungen, Schmerzen in den stärker beanspruchten Muskeln, vor allem in den Waden. Neben dem Prodromalstadium (ca. 1–3 Monate) wird die Hautfarbe blassgelblich bis schmutzig grau-gelb. Es entwickelt sich eine follikuläre Hyperkeratose und es kommt zu größeren Blutungen in die Muskulatur und unter das Periost, verbunden mit ziehenden Gliederschmerzen (Skorbut-Rheumatismus).

Die Blutungen entstehen bevorzugt in den Beugemuskeln der unteren Extremitäten und an den Stellen, die – wie die Kniekehlen und die Umgebung der Achillessehnen – bei Bewegung gedehnt werden. Beim Bettlägerigen zeigen sich tiefe Hämorrhagien zuerst am Rücken, Gesäß und an den Waden.

Sekundäre Infektionen sind Ursache skorbutischer Geschwüre (Rupia scorbutica). Die Gingivitis als erstes Symptom eines Skorbuts ist relativ selten, fehlt jedoch kaum im weiteren Verlauf. Geschwüre entwickeln sich meist nur in der Nachbarschaft kariöser Zähne, die trotz Auflockerung der Schleimhaut nicht unbedingt ausfallen. Gelegentlich treten Blutungen in Konjunktiven, Aderhaut und Augenkammern auf, selten Nasenbluten, das dann aber meist schwer zu stillen ist.

Die Leber ist oft, die Milz fast nie vergrößert. Oft sind eine Hypotonie, vasomotorische Störungen und eine hypochrome Anämie mit praktisch normalen Leukozyten- und Thrombozytenwerten vergesellschaftet. Blutgerinnung und Blutungszeit sind unverändert.

Als psychische Veränderungen sind Gleichgültigkeit, allgemeine Unpässlichkeit und leichte Erschöpfbarkeit, Änderungen der Persönlichkeit und der psychomotorischen Leistung sowie eine verstärkte Schwermütigkeit und Depression zu beobachten.

▸ **Möller-Barlow-Krankheit** Im Säuglingsalter wird Skorbut auch als Möller-Barlow-Krankheit bezeichnet. Der Säuglingsskorbut kann längere Zeit latent bleiben, um z. B. im Verlauf einer febrilen Krankheit plötzlich manifest zu werden. Charakteristisch beim Kind sind große subperiostale Hämatome, pathologische Knochenbrüchigkeit, oft verbunden mit Epiphysiolysis und großer Schmerzhaftigkeit. Bei der leisesten Berührung zuckt das Kind zusammen (Hampelmann-Phänomen). Die skorbutische Gingivitis tritt nur auf, wenn die Zähne schon durchgebrochen sind. Gelegentlich ist eine isolierte oder wiederholte Hämaturie das einzige Symptom. Vitamin-C-Mangel führt zu Wachstumsstillstand.

Überdosierung

Eine Hypervitaminose C ist nicht bekannt.

Nebenwirkungen, Interaktionen, Kontraindikationen

Sichere toxische Wirkungen sind nicht bekannt. Bei oraler Einnahme von sehr hohen Einzeldosen im Bereich von 5–10 g und mehr kann vorübergehend eine Diarrhö auftreten, die aber meist trotz nicht unterbrochener Einnahme nach wenigen Tagen wieder abklingt. Diese Nebenwirkung tritt bei parenteraler Gabe selbst bei noch wesentlich höheren Dosen nicht auf.

Orale Kontrazeptiva verschlechtern, vermutlich über einen erhöhten Coeruloplasminspiegel, den Vitamin-C-Status durch erhöhte Oxidation. Kortikosteroide erhöhen ebenfalls die Oxidation. Kalzitonin führt zu einem erhöhten Verbrauch. Salizylate hemmen den aktiven Transport durch die Darmwand. Tetrazyklin hemmt den intrazellulären Stoffwechsel und die tubuläre Rückabsorption. Acetylsalicylsäure, Barbiturate und Tetrazykline erhöhen die Ausscheidung von Vitamin C im Harn. Bei einer Therapie mit Tetrazyklinen und Chlortetrazyklinen empfiehlt sich eine zusätzliche Gabe von 100–200 mg, bei einer Behandlung mit Acetylsalicylsäure eine zusätzliche Gabe von 50–100 mg Vitamin C.

Bei Menschen mit Diabetes kann Vitamin C, ohne Beeinflussung der Glykosämie, den Nachweis der Glukose im Harn stören. Vor den Harnzuckerbestimmungen ist daher die Vitamin-C-Zufuhr einige Tage zu stoppen.

Therapeutische Anwendung

Zur Förderung der Wundheilung bei Absorptionsstörungen und zur Verbesserung der Eisenabsorption sind Tagesdosen von 0,5–1,0 g notwendig.

Indikation der Vitamin-C-Behandlung

Indikationen sind gesicherter Vitamin-C-Mangel (Präskorbut, Skorbut, Morbus Möller-Barlow), erhöhter Verbrauch bei gesteigertem Stoffwechsel durch Fieber, Infektionen, starke körperliche Anstrengungen, Gravidität, Laktation, Wachstum, erhöhte Infektanfälligkeit, Absorptionsstörungen und Methämoglobinämien; manche Formen der Antibiotikabehandlung sowie bei Patienten, die regelmäßig hämodialysiert werden; Supplementierung bei Neu- und Frühgeborenen; adjuvante Gabe bei verzögerter Wundheilung und Kallusbildung.

> **Hinweis für die Praxis**
> Die üblichen Dosierungen von Vitamin C liegen je nach Indikation zwischen 50 mg und 2 g pro Tag, wobei die niedrigen Dosierungen durch nutritive Maßnahmen realisiert werden können, während die höheren Dosierungen meist eine medikamentös-therapeutische Supplementation erfordern. Vitamin C wird dabei überwiegend oral verabreicht.

Methämoglobinämie

Beim Erwachsenen erfordert die Behandlung täglich 1–3 g Vitamin C, bei Säuglingen und Kleinkindern 0,5–1 g. Bei toxischer Methämoglobinämie muss Vitamin C intravenös verabreicht werden. Bei enzymatischer Methämoglobinämie wird Vitamin C zunächst intravenös und später oral gegeben.

8.2.6 Niacin

Beschreibung und Funktionen

Niacin ist der Sammelbegriff für Nicotinsäure und ihr Säureamid, das Nicotinamid. Beide Vitamere haben quantitativ und qualitativ die gleiche Wirkung, weil sie im Stoffwechsel ineinander überführt werden können. Nicotinamid (Niacinamid) ist Bestandteil der wichtigsten Elektronentransportkette in lebenden Zellen (NAD^+/NADH; $NADP^+$/NADPH; NAD[P] = Nicotinamid-Adenin-Dinukleotid[-phosphat]) und ist in vielen metabolischen Stoffwechselwegen von besonderer Bedeutung, u. a. in

- der anaeroben Glykolyse,
- dem Krebs-Zyklus – oxidative Phosphorylierung – sowie
- der Fettsäuresynthese und -oxidation.

Absorption, Stoffwechsel und Verteilung im Körper

Nicotinsäure und Nicotinamid werden entweder in freier Form aufgenommen oder entstehen bei der Verdauung durch Aufspaltung der Koenzyme. Beide werden im oberen Dünndarm resorbiert. Weil das Amid im Darm hydrolysiert wird, gelangt hauptsächlich Nicotinsäure ins Portalblut, wird von der Leber aufgenommen und zu NAD(P) umgewandelt. Die Leber reguliert den NAD-Haushalt, indem sie NAD zu Nicotinamid aufspaltet, das auf dem Blutweg zur Versorgung der anderen Gewebe dient.

> **Hinweis für die Praxis**
> Da beim Menschen für die NAD-Synthese rund 60 mg Tryptophan 1 mg Nicotinamid äquivalent sind, gibt man den Niacinbedarf in Niacinäquivalenten an (1 Niacinäquivalent = 1 mg Niacin = 60 mg Tryptophan). Dieses Verhältnis gilt jedoch nicht, wenn die Nahrung kein Niacin enthält oder nur so wenig Tryptophan, dass die Proteinsynthese limitiert ist, da dann Tryptophan vorwiegend für die Proteinsynthese verwendet wird.

Wie viele andere B-Vitamine wird Niacin nicht gespeichert. Etwa 3 mg methylierte Metaboliten werden pro Tag mit dem Urin ausgeschieden.

Vorkommen, Bedarf und Empfehlung

Nicotinamid kommt vor allem in tierischen Produkten vor (Fleisch, Innereien), hauptsächlich in der Koenzymform (▸ Tab. 8.17). Niacin aus solchen Produkten wird fast vollständig resorbiert. Pflanzen haben einen geringeren Gehalt an Niacin, vor allem an Nicotinsäure. In Getreidearten findet sich Nicotinsäure zu über 80 % in der Aleuronschicht und geht daher bei niedrigem Ausmahlen (helle Mehle) zum großen Teil verloren. Zudem ist Nicotinsäure in Getreideprodukten komplex an Makromoleküle gebunden (Niacytin) und deshalb für den menschlichen Organismus schlecht verwertbar, sodass man bei Cerealien mit einer Bioverfügbarkeit von nur etwa 30 % rechnen muss.

Durch Rösten oder durch Alkalibehandlung (wie sie bei der Herstellung von Tortillas in Zentralamerika und Mexiko üblich ist) kann Nicotinsäure aus der komplexen Bindung freigesetzt werden. Deshalb wird dort trotz einseitiger Ernährung mit Mais – im Gegensatz zu Afrika, Indien oder China – selten ein Niacinmangel gefunden. Größere Men-

Tab. 8.17 Niacingehalt verschiedener Lebensmittel [395].

Lebensmittel	Niacin-Gehalt (mg/100 g)
Fleisch	
Rindfleisch	7,50
Kalbsleber	15,00
Schweinefleisch	5,00
Schweineleber	15,70
Fisch	
Heilbutt	5,90
Hering	4,30
Schellfisch	3,10
Gemüse/Obst	
Blumenkohl	0,60
Kohlrabi	1,80
Kartoffeln	1,20
Erbsen (Samen, grün)	2,00
Äpfel	0,30
Birnen	0,22
Bananen	0,65
Getreide, Getreideprodukte	
Haferflocken	1,00
Roggen (Vollkorn)	1,80
Roggenmehl, Type 815	0,60
Weizen (Vollkorn)	5,10
Weizenmehl, Type 405	0,70
Kaffee	
Kaffeebohnen, geröstet	13,70

gen an Nicotinsäure enthält Bohnenkaffee (1–2 mg pro Tasse). Sie entsteht hier durch Demethylierung des Trigonellins (Methylnicotinsäure) beim Röstprozess.

Der Niacinbedarf kann nur mit Bezug auf die essenzielle Aminosäure Tryptophan angegeben werden; man spricht daher von Niacinäquivalenten (s. o.). Der Tryptophangehalt mancher Nahrungsmittel ist für die Niacinversorgung bedeutender als ihr eigentlicher Niacingehalt. Der Bezug auf die Energiezufuhr berücksichtigt die Tatsache, dass mit größerer physikalischer Aktivität und/oder Energiezufuhr ein größerer Bedarf an Niacin besteht. Da der Tryptophanstoffwechsel, insbesondere die Konversion zu Niacin, auf die Verfügbarkeit von Vitamin B_6 angewiesen ist, ist auch die gleichzeitige Zufuhr von Vitamin B_6 bei der Beurteilung des Status zu berücksichtigen.

Hinweis für die Praxis

Empfohlen wird eine tägliche Niacinäquivalentzufuhr von 5–6 mg für Kinder, 20 mg für stillende Frauen und 6,6 mg/1000 kcal für Erwachsene (15–20 mg für Männer, 13–15 mg für Frauen; siehe auch Anhang, ▶ Tab. 71.3).

Nachweismethoden und Statusbestimmung

Als Maß für die Beurteilung der Versorgung mit Niacin wird die Ausscheidung von Niacinmetaboliten im Urin herangezogen. Als besonders empfindlicher Indikator für einen Niacinmangel wurde der Quotient aus N-Methyl-2-Pyridon-5-Carboxamid und 1-N-Methyl-Nicotinamid angesehen, der bei ausreichender Versorgung zwischen 1,3 und 4,0 liegen soll und bei Mangel absinkt, weil die Ausscheidung des Pyridons früher abnimmt als die von Methylnicotinamid. Neuere Untersuchungen sprechen dafür, dass dieser Quotient eher die Proteinversorgung widerspiegelt als den Niacinstatus.

Mangel (Pellagra)

Die Symptome des Niacinmangels sind uncharakteristisch und vorwiegend neurologisch. Ein marginaler Mangel kann nur mit relativ aufwendigen chemischen Methoden verifiziert werden. Ein Mangel macht sich zunächst als allgemeine körperliche Schwäche und Appetitverlust bemerkbar. Erst später kommt es zur klassischen Pellagra-„DDD“: Dermatitis, Diarrhö und Demenz. Die Dermatitis zeigt sich bevorzugt an lichtexponierten Stellen (▶ Abb. 8.10).

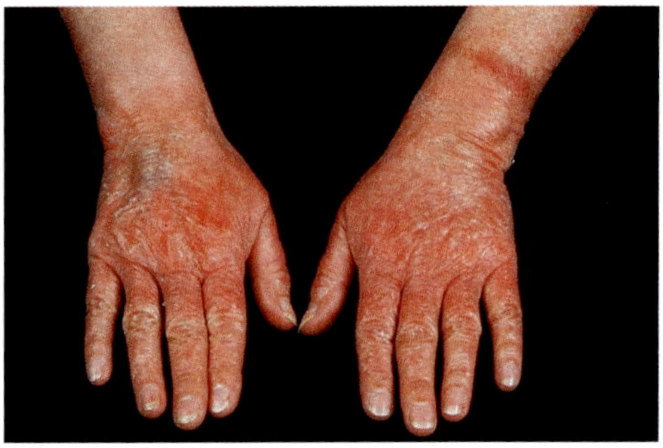

Abb. 8.10 Dermatitis an lichtexponierten Stellen bei Niacinmangel.

Überdosierung

Niacin scheint selbst in hohen Dosen nicht toxisch zu sein, wie Untersuchungen zur cholesterinsenkenden Wirkung mit Gaben von 3–6 g Nicotinsäure pro Tag zeigen. In solchen Mengen hat Nicotinsäure den pharmakologischen Effekt, dass es die hepatische VLDL-Synthese inhibiert, dabei aber gleichzeitig zu peripherer Vasodilatation und Flush führt. Der Flush geht jedoch nach einigen Tagen rapide zurück. Die Zufuhr von Nicotinamid bewirkt weder einen Flush noch einen cholesterinsenkenden Effekt und wird daher üblicherweise verwendet, wenn ein Niacinmangel behoben werden soll; therapeutische Dosen liegen bei 50–250 mg/d.

8.2.7 Pantothensäure

Beschreibung und Funktionen

In den Geweben wird Pantothensäure zum Aufbau von Koenzym A (CoA) und der Holofettsäuresynthase verwendet. CoA wirkt im Intermediärstoffwechsel als universeller Acylgruppenüberträger, und als 4-Phospho-Panteinrest ist das Vitamin das Koenzym der Holofettsäuresynthase. Pantothensäure hat im tierischen Stoffwechsel beinahe universelle Bedeutung: In allen Geweben beteiligt sie sich an mannigfaltigen Auf- und Abbaureaktionen im Kohlenhydrat-, Fett- und Aminosäurestoffwechsel. Außerdem wird sie benötigt zur Synthese von Steroiden, des Häms und der Neurotransmitter Acetylcholin und Taurin.

Absorption, Stoffwechsel und Verteilung im Körper

Die mit der Nahrung zugeführte Pantothensäure liegt zum größten Teil als Bestandteil des Koenzyms A und der Fettsäuresynthase vor. Im Lumen von Magen und Darm wird aus diesen Verbindungen Pantothensäure schrittweise freigesetzt und resorbiert. Im Plasma findet man Pantothensäure. Auf dem Blut- und Lymphweg wird sie, an Proteine gebunden, zu den Geweben transportiert und in die Zellen aufgenommen. Ausgesprochene Speicherorgane für Pantothensäure sind nicht bekannt. Relativ hohe Pantothensäurekonzentrationen findet man jedoch in Herzmuskel, Nebenniere, Leber und Niere. Durch Einbau der Pantothensäure in die aktiven Formen wird einem zu raschen Verlust durch die Nieren vorgebeugt.

Vorkommen, Bedarf und Empfehlung

Der exakte Pantothensäurebedarf des Menschen lässt sich nicht mit Sicherheit angeben, da eindeutige Mangelsymptome erst nach Applikation starker Antagonisten oder bei generell Unterernährten beobachtet werden können.

> **Hinweis für die Praxis**
> Eine ausgewogene Mischkost mit einem Energiegehalt von 2000–2500 kcal dürfte etwa 10 mg Pantothensäure enthalten (▸ Tab. 8.18), womit der tägliche Bedarf des Menschen offenbar gedeckt ist.

Nachweismethoden und Statusbestimmung

Zur Messung der Pantothensäure-Versorgung dient vornehmlich die Beobachtung klinisch manifester Pantothensäure-Mangelsymptome. Daneben können die Bestimmung der Pantothensäure-Konzentration im Blutplasma und die Urinausscheidung der Pantothensäure bei Erwachsenen zur Beurteilung herangezogen werden.

Tab. 8.18 Pantothensäuregehalt frischer Nahrungsmittel.

Nahrungsmittel	Pantothensäure-Gehalt (mg/kg)
Muskelfleisch	4,6
Leber (Rind, Schwein)	60–80
Nieren (Rind, Schwein)	30–40
Hirn (Rind, Schwein)	25
Milch (Mensch, Kuh, Ziege)	2,4–4,9
Eier	13
Eigelb	35
Hering	10
Heilbutt	2
Austern	5
Obst	0,7–2,5
Gemüse	2–6
Wein	0,3–0,4

Mangel

Da Pantothensäure fast ubiquitär vorkommt, ist beim Menschen mit einem Pantothensäuremangel praktisch nicht zu rechnen. Erst durch Applikation eines Antagonisten wie ω-Methyl-Pantothensäure können Mangelsymptome erzeugt werden.

Beim Menschen führt Pantothensäuremangel zu einigen zunächst unspezifischen Symptomen wie Kopfschmerzen, Müdigkeit, Magen-Darm-Störungen, Herzklopfen und Missempfindungen bis zu einem brennenden Gefühl. Neben einer schlechten Wundheilung und niedrigem Blutdruck kommt es bei fortgeschrittenem Mangel zu unkoordinierten Bewegungsabläufen.

Das **Burning-Feet-Syndrom**, das bei Kriegsgefangenen des Zweiten Weltkriegs in Burma, Japan und auf den Philippinen beobachtet wurde, gehört zu den am frühesten bekannt gewordenen Zeichen des Pantothensäuremangels. Das Syndrom tritt nach einer 3- bis 4-monatigen Mangelernährung auf. Zunächst werden ein Taubheitsgefühl und Kribbeln in den Zehen, danach brennende, stechende Schmerzen im Fuß wahrgenommen. Das klinische Bild ist mit neurologischen und psychischen Symptomen verbunden, die sich jedoch unter Gabe von Thiamin und Niacin verbessern. Das brennende Gefühl an den Füßen spricht jedoch nur auf Pantothensäure-Gaben, nicht auf andere B-Vitamine an.

Überdosierung

Eine Hypervitaminose durch Pantothensäure ist beim Menschen nicht bekannt.

Therapeutische Anwendung

Pantothensäure wird bei folgenden Indikationen versuchsweise eingesetzt: Darmatonie, Verbrennungen (Sonnenbrand), Analfissuren, Brustrhagaden und Haarwuchsstörungen.

8.2.8 Folsäure

Beschreibung und Funktionen

Üblicherweise versteht man unter Folsäure die Pteroylglutaminsäure (PteGlu), die an der γ-Carboxylatgruppe mit weiteren Glutamatresten konjugiert sein kann (Polyglutamate).

Folsäure entfaltet ihre Wirkung in Form der 5,6,7,8-Tetrahydrofolsäure (THF) und als deren Derivate. Sie ist die entscheidende Koenzymform, die als Akzeptor und Überträger von Hydroxymethylgruppen (aktivierter Formaldehyd) und Formylgruppen (aktivierte Ameisensäure) fungiert. Diese C 1-Reste stammen aus verschiedenen Stoffwechselreaktionen, werden an THF gebunden und wieder auf geeignete Akzeptoren übertragen. Darüber hinaus besteht im intermediären Stoffwechsel eine wechselseitige Abhängigkeit zwischen Folat- und Vitamin-B_{12}-Stoffwechsel. Die Synergie zwischen diesen beiden Vitaminen besteht in der Beteiligung an der Homocystein-Methyl-Transferase-Reaktion.

Absorption, Stoffwechsel und Verteilung im Körper

Die Folatabsorption ist ein pH-abhängiger Prozess, der vor allem im proximalen Dünndarm stattfindet. Da ausschließlich Monoglutamate von der Darmzelle aufgenommen werden können, werden die in der Nahrung im Wesentlichen enthaltenen Polyglutamatverbindungen vor der eigentlichen Absorption durch eine im Bürstensaum der Darmmukosa und/oder im Darmsaft enthaltene γ-Glutamylcarboxypeptidase (Konjugase) zu resorbierbaren Monoglutamatverbindungen abgebaut. Nach Aufnahme physiologischer Folatmengen in die Mukosazelle wird Folat fast quantitativ über das Gefäßsystem der Leber zugeführt und teilweise nach weiterer Metabolisierung an die Peripherie abgegeben.

Der Nüchternspiegel der Serum-Folsäure liegt zwischen 5 ng/ml und 24 ng/ml; seine Höhe wird neben der individuellen Folat-Versorgungslage wesentlich vom Zeitpunkt der letzten Nahrungsaufnahme bestimmt. 50–60 % der Serum-Folatverbindungen sind mit niedriger Affinität unspezifisch an Proteine wie Alpha-Makroglobulin, Albumin oder Transferrin gebunden. Daneben existiert ein spezifisches Folatbindungsprotein (MG 42 000), an das Folat zwar nur in sehr geringer Menge (Picogramm-Bereich), aber mit hoher Affinität binden kann. Die absolute Konzentration der **Folatbindungsproteine** im Serum ist vermutlich hormonell beeinflusst. So haben Frauen, vor allem in der Schwangerschaft bzw. bei Einnahme oraler Kontrazeptiva, im Vergleich zu Männern und Kindern signifikant erhöhte Bindungsproteinspiegel. Primäre Aufgabe der Bindungsproteine ist der Transport oxidierter Folate zur Leber, wo sie zu biologisch verwertbaren Tetrahydrofolat-Verbindungen reduziert werden.

In reifen Erythrozyten hat die Folsäure keinerlei zelluläre Stoffwechselaufgaben mehr, vielmehr erfüllt sie dort nur noch Speicherfunktionen. Vermutlich inkorporieren nur Retikulozyten wesentliche Folsäuremengen, während reife Erythrozyten für Folat weitgehend impermeabel sind. Deshalb gibt der Folatgehalt in Erythrozyten einen zuverlässigeren Einblick in den Versorgungszustand als der sehr stark fluktuierende Serumfolatspiegel.

Die Aufnahme von Folat in periphere Zellen erfolgt mithilfe eines speziellen, in der Zellmembran lokalisierten Proteins. Aufgenommen werden ausschließlich Monoglutamatverbindungen der Folsäure. Reduzierte Folate werden ca. 100-mal effektiver an die Zelloberfläche angelagert und internalisiert als oxidiertes Folat. Dieses wird zwar durch das gleiche System transportiert, weist aber zu diesem eine sehr viel geringere Affinität auf.

Nach der Aufnahme in die Leber wird Methyl-Tetrahydrofolsäure schnell quantitativ in die Galle sezerniert und unterliegt einem enterohepatischen Kreislauf. Der enterohepatische Kreislauf ist entscheidend für die Folathomöostase: Der schnell verfügbare, vergleichsweise große extrazelluläre Folatmonoglutamat-Pool der Galle fängt zusammen mit dem kleinen intrazellulären Monoglutamat-Pool kurzfristige Schwankungen der Folatzufuhr zwischen den Mahlzeiten bzw. bei frühem Folatmangel auf. Dauert die unzureichende Zufuhr an, erschöpft sich die endogene Reserve. Durch das reduzierte Folatmonoglutamat-Angebot an die Leber und durch die dadurch bedingte fehlende Polyglutamat-Neusynthese nimmt dann das hepatische Folatpolyglutamat-Depot bei stagnierendem Folat-Turnover und gleichbleibender Folsäurefreisetzung zunehmend ab.

Die Folatausscheidung im Urin ist bei normaler, bedarfsadäquater Zufuhr aufgrund tubulärer Rückabsorption vergleichsweise gering und beträgt ca. 10–20 % der resorbierten Folatmonoglutamat-Menge. Liegt die Folataufnahme unterhalb des Bedarfs, wird die Folatexkretion minimiert, während bei erheblicher Überschreitung der Bedarfsmenge die Rückabsorptionskapazität der Niere überfordert wird und die Folatkonzentration im Urin in Abhängigkeit von der zugeführten Menge ansteigt.

Vorkommen, Bedarf und Empfehlung

Folate kommen nicht nur in Lebensmitteln pflanzlicher Herkunft vor (besonders reichlich in Blattgemüse), sondern sind auch in tierischen Lebensmitteln enthalten. Gute Folsäurequellen sind Spinat, Salat, Spargel, Getreide (Weizenkeime und -kleie) und Leber, während Rindfleisch, Fisch und Obst relativ folsäurearm sind (▸ Tab. 8.19). Grundsätzlich aber werden Folate aus tierischen Nahrungsmitteln besser absorbiert als aus pflanzlichen.

Die in der Nahrung enthaltenen Folate liegen in unterschiedlichen Bindungsformen und Strukturmodifikationen vor. Die verschiedenen Polyglutamate unterscheiden sich beachtlich im Hinblick auf ihre Bioverfügbarkeit. Da die in der Nahrung tatsächlich vorliegenden Bindungsformen in den gängigen Tabellenwerken (z. B. Souci-Fachmann-Kraut) nicht näher angegeben werden und Folsäu-

Tab. 8.19 Folsäuregehalt ausgewählter Lebensmittel.

Lebensmittel	Folsäure-Gehalt (µg Folsäure-Äquivalent pro 100 g)
Fleisch und Eier	
Rinderleber	108
Schweineleber	108
Eidotter	127
Getreide, Getreideprodukte	
Hafermehl	21
Roggenvollkornmehl	40
Weizenvollkornmehl	43
Weizenkeime	271
Weizenkleie	159
Gemüse, Salat, Nüsse	
Brokkoliröschen	103
Endivie	116
Grünkohl	47
Rosenkohl	60
Rote Beete	74
Spargel	59
Spinat	134
Wirsing	66
Erdnüsse, geröstet	40
Walnüsse	55

re zudem sehr licht- und oxidationsempfindlich ist, wird eine Berechnung der Folataufnahme nicht immer zuverlässige Daten liefern.

Dementsprechend ist die Bioverfügbarkeit von Nahrungs-Folat keine konstante Größe, sondern variiert in Abhängigkeit vom Mono-/Polyglutamatverhältnis in erheblichem Ausmaß. Um eine verlässlichere Berechnungsgrundlage zu erhalten, wurde der Begriff **Folat-Äquivalent** eingeführt; darunter versteht man diejenige Menge eines Derivats, die wirkungsgleich mit 1 mg freiem Folat ist: freie Folsäureäquivalente = Monoglutamat + 0,2 × Polyglutamat.

Hinweis für die Praxis

Gemäß den D-A-CH-Referenzwerten wird für Personen ab 15 Jahren eine tägliche Zufuhr von 400 µg Nahrungsfolat empfohlen. Dieser Wert ergibt sich unter Berücksichtigung der Homocysteinkonzentration im Blut als Biomarker der Folsäureversorgung sowie der mittleren Bioverfügbarkeit (50 % bei ausgewogener Mischkost) und Zubereitungsverlusten (35 %).

Aus der Bedeutung der Folsäure für den DNA-Stoffwechsel lässt sich ableiten, dass Kinder nicht nur – wie Erwachsene auch – ausreichende nutritive Folatmengen zur Aufrechterhaltung eines normalen Blutzellbestands und für eine ausreichende Epithelregeneration benötigen, sondern darüber hinaus – bezogen auf das Körpergewicht – einen zusätzlichen Bedarf für eine optimale Zellvermehrung und optimales Zellwachstum haben. Für Kinder liegen bisher keine speziellen Bedarfsuntersuchungen vor. Die Zufuhrempfehlungen können daher nur von den Bedarfszahlen der Erwachsenen interpoliert werden. Anhaltspunkte sind hierbei Folsäuremengen, bei denen mit genügender Sicherheit eine ausreichende Folatversorgung angenommen werden kann. So wurde für Kleinkinder von 1–3 Jahren eine Folsäureaufnahme von 120 µg Gesamtfolat (60 µg Folatäquivalent) festgelegt (siehe Anhang, ▶ Tab. 71.3).

Nachweismethoden und Statusbestimmung

Die (wiederholte) Folatbestimmung in Plasma und Erythrozyten erlaubt eine gute Unterscheidung von Mangel und Normalversorgung. Wegen der schwer zu beurteilenden Dynamik des Folatstatus muss die Beurteilung bei therapeutischer Anwendung über funktionelle Tests, wie z. B. Hypersegmentierung neutrophiler Granulozyten, erfolgen.

Mangel

Die NVS II – wie auch bereits die vorangegangen Studien – haben gezeigt, dass die Folsäureversorgung in Deutschland in allen Altersgruppen nicht den Empfehlungen entspricht. Bei bis zu 90 % der

Erwachsenen erreicht die Aufnahme noch nicht 75 % der Empfehlung. Eine Unterversorgung hat aber in jeder Altersstufe Konsequenzen. Durch den Anstieg des Homocysteins im Blut als Folge der schlechten Versorgung werden degenerative Erkrankungen wie Arteriosklerose, aber auch die Entwicklung der Demenz begünstigt.

Hinweis für die Praxis

Große Metaanalysen haben ergeben, dass bereits eine Senkung leicht erhöhter Homocysteinspiegel auf Normalwerte das Risiko für Schlaganfälle um nahezu 20 % senken kann (Positionspapier Folsäure der DGE, 2007). Sowohl bei sehr hoher Folatzufuhr als auch bei der Einnahme von folsäurehaltigen Multivitaminsupplementen sinkt das Risiko für Herzinfarkte um 30–40 %.

Besonderheiten in der Schwangerschaft

Vergleicht man die Nährstoffempfehlungen der Deutschen Gesellschaft für Ernährung von 1991 für schwangere Frauen mit denen für menstruierende Frauen im gebärfähigen Alter, erhöht sich im 2. und 3. Trimenon der Gravidität der Energiebedarf um etwa 13 % (+ 300 kcal/d). Mit einer Erhöhung der Empfehlung um 100 % erfährt die Folsäure von allen Nahrungsinhaltsstoffen in der Schwangerschaft (außer Eisen) die größte Steigerung. Demnach sollten in der Gravidität täglich 600 µg Gesamtfolat aufgenommen werden.

Häufigste Ursache für eine **defizitäre Folsäureversorgung** in der Gravidität dürfte die unzureichende Zufuhr mit der Nahrung sein. Denn um den Bedarf in der Gravidität zu decken, ist eine Optimierung der Nahrungsmittelauswahl unter Berücksichtigung einer hohen Nährstoffdichte notwendig. Schwangere Frauen nehmen im 1. Trimenon lediglich ein Drittel der empfohlenen Folatmenge zu sich. Bei einer unzureichenden alimentären Zufuhr wird auf die körpereigenen Speicher zurückgegriffen. Der Organismus besitzt nur begrenzte Folatreserven, die in der Gravidität schnell erschöpft sind. Eine defizitäre Folsäureversorgung ist daher insbesondere bei Frauen, die bereits zu Beginn der Schwangerschaft nur über geringe Folatreserven verfügen, im Verlauf der Gravidität fast unausweichlich.

Als Risikogruppe gelten besonders sehr junge Mütter, deren Folatspeicher nach dem Wachstumsschub der Pubertät nur unzureichend gefüllt sind. Ebenso bleibt bei rasch aufeinanderfolgenden Schwangerschaften nicht genügend Zeit, die entleerten Speicher erneut aufzufüllen. Mehrlingsschwangerschaften bedeuten ebenfalls eine zusätzliche Belastung für den Folathaushalt. Ferner weisen Frauen mit einem niedrigen sozioökonomischen Status bzw. geringem Ernährungswissen ein hohes Risiko auf, in der Gravidität einen Folatmangel zu entwickeln.

Folsäure spielt eine fundamentale Rolle bei der Zellteilung und -differenzierung. Ein Mangel an Folsäure kann daher im frühen Stadium der Gravidität zu Defekten der DNA-Synthese, verringertem Zellwachstum und eingeschränkter Zellreplikation mit defekter Implantation und Organogenese des Fetus führen. Folgen können Abort, kongenitale Fehlbildungen, vor allem Neuralrohrdefekte und Entwicklungsstörungen sowie eine generelle Schwächung des fetalen Wachstums sein.

Inzwischen unbestritten ist die Rolle eines mütterlichen Folatmangels in der Pathogenese der Neuralrohrdefekte (Neural Tube Defects, NTD). Eine erhöhte Inzidenz von NTD bei einem mütterlichen Folatmangel in der frühen Schwangerschaft bzw. eine reduzierte Häufigkeit von NTD bei Kindern disponierter Mütter nach einer prophylaktischen perikonzeptionellen Folsäure-Applikation wurden in verschiedenen Studien beobachtet.

Hinweis für die Praxis

Da die geforderte Zufuhr von 600 µg Folsäure kaum durch Ernährung gesichert werden kann, wird Frauen mit Kinderwunsch angeraten, Supplemente (400 µg) zu nehmen, um der Entstehung von NTD vorzubeugen (D-A-CH 2000). Wenn bereits ein Kind mit NTD geboren oder ein MTHFR-Polymorphismus nachgewiesen wurde, wird zur Vorbeugung die Einnahme von 4 mg Folsäure empfohlen.

Als weitere positive Effekte einer Folatsubstitution während der Gravidität werden eine Reduktion einer Abruptio placentae sowie eine verringerte Abortneigung diskutiert. Aktuelle Untersuchungen zeigen, dass Schwangere, die Aborte mit unbekannter Ätiologie erleben, signifikant schlechter mit Folsäure versorgt sind als Frauen, deren Schwangerschaft komplikationslos verläuft.

Überdosierung

Bei der Therapie mit Folsäure ist zu berücksichtigen, dass durch die Gabe hoher Folsäuredosen ein Vitamin-B_{12}-Mangel maskiert werden kann. Folsäure kann zwar die Zeichen der perniziösen Anämie beheben, nicht aber die oft irreversiblen neurologischen Symptome, die bei Vitamin-B_{12}-Mangel auftreten. Störungen des Folat-Stoffwechsels sind oft bei der Therapie mit Antikonvulsiva beobachtet worden. Für Menschen hat Folsäure eine niedrige akute und chronische Toxizität. Die LD_{50} liegt bei 500 mg/kg KG bei Ratten und Kaninchen. Bei Erwachsenen konnten bei chronischer Zufuhr von 400 mg/d über 5 Monate und 10 mg/d über 5 Jahre keine Nebenwirkungen beobachtet werden.

Therapeutische Anwendung

Aufgrund der besonderen Bedeutung einer ausreichenden Folatversorgung in der Schwangerschaft wurde bereits von der Food and Drug Administration in den USA die Empfehlung ausgesprochen, Grundnahrungsmittel mit Folsäure anzureichern, um eine ausreichende Versorgung zu gewährleisten. Das Health Department in England hat empfohlen, Frauen mit Kinderwunsch rechtzeitig folsäurehaltige Supplemente zu verabreichen (400 µg Folat pro Tag), um Risiken eines Folatmangels (NTD) zu minimieren. Dies gilt besonders für Frauen, die bereits ein Kind mit NTD geboren haben.

8.2.9 Biotin

Beschreibung und Funktionen

Biotin ist ein wasserlösliches Vitamin der B-Gruppe mit der Formel $C_{10}H_{16}O_3N_2S$. Biochemisch dient Biotin als prosthetische Gruppe von 4 Carboxylasen: der Pyruvat-, der Propionyl-CoA-, der 3-Methyl-Crotonyl-CoA- sowie der Acetyl-CoA-Carboxylase.

Absorption, Stoffwechsel und Verteilung im Körper

Das mit der Nahrung zugeführte Biotin liegt in freier und gebundener Form vor. Proteingebundenes Biotin wird im Magen-Darm-Trakt zu Biocytin verdaut, dessen Hydrolyse zu Biotin und freiem Lysin ausschließlich durch das Enzym Biotinidase katalysiert wird. Nach neueren Untersuchungen wird Biotin hauptsächlich im proximalen Dünndarm aufgenommen. Die tägliche Ausscheidung von Biotin und seiner Metaboliten in Urin und Fäzes übersteigt die mit der Nahrung zugeführte Menge; dies ist darauf zurückzuführen, dass im Kolon Biotin-produzierende Mikroorganismen vorhanden sind. Das Ausmaß der enteralen Biotin-Synthese und ihr Anteil am Biotin-Stoffwechsel sind nicht näher bekannt.

Vorkommen, Bedarf und Empfehlung

Neben dem Vorkommen in Mikroorganismen wie Hefe ist Biotin in tierischem Gewebe, vor allem in Leber und Eigelb, sowie in Pflanzen (Nüsse, Sojabohnen, Reis, Getreide) enthalten.

Bei der Einschätzung des Biotin-Bedarfs ist zu berücksichtigen, dass die Angaben über den Biotin-Gehalt in der Nahrung je nach verwendetem Nachweisverfahren unterschiedlich sein können und möglicherweise nicht die gesamte bestimmte Biotin-Menge für den menschlichen Organismus verfügbar ist. Außerdem wird ein Teil des Biotins von Darmbakterien gebildet und kann über den Katabolismus von Biotin enthaltenden Carboxylasen mithilfe der Biotinidase dem Organismus erneut zur Verfügung gestellt werden. Dies ist ein möglicher Grund dafür, dass es mehrere Monate dauert, bis die klinischen Symptome eines Biotin-Mangels auftreten. Für den Nachweis einer Mangelsituation sollte daher bei entsprechendem Verdacht nicht das Auftreten klinischer Zeichen abgewartet werden; sinnvoll erscheint vielmehr die Bestimmung der Aktivität Biotin-abhängiger Carboxylasen oder die Messung abnormer, bei entsprechendem Carboxylasemangel auftretender organischer Säuren im Urin.

Nach den bisher gewonnenen Daten scheinen Spiegel um 1500 pmol/l im Plasma und 70 nmol/l im Urin eine adäquate Versorgung mit Biotin anzuzeigen.

Hinweis für die Praxis

Die in den USA von der National Academy of Sciences empfohlene tägliche Biotin-Zufuhr beträgt 0,15 µmol für Säuglinge bis zu 6 Monaten, 0,2 µmol bis zum Alter von 1 Jahr, 0,3 µmol für Kinder bis zu 3 Jahren, 0,35 µmol bis zu 6 Jahren, 0,5 µmol bis zu 10 Jahren und 0,4–0,8 µmol für ältere Kinder und Erwachsene.

Nachweismethoden und Statusbestimmung

Biotin-Konzentrationen in Urin und Plasma können mithilfe mikrobiologischer Nachweisverfahren unter Zuhilfenahme von *Lactobacillus plantarum, Lactobacillus casei, Neurospora crassa, Ochromonas danica* oder *Saccharomyces cerevisiae* bestimmt werden, neuerdings werden auch Radioisotopenassays mit ^{14}C-Biotin, ^{3}H-Biotin, mit ^{125}J versetzten Biotinderivaten oder mit ^{125}J-markiertem Avidin verwendet.

Mangel

Symptome klinisch manifester Biotinmangelzustände wurden beim Menschen nach Zufuhr von rohem Eiklar, in dem das biotinbindende Glykoprotein Avidin enthalten ist, beobachtet.

Auch Kinder mit genetisch bedingtem Biotinidase-Mangel zeigen klinisch zunächst einen Hautausschlag und meist eine Alopezie. Im Rahmen der organischen Azidämie und Azidurie entwickeln sie weitere Symptome wie z. B. Trinkschwäche, Erbrechen, Muskelhypotonie, mangelnde Ansprechbarkeit bis zum Koma, Entwicklungsverzögerung, Ataxie, Anfälle und Störungen der Immunregulation. Bei der seborrhoischen Dermatitis im Säuglingsalter, aber auch bei der desquamativen Erythrodermie (Leiner-Erkrankung) wurden niedrigere Biotinwerte im Urin festgestellt als bei gesunden Kindern; die Gabe von Biotin hatte dementsprechend einen positiven Effekt. Generell scheint die erythematöse exfoliative Dermatitis das erste klinische Zeichen einer Biotinverarmung zu sein.

Erniedrigte Biotinspiegel wurden bei Kindern mit Verbrennungen, Schwangeren und stillenden Müttern, Sportlern, älteren Personen, Alkoholkranken und Patienten mit Achlorhydrie gemessen, ohne dass klinisch eindeutige Mangelsymptome nachzuweisen waren. Postuliert wurde ein möglicher Zusammenhang zwischen dem Syndrom des plötzlichen Kindstodes und einer Biotin-Verarmung. Die Lebern dieser Säuglinge enthielten eindeutig weniger Biotin als die von gleichaltrigen Kindern mit bekannter Todesursache. Möglicherweise kommt es aufgrund eines niedrigen Gehalts von Biotin in Fertignahrungsmitteln zu einer relativen Verarmung, die die Kinder anfälliger für dieses Syndrom macht.

Überdosierung

Bei Biotin kann man davon ausgehen, dass es für den Menschen selbst in hoher Dosierung gut verträglich ist. Auch im Tierexperiment ist Biotin bis zu sehr hohen Dosen verträglich, wobei hier eine akute und eine chronische Toxizität unterschieden werden können. Beim Menschen konnten bis zu Dosierungen von 41 mmol/d bis zu einer Dauer von 6 Monaten in der Therapie verschiedener Erkrankungen keine Nebenwirkungen beobachtet werden. Das Gleiche galt auch für die intravenöse Anwendung (20,5 mmol Biotin 3-mal pro Woche für 6 Wochen).

Therapeutische Anwendung

Kinder mit Biotinidase-Defizienz sind wegen ihrer Unfähigkeit, Biotin aus Biocytin zu gewinnen, auf die Zufuhr von pharmakologischen Mengen an freiem Biotin angewiesen; erfolgt keine entsprechende Substitution, kommt es zu einer dramatischen Abnahme des Biotin-Spiegels im Plasma innerhalb von 7 Tagen. Hieraus ist zu folgern, dass die intestinale Produktion von freiem Biotin zur Aufrechterhaltung normaler Biotin-Spiegel nicht ausreicht.

Literatur

[337] Algood VE, Cidlowsky JA. Novel role for vitamin B_6 in steroid hormon action: a line between nutrition and the endocrine system. J Nutr Biochem 1991; 2: 523–534

[338] Alkonyi C, Sandor A. Role of the liver in carnitine metabolism: the mechanism of development of carnitine-deficient status in guinea-pigs. J Clin Chem Clin Biochem 1990; 28: 319–321

[339] Anonym. Prevention of neural tube defects: results of the Medical Research Council Vitamin Study. Lancet 1991; 338: 131–137

[340] Bäßler KH et al. Vitamin-Lexikon. Stuttgart: Fischer; 1992

[341] Bastos Maia S, Rolland Souza AS, Costa Caminha MF et al. Vitamin A and Pregnancy: A Narrative Review. Nutrients 2019; 11 (3): 681

[342] Bauernfeind JC. The safe Use of Vitamin A. Washington DC: The Nutrition Foundation; 1980

[343] Biesalski HK, Stofft E. Biochemical, morphological and functional aspects of systemic and local vitamin. A definiency in the respiratory tract. In: Machlin L, Sauberlich H, eds. Beyond deficiency: new views on the function and health effects of vitamins. Ann NY Acad Sci 1992; 669: 678–686

[344] Biesalski HK, Weiser W. β-carotene supplements cannot meet all vitamin A requirements of vitamin A-deficient rats. Ann NY Acad Sci 1993; 691: 216–219

[345] Biesalski HK. Vitamine und Minerale. Indikation, Diagnostik, Therapie. Stuttgart: Thieme; 2016

[346] Biesalski HK, Grimm P, Nowitzki-Grimm S. Taschenatlas Ernährung. Stuttgart: Thieme; 2017

[347] Blomhoff R, Green MH, Norum KR. Vitamin A: physiological and biochemical processing. Ann Rev Nutr 1992; 12: 37–57

[348] Boland AR, Norman AW. Influx of extracellular calcium mediates 1,25-dihydroxyvitamin D_3-dependent transcaltachia (the rapid stimulation of duodenal Ca^{2+}-transport). Endocrinology 1990; 127: 2475–2480

[349] Bonjour JP. Biotin. In: Machlin LJ. Handbook of Vitamins. 2nd ed. New York: Marcel Dekker; 1991

[350] Borkhardt A, Wirth S. Vitamin-Prophylaxe bei Neugeborenen. Monatsschr Kinderheilkd 2013; 161: 351–353

[351] Bronner F. Vitamin D-dependent active calcium transport: the role of CaBP [Editorial]. Calcif Tissue Int 1988; 43: 133–137

[352] Brown ED, Chan W, Smith JC. Vitamin A metabolism during the repletion of zinc deficient rats. J Nutr 1976; 106: 563–568

[353] Burton GW, Ingold KU. Beta carotene: an unusual type of lipid antioxidant. Science 1984; 224: 569–573

[354] Burton GW, Traber MG. Vitamin E: antioxidant activity, biokinetics and bioavailability. Ann Rev Nutr 1990; 10: 357–382

[355] Chytil F. The lungs and vitamin A. Am J Physiol 1992; 262: L517–L527

[356] Cohn W, Gross P, Grun H et al. Tocopherol transport and absorption. Proc Nutr Soc 1992; 51: 179–188

[357] Davies M. High-dose Vitamin C Therapy: Indications, Benefits and Hazards. In: Walter P, Stählin H, Brubacher G, eds. Elevated Dosages of Vitamins. Bern: Huber; 1989

[358] Deutsche Gesellschaft für Ernährung. Ergänzungsband zum Ernährungsbericht 1988. Frankfurt: Umschau; 1988

[359] Deutsche Gesellschaft für Ernährung. Empfehlungen für die Nährstoffzufuhr. 5. Aufl. Frankfurt: Umschau; 1991

[360] Esterbauer H, Gey FK, Fuchs J et al. Antioxidative Vitamine und degenerative Erkrankungen. Dt Ärztebl 1990; 47: 3735–3741

[361] Esterbauer H, Gebicki J, Puhl H et al. The role of lipid peroxidation and antioxidants in oxidative modification of LDL. Free Rad Bio Med 1992; 13: 341–390

[362] Food and Nutrition Board. Recommended dietary Allowances. 9th. ed. Washington DC: National Academy of Sciences; 1980

[363] Friedrich W. Handbuch der Vitamine. München: Urban & Schwarzenberg; 1987

[364] Gallagher JC. Long-term Treatment of postmenopausal Osteoporosis with 1,25-dihydroxyvitamin D3. In: Norman AW, Bouillon R, Thomasset M, eds. Vitamin D. Berlin: Walter de Gruyter; 1991

[365] Gasteyger C, Suter M, Gaillard RC et al. Nutritional deficiencies after Roux-en-Y gastric bypass for morbid obesity often cannot be prevented by standard multivitamin supplementation. Am J Clin Nutr 2008; 87: 1128–1133

[366] Gerlach T, Biesalski HK. Serum Vitamin A-Bestimmungen und ihre Aussagekraft zum Vitamin A-Status. Zschr Ernährungswiss 1988; 27: 57–70

[367] Gerlach TH, Zile MH. Upregulation of serum retinol in experimental acute renal failure. FASEB J 1990; 4: 2511–2517

[368] Godar DE, Pope SJ, Grant WB et al. Solar UV-doses of adult Americans and vitamin D_3 production. Dermatoendocrinol 2011; 3: 243–250

[369] Goodman T. The Biochemistry of the Carotenoids. New York: Chapman and Hall; 1984

[370] Heseker H, Schneider R, Mock KJ. Vitaminversorgung Erwachsener in der Bundesrepublik. Niederkleen: Wiss-Fachverlag Dr. Fleck; 1992

[371] Holick MF, Matsuoka LY, Wortsman J. Age, vitamin D, and solar ultraviolet. Lancet 1989; 2 (8671): 11104–11105

[372] Hussey GD, Klein MAA. Randomized, controlled trial of vitamin A in children with severe measles. N Engl J Med 1990; 323: 160–164

[373] Kallner AB, Hertmann D, Omig DH et al. On the requirements of ascorbic acid in men: Turnover and body stores in smokers. Am J Clin Nutr 1981; 34: 1347–1355

[374] Kries von R, Wirtz P, Göbel U. Krebs durch Vitamin K-Prophylaxe. Dt Ärztebl 1993; 90: C32–C36

[375] Krinsky N. Carotenoid protection against oxidation. Pure Appl Chem 1979; 51: 649–660

[376] Lammer EJ, Chen DT, Hoar RM. Retinoic acid embryopathy. N Engl J Med 1985; 313: 837–841

[377] Leung WC, Hessel S, Méplan C et al. Two common single nucleotide polymorphisms in the gene encoding beta-carotene 15,15'-monooxygenase alter beta-carotene metabolism in female volunteers. FASEB J 2009; 23: 1041–1053

[378] Lietz G, Oxley A, Leung W et al. Single nucleotide polymorphisms upstream from the β-carotene 15,15'-monoxygenase gene influence provitamin A conversion efficiency in female volunteers. J Nutr 2012; 142: 161S–165S

[379] Mathews-Roth MM. Carotenoids in medical Applications. In: Bauernfeind JC, ed. Carotenoids as Colorants and Vitamin a Precursura. New York: Academic Press; 1981

[380] McDowell EM, Keenan KP, Huang M. Restoration of mucociliary tracheal epithelium following deprivation of vitamin A. Virchows Arch (Cell Pathol) 1984; 45: 221–240

[381] Milton RC, Reddy V, Naidu A. Mild vitamin A deficiency and childhood morbidity – an Indian experience. Am J Clin Nutr 1987; 46: 827–829

[382] Morabia A, Sorenson A, Kumanyika SK et al. Vitamin A, cigarette smoking and airway obstruction. Am Rev Resp Dis 1989; 140: 1312–1316

[383] Napoli JL, McCormick AM, O'Meara B. Vitamin A metabolism: α-tocopherol modulates tissues retinol levels in vivo and retinyl palmitate hydrolysis in vitro. Arch Biochem Biophys 1984; 230: 194–202

[384] Niki E. Antioxidants in relation to lipid peroxidation. Chem Phys Lipids 1987; 44: 227–253

[385] Norman AW. Intestinal calcium absorption: A vitamin D-hormone-mediated adaptive response. Am J Clin Nutr 1990; 51: 290–300

[386] Offermanns H, Kleemann A, Tanner H et al. Kirck-Othmer Encyclopedia of chemical Technology. Vol. 24. New York: Wiley; 1984

[387] Petkovich M. Regulation of gene expression by vitamin A. Ann Rev Nutr 1992; 12: 443–471

[388] Pietrzik K, Prinz R, Bund P et al. Folate status and pregnancy outcome. Ann NY Acad Sci 1992; 669: 371–373

[389] Pinock CB, Douglas RM, Badcock NR. Vitamin A status in children who are prone to respiratory tract infections. Austr Pediatr 1988; 22: 95–99

[390] Rothman KJ, Moore LL, Singer MR. Teratogenicity of high vitamin A intake. N Engl J Med 1995; 33: 1369–1373

[391] Schectman G, Byrd JC, Hoffmann R. Ascorbic acid requirements for smokers: analysis of a population servey. Am J Nutr 1991; 53: 1466–1470

[392] Sies H. Biochemie des oxydativen Streß. Angew Chem 1986; 98: 1061–1075

[393] Sluijs I, Beulens JW, Grobbee DE et al. Dietary carotenoid intake is associated with lower prevalence of metabolic syndrome in middle-aged and elderly men. J Nutr 2009; 139: 987–992

[394] Sommer A, Katz J, Tarwotjo I. Increased risk of respiratory disease and diarrhea in children with preceeding mild vitamin A deficienca. Am J Clin Nutr 1984; 40: 1090–1095

[395] Souci SW, Fachmann W, Kraut H. Die Zusammensetzung der Lebensmittel. Nährwert-Tabellen 1989/90. 4. Aufl. Stuttgart: Wissenschaftliche Verlagsgesellschaft; 1989

[396] Steinberg SE. Mechanism of folate homeostasis. Am J Physiol 1984; 246: G319

[397] Stofft E, Biesalski HK, Niederauer U et al. Morphological changes in the tracheal epithelium of Guinea Pigs in conditions of "acute" vitamin A deficiency. Int J Vit Nutr Res 1992; 62: 143–153

[398] Talbot MC, Miller LT, Kerkvliet NI et al. Pyridoxine supplementation: effect on lymphocyte responses in elderly persons. Am J Clin Nutr 1987; 46: 659–664

[399] Thaiss H. Resorption und Transport von Vitamin K. In: Sutor AH, Künzer W, Hrsg. Physiologie und Pathophysiologie des Vitamin K. Basel: Editiones Roche; 1986

[400] Traber MG. How much vitamin E? ... Just enough! Am J Clin Nutr 2006; 84: 959–960

[401] Urbain P, Singler F, Ihorst G et al. Bioavailability of vitamin D_2 from UV-B-irradiated button mushrooms in healthy adults deficient in serum 25-hydroxyvitamin D: a randomized controlled trial. Eur J Clin Nutr 2011; 65 (8): 965–971

[402] West KP, Howard GR, Sommer A. Vitamin A and infection: public health implications. Ann Rev Nutr 1988; 9: 63–86

9 Mineralstoffe und Spurenelemente

J. Köhrle, L. Schomburg

Das Wichtigste in Kürze

Eine ausreichende Versorgung mit Mineralstoffen und essenziellen Spurenelementen ist unabdingbar für die körperliche und geistige Entwicklung des Menschen und die Aufrechterhaltung der Gesundheit. Erkrankungen, die auf eine unzureichende Aufnahme zurückzuführen sind (z. B. von Jod, Selen, Eisen oder Zink), sind vermeidbar, wenn keine genetischen oder medizinischen Einschränkungen vorliegen.

Die Analyse der unterschiedlich wirksamen chemischen Formen von Mineralstoffen und Spurenelementen ist anspruchsvoll und sollte von Spezial-labors durchgeführt werden. Durch die Umweltbelastung, Selbstmedikation, berufliche Exposition oder Nahrungskontamination kann es auch zu einer „Überversorgung" oder gar Toxizität kommen (Kupfer, Lithium, Mangan, Nickel, Selen). Andere Mineralstoffe kennen wir nur durch ihre toxischen Effekte, ohne dass ein biologischer Nutzen nachgewiesen ist (Blei, Cadmium, Chrom, Quecksilber). Mögliche Konsequenzen der zunehmenden Verwendung und Belastung durch Metalloid-haltige Nanopartikel sind noch nicht absehbar.

Für mehrere dieser essenziellen Metalle zeichnen sich bereits globale Versorgungsengpässe ab (Kupfer, Lithium, Selen, Mangan). Die potenzielle physiologische Bedeutung anderer Spurenelemente ist umstritten (Bor, Brom, Cadmium, Nickel, Silikon, Vanadium, Zinn). Inwieweit Metalle und Spurenelemente auch die lebenswichtigen Funktionen des menschlichen Mikrobioms beeinflussen, ist noch unklar. Für Aufnahme, Transport, Stoffwechsel und Wirkung von Mineralstoffen und Spurenelementen gibt es oft hochselektive, fein regulierte, entwicklungs-, gewebe- und zellspezifisch exprimierte Proteine, die zunehmend identifiziert und charakterisiert werden. Genetische Störungen und Funktionsverluste dieser Komponenten sind an einigen Erkrankungen beteiligt und erlauben ein besseres Verständnis der physiologischen Bedeutung der entsprechenden Spurenelemente und Mineralstoffe.

Keywords

Essenzielle Spurenelemente, Mineralstoffe, Mikronährstoffe, Mangelerscheinungen, Toxizität, Vorkommen, Exposition, Mutationen, biologische Funktion

9.1 Bedeutung

Mineralstoffe und essenzielle Spurenelemente finden zunehmend größeres Interesse in der Grundlagenforschung, Ernährungswissenschaft, Veterinär- und Humanmedizin. Dieser Trend ist auf das wachsende Wissen um die medizinische Bedeutung dieser Komponenten zurückzuführen, andererseits aber auch durch geschickte Vermarktungskampagnen der Hersteller erklärbar. Dieser Umstand birgt die Gefahr der selektiven Wahrnehmung als gesundheitlich unbedenkliche, sinnvolle und nötige Ernährungsergänzungen. Hierbei kommen Aspekte der potenziellen Toxizität, Interaktionen zwischen den Elementen oder fehlende Belege eines zusätzlichen Bedarfes zu kurz.

Die übermäßige Zufuhr kalorienreicher, energiedichter, semiindustriell hergestellter Nahrungs- und Genussmittel, die reich an Makronährstoffen, aber meist arm an Mikronährstoffen sind, verschärft den Mangel an Mineralstoffen, Spurenelementen und Vitaminen („hidden hunger") vor allem in ökonomisch schwächer gestellten Schichten der Weltbevölkerung. Vermehrt wird auch die Konkurrenz zwischen Mikrobiota und Wirtsorganismus um Mineralstoffe und Spurenelemente (z. B. Eisen, Zink, Mangan und Selen) verstanden, wodurch Infektionen und Immunabwehr beeinflusst werden („nutritional immunology"). Die folgenden Kapitel legen den aktuellen Stand dar und erlauben eine kritische Bewertung.

In der Therapie erfolgt der Einsatz von Mineralstoffen und Spurenelementen meist in adjuvanter, also begleitender Form. Als Indikation dient ein nachgewiesener Mangel, eine erkannte oder vermutete unzureichende gastrointestinale Absorption, eine Störung des Stoffwechsels oder der Speicherung dieser Elemente. Alternativ wird eine Supplementation im Kontext der Altersprogression der Bevölkerung diskutiert, bei unausgewogener Diät, Alkohol- oder Drogenabusus, oder wenn krankheitsbedingte Verluste und Defizite auch für bestimmte Risikogruppen eine präventive oder therapeutische Intervention erforderlich machen.

Zur Prävention werden vermehrt Einzelkomponenten oder Gemische als Bestandteile von Fortified oder Novel Food oder auf ärztliche Verschreibung hin verzehrt. Diese Maßnahme kann vor allem während der Schwangerschaft und Stillzeit von großer Bedeutung sein. Sowohl in der Plazenta als auch in der laktierenden Brustdrüse werden die meisten der bekannten Transport- und Bindungsproteine exprimiert, um die adäquate Versorgung des Fetus und Neugeborenen sicherzustellen. Diese Versorgungsleistung erfolgt meist auf Kosten des mütterlichen Status und muss deshalb ggf. durch entsprechende Zusatzzufuhr unterstützt und ermöglicht werden, um sowohl beim Kind als auch der Mutter einen gesundheitsrelevanten Mangel zu vermeiden.

Verschiedene Fachgesellschaften und Organisationen wie die WHO, die American Society for Parenteral and Enteral Nutrition (ASPEN) und die European Society for Clinical Nutrition and Metabolism (ESPEN) legen zusammen mit den zuständigen Behörden Angaben von RDA (Recommended Dietary Allowances) oder DRI (Dietary Reference Intake) fest, wobei sich die Zahlen nach Regionen und Kontinenten unterscheiden können. Durch diese Richtwerte sollen Mangelzustände verhindert und die Risiken für verschiedene chronische Erkrankungen sowie Vergiftungen und Nebenwirkungen minimiert werden. ▸ Tab. 9.1 zeigt eine Zusammenfassung der empfohlenen täglichen Zufuhrmengen, Funktionen und möglichen Toxizitäten.

Tab. 9.1 Mineralstoffe und Spurenelemente – Übersicht. Empfehlungen gelten für erwachsene Normalpersonen (Quellen: D-A-CH 2015; BFR-Stellungnahme Verwendung von Mineralstoffen in Lebensmitteln 2004, mit Anpassungen 2020 und 2021; BFR-Wissenschaft 04/2004*). Für Neugeborene und Kleinkinder gelten altersangepasste Empfehlungen.

Element	Empfohlene Zufuhr pro Tag	Besondere Hinweise	Normale Blut-/Serumspiegel	Funktionen	Toxizität
Chrom	30–100 µg	–	< 0,4 µg/l (0,1–0,7 µg/l)	Potenzierung der Insulinwirkung als Glukosetoleranzfaktor?	Cr-VI-Verbindungen
Eisen	15 mg (Frauen), 10–12 mg (Männer)	Schwangere und Stillende 20–30 mg/d	350–1500 µg/l	Hämoproteine	–
Fluor	3–4 mg	Säuglinge und Kinder altersangepasst	20–40 µg/l	Mineralisierung von Knochen und Zahnschmelz	> 10 mg/d; > 0,1 mg/kg KG bei Kleinkindern
Jod	180–200 µg	Schwangere und Stillende 250 µg/d	50 µg/l	Schilddrüsenhormonsynthese	> 500 µg/d chronisch
Cobalt	0,2 µg	–	0,04–0,4 µg/l	Vitamin B_{12}	–
Kupfer	1–1,5 mg	–	(0,6–1,6 mg/l)	Cu-haltige Enzyme, Atmungskette, Stoffwechsel	–
Lithium	?	–	0,1–10 µg/l	Therapeutikum (manisch-depressive Patienten)	> 1,5 mM

Tab. 9.1 Fortsetzung

Element	Empfohlene Zufuhr pro Tag	Besondere Hinweise	Normale Blut-/ Serumspiegel	Funktionen	Toxizität
Mangan	2–5 mg	–	0,3–3 µg/l	Mn-haltige Enzyme	–
Molybdän	45–100 µg	–	0,4±1,6 µg/l	Xanthinoxidase, Sulfitoxidase, Aldehydoxidasen	–
Nickel	25–30 µg	–	0,2 µg/l	Nickelenzyme bei Mikroorganismen	> 10 mg/d chronisch
Selen	1 µg/kg KG	15 % mehr in der Stillzeit	1 µM (79 µg/l)	Selenoproteine	> 800 µg/d chronisch
Vanadium	20–30 µg	–	0,07–1,7 µg/l	Inhibitor von Proteintyrosinphosphatasen	–
Zink	5–10 mg (Frauen)**; 9–14 mg (Männer)**	–	600–1200 µg/l	Zn-haltige Enzyme und Proteine	> 30 mg/d chronisch

** Für Elemente, deren essenzielle Funktion noch nicht geklärt ist, gibt es erste Verzehrempfehlungen in: Dolara P. Occurrence, exposure, effects, recommended intake and possible dietary use of selected trace compounds (aluminium, bismuth, cobalt, gold, lithium, nickel, silver). Int J Food Sci Nutr 2014; 65: 911–924.*
*** abhängig von der nutritiven Phytatzufuhr*

Hinweis für die Praxis

Eine adäquate Spurenelement- und Mineralstoffversorgung wirkt sich positiv auf den Stoffwechsel aus, ist effektiv und kostengünstig und kann vor allem eine hohe Lebensqualität im Alter fördern. Die Diagnose eines potenziellen Mangels erfolgt anhand einer ausführlichen Anamnese in Kombination mit der Bestimmung geeigneter Biomarker aus einer Blut-, Serum- oder Plasmaprobe.

Im Einzelfall kann es zu schwer kalkulierbaren Elementinteraktionen bzw. Wechselwirkungen zwischen Makro- und Mikronährstoffen kommen. Insbesondere im Bereich der Metalle und Metalloide, deren Aufnahme, Stoffwechsel und biologische Wirkungen auch von der chemischen Form abhängig sind, können Oxidations- oder Reduktionsprozesse ebenso wie unsachgemäße Mischungen von Komponenten zu unerwarteten Effekten führen. Auch die Wechselwirkungen mit chelatierenden Substanzen und Komplexbildnern, UV-Licht- und Sauerstoffexposition oder chemische Stabilisatoren in klinisch angewandten oder präventiv eingesetzten Präparaten können hier Veränderungen der Bioverfügbarkeit und Wirkung hervorrufen. Gerade deshalb stellt der Einsatz von Mineralstoffen und essenziellen Spurenelementen ein aktuelles, vielversprechendes Gebiet der Ernährungsmedizin dar.

9.2 Für den Menschen essenzielle Spurenelemente

9.2.1 Cobalt

Vorkommen

Cobalt (Co) und Nickel finden sich in der Natur vergesellschaftet und gehen ähnliche Bindungen ein, kurioserweise liegen sie oft sogar in Meteoritgestein gemeinsam vor. Die Bezeichnung Cobalt leitet sich von einer mittelalterlichen Sagengestalt, dem Kobold, ab. Dieser nasführte die Bergarbeiter in Silber- oder Kupferminen, indem er ihnen ein wertvolles Erz vorgaukelte, das sich dann aber unter arsenhaltigem Gestank beim Rösten verflüchtigte. Ein Cobalt-Gehalt von 0,1–0,3 ppm kennzeichnet gute Weideflächen, denn im Gegensatz zu Nickel stellt Cobalt ein essenzielles Spurenelement dar. Es ist über Vitamin-B_{12}-abhängige Enzyme an der Katalyse lebenswichtiger Reaktionen beteiligt. Ebenso hat sich Cobalt als wichtiger Nahrungsbestandteil einzelliger Bakterien, Algen und Pilze erwiesen und dürfte somit von genereller Bedeutung für jegliche Lebensform sein.

Einsatzgebiete

Cobalt wird nicht gezielt abgebaut, sondern fällt als Beiprodukt im Nickel- und Kupferbergbau an. Die Verwendung von Cobalt als Bestandteil von abrieb- und rostfreien Legierungen im Turbinenbau ist weit verbreitet. In Verbindung mit Lithium oder Nickel wird es zur Herstellung von Batterien verwendet, zusammen mit Chrom und Molybdän in der regenerativen Chirurgie für Prothesen im Knie- und Hüftbereich eingesetzt. Historisch war Cobalt lange Zeit als Farbpigment bei der Glasproduktion bekannt: Cobaltblau und Cobaltgrün. Co(II)-Chlorid dient als Farbindikator von Silikagel-Trockenperlen. Bei der rekombinanten Proteinexpression werden Cobalt oder Nickel genutzt, um mit Histidin markierte Proteine zu reinigen. In der Krebsdiagnostik wurde das Isotop ^{60}Co als Reporter und in der Radiotherapie als Therapeutikum eingesetzt. Außerdem kann ^{60}Co zur Sterilisation von medizinischen Werkzeugen, Nahrungsmitteln oder als technische Strahlungsquelle verwendet werden.

Bedeutung für den Stoffwechsel

Cobalt ist das Zentralatom von **Vitamin B_{12} (Cobalamin)**, das von der Methionin-Synthase und der mitochondrialen Methylmalonyl-CoA-Mutase als essenzieller Kofaktor benötigt wird. Daneben wird Cobalt noch in 2 weiteren Enzymen Corrin-unabhängig gebunden, und zwar in der Methionin-Aminopeptidase 2 und der Nitril-Hydratase. Cobalamin wird beim Menschen von den Darmbakterien des Kolons aufgebaut, die Resorption erfolgt aber vorzugsweise im distalen Ileum. Insofern entstammt Vitamin B_{12} vorzugsweise der Ernährung und hier insbesondere den Lebensmitteln tierischen Ursprungs.

Hinweis für die Praxis

Der erwachsene Mensch benötigt nur ca. 0,2 µg Cobalt/d. Der Cobalaminbedarf liegt bei 2–5 µg/d.

Für die Aufnahme von Vitamin B_{12} wird der Intrinsic Factor (IF) von den Parietalzellen des Magens produziert, Vitamin B_{12} gebunden und durch spezifische Rezeptoren als Vitamin-B_{12}-IF-Komplex in die Mukosazellen des Ileums internalisiert. Ins Blutplasma gelangt Vitamin B_{12} als Komplex mit dem Transportprotein Transcobalamin II und kann in dieser Form von Hepatozyten und anderen Geweben aufgenommen und metabolisiert werden. Die Leber speichert ca. 5 mg, sodass ein Defizit erst nach etwa 3 Jahren Aufnahmestörung eintritt.

Klinisch wird der Schilling-Test genutzt, um die Vitamin-B_{12}-Aufnahme zu überprüfen. Hierbei wird oral ein ^{57}Co-markiertes Vitamin B_{12} verabreicht und intramuskulär unmarkiertes Vitamin B_{12} injiziert. Die radiochemische Analyse des 24-h-Urins erlaubt dann Rückschlüsse auf die Vitamin-B_{12}-Aufnahme. Ursachen einer gestörten Aufnahme können ein Mangel an IF (perniziöse Anämie, Zustand nach Gastrektomie), eine intestinale Malabsorptionsstörung, eine Leber- oder Gallenerkrankung, Zöliakie, Morbus Whipple oder die Besiedlung durch einen Fischbandwurm sein, der dem Wirt Vitamin B_{12} für eigene Zwecke entzieht.

Mangelerkrankungen

Ein diätetisch begründeter Cobalamin-Mangel liegt nur selten vor und kann sich nur durch extrem einseitige oder mangelhafte Ernährung entwickeln. Bei der perniziösen Anämie werden im Rahmen einer Autoimmunerkrankung Antikörper gegen den körpereigenen IF und die Parietalzellen gebildet. Diese Störung kann aber durch hohe Cobalamin-Dosen, die offenbar auch IF-unabhängig aufgenommen werden können, überwunden werden. Zur definitiven Diagnose eines unzureichenden Cobalamin-Status wird der Mangel an Holotranscobalamin (Transcobalamin II/Vitamin-B_{12}-Komplex) zusammen mit dem Anstieg von Methylmalonsäure und Homocystein im Blutplasma bestimmt.

Negative Wirkungen und Toxizität

Bei Cobalt-armen Weideflächen wird Cobalt dem Tierfutter in Spuren beigefügt, um dem Auftreten von Wachstums- und Laktationsstörungen, Blutarmut oder Appetitlosigkeit entgegenzuwirken. Übermäßig hohe Cobalt-Konzentrationen stehen jedoch in in Verdacht, karzinogen zu wirken. Eine in Kanada als „Biertrinker-Herzschwäche" bekannt gewordene Erkrankung konnte 1966 auf das als Bierschaumstabilisator eingesetzte Cobalt zurückgeführt werden. Cobalt ist neben Nickel und Chrom als Auslöser einer Kontaktdermatitis beschrieben.

Als gesundheitlich problematisch und entzündungsfördernd wird die langsame und kontinuierliche Freisetzung von Cobalt aus Endoprothesen von Hüfte oder Knie („MoM", Metal on Metal) durch den belastungsbedingten Metallabrieb diskutiert. Eine chronisch hohe Cobalt-Belastung wirkt strumigen (Struma; „Kropf"), und es treten kardiale sowie neurologische Nebenwirkungen auf.

Da Co^{2+} wie Ni^{2+} den Transkriptionsfaktor Hypoxia-inducible Factor (HIF) wirksam stabilisiert und damit zellulär eine Hypoxie imitiert, wurde es von Leistungssportlern als Dopingmittel missbraucht. Hierdurch sollte eine Steigerung der Bildung von Erythropoietin (Epo) und der Erythropoese induziert werden, weshalb seit 2015 die Einnahme Cobalt-haltiger Supplemente im Sport offiziell verboten ist. Auch im lukrativen Bereich des Pferderennsports werden Co^{2+} und Ni^{2+}-haltige Supplemente hochdosiert als „leistungssteigernde Medikamente" zum Doping eingesetzt.

9.2.2 Eisen

*frühere Bearbeitung: K. Schümann**

Vorkommen

Mit 4,7 % ist Eisen (Fe, Ordnungszahl 26, Atommasse 55,8) eines der häufigsten Metalle der Erdhülle. Im Meerwasser ist es jedoch nur in sehr geringer Konzentration vorhanden – im Gegensatz zu Oberflächen- und Leitungswasser. Das silberweiße weiche Übergangsmetall spielte bereits sehr früh in der menschlichen Evolution wegen seiner größeren Härte als Bronze, seiner Reaktionsfreudigkeit und Fähigkeit zur Legierungsbildung eine wichtige Rolle bei der Kulturentwicklung sowie der Werkzeug- und Waffenherstellung. Die sehr frühe Verwendung von Meteoriteisen, der Abbau von Eisenerzen und seine Verhüttung haben nachhaltigen Einfluss auf die gesamte Technologieentwicklung und Industrialisierung ausgeübt. Auch die ferromagnetischen Eigenschaften von Eisen fanden schnell, vor allem in der Seefahrt, Anwendung.

Eisen spielt im aeroben und anaeroben Zellstoffwechsel wegen seiner leichten Oxidierbarkeit eine zentrale Rolle als Kofaktor vieler Enzyme und als Zentralatom des Blutfarbstoffs Hämoglobin für den Sauerstofftransport bei Säugetieren. Eisenmangelerkrankungen beeinträchtigen noch immer weltweit die adäquate Entwicklung von Kindern und die Gesundheit vor allem von Frauen, die während der Menstruation deutliche Eisenverluste aufweisen und während der Schwangerschaft einen erhöhten Bedarf haben. Die geringe Bioverfügbarkeit von Eisen erfordert eine ausgewogene und ausreichende nutritive Zufuhr von organisch gebundenem Eisen in pflanzlicher und tierischer Nahrung. Eisen ist auch für Pflanzen ein essenzielles Spurenelement, vor allem bei der Chlorophyllbildung, der Photosynthese und in deren Kohlenhydratstoffwechsel. Eisen ist auch für die meisten Bakterien, Pilze und Mikroorganismen essenziell, wo es für Proteinfunktionen und Enzymreaktionen benötigt wird. Für Infektionen beim Menschen ergeben sich daraus durch die Kompetition um die begrenzt verfügbaren Eisenionen therapeutisch relevante Konsequenzen.

Einsatzgebiete

Der größte Teil des Übergangsmetalls Eisen wird zur Stahlproduktion verwendet und liefert als Stahlbeton den stabilsten Baustoff der industrialisierten Gesellschaften. Reines Eisen und Eisenlegierungen sind Grundstoffe für die Werkzeugherstellung sowie den Maschinenbau und ermöglichten die weiterhin zunehmende menschliche Mobilität durch ihre Anwendungen im Fahrzeug-, Brücken- und Schienenbau. Die leichte Rostbildung von eisenhaltigen Materialien und Gegenständen durch Oxidation mit Sauerstoff in Gegenwart von Wasser, ist ein großer Nachteil und erfordert entsprechende Schutzmaßnahmen zur Erhaltung der Stabilität eisenhaltiger Produkte.

Bedeutung für den Stoffwechsel

Eisen (Fe), ein essenzielles Übergangsmetall, ist an fundamentalen und pathophysiologischen Redoxreaktionen in Zellen aller Lebewesen beteiligt. Es ist das Zentralatom der Sauerstoff-bindenden Hämgruppe im Hämoglobin und Myoglobin sowie vieler anderer Hämproteine. Als Bestandteil von Eisen-Schwefelclustern ermöglicht es als Kofaktor verschiedene elektronen-übertragende Enzymreaktionen. Der Transport und die Bindung von Sauerstoff beanspruchen den Großteil des Körpereisens (Hämoglobin 60 %, Myoglobin 5 %). Weitere 10 % des Fe sind als Bestandteile von Redox-aktiven Enzymen, an der zellulären Energiebereitstellung (Cytochrom C), dem Xenobiotika-Metabolismus (Cytochrom P450), der DNA-Synthese (Ribonukleotidreduktase) und am physiologischen Abbau von Hydroperoxiden und reaktiven Sauerstoffverbindungen (Katalase, Peroxidase) beteiligt. Die verbleibenden 20 % liegen in Ferritin und Hämosiderin als Speichereisen vor. Eisen ist auch unabdingbar für den Einbau des essenziellen Spurenelements Jod bei der Schilddrüsenhormonsynthese. Pathophysiologisch relevant wird die Regulation von Fe bei Infektionen, wo die Kompetition um das essenzielle Fe zwischen Wirtsorganismus und Pathogenen die Schwere und den Verlauf der Erkrankung beeinflusst, und bei der Regulation von Zelltod über Ferroptose.

▸ **Eisenmetabolismus** Eine typische mitteleuropäische Diät enthält etwa 6 mg Fe/1000 kcal, wobei 5–15 mg als Non-Häm-Eisen und 1–5 mg als Häm-Eisen vorliegen. Nahrungsliganden wie die Phytate in Reis, Mais und Getreide, oder Oxalate und Tannine in Gemüse und Tee reduzieren die Bioverfügbarkeit des Eisens durch Komplexierung im Darmlumen. Komplexe mit Ascorbat und den Hydrolyseprodukten von Fleisch fördern dagegen die Eisenresorption, die in Abhängigkeit von der Zusammensetzung der Diät um das 10-Fache schwanken kann.

Nahrungseisen (weitgehend Fe(III)) wird nach Reduktion zu Fe(II) durch Cytochrom B im Duodenum (DcytB) aktiv durch den bedarfsgerecht exprimierten **Divalent Metal Transporter 1 (DMT 1)** aufgenommen (▸ Abb. 9.1). Auf systemischer Ebene reguliert das von der Leber sezernierte Hormon **Hepcidin** die Eisenhomöstase. Durch Bindung an **Ferroportin**, das einzige bekannte Eisenexportprotein, blockiert es den Eisenexport über die basolaterale Membran der Enterozyten, was die Eisenresorption reduziert. Zudem wird Eisen durch Blockade des zellulären Exports in den Leukozyten zurückgehalten und sequestriert. Die Expression und Sekretion von Hepcidin wird durch BMP2 und BMP6, proinflammatorische Zytokine und durch Wachstumsfaktoren stimuliert.

Hephaestin, eine kupferabhängige Transmembran-Ferroxidase der Enterozyten, exportiert dabei Fe in die Blutbahn, wo es als Fe(III) an 2 Bindungsstellen des Plasmaproteins Transferrin (TF) mit extrem hoher Affinität ($K_D = 10^{-23}\ M^{-1}$) bindet, sich über die Blutbahn verteilt und durch die **Transferrinrezeptoren (TfR)** in Zielzellen aufgenommen werden kann. Der hochaffine TfR1 ist in vielen Zellen exprimiert, während der niedrigaffine TfR2 vor allem in Hepatozyten und Erythroblasten des Knochenmarks exprimiert ist. Die Expression der TfR und des intrazellulären Speicherproteins Ferritin werden über zytosolische **Iron Regulatory Proteins (IRP)** posttranskriptionell an den Eisenbedarf der Zellen dynamisch angeglichen, um die freie Eisenkonzentration im Zytosol (Labile Iron Pool, LIP) zu regulieren.

Ferritin ist ein heteropolymeres Protein mit Ferroxidase-Aktivität, das in Enterozyten, Hepatozyten und Makrophagen bis zu 4500 Fe(III) Ionen speichern kann. Die Superfamilie der Ferritin-Proteine ist über alle Lebensformen als Protein mit Fe-Oxidations-, Speicher- und Mineralisierungsfunktionen konserviert.

Die typischen zellulären Fe-Konzentrationen liegen im Bereich von 0,5–5 mM. Die freien Fe(III)-Konzentrationen sind im Plasma extrem niedrig (ca. 10^{-24} M), Tf gebundenes Fe erreicht Plasmakonzentrationen bis zu 50 µM, was einem Sättigungsgrad des Tf von ca. 30–40 % entspricht. Eisen wird mit der Zellabschilferung im Magen-Darm-Trakt und anderen Epithelien aus dem Körper kontinuierlich ausgeschieden. Diese Ausscheidung ist relativ gering (ca. 1 mg Fe/d) und nicht reguliert.

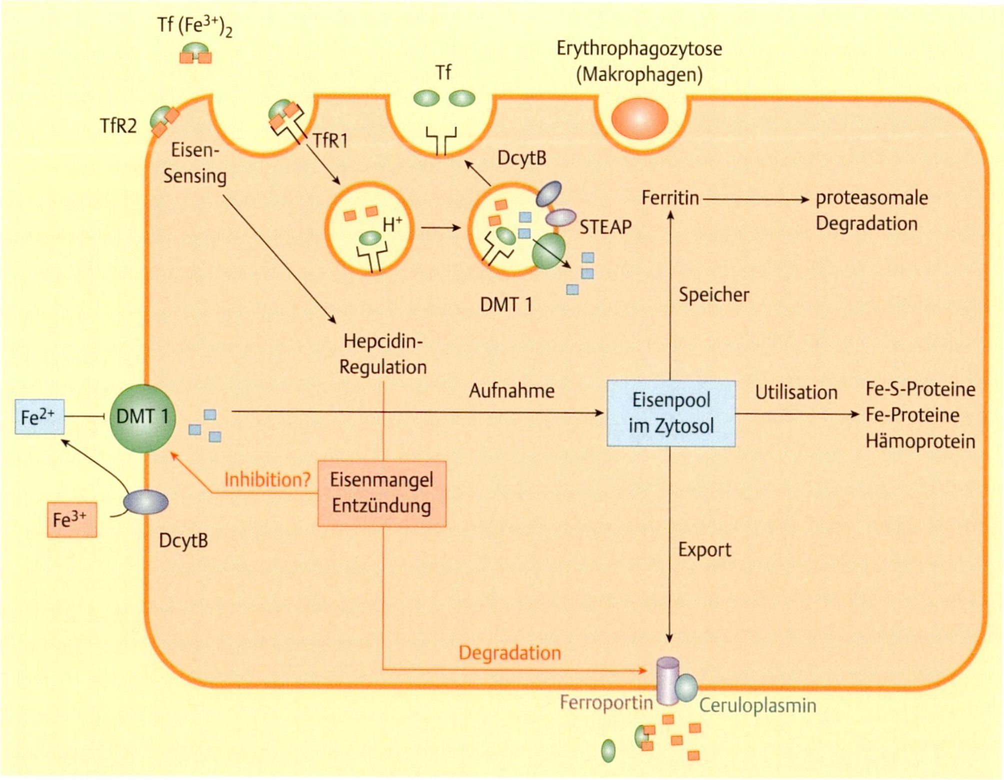

Abb. 9.1 Eisenaufnahme und -transport in verschiedenen Zelltypen. Links: Intestinale Eisenresorption: Der DMT 1 vermittelt die Eisenaufnahme aus dem Darmlumen in die Enterozyten nach Reduktion des 3-wertigen Nahrungseisens (rote Vierecke) in den 2-wertigen Zustand (blaue Vierecke) durch DcytB (dunkelblaues Oval). Hier ist es Teil des „labile iron pool" und kann durch Ferroportin über die basolaterale Membran in die Blutbahn exportiert werden, wo es nach Hephaestin-katalysierter Oxidation zu Fe(III) an Transferrin (Tf) (grüne Ovale) bindet und im Körper verteilt wird. Links oben: Endosomale Dissoziation von Transferrinrezeptor und Fe: Die Körperzellen decken ihren Eisenbedarf weitgehend durch Aufnahme des Transferrin-Fe-Komplexes über Bindung an Transferrinrezeptoren. Der so entstandene Komplex wird internalisiert, und die Vakuole wandelt sich zu einem Phagolysosom mit einem sauren Milieu um, in dem sich die beiden Eisenionen vom Transferrin lösen, durch die endosomale Metalloreduktase STEAP (six-transmembrane epithelial antigen of prostate 3) (lila Oval) zu Fe(II) reduziert und vom DMT 1 (grüner Kreis) in das Zytosol exportiert werden. Hier kann es als Bestandteil von eisenhaltigen Enzymen genutzt oder im Ferritin bevorratet werden. Der Transferrinrezeptor kehrt an die Zelloberfläche und das Transferrin in den Extrazellulärraum zurück. Unten Mitte: Zellulärer Eisenexport: Eisenüberladung und Entzündung stimulieren die hepatische Expression von Hepcidin, das sich an den Eisenexporter Ferroportin anlagert und seine Degradation fördert. Dadurch wird Eisen in den Zellen des retikuloendothelialen Systems sequestriert und seine intestinale Resorption durch Hemmung des Exports über die basolaterale Membran der Enterozyten eingeschränkt, eventuell zusätzlich durch Inhibition des DMT 1 in der Bürstensaummembran. In der basolateralen Membran oxidiert Hephaestin das exportierte Eisen zu Fe(III), sodass es an Transferrin binden kann. Auch die von der Leber gebildete kupferhaltige Ferroxidase Coeruloplasmin ist an der Oxidation von Fe(II) zu Fe(III) im Serum beteiligt. DcytB: duodenales Cytochrom B; DMT 1: Divalent Metal Transporter 1; Fe(II) und Fe(III): 2- und 3-wertiges Eisen; Tf: Transferrin; TfR: Transferrinrezeptor; S: Schwefel.

Mangelerkrankungen

Eisenmangel schränkt die körperliche und intellektuelle Entwicklung und Leistungsfähigkeit ein. Es kommt gehäuft zu Aborten, Frühgeburten und reduziertem Geburtsgewicht. Bei Eisenmangelanämien im Alter zwischen 12 und 18 Monaten können bleibende kognitive Störungen auftreten. Blutverluste (z. B. durch Menstruation), aber auch rasches Wachstum und Schwangerschaften sind Risikofaktoren für den Eisenmangel, der in den Industrieländern etwa 9 % der Kleinkinder, 3–14 % der Frauen im gebärfähigen Alter und 0,2–2,2 % der Männer betrifft. Plasma-Ferritin, Plasma-Eisen,

Tab. 9.2 Referenzbereiche für die gängigsten Laborparameter zur Erfassung des Eisenstatus und ihre Abweichungen bei Eisenmangel und -überladung (Mittelwert ± SD).

	Mangel	Referenzwert	Überladung
Hämoglobinkonzentration (Männer) (g/l)	< 120	140 ± 10	nicht gesteigert
Serum-Ferritin (µg/l)	< 12	100 ± 60	900–6 000
Serum-Transferrinrezeptor (µg/l)	16 ± 7	6 ± 1	nicht gesenkt
Plasma-Eisen (µg/100 ml)	< 40	100 ± 60	180–300
Transferrinsättigung (%)	< 10	85–100	50–100

Transferrinsättigung, sowie bei Eisenmangelanämie die Hämoglobinkonzentration und Erythrozytenzahl sinken im Eisenmangel, während der erythrozytäre Protoporphyringehalt und die Konzentration der löslichen Form der Transferrin-Rezeptoren im Serum steigen. Referenzbereiche für die gängigsten Parameter zur Abschätzung des Eisenstatus sind in ▶ Tab. 9.2 aufgeführt, ebenso deren Veränderungen bei Eisenmangel und Überladung.

Bei Eisenmangel und unter Hepcidinwirkung bei Entzündungen produzieren manche pathogene Bakterien **Siderophore**, sehr effektive, niedrigmolekulare Fe(II)-Chelatoren, um ihre Eisenversorgung in Kompetition mit TF des Wirts zu sichern. Jedoch können diese bakteriellen Siderophore wiederum von **Lipocalin 2 (LCN2)**, einem von Makrophagen, neutrophilen Granulozyten und manchen parenchymalen Zellen sezernierten Peptid, mit hoher Affinität gebunden und inaktiviert werden. Auch das von neutrophilen Granulozyten und Makrophagen gebildete **Calprotectin** sequestriert Fe (II) sowie andere 2-wertige Übergangsmetall-Kationen im Blut. Lipocaline weisen strukturelle und funktionale Unterschiede zwischen Mensch und Nager auf.

Eine gezielte Fe-Supplementation findet als alleinige oder adjuvante Therapieoption z. B. bei Anämien, Skelettmuskelatrophie und kachektischen Konstellationen im Rahmen von Tumorerkrankungen, COPD oder chronischer Herzinsuffizienz Anwendung; hierbei werden sowohl orale als auch intravenöse Applikationsformen genutzt.

Hinweis für die Praxis

Zur Prophylaxe und Therapie von Eisenmangel werden orale Eisenpräparate eingesetzt, die bei der üblichen Dosierung (50–200 mg Fe/d) durch Reizung der Schleimhaut bei ca. 30 % der Patienten zu Übelkeit, Erbrechen und Oberbauchschmerzen führen können. Der Stuhl färbt sich ohne gesundheitliche Auswirkungen schwarz. Eine Alternative stellen intravenöse Fe-Substitutionen dar.

Wegen einseitiger, vegetarischer Ernährung, die wenig Eisen enthalten kann oder die über pflanzliche Inhaltsstoffe die Eisenresorption hemmt, sowie bei endemischen Erkrankungen wie Malaria oder Hakenwurmbefall tritt Eisenmangel in Entwicklungsländern noch immer bei 50–70 % der Kinder und Frauen auf. Wenn Eisensupplemente im Rahmen von generalisierten Hilfsprogrammen auch von Personen mit ausgeglichenem Eisenstatus eingenommen werden, kann das überschüssige Eisen jedoch Wachstumsstörungen sowie schwere Verlaufsformen der Malaria tropica und anderer Infektionskrankheiten provozieren, sodass ein gezielter Einsatz nur bei Risikopopulationen angestrebt werden muss.

Negative Wirkungen und Toxizität

Eisenspeicherkrankheiten und Siderosen

Die durch Mutationen im Human Hemochromatosis Protein (HFE-Protein) verursachte **hereditäre Hämochromatose** ist die häufigste von 4 Formen dieser Erbkrankheit und betrifft etwa 0,45 % der männlichen kaukasischen Bevölkerung weltweit. Die Eisenresorption ist dabei durch einen Mangel oder ein Funktionsdefizit von Hepcidin gesteigert, was unbehandelt zu exzessiven Eisenablagerungen in Leber, Pankreas und Herz (**Siderosen, Eisenspeicherkrankheiten**) und schließlich zum Funktionsverlust dieser Organe und zum Tod führen kann. Bei Siderosen werden Chelatoren wie das parenterale Desferioxamin (DF) oder die oralen Chelatoren Deferiprone (L1) und Deferasirox (DFRA) eingesetzt, die überschüssiges Eisen binden und zu einer renalen Ausscheidung führen.

Die **Thalassaemia major** ist eine hereditäre Störung der Hämoglobinsynthese vorwiegend im Mittelmeerraum. Durch lebenserhaltende Bluttransfusionen oder exzessive Zufuhr oraler Eisenpräparate kommt es hier ebenfalls zur Eisenüberladung.

Intoxikation und Ferroptose

Die **akute Eisenintoxikation** bei extremen, meist akzidentellen Überdosen ist selten geworden. Eine exzessive Fe-Aufnahme führt zu einer hepatischen Fe-Akkumulation, Eisenüberladung von Zellen und damit über die Fentonreaktion zu Radikalbildung, Glutathiondepletion, erhöhter zellulärer Peroxidkonzentration und damit verbundender Lipidperoxidation und Ferroptose.

Die **Ferroptose** ist eine besondere Form des Zelltods, charakterisiert durch veränderte Expression verschiedener Redox-aktiver Enzyme und unzureichender Aktivität der Phospholipidhydroperoxid-Glutathionperoxidase 4 (GPX4). Durch einen Mangel dieses selenabhängigen Enzyms können peroxidierte Lipide die Integrität und Funktionalität der Zellmembranen derart schädigen, dass die Zelle durch Ferroptose stirbt (▶ Abb. 9.2). Es gibt verschiedene Wege, das Ausmaß der Ferroptose zu beeinflussen. Dazu gehören als Induktoren neben einem Überschuss an intrazellulärem Eisen und der dadurch ermöglichten Fenton-Reaktion (nicht-enzymatisch) auch Enzyme, die eine ROS-Produktion katalysieren und im Lipidmetabolismus beteiligt sind (z. B. Lipoxygenasen; LOX), während zu den antiferroptotischen Mechanismen bestimmte Proteine (Ferroptose-Suppressor-Proteine), die

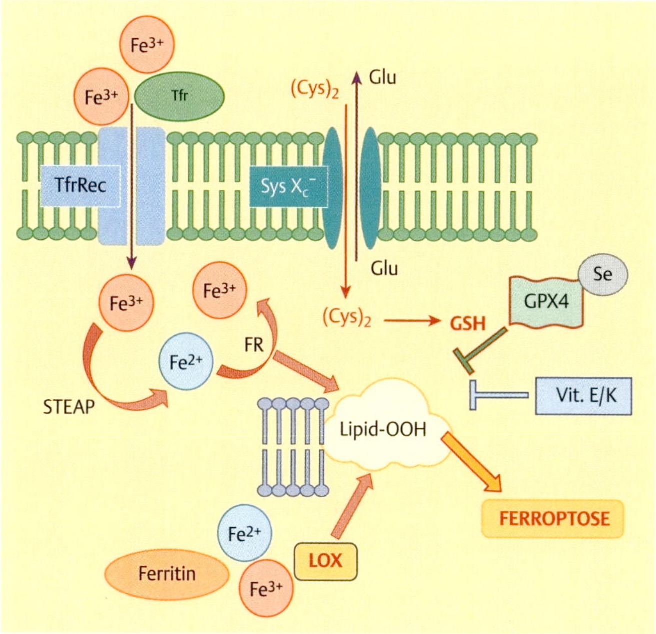

Abb. 9.2 Ferroptose als Fe-abhängige Art des Zelltods. Bei übermäßiger Konzentration von Fe-Ionen im Zytosol und den Mitochondrien werden Membranlipide über die sog. Fenton-Reaktion (FR), die Aktivität von Lipoxygenasen (LOX) oder andere Quellen reaktiver Sauerstoffspezies zu Lipid-Peroxiden (Lipid-OOH) oxidiert. Natürliche Gegenspieler dieser Schäden sind die Phospholipid-Hydroperoxid-Glutathionperoxidase (GPX4), die auf Selen (Se) und Glutathion (GSH) angewiesen ist, sowie die Vitamine der E und K Familie. Als Transporter unterstützt das Xc-Antiporter-System die Aufnahme von Cystin $(Cys_2)2$ für die GPX4 und GSH Biosynthese, sowie damit den Lipid-OOH Abbau, der sonst über zunehmende Membranoxidation zu Ferroptose führt.

Vitamine der E- und K-Familie, reduziertes Ubiquinol (Koenzym Q_{10}), die selenabhängige GPX4 und Pharmaka wie Eisenchelatoren (z. B. Deferoxamine) beitragen.

Interaktionen mit Eisen

▶ **Kompetitive Interaktionen** Wegen der essenziellen und toxischen Eisenwirkungen entwickelten sich die genannten Mechanismen der Eisenhomöostase sehr früh in der Evolution. Andere divalente Metalle nutzten diese Wege jedoch ebenfalls. So ist der Divalent Metal Transporter 1 (DMT 1) in der Bürstensaummembran eisenarmer Duodena verstärkt exprimiert, wodurch Eisen, aber auch Cadmium, Blei, Nickel und Cobalt verstärkt aus dem Lumen aufgenommen werden. Danach trennen sich jedoch die Wege der genannten Metalle. In den Enterozyten wird Eisen im Ferritin, Cadmium aber an Metallothionein gebunden. Nickel reagiert sehr träge und bleibt dadurch lange an die Transportproteine des Eisens gebunden, was die Resorption von nachfolgend angebotenem Eisen einschränkt. Cobalt wird im Eisenmangel verstärkt resorbiert, aber anders als Eisen rasch wieder ausgeschieden. Blei wird im Gegensatz zu Eisen über die gesamte Länge des Dünndarms nennenswert resorbiert, wodurch der Effekt seiner verstärkten Resorption im eisenarmen Duodenum weniger ausgeprägt zum Tragen kommt.

▶ **Mechanistische Interaktionen** Hepcidin wird bei Entzündungen verstärkt exprimiert. Das reduziert die Verfügbarkeit von Eisen im Blut, weil hohe Hepcidinkonzentrationen das Eisenexportprotein Ferroportin in der basolateralen Membran der Enterozyten und in den Leukozytenmembranen inhibieren. Der evolutionäre Vorteil dieses Mechanismus für den Wirtsorganismus liegt darin, pathogenen Bakterien und Parasiten die Eisenversorgung zu beschneiden und so ihre Expansion einzuschränken. Zudem wird die prooxidative Wirkung des Eisens auch bei nichtinfektiösen Entzündungsvorgängen reduziert. Dieser Mechanismus erklärt auch den **Eisenmangel bei Adipositas**. Das Fettgewebe kann fast uneingeschränkt expandieren, was vor allem im viszeralen Fett die Versorgung mit Blut und Sauerstoff einschränken und dort zu Mikronekrosen führen kann. Monozyten und Makrophagen wandern ein, um das nekrotische Material abzutragen, was für die Anpassung des Fettgewebes an Nahrungsüberfluss oder Hungersituationen unerlässlich ist. Im Fettgewebe steigt die Produktion von Adipokinen (z. B. Leptin und Adiponectin), Adhäsionsmolekülen (ICAM-1) und Toll-like-Rezeptoren an und fördert die Einwanderung (Diapedese) von Leukozyten. Diese parakrine Schleife führt durch positive Rückkopplung zu einer zwar geringgradigen, aber dauerhaften Entzündung im Fettgewebe. Durch vermehrte Produktion z. B. von IL-6 wird die Hepcidinsynthese in der Leber stimuliert. Hinzu kommt die Hepcidinsynthese in den Adipozyten, die zwar deutlich geringer ist als in der Leber, bei adipösen Patienten jedoch erheblich sein kann. Das schränkt die Verfügbarkeit des Eisens ein. Diese Kollision zweier ursprünglich für die Evolution äußerst nützlicher Mechanismen – der Bevorratung von Kalorien im Fett und der Homöostase der freien Eisenkonzentration – führt bei reicher Kalorienzufuhr und Bewegungsmangel somit zu negativen gesundheitlichen Konsequenzen wie dem metabolischen Syndrom und einer gestörten Eisenhomöostase.

Störungen der Fe-Homöostase wirken sich auch auf das Schilddrüsenhormonsystem und die Jodverwertung aus. Ein inadäquater Fe-Status verringert den Einbau von Jodid in die Schilddrüsenhormone, da sowohl das Schlüsselenzym Thyroperoxidase (TPO) als auch die H_2O_2-bildende duale Oxidase Hämoproteine sind und auch die Aktivierung von T_4 zu T_3 durch die selenabhängigen Deiodasen vom Fe-Status beeinflusst wird. Entsprechend finden sich bei Patienten mit Eisenmangel oft niedrige Schilddrüsenhormonkonzentrationen (Hypothyreose), besonders in der Schwangerschaft.

9.2.3 Jod

Vorkommen

Das Spurenelement Jod (I) ist für die Synthese von Schilddrüsenhormonen essenziell. Jod wurde von Bernard Courtois 1811 beim Sieden von Seetang entdeckt und von Gay-Lussac nach der violetten Farbe seines Dampfes benannt (griechisch ioeides: veilchenfarbig). Jod ist bei Raumtemperatur fest und metallglänzend schwarz, es schmilzt bei

114 °C zu einer braunen Flüssigkeit und bildet Dämpfe oberhalb von 185 °C.

Die Jodkonzentrationen landwirtschaftlich genutzter Flächen variieren stark (1–100 ppm). Im Meerwasser ist die Jodkonzentration mit ca. 60 mg/m³ (60 ppb) relativ hoch, im Grundwasser gering (1 ppb). Binnenseen weisen ca. 10 ppb auf, was mit dem Gradienten des Jodgehalts der Böden vom Meer ins Landesinnere korreliert.

Die meisten natürlichen Jodisotope sind instabil, abgesehen von den anthropogenen Isotopen ^{129}I (Halbwertszeit: 15,7 Mio. Jahre) und ^{131}I (Halbwertszeit: 8,1 Tage). Diese radioaktiven Nuklide werden nach radioaktiven Unfällen oder Explosionen freigesetzt, akkumulieren in der Schilddrüse und schädigen das Gewebe. Diese Eigenschaft von ^{131}I wird jedoch auch als effektives Therapieprinzip bei benignen und malignen Schilddrüsenerkrankungen genutzt.

Einsatzgebiete

Jodwasser (1 mM) oder eine 10 %ige alkoholische Lösung (Jodtinktur) wird zur Desinfektion von Flächen, Wunden, Kuheutern oder medizinischen Instrumenten genutzt. Überdies wird das Element als chemischer Katalysator in der Fotografie sowie in Färbemitteln und Tinten eingesetzt. Nach dem Verbot von Halogenalkanen in Kühlmitteln und Feuerlöschern findet Jod auch hier Anwendung. In der Medizin werden einige wenige jodhaltige Medikamente sowie jodierte Aromaten als Röntgenkontrastmittel eingesetzt.

Bedeutung für den Stoffwechsel

► **Schilddrüsenhormonsynthese** Die Thyreozyten reichern Jodid aktiv über NIS an, sodass sich ein ca. 50-facher Gradient zwischen Schilddrüse und Blut einstellt (► Abb. 9.3). Die Energie entstammt indirekt dem Natriumgradienten, den die basolateral exprimierte Na^+-K^+-ATPase der Thyreozyten aufrechterhält. Jodid wird dann durch Natrium-unabhängige Chlorid-Jodid-Ionenaustauschkanäle (z. B. Pendrin) aus der SLC 26A-Familie über die apikale Zellmembran in das Kolloidlumen des einschichtigen, mit sehr stabilen Tight Junctions ausgestatteten Thyreozytenepithels transportiert.

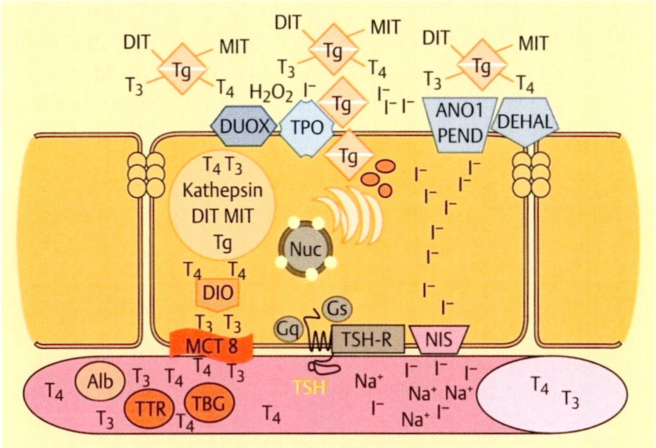

Abb. 9.3 Biosynthese der Schilddrüsenhormone. Jodid (I^-) wird über den Natrium-I^--Symporter (NIS) in die Thyreozyten aufgenommen und über die apikalen Ionenkanäle Pendrin (PEND), Anoctamin 1 (ANO1) oder Natrium-unabhängige Chlorid-Jodid Austauscher der SLC 26A4-Familie ins Kolloidlumen abgegeben.
Dort generiert die Fe-haltige Duale Oxidase (DUOX) Wasserstoffperoxid (H_2O_2), das durch das Häm Protein Thyreoperoxidase (TPO) für die Jodierung von Thyreoglobulin (Tg) benötigt wird. Hierbei entstehen 1-fach (MIT) und 2-fach (DIT) jodierte Tyrosinreste, die wiederum mittels TPO zu T_3- und T_4-Einheiten gekoppelt werden. Nach Endozytose der jodierten Tg-Moleküle erfolgen in den Vesikeln die Kathepsin-abhängige Hydrolyse und Freisetzung von T_3 und T_4. Diese werden über den Transporter MCT 8 in den Blutstrom abgegeben und binden dort an Albumin (Alb), Transthyretin (TTR) oder Thyroxin-bindendes Globulin (TBG). Hauptstimulator dieses Prozesses ist Thyreotropin (TSH) und sein 7-Transmembran-Rezeptor (TSH-R), der über die G-Proteine Gq und Gs die Aktivität des Thyreozyten reguliert.

Die Hämoproteine der Dual-Oxidase-Familie (DUOX1 und DUOX2) sind in der apikalen Membran des Thyreozyten lokalisiert und bilden in einer NADPH-abhängigen Reaktion das zur Jodierung benötigte Wasserstoffperoxid (H_2O_2). Dieses wird vom Häm-Enzym Thyreoperoxidase (TPO) genutzt, um im Kolloidlumen Jodid zu Jodoniumionen (I^+) zu oxidieren und so bestimmte Tyrosinreste im Thyreoglobulin (Tg) zu jodieren. Es entstehen Monojod- und Dijodtyrosinreste (MIT und DIT), die miteinander zu Thyroninen durch die TPO verbunden werden. Die Kopplung zweier DIT führt zu Thyroxin (Tetrajodthyronin, T_4), die Kopplung eines DIT mit einem MIT zu Trijodthyronin (T_3), die beide über ihre Peptidbindung noch Bestandteil des jodierten Tg sind (Kap. 68). Die Aufrechterhaltung der Thyreozytenfunktion und deren Schutz vor reaktiven Sauerstoffspezies, die kontinuierlich bei der H_2O_2-abhängigen Hormonsynthese gebildet werden, wird durch verschiedene redoxaktive Selenoproteine gewährleistet und erfordert eine ausreichende Selenversorgung.

► **Speicherung und Freisetzung** Thyreoglobulin wird im Kolloidlumen zu Proteinaggregaten kondensiert und als Reservoir der Hormone abgelagert, welches eine T_4- und T_3-Versorgung von bis zu 3 Monaten sicherstellen kann. Bei Bedarf wird Thyreoglobulin mobilisiert, über Pinozytose in die Thyreozyten aufgenommen und in sekundären Lysosomen unter Freisetzung der Schilddrüsenhormone abgebaut. T_4 und T_3 werden über einen Monocarboxylat-Transporter (MCT 8) über die basolaterale Plasmamembran in die Zirkulation abgegeben. Aus freigesetzten MIT- und DIT-Resten wird durch die intrazelluläre Dehalogenase Jodid wiedergewonnen. Synthese und Freisetzung werden in erster Linie durch das Hypophysenhormon Thyreotropin (TSH) reguliert.

► **Transportproteine und Rezeptoren** Im Blut werden T_3 und T_4 von den 3 Serum-Proteinen Thyroxin-bindendes Globulin (TBG), Transthyretin (TTR) und Albumin gebunden. Die Zielzellen nehmen T_3 und T_4 über spezifische Transporter auf und kontrollieren die Aktivität der Hormone durch Dejodierungsreaktionen. Hieran sind 3 selenhaltige Dejodase(DIO)-Enzyme beteiligt, die entweder ausschließlich aktivieren (DIO2), nur inaktivieren (DIO3) oder beide Reaktionen katalysieren können (DIO1). Schilddrüsenhormone wirken hauptsächlich intrazellulär über nukleäre Rezeptoren (TR) und überwiegend durch stimulierende Effekte auf die Genexpression. Hierbei stellt T_3 das aktive Schilddrüsenhormon dar. Es gibt auch Hinweise auf sehr schnelle Wirkungen von T_4 und dem T_4-Metaboliten Tetrac. Diese Effekte werden über $\alpha_v\beta_3$-Integrinrezeptoren der Zellmembran, Rezeptoren mit nachgeschalteter Kinaseaktivität (MAP- und PI-3-Kinase) sowie über die Mitochondrien vermittelt.

► **Schilddrüsenfunktion** T_3 und T_4 regulieren die Entwicklung des ZNS und vieler Organe und Körperfunktionen, steuern die Zelldifferenzierung und Proliferation, kontrollieren Grundumsatz und Thermogenese, sowie sind permissiv an fast allen Reaktionen des Energie- und Strukturstoffwechsels beteiligt. Eine inadäquate Biosynthese, durch Jodmangel, angeborene Entwicklungsstörungen oder krankheitsbedingt, führt zu massiven Beeinträchtigungen, die von Kretinismus über Kropfbildung bis zur Hypothyreose und zum myxödematösen Koma reichen können.

Angeborene Hypothyreosen zählen mit einer Inzidenz von ca. 1:3500 Lebendgeburten zu den häufigen angeborenen endokrinen Funktionsstörungen, wobei die frühe Diagnose durch ein Neonatalscreening auf erhöhtes TSH erfolgt. Eine konsequente nachfolgende T_4-Supplementation kann bei konnataler Hypothyreose eine normale Entwicklung sicherstellen (Kap. 68).

Eine durch Autoantikörper induzierte Überfunktion (Morbus Basedow), ein autonomes Adenom oder eine durch iatrogene Mechanismen hervorgerufene Aktivierung kann zu kardialen Funktionsstörungen und Arrhythmien, katabolen Stoffwechselsituationen und psychischen Erkrankungen führen.

Mangelerkrankungen

Jodmangel führt zur Strumabildung, bei schweren Formen zu massiven Entwicklungsstörungen des ZNS und Wachstumsdefiziten (Kretinismus). Bei Nutztieren führt Jodmangel unter anderem zur Einschränkung der Fertilität, Milchproduktion und Wachstumsrate.

▶ **Jodaufnahme** Zur Supplementation werden die Verbindungen Kaliumjodid (KI) oder Kaliumjodat (KIO_3), Kalziumjodat ($Ca(IO_3)_2$) und in der Tierernährung Ethylendiamin-Dihydrojodid (EDDI) eingesetzt. Kaliumjodat ist auch der empfohlene Zusatz zur Jodierung des Speisesalzes (15–25 mg Jodat/kg Salz). Im Gastrointestinaltrakt wird Jodat zu Jodid reduziert, welches über den in der Mukosa exprimierten Natrium-Jodid-Symporter (NIS) aufgenommen und über das Blut zur Schilddrüse transportiert wird.

▶ **Inadäquate Jodversorgung** Weltweit sind zwischen 1,5 und 2 Mrd. Menschen von mangelnder Jodversorgung betroffen, ca. 50 Mio. weisen eine durch Jodmangel bedingte mentale Entwicklungsstörung auf, und über 5 Mio. leiden an Kretinismus. Vergrößerte Schilddrüsen (Strumen) werden z. B. in Deutschland bei bis zu 30 % der erwachsenen Bevölkerung diagnostiziert, wobei ein Großteil dieser Störungen durch adäquate Jodversorgung ohne großen Kostenaufwand verhindert werden könnte. Schilddrüsenoperationen gehören zu den 3 häufigsten Operationsindikationen. Eine Verbesserung der Jodversorgung in Deutschland wurde mit der 2. Jodspeisesalzverordnung von 1992 eingeleitet, die eine Jodierung von Backwaren, Wurstwaren und Nahrungsmitteln ermöglicht, ohne dass jedes einzelne Produkt deklariert werden muss. Unter Jugendlichen hat sich seither die Jodversorgung deutlich verbessert. Allerdings ist die Verwendung von jodiertem Speisesalz in den letzten Jahren wieder rückläufig und die Jodversorgung der Allgemeinbevölkerung in Deutschland sowie teils auch in Europa nicht mehr ausreichend. Destruktive Autoimmunerkrankungen (Hashimoto-Thyreoiditis), die überwiegend bei Frauen im gebärfähigen Alter auftreten und teils mit unzureichender Selenversorgung assoziiert sind, sind die Hauptursache dafür, dass L-Thyroxin weltweit zu den am häufigsten von Ärzten verschriebenen Medikamenten zählt.

Hinweis für die Praxis

Die Versorgung mit Jod muss ebenso wie die für andere Spurenelemente und Mineralstoffe an das Alter und besondere Lebenssituationen wie Schwangerschaft und Stillzeit angepasst werden. Für die Jodzufuhr in Form von Jodid oder Jodat sind zurzeit folgende Empfehlungen akzeptiert:

- Unterhalb von 50 µg/d muss mit manifestem Jodmangel und bei 50–100 µg/d mit einer inadäquaten Zufuhr gerechnet werden.
- Bei Erwachsenen kann im Bereich von 100–150 µg/d von einer ausreichenden, zwischen 150 und 200 µg/d von einer adäquaten Zufuhr ausgegangen werden.
- Bei Schwangeren und Stillenden soll die Zufuhr auf 250 µg/d erhöht werden.
- Von Jodexzess wird bei einer Zufuhr von > 350 µg/d gesprochen.
- Für Säuglinge und Kinder werden folgende Mengen empfohlen:
  - Säuglinge bis zu 4 Monate: 40 µg/d
  - zwischen 4 und 12 Monaten: 80 µg/d
  - bis zu 4 Jahren: 100 µg/d
  - zwischen 4 und 7 Jahren: 120 µg/d
  - zwischen 7 und 10 Jahren: 140 µg/d
  - zwischen 10 und 13 Jahren: 180 µg/d
- Ab 13 Jahren gelten die gleichen Werte wie für Jugendliche und Erwachsene.

▶ **Nahrungsjodquellen** In den letzten Jahren hat sich in der EU im Rahmen einer verbesserten Tierernährung die Jodzufuhr über die Milch und Milchprodukte erhöht. Allerdings sind relativ stabile organische Jodverbindungen, die zur Desinfektion der Kuheuter und Melkanlagen eingesetzt wurden, nicht bioverfügbar. Dem Speisesalz werden zwischen 15 und 25 mg Jodat/kg Salz hinzugefügt, was allerdings nicht ausreicht, um den täglichen Bedarf zu decken. Meeresfrüchte und Meeresfische (2-mal pro Woche) sowie der tägliche Verzehr von Milch und Milchprodukten sind geeignet, die Versorgung bedarfsgerecht zu ergänzen. Leider hat in der letzten Dekade die Verwendung von jodiertem Speisesalz in der (semi-)industriellen Produktion von (Fertig-)Nahrungsmitteln stark abgenommen, sodass über eine Erhöhung des Jodatgehalts im Speisesalz diskutiert wird. Die obere tolerierbare Zufuhr für Jod liegt bei 1000 µg/d, bei älteren Menschen sollte sie 500 µg/d nicht überschreiten.

Negative Wirkungen und Toxizität

Ein Jodexzess kann beim Menschen durch übermäßigen Verzehr jodhaltiger Algen („Kelp"), übertriebene Jodsupplementierung, überhöhte Jodierung des Trinkwassers, unsachgemäßen Einsatz jodhaltiger Desinfektionsmittel in der Milchwirtschaft oder durch bestimmte, stark jodhaltige Pharmaka verursacht werden. Gesundheitliche Folgen können eine verringerte Nahrungsaufnahme, erhöhter Speichelfluss neben Nasen- und Augensekretion, allergische Reaktionen (Urtikaria), Tachykardie, Aborte und Fehlentwicklungen der Chondrozyten und Knochen sein.

Lange war umstritten, ob eine erhöhte Jodzufuhr die Entstehung von Autoimmunerkrankungen verstärkt. Langfristige Beobachtungen von Jodierungsprogrammen zeigten evtl. auch infolge einer intensivierten Diagnostik eine tendenziell erhöhte Inzidenz, während die Entwicklung von Strumen bei Kindern und Erwachsenen sowie von papillären Schilddrüsenkarzinomen abnahm. Vermutlich begünstigt eine unzureichende Selenversorgung mögliche adverse Effekte einer überhöhten Jodzufuhr. Diese Beobachtungen unterstreichen die Notwendigkeit eines guten Monitorings der Jodaufnahme und des Jodstatus der Bevölkerung.

Kontrovers diskutiert

Obwohl in manchen Gruppierungen vor jodiertem Speisesalz, Verzehr von Meeresfischen und Meeresfrüchten (Seafood) gewarnt wird, gibt es keine sachlichen und fachlichen Gründe, vom Ziel einer Konsolidierung und Verbesserung der Jodversorgung der Weltbevölkerung abzuweichen. Die optimale körperliche und geistige Entwicklung der Menschen ist unabdingbar an eine adäquate Jodversorgung gekoppelt und stellt eine der kosteneffektivsten und risikoärmsten Maßnahmen zur Verringerung von Entwicklungsstörungen, Verbesserung der Lebensqualität und Gesundheit dar, deren Nutzen mögliche vorübergehende Nebenwirkungen bei Weitem übertrifft.

► **Nebenwirkungen einer erhöhten Zufuhr** Interessierte, wissenschaftlich jedoch nicht gut informierte Kreise vertreten irrtümlicherweise die Ansicht, dass eine zu hohe Jodzufuhr über jodiertes Speisesalz möglich und schädlich sei, und propagieren die Verwendung von natürlichem Meersalz, welches jedoch keinen ausreichenden Jodgehalt aufweist (nur ca. 0,1–2 mg/kg!).

In verschiedenen Jodierungsprogrammen wurde beobachtet, dass Nebenwirkungen einer erhöhten Jodzufuhr dann auftreten können, wenn ein zuvor bestehender chronischer Jodmangel bereits zur Veränderung und Störung der Schilddrüsenfunktion sowie zur Ausbildung von Knoten und Adenomen geführt hatte. Insofern stellen der zuvor lange vorbestehende Jodmangel und die bereits vorliegende Schädigung der Schilddrüse das eigentliche Problem dar.

► **Jodkontaminationen** Mit Jodkontaminationen muss bei unsachgemäßer Verwendung von jodhaltigen Desinfektionsmitteln, einigen wenigen medizinischen Präparaten sowie bei der Anwendung von bestimmten jodhaltigen Röntgenkontrastmitteln oder chronischer Anwendung eines bestimmten jodhaltigen Medikaments (Amiodaron) zur Behandlung von Arrhythmien gerechnet werden. Hierbei liegen die Joddosen der organisch gebundenen Form im Grammbereich. Vor Anwendung dieser medizinisch indizierten Präparate muss unbedingt die Funktion der Schilddrüse abgeklärt werden.

► **Goitrogene** Struma induzierende Inhaltsstoffe (Goitrogene) sind in bestimmten Nahrungsmitteln enthalten, so z. B. in vielen Kohlarten, deren Glukosinolate die Substanzen Goitrin, Thiocyanat oder Isothiocyanat freisetzen. Auch erhöhte Nitratkonzentrationen in Nahrungsmitteln und Trinkwasser können zu einer Beeinträchtigung der Jodidaufnahme oder der Organifizierung führen. Weitere relevante Goitrogene sind im Tabak-, Zigarren- und Pfeifenrauch zu finden, die eine Reihe von goitrogenen Komponenten wie Isothiocyanate, Thiocyanate und Nitrate enthalten. Das verwandte Halogenid Bromid kompetiert auch bei der Jodidaufnahme, Organifizierung und Verstoffwechselung.

Ein Bromexzess wirkt wie ein Goitrogen und wird dadurch als toxisch eingeschätzt. Verschiedene Klassen von „endocrine disrupting compounds" (EDC, endokrine Disruptoren) interferieren mit den Proteinen, die an Synthese, Speicherung, Freisetzung, Transport, Aufnahme, Wirkung und Metabolismus der Schilddrüsenhormone beteiligt sind, und stören dadurch den Schilddrüsenhormonstatus sowie die Feedbackregulation der Achse. Dazu zählen z. B. Perchlorat, halogenierte Aromaten, viele Weichmacher sowie Inhalts- und Zusatzstoffe von Körperpflegemitteln und Kosmetika.

9.2.4 Kupfer

Vorkommen

Der Name Kupfer (Cu) geht wohl auf die Metallgewinnung in den Minen der griechischen Mittelmeerinsel Zypern zurück (lat. *cuprum*: Erz aus Zypern). Kupfer ist eines der wenigen Elemente, das als gediegenes Metall in der Natur vorkommt und das natürlicherweise farbig ist, und nicht grau oder silbrig wie andere Metalle. Entsprechend lange wird es schon vom Menschen gesucht, gewonnen und genutzt. Die ältesten Funde gehen ca. 10 000 Jahre zurück, auch bei der Gletschermumie aus den Ötztaler Alpen („Ötzi") wurde ein Axtkopf aus reinem Kupfer gefunden.

Einsatzgebiete

Bereits in der ayurvedischen Medizin wurde Kupfer für medizinische Instrumente genutzt. Auch heute werden wegen der antibakteriellen und antifungiziden Eigenschaften einige medizinische Instrumente, Luft- und Wasserleitungen, Inkubatoren, Verbindungen, Türgriffe etc. aus reinem Kupfer, Bronze (Kupfer-Zinn-Legierung) oder Messing (Kupfer-Zink-Legierung) hergestellt. Ebenso wird Cu(II)-Sulfat zu Desinfektionszwecken von wässrigen Lösungen und zur Algenbekämpfung in Aquarien, Tümpeln oder Binnenseen eingesetzt und als Spray gegen Pflanzenmilben und Schimmelpilze genutzt. In der Medizin wird das radioaktive ^{62}Cu-Isotop in der Positronenemissionstomografie (PET) genutzt, um z. B. den Blutfluss im Herzen darzustellen. Das ^{64}Cu-Isotop findet als Therapeutikum in der Radioonkologie Verwendung. Weiterhin findet das Metall eine breite Verwendung in der Kunst, sowohl für Skulpturen (z. B. der Freiheitsstatue von New York) als auch für die Herstellung von Blechblasinstrumenten und Orgelpfeifen sowie seit Langem in der Numismatik als wertvoller Grundbestandteil von Münzen. Die Vielzahl der Verwendungen hat die Kupfervorräte der Welt weitgehend aufgebraucht, sodass nach heutigen Schätzungen über 90 % bereits abgebaut worden und in Benutzung sind.

Bedeutung für den Stoffwechsel

Kupfer ist ein essenzielles Spurenelement für alle Pflanzen, Tiere und den Menschen. Im Tierreich nutzen viele Schnecken und Arthropoden Kupfer als Bestandteil von Hämocyanin zum Sauerstofftransport, sodass ihr sauerstoffgesättigtes Blut eher blau als rot erscheint. Der erwachsene Mensch nimmt 1,5–3 mg Kupfer pro Tag auf, Kinder haben einen geringeren Bedarf. Insgesamt akkumuliert der Körper ca. 1–2 mg Cu/kg KG, vorwiegend in Muskel, Knochen, Leber und Niere, wobei Metallothioneine eine zentrale Rolle bei der Kupferhomöostase spielen.

Fische, Meeresfrüchte, Nüsse, Innereien, grüne Gemüse, Gewürze sowie Kakao können relativ kupferreich sein. Im Trinkwasser sind Konzentrationen von bis zu 1 mg/l möglich. Die Kupferhomöostase ist strikt reguliert. Die Resorptionsrate wird auf 20–50 % geschätzt, abhängig vom Kupferstatus und -angebot. Eine Komplexierung von Cu(I) und Cu(II) durch Proteine, Citrate oder Oxalate erhöht die Resorption; Phytate, Faserstoffe, Kalzium- und Zinkionen verringern die Aufnahme. Im Blut wird Kupfer über Albumin zur Leber transportiert, und von dort aus zirkuliert es an Coeruloplasmin gebunden durch den Körper. Die Ausscheidung erfolgt über die Galle.

Viele Redoxenzyme sind abhängig von Kupfer, z. B. die Cytochrom-C-Oxidase (Komplex IV der mitochondrialen Atmungskette), die zytoplasmatische Superoxid-Dismutase (SOD1, ein Kupfer- und Zink-Enzym) und eine Reihe von Aminosäure-Oxidasen wie die Dopamin-β-Hydroxylase (Katecholaminstoffwechsel), die Tyrosinase (Melaninbiosynthese) und die Lysyloxidase (Kollagenreifung). Entsprechend sind auch viele physiologische Prozesse Cu-abhängig, z. B. die Wundheilung, Angiogenese, neuronale Kommunikation, das (Tumor-)Zellwachstum sowie die Kontrolle von Redoxstatus und Oxidationsschutz.

Die zelluläre Aufnahme von Kupferionen erfolgt über den hochaffinen Kupfer-Transporter CTR1 (SLC 31A1). Funktionsverlustmutationen führen zu einer autosomal rezessiven Kupfertransporterkrankung mit epileptischen Anfällen und Neurodegeneration im Kindesalter und unterstreichen die essenzielle Bedeutung von Cu für die Neurogenese.

Hinweis für die Praxis

Der **Morbus Wilson** stellt eine autosomal rezessive Kupferspeicherkrankheit dar, bei der ein Kupfer-Transportprotein (ATP7B) mutiert ist, welches für die Coeruloplasmin-Biosynthese und die Kupferexkretion über die Galle essenziell ist. In der Folge akkumulieren Cu-Ionen in Leber, Gehirn, Auge und anderen Organen. Medizinisch steht der neurologische Phänotyp im Vordergrund, allerdings ist auch die Leber durch eine kupfervermittelte oxidative Schädigung betroffen. Die Krankheit verläuft zunächst relativ mild und wird somit erst spät diagnostiziert. Ein rötlich-brauner Ring von abgelagertem Kupfer um die Iris im Auge stellt ein sichtbares Indiz für den Morbus Wilson dar (sog. Kayser-Fleischer-Ring). Therapeutisch wird bei Morbus Wilson versucht, eine kupferarme Ernährung sicherzustellen und die Kupferausscheidung durch Chelatbildner zu erhöhen.

Für den gesunden Menschen ist Kupfer nicht toxisch, es kann aktiv über die Leber in die Galle ausgeschieden und durch die Fäzes eliminiert werden.

Mangelerkrankungen

Ein Kupfermangel ist sehr selten und kann bei lang andauernder parenteraler Ernährung ohne Substitution, wegen angeborener oder erworbener Absorptionsstörungen oder nach exzessiver Zinkzufuhr auftreten. Ein chronischer Kupfermangel führt zu Leberfunktionsstörungen und Leberentzündung mit Lipidämie, gestörter Melanin- und Dopaminbiosynthese und Depressionen, verringerter Eisenaufnahme und hypochromer mikrozytärer Anämie sowie zu Neutropenie und Osteopenie.

Entsprechende Supplemente werden in Form von Cu(II)-Carbonaten, -Citraten, -Glukonaten, -Sulfaten oder als -Lysin-Komplex eingesetzt. Bei Frauen in der Schwangerschaft oder durch Einnahme von Ovulationshemmern steigen die Kupfer-Plasmaspiegel an.

Das X-chromosomal rezessiv vererbte **Menke-Syndrom** basiert auf einem Kupfermangel ausgelöst durch eine Mutation im ATP7A-Protein, das am Kupferstoffwechsel beteiligt ist. Die Patienten zeigen einen Wachstumsdefekt sowie eine gestörte Gehirnentwicklung und sind durch farbloses, brüchiges sowie ein sonderbar geknicktes Haupthaar gekennzeichnet.

Negative Wirkungen und Toxizität

Hohe Serumkonzentrationen von Cu (> 22 µmol/l) sind mit einer erhöhten Fettablagerung im Körper und höherer Mortalität assoziiert, wobei die potenziell beteiligten Mechanismen kontrovers diskutiert werden. Neben der Essenzialität von Cu konnte kürzlich auch die Toxizität molekular besser charakterisiert werden. Eine Cu-abhängige Aggregation von mitochondrialen Proteinen, die zu einer besonderen Form des regulierten Zelltods führt, ist nun unter der Bezeichnung „Cuproptosis“ etabliert.

9.2.5 Mangan

Vorkommen

Der Name Mangan (Mn) geht auf 2 schwarze Mineralien aus Magnesia (Thessalien) zurück, die beide Magnes genannt, jedoch als weiblich und männlich eingeteilt wurden. Das männliche Magnes stellt ein magnetisches Eisenoxid dar, das Magnetit (→ „Magnet“). Das weibliche Magnes ist nicht magnetisch, konnte aber zur Glasentfärbung genutzt werden und erwies sich als Mangandioxid. In der Erdkruste ist Mangan mit 1000 ppm ein häufiges Metall; im Meerwasser beträgt seine Konzentration im Durchschnitt 10 ppm, jedoch finden sich in Tiefseegebieten auch hochkonzentrierte Manganknollen.

Einsatzgebiete

Mangan wird bei der Herstellung nicht rostender Stähle als Legierungsbestandteil verwendet. In den Verbindungen zeichnet es sich durch eine Reihe stabiler Oxidationsstufen von +2, +3, +4, +6 und +7 aus, wobei in biologischen Systemen +2 überwiegt und damit eine gewisse Kompetition zu Magnesium und Zink gegeben ist. Permanganat (Mn+7) ist ein kraftvolles Oxidationsmittel, andere Mn-Verbindungen werden auch als Antiklopfmittel dem bleifreien Benzin zugesetzt. Die Manganoxide wie das Pyrolusit (MnO_2) sind farbig und wurden schon seit der Steinzeit als Farbpigmente verwendet. Auch die ägyptischen oder römischen Glasbläser kannten bereits die entfärbende Wirkung von Manganoxiden als „Glasseife". Vor der Einführung der Ni-Cd- oder Li-haltigen Batterien wurde häufig Mangan verwendet. Auch heutige Zink-Kohle-, Trocken- oder alkalische Batterien nutzen industriell gewonnenes Mangan, um die Unreinheiten der natürlichen Produktion zu vermeiden.

Bedeutung für den Stoffwechsel

Mangan findet sich in einer Reihe von Enzymen, z. B. in Oxidoreduktasen, Hydrolasen, Lyasen, Isomerasen, Ligasen und Transferasen. Des Weiteren sind Mangan-bindende Lektine und Integrine beschrieben. Verschiedene Retroviren exprimieren eine Mangan-abhängige Reverse Transkriptase. Eine wichtige Rolle spielt Mangan sowohl in Bakterien als auch in den Mitochondrien. Dort katalysiert die manganabhängige Superoxiddismutase (Mn-SOD) den Abbau von Superoxidradikalen. Auch die Pyruvatcarboxylase der Glukoneogenese und die Arginase des Harnstoffzyklus sind Mn-abhängige Enzyme.

Der menschliche Körper enthält ca. 10 mg Mangan. Täglich werden ca. 2–5 mg durch die Nahrung aufgenommen, was eine ausreichende Versorgung darstellt. Der Stoffwechsel von Mangan beim Menschen ist nur unzureichend beschrieben, der Transport im Blut und die zelluläre Aufnahme scheinen aber in vielen Aspekten analog zu Eisen über Transferrin abzulaufen. Verschiedene Kationentransporter sind identifiziert, die neben Mangan auch Eisen, Zink, Cobalt, Cadmium, Kupfer und Blei transportieren können. Eine Bedeutung der persönlichen Manganzufuhr im Rahmen des Diabetes mellitus ist umstritten, hingegen werden signifikante Korrelationen von Diabetes und den assoziierten Erkrankungen zum Genlokus der Mn-SOD beschrieben und als relevant eingestuft.

Mangelerkrankungen

Mutationen im Gen des Mn-/Zn-Transporters SLC 39A8 (ZIP8), die zu einem renalen Verlust der Metalle führen, wurden kürzlich als Ursache einer körperlichen und geistigen Entwicklungsstörung identifiziert. Die Hochdosis-Behandlung mit Mangansalzen zeigt bei dieser angeborenen Erkrankung positive Effekte, und sowohl die Enzymaktiviäten als auch die motorischen Fähigkeiten, das Hörvermögen und andere neuronale Manifestationen normalisierten sich.

Negative Wirkungen und Toxizität

Sehr seltene angeborene inaktivierende Mutationen in den verwandten Metallionentransportern SLC 30A10 and SLC 39A14, die zu hohen Mangankonzentrationen im Blut und im Gehirn führen, wurden bei frühkindlichem Dystonie-Parkinsonismus identifiziert. Diese Symptome ähneln den Auswirkungen einer Manganintoxikation, wobei die beteiligten Mechanismen noch unklar sind. Negative Auswirkungen einer zu hohen Manganexposition auf die fetale Entwicklung wurden anhand verschiedener kognitiver Parameter, des Verhaltens und Geburtsgewichts ermittelt.

9.2.6 Molybdän

Vorkommen

Molybdän (Mo) ist ein Übergangsmetall der 6. Nebengruppe, lokalisiert zwischen Chrom und Wolfram. In der Natur ist Molybdän weit verbreitet, jedoch relativ gering konzentriert (nur ca. 1,5 ppm in der Erdkruste, 0,01 ppm im Meerwasser und wenige ppm im menschlichen Körper).

Einsatzgebiete

Molybdän wird für die Produktion legierter Stähle verwendet, wobei es die Härte, den Korrosionsschutz und die Hitzefestigkeit verbessert. Es findet sich vorwiegend als Molybdänit („Molybdänglanz", MoS_2), das äußerlich dem Bleiglanz (PbS) ähnelt, dem es auch seinen Namen verdankt (griechisch molybdos: Blei).

Bedeutung für den Stoffwechsel

Im Säugerorganismus ist Molybdän als Molybdän-Kofaktor (MoCo) in 4 Enzymen des Stickstoff-, Kohlenstoff-, Schwefel- bzw. Fremdstoffwechsels enthalten. Bei den ersten 3 Enzymen handelt es sich um FAD-haltige Oxidoreduktasen. Die hepatische Xanthinoxidoreduktase (XOR) katalysiert die Oxidation von Hypoxanthin zu Xanthin und den weiteren Abbau von Xanthin zu Harnsäure. Medizinisch bedeutsam ist die XOR im Hinblick auf die Gichterkrankung, die durch erhöhte Harnsäurespiegel gekennzeichnet ist. Entsprechend werden XOR-Inhibitoren wie Allopurinol als Uristatikum genutzt, um die Harnsäureakkumulation zu verringern und damit die chronischen Gichtsymptome zu lindern.

Eine weitere Enzymfamilie mit MoCo als prosthetischer Gruppe sind die Aldehydoxidasen (AOX) und die Aldehydoxidase-Homologenzyme (AOH). Die hepatische AOX kann effektiv Aldehyde zu den entsprechenden Carbonsäuren oxidieren und ist damit am Alkoholabbau und Stoffwechsel von Pharmaka sowie anderen Stoffen mit toxikologischem Potenzial beteiligt. Als drittes MoCo-abhängiges Enzym synthetisiert der Säugerorganismus die mitochondrial lokalisierte Sulfitoxidase (SUOX), welche Sulfit zu Sulfat oxidiert. Das vierte MoCo-Enzym, die mitochondriale Amidoxim-reduzierende Komponente (mARC), kann N-hydroxylierte Substrate reduzieren. Hierdurch ist Molybdän an der Aktivierung bestimmter Arzneimittel und bei Entgiftungsreaktionen beteiligt.

Auch die pflanzlichen Enzyme Nitratreduktase und Nitrogenase enthalten Molybdän in ihren aktiven Zentren. Leguminosen sind in ihrem Wachstum besonders Mo-abhängig, da die symbiotischen Bakterien in ihren Wurzelknöllchen auf dieses Element für die Stickstofffixierung angewiesen sind. Die pflanzliche Nitratreduktase enthält ein Flavin-Adenin-Dinukleotid (FAD) im C-Terminus und einen Molybdän-Kofaktor (MoCo) im N-Terminus. Über eine zentral gelegene Häm-Gruppierung werden Elektronen vom reduzierten FAD über Molybdän auf Nitrat übertragen und Nitrit generiert. Durch die Nitritreduktase kann dieses dann weiter zu Ammonium reduziert werden, um den anabolen Prozessen, z. B. der Aminosäurebiosynthese, zur Verfügung zu stehen. Ein Molybdänmangel im Boden kann somit das Pflanzenwachstum und besonders die Stickstoffassimilation entscheidend verringern.

Für Pflanzen, Tiere und Menschen ist Molybdän also essenziell. Generell wird Molybdän gut aus der Nahrung aufgenommen, erscheint schnell in der Zirkulation, wird aber auch effektiv wieder ausgeschieden. Hierbei korreliert die Absorptionsrate mit dem Bedarf, d. h., bei gutem Molybdänstatus erfolgt auch eine vergleichsweise schnelle und ausgeprägte renale Ausscheidung, während die Retention im Körper bei geringem Molybdänstatus fast quantitativ erfolgen kann. Molybdän ist ein Antagonist von Kupfer, sodass sich ein Molybdänexzess auf Kupfermangel- oder Überschusserkrankungen (Morbus Menke bzw. Morbus Wilson) auswirkt und ein Kupferüberschuss bei Morbus Wilson die Biosynthese des MoCo beeinträchtigt.

Aufgrund der unterschiedlichen Bodenqualitäten und durch den beruflichen Umgang kann die tägliche Molybdänaufnahme stark schwanken, und entsprechend weit reichen die Blutkonzentrationen von unbelasteten oder beruflich exponierten Menschen von 0,05–150 µg/l. Bei 110 gesunden Erwachsenen wurden mittlere Werte von $0{,}4 \pm 1{,}6$ µg/l bestimmt. Bei Japanern reichten bei einer Querschnittsmessung die Molybdän-Serumwerte von $<0{,}1$ bis >9 µg/l, wobei die Werte von über 50 % der getesteten Personen unterhalb von 0,1 µg/l lagen.

Hinweis für die Praxis

Um eine Gleichgewichtskonzentration im Blut zu erhalten, wurde eine minimale nutritive Zufuhr von 43 µg/d Molybdän errechnet, die nahe an der empfohlenen täglichen Aufnahme (Recommended Dietary Allowance, RDA) von 45 µg/d liegt.

Mangelerkrankungen

Erbliche Mutationen im SUOX-Gen verursachen eine frühkindliche, tödlich verlaufende Erkrankung mit zentralnervösen Entwicklungsstörungen, Hirnschwund, behandlungsresistenter Epilepsie, Wachstumsstörung und Muskelschwäche. Eine ähnlich gravierend ausgeprägte Symptomatik resultiert auch aus genetischen Störungen in Komponenten der Biosynthese des MoCo, die sogenannte Molybdän-Kofaktor-Defizienz. Je nach Schweregrad der Mutationen werden alle 4 MoCo-abhängigen Enzyme nur unzureichend gebildet, sodass die Patienten ein kombiniertes Syndrom aus den Einzelstörungen entwickeln. Hierbei überwiegt klinisch die schwere neurologische Komponente, die in den meisten Fällen über eine giftige H_2S-Bildung und Sulfitablagerungen im Gehirn zum frühen Tod führt. Eine schnelle Substitution mit zyklischem Pyranopterin-Monophosphat (cPMP) ist inzwischen als Therapie anerkannt und kann bei MoCD-Typ-A-Mutationen die neurologischen Störungen verhindern.

Negative Wirkungen und Toxizität

Im Gegensatz zu vielen anderen Spurenelementen und Metallen sind keine ausgesprochenen Vergiftungssymptome bekannt. Da dem Molybdän aber als essenziellem Spurenelement eine potente biologische Wirkung zukommt, wird vernünftigerweise empfohlen, übermäßige oder sich wiederholende Expositionen im Alltag oder Beruf zu vermeiden.

Die Daten zur maximal tolerablen oberen Aufnahmegrenze variieren in der Literatur stark und bedürfen noch eines Konsensus. Anhand einer Ernährungsanalyse wurden in Deutschland Aufnahmemengen von ca. 100–200 µg/d bestimmt, und diese liegen damit deutlich höher als der extrapolierte Bedarf von 25 µg/d. Das BfR empfiehlt aktuell eine Höchstmengenaufnahme von 80 µg/d für Erwachsene. Ab einer Aufnahme von ca. 2 mg/d wurden im Tierversuch erste toxische Symptome beobachtet, sodass vor einer übermäßigen Aufnahme gewarnt wird.

9.2.7 Selen

Vorkommen

Das Mineraloid Selen (Se) wurde von J. J. Berzelius 1817 entdeckt und anhand seines silbrig-matten Glanzes und der zeitlichen Nähe zur Charakterisierung von Tellur (lateinisch tellus: Erde) nach der griechischen Mondgöttin Selene benannt. Es ist ein essenzielles Spurenelement, das in seiner Chemie dem benachbarten Schwefel ähnelt und auch vergleichbare Bindungen sowohl in Mineralien als auch in biologischen Molekülen ausbildet. In der Natur findet sich Selen in Form von Metallseleniden (Oxidationsstufe –2), Selenit (+4) oder Selenat (+6). Signifikante Selenmengen werden beim Abbau und der Aufarbeitung von Kupfer-, Silber- oder Bleierzen gewonnen.

Einsatzgebiete

Industriell wurde Selen zunehmend in der Gummiproduktion, Stahlveredelung, Elektroindustrie und z. B. in den Farbtrommeln von Laserdruckern und Kopiergeräten verwendet. Heutzutage wird es hauptsächlich in der chemischen Industrie, bei der Farbherstellung, Glasproduktion, in Legierungen und Solarzellen eingesetzt.

Bedeutung für den Stoffwechsel

Selen ist ein konstituierender Bestandteil der 21. proteinogenen Aminosäure **Selenocystein**, welche zur Biosynthese von Selenocystein-haltigen Proteinen, den Selenoproteinen, benötigt wird. Überdies kann Selen bei der Biosynthese von Methionin in Pflanzen und Hefen das Schwefelatom ersetzen, sodass **Selenmethionin** gebildet wird, welches anstelle der essenziellen Aminosäure Methionin während der Proteinbiosynthese inseriert werden kann. Es resultieren selenhaltige Proteine, in denen die Position der selenhaltigen Aminosäure Selenmethionin nicht festgelegt ist und denen keine besondere Funktion zukommt.

Im Gegensatz zum Selenmethionin ist die Position von Selenocystein in den „eigentlichen Selenoproteinen" exakt festgelegt (▸ Abb. 9.4). Hier wird ein ansonsten als Translationsstopp dienendes UGA-Codon als Selenocystein-Insertionssignal interpretiert. Für diese Rekodierung muss das entsprechende Transkript eine Haarnadelstruktur im

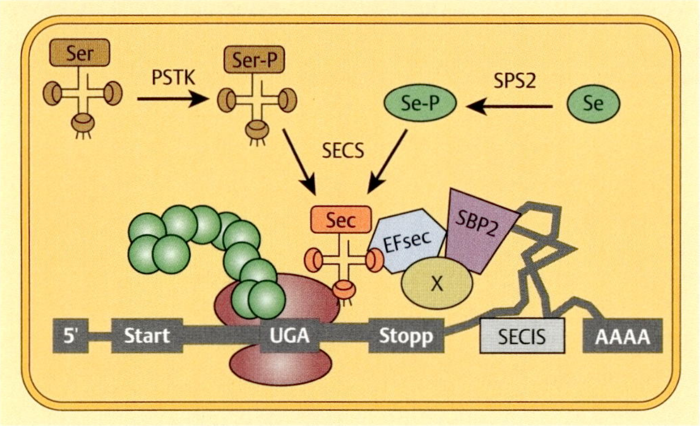

Abb. 9.4 Einbau des essenziellen Spurenelements Selen in Selenoproteine. Dargestellt sind die Besonderheiten der kotranslationalen Insertion von Selenocystein (Sec) in die Selenoproteine. Die Transskripte der Selenoproteine (grau) enthalten innerhalb ihres Leserasters ein Stopp-Codon (UGA), welches mittels einer Sekundärstruktur im 3'-untranslatierten Bereich der mRNA (SECIS) zu einem Sec-Codon uminterpretiert wird. Hierzu sind RNA-bindende Proteine (SBP2), ein Sec-spezifischer Elongationsfaktor (EFsec) und weitere Komponenten nötig. Das benötigte Selen (Se) und eine Serin-beladene tRNA werden unter ATP-Verbrauch von der Selenophosphat-Synthetase-2 (SPS 2) bzw. der Phosphoseryl-tRNA-Kinase (PSTK) phosphoryliert. Die Sec-Synthase (SECS) katalysiert dann die Sec-tRNA-Bildung aus diesen beiden energiereichen Substraten zu einer Sec-beladenen tRNA.

3'-untranslatierten Bereich der mRNA ausbilden. Diese RNA-Sekundärstruktur wird von spezifischen RNA-bindenden Proteinen erkannt, um die Selenocystein-beladene tRNA mit weiteren Selenocystein-spezifischen Elongationsfaktoren an das aktive Ribosom heranzuführen und den kotranslationalen Selenocystein-Einbau sicherzustellen. Seltene genetische Störungen einzelner Komponenten dieses kotranslationalen Selenocystein-Einbaus in Selenoproteine führen zu einem Spektrum von klinischen Symptomen und teils schweren Entwicklungsstörungen.

Der Mensch besitzt 25 Gene, die für Selenoproteine kodieren. Zu den Selenoproteinen zählen unter anderem die Familien der Selen-abhängigen Glutathionperoxidasen (GPX), Thioredoxin-Reduktasen (TXNRD) und Jodthyronin-Deiodasen (DIO). Die Isoenzyme der GPX-Familie bauen Peroxide mithilfe reduzierten Glutathions ab und schützen damit vor oxidativen Schäden. Die TXNRD sind an der Biosynthese von DNA und an der Kontrolle des intrazellulären Redoxstatus beteiligt.

Die 3 Isoenzyme der DIO-Familie kontrollieren die Schilddrüsenachse durch den Metabolismus der jodhaltigen Schilddrüsenhormone. DIO1 kann sowohl Thyroxin (T_4) zum aktiven Trijodthyronin (T_3) aktivieren als auch beide Hormone inaktivieren, während DIO2 nur aktiviert und DIO3 ausschließlich inaktiviert. Diese 3 Enzyme stellen eine direkte Verbindung zwischen den Spurenelementen Jod und Selen dar. Die Inzidenz von Schilddrüsenerkrankungen ist generell in selenarmen Regionen erhöht.

Mangelerkrankungen

Der Minimalbedarf an Selen liegt bei ca. 20 µg pro Tag, um die Selen-abhängige Mangelerkrankung Keshan-Disease (eine endemische Kardiomyopathie) zu verhindern. Eine Zufuhr von 50–80 µg pro Tag erscheint nötig, um die Biosynthese der messbaren Selenoproteine ausreichend zu gewährleisten. Höhere Dosen von 100–200 µg/d scheinen das Risiko für Krebs- und Autoimmunerkrankungen zu verringern, allerdings bietet sich noch kein einheitliches Bild zum Wirkmechanismus. Dem Nutztierfutter wird Selen beigemischt, um die Fertilität, Muskelfleischqualität und Infektresistenz zu verbessern. Europäer werden aufgrund der selenarmen Böden nur unzureichend mit Selen versorgt; lediglich Finnland reichert seit 1984 seine Mineraldünger systematisch mit Selenat an und zeigt einen ausreichenden Selenstatus in der Bevölkerung.

Eine Reihe epidemiologischer Studien belegt, dass ein guter Selenstatus mit einem geringeren Risiko für viele Erkrankungen (Krebs, Infektionen und kardiovaskuläre Vorfälle) assoziiert ist. Patienten mit HIV- oder SARS-CoV2-Infektion, Tuberkulose, traumatischen Verletzungen, Verbrennungen oder Blutvergiftung entwickeln einen Selenmangel, der mit der Schwere der Erkrankung und dem Mortalitätsrisiko korreliert. Es wird derzeit intensiv erforscht, inwieweit hierbei Selensupplementationen günstige Wirkungen zeigen. Ebenso wird ein guter Selenstatus mit einer verbesserten männlichen Fertilität, günstigerem Schwangerschaftsverlauf und einem Schutz vor den Vergiftungssymptomen nach Schwermetallexposition in Verbindung gebracht.

Hinweis für die Praxis

Zurzeit wird nahegelegt, einen Selenmangel über eine ausgewogene Ernährung zu vermeiden. Eine allgemeine Empfehlung zur gezielten persönlichen Supplementation gibt es aber selbst in Europa (noch) nicht. Bei einseitiger Ernährung, chronischer Erkrankung oder anderen Hinweisen auf einen Selenmangel sollte eine entsprechende laborchemische Analyse des Selenstatus erfolgen und der Mangel gezielt ausgeglichen werden.

Negative Wirkungen und Toxizität

Im Übermaß aufgenommen ist Selen toxisch. Aus Einzelfällen in China wurden Abschätzungen für die höchste tolerierbare Aufnahme des Menschen abgeleitet, die bei ca. 800 µg Selen pro Tag liegt. Führt man vorsichtshalber noch einen Sicherheitsfaktor von 2 ein, so wird empfohlen, auf lange Sicht eine Selenaufnahme von 400 µg/d nicht zu überschreiten. Vereinzelt kommt es durch fehlerhafte Überdosierungen kommerzieller Supplemente zu Intoxikationen. Eine moderate Selenintoxikation äußert sich schnell durch einen unangenehmen, knoblauchartigen Atemgeruch, Verdauungsstörungen, Unwohlsein, Abgeschlagenheit, Verlust von Haaren und Nägeln und neurologische Symptome. Diese Symptome sind aber zunächst reversibel. Zu den langfristigen Risiken einer übermäßigen Zufuhr liegen widersprüchliche Daten vor, besonders in Bezug auf Typ-2-Diabetes. Es fehlen langfristige Supplementationsstudien in Populationen mit ansonsten geringer regelmäßiger nahrungsbedingter Aufnahme.

9.2.8 Zink

Vorkommen

Der Name Zink (Zn) könnte auf althochdeutsch „zinken" (die Zacke, die Spitze) zurückgehen und wurde wahrscheinlich von Theophrastus Bombastus von Hohenheim, besser bekannt als Paracelsus, geprägt. Zink gehört mit einer Konzentration von 75 ppm zu den 30 häufigsten Elementen der Erdkruste, im Meerwasser ist es mit ca. 30 ppb eher selten. Die Emission von Zink in die Atmosphäre liegt dagegen pro Jahr im Megatonnenbereich, wovon ca. 95 % anthropogenen Ursprungs sind. In Flüssen wurden je nach Industrienähe und Belastungsquellen Zinkkonzentrationen von wenigen ppb bis > 20 ppm gemessen. Ebenso kann die Zinkkontamination von Böden in den %-Bereich gehen, wobei schon ab 500 ppm das Pflanzenwachstum wegen der gehemmten Aufnahme essenzieller Spurenelemente wie Eisen und Mangan behindert ist.

Einsatzgebiete

Zink zählt neben Eisen, Aluminium und Kupfer zu den am häufigsten verwendeten Metallen. Messing, eine goldfarbene Legierung aus Kupfer und Zink, wird z. B. für Blechblasinstrumente, elektrische Verbindungsstücke, Verzierungen und Schmuck verwendet. Zink bildet noch eine Reihe weiterer stabiler Legierungen mit z. B. Aluminium, Bismut, Eisen, Blei, Zinn, Cobalt, Nickel oder Tellur, die besondere Materialeigenschaften aufweisen und für spezielle Anwendungen genutzt werden. Die Veredelung von Stahl oder Eisen zum Zwecke des Rostschutzes (Galvanisierung) ist die industrielle Hauptanwendung für Zink und verbraucht ca. 50 % der jährlichen Zinkproduktion. Zink wird heute vermehrt in der Nanotechnologie eingesetzt.

Zink ist reaktionsfreudiger als Eisen oder Stahl, wird deshalb bevorzugt oxidiert und kann somit zum Rostschutz von Schiffsrudern, Schrauben, Kielen oder marinen Stahlleitungen dienen. Mit einem elektrochemischen Potenzial von –0,76 V eignet sich Zink hervorragend als Anode in Alkali- oder Zink-Carbon-Batterien. In Deodorants ist es als Zn-Chlorid, in Antischuppen-Shampoos und antibakteriellen Hautlotionen als Zn-Pyrithion und in fluoreszierenden Farben als Zn-Sulfid enthalten.

Die chemischen Eigenschaften von Zink ähneln denen von Nickel und Kupfer, während der Ionenradius dem von Magnesium entspricht. In Lösung ist es meist farblos. Seine ernährungsmedizinische Bedeutung wurde erst mit der Beschreibung der Zn-abhängigen Carboanhydrase (1940) und Carboxypeptidase (1955) deutlich.

Bedeutung für den Stoffwechsel

Zink stellt sowohl für Pflanzen, Mikroorganismen und Tiere ein essenzielles Spurenelement dar. Es wird nach Eisen als zweitwichtigstes Metall in lebenden Organismen angesehen. Der menschliche Körper enthält ca. 2–4 g Zink, welches über alle Organe verteilt ist. Prostata und Seminalflüssigkeit sind besonders zinkreich. Es befindet sich als strukturgebendes Ion oder katalytisches Zentrum in über 3000 Proteinen und Enzymen. Als gute Lewis-Säure vermag Zink effektiv Hydroxylierungsreaktionen zu beschleunigen, und Dank der flexiblen Koordinationsgeometrie kann es Konformationsänderungen eines Enzyms während der Katalyse gut unterstützen. In Zink-Finger-Proteinen hat es ausschließlich strukturgebende Funktionen, um helikale Proteindomänen für eine sequenzspezifische DNA-Bindung anzuordnen. Es wird in Zink-abhängigen Metalloproteasen im aktiven Zentrum durch Histidin- und Glutamatreste koordiniert und polarisiert das eintretende Wassermolekül, um den nukleophilen Angriff auf das Carbonylatom der Peptidbindung des Substrats zu ermöglichen. Weiterhin findet sich Zink in der Glukose-6-Phosphatdehydrogenase, Laktatdehydrogenase, alkalischen Phosphatase und den RNA- und DNA-abhängigen RNA- und DNA-Polymerasen. Zink beeinflusst auch die Kalizumfreisetzung durch den Ryanodyne-Rezeptor in Muskelzellen und damit die intrazelluläre Kalzium-Signalübertragung. Insulinmoleküle assoziieren bei der Biosynthese im Golgiapparat der Beta-Zellen zu Dimeren, Tetrameren und Hexameren, die durch zwei Zn^{2+}-Ionen stabilisiert werden. Jedes Zn^{2+}-Ion koordiniert die His-10-Reste der B-Ketten von 3 Insulinuntereinheiten. In sekretorischen Vesikeln werden solche Zn^{2+}-Insulin-Hexamere bis zur Sekretion gespeichert. Sezernierte Zn^{2+}-Insulin-Hexamere dissoziieren im Blutkreislauf wieder zu Monomeren, die dann ihre Wirkung an Insulinrezeptoren entfalten.

Im Blut ist Zink überwiegend an Albumin oder in direkter Kompetition zu Eisen an Transferrin gebunden. Eine ähnliche Interferenz ergibt sich mit Kupfer um die Coeruloplasmin- und Metallothionein-vermittelte Aufnahme, Speicherung und den Transport. Membranständige Transporter sind beschrieben, die Zink in die Zellen oder in bestimmte Zellkompartimente befördern. Die Transporterfamilien SLC 30 (ZnT) und SLC 39 (ZIP) sind im Menschen an der Zinkhomöostase beteiligt, wobei SLC 39 vorwiegend den Transport ins Zytosol und SLC 30 den Export und den Transfer durch Membranen übernimmt. Diese Transporter sind in sekretorischen Geweben essenziell z. B. für den Zink-Transfer in die Muttermilch, die Insulinsekretion und die Zink-Komplexierung sezernierter Proteasen und Verdauungsenzyme.

Mangelerkrankungen

Aus medizinischer Sicht stellt ein Zinkmangel ein gesundheitliches Risiko dar, weshalb es vielen Vitamin- und Spurenelementmischungen meist in Form von Zink-Glukonat zugesetzt wird. Zu den zugeschriebenen Eigenschaften gehören antioxidative Effekte, die der Alterung von Haut, Muskel und Sinnesorganen (Auge, Ohr) entgegenwirken sollen. Auch Wundheilungsprozesse werden von Zink beeinflusst, besonders gut dokumentiert ist dieser Effekt bei Wundstellen im Windelbereich von Kleinkindern oder durch den Einsatz von Zinkspray in der Veterinärmedizin.

Die RDA für Zink beträgt in den USA für Frauen ca. 8 mg/d, für Männer 11 mg/d. Der Median der tatsächlichen täglichen Zufuhr liegt aber in den Industrieländern generell über diesen Werten, insofern sind bei normaler Ernährung keine Mangelsymptome zu befürchten. Die Referenzwerte für die Zinkzufuhr wurden von D-A-CH und der DGE 2020 an die nutritive Phytatzufuhr für Kinder, Erwachsene sowie schwangere und stillende Frauen angepasst.

Malabsorptionsstörungen, erbliche Störungen im Zinktransporter ZIP4 (SLC 39A4), chronische Leber- oder Niereninsuffizienz, Diabetes, Sichelzellanämie, Infektionen (z. B. mit SARS-CoV2) oder Tumoren können zu einem krankheitsbedingten Zinkmangel führen. Ein akuter Zinkmangel beeinträchtigt das angeborene Immunsystem, während ein chronischer Mangel zu verstärkten Entzündungsreaktionen führt.

Zu den Risikogruppen für einen Zinkmangel zählen Senioren, Vegetarier und Patienten mit ausgeprägten Essstörungen. Allerdings fehlt ein geeigneter Biomarker im Serum, um einen Zinkmangel sicher zu diagnostizieren. Besonders in den Entwicklungsländern ist die Zinkversorgung aber durchgehend ungenügend. Es wird geschätzt, dass 2 Mrd. Menschen unter Zinkmangel leiden und dieser Mangel eine Mitursache für den Tod von weltweit ca. 1 Mio. Kindern pro Jahr darstellt. Gerade in der Wachstumsphase prädisponiert dieses Defizit zu einer erhöhten Infektanfälligkeit und Durchfall, den beiden Hauptursachen von frühkindlicher Mortalität. Entsprechend empfiehlt die WHO eine Zink-Supplementation bei unterernährten Kindern und Durchfallpatienten, allerdings immer in Kombination mit einer Verbesserung der Grundernährung, um den Stoffwechsel der anderen essenziellen Spurenelemente nicht aus dem Gleichgewicht zu bringen.

Aktuelles

Die COVID-19-Pandemie hat wieder eindrücklich gezeigt, dass die Versorgung mit Spurenelementen und das Monitoring der dynamischen Änderungen bei Infektionen therapeutisch relevant und diagnostisch wertvoll sein kann. Die Serumkonzentrationen von Selen und Zink sinken in Abhängigkeit von der Erkrankungsschwere ab, und die Defizite korrelieren zum Mortalitätsrisiko. In einer ersten randomisierten Studie zur Zinksupplementation zeigten sich positive Effekte auf das Überleben, die Erkrankungsdauer und Hospitalisierungszeit.

Negative Wirkungen und Toxizität

Eine übertriebene Zinkzufuhr (> 100 mg/d) kann zu Ataxie, Lethargie und gestörter Mineralstoffaufnahme mit Eisen- und Kupfermangel führen. Ebenso stellen viele Pflanzen auf sehr zinkreichen Böden ihr Wachstum ein.

9.3 Für den Menschen möglicherweise essenzielle Spurenelemente

9.3.1 Brom

Seit Langem wurde vermutet, dass Brom ebenfalls eine wichtige biochemische Rolle spielen könnte. Die ersten Belege dafür liegen nun vor, da es nach Umwandlung zu BrOH als Kofaktor bei der Bildung von Sulfimin-Quervernetzungen im Kollagen IV wirkt. Diese posttranslationale Modifikation des Kollagen IV ist für die Ausbildung der Basalmembran bei der Gewebeentwicklung und der Strukturerhaltung des extrazellulären Gerüsts wichtig.

Ein Brommangel ist für *Drosophila* letal. Beim Menschen wurde ein Brommangel unter totaler parenteraler Ernährung, bei Dialysepatienten im Endstadium von Nierenerkrankungen sowie bei Rauchern beschrieben. Unter allen diesen Konstellationen können Störungen der Struktur der Basalmembranen und Geweberegeneration auftreten.

9.3.2 Chrom

Vorkommen

Der Name Chrom (Cr) geht auf die intensive Farbigkeit vieler natürlicher chromhaltiger Mineralien und synthetischer Chromverbindungen zurück (gr. *chroma*: Farbe). In der Erdkruste steht Chrom mit durchschnittlich 100 ppm an 21. Stelle der Häufigkeit, im Erdboden liegt es in einer Konzentration von 1–3000 ppm vor. Chrom wird vermehrt in den Trinkwassersystemen nachgewiesen. Der Chrom-Gehalt im menschlichen Körper liegt bei ca. 6 mg.

In der Natur sind die Oxidationsstufen Cr(III) und Cr(VI) stabil, wobei ihre relative Häufigkeit vom pH-Wert und der Sauerstoffkonzentration des Bodens abhängt.

Einsatzgebiete

Haupteinsatzgebiete von Chrom sind die Herstellung korrosions- und hitzebeständiger Stähle sowie seine Verwendung als glänzendes und beständiges Beschichtungsmaterial. Im Prozess der sogenannten Passivierung bildet Chrom eine sehr dünne, schützende Oberfläche von wenigen Atomlagen, die für Sauerstoff undurchdringbar ist.

Besonders bekannt ist ein Hitze- und UV-Licht-stabiles gelbes Chrom-Pigment, das als Signalfarbe bei US-amerikanischen Schulbussen oder der Deutschen Bundespost verwendet wurde. In der Lederverarbeitung wird Cr(III) beim Gerben genutzt, wobei es die kovalente Vernetzung von Kollagenfibrillen katalysiert und dadurch zu einem ca. 4 %igen Lederbestandteil wird.

Bedeutung für den Stoffwechsel und Wirkungen

Cr(III) gilt als potenziell essenzielles Spurenelement für die Glukose- und Lipidhomöostase. Beispielsweise verbesserte eine Cr(III)-Supplementation bei einem Diabetespatienten unter totaler parenteraler Ernährung den Blutzucker sowie die Insulinresistenz und senkte den Insulinbedarf. Große kontrollierte Studien zum postulierten Zusammenhang zwischen niedrigem Chromstatus und Diabetes mellitus sowie zu positiven Wirkungen der Cr(III)-Supplementation fehlen jedoch. Die Existenz eines Chrom-basierten Glukosetoleranzfaktors ist fraglich.

Für die Supplementation werden Cr(III)-Chlorid, -Nicotinat oder -Picolinat verwendet (200–1000 µg Cr(III) pro Tag). Die Absorption von Cr(III)-Picolinat ist mit ca. 3 % besser als die von Cr(III)-Chlorid oder -Nicotinat. Im Blut wird Cr(III) an Transferrin und Betaglobulin gebunden und transportiert, allerdings ist die Aufnahme in die Zellen nur gering.

Die Chromausscheidung erfolgt überwiegend über den Urin.

Mangelerkrankungen

Eine Chrom-spezifische Mangelerkrankung ist beschrieben, aber äußerst selten, nicht sicher nachweisbar und schwer zu diagnostizieren. Epidemiologische Daten (NHANES 2015–2016) zeigten eine Assoziation zwischen niedrigen Chrom-Serumkonzentrationen und dem Chancenverhältnis, an kardiovaskulären Erkrankungen und Typ-2-Diabetes mellitus zu leiden, allerdings nur bei Männern und nicht bei Frauen. Entsprechend gibt es wenige gesicherte Hinweise auf einen positiven gesundheitlichen Nutzen einer Supplementation bei gesunden Probanden, auch wenn die FDA in den USA für Cr(III)-Picolinat nahrungsbezogene Health Claims für Insulinresistenz oder Typ-2-Diabetes ermöglicht. Daher nehmen die preisgünstigen und nebenwirkungsarmen Cr(III)-Verbindungen eine prominente, aber zweifelhafte Stellung im Spurenelementmarkt ein. Die aktuell vom BfR empfohlene Höchstaufnahme liegt bei 60 µg/d.

Kontrovers diskutiert

In der Literatur wurde lange über ein spezifisches intrazelluläres niedermolekulares chrombindendes Protein („Chromodulin") berichtet, welches an der Verbesserung der Insulinwirkung beteiligt sein soll. Nach neueren Untersuchungen stellt dieses Protein jedoch ein Aufarbeitungsartefakt dar. Eine niedermolekulare Chrom-bindende Substanz (LMWCr) ist wohl am Endozytosezyklus von Cr(III) beteiligt.

Negative Wirkungen und Toxizität

Cr(VI) kann über Sulfat- und Phosphattransporter aufgenommen werden und oxidierend wirken, wodurch in erster Linie die Nieren, Leber und Blutzellen bis zum Organversagen geschädigt werden können. Es gibt Hinweise auf clastogene Wirkungen (Verursachung von DNA-Brüchen und Chromosomenaberrationen) sowie neurotoxische Effekte, auch während der Entwicklung. Toxische Wirkungen auf die Reproduktionsfunktion werden ebenfalls vermutet. Cr(VI) ist äußerst mutagen, wobei die zugrunde liegenden Mechanismen (DNA-Adduktbildung bzw. genotoxische, mutagene oder den Redoxstatus modulierende Wirkung) kontrovers diskutiert werden und wohl dosisabhängig sind. Lungenkrebs im Zusammenhang mit einer Chrom-Exposition durch Tabakrauch steht hierbei im Vordergrund. Chrom kann neben Nickel die Entwicklung einer allergischen Kontaktdermatitis verursachen.

Seit 2006 ist in Europa die Verwendung von Cr(VI), Cadmium, Quecksilber, Blei, polybromierten Biphenylen und Diphenylethern in elektronischen Geräten durch die RoHS-Richtlinie (Restriction of certain Hazardous Substances) verboten. CrO_3 wird von der European Chemicals Agency (ECHA) als „substance of very high concern" (SVHC) eingestuft (nachgewiesen: carcinogenic, mutagenic, skin sensitizing, respiratory sensitizing [CMSsSr]; verdächtigt: reprotoxisch). In der EU müssen nach der REACH-Gesetzgebung (Registration, Evaluation, Authorisation and Restriction of Chemicals Regulation) bei speziell genehmigter Anwendung hohe Sicherheitsvorkehrungen getroffen werden.

9.3.3 Lithium

Vorkommen

Das Alkalimetall Lithium (Li) mit der Ordnungszahl 3 stellt das leichteste Metall dar. Der Name geht darauf zurück, dass Lithium zuerst in Mineralien entdeckt wurde (gr. *lithos*: Stein). Es wird als eines der wenigen Initialelemente der Nukleosynthese während des Urknalls unseres Universums angesehen. In der Natur kommt es nicht als gediegenes Metall vor, und seine Konzentration ist mit nur 20–70 ppm in der Erdrinde und 0,1–0,2 ppm im Meerwasser relativ gering. Normalerweise enthält der menschliche Körper nur geringe Spuren von Lithium, das als nicht essenziell angesehen wird.

Einsatzgebiete

Im 19. Jahrhundert wurden Lithiumsalze zur Behandlung der Gicht eingesetzt, heutzutage dienen sie in der Medizin vornehmlich zur Stabilisierung von bipolar manisch-depressiven Patienten. Außerdem wird Lithium zur Prävention von Migräneattacken und Cluster-Kopfschmerzen verordnet.

Neue Studien weisen auf positive Effekte gegen altersbedingte Neurodegeneration hin. Der Mechanismus seiner neurologischen Wirkung ist aber noch weitgehend unbekannt. In der Schilddrüse hemmt Lithium die Jodidaufnahme und Hormonfreisetzung und wird deswegen zur Erhöhung der Effektivität der Radiojodtherapie eingesetzt.

Technisch wird Lithium zunehmend für Kleinbatterien in elektronischen Geräten, größeren Fahrzeugbatterien und in der Industrie eingesetzt.

Bedeutung für den Stoffwechsel

Im zentralen Nervensystem hemmt Lithium die Katecholaminfreisetzung und erhöht die Konzentration des antagonistisch wirkenden Neurotransmitters Serotonin. In einer epidemiologischen Studie korrelierte der Lithiumgehalt des Trinkwassers positiv mit der Lebenserwartung.

Negative Wirkungen und Toxizität

Die therapeutische Breite von Lithium ist relativ gering, denn schon mit der Verdopplung der Wirkspiegel im Blut (> 1,5 mM) stellen sich Nebenwirkungen und Vergiftungssymptome ein, z. B. Muskelzucken und Tremor, epileptische Anfälle, Hypothyreose, Knochenabbau mit Hyperkalzämie und Hyperparathyreoidismus, Bluthochdruck und Nierenschäden mit Polyurie. Manche dieser Nebenwirkungen können auf einen erhöhten Kaliumverlust durch die Lithiumwirkung zurückgeführt werden.

9.3.4 Nickel

Vorkommen

Nickel (Ni) und Cobalt verdanken ihre Namen den Erdgeistern Niggel und Kobold, da die dazugehörigen Erze (z. B. $CoAs_3$, NiAs) zwar schön bunt aussehen, während der Metallgewinnung aber beim Rösten unter unangenehmer Geruchsbildung entweichen und kein wertvolles Metall zurückbleibt. Nickel ist ein Spurenelement, das neben Eisen und Silizium einen Hauptbestandteil des Erdkerns darstellt (in Gewichts-%: Fe: 80, Si: 7,5 und Ni: 5,0). In Flüssen, Seen und den Ozeanen liegt es im einstelligen ppm-Bereich vor, im Boden sind es ca. 10–20 ppm. Der Körper eines erwachsenen Menschen enthält ca. 0,5–10 mg Nickel. Generell weisen Schokolade, Nüsse, Haferflocken, Hülsenfrüchte und Kohlsorten relativ hohe Nickelkonzentrationen auf.

Einsatzgebiete

Nickel (Ni, Ordnungszahl 28) ist ein glänzendes ferromagnetisches Metall, welches hauptsächlich für die Herstellung von Metalllegierungen und zur Härtung von Stählen („Edelstahl") genutzt wird. Im Prozess der Galvanisierung dient es z. B. als Oxidationsschutz und Veredelung von Eisen („Vernickelung"), um die Haltbarkeit und die technischen Eigenschaften zu verbessern. Zudem ist es ein wichtiger Bestandteil wiederaufladbarer Batterien, sowohl im Haushalt als auch für den Antrieb elektrischer Automobile, wo es oft den Hauptbestandteil der Energiespeichereinheiten ausmacht. Das Metall wird auch zur Verfeinerung von Modeschmuck genutzt, wo es durch freigesetzte Spuren zu einer Kontaktallergie („Nickelallergie") kommen kann. Die unmittelbaren Symptome setzen verzögert ein und betreffen hauptsächlich die Haut in Form von entzündlichen Rektionen wie Rötung, Ausschlag und Juckreiz. In Deutschland reagiert etwa jeder 10te Einwohner auf Nickel allergisch und kann entsprechende Symptome (Nickeldermatitis) entwickeln. Aus diesem Grund hat die EU entsprechende Grenzwerte für die Freisetzung von Nickel aus solchen Produkten festgelegt.

Bedeutung für den Stoffwechsel

Für Säugetiere ist es umstritten, ob Nickel essenziell ist; für Pflanzen und einige Mikroorganismen ist dies durch den Nachweis Nickel-abhängiger Enzyme (z. B. Urease, Nickel-Superoxiddismutasen, Nickel-Hydrogenasen) und Nickel-abhängiger Mangelsymptome gesichert. Nickel erfüllt im Menschen keine definierten Funktionen, wird aber von den Mikroorganismen der Darmflora genutzt. Der geschätzte Bedarf beläuft sich auf ca. 25–30 µg Nickel pro Tag, wird aber bei normaler Ernährung deutlich überschritten. In Deutschland ist weder ein ausgeprägter Nickelmangel noch ein gefährdender Nickelüberschuss zu konstatieren.

Kontrovers diskutiert

Berichte über ein nickelbindendes Serum-Protein, Nickeloplasmin genannt, konnten nicht bestätigt werden, sodass bisher keine Hinweise auf eine essenzielle Funktion von Nickel beim Menschen vorliegen.

Metallisches Nickel wird kaum über die Haut absorbiert, jedoch werden durch Schweiß gelöste Nickel-Salze (Ni-Chlorid oder Ni-Sulfat) gut transdermal aufgenommen. Nickel-Ionen induzieren dann unter Beteiligung des Toll-like-Rezeptor 4-(TLR4-) Signalwegs eine lokale Inflammation. Die Ausscheidung von Nickel erfolgt überwiegend über die Fäzes, allerdings ist fraglich, ob dieses Nickel nicht eher der gastrointestinalen Mikroflora entstammt. Zum Teil erfolgt seine Ausscheidung auch über die Haut, sodass sich systemische Nickelallergien (z. B. durch Nahrungsmittel) häufig in den Achselhöhlen manifestieren.

Negative Wirkungen und Toxizität

In vielen Gebrauchsgegenständen (Münzen, Haushaltsgeräten, Modeschmuck, Uhren, an Kleidung) finden sich variable Anteile von Nickel als Legierungsbestandteil. Vor allem bei längerem Hautkontakt kann es zu einer Allergie an der betroffenen Hautstelle kommen (Kontaktallergie, allergische Kontaktdermatitis), eine Erkrankung, von der hauptsächlich Frauen betroffen sind (Prävalenz ca. 10–20 %). Die immunologische Reaktion auf Nickel stellt unter allen Allergenen die häufigste Ursache von Kontaktallergien dar, sodass auch in der klinischen Versorgung darauf geachtet wird, ob eine solche Nickelallergie vorliegt, um Nickel-haltiges OP-Besteck, Medizinprodukte, Nadeln etc. zu vermeiden.

Vergiftungen mit Nickel treten im Zusammenhang mit einer hohen Inhalationsbelastung auf, z. B. in galvanischen Betrieben. Dann erweist sich Nickel als hämato-, immuno-, neuro-, geno-, pulmo-, nephro-, hepato- und reproduktionstoxische Substanz. Nickel-Staub und wasserlösliche Nickel-Salze gelten als kanzerogen, und bei beruflich hoch exponierten Personen ist die Prävalenz von Lungen- und Nasenkrebs erhöht. Ein Hauptweg der toxischen Wirkung von Nickel besteht in der Glutathioninaktivierung durch irreversible Bindung an Thiolgruppen.

9.3.5 Rubidium

Vorkommen

Das Alkalimetall Rubidium (Rb) trägt seinen Namen aufgrund seiner roten Spektrallinien und der Emission tiefroten Lichts beim Verbrennen (lateinisch rubidus: tiefrot). Es steht in der Erdrinde an 23. Stelle der Häufigkeit.

Einsatzgebiete

In der Nuklearmedizin werden Rb-Isotope bei PET-Untersuchungen zu diagnostischen Zwecken eingesetzt, da sie sich in Gehirntumoren anreichern. Ansonsten beschränkt sich die aktive Verwendung von Rb-Ionen weitgehend auf Forschungsaktivitäten.

Bedeutung für den Stoffwechsel

Rubidium ist kein essenzielles Spurenelement, es wird aber analog zum benachbarten Kalium aktiv vom Körper und von den Zellen aufgenommen. Es ist nicht toxisch, und die Rb-Ionen verteilen sich schnell und vollständig in den biologischen wässrigen Phasen (Zytoplasma, Blut, Schweiß, Urin).

Die tägliche Aufnahme beträgt ca. 1–5 mg Rb, es verbleibt mit einer biologischen Halbwertszeit von 50–60 Tagen im Körper des Menschen. Mangelerscheinungen und Toxizitäten sind unbekannt.

9.3.6 Vanadium

Vorkommen

Der Name Vanadium (V) geht einerseits auf die schillernde nordische Göttin der Schönheit, Jugend und Fertilität (Vanadis, auch Freya genannt) zurück, andererseits auf die Präferenz für einen Namen, der im Periodensystem den Buchstaben V mit Inhalt füllt. In der Natur finden sich viele Vanadium-haltige Mineralien.

Einsatzgebiete

Industriell wird Vanadium in der Stahlherstellung genutzt, da es dem Stahl ein geringeres Gewicht, hohe Druckfestigkeit, chemische Stabilität und verbesserte Korrosionsbeständigkeit verleiht. Die Existenz benachbarter stabiler Oxidationszustände von + 2, + 3, + 4 und + 5 ist eine bemerkenswerte Eigenschaft, die das variable Reduktions- und Oxidationspotenzial verschiedener Vanadiumverbindungen erklärt. In der Biologie und Kristallografie wird die Ähnlichkeit von Vanadat (VO_4^{3-}) und Phosphat (PO_4^{3-}) experimentell ausgenutzt, um z. B. Phosphatasen reversibel zu inhibieren.

Bedeutung für den Stoffwechsel

Ob Vanadium essenziell für den Menschen ist, ist umstritten. Im Blut wird Vanadat an Transferrin und andere Serum-Proteine gebunden und von Erythrozyten aufgenommen.

Einige Lebensformen akkumulieren Vanadium aktiv, z. B. manche Manteltiere, die Vanadium für die Biosynthese farbiger Proteine nutzen, Seegurken, die Vanadium als Farbpigment in den Blutzellen enthalten, oder Pilze, die Vanadium in ihren Fruchtkörpern ablagern. Manche Stickstoff-fixierende Mikroorganismen exprimieren eine Vanadium-haltige Nitrogenase. In Braunalgen sind Vanadium-abhängige Haloperoxidasen für die Jodakkumulation essenziell, welche als Kelp zur nutritiven „natürlichen" Jodversorgung breite Verwendung finden.

Mangelerkrankungen

Bei Nagetieren und Hühnern ist ein Vanadiummangel als Ursache eines Wachstumsdefizits und einer verminderten Fertilität beschrieben.

Negative Wirkungen und Toxizität

Generell sollte Vanadium aber als potenziell toxisch angesehen werden, entsprechende Richtlinien für die maximale Belastung von Raumluft oder wässrigen Lösungen wurden ausgearbeitet. Manche Vanadiumverbindungen sind, über die Atemwege aufgenommen, starke Reizgifte. Es mehren sich Publikationen, die auf Vanadiumkontaminationen im Kontext von Schwermetallbelastungen hindeuten, wobei klare Endpunkte der vanadiumspezifischen Toxizität nicht beschrieben sind. Wegen möglicher biologischer Wirkungen als effektive Phosphatase-Hemmer muss bei unsachgemäßer Anwendung von Vanadatsalzen mit einer Gesundheitsgefährdung gerechnet werden.

9.4 Toxische Mineralstoffe

9.4.1 Bismut

Die nutritive Aufnahme von Bismut (Bi), auch als Wismut bezeichnet, liegt im Bereich von 1 mg/d.

Bi(III)-Salze sind kaum toxisch und wurden bei der Behandlung verschiedener gastrointestinaler

Störungen, bakterieller Infektionen und der Syphilis vor der Entdeckung von Antibiotika eingesetzt, ohne dass ihre Wirkung geklärt war. Heute gehören Bi(III)-Salze in Kombination mit Antibiotika zur Standardtherapie bei der *Helicobacter-pylori*-Eradikation. Es wurde postuliert, dass Bi(III)-Kationen an die Fumarase der *Helicobacter-pylori*-Keime binden und damit den Tricarboxylatzklus von *Helicobacter pylori* beeinträchtigen.

9.4.2 Blei

Vorkommen

Blei (lat. plumbum, Pb) gehört zu den Schwermetallen. In der Natur findet sich Blei sowohl elementar als auch in Erzform vergesellschaftet mit Kupfer, Zink, Silber oder anderen Metallen. Hier sind Galena (PbS), Cerussit ($PbCO_3$) und Anglesit ($PbSO_4$) häufige Verbindungen.

Einsatzgebiete

Blei wird wegen seiner Giftigkeit in entwickelten Staaten zunehmend seltener genutzt. Aufgrund seines niedrigen Schmelzpunkts, der guten Formbarkeit, hohen Dichte und Korrosionsbeständigkeit fand es vielfältige Verwendungen in der Baubranche, für Munition, Gewichte, als Lötmasse und zur Abschirmung vor Strahlung. Berichte über Bleivergiftungen sind aus dem alten Rom, Griechenland oder China bekannt. Zu Ruhm gelangten z. B. die bleiausgekleideten Gefängniskammern in Venedig, die einst auch Giacomo Casanova beheimateten (siehe gleichnamiger Roman).

Blei rostet nicht und wurde deshalb für Dachrinnen, Wasserleitungen, Verbindungen und Rohre verwendet. Heutzutage findet es wegen seiner hohen Dichte und Korrosionsbeständigkeit noch Verwendung im Schiffbau als Kielmaterial, als Gewicht beim Tauchen, zur Austarierung von Autoreifen, als Senkblei beim Angeln und als Grundmaterial bei der Munitionsherstellung. Seit kurz vor der Jahrtausendwende ist der Bleizusatz für Diesel oder Benzin verboten. Dennoch können Autobatterien und Orgelpfeifen Pb-basiert sein. Blei eignet sich in Form von Pb-Tellurid, -Selenid oder -Antimonid als Material in Halbleitern bei der Photovoltaik und bei Infrarotdetektoren, in Bleistiften wurde und wird aber Graphit verwendet.

Produktion und Verbrauch von Blei sind seit Jahren weltweit mit ca. 12 Mio. Tonnen relativ stabil, wobei das Recycling zunehmend beiträgt. In wenig entwickelten Ländern kann eine übermäßige Blei-Exposition aus industrieller Produktion und Abfallwirtschaft ein gravierendes Problem darstellen, aber auch in wohlhabenden Staaten können vermeintliche Kosteneinsparungen zu endemischen Schwermetall- und Blei-Intoxikationen über das Trinkwasser führen, wie 2014 in der US-Autostadt Flint, Michigan, wo nun über 600 Mio. Dollar an Schadensersatz an die ahnungslosen Opfer gezahlt wird.

In den letzten 40 Jahren haben gesetzliche Vorschriften die unkontrollierte Verbreitung von Blei über Farben, Benzin, Wasserleitungen, Haushaltswaren oder Kinderspielzeug effektiv unterbunden. Nichtsdestotrotz sind räuberische Speisefische, Seevögel und Meeresfrüchte oft bleibelastet, ebenso Weidevieh auf bejagten Feldern, Wildtiere und einheimische Greifvögel, denen die bleihaltige Jagdmunition direkt und indirekt zum Verhängnis wird. Ein genereller Bann von bleihaltiger Jagdmunition wird angestrebt, und seit 2020 ist der Einsatz von Bleischrot bei der Jagd zumindest in Feuchtgebieten EU-weit verboten.

Negative Wirkungen und Toxizität

Blei ist ein neurotoxisches Metall, das im Gehirn, in inneren Organen, Knochen und Zähnen akkumuliert. Neben dem Nervensystem werden die Nieren, blutbildenden Organe und das gastrointestinale System geschädigt. Die Expositionswege über Ingestion oder Inhalation sind äquipotent schädlich. Schon kleine Bleimengen stören die Gehirnentwicklung. Mechanistisch bindet Blei an Ionenkanäle und hemmt die Reizweiterleitung der Nervenzellen. Während der Häm-Biosynthese werden die Porphobilinogen-Synthase und die Ferrochelatase inhibiert.

Der Bleigehalt im Blut bildet die akute Exposition ab, während der Bleigehalt in Knochen und Zähnen ein guter Langzeitexpositionsparameter ist. Zwischenzeitlich erfolgt eine Anreicherung in den inneren Organen und Geweben, wobei die Transportmechanismen noch weitgehend ungeklärt sind. Chronische Blei-Intoxikationen beeinträchtigen auch die Mineralisierung der Knochen und Zähne und können – wie bei Ludwig van Beethoven – auch zur Otosklerose führen. Ebenso sind negative Effekte auf Fertilität, Testosteronhomöostase und Spermienqualität nachgewiesen.

Das Blei aus Konservendosen soll eine Vergiftung der Seeleute der Franklin-Expedition verursacht haben, bei der die Nordwestpassage durch die kanadische Arktis getestet wurde (1945–1948). Neuere Studien belegen erhöhte Bleiwerte in den Gewebeproben, bezweifeln aber die Kausalität für das Scheitern der Expedition.

Hinweis für die Praxis

Einer akuten Bleivergiftung kann durch die Gabe von Chelatoren, z. B. EDTA oder D-Penicillamin, begegnet werden, die eine vermehrte Ausscheidung als EDTA-Pb-Komplex über den Urin bewirken. Alternativ sind protektive Effekte von Zink, Selen, Vitamin A, Vitamin E und verschiedenen Pflanzeninhaltsstoffen beschrieben.

Eine adäquate Versorgung mit dem Spurenelement Selen lindert die Vergiftungssymptome von Blei und anderen Schwermetallen (Cd, Hg, Ag) dadurch, dass Metallselenide gebildet werden, die biologisch nicht mehr verfügbar sind oder ausgeschieden werden.

9.4.3 Cadmium

Vorkommen

Cadmium (Cd) ähnelt in seinen physikochemischen Eigenschaften den benachbarten Elementen Zink und Quecksilber und bevorzugt die Oxidationsstufe +2. Das Element Cd wurde 1817 durch F. Strohmeyer als Verunreinigung im Zinkerz (Calamin) beschrieben. Cadmium findet sich in Konzentrationen von 10–50 ppm in der Erdkruste. Es wird als Nebenprodukt bei der Zink-, Blei- und Kupferverhüttung gewonnen.

Einsatzgebiete

Verwendet wird Cadmium in Nickel-Cd-Batterien, außerdem als Korrosionsschutz bei der Stahlproduktion und als Pigment in Farben. Seit 2006 ist die Verwendung von Cadmium, Quecksilber, Chrom VI, polybromierten Biphenylen und Diphenylethern sowie Blei in elektronischen Geräten durch die EU-weite RoHS-Richtlinie (Restriction of certain Hazardous Substances) verboten.

In den ersten Atomkraftwerken wurden Cadmium-Stäbe zur Kontrolle der Kettenreaktion eingesetzt. Seit 1927 dient eine Cadmium-Spektrallinie zum Definieren des Urmeters: 1m = 1553 164,13 Wellenlängen. In der Elektrophysiologie wird Cadmium als Inhibitor von spannungsabhängigen Kalziumkanälen genutzt. Als Quantum Dots (leuchtende Nanokristalle) werden Cadmiumverbindungen als fotolumineszierende Reporter in der Zellbiologie und bei In-vivo-Imaging-Versuchen eingesetzt.

Bedeutung für den Stoffwechsel

Interessanterweise exprimieren Kieselalgen Cadmium-abhängige Carboanhydrasen. Hier ersetzt das Cadmium-Ion das im marinen Sediment seltene Zink-Ion, das man sonst im aktiven Zentrum analoger Isoenzyme findet. Natürlicherweise akkumuliert Cadmium in der Nahrungskette, sodass Innereien, Pilze oder Meeresfrüchte relativ hohe Konzentrationen aufweisen können. Ebenfalls sollen Kakaopulver, Seetang und Leinsamen Cadmium-reiche Nahrungsmittel darstellen. Auch der Zigarettenrauch stellt eine relevante Expositionsquelle dar. Der Beitrag zur Cadmium-Exposition von Haus- und Straßenstaub ist unterschiedlich, je nach Lebensraum (Dorf, Großstadt, Industrie-, Autobahn- oder Kraftwerksnähe).

Cadmium bindet bevorzugt an Metallothioneine (Mt). Dadurch wird zwar die zelluläre Toxizität verringert, jedoch der Transport in die Nieren gesteigert und dort die Toxizität erhöht, ablesbar am Cd/Zn Verhältnis. Bei Männern findet sich eine bevorzugte Akkumulation in der Prostata, die mit der malignen Entartung des Gewebes (Prostatakrebs) in Zusammenhang gebracht wird. Insgesamt reichert der Mensch ca. 20–30 mg Cadmium während seines Lebens an, hauptsächlich in Form von Cadmium-Seleniden.

Negative Wirkungen und Toxizität

Ein gesundheitliches Risiko stellt die Cadmium-Exposition im beruflichen Umgang dar, insbesondere bei der Zink-, Blei- und Kupfergewinnung, Batterieherstellung, Stahlverarbeitung, bei Lack- und

Farbgebrauch und Verbrennungsprozessen von Hausmüll und Industrieabfällen. Hierbei ist das Einatmen der primäre Expositionsweg, wobei sich die Cadmium-Vergiftung akut als Metalldampffieber mit grippeähnlichen Symptomen äußert. Hohe akute Dosen können auch zu blutigem Durchfall, Schock, Blutdruckabfall und Bewusstlosigkeit führen, langfristig können Pneumonitis, Lungenödem und Tod folgen. Eine erhöhte (berufliche) Cadmium-Exposition ist assoziiert mit beeinträchtigter Spermienqualität und Testosteronmangel, da Cadmium präferenziell in Niere, Leber und endokrinen Geweben einschließlich Testes und Ovarien akkumuliert.

Eine endemische Vergiftung erfolgte 1950 in Japan, wo die mit Cadmium angereicherten Abwässer einer Silbermine in den Fluss Jinzū gelangten und die Anwohner über den angebauten Reis, die gefangenen Fische und die zubereiteten Getränke vergiftetet wurden (Itai-Itai-Erkrankung). Neben starken Schmerzen und Nierenversagen entwickelten die Betroffenen auch eine ausgeprägte Osteomalazie mit schweren Rückenschmerzen, Osteoporose und ein erhöhtes Frakturrisiko.

Hinweis für die Praxis

Eine effektive Therapie einer Cadmiumvergiftung ist nicht bekannt. Wie bei einer Bleivergiftung gibt es aber Hinweise, dass Chelatoren, Zink, Selen, Vitamin A und Vitamin E positiv wirken. Cadmium ist nicht essenziell, entsprechend gibt es auch kein Cadmiummangelsyndrom beim Menschen.

9.4.4 Quecksilber

Vorkommen

Quecksilber (Hg, griechisch hydrargyros: wässriges Silber) wird im englischen Sprachgebrauch nach dem schnellen und beweglichen römischen Götterboten Merkur (mercury) benannt. Quecksilber gehört mit Brom zu den beiden bei Raumtemperatur flüssigen Elementen. Es wird den Schwermetallen zugeordnet.

Quecksilber ist mit 0,08 ppm in der Erdkruste relativ selten. Vulkanische Aktivitäten sind für die eine Hälfte, anthropogene Quellen für die zweite Hälfte der Hg-Eintragungen in die Atmosphäre verantwortlich. Hierbei sind Kohlekraftwerke, Minen und Abfallverbrennungsöfen die Hauptverursacher.

Einsatzgebiete

Quecksilber wird zur Herstellung von hydraulischen Ventilen, Elektroden, Batterien, Leuchtröhren, Mano-, Thermo- und Barometern verwendet. Noch immer ist unter Medizinern die Blutdruckangabe in mmHg gebräuchlich, die aus Zeiten der ausschließlichen Verwendung von Hg-basierten Manometern stammt.

Quecksilber verbindet sich mit Gold, Zink und vielen anderen Metallen zu Amalgamen, reagiert aber nicht mit Eisen, welches deshalb oft zum Auskleiden von Quecksilbertransportbehältern diente. Heutzutage werden quecksilberhaltige Amalgame noch immer in der zahnärztlichen Praxis eingesetzt; hierbei beläuft sich der Hg-Anteil auf ca. 50 Gewichtsprozent.

Die Verwendung von Thiomersal, einem quecksilberhaltigen fungiziden Konservierungsmittel als Stabilisator von Antiseren, Tattoo-Tinten, Augentropfen und Ohrensprays, wurde weitgehend eingestellt. Gelegentlich wird noch ein topisches Antiseptikum, Mercurochrom, in der Akutbehandlung kleinerer Schnittverletzungen eingesetzt. Hg(I)-Chlorid (Calomel) wurde als Diuretikum und Desinfektionsmittel genutzt, ein frühes Therapeutikum gegen Syphilis basierte auf Hg(II)-Chlorid.

Quecksilbersulfid (HgS, Cinnabar) ist die Quelle des roten Farbpigments Vermilion. Als solches wird es noch heute in der tibetanischen, chinesischen und ayurvedischen Medizin eingesetzt. In der Kosmetik wurde Hg als Thiomersal bei der Herstellung von Mascara eingesetzt; diese Anwendung ist aber weitgehend eingeschränkt worden.

Bedeutung für den Stoffwechsel

Fische und Meeresfrüchte nehmen Quecksilber auf und akkumulieren es vorwiegend im Fettgewebe. Dadurch reichert sich besonders Methyl-Hg in der Nahrungskette an und kann bei Raubfischarten wie Thunfisch oder Schwertfisch beträchtliche und gesundheitlich bedenkliche Konzentrationen erreichen. Quecksilber gelangt relativ gleichmäßig über die Luft und durch die Düngung mit Hg-haltigem Klärschlamm über den Boden in die Nahrungskette und wird im menschlichen Körper durch Metallothioneine gebunden.

Quecksilber ist hochgiftig, sowohl als Dampf als auch in löslicher Form als Hg(I)- oder Hg(II)-Chlorid oder Methyl-Hg. Die WHO zählt Hg zu den zehn gefährlichsten Umweltmetallen für die menschliche Gesundheit. Im Blut kann Quecksilber von Cystein- oder Selenocystein-haltigen Proteinen gebunden werden, sodass zur maternalen Prophylaxe insbesondere während der fetalen Gehirnentwicklung oder als Therapie gegen quecksilberbasierte Vergiftungen eine Supplementation mit Selen empfohlen wird. So können stabile und biologisch weitgehend inerte Hg-Selenid-Komplexe gebildet und abgelagert bzw. ausgeschieden werden.

Negative Wirkungen und Toxizität

Hauptquelle menschlicher Exposition stellen oft die Amalgamfüllungen von Zähnen dar, deren gesundheitsgefährdendes Potenzial kontrovers eingeschätzt wird. Relevanter sind Quecksilberkontaminationen oder Umweltkatastrophen. So wurde in den Jahren 1932–1968 quecksilberhaltiges Abwasser aus einer Düngemittel- und Ölfabrik in die Minamata-Bucht in Japan eingeleitet. In der Folge kam es zur Vergiftung von mehr als 3000 Anwohnern, deren Nachkommen Fehlbildungen aufwiesen und die teils fatale Vergiftungssymptome zeigten. Das Krankheitsbild wurde als Minamata-Erkrankung für eine Quecksilbervergiftung paradigmatisch.

Zu den Symptomen einer chronischen Vergiftung zählen Schmerzen im Brustbereich, Zittern, Bewusstseinseintrübungen und Schlafstörungen. Bei akuten Quecksilbervergiftungen können zusätzlich Atemnot, Krämpfe und blutiger Husten auftreten.

Literatur

[403] Andersson M, Braegger CP. The Role of Iodine for Thyroid Function in Lactating Women and Infants. Endocr Rev 2022; 43 (3): 469–506

[404] Ben Abdallah S, Mhalla Y, Trabelsi I et al. Twice-Daily Oral Zinc in the Treatment of Patients With Coronavirus Disease 2019: A Randomized Double-Blind Controlled Trial. Clin Infect Dis 2023; 76 (2): 185–191

[405] Bundesinstitut für Risikobewertung (BFR). Aktualisierte Höchstmengenvorschläge für Vitamine und Mineralstoffe in Nahrungsergänzungsmitteln und angereicherten Lebensmitteln. Stellungnahme Nr. 009/2021 des BfR vom 15. März 2021. Im Internet: www.bfr.bund.de

[406] Bundesinstitut für Risikobewertung (BFR). Verwendung von Mineralstoffen in Lebensmitteln. Toxikologische und ernährungsphysiologische Aspekte, Teil II. Berlin: BfR Wissenschaft; 2004. Im Internet: www.bfr.bund.de

[407] Bundesinstitut für Risikobewertung (BFR). Jodversorgung in Deutschland wieder rückläufig – Tipps für eine gute Jodversorgung. Aktualisierte Fragen und Antworten zur Jodversorgung und zur Jodmangelvorsorge des BfR vom 9. Februar 2021

[408] Brophy MB, Nolan EM. Manganese and microbial pathogenesis: sequestration by the mammalian immune system and utilization by microorganisms. ACS Chem Biol 2015; 10: 641–651

[409] Carver PL. The Battle for Iron between Humans and Microbes. Curr Med Chem 2018; 25: 85–96

[410] Chen J, Kan M, Ratnasekera P et al. Blood Chromium Levels and Their Association with Cardiovascular Diseases, Diabetes, and Depression: National Health and Nutrition Examination Survey (NHANES) 2015–2016. Nutrients 2022; 14: 2687

[411] Dame C, Horn D, Schomburg L et al. Fatal congenital copper transport defect caused by a homozygous likely pathogenic variant of SLC31A1. Clin Genet 2023; 103 (5): 585–589

[412] Demircan K, Chillon TS, Bracken T et al. Association of COVID-19 mortality with serum selenium, zinc and copper: Six observational studies across Europe. Front Immunol 2022; 13: 1022673

[413] Deutsche Gesellschaft für Ernährung, Österreichische Gesellschaft für Ernährung, Schweizerische Gesellschaft für Ernährungsforschung, Schweizerische Vereinigung für Ernährung (Hrsg.). Referenzwerte für die Nährstoffzufuhr. 2. Aufl, 1. Ausgabe. Frankfurt/M.: Umschau; 2015

[414] Dijck-Brouwe DAJ, Muskiet FAJ, Verheesen RH et al. Thyroidal and Extrathyroidal Requirements for Iodine and Selenium: A Combined Evolutionary and (Patho)Physiological Approach. Nutrients 2022; 14: 3886

[415] Egger AE, Grabmann G, Gollmann-Tepeköylü C et al. Chemical imaging and assessment of cadmium distribution in the human body. Metallomics 2019; 11 (12): 2010–2019

[416] Expert Group on Vitamins and Minerals. Food Standard Agency. Safe upper levels for vitamins and minerals. May 2003: 275–286. Im Internet: https://cot.food.gov.uk/sites/default/files/vitmin2003.pdf; Stand: 10.08.2009

[417] Dusek P, Roos PM, Litwin T et al. The neurotoxicity of iron, copper and manganese in Parkinson's and Wilson's diseases. J Trace Elem Med Biol 2015; 31: 193–203

[418] Edwards KC, Gannon MW, Frantom PA, Vincent JB. Low-molecular-weight chromium-binding substance (LMWCr) may bind and carry Cr(III) from the endosome. J Inorg Biochem 2021; 223: 111555

[419] European Food Safety Authority. Tolerable upper intake levels for vitamins and minerals. 2006; ISBN: 92-9199-014-0. https://www.efsa.europa.eu/sites/default/files/efsa_rep/blobserver_assets/ndatolerableuil.pdf

[420] Food and Nutrition Board, Institute of Medicine. Dietary reference intakes for vitamin A, vitamin K, arsenic, boron, chromium, copper, iodine, iron, manganese, molybdenum, nickel, silicon, vanadium, and zinc. Washington DC: National Academic Press; 2002: 290–393

[421] Food Supplements Europe. Risk management approaches to the establishment of maximum levels of vitamins and minerals in food supplements for adults and for children aged 4-10 years. 2021. https://foodsupplementseurope.org/wp-content/themes/fse-theme/documents/publications-and-guidelines/FSE-VMs_Risk_Management_Report-May2021.pdf

[422] Gärtner R, Remer T, Schöne F et al. Iod. Ernährungsumschau 2021; M 702–711

[423] Gaßmann B. Dietary reference intakes (DRI), Report 4: Spurenelemente. Übersicht, Kommentar und Vergleich mit den DACH-Referenzwerten für die Nährstoffzufuhr. Ernährungs-Umschau 2001; 48: 148–152

[424] Garofalo V, Condorelli RA, Cannarella R et al. Relationship between Iron Deficiency and Thyroid Function: A Systematic Review and Meta-Analysis. Nutrients 2023; 15 (22): 4790

[425] Goldhaber SB. Trace element risk assessment: essentiality vs. toxicity. Regul Toxicol Pharmacol 2003; 38: 232–242

[426] Haase H, Ellinger S, Linseisen J et al. German Nutrition Society (DGE). Revised D-A-CH-reference values for the intake of zinc. J Trace Elem Med Biol 2020; 61: 126536

[427] Haschka D, Hoffmann A, Weiss G. Iron in immune cell function and host defense. Semin Cell Dev Biol 2021; 115: 27–36

[428] Homme KG, Kern JK, Haley BE et al. New science challenges old notion that mercury dental amalgam is safe. Biometals 2014; 27: 19–24

[429] Ittermann T, Albrecht D, Arohonka P et al. Standardized Map of Iodine Status in Europe. Thyroid 2020; 30 (9): 1346–1354

[430] Johannes L, Fu CY, Schwarz G. Molybdenum Cofactor Deficiency in Humans. Molecules 2022; 27: 6896–6916

[431] Lonnerdal B. Trace element transport in the mammary gland. Ann Rev Nutr 2007; 27: 165–177

[432] Maret W. Zinc and human disease. Met Ions Life Sci 2013; 13: 389–414

[433] McCall AS, Cummings CF, Bhave G et al. Bromine is an essential trace element for assembly of collagen IV scaffolds in tissue development and architecture. Cell 2014; 157: 1380–1392

[434] Nordberg M, Nordberg GF. Metallothionein and Cadmium Toxicology-Historical Review and Commentary. Biomolecules 2022; 12 (3): 360

[435] Raymond LJ, Ralston NVC. Mercury: selenium interactions and health implications. Neurotoxicology 2020; 81: 294–299

[436] Rehder D. The role of vanadium in biology. Metallomics 2015; 7: 730–742

[437] Rice KM, Walker EM Jr, Wu M et al. Environmental mercury and its toxic effects. J Prev Med Public Health 2014; 47: 74–83

[438] Rodichkin AN, Guilarte TR. Hereditary Disorders of Manganese Metabolism: Pathophysiology of Childhood-Onset Dystonia-Parkinsonism in SLC 39A14 Mutation Carriers and Genetic Animal Models. Int J Mol Sci 2022; 23 (21): 12833

[439] Roman M, Jitaru P, Barbante C. Selenium biochemistry and its role for human health. Metallomics 2014; 6: 25–54

[440] Schomburg L, Köhrle J. On the importance of selenium and iodine metabolism for thyroid hormone biosynthesis and human health. Mol Nutr Food Res 2008; 52: 1235–1246

[441] Schwarz G, Belaidi AA. Molybdenum in human health and disease. Met Ions Life Sci 2013; 13: 415–450

[442] Schweigel-Röntgen M. The families of zinc (SLC 30 and SLC 39) and copper (SLC 31) transporters. Curr Top Membr 2014; 73: 321–355

[443] Simonsen LO, Harbak H, Bennekou P. Cobalt metabolism and toxicology – a brief update. Sci Total Environ 2012; 432: 210–215

[444] Vogt ACS, Arsiwala T, Mohsen M et al. On Iron Metabolism and Its Regulation. Int J Mol Sci 2021; 22: 4591

[445] Wise JP Jr, Young JL, Cai J, Cai L. Current understanding of hexavalent chromium [Cr(VI)] neurotoxicity and new perspectives. Environ Int 2022; 158: 106877

[446] Woimant F, Trocello JM. Disorders of heavy metals. Handb Clin Neurol 2014; 120: 851–864

[447] Zarse K, Terao T, Tian J et al. Low-dose lithium uptake promotes longevity in humans and metazoans. Eur J Nutr 2011; 50: 387–389

[448] Zhang XD, Liu ZY, Wang MS et al. Mechanisms and regulations of ferroptosis. Front Immunol 2023; 14: 1269451

[449] Zimmermann MB. Thyroid gland: Iodine deficiency and thyroid nodules. Nat Rev Endocrinol 2014; 10: 707–708

[450] Zhou Q, Xue S, Zhang Li, Chen G. Trace elements and the thyroid. Front Endocrinol (Lausanne) 2022; 24 (13): 904889

10 Wasser-, Elektrolyt- und Säuren-Basen-Haushalt

B.J. Morlion, H. Peters

Das Wichtigste in Kürze

Der Erhalt des Körperwassers und der Elektrolyte spielt für das Überleben des Organismus eine essenzielle Rolle. Durch die Körperflüssigkeit und ihre Zusammensetzung werden Funktionen wie der gesamte Stofftransport und -umsatz des Körpers, Wachstum, Ernährung und Ausscheidung auf direkte Weise beeinflusst. Verschiedene Regulationssysteme halten das Volumen der unterschiedlichen Flüssigkeitskompartimente, den osmotischen Druck, den Säuregrad (pH-Wert) und die Konzentration der einzelnen Elektrolyte – trotz unterschiedlicher Zufuhr – konstant (Homöostase). Eine Störung dieses Gleichgewichts kann zu schweren Erkrankungen und bis hin zu lebensbedrohlichen medizinischen Notfällen führen.

Keywords

Körperwasser, Natrium, Kalium, Kalzium, Phosphat, Chlorid, Magnesium, Säure-Basen-Status

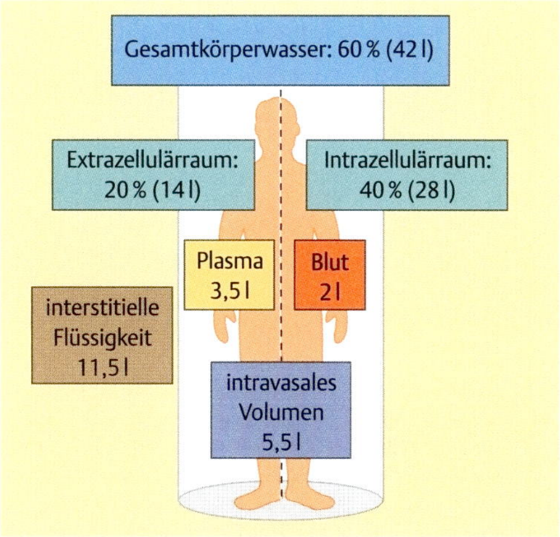

Abb. 10.1 Flüssigkeitskompartimente eines 70 kg schweren Mannes.

Tab. 10.1 Intra- und extrazelluläre Elektrolytkonzentrationen in mmol/l.

Elektrolyt	Extrazellulär	Intrazellulär
Na^+	140	10
K^+	4,5	140
Ca^{2++}	2,4	sehr niedrig
Mg^{2++}	0,9	5–10
Cl^-	104	4
HCO_3^-	24	15
HPO_4^{2-}	1,2	75

10.1 Wasserhaushalt

Wasser ist die mengenmäßig wichtigste Komponente des menschlichen Körpers und für 50 % (Frauen) bis 60 % (Männer) des Körpergewichts verantwortlich. Das Gesamtkörperwasser kann zwischen 45 % und 70 % variieren, in Abhängigkeit von Körperfettanteil, Alter, Geschlecht und Körpergewicht des einzelnen Menschen. Der relative Wassergehalt der fettfreien Körpermasse (Lean Body Mass, LBM) ist dagegen mit 73 % konstant.

10.1.1 Intra- und extrazellulärer Flüssigkeitsraum

Das Gesamtkörperwasser verteilt sich auf 2 Flüssigkeitsräume, nämlich den intra- und den extrazellulären Flüssigkeitsraum (▶ Abb. 10.1). Beim gesunden Erwachsenen befinden sich ungefähr 66 % des Gesamtkörperwassers intrazellulär (40 % des Körpergewichts), die übrigen ca. 33 % (20 % des Körpergewichts) extrazellulär. Der extrazelluläre Flüssigkeitsraum setzt sich aus Plasma, interstitieller Flüssigkeit und transzellulärer Flüssigkeit (z. B. Liquor) zusammen.

Die intra- und extrazellulären Flüssigkeitsräume unterscheiden sich in ihrer Elektrolytzusammensetzung (▶ Tab. 10.1). Die extrazelluläre Flüssigkeit weist einen hohen Gehalt an Natriumionen und einen niedrigen an Kaliumionen auf, wohingegen im Intrazellulärraum die Situation umgekehrt ist. Die

Zellmembran bildet die Schaltfläche zwischen Intra- und Extrazellulärraum. Ionengradienten an der Zellmembran werden durch die Wechselwirkung von Diffusion und Osmose einerseits sowie aktive Ionentransporte andererseits aufrechterhalten. Die extrazelluläre Flüssigkeit transportiert Nährstoffe, Elektrolyte und Sauerstoff zu und Stoffwechselprodukte weg von den Zellen. Die Zellen des Organismus „baden" sozusagen in einem Medium, das durch den französischen Physiologen Claude Bernard im 19. Jahrhundert als „Milieu intérieur" bezeichnet wurde. Körperzellen sind nur lebens- und funktionsfähig, solange die Zusammensetzung des „Milieu intérieur" gewährleistet bleibt. Zu den wichtigsten Organen bezüglich der Regulation des Wasser- und Elektrolythaushalts zählen das Herz-Kreislauf-System, die Niere und das zentrale Nervensystem.

10.1.2 Regulation des Blutvolumens

Der wichtigste Regelkreis für die Aufrechterhaltung des extrazellulären Wasservolumens ist die Regulation des Blutvolumens. Trotz erheblicher Schwankungen der täglichen Ein- und Ausfuhr von Wasser (▶ Tab. 10.2) und Elektrolyten wird das Blutvolumen nahezu konstant gehalten. Dieses wird hauptsächlich durch die hämodynamische Wechselwirkung zwischen Herz-Kreislauf-System und Niere reguliert. Ein erhöhter arterieller Druck verursacht eine erhöhte renale Flüssigkeitsausscheidung durch Diurese und Natriurese (▶ Tab. 10.2). Das effektive Funktionieren dieses Regelkreises setzt eine ungestörte Nierenfunktion voraus.

Tab. 10.2 Tägliche Wasserverluste in ml [451].

	Normalbedingungen	Warmes Wetter	Schwere körperliche Arbeit
Haut	350	350	350
Lunge	350	250	650
Urin	1400	1200	500
Schweiß	100	1400	5000
Stuhl	100	100	100
Gesamt	2300	3300	6600

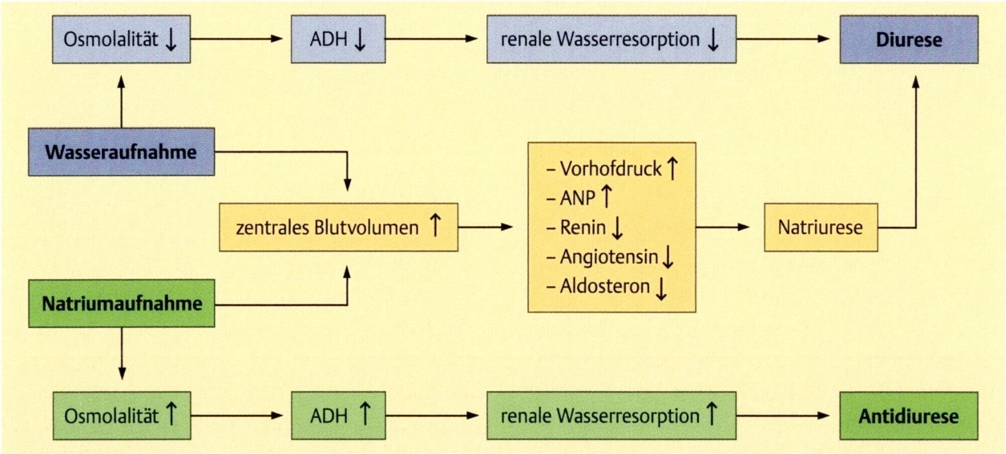

Abb. 10.2 Regelkreise des Wasser- und Natriumhaushalts.. ADH: antidiuretisches Hormon; ANP: atriales natriuretisches Protein.

10.1.3 Neurohormonelle Regelkreise

Neben dieser rein mechanischen Regulation des Blutvolumens existieren neurohormonelle Regelkreise, die jedoch quantitativ eine eher nachgeordnete Rolle spielen. Die chronische Veränderung des Blutvolumens durch die neurohormonelle Regulation beträgt höchstens 5–10 %. Zu den neurohormonellen Regelkreisen zählt u. a. der Volumenreflex.

Eine **Zunahme** des Blutvolumens geht mit einem Anstieg des pulmonal-arteriellen Druckes einher. Dadurch werden die arteriellen Barorezeptoren im Thorax und im rechten Vorhof aktiviert und verursachen eine reflektorische Hemmung der Sympathikusaktivität, was wiederum zu einer Dilatation der renalen Arteriolen und zu einer akuten Zunahme der Urinausscheidung führt. Eine Überdehnung der Vorhöfe, insbesondere des rechten Vorhofs, führt außerdem zur Freisetzung des atrialen natriuretischen Peptids (ANP). Dessen natriuretische Wirkung beruht u. a. auf einer vermehrten Durchblutung des Nierenmarks, die wiederum zu einer Abnahme der Konzentrationsfähigkeit und zu einer 3- bis 10-fachen Zunahme der Wasser- und Natriumexkretion in der Niere führt.

Bei einer **Abnahme** des Blutvolumens erhöht sich die Reninsekretion aus den juxtaglomerulären Zellen der Niere. Dies führt zu einer erhöhten Bildung von Angiotensin I und II sowie von Aldosteron. Aldosteron wird in der Zona glomerulosa der Nebennierenrinde produziert. Dieses Mineralokortikoid erhöht die Natriumreabsorption im distalen Tubulus und steigert die Ausscheidung von Kalium. Sekundär wird dabei Wasser zurückgehalten, sodass das Blutvolumen wieder steigt. Darüber hinaus wird das Blutvolumen über die Freisetzung des antidiuretischen Hormons (ADH) aus dem Hypothalamus reguliert. Dieses Hormon wird international seit einigen Jahren offiziell als Arginin-Vasopressin (AVP) bezeichnet, im klinischen Bereich bleibt ADH die übliche Bezeichnung. Die Abnahme des Blutvolumens führt zu einer erhöhten Freisetzung von ADH und zu einer gesteigerten renalen Wasserretention.

Aus der Darstellung dieser Regelkreise geht hervor, dass der Wasser- und der Natriumhaushalt sehr eng miteinander verbunden sind. Zusammenfassend gilt: Das Renin-Angiotensin-Aldosteron-System steuert die Natriumfiltration der Nieren, während ADH die Aufnahme und Ausscheidung von Flüssigkeit reguliert.

10.1.4 Osmotischer Druck

Der Extrazellulärraum muss nicht nur in Bezug auf das Volumen, sondern auch in Bezug auf den osmotischen Druck (Tonizität) in relativ engen homöostatischen Grenzen konstant gehalten werden. Zellmembranen sind sehr gut für Wasser permeabel. Minimale Änderungen des extrazellulären osmotischen Drucks, der normalerweise 285 mosm/l beträgt, schlagen sich sofort in Veränderungen des intrazellulären Milieus nieder, und schwere Störungen der Zellfunktion können die Folge sein. Die wichtigsten, osmotisch aktiven Substanzen im Extrazellulärraum sind Natrium, Chlorid, Glukose und Harnstoff.

> **Hinweis für die Praxis**
> Eine indirekte Abschätzung der Serum-Osmolalität ergibt sich, abhängig von Laborwerten, mit folgender Formel:
> Osmolalität [osmol/kg] = 1,86 × Na^+ [mmol/l] + Glukose [mmol/l] + Harnstoff [mmol/l] + 9
> *oder*
> Osmolalität [osmol/kg] = 2 × (Na^+ [mmol/l] + K^+ [mmol/l]) + Glukose/18 [mg/dl] + Harnstoff/6 [mg/dl])

Der extrazelluläre osmotische Druck wird von Osmorezeptoren im Hypothalamus und im Bereich des III. Ventrikels erfasst. Bereits kleine Änderungen (1 %) des osmotischen Drucks lösen Durstgefühl aus und setzen ADH aus dem Hypothalamus frei. Dies wird als osmotische Stimulation der ADH-Sekretion bezeichnet, im Gegensatz zur nicht osmotischen, die bereits oben beschrieben wurde. Durch die ADH-bedingte Steigerung der Wasserpermeabilität der distalen Tubuluszellen und der Sammelrohre kann sich die Osmolalität der Sammelrohre dem zur Papillenspitze hin zunehmenden osmotischen Druck im Nierenmark anpassen, der durch den Konzentrierungsmechanismus in der Henle-Schleife aufgebaut wird.

Ohne ADH-Wirkung sind die genannten Zellen für Wasser nicht permeabel, und der hypotone Urin, der den distalen Tubulus erreicht, bleibt in seinem osmotischen Druck während des Transports durch die Sammelrohre unverändert. Die ADH-bedingte Regulation der Urinkonzentration ist für die Aufrechterhaltung des physiologischen osmotischen Drucks von entscheidender Bedeutung: Bei normaler Ernährung müssen über die Niere pro Tag etwa 1200 mosm gelöste Teilchen ausgeschieden werden. Ohne effektive Harnkonzentrierung müssten hierfür 4–5 l Wasser mit ausgeschieden werden. Das normale Urinvolumen beträgt stattdessen 1–2 l pro Tag. Bei maximaler Harnkonzentration können bis zu 1500 mosm/l Urin ausgeschieden werden.

10.2 Elektrolythaushalt

Elektrolyte sind Stoffe wie Säuren, Basen und Salze, die in wässriger Lösung in elektrisch geladene Teilchen (Ionen) zerfallen. Positiv geladene Ionen, z. B. Natrium, werden Kationen genannt, negativ geladene, wie Chlorid, sind Anionen. Der menschliche Körper hält das Elektrolytgleichgewicht zwischen seinem intrazellulären und extrazellulären Milieu innerhalb sehr enger Konzentrationsbereiche aufrecht.

Elektrolyte spielen auch eine wichtige Rolle bei der Stabilisierung elektrischer Gradienten über biologische Membranen. Membrangebundene Pumpsysteme halten aktiv Konzentrationsdifferenzen aufrecht und verhindern dadurch, dass osmotische Kräfte zu einer intrazellulären Überwässerung führen. Osmose bezeichnet den gerichteten Fluss von Molekülen in biologischen Systemen – meistens von Wasser – durch eine semipermeable Membran. Ausgeprägte Elektrolytstörungen können zu medizinischen Notfällen führen, z. B. Herzrhythmusstörungen und Koma.

10.2.1 Natrium

Verteilung und Funktionen

Der Körper eines Erwachsenen enthält etwa 100 g Natrium; dies entspricht 3150 mmol Natrium. Hiervon befinden sich ca. 50 % extrazellulär, 40–45 % im Knochengewebe und 5–10 % intrazellulär. Die extrazelluläre Natriumkonzentration beträgt 135–145 mmol/l, die intrazelluläre Natriumkonzentration 5–15 mmol/l. Diese niedrige intrazelluläre Konzentration wird durch die Aktivität einer membrangebundenen Natrium-Kalium-ATPase-Pumpe aufrechterhalten, die einströmendes Natrium im Austausch mit Kalium aus der Zelle transportiert.

Das Natrium und der Natriumtransport durch die zelluläre Membran spielen eine wichtige Rolle für die zelluläre Volumenregulation sowie für die Aufrechterhaltung des Membranpotenzials und somit auch für die neuromuskuläre Impulsleitung.

Aufnahme, Ausscheidung und Regulation

Nach oraler Aufnahme wird Natrium zu 100 % über den Gastrointestinaltrakt absorbiert. 60–70 % des Gesamtkörpernatriums sind schnell austauschbar, die übrigen 30–40 % befinden sich im Knochen- und Knorpelgewebe. Die Natriumausscheidung findet hauptsächlich über die Niere statt, während Natriumverluste über den Gastrointestinaltrakt oder durch normales Schwitzen beim Gesunden eine untergeordnete Rolle spielen.

Die Regelkreise des Natriumhaushalts sind komplex und beziehen nicht nur die Bilanz zwischen Natriumeinfuhr und -ausfuhr, sondern auch den Wasserhaushalt und die Regulation der Osmolalität des Extrazellulärraums mit ein (▶ Abb. 10.2). Änderungen in der Serumnatriumkonzentration und Osmolalität werden durch osmosebedingte Wasserverschiebungen schnell kompensiert. Die wichtigsten Hormone in der Regulation des Natriumhaushalts sind das Aldosteron und das antidiuretische Hormon. Beide Hormone wurden bereits in Kap. 10.1.3 in ihrer Wirkung beschrieben.

10.2.2 Kalium

Verteilung und Funktionen

Kalium ist quantitativ das wichtigste intrazelluläre Kation (140 mmol/l), seine extrazelluläre Konzentration ist dagegen sehr niedrig (3,5–5 mmol/l). Das Gesamtkalium des menschlichen Körpers beträgt durchschnittlich 140 g (3600 mmol), wovon sich über 95 % im Intrazellulärraum befinden.

Eine der wichtigsten physiologischen Funktionen des Kaliums ist die Aufrechterhaltung des Membranpotenzials. Störungen im Kaliumhaushalt beeinflussen daher die neuromuskuläre Erregbarkeit und können unter anderem zu Herzrhythmusstörungen führen. Kalium bildet die Hauptdeterminante für Zellvolumen und intrazelluläre Osmolalität. Das Verhältnis von Plasmakalium zu intrazellulärem Kalium wird durch den pH-Wert und durch Hormone beeinflusst. Eine Azidose führt zu einem Ausstrom von Kaliumionen aus den Zellen im Austausch gegen H^+-Ionen, während es bei einer Alkalose zu einem Einstrom von Kaliumionen in die Zellen kommt. Des Weiteren steigern Aldosteron, Insulin und Katecholamine die Kaliumaufnahme in die Zelle. Die Aldosteronsekretion wird durch einen erhöhten Serumkaliumspiegel stimuliert und fördert die Kaliumsekretion im distalen Tubulus.

Aufnahme, Ausscheidung und Regulation

Kalium wird im Gastrointestinaltrakt fast vollständig absorbiert (hauptsächlich im Dünndarm). Die durchschnittliche Kaliumaufnahme beträgt etwa 70–130 mmol pro Tag. Etwa 90 % des Kaliums werden renal ausgeschieden, die restlichen 10 % über den Stuhl. Nach glomerulärer Filtration werden mindestens 90 % der filtrierten Kaliumionen im proximalen Tubulus und in der Henle-Schleife rückresorbiert. Die entscheidende Regulation der Kaliumexkretion erfolgt dann im distalen Tubulus. Sie wird durch verschiedene Faktoren beeinflusst: Mineralokortikoide, Natriumkonzentration im distalen Tubuluslumen, Urinfluss, Kaliumzufuhr, Säure-Basen-Haushalt und den vermehrten Einstrom von nichtresorbierbaren Anionen ins Tubuluslumen.

10.2.3 Kalzium

Verteilung und Funktionen

Kalzium ist mengenmäßig das wichtigste Elektrolyt im menschlichen Körper. Ein gesunder Mann von 70 kg besitzt etwa 40 000 mmol Kalzium (2–2,5 % der Körpermasse). Mehr als 99 % des Kalziums befinden sich im Skelettsystem, in der extrazellulären Flüssigkeit dagegen nur etwa 25 mmol. Pro Tag werden ungefähr 500 mmol Kalzium zwischen Knochengewebe und extrazellulärer Flüssigkeit ausgetauscht. Die normale Kalziumplasmakonzentration beträgt 2,2–2,6 mmol/l. Im Plasma liegen etwa 50 % des Kalziums in freier Form vor, 40 % sind an Eiweiß und 10 % komplex gebunden.

Aufnahme, Ausscheidung und Regulation

Diätetisch zugeführtes Kalzium wird hauptsächlich über den Dünndarm absorbiert, wobei generell nur zwischen 20 und 40 % des Kalziums aus dem Darmlumen aufgenommen werden. Unter physiologischen Bedingungen ist die Kalziumabsorption an den Kalziumbedarf angepasst. Das Vitamin-D-Derivat 1,25-Dihydroxycholekalziferol stimuliert die Absorption.

Die extrazelluläre Kalziumkonzentration wird durch verschiedene hormonelle Regulationsmechanismen in einem engen Bereich konstant gehalten. Bei erniedrigter Kalziumplasmakonzentration wird Parathormon aus der Nebenschilddrüse freigesetzt. Das Parathormon stimuliert die Kalziumfreisetzung aus den Knochen und fördert die Kalziumrückresorption in der Niere. Wie bereits erwähnt, wird die enterale Kalziumabsorption durch den aktiven Vitamin-D-Metaboliten 1,25-Dihydroxycholekalziferol angeregt. Kalzitonin hat eine den beiden o. g. Hormonen entgegengesetzte Wirkung, d. h., es hemmt die renale und enterale Kalziumresorption und fördert den Knochenaufbau (▶ Abb. 10.3).

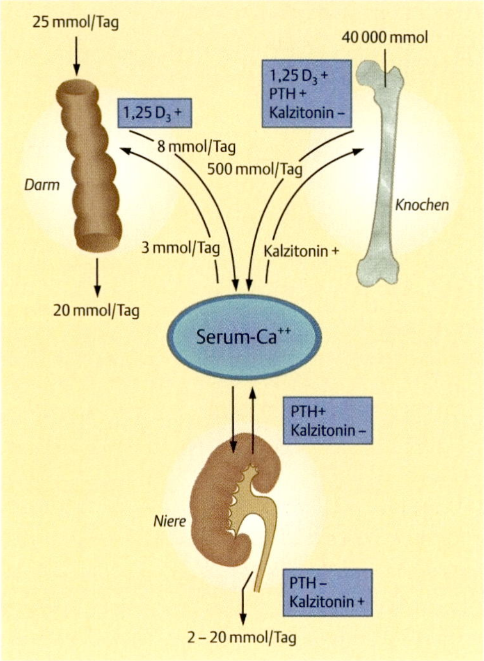

Abb. 10.3 Schematische Darstellung des Kalziumhaushalts.

10.2.4 Phosphat

Verteilung und Funktionen

Der menschliche Körper enthält ungefähr 700 g Phosphat, das 1 % der Körpermasse ausmacht (22 600 mmol). Davon befinden sich nur 0,1 % im Extrazellulärraum; 15 % sind in Weichteilen und Zähnen, 85 % im Knochengewebe lokalisiert. Die normale Serumkonzentration beträgt 0,6–1,25 mmol/l.

Phosphat stellt das wichtigste intrazelluläre Anion dar und spielt eine bedeutende Rolle im Zellwandaufbau als Baustein der Phospholipide. Zusammen mit Kalzium ist Phosphat ein wesentlicher Bestandteil des Knochengewebes. Darüber hinaus hat das Phosphatpuffersystem einen hohen Stellenwert im Säure-Basen-Haushalt. Aus biochemischer Sicht nimmt Phosphat an unterschiedlichen Stoffwechselreaktionen teil, hierunter fallen die Phosphorylierung von Glukose und die Produktion energiereicher Phosphate, z. B. Adenosintriphosphat (ATP), Nukleinsäure, Phosphorproteine und Phospholipide. Phosphat ist auch Bestandteil des erythrozytären Enzyms 2,3-Diphosphatglycerat (2,3-DPG). Dieses Enzym ist in die Sauerstofftransportkapazität des Hämoglobins involviert.

Aufnahme, Ausscheidung und Regulation

Phosphat wird hauptsächlich im Jejunum absorbiert. Die Absorption ist mit der Natriumabsorption gekoppelt und wird durch Parathormon und Vitamin D gefördert. Die Phosphatausscheidung findet hauptsächlich über die Niere statt, wobei die Rückresorptionsfähigkeit der Niere für Phosphat begrenzt ist, sodass zusätzlich anfallendes Phosphat ausgeschieden wird. Parathormon stimuliert die Phosphatfreisetzung aus dem Knochengewebe und erhöht die renale Phosphatausscheidung.

10.2.5 Chlorid

Verteilung und Funktionen

Mit einer Plasmakonzentration von 104 mmol/l stellt Chlorid quantitativ das wichtigste extrazelluläre Anion dar. Die intrazelluläre Chloridkonzentration beträgt ungefähr 4 mmol/l. Mengenmäßig machen die Chloridionen ein Drittel aller osmotisch wirksamen Teilchen aus und sind somit von großer Bedeutung für die Aufrechterhaltung der extrazellulären Osmolalität sowie des Membranpotenzials und der Säure-Basen-Regulation. Der menschliche Organismus besitzt etwa 100 g Chlorid (2800 mmol).

Aufnahme, Ausscheidung und Regulation

Chlorid wird sehr gut über den Gastrointestinaltrakt absorbiert. Die Exkretion findet hauptsächlich über die Niere statt, allerdings können auch große Mengen über den Gastrointestinaltrakt und durch Schwitzen verloren gehen. Der Chloridhaushalt ist eng mit dem Natrium- und Kaliumhaushalt gekoppelt, um eine elektrische Neutralität in den Flüssigkeitskompartimenten zu gewährleisten.

Aldosteron fördert die renale tubuläre Reabsorption von Chlorid und Natrium aus dem glomerulären Filtrat, aber auch die renale Exkretion von Kalium und Wasserstoffionen. Chlorid verhält sich entgegengesetzt zu Bikarbonat. Dies bedeutet, dass eine Zunahme der Konzentration eines dieser Anionen mit einer Abnahme der Konzentration des anderen Anions einhergeht. Kommt es durch Schwankungen der Bikarbonatkonzentration zu Änderungen im Säure-Basen-Haushalt, spiegeln sich diese auch in der Chloridkonzentration wider.

10.2.6 Magnesium

Verteilung und Funktionen

Magnesium ist mengenmäßig das zweitwichtigste intrazelluläre Kation. Ein Erwachsener besitzt etwa 24 g Magnesium, was 1000 mmol entspricht. Magnesium befindet sich zu 99 % intrazellulär; ungefähr 60 % sind im Knochengewebe an Hydroxylapatit, die anderen 50 % im Weichteilgewebe gebunden. Die normale Plasmakonzentration beträgt 0,8–1 mmol/l. Etwa 55 % des Plasmamagnesiums liegen in ionisierter Form, 32 % protein- und 13 % komplexgebunden vor. Magnesium spielt eine wichtige Rolle in der Eiweiß- und Nukleinsäuresynthese, da viele Enzymsysteme (z. B. ATPase) Magnesium als Kofaktor benötigen. Außerdem ist Magnesium von großer Bedeutung für die Stabilisierung von biologischen Membranen sowie die Aufrechterhaltung der Membranpermeabilität und hat damit Einfluss auf die zelluläre Erregbarkeit sowie die Erregungsleitung.

Magnesium kommt ebenso wie Kalzium in 2 verschiedenen Formen im Plasma vor, nämlich als freies ionisiertes Magnesium (60 %) und als eiweißgebundenes Magnesium. Verschiebungen in der Plasmamagnesiumkonzentration zeigen sich klinisch hauptsächlich in Veränderungen von neuromuskulären oder kardiovaskulären Funktionen.

Aufnahme, Ausscheidung und Regulation

Die Magnesiumabsorption findet hauptsächlich in den oberen Abschnitten des Dünndarms statt, unter normalen Bedingungen beträgt die Absorptionsrate ungefähr 40 %. Die Anwesenheit von Eiweiß und Vitamin D fördert die enterale Magnesiumabsorption ebenso wie Parathormon und Wachstumshormon. In der Niere wird Magnesium zum größten Teil renal tubulär reabsorbiert. Diese tubuläre Reabsorption wird durch Parathormon gesteigert und durch Aldosteron, ADH, Thyreoidhormon und Wachstumshormon reduziert. Auch eine hohe Kalziumzufuhr setzt die renale Reabsorption herab.

10.3 Säure-Basen-Haushalt

10.3.1 pH-Wert

Unter dem Säure-Basen-Haushalt versteht man in erster Linie die Regulation der Konzentration an Wasserstoffionen (H^+). Wasserstoffionen sind sehr reaktiv; bereits kleinste Veränderungen ihrer Konzentration können den Ablauf biochemischer Reaktionen und physiologischer Prozesse beeinflussen und dadurch auch die Vitalfunktionen des Organismus stören. Die Wasserstoffkonzentration der extrazellulären Flüssigkeit wird deshalb durch verschiedene Regulationssysteme in einem engen Bereich konstant gehalten. Normalerweise beträgt sie 4×10^{-8} Eq/l und kann von 1×10^{-8} Eq/l bis $1{,}6 \times 10^{-7}$ Eq/l variieren. Um den Umgang mit diesen extrem niedrigen Konzentrationen zu erleichtern, wurde der Begriff pH ($= -\log[H^+]$) eingeführt.

> **Hinweis für die Praxis**
>
> Der pH-Normbereich beträgt 7,36–7,44. Der pH-Wert der intrazellulären Flüssigkeiten lässt sich nicht genau bestimmen, die meisten Methoden belegen jedoch einen durchschnittlichen intrazellulären pH-Wert von 6,9.

Ein Molekül, das H^+-Ionen abgeben kann, wird als „Säure“ bezeichnet, während ein Molekül, das H^+-Ionen aufnehmen kann, „Base“ genannt wird. Säuren werden im normalen Stoffwechsel ständig produziert. So fallen bei einer gemischten Diät mit einem Eiweißgehalt von 1–2 g/kg 40–80 mmol Wasserstoffionen aus nicht flüchtigen Säuren an. Darüber hinaus entsteht aus der vollständigen Verbrennung von Kohlenhydraten und Fetten eine Menge von 13 000–20 000 mmol CO_2 pro Tag. CO_2 steht mit seiner hydratierten Form, der Kohlensäure (H_2CO_3), im Gleichgewicht und beeinflusst daher den pH-Wert sowie die Bikarbonatkonzentration im extrazellulären Milieu.

Nachfolgend werden die wichtigsten Vorgänge zur Regulation des pH-Werts der Körperflüssigkeit beschrieben:

- die sofortige (innerhalb von Sekunden) intra- und extrazelluläre Neutralisation (Pufferung),
- die schnelle (innerhalb von Minuten) pulmonale Elimination von CO_2 (respiratorische Regulation) und
- die Elimination (im Lauf von Stunden, Tagen) von Wasserstoffionen (renale bzw. metabolische Regulation).

10.3.2 Pufferung

Ein Puffersystem ist eine Lösung, die 2 oder mehr chemische Substanzen (Puffer) enthält, die eine größere Verschiebung des pH-Werts verhindern, wenn dieser Lösung Säuren oder Basen zugesetzt werden. Puffer können somit H^+-Ionen aufnehmen oder freisetzen. Als Puffersubstanzen im Organismus sind vor allem die Basen HCO_3^-, HPO_4^{2-}, intrazelluläre Proteine und Hämoglobin mit ihren entsprechenden Säuren wirksam. Alle Puffersysteme stehen, wenn sie in einer gemeinsamen Lösung vorhanden sind, im Gleichgewicht.

Das **Bikarbonat-Kohlensäure-Puffersystem** wird durch die Henderson-Hasselbalch-Gleichung beschrieben:

$$pH = 6{,}1 + \log \frac{HCO_3^-}{CO_2}$$

Obwohl seine Pufferkapazität bei physiologischem pH-Wert eher schwach ist, dient das Bikarbonat-Kohlensäure-System als wichtigster Puffer der extrazellulären Flüssigkeit im menschlichen Körper. Dies liegt daran, dass im Gegensatz zu den anderen Puffersystemen die Konzentrationen seiner Puffersubstanzen relativ kurzfristig variiert werden können. Die CO_2-Konzentration kann respiratorisch, die HCO_3^--Konzentration renal reguliert werden. Aus diesem Grund schlagen sich Störungen der Lunge und der Nieren sofort in Störungen des Säure-Basen-Haushalts nieder.

In der Praxis werden Störungen des Säure-Basen-Gleichgewichts anhand der Henderson-Hasselbalch-Gleichung bewertet. Als **Azidose** ist eine Störung definiert, die tendenziell Säure zufügt oder Basen aus den Körperflüssigkeiten entfernt. Dagegen bezeichnet man als **Alkalose** eine Störung mit der Tendenz, Säure zu entfernen oder Basen zuzufügen. Bei metabolischen Störungen liegt primär eine Veränderung der Bikarbonatkonzentration vor. Eine erhöhte Bikarbonatkonzentration verursacht einen erhöhten pH-Wert (Alkalose), während ein Abfall des Bikarbonats einen erniedrigten pH-Wert (Azidose) zur Folge hat. Bei respiratorischen Störungen besteht eine primäre Änderung der Kohlendioxidkonzentration. Wie aus der Henderson-Hasselbalch-Gleichung ersichtlich wird, verursacht ein Abfall der Kohlendioxidkonzentration eine Alkalose, während ein Anstieg eine Azidose bewirkt.

10.3.3 Respiratorische Regulation

Die Lunge spielt eine bedeutende Rolle in der Regulation des Säure-Basen-Haushalts. Diese Regulation kann durch folgende Reaktion beschrieben werden:

$$HCO_3^- + H^+ \rightleftarrows H_2CO_3 + CO_2 + H_2O$$

Die wichtigste der bei metabolischen Vorgängen produzierten Säuren ist Kohlensäure, die in Wasser und Kohlendioxid (CO_2) dissoziiert. Kohlendioxid wird schnell durch die Lunge abgeatmet, bis die physiologische Relation zwischen HCO_3^- und H_2CO_3 wieder hergestellt ist. Auf diese Weise bleibt der physiologische pH-Wert trotz Zugabe von Wasserstoffionen im Normbereich. Die respiratorische CO_2-Elimination erfolgt innerhalb weniger Minuten und stellt die normale CO_2-Konzentration in den Körperflüssigkeiten auf etwa 1,2 mmol/l (PCO_2 = 5,3 kPa [40 mmHg]) ein. Bei dieser Konzentration entspricht die Ausscheidung über die Lunge der metabolischen Produktion von CO_2. Obwohl Kohlendioxid während des Transports von den Zellen zu den Lungenalveolen mit Wasser und Puffern reagiert, erfolgt keine Nettoänderung in der Zusammensetzung der Körperflüssigkeit, da das von der Lunge abgeatmete CO_2 dem in den Zellen produzierten CO_2 entspricht. Die Elimination von flüchtigen Säuren zersetzt hingegen Bikarbonat und verbraucht Pufferkapazität. Die gesamte Pufferkapazität der Körperflüssigkeiten beträgt etwa 15 mmol/kg KG.

10.3.4 Renale Regulation

Die normale Bildungsrate für nicht flüchtige Säuren würde ausreichen, um die Puffersysteme des Körpers in 10–20 Tagen völlig zu erschöpfen, wenn nicht die Nieren die Fähigkeit hätten, Wasserstoffionen durch Sekretion in den Urin aus dem Körper zu entfernen und dabei das Bikarbonat und die Zellpufferkapazität zu regenerieren. Die Hauptquelle nicht flüchtiger Säuren ist der Methionin- und Cystein-Metabolismus der Nahrungsproteine, bei dem Schwefelsäure gebildet wird. Weitere Quellen sind:

- die unvollständige Verbrennung von Kohlenhydraten und Fetten, bei der organische Säuren produziert werden,
- der Metabolismus der Nukleinsäuren, bei dem Harnsäure entsteht,
- der Metabolismus organischer Phosphorsäureverbindungen, bei dem Wasserstoffionen und anorganisches Phosphat freigesetzt werden.

Die Nahrung enthält normalerweise keine signifikanten Mengen reiner Säuren oder Basen, es können jedoch größere Mengen potenzieller Säuren (z. B. Lysin) oder Basen (z. B. Citrat) vorkommen.

Die renalen Regulationsmechanismen bei der Aufrechterhaltung des Säure-Basen-Gleichgewichts umfassen die Retention von extrazellulärem Bikarbonat und die Exkretion von H^+-Ionen aus nicht flüchtigen Säuren (▶ Abb. 10.4). Das im proximalen Tubulus lokalisierte Enzym Carboanhydrase bildet Kohlensäure aus Kohlendioxid und Wasser. Die Dissoziation von H_2CO_3 in H^+ und HCO_3^- ermöglicht einerseits die Sekretion von H^+ ins Tubuluslumen und andererseits die Synthese von Bikarbonat in den Tubuluszellen. Dieses Bikarbonat wird mit filtriertem Natrium reabsorbiert. Werden die Wasserstoffionen durch filtriertes Bicarbonat gepuffert, werden diese mit ausgeschieden.

Bei der Pufferung von Wasserstoffionen durch andere Puffersysteme wird das überbleibende Bicarbonat tubulär reabsorbiert. Dies bedeutet dann einen Nettozuwachs für das extrazelluläre Bikarbonat. Normalerweise werden die meisten Wasserstoffionen durch Bikarbonat gepuffert, was ca. 4000 mmol/d des glomerulär filtrierten Bikarbonats verbraucht. Etwa 80 mmol/d entfallen auf Nicht-Bikarbonat-Puffer wie Phosphat (▶ Abb. 10.5), Ammoniak (▶ Abb. 10.6) und Ammonium, das aus Glutamin abgespalten wird. Auf die-

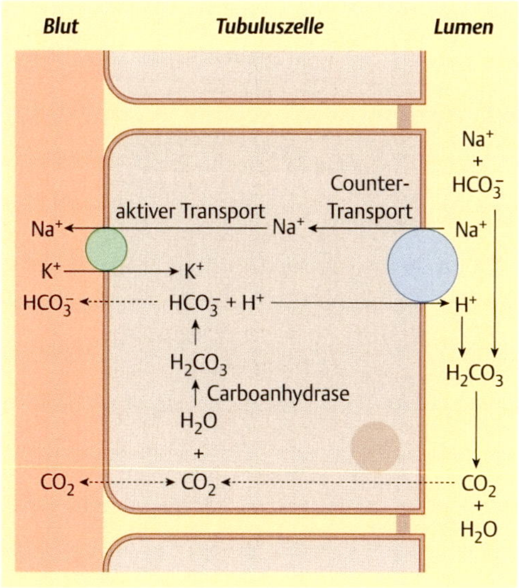

Abb. 10.4 Tubuläre Wasserstoffionensekretion und Bikarbonatreabsorption. [451].

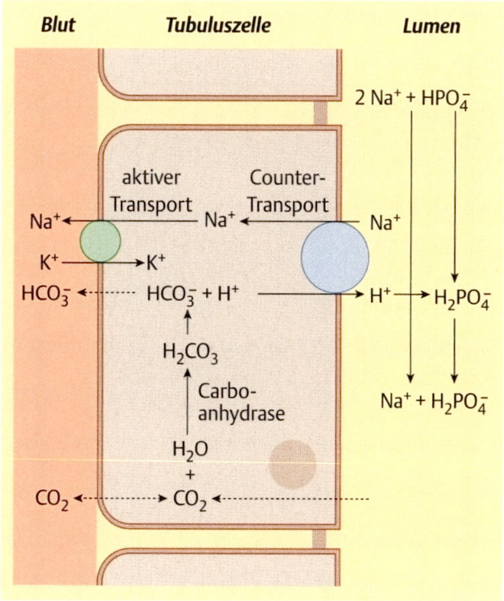

Abb. 10.5 Tubuläre Wasserstoffionenpufferung durch filtriertes Phosphat und Bikarbonatregeneration [451].

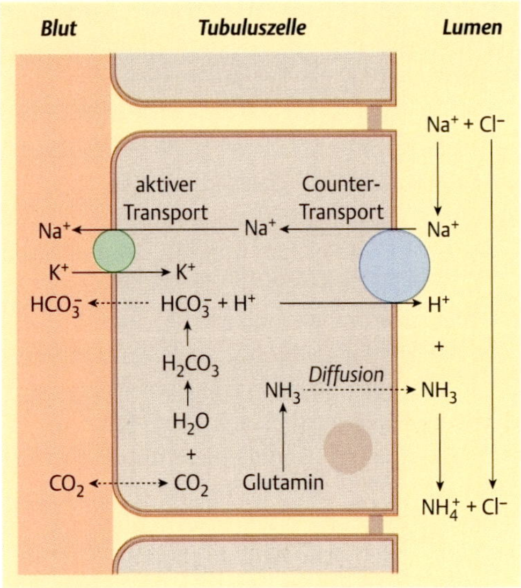

Abb. 10.6 Tubuläre Wasserstoffionenpufferung durch Ammoniak und Bikarbonatregeneration [451].

se Weise wird die Pufferkapazität regeneriert, die für die Pufferung der täglich produzierten, nicht flüchtigen Säuren gebraucht wird. Im Gegensatz zur pulmonalen Säure-Basen-Regulation, die innerhalb von Minuten effektiv wirkt, werden die renalen Regulationsmechanismen jedoch erst nach Stunden bis Tagen wirksam.

Literatur

[451] Guyton AC, Hall JE. Textbook of medical Physiology. 11th ed. Philadelphia: Elsevier/Saunders; 1995

[452] Rose BD, Post T. Clinical Physiology of Acid-Base and Electrolyte Disorders. 5th ed. New York: McGraw-Hill; 2001

[453] Schmidt RF, Lang F, Thews T, Hrsg. Physiologie des Menschen mit Pathophysiologie. 29. Aufl. Heidelberg: Springer; 2005

[454] Singer G, Brenner B. Fluid and Electrolyte Distubances. In: Fauci A, Braunwald E, Kasper D et al., eds. Harrison's Principles of Internal Medicine. 17th. ed. New York: McGraw-Hill; 2005: 252–262

Lebensmittel und Qualitätssicherung

11 Grundlagen der technischen Be- und Verarbeitung von Lebensmitteln

J. Hinrichs

Das Wichtigste in Kürze
Die Lebensmittelwirtschaft hat ihren Ursprung in der zunächst häuslichen, dann handwerklich betriebenen Be- und Verarbeitung von Lebensmitteln. Man benötigt einen Rohstoff, ein Rezept und die entsprechenden Geräte. Vom Endprodukt wird erwartet, dass es gesundheitlich unbedenklich ist und eine hohe sensorische Qualität bezüglich Aroma, Geschmack, Farbe und Textur besitzt. Zum reinen Ernährungs- und Genusswert von Lebensmitteln können noch individuelle und kulturelle Werte sowie gesundheitliche Aspekte hinzukommen. Die stofflichen Vorgänge bei der Be- und Verarbeitung von Lebensmitteln und Lebensmittelingredienzien sind physikalischer, biologischer und chemischer Natur. Auf Basis natur- und ingenieurwissenschaftlicher Erkenntnisse wie auch sozioökonomischer Rahmenbedingungen werden Prozesse optimiert und Technologien entwickelt, um qualitativ hochwertige und sichere Lebensmittel für die Ernährung bereitzustellen.

Keywords
Lebensmittel, Be- und Verarbeitung, Rohstoffe, Grundoperationen, Funktionalität, Endprodukte, Entwicklung

11.1 Definition und Entwicklung von Lebensmitteln

11.1.1 Definition

Als Lebensmittel werden diejenigen Stoffe und Produkte bezeichnet, die zum Zweck der Ernährung und/oder des Genusses vom Menschen durch den Mund aufgenommen werden. Daher zählen zu den Lebensmitteln auch

- Genussmittel wie alkoholische Getränke,
- Lebensmittelzutaten wie Salz oder Gewürze,
- Lebensmittelzusatzstoffe wie Verdickungsmittel und
- Nahrungsergänzungsmittel wie Mineralstoff- oder Vitaminpräparate.

Die Be- und Verarbeitung beschreibt dabei den Weg vom natürlichen Rohstoff auch Rohware genannt zum Lebensmittel.

11.1.2 Erschließen von Nahrungsquellen

Ein gutes Beispiel ist in diesem Zusammenhang die Nutzbarmachung des Feuers. Damit gelang es vor etwa 700 000 Jahren den Vorfahren des modernen Menschen, die Bekömmlichkeit, den Geschmack, aber auch die Sicherheit und die Haltbarkeit eines erlegten Wildbrets zu verbessern. Im engen Zusammenhang mit der Menschwerdung steht, dass neue Nahrungsquellen erschlossen und Kenntnisse zur Sicherung der Versorgung des Einzelnen und der Gruppe gewonnen wurden. Über die Jahrtausende haben es Menschen verstanden, sich eine große Breite an natürlichen Quellen pflanzlichen und tierischen Ursprungs für die Ernährung zu erschließen und damit die unterschiedlichsten klimatischen Regionen von den Tropen bis hin zu subarktischen Gebieten zu besiedeln.

Die meisten Nahrungsquellen sind je nach Region, klimatischer Lage und Jahreszeit nur beschränkt verfügbar, sodass eine nomadische Lebensweise als Jäger und Sammler vorteilhaft für die Versorgung mit den notwendigen Nährstoffen war. Erst vor etwa 10 000 Jahren begannen Menschen in Mesopotamien mit dem Anbau und der Züchtung der Vorgänger unserer verschiedenen Getreidearten. In anderen Regionen wie Südamerika wurden Mais, Kartoffeln und auch Tomaten kultiviert. Damit wurden in bestimmten Gebieten Lebensmittelüberschüsse gewonnen, sodass mehr Menschen ernährt werden konnten, sich größere Gemeinschaften bildeten und ersten Städte entwickelten. Mit der Domestizierung von Schwein, Schaf, Ziege und Rind wurden zusätzlich tierische Nahrungsquellen erschlossen und natürliche Ressourcen wie Grasland für die menschliche Ernährung zugänglich gemacht. Bilder von domestizierten Rindern, die einerseits als Zugtiere dienten, andererseits Milch und Fleisch lieferten, zierten bereits vor mehr als 6000 Jahren Tempelmauern in Kleinasien. Ein großer Vorteil von Lebensmitteln tierischer Herkunft wie Fleisch oder Milch ist eine große Energiedichte, eine hohe Zahl an essenziellen Nährstoffen und bei domestizierten Tieren deren ganzjährige Verfügbarkeit. Nachteilig ist, dass Fleisch oder Milch sehr rasch verderben.

11.1.3 Grundoperationen der Bearbeitung

Lebensmittel vermitteln beim Konsum nicht nur Sättigung (Energie) und eine Versorgung mit Mikronährstoffen, sondern auch Genuss über das Aroma, den Geschmack, die Farbe und Textur. Darüber hinaus sind mit Lebensmitteln (und Genussmitteln) rituelle Funktionen wie das Abendmahl und Verbote, z. B. jüdische Speisevorschriften, verbunden. Zum Teil sind Verbote mit heutigem Wissensstand nachvollziehbar, wenn man die für die damalige Zeit und von den klimatischen Bedingungen ausgehenden hygienischen Risiken und Krankheiten berücksichtigt. Solche ungünstigen Eigenschaften tierischer, aber auch pflanzlicher Rohstoffe mussten erkannt, durch Verbote gebannt und durch geeignete Verarbeitung ausgeschlossen werden. Beispielsweise enthalten rohe Bohnen ein toxisches Protein (Phasin), das vor dem Verzehr durch Erhitzen oder Einlegen in Essig denaturiert werden muss, um Darmkoliken zu verhindern.

Somit kam und kommt dem Wissen um den Anbau, die Vorratshaltung, den Schutz vor dem Verderb und schließlich der Be- und Verarbeitung der Stoffe zu Lebensmitteln eine große Bedeutung zu. Die Kenntnisse, Fähigkeiten und Fertigkeiten wurden von den Menschen über die Jahrhunderte tradiert und empirisch weiterentwickelt (▶ Tab. 11.1).

Heute kennt man eine Vielzahl von Möglichkeiten – auch Grundoperationen oder Unit Operations genannt – zur Be- und Verarbeitung pflanzlicher und tierischer Rohstoffe zu verschiedenen Halbfertigwaren wie Mehl, konsumfertigen Endprodukten wie Brot, veganen Alternativen zu tierischen Produkten wie veganer Salami, bis hin zu vollständigen Mahlzeiten oder Diäten wie Spezialnahrung für Menschen in besonderen Lebenssituation, Babyformula, Großküchen und Catering (Kap. 15).

Grob zu unterscheiden sind physikalische, biologische sowie chemische Methoden und Techniken, die mit den unterschiedlichsten Zielen für die Be- und Verarbeitung der verschiedenen Rohstoffe zu Lebensmitteln einzeln, nacheinander oder kombiniert eingesetzt werden. Abgesehen von einigen wenigen Grundoperationen wie dem Bestrahlen wurden die in ▶ Tab. 11.1 genannten Techniken schon früh für verschiedene Lebensmittelmatrizes entwickelt und daran angepasst.

11.1.4 Technische Entwicklung

Mit dem Fortschritt der Wissenschaft und neuen technischen Entwicklungen in der 2. Hälfte des 18. Jahrhunderts veränderte sich die Versorgung der Bevölkerung mit Lebensmitteln. Bedeutsam für die Entwicklung der Lebensmittelwirtschaft war insbesondere, dass die Erkenntnisse von Justus Liebig zum Wachstum von Pflanzen zu einem Anstieg der Agrarproduktion zwischen 1873 und 1913 um etwa 90 % führten. Die Verwendung von Düngemitteln, die wissenschaftlich begründete Tier- und Pflanzenzucht und die beginnende Mechanisierung der Landwirtschaft erlaubten es, immer mehr Menschen mit Lebensmitteln zu versorgen. Parallel entwickelte sich die technische Be- und Verarbeitung der Stoffe pflanzlichen und tierischen Ursprungs zu Halbfertig- und Fertigprodukten, wobei sich Berufsgruppen spezialisierten und damit andere von dieser Arbeit und dem damit verbundenen Zeitaufwand entlasteten. Neue Verfahren der Konservierung und Verpackung wurden entwickelt (z. B. 1804, sterilisierte Milch), um Lebensmittel vor Verderb zu schützen und um sie länger lagern und über weite Strecken transportieren zu können. Dies war zudem notwendig, um die stark wachsende Bevölkerung und die sich mehr großstädtisch organisierende Gesellschaften in Europa und Nordamerika ernähren zu können.

Tab. 11.1 Beispiele für Grundoperationen zur Be- und Verarbeitung von Lebensmitteln.

Methoden	Ziele	Grundoperation
physikalisch	Entfernen von Schmutz und unerwünschten Bestandteilen	Waschen, Sieben, Schälen, Entsteinen
	Zerkleinern	Schneiden, Brechen, Mahlen, Schroten
	Anreichern bestimmter Inhaltsstoffe	Auspressen, Separieren, Filtrieren, Destillieren, Extrahieren, Eindampfen, Trocknen, Kristallisieren
	Texturveränderung des eingesetzten Rohstoffs	Kneten, Dispergieren, Emulgieren, Aufschäumen
	Sicherheit, Haltbarkeit	Erhitzen, Kühlen, Gefrieren, Trocknen, Mikrowellenerhitzen, Bestrahlen, Hochdruck
	Zerstören von störenden/toxischen Substanzen, Antinutritiva	Blanchieren, Kochen
	bessere Verdaulichkeit, Bildung von Aromastoffen, Bräunung	Erhitzen, Braten, Kochen, Dämpfen
biologisch	Stoffumwandlungen → Geschmack, Geruch, Textur, Genuss, Abbau von Antinutritiva	Gärung, fermentative Säuerung, enzymatische Reaktionen
	Haltbarkeit	Gärung, Säuerung
chemisch/biochemisch	Geschmack und Textur	Zugabe von Salzen oder Zucker
	Haltbarkeit	Zugabe von Salz oder Zucker, Säure, Räuchern, Zusatz von Konservierungsstoffen
	Zerstören/Inaktivieren störender bzw. toxischer Substanzen	Säuern
	Färben	Zusatz von färbenden Stoffen

11.2 Ursprünge der technischen Be- und Verarbeitung von Lebensmitteln

11.2.1 Haltbarkeit und Sicherheit

Eine wichtige Voraussetzung für das Lagern und den Handel von Lebensmitteln oder Lebensmittelzutaten ist, dass diese ihre spezifischen Eigenschaften erhalten bzw. während eines längeren Zeitraums möglichst wenig verändern und „sicher" sind. „Sicher" meint in diesem Zusammenhang, dass keine Krankheitserreger oder Toxine im Lebensmittel enthalten sind bzw. sich während des Transports und der Lagerung bis zum Konsum entwickeln. Wie ▶ Tab. 11.1 zu entnehmen ist, dienen viele der physikalischen, biologischen und chemischen Methoden der Haltbarkeitsverlängerung, die jedoch je nach Produkt unterschiedlich aussehen können. Lebensmittel, die bereits in der Antike gehandelt wurden, waren trockene Produkte wie Salz, Zucker, Getreide, Stockfisch, Trockenfleisch und Gewürze, vergorene Produkte wie Wein und Essig sowie durch Salz konservierte Produkte wie Fisch, Fleisch und Käse. Salz stellte bereits früh ein wichtiges Handelsgut dar, da es für das Haltbarmachen unverzichtbar ist und durch das Würzen die Geschmackswahrnehmung verstärkt.

11.2.2 Salzproduktion

Salz wird seit Jahrtausenden direkt aus Meerwasser gewonnen, indem dieses in flachen Lagunen gestaut wird. Durch die Sonne verdunstet Wasser, und die Salzlösung wird konzentriert, bis schließlich Kristalle ausfallen. Das so erzeugte Meersalz enthält neben Kochsalz (NaCl) zahlreiche andere Salze und organische Verunreinigungen. Salz kann aber auch bergmännisch aus Salzstöcken gewonnen werden. In diesem Fall wird das im Gestein enthaltene Salz zunächst durch Wasser herausgelöst und an die Erdoberfläche gepumpt. Anschließend wird durch Sieden (Kochen) das Wasser verdampft, bis das Salz kristallisiert. Um Salz in größerer Reinheit zu gewinnen, werden die Kristalle nochmals in Wasser gelöst, und der Prozess aus Sieden, Konzentrieren und Kristallisieren wiederholt sich. Die Kristalle können anschließend je nach Einsatzzweck auf unterschiedliche Kristallgrößen vermahlen und gesiebt werden. Salzsiedereien können damit sicher als erste Produzenten (z. B. Meersalz) von Massenware angesehen werden, denn es wurden durch technische Nutzung der chemischen und physikalischen Eigenschaften standardisierte Produkte für einen überregionalen Markt hergestellt.

11.2.3 Zuckerproduktion

Ein Beispiel aus der Neuzeit stellt die Zuckerproduktion dar, denn damit wurde der bislang ausschließlich eingesetzte Honig durch ein neues Süßungsmittel abgelöst. Zudem ist Zucker ein kostengünstiger Energielieferant, der im 19. Jahrhundert für die überwiegend körperlich hart arbeitenden Menschen höchst willkommen war. Zuckerrohr gelangte vor etwa 6000 Jahren von Neuguinea nach Indien, wo erste Verfahren zur Zuckergewinnung entwickelt wurden. Auf die Perser (600 v. Chr.) geht der Vorläufer des noch heute bekannten Zuckerhuts zurück. Der zuckerhaltige Saft wird dazu aus der Pflanze gepresst. Anschließend wird er durch Sieden konzentriert und der noch heiße übersättigte Zuckerrohsaft in ein umgedrehtes kegelförmiges Gefäß mit einem Loch an der Spitze gegeben. Beim Abkühlen wachsen die Zuckerkristalle im Kegel zusammen, und ein zuckerhaltiger Sirup läuft ab. Durch Umdrehen des Kegels erhält man den Zuckerhut. Bereits um 1100 war Zucker bei Königen und Fürsten in Europa beliebt, die über die Kreuzzüge davon Kenntnis erhalten hatten. Mit der zweiten Amerikareise von Christoph Columbus im Jahr 1493 gelangte der Anbau von Zuckerrohr nach Santo Domingo. Es entstanden große Plantagen, die mit Hilfe von Sklaven bewirtschaftet wurden, um in Europa die stetig wachsende Nachfrage nach Zucker zu befriedigen.

Als alternative Rohstoffquelle züchtete Franz Carl Achard aus der Runkelrübe die Zuckerrübe. Die erste Zuckerrübenfabrik wurde 1801 im unterschlesischen Cunern gebaut. Ausgelöst durch die Blockade der französischen Handelswege in den napoleonischen Kriegen, veranlasste Napoleon den Anbau von Zuckerrüben und den Aufbau der notwendigen Verarbeitungskapazitäten. Damit wurde der Grundstein der europäischen Zuckerproduktion gelegt, in der Zucker statt aus Zuckerrohr aus Zuckerrüben gewonnen wird. Der neue Rohstoff erfordert Anpassungen in der Vorbehandlung, um den zuckerhaltigen Saft zu gewinnen. Die sich anschließenden technischen Prozessschritte mit Konzentrieren und Kristallisieren sowie Abtrennen der Kristalle sind jedoch vergleichbar mit der Gewinnung von Zucker aus Zuckerrohr. Die Zuckerkristalle lassen sich anschließend zu den unterschiedlichsten Produkten wie Würfelzucker, Zuckerhut oder Puderzucker weiterverarbeiten.

11.2.4 Mechanisierung, Automation und Digitalisisierung

Ende des 19. und zu Beginn des 20. Jahrhunderts beschleunigte sich die Entwicklung der technischen Verarbeitung von Rohstoffen zu Halbfertig- (Mehle) und Fertigprodukten (Schokolade, Bonbons, Kondensmilch). Hierbei wurde zum Teil auf bekannte handwerkliche Verfahren und Rezepte zurückgegriffen, die mechanisiert, optimiert und automatisiert wurden. Daneben entstanden ganz neue Produkte, welche die Be- und Verarbeitung von Lebensmitteln im Haushalt erleichterten (z. B. Backpulver, Weck-Gläser). Zu Beginn des 21. Jahrhunderts vervielfachte sich zum einen die Zahl der Produkte zum erleichterten und direkten Verzehr (Convenient-Produkte, „To go"), zum anderen erlangten weitere Aspekte Bedeutung für die Produktentwicklung (Bioprodukte, Fair Trade, Rückverfolgbarkeit).

Weitere zukünftige Herausforderungen sind eine auf ca. 10 Mrd. wachsende Weltbevölkerung bis 2050, der Klimawandel und damit absehbare

Versorgungsengpässe (Resilienz) für regional erzeugte oder importierte Rohwaren für Lebensmittelformulierungen/-rezepturen (Hybridprodukte, vegane Alternativen). Darüber hinaus wirken sich veränderte klimatischen Anbaubedingungen (Hitze, Trockenstress) auf die Zusammensetzung der zu verarbeitenden Rohstoffe aus, sodass die Be- und Verarbeitungsparameter adaptiert werden (Prozessanalytik, Digitalisierung) müssen, um sichere und qualitativ hochwertige Lebensmittel zu garantieren und Fehlproduktionen/Reklamationen zu vermeiden. Daneben gilt es Nebenströme und Reststoffe stofflich und/oder energetisch zu verwerten.

11.3 Besonderheiten der technischen Be- und Verarbeitung von Lebensmitteln

Für im technischen Maßstab hergestellte Lebensmittel gelten prinzipiell dieselben Anforderungen und Prinzipien wie im handwerklichen Maßstab. Man benötigt einen Rohstoff, ein Rezept und die entsprechenden Geräte (Maschinen und Apparate). Vom Endprodukt wird erwartet, dass es sicher ist und eine hohe sensorische Qualität bezüglich Aroma, Geschmack, Farbe und Textur besitzt. Zum reinen Ernährungs- und Genusswert können noch ideelle und gesundheitliche Aspekte hinzukommen. In der Lebensmittelwirtschaft unterliegt dies alles der Sorgfaltspflicht des Herstellers und wird ergänzt durch die staatliche Kontrolle der in Verkehr gebrachten Lebensmittel.

Allgemein zeichnet sich die technische Lebensmittelproduktion gegenüber der handwerklichen Produktion durch einen höheren Automatisierungsgrad aus. Zudem ist ein höheres Sicherheitsniveau erforderlich als im kleinen Maßstab, da die Halbfertig- oder Fertigwaren über weite Entfernungen vermarktet werden, was eine längere Haltbarkeit und eine darauf abgestimmte Verpackung bedeutet. Außerdem gestaltet sich bei einem Qualitätsmangel oder Schaden die Rückrufaktion ungleich schwieriger als bei ausschließlich regionaler Vermarktung. Allerdings sind die technischen Prozesse meist inhaltsstoffschonender und effizienter bezüglich Energie- und Wasserverbrauch. Zudem können Nebenprodukt und Reststoffe, die in größerer Menge anfallen, einer anderweitigen Verwertung (z. B. Biogasproduktion, Faserstoffe für Kleidung, Biokunststoffe) zugeführt werden. Dabei gilt es jedoch nicht nur allein die CO_2-Bilanz der Produktion zu betrachten, sondern es muss der gesamte Lebenszyklus der Produktion (Flächenverbrauch, Gebäude, Material für Apparate, Rechenleistung für Automation, Digitalisierung, An und Abtransport von Gütern) in die Bewertung einbezogen werden (= Life Circle Assessment).

11.3.1 Rohstoffe

Für die technische Lebensmittelproduktion sind, bedingt durch die verwendeten Rohstoffe, die folgenden Faktoren von besonderer Bedeutung:

- Ist die Be- und Verarbeitung gestartet, kann sie meist nicht gestoppt werden.
- Der Hauptteil der Rohstoffe ist natürlichen pflanzlichen oder tierischen Ursprungs. Sie besitzen eine große Variabilität hinsichtlich Zusammensetzung, Mikroorganismen-Flora und Verarbeitungseigenschaften.
- Viele Rohstoffe haben eine jahreszeitlich begrenzte Verfügbarkeit, z. B. Früchte, Gemüse, Zuckerrüben und Wein.
- Pflanzliche Rohstoffe (z. B. Kakao, Kaffee, Soja, Reis, Hopfen) sind zum Teil an bestimmte Regionen gebunden, daraus ergeben sich lange Transportwege.
- Die Rohstoffe sind nicht unbegrenzt verfügbar und zu lagern.
- Größere Preisschwankungen sind möglich.

Heute kommen sozioökonomische Aspekte bei der Rohstoffauswahl zum Tragen, die mit den Begriffen „Ressourcen-schonend“, „nachhaltig“, „Bio“ und „Öko“, „gentechnikfrei“, „klimaneutral“, „fairer Handel“ etc. verbunden sind. Für die Be- und Verarbeitung gelten jedoch unabhängig von den genannten Aspekten dieselben naturwissenschaftlichen und technischen Grundlagen, wie im Folgenden erläutert.

11.3.2 Be- und Verarbeitung der Rohstoffe

Die Rohstoffe werden mittels verschiedener Grundoperationen zu in ihrer Qualität bzw. ihren funktionellen Eigenschaften standardisierten Produkten umgewandelt. Zu berücksichtigen sind da-

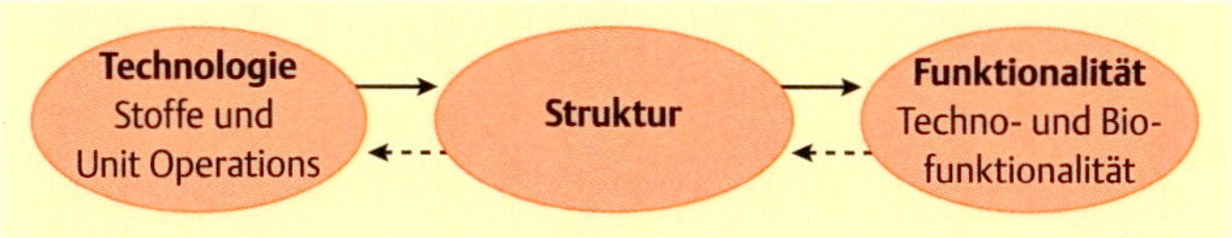

Abb. 11.1 Lebensmittelbe- und -verarbeitung: Beziehung zwischen Technologie, Struktur und Funktion im Lebensmittel sowie Basis für die Entwicklung neuer Produkte.

bei die chemischen, biologischen und physikalischen Eigenschaften der Rohstoffe sowie ihr Verhalten im Verlauf der Be- und Verarbeitung.

Vereinfacht soll die Be- und Verarbeitung von Stoffen (z. B. Zuckerrübe, Milch) zu Lebensmitteln (Würfelzucker, Käse, veganer Drink) anhand der Beziehung zwischen Technologie, Struktur und Funktion veranschaulicht werden (▶ Abb. 11.1). Die **Technologie** umfasst hierbei die eingesetzten Stoffe, deren Konzentration und Zusammensetzung sowie die genutzte(n) Grundoperation(en) (▶ Tab. 11.1). Über die gewählten Behandlungsparameter (= Prozessparameter) wie Temperatur, Druck, pH-Wert etc. lässt sich die gewünschte Funktionalität erzeugen. Durch die eingesetzte Technologie wird die **Struktur** des Produkts (z. B. Würfelzucker: kleine Kristalle zusammengelagert in Form eines Würfels definierter Kantenlänge, weiß, fest; Käse: Verteilung Fett/Protein, Wassergehalt, gelblich, typisches Käsearoma) maßgeblich beeinflusst. Letztere wiederum stellt die Basis für die **Funktionalität** des Lebensmittels dar (z. B. Würfelzucker: schnelles Auflösen im Tee, Süße; Käse: Schmelzfähigkeit, Geschmack, Aroma).

11.3.3 Funktionen des Endprodukts

Techno- und Biofunktionalität

Für denselben Rohstoff können bereits kleine Änderungen der Prozessparameter der jeweiligen Grundoperationen, andere Apparate oder eine andere Abfolge der Grundoperationen die Struktur und damit auch die Funktionalität des Endprodukts verändern. Dies kann für den jeweiligen Einsatzzweck vorteilhaft sein oder nicht. Die Funktionalität umfasst subjektive und objektiv zu messende Eigenschaften des Endprodukts. Unterteilt wird allgemein in die Technofunktionalität (z. B. Haltbarkeit, Textur, Farbe, Geschmack, Geruch, Schaumbildung, Emulsionsbildung etc.) und die Biofunktionalität (z. B. Ernährungswert, Erhalt von Vitaminen, gesundheitliche Aspekte).

Das Endprodukt muss sehr hohe hygienische und sensorische Anforderungen erfüllen. Gelingt dies nicht, ist eine Nachbesserung ausgeschlossen; das Lebensmittel wird zu Abfall (Food Waste). Erschwerend kommt hinzu, dass das Wissen des heutigen Menschen zum richtigen Umgang mit Lebensmitteln lückenhaft ist. Darüber hinaus stehen die technische Be- und Verarbeitung von Lebensmitteln bei Standardprodukten mit langer Haltbarkeit im europäischen und auch internationalen Wettbewerb. Die dadurch initiierten Konzentrationsprozesse in der Lebensmittelwirtschaft verlängern nicht nur die Anlieferungswege, sondern auch die Distributionswege, wodurch die Belastung (z. B. Temperaturwechsel, Vibration) des Rohstoffs und des fertigen Produkts tendenziell zunimmt. Andererseits steigt die Effizienz der technischen Verarbeitung, da Wärmeenergie zurückgewonnen und weniger Wasser benötigt wird.

Veränderte Lebensbedingungen und Trends

In den letzten 60 Jahren änderten sich die Arbeits- und Lebensbedingungen erheblich: Schwere körperliche Arbeit wird heute meist von Maschinen erledigt, sodass der energetische Bedarf des Menschen abgenommen hat. Problematisch ist, dass die Präferenz des Menschen für fette, süße und salzige Speisen nach wie vor vorhanden ist. Weitere Veränderungen wie geregelte Arbeitszeiten mit einem größeren Freiraum für andere Tätigkeiten (Freizeit), Anstieg des Anteils berufstätiger Frauen und kleinere Familien führen zu einer vermehrten Nachfrage nach schnell und einfach zuzubereitenden Lebensmitteln, dem sog. **Convenience Food**.

Weitere Trends sind die Vermarktung von Lebensmitteln mit gesundheitlichem Zusatznutzen (= **Functional Food**) oder auch veganen Alternativen zu tierischen Lebensmitteln, die meist mit Vitaminen und Mineralstoffen angereichert werden. Zu beobachten ist ferner eine Polarisierung zu einerseits möglichst günstigen und dennoch qualitativ hochwertigen standardisierten Lebensmitteln und andererseits zu Premium- oder Luxusprodukten. Die technische Lebensmittelproduktion, aber auch handwerklich arbeitende Betriebe reagieren auf das veränderte Nachfrageverhalten, Trends oder gesetzliche Vorgaben zur Kennzeichnung (z. B. Nutri-Score) mit der Entwicklung neuer oder in ihrer Zusammensetzung modifizierter Produkte (z. B. ohne Zucker, Zugabe von Ballaststoffen, Bioprodukte, vegane Alternativen). Der Weg von der Produktidee zur technischen Be- und Verarbeitung wird in Kap. 11.6 näher ausgeführt.

11.4 Tools für die technische Be- und Verarbeitung von Lebensmitteln

Die Lebensmittelwissenschaft und -biotechnologie befasst sich mit den stofflichen Vorgängen physikalischer, biologischer und chemischer Art bei der Be- und Verarbeitung von Lebensmitteln und Lebensmittelingredienzien. Ziel ist es, auf natur- und ingenieurwissenschaftlicher Grundlage technische Verfahren zu erforschen, weiterzuentwickeln und zu optimieren, um qualitativ hochwertige und sichere Lebensmittel für die Ernährung des Menschen in verschiedenen Lebenssituationen bereitzustellen. Von den zahlreichen dabei zu berücksichtigenden Faktoren sollen einige im Folgenden erläutert werden.

11.4.1 Wasseraktivität

In der Be- und -verarbeitung von Lebensmitteln kann auf verschiedene Grundoperationen zurückgegriffen werden (▶ Tab. 11.1), für die wiederum die unterschiedlichsten Maschinen und Apparate zur Verfügung stehen. Für die Bearbeitung eines Rohstoffs sind neben dessen physikalischen Eigenschaften, z. B. Feststoff oder Flüssigkeit, auch die chemische Zusammensetzung und insbesondere der Wassergehalt bedeutsam. Entscheidend ist nicht so sehr der Gesamtwassergehalt, sondern vielmehr das frei verfügbare Wasser. In ▶ Abb. 11.2 ist die Intensität verschiedener Reaktionen in Abhängigkeit von der Wasseraktivität dargestellt. Die Wasseraktivität oder auch der a_W-Wert berechnet sich als Quotient aus dem Wasserdampfdruck über

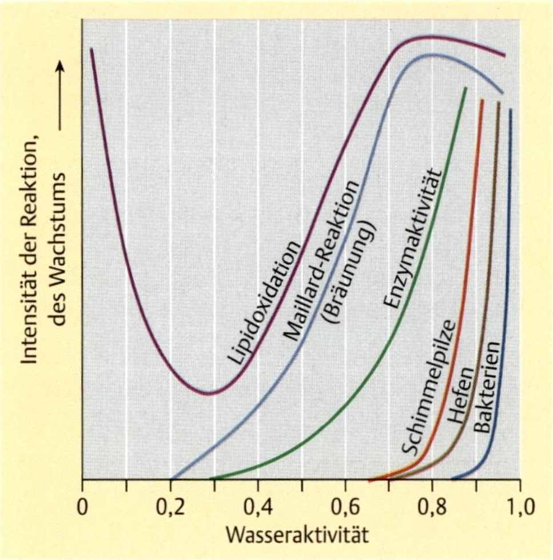

Abb. 11.2 Wasseraktivität: Qualitative Darstellung der Intensität von Reaktionen in Abhängigkeit von der Wasseraktivität.

dem Rohstoff/Lebensmittel und dem Wasserdampfdruck über reinem Wasser bei gleicher Temperatur. Niedermolekulare Substanzen wie Salze oder Zucker werden von Wassermolekülen umlagert und senken den Wasserdampfdruck über dem Lebensmittel und damit den a_W-Wert.

Liegt die Wasseraktivität eines Lebensmittels sehr nahe bei 1 (▶ Tab. 11.2), so kann das Produkt sehr rasch mikrobiell verderben, wenn es nicht ausreichend gekühlt wird. Entsprechend müssen alle Rohstoffe tierischer Herkunft schnell verarbeitet werden, sofern sie keinen natürlichen Schutzmechanismus (wie Eier) besitzen.

Durch die Grundoperationen Trocknen und Salzzusatz (▶ Tab. 11.1) kann der a_W-Wert gesenkt werden (▶ Tab. 11.2, Rohwurst). Ergänzend läuft im Allgemeinen eine mikrobielle Säuerung ab, wodurch das Wachstum pathogener Keime unterdrückt wird. Auch durch das Gefrieren wird die Mobilität des Wassers vermindert, was Mikroorganismen am Wachstum hindert und die Geschwindigkeit biochemischer Reaktionen reduziert. Entsprechend wird dieses Verfahren häufig eingesetzt, um leicht verderbliche Rohstoffe, Halbfertig- und Fertigwaren vor Verderb zu schützen und Vitamine, Farbe und Textur zu erhalten.

Tab. 11.2 Wasseraktivität verschiedener Rohstoffe und Lebensmittel.

Wasseraktivität	Rohstoffe, Lebensmittel
≥ 0,98	Fisch, Fleisch, Milch, Ei, Gemüse, Säfte, Obst, Joghurt, pflanzliche Drinks
0,95–0,97	Würste, Schnitt- und Hartkäse sowie deren pflanzliche Alternativen
0,86–0,92	Rohwurst, Rohschinken, Salami, Parmesan sowie deren pflanzliche Alternativen
0,80–0,90	Marmelade, Kuchen, Brot, Fertigteige, Sirup, gezuckerte Kondensmilch, Mehl, Reis, Ketchup
0,70–0,80	Suppenwürzen, Marzipan, trockene Fruchtkuchen, Trockenpflaumen, Marmelade höherer Konzentration
0,60–0,70	Honig, Nougat, Rosinen, Müsli, Nüsse, Süßwarenfüllungen, getrocknete Früchte
0,5	Teigwaren, Gewürze
0,4	Eipulver
0,3	Kekse
0,2	Pulver, z. B. Magermilchpulver, pflanzliche Proteinpräparate

11.4.2 Enzymaktivität, Oxidation

Anhand von ▶ Abb. 11.2 wird jedoch auch deutlich, dass enzymatische Reaktionen erst unter einer Wasseraktivität von 0,4 keine Bedeutung mehr haben. Entsprechend müssen Rohstoffe so behandelt werden, dass die noch vorhandene Enzymaktivität zu keinen sensorischen, farblichen oder texturellen Veränderungen führt. Eine Möglichkeit, die Enzymaktivität zu unterbinden und gleichzeitig Mikroorganismen abzutöten, ist die Erhitzung. Allerdings kann eine zu intensive thermische Behandlung zur nichtenzymatischen Bräunung (Maillard-Reaktion) führen, wobei diese Reaktion bei einer Wasseraktivität von 0,6–0,7 beschleunigt abläuft. Die Reaktionspartner sind Proteine und Zucker; je nach Lebensmittel kann die Maillard-Reaktion erwünscht (Karamell-Bonbon, Brot, Malzbier) oder unerwünscht sein (Säfte, Milchpulver).

Interessant ist, wenn man ▶ Abb. 11.2 betrachtet, dass die Oxidation von Lipiden (Fetten) bei einer Wasseraktivität von 0,2 ein Minimum durchläuft und sowohl bei hoher als auch niedriger Wasseraktivität in Lebensmitteln auftritt. Fetthaltiges Eipulver oder Produkte mit vielen ungesättigten Fettsäuren sind daher nur durch eine entsprechende Verpackung, eine Schutzgasatmosphäre ohne Sauerstoff oder Zusatz von Antioxidanzien vor dem oxidativen Verderb zu schützen. ▶ Abb. 11.2 und ▶ Tab. 11.2 stellen damit eine Basis dar, um einige der Grundoperationen zur Behandlung und insbesondere für die Verpackung eines Lebensmittels festzulegen, sodass die vorgegebenen Anforderungen an die Haltbarkeit, die Sicherheit und den Erhalt der sensorischen Eigenschaften erreicht werden.

11.4.3 Thermische Behandlung am Beispiel Konsummilch und pflanzliche Drinks

Eine der wichtigsten Grundoperationen ist nach wie vor die thermische Behandlung von Lebensmitteln. Dadurch lässt sich die Sicherheit durch Abtöten von Krankheitserregern erhöhen und die Haltbarkeit durch Eliminieren von verderbenden Keimen sowie Inaktivierung von originären und mikrobiellen Enzymen verlängern [466]. Allerdings werden durch eine zu intensive thermische Behandlung thermolabile Vitamine abgebaut und chemische Reaktionen wie die Maillard-Reaktion beschleunigt. Wie für das Beispiel Milch in ▶ Abb. 11.3 gezeigt, lassen sich Prozessparameter so auswählen, dass die thermische Behandlung so intensiv wie nötig erfolgt, um Sicherheit und Haltbarkeit zu gewährleisten, und so schonend wie möglich ausgelegt wird, um wertvolle Inhaltsstoffe wie Vitamine zu schonen.

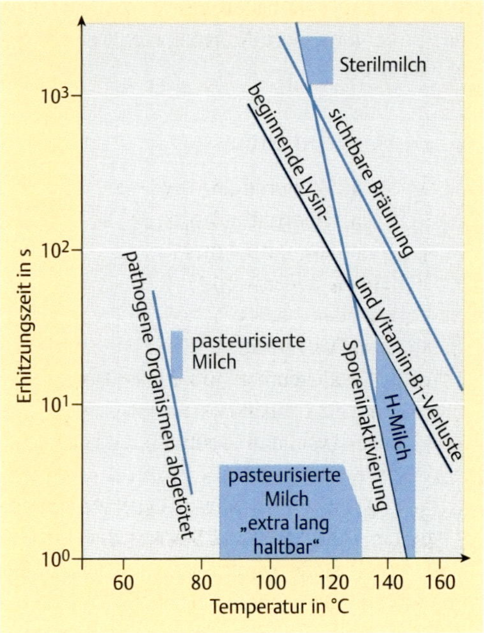

Abb. 11.3 Kinetik unterschiedlicher Reaktionen bei der thermischen Behandlung von Milch. Das Diagramm dient als Basis für die Auslegung von Erhitzungsprozessen mit Blick auf die unterschiedlichen funktionellen Eigenschaften des Endprodukts.

Rohmilch oder auch pflanzliche Rohdrinks sind leicht verderblich, da sie nahezu neutral im pH-Wert sind und ihre Wasseraktivität nahe 1 liegt (► Tab. 11.2). Die Rohprodukte können zudem pathogene Mikroorganismen enthalten und so Krankheiten auf den Menschen übertragen. Dies wurde bereits im 19. Jahrhundert erkannt. Daher ist z. B. für Rohmilch, die direkt vom Milcherzeuger bezogen wurde, gesetzlich vorgeschrieben, dass diese vor dem Konsum abzukochen ist. Das Abkochen der Rohmilch im Topf bei 100 °C ist jedoch wenig schonend für die Milchinhaltsstoffe, wie anhand in ► Abb. 11.3 erläutert ist.

Pasteurisieren

Dahlberg zeigte bereits 1936 mit seinen Experimenten, dass *Mycobacterium tuberculosis* (Erreger der Tuberkulose, 1882 entdeckt von Robert Koch) einer der thermostabilsten pathogenen Keime ist. Er dient seitdem als Markerkeim für die gesetzliche Festlegung der Pasteurisationsbedingungen von Milch. In ► Abb. 11.3 ist diese Grenzlinie zur Inaktivierung von pathogenen Organismen eingezeichnet. Eine Kurzzeitpasteurisation mit 72–75 °C für 15–30 Sekunden schafft die notwendige Sicherheit, garantiert allerdings nicht mehr als etwa 14 Tage Haltbarkeit in gekühltem Zustand (< 6 °C). Der Grund ist, dass bakterielle Sporen (stabile Überlebensform von Bakterien) bei der Pasteurisation nicht ausreichend abgetötet werden. Die Kurzzeitpasteurisation wird in Plattenwärmetauschern (entwickelt 1866) im kontinuierlichen Durchlauf durchgeführt, wobei Rohmilch schnell auf die notwendige Temperatur aufgeheizt und ebenso schnell wieder gekühlt wird. Das Verfahren ist wesentlich energiesparender und vitaminschonender als das Abkochen im Haushalt, da mit dem Plattenwärmetauscher etwa 95 % der Wärmeenergie zurückgewonnen wird und eine geringere Temperatur für sehr kurze Zeit auf die Milch einwirkt.

„Länger haltbare" pasteurisierte Milch oder pflanzliche Drinks

Seit Beginn des 21. Jahrhunderts wird eine „länger haltbare" pasteurisierte Milch (oder ESL-Milch, engl. extended shelf life) vermarktet, die gekühlt bis zu 40 Tage haltbar ist und damit den heutigen Konsum- und Einkaufsgewohnheiten entgegenkommt. Diese Milch entspricht geschmacklich nahezu der kurzzeiterhitzten Milch. Um diese funktionellen Eigenschaften zu erzielen, werden bei der Verarbeitung 2 Varianten genutzt, die mit unterschiedlichen Grundoperationen arbeiten. Beim reinen Erhitzungsverfahren, das in ► Abb. 11.3 eingezeichnet ist, wird die Milch üblicherweise 2 Sekunden auf 125–128 °C erhitzt. Pflanzliche Rohdrinks werden ca. 10 Sekunden erhitzt, da die Belastung mit Sporenbildnern höher ist als bei der Rohmilch. Dabei werden pathogene Keime inaktiviert und z. T. mesophile (aber nicht die thermophilen) bakterielle Sporenbildner abgetötet. Daher muss das Produkt kühl gelagert werden, um zu verhindern, dass Sporen auskeimen können und sich im Produkt vermehren.

Die zweite Variante nutzt eine Technik, die in den 1970er Jahren des letzten Jahrhunderts erstmals getestet wurde und seit Beginn des 21. Jahrhunderts vermehrt Einzug in die technische Be- und Verarbeitung von Lebensmitteln hält: die

Membrantrenntechnik. Dabei werden Filtersysteme mit definierten Poren eingesetzt, mit denen sich Stoffe rein physikalisch aufgrund ihrer Größe trennen lassen. Im Fall der länger haltbaren Milch müssen pathogene und verderbende Mikroorganismen, deren Durchmesser bei etwa 1 µm liegt, aus der Rohmilch entfernt werden. Laktose und Mineralstoffe liegen gelöst vor, und die Milchproteine besitzen eine maximale Größe von 0,2 µm, nur die Fettkugeln sind größer als die Mikroorganismen. Entsprechend werden bei der Herstellung zunächst die Fettkugeln physikalisch mittels Zentrifugation (Dichteunterschied) abgetrennt und so pasteurisiert, dass die meisten Sporen abgetötet werden. Aus der Magermilch (etwa 90 % des Volumens der Rohmilch) werden danach mittels Mikrofiltration (Poren < 1 µm) die Mikroorganismen entfernt. Die mikrofiltrierte Milch wird abschließend einer Kurzzeiterhitzung unterzogen, die Sicherheit gegenüber Viren bietet und originäre Enzyme inaktiviert. Je nach gewünschtem Fettgehalt werden beide Phasen dann wieder vereinigt.

Sterilisation

Beim traditionellen Verfahren der Sterilisation (nach Apert, 1804) wird die Milch in Dosen oder Flaschen gefüllt und anschließend in der verschlossenen Verpackung im Autoklaven erhitzt. Ein Autoklav ist ein Druckbehälter, in dem durch Überdruck Temperaturen von etwa 120 °C erreicht werden. Wird diese Temperatur für etwa 20–30 Minuten gehalten, so werden meso- und thermophile bakterielle Sporen abgetötet. Die so hergestellte Sterilmilch kann ohne Kühlung für mehr als 1 Jahr gelagert werden. Die Behandlung ist allerdings wenig inhaltsstoffschonend. Das Erhitzungsgebiet für Sterilmilch liegt oberhalb der Linie für eine sichtbare Bräunung (Maillard-Reaktion) und ebenso oberhalb der Linie, die beginnende Lysin- (essenzielle Aminosäure) und Vitamin-B_1-Verluste (Thiamin) markiert (▸ Abb. 11.3).

Vergegenwärtigt man sich nochmals den in ▸ Abb. 11.1 gezeigten Zusammenhang, so wird mit der Sterilmilch eine wichtige Funktionalität erreicht: die verlängerte Haltbarkeit bzw. Verfügbarkeit auch ohne Kühlung für mehr als 1 Jahr – allerdings unter Inkaufnahme eines Verlusts von Wertstoffen der Milch und sensorischen Veränderungen (Bräunung, karamellartiges Aroma), die allerdings nicht von jedem Konsumenten negativ bewertet werden.

Ultrahocherhitzung

Erst im Jahr 1952 wurde das Verfahren der Ultrahocherhitzung (Uperisation) von der Firma Alpura (Schweiz) entwickelt, bei dem Milch innerhalb weniger Sekunden auf etwa 145 °C erhitzt, für nur wenige Sekunden heiß gehalten und dann rasch gekühlt wird. Das für die H-Milch (haltbare Milch oder UHT-Milch) heute genutzte Erhitzungsgebiet (▸ Abb. 11.3) liegt einerseits unterhalb der Linie für Verluste an Lysin und Vitamin B_1 und der Bräunung, andererseits oberhalb der Sporeninaktivierungslinie. H-Milch ist damit bezüglich der mikrobiologischen Haltbarkeit mit Sterilmilch vergleichbar, die Inhaltsstoffe wurden jedoch geschont. Bezüglich der Funktionalität wurde mit dem neuen Verfahren ein großer Fortschritt erzielt, denn die Vitamine bleiben weitgehend erhalten, und die Milch weist nur einen leichten Kochgeschmack auf. Die Haltbarkeit der Sterilmilch erreicht die H-Milch (bis max. 6 Monate) allerdings nicht, da die originären und mikrobiellen Enzyme nicht ausreichend inaktiviert werden. Mit der Entwicklung der aseptischen Kartonverpackung für Milch (1961, Firma Tetra, Schweden) wurde das System komplettiert. Inzwischen sind die aseptische Verarbeitung und Verpackung von Lebensmitteln Stand der Technik. Milchalternativen bzw. pflanzliche H-Drinks werden auf vergleichbarem Temperaturniveau allerdings für mindestens 10 Sekunden behandelt, da die Sporenbelastung des Rohdrinks höher ist. Die H-Drinks sind ebenfalls sicher und erreichen die Haltbarkeit von H-Milch.

Am Beispiel der Konsummilch und pflanzlichen Drinks wurde dargestellt, wie wissenschaftlicher und technischer Fortschritt neue Optionen eröffnet, um die Funktionalität des Endprodukts entsprechend den sich ändernden Anforderungen der Gesellschaft einzustellen. Allerdings nur, wenn die Rohstoffqualität, der Prozess und auch die Verpackung aufeinander abgestimmt werden, können an sich schwer zu vereinbarende funktionelle Eigenschaften wie lange Haltbarkeit, möglichst unveränderte Sensorik mit „Frischecharakter" sowie der Erhalt ernährungsphysiologisch wertvoller Bestandteile kombiniert werden.

11.5 Komplexe Technologien: verschiedene Endprodukte aus einem Rohstoff

Komplexe Anforderungen werden an die Technologie gestellt, wenn aus einem Rohstoff verschiedene Endprodukte hergestellt werden sollen. Üblicherweise nutzt man zur Darstellung von komplexen Prozessen Schemata, in denen die Grundoperationen als Prozessschritte benannt und durch einen Rahmen von Stoffen (Roh- und Hilfsstoffe, Zutaten, Zwischen- und Endprodukte) abgegrenzt sind (▶ Abb. 11.4).

Die für den Herstellungsprozess bedeutsamen (bio)chemischen, physikalischen und (mikro-)biologischen Eigenschaften der Stoffe werden ebenso wie die Prozessparameter als „Sollwert" vorgegeben. Während der Be- und Verarbeitung werden die Stoffe regelmäßig analysiert und die Prozessparameter mit dem „Istwert" verglichen und nachgeregelt. Die Messdaten werden protokolliert, dienen der Rückverfolgbarkeit und der Fehler-Ursachen-Analyse bei Qualitätsabweichungen und Reklamationen. Einerseits ist dies Teil der von den Unternehmen gesetzlich geforderten Maßnahmen zur Qualitätssicherung, andererseits wird dadurch ein Endprodukt mit weitgehend standardisierten funktionellen Eigenschaften garantiert. Die fortschreitende Digitalisierung mit beschleunigter Datenanalyse ermöglicht bereits während der Be- und Verarbeitung eine frühzeitige Erkennung von Abweichungen (Anomalie-Detektion) und eine adaptive Prozesssteuerung, sodass zukünftig Qualitätsschwankungen weiter reduziert und Fehlproduktionen vermieden werden (Reduktion Food Waste).

11.5.1 Beispiel Tomatenprodukte

Die Anforderungen an die Technologien soll im Folgenden am Beispiel der Verarbeitung von Tomaten zu verschiedenen Endprodukten dargestellt werden. Die Tomate kam erst nach der Entdeckung Amerikas nach Europa und begegnet uns heute in einer Vielzahl von Produkten.

Bei allen in ▶ Abb. 11.4 genannten Endprodukten handelt es sich um Halbfertigwaren, die im privaten Haushalt oder bei der Zubereitung von Lebensmitteln als Zutaten z. B. für Ketchup, Soßen, Suppen, Pizzabelag eingesetzt werden. Bereits der Rohstoff Tomate ist bezüglich Sorte, Geschmack, Farbe und Textur sowie Reifegrad im Hinblick auf die Funktionalität des Endprodukts auszuwählen und zu kontrollieren. Frischtomaten werden nach

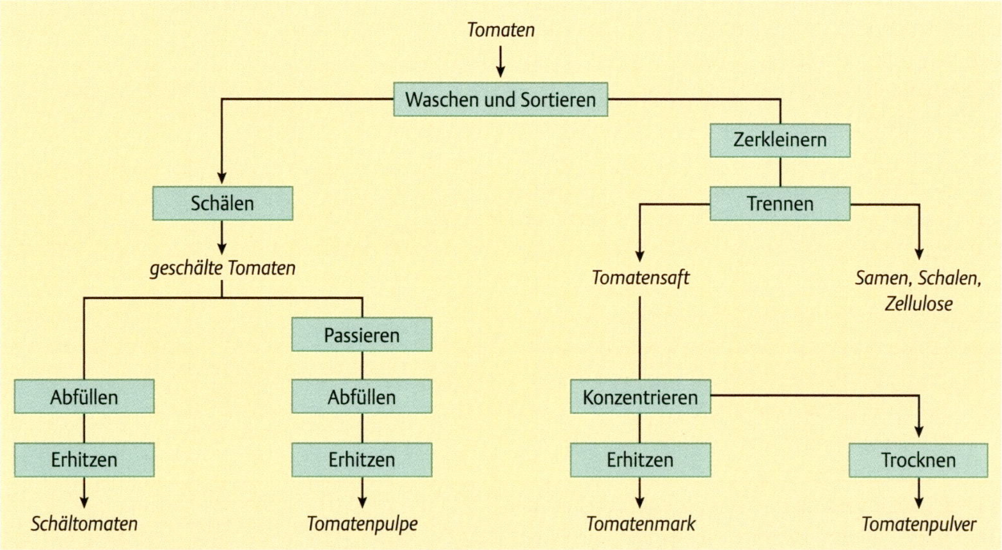

Abb. 11.4 Tomatenverarbeitung: Kombination von Prozessschritten zum Herstellen verschiedener Tomatenprodukte für die unterschiedlichsten Einsatzbereiche.

der Anlieferung gewaschen und sortiert, um dann mit unterschiedlichen Apparaten weiterverarbeitet zu werden. Nach dem Schälen werden die Tomaten direkt in Dosen gefüllt, wobei noch Tomatenkonzentrat und zum Teil Salze zugegeben werden, um einen besseren Erhalt der Struktur der Tomaten für das nachfolgende Sterilisieren im Autoklaven bei 95 °C zu realisieren. Alternativ werden geschälte Tomaten durch Siebe passiert (Pulpe) oder geschnitten (Würfel), in Dosen gefüllt und sterilisiert.

Da die Sterilisation von größeren Gebinden wie 300- bis 1500-kg-Containern nicht möglich ist (Aufheizen und Abkühlen würde Stunden benötigen und die Qualität, z. B. Farbe, Textur, Geschmack, beeinträchtigen), wird das Produkt in diesen Fällen kontinuierlich in Wärmetauschern (s. o.) erhitzt, heiß gehalten und rasch gekühlt, um dann aseptisch in zuvor sterilisierte Container gefüllt zu werden.

Zum Herstellen von **Tomatenmark** oder **Tomatenpulver** werden die Tomaten zunächst zerkleinert. Wird bei erhöhter Temperatur von 90 °C zerkleinert, werden nicht nur Mikroorganismen abgetötet, sondern auch in der Tomate vorhandene pektolytische Enzyme (diese bauen das Pektingerüst der Tomate ab) inaktiviert. Zusätzlich können durch Ausschluss von Luft, indem im Vakuum oder unter Einsatz von Schutzgas (z. B. Stickstoff) gearbeitet wird, oxidative Veränderungen der Farbe und Sensorik minimiert werden. Kerne und Schalenbestandteile werden mit Trommelsieben entfernt. Schließlich wird in der technischen Lebensmittelproduktion der Saft schonend im Vakuum mit etwa 90 % Energierückgewinn 2- bis 3-fach konzentriert. Tomatenmark für den Einsatz im Haushalt bzw. in der Weiterverarbeitung wird heiß in Dosen bzw. nach dem Erhitzen gekühlt aseptisch in größere Einheiten abgefüllt. Alternativ wird das Konzentrat auf Walzentrocknern (Wasser verdampft durch Sieden > 100 °C) oder schonender in Sprühtürmen (Wasser verdunstet < 90 °C) getrocknet. Jeder bei der Verarbeitung genutzte Apparat führt zu einem in seiner Funktionalität leicht oder deutlich veränderten Endprodukt, was es für bestimmte Einsatzzwecke besonders geeignet macht. So ist eine intensive thermische Behandlung nicht grundsätzlich negativ, denn die dabei gebildeten Maillard-Produkte tragen positiv zum typischen Aroma des Endprodukts bei.

11.5.2 Energie- und Wasserverbrauch – CO_2-Foodprint

Abschließend noch eine Anmerkung zum Energie- und Wasserverbrauch, dem CO_2-Foodprint von Lebensmitteln und zur Verwertung der Reststoffe: Technische Maßnahmen erlauben nicht nur, Produkte mit einer definierten Funktionalität und Sicherheit trotz Schwankung des Rohstoffs relativ standardisiert zu produzieren, sondern dies auch unter schonendem Einsatz der Ressourcen Wasser und Energie. So werden in der technischen Be- und Verarbeitung von Lebensmitteln durchschnittlich nur noch etwa 1–2 kg Wasser pro kg verarbeitetes Produkt benötigt, wobei dies den gesamten Prozess und die Reinigungsmaßnahmen einschließt. In der handwerklichen Herstellung wird die 5- bis 10-fachen Menge benötigt.

Inzwischen wird sogar Wasser, das im Produkt vorhanden ist und mit dem Konzentrieren entfernt wird, mittels Umkehrosmose und nachfolgender UV-Behandlung zu Brauch- oder Trinkwasserqualität aufbereitet und im Unternehmen recycelt. Zahlreiche andere technische Apparate dienen allein dazu, Energie zurückzugewinnen. Benötigte man in der Vergangenheit zum Konzentrieren beispielsweise etwa 2300 kJ zum Verdampfen von einem kg Wasser aus einem Lebensmittel, so sind dies heute in Vakuumeindampfanlagen nur noch 200 kJ bei schonenden 50–70 °C. Inzwischen werden auch Kombinationen aus Membrantrennverfahren (Mikro-, Ultra-, Nanofiltration und Umkehrosmose) genutzt, womit der wertgebende Inhaltsstoffe mit nochmals geringerem Energieaufwand (30 – 80 kJ) angereichert werden können [460]. Anfallende biologische Reststoffe werden in Biogasanlagen zur Energie- und Stromerzeugung genutzt.

Inzwischen finden sich vermehrt Ökobilanzen (CO_2-Foodprint), wobei als Bezugsgröße kg CO_{2eq} pro kg Lebensmittel genutzt wird [467]. Werden auf dieser Basis Lebensmittel verglichen und bewertet, ergibt sich die beispielsweise die Reihung (Werte in kg CO_{2eq}/1 kg): Kartoffel, frisch (0,2) < Tomaten, frisch, Durchschnitt (0,4) < Milchschokolade (4,1) < Hähnchen, Durchschnitt (5,5) < Käse, Durchschnitt (5,7).

Bezieht man jedoch die Energiedichte (= Kaloriendichte × 4,168 kJ/kcal) des Lebensmittels [468] ein, ergibt sich eine veränderte Reihung (Einheit in

10^{-4} kg CO_{2eq}/kJ): Kartoffel, frisch (0,6) < Milchschokolade (1,8) < Käse (3,6) < Tomate (8,0) < Hähnchen, Durchschnitt (8,2). Entsprechend sollten immer CO_2-Bilanzen von Diäten verglichen werden, da neben der Versorgung mit Mikronährstoffen und Makronährstoffen auch die ausreichende Energieversorgung des Menschen sicherzustellen ist.

11.6 Produktentwicklung: Strategien für neue Produkte

Innovative Unternehmen der Lebensmittelwirtschaft starten für neue Produkte allgemein mit einer **Produktidee** (▶ Abb. 11.5), die Trends aufgreift oder neu setzt. Reagiert wird auf veränderte Verbrauchergewohnheiten, gesellschaftliche Rahmenbedingungen (z. B. Ganztagsbetreuung oder -pflege, vegane Alternativen zu tierischen Produkten) oder Forderungen des Handels. Eine weitere Option stellen innovative Technologien dar, z. B. Membrantrennverfahren, oder neue Rohstoffe wie exotische Früchte. Zur Idee, in der bereits die funktionellen Eigenschaften beschrieben und die Konsumentengruppen avisiert sind, gehören das Marketingkonzept und eine Analyse des Marktpotenzials hinsichtlich Absatzmenge und zu erzielendem Preis. Im Weiterem ist die Funktionalität (▶ Abb. 11.1) des Endprodukts möglichst klar zu definieren, um ein detailliertes **Produktkonzept** zu erarbeiten.

Der Entwicklungszyklus beginnt mit dem **Laborversuch**, wobei folgende Aspekte zu berücksichtigen sind: Auswahl und Verfügbarkeit der Rohstoffe, Zusatz- und Hilfsstoffe, Risikoanalyse (HACCP), Spezifikationen, Prüfmethoden für Rohstoffe und die funktionellen Eigenschaften, Lieferanten, Haltbarkeit etc. Schließlich muss bereits für die Laborversuche auf Basis der für die Funktionalität notwendigen strukturellen Merkmale des Produkts die Technologie erarbeitet werden. Die Prüfmethoden für die funktionellen Eigenschaften sind festzulegen und zu validieren. Die benötigten Grundoperationen und deren Abfolge sind ebenso wie die Apparate festzulegen, sowie die technischen Voraussetzungen und gesetzlichen Vorgaben für die Räumlichkeiten zu berücksichtigen.

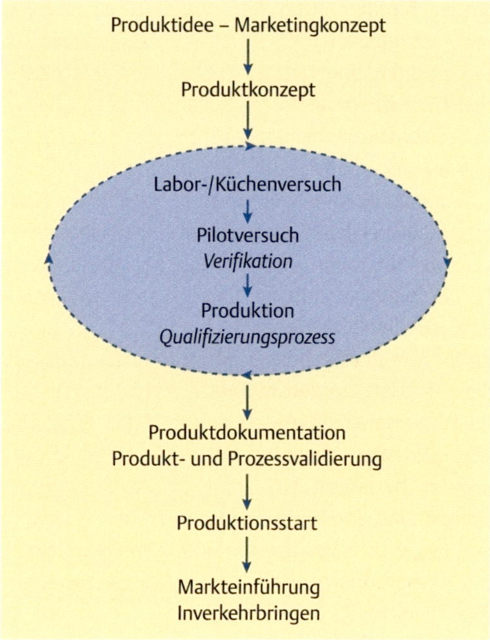

Abb. 11.5 Von der Idee zum fertigen Lebensmittel.

Im **Pilotversuch** wird die Technologie im Hinblick auf Struktur und Funktion des Endprodukts validiert und der mikrobielle Status verifiziert. Anschließend werden Haltbarkeitstests durchgeführt. Alle diese Schritte werden mehrfach durchlaufen (▶ Abb. 11.5), bevor die **erste Produktion** im größeren Maßstab (Scale-up) anläuft. Parallel muss die lebensmittelrechtliche Deklaration geklärt sowie die Verpackung auf die Anforderungen des Produkts und das Marketing-Konzept abgestimmt werden. Sind alle diese Schritte durchlaufen und liegt die Produktdokumentation vor, kann die Produktion starten und der Handel beliefert werden. Danach gilt es, wenn sich das neue Produkt am Markt etabliert, die Rezeptur und den Prozess laufend zu verbessern und den Markt zu beobachten. Nur etwa 1 Idee von 100 setzt sich langfristig am Markt durch.

11.7 Schlussbemerkung

Die technische Be- und Verarbeitung von Lebensmitteln sollte zunächst einmal wertfrei als kontinuierlicher Entwicklungsprozess aus der Vergangenheit betrachtet werden, der auf sozioökonomische Veränderungen wie Industrialisierung, veränderten Familien- und Arbeitsstrukturen, Freizeit und Individualisierung reagiert. Zum Beispiel kam es zur Entlastung von der zeitaufwendigen häuslichen Arbeit, wodurch Freiräume für gesellschaftliche Entwicklungen und Wohlstand ermöglicht wurden.

Die technische Produktion imitiert überwiegend die handwerkliche Be- und Verarbeitung von Lebensmitteln; neue und langfristig vorteilhafte Technologien verdrängen alte. Neue Technologien erlauben beispielsweise die Entkoffeinierung von Kaffee, die Entalkoholisierung von Bier und Wein, die Laktosereduktion in Milchprodukten, die Reduktion von Allergenen oder die Herstellung von schmackhaften veganen Alternativen zu Lebensmitteln tierischen Ursprungs. Ebenso reagieren Handel und Produzenten auf die sich ändernde Nachfrage für bestimmte Produktgruppen, z. B. Bio-/Ökoprodukte, oder Trends, z. B. „Gesundheit" oder „Wellness".

Darüber hinaus ermöglicht die technische Lebensmittelproduktion die Versorgung der Bevölkerung mit einer großen Vielfalt an hochwertigen Lebensmitteln zu günstigen Preisen, und dies auf einem so hohen Sicherheitsniveau, wie es noch nie in der Geschichte der Entwicklung des Menschen vorhanden war. Auch in Entwicklungsländern wäre inzwischen ohne technisch be- und verarbeitete, haltbare Produkte die Versorgung von Megastädten nicht mehr sicherzustellen.

Der im 21. Jahrhundert stark zunehmende internationale Handel treibt die Vereinheitlichung von Lebensmittel-Rohwaren, Halbfertig- und auch Endprodukten voran. Zum Teil werden dadurch regional agierende Unternehmen, Märkte und Produkte durch die kostengünstigere Produktion im großen Maßstab verdrängt, und es verbleiben nur Nischen. Aber es können auch neue Akzente gesetzt werden, z. B. indem regionale Produkte gefördert werden, wenn dies vom Verbraucher angenommen wird. Es bedarf jedoch der politischen und gesellschaftlichen Abwägung zwischen Kosten und Versorgungssicherheit (Resilienz), denn Essen und Trinken ist eines der zentralen Grundbedürfnisse des Menschen.

Konzentrationsprozessen in der Lebensmittelwirtschaft sind engere Grenzen gesetzt als in anderen Branchen, denn den Produktivitätsvorteilen durch größere Be- und Verarbeitungskapazitäten stehen die Verderblichkeit der meisten Rohstoffe sowie die Transportkosten für die Anlieferung und die Kosten für die verlängerten Wege zum Verbraucher gegenüber. Entsprechend befinden sich Produktionsstandorte häufig in der Nähe der agrarischen Produktion der Hauptrohstoffe. Damit schaffen und sichern sie Arbeitsplätze für hochqualifiziertes, naturwissenschaftliches und technisches Personal im ländlichen Raum und leisten einen wichtigen Beitrag zum Erhalt ländlicher Strukturen. Auch zukünftig wird es regionale und lokale Spezialitäten geben, die sich durch traditionelle Sorten oder Rassen sowie saisonale Verfügbarkeit und traditionelle Verarbeitungstechniken von den kostengünstigen, standardisierten Lebensmitteln oder mehr Convenient-Charakter bietenden Fertigprodukten wie Tiefkühlpizza unterscheiden.

Literatur

[455] Belitz HD, Grosch W, Schieberle P. Food Chemistry. Berlin: Springer; 2004

[456] Bröckel U, Meier W, Wagner G. Product Design and Engineering. Vol. 1. Basics and Technologies. Weinheim: Wiley-VCH; 2007

[457] Bröckel U, Meier W, Wagner G. Product Design and Engineering. Vol. 2. Raw material, Additives and Applications. Weinheim: Wiley-VCH; 2007

[458] Hauser G. Hygienische Lebensmittelproduktion. Weinheim: Wiley-VCH; 2008

[459] Heiss R. Lebensmitteltechnologie. Berlin: Springer; 2004

[460] Kessler HG. Food and Bio Process Engineering – Dairy Technology. München: Kessler; 2002

[461] Kurlansky M. Salz – Der Stoff, der die Welt veränderte. München: Claassen; 2002

[462] Logue AW. Die Psychologie des Essens und Trinkens. Heidelberg: Spektrum Akademischer Verlag; 1998

[463] Reichholff JH. Das Rätsel der Menschwerdung. München: dtv; 2004

[464] Snowdon B. Gutes Essen – Lebensmittel selber machen. Stiftung Warentest, Berlin; 2014

[465] Ternes W. Naturwissenschaftliche Grundlagen der Lebensmittelzubereitung. Hamburg: Behr's Verlag; 2008

[466] Hinrichs J, Wedel C, Atamer Z. Heat Treatment of Milk: Sterilization. In: McSweeney PLH, McNamara JP (eds.). Encyclopedia of Dairy Sciences, Vol. 4. München: Elsevier, Academic Press: 659–670

[467] Reinhard G, Gärtner S, Wagner T. Ökologische Fußabdrücke von Lebensmitteln und Gerichten in Deutschland. Institut für Energie- und Umweltforschung Heidelberg (ifeu). Im Internet: www.ifeu.de/fileadmin/uploads/Reinhardt-Gaertner-Wagner-2020-Oekologische-Fu%c3 %9fabdruecke-von-Lebensmitteln-und-Gerichten-in-Deutschland-ifeu-2020.pdf (letzter Zugriff im Nov. 2022)

[468] BMI-Rechner. Im Internet: www.bmi-rechner.net/ (letzter Zugriff im Nov. 2022)

12 Lebensmittelkunde

*W. Vetter, A. Bosy-Westphal, frühere Bearbeitung: W.P. Hammes**

Das Wichtigste in Kürze
Die Lebensmittelkunde ist ein interdisziplinäres und dynamisches Fach, das sich vorrangig mit der Zusammensetzung der Lebensmittel beschäftigt. Sie stellt ein Bindeglied zwischen der Lebensmittelchemie (Schwerpunkt: chemische Reaktionen), der Lebensmittelanalytik (Bestimmung der Inhaltstoffe) und der Lebensmitteltechnologie (Verarbeitung und Herstellung von Lebensmittelrohstoffen) dar, wobei auch ernährungsrelevante Inhalte eine wichtige Rolle spielen. Einen Schwerpunkt bildet die Warenkunde, bei der physikalische, chemische, sensorische und ernährungsphysiologische Eigenschaften ebenso Berücksichtigung finden wie Veränderungen durch Transport, Lagerung und Verarbeitung sowie die küchentechnische Zubereitung. Wichtige Aspekte sind dabei die Lebensmittelqualität und -sicherheit, aber auch die rechtliche Einordnung von Lebensmitteln. Das Kapitel gibt einen Überblick über die wichtigsten Aspekte der Lebensmittelkunde, wobei ausgewählte neue Fragestellungen und Trends beispielhaft vorgestellt werden.

Keywords
Warenkunde, Lebensmittelkonservierung, Lebensmittelqualität, Lebensmittelsicherheit, Lebensmittelkennzeichnung

12.1 Einführung

Traditionsgemäß ist die Lebensmittelkunde in Deutschland ein wichtiger Bestandteil der durch eigene universitäre Studiengänge gekennzeichneten Wissenschaftsgebiete Ernährungswissenschaft, Lebensmittelchemie und Lebensmitteltechnologie (einschließlich des Brauereiwesens). Weitere wichtige Beiträge werden von der Agrarwissenschaft (z. B. Nacherntetechnologie), der Lebensmittelmikrobiologie und -hygiene, der Lebensmittelverfahrenstechnik und der Lebensmitteltoxikologie erbracht. Darüber hinaus hat sich das Lebensmittelrecht aufgrund der Komplexität seiner Rechts- und Verwaltungsvorschriften sowohl auf europäischer als auch auf nationaler Ebene zu einer eigenen Disziplin entwickelt.

Für die Produktion und den Handel von Lebensmitteln sind ökonomische Aspekte weitgehend industrialisierter und globalisierter Nahrungsmittelmärkte (z. B. die Nachfrage nach industriell erzeugten und kostengünstigen Produkten) ebenso von Bedeutung wie ökologische und ethische Aspekte. Diese betreffen vor allem den Tier- und Artenschutz (z. B. Überfischung, Massentierhaltung, Sicherung der Welternährung) und die Bedrohung der biologischen Vielfalt von Ökosystemen durch Monokulturen zur Gewinnung von Rohstoffen wie Palmöl oder Soja. Gütesiegel z. B. für Fair Trade, ökologische oder regionale Produkte beeinflussen die Kaufentscheidung der Verbraucher ebenso wie Tradition, kulturelle und religiöse Aspekte (z. B. koschere Lebensmittel oder Halāl-Produkte). Da der Lebensmittelkonsum in unserer Gesellschaft eher zu hoch ist, gelten die Lebensmittelmärkte als gesättigt. Um neue Produkte am Markt zu etablieren, müssen diese also bereits vorhandene ersetzen. Ein Beispiel hierfür sind z. B. Fleischersatzprodukte (auch bekannt als Fleischalternativen), die die steigende Nachfrage nach vegetarischen oder veganen Produkten bedienen. Letzten Endes entscheidet die Akzeptanz der Verbraucherinnen und Verbraucher, ob sich ein neues Produkt durchsetzt. Daher greifen Abschnitte in diesem Kapitel auch Beispiele für besondere Auslobungen auf der Verpackung oder neue Trends z. B. im Bereich neuartiger Lebensmittel (Novel Food) auf.

12.2 Definition eines Lebensmittels

Die bis heute gültige europäische Verordnung (EG) Nr. 178/2002 definiert Lebensmittel als alle Stoffe oder Erzeugnisse, die dazu bestimmt sind (oder von denen nach vernünftigem Ermessen erwartet werden kann), dass sie in verarbeitetem, teilweise verarbeitetem oder unverarbeitetem Zustand von Menschen aufgenommen werden. Zu „Lebensmitteln" zählen auch Getränke, Kaugummi sowie alle Stoffe – einschließlich Wasser –, die dem Lebensmittel bei seiner Herstellung oder Ver- bzw. Bearbeitung absichtlich zugesetzt werden. Nicht zu den Lebensmitteln zählen Futtermittel, lebende Tiere (sofern sie nicht für das Inverkehrbringen zum menschlichen Verzehr hergerichtet wurden), Pflanzen vor der Ernte, Arzneimittel, Kosmetika, Tabak und Tabakerzeugnisse, Betäubungsmittel, sowie Rückstände und Kontaminanten.

Lebensmittel im Sinne der o. g. Verordnung dürfen, sofern sie den in Deutschland geltenden lebensmittelrechtlichen Bestimmung entsprechen und nicht „neuartig" (Novel Food) sind, ohne weitere Genehmigung in den Handel gebracht werden. Dabei beginnt das Inverkehrbringen von Lebensmitteln bereits mit dem Anbieten zum Verkauf oder der unentgeltlichen Weitergabe.

12.3 Deutsches Lebensmittelbuch

Das Bundesministerium für Ernährung und Landwirtschaft (BMEL) beruft die gleiche Anzahl von Mitgliedern aus Lebensmittelüberwachung, Wissenschaft, Verbraucherschaft und Lebensmittelwirtschaft in die sog. Deutsche Lebensmittelbuch-Kommission (DLMBK). Ihre Aufgabe ist die Erstellung von Leitsätzen des Deutschen Lebensmittelbuchs. Diese Leitsätze sind Beschreibungen der Herstellung und Beschaffenheit von Lebensmitteln, die dem entsprechen, was alle Beteiligten am Markt, d. h. Händler, Verbraucher und Lebensmittelüberwachung, aktuell darunter verstehen. Diese Leitsätze entsprechen einem Sachverständigengutachten, sie sind rechtlich nicht bindend und bringen lediglich die nach allgemeiner Verkehrsauffassung übliche Verkehrsbezeichnung im Sinne der Lebensmittelinformationsverordnung (LMIV) zum Ausdruck. Das Deutsche Lebensmittelbuch ist damit vor allem eine Auslegungshilfe, wenn es darum geht, eine Irreführung im Sinne der Vorschriften des Lebensmittelrechts festzustellen.

Hinweis für die Praxis

In der Europäischen Union gilt die sogenannte Warenverkehrsfreiheit (Art. 28 EG-Vertrag) und damit auch das Prinzip der gegenseitigen Anerkennung. Jedes verpackte Produkt mit einer bestimmten Verkehrsbezeichnung, das in einem EU-Mitgliedsland rechtmäßig in Verkehr gebracht wurde, darf daher regelmäßig auch in anderen Mitgliedsstaaten in den Verkehr gebracht werden, selbst wenn es dortigen nationalen Vorschriften, das heißt, z. B. dem entsprechenden Leitsatz des Deutschen Lebensmittelbuchs, nicht entspricht.

Leitsätze gibt es zu folgenden Produktgruppen:

1. Fleisch und Fleischerzeugnisse (Änderungen in der aktuellen Version sind online verfügbar)
2. Fisch und Fischerzeugnisse
3. Krebs- und Weichtiere und Erzeugnisse daraus
4. Speisefette und Speiseöle
5. Feinkostsalate
6. Gewürze und andere würzende Zutaten
7. Brot und Feingebäck
8. Feine Backwaren
9. Teigwaren
10. Kartoffelerzeugnisse
11. Ölsamen und daraus hergestellte Massen und Süßwaren
12. Obsterzeugnisse
13. Gemüseerzeugnisse
14. Gemüsesaft und Gemüsenektar
15. Speisepilze und Speisepilzerzeugnisse
16. Fruchtsaft und Fruchtnektar
17. Erfrischungsgetränke
18. Weinähnliche und schaumweinähnliche Getränke
19. Tee, teeähnliche Erzeugnisse, deren Extrakte und Zubereitungen
20. Speiseeis
21. Honig
22. Puddinge, andere süße Desserts und verwandte Erzeugnisse
23. Vegane und vegetarische Lebensmittel mit Ähnlichkeit zu Lebensmitteln tierischen Ursprungs (eingeführt 2018)

II

12.4 Lebensmittelverderb

Lebensmittelinhaltsstoffe haben als organische Verbindungen eine hohe „innere Energie“, und deshalb ist es ihr Ziel, in einen energieärmeren Zustand überzugehen. Damit ist ihr Verderb als ein Zwischenzustand des „Mineralisierungsprozesses“ anzusehen, durch den die natürlichen Stoffkreisläufe geschlossen werden. Erhebungen des BMEL zufolge werden in Deutschland jährlich über 10 Millionen Tonnen Lebensmittel weggeworfen. Mehr als die Hälfte (59 %) des Abfalls fällt dabei in privaten Haushalten an, sodass pro Person und Jahr im Mittel ca. 78 kg Lebensmittelabfall entsteht. Hierbei wird zwischen vermeidbaren (noch genießbaren) und unvermeidbaren (ungenießbaren, verdorbenen) Abfällen unterschieden.

Der Lebensmittelverderb kann chemischer oder biologischer Natur sein. Die ersten Prozesse auf diesem Weg laufen ab, wenn beim Tod eines Tieres oder einer Pflanze die Zufuhr von Energie für die Zelle entfällt und das herrschende Gleichgewicht von zellulären Auf- und Abbaureaktionen zum Abbau hin verschoben wird. Bei zahlreichen Lebensmitteln können diese Prozesse im Zwischenzustand auch erwünscht sein, wie z. B. bei der Fleischreifung, in deren Verlauf es zu sensorisch vorteilhaften Veränderungen in der Textur und im Aroma kommt. Nicht zuletzt kann auch die Verdaulichkeit positiv beeinflusst werden.

Aufgrund ihrer ernährungsphysiologischen Bedeutung sollen im Folgenden die Bildung biogener Amine durch den Eiweißverderb sowie der hydrolytische und oxidative Fettverderb genauer beschrieben werden.

12.4.1 Eiweißverderb und biogene Amine

Biogene Amine (z. B. Histamin, Tyramin, Tryptamin, Putrescin, Spermidin und Cadaverin) entstehen im Lebensmittel durch die mikrobielle Decarboxylierung von Aminosäuren. Dieser Prozess setzt z. B. bei Tieren direkt nach dem Tod ein. Gut erkennbar ist dies insbesondere bei dem aus Lysin entstehenden biogenen Amin Cadaverin, das das Wort Kadaver in sich trägt. Biogene Amine entstehen aber auch bei der Reifung fermentierter Produkte wie z. B. in lang gereiftem Käse (Bergkäse, Parmesan, Roquefort), Rohwürsten und Schinken (Mettwürste, Rohschinken, Parmaschinken, Bündner Fleisch, Speck) sowie in Sojasoße, wobei die Bildung von biogenen Aminen bei der Fermentierung in der Vergangenheit durch gezielten Einsatz verbesserter Starterkulturen minimiert werden konnte. Problematisch sind biogene Amine, die beim mikrobiellen Verderb insbesondere von empfindlichen Produkten wie Fisch (Fischgeruch durch biogene Amine) entstehen. Bei Aufnahme geringer Mengen biogener Amine können diese durch körpereigene Enzymsysteme (Diaaminooxidase) abgebaut werden. Die Kapazität dieses Abbaus wird jedoch bei Aufnahme größerer Mengen durch verdorbene Lebensmittel überschritten. Symptome einer Intoxikation mit biogenen Aminen sind u. a. Hautausschläge, Quaddeln, Diarrhö, Kreislaufbeschwerden, Fließschnupfen sowie Kopf- und Magenschmerzen.

Etwa 1 % der Gesamtbevölkerung (und davon ca. 80 % Frauen mittleren Alters) leiden Schätzungen zufolge an einer Histaminintoleranz. Dabei handelt es sich um keine Lebensmittelallergie, sondern um eine Vergiftungsreaktion. Die betroffenen Personen reagieren bereits auf geringere Mengen an biogenen Aminen mit Symptomen der Unverträglichkeit und sollten daher histaminreiche Lebensmittel wie Fisch (insbesondere Makrele und Thunfisch, aber auch Hering und Sardine), Käse und Wurst meiden. Traditionell findet dies z. B. in der griechischen Küche Berücksichtigung, da dort Fisch und Käse aus Vorsicht nicht zusammen serviert werden. Darüber hinaus wird der Abbau von biogenen Aminen durch Alkohol und bestimmte Medikamente gehemmt und gleichzeitig die endogene Freisetzung von körpereigenen biogenen Aminen verstärkt (z. B. durch Acetylsalicylsäure, Metoclopramid, Verapamil). Bei Fisch setzt der Verderb sofort mit dem Tod ein, da dies zu einer ungehemmten Vermehrung der Mikroorganismen führt. Somit ist besonders darauf zu achten, dass Fisch nach dem Fang sofort rasch abgekühlt wird, die Kühlkette ab dem Zeitpunkt des Todes eingehalten wird, und dass zum Filettieren sterile Messer eingesetzt werden.

12.4.2 Hydrolytischer und oxidativer Fettverderb

Eine hydrolytische Spaltung der Esterbindung zwischen Glycerin und den Fettsäuren unter Anlagerung von Wasser kann entweder physikalisch und chemisch (z. B. durch Wärme), durch Lipasen in pflanzlichem und tierischem Gewebe oder durch Mikroorganismen katalysiert werden. Die entstehenden Produkte sind in der Regel physiologisch unbedenklich, werden jedoch als verdorben empfunden, da hierbei nieder- bis mittelkettige Fettsäuren mit einem unangenehmen Geruch und Geschmack (ranzig, seifig) entstehen. Bei fettreichen Früchten wie Oliven ist daher besonders auf die Erntesorgfalt zu achten. Allerdings können durch die Hydrolyse wie beispielsweise bei der Käsereifung auch erwünschte Aromabestandteile gebildet werden.

Große Bedeutung für den Lebensmittelverderb haben dagegen Oxidationsreaktionen insbesondere von mehrfach ungesättigten Fettsäuren (▶ Abb. 12.1). Die durch Oxidation hervorgerufenen Schädigungen können enzymatisch z. B. durch Lipoxygenasen katalysiert werden. Hierbei handelt es sich im Regelfall jedoch um kontrolliert ablaufende Reaktionen. So werden viele Aromastoffe unserer Gemüse durch den (geringfügigen und von der Pflanze gewollten) Abbau insbesondere von Linolsäure gebildet. Ein Beispiel hierfür sind die charakteristischen Aromastoffe der Gurke.

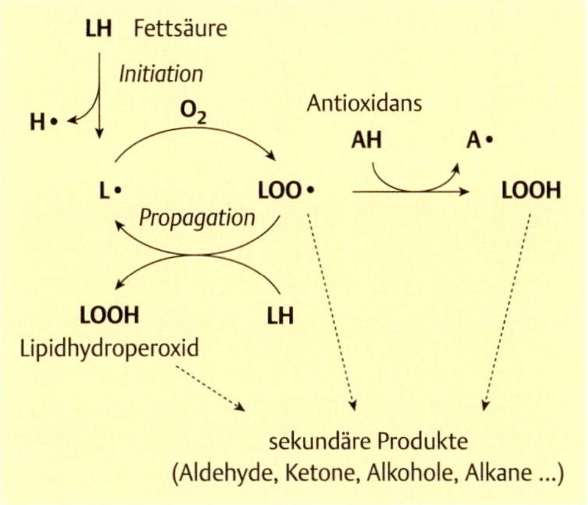

Abb. 12.1 Autooxidation ungesättigter Fettsäuren (LH). Im Gegensatz zum intakten Lipidmolekül reagiert das Lipidradikal (L•) sehr schnell mit dem Biradikal Sauerstoff (OO•), das nun einen Reaktionspartner findet, und es kommt zur Entstehung eines Peroxy-Radikals (LOO•). Dieses abstrahiert von einer weiteren ungesättigten Fettsäure ein Wasserstoffradikal (H•) und bildet dabei ein reaktives Lipidhydroperoxid (LOOH) und ein weiteres Radikal (L•). Diese Kettenreaktion setzt sich fort, bis eines der Radikale mit einem anderen Radikal oder mit einem Antioxidans (AH) zu einem weniger reaktiven Radikal (A•) reagiert.

Bedeutender ist in diesem Zusammenhang jedoch die chemisch induzierte Lipidoxidation, da diese unkontrolliert abläuft. Die dabei ausgelöste Radikalkettenreaktion führt schnell zum Einbau von Sauerstoff in mehrfach ungesättigte Fettsäure, im Zuge dessen das Lebensmittel als ranzig wahrgenommen und ungenießbar wird. Verantwortlich für die bei der Fettoxidation bzw. Lipidoxidation auftretende Ranzigkeit sind die aus den zunächst gebildeten reaktiven Hydroperoxiden entstehenden Aldehyde und Ketone sowie Epoxide von Fettmolekülen. Diese Veränderungen, zu denen in geringem Umfang auch Polymerisationsprodukte zählen, führen nicht nur zur Genussuntauglichkeit, sondern sie sind auch gesundheitsschädlich. Begünstigt wird der oxidative Fettverderb durch eine hohe Anzahl von Doppelbindungen, Lichteinwirkung, hohe Temperaturen bei der Lagerung, zu starkes Erhitzen bei der Zubereitung sowie katalytisch wirksame Metalle (vor allem Eisen, Kupfer und Kobalt).

In (oxidationsempfindlichen) Speiseölen liegen stets auch natürliche Antioxidanzien vor, die die Lipidoxidation zunächst verzögern können, mit zunehmendem Alter eines Speiseöls und bei ungünstigen Lagerbedingungen aber nur unzureichenden Schutz bieten. Daher kann der oxidative Fettverderb durch Zusatz von Antioxidanzien (z. B. Ascorbinsäure und Zitronensäure) verzögert werden. Standen früher vor allem mehrfach ungesättigte Fettsäuren zu Recht im Mittelpunkt der Forschung, zeigt sich heute vermehrt, dass auch Fettbegleitstoffe wie Sterine oder Terpene Hydroperoxide bilden können, die zunehmend als kritisch eingestuft werden. Dies spielt z. B. bei Lebensmittelaromen, aber auch bei Kosmetika eine Rolle.

12.5 Lebensmittelkonservierung

Lebensmittel können durch physikalische oder chemische Verfahren haltbar gemacht werden. Das Ziel ist es hierbei vor allem die Keimzahl zu senken oder Bedingungen, unter denen sich Keime in Lebensmitteln vermehren können, zu vermeiden. Beispielweise werden die in fast allen Lebensmitteln ablaufenden chemischen und enzymatischen Reaktionen (z. B. hydrolytischer Fettverderb) durch Konservierungsverfahren wie Kühlen oder schnelles, kurzes Erhitzen verlangsamt. Allerdings zerstört die schnelle und kurzfristige Erhitzung auf < 100 °C nur bestimmte Enzyme, wodurch die Haltbarkeit lediglich verlängert wird, während andere enzymatische und chemische Reaktionen weiterhin ablaufen können.

12.5.1 Physikalische Verfahren

Bei der Anwendung höherer Temperaturen wird zwischen Ultrahocherhitzung (UHT), Sterilisation und Pasteurisieren unterschieden. Bei der **UHT** wird das Lebensmittel für mindestens 1 s auf ≥ 130–150 °C erhitzt und anschließend sehr schnell abgekühlt, um alle vegetativen Mikroorganismen und Sporen abzutöten. Noch effektiver ist die **Sterilisation**, bei der das Lebensmittel bis zu 1 h auf ca. 130 °C erhitzt wird und anschließend keimfrei und z. B. in Konserven mehrere Jahre lang haltbar ist. Die prozessbedingten Produktschädigungen (u. a. durch Vitaminverluste) sind jedoch erheblich stärker als beim schonenderen Pasteurisieren, bei dem allerdings nur die Zahl vegetativer, insbesondere pathogener Keime durch Erhitzen für mindestens 15 s auf > 60–100 °C reduziert wird.

Bei der Anwendung niedriger Temperaturen unterscheidet man Kühlen, Gefrieren und das Tiefgefrieren. Weitere physikalische Konservierungsmethoden sind das Trocknen oder Gefriertrocknen (bei niedrigeren Temperaturen unter Vakuum), die Entkeimungsfiltration, der Ausschluss von Sauerstoff (z. B. durch Einlegen in Öl oder durch hermetische Verpackung wie bei Kaffee) sowie die Bestrahlung, die in Deutschland nur noch bei Gewürzen und getrockneten aromatischen Kräutern erlaubt ist und im Anwendungsfall gekennzeichnet werden muss. Allerdings ist die Bestrahlung in anderen EU-Ländern und Großbritannien für bestimmte Produkte erlaubt, z. B. in den Niederlanden bei Hülsenfrüchten. Aufgrund des freien Handels innerhalb der EU dürfen z. B. letztere in Deutschland verkauft werden, die Bestrahlung muss aber auch in diesem Fall angegeben werden.

Problematisch ist u. U. das vergleichsweise hohe natürliche Vorkommen von radioaktiver Radiumstrahlung in Paranüssen. Die natürliche Schwankung des Radiumgehalts führt dazu, dass mitunter bei Kindern und werdenden und stillenden Müttern vorsichtshalber zum Verzehr von nur wenigen Paranüssen geraten wird.

12.5.2 Chemische Verfahren

Zu den chemischen Methoden zur Lebensmittelkonservierung zählen Salzen, Pökeln (Pökelsalz ist Speisesalz mit einem Anteil von ca. 0,5–1 % Natriumnitrat oder Natriumnitrit), Räuchern sowie der Zusatz von Konservierungsstoffen (z. B. Benzoesäure, Sorbinsäure). Darüber hinaus ist die mikrobielle Fermentation (Vergären mithilfe spezifischer Hefen oder Bakterien) von Bedeutung.

Hinweis für die Praxis

Eine wichtige Kennzahl für die Haltbarmachung von Lebensmitteln ist der **a_w-Wert** oder die **Wasseraktivität**. Sie steht für das frei verfügbare Wasser, das für den Stoffwechsel und die Vermehrung von Mikroorganismen verfügbar ist, aber auch für die Aktivität hydrolytischer Enzyme von Bedeutung ist. Je höher der a_w-Wert, desto mehr ungebundenes oder locker gebundenes Wasser enthält ein Lebensmittel. Durch Trocknen, Zuckern, Salzen oder Gefrieren lässt sich die Wasseraktivität senken. Dabei ist zu beachten, dass im trockenen Zustand zwar der mikrobielle Verderb gestoppt werden kann, unter diesen Bedingungen jedoch die Fettoxidation (Kap. 12.4.2) verstärkt abläuft. Für eine bessere Haltbarkeit wird oft auch das Fett bei Tütensuppen gesondert verpackt. Bei der Trocknung von Gemüse werden zwangsläufig mittlere Wassergehalte durchlaufen, bei denen die Maillard-Reaktion (Kap. 12.7.3) am stärksten abläuft und dabei Fehlaromen entstehen können. Um dies zu verhindern, wird bei der technischen Trocknung von Gemüse beim Durchlaufen des kritischen a_w-Bereichs die Temperatur kurzzeitig abgesenkt, sodass die Trocknung insgesamt schonend abläuft.

12.5.3 Lagerung und Verpackung

Die richtige Lagerung und Verpackung beeinflussen ebenfalls die Haltbarkeit von Lebensmitteln. So wird z. B. Brot im Kühlschrank besser vor Schimmel geschützt, altert jedoch wesentlich schneller, da das beim Backprozess von der Stärke gebundene Wasser bei niedrigen Temperaturen vermehrt wieder abgegeben wird (sog. Retrogradation der Stärke). Die Senkung des Sauerstoffgehalts (z. B. durch eine Vakuumverpackung) und die Erhöhung der Konzentration an Kohlendioxid und Stickstoff führen zur Hemmung mikrobiellen Wachstums.

Fleischverpackungen unter Schutzatmosphäre enthalten häufig auch Sauerstoff, da dieser eine Stabilisierung der roten Fleischfarbe (Oxymyoglobin) bewirkt und eine äußerliche Dunkel- oder Graufärbung des rohen Fleisches verzögert. Die Haltbarkeit der Produkte wird dadurch jedoch nicht verlängert. Vielmehr kann sich die Fleischqualität sogar verschlechtern, da ein hoher Sauerstoffgehalt zu einer vermehrten Fettoxidation (Kap. 12.4.2) beiträgt. Darüber hinaus kann unter Sauerstoff verpacktes Rindfleisch beim Erhitzen frühzeitig bräunen. Dies kann den Eindruck vermitteln, das Fleisch sei bereits durchgegart. Daher ist der Einsatz von Packgasen zur Schönung des Fleisches, der bislang nicht deklariert werden muss, umstritten.

Reife Äpfel und Birnen, aber auch z. B. Tomaten und Avocados geben Ethen (Ethylen) ab, das wiederum auch bei der Reifung z. B. von Bananen eine Rolle spielt, weshalb Bananen nicht zusammen mit reifen Äpfeln gelagert werden sollen. Bereits seit geraumer Zeit sind Tomatensorten im Handel, bei denen das Gen zur Herstellung des Ethens inaktiviert wurde. Diese Tomaten können nun z. B. unreif verschickt, am Zielort mit Ethen begast und bei Bedarf gezielt gereift werden.

Lebensmittelverpackungen und insbesondere der damit einhergehende Plastikabfall stehen in der Kritik, seit in den Weltmeeren und den darin lebenden Organismen bedenkliche Mengen an Plastikmüll nachgewiesen wurden. Verbraucherinnen und Verbraucher greifen daher zur Müllvermeidung zunehmend auch auf eigene Behältnisse und Verpackungsmaterialien zurück. Ein Beispiel hierfür sind Bienenwachs-Tücher, die selbst hergestellt oder im Lebensmittelhandel käuflich erworben werden können. Hierbei ist zu beachten, dass käufliche Bienenwachs-Tücher nicht ausschließlich aus Bienenwachs bestehen müssen und im Haushalt auch andere Materialien zur Herstellung eingesetzt werden (können). Bei der eigenen Herstellung von Bienenwachs-Tüchern sollte darauf geachtet werden, dass die eingesetzten Textilien auch für den Kontakt mit Lebensmitteln geeignet sind. In bunten Textilien können u. U. auch ungesunde Farbstoffe vorliegen, die bei Kontakt mit dem Lebensmittel zum Teil auf dieses übergehen können. Auch beim eingesetzten Bienenwachs sollte darauf geachtet werden, dass dieses pestizidfrei ist. Als Ölbestandteil kommt auch Jojobaöl zum Einsatz, wovon aufgrund gesundheitlicher Bedenken abgeraten wird. Ungeachtet dessen eignen sich Bienenwachs-Tücher nicht für die Verpackung roher tierischer und fettreicher Lebensmittel. Auch Materialien wie Pizzakartons, die Kontakt zum Lebensmittel aufweisen, können bedenkliche Stoffe enthalten, die besonders gut in Fett (z. B. Käse) übergehen. Daher sollte auf dem Karton anhaftende Käse nicht (abgekratzt und) verzehrt werden.

12.6 Lebensmittelqualität und -sicherheit

Die Qualität ist die Summe aller wertgebenden Eigenschaften eines Lebensmittels. Sie setzt sich aus verschiedenen Parametern, die auch getrennt betrachtet werden können, zusammen. Dazu zählen ernährungsphysiologische Qualität (z. B. Vitamin- und Mineralstoffgehalt), hygienisch-toxikologische Qualität (z. B. mikrobieller Status, Rückstände, unerwünschte Stoffe), Verarbeitungsqualität (z. B. Wasserbindungsvermögen und Bindegewebsanteil von Fleisch) und subjektive Parameter wie sensorische Qualität (Geruch, Geschmack etc.).

12.6.1 Überwachung der Qualitätsanforderungen

Die Einhaltung von Qualitätsanforderungen wird durch freiwillige Maßnahmen (z. B. entsprechend der EG-Bioverordnung, des Qualitätsmanagementsystems nach DIN ISO 9000ff., Qualitätszeichen wie Demeter) und staatliche Vorgaben (z. B. Lebensmittelrecht, Leitsätze der Lebensmittelbuchkommission, EG-Güteklassen bzw. Handelsklassen) gesichert und durch Qualitätskontrollen der Hersteller selbst oder durch externe, unabhängige Auditoren auf der Grundlage privatrechtlicher Standards (z. B. Qualität und Sicherheit (QS), International Featured Standards (IFS), British Retail Consortium (BRC), Global Good Agricultural Practice (GlobalG.A.P.)) sowie durch zusätzliche stichprobenartige Kontrollen der amtlichen Lebensmittelüberwachung überprüft.

Die amtliche Lebensmittelüberwachung ist Ländersache und kontrolliert die Betriebe zur Gewährleistung der Lebensmittelsicherheit nach einem risikoorientierten Ansatz. Dies bedeutet, dass Lebensmittelunternehmen in Abhängigkeit von ihrer Größe, der Art ihrer Produkte, ihrer Vermarktungsstrategien, ihrer bisherigen Überwachungsergebnisse und der Funktionsfähigkeit ihrer Eigenkontrollsysteme unterschiedlich häufig kontrolliert werden.

Die Einhaltung des Lebensmittelrechts und die dafür zur Verfügung gestellten Ressourcen folgen einer EU-Verordnung, die die Aufstellung eines mehrjährigen nationalen Kontrollplans für jedes Mitgliedsland vorschreibt. Darüber hinaus gibt es einen bundesweiten Überwachungsplan, um bundesweite Aussagen über die Einhaltung lebensmittelrechtlicher, weinrechtlicher und tabakrechtlicher Vorschriften einschließlich Täuschungsschutz zu erhalten. Die Auswahl der zu untersuchenden Proben und der zu kontrollierenden Betriebe erfolgt auf Basis einer Risikoanalyse. Das Monitoring ist ein gemeinsam von Bund und Ländern durchgeführtes systematisches Programm. Dabei werden Lebensmittel repräsentativ für Deutschland auf gesundheitlich nicht erwünschte Stoffe und Mikroorganismen untersucht. So schreibt der Gesetzgeber vor, dass pro 1000 Einwohner jährlich 5 Lebensmittelproben untersucht werden müssen. Bei >80 Millionen Einwohner sind dies >400 000 zu untersuchende Proben im Jahr. Das Bundesamt für Verbraucherschutz und Lebensmittelsicherheit (BVL) veröffentlicht jährlich einen Bericht zur Lebensmittelsicherheit in Deutschland inklusive der Anzahl und Art der Beanstandungen.

Schließlich gibt es noch ein europäisches Schnellwarnsystem (Rapid Alert System for Food & Feed, RASFF) für die unmittelbare grenzüberschreitende Weitergabe von Informationen über Lebens- oder Futtermittel, von denen Risiken für Verbraucher ausgehen können.

12.6.2 Sicherstellen der Lebensmittelhygiene

Lebensmittelinfektionen und -intoxikationen zu vermeiden, ist das wesentliche Anliegen der Lebensmittelhygiene. Die mikrobiell bedingten Lebensmittelvergiftungen werden von Mikroorganismen ausgelöst, die sich in Lebensmitteln vermehren können und entweder in ihnen Toxine bilden oder selbst Infektionen verursachen. Grundsätzlich können Lebensmittel aber auch einfache Transportvehikel für pathogene Keime sein, die nicht in Lebensmitteln wachsen, aber aufgrund ihrer hohen Virulenz auch bei geringer Kontamination Erkrankungen verursachen können. Die für die Lebensmittelhygiene relevanten Mikroorganismen werden in Kap. 14 behandelt.

Das **HACCP-Konzept** (Hazard Analysis of Critical Control Points) ist ein modernes Lebensmittelhygienekonzept (vgl. Kap. 16). Mit ihm soll das Gefahrenpotenzial eines Lebensmittels bzw. seines Herstellungsprozesses analysiert werden, um Lenkungspunkte festzulegen, mit deren Hilfe sich an den entscheidenden Prozessschritten die Gefahren kontinuierlich überwachen und eliminieren lassen. Ein bewährter Lenkungspunkt ist z. B. der Pasteurisierungsprozess in den Molkereien. In seinem Verlauf wird die Milch in einem überprüften und amtlich genehmigten Apparat auf die gesetzlich festgelegte Temperatur erhitzt, bei der alle pathogenen Keime mit Sicherheit abgetötet werden. Das Gerät enthält auch ein System zur Messung, Regelung und Registrierung der Temperatur, wodurch die geforderten Bedingungen kontrolliert und dokumentiert werden. Bei Abweichungen von den Sollbedingungen werden Korrekturmaßnahmen eingeleitet und ebenfalls dokumentiert.

12.7 Einfluss von Verarbeitung und Zubereitung auf die Lebensmittelqualität

Die Verarbeitung von Lebensmitteln kann sowohl zur Verbesserung als auch zur Verminderung des Nährwerts führen. Was bei der Zubereitung zu beachten ist, verdeutlichen die folgenden Beispiele.

12.7.1 Verbesserung der Nährstoffaufnahme durch Enzyminaktivierung

Kochen zerstört z. B. antinutritive Inhaltsstoffe wie Protease-Inhibitoren in Erbsen, Bohnen und Kartoffeln, die den Nährwert durch eine Hemmung des Verdauungsenzyms Trypsin herabsetzen. Des Weiteren werden wertvolle Inhaltsstoffe wie Beta-Carotin oder Lycopin durch die Zerstörung von Zellwänden besser bioverfügbar. Schockgefrieren von Gemüse kurz nach der Ernte verlangsamt den Verlust empfindlicher Nährstoffe. Im Gewebe von Lebensmitteln können auch Enzyme enthalten sein, die im Lebensmittel vorliegenden Vitamine teilweise abbauen. Dies gilt insbesondere für Thiaminasen und Ascorbatoxidasen.

Ein Ziel des Blanchierens (z. B. vor dem Einfrieren von Gemüse) ist unter anderem die Enzyminaktivierung. Hierbei gilt es, die dadurch entstehenden Auslaugungsverluste möglichst gering zu halten. Die Bioverfügbarkeit von Mineralstoffen und Spurenelementen aus dem Roggen ist bei Sauerteigbroten verbessert (im Vergleich zu Hefeteigbroten). Die Milchsäurebakterien im Sauerteig enthalten Phytasen, die den Abbau von Phytinsäure bewirken. Phytinsäure reduziert die Resorption von Nährstoffen wie Kalzium, Magnesium, Eisen und Zink durch Komplexbildung. In rohen Eiern bindet das Protein Avidin fest an Biotin und verhindert so dessen Aufnahme. Durch Erhitzen wird Avidin denaturiert und das Biotin bioverfügbar.

12.7.2 Bildung von polyzyklischen aromatischen Kohlenwasserstoffen

Bei der handwerklichen oder industriellen Verarbeitung und küchentechnischen Zubereitung von Lebensmitteln im Haushalt können auch bedenkliche Inhaltsstoffe entstehen. So können z. B. beim Räuchern von Lebensmitteln durch die Pyrolyse von organischem Material polycyclische aromatische Kohlenwasserstoffe (PAKs) gebildet werden. Der Gehalt an dem besonders kanzerogenen und als Leitsubstanz verwendeten Benzo(a)yren darf nach der Fleischverordnung einen Grenzwert von 1 µg/kg in Fleischerzeugnissen nicht überschreiten.

Beim Grillen (Garen unter Bildung von Röststoffen unter starker Strahlungshitze oder Kontaktwärme mit oder ohne Fettzugabe) können ebenfalls größere PAK-Mengen gebildet werden, wenn Fett oder Fleischsaft auf die Heizquelle tropft, das Lebensmittel verbrennt, die Kohle vor dem Auflegen des Grillguts nicht durchgeglüht ist oder harzreiches Holz bzw. Kiefernzapfen zum Grillen verwendet werden. Im Gegensatz zum direkten Grillen befindet sich das Grillgut beim indirekten Grillen nicht direkt über, sondern entweder neben oder seitlich versetzt oberhalb der Hitzequelle. Die Hitze erreicht das Grillgut daher nicht direkt, sondern wird an der Innenseite des Grills reflektiert, sodass die heiße Luft das Gargut gleichmäßig wie in einem Umluftherd umströmt und kein Fett auf die Hitzequelle tropfen kann.

12.7.3 Effekte der Maillard-Reaktion

Die Maillard-Reaktion ist der Sammelbegriff für verschiedene Reaktionen, die bei der Erhitzung von Lebensmitteln ablaufen. Bei der auch nichtenzymatische Bräunung von Lebensmitteln genannten Reaktionskaskade reagieren vor allem reduzierende Zucker, aber auch andere Carbonylverbindungen mit Aminogruppen (freie Aminosäuren, ε-NH_2-Gruppe des L-Lysins, Guanidylgruppe des L-Arginins, Indolgruppe des L-Tryptophans) bei Temperaturen von ca. 160–200 °C. Die Aminosäure wirkt dabei zunächst als Katalysator, um den relativ reaktionsträgen Zucker in eine hochreaktive Form (Dicarbonylverbindungen) zu überführen. Mit zunehmendem Erhitzen entstehen nicht nur aromarelevante Verbindungen, sondern auch ein Gemisch aus dunkelbraunen Kondensations- und Polymerisationsprodukten, die sog. Melanoidine. Sowohl die Bildung von aromarelevanten Röststoffen als auch die Braunfärbung sind erwünschte Veränderungen durch die Lebensmittelverarbeitung, z. B. die braune Kruste und Aromastoffe beim Brotbacken, Braten und Rösten, bessere Haltbarkeit (z. B. braune Plätzchen). Sie können aber auch negative Folgen wie z. B. der Kochgeschmack bei Kondensmilch oder bei der Lagerung von Milchpulver und allgemein die Verminderung des Nährwerts nach sich ziehen. Dies ist besonders bei diätetischen Produkten wie Säuglingsmilch- oder Sondennahrung von Bedeutung.

Allerdings können auch gesundheitsschädliche und toxische Wirkungen von Maillard-Produkten ausgehen. Acrylamid ist ein Maillard-Produkt, das vor allem aus freier Asparaginsäure (besonders reichlich in Kartoffel-, aber auch in Getreideeiweiß enthalten) und reduzierenden Zuckern wie Glucose und Fructose entsteht. Im Tierversuch wirkte Acrylamid erbgutverändernd und kanzerogen, sodass seit der Entdeckung der Problematik umfassende Anstrengungen unternommen wurden, um den Acrylamidgehalt im Lebensmittel zu senken. Hohe Temperaturen, mittlere bis niedrige Wassergehalte im Lebensmittel, aber auch bestimmte Stoffe können die Bildung von Acrylamid fördern. Bei Kartoffeln nehmen auch die Lagerungsbedingungen Einfluss auf die Acrylamidbildung durch Erhitzen. Daher sollten Kartoffeln, die gebraten oder frittiert werden, möglichst frisch sein, keine grünen Stellen oder Keimansätze aufweisen und nicht im Kühlschrank gelagert werden. Auch können rohe Kartoffelscheiben zur Verminderung ihres Zuckergehalts etwa eine Stunde gewässert werden. Je dunkler ein Produkt gebraten, gebacken oder gegrillt wird, desto mehr Acrylamid enthält es in der Regel (vgl. Kap. 12.11). Für Acrylamid gilt in der EU das ALARA-Prinzip (As Low As Reasonably Achievable), das heißt, dass die Acrylamidgehalte in Lebensmitteln so niedrig sein sollten, wie es unter den gegebenen Produktionsbedingungen und nach guter Praxis möglich ist. Bei Überschreitung der in den EU-Empfehlungen festgelegten Richtwerte sind Lebensmittelunternehmer seit 2017 verpflichtet, verbindliche Maßnahmen zur Reduzierung des Acrylamidgehalts zu ergreifen. Dieses Konzept hat dazu geführt, dass die Acrylamidgehalte von z. B. Kartoffelchips, Pommes frites, Brot und anderen Backwaren, Frühstückszerealien, Kaffee, Lebkuchen sowie Säuglings- und Kleinkindnahrung durch Verbesserungen der Rezepturen und veränderte Herstellungsverfahren seit der Entdeckung des Stoffs in Lebensmitteln im Jahr 2002 deutlich reduziert werden konnten.

12.7.4 Verlust an Vitaminen oder Mineralstoffen

Je nach Zubereitungsmethode kann es zu Vitamin- und/oder Mineralstoffverlusten kommen. Besonders empfindlich gegenüber hohen Temperaturen (dabei zählt das Temperatur/Zeit-Regime), wie sie beim Garen, Pasteurisieren, Blanchieren oder Sterilisieren auftreten, sind Vitamin C, B_1 und Pantothensäure. Auch der pH-Wert spielt eine Rolle. Im schwach sauren Bereich (pH 3–5) sind die Vitamine B_1, B_2, B_6 und B_{12} hinreichend stabil, während Biotin, Folsäure und Pantothensäure im neutralen pH-Bereich am stabilsten sind.

Das Kleinschneiden, Einweichen und anschließende Wegschütten des Kochwassers kann in der Diätetik bei terminaler Niereninsuffizienz zu einer erwünschten Reduktion des Kaliumgehalts von Gemüse und Kartoffeln oder für Patienten mit Nephrolithiasis zur Reduktion des Oxalsäuregehalts, z. B. bei Mangold und Rhabarber, eingesetzt werden. Hierbei gehen jedoch auch wasserlösliche Vitamine verloren.

Als besonders nährstoffschonende Zubereitungsverfahren gelten das Dämpfen und Dünsten (Garen in Wasserdampf bei etwa 100 °C). Starkes Anbraten, Rösten oder Frittieren gehören zu den Zubereitungsmethoden, die aufgrund der Röststoffbildung und im Fall von höheren Fettgehalten von empfindlichen Personen schlechter vertragen werden. Die wichtigsten Zubereitungsverfahren unterscheiden sich hinsichtlich ihrer ernährungsphysiologischen Bewertung. Häufig kommt es hierbei zu i. d. R. moderaten Verlusten von Vitaminen, insbesondere der Vitamine C, B_1, B_2 und B_6 (▸ Tab. 12.1). Oft liegt es in den Händen der Verbraucherinnen und Verbraucher, wie stark die negativen Effekte zum Tragen kommen (Kap. 12.11).

12.7.5 Interaktion von Inhaltsstoffen

Bei der Lebensmittelverarbeitung und -zubereitung kann es auch zu Nährstoffverlusten durch Interaktion von Lebensmittelinhaltsstoffen kommen. Für die oxidationsempfindlichen Vitamine A und C sind katalytisch wirksame Metallspuren (insbesondere Fe^{3+} und Cu^{2+}) schädlich. Dabei genügt bereits der Kontakt mit Metalloberflächen, z. B. in

II

Tab. 12.1 Ernährungsphysiologische Bewertung verschiedener Garmethoden.

Garmethode	Ernährungsphysiologische Bewertung*
Kochen: Garen in Flüssigkeit bei ca. 100 °C	• Vitaminverluste bis zu 60 %* (geringer bei Mitverwendung der Garflüssigkeit) • fettarm
Garziehen: Garen in Flüssigkeit bei 75–95 °C	• Vitaminverlust geringer als beim Kochen • Fettarm
Dämpfen/Dünsten: Garen in Wasserdampf bei ca. 100 °C	• nährstoffschonend (10–25 % Vitaminverlust*)
Schmoren: Braten und anschließendes Kochen in wenig Flüssigkeit	• nährstoffschonend bei Mitverwendung der Garflüssigkeit (10–12 % Vitaminverlust*)
Dampfdruckgaren: Garen/Regenerieren im Dampfdrucktopf bei 105–120 °C	• kürzere Garzeit durch höhere Temperatur • nährstoffschonend (5–10 % Vitaminverlust*
Mikrowelle: Garen mit elektromagnetischen Wellen	• nährstoffschonend durch kurze Garzeit (5–25 % Vitaminverlust)
Rösten: Garen in Ofen oder Pfanne bei 140–200 °C	• zusätzliche Fettzufuhr z. T. nicht erforderlich • 10–50 % Vitaminverlust* • Acrylamidbildung möglich
Grillen: Garen durch Strahlungs- oder Kontakthitze	• ca. 10 % Vitaminverlust* • Acrylamidbildung möglich • ohne Fettzugabe
Backen: Garen in trockener Hitze bei 120–250 °C	• ca. 10 % Vitaminverlust* • Acrylamidbildung möglich
Braten: Garen in heißem Fett bei 140–190 °C	• ca. 10 % Vitaminverlust* • hoher Kaloriengehalt durch Fettabsorption • Acrylamidbildung möglich
Frittieren: in Fett schwimmend garen bei 140–190 °C	• ca. 10 % Vitaminverlust* • hoher Kaloriengehalt durch Fettabsorption • Acrylamidbildung möglich

* *Der angegebene Vitaminverlust bezieht sich auf die Vitamine C, B_1, B_2 und B_6.*

Kupferkesseln oder -rohren. In Gegenwart von Aminosäuren kann Ascorbinsäure zu Maillard-Produkten reagieren. Nitrit kann Thiamin zerstören. Dieses Vitamin ist wie B_{12} auch gegenüber Sulfit empfindlich. Andererseits können Lebensmittelinhaltsstoffe, z. B. Zusatzstoffe, auch eine stabilisierende Wirkung auf Vitamine ausüben. Beispiele hierfür sind Komplexbildner wie Natriumpyrophosphat oder Zitronensäure, welche die prooxidative Wirkung von Metallspuren verhindern, oder Ascorbinsäure und Ascorbylpalmitat, die einen schützenden Effekt auf Tocopherol haben.

12.8 Zusatzstoffe

Zusatzstoffe sind Stoffe, die dem Lebensmittel bei der Herstellung, Verarbeitung, Zubereitung, Verpackung, Beförderung oder Lagerung aus technologischen Gründen zugesetzt und dadurch selber zu einem Bestandteil des Lebensmittels werden (▸ Tab. 12.2). Dabei dürfen in der EU nur Zusatzstoffe eingesetzt werden, die zugelassen sind.

Die rechtlichen Anforderungen und die komplette Liste aller zugelassenen Lebensmittelzusatzstoffe sind in der VO (EG) 1333/2008 festgesetzt. EU-weit sind dies gegenwärtig rund 330 Zusatzstoffe, die eine E-Nummer (E für EU) tragen. Zusatzstoffe sind z. B. Emulgatoren für die Verbesserung der Streichfähigkeit von Margarine, Ver-

Tab. 12.2 Überblick über die einzelnen Klassen der Zusatzstoffe (Quelle: BVL 2016).

Klasse	Verwendungszweck
Konservierungsstoffe	Schützen Lebensmittel vor mikrobiellem Verderb und verhindern dadurch mögliche Lebensmittelvergiftungen. Die Lebensmittel bleiben länger haltbar.
Antioxidationsmittel	Verlängern die Haltbarkeit von Lebensmitteln, indem sie das Ranzigwerden von Fett, Farbveränderungen sowie die Zerstörung luftempfindlicher Vitamine und Aromastoffe verhindern.
Trägerstoffe und Trägerlösungsmittel	Lösen, verdünnen, dispergieren oder modifizieren auf eine andere Weise physikalisch einen Lebensmittelzusatzstoff, ohne dessen technologische Funktion zu verändern (und ohne selbst eine technologische Wirkung auszuüben), um dessen Handhabung, Einsatz oder Verwendung zu erleichtern.
Säuerungsmittel	Erhöhen den Säuregrad eines Lebensmittels und/oder verleihen diesem einen sauren Geschmack.
Säureregulatoren	Verändern bzw. steuern den Säuregrad oder die Alkalität eines Lebensmittels.
Trennmittel	Setzen die Tendenz, dass Partikel aneinander haften bleiben, herab.
Schaumverhüter	Verhindern oder verringern die Schaumbildung.
Füllstoffe	Bilden einen Teil des Volumens eines Lebensmittels, ohne nennenswert zu dessen Gehalt an verwertbarer Energie beizutragen.
Emulgatoren	Ermöglichen die Bildung einer gleichmäßigen und stabilen Dispersion von Flüssigkeiten, die sich normalerweise nicht mischen lassen, beispielsweise Wasser und Öl.
Schmelzsalze	Überführen die in Käse enthaltenen Proteine in eine dispergierte Form und führen hierdurch eine homogene Verteilung von Fett und anderen Bestandteilen herbei.
Festigungsmittel	Erhalten bzw. verleihen Obst und Gemüse Festigkeit und Frische und verhindern dadurch, dass sie breiig werden und ihr appetitliches Aussehen verlieren. Zusammen mit Geliermitteln erzeugen sie oder verfestigen Gele.
Geschmacksverstärker	Verstärken den Geschmack und/oder Geruch eines Lebensmittels, ohne jedoch selbst über keinen oder nur sehr wenig Eigengeschmack zu verfügen.
Schaummittel	Ermöglichen die Bildung einer einheitlichen Dispersion einer gasförmigen Phase in einem flüssigen oder festen Lebensmittel.
Geliermittel	Geben Lebensmitteln durch Gel-Bildung eine verfestigte Form (beispielsweise Desserts, Füllungen und Cremes).
Überzugsmittel (einschließlich Gleitmittel)	Verleihen der Außenoberfläche eines Lebensmittels ein glänzendes Aussehen oder bilden einen Schutzüberzug.
Feuchthaltemittel	Verhindern das Austrocknen von Lebensmitteln oder fördern die Auflösung eines Pulvers in einem wässrigen Medium. Sie werden unter anderem bei Süß- und Backwaren eingesetzt.
modifizierte Stärken	Durch ein- oder mehrmalige chemische Behandlung aus essbaren Stärken gewonnene Stoffe. Sie werden ähnlich wie Mehl zum Andicken von Suppen und Soßen eingesetzt.
Packgase	Gase außer Luft, die mit dem Lebensmittel abgefüllt werden. Sie stabilisieren die äußere Form einer Packung und schützen ihren Inhalt vor wertmindernden Veränderungen, die auf den Einfluss der sie umgebenden Atmosphäre zurückzuführen sind.
Treibgase	Gase, die ein Lebensmittel aus seinem Behältnis herauspressen. Sie werden zum Aufschäumen von Lebensmitteln verwendet, wie beispielsweise aufgeschäumte Schlagsahne aus der Sprühdose.

Tab. 12.2 Fortsetzung

Klasse	Verwendungszweck
Backtriebmittel	Vergrößern das Volumen eines Teiges.
Komplexbildner	Bilden mit Metallionen chemische Komplexe und machen diese unwirksam.
Stabilisatoren	Ermöglichen es, den physikalischen-chemischen Zustand eines Lebensmittels aufrechtzuerhalten. Stabilisatoren verhindern das Entmischen oder Absetzen von Stoffen oder stabilisieren, bewahren oder intensivieren die vorhandene Farbe eines Lebensmittels.
Verdickungsmittel	Erhöhen die Viskosität eines Lebensmittels.
Mehlbehandlungsmittel (außer Emulgatoren)	Werden dem Mehl oder dem Teig zugefügt, um dessen Backfähigkeit zu verbessern.
Süßungsmittel	Dienen dazu, einem Lebensmittel einen süßen Geschmack zu verleihen. Zu den Süßungsmitteln gehören die Süßstoffe, die ein Vielfaches süßer als Haushaltszucker sein müssen sowie die Zuckeraustauschstoffe, die ähnliche Süße besitzen wie Haushaltszucker, aber entweder weniger oder nicht kariogen (Zuckeralkohole) oder bei gleicher Süße kalorienärmer (z. B. Tagatose) sind.
Farbstoffe	Dienen zum Färben von Lebensmitteln oder zum Erzielen von Farbeffekten bei Lebensmitteln. Die zugelassenen Farbstoffe sind zum Teil natürlichen Ursprungs, meist aber synthetische oder anorganische Farbstoffe.
Kontrastverstärker	Dienen der besseren Sichtbarkeit von direkt auf der äußeren Oberfläche von Obst und Gemüse aufgebrachten Kennzeichnungen (z. B. durch Laserbehandlung).

dickungsmittel z. B. für Puddinge, Treibgase in Sprühsahne oder Backtriebmittel in Backteigen. Viele Zusatzstoffe werden auch zum Färben oder zur Verstärkung des Geschmacks eingesetzt.

Zusatzstoffe müssen technisch notwendig und gesundheitlich unbedenklich sein. Sie dürfen nicht zu einer Täuschung der Verbraucherinnen und Verbraucher führen. Die Zulassung dieser Stoffe ist in der Mehrzahl der Fälle auf bestimmte Lebensmittel beschränkt, und es sind häufig Höchstmengen festgelegt. Von wenigen Ausnahmen abgesehen, ist die Verwendung von Zusatzstoffen im Zutatenverzeichnis der Lebensmittel kenntlich zu machen. Da Verbraucher aus der E-Nummer oder der speziellen Bezeichnung nicht auf die Art und die Verwendung eines Zusatzstoffs schließen können, muss zusätzlich der Klassenname angegeben werden. Das gilt auch für unverpackte Ware.

Zusatzstoffe, Enzyme und Mikroorganismen, die über Zutaten ins Lebensmittel gelangen, die jedoch im Endprodukt keine technologische Wirkung mehr ausüben, müssen nicht gekennzeichnet werden. Dies betrifft z. B. Magnesiumsalze von Speisefettsäuren, die im Kakaopulver für die Rieselfähigkeit sorgen, diese Wirkung jedoch im Kakaogetränk nicht mehr haben. Auch Extraktionsmittel, Lösungsmittel und Trägerstoffe für Zusatzstoffe, Enzyme, Aromen und Verarbeitungshilfsstoffe wie Eiweiße als Klärungsmittel brauchen nicht gekennzeichnet zu werden.

Stoffe, die Lebensmitteln aus ernährungsphysiologischen Gründen zugesetzt werden (z. B. Mineralstoffe, Spurenelemente oder Vitamine) gelten nicht als Zusatzstoffe.

12.9 Lebensmittelkennzeichnung

Die Lebensmittelinformationsverordnung (LMIV) ist in Kap. 16 ausführlich dargestellt. An dieser Stelle sollen daher nur einige ausgewählte Beispiele für die Lebensmittelkennzeichnung aufgeführt werden.

12.9.1 Allergene

Seit 2014 muss sich die Verwendung der 14 häufigsten Auslöser von Allergien und Unverträglichkeiten als Lebensmittelzutat sowie der daraus hergestellten allergen wirkenden Verarbeitungsprodukte oder Hilfsstoffe entweder aus dem Zutatenverzeichnis oder der Bezeichnung des Lebensmittels ergeben. Erzeugnisse, die durch den Herstellungsprozess oder die Verarbeitung ihr allergenes Potenzial verlieren, müssen jedoch nicht gekennzeichnet werden. Beispiele hierfür sind vollständig raffiniertes Sojabohnenöl und -fett oder Stärkeverzuckerungsprodukte wie Maltodextrin, Dextrose und Glukosesirup auf Gersten- und Weizenbasis.

Gekennzeichnet (und dabei optisch hervorgehoben) werden müssen laut Verordnung EU Nr. 1169/2011:

1. Gluten-haltiges Getreide, namentlich zu nennen: Weizen (wie Dinkel und Khorasan-Weizen – auch bekannt als Kamut), Roggen, Gerste, Hafer oder Hybridstämme davon
2. Krebstiere (Garnelen, Hummer, Krebse, Scampi, Shrimps, Langusten und sämtliche daraus gewonnene Lebensmittel)
3. Eier (als Flüssigei, Lecithin, Albumin, wie es in Eierspeisen aber auch Mayonnaise, Panaden, Kuchen, Suppen u.s.w. vorkommt)
4. Fische (alle Süß- und Salzwasserarten, Kaviar, Fischextrakte, Würzpasten, Soßen usw.)
5. Erdnüsse (alle Erzeugnisse wie Erdnussbutter und -öl und Produkte, auch z. B. in vorfrittierten Produkten)
6. Soja (Sojabohnen und daraus gewonnene Erzeugnisse von Miso über Sojasaucen bis Dressings)
7. Milch und Laktose (Milchprodukte und Produkte, in denen diese vorkommen, wie Brot, Würste, Saucen und Suppen)
8. Schalenfrüchte (Nüsse), namentlich zu nennen: Mandeln, Haselnüsse, Walnüsse, Cashewnüsse (Kaschunüsse), Pecannüsse, Paranüsse, Pistazien, Macadamia- oder Queenslandnüsse sowie daraus gewonnene Produkte (Ausnahme: alkoholische Destillate)
9. Sellerie (sowohl die Knolle als auch die Staude, auch bei Verwendung als Gewürz)
10. Senf (Senfkörner, Pulver und Produkte, die diese enthalten)
11. Sesamsamen (roh, Paste oder Öl und in Produkten)
12. Schwefeldioxid und Sulfite (ab 10 mg pro Kilogramm oder Liter)
13. Lupinen (Samen und Mehl, Milch, Tofu und Konzentrat sowie in damit erzeugten Produkten)
14. Weichtiere (Schnecken, Tintenfische, Austern, Muscheln und Produkte, in denen diese in Spuren enthalten sind)

Auch bei unverpackter Ware (z. B. im Restaurant oder an der Bedienungstheke im Supermarkt) ist die Information über Allergene verpflichtend. Sie kann schriftlich, elektronisch oder mündlich erfolgen.

12.9.2 Light- und fettarme Produkte

„Kalorienarme“ oder „energiearme“ Lebensmittel dürfen pro 100 g maximal 50 kcal und Getränke sowie Suppen maximal 20 kcal enthalten. „Kalorienreduzierte“ oder „energiereduzierte“ Lebensmittel müssen einen um mindestens 30 % geringeren physiologischen Brennwert aufweisen als vergleichbare, traditionell hergestellte Lebensmittel. Es muss auch angegeben werden, wie die Kaloriensparnis erfolgt ist, d. h., ob weniger Fett oder Zucker in der Rezeptur enthalten ist.

Der Begriff „light“ oder „leicht“ kann sich sowohl auf eine Reduktion von Kalorien, Alkohol, Fett oder Zucker beziehen. Produkte dürfen als „leicht“ oder „light“ bezeichnet werden, wenn dieser Gehalt mindestens 30 % geringer ist als beim herkömmlichen Vergleichsprodukt. Bei Milchprodukten, ist die Definition eindeutiger: „Leichter“ Käse darf < 32,5 % Fett i.Tr., „leichter“ Quark < 12,5 % Fett i.Tr., „leichte“ Sauermilch-, Joghurt- oder Kefirerzeugnisse maximal 1,8 % Fett und „leichte“ Butter 39–41 % Fett enthalten. „Energiefreie“ Lebensmittel dürfen maximal 4 kcal/100 g enthalten.

„Fettarm“ ist ein Lebensmittel, wenn es weniger als 3 g Fett/100 g enthält. Für flüssige Lebensmittel gelten 1,5 g/100 ml (1,8 g Fett pro 100 ml bei teilentrahmter Milch). Als „fettfrei“ gelten Lebensmittel mit höchstens 0,5 g Fett/100 g. „Fettreduzierte“ Produkte enthalten mindestens 30 % weniger Fett als herkömmliche Vergleichsprodukte. Sie weisen zum Ausgleich des Geschmacks jedoch häufig einen höheren Anteil an Zucker oder Salz auf. Bei „Halbfett-Butter“ und „Halbfett-Margarine“ wird die Hälfte des Fettes durch Wasser ersetzt. Diese Produkte enthalten Zusätze von Gelatine, Emulgatoren, Beta-Carotin, Zitronensäure oder anderen Genusssäuren, um die gewünschte Konsistenz, Farbe und Geschmack zu erzielen, sowie den Konservierungsstoff Sorbinsäure zum Schutz gegen mikrobiellen Verderb. Aufgrund des hohen Wassergehalts sind Halbfettbutter und -margarine nicht zum Braten geeignet.

12.9.3 Zucker und Süßungsmittel

„Zucker“ im Sinne der Nährwertkennzeichnung sind alle in Lebensmitteln vorhandenen Monosaccharide und Disaccharide, ausgenommen mehrwertige Alkohole. Da die Zutaten auf Lebensmittelverpackungen von großer nach kleiner Menge aufgereiht sind, ist es kein Wunder, dass Zucker dort häufig sehr weit vorne zu finden ist (z. B. bei Ketchup, Joghurt, Schokolade, Soft- und Energiedrinks, Fruchtsäften). In verarbeiteten Lebensmitteln kommt statt Saccharose auch zunehmend der in den USA viel eingesetzte High Fructose Corn Syrup (HFCS) – in Deutschland Glukose-Fruktose-Sirup bzw. Fruktose-Glukose-Sirup, je nachdem, welcher Einfachzucker überwiegt – zum Einsatz, von dem insgesamt eine geringere Menge benötigt wird, um die gleiche Süße wie mit Saccharose zu erreichen.

Der mengenmäßige Unterschied zwischen Saccharose und Zuckeraustauschstoffen wie HFCS und Fruktose ist aber eher überschaubar, während beim Einsatz von Süßstoffen, die per Definition mindestens 10-mal süßer sein müssen und in der Praxis bis zu 10 000-mal süßer als Saccharose sind, erheblich geringere Mengen eingesetzt werden müssen, um die gleiche Süße zu erreichen.

So darf ein Lebensmittel mit der Aufschrift „zuckerfrei“ versehen werden, wenn das Produkt nicht mehr als 0,5 g Zucker pro 100 g bzw. 100 ml enthält. Die Bezeichnung „zuckerarm“ bedeutet maximal 5 g Zucker pro 100 g festes Lebensmittel oder maximal 2,5 g pro 100 ml Getränk. Bei der Bezeichnung „weniger Zucker“ oder „zuckerreduziert“ müssen laut Gesetzgeber 30 % weniger Zucker enthalten sein als in vergleichbaren Produkten. Nur wenn ein Produkt keine zugesetzten Mono- oder Disaccharide oder andere süßende Substanzen, die Mono- oder Disaccharide enthalten, enthält, darf eine Lebensmittelpackung mit der Aufschrift „ohne Zuckerzusatz“ werben. Enthält das Lebensmittel einen natürlichen Zuckeranteil (z. B. Obstsäfte oder Smoothies), sollte „Enthält von Natur aus Zucker“ auf dem Etikett stehen. Für die Verwendung der Bezeichnung „ungesüßt“ dürfen weder Zucker noch süßende Lebensmittel, noch Süßungsmittel eingesetzt werden.

12.9.4 Salzgehalt

Der gegenwärtige Salzkonsum von ca. 7–14 g/Tag in den Europäischen Ländern wird als zu hoch eingeschätzt, wobei es allerdings in den Mitgliedsstaaten große Unterschiede gibt. So zählt Deutschland zu den EU-Ländern mit dem geringsten Salzkonsum. Beworben werden darf ein reduzierter Salzgehalt bei Lebensmitteln auf folgende Weise. Ein Lebensmittel darf als „natrium- oder kochsalzfrei“ bezeichnet werden, wenn es nicht mehr als 5 mg Natrium oder den gleichen Gehalt an Salz pro 100 g enthält. Auf einen geringen Kochsalzgehalt darf mit dem Begriff „natriumarm“ oder „kochsalzarm“ hingewiesen werden, wenn der Natriumgehalt auf höchstens 120 mg pro 100 g bei festen Lebensmitteln begrenzt ist. Wenn natürliches Mineralwasser deklariert ist als „geeignet für natriumarme Ernährung“ oder „geeignet für die Zubereitung von Säuglingsnahrung“, muss der Natriumgehalt < 2 mg pro 100 ml betragen.

12.9.5 Ballaststoffe, Süßholz, Alkoholgehalt

Die Bezeichnungen „hoher Ballaststoffgehalt“ oder „ballaststoffreich“ sind zulässig, wenn mindestens 6 g Ballaststoffe pro 100 g festes Lebensmittel oder mindestens 3 g Ballaststoffe pro 100 kcal flüssiges Lebensmittel enthalten sind.

Ab einem Gehalt von 100 mg Glycyrrhizinsäure pro kg müssen Süßwaren (Lakritz) und Getränke wie folgt gekennzeichnet werden: „Enthält Süßholz“. Ab einem Gehalt von 4 g/kg Süßholz ist auf der Verpackung der Warnhinweis „Enthält Süßholz – bei hohem Blutdruck sollte ein übermäßiger Verzehr dieses Erzeugnisses vermieden werden.“ zu führen.

Die Angabe des Alkoholgehalts in Volumenprozent ist bei Getränken mit einem Alkoholgehalt von > 1,2-Vol.-% erforderlich. Bei diesen Getränken sind gesundheitsbezogene Angaben grundsätzlich verboten, die nährwertbezogene Bewerbung eines verringerten Brennwerts darf jedoch erfolgen.

12.9.6 Clean Labels

Sogenannte Clean Labels werben zunehmend mit dem Verzicht auf Zusatzstoffe wie Geschmacksverstärker, künstliche Aromastoffe, Konservierungs- und Farbstoffe. Bei vielen Fertigprodukten, Tütensuppen, Soßen oder Tiefkühlpizzen, aber auch bei Bio-Produkten, findet sich z. B. auf der Verpackung die Bezeichnung „ohne Geschmacksverstärker" bzw. „ohne Glutamat" . Dies bedeutet jedoch lediglich, dass keine Zusatzstoffe mit dem Klassennamen „Geschmacksverstärker" zugesetzt wurden (d. h. kein Glutamat, das in der Zutatenliste als Mononatriumglutamat oder E 620–625 für die Salze der Glutaminsäure aufzuführen wäre). Oftmals enthalten diese Produkte jedoch andere geschmacksverstärkende Zutaten wie Hefeextrakt, Sojasoße, Maisproteinhydrolysat oder Würze, die von Natur aus Glutamat enthalten.

Trotz der Bezeichnung „ohne Konservierungsstoffe" können Zutaten mit konservierenden Eigenschaften (z. B. Salz, Essig und Zucker) oder Stoffe, die außer konservierenden Eigenschaften noch andere Funktionen haben und in der Zutatenliste nur mit ihrer Verkehrsbezeichnung geführt werden (z. B. Kohlensäure, Nitrat und Nitritpökelsalz und Antioxidationsmittel wie schweflige Säure und Schwefeldioxid), verwendet werden. Auch hinter der Bezeichnung „ohne Farbstoffe" oder „ohne künstliche Farbstoffe" kann die Verwendung färbender Lebensmittel z. B. in Form von Zutaten wie Karottenkonzentraten, schwarze Johannisbeere, Kürbis, Rote-Bete-Saft, dem Algenkonzentrat Spirulina oder Spinat stecken. Verbraucherschützer kritisieren, dass auf diese Weise optisch geschönte Lebensmittel mehr Qualität vortäuschen. So suggeriert z. B. Rote-Bete-Saft im Kirschjoghurt einen höheren Kirschanteil.

12.10 Besondere Gruppen von Lebensmitteln

„Normale" Lebensmittel des allgemeinen Verzehrs unterliegen den allgemeinen lebensmittelrechtlichen Bestimmungen. Daneben gibt es die Health-Claims-Verordnung, die Novel-Food-Verordnung sowie die Verordnung über Lebensmittel für spezielle Verbrauchergruppen, die einen speziellen rechtlichen Rahmen für besondere Gruppen von Lebensmitteln liefern.

12.10.1 Fertigprodukte/ Convenience-Produkte

Als Fertigprodukte werden verzehrfertig produzierte Mahlzeiten bezeichnet, die lediglich erhitzt werden müssen (z. B. Tiefkühlpizza, Dosen- oder Mikrowellengerichte). Tütensuppen sind dagegen Teilfertiggerichte, da sie die Zugabe von Wasser erfordern. Bei Convenience-Produkten werden bestimmte Verarbeitungsstufen vom Lebensmittelhersteller übernommen, um die Zubereitung in Privathaushalten, Gastronomie oder Gemeinschaftsverpflegung zu erleichtern (z. B. garfertige Teigwaren, Backmischungen, Instantprodukte). Die ernährungsphysiologische Bewertung fällt aufgrund der meist geringen Nährstoff- und hohen Energiedichte oftmals ungünstig aus. Mit dem Grad der Lebensmittelverarbeitung steigt die Gefahr, dass sich der Gehalt an Nährstoffen verringert (z. B. wärmeempfindliche Vitamine und sekundäre Pflanzenstoffe bei Konserven oder Mineralstoffe, Vitamine und Ballaststoffe bei Getreideverarbeitungsprodukten). Aus technologischen und sensorischen Gründen enthalten verarbeitete Lebensmittel verschiedene Zusatzstoffe.

12.10.2 Functional Food

Weisen Lebensmittel zusätzlich zu ihrem reinen Nähr- und Genusswert noch einen wissenschaftlich belegten gesundheitlichen Nutzen auf, können diese als „Funktionelle Lebensmittel" beworben werden (Kap. 37). Im Gegensatz zu Nahrungsergänzungsmitteln sind sie keine Nährstoffkonzentrate, sondern gelangen in der typischen Nahrungsmittelform in den Handel. Der Begriff „Funktionelles Lebensmittel" ist rechtlich nicht definiert.

Für nährwert- oder gesundheitsbezogene Aussagen (sog. Health Claims, z. B. „stärkt die Abwehrkräfte", „fördert die Leistungsfähigkeit", „für starke Knochen", „reich an Vitamin C" oder „mit reduziertem Fett-Anteil") ist jedoch in der EU die Europäische Behörde für Lebensmittelsicherheit (EFSA) zuständig. Laut der EU-Verordnung dürfen Health Claims nur verwendet werden, wenn sie sich auf allgemein anerkannte wissenschaftliche Nachweise stützen und vom durchschnittlichen Verbraucher richtig verstanden werden. Sie müssen in einer EU-weiten Positivliste (sog. Artikel-13-Liste) verzeichnet sein, d. h., es gilt das Verbotsprinzip mit Erlaubnisvorbehalt: Alles was nicht erlaubt ist, ist verboten. Die Europäische Behörde für Lebensmittelsicherheit (EFSA) ist für die Prüfung der Health Claims zuständig und hat eine Vielzahl gesundheitsbezogener Angaben im Health Claim Register der EU transparent zusammengefasst. Die Liste führt gegenwärtig über 2300 Einträge auf, von denen aber über 80 % nicht angewandt werden dürfen (non-compliance). Bei den genehmigten Health Claims handelt es sich überwiegend um Vitamine und Mineralstoffe. Bezeichnungen, die traditionell zur Angabe einer Eigenschaft von Lebensmitteln oder Getränken verwendet werden, sind von der Verordnung ausgenommen (z. B. „Digestif" oder „Hustenbonbon").

Ein Beispiel für eine gemäß Artikel 14 der Health-Claims-Verordnung zugelassene gesundheitsbezogene Angabe (bezüglich der Verringerung eines Krankheitsrisikos) ist: „Hafer-Beta-Glukan reduziert nachweislich den Cholesteringehalt im Blut. Ein hoher Cholesterinwert gehört zu den Risikofaktoren für die koronare Herzerkrankung". Ergänzend sind Verbraucherinnen und Verbraucher darüber zu informieren, dass sich die positive Wirkung erst bei einer täglichen Aufnahme von 3 g Hafer-Beta-Glukan einstellt. Eine Portion des empfohlenen Lebensmittels muss dabei mindestens 1 g Beta-Glukan enthalten.

12.10.3 Novel Food

Unter anderem klimabedingt bildeten sich in der Vergangenheit regional unterschiedliche Ernährungsweisen heraus. Dort konnte es durch den Kontakt über viele Generationen zu einer verbesserten Verträglichkeit von bestimmten Lebensmitteln kommen. Ein Beispiel hierfür könnte die Erucasäure sein, für die in der EU erst kürzlich der Grenzwert gesenkt wurde, weil sie im Verdacht steht, z. B. zu Herzverfettung zu führen. Aus diesem Grund wurde die Erucasäure in den 1970er Jahren bei Rapsneuzüchtungen eliminiert, mit dem Erfolg, dass Rapsöl heute eines der beliebtesten Speiseöle ist. Übersehen wurde dabei, dass auch andere *Brassica*-Gewächse wie Senf(öl) Erucasäure enthalten. Daher wurde kürzlich in der EU auch für Senf ein Höchstgehalt für Erucasäure festgelegt. In weiten Teilen Indiens und Pakistans ist allerdings Senföl von alters her das am häufigsten eingesetzte Speiseöl. Und obwohl Senföl häufig um 50 % Erucasäure enthält, wurden die in Europa beschriebenen Gesundheitsbeeinträchtigungen dort nie beobachtet, was auf eine Adaptierung hinweisen könnte.

Durch Reisen in andere Kulturkreise kommen die Verbraucherinnen und Verbraucher mit vormals unbekannten Lebensmitteln in Kontakt. Dadurch steigt auch das Interesse, mitunter uns völlig unbekannte Lebensmittel in die EU zu importieren. Zum besseren und sicheren Schutz der Bevölkerung hat der Gesetzgeber daher für Lebensmittel, die vor 1997 innerhalb der EU noch nicht in nennenswertem Umfang für den menschlichen Verzehr verwendet wurden (Kap. 16) die „Verordnung (EG) Nr. 258/97 über neuartige Lebensmittel und neuartige Lebensmittelzutaten" (Novel-Food-Verordnung) eingeführt. Die Arbeitsgruppe „Novel Food" der Sachverständigen der zuständigen Behörden und Lebensmittelprüfstellen, die regelmäßig von der Europäischen Kommission einberufen wird, befasst sich unter anderem mit der Frage, ob Lebensmittel/Lebensmittelzutaten als neuartig eingestuft werden müssen. Beispielhaft sollen im Folgenden mit Stevia, UV-behandelten Lebensmitteln und Insekten 3 Beispiele für die Anwendung der Novel-Food-Verordnung vorgestellt werden.

Stevia-Extrakt mit dem Süßstoff Steviaglykosid

Stevia war die erste Pflanze, die der Novel-Food-Verordnung unterstellt wurde. Die Pflanze enthält einen Süßstoff, der ca. 250-mal süßer ist als Saccharose. Chemisch gesehen handelt es sich beim Süßstoff um den Grundkörper Steviol, an den in mehreren Varianten betaglykosidisch Zuckermoleküle gebunden sind, die sog. Steviaglykoside. Dabei war die wissenschaftliche Hürde für die Zulassung von Stevia, dass das freie (und nicht süße) Steviol – im Gegensatz zu seinen Glykosiden – als schwach mutagen und genotoxisch gilt. Somit musste der Nachweis erbracht werden, dass die glykosidische Bindung im menschlichen Körper nicht gespalten wird. Erst nachdem dies belegt war, wurde Stevia-Extrakt im Jahr 2011 als Süßstoff (E 960) zugelassen. In Stevia wurde zum damaligen Zeitpunkt große Erwartungen gesetzt, da es sich um einen natürlichen Süßstoff handelt, während die heute weit verbreitet eingesetzten Süßstoffe wie Acesulfam K, Aspartam und Sucralose synthetisch hergestellt werden. Allerdings ist das bei Stevia sehr ausgeprägte Fehlaroma (Off-Flavor) nachteilig für verschiedene Anwendungen oder zumindest Geschmackssache.

UV-behandelte Pilze (Vitamin-D-Pilze) und UV-behandeltes Brot (Vitamin-D-Brot)

Vitamin D (Kap. 8) stellt unter den Vitaminen einen Sonderfall dar, da es sowohl alimentär aufgenommen als auch auf der Haut durch Sonnenlicht aus Cholesterol gebildet werden kann. Allerdings verbringt der Durchschnittsmensch immer weniger Zeit im Freien (im Durchschnitt halten wir uns 21–22 Stunden in Innenräumen auf), sodass die alimentäre Vitamin-D-Aufnahme eine zunehmend wichtige Rolle spielt. Allerdings ist dies für sich vegan ernährende Personen problematisch, da natürliche reichliche Vitamin-D-Quellen fast ausschließlich tierischen Ursprungs sind (Cholekalziferol, Vitamin D_3). Eine Supplementierung ist dabei nahezu unerlässlich.

Die bekannteste, nicht tierische Quelle für Vitamin D sind Speisepilze, da diese Ergosterol enthalten, von dem durch UV-Licht ein geringer Anteil in Vitamin D_2 (Ergokalziferol) überführt werden kann. Zwar ist der Vitamin-D_2-Gehalt von Speisepilzen relativ gering, doch kann er durch gezielte UV-Bestrahlung stark erhöht werden. Unter anderem, weil im Zuge der Umwandlung von Ergosterol in Vitamin D_2 verschiedene, bisher nur wenig untersuchte Isomere und Oxidationsprodukte entstehen, wurden UV-behandelte Pilze (*Agaricus bisporus*, Champignons) der Novel-Food-Verordnung unterstellt. Inzwischen sind UV-bestrahlte Champignons als neuartige Lebensmittel zugelassen, wobei der Vitamin-D_2-Gehalt 10 µg/100 g Champignons nicht übersteigen darf. Die bestrahlten Champignons werden als UV-behandelte Pilze (oder, nicht EU-konform, als Vitamin-D-Pilze) bezeichnet, da der Begriff „bestrahlte Pilze“ mit Sicherheit abschreckend gewirkt hätte. Daneben ist inzwischen auch UV-behandeltes (Hefe-) Brot und Kleingebäck zugelassen, bei dem die in der eingesetzten Hefe enthaltene Vitamin-D_2-Vorstufe Ergosterol durch die UV-Behandlung in Vitamin D_2 übergeht. Der zulässige Vitamin-D_2-Höchstgehalt liegt bei 3 µg/100 g Brot. Damit könnte der tägliche Vitamin-D-Bedarf mit 100 g UV-behandelten Pilzen oder 300 g UV-behandeltem Brot und Kleingebäck gedeckt werden.

Insekten als Lebensmittel

Schon seit Jahrtausenden tragen fast 2000 essbare Insektenarten weltweit zur Ernährung von heute ca. 2 Milliarden Menschen (v. a. in Asien, Afrika und Lateinamerika) bei. Am häufigsten verzehrt werden Käfer > Schmetterlinge/Raupen > Ameisen/Wespen/Bienen. Dabei werden neben adulten Tieren auch Larven und Puppen konsumiert. Die Vorteile von Insekten sind, dass sie überall vorkommen, sich schnell fortpflanzen und als Kaltblüter hohe Wachstums- und Futterumwandlungsraten aufweisen. Dies und die kostengünstige, ressourcenschonende Produktion sprechen dafür, dass Insekten als Lebensmittel ein Zukunftstrend werden können.

Da Insekten und Insektenteile in der EU früher noch nicht in nennenswertem Umfang konsumiert worden waren, wurden sie der Novel-Food-Verordnung unterstellt. Im Januar 2021 wurden mit getrockneten, gelben Mehlwürmern (getrocknet oder als Pulver, seit Januar 2025 auch als UV-behandeltes Pulver) erstmals in der EU ein Insekt als Lebensmittel zugelassen. Im November 2021 folgte die Zulassung der Wanderheuschrecke (in Pulverform, getrocknet oder gefroren) und der Hausgrille sowie im Januar 2023 die des Buffalowurms (die Larve des Getreideschimmelkäfers). Für weitere Insekten gelten Übergangsregeln bzw. laufen Zulassungsverfahren.

Während die EFSA keine Bedenken bei EU-konformem Einsatz von Insekten als Futtermittel hat, können allergene Reaktionen insbesondere bei Schalentier- und Staubmilbenallergikern nicht ausgeschlossen werden. Insekten gelten als gute Nährwertlieferanten, wobei die Zusammensetzung (Protein, Fett, Vitamin, Mineralstoffe) von Insekt zu Insekt sehr stark variiert. Die größte Chance für eine erfolgreiche Markteinführung wird aber von Insekten mit einem hohen und dabei biologisch hochwertigen Proteingehalt erwartet. Insekten können ganz, zu Pulver oder einer Paste zermahlen und als Lebensmittelbestandteil verzehrt werden, wobei Pulver und Paste visuell weniger abschreckend wirken und Pulver oder Mehl z. B. in Burgern Einsatz finden.

12.10.4 Lebensmittel für spezielle Verbrauchergruppen

Seit 2016 ersetzt die Verordnung über Lebensmittel für spezielle Verbrauchergruppen das frühere Konzept der Lebensmittel für eine besondere Ernährung (sog. „diätetische Lebensmittel"). Die neue Verordnung enthält spezifische Bestimmungen für eine begrenzte Zahl von Lebensmittelkategorien, die für bestimmte vulnerable Verbraucherinnen und Verbraucher (z. B. Säuglinge und Kleinkinder) als unverzichtbar angesehen werden. Neben Lebensmitteln für Säuglinge und Kleinkinder (Säuglingsanfangsnahrung, Folgenahrung und Beikost) fallen spezielle Lebensmittel für das Diätmanagement kranker Menschen (bilanzierte Diäten) und für Personen, die ihr Körpergewicht durch die Verwendung spezieller Lebensmittel (Ersatz von ganzen Tagesrationen durch kalorienreduzierte Lebensmittel) verringern möchten, in den Geltungsbereich der neuen Verordnung. Geregelt werden unter anderem die Anforderungen an die Zusammensetzung der Lebensmittel, die Werbung sowie der Einsatz bestimmter Pestizide für die Herstellung der Produkte.

Die Verordnung beinhaltet als Anlage eine „Unionsliste" von zugelassenen Stoffen mit ernährungsbezogener oder physiologischer Wirkung (wie Vitamine, Mineralstoffe und einige andere Stoffe), die Lebensmitteln im Geltungsbereich der neuen Verordnung zugesetzt werden dürfen. Dabei ist für jeden Stoff festgelegt, welcher Lebensmittelkategorie (also z. B. Säuglingsanfangsnahrung und Folgenahrung) dieser zugesetzt werden darf. Stoffe, die nicht in der Unionsliste aufgeführt sind, dürfen jedoch ebenfalls zugesetzt werden, wenn sie den Anforderungen an das Lebensmittelrecht der EU genügen und gemäß allgemein anerkannten wissenschaftlichen Daten den Ernährungsanforderungen der Verbraucherinnen und Verbraucher entsprechen, für die sie bestimmt sind.

Die früher zu den diätetischen Lebensmitteln zählenden speziellen Milchgetränke für Kleinkinder (sog. Kindermilch) und speziellen Lebensmittel für Sportler werden nach dem neuem EU-Recht als Lebensmittel des allgemeinen Verzehrs angesehen, sodass die früheren, speziellen Regelungen entfallen sind.

12.10.5 Fleischersatzprodukte als Beispiel für vegane und vegetarische Lebensmittel mit Ähnlichkeit zu Lebensmitteln tierischen Ursprungs

In den 2018 eingeführten Leitsätzen für vegane und vegetarische Lebensmittel mit Ähnlichkeit zu Lebensmitteln tierischen Ursprungs (Kap. 24) werden zunächst die Anforderungen an vegane Lebensmittel definiert, die im Fall von vegetarischen Lebensmitteln zusätzlich entweder Milch oder Kolostrum, Farmgeflügeleier, Bienenhonig und -wachs, Propolis und Wollwachs enthalten. Ebenso sind dort die notwendigen und erlaubten Angaben auf der Verpackung festgelegt. Im Fall der Fleischersatzprodukte ist der wichtigste Baustein das Protein, das aus alternativen, i. d. R. pflanzlichen Quellen stammt. Häufig versuchen Fleischersatzprodukte den Geschmack und die Haptik von Fleisch zu imitieren, jedoch kann es auch das Ziel sein, eine alternative und schmackhafte Variante zu kreieren, die funktionell dessen Rolle einnimmt. Allerdings unterscheiden sich tierisches Fleischprotein und pflanzliche Proteine grundsätzlich im Aufbau. So weisen pflanzliche Proteine eine globuläre, tierische Fleischproteine dagegen eine faserige Struktur auf. Als Folge davon sind pflanzliche Proteine schlechter löslich, sie bilden weniger Gele, wirken weniger emulgierend und weisen eine eingeschränkte Fett- und Wasserbindung auf. Dieser fundamentale Unterschied im Aufbau der Proteine führt dazu, dass pflanzenbasierte Fleischersatzprodukte häufig sehr stark verarbeitet werden müssen. Der technologische Aufwand zur Herstellung beispielsweise eines vegetarischen Hackbällchens oder eines Pulvers für pflanzenbasierte Brätlinge ähnelt oder übertrifft den von industriellen Fertigprodukten.

Nicht verwechselt mit den o. g. Produkten werden sollte das sog. kultivierte Fleisch (auch clean meat, zellbasiertes Fleisch, Laborfleisch oder In-vitro-Fleisch genannt), bei dem einem Tier einzelne Zellen entnommen werden, ohne es zu töten. Diese tierischen Zellen werden so kultiviert, dass eine weitgehende Imitation von Säugetierfleisch erreichen wird. Das erste kultivierte Fleisch wurde 2020 in Singapur zugelassen. Kürzlich wurden jedoch in einem EU-Land die Herstellung, der Verkauf und der Konsum von kultiviertem Fleisch verboten, sodass die weitere, auch rechtliche Entwicklung innerhalb der EU abzuwarten bleibt.

12.11 Die Rolle der Verbraucherinnen und Verbraucher

Kaum einschätzen lässt sich gegenwärtig das Verhalten der Verbraucherinnen und Verbraucher zuhause. Ein klassisches Beispiel ist das individuell stark unterschiedliche Nachsalzen von Speisen (Kap. 12.9.4). Gleichermaßen schwer zu erfassen ist das Toasten, bei dem die bei der Lebensmittelverarbeitung entstehende Kontaminante 3-Monochlorpropandiol (3-MCPD) in erheblichen Mengen gebildet werden kann. So verlässt das ungetoastete Toastbrot das Lebensmittelgeschäft praktisch frei von 3-MCPD. Beim Toasten steigt der 3-MCPD Gehalt allerdings mit zunehmender Bräunung des Toasts rapide an. Deshalb sollte Toastbrot nach heutigen Erkenntnissen nicht über einen goldenen Farbton hinaus zubereitet und dunkelbraune oder gar schwarze Stellen tunlichst vermieden werden. In sehr dunklen Toasten werden leicht 3-MCPD-Gehalte generiert, die 25-fach über dem gesetzlichen Grenzwert (für Sojasoßen) liegen, wobei die Problematik bei Toastbrot aufgrund des häufig täglichen Konsums gerade auch von Kindern als kritischer einzustufen ist.

Ein weiteres Beispiel ist die begrenzte Haltbarkeit von nicht raffinierten Speiseölen. So enthält das geschätzte extranative Olivenöl Chlorophyll, das in Gegenwart von Licht den Sauerstoff in eine aggressive Form überführen kann. Die deshalb obligate Lagerung von Olivenöl in Braun-/Grünglas kann dies mittelfristig verhindern. Generell sollten Olivenöl und andere empfindliche Speiseöle nicht zu lange gelagert werden und jeweils nur kurz für die Lebensmittelzubereitung aus einem dunklen Aufbewahrungsort herausgenommen und mit zunehmendem Alter auch nicht mehr erhitzt werden. Weitere Beispiele zur individuellen Rolle der Verbraucherinnen und Verbraucher wurden beispielsweise im Zuge der PAK-Bildung beim Grillen (Kap. 12.7.2) oder im Zusammenhang mit Bienenwachs-Tüchern (Kap. 12.5.3) vorgestellt. Strategien, um die Verbraucherinnen und Verbraucher auf derartige Probleme aufmerksam zu machen und ggf. Gewohnheiten zu ändern, sind eine wichtige Herausforderung der kommenden Jahre.

Literatur

[469] Belitz H-D, Grosch W, Schieberle P. Lehrbuch der Lebensmittelchemie. Berlin: Springer; 2008

[470] Bundesamt für Verbraucherschutz und Lebensmittelsicherheit (BVL). Überblick über die einzelnen Klassen der Zusatzstoffe. Im Internet: www.bvl.bund.de; Stand 20.11.2016

[471] Classen H-G, Elias PS, Hammes WP. Toxikologisch-hygienische Beurteilung von Lebensmittelinhalts- und -zusatzstoffen sowie bedenklichen Verunreinigungen. Berlin: Paul Parey; 1987

[472] Ebermann R, Elmadfa I. Lehrbuch Lebensmittelchemie und Ernährung. 2. Aufl. Berlin: Springer; 2011

[473] Qualitätsstandards für die Betriebsverpflegung, Job & Fit, DGE 2014. Im Internet: www.jobundfit.de

[474] Rimbach G, Nagursky J, Erbersdobler HF. Lebensmittel-Warenkunde für Einsteiger. Berlin: Springer; 2010

[475] Rosenplenter K, von Rymon Lipinski GW, Nöhle U, Hrsg. Handbuch Süßungsmittel. 2. Aufl. Hamburg: Behr's Verlag; 2007

[476] Ternes W, Täufel A, Tunger L, Zobel M, Hrsg. Lebensmittellexikon. 4. Aufl. Hamburg: Behr's Verlag; 2005

13 Lebensmitteltoxikologie und -sicherheit

T. Grune

Das Wichtigste in Kürze
Die Lebensmitteltoxikologie untersucht Aufnahme, Verteilung, Abbau, Ausscheidung und Wirkung von Nahrungsmittelinhaltsstoffen. Ein wissenschaftliches Verständnis dieser Prozesse führt zur korrekten Einschätzung des Risikopotenzials bestimmter Nahrungsmittelkomponenten und damit zur Lebensmittelsicherheit. Auf der Grundlage dieser Erkenntnisse können wirksame Strategien zur Vermeidung von Risiken entwickelt und in entsprechenden Bestimmungen festgelegt werden. Von besonderer Bedeutung ist die heterogene Verwendung von Lebensmitteln in der Bevölkerung, die selbst natürlich auch ein heterogenes Kollektiv darstellt.

Die Lebensmitteltoxikologie und -sicherheit hat sich zu einer komplexen Wissenschaft entwickelt. Das Kapitel gibt einen Einblick in die mechanistische Lebensmitteltoxikologie, die Toxikokinetik von Nahrungsmittelinhaltsstoffen und ihren potenziellen Wirkungen. Nachfolgend wird die Umsetzung dieser Erkenntnisse in Grenzwerte erläutert und die Bedeutung einiger Vertreter von Zusatzstoffen und Schadstoffen dargelegt.

Keywords
Toxikokinetik, Fremdstoffmetabolismus, Wirkungsprinzipien von Fremdstoffen, Lebensmittelinhaltsstoffe

13.1 Begriffsbestimmungen

Die Toxikologie als Lehre von den Giften und ihren Wirkungen hat sich im Laufe der Geschichte in engem Zusammenhang mit der Medizin entwickelt. So war die Toxikologie in ihren Anfängen eine empirische Wissenschaft, die im 16. Jahrhundert durch Paracelsus einen wesentlichen Wendepunkt nahm. Seit dieser Zeit werden Stoffe als das wirksame Prinzip angesehen. Bereits Paracelsus vertrat die Ansicht, dass der Organismus eine Art Laboratorium ist, von dem Stoffe aufgenommen, umgewandelt und wieder ausgeschieden werden. Seine berühmte Aussage „Allein die Dosis macht, dass ein Ding Gift ist“ begründet wesentliche Aspekte der Dosierung von chemischen Stoffen und ist heute noch gültig. Mit der Industrialisierung und der Entwicklung der chemischen Industrie kam es zu einer Potenzierung der Stoffe, denen Menschen im täglichen Leben und während der Arbeit ausgesetzt sind. So werden heute in entwickelten Industrieländern zwischen 500 000 und 600 000 chemische Produkte eingesetzt.

Neben diesen „künstlichen“ Stoffen gibt es auch eine große Menge natürlicher nichtnutritiver Substanzen. Im Laufe der Evolution schien der Einsatz von chemischen Stoffen als ein geeignetes Mittel zu Angriff oder Verteidigung. So findet sich in dicht besiedelten Epitopen (z. B. Regenwäldern oder Korallenriffen) eine große Anzahl von giftigen Organismen. Diese Organismen werden häufig als natürliche Umgebung des Menschen angesehen, obwohl ihre Wirkung oft verheerender ist als die Wirkung von Giften aus der chemischen Industrie.

Lebensmittel können toxische Stoffe aus beiden Stoffgruppen – natürlich und künstlich – enthalten, obwohl oft die negative Wirkung von chemisch hergestellten Komponenten einseitig betrachtet wird. In heutigen Lebensmitteln ist eine Reihe von Stoffen enthalten, die positive oder negative Wirkungen auf die menschliche Gesundheit haben. Auch hier muss streng der Dosisbegriff des Paracelsus beachtet werden, da die Wirkung häufig von der durchschnittlichen Dosierung (oft mit chronischer Applikation) abhängt. Das nachfolgende Kapitel beschäftigt sich vor allem mit den toxischen Wirkungen von Lebensmittelinhaltsstoffen, ohne jedoch zu versäumen, an geeigneter Stelle auf ein duales Wirkungsspektrum hinzuweisen. Wie alle Stoffe, die in den menschlichen Organismus gelangen, unterliegen Nahrungsmittelinhaltsstoffe den typischen Gesetzen der Aufnahme, Verteilung und Ausscheidung wie auch Pharmaka.

13.2 Allgemeine Grundlagen der Toxikologie

13.2.1 Toxikokinetik

Die Toxikokinetik ist ein Teilbereich der Toxikologie, der sich mit der Aufnahme, Verteilung und Ausscheidung von Stoffen beschäftigt. Wirkungsweisen und mechanistische Fragestellungen gehören nicht zur Toxikokinetik.

Die Aufnahme, Verteilung und Ausscheidung von chemischen Stoffen im Organismus ist ein komplizierter und schwer zu vereinheitlichender Prozess. Er wird in der Regel durch einige Kenngrößen beschrieben, die in ▶ Tab. 13.1 aufgeführt sind. Diese werden in dem als LADME-Schema (▶ Abb. 13.1) bezeichneten Flussdiagramm zusammengefasst.

Tab. 13.1 Einige toxikokinetische Parameter.

Parameter	Einheit
Bioverfügbarkeit	%
Verteilungsvolumen	l
scheinbares Verteilungsvolumen	l
Plasmakonzentration	mol/l
Halbwertszeit	min
Fläche unter der Kurve (AUC)	mol × h × l^{-1}
Clearance	l × h^{-1}

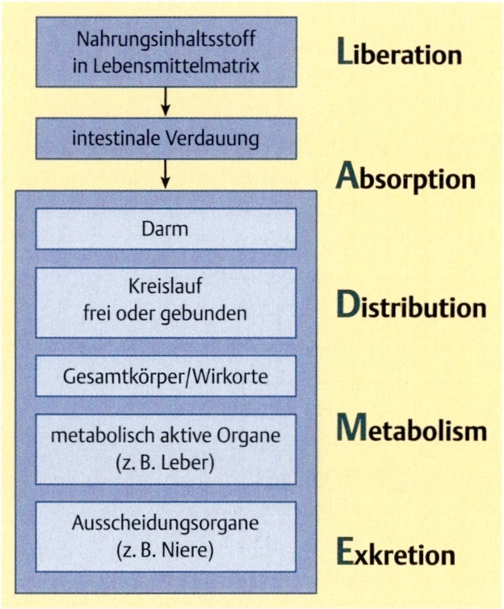

Abb. 13.1 Das „LADME“-Schema der Aufnahme, Verteilung und Elimination von Fremdstoffen im Organismus.

Bioverfügbarkeit

Die Bioverfügbarkeit eines Stoffes beschreibt die Aufnahme des Stoffes in den Organismus, wobei hierbei das Ausmaß und die Geschwindigkeit der Aufnahme berücksichtigt werden müssen. Die Bioverfügbarkeit wird in der Regel in % (oder in Bruchteilen von 1) angegeben. Ein i. v. injizierter Stoff hat dabei die Bioverfügbarkeit von 1 (oder 100 %).

Bei oral verabreichten Stoffen, z. B. Lebensmitteln und ihren Inhaltsstoffen, hängt die Bioverfügbarkeit von 2 wesentlichen Prozessen ab: der Freisetzung aus der Lebensmittelmatrix und der Absorption. Ein wesentlicher, die Bioverfügbarkeit bestimmender Schritt ist hierbei die Freisetzung des Lebensmittelinhaltsstoffs aus der Matrix. Insbesondere bei pflanzlichen Nahrungsmitteln kann es durch die unzureichende bzw. verspätete Freisetzung, bedingt durch die Unverdaulichkeit der pflanzlichen Zellwände, zu erheblichen Beeinträchtigungen der Bioverfügbarkeit kommen (z. B. für Carotinoide).

Auch eine metabolische Umsetzung von Stoffen oder Nahrungsmitteln durch gastrointestinale Bakterien verändert die Bioverfügbarkeit. Weitere Prozesse wie die Bildung von schwer resorbierbaren Komplexen (z. B. zweiwertiger Ionen und Oxalsäure) können die Bioverfügbarkeit senken, andere wie die Umwandlung von Fe^{3+} zu Fe^{2+} durch Vitamin C sie erhöhen. Neben solchen endogenen Prozessen kann aber auch die Zubereitung der Nahrung (Kochen, Garen etc.) die Freisetzung von Nahrungsmittelinhaltsstoffen und damit die Bioverfügbarkeit erhöhen.

Nach der Freisetzung von Nahrungsmittelinhaltsstoffen aus der mehr oder minder komplexen Lebensmittelmatrix kommt es zur Absorption, evtl. gibt es bei einigen Stoffen noch eine teilweise Prozessierung durch die Verdauungsenzyme. Als Beispiel hierfür sei die Spaltung der Polymere der Folsäure in das Glutamatmonomer erwähnt. Entscheidend für die Absorption sind aber die vorhandenen intestinalen Transportsysteme, die individuell sehr unterschiedlich ausgeprägt sein können.

Verteilung

Nach der Aufnahme von Fremdstoffen kommt es zur Verteilung im Organismus entsprechend den physikochemischen und biologischen Eigenschaften eines Stoffes. Parameter für diese Verteilung ist das Verteilungsvolumen, das angibt, in welchem Volumen sich ein Stoff im Organismus verteilt. Es ergibt sich aus der im Organismus vorhandenen Stoffmenge und seiner durchschnittlichen Konzentration.

$$V = \frac{M}{C}$$

V: Verteilungsvolumen, M: Stoffmenge, C: Konzentration

Zur Bestimmung des Verteilungsvolumens wird sehr häufig die Plasmakonzentration eines Stoffes herangezogen. Dieses ist aber nur dann richtig, wenn sich der Stoff gleichmäßig im Gesamtorganismus und im Plasma verteilt. Für die meisten Stoffe kann diese Vereinfachung nicht angenommen werden, und damit ergibt sich nach Bestimmung der Plasmakonzentration nur ein sogenanntes scheinbares Verteilungsvolumen. Dieses berücksichtigt nicht, dass Stoffe durch spezielle biologische Bindungen an Proteine oder Anreicherung in Organen ein sehr heterogenes Verteilungsmuster haben. Außerdem muss beim Verteilungsvolumen berücksichtigt werden, dass die Aufnahme von oral bioverfügbaren Stoffen eine gewisse Zeit beansprucht, bis die gesamte Stoffmenge absorbiert ist. Weiterhin wird parallel zur Aufnahme bereits mit der Elimination des Stoffes begonnen, sodass das wirkliche (scheinbare) Verteilungsvolumen nur bestimmt werden kann, wenn von einem Gleichgewicht von Absorption und Elimination ausgegangen werden kann.

Elimination

Die Elimination eines Stoffes kann entweder direkt über die bekannten Ausscheidungswege wie Niere, Galle, Lunge und Haut erfolgen oder über die Verstoffwechselung im Fremdstoffmetabolismus. Ein Parameter, wie diese Eliminationskinetik gemessen werden kann, ist die Halbwertszeit eines Stoffes. Auch dieser Parameter wird oft als Plasmahalbwertszeit gemessen. Hierbei muss berücksichtigt werden, dass das „Verschwinden" eines Stoffes aus dem Plasma nicht mit der Ausscheidung- bzw. der Verstoffwechselung der Substanz gleichgesetzt werden kann, da es unter Umständen zu Umverteilungen und zu selektiven Aufnahmen in verschiedenen Geweben kommt.

Konzentrations-Zeit-Kurve

Die Gesamtheit der Kinetik der Aufnahme und der Elimination eines Stoffes im Plasma wird häufig als „Fläche unter der Kurve" (Area under the Curve, AUC) angegeben. Dabei wird die Konzentration eines Stoffes wiederholt im Plasma gemessen und in einer Konzentrations-Zeit-Kurve festgehalten (▸ Abb. 13.2). Diese Kurve gibt wichtige Hinweise auf das toxikokinetische Verhalten eines Stoffes im Organismus. Halbwertszeit und AUC sind besonders wichtig bei der wiederholten Gabe von Fremdstoffen, da es zu kumulativen Effekten kommen kann. Das gilt auch für Lebensmittelinhaltsstoffe, die wiederholt einmal oder mehrmals täglich über längere Zeiträume konsumiert werden. Es ist davon auszugehen, dass viele Fremdstoffe in Lebensmitteln chronisch über lange Zeiträume konsumiert werden. Das hängt mit den oft sehr stabilen Ernährungsgewohnheiten zusammen. Eine Besonderheit ist die saisonbedingte Verwendung von Lebensmitteln – also eine chronische und periodische Verwendung.

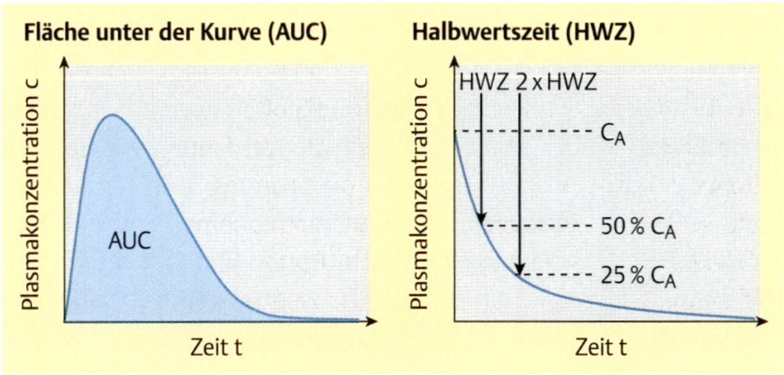

Abb. 13.2 Fläche unter der Kurve (Area under the Curve, AUC) und Halbwertszeit. C_A: Ausgangskonzentration.

Besonderheiten

Bei vielen Fremdstoffen und Lebensmittelinhaltsstoffen ist zu beachten, dass sich die Verteilungsmuster extrem nach den physikochemischen Eigenschaften wie Lipophilie, Ladung und molekularer Größe richten. Weiterhin ist zu berücksichtigen, dass viele Transportprozesse oder enzymatische Reaktionen stereoselektiv erfolgen, sodass bestimmte Strukturen bevorzugt angereichert oder eliminiert werden können.

Eine weitere Besonderheit ist die teilweise große individuelle Variabilität in den genannten Prozessen. Dieses wird heute durch die Toxikogenomik untersucht. Hierbei sind sowohl die genetischen Unterschiede in der Enzymzusammensetzung als auch Unterschiede im adaptiven Verhalten von Individuen zu beachten. Das ist insbesondere wichtig bei der Einschätzung von Risikomengen einer Vielzahl von Fremdstoffen, die in sehr kleinen Mengen aufgenommen werden können.

13.2.2 Fremdstoffmetabolismus

Eliminationsmöglichkeiten

Wie bereits beschrieben, nimmt unser Organismus täglich mit der Nahrung eine Unzahl verschiedener Verbindungen auf, die weder für Stoffwechselprozesse noch für die Energiegewinnung benötigt werden. Um eine kumulative Anreicherung dieser Stoffe zu verhindern, müssen sie aktiv eliminiert werden. Bemerkt sei hier noch, dass nicht alle Fremdstoffe unverändert für die Resorption zur Verfügung stehen, da das Mikrobiom einige dieser Substanzen aktiv modifiziert.

Die Haupteliminationswege über die renale und biliäre Ausscheidung erfordern eine ausreichende Wasserlöslichkeit. Ähnliches gilt für viele Substanzen, die über die Haut ausgeschieden werden. Nur flüchtige Substanzen können über die Lunge und Atemluft ausgeschieden werden. Eine besondere Stellung nimmt die Möglichkeit der Ausscheidung fettlöslicher Stoffe über die Muttermilch während des Stillens ein, da hier das Neugeborene gegenüber den Fremdsubstanzen exponiert wird.

Somit ist eine direkte Elimination oft nicht möglich, da viele Fremdstoffe schlecht wasserlöslich sind. Im Weiteren ist es notwendig, die Fremdstoffe mit einem gerichteten Transport in die entsprechenden Ausscheidungsflüssigkeiten zu bringen. Oft ist es erforderlich, die biologische Aktivität von aufgenommenen Stoffen schnellstens aufzuheben. Hält man sich dazu noch die schier unendliche Vielfalt der möglichen Fremdstoffe vor Augen, wird klar, dass ein zu 100 % effektiver Fremdstoffmetabolismus unmöglich ist.

Phasen des Fremdstoffmetabolismus

Um die Entsorgung von Fremdstoffen doch weitestgehend effektiv zu erfüllen, hat sich im Laufe der Evolution ein in 2 Phasen gegliederter Fremdstoffmetabolismus herausgebildet. Die Phase I überführt einen weitestgehend lipophilen Stoff durch eine als Funktionalisierung bezeichnete Reaktion in eine polarere, mit funktionellen Gruppen ausgestattete Verbindung. An diese funktionellen Gruppen wird in der Phase II durch eine Konjugationsreaktion eine hochwasserlösliche Verbindung transferiert, die zum einen die Wasserlöslichkeit dieses Metaboliten garantiert und zum anderen durch Transportsysteme erkannt werden kann. Der Transport dieser Metaboliten in die entsprechenden Ausscheidungsflüssigkeiten wird durch spezielle Carrier-Proteine gewährleistet und von manchen Autoren auch als Phase III des Fremdstoffmetabolismus bezeichnet (▶ Abb. 13.3).

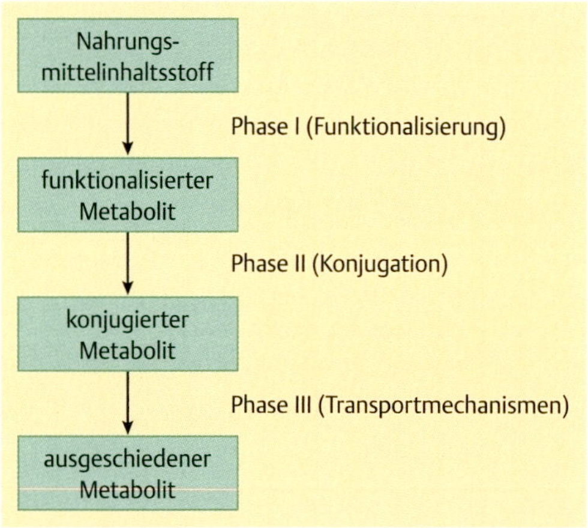

Abb. 13.3 Phaseneinteilung des Fremdstoffmetabolismus.

Tab. 13.2 Fremdstoffmetabolismus.

	Reaktion	Enzymvertreter
Phase I	Oxidation/Reduktion	Cytochrom-P450-Isoformen, flavinabhängige Monooxygenasen, Monoaminoxidasen, Aldehyddehydrogenasen, Alkoholdehydrogenase, Zyklooxygenasen
	Hydrolyse	Esterasen, Epoxidhydrolase
Phase II	Glukuronidierung	UDP-Glukuronyltransferasen
	Glutathionylierung	Glutathion-S-Transferasen
	Sulfatierung	Sulfotransferasen
	Methylierung	Katechol-O-Methyltransferase
	Azetylierung	Azetyltransferasen
	Aminoazetylierung	Azyl-CoA-Aminosäure-N-Azetyltransferasen

Funktionalisierung

Die Phase-I-Reaktion, die Funktionalisierung, wird im Wesentlichen durch die in ▶ Tab. 13.2 aufgelisteten Enzyme katalysiert. Von diesen Enzymen existiert oft eine Vielzahl von Isoformen, welche ähnliche Reaktionen an unterschiedlichen Substraten katalysieren. Durch die große Anzahl von Enzymen und eine oft sehr breite Substratspezifität wird gewährleistet, dass viele Fremdstoffe durch diese Enzyme funktionalisiert werden können. Interessanterweise entstehen bei dieser Funktionalisierungsreaktion oft reaktive Metaboliten, die in einigen Fällen toxischer als der Ausgangsstoff sein können. Das ist entweder durch die Reaktivität der eingeführten Gruppen (z. B. Epoxide) oder einfach durch die erhöhte Wasserlöslichkeit bedingt.

Konjugation

Durch die in der Phase II ablaufenden Konjugationsreaktionen, die in ▶ Tab. 13.2 aufgelistet sind, entstehen in der Regel hervorragend wasserlösliche und nichtreaktive Verbindungen. Auch diese Enzyme kommen oft in einer Vielzahl von Isoformen vor. Diese werden durch gerichteten Transport ausgeschieden.

Regulation

Sowohl Phase-I- als auch Phase-II-Enzyme und Phase-III-Transporter unterliegen Mechanismen eines Biofeedbacks, d. h., sie werden bei Bedarf aktiviert. Dies kann entweder durch Aktivierung oder Induktion erfolgen. Es kann also davon ausgegangen werden, dass Fremdstoffe bei wiederholter Zufuhr besser verstoffwechselt und somit schneller eliminiert werden können. Interessanterweise gibt es hier Überschneidungen mit dem Metabolismus anderer Fremdstoffe. Das ist unter anderem in der geringen Substratspezifität der Fremdstoff metabolisierenden Enzyme begründet, die, wenn durch einen Stoff induziert, ebenfalls in der Lage sind, einen anderen Stoff mit ähnlicher Struktur schneller abzubauen.

Der Stoffwechsel von Fremdstoffen geht mit einer Reihe von Nebenreaktionen einher, die auch für die negative Wirkung von Toxinen verantwortlich sein können. Auch kann ein induzierter Fremdstoffmetabolismus den Stoffwechsle notwendiger Mikronährstoffe, z. B. von Vitaminen, beeinflussen.

13.2.3 Wirkungsweisen von Fremdstoffen

Wie bereits erwähnt, haben manche Reaktionen des Phase-I-Metabolismus unerwünschte, schädigende Nebenprodukte. Das können zum einen Metaboliten des Ausgangsstoffs sein, die reaktive, zumeist toxische Intermediärprodukte bilden. Genannt seien hier reaktive Epoxide, die sehr leicht mit organischen Substanzen, unter anderem Lipiden, Proteinen und DNA, reagieren können. Außerdem können noch eine Vielzahl von Oxidanzien und Radikalen entstehen (▶ Abb. 13.4). Zumeist

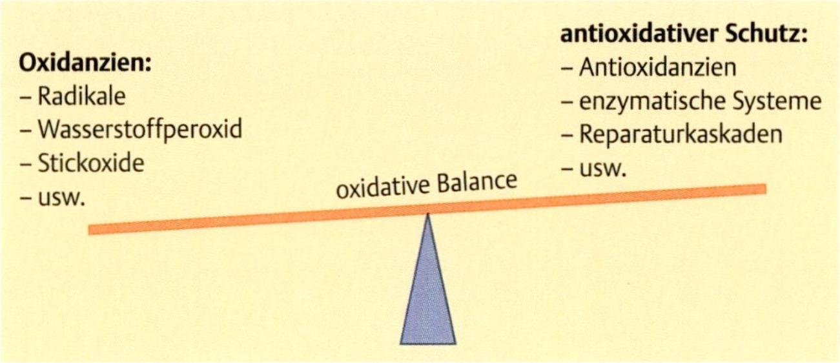

Abb. 13.4 Gleichgewicht zwischen pro- und antioxidativen Systemen.

sind diese Produkte die Folge eines unvollständigen oder nicht optimalen Reaktionszyklus eines Enzyms, wie z. B. des Cytochrom P450. Sie können aber auch regulär entstehen, wie z. B. bei der Reaktion der Monoaminoxidase, bei der Wasserstoffperoxid gebildet wird.

Radikale und Oxidanzien

Eine vermehrte Bildung von Radikalen und Oxidanzien kann zu einem Phänomen führen, das als oxidativer Stress bezeichnet wird, führen. Dieser Zustand entsteht immer dann, wenn es aufgrund einer erhöhten Bildung solcher reaktiven Metaboliten oder durch Unzulänglichkeiten in der oxidativen Abwehr zu einem Ungleichgewicht zwischen Bildung und Abwehr dieser Metaboliten kommt (▶ Abb. 13.4) und die Bildung über eine normale physiologisch-regulative Menge hinausgeht.

Zu den im Fremdstoffmetabolismus gebildeten Oxidanzien gehören vor allem das Superoxidanionradikal und das nicht radikalische Oxidans Wasserstoffperoxid. Diese können in Wechselwirkung treten und weitere oxidierende Komponenten bilden, wie das Hydroxylradikal und den Singulett-Sauerstoff.

Eine besondere Rolle bei der Umwandlung von Oxidanzien in andere Formen spielen die in der Zelle vorkommenden Redoxsysteme aus freien Metallen, vor allem Eisen und Kupfer. Da im Gewebe ständig eine gewisse Konzentration des NO-Radikals vorliegt, kommt es zu einer Interaktion des Superoxidanionradikals mit dem NO unter Bildung des starken Oxidans Peroxynitrit. Dieses unterliegt einer komplexen Chemie unter Einbeziehung weiterer Oxidanzien und Kohlendioxid, bei der eine Vielzahl oxidativer Stickoxide entsteht. Alle diese Produkte können mit den Makromolekülen der Zellen mehr oder weniger aktiv interagieren und eine große Vielzahl von schädigenden Oxidationsprodukten erzeugen.

Oxidatives Gleichgewicht

Besonders gut untersucht ist die Reaktion von solchen Oxidanzien mit den Lipiden der Membran, einem Prozess, der als Lipidperoxidation bezeichnet wird. Diese Kettenreaktion verbraucht bei ungehemmtem Ablauf schnell die mehrfach ungesättigten Fettsäuren und nachfolgend die einfach ungesättigten bzw. gesättigten Fettsäuren. Gebremst wird diese Kettenreaktion durch eine Gruppe von Substanzen, die als Antioxidanzien und in der Membran als fettlösliche Antioxidanzien bezeichnet werden. Dazu gehören vor allem das Vitamin E und Koenzym Q_{10} (Ubichinon). Durch Interaktion mit den wasserlöslichen Antioxidanzien, wie dem Vitamin C und der Harnsäure, kommt es zur vollständigen Entgiftung von Oxidanzien.

Neben den genannten Antioxidanzien gibt es noch eine Vielzahl von antioxidativ wirkenden Komponenten, die diese Redoxsysteme im Gleichgewicht beeinflussen können. Dazu gehören Carotinoide, Polyphenole, Liponsäure und viele andere mehr. Der wahrscheinlich größte Teil der antioxidativen Abwehr wird aber durch enzymatische Systeme getragen, zu denen die Superoxiddismutasen, die Katalase und das Glutathionsystem mit den Glutathionperoxidasen gehören (▶ Abb. 13.5).

Interessanterweise konnte gezeigt werden, dass auch damit die Mechanismen der antioxidativen Abwehr noch lange nicht erschöpft sind. Vielmehr kommt es trotz dieser als primäre Radikalabwehr bezeichneten Prozesse immer wieder zu Oxidationen von Makromolekülen und zu deren Schädi-

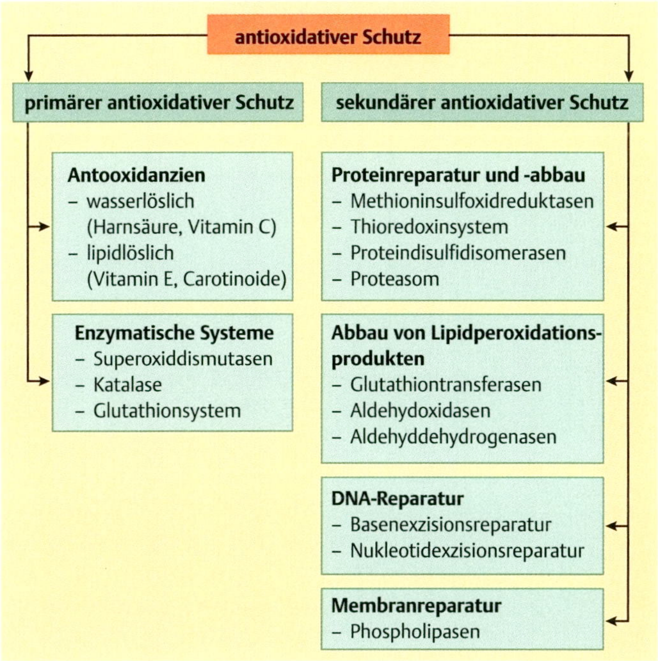

Abb. 13.5 Prozesse des antioxidativen Schutzes.

gung bzw. zur Bildung toxischer Zwischenprodukte.

Toxische Produkte können aktiv abgebaut werden, wie vor allem am Beispiel aldehydischer Produkte der Lipidperoxidation gezeigt. Geschädigte Makromoleküle wie oxidierte DNA werden repariert oder, wie oxidierte Proteine, abgebaut. Die biologischen Mechanismen und Enzyme, welche die Reparatur oder den Abbau geschädigter Makromoleküle, Membranen, Organellen oder anderer zellulärer Strukturen übernehmen, sind zurzeit noch unzureichend erforscht.

Signalübertragung

Heute ist erwiesen, dass Oxidanzien und Radikale auch eine physiologische bzw. pathophysiologische Funktion in der Signalübertragung haben. Das beinhaltet unter anderem auch die Induktion einer Reihe von Schutzenzymen bei wiederholtem oxidativem Stress und stellt somit einen Feedback-Mechanismus dar. Aus diesem Grund ist es nicht wünschenswert, alle oxidativen Reaktionen pharmakologisch vollständig zu unterdrücken.

Reaktion mit der DNA

Eine der Reaktionen von Radikalen und Oxidanzien mit Makromolekülen, welche tiefgreifende Konsequenzen haben können, ist die Reaktion mit der DNA. Dies kann, wie bereits erwähnt, nicht nur durch die reaktiven Sauerstoff- und Stickstoffoxidanzien erfolgen, sondern auch durch die Adduktbildung von aktivierten Fremdstoffen mit DNA-Bestandteilen.

Dies ist in ▶ Abb. 13.6 am Beispiel der Reaktion eines Aflatoxin-Epoxids mit Guanin dargestellt. Die als „bulky DNA adducts" bezeichneten Produkte stören die normalen Prozesse der Replikation oder Transkription erheblich bzw. vermitteln einen zellulären Teilungsstopp. Neben solchen DNA-Addukten sind heute ca. 100 weitere Modifikationen der Nukleobasen der DNA beschrieben, die ebenfalls Konsequenzen in der Funktionalität der DNA haben können. Des Weiteren können durch genotoxische Fremdstoffe Mutationen erzeugt werden, durch die sich die Anzahl der Nukleobasen in einem Gen ändert oder es zu Einzel- bzw. Doppelstrangbrüchen kommt. Diese Vielzahl von Veränderungen kann in der Konsequenz zur Manifesta-

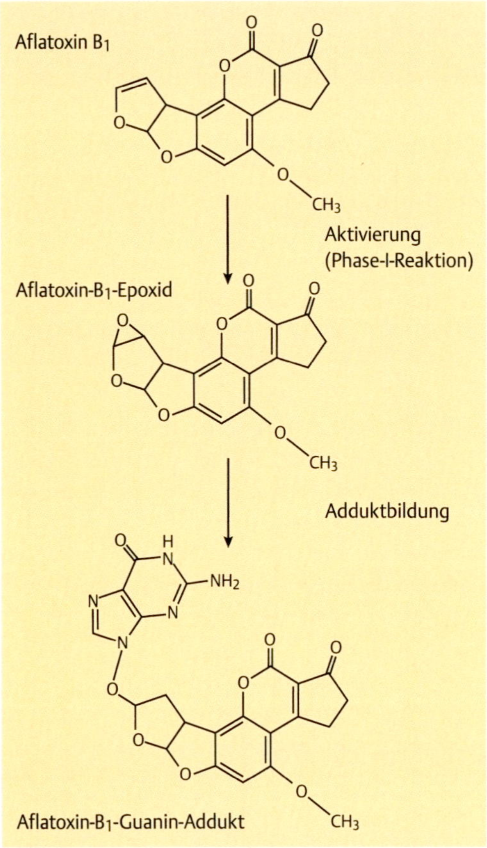

Abb. 13.6 Manifestation von Mutationen. Aktivierung eines Fremdstoffs mit nachfolgender Adduktbildung an Nukleobasen am Beispiel von Aflatoxin B_1 und Guanin.

tion von Mutationen in den Erbanlagen einer Zelle führen (▸ Abb. 13.7).

Kommt es in solch einer Zelle zu weiteren genotoxischen Ereignissen oder zu nicht genotoxischen Schritten, kann sich ein proliferierender Zellklon entwickeln. Unter Umständen entsteht daraus ein Tumor. Hier soll betont sein, dass die Entstehung eines Tumors ein komplexes Geschehen ist und oft nicht auf ein einzelnes genotoxisches Ereignis zurückgeführt werden kann. So wird eine Reihe genotoxischer Ereignisse und entsprechender nicht genotoxischer Faktoren wie Wachstumsfaktoren oder Immunsuppression benötigt, um einen Tumor entstehen zu lassen.

Veränderung der Genexpression

Oft sind die Auswirkungen des Fremdstoffmetabolismus aber auch im Bereich der Veränderung der Genexpression in einzelnen Zellen zu finden. Hier kommt es durch das Vorhandensein von Fremdstoffen oder deren Metaboliten zu einer Veränderung des Funktionierens von Signalwegen. In einigen Fällen können auch endokrine Regelkreisläufe moduliert werden, oft mit Auswirkungen für den gesamten Organismus. Auch die Inhibition einzelner Enzyme (oder ihre Aktivierung) kann Auswirkungen auf den Gesamtorganismus haben. Letztendlich sind Fremdstoffe oder ihre Metaboliten auch in der Lage, zytotoxisch zu wirken und Prozesse der Apoptose oder Nekrose in verschiedenen Zelltypen zu induzieren.

13.3 Einschätzung des Gefährdungspotenzials von Fremdstoffen

13.3.1 Methoden der Toxikologie

GLP-Grundsätze

Grundlage für die Einschätzung des Risikopotenzials von Fremdstoffen ist eine Reihe von biochemischen und weiteren mechanistischen Untersuchungen an isolierten Systemen und in Tierversuchen. In den durchführenden Laboratorien sind

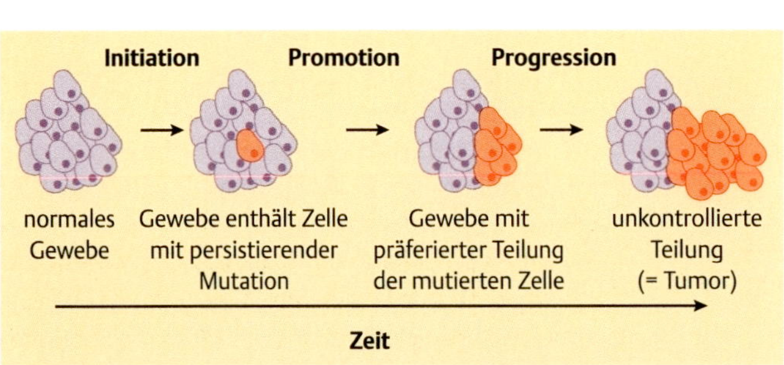

Abb. 13.7 Prinzip der Tumorentstehung.

die Regeln der Guten Laborpraxis (GLP) zu beachten, die seit 1981 in Europa für die Testung von Fremdstoffen verbindlich sind. Sie dienen dazu, die Validität und Qualität der Prüfungen zu gewährleisten und ein Managementinstrument bereitzustellen, das diesen Anforderungen genügt. Die GLP-Grundsätze fordern ein komplexes analytisches Spektrum von Untersuchungen während der toxikologischen Prüfung. Das beinhaltet Testungen auf Konzentration, Stabilität, Homogenität, Verteilung usw. Durch Test- und Ringversuche wird die Validität der analytischen Untersuchungen geprüft. Kommt es methodenbedingt zu erheblichen Schwankungen der Werte, ist dies in den Sicherheitseinschätzungen zu berücksichtigen.

In-vivo- und In-vitro-Versuche

Mit dem genannten methodischen Repertoire muss eine Reihe von In-vivo- und In-vitro-Versuchen durchgeführt werden, um das toxikologische Potenzial einer Substanz einzuschätzen.

Tierversuche

Die In-vivo-Testversuche an Tieren sind ebenfalls unter strengen Regularien durchzuführen und so zu planen, dass die Anzahl der Versuche auf ein Minimum beschränkt werden kann. Tierversuche sind generell nur erlaubt,

- wenn diese zum Erkennen oder Behandeln von Krankheiten oder Leiden dienen,
- um Stoffe auf ihre gesundheitliche Relevanz zu testen,
- um Umweltgefährdungen zu prüfen und
- in der Grundlagenforschung.

Alle Tierversuche unterliegen dem Tierschutzgesetz, und letztendlich ist die Entscheidung über die Notwendigkeit eines Versuchs vom Stand der Wissenschaft abhängig. Tierversuche sind grundsätzlich anzuzeigen oder zu beantragen und dürfen nur mit Tieren aus speziellen Zuchteinrichtungen durchgeführt werden. Zucht, Haltung und Lieferung von Versuchstieren unterliegen ebenfalls strengsten Regularien. Das Design eines Tierversuchs hängt von der Art der Exposition des Menschen zu einem Fremdstoff ab.

Im extremen Fall wird die **Einmalexposition** gegenüber einem Stoff getestet. Das beinhaltet sowohl toxische Effekte auf den Gesamtorganismus wie die LD50, aber auch Reizungen von Haut oder Augen. Diese Untersuchungen sind vor allem wichtig, um ein Gefährdungspotenzial abzuschätzen, wie es bei Unfällen im Produktionsprozess, beim Transport oder im Haushalt auftreten kann. Neue Verfahren in der Bewertung von akuten oralen Toxizitäten können das Leiden der Tiere signifikant einschränken, da die Versuche heute schon bei den ersten Anzeichen von toxischen Symptomen abgebrochen werden.

Relevanter (vor allem für Lebensmittelinhaltsstoffe) sind **chronische Untersuchungen**. Hierbei kann ein Tier zu einem Stoff permanent exponiert werden, oder wiederholt mit Intervallen. Eine besondere Bedeutung haben hier Versuche, die auf die Mutagenität von Substanzen eingehen.

Für Lebensmittelzusätze und Pestizide werden unter anderem Generationsversuche durchgeführt. Dabei werden die Fremdstoffe über 2 oder mehr Generationen appliziert und auf mögliche Effekte getestet. Solche Versuche sind besonders wichtig, wenn zu erwarten ist, dass Menschen mit geringen Dosierungen eines Stoffes über einen langen Zeitraum in Kontakt kommen. Sind spezielle Effekte auf Organe zu erwarten oder gibt es Hinweise auf solche Effekte, müssen spezielle Testungen zur Organtoxizität durchgeführt werden. Diese umfassen z. B. Neurotoxizität, Immuntoxizität, Reproduktionstoxizität und Vieles andere mehr.

Tests mit Zell- und Gewebekulturen

Neben Tierversuchen werden in der Toxikologie routinemäßig In-vitro-Methoden zur Substanzprüfung eingesetzt. Hierbei geht es vor allem um die Einschätzung molekularer Wirkmechanismen. Zell- und Gewebekulturen werden seit Langem zur Abklärung spezifischer Sachverhalte, etwa der Mutagenität, eingesetzt. Somit ist die Bezeichnung „Alternativmethoden zu Tierversuchen“ eher irreführend, da das Spektrum an In-vitro-Methoden die Tierversuche ergänzt. Deshalb ist die Bezeichnung „Ergänzungsmethoden“ vorzuziehen.

Die Entwicklung der Toxikologie in engem Zusammenhang mit anderen Wissenschaftszweigen, vor allem Molekularbiologie, Zellbiologie und Biochemie, aber auch Immunologie, Mikrobiologie und anderen, führte dazu, dass in selektiven In-vitro-Methoden spezifische toxikologische Potenziale sehr genau vorhergesagt werden können. Damit kann in den nachfolgenden Tierversuchen die Anzahl der Versuchstiere begrenzt werden, bzw. potenziell gefährliche Substanzen werden bereits mithilfe von In-vitro-Verfahren detektiert und gelangen gar nicht erst in den Tierversuch. Somit können häufig die als ethisch problematisch angesehenen LD50-Bestimmungen oder Augenreizungstests eingeschränkt werden.

Die Entwicklung neuer und aussagekräftiger In-vitro-Verfahren hat sich zu einem in Deutschland und der EU geförderten Schwerpunkt der Forschungsarbeit entwickelt. So gilt beim Einsatz von Tierversuchen immer der Grundsatz „ersetzen, reduzieren, verfeinern" (3R-Konzept = replace, reduce, refine). Es sei jedoch darauf hingewiesen, dass es trotz aller Versuche, optimale In-vitro-Methoden zu entwickeln, nicht abzusehen ist, dass auf Tierversuche ganz verzichtet werden kann. Der vollständige Ersatz von Tierversuchen in der Toxikologie ist sehr schwierig, da Stoffe aufgrund ihrer toxischen Effekte bei Tieren eingeschätzt werden.

Zu den am häufigsten verwendeten Ersatzmethoden zu Tierversuchen gehören Versuche in Zell- und Gewebekulturen, die in verschiedenen Zellkultursystemen durchgeführt werden. Dazu zählen permanente Zelllinien, die auf bestimmte Eigenschaften untersucht werden können. Diese permanenten Zelllinien können ex vivo vermehrt werden und stehen de facto unbegrenzt zur Verfügung. Durch den Einsatz von kälberserumfreien Kulturen oder gentechnisch erzeugten Wachstumsfaktoren ist hier zum Teil eine vollständige Loslösung von tierischem Material möglich. Darüber hinaus können frisch isolierte Zellen – sogenannte Primärzellen – verwendet werden.

Oft werden Zellkultursysteme auch als Kokulturen oder sogar als strukturelle 3D-Nachbildungen von Organen benutzt. Als Beispiel seien hierfür die 3D-Hautkulturen genannt. Auch wenn Primärzellen natürlich aus intaktem (tierischem) Gewebe gewonnen werden, kann davon ausgegangen werden, dass durch diese Versuche eine Begrenzung von Tierversuchen erfolgt. Das liegt daran, dass viele Organe aus Nutztieren (z. B. Rinderhirn) entnommen, sowie durch Miniaturisierung der Ansätze aus einem Tier viele Versuchsmesspunkte gewonnen werden können und dass zum Teil menschliches Gewebe, z. B. Blut oder Haut, genutzt werden kann.

Durch Anwendung molekularbiologischer Methoden können einige Gene, z. B. Rezeptoren oder Transportproteine, gezielt in permanente Zelllinien kloniert und die Wirkung von Fremdstoffen bei Vorhandensein dieser Proteine getestet werden. Die Etablierung neuer permanenter Zelllinien aus Primärzellen unter Erhalt der In-vivo-Eigenschaften dieser Zellen gestaltet sich aber sehr schwierig, da die meisten Zellen, wenn sie in einem teilungsfähigen Zustand sind, entdifferenzieren und ihre spezifischen Eigenschaften verlieren. Auch werden in gentechnisch veränderten Zellen die entsprechenden eingefügten Gene überhaupt nicht oder anders reguliert als in normalen Zellen. Das ist insbesondere beim Fremdstoffmetabolismus wichtig, da hier eine Reihe von Enzymen, unter anderem das Cytochrom P450, bei wiederholtem Kontakt mit dem Fremdstoff induziert werden kann. So kann sich bei verändertem Enzymmuster das Spektrum der gebildeten Metaboliten ändern, und es können andere, toxikologisch relevante Produkte erzeugt werden. Vor- und Nachteile der Anwendung von Ersatzmethoden in der Toxikologie sind in ▸ Tab. 13.3 aufgeführt.

Klassische In-vitro-Methoden

Neben diesen oft als Ersatzmethoden bezeichneten Testmethoden (es sind eigentlich Ergänzungsmethoden) gibt es auch klassische In-vitro-Methoden in der Toxikologie. Dazu gehören vor allem Testbatterien mit Einzellern. Eine der am weitesten verbreiteten Methoden ist der Reverse-Mutation-Assay in Salmonellen- oder *Escherichia-coli*-Stämmen. Dieses auch als **Ames-Test** bezeichnete Verfahren nutzt die Unfähigkeit von manchen Salmonellenstämmen, in einem Histidin-Mangelkulturmedium zu wachsen (für den verwendeten *Escherichia-coli*-Stamm ist es ein Tryptophan-Mangelkulturmedium). Die jeweiligen Stämme besitzen die genetische Information, diese Aminosäuren zu synthetisieren, haben aber durch Spontanmutation die Fähigkeit verloren, auf diese Information zurückzugreifen.

Tab. 13.3 Vor- und Nachteile der Anwendung von Ersatzmethoden (In-vitro-Tests) in der Toxikologie.

Vorteile	Nachteile
• Kontrolle der Versuchsbedingungen • wiederholte Probenentnahme möglich • Prüfung vieler Substanzen oder Dosierungen möglich • hohe Geschwindigkeit • geringer Preis • keine systemischen oder umweltbedingten Einflüsse • nur geringe Mengen der Testsubstanz erforderlich • Senkung des Verbrauchs von sekundären Chemikalien • kaum/wenig Versuchsabfall • Oft wird kein oder nur eine geringe Anzahl von Versuchstieren benötigt.	• Komplexe toxische Wirkungen werden nicht erfasst. • Metabolitenspektrum wird nicht oder nur teilweise erfasst. • oft keine organspezifischen Effekte • Interorganstoffwechsel wird nicht berücksichtigt. • Toxikokinetik und potenziell asymmetrische Verteilung werden nicht berücksichtigt. • keine Erfassung systemischer Reaktionen • Chronische Effekte sind nicht/kaum zu testen. • Kanzerogenität wird nur unzureichend getestet. • keine Reproduktionstoxikologie • Nationale und internationale Akzeptanz durch Behörden ist limitiert.

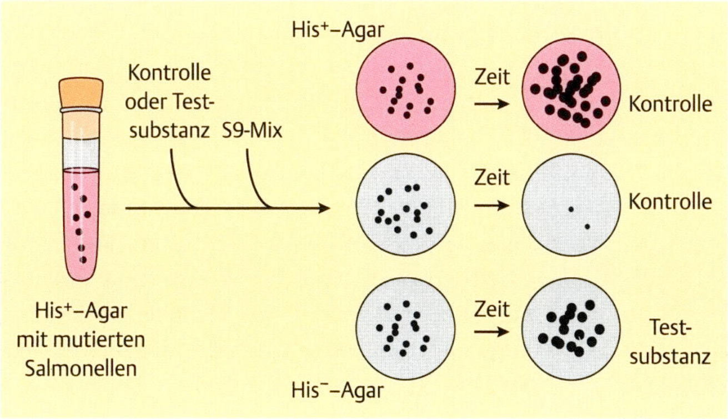

Abb. 13.8 Prinzip des Ames-Tests.

Durch eine erneute (Umkehr-)Mutation („reverse mutation") erlangen diese Stämme die Fähigkeit, in dem entsprechenden Mangelkulturmedium zu wachsen. Die Häufigkeit dieser Umkehrmutation hängt vom genotoxischen Potenzial eines zugesetzten Stoffes ab (▸ Abb. 13.8). Auf diese Weise kann das genotoxische Potenzial von Substanzen getestet werden. Verstoffwechselt man diese Substanzen noch durch den Zusatz eines Leberhomogenats mit induzierten Phase-I-Enzymen (ein sog. S9-Mix), kann man auch das genotoxische Potenzial von Metaboliten von Fremdstoffen einschätzen. Die Robustheit, die Schnelligkeit und nicht zuletzt die Aussagekraft des Ames-Tests haben zu dessen weltweiten Verbreitung geführt. Etwa 70–80 % aller mutagenen Substanzen zeigen eine genotoxische Wirkung im Ames-Test. Trotz dieser relativ hohen Treffergenauigkeit müssen Substanzen in weiteren, auf Säugerzellen beruhenden Testsystemen getestet werden.

13.3.2 Risikobewertung/Festlegung von Höchstgrenzen

Grenzwerte

Aus der Vielzahl der erhaltenen Ergebnisse der toxikologischen Testbatterien werden einige Grenzwerte für einzelne Substanzen festgelegt. Dazu gehört der **ED_{50}-Wert**. Dieser beschreibt die Konzentration eines Stoffes, bei der 50 % der Versuchstiere bei der gewählten Expositionsart einen Effekt zeigen (▸ Abb. 13.9).

Wesentlich darunter liegt der **LOAEL** (Lowest Observed Adverse Effect Level). Das ist die geringste Konzentration eines Stoffes, bei der eine schädliche Wirkung gezeigt werden kann.

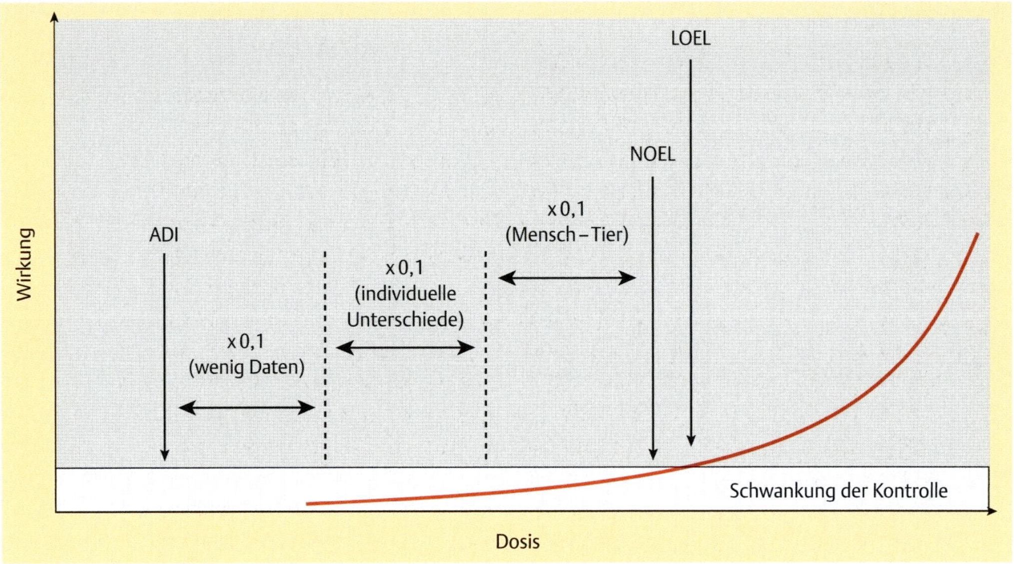

Abb. 13.9 Dosis-Wirkungs-Beziehungen für Fremdstoffe. ADI: Acceptable Daily Intake; LOAEL: Lowest Observed Adverse Effect Level; NOEL: No Observed Effect Level.

Etwas tiefer liegt der **NOEL** (No Observed Effect Level). Dieser unterscheidet sich vom LOEL-Wert (Lowest Observed Effect Level) darin, dass hier keinerlei Effekt methodisch und statistisch nachgewiesen werden kann.

Will man nur schädigende Wirkungen eines Stoffes ausschließen, wird auch oft der **NOAEL** (No Observed Adverse Effect Level) angegeben.

Acceptable Daily Intake (ADI)

Aus diesen Werten hat die WHO den ADI (Acceptable Daily Intake) entwickelt. Er gibt an, welche Mengen einer Substanz täglich aufgenommen werden können und selbst bei lebenslanger Aufnahme zu keinen gesundheitlichen Schäden führen. Sie werden aus dem NOEL abgeleitet und durch einen Sicherheitsfaktor von 0,1 für die Übertragung vom Tier auf den Menschen korrigiert. Hiermit werden die Speziesunterschiede zwischen den Versuchstieren und dem Menschen berücksichtigt.

Ein weiterer Sicherheitsfaktor von 0,1 berücksichtigt die individuellen Unterschiede zwischen einzelnen Personen und Personengruppen. So können manche Substanzen bei Kindern, Alten oder Kranken bzw. bei Personen mit genetischen Polymorphismen ein Gefährdungspotenzial hervorrufen, das mit diesem zweiten Sicherheitsfaktor berücksichtigt werden soll. Zusatzstoffe von Lebensmitteln werden mit einem weiteren Sicherheitsfaktor von 0,1 belegt, wenn die Datenlage für eine exakte Sicherheitseinschätzung unzureichend ist.

Aus dem ADI ergibt sich die duldbare Konzentration eines Stoffes in einem Nahrungsmittel (Permissible Level), PL.

$$PL = AD\times \frac{KG}{U}$$

PL: Permissible Level (duldbare Konzentration), KG: Körpergewicht, U: durchschnittlicher Verzehr

Als durchschnittlicher Verzehr wird die Menge eines Lebensmittelinhaltsstoffes bezeichnet, die beim normalen Gebrauch von Nahrungsmitteln aufgenommen wird. Da verständlich ist, dass nicht alle mit der Nahrung aufgenommenen Stoffe zu 100 % resorbiert werden, wird manchmal der Begriff „tolerable resorbierte Dosis“ (TRD) verwendet. Dieser gilt vor allem für Stoffe, die durch Umweltkontamination von Bedeutung sind.

Weitere Werte

Zusätzlich zu den von der WHO festgelegten ADI-Werten gibt es noch die für Deutschland gültigen **DTA-Werte** (DTA = duldbare tägliche Aufnahme. Diese wurden festgelegt, um eine Sicherheitseinschätzung von Stoffen zu erlangen, für die es noch keine ADI-Werte gibt. Sowohl ADI- als auch DTA-Werte stehen für eine sichere chronische und lebenslange Aufnahme.

PTDI-Werte (Provisional Tolerable Daily Intake) stehen für Kontaminanten von Lebensmitteln, die nicht völlig vermieden werden können (manchmal auch als PTWI = Provisional Tolerable Weekly Intake angegeben). Diese werden ebenfalls von der WHO festgelegt. Alle diese Werte erfassen die chronische Exposition.

Die von der WHO festgelegte **Acute RFD** (Acute Reference Dose) beschreibt die akute Expositionsdosis, die als gesundheitlich tolerabel angesehen werden kann. Die entsprechenden Dosierungen werden in der Praxis durch eine Reihe von Regularien festgelegt und von verschiedenen Behörden überwacht.

13.4 Besonderheiten der Toxikologie von Makro- und Mikronährstoffen

In Lehrbüchern über die Toxikologie und Sicherheit von Nahrungsmitteln werden diese oft auf nicht nutritive bzw. nicht essenzielle Komponenten beschränkt. Allerdings werden die sicherheitsrelevanten Grenzwerte, die in den vorangegangenen Abschnitten besprochen werden, durch regulatorische Systeme oft auch auf essenzielle Komponenten der Nahrung, z. B. Spurenelemente, angewendet.

Weiterhin darf nicht vergessen werden, dass ein großer Teil der nahrungsbedingten Erkrankungen durch Makrobestandteile der Nahrung ausgelöst werden kann. Genannt seien hier Karies, Diabetes mellitus, Adipositas, einige Tumoren, aber auch Herz-Kreislauf-Erkrankungen. Durch die Nahrungskomposition in Bezug auf Saccharosegehalt, Ballaststoffmenge, Fettgehalt und -zusammensetzung lassen sich solche Erkrankungsraten nutritiv beeinflussen.

13.4.1 Richtwerte für Mikronährstoffe

Ähnliches wie für die Makronährstoffe gilt für essenzielle Mikronährstoffe wie Vitamine und Spurenelemente. Hier steht die moderne Lebensmittelindustrie vor einem Problem: Durch technische Verfahren können solche Mikronährstoffe heute beliebig in der Nahrung angereichert werden und evtl. positive Effekte erzielen. Da hierdurch für viele Mikronährstoffe in Bevölkerungsgruppen mit speziellen Ernährungsgewohnheiten das Risiko einer Überdosierung besteht, werden entsprechende Richtwerte festgelegt. Oft wird dabei nicht berücksichtigt, dass eine einseitige Risikobewertung im Hochdosisbereich zu einer suboptimalen Versorgung der breiten Bevölkerung mit normaler Anwendung von Nahrungsmitteln führen kann. Hier ist eine eindeutige Tendenz in Richtung der Beschränkung zu verzeichnen. Inwieweit sich das im Kontext sich verändernder Ernährungsgewohnheiten, Nahrungsmittelversorgung und -akzeptanz gesundheitlich auswirken wird, ist abzuwarten. Erschwert wird die Situation durch die Tatsache, dass oft keine ausreichenden Daten vorliegen, die klar zeigen, dass eine höhere Versorgung mit gesundheitlich positiven Effekten einhergeht. Auch spielt in diese Fragestellung hinein, ob eine optimale Versorgungslage, wie sie aus der Tradition bekannt ist, vor dem Hintergrund einer extrem gestiegenen mittleren Lebenserwartung und neuer Krankheitsbilder im hohen Alter noch ausreichend ist. ▶ Abb. 13.10 zeigt, dass bei der Festlegung sicherer Gehalte von Makro- und Mikronährstoffen in Lebensmitteln sowohl Überschreitungen der oberen Grenzen als auch eine Unterschreitung der unteren Grenzen mit einem erhöhten Krankheitsrisiko verbunden sind.

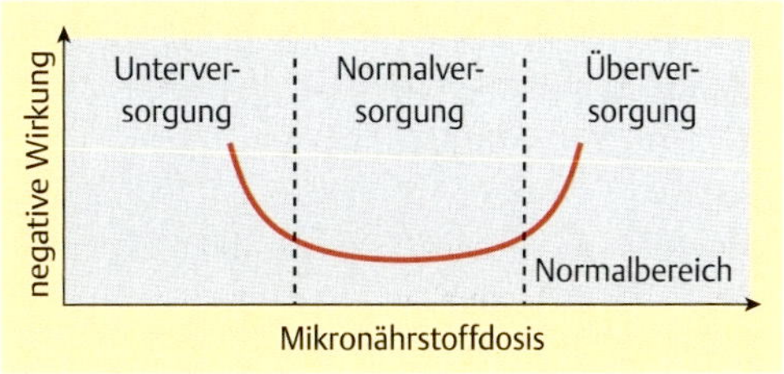

Abb. 13.10 Dosis-Wirkungs-Beziehungen für essenzielle Nährstoffe.

13.4.2 Genussmittel

Eine Besonderheit bei den sicherheitsrelevanten Einschätzungen von Nahrungsmitteln nehmen die Genussmittel ein. Dazu gehört im Wesentlichen die Aufnahme von Stoffen durch den Konsum von Tabak, Alkohol oder Kaffee. Während die schädliche Wirkung des Tabakrauchens im Wesentlichen unbestritten ist, sieht die Sachlage beim Alkohol- und Kaffeekonsum anders aus. So scheinen moderate Mengen von Alkohol eher eine gesundheitsstabilisierende Wirkung zu haben. Dies ist aber bei vielen Nahrungsmitteln der Fall, sodass erst der Missbrauch von Alkohol zu negativen gesundheitlichen Auswirkungen führt.

13.5 Toxikologisch relevante Bestandteile von Lebensmitteln

Neben den nutritiven Bestandteilen können in Lebensmitteln verschiedene nichtnutritive Inhaltsstoffe vorhanden sein, die gesundheitlich relevant sind. Grob kann man diese einteilen in

- natürliche Stoffe, die in den Nahrungsmitteln enthalten sind oder dort ohne Zutun des Menschen entstehen, und
- solche, die durch menschliches Zutun entweder beabsichtigt oder nicht beabsichtigt in die Nahrung gelangen.

Die mittels menschlichen Zutuns in die Nahrung gelangten Stoffe kann man in Zusatzstoffe, Rückstände und Verunreinigungen einteilen. Die verschiedenen Substanzgruppen sind in ▸ Tab. 13.4 erläutert. Oft werden die als Rückstände und Verunreinigungen bezeichneten Substanzgruppen auch als Schadstoffe zusammengefasst. Da die Anzahl der verschiedenen Stoffe, die in Lebensmitteln gefunden und analysiert werden können, viele Hunderte Komponenten umfasst, kann in den folgenden Abschnitten nur auf eine begrenzte Anzahl eingegangen werden.

13.5.1 Haltbarmachung von Lebensmitteln

Die Stabilisierung von Lebensmitteln und die Prävention des mikrobiellen Lebensmittelverderbs ist eine der Hauptaufgaben der modernen Lebensmitteltechnologie. Vor dem Hintergrund, dass in allen Teilen der Welt ein erheblicher Anteil der erzeugten Ernte verdirbt, bevor er dem Verbrauch zugeführt werden kann, wurde eine große Vielzahl von Verfahren entwickelt, die entweder das mikrobielle Wachstum einschränken oder Mikroben abtöten. Diese basieren auf verschiedenen chemischen und physikalischen Prinzipien. In ▸ Abb. 13.11 ist eine kurze Übersicht dieser Verfahren zusammengestellt. Eine besondere Stellung innerhalb dieser Verfahren nimmt die Anwendung von Konservierungsstoffen ein. Da letztere als Zusatzstoffe gelten, werden sie in Kap. 13.5.2 besprochen.

Tab. 13.4 Einteilung der Zusatzstoffe, Verunreinigungen und Rückstände.

	Zusatzstoffe	Verunreinigungen	Rückstände
Warum enthalten?	absichtliche Verwendung	begleitende Kontamination aus Produktion	nicht beabsichtigte Kontamination durch Hilfsstoffe in der Herstellung
Behördliche Genehmigung/Einschränkung	Bewilligung	Maximalgrenzen	Maximalgrenzen
Zweck/Folgen	Konservierung, Aussehen, Nährwert, Geschmack	reflektieren Umweltbedingungen und Prozessqualität	Ertragssteigerung, Konservierung (Ertragssicherung)
Beispiel	Farbstoffe, Süßstoffe	Blei und Kadmium, Detergenzien	Pestizide, Antibiotika

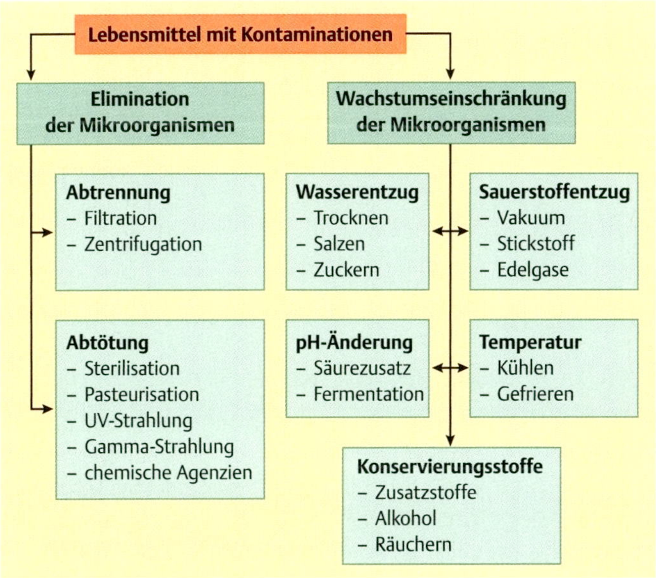

Abb. 13.11 Konservierung von Lebensmitteln.

II

Toxikologisch nicht oder wenig relevante Verfahren

Verfahren, die auf einer Veränderung der **Temperatur** zur Unterdrückung des mikrobiellen Wachstums beruhen, sind in der Regel toxikologisch nicht relevant. Das gilt sowohl für Temperaturverringerung wie Einfrieren oder Kühlen als auch für Temperaturerhöhung wie Kochen oder Pasteurisieren. Durch diese Prozesse kann es jedoch zu Veränderungen des Geschmacks und der Nährwerte von Nahrungsmitteln kommen. Dazu gehört z. B. der Zerfall von hitzelabilen Vitaminen oder der Aufschluss pflanzlicher Zellwände mit nachfolgend verbesserter Resorption dort eingelagerter Bestandteile.

Auch das Abtrennen von Mikroorganismen ist unproblematisch, solange keine Rückstände aus diesem Prozess (etwa von Filtern) in die Nahrung gelangen. Der Entzug von Wasser, die Konservierung bei niedrigem pH-Wert, hohem Zuckergehalt bzw. in Alkohol werden ebenfalls oft als nicht relevant angesehen, obwohl Säuren, Zucker und Alkohol zugeführt werden. Dasselbe gilt für das Einsalzen, obwohl die verwendeten Salze ebenfalls gesundheitlich relevante Effekte haben können.

Bestrahlung

Die Bestrahlung von Lebensmitteln mit UV- oder ionisierenden Strahlen war bezüglich der gesundheitlichen Relevanz lange in der Diskussion, vor allem in der Öffentlichkeit. Aufgrund der geringen Eindringtiefe ist **UV-Strahlung** nur begrenzt einsatzfähig. Dazu kommt, dass eine Reihe von Nahrungsmittelkomponenten durch UV-Strahlen zerstört werden kann. Deshalb wird UV-Bestrahlung fast nur zur Aufbereitung von Wasser verwendet.

Ionisierende Strahlen besitzen als elektromagnetische Wellen ausreichend hohe Energie, um tief in eine Lebensmittelmatrix eindringen zu können und Elektronen aus einem Molekül, vor allem Wasser, zu lösen. Die bei der Bestrahlung von Lebensmitteln eingesetzten Strahlungsenergien erreichen nicht die nötige Quantenenergie, um Veränderungen im Atomkern der Moleküle auszulösen. Diese Energie ist also nicht in der Lage, radioaktive Reaktionen in Gang zu setzen. Die Bestrahlung von Lebensmitteln wird vor allem dann eingesetzt, wenn andere Verfahren nicht möglich sind, zu einer großen Belastung mit Konservierungsstoffen oder zu Geschmacksveränderungen im Lebensmittel führen würden.

Die mittels ionisierender Strahlung erzeugten Wirkungen beruhen vor allem auf der Entstehung freier Radikale durch die Interaktion der Strahlung mit der Atomhülle. Hier spielt insbesondere die Bildung des Hydroxylradikals eine Rolle, welches extrem reaktiv ist. Durch dieses Radikal kommt es zur Oxidation der DNA der Mikroorganismen und letztendlich durch den Verlust der genetischen Information zum Tod der Mikrobe. Da DNA gegenüber solchen Reaktionen besonders anfällig ist, wird die Grundsubstanz des Lebensmittels weniger beeinflusst. Weil die entstehenden Radikale eine kurze Lebenszeit haben, sind diese bei Verzehr nicht mehr im Lebensmittel enthalten. Natürlich kommt es durch diese Radikalbildung auch zu Reaktionen mit den Lipiden, Proteinen, Vitaminen und anderen Komponenten der Lebensmittel. Einige dieser Komponenten sind oxidationsempfindlich, wie mehrfach ungesättigte Fettsäuren, aromatische Aminosäuren und einige Vitamine. Diese werden zerstört, und dabei entstehen einige, auch toxikologisch relevante Produkte. Diese Produkte würden aber auch bei einer thermischen Stabilisierung entstehen. Zusammenfassend kann man sagen, dass ionisierende Strahlung im richtigen Kontext angewendet eine ungefährliche Möglichkeit ist, Lebensmittel vor dem Verderb zu bewahren.

13.5.2 Ausgewählte Zusatzstoffe in Lebensmitteln

Zusatzstoffe werden Lebensmitteln bewusst zugesetzt, um bestimmte Effekte zu erreichen. Diese können sich auf den Nährwert, auf Geschmack, Geruch und Farbe, aber auch auf technologische Eigenschaften, wie Fließeigenschaften, Konsistenz, Schaumbildung usw. beziehen. Aus der Vielzahl dieser Verbindungen sollen einige der Konservierungsstoffe, der Antioxidationsmittel, der Süß- und Farbstoffe kurz erläutert werden.

Konservierungsstoffe

Konservierungsstoffe werden Lebensmitteln bewusst zugesetzt, um deren Haltbarkeit gegenüber mikrobiellem Verderb zu verlängern.

Begrenzt zugelassene Konservierungsstoffe

Die meisten Konservierungsstoffe sind nur für bestimmte Anwendungen zugelassen. Sie besitzen entweder intrazelluläre Angriffspunkte oder wirken direkt an der Zellmembran. Typische, begrenzt zugelassene Konservierungsstoffe sind **Sorbin-** und **Benzoesäure** sowie die entsprechenden Salze. Die akute Toxizität ist entweder nicht vorhanden oder wird erst im Grammbereich relevant. Für Sorbate gibt es keine Hinweise auf Kanzerogenität, und der NOAEL (No Adverse Effect Level) liegt bei ca. 5 %igem Zusatz zum Futter von Nagern. Benzoesäure ist zwar hinsichtlich der chronischen Toxizität etwas problematischer, für sie gilt aber auch ein NOAEL von 2 % im Futter.

Andere Konservierungsstoffe dürfen oder durften nur zur Oberflächenbehandlung eingesetzt werden. Dazu gehören z. B. **Biphenyl** und **Orthophenylphenol**. Biphenyle sind akut ungiftig. Die Daten bezüglich des Metabolismus sind unvollständig. Das Gleiche gilt für Orthophenylphenol. Beide Substanzen werden zur Oberflächenbehandlung von Zitrusfrüchten eingesetzt, um die Vermehrung von Grün- und Blauschimmel zu verhindern.

Auch einige Antibiotika werden zur Konservierung eingesetzt. Typische Beispiele sind **Nisin** und **Natamycin**. Um eine beschleunigte Resistenzentwicklung zu verhindern, besteht weltweit die Forderung, Antibiotika nur für den human- und veterinärmedizinischen Einsatz zu verwenden. Sowohl Nisin als Natamycin werden therapeutisch nicht eingesetzt. Nisin ist keine einheitliche Substanz, sondern eine Gruppe von Oligopeptiden, die bei der Käsezubereitung verwendet werden. Diese Peptide werden nach der Nahrungsaufnahme schnell inaktiviert und sind somit toxikologisch nicht relevant. Natamycin ist ein Antimykotikum, das nicht resorbiert wird und damit akut ungiftig ist. Es wird zur Oberflächenbehandlung von Käse und Wurst eingesetzt.

Generell zugelassene Konservierungsstoffe

Neben diesen Konservierungsstoffen mit speziellen Anwendungen gibt es auch Konservierungsstoffe, die generell zugelassen sind. Dazu gehören z. B. Essigsäure und Acetate, Argon und Stickstoff. Sie dürfen nur bei einigen explizit ausgenommenen Lebensmitteln nicht angewendet werden.

Antioxidationsmittel

Neben dem Verderb durch mikrobielle Kontamination kann es auch zu einem Verderb der Lebensmittel durch den Kontakt mit Sauerstoff, also durch Oxidationsprozesse, kommen. Oxidationen können nicht nur Farbe, Geruch und Geschmack verändern, sondern auch den Nährwert von Nahrungsmitteln beeinflussen, z. B. durch die Zerstörung von Vitaminen und mehrfach ungesättigten Fettsäuren. Solche Reaktionen laufen entweder als Autooxidationen (spontane Reaktion einer Substanz mit dem Sauerstoff der Luft) oder als lichtinduzierte Reaktionen ab. Die letztgenannten Reaktionen können durch fotosensibilisierende Stoffe verstärkt werden. Erwähnt sei an dieser Stelle noch einmal, dass einige der bei diesen Reaktionen entstehenden Produkte toxikologisch wirksam sind.

Antioxidationsmittel (oder auch Antioxidanzien) sind Stoffe, die bereits in geringen Konzentrationen in der Lage sind, mit reaktiven Radikalen zu reagieren und diese in stabile (reaktionsträge) Zwischen- oder Endprodukte zu überführen. Oft wird das Antioxidans bei dieser Reaktion verbraucht. Es kann aber über Folgereaktionen häufig wieder regeneriert werden. Da Metalle mit wechselnden Valenzen eine besondere Rolle bei der Radikalgenerierung spielen, wirken komplexbildende Stoffe (EDTA, Zitronensäure, Weinsäure etc.) ebenfalls oft antioxidativ, wenn sie das Metall in eine redoxinaktive Form überführen. Daher hängt ein wirksamer Oxidationsschutz von einer Vielzahl von Komponenten ab. Dazu gehören die Menge und Reaktivität der zu schützenden Nahrungsmittelkomponenten, die Menge und Reaktivität der zugesetzten Antioxidationsmittel, die Menge des verfügbaren Sauerstoffs und nicht zuletzt die Homogenität und Durchmischung des Lebensmittels.

Zugelassene Antioxidanzien

Zu den Antioxidationsmitteln, die in Lebensmitteln für einige Anwendungen zugelassen sind, gehören unter anderem Gallate, Butylhydroxyanisol (BHA), Butylhydroxytoluol (BHT), Ascorbinsäure und ihre Ester sowie Tocopherole und Tocopherol-haltige Extrakte.

Gallate werden im Intestinaltrakt zu Gallussäure und den entsprechenden Alkoholen hydrolysiert oder zu einem geringen Anteil resorbiert. Sie sind akut ungiftig, können aber bei Hautkontakt zu Sensibilisierungsreaktionen führen und Allergien auslösen. Sie sind nicht genotoxisch, führen aber bei chronischer Anwendung in hohen Dosen zu einer Verringerung des Wachstums bei Ratten.

Die Antioxidanzien **BHA** und **BHT** sind beide akut ungiftig, wobei aufgrund einiger negativer Befunde BHT vorsichtiger einzusetzen ist als BHA. Das schlägt sich in den ADI-Werten nieder, die für BHT bei 0,05 mg/kg KG und für BHA bei 0,5 mg/kg KG liegen. Beide Stoffe sind hochwirksame und stabile Antioxidanzien, deren effektiver Schutz vor der Bildung von Lipidperoxidationsprodukten von erheblichem Nutzen ist.

Süßstoffe

Süßstoffe dienen dazu, Saccharose in Lebensmitteln bei Beibehaltung des süßen Geschmacks zu ersetzen. Dieses dient der Gesundheitsprävention, der geringeren Energiezufuhr oder der Verhinderung der Progression von Erkrankungen.

Zuckeraustauschstoffe

Als Zuckeraustauschstoffe werden Polyole bezeichnet, die nicht resorbiert und erst in den tieferen Darmabschnitten mikrobiell verstoffwechselt werden. Deshalb können größere Mengen dieser Stoffe zu verschiedenen Symptomen im Dickdarmbereich führen. Bekannteste Beispiele sind Sorbit, Mannit und Xylit. Nager vertragen hohe Dosen dieser Stoffe (bis zu 40 %igem Futterzusatz). Allerdings kommt es bei chronischer Anwendung von Dosen über 10–20 g zu laxierenden Wirkungen.

Weitere zugelassene Süßstoffe

Neben den Zuckeraustauschstoffen gibt es noch weitere zugelassene Süßstoffe. Dazu gehören unter anderem Saccharin, Aspartam und Zyklamate.

Saccharin ist akut ungiftig und wird entweder mit den Fäzes oder dem Urin ausgeschieden. Es ist plazentagängig; Untersuchungen auf Genotoxizität erbrachten aber sehr unterschiedliche Ergebnisse. Auch Orthotoluolsulfonamid (OTS), eine Verunreinigung aus der Synthese des Saccharins, hat kaum toxikologisches Potenzial. Somit liegen die ADI-Werte für Saccharin bei 2,5 mg/kg KG.

Aspartam ist ein Dipeptidester aus Phenylalanin und L-Asparaginsäure. Es wird im Gastrointestinaltrakt hydrolysiert. Sein NOAEL liegt bei 4 g/kg KG. Effekte bei chronisch höheren Belastungen gehen auf die Belastung mit Phenylalanin oder Asparaginsäure zurück.

Bei der Verwendung von **Aspartam** muss ein Hinweis auf die Phenylalaninkomponente erfolgen.

Zyklamate als Zyklaminsäure oder deren Salze sind akut und weitestgehend auch chronisch nicht toxisch. Es wird davon ausgegangen, dass Zyklamate bei Nagern nicht genotoxisch sind. Deshalb sind sie als nicht kanzerogen eingestuft. Ihr ADI-Wert liegt bei 7 mg/kg KG.

Farbstoffe

Zu den Farbstoffen gehören Verbindungen mit chemisch sehr unterschiedlicher Struktur. Farbstoffe dürfen Grundnahrungsmitteln nicht zugesetzt werden. Die Farbe dieser Nahrungsmittel kann durch Verwendung färbender Lebensmittel (Kakao, Kräuter, Ei usw.) oder durch Zusätze zum Tierfutter (z. B. Carotinoide in Hühnerfutter) verändert werden. Farbstoffe, die Lebensmitteln zugesetzt werden, können natürliche Substanzen sein, wie Riboflavin oder Carotinoide, prozessierte natürliche Substanzen wie Zuckercouleur, u. a. gebrannter Zucker, oder Stoffe, die in der natürlichen Nahrung nicht vorkommen, wie Silber, Gold und einige Azofarbstoffe. Für alle diese Farbstoffe sind die Anwendungsgebiete und die Höchstmengen genau festgelegt, da einige Stoffe (u. a. Azofarbstoffe) ein toxisches bzw. genotoxisches Potenzial haben.

13.5.3 Nitrit, Nitrat und Nitrosoverbindungen

Nitrat wird sowohl mit der Nahrung als auch mit dem Trinkwasser aufgenommen und kann dann zu Nitrit umgewandelt werden. Der Nitratgehalt von Nahrungsmitteln pflanzlicher Herkunft hängt von der Bodenbeschaffenheit und Düngung ab und kann großen Schwankungen unterliegen. Nitrat kommt aber auch in Käse und in gepökeltem Fleisch vor.

Nitrat und Nitrit im Pökelsalz haben den Effekt der „Umrötung“, d. h., Myoglobin wird zum roten Nitrosomyoglobin. Dieses ist geschmacksgebend, stoppt das Wachstum von Lebensmittelvergiftern, u. a. Klostridien, und hat einen antioxidativen Effekt. Die Reaktion von Nitrit mit Hämoglobin lässt Methämoglobin entstehen, das vom Erwachsenen wieder reduziert werden kann. Beim Säugling läuft diese Reaktion dagegen sehr langsam ab, da die Methämoglobinreduktase noch nicht vollständig aktiv ist. Daher kann sich Methämoglobin bei kleinen Kindern anreichern.

Nitrit kann im sauren Milieu des Magens zu den hochgradig karzinogenen Nitrosaminen umgewandelt werden. Diese können in geringen Mengen auch in Nahrungsmitteln enthalten sein. Zu ihrer Bildung trägt insbesondere die Erhitzung von mit Nitritpöckelsalz hergestellten Lebensmitteln bei. Auch Bier kann eine Quelle für Nitrosamine sein, das hier im Wesentlichen während der Malzherstellung entsteht. Die Nitrosaminbildung wird effektiv gehemmt durch Vitamin C und Tocopherole.

▶ **Toxizität** Nitrat, Nitrit und Nitrosamine sind akut toxisch. Nitrat wird in Nitrit umgewandelt. Dieses ist über verschiedene Redoxreaktionen mit dem endogenen NO-Stoffwechsel verbunden. Eine akute Nitritvergiftung führt zu einem dramatischen Blutdruckabfall, verbunden mit einer Methämoglobinämie. Tödliche Dosierungen liegen im Bereich von 4–6 g Nitrit.

Auch Nitrosamine haben eine akute Toxizität, wobei bei einer durchschnittlichen Ernährung die genotoxischen Effekte von Nitrosaminen relevanter sind. Etwa 90 % der untersuchten Nitrosamine haben ein genotoxisches Potenzial. Bei der durchschnittlichen Belastung eines Westeuropäers von

0,5 µg Nitrosaminen pro Tag durch die Nahrung sind die gesundheitlichen Auswirkungen wahrscheinlich gering. Die Belastung mit Nitrosaminen durch Tabakkonsum ist dagegen wesentlich höher. Trotzdem wird angestrebt, die Menge an Nitrosaminen in der Nahrung gering zu halten.

Literatur

[477] Bowman BA, Russel RM. Present knowledge in Nutrition. 9th. ed. Washington: ILSI Press; 2006

[478] Classen HG, Elias PS, Hammes WP et al. Toxikologisch-hygienische Beurteilung von Lebensmittelinhaltsstoffen und Zusatzstoffen. 2. Aufl. Hamburg: Behr's Verlag; 2001

[479] Halliwell B, Gutteridge JMC. Free Radicals in Biology and Medicine. 4th ed. Oxford: Oxford University Press; 2007

[480] Lindner E. Toxikologie der Nahrungsmittel. 4. Aufl. Stuttgart: Thieme; 1990

[481] Marquart H, Schäfer S. Lehrbuch der Toxikologie. 2. Aufl. Stuttgart: Wissenschaftliche Verlagsgesellschaft; 2004

14 Lebensmittelbedingte Erkrankungen durch Bakterien und Viren

*A. Weiß, frühere Bearbeitung: H.H.-J. Schmidt**

Das Wichtigste in Kürze

Durch Lebensmittel übertragene bakterielle und virale Erkrankungen haben gemessen an der Häufigkeit des Auftretens und der Schwere der Krankheitsbilder weltweit eine große Bedeutung. Dies ist vor allem vor dem Hintergrund des globalen Handels und der unterschiedlichen hygienischen Verhältnisse in den einzelnen Ländern zu sehen. Das Robert-Koch-Institut und das Bundesamt für Verbraucherschutz und Lebensmittelsicherheit (BVL) verzeichneten für das Jahr 2021 in Deutschland 168 lebensmittelbedingte Krankheitsausbrüche mit mindestens 1179 Erkrankungen, 196 Hospitalisierungen und 2 Todesfällen. Als Erreger wurden dabei hauptsächlich *Campylobacter* spp. (38 %) und *Salmonella* spp. (36 %) identifiziert. Geringeren Anteil hatten Noroviren (7 %), *Bacillus cereus* (4 %), Hepatitis-A-Viren und *Listeria monocytogenes* (jeweils 2 %), weitere Erreger wurden in noch geringerer Anzahl identifiziert.

Bei den bakteriellen, durch Lebensmittel bedingten Erkrankungen werden 3 Gruppen unterschieden: typische lebensmittelbedingte Intoxikationen durch vom Erreger im Lebensmittel gebildete Entero- und/oder Neurotoxine, Toxiinfektionen mit Toxinbildung durch die Mikroorganismen im Gastrointestinaltrakt und systemische Infektionen, bei denen sich die Erreger vom Darm ausgehend über das Blut- und Lymphsystem in verschiedene Organe ausbreiten.

Als Präventionsmaßnahmen sind die richtigen Warmhalte- (> 65 °C) und Lagertemperaturen (< 7 ° C) von Lebensmitteln, aber auch die Individualhygiene der mit Lebensmitteln beschäftigten Personen entscheidend. Risikolebensmittel für einige der wichtigsten Intoxikationen und Infektionen sind rohes und nicht ausreichend gegartes Fleisch und Geflügel, rohe Fleischprodukte (z. B. Hackfleisch und Rohwürste), rohe Eier und nicht erhitzte Eiprodukte, Rohmilch und Rohmilchprodukte sowie Meeresfrüchte. Es werden aber auch kontaminiertes, roh verzehrtes Gemüse, Getreide, Gewürze und Obst als Infektionsquellen beschrieben.

Keywords

Lebensmittelbedingte bakterielle Intoxikationen, Toxiinfektionen, systemische Infektionen, Toxine, Viren

14.1 Bedeutung und Einteilung

Die Qualität und Sicherheit von Lebensmitteln werden in vielfältiger Weise durch Mikroorganismen beeinflusst. Fermentierte Lebensmittel wie z. B. Joghurt, Brot, Käse, Bier und Rohwurst nehmen einen wichtigen Stellenwert in unserer Ernährung ein. Weiterhin spielt der mikrobielle Verderb von Lebensmitteln eine große Rolle, insbesondere im Zuge des globalen Lebensmittelhandels, wo lange Haltbarkeiten gefordert werden, und einer nachhaltigen Lebensmittelproduktion. Bakterielle Infektionen, die durch Lebensmittel übertragen werden, haben im Zeitalter der Zentralisierung, der Großküchen und der langen Transportwege eine große Bedeutung. Häufig sind falsche Lagertemperaturen (> 7 °C), zu geringe Warmhaltetemperaturen (< 65 °C), mangelnde Individualhygiene des Personals, kontaminierte Gerätschaften und Maschinen oder unzureichendes Garen für lebensmittelbedingte Infektionen und Intoxikationen verantwortlich.

Die **bakteriellen Erreger** von lebensmittelbedingten Erkrankungen können aufgrund ihrer Infektions- und Intoxikationseigenschaften in verschiedene Gruppen und Untergruppen eingeteilt werden (▸ Tab. 14.1):

- **Gruppe 1:** Diese Erreger verursachen typische lebensmittelbedingte Intoxikationen. Sie bilden unter bestimmten Bedingungen bereits im

Tab. 14.1 Beispiele für lebensmittelbedingte Intoxikationen, Toxiinfektionen und systemische Infektionen.

Gruppe	Infektions-/Intoxikationstyp	Toxinbildung/Pathophysiologie	Beispiele für Erreger
1	Intoxikation	Toxine werden im Lebensmittel gebildet	*Staphylococcus aureus, Clostridium botulinum, Bacillus cereus* (emetischer Typ)
2.1	Toxiinfektion	Toxinbildung im Gastrointestinaltrakt, keine Adhärenz	*Clostridium perfringens, Bacillus cereus* (Diarrhö-Typ)
2.2	Toxiinfektion	Toxinbildung im Gastrointestinaltrakt, Adhärenz	*Vibrio cholerae*, EHEC, ETEC
2.3	Toxiinfektion	Toxinbildung im Gastrointestinaltrakt, Adhärenz, Invasion lokal begrenzt	*Salmonella enterica* sv. Enteritidis und sv. Typhimurium, *Yersinia enterocolitica, Campylobacter jejuni, Shigella* spp.
3	systemische Infektion	Invasion, systemische Ausbreitung	*Listeria monocytogenes, Salmonella enterica* sv. Typhi und sv. Paratyphi, *Cronobacter sakazakii*

Lebensmittel Entero- oder Neurotoxine. Hierzu zählen *Bacillus cereus*, *Staphylococcus aureus* und *Clostridium botulinum*.

- **Gruppe 2:** Bakterien, die lebensmittelbedingte Toxiinfektionen verursachen. Diese Gruppe kann aufgrund der Infektionscharakteristika in 3 Untergruppen unterteilt werden:
  - **Untergruppe 2.1:** Bakterien, die Toxine im Gastrointestinaltrakt bilden, ohne an das Darmepithel zu adhärieren (z. B. *Clostridium perfringens, Bacillus cereus*).
  - **Untergruppe 2.2:** Die Bakterien heften sich an das Darmepithel an und es werden Exotoxine gebildet, jedoch sind die Bakterien nicht invasiv (z. B. enterotoxische *Escherichia coli, Vibrio cholerae, V. parahaemolyticus, Aeromonas* spp., *Plesiomonas* spp.).
  - **Untergruppe 2.3:** Diese Bakterien adhärieren nach Aufnahme über ein Lebensmittel und nachfolgender Magenpassage an Zellen des Dünn- oder Dickdarmepithels. Sie sind invasiv und können ins Epithel eindringen, verbreiten sich aber nur lokal begrenzt in der Submukosa (z. B. *Campylobacter* spp., Gastroenteritiden-verursachende *Salmonella enterica, Shigella* spp., *Yersinia enterocolitica*).
- **Gruppe 3:** Diese umfasst Bakterien, die lebensmittelbedingte systemische Infektionen verursachen können, sich also vom Darm ausgehend über das Blut- und Lymphsystem in verschiedene Organe verbreiten können.

14.2 Lebensmittelbedingte Intoxikationen

Bakterielle Intoxikationen werden beispielsweise von Stämmen der Spezies *Bacillus cereus* (emetischer Typ), *Staphylococcus aureus* und *Clostridium botulinum* verursacht.

14.2.1 *Bacillus cereus*

Eigenschaften

Vertreter der Spezies *Bacillus cereus* sind Gram-positive, fakultativ anaerobe, bewegliche Stäbchen, die Endosporen bilden können. Sie sind ubiquitär im Boden und auf Pflanzen verbreitet und kommen häufig in pflanzlichen Lebensmitteln wie Reis, Nudeln und Gewürzen vor. Endosporen sind Dauerformen und können widrige Umweltbedingungen wie Pasteurisationsprozesse überdauern.

Symptomatik der Erkrankung und Toxine

Bei *B. cereus* wird zwischen dem emetischen Typ und dem Diarrhö-Typ unterschieden. Emetische *B. cereus* bilden Cereulid, ein nicht ribosomal synthetisiertes emetisches Toxin, bereits im Lebensmittel. Etwa 0,5–6 Stunden nach Aufnahme des Lebensmittels kommt es zu Unterleibskrämpfen, Übelkeit, schmerzhaftem Stuhldrang, wässrigen Stühlen und vor allem Erbrechen als namensgebende Symptomatik. Die Erkrankung dauert in der Regel 6–24 Stunden und ist selbstlimitierend. Keimzahlen von 10^2 koloniebildenden Einheiten pro Gramm (KbE/g) Lebensmittel können bereits ausreichend sein, um eine krankmachende Dosis an Toxin zu bilden. Je nach Temperatur werden unterschiedliche Isoformen von Cereulid gebildet, die eine verschiedene Toxizität aufweisen. Das Toxin wird besonders in gebratenem und gekochtem Reis, Nudeln und Milch gebildet. Cereulid ist resistent gegen Hitze, saure pH-Werte und Proteolyse.

14.2.2 *Staphylococcus aureus*

Eigenschaften

Bei den Vertretern der Spezies *Staphylococcus aureus* handelt es sich um unbewegliche, Gram-positive, fakultativ anaerobe Kokken, die unempfindlich gegen Austrocknung sind.

Symptomatik der Erkrankung und Toxine

Nach Aufnahme von im Lebensmittel gebildeten *Staphylococcus*-Enterotoxinen (SE) kann sich die Symptomatik bereits nach etwa 4 Stunden entwickeln. Es kommt zu Übelkeit, schweren Unterleibskrämpfen, Erbrechen, Durchfall, Schweißausbrüchen, Kopfschmerzen und Erschöpfungszuständen, die ca. 24–48 Stunden dauern. Als Toxinmengen, die zu einer Erkrankung führen, wurden 20 ng bis 20 µg berichtet. Solche Mengen werden im Lebensmittel erst bei Vermehrung der Erreger bis 10^6 KbE/g erreicht. Dies ist in der Regel nach 10–20 Stunden Standzeit bei Raumtemperatur der Fall. Mehr als 20 Enterotoxine sind bisher bekannt. Hierunter sind SEA, SEB, SEC, SED, SEE, SEG, SEH, SEI und SEJ die bedeutsamsten. Neben der enterotoxischen Wirkung fungieren sie auch als Superantigene. SE sind resistent gegen die Enzyme Trypsin, Chymotrypsin, Rennin und Papain sowie gegen Hitze. Durch Kochen werden sie daher nicht inaktiviert.

14.2.3 *Clostridium botulinum*

Eigenschaften

Clostridium botulinum ist ein Gram-positives, anaerobes, endosporenbildendes Stäbchen. Die Bakterien sind im Boden, in Sedimenten von Oberflächenwasser (z. B. Seen), in Flüssen und küstennahen Gewässern zu finden.

Toxine

C. botulinum bildet Botulinumtoxin, eines der stärksten Neurotoxine, das die Freisetzung des Neurotransmitters Acetylcholin unterbindet und so die Reizweiterleitung im peripheren Nervensystem verhindert. In der Medizin wird Botulinumtoxin beispielsweise zur Behandlung von Lidkrämpfen sowie in der Schönheitschirurgie zur Glättung von Falten eingesetzt. Die Einteilung von *C. botulinum* erfolgt aufgrund der serologischen und molekularbiologischen Spezifitäten seiner Toxine in die 7 Gruppen A–G mit Untergruppen und weiter anhand physiologischer Unterschiede in die Gruppen I–IV. Humaner Botulismus ist mit den Toxintypen A, B, E und sehr selten mit F assoziiert, die Typen C und D verursachen Tierbotulismus. Neuerdings wurden auch die chimären Toxine FA und HA sowie der Typ X beschrieben, die in seltenen Fällen Säuglingsbotulismus auslösen.

Symptomatik der Erkrankung

Es können mehrere Kategorien der humanen Erkrankung auftreten: Säuglingsbotulismus durch die Aufnahme von Endosporen durch Früh- und Neugeborene, Intoxikation durch alimentäre Aufnahme des Toxins, Wundbotulismus durch Eindringen von Sporen in Wunden und infektiöser Botulismus des Erwachsenen durch Kolonisation des Intestinums. Bei der Intoxikation kommt es nach einer Latenzperiode von 3 Stunden bis 3 Tagen nach Aufnahme zu Kopfschmerzen, Übelkeit, Erbrechen, Schwindel und Lähmung der Augenmuskulatur. Letzteres äußert sich im Doppeltsehen und in Pupillenstarre. Außerdem treten Lähmungen der Schlund- und Zungenmuskulatur auf. Der Tod kann zwischen dem 3. und dem 7. Tag durch Lähmung der Atemmuskulatur eintreten. Die Letalität liegt unbehandelt zwischen 20 und 70 %, kann aber durch unterstützende Behandlung auf 10 % gesenkt werden. In Deutschland wurden dem Robert-Koch-Institut im Jahr 2020 3 Fälle von Botulismus gemeldet.

Hinweis für die Praxis

Risikolebensmittel für humanen Botulismus sind meist hausgemachte Konserven oder eingesalzene rohe Lebensmittel wie Rohschinken oder Fisch, wenn der Herstellungsprozess unsachgemäß durchgeführt wird. Im industriellen Bereich hat man durch die Einführung des 12D-Konzepts und entsprechender F_0-Werte dieses Problem in den Griff bekommen.

14.3 Lebensmittelbedingte Toxiinfektionen

14.3.1 *Clostridium perfringens*

Eigenschaften

Clostridium perfringens ist ein anaerober, Gram-positiver, stäbchenförmiger, bekapselter, nicht beweglicher Endosporenbildner, der ein großes Spektrum an Krankheiten verursachen kann.

Symptomatik der Erkrankung und Toxine

C. perfringens kommt ubiquitär im Erdboden, in Lebensmitteln, Staub und im Intestinaltrakt von Menschen und Tieren vor (10^4–10^6 KbE/g). Allerdings tragen nur ca. 5 % der Isolate Gene für ein *C.-perfringens*-Enterotoxin (CPE) und sind damit potenziell toxisch für den Menschen. Die Symptome einer *C.-perfringens*-Intoxikation entwickeln sich ca. 8–24 Stunden nach Aufnahme des kontaminierten Lebensmittels und gehen nach ca. 12–24 Stunden wieder zurück. Am häufigsten treten Durchfälle und Unterleibskrämpfe auf, oft begleitet von Fieber und Erbrechen. Nach Vermehrung im Lebensmittel bis auf Keimzahlen von 10^6 KbE/g wird *C. perfringens* alimentär aufgenommen, gelangt über die Magen-Darm-Passage in den Dünndarm, vermehrt sich und sporuliert dort. Wenn die sporulierende vegetative Zelle lysiert und die Endospore entlässt, werden CPE frei. Sie verursachen einen Flüssigkeits- und Elektrolytverlust aus dem Gastrointestinaltrakt. CPE sind hitzelabil, eine Erhitzung für 5–10 Minuten bei 60 °C zerstört ihre Aktivität. Bei unsachgemäßer Erhitzung kontaminierter Lebensmittel oder Lagerung bei falschen Temperaturen kann es dann zur Vermehrung der Bakterien bis > 10^6 KbE/g Lebensmittel (z. B. in fleischhaltigen Lebensmitteln) kommen. *C. perfringens* wird vor allem in rohem Fleisch, Geflügel und Fisch gefunden, aber auch Gemüse und Obst können kontaminiert sein.

14.3.2 *Bacillus cereus*

Eigenschaften

Siehe Kap. Eigenschaften.

Symptomatik der Erkrankung und Toxine

Es kommt meist zu einem milden Krankheitsverlauf, die Inkubationszeit beträgt 8–24 Stunden, die Erkrankungsdauer ca. 6–12 Stunden. Typische Symptome sind Unterleibskrämpfe, Übelkeit, schmerzhafter Stuhldrang und wässrige Stühle. Fieber tritt meist nicht auf. Es besteht eine Ähnlichkeit zur Symptomatik bei der *C.-perfringens*-Intoxikationen. Risikolebensmittel für eine *B.-cereus*-Intoxikation sind Zerealien, Getreidestärke, Kartoffelbrei, Leberwurst, Hackfleisch, Milch, Reisgerichte, Puddings und Suppen. Die Infektionsdosis liegt bei 10^5–10^7 Zellen. *B.-cereus*-Stämme, die überwiegend Durchfälle und nicht Emesis verursachen, können anstelle des Cereulids verschiedene Enterotoxine bilden. Fast alle Stämme bilden das nicht-hämolytische Enterotoxin (Nhe), ca. 40–50 % der Stämme das Hämolysin-BL (HBL). Das Zytotoxin K (CytK) und das *B.-cereus*-Enterotoxin (BcET) werden zu geringeren Prozentsätzen gebildet.

Hinweis für die Praxis

Als Präventionsmaßnahmen sind korrekte Warmhaltetemperaturen wichtig (z. B. vorgekochten Reis bei > 65 °C warmhalten oder schnell kalt stellen bei < 7 °C). Die Deutsche Gesellschaft für Hygiene und Mikrobiologie gibt Richt- und Warnwerte für *Bacillus cereus* in Lebensmitteln heraus (www.dghm-richt-warnwerte.de).

14.3.3 *Escherichia coli*

Eigenschaften

Escherichia coli ist ein Gram-negatives, fakultativ aerobes, nicht endosporenbildendes Stäbchen, das peritrich begeißelt oder unbegeißelt vorkommt. Der Lebensraum von *E. coli* ist der Darmtrakt des Menschen und vieler Tiere. Die Mehrheit der *E.-coli*-Stämme ist kommensal und apathogen. Enteropathogene *E. coli* werden aufgrund der von ihnen verursachten klinischen Symptome, ihrer Ausstattung mit Virulenzgenen und ihrer Oberflächenantigene (Serotyp) in 6 verschiedene Pathovare unterteilt. Unter diesen Pathovaren sind hauptsächlich enterohämorrhagische *E. coli* (EHEC) als Erreger von zum Teil lebensbedrohlichen lebensmittelbedingten Toxiinfektionen bekannt. Auch ETEC (enterotoxische *E. coli*) und in geringerem Maße EIEC (enteroinvasive *E. coli*) sind in warmen Ländern mit Lebensmitteln, vor allem aber mit der alimentären Aufnahme von Wasser, assoziiert. EAEC (enteroaggregative *E. coli*) wurden bislang eher selten im Zusammenhang mit menschlichen Erkrankungen beschrieben, ein Hybridstamm aus EAEC und EHEC hat allerdings in Deutschland im Jahr 2011 einen bedeutenden Ausbruch verursacht. EPEC (enteropathogene *E. coli*) wurden bisher nur sporadisch in Lebensmitteln gefunden, und DAEC (diffus adhärierende *E. coli*) sind bisher nicht mit Lebensmitteln assoziiert worden.

Symptomatik der Erkrankung und Toxine

▶ **Enterohämorrhagische *Escherichia coli* (EHEC)** Typischerweise verursacht EHEC Durchfallerkrankungen bei Kindern unter 6 Jahren, die mit unterschiedlichen Schweregraden von mildem, wässrigem Durchfall bis hin zur schweren hämorrhagischen Kolitis verlaufen können. In etwa 5–10 % der Fälle kommt es zu extraintestinalen Komplikationen wie dem enteropathischen hämolytisch-urämischen Syndrom (HUS). Ein typisches HUS ist durch die Trias akutes Nierenversagen, mikroangiopathische hämolytische Anämie und Thrombozytopenie charakterisiert. Bei Erwachsenen kann sich hingegen eher eine dem HUS verwandte thrombotisch-thrombozytopenische Purpura (TTP) entwickeln. EHEC bilden Shiga-Toxine (Stx, syn. Verotoxine), die als rRNA-N-Glykosidasen die Proteinbiosynthese von eukaryontischen Zielzellen, die den Oberflächenrezeptor Globotriaosylceramid (Gb 3) exprimieren, inhibieren und somit den Zelltod verursachen.

Der weltweit wichtigste EHEC-Serotyp ist O157:H7. In Deutschland werden allerdings häufig O157:H⁻ und Non-O157 Serotypen wie O26:H11/H⁻, O91:H14, O111:H⁻, O103:H2 und O145:H⁻ isoliert. Das Hauptreservoir der EHEC sind Wiederkäuer, insbesondere Rinder. Die Übertragung der EHEC erfolgt durch kontaminierte Lebensmittel, Wasser und fäkal-oral durch Schmierinfektionen. Die meisten Fälle werden durch die Aufnahme kontaminierter, nicht ausreichend erhitzter Lebensmittel, insbesondere Rindfleischprodukte, Rohmilch und Rohmilcherzeugnisse sowie Salate und Sprossen verursacht. Die Infektionsdosis bei EHEC-Infektionen ist gering und beträgt zwischen 10 und 100 Zellen. Die Anzahl der gemeldeten EHEC-Infektionen in Deutschland lag seit 2020 bei 1370. Im Jahr 2011 allerdings verursachte ein EAEC-/EHEC-Hybridstamm des Serotyps O104:H4 einen der größten lebensmittelbedingten Krankheitsausbrüche in Deutschland und weltweit. So wurden in Deutschland 855 HUS- und 53 Todesfälle registriert, und die Zahl der dem Robert-Koch-Institut gemeldeten Infektionen lag insgesamt bei 3842.

EHEC-Infektionserkrankungen beginnen charakteristischerweise nach einer Inkubationszeit von 3–5 Tagen mit wässrigen Durchfällen und abdominalen Krämpfen. Nach weiteren 1–3 Tagen häufen sich die Stuhlentleerungen, sie können mit schmerzhaften Krämpfen und Beimengungen von Blut assoziiert sein. Die blutigen Stühle dauern in der Regel 2–4 Tage, an den Tagen 6–8 kommt es zur Rekonvaleszenz und nach ca. 10 Tagen kann der Patient wieder gesund sein. Obwohl blutige Durchfallerkrankungen die namengebende Symptomatik einer EHEC-Infektion darstellen, sind durch EHEC verursachte nichtblutige, wässrige Durchfälle häufiger. Das Auftreten blutiger Stühle stellt allerdings einen Risikofaktor für die Entwicklung eines HUS dar, das nach Beendigung der Diarrhö auftreten kann.

Hinweis für die Praxis

Die Prävention ist ein wichtiges Mittel zur Verhinderung der Infektionen. Rindfleischprodukte sowie Fleischprodukte von Wildwiederkäuern sollten nur ausreichend gegart verzehrt werden. Auf Rohmilch sollte entweder verzichtet oder diese vor dem Genuss 10 Minuten gekocht werden.

▸ **Enterotoxische *Escherichia coli* (ETEC)** Es kommt zu wässrigen, nicht blutigen Durchfallerkrankungen, die in der Regel selbstlimitierend nach 1–2 Wochen abklingen. Auch schwere, Cholera-ähnliche Diarrhöen können auftreten. Die Inkubationszeit beträgt 14 Stunden bis 2 Tage. Beim Erwachsenen ist die typische, durch ETEC hervorgerufene Erkrankung die Reisediarrhö. In warmen Klimazonen sind ETEC endemisch und verursachen häufig schwere, zum Teil lebensgefährliche Durchfallerkrankungen bei Säuglingen und Kleinkindern. In Deutschland kommen ETEC-Infektionen selten vor. Fäkal kontaminierte Lebensmittel und Wasser sind die häufigsten Vehikel für die Übertragung von ETEC. 20–60 % der Reisenden in Gebiete, in denen ETEC endemisch sind, entwickeln eine Reisediarrhö. ETEC produzieren hitzelabile Enterotoxine (LT) und hitzestabile Enterotoxine (ST), entweder alleine oder beide Toxine in Kombination. Die Erreger kolonisieren zunächst die Mukosa des Dünndarms mithilfe von Oberflächenstrukturen, wobei die Struktur der Bürstensaummembran der Enterozyten nicht zerstört wird. Nach erfolgter Kolonisation bilden ETEC ST und/oder LT.

▸ **Enteroinvasive *Escherichia coli* (EIEC)** Sie sind neben *Shigella* spp. wichtige Erreger der bakteriellen Ruhr, können die Mukosa des Kolons kolonisieren und sind invasiv. EIEC-Ausbrüche treten überwiegend in warmen Ländern auf und werden durch kontaminierte Lebensmittel, Trinkwasser oder Schmierinfektionen verursacht. Das Erregerreservoir ist der Mensch. EIEC-Infektionen verlaufen häufig als wässrige Durchfälle, ähnlich den durch ETEC verursachten Erkrankungen. Häufige Stuhlentleerungen, vermischt mit Blut und Schleim, charakterisieren dieses Krankheitsbild. Zusätzlich treten Fieber und Krämpfe auf. Als Hauptpathogenitätsmerkmal der EIEC wird die Fähigkeit angesehen, in Epithelzellen einzudringen und sich dort zu vermehren.

▸ **Enteropathogene *Escherichia coli* (EPEC)** Sie verursachen typischerweise Durchfallerkrankungen bei Säuglingen und Kleinkindern unter 2 Jahren. EPEC bilden charakteristische Läsionen am Darmepithel aus, sog. Attaching-and-Effacing-Läsionen (A/E), und können den Phänotyp der lokalisierten Adhärenz an HEp-2-Zellen ausprägen. Die A/E-Läsionen der EPEC gehen mit einer Störung des Verdauungsenzymsystems einher und können zur Malabsorption von Nährstoffen und somit zu Wachstumsstörungen führen.

▸ **Enteroaggregative *Escherichia coli* (EAEC)** Sie adhärieren im Zellkulturmodell an HEp-2-Zellen in einer Art und Weise, die als aggregative Adhärenz bezeichnet wird. Hierbei ordnen sich die Bakterien wie geschichtete Ziegelsteine an die Zellen an. EAEC bilden hitzestabile Enterotoxine (EAEC hitzestabiles Enterotoxin 1, EAST 1). Infektionen mit EAEC sind eine wichtige Ursache für das Auftreten persistierender Durchfallerkrankungen von mehr als 2 Wochen Dauer bei Kindern in Entwicklungsländern. In Deutschland kommen EAEC vor allem als Erreger von akuten wässrigen und chronischen Diarrhöen bei Kindern unter 16 Jahren vor. Neben der Verkürzung der Mikrovilli und der Nekrose der Mikrovilli-Spitzen wird als Folge einer Infektion mit EAEC eine milde Entzündungsreaktion mit Ödem und mononukleärer Infiltration der Submukosa beobachtet.

▸ **Diffus adhärierende *Escherichia coli* (DAEC)** Sie weisen ein spezielles Anheftungsmuster an HEp-2- und HeLa-Zellen auf, das als diffuse Adhärenz bezeichnet wird. Das Fimbrienantigen F1845 und das Adhäsin AIDA-I sind mit diesem Phänotyp assoziiert. Derzeit werden 2 Klassen von DAEC unterschieden. Eine Klasse ist mit dem Vorhandensein der Adhäsine Afa/Dr assoziiert und wurde bei Harnwegsinfektionen und intestinalen Infektionen gefunden. Die zweite Klasse der DAEC exprimiert das Adhäsin AIDA-I. Diese DAEC können Säuglingsdiarrhö hervorrufen. Die Rolle der DAEC bei Infektionserkrankungen ist derzeit noch unzureichend beschrieben.

14.3.4 *Vibrio cholerae*

Eigenschaften

Das Gram-negative, fakultativ anaerobe, bewegliche Stäbchen ist der Erreger der Cholera. Als wichtigste Serotypen sind O1 und O139 beschrieben. Der Serotyp O1 wird noch in die Biovarietäten Cholera und Eltor unterteilt. *Vibrio cholerae* ist empfindlich gegen Austrocknung sowie saure pH-Werte und überlebt nach Ausscheidung nur wenige Tage in der Umwelt. Sowohl *V. cholerae* als auch die anderen Serovarietäten können sich in Küstengewässern (0,25–3 % Salzgehalt) sowie möglicherweise in Schalentieren halten.

Symptomatik der Erkrankung und Toxine

Nach alimentärer Aufnahme (z. B. durch Trink- und Meerwasser, Lebensmittel, Meeresfrüchte) von ca. 10^8–10^{10} Zellen kommt es zur Vermehrung im Dünndarm ohne Invasion der Epithelien. Bei der klassischen Cholera treten nach einer Inkubationszeit von 2–5 Tagen Brechdurchfälle auf, die durch Reiswasserstuhl, Erbrechen, Elektrolyt- und Flüssigkeitsverlust (> 20 Liter in 24 Stunden) charakterisiert sind. Hierbei werden ca. 10^7–10^9 Vibrionen/ml ausgeschieden. Im zweiten Stadium kommt es zu Kreislaufsymptomen, Blutdruckabfall, Apathie und heiserer Stimme. Die Haut wird schlaff und faltig, die Augäpfel sinken tief ein und der Tod kann innerhalb von 2–3 Stunden eintreten. Wenn dieses Stadium überlebt wird, können die Patienten in wenigen Tagen wieder genesen. Als Hauptpathogenitätsfaktor wird die Bildung des Choleratoxins angesehen. Durch eine Daueraktivierung der Adenylatzyklase kommt es zu einem erhöhten cAMP-Spiegel und hierdurch letztlich zu einer massiven, anhaltenden Hypersekretion von Anionen, insbesondere Chlor, in den Darmschleimhautzellen. Als Folge gelangen große Flüssigkeits- und Ionenmengen in das Dünndarmlumen und können im Dickdarm nicht rückresorbiert werden.

> **Hinweis für die Praxis**
> Typische Lebensmittel für die Übertragung der Cholera sind Meeresfrüchte. Die Erkrankung tritt häufig in nichtindustrialisierten, warmen Ländern auf.

14.3.5 *Vibrio parahaemolyticus*

Vibrio parahaemolyticus kann sich bei Salzkonzentrationen von 0,5–3 % vermehren und bildet ein thermostabiles Exotoxin, das hämolytisch wirkt. Die Infektion verursacht Brechdurchfall mit Bauchschmerzen und Fieber nach Verzehr kontaminierter Meeresfrüchte und Fische. Die Symptome klingen nach 2–5 Tagen wieder ab. In Japan werden 50–70 % aller Durchfallerkrankungen von *V. parahaemolyticus* verursacht.

14.3.6 *Aeromonas spp.* und *Plesiomonas spp.*

Eigenschaften

Aeromonas spp. und *Plesiomonas* spp. sind Gram-negative, fakultativ anaerobe, meist bewegliche Stäbchen. Vertreter beider Genera sind aquatische Mikroorganismen, die man in allen Formen von Oberflächengewässern findet.

Symptomatik der Erkrankung und Toxine

Die Durchfallerkrankungen treten saisonal gehäuft in den Sommermonaten auf und verlaufen, im Fall von *Aeromonas* spp., meist sehr heterogen. Milde, selbstlimitierende wässrige Durchfälle wurden beschrieben, aber auch ruhrähnliche Formen mit Blut- und Schleimbeimengungen im Stuhl, Fieber und abdominalen Krämpfen. Patienten mit *Plesiomonas*-Infektionen leiden entweder unter wässrigen Stühlen oder Diarrhö mit Blut- und Schleimbeimengungen. Auch extraintestinale Komplikationen wie Peritonitis, Endokarditis, Pneumonie,

Harnwegsinfektionen und Konjunktivitis wurden beobachtet. *Aeromonas* spp. sind in der Lage, extrazelluläre DNasen, RNasen, Lipasen, Siderophore sowie eine Reihe zytolytischer und zytotoxischer Exotoxine zu bilden, z. B. das *Aeromonas-hydrophila*-zytotoxische Enterotoxin A (Act), und Hämolysine wie das Aerolysin. Auch eine Shiga-Toxin-Produktion wurde beschrieben. Bei *Plesiomonas* spp. wurden ebenfalls extrazelluläre Enzyme, Enterotoxine und Hämolysine nachgewiesen. *Plesiomonas*- und *Aeromonas*-Infektionen sind in Deutschland selten, und nur vereinzelt wurden Lebensmittel, z. B. Fisch, als Vehikel beschrieben.

14.3.7 *Campylobacter* spp.

Eigenschaften

Die Gattung *Campylobacter* umfasst Gram-negative, spiralig gewundene, uni- oder bipolar begeißelte Stäbchenbakterien, die mikroaerophil wachsen. Für lebensmittelbedingte Erkrankungen sind hauptsächlich *C. jejuni* und in geringerem Ausmaß *C. coli* verantwortlich. Mit 46 519 gemeldeten Fällen war die *Campylobacter*-Enteritis im Jahr 2020 die häufigste meldepflichtige bakterielle lebensmittelbedingte Durchfallerkrankung in Deutschland.

Symptomatik der Erkrankung

Nach einer Inkubationszeit von 2–11 Tagen kommt es zu Frösteln, Kopfschmerzen, Gliederschmerzen und Krankheitsgefühl, danach erfolgt ein plötzlicher Fieberanstieg bis zu 40 °C. Es treten krampfartige abdominale Schmerzen, Schwindel sowie selten Erbrechen auf, und es kann sich eine Diarrhö mit bis zu 20 Entleerungen pro Tag entwickeln. Typischerweise kommt es zu schleimigen, blutigen Auflagerungen auf dem Stuhl, und Leukozyten sind in großer Menge sichtbar. Die Erkrankung dauert 5–7 Tage. Insbesondere Schlachtgeflügel, Schweinefleisch und Rohmilch, aber auch Wasser, Meeresfrüchte und Gemüse sind als Risikolebensmittel anzusehen. *Campylobacter* spp. hat eine geringe Infektionsdosis von ca. 500 Zellen, wächst nur bei hohen a_W-Werten und ist empfindlich gegen Salzkonzentrationen über 1,5 %. Als besondere Komplikation kann es im Gefolge einer *Campylobacter*-Infektion zum Guillain-Barré-Syndrom, zum urethro-okulo-synoviales Syndrom oder zu einer reaktiven Arthritis kommen.

14.3.8 *Salmonella enterica*

Eigenschaften

Salmonella enterica sind Gram-negative Stäbchen und gehören zur Familie der *Enterobacteriaceae*. Salmonellen sind weit verbreitet und können auf vielfältige Weise in die Lebensmittelkette eingebracht werden. So können sie über Kraftfuttermischungen (Tierkörpermehle, Fischmehle) in die Tierbestände gelangen und sich innerhalb von Tierbeständen auch durch Insekten (z. B. Schaben) verbreiten. Schlachtgeflügel ist besonders häufig kontaminiert. Eier können durch ovarielle Infektion und Kontamination des Eidotters oder durch fäkale Verunreinigung der Eischale kontaminiert werden. Fische und Muscheln wie Austern können durch Abwässer in küstennahen Gewässern mit Salmonellen kontaminiert sein. Verschiedene Serovare der Spezies *Salmonella enterica* gehören zu den häufigsten bakteriellen Erregern von Durchfallerkrankungen in Deutschland und weltweit. Insbesondere die Serovare Enteritidis und Typhimurium werden häufig nachgewiesen.

Hinweis für die Praxis

Zu den Risikolebensmitteln für eine Salmonelleninfektion zählen z. B. rohes Geflügel (Tiefkühlware) und Geflügelprodukte (z. B. Geflügelsalat), rohe Eier und nicht erhitzte Eiprodukte, kalt gerührte Cremespeisen, Speiseeis, Konditoreiwaren mit nicht durcherhitzter Füllung, Mayonnaise enthaltende Feinkostsalate mit pH-Wert über 4,5, rohes Fleisch und Fleischprodukte (z. B. Hackfleisch), rohe Meerestiere und importierte Gewürze.

Symptomatik der Erkrankung

Typischerweise kommt es 5–72 Stunden nach der Aufnahme von 10^5–10^6 Salmonellen zu Übelkeit, Brechreiz und Bauchkrämpfen sowie zu breiigem oder wässrigem Durchfall, Fieber (38–39 °C), Kopfschmerz und Myalgien. Die Erkrankung ist in der Regel selbstlimitierend, das Fieber dauert 2–3 Tage, der Durchfall 3–7 Tage an. Ausbrüche, die durch Paprikachips, Erdnussbutter oder Schokolade übertragen wurden, haben gezeigt, dass die minimale Infektionsdosis sehr niedrig bei ca. 10–100 Zellen liegen kann. Die Pathogenität von Salmonellen wird durch ein Enterotoxin, vor allem aber durch die invasiven Eigenschaften verursacht.

14.3.9 *Yersinia enterocolitica* und *Yersinia pseudotuberculosis*

Eigenschaften

Vertreter der Gattung *Yersinia* sind Gram-negative, kokkoid wachsende Stäbchen mit mono- oder peritricher Begeißelung. Yersinien sind psychrophil, daher können sie durch Kälteanreicherung (Vermehrung bei 4 °C) isoliert werden. Von den 17 bekannten Spezies sind nur die Spezies *Y. enterocolitica* und *Y. pseudotuberculosis* enteropathogen. Die Infektionsdosis liegt bei ca. 10^4 Zellen. Während die wichtigsten Infektionswege für *Y. enterocolitica* unzureichend erhitzte Lebensmittel tierischer Herkunft und Wasser sind, wird *Y. pseudotuberculosis* deutlich seltener nachgewiesen und insbesondere über rohes Gemüse und Salat übertragen.

Symptomatik der Erkrankung

Bei Säuglingen und Kleinkindern kommt die Yersiniose am häufigsten vor und ist eine selbstlimitierende (1–2 Wochen) akute Gastroenteritis mit Fieber, Erbrechen, manchmal mit Kopfschmerzen und Unterleibsschmerzen sowie wässrigem bis blutigem Durchfall. Bei Schulkindern und Jugendlichen manifestiert sich die Yersiniose häufig als Pseudoappendizitis, seltener mit Durchfällen (ca. 10–20 %) und heilt meist spontan nach 2 Wochen aus. Bei Erwachsenen verursachen Yersinien einen „grippalen Infekt" mit Pharyngitis, Myalgien und Fieber. Yersinien bilden eine Reihe von Invasinen und Adhäsinen, die es ihnen ermöglichen, mit dem intestinalen Epithel zu interagieren und in tiefere Gewebe einzudringen.

14.3.10 *Shigella* spp.

Eigenschaften

Zur Gattung *Shigella* gehören taxonomisch die 4 Spezies *S. dysenteriae*, *S. boydii*, *S. flexneri* und *S. sonnei*. Es sind Gram-negative, unbewegliche gerade Stäbchen mit oxidativem und fermentativem Stoffwechsel. Während *S. flexneri* in einkommensschwachen Ländern endemisch ist, ist *S. sonnei* in westlichen Staaten endemisch. *S. dysenteriae* verursachte in Zusammengang mit Naturkatastrophen bereits Pandemien.

Symptomatik der Erkrankung und Virulenzfaktoren

Nach alimentärer Aufnahme von *Shigella* erfolgt nach einer Inkubationszeit von 1–4 Tagen eine Invasion der Bakterien in die Mukosa des Kolons. Shigellen erreichen im Dünn- und Dickdarm hohe Keimzahlen und dringen über die M-Zellen in das Epithel ein. *S.-dysenteriae*-Serovar 1 kann ein Shiga-Toxin bilden, das mit dem Shiga-Toxin 1 der EHEC fast identisch ist. Die Krankheit Shigellose kann zwischen leichten Verlaufsformen mit wässriger Diarrhö und schweren Erkrankungen mit Fieber, blutiger und eitriger Diarrhö variieren. Das Auftreten blutig-schleimiger Stühle entspricht dem Krankheitsbild der bakteriellen Ruhr. Die schweren Symptomatiken werden hauptsächlich durch *S. dysenteriae* verursacht, während die anderen Spezies überwiegend mildere Formen bedingen. Shigellen werden überwiegend durch kontaminiertes Wasser oder verschiedene kontaminierte Lebensmittel übertragen.

14.4 Systemische Lebensmittelinfektionen

14.4.1 *Listeria monocytogenes*

Eigenschaften

Vertreter der Gattung *Listeria* sind Gram-positive, nicht sporenbildende Stäbchen, die peritrich begeißelt sind. Von den 27 Spezies der Gattung *Listeria* ist nur *L. monocytogenes* humanpathogen. *L. monocytogenes* kommt in rohen Lebensmitteln wie Salaten, Gemüsen, rohem Fleisch und Geflügel vor, in nicht erhitzt verarbeiteten oder mit Zusätzen zubereiteten Lebensmitteln wie Feinkostsalaten, Rohwürsten, Rohmilchkäsen, geräuchertem Fisch (v. a. Lachs), in erhitzten Lebensmitteln, die einer nachträglichen Kontamination ausgesetzt sein können (verschiedene Käse aus pasteurisierter Milch, vorverpackte Ware, Shrimps) und erhitzten Lebensmitteln in verschlossenen Behältnissen (pasteurisierte Milch, Fleischwaren).

Symptomatik der Erkrankung und Virulenzfaktoren

Erkrankungen durch *L. monocytogenes* treten gewöhnlich in definierten Risikogruppen auf, z. B. bei Schwangeren, Neugeborenen und immungeschwächten Personen. Typische Symptome bei immunsupprimierten Personen sind febrile Gastroenteritis, Sepsis, Meningitis und Endokarditis. Wichtige Grunderkrankungen als Voraussetzung für Listerienerkrankungen sind Krebserkrankungen, Organtransplantation, Chemotherapie oder AIDS. Bei Schwangeren manifestiert sich die Erkrankung meist grippeähnlich, es kann aber zur Totgeburt oder zum Abort kommen.

Listerien können nach alimentärer Aufnahme durch die intestinale Barriere translozieren. Sie werden dann über die Lymphe oder das Blut zu den mesenterialen Lymphknoten, der Milz und der Leber transportiert. *L. monocytogenes* kann in Makrophagen und einigen nichtphagozytischen Zellen replizieren. Nach dem Eindringen in die Zelle befreit sich *L. monocytogenes* aus der Vakuole, vermehrt sich im Wirtszytosol und bewegt sich durch Induktion der Aktinpolymerisation zu den Nachbarzellen.

14.4.2 *Cronobacter sakazakii* und andere *Cronobacter*-Spezies

Eigenschaften

Die Gattung *Cronobacter* besteht aus Gram-negativen Stäbchen und umfasst aktuell die 7 Spezies *C. sakazakii*, *C. malonaticus*, *C. muytjensii*, *C. turicensis*, *C. dublinensis*, *C. universalis* und *C. condimenti*. *C. sakazakii* ist hierbei die bekannteste Spezies. Typischerweise bilden sie gelb pigmentierte Kolonien auf Agarplatten aus. *C. sakazakii* kommt ubiquitär auf Wasseroberflächen, dem Erdboden, verrottendem Holz, Vogelkot, Nagetieren sowie in tierischen und pflanzlichen Lebensmitteln und Wasser vor.

Symptomatik der Erkrankung

Alle Vertreter der Gattung außer *C. condimenti* werden als opportunistische Pathogene angesehen und können Infektionen von Neugeborenen verursachen, wie Meningitis, nekrotisierende Enterokolitis oder Sepsis. Die höchste Risikogruppe stellen Säuglinge in medizinischer Behandlung und Frühgeborene dar (Mortalität 50–70 %). Im Jahr 2021 wurde in Deutschland nur ein Ausbruch mit 4 neugeborenen Patienten gemeldet, die aber alle hospitalisiert wurden, und von denen ein Kind starb. Neben lebensmittelbedingten Infektionen (Säuglingsanfangsnahrung) gab es jedoch Erkrankungen bei Säuglingen, die auf mangelnde Hygiene im Umgang mit Milchpumpen für Muttermilch zurückzuführen waren.

14.4.3 *Salmonella-enterica*-Serovar Typhi und Paratyphi

Eigenschaften

Siehe Kap. 14.3.8.

Symptomatik der Erkrankung

Typhus und Paratyphus sind generalisierte systemische Infektionen. Am häufigsten erfolgt die Infektion über kontaminiertes Trinkwasser und Lebensmittel. Die Infektionsdosis liegt bei 10^5–10^6 Zellen, die Inkubationszeit bei 8–14 Tagen. Nach Aufnahme von *S.* Typhi über die M-Zellen der Peyer-Plaques in die Submukosa werden die Zellen von Makrophagen aufgenommen und ins System transloziert. Über die Lymphe gelangen sie ins Blut und hierüber in verschiedene Organe. Die daraus resultierende Bakteriämie ist besonders durch Fieber gekennzeichnet. Die Erkrankung verläuft in 3 Stadien, nach Genesung kann es zur Dauerausscheidung kommen. Da der Mensch das einzige Reservoir für *S.* Typhi ist, kommt es besonders in Ländern mit niedrigem Hygienestatus zu endemischer Verbreitung, z. B. in Zentral- und Südamerika, Afrika, Südostasien. Die Inzidenz in Deutschland lag im Jahr 2020 bei 26 Fällen, die aber überwiegend reiseassoziiert waren und bei nicht immunisierten Personen auftraten. Von den 3 Serotypen S. Paratyphi A, B und C ist nur B weltweit verbreitet. Die Erkrankung verläuft ähnlich der des Typhus, die Symptome sind allerdings in der Regel milder. Im Jahr 2020 wurden in Deutschland nur 20 Fälle gemeldet, die ebenfalls in Zusammenhang mit Reisen in (sub-) tropische Länder standen.

14.5 Lebensmittelbedingte virale Erkrankungen

Bei den für die Übertragung durch Lebensmittel am meisten relevanten Viren handelt es sich um unbehüllte Viren, die sich in der Umwelt zwar nicht vermehren, dort aber sehr lange überdauern können. Sie werden vor und während der Erkrankung in großen Mengen (bis zu mehr als 10^{12} Partikel pro Gramm) mit Stuhl und Erbrochenem ausgeschieden, führen aber schon in geringen Konzentrationen (ab 10 Partikel) zu Erkrankungen. Sie gelangen entweder durch primäre oder sekundäre Kontamination auf die Lebensmittel. Die primäre Kontamination erfolgt durch Fäzes von Mensch und Tier, Erbrochenes, kontaminiertes Wasser oder Lebensmittel (Fleisch, Muscheln, Gemüse und Obst), die sekundäre durch mangelnde Personalhygiene. Die Kontamination ist sensorisch für den Verbraucher nicht zu erkennen. Die meisten lebensmittelbedingten viralen Erkrankungen werden in Deutschland durch Noro-, Rota- und Hepatitisviren ausgelöst.

14.5.1 Noroviren

Eigenschaften

Noroviren gehören zur Familie der *Caliciviridae* und sind eine genetisch heterogene Gattung von unbehüllten Einzelstrang-RNA(+)-Viren. Sie werden derzeit in 10 Genogruppen und 49 Genotypen unterteilt. Hauptsächlich die Genogruppen I und II sind für lebensmittel- und wasserbedingte Erkrankungen verantwortlich. Noroviren wurden bereits aus verschiedensten Säugetieren isoliert. Sie zeichnen sich durch eine geringe minimale Infektionsdosis von nur 10–100 Partikeln aus. Noroviren waren mit 28 511 übermittelten Erkrankungen die häufigste Ursache viraler meldepflichtiger lebensmittelbedingter Infektionskrankheiten in Deutschland im Jahr 2020. Im Lebensmittel können sie gut durch Hitze inaktiviert werden, sind aber stabil gegenüber tiefen Temperaturen, organischen Säuren, niedriger Wasseraktivität, modifizierter Atmosphäre, ionisierender Strahlung und Desinfektionsmitteln. Die Übertragung erfolgt fäkal-oral und aerogen, es wird aber diskutiert, dass ein großer Teil der Ausbrüche auf Lebensmittel und auf Wasser zurückgehen könnte. Roh verzehrte Lebensmittel wie Gemüse und Salat (30–40 % der Ausbrüche), Früchte (insbesondere Beeren) und Nüsse (10–20 %) oder Milchprodukte (5–15 %) haben zu großen Ausbrüchen geführt. Muscheln können Noroviren anreichern und bei rohem Verzehr Erkrankungen hervorrufen (10–15 % der Ausbrüche). Häufig werden verzehrfertige Lebensmittel aber sekundär kontaminiert. Die meisten Erkrankungen, insbesondere mit Genogruppe II, treten im Winter auf. Zu Norovirus-Infektionen kommt es häufig in Gemeinschaftseinrichtungen wie Altersheimen, Kindertagesstätten und Krankenhäusern, sowie auf Kreuzfahrtschiffen. Im Jahr 2012 kam es im Osten Deutschlands zu einem Norovirus-Ausbruch mit rund 11 000 Erkrankten, was dem größten bekannten lebensmittelbedingten Ausbruch entspricht. Die Viren befanden sich auf tiefgekühlten Erdbeeren, die wahrscheinlich mit menschlichen Fäkalien kontaminiert waren.

Symptomatik der Erkrankung

Die Viren werden schon in der Latenzzeit in hohen Titern von bis zu 10^9 Partikeln pro Gramm Stuhl ausgeschieden. Symptome einer Norovirus-Erkrankung sind Durchfall (ca. 90 % der Erkrankten) und Erbrechen (ca. 75 % der Erkrankten). Sie werden häufig von Kopfschmerzen, abdominalen Krämpfen, Myalgien und manchmal von Fieber begleitet. Die ersten Symptome beginnen etwa 24 Stunden nach der Infektion und dauern gewöhnlich 2–3 Tage an. Bei gesunden Erwachsenen ist die Krankheit selbstlimitierend, während bei Kindern, Älteren und Immunsupprimierten längere und schwerere Krankheitsverläufe beobachtet wurden. Die Ausscheidung von Viren mit dem Stuhl hält noch mehrere Wochen nach Abklingen der Symptome an.

14.5.2 Rotaviren

Eigenschaften

Rotaviren gehören zur Familie der *Reoviridae* und sind unbehüllte Doppelstrang-RNA-Viren. Sie werden in 10 Gruppen von A bis J unterteilt, wobei die meisten lebensmittelbedingten Erkrankungen von der Gruppe A und in geringerem Maß von B und C ausgelöst werden. Zusätzlich werden Rotaviren nach den 2 Hauptkomponenten des äußeren Kapsids, einem Glykoprotein (G; VP7) und einem Protease-sensitiven Protein (P; VP4), typisiert. Das Hauptreservoir ist der Mensch, insbesondere Kinder bis zum Schulalter und Personen über 69 Jahren sind von Erkrankungen betroffen. Die Infektionszahlen sind in Deutschland seit mehr als einem Jahrzehnt rückläufig, für das Jahr 2020 wurden nur mehr 6472 Fälle gemeldet, was der vierthäufigsten meldepflichtigen Durchfallerkrankung entspricht. Dies wird auch mit den in Deutschland zur Verfügung stehenden Impfungen in Verbindung gebracht. In gemäßigten Zonen treten die meisten Erkrankungen im Winter auf, in tropischen Zonen das ganze Jahr über gleichmäßig. Die Übertragung erfolgt meist fäkal-oral, kann aber auch über kontaminierte Lebensmittel und insbesondere über fäkal kontaminiertes Wasser erfolgen.

Symptomatik der Erkrankung und Toxine

Eine Rotavirus-Erkrankung beginnt plötzlich nach einer Inkubationszeit von 24–72 Stunden. Symptome sind wässrige Durchfälle, die 5–7 Tage anhalten können, sowie Erbrechen und Fieber. Während der Erkrankung werden bis zu 10^{12} Partikel pro Gramm Stuhl ausgeschieden. Selten kommt es zu Komplikationen wie Enzephalitis, Krämpfen, Poliomyelitis-artigen Syndromen, sekundärer Bakteriämie, septischem Schock und neonataler Hypokalzämie. Bei Säuglingen und Kleinkindern bis 3 Jahren stellt die Dehydrierung ein großes Problem dar. Bei älteren Kindern und Erwachsenen kommt es zu milderen Verläufen. Die Ausscheidung von Viren mit dem Stuhl hält noch etwa 1 Woche nach Abklingen der Symptome an.

Für das Nicht-Struktur-Protein 4 (NSP4) wurde eine Enterotoxin-Wirkung nachgewiesen. Diese erklärt, dass infizierte Versuchstiere bereits vor einer histologischen Störung Durchfall entwickelten. NSP4 oder ein daraus entstehendes Peptid kann dosis- und altersabhängig in Labortieren durch Störung des Elektrolythaushalts eine Diarrhö hervorrufen. Das sekretierte Protein wird dadurch freigesetzt und kann bislang nicht infizierte Zellen schädigen.

14.5.3 Hepatitisviren

Eigenschaften

Von den Hepatitisviren werden Hepatitis A und E über Lebensmittel und Trinkwasser übertragen. Diese Viren sind beide unbehüllte Einzelstrang-RNA(+)-Viren. In Deutschland wurden im Jahr 2020 557 Fälle von Hepatitis A und 3246 Fälle von Hepatitis E an das Robert-Koch-Institut übermittelt.

▶ **Hepatitis-A-Viren** Der Erreger der Hepatitis A gehört zur Familie der *Picornaviridae* und ist Mitglied des Genus *Hepatovirus*. Bislang sind 6 Genotypen (I–VI) bekannt, von denen die Genotypen I–III beim Menschen Erkrankungen auslösen können. Diese werden wieder in Subtypen unterteilt, die in verschiedenen geografischen Regionen endemisch gehäuft auftreten können, wobei es auch zu Koinfektionen kommt. Für die Genotypen I–III ist der Mensch das Reservoir. Dabei werden große geografische Unterschiede bei den Titern beobachtet: In Europa haben Personen in südlichen Ländern höhere Hepatitis-A-Titer als solche im Norden. Eine Schutzimpfung ist seit ca. 20 Jahren möglich. Hepatitis-A-Viren sind sehr resistent gegenüber niedrigen pH-Werten, Hitze und Desinfektionsmitteln, können aber durch längeres Kochen (> 5 Minuten) inaktiviert werden. Die wichtigsten Lebensmittel sind fäkal kontaminiertes Trinkwasser sowie Beeren, Gemüse, Muscheln und Fleisch. In einer Studie wurden 6,5 % der Fälle von akuter Hepatitis A als über Wasser und Lebensmittel übertragen identifiziert. Da aber für rund zwei Drittel der Ausbrüche keine Quelle identifiziert wurde, dürfte die Zahl lebensmittelbedingter Infektionen zu niedrig geschätzt sein.

▶ **Hepatitis-E-Viren** Der Erreger der Hepatitis E gehört zur Familie der *Hepeviridae*. Die Spezies A des Genus *Orthohepevirus* (Säugetiere und Vögel) wird in 8 Genotypen (1–8) unterschieden, von denen die Typen 1 und 2 für den Großteil der Epidemien in den Tropen und Subtropen verantwortlich waren, während die Typen 3 und 4 als Zoonosen gelten und weltweit aus sporadischen Fällen isoliert wurden. In Deutschland kommt gehäuft Typ 3 vor; die Erkrankung ist endemisch. Für die Typen 1 und 2 ist der Mensch das Reservoir, sie werden über fäkal kontaminiertes Wasser verbreitet. Die Typen 3 und 4 werden neben dem Menschen auch in bestimmten Tieren nachgewiesen, während die Typen 5–8 bislang ausschließlich in Schweinen (5 und 6) sowie Kameliden (7 und 8) nachgewiesen wurden. Diese Viren können über roh oder nicht vollständig gegart verzehrtes Wildbret wie Leber von Schweinen und insbesondere Wildschweinen sowie Rehfleisch oder daraus hergestellten Speisen (z. B. Würsten) auf den Menschen übertragen werden. Die Viren werden durch Kochen (> 5 Minuten) oder Braten (191 °C, > 5 Minuten) inaktiviert. Die Mehrzahl der Infektionen (ca. 70 %) verläuft asymptomatisch, bei schweren Infektionen ist die Letalität von Hepatitis E ist im Vergleich zu anderen Hepatitisviren sehr hoch. Derzeit gibt es noch keine Schutzimpfung gegen Hepatitis E in Deutschland.

Symptomatik der Erkrankung

Die meisten Hepatitis-E-Infektionen verlaufen asymptomatisch und in der Regel selbstlimitierend. Anderenfalls führen Hepatitis-A- und -E-Viren nach einer Latenzzeit von bis zu 4 Wochen zu Übelkeit und Erbrechen, Bauchschmerzen, Gelenk- und Gliederschmerzen. In der Folge kommt es bei Erwachsenen zu Leberentzündungen und Gelbsucht. Kleinkinder entwickeln dieses Krankheitsstadium selten. Im Gegensatz zu Infektionen mit anderen Hepatitisviren heilt die Leberentzündung aber wieder vollständig aus. In seltenen Fällen kommt es zu schweren extraintestinalen Komplikationen wie Hämolyse, Gallenblasenentzündung, Nierenversagen, reaktiver Arthritis oder Pankreatitis, sehr selten zu neurologischen Symptomen. Die Viren werden schon während der Latenzzeit in großen Mengen, bis 10^9 Partikel pro Gramm Fäzes bei Hepatitis A, mit dem Stuhl ausgeschieden.

Literatur

[482] Abutaleb A, Kottilil S. Hepatitis A: Epidemiology, natural history, unusual clinical manifestations, and prevention. Gastroenterol Clin North Am 2020; 49: 191–199

[483] Anonym. Gemeinsamer nationaler Bericht des BVL und RKI zu lebensmittelbedingten Krankheitsausbrüchen in Deutschland 2021. Bundesamt für Verbraucherschutz und Lebensmittelsicherheit, November 2022. Im Internet: www.bvl.bund.de

[484] Anonym. Infektionsepidemiologisches Jahrbuch meldepflichtiger Krankheiten für 2020. Robert-Koch-Institut, November 2022. Im Internet: www.rki.de.

[485] Backert S (ed). Fighting *Campylobacter* infections towards a one health approach. Cham, Schweiz: Springer Nature Switzerland; 2021

[486] Baker-Austin C, Oliver JD, Alam M et al. *Vibrio* spp. infections. Nat Rev Dis Primers 2018; 4: 8

[487] Bancerz-Kisiel A, Pieczywek M, Łada P, Szweda W The most important virulence markers of *Yersinia enterocolitica* and their role during infection. Genes (Basel) 2018; 9: 235

[488] Chhabra P, de Graaf M, Parra GI et al. Updated classification of norovirus genogroups and genotypes. J Gen Virol 2019; 100: 1393–1406

[489] Chousalkar KK, Willson NL. Nontyphoidal *Salmonella* infections acquired from poultry. Curr Opin Infect Dis 2022; 35: 431–435

[490] Costa D, Iraola G. Pathogenomics of emerging *Campylobacter* species. Clin Microbiol Rev 2019; 32: e00072-18

[491] Davis KM. All *Yersinia* are not created equal: Phenotypic adaptation to distinct niches within mammalian tissues. Front Cell Infect Microbiol 2018; 8: 261

[492] Denamur E, Clermont O, Bonacorsi S, Gordon D. The population genetics of pathogenic *Escherichia coli*. Nature Revs Microbiol 2021; 19: 37–54

[493] Dietrich R, Jessberger N, Ehling-Schulz M et al. The food poisoning toxins of *Bacillus cereus*. Toxins 2021; 13: 98

[494] Fernández-Bravo A, Figueras MJ. An update on the genus *Aeromonas*: Taxonomy, epidemiology, and pathogenicity. Microorganisms 2020; 8: 129

[495] Frankel G, Ron EZ (eds). *Escherichia coli*, a versatile pathogen. Cham, Schweiz: Springer Nature Switzerland; 2018

[496] Freedman JC, Shrestha A, McClane BA *Clostridium perfringens* enterotoxin: Action, genetics, and translational applications. Toxins 2016; 8: 73

[497] Iorio N, John S. Hepatitis A. In: StatPearls. StatPearls Publishing; 2022

[498] Janda JM, Abbott SL, McIver CJ. *Plesiomonas shigelloides* revisited. Clin Microbiol Rev 2016; 29: 349–374

[499] Jang H, Gopinath GR, Eshwar A et al. The secretion of toxins and other exoproteins of *Cronobacter*: Role in virulence, adaption, and persistence. Microorganisms 2020; 8: 229

[500] Johnson R, Mylona E, Frankel G. Typhoidal *Salmonella*: Distinctive virulence factors and pathogenesis. Cell Microbiol 2018; 20: e12939

[501] Karst SM, Tibbetts SA. Recent advances in understanding norovirus pathogenesis. J Med Virol 2016; 88: 1837–843

[502] Kotloff KL, Riddle MS, Platts-Mills JA et al. Shigellosis. Lancet 2018; 391: 801–812

[503] Larrue H, Abravanel F, Péron JM. Hepatitis E, what's the real issue? Liver Int 2020; 40 (S 1): 43–47

[504] LeClair CE, McConnell KA. Rotavirus. In: StatPearls. StatPearls Publishing, 2022

[505] Lonati D, Schicchi A, Crevani M et al. Foodborne botulism: Clinical diagnosis and medical treatment. Toxins 2020; 12: 509
[506] Osek J, Lachtara B, Wieczorek K. *Listeria monocytogenes* – How this pathogen survives in food-production environments? Front Microbiol 2022; 13: 866462
[507] Sarno E, Pezzutto D, Rossi M et al. A review of significant European foodborne outbreaks in the last decade. J Food Prot 2021; 84: 2059–2070
[508] Schelin J, Susilo YB, Johler S Expression of staphylococcal enterotoxins under stress encountered during food production and preservation. Toxins 2017; 9: 401
[509] Sibanda T, Buys EM. *Listeria monocytogenes* pathogenesis: The role of stress adaptation. Microorganisms 2022; 10: 1522
[510] Webb GW, Dalton HR. Hepatitis E: An expanding epidemic with a range of complications. Clin Microbiol Infect 2020; 26: 828–832

15 Gemeinschaftsverpflegung

U. Arens-Azevedo

Das Wichtigste in Kürze

Die Gemeinschaftsverpflegung ist eine Dienstleistung, die in vielen Einrichtungen und Unternehmen angeboten wird. Unterschieden werden hierbei die Bereiche Education (hierzu gehören Kitas, Schulen, Hochschulen), Business (Betriebe und Unternehmen) sowie Welfare (Krankenhäuser, Reha-Kliniken, stationäre Einrichtungen der Altenpflege und Essen auf Rädern). Nicht alle Orte der Gemeinschaftsverpflegung lassen sich diesen Segmenten eindeutig zuordnen, wie Justizvollzugsanstalten oder Schullandheime. Abhängig von der jeweiligen Lebenswelt wird entweder eine Vollverpflegung (alle Mahlzeiten des Tages) oder eine Teilverpflegung (im Regelfall Mittagsmahlzeit und Zwischenmahlzeiten) angeboten [539].

Die zentrale Aufgabe der Gemeinschaftsverpflegung besteht darin, den Gästen eine gesundheitsfördernde und nachhaltige Ernährung anzubieten, die gut schmeckt und Wohlempfinden und Lebensqualität fördert. Neben gesundheitsspezifischen Aspekten sind auch die Dimensionen Umwelt und Klima, Soziales und das Tierwohl von Bedeutung. Die jeweiligen Zielgruppen stellen an die Verpflegung unterschiedliche Anforderungen. So müssen in Kitas, Schulen oder Hochschulmensen die spezifischen Bedürfnisse von Kindern, Jugendlichen und jungen Erwachsenen berücksichtigt werden. In Unternehmen und Betrieben sind es Berufsgruppen unterschiedlicher Arbeitsschwere, zumeist überwiegt der Anteil der Leichtarbeiter mit einem Physical Activity Level (PAL) von 1,4. In Krankenhäusern sind Patienten mit unterschiedlichen Krankheitsspektren und verschiedener Altersgruppen (von der Säuglingsstation bis zur Geriatrie) untergebracht. In den stationären Einrichtungen der Altenpflege leben Menschen, die oft unter mehreren Krankheiten gleichzeitig leiden und teilweise gezielte Hilfe bei der Nahrungsaufnahme benötigen. Essen auf Rädern beziehen dagegen ältere Menschen, die noch zu Hause leben, in der Regel bereits pflegebedürftig sind und häufig (zusammen mit Angehörigen) von ambulanten Pflegediensten betreut werden.

Eher selten erfolgt die Verpflegung nach konkreten Leitlinien oder Standards. Verbreitet sind die DGE-Qualitätsstandards für die Verpflegung in Gemeinschaftseinrichtungen, die in einigen Bundesländern im Bereich von Kita und Schule verbindlich eingeführt wurden. In der Betriebsverpflegung lassen sich beispielhaft die Kantinenrichtlinien des Bundes und der Länder anführen. In den stationären Einrichtungen der Altenpflege ist ein internes Qualitätsmanagement gemäß SGB XII verpflichtend, Unterkunft und Verpflegung müssen hier entsprechend eingebunden sein. Auch in den Krankenhäusern wird ein Qualitätsmanagement gefordert, wobei die Verpflegung hier nicht explizit einbezogen wird.

Keywords

Kitas, Schulen, Hochschulen, stationäre Einrichtungen der Altenpflege, Essen auf Rädern, Krankenhäuser, Reha-Kliniken, Vollverpflegung, Teilverpflegung, Qualitätsstandards

15.1 Größenordnung der Gemeinschaftsverpflegung

Mit der Gemeinschaftsverpflegung werden viele Menschen erreicht. Vor der Covid-19-Pandemie betrug die Anzahl der ausgegebenen Mahlzeiten ca. 16 Mio. täglich. Durch Kita-, Schul- und Hochschulschließungen sowie die vermehrte Einführung von Home Office am Arbeitsplatz dürfte sich diese Zahl in den letzten Jahren nicht wesentlich verändert haben, obwohl in einzelnen Bereichen, wie der Schulverpflegung, die Anzahl der Gäste steigt. Zu dieser Entwicklung könnten auch die gestiegenen Abgabepreise bei Mittagessen oder Zwischenverpflegung beigetragen haben. Valide Daten zu diesen Veränderungen sind nicht verfügbar.

Die aktuelle Statistik weist 60 662 Kitas in Deutschland aus, in denen 3,9 Mio. Kinder im Alter von 0–7 Jahren betreut werden. Ein großer Teil dieser Kitas bietet auch eine Verpflegung an, zumeist ist dies das Mittagessen und je nach Länge der Öffnungszeiten 1 oder 2 Zwischenmahlzeiten. Kinder, die ein Mittagessen in der Kita erhalten, werden statistisch erfasst – dies sind aktuell in der Altersgruppe bis 7 Jahre 2,5 Millionen. Interessant ist, dass der Anteil der Kleinkinder in den Kitas im Alter von 0–3 Jahren kontinuierlich gewachsen ist; er liegt bei knapp 18 % aller Kitakinder, verpflegt werden hiervon ungefähr 84 % [549].

In Deutschland gibt es mehr als 33 000 Schulen mit 8,8 Mio. Schülerinnen und Schülern im allgemeinbildenden Bereich. Noch längst nicht jede Schule ist eine Ganztagsschule, in einzelnen Bundesländern ist dieses Format inzwischen aber bereits überwiegend vertreten. Bezogen auf den Durchschnitt der Bundesrepublik liegt der Anteil der Ganztagsschulen bei 71 %. Insgesamt befinden sich zurzeit 3,8 Mio. Schülerinnen und Schüler im Ganztagsbetrieb, die Tendenz zeigt nach wie vor nach oben und wird aufgrund des Rechtanspruchs auf einen Ganztagsplatz in der Grundschule ab dem Schuljahr 2026/2027 noch weiter steigen [531], [548]. Aufgrund eines Beschlusses der Kultusministerkonferenz muss in Ganztagsschulen ein Mittagessen angeboten werden.

Im Hochschulbereich werden nach Angaben des Dachverbands der Studierendenwerke Deutschlands 910 gastronomische Einrichtungen betrieben. Auch in den Mensen und Cafeterien ist die Anzahl an Gästen während der Pandemie deutlich zurückgegangen. Die Ausgangsgröße ist noch nicht wieder erreicht, obwohl an vielen Standorten sehr stark in Kioske und mobile Verkaufsstellen mit einem breiten „Take-away“-Angebot investiert wurde [526].

Zurzeit gibt es in Deutschland ca. 16 500 stationäre Einrichtungen der Altenpflege, in denen knapp 800 000 pflegebedürftige Menschen versorgt werden, rund 743 000 von ihnen sind älter als 65 Jahre. Dabei sind die Pflegegrade 4 und 5 besonders häufig vertreten. Nach wie vor wird allerdings der überwiegende Teil der älteren Pflegebedürftigen zu Hause durch Angehörige betreut, nur 20 % von ihnen sind in der Obhut einer stationären Einrichtung [547].

Im Bereich „Essen auf Rädern“ wurden 2500 Mahlzeitendienste (im Jahr 2012) ermittelt, die etwa 320 000 Menschen versorgen. Die älteren Menschen, die auf diesem Weg ihre Mittagsmahlzeiten erhalten, sind zumeist pflegebedürftig im Sinne des § 14 SGB XI und werden oft zusätzlich durch ambulante Pflegedienste betreut. Die Mahlzeitendienste sind zum Teil den Trägern der ambulanten Pflege angegliedert [511].

Bei der Anzahl der Krankenhäuser in Deutschland gab es in den letzten Jahren einen leichten Rückgang. Das statistische Bundesamt verzeichnet 1874 Krankenhäuser (im Jahr 2023), in denen insgesamt 17,2 Mio. Menschen jährlich behandelt werden. Daneben gibt es noch 1079 Reha-Kliniken mit ca. 1,9 Mio. Patienten jährlich. Die Verweildauer im Krankenhaus liegt bei durchschnittlich 7,2 Tagen, in den Reha-Kliniken bei ca. 3 Wochen [546].

15.2 Anforderungen an die Gemeinschaftsverpflegung

Im Vordergrund der Gemeinschaftsverpflegung stehen Gesundheitsförderung und -erhaltung, sowie damit mittel- und langfristig die Vermeidung ernährungsmittelbedingter Erkrankungen. Neben der zentralen Dimension Gesundheit sind weitere Aspekte der Nachhaltigkeit zu berücksichtigen. Dies sind im Bereich der Umwelt z. B. das Klima, der Ausstoß an Treibhausgasemissionen, die Land- und Wassernutzung, oder die Biodiversität. Auch das Tierwohl spielt für die Ernährung eine wichtige Rolle. Und schließlich kommt dem Bereich Soziales sowohl bei den Abläufen und Prozessen in Zusammenhang mit der Herstellung von Speisen und Getränken als auch in Bezug auf die gemeinsame Essenssituation oder den Zugang zu Speiseräumen und Mensen eine zentrale Bedeutung zu. Die 4 Zieldimensionen wurden im Gutachten des Wissenschaftlichen Beirats zur „Politik für eine nachhaltigere Ernährung. Eine integrierte Ernährungspolitik entwickeln und faire Ernährungsumgebungen gestalten“ ausführlich erläutert [555]. Sie sind generell für die Ernährung relevant und im Bereich der Gemeinschaftsverpflegung von besonderer Bedeutung.

▶ **Dimension Gesundheit** Die individuelle Gesundheit kann als ein komplexer, kontinuierlich veränderbarer Zustand verstanden werden, der durch eine ausgewogene Energie- und Nährstoffaufnahme und eine gezielte Lebensmittelauswahl beeinflusst werden kann. Einfluss haben auch andere Faktoren des sozialen und ökonomischen Umfelds, sowie Sport und Bewegung oder Stress. Auf der Nährstoffebene bilden die Referenzwerte für eine definierte Altersgruppe eine gute Grundlage für die Entwicklung von Rezepturen und die Gestaltung des Speisenangebots. 2024 hat die DGE lebensmittelbezogene Ernährungsempfehlungen sowie Empfehlungen „gut Essen und Trinken" herausgegeben. Letztere haben die 10 Regeln der DGE ersetzt. Die lebensmittelbezogenen Ernährungsempfehlungen lassen sich auf die Situation in der Gemeinschaftsverpflegung übertragen und bestimmen so Qualität und Häufigkeiten im Angebot, um dem Gast eine optimale Auswahl zu ermöglichen.

▶ **Dimension Umwelt** Hier ist das Klima entscheidend, insbesondere ist der CO_2-Fußabdruck zu nennen. In diesen gehen nicht nur die sog. CO_2-Äquivalente ein, sondern auch andere Treibhausgase wie Methan oder Stickdioxide. Betrachtet wird dabei immer die gesamte Wertschöpfungskette: von den Vorstufen wie Futtermittel bzw. Setzlinge angefangen über die Produktion und den Vertrieb bis hin zur Entsorgung [542]. Während der CO_2-Fußabdruck gut zu ermitteln und inzwischen für viele Lebensmittel verfügbar ist, fehlen für andere Parameter wie den Rückgang der Biodiversität noch entsprechende Kennzahlen. Entscheidend wird der Faktor Umwelt vom Verhältnis pflanzlicher zum Anteil tierischer Produkte beeinflusst. Je höher der Anteil pflanzlicher Lebensmittel ist, desto geringer fällt insgesamt der CO_2-Fußabdruck aus. Einfluss hat in diesem Zusammenhang auch der Anteil an Ökolebensmitteln, an saisonalen und regionalen Primärerzeugnissen, die Art und Weise der Verarbeitung und Zubereitung und ob bzw. in welcher Höhe vermeidbare Lebensmittelabfälle entstehen [541].

▶ **Dimension Tierwohl** Auch Tiere sollen gesund und unversehrt aufwachsen können und sich in einer artgerechten Umgebung wohlfühlen. Umso wichtiger ist es, die Dimension Tierwohl schon beim Einkauf zu berücksichtigen. Dies wäre möglich, wenn die Art der Haltung und der Lebensumstände der Tiere bekannt wäre. Eine eindeutige Kennzeichnung, so wie sie derzeit vom Gesetzgeber für Schweinefleisch eingebracht wurde, würde den Verantwortlichen in der Gemeinschaftsverpflegung einen besseren Überblick geben und gezielte Kaufentscheidungen ermöglichen [515].

▶ **Dimension Soziales** Die Dimension Soziales umfasst einen wertschätzenden Umgang mit Mitarbeitenden und Gästen, eine angemessene Vergütung, ergonomisch gestaltete Arbeitsplätze, angepasste Ausstattung oder auch flexible Arbeitszeiten mit adäquaten Pausen. Darüber hinaus ist soziale und gesellschaftliche Teilhabe wesentlich für eine positiv empfundene Esssituation. Eine zentrale Forderung im Kontext der Dimension Soziales ist die Vermeidung von Ernährungsarmut und damit verbunden der freie Zugang zu den Verpflegungsangeboten in den verschiedenen Settings, ohne dass finanzielle Hürden die Teilnahme an diesen Angeboten verhindern [555]. Eine faire Ernährungsumgebung beginnt schon beim Zugang zum Speiseraum, der Art und Weise der Kommunikation des Essensangebots, der Gestaltung des Essbereiches einschließlich entsprechender Möblierung. Von großer Bedeutung für die Akzeptanz des Speisenangebots und ein gelingendes soziales Miteinander sind auch die Freundlichkeit des Personals, die Sauberkeit und Hygiene von Essräumen und Utensilien sowie eine ruhige Ess-Atmosphäre. In Krankenhäusern, wo Patienten im Regelfall ihr Essen am Bett erhalten, bestimmen neben dem Service Personal oder der Art und Weise der Präsentation der Speisen auch ganz einfache Dinge wie die Möglichkeit, eine aufrechte Position beim Essen einzunehmen, die Ernährungsumgebung mit.

15.2.1 Richtlinien und Standards

Die Anforderungen an die Gemeinschaftsverpflegung lassen sich leichter erfüllen, wenn sie auf der Basis von konkreten Richtlinien und Standards erfolgen. Im Rahmen von „IN FORM – Deutschlands Initiative zur gesunden Ernährung und mehr Bewegung" wurden DGE-Qualitätsstandards für die Verpflegung entwickelt. Sie berücksichtigen die jeweiligen Rahmenbedingungen der entsprechenden Lebenswelten und gehen dabei auch auf den besonderen Einfluss der Ernährungsumgebung ein. Allen Standards liegen die 4 zentralen Zieldimensionen des WBAE-Gutachtens Gesundheit, Umwelt/Klima, Soziales und Tierwohl zugrunde. Kernstück der Standards sind die Empfehlungen zu Qualität und Häufigkeit der eingesetzten Lebensmittel. Orientierungsmengen für die Speisenplangestaltung wurden auf Basis der Referenzwerte für die Nährstoffzufuhr für die entsprechenden Altersgruppen und einschlägiger Metastudien zu krankheitsbezogenen Auswirkungen des Konsums bestimmter Lebensmittel abgeleitet [544], [545]. Insgesamt sollte das Speisenangebot Vielfalt zulassen und die Wahl zwischen mehreren Alternativen ermöglichen. Vegetarische Angebote – unter ihnen auch rein vegane – sollten entweder im Rahmen von dauerhaft etablierten Menülinien oder einzelnen Speisen, die von Fall zu Fall integriert werden, vorhanden sein. Hierbei sind kulturelle Prägungen sowie Vorlieben und Abneigungen der Gäste zu berücksichtigen [520], [521], [522], [523], [524]. Erfüllt ein Angebot die konkreten Anforderungen des Qualitätsstandards, kann durch die DGE eine entsprechende Auslobung erfolgen.

15.3 Bedeutung der Verpflegung in unterschiedlichen Settings

15.3.1 Kitas, Schulen und Hochschulen

Die Ganztagsbetreuung in Kindertageseinrichtungen (Kitas) und Schulen bestimmt zunehmend den Alltag von Kindern und Jugendlichen. Essen und Trinken während des Ganztags ist nicht nur ein wichtiges Strukturelement, sondern auch ein wesentlicher Beitrag zur Gesundheitserhaltung und -förderung mit Auswirkungen auf die körperliche und geistige Leistungsfähigkeit, auf Konzentrationsvermögen, Immunabwehr und auf Wohlempfinden. Damit Kinder und Jugendliche fit und aufmerksam während des ganzen Tages bleiben, ist eine ausgewogene, hochwertige Ernährung zwingende Voraussetzung.

Die Verpflegung in Kita und Schule stellt heute häufig schon bis zu 40 % des Richtwerts für die Gesamtenergiezufuhr sicher (ca. 25 % für die Mittagsverpflegung und 15 % für die Zwischenverpflegung). Dabei bietet eine gesundheitsfördernde und nachhaltige Auswahl von Lebensmitteln und Speisen die einmalige Chance, Ernährungsverhalten frühzeitig zu prägen, ernährungsmittelbedingte Erkrankungen in späteren Jahren zu vermeiden, Ernährungskompetenzen zu stärken und nachhaltiges Handeln zu erlernen. Auf diese Weise ließe sich auch die allgemeine Ernährungs- und Gesundheitssituation von Kindern und Jugendlichen positiv beeinflussen. Die großen Potenziale der Kita- und Schulverpflegung letztlich auch in Bezug auf Chancengerechtigkeit und das soziale Miteinander werden von vielen Ländern gesehen und von den internationalen Organisationen wie Food and Agriculture Organisation (FAO) und World Health Organisation (WHO) entsprechend unterstützt [527], [528], [537], [556].

Hinsichtlich der **Ernährungsumgebung** wird von Kindern und Jugendlichen häufig Ruhe und Gemütlichkeit in den Speiseräumen vermisst, was nicht zuletzt durch die räumlichen Gegebenheiten selbst verursacht werden kann. Vielfach sind es aber auch die spezifischen Abläufe, lange Schlangen vor der Ausgabe oder das Fehlen pädagogischer Fachkräfte, wodurch das Einhalten von Regeln beim gemeinsamen Essen erschwert wird. Ebenfalls können zu kurze Pausenzeiten oder ein zu häufiger Wechsel verschiedener Klassengruppen zu Hektik und Unruhe führen [512]. In Kitas ist diese Problematik weniger ausgeprägt, da die kleinen Kinder zumeist in ihren angestammten Gruppen essen und nur selten zur Mittagspause in einen separaten Raum wechseln [514].

Bislang bleibt die Inanspruchnahme des Mittagessens in der Schule hinter den Erwartungen zurück, allerdings fehlen aktuelle Zahlen [530]. Umso wichtiger ist es, die **Teilnahme** auch in den höheren Klassenstufen kontinuierlich zu steigern. Dabei bestimmt die Ernährungsumgebung maßgeblich darüber, ob die Kinder und Jugendlichen das Speisenangebot akzeptieren, ob sie dabei eine gesundheitsfördernde Auswahl treffen und wie gut insgesamt das soziale Miteinander gestärkt werden kann. Schon deshalb ist es wünschenswert, Kindern und Jugendlichen die Möglichkeit der Partizipation zu eröffnen und sie regelhaft in die Gestaltung der Speisenräume und des Speisenangebots mit einzubeziehen [513].

Die **Kosten** für die Kita- und Schulverpflegung sind vergleichsweise hoch. Die Kosten werden jedoch nicht eins zu eins an die Erziehungsberechtigten weitergegeben. Vielmehr subventionieren die Träger von Kitas und Schulen die Abgabepreise mit, und zwar in der Regel über die Finanzierung der Räume, der Betriebskosten wie Energie, Wasser oder Abfall und der gesamten Ausstattung [550]. Kinder aus armutsgefährdeten Haushalten haben im Rahmen des Programms Bildung und Teilhabe (BuT) die Möglichkeit, ein kostenfreies Mittagessen zu erhalten. Die Hürden der Beantragung für die Erziehungsberechtigten scheinen jedoch vergleichsweise hoch, und das Wissen um die Möglichkeit der Beantragung ist gering, denn die Inanspruchnahme liegt bundesweit durchschnittlich nur bei ca. 44 % der Anspruchsberechtigten [552]. Nur das Land Berlin bietet den Schülerinnen und Schülern bis einschließlich zur 6. Klasse ein beitragsfreies Mittagessen an, im Land Hamburg ist die Kita-Verpflegung für die Eltern beitragsfrei.

Von einer guten **Ernährungsbildung** wird erwartet, dass sie einen positiven Einfluss auf das Ernährungsverhalten hat. Lernt das Kind etwas über die Bedeutung von pflanzlichen Lebensmitteln wie Obst und Gemüse, so besteht die Hoffnung, dass sich dieses Wissen in einer größeren Offenheit und einem häufigeren Verzehr dieser Lebensmittel niederschlägt. Zwar sind inzwischen mehrere systematische Reviews zum Zusammenhang von Ernährungsbildung und Ernährungsverhalten veröffentlicht worden, das Fazit der Autoren ist aber nur vorsichtig optimistisch. So zeigt sich, dass bei entsprechenden Interventionsstudien zur Erhöhung des Verzehrs von Obst und Gemüse die Effektstärken der Veränderung des Ernährungsverhaltens gering waren, selbst dann, wenn gleichzeitig mehrere Interventionsmaßnahmen ergriffen wurden. Langzeiteffekte konnten gar nicht gemessen werden. Wurden Ernährungs- und Bewegungsbildung miteinander kombiniert und darüber hinaus auch das Umfeld und die Familie mit einbezogen, waren immerhin schwache Effekte in Bezug auf die Veränderung des BMI messbar [518], [551]. Andere Autoren konnten zeigen, dass nur der Multikomponentenansatz (z. B. durch Einbindung des Elternhauses, Training und Weiterbildung der Lehrkräfte, Sensibilisierung für die besonderen Anforderungen an Ernährungsbildung) zu erwünschten Effekten führt. Voraussetzung hierfür waren eine Dauer der Intervention von mindestens 6 Monaten und ein zielgruppenspezifischer Ansatz [532], [533].

In allen 16 Bundesländern wurden in den letzten Jahren Vernetzungsstellen für die Schulverpflegung etabliert, in 13 Bundesländern erfolgte eine Ergänzung durch die Verpflegung in Kitas. Die Vernetzungsstellen haben vielfältige Aufgaben bei der Unterstützung von Schulen und Kitas sowie bei der Beratung von Kita- und Schulträgern. Zur Koordinierung und Evaluation der Maßnahmen und Aktivitäten sowie einer stärkeren Vernetzung wurde auf Bundesebene das Bundeszentrum Kita- und Schulverpflegung in Berlin gegründet. Das Bundeszentrum und die Landesinstitutionen haben darüber hinaus vielfältige einschlägige Fachinformationen (Print- und digitale Formate) herausgegeben und bieten regelmäßig Schulungen und Fortbildungen für die unterschiedlichen Zielgruppen der Settings an.

Die **Hochschulen** haben ihre Verpflegung zunehmend mehr innovativ und zukunftsweisend aufgestellt. Neben einem variationsreichen Angebot und dem konsequenten Umsetzen einer nachhaltigen, gesundheitsfördernden Ernährung haben die Studierendenwerke bereits frühzeitig auf Öko-Lebensmittel gesetzt, vegetarische Menülinien angeboten und teilweise ganze Mensen auf ein rein veganes Angebot umgestellt. Darüber hinaus wurden attraktive Snacks und viele Formen der Zwischenverpflegung ausprobiert, um den Bedürfnissen der Studierenden nach einer schnellen Mahlzeit zwischendurch entgegenzukommen. Zum Teil wurden entsprechende Apps entwickelt, mit deren Hilfe die Studierenden das Angebot in der Mensa vorab einsehen und sich über Nährwerte und Treibhausgasemissionen der Speisen informieren können. Auch in diesem Segment hat die Corona-Pandemie zu einer Reduktion der Besucherzahlen geführt, die noch nicht vollständig wieder aufgeholt wurde. Insgesamt sind die Preise der Mahlzeiten moderat geblieben.

15.3.2 Unternehmen und Betriebe

Die Arbeitswelt ist in besonderem Maße geeignet, durch eine Veränderung der Verhältnisse das Auswahlverhalten der Mitarbeitenden beim Essen mittel- und langfristig zu beeinflussen. So sehen sowohl der nationale Aktionsplan „IN FORM – Deutschlands Initiative für mehr Bewegung und gesunde Ernährung" als auch der Leitfaden der Spitzenverbände der Krankenkassen in der Betriebsverpflegung eine hervorragende Möglichkeit, Gesundheitsförderung und Prävention dauerhaft zu realisieren [529].

Eine ausgewogene Ernährung ist eine wichtige Voraussetzung für die körperliche und geistige Leistungsfähigkeit und trägt dazu bei, Krankheiten wie Übergewicht, Adipositas, Herz-Kreislauf-Erkrankungen oder Diabetes mellitus Typ 2 zu verhindern. Über viele Jahre hinweg ist die berufliche Tätigkeit ein wesentlicher Teil des Alltags. Stehen eine Betriebskantine oder ein Betriebsrestaurant zur Verfügung, und werden hier gesundheitsfördernde, nachhaltige Speisen und Getränke angeboten, so hat dies Auswirkungen auf das Konzentrationsvermögen und die Daueraufmerksamkeit – die Grundlagen erfolgreicher Arbeit.

Viele Unternehmen haben ein betriebliches Gesundheitsmanagement etabliert. Es setzt in der Regel interdisziplinär an und bietet den Mitarbeitern Unterstützung und Anreize zur vermehrten Bewegung im Alltag, zu Stressbewältigung und Entspannung. Ein zentrales Element ist dabei die Ernährung. Neben den konkreten Verpflegungsangeboten werden die Maßnahmen der Verhältnisprävention oft mit Angeboten der Verhaltensprävention (z. B. interne Schulungen und Training zum Thema Ernährung) kombiniert.

Längst nicht jeder Arbeitende hat allerdings die Möglichkeit, Angebote einer Betriebsverpflegung zu nutzen. So zeigte die „Nationale Verzehrsstudie II", dass nur 15 % der erwerbstätigen Frauen und 24 % der erwerbstätigen Männer die Kantine regelmäßig nutzen (Daten von 2008). Laut Ernährungsbericht 2008 gab es bundesweit ca. 13 800 Unternehmen, deren Beschäftigungsanzahl über 100 lag und die für ihre Mitarbeitenden ein Mittagessen und eine Zwischenverpflegung anboten. Diese Anzahl dürfte inzwischen allerdings deutlich zugenommen haben [538].

Das Speisenangebot in den Betrieben ist heute umfangreicher denn je. Salat- und Dessertbuffets sowie vegetarische und vegane Speisen gehören vielfach zum Standard. Freie Komponentenwahl und „Free-Flow"-Ausgaben haben eine Diversifizierung hin zu Wok-Stationen, Pasta-Bars und ähnlichem möglich gemacht. Eine abwechslungsreiche Zwischenverpflegung in Form eines zweiten Frühstücks und eines Nachmittagsangebots sowie warme und kalte Getränke ergänzen in der Regel die Verpflegung zur Mittagszeit.

Über die ernährungsphysiologische Qualität der Betriebsverpflegung können für Deutschland keine Aussagen getroffen werden, da entsprechende Untersuchungen fehlen. Auch über die Verteilung auf unterschiedliche Speisenproduktionssysteme fehlen valide Angaben. Das Speisenproduktionssystem „cook and serve" ist wahrscheinlich mit Abstand am häufigsten vertreten, denn nach wie vor herrscht Eigenregie mit einer Produktionsküche vor Ort und kurzen Wegen zu den diversen Ausgabestellen vor.

Sehr viel ist in der Vergangenheit in ein angenehmes Ambiente investiert worden. Dahinter stand die Erkenntnis, dass nicht nur die Speisenauswahl, sondern auch die Räumlichkeiten, Sitzmöbel und Dekoration zur Entspannung und zum Wohlfühlen beitragen können. Die gemeinsame Nutzung von Betriebsrestaurant und Kantine ermöglicht den sozialen Austausch und Geselligkeit. Ein reibungsloser Ablauf ist bei Selbstbedienungssystemen besonders wichtig. Langes Anstehen an Kassen oder bei der Speisenausgabe führen im Regelfall zu Irritationen. Deshalb sollte der Arbeitsablauf sorgfältig geplant werden. Hierzu gehört auch, die Speisen chargenweise zu produzieren, damit lange Warmhaltezeiten vermieden werden können und weder Sensorik noch Hygiene leiden.

Zielgruppengerechte Ernährungsinformation können die Auswahl von Speisen erleichtern. Dafür wurden z. B. von Seiten der DGE zahlreiche Materialien entwickelt, die im Rahmen des Projekts „Job & Fit" den Betrieben kostenfrei zur Verfügung stehen. Auch Krankenkassen stellen entsprechende Unterstützungsangebote bereit. Die Spitzenverbände der Krankenkassen hatten schon frühzeitig in ihrem Leitfaden zu gemeinsamen und einheitlichen Handlungsfeldern und Kriterien zu § 20 SGB V die Betriebsverpflegung aufgenommen.

So wird von ihnen unter anderem gefordert, die Angebote an den aktuellen Ernährungsempfehlungen und dem DGE-Qualitätsstandard für die Betriebsverpflegung auszurichten, die Verpflegungssituation zu analysieren, die Zufriedenheit der Gäste zu ermitteln und ggf. Maßnahmen zur Verbesserung einzuführen. Die „healthy choices“ unter den Speisenangeboten sollen durch entsprechende Informations- und Motivationskampagnen (z. B. durch geeignete Aktionswochen und entsprechende Anordnung der Ausgabetresen) den Gästen erleichtert werden. Ein weiterer Baustein ist die kontinuierliche Schulung des Küchenpersonals. Gleichzeitig wird darauf hingewiesen, dass auch dezentrale Arbeitsbereiche die Möglichkeit einer Verpflegung erhalten sollten und während Nacht- und Schichtarbeit ein entsprechendes Angebot vorhanden sein müsste [529].

15.3.3 Kliniken

In Krankenhäusern und Reha-Kliniken ist die Verpflegung ein wesentlicher Baustein bei der Unterstützung des Genesungsprozesses. Gleichzeitig sind die Mahlzeiten angenehme Momente während des Krankenhausaufenthalts und tragen in erheblichem Umfang zum allgemeinen Wohlbefinden bei. Obwohl die durchschnittliche Verweildauer der Patienten in Krankenhäusern in der Regel nur kurz ist, kann eine ausgewogene Verpflegung eine Vorbildfunktion einnehmen. Unterstützt werden kann eine Änderung der Ernährungsgewohnheiten, wenn hierzu eine entsprechende Anleitung durch Ernährungsberaterinnen oder Diätassistentinnen erfolgt. Dies gelingt in Reha-Kliniken besser, da der Aufenthalt meist länger als 3 Wochen dauert und die Möglichkeit besteht, in speziellen Kursen z. B. die Zubereitung gesundheitsfördernder Gerichte einzuüben.

Mangelernährung kann Heilungsprozesse erheblich beeinträchtigen und zu erhöhter Morbidität und Mortalität führen. Studien in Krankenhäusern weisen hier Fallzahlen von 20–60 % bei den Patienten aus [540]. Laut GLIM Konsensusdefinition waren 2019–2022 20 % der Patienten schwer und ca. 13 % mäßig mangelernährt (in dieser Auswertung waren allerdings nur 40 Krankenhäuser mit 1755 Patient*innen eingeschlossen). Der mittlere BMI betrug im Untersuchungszeitraum 26 ± 6, das heißt, unter den Patient*innen waren also auch solche mit Übergewicht. Bei dieser Erhebung wurde auch die Zufriedenheit mit der Krankenhausverpflegung ermittelt. Mit einem Anteil von knapp 50 % bei den sehr bzw. recht zufriedenen knapp die Qualität aus Sicht der Patienten gesteigert werden [553].

Die Verpflegung wird unter die allgemeinen Krankenhausleistungen subsummiert, die von den eigentlichen Kernleistungen des Krankenhauses – der medizinischen und pflegerischen Versorgung – abgegrenzt ist. Die Vergütung erfolgt einheitlich und nicht individuell bezogen auf den jeweiligen Patienten. Mit den zuständigen Krankenkassen werden entsprechende Pflegesätze ausgehandelt, sie berücksichtigen in der Regel keine besonderen Kostformen oder Diäten. Um letztere möglichst unproblematisch von der Vollkost abzuleiten, wurde 2019 der „Leitfaden Ernährungstherapie in Klinik und Praxis -LEKuP“ entwickelt. Die spezifische Ausarbeitung wurde im Konsens mit den ernährungswissenschaftlichen und ernährungsmedizinischen Fachgesellschaften erstellt und geht auf ein breites Krankheitsspektrum ein [534].

Wohl vor allem aufgrund des allgemeinen Kostendrucks und eines Investitionsstaus gerade im Küchenbereich sind immer mehr Klinikträger dazu übergegangen, die Küchen vor Ort entweder ganz abzuschaffen oder im Umfang deutlich zu reduzieren. Gesetzt wird auf eine zentrale Versorgung entweder mit Tiefkühlgerichten („cook and freeze“) oder „Cook-and-Chill“-Speisen. Bei diesen Systemen müssen die Speisen nur noch vor Ort oder während des Transports auf Verzehrtemperatur gebracht werden. Damit verbunden ist zumeist ein Outsourcing der Verpflegungsleistung anstelle des Eigenbetriebs vor Ort. Damit in der Klinik die Patienten die für sie adäquaten Speisen erhalten, wurden die personellen Strukturen zum Teil erheblich geändert. Üblich ist inzwischen Servicepersonal, welches mittels Touchpads die Wünsche der Patienten aufnimmt und zeitnah an die Zentralküche weiterleitet. Das System muss dabei flexibel sein und vorzeitige Entlassungen oder spontane Neuaufnahmen zulassen.

Zum Teil werden alle Mahlzeiten (Frühstück, Mittag- und Abendessen) auf Tabletts in der Zentralküche vorportioniert und anschließend bei Bedarf in die Krankenzimmer transportiert. Dabei sind die Speisentransportwagen so ausgerüstet, dass mit ihrer Hilfe aktiv die Temperaturen der Gerichte gesteuert oder passiv vorab erreichte Temperaturen eingehalten werden können. Problematisch ist bei diesen Systemen weniger die Einhaltung der geforderten Temperatur bei den warmen Speisen von mindestens 65 °C als die gleichzeitig ausreichende Kühlung von Salaten und Desserts. Werden die Transportwagen zwischenzeitlich geöffnet, so können erhebliche Temperaturschwankungen eintreten. Sie beeinträchtigen nicht nur die hygienischen Rahmenbedingungen, sondern auch die Sensorik.

In etlichen Krankenhäusern sind noch Stationsküchen üblich, hier werden entweder die Speisen regeneriert (sofern sie als Kühlkost oder Tiefkühlkost angeliefert werden) bzw. die Verteilung der warmen Speisen organisiert. Manchmal werden hier auch spontane Wünsche bei Getränken, Nachspeisen, Obst oder Suppen umgesetzt. Es ist inzwischen auch Standard, den Patienten während des ganzen Tages ausreichend Wasser zur Verfügung zu stellen [525].

15.3.4 Einrichtungen der stationären Altenpflege

In den stationären Einrichtungen der Altenpflege soll die Verpflegung ähnlich wie in anderen Lebenswelten die Gesundheit erhalten und fördern und ggf. Heilungsprozesse unterstützen. Manchmal verschieben sich hierbei allerdings die Prioritäten, insbesondere dann, wenn mit einer Wunschkost in den letzten Tagen des Lebens angenehme Erinnerungen geweckt und noch Einfluss auf das allgemeine Wohlbefinden genommen werden kann.

Auf der Basis der Erhebungsinstrumente des international durchgeführten „NutritionDay“ erfolgte im Rahmen des 15. DGE-Ernährungsberichts von 2024 eine Einschätzung der Größenordnung von Mangelernährung unter den Bewohnern. Im Berichtszeitraum wurde bei 23 % Untergewicht festgestellt, 13 % hatten einen unbeabsichtigten Gewichtsverlust von mehr als 5 kg im letzten Jahr, und wurde vom Pflegepersonal als mangelernährt eingestuft. Das Mittagessen wurde von 74 % der Bewohner zu dreiviertel oder vollständig verzehrt. Im Berichtszeitraum wurden 56 Pflegeheime mit 2864 Bewohnerinnen untersucht. Positiv entwickelt hat sich die Durchführung von Screenings auf Mangelernährung; sie erfolgte 2018 monatlich mit 74 % fast doppelt so häufig wie in den Vorjahren [553].

Die Bewertungskriterien zur Qualität der stationären Einrichtungen haben sich seit 2019 verändert, sie umfassen inzwischen 16 personenbezogene Qualitätsaspekte und verlangen einen internen Indikatorenbericht. Aufgrund der geänderten Bewertungskriterien und der mangelnden Vergleichbarkeit mit vergangenen Jahren ist die Datenlage im Hinblick auf die aktuelle Situation derzeit begrenzt [535]. Der 6. Qualitätsbericht des MDS weist aber bei ausgewählten Kriterien beim Essen und Trinken bei knapp 95 000 Bewohnern aus, dass diese im Durchschnitt in hohem Maße erfüllt werden [536].

Neben den Anforderungen an unterschiedliche Diäten, die durch einzelne Krankheiten bedingt sein können, muss die Verpflegung auch zunehmend auf Kau- und Schluckbeschwerden sowie auf demenzielle Einschränkungen Rücksicht nehmen. Besteht das Risiko einer Mangelernährung, so sind die jeweilige Essbiografie und die Kenntnis über Vorlieben und Abneigungen Voraussetzung, einer Mangelernährung wirksam entgegenzusteuern. Innerhalb lieb gewordener Gewohnheiten lässt sich für ältere Menschen eine gesundheitsfördernde Ernährung anbieten, wenn Rezepturen kritisch überprüft und ihr Nährstoffgehalt dem veränderten Bedarf angepasst werden. Dieser veränderte Bedarf ist charakterisiert durch einen verringerten Energieumsatz bei gleichzeitig weitgehend gleichgebliebener Höhe der Empfehlungen für Mineralstoffe und Vitamine.

Da es weder den typischen älteren Menschen noch einen typischen Altersverlauf gibt, müssen sich die stationären Einrichtungen auf zum Teil sehr unterschiedliche Bedarfe einstellen. Verpflegungskonzepte in Heimen sind inzwischen Bewohner-orientiert und berücksichtigen die Referenzwerte für die Nährstoffzufuhr sowie ggf. entsprechende Diäten und Kostformen. Je appetitlicher die Speisen angerichtet sind, je besser sie schmecken, desto größer ist der Genuss. Werden Speisen als schmackhaft und bekömmlich empfunden, wird der Appetit geweckt und die aktive Teilnahme am Essereignis gefördert.

Flexible Essenszeiten, die die Bewohner ihren eigenen Rhythmus finden lassen, kleine, dem Appetit angepasste Portionen, Sorgfalt beim Anrichten und Garnieren sowie eine Anpassung der Konsistenz der Speisen bei Kau- und Schluckbeschwerden sind Grundvoraussetzungen. Auch pürierte Kost sollte appetitlich aussehen und die einzelnen Speisenkomponenten erkennen lassen. Abwechslungsreichtum und Vielfalt im Angebot, damit unterschiedliche Erfahrungen und Kulturen berücksichtigt werden, erleichtern passgenaue Speisenangebote.

Menschen mit Demenz brauchen neue Konzepte, damit der unter Umständen stark erhöhte Energie- und Nährstoffbedarf gedeckt werden kann. Gute Ergebnisse werden mit Finger Food erzielt, das entweder zu den üblichen Mahlzeiten oder auch zwischendurch gereicht werden kann. Auch „eat by walking“ ist ein in der Praxis gut funktionierendes Konzept, wobei an den gewohnten Laufstraßen der demenziell Erkrankten Essen aufgestellt wird, sodass sie sich hier jederzeit bedienen können. Auch das Vorhalten von Nachtcafés, die als Anlaufstelle zur Speisen- und Getränkeversorgung während der nächtlichen Unruhe dienen, ist eine gute Möglichkeit, diese Zielgruppe ausreichend zu versorgen.

Können die Bewohner noch selbständig agieren, haben sich Wohngruppen bewährt, in denen selbst gekocht werden kann. Hierdurch kann die Eigenständigkeit unterstützt und die Lebensqualität gefördert werden. Solche Konzepte sind aber nur dann durchführbar, wenn die Hygiene im Umgang mit Lebensmitteln und Speisen sorgfältig gesteuert wird und ausreichend Personal für Hilfestellungen bei der Zubereitung der Speisen zur Verfügung steht.

Mangelernährung sollte durch regelmäßige Screenings aufgedeckt und Risiken der Entwicklung einer solchen Situation dokumentiert werden. Dabei sind die Überprüfung der tatsächlich verzehrten Portionen sowie Trinkprotokolle wichtige Hilfestellungen. Sind die Ursachen identifiziert, geht es vor allem darum, die Mangelernährung zu stoppen, bzw. rückgängig zu machen. Hierbei ist die Zusammenarbeit von hauswirtschaftlichem -, Küchenpersonal und den pflegerischen Fachkräften zwingend erforderlich. Auch die betreuenden Ärzte sollten in das Konzept einbezogen und die regelmäßige Zusammenkunft eines interdisziplinären Ernährungsteams in die Organisationsstruktur der Einrichtung fest eingebunden werden [554].

Ähnlich dem Vorbild der Vernetzungsstellen für Kita- und Schulverpflegung wurden inzwischen auf Länderebene Vernetzungsstellen für die Seniorenernährung gegründet. Sie sollen die stationären Einrichtungen beim Angebot einer gesundheitsfördernden, nachhaltigen Verpflegung unterstützen. Sie bieten darüber hinaus Schulungen und Weiterbildungsmöglichkeiten in Bezug auf die besonderen Bedürfnisse in der Ernährung älterer Menschen an und coachen bei der Umsetzung einrichtungsspezifischer Konzepte.

15.3.5 Essen auf Rädern

Zum überwiegenden Anteil wird das Speisenangebot als Tiefkühlkost vertrieben. Örtliche Mahlzeitendienste sind für die regionale Verteilung zuständig – sie fahren die unterschiedlichen Speisen entweder als Tiefkühlkost aus oder erhitzen die Speisen auf die gewünschte Verzehrtemperatur und verteilen sie warm an die älteren Menschen. Seltener handelt es sich um Kühlkost, die in Großküchen hergestellt und ebenfalls warm ausgeliefert wird. Eher die Ausnahme bilden Mahlzeiten, die frisch vor Ort hergestellt und dann warm ausgeliefert werden. Dieses Konzept ist am ehesten bei Großküchen von Altenwohn- und Pflegeheimen anzutreffen, die sich gleichzeitig auch einen Markt für mobilere Senioren in der näheren Umgebung erschlossen haben.

Das Speisenangebot der industriellen Hersteller ist außerordentlich groß, auch vegetarische bzw. vegane Speisen werden angeboten. Eine Ergänzung durch Salate bzw. Desserts sowie Obstkörbe und Getränkekisten für den Wochenbedarf ist möglich. Im Unterschied zu den stationären Einrichtungen sind dem Lieferanten der Gesundheits- und Ernährungszustand der Senioren sowie spezielle Anforderungen häufig nicht bekannt, da die älteren Menschen nicht immer auch von einem ambulanten Pflegedienst betreut werden und selbst in diesem Falle personenbezogene Daten nicht ohne Weiteres ausgetauscht werden dürfen. Geliefert wird das, was sich die Senioren oder ihre Angehörigen bestellen. Es ist deshalb eher zufällig, ob die Mahlzeiten auch die jeweiligen ernährungsphysiologischen Anforderungen der älteren Menschen erfüllen.

„Essen auf Rädern" soll den Senioren schmecken und gleichzeitig gewährleisten, dass ein Viertel des täglichen Energie- und Nährstoffbedarfs gedeckt wird. Von Seiten der industriellen Hersteller gibt es inzwischen eine große Palette unterschiedlicher Gerichte deren Zusammensetzung die verminderten Energierichtwerte und die besonderen Nährstoffempfehlungen für ältere Menschen berücksichtigen. Darüber hinaus werden Speisen unterschiedlicher Konsistenz und unterschiedlicher Kostformen angeboten. Viel hat sich in den letzten Jahren an den Verpackungen geändert, und es wird zunehmend Wert auf den Ersatz von Aluschalen und nicht recyclebaren Kunststoffen durch wieder verwendbare Gebinde gelegt. Über unterschiedliche Portionsgrößen (klein, mittel und groß) werden darüber hinaus individuelle Schwankungen aufgefangen, je nachdem, was der ältere Mensch gerne möchte und wie ausgeprägt sein Hunger ist.

Warme Speisen sollten eine Kerntemperatur von min. 60 °C bei der Anlieferung aufweisen, kalte Speisen wie Salate oder Nachspeisen sollten eine Temperatur von 7 °C nicht überschreiten. Diese von Seiten des BfR empfohlenen Temperaturen sind nicht die Verzehrtemperaturen. In jedem Fall sollte der ältere Mensch aber die Speisen möglichst umgehend nach Erhalt durch die Mahlzeitendienste auch verzehren und bereits geöffnete Gebinde nicht im warmen Zimmer stehen lassen [511].

15.4 Empfehlungen

Körperliche und geistige Leistungsfähigkeit unterliegen während des Tages einem ständigen Biorhythmus. Am Vormittag ist die Leistungsfähigkeit am höchsten, nach dem Mittagessen sinkt sie ab und baut sich erst am Spätnachmittag wieder auf, ohne jedoch die Größenordnung des Vormittags zu erreichen. In der Nacht hat der Mensch sein größtes Leistungstief. In der entsprechenden Zusammensetzung sind Mahlzeiten geeignet, die Leistungsfähigkeit über den Tag hinweg zu verbessern und die Konzentration zu erhalten. Auf diese Weise ist das Konzentrationstief weniger ausgeprägt.

Die Verpflegung sollte im Grundsatz die ernährungsphysiologischen Empfehlungen der jeweiligen Zielgruppen berücksichtigen. Nicht zuletzt aufgrund dramatischer Veränderungen bei Umwelt und Klima sollten die Speisen nicht nur gesundheitsfördernd, sondern auch nachhaltig sein. In der Gemeinschaftsverpflegung bedeutet dies insgesamt ein Angebot, das sich vorzugsweise aus Gemüse, Salat, Hülsenfrüchten, Obst, Nüssen und Samen sowie weiteren pflanzlichen Lebensmitteln auf Vollkornbasis wie Naturreis, Vollkornnudeln etc. zusammensetzt. Auch Kartoffeln können vielseitig eingesetzt werden. Bei tierischen Lebensmitteln wie Milch und Milchprodukten, Ei, Fisch und Fleisch ist besonders auf die Portionsgröße zu achten und die Häufigkeit des Einsatzes ist zu beschränken. Grundsätzlich sollten in allen Settings alternativ vegetarische Angebote vorhanden sein.

Um unnötige Lebensmittelabfälle zu vermeiden, sollten Rezepturen festgeschrieben und mittels geeigneter Software auch hinsichtlich der Nährwerte kalkuliert werden. Manche der einschlägigen Software ist inzwischen auch in der Lage, den CO_2-Fußabdruck der jeweiligen Speise zu berechnen. Darüber hinaus können so auch leichter die Anforderungen der LMIV (Lebensmittelinformationsverordnung, Verordnung EU 1169/2011) zur Kennzeichnung von Allergenen bei Speisen erfüllt und Rezepturen optimiert werden.

Gäste haben einen spezifischen kulturellen Hintergrund und bringen damit auch mehr oder weniger festgelegte Ernährungsgewohnheiten mit. Ein pflanzenbetontes Angebot bedeutet unter Umständen, das bisherige Ernährungsverhalten zu verändern. Hier sollten gezielt „Nudges" eingesetzt werden, wobei neben Information und Kennzeichnung vor allem verhältnisbezogene Nudges die beste Wirkung zeigen. Werden nachhaltige, gesundheitsfördernde Speisen besonders exponiert angeordnet, beispielsweise zu Beginn der Ausgabe positioniert, so ist die Wahrscheinlichkeit größer, dass der Gast hier schnell zugreift [517].

Dort, wo die Verpflegung nicht vor Ort in Eigenregie hergestellt, sondern von entsprechenden Anbietern geliefert wird, sollten detaillierte Leistungsverzeichnisse zugrunde liegen, die von den Anbietern gesundheitsfördernde, nachhaltige Speisen fordern und eine regelmäßige Kontrolle der Qualität des Angebots vorsehen. Großen Wert sollten die Verantwortlichen auf die sensorische Qualität der Speisen legen. Denn nach wie vor entscheiden Aussehen, Konsistenz sowie Geschmack und Geruch über die Wahl des Gastes. Eine große Vielfalt beim Angebot erleichtert es, auf unterschiedliche Wünsche und Vorlieben einzugehen. Die freie Komponentenwahl ermöglicht hier die meisten Kombinationen. Bei fest zusammengesetzten Menüs sind unterschiedliche Menülinien vom Vorteil, mindestens eine sollte täglich eine vegetarische Variante sein. Diäten sollten in der Regel in Anlehnung an den „Leitfaden für die Ernährungstherapie in Krankenhaus und Praxis" erstellt werden, sie sind dann leicht von der Vollkost abzuwandeln. Viel Aufmerksamkeit sollte auch auf der richtigen Getränkeauswahl liegen. Wasser ist der Königsstandard! Viele Unternehmen, Kitas, Schulen und Mensen setzen deshalb schon auf leitungsgebundene Wasserbrunnen und -spender, aus denen Wasser frei verfügbar nach Bedarf gezapft werden kann.

Sorgfalt und Aufwand ist auf eine hygienische Zubereitung zu verwenden. Die Umsetzung des HACCP-(Hazard Analysis Critical Control Point) Konzepts zum Hygienemanagement auf der Basis der Verordnung (EG) 852/2004 (aktualisiert durch die Verordnung EU 382/2021) ist eine Selbstverständlichkeit. Hieraus ergibt sich auch die Verpflichtung zur regelmäßigen Schulung des Personals. Darüber hinaus sollten die Empfehlungen des Bundesinstituts für Risikobewertung (BfR) zur Verpflegung empfindlicher Personengruppen umgesetzt werden [516].

Für Senioren wie Patienten bedeutet das Essen oft die einzig willkommene Unterbrechung im Tagesablauf. Deshalb ist es wichtig, möglichst viel Abwechslung zu bieten und durch attraktive Angebote die Lust am Essen zu wecken. Viele Einrichtungen haben verstanden, dass nicht nur die Speisen selbst den Appetit anregen, sondern auch das jeweilige Geschirr, die generelle Sauberkeit, das Ambiente sowie die Freundlichkeit des Personals. Die DGE-Qualitätsstandards für die Verpflegung ermöglichen ein gesundheitsförderndes, nachhaltiges Angebot und lassen genügend Spielraum, um individuelle Voraussetzungen entsprechend zu berücksichtigen. Sie sollten als Grundlage des Speisenangebots dienen.

15.5 Fazit

Essen ist gesellschaftliches Handeln und damit Teil der individuellen Identität. Deshalb stellt der Gesundheitswert der Mahlzeiten nur einen Aspekt einer optimalen Verpflegung dar. Je mehr andere Aspekte wie Umwelt und Klima, das Tierwohl und Soziales bei der Gestaltung berücksichtigt werden, desto mehr wird sich der Gast (oft unbewusst) an ein sinnvolles Ernährungsverhalten gewöhnen. Hierin liegt die große Chance der Gemeinschaftsverpflegung, zugleich aber auch eine große Herausforderung.

In der Gemeinschaftsverpflegung sind im Regelfall ausgebildete Fachkräfte für das Speisenangebot verantwortlich, mannigfache Zwänge aber, vor allem aufgrund knapper Budgets bei gleichzeitig gestiegenen Herstellungskosten, hohen Anforderungen auf dem Gebiet der Hygiene und gestiegenen Ansprüchen bei der sensorischen Qualität von Mahlzeiten, lassen das Ziel einer gesundheitsfördernden Ernährung oftmals in den Hintergrund treten. Darüber hinaus verlangt eine solche Zielsetzung eine ständige Überprüfung von Rezepturen und Abläufen, die mit einem entsprechenden Zeit- und Kostenaufwand verbunden ist. Dies gilt insbesondere dann, wenn ganzheitliche Aspekte wie die Umwelt und das Klima, der Bereich Soziales oder auch Tierwohl mit in die Planung eingebunden werden.

Eine faire Ernährungsumgebung ist so gestaltet, dass die gesundheitsfördernde Auswahl die leichtere wird. Die strukturelle Verankerung der Verpflegungsangebote in dem jeweiligen Setting – Kita, Schule, Hochschule, Betriebe und Unternehmen, stationäre und ambulante Altenpflege sowie die Kliniken – ist deshalb der beste Weg, den Gästen eine auf Dauer geeignete Speisenpalette zu bieten und mit den spezifischen Zielen der jeweiligen Lebenswelt eng zu verzahnen. Nur so wird die Akzeptanz gefördert und die Teilnahme an den Angeboten der Gemeinschaftsverpflegung langfristig gesteigert werden.

Literatur

[511] Arens-Azevedo U, Wollmann C. Situation, Qualität und Zufriedenheit mit dem Angebot von Essen auf Rädern. In: 12. DGE- Ernährungsbericht, Bonn 2012: 189–235

[512] Arens-Azevedo U, Schillmöller Z, Hesse I et al. Qualität der Schulverpflegung-bundesweite Erhebung. Abschlussbericht. Hamburg 2015

[513] Arens-Azevedo U. Nachhaltige Kita- und Schulverpflegung in Deutschland, In: Ernährung im Fokus 03 (2021): 162–167

[514] Arens-Azevedo U, Tecklenburg ME, Häusler M, Pfannes U. Verpflegung in Kindertageseinrichtungen (VeKiTa): Ernährungssituation, Bekanntheitsgrad und Implementierung des DGE-Qualitätsstandards. In: 13. DGE-Ernährungsbericht Bonn 2016: 103–160

[515] Bundesministerium für Landwirtschaft, Ernährung und Heimat. Im Internet: www.bmleh.de/DE/themen/tiere/tierschutz/tierhaltungskennzeichnung/tierhaltungskennzeichnung.html. Gesetz zur Tierhaltungskennzeichnung von 2023, Zugriff 13.07.2025

[516] Bundesinstitut für Risikobewertung (BfR) (Hrsg.). Sicher verpflegt. Besonders empfindliche Personengruppen in Gemeinschaftseinrichtungen. Berlin; 2024

[517] Cadario R, Chandon P. Which healthy eating Nudges work best? A meta-analysis of field experiments. Marekting Science 2020; 39 (3): 459–665

[518] Cohen JFW, Hecht AA, McLoughlin GM et al. Universal School Meals and Associations with Student Participation, Attendance, Academic Performance, Diet quality, Food security and Body Mass Index: A systematic Review. Nutrients 2021; 13: 911

[519] Deutsche Gesellschaft für Ernährung (DGE), Österreichische Gesellschaft für Ernährung (ÖGE), Hrsg. Referenzwerte für die Nährstoffzufuhr, Bonn. 2. Auflage, 8. aktualisierte Ausgabe 2024

[520] Deutsche Gesellschaft für Ernährung (DGE), Hrsg. DGE-Qualitätsstandard für die Verpflegung in Kitas. 6. Aufl., 2. Korr. Nachdruck. Bonn; 2023

[521] Deutsche Gesellschaft für Ernährung (DGE), Hrsg. DGE-Qualitätsstandard für die Verpflegung in Kliniken. 1. Aufl., 2. korr. Nachdruck. Bonn; 2023

[522] Deutsche Gesellschaft für Ernährung (DGE), Hrsg. DGE-Qualitätsstandard für die Verpflegung in Schulen. 5. Aufl., 2. korr. Nachdruck. Bonn; 2023

[523] Deutsche Gesellschaft für Ernährung (DGE), Hrsg. DGE-Qualitätsstandard für die Verpflegung in Betrieben, Behörden und Hochschulen. 6. Aufl., Bonn; 2023

[524] Deutsche Gesellschaft für Ernährung (DGE), Hrsg. DGE-Qualitätsstandard für die Verpflegung mit Essen auf Rädern und in Senioreneinrichtungen. 1. Aufl., 2. korr. und aktualisierter Nachdruck. Bonn; 2023

[525] Deutsches Krankenhausinstitut (DKI), Hrsg. Verpflegungsleistungen im Krankenhaus. Düsseldorf; 2020

[526] Deutsches Studierendenwerk (Hrsg). Studenten- und Studierendenwerke im Zahlenspiegel 2023/2024, Berlin 2024

[527] Food and Agriculture Organisation (FAO), ed. Legal guide on school food and Nutrition. Rome; 2020

[528] Food and Agriculture Organisation (FAO), ed. School Food and Nutrition Framework. Rome; 2019

[529] GKV-Spitzenverband der Krankenkassen, Hrsg. Leitfaden Prävention. Handlungsfelder und Kriterien nach $20 Abs. 2 SGB V. Berlin; in der Fassung vom 19. Dezember 2024

[530] Heide K, Brettschneider A-K, Lehmann F et al. Inanspruchnahme der Mittagsverpflegung an Schulen. Ernährungsumschau 2019; 6: M324–M331

[531] KMK – Sekretariat der Ständigen Konferenz der Kultusminister der Länder, Hrsg. Allgemeinbildende Schulen in Ganztagsform in den Ländern in der Bundesrepublik Deutschland – Statistik 2019 bis 2023. Berlin; 2025

[532] Micha R et.al. Effectiveness of school food environment policies on children`s dietary behaviors: A systematic review and meta-analysis. Plos one 2018; 13 (3): e0194555

[533] Murimi MW, Moyeda-Carabaza AF, Nguyen B et al. Factors that contribute to effective nutrition education interventions in children: a systematic review. Nutrition Rev 2018; 76 (8): 553–580

[534] Hauner H, Beyer-Reiners E, Bischoff G et al. Leitfaden Ernährungstherapie in Klink und Praxis (LeKuP). Akt. Ernährungsmedizin 2019; 44: 384–419

[535] Medizinischer Dienst des Spitzenverbandes Bund der Krankenkassen – MDS, Hrsg. Die neuen Qualitätsprüfungen in der vollstationären Pflege. Essen; 2019

[536] Medizinischer Dienst des Spitzenverbandes Bund der Krankenkassen – MDS, Hrsg. Qualität in der ambulanten und stationären Pflege. 6. Qualitätsbericht. Essen; 2021

[537] Oostindjer M, Aschemann-Witzel J, Wang Q et al. Are school meals a viable and sustainable tool to improve the healthiness and sustainability of children`s diet and food consumption. Crit Rev Food Sci Nutr 2017; 57 (18): 3942–3958

[538] Pfau C. Betriebsverpflegung in Deutschland – eine Bestandsaufnahme. In: DGE, Hrsg. Ernährungsbericht 2008. Bonn; 2008: 121–156

[539] Pfefferle H, Hagspihl S, Clausen K. Gemeinschaftsverpflegung in Deutschland. Stellenwert und Strukturen. Ernährungs-Umschau 2021; 8: M418–M428

[540] Pirlich M, Schütz T, Norman K et al. The German hospital malnutrition study. Clin Nutr 2006; 25: 563–572

[541] Poore J, Nemecek T. Reducing food`s environmental impacts through producers and consumers. Science 2018; 360: 987–992

[542] Rheinhardt G, Gärtner S, Wagner T. Ökologische Fußabdrücke von Lebensmitteln und Gerichten in Deutschland. Ifeu Institut Heidelberg; 2020

[543] Schäfer, C, Boeing H, Conrad J et.al. Wissenschaftliche Grundlagen der lebensmittelbezogenen Ernährungsempfehlungen für Deutschland. Methodik und Arbeitskonzepte. Ernährungs Umschau 2024 71 (3): M158-66

[544] Schulze MB, Martinez-Gonzalez MA, Fung TT et al. Food based dietary patterns and chronic disease prevention. BMJ 2018; 361: k2396

[545] Schwingshackl L, Hoffmann G, Iqbal K et al. Food groups and intermediate disease markers. A systematic review and network meta-analysis of randomized trials. Am J Clin Nutr 2018; 108 (3): 576–586

[546] Statistisches Bundesamt, Hrsg. Grunddaten der Krankenhäuser 2023. Wiesbaden; 2024

[547] Statistisches Bundesamt, Hrsg. Pflegestatistik 2023, Pflege im Rahmen der Pflegeversicherung. Wiesbaden; 2024

[548] Statistisches Bundesamt, Hrsg. Auszug aus dem Datenreport 2021, Kap. 3: Bildung. Wiesbaden; 2021

[549] Statistisches Bundesamt, Hrsg. https://www.destatis.de/DE/Themen/Gesellschaft-Umwelt/Soziales/Kindertagesbetreuung/Tabellen/tageseinrichtungen Wiesbaden 2025

[550] Tecklenburg ME, Arens-Azevêdo U, Papenheim-Tockhorn H et al. Studie zu Kosten und Preisstrukturen in der Schulverpflegung – KuPS Abschlussbericht. Bonn; 2019

[551] Verjans-Jannsen SRB, van de Kolk I, van Kann DHH et al. Effectiveness of school-based physical activity and nutrition interventions with direct parental involvement on children`s BMI and energy balance-related behaviours – A systematic review. PLoS one 2018; 13 (9): e0204560

[552] Vernetzungsstelle Schulverpflegung Niedersachsen, Hrsg. Kostenfreies Schulmittagessen aus dem Bildungs- und Teilhabepaket. Arbeitshilfe zur Erhöhung der Inanspruchnahme. Hannover 2024
[553] Volkert D, Siebentritt HM, Ernst IG et.al. Ernährungssituation und Ernährungsversorgung in Krankenhäusern und stationären Altenpflegeeinrichtungen. In: DGE, Hrsg. 15. DGE-Ernährungsbericht. Bonn; 2024, 361-427
[554] Volkert D, Arens-Azevedo U, Pfannes U. Evaluation des DGE-Qualitätsstandard für die Verpflegung in stationären Senioreneinrichtungen. In: 13. DGE-Ernährungsbericht. Bonn; 2016: 161–202
[555] Wissenschaftlicher Beirat für Agrarwirtschaft, Ernährung und gesundheitlichen Verbraucherschutz beim Bundesministerium für Ernährung und Landwirtschaft (WBAE), Hrsg. Politik für eine nachhaltigere Ernährung. Eine integrierte Ernährungspolitik entwickeln und faire Ernährungsumgebungen gestalten. Gutachten. Berlin; 2020
[556] World Health Organisation (WHO), ed. Assessing the Existing Evidence Base on School Food and nutrition policies. A scoping Review. Genf; 2021
[557] World Health Organisation (WHO), ed. State of School Feeding Worldwide. Genf; 2020

16 Lebensmittelrecht

J.W. Kügel

Das Wichtigste in Kürze

Das Lebensmittelrecht ist ein außerordentlich komplexes Gebilde, das durch das Ineinandergreifen verschiedener Rechtssysteme (Völkerrecht/Europarecht/nationales Recht) mit hoher Dynamik in der Rechtssetzung, durch zahlreiche unbestimmte Rechtsbegriffe, Rechtsmeinungen der Behörden, Verbände sowie Organisationen ohne Rechtssetzungsbefugnis und eine kasuistisch geprägte Rechtsprechung gekennzeichnet ist. Die wichtigsten rechtlichen Fragestellungen, für die die Erkenntnisse der Ernährungsmedizin fruchtbar gemacht werden können, ja unverzichtbar sind, bestehen bei der Einstufung von Erzeugnissen zu den Produktgruppen der Lebensmittel in Abgrenzung von den Arzneimitteln und bei der Erarbeitung der vielfach im Lebensmittelrecht geforderten, allgemein anerkannten wissenschaftlichen Daten bzw. Nachweise.

Keywords

Rechtsgrundlagen, Grundprinzipien, Grundbegriffe, Produktgruppen, Lebensmittelinformation und Werbung

16.1 Rechtsgrundlagen

16.1.1 Völkerrecht

Zu den wichtigsten völkerrechtlichen Abkommen gehört neben der Welthandelsorganisation WTO die 1963 von der Food and Agriculture Organization (FAO) und der WHO gegründete **Codex Alimentarius Kommission** (www.fao.org/fao-who-codexalimentarius/en/). Diese hat den Zweck, internationale Lebensmittelstandards zum Abbau nicht tarifärer Handelshemmnisse bei gleichzeitiger Sicherung des Gesundheitsschutzes im Interesse der Verbraucher und der Lauterkeit im Handel mit Lebensmitteln zu schaffen. Damit soll, auch im Interesse der Entwicklungsländer, eine weltweite Harmonisierung des Lebensmittelrechts gefördert werden. Den Empfehlungen, Normen und Richtlinien des Codex Alimentarius kommt jedoch keine Bindungswirkung für die nationalen Gesetzgeber zu. Erst wenn diese die Empfehlungen etc. in nationales Recht übernommen haben, erhalten sie einen rechtsverbindlichen Charakter.

16.1.2 Europarecht

Das in Deutschland geltende Lebensmittelrecht ist vor dem Hintergrund der Gewährleistung der Warenverkehrsfreiheit in der EU weitestgehend durch europarechtliche Vorgaben determiniert, sodass verallgemeinernd gesagt werden kann, dass – mit einigen Ausnahmen, etwa im Bereich der Nahrungsergänzungsmittel und im Straf- und Ordnungswidrigkeitenrecht – Lebensmittelrecht heute ganz überwiegend Europarecht ist.

Bei den europarechtlichen Normen ist im gegebenen Zusammenhang zwischen Verordnungen, Richtlinien, Beschlüssen und Empfehlungen zu unterscheiden. Während **Verordnungen** unmittelbar in den Mitgliedstaaten gelten und keines nationalen Umsetzungsakts bedürfen (Art. 288 Abs. 2 AEUV), sind **Richtlinien** für jeden Mitgliedstaat hinsichtlich des zu erreichenden Ziels verbindlich, lassen den Mitgliedstaaten aber hinsichtlich der Form der Umsetzung und Mittel einen Spielraum (Art. 288 Abs. 3 AEUV); Richtlinien bedürfen mithin eines nationalen Umsetzungsakts. **Beschlüsse** richten sich an bestimmte Adressaten und sind nur für diese verbindlich (Art. 288 Abs. 4 AEUV). **Empfehlungen** sind hingegen unverbindliche Rechtsakte (Art. 288 Abs. 5 AEUV).

Die wichtigsten **EU-Verordnungen** im Lebensmittelrecht sind die

- VO (EG) Nr. 178/2002 zur Festlegung der allgemeinen Grundsätze und Anforderungen des Lebensmittelrechts, zur Errichtung der Europäischen Behörde für Lebensmittelsicherheit und zur Festlegung von Verfahren zur Lebensmittelsicherheit (sog. Basis-VO),
- die VO (EG) Nr. 1924/2006 über nährwert- und gesundheitsbezogene Angaben über Lebensmittel (sog. Health-Claims-Verordnung, HCV) und die
- VO (EU) Nr. 1169/2011 (Lebensmittelinformationsverordnung, LMIV).

Eine wichtige EU-Richtlinie gibt es etwa für Nahrungsergänzungsmittel (RL 2002/46/EG). Besondere Bedeutung kommt in Anbetracht der Komplexität des Lebensmittelrechts mittlerweile den von der Europäischen Kommission zu erlassenden Durchführungsrechtsakten zu den EU-Verordnungen zu (z. B. Durchführungsverordnung (EU) 2017/2470 zur Erstellung der Unionsliste für neuartige Lebensmittel).

In den nationalen Freiräumen, in denen das Lebensmittelrecht noch nicht harmonisiert ist, ergeben sich häufig Konflikte mit der in Art. 34 AEUV verankerten **Warenverkehrsfreiheit**, da die nationalen Vorschriften zu einer Diskriminierung von Lebensmitteln aus anderen EU-Mitgliedstaaten bei dem Verbringen nach Deutschland führen können. Nach Art. 34 AEUV sind mengenmäßige Einfuhrbeschränkungen sowie alle Maßnahmen gleicher Wirkung zwischen den Mitgliedstaaten grundsätzlich verboten. Art. 36 AEUV ermöglicht es aber den Mitgliedstaaten, Einfuhr-, Ausfuhr- oder Durchfuhrbeschränkungen zu statuieren, sofern dies unter Wahrung des Verhältnismäßigkeitsgrundsatzes zum **Schutze der Gesundheit** und des Lebens von Menschen, Tieren oder Pflanzen gerechtfertigt ist.

16.1.3 Nationales Recht

Das deutsche Lebensmittelrecht zeichnet sich durch zahlreiche horizontale und sektorale Rechtsvorschriften (**Gesetze und Verordnungen**) aus, die häufig nebeneinander mit dem grundsätzlichen Vorrang der spezialgesetzlichen Regelung zu beachten sind. Das wichtigste Gesetz ist das **Lebensmittel- und Futtermittelgesetzbuch (LFGB)**, das im Wesentlichen auf der Basis-VO gründet. Daneben ist die föderale Struktur der Lebensmittelüberwachung mit der Folge zu beachten, dass die meisten Zuständigkeiten für den Vollzug des Lebensmittelrechts in Deutschland bei den Bundesländern liegen.

Neben dem Gesetzes- und Verordnungsrecht sind für die Auslegung unbestimmter Rechtsbegriffe auch zahlreiche **Empfehlungen, Stellungnahmen** oder sonstige **Äußerungen** von Fachgremien oder Fachleuten heranzuziehen, wobei diesen Empfehlungen etc. kein Rechtsbindungscharakter zukommt. Sie werden aber oft als Sachverständigengutachten, Verkehrsauffassung oder Äußerungen zum Stand der Wissenschaft eingestuft mit Folgen etwa für die Beweislast in Prozessen. Hier ist auch das Deutsche Lebensmittelbuch zu nennen, das Leitsätze für die Herstellung, Beschaffenheit und sonstige Merkmale von Lebensmitteln, die für die Verkehrsfähigkeit von Bedeutung sind, enthält (www.bmel.de) und das von der Rechtsprechung als Indiz für die herrschende Verkehrsauffassung herangezogen wird. Die Gerichte sind im Rahmen des § 11 LFGB (Irreführungsverbot) gehalten zu prüfen, ob die im Deutschen Lebensmittelbuch festgelegten Leitsätze in der Praxis befolgt werden; ein Gegenbeweis durch Sachverständige und ggf. Meinungsumfragen ist insoweit möglich. Weiter sind hier Stellungnahmen des Arbeitskreises Lebensmittelchemischer Sachverständiger der Länder und des BVL (ALS), des Bundesamtes für Verbraucherschutz und Lebensmittelsicherheit (BVL, www.bvl.bund.de) und des Bundesinstituts für Risikobewertung (BfR, www.bfr.bund.de), aber auch von Fachgesellschaften (z. B. FoodDrinkEurope) zu erwähnen. Besondere Bedeutung kommt den **Scientific Opinions der European Food Safety Authority** (EFSA, www.efsa.europa.eu) in Parma/Italien zu.

16.2 Grundprinzipien des Lebensmittelrechts

Das Lebensmittelrecht hat vor allem dem **Schutz** für das Leben und die **Gesundheit der Menschen** und dem **Verbraucherschutz** zu dienen. Aus diesen beiden Grundvorgaben leiten sich weitere Grundprinzipien ab, die bei der Gewinnung, der Herstellung und dem Inverkehrbringen von Lebensmitteln und der Überwachung der Lebensmittelunternehmen stets zu beachten sind und die das Verhalten aller Beteiligten steuern sollen. Hier sind zu nennen:

- **Risikoanalysen:** Mit ihrer Hilfe (Art. 3 Nr. 10–13, Art. 6 Basis-VO) sollen die zuständigen Behörden Entscheidungsstrategien vorbereiten, damit sie das Risikopotenzial von Lebensmitteln richtig einschätzen können. Aufeinander aufbauende Elemente der Risikoanalyse sind die Risikobewertung, das Risikomanagement und die Risikokommunikation.

- **Vorsorgeprinzip:** In bestimmten Fällen, in denen nach einer Auswertung der verfügbaren Informationen die Möglichkeit gesundheitsschädlicher Auswirkungen festgestellt wird, wissenschaftlich aber noch Unsicherheit besteht, können vorläufige Risikomanagementmaßnahmen zur Sicherstellung eines hohen Gesundheitsschutzniveaus getroffen werden, bis weitere wissenschaftliche Informationen für eine umfassendere Risikobewertung vorliegen (Art. 7 Basis-VO). Am Vorsorgeprinzip orientierte Risikomanagementmaßnahmen müssen verhältnismäßig sein und innerhalb einer angemessenen Frist hinsichtlich ihrer Begründetheit überprüft werden. Dem Vorsorgeprinzip kommt beim Bestehen einer Besorgnis gefährlicher oder irreversibler Folgen für die Gesundheit von Menschen besondere Bedeutung zu.
- **Verbraucherschutz:** Das Lebensmittelrecht muss es den Verbrauchern ermöglichen, eine sachkundige Wahl bei Erwerb und Verzehr von Lebensmitteln zu treffen. Daher sind alle Praktiken des Betrugs oder der Täuschung sowie der Verfälschung von Lebensmitteln zu bekämpfen (Art. 8 Basis-VO).
- **Transparenzgrundsatz:** Die Öffentlichkeit hat ein Recht auf Information bei Vorliegen eines hinreichenden Verdachts, dass ein Lebensmittel ein Risiko für die Gesundheit von Mensch oder Tier mit sich bringen kann (Art. 10 Basis-VO).
- **Lebensmittelsicherheit:** Im Mittelpunkt des europäischen Lebensmittelrechts steht die Sicherheit von Lebensmitteln (Art. 14 Basis-VO). Lebensmittel, die nicht sicher sind, dürfen nicht in den Verkehr gebracht werden. Lebensmittel gelten als nicht sicher, wenn davon auszugehen ist, dass sie gesundheitsschädlich oder für den Verzehr durch den Menschen ungeeignet sind. Durch die nochmalige Aufwertung des Prinzips der Lebensmittelsicherheit im europäischen Recht ist bei der Frage der Abgrenzung Lebensmittel/Arzneimittel eine weitreichende Konkordanz mit dem Prinzip der Arzneimittelsicherheit herbeigeführt worden, sodass in der Abgrenzungsfrage kaum mehr damit argumentiert werden kann, dass „im Zweifel" das „strengere" Arzneimittelrecht angewendet werden müsse, das eine Zulassung für die Produkte verlangt.
- **Stufenverantwortung:** Zum umfassenden Konzept der Lebensmittelsicherheit gehört das Prinzip der Stufenverantwortung (Art. 17 Basis-VO). Danach haben die Lebensmittelunternehmer auf allen Produktions-, Verarbeitungs- und Vertriebsstufen in den ihrer Kontrolle unterstehenden Unternehmen dafür zu sorgen, dass die Lebensmittel den Anforderungen des Lebensmittelrechts entsprechen, die für ihre Tätigkeit gelten. Dabei haben die Lebensmittelunternehmer durch vertragliche Regelungen, ggf. mit Auditierungen sicherzustellen, dass Lieferanten und Abnehmer ihren gesetzlichen Verpflichtungen nachkommen (stufenübergreifende Verantwortung).
- **Rückverfolgbarkeit:** Dieses in Art. 18 Basis-VO statuierte Prinzip legt den Lebensmittelunternehmern die Verpflichtung auf, Systeme und Verfahren zu etablieren, die sie in die Lage versetzen zu dokumentieren, von wem sie ein Lebensmittel oder einen Stoff, der in einem Lebensmittel verarbeitet wird oder werden soll, erhalten haben (Lieferanten – „one step back") und an wen sie ihre Erzeugnisse geliefert haben (Kunden – „one step forward").

16.3 Grundbegriffe des Lebensmittelrechts

16.3.1 Begriff des Lebensmittels/ Abgrenzung zu Arzneimitteln

Der Begriff des **Lebensmittels** ist in §2 Abs. 2 LFGB durch einen Verweis auf Art. 2 der VO (EG) Nr. 178/2002 (sog. Basis-VO) definiert. Danach sind Lebensmittel alle Stoffe oder Erzeugnisse, die dazu bestimmt sind oder von denen nach vernünftigem Ermessen erwartet werden kann, dass sie in verarbeitetem, teilweise verarbeitetem oder unverarbeitetem Zustand von Menschen aufgenommen werden. Diese außerordentlich weite, auch alle oral aufzunehmenden Arzneimittel erfassende und damit für sich untaugliche Definition bedarf der Einschränkung. Diese findet sich in Art. 2 S. 3 Buchst. d) Basis-VO, wonach Arzneimittel i. S. der RL 65/65/EWG und RL 92/73/EWG bzw. nunmehr RL 2001/83/EG nicht zu den Lebensmitteln gehören. Der Arzneimittelbegriff ist somit Bestandteil der Basis-VO und maßgeblich für die Abgrenzung zwischen Arzneimitteln und Lebensmitteln heranzuziehen.

Arzneimittel sind nach der Definition in Art. 1 Nr. 2 RL2001/83/EG, die durch §2 Abs. 1 AMG in nationales Recht umgesetzt wurde,

- alle Stoffe oder Stoffzusammensetzungen, die als Mittel mit Eigenschaften zur Heilung oder zur Verhütung menschlicher Krankheiten bestimmt sind und als **Präsentationsarzneimittel** bezeichnet werden, oder
- alle Stoffe oder Stoffzusammensetzungen, die im oder am menschlichen Körper verwendet oder einem Menschen verabreicht werden können, um entweder die menschlichen physiologischen Funktionen durch eine **pharmakologische**, immunologische oder metabolische **Wirkung** wiederherzustellen, zu korrigieren oder zu beeinflussen oder eine medizinische Diagnose zu erstellen. Sie werden als **Funktionsarzneimittel** bezeichnet.

In Zweifelsfällen, in denen ein Erzeugnis unter Berücksichtigung aller seiner Eigenschaften sowohl unter die Definition für ein Arzneimittel als auch unter diejenige einer anderen Produktkategorie fallen kann, soll nach dem Willen des europäischen Gesetzgebers das Erzeugnis als Arzneimittel behandelt werden (Art. 2 Abs. 2 RL2001/83/EG, was auch als **Zweifelsfallregelung** bezeichnet wird.

Der Schwerpunkt der rechtlichen Auseinandersetzungen bei der Abgrenzung Lebensmittel/Arzneimittel liegt mittlerweile bei der Frage, ob die fraglichen Erzeugnisse als **Funktionsarzneimittel** einzustufen sind, was ihnen praktisch immer den Status der Verkehrsfähigkeit nehmen würde, denn dann würden sie nicht über die erforderliche Zulassung nach den §§21ff. AMG verfügen. Der Europäische Gerichtshof (EuGH) vertritt hierzu in ständiger Rechtsprechung die Auffassung, dass die Entscheidung, ob ein Erzeugnis unter die Definition eines Funktionsarzneimittels fällt, einzelfallbezogen zu treffen ist, wobei alle Merkmale des Erzeugnisses zu berücksichtigen sind, insbesondere seine pharmakologischen, immunologischen oder metabolischen Eigenschaften – wie sie sich beim jeweiligen Stand der Wissenschaft feststellen lassen –, die Modalitäten seines Gebrauchs, der Umfang seiner Verbreitung, seine Bekanntheit bei den Verbrauchern und die Risiken, die seine Verwendung mit sich bringen kann. Erforderlich ist stets eine **Gesamtschau aller Merkmale** des in Rede stehenden Produkts. Der EuGH fordert im Hinblick auf die Feststellung einer pharmakologischen Wirkung – die immunologischen oder metabolischen Eigenschaften spielen zumeist keine Rolle – eine sorgfältige, **einzelfallbezogene, am aktuellen Stand der Wissenschaft orientierte Prüfung**, sodass die Zweifelsfallregelung zugunsten der Annahme des Vorliegens eines Arzneimittels nur greifen kann, wenn die pharmakologische Wirkung des Erzeugnisses positiv nachgewiesen ist. Es reicht nicht aus, wenn eine solche pharmakologische Wirkung nach dem Stand der Wissenschaft nicht ausgeschlossen werden kann. Das Kriterium der Eignung, physiologische Funktionen wiederherzustellen, zu korrigieren oder zu beeinflussen, darf nicht dazu führen, dass Erzeugnisse als Funktionsarzneimittel eingestuft werden, die zwar auf den menschlichen Körper einwirken, aber **keine nennenswerten physiologischen Auswirkungen haben oder seine Funktionsbedingungen somit nicht wirklich beeinflussen**. Bei dieser Beurteilung ist auf den bestimmungsgemäßen Gebrauch des Erzeugnisses abzustellen. Wenn ein Erzeugnis aufgrund seiner Dosierung und bei bestimmungsgemäßem Gebrauch nicht geeignet ist, die menschlichen physiologischen Funktionen in nennenswerter Weise wiederherzustellen, zu korrigieren oder zu beeinflussen, soll nach dem EuGH kein Funktionsarzneimittel vorliegen. Dabei lässt der EuGH es nicht zu, aus dem Vorliegen eines Gesundheitsrisikos bei der Verwendung des Erzeugnisses automatisch eine pharmakologische Wirkung abzuleiten. Das Bestehen eines Gesundheitsrisikos soll vielmehr nur eines der zu beachtenden Einstufungskriterien sein.

Die vom EuGH erarbeiteten Abgrenzungskriterien haben vor allem 2 **Schwachstellen**, die in der Praxis die Festlegung des Produktstatus erschweren: Zum einen ist das Kriterium der pharmakologischen Wirkung häufig nicht hilfreich, denn weder in der Ernährungsmedizin noch in der Rechtswissenschaft gibt es eine verbindliche, alle Fälle erfassende Definition dieses Begriffs. Es ist daher oft sehr streitig, ob und bei welcher Menge des Stoffes eine pharmakologische Wirkung tatsächlich anzunehmen ist. Zum anderen hilft das vom

EuGH stets bemühte Abstellen auf das Kriterium, ob ein Stoff geeignet ist, die menschlichen physiologischen Funktionen „nennenswert" wiederherzustellen, zu korrigieren oder zu beeinflussen, oder ob er die Funktionsbedingungen des menschlichen Körpers nicht wirklich beeinflusst, oft nicht weiter, denn auch hier gilt, dass die insoweit heranzuziehende Ernährungsmedizin oder verwandte Wissenschaften dieses Kriterium nicht kennen. Letztlich muss daher anhand der aktuellen wissenschaftlichen Daten umfassend für jedes Erzeugnis gesondert geprüft werden, ob eine pharmakologische Wirkung bejaht werden kann und ob auch die weiteren Tatbestandsmerkmale des Funktionsarzneimittelbegriffs gegeben sind. Eine pharmakologische Wirkung im Rechtssinne kann angenommen werden, wenn die dem Körper zugeführten Stoffe zu einer erheblichen Veränderung der vorliegenden Funktionsbedingungen des Organismus führen und sie Wirkungen hervorrufen, die durch die übliche Nahrungsaufnahme und körperliche Aktivität nicht erreichbar sind und die außerhalb der normalen Schwankungsbreite der Beeinflussung der im menschlichen Körper ablaufenden Lebensvorgänge liegen. Damit werden diese Stoffe zum Zweck der Wiederherstellung, Korrektur und/oder Beeinflussung der physiologischen Funktion eingesetzt. Begründete Zweifel gehen zu Lasten der Annahme eines Arzneimittels.

Hilfreich kann in diesem Zusammenhang auch die Einführung einer sog. **Erheblichkeitsschwelle** sein. Diese soll die Grenze beschreiben, bis zu der Erzeugnisse trotz einer pharmakologischen Wirkung im pharmazeutischen Sinn lediglich Auswirkungen auf die physiologischen Funktionen haben, die auch mit dem Verzehr einer angemessenen Menge von entsprechenden Vergleichslebensmitteln erzielt werden können.

Bedingt durch den Umstand, dass der Lebensmittelbegriff sehr weit und der Arzneimittelbegriff höchst auslegungsbedürftig gefasst ist und dass von der in diesem Punkt einheitlichen Rechtsprechung stets eine Einzelfallprüfung gefordert wird, aber auch wegen der vielfältigen Meinungsunterschiede in den Naturwissenschaften – dies betrifft vor allem die Disziplinen der Ernährungsmedizin und Ernährungswissenschaft – hat sich eine äußerst umfangreiche, den Produktstatus oft schwer vorhersehbare, **kasuistische Rechtsprechung** zur Einstufung von Erzeugnissen bzw. Stoffen, die zumeist in Nahrungsergänzungsmitteln und diätetischen Lebensmitteln enthalten waren bzw. sind, herausgebildet. Beispiele: Melatonin (Lebensmittel: OVG Münster), Zimt (Arzneimittel: OLG Celle, OLG Hamm; Lebensmittel: BGH), Chondroitin- und Glucosaminsulfat (Arzneimittel: OLG Köln; Lebensmittel: BVerwG), L-Carnitin (Arzneimittel: OLG Düsseldorf; Lebensmittel: BGH, OVG Berlin-Brandenburg), Johanniskraut und Melisse (Lebensmittel: BGH).

16.3.2 Zutaten/Zusatzstoffe

Zutaten sind alle Stoffe und Erzeugnisse, einschließlich Aromen, Lebensmittelzusatzstoffe und Lebensmittelenzyme, sowie alle Bestandteile einer zusammengesetzten Zutat, die bei der Herstellung oder Zubereitung eines Lebensmittels verwendet werden und ggf. in veränderter Form im Enderzeugnis vorhanden bleiben (Art. 2 Abs. 2 Buchst. f) LMIV).

Hiervon zu unterscheiden sind **Zusatzstoffe**. Lebensmittelzusatzstoffe sind nach der Legaldefinition in Art. 3 Abs. 2 Buchst. a) VO (EG) Nr. 1333/2008 Stoffe mit oder ohne Nährwert, die in der Regel

- weder selbst als Lebensmittel verzehrt,
- noch als charakteristische Zutat eines Lebensmittels verwendet werden und
- die einem Lebensmittel aus **technologischen Gründen** bei der Herstellung, Verarbeitung, Zubereitung, Behandlung, Verpackung, Beförderung oder Lagerung zugesetzt werden, wodurch sie selbst oder ihre Nebenprodukte mittelbar oder unmittelbar zu einem Bestandteil des Lebensmittels werden oder werden können.

Nur die in der Gemeinschaftsliste im Anhang II zur VO (EU) Nr. 1333/2008 aufgeführten ca. 320 Lebensmittelzusatzstoffe dürfen als solche in Verkehr gebracht und unter den darin festgelegten Bedingungen in Lebensmitteln verwendet werden (Art. 4 Abs. 2 der VO). Insoweit hat sich der europäische Gesetzgeber im Sinne des Verbraucherschutzes für ein **Verbot mit Erlaubnisvorbehalt** entschieden. Die Lebensmittelzusatzstoffe sind im Anhang I zur VO in nach ihrem jeweiligen technologischen Zweck in Funktionsklassen geordnet

(z. B. Süßungsmittel, Farbstoffe, Konservierungsmittel, Trägerstoffe) und mit E-Nummern zur besseren Kennzeichnung der Lebensmittel im Zutatenverzeichnis versehen. Infolge der weitgehenden Harmonisierung des Rechts der Zusatzstoffe zu technologischen Zwecken im europäischen Recht ist die nationale Zusatzstoffzulassungsverordnung (ZZulV) im Juni 2021 außer Kraft getreten und durch die Lebensmittelzusatzstoff-Durchführungsverordnung (LMDZV) ersetzt worden, die neben Vorschriften zur Ausführung von EU-Recht nur noch Regelungen zu Nitrit und zur Herstellung von Nitritpökelsalzen sowie Straf- und Ordnungswidrigkeitstatbeständen enthält.

16.4 Produktgruppen im Bereich der Lebensmittel

16.4.1 Functional Food

Für den Begriff „Functional Food" (funktionelle Lebensmittel) gibt es keine rechtliche Definition. Auch die Rechtsprechung hat in zahlreichen Entscheidungen zu Lebensmitteln, denen eine (Zusatz-)Funktion zugeschrieben wurde, keine inhaltlichen Festlegungen erarbeiten können und wollen. Es besteht jedoch weitgehend Einigkeit, dass es sich bei Functional Food um Lebensmittel handelt, die über adäquate ernährungsphysiologische Effekte hinaus durch die Verwendung bestimmter Nährstoffe oder Zutaten spezifische positive Wirkungen auf die **Gesundheit und das körperliche Wohlbefinden** haben können. Diese **positiven Wirkungen** können insbesondere in der Anregung von Stoffwechselvorgängen, der Unterstützung von körpereigenen Abwehrkräften und der Rekonvaleszenz nach Erkrankungen, der Verzögerung altersbedingter degenerativer Erscheinungen und der Prävention gegenüber Erkrankungen bestehen.

> **Hinweis für die Praxis**
> Für funktionelle Lebensmittel (Functional Food) ist es kennzeichnend, dass sie aus natürlich vorkommenden Inhaltsstoffen von Lebensmitteln bestehen oder aus solchen stammen, nicht in Form von Kapseln, Tabletten, Pulver oder Ähnlichem angeboten werden und als Teil der normalen Ernährung verzehrt werden können.

Es gibt grundsätzlich 5 Möglichkeiten bei der Herstellung von Lebensmitteln, um die **Funktionalität** herbeizuführen:

- Entfernung eines unerwünschten Bestandteils mit unerwünschten Effekten
- Erhöhung der Konzentration eines natürlichen Lebensmittelinhaltstoffs
- Zusatz von Stoffen, die in den meisten Lebensmitteln normalerweise nicht vorkommen
- Substitution eines ungünstig bewerteten Inhaltsstoffes durch einen ernährungsphysiologisch günstiger wirkenden Stoff
- Verbesserung der Bioverfügbarkeit der sinngebenden Inhaltsstoffe

Die besondere Problematik von Functional Food besteht darin, dass der über die normale Ernährung hinausgehende Nutzen (**Added Value**) im Falle einer Bewerbung dieses Nutzens nach der Health-Claim-Verordnung durch allgemein anerkannte wissenschaftliche Daten nachgewiesen werden muss (Art. 5 HCV) und dass gerade bei aufkonzentrierten Produkten sehr schnell die Grenze zum Arzneimittel wegen Vorliegens einer pharmakologischen Wirkung überschritten sein kann. Bewegen sich Werbeaussagen für funktionelle Lebensmittel mit Krankheitsbezug außerhalb des Anwendungsbereichs der HCV für sogenannte Risk Reduction Claims, unterliegen sie zudem dem Krankheitswerbeverbot (Art. 7 Abs. 3 LMIV).

Im Übrigen müssen funktionelle Lebensmittel, da sie keine eigene rechtlich reglementierte Lebensmittelkategorie darstellen, den jeweils für das konkrete Produkt anwendbaren Rechtsvorschriften genügen. Zu diesen gehört, soweit einem Lebensmittel Vitamine und Mineralstoffe zugesetzt werden, auch die VO (EG) Nr. 1925/2006 über den Zusatz von Vitaminen und Mineralstoffen sowie bestimmten anderen Stoffen zu Lebensmitteln, die sog. **Anreicherungsverordnung**. Allerdings hat der europäische Gesetzgeber bislang nur wenige Stoffe, deren Verwendung in Lebensmitteln verboten oder eingeschränkt ist oder von der EU geprüft wird, in den Anhang III aufgenommen (z. B. Monacoline aus Rotschimmelreis und Grünteeextrakte).

16.4.2 Nahrungsergänzungsmittel

Der europäische Gesetzgeber hat die viele Jahre andauernde Diskussion über die Verkehrsfähigkeit von Nahrungsergänzungsmitteln durch die RL 2002/46/EG zur Angleichung der Rechtsvorschriften der Mitgliedstaaten über Nahrungsergänzungsmittel vom 12.6.2002 (NemRL) beendet. Er hat sich hierbei vom Aspekt des Gesundheitsschutzes leiten lassen, sodass nur sichere Produkte verkehrsfähig sein können. Weiter hat er in Verfolgung seines Regulierungsansatzes **Positivlisten für Vitamine und Mineralstoffe**, die bei der Herstellung von Nahrungsergänzungsmitteln verwendet werden dürfen, eingeführt und angeordnet, dass für diese Stoffgruppen sichere Höchstmengen, die durch eine wissenschaftliche Risikobewertung auf der Grundlage allgemein anerkannter wissenschaftlicher Daten ermittelt werden müssen, festzulegen sind. Das zweite gesetzgeberische Anliegen, nämlich den Täuschungsschutz und Verbraucherschutz, hat der europäische Gesetzgeber in der NemRL durch die Forderung nach einer ausreichenden und angemessenen Kennzeichnung und Werbung, ggf. durch Festsetzung von Mindestmengen und ein adäquates Überwachungssystem realisieren wollen. Allerdings sollen nach dem ursprünglichen Willen des europäischen Normgebers spezifische Vorschriften für **andere Nährstoffe als Vitamine und Mineralstoffe oder andere Stoffe mit ernährungsspezifischer oder physiologischer Wirkung** in Nahrungsergänzungsmitteln („sonstige Stoffe") erst zu einem späteren Zeitpunkt festgelegt werden. Diesen Auftrag des Gesetzgebers hat die Europäische Kommission bis heute nicht erfüllt, sodass es für diese Stoffe bei der Fortgeltung des jeweiligen nationalen Rechts in den Mitgliedstaaten der EU verbleiben muss. Dies gilt insbesondere auch für die „**Botanicals**", d. h. pflanzliche Stoffe und pflanzliche Zubereitungen in Nahrungsergänzungsmitteln. Mit der NemRL ist für die Kategorie der sonstigen Stoffe keine vollständige Regulierung des Marktes für Nahrungsergänzungsmittel in der EU erfolgt, und es ist nicht absehbar, ob und wann sie je erfolgen wird. Es ist jedoch zu beachten, dass die Vorschriften zur Kennzeichnung und Werbung in der NemRL für alle Nahrungsergänzungsmittel gelten, also auch für solche, die sonstige Stoffe mit ernährungsspezifischer oder physiologischer Wirkung enthalten. In jedem Fall muss stets unterschieden werden zwischen der Frage, welche Stoffe in einem Nahrungsergänzungsmittel enthalten sein können (1. Stufe) und in welcher Weise diese Produkte dann beworben werden dürfen (2. Stufe).

Die NemRL ist in Deutschland durch die Nahrungsergänzungsmittel-Verordnung (NemV) vom 24.5.2004 umgesetzt worden. Nach § 1 Abs. 1 NemV sind **Nahrungsergänzungsmittel**

- Lebensmittel, die dazu bestimmt sind, die allgemeine Ernährung zu ergänzen,
- Konzentrate von Nährstoffen oder sonstigen Stoffen mit ernährungsspezifischer oder physiologischer Wirkung
- in dosierter Form (Kapseln, Pastillen, Tabletten, Pillen oder ähnliche andere Darreichungsformen, Pulverbeutel, flüssige Ampullen, Flaschen mit Tropfeinsätzen und ähnliche Darreichungsformen von Flüssigkeiten und Pulvern) zur Aufnahme in abgemessenen kleinen Mengen.

Nährstoffe sind hierbei nach der Legaldefinition in § 1 Abs. 2 NemV Vitamine und Mineralstoffe einschließlich der Spurenelemente, wobei nur die im Anhang I der NemRL aufgeführten Vitamine und Mineralstoffe in den im Anhang II der NemRL gelisteten Verbindungen zulässigerweise in Nahrungsergänzungsmitteln Verwendung finden dürfen (§ 3 Abs. 1 NemV).

Während für die Stoffgruppen Vitamine und Mineralstoffe eine weitestgehende Rechtssicherheit im Hinblick auf die Zulässigkeit der Verwendung als Inhaltsstoffe in Nahrungsergänzungsmitteln geschaffen wurde, besteht wegen der Untätigkeit des europäischen Gesetzgebers nach wie vor eine erhebliche Rechtsunsicherheit für die sonstigen Stoffe mit ernährungsspezifischer oder physiologischer Wirkung. Einige der wichtigsten hier zu nennenden Beispiele für derartige **sonstige Stoffe**, die auch vielfältig die Rechtsprechung beschäftigt haben, sind Ballaststoffe, (essenzielle) Fettsäuren, Aminosäuren, Enzyme, Probiotika, L-Carnitin, Ginkgo biloba, Melatonin sowie Pflanzen und Pflanzenextrakte als Zutaten (sog. Botanicals).

Ist die Hürde der Arzneimitteleigenschaft überwunden, stellt sich für Nahrungsergänzungsmittel, welche sonstige Stoffe enthalten, die Frage, ob es sich bei diesen nicht um einen zulassungspflichtigen **Zusatzstoff** handelt. Indes ist zu berücksichtigen, dass die sonstigen Stoffe keinen Zusatzstoff darstellen, sondern die Zutat von Nahrungsergänzungsmitteln sind. Sie haben eine physiologische Zwecksetzung und werden daher nicht etwa zu technologischen Zwecken beigefügt. Als solche unterliegen sie der die Anforderungen an die die Lebensmittelsicherheit definierende Vorschrift des Art. 14 Basis-VO: Sie dürfen nicht gesundheitsschädlich sein, wobei hier zu berücksichtigen sind:

- die wahrscheinlichen sofortigen und/oder kurzfristigen und/oder langfristigen Auswirkungen des Erzeugnisses nicht nur auf die Gesundheit des Verbrauchers, sondern auch auf nachfolgende Generationen,
- die wahrscheinlichen kumulativen toxischen Auswirkungen und
- die besondere gesundheitliche Empfindlichkeit einer bestimmten Verbrauchergruppe, falls das Erzeugnis für diese Gruppe von Verbrauchern bestimmt ist (Art. 14 Abs. 4 Basis-VO).

Für den vergeblich an die Europäische Kommission gerichteten Auftrag des europäischen Gesetzgebers zur Festlegung von **Höchstmengen** bei Vitaminen/Mineralstoffen in Nahrungsergänzungsmitteln gelten folgende Prämissen (Art. 5 NemRL):

- Orientierung an der Tagesdosis
- Festlegung sicherer Höchstmengen auf der Basis einer wissenschaftlichen Risikobewertung anhand allgemein anerkannter wissenschaftlicher Daten, ggf. unter Berücksichtigung der unterschiedlichen Sensibilitäten einzelner Verbrauchergruppen
- Berücksichtigung der Mengen an Vitaminen und Mineralstoffen, die im Rahmen der allgemeinen Ernährung aus anderen Quellen zugeführt werden
- Einbeziehung der Bevölkerungsreferenzmengen
- Ermittlung der Mindestmengen anhand „ausreichender" Mengen

Seit 2020 gibt es auf europäischer Ebene bei der Europäischen Kommission eine Initiative, mit der Höchst- und Mindestgehalte für Vitamine und Mineralstoffe erarbeiten werden sollen, die Lebensmitteln zugesetzt werden. Dies sollte in 2024 in eine normative Regelung münden.

Das BfR hat ungeachtet dessen in einer Stellungnahme vom 15.3.2021 aktualisierte Höchstmengenvorschläge für Vitamine und Mineralstoffe in Nahrungsergänzungsmitteln und angereicherten Lebensmitteln unterbreitet, denen aber kein normativer Charakter zukommt, so dass es sich um einen Beitrag in der wissenschaftlichen Diskussion handelt. In einigen EU-Mitgliedstaaten gibt es Listen von Stoffen mit konkreten Werten für Höchstmengen (Italien, Spanien, Tschechien, s. auch die BELFRIT-Initiative). Für **Mindestmengen** für die tägliche Zufuhr von Vitaminen und Mineralstoffen folgt aus Anhang XIII Teil A Nr. 2 der LMIV, dass 15 % der Nährstoffbezugswerte nach Nr. 1 dieses Anhangs eine ausreichende („signifikante") Mindestmenge darstellen.

16.4.3 Diätetische Lebensmittel/ „Speziallebensmittel"

Mit der Geltung der VO (EU) Nr. 609/2013 über Lebensmittel für Säuglinge und Kleinkinder, Lebensmittel für besondere medizinische Zwecke und Tagesrationen für gewichtskontrollierende Ernährung (sog. **Speziallebensmittel-VO**) wurde mit Wirkung zum 20.7.2016 das Konzept der diätetischen Lebensmittel in Europa abgeschafft. Diätetische Lebensmittel waren Lebensmittel, die für eine besondere Ernährung bestimmt sind (§ 1 Abs. 1 DiätV bzw. Art. 1 Abs. 1 RL 2009/39/EG). Damit unterschieden sie sich von den Lebensmitteln der allgemeinen Ernährung, aber auch von den Nahrungsergänzungsmitteln, die dazu bestimmt sind, die allgemeine Ernährung zu ergänzen.

Die Abschaffung der Kategorie der diätetischen Lebensmittel wird damit begründet, dass zum einen ähnliche Lebensmittel in den EU-Mitgliedstaaten mit unterschiedlichen regulatorischen Einstufungen in den Verkehr gebracht werden, sodass der Binnenmarkt und damit die Warenverkehrsfreiheit gestört werden. Zum anderen geht der europäische Gesetzgeber davon aus, dass die in der NemRL, der HCV und der Anreicherungsverordnung enthaltenen Bestimmungen ausreichen, um eine Reihe der vormals in der Diätrahmenrichtlinie 2009/38/EG erfassten Lebensmittelkategorien zu regeln und dies mit geringerem Verwaltungsaufwand und mehr Klarheit in Bezug auf Geltungsbereich und Ziele. Andererseits hält er Lebensmittelkategorien, die die teilweise oder einzige Nahrungsquelle für bestimmte Bevölkerungsgruppen darstellen, für die Regulierung bestimmter Krankheitsbilder und/oder, um den Ernährungsanforderungen bestimmter eindeutig bezeichneter gefährdeter Bevölkerungsgruppen gerecht zu werden, für unverzichtbar. Daher sind ab dem 20.7.2016 nur noch folgende „Speziallebensmittel" als eigenständige Lebensmittelkategorien zulässig:

Hinweis für die Praxis

„Speziallebensmittel"

- Säuglingsanfangsnahrung und Folgenahrung
- Getreidebeikost und andere Beikost
- Lebensmittel für besondere medizinische Zwecke
- Tagesrationen für eine gewichtskontrollierende Ernährung

In einer sogenannten **Unionsliste** werden dort Kategorien von Stoffen aufgeführt, die einer oder mehreren der vorgenannten Lebensmittelkategorien ggf. unter Beachtung der Bedingungen für die Verwendung des Stoffes und der für den Stoff anwendbaren Reinheitskriterien zugesetzt werden dürfen. Dazu gehören:

- Vitamine
- Mineralstoffe
- Aminosäuren
- Carnitin und Taurin
- Nukleotide
- Cholin und Inositol

Andere Stoffe dürfen „Speziallebensmitteln" zugesetzt werden, wenn für sie insbesondere die Eignung für die Ernährungsanforderungen der Personen, für die sie bestimmt sind, durch allgemein anerkannte wissenschaftliche Daten nachgewiesen werden kann. Zudem müssen sie den besonderen Anforderungen an Zusammensetzung und Information und Werbung genügen, die die Europäische Kommission in den Delegierten VOen 2016/127 für Säuglingsanfangs- und Folgenahrung, 2016/128 für Lebensmittel für besondere medizinische Zwecke und 2017/1798 für Tagesrationen für gewichtskontrollierende Ernährung) festgelegt hat. Für Getreidebeikost und andere Beikost steht ein delegierter Rechtsakt noch aus.

In Abänderung der bisherigen Rechtslage für bestimmte diätetische Lebensmittel bestimmt die VO (EU) Nr. 609/2013 nunmehr, dass in der Kennzeichnung, Aufmachung und Bewerbung von „Speziallebensmitteln" diesen keine Eigenschaften der Vorbeugung, Behandlung oder Heilung von Krankheiten zugeschrieben werden dürfen. Bereits der Anschein solcher Eigenschaften ist verboten. Mithin gilt uneingeschränkt das **Krankheitswerbeverbot für „Speziallebensmittel"**.

Für die Verwendung der Angaben **„glutenfrei"** und **„sehr geringer Glutengehalt"** gilt die Durchführungsverordnung (EU) Nr. 828/2014 sowie für die Angaben **„laktosefrei"** und **„sehr geringer Laktosegehalt"** soll die LMIV gelten, wobei es hierzu aber noch keine Regelungen in der LMIV gibt. Für die Angabe **„Mahlzeit für eine gewichtskontrollierende Ernährung"** soll allein die HCV maßgeblich sein.

Für die Kennzeichnung, Aufmachung und Werbung von **Säuglingsanfangsnahrung und Folgenahrung** gilt zudem das Verbot, Bilder von Säuglingen oder andere Bilder oder Texte zu verwenden, die den Gebrauch dieser Nahrung idealisieren könnten.

Für **Lebensmittel für Sportler** hat die Europäische Kommission am 15.6.2016 einen Bericht vorgelegt, wonach besondere Vorschriften über Lebensmittel für Sportler nicht erforderlich sind. Dasselbe gilt aufgrund des Berichts der Europäischen Kommission vom 31.3.2016 für Milchgetränke für Kleinkinder.

Hinweis für die Praxis

Allgemeine Anforderungen an „Speziallebensmittel"

- Vorliegen allgemein anerkannter wissenschaftlicher Daten zur Eignung des „Speziallebensmittels" für die betroffenen Personenkreise
- „Speziallebensmittel" dürfen keinen Stoff in einer Menge enthalten, der die Gesundheit gefährden kann.
- Nachweis der Bioverfügbarkeit der „Speziallebensmitteln" zugesetzten Stoffe

- Verwendbarkeit von der Novel-Food-Verordnung unterfallenden Stoffen bei Einhaltung der Anforderungen der Novel-Food-Verordnung
- Geltung des Irreführungsverbots und des Krankheitswerbeverbots
- Zweckdienliche Angaben oder Empfehlungen gegenüber den Fachkreisen sind zulässig.

Für **Lebensmittel für besondere medizinische Zwecke (LBMZ)** (**bilanzierte Diät**) – so die ab dem 20.7.2016 zulässige Verkehrsbezeichnung – ergaben sich durch die Speziallebensmittel-VO Neuerungen, die zwingend zahlreichen solcher bislang im Verkehr befindlichen Produkten insbesondere durch die Rechtsprechung der nationalen Gerichte und neuerdings des EuGH die Vermarktungsfähigkeit genommen haben. Entscheidend ist hier, dass solche Produkte dem **Diätmanagement** von Patienten zu dienen haben, die zur ausschließlichen oder teilweisen Ernährung mit eingeschränkter, behinderter oder gestörter Fähigkeit zur Aufnahme, Verdauung, Resorption, Verstoffwechslung oder Ausscheidung gewöhnlicher Lebensmittel oder bestimmter darin enthaltener Nährstoffe oder Stoffwechselprodukte (1. Alternative) oder von Patienten mit einem sonstigen medizinisch bedingten Nährstoffbedarf bestimmt sind, für deren Diätmanagement die Modifizierung der normalen Ernährung allein nicht ausreicht (2. Alternative). LBMZ sollen nur für die Patienten zulässig sein, die an diagnostizierten spezifischen Krankheiten, Störungen oder Beschwerden, die es ihnen sehr schwer oder unmöglich machen, ihren Ernährungsbedarf durch den Verzehr anderer Lebensmittel zu decken, oder an einer dadurch hervorgerufenen Mangelernährung leiden.

Hinweis für die Praxis

Lebensmittel für besondere medizinische Zwecke

- diätetisch vollständige Lebensmittel mit einer Nährstoff-Standardformulierung, die bei Verwendung nach den Anweisungen des Herstellers die einzige Nahrungsquelle für die Personen, für die sie bestimmt sind, darstellen können
- diätetisch vollständige Lebensmittel mit einer für eine bestimmte Krankheit oder Störung oder für bestimmte Beschwerden spezifischen angepassten Nährstoffformulierung, die bei Verwendung nach den Anweisungen des Herstellers die einzige Nahrungsquelle für die Personen, für die sie bestimmt sind, darstellen können
- diätetisch unvollständige Lebensmittel mit einer Standardformulierung oder einer für eine bestimmte Krankheit oder Störung oder für bestimmte Beschwerden spezifischen angepassten Nährstoffformulierung, die sich nicht für die Verwendung als einzige Nahrungsquelle eignen

Die **Lebensmittelinformationen zu LBMZ** müssen u. a. folgenden Anforderungen genügen:

- Einhaltung der Lebensmittelinformations-VO (LMIV), soweit sich aus der „Speziallebensmittel-VO" nichts Abweichendes ergibt
- wichtiger Hinweis, dass das Erzeugnis unter ärztlicher Aufsicht verwendet werden muss
- wichtiger Hinweis: Angabe, ob das Erzeugnis zur Verwendung als einzige Nahrungsquelle geeignet ist
- ggf. wichtiger Hinweis, dass das Erzeugnis für eine bestimmte Altersgruppe bestimmt ist
- ggf. wichtiger Hinweis, dass das Erzeugnis die Gesundheit gefährden kann, wenn es von Personen konsumiert wird, die nicht an der Krankheit, der Störung oder den Beschwerden leiden, für die das Erzeugnis bestimmt ist
- Hinweis **„Zum Diätmanagement bei …"** ergänzt durch die Krankheit, die Störung oder die Beschwerden, für die das Erzeugnis bestimmt ist
- ggf. Hinweis auf Vorsichtsmaßnahmen und Kontraindikationen
- Beschreibung der Eigenschaften und/oder Merkmale, denen das Erzeugnis seine Zweckdienlichkeit in Bezug auf die Krankheit, Störung oder die Beschwerden verdankt, für deren Diätmanagement es vorgesehen ist, ggf. hinsichtlich der besonderen Verarbeitung und Formulierung mit Angaben zu den Nährstoffen, die vermehrt, vermindert, eliminiert oder auf andere Weise ver-

ändert wurden, sowie die Begründung für die Verwendung des Erzeugnisses
- ggf. Warnung, dass das Erzeugnis nicht parenteral verwendet werden darf
- ggf. Anweisungen für die sachgerechte Zubereitung, Verwendung und Lagerung des Erzeugnisses nach Öffnung des Behälters
- Angabe der Menge aller im Anhang I zur delegierten Verordnung der Europäischen Kommission aufgeführten Mineralstoffe und Vitamine, die das Erzeugnis enthält
- Angabe der Menge an Bestandteilen von Proteinen, Kohlenhydraten und Fetten und/oder sonstigen Nährstoffen und deren Bestandteilen, sofern diese Information zur zweckentsprechenden Verwendung des Erzeugnisses erforderlich ist
- ggf. Angaben zur Osmolalität oder Osmolarität des Erzeugnisses
- Angaben zur Quelle und Art der in dem Erzeugnis enthaltenen Proteine und/oder Proteinhydrolysate

Nährwert- und gesundheitsbezogene Angaben für LBMZ sind verboten.

16.4.4 Novel Food

„Neuartige Lebensmittel" (Novel Food) sind nach der Definition in Art. 3 Abs. 2 Buchst. a VO (EU) 2015/2283 vom 25.11.2015 (Novel-Food-VO) neuartige Lebensmittel, die vor dem 15.5.1997 nicht in nennenswertem Umfang in der Union für den menschlichen Verzehr verwendet wurden und die u.a. in mindestens eine der folgenden Kategorien fallen :
- Lebensmittel mit neuer oder gezielt veränderter Molekularstruktur, soweit diese Struktur in der Union vor dem 15.5.1997 nicht in Lebensmitteln oder als Lebensmittel verwendet wurde
- Lebensmittel, die aus Mikroorganismen, Pilzen oder Algen bestehen oder daraus isoliert oder erzeugt wurden
- Lebensmittel, die aus von Tieren, Pflanzen, Mikroorganismen, Pilzen oder Algen gewonnenen Zell- oder Gewebekulturen bestehen oder daraus isoliert oder erzeugt wurden,
- Lebensmittel, bei deren Herstellung ein vor dem 15.5.1997 in der Union für die Herstellung von Lebensmitteln nicht übliches Verfahren angewandt worden ist, das bedeutende Veränderungen der Zusammensetzung oder Struktur eines Lebensmittels bewirkt, die seinen Nährwert, seine Verstoffwechselung oder seinen Gehalt an unerwünschten Stoffen beeinflussen,
- Lebensmittel, die aus technisch hergestellten Nanomaterialien bestehen,
- Lebensmittel, die vor dem 15.5.1997 in der Union ausschließlich in Nahrungsergänzungsmitteln verwendet wurden, sofern sie in anderen Lebensmitteln als Nahrungsergänzungsmitteln gemäß Art. 2 Buchst. a der RL 2002/46/EG verwendet werden sollen.
- Auch traditionelle Lebensmittel aus einem Drittland, die in der EU vor dem 15.5.1997 nicht in nennenswertem Umfang verzehrt wurden, unterliegen der Novel-Food-VO (z. B. Baobab-Fruchtfleisch).

Novel Food darf auf der Grundlage der verfügbaren wissenschaftlichen Daten kein Sicherheitsrisiko für die menschliche Gesundheit mit sich bringen, keine Irreführung der Verbraucher bewirken und darf sich von Lebensmitteln oder Lebensmittelzutaten, die es ersetzen soll, nicht so unterscheiden, dass sein normaler Verzehr Ernährungsmängel für den Verbraucher mit sich brächte (Art. 7 Novel-Food-VO). Folgerichtig ist es einer entsprechenden Sicherheitsprüfung vor dem Inverkehrbringen zu unterziehen. Nur zugelassene und in der Unionsliste aufgeführte neuartige Lebensmittel dürfen nach Maßgabe der in der Liste festgelegten Bedingungen und Kennzeichnungsvorschriften als solche in Verkehr gebracht oder in und auf Lebensmitteln verwendet werden. Die Unionsliste wird von der Europäischen Kommission erstellt und fortlaufend aktualisiert.

Das Inverkehrbringen von neuartigen Lebensmitteln ist nach Maßgabe von 2 Verfahren möglich:
- Das Verfahren für die Genehmigung des Inverkehrbringens eines neuartigen Lebensmittels in der Union und die Aktualisierung der Unionsliste gemäß Art. 9 Novel-Food-VO wird entweder von der Europäischen Kommission selbst oder auf Antrag eines Antragsstellers an die Kommission eingeleitet (Art. 10 Novel-Food-VO).

- Wichtige Voraussetzung ist u. a., dass wissenschaftliche Daten belegen, dass das neuartige Lebensmittel kein Sicherheitsrisiko für die menschliche Gesundheit mit sich bringt.
- Die Meldung eines traditionellen Lebensmittels aus einem Drittland anstelle des Genehmigungsverfahrens (Art. 14 Novel-Food-VO). Mit der Meldung muss u. a. der Nachweis über die Verwendungsgeschichte als sicheres Lebensmittel im Drittland erbracht werden. Hierzu bedarf es Daten über die Zusammensetzung und Erfahrungen mit der fortgesetzten Verwendung über mind. 25 Jahre hinweg als Bestandteil der üblichen Ernährung einer signifikanten Anzahl von Personen in einem Drittland.

Die Novel-Food-VO gilt nicht für
- genetisch veränderte Lebensmittel gemäß der VO (EG) Nr. 1829/2003,
- Lebensmittel, die verwendet werden als Lebensmittelenzyme gem. der VO (EG) Nr. 1332/2008, Lebensmittelzusatzstoffe gem. der VO (EG) Nr. 1333/2008, Lebensmittelaromen gem. der VO (EG) Nr. 1334/2008 und Extraktionslösungsmittel, die für die Herstellung von Lebensmitteln oder Lebensmittelzutaten gemäß der RL 2009/32/EG verwendet werden oder verwendet werden sollen.

16.5 Lebensmittelinformation und Werbung

16.5.1 Lebensmittelinformation

Für die Lebensmittelinformation (Kennzeichnung von Lebensmitteln) gilt grundsätzlich seit dem 13.12.2014 die VO (EU) Nr. 1169/2011 betreffend die Information der Verbraucher über Lebensmittel vom 25.10.2011 (**Lebensmittelinformations-VO – LMIV**), die unter anderem die sog. Etikettierungs-Richtlinie (RL 2000/13/EG) und die nationale Lebensmittelkennzeichnungs-VO (LMKV) ersetzt hat. Die LMIV gilt vorbehaltlich spezialgesetzlicher Regelungen für einzelne Lebensmittelkategorien für die Kennzeichnung und Nährwertdeklaration von vorverpackten Lebensmitteln und loser Ware. Mit der nach einer langen Vorgeschichte erlassenen LMIV sollen Handelshemmnisse im Binnenmarkt beseitigt, die europarechtlichen Vorschriften zur Kennzeichnung und Nährwertkennzeichnung aktualisiert, Vorschriften zu Informationen für Menschen mit Allergien erlassen, die Verständlichkeit und Lesbarkeit von Lebensmittelinformationen auf den Etiketten verbessert, der Verbraucherschutz gestärkt und es den Verbrauchern ermöglicht werden, eine fundierte Wahl und bewusste Kaufentscheidung insbesondere für eine ausgewogene Ernährung zu treffen. Die LMIV ist so konzipiert, dass es im Laufe der Zeit immer detaillierte Regelungen geben soll, wozu die Europäische Kommission zahlreiche Befugnisse zum Erlass delegierter Rechtsakte erhalten hat.

Hinweis für die Praxis

Verpflichtende Angaben für Lebensmittel
- Bezeichnung des Lebensmittels
- Verzeichnis der Zutaten
- Allergenkennzeichnung
- quantitative Zutatenkennzeichnung
- Nettofüllmenge des Lebensmittels
- Mindesthaltbarkeitsdatum/Verbrauchsdatum
- Aufbewahrungs- und Verwendungsbedingungen, soweit erforderlich
- Angabe des Verantwortlichen mit Name/Firma und Anschrift
- Ursprungsland oder Herkunftsort, soweit in Art. 26 LMIV vorgeschrieben
- Gebrauchsanleitung, soweit erforderlich
- Alkoholgehalt bei mehr als 1,2 Vol.-% Alkoholgehalt
- Nährwertdeklaration

Die Angaben sind bei vorverpackten Lebensmitteln direkt auf der Verpackung oder auf einem an dieser befestigten Etikett an gut sichtbarer Stelle in deutscher Sprache, leicht verständlich, deutlich lesbar und unverwischbar anzubringen. Hierbei gilt das sog. Sichtfelderfordernis, d. h., die Bezeichnung des Lebensmittels, die Nettofüllmenge und für Getränke mit einem Alkoholgehalt von mehr als 1,2-Vol.-% die Angabe des vorhandenen Alkoholgehalts in Vol.-% müssen im selben Sichtfeld (nicht notwendigerweise auf der Frontseite) angebracht sein, mithin mit einem Blick erfassbar sein.

16.5.2 Nährwertdeklaration

Durch die LMIV wird auch die Nährwertdeklaration (zuvor Nährwertkennzeichnung) neu unter Aufhebung der Nährwertkennzeichnungs-Richtlinie 90/496/EWG und der nationalen Nährwertkennzeichnungs-VO (NKV) geregelt und in Abweichung von der bisherigen Rechtslage grundsätzlich zwingend für alle Lebensmittel vorgeschrieben (▸ Abb. 16.1).

Hinweis für die Praxis

Verpflichtende Angaben bei der Nährwertdeklaration

- Brennwert
- Mengen an
  - Fett
  - gesättigten Fettsäuren
  - Kohlenhydraten
  - Zucker
  - Eiweiß
  - Salz

Freiwillig können Angaben gemacht werden zu den Mengen an
- einfach gesättigten Fettsäuren,
- mehrfach gesättigten Fettsäuren,
- mehrwertigen Alkoholen,

Nährwertangaben	je 100 g
Energie	1354 kJ 320 kcal
Fett	5,5 g
davon gesättigte Fettsäuren	1,5 g
Kohlenhydrate	60,1 g
davon Zucker	26,3 g
Eiweiß	7,6 g
Salz	0,07 g

Abb. 16.1 Beispiel für eine Nährwerttabelle. (Quelle: Bund für Lebensmittelrecht und Lebensmittelkunde e.V.)

- Stärke,
- Ballaststoffen,
- jeglichen vorhandenen Vitaminen und Mineralstoffen gemäß dem Anhang XIII der LMIV.

Die heftig diskutierte sog. **Ampelkennzeichnung** von Lebensmitteln bzw. die Kennzeichnung mittels **Nutri-Score** wird den Mitgliedstaaten nur in Form einer Empfehlung und nur unter den in Art. 35 LIMV genannten Voraussetzungen ermöglicht. In Deutschland ist die Nährwertdeklaration durch den Nutri-Score seit November 2020 möglich.

16.5.3 Werbung für Lebensmittel

Im Zuge der weiteren Harmonisierung des Lebensmittelrechts in Europa wird die Werbung für Lebensmittel, wiederum vorbehaltlich spezialgesetzlicher Regelungen (siehe insbesondere die nach der HCV zugelassenen Claims), maßgeblich durch Art. 7 LMIV und die HCV bestimmt.

Irreführungsverbot

Nach Art. 7 Abs. 1 LMIV, auf den § 11 Abs. 1 Nr. 1 LFGB verweist, dürfen Informationen über Lebensmittel nicht irreführend sein, insbesondere
- in Bezug auf Eigenschaften (v. a. Art, Identität, Zusammensetzung, Menge, Haltbarkeit, Ursprungsland oder Herkunftsort und Methode der Herstellung oder Erzeugung),
- indem dem Lebensmittel Wirkungen oder Eigenschaften zugeschrieben werden, die es nicht besitzt,
- indem zu verstehen gegeben wird, dass sich das Lebensmittel durch besondere Merkmale auszeichnet, obwohl alle vergleichbaren Lebensmittel dieselben Merkmale aufweisen, vor allem durch besondere Hervorhebung des Vorhandenseins oder Nicht-Vorhandenseins bestimmter Zutaten und/oder Nährstoffe (Werbung mit Selbstverständlichkeiten),
- indem durch das Aussehen, die Bezeichnung oder bildliche Darstellungen das Vorhandensein eines bestimmten Lebensmittels oder einer Zutat suggeriert wird, obwohl tatsächlich in dem Lebensmittel ein von Natur aus vorhandener Bestandteil oder eine normalerweise in diesem Lebensmittel verwendete Zutat durch einen ande-

ren Bestandteil oder eine andere Zutat ersetzt wurde (betreffend Lebensmittelimitate wie „Analog-Käse“).

Zudem müssen Informationen über Lebensmittel zutreffend, klar und für die Verbraucher leicht verständlich sein.

Für die Frage des Vorliegens einer Irreführung ist maßgeblich auf die Sichtweise der angesprochenen Verkehrskreise abzustellen (u. a. Hersteller, Händler, Verbraucher). Nach der Rechtsprechung des EuGH kommt es insoweit auf die Sichtweise des durchschnittlich informierten, aufmerksamen und verständigen Durchschnittsverbrauchers an. Bei der Ermittlung der Sichtweise des maßgeblichen Durchschnittsverbrauchers berufen sich die Gerichte ganz überwiegend auf die eigene Sachkunde, wenn die Richterinnen und Richter den mit der Werbung angesprochenen Verkehrskreisen angehören, was für Lebensmittel grundsätzlich angenommen werden kann. Nur ausnahmsweise werden, sofern es die Verfahrensart zulässt, sachverständige Personen, wozu auch Behördenmitarbeiter gehören können, beigezogen. In seltenen Einzelfällen werden auch Meinungsumfragen akzeptiert.

Krankheitswerbeverbot

Nach Art. 7 Abs. 3 LMIV ist es vorbehaltlich der in den Unionsvorschriften über natürliche Mineralwässer vorgesehenen Ausnahmen verboten, Lebensmitteln in der Information und Werbung für diese und in deren Aufmachung Eigenschaften der Vorbeugung, Behandlung oder Heilung einer menschlichen Krankheit zuzuschreiben oder auch nur den Eindruck dieser Eigenschaften entstehen zu lassen.

Health-Claims-Verordnung

Eine für die Praxis der Vermarktung von Lebensmitteln gravierende Veränderung des Lebensmittelrechts hat sich seit dem Inkrafttreten der Basis-VO durch die VO (EG) Nr. 1924/2006 über nährwert- und gesundheitsbezogene Angaben über Lebensmittel vom 18.1.2007 (Health-Claims-Verordnung, HCV) ergeben. Mit der HCV wurde ein Paradigmenwechsel vom Erlaubnisprinzip („Alles ist erlaubt, was nicht verboten ist“) zum Verbotsprinzip („Alles ist verboten, was nicht erlaubt ist“) für sämtliche Werbeaussagen für Lebensmittel vollzogen, soweit in der Werbung für Lebensmittel nährwert- oder gesundheitsbezogene Angaben gemacht werden.

Unter einer **nährwertbezogenen Angabe** ist gem. Art. 2 Abs. 2 Nr. 4 HCV jede Angabe zu verstehen, mit der erklärt, suggeriert oder auch nur mittelbar zum Ausdruck gebracht wird, dass ein Lebensmittel besondere positive Nährwerteigenschaften besitzt, und zwar aufgrund

- der Energie (des Brennwerts), die es
  - liefert,
  - in vermindertem oder erhöhtem Maße liefert oder
  - nicht liefert, und/oder
- der Nährstoffe oder anderer Substanzen, die es
  - enthält,
  - in verminderter oder erhöhter Menge enthält oder
  - nicht enthält.

Die seit dem Inkrafttreten der HCV zugelassenen nährwertbezogenen Angaben (Nutrition Claims) sind im Anhang zur HCV im Einzelnen aufgelistet. Nur diese dürfen in der Werbung ausgelobt werden, wenn die dort aufgeführten Verwendungsbedingungen erfüllt sind.

Eine **gesundheitsbezogene Angabe** im Sinne von Art. 2 Abs. 2 Nr. 5 HCV ist jede Angabe, mit der erklärt, suggeriert oder auch nur mittelbar zum Ausdruck gebracht wird, dass ein Zusammenhang zwischen einer Lebensmittelkategorie, einem Lebensmittel oder einem seiner Bestandteile einerseits und der Gesundheit andererseits besteht. Bei den gesundheitsbezogenen Angaben sind wiederum verschiedene Arten zu unterscheiden.

Hinweis für die Praxis

Arten von gesundheitsbezogenen Angaben

- Gesundheitsbezogene Angaben, Art. 13 Abs. 1 HCV
  - Nährstoffbedeutung für Wachstum, Entwicklung, **Körperfunktionen** (Buchst. a)
  - Nährstoffbedeutung für psychische Funktionen oder **Verhaltensfunktionen** (Buchst. b)

   - Nährstoffbedeutung für **schlank machende** oder gewichtskontrollierende **Eigenschaften**, oder Verringerung des Hungergefühls/verstärktes Sättigungsgefühl oder verringerte Energieaufnahme (Buchst. c)
- **Reduction of Disease Risk Claim**, Art. 14 Abs. 1 HCV
   - „Angabe über die Reduzierung eines Krankheitsrisikos“: Jede Angabe, mit der erklärt, suggeriert oder auch nur mittelbar zum Ausdruck gebracht wird, dass der Verzehr einer Lebensmittelkategorie, eines Lebensmittels oder eines Bestandteils einen Risikofaktor für die Entwicklung einer Krankheit beim Menschen deutlich senkt.
- Angaben über die Entwicklung und Gesundheit von **Kindern**, Art. 14 Abs. 1 HCV

Entsprechend den höchst unterschiedlichen Übergangsfristen (Art. 28 HCV) sind nach deren Ablauf gesundheitsbezogene Angaben in der Werbung für Lebensmittel verboten, wenn sie nicht den allgemeinen Anforderungen in Kap. II der HCV und den speziellen Anforderungen in Kap. IV der HCV entsprechen sowie nach erfolgter Zulassung durch die Europäische Kommission in den in ▶ Abb. 16.2 dargestellten Verfahren in die Gemeinschaftsliste zulässiger Angaben aufgenommen worden sind (Verbot mit Erlaubnisvorbehalt). Das **Gemeinschaftsregister** für gesundheitsbezogene Angaben ist mit dem Link „EU register of health claims“ auf der Website der Europäischen Kommission abrufbar.

Für alle nährwert- und gesundheitsbezogenen Angaben gelten die folgenden kumulativen **allgemeinen Grundsätze**, deren Einhaltung zwingend vorgegeben ist. Sie dürfen

- nicht falsch, mehrdeutig oder irreführend sein (Irreführungsverbot),
- keine Zweifel über die Sicherheit und/oder ernährungsphysiologische Eignung anderer Lebensmittel wecken (Verbot der Stigmatisierung anderer Lebensmittel),
- nicht zum übermäßigen Verzehr eines Lebensmittels ermutigen oder diesen wohlwollend darstellen,
- nicht den Eindruck vermitteln, dass eine ausgewogene und abwechslungsreiche Ernährung generell nicht die erforderlichen Mengen an Nährstoffen liefern kann,

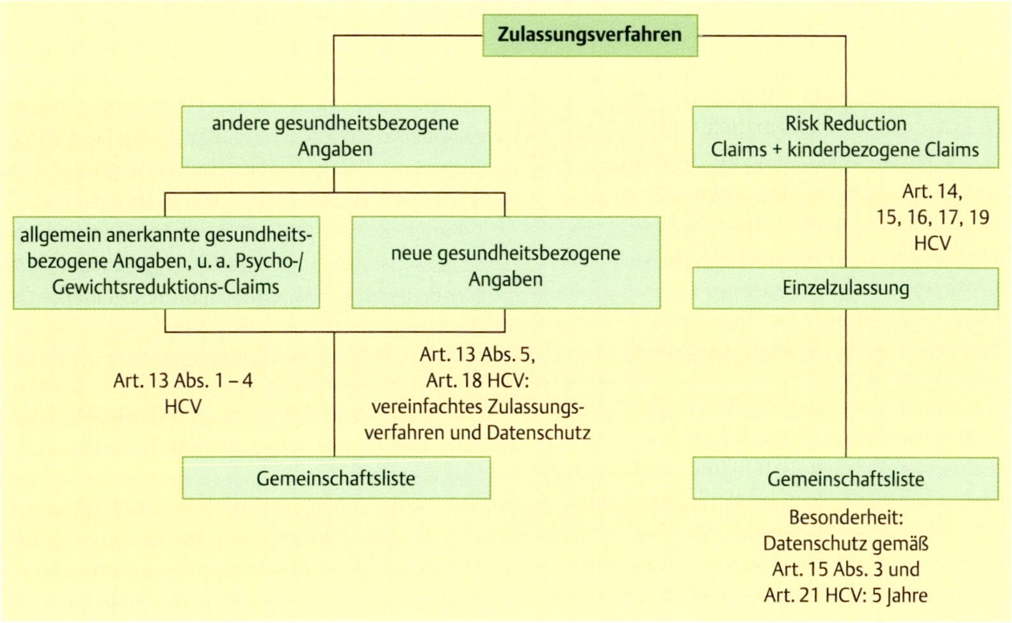

Abb. 16.2 Ablauf des Zulassungsverfahrens I. HCV: Health-Claims-Verordnung.

- nicht auf Veränderungen der Körperfunktionen Bezug nehmen, die beim Verbraucher Angst auslösen (Verbot der Angstwerbung).

Darüber hinaus muss die Werbung mit nährwert- und gesundheitsbezogenen Angaben in Übereinstimmung mit den von der Kommission (und der EFSA) zu erarbeitenden **Nährwertprofilen** stehen, denen Lebensmittel und Lebensmittelkategorien entsprechen müssen, wobei die Europäische Kommission bis heute keine gültigen Nährwertprofile festgelegt hat. Auch steht ein angekündigter Vorschlag der Kommission als erster Schritt aus. Wichtigster wissenschaftlicher Gesichtspunkt bei der Festlegung von Nährwertprofilen ist das Potenzial eines Lebensmittels, die Gesamternährungsbilanz ungünstig zu beeinflussen (Stichworte: Übergewicht, Adipositas). Die Nährwertprofile sind insbesondere unter Berücksichtigung folgender Faktoren festzulegen:

- Mengen bestimmter Nährstoffe/anderer Substanzen, die in dem betreffenden Lebensmittel enthalten sind (z. B. Fett, gesättigte Fettsäuren, Trans-Fettsäuren, Zucker und Salz/Natrium)
- Rolle und Bedeutung des Lebensmittels und seines Beitrags zur Ernährung der Bevölkerung allgemein und ggf. bestimmter Risikogruppen, einschließlich Kindern
- gesamte Nährwertzusammensetzung des Lebensmittels und des Vorhandenseins von Nährstoffen, deren Wirkung auf die Gesundheit wissenschaftlich anerkannt ist

Diese Faktoren zeigen die Schwierigkeiten auf, die sich bei der Erarbeitung der Nährwertprofile ergeben. Die Verwendung von nährwert- und gesundheitsbezogenen Angaben muss auf vom Lebensmittelunternehmer zu begründenden und von diesem vorzulegenden **allgemein anerkannten wissenschaftlichen Nachweisen** beruhen. Die Details der hier vorzulegenden Daten finden sich vor allem in der VO (EG) Nr. 353/2008 vom 18.3.2008. Zusammenfassend lässt sich sagen, dass alle veröffentlichten und nicht veröffentlichten wissenschaftlichen Daten, die für oder gegen die gesundheitsbezogene Angabe sprechen, sowie ein umfassender Überblick über die Daten aus Humanstudien (soweit vorhanden) vorzulegen sind. Außerdem muss unter anderem durch Nachweise belegt werden, in welchem Maße eine Ursache-Wirkungs-Beziehung zwischen dem Verzehr des Lebensmittels und der behaupteten Wirkung beim Menschen festgestellt werden kann.

Zu den **speziellen Bedingungen**, denen gesundheitsbezogene Angaben genügen müssen, gehören unter anderem folgende zwingende Angaben in der Kennzeichnung (Art. 10 Abs. 2 HCV):

- Hinweis auf die Bedeutung einer abwechslungsreichen und ausgewogenen Ernährung und einer gesunden Lebensweise
- Informationen zur Menge des Lebensmittels und zum Verzehrmuster, die erforderlich sind, um die behauptete positive Wirkung zu erzielen
- ggf. Hinweis an Personen, die es vermeiden sollten, dieses Lebensmittel zu verzehren
- geeigneter Warnhinweis bei Produkten, die bei übermäßigem Verzehr eine Gesundheitsgefahr darstellen können

Verweise auf allgemeine, nicht spezifische Vorteile des Nährstoffs oder Lebensmittels für die Gesundheit im Allgemeinen oder das gesundheitsbezogene Wohlbefinden (sog. **Well-being-Claims**) sind nur zulässig, wenn ihnen ein in den Gemeinschaftslisten für Health Claims nach Art. 13 Abs. 1 HCV (sog. generische Claims) oder Art. 14 HCV (Risk Reduction Claims bzw. Kinder-Claims) enthaltener Health Claim beigefügt ist (sog. Kopplungsgebot). Insoweit ist der Durchführungsbeschluss 2013/63/EU der Kommission vom 24.1.2013 zur Annahme von Leitlinien zur Umsetzung der in Art. 10 VO (EG) Nr. 1924/2006 dargelegten speziellen Bedingungen für gesundheitsbezogene Angaben bedeutsam.

Andererseits sind gesundheitsbezogene Angaben verboten, die den Eindruck erwecken, durch den Verzicht auf das Lebensmittel könnte die Gesundheit beeinträchtigt werden, oder Angaben über die Dauer und das Ausmaß der Gewichtsabnahme oder Angaben, die Empfehlungen von einzelnen Ärzten oder Vertretern medizinischer Berufe oder Vereinigungen, die nicht zu den nationalen Vereinigungen von Fachleuten der Bereiche Medizin, Ernährung oder Diätetik und zu karitativen medizinischen Einrichtungen gehören, enthalten (Art. 12 HCV).

Für die Aufnahme in die Gemeinschaftsliste der gesundheitsbezogenen Angaben gelten unter-

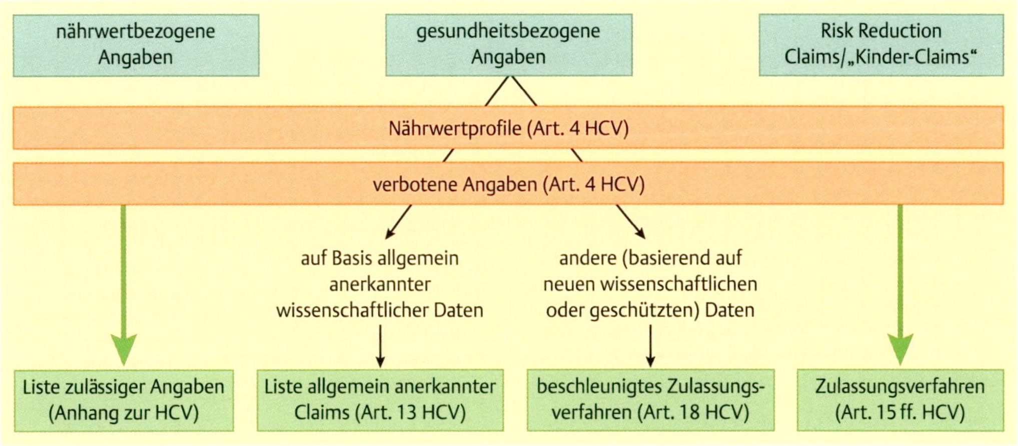

Abb. 16.3 Ablauf des Zulassungsverfahrens II [566]. HCV: Health-Claims-Verordnung.

schiedliche Zulassungsverfahren, wie sie – vereinfacht – in ▸ Abb. 16.2 und ▸ Abb. 16.3 dargestellt sind.

Es wurden insgesamt ca. 44 000 Anträge nach Art. 13 Abs. 1 HCV in der EU für die Zulassung von gesundheitsbezogenen Angaben gestellt, von denen 4637 zur Prüfung durch die EFSA übrigblieben. Von diesen Anträgen wurden im Zeitraum von Oktober 2009 bis Juli 2011 schließlich 2758 Anträge von der EFSA bewertet und die Ergebnisse in Scientific Opinions in 6 Tranchen veröffentlicht. Die hohen Anforderungen, die die EFSA an die Zulässigkeit der Verwendung von gesundheitsbezogenen Angaben stellt, haben dazu geführt, dass von den ursprünglich 4637 beantragten gesundheitsbezogenen Angaben bislang lediglich 261 zugelassen wurden. Die meisten zugelassenen Health Claims beziehen sich auf Vitamine und Mineralstoffe. Allein für Vitamin C wurden 15 gesundheitsbezogene Angaben zugelassen (z. B. „Vitamin C unterstützt die normale Funktion des Immunsystems"). Die überwiegende Anzahl der beantragten Health Claims für andere bioaktive Stoffe wurde ablehnend beschieden (z. B. für Glucosamin und Gelenkgesundheit, Lutein für das Auge).

Für die sog. **Botanicals** (pflanzliche Stoffe und pflanzliche Zubereitungen, u. a. Ginkgo, Ginseng) ist eine Bewertung durch die EFSA unterblieben, da bislang innerhalb der EU keine Einigkeit darüber erzielt werden konnte, welcher wissenschaftliche Ansatz für die Bewertung von gesundheitsbezogenen Angaben für diese Stoffe gewählt werden soll. Die Europäische Kommission hat u. a. hierzu eine Evaluierung und einen Fitnesscheck in die Wege geleitet, wobei die Dauer dieser Bewertungen nicht absehbar ist. Insgesamt bleibt festzuhalten, dass für gesundheitsbezogene Angaben für Botanicals die HCV insoweit zur Anwendung kommt, als die Angaben durch allgemein anerkannte wissenschaftliche Daten belegt werden müssen und dass im Übrigen auf das nationale Recht abzustellen ist. Die nationale Rechtsprechung legt mittlerweile hinsichtlich der wissenschaftlichen Daten strenge Maßstäbe an.

Hinweis für die Praxis

In Anbetracht der Komplexität des Lebensmittelrechts, der hohen Dynamik in der Rechtssetzung und der ausufernden, immer schwerer zu überschauenden Rechtsprechung auf europäischer und nationaler Ebene in diesem Bereich sollte zumindest bei gewichtigeren rechtlichen Fragestellungen die Expertise von entsprechend in diesem Rechtsgebiet ausgewiesenen Juristen bei den zuständigen Behörden oder in der Wirtschaft bzw. Anwaltschaft eingeholt werden.

Literatur

[558] Dannecker G, Gorny D. BEHR's Kommentar zum Lebensmittelrecht. Loseblatt. Hamburg: Behr's; 2025

[559] Delewski M. Nahrungsergänzungsmittel im europäischen Wirtschafts- und Verwaltungsraum. Baden-Baden: Nomos; 2003

[560] Hagenmeyer M. LMIV Kommentar. 4. Aufl. Hamburg: Behr's; 2021

[561] Hagenmeyer M, Seehafer A. VNGA Kommentar. 2. Aufl. Hamburg: Behr's; 2020

[562] Kügel JW, Hahn A, Delewski M. Nahrungsergänzungsmittelverordnung. München: Beck; 2007

[563] Kügel JW, Schön C. Wissenschaftliche Absicherung von Health Claims. Pharm Ind 2015; 5: 710–716

[564] Kügel JW, Müller RG, Hofmann HP. Arzneimittelgesetz. 3. Aufl. München: Beck; 2022

[565] Lebensmittelrechts-Handbuch. Loseblatt. 48. Aufl. München: Beck; 2025

[566] Meisterernst A, Haber B, Hrsg. Health & Nutrition Claims. Loseblatt. Hamburg: Behr's; 2024

[567] Meisterernst A. Lebensmittelrecht. 2. Aufl. München: Beck; 2024

[568] Sosnitza 0, Mesterernst A, Hrsg. Lebensmittelrecht, Loseblatt. München: Beck; 2025

[569] Streinz R, Meisterernst A. BasisVO/LFGB, 2. Aufl. München: Beck; 2025

[570] Voit W, Grube M. LMIV. 2. Aufl. München: Beck; 2016

Ernährung in verschiedenen Lebensphasen

17 Ernährung in Schwangerschaft und Stillzeit

*L. Otten, F. Jochum, frühere Bearbeitung: P. Grimm**

Das Wichtigste in Kürze

Die Evidenz ist eindeutig: Neben dem Einfluss der Ernährung bzw. des Ernährungsstatus auf die Gesundheit der Schwangeren bzw. Mutter, gibt es die Auswirkungen auf Entwicklung und Gesundheit von Embryo, Fetus und später, über die Muttermilch, auf den gestillten Säugling. Dieser Einfluss beginnt bereits mit der Konzeption, hält während der Embryonal- und Fetalzeit sowie der Stillperiode an und verliert mit der Einführung von Beikost zunehmend an Bedeutung für die zukünftige lebenslange Gesundheit des Säuglings. Deshalb sollten Frauen im gebärfähigen Alter bereits vor der Konzeption zu ausgewogener Ernährung und den positiven Auswirkungen eines physiologischen BMI beraten werden. Der lange propagierte, gut gemeinte Ratschlag „Iss während der Schwangerschaft für 2!" wurde von der Evidenz überholt. Stattdessen gilt es im Verlauf der Schwangerschaft „für 2 zu denken und auf die Qualität der Nahrung zu achten".

Während der Energie- bzw. Makronährstoffbedarf sich im Verlauf der Schwangerschaft nur geringfügig ändert, steigt der Bedarf an Mikronährstoffen mit der Schwangerschaftsdauer an. Darum sollten Lebensmittel mit einem hohen Gehalt an Mikronährstoffen (wie Obst, Gemüse, Hülsenfrüchte, Nüsse) insbesondere gegenüber konfektionierten Lebensmitteln mit hoher Energiedichte bevorzugt werden. Die Zufuhr der Mikronährstoffe ist regional (z. B. beeinflusst durch den Nährstoffgehalt des Bodens), aber auch in Abhängigkeit von der Ernährungsweise individuell sehr unterschiedlich und zum Teil nicht bedarfsdeckend. Für einzelne Vitamine und Mineralien kann der erhöhte Bedarf im Verlauf der Schwangerschaft nicht unter allen Umständen durch die übliche Ernährung gedeckt werden. Als Beispiele für Mikronährstoffe mit einer potenziell unzureichenden Zufuhr können in Europa Folsäure und Jod, und in Teilen von Afrika Vitamin A sowie Eisen genannt werden. Darum kann eine Supplementierung einzelner Mikronähstoffe zur Deckung des Bedarfs sinnvoll sein.

Im Verlauf der Laktation steigen parallel zum Anstieg des Muttermilchvolumens sowohl der Energie- und Makronährstoffbedarf als auch der Mikronährstoffbedarf an. Während die Energie anfangs zumindest teilweise aus den angelegten mütterlichen Reserven mobilisiert werden kann, wird der Gehalt vieler Mikronährstoffe in Muttermilch vom aktuellen Ernährungsverhalten der Mutter beeinflusst. Darum gilt auch während der Laktation: Es sollten Lebensmittel mit einem hohen Gehalt an (Mikro-) Nährstoffen verzehrt werden. Als Anreiz für das Stillen soll nicht unerwähnt bleiben, dass neben den positiven Effekten von Muttermilch/Stillen auf den Säugling auch Vorteile für laktierende Frauen erwiesen sind: Stillen unterstützt die Rückbildung, und das Normalgewicht wird schneller erreicht.

Zusätzlich zu der in Deutschland empfohlenen Supplementierung mit Folsäure und Jod können bei Schwangerschaftskomplikationen wie Erbrechen, Untergewicht, marginale Nahrungsaufnahme, einseitige Ernährung, vegane Ernährungsweise oder anderen Risikofaktoren weitere Nährstoffsupplemente notwendig werden. Generell besteht während Schwangerschaft und Stillzeit oft die Bereitschaft zu gesundheitsfördernden Veränderungen. Diese Phase der Motivation sollte genutzt werden, um via Beratung und Aufklärungsmaßnahmen das Ernährungsverhalten möglicherweise mit Effekt auf die ganze Familie zu optimieren.

Keywords

Schwangerschaft, Stillzeit, Perinatal, Prävention, Nährstoffbedarf, Supplement, Genussgifte, Lebensmittelhygiene

17.1 Bedeutung der Ernährung in Schwangerschaft und Stillzeit (Laktation)

Schwangerschaft und Stillzeit sind in mehrfacher Hinsicht eine besondere Lebensphase, auch bezüglich der Ernährung. Die für den Fetus benötigten Nährstoffe muss die Schwangere zusätzlich über die Nahrung aufnehmen. Im Falle einer unzureichenden Bedarfsdeckung über die Nahrungsaufnahme werden die Reserven der Schwangeren mobilisiert. Kann auch damit der Bedarf nicht gedeckt werden, so hat das kurz- und auch langfristige Auswirkungen, sowohl auf die aktuelle Entwicklung des Embryos oder Fetus, als auch auf die zukünftige Gesundheit des Kindes und/oder auf die Gesundheit der Schwangeren. So können neben maternalen Erkrankungen (wie Adipositas, Hypertonie, Diabetes, Infektionen) und ungesunder Lebensweise (wie Rauchen, Alkohol- oder Drogenkonsum) auch eine suboptimale Ernährung oder ein suboptimaler Ernährungsstatus (z. B. Vitaminmangel) der Mutter vor und während der Schwangerschaft zu Störungen der physiologischen Entwicklung des Embryos, Fetus oder des Kindes beitragen.

Während nutritiv bedingte Störungen der metabolischen Reifung des Embryos/Fetus/Säuglings/Kleinkindes zunächst in der Regel nicht einfach erkennbar sind und sich oft erst im Verlauf des weiteren Lebens auswirken, so ist die intrauterine Wachstumsretardierung wohl das häufigste und zuerst erkennbare Symptom von intrauteriner Mangelernährung.

Definition

Eine **intrauterine Wachstumsretardierung** ist durch ein niedriges Geburtsgewicht (< 10. Gewichtsperzentile) in Relation zur Schwangerschaftsdauer (Gestationsalter) („small for gestational age“, SGA) oder ein Geburtsgewicht < 2500 g („low birth weight“, LBW) definiert.

Neben dem Ernährungsverhalten und/oder dem Ernährungsstatus der Schwangeren kann eine SGA-Geburt auch durch andere Ursachen, z. B. durch eine Fehlfunktion der Plazenta, bedingt sein. In Deutschland ist das Rauchen als häufigster Grund für die Störungen der Plazentafunktion zu nennen (Kap. 17.4.3).

Den UNICEF-WHO-Schätzungen nach kommen weltweit 14,6 % aller Neugeborenen mit einem LBW auf die Welt. Davon werden über 95 % in sogenannten Entwicklungsländern geboren. Die kurz- und ggf. langfristigen, auch lebenslangen Folgen sind mit hohen Kosten für die jeweiligen Gesundheitssysteme und einem zumindest teilweise vermeidbaren individuellen Leid verbunden. Am häufigsten werden global die akuten Folgen auf das Immunsystem mit herabgesetzter Immunkompetenz beschrieben. Eine SGA-Geburt ist dabei ein Prädiktor für neonatale Morbidität und führende Ursache für Mortalität bei Kindern unter 5 Jahren mit Fokus auf die Länder, in denen eine Mangelernährung von Schwangeren häufig ist. Neben der erhöhten Inzidenz für das Auftreten von Infektionen, der insgesamt erhöhten Morbidität und beeinträchtigten Heilungsprozessen, sind auch Langzeitfolgen von intrauteriner, aber auch frühkindlicher Mangel- oder Fehlernährung nach der Geburt beschrieben. Hier liegt der Fokus insbesondere auf den negativen Auswirkungen auf die neurologische Entwicklung betroffener Kinder.

Auch ein zu hohes Geburtsgewicht, als Zeichen einer fetalen Hyperalimentation über die Plazenta, wie bei diabetischer Stoffwechsellagen der Schwangeren mit hohem plazentarem Glukosetransfer (Kap. Diabetes mellitus), kann je nach Ausmaß und Zeitpunkt des Auftretens im Verlauf der Schwangerschaft akute, aber auch lebenslange Auswirkungen auf die Gesundheit haben.

Die langfristigen Auswirkungen von intrauteriner oder frühkindlicher Fehlernährung werden mitunter als „Programmierungseffekte“ bezeichnet, die auf epigenetische Veränderungen zurückzuführen sind (Kap. 25). Die Epigenetik ist ein relativ neues Forschungsgebiet mit heute zum Teil guter Evidenzlage und aufgeklärten Pathomechanismen. Die ersten 1000 Lebenstage – von der Konzeption bis zum vollendeten 2. Lebensjahr – gelten als die vulnerable Phase für die Adjustierung der humanen metabolischen Regelsysteme mit Auswirkungen auf die langfristige Gesundheit.

17.1.1 Ernährungszustand und Gewichtsentwicklung vor und in der Schwangerschaft

Bedeutung der Ernährungszustand vor Konzeption

Ein „guter" Ernährungszustand vor Konzeption ist bereits ein wichtiger Ausgangspunkt für eine gesunde Schwangerschaft und die physiologische Entwicklung des Embryos oder Fetus. So wurde eine präkonzeptionelle Abweichung von einem normalen Körpergewicht (BMI 18,5–24,9 kg/m²) als Risikofaktor für die Fruchtbarkeit, den Schwangerschaftsverlauf, die Geburt, sowie die langfristige Gesundheit von Mutter und Kind identifiziert.

Weltweit waren geschätzte 40 % der Frauen über 18 im Jahr 2016 übergewichtig und 15 % adipös. In Industrieländern wie z. B. Deutschland waren im Jahr 2021 über 25 % der Schwangeren übergewichtig (BMI ≥ 18,5– < 25 kg/m²) und weitere ca. 17 % adipös (> 25 kg/m²) [593], und die Tendenz ist weiter steigend. Dabei geht präkonzeptionelles Übergewicht kurz- und langfristig mit gesundheitlichen Folgen für Schwangere/Mutter und Embryo/Fetus/Säugling einher. Beschrieben sind für die Schwangere ein erhöhtes Auftreten von Schwangerschaftsdiabetes, Präeklampsie, Bluthochdruck, Geburtskomplikationen, Fehlgeburten und eine erhöhte Müttersterblichkeit [577], [622], [626]. Beim Embryo/Fetus ist das Risiko für das Auftreten einer pathologischen intrauterinen Entwicklung, z. B. einer somatischen Wachstumsstörung (Makrosomie oder auch mangelnde Gewichtsentwicklung) oder auch von angeborenen Fehlbildungen [626] erhöht. Kinder von übergewichtigen oder adipösen Schwangeren sind einem höheren Risiko ausgesetzt, selbst übergewichtig zu werden und damit einhergehende Folgeerkrankungen zu entwickeln [577], [626].

Nicht nur der Ernährungszustand der Mutter, sondern auch der des Vaters beeinflussen den Schwangerschaftsverlauf und die Gesundheit des Nachkommens – auch hier werden epigenetische Veränderungen verantwortlich gemacht. Wie beim Übergewicht der Mutter, ist paternales Übergewicht mit einem erhöhten Risiko von Schwangerschaftskomplikationen wie Präeklampsie assoziiert und beeinflusst negativ die fetale Entwicklung (Makrosomie, SGA) [602]. Des weiteren ist eine positive Assoziation zwischen dem paternalen BMI und demjenigen des Kindes beschrieben [582].

Frauen mit einem präkonzeptionellen Untergewicht (BMI < 18,5 kg/m²) haben einerseits ein reduziertes Risiko, eine Hypertonie, Diabetes oder Präeklampsie während der Schwangerschaft zu entwickeln. Andererseits steigt das allgemeine Risiko für Schwangerschaftskomplikationen, sowie dasjenige für eine Früh- oder SGA-Geburt [622].

> **✔ Merke**
> Vor dem Hintergrund des erhöhten Gesundheitsrisikos für Schwangere und Kind bei Unter- oder Übergewicht der Eltern wird für beide Elternteile empfohlen, Normalgewicht und einen ausgeglichenen Ernährungsstatus bereits vor der Schwangerschaft zu erreichen bzw. anzustreben [598].

Gewichtsentwicklung während der Schwangerschaft

Die Gewichtszunahme im Verlauf der Schwangerschaft beruht auf der Bildung von neuem Gewebe und auf Veränderungen des Flüssigkeitshaushalts (Hämodilution). Während Fetus, Gebärmutter, Plazenta und Fruchtwasser ca. 5–6 kg zur durchschnittlichen Gewichtszunahme beitragen, steuern zusätzliches Blutvolumen, Gewebeflüssigkeit und das Fettdepot weitere ca. 6 kg der Gewichtszunahme bei [571]. Darauf basierend gilt ein Richtwert für die Zunahme des Körpergewichts während der Schwangerschaft von ca. 10–16 kg [860]. In der Realität unterliegt die Gewichtsentwicklung in der Schwangerschaft einer sehr hohen Variabilität, vor allem bei prägravidem Übergewicht oder Adipositas [583]. Dabei geht eine zu geringe oder zu starke Gewichtszunahme mit einem erhöhten Risiko für Schwangerschafts- und Geburtskomplikationen sowie angeborenen Fehlbildungen und Entwicklungsstörungen des Kindes einher [622].

Eine zu geringe Gewichtszunahme der Schwangeren kann, neben anderen Ursachen, auch in einer intrauterinen Unterversorgung des Feten resultieren, mit der Folge, ein Kind mit für das Gestationsalter zu geringem Geburtsgewicht (SGA) zu gebären. Zusätzlich können durch die Unterversorgung epigenetische Veränderungen beim Embryo/ Fetus (fetal programming) ausgelöst werden.

Während Nährstoff- oder Energiemangel in Industriestaaten kein häufig auftretendes Problem darstellt, gehören dort Schwangere mit übermäßigem Erbrechen in der Schwangerschaft (Hyperemesis gravidarum), chronischen Erkrankungen, restriktiven Diäten oder Essstörungen zur Risikogruppe für eine Nährstoffunterversorgung. In Deutschland waren 2021 ca. 3,3 % der schwangeren Frauen untergewichtig (BMI < 18,5 kg/m²) [593].

Frauen, die im Laufe der Schwangerschaft übermäßig zunehmen, haben ein erhöhtes Risiko, das Übergewicht und die damit einhergehenden Risiken postnatal zu behalten [577]. Auch deren Neugeborene können durch intrauterin entstandene epigenetische Veränderungen in ihrer zukünftigen gesundheitlichen Entwicklung beeinträchtigt sein.

✔ Merke

Risikogruppen wie Schwangere mit Unter- oder Übergewicht, einer Essstörung, restriktiven Diäten, chronischen Erkrankungen oder bei Schwangerschaft im Jugendalter können unter Umständen von einer zusätzlichen Aufklärung zu den Ursachen und Folgen einer zu niedrigen oder hohen Gewichtszunahme und ggf. einer engeren Betreuung profitieren.

Hinweis für die Praxis

Das prägravide Anstreben eines Normalgewichts ist empfehlenswert. Während der Schwangerschaft unterliegt die Gewichtszunahme einer hohen Variabilität. Der Richtwert liegt bei ca. 10–16 kg von der Konzeption bis zur Geburt. Tendenziell gilt, je niedriger das Ausgangsgewicht, desto höher ist die angestrebte Gewichtszunahme bzw. je höher das Ausgangsgewicht, desto niedriger die empfohlene Gewichtszunahme. Konkrete Empfehlungen basierend beispielsweise auf dem Vorschwangerschaftsgewicht, oder auf einem typischen Verlauf der Gewichtszunahme über die Schwangerschaftsdauer, sind aufgrund der mangelnden Datenlage nicht möglich. Neben besonderer Aufmerksamkeit für Risikogruppen bezüglich einer Nährstoffunterversorgung liegt der Fokus der Empfehlungen auf einem „gesunden Lebensstil" mit einer ausgewogenen, abwechslungsreichen und bedarfsdeckenden Ernährung. Reduktionsdiäten während der Schwangerschaft werden ausdrücklich nicht empfohlen.

17.2 Ernährung in der Schwangerschaft

Während der Mehrbedarf an Energie- und Makronährstoffen in der Schwangerschaft gering ausfällt, steigt der Bedarf an Mikronährstoffen deutlich an. Es gilt daher nicht mehr der altbekannte Ratschlag, man müsse in der Schwangerschaft „für zwei" essen, sondern vielmehr für zwei denken und insbesondere auf die Qualität der Ernährung achten.

17.2.1 Energie und Makronährstoffe

Energie

Bezogen auf eine mittlere Gewichtszunahme von 12 kg im Verlauf der Schwangerschaft wird der zusätzliche Energieverbrauch auf insgesamt 76 530 kcal geschätzt [576]. Das entspricht einer zusätzlichen Energiezufuhr von ca. 38 „Ernährungstagen" mit einer Zufuhr von 2000 kcal im Verlauf der üblichen 9-monatigen (270 Tage) Schwangerschaftsdauer. Unter Berücksichtigung von Energiereserven und dem Verlauf der Gewichtszunahme während der Schwangerschaft wird erst ab dem 2. Trimester rechnerisch eine zusätzliche Energiezufuhr von 250 kcal/Tag, im 3. Trimester von 500 kcal/Tag benötigt [581]. Diese Empfehlung setzt ein Normalgewicht vor dem Beginn der Schwangerschaft, sowie eine unverminderte körperliche Aktivität voraus. Bei Unter- oder Übergewicht muss gegebenenfalls mehr bzw. weniger Energie aufgenommen werden, um die empfohlene Gewichtszunahme zu erzielen. Bei einer Reduktion der Aktivität ist möglicherweise keine erhöhte Energiezufuhr notwendig (▶ Tab. 17.1).

Tab. 17.1 Die D-A-CH-Referenzwerte für die tägliche Nährstoffzufuhr während Schwangerschaft und Stillzeit [581].

Nährstoff		Frauen [a]		schwangere Frauen		stillende Frauen	
		19–24 Jahre	25–50 Jahre	19–24 Jahre	25–50 Jahre	19–24 Jahre	25–50 Jahre
Energie (kcal/Tag; Physical Activity Level [PAL] als Mehrfaches des Grundumsatzes 1,6)		2200	2100	2. Trimester: 2450 3. Trimester: 2700	2. Trimester: 2350 3. Trimester: 2600	2700	2600
Fett (% der Energie)		30		30–35		30–35	
Protein (g/kg Körpergewicht/Tag)		0,8		2. Trimester: 0,9 3. Trimester: 1,0		71	
Flüssigkeit (ml)	Getränke	1470	1410	1470		1710	
	Getränke und Nahrung	2700	2600	2700		3100	
Vitamin A (µg Retinolaktivitäts-Äquivalent[b])		700		800		1300	
Vitamin D (µg)[c]		20		20		20	
Vitamin E (mg Tocopherol-Äquivalent)		12		13		17	
Vitamin K (µg)		60		60		60	
Vitamin B_6 (mg)		1,4		1,5–1,8		1,6	
Folat (µg Folatäquivalent)		300		550		450	
Vitamin B_{12} (µg)		4,0		4,5		5,5	
Natrium (mg)		1500		1500		1500	
Kalzium (mg)		1000		1000		1000	
Magnesium (mg)		300		300		300	
Eisen (mg)		16		27		16	
Zink (mg)[d]		8		9–11		13	
Jod (µg)[e]		200		230		260	

Die Daten sind gerundet; angegeben sind nur die Nährstoffe, bei denen in Schwangerschaft bzw. Stillzeit ein erhöhter Bedarf besteht und/oder welche eine praktische Bedeutung haben.

[a] Der Energie- und Flüssigkeitsbedarf nimmt mit steigendem Alter ab. Dementsprechend sind zwei Altersbereiche angegeben.

[b] Berechnungsgrundlage: 1 µg Retinolaktivitätsäquivalent (retinol activity equivalent, RAE) = 1 µg Retinol = 12 µg Beta-Carotin = 24 µg andere Provitamin-A-Carotinoide. Hinweis: In einigen Nachschlagewerken und Lebensmitteltabellen finden sich auch Angaben in Retinol-Äquivalenten (retinol equivalent, RE), denen folgende Umwandlungsfaktoren zugrunde liegen: 1 µg RE = 1 µg Retinol = 6 µg Beta-Carotin = 12 µg andere Provitamin-A-Carotinoide.

[c] 1 µg = 40 Internationale Einheiten (IE); 1 IE = 0,025 µg. Die Vitamin-D-Zufuhr über die Ernährung mit den üblichen Lebensmitteln (1–2 µg pro Tag bei Kindern, 2–4 µg pro Tag bei Jugendlichen und Erwachsenen) reicht nicht aus, um die gewünschte Versorgung (25(OH)D-Serumkonzentration von mindestens 50 nmol/l) bei fehlender endogener Synthese sicherzustellen. Hierfür werden 20 µg/Tag benötigt. Das heißt, die Versorgung muss zusätzlich zur Zufuhr über die Ernährung über die endogene Synthese und/oder über die Einnahme eines Vitamin-D-Präparats sichergestellt werden. Bei häufiger Sonnenbestrahlung kann die gewünschte Vitamin-D-Versorgung ohne die Einnahme eines Vitamin-D-Präparats erreicht werden.

[d] empfohlene Zufuhr bei einer mittleren Phytatzufuhr

[e] Empfehlung für Deutschland und Österreich. Für die WHO und die Schweiz: 150, 200, 200 µg/Tag

Proteine

Der Mehrbedarf an Protein wird für das 2. Trimester auf 7 g/Tag und ab dem 3. Trimester auf 21 g/Tag angegeben. Dies entspricht einem Anstieg in der täglichen Proteinzufuhr von 0,8 g/kg Körpergewicht auf 0,9 g/kg Körpergewicht und 1,0 g/kg Körpergewicht für das 2. bzw. 3. Trimester bezogen auf das Referenzgewicht (basierend auf einem Ausgangs-BMI von 22 kg/m^2). Die Empfehlung der DGE für die Proteinaufnahme berücksichtigt die biologische Wertigkeit und Bioverfügbarkeit der aufgenommenen Proteine [581].

Hinweis für die Praxis

Frauen, die dauerhaft eine unzureichende Energieaufnahme während der Schwangerschaft aufweisen und darum auf ihre Körperspeicher zurückgreifen müssen (Katabolie), sollten dringend (und in praktisch umsetzbarer Form) zu einer höheren Energieaufnahme beraten werden, da sonst Protein zur Energiegewinnung oxidiert wird und deshalb für Zellwachstum und Zellfunktionen nicht mehr vollständig zur Verfügung steht.

Laut Daten der Nationalen Verzehrsstudie II (NVS II, 2005–2006) lag der Median der Proteinzufuhr bei Frauen in Deutschland mit 64 g/Tag über dem D-A-CH-Referenzwert von 48 g/Tag bezogen auf das Referenzgewicht [620]. Wer sich regelmäßig und abwechslungsreich von tierischen und pflanzlichen Produkten ernährt, deckt auch den erhöhten Proteinbedarf während der Schwangerschaft problemlos ab. Bei einer rein pflanzlichen Ernährung (vegan) muss auf die Lebensmittelwahl besonders achtgegeben werden, um den erhöhten Bedarf sicherzustellen. Eine zu geringe Proteinaufnahme, z. B. durch eine restriktive Ernährung, kann das fetale Wachstum, die Entwicklung und Überlebenschancen negativ beeinflussen [589]. Auch eine dauerhaft zu hohe Protein- bzw. Aminosäurenzufuhr kann schwerwiegende Folgen mit sich bringen (z. B. Leber- und/oder Nierenschäden, Reduktion der Kalziumaufnahme, höheres Krankheitsrisiko für die Entwicklung verschiedener neoplastischer Erkrankungen). In der Regel sind solch hohe Dosen allerdings allein mit der Nahrung, d. h. ohne Supplementation mit Aminosäuren, nur schwer zu erreichen.

Kohlenhydrate

Zur Energiegewinnung werden von den 3 Makronährstoffen Kohlenhydrate vom Körper präferiert herangezogen. Die Empfehlungen während der Schwangerschaft entsprechen denen einer allgemein gesunden Ernährung, nach denen mehr als 50 % der Energie aus vorwiegend komplexen Kohlenhydraten aufgenommen werden soll [581].

Ein Mangel bezüglich der Aufnahme von Kohlenhydraten wurde in der Schwangerschaft bisher nicht als typisches Problem berichtet. Eine zu geringe Kohlenhydrataufnahme ist in der Literatur beschrieben, aber ein seltenes Ereignis und geht dann häufig mit einer insgesamt zu geringen Energieaufnahme einher. Das führt zu gesteigerter Lipolyse mit Ketonkörperbildung (Katabolie). Langfristige katabole Stoffwechsellagen sollten wegen möglicher negativer Auswirkungen (z. B. erhöhte Inzidenz für das Entstehen von Infektionen) vermieden werden.

Hinweis für die Praxis

Ob ausreichend Energie/Kohlenhydrate zugeführt werden (ob eine katabole Stoffwechsellage vorliegt), kann einfach über Teststreifen im Urin durch Detektion von Ketonkörpern untersucht werden.

Lipide

Auch bezüglich der Fettzufuhr gelten die DGE-Empfehlungen einer gesunden Ernährung: Höchstens 30 % (ab dem 4. Monat bis 35 %) der Energie sollten aus Fett stammen. Den essenziellen langkettigen, ungesättigten Fettsäuren, den sogenannten LC-PUFA (Long Chain Polyunsaturated Fatty Acids), kommt in Schwangerschaft und Stillzeit eine besondere Bedeutung zu. Docosahexaensäure (DHA) und Arachidonsäure (ARA) sind u. a. strukturelle Komponenten von Zellmembranen mit einem besonders hohen Anteil in den Nervenzellen des zentralen Nervensystems. Es konnte gezeigt werden, dass DHA und ARA wichtig für die physiologische strukturelle und funktionelle neurologische Entwicklung von Heranwachsenden sind. Sie werden über spezialisierte Transportmechanismen der Plazenta aktiv zum Fetus transportiert und reichern sich dort im Gewebe an, während die Plasma- und Erythrozytengehalte von DHA und ARA bei der Schwangeren bis zur Geburt sinken.

In Interventionsstudien mit einer kontrollierten Zufuhr von Omega-3 LC-PUFA konnte gezeigt werden, dass dadurch das Auftreten von Frühgeburten signifikant reduziert werden konnte [609]. Die DGE empfiehlt für Schwangere und Stillende (möglichst bereits vor der Konzeption) eine Zufuhr von 200 mg Docosahexaensäure pro Tag, was durch 1–2 Fischmahlzeiten pro Woche bzw. mit Supplementen aus Fisch- oder Mikroalgenöl realisierbar ist [581].

Ausgewählte pflanzliche Öle wie Raps-, Lein- und Walnussöl können einen Beitrag zur Versorgung leisten. Deren Umwandlung in die Omega-3 PUFA DHA und Eicosapentaensäure (EPA) hängt allerdings vom Verhältnis von Omega-3- zu Omega-6-Fettsäuren in der Ernährung ab und kann deshalb variieren bzw. gering ausfallen. Insbesondere Frauen, die sich vorwiegend pflanzlich ernähren, sollen auf die Empfehlungen achten.

17.2.2 Ausgewählte Mikronährstoffe

Eine ausreichende Versorgung mit Mikronährstoffen ist entscheidend für die gesunde neurologische und physiologische Entwicklung des Fetus. Anders als bei den geringen Veränderungen der Makronährstoffe steigt der Bedarf von vielen Mikronährstoffen im Verlauf der Schwangerschaft an. Um den Bedarf ab der Konzeption zu gewährleisten, ist bei Frauen im gebärfähigen Alter auf eine bedarfsdeckende Ernährung zu achten, insbesondere bei Frauen mit restriktivem Essverhalten oder einer rein pflanzlichen Ernährung.

Eine neue Risikogruppe stellt die wachsende Gruppe der „Flexitarier“ dar, die ihren Fleischkonsum und ggf. den Verzehr tierischer Lebensmittel reduziert, aber nicht komplett eingestellt hat: Anamnestisch ist es bei diesem Personenkreis besonders schwierig, die Ernährungsgewohnheiten und damit das individuelle Risikopotenzial zu erfassen, um eine sachgerechte Beratung durchführen zu können. Bei den kritischen Mikronährstoffen, deren Bedarf allein durch die Ernährung mit Mischkost, schwer zu decken ist, ist eine präkonzeptionelle Supplementation spätestens ab vorliegendem Kinderwunsch empfohlen.

Die Zufuhrempfehlungen der Ernährungsgesellschaften von Deutschland, Österreich und der Schweiz (D-A-CH-Referenzwerte, [581]) für ausgewählte relevante Mikronährstoffe in Schwangerschaft und Stillzeit sind in ▸ Tab. 17.1 zusammengefasst.

Vitamin A (Retinol)

Das fettlösliche Vitamin A nehmen wir aus tierischen Lebensmitteln in Form von Retinol und Retinylester (sogenanntes präformiertes Vitamin A) und aus pflanzlichen Quellen in Form von Provitamin-A-Carotinoiden auf. Das Vitamin wird vorrangig in der Leber als Retinylester gespeichert. Neben seiner essenziellen morphologischen und funktionellen Rolle beim Sehvorgang ist Vitamin A über dessen Einfluss auf die Genregulation unter anderem im Immunsystem, an Zellwachstum und -differenzierung sowie an der embryonalen Entwicklung beteiligt [572].

Entsprechend ist zu erwarten, dass eine Fehlversorgung, vor allem während der Schwangerschaft, gravierende Auswirkungen haben kann. Aufgrund des erhöhten Bedarfs und potenzieller gesundheitlichen Auswirkungen haben Schwangere, aber auch Kleinkinder, das höchste Risiko für einen Vitamin-A-Mangel. Laut der WHO sind weltweit über 9,8 Millionen Schwangere und 5,2 Millionen Kindern unter 5 Jahren von Xerophthalmie oder Nachtblindheit, die Vitamin-A-spezifische Mangelerkrankung und Hauptursache für die vermeidbare Erblindung bei Kindern, betroffen. Eine niedrige Serum-Retinol-Konzentration weisen 19,1 Millionen Schwangere und 190 Millionen Kleinkinder auf. Betroffene haben Wachstumsverzögerungen, eine erhöhte Infektionsanfälligkeit und schwerwiegendere Krankheitsverläufe bis hin zur Mortalität, auch in utero [572]. In Deutschland scheint die Vitamin-A-Versorgung bei Gemischtköstlerinnen gut, bei Vegetarierinnen im Allgemeinen ausreichend zu sein.

Das Risiko einer Überversorgung besteht bei der Einnahme von Vitamin-A-Präparaten (z. B. Nahrungsergänzungsmitteln oder Medikamenten) oder übermäßigem Verzehr von Lebensmitteln mit hohem Vitamin-A-Gehalt, vor allem Leber. Die potenziellen teratogenen und lebertoxischen Auswirkungen beruhen auf dem Einfluss der Retinsäure auf die Genaktiviät u. a. in kritischen Phasen der Organo- und Embryogenese. Eine hohe Zufuhr von Provitamin-A-Carotinoiden aus Lebensmitteln gilt dagegen als gesundheitlich unbedenklich.

Hinweis für die Praxis

Aus Sicherheitsgründen gilt weiterhin, dass die Vitamin-A-Zufuhr nicht mehr als 3,0 mg RAE/Tag in der Schwangerschaft und Stillzeit betragen sollte. Leber, vor allem Kalbsleber, kann bis zu 28 mg RAE/100 g liefern und sollte daher im 1. Trimenon der Schwangerschaft (Embryonalperiode) gemieden werden. Leberwurst hingegen enthält relativ wenig Leber und spielt daher keine große Rolle (bis zu 10,5 mg RAE/100 g). Eine Alternative, um eine ausreichende Zufuhr von Vitamin A sicherzustellen, stellt auch der reichliche Verzehr Beta-Carotin-haltiger Lebensmittel (z. B. Karotten, Paprika, grünes Blattgemüse) im Rahmen einer ausgewogenen Mischkost dar.

Vitamin E (Alpha-Tocopherol)

Vitamin E umfasst eine Reihe fettlöslicher Verbindungen, wobei Alpha-Tocopherole die für Menschen physiologisch relevante Form darstellt. Neben seinen antioxidativen Eigenschaften ist Vitamin E auch in der Genexpression und an Signalübertragungswegen beteiligt. Immunmodulierende und neuroprotektive Funktionen werden ebenfalls diskutiert. In Deutschland erreichen laut der NVSII nahezu 50 % der Frauen und Männer den D-A-CH-Referenzwert für Vitamin E in Verbindung mit allen verfügbaren Nahrungsquellen (Lebensmittel, Supplementen, Nahrungsergänzungsmitteln) [620].

Mangelerscheinungen bzw. klinische Vitamin-E-Mangelkrankheiten sind allerdings rar. Aufgrund seiner Eigenschaft als Radikalfänger stand Vitamin E eine Zeit lang in Verbindung mit einer Schwangerschaft im Fokus des wissenschaftlichen Interesses. Ausgangspunkt war der mit der Schwangerschaft steigende Sauerstoffumsatz der Schwangeren. Der damit verbundene oxidative Stress wurde mit schwangerschaftsinduzierten Erkrankungen wie Präeklampsie und Eklampsie in Zusammenhang gebracht. Die Studienlage ergibt jedoch keine Evidenz für einen Vorteil durch Supplementation von Vitamin E, um Präeklampsie, Totgeburtenrate, die Inzidenz von Frühgeburten, das Auftreten von niedrigem Geburtsgewicht oder auch den plötzlichen Kindstod vorzubeugen. Vielmehr wurden in einzelnen Studien Hinweise für das vermehrte Auftreten eines vorzeitigen Blasensprungs („premature rupture of memebranes“, PROM) unter Vitamin-E-Supplementation gefunden [621].

Vitamin D (Cholekalziferol)

Das fettlösliche Vitamin D kann, im Gegensatz zu anderen Mikronährstoffen, endogen nach UV-B-Strahlenexposition der Haut synthetisiert werden und ist vor allem für sein Zusammenspiel mit Kalzium im Knochenstoffwechsel bekannt. Inzwischen besteht gute Evidenz, dass Vitamin D auch an einer Vielzahl anderer Prozesse beteiligt ist, z. B. an der Genexpression, dem Zellwachstum und dem Ablauf von Immunreaktionen. Entsprechend liegt der Fokus der wissenschaftlichen Beschäftigung zurzeit auf der Rolle von Vitamin D bei der Prävention extraskelettaler Erkrankungen. Viele biochemische Zusammenhänge, auch im Rahmen der Schwangerschaft, bedürfen dabei noch der Aufklärung [591]. Derzeit basiert die Zufuhrempfehlung für Vitamin D noch auf die Aufrechterhaltung des Kalzium- und Knochenstoffwechsels.

Da die endogene Vitamin-D-Synthese individuell sehr unterschiedlich ist (abhängig u. a. von Alter, Hauttyp, Sonnenexposition, geografischer Lage), gehen die Empfehlungen der DGE für die Vitamin-D-Zufuhr von einer minimalen bis nicht vorhandenen Eigensynthese aus. In der Ernährung kommt Vitamin D in nur wenigen Lebensmitteln vor, vor allem in fettreichen Fischen (z. B. Hering, Lachs und Makrele) und fortifizierten Milchprodukten. In Deutschland tragen Lebensmittel lediglich ca. 10–20 % (2–4 µg pro Tag bei Jugendlichen und Erwachsenen) zur Bedarfsdeckung von Vitamin D bei. Der weitere Anteil muss durch endogene Synthese und/oder ein Supplement sichergestellt werden, um die empfohlene geschätzte Tageszufuhr von 20 µg zu erreichen [581].

Die Zufuhrempfehlung für Vitamin D unterscheidet sich zwischen nichtschwangeren und schwangeren Frauen nicht. Ob bei der Festlegung des Referenzwerts der Bedarf in der Schwangerschaft nicht unterschätzt und ggf. differenzierter betrachtet werden muss, ist in Diskussion [591]. Auch wenn Studien auf einen deutlich höheren Bedarf während der Schwangerschaft hindeuten, ist die Evidenzlage unzureichend, um konkretere Empfehlungen für Schwangere auszusprechen [591]. Zu den in Studien gezeigten positiven Effekten bei hoher Vitamin-D-Supplementation gehören ein reduziertes Risiko für Schwangerschaftskomplikationen wie Präeklampsie sowie das Auftreten von Asthma bei Kleinkindern (schwache Evidenz) [601], [603].

Vitamin B_6 (Pyridoxin)

Vitamin B_6 wird bis heute vielerorts als Antiemetikum eingesetzt. Ein Review der Daten zeigt einen positiven Effekt bei schwangerschaftsbedingter Übelkeit und Erbrechen [596]. Die Evidenzlage für diese Indikation ist allerdings gering. Die Dosierung für eine therapeutische Anwendung liegt bei 10–25 mg 3-mal täglich. In einer aktuellen „Scientific Opinion" der Europäischen Behörde für Lebensmittelsicherheit (EFSA) wurde bei langfristiger Einnahme eine obere Grenze von 12 mg/Tag für Erwachsene, inklusive Schwangere und Stillende, genannt [585]. Sehr hohe Einnahmen von Vitamin B_6 werden mit Neurotoxizität in Verbindung gebracht [585].

> **Hinweis für die Praxis**
>
> Bei allen (Mikro-)Nährstoffe gilt: Lange anhaltende Emesis (Erbrechen) ist ein Risikofaktor für eine Unterversorgung.

Vitamin B_9 (Folat)

Während Folate (selten auch als Vitamin B_9 bezeichnet) verschiedene Verbindungen umfassen, die natürlich im Körper und in Lebensmitteln vorkommen, wird die synthetisch hergestellte Form des wasserlöslichen B-Vitamins als Folsäure bezeichnet. Folat ist im Aminosäurestoffwechsel und an der DNA- und RNA-Synthese beteiligt und somit essenziell bei der Zellteilung und Zellneubildung. Diesen Funktionen entsprechend sind Phasen hoher Zellteilungsraten von einem Mangel besonders betroffen.

Die klassische Mangelerscheinung, die nicht nur bei Schwangeren auftritt, ist die megaloblastäre Anämie. Bei Schwangeren von größerer Bedeutung ist jedoch das Risiko der Entstehung von Neuralrohrdefekten beim Embryo bzw. Fetus. Da sich das Neuralrohr bereits innerhalb von 4 Wochen nach der Konzeption verschließt, ist eine ausreichende Versorgung mit Folat bzw. Folsäure schon vor Beginn der Schwangerschaft wichtig. Obwohl die Folatzufuhr-Empfehlung theoretisch mit einer folatreichen Ernährung erreicht werden könnte, erreichen 86 % der Frauen diese Empfehlung nicht. Die mediane Zufuhr an Folat-Äquivalenten in Deutschland liegt bei Frauen mit 252 µg/Tag bei 84 % der von der DGE empfohlenen Zufuhr von 300 µg/Tag [620].

> **Wichtig zu wissen**
>
> **Neuralrohrdefekte**
>
> Weltweit wurde die Prävalenz von Neuralrohrdefekten in 2015 auf 18,6 Fälle pro 10 000 Lebendgeburten geschätzt. In Europa waren es 9,6 pro 10 000. Die Inzidenz blieb über einen Zeitraum von 20 Jahren nahezu unverändert [573]. Bei den in 2015 ca. 4200 Feten in Europa mit pränatal diagnostiziertem Neuralrohrdefekt wurde ca. 3200-mal ein Abort in der Frühschwangerschaft induziert („elective termination of pregnancy for fetal impairment", eTOPFA). Bei 90 oder 2,8:10 000 Feten kam es zu einer spontanen Totgeburt. Die mit einem Neuralrohrdefekt geborenen Kinder (ca. 910 oder 2,0:10 000 im Jahr 2015 in Europa) haben häufig schwere Behinderungen mit verminderter Lebensqualität und erhöhter Sterblichkeit im frühen Leben [573].
>
> Ein systematisches Review der Daten zeigt, dass eine perikonzeptionelle Folatsupplementierung das relative Risiko für die Entstehung von Neuralrohdefekten um über 70 % reduziert [578]. Obwohl eine gezielte Supplementation den Folsäurestatus verbessern kann, erwiesen sich Bera-

tungsmaßnahmen der vergangenen Jahre als ineffektiv bezüglich der Reduktion von Neuralrohrdefekten. Die Fortifizierung von Grundlebensmitteln mit Folsäure (z. B. Mehl, Tafelsalz), die inzwischen in vielen Ländern eingeführt wurde, zeigt sich dagegen wirkungsvoll [595]. Diese Zahlen rechtfertigen es, über effektive Strategien für eine bessere Folsäureversorgung nachzudenken, vor allem in Ländern, wo keine verbindliche Anreicherung von Grundlebensmitteln vorhanden bzw. gewünscht ist.

Auch wenn Leber eine gute Folatquelle darstellt, soll aufgrund des hohen Vitamin-A-Gehalts auf den Verzehr von Leber während der Schwangerschaft verzichtet werden. Zu beachten ist auch, dass Folat wasserlöslich, lichtempfindlich und hitzelabil ist. Dementsprechend kann der Folatgehalt in Lebensmitteln je nach Lagerung und Zubereitungsart stark abnehmen. Die synthetisch hergestellte Folsäure ist deutlich stabiler.

Hinweis für die Praxis

Empfehlungen zur Folatzufuhr in Schwangerschaft und Stillzeit

In Deutschland wird Frauen im gebärfähigen Alter oder spätestens bei Schwangerschaftswunsch mindestens 4 Wochen vor der Konzeption beginnend und zusätzlich zu einer folatreichen Ernährung eine Supplementierung mit 400 µg/Tag synthetischer Folsäure empfohlen. Während der Schwangerschaft steigt die Empfehlung während des 1. Trimesters auf 550 µg/Tag an. In der Stillzeit wird eine Einnahme von 450 µg/Tag empfohlen.

Vitamin B_{12} (Cobalamin)

Vitamin B_{12}, oder Cobalamin, ist ein wasserlösliches Vitamin, welches für die neurologische Entwicklung und Funktion, die roten Blutkörperchen sowie die DNA-Synthese unerlässlich ist. So ist ein Mangel an Vitamin B_{12}, wie auch an Folat, besonders während Schwangerschaft und Stillzeit bzw. im Kleinkindalter aufgrund der hohen Zellteilungs- und Zellwachstumsraten gefährlich. Ein Mangel erhöht intrauterin das Risiko für angeborene Fehlbildungen und kann nach der Geburt zu einer pathologischen neurologischen Entwicklung führen.

Das Vitamin bzw. die biologisch aktiven Formen sind nahezu ausschließlich in tierischen Lebensmitteln in ausreichender Menge vorhanden, um eine adäquate Zufuhr zu gewährleisten. Obwohl pflanzliche Quellen, z. B. getrockneter Seetang (Purpurtan, als Nori bekannt) existieren, wird die Bioaktivität und Bioverfügbarkeit des darin enthaltenen Vitamin B_{12} kritisch diskutiert [581]. Entsprechend wird insbesondere Personen, die sich vegetarisch oder rein pflanzlich ernähren – insbesondere während Schwangerschaft und Stillzeit – angeraten, Vitamin B_{12} zu supplementieren. Da derzeit keine allgemeingültigen Empfehlungen zur Höhe der Supplementation existieren, wird Risikogruppen empfohlen, den individuellen Vitamin B_{12}-Status überprüfen zu lassen und ein Supplement nach ärztlicher Absprache einzunehmen [581].

Natrium (Na)

In der Schwangerschaft treten gehäuft Ödeme und auch hohe arterielle Blutdruckwerte auf. Bis vor einigen Jahren wurde daher Schwangeren empfohlen, Kochsalz zu meiden. Natriumarme Kost in der Schwangerschaft hat aber verschiedene Nachteile: Zum einen wird das bereits durch die physiologische Hämodilution im Verlauf der Schwangerschaft stimulierte Renin-Angiotensin-Aldosteron-System noch stärker aktiviert, was das Entstehen von hohen Blutdruckwerten begünstigt. Zum anderen kann die Natriumrestriktion zu einer unnötigen Einschränkung des Lebensmittelspektrums führen. Heute gilt: die Natriumzufuhr in der Schwangerschaft bedarf keiner Anpassung im Vergleich zur Empfehlung für gesunde nichtschwangere Erwachsene. Eine zu hohe Natriumaufnahme soll grundsätzlich und nicht nur während einer Schwangerschaft wegen der Assoziation mit nachteiligen gesundheitlichen Auswirkungen, wie Hypertonie und kardiovaskulären Erkrankungen, vermieden werden.

Kalzium (Ca)

Im Verlauf der Schwangerschaft erhöht sich die intestinale Absorptionsrate für Kalzium bei der Schwangeren im 2. und 3. Trimester signifikant, sie ist dabei abhängig von der Kalziumzufuhr [599]. Aufgrund dieser und anderer Veränderungen im Kalziumstoffwechsel wird der erhöhte Bedarf für die fetale Entwicklung ausgeglichen, sodass für Schwangere keine erhöhte Zufuhr empfohlen ist. In der Praxis werden jedoch die empfohlenen 1000 mg Kalzium pro Tag häufig nicht erreicht.

Eine gute Kalziumversorgung möglichst schon vor und während der Schwangerschaft dient dem Aufbau bzw. Erhalt von Reserven, die während der Schwangerschaft und Stillzeit mobilisiert werden können. Ein guter Kalziumstatus ist nicht nur für den Knochenstoffwechsel der Schwangeren und die intrauterine Versorgung des Feten entscheidend, sondern stellt zusätzlich einen Schutzfaktor für die Schwangere bezüglich Hypertonie und Präeklampsie sowie deren Folgen dar [590].

! Cave

Bei pflanzlichen Produkten, die Milch oder Milchprodukte ersetzen sollen, muss auf den Zusatz von Kalzium wie auch andere Mikronährstoffe wie Vitamin B_{12} geachtet werden, da diese ohne Anreicherung nur wenig Kalzium, Vitamin B_{12} oder andere in Kuhmilch üblicherweise vorhandene Mikronährstoffe enthalten.

Magnesium (Mg)

Magnesium ist als zellulärer Membranpotenzialstabilisator und Kofaktor in zahlreichen enzymatischen Reaktionen für eine Vielzahl physiologischer Vorgänge von besonderer Bedeutung. Hierzu gehören intrazelluläre ATP-generierende Reaktionen, Funktionen in Nervenzellen, oder bei der Muskelkontraktion und -relaxation. Beinkrämpfe treten bei 30–50 % aller Schwangeren auf, vor allem im 3. Trimester [605]. Obwohl ein niedriger Magnesiumspiegel häufig als Ursache genannt wird, ist die Datenlage bezüglich einer Magnesiumsupplementation bei Schwangerschafts-assoziierten Muskelkrämpfen unzureichend, um eine Empfehlung aussprechen zu können [586].

Die systematische Literaturdurchsicht ergab ebenfalls keine ausreichende Evidenz für die Supplementation von Magnesium zur Risikoreduktion von perinataler Mortalität, unzureichender intrauteriner Gewichtsentwicklung (SGA, LBW) und Präeklampsie [606]. Während sich durch Magnesiumsulfat in der Prävention von Eklampsien nachweislich positive Effekte erzielen lassen und dies auch in der Praxis verwendet wird [588], ist die Evidenz beim Einsatz zur Tokolyse (Wehenhemmung) umstritten [608]. Bei drohenden Frühgeburten wird Magnesium aber zur Neuroprotektion beim Fetus pränatal mit entsprechend vorhandener Evidenz eingesetzt [624].

! Cave

Bei einer hohen oralen Aufnahme von Magnesiumsalzen kann es zu osmotischen Diarrhöen kommen.

Eisen (Fe)

Eisen ist primär an der Erythropoese und dem Transport von Sauerstoff durch Hämoglobin beteiligt. Das Spurenelement spielt auch im Energiestoffwechsel als Bestandteil von Enzymen eine wichtige Rolle. Besonders in Phasen mit hohen Zellwachstums und -differenzierungsraten sind der Sauerstoffbedarf und damit auch der Eisenbedarf für die Hämoglobinsynthese hoch. In der Schwangerschaft steigt der Eisenbedarf parallel zum Wachstum der Plazenta und dem fetalen Wachstum an. Bei der Deckung des erhöhten Bedarfs helfen die verbesserte Resorption von Nahrungseisen aus dem Intestinaltrakt und die erhöhte Mobilisation aus den Eisenspeichern.

Es wird argumentiert, dass der während der Schwangerschaft erhöhte Eisenbedarf allein mit der Nahrung nur dann zu erreichen ist, wenn die Ernährung eine hohe Verfügbarkeit an Eisen aufweist und der Eisenspeicher zu Beginn der Schwangerschaft gefüllt ist. Viele Frauen weisen allerdings schon vor dem Eintritt der Schwangerschaft einen (latenten) Eisenmangel (Verminderung des Gesamtkörpereisens) auf. Dieser führt dann ohne vermehrte Eisenaufnahme zu einem klinisch manifesten Eisenmangel, der sich am häufigsten als Eisenmangelanämie („Blutarmut") manifestiert.

Von einer Eisenmangelanämie waren 2019 laut WHO 30 % der nichtschwangeren Frauen und 37 % der Schwangeren weltweit betroffen. Die klassischen Symptome eines Eisenmangels sind vor allem auf die verminderte Sauerstofftransportkapazität zurückzuführen, so kann es u. a. zur Beeinträchtigung der körperlichen und geistigen Leistungsfähigkeit, schneller Ermüdung, Lethargie und Kopfschmerzen kommen. Wenn in der Schwangerschaft eine Eisenmangelanämie entsteht, ist auch mit einer erhöhten Komplikationsrate zu rechnen (z. B. erhöhte Inzidenz an Infektionserkrankungen, Mangelgeburten [LBW, SGA], Frühgeburten bis hin zu erhöhter perinataler Mortalität) [587].

Vor diesem Hintergrund empfiehlt die WHO Schwangeren eine tägliche Eisensupplementation von 30–60 mg elementarem Eisen [629]. In Deutschland wird von der DGE eine gezielte Eisensupplementation nur bei einer diagnostizierten Unterversorgung bzw. einem ebensolchen Mangel empfohlen [580]. Bezüglich der Risikoabschätzung weist ein Eisenmangel während der Schwangerschaft ein höheres Risikopotenzial auf als eine Eisenüberversorgung [587].

Hinweis für die Praxis

Empfehlungen zur Eisenversorgung bei vegetarischer Ernährung

Aufgrund der geringeren Bioverfügbarkeit des Nicht-Häm-Eisens (Fe^{3+}) aus pflanzlichen Quellen gegenüber dem Häm-Eisen (Fe^{2+}) aus tierischen Lebensmitteln sind Menschen bei einer vorwiegend pflanzlichen Ernährungsweise eine Risikogruppe für das Entstehen eines Eisenmangels, unabhängig vom schwangerschaftsbedingten Mehrbedarf. Hier sollte besonders auf die Lebensmittelauswahl geachtet werden.

Jod (I)

Um ausreichend Jod für die gesteigerte Bildung von Thyroxin während der Schwangerschaft (mit dem auch der Fetus versorgt wird) zur Verfügung zu haben, steigt der Jodbedarf in der Schwangerschaft von 200 µg auf 230 µg täglich an [581], [598]. Auch wenn die Jodierung von Speisesalz in Jodmangelgebieten wie Deutschland eine adäquate Versorgung in der Allgemeinbevölkerung erzielt hat, ist der erhöhte Bedarf in der Schwangerschaft und Stillzeit immer noch schwer mit der Nahrung zu decken. Aus dem Grund wird eine Supplementierung mit Jodtabletten empfohlen (100–150 µg/Tag) [598].

Denn ein Jodmangel hat gravierende Auswirkungen auf die physiologische und neurologische Entwicklung des Fötus. Er wird als eine der vermeidbaren Ursachen für schwere, irreversible neurologische Entwicklungsstörungen beschrieben. Ein schwerer Jodmangel während der Schwangerschaft kann in einem Abort oder einer Totgeburt resultieren, aber auch eine erhöhte perinatale und neonatale Morbidität und Mortalität bedingen. Weltweit betrachtet, ist ein Mangel an Jod, neben Vitamin-A- und Eisenmangel, einer der am häufigsten vorkommenden Mikronährstoffmängel, insbesondere bei Schwangeren und Kindern [630].

17.2.3 Lebensmittelhygiene

Spricht man von Lebensmittelhygiene in der Schwangerschaft, so fokussiert sich das Thema in Deutschland auf die Toxoplasmose und die Listeriose, wohingegen in weiten Teilen der Welt verseuchtes Trinkwasser die führende Problematik darstellt. Im Verlauf der Schwangerschaft bergen alle Lebensmittelinfektionen ein gewisses Risiko, weshalb generell verstärkt auf Hygienemaßnahmen geachtet werden sollte.

Toxoplasmose

Der Parasit *Toxoplasma gondii* kann durch Katzenkot bzw. damit belastetes Gemüse oder aber über rohes Fleisch, vor allem von Rind und Schaf, übertragen werden. Nach einer Infektion besteht eine lebenslange Immunität. Bei Erstinfektion während des 1. Trimenons erfolgt bei ca. 15 % der Fälle ein Übertritt der Toxoplasmen auf den Embryo. Gegen Ende der Schwangerschaft wird die Plazenta durchlässiger, sodass eine Infektion des Fetus häufiger eintritt (Transmissionsrate ca. 60 %). Bei einem frühen Übertritt kann es zu einem Hydrozephalus sowie irreversiblen zentralen Nervenssystem(ZNS)- und Organschäden oder zum Abort kommen, bei Spätinfektion dominieren Entwicklungsstörungen. In Deutschland wurden in den letzten Jahren 6–23 Fälle konnataler Toxoplasmose pro Jahr dem Robert Koch-Institut (RKI) gemeldet, die Dunkelziffer liegt jedoch schätzungsweise 15-mal höher [618].

> **Hinweis für die Praxis**
>
> **Prävention einer Toxoplasmose-Infektion**
>
> Der Verzicht auf rohes Fleisch und strikte Hygienemaßnahmen beim Umgang mit rohem Fleisch, gutes Waschen von Freilandgemüse/-salat und das Meiden von Katzen minimieren das Risiko einer Toxoplasmose-Infektion, nicht nur in der Schwangerschaft.

Listeriose

Listeria monocytogenes, der bakterielle Erreger der Listeriose, ist vor allem im landwirtschaftlichen Bereich verbreitet. Die Übertragung auf den Menschen kann in Verbindung mit Tierwirtschaft über kontaminiertes frisches Obst und Gemüse oder aber über rohes Fleisch, Eier, Rohmilch oder Rohmilchkäse erfolgen. Immer wieder kommt es wegen Listerien zu Rückrufaktionen von Lebensmittelherstellern. Listerien werden aber auch häufig durch nachträgliche Kontamination verbreitet: auf Käseoberflächen, Feinkostsalaten und anderen Fertigprodukten oder vakuumverpackten Fischprodukten.

Eine Infektion während der Schwangerschaft führt in einem frühen Stadium (Embryonalzeit) häufig zum Abort, später werden infizierte Feten oft als Frühgeburt geboren. Dabei bestehen nicht selten bei Geburt bereits Zeichen einer Entzündung des ZNS, was zu lebenslangen anhaltenden Einschränkungen der neurologischen Entwicklung führen kann. In der Spätschwangerschaft ist die Pathologie beim Neugeborenen in der Regel weniger ausgeprägt.

In Deutschland sind rund 10 % der gemeldeten Listeriose-Fälle (ca. 300–600 Fälle pro Jahr) Schwangerschafts-assoziiert, betreffen also Mutter und Neugeborenes. Bei Aborten oder Frühgeburt kann jedoch eine Listeriose undiagnostiziert bleiben, da die Symptome bei der Schwangeren häufig unspezifisch sind [617].

17.2.4 Ernährung bei Schwangerschaftskomplikationen

Diabetes mellitus

Ein vorbestehender Diabetes mellitus sollte präkonzeptionell gut eingestellt werden, da sonst mit Schwangerschaftskomplikationen und Schädigung des Embryos zu rechnen ist. Die mit einer diabetischen Stoffwechsellage der Schwangeren verbundene erhöhte Fehlbildungsrate beim Embryo/Fetus korreliert mit dem HbA1c; ein HbA1c von 10 % ist mit einer Anomalierate von 10 % und ein HbA1c von 13 % mit einer Rate von 20 % assoziiert [607].

Die Behandlung eines Gestationsdiabetes beginnt mit einer Lifestyle-Modifikation, bestehend aus Ernährungsberatung und körperlicher Aktivität. Es wird empfohlen, die Energie, die über Kohlenhydrate zugeführt wird, auf 40–45 % zu reduzieren (vgl. DGE-Empfehlung von > 50 %) und diese über den Tag zu verteilen. Dabei sollen komplexe Kohlenhydrate bevorzugt und kurzkettige Kohlenhydrate gemieden werden. Der Kohlenhydratanteil soll aber auch nicht unter 40 % der Energiezufuhr sinken, da bei unzureichender Kohlenhydratzufuhr eine Ketose mit negativen gesundheitlichen Folgen für Schwangere und Embryo/Fetus auftreten kann.

Führt die Diät nicht zur Normalisierung der Blutglukosewerte, so wird der Blutzuckerspiegel zusätzlich mittels Insulin reguliert. Gleichzeitig soll weiterhin auf regelmäßige körperliche Aktivität geachtet werden. Der Gestationsdiabetes ist meist nach dem Ende der Schwangerschaft reversibel, allerdings haben Betroffene ein deutlich erhöhtes Risiko, in den ersten 10 Jahren postpartal einen Typ-2-Diabetes zu entwickeln [579].

Präeklampsie

Die Daten deuten darauf hin, dass eine bedarfsdeckende Ernährung, angemessene Gewichtsentwicklung und körperliche Aktivität entsprechend den in diesem Kapitel genannten Empfehlungen die Inzidenz der Präeklampsie reduzieren [616].

17.3 Ernährung in der Stillzeit

Muttermilch liefert eine optimale, bedarfsangepasste Zusammensetzung an Nährstoffen, Flüssigkeit und verschiedenen bioaktiven Faktoren wie z. B. Ig-A Antikörpern, und stellt unbestritten den Goldstandard für die Ernährung des Säuglings dar. Neben den nutritiven Aspekten für das Kind wirkt sich Stillen positiv auf die emotionale Bindung zwischen Mutter und Kind, sowie auch auf die Gesundheit der Mutter aus. So fördert Stillen die Rückbildung der Muskulatur sowie die postnatale Gewichtsabnahme und reduziert die Inzidenz von Brustkrebs. In Industriestaaten/Europa wird von der EFSA ausschließliches Stillen für mindestens 4 und höchstens 6 Monate empfohlen. Beikost sollte ab dieser Zeit eingeführt und es soll weitergestillt werden, so lange wie von Mutter und Kind gewünscht.

Der Energie- und Nährstoffbedarf der Mutter bleibt in der Stillzeit auf einem hohen Niveau bzw. steigt mit dem Laktationsvolumen noch leicht an. Die Konzentrationen der Nährstoffe in der Muttermilch hängen in der Regel von Nährstoffaufnahme bzw. -speicher der Mutter ab. Damit die Mutter in der Lage ist, ausreichend nährstoffreiche Muttermilch zu produzieren und den Bedürfnissen des schnell wachsenden Säuglings nachzukommen, ohne zu sehr ihre eigenen Speicher zu verbrauchen, gelten für die Stillzeit im Wesentlichen dieselben Ernährungsempfehlungen wie im 3. Trimester der Schwangerschaft. Die Referenzwerte ausgewählter Nährstoffe in der Stillzeit sind ▸ Tab. 17.1 zu entnehmen. Im Folgenden wird auf Änderungen bzw. Besonderheiten eingegangen.

17.3.1 Wasser, Energie und Makronährstoffe

Flüssigkeit und Energie

In Industriestaaten beträgt die durchschnittlich konsumierte Milchmenge von ausschließlich gestillten Säuglingen 750–800 g/Tag in den ersten 4–5 Monaten, wobei die Variabilität sehr hoch ist (450–1200 g/Tag) [592]. Bezüglich der notwendigen Energie für die Laktation werden für 750 g Muttermilch pro Tag etwa 625 kcal/Tag an Energie benötigt [576].

Entsprechend sieht die Empfehlung der DGE eine Mehraufnahme von 500 kcal/d sowie ca. 250 ml/d zusätzliche Flüssigkeit für eine laktierende Frau vor. Damit wird der Energie- und Flüssigkeitsverlust durch die Muttermilch ausgeglichen, eine ca. 80 % energetische Effizienz für die Produktion berücksichtigt und eine Mobilisierung von angelegten Energiedepots in Form von Fettgewebe einbezogen. Ein Gewichtsverlust von 0,5–1 kg pro Monat ist in der Regel nach einer Geburt wünschenswert, um zumindest annähernd in den Gewichtsbereich vor der Schwangerschaft zu kommen.

✔ Zu beachten

Reduktionsdiäten, um eine schnellere Gewichtsabnahme zu erzielen, werden in der Stillzeit wie auch während der Schwangerschaft grundsätzlich nicht empfohlen.

Kohlenhydrate

Kohlenhydrate bleiben in der Stillzeit der vom Körper bevorzugte Energielieferant. Auch wenn deren Zusammensetzung in der Ernährung (einfach, zweifach, mehrfach bzw. komplex) keinen Einfluss auf die Kohlenhydratzusammensetzung der Muttermilch hat, ist sie für die Gesundheit der Mutter im Rahmen einer gesunden Ernährung wichtig. Es gelten in der Stillzeit die allgemeinen Empfehlungen einer Zufuhr von > 50 % Energie. Der individuelle Bedarf ist verschieden und hängt zum einen von der Aufnahme der anderen Makronährstoffe, Protein und Fett, und zum anderen von dem produzierten Milchvolumen ab. Der Anteil von Kohlenhydraten an der täglichen Energieaufnahme kann aufgrund des erhöhten Energiebedarfs in der Stillzeit (s. o.) höher als vor der Schwangerschaft sein.

Lipide

Der Gesamtfettgehalt der Muttermilch ist weitgehend unabhängig von der Fettaufnahme der Mutter. Allerdings spiegelt sich die Fettsäure-Zusammensetzung der Nahrung in der Muttermilch wider. Ist die Ernährung während der Stillzeit eher fettarm, so wird vermehrt mütterliches Fettgewebe abgebaut – die Fettsäure-Zusammensetzung dieses Gewebes findet sich in der Muttermilch wieder. Ist die Ernährung hochkalorisch, so resultiert die Neusynthese von Fettsäuren aus Glukose in einer Verschiebung des Fettsäure-Spektrums: Langkettige Fettsäuren werden zugunsten mittelkettiger Fettsäuren verdrängt. Dabei spielen die LC-PUFA beim Wachstum und für die neuronale Entwicklung über die intrauterine Periode hinaus auch nach der Geburt eine entscheidende Rolle (Kap. Lipide).

Bei stillenden Frauen, die sich vegetarisch/vegan ernähren, sprechen die verfügbaren Daten für einen geringeren Gehalt an DHA in Plasma und Milch im Vergleich mit Mischköstlerinnen [628]. Eine Lipidzufuhr bis zu 30–35 % der Gesamtenergieaufnahme mit einem Drittel an gesättigten Fettsäuren und sonst einfach- und mehrfach ungesättigten Fettsäuren ist anzustreben. Neben der Ernährung der Mutter sind genetische Faktoren, maternaler Bildungsstatus und Adipositas mit der Lipidzusammensetzung der Muttermilch assoziiert.

Proteine

Die Proteinkonzentration der Muttermilch beträgt ca. 0,8–1,4 g/100 ml und ist weitgehend unabhängig von der mütterlichen Nahrungsaufnahme. Um die Verluste von 5–10 g/Tag auch bei schlechter biologischer Wertigkeit zu kompensieren, wird von der DGE eine Mehrzufuhr für Stillende von 23 g Protein pro Tag empfohlen, was einer Gesamtzufuhr von 1,2 g/kg Körpergewicht entspricht [581].

17.3.2 Ausgewählte Mikronährstoffe

Wasserlösliche Vitamine

Die Gehalte an wasserlöslichen Vitaminen in der Muttermilch werden durch das Ernährungsverhalten der Mutter stark beeinflusst. Da wasserlösliche Vitamine nur in geringen Mengen und kurzfristig gespeichert werden können, ist die kontinuierliche Bedarfsdeckung über die mütterliche Ernährung entscheidend.

Bei Ernährungsformen, bei denen tierische Lebensmittel stark eingeschränkt oder gemieden werden (vegetarische, vegane Ernährung aber potenziell auch bei „Flexitarierinnen"), muss Vitamin B_{12} supplementiert werden [581]. Das Vitamin-B_{12}-Defizit bei der Laktierenden führt zu einem Vitamin-B_{12}-Defizit auch in der Muttermilch. Das kann zu irreversiblen Gedeih- und Entwicklungsstörungen bis hin zu neurologischen Schäden wie Lähmungserscheinungen oder einer dauerhaft eingeschränkten kognitiven Leistungsfähigkeit beim Kind führen. Darum sollte der Vitamin-B_{12}-Status bei Veganerinnen in der Schwangerschaft und Laktation überprüft werden.

Auch der Folsäurebedarf bleibt in der Stillzeit erhöht; wie in der Schwangerschaft ist der Mehrbedarf schwer zu decken. In der Muttermilch wird der Folatgehalt weitgehend konstant gehalten, jedoch sinken bei unzureichender Zufuhr die Folatgehalte in mütterlichen Kompartimenten drastisch ab.

Fettlösliche Vitamine

Der Gehalt an fettlöslichen Vitaminen (A, D, E, K) in der Muttermilch korreliert mit dem Vitaminspeicher der Laktierenden. Da die fettlöslichen Vitamine in begrenztem Umfang gespeichert werden, ist es für die Stillzeit von großer Bedeutung, wie die Speicher während der Schwangerschaft aufgefüllt bzw. entleert wurden und welche der fettlöslichen Vitamine in welchem Umfang mit der Nahrung zugeführt werden.

So können z. B. die Vitamin-A-Speicher für 12–18 Monate ausreichen, sofern sie während der Schwangerschaft gefüllt wurden. Vor allem in Entwicklungsländern beeinträchtigt das häufig vorkommende Vitamin-A-Defizit in der Muttermilch die Entwicklung der Kinder, da Vitamin A neben dem Sehvorgang auch an der Zelldifferenzierung beteiligt ist.

Für einen Vitamin-E-Mangel beim Säugling existieren keine definierten Symptome. Die Zufuhr ist jedoch marginal, sodass in der Stillzeit Vitamin-E-reiche Pflanzenöle einen festen Platz im Speiseplan haben sollten. Sowohl für Vitamin A als auch für Vitamin E gelten erhöhte Zufuhrempfehlungen während der Stillzeit im Vergleich zur Schwangerschaft (▶ Tab. 17.1).

Der Vitamin-D-Gehalt der Muttermilch hängt ebenfalls vom Vitamin-D-Status der Mutter ab. Beim Meiden von UV-B-Strahlung, z. B. aufgrund des Hautkrebsrisikos, ist die endogene Synthese eingeschränkt. So kann neben der Zufuhr über die Ernährung eine Supplementierung der Mutter und/oder des Säuglings zu einer ausreichenden Vitamin-D-Versorgung beitragen. In Deutschland wird für Säuglinge bis zum zweiten erlebten Frühjahr eine Supplementierung mit 10–12,5 µg (400–500 IE) täglich empfohlen (Kap. 19).

Vitamin K ist für das Bilden von Gerinnungsfaktoren essenziell. Darum ist ein Vitamin-K-Mangel für das Neugeborene auch bereits direkt um die Geburt kritisch. Bei Vitamin-K-Mangel können sogenannte Neugeborenenblutungen (auch intrakraniell) entstehen. In Deutschland wird allen Neugeborenen nach Zustimmung der Erziehungsberechtigten Vitamin K 3-malig in einer Dosierung von 2 mg per os verabreicht (direkt nach der Geburt, an Lebenstag 3–10 und nach 4–6 Lebenswochen) [647] (Kap. 19).

Mineralstoffe

Viele Mineralstoffe werden unabhängig von der Ernährungsweise und dem Körperspeicher der Mutter in die Muttermilch abgegeben. Kalzium wird zu einem großen Teil aus den Knochendepots der Stillenden mobilisiert (im Gegensatz zur Schwangerschaft, in der vor allem die intestinale Absorptionsrate erhöht wird) und zwar unabhängig von der Kalziumzufuhr [599], weshalb der frühzeitigen Füllung der Speicher – am besten schon vor der Schwangerschaft – große Bedeutung zukommt. Möglicherweise ist eine erhöhte Kalziumzufuhr ab dem Abstillen vorteilhaft, um die Knochenmineralisation möglichst konstant zu halten oder zu verbessern [599].

Auch der Eisengehalt der Muttermilch wird vom Körper reguliert und ist weitgehend unabhängig von der mütterlichen Eisenaufnahme. Bei Bedarf kann eine stillende Mutter Eisen supplementieren, ohne nachteilige Effekte für den Säugling. Gleichzeitig ist die Eisensupplementation der Mutter eine nicht ausreichende Maßnahme, um einen Eisenmangel (über die Muttermilch) beim Säugling zu behandeln [594].

Jod hingegen kann in begrenztem Umfang über die mütterliche Aufnahme reguliert werden, weshalb die Stillende auf die konsequente Verwendung von jodsalzhaltigen Produkten achten sollte. In Deutschland wird empfohlen, die Jodsupplementation von der Schwangerschaft in der Stillzeit fortzuführen, wobei die Dosis von 230 auf 260 µg erhöht werden soll (▶ Tab. 17.1).

Hinweis für die Praxis

Generell gilt: Der Gehalt an Mikronährstoffen in der Muttermilch ist relativ niedrig, was durch eine hohe Bioverfügbarkeit kompensiert wird. Auch wenn mütterliche Reserven zur Aufrechterhaltung der Konzentrationen in der Muttermilch herangezogen werden, so müssen doch die Speicher bei der Mutter wieder gefüllt werden, was vor allem bei rascher Schwangerschaftsfolge essenziell ist.

17.4 Genussgifte in Schwangerschaft und Stillzeit

17.4.1 Alkohol

Eindeutig ist die Datenlage bezüglich des Alkoholkonsums während der Schwangerschaft. Es gibt weder eine sichere Menge, noch einen sicheren Zeitpunkt für den Konsum von Alkohol in der Schwangerschaft. Alkohol gelangt in den Blutkreislauf des Fetus und kann von der Leber des ungeborenen Kindes nicht abgebaut werden. Aufgrund der zelltoxischen Wirkung kann es so zu zahlreichen Störungen mit lebenslangen Auswirkungen kommen, die im Rahmen der „fetalen Alkoholspektrumstörung" (FASD) zusammengefasst werden. Auch die Inzidenz von Fehl- und Totgeburten nimmt unter Alkoholkonsum in der Schwangerschaft zu.

In Deutschland wird die schwerste Form der FASD, das fetale Alkoholsyndrom (FAS), auch Alkoholembryopathie genannt, bei ca. 3000 Kindern pro Jahr diagnostiziert. Ein FAS geht mit Störungen des zentralen Nervensystems (ZNS) und des Wachstums sowie mit Fehlbildungen einher. Häufig sind die Folgen des mütterlichen Alkoholkonsums jedoch beim Neugeborenen noch nicht erkennbar, sodass mit einer sehr hohen Dunkelziffer alkoholgeschädigter Kinder gerechnet werden muss. Neben äußeren Anomalien, vor allem im Gesicht, kann es später zu Verhaltensstörungen und dauerhafter Intelligenzminderung kommen.

Der in der Stillzeit konsumierte Alkohol geht direkt in die Muttermilch über. Die Muttermilch weist in etwa denselben Alkoholgehalt wie das Blut auf. Entsprechend stellen Blutalkoholspiegel, die nicht zwischen den Stillphasen vollständig abgebaut werden können, ein Gesundheitsrisiko für den Säugling dar. Alkoholkonsum wirkt sich zusätzlich negativ auf die Milchbildung aus. Wenn in der Stillzeit (entgegen der allgemeinen Empfehlung keinen Alkohol zu trinken) doch eine kleine Menge Alkohol konsumiert wird, so soll das Kind vorher gestillt werden und eine Stillpause von ca. 2–2,5 Stunden eingeplant werden, damit der Blutalkoholspiegel korrespondierend mit dem Alkoholgehalt der Muttermilch bis zum nächsten Stillen abgebaut ist [597].

Hinweis für die Praxis

Eine Schwellendosis für den Alkoholkonsum der Schwangeren, ab der eine Schädigung des Fetus eintritt, kann nicht definiert werden. Um einen gesunden Start ins Leben zu ermöglichen, wird dringend empfohlen, für die gesamte Schwangerschaftsdauer auf Alkohol zu verzichten. Während der Laktation entspricht der Alkoholgehalt der Muttermilch in etwa dem Blutalkoholgehalt. Darum sollte auch während der Laktationsphase auf Alkoholkonsum verzichtet werden.

17.4.2 Koffein

Koffein bzw. dessen Metaboliten überqueren die Plazenta und gelangen in den fetalen Kreislauf. Koffein geht auch in die Muttermilch über. Die Studienlage deutet auf dosisabhängige negative Effekte bei starkem Koffeinkonsum in der Schwangerschaft und der Stillzeit hin, z. B. auf das Geburtsgewicht, Fehlgeburtsrisiko und Verhaltensänderungen [612]. Die Evidenzlage ist allerdings inkonsistent. So wird bislang empfohlen, einen hohen Konsum (> 300 mg/Tag; 150 ml Filterkaffee enthält 50–100 mg Koffein) zu vermeiden bzw. zu reduzieren [612]. Ein mäßiger Konsum während Schwangerschaft und Stillzeit von 200 mg über den Tag verteilt gilt hingegen derzeit als unbedenklich [584].

17.4.3 Tabak

Auch wenn immer weniger Frauen während der Schwangerschaft rauchen, gaben in einer Erhebung von 2014–2017 in Deutschland immer noch 10,9 % der Mütter von Kleinkindern an, während der Schwangerschaft geraucht zu haben [619]. Weltweit betrachtet liegt die Prävalenz im europäischen Raum am höchsten [600]. Dabei stellt das mütterliche Rauchen nicht nur für sich selbst ein Gesundheitsrisiko dar, sondern während und auch nach der Schwangerschaft ein erhebliches Risiko für das Kind dar.

Früh- und Stillgeburten, ein niedriges Geburtsgewicht, angeborene Fehlbildungen sowie neonatale Mortalität treten signifikant häufiger auf, wenn Mütter während der Schwangerschaft rauchen. Diese Effekte beruhen zum einen auf einer Einschränkung der Plazentafunktion, die zur Unterversorgung des ungeborenen Kinds mit Sauerstoff und Nährstoffen führt, und zum anderen auf der Toxizität der im Tabak und Tabakrauch enthaltenen Schadstoffe (z. B. Kohlenstoffmonoxid, Nikotin, Teer und einer großen Zahl anderer Substanzen mit zum Teil kanzerogenen Eigenschaften), die über die Plazenta in den fetalen Kreislauf gelangen. Unter anderem können durch das Rauchen bedingte, auch epigenetische Veränderungen während der embryonalen Entwicklung langfristig die Gesundheit des Kindes beeinträchtigen.

In der Stillzeit ist zu beachten, dass Schadstoffe auch in die Muttermilch gelangen, wo sie sich anreichern und an das Kind weitergegeben werden [625]. Da die Vorteile des Stillens auch bei Raucherinnen überwiegen, wird Müttern, die das Rauchen nicht lassen können oder wollen, geraten, trotz der negativen Auswirkungen der Schadstoffe ihr Kind zu stillen [625].

17.5 Die Empfehlungen zur Ernährung in Schwangerschaft und Stillzeit in Kürze

Zusätzlich zu einer ausgewogenen Ernährung und körperlichen Aktivität kann man die Ernährungsempfehlungen während der Schwangerschaft und Stillzeit für in Deutschland bzw. Mitteleuropa Lebenden wie folgt zusammenfassen:

- bestmögliche Annäherung an ein normales Körpergewicht (BMI ≤ 18,5– < 25 kg/m²) schon vor der Schwangerschaft
- angemessene Gewichtsentwicklung während der Schwangerschaft (ca. 10–16 kg von der Konzeption bis zur Geburt)
- bedarfsdeckende Ernährung mithilfe einer abwechslungsreichen Auswahl an nährstoffdichten Lebensmitteln zur Deckung des Mikronährstoffbedarfs
- Supplementation von Folsäure (schon vor der Konzeption): 400 µg/Tag
- Supplementation von Jod: 100–150 µg/Tag
- Zusätzlich ist insbesondere auf eine ausreichende Versorgung mit Eisen, Vitamin D und Omega-3-Fettsäuren (DHA: 200 mg/Tag z. B. durch 1–2 Portionen fettreichem Fisch pro Woche oder Nahrungsergänzungsmittel) zu achten.
- Bei einer (vorwiegend) pflanzlichen Ernährung ist insbesondere der Vitamin-B_{12}-Status zu kontrollieren bzw. zu supplementieren.
- ausreichende Flüssigkeitsaufnahme, am besten ungesüßt
- Koffein in Maßen konsumieren
- Insbesondere während der Schwangerschaft soll auf den Konsum von rohen tierischen Lebensmitteln, vakuumverpackten Fischprodukten, Kontakt zu Katzen bzw. Katzenkot, den Verzehr von Leber und Alkohol sowie auf das Rauchen verzichtet werden.

Nicht nur wegen des primärpräventiven Potenzials der Ernährung spricht Vieles dafür, sowohl in Entwicklungs- als auch in entwickelten Ländern die Ernährung rund um Schwangerschaft und Stillzeit mehr als heute üblich in den Fokus zu rücken. Für die Schwangere, sowie für den Embryo/Fetus und Säugling sind der Ernährungszustand und die weitere Ernährung eng mit der gesundheitlichen Entwicklung verknüpft. Hierzu gehören auch epigenetische Veränderungen mit lebenslangen Auswirkungen.

Literatur

[571] American Pregnancy Association. Pregnancy Weight Gain. 27. April 2020. Im Internet: https://americanpregnancy.org/healthy-pregnancy/pregnancy-health-wellness/pregnancy-weight-gain/. Stand: 01.03.2024

[572] Bastos Maia S, Rolland Souza AS, Costa Caminha MF et al. Vitamin A and Pregnancy: A Narrative Review. Nutrients 2019; 11 (3): 681

[573] Blencowe H, Kancherla V, Moorthie S et al. Estimates of Global and Regional Prevalence of Neural Tube Defects for 2015: A Systematic Analysis. Ann New York Acad Sci 2018; 1414 (1): 31–46

[574] Brouwer IA, van Dusseldorp M, West CE, Steegers-Theunissen RP. Bioavailability and Bioefficacy of Folate and Folic Acid in Man. Nutr Res Rev 2001; 14 (2): 267–294

[575] Bührer C, Genzel-Boroviczény O, Jochum F et al. Vitamin-K-Prophylaxe bei Neugeborenen: Empfehlungen der Ernährungskommission der Deutschen Gesellschaft für Kinder- und Jugendmedizin (DGKJ). Monatsschr Kinderheilkd 2013; 161 (4): 351–353

[576] Butte NF, King JC. Energy Requirements during Pregnancy and Lactation. Public Health Nutr 2005; 8 (7a): 1010–1027

[577] Catalano PM, Shankar K. Obesity and Pregnancy: Mechanisms of Short Term and Long Term Adverse Consequences for Mother and Child. BMJ 2017; 356: j1

[578] De-Regil LM, Peña-Rosas JP, Fernández-Gaxiola AC, Rayco-Solon P. Effects and Safety of Periconceptional Oral Folate Supplementation for Preventing Birth Defects. Cochrane Database Syst Rev 2015 (12): CD007950

[579] Deutsche Diabetes Gesellschaft e. V. (DDG), AWMF-S 3-Leitlinie „Gestationsdiabetes mellitus (GDM), Diagnostik, Therapie und Nachsorge", 2. Aufl., 2018; Im Internet: https://register.awmf.org/de/leitlinien/detail/057-008. Stand:19.07.2025

[580] Deutsche Gesellschaft für Ernährung e. V. (DGE). Einnahme von Nahrungsergänzungsmitteln in Schwangerschaft. Im Internet: www.dge.de/presse/meldungen/2020/einnahme-von-nahrungsergaenzungsmitteln-in-schwangerschaft/. Stand: 19.12.2023

[581] Deutsche Gesellschaft für Ernährung e. V. (DGE). Referenzwerte. Im Internet: www.dge.de/wissenschaft/referenzwerte/. Stand: 04.10.2023

[582] Deveci AC, Keown-Stoneman CDG, Jonathon L. Maguire JL et al., TARGet Kids! Collaboration. Paternal BMI in the Preconception Period, and the Association with Child zBMI. Int J Obesity 2005; 47 (4): 280–287

[583] Dudenhausen JW, Grünebaum A, Kirschner W. Prepregnancy Body Weight and Gestational Weight Gain—Recommendations and Reality in the USA and in Germany. Am J Obstet Gynecol 2015; 213 (4): 591–592

[584] EFSA Panel on Dietetic Products, Nutrition and Allergies (NDA). Scientific Opinion on the Safety of Caffeine. EFSA J 2015; 13 (5): 4102

[585] EFSA Panel on Nutrition, Novel Foods and Food Allergens (NDA), Turck D, Bohn T, Castenmiller J et al. Scientific Opinion on the Tolerable Upper Intake Level for Vitamin B6. EFSA J 2023; 21 (5): e08006

[586] Garrison SR, Korownyk CS, Kolber MR et al. Magnesium for Skeletal Muscle Cramps. Cochrane Database Syst Rev 2020; 9 (9): CD009402

[587] Georgieff MK, Nancy F, Krebs NF, Cusick SE. The Benefits and Risks of Iron Supplementation in Pregnancy and Childhood. Ann Rev Nutr 2019; 39: 121–146

III

[588] Gestational Hypertension and Preeclampsia: ACOG Practice Bulletin, Number 222. Obstet Gynecol 2020; 135 (6): e237–e260

[589] Herring CM, Bazer FW, Johnson GA, Wu G. Impacts of Maternal Dietary Protein Intake on Fetal Survival, Growth, and Development. Exp Biol Med 2018; 243 (6): 525–533

[590] Hofmeyr GJ, Lawrie TA, Atallah AN, Torloni MR. Calcium Supplementation during Pregnancy for Preventing Hypertensive Disorders and Related Problems. Cochrane Database Syst Rev 2018; 10 (10): CD001059

[591] Hollis BW, Wagner CL. New Insights into the Vitamin D Requirements during Pregnancy. Bone Res 2017; 5 (1): 1–16

[592] Institute of Medicine (US) Committee on Nutritional Status During Pregnancy and Lactation. Milk Volume. In: Nutrition During Lactation. National Academies Press (US). 1991. Im Internet: www.ncbi.nlm.nih.gov/books/NBK235589/, Stand: 04.03.2024

[593] IQTIG Perinatalmedizin. Im Internet: https://iqtig.org/qs-verfahren/qs-pm/, Stand: 07.06.2023

[594] Iron Salts. Drugs and Lactation Database (LactMed®) [Internet]. Bethesda (MD): National Institute of Child Health and Human Development; 2006. [Updated 2024 Aug 15]. Available from: https://www.ncbi.nlm.nih.gov/books/NBK575923/

[595] Ismail S, Eljazzar S, Ganji V. Intended and Unintended Benefits of Folic Acid Fortification – A Narrative Review. Foods 2023; 12 (8): 1612

[596] Jayawardena R, Majeed S, Sooriyaarachchi P. The Effects of Pyridoxine (Vitamin B6) Supplementation in Nausea and Vomiting during Pregnancy: A Systematic Review and Meta-Analysis. Arch Gynecol Obstet 2023; 308 (4): 1075–1084

[597] Koletzko B, Bauer CP, Cierpka M et al. Ernährung und Bewegung von Säuglingen und stillenden Frauen. Monatsschr Kinderheilkd 2016; 164 (9): 771–798

[598] Koletzko B, Cremer M, Flothkötter M et al. Diet and Lifestyle Before and During Pregnancy – Practical Recommendations of the Germany-Wide Healthy Start – Young Family Network. Geburtshilfe Frauenheilkd 2018; 78 (12): 1262–1282

[599] Kovacs CS. Maternal Mineral and Bone Metabolism During Pregnancy, Lactation, and Post-Weaning Recovery. Physiol Rev 2016; 96 (2): 449–547

[600] Lange S, Probst C, Rehm J, Popova S. National, Regional, and Global Prevalence of Smoking during Pregnancy in the General Population: A Systematic Review and Meta-Analysis. Lancet Global Health 2018; 6 (7): e769–e776

[601] Li W, Qin Z, Jie Gao J et al. Vitamin D Supplementation during Pregnancy and the Risk of Wheezing in Offspring: A Systematic Review and Dose-Response Meta-Analysis. J Asthma 2019; 56 (12): 1266–1273

[602] Lin J, Gu W, Huang H. Effects of Paternal Obesity on Fetal Development and Pregnancy Complications: A Prospective Clinical Cohort Study. Front Endocrinol 2022; 13: 826665

[603] Litonjua AA, Carey VJ, Laranjo N et al. Effect of Prenatal Supplementation With Vitamin D on Asthma or Recurrent Wheezing in Offspring by Age 3 Years: The VDAART Randomized Clinical Trial. JAMA 2016; 315 (4): 362–370

[604] Li L, Johnson HL, Cousens S et al. Global, Regional, and National Causes of Child Mortality: An Updated Systematic Analysis for 2010 with Time Trends since 2000. Lancet 2012; 379 (9832): 2151–2161

[605] Luo L, Zhou K, Zhang J et al. Interventions for leg cramps in pregnancy. Cochrane Database Syst Rev 2020 (12): CD010655

[606] Makrides M, Crosby DD, Bain E, Crowther CA. Magnesium Supplementation in Pregnancy. Cochrane Database Syst Rev 2014 (4): CD000937

[607] Martin RB, Duryea EL, Ambia A et al. Congenital Malformation Risk According to Hemoglobin A1c Values in a Contemporary Cohort with Pregestational Diabetes. Am J Perinatol 2021; 38 (12): 1217–1222

[608] McNamara HC, Crowther CA, Brown J. Different Treatment Regimens of Magnesium Sulphate for Tocolysis in Women in Preterm Labour. Cochrane Database Systematic Rev 2015; 12. DOI: 10.1002/14651858.CD011200.pub2

[609] Middleton P. Gomersall JC, Gould JF et al. Omega-3 Fatty Acid Addition during Pregnancy". Cochrane Database Syst Rev 2018; 11. DOI: 10.1002/14651858.CD003402.pub3

[610] Miliku K, Duan QL, Moraes TJ et al. Human Milk Fatty Acid Composition Is Associated with Dietary, Genetic, Sociodemographic, and Environmental Factors in the CHILD Cohort Study. Am J Clin Nutr 2019; 110 (6): 1370–1383

[611] Milliken-Smith S, Potter CM. Paternal Origins of Obesity: Emerging Evidence for Incorporating Epigenetic Pathways into the Social Determinants of Health Framework. Soc Sci Med 2021; 271: 112066

[612] Mousa, Aya, Amreen Naqash, und Siew Lim. 2019. „Macronutrient and Micronutrient Intake during Pregnancy: An Overview of Recent Evidence". Nutrients 11 (2): 443.

[613] National Institutes of Health. Office of Dietary Supplements. Vitamin D. Fact Sheet for Health Professionals. Im Internet: https://ods.od.nih.gov/factsheets/VitaminD-HealthProfessional/, Stand: 12.10.2023

[614] National Institute of Child Health and Human Development. Drugs and Lactation Database (LactMed®). Im Internet: www.ncbi.nlm.nih.gov/books/NBK575923/, Stand: 04.03.2024

[615] Ojha S, Robinson L, Symonds ME, Budge H. Suboptimal Maternal Nutrition Affects Offspring Health in Adult Life. Early Human Dev 2013, 89 (11): 909–913

[616] Perry A, Stephanou A, Rayman MP. Dietary factors that affect the risk of pre-eclampsia. BMJ Nutr Prev Health 2022; 5 (1): 118–133

[617] Robert Koch-Institut (RKI). RKI-Ratgeber – Listeriose. Im Internet: www.rki.de/DE/Content/Infekt/EpidBull/Merkblaetter/Ratgeber_Listeriose.html, Stand: 04.01.2024

[618] Robert Koch-Institut (RKI). RKI-Ratgeber – Toxoplasmose". Im Internet: www.rki.de/DE/Content/Infekt/EpidBull/Merkblaetter/Ratgeber_Toxoplasmose.html, Stand: 04.01.2024

[619] Robert Koch-Institut (RKI). Editorial: Neues von und über KiGGS.2018. Im Internet: https://doi.org/10.17886/RKI-GBE-2018-003, Stand: 04.03.2024

[620] Rubner-Institut, Max. Ergebnisbericht, Teil 2 Nationale Verzehrsstudie II. 2008. Im Internet: https://www.mri.bund.de/de/institute/ernaehrungsverhalten/forschungsprojekte/nvsii/, Stand: 20.07.2025

[621] Rumbold A, Ota E, Hori H et al. Vitamin E Supplementation in Pregnancy. Cochrane Database Syst Rev 2015; 9: CD004069

[622] Santos S, Voerman E, Amiano P et al. Impact of Maternal Body Mass Index and Gestational Weight Gain on Pregnancy Complications: An Individual Participant Data Meta-Analysis of European, North American and Australian Cohorts. BJOG 2019; 126 (8): 984–995

[623] Schmitz G, Ecker J. The Opposing Effects of N-3 and n-6 Fatty Acids. Progr Lipid Res 2008; 47 (2): 147–155

[624] Shennan A, Suff N, Jacobsson Bo, FIGO Working Group for Preterm Birth. FIGO Good Practice Recommendations on Magnesium Sulfate Administration for Preterm Fetal Neuroprotection. Int J Gyn Obstet 2021; 155 (1): 31–33
[625] La Leche League International, Smoking and Breastfeeding. Im Internet: https://llli.org/breastfeeding-info/smoking-and-breastfeeding/, Stand: 05.10.2023
[626] Stubert J, Reister F, Hartmann S, Janni W. The Risks Associated With Obesity in Pregnancy. Dtsch Arztebl Int 2018; 115 (16): 276–283
[627] United Nations University, World Health Organization, Food and Agriculture Organization of the United Nations. Human energy requirements. Im Internet: www.fao.org/3/y5686e/y5686e0a.htm#bm, Stand: 04.10.2023
[628] Ureta-Velasco N, Keller K, Escuder-Vieco D et al. Human Milk Composition and Nutritional Status of Omnivore Human Milk Donors Compared with Vegetarian/Vegan Lactating Mothers. Nutrients 2023; 15 (8): 1855
[629] World Health Organisation (WHO). Recommendations on Antenatal Care for a Positive Pregnancy Experience. Im Internet: www.who.int/publications-detail-redirect/9789241549912, Stand: 24.10.2023
[630] World Health Organisation (WHO). Micronutrients. Im Internet: www.who.int/health-topics/micronutrients, Stand: 05.10.2023
[631] Zielinska-Pukos MA, Bryś J, Wesolowska A, Hamulka J. Breastmilk PUFA strongly associated with maternal dietary intake but not anthropometric parameters and breastmilk carotenoids. Prostaglandins Leukot Essent Fatty Acids 2022; 186: 102505

III

18 Ernährung von Frühgeborenen

B. Koletzko

Das Wichtigste in Kürze

Bei frühgeborenen Kindern ist die Qualität der frühen Ernährung und des erreichten extrauterinen Wachstums eng verbunden mit der langfristigen neurologischen Entwicklung und dem später erreichten verbalen, Handlungs- und gesamten Intelligenzquotienten. Angestrebt wird für Frühgeborene eine frühzeitig beginnende und rasch gesteigerte enterale Ernährung, die initial über eine nasogastrische Sonde zugeführt wird. Bevorzugt wird die Ernährung mit Milch der eigenen Mutter, da die Gabe von Muttermilch mit einer geringeren Häufigkeit von Komplikationen wie nekrotisierender Enterokolitis, einem rascheren oralen Nahrungsaufbau sowie einer verbesserten langfristigen Entwicklung verbunden ist. Die Zusammensetzung der Muttermilch ist an den Nährstoffbedarf reifgeborener Säuglinge angepasst und deckt nicht für sich allein den weitaus höheren Nährstoffbedarf frühgeborener Säuglinge, sodass eine Anreicherung mit einem sogenannten Muttermilchverstärker erforderlich ist. Pasteurisation von Frauenmilch verhindert die Übertragung von CMV zuverlässig, inaktiviert aber auch bioaktive Faktoren wie die Muttermilch-Lipase. Das Tiefgefrieren von Frauenmilch ist schonender, die Virusaktivität wird jedoch nur deutlich reduziert und nicht sicher deaktiviert.

Frühgeborene benötigen bei enteraler Nahrungszufuhr etwa 110–135 kcal/kg KG pro Tag, wobei eine Proteinzufuhr pro Tag von 4,0–4,5 g/kg KG bei Frühgeborenen bis zu einem Gewicht von 1000 g und von 3,5–4,0 g bei einem Gewicht zwischen 1000 und 1800 g empfohlen wird.

Keywords

Frühgeborene, Frühgeborenen-Milchnahrung, Zytomegalieinfektion, nekrotisierende Enterokolitis, Probiotika

18.1 Definitionen und Bedeutung

Etwa jedes 10. Neugeborene ist ein Frühgeborenes, d. h., es wird nach einer Schwangerschaftsdauer von weniger als 37 Wochen geboren. In den vergangenen 2 Jahrzehnten hat die Zahl überlebender Frühgeborener deutlich zugenommen. Mit der deutlichen Verbesserung der perinatalmedizinischen Versorgung, insbesondere der Praxis der neonatalen intensivmedizinischen Betreuung, beträgt die Überlebensrate im Alter von 2 Jahren bei Frühgeborenen mit sehr niedrigem Geburtsgewicht (Very Low Birth Weight, VLBW, < 1500 g) etwa 80 % und selbst bei extrem geringem Geburtsgewicht (Extremely Low Birth Weight, ELBW, < 1000 g) etwa 60 %. Die Grenze der Lebensfähigkeit liegt derzeit bei der 23.–25. Schwangerschaftswoche.

Mit der erfreulich guten und weiter steigenden Überlebenschance rückt die Bedeutung der langfristig erreichten Lebensqualität und neurokognitiven Leistungsfähigkeit bei den überlebenden frühgeborenen Kindern immer mehr in den Fokus. Hier zeigt sich, dass die Qualität der frühen Ernährung und des erreichten extrauterinen Wachstums eng mit der langfristigen Entwicklung assoziiert ist. Die Nachuntersuchung von ehemaligen Frühgeborenen mit einem Geburtsgewicht unter 1000 g zeigte sehr deutlich eine bessere neurologische Entwicklung bei den Kindern, deren frühe Gewichtszunahme während der Krankenhausbehandlung etwa dem normalen intrauterinen Wachstum entsprach, als bei Kindern mit postnatal niedriger Gewichtszunahme (▶ Tab. 18.1). Eine dem intrauterinen Wachstum entsprechende Gewichtszunahme in der neonatologischen Intensivstation ist demnach mit einer deutlich besseren neurologischen Entwicklung verbunden. Die Ergebnisse der Nachuntersuchung im Alter von 18–22 Lebensmonaten (korrigiert für die Unreife) bei 495 ehemaligen Frühgeborenen mit einem Geburtsgewicht von 501–1000 g sind nach Quartilen der täglichen Gewichtszunahme während des Krankenhausaufenthalts dargestellt. In einem logistischen Regressionsmodell wurde für Ge-

Tab. 18.1 Ergebnisse der Nachuntersuchung im Alter von 18–22 Lebensmonaten (korrigiert für die Unreife) bei 495 ehemaligen Frühgeborenen mit einem Geburtsgewicht von 501–1000 g nach Quartilen der täglichen Gewichtszunahme während des Krankenhausaufenthalts [635]. Weiteres siehe im Text.

	Q1 (n = 124)	Q2 (n = 122)	Q3 (n = 123)	Q4 (n = 121)	p
Gewichtszunahme (g/kg/d)	12 (2)	16 (1)	18 (1)	21 (2)	–
neurologischer Normalitätsindex	70	77	76	86	< 0,01
Zerebralparese (%)(%)	21	13	13	6	< 0,01
mentaler Entwicklungsindex < 70 (%)	39	37	34	21	< 0,01
psychomotorischer Entwicklungsindex < 70 (%)	35	32	18	14	< 0,001
beeinträchtigte neurologische Entwicklung (%)	55	49	41	29	< 0,001

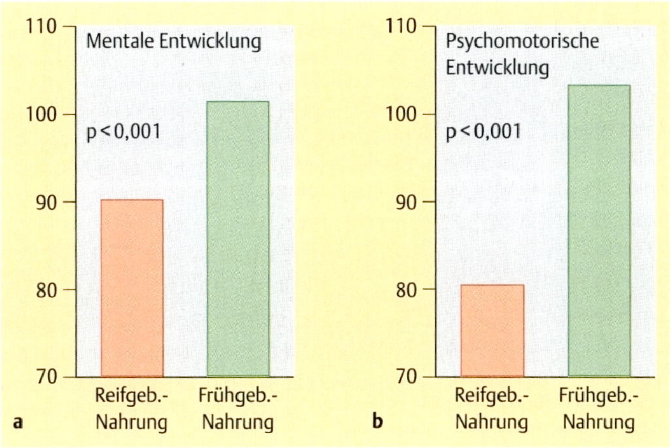

Abb. 18.1 Entwicklung ehemaliger Frühgeborener im Alter von 18 Monaten nach randomisiert zugeordneter Ernährung in den ersten etwa 30 Lebenstagen mit regulärer Säuglingsnahrung (68 kcal und 1,45 g Protein/100 ml) oder nährstoffreiche Frühgeborenennahrung (80 kcal und 2 g Protein/100 ml).
a Mentale Entwicklung [641].
b Psychomotorische Entwicklung [641].

schlecht, Ethnie, Gestationsalter, intrauterine Dystrophie, mütterliche Ausbildung, schwere Hirnblutung, periventrikuläre Leukomalazie, Alter beim Wiedererreichen des Geburtsgewichts, nekrotisierende Enterokolitis, späte Infektion, bronchopulmonale Dysplasie, postnatale Steroidtherapie und Behandlungszentrum korrigiert. Mit steigender Gewichtszunahme von täglich 12,0 auf 21,2 g/kg KG zeigte sich eine signifikante Abnahme des Auftretens von Zerebralparese (Morbus Little), Bayley Scales of Infant Development II: mentaler Entwicklungsindex (MDI) < 70 und psychomotorischer Entwicklungsindex (PDI) < 70, abnormer neurologischer Befunde, verzögerter neurologischer Entwicklung und erneuter Krankenhausaufnahmen [635].

Auch eine kontrolliert randomisierte Studie bei Frühgeborenen mit einem Geburtsgewicht bis zu 1850 g zeigt, dass eine höhere und dem metabolischen Bedarf näher kommende Nährstoffzufuhr bei Frühgeborenen im 1. Lebensmonat eine signifikant verbesserte kognitive und psychomotorische Entwicklung mit 18 Monaten (▶ Abb. 18.1a, ▶ Abb. 18.1b) und auch der Intelligenz mit 16 Jahren zur Folge hat. Diese und andere Daten sind die Basis dafür, bei der Ernährung Frühgeborener rasch nach der Geburt eine bedarfsgerechte Nährstoffzufuhr anzustreben, die ein dem intrauterinen Wachstum quantitativ und qualitativ ähnliches extrauterines Wachstum ermöglicht.

18.2 Enterale Ernährung mit Muttermilch oder Frühgeborenen-Nahrungen

18.2.1 Muttermilch

Angestrebt wird eine möglichst weitgehende enterale, zunächst über eine nasogastrische Sonde und mit zunehmender Reife oral zugeführte Ernährung, die bei unreifen Kindern initial durch eine parenterale Nährstoffzufuhr ergänzt werden muss. Bei oraler oder enteraler Ernährung wird nach Möglichkeit Muttermilch (möglichst Milch der eigenen Mutter) gefüttert, die bei unreifen Kindern nach Abpumpen durch eine nasogastrische Sonde zugeführt werden kann.

Die Gabe von Muttermilch ermöglicht einen im Mittel rascheren Aufbau der enteralen Ernährung, fördert die neurologische Entwicklung und ist mit einem verminderten Risiko für das Auftreten der gefürchteten nekrotisierenden Enterokolitis verbunden.

Zytomegalie-Infektionen

Ein mögliches Risiko der Muttermilchernährung bei unreifen Führgeborenen ist das Auftreten des Zytomegalievirus (CMV) in der menschlichen Muttermilch von Frauen, die seropositiv für CMV sind. Bei reifen Neugeborenen kommt es dadurch nur selten zu symptomatischen Erkrankungen. Der Übertritt des Virus in die Milch CMV-seropositiver Frauen kann jedoch bei der Fütterung sehr kleiner Frühgeborener mit roher Muttermilch zu systemischen Infektionen führen, z. B. mit Sepsiszeichen, Hepatopathie, Thrombozytopenie, beatmungsbedürftiger Pneumonie und anderen Symptomen. Peri- und neonatale systemische Infektionen und Inflammationsreaktionen insgesamt wurden als Risikofaktoren für eine ungünstige neurologische Entwicklung identifiziert.

Pasteurisieren und Tieffrieren

Durch Pasteurisation von Frauenmilch (30 min bei 60 °C oder 5 Sekunden bei 72 °C) kann die Übertragung von CMV zuverlässig verhindert werden. Die klassische Holder-Pasteurisierung von Frauenmilch hat allerdings den Nachteil, dass bioaktive Faktoren wie die Muttermilch-Lipase inaktiviert werden, was bei Frühgeborenen unter 1500 g eine um etwa 15 % verminderte Fettresorption zur Folge hat. Neuere Pasteurisationsverfahren scheinen hinsichtlich der Auswirkungen auf bioaktive Inhaltsstoffe der Frauenmilch schonender zu wirken.

Das Tiefgefrieren von Muttermilch reduziert die Virusaktivität deutlich, aber klinische CMV-Infektionen sind bei Frühgeborenen nach Gabe zuvor gefrorener Frauenmilch nicht selten.

> **Hinweis für die Praxis**
>
> In der klinischen Praxis müssen die möglichen kindlichen Risiken durch eine früh postnatal erworbene CMV-Infektion gegen die möglichen Nachteile der Inaktivierung bioaktiver Faktoren in der Frauenmilch durch Tieffrieren bzw. durch Pasteurisieren abgewogen werden.

Da ein Tieffrieren der Milch seropositiver Mütter die CMV-Aktivität nicht sicher deaktiviert, nimmt ein solches Vorgehen die potenzielle Schädigung einzelner Kinder durch früh postnatale CMV-Infektionen in Kauf. Dagegen kann ein Pasteurisieren CMV sicher inaktivieren.

Muttermilchverstärker

Die Zusammensetzung der menschlichen Muttermilch deckt in der Regel den Nährstoffbedarf reif geborener Säuglinge, nicht jedoch den bei sehr viel höherer Wachstumsgeschwindigkeit weitaus höheren Nährstoffbedarf frühgeborener Säuglinge. Insbesondere der Gehalt an Protein, Phosphat und Kalzium und Docosahexaensäure ist für kleine Frühgeborene nicht ausreichend. Deshalb wird die Frühgeborenen gefütterte Muttermilch ab dem Erreichen einer höheren Nahrungsmenge mit einem sogenannten Muttermilchverstärker angereichert.

18.2.2 Frühgeborenen-Milchnahrungen

Wenn keine oder keine ausreichenden Mengen an Muttermilch zur Verfügung stehen, werden spezielle Frühgeborenen-Nahrungen eingesetzt, die eine höhere Nährstoffdichte als Säuglingsnahrungen für Reifgeborene aufweisen, um den erhöhten Bedarf Frühgeborener decken zu können.

18.3 Angestrebte Nährstoffzufuhr bei oral oder enteral ernährten Frühgeborenen

Internationale Empfehlungen für die Nährstoffzufuhr wurden von der Europäischen Gesellschaft für Pädiatrische Gastroenterologie, Hepatologie und Ernährung (ESPGHAN) im Jahr 2023 publiziert. Aktualisierte internationale Empfehlungen unter Beteiligung von Experten aus allen 5 Kontinenten wurden 2021 veröffentlicht; die wesentlichen Erkenntnisse sollen in Folgenden dargestellt werden.

18.3.1 Flüssigkeitszufuhr

Die Auswertung von Daten kombinierter parenteraler und enteraler Ernährung zeigt, dass eine tägliche Flüssigkeitszufuhr zwischen 96 und 200 ml/kg KG toleriert wird. Die Zufuhr von Mengen im unteren Teil dieses Bereichs kann wahrscheinlich das Risiko für die Entstehung einer bronchopulmonalen Dysplasie und eines persistierenden Ductus arteriosus reduzieren.

Der Flüssigkeitsbedarf enteral ernährter Frühgeborener wird durch die Osmolarität und die renale Molenlast der Nahrung modifiziert. Eine tägliche Flüssigkeitszufuhr von 135 ml/kg KG wird als Minimum und 200 ml/kg KG werden als Maximum angesehen (▶ Tab. 18.2). Für die Routine-Ernährung werden Zufuhren zwischen 150 und 180 ml/kg KG täglich eingesetzt, um mit angereicherter Muttermilch oder mit Frühgeborenen-Nahrungen die Deckung des Nährstoffbedarfs zu erreichen; einige Kinder brauchen hierzu jedoch höhere Volumina.

18.3.2 Energie

Der Energiebedarf stabiler, nicht schwer erkrankter Frühgeborener sinkt mit zunehmendem postkonzeptionellem Alter von 24–36 Wochen und ist stark von der Zufuhr an Protein und anderen Nährstoffen abhängig. Der Energiebedarf für eine intrauterinen Verhältnissen entsprechende Proteinakkretion beträgt etwa 5,5–7,75 kcal/g Proteindeposition und für die Fettakkretion etwa 1,55–1,6 kcal/g Fettdeposition, ohne Berücksichtigung der im gebildeten Gewebe deponierten Energie.

Der Ruheenergieumsatz liegt etwa bei 45 kcal/kg KG täglich und wird vom Gestationsalter nur wenig beeinflusst. Der geschätzte Energiebedarf für die Deposition neuer Gewebe (13 % Protein, 20–30 % Fett) beträgt 3,3–4,7 kcal/g. Daraus ergibt sich bei einer erwünschten, dem intrauterinen Wachstum entsprechenden Gewichtszunahme von 17 g/kg KG täglich ein Energiebedarf von etwa 56–80 kcal/kg KG zusätzlich zum Ruheenergieumsatz (ca. 45 kcal/kg). Somit resultiert eine metabolisierbare Energiezufuhr (einschließlich Protein) von ca. 100–125 kcal/kg KG täglich, entsprechend einer Nahrungszufuhr von etwa 110–135 kcal/kg KG bei einer für Frühgeborene typischen Energieabsorption von 85–90 % (▶ Tab. 18.2).

18.3.3 Protein

Die intrauterine Proteinakkretion liegt in der zweiten Schwangerschaftshälfte bei täglich 1,7 g/kg. Die obligatorischen Proteinverluste betragen mindestens 0,7 g/kg. Die Stickstoffabsorption aus Frühgeborenen-Nahrungen liegt im Mittel bei 82–86 %. Daraus ergibt sich eine erwünschte tägliche Proteinzufuhr von mindestens 3,0 g/kg KG. Dies wird auch durch empirische Daten gestützt, die eine Gewichtszunahme analog zum intrauterinen Wachstum bei einer Zufuhr von etwa 3 g Protein/kg KG und eine linear mit der Proteinzufuhr verbundene Gewichtszunahme bis zu einer Proteinzufuhr von 4,5 g/kg KG zeigen. Zusätzlich soll die Proteinzufuhr das akkumulierte Proteindefizit ausgleichen, das postnatal bei praktisch allen kleinen Frühgeborenen beobachtet wird. Deshalb wird eine Proteinzufuhr pro Tag von 3,5–4,5 g/kg KG bei Frühgeborenen bis zu einem Gewicht von 1500 g empfohlen (▶ Tab. 18.2).

18.3.4 Weitere Inhaltsstoffe

Der Bedarf an weiteren Makro- und Mikronährstoffen ist in ▶ Tab. 18.2 aufgeführt. Neben den Nährstoffen werden Frühgeborenen-Nahrungen weitere Inhaltsstoffe zugegeben.

Tab. 18.2 Enterale Nährstoffzufuhr für oral oder enteral ernährte Frühgeborene bis zu einem Gewicht von ca. 1500 g (angegeben pro kg KG und Tag bzw. pro 100 kcal) [639], [640].

Nährstoffe	Minimum – Maximum	
	pro kg und Tag	pro 100 kcal
Flüssigkeit (ml)	135–200	–
Energie (kcal)	110–135	–
Protein (g)	3,5–4,5	3,2–4,1
Lipide (g)	4,8–6,6	4,4,–6,0
Linolsäure (mg)	385–1540	350–1400
Alpha-Linolensäure (mg)	> 55	> 50
Docosahexaensäure (DHA, mg)	55–60	50–55
Arachidonsäure (ARA, mg)	35–45	32–41
Kohlenhydrate (g)	11,6–13,2	10,5–12
Natrium (mg)	69–115	63–105
Kalium (mg)	78–195	71–177
Chlorid (mg)	105–177	95–161
Kalzium (mg)	120–140	110–130
Phosphat (mg)	60–140	55–127
Magnesium (mg)	8–15	7,5–13,6
Eisen (mg)	2–3	1,8–2,7
Zink (mg)	1,4–2,5	1,3–2,3
Kupfer (µg)	100–230	90–210
Selen (µg)	5–10	4,5–9
Mangan (µg)	1–15	0,9–13,6
Fluorid (µg)	1,5–60	1,4–55
Jodid (µg)	10–55	9–50
Chrom (ng)	30–1230	27–2045
Molybdän (µg)	0,3–5	0,27–4,5
Thiamin (Vitamin B_1) (µg)	140–300	127–273
Riboflavin (Vitamin B_2) (µg)	200–400	181–364
Niacin (mg)	1–5,5	0,9–5
Pantothensäure (mg)	0,5–2,1	0,45–1,9
Pyridoxin (Vitamin B_6) (µg)	50–300	45–273
Cobalamin (Vitamin B_{12}) (µg)	0,1–0,8	0,09–0,73
Folsäure (µg)	35–100	32–91
L-Ascorbinsäure (mg)	20–55	18–50

Tab. 18.2 Fortsetzung

Nährstoffe	Minimum – Maximum	
	pro kg und Tag	pro 100 kcal
Biotin (µg)	1,7–16,5	1,5–15
Vitamin A (µg RE) (1 µg ≈ 3,33 IE)	400–1100	365–1000
Vitamin D (IE/d)	400–1000 (Milch + Supplement)	100–350 (nur Milch)
Vitamin E (mg α-TE)	2,2–11	2–10
Vitamin K_1 (µg)	4,4–28	4–25
Cholin (mg)	8–55	7,3–50
Inositol (mg)	4,4–53	4–48

Prä- und Probiotika

Stark diskutiert wird die Zugabe von Bakterien, denen gesundheitsfördernde Eigenschaften für Frühgeborene zugeschrieben werden (in der Vergangenheit oftmals als „Probiotika" bezeichnet; dieser Begriff ist von der Europäischen Kommission jedoch für Lebensmittel nicht akzeptiert), und von nicht digestiblen Kohlenhydraten, die das Wachstum und den Stoffwechsel gesundheitsfördernder kommensaler Darmbakterien fördern sollen (oftmals als „Präbiotika" bezeichnet).

Frühgeborene tragen ein Risiko für eine verzögerte Darmkolonisation mit kommensalen Bakterien, außerdem für eine reduzierte bakterielle Diversität im Darm, für eine Akquisition antibiotikaresistenter Bakterien aus dem Krankenhausumfeld und für eine vermehrte bakterielle Translokation. Die Gabe verschiedener kommensaler Bakterien war bei Frühgeborenen mit einem geringeren Risiko für das Auftreten einer nekrotisierenden Enterokolitis verbunden. Allerdings wurden hierbei weder die Kurzzeit- noch die Langzeitrisiken ausreichend evaluiert. Ebenfalls offen sind Fragen zu Dosis, Dauer und Art der verwendeten Probiotika. Deshalb wird derzeit untersucht, ob kommensale Bakterienkulturen außerhalb von Studien zur Prophylaxe der nekrotisierenden Enterokolitis bei Frühgeborenen eingesetzt werden sollten.

Hinweis für die Praxis

Da noch viele Fragen zur Gabe sog. probiotischer Bakterien bei Frühgeborenen offen sind (u. a. Auswahl, Dosis, Kurz- und Langzeiteffekte), sollten weitere Studien zur Modifikation der kommensalen Darmbakterien bei Frühgeborenen und der dadurch bewirkten Kurz- und Langzeiteffekte durchgeführt werden.

Oligosaccharide

Muttermilch enthält mehr als 130 verschiedene Oligosaccharide, die im kindlichen Dickdarm fermentiert werden und den Kolonbakterien als energetisches Substrat dienen. Diese Oligosaccharide wurden mit der Erhaltung der physiologischen, Bifidobakterien-dominanten Darmflora junger Säuglinge und der Wachstumshemmung pathogener Bakterien verbunden. Im Gegensatz zur Vielfalt der Oligosaccharide der Muttermilch werden in Frühgeborenen-Nahrungen nur einfache Oligosaccharidmischungen eingesetzt, meist die Mischung von Galakto- und Fruktooligosacchariden (GOS/FOS). Nur wenige randomisierte Studien vergleichen die Fütterung von Frühgeborenen-Nahrungen mit GOS/FOS mit der Fütterung von Standardnahrungen. Dabei führte die Gabe von Oligosacchariden zu höheren Stuhlgehalten an Bifidobakterien, einem niedrigeren Stuhl-pH-Wert, einer reduzierten Stuhlviskosität und einem beschleunigten gastrointestinalen Transport. Diese

Studien zeigen keine nachteiligen Effekte, weitere Studien zur Evaluation der erzielbaren Wirkungen erscheinen jedoch wünschenswert.

Literatur

[632] Bevot A, Hamprecht K, Krageloh-Mann I et al. Long-term outcome in preterm children with human cytomegalovirus infection transmitted via breast milk. Acta Paediatr 2012; 101: e167–e172

[633] Bode L. The functional biology of human milk oligosaccharides. Early Hum Dev 2015; 91: 619–622

[634] Bührer C, Jochum F, Ganschow R et al. Säuglingsnahrungen mit Zusatz von „Probiotika". Stellungnahme der Ernährungskommission der Deutschen Gesellschaft für Kinder- und Jugendmedizin e.V. Monatsschr Kinderheilkd 2016; DOI: 10.1007/s00112-016-0136-5

[635] Ehrenkranz RA. Nutrition, growth and clinical outcomes. World Rev Nutr Diet 2014; 110: 11–26

[636] Embleton ND, Moltu SJ, Lapillonne A et al. Enteral Nutrition in Preterm Infants: A Position Paper From the ESPGHAN Committee on Nutrition and Invited Experts. J Pediatr Gastroenterol Nutr. 2023 Feb 1; 76(2): 248–268. doi: 10.1097/MPG.0000000000003642

[637] Goelz R, Meisner C, Bevot A et al. Long-term cognitive and neurological outcome of preterm infants with postnatally acquired CMV infection through breast milk. Arch Dis Child Fetal Neonatal Ed 2013; 98: F430–F433

[638] Isaacs EB, Morley R, Lucas A. Early diet and general cognitive outcome at adolescence in children born at or below 30 weeks gestation. J Pediatr 2009; 155: 229–234

[639] Koletzko B, Choe CF, Domellöf M et al. Nutritional Care of the Preterm Infant. Scientific Basis and Practical Guidelines. 2nd. ed. Basel, Karger. World Rev Nutr Diet 2021;122: 1–449. ISSN 0084-2230. e-ISSN 1662-3975. ISBN 978-3-318-06646-3. e-ISBN 978-3-318-06647-0

[640] Koletzko B, Poindexter B, Uauy R. Recommended nutrient intake levels for stable, fully enterally fed very low birthweight infants. In: Koletzko B, Poindexter B, Uauy R, eds. Nutritional Care of Preterm Infants. Basel: Karger; 2014: 300–305

[641] Lucas A, Morley R, Cole TJ et al. A randomised multicentre study of human milk versus formula and later development in preterm infants. Arch Dis Child Fetal Neonatal Ed 1994; 70: F141–F146

[642] Neu J. Preterm infant nutrition, gut bacteria, and necrotizing enterocolitis. Curr Opin Clin Nutr Metab Care 2015; 18: 285–288

19 Ernährung vom Säuglings- bis zum Jugendalter

B. Koletzko

Das Wichtigste in Kürze

Muttermilch deckt den Nährstoffbedarf des gesunden Säuglings bezüglich Energie, Proteinen und Fetten während der ersten 4–6 Lebensmonate. Frühestens mit 17 und spätestens mit 26 Wochen soll ergänzend zur Muttermilch schrittweise Beikost eingeführt werden. Formelnahrungen für Säuglinge haben heute einen eher niedrigeren Eiweißgehalt, um das langfristige Risiko für Übergewicht zu reduzieren, und sie sollten die langkettige Omega-3-Fettsäure DHA und mindestens ebenso viel an der Omega-6-Fettsäure Arachidonsäure enthalten.

Eine Supplementierung ist bei Säuglingen mit Vitamin D und Fluorid erforderlich, die ab der 1. Lebenswoche als kombinierte Vitamin-D-Fluorid-Tabletten gegeben werden. Zur Vermeidung von Vitamin-K-Mangelblutungen wird in Deutschland eine orale Vitamin-K-Prophylaxe durchgeführt, bestehend aus einer 3-maligen oralen Gabe von je 2 mg Vitamin K bei den Vorsorgeuntersuchungen U1, U2 und U3.

Bei Schulkindern und Jugendlichen ist auf eine ausreichende Kalziumzufuhr zu achten, die durch die generell empfohlene optimierte Mischkost mit Vollkornprodukten, Obst, Gemüse, Kartoffeln, pflanzlichen Ölen, Seefisch und – in mäßigen Mengen – Fleisch und Eiern sowie Trinkmilch, Buttermilch, Joghurt und Käse gedeckt werden kann. Wie bei Erwachsenen nehmen auch in der Altersgruppe der Kinder und Jugendlichen Übergewicht und Adipositas zu. Reduktion der Energiezufuhr, Sportprogramme sowie verhaltens- und psychotherapeutische Interventionen sind erforderlich, um langfristige Gesundheitsstörungen zu vermeiden.

Keywords

Muttermilch, Formelnahrung, Nährstoffbedarf von Säuglingen, Nährstoffmangel, Supplementierung, Übergewicht

19.1 Umstellung des Neugeborenen auf orale Ernährung

Das Wachstum des Fetus in utero wird durch die diaplazentare Nährstoffzufuhr ermöglicht. Besonders in den letzten Schwangerschaftswochen akkumuliert der Fetus im rasch wachsenden Gewebe hohe Mengen an Substraten, vor allem Proteine und Lipide, mit essenziellen Substraten wie Eisen und langkettigen hochungesättigten Fettsäuren wie Arachidonsäure (ARA) und Docosahexaensäure (DHA), die für die normale Hirnentwicklung und andere Gewebefunktionen wichtig sind. Das intrauterin angelegte Depotfett repräsentiert eine Energiereserve von etwa 5000 kcal, die für die Überbrückung einer postnatal vorübergehend begrenzten Nahrungszufuhr von vitaler Bedeutung sein kann.

19.1.1 Beginn der oralen Nahrungsaufnahme

Mit der Abnabelung endet die kontinuierliche parenterale Nährstoffzufuhr über die Plazenta abrupt. Das gesunde, reife Neugeborene ist auf die Umstellung zur oralen Ernährung funktionell und anatomisch vorbereitet. Der Warzensuchreflex, der Saugreflex und der Schluckreflex ermöglichen den Zugang zur natürlichen Nahrungsquelle, der mütterlichen Brust, und die Nahrungsaufnahme. Durch den Saugreiz werden die mütterliche Prolaktin- und Oxytocinsekretion in Gang gebracht, und der Milchfluss wird an den Nahrungsbedarf des Säuglings angepasst.

Nach der 1. Lebenswoche werden bedarfsdeckende Trinkmengen erreicht, und die physiologische Gewichtsabnahme wird bis etwa zum 10. Lebenstag ausgeglichen. Danach nehmen gesunde Säuglinge etwa 20–30 g pro Tag zu und haben im 4. bis 5. Lebensmonat ihr Geburtsgewicht verdoppelt, am Ende des 1. Lebensjahres verdreifacht. Die Körperlänge hat in diesem Zeitraum um 24 cm zugenommen.

III

19.1.2 Veränderung der Darmflora

Das Neugeborene verfügt bereits in den ersten Lebenstagen über eine ausreichende digestive und resorptive Kapazität zur Verwertung der aufgenommenen Milchmengen. Der Darm wird bereits innerhalb der ersten 24 Stunden nach der Geburt mit mütterlichen Keimen und anderen Keimen aus der Umwelt besiedelt. Gegen Ende der 1. Lebenswoche entwickelt sich bei gestillten Kindern eine charakteristische Dominanz von Bifidusbakterien, die durch Abbau von Milchzucker zu Acetat und zu Laktat den pH-Wert im Dickdarm in den sauren Bereich senken und hierdurch zur Hemmung des Wachstums pathogener Keime beitragen.

Eine veränderte postnatale Darmkolonisation findet sich bei durch Kaiserschnitt entbundenen Kindern, bei denen die bei vaginaler Geburt erfolgende Inokulation mit mütterlichen Erregern fehlt und die ein erhöhtes Risiko für Durchfallerkrankungen im 1. Lebensjahr sowie für eine allergische Sensibilisierung tragen. Verändert ist die postnatale Darmkolonisation auch bei frühgeborenen Kindern und bei perinataler Behandlung mit Breitspektrumantibiotika.

19.2 Nährstoffbedarf von Säuglingen und Kleinkindern

19.2.1 Trinkmenge und Flüssigkeitszufuhr

Referenzwerte für die Nährstoffzufuhr gesunder Säuglinge werden in Ermangelung systematischer Untersuchungen zum Bedarf meist aus der Nährstoffzufuhr normalgewichtiger, gestillter Säuglinge über die Muttermilch abgeleitet. Die mit der Muttermilch aufgenommene Flüssigkeitsmenge steigt von etwa 35 ml am 1. Lebenstag über 105 ml am 2. und 175 ml am 3. auf etwa 400 ml am 10. Lebenstag. Danach erhöht sich die Trinkmenge auf etwa 750–800 ml pro Tag. Mit dem Übergang zur Breikost im 2. Trimenon sinkt die tägliche Trinkmenge auf 400 ml; die gesamte aufgenommene Wassermenge steigt auf 1000 ml und gleicht sich während der Kindheit kontinuierlich den Bedarfswerten der Erwachsenen an.

Der tägliche relative Wasserumsatz des Säuglings liegt mit etwa 20 % seines Gesamtkörperwassers um mehr als das 3-Fache höher als beim Erwachsenen. Bei Säuglingen in den ersten Lebensmonaten tragen die begrenzte Konzentrationsfähigkeit der Nieren und die vergleichsweise hohe Perspiratio insensibilis zur Labilität des Wasserhaushalts bei. Erhöhte Protein-, Energie- und Salzzufuhren, hohe Außentemperaturen, niedrige Luftfeuchtigkeit und vor allem krankheitsassoziierte Faktoren wie Fieber, Erbrechen und Durchfall können beim Säugling rasch zu schwerer Dehydratation führen, die unter Beachtung der Elektrolythomöostase eine zusätzliche orale (oder ggf. auch parenterale) Flüssigkeitszufuhr erforderlich macht. Beispielsweise kann eine Säuglingsernährung mit unverdünnter Kuhmilch durch ihren hohen Protein- und Salzgehalt, der einen vermehrten Wasserverlust durch die renale Elimination von Proteinkataboliten und Salzen und damit einer verminderte Wasserreserve induziert, zu einer schweren hypernatriämischen Dehydratation führen.

19.2.2 Energie

Bei einem Brennwert der Muttermilch von ca. 63 kcal/100 ml erhalten gestillte Säuglinge am 1. Lebenstag 22 kcal, am 2. Tag 65 kcal, am 3. Tag 110 kcal und am 10. Tag 250 kcal. Danach erhöht sich die tägliche Energiezufuhr stufenweise bis auf ca. 500 kcal bei einer mittleren Trinkmenge von etwa 800 ml Muttermilch.

> **Hinweis für die Praxis**
> Frühestens im Alter von 17 Wochen, aber nicht später als mit 26 Wochen, soll ergänzend zur Muttermilch schrittweise Breikost eingeführt werden. Die tägliche Nahrungsmenge steigt auf 900–1000 g und entspricht damit einer Energiezufuhr von etwa 800 kcal.

Mit Zunahme der körperlichen Aktivität steigt im 2. und 3. Lebensjahr der gewichtsbezogene Energieverbrauch. Der Gesamtenergieverbrauch erreicht zwischen dem 15. und 18. Lebensjahr sein Maximum. Pathologische Zustände wie Inflammation, Verbrennungen und Sepsis können den Energiebedarf ganz erheblich erhöhen.

19.2.3 Eiweiß

Das Säuglings- und Kindesalter ist durch eine rasche Gewichtszunahme charakterisiert, vor allem durch eine Vermehrung der Muskelmasse und anderer Körperproteine. Die Nettoproteinakkretion – die Differenz zwischen Proteinsynthese und Proteinabbau – liegt beim Säugling pro Tag bei 1,5 g/kg KG, bei einer Syntheseleistung von 5 g und einer Abbaurate von 3,5 g. Im Erwachsenenalter ist dagegen der Proteinstoffwechsel unter Normalbedingungen ausschließlich auf die Erhaltung des Körperbestands ausgerichtet.

Gehalt in Muttermilch

Der gestillte Säugling deckt seinen Bedarf aus dem vergleichsweise geringen Eiweißgehalt der Muttermilch. Berechnet aus dem Gesamtstickstoffgehalt beträgt der Proteingehalt der Muttermilch ca. 1,0–1,2 g/100 ml, mit einem raschen Abfall mit zunehmender Laktationsdauer (► Abb. 19.1). Bis

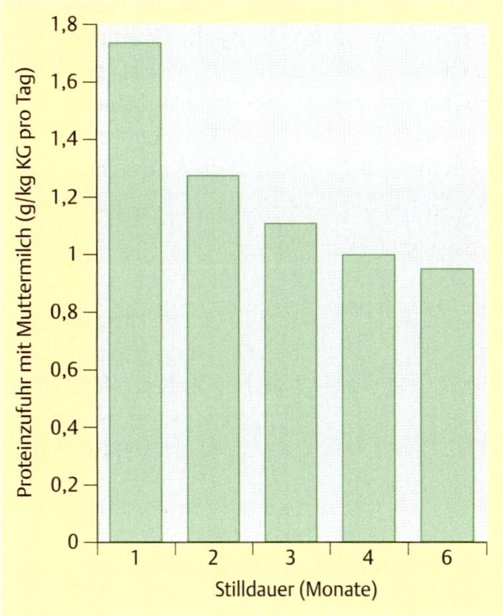

Abb. 19.1 Die Proteinzufuhr gestillter Säuglinge fällt mit zunehmendem Alter stark ab, analog zum fallenden Proteinbedarf bei abnehmender Wachstumsgeschwindigkeit [651].

zu 25 % des Milchstickstoffs sind jedoch nicht in Proteinen gebunden (Non Protein Nitrogen, NPN), sondern vor allem in Harnstoff, den der Säugling über eine symbiotische Stoffwechselleistung seiner intestinalen Mikroflora für die Proteinsynthese in Teilen nutzen kann.

Muttermilch enthält außerdem eine Reihe von Funktionsproteinen wie IgA, Lysozym und Lactoferrin. Die Digestibilität und damit die Bioverfügbarkeit dieser Proteine, deren Gehalt im Kolostrum und in transitorischer Muttermilch besonders hoch ist, bleibt besonders im frühen Säuglingsalter begrenzt. Damit liegt die metabolisierbare Eiweißzufuhr mit der Frauenmilch regelmäßig unter 0,8 g/100 ml. Der Bedarf für den Wachstumsstoffwechsel des gestillten Säuglings wird durch die hohe biologische Wertigkeit des Eiweißes und das günstige Verhältnis zwischen Eiweiß- und Energieangebot gesichert.

Gehalt in Säuglingsmilchnahrungen

Säuglingsmilchnahrungen (Formelnahrungen) haben einen höheren Eiweißgehalt als Muttermilch, mit einer niedrigeren Proteinwertigkeit, die vor allem durch limitierende essenzielle Aminosäure bestimmt wird. In Säuglingsanfangsnahrungen wird meist durch Anreicherung mit Molkeprotein die biologische Wertigkeit des enthaltenen Proteins erhöht. Dennoch enthalten Flaschennahrungen auf Kuhmilchbasis oft sehr viel mehr Eiweiß als Muttermilch. Überschüssiges Eiweiß wird zu Ammoniak und Harnstoff abgebaut, führt zu Fäulnisprozessen im Darm und belastet die Ausscheidungsorgane. Neuere Studien zeigen auch, dass eine hohe Eiweißzufuhr mit Säuglingsnahrungen zu einer unphysiologisch erhöhten Gewichtszunahme in den ersten beiden Lebensjahren führt und auch das langfristige Risiko für Übergewicht stark erhöht. Deshalb werden heute bei der Auswahl von Säuglingsmilchnahrungen Produkte mit niedrigerem Eiweißgehalt bevorzugt.

Zufuhrempfehlungen

Für die Altersgruppen von 5 Monaten bis 10 Jahren werden heute Eiweißzufuhren empfohlen, die gegenüber den bisherigen Vorgaben um 20–30 % niedriger liegen, und damit deutlich unter den üblichen Werten von 12–13 % der aufgenommenen

Energie (▶ Tab. 19.1). Der Eiweißbedarf von Klein- und Schulkindern wird aus den Werten des frühen Säuglingsalters und experimentell ermittelten Erwachsenenwerten extrapoliert – mit entsprechend erheblichen Unsicherheiten. Für den altersabhängigen Erhaltungs- und Wachstumsbedarf werden unter Annahme einer Proteinausnutzung von 70 % Sicherheitszuschläge von 50 % und 25 % zum Grundbedarf gegeben, um Tagesschwankungen der Wachstumsgeschwindigkeit bzw. individuelle Bedarfsunterschiede auszugleichen.

Tab. 19.1 Referenzwerte für die Zufuhr an Energie und ausgewählten Substraten bei gesunden Kindern in Abhängigkeit vom Lebensalter (Angaben als Bedarf pro kg Körpergewicht und Tag oder als Bedarf pro Tag [652]). Zu beachten: Der Bedarf beim individuellen Kind kann u. U. erheblich von diesen Richtwerten abweichen!.

Alter		**0 bis <4 Mo**	**4 bis <12 Mo**	**1 bis <4 J**	**4 bis <7 J**	**7 bis <10 J**	**10 bis <13 J**	**13 bis 15 J**	**15 bis <19 J**
Protein (g/kg/d) m/w		1,5–2,7	1,1–1,3	1,0	0,9	0,9	0,9	0,9	0,9/0,8
Fett (% der kcal)		45–50	35–45	30–40	30–35	30–35	30–35	30–35	30
Essenzielle Fettsäuren (% der kcal)	Linolsäure	4,0	3,5	3,0	2,5	2,5	2,5	2,5	2,5
	Alpha-Linolensäure	0,5	0,5	0,5	0,5	0,5	0,5	0,5	0,5
Kalzium (mg/d)		220	330	600	750	900	1100	1200	1200
Magnesium (mg/d) m/w		24	60	80	120	170	230/250	310	400/350
Jod (µg/d)		40	80	100	120	140	180	200	200
Zink (mg/d) m/w		1	2	3	5	7	9/7	9,5/7	10/7
Vitamin A (mg Retinoläquivalente/d) m/w		0,5	0,6	0,6	0,7	0,8	0,9	1,1/1,0	1,1/0,9
Eisen (mg/d) m/w		0,5	8	8	8	10	12/15	12/15	12/15
Vitamin D (µg/d)		10	10	20	20	20	20	20	20
Vitamin K (µg/d) m/w		4	10	15	20	30	40	50	70/60
Riboflavin (mg/d) m/w		0,3	0,4	0,7	0,8	1,0/0,9	1,1/1,0	1,4/1,1	1,6/1,2
Niacin (mg Niacinäquivalente/d) m/w		2	5	8	9	11/10	13/11	15/13	17/13
Vitamin B_6 (mg/d) m/w		0,1	0,3	0,4	0,5	0,78	1,0	1,4	1,6/1,2
Folat (µg Folatäquivalente/d)		60	80	120	140	180	240	300	300
Vitamin B_{12} (µg/d)		0,4	0,8	1,0	1,5	1,8	2,0	3,0	3,0
Vitamin C (mg/d) m/w		20	20	20	30	45	65	85	105/90

Proteinmangel kann im Säuglings- und Kindesalter zu körperlichen und geistigen Entwicklungsstörungen führen, aber auch eine übermäßig hohe Zufuhr könnte sich möglicherweise nachteilig auf die Hirnentwicklung auswirken. Bei angeborenen Störungen im Aminosäurenstoffwechsel – wie der Phenylketonurie und der Ahornsirupkrankheit – treten zerebrale Entwicklungsstörungen bereits bei normaler Proteinzufuhr mit allerdings pathologisch erhöhten Konzentrationen einzelner Aminosäuren auf.

19.2.4 Fette

Der gestillte Säugling deckt etwa 50 % seines Energiebedarfs aus dem Fettkörper der Muttermilch. Unter Muttermilchernährung entfallen 25 % der Gewichtszunahme im Säuglingsalter auf den Ansatz von Fett, im 1. Lebenshalbjahr werden 90 % der in neu gebildeten Geweben deponierten Energie durch Lipide beigetragen. Im Gegensatz zur Neubildung von Fett aus Kohlenhydraten erfordert der Fettansatz aus Milch nur wenig Energie. Fette haben mit ca. 9 kcal/g einen hohen Brennwert und stellen für den Säugling als Depotfett eine wertvolle Energiereserve dar, die bei vorübergehend eingeschränkter Nahrungszufuhr von lebenswichtiger Bedeutung ist.

Fettsäuremuster

Die Qualität des Nahrungsfetts wird heute zunehmend beachtet und das Fettsäuremuster von Säuglingsmilchnahrungen stärker an das der Muttermilch angenähert: Gegenüber Kuhmilch enthält Muttermilch mehr ungesättigte Fettsäuren, insbesondere Linolsäure, Linolensäure und Ölsäure sowie langkettige, mehrfach ungesättigte Fettsäuren (LC-PUFA wie Docosahexaensäure, Omega-3-DHA, und Arachidonsäure, Omega-6-ARA), die in Kuhmilch praktisch völlig fehlen. Ungesättigte Fettsäuren werden besonders gut resorbiert und führen im Gegensatz zu gesättigten Fetten kaum zur Bildung von Kalkseifen mit Beeinträchtigung der Kalziumresorption und Bildung harter Stühle.

Durch Anreicherung von Formelnahrungen mit pflanzlichen Ölen wird dem Bedarf des Säuglings an Linolsäure und Linolensäure Rechnung getragen. Linolsäure sollte 4,5–10,8 % der Energie ausmachen. Eine Zufuhrbegrenzung scheint wegen der Gefahr der Lipidperoxidation sowie wegen Störungen des Arachidonsäurestoffwechsels und der Immunantwort erforderlich. Wie in Muttermilch sollte das Verhältnis von Linolsäure zu Alpha-Linolensäure 5:1 bis 15:1 betragen.

Hinweis für die Praxis

Die Anreicherung von Säuglingsnahrungen mit der langkettigen Omega-3-Fettsäure DHA in Mengen zwischen 20 und 50 mg/100 kcal ist in der Europäischen Union vorgeschrieben. Experten und pädiatrische Fachgesellschaften empfehlen einen Gehalt an Omega-6-ARA mindestens in Höhe des DHA-Gehalts.

19.2.5 Kohlenhydrate

Laktose

Für den gestillten Säugling ist Laktose die hauptsächliche Kohlenhydratquelle. Muttermilch enthält 5,7–7,2 % Laktose und etwa 0,3 % Oligosaccharide, die als Bausteine unter anderem Sialinsäure, Mannose und Fukose enthalten. Der Sialinsäure-Gehalt von Kolostrum und transitorischer Milch liegt bei 130 mg/100 ml, der reifen Frauenmilch bei 98,2 mg/100 ml. Unter Ernährung mit Formelnahrungen nehmen Säuglinge nur 10–20 % der Sialinsäure-Menge auf, die ein gestillter Säugling erhält. Die Laktose der Muttermilch dient im Wesentlichen als Energiequelle. Sie wird trotz der im frühen Säuglingsalter niedrigen Laktaseaktivität der Darmschleimhaut gut gespalten und verwertet. Ein geringer Anteil gelangt in den Dickdarm und wird von den Bifidusbakterien zu Essigsäure und Milchsäure abgebaut, es kommt der Laktose im Säuglingsalter also eine in Teilen präbiotische Funktion zu. Die aus der Laktosefermentation resultierende Senkung des pH-Werts hemmt Enterobakterien und andere Darmkeime in ihrem Wachstum. Milchsäure und Essigsäure werden von den Darmepithelien verwertet und tragen nach anteiliger Resorption zum Energiestoffwechsel des Säuglings bei.

Der Anteil der Kohlenhydrate an der Energiezufuhr macht im Säuglings- und Kindesalter 40–55 % aus. Muttermilch enthält eine Vielzahl (150–200) unterschiedlicher Oligosaccharide, die in der Summe mit Laktose, Fetten und Proteinen zu den 4 Hauptkomponenten der menschlichen Milch gehören. Dies Oligosaccharide werden vom Säugling nicht verdaut und gelangen in den Dickdarm, wo sie als Substrat für den Stoffwechsel von Darmbakterien dienen, die Dominanz von Bifidobakterien bei gestillten Säuglingen fördern und mit einer Protektion vor Infektionen assoziiert werden.

Säuglingsnahrungen werden seit kurzem einzelne, biosynthetisch hergestellte Oligosaccharide zugesetzt. Der Zusatz ruft keine Sicherheitsbedenken hervor und kann die Darmbesiedlung mit Bifidobakterien befördern, aber zu Auswirkungen auf klinische Endpunkte sind weitere Untersuchungen notwendig.

19.2.6 Beikost-Einführung

Ab dem Ende des 1. Lebenshalbjahrs benötigen Säuglinge zusätzlich zur Muttermilch Energie und Nährstoffe (v. a. Eisen, Vitamin B_6, Zink, Phosphor, Magnesium und Kalzium) aus Beikost. Die neuromotorische und psychosoziale Entwicklung sowie die Entwicklung der Verdauungs- und Ausscheidungskapazitäten für konzentriertere Nahrung als Milch unterliegen einer großen interindividuellen Variabilität. Im Alter von 4–5 Monaten verschwindet bei den meisten Kindern der Extrusionsreflex, und die Fähigkeit, Nahrungsbrei mit der Zunge zu transportieren, entwickelt sich. Mit 5–6 Monaten zeigen die meisten Kinder Interessenreaktionen, einige Kinder essen Brei bereits mit 4 Monaten, die meisten mit 5–6 Monaten. In der jüngeren Vergangenheit haben zahlreiche kontrollierte Studien eine protektiven Effekt hinsichtlich der Entwicklung von Allergien durch eine Einführung der Beikost auch mit potenziell allergenen Lebensmitteln (wie Hühnerei, Nüssen, Fisch und Weizen) im Alterszeitraum von 4–6 Monaten im Vergleich zu einer späteren Beikost-Einführung gezeigt.

Hinweis für die Praxis

Die Breikost sollte im Zeitraum zwischen dem Beginn des 5. Und dem Beginn des 7. Lebensmonats eingeführt werden, auch mit Lebensmitteln mit hohem allergenem Potenzial. Mit der Beikost werden kritische Nährstoffe sowie zunehmende Mengen an Ballaststoffen in die Nahrung eingeführt. Die Ballaststoffzufuhr steigt von 2,2 g/d im 6. Lebensmonat auf 8 g/d im 12. Lebensmonat. Ähnlich wie bei Erwachsenen geht auch bei Kindern der Anteil der Kohlenhydrate aus ernährungsphysiologisch wertvollen Lebensmitteln wie Vollkornbrot, Kartoffeln, Gemüse, Hülsenfrüchten, Obst und Milch in den letzten Jahren zugunsten von Feinmehlen und Zucker zurück.

19.2.7 Mineralstoffe

Muttermilch hat einen vergleichsweise niedrigen Gehalt an Salzen und Mineralstoffen; sie enthält nur ein Drittel des Salzgehalts der Kuhmilch. In Kolostrum und transitorischer Milch ist der Gehalt an Natrium, Kalium und Kalzium 1,5- bis 3-fach höher als in der reifen Milch, sodass bei geringen Trinkmengen in den ersten Lebenstagen eine proportional etwas höhere Mineralzufuhr erfolgt.

Natrium

Mit 135–145 mmol/l stellt Natrium extrazellulär den höchsten Kationenanteil. Der Bestand des Neugeborenen beträgt etwa 5,5 g. Erhöhte Verluste treten durch Schwitzen, Durchfall, bei nässenden Hauterkrankungen, zystischer Fibrose und Aldosteronmangel auf. Hypernatriämien können bei Fieber durch verstärkte Perspiratio insensibilis, bei Diabetes insipidus durch renale Verluste, bei Zufuhr hochkonzentrierter Formelnahrungen, unveränderter Kuhmilch/Tiermilch und bei Verwechslung von Salz mit Zucker bei der Nahrungszubereitung vorkommen.

Kalium

Kalium ist das wichtigste intrazelluläre Kation. Störungen der Kaliumbilanz sind insbesondere bei Azidosen, Nierenfunktionsstörungen und Nebennierenerkrankungen zu erwarten. Hypo- und Hyperkaliämien gehen mit Funktionsstörungen der Herz- und Skelettmuskulatur sowie der glatten Muskulatur des Darms einher. Neugeborene haben einen Gesamtkaliumbestand von 5 g. Natrium, Kalium und Chlorid werden aus der Nahrung zu über 90 % resorbiert. In Formelnahrungen auf Kuhmilch- und Sojabasis liegt der Natrium-, Kalium und Chloridgehalt nur wenig über dem in Frauenmilch.

Kalzium, Phosphat und Magnesium

Diese 3 Mineralstoffe machen 98 % des Gesamtmineralgehalts des Körpers aus. 99 % des Kalziums, 80 % des Phosphats und 60 % des Magnesiums sind im Skelett deponiert. Das restliche Phosphat findet sich als intrazelluläres Anion, das restliche Magnesium stellt nach Kalium das Hauptkation des Intrazellulärraums dar.

Kalzium

Der Kalziumbestand steigt von 27 g im Neugeborenen- auf 1030–1230 g im Erwachsenenalter. Im Serum ist Kalzium zu 33 % an Protein gebunden. Der gestillte Säugling nimmt mit einer Trinkmenge von 750 ml 190–240 mg Kalzium auf. Die Resorptionsrate beträgt aus Frauenmilch etwa 70 %, aus Formelnahrungen weniger als 50 %. Sie wird maßgeblich durch Vitamin D und Parathormon beeinflusst. Wegen der schlechteren Bioverfügbarkeit sind Kalzium und Phosphat in Formelnahrungen teilweise in mehr als 2-fach höherer Konzentration als in Frauenmilch enthalten.

Im Kleinkind- und Schulalter sind Kuhmilch und Milchprodukte die wichtigste Kalziumquelle. Kuhmilch enthält 1200 mg Kalzium pro Liter. Für Kleinkinder wäre somit eine Milchmenge von 500 ml bedarfsdeckend.

Hinweis für die Praxis

Für Schulkinder und Jugendliche werden Kalziumzufuhren von 800–1200 mg/d empfohlen, die unter der üblichen Mischkost mit kalziumreichen Gemüsen und Mineralwässer vor allem durch Milchprodukte wie Trinkmilch, Buttermilch, Joghurt und Käse, zugeführt werden. Erst im Schulkind- und Jugendalter entwickelt sich bei etwa 15 % der in Deutschland lebenden Menschen eine eingeschränkte Laktosetoleranz; hier bieten Joghurt und reife Hartkäse aufgrund ihres geringen Laktosegehalts eine meist gut verträgliche Alternative.

Bei Milchunverträglichkeiten, die auf Kuhmilchproteinallergien basieren, werden im Säuglings- und Kleinkindalter extensiv hydrolysierte Proteinhydrolysatnahrungen oder Formelnahrungen auf der Basis von Aminosäuremischungen eingesetzt. Säuglingsnahrungen auf der Basis von Sojaprotein werden wegen hoher Gehalte an Phytoöstrogenen und Aluminium, ungünstigerer Versorgung mit Kalzium und anderen Nährstoffen und häufigerer Allergisierung zur Therapie von Kuhmilchallergien im 1. Lebenshalbjahr nicht eingesetzt und im 2. Lebenshalbjahr nur in ausgewählten Fällen verwendet, wenn Nahrungen auf der Basis von extensiven Eiweißhydrolysaten oder Aminosäuremischungen geschmacklich von älteren Säuglinge nicht akzeptiert werden.

Kalzium-Phosphat-Quotient

Im Säuglingsalter sowie in der Pubertät ist wegen des intensiven Skelettwachstums die Retention von Kalzium und Phosphat am höchsten. Der Ca-P-Quotient differiert von Nahrungsmittel zu Nahrungsmittel erheblich. Im grünen Gemüse liegt er bei 2,8:1, in Frauenmilch bei 2:1, in Kuhmilch bei 1,2:1 und in Fleisch bei 0,06:1. Demzufolge ändert sich der Quotient durch die Änderung der Nahrungszusammensetzung mit zunehmendem Alter. Nahrungen mit niedrigem Ca-P-Quotient können bei Neugeborenen und jungen Säuglingen hypokalzämische Tetanien auslösen. Andauernd überhöhte Phosphatzufuhren – etwa durch die Aufnahme phosphatreicher Getränke wie Cola – können zu Skelettstoffwechselstörungen führen.

Magnesium

Der Magnesiumbestand steigt von 0,7 g bei Neugeborenen auf 5 g bei Kleinkindern und erreicht 20 g bei Erwachsenen. Die Resorptionsrate beträgt 35–55 %. Bei Muttermilchernährung werden 33–37 mg/l zugeführt. Unter Ernährung mit Säuglingsmilchnahrungen wird eine Zufuhr von 40 mg/d empfohlen.

19.2.8 Spurenelemente

Die empfohlene tägliche Zufuhr von Spurenelementen ist ▶ Tab. 19.1 zu entnehmen.

Eisen

1. Lebenshalbjahr

Ein gestillter Säugling nimmt mit einer Trinkmenge von 750 ml täglich nur etwa 0,2 mg Eisen auf. Höhere Eisenzufuhren sind im ersten Trimenon nicht erforderlich, da Neugeborene durch die plazentare Transfusion über ausreichende körpereigene Eisenspeicher verfügen. Diese Eisenvorräte sind abhängig von der Versorgung vor der Geburt sowie von der Gewichts- und Hämoglobinzunahme. Sie sind gegen Ende des 1. Lebenshalbjahrs erschöpft (Trimenonanämie). Der Säugling ist dann auf eine verstärkte Zufuhr angewiesen. Ältere Säuglinge, Kinder und Erwachsene resorbieren etwa 1 mg/d. Formelnahrungen für Säuglinge enthalten bis zu 12 mg Eisen pro Liter, von denen jedoch nur etwa 4 % resorbiert werden.

Ab dem 5.–7. Lebensmonat

Mit Beginn der Beikost-Fütterung ab dem Alter von 17 Wochen, aber nicht später als mit 26 Wochen, soll ergänzend zur Milchernährung schrittweise zunehmend Breikost eingeführt werden. Dabei soll frühzeitig ein Getreide-Kartoffelbrei mit Fleisch oder ein- bis zweimal wöchentlich auch mit Meeresfisch angeboten werden, um gut bioverfügbares Eisen und Zink zuzuführen (▶ Abb. 19.2). Durch die Zufuhr von Hämeisen mit Fleisch und Fisch wird auch die Eisenresorption aus eisenhaltigen Gemüsesorten wie Spinat, Grünkohl, Wirsing, Salat, Hülsenfrüchten und Vollkorngetreide gefördert. Bei vegetarischer Säuglingsernährung sollten zur Resorptionsförderung zu eisenhaltigen Gemüsesorten zusätzliche Vitamin-C-Quellen gegeben werden. Dennoch besteht bei vegetarischer Säuglings- und Kleinkindernährung ein erhöhtes Risiko für eine Eisen- und Zink-Unterversorgung, sodass eine gezielte ärztliche Überwachung ratsam ist.

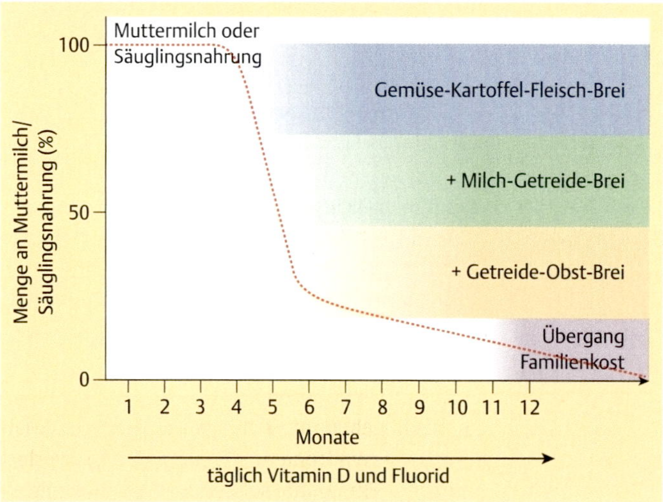

Abb. 19.2 Schematische Darstellung der Ernährung im 1. Lebensjahr [669].

Hinweis für die Praxis

Tierisches Eisen ist besser bioverfügbar als pflanzliches Eisen (Resorptionsrate 23 % im Vergleich zu 3–8 %). Die Resorption aus pflanzlichen Produkten wird durch Vitamin C verbessert.

Zwischen dem 6. Lebensmonat und dem 3. Lebensjahr tritt vergleichsweise häufig ein Eisenmangel auf. Dabei spielen gelegentlich okkulte intestinale Verluste durch Kuhmilchproteinunverträglichkeiten im Zusammenhang mit der Aufnahme von roher oder pasteurisierter Trinkmilch eine Rolle, während dies bei den stärker hitzebehandelten Säuglings- und Folgenahrungen nicht regelmäßig auftritt.

Jod

Deutschland und die meisten europäischen Länder sind Jodmangelgebiete. Eine unzureichende Jodversorgung der Schwangeren kann beim Neugeborenen bereits Mangelerscheinungen wie Struma und irreversible Schäden der psychischen und physischen Entwicklung hervorrufen. Bei einer Unterversorgung in der Stillzeit ist die Jodkonzentration in der Muttermilch verringert, die normalerweise bei etwa 60 µg/l liegt.

Hinweis für die Praxis

Die für Schwangere empfohlene Supplementierung mit täglich 100 (–150)µg Jodid soll in der Stillzeit weitergeführt werden.

Kommerzielle Säuglingsmilchnahrungen sind mit Natrium- und Kaliumjodid angereichert. Wie bei Erwachsenen lässt sich im Kleinkind- und Schulalter eine ausreichende Jodversorgung nur durch Verwendung von jodiertem Speisesalz und durch mit Jodsalz zubereiteten Lebensmitteln gewährleisten.

Fluor

Die Zufuhr von Fluoriden aus Trinkwasser und Nahrungsmitteln ist in vielen Regionen der Erde gleichfalls nicht bedarfsdeckend. Eine ungenügende Fluoridzufuhr erhöht das Risiko für Karies und Osteoporose. Eine effektive Schutzwirkung gegen Karies wird durch eine Fluoridsupplementierung ab dem frühen Säuglingsalter erreicht. Von der Geburt bis zum Zahndurchbruch sollen Säuglinge ein Supplement mit 400–500 IE Vitamin D und 0,25 mg Fluorid erhalten. Nach dem Zahndurchbruch wird das Kind behutsam und allmählich an das Zähneputzen herangeführt. Dabei kann weiter eine systemische Fluoridanwendung (400–500 IE Vit. D und 0,25 mg Fluorid) erfolgen. Alternativ kann eine präzise dosierte Fluoridgabe durch Zahnpasta (1000 ppm Fluorid, bis zu 2 × 0,125 g täglich) gewählt werden. Ab 12 Monaten wird das Zähneputzen mit einer fluoridhaltigen Zahnpasta (1000 ppm Fluorid) für alle Kinder empfohlen, zunächst mit einer präzise dosierten geringen Zahnpastamenge (Reiskorngröße), ab 24 Monaten mit einer größeren Menge (bis zu 2 × 0,25 g täglich). Um eine zu hohe Fluoridaufnahme zu vermeiden, ist eine korrekte Dosierung der Zahnpasta unerlässlich.

Hinweis für die Praxis

Bei normalen Trinkwasser-Fluoridgehalten wird im Säuglingsalter eine Supplementierung mit täglich 0,25 mg ab der 2. Lebenswoche und im Kleinkindalter mit 0,5–0,7 mg empfohlen. Wenn im Vorschulalter regelmäßig nennenswerte Mengen von mit Fluorid angereichtem Speisesalz verzehrt und täglich eine fluoridierte Zahnpasta verwendet wird, soll die Gabe von Fluoridtabletten beendet werden.

Zink

Zink findet sich als wichtiger Bestandteil zahlreicher Enzyme und ist von zentraler Bedeutung für die Nukleinsäuresynthese, die Bildung von retinolbindendem Protein und die zelluläre Immunabwehr. Zink aus Muttermilch ist besser bioverfügbar als aus Formelnahrungen auf Kuhmilch- und Sojabasis. Die Resorption von Zink wird durch Eisenionen gehemmt. Zinkmangel kann bei Malabsorptionssyndromen, chronischem Blutverlust und unter Eliminationsdiäten bei Nahrungsmittelallergien auftreten.

III

Weitere Spurenelemente

Gestillten Säuglingen werden pro Liter Muttermilch 0,22–0,28 mg Kupfer, 4–8 µg Mangan, 12–25 µg Selen, 1–2 µg Molybdän und 45–55 µg Chrom zugeführt. Diese Elemente sind essenzielle Bestandteile zahlreicher Metalloenzyme. Eine Unterversorgung kann daher zu Symptomen führen wie Anorexie, Wachstums- und Wundheilungsstörungen, Hautläsionen, Anämie, Osteoporose, Pigmentstörungen, Störungen der sexuellen Reifung und der Fertilität, Kardiomyopathien und Glukosestoffwechselstörungen.

Selenmangel ist mit Membranschäden durch Superoxidradikale assoziiert. Selen ist integraler Bestandteil der Glutathionperoxidase, deren Funktion in der Inaktivierung niedermolekularer Hydroperoxide und der Reduktion von Hydroperoxiden aus ungesättigten Fettsäuren besteht. Erkrankungen wie die Retinopathia praematurorum und die bronchopulmonale Dysplasie werden mit vermehrter Bildung und gestörter Inaktivierung von Superoxidradikalen assoziiert.

Ob weitere Spurenelemente wie Cobalt, Arsen, Molybdän, Nickel, Silizium und Vanadium für Säuglinge und Kleinkinder essenziell sind, ist unklar. Unter normalen Ernährungsbedingungen werden alle Spurenelemente in ausreichender Menge mit Formelnahrungen und kindgerechter Kost zugeführt. Eine Unterversorgung droht theoretisch nur bei extremen Ernährungsformen wie z. B. bei langzeitiger parenteraler Ernährung.

In hohen Dosen können Spurenelemente toxisch wirken. Als Beispiel seien Dentalfluorosen genannt, die durch überhöhte Zufuhr von Fluoriden (> 2 mg/d) aus Trinkwasser und durch Überdosierung von Fluoridtabletten im Stadium der Zahnmineralisation zwischen dem 2. und 9. Lebensjahr entstehen können. Überhöhte Kupferzufuhren aus Trinkwasser werden ursächlich mit der Entstehung frühkindlicher Leberzirrhosen in Verbindung gebracht.

19.2.9 Vitamine

Vitamine sind essenzielle Kofaktoren für eine Vielzahl von Stoffwechselprozessen. Frauenmilch führt bei ausgewogener Ernährung und Vitaminversorgung der Mutter für den Säugling bedarfsdeckende Vitaminmengen zu, mit Ausnahme der Vitamine D und K, die Säuglingen zusätzlich zur Muttermilch und zur Ernährung mit Säuglingsnahrung supplementiert werden sollen (s. u.). Nach dem 1. Lebensjahr sind unter der üblichen Mischkost in der Regel keine Vitaminsupplementierungen notwendig.

Vitamin A

In tierischen Produkten ist Vitamin A enthalten, in pflanzlichen Nahrungsmitteln findet sich Provitamin A (Beta-Carotin). Muttermilch, Kuhmilch, Leber, Tomaten und Karotten sind die wesentlichen Vitamin-A- bzw. Carotin-Quellen. Carotinoide werden bei überhöhter Zufuhr in der Haut gespeichert und erzeugen den sogenannten Carotin-Ikterus. Sie sind unter anderem wirksame Superoxidradikalfänger.

In der Leber von Schlachttieren kann Vitamin A abhängig von der Tierfütterung in Einzelfällen auch in hohen Konzentrationen vorkommen, sodass die Aufnahme großer Mengen zu Beginn der Schwangerschaft zu embryonalen Fehlbildungen von Gehirn, Herz, Mund und Sehnerv führen kann. Im späteren Verlauf ist das Vitamin für die Organentwicklung, insbesondere der Lunge von großer Bedeutung (Kap. Vitamin A). Ein Zusammenhang zwischen schlechter Vitamin-A-Versorgung und bronchopulmonaler Dysplasie bei Frühgeborenen wurde postuliert. Da die Vitamin-A-Konzentration der Muttermilch von der Versorgung der Mutter abhängt und Vitamin A in der Muttermilch in den ersten 3 Monaten um bis zu 50 % abnimmt, ist die Versorgung der Mutter gerade im 3. Trimenon besonders wichtig.

Vitamin D

Der Bedarf an Vitamin D (Cholekalziferol) ist bei Säuglingen und insbesondere bei Frühgeborenen wegen der hohen Wachstumsrate hoch. Vitamin D wird in Leber und Nieren zu 1,25-Dihydroxycholekalziferol hydroxyliert und so in die eigentlich wirksame Form überführt. Unter der Einwirkung von ultraviolettem Licht (Sonnenstrahlen, Höhensonne) wird in der Haut aus endogen gebildetem 7-Dehydrocholesterol Cholekalziferol gebildet. Vitamin D fördert in seiner wirksamen Form die intestinale Absorption von Kalzium und Phosphat und deren Einbau in den Knochen. Mangelnde Vitamin-D-Versorgung, fehlende Sonnenbestrahlung der Haut und angeborene Defekte der 1,25-Dihydroxycholekalziferolsynthese führen zu Störungen der Knochenmineralisation und zu erheblichen Skelettdeformierungen (Rachitis).

Hinweis für die Praxis

Säuglingsmilchnahrungen sind in Europa mit 2–3 µg Vitamin D pro 100 kcal angereichert, sodass ein ausschließlich flaschenernährter Säugling hierdurch täglich etwa 10–15 µg Vitamin D (400–600 IU) erhält. Sowohl beim Stillen als auch bei der Ernährung mit Säuglingsnahrungen werden im Säuglingsalter zusätzliche Vitamin-D-Gaben von 400–500 IE/d bis zum zweiten erlebten Frühsommer (d. h. je nach Geburtszeitpunkt für die Dauer von ca. 12–18 Monaten) empfohlen. Praktisch wird Vitamin D bei Säuglingen durch kombinierte Vitamin-D-Fluorid-Tabletten gegeben.

Vitamin E

Die Substanzgruppe der Tocopherole wirkt wie die Carotinoide, das Vitamin C, die selenhaltige Glutathionperoxidase und die Glutathionreduktase protektiv gegen die im Zellstoffwechsel entstehenden Sauerstoffradikale. Diese lösen insbesondere an den mehrfach ungesättigten Fettsäurekomponenten der Phospholipide der Zellmembranen Peroxidationsprozesse aus, die zur Bildung stark zytotoxisch wirkender Stoffwechselprodukte wie Malonsäurealdehyd und 4-Hydroxynonenal führen. Als Folge treten Permeabilitätsstörungen der Zellmembran, Aktivitätsverluste von Enzymen, DNS- und Rezeptorveränderungen auf, die schließlich zum Zelltod führen können. Erkrankungen wie die Retinopathia praematurorum und die bronchopulmonale Dysplasie stehen ursächlich in Verbindung mit Superoxidradikalschäden.

Neugeborene verfügen nur über geringe Tocopherolspeicher. Mit der Muttermilch werden dem Säugling bei einer Trinkmenge von 800 ml etwa 2,2–5,4 mg Vitamin E zugeführt, was als bedarfsdeckend gilt. Säuglingsmilchnahrungen enthalten in Europa 0,6–5 mg/100 kcal Vitamin E in Form von Alpha-Tocopherol. Kuhmilch ist mit 0,6 mg/l relativ arm an Vitamin E. Daher ist bei einer Selbstzubereitung von Säuglingsmilchnahrungen eine Unterversorgung mit Vitamin E zu befürchten, wenn diese nicht unter Verwendung von Vitamin-E-reichen pflanzlichen Ölen hergestellt werden.

Hinweis für die Praxis

In der Ernährung von Kindern gehören pflanzliche Öle, insbesondere aus Sonnenblumen, Weizenkeimen, Soja und Mais, sowie Lebertran, Nüsse, Grünkohl und Spinat zu den Tocopherolreichsten Lebensmitteln. Der Vitamin-E-Bedarf steigt mit zunehmender Aufnahme von Polyenfettsäuren.

Vitamin K

Dieses Vitamin hat eine Schlüsselfunktion in der Synthese von Prothrombin und anderen Blutgerinnungsfaktoren. Ein Vitamin-K-Mangel kann sich in der Neugeborenenperiode durch Hirn-, Haut- und Darmblutungen manifestieren. Spätblutungen durch Vitamin-K-Mangel treten vorwiegend bei gestillten Säuglingen im Alter von 3–7 Wochen auf, in etwa der Hälfte der Fälle als Hirnblutungen mit oft schwerwiegenden und dauerhaften Schädigungen der betroffenen Kinder. Die Inzidenz der späten Vitamin-K-Mangel-Blutungen liegt bei 4,8/100 000. Prädisponierende Faktoren sind der im Vergleich zu Formelnahrungen mit etwa 490 ng/100 ml extrem niedrige Vitamin-K-Gehalt der Muttermilch, kindliche (auch subklinische) Cholestase und andere Lebererkrankungen, enterale Resorptionsstörungen, z. B. bei Durchfall, sowie die mütterliche Einnahme von Antiepileptika und Antikoagulanzien.

Durch die früher übliche parenterale Verabreichung von Vitamin K nach der Geburt konnte die Häufigkeit der Vitamin-K-Mangelblutungen um den Faktor 10 auf nur noch 0,42/100 000 gesenkt werden. Der in epidemiologischen Untersuchungen geäußerte Verdacht, dass die intramuskuläre Injektion von Vitamin K in Verbindung mit einem erhöhten Krebsrisiko steht, hat sich nicht bestätigen lassen. Dennoch wurde die Prophylaxe in Deutschland vorsichtshalber auf eine orale Gabe umgestellt (3 × 2 mg Vitamin K bei den Vorsorgeuntersuchungen U1, U2 und U3). In Risikosituationen wird aber weiterhin die parenterale Vitamin K-Gabe empfohlen.

Hinweis für die Praxis

Die Vitamin-K-Prophylaxe besteht aus der 3-maligen oralen Gabe von je 2 mg Vitamin K:

- nach der Geburt (bei der Vorsorgeuntersuchung U1),
- im Alter von etwa 1 Woche (U2) und
- im Alter von 4–6 Wochen (U3).

Parenterale Vitamin-K-Injektionen werden weiterhin bei Risikosäuglingen (z. B. Frühgeborene, Fettresorptionsstörungen) durchgeführt.

Wasserlösliche Vitamine

Die Versorgung gesunder Säuglinge mit wasserlöslichen Vitaminen ist bei einer Ernährung mit Muttermilch oder mit industriell gefertigten Formelnahrungen in der Regel unproblematisch. Bei einer Reihe von angeborenen Stoffwechselstörungen lassen sich der gestörte Substratumsatz und damit die Krankheitserscheinungen durch eine erhöhte Zufuhr von Vitaminen korrigieren, die als Kofaktoren an den betroffenen Stoffwechselprozessen beteiligt sind. Solche Abhängigkeiten sind für die Vitamine B_1, B_2, B_6, B_{12} und C sowie für Niacin, Folsäure, Biotin und das fettlösliche Vitamin D beschrieben.

Hinweis für die Praxis

Kinder nehmen bei ausgewogener Mischkost mit regelmäßigem Verzehr von Obst, Gemüse, Milch, Käse, Fleisch, Fisch und Getreideprodukten meist ausreichende Mengen von wasserlöslichen Vitaminen auf.

Bei streng vegetarischer Kost kann ein Vitamin-B_{12}-Mangel auftreten. Ein Folsäuremangel ist bei schlechter Bioverfügbarkeit aus prozessierten Lebensmitteln, bei Malabsorptionserkrankungen und bei erhöhtem Bedarf möglich (hämolytische Anämie, Therapie mit Zytostatika und Antiepileptika).

Bei parenteraler Langzeiternährung treten gelegentlich Mangelerscheinungen auf, die bei oraler Nahrungszufuhr nie beobachtet wurden, beispielsweise die Biotin-Hypovitaminose. Deshalb ist hier besonders darauf zu achten, dass alle Vitamine in ausreichender Dosis zugeführt werden.

19.3 Ernährung und Nährstoffbedarf von Kindern und Jugendlichen

Im Laufe des Kleinkind- und Vorschulalters findet eine stufenweise Anpassung an die Ernährungsformen des Erwachsenenalters statt.

Hinweis für die Praxis

Grundlage der Ernährung sollte eine abwechslungsreiche Mischkost sein, bei der Vollkornprodukte, Obst, Gemüse, Kartoffeln, pflanzliche Öle, Seefisch und – in mäßigen Mengen – Fleisch und Eier als Nahrungsmittel dienen.

Den individuellen Besonderheiten der Kinder und speziell der Vorliebe für Süßigkeiten, Feingebäck und Eiscreme ist dabei in vertretbarem Umfang Rechnung zu tragen. Angestrebt wird eine Zufuhr an Süßigkeiten, Marmelade, Zucker, Kuchen u. Ä., die 10–20 % der Gesamtenergiezufuhr nicht überschreitet.

19.3.1 Pubertärer Wachstumsschub

Zwischen dem 2. und 10. Lebensjahr ist die Zunahme von Körpergewicht und Größe relativ gleichmäßig. Mit dem pubertären Wachstumsschub nehmen Gewicht und Größe bis zum 14. Lebensjahr erheblich zu, der Energieverbrauch erreicht Erwachsenenwerte, und der prozentuale Anteil des Eiweißes an der Gesamtenergie steigt deutlich an. Während der Pubertät erhöht sich auch der Bedarf an Kalzium und Phosphat erheblich. Die intensive Retention dieser Mineralstoffe führt zu einer raschen Vermehrung der Knochenmasse, die zwischen dem 25. und 30. Lebensjahr ihr Maximum erreicht und eine wichtige Bedeutung für die

Prophylaxe der Osteoporose hat. Der Kalzium- und Phosphatbedarf wird überwiegend aus Milch und Milchprodukten gedeckt. Der Eisenbedarf erhöht sich im Pubertätswachstumsschub für Jungen auf 12 mg/d, für Mädchen nach Einsetzen der Menstruationsblutungen auf 15 mg/d. Auch für Jod ist ein pubertätsbedinger Mehrbedarf von 200 µg/d einzukalkulieren. Der Jodbedarf kann in unseren Breiten durch den Verzehr von Seefischen und die Verwendung von jodiertem Speisesalz bei der Nahrungszubereitung bzw. Lebensmittelherstellung gedeckt werden.

Durch unregelmäßige Mahlzeiten, unkontrolliert häufigen Verzehr von stark verarbeiteten Fertigprodukten und Außer-Haus-Verzehr, Diäten und Verhaltensstörungen treten bei Jugendlichen häufig Unterversorgungen mit Kalzium, Eisen und den Vitaminen A, C und Folat auf. Dagegen sind Schwankungen in der täglichen Nahrungsaufnahme bei Kindern normal und ohne Bedeutung für die Gesundheit.

19.3.2 Prägung der Essgewohnheiten

Für die Prägung der Essgewohnheiten und die Erziehung von Kindern und Jugendlichen zu einer gesunden Ernährungsweise ist das Vorbild der Eltern von grundlegender Bedeutung. Empfohlen wird eine optimierte Mischkost, die den Bedürfnissen des Wachstumsalters an essenziellen und nichtessenziellen Nährstoffen Rechnung trägt. Berücksichtigt werden sollen dabei die Essensvorlieben und -abneigungen der Kinder, eine vernünftige, kostengünstige Lebensmittelauswahl mit einem niedrigen Anteil an Fertigprodukten sowie eine regelmäßige, auf 5 Mahlzeiten am Tag verteilte Nahrungsaufnahme unter Bevorzugung laktovegetabiler Nahrungsmittel. Ziel ist es, die Essgewohnheiten der Kinder zu prägen und so ernährungsbedingten Erkrankungen des Erwachsenenalters vorzubeugen.

19.4 Übergewicht und Adipositas bei Kindern und Jugendlichen

Übergewicht ist die häufigste Ernährungsstörung bei Kindern und Jugendlichen in den Industrieländern, deren Prävalenz stark zunimmt. Nach den 2007 im Rahmen des Kinder- und Jugend-Gesundheitssurveys (KIGGS) bei mehr als 17 000 Kindern und Jugendlichen in Deutschland erhobenen Daten sind 15 % der Kinder und Jugendlichen übergewichtig und 6,3–6,4 % adipös. Übergewichtige Kinder haben ein hohes Risiko, übergewichtige Erwachsene zu werden, und erleiden langfristig gehäuft Gesundheitsstörungen wie Erkrankungen des Bewegungsapparats, arterielle Hypertonie, Dyslipidämie, koronare Herzerkrankungen, Gicht und psychosoziale Störungen.

Adipositas ist definiert als eine über das normale Maß hinausgehende Akkumulation von Fettgewebe. Im klinischen Alltag werden unterschiedliche Maße zur Definition des Übergewichtes herangezogen. Der Körper-Masse-Index (Body Mass Index, BMI = Gewicht in kg dividiert durch das Quadrat der Körperlänge in Metern) hat auch im Kindesalter eine gute Korrelation mit der Körperfettmasse. Referenzwerte und obere Grenzwerte für den BMI sind allerdings nicht nur geschlechtsspezifisch, sondern auch sehr stark altersabhängig, sodass anders als bei Erwachsenen in jedem Einzelfall altersnormierte Referenzwerte herangezogen werden müssen. Übergewicht und Adipositas können bei Kindern und Jugendlichen im ärztlichen Alltag einfach und für klinische Bedingungen ausreichend genau als ein Gewicht oberhalb des 90. bzw. 95. Perzentils für die Körperlänge definiert werden.

19.4.1 Ursachen des Übergewichts

Monogenetische und endokrine Störungen

Diese Erkrankungen sind nur für einen sehr kleinen Anteil des Übergewichts im Kindesalter verantwortlich, müssen aber bei jedem übergewichtigen Kind sorgfältig ausgeschlossen werden. Endokrine Ursachen beinhalten insbesondere Cushing-Syndrom, Hyperthyreose, primären Hyperinsulinismus und Pseudoparathyreoidismus. Erworbene hypothalamische Störungen infektiöser, traumatischer, maligner und vaskulärer Ursache sind seltene Auslöser der kindlichen Adipositas.

Hinweis für die Praxis

Für das praktische Vorgehen kann davon ausgegangen werden, dass Kinder mit normaler körperlicher oder geistiger Entwicklung, ohne Wachstumsstörungen und ohne Hinweise auf Unterzuckerung, in der Regel eine primär alimentäre Adipositas aufweisen.

Genetische Prädisposition

Eine genetische Prädisposition für die Entwicklung von Übergewicht ist eindeutig belegt. Einzelne seltene genetische Defekte wurden beschrieben. In der Bevölkerung insgesamt zeigen sich überzeugende Hinweise auf einen starken genetischen Einfluss in Zwillingsstudien, bei denen genetisch identische eineiige Zwillinge, die unter unterschiedlichen Lebensbedingungen aufwuchsen, erstaunlich ähnliche Raten von Übergewicht aufweisen. Auch unter Berücksichtigung der unterschiedlichen genetischen Prädispositionen unterschiedlicher Individuen resultiert Übergewicht aber letztlich aus einer unausgewogenen Energiebilanz, bei der die Energiezufuhr den Energieverbrauch überschreitet. Hauptziele der Prävention und Therapie des kindlichen Übergewichts sind deshalb die Förderung körperlicher Aktivität und Begrenzung der Energiezufuhr.

19.4.2 Therapie und Prävention

Gewichtsstabilisierung und -reduktion

Für übergewichtige Kinder wird eine Vielzahl unterschiedlicher Behandlungsmethoden wie spezielle Diäten, Sportprogramme und verhaltens- und psychotherapeutische Interventionen angeboten. Bei mäßig übergewichtigen Kindern kann die Stabilisierung des Körpergewichts ein angemessenes Ziel sein, da hierdurch mit dem Längenwachstum das relative Körpergewicht abnimmt. Für stark übergewichtige Kinder ist dagegen eine Gewichtsabnahme notwendig. Strikte Diäten können in der ambulanten Therapie oft nicht langfristig durchgehalten werden, und eine strikte Kalorienrestriktion ist bei ambulanter Therapie langfristig oft wenig praktikabel und wirksam. Ein etwas leichterer, praktikabler Weg ist eine konsequente Fett- und Zuckerreduktion in der Ernährung, wodurch die gesamte Energiezufuhr und die Fettdeposition günstig beeinflusst werden können.

Hinweis für die Praxis

Als unabhängiger Risikofaktor für kindliches Übergewicht wurde in verschiedenen Studien der regelmäßige Verzehr energiereicher Getränke (z. B. Säfte, gezuckerte Limonaden und Cola-Getränke) identifiziert, sodass der Förderung des Verzehrs kalorienfreier Getränke ein besonderer Stellenwert zukommt.

Verhaltenstherapeutische Strategien

Erfolgversprechender als restriktive Konzepte und Verbote sind verhaltenstherapeutisch orientierte Strategien mit praktischer Einübung von Änderungen der Lebens- und Ernährungsweise, starker Motivation und familiärer und sozialer Unterstützung in längerfristigen Gruppenschulungen, z. B. über 1 Jahr, oder mit einfachen verhaltenstherapeutischen Programmen (z. B. www.powerkids.de). Analoge verhaltenstherapeutische Ansätze bewähren sich auch in der Vorbeugung durch Förderung regelmäßiger Bewegung und ausgewogener Verzehrgewohnheiten schon im Vorschulalter (www.tigerkids.de). Für eine effektive Prävention erscheint jedoch die Ergänzung einer auf das Individuum und seine Familie bezogenen Verhaltensschulung durch ein auf adipogene Faktoren in der kindlichen Lebenswelt zielendes Programm notwendig zu sein.

Literatur

[643] Atkinson SA, Koletzko B. Determining life-stage groups and extrapolating nutrient intake values (NIVs). Food Nutr Bull 2007; 28 (Suppl. 1 International): S 61–S 76

[644] Bayer O, von Kries R, Strauss A et al. Short- and mid-term effects of a setting based prevention program to reduce obesity risk factors in children: a cluster-randomized trial. Clin Nutr 2009; 28: 122–128

[645] Berg B, Cremer M, Flothkötter M et al. Kariesprävention im Säuglings- und frühen Kindesalter. Handlungsempfehlungen des bundesweiten Netzwerks Gesund ins Leben. Monatsschr Kinderheilkd 2021; 169 (6) :550–558

[646] Brands B, Koletzko B. Frühe Ernährung und langfristiges Adipositasrisiko. Chancen für die pädiatrische Prävention. Monatsschr Kinderheilkd 2012; 160: 1096–1102
[647] Ernährungskommission der Deutschen Gesellschaft für Kinder- und Jugendmedizin e. V. Vitamin-K-Prophylaxe bei Neugeborenen. Stellungnahme der Ernährungskommission der Deutschen Gesellschaft für Kinder- und Jugendmedizin e. V. Monatsschr Kinderheilkd 2013; 161: 351–353
[648] Damianidi L, Gruszfeld D, Verduci E et al. Protein intake and source during complementary feeding and growth up to 6 years of age, secondary data evaluation from the European Childhood Obesity Project. J Pediatr Gastroenterol Nutr 2016; 62 (Suppl. 1): 686
[649] Damianidi L, Gruszfeld D, Verduci E et al. Protein intakes and their nutritional sources during the first 2 years of life: secondary data evaluation from the European Childhood Obesity Project. Eur J Clin Nutr 2016; 70: 1291–1297
[650] de Vries U, Koletzko B, Petermann F. Adipositas im Kindes- und Jugendalter: elternzentrierte Interventionen. Monatsschr Kinderheilkd 2008; 156: 177–186
[651] Demmelmair H, Koletzko B. Variation of metabolite and hormone contents in human milk. Clin Perinatol 2017; 44: 151–164
[652] Deutsche Gesellschaft für Ernährung, Österreichische Gesellschaft für Ernährung, Schweizerische Gesellschaft für Ernährungsforschung, Schweizerische Vereinigung für Ernährung (Hrsg.). Referenzwerte für die Nährstoffzufuhr. 2. Aufl., 1. Ausgabe. Frankfurt a.M.: Umschau-Verlag; 2015
[653] Ernährungskommission der Österreichischen Gesellschaft für Kinder und Jugendmedizin, Ernährungskommission der Schweizerischen Gesellschaft für Pädiatrie. Empfehlungen zum Verzehr zuckerhaltiger Getränke durch Kinder und Jugendliche. Monatsschr Kinderheilkd 2008; 156: 484–487
[654] Fleddermann M, Demmelmair H, Koletzko B. Energetic efficiency of infant formulae: a review. Ann Nutr Metab 2014; 64: 276–283
[655] Grote V, Verduci E, Scaglioni S et al. Breast milk composition and infant nutrient intakes during the first 12 months of life. Eur J Clin Nutr 2016; 70: 250–256
[656] Ierodiakonou D, Garcia-Larsen V, Logan A et al. Timing of Allergenic Food Introduction to the Infant Diet and Risk of Allergic or Autoimmune Disease: A Systematic Review and Meta-analysis. JAMA 2016; 316 (11): 1181–1192
[657] Koletzko B, von Kries R, Closa R et al. Lower protein in infant formula is associated with lower weight up to age 2 y: a randomized clinical trial. Am J Clin Nutr 2009; 89: 1836–1845
[658] Koletzko B, Bauer CP, Bung P et al. German national consensus recommendations on nutrition and lifestyle in pregnancy by the 'Healthy Start – Young Family Network'. Ann Nutr Metab 2013; 63: 311–322
[659] Koletzko B, Boey CCM, Campoy C et al. Current information and Asian perspectives on long-chain polyunsaturated fatty acids in pregnancy, lactation and infancy. Systematic review and practice recommendations from an Early Nutrition Academy workshop. Ann Nutr Metab 2014; 65: i49–i80
[660] Koletzko B. Early nutrition and long-term health. World Rev Nutr Diet 2015; 113: 72–77
[661] Koletzko B, Bhutta Z, Dhansay A et al. Pediatric Nutrition in Practice, 3rd. ed., Basel, Karger. World Rev Nutr Diet 2022, vol 124
[662] Ernährungskommission der Deutschen Gesellschaft für Kinder- und Jugendmedizin e. V. Sollen Säuglingsnahrungen sowohl Docosahexaensäure als auch Arachidonsäure enthalten? Stellungnahme der Ernährungskommission der Deutschen Gesellschaft für Kinder- und Jugendmedizin (DGKJ e. V.). Monatsschr Kinderheilkunde 2020; 168: 536–540
[663] Koletzko B. Childhood obesity: current situation and future opportunities. J Pediatr Gastroenterol Nutr 2016: 63 (Suppl. 1): S 18–S 21
[664] Koletzko B, Bauer CP, Cierpka M et al. Ernährung und Bewegung von Säuglingen und stillenden Frauen. Aktualisierte Handlungsempfehlungen von „Gesund ins Leben – Netzwerk Junge Familie“, eine Initiative von IN FORM. Monatsschr Kinderheilkd 2016; 164: 771–798
[665] Koletzko B, Demmelmair H, Grote V et al. High protein intake in young children and increased weight gain and obesity risk. Am J Clin Nutr 2016; 103: 303–304
[666] Krohn K, Demmelmair H, Koletzko B. Macronutrient requirements for growth: fats and fatty acids. In: Duggan C, Walker WA, Koletzko B, Watkins JB, eds. Nutrition in Pediatics. 5th ed. Raleigh, N.C.: People's Medical Publishing House-USA; 2016: 83–93
[667] Committee on Nutrition, German Society of Paediatrics and Adolescent Medicine. Infant formulas with synthetic oligosaccharides and respective marketing practices. Mol Cell Pediatr 2022; 9 (1): 14
[668] Prell C, Koletzko B. Restriktive Diäten. Gefahr einer Fehlernährung und Möglichkeiten der Prävention. Monatsschr Kinderheilkd 2014; 162: 503–510
[669] Prell C, Koletzko B. Breastfeeding and complementary feeding – recommendations on infant nutrition. Dtsch Arztebl Int 2016; 113: 435–344
[670] Skjerven HO, Lie A, Vettukattil R et al. Eearly food intervention and skin emollients to prevent food allergy in young children (PreventADALL): a factorial, multicentre, cluster-randomised trial. Lancet 2022; 399 (10 344): 2398–2411
[671] Weber M, Grote V Closa-Monasterolo R et al. Lower protein content in infant formula reduces BMI and obesity risk at school age: follow-up of a randomized trial. Am J Clin Nutr 2014; 99: 1041–1051

III

20 Ernährung im Alter

D. Volkert

Das Wichtigste in Kürze

Der Lebensabschnitt des Alters beginnt mit dem 65. Lebensjahr und kann bei einer maximalen Lebenserwartung von ca. 115 Jahren bis zu 50 Jahre umfassen. Dementsprechend unterschiedlich sind die Lebens-, Gesundheits- und Ernährungssituation älterer Menschen und die Anforderungen an die Ernährung im Alter.

Physiologischen Altersveränderungen, die für die Ernährung von Bedeutung sind, betreffen in erster Linie die Körperzusammensetzung, die Regulation der Nahrungsaufnahme und den Wasserhaushalt. Daneben können körperliche und kognitive Einschränkungen, akute und chronische Krankheiten, psychische, soziale und finanzielle Probleme die Nahrungsaufnahme bzw. die Nährstoffverwertung beeinträchtigen.

Empfehlungen für die Ernährung im Alter umfassen aufgrund des generell abnehmenden Energiebedarfs und des weitgehend unveränderten bzw. teilweise erhöhten Nährstoffbedarfs eine reduzierte Energiezufuhr bei gleichzeitig verstärkter Auswahl nährstoffdichter Lebensmittel. Orientierungswerte für die tägliche Energie- und Proteinzufuhr liegen bei 30 kcal bzw. 1 g pro kg Körpergewicht; je nach Ernährungsstatus, körperlicher Aktivität, Gesundheitszustand und Toleranz sind individuelle Anpassungen erforderlich. Daneben erfordert die Verwirklichung einer ausreichenden Flüssigkeits- und Ballaststoffaufnahme aufgrund der erhöhten Dehydrations- und Obstipationsneigung besondere Beachtung.

Während jüngere und selbständig lebende Senioren häufig von Übergewicht betroffen sind, steigt mit zunehmendem Alter und schlechter werdendem Gesundheits- und Allgemeinzustand das Risiko für Mangelernährung. Da Mangelernährung im Alter schnell gravierende Folgen hat, müssen Ernährungsprobleme bei alten Menschen frühzeitig erkannt und rasch geeignete Maßnahmen ergriffen werden.

Keywords

Alter, Altern, Altersveränderungen, Anorexie, Ernährungsversorgung, Körperzusammensetzung, Flüssigkeitshaushalt, Mangelernährung

20.1 Demografische Entwicklung und Besonderheiten im Alter

20.1.1 Demografische Entwicklung

Das Alter – traditionell der Lebensabschnitt ab dem 65. Lebensjahr – rückt aufgrund der demografischen Entwicklung in den vergangenen und in den kommenden Jahrzehnten weltweit mehr und mehr in den Fokus des allgemeinen Interesses. Zunehmende Lebenserwartung, steigende Anzahl und steigender Anteil alter und sehr alter Menschen an der Gesamtbevölkerung bei gleichzeitiger Schrumpfung jüngerer Bevölkerungsgruppen lassen die Belange alter und sehr alter Menschen an Bedeutung gewinnen.

In Deutschland beträgt die mittlere Lebenserwartung derzeit 78 Jahre für Männer und 83 Jahre für Frauen. Im Alter von 65 Jahren besteht die Aussicht auf weitere 18 bzw. 21 Lebensjahre. Im Jahr 2013 lebten in Deutschland 16 Mio. bzw. 20 % über 65-Jährige, Ende des Jahres 2018 waren es bereits knapp 18 Mio. bzw. 22 % der Gesamtbevölkerung. Dieser Anteil wird sich bis zum Jahr 2060 je nach Variante der Vorausberechnung auf bis zu 33 % erhöhen. Dabei wird die Alterung von der Gruppe der Hochbetagten – 80-Jährige und Ältere – dominiert. Ihr Bevölkerungsanteil lag 2013 bereits bei 5 %, im Jahr 2060 wird er voraussichtlich zwischen 9 und 13 % liegen.

20.1.2 Besonderheiten im Alter

Das Alter ist vielfältig und wie kein anderer Lebensabschnitt von enormen Unterschieden und Gegensätzen hinsichtlich Gesundheit und Leistungsfähigkeit, Lebensführung und Lebenssituation geprägt. Bei einer maximalen Lebenserwartung von ca. 115 Jahren kann der Lebensabschnitt des Alters bis zu 50 Jahre umfassen.

Auch wenn Alter nicht generell mit Gebrechlichkeit und Krankheit gleichzusetzen ist, sind alte und vor allem ganz alte Menschen doch häufig von funktionellen Beeinträchtigungen, Behinderungen und Krankheiten betroffen. Die Leistungsfähigkeit lässt mit dem Alter nach, die homöostatischen Reserven und die Adaptationsfähigkeit bei Belastungen sind reduziert. Typisch für alte Menschen ist das gleichzeitige Vorliegen mehrerer, meist chronischer Krankheiten (Multimorbidität).

Aufgrund häufiger funktioneller Verluste und Krankheiten im hohen Alter, müssen Hochbetagte oft Hilfe- und Pflegeleistungen in Anspruch nehmen. Ein Großteil der Klinikeinweisungen und Krankenkosten wird bereits heute durch ältere Menschen verursacht. Der demografische Wandel ist somit auch in hohem Maße medizinisch und ernährungsmedizinisch relevant.

20.2 Physiologische Altersveränderungen mit Bedeutung für die Ernährung

Altern – definiert als komplexe Interaktion eines Individuums mit seiner Umwelt im Lauf der Zeit – ist geprägt von vielfältigen Veränderungen in allen Lebensbereichen, die sich auch auf die Ernährung, den Energie- und Nährstoffbedarf und den Ernährungszustand auswirken. Nahezu alle physiologischen Systeme sind von Altersveränderungen betroffen, die je nach Organ bzw. Funktion unterschiedlich ausgeprägt sind und auch individuell in unterschiedlichem Ausmaß verlaufen. Altersveränderungen, die für die Ernährung von Bedeutung sind, betreffen in erster Linie die Körperzusammensetzung, die Regulation der Nahrungsaufnahme und den Wasserhaushalt (▶ Tab. 20.1).

20.2.1 Körperzusammensetzung

Der Altersprozess geht sowohl mit quantitativen als auch mit qualitativen Veränderungen der Körperzusammensetzung einher. Mit steigendem Alter nimmt der Körperfettanteil zu, es findet eine

Tab. 20.1 Physiologische Altersveränderungen mit Bedeutung für die Ernährung.

Funktion/Organ	Veränderung im Alter

Körperzusammensetzung	• Körperfettanteil ↑
	  ◦ Umverteilung: Zentralisierung
	• fettfreie Körpermasse ↓
	  ◦ Muskelmasse ↓
	  ◦ Innere Organe ↓
	  ◦ Knochenmasse ↓
	  ◦ Körperwassergehalt ↓

Regulation der Nahrungsaufnahme	• Geschmacks- und Geruchsempfinden ↓ • Appetit ↓: Alters-Anorexie • fehlender Ausgleich der Nahrungsmenge nach Phasen erhöhter bzw. erniedrigter Zufuhr
Wasserhaushalt	• Durstempfinden ↓ • Körperwassergehalt ↓ • Konzentrierungsfähigkeit der Nieren ↓
Magen-Darm-Trakt	• Verdauungs- und Absorptionsleistung = • Häufigkeit atrophischer Gastritis ↑ • Obstipationsneigung ↑
Vitamin D	• Hautsynthese ↓ • Hydroxylierungsfähigkeit in der Niere ↓

↓: Abnahme; ↑: Zunahme; =: weitgehend unverändert

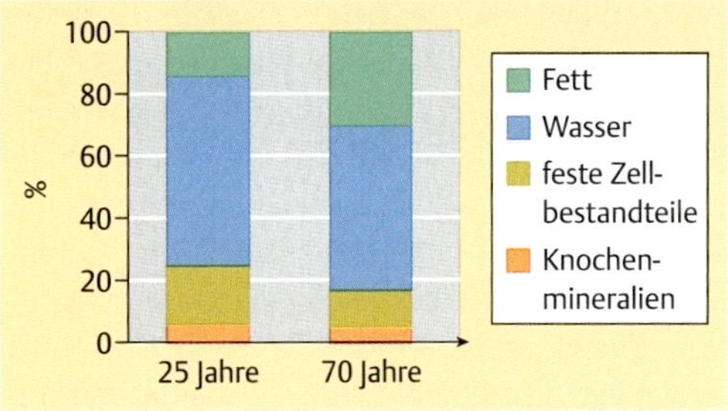

Abb. 20.1 Altersveränderungen der Körperzusammensetzung.

Umverteilung von peripher zu viszeral gespeichertem Körperfett statt, und der Anteil der fettfreien Körpermasse (FFM) am Körpergewicht verringert sich. Die Abnahme der FFM umfasst eine Abnahme des Körperwassergehalts, der Körperzellmasse und der Knochenmasse (▶ Abb. 20.1) und erklärt sich auf Organebene im Wesentlichen durch eine Atrophie der Skelettmuskulatur (Sarkopenie). Zwischen der 3. und der 8. Lebensdekade nimmt die Muskelmasse um nahezu die Hälfte ab.

Qualitative Veränderungen ergeben sich dadurch, dass die Zellmasse, insbesondere die Muskelmasse, schneller und stärker abnimmt als das interzelluläre Bindegewebe und Wasser. Der Anteil der Zellmasse an der fettfreien Masse ist im Alter deutlich geringer als bei jüngeren Erwachsenen, zwischen den an Anzahl und Größe reduzierten Muskelzellen finden sich zunehmend Bindegewebs- und Fetteinlagerungen.

Die Altersveränderungen der Körperzusammensetzung haben unter funktionellen und metabolischen Aspekten weitreichende Konsequenzen und zählen im Hinblick auf Leistungsfähigkeit, Gesundheitszustand und Lebenserwartung zu den bedeutendsten Altersveränderungen überhaupt. Sowohl die geringere Muskelmasse als auch der höhere (viszerale) Körperfettgehalt gehen mit einer Abnahme der körperlichen Aktivität und Leistungsfähigkeit und mit weitreichenden metabolischen Risiken einher. Die reduzierte Knochenmasse ist mit erhöhtem Osteoporose- und Frakturrisiko verbunden.

Die deutliche Abnahme des Körperwassergehalts (von ca. 60 % im jungen Erwachsenenalter auf 45–50 % im hohen Alter) erhöht die Anfälligkeit für Störungen im Wasserhaushalt.

Aufgrund verringerter Reserven an Aminosäuren und Glykogen ist die Fähigkeit, adäquat auf metabolischen Stress zu reagieren, beeinträchtigt. Relativ geringer Stress von kurzer Dauer führt folglich im Alter schnell zu einer Verschlechterung des Ernährungszustands. Dies wirkt sich bei Senioren gravierender aus als bei jüngeren Personen, da die fettfreie Körpermasse ohnehin bereits reduziert ist. Ein Gewichtsverlust im Alter geht zudem vermehrt zulasten der fettfreien Masse und der Körperzellmasse, während der Körperfettanteil dadurch weiter steigt (▶ Abb. 20.2).

20.2.2 Regulation der Nahrungs- und Flüssigkeitsaufnahme

Im Alter wird ein verringertes Verlangen nach Nahrung beobachtet. Diese **Alters-Anorexie** wird als physiologische Antwort auf die abnehmende körperliche Aktivität und den folglich niedrigeren Energieumsatz angesehen. Abnehmende Sinneswahrnehmungen von Geschmack, Geruch und Sehen, veränderte gastrointestinale Sättigungs-

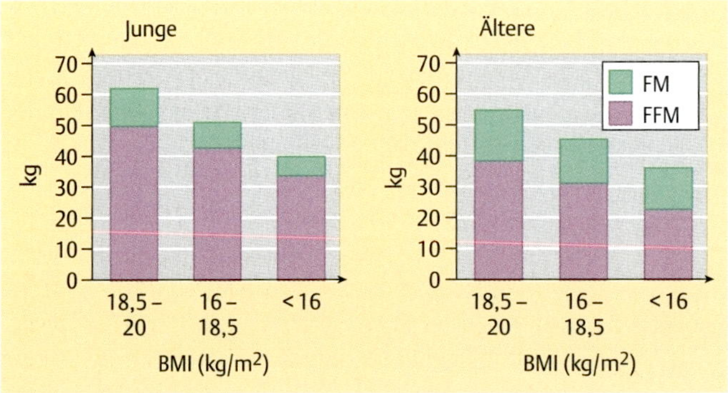

Abb. 20.2 Körperzusammensetzung von Patienten mit unterschiedlichem Grad von Mangelernährung. FFM: fettfreie Masse; FM: Fettmasse [680].

mechanismen und Veränderungen diverser Hormone (z. B. Testosteron, Leptin) und Zytokine (z. B. TNF-α, IL-6) tragen ebenfalls dazu bei. Im Gastrointestinaltrakt spielen neben einer verlangsamten Magenentleerung durch erhöhte Cholezystokinin-Spiegel die verringerte Produktion und Freisetzung von Stickoxid aus dem Magenfundus eine Rolle. Infolgedessen ist die Kapazität des Fundus zur adaptiven Entspannung reduziert, Nahrung gelangt schneller ins Antrum und bewirkt dort über Dehnungsreize die Auslösung von Sättigungssignalen. Veränderungen des hauptsächlich im Hypothalamus lokalisierten zentralen Essantriebs werden ebenfalls diskutiert.

Außerdem können ältere Menschen Phasen erhöhter bzw. erniedrigter Nahrungsaufnahme weniger gut ausgleichen als jüngere. Sowohl eine zeitweise Überernährung als auch eine Unterernährung wird im Alter nicht wie bei jüngeren Menschen anschließend durch entsprechende Reduktion bzw. Steigerung der Essmenge wieder kompensiert. Die damit verbundenen Veränderungen des Körpergewichts werden dementsprechend nicht ausgeglichen.

Die beschriebenen Altersveränderungen führen dazu, dass ältere Menschen im Krankheitsfall häufig eine schwere Anorexie entwickeln und das dadurch verlorene Gewicht anschließend nicht ohne Weiteres wieder zunehmen.

Das **Durstempfinden**, ein wesentliches Regulativ des Flüssigkeitshaushalts, ist im Alter ebenfalls deutlich reduziert. Trotz offensichtlichen Wassermangels (Dehydration) verspüren ältere Menschen kein angemessenes Verlangen nach Flüssigkeit und trinken bei unbegrenztem Flüssigkeitsangebot deutlich weniger als jüngere.

20.2.3 Gastrointestinaltrakt

Auch der Gastrointestinaltrakt ist von Altersveränderungen betroffen. Gastrointestinale Veränderungen, die sich auf den Appetit auswirken, wurden bereits oben beschrieben. Darüber hinaus verlieren alle inneren Organe an Gewicht, die Durchblutung ist reduziert und die Zellerneuerungsrate der Schleimhäute verringert. Abnahmen der Magen- und Darmmotilität sowie der Produktion und Sekretion von Verdauungsenzymen und Hormonen werden beschrieben. Aufgrund großer Reservekapazitäten bleibt die Fähigkeit, Nahrung zu verdauen und Nährstoffe zu absorbieren, trotz dieser Altersveränderungen bei gesunden Senioren und üblichen Nahrungsmengen jedoch bis ins hohe Alter erhalten.

Allerdings steigt die Häufigkeit einiger gastrointestinaler **Funktionsstörungen** bzw. Erkrankungen mit dem Alter. So kann insbesondere im hohen Alter die Schluckfunktion beeinträchtigt sein mit der möglichen Folge stiller Aspirationen. Außerdem nimmt die Häufigkeit der atrophischen Gastritis im Alter deutlich zu. Die damit einhergehende verringerte Säuresekretion führt zu einem höheren pH-Wert im Magen und proximalen Dünndarm und bringt die Gefahr eines übermäßigen Bakterienwachstums im Dünndarm mit sich. Ein Mangel an Magensäure wirkt sich auch negativ auf die Bioverfügbarkeit von Kalzium und Eisen und proteingebundenem Vitamin B_{12} aus. Die Absorption von Vitamin B_{12} kann bei atrophischer Gastritis außerdem durch mangelnde Produktion und Freisetzung des Intrinsic Factor beeinträchtigt sein.

Als häufigste funktionelle Altersveränderung des Kolons wird ein verringerter Defäkationsreflex beschrieben. Aufgrund geschwächter Muskulatur und abnehmender Sensibilität im Enddarm ist das Risiko für Obstipation, Divertikulose und Divertikulitis erhöht.

20.2.4 Niere, Flüssigkeitshaushalt und Vitamin-D-Synthese in der Haut

Zusätzlich zum geringeren Körperwassergehalt und reduzierten Durstempfinden beeinflussen Altersveränderungen der Niere den Flüssigkeitshaushalt. Mit zunehmendem Alter werden ein Oberflächenverlust der Glomeruli sowie eine Abnahme der renalen Durchblutung beobachtet. Beides zusammen bewirkt eine verringerte exkretorische Effizienz, d. h., Stoffwechselendprodukte und Fremdsubstanzen wie Medikamente werden im Alter langsamer aus dem Blut entfernt als bei jungen Erwachsenen. Des Weiteren ist bei alten Menschen die Urinkonzentrationsfähigkeit verringert. Dadurch bedingte übermäßige Wasserverluste können insbesondere bei geringer Flüssigkeitszufuhr, bei hoher Aufnahme von Elektrolyten oder Protein und bei zusätzlichen Flüssigkeitsverlusten durch Fieber oder Durchfall schnell kritische Folgen haben.

Ebenfalls von Bedeutung ist die reduzierte Fähigkeit der Niere zur Hydroxylierung von **Vitamin D** zur aktiven Hormonform. Zusammen mit der reduzierten Vitamin-D-Syntheseleistung der Haut, die mit zunehmendem Alter um bis zu 80 % abnehmen kann, führt dies zu einem erhöhten Risiko für Vitamin-D-Mangel. Ein besonders hohes Risiko für Vitamin-D-Mangel besteht bei immobilen und ans Haus gebundenen Senioren.

20.3 Häufige altersbegleitende Änderungen der Gesundheits- und Lebenssituation

Neben den genannten physiologischen Altersprozessen sind im Alter Veränderungen in der Lebens- und Gesundheitssituation häufig, die sowohl die Nahrungsaufnahme als auch die Nährstoffverwertung beeinträchtigen können sowie das Risiko für eine unzureichende Nahrungsaufnahme und die Entstehung von Mangelernährung im Alter erhöhen (▶ Tab. 20.2).

20.3.1 Körperliche Einschränkungen

Körperliche Behinderungen, z. B. durch Arthrose oder Lähmungen nach einem Schlaganfall, die mit eingeschränkter Mobilität oder Behinderungen von Armen, Händen und Fingern einhergehen, erschweren Einkauf und Zubereitung von Lebensmitteln, wodurch die Verfügbarkeit frischer Lebensmittel und die regelmäßige Einnahme von warmen Mahlzeiten begrenzt sein können. Funktionsstörungen der Arme behindern außerdem auch das Essen direkt. Infolge von Kaubeschwerden, z. B. durch Zahnverlust und schlechtsitzende Prothesen aber auch durch Entzündungen oder Infektionen im Mundbereich, wird oft weniger gegessen und eine einseitige Lebensmittelauswahl getroffen. Die warmen Mahlzeiten werden häufig lange und weichgekocht. Schluckbeschwerden, die überwiegend infolge von neuromuskulären Erkrankungen auftreten, begrenzen ebenfalls häufig die Quantität und Qualität der Ernährung.

20.3.2 Geistige Beeinträchtigungen und soziale Probleme

Geistige Beeinträchtigungen von einfachen Gedächtnisdefiziten bis zu schweren Formen der Demenz können die Fähigkeit, für eine ausgeglichene Ernährung zu sorgen, stark einschränken. Oft wird das Essen einseitig gestaltet oder einfach vergessen. Auch psychische Probleme, insbesondere Depressionen, nehmen im Alter an Häufigkeit zu und sind durch begleitende Anorexie und Selbstvernachlässigung eine häufige Ursache für Gewichtsverlust und Mangelernährung. Nicht zuletzt können sich bei älteren Menschen auch soziale Probleme – in erster Linie Einsamkeit – und beschränkte finanzielle Verhältnisse ungünstig auf Appetit und Lebensmittelauswahl auswirken.

Tab. 20.2 Altersveränderungen der Gesundheits- und Lebenssituation mit Einfluss auf die Ernährung.

Lebensbereich	Häufige Phänomene
körperliche Funktionen	• Kauprobleme • Schluckbeschwerden • Behinderung der oberen Extremitäten • Mobilitätseinschränkung, Immobilität
geistige und psychische Verfassung	• Verwirrtheit • Demenz • Verwitwung, Trauer • Depressivität, Depression
soziale und finanzielle Situation	• Einsamkeit, soziale Isolation • unbefriedigende Situation im Heim • Armut
Gesundheitszustand	• akute und chronische Erkrankungen • (chronische) Schmerzen • Multimedikation

20.3.3 Akute und chronische Krankheiten, Multimedikation

Von zentraler Bedeutung für die Nährstoffversorgung älterer Menschen sind akute bzw. chronische Krankheiten, die meist den Appetit beeinträchtigen und sowohl Nahrungsaufnahme als auch Verdauungs- und Absorptionsvorgänge behindern können. Gleichzeitig gehen viele Erkrankungen mit einem erhöhten Bedarf an Energie und Nährstoffen einher. Die Multimorbidität alter Menschen hat eine Multimedikation zur Folge: Die meisten Senioren nehmen täglich eine Vielzahl verschiedener Präparate ein, die sich teilweise ungünstig auf die Verfügbarkeit von Nährstoffen auswirken. Medikamente können zudem unerwünschte Nebenwirkungen wie Appetitlosigkeit, Mundtrockenheit oder Übelkeit mit sich bringen und Geschmacks- und Geruchsempfinden beeinflussen. Mit steigender Anzahl verschiedener Präparate und zunehmender Dauer der Einnahme erhöht sich das Risiko für medikamentenbedingte Nährstoffdefizite.

Alle genannten Altersveränderungen machen alte Menschen anfälliger für eine **Unter- oder Mangelernährung**. Mit zunehmendem Grad an Behinderungen und Beeinträchtigungen und schlechter werdendem Gesundheitszustand steigt das Risiko für Ernährungsdefizite. Insbesondere im Krankheitsfall verschärft sich die Situation und es entsteht rasch ein Teufelskreis, in dem sich Mangelernährung und Krankheit gegenseitig verstärken (▶ Abb. 20.3). Der mit einer Mangelernährung verbundene Verlust von Muskelmasse fördert die altersbedingte Sarkopenie und damit die Altersgebrechlichkeit, die sich wiederum ungünstig auf die Ernährung auswirkt und eine Mangelernährung ebenfalls verstärkt (Kap. 52).

III

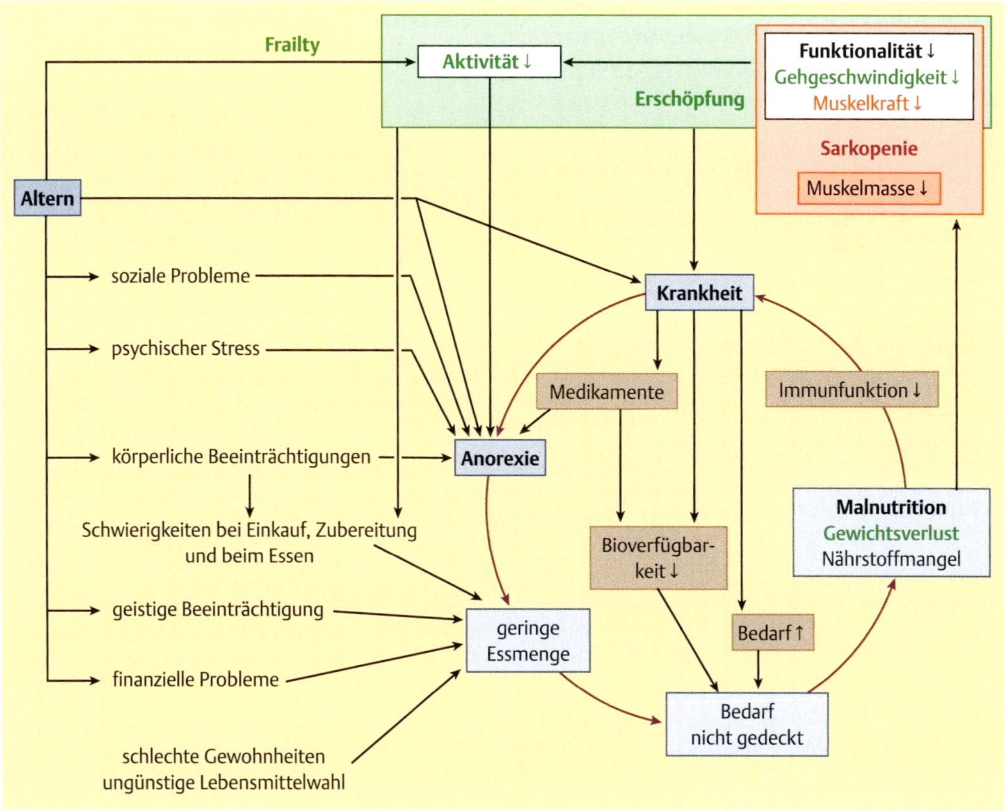

Abb. 20.3 Kreislauf der Mangelernährung. ↓: Abnahme; ↑: Zunahme; rot: Komponenten der Sarkopenie; grün: Komponenten der Altersgebrechlichkeit (Frailty).

Hinweis für die Praxis

Mangelernährung entsteht bei alten Menschen schneller als bei jüngeren und lässt sich schwerer wieder beheben. Bereits wenige Tage ohne ausreichende Ernährung wirken sich gravierend auf Ernährungszustand und Körperzusammensetzung aus. Ernährungsprobleme müssen daher frühzeitig erkannt und die richtigen Maßnahmen rasch ergriffen werden.

20.4 Empfehlungen für die Ernährung im Alter

Offizielle Empfehlungen zur Ernährung im Alter richten sich in einheitlicher Form an die Gesamtgruppe der über 65-Jährigen. Dies begründet sich einerseits in der nach wie vor mangelhaften Datenlage zur Ableitung differenzierter Empfehlungen und andererseits in der großen Heterogenität, die in dieser Bevölkerungsgruppe unabhängig vom Lebensalter besteht. Generell können diese Empfehlungen lediglich eine grobe Orientierung liefern und müssen unter Berücksichtigung von Gesundheits- und Ernährungszustand, Funktionalität und Aktivität an die individuelle Situation angepasst werden.

20.4.1 Energie

Mit zunehmendem Alter nimmt der Gesamtenergieumsatz ab, bedingt durch eine Abnahme des Grundumsatzes infolge der abnehmenden fettfreien, stoffwechselaktiven Körpermasse und durch die Abnahme des Leistungsumsatzes infolge geringerer körperlicher Aktivität. Die Abnahme des Energieumsatzes ist anhand von DLW-Messungen bestätigt und wird im Mittel auf ca. 600–700 kcal im Lauf des Lebens geschätzt. Geringere Nahrungsmengen reichen im Alter also aus, um den Energiebedarf zu decken.

Aktuelle Richtwerte der DGE für die **Energiezufuhr** über 65-jähriger Männer und Frauen mit mittlerer körperlicher Aktivität liegen bei 2500 kcal (10,3 MJ) bzw. 1900 kcal (7,9 MJ) pro Tag. Große individuelle Unterschiede aufgrund unterschiedlicher genetischer Voraussetzungen, körperlicher Aktivität, Gesundheits- und Ernährungszustand sind bei Überlegungen zur angemessenen Energiezufuhr allerdings zu berücksichtigen.

Der **Grundumsatz** gesunder und kranker Senioren lässt sich grob mit 20 kcal/kg KG veranschlagen. Zur genaueren Berechnung können verbreitete Gleichungen, wie die der WHO, von Schofield oder Harris-Benedikt herangezogen werden. Auch dabei ist jedoch zu bedenken, dass sich bei Einzelpersonen deutliche Abweichungen vom tatsächlichen Bedarf ergeben können.

Der **Gesamtenergieumsatz** liegt je nach Aktivität und Gesundheitszustand meist zwischen dem 1,2- und 1,8-Fachen des Grundumsatzes. Akute und chronische Krankheiten können den Energieumsatz einerseits durch erhöhte Stoffwechselaktivität erhöhen, andererseits durch Reduktion spontaner Bewegungen reduzieren. In einer Übersichtarbeit über die derzeit verfügbaren Daten wird der Gesamtenergieumsatz kranker Senioren mit mindestens 27–30 kcal/kg KG beziffert.

Bei **Untergewicht** müssen pro kg Körpergewicht größere Energiemengen veranschlagt werden, da der Anteil fettfreier Körpermasse am Körpergewicht und damit der Umsatz pro kg Körpergewicht höher ist als bei Normal- oder Übergewicht. Bei BMI-Werten unter 21 kg/m^2 werden 32–38 kcal/kg KG als erforderlich angesehen.

Darüber hinaus ist zu berücksichtigen, dass zur **Steigerung des Körpergewichts** wesentlich größere Energiemengen benötigt werden, als es dem Erhaltungsbedarf entspricht. Die hierzu benötigten Energiemengen sind im Alter zudem wesentlich größer als bei jüngeren Menschen. Untersuchungen bei mäßig mangelernährten Patienten unterschiedlichen Alters zufolge sind für eine Steigerung der Körperzellmasse um 50 g pro Tag bei jungen Erwachsenen 25 kcal/kg KG ausreichend, während 80-jährige Patienten hierzu 58 kcal/kg KG und Tag benötigen.

Hinweis für die Praxis

Schätzung des Energiebedarfs im Alter (pro kg Körpergewicht und Tag)

- Grundumsatz gesunder und kranker Senioren: ca. 20 kcal
- Gesamtenergieumsatz gesunder Senioren: 24–36 kcal
- Gesamtenergieumsatz kranker Senioren: mindestens 27–30 kcal
- Gesamtenergieumsatz bei Untergewicht (BMI < 21 kg/m^2): 32–38 kcal
- Hyperaktivität bei Demenz: bis zu 40 kcal

20.4.2 Proteine

Sowohl epidemiologische als auch metabolische Studien weisen darauf hin, dass die für jüngere Erwachsene empfohlene Menge von 0,8 g/kg KG Protein für ältere Menschen nicht ausreicht, um den altersbegleitenden Abbau fettfreier Körpermasse zu minimieren und die Muskelmasse bestmöglich zu erhalten. Supplementierungsstudien haben gezeigt, dass die Muskelproteinsynthese auch im Alter durch Gabe von essenziellen Aminosäuren stimuliert werden kann, allerdings sind für eine maximale Stimulation größere Mengen erforderlich als bei jungen Menschen. Diese sogenannte anabole Resistenz wird mit einer geringeren postprandialen Aminosäurenverfügbarkeit und einer verminderten Muskeldurchblutung erklärt.

Da die Ableitung des Proteinbedarfs älterer Menschen anhand des bisherigen Wissensstands nicht mit der wünschenswerten Genauigkeit möglich ist, wird von der DGE aktuell ein Schätzwert für eine angemessene Zufuhr angegeben. Dieser liegt für Männer und Frauen über 65 Jahren bei 1,0 g/kg KG. Im Krankheitsfall kann der Proteinbedarf weiter erhöht sein. Von internationalen Expertengruppen werden für ältere Personen mit akuter oder chronischer Erkrankung tägliche Mengen von 1,2–1,5 g/kg KG, bei schwerer Erkrankung, Verletzung oder Unterernährung bis zu 2,0 g/kg KG als angemessen erachtet. Mögliche Nachteile hoher Proteinmengen für Nieren oder Knochen werden dabei als unbeträchtlich eingeschätzt.

Neben der Menge und Qualität des aufgenommenen Proteins wird auch die Verteilung der Proteinzufuhr über den Tag als wichtiger Einflussfaktor auf die Muskelproteinsynthese angesehen. Eine gleichmäßige Aufteilung der täglichen Proteinmenge auf die 3 Hauptmahlzeiten, um die Muskelproteinsynthese mehrmals am Tag maximal anzuregen, wird dabei als günstig bewertet. Zur Unterstützung einer optimalen Proteinsynthese in der Muskulatur wird auch die Proteinzufuhr unmittelbar im Anschluss an körperliche Aktivität und Krafttraining diskutiert.

Eine Zufuhrmenge von mindestens 1 g/kg KG sollte demzufolge für ältere Menschen angestrebt werden. Um zu vermeiden, dass Eiweiß zur Energiegewinnung herangezogen wird, muss neben der ausreichenden Proteinmenge in jedem Fall für eine bedarfsdeckende Energiezufuhr gesorgt werden.

20.4.3 Vitamine, Mineralstoffe und Spurenelemente – Nährstoffdichte

Da auch im hohen Alter bei üblichen Nahrungsmengen eine effiziente Verdauung und Absorption der Nährstoffe gewährleistet ist, und aufgrund fehlender anderweitiger Erkenntnisse werden für gesunde Senioren weitgehend die gleichen Zufuhrmengen an Vitaminen, Mineralstoffen und Spurenelementen empfohlen wie für jüngere Erwachsene. Die altersbedingte Verringerung der Energieaufnahme kann dabei leicht zu einer unzureichenden Nährstoffaufnahme führen. Zudem können gastrointestinale Funktionsstörungen und Erkrankungen eine Einschränkung der Mikronährstoffversorgung verursachen.

Für **Eisen** liegt die Empfehlung für ältere Frauen aufgrund geringerer Verluste nach der Menopause ebenso wie bei Männern bei 10 mg/d statt bei 15 mg/d für jüngere Altersgruppen.

Für **Vitamin D** beträgt der Schätzwert für eine angemessene Zufuhr bei fehlender endogener Synthese zwar ebenso wie bei jüngeren Erwachsenen 20 µg/d, die endogene Synthese ist jedoch im Alter reduziert. Da die genannte Menge durch übliche Lebensmittel und Ernährungsgewohnheiten bei Weitem nicht zu erreichen ist, wird bei immobilen Senioren mit geringer bzw. völlig fehlender Sonnenlichtexposition eine Supplementierung von 800 IE (20 µg)/d als sinnvoll angesehen.

Bei überwiegend unverändertem bzw. teilweise erhöhtem Bedarf an essenziellen Nährstoffen und gleichzeitig geringerem Energiebedarf ergibt sich für ältere Menschen die Notwendigkeit einer **erhöhten Nährstoffdichte** in der Nahrung.

20.4.4 Praktische Empfehlungen

Dem abnehmenden Energiebedarf mit zunehmendem Alter muss durch **Reduktion der Energiezufuhr** Rechnung getragen werden. Ziel sollte – außer bei extremem Übergewicht – sein, das Körpergewicht konstant zu halten und Gewichtsverluste zu vermeiden. Im Fall von Krankheit oder Unterernährung muss der erhöhte Bedarf durch eine Steigerung der Energiezufuhr gedeckt werden.

Eine möglichst vielseitige und abwechslungsreiche Lebensmittelauswahl ist auch im Alter die beste Möglichkeit, den Organismus mit allen Nährstoffen zu versorgen. Eine ausreichende Versorgung mit essenziellen Nährstoffen sollte durch die bevorzugte Wahl **nährstoffdichter Lebensmittel** – Obst und Gemüse, Getreide- und Milchprodukte, mageres Fleisch, Fisch und Eier – und durch nährstoffschonende Zubereitungsverfahren unterstützt werden. Im Hinblick auf die Vitamin-D-Versorgung kommt Vitamin-D-reichen Lebensmitteln wie fettem Fisch und Milchprodukten eine besondere Bedeutung zu.

Eine mit steigendem Lebensalter zunehmend wichtige Rolle im Rahmen einer bedarfsgerechten Ernährung spielen **Ballaststoffe und Wasser**. Die Richtwerte zur täglichen Zufuhr unterscheiden sich zwar nicht von denen jüngerer Erwachsener, auf die Realisierung der Empfehlungen muss im fortgeschrittenen Alter aufgrund der erhöhten Obstipations- und Dehydrationsneigung jedoch ganz besonders geachtet werden.

Regelmäßige Mahlzeiten sorgen für eine gleichmäßige Nährstoffversorgung und strukturieren den Tag. Die tägliche warme Hauptmahlzeit ermöglicht durch Nutzung eines breiten Lebensmittelangebots einen vielfältigen Speiseplan.

Unverzichtbar und untrennbar mit Ernährung und Stoffwechsel verbunden ist außerdem regelmäßige **körperliche Aktivität**, wenn möglich im Freien, um die Vitamin-D-Versorgung zu sichern.

Da die Ernährung, wie oben beschrieben, durch zahlreiche gesundheitliche und soziale Faktoren beeinflusst wird, muss bei alten Menschen die gesamte Lebenssituation in die Bemühungen um eine ausgeglichene Ernährung einbezogen werden. Es nützt verständlicherweise wenig, Empfehlungen für eine gesund erhaltende Ernährung auszusprechen, wenn die Voraussetzungen zu ihrer Verwirklichung nicht erfüllt sind. Jahrzehntelang gefestigte Ernährungsgewohnheiten, besondere Vorlieben, Abneigungen oder Unverträglichkeiten sollten bei der Ernährung alter Menschen ebenso berücksichtigt werden wie die aktuelle Gesundheitssituation, akute und chronische Beschwerden, Behinderungen und Beeinträchtigungen.

Hinweis für die Praxis

Empfehlungen für die Ernährungsberatung im höheren Lebensalter

- bedarfsangepasste Energiezufuhr
- verstärkte Auswahl nährstoffdichter Lebensmittel:
  - mehrmals täglich Obst und Gemüse
  - hochwertige Proteinquellen zu jeder Hauptmahlzeit: Milchprodukte, Fleisch, Eier, Hülsenfrüchte, Kartoffeln, Getreideprodukte
  - mehrmals pro Woche Fisch
- vielseitige und abwechslungsreiche Lebensmittelauswahl
- nährstoffschonende Zubereitung (Dünsten in wenig Wasser, kurze Garzeiten, wiederholtes Aufwärmen vermeiden)
- reichliche Flüssigkeitszufuhr (ca. 1,5–2 l/d) (Mineralwässer, Kräutertee, Früchtetee, Säfte, Milch, Suppen, Kaffee, Tee)
- bewusste Auswahl ballaststoffreicher Lebensmittel: Vollkornprodukte, Gemüse, Obst
- regelmäßige Haupt- und Zwischenmahlzeiten – täglich eine warme Mahlzeit
- körperliche Aktivität und täglicher Aufenthalt im Freien
- Berücksichtigung der individuellen Gesundheits- und Lebenssituation

20.5 Ernährungsproblem Flüssigkeitsmangel

Das im Alter reduzierte Durstempfinden und die verringerte Konzentrierungsfähigkeit der Niere erhöhen das Risiko für Austrocknungszustände und tragen wesentlich zu deren großer Häufigkeit bei alten Menschen bei. Eine geringe Trinkmenge wird außerdem durch die mangelnde Gewohnheit, sich reichlich an Getränken zu bedienen, begünstigt. Häufig spielen Angst vor nächtlichen Toilettengängen, vor Inkontinenz oder der Wunsch, bei Inkontinenz die Urinmenge zu reduzieren, eine Rolle. Andererseits kommt es oft zu übermäßigen Flüssigkeitsverlusten, beispielsweise bei Durchfällen und Erbrechen, bei fieberhaften Infekten, Tachypnoe sowie bei hohen Umgebungstemperaturen im Sommer oder in überhitzten Räumen. Infolge ihres geringeren Körperwassergehalts reagieren alte Menschen außerdem empfindlicher auf Schwankungen im Flüssigkeitshaushalt als jüngere. Verwirrtheitszustände treten auf, Medikamentenwirkungen sind verändert, Kreislauf- und Nierenfunktion beeinträchtigt – innerhalb kurzer Zeit können bei fehlender oder ungenügender Trinkmenge lebensbedrohliche Zustände eintreten.

Umso wichtiger ist es, im Alter kontinuierlich auf eine ausreichende Trinkmenge zu achten. Darüber hinaus wird empfohlen, ältere Menschen bei Kontakt zum Gesundheitssystem, bei unerwarteten Veränderungen des Gesundheitszustands und bei bestehender Mangelernährung bzw. Risiko für Mangelernährung durch Messung der Serum-Osmolalität (> 300mOsm/kg) auf Dehydration zu screenen. Ersatzweise kann die Osmolarität ($= 1{,}86 \times (Na^+ + K^+) + 1{,}15 \times$ Glukose + Harnstoff + 14; alle in mmol/l; Grenzwert > 295 mmol/l) berechnet werden.

Insbesondere bei erhöhten Flüssigkeitsverlusten muss möglichst schnell für einen Ausgleich der Flüssigkeitsbilanz gesorgt werden. Bei leichter Dehydration sollten ältere Menschen ermutigt werden, mehr Flüssigkeit in Form ihrer bevorzugten Getränke wie Tee, Kaffee, Fruchtsaft oder Mineralwasser zu sich zu nehmen. Ausgeprägtere Formen der Dehydration benötigen eine parenterale Flüssigkeitsgabe. Während diese bei schwerer Dehydration intravenös erfolgen muss, ist bei leichter bis mäßiger Dehydration auch eine subkutane Flüssigkeitsgabe möglich, die auch im ambulanten Bereich sehr gut durchführbar ist. In den meisten Fällen kann nach erfolgter Rehydratation durch entsprechende Achtsamkeit eine ausreichende orale Flüssigkeitszufuhr sichergestellt werden. Flüssigkeitsbilanzen und Gewichtskontrollen erleichtern im akuten Fall die Überwachung.

Hinweis für die Praxis

Diagnose eines Flüssigkeitsmangels

- Eine unzureichende Flüssigkeitsaufnahme bzw. hypertone Dehydration sollte durch Messung der Serum- oder Plasmaosmolalität mit einem Grenzwert von > 300mOsm/kg diagnostiziert werden, ersatzweise durch Berechnung der Osmolarität (Grenzwert > 295 mmol/l).
- Einzelne klinische Zeichen sind im Alter oft nicht eindeutig und sollten nicht als alleinige Kriterien zur Beurteilung des Hydrationsstatus verwendet werden.
- Auch die bioelektrische Impedanz Analyse (BIA) ist zur Beurteilung des Hydrationsstatus bei älteren Erwachsenen nicht geeignet.

Empfehlungen zur ausreichenden Flüssigkeitszufuhr

- Auf eine tägliche Trinkmenge von ca. 1,5 L achten.
- Trinkplan erstellen und morgens die tägliche Trinkmenge bereitstellen.
- Abwechslung bei der Getränkewahl und Variation von Temperatur, Farbe, Geschmack und Konsistenz erleichtern das Trinken.
- Trinkprotokoll führen – Ausscheidung protokollieren.

20.6 Ernährungstherapie im Alter

Im Rahmen der medizinischen Behandlung älterer, multimorbider Patienten stellt die bedarfsdeckende Versorgung mit Energie und Nährstoffen oft eine Herausforderung dar. Als Orientierung und Grundlage für das genaue Vorgehen können die evidenzbasierten Leitlinien der Deutschen Gesellschaft für Ernährungsmedizin (DGEM) bzw. der European Society for Clinical Nutrition and Metabolism (ESPEN) herangezogen werden.

III

20.6.1 Grundprinzipien der geriatrischen Ernährungsintervention

Aufgrund der raschen Entwicklung und der weitreichenden Folgen von Mangelernährung – von allgemeiner Schwäche und eingeschränkter Leistungsfähigkeit bis hin zu erhöhter Morbidität und Mortalität – ist die frühzeitige Erkennung von Ernährungsproblemen äußerst wichtig. Auch die meist mühsame und langwierige Therapie einer Mangelernährung im Alter spricht dafür, bereits präventiv auf mögliche Ernährungsprobleme und die Sicherung einer bedarfsgerechten Energie- und Nährstoffaufnahme zu achten. Die Heterogenität im Alter und die Vielzahl an Einflussfaktoren erfordert eine individuelle Situationsanalyse unter Berücksichtigung aller relevanten physiologischen und psychosozialen Aspekte und daraus resultierend die Entwicklung eines ganzheitlichen Therapiekonzepts unter Einbeziehung aller beteiligten Personen, d. h. des Patienten selbst, seiner Angehörigen bzw. der gesetzlichen Betreuer, Pflegepersonen, Ernährungsexperten und Therapeuten. Geplante Maßnahmen müssen realistisch im Rahmen der vorhandenen Möglichkeiten durchführbar sein.

Hinweis für die Praxis

Grundprinzipien geriatrischer Ernährungsintervention

- präventiv – frühe Erkennung und kontinuierliche Überwachung
- individualisiert – Nutzen-Risiko-Abwägung je nach Bedürfnissen
- ganzheitlich – physiologische und psychosoziale Bedürfnisse berücksichtigen
- interdisziplinär – Teamansatz
- human – im Einvernehmen mit dem Betroffenen und seinen Angehörigen
- realistisch – im Rahmen der Möglichkeiten

20.6.2 Maßnahmen zur Sicherung der Ernährungsversorgung

Maßnahmen zur Sicherung der Ernährungsversorgung im Alter haben das Ziel, durch quantitative und qualitative Optimierung der Ernährung sowie durch Optimierung der Lebens- und Gesundheitssituation den Ernährungszustand zu erhalten bzw. zu verbessern und dadurch bestmögliche Funktionalität, Aktivität und Rehabilitationsfähigkeit zu erzielen. Durch Stärkung vorhandener Ressourcen sollen die besten Voraussetzungen zur Optimierung des Krankheitsverlaufs und zur Vermeidung weiterer Krankheiten geschaffen werden.

Um Mangelernährung bzw. ein Risiko für Mangelernährung frühzeitig zu erkennen, muss bei allen älteren Patienten in regelmäßigen Abständen ein **Screening auf Mangelernährung** durchgeführt werden. Dies sollte bei jeder Klinikaufnahme, beim Einzug in ein Heim und im ambulanten Bereich beim Erstkontakt erfolgen, immer bei akuten Veränderungen der Lebens- oder Gesundheitssituation sowie in regelmäßigen Abständen – mindestens alle 3 Monate, sofern die Situation keine häufigere Überprüfung des Ernährungszustands erfordert.

Ein für ältere Menschen besonders relevantes Screening-Instrument ist die **Kurzform des MNA (Mini Nutritional Assessment)** (Kap. 25.1). Neben den üblichen Screening-Parametern werden dabei zwei wichtige alterstypische Phänomene – Mobilitätseinschränkungen und neuropsychologische Probleme (Demenz, Depression) – berücksichtigt, die auf ein bestehendes Risiko für Mangelernährung hinweisen können.

Aufgrund der hohen Prävalenz und weitreichenden Folgen von Flüssigkeitsdefiziten empfiehlt es sich, beim geriatrischen Ernährungs-Screening neben dem Nahrungs- auch den Flüssigkeitsmangel zu berücksichtigen. In der ESPEN-Leitlinie für klinische Ernährung und Hydration in der Geriatrie wird dafür die Messung der Serum- oder Plasmaosmolalität empfohlen (Kap. 20.5).

Das Deutsche Netzwerk für Qualitätsentwicklung in der Pflege sieht ein Screening mit folgenden Fragen vor:

- Nahrungsmangel:
  - äußerer Eindruck unterernährt/untergewichtig?
  - BMI ≤ 20 kg/m²? (nur wenn ermittelbar)
  - unbeabsichtigter Gewichtsverlust?
  - Appetitlosigkeit, auffällig geringe Essmenge?
  - erhöhter Nahrungsbedarf (z. B. bei Hyperaktivität, Fieber, offenen Wunden)?

- Flüssigkeitsmangel:
  - Zeichen von Flüssigkeitsmangel (z. B. dunkler Urin, trockene Schleimhäute)?
  - auffällig geringe Trinkmenge (z. B. weniger als 1 l/d über mehrere Tage)?
  - erhöhter Flüssigkeitsbedarf (z. B. bei Fieber, Durchfällen, Sommerhitze)?

Bei Patienten, die beim Screening Hinweise auf Mangelernährung zeigen, muss sich eine detailliertere Untersuchung anschließen (**Assessment**). Diese sollte eine genauere Erfassung des Ernährungszustands beinhalten sowie eine Abschätzung des Ernährungsdefizits durch Vergleich der aufgenommenen Nahrungs- und Flüssigkeitsmengen (Ess-, Trinkprotokoll) mit dem mutmaßlichen Bedarf. Zentraler Bestandteil des Assessments ist die Klärung möglicher Ursachen von Mangelernährung, die im Alter vielfältig und zahlreich sein können. Einfache Checklisten können hierbei hilfreich sein, z. B. PEMU (Pflegerische Erfassung von Mangelernährung und deren Ursachen; DNQP 2009), NuRAS (Nutrition Risk Assessment Scale; Nikolaus et al. 1995), MEALS ON WHEELS (Morley 2012). Auch das MNA beinhaltet in seiner längeren Version Fragen zu möglichen Ursachen von Mangelernährung.

Das **DoMAP-Modell** (Determinants of Malnutrition in Aged Persons) (▶ Abb. 20.4), in dem häufige Ursachen von Mangelernährung im Alter in grafischer Form angeordnet sind, kann im klinischen Alltag ebenfalls zu deren systematischer Erfassung genutzt werden.

Wird Mangelernährung bzw. ein Risiko für Mangelernährung im Rahmen des Assessments bestätigt, sollten ausgehend von den vorliegenden Problemen und den Potenzialen des Patienten konkrete und realistische **Ziele festgelegt** werden, die hinsichtlich Körpergewicht, BMI bzw. Nahrungsmenge erreicht werden sollen. Häufig ist bereits

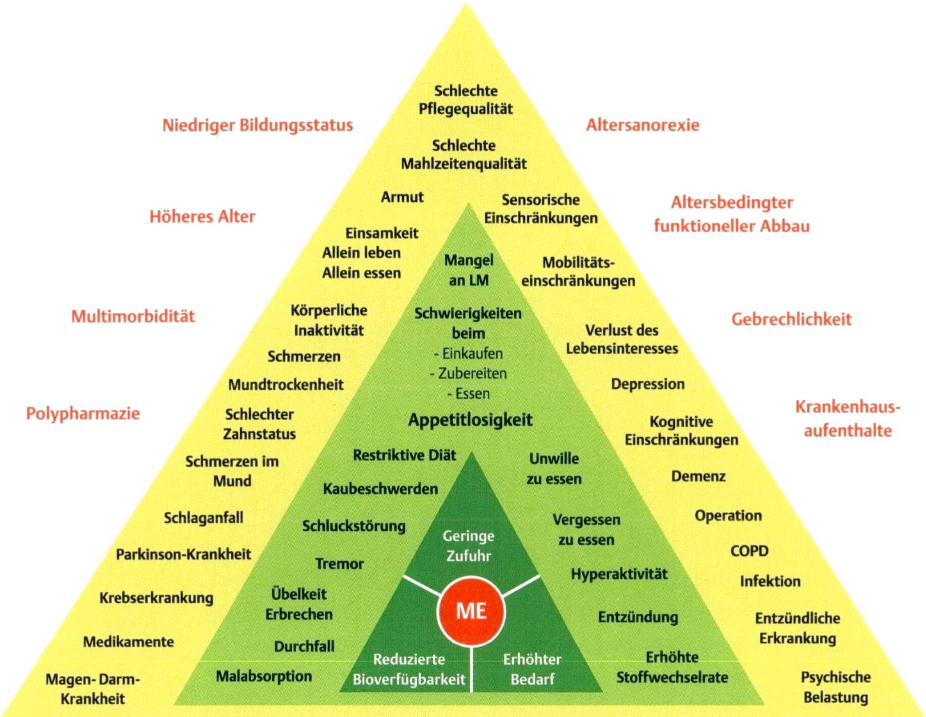

Abb. 20.4 DoMAP-Modell (Determinants of Malnutrition in Aged Persons) [707]. Ebene 1 (dunkelgrün): zentrale Entstehungsmechanismen von Mangelernährung (ME); Ebene 2 (hellgrün): Faktoren, die die zentralen Mechanismen direkt verursachen; Ebene 3 (gelb): Faktoren, die indirekt wirken und den Faktoren in Ebene 2 zugrunde liegen; In roter Schrift: Altersveränderungen und allgemeine Aspekte, die das Risiko für Mangelernährung erhöhen. COPD: chronisch-obstruktive Lungenkrankheit; LM: Lebensmittel; ME: Mangelernährung [708]. (Quelle: Volkert D, Kiesswetter E, Visser M: DoMAP – ein Determinanten-Modell zur Entstehung von Mangelernährung im Alter. Ernährungs Umschau 2020; 67(9): M530–5.DOI: 10.4455/eu.2020.047)

die Erhaltung des Körpergewichts und Vermeidung eines (weiteren) Gewichtsverlusts ein realistisches Ziel und als Erfolg zu werten.

Geeignete **Interventionsmaßnahmen** leiten sich aus den Ergebnissen des Assessments ab und verfolgen 2 wesentliche Ziele: Zum einen sollen vorhandene Ursachen von Mangelernährung soweit wie möglich beseitigt werden, zum anderen soll die Energie- und Nährstoffaufnahme durch Ausschöpfung diätetischer, pflegerischer und ernährungsmedizinischer Möglichkeiten bis zur Bedarfsdeckung gesteigert werden.

Hinweis für die Praxis

Möglichkeiten zur Optimierung der Ernährungssituation

Beseitigung vorhandener Ursachen von Mangelernährung (ausgewählte Beispiele)

- adäquate Behandlung von Erkrankungen und Schmerzen
- angemessene Medikation mit möglichst geringen unerwünschten Wirkungen auf die Ernährung
- zahnärztliche Behandlung
- Logo-, Ergo-, Physiotherapie
- Einkaufs-/Kochhilfe, Essen auf Rädern, Gesellschaft beim Essen

Diätetische Möglichkeiten

- bedarfsgerechtes, abwechslungsreiches, appetitanregendes Essen
- Wunschkost, Vermeidung restriktiver Diäten
- energie-/proteinreiche Kost:
  - Auswahl energie-/proteinreicher Lebensmittel
  - Anreicherung mit Nährstoffkonzentraten
- zusätzliche (gehaltvolle) Zwischenmahlzeiten
- Konsistenzanpassung bei Kau- und Schluckstörungen, ggf. in Verbindung mit Anreicherung
- mundgerechte Speisen zum direkten Verzehr ohne Geschirr und Besteck (Finger Food)
- Ergänzung der Ernährung mit Trinknahrung

Pflegerische Möglichkeiten

- individuelle Betreuung – Bezugspflege
- aufrechte Sitzhaltung beim Essen, wenn möglich am Tisch
- angenehme Atmosphäre beim Essen, genügend Zeit
- Einsatz geeigneter Hilfsmittel
- angemessene Unterstützung beim Essen: verbal, teil-, vollkompensierend
- angemessene Pflegemaßnahmen bei ernährungsrelevanten Problemen wie Appetitlosigkeit, Obstipation, Durchfällen
- Beobachtung des Essverhaltens und Dokumentation von Auffälligkeiten
- Dokumentation der Nahrungsaufnahme
- regelmäßige Mund- und Zahnpflege

Ernährungsmedizinische Möglichkeiten

- Anordnung energie- und/oder proteinreicher Kost
- Verordnung von Trinknahrung
- enterale Ernährung
- parenterale Ernährung einschließlich subkutaner Flüssigkeitsgabe

Reicht die orale Ernährung durch übliche Lebensmittel nicht aus, muss selbstverständlich auch im Alter eine Intervention mit Trinknahrung bzw. eine **enterale Nährstoffzufuhr** in Betracht gezogen werden. Oft ist die Entscheidung für oder gegen enterale Ernährung im Alter nicht leicht zu fällen, z. B. bei Patienten, die aufgrund demenzieller Veränderungen nicht genügend Nahrung zu sich nehmen. Der untenstehende „Hinweis für die Praxis" zeigt, in welchen Situationen der Einsatz von **Trink- bzw. Sondennahrung** in der Geriatrie empfohlen wird. Nicht indiziert ist Sondenernährung hingegen in finalen Krankheitsstadien, einschließlich finalen Stadien der Demenz, sowie zur Pflegeerleichterung und Zeitersparnis. Außerdem sind weder pharmakologische Sedierung noch körperliche Fixierung zur Ermöglichung einer enteralen Ernährung gerechtfertigt. In jedem Einzelfall müssen der zu erwartende Nutzen und die möglichen Risiken sorgfältig abgewogen werden.

III

Hinweis für die Praxis

Leitliniengerechter Einsatz von Trinknahrung und Sondenernährung in der Geriatrie nach den Empfehlungen der DGEM und ESPEN

Trinknahrung

- für ältere Menschen mit Mangelernährung oder Risiko für Mangelernährung als Teil einer umfassenden, individuellen Ernährungsversorgung, wenn die Nahrungsaufnahme durch übliche und angereicherte Lebensmittel nicht ausreicht, um den Bedarf zu decken
- für geriatrischen Patienten mit leicht- oder mittelgradiger Dysphagie, bei denen die orale Ernährung noch möglich, aber unzureichend ist, nach Abklärung der Dysphagie in der als sicher evaluierten Konsistenz, um eine bestmögliche orale Zufuhr von Energie- und Nährstoffen einschließlich Flüssigkeit zu gewährleisten
- nach Hüftfrakturen/orthopädisch-chirurgischen Eingriffen als Teil eines individuellen, multidisziplinären Gesamtbehandlungskonzepts zur Verringerung des Komplikationsrisikos
- in frühen und mittleren Demenzstadien zur Sicherung der Nährstoffzufuhr und Vermeidung von Mangelernährung
- für ältere Patienten mit Dekubitusrisiko zur Vermeidung der Dekubitusentstehung
- für mangelernährte ältere Patienten mit Dekubitus zur Unterstützung der Heilung

Sondenernährung

- wenn die orale Nahrungsaufnahme voraussichtlich länger als 3 Tage unmöglich oder länger als 10 Tage unzureichend (< 50 % des Bedarfs) und die Verlaufsprognose insgesamt positiv ist (nicht in terminalen Krankheitsstadien) nach individueller Abwägung von erwartetem Nutzen und potenziellen Risiken, um die Energie- und Nährstoffzufuhr zu gewährleisten und den Ernährungszustand zu erhalten oder zu verbessern
- für geriatrische Patienten mit schwerer oropharyngealer Dysphagie, die nicht in der Lage sind, ihren Nährstoffbedarf auf oralem Wege zu decken, wenn die allgemeine Verlaufsprognose positiv ist
- für Patienten mit Demenz in frühen und mittleren Krankheitsstadien gelegentlich und überwiegend für eine begrenzte Zeit, wenn andere nichtinvasive Maßnahmen nicht ausreichen oder nicht angemessen sind, um eine Akutsituation mit geringer Nahrungsaufnahme oder hohem Bedarf zu überwinden
- bei Depression in einem individuellen Entscheidungsprozess unter Berücksichtigung des Patientenwillens und der Schwere der Mangelernährung

Quellen: [704]–[706]

Die **parenterale Ernährung** sollte ausschließlich auf Situationen begrenzt sein, in denen orale und enterale Ernährung nicht möglich sind oder nicht ausreichen.

Hinweis für die Praxis

Leitliniengerechter Einsatz der parenteraler Ernährung in der Geriatrie nach den Empfehlungen der DGEM und ESPEN

- wenn orale und/oder enterale Ernährung voraussichtlich länger als 3 Tage unmöglich oder länger als 10 Tage unzureichend sind und die Verlaufsprognose insgesamt positiv ist (nicht in terminalen Krankheitsstadien)
- für eine begrenzte Zeit, um kritische Situationen mit geringer Zufuhr und/oder hohem Bedarf zu überwinden, wenn orale und/oder enterale Ernährung nicht möglich oder unzureichend sind
- bei geriatrischen Patienten mit Hüftfraktur und orthopädischer Operation perioperativ in Kombination mit postoperativer Trinknahrung, um das Komplikations- und Mortalitätsrisiko zu reduzieren
- für Patienten mit Demenz in frühen und mittleren Krankheitsstadien gelegentlich und überwiegend für eine begrenzte Zeit, wenn andere nicht invasive Maßnahmen nicht ausreichen oder nicht angemessen sind, um eine Akutsituation mit geringer Nahrungsaufnahme oder hohem Bedarf zu überwinden
- Der subkutane Weg ist zur Flüssigkeitsgabe möglich, um eine leichte bis mittlere Dehydrierung auszugleichen, jedoch nicht, um den Bedarf an anderen Nährstoffen zu decken und nicht in Notfallsituationen und bei Notwendigkeit strenger Bilanzierung.

Quellen: [704]–[706]

Einen Algorithmus zur **Qualitätssicherung der Ernährungsversorgung** älterer Menschen zeigt ▸ Abb. 20.5. Weitere Informationen hierzu können einem Leitfaden (Volkert D. Leitfaden zur Qualitätssicherung der Ernährungsversorgung in geriatrischen Einrichtungen), dem multidisziplinären Qualitätsniveau II der Bundeskonferenz zur Qualitätssicherung im Gesundheits- und Pflegewesen e.V. zur oralen Nahrungs- und Flüssigkeitsversorgung von Menschen in Einrichtungen der Pflege und Betreuung (BUKO-QS) sowie dem Pflegestandard des DNQP „Ernährungsmanagement zur Sicherstellung und Förderung der oralen Ernährung in der Pflege“ (DNQP) entnommen werden.

Hinweis für die Praxis

Um Ernährungsprobleme bei alten Menschen zu beseitigen bzw. zu vermeiden, müssen Ernährungsmaßnahmen zu einem festen Bestandteil eines multidimensionalen Therapieprogramms bei geriatrischen Patienten werden. Prävention und Therapie einer Mangelernährung können nur erfolgreich verlaufen, wenn alle an der Ernährungsversorgung beteiligten Personen sich in interdisziplinärer Zusammenarbeit der individuellen Probleme jedes einzelnen Betroffenen annehmen. Zur Gewährleistung einer kontinuierlichen adäquaten Ernährungsversorgung muss insbesondere bei einem Wechsel der Versorgungsstrukturen, z. B. Entlassung aus der Klinik oder Einzug in ein Heim, ein intensiver Informationsaustausch stattfinden.

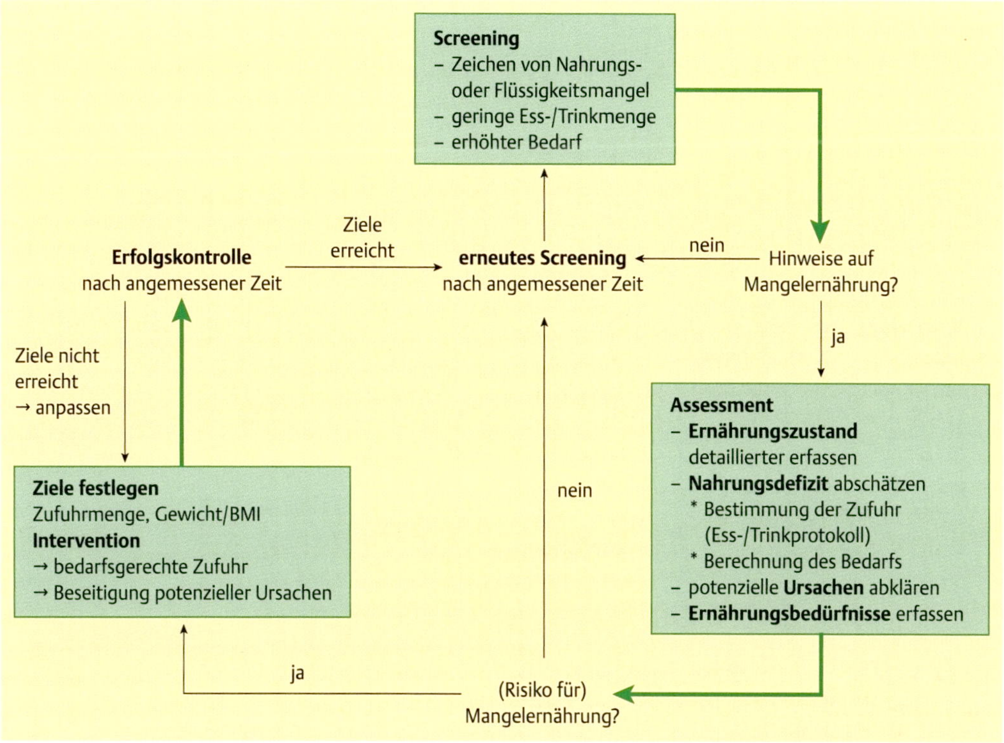

Abb. 20.5 Algorithmus zur Qualitätssicherung der Ernährungsversorgung älterer Menschen [703], [704].

Literatur

[672] Bauer J, Biolo G, Cederholm T et al. Evidence-based recommendations for optimal dietary protein intake in older people: a position paper from the PROT-AGE Study Group. J Am Med Dir Assoc 2013; 14: 542–559

[673] Bundesinstitut für Bevölkerungsforschung, Hrsg. Bevölkerungentwicklung: Daten, Fakten, Trends zum demografischen Wandel. Wiesbaden; 2013

[674] Bundesinstitut für Bevölkerungsforschung, Hrsg. Bevölkerungentwicklung: Daten, Fakten, Trends zum demografischen Wandel. Wiesbaden; 2016

[675] Bundeskonferenz zur Qualitätssicherung im Gesundheits- und Pflegewesen e. V. (BUKO-QS), Hrsg. Orale Nahrungs- und Flüssigkeitsversorgung von Menschen in Einrichtungen der Pflege und Betreuung. Heidelberg: Economica Verlag; 2008

[676] Deutsche Gesellschaft für Ernährung, Österreichische Gesellschaft für Ernährung, Hrsg. Referenzwerte für die Nährstoffzufuhr. Bonn, 2. Aufl., 8. aktualisierte Ausgabe. Bonn 2024

[677] Deutsches Netzwerk für Qualitätsentwicklung in der Pflege (DNQP), Hrsg. Expertenstandard „Ernährungsmanagement zur Sicherstellung und Förderung der oralen Ernährung in der Pflege". Osnabrück; 1. Aktualisierung 2017

[678] Deutz NE, Bauer JM, Barazzoni R et al. Protein intake and exercise for optimal muscle function with aging: Recommendations from the ESPEN Expert Group. Clin Nutr 2014; 33: 929–936

[679] Gaillard C, Alix E, Salle A et al. Energy requirements in frail elderly people: a review of the literature. Clin Nutr 2007; 26: 16–24

[680] Hébuterne X, Bermon S, Schneider SM. Ageing and muscle: the effects of malnutrition, re-nutrition, and physical exercise. Curr Opin Clin Nutr Metab Care 2001; 4: 295–300

[681] Leischker AH. Subkutane Flussigkeitsgabe fur geriatrische Patienten. Z Gerontol Geriatr 2012; 45: 665–670

[682] Medizinischer Dienst des Spitzenverbandes Bund der Krankenkassen e. V. (MDS), Hrsg. Qualität in der ambulanten und stationären Pflege. 6. Bericht des MDS nach § 114a Abs. 6 SGB XI. 2020. Im Internet: www.mds-ev.de (Stand 25.11.2022)

[683] Mobarhan S, Trumbore LS. Nutritional problems of the elderly. Clin Geriatr Med 1999; 7: 191–214

[684] Morais JA, Chevalier S, Gougeon R. Protein turnover and requirements in the healthy and frail elderly. J Nutr Health Aging 2006; 10: 272–283

[685] Morley JE, Thomas DR. Anorexia and aging: pathophysiology. Nutrition 1999; 15: 499–503

[686] Morley JE, Thomas DR, eds. Geriatric Nutrition. Boca Raton: Taylor & Francis Group; 2007

[687] Morley JE. Undernutrition in older adults. Family Practice 2012; 29: i89–i93

[688] Need AG, Morris HA, Horowitz M et al. Effects of skin thickness, age, body fat, and sunlight on serum 25-hydroxyvitamin D. Am J Clin Nutr 1993; 58: 882–885

[689] Nikolaus T, Bach M, Siezen S et al. Assessment of nutritional risk in the elderly. Ann Nutr Metab 1995; 39: 340–345

[690] Pauly L, Stehle P, Volkert D. Nutritional situation of elderly nursing home residents. Z Gerontol Geriatr 2007; 40: 3–12

[691] Phillips PA, Rolls BJ, Ledingham JGG et al. Reduced thirst after water deprivation in healthy elderly men. N Engl J Med 1984; 311: 753–759

[692] Phillips PA, Bretherton M, Johnston CI et al. Reduced osmotic thirst in healthy elderly men. Am J Physiol 1991; 261: R166–R171

[693] Rayner CK, Horowitz M. Physiology of the ageing gut. Curr Opin Clin Nutr Metab Care 2013; 16: 33–38

[694] Rizzoli R, Stevenson JC, Bauer JM et al. The role of dietary protein and vitamin D in maintaining musculoskeletal health in postmenopausal women: a consensus statement from the European Society for Clinical and Economic Aspects of Osteoporosis and Osteoarthritis (ESCEO). Maturitas 2014; 79: 122–132

[695] Roberts SB. Energy regulation and aging: recent findings and their implications. Nutr Rev 2000; 58: 91–97

[696] Shishodia RM, Morley JE. Effects of aging on the gastrointestinal tract. In: Morley JE, Coe RM, Armbrecht HJ, Vellas B, eds. The Science of Geriatrics. Vol. II. Paris: Serdi Publisher; 2000: 635–647

[697] Shizgal HM, Martin MF, Gimmon Z. The effect of age on the caloric requirement of malnourished individuals. Am J Clin Nutr 1992; 55: 783–789

[698] Statistisches Bundesamt, Hrsg. Bevölkerung im Wandel.. Annahmen und Ergebnisse der 14. koordinierten Bevölkerungsvorausberechnung. Wiesbaden; 2019

[699] Statistisches Bundesamt, Hrsg. Pflegestatistik 2019. Pflege im Rahmen der Pflegeversicherung. Deutschlandergebnisse. Wiesbaden; 2020

[700] van Asselt DZ, de Groot LCPGM, van Staveren WA et al. Role of cobalamin intake and atrophic gastritis in mild cobalamin deficiency in older Dutch subjects. Am J Clin Nutr 1998; 68: 328–334

[701] Vellas B, Guigoz Y, Garry PJ et al. The Mini Nutritional Assessment (MNA) and its use in grading the nutritional state of elderly patients. Nutrition 1999; 15: 116–122

[702] Volkert D. Leitlinie Enterale Ernährung der DGEM und DGG: Ernährungszustand, Energie- und Substratstoffwechsel im Alter. Aktuel Ernahrungsmed 2004; 29: 190–197

[703] Volkert D. Leitfaden zur Qualitätssicherung der Ernährungsversorgung in geriatrischen Einrichtungen. Z Gerontol Geriatr 2009; 42: 77–87

[704] Volkert D, Bauer JM, Frühwald T et al. Leitlinie der Deutschen Gesellschaft für Ernährungsmedizin (DGEM) in Zusammenarbeit mit der GESKES, der AKE und der DGG. Klinische Ernährung in der Geriatrie. Aktuel Ernahrungsmed 2013; 38: e1–e48

[705] Volkert D, Chourdakis M, Faxen-Irving G et al. ESPEN Guidelines on Nutrition in Dementia. Clin Nutr 2015; 34: 1052–1073

[706] Volkert D, Beck AM, Cederholm T et al. ESPEN guideline on clinical nutrition and hydration in geriatrics. Clin Nutr 2019; 38: 10–47

[707] Volkert D, Kiesswetter E, Cederholm T et al. Development of a model on determinants of malnutrition in aged persons: A MaNuEL project. Gerontol Geriatr Med 2019; Jun 21; doi: 10.1177/2333721419858438

[708] Volkert D, Kiesswetter E, Visser M: DoMAP – ein Determinanten-Modell zur Entstehung von Mangelernährung im Alter. Ernährungs Umschau 2020; 67(9): M530–5. DOI: 10.4455/eu.2020047

21 Ernährung und Bewegung

C. Kopp, A. Nieß, N. Erickson

Das Wichtigste in Kürze

Die Ernährung des Sporttreibenden soll sich an den Empfehlungen zur Vollwerternährung ausrichten. Durch eine energieverbrauchsabhängig erhöhte Nahrungszufuhr mit adäquater Nährstoffdichte ist eine ausreichende Mineral- und Vitaminzufuhr einschließlich des bei einigen Mineralstoffen und Vitaminen sportbedingten Mehrbedarfs gegeben. Bei Sport treibenden Personen ist somit kein genereller Bedarf für eine zusätzliche Zufuhr von Nahrungsergänzungsmitteln vorhanden. Ein erhöhtes Risiko für einen Mangel an Mikronährstoffen besteht bei Sportlern mit stark kohlenhydratbetonter Kost mit niedriger Mikronährstoffdichte, bei Ausschluss von Nahrungsmittelgruppen und bei unterkalorischer Ernährung. Supplemente sollten nur nach sorgfältiger Evaluation hinsichtlich Indikation, Sicherheit, Wirksamkeit, Eignung und Legalität erwogen werden.

Körperliche Aktivität besitzt einen zentralen Stellenwert bei der Prävention von Erkrankungen und der Senkung des Sterblichkeitsrisikos. Der mortalitätssenkende Effekt basiert insbesondere auf einer Verringerung der kardiovaskulären Morbidität, einem geringeren Auftreten von Krebserkrankungen sowie einer Senkung des Diabetesrisikos. Als Mindestdosis von körperlicher Aktivität empfiehlt die WHO wöchentlich 150 Minuten moderat-intensive Ausdauerbelastung oder wöchentlich 75 Minuten intensive Belastung. Allerdings erreichen in Deutschland nur ein Viertel der Männer und ein Fünftel der Frauen diesen Bewegungsumfang, sodass das Potenzial eines aktiven Lebensstils vielfach ungenutzt bleibt. Neben regelmäßiger körperlicher Aktivität ist eine gute körperliche Fitness ebenfalls mit einem geringeren Krankheits- und Sterblichkeitsrisiko assoziiert. Dabei gibt es Hinweise, dass eine im Verlauf rückläufige körperliche Fitness ein höheres Krankheitsrisiko darstellt als eine Zunahme des Körpergewichts.

Nichtübertragbare Krankheiten sind verantwortlich für den Großteil der Krankheitslast und der weltweiten Frühsterblichkeit. Der in 2013 von den Vereinten Nationen verabschiedete globale WHO-Aktionsplan zu nichtübertragbaren Krankheiten legte das Ziel fest, vorzeitige Sterblichkeit durch nichtübertragbare Krankheiten bis 2025 um 25 % zu senken. Mit der Erklärung (WHO) 2013 hat sich Deutschland verpflichtet und auch bereits begonnen, präventive Maßnahmen umzusetzen, mit dem Ziel, die Krankheitslast zu reduzieren. Ernährungsfaktoren spielen hierbei über die gesamte Lebensspanne eine wesentliche Rolle. Die Bausteine für eine gesundheitsfördernde und präventive Ernährung bestehen aus einer Kombination von konkreten evidenzbasierten Empfehlungen. Entscheidend für deren Umsetzung ist jedoch die Schaffung von wirtschaftlichen und politischen Rahmenbedingungen.

Keywords

Körperliche Aktivität, Lebensstil, körperliche Fitness, Sterblichkeitsrisiko, metabolisches Äquivalent (MET), Energiebedarf, Flüssigkeitszufuhr, Makronährstoffe, Mikronährstoffe, Supplemente, Antioxidanzien, Vegetarismus, Prävention, nichtübertragbare Krankheiten, Herzerkrankungen, Krebs, chronische obstruktive Lungenerkrankungen, Diabetes

21.1 Ernährung von Sporttreibenden

21.1.1 Grundsätzliches

Unabhängig von der Sportart ist die vollwertige Mischkost beim Sport treibenden Menschen die Grundlage für eine adäquate und bedarfsgerechte Zufuhr von Makro- und Mikronährstoffen (z. B. nach Empfehlungen der Deutschen Gesellschaft für Ernährung, DGE). Diese Ernährung sollte sich durch folgende Merkmale auszeichnen:

- hohe Nährstoffdichte
- ausreichende, den Bedürfnissen angepasste Flüssigkeitszufuhr

Tab. 21.1 Energieumsatz bei unterschiedlichen Belastungsformen, Richtwerte. Gesamtumsatz (Ruhe- und Leistungsumsatz)/10 min körperlicher Aktivität [740].

Art der körperlichen Aktivität	Energieverbrauch kcal/10 min bei 75 kg KG	Energieverbrauch kcal/kg KG/10 min
Fußball	100–190	1,3–2,5
Gymnastik	50	0,7
Gartenarbeit	40–100	0,5–1,3
Gehen 5 km/h, Walking	60	0,8
Laufen 8–18 km/h	100–220	1,3–2,9
Tennis	80–120	1,1–1,6
Radfahren 10–30 km/h	50–200	0,7–2,7
Schwimmen	50–130	0,7–1,7
Skiabfahrt, Snowboard	75	1,0
Skilanglauf	80–200	1,1–2,7
Spazierengehen	60	0,8
Tanzen	70–125	0,9–1,7
Tischtennis	50	0,7

- kohlenhydratbetont, fettkontrolliert, eiweißhochwertig
- Vielseitigkeit
- belastungsadäquate Mahlzeitenverteilung

Der grundlegende Unterschied zur Ernährung der Allgemeinbevölkerung ist der in Abhängigkeit zum Bewegungsumfang erhöhte Bedarf an Energie und Flüssigkeit. Eine grundsätzliche Notwendigkeit für die Einnahme von Nahrungsergänzungsmitteln besteht auch im Leistungssport nicht. Ein Energiedefizit mit den Folgen eines RED-S (relatives Energiedefizit im Sport) sollte durch eine ausreichende Energieaufnahme vermieden werden. Bei klinischen Ausprägungen eines RED-S wie z. B. Untergewicht, Zyklusstörungen, Infektneigung und/oder orthopädischen Überlastungsreaktionen sollte eine interdisziplinäre Abklärung erfolgen.

Hinweis für die Praxis

Sport treibende Personen sollten anhaltend zu einer qualitativ hochwertigen vollwertigen und vielseitigen Ernährung unter Vermeidung von Diäten oder einseitigen Ernährungsformen ermutigt werden. Von Supplementen ohne konkrete ernährungsmedizinische Indikation ist grundsätzlich abzuraten.

21.1.2 Makronährstoffe und Flüssigkeit

Energie

Der Energiebedarf bei Sport treibenden Personen ist in Abhängigkeit von der Art der sportlichen Belastung und dem Körpergewicht erhöht (► Tab. 21.1). Kohlenhydrate und Fette stellen die wesentlichen Energielieferanten während sportlicher Aktivität dar. Dagegen werden Proteine nur zu einem kleinen Anteil bei Belastung utilisiert. So liegt bei einem Marathonlauf mit einem veranschlagten Energieverbrauch von 2500 kcal die

Menge verbrauchter Aminosäuren bei nur etwa 20 g. Demgegenüber sind Kohlenhydrate die Hauptenergielieferanten und besitzen selbst bei niedrig intensiven Ausdauerbelastungen einen Anteil an der Energiebereitstellung von immer noch über 50 %. Während und nach körperlicher Belastung muss es das Ziel sein, über eine entsprechende Energie- und insbesondere Kohlenhydrataufnahme das Muskelglykogen wieder aufzufüllen.

Kohlenhydrate

Zufuhr im Rahmen der normalen Mahlzeiten

Hinweis für die Praxis

Die Verfügbarkeit von Kohlenhydraten ist ein leistungsbestimmender Faktor. Die empfohlene Tageszufuhr für Kohlenhydrate ist abhängig von Sportart, Trainingsintensität, -umfang, Geschlecht und Umgebungsbedingungen (z. B. Höhe). Bei einem moderat intensiven Ausdauertraining von 1–3 Stunden pro Tag liegt diese bei 6–10 g/kg KG.

Bezogen auf den täglichen Energiebedarf wird eine prozentuale Verteilung der Kohlenhydratzufuhr von 55–60 % (–70 %) empfohlen. Im Rahmen der normalen Mahlzeiten sind ideale Kohlenhydratlieferanten Kartoffeln, Reis, Nudeln, Brot bzw. Vollkornprodukte.

In letzter Zeit wurde teilweise propagiert, mittels einer kohlenhydratreduzierten Kost die Anpassungseffekte eines Ausdauertrainings zusätzlich steigern zu können („Low Carb"). Allerdings ist die Datenlage hinsichtlich einer tatsächlichen zusätzlichen Verbesserung leistungsrelevanter Endpunkte uneinheitlich, und mögliche günstige Effekte scheinen auf den untrainierten Muskel beschränkt. Vor dem Hintergrund eines zumindest theoretisch existenten Risikos eines Übertrainings oder unerwünschter Begleiteffekte wie auf die Immunfunktion ist von einem Training unter Kohlenhydratrestriktion abzuraten.

Zufuhr vor dem Wettkampf

Vor Wettkämpfen oder belastenden Trainingseinheiten ist eine möglichst gute Auffüllung der muskulären Glykogenspeicher von Vorteil. Neben dem empfohlenen Kohlenhydratanteil in der Normalkost und der Beachtung einer adäquaten Kohlenhydratzufuhr nach etwaigen vorangegangenen Belastungen kann insbesondere vor mehrstündigen Ausdauerwettkämpfen (Marathonlauf, Triathlon, Skilanglauf, Radsport) durch eine zusätzliche Kohlenhydrataufsättigung (Superkompensation) eine weitere Zunahme des Muskelglykogens erreicht werden.

Die gängige Methode der **Glykogenaufsättigung** von Muskulatur und Leber vor einem Wettkampf sieht in der letzten Woche eine allmähliche Reduktion des Trainingsvolumens und in den letzten 4 Tagen eine schrittweise Erhöhung der Kohlenhydrataufnahme auf bis zu 10–12 g/d/kg KG in den letzten 48 Stunden vor. Infolge einer schnelleren Glykogensyn- und -resynthese kann die Glykogenaufladung nach vorangegangener Glykogendepletion, z. B. durch eine entsprechende Trainingsbelastung, deutlicher ausfallen. Die Kohlenhydrat-Superkompensation hat bei Männern höchstwahrscheinlich einen ergogenen Effekt bei einer Belastungsdauer über 90 Minuten, wobei Athleten mit einer niedrigen Toleranz für Flüssigkeit oder Kohlenhydrataufnahme während des Wettkampfs vermutlich am meisten profitieren. Über die Glykogen-Superkompensation bei Frauen liegen bisher nur wenige Daten vor.

In den letzten 3–4 Stunden vor dem Wettkampf sollten keine fett- oder ballaststoffreichen Mahlzeiten mehr gegessen werden, um einer Verzögerung der Magenentleerung vorzubeugen. In Frage kommen jedoch kohlenhydratreiche Snacks wie Bananen, Kekse, Knäckebrot oder auch Energieriegel.

Zufuhr während des Wettkampfs

Ausdauerbelastungen oberhalb einer Dauer von 1,5 Stunden bzw. Spielsportarten oder intensivere Belastungen mit Intervallcharakter von über 1 Stunde führen zu einer leistungsrelevanten Entleerung der Glykogendepots im Muskel. Unter diesen Umständen übt die Zufuhr rasch resorbierbarer

Kohlenhydrate kurz vor und während der Belastung einen ermüdungsverzögernden Effekt aus.

Möglicherweise schwächt eine bessere Verfügbarkeit von Kohlenhydraten auch die bei intensiven Ausdauerbelastungen auftretenden hormonellen und immunologischen Stressreaktionen ab. Die muskuläre Utilisation während Belastung konsumierter Kohlenhydrate beginnt bereits wenige Minuten nach der oralen Aufnahme, wobei die maximalen Oxidationsraten zwischen 0,8 und 1,1 g/min liegen. Die Kombination verschiedener Zucker wie Glukose mit Saccharose oder Fruktose führt zu Oxidationsraten von bis zu 1,7 g/min.

In Sportgetränken hat sich ein Anteil von 4–8 % Kohlenhydraten bzw. 40–80 g Kohlenhydrat pro Liter als günstig erwiesen (▶ Tab. 21.4). Kohlenhydrate finden sich in Sportgetränken in Form von Mono-, Di- und Oligosacchariden wie Maltodextrin. Letztere besitzen den Vorteil, dass sie bei gleicher Energiedichte im Vergleich zu Monosacchariden eine geringere osmotische Aktivität aufweisen und somit verträglicher sind. Bei einer längeren Belastungsdauer (> 3 Stunden) kann je nach individueller Verträglichkeit die Kohlenhydratzufuhr auch in fester Form (z. B. Bananen, Müsliriegel, Knäckebrot) praktiziert werden. Wobei bei längeren Belastungen der Kohlenhydratanteil zum Ende der Belastung hin erhöht werden sollte.

Zufuhr nach körperlicher Belastung

Nach dem Wettkampf oder belastenden Trainingseinheiten stehen die Wiederauffüllung der Kohlenhydratspeicher und die Regeneration im Vordergrund. Da in den ersten Stunden nach Belastung die Rate der muskulären Glykogenresynthese am höchsten ist, kann durch eine rasche Zufuhr von zunächst rasch resorbierbaren Kohlenhydraten die Wiederauffüllung der muskulären Glykogenspeicher beschleunigt werden. Eine hohe muskuläre Resyntheserate für Glykogen kann erreicht werden, wenn 1,0–1,2 g Kohlenhydrate/kg KG/ Stunde in mehreren Portionen über einen Zeitraum von 2–4 Stunden nach Belastung verabreicht werden. Dabei ist es unwesentlich, ob die Kohlenhydratgabe in fester oder flüssiger Form erfolgt. Die Zeit für die Wiederauffüllung der entleerten Glykogenspeicher über die im weiteren Verlauf dann möglichst komplexen Kohlenhydrate (Spaghetti, Kartoffeln, Brot, Reis, Bananen) beträgt 2–3 Tage mit häufigen täglichen Mahlzeiten.

Tab. 21.2 Empfehlungen für die Proteinaufnahme im Sport.

Personengruppe	Proteinzufuhr (g/kg KG/d)
Nichtsportler	0,8 g (Frauen 0,6)
Freizeitsportler	0,8 g (Frauen 0,6)
Kraftsportler Muskelerhalt	1,0 g
Ausdauersportler	1,2–1,4 g
Kraftsportler Muskelaufbau	1,4–1,6 g

Proteine

Hinweis für die Praxis

Für wenig aktive Personen und Freizeitsportler liegt der Proteinbedarf bei 15 % der täglichen Gesamtenergieaufnahme, entsprechend 0,8 g/kg KG/d. Bei Ausdauersportlern liegt die empfohlene tägliche Zufuhr bei 1,0–1,4 g/kg KG, bei Kraftsportlern in der Phase des Muskelaufbaus bei 1,4–1,5 g/kg KG mit einer Obergrenze von 1,6 g/ kg KG (▶ Tab. 21.2). Beide Richtwerte können gut über eine ausgewogene Mischkost gedeckt werden.

Die häufiger zu beobachtende höhere Tageszufuhr an Proteinen ist ohne zusätzlichen Nutzen in Hinblick auf den Kraft- bzw. Muskelzuwachs und führt zu einer gesteigerten Harnstoff- und Wasserausscheidung.

Zeitpunkt und Art der Proteinzufuhr

Neuere Arbeiten deuten darauf hin, dass der zeitlichen Nähe der Proteinzufuhr zu einem Krafttraining eine Bedeutung zukommt. Krafttraining stimuliert die muskuläre Proteinsynthese im Sinne eines anabolen Effekts und geht so mit einer positiven Nettoeiweißbilanz des Skelettmuskels einher.

Bei unzureichender Zufuhr von Proteinen kann die Nettoeiweißbilanz jedoch ausgeglichen bleiben oder gar negativ ausfallen. Unter zeitnaher Gabe von Aminosäuren oder intakten Proteinen wie Soja- oder Milcheiweiß kann die muskuläre Aminosäureaufnahme gesteigert und eine positive Eiweißbilanz im Muskel gefördert werden. In den meisten Arbeiten ging der Effekt einer während bzw. kurz nach einem Krafttraining praktizierten Zufuhr von Proteinen mit einer ausgeprägteren Zunahme der Muskelmasse und der muskulären Kraftentwicklung im Verlauf der Trainingsanpassung einher. In der Praxis scheint die Zufuhr von Proteinen aus verschiedenen Quellen und Zusammensetzung mit unterschiedlicher Aufnahmekinetik für Sportler und Sportlerinnen am günstigsten.

Fette

Bei Sport treibenden Menschen müssen auch Fette in ausreichendem Maße über die Normalkost zugeführt werden. Ziel ist ein Ausgleich utilisierter Lipide, aber auch die Zufuhr der nötigen essenziellen Fettsäuren und einer ausreichenden Menge an fettlöslichen Vitaminen (E, D, K, A). Während Ausdauerbelastungen kommt es zu einer nennenswerten Utilisierung der myozellulären Fettspeicher. Noch ungeklärt ist, ob eine Depletion dieser muskulären Fettdepots eine leistungs- oder ermüdungsrelevante Bedeutung besitzt. Jedoch konnte gezeigt werden, dass sich die Wiederauffüllung myozellulärer Lipidspeicher durch einen höheren Fettanteil in der Ernährung beschleunigen lässt.

Verstärkte Fettzufuhr

Eine Fettzufuhr über 25–30 % im Sinne einer Schonung von Kohlenhydratreserven bzw. einer Vorratshaltung größerer Energiemengen hat keinen zusätzlichen Nutzen hinsichtlich einer Leistungsoptimierung. Auch die spezielle Zufuhr mittelkettiger Triglyzeride (MCT) bei Belastungen oberhalb von 2–3 Stunden Dauer ist nach derzeitigen Erkenntnissen nicht von Vorteil. Zwar haben MCT gegenüber anderen Fetten den Vorteil einer rascheren Resorption im Darm und einer vom Carnitin-Carrier-System unabhängigen Aufnahme in die Mitochondrien. Doch konnte für die Gabe von MCT mit und ohne zusätzliche Kohlenhydrate gegenüber einem alleinigen Kohlenhydratgetränk kein positiver Einfluss auf die Substratoxidation aufgezeigt werden. Die alleinige Gabe von MCT hatte sogar negative Auswirkungen auf die Leistungsfähigkeit.

Fettreduktion

Auch eine drastischere Reduktion der Fettzufuhr auf unter 15 % der Energiezufuhr hat keine positiven Effekte. Sie beeinträchtigt die muskuläre Leistungsfähigkeit über die schnelle Abnahme der Glykogendepots und kann über einen gesteigerten Abbau glukoplastischer Aminosäuren unerwünschte katabole Effekte auslösen.

Empfohlene Fettaufnahme

Für die Fettaufnahme wird für den Nichtsporttreibenden 30 % der täglichen Gesamtenergieaufnahme empfohlen, für den Sporttreibenden zwischen 20 und 25 % der Gesamtenergiezufuhr (60–80 g/d). Die Anteile der Fettsäuren bezogen auf den Gesamtanteil der Fettzufuhr entspricht bei Sporttreibenden den allgemein gültigen Empfehlungen: maximal ⅓ gesättigte Fettsäuren (bis 10 % der Gesamtenergieaufnahme), ⅓ einfach ungesättigte Fettsäuren (10 %), ⅓ mehrfach ungesättigte (Omega-6- und Omega-3-)Fettsäuren (10 %).

Omega-3-Fettsäuren können Entzündungsreaktionen über eine Modulation des Eicosanoidmetabolismus abschwächen. Eindeutige weiterreichende Empfehlungen für den Sport lassen sich aus dieser Beobachtung jedoch nicht ableiten.

> **Hinweis für die Praxis**
> Athleten sollten auf eine ausreichende Aufnahme dieser essenziellen, einfach und mehrfach ungesättigten Fettsäuren achten (Seefisch, Raps-, Olivenöl), wobei ein Verhältnis von Omega-6- zu Omega-3-Fettsäuren von 5 : 1 empfohlen wird.

Flüssigkeitszufuhr

Belastungsinduzierte Dehydratation

Die zusätzlichen Flüssigkeitsverluste durch Sport hängen von der Belastungsdauer und -intensität sowie insbesondere von den Umgebungsbedingungen ab. Darüber hinaus zeigt sich eine indivi-

Tab. 21.3 Wassermangel und seine Folgen.

% des Körpergewichts	Volumen bei 70 kg Körpergewicht	Symptome
2–5 %	1,4–3,5 l	kognitive Defizite, reduzierte Ausdauer, beeinträchtigte Thermoregulation, Durst, Müdigkeit, Schwäche, Übelkeit
6–10 %	4–7 l	Schwindel, Kopfschmerzen, Atemnot, vermindertes Blutvolumen und Gehunfähigkeit
11–20 %	8–15 l	Krämpfe, Delirium und Tod

duell deutlich variable Schwitzmenge unter Belastung.

Da Schweiß durchschnittlich 50 mmol/l Natrium enthält, kann bei größeren Schweißmengen Natrium in nennenswertem Maß verloren gehen. Sowohl die Dehydratation als auch die Natriumverluste werden als die häufigsten Gründe für das Auftreten von Muskelkrämpfen bei sportlichen Belastungen angesehen.

Man geht davon aus, dass sich bereits ab einer Dehydratation, die 2 % des Körpergewichts überschreitet, die mental-kognitive Funktion und die aerobe Ausdauerleistungsfähigkeit reduzieren können (▶ Tab. 21.3). Sie erhöht den physiologischen Stress unter körperlicher Belastung sowie den empfundenen Anstrengungsgrad und ist ein Risikofaktor für das Auftreten von Hitzeerkrankungen wie Hitzekollaps, Hitzekrämpfe und Hitzschlag. Bei ausgeprägter Dehydratation steigt das Risiko für ein belastungsinduziertes akutes Nierenversagen. Die anaerobe Leistungsfähigkeit und muskuläre Kraftentwicklung werden durch eine Dehydratation weniger stark beeinträchtigt. Allerdings kann die Ausübung schnelligkeits- und/oder kraftbetonter Belastungen gestört werden.

Hinweis für die Praxis

Insbesondere in Phasen erhöhter Umgebungstemperaturen wird dem Sportler empfohlen, seinen Hydratationsstatus regelmäßig zu kontrollieren, was durch tägliches Wiegen unter standardisierten Bedingungen geschehen kann. Ein innerhalb kurzer Zeit auftretender Gewichtsverlust deutet dabei auf eine unzureichende Flüssigkeitszufuhr hin, ebenso ein konzentrierter Urin.

Flüssigkeitszufuhr bei sportlicher Belastung

Eine spezielle Bedeutung besitzt die Flüssigkeitszufuhr bei sportlicher Aktivität in der Hitze, insbesondere wenn es sich um längere Ausdauerbelastungen handelt. Hier ist ein individuell abgestimmtes Trinkmanagement angeraten. So sollte vor der Belastung der Wasserhaushalt ausgeglichen sein. In den letzten 2–4 Stunden vor Belastungsbeginn sollten nochmals in kleinen Portionen ca. 5–10 ml/kg/KG getrunken werden.

Während der sportlichen Belastung ist es nicht erforderlich und möglicherweise sogar ungünstig, die verlorengegangene Flüssigkeit vollständig wieder zu ersetzen. In jedem Fall vermieden werden sollte ein „Overdrinking“, da dies das Risiko einer u. U. lebensbedrohlichen Hyponatriämie in sich birgt. Das Körpergewicht darf daher unter Flüssigkeitsersatz nicht über das sonst vorliegende Gewicht zunehmen. Der Nettoflüssigkeitsverlust sollte während der Belastung jedoch 2 % des Körpergewichts nicht wesentlich überschreiten. Die Vorgabe einer festen Trinkmenge ist wegen der individuell teils deutlich unterschiedlichen Flüssigkeitsverluste problematisch. Durch Körpergewichtskontrollen vor, während und nach körperlicher Aktivität kann der individuelle Bedarf an Flüssigkeit näherungsweise bestimmt werden.

Tab. 21.4 Sportgetränke und Empfehlungen.

Bestandteil	Zufuhrempfehlung
Wasserzufuhr	Individuell in aller Regel bis zu 0,7 l/h
Energie	80–350 kcal/l
Osmolalität	200–330 mOsm/kg (hypo-/isoton)
Kohlenhydrate	2–8 % (20–80 g/l), 100–200 ml einer 6–7 %igen Lösung alle 10–20 min
Natrium	20–50 mmol/l; 0,46–1,15 g/l; 1,2–2,9 g Kochsalz/l
Kalium	keine Rationale in Sportgetränken
Kalzium	keine Rationale in Sportgetränken

Hinweis für die Praxis

Ein ungefährer Richtwert für eine unter erhöhten Umgebungstemperaturen zu realisierende Trinkmenge liegt bei ca. 500–700 ml pro Stunde (▶ Tab. 21.4). Dabei wird empfohlen, in regelmäßigen Abständen alle 15–20 min in Portionen von jeweils ca. 100–200 ml zu trinken. Im individuellen Falle (höheres Körpergewicht, hohe Schwitzrate, extremere Hitze) kann die erforderliche Trinkmenge jedoch auch höher liegen.

Zu beachten ist, dass Limonaden, Kolagetränke und manche Mineralwässer meist arm an Natrium sind. Speziell bei mehrstündigen Belastungen (ab ca. 2 Stunden) ist auf einen ausreichenden Natriumgehalt von 0,5 bis maximal 1,0 g/l zu achten, der ggf. durch Zugabe von ca. 1 g Kochsalz pro Liter Wasser erreicht werden kann.

Eine Überladung eines während Belastung konsumierten Sportgetränks mit osmotisch wirksamen, aber während der Belastung wenig relevanten Wirkstoffen (Fette, Proteine, Aminosäuren, Vitamine, Süßstoffe, Pflanzenstoffe) ist zu vermeiden. Folgen hiervon sind evtl. ein Nettowassereinstrom aus der Blutbahn in den Darm und/oder gastrointestinale Beschwerden. Das Trinken selbst und die Verträglichkeit von Lösungen für die Belastung/Wettkampf sollten zuvor im Training getestet werden. Das Getränk sollte eher kühl, jedoch nicht eiskalt sein und keine Kohlensäure enthalten. Idealerweise sollte ein Mineralwasser mit einem höheren Natriumanteil gewählt werden.

Rehydratation nach sportlicher Belastung

Hinweis für die Praxis

Nach körperlicher Belastung wird empfohlen, 450–700 ml pro 0,5 kg Gewichtsverlust an Flüssigkeit zu substituieren.

Bei ausreichend zur Verfügung stehender Zeit sollte die Rehydratation durch die Zufuhr von Mahlzeiten und Getränken erfolgen. Bei schneller notwendigem Flüssigkeitsersatz sollten 1,5 l für jedes verlorene Kilogramm an Körpergewicht getrunken werden, unter Bevorzugung von kochsalzhaltigen Getränken und Snacks. Vor der folgenden körperlichen Aktivität sollte eine hinreichende Rehydrierung stattgefunden haben. Die Zufuhr kaliumhaltiger Getränke (z. B. verdünnter Gemüse-/Obstsäften) nach Belastung soll eine erhöhte Wasserretention im intrazellulären Raum bewirken. Ein intravenöser Flüssigkeitsersatz ist medizinischen Notfällen vorbehalten und bietet gegenüber der oralen Gabe keinen Vorteil bei der Rehydrierung normaler Flüssigkeitsverluste im Sport. Darüber hinaus gilt nach den Regeln der Welt-Antidoping-Agentur (WADA) die Gabe von Infusionen ohne eindeutige medizinische Indikation als Doping-Vergehen.

Alkohol und Sport

Alkohol ist neben den Kohlenhydraten (4,1 kcal/g) und den Fetten (9,3 kcal/g) ein potenter Energielieferant (7,0 kcal/g). Aus höheren Konzentrationen ergeben sich ungünstige Effekte aus den sedierenden und toxischen Effekten des Alkohols. Die Schutzfunktion des Schmerzes wird reduziert. Die Diurese kann erhöht werden, mit der Folge eines erhöhten Wasserverlusts und eines erhöhten Risikos einer Hitzeschädigung durch beeinträchtigte Temperaturregulation. Nach einem Wettkampf sollte allenfalls mäßig Alkohol getrunken werden, um die Rehydratation durch eine vermehrte Diurese nicht zu behindern.

21.1.3 Mikronährstoffe

Mineralstoff- und Vitaminbedarf

Inwieweit bei sportlicher Aktivität ein zusätzlicher Verlust an Mikronährstoffen zu erwarten ist, ist nur teilweise erklärt. So sind Verluste über den Schweiß, Stuhl und Urin möglich. Bei den B-Vitaminen Thiamin, Riboflavin und Niacin können Mehrbedarfe über den gesteigerten Energieumsatz erwartet werden. Vermutet wird dies auch für einige Antioxidanzien. Im Positionspapier der AG Sporternährung der DGE zu den Mineralstoffen und Vitaminen im Sport wird allerdings darauf verwiesen, dass bei einer abwechslungsreichen Ernährungsweise, die auch den Energiebedarf deckt, sich die D-A-CH Referenzwerte für die Mikronährstoffzufuhr normalerweise erreichen lassen.

Bei einzelnen Mikronährstoffen kann es jedoch insbesondere unter speziellen Bedingungen zu Engpässen kommen. Dazu zählen Phasen einer reduzierten Energiezufuhr und/oder der Konsum einer einseitigen Kost. Das gilt für Eisen, Kalzium, Folat und Vitamin D. Hier zeigten Untersuchungen an Leistungssportlern teilweise ein Nichterreichen der D-A-CH Referenzwerte, wobei daraus nicht automatisch ein Mangelzustand resultiert. Beim Natrium können bei hohen Schweißverlusten und gleichzeitig hoher Flüssigkeitszufuhr die Serumkonzentrationen akut abfallen, und es kann sich eine sportbedingte Hyponatriämie entwickeln (Kap. Belastungsinduzierte Dehydratation).

Kalzium

Eine unzureichende Aufnahme an Kalzium zeigen häufig untergewichtige Athleten und hier besonders Frauen. Der Kalziumverlust über den Urin steigt bei Athleten unter proteinreicher Ernährung an. Welche Rolle eine inadäquate Kalziumaufnahme in der Pathogenese von Stressfrakturen und reduzierter Knochendichte spielt, ist nicht klar. Gut kontrollierte prospektive Studien zum langfristigen Nutzen einer Kalziumsupplementierung in der Prävention von Stressfrakturen oder zur Knochendichte bei Athleten gibt es bislang nicht.

Einigkeit besteht darüber, dass die „Athleten-Osteoporose“ mit erniedrigten Spiegeln von bestimmten Plasmahormonen, die den Knochenmetabolismus beeinflussen, assoziiert ist (z. B. GnRH, Sexualhormone, Leptin). Das diesbezügliche Risiko scheint vor allem bei chronischer Energierestriktion (in gewichtsdefinierten Sportarten), bei Ausschluss von Milchprodukten aus der Ernährung und bei gestörtem Menstruationszyklus zu bestehen, wie dies beim RED-S zu beobachten ist.

Eisen

Etwa ⅔ des Körperbestands an Eisen tragen zum Aufbau des Hämoglobins bei und ca. 10 % sind in das Myoglobin sowie in Enzyme der mitochondrialen Energiebereitstellung eingebaut. Das restliche Eisen wird als Ferritin und Hämosiderin vorwiegend im Knochenmark gespeichert. Eisen spielt somit eine wichtige Rolle für den Sauerstofftransport zum Muskel und die dort ablaufende aerobe Energiebereitstellung.

Der durchschnittliche tägliche Eisenverlust über Nieren, Schweiß und im Rahmen der Menstruation beträgt bei Frauen 1,3 mg; bei Männern sind es 0,8 mg. Weiterhin können gastrointestinale Blutverluste eine Rolle spielen, insbesondere im Ausdauersport und/oder unter Einnahme nichtsteroidaler Antirheumatika. Nachwuchssportler haben wachstumsbedingt einen erhöhten Eisenbedarf. Gleiches kann auch für ein Höhentraining vermutet werden. Eisenmangel kann auch durch eine verringerte Eisenzufuhr bedingt sein, insbesondere bei vegetarischer Ernährung.

Eine zusätzliche Eisengabe sollte nur bei nachgewiesenem Eisenmangel erfolgen. Von einer unkritischen und/oder langfristigen Eisenzufuhr über Eisenpräparate muss infolge von Nebenwirkungen abgeraten werden.

B-Vitamine

Die Vitamine B_1, B_2, B_6, B_{12} und Niacin sind am Energiemetabolismus beteiligt. So können beispielsweise bei einer Zunahme des Energieverbrauchs auf 3500 kcal/d die Bedarfe der Vitamine B_1 und B_2 um 70–80 % ansteigen. Ein zusätzlich zur Nahrung durch Supplementierung zu deckender Bedarf besteht dadurch nicht, da die sport- und energieverbrauchsabhängig erhöhte Nahrungsaufnahme eine vermehrte Bereitstellung der Vitamine sichert.

Vitamin D

Insbesondere durch eine geringe UV-Exposition über das Sonnenlicht und teilweise auch infolge einer altersabhängig verminderten Syntheseleistung in Niere und Haut kann die Versorgung mit Vitamin D unzureichend sein. Vor allem bei Sportlern, die in nördlicheren Breiten leben und ganzjährig vorwiegend in der Halle trainieren (z. B. rhythmische Sportgymnastik, Ballett, Tanzen), kann es daher zu einem Vitamin-D-Mangel kommen. Bei chronischem Vitamin-D-Mangel kommt es zu einer Beeinträchtigung des Knochenstoffwechsels, auch eine Beeinträchtigung der Immunfunktion scheint möglich. Bei laborchemisch nachgewiesenem Mangel von Vitamin D sollte bei Sportlern eine Substitution erwogen werden.

Antioxidative Vitamine und weitere Antioxidanzien

Körperliche Belastung führt über verschiedene Mechanismen zu einer gesteigerten Bildung reaktiver Sauerstoffderivate (Reactive Oxygen Species, ROS). Die antioxidative Kapazität des Sportlers weist ein hohes Anpassungspotenzial auf, da körperliches Training zu einer Hochregulierung der körpereigenen Schutzsysteme führt. Ergänzt wird dies durch eine ausreichende Zufuhr von Antioxidanzien über die Ernährung.

Zu den wichtigsten Antioxidanzien zählen die Vitamine C, E, Beta-Carotin und andere Provitamin-A-Carotinoide (antioxidative Vitamine), Selen, Zink (Kofaktoren für körpereigene antioxidative Enzyme) und sekundäre Pflanzenstoffe. Sportler, die noch am ehesten für eine Unterversorgung gefährdet sind, sind solche mit fettreduzierter oder energiereduzierter Ernährung oder einer eingeschränkten Aufnahme von Obst und Gemüse, nicht jedoch Vegetarier. Die Sicherung einer ausreichenden Zufuhr an nutritiven Antioxidanzien ist bei Beachtung einer ausgewogenen Mischkost auch bei Sportlern als gegeben anzusehen.

Eine über den Bedarf hinausgehende Gabe von Antioxidanzien besitzt nach derzeitigen Erkenntnissen keine positiven Wirkungen. Hohe Dosen von Vitamin E oder Beta-Carotin stehen sogar im Verdacht, Immunfunktionen zu beeinträchtigen. Auch gibt es Hinweise, dass infolge der wichtigen Rolle von ROS bei zellulären Signalprozessen eine hochdosierte Einnahme von Antioxidanzien kontraproduktive Effekte bei der Trainingsanpassung entfaltet.

Vegetarische Ernährung

Sporttreibende mit vegetarischen Ernährungsgewohnheiten sollten auf eine abwechslungsreiche und den Energiebedarf deckende Ernährung achten. Ansonsten besteht für sie ein erhöhtes Risiko einer unzureichenden Energieaufnahme und Zufuhr einzelner Mikronährstoffe. Da pflanzliche Proteine nicht im selben Maße wie tierische verwertbar sind, wird eine um 10 % erhöhte Proteinaufnahme bei vegetarischer Ernährungsweise empfohlen. Auch kann das Risiko einer unzureichenden Versorgung mit Vitamin B_{12}, Vitamin A, Vitamin D, Riboflavin, Eisen, Kalzium und Zink erhöht sein.

> **Hinweis für die Praxis**
> Eisen aus pflanzlichen Quellen zeigt durch reduzierte Absorption eine geringere Bioverfügbarkeit bei gleicher Eisenaufnahme. Der Eisenstatus sollte bei sich vegetarisch ernährenden Sporttreibenden regelmäßig überprüft werden.

Supplemente und Nahrungsergänzungsmittel

Daten aus europäischen Ländern zeigen, dass zwischen 60 und 84 % der Leistungssportler auf Nahrungsergänzungsmittel zurückgreifen. Ähnliche Ergebnisse finden sich auch bei ambitionierten Altersklassensportlern. Dabei nutzt ein hoher Prozentsatz der Anwender gleichzeitig mehrere Nahrungsergänzungsmittel. Für eine Vielzahl an Nahrungsergänzungsmitteln existiert keinerlei Evidenz, die erwarteten bzw. in der Werbung versprochenen Effekte auch tatsächlich auszuüben. Vielmehr ist die Einnahme von Nahrungsergänzungsmitteln nicht ohne Risiko.

Das Bundesinstitut für Risikobewertung sieht hohe Dosierungen (Mehrfaches der Empfehlungen) von Eisen, Mangan, Natrium, Kalium, Kalzium, Jod, Zink und Kupfer als riskant an, ebenso sehr hohe Dosierungen der fettlöslichen Vitamine A, D und E. Zu bedenken ist weiterhin eine mögliche „Alibifunktion" solcher Supplemente in der Vorstellung, dass eine eher ungesunde Ernährung hierdurch ausgeglichen werden könnte.

Ein zusätzlicher Aspekt ist das Risiko einer Kontamination mit anabolen Steroiden. In einer 2004 veröffentlichten Untersuchung fanden sich in Deutschland in 11,6 % der untersuchten Nahrungsergänzungsmittel (insbesondere Kreatin- und Carnitinsupplemente) dopingrelevante Konzentrationen an anabol-androgenen Steroiden. Entsprechende Befunde wurden in Mineralstoff- und Vitaminpräparaten erhoben. Neben einer nicht auszuschließenden gesundheitlichen Gefährdung laufen Leistungssportler Gefahr, infolge der Einnahme solcher Produkte positiv auf Doping getestet zu werden.

Hinweis für die Praxis

Ein gewisses Maß an Sicherheit für anabolikafreie Nahrungsergänzungsmittel bietet die „Kölner Liste" (www.koelnerliste.com), die über eine Selbstauskunft des Herstellers und Analyse von Chargen der speziellen Präparationen die entsprechenden Ergebnisse online veröffentlicht.

Kreatin

Im Leistungssport ist die Einnahme von Kreatin weit verbreitet. Der muskuläre Kreatin-Pool wird hälftig über eine Zufuhr über die Ernährung (Fleisch, Fisch) und durch körpereigene Synthese aufrechterhalten. Im Muskel binden etwa ⅔ des Kreatins an Phosphat. Durch Abspaltung seines Phosphatrests unterstützt Kreatinphosphat (KrP) bei hochintensiver Belastung die Verfügbarkeit von ATP. Weiterhin wirkt Kreatin als sogenannter Phosphat-Shuttle, wobei es energiereiche Phosphate zwischen den Mitochondrien und dem Zellplasma transportiert. Die Einnahme von Kreatin in den wirksamen Dosierungsschemata führt zu einer Zunahme des Kreatingehalts um ca. 15–20 % und zu einer erhöhten Verfügbarkeit von Kreatinphosphat im Muskel.

Aus kontrollierten Laborstudien geht hervor, dass die Einnahme von Kreatin bei intervallartigen hochintensiven Schnelligkeits- oder Kraftbelastungen von jeweils unter 30 Sekunden Einzelreizdauer vor allem gegen Ende der Serie leistungssteigernd wirkt. Für isolierte hochintensive Belastungen ist dieser Effekt weniger eindeutig nachgewiesen. Außerdem fielen die in standardisierten Laboruntersuchungen nachgewiesenen Effekte von Kreatin bei einer mehr praxisnaher Untersuchung im Feld deutlich kontroverser und weniger ausgeprägt aus. Ausdauerbelastungen profitieren nicht von einer zusätzlichen Kreatinzufuhr. Neben direkten Effekten bei Schnelligkeits- und Kraftbelastungen werden unter Einnahme von Kreatin eine größere Kraftentwicklung sowie eine stärkere Zunahme der fettfreien Körpermasse und des Muskelquerschnitts unter Krafttraining beschrieben.

Inwieweit unter Kreatineinnahme mit unerwünschten Wirkungen zu rechnen ist, ist nicht vollständig geklärt. Infolge der osmotischen Wirkung eines erhöhten Kreatingehalts in der Muskelzelle kommt es zu einem gesteigerten Wassergehalt im Muskel mit Zunahme des Körpergewichts zwischen 1 und 3 kg. Bei Sportarten, in denen ein günstiges Kraft-Last-Verhältnis von Vorteil ist, kann diese Gewichtzunahme kontraproduktiv sein. In anekdotischen Berichten wird das vermehrte Auftreten von Magen-Darm-Beschwerden sowie einer vermehrten muskulären Krampfneigung und Verletzungsanfälligkeit unter Kreatineinnahme beschrieben. Ob eine Langzeiteinnahme von Kreatin gänzlich ohne gesundheitliches Risiko ist, ist nicht geklärt. Offen ist auch, ob eine Langzeiteinnahme nicht die körpereigene Kreatinsynthese nach unten reguliert, wie dies im Tierversuch gezeigt werden konnte.

L-Carnitin

Carnitin findet sich zu etwa 98 % im Skelett- und Herzmuskel. Die Carnitinfunktion umfasst den Transport langkettiger Fettsäuren durch die innere

Mitochondrienmembran, sodass diese der Beta-Oxidation unterworfen werden können. Eine weitere Funktion besteht darin, überzählige Acetylgruppen zu lagern und freies Koenzym A während hochintensiver Muskelaktivität verfügbar zu halten. Gesunde Menschen synthetisieren ausreichend Carnitin, selbst wenn die Nahrung kein Carnitin enthält.

Eine orale Supplementierung von 5–6 g täglich über 2–3 Wochen erhöht beim Menschen zwar die Carnitinkonzentration im Blutplasma, nicht jedoch in der Muskulatur. Ein Effekt auf den Muskelstoffwechsel oder auf die Fettoxidation ist sehr unwahrscheinlich. Studien zur aeroben oder anaeroben Leistungsfähigkeit unter Carnitinsupplementierung zeigten meist keine leistungsverbessernden Effekte. Belastungsabhängige Biomarker des oxidativen Stresses werden allenfalls gering beeinflusst. Ob der Erholungsprozess nach körperlicher Belastung unter hypoxischen Bedingungen erleichtert wird, ist weiterhin Gegenstand der Forschung.

21.1.4 Sport unter spezifischen Bedingungen

Hitze

Das Risiko der Dehydratation und von Hitzeschäden steigt bei heißen und insbesondere feucht-heißen Umgebungsbedingungen deutlich an. Sollten Wettkämpfe unter solchen Bedingungen nicht aufgeschoben werden können, muss sichergestellt werden, dass eine ausreichende, aber gleichzeitig nicht übermäßige Versorgung mit Flüssigkeit erfolgt. Dabei sollte gewährleistet sein, dass ausreichend Zugang zu qualitativ adäquaten Flüssigkeiten besteht, wobei diese den empfohlenen Anteil von Natrium und Kohlenhydraten aufweisen sollten (Kap. Flüssigkeitszufuhr).

Zu beachten ist, dass sich unter Hitzebedingungen die Substratutilisation in Richtung Kohlenhydrate verschiebt. Es gibt auch Hinweise, dass sich infolge einer Minderperfusion des Gastrointestinaltrakts insbesondere bei Ausdauerbelastungen unter Hitze die Aufnahme zugeführter Kohlenhydrate verringern kann. Da Sportler unter entsprechenden Bedingungen bereits vor der Belastung den erhöhten Temperaturen ausgesetzt sind, sollte vermieden werden, dass diese bereits dehydriert ihre sportliche Aktivität beginnen.

Kälte

Bei sportlichen Belastungen unter kühlen oder kalten Umgebungstemperaturen werden die tatsächlichen Flüssigkeitsverluste nicht selten unterschätzt; auch unter solchen Bedingungen ist eine Dehydratation nicht ausgeschlossen. Bei kalten und somit trockenen Umgebungsbedingungen wird Flüssigkeit vermehrt über das respiratorische System und bei Tragen von isolierender Kleidung über die Schweißbildung während intensiver körperlicher Aktivität verloren. Auch hier kann sich ein Flüssigkeitsdefizit ergeben, insbesondere wenn sich der Athlet kalt fühlt und nur kalte Getränke angeboten werden, die dann unzureichend aufgenommen werden. Die Kleidung sollte adäquat zu den Temperaturen gewählt sein. Unterkühlungen, aber auch Hitzestaus sollten vermieden werden.

Höhe

In Höhen über 2000 m über NN steigt bei Sporttreibenden das Risiko einer Dehydratation. Diese ist Folge einer vermehrten höhenbedingten Diurese, eines erhöhten respiratorischen Flüssigkeitsverlusts und eines teilweise verringerten Appetits bzw. Durstempfindens. Bei Männern können bis zu 1900 ml, bei Frauen 850 ml Wasser über das respiratorische System und zusätzlich 500 ml über die höhenbedingte Diurese verloren werden. Hieraus ergibt sich die Empfehlung, dass die Flüssigkeitsaufnahme unter Höhenbedingungen erhöht werden sollte. Auch hier kann tägliches Wiegen bei der Bemessung der individuellen täglichen Trinkmenge hilfreich sein. Darüber hinaus ist unter Höhenbedingungen, ähnlich wie bei Hitze, eine vermehrte Kohlenhydrat-Utilisation während sportlicher Belastungen zu erwarten. Ebenso ist der Grundumsatz erhöht. Dies sollte bei der Zufuhr von Energie im Sinne einer kohlenhydratbetonten Kost berücksichtigt werden.

21.2 Prävention durch Bewegung

21.2.1 Körperliche Aktivität und Krankheitsrisiko

Wie mittlerweile durch eine Vielzahl an Studien untermauert werden konnte, besitzt körperliche Aktivität einen zentralen Stellenwert bei der Senkung des Sterblichkeits- und Krankheitsrisikos. Die Empfehlung zu ausreichender körperlicher Aktivität mit Vermeidung eines sedenten Lebensstils ist mittlerweile in einer Reihe von Leitlinien als eine zentrale Maßnahme in der Prävention von Erkrankungen verankert. Dabei reduziert sich das Sterblichkeitsrisiko bei einem Umfang von wöchentlich 150 Minuten moderat intensiver körperlicher Aktivität wie zügigem Gehen im Durchschnitt bereits um den Faktor 0,8. Höhere Bewegungsumfänge gehen im Sinne einer Dosis-Wirkungs-Beziehung mit einer weiteren Absenkung des Mortalitätsrisikos einher, gleichwohl es derzeit noch unklar ist, wo das obere Limit für den Aktivitätsumfang liegt, ab dem keine weiteren günstigen Effekte zu erwarten sind.

In den großen epidemiologischen Studien werden als Gründe für die unter regelmäßiger körperlicher Aktivität zu beobachtende Senkung des Sterblichkeitsrisikos in erster Linie eine Verringerung der kardiovaskulären Morbidität, ein selteneres Auftreten von Dickdarm-, Mamma- und Endometriumkarzinomen sowie eine Absenkung des Diabetesrisikos angeführt. Die Effektstärken körperlichen Trainings in Hinblick auf präventive Wirkungen sind dabei klinisch relevant und teilweise beträchtlich. So könnten beispielsweise knapp ein Viertel der Darmkrebsfälle in Europa durch ausreichende körperliche Aktivität verhindert werden, und deren Wirksamkeit erreicht bzw. übersteigt bei der Prävention des Typ-2-Diabetes die Effekte einer Monotherapie mit Metformin.

Eine Rolle spielen hierbei insbesondere die günstige Beeinflussung des kardiovaskulären und metabolischen Risikoprofils mit einer Senkung von Cholesterin-, Triglyzerid-, Blutzucker- und Blutdruckwerten, ein antiinflammatorischer Effekt, eine Abnahme des Körperfettanteils und ektoper viszeraler und hepatischer Fettspeicher, aber auch funktionelle Veränderungen wie eine Verbesserung der Insulinsensitivität und der Endothelfunktion. Ob und in welchem Umfang diese Effekte körperlicher Aktivität zu erwarten sind, hängt auch davon ab, welche Bewegungs- bzw. Trainingsform berücksichtigt und welcher Umfang sowie welche Intensität an Training realisiert werden (▸ Tab. 21.5).

Tab. 21.5 Vergleich der Effekte von Ausdauer- und Krafttraining auf ausgewählte muskuläre, metabolische und kardiozirkulatorische Zielvariablen [753], [756].

Variable	Aerobes Ausdauertraining	Krafttraining
maximale Sauerstoffaufnahme	↑↑	↔/↑
Leistung an der individuellen anaeroben (Laktat-)Schwelle	↑↑↑	↔/↑
Körperfettanteil (%)	↓↓	↓
fettfreie Körpermasse	↔/↑	↑↑
Muskelkraft	↔/↑	↑↑↑
ektope Fettspeicher (Leber, viszeral)	↓↓↓	↔/↓
Insulinsensitivität	↑↑	↑↑
HDL-Cholesterin	↑	↔/↑
LDL-Cholesterin	↔/↓	↔/↓
Ruheherzfrequenz	↓↓	↔/↓
Schlagvolumen	↑↑	↔
Ruheblutdruck systolisch	↓	↓
Ruheblutdruck diastolisch	↓	↓

Bemisst man die Dosis, mit der man präventive Effekte hinsichtlich des Auftretens der einzelnen Erkrankungen erwarten kann, liegt diese zur Verringerung des Risikos für eine koronare Herzkrankheit oder eines Typ-2-Diabetes im Bereich der oben genannten 150 Minuten moderat intensiver körperlicher Aktivität wie z. B. zügigem Gehen. Zur Senkung des Darm- und Brustkrebsrisikos ist demgegenüber wahrscheinlich ein etwas höheres Aktivitätsvolumen erforderlich. Da diese Dosis-Wirkungs-Beziehungen in erster Linie auf Gruppeneffekten beruhen, ist von einer großen individuellen Variabilität dieser Wirkung auszugehen, d. h., dass ein gewisser Prozentsatz von Menschen von einer aktivitätsbasierten Lebensstilintervention weniger profitiert. Das Gleiche gilt auch für die Beeinflussung kardiovaskulärer und metabolischer Risikofaktoren, bei der von einem Anteil an Non-Respondern von 10–20 % ausgegangen werden kann.

21.2.2 Körperliche Fitness und Krankheitsrisiko

Neben der regelmäßigen körperlichen Aktivität ist auch die körperliche Fitness mit dem Sterblichkeits- und Krankheitsrisikos assoziiert. Dabei umschreibt der Begriff Fitness in erster Linie die kardiorespiratorische Fitness, also die bei der Spiroergometrie ermittelte maximale Sauerstoffaufnahme (VO_{2max}). Eine höhere VO_{2max} korreliert negativ mit dem Sterblichkeitsrisiko, der Wahrscheinlichkeit des Auftretens einer koronaren Herzerkrankung und nicht fataler Herz-Kreislauf-Ereignisse, dem Risiko der Manifestation eines Typ-2-Diabetes oder metabolischen Syndroms sowie mit der Krebssterblichkeit.

Eine gute Fitness und deren Erhalt scheinen einen größeren Einfluss auf das Sterblichkeitsrisiko zu haben als die Entwicklung eines Übergewichts. In einer 6-jährigen Beobachtungsstudie bildete sich bei im Verlauf unverändertem Körpergewicht die Verringerung der Fitness in einer Zunahme des Sterblichkeitsrisikos mit einer Hazard Ratio (HR) von 1,77 ab, während bei unveränderter Fitness die Zunahme des Körpergewichts die Mortalität nur um den Faktor 1,29 ansteigen ließ. Des Weiteren war eine Zunahme der körperlichen Fitness im 6-jährigen Follow-up mit einer Verringerung des Risikos für ein metabolisches Syndrom (HR 0,48), einer Hypercholesterinämie (HR 0,72) und einer arteriellen Hypertonie (HR 0,72) verbunden. Eine ähnliche Korrelation besteht zwischen einer Fitnesszunahme und dem Risiko für die Entwicklung eines Typ-2-Diabetes. Daraus folgt, dass unter einer präventiven Zielsetzung dem Erhalt oder der Zunahme der körperlichen Fitness ebenfalls eine wichtige Bedeutung zukommt.

III

21.2.3 Dosierung der körperlichen Aktivität

Zur genaueren Abschätzung der Aktivitätsdosis hat sich die Angabe in metabolischen Äquivalenten (Metabolic Equivalent of Task, MET) etabliert. Dabei entspricht ein MET einer Sauerstoffaufnahme (VO_2) von 3,5 ml pro kg Körpergewicht und Minute. Dieser Wert wird in Ruhe im Sitzen erreicht und erhöht sich beispielsweise beim schnellen Gehen auf 4 MET und beim Joggen mit einer Geschwindigkeit von 8 km/h auf 8 MET (▸ Tab. 21.6). Zur Bemessung der kumulativen Dosis der körperlichen Aktivität wird die in MET angegebene Belastungsintensität mit der Aktivitätsdauer (in Minuten oder Stunden) multipliziert. Bei dieser Berechnung resultieren aus 1 Stunde schnellen Gehens letztendlich 240 MET-Minuten oder 4 MET-Stunden. Laut WHO liegt der zu empfehlende wirksame Mindestumfang der körperlichen Aktivität bei Erwachsenen bei 10 MET-Stunden pro Woche, wobei die dazu erforderliche Bewegungsaktivität 150 Minuten mit mittlerer Belastung (4 MET) oder 75 Minuten mit hoher Intensivität (8 MET) entspricht. In Deutschland erreichten laut den Ergebnissen der Deutschen Gesundheitsstudie im Erhebungszeitraum 2009–2011 allerdings nur ein Viertel der Männer und ein Fünftel der Frauen diesen Umfang an körperlicher Aktivität. Dies ist umso bedeutsamer, als die genannten Vorgaben der WHO lediglich eine Mindestdosis reflektieren und eine längere Bewegungsaktivität zusätzliche präventive Effekte erwarten lässt.

Empfehlungen zur körperlichen Aktivität raten meist zu niedrig bis moderat intensiven Belastungsformen, auch vor dem Hintergrund, dass diese eine längere Belastungsdauer ermöglichen. Allerdings fehlen valide Daten aus Langzeitstudien, die verschiedene Belastungsformen mit unter-

Tab. 21.6 Belastungsintensität und Energieumsatz bei dynamischen Belastungsformen im Ausdauerbereich [709].

Sportarten und Bewegungsformen	Bewegungsgeschwindigkeit, -leistung und -intensität (in MET)	Ungefährer Energieumsatz (kcal/kg KG/30 min)
Gehen, (Nordic) Walking	3,2 km/h (2,5 MET)	1,2
	6,5 km/h (5,0 MET)	2,4
Joggen, Laufen	8 km/h (8 MET)	4,0
	12 km/h (10 MET)	5,0
Radfahren	15 km/h, Ebene (5,8 MET)	2,7
	20 km/h, Ebene (8,0 MET)	4,0
	50 Watt, Ergometer (3,5 MET)	1,8
	150 Watt, Ergometer (8,5 MET)	4,2
Schwimmen	Brustschwimmen mit moderater Intensität (5,0 MET)	2,4

MET: metabolisches Äquivalent.

schiedlichen Intensitätscharakteristika in Hinblick auf ihre präventiven Effekte untersucht haben. Es gibt Hinweise, dass dynamische Bewegungsformen mit Beanspruchung des kardiovaskulären Systems über eine weites Intensitätsspektrum hinweg die gewünschten präventiven Effekte erzielen, vorausgesetzt, der genannte Umfang von körperlicher Aktivität wird erreicht. Dabei liegen die Vorteile einer niedrigeren Belastungsintensität darin, dass eine längere Belastungsdauer realisiert werden kann, die Belastung des Bewegungsapparats meist geringer und bei weniger aktiven Menschen vor allem zu Trainingsbeginn eine höhere Compliance zu beobachten ist. Andererseits liegt der Vorteil intensiver und/oder intervallartiger Belastungsformen sowie Spielsportarten darin, dass sie allein oder in Ergänzung zum niedrig intensiven Ausdauertraining die körperliche Fitness teilweise deutlicher steigern und hinsichtlich des Energieumsatzes eine höhere Zeiteffizienz aufweisen.

21.3 Prävention durch Ernährung

21.3.1 Bedeutung der Ernährung in der Prävention

Ernährung, am besten in Kombination mit Bewegung und einem gesunden Lebensstil, spielt eine wesentliche Rolle bei der primären Prävention der nichtübertragbaren Krankheiten (non-communicable diseases, NCDs). Zu den 4 wichtigsten nichtübertragbaren Krankheiten gehören Herzerkrankungen, Krebs, chronisch obstruktive Lungenerkrankungen und Diabetes mellitus. Diese Lebensstil-assoziierten Krankheiten sind für den Großteil der Krankheitslast und der Frühsterblichkeit in Europa verantwortlich (▶ Abb. 21.1).

NCDs können auch zu Einschränkungen bei alltäglichen Aktivitäten und somit einer geringeren Lebensqualität führen. Ein Drittel der 22.708 Teilnehmenden der bundesweiten Befragungsstudie „Gesundheit in Deutschland" (GEDA 2019/2020-EHIS) berichteten von solchen gesundheitsbedingten Einschränkungen. Mit steigendem Alter nahmen diese Einschränkungen auch stetig zu. Die Studienergebnisse belegen hiermit die hohe Public-Health-Relevanz der gesundheitlichen und gesellschaftlichen Auswirkungen der NCDs.

Die „Erklärung von Wien über Ernährung und nichtübertragbare Krankheiten im Kontext von Gesundheit 2020" dient als Wegweiser für evidenzbasierte präventive Maßnahmen gegen NCDs in Europa. Dieses Dokument knüpft an den Globalen Aktionsplan der Weltgesundheitsorganisation (WHO) zur Prävention und Bekämpfung nichtübertragbarer Krankheiten (2013–2020) an und verfolgt das Ziel, die vorzeitigen Todesfälle durch NCDs bis 2025 um 25 % zu senken. Tabakkonsum, Bewegungsmangel, Alkoholmissbrauch und eine ungesunde Ernährung wurden dabei als durch

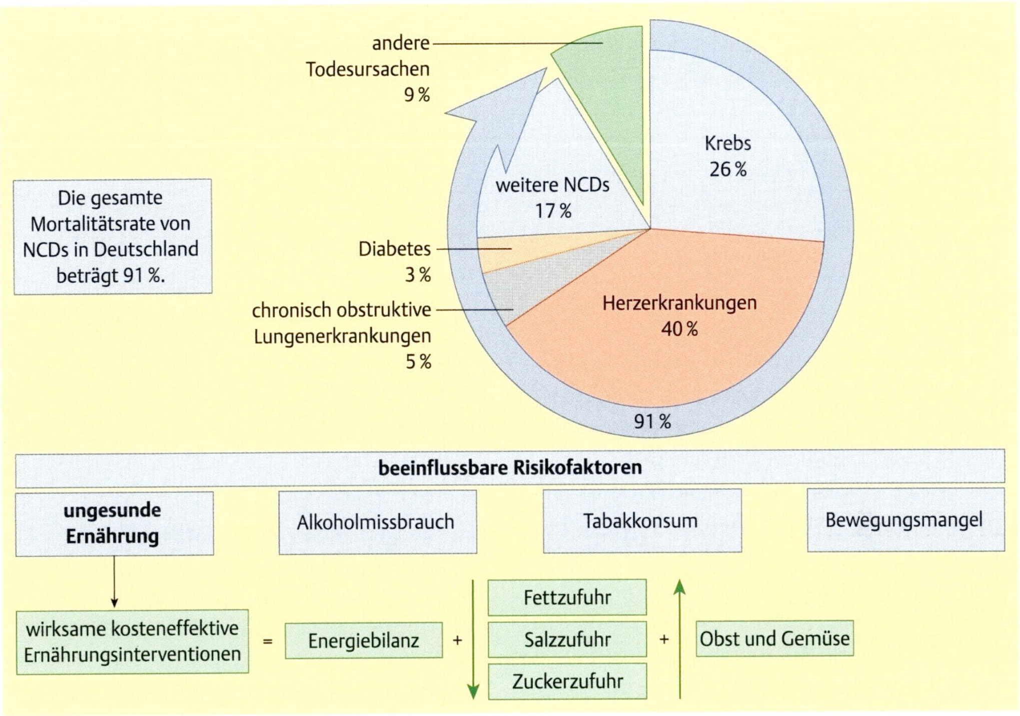

Abb. 21.1 Die Rolle der Ernährung in der Prävention von nichtübertragbaren Krankheiten (NCDs) [716], [763].

Verhaltensmodifikation beinflussbare Risikofaktoren identifiziert.

Die Erklärung von Wien verdeutlicht somit die Bedeutung einer lebenslangen ausgewogenen Ernährung und eines gesunden Lebensstils. Daten zeigen, dass man möglichst die Prävention von NCDs bereits im frühen Kindesalter beginnen sollte. Darüber hinaus besteht ein Zusammenhang zwischen verhaltensbezogenen Maßnahmen und Gesundheitskompetenz. Allgemein konzentrieren sich wirksame Interventionen auf die Förderung von Gesundheitskompetenz und deren Hindernisse. Hierbei sollten insbesondere sozial benachteiligte Gruppen eingeschlossen werden.

21.3.2 Definition der präventiven Ernährungsmuster

Ernährungsempfehlungen in der Prävention basieren auf wissenschaftlicher und epidemiologischer Evidenz. Solche Evidenz verdeutlicht zunehmend, dass zwar eine gute Grundlage für die Beschreibung einer gesundheitsförderlichen Ernährung existiert, jedoch keine detaillierten Vorgaben für die verschiedenen Makronährstoffgruppen möglich sind. Dies liegt daran, dass die genaue Zusammensetzung einer ausgewogenen und gesunden Ernährung von individuellen Bedürfnissen und Umständen abhängt. Nichtsdestotrotz sind die Grundlagen dessen, was ein gesundes Ernährungsmuster ausmacht, lebenslang gleich. Nach einer systematischen Literaturauswertung haben Experten der WHO Nutrition Guidance Expert Advisory Group (NUGAG) die folgenden Empfehlungen bezüglich Ernährung zur Prävention von NCDs erarbeitet:

- **Energiebilanz:** Die tägliche Energiezufuhr sollte mit dem Energieverbrauch übereinstimmen (ausgeglichene Energiebilanz), um lebenslang ein gesundes Körpergewicht zu halten.
- **Fettzufuhr:** Eine hohe Zufuhr von gesättigten Fettsäuren und industriellen gehärteten Fetten („Trans-Fette") erhöht das Risiko von Herzerkrankungen, wohingegen der Verzehr von

ungesättigten Fettsäuren das Risiko von Herzerkrankungen sowie Diabetes wahrscheinlich reduziert. Die gesamte Fettzufuhr sollte 30 % der gesamten Energieaufnahme nicht überschreiten. Eine komplette Vermeidung von Trans-Fetten ist empfehlenswert.
- **Zuckerzufuhr:** Der Verzehr von Zucker (Monosaccharide oder Disaccharide) soll weniger als 10 % der gesamten Energieaufnahme entsprechen, wobei eine weitere Reduzierung auf weniger als 5 % der Gesamtenergiezufuhr zusätzliche gesundheitsfördernde Vorteile mit sich bringt.
- **Salzzufuhr:** Eine Salzaufnahme von weniger als 5 g pro Tag kann das Risiko von Herzerkrankungen und Schlaganfall sowie bestimmten Krebsarten in der erwachsenen Bevölkerung reduzieren. Wissenschaftliche Ergebnisse prognostizieren, dass weltweit jährlich 1,7 Mio. Todesfälle verhindert werden könnten, wenn die Bevölkerung sich an diese Empfehlung halten würde.
- **Obst und Gemüse:** Etwa 1,7 Millionen (2,8 %) der weltweiten Todesfälle sind auf einen geringen Obst- und Gemüsekonsum zurückzuführen. Der regelmäßige Verzehr von Obst und Gemüse senkt nachweislich das Risiko für Herzerkrankungen, Magenkrebs und Darmkrebs. Die Experten geben an, dass 400 g (5 Portionen) Obst und Gemüse täglich nicht nur das Risiko von NCDs reduziert, sondern auch eine bedarfsgerechte Zufuhr von Vitaminen, Mineralien und Ballaststoffen sichert.

Zusätzlich bieten nationale Ernährungsempfehlungen, wie die 10 Regeln der Deutschen Gesellschaft für Ernährung (www.dge.de), eine Orientierungshilfe für eine gesunde Ernährung an. Damit die genannten Empfehlungen in die breite Bevölkerung integriert werden können, sollten Richtlinien und Maßnahmen umgesetzt werden, die u. a. zu Interventionen hinsichtlich Verhaltensänderung, Steuerpolitik, Regulierung des Marketings, Kennzeichnungssysteme und Neuformulierung hergestellter Produkte führen. Darüber hinaus ist die Bedeutung von gut kommunizierten Aufklärungsmaßnahmen notwendig, um die unterschiedlichen Gesundheitskompetenzen der Bevölkerung zu berücksichtigen. Dies sollte möglicherweise alltägliche Nudging-Maßnahmen, konkrete Übungen, Empfehlungen, oder erreichbare Ziele beinhalten, die eine Umsetzung der oben aufgeführten gesunden Ernährungsmuster im Alltag ermöglichen.

Die Förderung von psychischer Gesundheit bildet ebenfalls ein Teil von effektiven Präventionskonzepten. Zunehmende wissenschaftliche Evidenz legt die hohe Public-Health-Relevanz von psychischen Störungen dar, sowie die Tatsache, dass körperliche und psychische Gesundheit eng zusammenhängen (Kap. 57).

21.3.3 Wirtschaftliche und politische Rahmenbedingungen zur Förderung einer gesunden Ernährung

Eine gesunde Ernährungsweise, wie oben beschrieben, ist in allen Lebensphasen wichtig. Geografische, ökologische, soziale, psychologische und wirtschaftliche Faktoren interagieren in komplexer Weise und prägen individuelle Ernährungsmuster. Innerhalb weniger Generationen haben veränderte Gesellschafts- und Lebensbedingungen zu einem grundlegenden Wandel des Ernährungsverhaltens und der Esskultur in Deutschland geführt. Der Globale Aktionsplan der WHO formulierte die notwendigen Rahmenbedingungen für gesamtstaatliche und gesellschaftliche Konzepte zur Förderung von Gesundheit und der Prävention von NCDs, welche immer weiter entwickelt werden und nachfolgend zusammengefasst sind:
- Schaffung von finanziellen Anreizen zum profitablen Anbau und Vertrieb von frischem Obst und Gemüse
- Elimination von finanziellen Anreizen für die Herstellung von verarbeiteten Lebensmitteln, insbesondere mit hohem Gehalt an gesättigten Fettsäuren, Salz und einfachem Zucker
- Elimination von gesättigten Fettsäuren („Trans-Fetten") aus verarbeiteten Lebensmitteln sowie die Reduktion von Zucker- und Salzzusätzen
- Verbesserung des Zugangs und der Erschwinglichkeit von gesunden Lebensmitteln für die gesamte Bevölkerung hinsichtlich Verfügbarkeit und Vermarktung
- politische Initiativen bzw. Regulierungen der Vermarktung und Etikettierung von Nahrungsmitteln zur Förderung einer gesunden Ernährung

- Aufklärung aller Bevölkerungsschichten bezüglich gesunder Ernährung, insbesondere für Säuglinge sowie Kinder und Jugendliche in den Schulen
- gesundheitsfördernde Maßnahmen in Kindergärten, Schulen, Gemeinden und am Arbeitsplatz

Hinweis für die Praxis

Aufgrund der umfassenden Empfehlungen zur Prävention sollen nicht nur das Ess- und Bewegungsverhalten, sondern auch ökonomische, politische und gesellschaftliche Umstände durch Zusammenarbeit der verschiedenen Akteure in die Entwicklung erfolgversprechender Interventionen eingebracht werden. Mit der Verabschiedung des „Gesetz[es] zur Stärkung der Gesundheitsförderung und der Prävention“ (PrävG) am 18. Juni 2015 durch den Bundestag wurden die ersten Grundlagen geschaffen [715].

Die positiven Effekte von präventiver Ernährungsmaßnahmen sind in Kombination mit Bewegungsmaßnahmen deutlich ausgeprägter. Sie haben somit eine bedeutsame Rolle bei der Prävention von NCDs. Deswegen sollte die konsequente Umsetzung dieser Prinzipien zur lebenslangen Prävention von NCDs als eine unersetzliche gesundheitliche und gesellschaftliche Investition angesehen werden.

Literatur

[709] Ainsworth BE, Haskell WL, Herrmann SD et al. Compendium of physical activities: a second update of codes and MET values. Med Sci Sports Exerc 2011; 43: 1575–1581

[710] Artero EG, Jackson AS, Sui X et al. Longitudinal algorithms to estimate cardiorespiratory fitness: associations with nonfatal cardiovascular disease and disease-specific mortality. J Am Coll Cardiol 2014; 63: 2289–2296

[711] Bouchard C, Blair SN, Church TS et al. Adverse metabolic response to regular exercise: is it a rare or common occurrence? PLoS One 2012; 7: e37887

[712] Braun H, Geyer H, Koehler K. Meat products as potential doping traps. Int J Sport Nutr Exerc Meta 2008; 18: 539–542

[713] Braun H, Carlsohn A, Großhauser M et al. Energy needs in sports. Position of the working group sports nutrition of the German Nutrition Society (DGE). Ernährungs Umschau 2019; 66 (8): 146–153

[714] Budreviciute A, Damiati S, Sabir DK et al. Management and Prevention Strategies for Non-communicable Diseases (NCDs) and Their Risk Factors. Front Public Health 2020; 8: 574111

[715] Bundesgesetzblatt Jahrgang 2015 Teil I Nr. 31, ausgegeben zu Bonn am 24. Juli 2015. Gesetz zur Stärkung der Gesundheitsförderung und der Prävention (Präventionsgesetz – PrävG) vom 17. Juli 2015. Im Internet: www.bundesgesetzblatt.de; Stand: 24.07.2015

[716] Bundeszentrale für gesundheitliche Aufklärung (BZgA) (Hrsg). Leitbegriffe der Gesundheitsförderung und Prävention. Glossar zu Konzepten, Strategien und Methoden. Updated 2023. Im Internet: https://doi.org/10.17623/BZGA:Q4-LBPGF-23; Stand: 21.11.2023

[717] Carlsohn A, Braun H, Großhauser M et al. Minerals and vitamins in sports nutrition. Position of the working group sports nutrition of the German Nutrition Society (DGE). Ernährungs Umschau 2019; 66 (12): 250–257

[718] Cauchi D, Glonti K, Petticrew M, Knai C. Environmental components of childhood obesity prevention interventions: an overview of systematic reviews. Obesity Reviews 2016; 17: 1116–1130

[719] Cermak NM, Res PT, de Groot LC et al. Protein supplementation augments the adaptive response of skeletal muscle to resistance-type exercise training: a meta-analysis. Am J Clin Nutr 2012; 96: 1454–1464

[720] Dietz P, Ulrich R, Niess AM et al. Prediction profiles for nutritional supplement use among young German elite athletes. Int J Sport Nutr Exerc Metab 2014; 24: 623–631

[721] Esmarck B, Andersen JL, Olsen S et al. Timing of postexercise protein intake is important for muscle hypertrophy with resistance training in elderly humans. J Physiol 2001; 535: 301–311

[722] European Commission-Health & Consumer Protection Directorate Report of the Scientific Committee on Food on composition and specification of food intended to meet the expenditure on intense muscular effort, especially for sportsmen. 2001. Im Internet: http://ec.europa.eu/food/fs/sc/scf/out64_en.pdf; Stand: 31.07.2009

[723] Forouzanfar MH, Alexander L, Anderson HR et al. Global, regional, and national comparative risk assessment of 79 behavioural, environmental and occupational, and metabolic risks or clusters of risks in 188 countries, 1990–2013: a systematic analysis for the Global Burden of Disease Study 2013. Lancet 2015; 386: 2287–2323

[724] Friedenreich CM, Cust AE. Physical activity and breast cancer risk: impact of timing, type and dose of activity and population subgroup effects. Br J Sports Med 2008; 42: 636–647

[725] Gassner L, Reinsperger I. Nationale Strategien und Programme zu Prävention und Management nicht-übertragbarer Krankheiten in ausgewählten Ländern. HTA-Projektbericht 2021; 139

[726] Geyer H, Parr MK, Koehler K et al. Nutritional supplements cross-contaminated and faked with doping substances. J Mass Spectrom 2008; 43: 892–902

[727] Gibala MJ, McGee SL. Metabolic adaptations to short-term high-intensity interval training: a little pain for a lot of gain? Exerc Sport Sci Rev 2008; 36: 58–63

[728] Hu FB, Manson JE, Stampfer MJ et al. Diet, lifestyle, and the risk of type 2 diabetes mellitus in women. N Engl J Med 2001; 345: 790–797

[729] Jentjens RL, Jeukendrup AE. High rates of endogenous carbohydrate oxidation from a mixture of glucose and fructose ingested during prolonged cycling exercise. Br J Nutr 2005; 93: 485–492

[730] Knowler WC, Fowler SE, Hamman RF et al. Diabetes Prevention Program Research Group, 10-year follow-up of diabetes incidence and weight loss in the Diabetes Prevention Program Outcomes Study. Lancet 2009; 374: 1677–1686

[731] Knuiman P, Hopman MTE, Mensink M. Glycogen availability and skeletal muscle adaptations with endurance and resistance exercise. Nutr Metab (Lond) 2015; 12: 59
[732] König D, Carlsohn A, Braun H et al. Proteins in sports nutrition. Position of the working group sports nutrition of the German Nutrition Society (DGE). Ernährungs Umschau 2020; 67 (7): 132–139
[733] König D, Braun H, Carlsohn A et al. Carbohydrates in sports nutrition. Position of the working group sports nutrition of the German Nutrition Society (DGE). Ernährungs Umschau 2019; 66 (11): 228–235
[734] Königstein K, Niess AM, Carlsohn A, Treff G. Hydration management in sports. Dtsch Z Sportmed 2022; 73: 137–141
[735] Krug S, Jordan S, Mensink GBM et al. Körperliche Aktivität – Ergebnisse der Studie zur Gesundheit Erwachsener in Deutschland (DEGS1). Bundesgesundheitsbl 2013; 56: 765–771
[736] Kumanyika S. INFORMAS (International Network for Food and Obesity/non-communicable diseases Research, Monitoring and Action Support): summary and future directions. Obes Rev 2013; 14 (Suppl 1): 157–164
[737] Lee DC, Sui X, Artero EG et al. Long-term effects of changes in cardiorespiratory fitness and body mass index on all-cause and cardiovascular disease mortality in men: the Aerobics Center Longitudinal Study. Circulation 2011; 124: 2483–2490
[738] Lee DC, Sui X, Church TS et al. Changes in fitness and fatness on the development of cardiovascular disease risk factors hypertension, metabolic syndrome, and hypercholesterolemia. J Am Coll Cardiol 2012; 59: 665–672
[739] Lukaski HC. Vitamin and mineral status: effects on physical performance. Nutrition 2004; 20: 632–644
[740] Millard-Stafford M, Childers WL, Conger SA et al. Recovery nutrition: timing and composition after endurance exercise. Curr Sports Med Rep 2008; 7: 193–201
[741] Miller E, Pastor-Barriuso R, Dalal D et al. Meta-analysis: high-dosage vitamin E supplementation may increase all-cause mortality. Ann Intern Med 2005; 142: 37–46
[742] Millward DJ. Protein and amino acid requirements of athletes. J Sports Sci 2004; 22: 143–145
[743] Montain SJ. Strategies to prevent hyponatremia during prolonged exercise. Curr Sports Med Rep 2008; 7: S 28–S 35
[744] Mountjoy M, Ackerman KE, Bailey DM et al. 2023 International Olympic Committee's (IOC) consensus statement on Relative Energy Deficiency in Sport (RED-S). Br J Sports Med 2023; 57 (17): 1073–1097
[745] Mozaffarian D, Fahimi S, Singh GM et al. Global sodium consumption and death from cardiovascular causes. N Engl J Med 2014; 371: 624–634
[746] Murray R, Bartoli W, Stofan J et al. A comparison of the gastric emptying characteristics of selected sports drinks. Int J Sports Nutr 1999; 9: 263–274
[747] Myers J, Prakash M, Froelicher V et al. Exercise capacity and mortality among men referred for exercise testing. N Engl J Med 2002; 346: 793–801
[748] Niess AM, Striegel H, Hipp A et al. Zusätzliche Antioxidanziengabe im Sport – sinnvoll oder unsinnig? Dtsch Z Sportmed 2008; 59: 55–61
[749] Nishida C, Uauy R. WHO scientific update on health consequences of trans fatty acids: introduction. Eur J Clin Nutr 2009; 63 (Suppl. 2): S 1–S 4
[750] Oyebode O, Gordon-Dseagu V, Walker A et al. Fruit and vegetable consumption and all-cause, cancer and CVD mortality: analysis of Health Survey for England data. J Epidemiol Community Health 2014; 68: 856–862
[751] Petroczi A, Naughton DP. The age-gender-status profile of high performing athletes in the UK taking nutritional supplements: Lessons for the future. J Int Soc Sports Nutr 2008, 5: 2
[752] Phillips SM, Hartman JW, Wilkinson SB. Dietary protein to support anabolism with resistance exercise in young men. J Am Coll Nutr 2005; 24: S 134–S 139
[753] Pollock ML, Franklin BA, Balady GJ et al. AHA Science Advisory. Resistance exercise in individuals with and without cardiovascular disease: benefits, rationale, safety, and prescription: an advisory from the Committee on Exercise, Rehabilitation, and Prevention, Council on Clinical Cardiology, American Heart Association. Position paper endorsed by the American College of Sports Medicine. Circulation 2000; 101: 828–833
[754] Sattelmair J, Pertman J, Ding EL et al. Dose response between physical activity and risk of coronary heart disease: a meta-analysis. Circulation 2011; 124: 789–795
[755] Sawada SS, Lee IM, Naito H et al. Long-term trends in cardiorespiratory fitness and the incidence of type 2 diabetes. Diabetes Care 2010; 33: 1353–1357
[756] Stefan N, Niess A. Körperliche Aktivität, Sport und Training. In: Häring HU, Gallwitz B, Müller-Wieland D, Usadel K-H, Mehnert H, Hrsg. Diabetologie in Klinik und Praxis. Stuttgart: Thieme; 2011: 317–325
[757] Sui X, Hooker SP, Lee IM et al. A prospective study of cardiorespiratory fitness and risk of type 2 diabetes in women. Diabetes Care 2008; 31: 550–555
[758] Te Morenga L, Mallard S, Mann J. Dietary sugars and body weight: systematic review and meta-analyses of randomised controlled trials and cohort studies. Br Med J 2013; 346: e7492
[759] Tipton KD, Elliott TA, Cree MG et al. Ingestion of casein and whey proteins results in muscle anabolism after resistance exercise. Med Sci Sports Exerc 2004; 36: 2073–2081
[760] Wen CP, Wai JP, Tsai MK et al. Minimum amount of physical activity for reduced mortality and extended life expectancy: a prospective cohort study. Lancet 2011; 378: 1244–1253
[761] Wolin KY, Yan Y, Colditz GA et al. Physical activity and colon cancer prevention: a meta-analysis. Br J Cancer 2009; 100: 611–616
[762] World Health Organization. Vienna declaration on nutrition and non-communicable diseases in the context of health 2020. Copenhagen: WHO Regional Office for Europe; 2013
[763] Word Health Organisation.Aktionsplan zur Prävention und Bekämpfung nichtübertragbarer Krankheiten 2016–2025 der WHO Stand: 29.11.2023
[764] World Health Organization. Non-communicable diseases (NCD) country profiles. Geneva: World Health Organization; 2014
[765] World Health Organization. e-Library of Evidence for Nutrition Actions (eLENA). Im Internet: www.who.int; Stand: 21.02.2016
[766] World Health Organization. Global Recommendations on physical Activity for Health. Genf; 2010
[767] Ziegenhagen R, Braun H, Carlsohn A et al. Safety aspects of dietary supplements in sports. Position of the working group sports nutrition of the German Nutrition Society (DGE). Ernahrungs Umschau 2020; 67(2): 42–50

22 Ernährung als Weltanschauung

K. Funkschmidt

Das Wichtigste in Kürze

Nahrung ist ein zentrales Moment menschlicher Vergemeinschaftung. Sie ist daher zeitübergreifend und weltumspannend in hohem Maße religiös und kulturell reglementiert. Die westliche Individualisierung und Liberalität täuschen leicht darüber hinweg, dass traditionell nicht der Einzelne, sondern seine Gemeinschaft entscheidet, was, wann, wie und mit wem gegessen werden kann, ohne den sozialen und religiösen Zusammenhalt zu gefährden. Das zunehmende Verschwinden religiöser Speisegebote in unseren Breiten wird seit einigen Jahren durch neue, selbstgewählte Ernährungs-„Schulen" ersetzt. Ernährungsregeln sind nicht mehr Teil eines religiösen Systems, sondern ersetzen es. Sie werden weltanschaulich aufgeladen, indem sie Heilung für den eigenen Körper und Heil für die Welt (Gerechtigkeit, Klima, Ökologie, Frieden, Ende des Hungers) versprechen. Die Anfänge solcher Bewegungen reichen bis in die Lebensreformbewegung des 19. Jahrhundert zurück, die sich um die Schaffung eines neuen Menschen und einer neuen Gesellschaft bemühte. Die entsprechenden sozialen Bewegungen mit ihren säkularen Heilsversprechen nehmen teilweise religionsähnliche Formen an. Ähnlich wie intensiv gelebte klassische Religiosität sind sie identitätsstiftend und daher bisweilen wenig offen für Infragestellungen.

Schlüsselwörter

Speisegebote, Religion, Weltanschauung, Fastenzeiten, Veganismus/Vegetarismus

22.1 Einleitung

Die Menschen der westlichen Welt leben heute länger und sind gesünder denn je. Das liegt u. a. an der verfügbaren Nahrungsqualität und -quantität. Aber gerade in diesen Gesellschaften breiten sich eine neue Einstellung zum Essen und eine Problematisierung der Ernährung aus, die sich in zahlreichen zu beachtenden Normen bis hin zu veritablen Ernährungsschulen niederschlägt. Dabei dominieren 2 Themen, Gesundheit (Selbstverhältnis) und Ethik (Weltverhältnis). In den Hintergrund treten beispielsweise Genuss und Gemeinschaft (Essen als Kulturtechnik).

Vegetarismus, Rohkost, Makrobiotik, Paleo-Food, aber auch Fair Trade, Bio- und Regio-Food konkurrieren um Anhänger. Was ist gesund, was ist gut? Und wenn Ziele miteinander in Konflikt geraten? Was geht vor: Umwelt, Tierschutz, globale Gerechtigkeit oder meine Gesundheit? Richtiges Essen bedeutet richtiges Leben und nimmt bisweilen weltanschauliche Züge an.

22.2 Essen, Kultur und Religion

Neben der Sexualität ist das Essen der wichtigste in allen Kulturen und Religionen regulierte Lebensbereich. Juden essen „koscher", Muslime „halal" und Mormonen verzichten auf Tee, Kaffee und Alkohol. Die im 20. Jahrhundert in den USA entstandene Neureligion der „Black Hebrew Israelites" lebt vegan, Adventisten vegetarisch. Hinzu kommen Fastenzeiten: Verzicht eröffnet spirituelle Erfahrungsräume. Übereinstimmung in Essensfragen gehört zur Basis, die eine Kulturgemeinschaft konstituiert. Menschen vermitteln durch ihr Essen eine Identitätsbotschaft an sich und die Außenwelt. Ebenso nehmen sie Ernährungsgewohnheiten anderer als kulturtypisch wahr.

Selbst in der modernen, säkularen Gesellschaft sind Essgewohnheiten und -verbote nicht allein auf persönliche Vorlieben zurückzuführen. Wer isst mit wem? Wer sitzt wo (Ehrenplatz und „Katzentisch")? Wer entscheidet, was gegessen wird? (Politisch potenziell brisant – in Britannien sind Konflikte um Halal-Fleisch in der Schulmensa an der Tagesordnung.)

Für religiöse Menschen sind Speisegebote nicht funktional begründungsbedürftig. (Volkstümliche Herleitungen – Schweinefleisch-Verbot als frühe Form von Gesundheitsvorsorge – sind neuzeitliche Rationalisierungen.) Religionspsychologisch betrachtet jedoch liegt ihr Sinn in ihrer identitätsstiftenden Funktion. Dabei steht die Gruppe, nicht das Individuum im Vordergrund:

- Ich bin in gemischter Gesellschaft zur **Sichtbarkeit** gezwungen, mich zu meinem Glauben zu bekennen. Das stärkt die Gruppenbindung.
- Durch diese Unterschiedenheit geschieht **Selbstvergewisserung**. Wo gehöre ich hin? Ein Beispiel aus dem Alten Testament: Warum sollen die Israeliten Passah mit ungesäuertem Brot feiern? Damit ihre Kinder nach dem Grund fragen und anschließend die Geschichte vom Auszug aus Ägypten erzählt bekommen (Exodus 12,26f). Auf diese Weise identifizieren sie sich mit der Gründungsgeschichte ihres Volkes.
- Essensgebote führen zu **Abgrenzungen**. In manchen Spielarten des Hinduismus, Islams und Judentums kann man mit anderen Menschen kaum noch essen. Das ist intendiert. Religionen müssen wie alle sozialen Gruppen bestimmen, wer dazugehört und wer nicht. Besonders für endogame Kleingruppen dient das dem Selbsterhalt. Essen verbindet manche Menschen und trennt andere.

22.3 Ernährung als Weltanschauung

In der Moderne ist ein neues Phänomen zu beobachten. Neben Sättigung, Geschmack, Körpergewicht und Geselligkeit wird Nahrung heute verstärkt mit säkularen Heilsversprechen verbunden. Vom „Fleischverzicht zur Klimarettung" (Demo-Slogan) bis zu „Quinoa ist ein Wunderkorn gegen den Hunger" (FAO 2013) wird Ernährung in religiöse Sprache gekleidet. Statt *Teil* eines religiösen Sinnsystems zu sein, wird Ernährung selbst sinnstiftend. Kaum eine Lehre ist dabei so ausgefeilt wie der Veganismus bzw. Vegetarismus (da nah verwandt, wurden sie lange nicht unterschieden). Jede größere Bahnhofsbuchhandlung bietet dazu heute ein Dutzend Periodika an („VeganWorld", „Kochen ohne Knochen").

Die Anfänge des modernen Veganismus führen zum englischen Arzt William Lambe, der ab 1806 aus Gesundheitsgründen tierproduktfreies Essen propagierte. Bald stellten andere den ethischen Aspekt in den Vordergrund (Tiernutzung). Schon damals ging es nicht nur um individuelle Vorlieben. Durch das Essen sollte ein anderer Mensch entstehen (später in der „Lebensreformbewegung" systematisiert). 1867 wurde der Vorläufer des Deutschen Vegetarierbunds gegründet (VEBU, seit 2017 ProVeg). Sein Ziel war die ökologische und gesundheitliche Verbesserung der Menschheit.

Gesundheit und Klimaschutz sind heute die häufigsten pro-veganen Argumente. Umstritten ist in der Szene, ob Veganismus eine „natürliche" Ernährung sei, wie sie etwa Bio-Konsumenten anstreben. Dagegen sprechen aus Chemikalien hergestellte Fleischersatzprodukte und der unvermeidliche Kunstdünger (Gülle setzt Tiernutzung voraus). Hinzu kommen unverzichtbare Nahrungsergänzungsmittel. Das Kapitel „Nährstoff-Checkliste" in Koeders enzyklopädischem Standardwerk „Veganismus" [768] umfasst 52 Seiten, gefolgt von weiteren 40 über die Gefahren veganer Mangelernährung vor allem für Kinder. „Natürlichkeit" hält er nicht für einen relevanten ethischen Wert.

22.4 Verbreitung und Richtungen des Veganismus

2007 fand die „II. Nationale Verzehrstudie" des Ernährungsministeriums in Deutschland nur 1 % Vegetarier und 0,1 % Veganer [769]. Im Jahr 2021 waren es 10 % bzw. 2 % [770]. Da es sich um Selbsteinschätzungen handelt, ist die Zuverlässigkeit dieser hohen Werte ungewiss. Beide Ernährungsformen gelten als sozial erwünscht, was oft zu überhöhten Angaben führt.

Veganer sind durchschnittlich jünger, weiblicher (ca. 70 %), gebildeter, einkommensstärker und städtischer als die Gesamtbevölkerung. Sie gehören mehrheitlich zur Konsumentengruppe der „LOHAS" (Lifestyle of Health and Sustainability). Ein Sonderfall ist der Jugendveganismus als Statusübergang.

Es gibt 2 Grundströmungen, die sich in Lebensstil und Zielen unterscheiden:

- Für die „Gesundheits-Veganer" steht das körperliche Wohl im Vordergrund. Dieses Segment überlappt sich mit dem Trägermilieu der Esoterik. (Heute beschäftigen sich praktisch alle esoterischen Zeitschriften und Gruppen mit dem Veganismus.)
- „Ethik-Veganer" gehen weiter und betrachten die Motivation der Gesundheits-Veganer als zu Ich-bezogen. Sie lehnen nicht nur tierische Nah-

rung, sondern jede Tiernutzung ab (Wolle, Seide, Zoo und Zirkus) und erwarten davon eine Gesundung nicht nur für sich, sondern für die Welt.

22.5 Weltanschauung? Religion?

Teile der veganen Bewegung kann man als religionsartig beschreiben [771], [772]. Gemeint ist damit eine Reihe von Merkmalen, die für Religionen und Weltanschauungsgemeinschaften typisch sind.

22.5.1 Individuelle Heils- und Heilungsversprechen

Viele Veganer berichten von Verbesserungen ihres körperlichen und geistigen Wohlbefindens bis hin zur Heilung schwerer Krankheiten. Darum ist in veganen Rezeptsammlungen gerne von „Lebenselixier" und „Verjüngungskuren" die Rede – nicht immer metaphorisch: „Seit Kurzem wissen wir, dass vegane Ernährung […] den Alterungsprozess deutlich verlangsamt. […] Im Moment laufen wissenschaftliche Tests, ob sich die Altersuhr sogar auf diese Weise zurückdrehen lässt, was, wissenschaftlich belegt, möglich und nachweisbar ist." [775]

Der Glaube, Veganismus sei gesund, ist weit verbreitet. Die Belege sind anekdotisch oder beruhen auf dem methodisch fehlerhaften Vergleich zwischen einer unvernünftig-exzessiven Ernährungsweise und einem reflektiert-sorgfältigen Veganismus. Oft wird ähnlich wie in der Esoterik auf „wissenschaftliche Studien" verwiesen, ohne sie zu zitieren oder anzugeben. In Wirklichkeit fehlen Studien, die einen Gesundheitsnutzen des Veganismus belegen. Besonnene Veganer erkennen das an. Einen Überblick zur Forschungslage gibt Koeder [768]: 258–266. Obwohl selbst Veganer, kommt er zu dem Schluss: „Ob es … ein gesundheitliches Argument für Veganismus gibt, ist fraglich" ([768]: 402).

22.5.2 Universale Heilsversprechen

Veganismus „macht Sie gesund, glücklich und zufrieden. Diese Idee rettet die Welt, sie beseitigt den Hunger und schafft Frieden," verspricht Jan Bredack, Gründer einer veganen Supermarktkette [773]. Veganismus soll Klimarettung, Frieden, Umweltschutz und letztlich ein Zeitalter weltweiter Harmonie bewirken. Die Argumentation beruht darauf, dass Fleischproduktion umweltschädlich sei (Klimagase, Flächenverbrauch). Typisch und weit verbreitet ist die Behauptung, durch vegane Ernährung könne man „die Welt retten" [776].

Den Heilserwartungen korrespondiert eine dualistische Weltsicht. Christian Vagedes, Gründer der Veganen Gesellschaft Deutschland (VGD), erklärt alle Weltprobleme zu Auswirkungen des Tierkonsums: „eine nichtvegane welt gefährdet eindeutig unseren gesamten planeten. […] der raubbau im regenwald, der welthunger und […] die todeszonen rund um die weltmeere sind ein produkt des nichtveganen konsums." [777].

III

22.5.3 Bekehrungserfahrung

Die Entscheidung für Veganismus wird oft als Umkehr vom falschen zum richtigen Leben geschildert. Die Beschreibung folgt klassischen Mustern der christlichen Bekehrungsliteratur, in denen das frühere Leben möglichst düster sein muss, damit die Wende klar absticht. Laut der Autobiografie Jan Bredacks [774] war er als Mercedes-Manager feige, ungesund, zynisch und abgestumpft, konsum- und karriereversessen, ein Egoist, der hemmungslos Planet und Mitmensch ausbeutete. Die Begegnung mit einer Vegetarierin macht aus dem erfolgsverwöhnten Hedonisten einen umweltbewussten veganen Unternehmer und Autor.

22.5.4 Abgrenzung und Elitebewusstsein

„Mir tut es nicht gut, mit Fleischessern am selben Tisch zu speisen." [778] Wie religiöse Essensgebote wird Veganismus abgrenzend. Während sich einige Veganer in bestimmten Situationen (etwa als Gast) Ausnahmen genehmigen, verstärken andere dies bis zur Endogamie. Nach dem Schlagwort „Ich küsse keinen Fleischesser" gibt es zahlreiche vegane Dating-Seiten. Wer will, kann sein ganzes Leben von der Flusskreuzfahrt bis hin zur WG-Vermittlung vegan gestalten. Bei der Bundestagswahl 2021 erhielt die vegane V-Partei[3] 32 000 Stimmen (2 Tierschutzparteien kamen auf weitere 700 000). Man *isst* nicht vegan, man *ist* vegan und versteht sich dabei als Elite im Gegenüber zu „Tiermördern" und „Aasessern".

22.5.5 Universaler Geltungsanspruch

Essen ist nicht nur eine ethische Fragestellung unter anderen, es wird *die* dominierende Frage schlechthin. „Es ist nicht deine persönliche Entscheidung. Es ist der einzige Weg, dein Leben ethisch zu führen." [779] Der „Weltzukunftsplan" der VGD auf der ersten Veganfachmesse (Hamburg 2013) erträumte eine zu 100 % vegane Welt. Vergleiche moderner Tierhaltung mit dem Holocaust sind weit verbreitet („Eternal Treblinka"). Man sieht sich in der Nachfolge der NS-Widerstands. Im Esoterikmagazin „Spuren" klagt ein Autor über vegane Intoleranz, als er sich zum gelegentlichen Bio-Fleischessen bekennt: „Ich sah in ungläubige Gesichter, hasserfüllte Augen [...] Ich fühlte mich bloßgestellt [sic!], gebrandmarkt und spürte, dass ich mich erstens in einer rein veganen Gesellschaft befand und zweitens nie mehr [...] eingeladen werden würde." [777] – Worauf eine Leserin kommentiert: „Ich weiß, dass Fleischesser es manchmal nicht so gerne hören, wenn man sie als ignorante Befürworter und Auftraggeber eines sinnlosen Dauerholocausts an Tieren bezeichnet. Aber für den Außenstehenden stellt es sich nun mal so dar."

22.5.6 Mission

„Veganer würden oft am liebsten der ganzen Welt die frohe Botschaft des Veganismus verkünden" ([768]: 368). Wer eine glückbringende Wahrheit hat, will sie auch weiterverbreiten, schon aus Verantwortungsgefühl. Man wirbt Anhänger durch Straßenmission („Info-Stände") und demonstriert bei der Berliner „Veggie-Parade" unter dem Motto „Eat Peace". „Wer aus Empathie Veganer ist, hat auch immer einen gewissen Drang zu missionieren," bekennt der Bodybuilder Patrik Baboumian [781], der sich mit veganen Everest-Besteigern und Spitzensportlern gegen das Bild des Veganers als humorlos-verkniffenem Blässling stemmt.

22.5.7 Identitätsstiftendes Minderheits- und Elitebewusstsein

Die Ansicht, dass Veganer die Vorreiter einer ernährungsphilosophischen Aufklärung darstellen, stößt auf Widerspruch, selbst wenn sie gar nicht offensiv auftritt. Schon ihr bloßes Anders-Sein ist für manche Menschen eine Provokation, was die vegane Lebensweise anstrengend machen kann. „Soziales Umfeld: ein *Survival Guide*" heißt ein Kapitel in Koeders Veganismus-Kompendium [768]. Der Außendruck erzeugt bisweilen Belagerungsmentalität und Reizbarkeit. Ein sachlicher ärztlicher Hinweis auf gesundheitliche Risiken wird häufig als Angriff wahrgenommen. Zwar mahnen andere Veganer zur Ruhe: „Die Bergwacht hetzt doch auch nicht gegen Schifahrer, wenn sie eine Lawinenwarnung herausgeben." (siehe Hunderte Leserkommentare zu [783]). Solche Überreaktionen auf sachliche Kritik sind ansonsten eher aus dem Bereich von Sekten mit Hell-dunkel-Weltbild bekannt.

22.5.8 Ausgefeilte Dogmatik und Ethik

Die überlappenden Anliegen und verschiedenen Ziele und Gruppen produzieren eine reichhaltige theoretische Literatur. Im täglichen Leben wirft eine vegane Lebensweise ethische Detailfragen auf, die sich nicht von selbst aus den ersten Prinzipien ergeben. So entsteht eine Kasuistik, die klären soll, ob eigener Muttermilch-Joghurt Veganerinnen erlaubt sei und ob man Katzen drinnen halten oder draußen mausen lassen dürfe. Wie bei vielen Weltanschauungsfragen sind Kompromisse undenkbar. Manchmal übertrumpft veganer Purismus alles andere, z. B., wenn Umweltschutz gegen Veganismus steht: Nichtveganer Etikettenklebstoff lässt sich von Glas nicht lösen und macht ein Pfandsystem unmöglich. Bei dieser Alternative optieren Veganer mehrheitlich gegen den Umweltschutz [784].

22.5.9 Lehrstreitigkeiten

Anhand der Motivation (Gesundheit oder Ethik) und der Radikalität (vegetarisch oder vegan) können 4 Gruppen unterschieden werden: Gesundheits-Vegetarier, Gesundheits-Veganer, Ethik-Vegetarier und Ethik-Veganer. Ihre gegenseitige Wahrnehmung untersuchte der Psychologe Hank Rothgerber. Es stellte sich wie vermutet heraus, dass Ethik-Vegetarier eine positive Meinung von Ethik-Veganern haben, da diese ihre Überzeugungen entschlossener umsetzen. Etwas überraschend aber dachten Ethik-Veganer positiver über Ethik-Vegetarier als über Gesundheits-Veganer. Dies scheint darauf zurückzuführen zu sein, dass sich Gesundheits-Veganer zwar „korrekt" ernähren, jedoch aus den falschen Gründen. Typisch für Weltanschauungsgemeinschaften: Die falsche Gesinnung wiegt schwerer als das unvollkommene Verhalten. Der vegane Aktivist Achim Stößer nennt seinen Blog sogar „Vegetarier sind Mörder" und befasst sich gar nicht erst mit Fleischessern [784].

22.6 Fazit

Möglicherweise hat der strikte weltanschauliche Veganismus als soziale Bewegung sein Wachstumspotenzial ausgeschöpft. Rein vegane Supermärkte werden seltener, die V^3-Partei bekam 2021 halb so viele Stimmen wie 2017. Der Absatz veganer Produkte steigt nur noch langsam und dies vor allem, weil sie vermehrt von gesundheitsbewussten Nichtveganern gekauft werden. Aber die Vorstellung, man könne durch die Ernährung die Gesundheit optimieren und den Zustand der Welt verbessern, hat sich verallgemeinert und wird weithin als selbstverständlich angenommen. Einst transzendenzbasierte Vorstellungen vom idealen Leben haben sich ins Diesseits verlagert. Der eigene Körper ist hierfür der Schauplatz.

Ernährungslehren können heilsam wirken. Etwa durch Komplexitätsreduktion beim Konsum (vom überwältigenden Warenangebot fällt das Meiste weg.) Sie vermitteln in Zeiten allgemeinen Misstrauens Handlungsmacht. Wer „Bio" oder regional einkauft, hat das Gefühl, der Lebensmittelindustrie und Agrarlobby ein Schnippchen zu schlagen, ein Stück Kontrolle über sich und die Welt zurückzugewinnen.

Doch ist das Ziel „Gesundheit über alles" auch der Versuch der Selbstoptimierung. Es kann zu Ich-Fixierung und Gnadenlosigkeit gegenüber sich selbst führen. Man möchte unter allen Umständen die Kontrolle behalten, denn jeder ist seines Glückes und seines Körpers Schmied, unabhängig von jeglicher „Fremdbestimmung". In dieser Weltsicht der Selbstvervollkommnung haben die Gebrochenheit des menschlichen Lebens, Erfahrungen der Kontigenz (Krankheit) und die menschliche Würde, die keiner Perfektion bedarf, sondern die uns qua Menschsein geschenkt ist, keinen Platz. Der Glaube, man könne das perfekte Selbst und die ideale Welt schaffen, ist gefährlich. Am Ende sagt man zum Kranken: „Selbst schuld, Fleischessen gibt schlechtes Karma." Außerdem übersehen radikale Ernährungslehren, die gemeinschaftliches Essen erschweren, eine heilsame soziale, nämlich die gemeinschaftsstiftende Funktion des Essens.

Engagierte Veganer haben oft ein ausgeprägtes Schuldbewusstsein („Klima-Sünden", „CO_2-Abdruck") und stoßen an Grenzen. Der Mensch kann nicht leben, ohne die Umwelt zu belasten. Ein feingestimmtes Gewissen muss angesichts der Größe der Aufgabe verzweifeln – Überreaktionen mit immer extremerem Befolgen selbstgesetzter Regeln sind vorprogrammiert. Traditionelle Religionen kennen neben der Schuld auch die Vergebung. Den säkularen Heilslehren, die das Profane sakralisieren, fehlt aber eine solche mäßigende Gnadeninstanz, die den Menschen aus dem existenziellen Dilemma erlöst und zum Leben in Ambivalenz befreit. Bei modernen Ernährungslehren kommt es ähnlich wie bei Religionen nicht auf die Abschaffung, sondern auf die Mäßigung an.

Literatur

[768] Koeder C. Veganismus. Für die Befreiung der Tiere. Ellwangen: CreateSpace; 2014: 472

[769] Bundesministerium für Ernährung und Landwirtschaft. Nationale Verzehrsstudie II: Wie sich Verbraucher in Deutschland ernähren. 2007. Im Internet: https://tinyurl.com/BMEL-verzehrstudie (Stand: 25.07.2024)

[770] Bundesministerium für Ernährung und Landwirtschaft. Ernährungsreport 2021. Ergebnisse einer repräsentativen Bevölkerungsbefragung. Berlin: forsa; 2021. Im Internet: https://tinyurl.com/Ernaehrungsreport2021 (Stand: 25.07.2024)

[771] Funkschmidt K. Erlösung durch Ernährung. Veganismus als Ersatzreligion. Materialdienst der EZW 2015; 78: 403–412 (Teil I), 445–455 (Teil II)

[772] Burger K. Foodamentalismus. Wie Essen unsere Religion wurde. München: riva; 2019

[773] Bredack J. Vegan für alle. Warum wir richtig leben sollten. München, Zürich: Piper; 2014: 9

[774] https://syndikalismus.wordpress.com/2013/10/12/kritik-veganer-argumente/ (Stand: 25.07.2024)

[775] Joest R. „Wir sind noch ganz am Anfang der Welle." Interview mit dem veganen Kochbuchverleger Ralf Joest. Börsenblatt vom 16.10.2013. Im Internet: https://tinyurl.com/mr2p88cu (Stand: 25.07.2024)

[776] Steffens D. Göring M. Eat it!: Die Menschheit ernähren und dabei die Welt retten, München: Penguin; 2023

[777] Kessler E, Meyer R. Tiere essen? Spuren. Magazin für Spiritualität und Ökologie 2014: 48–51, hier 50

[778] Habekuß F. Großwerden ohne Fleisch. Die Zeit vom 31.10.2013. Im Internet: https://tinyurl.com/zeit-kinder-vegan (Stand: 25.07.2024)

[779] Jaermann C. Vegan – eine neue Religion? Spuren. Magazin für Spiritualität und Ökologie 2013: 44f.

[780] Wallrodt L. Hier brüllt der stärkste Veganer der Welt. Die Welt vom 28.3.2015; https://tinyurl.com/baboumian (Stand: 25.07.2024)

[781] Klöcker J. Ist Veganismus wider die Natur? Die Zeit vom 28.10.2013. Im Internet: https://tinyurl.com/zeit-vegan-natur (Stand: 25.07.2024)

[782] Auskunft eines veganen Unternehmers gegenüber dem Verfasser auf der Veranstaltung „Next Generation Food", Kalkscheune Berlin, 29.09.2015

[783] Rothgerber H. Horizontal Hostility among Non-Meat Eaters. Plos One 08.05.2014; DOI: 10.1371/journal.pone.0096457

[784] wwww.vegetarier-sind-moerder.de (Stand: 25.07.2024)

23 Alternative Kostformen

C. Leitzmann

Das Wichtigste in Kürze

Einige alternative Kostformen haben ihre Wurzeln in alt-asiatischen Hochkulturen, entstanden in der Antike oder ab dem 19. Jahrhundert im Rahmen der Lebensreformbewegung. Weitere Kostformen kamen im Laufe des 20. Jahrhunderts hinzu. Gemeinsames Kennzeichen ist, dass sie von der in den Industrienationen üblichen Ernährung abweichen. Die meisten alternativen Kostformen sind ganzheitlich ausgerichtet und berücksichtigen häufig auch die persönliche Bewusstseinsentwicklung. Als Grundlagen finden sich neben gesundheitlichen Anliegen religiöse Philosophien und bestimmte Weltanschauungen, aber in unterschiedlichem Ausmaß auch naturwissenschaftliche Hintergründe. Das Interesse an alternativen Kostformen nimmt derzeit wieder deutlich zu. Die Gründe dafür sind unter anderem Skepsis gegenüber der industriellen Lebensmittelherstellung, der Anstieg chronischer Erkrankungen, Unzufriedenheit mit dem bürokratisierten Gesundheitssystem und der unzureichende Schutz der Umwelt. Die Hinwendung zu einer alternativen Kostform bedeutet oft (erstmals) eine bewusste Wahrnehmung der persönlichen Lebens- und Ernährungsweise.

Keywords

Alternative Kostformen, Vegetarismus, Ernährung im Ayurveda, Ernährung in der TCM, Rohkost, Makrobiotik, anthroposophische Ernährung, Paleo-Ernährung, Vollwert-Ernährung

23.1 Begriffsbestimmung

Alternative Ernährungsformen sind von der jeweils gesellschaftlich überwiegenden Ernährungsweise abweichende Kostzusammenstellungen und haben in der kulturellen Entwicklung der menschlichen Gesellschaft schon immer eine Rolle gespielt. Sie sind vielfach lebenslang praktizierbar, da sie in den meisten Fällen bei vielseitiger Lebensmittelauswahl eine ausreichende Nährstoffzufuhr für Erwachsene, aber nicht immer für Kinder ermöglichen. Alternative Kostformen unterscheiden sich von den vielen Diäten und Ernährungskonzepten, die teilweise nur kurzfristig praktiziert werden können und auch sollten, wie Reduktionsdiäten (inzwischen unzählige), Formula-Diäten (z. B. Herbalife), Ernährungskuren (z. B. Schroth-Kur), modischen Ernährungsformen (z. B. Blutgruppen-Diät) und den verschiedenen Varianten des Fastens.

Die heute verbreiteten alternativen Kostformen haben sich entweder in frühen asiatischen Kulturen und der Antike entwickelt oder stammen aus dem 19. und 20. Jahrhundert. Sie sind oft Teil einer Gesamtphilosophie oder eines Medizinsystems mit manchmal komplexen Ernährungsempfehlungen. Inzwischen gibt es auch alternative Kostformen, die auf spezifischen naturwissenschaftlichen Aspekten basieren (z. B. Paleo-Ernährung). Trotz unterschiedlicher Begründungen weisen viele alternative Kostformen grundsätzliche Gemeinsamkeiten auf, beispielsweise ihre pflanzliche Orientierung, wobei nicht alle alternativen Kostformen vegetarisch orientiert sind und der Anteil tierischer Lebensmittel sehr variabel sein kann. Typisch sind auch ein ganzheitlicher Ansatz sowie die Berücksichtigung einer umfassenden Lebensmittelqualität.

Zu den weiteren Gemeinsamkeiten zählen die Wahl von

- naturbelassenen Lebensmitteln mit geringem Verarbeitungsgrad,
- regionalen und saisonalen Lebensmitteln,
- Produkten aus ökologischer Erzeugung und
- schonenden Zubereitungsmethoden.

Abgelehnt bzw. weniger empfohlen werden

- eine starke Lebensmittelverarbeitung,
- Zusatzstoffe (wie Konservierungs-, Farb-, Süß- und Aromastoffen),
- Gentechnik, Bestrahlung und Mikrowellennutzung.

Wissenschaftliche Studien mit belastbaren Daten liegen bisher nur zur vegetarischen Ernährung,

Makrobiotik, Rohkost-Ernährung, Vollwert-Ernährung sowie zur Low-Carb- und Paleo-Ernährung vor. Im Folgenden werden die heute wichtigsten alternativen Kostformen in historischer Reihenfolge dargestellt.

23.2 Vegetarische Ernährung

► **Hintergrund** Der Vegetarismus ist die älteste und wichtigste alternative Kostform. Die Aussagen zum Vegetarismus bezüglich der Versorgung mit Nährstoffen und möglichen Defiziten treffen auch für die weiteren alternativen Kostformen zu, sofern sie eine pflanzenbasierte Lebensmittelauswahl aufweisen. Der Vegetarismus ist weit mehr als eine Ernährungsform; er stellt eine Lebensweise mit unterschiedlichen Motiven und Zielen dar, die sich auch in anderen alternativen Kostformen finden und individuell bestimmt sind, wie Gesundheit, Ethik, Ökologie, Ökonomie, Hygiene und Toxikologie, Politik und Gesellschaft sowie Kultur, Religion und Spiritualität.

Häufige Gründe für eine vegetarische Ernährung sind:

- ethisch/religiös:
  - Töten als Unrecht/Sünde
  - Fleischverzehr als religiöses Tabu
  - Lebensrecht für Tiere/Mitgefühl mit Tieren
  - Ablehnung der Massentierhaltung
  - Beitrag zur Gewaltfreiheit in der Welt
  - Beitrag zur Lösung des Welthungerproblems
- ästhetisch:
  - Ekel vor Fleisch/dem Anblick toter Tiere
  - vegetarische Speisen als kulinarischer Genuss
- spirituell:
  - Freisetzung geistiger Kräfte
  - Unterstützung von Meditation/Yoga
- sozial:
  - Erziehung
  - Gewohnheit
  - Einfluss durch soziales Umfeld
- gesundheitlich:
  - allgemeine Gesunderhaltung
  - Gewichtsreduktion
  - Krankheitsprävention
  - Genesung
  - Steigerung der körperlichen/geistigen Leistungsfähigkeit
- kosmetisch:
  - Gewichtsreduktion
  - Beseitigung von Hautunreinheiten
- hygienisch-toxikologisch:
  - geringere Schadstoffaufnahme
  - bessere Küchenhygiene
- ökonomisch:
  - günstiger
  - Ausgaben für andere Werte statt Ernährung
- ökologisch:
  - Beitrag zur Lösung des Welthungerproblems
  - Umweltbelastungen durch Massentierhaltung

► **Lebensmittelauswahl** Die unterschiedlichen Ausprägungen des Vegetarismus werden anhand der Lebensmittelauswahl deutlich. Allen Formen gemeinsam ist das Meiden von Lebensmitteln, die von toten Tieren stammen:

- lakto-vegetarisch (Milchprodukte werden verzehrt)
- ovo-vegetarisch (Eier werden verzehrt)
- lakto-ovo-vegetarisch (Milchprodukte und Eier werden verzehrt)
- vegan (keine vom Tier stammenden Produkte)

Als konsequente vegetarische Kost gelten die vegane Kost und die meisten Formen der Rohkost. Neben der Ernährung unterscheidet sich auch die Lebensweise vieler Vegetarier von der der Allgemeinbevölkerung, denn sie sind meist sportlich aktiver, bevorzugen naturheilkundliche Behandlungsmethoden, konsumieren oft weniger alkoholische Getränke, Kaffee und schwarzen Tee und rauchen deutlich seltener. Früher wurde der Vegetarismus meist hinsichtlich möglicher Nährstoffmängel diskutiert, heute steht sein präventives Potenzial im Mittelpunkt.

► **Nährstoffzufuhr** Das Verhältnis der Makronährstoffe der Vegetarier unterscheidet sich von dem der Mischköstler. So sind bei Vegetariern die Nahrungsenergie-, Protein- und Fettzufuhr durchschnittlich niedriger sowie der Kohlenhydrat- bzw. Ballaststoffanteil höher als bei Mischköstlern. Zu den kritischen Nährstoffen zählen Jod, Vitamin D, Zink, Selen und langkettige Omega-3-Fettsäuren, teilweise Eisen, sowie bei veganer Ernährung auch Vitamin B_{12}, B_2 und Kalzium.

Hinweis für die Praxis

Ernährungsberatung für Vegetarier

Es mag überraschen, dass auch und gerade für Vegetarier und besonders für Veganer eine Beratung sinnvoll sein kann. Besonders wenn sie vornehmlich aus ethischen oder ökologischen Gründen zum Vegetarismus übergehen, meiden manche von ihnen Fleisch oder alle Nahrungsmittel vom Tier, ohne die weitere Lebensmittelauswahl zu ändern. Das kann zu einer Fehlernährung führen, denn eine vollwertige vegetarische Kost sieht anders aus als eine übliche Mischkost ohne Fleisch. Sie besteht aus möglichst gering verarbeiteten Lebensmitteln wie Gemüse und Obst, Vollkorngetreide, Hülsenfrüchten, Nüssen und Samen sowie naturbelassenen pflanzlichen Ölen. Soja- und Lupinenprodukte als hochwertige Proteinquellen können, müssen aber nicht enthalten sein. In manchen Fällen sind angereicherte Produkte oder Supplemente notwendig (Vitamin B_{12} bei veganer Ernährung!).

Studien zeigen, dass der Gesundheitszustand von Vegetariern häufig besser ist als derjenige von Mischköstlern der Vergleichsgruppen bzw. der Allgemeinbevölkerung. Viele chronisch-degenerative Erkrankungen treten bei Vegetariern – teilweise deutlich – seltener auf. Dazu zählen Übergewicht, Diabetes mellitus Typ 2, Dyslipidämien, Hypertonie, Herz-Kreislauf-Erkrankungen, verschiedene Krebserkrankungen und Katarakt. Dieses verringerte Risiko bleibt auch nach Adjustierung zahlreicher Lebensstilfaktoren, wie BMI, körperliche Aktivität oder Alkoholkonsum, bestehen. Die Mortalität von vegetarisch lebenden Personen ist jedoch ähnlich der von Menschen mit vergleichsweise gesundheitsbewusstem Lebensstil.

▶ **Bewertung** Eine vollwertige und vielseitige lakto(ovo)vegetarische Kost ist mit gesundheitlichen Vorteilen verbunden und als Dauerkost geeignet. Bei veganer Kost können Nährstoffmängel auftreten, wenn nicht auf eine ausreichende Zufuhr kritischer Nährstoffe geachtet wird. Veganismus sollte nur bei entsprechender Sachkenntnis und geeigneter Lebensmittelauswahl durchgeführt werden. Um eine adäquate Nährstoffzufuhr und Entwicklung bei Risikogruppen wie Schwangeren, Stillenden sowie Kindern sicherzustellen, wird zu einer professionellen Ernährungsberatung geraten.

23.3 Ernährung nach Ayurveda-Prinzipien

▶ **Hintergrund** Ayurveda ist die traditionelle Gesundheits- und Heilkunde aus Indien, deren Ursprung sich mehrere tausend Jahre zurückverfolgen lässt. Die Ernährung als eine entscheidende Methode der Prävention und Therapie ist hier individuell auf den einzelnen Menschen abgestimmt, u. a. abhängig von Konstitutionstyp, Lebensalter, Tätigkeit, Krankheiten und Umgebung. Der Mensch wird von 3 Doshas, universellen Prinzipien, durchdrungen: Vata, Pitta und Kapha. Die individuelle Zusammensetzung der Doshas bestimmt den Konstitutionstyp. Ein Ungleichgewicht im Dosha-Verhältnis führt zu Störungen und Krankheiten. Die Nahrung soll bestimmte Eigenschaften (Gunas), eingeteilt in 10 Gegensatzpaare, besitzen und wird in 6 Geschmacksrichtungen (Rasas) eingeteilt.

▶ **Lebensmittelauswahl**

- **reichlich:** frische vegetarische Lebensmittel wie Vollkornreis und andere Vollkorngetreide, Gemüse, Hülsenfrüchte, Mandeln und andere Nüsse; Obst, Milch, Ghee (reines Butterfett) und Honig
- **wenig:** Blattsalate und andere Rohkost, Honig, Fleisch, Wurst, Fisch, Käse, Schokolade und Alkohol, übermäßig saure, scharfe oder salzige Speisen, schwere und fettige Kost, aufgewärmte sowie sehr kalte oder heiße Speisen und Getränke
- **meiden:** denaturierte Lebensmittel, Tiefkühlkost, abgepackte Nahrungsmittel (z. B. Konserven), aufgewärmte Speisereste, Mikrowellenzubereitung

Im Ayurveda soll nur das und so viel gegessen werden, was verdaut werden kann. Hier spielt das Konzept des „Verdauungsfeuers" (Agni) eine entscheidende Rolle. Die Ernährung soll ausgewogen sein, um Körper und Geist optimal zu ernähren sowie die individuelle Zusammensetzung der Doshas zu harmonisieren. Die verwendeten Lebensmittel sollten naturbelassen und reif sein, und das Essen sollte alle 6 Geschmacksrichtungen enthalten sowie gut schmecken. Wichtig ist die Art der Zubereitung der Kost und unter welchen Umständen, mit welcher Geisteshaltung sowie zu welcher Tages- und Jahreszeit Essen zu sich genommen wird.

▶ **Bewertung** Die Ernährung im Ayurveda ist als vollwertige, überwiegend laktovegetabile Kostform zur Deckung des Nährstoffbedarfs als Dauerkost geeignet. Engpässe könnte es, in Abhängigkeit vom Milchkonsum, bei Kalzium und Vitamin B_{12} geben, ebenso bei Jod. Die zugrunde liegenden Theorien entstammen einem traditionellen Medizinsystem und sind naturwissenschaftlich nicht alle belegbar. In ihrer praktischen Ausgestaltung entspricht die Kostform weitgehend den heutigen Empfehlungen der Ernährungswissenschaft für eine präventive Ernährung.

23.4 Ernährung nach der Traditionellen Chinesischen Medizin (TCM)

▶ **Hintergrund** Der Begriff „traditionelle chinesische Medizin“ (TCM) ist erst etwa 40 Jahre alt, die Wurzeln dieser Gesundheits- und Heilkunde gehen jedoch bis etwa 1000 v. Chr. zurück. Es gilt das Prinzip des dynamischen Gegensatzpaars Yin und Yang, aus dessen Spannungsverhältnis die universelle Urkraft Qi entsteht. Geraten Yin und Yang bei einem Menschen aus dem Gleichgewicht, kommt es zu Krankheiten. Die Lebensmittelauswahl wird individuell auf jeden Menschen abgestimmt, abhängig unter anderem von Gesundheitszustand, Jahreszeit und Umgebung. Die Nahrung soll thermische (energetische) Qualitäten besitzen. Außerdem wird sie in 5 Geschmacksrichtungen eingeteilt.

▶ **Lebensmittelauswahl**

- **reichlich:** gegartes Vollkorngetreide und Gemüse (inkl. Meeresalgen), Hülsenfrüchte
- **wenig:** Rohkost, Salate, Obst; Fleisch, Fisch und Milchprodukte sowie kalte, heiße und scharfe Nahrung
- **meiden:** Garen in der Mikrowelle, Tiefkühlprodukte sowie stark verarbeitete Lebensmittel

In der TCM wird durch eine differenzierte Lebensmittelauswahl nach Konstitution bzw. individuellem Krankheitsbild eine auf die individuelle Situation zugeschnittene Ernährungsweise empfohlen. Idealerweise werden 3, mindestens aber 2 Hauptmahlzeiten warm verzehrt. Bevorzugt werden Lebensmittel mit „ausgewogenem“ Temperaturverhalten, um die „innere Mitte“ zu stärken. Thermisch und energetisch kalte Lebensmittel wie Rohkost und Getränke sowie heiße Lebensmittel sollten nur zurückhaltend eingesetzt werden. Ein Übermaß als Fleisch gilt als belastend für den Organismus.

▶ **Bewertung** Die Ernährung in der TCM ist je nach Konstitutionstyp sehr variabel und überwiegend pflanzlich orientiert. Bei vielseitiger Lebensmittelauswahl kann der Nährstoffbedarf gedeckt werden. Die Zufuhr von Kalzium, Vitamin B_{12} und Jod kann, abhängig vom Konsum tierischer Lebensmittel, (zu) niedrig sein. Mit Zwischenmahlzeiten aus Rohkost ist die Ernährung in der TCM als Dauerkost geeignet, da keine hitzeempfindlichen Nährstoffe zerstört werden und die Wirkung der Ballaststoffe erhöht ist.

23.5 Rohkost-Ernährung

▶ **Hintergrund** Bereits in der Antike gab es Berichte über mythische Völker, die angeblich nur von roher pflanzlicher Nahrung lebten. Die Empfehlung, nur ungekochte Nahrung zu verzehren, ist in den Aussagen von Pythagoras (um 570–490 v. Chr.) überliefert. Max Bircher-Benner (Arzt, Schweiz, 1867–1939) berichtete um 1900 erstmals von Erfolgen bei bestimmten Krankheiten mit Rohkost-Ernährung. Die traditionelle Rohkost-Bewegung der 1920er und 1930er Jahre führte zu medizinisch-wissenschaftlichen Forschungen, die ein therapeutisches Potenzial der Rohkost erkennen lassen. Eine reine Rohkosternährung wurde jedoch immer nur temporär und nicht als Dauerkost empfohlen. In der modernen Rohkostbewegung ab den 1980er Jahren erschienen vermehrt Bücher zu Varianten der Rohkost überwiegend von Laien, die eine reine Rohkost als optimale Ernährung für jeden Menschen darstellen. Zu den bekanntesten Rohkost-Formen zählen „Sonnenkost“ (Wandmaker), „Instinktotherapie“ (Burger) und „Urkost“

(Konz). Eine weitere Verbreitung hat die Rohkost-Ernährung ab Mitte der 2010er Jahre erfahren, meist im Zusammenhang mit veganer Ernährung.

► **Lebensmittelauswahl**

- **reichlich:** weitgehend oder ausschließlich unerhitzte pflanzliche (teilweise auch tierische) Lebensmittel
- **wenig:** kalt geschleuderter Honig, kalt gepresste Öle, Trockenfrüchte, (teilweise) Trockenfleisch und -fisch, kalt geräuchertes Fleisch und kalt geräucherter Fisch, bestimmte Nussarten, essig- und milchsaure Gemüse
- **meiden:** erhitzte Kost, häufig auch Getreide

► **Bewertung** Eine einheitliche Bewertung der Rohkost ist aufgrund der unterschiedlichen Ausprägungen nicht möglich. Bestimmte Rohkostformen sind als Dauerernährung nicht geeignet, wie die vegane Rohkost, da die Nährstoffversorgung nicht immer optimal ist. Mit sorgfältiger Planung, gewissen Anteilen an Getreide (auch gekeimt), Sprossen von Hülsenfrüchten und ggfs. Milchprodukten ist Rohkost-Ernährung für Erwachsene mit entsprechendem Ernährungswissen auf Dauer akzeptabel; ansonsten ist sie für Risikogruppen nicht als Dauerkost geeignet. Eine Vitamin-B_{12}-Suppelementierung ist in jedem Fall anzuraten.

Die **Gießener Rohkost-Studie** zeigte u. a., dass Rohköstler zwei Drittel aller Lebensmittel als rohes Obst verzehrten, wodurch die Zahngesundheit litt. Die Nahrungsenergieaufnahme lag bei etwa 2000 kcal/d. Über die Hälfte der Teilnehmer war untergewichtig, nur 1 % war übergewichtig. Die von der DGE empfohlene Nährstoffrelation der Hauptnährstoffe wurde erreicht; viele Vitamine lagen über den Referenzwerten, Vitamin D und insbesondere Vitamin B_{12} deutlich darunter. Die niedrigen Eisen- und Ferritinwerte im Blut verschlechterten sich mit zunehmender Dauer der Rohkosternährung.

23.6 Makrobiotik

► **Hintergrund** Georges Ohsawa (Japan, 1892–1966) gilt als Begründer der Makrobiotik. Seine extrem einseitige Kostform wird heute im Westen als gefährlich abgelehnt. Mishio Kushi (Japan, 1926–2014) modifizierte die Empfehlungen von Ohsawa zur Lebensmittelauswahl. Seine immer noch einseitige Diät führte zu Fehlernährung bei niederländischen Kindern; deshalb wird seine Kostform im Westen ebenfalls abgelehnt. Steven Acuff (USA, geb. 1945) erweiterte und modernisierte die Makrobiotik. Seine Interpretation der Makrobiotik wird heute im Westen weitgehend akzeptiert. Für eine ausgewogene Ernährung soll ein Gleichgewicht des aus dem chinesischen Daoismus stammenden Yin-Yang-Prinzips angestrebt werden; danach werden alle Lebensmittel und Zubereitungsverfahren eingeteilt. Da die Makrobiotik für jeden Menschen eine unterschiedliche Bedeutung hat, kann jeder seinen eigenen makrobiotischen Weg gestalten.

► **Lebensmittelauswahl**

- **reichlich:** Vollkorngetreide, gegartes Gemüse und Hülsenfrüchte
- **außerdem:** Nüsse, Samen, Meeresalgen
- **wenig:** Eier, fettreicher Fisch, Sauermilchprodukte
- **meiden:** Zucker, Milch, Alkohol

► **Bewertung** Die Makrobiotik ist ein philosophisches Konzept, das aus naturwissenschaftlicher Sicht nicht bewertet werden kann. Es umfasst die gesamte Lebensweise, zu der auch die Ernährung zählt. Erfahrungsberichte zeigen, dass viele Makrobioten gut mit ihrer Ernährung zurechtkommen, auch wenn sie teilweise zu sozialer Isolation führen kann. In der modernen Variante nach Acuff werden gering verarbeitete, vollwertige und überwiegend pflanzliche Lebensmittel empfohlen. Diese Form der Makrobiotik ist bei breiter Lebensmittelauswahl und entsprechenden Ernährungskenntnissen als Dauerkost geeignet, sofern auf kritische Nährstoffe wie Kalzium, Jod und Vitamin B_{12} geachtet wird. Die makrobiotische Ernährung nach Ohsawa und Kushi ist aufgrund der einseitigen Lebensmittelauswahl und potenziell negativen Auswirkungen nicht nur bei Risikogruppen abzulehnen.

23.7 Anthroposophische Ernährung

▶ **Hintergrund** Rudolf Steiner (Österreich, 1861–1925) begründete die Anthroposophie als eine ganzheitliche Philosophie der „Weisheit vom Menschen". Die Anthroposophie will einen systematischen Zugang zur „übersinnlichen Welt" erreichen, und die anthroposophische Ernährung versteht sich als geisteswissenschaftliche Erweiterung der naturwissenschaftlichen Ernährungslehre. Der Mensch setzt sich aus 4 „Wesensgliedern" zusammen. Kosmische und individuelle Rhythmen sowie die 4 Temperamente (Konstitutionstypen) werden beachtet. Der Dreigliederung der Pflanze in Wurzel, Blatt/Stängel und Blüte/Frucht/Samen werden Kopf, Brustbereich und Bauchraum des Menschen zugeordnet. Entsprechend dieser Zuordnung sollen pflanzliche Lebensmittel auf die zutreffenden Körperbereiche wirken. Die anthroposophische Ernährung orientiert sich an den individuellen Bedürfnissen jedes Menschen. Daher gibt es keine Ernährungsvorschriften, vielmehr soll der Mensch nach freiem Willen entscheiden. Der biologisch-dynamische Landbau (seit 1924) arbeitet auf anthroposophischer Grundlage („Demeter"-Lebensmittel). In der Anthroposophie werden die Ernährungswissenschaft und die moderne Medizin dahingehend kritisiert, dass in der Wissenschaft bisher nur die stoffliche Ebene (wie Nährstoffe) bewertet wird, es fehle die ganzheitliche Sicht. Außerdem würden Ernährungsaspekte zu sehr vereinheitlicht, die individuellen Bedürfnisse blieben überwiegend unberücksichtigt. Der kulturwissenschaftliche Bereich der Ernährungswissenschaft (wie Geschichte, Psychologie, Soziologie, Verhalten) sei bisher nicht ausreichend mit den naturwissenschaftlichen Grundlagen verbunden.

▶ **Lebensmittelauswahl**
- **reichlich:** Vollkorngetreide, Gemüse und Obst, ein Viertel bis ein Drittel davon als Rohkost, Hülsenfrüchte
- **wenig:** Kartoffeln, Nüsse; Milch und Milchprodukte; Fleisch, Fisch und Eier; Kaffee und schwarzer Tee
- **meiden:** Alkohol, Mikrowelle, Bestrahlung, Raffination

▶ **Bewertung** Die philosophische Betrachtungsweise der Anthroposophie (Bildekräfte, Dreigliederung, Temperamente u. a.) ist aus naturwissenschaftlicher Sicht nicht nachvollziehbar. Säuglingsmilch aus Rohmilch, Getreide oder Mandeln selbst herzustellen, wird nicht mehr empfohlen. Abgesehen davon ist die anthroposophische Ernährung für Kinder und Erwachsene als Dauerkost geeignet. Verschiedene Studien mit Kindern bei anthroposophischem Lebensstil zeigen ein verringertes Risiko für allergische Erkrankungen im Vergleich zu den Kindern der Kontrollgruppen.

23.8 Paleo-Diet (Steinzeit-Ernährung)

▶ **Hintergrund** Das Konzept der Steinzeit-Ernährung weist eine mehr als 50-jährige Geschichte auf. Der Mediziner S.B. Eaton und der Anthropologe M. Konner gelten als Begründer der modernen Paleo-Bewegung. Kernelement dieses Konzepts bildet die Anpassungsthese. Sie geht davon aus, dass der Stoffwechsel des heutigen Menschen immer noch an die Ernährungsweise der Altsteinzeit-Menschen angepasst ist. Als Beleg für potenzielle präventive Effekte der Paleo-Ernährung wird oft auf den Gesundheitszustand rezenter Kulturen verwiesen. So waren bei Jägern und Sammlern sowie bei anderen Kulturvölkern, die sich traditionell ernährten, die in der heutigen Zeit charakteristischen Zivilisationskrankheiten wie Übergewicht oder Bluthochdruck weitgehend unbekannt. Neben der „steinzeitlichen" Lebensmittelauswahl dürften auch weitere grundlegende Lebensstilfaktoren für die gesundheitlichen Effekte verantwortlich sein.

▶ **Lebensmittelauswahl**
- **reichlich:** Obst, Gemüse, Nüsse, Samen, Meeresfrüchte und Fleisch
- **meiden:** Hülsenfrüchte, Getreide und Milchprodukte, „junk food"

▶ **Bewertung** Insgesamt ist die moderne Paleo-Ernährung als Dauerkost geeignet. Sie ist proteinreich, mit niedrig bis moderaten Kohlenhydratanteilen und weist eine hohe Nährstoffdichte für die meisten Mikronährstoffe auf. Interventionsstudien weisen darauf hin, dass die Paleo-Ernährung für Patienten mit metabolischem Syndrom eine mögliche diätetische Option darstellen könnte. Inzwischen gibt es auch vegane Paleo-Varianten.

23.9 Vitalstoffreiche Vollwertkost nach Bruker

▶ **Hintergrund** Die Vollwertkost nach Max Otto Bruker (Arzt, 1909–2001) lehnt sich eng an die Lehren von Kollath (Arzt, 1892–1970) an. Unterschieden wird zwischen Lebensmitteln, die zur Erhaltung der Gesundheit unerlässlich sind, und Nahrungsmitteln, die zur Gesunderhaltung nicht ausreichen. Den „biologischen Wert" der Lebensmittel bestimmen die Vitalstoffe (Vitamine, Mineralstoffe, Ballaststoffe, Enzyme, ungesättigte Fettsäuren und natürlicherweise in den Lebensmitteln vorkommende Aromastoffe). Auszugsmehle, „Fabrikzucker" und „Fabrikfette" verursachen die ernährungsbedingten Zivilisationskrankheiten. „Fabrikzucker" gelten als Vitamin-B_1-Räuber.

▶ **Lebensmittelauswahl**

- **reichlich:** Vollkorngetreide und Frischkost (Gemüse und Obst); Frischkornbrei aus 3 Esslöffeln unerhitztem, keimfähigem Vollgetreide (oder Getreidekeimlinge), frischem Obst, Sahne, Nüssen und Zitronensaft
- **wenig:** tierisches Protein (Fleisch, Wurst, Fisch, Eier, Rohmilch und Rohmilchprodukte)
- **meiden:** isolierte Zucker sowie stark verarbeitete Fette und andere Lebensmittel

Säuglinge, die nicht gestillt werden können, erhalten nach Bruker eine Frischkornmilch aus gemahlenem Getreide (Weizen bzw. Gerste, Hafer, Naturreis oder eine Mischung verschiedener Getreidearten), das mit Leitungswasser 5–8 Stunden eingeweicht wird. Nach Zugabe von Rohmilch und ggf. Honig wird sie auf Trinktemperatur erwärmt; bei schlechter Verträglichkeit kann auf eine Mandelmilch umgestellt werden. Diese Art der Säuglingsernährung birgt jedoch gesundheitliche Risiken (v. a. aufgrund des unzureichenden Nährstoffgehalts im Vergleich zur Muttermilch) und ist daher abzulehnen.

Praxis/Maßnahmen Stopp

▶ **Bewertung** Die Begründungen Brukers für seine Ernährungsempfehlungen sind teilweise umstritten und entbehren mitunter einer wissenschaftlichen Grundlage. So kann Krebs nicht durch die Vollwertkost geheilt werden und Zucker ist kein „Vitamin-B_1-Räuber". Auch die Empfehlungen für die Säuglingsernährung sind gesundheitlich bedenklich. Abgesehen davon ermöglichen die Empfehlungen zur Lebensmittelauswahl für Kinder und Erwachsene eine bedarfsgerechte Dauerkost. Auf die Zufuhr von Vitamin B_{12} und Jod sollte besonders geachtet werden.

23.10 Gießener Vollwert-Ernährung

▶ **Hintergrund** Die Grundideen der Vollwert-Ernährung stammen aus der Antike. Hippokrates und Pythagoras gelten als Begründer der ganzheitlichen Ernährungs- und Lebensweisen. Wichtige Wegbereiter der heutigen Vollwert-Ernährung waren die Ärzte Maximilian O. Bircher-Benner (Schweiz, 1867–1939), Werner Kollath (Deutschland, 1892–1970) und Max Otto Bruker (Arzt, 1909–2001). Ihre Erkenntnisse führten zum Begriff „Vollwert der Nahrung". Das Konzept der Gießener Vollwert-Ernährung basiert auf wissenschaftlichen Grundlagen. Altbewährte Erfahrungen und Erkenntnisse wurden mit neuen Forschungsergebnissen zu einem ganzheitlichen Ernährungskonzept zusammengeführt. Neben individuellen gesundheitlichen Aspekten werden auch ökologische, soziale, ökonomische und damit auch politische Gesichtspunkte einbezogen. Die Vollwert-Ernährung ist die praktische Umsetzung der Ernährungsökologie, bei der die komplexen Beziehungen innerhalb des Ernährungssystems bei den Empfehlungen zur Auswahl und Zubereitung der Lebensmittel berücksichtigt werden. Mit Vollwert-Ernährung sollen hohe Lebensqualität – besonders Gesundheit –, Schonung der Umwelt, faire Wirtschaftsbeziehungen und soziale Gerechtigkeit weltweit gefördert werden.

▶ **Lebensmittelauswahl** Es werden weder Verbote noch Gebote ausgesprochen. Individuelle Präferenzen und Verträglichkeiten sollen beachtet werden.

- **reichlich:** Gemüse und Obst, etwa zur Hälfte der Gesamtnahrungsmenge als unerhitzte Frischkost; Getreide als Vollkornprodukte
- **mäßig:** Nüsse, Ölsamen, Ölfrüchte, naturbelassene Speiseöle und -fette, Milch und Milcherzeugnisse
- **wenig:** Butter, Fleisch, Fisch und Eier werden nicht ausdrücklich empfohlen, ein mäßiger Konsum von bis zu 2 Fleischmahlzeiten, bis zu einer Fischmahlzeit und bis zu 2 Eiern pro Woche werden nicht abgelehnt.
- **meiden:** Fleisch- und Wurstwaren, stark verarbeitete Produkte und Isolate

Die ganzheitliche Herangehensweise der Vollwert-Ernährung resultiert in **7 Grundsätzen** dieser zeitgemäßen und nachhaltigen Ernährungsweise:

1. genussvolle und bekömmliche Speisen
2. Bevorzugung pflanzlicher Lebensmittel (überwiegend laktovegetabile Kost)
3. Bevorzugung gering verarbeiteter Lebensmittel – reichlich Frischkost
4. ökologisch erzeugte Lebensmittel
5. regionale und saisonale Erzeugnisse
6. umweltverträglich verpackte Produkte
7. fair gehandelte Lebensmittel

▸ **Bewertung** Die Lebensmittelauswahl der Vollwert-Ernährung bietet durch die ausreichende Nährstoffversorgung sowie die reichliche Zufuhr gesundheitsfördernder Inhaltsstoffe wie Ballaststoffe und sekundäre Pflanzenstoffe ein hohes präventives Potenzial. Die Empfehlungen sind klar und verständlich und gut in die Praxis umsetzbar. Die Berücksichtigung der ganzheitlichen Zusammenhänge des Ernährungssystems führt zu einer gesundheitsbewussten und nachhaltigen Dauerkost. In der vegetarischen Variante sollte auf eine ausreichende Vitamin-B_{12}-Zufuhr geachtet werden.

In der **Gießener Vollwert-Ernährungs-Studie** wurde der Ernährungs- und Gesundheitsstatus von 243 Vollwertköstlerinnen und 175 Frauen mit einer durchschnittlichen Mischkost verglichen. Die Vollwertköstlerinnen wiesen eine ausreichende bis optimale Versorgung mit Nährstoffen auf, lediglich bei Vitamin D war die Versorgung in beiden Gruppen unzureichend. Die Vitamin-B_{12}-Zufuhr lag bei den Vollwertköstlerinnen durchschnittlich unter den D-A-CH-Referenzwerten. Die Nährstoffdichte war bei den meisten Inhaltsstoffen in der Vollwertkost deutlich höher als in der Kost der Vergleichsgruppe, besonders bei den antioxidativ wirkenden Vitaminen und Beta-Carotin. Die klinischen Daten wie BMI und Blutlipide lagen bei den Vollwertköstlerinnen fast ausschließlich im jeweiligen Normalbereich. Häufigkeit und Vorkommen von Krankheiten waren deutlich niedriger als in der Vergleichsgruppe.

23.11 Weitere alternative Kostformen

Weitere alternative Kostformen sind unter anderem die Mazdaznan-Ernährung, Waerland-Kost, Evers-Diät, Schnitzer-Kost, Trennkost sowie verschiedene Low-Carb-Varianten. Einzelheiten dazu können dem Standardwerk zum Thema entnommen werden: Keller M, Leitzmann C, Hahn A. Alternative Ernährungsformen. Stuttgart: Ulmer; 2023.

Literatur

[785] Aalderink J, Hoffmann I, Groeneveld M, Leitzmann C. Ergebnisse der Gießener Vollwert-Ernährungs-Studie. Lebensmittelverzehr und Nährstoffaufnahme von Vollwertköstlerinnen und Mischköstlerinnen. Ern Umschau 1994; 41 (9): 328–335

[786] Acuff S, Acuff K. Das makrobiotische Gesundheitsbuch. 9. Aufl. München: Goldmann; 2004

[787] Alm JS, Swartz J, Lilja Get al. Atopy in children of families with an anthroposophic lifestyle. Lancet 1999; 353 (9163): 1485–1488

[788] Alm JS, Swartz J, Björkstén B et al. An anthroposophic lifestyle and intestinal microflora in infancy. Pediatr Allergy Immunol 2002; 13: 402–411

[789] Bruker MO. Die Schlüsselstellung des Zuckers in der Pathogenese. Diaita 1958; 4: 8–11

[790] Bruker MO. Die Fettsucht – eine Vitalstoffmangelkrankheit. Der Naturarzt 1966; 88: 413–416

[791] Bruker MO. Unsere Nahrung – unser Schicksal. 52. Aufl. Lahnstein: emu-Verlag; 2021

[792] Burger GC. Die Rohkosttherapie. München: Heyne; 1999

[793] Cannon G, Leitzmann C. Commentary. Food and nutrition science – the new paradigm. Asia Pac J Clin Nutr 2022; 31 (1): 1–15

[794] Cordain L. Die Paleo-Ernährung. 3. Aufl. Köln: Deutscher Trainer Verlag; o. J.

[795] Craig WJ, Mangels AR, Fresán U et al. The safe and effective use of plant-based diets with guidelines for health professionals. Nutrients 2021; 13 (11): 4144

[796] Dagnelie PC, van Staveren WA. Macrobiotic nutrition and child health – results of a population-based, mixed-longitudinal study in The Netherlands. Am J Clin Nutr 1994; 59 (Suppl): 1178S–1196S

[797] Deng Z. TCM diet therapy for bronchial asthma. J Tradit Chin Med 2009; 29: 209–210
[798] Dina K, Dina R. The raw food nutrition handbook - an essential guide to understanding raw food diets. Ashland City. Tennessee: Healthy Living Publications; 2015
[799] Eaton SB, Konner M. Paleolithic nutrition - a consideration of its nature and current implications. N Engl J Med 1985; 312: 283–289
[800] Elder C, Aickin M, Bauer V, Cairns J et al. Randomized trial of a whole-system Ayurvedic protocol for type 2 diabetes. Altern Ther Health Med 2006; 12: 24–30
[801] Engelhardt U, Hempen CH. Chinesische Dietätik. 3. Aufl. München: Urban & Fischer; 2006
[802] Englert S (Hrsg). Checkliste Chinesische Diätetik. Stuttgart: Haug; 2011
[803] Fagerstedt S, Kippler M, Scheynius A et al. Anthroposophic lifestyle influences the concentration of metals in placenta and cord blood. Environ Res 2015; 136: 88–96
[804] Fischer A. Das große Rohkost-Buch – Grundlagen und Praxisanleitungen für eine erfolgreiche Ernährungsumstellung 3. Aufl. Oberstdorf: Windpferd; 2016
[805] Garcia AL, Koebnick C, Dagnelie PC et al. Long-term strict raw food diet is associated with favourable plasma β-carotene and low plasma lycopene concentrations in Germans. Brit J Nutr 2008; 99: 1293–1300
[806] Gordon A, Buch Z, Baute V, Coeytaux R. Use of Ayurveda in the treatment of type 2 diabetes mellitus. Glob Adv Health Med 2019; 8: 2164956119861094
[807] Gupta A, Agarwal NK, Byadgi PS. Clinical assessment of dietary interventions and lifestyle modifications in Madhumeha (type-2 diabetes mellitus). Ayu 2014; 35 (4): 391–397
[808] Gupta SN, Stapelfeldt E. Ayurveda-Medizin. 3. Aufl. Stuttgart: Thieme; 2019
[809] Hoffmann I, Groeneveld MJ, Boeing H et al. Giessen Wholesome Nutrition Study - relation between a health conscious diet and blood lipids. Eur J Clin Nutr 2001; 55: 887–895
[810] Kastner J. Propädeutik der chinesischen Diätetik. 2. Aufl. Stuttgart: Hippokrates; 2003
[811] Kessler CHS. Ayurveda bei Diabetes mellitus. EHK 2008; 57: 28–33
[812] Kessler C, Wischnewsky M, Michalsen A et al. Ayurveda – between religion, spirituality, and medicine. Evid Based Complement Alternat Med 2013: 952432
[813] Keller M. Alternative Ernährungskonzepte [Dissertation]. Hamburg: Dr. Kovac; 2008
[814] Key TJ, Papier K, Tong TYN. Plant-based diets and long-term health - findings from the EPIC-Oxford study. Proc Nutr Soc 2022; 81 (2): 190–198
[815] Koebnick C, Garcia AL, Dagnelie PC et al. Long-term consumption of a raw food diet is associated with favorable serum LDL cholesterol and triglycerides but also with elevated plasma homocysteine and low serum HDL cholesterol in humans. J Nutr 2005; 135: 2372–2378
[816] Koeder C, Perez-Cueto F. Vegan nutrition - a preliminary guide for health professionals. Crit Rev Food Sci Nutr 2022; 12: 1–38
[817] Kollath W. Die Ordnung unserer Nahrung. 17. Aufl. Heidelberg: Haug; 2005
[818] Konz F. Der große Gesundheits-Konz. Rottenburg: Kopp; 2015
[819] Koerber von K, Männle T, Leitzmann C. Vollwert-Ernährung. Konzeption einer zeitgemäßen und nachhaltigen Ernährung. 11. Aufl. Stuttgart: Haug; 2012
[820] Kühne P. Ernährungssprechstunde. Grundlagen einer gesunden Ernährung. Stuttgart: Urachhaus; 1993
[821] Kühne P. Anthroposophische Ernährung - Lebensmittel und Qualität. 3. Aufl. Bad Vilbel: Arbeitskreis für Ernährungsforschung; 2022
[822] Kushi M, Kushi A. Das große Buch der makrobiotischen Ernährung und Lebensweise - ausgeglichen essen für ein harmonisches Leben. 6. Aufl. Völklingen: Ost-West-Verlag; 2006
[823] Lad V. Lehrbuch des Ayurveda. Die Grundprinzipien. Band 1. 4. Aufl. Kandern: Narayana; 2020
[824] Leitzmann C. Vegetarismus – Grundlagen, Vorteile, Risiken. 4. Aufl. München: Beck; 2013
[825] Leitzmann C. Vegetarische Ernährung – ein bewährtes Konzept für Nachhaltigkeit und Generationengerechtigkeit. J für Generationsgerechtigkeit 2013; 13: 4–11
[826] Leitzmann C. Veganismus – Grundlagen, Vorteile, Risiken. München: Beck; 2018
[827] Leitzmann C, Keller M. Vegetarische und vegane Ernährung. 4. Aufl. Stuttgart: Ulmer; 2020
[828] Leitzmann C, Keller M, Hahn A. Alternative Ernährungsformen. Stuttgart: Ulmer; 2023
[829] Lerman RH. The macrobiotic diet in chronic disease. Nutr Clin Pract 2010; 25: 621–626
[830] Michels KB, Waser M, Ary E et al. Validation of a questionnaire to assess dietary habits among 5–13-year old school children of farmers and anthroposophic families. J Nutr Environ Med 2008; 17 (3): 157–168
[831] Ohsawa G. Lebensführer Makrobiotik-Handbuch. 3. Aufl. Holthausen: Mahajiva; 2004
[832] Oussalah A, Levy J, Berthezène Cet al. Health outcomes associated with vegetarian diets - an umbrella review of systematic reviews and meta-analyses. Clin Nutr 2020; 39 (11): 3283–3307
[833] Pitt CE. Cutting through the Paleo hype: The evidence for the palaeolithic diet. Aust Fam Physician 2016; 45 (1): 35–38
[834] Renzenbrink U. Ernährungskunde aus anthroposophischer Erkenntnis. 3. Aufl. Dornach/Schweiz: Geering; 1988
[835] Rosenberg K, Nesari T. Ayurveda heilt – Ernährung als Medizin. München: Südwest; 2015
[836] Schiele K. Traditionelle Chinesische Ernährung. Teil 2: Nahrungsauswahl und ernährungsphysiologische Bewertung. Ernähr Umschau 2007; 54 (2): 60–63
[837] Schrott E, Schachinger W (Hrsg). Ayurveda - Grundlagen und Anwendungen. 3. Aufl. Stuttgart: Trias; 2016
[838] Semler E. Rohkost – historische, therapeutische und theoretische Aspekte einer alternativen Ernährungsform [Dissertation]. Gießen: Universität Gießen; 2006
[839] Semler E. Rohkost-Ernährung - eine Untersuchung von Langzeit-Rohköstlern. Ernähr Umschau 2008; 55 (5): 280–289
[840] Sharma S, Puri S, Agarwal T et al. Diets based on Ayurvedic constitution – potential for weight management. Altern Ther Health Med 2009; 15: 44–47
[841] Stenius F, Swartz J, Lilja G et al. Lifestyle factors and sensitization in children – the ALADDIN birth cohort. Allergy 2011; 66 (10): 1330–1338
[842] Strassner C. Ernähren sich Rohköstler gesünder? Die Gießener Rohkost-Studie [Dissertation]. Heidelberg: Verlag für Medizin und Gesundheit; 1998
[843] Ströhle A, Behrendt I, Keller M et al. Alternative Ernährungsformen – eine ernährungsphysiologische Bewertung. Aktuelle Ernährmed 2016; 41: 47–65

[844] Ströhle A, Waldmann A, Wolters M et al. Vegetarische Ernährung: Präventives Potenzial und mögliche Risiken. Teil 2: Lebensmittel tierischer Herkunft und Empfehlungen. Wien Klin Wochenschr 2006; 118: 728–737

[845] Wallace RK. Ayurgenomics and modern medicine. Medicina (Kaunas) 2020; 56 (12): 661

[846] Wandmaker H. Willst Du gesund sein? Vergiß den Kochtopf! Stuttgart: Waldthausen/Natura; 2001

[847] Wrede I. Leitfaden Makrobiotik - Grundlagen einer Kostform. Heidelberg: Haug; 1996

[848] Ströhle A. Sub specie evolutionis. Eine Studie zur Evolutionären Ernährungswissenschaft. Aachen: Shaker; 2010

[849] Ströhle A, Hahn A. Essen wie in der Steinzeit – Darwin als ultimativer Ernährungsratgeber. Teil 4: Fragen der Evolutionsgenetik und präventivmedizinisches Potenzial der Paläodiät. Schw Z Ernähr 2015; 2: 1–7

[850] Tarantino G, Citro V, Finelli C. Hype or reality - should patients with metabolic syndrome-related NAFLD be on the hunter-gatherer (paleo) diet to decrease morbidity? J Gastrointestin Liver Dis 2015; 24 (3): 359–368.

24 Vegetarische und vegane Kost

P. Forster

Das Wichtigste in Kürze

Unter Vegetarismus werden Ernährungsformen mit unterschiedlichem Ausschluss tierischer Lebensmittel subsummiert. Für Vegetarier ist es möglich, durch die Auswahl tierischer Lebensmittel wie Ei, Milchprodukte oder Fisch, alle D-A-CH-Referenzwerte zu erreichen. Bei veganer Ernährung hingegen sind 10 Nährstoffe als kritisch anzusehen: Jod, Kalzium, Vitamin D, Vitamin B_{12}, Omega-3-Fettsäuren und die LCFA (EPA und DHA). Um Mangelerscheinungen zu vermeiden, müssen diese regelmäßig durch spezielle Lebensmittel bzw. deren angereicherter Variante ergänzt werden. Eine potenziell kritische Versorgung kann die Proteinqualität, Zink, Selen, Vitamin A und B_2 betreffen.

Für die vegetarische wie die vegane Auswahl stehen ausreichend Proteinquellen zur Verfügung. Jedoch sind bestimmte Zielgruppen und Beratungsansätze zu differenzieren. Die Proteinzufuhr wird bei jungen Frauen häufiger unterschritten, während Säuglinge im 1. Lebensjahr eine eher zu hohe Proteinzufuhr bei geringer Zufuhr an Jod und Eisen aufweisen.

Untersuchungen zu ernährungsphysiologischer Qualität der Speisenauswahl und individuellen Küchen- bzw. Verarbeitungskenntnissen zeigen eine negative Korrelation. Der hohe Einsatz stark verarbeiteter Lebensmittel konterkariert die Zielsetzung einer klimaorientierten Ernährungsform.

Keywords

Vegetarismus, vegan, Bedarfsdeckung, Ergänzungswert, biologische Wertigkeit, Food literacy, Risikogruppen, Verarbeitungstechnik

24.1 Hintergrund

24.1.1 Beweggründe und Marktanteil

Der Fleischkonsum in Deutschland ist, trotz Rückgang der Fleischpreise, seit über 20 Jahren rückläufig von 60,4 kg (2014) mit niedrigstem Stand 2021, 52,7 kg, und 53,3 kg 2024. Dieser Rückgang ist vor allem auf die Zurückhaltung gegenüber Schweinefleisch zurückzuführen. Der Gesamtverbrauch an Fleisch inkl. Tierfutter und Verarbeitungsverlust summiert sich aktuell auf 82 kg pro Kopf [852].

Im Jahr 2022 gaben in der Allensbacher Markt- und Werbeträger-Analyse 7,90 Millionen Deutsche an, sich vegetarisch zu ernähren. Jeder Dritte Befragte in Deutschland isst nicht mehr was bisher auf den Tisch kam, sondern folgt einer bestimmten Ernährungsweise. Vegetarisch gehört 2021/2022 zur beliebtesten Kostform (9 %), gefolgt von Flexitarisch (7 %) und Vegan (4 %). 68 % der Befragten gaben an, keiner bestimmte Ernährungsweise zu folgen [871].

Auch die Bevölkerungsgruppe der Hindus, Muslime, Buddhisten und 7-Tage-Adventisten ernähren sich überwiegend vegetarisch und verbinden damit zusätzliche Regeln der Lebensführung. Die Motive zum Ausschluss unterschiedlicher tierischer Lebensmittel sind heterogen und haben sich in ihrer Rangfolge in den letzten Jahren stark verändert. Sie können in 4 Bereiche eingeordnet werden:

- Nachhaltigkeit (Männer 59 %, Frauen 60 %)
- Tierwohl (Männer 52 %, Frauen 65 %)
- gesundheitliche Gründe (Männer 55 %, Frauen 45 %)
- Motivation durch Dritte (Männer 23 %, Frauen 9 %)

III

24.1.2 Begriffsbestimmung

Die verschiedenen Formen der vegetarischen Ernährung schließen in unterschiedlichen Graden tierische Produkte aus (▶ Tab. 24.1). In diesem Kapitel werden die Begriffe dazu wie folgt verwendet:

- **Vegetarisch:** Ernährungsformen, die noch tierische Produkte in unterschiedlichem Maß enthalten. Unterformen der vegetarischen Ernährung schließen einzelne tierische Proteinträger ein.
- **Vegan:** Ernährungsform, die keinerlei tierische Nahrungsmittel enthält.

Tab. 24.1 Formen der vegetarischen Ernährung.

Bezeichnung	Gemiedene Lebensmittel (inkl. daraus hergestellter Produkte)	Kritische Inhaltsstoffe (fett = häufig betroffen)
Vegetarier		
Ovo-Lakto-Vegetarier	Fleisch, Fisch, Meerestiere	**Eisen**, Jod, **Omega-3-FS, LCFA**
Lakto-Vegetarier	Fleisch, Fisch, Meerestiere, Eier	**Vit. B_{12}**, Eisen, Zink, Jod, **Omega-3-FS, LCFA, Vit. D**, Vit. E, Selen
Ovo-Vegetarier	Fleisch, Fisch, Meerestiere, Milch	**Kalzium**, Eisen, Jod, **LCFA, Omega-3-FS, Vit. B_2, Selen**
Pescetarier	Fleisch und Fleischprodukte erlaubt sind Fisch, Meerestiere	Eisen, LCFA abhängig von der Fischauswahl
„Selten-Fleisch-Esser" (very-low-meat-eaters)	max. 1–2 × pro Monat Verzehr von Fleisch oder Fisch oder Meeresfrüchten	Vit. B_{12}, LCFA, Omega-3-FS – beides in Abhängigkeit von Fleisch- und Fischsorte
Flexitarier	tage- oder wochenweise vegetarische Ernährung, großes Gesundheitsbewusstsein	unklare Abgrenzung zu Selten-Fleischesser und „Pudding-Vegetarier"
Veganer		
Veganer	Fleisch, Fisch, Meerestiere, Eier, Honig, Gelatine	**Vit. B_{12}, Vit. B_2, Vit. D**, Vit. E, Eisen, Zink, Kalzium, Jod, Selen, **LCFA, Omega-3-FS**, ess. AS
strikte Veganer	tierische Lebensmittel sowie Bedarfsgegenstände mit Zutaten aus tierischer Herkunft wie Leder, Klebstoffe etc.	siehe Veganer
Frutarier (strengste Veganform)	tierische Lebensmittel, ganze Pflanzen	**Vit. B_{12}, Vit. B_2, Vit. D**, Vit. E, Eisen, Zink, Kalzium, Jod, Selen, **LCFA, Proteine**
Keine „echten" Vegetarier		
„Pudding-Vegetarier", „Pseudo-Vegetarier" (Erläuterung siehe Text)	Meiden von Fleisch und Fisch, keine Beachtung der Vollwertigkeit; häufig verzehrt werden stark verarbeitete Produkte, Lebensmittel mit geringer Mikronährstoffdichte	**Vit. B_{12}, Vit. D**, Vit. B_1, ess. FS, ess. AS, **Omega-3-FS, LCFA, Eisen, Jod, Folsäure, Kalium, Selen, Zink, (Kalzium)**
Rohkosternährung	uneinheitlich praktiziert, meist ohne Ei, ohne gekochtes Fleisch bzw. Fisch (sonstige pflanzliche Lebensmittel inkl. Getreide nicht über 40 °C erhitzt)	Kalzium, (Zink, Jod), Vit. D, Vit. B_{12}, Eisen, beeinträchtigter Stärkeaufschluss
„Instinktodiät"	Rohköstler, aber inkl. Verzehr von rohem Fleisch, Fisch, Ei etc.	unsichere Datenlage

Vit.: Vitamin; ess. AS: essenzielle Aminosäuren; FS: Fettsäure; LCFA: langkettige Fettsäuren

Definition

Vegetarismus-Definition nach Leitzmann und Keller (2013)

Vegetarismus ist eine Ernährungsweise, bei der ausschließlich oder überwiegend pflanzliche Lebensmittel verzehrt werden. Ein seltener Fleischkonsum von 1- bis 2-mal im Monat (30–50 g/Woche) widerspricht nicht der Zuordnung zu einer vegetarischen Lebensweise.

Der Wortstamm vegetare, vegetus (lat. lebendig, wachsen) weist darauf hin, dass auch Produkte vom lebenden Tier verzehrt werden können und Lebensmittel mit geringer Verarbeitungstiefe bevorzugt werden sollten. Der Vegetarismus wird getragen durch einen Lebensstil, der ethisch-moralische, ökologische, soziale und gesamtpolitische Anliegen berücksichtigt und zum Erhalt von Ressourcen beitragen will.

Die **Flexitarier** sind laut YouGov-Umfrage die am stärksten wachsende Gruppe. Vierunddreißig Prozent der Frauen und 20 % der Männer gaben an, selten Fleisch zu konsumieren (Stand 2019). In der Ernährungsberatung ist dieser Anteil höher, da hier verschiedene medizinische Indikationen mit einer Empfehlung zur Reduktion des Fleisch- und Wurstkonsums zusammentreffen. Die "food literacy" der Klienten ist meist gering, die Nachfrage zur Umsetzung einer klimagerechten Ernährung hoch.

Die strengste vegane Ernährungsform führt zum **Frutarismus**. Auf dem Speiseplan von Frutariern gelangen weder tierische Lebensmittel noch ganze Pflanzen. Somit werden weder Frühkartoffel, Rüben, Zwiebeln, Kohl u. ä. gegessen, da diese bei der Ernte die ganze Pflanze zerstören. Die Auswahl beschränkt sich überwiegend auf Obst, Nüsse, Getreidesamen, Hülsenfrüchte und Blattgemüse.

Während Rohkost ein gesundheitsförderlicher Bestandteil einer jeden Ernährung sein sollte, verzehren Anhänger der **Rohkost-Ernährung** ausschließlich rohe, maximal bis 40 °C erhitzte Lebensmittel. Dies beeinträchtigt den Stärkeaufschluss von Kartoffeln und Getreide und reduziert zugleich die Mineralstoffverwertung. Die Gießener Rohkoststudie (1996–1998) legt nahe, dass diese Kostform nicht empfehlenswert ist.

Als **Pudding-Vegetarier** wird nach einer von Are Waerland (schwedischer Arzt und Reformer, 1876–1955) 1920 geprägten Definition eine Ernährungsweise bezeichnet, die – ähnlich wie Pudding bzw. Stärke – häufig stark verarbeitete Lebensmittel mit geringer Mikronährstoffdichte bevorzugt und sich auf wenige Ernährungsregeln beschränkt. Der physiologische Ergänzungswert in der Speisenkombination wird nicht beachtet. In der Gruppe der Pseudovegetarier ist am häufigsten mit Mangelerscheinungen zu rechnen.

Definition

Food Literacy

- umfassende Kompetenzbildung, Verständnis für Zusammenhänge
- Fähigkeit, den Ernährungsalltag selbstbestimmt, verantwortungsbewusst und genussvoll zu gestalten

Hinweise für die Praxis

Risikogruppen

- Schwangerschaft und Stillzeit
- Kinder im Wachstumsalter
- Balletttänzer*innen, Skispringer*innen
- Magen-Darm-Störungen
- hoher Medikamentengebrauch
- Wenigesser*innen
- „Pudding-Vegetarier“

24.2 Lebensmittelauswahl für Vegetarier und Veganer

24.2.1 Wertigkeit und Ergänzungswerte

Die am häufigsten gewählten Fleischersatzprodukte sind Tofu (41 %), Sojafleisch (25 %) und schwarze Bohnen (15 %). Neue Alternativen sind Seitan (11 %), Lupinenprotein (9 %), Jackfruit (8 %) und Tempeh (6 %) [857]. In der traditionellen Ernährung gebräuchliche pflanzliche Lebensmittel, die wie Fleisch zubereitet werden können, wie Pilze, Nachtkerzenwurzel, Knollensellerie oder Steckrüben, werden in den Umfragen nicht genannt oder fallen unter „Sonstiges“. Am häufigsten werden Fleischersatzprodukte von Flexitariern gekauft (▶ Tab. 24.2) [874].

Die unterschiedliche Zusammensetzung von Burgern (nur Füllung, ohne Brötchen) ist in ▶ Tab. 24.3 dargestellt. Bezüglich der kritischen Nährstoffe Zink, Fettsäuremuster und Vitamin-B_{12}-Gehalt sind die einzelnen Burger sehr unterschiedlich.

Tab. 24.2 Definition und Charakteristika von Fleischersatzprodukten und Fleischimitaten.

	Definition	Warenangebot	Charakteristika
Fleischersatz	Lebensmittel, die geschmacklich oder haptisch dem Fleisch ähneln, ohne aus Fleisch hergestellt zu sein	Pilze, Gemüse mit proteinreicher Panade, geschmacksneutrale Sojaprodukte, Proteine aus Sonnenblumenkernen und proteinreiche Getreideextrakte, z. B. Seitan	• Proteingehalt ca. 15 g/100 g • Für 1 kg „Milch-Schnitzel“ werden 6 l Milch verwendet. • Produkte zumeist vegan und cholesterinfrei, ballaststoffreich
Fleischimitate	auch „Novel Protein Food“ genannt	teils kostengünstigere Ausgangsstoffe: texturiertes Soja, Quorn (fermentiertes Mycel des Schlauchpilzes *Fusarium venenatum*, Hühnereiweiß, diverse Zusätze), Insektenprotein, Gemüsefasern, Jackfruit, Milchpulver; Ersatz von Luxusprodukten wie Garnelen auf Milchproteinbasis, Gänsestopfleber Foie Gras nun als Voie Gras auf Pflanzenölbasis	• Proteingehalt sehr uneinheitlich • Produkte oft nicht vegan • nicht immer cholesterinfrei • besseres Fettprofil P/S-Quotient • hoher Salzgehalt

Tab. 24.3 Vergleich der Nährwerte von Veggie-/Fleischimitat- und Rindfleisch-Patties (Burger ohne Brötchen) (Quelle: BLS 3.02 und Verbraucherzentrale Hamburg, Stand 5.8.2022).

Nährwerte in Gramm bzw. Einheit pro 100 g	Rindfleisch-Patty	Cheese-Burger	Fleischimitat-Burger	Veggie-Burger
Kalorien (in kcal)	ca. 250	265	150–300	150–300
Fett	14–20	15	9–18	6–13
gesättigte Fettsäuren	6	9	1–9	1–2
Proteine	ca. 23	15	12–18	5–26
Kohlenhydrate	0	4	2–6	7–28
Ballaststoffe	0	1	3–6	3–9
Salz	ca. 1–2	1–2	1–2	1–2
Vitamin B_{12} (in µg)	3,1	2,7	2,4	2,0
Zink	4,0	4,3	2,0	0,5

24.2.2 Lebensmittelverarbeitung

Eine Vermeidung tierischer Lebensmittel ist häufig mit einem höheren Verbrauch von hochverarbeiteten Lebensmitteln (Ultra-Processed Food, UPF; $P < 0{,}001$) verbunden. Je kürzer die Dauer und je jünger das Alter bei Beginn einer vegetarischen Ernährungsform, umso höher war der Einsatz von UPF. In einer großen französischen Studie stieg der UPF-Anteil mit 33,0 %, 32,5 % resp. 37,0 % und 39,5 % (Anteil bezogen auf Energieaufnahme) für Fleischesser, Pesco-Vegetarier, über Vegetarier und Veganer und war somit in der fleisch- und fischlosen Gruppe am höchsten [859].

Da die Bioverfügbarkeit von Proteinen sowie der Gehalt von Vitamin C, Vitamin B_1, B_6, B_9 und B_{12} durch thermische Behandlung und langer Lagerung reduziert wird, kann hier ein Ansatz für die Ernährungsberatung liegen. Kenntnisse in der Zubereitung von Lebensmitteln bzw. zur Beurteilung des Warenangebots haben Einfluss auf die ernährungsphysiologische Qualität. Hitzeempfindlich sind insbesondere Vitamin B_1, Folsäure und Vitamin C. Die Zerkleinerung von Gemüse steigert die Wirksamkeit einer thermischen Behandlung hinsichtlich der Senkung antinutritiver Inhaltsstoffe. Zugleich verbessert sich damit die Verdaulichkeit bzgl. Enzymeinwirkung und Darmpassage.

> **Hinweis für die Praxis**
>
> **Wahrnehmung von Kontaminanten und Schwermetallen**
>
> Personen, die mit „aktiver Vermeidung" gesundheitlichen Gefahren begegnen wollen, führen überwiegend Fleisch und Fleischprodukte (27 %) als Lebensmittel an, die sie mit hoher Belastung assoziieren und daher vermeiden. Bei vegetarischer und veganer Ernährung kommt durch den hohen Verzehr von Gemüse jedoch eine stärkere Belastung mit Nitrat/Nitrit sowie Schwermetallen aus der Landwirtschaft in Betracht. Quelle sind die im Gemüseanbau eingesetzten Klärschlämme und Pflanzenschutzmittel, bei Lebensmitteln aus Übersee oft auch kontaminierte Böden [852].

24.2.3 Veganes Lebensmittelangebot

Die vegane Lebensweise stellt die herausforderndste Form der menschlichen Ernährung dar, bei der alle tierischen Lebensmittel wie Bedarfsgegenstände vom Tier ausgeschlossen werden. Der einfache Austausch von tierischen Grundnahrungsmitteln gegen pflanzliche Ersatzprodukte wird vielfach ausgelobt. Hierbei wird nur die küchentechnische Funktionalität berücksichtigt. Die Inhaltsstoffe der Ersatzstoffe unterscheiden sich aber grundlegend, wie ▶ Tab. 24.4 zeigt.

Weitere Charakteristika veganer Proteinpulver – neben den ernährungsphysiologisch relevanten Eigenschaften wie cholesterinfrei, geringer Gehalt an gesättigten Fettsäuren und hoher Proteingehalt – sind in ▶ Tab. 24.5 angeführt. In der qualitativen Bewertung ist bei Proteinpulvern im Vergleich mit getrockneten Hülsenfrüchten aufgrund der thermischen Belastung ein Rückgang bei empfindlichen Inhaltsstoffen wie Vitamin B_1 und Folsäure um 20–30 % zu bedenken.

Der Trend zum Verzicht auf Fleisch und Fleischprodukte ist eindeutig. Das Institut für Demoskopie Allensbach rechnete aufgrund seiner Umfrage 2022 mit rund 7,9 Millionen Personen (ab 14 Jahren), die „weitgehend auf Fleisch verzichten"; 1,58 Millionen tun das bereits. Parallel dazu steigt im deutschen Einzelhandel der Umsatz an proteinbasierten Riegeln. Im Jahr 2017 waren das 68,9 Mio. Euro, ein Umsatzplus von 28,8 % gegenüber dem Vorjahr.

Tab. 24.4 Nährstoffprofile von Ersatzprodukten im Vergleich zu tierischen Grundstoffen im Originalrezept (BLS 3.02); tatsächliche Bioverfügbarkeit nicht dargestellt.

Originalzutat	Nährstoffprofil Original pro 100 g	Ersatzprodukt	Zutaten im Ersatzprodukt	Nährstoffprofil Ersatzprodukt pro 100 g
Ei	EW 11,9 g; Vit. D 2,8 g; Vit. B_{12} 1,5 µg	Apfelmus zzgl. 1 EL Leinsamen (10 g)	natürliche Lebensmittel	EW 1 g; Vit. D 0,05 µg; Vit. B_{12} 0 µg
Milch	EW 3,4 g; BS 0 g; Ca 1200 mg; 48 kcal	Sojadrink	Wasser, Soja, z. T. Kalziumkarbonat	EW 3 g; BS 0,4 g; Ca 13 mg; 43 kcal
		Haferdrink	Wasser, Hafer, Sonnenblumenöl	EW 0,6 g; BS 0,5 g; 45 kcal
		Mandeldrink	Wasser, Mandeln, Zucker	EW 0,5 g; BS 1,6 g; 24 kcal
		Reisdrink	Wasser, Reis, Sonnenblumenöl	EW 0,2 g; F 1 g; 49 kcal
Käse	EW 25,3 g; BS 0 g; F 27 g; Ca 69 mg; 344 kcal	Mandelmus	Mandeln, Fruchtzucker, Palmöl	EW 6,1 g; BS 12,4 g; F 56 g; Ca 85 mg; 590 kcal
		„Analog-Käse“ Cheddar-flavour	Wasser, Öl, Kartoffelstärke	EW 0,1 g; BS kA; F 22 g; Ca kA; 285 kcal
(Leber-) Wurst	EW 12,5 g; Vit. A 2245 µg; Vit. B_{12} 3,4 µg; SF 12,8 g; 331 kcal	Linsenaufstrich u. ä.	Wasser, Linsen 15 %, Sonnenblumenöl	EW 7,9 g; Vit. A 2 µg; Vit. B_{12} 0,0 µg; SF 4,1 g; 218 kcal
	EW 0,1 g; F 100 g; SF 39 g; MUFS 11,4 g	vegetarisches Schmalz	Palmfett, Kokosfett, Sonnenblumenöl, Trockengemüse	EW 1 g; Fett ca. 80 g; SF 58 g; MUFS 11 g
Fleisch	EW 23,5 g; F 1,9 g; Vit. B_{12} 0,5–4,7 µg; Zink 2,6 mg; 107 kcal	Tofu fest	Sojabohnen, gekocht, geschält	EW 15,1 g; F 6,2 g; Vit. B_{12} 0 µg; Zink 0,3 mg; 124 kcal
		Bratstreifen Gartengemüse	Tofu, Wasser, Weizeneiweiß	EW 16,8 g; BS 2,8 g; F 11 g; 188 kcal
		vegetarisches Schnitzel	Wasser, Paniermehl, Sojaeiweiß 6 %	EW 12 g; F 9 g; Zink kA; 192 kcal
Burger	EW 20 g; F 19 g; SF 8 g; Vit. B_{12} 2,5 µg; 282 kcal	Quinoa-Burger	Wasser, Paprika, gegarter Quinoa (21 % incl. Wasser)	EW 7,8 g; F 10 g; SF 3,2 g; Vit. B_{12} kA; 207 kcal
Fisch	EW 20 g; F 3–10 g; Omega-3-FS 1–3 g	Veggie-Fischsteak	Wasser, Sojaballaststoffe, Sojaeiweiß, Maisstärke	EW 16,3 g; Fett 5,9 g; MUFS kA

BS: Ballaststoffe; Ca: Kalzium; EL: Esslöffel; EW: Eiweiß; F: Fett; kA: keine Angaben; MUFS: mehrfach ungesättigte Fettsäuren; SF: gesättigte Fettsäuren; Vit.: Vitamin

Tab. 24.5 Charakteristika veganer Proteinpulver.

Hülsenfrucht getrocknet	Inhaltsstoff – reich an:	Sensorik des Pulvers*
Kichererbsen	Lysin, Leucin, Methionin, Vitamin E	nussig und süßlich
Erbsen	Protein, Lysin, Zink	hellgelbe Farbe, Clean Label Emulgator
Ackerbohnen	Protein, Zink; Ballaststoffe, Vitamin B_1 und B_6	hellweiß, Bindemittel; nicht verträglich bei G6PD-Mangel
Helmbohnen	Ballaststoffe, Magnesium, Vitamin B_6	große Sortenunterschiede

jeweils geschmacksentbitterte Form
G6PD-Mangel: Glucose-6-Phosphat-Dehydrogenase-Mangel, ca. 1,2 Milliarden Menschen weltweit betroffen.

Hinweis für die Praxis

Bewertung der Produktgruppe Algen

Algen inklusive Spirulina liefern Jod, jedoch kein Vitamin D und kein vom Menschen nutzbares Vitamin B_{12}. Spirulina enthält große Mengen (127–244 µg/100 g Trockengewicht) – zu etwa 83 % – unwirksames „Pseudovitamin B_{12}". Das Nährstoffprofil verschiedener Algenprodukte ist ▶ Tab. 24.6 zu entnehmen.

24.2.4 Energiezufuhr und BMI

Vegetarier und Veganer kommen in ihrer Lebensmittelauswahl den DGE-Empfehlungen näher als Nichtvegetarier. Das Absinken des BMI-Gradienten im Vergleich von Nichtvegetariern, über Vegetarier, Semivegetarier (Selten-Fleisch-Esser), Pescetarier, Lakto-Ovo-Vegetarier zu Veganern in der AHS-2-Kohortenstudie (Adventist-Health-Study 2) ist beachtenswert. Energiezufuhr und Kalorienverbrauch waren bei den 5 untersuchten Ernährungsmustern ähnlich.

Der hohe Konsum von Gemüse und die damit verbundene Ballaststoffzufuhr wird von einer schnelleren Sättigung begleitet. Das Durchschnittsgewicht von sich vegetarisch oder vegan ernährenden Menschen liegt damit unter dem Bundesdurchschnitt. Für Personengruppen mit hohem Energieverbrauch oder Profisportler (siehe dort) kann eine geringe Energiezufuhr die Bedarfsdeckung mit Protein beeinträchtigen, die dann ebenfalls zur Verbrennung herangezogen werden.

In einer forsa-Umfrage (November 2020) bei Flexitariern, Vegetariern und Veganern zur präferierten pflanzlichen Proteinquelle gaben rund 77 % der Befragten an, Kartoffeln zu bevorzugen. Wesentlich proteinreichere Ackerbohnen oder Helmbohnen stießen dagegen mit nur 13 % auf geringes Interesse. Kartoffeln sind zwar eine hochwertige Proteinquelle mit gutem Sättigungswert, jedoch müssen davon 500 g plus 1 Ei konsumiert werden, um 16 g Protein hoher biologischer Wertigkeit zu erhalten; dies ist oft nicht bewusst. Bohnen würden mit 60–100 g dieselbe Proteinmenge bei 50 % der Kalorienzufuhr liefern [852].

Tab. 24.6 Nährstoffprofil von Algen (Quelle: Bundeslebensmittelschlüssel BLS II.3.02).

Lebensmittel 1 Esslöffel (10 g)	Energie	Protein	mf. ung. FS	Vit. A	Vit. D	Vit. B1	Vit. B2	Fol-säure	Natrium	Kalium	Kalzi-um	Magne-sium	Eisen	Jod
Algen frisch	3,7	0,6	0,0	6,7	0,0	0,0	0,0	10,8	9,8	12,7	7,0	10,0	0,2	5,0
Spirulina-Pulver	37,1	6,0	0,1	61,5	0,0	0,2	0,3	110,4	84,8	110,4	64,4	92,0	2,0	46,1
Braunalgen-Pulver	34,0	1,3	0,0	51,0	0,0	0,0	0,1	83,2	152,9	58,4	116,8	83,8	1,9	34,7
Rotalgen-Pulver	36,0	4,6	0,1	62,6	0,0	0,1	0,3	85,7	32,5	240,8	49,9	1,6	1,2	35,8

Produktmenge jeweils 10 g entsprechend 1 Esslöffel leicht gehäuft.
mf. ung. FS: mehrfach ungesättigte Fettsäuren

24.2.5 Eiweißzufuhr und Eiweißqualität

Mit einer klimabewussten Ernährung könnten durch die Substitution von 20 % des Pro-Kopf-Verbrauchs an Protein aus Wiederkäuerfleisch durch z. B. mikrobielles Protein (MP) weltweit bis 2050 die Ausdehnung der Weideflächen und die damit verbundenen CO_2-Emissionen etwa halbiert sowie die Methanemissionen reduziert werden. Grundlage dieser Modellierung ist die angenommene Verbraucherakzeptanz für Ersatzprodukte. Eine darüber hinausgehende Steigerung des MP-Anteils stößt in der Simulation an statistische Grenzen (abnehmender Grenznutzen der Entwaldungsvermeidung).

Soll die klimafreundliche Speiseplanung möglichst 100 % der empfohlenen D-A-C-H-Referenzwerte erreichen, können für die Auswahl zur Deckung des Nähr- und Mikronährstoffbedarfs die Eckwerte der einzelnen Lebensmittelgruppen bezüglich Energie- und Proteingehalt eine Orientierung geben. ▶ Tab. 24.7 vergleicht den Lebensmittelverzehr von Personen mit Lacto-Ovo-vegetarischer Ernährung mit dem der Allgemeinbevölkerung. Limitierend wirkt der hohe Ballaststoffgehalt pflanzlicher Proteinträger, der eine ausreichende Zufuhr an Protein und Vitamin D z. B. aus Pilzen erschwert.

III

Tab. 24.7 Lebensmittelverzehr bei der Allgemeinbevölkerung im Vergleich zu Personen mit Lacto-Ovo-vegetarischer Ernährung.

Lebensmittel	Referenz DACH: mittlerer Verbrauch (g/Tag) – Bevölkerung allgemein	Verbrauch LOV (g/Tag)	Bemerkung und Quellen
Gemüse (ohne Kartoffeln)	**~160–240 g/d** (CH menuCH: ≈163 g/d; DE: DGE-Berichte ~200–240 g/d je nach Quelle). (PMC, [865])	**≈ 200–350 g/d**	Vegetarier/LOV zeigen in Studien tendenziell höheren Gemüseanteil (+ 10–50 % gegenüber Bevölkerung). (EU-MENU, INVITA, DGE-Ernährungsberichte). (gemeinsam-gutessen.de)
Pilze (Speisepilze)	**~5–15 g/d** (niedriger Konsum; viele Länder mittlerer Verzehr < 20 g/d)	**≈ 10–30 g/d**	Pilze häufiger in pflanzenbetonten Menüs; aber geringe absolute Menge, große Streuung. (menuCH, nationale Studien). (PMC, [865])
Getreideflocken (Frühstücksflocken, ungesüßt)	**~15–40 g/d** (inkl. Backwaren; reine Flocken am Frühstück: variiert stark zwischen 0–50 g)	**≈ 20–60 g/d**	Vegetarier/Vegane konsumieren tendenziell häufiger „prudent/better" Frühstück mit Hafer/Flakes → moderater Anstieg (menuCH zeigt „prudent breakfast" mit Flocken). (BVL, [865])
Ackerbohnen/ Hülsenfrüchte (Trockengewicht)	**~5–15 g/d (trockenäquivalent)** – bevölkerungsdurchschnittlich sehr niedrig; viele Länder < 20 g/d	**≈ 15–40 g/d (trockenäq.)**	LOV konsumieren deutlich mehr Hülsenfrüchte; Studien zeigen oft 2–4 × höheren Verbrauch vs. Allgemeinbevölkerung. (EU-MENU, LCA-Ernährungsstudien, Fachliteratur zu Legumes). (PMC, [866])
Nüsse und Samen (inkl. Erdnuss als „Nuss") – roh/ geröstet	**~5–12 g/d** (Bevölkerungsmedian meist < 15 g/d)	≈ 10–25 g/d	Vegetarier/LOV weisen in Studien häufig höheren Nusskonsum (+ 50–200 %), v. a. als Snack/Frühstückszutat. (menuCH, INVITA, Reviews). (BVL, [865])

Abkürzung: LOV (Lacto-Ovo-vegetabile Ernährung)
Anmerkung: **Ovo-Lacto-Vegetarier:** *Nur etwa* **3–6 %** *der Gesamtenergie stammt aus tierischen Lebensmitteln; siehe neuere europäische Datensätze (variiert je nach Land/Kohorte). (MDPI, [870])*

24.2.6 Fette

Bei einer vegetarischen Ernährungsweise werden deutlich weniger gesättigte Fettsäuren und mehr einfach- und mehrfach ungesättigte Fettsäuren aufgenommen als bei Mischkost. Das Fettsäurenprofil und die Aufnahme gesättigter Fettsäuren sind bei Lakto-Ovo-Vegetariern abhängig vom – teilweise hohen – Käseverzehr. Das ideale Verhältnis von Omega-6- zu Omega-3-Fettsäuren (Soll 5:1) kann mit vegetarischer Ernährung erreicht werden, liegt aber meist deutlich höher. Dazu tragen auch vegetarische Fertigprodukte bei, denen überwiegend Sonnenblumenöl zugesetzt wird. Die Cholesterinzufuhr ist bei nicht veganen Vegetariern ungefähr halb so hoch wie bei Nicht-Vegetariern. Die präventiv wirksame aufgenommene Menge von Phytostanol liegt bei vegetarischer und veganer Ernährung teilweise höher als die empfohlene Mindestmenge von 300 mg/d.

24.2.7 Kohlenhydrate und Ballaststoffe

Die Kohlenhydratzufuhr wird auch bei vegetarischer Ernährung meist nur knapp erreicht. Aufgrund des häufigeren Verzehrs von Obst, Trockenfrüchten und Obstsäften werden bei vegetarischer und besonders bei veganer Ernährung Fruktosemengen von ca. 25–50 g/d erreicht. Die individuelle Fruktoseverträglichkeit zeigt große individuelle Unterschiede zwischen 5 und > 50 g/d. Die Aufnahme von komplexen Kohlenhydraten, Stärke sowie Ballaststoffen ist jedoch höher als bei Mischkost.

Eine höhere Ballaststoffzufuhr bei vegetarischer Ernährung ist mit einer erhöhten Insulinsensitivität assoziiert, teilweise werden Fette an der Resorption gehindert. Zur besseren Verträglichkeit tragen ein langsamer Kostaufbau (ca. 5 g pro Woche zusätzlich), die Ballaststoffart (löslich/unlöslich, Pentosen, Stachiosen, Fruktane etc.) und die Zubereitung bei.

Sortenunterschiede bei Getreiden

Hinweis für die Praxis

Nach den EU-Health-Claims „verringert die tägliche Aufnahme von 3 g Hafer-Beta-Glukan nachweislich den Cholesteringehalt im Blut. Diese Menge wird mit 40 g Haferkleie oder 80 g Haferflocken erreicht. Ein hoher Cholesterinwert gehört zu den Risikofaktoren für die koronare Herzkrankheit."

Getreideprodukte stellen als Grundnahrungsmittel ca. 50 % der Energiezufuhr und im weltweiten Vergleich 47 % der Proteinquellen dar. Da stärkehaltige Lebensmittel stark sättigend sind und in großer Produktvielfalt angeboten werden, ist die Gefahr der Mangelernährung hier besonders groß. Die Sorten und Arten weisen zudem große Unterschiede bei Haupt- und Mikronährstoffen auf (▶ Tab. 24.8). Bei Austausch von Weizen gegen Reis wird die Eiweißportion um das 3,5-Fache reduziert, andere Inhaltsstoffe variieren um das 6-Fache. Linsen weisen einen um 25 % geringeren Eiweißgehalt als Sojabohnen und 30 % weniger als Kichererbsen auf. Der Beta-Glukan-Gehalt im Hafer beträgt 3,5–5,6 % in der Trockenmasse und ist damit deutlich höher als in Weizen (0,03–0,65 %). Bei empfindlichen Personen können ab 10 g Glukan pro Tag Blähungen oder Durchfälle ausgelöst

Tab. 24.8 Vergleich der Nährstoffe von Getreidegattungen, Mais und Reis.

Nährstoff	Minimum (g/100 g)	Maximum (g/100 g)
Eiweiß	Reis 7 g	Weizen 25 g
Lipide	Reis 1,5 g	Mais 6,0 g
mehrfach ungesättigte Fettsäuren	Weizen 0,9 g	Hafer 2,9 g
Stärke	Weizen 60 g	Gerste 78 g
Rohfaser	Weizen 2,0 g	Reis 12,5 g
Eisen	Weizen 3,2 g	Hirse 9,0 g

werden. Der Austausch von Lebensmitteln selbst innerhalb einer Gattung kann daher problematisch sein. Dies stellt für Lebensmittelhersteller wie auch für Konsumenten eine große Herausforderung hinsichtlich der Produkt- und Sortenkenntnis dar, wenn der Gesundheitswert im Vordergrund stehen soll.

Hinweis für die Praxis

Sortenwahl, Zubereitungsform und Kombination der Lebensmittel haben einen entscheidenden Einfluss auf die Vollwertigkeit von Mahlzeiten. Eine genaue Befragung zu Einstellung, Häufigkeit und Menge der konsumierten tierischen Lebensmittel und der von den Befragten als geeignet betrachteten Substitute ist notwendig, um eine Bewertung oder Ergänzung der praktizierten vegetarischen oder veganen Ernährungsform vornehmen zu können.

24.2.8 Vitaminversorgung

Vitamin A

Die Versorgung mit Vitamin A wird bei vegetarischer und veganer Ernährung gut abgedeckt. Allerdings ist zu beachten, dass von den ca. 500 bekannten Carotinoiden tatsächlich nur 2 eine Vitamin-A-Aktivität entwickeln. Der von molekularen wie wirtsbezogenen Faktoren unterschiedlich beeinflussten Konversion von Provitamin-A-Carotinoiden in aktives Vitamin A (Retinol) wird seit 2020 durch den Bezugswert Retinolaktivitätsäquivalent (RAE) Rechnung getragen. Die Eselsbrücke „SLAMENGHI" berücksichtigt den Unterschied zwischen Bioverfügbarkeit und Biokonversion von Carotinoiden und bedeutet: Carotinoid-Spezies; molekulare Bindung bzw. Linkage; Menge bzw. Anzahl der in einer Mahlzeit konsumierten Carotinoide; Matrix, in die das Carotinoid eingebaut ist; Effektoren der Absorption und Biokonversion; Nährstoffstatus des Wirts; Genetische Faktoren; wirtsbezogene Faktoren s. Host; und mathematische Wechselwirkungen bzw. Interaction [873]. International wird 1 RAE = 1 µg Retinol = 12 µg Beta-Carotin = 24 µg andere Provitamin-A-Carotinoide als Konversionsfaktor angesetzt.

Um den in der Schwangerschaft um 10–20 % erhöhten Vitamin-A-Bedarf (800 µg RAE/Tag) vegan zu decken, sind nicht primär Supplemente notwendig. Vielmehr ist auf die zeitgleiche Kombination von Carotinoiden mit Fett zu achten, um die Mizellenbildung und Resorption zu ermöglichen. Werden Supplemente notwendig, so ist die maximale Tageszufuhr auf 3000 µg RAE (10 000 IE täglich bzw. 25 000 IE pro Woche) aller Retinolaktivitätsäquivalente einzuhalten, um Schäden für den Fetus zu vermeiden. Diese Toxizitätsschwelle mit rein pflanzlichen Lebensmitteln zu überschreiten ist nur schwer möglich [862].

Hinweis für die Praxis

Rote, gelbe oder grüne Pflanzen stets gleichzeitig mit 2,4–5 g Fett kombinieren. Dies entspricht ca. 1 TL Öl pro Mahlzeit bzw. 10 g Nüsse oder einer Portion Avocado oder 70 g Hafer. Die Bioverfügbarkeit von Provitamin-A-Carotinoiden ist mit 15,6 % im Vergleich zu tierischen Vitamin-A-Quellen (74 %) 5-mal schlechter [853].

Vitamin B_1, B_2, Folsäure

Die DGE empfiehlt eine Zufuhr von täglich 1,3 mg Riboflavin. Bei Vitamin B_2 (Riboflavin) ist ein isolierter Mangel in der Bevölkerung relativ selten. Trotzdem gibt es bei einigen Menschen eine Neigung zu Mundwinkelrhagaden, Entzündungen der Mundschleimhaut und der Zunge sowie seborrhoischem Ekzem. Dies sind Zellen mit großem Stoffwechselumsatz und erhöhtem Bedarf. Zur Vitamin-B_2-Versorgung sind besonders Milch, Eier, Käse, Hefe, und Gemüse bedeutend.

Für die veganen Lebensmittel stehen vielfältige Vitamin-B_2-Quellen zur Verfügung. Gute Quellen für Vitamin B_2 sind asiatische Lebensmittelzusätze wie Tempeh (0,6 mg/100 g), gemahlene Sesamsamen/Tahini, Pilze (0,4 mg/100 g), Mandeln, Durian, Spinat, Rote-Bete-Blätter, Edamame und Nüsse im Allgemeinen (0,2 mg/100 g). Hefeflocken und Hefeextrakt stellen mit ca. 2,6 mg B_2/100 g eine Nahrungsergänzung dar.

Die Vitamine-B_1-Zufuhr ist bei vegetarisch/veganer Ernährung im Allgemeinen gesichert, jedoch stark abhängig vom Verarbeitungsgrad der Lebensmittel. Thiamin ist sehr hitzeempfindlich. Ein hoher Konsum von Convenience-Produkten oder häufiger Verzehr von aufgewärmten oder lang warmgehaltenen Lebensmitteln erhöhen das Risiko für einen Thiaminmangel.

Die empfohlene Folataufnahme von mindestens 200 µg wird in den D-A-C-H-Regionen von einem Großteil der Bevölkerung nicht erreicht. Dies hat sowohl für den C 1-Stoffwechsel sowie für die Schwangerschaft negative Auswirkungen. Bei Veganerinnen und Veganern ist die Folatzufuhr hoch, was sich nicht immer im Serum- oder Erythrozytenfolat wiederfindet. Gründe dafür sind vielfältig. Aufgrund der Instabilität von Folsäure gegenüber Licht, Sauerstoff und erhöhten Temperaturen sollen in der Ernährungsberatung die Einkaufsgewohnheiten, die Häufigkeit des Verzehrs von Convenience-Lebensmitteln und Kochkenntnisse hinterfragt werden. Die Bioverfügbarkeit für Folat aus pflanzlichen Lebensmitteln beträgt durchschnittlich nur 54 % und ist geringer als bei supplementierter Folsäure [853]. Auch häufige UV-Bestrahlung der Haut reduziert die Folsäurespiegel. Ein Folatmangel muss bei veganer Ernährung und Kinderwunsch vorab ausgeschlossen werden. Eine Folatsupplementierung von 400 µg dient auch bei pflanzenbetonter Ernährung der Vorbeugung von Neuralrohrdefekten und Entwicklungsstörungen des Kindes (Positionen AK-Folsäure: www.ak-folsaeure.de/positionen/). Die DGE-Empfehlung lautet daher, bereits 4 Wochen vor der Konzeption mit der Supplementierung beginnen und diese bis zum 4. Schwangerschaftsmonat fortsetzen [860].

Vitamin B_6

Vitamin B_6 (Pyridoxin) hat seine wesentliche Bedeutung im Eiweißstoffwechsel. Mit 1,4–2,1 mg kann der tägliche Bedarf gedeckt werden. Mit Schwangerschaft und Stillzeit steigt der Bedarf auf bis zu 1,9 mg pro Tag an. Eine unzureichende Zufuhr betrifft zunächst den Aminosäuren- aber auch den Lipidstoffwechsel. Dies zeigt sich vor allem an trockener Haut oder Schleimhautveränderungen, dann auch als Reizbarkeit, Verdauungs- oder Schlafstörungen. Ein erhöhter Bedarf entsteht zudem bei hohem Konsum von Zigaretten oder Alkohol sowie für Frauen, die orale Kontrazeptiva einnehmen.

Vitamin B_6 ist besonders reichlich in Hefe, Hafer, Hirse, Ölsaaten, Bohnen und konzentrierten Lebensmitteln wie Tomatenmark oder getrocknete Bananen enthalten (► Tab. 24.9, ► Tab. 24.10). Aufgrund des guten Folat- und Vitamin-B_6-Status wird bei Veganern zumeist keine Homocystein-Erhöhung gefunden. Ein Mangel an Vitamin B_6 würde auch den Eisenstatus negativ beeinflussen und könnte so zusätzlich abgesichert werden.

Vitamin B_{12}

Vitamin B_{12} (Cobalamin) wird nur von Bakterien produziert, deren Habitat vorwiegend tierische Lebensmittel mit Reifezeit sind. Pflanzliches Vitamin B_{12} liegt in einer für den Menschen nicht verwertbaren Form vor. Eine ausreichende Zufuhr von Vitamin B_{12} über pflanzliche Lebensmittel ist daher nicht möglich. Im Internet veröffentlichte Tabellen differenzieren zwischen den für Menschen verwertbaren B_{12}-Formen nicht.

Ein Mangel an Vitamin B_{12} tritt regelmäßig bei streng vegetarischer, d. h. veganer Ernährung auf. Weitere Risikogruppen sind Patienten mit Gastrektomie oder, in seltenen Fällen, einem Befall mit dem Fischbandwurm. Folge eines Vitamin-B_{12}-Mangels ist die sog. Vitamin-B_{12}-Mangelanämie (perniziöse Anämie). In der Deutschen Vegan-Studie erreichten 28,2 % der Teilnehmer den empfehlenswerten Cobalamin-Status nicht; zudem wiesen 38,1 % der Probanden eine Homocysteinämie auf.

Das Wissen über die Dauer der Vitamin-B_{12}-Speicher sowie die Dosierung von Vitamin-B_{12}-Gaben ist immer noch Gegenstand der Forschung. Eine Ernährung ohne Fleisch, Milchprodukte und Ei wird über die Dauer von 3–5 Jahren mit hoher Wahrscheinlichkeit zu einem Vitamin-B_{12}-Mangelsyndrom führen. Niedrige Vitamin-B_{12}-Spiegel bzw. Holotranscobalaminwerte werden überwiegend durch Malabsorption verursacht. Liegt eine chronische Magenschleimhautentzündung oder eine Autoimmungastritis vor, kommt es zu einem Mangel an Intrinsic Factor, in dessen Folge das große Vitamin-B_{12}-Molekül im terminalen Ileum zunehmend schlechter aufgenommen werden kann. Weitere Risiken für einen Vitamin-B_{12}-Mangel entstehen durch eine Fehlernährung („Pudding-Vegetarier") mit nachfolgender bakterieller Fehlbesiedelung oder als Folge einer Divertikulose (Ballast-

Tab. 24.9 Nährstoffdichte und Vitamin-B_6-Gehalt pflanzlicher Lebensmittel.

Lebensmittel	Nährstoffdichte (mg/1000 kcal)	Gehalt (mg/100 g)
Hefe	6,94	2,00
Hafer ganzes Korn	2,72	0,96
Banane getrocknet	3,11	0,90
Leinsamen frisch	2,42	0,90
Walnuss europäisch	1,33	0,87
Hirse ganzes Korn	2,27	0,75
Reis ungeschält	1,92	0,67
Bohnen dick getrocknet	1,97	0,64
Tomatenkonzentrat	3,48	0,61
Sojabohne geröstet	1,67	0,60
Sonnenblumenkern frisch	1,05	0,60
Buchweizen	1,70	0,58
Gerste Vollkorn	1,75	0,56
Sesam frisch	0,84	0,47
Tomatenmark	5,96	0,44
Banane frisch	3,89	0,37
Sojamilch flüssig	2,17	0,33

Tab. 24.10 Gehalt an Vitamin B_6 und Vitamin C in Lebensmitteln (mg/100 g).

	Vitamin B_6	Vitamin C
Rotalgen getrocknet	1,1	151,0
Braunalgen getrocknet	0,6	75,2
Linsen	0,6	1,0
Banane	0,4	11,0
Paprika rot, roh	0,4	140,0
Walnüsse	0,6	0,0
Gemüsemix gegart	0,2	36,7
Getreideflocken	0,1	0,0

Tab. 24.11 Vitamin-B_{12}-Bedarfsdeckung (Ziel: 4 µg/Tag).

Lebensmittel	Menge	Gehalt an Vitamin B_{12}
Buttermilch	500 ml	1 µg
Hartkäse	60 g	1,9 µg
Hühnerei	1 Stück	0,9 µg

stoffmangel) bzw. eines Blind-Loop-Syndroms. Auch Medikamente wie Metformin oder Protonenpumpenhemmer erhöhen das Risiko eines Vitamin-B_{12}-Mangels.

Für Veganer stehen mit Vitamin B_{12} angereicherte Produkte wie Nährhefen, Vitamin-B_{12}-angereicherte Sojamilch und Frühstücksflocken zur Verfügung. In Asien werden Purpurtang, Nori-Algen (*Porphyra* spp.) sowie getrocknete Grünalgen (*Enteromorpha* spp.) als pflanzliche Cobalamin-Quellen angeboten, deren biologische Wirksamkeit für den Menschen noch nicht abschließend geklärt ist. Hochdosierte Vitamin-B_{12}-haltige Zahnpasta kann zur Verbesserung des Vitamin-B_{12}-Status beitragen; Follow-up-Studien dazu laufen derzeit. Die Resorption von enteral von durch die Flora des Dickdarms synthetisiertem Vitamin B_{12} ist unwahrscheinlich, da die Absorption nur im terminalen Ileum stattfindet.

In einer Studie von Waldmann zum Homocystein- und Cobalamin-Status deutscher Veganer konnte gezeigt werden, dass bereits geringe Mengen tierischer Lebensmittel (maximal 5 % der Energie aus Eiern und/oder Milchprodukten) den Cobalamin- und Homocystein-Status der Teilnehmer verbessern. Lakto-Ovo-Vegetariern ist zu empfehlen, zur Sicherung der Vitamin-B_{12}-Zufuhr auf einen regelmäßigen Verzehr von fermentierter Milch und Milchprodukten sowie Eiern zu achten. Dies ist besonders in der Schwangerschaft, für Kinder und bei Diabetes Typ II wichtig. Ausreichend sind täglich 1 Glas Milch, 1 Joghurt oder gesäuertes Milchprodukt, 50 g Käse sowie 1 Hühnerei (▸ Tab. 24.11).

Vitamin D

Um die gewünschte Serumkonzentration von ≥ 50 nmol/l (bzw. ≥ 20 ng/ml) 25-Hydroxyvitamin D_3 zu erreichen, stellen in der vegetarischen Ernährung Pilze (2,2 µg/100 g) und Hühnerei (2,8 µg/

100 g bzw. 1,8 µg/Eigelb) gute Vitamin-D-Quellen dar. Das in Pilzen enthaltene Vitamin D 2 (Ergokalziferol) kann ebenso wie 7-Dehydrocholesterol in aktives Vitamin D 3 umgewandelt werden. Begrenzt wird diese Möglichkeit durch reduzierte Verträglichkeit aufgrund des hohen Ballaststoffgehalts von Pilzen. Notwendig für die Umwandlung ist zudem eine Sonnenintensität, die nördlich der Alpen nur in der Zeit zwischen März und Oktober erreicht wird.

Die DACH-Zufuhrempfehlung für Vitamin-D-Supplemente beziehen sich auf eine fehlende endogene Synthese bzw. fehlendem Zugang zu Sonnenlicht bzw. UV-B. UV-A-Strahlung in Solarin ist dazu ungeeignet. Für die vegane Ernährung wird eine Vitamin-D-Supplementierung in Abhängigkeit von der Sonnenexposition empfohlen. Säuglinge weisen bis zum 12. Lebensmonat generell einen Supplementationsbedarf auf. Dies gilt auch für Senioren, deren Haut ab dem 65. Lebensjahr nur noch ein Drittel der Syntheseleistung gegenüber unter 30-Jährigen aufweist. Für die vegetarische Ernährung ist zu beachten, dass nur das Eigelb sowie aufgrund der Fettlöslichkeit von Vitamin D dies nur in fettreichem Käse (1,3 µg/100 g) in nennenswerter Menge zu finden ist. 1 µg Vitamin D_3 entspricht 40 IE.

Vitamin E

Die Versorgungslage mit Vitamin E ist abhängig von Art und Menge der Zufuhr an ungesättigten Fettsäuren. Die Deutsche Gesellschaft für Ernährung empfiehlt pro Gramm mehrfach ungesättigter Fettsäuren mindestens 0,4 mg Vitamin E zu sich zu nehmen. Bezüglich Inhaltsstoffen und Verwendungsmöglichkeiten ist das Wissen über die Unterschiede einzelner Speiseöle in der Bevölkerung noch unzureichend und für Laien oft widersprüchlich. So wird bei ernährungsbewussten Personen oft ein hoher Konsum von Lein- oder Sojaöl beobachtet. Patienten mit Herz-Kreislauf-Erkrankungen, Schwangere und Senioren sind daher auch bei vegetarischer und veganer Ernährungsweise bezüglich der Unterschiede und Effekte zu beraten. Olivenöl ist, auch bei guten Quotienten von Vitamin E zu PUFA, ungeeignet, um den Bedarf an mehrfach ungesättigten Fettsäuren zu decken; werden z. B. keine Nüsse vertragen, so wären bei Olivenöl 100 ml pro Tag nötig, um damit ohne tierische Produkte den Bedarf an PUFAs zu decken (▶ Tab. 24.12).

Tab. 24.12 Gehalt an mehrfach ungesättigten Fettsäuren (PUFAs) und Vitamin E in Lebensmitteln.

	PUFAs (g/100 g)	Vitamin E (mg/100 g)	mg Vitamin E/g PUFA
Weizenkeimöl	62	250	4,0
Olivenöl	9	12	1,3
Sonnenblumenöl	50	62	1,2
Rapsöl	23	19	0,8
Maiskeimöl	56	26	0,5
Sojaöl	64	15	0,2
Leinöl	73	5,8	0,1

24.2.9 Mineralstoffversorgung

Ein Mangel an Mineralien und Spurenelementen wird in Studien zur vegetarischen und veganen Ernährungsweise selten beobachtet und hat meist andere Ursachen als die der Kostzusammenstellung. Insbesondere die Zufuhr von Phosphat, Kupfer und Magnesium gilt als ausreichend und korreliert nicht mit gesundheitlichen Problemen bei Veganern.

Kalzium

Veganer haben eine geringere Kalziumaufnahme als Vegetarier und Omnivoren. Der Beratungsansatz für vegan lebende Personen umfasst daher folgende Punkte:

- Langzeiteffekt des Kalziummangels
- Problematik der Diagnostik
- Frakturrisiko
- Diskrepanz zwischen theoretischer Kalziumzufuhr und Kalziumaufnahme bzw. -retention
- geeignete Kalziumquellen
- Notwendigkeit von kalziumangereicherten Lebensmitteln inkl. Mineralwassersorten (mind. 300 mg/Liter)

- Vermeidung der gleichzeitigen Einnahme von Eisenpräparaten mit kalziumreichen Lebensmitteln und entsprechenden Nahrungsergänzungsmitteln

Für Vegetarier und Mischköstler stellen Milchprodukte eine gute Kalziumquelle dar (▸ Tab. 24.13). Gereifter Hartkäse, insbesondere mit niedrigen Fettstufen, z. B. Parmesan 30 % F. i. Tr. weist dank der Kombination mit Zitronensäure, rechtsdrehender Milchsäure (L-Lactat) und geringem Milchzuckergehalt (Laktose) eine besonders leichte Bioverfügbarkeit für Kalzium auf. Die in Milch und Milchprodukten enthaltenen natürliche Antibiotika (Caseicin A und B) sowie probiotische Bakterien unterstützen die Darmbarrierefunktion. Der Gehalt an Vitamin D_3 ist allerdings gering.

Die von WHO/FAO empfohlenen Referenzwerte für Kalzium sind die höchsten weltweit [864]. Die Empfehlungen werden u. a. von der länderspezifischen Ernährung und deren Begleitfaktoren (Antinutritiva) sowie Lebensstilfaktoren mit beeinflusst. Eine diätetische Kalziumaufnahme und die fäkale Kalziumausscheidung erklären rund 85 % der multifaktoriellen Kalziumretention. Eine pflanzenbasierte Ernährung hat höhere Gehalte an Phytaten, Oxalaten und Ballaststoffen, welche über Komplexbildung zu einer verringerten Kalziumaufnahme führen.

Eine systematische Überprüfung und Metaanalyse der Kalziumaufnahme bei chinesischen Erwachsenen ergab, dass die Kalziumbilanz aufgrund einer langjährigen Anpassung durch eine mögliche Erhöhung der Kalziumaufnahme und einer Abnahme der Kalziumausscheidung in Urin und Stuhl selbst bei niedrigen Kalziumaufnahmewerten bis mindestens 300 mg/Tag positiv bleiben kann [854]. Bei einer Aufnahme von 250 mg/Tag ist das Frakturrisiko auch bei chinesischen Frauen erhöht. Ein relativ geringes Frakturrisiko wird bei Männern mit einer diätetischen Kalziumaufnahme von 275–780 mg/Tag beobachtet. Laut der American Society for Bone and Mineral Research ist der Kurvenverlauf bezüglich Kalziumzufuhr und Frakturrisiko bei Männern und möglicherweise auch bei Frauen U-förmig.

Tab. 24.13 Nährstoffbedarfsdeckung durch den Verzehr von Hartkäse und Nüssen (Quelle der Nährstoffdaten: BLS 3.02).

Nährstoff	Hartkäse fettarm (30 g) RDA	Nüsse (30 g) RDA
Protein	19 %	16 %
Fett	13 %	24 %
Vitamin B_2	17 %	4 %
Vitamin B_{12}	20 %	0 %
Vitamin A	13 %	0 %
Zink	25 %	12 %
Kalzium	35 %	1 %

Hinweis für die Praxis

In der Beratungspraxis ist auf die Produktqualität von Milchprodukten und Käse sowie die Unterschiede bei veganen Ersatzprodukten hinzuweisen. Milchprodukte liefern in der vegetarischen Ernährung einen guten Mix aus antikanzerogenen Stoffen wie Peptiden und ungesättigten Fettsäuren wie Alpha- und Gamma-Linolensäure. Die Gehalte dieser Inhaltsstoffe steigen mit dem Weidegang der Kühe an. Produkte aus artgerechter Tierhaltung sind daher besonders für Kinder im Wachstum, Senioren und Menschen mit chronischen Darmerkrankungen sehr zu empfehlen.

Kalium und Natrium

Bezüglich der antagonistischen Effekte von Kalium und Natrium wurde in zahlreichen Studien (insgesamt über 5000 Teilnehmer) die Zufuhr der Alkalimetalle untersucht. Die Ergebnisse bei Veganern sind sehr uneinheitlich und schwanken um die Referenzwerte, auch ohne Unterschiede zwischen verschiedenen Ernährungsgruppen. In Studien, die ab 2016 veröffentlicht wurden, ist eine steigende Tendenz in der Natriumaufnahme bei veganer Ernährung im Vergleich zu Omnivoren und Lakto-Ovo-Vegetariern festzustellen. In der Ernährungsberatung sind diesbezüglich die verwendeten Würzmittel oder Marken bei Fertigprodukten genauer zu bezeichnen.

Magnesium

Im Vergleich pflanzenbetonter Ernährungsformen ist die Magnesiumaufnahme bei veganer Ernährung am höchsten und liegt über den von der WHO empfohlenen Werten. Es finden sich jedoch auch Studien, die keinen Unterschied in den Serum-Magnesium-Konzentrationen zwischen Veganern und Personen, die sich anders ernähren, feststellten. Hoher Alkoholkonsum kann einen Mangel an Vitamin B_1 und B_6 auslösen und Ursache für einen Magnesiummangel sein.

24.2.10 Spurenelementversorgung

Eisen

Von den Frauen im reproduktionsfähigen Alter erreichen 61–97 % nach einer großen europäischen Review-Studie nicht die Empfehlungen für die Eisenzufuhr [863]. Menstruierende Frauen erreichen in Deutschland durchschnittlich nur 75 % der empfohlenen D-A-CH-Referenzwerte. Der Ferritinwert im Serum korreliert bei Eisenmangel gut mit den Eisenspeichern, nicht hingegen beim Vorhandensein entzündlicher Prozesse. Ein Ferritinmangel tritt u. a. bei der Autoimmunthyreoiditis (AIT) auf, welche bei Frauen häufiger ist. Ein Eisenmangel im Gewebe ist ursächlich für eine eingeschränkte Organfunktion und geht einer Anämie zeitlich voraus. Eine Anämie als Indikator für den Eisenmangel findet sich bei Vegetariern nicht häufiger als bei Fleischessern. Veganerinnen und auch Veganer weisen Werte im unteren Referenzbereich (30–300 µg/l) auf. Sie erreichen damit im Durchschnitt nur ein Drittel der Werte von Mischköstlern. Bei ovo-lakto-vegetarischer Kost ist das Risiko für den Eisenmangel jedoch erhöht, da Eier und Milchprodukte die Eisenresorption hemmen.

Nach der Geburt eines Kindes verdoppelt sich der Eisenbedarf von Vegetarierinnen und Veganerinnen nahezu. Empfohlen wird, während der Stillzeit die Eisenzufuhr auf 20 mg pro Tag zu erhöhen. Dies ist notwendig, damit Eisenverluste aus Schwangerschaft und Geburt ausgeglichen werden können. Da nur wenig Eisen in die Muttermilch übergeht, können gestillte Säuglinge nur 3–6 Monate von ihren Speichern zehren. Marginal gefüllte Eisenspeicher der Schwangeren führen beim Kind zu reduziertem Wachstum, Einschränkungen in der Gehirnentwicklung und Infektanfälligkeit, auch noch im Erwachsenenalter. Säuglinge, die mit eisenarmen oder resorptionshemmenden Milchersatzprodukten ernährt werden, laufen Gefahr an den Folgen eines Eisenmangel zu leiden.

Proteingebundenes Eisen, z. B. 2-wertiges Häm-Eisen aus Fleisch, wird deutlich besser resorbiert (ca. 15–35 %) als 3-wertiges Nicht-Häm-Eisen (ca. 2–20 %) [861]. Die Hauptzufuhr von Eisen in Deutschland wird bei vegetarischer und veganer Ernährung über Brot und Getreide erreicht. Dies spiegelt jedoch nicht die Resorption wider, da Phytate, Oxalate und Polyphenole die Eisenaufnahme hemmen.

> **Hinweis für die Praxis**
> Der Phytatgehalt lässt sich *nicht* durch Erhitzen, sondern nur durch Keimen, Fermentieren und Einweichen reduzieren.

Vitamin C fördert bei gleichzeitigem Verzehr die enterale Aufnahme von pflanzlichem Eisen um bis zu 14 %, ist selbst jedoch sehr lagerungs- und hitzeempfindlich; nach 3-tägiger Lagerung sind temperaturabhängig 30–100 % Vitamin C verloren. Insbesondere bei jungen Vegetariern und Veganer wurde ein hoher Verbrauch von stark prozessierten Lebensmitteln festgestellt. Dies trägt zum Risiko eines Eisenmangels bei. Zur Beurteilung der Eisenversorgung sind in der Praxis neben dem Verzehr daher auch Einkaufs- und Kochgewohnheiten zu hinterfragen.

Die Fachgesellschaft der DGE und anderer Länder vertritt die Position, dass eine rein vegane Ernährung während der Schwangerschaft nur dann die Nährstoffdefizite kompensieren kann, wenn die Nährstoffversorgung professionell beobachtet wird und Zubereitung sowie Kombination der veganen Speisen sorgfältig ausgewählt werden; zudem müssen die empfohlenen Supplemente für Vitamin B_{12} und andere spezielle Lebensmittel (fortified foods) verzehrt werden, die mit den entsprechenden kritischen Nährstoffen angereichert sind. Die ärztliche Kontrolle wird dadurch nicht ersetzt [867]. Die Ernährungskommission der Deutschen Gesellschaft für Kinder- und Jugendmedizin lehnt eine vegane Ernährung gesunder Säuglinge

Tab. 24.14 Eisengehalt von Lebensmitteln.

Lebensmittel	Eisengehalt (mg)
Nüsse	1,8
Fleisch	2,2
Hülsenfrüchte	7,0

ohne die Einnahme von Nährstoffpräparaten für Säuglinge ab. Eisengehalt einiger Lebensmittel ist ▶ Tab. 24.14 zu entnehmen.

Hinweis für die Praxis

Wichtige Fragen in der Beratung

Phytathaltige Lebensmittel:

- Wieviel Kaffee oder schwarzen Tee trinken Sie? Geben Sie Milch oder Zitrone dazu?
- Beides reduziert die Bildung von Eisen- und Kalziumkomplexen.

Ursachen für Eisenmangel oder Anämie bei Vegetarierinnen:

- starke Menstruationsblutung
- Unverträglichkeit von Nüssen und/oder Hülsenfrüchten
- ballaststoffreiche Ernährung mit wenig Frischkost
- Zöliakie u. a. CED – Achtung oft falsch-positiv erhöht!
- Blutspende

Zink

Mischköstler weisen i. d. R. eine gute Zinkversorgung im oberen Referenzbereich (650–1200 µg/l) auf. Bei vegetarischer und veganer Ernährung muss aufgrund der hohen Ballaststoffzufuhr von einem erhöhten Bedarf ausgegangen werden. Die Referenzwerte werden meist erreicht. Eine Verbesserung der Bioverfügbarkeit von Zink kann erreicht werden, wenn Getreide und Gemüsesorten einen fermentativen Prozess durchlaufen haben.

Gegenüber der Mischkost wurden die Empfehlungen von 7 mg Zink/Tag für Vegetarier und Veganer in Abhängigkeit von der Ballaststoffaufnahme auf 10 mg/Tag angehoben, angepasst an die Phytatzufuhr von 990 mg/Tag (1,5 mmol/Tag). Lediglich, wenn häufig gekeimte oder fermentierte Getreideprodukte bzw. Hülsenfrüchte auf den Tisch kommen, kann mit einer Zufuhr wie bei vollwertiger Mischkost der Referenzwert für Zink erreicht werden.

Zink ist aus Zink-Aminosäure-Komplexen am besten verfügbar. Aus schwerlöslichen anorganischen Salzen ist Zink am wenigsten verfügbar, ebenso schlecht aus organischen Komplexen mit hoher Stabilitätskonstante, z. B. Zn-Phytat (Ausnahme Zn-ÄDTA) [851].

III

Kupfer, Selen

Die Versorgung von Vegetariern und besonders von Veganern mit Selen wird als unzureichend beschrieben. Sowohl das Selen-Transportprotein SePP als auch Selen selbst liegen bei laktovegetabiler Kost meist im unteren Referenzbereich von 3 mg/l. Bei Ernährung ohne tierische Produkte werden diese nicht mehr erreicht. Jedoch liegen auch bei sich omnivor ernährenden Probanden die Serumwerte im unteren Referenzbereich.

Jod

Zur Beurteilung einer adäquaten Jodzufuhr wird der Urin-Jodwert als Biomarker bestimmt. Dieser bewegt sich bei allen 3 Ernährungsgruppen häufig deutlich unter dem Referenzbereich (200 µg/Tag). Bei Mischkost tendiert die Jodversorgung noch in Richtung der Empfehlung. Bei veganer Ernährung ist die unzureichende Zufuhr am deutlichsten und erreicht teilweise nur 10 % des Referenzbereichs.

Eine Supplementierung mit Jod im Speisesalz und die dadurch entstehende größere Spanne zwischen Jod- und Selenstatus bzw. ein dadurch entstehender relativer Selenmangel wird nicht in Zusammenhang mit der immer gehäufter auftretenden Autoimmunthyreopathie (AIT) gebracht. Die Empfehlung für alle Ernährungstypen ist daher die tägliche Verwendung von jodiertem Speisesalz oder anderen Jodquellen. Allerdings kann damit nur ca. ein Viertel des Bedarfs gedeckt werden.

Der Jodbedarf steigt bei Jugendlichen im Wachstum deutlich. Die Vegetariergruppe mit Milchkonsum führt indirekt Jod über Zusätze aus der konventionellen Rinderhaltung zu. Kinder von ovo-vegetarisch lebenden Eltern sollten eine Jodzulage spätestens ab dem 15. Lebensjahr erhalten.

Hinweis für die Praxis

Empfohlen als Nahrungsergänzung wird täglich 1 gehäufter Teelöffel dunkle Meeresalgen (Nori) bzw. 1,5 Nori-Blätter pro Tag. Eine Sushi-Mahlzeit verbraucht i. d. R. nur 1 Nori-Blatt. Weitere Verwendung finden Noriflocken in Suppen und Soßen, auch zum Würzen bzw. Salzen und Binden. Die Konzentration an Jod wird von vielen Herstellern inzwischen deklariert und standardisiert, ist jedoch herstellerbezogen unterschiedlich [855]:

- Noriblatt 5 bzw. 15 mg/100 g (40 Blatt), 1 Noriblatt enthält ca. 125 µg oder 375 µg Jod
- jodiertes Salz: max. 25 µg/1 g Salz (1 Prise)
- Mineralwasser-Jodsole-Mix mit flüssiger Jodsole 37 µg/100 ml bzw. 122 µg/0,3er-Flasche

24.3 Präventionspotenzial der vegetarischen Ernährung

24.3.1 Diätetischer Einsatz vegetarischer Kostformen

Der diätologische Ansatz hat für die Beratung zur veganen Ernährung zusätzliche Anforderungen zu erfüllen. Um eine vollwertige vegane Ernährung gewährleisten zu können, sind Rahmenbedingungen zu erfassen und das Setting ist zu klären, in welchem eine abweichende Ernährungsweise realisiert und toleriert werden kann. Neben der spezifischen Anamnese sowie der Erhebung des Ernährungsstatus und der Körperstrukturdaten, z. B. mittels bioelektrischer Impedanzanalyse, sind auch die Motive für die vegane Ernährung und weitere Diagnosen wie Orthorexie oder Nahrungsmittelunverträglichkeiten genauer zu hinterfragen. Da es für eine rein vegane Ernährungsweise bisher keine länderspezifischen Beispiele gibt, nehmen auch Sortenkunde und Verarbeitung Einfluss auf die Zielformulierung und Möglichkeiten der Ernährungstherapie.

Im Beratungsprozess und in der Betreuung stehen ernährungsphysiologische Aspekte sowie Küchentechniken zur Verringerung von Verdauungsbeschwerden, anorexiebedingte Abneigungen sowie Auswahl, adäquate Austauschmengen und Produktkenntnisse veganer Fertiglebensmittel im Vordergrund. Dies kann nicht alles anhand von Nährwertanalysen dargestellt werden. Für die Ernährungstherapie sind z. B. Effekte, die von der höheren Aufnahme an **sekundären Pflanzenstoffen (SPS)** ausgehen, von Bedeutung. Lebensmittel aus ökologischem Landbau weisen auch aufgrund einer anderen Sortenwahl einen höheren Gehalt an SPS auf. Diese spielen als Immunmodulatoren bei entzündlichen Erkrankungen bzw. bei solchen mit Dysbalancen in der Radikalbildung (z. B. Diabetes, Rheuma, CED) eine präventive Rolle.

In der Kombination von pflanzenbasierter Ernährung und klimabewusster, ökologischer Landwirtschaft bzw. Tierhaltung ergeben sich neue Präventionspotenziale. Neu entdeckte Wirkstoffe aus Milchproteinen in der vegetarischen Ernährung sind aufgrund der antibakteriellen Wirkung interessant. **Lactoferrin (LTF)** ist dabei eines der attraktivsten Milchproteine. Dieses multifunktionale Protein gehört zur Familie der Transferrine, die eisenbindende Nicht-Häm-Glykoproteine darstellen. Die Gruppe umfasst Serum-Transferrin (TR), LTF und Melanotransferrin. Wenn auch die Hauptfunktionen von TR und LTF der $Fe3^{+}$-Transport und -Regulierung sind, so ist eine wichtigere Funktion des LTF die Modulation der Immunantwort des Wirts auf Infektionen oder Entzündungen. Die biologische Aktivität von LTF ist so umfassend wie die der SPS; sie umfasst antimikrobielle, antivirale, antimykotische, immunregulatorische und entzündungshemmende Eigenschaften. Zusätzlich spielt LTF eine Rolle bei der Zellproliferation und -migration und damit in der Krebsprävention.

Die potenziellen Vorteile einer ausgewogenen veganen Ernährung liegen (im Vergleich zu Nicht-Vegetariern) in der Regel in der höheren Aufnahme von Ballaststoffen, Kalium, Magnesium, Folat, Vitamin B_1 (Thiamin), Vitamin C, Provitamin A und Phytonährstoffen sowie in der geringeren Zufuhr an gesättigten Fettsäuren und glykämischer Last. Der Status von Spurenelementen bei Veganern und ihre Bedeutung für die Gesundheit inklusive der potenziell schädlichen Elemente wie Cadmium und Blei muss weiter untersucht werden.

24.3.2 Vegetarische/vegane Sportlerernährung

Für ambitionierte Freizeit- und Leistungssportler sind die Leistungsdiagnostik und eine optimale Ernährung mit trainingsabhängig leicht resorbierbaren, energieliefernden Nährstoffen wichtige Erfolgsfaktoren. Unter den berühmten Sportlerinnen und Sportlern mit vegetarischer, sowie zunehmend veganer Ernährungsweise sind alle Disziplinen von Kraftsport über Fußball bis Dauerlauf vertreten. Diese beherrschen zudem das Timing der Mahlzeiten vor und nach dem Sport, das richtige Flüssigkeitsmanagement sowie den Einsatz von Nahrungsergänzungsmitteln. Im deutschen Einzelhandel stieg der Umsatz an proteinbasierten Riegeln im Jahr 2017 auf 68,9 Mio. Euro, ein Umsatzplus von 28,8 % gegenüber dem Vorjahr. Produkte wie Proteinpulver oder proteinangereichertes Müsli lagen mit 38,9 Mio. bzw. 4,5 Mio. Euro weit hinter diesen Absatzzahlen. Hohe Proteinzufuhr z. B. aus Leguminosen kann aufgrund der damit verbundenen Phytat- und Ballaststoffaufnahme die Bioverfügbarkeit von Eisen und Zink senken. Auch Phosvitin in Eigelb bindet Eisen.

Für viele Sportarten wird nicht nur Ausdauer, sondern auch Kraft benötigt. Wichtiger Parameter des Muskelaufbaus bzw. der Muskelproteinsynthese (MPS) ist u. a. das Aminosäurenmuster. Die Aminosäure **Leucin** gilt als ein Schlüsselfaktor, der am stärksten die postprandiale MPS stimulieren kann. Tierische Proteinquellen enthalten durchschnittlich rund 30 % mehr Leucin als pflanzliche Proteine. Die Wirkung von pflanzlichen Proteinen auf die MPS des Menschen ist spärlich untersucht, mit Ausnahme von Sojaprotein. Im Vergleich von Sojaprotein mit Whey-, Magermilch- und Rindfleischprotein in äquinitrogenen Mengen von 17,5–40 g wurde nur bei den tierischen Proteinzulagen, nicht jedoch bei Sojaprotein die MPS signifikant stimuliert, obwohl beide Proteinquellen in der Summe ungefähr gleich hohe Mengen an verzweigtkettigen Aminosäuren aufweisen.

Aminosäure-Tracer-Studien haben gezeigt, dass das Potenzial einer Proteinquelle für den Muskelzuwachs sowohl von der Proteinverdaulichkeit als auch von der Aminosäuren-Absorptionskinetik der jeweiligen Nahrungsquelle sowie der Zusammensetzung bezüglich der biologischen Wertigkeit bestimmt wird (inkl. dem Leucingehalt mit besonderer Relevanz). Hier zeigte das Whey-Protein eine raschere Resorption von Leucin im Vergleich zu Soja. Eine signifikant langsamere Verdauungsrate wies Kaseinprotein auf. ▶ Tab. 24.15 zeigt den prozentualen Leucinanteil bezogen auf den jeweiligen Proteingehalt.

Tab. 24.15 Prozentualer Leucinanteil bezogen auf den jeweiligen Proteingehalt und Nährstoffprofile von tierischen und pflanzlichen Proteinquellen.

Tierische Proteinquellen	Pflanzliche Proteinquellen

• Durchschnitt: 8,5–9 % Leucin
• Milchproteine: > 10 % Leucin
• Molke (Whey):
  ◦ 12–14 % Leucin
  ◦ Nährstoffprofil: 339 kcal/100 g, 11 g Protein, 1,4 g Leucin
	• Durchschnitt: 6–8 % Leucin
	• Sojaprotein-Isolat:
	  ◦ 8 % Leucin
	  ◦ Nährstoffprofil: 334 kcal/100 g, 88 g Protein, 6,8 g Leucin

Die Lysin- und Methioningehalte sind in pflanzlichen Proteinen geringer als in tierischen. Nach Empfehlungen der WHO/FAO/UNU beträgt der tägliche Bedarf an **Lysin** 30 mg/kg Körpergewicht/Tag bzw. 4,5 % bezogen auf die Gesamtmenge des aufgenommenen Nahrungsproteins. Für **Methionin** wird der tägliche Nahrungsbedarf auf 10 mg/kg Körpergewicht/Tag bzw. 1,6 % bezogen auf die Gesamtmenge des verzehrtes Nahrungsproteins geschätzt. (Zu beachten: Diese prozentualen Angaben beziehen sich auf eine empfohlene Proteinzufuhr von nur 0,66 g/kg Körpergewicht als Bedarf für Erwachsene). Die pflanzlichen Quellen Weizen und Mais sind mit 2,8 % Lysin gegenüber den „erforderlichen" 4,5 % besonders lysinarm (▶ Tab. 24.16). Tierische Quellen und menschliches Muskelprotein weisen einen Lysingehalt von > 7 % auf [857].

Interessanterweise hat die traditionelle Ernährung der einzelnen Ländern gerade solche Proteinträger als Mahlzeit oder Rezept kombiniert, die auch bezüglich der biologischen Wertigkeit des Aminosäurenmusters eine gute Ergänzung bilden, z. B. Getreide – arm an Lysin, Methionin und Cystin – wird kombiniert mit Hülsenfrüchten, die 50 % mehr essenzielle Aminosäuren enthalten, insbesondere Lysin, Threonin, Valin.

Tab. 24.16 Lysingehalt von Grundnahrungsmitteln (Ziel: 4,5 %).

Nahrungsmittel	Lysingehalt
Weizen	2,8 %
Mais	2,8 %
Hafer	4,2 %
Hanf	4,1 %
Reis	3,8 %

Tab. 24.17 Sportartspezifische und trainingsbedingte Empfehlungen für die Proteinzufuhr.

Sportart	Empfehlung pro kg/Tag
Kraft- und Ausdauersportler	1,6–1,7 g
Ausdauersportler	1,2–1,4 g
Skisprung, Ballett u. ä.	1,8–2,7 g
Kraftsport für Wettkämpfe	2,3–3,2 g

Ein Mangel an essenziellen Aminosäuren verschlechtert u. a. die Lipoproteinsynthese in der Leber. Die Folge eines anhaltenden Mangels wird bei Über- wie bei Unterernährung, bei Adipositas wie bei Diabetes Typ 2 beobachtet. Bei veganer Ernährung steigt das Risiko, eine Mangelfettleber zu entwickeln, wenn Unverträglichkeiten, Allergien oder Zeitmangel für nötige Zubereitungsschritte den Verzehr von Hülsenfrüchten einschränken.

Verschiedene Strategien können angewendet werden, um die anabolen Eigenschaften von Pflanzenproteinen zu verstärken:

- Anreicherung veganer, pflanzlicher Proteinquellen mit den Aminosäuren Methionin, Lysin und/oder Leucin
- selektive Züchtung von Pflanzen mit verbessertem Aminosäureprofil
- Verzehr größerer Mengen pflanzlicher Proteinquellen
- Aufnahme mehrerer Proteinquellen, um ein ausgewogeneres Aminosäureprofil bereitzustellen. Die Wirksamkeit solcher Ernährungsstrategien auf die postprandiale Muskelproteinsynthese muss jedoch noch in größeren Studien untersucht werden [857].

Der Protein Digestibility Corrected Amino Acid Score (PDCAAS) und der Digestible Indispensable Amino Acid Score (DIAAS) sind Kennzahlen, welche die Qualität von Proteinen auf der Grundlage ihrer Verdaulichkeit bewerten. Sojaprotein weist einen PDCAAS von 1,0 und ist damit dem Molkeprotein-Isolat vergleichbar. Werden antinutritive Faktoren wie Phytinsäure und Trypsininhibitoren berücksichtigt, erscheint Molkeprotein-Isolat dem Sojaprotein bei Verwendung des DIAAS als überlegen (1,09 gegenüber 0,91).

Nur wenn Energie- und Proteinmengen ausreichend sind, kann das Aminosäurenspektrum einer veganen Ernährung mögliche Vorteile in der Sporternährung bewirken. Bisherige Daten zeigen bei Ausdauersportlern und Athleten, die gewichtsintensive und ästhetische Sportarten betreiben (wie Kampfsport, Wettkampfgymnastik, Eislaufen, Skisprung und Tanz), häufiger als bei anderen Sportarten eine negative Energiebilanz.

Für sehr große Sportler, z. B. im Handball, kann es schwierig sein, eine ausgeglichene Energiebilanz zu erreichen, insbesondere in Wettkampfphasen. Vor allem bei Sportarten, die eine geringe Körpermasse erfordern (Skisprung, Ballett), besteht bei den jungen weiblichen Athletinnen das Risiko, eine geringe Knochenmineraldichte zu entwickeln. Vegetarische und vegane Ernährung weist in der Regel eine höhere Ballaststoffzufuhr auf, was zu niedrigerer Energiedichte und früherem Sättigungsgefühl führt. Extraportionen von energiedichten Lebensmitteln wie Nüsse, Nussplätzchen, Samen und Öle sind hilfreich, um trainingsangepasste Kalorienziele zu erreichen. Ein Monitoring der Körperstrukturdaten (erweiterte BIA) bildet die Grundlage, um unerwünschte Schwankungen der Körpermasse zu vermeiden. Gerade bei Sportarten mit Wettkampfcharakter, für die eine geringe Körpermasse vorteilhaft ist, besteht ein Konsens zu einer höheren Proteinzufuhr als für die Breitensportler. Sportartspezifische und trainingsbedingte Empfehlungen sind in ▶ Tab. 24.17 aufgeführt.

Tab. 24.18 Risiken für Sportler und Sportlerinnen bei verschiedenen Ernährungsformen.

Diätform	Diätziele	Risikogruppe, Symptomatik	Empfehlung sportabhängig
pesco-vegetarisch	Eisenversorgung	Frauen, Eisenmangel	Proteinzufuhr 1,4–2,0 g/kg, Lebensmittel einweichen, Ballaststoff- und Oxalsäurezufuhr drosseln ggf. Eisensupplement
lacto-ovo- & lacto-vegetarisch	Protein- und Energiezufuhr, langkettige n-3 (EPA, DHA), Eisen, Zink, Vit.-B2-Mangel wahrscheinlicher	Verletzungsrisiko bei Kraft-/Ausdauersportlern wie Basketball, Handball; verminderte Kreatin- und Karnosin-Speicher in den Muskeln möglich	wie bei Pesco-Vegetariern; zzgl. EPA/DHA-Ergänzung (insgesamt 1–2 g/Tag, Verhältnis 2:1. Eisenzufuhr erhöhen (m: 14 mg; w: 33 mg/Tag. Zinkzulage (m: 16,5 mg; w: 12 mg/Tag) aufgrund geringerer Bioverfügbarkeit aus pflanzlichen Quellen
vegan	gleich wie Vegetarier zzgl. Eiweiß, Fett, n-3, Vit. B_{12}, Kalzium, Jod – bei Männern und Frauen	wie bei Vegetarier zzgl. niedrige Knochendichte bei weiblichen Sportlerinnen; Energiedefizite bei größeren Personen	wie bei Vegetariern zzgl. Proteinzufuhr 1,7–2,0 g/kg; in Gewichtsabnahmephasen bis zu 1,8–2,7 g/kg. Fett 0,5–1,5 g/kg KG täglich. EPA/DHA (aus Mikroalgen); Vitamin D_3 (z. B. Flechtenöl), Vit.-B_{12}- und Jod-Supplement; Kalzium mind. 1000 mg/Tag aus Bohnen, Hülsenfrüchten, Wintergemüse oder angereicherten Lebensmitteln

Kohlenhydratbetonte Gerichte vor Wettkämpfen können für Sportler mit einer Extraportion Bohnen und Hülsenfrüchten angereichert werden, die reiche Quellen für Lysin sind. Leucin kann aus Sojabohnen und Linsen ergänzt werden. Verzweigtkettige Aminosäuren (BCAAs) unterstützen die Erholungsphase und Anpassung an das Training. Sie sind in Samen, besonders Kürbiskernen, Nüssen und Kichererbsen zu finden.

Einer ausreichenden Omega-3-Fettsäure-Zufuhr werden leistungssteigernde Wirkung zugesprochen. Wie dies für Veganer in praxi am besten optimiert werden kann, ist noch unklar. Empfehlungen für Sportler geben eine kombinierte EPA- und DHA-Zufuhr von 1–2 g pro Tag in einem Verhältnis von 2:1 an. Um eine DHA-Dosis von 500–1000 mg pro Tag zu erreichen, können 1–2 g Mikroalgenöl oder 2–4 Kapseln der meisten kommerziellen Produkte eingenommen werden (▸ Tab. 24.18).

Empirische Untersuchungen zu den Vorteilen einer veganen Ernährung bezüglich potenzieller Leistungsvorteile aufgrund der für eine pflanzliche Ernährung typischen Antioxidanzien (Polyphenole), der höheren Zufuhr von Mikronährstoffen wie Vitamin C und E sowie einer kohlenhydrat- und ballaststoffreichen Zusammensetzung für das Training und Regeneration sind derzeit noch uneindeutig.

24.4 Abschließende Bewertung

Die vegetarische Ernährung kennt viele Möglichkeiten für eine ausgewogene bedarfsdeckende Ernährung. Der veganen Ernährung hingegen ist derzeit noch kein bestimmtes Ernährungs- bzw. Kombinationsmuster zuzuschreiben. So kann sich die Ernährung einer Veganerin oder eines Veganers stark von der eines anderen Veganers unterscheiden. Im Gegensatz zu einer über viele Jahre traditionell erwachsenen Speisenauswahl, z. B. der mediterranen Küche, bei der spezielle Zutaten wie natives Olivenöl extra immer vorzufinden ist, weisen vegane Lebensmittel im Handel bei ähnlichem Namen und Gestalt beliebige Zutatenlisten auf.

Durch die Einschränkung auf „frei von Tier" und der starken Betonung von Klimarelevanz und küchen- bzw. verarbeitungstechnischen Möglichkeiten spielen ernährungsphysiologische Bewertungskriterien auch im Herstellerbereich veganer Convenience-Lebensmittel derzeit noch eine nachrangige Rolle. Die Inhaltsstoffe der Ersatzstoffe im Ausgleich zu tierischen Zutaten unterscheiden sich grundlegend und können sowohl die Wahrnehmung als auch die fachliche Beurteilung bzgl. einer ausgewogenen Versorgung verzerren. Damit steigen die Risiken für Fehlgeburten, Fehlentwicklung und kognitiven Einschränkungen für das werdende Kind. In der Gehirnentwicklung beeinflussen nutritive Faktoren entscheidend die Positionierung, Verschaltung und spätere Funktion der Nervenzellen. Eine Mangelversorgung wie auch eine Dysbalance von Nährstoffen während der Schwangerschaft wie auch postnatal kann damit nachhaltige Auswirkungen bis ins Erwachsenenleben haben.

Die (ovo-)lakto-vegetarische Kost ist nur dann als Dauerkost geeignet, wenn die Unterschiede innerhalb einer Lebensmittelgruppe (z. B. zwischen Joghurt und Käse oder Lupinen und Linsen) beachtet und Zubereitungsanforderungen berücksichtigt werden. Die Deckung des Bedarfs an Protein ist für alle vegetarischen und veganen Ernährungsformen problemlos möglich, soweit keine Unverträglichkeiten gegenüber Hülsenfrüchten, Pilze u. a. bestehen. Durch die Kombination pflanzlicher/tierischer Proteinquellen lässt sich eine hohe biologische Wertigkeit erreichen [856]. Kritisch zu sehen ist die Aufmerksamkeit, die der biologischen Wertigkeit des Aminosäuremusters sowie der Balance- und Funktionsverschiebung des Fettsäureprofils gegeben wird. Ein Eisenmangel wird bei vegetarischer oder veganer Ernährungsweise nicht häufiger als bei Fleischessern beobachtet. Durch die höhere Zufuhr von Beta-Carotin, Vitamin C, Vitamin B_1, Folat, Magnesium, Ballaststoffen und Vitamin K sowie die geringere Zufuhr an Zucker und gesättigten Fettsäuren haben die vegetarische und auch die vegane Ernährung in vielen Studien eine Senkung von Risikofaktoren belegt. Unklar ist noch, ob die Kalium- und Natriumzufuhr bei veganer Ernährung höher oder niedriger ist als bei omnivorer Ernährung.

Für die vegane Kostform besteht nur darüber Konsens, dass bei richtiger Ausführung und Zusammenstellung sowie Einnahme der empfohlenen Supplemente zu kritischen Nährstoffen der Nährstoffbedarf gesunder Erwachsener überwiegend gedeckt werden kann. Dies gilt jedoch nicht für die Schwangerschaft, für Kinder und Jugendliche oder für Menschen in der Rekonvaleszenz. Ausgenommen sind auch Menschen mit Allergien oder Magen-Darm-Erkrankungen.

In der veganen Ernährung ist eine adäquate Zufuhr von Omega-3-Fettsäuren zuzüglich Vitamin E, B_{12}, D, Jod und weiteren Spurenelementen sowie Mineralstoffen i. d. R. nicht ohne Supplemente erreichbar. Versorgungsengpässe bei Eisen, Jod und Folsäure sind, abhängig von den Einkaufsroutinen, sind besonders bei Frauen im gebärfähigem Alter wahrscheinlich. Eine Unterversorgung bei Kalzium und Zink betrifft vor allem die sich vegan Ernährenden. Viele der zur Beurteilung der Versorgungslage herangezogenen Blutparameter sind Surrogatbestimmungen oder weisen eine große Referenzspanne auf, die wiederum bei einer ganz anderen Klientel und Nährstoffkombination bestimmt wurde. Da auch die passende Dosierungsform der Supplemente vielfach noch unbekannt ist, bleibt noch viel interessante Forschungsarbeit zu leisten.

Literatur

[851] Bickelmann FV, Leitzmann MF, Keller M et al. Calcium intake in vegan and vegetarian diets. A systematic review and Meta-analysis. Crit Rev Food Sci Nutr 2022; 79: 1–19

[852] BMEL. Pro-Kopf-Konsum von Fleisch in Deutschland nach Art in den Jahren 2021 bis 2024 (in Kilogramm); veröffentlicht 27.03.2025. In Statista. Zugriff 21.08.2025, von https://de.statista.com/statistik/daten/studie/311479/umfrage/pro-kopf-konsum-von-fleisch-in-deutschland-nach-arten/

[853] Chungchunlam SMS, Moughan PJ. Comparative bioavailability of vitamins in human foods sourced from animals and plants. Crit Rev Food Sci Nutr 2023; 31: 1–36

[854] Fang AP. Habitual dietary calcium intakes and calcium metabolism in healthy adults Chinese: a systematic review and meta-analysis. Asia Pac J Clin Nutr 2016; 25(4): 776–784. doi: 10.6133/apjcn.092015.30

[855] Gehring J, Touvier M, Baudry J et al. Consumption of Ultra-Processed Foods by Pesco-Vegetarians, Vegetarians, and Vegans. Associations with Duration and Age at Diet Initiation. J Nutr 2021; 151: 120–131

[856] Hurrell R, Reddy M B. Meat protein fractions enhance nonheme iron absorpiton in humans. J Nutr 2006; 11; 288–2812. DOI 10.1093/jn/136.11.2808

[857] IfD Allensbach. Anzahl der Personen in Deutschland, die sich selbst als Vegetarier einordnen oder die weitgehend auf Fleisch verzichten, von 2007 bis 2022. In: Statista, Hrsg. Vegetarismus und Veganismus in Deutschland -statista-Dossier 2022. Industrien & Märkte. Internet; 2022: 09; 14–15

[858] Kirchgessner M, Hartel J. Zur intermediären Zinkverfügbarkeit 15 verschiedener Zinkverbindungen. Zeitschrift für Tierphysiologie Tierernährung und Futtermittelkunde 1977; 38: 138–146

[859] Koch S, Lohmann M, Epp A et al. Risikowahrnehmung von Kontaminanten in Lebensmitteln. Bundesgesundheitsblatt Gesundheitsforschung Gesundheitsschutz 2017; 60: 774–782

[860] Koletzko B, Cremer M, Flothkötter M et al. Ernährung und Lebensstil vor und während der Schwangerschaft – Handlungsempfehlungen des bundesweiten Netzwerks Gesund ins Leben. Geburtsh Frauenheilk 2018; 78 (12): 1262–1282

[861] Leitzmann C, Keller M. Vegetarische Ernährung. 3. Aufl. Stuttgart: Ulmer UTB; 2013: 222

[862] McGuire S. WHO Guideline: Vitamin A Supplementation in Pregnant Women. Geneva: WHO; 2011. American Society for Nutrition. Adv Nutr 2012; 3: 215–216

[863] Milman NT. Dietary iron intake in women of reproductive age in Europe: a review of 49 studies from 29 countries in the period 1993–2015. J Nutr Metab 2019; 7631306

[864] Neuhofer ZT, Lusk JL. Most plant-based meat alternative buyers also buy meat. An analysis of household demographics, habit formation, and buying behavior among meat alternative buyers. Sci Rep 2022; 12: 23357

[865] Pestoni G, Krieger JP, Sych JM et al. Cultural Differences in Diet and Determinants of Diet Quality in Switzerland: Results from the National Nutrition Survey menuCH. Nutrients 2019; 11(1): 126. doi: 10.3390/nu11010126

[866] Torheim LE, Fadnes LT. Legumes and pulses – a scoping review for Nordic Nutrition Recommendations 2023. Food Nutr Res. 2024; 68:10.29219/fnr.v68.10484. doi: 10.29219/fnr.v68.10484

[867] Richter M, Boeing H, Grünewald-Funk D et al. Vegane Ernährung – Position der Deutschen Gesellschaft für Ernährung e. V. (DGE). Ernahrungs Umschau 2016; 63 (04): 92–102. Erratum in: 63 (05): M262

[868] Rogerson D. Vegan diets: practical advice for athletes and exercisers. J Intern Soc Sports Nutr 2017; 14: 36

[869] Samruayruen K, Kitreerawutiwong N. Exploration of the definition and components of food and nutrition literacy among junior secondary school students: a qualitative study. BMC nutrition 2022; 8: 1–12

[870] Šarac I, Milešević J, Knez M et al. Energy and Macronutrient Dietary Intakes of Vegetarian and Semi-Vegetarian Serbian Adults: Data from the EFSA EU Menu Food Consumption Survey (2017–2022). Foods 2025; 14(8), 1285; https://doi.org/10.3390/foods14081285

[871] van Vliet S, Burd NA, van Loon LJC. The Skeletal Muscle Anabolic Response to Plant- versus Animal-Based Protein Consumption. J Nutr 2015; 145: 1981–1991

[872] Weder S Die Gießener vegane Lebensmittelpyramide. UGB forum, 1/2020; 2020

[873] West CE, Castenmiller JJ. Quantification of the „SLAMENGHI“ factors for carotenoid bioavailability and bioconversion. Int J Vitam Nutr Res. 1998; 68(6): 371–377. PMID: 9857264

[874] YouGov. Welche Fleischersatzprodukte haben Sie bereits probiert? In: Statista, Hrsg. Vegetarismus und Veganismus in Deutschland -statista-Dossier 2022. Industrien & Märkte. Internet; 2022: 47

Grundlagen der Ernährungsform

25 Erfassung von Ernährungszustand, Körperzusammensetzung, Muskelfunktion und Nahrungsaufnahme

*M. Pirlich, N. Erickson, frühere Bearbeitung: K. Norman**

Das Wichtigste in Kürze

Die Bestimmung des Ernährungszustands gehört zu jeder medizinischen Untersuchung, um eine mögliche Über- oder Mangelernährung diagnostizieren zu können. Überernährung lässt sich anhand des Body Mass Index (BMI) leicht erkennen und klassifizieren. Für die Diagnostik der Mangelernährung ist der BMI jedoch nicht geeignet. Leitsymptom der krankheitsassoziierten Mangelernährung ist der signifikante unbeabsichtigte Gewichtsverlust. Dieses Kriterium findet sich in allen modernen Definitionen und in allen etablierten Scores für das Screening bzw. Assessment auf Mangelernährung (z. B. NRS-2002, MUST, SGA, MNA).

Die Zusammensetzung des Körpers ist eine wesentliche Größe der klinischen Ernährungsmedizin, da jede relevante Veränderung des Ernährungszustands mit einer Modifikation der Körperzusammensetzung einhergeht. Ein Verlust von fettfreier oder Körperzellmasse korreliert mit einer Verschlechterung von Körperfunktionen und einem ungünstigeren Krankheitsverlauf. Für die klinische Praxis geeignete Methoden zur Bestimmung der Körperzusammensetzung sind indirekte Methoden wie die Anthropometrie oder bioelektrische Impedanzanalyse. Laborparameter spielen für die Bestimmung des Ernährungszustands aufgrund von vielfältigen Einflussfaktoren eine untergeordnete Rolle.

Die Quantifizierung der Nahrungsaufnahme ist ebenfalls von großer prognostischer Bedeutung. Die Auswahl einer geeigneten Methode für ihre systematische Erfassung ist darüber hinaus entscheidend für eine patientenorientierte Ernährungstherapie.

Keywords

Ernährungszustand, Screening, Körperzusammensetzung, Body Mass Index, Anthropometrie, Bioelektrische Impedanzanalyse, Muskelkraft, Nahrungsaufnahme

25.1 Bestimmung der Ernährungszustands

25.1.1 Klinische Zeichen der Mangelernährung

Die körperliche Inspektion als erster Schritt der klinischen Untersuchung gibt bereits wertvolle Hinweise auf den Ernährungszustand. Die fortgeschrittene Mangelernährung ist eine Blickdiagnose, bei der die Auszehrung auch für den Unerfahrenen unverkennbar ist. So lässt sich der Verlust von Energiespeichern an einem verminderten Unterhautfettgewebe, schlaffen Hautfalten an Rücken, Bauch und Armen sowie an hervorstehenden Rippen- und Schulterknochen erkennen. Merkmale der fortgeschrittenen Proteinkatabolie sind eine Atrophie der Handmuskulatur, des M. deltoideus oder der Kau- und Gesichtsmuskulatur. Darüber hinaus können zahlreiche klinische Symptome durch einen Mangel an Mikronährstoffen versursacht sein, z. B. im Bereich der Haut und Hautanhangsgebilde, der Schleimhäute, der Augen oder des Nervensystems (▸ Tab. 25.1).

> **Hinweis für die Praxis**
>
> Die fortgeschrittene krankheitsassoziierte Mangelernährung geht mit einem hohen Risiko für einen Mikronährstoffmangel einher.

25.1.2 Gewichtsassoziierte Größen

Body Mass Index (BMI)

Für die Klassifikation von Unter- und Übergewicht hat sich die Verwendung des BMI durchgesetzt. Er wird aus dem gemessenen Körpergewicht bezogen auf die Körpergröße im Quadrat errechnet:

BMI = Körpergewicht (kg) [Körpergröße (m)]^2

Der BMI relativiert damit die durch die Körpergröße bedingten Unterschiede des Gewichts und ist ein indirektes Maß für die Fettmasse. Die am

Tab. 25.1 Klinische Zeichen der Mangelernährung [898].

Klinisches Symptom	Mögliches Ernährungsdefizit
Mund und Lippen	
Glossitis	Vitamin B_2, B_6, B_{12}, Niacin, Eisen, Folsäure
Gingivitis	Vitamin C
Fissuren, Stomatitis	Vitamin B_2, Eisen, Protein
Cheilose	Niacin, Vitamin B_2, B_6, Protein
blasse Zunge	Eisen, Vitamin B_{12}
atrophische Papillen	Vitamin B_2, Niacin, Eisen
Haut	
Hautblutungen	Vitamin A, C
Purpura	Vitamin C, K
Pigmentation	Niacin
Ödeme	Protein, Vitamin B_1
Blässe	Folsäure, Eisen, Biotin, Vitamin B_{12}, B_6
Dekubitus	Protein, Energie
seborrhoische Dermatitis	Vitamin B_6, Biotin, Zink, essenzielle Fettsäuren
schlechte Wundheilung	Vitamin C, Protein, Zink
Augen	
blasse Konjunktiva	Vitamin B_{12}, Folsäure, Eisen
Nachtblindheit, Keratomalazie	Vitamin A
Photophobie	Zink
Nervensystem	
Verwirrtheit	Vitamin B_1, B_2, B_{12}, Wasser
Depression, Lethargie	Biotin, Folsäure, Vitamin C
Schwäche, Lähmung der Beine	Vitamin B_1, B_6, B_{12}, Pantothensäure
periphere Neuropathie	Vitamin B_2, B_6, B_{12}
Ataxie	Vitamin B_{12}
Hyporeflexie	Vitamin B_1
Muskelkrämpfe	Vitamin B_6, Kalzium, Magnesium
Müdigkeit, Apathie	Energie, Biotin, Magnesium, Eisen

häufigsten verwendete Einteilung des BMI stammt von der WHO, die als Kriterium für eine Unterernährung einen BMI von $<18{,}5\,kg/m^2$ und für eine Überernährung einen BMI von $\geq 25\,kg/m^2$ festgesetzt hat (▶ Tab. 25.2).

Diese Grenzwerte resultieren aus der Beobachtung, dass global betrachtet Ernährungsdefizite überwiegend auf eine Unterversorgung mit Nahrung und nicht primär auf eine Krankheit zurückzuführen sind. Zudem zeigten Langzeitunter-

Tab. 25.2 Einteilung des Body Mass Index für Erwachsene (WHO 2004).

Klassifikation	BMI (kg/m²)
Untergewicht	< 18,5
schweres Untergewicht	< 16,0
mäßiges Untergewicht	16,0–16,9
leichtes Untergewicht	17,0–18,4
Normalgewicht	18,5–24,9
Übergewicht	≥ 25,0
Präadipositas	25,0–29,9
AdipositasGrad I	30,0–34,9
Adipositas Grad II	35,0–39,9
Adipositas Grad III	≥ 40,0

suchungen, dass ein sehr niedriger BMI (ebenso wie ein sehr hoher BMI) mit einer ungünstigen Prognose hinsichtlich Morbidität und Mortalität assoziiert ist.

Für Gesellschaften mit Nahrungsüberfluss und mit durchschnittlich übergewichtiger Bevölkerung ist dieser Grenzwert jedoch vor allem im höheren Lebensalter nicht sensitiv, um eine krankheitsassoziierte Mangelernährung zu erfassen. Die meisten PatientInnen mit gravierenden Erkrankungen und deutlichem Gewichtsverlust werden den BMI-Grenzwert < 18,5 kg/m² nicht erreichen. Zu berücksichtigen sind außerdem die Zunahme des Körpergewichts im Laufe des Lebens und die höhere Vulnerabilität älterer Menschen bei Untergewicht.

Die deutschsprachigen Fachgesellschaften für Ernährungsmedizin haben daher für Menschen ≥ 65 Jahre einen BMI-Grenzwert von < 20 kg/m² vorgeschlagen. In ähnlicher Weise wurde das höhere Lebensalter bei der Bewertung eines niedrigen BMI in den GLIM-Kriterien (Global Leadership Initiative on Malnutrition) berücksichtigt (Kap. 49). In der Altersgruppe < 70 Jahre wurde ein BMI < 20 kg/m² und in der Altersgruppe ≥ 70 Jahre ein BMI von < 22 kg/m² als phänotypisches Kriterium für die Diagnose einer Mangelernährung empfohlen (neben Gewichtsverlust und reduzierter Muskelmasse sowie den ätiologischen Kriterien reduzierte Nahrungsaufnahme und Inflammation) [882].

Hinweis für die Praxis

Die Aussagekraft des BMI bezüglich des Ernährungszustands ist bei PatientInnen mit ausgeprägten Ödemen oder Aszites eingeschränkt. Auch findet sich bei manchen Sportlern ein hoher BMI, der nicht aus Überernährung, sondern aus dem Aufbau einer hohen Muskelmasse resultiert.

Gewichtsverlust

Ein unbeabsichtigter Gewichtsverlust ist häufig das Erstsymptom einer schweren Erkrankung und unabhängig vom BMI mit einem ungünstigeren klinischen Verlauf assoziiert. Gewichtsverlust wird daher in allen etablierten Algorithmen zum Screening einer Mangelernährung berücksichtigt und wurde auch in einer Umfrage unter ESPEN-Mitgliedern als wichtigster Parameter für die Diagnose der Mangelernährung benannt. Theoretisch ist für jede Erkrankung ein spezifischer Grenzwert des Gewichtsverlusts denkbar, der jeweils das höchste Risiko durch eine Mangelernährung anzeigt.

Hinweis für die Praxis

Krankheitsübergreifend besteht folgender Konsens, der auch in den GLIM-Kriterien (Kap. 49) aufgenommen wurde: Ein unbeabsichtigter Gewichtsverlust > 5 % in den letzten 6 Monaten oder > 10 % in > 6 Monaten gilt als signifikant und ist mit einem ungünstigeren klinischen Verlauf assoziiert.

Die prognostische Wertigkeit der Kombination von Gewichtsverlust und niedrigem BMI wurde in einer großen Kohorte kanadischer und europäischer onkologischer PatientInnen (n = 8160) untersucht [897]. Die Autoren entwickelten eine nach Alter, Geschlecht, Tumorlokalisation und -stadium sowie Performance-Status stratifizierte Matrix, in der Gewichtsverlust und BMI mit dem Überleben

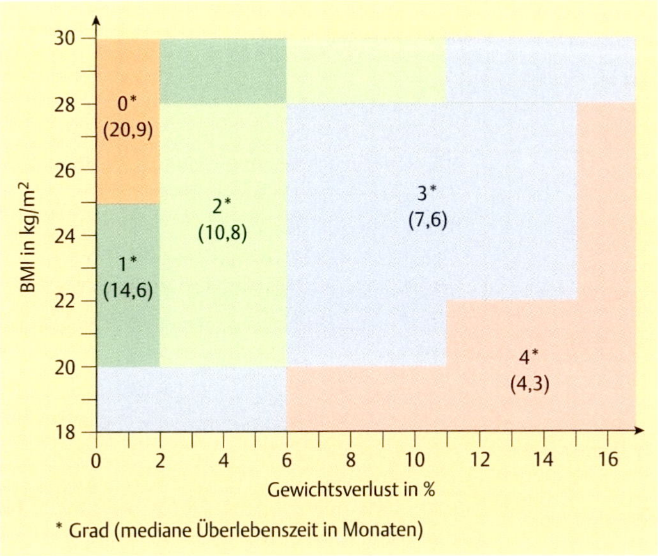

Abb. 25.1 Risiko eines verminderten Überlebens als Funktion des BMI und des prozentualen Gewichtsverlusts. Mediane Überlebenszeit: Grad 0: 20,9 Monate (95 %-KI: 17,9–23,9 Monate, unadjustierte HR: 1,0); Grad 1: 14,6 Monate (95 %-KI: 12,9–16,2 Monate, unadjustierte Hazard Ratio [HR]: 1,3); Grad 2: 10,8 Monate (95 %-KI: 9,7–11,9 Monate, unadjustierte HR: 1,5); Grad 3: 7,6 Monate (95 %-KI: 7,0–8,2 Monate, unadjustierte HR: 2,0); Grad 4: 4,3 Monate (95 %-KI: 4,1–4,6 Monate, unadjustierte HR: 3,1; $p < 0{,}001$) [897].

in Beziehung gesetzt wurden. Gewichtsstabile PatientInnen mit einem BMI ≥ 25 kg/m² hatten mit 20,9 Monaten das längste Überleben, während PatientInnen mit einem Gewichtsverlust von > 11 % und niedrigem BMI Überlebenszeiten von nur 5 Monaten oder weniger aufwiesen. Aus den Daten wurde ein Graduierungssystem entwickelt, das auf 5 verschiedenen Risikogruppen entsprechend der Überlebenszeit basiert (▶ Abb. 25.1).

Hinweis für die Praxis

Bei Tumorpatienten ist die prognostische Bedeutung des prozentualen Gewichtsverlusts in verschiedenen BMI-Klassen unterschiedlich. Ein hohes Ausgangsgewicht hat offensichtlich einen protektiven Effekt in Phasen ausgeprägter Katabolie.

25.1.3 Screening-Instrumente

Für das Screening auf Mangelernährung existieren zahlreiche, mehr oder weniger komplexe Instrumente, die sich im stationären oder ambulanten Bereich unterschiedlich gut verwenden lassen. Sie sollen eine Mangelernährung oder das ernährungsbedingte Risiko rasch und zuverlässig feststellen. Für den Einsatz in der klinischen Praxis müssen sie kostengünstig und einfach durchführbar sein, was auf viele der Scores nicht zutrifft. Die meisten Instrumente berücksichtigen die anerkannten Zeichen einer Mangelernährung wie unbeabsichtigten Gewichtsverlust, Abnahme des Body Mass Index bzw. die Risikofaktoren für deren Entstehung wie eine verringerte Nahrungsaufnahme und die Krankheitsaktivität. Laborparameter hingegen sind aufgrund der Zeitverzögerung und der Kosten nur in wenigen Scores integriert, die auch kaum Eingang in die klinische Routine gefunden haben. Die nachfolgend aufgeführten Scores werden von der Europäischen Gesellschaft für Ernährungsmedizin und Stoffwechsel (ESPEN) empfohlen.

Nutritional Risk Screening 2002

Das Nutritional Risk Screening (NRS-2002) wurde von einer europäischen Arbeitsgruppe anhand einer retrospektiven Analyse von 128 randomisierten kontrollierten Ernährungsinterventionsstudien entwickelt. Das NRS-2002 ist ein numerischer Score, der zur Identifikation von PatientInnen dienen soll, deren Ernährungszustand ein Risiko bei Erkrankung bzw. Operation darstellt und die demzufolge von einer Ernährungstherapie profitieren würden.

Das NRS-2002 ist ein 2-stufiges Verfahren mit einem „Vor-Screening" mit 4 Schlüsselfragen (zu BMI, Gewichtsverlust, Nahrungszufuhr und Krankheitsschwere) und einem „Haupt-Screening", das im Anschluss durchgeführt wird, wenn eine der 4 ersten Fragen positiv beantwortet wird.

Beim **Vor-Screening** wird ermittelt,

- ob der vorliegende BMI unter 20,5 kg/m^2 liegt (Ist-Zustand),
- ob ein Gewichtsverlust in den vorangegangenen 3 Monaten stattgefunden hat (bisheriger Verlauf bzw. Stabilität des Ernährungszustands),
- ob die Nahrungszufuhr in der letzten Woche vermindert war (akute Reserven sowie Prognose über die weitere Entwicklung des Ernährungszustands),
- ob der Patient/die Patientin schwer krank (intensivpflichtig) ist (metabolische Folgen für Ernährungszustand bzw. Nahrungsaufnahme).

Das **Haupt-Screening** besteht dann wiederum aus 2 Komponenten, einem ernährungsmedizinischen und einem krankheitsbezogenen Teil. Im ernährungsmedizinischen Teil werden der BMI und der Gewichtsverlust mit einem Punktesystem genauer bewertet, und im krankheitsbezogenen Teil wird darauf eingegangen, inwiefern der Ernährungszustand durch das Krankheitsgeschehen beeinflusst wird. Dabei gilt folgende Faustregel: Chronisch kranken PatientInnen wird 1 Punkt zugewiesen, wenn sie stationär aufgenommen werden, aber noch gehfähig sind. PatientInnen, die nicht mehr gehfähig sind, jedoch nicht beatmet werden müssen, bekommen 2 Punkte. Die höchste Krankheitsschwere von 3 Punkten wird denjenigen (intensivpflichtigen) bettlägerigen PatientInnen gegeben, die beatmet werden müssen. Wenn das Alter der PatientInnen über 70 Jahre beträgt, wird grundsätzlich 1 Zusatzpunkt vergeben. Die Punkte aus den beiden Teilen werden summiert und ergeben das NRS-2002. Liegen dabei 3 oder mehr Punkte vor, so wird von einem signifikanten Ernährungsrisiko ausgegangen, und für die betroffenen PatientInnen sollte umgehend ein individualisierter Ernährungsplan erstellt werden. Wenn die Summe weniger als 3 Punkte beträgt, sollte das Screening wöchentlich wiederholt werden.

Hinweis für die Praxis

Das NRS-2002 bildet nicht ausschließlich den augenblicklichen Ernährungszustand eines Menschen ab, sondern zeigt vielmehr dessen Risiko auf, eine Mangelernährung aufgrund der zugrunde liegenden Krankheit oder der Begleitumstände zu entwickeln. Damit ist die von den Fachgesellschaften geforderte frühzeitige ernährungsbezogene Intervention möglich. Ein weiterer Vorteil des NRS-2002 ist seine numerische Gewichtung, die eine einfachere Durchführung erlaubt und keine spezifische Schulung voraussetzt. Ein Datenerhebungsbogen für den NRS-2002 findet sich auf der DGEM-Website unter www.dgem.de.

Subjective Global Assessment

Das Subjective Global Assessment (SGA) wurde von Detsky et al. auf Grundlage der ärztlichen Anamnese entwickelt. Es versteht sich nicht primär als Screening, sondern, wie der Name nahelegt, als Assessment-Instrument, kann aber auch zum Screening verwendet werden. Das SGA besteht aus einem Anamneseteil und einer körperlichen Untersuchung, allerdings wird bewusst keine numerische Gewichtung der einzelnen Parameter vorgenommen. Daraus folgt, dass das SGA auch eigentlich kein numerischer Score ist, sondern, wie der Name sagt, eine subjektive Einschätzung des Ernährungszustands.

Allerdings muss die Einteilung in die Kategorien „gut ernährt" (SGA A), „mild oder moderat mangelernährt/mit Verdacht auf Mangelernährung" (SGA B) oder „schwer mangelernährt" (SGA C) nach einer von den Autoren festgelegten Anleitung vorgenommen werden. Es wurde gezeigt, dass die Übereinstimmung und die Reproduzierbarkeit zwischen Untersuchern nach einer Übungsphase hoch sind. Das SGA nimmt aufgrund seiner Kombination anamnestischer Daten mit körperlicher Untersuchung eine Sonderstellung unter den Screening- und Assessmentverfahren ein, weswegen es hier vorgestellt wird. Die Klassifizierung „SGA C" gilt laut den Leitlinien der ESPEN als Indikator für eine schwere Mangelernährung.

> **Hinweis für die Praxis**
> Ein Datenerhebungsbogen des SGA und eine genaue Anleitung zur Durchführung finden sich auf der DGEM-Website (www.dgem.de).

Das **Patient-Generated SGA (PG-SGA)** stellt mit zusätzlichen Fragen zu Symptomen und Leistungsfähigkeit eine Weiterentwicklung des SGA für onkologische PatientInnen dar. Beim PG-SGA sind diese Fragen dabei als Selbstausfüller-Fragebogen (Checkboxen mit ja-/nein-Optionen) konzipiert, um die oft knappe Zeit des Untersuchers zu berücksichtigen.

Eine weitere Version ist der „gescorte" PG-SGA, bei dem zusätzlich zur Klassifizierung SGA A (gut ernährt), SGA B (Risiko für Mangelernährung) und SGA C (schwere Mangelernährung) ein numerischer Score aus dem anamnestischen Selbstausfüllerteil und der körperlichen Untersuchung berechnet wird. Dabei ist die erreichte Punkteanzahl mit einer Empfehlung versehen:

- 0–1 Punkt: keine ernährungstherapeutische Intervention notwendig, weitere Untersuchung in einem der Routine entsprechendem Abstand
- 2–3 Punkte: PatientInnen und/oder Angehörigenschulung in Bezug auf die dokumentierten Symptome
- 4–8 Punkte: ernährungstherapeutische Intervention durch Ernährungsfachkraft notwendig
- ≥ 9 Punkte: Verbesserung der therapeutischen und ernährungsbezogenen Maßnahmen dringend notwendig

Malnutrition Universal Screening Tool

Der MUST-Score, der als schnelles und einfaches Screening-Instrument für den ambulanten Bereich empfohlen wird, wurde von einer interdisziplinären Arbeitsgruppe (Malnutrition Advisory Group) der Britischen Gesellschaft für Parenterale und Enterale Ernährung (BAPEN) entwickelt. Obwohl der MUST-Score von der ESPEN für den ambulanten Bereich empfohlen wird, eignet er sich auch für den Einsatz im Krankenhaus.

Der MUST-Score berücksichtigt BMI und Gewichtsverlust in den vorangegangenen 3–6 Monaten, um den Verlauf des Ernährungszustands zu beurteilen. Diese werden in 3 aufsteigende Kategorien mit je einem Punkt eingeordnet. Die Krankheitsschwere wird ebenso berücksichtigt, und es wird abgeschätzt, ob eine akute Erkrankung vorliegt, die eine länger als 5 Tage dauernde Nahrungskarenz erfordert hat und/oder fordern wird. In diesem Fall werden noch 2 Punkte addiert. Die Gesamtsumme weist auf das Risiko einer Mangelernährung hin (0 = geringes Risiko, 1 = mittleres Risiko und 2 = hohes Risiko) und gibt Hinweise für Maßnahmen.

> **Hinweis für die Praxis**
> Der MUST-Score ähnelt dem NRS-2002, wird aber vor allem für den ambulanten Bereich empfohlen. Ein Datenerhebungsbogen des MUST mit Handlungsempfehlung findet sich auf der DGEM-Website (www.dgem.de), eine detaillierte Anleitung (in englischer Sprache) auf der BAPEN-Website (www.bapen.org.uk).

Mini Nutritional Assessment

Das Mini Nutritional Assessement (MNA) wurde von einer internationalen Arbeitsgruppe für ältere Menschen entwickelt, weswegen der Score spezielle Risikofaktoren für die Entstehung von Mangelernährung berücksichtigt. Der Score gliedert sich in eine Voranamnese, bestehend aus 6 Fragen, und einer umfassenden Anamnese mit 12 Fragen. Wenn in der Voranamnese eine Punkteanzahl von 12 nicht erreicht wird und damit ein Risiko für Mangelernährung besteht, wird der zweite Teil durchgeführt. Laut den Autoren dauert die Durchführung des MNA nur 10 Minuten, wovon 3 Minuten auf das Vor-Screening entfallen.

Die Fragen bzw. Messungen des MNA beziehen sich auf die folgenden Bereiche:

- Anthropometrie (4 Fragen zu BMI, Gewichtsverlust, Arm- und Wadenumfang [Messung])
- Allgemeinzustand (8 Fragen zu Appetit, Mobilität, akuter Krankheit, psychischer Verfassung, Wohnsituation, Medikation, Hautproblemen und Selbständigkeit)
- Ernährungsgewohnheiten (8 Fragen zu Mahlzeitenanzahl, Lebensmittelauswahl, Trinkmenge)

- Selbsteinschätzung des Gesundheitszustands (2 Fragen)

Bei den einzelnen Fragen werden wieder gestaffelt Punkte vergeben, die zu einer Gesamtsumme von maximal 30 Punkten addiert werden. Die Summe erlaubt die Einteilung des Ernährungszustands in 3 Kategorien:

- > 24 Punkte: normaler Ernährungszustand
- 17–23,5 Punkte: Risiko für Mangelernährung
- < 17 Punkte: Mangelernährung

Ein Vorteil des MNA besteht darin, dass die ausführlichere Anamnese einen möglichen Hinweis auf die Ursachen oder potenzielle Risikofaktoren einer Mangelernährung bietet, also schon Elemente eines Assessments enthält. Für die Durchführung des MNA sind ähnlich dem NRS-2002 oder MUST keine speziellen Vorkenntnisse erforderlich. Allerdings kann das MNA allein keine handlungsweisende Begründung für eine individuelle Pflegeplanung oder eine ursachenorientierte Ernährungsintervention liefern, da viele Bereiche der Ernährungssituation wie Appetitlosigkeit, Schwierigkeiten beim Schlucken oder Kauen sowie Verdauungsprobleme im Score nicht gesondert, sondern gebündelt betrachtet werden. Es bedarf also immer einer weiterführenden Anamnese. Bei dementen oder geistig verwirrten Personen, welche die Fragen zur Selbsteinschätzung nicht selbst beantworten können, soll nach Möglichkeit ersatzweise das Pflegepersonal befragt werden.

Hinweis für die Praxis

Ein Datenerhebungsbogen des originalen MNA (Langfassung) findet sich auf der DGEM-Website (www.dgem.de).

Als gravierender Nachteil des MNA wird von vielen Anwendern der für die Routinediagnostik zu hohe Zeitaufwand genannt. Eine 2009 publizierte Kurzform des MNA umfasst lediglich 6 Fragen, die eine ähnlich gute Aussagekraft ermöglichen wie die Langversion.

Laborparameter

Die Konzentration verschiedener Plasmaproteine kann als Marker für die viszeralen Proteinspeicher herangezogen werden (▶ Tab. 25.3). Diese Veränderungen sind allerdings unspezifisch, weshalb manche Autoren deren Verwendung zur Erfassung des Ernährungsstatus strikt ablehnen [886].

Unter diesen Proteinen nimmt die **Albuminbestimmung** aufgrund seiner breiten Verfügbarkeit eine besondere Stellung ein. Eine verminderte Albumin-Serumkonzentration (< 30 g/l) ist ein eigenständiger prognostischer Parameter bei einer Vielzahl unterschiedlicher Krankheitsbilder. Vom Ernährungszustand unabhängige Einflussfaktoren, die bei der Interpretation berücksichtigt werden müssen, sind die Syntheseleistung der Leber (z. B. bei Leberzirrhose), der Flüssigkeitshaushalt (z. B. Expansion des Extrazellularraums bei Sepsis) und Eiweißverluste (z. B. nephrotisches Syndrom, Wunden, Verbrennungen). Allen diesen Erkrankungen gemein ist ein erhöhtes Risiko für eine ka-

Tab. 25.3 26.3 Serum-Proteine zur Erfassung des viszeralen Proteinstatus.

Protein	Halbwertszeit (Tage)	Normbereich	Wichtige Einflussfaktoren
Albumin	20	35–45 g/l	Mangelernährung, Leberzirrhose, Sepsis, nephrotisches Syndrom, Überwässerung
Transferrin	8	2,5–3 g/l	Mangelernährung, Eisenstoffwechsel, Entzündung
Präalbumin	2	150–300 mg/l	wie bei Albumin
Retinol-bindendes Globulin	0,5	26–76 mg/l	Mangelernährung, Vitamin-A-Mangel

tabole Stoffwechselsituation. Bei Probanden ohne Krankheitszeichen mit extremer Reduktion der Kalorienzufuhr (und ohne Inflammation) besteht jedoch zwischen der Ausprägung der Mangelernährung und der Albuminkonzentration keine Korrelation.

Neben dem Albumin können weitere Serum-Proteine als Indikatoren eines Eiweißmangels herangezogen werden (▶ Tab. 25.3). Transferrin mit einer Halbwertszeit von 8 Tagen ist durch seine Abhängigkeit vom Eisenstoffwechsel als Eisentransportprotein zur alleinigen Beurteilung des Proteinstatus unspezifisch. Präalbumin und Retinol-bindendes Globulin haben ebenfalls Limitationen. Aufgrund ihrer kurzen Halbwertszeiten von 2 Tagen bzw. 12 Stunden reagieren sie aber unmittelbar auf einen Eiweißmangel bzw. steigen bei steigender Zufuhr auch rasch wieder an. Sie sind daher theoretisch zur frühzeitigen Diagnostik eines Eiweißmangels und zur Kontrolle einer Therapie geeignet, werden aber in vielen Kliniklabors nicht regelmäßig bestimmt.

Weitere Laboruntersuchungen umfassen die Bestimmung der Immunfunktion, die durch Mangelernährung beeinträchtigt sein kann. Am besten evaluiert und praktisch umsetzbar sind die Bestimmung der absoluten Lymphozytenzahl und die (T-Zell-)Reaktion auf intrakutane Applikation von Antigenen. Eine absolute Lymphozytenzahl < 1500/nl gilt als pathologisch. Werte zwischen 800 und 1200/nl werden als Folge einer moderaten, Werte < 800/nl als Folge einer schweren Mangelernährung interpretiert.

Bei den Hautsensitivitätstests wird die kutane Reaktion nach einem definierten Zeitraum abgelesen. Die Aussagekraft dieser Methoden ist allerdings bei den nicht wenigen PatientInnen eingeschränkt, bei denen die Grunderkrankung (HIV-Infektion, Tumorleiden) oder Therapie derselben (Chemotherapie) eine Immunsuppression bewirkt.

In vielen klinischen Situationen und insbesondere bei älteren PatientInnen ist mit einem Mangel an Mikronährstoffen (Vitaminen, Spurenelementen und Antioxidanzien) zu rechnen, wofür jedoch kein allgemein akzeptierter diagnostischer Algorithmus existiert. Hier leitet die klinische Symptomatik oder ein spezifisches krankheitsassoziiertes Risiko die gezielte Diagnostik.

25.2 Bestimmung der Körperzusammensetzung

Die Bestimmung der Körperzusammensetzung (d. h. Aufteilung der Körpermasse in z. B. Fettmasse und fettfreie Masse oder extra- und intrazelluläre Flüssigkeit, Körperzellmasse, Muskelmasse, Knochen etc.) liefert wertvolle Informationen für verschiedene klinische Anwendungen:

- **Bestimmung des Ernährungszustands bei PatientInnen mit Hyperhydratation** (z. B. mit Ödemen, Aszites, ausgedehnten Pleuraergüssen), bei denen die klinische Einschätzung, Gewicht und assoziierte Größen oder Screening-Instrumente versagen.
- **Frühe Diagnostik und Quantifizierung der Mangelernährung**, vor allem, wenn das Körpergewicht noch normal ist, aber bereits ein Verlust an Körperzellmasse (bei Expansion des extrazellulären Flüssigkeitsraumes) vorliegt.
- **Diagnostik der Sarkopenie und sarkopenen Adipositas:** Der Verlust von Muskelmasse durch körperliche Inaktivität, Inflammation oder humorale Faktoren (vor allem bei älteren Menschen) wird als eigenständiges Problem definiert, in den letzten Jahren auch bei Adipositas. Obwohl die Diskussion über geeignete Grenzwerte noch nicht abgeschlossen ist, besteht Konsens, dass eine genaue Bestimmung der (appendikulären) Muskelmasse erforderlich ist.
- **Verlaufskontrolle und Bewertung der Ernährungstherapie** mit differenzierter Betrachtung bestimmter Organe und Gewebe. So zielen beispielsweise die meisten Gewichtsreduktionsprogramme bei Adipositas darauf ab, vor allem die Fettmasse unter weitgehendem Erhalt der Muskelmasse zu reduzieren.
- **Schaffung von Bezugsgrößen**, z. B. für kalorimetrische Messungen oder Funktionsuntersuchungen (womit z. B. der Grundumsatz pro kg fettfreier Masse oder die Muskelkraft pro kg Muskelmasse errechnet werden können).

25.2.1 Modelle der Körperzusammensetzung

Das einfachste Modell der Körperzusammensetzung unterscheidet zwischen Körperfett und fettfreier Masse (▶ Abb. 25.2). Differenziertere Modelle unterscheiden verschiedene Körperkompartimente auf anatomischer, zellulärer oder chemischer Ebene. Dabei besteht eine deutliche Übereinstimmung (messbar in hohen Korrelationskoeffizienten) zwischen der fettfreien Masse (2-Kompartiment-Modell), der Muskelmasse (anatomisch), der Körperzellmasse (zellulär) und dem Proteinbestand (chemisch). Hinzufügen ließe sich noch die atomare Ebene, z. B. die Bestimmung des Ganzkörperstickstoffs mittels In-vivo-Neutronenaktivierung. Atomare Modelle der Körperzusammensetzung spielen aufgrund des hohen Aufwands derzeitig außerhalb wissenschaftlicher Anwendungen keine Rolle.

Der Goldstandard zur Bestimmung der Körperzusammensetzung ist das 4-Kompartiment-Modell, das eine differenzierte Betrachtung der Bestandteile Wasser, Protein, Mineralien und Fett erlaubt. Allerdings werden für diese Bestimmung mehrere Methoden benötigt, die zeitaufwendig und teuer sind und daher ebenfalls nur Forschungszwecken vorbehalten sind. In der klinischen Praxis werden einfachere Methoden verwendet, die eine Betrachtung im 2- bzw. 3-Kompartiment-Modell ermöglichen. Die Diagnostik im klinischen Alltag erfolgt meist nicht stringent nach einem bestimmten Modell der Körperzusammensetzung, sondern nach den jeweils verfügbaren Methoden und der Erfahrung mit den gewonnenen Messwerten als Voraussetzung für eine sinnvolle Interpretation.

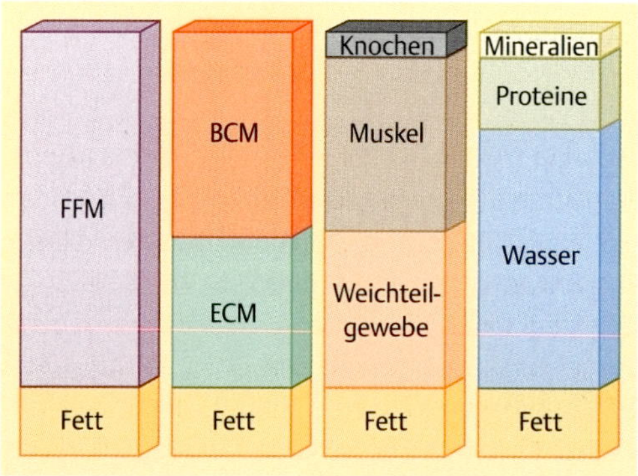

Abb. 25.2 Modelle der Körperzusammensetzung. BCM: Body Cell Mass (Körperzellmasse); ECM: Extracellular Mass (extrazelluläre Masse); FFM: Fat Free Mass (fettfreie Masse).

25.2.2 Methoden zur Bestimmung der Körperzusammensetzung

Eine Übersicht über die verschiedenen Methoden zur Bestimmung der Körperzusammensetzung mit den entsprechenden Zielgrößen und einer ungefähren Einschätzung von Präzision, Aufwand und Kosten gibt ▶ Tab. 25.4.

Methoden für die Forschung – spezifische Fragestellungen

▶ **Densitometrie** Die Bestimmung der Körperdichte (Körpergewicht/Körpervolumen) ist durch Unterwasserwägung unter Berücksichtigung der Wassertemperatur, des im Gastrointestinaltrakt eingeschlossenen Luftvolumens und des Residualvolumens der Lunge möglich. Da die Dichte von reinem Fett 0,9 g/cm^3 und diejenige der fettfreien Masse 1,1 g/cm^3 beträgt, lässt sich mit dieser Methode eine Unterteilung des Körpers in Fett und fettfreie Masse und damit eine Betrachtung in einem 2-Kompartiment-Modell erzielen. Die Hydrodensitometrie ist nicht nur technisch aufwendig, sondern auch für Menschen mit gravierenden Erkrankungen ungeeignet.

▶ **Körpervolumen** Eine alternative Methode zur Bestimmung der Körperdichte basiert auf der Bestimmung des Körpervolumens mittels Luftverdrängungs-Plethysmografie (Air Displacement Plethysmography, ADP). Diese Methode ist auch an Kranken anwendbar, jedoch nur in wenigen Zentren verfügbar.

▶ **Gesamtkörper-Kalium** Fast das gesamte Kalium des menschlichen Körpers (98 %) befindet sich intrazellulär. Dabei ist das natürliche radioaktive Isotop K^{40} mit einem konstanten Anteil von 0,012 % vertreten. Durch die Messung dieses Isotops in einer speziellen, abgeschirmten Ganzkörper-Zählkammer kann man auf das Gesamtkörper-Kalium rückschließen und die Körperzellmasse mit hoher Genauigkeit berechnen.

Tab. 25.4 Methoden zur Bestimmung der Körperzusammensetzung [879].

Methode	Zielgrößen	Präzision*	Aufwand (apparativ oder zeitlich)	Kosten
Anthropometrie	Fettmasse, Fettverteilung, Muskelmasse	gering	gering	sehr gering
bioelektrische Impedanzanalyse (BIA), BIA-Spektroskopie (BIS)	TBW (FFM und FM), BCM, Phasenwinkel	hoch	gering	gering
Kreatinin-Höhen-Index	Muskelmasse	gering	mittel	niedrig
Densitometrie (ADP, Hydrodensitometrie)	Fettmasse (→ FFM)	hoch	hoch	hoch
DEXA	Fettmasse, Knochenmineralgehalt, Weichteilmagermasse, Knochendichte	hoch (bei ausgeprägter Adipositas niedriger)	hoch	hoch
Dilutionsmethoden	TBW (→ FFM und FM) bei Deuterium oder Tritium, ECW (→ ICW) bei Natriumbromid	hoch	hoch	mittel
^{40}Kalium-Zählung	BCM (→ FFM und FM)	hoch	hoch	sehr hoch
Neutronenaktivierung	Kalzium, Natrium, Chlor, Phosphor, Stickstoff, Wasserstoff, Sauerstoff, Kohlenstoff	hoch	hoch	sehr hoch
Magnetresonanztomografie/ Computertomografie	Muskelmasse, Fettgewebe, Fettgewebeverteilung (z. B. viszerales Fettgewebe), Muskelqualität	hoch	hoch	hoch**

ADP: Air Displacement Plethysmography; BCM: Body Cell Mass (Körperzellmasse); DEXA: Dual Energy X-Ray Absorptiometry; ECW: Extracellular Water (extrazelluläres Wasser); FFM: fettfreie Masse; FM: Fettmasse; ICW: Intracellular Water (intrazelluläres Wasser); TBW: Total Body Water (Ganzkörperwasser).

* *Präzision: Variationskoeffizient (Vk) < 3 % = hoch; Vk > 5 % = niedrig*

** *Wenn ein diagnostisches CT (oder MRT) des Abdomens mit spezieller Software bezüglich des Skelettmuskelindex auf Höhe von LWK 3 ausgewertet wird, sind Kosten und Aufwand niedrig.*

▸ **Dilutionsmethoden** Zur Bestimmung des Ganzkörper-Wassers (TBW) eignet sich die Isotopendilution, wobei z. B. Deuterium als nicht radioaktiver Tracer eingesetzt wird. Es kann oral oder parenteral zugeführt werden und verteilt sich wie normales Wasser im Körper. Zwei Stunden nach Ingestion kann die Konzentration dann im Blut und Urin gemessen werden. Das extrazelluläre Wasser (ECW) kann durch Bromid oder Sulfat bestimmt werden. Aus der Differenz TBW – ECW lässt sich das intrazelluläre Wasser errechnen, das wiederum ein Maß für die Körperzellmasse ist. Unter der Annahme einer konstanten Hydratation lässt sich aus dem TBW auch die fettfreie Masse errechnen. Die Anwendung zur Bestimmung der FFM ist jedoch dadurch limitiert, dass der vielfach angenommene Wassergehalt der FFM von 73 % bei vielen Erkrankungen sowie bei Kindern/Heranwachsenden und im hohen Lebensalter nicht zutreffend ist.

▸ **Dual Energy X-Ray Absorptiometry (DEXA)** Diese Messung verwendet ein Röntgengerät mit sehr niedriger Strahlendosis und basiert auf der Absorptionsmessung von 2 Photonenstrahlen unterschiedlicher Energiestufen, die jeweils durch die Körperzusammensetzung beeinflusst wird. Mit der DEXA-Methode lassen sich die Knochenmasse, die Fettmasse und die fettfreie Masse bestimmen. Die Methode wird vielfach unkritisch als Referenzmethode bezeichnet. Bedenkt man die aufwendige Prozessierung der Messdaten, die unterschiedlichen Messanordnungen verschiedener Geräte und zum Teil nicht publizierten Algorithmen der Hersteller sowie die Varianz, die aus der unterschiedlichen Körpergeometrie resultiert, wird deutlich, dass es sich nicht um eine Goldstandardmethode handeln kann. Gleichwohl wird die DEXA erfolgreich zur Diagnostik der Osteoporose und auch zur Bestimmung der Fettmasse/FFM sowie der für die Sarkopenie-Diagnostik wichtigen appendikulären Magermasse, eingesetzt. Grundsätzlich ist die DEXA auch für Therapieverlaufskontrollen geeignet.

▶ **In-vivo-Neutronenaktivierung** Diese ist eine der aufwendigsten und teuersten Methoden zur Bestimmung der Körperzusammensetzung. Sie basiert auf einem auf den Körper gerichteten Neutronenstrahl, der die Emission von Gammastrahlen eines charakteristischen Spektrums induziert. Damit lassen sich einzelne Elemente, z. B. Stickstoff, Kalzium, Natrium oder Kohlenstoff, quantifizieren. Der Betrieb und die Abschirmung der Neutronenquelle erfordern besondere bauliche und personelle Voraussetzungen. Daher ist die In-vivo-Neutronenaktivierung – obgleich wissenschaftlich hochinteressant – weltweit nur an wenigen Zentren verfügbar.

▶ **Computertomografie und Magnetresonanztomografie** Diese bildgebenden Verfahren sind in der radiologischen Bildgebung fest etabliert. In der Ernährungsmedizin sind sie vor allem für Fragen der regionalen Körperzusammensetzung interessant. Mit beiden Methoden ist z. B. die Erfassung des intraabdominalen Fettgewebes möglich. Hohe Untersuchungskosten einerseits und Strahlenbelastung andererseits limitieren jedoch den Einsatz im klinischen Alltag.

> **Hinweis für die Praxis**
>
> **Skelettmuskel-Index**
>
> Eine klinisch praktikable Entwicklung ist die Zweitverwendung von diagnostischen CT- oder MRT-Untersuchungen zur Kalkulation des Skelettmuskel-Index (Muskelfläche^2/Körpergröße^2) auf Höhe von LWK 3 mit einer speziellen Software, die z. B. von den National Institutes of Health kostenlos zur Verfügung gestellt wird (NIH Image J) und für deren Anwendung eine detaillierte Anleitung publiziert wurde [890].
>
> Der Skelettmuskel-Index wird als „Pars-pro-toto“-Methode zur Diagnostik einer Sarkopenie verwendet. Werte $< 52{,}4\ cm^2/m^2$ für Männer und $< 38{,}5\ cm^2/m^2$ für Frauen zeigten eine hohe prognostische Aussagekraft für einen ungünstigen klinischen Verlauf.

Methoden für den klinischen Alltag am Krankenbett

In der klinischen Praxis sind 2 technisch einfache und kostengünstige Methoden etabliert, um die Größe einzelner Körperkompartimente abzuschätzen:

- die Anthropometrie zur Abschätzung der Fettmasse oder der Muskelmasse und
- die bioelektrische Impedanzanalyse (BIA) zur Bestimmung des Ganzkörperwassers und extrazellulären Wassers, der fettfreien Masse, der Fettmasse und der Körperzellmasse.

Der Kreatinin-Größen-Index (basierend auf der Tatsache, dass die Kreatininausscheidung im 24-h-Sammelurin unter bestimmten Voraussetzungen mit der Muskelmasse korreliert) wird im klinischen Alltag kaum noch verwendet.

Anthropometrie

Die Anthropometrie basiert auf der Messung von Hautfaltendicken mit speziellen Kaliperzangen bzw. der Messung von Umfängen mittels flexiblem Bandmaß an definierten Lokalisationen (▶ Abb. 25.3), womit sich Messwerte für die Fettmasse und die Muskelmasse erzielen lassen. Es

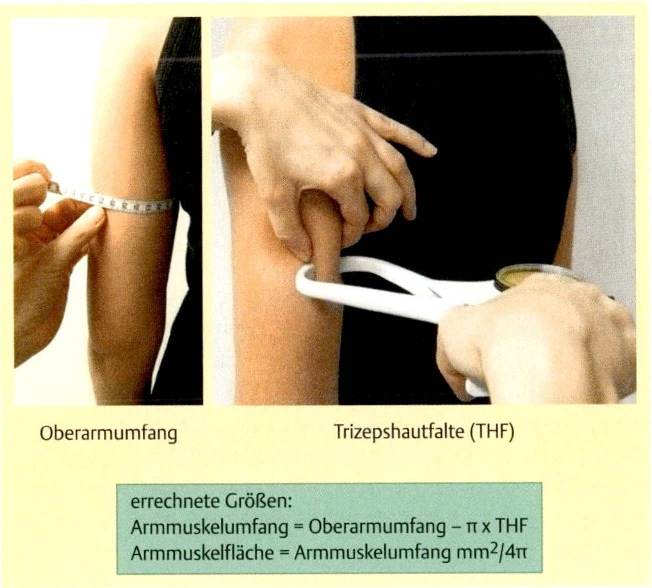

Abb. 25.3 Berechnung von Armmuskelumfang und Armmuskelfläche.

handelt sich um eine „Pars-pro-toto"-Methode, d. h., aus der Messung eines umschriebenen Körperteils wird auf die Zusammensetzung des Gesamtorganismus rückgeschlossen.

In der Literatur findet sich eine Vielzahl von verwendeten Messlokalisationen; für die klinische Praxis werden aber Messungen am Oberarm als ausreichend empfohlen. Aus der Hautfaltendicke über dem M. triceps und dem Umfang am mittleren Oberarm lassen sich unter Annahme eines kreisförmigen Oberarmquerschnitts der **Armmuskelumfang** und die **Armmuskelfläche** berechnen (▶ Abb. 25.3). Als Maß für das subkutane Fettgewebe kann die Trizeps-Hautfaltendicke verwendet werden, für die Referenzwerte aus der NHANES-Datenbank existieren.

Aus der Armmuskelfläche wiederum lässt sich unter Berücksichtigung der Körpergröße die Skelettmuskelmasse abschätzen. Für die Hautfalten, den Oberarmumfang sowie die abgeleiteten Größen existieren Referenzwerte aus der NHANES-Datenbank, die in Ermangelung repräsentativer Datenbanken aus Europa auch für Deutschland empfohlen werden [888], [889]. Hier aufgeführt sind die Referenzwerte für den **Oberarmumfang** (▶ Tab. 25.5) und die **Trizeps-Hautfaltendicke** (▶ Tab. 25.6). Ein Wert unterhalb des 10. Perzentils gilt als Hinweis auf eine Mangelernährung. In den letzten 20 Jahren ist es zu einem leichten Anstieg der erhobenen Referenzwerte gekommen.

Als wesentlicher Nachteil der Methode gilt die hohe interindividuelle Varianz seitens der Untersucher. In jedem Fall sollte der Untersucher in der Technik geübt sein, um reproduzierbare Ergebnisse zu erzielen. Für Kinder existieren deutsche Referenzdaten aus der Studie zur Gesundheit von Kindern und Jugendlichen (KiGGS) in den Jahren 2003–2006.

Darüber hinaus zählt die **Messung von Bauchumfang bzw. Taillen-Hüft-Umfang** zu den am besten etablierten anthropometrischen Methoden, da dadurch eine Beurteilung der abdominalen Adipositas möglich ist. Als prognostisch ungünstige Werte gelten ein Bauchumfang von > 94 cm bei Männern und > 80 cm bei Frauen, wobei ein stark erhöhtes Risiko für das Auftreten kardiovaskulärer Erkrankungen bei Umfängen von mehr als 102 cm und 88 cm bei Männern bzw. Frauen besteht [875].

Bioelektrische Impedanzanalyse

Die bioelektrische Impedanzanalyse (BIA) nutzt den Widerstand des Körpers gegen einen schwachen elektrischen Wechselstrom zur Bestimmung der Körperzusammensetzung. Die Grundlagen der Methode wurden bereits im 19. Jahrhundert von

Tab. 25.5 Geschlechts- und altersspezifische Grenzwerte für den Oberarmumfang (mm) entsprechend dem 5. und 10. Perzentil (NHANES 2015–2018).

Altersgruppe	Oberarmumfang (mm)			
	Männer		Frauen	
	5. Perzentil	10. Perzentil	5. Perzentil	10. Perzentil
20–29	262	280	237	249
30–39	292	303	251	264
40–49	292	307	257	268
50–59	280	294	251	261
60–69	276	293	250	265
70–79	267	279	249	262
≥ 80	254	262	230	236

Tab. 25.6 Geschlechts- und altersspezifische Grenzwerte für die Trizeps-Hautfaltendicke (mm) entsprechend dem 5. und 10. Perzentil (NHANES 2007–2010).

Altersgruppe	Trizeps-Hautfaltendicke (mm)			
	Männer		Frauen	
	5. Perzentil	10. Perzentil	5. Perzentil	10. Perzentil
20–29	5,5	6,6	11,0	13,2
30–39	5,9	7,7	12,1	14,7
40–49	6,3	7,9	11,5	14,1
50–59	7,0	8,2	12,9	15,6
60–69	7,2	8,4	13,0	15,8
70–79	7,6	8,6	11,5	14,3
≥ 80	7,0	8,5	9,4	11,2

Hermann beschrieben. Die BIA wurde jedoch erst nach 1980 in die klinische Ernährungsmedizin eingeführt. Inzwischen ist die Methode weit über den klinischen Einsatz hinaus verbreitet und findet sogar als Bestandteil von Haushaltswaagen eine methodisch fragwürdige Anwendung zur Fettmassenbestimmung. Obwohl die unkritische Anwendung der BIA der Reputation nicht zuträglich war, ist die Methode weiterhin auch für wissenschaftliche Fragestellungen interessant. Die theoretischen Grundlagen der BIA werden im Folgenden kurz skizziert.

Physikalische Grundlagen

Biophysikalisch besteht der menschliche Körper aus einem inhomogenen Netzwerk von Widerständen und Kondensatoren, wobei in einer vereinfachten Betrachtungsweise die extra- und intrazelluläre Flüssigkeit als Widerstände und die Zellmembranen als Kondensatoren wirken. Die Impedanz Z ist der Ohmsche Gesamtwiderstand in einem elektrischen Wechselstromfeld mit konstanter Stromstärke, das beim Menschen üblicherweise über je 2 Hautelektroden an Hand und Fuß erzeugt wird (▶ Abb. 25.4). Die meisten Anwen-

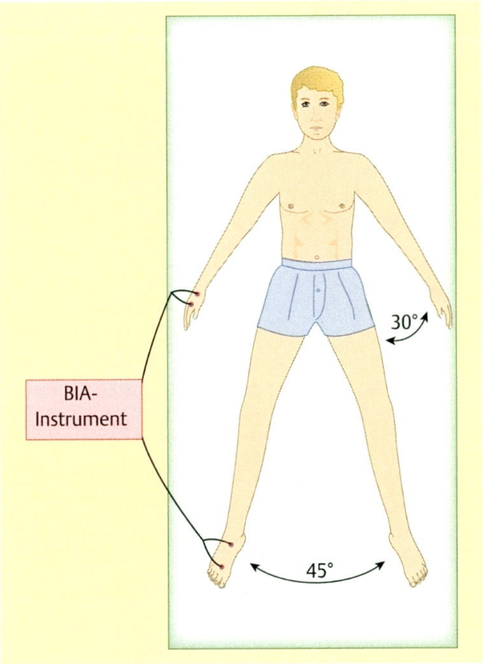

Abb. 25.4 Bioelektrische Impedanzanalyse (BIA). Tetrapolare Elektrodenanordnung.

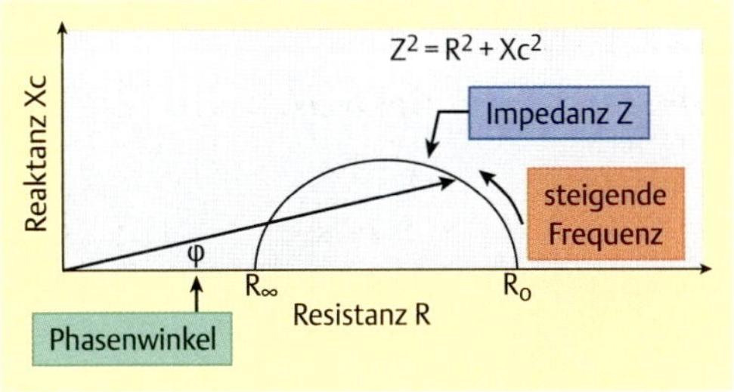

Abb. 25.5 Bioelektrische Impedanz. Beziehung zwischen Resistanz (R), Reaktanz (Xc) und Phasenwinkel (φ) in vektorieller Darstellung.

dungen erfolgten bei einer Wechselstromfrequenz von 50 kHz und 800 µA. Für die Qualität der Messung ist eine Standardisierung der Messbedingungen erforderlich, die unter anderem die Körperlage, Raumtemperatur, Zeitabstand zur letzten Nahrungsaufnahme und sportlichen Betätigung sowie Elektrodenbeschaffenheit berücksichtigt.

Die Impedanz (Z) besteht aus 2 Teilwiderständen, der Resistanz (R) und der Reaktanz (Xc). Die Resistanz ist der reine Widerstand eines Leiters gegenüber Wechselstrom und umgekehrt proportional zum Ganzkörperwasser. Die Reaktanz ist der Teilwiderstand, der aus dem kapazitiven Effekt von Zellmembranen resultiert, die mit ihrem elektrischen Potenzial wie Minikondensatoren wirken.

Moderne BIA-Geräte erlauben durch eine phasensensitive Elektronik die Unterscheidung der Teilwiderstände R und Xc, da Kondensatoren im Wechselstromkreis eine Zeitverschiebung zwischen Strommaximum und Spannungsmaximum bewirken. Da es sich um Summenvektoren handelt, lässt sich die Phasenverschiebung als Winkel (Phasenwinkel φ) berechnen. Das Verhältnis zwischen Resistanz, Reaktanz und Phasenwinkel ist in ▶ Abb. 25.5 dargestellt.

Da der Strom nur durch das ionenhaltige Körperwasser geleitet wird, lässt sich aus der gemessenen Resistanz R das Volumen V des Körperwassers nach folgender Formel berechnen:

$$V = p \times L^2/R,$$

wobei p der spezifische Widerstand des Leiters und L die Länge des Leiters ist. Aus dem Körperwasser lässt sich dann unter Annahme eines konstanten Hydratationsgrads oder über spezifische Algorithmen die fettfreie Masse (FFM) errechnen. Aus der Differenz der FFM zum Körpergewicht errechnet sich die Fettmasse (die selbst durch die BIA nicht erfasst wird, da Fett ein elektrischer Isolator ist).

Die Reaktanz und der Phasenwinkel werden zur Bestimmung der Körperzellmasse (BCM) herangezogen. Aus der Differenz der BCM zur FFM lässt sich die extrazelluläre Masse (ECM) errechnen (▶ Abb. 25.6). Das Verhältnis von ECM zu BCM gilt als wichtiges Maß für Hydratationsstörungen und als früher Marker einer katabolen Stoffwechsellage.

Da ein Wechselstrom niedriger Frequenz (etwa 1 kHz) die Körperzellen nicht penetrieren kann, ist die Resistanz bei niedrigen Frequenzen proportional zum extrazellulären Wasser. Bei höheren Frequenzen (50 kHz oder höher) ist die Resistanz proportional zum intra- und extrazellulären Wasser. Mit der Multifrequenz-Impedanzanalyse lassen sich daher das intra- und extrazelluläre Flüssigkeitskompartiment differenzieren. Zur Optimierung der Methode vor allem bezüglich der Erfas-

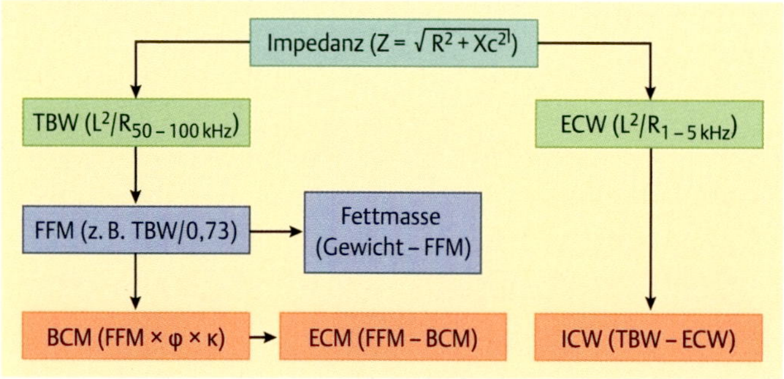

Abb. 25.6 Ableitung von Körperkompartimenten aus Impedanzmessungen. BCM: Körperzellmasse; ECM: extrazelluläre Masse; ECW: extrazelluläres Wasser; FFM: fettfreie Masse; ICW: intrazelluläres Wasser; L: Länge des Leiters; R: Resistanz; TBW: Gesamtkörperwasser; Xc: Reaktanz.

sung des extrazellulären Flüssigkeitskompartimentes wurden neben der Monofrequenz-Messung bei 50 kHz auch die sogenannte Multifrequenz-BIA (MF-BIA) und die BIA-Spektroskopie (BIS) mit Messungen bei multiplen Frequenzen propagiert. Ob der dafür notwendige technische Mehraufwand tatsächlich einen höheren klinischen Nutzen bringt, ist fraglich.

Interpretation von BIA-Daten

Zur Berechnung der verschiedenen Kompartimente wurden zahlreiche Formeln an jeweils unterschiedlichen Populationen entwickelt (für eine Übersicht siehe ESPEN-Leitlinien [895]). Die Übertragbarkeit solcher Algorithmen auf andere Populationen oder z. B. bestimmte Patientengruppen ist aufgrund von verschiedenen Einflussfaktoren häufig nur eingeschränkt möglich. So führen BIA-Formeln, die an schlanken, gesunden Probanden entwickelt wurden, zu einer Unterschätzung der Fettmasse und Überschätzung der fettfreien Masse von Adipösen. Obwohl die BIA eine technisch einfache Methode mit sehr guter Reproduzierbarkeit darstellt, erfordert die Interpretation der Messergebnisse eine besondere Sorgfalt. Entscheidend ist dabei die Verwendung geeigneter Referenzwerte, die jedoch streng genommen spezifisch für einzelne Messgeräte sein müssten und daher vielfach nicht verfügbar sind.

Aus der Arbeitsgruppe von Claude Pichard in Genf stammen Referenzwerte für die Fettmasse und die fettfreie Masse, die an einer großen Kohorte von 5635 gesunden Probanden erhoben wurden. Diese Werte wurden analog zum BMI auf die Körpergröße bezogen und als **Fat-free Mass Index (FFMI)** und **Fat Mass Index (FMI)** bezeichnet. Ein FFMI $< 15\,kg/m^2$ bei Frauen bzw. $< 17\,kg/m^2$ bei Männern wurde von einer Expertengruppe der ESPEN als Kriterium für eine Mangelernährung empfohlen.

Hinweis für die Praxis

Für die klinische Praxis wurde die Verwendung von BIA-Messwerten propagiert, um den methodischen Problemen abgeleiteter Kenngrößen und populationsspezifischer Formeln auszuweichen. So konnte in einer Reihe von Studien gezeigt werden, dass der Phasenwinkel bei verschiedenen Tumorerkrankungen, aber auch bei HIV-Infektion, COVID-19-Erkrankung, Niereninsuffizienz, COPD oder Leberzirrhose ein guter Prädiktor für den klinischen Verlauf ist.

Deutsche Referenzwerte für den Phasenwinkel wurden an einer großen Population von der Arbeitsgruppe von M.J. Müller aus Kiel vorgestellt [877]. Die Anwendung dieser Referenzwerte an einer großen Kohorte von Tumorpatienten zeigte, dass ein Phasenwinkel unter dem 5. Perzentil nicht nur mit einem schlechteren funktionellen Status korreliert, sondern auch ein unabhängiger Prädiktor der Letalität ist.

Eine Weiterentwicklung der BIA ist die bivariate vektorielle Darstellung der auf die Körpergröße normierten Werte Resistanz und Reaktanz. Diese grafische Auswertung nach dem Vorbild des Elektrokardiogramms wurde von Piccoli eingeführt und ist als **BIVA (bioelektrische Impedanz-Vektoranalyse)** bekannt geworden (▸ Abb. 25.7). Veränderungen im Hydratationsstatus zeigen sich als Veränderungen der Vektorlänge, während Veränderungen der Zellmasse eine Migration des Vek-

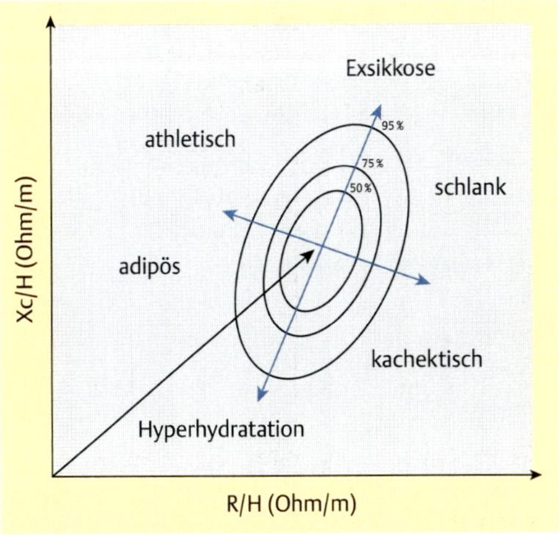

Abb. 25.7 Bioelektrische Impedanz-Vektoranalyse (BIVA). H: Körpergröße; R: Resistanz; Xc: Reaktanz.

tors bewirken. Auf den ersten Blick erscheint diese Verwendung der Messwerte abstrakt und weniger eingängig als die Angabe der fettfreien Masse oder BCM in kg, sie ist aber gerade für klinische Situationen attraktiv, in denen sowohl Veränderungen des Hydratationsstatus als auch des Ernährungszustands kombiniert auftreten. Auch für die BIVA existieren alters-, geschlechts- und BMI-stratifizierte Normbereiche, wobei es sich jedoch um Verteilungsellipsen eines Perzentilenbereichs handelt, die sich nicht in Tabellen darstellen lassen [878].

► **Validierte BIA-Messanordnung im Stehen** Neben der Messung im Liegen wurden auch Geräte für die BIA-Messung im Stehen entwickelt und validiert. Dabei eignen sich jedoch nur die Geräte für eine klinische bzw. wissenschaftliche Diagnostik, die über eine 8-Punkt-Messmethode verfügen, also über 8 im Gerät eingebaute Elektroden messen. Zum einen wird dadurch gewährleistet, dass der gesamte Körper erfasst wird und nicht nur die untere Körperhälfte, zum anderen auch eine standardisierte Messdurchführung ermöglicht. Die Geräte verfügen auch über eine geeichte Körperwaage, sodass gleichzeitig das Körpergewicht erfasst wird. Zu den Vorteilen der Messung im Stehen zählt unter anderem die Zeitersparnis, da die Liegezeit wegfällt, die für die Messung im Liegen notwendig ist, um eine gleichmäßige Verteilung des Körperwassers zu erreichen. Es gilt zu außerdem zu beachten, dass die Formeln, die zur Berechnung der Körperkompartimente für die Messung im Stehen entwickelt und validiert worden sind, nicht auf die Messung im Liegen übertragen werden können.

25.3 Messung der Handkraft als Parameter der Muskelfunktion

Bei kataboler Stoffwechsellage kommt es zu einem Abbau endogener Proteine, der die Skelettmuskulatur am stärksten betrifft. Darüber hinaus ist die Neusynthese von Proteinen eingeschränkt. Dies führt nicht nur zu einer veränderten Muskelmorphologie, sondern auch zu einer messbaren Verringerung der Muskelfunktion. Diese Veränderungen der Muskelfunktion verlaufen allerdings nicht streng parallel zur messbaren Verringerung der Muskelmasse, sondern treten charakteristischerweise zu einem viel früheren Zeitpunkt auf. Nach adäquater Nahrungsaufnahme scheint sich die Muskelfunktion auch früher als anthropometrische Parameter zu normalisieren. Dies lässt darauf schließen, dass die kurzfristige Veränderung der Muskelfunktion von mehr Parametern abhängt als von der reinen Muskelmasse.

Eine Beeinträchtigung der Muskelfunktion hat weitreichende Folgen: Der funktionelle Status wird insgesamt verringert, was eine verzögerte Mobilisation und Rekonvaleszenz sowie bei älteren PatientInnen eine erhöhte Fallneigung bedingt. Eine verringerte Handkraft gilt als Prädiktor für postoperative Komplikationen und ist mit längeren Krankenhausaufenthalten sowie einer erhöhten Letalität assoziiert. Die Muskelfunktion ist zwar maßgeblich von Parametern wie Alter, Geschlecht und Trainingszustand abhängig, korreliert jedoch in hohem Maße mit der Muskel- und Körperzellmasse und hat damit in den letzten Jahrzehnten als dynamischer Indikator des Ernährungszustands zunehmend Aufmerksamkeit gewonnen.

25.3.1 Messmethodik

Die Handkraft lässt sich sowohl dynamometrisch (willkürliche Kraft) als auch elektrostimulatorisch (unwillkürliche Kraft) messen. Die elektrostimulatorische Messung gilt als die präzisere Messung,

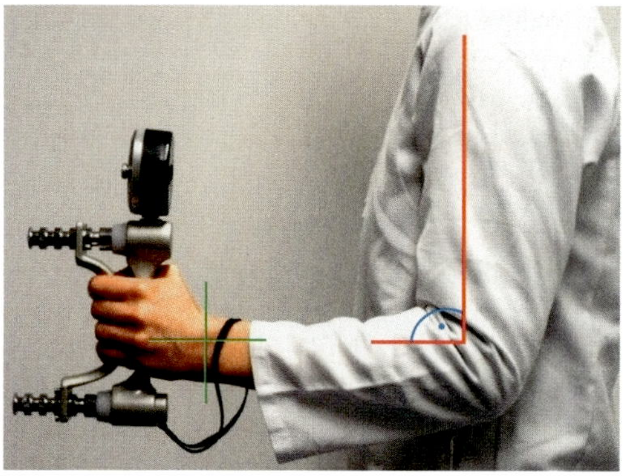

Abb. 25.8 Messung der Handkraft.

weil keine Mitarbeit der PatientInnen erforderlich ist. Allerdings ist sie eine aufwendige, invasive Technik und nicht völlig schmerzfrei. Dadurch kommt sie für den Einsatz im klinischen Bereich kaum in Betracht.

Die Messung der willkürlichen Faustschlusskraft eignet sich hingegen als Bedside-Methode, da sie einfach, rasch und kostengünstig ist und für die PatientInnen keine Belastung darstellt. Allerdings ist die Messung von der Kooperation der PatientInnen abhängig. Um möglichst genaue Ergebnisse zu erzielen, muss somit auf eine standardisierte Messung Wert gelegt werden. Der Proband befindet sich für die Messung in sitzender Position, hat den Oberarm an der Körperseite angelegt und den Ellenbogen im 90°-Winkel gebeugt. Der Vorderarm befindet sich bezüglich Pronation/Supination in Neutralstellung, das Handgelenk in 0–30° Extension (▶ Abb. 25.8). Bei gebrechlichen oder schwächeren ProbandInnen kann der Unterarm zur Stabilisierung auf einen Tisch gelegt werden. Der Proband wird dann aufgefordert, 3-mal einen möglichst kräftigen Faustschluss durchzuführen, wobei der höchste der 3 erzielten Werte notiert wird. Die Messung der Handkraftstärke ist praktikabel und mit einem Zeitaufwand von ca. 2–3 Minuten schnell durchführbar.

25.3.2 Validität und Reproduzierbarkeit

Bei einer korrekten Durchführung ist die Messung valide und reproduzierbar mit einer sehr hohen Intratester-Reliabilität (Zuverlässigkeit) (r = 0,996–0,999) und einer hohen Intertester-Reliabilität (r = 0,822–0,915) sowie einer Validität von 0,90–0,97. Ausschlaggebend für die Messgenauigkeit sind insbesondere die Haltung des Geräts bzw. die Durchführung der Messung. Bereits eine Armbeugung von 125° oder etwa die Durchführung der Messung im Liegen oder Stehen führt zu großen Abweichungen der Messwerte.

Bei der Durchführung der Handkraftmessung muss zudem die Handdominanz beachtet werden, da etwa bei Rechtshändern mit der dominanten Hand bis zu 10 % höhere Werte erzielt werden. Bei Linkshändern konnte ein solcher signifikanter Unterschied zwischen der dominanten und nichtdominanten Seite nicht ermittelt werden. Dies ist wahrscheinlich darauf zurückzuführen, dass Linkshänder im vor allem für Rechtshänder ausgelegten Alltag gezwungen sind, ihre nicht dominante Hand vermehrt zu benutzen.

Die Messung der Handkraft mit einem hydraulischen Dynamometer ermöglicht eine praktikable Erfassung der Muskelfunktion im klinischen und ambulanten Bereich. Die Handkraft wird auch in den Diagnosealgorithmen für die altersassoziierte Sarkopenie verwendet. Hier gelten Messwerte von < 26 kg für Männer und < 18 kg für Frauen als hinweisend auf eine Sarkopenie.

25.4 Erfassung der Nahrungsaufnahme

Eine adäquate Ernährungstherapie kann nicht ohne eine Erfassung der Nahrungsaufnahme durchgeführt werden und ist daher ein fester Bestandteil des Ernährungs-Assessments. Ein systematischer Ansatz ist hierfür notwendig, um sicherzustellen, dass die Ernährungstherapie evidenzbasiert und auf die PatientInnen ausgerichtet ist. Zudem liefert die Erfassung der Nahrungsaufnahme die grundlegenden Daten, um den Ernährungszustand einer Person oder Gruppe zu erfassen, Ernährungsdiagnosen zu stellen und individualisierte Interventionen zu gewährleisten. Bei größeren Bevölkerungsgruppen ist die systematische Erfassung der Nahrungsaufnahme (z. B. Lebensmittel- und Ernährungsmuster) von großer Bedeutung für die Zielsetzung und Formulierung von Ernährungsempfehlungen und gesundheitspolitische Maßnahmen.

25.4.1 Methoden zur systematischen Erfassung der Nahrungsaufnahme

Grundsätzlich existieren mehrere Methoden und Instrumente, die sich für die Erfassung der Nahrungsaufnahme eignen. Die Bewertung des Ernährungszustands erfolgt systematisch und sollte nicht nur von einzelnen Werten stammen, sondern auf den insgesamt gesammelten objektiven und subjektiven Daten basieren. Erst indem alle diese Daten zusammen betrachtet werden, entsteht ein umfassendes Bild des Ernährungszustands. Diese ganzheitliche Herangehensweise ermöglicht es, potenzielle Mängel oder Probleme besser zu erkennen und fundierte Empfehlungen für eine angemessene Ernährungsintervention abzuleiten. In diesem Kapitel wird nur beispielhaft auf die häufigsten direkten Methoden eingegangen.

Ernährungsverzehr-Protokolle

Die ProbandInnen notieren sämtliche Nahrungsmittel und Getränke, die sie an 3–7 aufeinander folgenden Tagen zu sich nehmen. Hierbei wird das **Wiegeprotokoll** als „Goldstandard" angesehen und zur Validierung anderer Methoden eingesetzt. Die konsumierten Artikel sollen mit einer Waage oder anderen Haushaltsgegenständen wie Messbechern oder Löffeln gemessen oder mithilfe eines Portionsgrößen-Leitfadens geschätzt werden. Zubereitungsmethoden und Rezepte sollen möglichst genau beschrieben werden. Um die Genauigkeit zu erhöhen, wird empfohlen, nicht verzehrte Reste zu wiegen und später von der verzehrten Menge abzuziehen. Geschultes Personal sollte detaillierte Anweisungen zum Erfassen der Nahrungsaufnahme geben, und die vollständigen Aufzeichnungen werden in ein Softwareprogramm zur Analyse eingegeben.

Ernährungsverzehr-Protokolle können eine hohe Belastung für die ProbandInnen darstellen, da sie zeitintensiv sind und das ständige Aufzeichnen als lästig empfunden werden kann. Es besteht ein Risiko, dass Menschen ihr Essverhalten verändern, sobald sie sich bewusst sind, dass es dokumentiert wird. Das kann zu Verzerrungen der Daten führen. Die Genauigkeit eines Ernährungsverzehrprotokolls hängt stark von der Ehrlichkeit und der Fähigkeit des Einzelnen ab, alles genau zu dokumentieren.

Schätzprotokolle (wie das Tellerdiagramm) sind visuelle Methoden, die eingesetzt werden können, wenn eine genaue Erfassung der Nahrungszufuhr nicht möglich ist. Sie werden oft im stationären Bereich eingesetzt, um die Zufuhr einfach und schnell zu erfassen. Das einfache Abschätzen der Nahrungszufuhr in Viertelportionsgrößen anhand eines „Tellerdiagramms" ist schnell und unkompliziert durchführbar und in Bezug auf die klinische Zuverlässigkeit in mehreren Studien überzeugend evaluiert. Besonders relevant ist diese Methode in Situationen, in denen eine präzise Schätzung der Energiezufuhr von Vorteil ist und ohne großen Aufwand von den PatientInnen selbst oder einem multidisziplinären Team durchgeführt werden soll.

Der Niederländische Lenkungsausschuss für Mangelernährung entwickelte das Tellerprotokoll weiter und validierte das **„Scored"-Tellerprotokoll**. Im Rahmen des „Rate-a-Plate"-Protokolls sollten PatientInnen mit einer reduzierten Nahrungsaufnahme (≤ 4 Punkte) an ≥ 2 aufeinanderfolgenden Tagen oder bei einer mäßigen Nahrungsaufnahme (5–7 Punkte) an ≥ 4 aufeinanderfolgenden Tagen eine Ernährungsanamnese und -therapie erhalten. So kann dieses Protokoll gleichzeitig das Ernährungsrisiko der PatientInnen bestimmen.

Es ist wichtig zu beachten, dass das Schätzprotokoll mit Unsicherheiten behaftet ist und möglicherweise nicht so präzise funktioniert wie eine exakte Messung. Dennoch kann es in vielen Bereichen der Pflege eine praktikable Lösung sein, um einen Überblick über die Nahrungsaufnahme zu erhalten, insbesondere, wenn eine Nutzung von präziseren Messmethoden nicht praktikabel ist.

24-Stunden-Recall

Der 24-Stunden-Recall hilft dabei, eine detaillierte Momentaufnahme der Ernährung einer Person zu erfassen. Bei dieser Methode sollen dafür speziell geschulte Ernährungstherapeuten zu allen in den letzten 24 Stunden konsumierten Lebensmitteln und Getränken befragen. Dies kann telefonisch oder in einem persönlichen Interview erfolgen. Geschultes Personal muss das Interview durchführen, um Details wie Zubereitungsmethoden und Portionsgrößen genau zu erfassen. Die Daten sol-

IV

len idealerweise zur genaueren Auswertung ebenfalls in ein Softwareprogramm eingegeben und analysiert werden. Ein 24-Stunden-Recall ist nur dann effektiv, wenn Kommunikationsstrategien wie aktives Zuhören, offene Fragestellungen, kulturelle Sensibilität und ggf. visuelle Hilfsmittel angewendet werden. Solche Methoden tragen dazu bei eine Umgebung zu schaffen, die Offenheit und Vertrauen fördert, was wiederum zu genaueren und aussagekräftigeren Informationen führt.

Beim 24-Stunden-Recall handelt es sich um eine Selbsteinschätzung. Individuen könnten Schwierigkeiten haben, sich an alle konsumierten Lebensmittel und Getränke zu erinnern, was zu unvollständigen oder fehlerhaften Daten führen kann. Zudem beruht der 24-Stunden-Recall auf dem Prinzip des Durchschnittstages. Einzelne Tage können stark von den üblichen Essgewohnheiten abweichen, was die Repräsentativität der Daten beeinträchtigen kann. Auch hier besteht die Gefahr, dass Personen möglicherweise geneigt sind, ihre Ernährung bewusster zu gestalten, wenn sie wissen, dass sie sich im Fokus einer Erhebung befinden.

Verzehrshäufigkeits-Fragebogen

Der Verzehrshäufigkeits-Fragebogen (Food Frequency Questionnaire, FFQ) beschäftigt sich damit, wie oft bestimmte Lebensmittel und Getränke über einen bestimmten Zeitraum hinweg konsumiert wurden. Die meisten FFQ-Versionen enthalten Fragen zu Portionsgrößen bei jedem Lebensmittel sowie allgemein zu gängigen Kochpraktiken (z. B. Art des beim Kochen verwendeten Fettes). Die meisten FFQ sind in Papier- oder elektronischem Format verfügbar und dauern etwa 1 Stunde. Softwareprogramme berechnen die Nährstoffaufnahme, indem sie die gemeldete Häufigkeit jedes Lebensmittels mit der Menge des Nährstoffs in einer Portion dieses Lebensmittels multiplizieren. Es gibt keine Dateneingabeanforderungen für das Studienteam. FFQ werden normalerweise für einen Zeitraum von 6 Monaten oder 1 Jahr validiert, und eine erneute Durchführung wird für einen Zeitraum von weniger als 6 Monaten nicht empfohlen. FFQ haben Nachteile, da sie auf Langzeiterinnerungen basieren und die Genauigkeit durch vereinfachte Antwortkategorien beeinträchtigt sein kann. Standardportionen und kulturelle Vielfalt können zu Ungenauigkeiten führen, und die Abhängigkeit von der Selbstberichterstattung birgt das Risiko von Verzerrungen in den Daten. Daher erfordern FFQs eine kritische Betrachtung und sollen vorsichtig interpretiert werden.

Apps und digitale Tools

Technologische Fortschritte bieten zusätzliche Möglichkeiten, um die Erfassung der Nahrungszufuhr zu vereinfachen. Apps ermöglichen eine bequeme Echtzeit-Datenerfassung mit Funktionen wie Multimedia-Unterstützung und automatischer Portionsgrößenschätzung. Sie bieten sofortige Nährstoffanalyse sowie Feedback und fördern damit Verhaltensänderungen. In der Forschung ermöglichen diese Tools die Fernüberwachung und verbessern die Effizienz der Therapie. Datenschutz, Benutzerschulung und die Berücksichtigung möglicher Einschränkungen sind entscheidend für eine erfolgreiche Umsetzung. Weiterhin können Faktoren wie Abhängigkeit von technologischer Kompetenz und potenzielle Genauigkeitsprobleme durch Dateneingabe, den Nutzungserfolg beeinflussen. Insgesamt stellt ihre Integration eine vielversprechende Weiterentwicklung im Bereich der öffentlichen Gesundheit und Forschung dar.

> **Hinweis für die Praxis**
>
> **Objektive Indikatoren**
>
> Biomarker (wie Blut- oder Urinmessungen) und körperliche Merkmale (wie Größe, Gewicht, Körperzusammensetzung und Handgriffstärke) können zusätzlich objektive Daten zur Nährstoffaufnahme und zum Stoffwechsel liefern (Kap. 25.1, Kap. 25.2, Kap. 25.3). Zusammen mit den Informationen aus der Erfassung der Nahrungszufuhr bieten solche Biomarker eine präzisere Bewertung bestimmter Nährstoffspiegel und der tatsächlichen Nahrungszufuhr bzw. Resorption.

25.5 Fazit

Die Auswahl einer geeigneten Methode zur Abschätzung des Ernährungszustands und Erfassung der Nahrungsaufnahme ist zwar entscheidend für präzise und aussagekräftige Ergebnisse, jedoch gibt es keine einheitliche Lösung. Unterschiedliche

Faktoren wie der Zweck des Assessments, das Setting, verfügbare Ressourcen, Charakteristika der Zielgruppe, Belastungsgrad für die Teilnehmenden und kulturelle Sensibilität spielen eine wesentliche Rolle. Eine individualisierte Kombination von Methoden mit objektiven und subjektiven Daten ist möglicherweise der effektivste Weg, um umfassende Ernährungsdaten zu sammeln und eine individuelle Therapie anzubieten.

Literatur

[875] Alberti KGMM, Eckel RH, Grundy SM et al. Harmonizing the metabolic syndrome: a joint interim statement of the International Diabetes Federation Task Force on Epidemiology and Prevention; National Heart, Lung, and Blood Institute; American Heart Association; World Heart Federation; International Atherosclerosis Society; and International Association for the Study of Obesity. Circulation 2009; 120: 1640–1645

[876] Bailey RL. Overview of dietary assessment methods for measuring intakes of foods, beverages, and dietary supplements in research studies. Curr Opin Biotechnol 2021; 70: 91–96

[877] Bosy-Westphal A, Danielzik S, Dörhöfer RP et al. Patterns of bioelectrical impedance vector distribution by body mass index and age: implications for body-composition analysis. Am J Clin Nutr 2005; 82: 60–68

[878] Bosy-Westphal A, Danielzik S, Dörhöfer RP et al. Phase angle from bioelectrical impedance analysis: population reference values by age, sex, and body mass index. JPEN J Parenter Enteral Nutr 2006; 30: 309–316

[879] Bosy-Westphal A, Kromeyer-Hausschild K, Pirlich M et al. Body composition analysis – what can be measured with practical value? Aktuel Ernahrungsmed 2006; 31: 189–195

[880] Bosy-Westhphal A, Schautz B, Later W et al. What makes a BIA equation unique? Validity of eight-electrode multifrequency BIA to estimate body composition in a healthy adult population. Eur J Clin Nutr 2013; 67: S 14–S 21

[881] Cederholm T, Bosaeus I, Barazzoni R et al. Diagnostic criteria for malnutrition – an ESPEN consensus statement. Clin Nutr 2015; 34: 335–340

[882] Cederholm T, Jensen GL, Correia MITD et al. GLIM Criteria for the diagnosis of malnutrition: a consensus report from the Global Clinical Nutrition Community. Clin Nutr 2019, 38: 1–9

[883] Cruz-Jentoft AJ, Baeyens JP, Bauer JM et al. Sarcopenia: European consensus on definition and diagnosis. Age Ageing 2010; 39: 412–423

[884] Dekker IM, Langius JAE, Stelten S et al. Validity of the "Rate-a-Plate" Method to Estimate Energy and Protein Intake in Acutely Ill, Hospitalized Patients. Nutr Clin Pract 2020; 35 (5): 959–966

[885] Dekker IM, Langius JAE, Stelten S. et al. Validity of the "Rate-a-Plate" Method to Estimate Energy and Protein Intake in Acutely Ill, Hospitalized Patients. Nutrition in clinical practice: official publication of the American Society for Parenteral and Enteral Nutrition, 35(5), 959–966. https://pubmed.ncbi.nlm.nih.gov/31407826/

[886] Evans DC, Corkins MR, Malone A et al. The use of visceral proteins as nutrition markers: An ASPEN Position Paper. Nutr Clin Pract 2021; 36: 22–28

[887] Food and Agriculture Organization of the United Nations (FAO). Dietary Assessment: A resource guide to method selection and application in low resource settings. Rome; 2018. Im Internet: www.fao.org/3/i9940en/I9940EN.pdf; Stand: 11.03.2024

[888] Fryar CD, Carroll MD, Gu Q et al. Anthropometric reference data for children and adults: United States, 2015–2018. Vital and health statistics. Series 3, Analytical and epidemiological studies; No. 46, 2021. Im Internet: https://stacks.cdc.gov/view/cdc/100478; Stand: 11.03.2024

[889] Fryar CD, Gu Q, Ogden CL. Anthropometric reference data for children and adults: United States, 2007–2010. National Center for Health Statistics. Vital Health Stat 2012; 11 (252): 2012

[890] Gomez-Perez SL, Haus JM, Sheean P et al. Measuring abdominal circumference and skeletal muscle from a single cross-sectional computed tomography image: a step-by-step guide for clinicians using National Institutes of Health Image. JPEN J Parenter Enteral Nutr 2016; 40: 308–318

[891] Kaiser MJ, Bauer JM, Ramsch C et al. Validation of the Mini Nutritional Assessment short-form (MNA-SF): a practical tool for identification of nutritional status. J Nutr Health Aging 2009; 13: 782–788

[892] Kandiah J, Stinnett L, Lutton D. Visual Plate Waste in Hospitalized Patients: Length of Stay and Diet Order. J Am Dietetic Assoc 2006; 106: 1663–1666

[893] Kesari A, Noel JY. Nutritional Assessment. [Updated 2023 Apr 10]. In: StatPearls [Internet]. Treasure Island (FL): StatPearls Publishing; 2023 Jan. Im Internet: www.ncbi.nlm.nih.gov/books/NBK580496/; Stand: 11.03.2024

[894] Kondrup J, Allison SP, Elia M et al. ESPEN guidelines for nutrition screening 2002. Clin Nutr 2003; 22: 415–421

[895] Kyle UG, Bosaeus I, Deurenberg P et al. ESPEN guidelines. Bioelectrical impedance analysis. Part I: Review of principles and methods. Clin Nutr 2004; 23: 1226–1243

[896] Lee LJ, Oh ES, Lee RW et al. Serum albumin and prealbumin in calorically restricted, nondiseased individuals: a systematic review. Am J Med 2015; 128: 1023.e1–1023.e22

[897] Martin L, Senese P, Gioulbasanis I et al. Diagnostic criteria for the classification of cancer-associated weight loss. J Clin Oncol 2015; 33: 90–99

[898] Meguid M, Laviano A. Nutritional Status: Clinical Examination. In: Sadler JM, ed. Encyclopedia of human Nutrition. New York: Academic Press; 1999

[899] Neuhauser H, Schienkiewitz A, Schaffrath A et al. Referenzperzentile für anthropometrische Maßzahlen und Blutdruck aus der Studie zur Gesundheit von Kindern und Jugendlichen in Deutschland (KiGGS). Robert Koch Institut, 2. erweiterte Auflage, Berlin 2013

[900] Norman K, Pichard C, Lochs H et al. Prognostic impact of disease-related malnutrition. Clin Nutr 2008; 27: 5–15

[901] Norman K, Stobäus N, Zocher D et al. Cut-off percentiles of bioelectrical phase angle predict functionality, quality of life, and mortality in patients with cancer. Am J Clin Nutr 2010; 92: 612–619

[902] Norman K, Stobäus N, Gonzalez MC et al. Hand grip strength: outcome predictor and marker of nutritional status. Clin Nutr 2011; 30: 135–142

[903] Schutz Y, Kyle UG, Pichard C. Fat-free mass index and fat mass index percentiles in Caucasians aged 18–98 y. Int J Obes Relat Metab Disord 2002; 26: 953–960

[904] Valentini L, Volkert D, Schütz T et al. Suggestions for terminology in clinical nutrition. ESPEN J 2014: 9: e97–e108

[905] WHO Expert Consultation. Appropriate body-mass index for Asian populations and its implications for policy and intervention strategies. Lancet 2004; 363: 157–163

26 Organisationsstruktur der ernährungsmedizinischen Kompetenz, Ernährungsteams und -kommissionen

J. Ockenga, L. Valentini

Das Wichtigste in Kürze

Eine Fehlernährung wirkt sich bei einer Vielzahl von Erkrankungen negativ auf den Krankheitsverlauf, das Überleben und den Behandlungserfolg aus. Daraus ergibt sich die hohe Relevanz der ernährungsmedizinischen Versorgung von Patient*innen in Krankenhäusern der Akutversorgung wie auch im ambulanten Bereich. Ernährungsmedizin ist in vielen Bereichen der Medizin ein integraler Bestandteil einer multimodalen Therapie. Daher ist es unverzichtbar, entsprechende Strukturen vorzuhalten, damit die Aspekte dieses Querschnittfachs adäquat berücksichtigt und zum Wohl der Patienten eingesetzt werden.

Es liegt im Einflussbereich der Krankenhausverwaltung und der ärztlichen Direktion, die Bedeutung der ernährungsmedizinischen Betreuung zu erkennen und geeignete Strukturen zu schaffen. Die internationalen und deutschen Fachgesellschaften befürworten für den stationären Sektor das Konzept der zweigeteilten ernährungsmedizinischen Struktur in Form einer Ernährungskommission und mehreren spezialisierten Ernährungsteams. Die Ernährungskommission ist die übergeordnete Schaltstelle, welche die krankenhausweite Abstimmung über die ernährungsmedizinischen Leistungsangebote ermöglicht. Wünschenswert wäre der sektorenübergreifende Einsatz von Ernährungsteams, z. B. für die heimenterale und heimparenterale Ernährung sowohl im Krankenhaus als auch in der weiteren ambulanten Versorgung der Patienten. In Zeiten wachsenden Kostendrucks ist darüber hinaus für sämtliche Bereiche der ernährungsmedizinischen Versorgung eine Qualitätssicherung notwendig, die auch Indikatoren für die Ergebnisqualität beinhaltet.

Keywords

Ernährungsteam, Ernährungskommission, Ernährungssupport, Nutrition Care Process, G-DRG-System, enterale und parenterale Ernährung

26.1 Struktur der ernährungsmedizinischen Kompetenz in Akutkrankenhäusern

In Akutkrankenhäusern unterscheiden sich der in Leitlinien definierte ernährungsmedizinische Versorgungsanspruch und der klinische Alltag oft relevant. Eine Hauptursache dafür ist die fehlende Etablierung von ernährungsmedizinischen Strukturen und Prozessen. Die Entwicklung dieser Strukturen wird durch knappe Personalressourcen und mangelndes Problembewusstsein erschwert. Am jeweiligen Ort in die Regelversorgung gut integrierbare, ressourcenschonende und praxisrelevante Strukturen sind damit entscheidend, um eine nachhaltige Verbesserung der ernährungsmedizinischen Versorgung in die Wege zu leiten.

Ein Kernelement der ernährungsmedizinischen Struktur stellt die Ernährungskommission dar. Sie ist die übergeordnete, koordinierende und richtungsweisende Schaltstelle der ernährungsmedizinischen Kompetenz in Akutkrankenhäusern (▸ Abb. 26.1). Sie ermöglicht die krankenhausweite Abstimmung über die ernährungsmedizinischen Leistungsangebote und schafft Strukturen sowie Angebote, die langfristig die leitliniengerechte ernährungsmedizinische Versorgung abteilungsübergreifend ermöglichen. Ihr untergeordnet sind die operativen Einheiten, meist in Form spezialisierter, interprofessioneller Ernährungsteams, z. B. für die enterale und parenterale Ernährung (Ernährungssupport) oder die Betreuung von pädiatrischen oder adipösen Patient*innen. Oft wird die Ernährungskommission als „Legislative“ und die Ernährungsteams als „Exekutive“ der ernährungsmedizinischen Struktur bezeichnet.

26.1.1 Die Ernährungskommission

Die Zusammensetzung der Ernährungskommission besteht aus den Entscheidungsträgern der Krankenhausführung in enger Verzahnung mit den operativ tätigen ernährungsmedizinischen

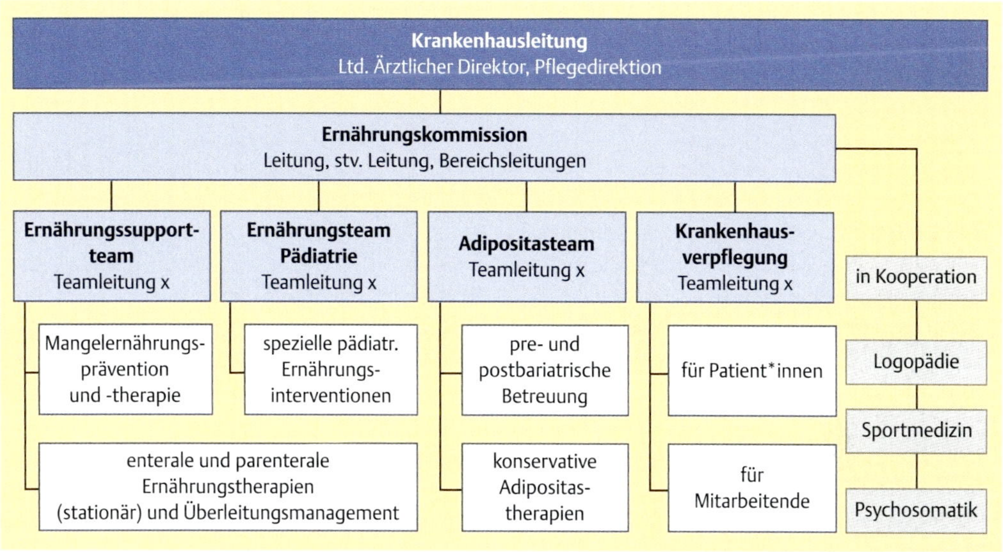

Abb. 26.1 Modellbeispiel für die mögliche Struktur der Ernährungsmedizin in einem Krankenhaus der Akutversorgung.

Einheiten. Die empfohlenen Mitglieder der Ernährungskommission umfassen die ärztliche Direktion, Verwaltungsdirektion, Pflegedirektion, Apothekenleitung, leitende Diätassistenz, ernährungsmedizinisch beauftragte ärztliche Fachkraft, Vertretungen aus den Ernährungsteams, Küchenleitung, Controlling und Einkauf. Dazu können projektabhängig andere Mitarbeitende aus verschiedenen Fachabteilungen in die Ernährungskommissionarbeit miteinbezogen werden. Die Zusammensetzung kann an die örtlichen Gegebenheiten und Schwerpunkte angepasst werden. Wichtig ist, dass die Ernährungskommission verbindliche Entscheidungen mit krankenhausweiter Wirksamkeit treffen kann. Es wird empfohlen, dass sich die Ernährungskommission mindestens zweimal im Jahr trifft.

Zu den Verantwortlichkeiten und Aufgaben der Ernährungskommission gehören beispielsweise:

- Abbildung der vorhandenen ernährungsmedizinischen Personalressourcen, Strukturen und Fachexpertisen als Grundlage zur Formulierung von Zielen für verbesserte Klinikstrukturen und Arbeitsprozesse (Behandlungspfade, Standard Operating Procedures [SOPs]).
- Formulierung einer Vision/Mission für die ernährungsmedizinische Betreuung
- strategische Planung des ernährungsmedizinischen Angebots im sich entwickelnden medizinischen Umfeld (z. B. Ernährungsmedizinische Komplexbehandlung, integrierte Versorgung, Disease-Management-Programme, hochspezialisierte Versorgung)
- Sicherstellung einer leitliniengerechten Patientenversorgung
- Etablierung von (weiteren) Ernährungsteams
- Gewährleistung der Abrechenbarkeit von ernährungsmedizinischen Leistungen im DRG-System
- Erstellung von Kriterien zur internen Leistungsverrechnung ernährungsmedizinischer Tätigkeiten
- Ermöglichung von Zertifizierungen
- Aufbau der Voraussetzungen zur lückenlose Dokumentation ernährungsmedizinischer Leistungen
- Schaffung von Weiterbildungsmöglichkeiten für ernährungsmedizinisch tätige Fachkräfte
- Schaffung einer krankenhausinternen Struktur zur Durchführung des Mangelernährungsscreenings bei allen Patient*innen und zum effizienten Ablauf nach Identifikation von Risikopatienten für Mangelernährung

- Gewährleistung des Überleitmanagements von Patient*innen, bei denen eine heimenterale oder -parenterale Ernährung indiziert ist
- Evaluierung der Krankenhausverpflegung aus ernährungswissenschaftlicher Sicht unter Berücksichtigung des Makro- und Mikronährstoffangebots; „Wasting"-Reduzierung (laut Studien werden 40–50 % der angebotenen Nahrungen letztendlich verworfen) und Betonung des Einkaufs hochwertiger Produkte
- Schaffung von Ernährungsmaßnahmen zur Gesundheitsförderungen von Mitarbeiter*innen

Hinweis für die Praxis

Bevor mit Maßnahmen begonnen wird, wird empfohlen, den Status quo der ernährungsmedizinischen Versorgung zu dokumentieren, wenn möglich, ergänzt durch Daten zum aktuellen Ernährungsstatus von Patient*innen. Nur so können nach Durchführung von Maßnahmen Verbesserungen belastbar nachgewiesen werden. In den USA konnten nach Einführung des DRG-Systems viele Ernährungssupport-Teams ihren Zusatznutzen nicht beweisen und wurden unter dem neu entstandenen Kostendruck wegrationalisiert. Dies gilt es zu vermeiden.

26.1.2 Beispiel einer operativen Einheit: das Ernährungssupport-Team

Ernährungssupport beinhaltet die Bereitstellung von Nahrung bzw. Nährstoffen über orale Ernährung (herkömmliche Ernährung, Spezialdiäten, Speisenanreicherung, orale Nahrungssupplemente) oder enterale bzw. parenterale Ernährung zum Zwecke der Verbesserung oder des Erhalts von Ernährungsstatus und Lebensqualität sowie zur Verbesserung des klinischen Outcomes. Auch Begleittherapien zur Förderung der Nahrungsaufnahme, der Nährstoffresorption oder des Stoffwechsels zählen zum Ernährungssupport (z. B. Enzymsubstitution). Das Hauptziel des Ernährungssupports ist die Prävention oder Behandlung der krankheitsspezifischen Mangelernährung. Die Techniken der künstlichen Ernährung sind damit integraler Bestandteil des Ernährungssupports.

Zielpatienten des Ernährungssupports sind bereits mangelernährte Patienten, aber auch Risikopatienten für Mangelernährung. Bezüglich des Mangelernährungs-Screenings und der einzelnen Therapieoptionen wird auf Kap. 49 verwiesen.

Das Ernährungssupport-Team ist ein multiprofessionelles Team mit medizinischer, diätologischer, pflegerischer und pharmazeutischer Expertise, das den Ernährungssupport umsetzt bzw. überwacht. Die minimale personelle Anforderung an ein Ernährungsteam ist die aktive Mitarbeit (von mindestens) einer ärztlichen Fachkraft, einer Pflegeperson und einer diätetischen oder ernährungswissenschaftlichen Fachkraft. Eine pharmazeutische Fachkraft sollte als Kontaktpartner festgelegt oder in das Ernährungsteam integriert werden. Das Ernährungssupport-Team ist ein integraler Bestand der Versorgungsstruktur des Ernährungssupports.

Diese ernährungsmedizinische Einheit kann hochspezialisierte Informationen und Dienstleistungen im Bereich der enteralen und parenteralen Ernährungstherapien ausarbeiten und anbieten sowie durch Mitarbeit in der Ernährungskommission allgemeine Maßnahmen zur Verbesserung des Nahrungsangebots zur Vermeidung/Therapie von Mangelernährung vorschlagen. Zusätzlich kommt ihm in der Ernährungskommission eine federführende Rolle in der Schaffung von krankenhausweiten Strukturen zur Durchführung des Mangelernährungsscreening und -monitorings zu. Es wird empfohlen, dass sich das Ernährungssupport-Team mindestens einmal wöchentlich trifft.

Interprofessioneller Aufbau und Aufgabenverteilung

Der Ernährungssupport erfordert eine ganzheitliche Betreuung der Patient*innen, bei der zusätzlich zum Ernährungswissen medizinisches, pharmazeutisches und pflegerisches Wissen in die spezifische Ernährungssituation einfließen muss. Jeder beteiligten Berufsgruppe sind bestimmte Aufgaben und Kernkompetenzen zugeordnet, die Praxis zeigt jedoch, dass sich die Aufgaben überlappen können und die Grenzen nicht immer scharf zu ziehen sind. Die gute interprofessionelle Zusammenarbeit ist der Schlüssel zum Erfolg dieser operativen Einheit.

Hinweis für die Praxis

Es wird empfohlen, unscharfe Aufgabenabgrenzungen innerhalb des Ernährungssupport-Teams durch gezielte, schriftliche Festlegungen der jeweiligen Verantwortungs- und Tätigkeitsbereiche zu vermeiden. Diese sollten für jedes einzelne Mitglied erfolgen und mit allen Teammitgliedern abgestimmt werden. Mit der zunehmenden Arbeitsverdichtung ist es auch dringend erforderlich, die Arbeit im Ernährungssupport-Team in der Tätigkeitsbeschreibung der beteiligten Mitarbeitenden abzubilden.

Die personelle Ausstattung des Ernährungssupport-Teams variiert in Abhängigkeit von der Größe des Krankenhauses und den Aufgaben. Für spezielle Themenbereiche ist es sinnvoll, z. B. Physiotherapeut*innen, Psycholog*innen, Hygienebeauftragte etc. in das Ernährungsteam zu integrieren.

Einem krankenhausweiten Ernährungsteam kommen im Wesentlichen folgende Aufgaben zu:

- Erstellen von leitliniengerechten SOPs für den Ernährungssupport
- Treffen einer den Standards entsprechenden Produktauswahl (Präparate, Pumpen- und Zubehörauswahl)
- Durchführung des detaillierten Ernährungs-Assessments bei Risikopatient*innen für Mangelernährung, Erstellung der Mangelernährungsdiagnose und Formulierung von Therapievorschlägen
- Aufbau eines Netzwerks von verantwortlichen Ansprechpartner*innen in jeder (relevanten) Abteilung (eventuell ergänzende Vernetzung mit stationseigenen Ernährungsteams)
- Durchführung von multidisziplinären Ernährungsvisiten in (relevanten) Abteilungen
- Durchführung von hausinternen Schulungen und Informationsveranstaltungen zur Verbesserung des Zuweisungsmanagements und der Durchführungsqualität von oralen, enteralen und parenteralen Ernährungstherapien und Mischformen davon
- Koordination der Schulung und des Entlassungsmanagements von Patient*innen mit heimenteralen oder heimparenteralen Ernährungstherapien
- Überwachung von Patient*innen unter enteraler oder parenteraler Ernährungstherapien; dies gilt vor allem für Stationen, in denen selten enteral und/oder parenteral ernährt wird
- regelmäßige Teilnahme an Fachtagungen und Fachweiterbildungen

In ▸ Tab. 26.1 sind die Empfehlungen für die Kompetenzbereiche der Mitglieder des Ernährungsteams aufgeführt.

Kompetenzen und Wirkungsbereiche des Ernährungssupport-Teams

Die Ernährungskommission bzw. kollegiale Führung muss klarstellen, welche Kompetenzen dem Ernährungsteam gegeben werden. Langfristig ist eine gesetzliche Verankerung der Ernährungssupport-Teams anzustreben. In der Regel haben Empfehlungen der Ernährungssupport-Teammitglieder keinen verbindlichen Charakter. Dies gilt vor allem für krankhausweit wirkende Ernährungssupport-Teams. Ernährungsteams können aber auch stationsbezogen oder abteilungsintern gebildet werden und nur dort agieren. Der große Vorteil einer solchen dezentralen Organisation ist die leichtere Etablierbarkeit, da „nur" stationseigenes Personal mit stationsassoziierten Partner*innen (Diätassistenz, Apotheke, Endoskopie etc.) strukturell ergänzt bzw. organisiert werden muss. Die Anforderungen an die interprofessionelle Zusammensetzung des Ernährungsteams bleiben bestehen, die Aufgabenbereiche können aber flexibler an die konkreten Besonderheiten des Patientenkollektivs angepasst werden.

Bei Etablierung von krankenhausweit wirkenden Ernährungssupport-Teams wird empfohlen, diese in der Abteilung für Gastroenterologie zu positionieren. Der Hauptgrund dafür ist das Wissen im Umgang mit enteralen Zugängen, das eine fachgerechte und schnelle Vorgangsweise erlaubt, vor allem bei Patient*innen, die nicht über einfache nasogastrale oder nasojejunale Zugänge ernährt werden können. So sind in England laut einer Befragung 27 % der Gastroenterolog*innen entweder Mitglieder oder Leitende eines Ernährungsteams.

Laut Studien erhöht sich die Effizienz eines Ernährungssupport-Teams, wenn die Empfehlungen

Tab. 26.1 Mögliche Mitglieder und Verantwortungsbereiche in einem Ernährungsteam.

Berufsgruppe	Aufgaben	Qualifikation
Ärztliche Fachkraft	• Teamleitung • ernährungsmedizinische Kompetenz • ggf. verantwortlich für enteralen oder parenteralen Zugang • ggf. budgetverantwortlich • Außendarstellung	Fachkunde Ernährungsmedizin, ernährungsbeauftragter Arzt
Ernährungsfachkraft (Diätassistenz/Ökotrophologie)	• Ernährungsmedizinische Kompetenz • Mangelernährungs-Assessment • Ernährungsdiagnose (Problemerkennung) • Erstellung von individualisierten Nutrition-Care-Plänen • Monitoring/Evaluierung ernährungsmedizinischer Interventionen • Planung/Durchführung/Überwachung der diätetischen Maßnahmen • Patient*innenschulung	spezielle Fachweiterbildungen, z. B. Diabetes, enterale Ernährung
Pflegekraft	• Mangelernährungs-Screening • Pflege von enteralen und venösen Zugängen • Betreuung der parenteralen Ernährung • spezifische Pflegeaspekte • Patient*innenschulung	spezielle Fachweiterbildungen, z. B. Stomatherapeutin, Intensivmedizin
Pharmazeutische Fachkraft	• pharmakologische Kompetenz • parenterale Ernährung: Compounding von Spezialnährlösungen, Vermeidung von Inkompatibiliäten • enterale Ernährung: Interaktionen von Arzneimitteln	–

*Alle Mitglieder haben Aufgaben in der kontinuierlichen Fortbildung von Krankenhausmitarbeitenden und in der Qualitätssicherung. Weitere temporäre oder auch konsiliarische Funktionsträger sind EDV-Spezialist*innen, Sozialarbeiter*innen, Physiotherapeut*innen oder Psycholog*innen zu nennen.*

verbindlich umgesetzt werden und es die gesamte Verantwortung für den Ernährungssupport, für die Ernährungsvisiten und die systematische Implementierung von SOPs übernehmen kann. Drei ältere Untersuchungen zeigen, dass sich Ärzt*innen durchschnittlich nur zu 50–60 % an die unverbindlichen Empfehlungen eines Ernährungssupport-Teams halten. So sank der Anteil zweckwidriger parenteraler Indikationen während des anfänglich unverbindlichen Beratungsstatus nur um 10 %, während dasselbe Ernährungssupport-Team nach Autorisierung zur verbindlichen Umsetzung eine weitere Reduktion um 18 % erreichte. Eine weitere Studie ergab, dass selbst bei richtiger Indikationsstellung zur parenteralen Ernährung 29 von 50 Verschreibungen von Nährlösungen fehlerhaft waren und durch das Ernährungssupport-Team nachträglich korrigiert werden mussten.

Es ist nicht immer möglich den verbindlichen Status zu erreichen. Kann das Ernährungssupport-Team nur unverbindliche Empfehlungen aussprechen, wird sich eine zufriedenstellende Umsetzung erst nach einem längeren Zeitraum entwickeln. Beispielsweise zeigte eine Untersuchung, dass sich die Akzeptanz für Empfehlungen eines beratenden Ernährungssupport-Teams von ursprünglich 50 % im 1. Jahr auf 97 % im 5. Jahr verbesserte. Dies sollte bei eventuellen Kritiken über die Ineffektivität von erst kurz bestehenden Ernährungssupport-Teams berücksichtigt werden.

Die Besonderheiten des Behandlungsalgorithmus im Ernährungssupport

Die Besonderheit des Behandlungsalgorithmus im Ernährungssupport zeigt sich im Screening auf Mangelernährung, welches bei jede*r Patient*in 48 Stunden nach Aufnahme in ein Krankenhaus der Akutversorgungen erfolgen soll. Der restliche Ablauf entspricht dem normalen ernährungsmedizinischen Prozessmodell bzw. dem German-Nutrition-Care-Prozess (▶ Abb. 26.2).

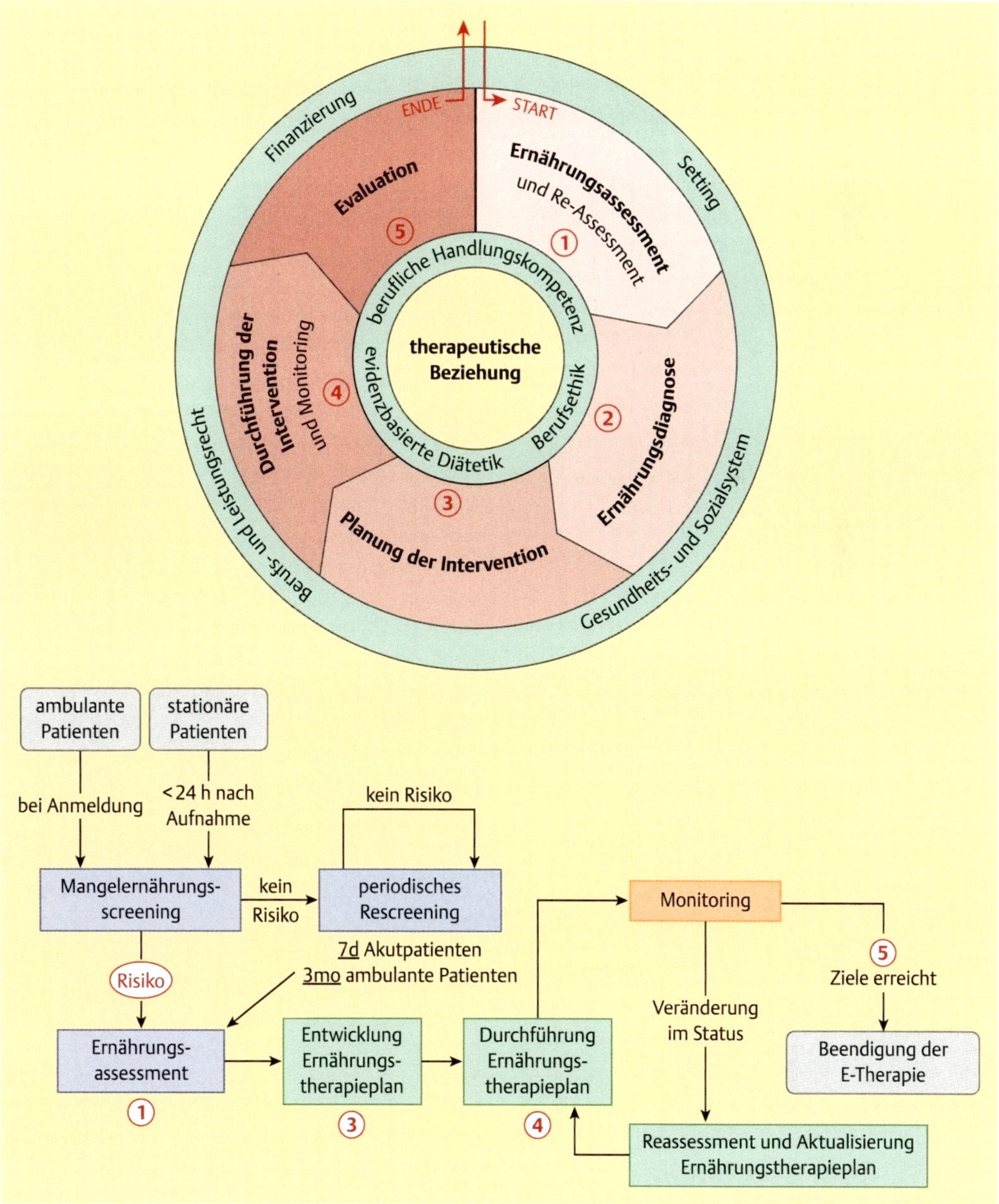

Abb. 26.2 Algorithmus einer ernährungsmedizinischen Betreuung. Das Prozessmodell im Ernährungssupport mit der Besonderheit des Mangelernährungs-Screenings am Beginn (adaptiert nach [911]). (Oberer Bildbereich – Quelle: Verband der Diätassistenten (VDD) – Deutscher Bundesverband e. V.).

Effizienz von Ernährungssupport-Teams

In Studien konnte die Effizienz von Ernährungssupport-Teams konsistent nachgewiesen werden. Ernährungssupport-Teams verringern die Inzidenz von katheterassoziierten Infektionen und metabolischen Komplikationen, verbessern die Indikationsstellung für eine parenterale Ernährung, erhöhen die Nährstoffaufnahme von Patient*innen und senken letztlich auch Kosten. Mit der zunehmenden Spezialisierung in den Tätigkeitsfeldern der beteiligten Berufsgruppen, der Arbeitsverdichtung, dem Kostendruck und dem gleichzeitig gestiegenen Anspruch an die Qualität der Patientenbetreuung erscheint es geradezu unumgänglich, diese ernährungsmedizinische Einheit für eine qualitativ hochwertige, aber auch kostenbewusste Patientenversorgung im Bereich des Ernährungssupports zu schaffen.

26.2 Ernährungsmedizin in Zeiten von Diagnosis Related Groups

Nach Einführung des G-DRG-Systems in Deutschland ist ein enormer Kostendruck im Gesundheitswesen entstanden. Um den negativen Effekten mit der Gefahr einer schlechteren Patientenversorgung entgegenzuwirken, ist es unumgänglich, parallel hierzu eine Qualitätssicherung bzw. ein Qualitätsmanagement einzuführen.

Wirtschaftliche Aspekte erhalten einen zunehmenden Einfluss auf Entscheidungsabläufe im Krankenhaus bzw. auch in ambulanten Bereichen. Begriffe wie Priorisierung werden erstmals öffentlich diskutiert und werden sicherlich allein aufgrund der demografischen Entwicklung und des Fachkräftemangels auch in Zukunft einen großen Raum in der Diskussion um das Gesundheitswesen einnehmen. Erfahrungsgemäß sind es insbesondere die Personalkosten, die im Fokus stehen, was zu einer zunehmenden Arbeitsverdichtung und Verknappung von Personalressourcen führt. Dieser Entwicklung muss sich auch die Ernährungsmedizin stellen.

Im deutschen G-DRG-System sind ernährungsmedizinische Kosten nicht als einzelner Posten in der INEK-Kostenstruktur abgebildet, sondern werden in einem Sammeltopf für verschiedene infrastrukturelle Vorhaltungen der Krankhäuser subsumiert. Produkte für die künstliche Ernährung zählen entweder zur Küche (enterale Ernährung) oder als Medikamente (parenterale Ernährungslösungen) und finden sich dann im Sachkostenbudget der einzelnen Organisationseinheiten wieder. Im Rahmen der G-DRG-Einführung hat sich im Krankenhauswesen ein differenziertes Controlling entwickelt, bei dem die einzelnen Kosten und Leistungen innerhalb einer Institution erfasst werden. Oftmals wurde gleichzeitig eine interne Leistungsverrechnung etabliert. Diese Maßnahmen führen dazu, dass die Kosten für Ernährungsmedizin nicht nur transparenter und sichtbarer werden, sondern dann auch hinterfragt werden. Es stellt sich konsequenterweise die Frage der Finanzierung und Kosteneffizienz eines Ernährungsteams. Langfristig kann ein Ernährungsteam nur existieren, wenn es seine Arbeit und den Mehrgewinn für den Patienten und die jeweilige Institution abbilden kann.

Um dieser Entwicklung gerecht zu werden, müssen zum einen konsiliarische Leistungen im Rahmen einer **internen Leistungsverrechnung** abgebildet werden (z. B. hinterlegte Arbeitsminuten pro Beratung). Andererseits bedarf es aber einer **Basisfinanzierung** für abteilungsübergreifende Leistungen wie z. B. Fortbildungen, Erstellen von Algorithmen und Öffentlichkeitsarbeit. Hierzu ist die grundsätzliche Wertschätzung der Arbeit eines Ernährungsteams durch die Krankenhausverwaltung bzw. den Träger (s. o.) zwingend nötig. Es ist eine der Kernaufgaben der übergeordneten Ernährungskommission bzw. der jeweiligen Protagonisten, die Bedeutung und Akzeptanz einer ernährungsmedizinischen Kompetenz in der jeweiligen Institution zu verdeutlichen.

Es steht außer Frage, dass eine Investition in Personal- und Sachmittel eine Verbesserung der Prozess- und Ergebnisqualität nach sich ziehen muss. Eine **Qualitätssicherung** ist notwendig, die auch Indikatoren für die Struktur-, Prozess und Ergebnisqualität beinhalten sollte. Im Juli 2022 hat der Gemeinsame Bundesausschuss (GBA) die Einführung von Qualitätsverträge für die „Diagnostik, Therapie und Prävention von Mangelernährung" beschlossen. Ziel der Qualitätsverträge ist es herauszufinden, ob sich die ernährungsmedizinische Versorgung während einer Krankenhausbehandlung über die Vereinbarung von Anreizen sowie höherwertigen Qualitätsanforderungen verbessern lässt. Diese Verträge sind jeweils auf lokaler Ebene zu vereinbaren.

Im G-DRG-System gibt es durchaus Möglichkeiten, ernährungsmedizinische Aspekte wie Vorliegen von Mangelernährung oder auch einzelne Prozeduren abzubilden. Hier kann es dann zu einer entsprechenden Erlössteigerung kommen, die einen Teil der entstandenen Mehrkosten abdeckt. Andererseits sind gerade mangelernährte Patienten mit einer höheren Komplikationsrate assoziiert und führen häufiger zu einer DRG-Unterdeckung. Allerdings ist es in den letzten Jahren zu einer Abwertung der ernährungsrelevanten ICD-10-Diagnosen gekommen.

In 2019 wurde daher aufgrund Bemühungen der Deutschen Gesellschaft für Ernährungsmedizin (DGEM) neu in den Prozeduren-Katalog (OPS) die Ernährungsmedizinische Komplexbehandlung (8–98 j) aufgenommen. Hiermit soll die aufwendige, interdisziplinäre ernährungsmedizinische Betreuung von Patienten besser abgebildet werden. Der Code ist allerdings in 2025 noch nicht erlösrelevant aufgrund fehlender Kalkulationsgrundlagen, da er zu wenig (insbesondere in den Kalkulationskrankenhäusern) angewandt wurde.

Elemente der notwendigen Struktur- und Prozessqualität zur Kodierung und Abrechnung der Ernährungsmedizinischen Komplexbehandlung.
Sonstige multimodale Komplexbehandlung 8-98 j:

Ernährungsmedizinische Komplexbehandlung
Die Art der Ernährungstherapie als medizinische Haupt- oder Nebenbehandlung ist gesondert zu koordinieren (8-015ff., 8-016 bzw. 8-017ff., 8-018ff.)

Strukturqualität:

- Ernährungsmediziner, Ernährungsfachkraft
- Teambesprechung
- Technische Ausstattung

Prozessqualität:

- Screening 48 h nach Aufnahme
- Basisassessment inklusive Kalorimetrie oder BIA
- Energie- und Nährstoffbedarfsermittlung
- individueller Behandlungsplan
- 2-mal pro Woche Reevaluation

Hinweis für die Praxis

Durch eine optimierte Kodierung der entsprechenden ICD- und OPS-Codes kann das Ernährungsteam zum einen die Erlösseite verbessern, zum anderen durch eine entsprechende Behandlung der Mangelernährung und damit Reduktion der Komplikationsrate die Ausgaben senken.

26.3 Ambulante Versorgung

26.3.1 Sektorenübergreifende Zusammenarbeit

Nicht zuletzt aufgrund der rigiden Trennung zwischen den Sektoren der ambulanten und stationären Medizin in Deutschland waren die bisherigen Bemühungen von Ernährungsteams überwiegend auf die Versorgung von hospitalisierten Patienten beschränkt. Mit der politisch gewollten Öffnung dieser Strukturen zeichnet sich zunehmend eine Liberalisierung des ambulanten Versorgungsbereichs für die Erbringung von spezialisierten Leistungen auch für institutionalisierte Leistungserbringer wie Krankenhäuser ab.

Es können aber auch ambulante Leistungserbringer wie Hausärzte zusammen mit Ernährungsfachkräften (z. B. Diätassistent/Ökotrophologe) im Sinne eines Ernährungsteams kooperieren und entsprechende ernährungsmedizinische Strukturen zur ambulanten Betreuung von Patienten bilden. Daher ist es wünschenswert und gut vorstellbar, dass sich in Zukunft auch im ambulanten Bereich Ernährungsteams zunehmend etablieren. Dann würde es sich anbieten, die Kompetenz von interdisziplinären Ernährungsteams für die heimenterale und heimparenterale Ernährung sowohl im Krankenhaus als auch in der weiteren ambulanten Versorgung der Patienten zu nutzen (► Abb. 26.3). Es sollte z. B. im Sinne der Kostenträger sein, dass die komplikationsreiche und kostenintensive künstliche Ernährung unter strenger Indikationsstellung mit hoher Versorgungsqualität durchgeführt wird.

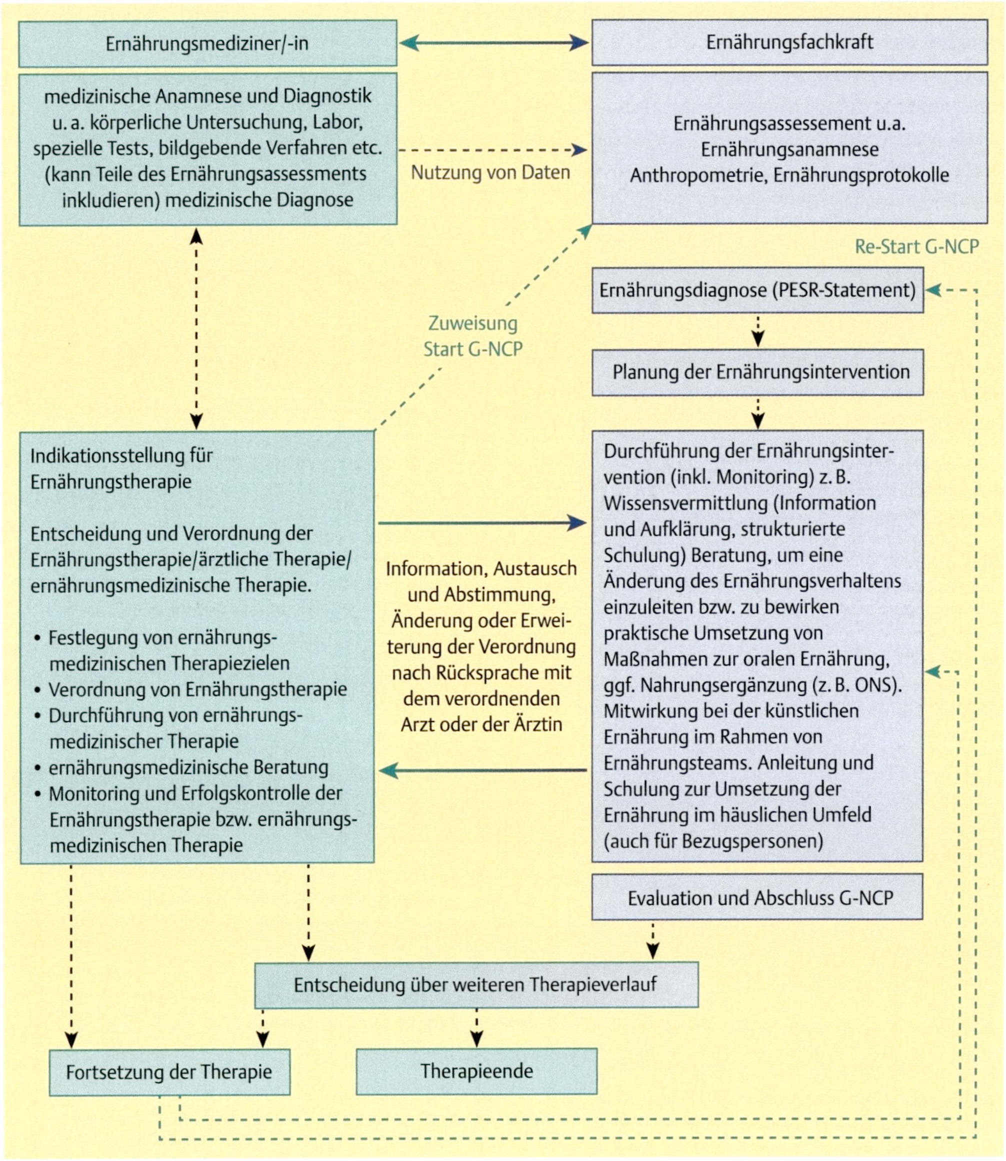

Abb. 26.3 Sektorübergreifende Zusammenarbeit in der Ernährungsmedizinischen Betreuung. (Quelle: AG EMET [www.visionutrition.de])

26.3.2 Prävention und Weiterbehandlung

Ein weiteres großes Betätigungsfeld ergibt sich aber auch in der Prävention und Behandlung von Fehlernährung und Adipositas. Ein relevanter Anteil der Erkrankungen aus dem kardiovaskulären oder malignen Bereich wäre durch eine präventive Änderung der Ernährungsgewohnheiten vermeidbar. Ein fließender Übergang besteht hier auch zu den Behandlungsfeldern von Stoffwechselerkrankungen wie Diabetes und Hyperlipoproteinämien. Die Weiterführung von während eines Krankenhausaufenthalts initiierten ernährungsmedizinischen Interventionen durch das Ernährungsteam entspräche einem sinnvollen Einsatz von Ressourcen im Gesundheitssystem.

Ernährungsmedizin ist in vielen Bereichen der Medizin ein integraler Bestandteil einer multimodalen Therapie. Daher ist es unverzichtbar, entsprechende Strukturen vorzuhalten, damit die Aspekte dieses Querschnittfaches adäquat berücksichtigt und zum Wohl der Patienten eingesetzt werden.

Literatur

[906] Allison SP, Stanga Z, Odlund Olin. Organization and legal aspects. In: Sobotka L (ed). Basics in Clinical Nutrition. Galen: Prag; 2019: 214

[907] ASPEN Practice Management Task Force; DeLegge M, Wooley JA. The state of nutrition support teams and update on current models for providing nutrition support therapy to patients. Nutr Clin Pract 2010; 25: 76–84

[908] Boitano M, Bojak S, McCloskey S et al. Improving the safety and effectiveness of parenteral nutrition: Results of a quality improvement collaboration. Nutr Clin Pract 2010; 25: 663

[909] Hausen A, Henschel D, Heuser R et al. Entwicklung und Implementierung einer ernährungsmedizinischen Strategie zur optimierten Versorgung von Patienten mit Mangelernährung in einem Großklinikum. Zentralbl Chir 2021; 146: 283–295

[910] Leite HS. The impact of nutrition support team on patient care outcomes in a pediatric ICU. Clin Nutr 2008; 27: 313

[911] Mueller C, Comper C, Ellen DM et al. A.S.P.E.N. Clinical Guidelines. Nutrition Screening, Assessment, and Intervention in Adults. JPEN 2011; 31(1): 16–24 (https://doi.org/10.1177/0148607110389335)

[912] National Institute for Health and Clinical Excellence (NICE). Nutrition support in adults. Im Internet: www.nice.org.uk (Stand 23.01.2023)

[913] Naylor CJ, Griffiths RD, Fernandez RS. Does a multidisciplinary total parenteral nutrition team improve patient outcomes? A systematic review. JPEN J Parenter Enteral Nutr 2004; 28: 251–258

[914] Ohlrich-Hahn S, Buchholz D. Der German-Nutrition Care Prozess (G-NCP) mit besonderem Fokus auf die Ernährungsberatung: Update 2022. Ernährungs-Umschau 2022; 69: M668–675

[915] Schneider PJ. Nutrition support teams: an evidence-based practice. Nutr Clin Pract 2006; 21: 62–67

[916] Valentini L, Volkert D, Schütz T et al. DGEM-Terminologie in der Klinischen Ernährung. Aktuel Ernahrungsmed 2013; 38: 97–111

[917] Vanherle K, Werkman AM, Baete E et al. Proposed standard model and consistent terminology for monitoring and outcome evaluation in different dietetic care settings: Results from the EU-sponsored IMPECD project. Clin Nutr 2018; 37: 2206–2216

IV

27 Klinische enterale und parenterale Ernährung (inkl. Technik und Sonden)

M. Adolph, M. Pirlich

Das Wichtigste in Kürze

Enterale und parenterale Ernährung sind Formen der früher so genannten „künstlichen Ernährung", die heute als Medizinische Ernährungstherapie (MET) bezeichnet wird. Diese ist immer dann indiziert, wenn ein Patient mangelernährt ist und/oder der Nährstoffbedarf durch die orale Ernährung nicht ausreichend gedeckt werden kann. Die enterale Ernährung mittels nasogastraler, nasoenteraler oder perkutan-gastraler oder -jejunaler Sonden ist der physiologischere und kostengünstigere Zugangsweg. Die wichtigsten Kontraindikationen der enteralen Ernährung sind schwere Funktionsstörungen des Gastrointestinaltrakts (intestinale Ischämie, Ileus, Malassimilation). In diesem Fall kann die Versorgung mit Makro- und Mikrosubstraten im Sinne einer totalen parenteralen Ernährung erfolgen. Von dieser extremen Form ist die supplementierende parenterale Ernährung abzugrenzen. Gemeint ist damit eine die enterale Ernährung ergänzende parenterale Versorgung, sofern der Patient voraussichtlich länger künstlich ernährt werden muss und die enterale Substratzufuhr trotz frühen Beginns und diverser Optimierungsmaßnahmen nicht suffizient ist.

Keywords

Medizinische Ernährungstherapie, künstliche Ernährung, enterale Ernährung, parenterale Ernährung, Indikation, Durchführung, Monitoring, Komplikationen

27.1 Medizinische Ernährungstherapie – Begriffsbestimmung und Indikation

Definition

Unter „künstlicher Ernährung" – heute: Medizinische Ernährungstherapie (MET) – wird die alleinige oder supplementierende Anwendung von oralen bilanzierten Diäten und Sondennahrungen oder einer parenteralen Ernährung zusammengefasst.

Die Indikation zur Medizinischen Ernährungstherapie besteht immer dann, wenn durch eine alleinige orale Ernährung der Bedarf an Nährstoffen nicht gedeckt werden kann, um den Ernährungszustand zu erhalten oder bei Vorliegen einer Mangelernährung Defizite auszugleichen und den Ernährungszustand zu verbessern. Das Ziel der Ernährungstherapie ist die Verbesserung der Prognose hinsichtlich Funktionalität, Lebensqualität, Komplikationen und Mortalität.

Grundsätzlich gilt, dass vor Einsatz der medizinischen Ernährungstherapie immer eine Erhebung des Ernährungszustands mit Assessment der aktuellen Nahrungszufuhr erforderlich ist. Zudem ist stets zu prüfen, ob sich Ursachen der Mangelernährung (z. B. Dysphagie, Stenosen) beseitigen lassen. Nach den aktuellen Leitlinien der ESPEN und DGEM ist eine Indikation für die künstliche Ernährung unabhängig vom Ernährungszustand gegeben, wenn trotz Allgemeinmaßnahmen wie Diätberatung, Nahrungsanreicherung, Zwischenmahlzeiten etc. die orale Nahrungszufuhr nicht bedarfsdeckend ist.

Die unzureichende orale Nahrungszufuhr wird z. B. in der DGEM-Leitlinie Klinische Ernährung in der Chirurgie wie folgt definiert:

- orale Ernährung nicht möglich postoperativ > 5 Tage
- orale Ernährung < 50 % des Bedarfs > 7 Tage

Darüber hinaus gibt es für bestimmte klinische Situationen auch spezifische Indikationen zum Einsatz einer Medizinischen Ernährungstherapie, z. B. die positive Beeinflussung der Krankheitsaktivität beim Morbus Crohn. Diese spezifischen Indikationen werden bei den jeweiligen Erkrankungen bzw. klinischen Situationen besprochen.

Bezüglich des Zugangswegs gilt, dass die enterale Ernährung die physiologischere, metabolisch sichere und auch deutlich kostengünstigere Methode ist. Eine parenterale Ernährung ist immer dann indiziert, wenn der Gastrointestinaltrakt für die Ernährung nicht oder nicht ausreichend nutzbar ist.

Kontraindikationen für die enterale Ernährung sind z. B. Ileus, hochgradige Stenosen, Peritonitis oder schwere Malassimilation. In manchen klinischen Situationen (postoperativ, kritisch Kranke) werden enterale und parenterale Ernährung auch kombiniert eingesetzt.

27.2 Enterale Ernährung

Unter enteraler Ernährung im engeren Sinne versteht man die Applikation von Ernährung über Sonden, im weiteren Sinne auch den Einsatz von oralen bilanzierten Diäten (OBD), die ähnlich konzipiert sind und denselben Regularien unterliegen wie Sondenkostformen. Die Therapiemöglichkeiten mit OBD werden separat in Kap. 29 besprochen.

27.2.1 Ernährungssonden

Für die enterale Ernährung steht eine Vielzahl von Sonden für unterschiedliche Zwecke zur Verfügung. Bezüglich des Materials werden Sonden aus Polyurethan oder Silikonkautschuk empfohlen, die ausreichend robust, flexibel und gegenüber der Schleimhaut biokompatibel sind, um auch über längere Zeit verwendet werden zu können. Vom Gebrauch von Sonden aus PVC wird abgeraten, da sich die darin enthaltenen Weichmacher nach kurzer Zeit lösen und es zu Drucknekrosen an der Schleimhaut kommen kann.

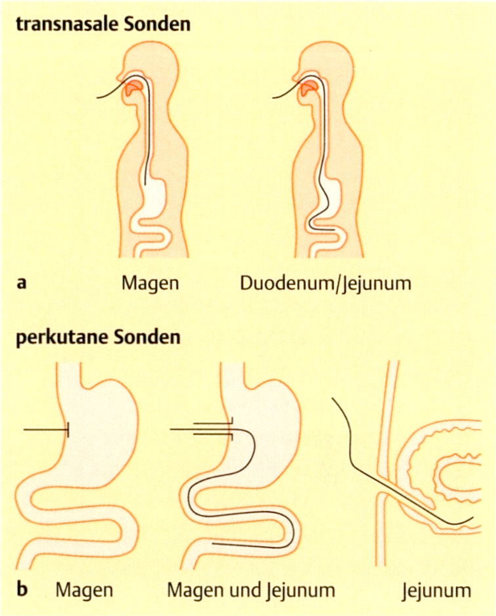

Abb. 27.1 Sondenlokalisationen. **a** Transnasale Sonden, **b** perkutane Sonden.

> **Hinweis für die Praxis**
> Transnasale Sonden sind für die kurzzeitige Ernährung bis maximal 4 Wochen geeignet. Ihre Anlage ist technisch einfach. Wenn jedoch eine längerfristige Ernährung absehbar ist (> 4 Wochen), sollte frühzeitig die Anlage einer perkutanen Sonde erwogen werden.

Eine Übersicht über mögliche Sondenlokalisationen gibt ▸ Abb. 27.1.

Transnasale Sonden

Nasogastrale Sonden

Zur transnasalen Ernährung werden am häufigsten nasogastrale Sonden verwendet. Sie haben eine Länge von 80–130 cm (bei Kindern 40–60 cm) und einen Durchmesser von 8–15 Charrière (bei Kindern auch 5–8 Charrière). Der Patientenkomfort ist bei den dünnen Sonden hoch, jedoch erfordern sie eine besondere Pflege, da sie durch die Applikation der Nahrung und von gemörserten Medikamenten leicht verstopfen.

Voraussetzung für eine transnasale Sondenanlage ist ein ungehinderter Zugangsweg. Bei Deformierungen oder Gesichtsschädelverletzungen ist eine transnasale Sondenanlage kontraindiziert; kasuistisch wurde von Fehllagen in das ZNS berichtet. Die Anlage der Sonde erfolgt meist durch geschultes Pflegepersonal, idealerweise am sitzenden Patienten nach vorheriger Lokalanästhesie der Nasenschleimhaut.

Eine erste Lagekontrolle ist durch eine abdominale Auskultation unter Luftinsufflation möglich, kann jedoch eine Fehllage in den oberen Atemwege nicht ausschließen und ist daher als alleinige Methode nicht ausreichend. Insbesondere bei älteren Patienten mit neurologischen Defiziten sind Fehlplatzierungen in das Tracheobronchialsystem möglich, ohne dass es zur Aktivierung von Schutzreflexen kommt. Die pH-Wert-Bestimmung von aspiriertem Magensaft (pH < 5 = Lage im Magen) ist eine pragmatische Methode am Krankenbett, jedoch durch die häufige Gabe von Protonenpumpeninhibitoren limitiert. Eine sichere Lagebestimmung ist durch Röntgenkontrolle möglich und wird in den aktuellen Leitlinien mindestens bei Hochrisikopatienten (Intensivpatienten, Bewusstseinstrübung, eingeschränkter Schluck- oder Hustenreflex) gefordert.

Nasoenterale Sonden

Die postpylorische Ernährung mit nasoduodenalen oder nasojejunalen Sonden ist vor allem bei Motilitätsstörungen des Magens, bei gastralem Reflux oder bei Aspirationsgefahr indiziert. Bei ausgeprägten Motilitätsstörungen des oberen Gastrointestinaltrakts ist allerdings die duodenale Platzierung der Sondenspitze häufig nicht ausreichend, vielmehr wird in vielen Fällen erst eine Sondenplatzierung bis hinter das Treitz-Band das gewünschte Ergebnis bringen.

Die Anlage ist deutlich anspruchsvoller als bei nasogastralen Sonden. Zwar werden Sonden angeboten, die nach gastraler Platzierung allein durch die propulsive Peristaltik spontan in das Duodenum migrieren sollen, jedoch ist die Erfolgsrate bzw. die Dislokationsrate insgesamt unbefriedigend.

Deutlich effektiver ist die endoskopisch gestützte Sondenanlage, für die es 2 verschiedene Techniken gibt: Am häufigsten ist die Methode, bei der die Spitze der nasogastral platzierten Sonde im Magen durch eine endoskopisch geführte Fasszange ergriffen und dann transpylorisch vorgeschoben wird. Wenn der maximal mögliche Vorschub in den Dünndarm erreicht ist, wird die Sonde aus der Fasszange freigegeben und dann das Endoskop langsam zurückgezogen. Da das Endoskop auf die liegende Sonde eine Reibwirkung ausübt, mit der die Sonde u. U. gleich wieder disloziert, empfiehlt es sich, Sonde und Endoskop vorher z. B. mit MCT-Öl gleitfähig zu machen. Alternativ kann auch über das Endoskop ein Draht in das Jejunum vorgelegt werden, über den dann die Sonde im zweiten Schritt vorschoben wird. Vor Beginn der Ernährung sollte eine radiologische Lagekontrolle erfolgen.

Ein alternatives Sondenanlageverfahren, das sich vor allem bei Intensivpatienten bewährt hat, basiert darauf, dass an der Sondenspitze eine kleine Digitalkamera in Echtzeit die genaue Lage der Sonde an einen externen Monitor sendet, sodass sie ohne Endoskop gezielt durch den Pylorus vorgeschoben werden kann. Dieses Verfahren wurde auch bei Patienten mit Gesichtsschädelverletzungen erfolgreich eingesetzt. Da es sich um eine anspruchsvolle Einmaltechnik handelt, sind deutlich höhere Kosten zu erwarten.

Hinweis für die Praxis

Für Patienten mit schweren Motilitätsstörungen des oberen Gastrointestinaltrakts, z. B. bei nekrotisierender Pankreatitis, gibt es mehrlumige Sonden, die gleichzeitig eine gastrale Drainage und eine jejunale Ernährung ermöglichen. Ihre Platzierung erfolgt mit endoskopischer Unterstützung.

Perkutane Sonden

Die enterale Ernährung über einen längeren Zeitraum erfordert einen permanenten Zugang zum Magen oder Dünndarm. Die erstmals 1980 von Gauderer vorgestellte perkutane endoskopische Gastrostomie (PEG) mit der Fadendurchzugsmethode ist die gebräuchlichste Methode, aus anatomischen oder anderen Gründen jedoch nicht immer möglich.

Perkutane endoskopische Gastrostomie (PEG)

Die technische Durchführung der PEG ist einfach und der Aufwand für den Endoskopiker gering. Es muss jedoch beachtet werden, dass die PEG-Anlage zu den endoskopischen Eingriffen mit vergleichsweise hoher Komplikationsrate zählt. Daher bedarf es immer einer klaren Indikationsstellung unter Beachtung der Kontraindikationen und einer ausführlichen Aufklärung mit schriftlicher Einverständniserklärung (ggf. Einverständnis des Betreuers).

Indikationen für die PEG-Anlage:

- onkologische Erkrankungen:
  - stenosierende Tumoren im HNO-Bereich/Ösophagus
  - Radiochemotherapie mit erwarteter Schluckstörung
  - Tumorkachexie
- neurologische Erkrankungen:
  - Dysphagie bei Apoplex, Morbus Parkinson, amyotropher Lateralsklerose u. a.
  - Hirntumoren
  - Schädel-Hirn-Trauma
  - apallisches Syndrom
- andere Erkrankungen:
  - Polytrauma, prolongiertes Koma
  - chronische Organinsuffizienz mit Mangelernährung

Absolute Kontraindikationen für die PEG-Anlage:

- schwere Gerinnungsstörungen (Quick < 50 %, PTT > 45 s, Thrombozyten < 50000/µl)
- fehlende Endoskopie-Option
- Magenausgangsstenose
- ausgeprägter Aszites
- Peritonealkarzinose

Das **Prinzip** der PEG-Anlage ist in ▸ Abb. 27.2 dargestellt. Die Anlage erfolgt unter sterilen Bedingungen in der Endoskopie, kann aber mit einer mobilen Endoskopie-Einheit auch am Krankenbett auf der Intensivstation durchgeführt werden. Zur Prävention von Lokalinfektionen erhält der Patient 30 Minuten vor der Intervention ein Betalactam-Antibiotikum (z. B. Cephalosporin der 3. Generation), wodurch sich die periinterventionelle Rate schwerer Infektionen signifikant senken lässt. Der Patient ist mindestens 8 Stunden nüchtern, befindet sich in Rückenlage und ist sediert.

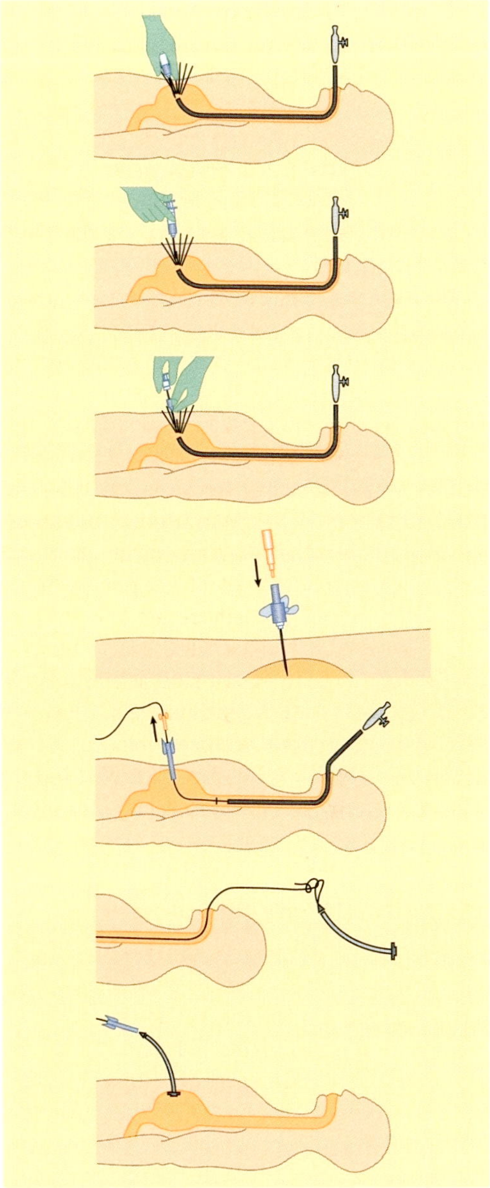

Abb. 27.2 Schematische Darstellung einer PEG-Anlage. Einzelne Schritte siehe Text.

▸ **Fadendurchzugsmethode** Mit dem Endoskop wird der Magen mit Luft gefüllt und dann durch Nachweis einer Diaphanoskopie eine geeignete Punktionsstelle im Bereich der Magenvorderwand aufgesucht. Zunächst erfolgt eine Lokalanästhesie mit dünner Punktionskanüle, die bis in den Magen vorgeführt wird, dann eine Stichinzision der Haut und die Punktion mit der handelsüblichen PEG-Punktionskanüle. Nach Entfernen der Kanüle wird über die verbliebene Einführhülse ein Faden in den Magen vorgeschoben. Dieser wird mit einer endoskopischen Fasszange gegriffen und dann peroral mit dem Endoskop herausgezogen. Die PEG-Sonde wird an diesen Faden geknüpft und durch den Oropharynx in den Magen gezogen, sodass die innere Halteplatte im Bereich der Magenvorderwand zu liegen kommt. Danach wird die äußere Halteplatte befestigt und ein steriler Verband angelegt. Bei sehr kräftigen Bauchdecken ist das Ausbleiben einer Diaphanoskopie keine strikte Kontraindikation für die PEG-Anlage. In der Hand des erfahrenen Endoskopikers kann eine geeignete Punktionsstelle mit der dünnen Lokalanästhesiekanüle ermittelt werden.

Die Nachsorge zur PEG-Anlage sollte standardisiert und der Ablauf in der jeweiligen Einrichtung als Arbeitsanweisung schriftlich fixiert sein. Die PEG kann nach unkomplizierter Anlage bereits nach 3–4 Stunden benutzt werden. Die äußere Halteplatte sollte initial mit leichtem Zug fixiert sein, spätestens nach 24 Stunden erfolgt jedoch der erste sterile Verbandswechsel, danach sollte die äußere Halteplatte einen Spielraum von 5–10 mm haben. Über weitere 7 Tage wird täglich ein steriler Verbandswechsel durchgeführt, danach alle 2–3 Tage. Bei jedem Verbandswechsel wird die PEG-Sonde mobilisiert.

▸ **Gastrostomie – Direktpunktionstechnik** Alternativ zur Fadendurchzugsmethode existieren verschiedene Direktpunktionstechniken, bei denen die Sonde nicht durch den Oropharynx und Ösophagus gezogen, sondern direkt durch die Bauchwand eingeführt wird. Diese Techniken sind sinnvolle Alternativen vor allem bei stenosierenden Tumoren im HNO-Bereich oder Ösophagus, wenn das Durchziehen der Halteplatte nicht möglich ist oder Verschleppungsmetastasen vermieden werden sollen. Eine Variante der direkten Punktion basiert auf der sonografisch oder CT-gestützten direkten Punktion des Magenlumens mit einer dünnen Kanüle, über die der Magen zunächst mit Wasser gefüllt wird. Danach erfolgt dann die Punktion z. B. über die Seldinger-Technik. Wenn der Ösophagus noch für eine dünne nasogastrale Sonde passierbar ist, kann die Magenfüllung auch darüber erfolgen. Eine Alternative dazu bietet die von Dorman et al. 2000 vorgestellte endoskopische Gastropexie-Technik (Freka-Pexact-Sonde, Fresenius Kabi, Deutschland), bei der der Magen über ein dünnes Endoskop mit Luft aufgefüllt und dann zunächst die Magenvorderwand an 2 Stellen unter chirurgischen Kautelen mit einem Direktpunktionsapparat an die Bauchwand genäht wird. Nach dieser Fixierung erfolgt eine Stichinzision zwischen den Nähten und das Einführen eines Trokars mit Vorführen einer Peel-Away-Schleuse. Darüber wird dann ein Ballonkatheter eingeführt, der zur Sondenernährung geeignet ist, jedoch alle 4 Wochen gewechselt werden muss. Dormann et al. haben zu dieser Technik sehr gute Langzeitergebnisse vorgestellt.

▸ **Button-Gastrostomie und Gastrotube** Wenn der Stichkanal einer PEG ausreichend stabilisiert ist (nach ca. 4 Wochen) kann die PEG in eine an die Bauchwand angepasste Button-Gastrostomie umgewandelt werden. Die Button-Gastrostomie hat außen keinen frei liegenden Schlauch, sondern nur eine kleine äußere Halteplatte knapp über Hautniveau und wird innen meistens mit einem kleinen Ballon fixiert. Dieses Verfahren zielt vor allem auf einen größeren Patientenkomfort mit höherer Lebensqualität ab.

Der Gastrotube ist ein System mit längerem äußerem Ansatzstück, das innen mit einem Ballon fixiert wird und ohne Endoskop gewechselt werden kann. Detailliertere Informationen zu diesen insgesamt selten indizierten Sondertechniken finden sich in [920].

Perkutane endoskopische Jejunalsonde/Jejunostomie

Für eine längerfristige jejunale Ernährung stehen 2 endoskopische Verfahren zur Verfügung. Die einfachste Technik ist das Vorführen einer jejunalen Sonde über eine bereits liegende PEG von 15–20 Charrière, die sogenannte **Jet-PEG**. Ähnlich wie die transnasale jejunale Sondenanlage erfordert die Anlage der Jet-PEG endoskopisches Geschick und Erfahrung. Da diese jejunalen Sonden einen

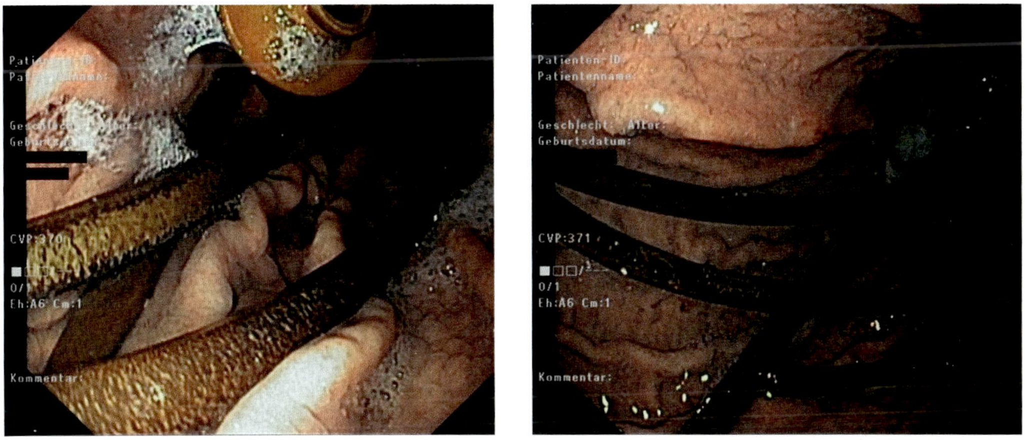

Abb. 27.3 Dislokation einer perkutanen endoskopischen Jejunalsonde mit Schlaufenbildung im Magen infolge inadäquater Mobilisation.

schmalen Durchmesser von 9 oder 12 Charrière haben, besteht ein höheres Risiko der Okklusion, wenn nicht ausreichend gespült wird. Wichtig ist auch, dass die Sonde bei der regelmäßig erforderlichen Mobilisierung nicht um 360° gedreht, sondern nur leicht vorgeschoben und dann hin- und hergedreht wird. Anderenfalls kommt es zur Schlaufenbildung im Magen und Dislokation der Sondenspitze (▶ Abb. 27.3).

Alternativ kann eine **perkutane endoskopische Jejunostomie** (**PEJ**) mit der Fadendurchzugsmethode angelegt werden. Die Technik entspricht grundsätzlich der Anlage einer PEG, die Diaphanoskopie wird jedoch vom Jejunum aus gesucht und ist zwingend geboten. Anders als bei der PEG muss vor der eigentlichen Punktion der Darm mittels Butylscopolamin oder Glukagon ruhiggestellt werden und eine provisorische Fixierung der Darmwand an die Bauchdecke erfolgen. Dazu wird eine Probepunktion mit einer dünnen Kanüle durchgeführt, die nach dem Vorschieben in das Darmlumen mit einer endoskopischen Fasszange gegriffen wird. Erst danach erfolgen direkt daneben die Punktion mit der Kanüle aus einem Standard-PEG-Set, das Vorschieben der Einführhilfe und die weitere Anlage der Sonde analog zur PEG.

Chirurgische Zugangstechniken

Chirurgische Sondenanlagen sind nur noch sehr selten erforderlich, meist bei stark veränderter Anatomie oder fehlendem endoskopischem Zugang zum Magen-Darm-Trakt. Hervorzuheben ist die **Feinnadelkatheter-Jejunostomie(FKJ)**, die häufig am Ende eines großen bauchchirurgischen Eingriffs erfolgt, wenn eine längere postoperative enterale Ernährung absehbar ist. Die Indikation besteht z. B. nach Resektionen am Ösophagus, Magen oder Pankreas. Bei der FKJ wird zunächst eine Kanüle submukös über eine Länge von mindestens 4–5 cm in einer geeigneten Dünndarmschlinge vorgeschoben („getunnelt") und dann erst in das Lumen geführt. Über diese Kanüle wird eine schmale Ernährungssonde vorgeschoben, die zuvor ebenfalls über eine Punktionskanüle durch die Bauchwand geführt wurde. Die Sonde wird dann mit Tabaksbeutelnaht am Jejunum und das Jejunum wiederum an der Bauchwand fixiert, ergänzt durch eine äußere Fixierung mit einer Halteplatte ähnlich wie bei der PEG.

FKJ und PEJ haben ähnliche (seltene) Komplikationen: Wundinfektion, peritoneale Leckage, Darmnekrosen und Perforation, Blutungen und Volvolus.

27.2.2 Sondenkostformen

Selbst hergestellte Sondenkost ist aus ernährungsphysiologischen und hygienischen Gründen obsolet und wird hier nicht weiter besprochen. Auf dem Markt gibt es eine Vielzahl kommerzieller Sondenkostformen, deren industrielle Herstellung auf europäischer Ebene über die Richtlinie 1999/21 EG der EU-Kommission, auf nationaler Ebene über die Diätverordnung reguliert wird. Sondennahrungen sind immer vollbilanziert, d. h. hinsichtlich der Makro- und Mikronährstoffzusammensetzung als alleinige Nahrungsquelle geeignet.

Standardnahrungen

Standardnahrungen sind so konzipiert, dass sie bei erwachsenen Menschen mit unzureichender oraler Nahrungszufuhr den Nährstoffbedarf vollständig decken können, vorausgesetzt, es liegen keine Stoffwechselstörungen oder Erkrankungen vor, die eine Adaptation erforderlich machen. Standardnahrungen sind hochmolekulare Diäten, d. h., sie enthalten intakte Proteine, meist langkettige Triglyzeride und Kohlenhydrate als Maltodextrin sowie Ballaststoffe.

Normokalorische Standardnahrungen haben einen Energiegehalt von 1–1,2 kcal/ml und einen Proteinanteil von 15–22 Energieprozent (Lipide: 25–35 %, Kohlenhydrate: 49–65 %). Sie sind gluten- und laktosefrei.

> **Hinweis für die Praxis**
> Die meisten Patienten, die eine Sondenernährung benötigen, können mit Standardnahrungen ernährt werden.

Modifizierte Standardnahrungen

Für bestimmte Indikationen, z. B. Morbus Crohn, existieren auch ballaststofffreie Sondennahrungen. Darüber hinaus finden zunehmend **hochkalorische Standardnahrungen** mit reduziertem Wassergehalt und einer Energiedichte von > 1,2 kcal/ml Anwendung. Die Indikation besteht vor allem bei der Notwendigkeit einer Flüssigkeitsrestriktion bei z. B. Leberzirrhose, Herz- oder Niereninsuffizienz, oder wenn aus sozialen Gründen (Mobilität, Teilhabe am Berufsleben, Schulbesuch etc.) der Zeitraum der Nahrungszufuhr klein gehalten werden soll. Eine weitere Modifikation ist die Erhöhung des Proteinanteils (> 20 Energieprozent), ggf. auch in Verbindung mit hoher Energiedichte. **Proteinreiche Standardnahrungen** werden vor allem bei ausgeprägter Mangelernährung, Wundheilungsstörungen oder auch bei älteren Patienten eingesetzt.

Krankheitsspezifische Nahrungen

Zu den krankheitsspezifischen Sondennahrungen zählen die niedermolekularen Diäten mit teilhydrolisierten Proteinen (Peptide mit 2–50 Aminosäuren) und höherem Anteil mittelkettiger Triglyzeride (MCT-Fette), die bei Kurzdarmsyndrom oder anderen Formen der Malabsorption geeignet sind. Weitere krankheitsspezifische Sondennahrungen sind bezüglich des Makro- oder Mikronährstoffgehalts modifiziert, z. B. Anreicherung mit verzweigtkettigen Aminosäuren für Patienten mit hepatischer Enzephalopathie oder mit vermindertem Eiweiß- und Elektrolytgehalt für Patienten mit präterminaler Niereninsuffizienz. Es sei hier aber nochmals betont, dass die meisten stabilen Patienten mit chronischer Organinsuffizienz, Tumorleiden oder anderen Indikationen für eine Sondenernährung mit Standardnahrungen ernährt werden können.

Eine Sonderstellung nehmen immunmodulierende Diäten ein, die mit den Substraten Arginin, Glutamin, Nukleotiden, Omega-3-Fettsäuren und ggf. Antioxidanzien angereichert sind. Sie werden sowohl bei onkologisch-chirurgischen als auch bei Intensivpatienten eingesetzt und werden in Kap. 30 ausführlich besprochen.

27.2.3 Durchführung

Ernährungsplan und Monitoring

Vor Beginn der enteralen Ernährung ist ein individueller Ernährungsplan zu erstellen, der folgende Kenngrößen berücksichtigen und auch zum Monitoring verwendet werden sollte:

- Ernährungszustand des Patienten (Kap. 25)
- Nährstoffbedarf: Energie, Protein, Mikronährstoffe
- Flüssigkeitsbedarf
- Applikationsart (Bolus vs. kontinuierlich)
- geplante und tatsächlich applizierte Sondenkostmenge
- klinischer Eindruck, gastrointestinale Symptome

Initial ist meistens eine Adaptationsphase sinnvoll, in der nicht sofort die volle Sondenkostmenge appliziert wird.

Parameter und Intensität des Monitorings der Medizinischen Ernährungstherapie hängen maßgeblich von der klinischen Gesamtsituation des Patienten ab. Kritisch kranke oder schwer mangelernährte Patienten bedürfen eines engmaschigen Monitorings, das neben den Vitalparametern auch hämatologische und biochemische Laborparameter und ggf. die Plasmaspiegel von Mikronährstoffen und Mineralien umfasst.

Unabdingbar ist eine regelmäßige Erfassung des Ernährungszustands: Messung des Körpergewichts (initial täglich zum Monitoring der Flüssigkeitsbilanz, später wöchentlich) und ggf. Erfassung der Körperzusammensetzung mittels bioelektrischer Impedanzanalyse oder Oberarmanthropometrie (Zuwachs an Körperzell- oder Muskelmasse). Sinnvoll sind auch funktionelle Größen wie Handkraftmessung, exspiratorischer Spitzenfluss, Alltagsaktivität (ADL-Score bei älteren Patienten) und Lebensqualität.

Applikationsart

Grundsätzlich gibt es 2 verschiedene Applikationsformen der Sondenernährung: die kontinuierliche oder die intermittierende (Bolus-)Gabe. Bei der Bolusgabe werden 6–8 Mal täglich 200–300 ml Sondenkost langsam über eine Spritze appliziert. Die Bolusgabe wird in der Regel nur bei gastraler Sondenlage und intakter gastroduodenaler Motilität toleriert. Vorteil ist, dass keine Ernährungspumpe notwendig ist und der Patient eine höhere Mobilität hat. Bolusgaben sind allerdings mit einer höheren Rate an gastrointestinalen Nebenwirkungen wie Völlegefühl, Übelkeit und Diarrhöe verbunden.

Bei Störungen der gastroduodenalen Motilität, z. B. bei diabetischer Gastroparese, bei akuter Pankreatitis, nach bauchchirurgischen Eingriffen und generell bei kritisch Kranken besteht ein erhöhtes Reflux- und Aspirationsrisiko, daher ist hier die kontinuierliche Gabe vorzuziehen. Die kontinuierliche Sondenernährung kann mit einem Schwerkraftsystem erfolgen, was aber mit einer höheren Okklusionsrate assoziiert ist.

Hinweis für die Praxis

Die pumpengesteuerte Sondenernährung mit konstanter Flussrate ist die Applikationsart der Wahl mit den geringsten Nebenwirkungen und Komplikationen. Die Flussrate kann je nach individueller Verträglichkeit so eingestellt werden, dass größere Pausen z. B. für Körperpflege oder eine alleinige Sondenernährung über Nacht möglich sind.

Medikamentengabe

Häufig besteht bei enteral ernährten Patienten auch die Notwendigkeit, Medikamente über die Ernährungssonden zu geben. Dabei sind einige Grundregeln zu beachten: Ideal geeignet für die Gabe über die Ernährungssonde sind flüssige Arzneien, feste Arzneimittel müssen in der Regel zermörsert und in Wasser aufgelöst werden. Retardierte und magensaftresistente Tabletten sind häufig nicht dafür geeignet, während manche Präparate mit Pellets oder Körnern zwar über die Sonde gegeben, aber nicht zermörsert werden dürfen. Im Zweifel sollte eine pharmazeutische Beratung (z. B. beim Krankenhausapotheker) eingeholt werden. Sondenernährung und Arzneimittel müssen unbedingt getrennt voneinander gegeben werden.

Hinweis für die Praxis

Zur Vermeidung einer Sondenokklusion sollte die Sonde vor und nach jeder Medikamentengabe mit 40 ml Wasser gespült werden.

27.2.4 Komplikationen

Die enterale Ernährung ist eine sichere, effektive und bei normal funktionierendem Gastrointestinaltrakt gut tolerierte Form der medizinischen Ernährungstherapie. Unterbrechungen der Sondenernährung sind meistens infolge von gastrointestinalen Nebenwirkungen erforderlich, Komplikationen der enteralen Ernährung jedoch häufig vermeidbar.

Mechanische Komplikationen

Primäre Sondenfehllagen von nasogastralen Sonden z. B. in das Tracheobronchialsystem sollten bei adäquater Lagekontrolle (Aspiration von Magensaft [pH < 5] und/oder Röntgen) sofort auffallen und korrigiert werden. Dislokationen sind hingegen häufig, insbesondere bei kognitiv eingeschränkten Patienten, die z. B. nachts an der Sonde ziehen, und erfordern ebenfalls eine Korrektur oder Neuanlage. Sondenbrüche sind mit den modernen Materialien Raritäten, während Okklusionen vor allem bei dünnlumigen Sonden häufiger auftreten, vor allem bei unzureichender Spülung nach Sondenkost- oder Medikamentengabe.

PEG-Sonden zeigen nach längerer Benutzung oft starke bräunliche Verfärbungen, sind aber bei guter Pflege über viele Monate verwendbar. Eine ernste Komplikation ist allerdings das Einwachsen der inneren Halteplatte, der Buried Bumper, wenn die PEG über längere Zeit zu fest angezogen und nicht regelmäßig mobilisiert wurde (▶ Abb. 27.4).

Im Extremfall kann es zur Migration der inneren Halteplatte bis in die Bauchwand oder zur Abszedierung und Perforation in die Bauchhöhle kommen. Immer wenn sich die PEG bei der Mobilisierung nicht in den Magen vorschieben lässt, muss der Verdacht auf einen Buried Bumper gestellt und der Versuch einer endoskopischen Problemlösung gemacht werden. In den meisten Fällen lässt sich die eingewachsene Halteplatte freipräparieren (z. B. mit einem Nadelpapillotom) und mit einer Fasszange wieder in den Magen zurückziehen.

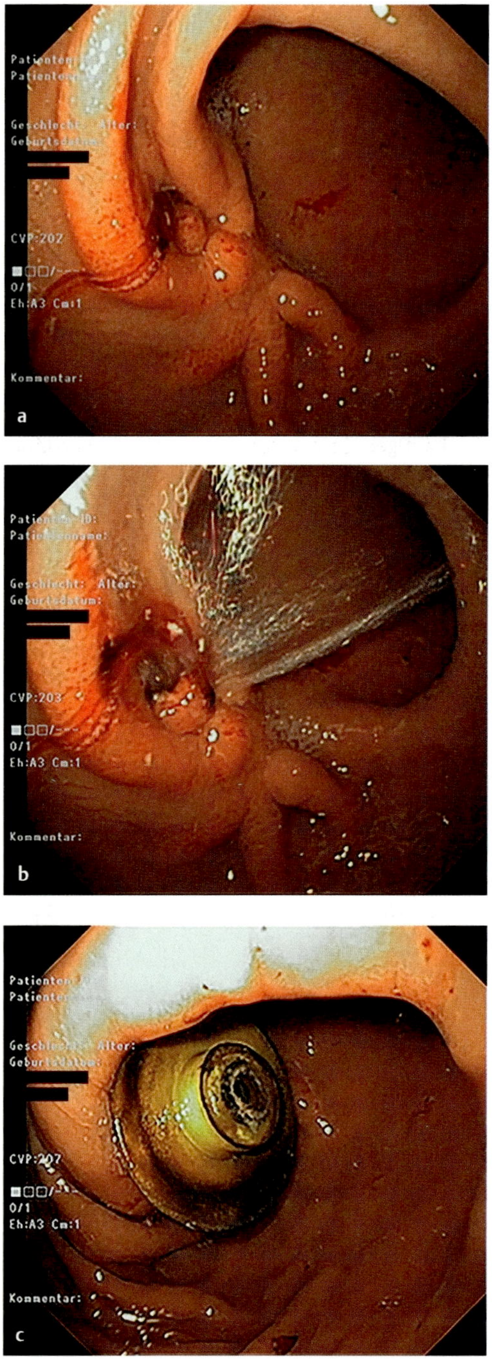

Abb. 27.4 Buried Bumper. Das Einwachsen der inneren Halteplatte einer PEG-Sonde ist eine ernste Komplikation.
a Fast vollständig eingewachsene PEG-Halteplatte infolge der zu fest angezogenen PEG-Sonde.
b Die Injektion von Flüssigkeit ist gerade noch möglich.
c Nach endoskopischer Präparation und Mobilisierung ist die Sonde wieder benutzbar.

Gastrointestinale Komplikationen

Diarrhö

Diarrhö ist eine häufige Komplikation der enteralen Ernährung. Typische Ursachen sind Bolusgaben oder eine zu hohe Flussrate, hohe Osmolalität oder inadäquate Temperatur der Sondenkost (ideal 20–25 °C). Bei sachgerechter Anwendung werden bakterielle Kontaminationen vermieden. Die Infusionsleitungen sollten täglich gewechselt und bei Verwendung von offenen Systemen die Sondenkost innerhalb von 6–10 Stunden appliziert werden. Bei Auftreten von Diarrhö unter enteraler Ernährung sollte immer eine Infektion z. B. mit *Clostridium difficile* durch Stuhlkulturen ausgeschlossen werden. Außerdem ist die Medikation zu überprüften, da viele Patienten prokinetische Substanzen erhalten. Wenn eine Malabsorption vermutet wird, sollte probatorisch auf eine niedermolekulare und ballaststofffreie Diät gewechselt werden.

Übelkeit/Erbrechen

Viele Patienten, die eine enterale Ernährung benötigen, leiden an Erkrankungen, die per se mit Übelkeit und Inappetenz einhergehen, z. B. Tumoren des Gastrointestinaltrakts, oder erhalten antineoplastische Therapien mit hohem emetischem Potenzial. Auch eine verzögerte Magenentleerung ist ein häufiger Grund für Übelkeit, oft verstärkt durch Schmerz, Aszites, Peritonealkarzinose, Immobilisation, Sedativa, Opiate oder Antibiotika (▶ Tab. 27.1). Bei manchen Krebspatienten kann die Übelkeit so gravierend sein, dass eine enterale Ernährung auch mit langsamer Flussrate unmöglich wird.

Aspiration

Aspiration ist die kritischste Komplikation der enteralen Ernährung und kann zu einer Pneumonie und Sepsis führen. Mögliche Ursachen für Aspiration unter enteraler Ernährung sind:

- Magenentleerungsstörung (▶ Tab. 27.1)
- neurologische Erkrankungen/Bewusstseinsstörungen mit verminderten Schluckreflexen
- flache Körperlagerung
- inkompetenter unterer Ösophagussphinkter

Effektive Maßnahmen zur Prävention einer Aspiration bei Risikopatienten sind eine halbaufrechte Position mit 30–45° Oberkörperhochlagerung und eine jejunale Sondenlage. Vor allem bei Intensivpatienten wurde in der Vergangenheit auch eine regelmäßige Messung des residualen Magenvolumens (und ggf. Unterbrechung/Anpassung der Sondenernährung bei Reflux >250 ml/6 h) empfohlen. Eine randomisierte Studie von Reignier et al. [925] an 449 beatmeten internistischen Patienten zeigte jedoch, dass das systematische Messen des residualen Magenvolumens keinen Einfluss auf das Auftreten einer Pneumonie hatte bzw. die rein klinische Beobachtung (Regurgitation und Erbrechen) ebenbürtig war.

Metabolische Komplikationen

Im Vergleich zur parenteralen Ernährung treten bei der enteralen Ernährung metabolische Komplikationen seltener auf.

Hyper- und Hypohydratation

Ein häufiges Problem sind Hydratationsstörungen, wenn bei der enteralen Ernährung die Flüssigkeitsbilanz ignoriert und keine zusätzliche Flüssigkeit gegeben wird. Hyper- und Hypohydratation sind meist an einer Hypo- bzw. Hypernatriämie erkennbar. Bei Langzeittherapie kann es aber bei einzelnen Patienten auch bei ausgeglichener Flüssigkeitsbilanz zu einer Hyponatriämie kommen, da Sondenkost eher einen niedrigen Natriumgehalt hat. Daher ist die Verwendung von explizit natriumarmem Wasser nicht zu empfehlen.

Tube-Feeding-Syndrom

Das sogenannte Tube-Feeding-Syndrom ist eine schwere Form der Dehydratation, wenn eine hyperosmolare Sondenkost eine osmotische Diarrhö mit intestinalen Flüssigkeitsverlusten, Azidose und akutem Nierenversagen verursacht. Derartige Komplikationen lassen sich mit einem adäquaten Monitoring vermeiden.

Tab. 27.1 Ursachen von Magenentleerungsstörungen.

Vorerkrankungen	Akute Erkrankungen	Medikamente
• Diabetes mellitus • Vagotomie • systemische Sklerose • Myopathien • stenosierende/infiltrierende Tumoren	• Schmerz und Stress • Pankreatitis • Rückenmarkverletzungen • schweres Trauma, Verbrennungen • große Bauchchirurgie	• Opiate • Anticholinergika

Refeeding-Syndrom

Eine weitere potenziell lebensbedrohliche Komplikation ist das Refeeding-Syndrom, das bei schwer mangelernährten Patienten auftritt, wenn nach längerer unzureichender Nahrungszufuhr die supportive Ernährung zu rasch auf das Niveau des kalkulierten energetischen Bedarfs geführt wird. Es wurde erstmals von Schnitker et al. [927] an japanischen Kriegsgefangenen beobachtet, die nach langer Hungerphase unter vermeintlich guter Kost überraschend verstarben.

Jede Form der schweren Mangelernährung, der ausgeprägten Mikronährstoff-Depletion und der länger währenden unzureichenden Nahrungszufuhr erhöht das Risiko für ein Refeeding-Syndrom. Kritisch ist vor allem der zelluläre Mangel an Elektrolyten und Mikronährstoffen wie Kalium, Phosphat, Magnesium oder Vitamin B_1, der mit Wasserretention, neuromuskulärer Dysfunktion, Enzephalopathie, Herzinsuffizienz, Arrhythmien, allgemeiner Muskelschwäche, Hypoventilation und Laktazidose einhergehen kann.

> **Hinweis für die Praxis**
> Der entscheidende Schritt in der Prävention des Refeeding-Syndroms ist die Identifizierung von Risikopatienten und ein langsamer Kostaufbau mit Gabe von initial deutlich weniger als 50 % des kalkulierten Energiebedarfs.

Obwohl es dazu keine systematischen Studien gibt, sollten Risikopatienten in der Anfangszeit täglich 200 mg Thiamin i. v. erhalten, da der Körper nur einen begrenzten Speicher dieses wichtigen Kofaktors des Kohlenhydratstoffwechsels aufweist. Die engmaschige Überwachung umfasst den klinischen Status, den Flüssigkeitshaushalt, auch regelmäßige Bestimmungen von Serum-Phosphat, Kalium und Magnesium, die ggf. intravenös substituiert werden müssen. Weitere Hinweise zum Refeeding-Syndrom finden sich in Kap. 50.

27.3 Parenterale Ernährung

Die parenterale Ernährung ist elementarer Bestandteil der Therapie kritisch kranker Patienten. Dies gilt unvermindert auch vor dem Hintergrund der aktuellen Diskussion um diese Form der medizinischen Ernährungstherapie. Erst in jüngerer Zeit haben mehrere groß angelegte prospektive randomisierte kontrollierte Studien Fragen nach der korrekten Indikation, dem optimalen Timing und der Zusammensetzung einer parenteralen Ernährung untersucht. Trotz einer zum Teil ausgesprochen kontrovers geführten Diskussion kristallisiert sich eine Strategie heraus, die die parenterale Ernährung als besonders wichtigen, ergänzenden Baustein einer möglichst früh begonnenen enteralen Ernährung sieht.

27.3.1 Applikation und Technik der parenteralen Ernährung

Zentralvenöser Zugang

Neben der Gabe von hyperosmolaren Lösungen, Katecholaminen und anderen venenreizenden Substanzen ist eine der Hauptindikationen für die Anlage von zentralen Venenkathetern (ZVK) die langfristige, bedarfsadaptierte parenterale Ernährung (> 7–10 Tage). Dabei gilt es, die Indikationsstellung streng vorzunehmen und die Liegezeit zur Vermeidung von nichtinfektiösen und infektiösen Komplikationen so kurz wie möglich zu halten. Die voraussichtliche Dauer der parenteralen Ernährung nimmt einen wesentlichen Einfluss auf die Wahl des Kathetertyps, die Zugangstechnik und die Katheterposition.

Punktionstechnik

Sollten weniger als 3 Wochen geplant sein, so eignen sich perkutan eingelegte Katheter. Neben der direkten Punktion und Kathetereinführung wird zunehmend die Seldinger-Technik favorisiert, die wesentlich zu einer Senkung des Verletzungsrisikos für tiefer gelegene Strukturen, zu einem geringeren Luftembolierisiko und einer insgesamt höheren Erfolgsrate beiträgt. Eine weitere Senkung der Komplikationsraten wurde inzwischen für die ultraschallgestützte Punktion nachgewiesen.

Katheterposition

Die Diskussion bezüglich der optimalen Insertionsstelle ist nach wie vor kontrovers. Sicher ist allerdings, dass bei perkutan eingelegten Kathetern die Spitze des Katheters in der V. cava superior

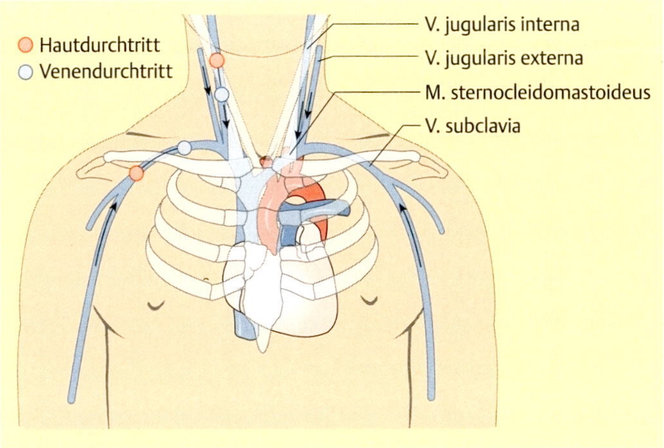

Abb. 27.5 Punktionsstellen für einen zentralen Venenkatheter (ZVK).

platziert werden sollte. Beim Erwachsenen korrelieren die femoral eingelegten Katheter mit einem erhöhten Risiko für Thrombose und katheterbedingter Sepsis und sind deshalb für die Applikation von Ernährungslösungen ungeeignet. Der Zugang zur V. cava superior kann durch die V. jugularis interna oder externa, die V. subclavia oder eine periphere Vene des Armes erfolgen (▸ Abb. 27.5).

Über die Jugularvenen platzierte Katheter sind im Vergleich zum Subklaviakatheter mit einer erhöhten Rate von Lokalhämatomen, Arterienschädigung und Katheterinfektionen assoziiert. Auf der anderen Seite sind Subklaviakatheter im Vergleich zu Jugularvenenkathetern mit einem höheren Pneumothoraxrisiko vergesellschaftet. Eine Lokalisation im rechten Vorhof wird als obsolet betrachtet, da bei dieser Lage gehäuft Perikardtamponaden, Herzrhythmusstörungen, Herzklappenverletzungen und Thrombosen beschrieben wurden.

Lagekontrolle

Obligatorisch ist die Lagekontrolle des ZVKs vor Beginn der parenteralen Ernährung. Hierfür stehen verschiedene Verfahren zur Verfügung. Die einfachste Methode, um die korrekte Lage der Katheterspitze in der V. cava superior zu verifizieren, ist eine elektrografisch kontrollierte Positionierung, bei der der flüssigkeitsgefüllte Katheter oder der zurückgezogene Führungsdraht (Seldinger-Technik) als Elektrode zur intravasalen Ableitung des EKG verwendet wird. Voraussetzung sind ein Sinusrhythmus und ein zur intrakardialen Ableitung zugelassenes EKG-Gerät. Sichere Lagekorrekturen sind mit diesem Verfahren kaum möglich, besser gelingt dies mit fluoroskopischen Methoden. Allerdings ist hierbei die Strahlenbelastung verhältnismäßig hoch. Als klassisch gilt nach wie vor die radiologische Kontrolle nach Anlage eines zentralvenösen Katheters. Neben der reinen Überprüfung der Lage erlaubt dieses Verfahren auch den sicheren Ausschluss von punktionsbedingten Komplikationen wie Pneumothorax oder Hämatothorax.

Aseptisches Vorgehen

Bei der Anlage von zentralvenösen Kathetern ist grundsätzlich strenge Asepsis (Mundschutz, Haube, steriler Kittel, sterile Handschuhe) einzuhalten. Dazu zählt auch die sorgfältige Desinfektion der Haut vor der Punktion. Eine Antibiotikaprophylaxe und die Verwendung antibiotikahaltiger Salben sind bei der ZVK-Anlage nicht indiziert.

Beschichtete Katheter

Seit einigen Jahren sind mit Chlorhexidin und Silbersulfadiazin oder mit Minocyclin und Rifampicin imprägnierte Katheter im Einsatz. Im Vergleich zu unbehandelten Kathetern lässt sich die Rate Katheter-assoziierter Infektionen reduzieren. Beschichtete Katheter sollten verwendet werden, wenn der ZVK länger als 5 Tage benötigt wird und gleichzeitig ein hohes Infektionsrisiko besteht. Die inzwischen nur noch geringfügig höheren Kosten stellen kein Gegenargument mehr für die generelle Verwendung bei Risikokollektiven dar, zu denen kritisch Kranke, immungeschwächte Patienten, Neugeborene und Kinder zählen.

Periphervenöse Katheter

Die Alternative zu zentralvenösen Kathetern sind periphervenöse Katheter (kurze periphere Kanüle oder Midline-Katheter), die insgesamt komplikationsärmer sind. Die über periphervenöse Katheter (PVK) applizierte parenterale Ernährung kann nur als supplementierende Ernährung oder zur temporären Überbrückung eingesetzt werden, da die zu applizierenden Volumenmengen zur Einhaltung der Osmolaritätsgrenze (ca. 850 mosm/l) unphysiologisch hoch sind. Die Dauer einer peripheren Applikation sollte maximal 7 Tage sein, danach ist mit einer zunehmenden Komplikationsrate (Thrombophlebitis) zu rechnen. Ein Einhalten der Osmolaritätsgrenze bei gleichzeitiger Erfüllung der Vorgaben einer parenteralen Ernährung ist ohnehin nur durch das Mischen von Kohlenhydraten, Aminosäuren und ggf. Elektrolytzusätzen mit Fettemulsionen zu erreichen. Ist dies gewünscht, so bieten sich in diesem Zusammenhang am ehesten kommerziell erhältliche Convenience-Systeme bzw. vom Apotheker gemischte Beutelsysteme (sog. Compounding) an.

27.3.2 All-in-one-Mischlösungen

Eine parenterale Ernährung kann entweder als Single-Bottle-System im Sinne eines Einzelkomponentensystems oder aber als All-in-one-Mischlösung verabreicht werden. Im Rahmen des Single-Bottle-Systems werden die Makrosubstrate Kohlenhydrate, Fette und Aminosäuren getrennt zugeführt. Eine Sonderform sind Kombinationslösungen (Kohlenhydrat-Aminosäuren-Gemische) mit separater Fettzufuhr.

Mischbeutel

Eine sichere, effektive und risikoreduzierte parenterale Ernährung hat sich in Form der Mischbeutel, die alle Makrosubstrate und teilweise Elektrolyte sowie Mikronährstoffe enthalten, für unterschiedliche Indikationen und Anwendungsbereiche etabliert. Sofern die Kompatibilität und Stabilität es zulassen, können idealerweise sämtliche Substrate als eine Tageseinheit verabreicht werden. Dies erlaubt eine Reduktion der Manipulationsmöglichkeiten sowie des Material-, Zeit- und Personalaufwands.

> **Hinweis für die Praxis**
>
> Da es sich bei Mischbeuteln um ein geschlossenes System handelt (nur eine Infusionsleitung), sinkt das Risiko für manipulationsbedingte Infektionen und metabolische Entgleisungen (alle Substrate werden simultan zugeführt). Außerdem lassen sich Kompatibilitäten besser kontrollieren und mechanische Probleme (Präzipitate) vermeiden.

Für die praktische Anwendung von Mischbeuteln stehen 2 unterschiedliche Konzepte zur Verfügung. Zum einen die von einer Apotheke individuell gemischten Nährstofflösungen (sog. Compounding), zum anderen industriell gefertigte Zwei- oder Drei-Kammer-Beutel (sog. Convenience-Systeme).

Individuell gemischte Nährstofflösungen

Sie erlauben die Herstellung von patientenspezifischen, am tatsächlichen Bedarf orientierten Mischungen (energie-, substrat- und volumenadaptiert). Allerdings ist dieses Verfahren material-, geräte- und personalaufwendig. Zudem verfügen die Beutel meist nur über eine limitierte Stabilität und Lagerfähigkeit (Kühllagerung bei 2–8 °C), was kurzfristige Herstellungszyklen erforderlich macht.

Zwei- und Drei-Kammer-Beutel

Die primär ungemischten Zwei- oder Drei-Kammer-Beutel haben demgegenüber eine deutlich längere Lagerfähigkeit (meist 12–24 Monate). Während bei den Zwei-Kammer-Beuteln (Kohlenhydrate und Aminosäuren) die Fettkomponente unmittelbar vor der Anwendung per Überleitsystem zugemischt werden kann, enthalten die Drei-Kammer-Beutel-Systeme alle Makrosubstrate getrennt. Gemischt werden diese, indem vor der intravenösen Anwendung die Trennvorrichtungen/

Nähte zwischen den Kammern durch sanften Druck auf den Beutel gelöst werden. Vitamine und Spurenelemente werden im Verlauf der Anwendung in die Beutel zugespritzt oder separat intravenös infundiert.

Zwei- oder Drei-Kammer-Beutel-Systeme sind sowohl für eine total parenterale aber auch – und dies in besonderer Weise – für die sogenannte supplementierende parenterale Ernährung geeignet.

Supplementierende parenterale Ernährung

Sämtliche Expertenmeinungen sowie Leitlinien sind sich in einem Punkt einig – die enterale Route für die Nahrungszufuhr wird definitiv bevorzugt. Es sei denn, harte Kriterien sprächen dagegen. Generell gilt, dass eine medizinische Ernährungstherapie bei kritisch kranken Patienten begonnen werden soll, sofern sie nicht innerhalb von 3 Tagen suffizient über den oralen Weg ernährt werden können. Der Beginn einer enteralen Ernährung sollte so früh wie möglich sein, sprich innerhalb der ersten 24–48 Stunden nach Aufnahme.

Eine die enterale Ernährung ergänzende parenterale Zufuhr (Supplemental Parenteral Nutrition, SPN) sollte bei Patienten mit einem zu erwartenden längeren Aufenthalt ab Tag 4 begonnen werden, sofern die weiter oben besprochenen Optimierungsmaßnahmen nicht den erwünschten Erfolg gezeigt haben und das angestrebte energetische Target nach 3 Tagen nicht einmal die Grenze von 60 % erreicht hat. Das bedeutet im Umkehrschluss, dass bei jenen Patienten, die keine Zeichen von Mangelernährung aufweisen und deren Bedarf durch eine enterale Ernährung nicht im gewünschten Umfang gedeckt werden kann, bei einem eher kurzfristigen Aufenthalt keine Indikation für eine supplementierende parenterale Ernährung gegeben ist. Liegt eine Mangelernährung vor, sollte diese allerdings unverzüglich begonnen werden. Bestehen Kontraindikationen für eine enterale Ernährung, sollte am Tag 1 eine parenterale Ernährung begonnen werden, die zunächst hypokalorisch startet, um anschließend unter engmaschiger Stoffwechselkontrolle stufenweise gesteigert zu werden.

27.3.3 Substrate

Kohlenhydrate

Zur Deckung des Energiebedarfs spielt Glukose eine dominante Rolle im Rahmen einer parenteralen Ernährung. Sie wird ubiquitär verwertet, besitzt eine hohe Umsatzrate, wirkt durch eine Stimulation der Insulinsekretion anabol und kann routinemäßig im klinischen Alltag mit einfachen und kostengünstigen Methoden überwacht werden.

Durch die parenterale Applikation von Glukose kann in bestimmten Situationen mit verminderter Glukoneogenese (z. B. eingeschränkte Leberfunktion) eine Hypoglykämie vermieden werden. Um dies sicherzustellen, sollte die exogene Zufuhr mindestens der Rate der normalen endogenen Glukoseproduktion von 2–3 g/kg KG/d entsprechen. Bei höherer Zufuhr nimmt der Anteil der unmittelbar oxidativ verwerteten Glukose in Relation zum Anteil an Glukose, der zu Fett umgewandelt und gespeichert wird, ab.

> **Hinweis für die Praxis**
>
> In der Regel werden 60 % der Nichteiweißenergie als Kohlenhydrate zugeführt, wobei 4 g/kg KG/d als Obergrenze gelten. Unter Berücksichtigung der besonderen Stoffwechselsituation der Patienten sollte die Zufuhr allerdings auf 3,0–3,5 g/kg KG/d begrenzt werden.

Zu beachten ist, dass bei kritisch Kranken auch durch höhere Zufuhrraten von exogenen Kohlenhydraten oder Lipiden die regelhaft ablaufende endogene Glukoseproduktion nicht bzw. nur marginal reduziert werden kann. In diesen Fällen ist das Risiko für eine Hyperglykämie besonders hoch. Aus diesem Grund sollte bei kritisch Kranken bzw. bei Patienten mit hohem Risiko für eine Hyperglykämie (beispielsweise bei Diabetes, Sepsis, Steroidtherapie) initial eine niedrigere Kohlenhydratzufuhrrate von 1–2 g/kg KG/d gewählt werden. Außerdem sollte beachtet werden, dass die Glukosetoleranz bei einer parenteralen Ernährung im Alter abnimmt.

Nebenwirkungen einer einseitigen bzw. zu hohen Kohlenhydratzufuhr

Bei einer den aktuellen Bedarf übersteigenden Kohlenhydratzufuhr können folgende Hyperglykämie-bedingte Komplikationen auftreten:

- Elektrolyt- und Flüssigkeitsimbalancen
- Deydratation
- erhöhte Anfälligkeit gegenüber Infektionen
- erhöhte Gerinnungsneigung mit Aktivierung von
  - Thrombozytenaggregation
  - Gerinnungsfaktoren
  - Fibrinogen, Plasminogen Activator Inhibitor 1 (PAI-1), Von-Willebrand-Faktor
- gestörte Wundheilung
- verringerte antibakterielle Funktion polymorphnukleärer Leukozyten bezüglich
  - Adhäsionskapazität
  - Chemotaxis
  - Phagozytose, Synthese von Superoxidradikalen

Abgesehen von diesen allgemeinen Nebenwirkungen einer zu hohen Kohlenhydratzufuhr kann es auch zu einem Anstieg der endogenen Kohlendioxidproduktion mit konsekutiver Belastung des Eliminationsorgans Lunge kommen. Bei länger dauernder Fehlapplikation kann sich eine Steatosis hepatis entwickeln. Besteht eine primäre Mangelernährung, kann eine Überforderung des Stoffwechsels mit zu hoher Kohlenhydratgabe eine Phosphatdepletion oder einen relativen Thiaminmangel auslösen.

Laborkontrollen

Die genannten Komplikationen sind weitgehend vermeidbar, wenn die Zufuhr sich an dem tatsächlichen Bedarf orientiert. Dies setzt regelmäßige Kontrollen der Serumglukosekonzentration sowie der entsprechenden renalen Ausscheidung, ergänzt durch ein Monitoring der Laktatkonzentration, der Serum-Kalium- und -Phosphat-Spiegel und der korrespondierenden renalen Verluste voraus.

Lipide

Während fehlender oder mangelnder Nahrungsaufnahme stellen die endogenen Fettreserven die Hauptenergiequelle für jeden, insbesondere aber für den kritisch kranken Patienten dar. Folglich werden im Fettgewebe die Triglyzeride in einem hohen Maße hydrolysiert, um freie Fettsäuren und Glyzerin in den intravasalen Raum abgeben zu können. Die Mobilisation freier Fettsäuren ist erheblich gesteigert, was zu einer Depletion der intrazellulären Triglyzeridspeicher führt. Dieser Prozess ist selbst durch Infusion von Kohlenhydraten nicht zu unterbinden. In den peripheren Geweben wird die oxidative Verwertung von freien Fettsäuren mit dem Ziel der Energiegewinnung gesteigert. Demgegenüber werden die freien Fettsäuren in der Leber entweder zu Ketonkörpern umgewandelt oder aber zu Triglyzeriden reverestert und als Very-Low-Density-Lipoproteine (VLDL) in das intravasale Gefäßsystem bei allerdings eingeschränkter Klärrate abgegeben. Die Plasmaspiegel der freien Fettsäuren sind proportional zur Schwere des Traumas gesteigert, und zwar in dem Ausmaß, wie die Produktion freier Fettsäuren deren Utilisation übersteigt.

Funktionen

Die Bedeutung von Fett im Rahmen einer totalen oder supplementierenden parenteralen Ernährung hat sich über die letzten Jahre hinweg stark gewandelt. Ordnete man Fettemulsionen früher eher die Rolle eines Energieträgers zu, sind inzwischen die nichtenergetischen Wirkungen stark in den Vordergrund getreten. Beides zusammen bedingt, dass moderne Fettemulsionen inzwischen fester Bestandteil von parenteralen Ernährungsregimen geworden sind.

Hinweis für die Praxis

Fette sind

- wichtiger Bestandteil von Zellwand- und Gewebestrukturen,
- Ausgangssubstrat für zahlreiche Syntheseprozesse,
- Träger essenzieller Fettsäuren sowie lebenswichtiger Vitamine und
- Präkursoren zahlreicher Prostaglandine.

Die Fettsäuren können nach dem Fehlen bzw. Vorhandensein sowie der unterschiedlichen Zahl von Doppelbindungen in gesättigte, einfach ungesättigte und mehrfach ungesättigte Fette unterteilt werden. Jede dieser Gruppen erfüllt im Stoffwechsel eine spezifische Rolle. Während den gesättigten Fettsäuren (mittel- oder langkettig) in erster Linie energetische Versorgungsaufgaben zukommen, werden den mehrfach ungesättigten Fettsäuren der Omega-3- und Omega-6-Familie besonders wichtige Struktur- und Funktionsaufgaben zugeordnet (▶ Tab. 27.2).

Fettemulsionen der 1. Generation, die im Wesentlichen auf Sojabohnen-Öl basierten und folglich nur langkettige Fettsäuren aus der Omega-6-Reihe enthielten, sollen wegen eines ungünstigen Wirkprofils nicht mehr zum Einsatz kommen (▶ Tab. 27.2). Empfohlen werden Emulsionen der 2. und 3. Generation (▶ Tab. 27.3). Zur 2. Generation zählen physikalische Mischemulsionen mit mittelkettigen Triglyzeriden (MCT) und langkettigen Triglyzeriden (LCT) sowie Emulsionen, die vornehmlich Olivenöl enthalten oder aber auf strukturierten Triglyzeriden aufgebaut sind.

Die jüngste, sprich 3. Generation, enthält neben MCT/LCT-Fetten die sogenannten Fischöle (Omega-3-Reihe) mit oder ohne Olivenölanteil. Von den Omega-3-Fetten erwartet man sich günstige Effekte mit Blick auf die inflammatorischen Prozesse. Mehrere Studien konnten zwischenzeitlich belegen, dass Omega-3-Fette den Peak bei den proinflammatorisch wirkenden Zytokinen wie IL-1, 6 und 8 sowie TNF-α abzufangen vermögen. Ihre Wirkung entfalten sie über die Synthese von Prostaglandinen, Thromboxanen und Leukotrienen, die in der Regel ein geringeres inflammatorisches Potenzial aufweisen als die entsprechenden Eicosanoide aus der Reihe der Omega-6-Fette. Zudem spielen in dem gesamten Netzwerk die erst kürzlich entdeckten neueren Lipidmediatoren wie Resolvine, Maresine, Lipoxine, Protectine und Nitrolipide eine wesentliche Rolle. Jüngste Metaanalysen und Studien bestätigen jedenfalls, dass Omega-3-Fettsäuren in der künstlichen Ernährung eine insgesamt geringere Infektionsrate bedingen und damit in der Regel ein kürzerer Intensivaufenthalt einhergeht [944].

IV

Tab. 27.2 Spezifische Stoffwechselaufgaben der einzelnen Fettsäureklassen.

Fettsäure	Energie	Struktur	Funktion
mittelkettige Fettsäuren	+++	0	0
langkettige Fettsäuren			
• gesättigt	++	++	(+)
• einfach ungesättigt	++	++	(+)
• mehrfach ungesättigt			
• Linolsäure oder Omega-6-Familie	0	+++	+++
• Linolensäure oder Omega-3-Familie	0	+++	+++

Tab. 27.3 Die verschiedenen Generationen der Fettemulsionen.

Konventionelle Fettemulsionen	Fettemulsionen mit einem reduzierten Gehalt an mehrfach ungesättigten Fettsäuren	Fettemulsionen mit einem speziellen Fettsäuremuster
• LCT • LCT mit Alpha-Tocopherol	• MCT/LCT • MCT/LCT mit Alpha-Tocopherol • Olivenöl-basierte Emulsionen • strukturierte Lipide	• MCT/LCT/Fischöl[1] • SMOF[2] • Fischöl

[1] *MCT/LCT/Fischöl = 50/40/10 %*
[2] *SMOF = Sojabohnenöl/MCT/Olivenöl/Fischöl = 30/30/25/15 %*
LCT: langkettige Triglyzeride; MCT: mittelkettige Triglyzeride

Kontraindikationen gegen eine parenterale Fettgabe

Kontraindikationen gegen eine parenterale Fettgabe sind aus isolierten Organinsuffizienzen allein nicht ableitbar. Vielmehr ist ein parenterales Fettangebot selbst bei akuter Pankreatitis und Niereninsuffizienz unter engmaschiger Kontrolle der Stoffwechselparameter sinnvoll. Kontraindiziert ist die Gabe von Fett, wie im Übrigen jede Form einer intravenösen Ernährung, bei einem durch Gewebeminderperfusion verursachten Sauerstoffmangel in der Peripherie.

Bei einer primären Fettstoffwechselstörung ist Fett nur zur Substitution essenzieller Fettsäuren zu applizieren. Nach Massivtransfusion und bei schweren Gerinnungsstörungen sollte unter dem Gesichtspunkt einer weitgehenden Entlastung des retikuloendothelialen Systems (RES) auf eine Fettzufuhr vorübergehend verzichtet werden.

Dosierungsempfehlung

Die Empfehlungen für die Dosierung von Fettemulsionen im Rahmen einer parenteralen Ernährung bewegen sich zwischen 0,8 und maximal 1,5 g/kg KG/d [934].

Begrenzende Parameter sind die Gesamtkalorienzufuhr einerseits und die Relation zwischen den Fett- und Kohlenhydratkalorien andererseits, die normalerweise 1:2 beträgt. Insbesondere bei kritisch Kranken mit eingeschränkter Verwertungsmöglichkeit für Kohlenhydrate bei gleichzeitig dominanter Energiegewinnung aus Fetten kann diese Relation auf eine Ratio von 1:1 verschoben werden.

Vorteile bietet ein derartiges Management u. a. bei Patienten mit einer akuten respiratorischen Insuffizienz, vor allem aber während der Weaning-Phase von Patienten mit vorbestehender chronisch obstruktiver Lungenerkrankung (COPD). Die Zufuhr nicht ernährungsbedingter Lipid-Kalorien (z. B. Sedierung mit Propofol) sollte bei der Berechnung der Lipid- als auch der Gesamtkalorienzufuhr berücksichtigt werden.

Aminosäuren

Die Deckung des Energiebedarfs ist eine vorrangige Aufgabe der parenteralen Ernährung. Ein weiteres wichtiges Ziel ist die strukturelle und funktionelle Aufrechterhaltung lebenswichtiger Organfunktionen. Einerseits soll der Proteinkatabolismus vermindert, andererseits sollen die Voraussetzungen für anabole Stoffwechselprozesse geschaffen werden. Die hierzu eingesetzten Aminosäuren gliedern sich in unentbehrliche, entbehrliche und bedingt entbehrliche Aminosäuren sowie Vorläufer von bedingt entbehrlichen Aminosäuren (▶ Tab. 27.4).

Mischlösungen

Derzeit werden im Rahmen einer parenteralen Ernährung kristalline Aminosäurenlösungen in Konzentrationen von 3,5–15 % eingesetzt (▶ Tab. 27.5). Festzuhalten ist, dass derzeit keine der kommerziell erhältlichen Lösungen bezüglich ihres Gehalts an unentbehrlichen und entbehrlichen Aminosäuren optimal konzipiert ist. Dies beruht einerseits auf der schlechten Löslichkeit einzelner Aminosäuren (Cystein, Tyrosin) und andererseits auf der fehlenden Stabilität in wässrigen Lösungen (z. B. Glutamin, das zu Pyroglutamat und Ammoniak zerfällt), sodass nicht jede beliebige Mischung konservierbar ist. Letztgenanntes Problem konnte durch

Tab. 27.4 Klassifikation der Aminosäuren (AS).

Unentbehrliche AS	Entbehrliche AS	Bedingt entbehrliche AS
• Isoleucin • Leucin • Lysin • Methionin • Phenylalanin • Threonin • Tryptophan • Valin	• Alanin • Asparaginsäure • Glutaminsäure • Glycin • Prolin	• Arginin (Glutamat-Aspartat) • Cystein (Methionin, Serin) • Glutamin • Histidin (Serin, Cholin) • Serin (Glutamat) • Tyrosin (Phenylalanin)

Tab. 27.5 Im Rahmen der parenteralen Ernährung verwendete Aminosäurenlösungen.

Aminosäurenkonzentration	Osmolarität (mosmol/l)
5 %	ca. 430
10 %	ca. 850
15 %	ca. 1300

die Entwicklung der Dipeptide gelöst werden, die entweder in Form von Komplettlösungen oder aber in Form von Supplementen eine Verbesserung der intravenösen Gabe der entsprechenden Aminosäuren in nennenswerten Mengen erlauben.

Hinweis für die Praxis

Bei ausgeglichenem Stoffwechselzustand und stabiler Organfunktion wird für erwachsene parenteral ernährte Patienten unabhängig von Alter und Geschlecht eine Aminosäurenzufuhr in Höhe von 0,8 g/kg KG/d empfohlen. Diese Dosierung muss bei entsprechenden Stoffwechselerfordernissen, wie sie typischerweise bei kritisch kranken Patienten anzutreffen sind, auf 1,2 g/kg KG/d angehoben werden [934]. Ist die Katabolie besonders stark ausgeprägt, sind schrittweise Steigerungen bis 2,0 g/kg KG/d möglich (z. B. bei Verbrennungspatienten). Um die optimale Utilisation der zugeführten Aminosäuren zu gewährleisten, muss gleichzeitig eine ausreichende Menge von Nicht-Protein-Energieträgern verabfolgt werden. Angestrebt wird ein Stickstoff-Kalorien-Verhältnis von 1 : 130 bis 1 : 170 (g N/kcal) bzw. 1 : 21 bis 1 : 27 (g AS/kcal).

Inwieweit die klassische Unterteilung in essenzielle und nichtessenzielle Aminosäuren für die klinische Ernährungstherapie noch Gültigkeit besitzt, ist Gegenstand aktueller Diskussionen. So weisen zahlreiche Untersuchungsergebnisse darauf hin, dass beim Erwachsenen einige der als nicht essenziell eingestuften Aminosäuren in bestimmten Krankheitssituationen als konditional essenziell einzustufen sind und somit exogen zugeführt werden müssen.

Glutamin

Bei Patienten nach großen operativen Eingriffen, Traumata, Verbrennungen, während einer Pankreatitis oder einer hochdosierten Chemotherapie kommt es als Ausdruck der Schwere der Katabolie zu einem massiven intrazellulären Glutaminmangel in der Muskulatur. Diese Freisetzung von Glutamin aus der Muskulatur, die ähnlich aus dem Lungengewebe zu beobachten ist, dient der Versorgung anderer Organe (Darm, Niere) sowie von Immunzellen mit eben dieser Aminosäure. Damit stellt Glutamin die wichtigste Aminosäure für den Stickstofftransport zwischen den verschiedenen Organen und Organsystemen dar.

Ungeachtet dieser pathophysiologischen Zusammenhänge bleiben die Empfehlungen für die parenterale Gabe von Glutamin in Form von Dipeptiden bei einzelnen Krankheitsbildern, wie beispielsweise der akuten Pankreatitis und bei Patienten nach Knochenmarktransplantation, eher kontrovers. Eine parenterale Glutamin-Pharmakotherapie kann bei Patienten erfolgen, die überwiegend parenteral ernährt werden müssen und bei denen kein schweres Leber-, Nieren- oder Multiorganversagen vorliegt. In dieser sehr speziellen Indikationsgruppe kann eine Glutamingabe in Höhe von 0,3–0,4 g/kg KG/d erwogen werden [934].

Arginin

Unterschiedliche Leitlinien kommen zu dem Schluss, dass zum gegenwärtigen Zeitpunkt die parenterale Gabe von Arginin bei kritisch Kranken nicht regelhaft zu empfehlen ist. Unabhängig von dieser Empfehlung wurden durchaus positive Effekte beobachtet. So wird angenommen, dass Arginin beim kritisch kranken Patienten eine günstige Wirkung auf die Funktion von Immunzellen und auf den Verlauf der Wundheilung hat. Arginin nimmt eine Schlüsselrolle in der Stickstoffhomöostase und bei der Bildung von Stickstoffmonoxid (NO) ein. Letztgenannter Effekt kann bei überschießender Freisetzung von NO auch negative Wirkungen entfalten. So kann es zu einer Steigerung der systemisch inflammatorischen Reaktion des Organismus kommen. Gleichzeitig sind negative ino- und chronotrope Effekte am Herzen, Gerinnungsstörungen sowie eine Gefäßdilatation mit unterschiedlicher Wirkung auf die Mikrozirkulation zu beobachten. Da letztendlich nicht absehbar ist, ob positive oder negative Effekte überwiegen, bleibt der Einsatz von Arginin nicht nur in der parenteralen Ernährung des kritisch Kranken weiterhin umstritten.

Applikation von Aminosäurenlösungen bei Organkomplikationen

► **Nierenversagen** Bei Patienten mit akutem Nierenversagen kommen extrakorporale Eliminationsverfahren zum Einsatz, die mit relevanten Verlusten von Aminosäuren einhergehen. Während einer CVVH (kontinuierliche venovenöse Hämofiltration) werden pro Liter Filtrationsvolumen 0,3 g Aminosäuren eliminiert, unter Dialyse etwa 1,5–2,0 g Aminosäuren/h und bei einer Peritonealdialyse 0,2–0,3 g/l Peritoneallösung. Diese Verluste sollte durch eine zusätzliche Gabe von 10–20 g Aminosäuren pro Tag kompensiert werden.

Im akuten Nierenversagen können verschiedene als nicht essenziell klassifizierte Aminosäuren essenziell werden. So sind die Bildung von Tyrosin und Cystein sowie die renale Ausschüttung von Arginin und Serin herabgesetzt. Da es sich hierbei um Aminosäuren handelt, die wichtige physiologische Funktionen entfalten können, enthalten moderne „Nephro-Lösungen“ ein Gemisch aus essenziellen und verschiedenen nicht essenziellen Aminosäuren.

► **Akutes Leberversagen** Bei einem akuten Leberversagen kommt es zu erheblichen Stoffwechselstörungen mit Hypoglykämie, Insulinresistenz, ausgeprägter Eiweißkatabolie, evtl. Hirnödem mit einer portosystemischen Enzephalopathie und Störungen des Elektrolyt- und Säure-Basen-Haushalts. Je ausgeprägter und intensiver die Störung des Leberstoffwechsels ist, umso zurückhaltender und differenzierter ist die parenterale Aminosäurengabe.

Hinweis für die Praxis

Ziele der Ernährungstherapie bei einem akuten Leberversagen sind die Vermeidung von Hypoglykämien, die mögliche Schadensbegrenzung und die Bereitstellung von Energie für die Leber. Letzteres erfolgt sinnvollerweise kombiniert mit Glukose und MCT/LCT-haltigen Fettemulsionen (Gesamtenergiezufuhr: 30–40 kcal/kg KG/d). Die Zufuhr von Aminosäuren bei einer Osmolalitätslücke > 15 mosmol/kg KG wird eher zurückhaltend sein, während bei einer Lücke > 10 mosmol/kg KG die Zufuhr langsam begonnen werden kann. Die Zufuhr von Aminosäuren kann mit sogenannten Leberlösungen mit einem hohen Anteil verzweigtkettiger Aminosäuren bis zu 0,8 bis maximal 1,2 g/kg KG/d gesteigert werden.

Mikronährstoffe

Immer dann, wenn ein Patient vollständig parenteral ernährt wird, ist die tägliche Gabe von Vitaminen und Spurenelementen zwingend zu empfehlen. Anders ist die Situation bei enteraler Ernährung zu sehen – hier ist eine entsprechende Supplementierung mit Mikronährstoffen nur dann erforderlich, wenn die tägliche Menge an enteraler Ernährung ein tägliches Volumen von 1500 ml einer Standardernährung (meist gleichbedeutend mit 1500 kcal) deutlich unterschreitet.

27.3.4 Monitoring

Unabhängig davon, ob es sich bei einem Ernährungsregime um ein rein enterales, ein parenterales oder ein kombiniert enteral/parenterales handelt, bedarf es grundsätzlich eines sorgfältigen Monitorings. Im besonderen Brennpunkt steht nach wie vor die Kontrolle des Blutzuckerspiegels, die sich allerdings nicht mehr an der Idee der sogenannten „tight-glucose-control“ orientiert. Aktuell wird ein Target-Bereich von 150–180 mg/dl empfohlen. Darüber hinaus gilt, es weitere Stoffwechselparameter und organbezogene Laborwerte zu kontrollieren wie auch den Flüssigkeitshaushalt und den allgemeinen klinischen Status des Patienten. Die Gesamtschau aller Daten muss in ein tägliches Re-Assessment des Ernährungsstatus des Patienten einfließen.

Literatur

▸ Enterale Ernährung

[918] Dorman AJ, Wejda B, Kahl S et al. Long-term results with a new introducer method with gastropexy for percutaneous endoscopic gastrostomy. Am J Gastroenterol 2006; 101: 1229–1234

[919] Gkolfakis P, ‚Arvanitakis M, Despott EJ et al. Endoscopic management of enteral tubes in adult patients -Part 2: Peri- and post-procedural management. European Society of Gastrointestinal Endoscopy (ESGE) Guideline. Endoscopy 2021; 53: 178–195

[920] Löser C, Keymling M. Praxis der enteralen Ernährung: Indikationen, Technik, Nachsorge. Stuttgart: Thieme; 2001

[921] Mondorf A, Amini C, Graf C et al. Risk factors and role of antibiotic prophylaxis for wound infections after percutaneous endoscopic gastrostomy. J Clin Med 2023; 12 (9): 3175

[922] NICE. Nutrition support in adults. NICE 2020, 1–18. Im Internet: http://pathways.nice.org.uk/pathways/nutrition-support-in-adults (Stand: 08.10.2024)

[923] Pirlich M, Zadák Z, Kent-Smitz L, Nyuasli I. Commercially prepared Diets for enteral Nutrition. In: Sobotka L, ed. Basics in clinical Nutrition. 5th ed. Prag: Galen; 2019: 307–314

[924] Pirlich M, Bodoky G, Kent-Smith L. Complications of enteral Nutrition. In: Sobotka L, ed. Basics in clinical Nutrition. 5th ed. Prag: Galen; 2019: 319–323

[925] Reignier J, Mercier E, Le Gaouge A et al. Effect of not monitoring residual gastric volume on risk of ventilator-associated pneumonia in adults receiving mechanical ventilation and early enteral feeding. J A Med Ass 2013; 309: 249–256

[926] Rohrer S, Dietrich JW. Das Refeeding-Syndrom – eine Literaturübersicht. Z Gastroenterol 2014; 52: 593–560

[927] Schnitker MA, Mattman PE, Bliss TL. A clinical study of malnutrition in Japanese prisoners of war. Ann Intern Med 1951; 35(1): 69–96

[928] Taylor S, Sayer K, Milne D et al. Integrated real-time imaging system, Iris, Kangaroo feeding tube: a guide to placement and image interpretation. BMJ Open Gastroenterolog 2021; 8 (1): e000768

[929] Valentini L, Volkert D, Schütz T et al. Leitlinie der Deutschen Gesellschaft für Ernährungsmedizin (DGEM): DGEM-Terminologie in der klinischen Ernährung. Aktuel Ernahrungsmed 2013; 38: 97–111

[930] Volkert D, Beck AM, Cederholm T et al. ESPEN guideline on clinical nutrition and hydration in geriatrics. Clin Nutr 2019; 338: 10–47

[931] Weimann A, Breitenstein S, Breuer JP et al. S 3-Leitlinie Klinische Ernährung in der Chirurgie der Deutschen Gesellschaft für Ernährungsmedizin (DGEM) in Zusammenarbeit mit der GESKES, der AKE, der DGG, DGAV, DGAI und der DGCH. Aktuel Ernahrungsmed 2023; 48(4): 237–290

▸ Parenterale Ernährung

[932] Adolph M. Parenterale Ernährungsstrategien. Therapeut Umschau 2014; 71: 163–169

[933] Doig S, Simpson F, Sweetman EA et al. Early parenteral nutrition in critically ill patients with short-term relative contraindications to early enteral nutrition: a randomized controlled trial. J Am Med Assoc 2013; 309: 2130–2138

[934] Elke G, Hartl H, Kreymann KG et al. Clinical Nutrition in Critical Care Medicine – Guideline of the German Society for Nutritional Medicine (DGEM). Clin Nutr ESPEN 2019; 33: 220–275

[935] Hartl WH, Parhofer KG, Kuppinger D et al. Besonderheiten der Überwachung bei künstlicher Ernährung. Aktuel Ernaehrungsmed 2013, 38: e90–e100

[936] Heidegger CP, Berger MM, Graf S et al. Optimization of energy provision with supplemental parenteral nutrition in critically ill patients: a randomized controlled clinical trial. Lancet 2013; 381: 385–393

[937] Heyland DK, Dhaliwal R, Jiang X et al. Identifying critically ill patients who benefit the most from nutrition therapy: the development and initial validation of a novel risk assessment tool. Crit Care 2011; 15: R268

[938] Heyland D, Muscedere J, Wischmeyer PE et al. Canadian Critical Care Trials Group. A randomized trial of glutamine and antioxidants in critically ill patients. N Engl J Med 2013; 368: 1489–1497

[939] Lidder P, Flanagan D, Fleming S et al. Combining enteral with parenteral nutrition to improve postoperative glucose control. Br J Nutr 2010; 103: 1635–1641

[940] Manzanares W, Langlois PL, Dhaliwal R et al. Intravenous fish oil emulsions in critically ill patients: an updated systematic review and meta-analysis. Crit Care 2015; 19:167–182

[941] Mühlebach S Practical aspects of multichamber bags for total parenteral nutrition. Curr Opin Clin Nutr Metab Care 2005; 8: 291–295

[942] Neusser S, Bitzer EM, Mieth I et al. Medizinische Wirksamkeit und Kosteneffektivität von Minocyclin/Rifampicin-beschichteten zentralvenösen Kathetern zur Prävention von Blutbahninfektionen bei Patienten in intensivmedizinischer Betreuung. Schriftenreihe Health Technol Assessment Bd. 123. Köln: DIMDI; 2012

[943] Pradelli L, Mayer K, Muscaritoli M et al. N-3 fatty acid-enriched parenteral nutrition regimens in elective surgical and ICU patients: a meta-analysis. Crit Care 2012; 16: R184

[944] Pradelli L, Mayer K, Klek S, Rosenthal MD et al. Omega-3 fatty acids in parenteral nutrition – A systematic review with network meta-analysis on clinical outcomes. Clin Nutr 2023; 42: 590–599

[945] Singer P, Pichard C. Parenteral nutrition is not the false route in ICU. Clin Nutr 2012; 31: 153–155

[946] van Zanten AR, Sztark F, Kaisers UX et al. High-protein enteral nutrition enriched with immune-modulating nutrients vs standard high-protein enteral nutrition and nosocomial infections in the ICU: a randomized clinical trial. J Am Med Assoc 2014; 312: 514–524

28 Ambulante enterale und parenterale Ernährung

S.C. Bischoff, A. Weimann

Das Wichtigste in Kürze
Heimenterale Ernährung (HEE) und heimparenterale Ernährung (HPE) sind medizinisch etablierte Verfahren zur langfristigen medizinischen Ernährungstherapie. Eine Indikation zur HEE bzw. HPE liegt vor, wenn der Patient nicht in der Lage ist, sich ausreichend oral bzw. enteral zu ernähren, keine anderen Gründe gegen eine Entlassung des Patienten aus dem Krankenhaus sprechen, die ärztliche Einschätzung einen mindestens 4-wöchigen Zeitraum für die HEE bzw. HPE erwarten lässt, der Patient die Maßnahme wünscht bzw. einverstanden ist und anzunehmen ist, dass durch die Maßnahme der Krankheitszustand oder die Lebensqualität verbessert bzw. erhalten wird. Die Indikation zur HEE bzw. HPE muss durch den behandelnden Arzt gestellt und sollte durch ein Ernährungsteam überprüft werden.

Keywords
Indikationen, Ernährungsteam, nasogastrale und nasojejunale Sonden, perkutane endoskopische Gastrostomie (PEG), perkutane sonografische Gastrostomie (PSG), perkutane endoskopische Jejunostomie (PEJ), Hickman-Broviak-Katheter, Groshong-Katheter, Portkatheter

28.1 Indikation und Ziele

Das Ziel einer medizinischen Ernährungstherapie ist die Sicherstellung einer ausreichenden Versorgung des Patienten mit Energie, Proteinen, Mikronährstoffen und Elektrolyten, um dessen ernährungsphysiologische Bedürfnisse zu gewährleisten. Bei einer medizinischen Ernährungstherapie, die länger als 4 Wochen dauert, sollte überprüft werden, ob diese Behandlung ambulant durchgeführt werden kann. Die Entwicklung der perkutanen endoskopischen Gastrostomie (PEG) zu Beginn der 1980er Jahre ermöglichte die weitflächige Etablierung der HEE. Erste Berichte über eine langfristige parenterale Ernährung im heimischen Umfeld wurden bereits 1970 von Shils et al. publiziert [959]. In den letzten 50 Jahren ist die Anwendung der HPE und vor allem der HEE stetig gestiegen.

28.1.1 Vorteile

Die Vorteile, die sich für den Patienten aus einer korrekt durchgeführten ambulanten enteralen oder parenteralen Ernährung ergeben, sind vielfältig. Je nach Grunderkrankung kann

- der Ernährungszustand verbessert oder gehalten werden,
- die Krankenhausverweildauer reduziert werden,
- der Patient schnell in sein privates und soziales Umfeld wieder eingegliedert werden,
- die Lebensqualität erhöht werden,
- die Morbidität bzw. Mortalität reduziert werden.

Auch aus gesundheitsökonomischer Sicht ist die ambulante parenterale oder enterale Ernährung positiv zu bewerten. Studien belegen, dass die Kosten einer HPE im Vergleich zu einer stationär durchgeführten Ernährungstherapie 50 % geringer sind, bei einer HEE liegt die Kostenersparnis bei bis zu 70 %.

28.1.2 Patientenauswahl

Für eine erfolgreiche Ernährungstherapie zu Hause ist die Auswahl der geeigneten Patienten entscheidend. Die Indikation zur HEE bzw. HPE umfasst die Indikation zur medizinischen Ernährungstherapie an sich sowie zusätzliche Kriterien, die in den Leitlinien der Deutschen Gesellschaft für Ernährungsmedizin (DGEM) zusammengefasst sind (s. u.). Die Indikation zur ambulanten enteralen oder parenteralen Ernährungstherapie kann nur vom Arzt gestellt werden, wobei ein Ernährungsteam, soweit möglich, in die Entscheidung mit eingebunden werden sollte. In Absprache mit dem Patienten und unter Berücksichtigung seiner Bedürfnisse wird eine geeignete Applikationsform ausgewählt.

> **Hinweis für die Praxis**
>
> **DGEM-Leitlinie: Indikation zur ambulanten enteralen und parenteralen Ernährung**
>
> Eine medizinische Ernährungstherapie im ambulanten Bereich soll durchgeführt werden, wenn entweder eine Mangelernährung nachgewiesen ist bzw. droht oder die orale Nahrungsaufnahme relevant eingeschränkt ist, und wenn es dadurch innerhalb der zu erwartenden Lebenszeit des Betroffenen zu einer relevanten Verschlechterung des Ernährungszustands, der Prognose oder der Lebensqualität kommt, und wenn solche Verschlechterungen nicht durch andere Maßnahmen (z. B. Behandlung der Grunderkrankung) behoben werden können. Die Indikation muss von einem Arzt gestellt werden.
>
> Bei Vorliegen einer chronischen Erkrankung, die mit einem erhöhten Risiko für Mangelernährung, Schluckstörung oder Appetitverlust assoziiert ist, sollte frühzeitig eine medizinische Ernährungstherapie im ambulanten Bereich erwogen werden.
>
> Eine medizinische Ernährungstherapie im ambulanten Bereich soll *nicht* durchgeführt werden, wenn die Lebenserwartung voraussichtlich geringer als 1 Monat ist, wenn die Maßnahme durch den Patienten oder dessen gesetzlichen Betreuer abgelehnt wird, wenn eine unzureichende Compliance zu erwarten ist oder wenn nicht überwindbare organisatorische bzw. logistische Einschränkungen bestehen.
>
> Beim absehbaren Übergang aus der Palliativsituation in die Sterbephase sollen Therapieziele der künstlichen Ernährungstherapie im Sinne der Symptomkontrolle neu definiert werden. Die Entscheidung bezüglich der Fortsetzung bzw. der Beendigung der medizinischen Ernährungstherapie soll der betreuende Arzt gemeinsam mit dem Patienten und den Angehörigen nach den Grundsätzen der deutschen Bundesärztekammer treffen [952].
>
> Die Indikation für die Fortsetzung der HEE und HPE sollte in regelmäßigen Abständen überprüft werden. Das zeitliche Intervall für diese Überprüfung ergibt sich aus der Art der Grunderkrankung und deren Verlauf [947].

28.1.3 Vorbereitung

In der Regel wird eine HEE bzw. HPE bei stationären Patienten vor Entlassung oder bei Patienten in Pflegeeinrichtungen eingeleitet; in Einzelfällen kann eine HEE oder HPE auch beim ambulanten Patienten ohne vorherigen stationären Aufenthalt notwendig werden. Die Aufklärung und die Schulung der Patienten, der Angehörigen bzw. seiner gesetzlichen Vertreter sind während des stationären Aufenthalts für den Therapieerfolg entscheidend. Vor der Entlassung aus dem Krankenhaus erfolgt die Organisation der HEE bzw. HPE idealerweise durch das Ernährungsteam des Krankenhauses oder durch ein ambulant tätiges Ernährungsteam.

> **Hinweis für die Praxis**
>
> Checkliste für die geplante medizinische Ernährungstherapie zu Hause:
>
> - Bestätigung der Indikation
> - Information, Aufklärung und Einwilligung des Patienten bzw. seiner Angehörigen
> - Festlegung der Substrate und Infusionslösungen, Erstellen einer Rezeptur
> - Logistik: Klärung von Kostenübernahme, Beauftragung der ambulanten Partner
> - Schulung des Patienten bzw. seiner Angehörigen
> - Organisation des Monitorings im Verlauf

28.2 Schulung des Patienten und Überleitung

Für eine erfolgreiche ambulante Ernährungstherapie ist eine umfassende Einweisung des Patienten bzw. seiner ihn versorgenden Angehörigen unerlässlich. Ziel der Schulung ist, dass die Therapie sicher, einfach und effizient im heimischen Umfeld erfolgt. Der Patient oder seine Angehörigen werden schrittweise im Hinblick auf die medizinische Ernährungstherapie vorbereitet und geschult. Hierbei kommen schriftliche Informationen wie auch praktische Demonstrationen zur Anwendung. Die Schulung kann besonders bei HPE bis zu 14 Tage in Anspruch nehmen.

Das Schulungsprogramm für **heimenteral ernährte Patienten** umfasst:

- Beratung und Information zum Ernährungsregime:
  - Grundlagen der Verdauungsphysiologie und der enteralen Ernährung
  - Zusammensetzung der Sondenkost
  - Art und Dauer der Applikation
  - Applikationstechnik
  - Sondensysteme
- Beratung und Information zur Pflege der Sonden:
  - Hygiene
  - Verbandwechsel
  - Spülung der Sonden
  - Gabe von Medikamenten
- Komplikationen:
  - Maßnahmen zur Vermeidung
  - Maßnahmen bei eingetretenen Komplikationen
- Selbstmonitoring:
  - Inspektion der Sondeneintrittsstelle
  - Gewichtsverlauf
  - Einfuhr und Ausfuhr von Flüssigkeit

Das Schulungsprogramm für **heimparenteral ernährte Patienten** beinhaltet:

- Beratung und Information zum Ernährungsregime:
  - Grundlagen der parenteralen Ernährung
  - Zusammensetzung und Lagerung der Infusionslösungen
  - Applikationstechnik
  - Kathetertypen
- Beratung und Information zur Durchführung der Ernährung:
  - aseptisches Arbeiten
  - Vorbereitung der Infusionslösungen
  - Vorbereitung der Additiva
  - Anschluss und Abschluss der Infusion
  - Technik der Infusionspumpe
  - Katheterpflege und -reinigung
  - Verbandwechsel
- Selbstmonitoring:
  - Inspektion der Kathetereintrittsstelle
  - Gewichtsverlauf
  - Körpertemperatur
  - Urinausscheidung/Stuhlgang
- Komplikationen:
  - Vermeidung
  - Maßnahmen

Hinweis für die Praxis

Umgang mit Infusionspumpen

Zur HEE **kann** bei gastraler Sondenlage und Unverträglichkeit der Bolusernährung bzw. der kontinuierlichen Schwerkrafternährung eine kontinuierliche Pumpenapplikation verwendet werden. Bei jejunaler Sondenlage und bei Verwendung mobiler Systeme **soll** die Applikation der Sondenkost kontinuierlich mittels Pumpe erfolgen.

Die HPE sollte günstigerweise per Tropfenzähler oder mithilfe automatischer Infusionspumpen appliziert werden.

Der Patient kann nach erfolgreicher Einweisung in die entsprechende Ernährungsform aus dem Krankenhaus entlassen werden. Im heimischen Umfeld muss direkt mit der Ernährungstherapie begonnen sowie der Patient durch die ambulante Betreuung versorgt und weiter geschult werden.

28.3 Indikationen und Durchführung

Verschiedene Grunderkrankungen bedingen den Einsatz enteraler bzw. parenteraler Ernährung. Die HPE wird typischerweise bei chronischen gastroenterologischen Erkrankungen notwendig, die mit einem wesentlichen Verlust der Darmfunktion einhergehen (▶ Abb. 28.1). In Europa sind Krebserkrankungen die häufigste Ursache einer parenteralen Ernährung im heimischen Umfeld, gefolgt von chronisch entzündlichen Darmerkrankungen. Die HEE findet vor allem bei Patienten mit anhaltenden Schluckstörungen und anderen Ursachen krankheitsbedingter Mangelernährung auf dem Boden von onkologischen oder neurologischen Erkrankungen Anwendung (▶ Tab. 28.1).

Liegt eine Indikation zur ambulanten enteralen oder parenteralen Ernährung vor, legt das Ernährungsteam die entsprechenden Diäten bzw. Substrate und die Applikationstechniken fest.

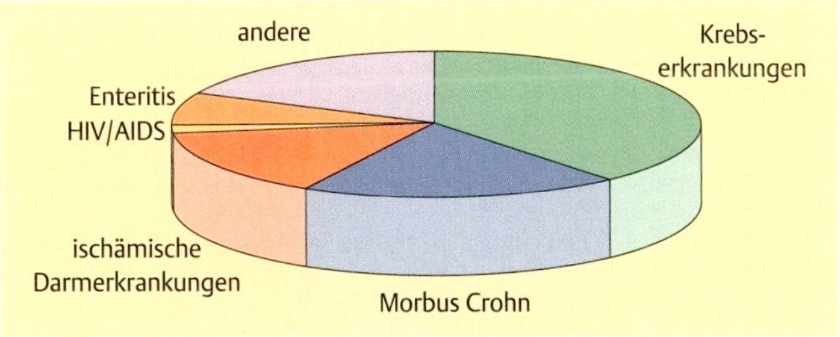

Abb. 28.1 Primärerkrankungen, die den Einsatz ambulanter parenteraler Ernährung in Europa bedingen [948].

Tab. 28.1 Krankheitsbilder, die in Europa zur heimenteralen Ernährung führen [956].

Erkrankung	Anteil der heimenteral ernährten Patienten (%)
neurologische Erkrankungen	44,3
Tumorerkrankungen HNO, Mund-Kiefer-Gesichtschirurgie	30,2
gastroenterologische Erkrankungen	10,6
geriatrische Erkrankungen	7,2
HIV/AIDS	0,7
andere	6,8

> **Hinweis für die Praxis**
> Die künstliche Ernährung zuhause sollte bevorzugt über den Gastrointestinaltrakt erfolgen. Nur wenn eine enterale Ernährung nicht zu realisieren ist, werden parenterale Ernährungsmaßnahmen eingeleitet.

28.3.1 Enterale Ernährung

Sondentyp und Applikationsort

Die Auswahl des Sondentyps und des Applikationsorts bei einer enteralen Ernährungstherapie (▶ Abb. 28.2) wird durch die voraussichtliche Dauer der Ernährungsbehandlung, die gastrointestinale Motilität und Funktion sowie die Adhärenz des Patienten beeinflusst. Am häufigsten erfolgt die enterale Ernährung über den Magen. Nur wenn dies aus medizinischen Gründen nicht möglich ist, wird die Sonde im Jejunum platziert.

Eine kurzzeitige enterale Ernährung wird mithilfe von nasogastralen bzw. nasojejunalen Sonden durchgeführt. Bei einer längerfristigen enteralen Ernährungsbehandlung ist die Anlage einer perkutanen endoskopischen Gastrostomie (PEG, ▶ Abb. 28.3), einer perkutanen sonografischen Gastrostomie (PSG, ▶ Abb. 28.4) bzw. einer perkutanen endoskopischen Jejunostomie (PEJ), je nach Funktion des Gastrointestinaltrakts, empfehlenswert.

> **Hinweis für die Praxis**
> Bei längerfristiger HEE ist die PEG/PSG bzw. die PEJ den nasalen Sonden grundsätzlich vorzuziehen, weil letztere im Verlauf meist dislozieren und mit einer erhöhten Gefahr von Reflux sowie Aspiration verbunden sind. Die PEG sollte gegenüber den herkömmlichen chirurgischen Gastrostomieverfahren vor allem aufgrund der niedrigeren Komplikationsrate bevorzugt werden.

Auch aus kosmetischen Gründen bevorzugen die meisten Patienten die perkutane Applikation. Bei Patienten mit erhöhtem Aspirationsrisiko ist eine Jejunostomie der Gastrostomie vorzuziehen.

Sondenpflege

Die neuen Leitlinien der DGEM geben dazu folgende Empfehlung: Die Sondeneintrittsstelle sollte regelmäßig und sorgfältig beobachtet, wie eine Wunde behandelt und in den ersten 5–7 Tagen unter aseptischen Bedingungen verbunden werden. Bei abgeheilter Wunde und reizlosen Wundverhältnissen kann der Verbandswechsel 2-mal wö-

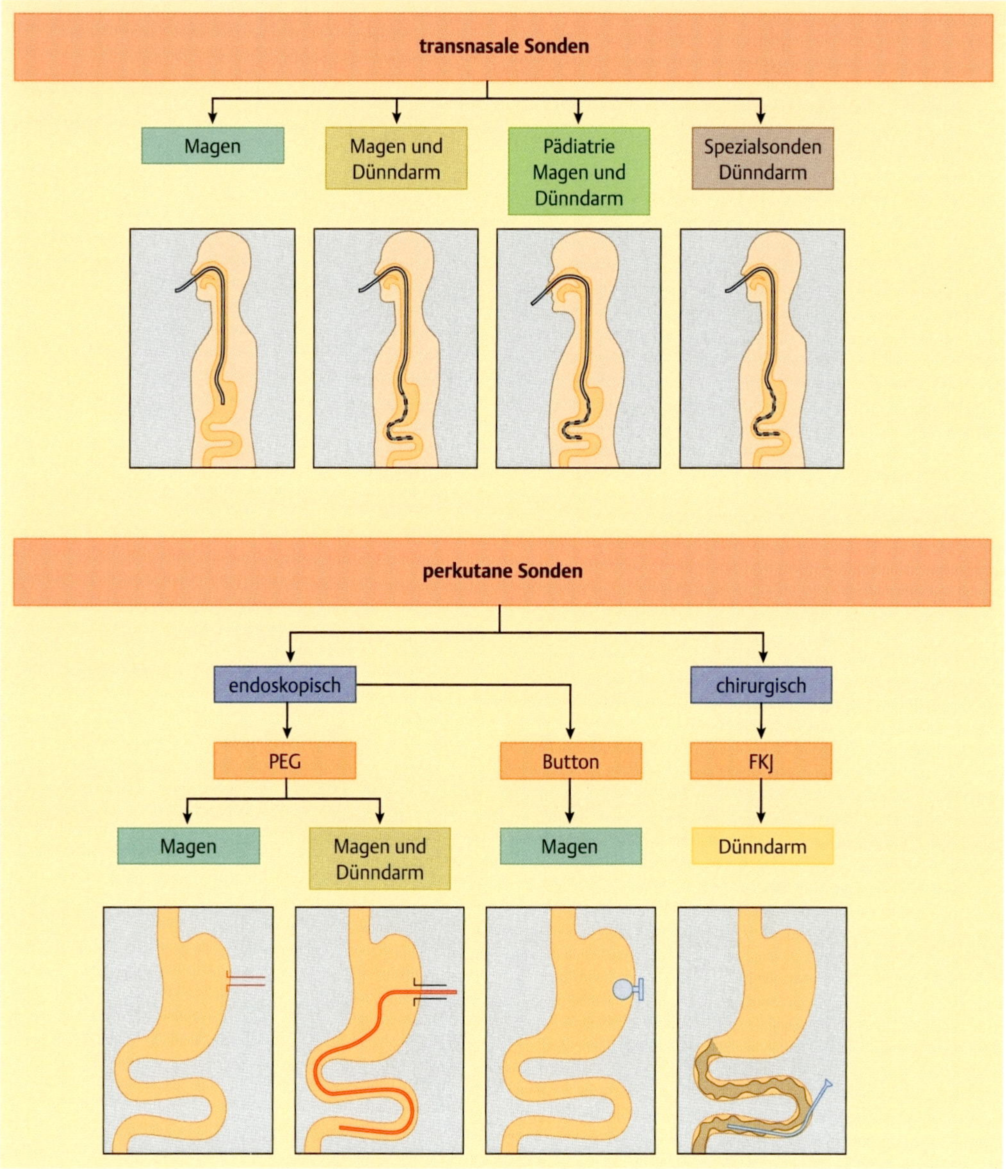

Abb. 28.2 Zugangswege für die enterale Ernährung. FKJ: Feinnadelkatheter-Jejunostomie; PEG: perkutane endoskopische Gastrostomie.

chentlich erfolgen oder – im Ermessen des Arztes – ganz auf einen Verband verzichtet werden.

Die PEG-Sonde wird anfänglich adaptiert an die Bauchwand mit geringem Spiel fixiert. Im Verlauf sollte sie regelmäßig mobilisiert werden. Bei der Fixierung der äußeren Halteplatte sollte auf das Niveau zur Haut geachtet werden, das bei der Anlage erreicht wurde.

Hinweis für die Praxis

Eine jejunale PEG-Sonde und „RIG-Sonden“ dürfen nicht mobilisiert werden.

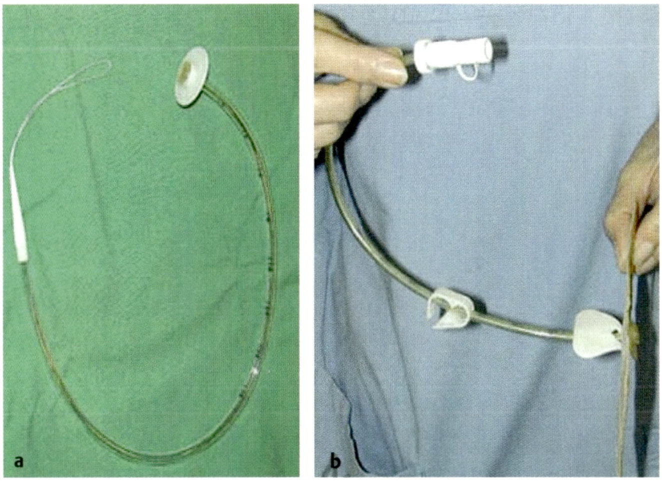

Abb. 28.3 Perkutane endoskopische Gastrostomie (PEG).
a Sonde.
b Sonde nach der Platzierung (die Bauchwand wird durch einen Pappkarton symbolisiert).

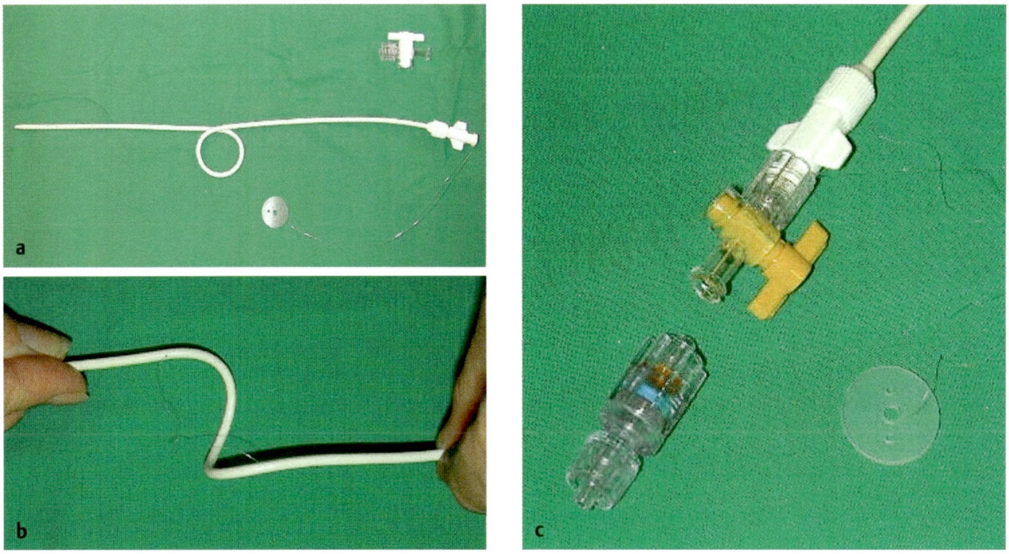

Abb. 28.4 Perkutane sonografische Gastrostomie (PSG).
a Sonde.
b Öffnung der Fixierungsschlaufe, die durch einen Faden gehalten wird.
c Ende des Fadens, der die Fixierungsschlaufe hält, nachdem er um den Katheter gewickelt und dort fixiert wurde.

Mit der enteralen Ernährung kann bereits wenige Stunden nach Anlage einer PEG begonnen werden. Wie sich gezeigt hat, treten bei Beginn der Sondenernährung innerhalb von 4 Stunden nach Anlage nicht mehr Komplikationen auf als bei einem verzögerten Start nach 6–12 Stunden oder in den Folgetagen. Ist die Sondenanlage problemlos erfolgt, kann die Sondenernährung bereits 3 Stunden danach ohne erhöhtes Risiko beginnen. Dabei sollte der Kostaufbau stufenweise über 3–7 Tage erfolgen, mit einer adäquaten Flüssigkeitsmenge (30–40 ml/kg KG/d) und Ballaststoffzufuhr. Dadurch können häufige Frühkomplikationen wie Erbrechen oder Diarrhöen weitgehend vermieden werden.

Zur Vermeidung von Sondenkomplikationen sollte die Ernährungssonde für die HEE vor und nach Gebrauch gründlich mit frischem Leitungswasser gespült werden. Dies gilt besonders auch vor und nach Applikation von Medikamenten über die Sonde, was grundsätzlich nur bei fehlenden Alternativen erfolgen sollte und bei festen Arzneiformen eine geeignete Vorbehandlung derselben erfordert. Bei längerem Nichtgebrauch einer Sonde sollte sie in der Regel 2-mal täglich mit frischem Leitungswasser gespült werden.

Substrate und Verabreichungsart

Bei der Auswahl des Substrats für die HEE sollten folgende Aspekte berücksichtigt werden:

- gastrointestinale Funktion
- Volumenbedarf
- Sondenlage
- krankheitsspezifische Aspekte

Patienten mit intaktem Gastrointestinaltrakt sollten in der Regel mit iso- oder hochkalorischen hochmolekularen Standarddiäten versorgt werden. Sofern keine Kontraindikationen bestehen, sollten Produkte mit Ballaststoffen/Nahrungsfasern verabreicht werden.

Bei Patienten mit erkrankungsbedingter Einschränkung der Digestions- oder Absorptionsfähigkeit kann bei Unverträglichkeit der Standardnahrung eine niedermolekulare Sondenkost verwendet werden. Bei hepatischer Enzephalopathie oder hochgradig eingeschränkter Nierenfunktion sollte eine speziell adaptierte Sondennahrung für die HEE erwogen werden.

Neben der Auswahl des geeigneten Substrats (abhängig von den absorptiven Möglichkeiten des Gastrointestinaltrakts) ist für eine erfolgreiche HEE die Vorgehensweise bei der Verabreichung der Sondenkost ausschlaggebend. Möglich sind eine kontinuierliche – ohne Ernährungspausen – und eine intermittierende – mit nahrungsfreien Intervallen – Ernährung. In jedem Fall ist darauf zu achten, dass die Sondennahrung bis zu ihrer Verwendung entsprechend gekühlt wird.

Enterale Ernährungsprodukte können nach Öffnung der Verpackung bei Raumtemperatur innerhalb von 8 Stunden, bei Aufbewahrung im Kühlschrank innerhalb von 24 Stunden verwendet werden und während der Applikation bis zu 24 Stunden ohne Kühlung am Infusionsständer verbleiben. Enterale Sondenkost sollte zimmerwarm verabreicht werden. Bei pumpengesteuerter Nahrungszufuhr mit niedriger Laufrate (bis 70 ml/h) kann auch kühlschrankkalte Sondenkost verwendet werden, da diese sich während der Infusion im Überleitsystem an die Raumtemperatur anpasst. Bei Nahrungspausen von mehr als 4 Stunden kann das gesamte System (inklusive Überleitgerät) in den Kühlschrank gestellt werden.

Hinweis für die Praxis

Zur HEE kann bei gastraler Sondenlage und Unverträglichkeit der Bolusernährung bzw. der kontinuierlichen Schwerkrafternährung eine kontinuierliche Pumpenapplikation verwendet werden.

Bei jejunaler Sondenlage und bei Verwendung mobiler Systeme sollte die Applikation der Sondenkost kontinuierlich mittels Pumpe erfolgen. Dies gewährleistet eine sichere, langsame und kontinuierliche Verabreichung.

28.3.2 Parenterale Ernährung

Die parenterale Ernährung sollte nur dann zur Anwendung kommen, wenn eine Ernährung über den Gastrointestinaltrakt aufgrund von Funktionsstörungen nicht sicher möglich ist, der Zugriff auf diesen nicht zu realisieren ist oder eine orale bzw. enterale Ernährung eine vorliegende gastrointestinale Dysfunktion verschlimmern würde.

Kathetertyp und Zugangsweg

Die Auswahl des Kathetertyps, die Zugangstechnik und die Katheterposition sind abhängig von der voraussichtlichen Dauer der parenteralen Ernährung (▶ Abb. 28.5). Die ambulante parenterale Ernährung erfolgt in der Regel über einen zentralvenösen Zugangsweg. Für den Patienten sollte der Zugang gut zugänglich und leicht zu pflegen sein.

In Abhängigkeit der voraussichtlichen Dauer der HPE sollten der Kathetertyp, die Zugangstechnik und die Katheterposition mit dem geringsten Komplikationsrisiko (z. B. Infektionen) gewählt werden. Für die mittelfristige Therapie (1–3 Monate) können peripher eingeführte zentralvenöse Katheter (PICC-Line) zum Einsatz kommen.

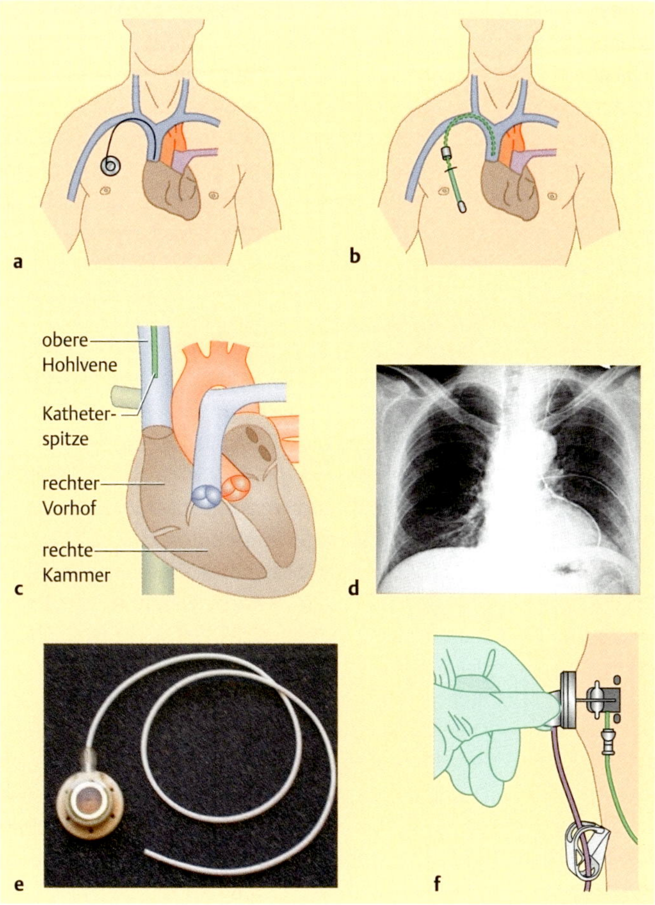

Abb. 28.5 Parenterale Ernährung. Platzierung des Katheters.

- **a** Platzierung des komplett implantierten Katheters (Port).
- **b** Platzierung des getunnelt implantierten Katheters (Hickman, Broviac, Groshong).
- **c** Korrekte Lage des Katheters in der oberen Hohlvene vor dem rechten Vorhof.
- **d** Fehllage des Katheters im Röntgenbild.
- **e** Portkatheter vor der Platzierung.
- **f** Transkutane Punktion der Portkammer mit Spezialnadel.

Für die Langzeit-HPE empfiehlt sich die Verwendung von subkutan tunnelierten Kathetern (▸ Abb. 28.5b) oder implantierten Portsystemen (▸ Abb. 28.5e, ▸ Abb. 28.5a). Bewährt haben sich beispielsweise tunnelierte Hickman-Broviak-Katheter sowie Groshong-Katheter (mit extrakorporalem Segment). Bei ausschließlicher Verwendung für die HPE sind die direkten getunnelten Zugänge (Hickman-Broviak-Katheter, Groshong-Katheter) zu bevorzugen, weil diese Systeme lokal etwas geringere Komplikationsraten gegenüber dem Port aufweisen. Wenn der Patient allerdings bereits einen Port hat (z. B. wegen einer vorangegangenen oder parallel laufenden Chemotherapie) oder diesen ausdrücklich wünscht (weil er kosmetisch akzeptabler erscheint), kann die HPE auch über einen Port erfolgen.

Katheterposition und -aufbau

Die Spitze des zentralvenösen Katheters wird in der oberen Hohlvene platziert (▸ Abb. 28.5c). Die korrekte Position der Katheterspitze unmittelbar vor der Einmündung der V. cava sollte dokumentiert werden (▸ Abb. 28.5d). Hickman-Broviak- und Groshong-Katheter werden in die unterhalb des Schlüsselbeins gelegene V. subclavia oder in die V. jugularis gelegt. Die Platzierung in der V. subclavia ist aus infektiologischer Sicht der in der V. jugularis vorzuziehen. Der Vorteil dieser Kathetertypen ist, dass die Strecke zwischen der Austrittsstelle aus der Haut und der Venenpunktionsstelle subkutan verläuft, wodurch das Risiko von aufsteigenden Infektionen sinkt.

Der Katheter besteht aus 3 Abschnitten: einem intravasalen, einem subkutanen und einem extrakorporalen. Die Drakonmanschette am subkutanen Teil dient der Fixierung des Katheters. Die Manschette, eine aus Kunstfasern bestehende Polyestermuffe, verwächst nach 2–3 Wochen mit dem Bindegewebe der Unterhaut. Die unterhalb des Schlüsselbeins gelegene Austrittstelle kann der Patient selbständig pflegen und kontrollieren.

Beim total subkutan implantierten Portkatheter fehlen die extrakorporalen Teile, sodass sich die Infektionsgefahr verringert. Andererseits muss der Portkatheter zur Benutzung mit einer speziellen Portnadel punktiert werden (▸ Abb. 28.5f), was die Infektionsgefahr erhöht und streng aseptische Kautelen (sterile Handschuhe, Mundschutz, steriler Arbeitsplatz etc.) erfordert.

Bei der HPE über ein Portsystem sollte die Portnadel bei täglicher parenteraler Ernährung alle 3–7 Tage gewechselt werden.

Hinweis für die Praxis

Auch wenn eine HPE grundsätzlich per Tropfenzähler appliziert werden kann, sollten möglichst automatische Infusionspumpen zum Einsatz kommen. Dies trägt dazu bei, Hyperglykämien zu vermeiden und eine längere Laufzeit sicherzustellen.

Mobile Patienten, die die künstliche Ernährung nicht nur über Nacht applizieren (z. B. wegen zu langer Laufzeit oder bei Aspirationsgefahr bei gastraler Ernährung), können mit einem mobilen System (Rucksack oder Gürteltasche mit Infusionspumpe bzw. enteraler Ernährungspumpe) ausgerüstet werden.

Nach Benutzung müssen alle Kathetersysteme sorgfältig gespült werden, um eine Verstopfung zu vermeiden und die Infektionsgefahr zu minimieren. Die Spülung erfolgt mit physiologischer Kochsalzlösung (0,9 %), ein sicherer Vorteil antibiotischer oder antiseptischer Lösungen zur Nachspülung ist nicht belegt.

Katheterpflege

Die Pflege der Zugangswege bei HEE und HPE sollte durch geschultes Pflegefachpersonal gemäß den evidenzbasierten Richtlinien und Pflegestandards durchgeführt werden, um eine hohe Hygienequalität zu erreichen. Um das Risiko für Komplikationen zu reduzieren, sollte ein Pflegestandard implementiert, die Pflegenden geschult und die Katheterpflege dokumentiert werden.

Nach den neuen Leitlinien der DGEM soll die Durchführung eines Verbandwechsels an einem zentralen Venenkatheter unter der Voraussetzung ausreichender Händehygiene und aseptischer Arbeitsweise erfolgen. Zur Desinfektion der Kathetereintrittsstelle sollen chlorhexidinhaltige Mittel verwendet werden.

Substrate

Die Substrate für die parenterale Ernährung können einzeln verabreicht, als Kombinationspräparat in Form von Kohlenhydrat-Aminosäuren-Gemischen mit separater Fettzufuhr appliziert oder als sogenannte Komplettlösungen gegeben werden. Bei der HPE hat sich die Anwendung von Komplettlösungen bewährt. Die Substrate (Kohlenhydrate, Fette, Aminosäuren, Elektrolyte, Mikronährstoffe) werden vor ihrer Gabe zu einer „All-in-One"(AIO)-Lösung entsprechend einer individuell erstellten Rezeptur unter sterilen Bedingungen (Laminar Air Flow) in einem Behälter gemischt, wobei die anerkannten pharmazeutischen Regeln und regulatorischen Anforderungen zu beachten sind. Alternativ werden zahlreiche industriell gefertigte Zweikammerbeutel (enthalten Aminosäuren und Glukose) oder Dreikammerbeutel (enthalten Fette, Aminosäuren und Glukose) angeboten, die unterschiedliche Substratkonzentrationen, Osmolaritäten und Volumina aufweisen.

Spurenelemente und/oder Vitamin-Kombinationspräparate sind integraler Bestandteil einer parenteralen Ernährung und können zu AIO-Nährmischungen zugespritzt werden, wenn die aseptische Zugabe, Kompatibilität sowie Stabilität gewährleistet und dokumentiert sind.

Parallel zur HPE sollte eine zumindest minimale enterale Nahrungszufuhr (10–20 ml Substrat/h) angestrebt werden, um das Risiko von Komplikationen unter HPE zu reduzieren. Bei Cholestase unter HPE kann mit Ursodeoxycholsäure behandelt werden. Die Glukosezufuhr unter HPE sollte beim Erwachsenen 2–4 g/kg KG/d betragen. Eine höhere Zufuhr als 4 g/kg KG/d kann beim Erwachsenen nicht empfohlen werden, da ein erhöhtes Komplikationsrisiko, z. B. hinsichtlich Infektionsrate oder Leberschädigung, besteht. Zur Prophylaxe und Therapie einer Osteomalazie und Osteoporose unter HPE wird eine optimierte Kalzium-, Phosphat- und Vitamin-D-Zufuhr empfohlen. Zur Therapie einer verminderten Knochendichte unter HPE sollten Bisphosphonate eingesetzt werden.

AIO-Nährmischungen oder Ernährungsprodukte zur HPE sollten aufgrund der komplexen Interaktionsmöglichkeiten in der Regel nicht als Träger für Medikamente verwendet werden. Wenn in Ausnahmefällen Medikamentenzusätze notwendig sind, ist eine Dokumentation der Stabilität und Wirksamkeit zu empfehlen.

> **Hinweis für die Praxis**
> AIO-Ernährungsprodukte zur HPE sollten bei 2–8 °C gelagert, bei Raumtemperatur verwendet und innerhalb von 24 Stunden infundiert werden. Infusionssysteme, die für HPE genutzt werden, sollten alle 24 Stunden gewechselt werden.

Kontinuierliche und zyklische Infusion

Die parenterale Ernährung wird als kontinuierliche Infusion (z. B. über 24 Stunden) oder als zyklische Infusion (z. B. über Nacht oder jeden zweiten Tag) verabreicht. Für Patienten, die über einen langen Zeitraum eine parenterale Ernährung erhalten, hat sich die zyklische Darreichungsform bewährt, denn sie ermöglicht den Betroffenen eine größere Bewegungsfreiheit und Unabhängigkeit. Die parenterale Ernährung ist mithilfe geeigneter Pumpen und entsprechender Infusionssysteme auch ohne Bewegungseinschränkung des Patienten möglich.

28.4 Monitoring und Komplikationen

28.4.1 Kontrollen und Dokumentation

Die HEE und HPE sollten standardisiert und koordiniert möglichst durch ein interdisziplinäres Ernährungsteam erfolgen, weil dadurch die Qualität der Maßnahmen erhöht, die Komplikationsraten reduziert und somit ein entscheidender Beitrag zur Verbesserung der Lebensqualität der Patienten und zur Kosteneffizienz der Maßnahmen erreicht werden kann. Die Beauftragung zur Mitbehandlung durch ein interdisziplinäres Ernährungsteam sollte durch den behandelnden Arzt (Krankenhausarzt oder ambulant tätiger Arzt) erfolgen und in Zusammenarbeit mit dem zuständigen Hausarzt fortgesetzt werden.

Der Patient kann sich die Nährlösungen nach adäquater Schulung selbst an- und abhängen, was ihm eine zeitliche Unabhängigkeit vom Fachpersonal ermöglicht und zur Verbesserung seiner Lebensqualität beiträgt.

Obwohl die ambulante Ernährungstherapie den Patienten möglichst viel Selbstverantwortung und Unabhängigkeit ermöglicht, müssen regelmäßige ärztliche Kontrollen durchgeführt werden. Dadurch können ernährungsbedingte Komplikationen und Kosten gesenkt werden. Die Häufigkeit der Kontrollen richtet sich nach der Grunderkrankung und dem Ernährungszustand des Patienten. Allgemein gilt, dass zu Beginn einer künstlichen Ernährung die Kontrollen häufiger erfolgen sollten (▸ Tab. 28.2).

Das ambulante Ernährungsteam bzw. ein auf diesem Gebiet ausgebildeter Arzt überwachen die Effizienz der Ernährungstherapie bezogen auf spezifische, zu Beginn der Therapie definierte Endpunkte. Die Definition der Endpunkte erfolgt in Abhängigkeit von der Primärerkrankung, der klinischen Situation und Stoffwechsellage, den Kapazitäten und Möglichkeiten der ambulanten Pflegekräfte und den Wünschen des Patienten. Neben der Verbesserung und des Erhalts des Ernährungsstatus sind mögliche Therapieziele die Steigerung der Lebensqualität, der Therapietoleranz einer Chemotherapie oder die Vermeidung von stationärer Behandlung. Durch regelmäßige Kontrollen wird gewährleistet, dass

- Mangelzustände frühzeitig erkannt werden,
- eine auf den Bedarf des Patienten angepasste Ernährung verabreicht wird,
- die Effizienz der Ernährungstherapie erfasst wird und
- Komplikationen vermieden bzw. frühzeitig erkannt und behoben werden können.

IV

Tab. 28.2 Praktische Vorschläge zur Überwachung bei Patienten mit HEE oder HPE gemäß der AWMF-Leitlinie [947].

Parameter	Frequenz		Zuständigkeit
	HEE	**HPE**	
Allgemeinzustand, Körpertemperatur	1–2 Mal wöchentlich, ab dem 2. Monat 1–2 Mal monatlich bei stabilem Zustand	Täglich, wenn instabil; 1–2 Mal wöchentlich bei stabilem Zustand	Pflegefachkraft bzw. Patient oder Betreuer, bei Problemen Hausarzt
Körpergewicht/BMI	Monatlich	1–2 Mal wöchentlich bei instabilem Zustand, sonst monatlich	Pflegefachkraft bzw. Patient oder Betreuer
Proteinstatus (Oberarmumfang, Muskelkraft, Albumin)	Quartalsweise	Alle 1–3 Monate	Pflegefachkraft oder Ernährungsfachkraft
Körperzusammensetzung (BIA)	Halbjährlich bis jährlich	Halbjährlich	Pflegefachkraft oder Ernährungsfachkraft
Flüssigkeitshaushalt (Urinausscheidung, ggf. Stomaausscheidung, Ödembildung)	1–2 Mal wöchentlich, ab 2. Monat 1–2 Mal monatlich bei stabilem Zustand	Täglich, ab 2. Woche, wöchentlich, ab 2. Monat 1–2 Mal monatlich bei stabilem Zustand je nach individuellem Zustand und Art der Operation	Pflegefachkraft bzw. Patient oder Betreuer, bei Problemen Hausarzt
Stuhlgang (Anzahl und Konsistenz)	1–2 Mal wöchentlich, ab 2. Monat 1–2 Mal monatlich bei stabilem Zustand	1–2 Mal wöchentlich, ab 2. Monat 1–2 Mal monatlich bei stabilem Zustand	Pflegefachkraft oder Ernährungsfachkraft
Hautaustrittsstelle der perkutanen Sonde bzw. des Katheters	Wöchentlich	Anfangs täglich, später 1–2 Mal wöchentlich	Pflegefachkraft bzw. Patient oder Betreuer (nach entsprechendem Trainingsprogramm)
Routinelabor (Blutbild, CRP, Glukose, Elektrolyte wie Na, K, Cl, Ca, Mg, P; Kreatinin, Harnstoff, Leberwerte, Triglyzeride)	1 Mal wöchentlich, ab 2. Monat 1 Mal monatlich, ab 3. Monat quartalsweise bei stabilem Zustand	1 Mal wöchentlich, ab 2. Monat 1 Mal monatlich, ab 3. Monat quartalsweise bei stabilem Zustand	Hausarzt
Speziallabor (z. B. Ferritin, Transferrinsättigung, weitere Mikronährstoffanalyse wie Vit. D, Vit. B12, Folsäure, Zn, Cu, Se, Mn; Albumin, Präalbumin, Bikarbonat, CHE, INR u. a.)	Je nach klinischem Zustand alle 3–12 Monate	Je nach klinischem Zustand alle 3–12 Monate	Hausarzt oder Krankenhaus
Leber-Ultraschalluntersuchung	Jährlich	Jährlich	Hausarzt oder Krankenhaus
Knochendichtemessung (DEXA)	Bei V. a. Osteoporose	Alle 2 Jahre	Im Krankenhaus

ALT: Alanin-Aminotransferase; AP: alkalische Phosphatase; AST: Aspartat-Aminotransferase; BIA: bioelektrische Impedanzanalyse; DEXA: Dual Energy X-Ray Absorptiometry; γ-GT: Gamma-Glutamyltransferase; HF: Handkraft; OAU: Oberarmumfang.

Anmerkung: Die Vorschläge sind kompatibel mit den Empfehlungen der Leitlinie, aber nicht alle Vorschläge sind in den Empfehlungen abgebildet.

Mithilfe der Dokumentation der Ernährungstherapie wird ermittelt, inwieweit eine (ausschließlich) enterale oder parenterale Ernährung für den Patienten noch erforderlich ist oder eine Umstellung auf z. B. eine orale Ernährung erfolgen kann.

28.4.2 Komplikationen

Die medizinische Ernährungstherapie in heimischer Umgebung ist eine Therapieform mit relativ geringer Komplikationsrate, sodass von einer sicheren Therapie gesprochen werden kann, wenn sie fachgerecht durchgeführt wird.

Enterale Ernährung

Die Komplikationsraten der enteralen Ernährungstherapie werden in der Literatur mit 8–30 % angegeben, wobei schwerwiegende Komplikationen, wie z. B. Perforation, schwere abdominale Hämorrhagien oder Peritonitis, in weniger als 0,5 % der Ereignisse vorliegen. Die häufigsten Komplikationen sind lokale Wundinfektionen an den Ernährungssonden (ca. 15 %). Bei einer langfristigen enteralen Ernährung mithilfe einer PEG oder PEJ sind des Weiteren Verschlüsse der Nahrungssonde, Perforationen, Ausbildung von Zellulitis, Ekzemen oder eines Hypergranulationsgewebes zu beobachten. Durch eine individuelle und sorgfältige Pflege der Sonden können die meisten potenziellen Langzeitkomplikationen vermieden werden.

Parenterale Ernährung

Ernährungsmedizinische Verlaufskontrollen sollten alle 6–8 Wochen erfolgen bzw. individuell vereinbart werden. Als häufigste Komplikation wird die Kathetersepsis mit 0,34 Episoden pro Katheter und Jahr beobachtet, gefolgt von Katheterokklusion und katheterassoziierter zentraler Venenthrombose. Ferner kann es zu Störungen im Flüssigkeits- und Elektrolythaushalt sowie im Leberstoffwechsel kommen. Bei Patienten, die über einen langen Zeitraum parenteral ernährt werden, können sich weitere spezielle metabolische Komplikationen entwickeln, wie z. B. Veränderungen im Skelettsystem.

Literatur

[947] Bischoff SC, Arends J, Decker-Baumann C et al. S 3-Leitlinie Heimenterale und heimparenterale Ernährung der Deutschen Gesellschaft für Ernährungsmedizin (DGEM). Aktuelle Ernährungsmedizin 2024; 49(02): 73–155

[948] Bischoff SC, Austin P, Boeykens K et al. ESPEN practical guideline: Home enteral nutrition. Clin Nutr 2022; 41: 468–488

[949] Bischoff SC, Kester L, Meier R et al. Organisation, Verordnung, Zubereitung und Logistik der parenteralen Ernährung im Krankenhaus und zu Hause; die Rolle von Ernährungsteams. Aktuel Ernahrungsmed 2007; 31 (Suppl. 1): 35–40

[950] Boullata JI, Carrera AL, Harvey L et al. ASPEN Safe Practices for Enteral Nutrition Therapy [Formula: see text]. JPEN J Parenter Enteral Nutr 2017; 41: 15–103

[951] Boullata JI, Holcombe B, Sacks G et al. Standardized Competencies for Parenteral Nutrition Order Review and Parenteral Nutrition Preparation, Including Compounding: The ASPEN Model. Nutr Clin Pract 2016; 31: 548–555

[952] Bundesärztekammer. Grundsätze der BÄK zur ärztlichen Sterbebegleitung. Deutsches Ärzteblatt 2011; 108: C 278–C 280

[953] Crosby J, Duerksen DR. A prospective study of tube- and feeding-related complications in patients receiving long-term home enteral nutrition. J Parent Ent Nutr 2007; 31: 274–277

[954] Gauderer MW, Ponsky JL, Izant RJ. Gastrostomy without laparatomy. A percutaneous endoskopic technique. J Paediatr Surg 1980; 15: 872–875

[955] Hartl W, Jauch KW, Parhofer K et al. Komplikationen und Monitoring. Aktuel Ernahrungsmed 2007; 32 (Suppl. 1): 60–68

[956] Hébuterne X, Bozettis F, Moreno Villares JM et al. Home enteral nutrition in adults: a multicentre study in Europe. Clin Nutr 2003; 22: 261–266

[957] National Institute for Clinical Excellence. Nutrition support for adults – oral nutrition support enteral tube feeding and parenteral nutrition. London 2006. Im Internet: www.nice.org.uk; Stand: 20.09.2016

[958] Pironi L, Boeykens K, Bozzetti F et al. ESPEN practical guideline: Home parenteral nutrition. Clin Nutr 2023; 42: 411–430

[959] Shils ME, Wright WL, Turnbull A et al. Long-term parenteral nutrition through an external arteriovenous shunt. New Engl J Med 1970; 283: 341–344

29 Orale Nahrungssupplementation

M. Pirlich, A. Weimann

Das Wichtigste in Kürze

Orale bilanzierte Diäten – meist in Form von Trinknahrung – sind ein effektiver Weg, die Protein- und Energiezufuhr zu erhöhen. Mehrere Metaanalysen belegen den klinischen Nutzen u. a. durch eine Senkung der Mortalität bei mangelernährten älteren Menschen, Verringerung der Komplikationsrate bei chirurgischen und nichtchirurgischen Patienten, Verkürzung der Klinikbehandlungszeit, Verminderung der Rehospitalisierungsrate etc. Darüber hinaus wurde auch die Kosteneffektivität einer oralen Nahrungssupplementation gezeigt. Damit sind orale bilanzierte Diäten in der klinischen Ernährung wertvolle Instrumente zur Verbesserung der Prognose.

Keywords

Orale Nahrungssupplementation, Trinknahrung, orale bilanzierte Diäten, eiweißreiche Diät, Metaanalysen

29.1 Begriffsbestimmung – Konzeption von oralen bilanzierten Diäten

Die orale Nahrungssupplementation ist eine Form der medizinischen Ernährungstherapie mit oralen bilanzierten Diäten (OBD), die meist als Trinknahrung Anwendung finden. Auf dem Markt befinden sich aber auch OBD in Form von Pulver, Pudding oder Riegeln. Die industrielle Herstellung von OBD wird auf europäischer Ebene über die Richtlinie 1999/21 EG der EU-Kommission, auf nationaler Ebene über die Diätverordnung § 1 Abs. 4a in der Fassung von 2005 reguliert. OBD werden wie Sondennahrungen als „diätetische Lebensmittel für besondere medizinische Zwecke" tituliert und sind ähnlich konzipiert.

Während jedoch Sondennahrungen immer vollbilanziert, d. h. hinsichtlich der Makro- und Mikronährstoffzusammensetzung als alleinige Nahrungsquelle geeignet sind, können OBD auch teilbilanziert sein. Teilbilanzierte OBD sind inkomplett oder z. B. mit bestimmten Nährstoffen in höherer Konzentration angereichert und dann nur zur ergänzenden Ernährung zugelassen. Die Hersteller sind gesetzlich verpflichtet zu kennzeichnen, ob das Produkt zur alleinigen Ernährung geeignet ist.

Die am häufigsten verwendeten OBD sind vollbilanzierte Trinknahrungen. Normokalorische Standard-Trinknahrungen haben einen Energiegehalt von 1–1,2 kcal/ml und einen Proteinanteil von 15–20 Energieprozent. Sie sind gluten- und laktosefrei und enthalten Ballaststoffe. Für bestimmte Indikationen, z. B. Morbus Crohn, existieren auch ballaststofffreie Trinknahrungen. Da OBD häufig zur supportiven Ernährung bei Mangelernährung eingesetzt werden, wird in den letzten Jahren vermehrt auf hochkalorische (Energiegehalt > 1,2 bis zu 2,5 kcal/ml) und/oder proteinreiche Trinknahrungen (Proteinanteil ≥ 20 Energieprozent) zurückgegriffen.

Im Englischen werden OBD als „oral nutrition supplements" (ONS) bezeichnet, was nicht mit „Nahrungssupplementen" verwechselt werden sollte, worunter man im Deutschen meist Vitamin- bzw. Mikronährstoff-Supplemente in Pillen- oder Kapselform versteht.

29.2 Indikationen für orale bilanzierte Diäten

Orale bilanzierte Diäten werden mit 3 wesentlichen Zielen eingesetzt:

- Ersatz oder Supplementation der normalen Ernährung, wenn krankheitsbedingt eine bedarfsdeckende Ernährung nicht möglich ist
- Therapie der Mangelernährung
- positive Beeinflussung des Krankheitsverlaufs

Dabei werden OBD vielfach auch in Kombination mit anderen Maßnahmen wie Ernährungsberatung, Nahrungsanreicherung oder auch ergänzend zur partiellen parenteralen Ernährung verwendet [970]. In den aktuellen Leitlinien der DGEM zur Ernährungstherapie wird eine Reihe von spezifischen Indikationen in verschiedenen klinischen Situationen aufgeführt, für die es eine gute wissenschaftliche Evidenz gibt. Ähnliche Empfehlungen finden sich auch in den Leitlinien der Europäischen Gesellschaft für klinische Ernährung und Stoffwechsel (www.espen.org). ESPEN hat auch eine Stellungnahme zur telemedizinischen Behandlung von COVID-19 Patienten publiziert, die bei Mangelernährung oder Sarkopenie den Einsatz von OBD empfehlen [965].

Die Empfehlungen der DGEM sind in ▶ Tab. 29.1 zusammengefasst.

Tab. 29.1 Indikationen für den Einsatz von OBD/Trinknahrung entsprechend den DGEM-Leitlinien (www.dgem.de).

Klinische Situation	Indikation	Empfehlungsgrad
chronisch-entzündliche Darmerkrankungen, prä-/perioperativ bei nicht bedarfsdeckender Nahrungsaufnahme	Senkung der Komplikationsrate	EK
Morbus Crohn bei Mangelernährung und nicht bedarfsdeckender Nahrungszufuhr	Remissionserhaltung bei Kindern und Jugendlichen	B starker Konsens
präoperativ vor großen abdominellen Eingriffen bei Mangelernährung und/oder hohem metabolischem Risiko	reduzierte postoperative Morbidität, kürzerer Krankenhausaufenthalt	A
Wundheilungsstörung, chronische Wunden	verbesserte Wundheilung	B
ältere Menschen mit Mangelernährung oder Risiko für Mangelernährung	Steigerung der Energie- und Nährstoffaufnahme und des Körpergewichts	A
ältere Menschen mit Mangelernährung oder Risiko für Mangelernährung, nach Krankenhausentlassung	Verbesserung des Ernährungszustands, reduzierter funktioneller Abbau, reduzierte Mortalität	A
ältere Menschen mit Hüftfraktur, postoperativ	Verbesserung der Nahrungszufuhr, Reduktion der Komplikationsrate	B
ältere Patienten mit Mangelernährung und stabiler COPD	Erhöhung des Körpergewichts, Verbesserung funktioneller Parameter	B
alkoholassoziierte Lebererkankung und nicht bedarfsdeckende Ernährung	Reduktion der Komplikationsrate (hepatische Enzephalopathie, Aszites, Infektionen)	B starker Konsens
Leberzirrhose mit nicht bedarfsdeckender Nahrungsaufnahme	gezielte Gabe von OBD nach 20 Uhr: Verbesserung des Proteinstatus und der Muskelkraft	starker Konsens
Schlaganfallpatienten, die essen können, mit Risiko für Mangelernährung, manifester Mangelernährung oder Risiko für Dekubitus	Prävention von Mangelernährung, Dekubitus	B

Tab. 29.1 Fortsetzung

Klinische Situation	Indikation	Empfehlungsgrad
Tumorpatienten allgemein	OBD zusammen mit Ernährungsberatung/Nahrungsanreicherung: Erhalt des Ernährungszustands	B
Kopf-Hals-Tumoren während Radiatio bei unzureichender Nahrungsaufnahme	Sicherung Energiebedarf, Verbesserung des Ernährungszustands, Vermeiden von Therapieunterbrechungen	B

Empfehlungsgrad A: Evidenzgrade Ia/Ib: Metaanalysen oder mindestens eine qualitativ gute randomisierte Studie; Empfehlungsgrad B: Evidenzgrade IIa, IIb, III: Mindestens eine gut durchgeführte, nicht randomisierte Studie; Empfehlungsgrad C: Evidenzgrad IV: Berichte/Meinungen von Expertenkreisen. Fehlen direkt anwendbarer klinischer Studien.

29.3 Compliance

Trinknahrungen wurden früher von Patienten häufig als geschmacklich ungenügend empfunden. In den letzten Jahren haben die Hersteller jedoch erhebliche Anstrengungen unternommen, um sowohl Geschmack als auch Konsistenz zu verbessern, was die Akzeptanz deutlich verbessert hat. Tatsächlich zeigte eine große Metaanalyse [964], die 46 Studien mit insgesamt 4328 Patienten zusammenfasste, dass die Compliance der Einnahme von Trinknahrung im Durchschnitt 78 % der verordneten Packungen betrug, d. h. als gut einzuschätzen ist. Dabei war die Compliance im ambulanten Bereich signifikant höher als bei Klinikpatienten (80,9 % vs. 67,2 %; p < 0,013). Auch war sie bei Trinknahrungen mit hoher Energiedichte ≥ 2 kcal/ml und kleinem Volumen mit 91 % deutlich höher als bei einer Energiedichte von 1–1,3 kcal/ml (77 %; p < 0,05).

Die gelegentlich geäußerte Annahme, die Einnahme von Trinknahrung könnte durch Verminderung der sonstigen oralen Nahrungszufuhr einen nur geringen oder gar negativen Effekt auf die Gesamtenergie- und Proteinzufuhr haben, hat sich in Studien nicht bestätigt. So konnten z. B. Norman et al. [968] in einer 3-monatigen ambulanten Studie an mangelernährten Patienten zeigen, dass sich durch energie- und proteinreiche Trinknahrung eine durchschnittliche Mehraufnahme von 700 kcal und 47 g Protein erzielen ließ.

29.4 Klinische und ökonomische Effekte

In den letzten 20 Jahren wurde eine Vielzahl von klinischen Studien zum Nutzen von oralen bilanzierten Diäten durchgeführt. Dabei wurden sehr unterschiedlich konzipierte OBD in einem breiten Spektrum von klinischen Situationen mit unterschiedlicher Therapiedauer untersucht. Trotz dieser Studien-Heterogenität liegen inzwischen etliche Metaanalysen vor, die einen klinischen Nutzen von OBD klar belegen, was sich auch in den oben zitierten DGEM-Leitlinien widerspiegelt. So zeigten Milne et al. [967] in einem 2009 aktualisierten Cochrane-Review, der 62 klinische Studien (mit insgesamt 10 187 Patienten) einschloss, dass eine Protein- und Energiesupplementation bei mangelernährten älteren Menschen mit einer signifikant reduzierten Sterblichkeit (RR 0,79; 95 %-KI: 0,64–0,97) und Komplikationsrate (RR: 0,86; 95 %-KI: 0,75–0,99) verbunden waren.

Cawood et al. [960] zeigten in einem 2012 publizierten systematischen Review (insgesamt 36 randomisierte kontrollierte Studien [RCT]; 3790 Patienten; Durchschnittsalter 74 Jahre) in Metaanalysen von Subgruppen folgende signifikante klinische Effekte durch eiweißreiche OBD: verminderte Komplikationsrate (10 RCT), kürzere Klinikaufenthaltsdauer (9 RCT), verminderte Rehospitalisierungsrate (2 RCT), verbesserte Handkraft (4 RCT) und Lebensqualität (6 RCT). Bei chirurgischen Patienten belegte eine von Elia et al. [963] 2015 vorgestellte Metaanalyse von 7 Studien eine signifikante Reduktion der Komplikationsrate um 35 % durch die Verwendung von OBD.

In der derzeit überzeugendsten multizentrischen Studie (Nourish-Trial) zu klinischen Effekten durch OBD [961] wurde in einem randomisierten doppelblinden Design die Wirkung einer mit Hydroxy-Methylbutyrat angereichterten Trinknahrung (n = 328) vs. Plazebo (n = 324) an mangelernährten Klinikpatienten (Alter ≥ 65 Jahre) mit Herz- und Lungenerkrankungen über einen Zeitraum von 90 Tagen nach der Entlassung aus der Klinik untersucht. Der primäre kombinierte Studienendpunkt (Tod oder nicht-elektive Wiederaufnahme in die Klinik) war zwischen den Gruppen nicht unterschiedlich, aber ONB verbesserten den Ernährungszustand und waren mit einer signifikant niedrigeren 90-Tage-Mortalität verbunden (4,8 % vs. 9,7 %; p = 0,018). Die NNT (number-needed-to-treat), um einen Tod zu verhindern, betrug nur 20,3.

Mehrere Metaanalysen demonstrierten zudem direkt oder indirekt, dass der Einsatz von OBD ökonomisch sinnvoll ist. So fanden Stratton et al. [971] unter Berücksichtigung von 9 RCT eine signifikante Reduktion der Rehospitalisierungsrate. Zwei systematische Reviews von Elia ([962], [963]) demonstrierten sowohl bei Krankenhauspatienten als auch im ambulanten bzw. Pflegeheimbereich die Kosteneffektivität von OBD. Aus einer Untergruppe von 5 chirurgischen Studien wurde zudem kalkuliert, dass die Verwendung von OBD pro Patient eine signifikante Kostenersparnis von € 772, entsprechend 13,5 % der Behandlungskosten, brachte.

Die größte Erhebung zu dieser Thematik stammt von Philipson et al. [969] aus den USA. Die Autoren analysierten aus einer Datenbank retrospektiv über 44 Millionen Krankenhausaufenthalte. 1,6 % (724 027) dieser Patienten hatten OBD in Form von Trinknahrung erhalten. In einem aufwendigen Statistik-Verfahren (Propensity Score) wurden die Patienten entsprechend ihrer Aufnahmediagnose gematcht. Statistisch geprüft wurden der Einfluss der OBD auf die Krankenhausverweildauer, die Kosten des Aufenthalts und die Wahrscheinlichkeit einer Wiederaufnahme innerhalb von 30 Tagen, besonders bei den Patienten mit hohem Risiko für eine Wiederaufnahme. Hierbei zeigten sich bei Einsatz der OBD eine kürzere Krankenhausverweildauer um 2,3 Tage von 10,9 auf 8,6 Tage (95 %-KI: −2.42 bis −2,16), verminderte Krankenauskosten von 4734 USD von 21 950 auf 17 216 USD (95 %-KI: −4754 bis 4714 USD) sowie ein Absinken der Wahrscheinlichkeit einer Wiederaufnahme um 2,3 % von 34,3 auf 32,0 % (95 %-KI: −0,027 bis −0,019). Anhand der Follow-up-Daten aus den Wiederaufnahmen wurde die Komorbidität zusätzlich gewichtet. Patienten mit Follow-up-Daten von nur 1 Jahr wurden als besonders krank angesehen. Gerade in dieser Patientensubgruppe waren die Vorteile noch ausgeprägter.

29.5 Algorithmus zum Einsatz von Trinknahrung im ambulanten Bereich

Als Extrakt aus der Entwicklung der S 3-Leitlinien der DGEM wurde von einer großen Expertengruppe in insgesamt 3 Delphi-Runden ein Algorithmus zum Einsatz von Trinknahrung im ambulanten Bereich entwickelt (▶ Abb. 29.1). In diesem Algorithmus wird unter Berücksichtigung des Risikos einer Mangelernährung und des Lebensalters der Einsatz von Trinknahrung empfohlen, wobei ein besonderes Augenmerk auf die Reevaluierung und Therapieanpassung gelegt wurde.

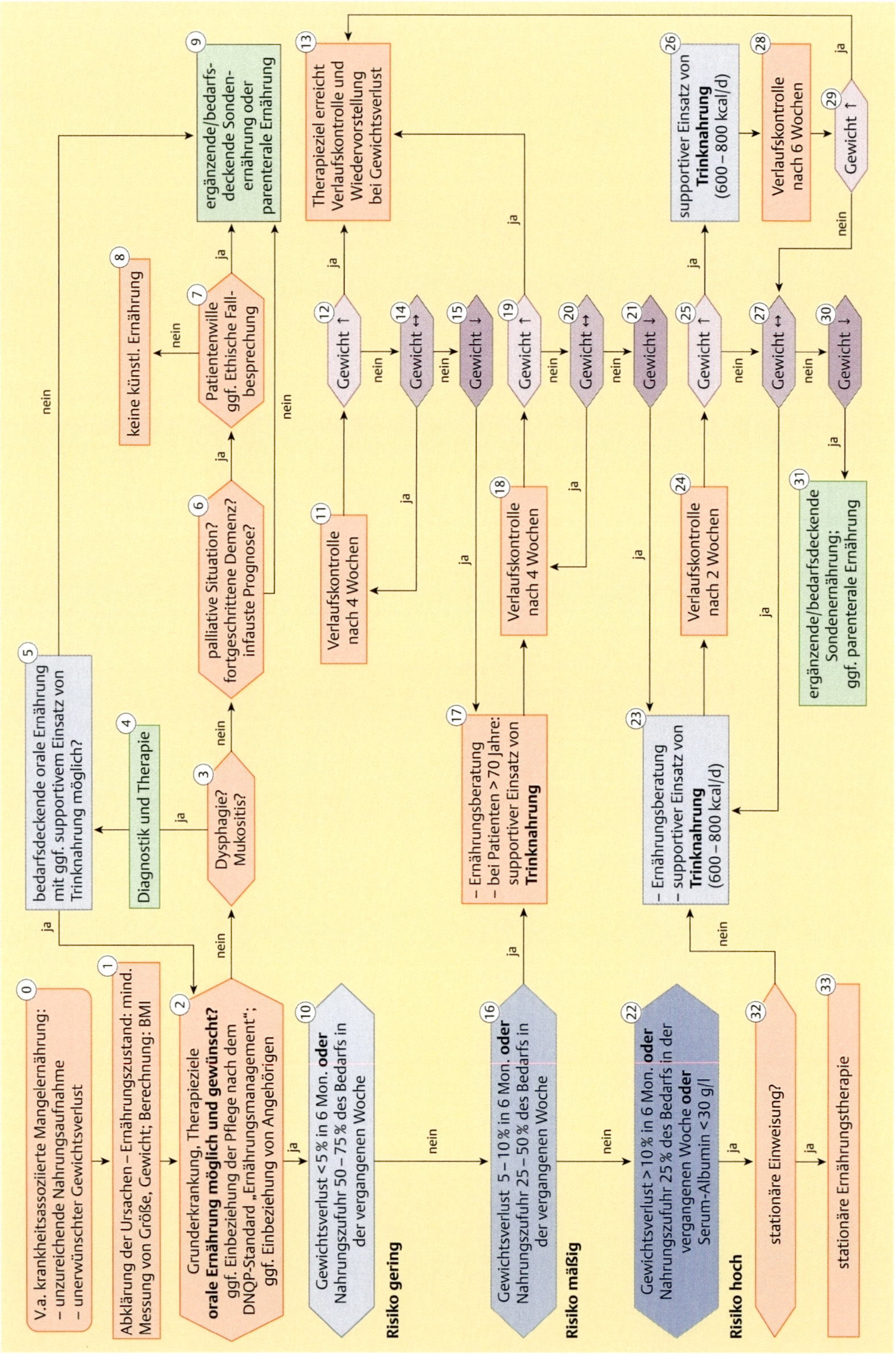

Abb. 29.1 Algorithmus zum Einsatz von Trinknahrung im ambulanten Bereich. (Quelle: Weimann A, Schütz T, Lipp T et al. Supportiver Einsatz von Trinknahrung in der ambulanten Versorgung von erwachsenen Patienten – ein Algorithmus. Aktuel Ernahrungsmed 2012)

Erläuterungen:

0:	Im Sinne einer „krankheitsbedingten interventionsbedürftigen Ernährungssituation“: fehlende oder eingeschränkte Fähigkeit zur ausreichenden oder normalen Nahrungsaufnahme UND/ODER wenn andere Maßnahmen zur Verbesserung der Ernährungssituation nicht ausreichen verbunden mit dem Risiko oder einer bestehenden krankheitsbedingten Mangelernährung. Ein unerwünschter Gewichtsverlust muss abgeklärt werden.
1:	BMI = Körpergewicht [kg]/Körpergröße² [m²]; sowohl Gewicht als auch Größe sollten unter Standardbedingungen gemessen werden. Bei Patienten mit Aszites oder Ödemen: quantitative Erfassung der Nahrungszufuhr mittels Tellerdiagramm Mögliche Screening-Instrumente: Malnutrition Universal Screening Tool (MUST), Nutritional Risk Screening (NRS), Subjective Global Assessment (SGA), Mini Nutritional Assessment (MNA) Kurzversion oder Vollversion, Ernährungsmedizinisches Risiko (ESPEN); → siehe DGEM Leitlinien-Update Grundlagenkapitel
2:	Es ist abzuklären, ob durch eine Ernährungstherapie eine Verbesserung der Lebensqualität und/oder der Erkrankungsprognose zu erwarten ist und ob der Patient eine Ernährungstherapie wünscht. DNQP: Deutsches Netzwerk für Qualitätsentwicklung in der Pflege
3:	Dysphagie-Screening; → siehe DGEM Leitlinien-Update Kapitel Neurologie
4:	Mukositistherapie; je nach Ergebnis der Dysphagie – Diagnostik Konsistenzmodifikation oder ggf. andere therapeutische Maßnahmen
13:	Definition Therapieerfolg: Energie- und Nährstoffzufuhr zufriedenstellend, Gewichtstabilisierung, verbesserte Lebensqualität
9, 32:	bedarfsdeckend = Summe der zugeführten Energie aus allen Nahrungsquellen (oral, enteral, parenteral) zur Deckung des Gesamtenergieumsatzes (Grundumsatz und Physical Activity Level); siehe hierzu weiterführenden Algorithmus enterale/parenterale Ernährung, z. B. vom National Institute for Health and Clinical Excellence (NICE)
10, 16	falls großer abdomineller Tumoreingriff (Gastrektomie, Ösophagusresektion, Pankreatoduodenektomie) immunmodulierende Trinknahrung für 5 – 7 Tage prästationär
22:	falls großer abdomineller Tumoreingriff und orale Ernährung nur eingeschränkt möglich, ggf. enterale/parenterale Ernährung für 10 – 14 d möglichst prästationär Albumin < 30 g/l, wenn keine Nieren- oder Leberinsuffizienz vorliegt
12, 19, 25, 29:	Gewicht ↑ entspricht Gewichtsanstieg > 2 kg; bei Patienten mit Aszites oder Ödemen: Nahrungszufuhr: normal/etwas geringer als normal oder Tellerdiagramm 50 – 75 % des Bedarfs
14, 20, 27:	Gewicht ↔ entspricht Gewicht ± 2 kg; bei Patienten mit Aszites oder Ödemen: Nahrungszufuhr die Hälfte einer normalen Portion oder Tellerdiagramm 25 – 50 % des Bedarfs
15, 21, 30:	Gewicht ↓ entspricht Gewichtsabnahme > 2 kg; bei Patienten mit Aszites oder Ödemen: Nahrungszufuhr: ein Viertel oder weniger einer normalen Portion; oder Tellerdiagramm 25 % des Bedarfs
17, 23:	Die Ernährungsberatung sollte möglichst durch eine Ernährungsfachkraft erfolgen (Diätassistent/in, bei gleichwertiger Qualifikation für die Diättherapie auch Ökootrophologe/in oder Ernährungswissenschaftler/in unter Beachtung der formalen Bestimmungen zur Durchführung von delegierten ärztlichen Leistungen).
23, 26:	Die Kalorienzufuhr über Trinknahrung kann im Einzelfall höher sein.
31:	ggf. stationäre Einweisung diskutieren

Abb. 29.1 Fortsetzung; Algorithmus zum Einsatz von Trinknahrung im ambulanten Bereich. (Quelle: Weimann A, Schütz T, Lipp T et al. Supportiver Einsatz von Trinknahrung in der ambulanten Versorgung von erwachsenen Patienten – ein Algorithmus. Aktuel Ernahrungsmed 2012)

Literatur

[960] Cawood AL, Elia M, Stratton RJ. Systematic review and meta-analysis of the effects of high protein oral nutritional supplements. Ageing Res Rev 2012; 11: 278–296

[961] Deutz NE, Matheson EM, Matarese LE et al. Readmission and mortality in malnourished, older, hospitalized adults treated with a specialized oral nutritional supplement: a randomized clinical trial. Clin Nutr 2016; 35: 18–26

[962] Elia M, Normand C, Laviano A et al. A systematic review of the cost and cost effectiveness of using standard oral nutritional supplements in community and care home settings. Clin Nutr 2016; 35: 125–137

[963] Elia M, Normand C, Noman K et al. A systematic review of the cost and cost-effectiveness of using standard oral nutritional supplements in the hospital setting. Clin Nutr 2016; 35: 370–380

[964] Hubbard GP, Elia M, Holdoway A et al. A systematic review of compliance to oral nutritional supplements. Clin Nutr 2012; 31: 293–312

[965] Krznaric Z, Bender DV Laviano A et al. A simple remote nutritional screening tool and practical guidance for nutritional car in primary practice during the COVID-19 pandemic. Clin Nutr 2020; 39: 1983–1987

[966] Löser C. Trinknahrung, Zusatznahrung, Supplemente. In: Löser C, Hrsg. Unter- und Mangelernährung. Stuttgart: Thieme; 2011

[967] Milne AC, Potter J, Vivanti A et al. Protein and energy supplementation in elderly people at risk from malnutrition. Cochrane Database Syst Rev 2009; 2: CD003288

[968] Norman K, Kirchner H, Freudenreich M et al. Three month intervention with protein and energy rich supplements improve muscle function and quality of life in malnourished patients with non-neoplastic gastrointestinal disease – a randomized controlled trial. Clin Nutr 2008; 27: 48–56

[969] Philipson TJ, Snider JT, Lakdawalla DN et al. Impact of oral nutritional supplementation on hospital outcomes. Am J Manag Care 2013; 19: 121–128

[970] Schutz P, Fehr R, Baechli V et al. individualised nutritional support in medical inpatients at nutritional risk: a randomised clinical trial. Lancet 2019; 393 (10188): 2312–2321

[971] Stratton RJ, Hebuterne, Elia M. A systematic review and meta-analysis of the impact of oral nutritional supplements on hospital readmissions. Ageing Res Rev 2013; 12: 884–897

[972] Stippler D, Bode V, Fischer M et al. Proposal for a new practicable categorization system for food for special medical purposes – enteral nutritional products. Clin Nutr ESPEN 2015; 10: e219–e223

[973] Valentini L, Volkert D, Schütz T et al. Leitlinie der Deutschen Gesellschaft für Ernährungsmedizin (DGEM): DGEM-Terminologie in der klinischen Ernährung. Aktuel Ernahrungsmed 2013; 38: 97–111

[974] Weimann A, Schütz T, Lipp T et al. Supportiver Einsatz von Trinknahrung in der ambulanten Versorgung von erwachsenen Patienten – ein Algorithmus. Aktuel Ernahrungsmed 2012; 37: 282–286

30 Immunonutrition

M. Plauth, H. Weiss

Das Wichtigste in Kürze

Unter dem Begriff der Immunonutrition wird der Einsatz immunmodulierender Substrate im ernährungsmedizinischen metabolischen Management verstanden.

Die peri- oder zumindest postoperative Anwendung einer mit mehrfach ungesättigten Fettsäuren (Omega-3-Fettsäuren), Arginin und Nukleotiden angereicherten Trinknahrung bei Patienten mit onkologisch-viszeralchirurgischen Eingriffen kann als gesicherte Indikation angesehen werden. Für ihren Einsatz bei Traumapatienten wird inzwischen kein gesicherter Vorteil mehr gesehen. Ihr Einsatz bei kritisch Kranken wird nicht empfohlen.

Mit Omega-3-Fettsäuren angereicherte Fettemulsionen für die parenterale Ernährung verbessern bei chirurgischen Patienten möglicherweise die Infektionsrate sowie die Krankenhaus- und Intensivstationsverweildauer. Bei beatmeten Intensivpatienten bleibt eine mit Omega-3-Fettsäuren angereicherte duale Ernährung ohne Vorteil für Lungenfunktion oder Überleben.

Für die parenterale Glutamingabe bei Intensivpatienten lässt sich ein sicherer klinischer Vorteil nicht belegen. Enterale Nahrungen mit erhöhtem Glutamingehalt werden empfohlen bei Polytraumapatienten, sind bei Verbrennungspatienten aber ohne Vorteil.

Keywords

Glutamin, Omega-3-Fettsäuren, Arginin, Glycin, enterale Ernährung, parenterale Ernährung, Intensivpatienten, Polytrauma, Chirurgie, Onkologie

30.1 Konzept der Immunonutrition

Als Immunonutrition wird der Einsatz spezifischer Nährstoffe bezeichnet, welche die Aktivität des Immunsystems therapeutisch modulieren sollen. Diese Nährstoffe können als Supplemente zur oralen, enteralen und parenteralen Ernährung hinzugefügt oder als integraler Bestandteil fertiger enteraler Nahrungen oder parenteraler Nährlösungen eingesetzt werden. Bei der Bemessung ihres Stellenwerts in der ernährungsmedizinischen Praxis steht die Immunonutrition vor dem Problem, dass in Studien vielfach Kombinationen mehrerer Wirkkomponenten als „Cocktail" zum Einsatz kamen, ohne dass die Wirksamkeit oder das Dosisoptimum der Einzelkomponenten zuvor evaluiert wurde.

Nach einem chirurgischen Eingriff oder einem Trauma folgt eine Phase der Immunsuppression, die ein erhöhtes Morbiditäts- und Letalitätsrisiko mit sich bringt. Auch bei kritisch Kranken auf der Intensivstation liegt das Risiko deutlich höher, dass es zu komplexen und variabel ausgeprägten immunologischen und inflammatorischen Reaktionen kommt. Typischerweise folgt der frühen inflammatorischen Reaktion in biphasischer Weise eine exzessive kompensatorische Phase der Immunsuppression. Somit besteht die therapeutische Zielsetzung in der frühen Phase eher in einer Dämpfung der inflammatorischen Reaktion, um so auch die nachfolgende kompensatorische Immunsuppression zu minimieren.

Einen wesentlichen Impuls erhielt das Konzept der Immunonutrition aus der Erkenntnis, dass der Darm neben Nährstoff- und Wasserabsorption für den Gesamtorganismus essenzielle immunologische Aufgaben wahrnimmt, wie etwa die Immunkompetenz und die Barrierefunktion gegenüber der Umgebung. Der Gastrointestinaltrakt eines Menschen beherbergt dabei 10-mal mehr lebende Organismen, als der Mensch selbst an Körperzellen hat. Die Masse immunkompetenter Zellen des Darms übertrifft die von Milz, Knochenmark und Lymphknoten. Aus diesem Verständnis ergaben sich die folgenden Ziele der Immunonutrition:

- Erhalt/Verbesserung der mukosalen Barriere
- Verbesserung der zellulären Immunfunktion
- Beeinflussung der lokalen und systemischen Inflammation

30.2 Immunmodulierende Substrate

Als im Rahmen der Immunonutrition wirksame Substanzen wurden Glutamin, Arginin, Glycin, mehrfach ungesättigte Fettsäuren (Omega-3-Fettsäuren) und Nukleotide einzeln oder meist in Kombinationen untersucht (▶ Tab. 30.1).

30.2.1 Arginin

Arginin ist eine proteinogene Aminosäure und wird ähnlich wie Glutamin als bedingt essenziell angesehen, weil seine endogene Synthese bei Erkrankung, aber auch bei Neugeborenen und Kindern begrenzt ist. Bei septischen Patienten finden sich erniedrigte Argininspiegel im Plasma und in der Skelettmuskulatur. Für Arginin sind immunmodulierende und regulierende Funktionen beschrieben: Arginin stimuliert die Sekretion anaboler Hormone wie Wachstumshormon, Prolaktin oder IGF-1. Besonderes Interesse erlangte Arginin als Quelle von Stickstoffmonoxid NO. Arginin stimuliert die Wundheilung bei operierten Patienten.

In klinischen Studien wurden Tagesdosen zwischen 3 g und > 100 g eingesetzt. Einzeldosen von 3–8 g werden als sicher und gut verträglich angesehen; bei Einzeldosen über 9 g und insbesondere über 30 g wurden gastrointestinale Beschwerden, Übelkeit, Erbrechen und Durchfall beschrieben. Offenbar ist eine Schwellendosis zu beachten, denn alle Nahrungen mit Argininkonzentrationen ≤ 6 g/l waren in Studien erfolglos, während mit Argininkonzentrationen > 12 g/l bei chirurgischen Patienten öfter positive Ergebnisse erzielt wurden. Die Arginin-Supplementierung einer enteralen Diät zeigte bei chirurgischen Patienten eine Verbesserung des Immunstatus, ohne aber das klinische Outcome zu verbessern. In einer Studie mit Patienten einer internistischen Intensivstation blieb die Arginin-Supplementierung ohne Erfolg.

Nachteilige Wirkungen von Arginin können aus einer vermehrten Bildung von NO und Peroxinitrit resultieren. Die Freisetzung von NO aus Arginin

Tab. 30.1 Immunmodulierende Substrate.

Substrat	Stoffklasse	Funktionen	Wirkungen
Arginin	bedingt essenzielle Aminosäure	• Stickstofflieferant • Bildung von NO	• Steigerung der Proteinsynthese • Aktivierung natürlicher Killerzellen • Vasodilatation
Glutamin	bedingt essenzielle Aminosäure	• universeller Stickstoffträger im Interorganstoffwechsel • Stickstoffdonor für Nukleotidsynthese von Geweben mit hohem Zellumsatz • erforderlich für die Synthese von Heat-Shock-Protein 70 • erforderlich für die Bildung des Scavengers Glutathion • enteral aufgenommen Umwandlung in Arginin	• Sicherstellung der Enterozytenproliferation und -funktion • Sicherstellung einer raschen Lymphozytenproliferation und -funktion • Stabilisierung der Mukosabarriere • Glukoneogenese
Nukleotide	wichtige Bausteine für RNA und DNA	• liefert Substrat für Zellproliferation und -differenzierung	• Verbesserung der zellulären Immunantwort
Omega-3-Fettsäuren	mehrfach ungesättigte Fettsäuren (PUFA)	• Verschiebung der Mediatorsynthese zur Bildung weniger inflammatorisch wirksamer Prostaglandine und Leukotriene und die Entzündung begrenzender Resolvine	• Dämpfung und Begrenzung der inflammatorischen Reaktion • zusätzlich: Verbesserung der T-Zell-Funktion, Aktivierung natürlicher Killerzellen, Aktivierung von Makrophagen

wird mit nachteiligen Auswirkungen auf die Hämodynamik bei kritisch Kranken in Verbindung gebracht. Andererseits zeigt eine Metaanalyse günstige Einflüsse auf eine gestörte Endothelfunktion bei oraler Arginingabe.

Fazit

Der klinische Wert einer Arginin-Supplementierung ist umstritten. Die Bewertung ist auch dadurch erschwert, dass in vielen Studien nicht nur Arginin, sondern weitere Stoffe wie Omega-3-Fettsäuren in erhöhter Menge zugeführt wurden. Mangels ausreichender Studienlage ist eine Arginin-Supplementierung bei parenteraler Ernährung zurzeit nicht angezeigt.

30.2.2 Glutamin

Glutamin ist für den Menschen eine proteinogene, nichtessenzielle Aminosäure. Mit einem Mengenanteil von mehr als 60 % am Gesamt-Aminosäurengehalt ist sie die höchstkonzentrierte freie Aminosäure im Skelettmuskel. Im Stoffwechsel fungiert Glutamin vor allem als Aminogruppendonor und -akzeptor. Obwohl Glutamin die quantitativ dominierende Alpha-Aminosäure im Körper ist, ist sie in konventionellen Aminosäurenlösungen für die parenterale Ernährung wegen ihrer Instabilität und der Entstehung toxischer Produkte während der Hitzesterilisation nicht enthalten.

Glutamin ist unverzichtbar für alle Gewebe mit hoher Zellteilungsrate. In der Niere ist es das bevorzugte Substrat für die Glukoneogenese. Als Präkursor für Glutathion ist es von Bedeutung für den Schutz vor oxidativem Stress. Für Lymphozyten ist ein hoher Glutaminumsatz mit partiellem Glutaminabbau („Glutaminolyse") zur ausreichenden Generierung von Nukleotiden erforderlich. Die Bedeutung für den Dünndarm zeigt sich in einer hohen Extraktionsrate von Glutamin aus dem arteriellen Blut, das für die Synthese von Nukleotiden, Citrullin, Alanin und Ammonium sowie zur oxidativen Energiegewinnung verwertet wird. Das vom Darm aus Glutamin gebildete Citrullin gelangt zur Niere, die daraus Arginin freisetzen kann (▸ Abb. 30.1). Tatsächlich stammen beim Gesunden 80 % des Plasma-Citrullins aus Glutamin und 10 % des Plasma-Arginins wiederum aus Citrullin. Messungen bei viszeralchirurgischen Eingriffen zeigten, dass Glutamin 65 % zur Bildung von Arginin aus Citrullin beiträgt. Interessanterweise wird die systemische Argininverfügbarkeit durch enteral zugeführtes Glutamin stärker erhöht als durch parenteral zugeführtes.

Studien der 1980er Jahre zeigten bei kritisch Kranken eine Assoziation von niedrigen Plasma-Glutaminspiegeln mit einem ungünstigen Behandlungsergebnis, sodass Glutamin der Rang einer bedingt essenziellen Aminosäure zugeschrieben wurde. Auf dieser Basis wurde das Therapieziel formuliert, die Glutaminspiegel kritisch Kranker auf den Wert gesunder Probanden anzuheben, um damit das Behandlungsergebnis zu verbessern. Diese Zielsetzung wird durch die inzwischen vorliegenden negativen Studien in Frage gestellt. Möglicherweise handelt es sich bei dem Absinken der Glutaminspiegel kritisch Kranker eher um einen adaptiven Prozess als um einen Mangel. Denkbar wäre aber auch, dass die ungewöhnlich hohe Glutaminzufuhr auf enteralem und parenteralem Wege bei Patienten mit normalen Glutaminspiegeln zu einer erhöhten Argininbildung mit nachteiligen Auswirkungen führte.

Fazit

Mit der parenteralen Glutamingabe wurde das Ziel verfolgt, krankheitsbedingt erniedrigte Glutaminspiegel in Plasma und Skelettmuskulatur zu normalisieren. Neuere Studien stellen dieses Ziel in Frage.

30.2.3 Glycin

Glycin wurde als kleinste Alpha-Aminosäure wegen ihrer einfachen Struktur und Ubiquität lange Zeit schlicht als billiges nitrogenes Substrat angesehen. In den letzten 10–20 Jahren konnte ein protektiver Effekt von Glycin auf eine große Zahl von Geweben (Niere, Leber, Lunge) gegenüber einer Vielzahl von gesundheitsschädlichen Agenzien gezeigt werden. Es wurden außerdem inhibitorische Effekte von Glycin auf Makrophagen, Neutrophile und Lymphozyten beschrieben. In vitro zeigte Glycin signifikante antiinflammatorische Ef-

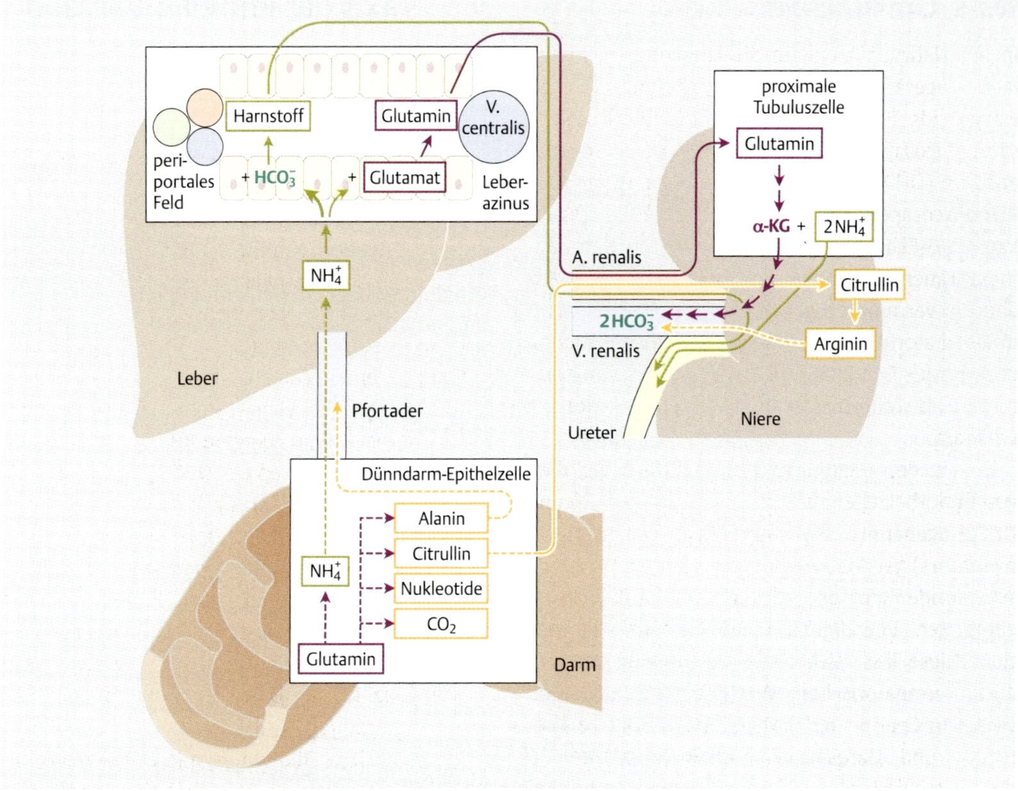

Abb. 30.1 Glutamin-Interorganstoffwechsel. Ala = Alanin, AS = Aminosäuren, Arg = Arginin, Cit = Citrullin, α-KG = α-Ketoglutarat, NH 4 + = Ammonium, Urea = Harnstoff, VKAS = verzweigtkettige Aminosäuren. (Quelle: Plauth M. Glutamin in der Ernährungstherapie – Welche Indikation bleibt? Aktuelle Ernährungsmedizin 2020; 45(01): 40–52.)

fekte nach Stimulation mit TNF-α. Im Tierversuch konnte eine enterale Glycin-Supplementierung die Sterblichkeit nach Endotoxingabe reduzieren und zeigte protektive Wirkungen bezüglich des Ischämie-Reperfusions-Schadens in der Leber. Zu Glycin als immunmodulierendes Agens liegen bislang allerdings noch keine Daten aus kontrollierten Studien zur Wirksamkeit auf klinisch relevante Endpunkte bei Patienten vor.

Fazit

Eine Glycin-Supplementierung ist aufgrund der bislang unzureichenden Studienlage nicht zu empfehlen.

30.2.4 Nukleotide

Nukleotide sind reichlich in Brustmilch vorhanden und haben möglicherweise immunmodulatorische Effekte bei Säuglingen. Es liegen jedoch keine Studiendaten vor, die einen Behandlungsvorteil bei Menschen belegen, wenn die Immunmodulation ausschließlich mittels Nukleotiden erfolgt. Tierexperimentelle Befunde zeigen eine verstärkte Immunantwort auf Pilzinfektionen, wenn das Futter mit Nukleotiden angereichert war. Diätetisch verabreichte DNA im Tierexperiment zeigte ebenfalls eine modulierte Immunantwort durch Toll-like-Rezeptoren.

30.2.5 Omega-3-Fettsäuren

In der Nahrung kommen die langkettigen, mehrfach ungesättigten Fettsäuren (Polyunsaturated Fatty Acids, PUFA) der n-3-Familie Alpha-Linolensäure, Eicosapentaensäure (EPA) und Docosahexaensäure (DHA) vor. Eine erhöhte Zufuhr der n-3-PUFA Eicosapentaensäure und Docosahexaensäure kann n-6-PUFA wie Arachidonsäure aus den Zellmembranen verdrängen. Arachidonsäure steht dann in vermindertem Maße für die Bildung stark inflammatorischer Lipidmediatoren zur Verfügung und die aus EPA bzw. DHA gebildeten Lipidmediatoren sind weitaus schwächer proinflammatorisch wirksam.

Erst in den letzten Jahren wurde gezeigt, dass von Endothelzellen und Neutrophilen aus EPA und DHA sogenannte SPM (specialized pro-resolving mediators) gebildet werden, die offenbar eine entscheidende Funktion in der „Katabasis" haben, der geregelten Beendigung einer Entzündungsreaktion. Diese lässt sich nicht gleichsetzen mit der antiinflammatorischen Wirkung von EPA und DHA. Zur Gruppe der SPM gehören Resolvine, Protectine und Maresine. Für Resolvine wurden in den verschiedensten Tiermodellen systemischer bakterieller Infektionen eine verbesserte phagozytotische Clearance, Attenuierung der Entzündungsreaktion, gesteigerte Apoptose der Neutrophilen, modulierte Neutrophilen-Chemotaxis und sogar eine Senkung der Sterblichkeit beobachtet. Es gibt auch Hinweise darauf, dass Resolvine die antibakterielle Wirkung von Antibiotika, beispielsweise Ciprofloxacin oder Vancomycin, verstärken. Alle SPM sind zurzeit Objekte intensiver Forschung.

Fazit

Eine erhöhte Aufnahme von Eicosapentaensäure (EPA) und Docosahexaensäure (DHA) führt zu einer verminderten Bildung von stark proinflammatorisch wirkenden Lipidmediatoren. EPA und DHA sind über die Bildung von SPM und anderen Lipidmediatoren für die geordnete Terminierung einer Entzündungsreaktion von Bedeutung.

30.3 Praxis der Immunonutrition

30.3.1 Glutamin

Kritisch Kranke

Neben positiven Ergebnissen auf Surrogatparameter wie Stickstoffbilanz, Absorptions- und Barrierefunktion des Dünndarms, Glukosehomöostase und Insulinbedarf, Krankenhausverweildauer oder Rate infektiöser Komplikationen konnte auch eine Verbesserung des Überlebens durch Zusatz von Glutamin zur parenteralen Ernährung gezeigt werden. In einer Metaanalyse wurde ein Trend zu verbessertem Überleben gesehen. Diese Berichte fanden ihren entsprechenden Niederschlag in den seinerzeitigen Leitlinien der DGEM und der ESPEN zur parenteralen Ernährung kritisch Kranker, die den Einsatz von Glutamin bzw. glutaminhaltigen Peptiden bei ausschließlich parenteral ernährten Patienten empfahlen. So sollten kritisch Kranke, die länger als 5 Tage ausschließlich parenteral ernährt werden, Glutamin in einer Tagesdosis von 0,3–0,4 g/kg KG als Dipeptid, entsprechend 0,2–0,26 g Glutamin/kg KG/d, erhalten.

Dieses positive Bild wurde durch eine Metaanalyse von 26 Studien mit 2484 Patienten gestützt, in der eine Reduktion der Sterblichkeit beschrieben wurde. Inzwischen wird dieses positive Bild aber durch Studien getrübt, die keinen Effekt von Glutamin in der – ergänzend zur enteralen Ernährung vorgenommenen – parenteralen Ernährung oder sogar eine höhere Sterblichkeit bei den Patienten fanden, die Glutamin parenteral und enteral in hoher Dosis erhielten. Schulman et al. beobachteten bei chirurgischen Intensivpatienten nach enteraler Glutamingabe eine tendenziell höhere Sterblichkeit und eine andere Arbeitsgruppe lediglich eine verkürzte Krankenhausverweildauer in der Untergruppe der chirurgischen Patienten mit einer Indikation zur parenteralen Ernährung.

Eine große Ratlosigkeit hinterließ die REDOXS-Studie, bei der die Gabe von Glutamin bei kritisch Kranken an der größten bisher zu dieser Frage untersuchten Patientenzahl (n = 1223) untersucht wurde. In dieser Studie wurde Glutamin parenteral und enteral in der höchsten bisher eingesetzten

Dosis verabreicht, die deutlich über den seinerzeitigen Leitlinienempfehlungen liegt. Außerdem wurden die Glutaminspiegel nur bei sehr wenigen Patienten gemessen; die Werte lagen präinterventionell median im Normbereich und betrugen in einzelnen Fällen sogar ein Mehrfaches der oberen Norm.

In der MetaPlus-Studie wurde untersucht, ob ein immunmodulierender Cocktail mit Glutamin, Omega-3-Fettsäuren und Antioxidanzien in der enteralen Ernährung beatmungspflichtiger Intensivpatienten die Rate neuer Infektionen gegenüber einem isonitrogenen und isoenergetischen Kontrollregime reduzieren kann. Im Ergebnis zeigte sich kein Effekt bezüglich der Infektionsrate, aber eine höhere 6-Monats-Sterblichkeit in der Gruppe der internistischen Intensivpatienten, die die immunmodulierende enterale Nahrung erhalten hatten. Bei Verbrennungspatienten wurde für glutaminangereicherte enterale Nahrungen in mehreren kleineren Studien ein Vorteil hinsichtlich Mortalität und Verweildauer beobachtet. Dieser konnte in der großen (n = 1200) multizentrischen randomisierten doppeltblinden placebokontrollierten RE-ENERGIZE Studie von Heyland et al. nicht bestätigt werden. Hier blieb die enterale Glutamingabe in einer Dosis von 0,5 g kg^{-1} d^{-1} ohne Effekt auf Verweildauer, Mortalität oder Morbidität, zeigte aber auch keine unerwünschten Effekte.

Die Bewertung der vorliegenden Daten zum Einsatz von Glutamin bei Intensivpatienten erfolgt derzeit sehr kontrovers. Stehle et al. kommen zu einer positiven Bewertung und sehen in der parenteralen Glutamingabe Vorteile bezüglich Sterblichkeit, Infektionsrate, Verweildauer und Ressourcenverbrauch. Dagegen finden van Zanten et al. in ihrer Metaanalyse keinen klinischen Vorteil für eine enterale Supplementierung von Glutamin bei kritisch kranken Patienten.

Hinweis für die Praxis

Die aktuelle Datenlage stellt den Nutzen der parenteralen Glutamingabe in Frage. Nach den aktuellen ESPEN Leitlinien soll Glutamin in der parenteralen Ernährung instabiler und komplexer Intensivpatienten nicht eingesetzt werden. Da für ausschließlich parenteral in einer Dosis von 0,3–0,5 g $kg^{-1}d^{-1}$ verabreichtes Glutamin keine unerwünschten Effekte beobachtet wurden, wird seine Verwendung bei kritisch Kranken in der aktuellen DGEM Leitlinie nicht grundsätzlich abgelehnt.

Die in den aktuellen Leitlinien der ESPEN und DGEM noch gegebene Empfehlung einer enteralen Glutamingabe bei Verbrennungspatienten ist nach den durchweg negativen Ergebnissen der RE-ENERGIZE Studie nicht mehr haltbar.

Traumapatienten

Anders als in den Standardlösungen zur parenteralen Ernährung ist Glutamin in allen Standardnahrungen für die enterale Ernährung vorhanden. Bei Traumapatienten war unter glutaminreicher enteraler Ernährung eine signifikant niedrigere Rate an Bakteriämie, Pneumonien und Sepsis zu verzeichnen. Neben diesen beiden klar definierten Patientengruppen konnte in anderen heterogenen Gruppen kritisch Kranker kein Vorteil durch eine glutaminreiche enterale Ernährung erzielt werden. Im Gegenteil zeigte die Metaanalyse zweier großer Studien keine Verbesserung des Outcomes bei kritisch Kranken mit künstlicher Beatmung.

Hinweis für die Praxis

Für den Einsatz enteraler Nahrungen mit erhöhtem Glutamingehalt bei Polytraumapatienten geben die ESPEN Leitlinien nur eine schwache und die DGEM Leitlinien keine Empfehlung.

Chirurgische Patienten

Zu den Effekten der parenteralen Glutamingabe bei chirurgischen Patienten liegt eine Metaanalyse von 14 randomisierten kontrollierten Studien mit 587 Patienten vor. Die durchschnittliche Fallzahl pro Studie betrug nur 42 und reichte von 22 bis 105. Die Gabe von Glutamin-Dipeptiden war mit einer Verkürzung der Krankenhausverweildauer um 4 Tage (Ala-Gln) bzw. 5 Tage (Gly-Gln) verbunden. Außerdem war das Risiko infektiöser Komplikationen beim Einsatz von Glutamin niedriger.

Onkologische Patienten

Die Ergebnisse der frühen Studien zum Einsatz von Glutamin in der TPE knochenmarktransplantierter Patienten sind widersprüchlich. Nach Verbesserung von Stickstoffbilanz, Infektionsrate und Verweildauer bei 23 allogen Transplantierten fand sich in einer heterogenen (autolog oder allogen Transplantierte, solide Tumoren) Gruppe von 29 Patienten lediglich die verkürzte Verweildauer. In weiteren Studien an Patienten mit Neutropenie unter Therapie von hämatologischen Neoplasien oder nach autologer Transplantation blieb Glutamin ohne klinischen Vorteil und war sogar mit einer höheren Rezidiv- und Sterberate verbunden Deshalb wird in der aktuellen Leitlinie zur supportiven Therapie onkologischer Patienten eine Empfehlung gegen die intravenöse Glutamingabe ausgesprochen.

Zur Wirksamkeit von oral appliziertem Glutamin bezüglich Inzidenz und Schwere einer therapieinduzierten Mukositis liegt inzwischen eine Reihe von heterogenen Studien vor mit überwiegend positiven, aber auch negativen Ergebnissen. Eine neuere systematische Übersicht bewertet 11 von 15 Studien als erfolgreich hinsichtlich Inzidenz, Dauer und Schweregrad der Mukositis (häufigste Dosis $3 \times 10\,g\ d^{-1}$, andere Dosierungen 7,5–24 g d^{-1}). Die positiven Studien von Anderson et al., eine davon an 193 Knochenmarktransplantierten, fanden in dieser Übersicht keine Berücksichtigung. In aktuellen Leitlinien zur supportiven Therapie wird keine Empfehlung für den Einsatz von Glutamin zur Prophylaxe und Therapie der therapieinduzierten oralen Mukositis gegeben.

Bei Patienten mit einer 5-FU-Therapie wurde unter einer oralen Glutamingabe ($18\,g\ d^{-1}$) eine signifikante Reduktion in der Diarrhöfrequenz, des Loperamidverbrauchs und der intestinalen Permeabilitätsstörung sowie eine geringere Beeinträchtigung der Kohlenhydratabsorption beobachtet. Angesichts der unsicheren Datenlage sprechen sich die deutschen Leitlinien gegen den Einsatz von Glutamin zur Prophylaxe der sowohl der radiogenen als auch der medikamentös induzierten Diarrhö aus. Internationale Konsensuspapiere fordern weitere Studien.

IV

> **Hinweis für die Praxis**
> Eine intravenöse oder orale Glutamingabe bei onkologischen Patienten zur Prophylaxe einer therapiebedingten oralen Mukositis oder Diarrhö ist ohne nachgewiesenen Nutzen und deshalb nicht zu empfehlen.

Gastroenterologische Patienten

Obgleich aus pathophysiologischen Überlegungen durchaus plausibel, kann gegenwärtig der Einsatz von Glutamin in der parenteralen Ernährung bei Patienten mit Kurzdarmsyndrom nicht empfohlen werden. Ebenso verbesserte eine glutaminangereicherte totale parenterale Ernährung bei chronisch entzündlichen Darmerkrankungen weder das biochemische noch das klinische Behandlungsergebnis.

30.3.2 Kombination aus Glutamin, Glycin, Butyrat und Antioxidanzien (Intestamin)

Kritisch Kranke

Einen von den oben dargelegten Konzepten abweichenden Ansatz verfolgt die Zusammensetzung einer speziell auf die Dünndarmschleimhaut des kritisch Kranken ausgerichteten enteralen Nahrung (Intestamin). Sie zielt nicht auf Bedarfsdeckung aller Makro- und Mikronährstoffe, sondern auf die erhöhte Zufuhr von Glutamin, Glycin, Butyrat und Antioxidanzien zur Optimierung der intestinalen Immun- und Barrierefunktion. Außer Butyrat enthält sie keine anderen Lipide. Unter der täglichen Gabe von 500 ml über eine nasogastrale Sonde wurde eine signifikant schnellere Erholung der Organfunktion als in der Kontrollgruppe beobachtet. Angesichts der bisher noch knappen Datenlage zu diesem Konzept der Immunonutrition liegen keine Metaanalysen oder Leitlinienempfehlungen vor.

30.3.3 Omega-3-Fettsäuren

Kritisch Kranke

Für die parenterale Ernährung sind Fettemulsionen zugelassen, die entweder bereits EPA und DHA als eine von mehreren Fettkomponenten oder nur EPA und DHA enthalten, und als Modul anderen Fettemulsionen oder All-in-One-Mischungen zugegeben werden kann.

In einer multizentrischen, prospektiven Open-Label-Studie mit 661 Patienten fand sich mit 12 % eine niedrigere Sterblichkeit als durch den SAPS-II vorhergesagt (18,9 %; 95 %-KI: 17,4–20,4) bei den Patienten, die supplementierend zur parenteralen Ernährung eine Fettemulsion mit 10 % Fischöl erhielten. Die optimale Dosis scheint bei 0,1–0,2 g/kg KG zu liegen. In einer retrospektiven Analyse von 194 Patienten mit abdominaler Sepsis zeigten sich keine Vorteile der parenteralen Supplementierung mit 10 g Fischöl pro Tag. Weder bei kritisch Kranken noch bei chirurgischen Patienten konnten statistisch signifikante Verbesserungen in Bezug auf Immunstatus oder Überleben nachgewiesen werden. In ihren Metaanalysen fanden Chen et al. (13 Studien, 892 postoperative Patienten) und Pradelli (23 Studien, 1502 postoperative Patienten, davon 762 kritisch Kranke), dass der Einsatz von Fischöl sicher und mit einer kürzeren Verweildauer im Krankenhaus und auf der Intensivstation sowie weniger Infektionen verbunden war. Li beschrieb 2014 eine Senkung von Krankenhausverweildauer und Infektionsrate. Ein Effekt auf das Überleben wurde in diesen Metaanalysen nicht beschrieben. In ihrer doppelt blinden, randomisierten, kontrollierten Studie beobachteten Singer et al. an 100 beatmeten Intensivpatienten, dass eine mit Omega-3-Fettsäuren angereicherte duale (enterale und parenterale) Ernährung gegenüber einer dualen Ernährung ohne eine solche Anreicherung ohne Wirkung auf die Lungenfunktion blieb, aber eine frühere Entwöhnung von Katecholaminen und parenteraler Ernährung erlaubte.

> **Hinweis für die Praxis**
> Trotz aller plausiblen Hypothesen konnte bisher für keine der verschiedenen zur parenteralen Ernährung zugelassenen Fettemulsionen ein Effekt auf das Überleben von Intensivpatienten in kontrollierten doppelblinden Studien gezeigt werden. Eine mit Omega-3-Fettsäuren angereicherte Ernährungstherapie kann Surrogat-Endpunkte wie Infektionsrate, Krankenhaus- und Intensivstationsverweildauer oder Entwöhnung von Katecholaminen verbessern.

Chirurgische Patienten

Tierexperimentelle Befunde wiesen auf eine vorteilhafte Wirksamkeit von Omega-3-Fettsäuren hinsichtlich des hepatischen Ischämie-Reperfusionsschadens, der Steatose und der Regeneration nach größerem Gewebeverlust hin. Dieses Konzept wurde von Linecker et al. in einer doppelt blinden randomisierten placebokontrollierten Studie an 261 Patienten mit größeren leberchirurgischen Eingriffen geprüft. Die Infusion von 100 ml einer Emulsion mit 10 g EPA 1 Tag vor der OP und am Tag der OP führte zu keinem Unterschied gegenüber Placebo hinsichtlich Mortalität und Morbidität. In ihrer Metanalyse kommen Xiao et al. zum Schluss, dass Omega-3-Fettsäuren die Infektionsrate nach Leberchirurgie senken könnten. In dieser Analyse wurde aber nicht zwischen parenteraler Gabe von Omega-3-Fettsäuren und oraler Gabe einer immunmodulierenden Nahrung mit erhöhtem Gehalt an Arginin, Nukleotiden und Omega-3-Fettsäuren differenziert.

Die routinemäßige perioperative Gabe einer Omega-3-Fettsäuren-haltigen Emulsion kann daher für leberchirurgische Patienten nicht empfohlen werden.

Onkologische Patienten

Im Urin von Tumorkranken mit starkem Gewichtsverlust wurde ein Faktor nachgewiesen, dessen Injektion bei Versuchstieren den Phänotyp einer Tumorkachexie auslöst. In der Folge konnte gezeigt werden, dass EPA die Wirkung dieses Faktors inhibieren kann. Folgerichtig wurden enterale Ernährungsstrategien daraufhin untersucht, ob mit Omega-3-Fettsäuren angereicherte Trinknahrungen das Fortschreiten einer Tumorkachexie günstig beeinflussen können. In den dazu vorliegenden randomisierten Studien konnte eine Wirksamkeit dieses Konzepts auf das Überleben der Patienten jedoch nicht belegt werden. Betrachtet man neuere kleinere Studien, finden sich immer wieder positive Befunde mit Verbesserungen hinsichtlich der systemischen Entzündungsreaktionen sowie der Zunahme von Appetit, Energieaufnahme, Körpergewicht und Muskelmasse bei einer Einnahme von 2–6 g Omega-3-Fettsäuren.

Hinweis für die Praxis

Nach aktueller Leitlinienempfehlung kann bei Patienten mit Tumorkachexie zur Verbesserung systemischer Inflammationsmarker, des Appetits, der Nahrungsaufnahme, des Körpergewichts und der Lebensqualität Eicosapentaensäure (EPA; 1,5–2,5 g; auch als Bestandteil von Fischöl) verabreicht werden. Zu beachten ist, dass Produkte mit Fischöl bzw. Omega-3-Fettsäuren aufgrund des Fischgeschmacks nicht für alle Patienten akzeptabel sind.

Chronisch entzündliche Erkrankungen

Ein Beispiel für Pharmakonutrition sensu stricto bietet der Einsatz von Omega-3-Fettsäuren bei chronisch entzündlichen Erkrankungen. In der randomisierten doppelt blinden placebokontrollierten VITAL-Studie konnten Hahn et al. zeigen, dass die Supplementierung mit Omega-3-Fettsäuren (1,0 g/d) und Vitamin D (2000 IU/d) über 5 Jahre zu einer signifikanten Abnahme der Inzidenz von Autoimmunerkrankungen führte. Die Metaanalyse von Sigaux et al. zeigt, dass bei Patienten mit rheumatoider Arthritis die Einnahme von Omega-3-Fettsäuren dosisabhängig die Gelenkschmerzen und Morgensteifigkeit sowie die mittels DAS 28 gemessene Krankheitsaktivität verbessern kann.

Bei Patienten mit Morbus Crohn und Colitis ulcerosa wurde untersucht, ob durch Einnahme von EPA bzw. DHA in Kapseln eine Dämpfung der inflammatorischen Prozesse und als Folge eine Remissionserhaltung bei Patienten mit Morbus Crohn erreicht werden kann. Nach initial widersprüchlichen Ergebnissen muss nun nach den beiden EPIC-Studien dieses Konzept als wirkungslos angesehen werden.

COVID-19

Zum Einsatz immunmodulierender Diäten, beispielsweise mit Omega-3-Fettsäuren angereicherter Nahrungen, bei Patienten mit COVID-19-Erkrankungen sind erst wenige Studien publiziert, die zudem methodische Schwächen aufweisen, sodass auf dieser Basis noch keine Empfehlungen gegeben werden können.

30.3.4 Kombination aus Omega-3-Fettsäuren, Arginin und Nukleotiden

Kritisch Kranke

Für diese Patientengruppe liegen 3 Studien mit guten Fallzahlen (n = 181–390) unter Verwendung desselben Immunonutrition-Produkts (Oral Impact) vor. Eine Studie lässt keine validen Schlussfolgerungen zu, da die Kontrollgruppe nicht isonitrogen ernährt wurde. In dieser Studie traten auch mehr Todesfälle unter Immunonutrition auf als in der Kontrollgruppe, und es gab einen Überlebensvorteil unter Immunonutrition bei weniger schwer Erkrankten (APACHE-II < 15), aber eine erhöhte Sterblichkeit bei den Patienten mit einem APACHE-II-Score > 20. In einer weiteren, größeren Studie ergab die Intention-to-treat-Analyse keinen Unterschied.

Es stellt sich die Frage, ob die negativen Ergebnisse darauf zurückzuführen sind, dass nur 26 % der Patienten mehr als 833 ml/d erhielten und diese Subgruppe auch einen Nutzen hatte, in der positiven Studie aber > 80 % der Patienten eine solche Menge erhielten. Außerdem ist gut vorstellbar, dass in der ohnehin sehr heterogenen Patientengruppe kritisch Kranker die Schwere der Erkrankung, erkennbar an einem hohen APACHE-II-Score, von solch überragendem Einfluss auf Morbidität und Letalität ist, dass der Einfluss einer Modifikation der Ernährungstherapie eine geringere Größenordnung hat und nicht mehr erkennbar ist. So war in der EFFORT Studie die Ernährungsintervention nur bei Patienten mit geringer oder moderater, nicht aber starker inflammatorischer Reaktion mit einem besseren Überleben verbunden. Damit vereinbar wäre die Tatsache, dass in der positiven Studie eine Verbesserung der Sterblichkeit in der Subgruppe der weniger schwer Kranken gefunden wurde. Bei Verbrennungspatienten wurde in einer adäquat kontrollierten Studie kein Vorteil nachgewiesen. Die ESPEN-Leitlinien empfehlen den Einsatz von immunmodulierenden Diäten mit einem erhöhten Gehalt an Arginin, Omega-3-Fettsäuren und Nukleotiden bei Patienten mit milder Sepsis (APACHE-II < 15). Marik und Zaloga kommen in ihrer Metaanalyse von 24 Studien mit immunmodulierenden enteralen Nahrungen zu dem gleichen Ergebnis wie Heyland et al. in ihrer Metaanalyse, nämlich dass diese Nahrungen bei Intensivpatienten keinen belegbaren Vorteil gegenüber Standardnahrungen haben.

Hinweis für die Praxis

Immunmodulierende Diäten mit einem erhöhten Gehalt an Arginin, Omega-3-Fettsäuren und Nukleotiden haben bei Intensivpatienten keinen belegbaren Vorteil gegenüber Standardnahrungen und werden auch in den Leitlinien der DGEM zur Ernährung in der Intensivmedizin nicht empfohlen.

Chirurgische Patienten

Bei Polytraumapatienten zielt der Einsatz der Immunonutrition darauf ab, in der Phase der postoperativen Immunsuppression die zellulären Immunfunktionen zu optimieren und den Patienten vor nosokomialen infektiösen Komplikationen zu schützen.

In 2 der insgesamt 5 Studien mit Fallzahlen von jeweils weniger als 100 Patienten wurde eine enterale Nahrung verwendet, die zusätzlich noch Glutamin enthielt. Die größere der beiden Studien ist leider nicht sehr aussagekräftig, da die Kontrollgruppe nicht isonitrogen ernährt wurde. Die Ergebnisse der übrigen 4 Studien an Polytraumapatienten sind uneinheitlich, und die beiden gut kontrollierten Studien kommen zu widersprüchlichen Ergebnissen. Mendez et al. fanden keinen Vorteil, Kudsk et al. dagegen weniger Infektionen und eine kürzere Verweildauer unter Immunonutrition. Weimann et al. beobachteten unter Immunonutrition ein attenuiertes SIRS und weniger Organversagen, jedoch keine Reduktion von Infektionen oder Verweildauer.

Bei Lebertransplantation wegen Zirrhose zeigte die enterale Immunonutrition in einer Pilotstudie eine Verbesserung des Proteinstatus und eine Senkung postoperativer Infektionen im Vergleich mit historischen Kontrollen. In der nachfolgenden randomisierten kontrollierten Studie fanden Plank et al. jedoch keinen Vorteil mehr gegenüber einer Standardnahrung.

Hinweis für die Praxis

In den aktuellen ESPEN-Leitlinien wird keine Empfehlung für den Einsatz von immunmodulierenden Diäten mit erhöhtem Gehalt an Arginin, Omega-3-Fettsäuren und Nukleotiden bei Patienten nach schwerem Trauma gegeben.

Onkologisch-chirurgische Patienten

In einer Reihe von Studien konnte gezeigt werden, dass bei Patienten, die wegen eines Malignoms des oberen Verdauungstrakts operiert werden müssen, der präoperative Einsatz enteraler Nahrungen mit erhöhtem Gehalt an Arginin, Omega-3-Fettsäuren und Nukleotiden von Vorteil ist hinsichtlich der Reduktion infektiöser Komplikationen und des Ressourcenverbrauchs. Von dieser Strategie haben insbesondere mangelernährte Patienten einen Nutzen, aber auch normal- oder gar übergewichtige Kranke. Für dieses Ergebnis scheinen die Dauer (7 Tage präoperativ) und Menge der konsumierten Trinknahrung (1000 ml/d) entscheidend zu sein. Auch bei postoperativer Gabe wurde bei Patienten mit und ohne Mangelernährung ein Nutzen bei Verwendung einer immunmodulierenden Diät beobachtet.

Nicht nur die primären Studien, sondern auch viele ihrer Metaanalysen sind inhomogen. In der weniger heterogenen Metaanalyse von Adiamah et al. wurden 16 Studien an 1387 Patienten analysiert, die wegen eines gastrointestinalen Karzinoms operiert werden mussten. Dabei zeigte sich, dass der präoperative Einsatz einer immunmodulierenden Nahrung das Risiko infektiöser Komplikationen fast halbierte und die Krankenhausverweildauer ebenfalls signifikant verkürzte. Der Vorteil bezüglich infektiöser Komplikationen bestätigte sich auch in einer Subgruppenanalyse im Vergleich mit isonitrogen und isokalorisch ernährten Kontrollen. Für nichtinfektiöse Komplikationen oder Mortalität zeigten enterale Nahrungen mit einem erhöhten Gehalt an Arginin, Nukleotiden und Omega-3-Fettsäuren jedoch keinen Vorteil. Eine geringere Rate an postoperativen Infektionen bei viszeralchirurgischen Patienten wurde in einem „umbrella review" von 22 Metaanalysen bestätigt (Slim et al. 2022). Zu dem gleichen Ergebnis kommt auch die Metaanalyse von Khan et al., in die 22 Studien Eingang fanden. In summa wirkt sich der präoperative Einsatz enteraler immunmodulierender Nahrungen vorteilhaft aus bezüglich des Surrogat-Endpunkts postoperative infektiöse Komplikationsrate.

Für Patienten mit Malignomen im Kopf-Hals-Bereich liegen 10 kleinere Studien vor, die eine Verkürzung des Krankenhausaufenthalts, aber keine Verbesserung der Komplikationsraten zeigen.

In einer Weiterentwicklung wurde zu den Omega-3-Fettsäuren, Arginin und Nukleotiden noch Glycin als zusätzlicher Wirkstoff hinzugefügt. Bei Patienten mit Operationen wegen eines gastrointestinalen Tumors wurde in einer kleinen Studie beobachtet, dass die präoperative Gabe dieser modifizierten Nahrung über 2 Tage zu den gleichen Ergebnissen wie die 5-tägige Gabe der herkömmlichen Nahrung (Oral Impact) führte.

Hinweis für die Praxis

Die immunmodulierenden Diäten sind vom Gemeinsamen Bundesausschuss als nicht erstattungsfähig eingestuft, sodass ambulante Patienten entweder von der chirurgischen Klinik entsprechend versorgt werden oder die Kosten selbst übernehmen müssen. Die aktuellen DGEM-Leitlinien empfehlen, dass eine mit Omega-3-Fettsäuren, Arginin und Nukleotiden angereicherte Nahrung bei Patienten eingesetzt werden kann, die sich einer größeren Tumoroperation unterziehen.

30.3.5 Kombination aus Omega-3-Fettsäuren, Gamma-Linolensäure und Antioxidanzien (Oxepa)

Beim akuten Atemnotsyndrom des Erwachsenen (ARDS) und, weniger ausgeprägt, bei akuten Lungenverletzungen (ALI) kommt es zu erheblichen systemischen und lokalen inflammatorischen Prozessen in der Lunge.

Die Ergebnisse von 3 kontrollierten Studien zeigten übereinstimmend, dass eine fettreiche (55 % der Kalorienzufuhr) und mit DHA, EPA und Gamma-Linolensäure sowie Antioxidanzien angereicherte enterale Nahrung (Oxepa) die pulmonale Entzündung und den Gasaustausch verbessern kann. Diese Ergebnisse fanden wegen der Verbesserung klinisch relevanter Endpunkte wie Beatmungsdauer, Behandlungszeit auf der Intensivstation und schließlich Überleben eine hohe Beachtung. Neue Daten zeigen aber keinen Vorteil für diese Nährlösung im Vergleich zu einer enteralen Standardnahrung bei beatmeten Sepsispatienten. Die Studie des amerikanischen ARDS Networks wurde sogar wegen weniger beatmungsfreien Tagen, weniger Tagen ohne Intensivstation, weniger organversagensfreien Tagen und einem Trend zu einer höheren Sterblichkeit vorzeitig abgebrochen. Die Autoren einer Metaanalyse von 6 Studien kommen zu dem Schluss, dass eine enterale immunmodulatorische Ernährung von ALI- und ARDS-Patienten keinen positiven Einfluss hat und möglicherweise sogar gefährlich ist.

Der prä- und postoperative Einsatz der mit DHA, EPA und Gamma-Linolensäure sowie Antioxidanzien angereicherten enteralen Nahrung bei Patienten mit Gastrektomie bzw. Ösophagusresektion zeigte gegenüber einer prä- und postoperativ verabreichten isonitrogenen und isokalorischen Standardnahrung und einer postoperativ verabreichten Standardnahrung keinen Unterschied hinsichtlich Morbidität und Sterblichkeit.

Hinweis für die Praxis

Mit Omega-3-Fettsäuren, Gamma-Linolensäure und Antioxidanzien angereicherte enterale Diäten haben keine gesicherte klinische Wirksamkeit.

IV

Literatur

[975] Adiamah A, Skořepa P, Weimann A, Lobo DN. The Impact of Preoperative Immune Modulating Nutrition on Outcomes in Patients Undergoing Surgery for Gastrointestinal Cancer: A Systematic Review and Meta-analysis. Ann Surg 2019; 270: 247–256

[976] Anderson PM, Ramsay NK, Shu XO et al. Effect of low-dose oral glutamine on painful stomatitis during bone marrow transplantation. Bone Marrow Transplant 1998, 22: 339–344

[977] Andrews PJ, Avenell A, Noble DW et al. Randomized trial of glutamine, selenium, or both, to supplement parenteral nutrition for critically ill patients. Br Med J 2011; 342: d1542

[978] Arends J, Bachmann P, Baracos V et al. ESPEN guidelines on nutrition in cancer patients. Clin Nutr 2017; 36: 11–48

[979] Bowen JM, Gibson RJ, Coller JK et al. Mucositis Study Group of the Multinational Association of Supportive Care in Cancer/International Society of Oral Oncology (MASCC/ISOO). Systematic review of agents for the management of cancer treatment-related gastrointestinal mucositis and clinical practice guidelines. Support Care Cancer 2019; 27: 4011–4022

[980] Chen B, Zhou Y, Yang P et al. Safety and efficacy of fish oil-enriched parenteral nutrition regimen on postoperative patients undergoing major abdominal surgery: a meta-analysis of randomized controlled trials. JPEN J Parenter Enteral Nutr 2010; 34: 387–394

[981] de Aguiar Pastore Silva J, Emilia de Souza Fabre M, Waitzberg DL. Omega-3 supplements for patients in chemotherapy and/or radiotherapy: a systematic review. Clin Nutr 2015; 34: 359–366

[982] Doaei S, Gholami S, Rastgoo S et al. The effect of omega-3 fatty acid supplementation on clinical and biochemical parameters of critically ill patients with COVID-19: a randomized clinical trial. J Transl Med 2021; 19: 128

[983] Elke G, Hartl WH, Kreymann G et al. Klinische Ernährung in der Intensivmedizin. S2k-Leitlinie (AWMF-Registernummer 073–004) der Deutschen Gesellschaft für Ernährungsmedizin (DGEM). Aktuel Ernahrungsmed 2018; 43: 341–408

[984] Feagan BG, Sandborn WJ, Mittmann U et al. Omega-3 free fatty acids for the maintenance of remission in Crohn disease: the EPIC Randomized Controlled Trials. J Am Med Assoc 2008; 299: 1690–1697

[985] Fearon KC, von Meyenfeldt MF, Moses AG et al. Effect of a protein and energy dense N-3 fatty acid enriched oral supplement on loss of weight and lean tissue in cancer cachexia: a randomised double blind trial. Gut 2003; 52: 1479–1486

[986] Fearon KC, Barber MD, Moses AG et al. Double-blind, placebo-controlled, randomized study of eicosapentaenoic acid diester in patients with cancer cachexia. J Clin Oncol 2006; 24: 3401–3407

[987] Forbes A, Escher J, Hébuterne X et al. ESPEN guideline: Clinical nutrition in inflammatory bowel disease. Clin Nutr 2017; 36: 321–347

[988] Gianotti L, Braga M, Nespoli L et al. A randomized controlled trial of preoperative oral supplementation with a specialized diet in patients with gastrointestinal cancer. Gastroenterology 2002; 122: 1763–1770

[989] Hahn J, Cook NR, Alexander EK et al. Vitamin D and marine omega 3 fatty acid supplementation and incident autoimmune disease: VITAL randomized controlled trial. BMJ 2022; 376: e066452

[990] Heyland DK, Muscedere J, Wischmeyer PE et al. Canadian Critical Care Trials Group. A randomized trial of glutamine and antioxidants in critically ill patients. N Engl J Med 2013; 368: 1489–1497

[991] Heyland DK, Wibbenmeyer L, Pollack JA et al. RE-ENERGIZE Trial Team. A Randomized Trial of Enteral Glutamine for Treatment of Burn Injuries. N Engl J Med 2022; 387: 1001–1010

[992] Jordan K, Feyer P, Höller U et al. Clinical practice guideline: Supportive treatments for patients with cancer. Dtsch Arztebl Int 2017; 114: 481–487

[993] Khan A, Wong J, Riedel B et al. The Impact of Peri-operative Enteral Immunonutrition on Post-operative Complications in Gastrointestinal Cancer Surgery: A Meta-Analysis. Ann Surg Oncol 2023; 30: 3619–3631

[994] Leitlinienprogramm Onkologie (Deutsche Krebsgesellschaft, Deutsche Krebshilfe, AWMF): Supportive Therapie bei onkologischen PatientInnen – Langversion 1.1, 2017, AWMF-Registernr. 032/054OL.

[995] Li NN, Zhou Y, Qin XP et al. Does intravenous fish oil benefit patients post-surgery? A meta-analysis of randomised controlled trials. Clin Nutr 2014; 33: 226–239

[996] Linecker M, Botea F, Aristotele Raptis D et al. Perioperative omega-3 fatty acids fail to confer protection in liver surgery: Results of a multicentric, double-blind, randomized controlled trial. J Hepatol 2020; 72: 498–505

[997] Manzanares W, Langlois PL, Dhaliwal R et al. Intravenous fish oil lipid emulsions in critically ill patients: an updated systematic review and meta-analysis. Crit Care 2015; 19: 167

[998] Merker M, Felder M, Gueissaz L et al. Association of Baseline Inflammation With Effectiveness of Nutritional Support Among Patients With Disease-Related Malnutrition: A Secondary Analysis of a Randomized Clinical Trial. JAMA Netw Open. 2020 Mar 2; 3(3): e200663

[999] Murphy RA, Mourtzakis M, Chu QS et al. Nutritional intervention with fish oil provides a benefit over standard of care for weight and skeletal muscle mass in patients with non-small cell lung cancer receiving chemotherapy. Cancer 2011; 117: 1775–1782

[1000] Pironi L, Arends J, Bozzetti F et al. ESPEN guidelines on chronic intestinal failure in adults. Clin Nutr. 2023 Oct; 42 (10): 1940–2021. doi: 10.1016/j.clnu.2023.07.019. Epub 2023 Jul 29. PMID: 37639741

[1001] Plank LD, Mathur S, Gane EJ et al. Perioperative immunonutrition in patients undergoing liver transplantation: a randomized double-blind trial. Hepatology 2015; 61: 639–647

[1002] Plauth M. Immunonutrition. Aktuel Ernahrungsmed 2014; 39: 335–351

[1003] Plauth M. Glutamin in der Ernährungstherapie – Welche Indikation bleibt? Aktuel Ernahrungsmed 2020; 45: 40–52

[1004] Pradelli L, Mayer K, Muscaritoli M et al. n-3 fatty acid-enriched parenteral nutrition regimens in elective surgical and ICU patients: a meta-analysis. Crit Care 2012; 16: R184

[1005] Sanchez-Lara K, Turcott JG, Juarez-Hernandez E et al. Effects of an oral nutritional supplement containing eicosapentaenoic acid on nutritional and clinical outcomes in patients with advanced non-small cell lung cancer: randomised trial. Clin Nutr 2014; 33: 1017–1023

[1006] Sayles, C, Hickerson SC, Bhat RR et al. Oral glutamine in preventing treatment-related mucositis in adult patients with cancer: A systematic review. Nutr Clin Pract 2016; 31: 171–179

[1007] Schulman AS, Willcutts KF, Claridge JA et al. Does the addition of glutamine to enteral feeds affect patient mortality? Crit Care Med 2005; 33: 2501–2506

[1008] Sigaux J, Mathieu S, Nguyen Y et al. Impact of type and dose of oral polyunsaturated fatty acid supplementation on disease activity in inflammatory rheumatic diseases: a systematic literature review and meta-analysis. Arthritis Res Ther 2022; 24: 100

[1009] Singer P, Blaser AR, Berger MM et al. ESPEN guideline on clinical nutrition in the intensive care unit. Clin Nutr 2019; 38: 48–79

[1010] Singer P, Bendavid I, Mesilati-Stahy R et al. Enteral and supplemental parenteral nutrition enriched with omega-3 polyunsaturated fatty acids in intensive care patients e A randomized, controlled, double-blind clinical trial. Clin Nutr 2021; 40: 2544–2554

[1011] Slim K, Badon F, Vacheron CH et al. Umbrella review of the efficacy of perioperative immunonutrition in visceral surgery. Clin Nutr ESPEN 2022; 48: 99–108

[1012] Stehle P, Kuhn KS. Glutamine: an obligatory parenteral nutrition substrate in critical care therapy. Biomed Res Int 2015; Article ID 545467

[1013] van den Berghe G. Low glutamine levels during critical illness - adaptive or maladaptive? N Engl J Med 2013; 368: 1549–1550

[1014] van der Meij BS, Langius JA, Smit EF et al. Oral nutritional supplements containing (n-3) polyunsaturated fatty acids affect the nutritional status of patients with stage III non-small cell lung cancer during multimodality treatment. J Nutr 2010; 140: 1774–1780

[1015] van Zanten AR, Sztark F, Kaisers UX et al. High-protein enteral nutrition enriched with immune-modulating nutrients vs standard high-protein enteral nutrition and nosocomial infections in the ICU: a randomized clinical trial. J Am Med Assoc 2014; 312: 514–524

[1016] van Zanten AR, Dhaliwal R, Garrel D et al. Enteral glutamine supplementation in critically ill patients: a systematic review and meta-analysis. Crit Care 2015; 19: 294

[1017] Wang Y, Jiang ZM, Nolan MT et al. The impact of glutamine dipeptide-supplemented parenteral nutrition on outcomes of surgical patients: a meta-analysis of randomized clinical trials. JPEN J Parenter Enteral Nutr 2010; 34: 521–529

[1018] Weimann A, Breitenstein S, Gabor S et al. S 3-Leitlinie Klinische Ernährung in der Chirurgie der Deutschen Gesellschaft für Ernährungsmedizin (DGEM) e. V. Aktuel Ernahrungsmed 2023; 48: 237–290

[1019] Xiao F, Han W, Yue Q et al. Perioperative omega-3 fatty acids for liver surgery: A meta-analysis of randomized controlled trials. Medicine (Baltimore) 2021; 100 (27): e25743

31 Fast-Track-Chirurgie – ERAS

A. Weimann

Das Wichtigste in Kürze

Das von dem dänischen Chirurgen Hendrik Kehlet entwickelte „Fast-Track"- oder „ERAS"-Konzept (Enhanced Recovery after Surgery) hat die Chirurgie revolutioniert und den zur besseren Heilung traditionell verzögerten postoperativen Kostaufbau ad absurdum geführt. Es ist deutlich geworden, dass die frühestmögliche postoperative orale und/oder enterale Nahrungszufuhr die Voraussetzung für eine rasche Normalisierung der Darmpassage ist und damit einen wichtigen Schritt zur frühzeitigen funktionellen Rehabilitation darstellt. Diese definiert sich vor allem über eine Nahrungstoleranz ohne Übelkeit und eine Wiederherstellung der Mobilität.

Darüber hinaus kommt der Verminderung von perioperativem Stress und der Vermeidung einer unnötigen präoperativen Nahrungskarenz ein wichtiger Stellenwert zu, da eine präoperative Hypoglykämie die Entwicklung der postoperativen Insulinresistenz begünstigt und damit nachteilig für den frühen postoperativen Verlauf ist. Weitere Elemente im multimodalen ERAS-Programm sind der postoperative Einsatz von Antiemetika und eine opiatsparende Analgesie, idealerweise als Periduralanästhesie. Zweifellos hat der „Zeitgeist", der eine Verkürzung der Krankenhausverweildauer aus ökonomischen Gründen nahelegt, die prinzipielle Akzeptanz dieses Konzepts erheblich gefördert. Im Fast-Track-Konzept auftretende Probleme beim postoperativen Kostaufbau erfordern eine besondere Beobachtung des Patienten und den Ausschluss einer intraabdominalen Komplikation. Kaugummi kann nach einer aktuellen Metaanalyse als kosteneffektives und risikoarmes Stimulanz der Peristaltik empfohlen werden.

Keywords

Fast-Track-Konzept, Enhanced Recovery after Surgery, präoperative Nahrungskarenz, Postaggressionsstoffwechsel, postoperative Darmatonie

31.1 Pathophysiologie des perioperativen Stoffwechsels

Der chirurgische Eingriff ist ein Trauma für den Organismus, das durch Ausschüttung von Stresshormonen, Mediatoren und Zytokinen eine Entzündungsreaktion nach sich zieht. Diese wird als systemische Inflammationsantwort (SIRS) bezeichnet. Die veränderten Hormonspiegel und Mediatoren bewirken eine Umstellung des Körpermetabolismus, den sog. **Postaggressionsstoffwechsel**. Ziel ist die Energiebereitstellung für Inflammation, Immunabwehr und Wundheilung. Insgesamt kann durch perioperative Stressvermeidung, hierbei besonders auch atraumatische und minimalinvasive Operationstechnik, der Katabolismus reduziert, die postoperative Anabolie angeregt und damit der Heilungsprozess bzw. die Rehabilitation gefördert werden. Solche multimodalen Programme werden als **Fast-Track-Chirurgie** oder **ERAS** (**Enhanced Recovery after Surgery**) bezeichnet.

31.2 Das ERAS-Konzept

Oberstes Prinzip und häufig nicht genügend beachtet ist die Verminderung von perioperativem Stress. Dazu zählen auch die psychologische Vorbereitung des Patienten sowie die Motivation zur aktiven Kooperation bei Mobilisierung und Kostaufbau. Wichtig ist auch die Vermeidung einer unnötigen, im Klinikalltag häufig großzügig angeordneten Nahrungskarenz, auch wenn sie für viele Untersuchungen bis zur Narkoseeinleitung gewisse Vorteile bietet. Hier hat die schwedische Arbeitsgruppe um Olle Ljungqvist einen wichtigen Beitrag geleistet, indem sie die metabolischen Nachteile der präoperativen Hypoglykämie für den frühen postoperativen Verlauf aufgezeigt hat.

So fordern die Leitlinien der Europäischen Gesellschaft für Klinische Ernährung und Metabolismus (ESPEN):

- Vermeidung längerer Nüchternheitsperioden präoperativ
- postoperativ frühestmöglich orale Kostzufuhr

- Einbeziehung der Ernährung in das perioperative Therapiekonzept
- metabolische Kontrolle, insbesondere des Blutzuckers
- Reduktion des stressinduzierten Katabolismus mit Einschränkung der gastrointestinalen Funktion
- frühzeitige Mobilisierung

Wichtige evidenzbasierte Bausteine im multimodalen ERAS-Programm sind der postoperative Einsatz von Antiemetika und eine opiatsparende Analgesie, idealerweise als Periduralanästhesie. Hierbei gilt es, vor allem die opiatbedingte Inhibition der Darmmotilität zu vermeiden und den Patienten schmerzfrei zu mobilisieren.

Hinweis für die Praxis

Die ERAS-Leitlinien [1031] umfassen folgende Empfehlungen:

- präoperative Aufklärung zum Programm durch Pflege, Anästhesist und Chirurg
- keine Darmspülung zur Darmvorbereitung vor Koloneingriffen
- präoperative Flüssigkeitsgabe (Glukosedrink) bis 2 Stunden vor Operationsbeginn
- keine Magensonde
- intraoperativ Vermeidung einer exzessiven Flüssigkeitsgabe, bei Blutdruckschwankungen Vasopressorengabe, Beendigung der intravenösen Flüssigkeitszufuhr am 1. postoperativen Tag
- Fortsetzung der thorakalen epiduralen Analgesie für 2 Tage
- Vermeidung von Wunddrainagen
- Stimulation der Darmmotilität zweimal täglich mit Magnesiumoxid als Laxans
- postoperativer Kostaufbau nach Wunsch vom Tag der Operation an unter Einsatz von Trinklösungen
- frühzeitige und geplante Mobilisation

Bei einer Umfrage von Hasenberg et al. [1034] unter chirurgischen Kliniken in Deutschland 2006 waren das Interesse und die Implementierung dieses Konzepts offensichtlich noch gering. Nur 30 % der angeschriebenen Kliniken waren überhaupt motiviert, den Fragebogen zu beantworten. Danach beließen 10 % dieser Kliniken die Magensonde routinemäßig für mehr als 24 Stunden, nur 51 % verabreichten klare Flüssigkeiten am OP-Tag und 13 % boten feste Nahrung am 1. postoperativen Tag an. 2013 hatte sich dies in einer Umfrage von Breuer et al. [1024] bei einer Rücklaufquote von nur 6 % und einem erheblichen Selektionsbias etwas gebessert. So verabreichten 65 % klare Flüssigkeiten am OP-Tag, und 78 % begannen mit fester Kost noch am OP-Tag oder am 1. postoperativen Tag. Die Ursachen dürften neben der tatsächlichen Bereitschaft, eingefahrene „Standards" zu ändern, vielfältig sein.

ERAS stellt vor allem bei allgemein begrenzten personellen Ressourcen auch erhöhte Anforderungen an die perioperative Betreuung und Zuwendung einschließlich der Physiotherapie. Die Implementierung ist aufwändig und bedarf oftmals externer Unterstützung [1045]. Vor der demografisch bedingten vermehrten Komorbidität der Patienten haben prästationäre Konditionierungskonzepte im Sinne einer „Prähabilitation" unter Einbeziehung der Ernährung mit dem Ziel „Fit für ERAS" an Bedeutung gewonnen [1027].

31.3 Was ist wirklich evidenzbasiert?

- Bei der Operation sollte eine unnötige Traumatisierung des Darms vermieden werden. Manipulationen am Kolon führen fortgeleitet über endogene Endotoxine zur Entzündungsreaktion des Dünndarms mit der Folge einer Darmatonie [1048].
- Ein frühzeitiger postoperativer Kostaufbau vermindert das Infektionsrisiko und wirkt sich günstig auf die postoperative Krankenhausverweildauer aus [1042].
- Die Periduralanästhesie führt in der offenen Chirurgie zu einer signifikant schneller einsetzenden Darmpassage, gemessen am ersten Flatus, sowie zu einer signifikanten Verminderung von morphinassoziierter Übelkeit und Erbrechen [1038], ist jedoch beim laparoskopischen Vorgehen nicht erforderlich und möglicherweise nachteilig [1035].

- Eine frühzeitige Nahrungszufuhr vermindert die Dauer der postoperativen Darmatonie und beschleunigt die Toleranz gegenüber fester Kost. Han Geurts et al. [1032] konnten zeigen, dass dies metabolisch auch zu einer Verminderung der Katabolie mit geringeren Stickstoffverlusten führt. Diese Vorteile gehen nicht mit einer erhöhten Komplikationsrate oder einer Beeinträchtigung des Wohlbefindens, gemessen an der Lebensqualität, einher.
- Auch nach Gastrektomie und anderen großen Oberbaucheingriffen ist eine nasojejunale Dekompression der Anastomose nicht erforderlich und ein früher oraler Kostaufbau möglich, was zur Verkürzung der stationären Liegedauer beiträgt [1022], [1026], [1036], [1039], [1053].
- Etwas widersprüchlich sind derzeit die Daten zur perioperativen Flüssigkeitszufuhr. In jedem Fall sollte ohne Erfordernis die unkritische Gabe von Kristalloidlösungen vermieden werden, so das Fazit einer Metaanalyse von Rollins et al. [1043].

Hinweis für die Praxis

Zusammenfassend erfordern auch im Fast-Track-Konzept auftretende Probleme beim postoperativen Kostaufbau eine besondere Zuwendung und Beobachtung des Patienten insbesondere zur Frage einer intraabdominalen Komplikation. Sofern diese ausgeschlossen werden kann, ist die Umsetzung der einzelnen Module des Fast-Track-Konzepts zu überprüfen und ggf. anzupassen. Anderenfalls bedarf es insbesondere bei schwerer Komplikation mit Indikation zur Reoperation und eventuellen Intensivtherapie eines Plan B mit gezielter Ernährungstherapie. Die medikamentösen Therapiemöglichkeiten zur Stimulation einer orthograden Peristaltik sind weiterhin begrenzt. Kaugummi kann nach einer aktuellen Metaanalyse als kosteneffektives und risikoarmes Stimulans der Peristaltik empfohlen werden.

Literatur

[1020] Aahlin EK, von Meyenfeldt M, Dejong CH et al. on behalf of the Enhanced Recovery after Surgery (ERAS) Group. Functional recovery is considered the most important target: a survey of dedicated professionals. Perioper Med 2014; 3: 5

[1021] Awad S, Varadhan KK, Ljungqvist O et al. A meta-analysis of randomised controlled trials on preoperative oral carbohydrate treatment in elective surgery. Clin Nutr 2013; 32: 34–44

[1022] Berkelmans GHK, Fransen LFC, Dolmans-Zwartjes ACP et al. Direct Oral Feeding Following Minimally Invasive Esophagectomy (NUTRIENT II trial): An International, Multicenter, Open-label Randomized Controlled Trial. Ann Surg. 2020; 271 :41–47. doi: 10.1097/SLA.0000000000003278. PMID: 31090563.

[1023] Bisgaard T, Kehlet H. Early oral feeding after elective abdominal surgery – what are the issues? Nutrition 2002; 18: 944–948

[1024] Breuer JP, Langelotz C, Paquet P et al. Perioperative Ernährung aus Sicht von Chirurgen – eine deutschlandweite Online-Umfrage. Zentralbl Chir 2013; 138: 622–629

[1025] Carli F, Scheede-Bergdahl C. Prehabilitation to enhance perioperative care. Anesthesiol Clin 2015; 33: 17–33

[1026] Carrère N, Seulin P, Julio CH et al. Is nasogastric or nasojejunal decompression necessary after gastrectomy? A prospective randomized trial. World J Surg 2007; 31: 122–127

[1027] Daniels SL, Lee MJ, George J et al. Prehabilitation in elective abdominal cancer surgery in older patients: systematic review and meta-analysis. BJS Open 2020; 4 (6): 1022–1041

[1028] Ebert MP, Fischbach W, Hollerbach S et al. S3-Leitlinie Diagnosik und Therapie der Plattenepithelkarzinome und Adenokarzinome des Ösophagus. Z Gastroenterol. 2024; 62: 535–642

[1029] Elia M, Normand C, Norman K et al. A systematic review of the cost and cost effectiveness of using standard oral nutritional supplements in the hospital setting. Clin Nutr 2016; 35: 125–137

[1030] Greco M, Capretti G, Beretta L et al. Enhanced recovery program in colorectal surgery: a meta-analysis of randomized controlled trials. World J Surg 2014; 38: 1531–1541

[1031] Gustafsson UO, Scott MJ, Hubner M et al. Guidelines for Perioperative Care in Elective Colorectal Surgery: Enhanced Recovery After Surgery (ERAS) Society Recommendations: 2018. World J Surg 2019; 43: 659–695

[1032] Han Geurts IJ, Hop WC et al. Randomized clinical trial of the impact of early enteral feeding on postoperative ileus and recovery. Br J Surg 2007; 94: 555–561

[1033] Hartig W, Weimann A. Der postoperative Kostaufbau chirurgischer Patienten. Aktuel Ernahrungsmed 2000; 25: 298–304

[1034] Hasenberg T, Rittler P, Post S et al. Umfrage zur perioperativen Therapie bei elektiven Kolonresektionen in Deutschland 2006. Chirurg 2007; 78: 818–826

[1035] Hübner M, Blanc C, Roulin D et al. Randomized clinical trial on epidural versus patient-controlled analgesia for laparoscopic colorectal surgery within an enhanced recovery pathway. Ann Surg 2015; 261: 648–653

[1036] Hur H, Kim SG, Shim JH et al. Effect of early oral feeding after gastric cancer surgery: a result of randomized clinical trial. Surgery 2011; 49: 561–568

[1037] Kehlet H. ERAS Implementation-Time To Move Forward. Ann Surg 2018; 267: 998–999

[1038] Kuo CP, Jo SW, Chen KM et al. Comparison of the effects of thoracic epidural analgesia and i. v. infusion with lidocaine on cytokine response, postoperative pain and bowel function in patients undergoing colonic surgery. Br J Anaesth 2006; 97: 640–646

[1039] Lassen K, Kjaeve J, Fetveit T et al. Allowing normal food at will after major upper gastrointestinal surgery does not increase morbidity: a randomized multicenter trial. Ann Surg 2008; 247: 721–729

[1040] Ljungqvist O, Nygren J, Thorell A. Modulation of post-operative insulin resistance by pre-operative carbohydrate loading. Proc Nutr Soc 2002: 61: 329–336

[1041] Ljungqvist O. Enhanced Recovery After Surgery-Knowing, Not Guessing. JAMA Surg 2019; 154: 736–737

[1042] Martindale RG, McClave SA, Taylor B et al. Perioperative nutrition: what is the current landscape? JPEN J Parenter Enteral Nutr 2013; 37 (Suppl. 5): 5S–20S

[1043] Rollins KE, Lobo DN. Intraoperative goal-directed fluid therapy in elective major abdominal surgery: a meta-analysis of randomized controlled trials. Ann Surg 2016; 263: 465–476

[1044] Schwenk W. Beschleunigte Genesung nach Operationen – Hält das „ERAS“-Konzept, was es verspricht? Chirurg 2021; 92: 405–420

[1045] Seyfried S, Herrle F, Schröter M et al. Erste Erfahrungen in der Umsetzung eines ERAS®(„enhanced recovery after surgery“)-Konzepts. Chirurg 2021; 92: 428–433

[1046] Short V, Herbert G, Perry R et al. Chewing gum for postoperative recovery of gastrointestinal function. Cochrane Database Syst Rev 2015; 20: CD006506

[1047] Smedley F, Bowling T, James M et al. Randomized clinical trial of the effects of preoperative and postoperative oral nutritional supplements on clinical course and cost of care. Br J Surg 2004; 91: 983–990

[1048] Türler A, Schnurr C, Nakao A et al. Endogenous endotoxin participates in causing a panenteric inflammatory ileus after colonic surgery. Ann Surg 2007; 245: 734–744

[1049] Valentini L, Weimann A. Trinknahrungen – wann und wie? Chirurg Prax 2014; 78; 733–740

[1050] Weimann A, Breitenstein S, Gabor S. Klinische Ernährung in der Chirurgie. S3-Leitlinie der Deutschen Gesellschaft für Ernährungsmedizin e. V. (DGEM) in Zusammenarbeit mit der Gesellschaft für klinische Ernährung der Schweiz (GESKES), der Österreichischen Arbeitsgemeinschaft für klinische Ernährung (AKE), der Deutschen Gesellschaft für Allgemein- und Viszeralchirurgie (DGAV), der Deutschen Gesellschaft für Anästhesie, Intensiv- und Notfallmedizin (DGAI) und der Deutschen Gesellschaft für Chirurgie (DGCH). Aktuel Ernahrmed 2023; 48: 237–290

[1051] Weimann A. Is there a rationale for perioperative nutrition therapy in the times of ERAS? Innov Surg Sci 2019; 30: 152–157

[1052] Weimann A, Bezmarevic M, Braga M et al. ESPEN guideline on clinical nutriton in surgery – Update 2025. Clin Nutr. 2025; 53: 222–261

[1053] Willcutts KF, Chung MC, Erenberg CL et al. Early Oral Feeding as Compared With Traditional Timing of Oral Feeding After Upper Gastrointestinal Surgery: A Systematic Review and Meta-analysis. Ann Surg 2016; 264: 54–63

32 Ethische Aspekte der medizinischen Ernährungstherapie

A. Weimann

Das Wichtigste in Kürze

Ethische Fragen der medizinischen Ernährungstherapie als sog. „künstliche Ernährung" werden anhand der klassischen Prinzipien der Bioethik „Respektierung der Autonomie, Nichtschädigung, Fürsorge und Gerechtigkeit" diskutiert.

Aus ethischer Sicht sind in der künstlichen Ernährung kritisch:

- die Nichtwahrnehmung eines drohenden oder manifesten Ernährungsdefizits,
- der Nichtbeginn einer gemäß den Leitlinien medizinisch indizierten Ernährungstherapie,
- die Indikation zur Implantation invasiver Katheter- und Sondensysteme zur Durchführung einer künstlichen Ernährung,
- die Arzt-Patienten-Interaktion mit Beratung des Patienten im „shared decision making",
- die Respektierung der Patientenautonomie und Patientenverfügung,
- die konsensuelle Erarbeitung des mutmaßlichen Patientenwillens bei Nichtvorliegen einer Patientenverfügung gemeinsam mit den Angehörigen ggf. mit Unterstützung eines Ethikkomitees,
- die Verlaufskontrolle der definierten Ziele einer Ernährungstherapie mit Bereitschaft zu deren Beendigung.

Keywords

Medizinische Ernährungstherapie, künstliche Ernährung, Ethik, Patientenautonomie, perkutane endoskopische Gastrostomie

32.1 Einführung

In dem Positionspapier der „International Working Group for Patients' Right to Nutritional Care" von 2021 und der Wiener Deklaration der internationalen ernährungsmedizinischen Fachgesellschaften ESPEN, ASPEN, FELANPE und PENSA von 2022 wird „Nutritional Care" im Kontext des Menschenrechts auf Gesundheit und körperliche Unversehrtheit gesehen. Alle Menschen sollen Zugang zu Nahrung und wenn indiziert evidenzbasierter medizinischer Ernährungstherapie einschließlich sog. „künstlicher" Ernährung und Flüssigkeitszufuhr erhalten.

Da beim kranken Menschen grundsätzlich das Risiko einer krankheitsassoziierten Mangelernährung besteht, bedeutet dies medizinisch stationär und auch ambulant ein obligatorisches „Screening" ggf. mit genauer Erfassung des Ernährungsstatus sowie Einleitung einer optimalen und zeitgerechten Ernährungstherapie. Ziele sind hierbei die Senkung der mit einer Mangelernährung assoziierten Morbidität und Letalität, andererseits aber auch präventiv die Vermeidung des Entstehens einer krankheitsassoziierten Mangelernährung. Dieses Recht stellt jedoch keine Verpflichtung zur Ernährung in allen Krankheits- und Lebensphasen um jeden Preis dar [1058], [1066].

Den Anspruch an die englischsprachige „nutritional care" drückt das neue Wort der „Ernährungsfürsorge" wohl am besten aus. „Ernährungsfürsorge" umfasst interprofessionell, als „Nutrition Care Process" (NCP) nicht nur die ernährungsmedizinische Erfassung des Ernährungsstatus, die klinische „künstliche" Ernährung mit Therapie und Ernährungsberatung, sondern auch holistisch die Beobachtung von Nahrungsaufnahme und Essverhalten mit eventuell erforderlicher pflegerischer und nichtärztlicher therapeutischer Unterstützung. Hier ist die klassische, ärztlich dominierte Medizinethik um eine interprofessionelle Dimension von Zuwendung als Ethik der Gabe und Fürsorge erweitert worden [1060], [1065], [1077].

Mit „künstlicher Ernährung" wird häufig eine medizinische Ernährungstherapie am Lebensende assoziiert. Hier wird immer wieder besonders die enterale Zufuhr über eine perkutane endoskopische Gastrostomie (PEG) als Gefahr für eine instrumentalisierende, unmenschliche Medizin beim alten Menschen kritisch diskutiert. Dabei wurden die Techniken der parenteralen Ernährung und der PEG von den Gruppen um den Chirurgen Stanley J. Dudrick (1969) und den Kinderchirurgen Michael Gauderer (1980) vor allem für den Lebenserhalt von Kindern entwickelt.

Während in der Frühphase einer chronischen Erkrankung ein schleichender Gewichtsverlust bei oftmals bestehendem Übergewicht übersehen wird und somit auch keine ernährungsmedizinische Beratung und Therapie erfolgen, findet häufig in der Terminalphase – manchmal auch auf Druck der Angehörigen – ein medizinisch nicht begründbarer Aktionismus für eine Ernährungstherapie statt. „Am Anfang zu wenig, am Ende zu viel". In jedem Fall einer künstlichen Ernährung muss bei der Indikationsstellung die für den Patienten belastende Implantation geeigneter Kathetersysteme gegen die voraussichtlich verbleibende Lebenszeit abgewogen werden. In diesem Kapitel sollen einige ethische Aspekte der medizinischen Ernährungstherapie anhand der klassischen Prinzipien der Bioethik von Beauchamp und Childress „Respektierung der Autonomie, Nichtschädigung, Fürsorge und Gerechtigkeit" unter Einbeziehung der aktuellen Leitlinien diskutiert werden.

32.2 Indikation und Ziele

Die medizinische Ernährungstherapie mit „künstlicher" Ernährung bedarf einer medizinisch begründeten Indikationsstellung sowie einer ethischen Rechtfertigung. Im juristischen Sinn ist die Anlage einer PEG- oder Feinnadelkatheter-Jejunostomie- (FKJ-) Sonde oder eines zentralvenösen Portkatheters eine Körperverletzung, die erst nach ausführlicher individueller Aufklärung und Einholen eines schriftlichen Einverständnisses durchgeführt werden darf.

Wenn die subjektiven Empfindungen Hunger und Durst und/oder der dezidierte Patientenwunsch nicht vorliegen, ist das Erreichen des Endstadiums einer infausten Tumorerkrankung mit eingeschränkter oraler Nahrungsaufnahme per se keine ausreichende medizinische Indikation für eine aktive Ernährungsintervention. Die Deutsche Bundesärztekammer hat im Jahr 2004 und ergänzend im Jahr 2011 die Grundsätze für die ärztliche Sterbebegleitung festgelegt. Als unverzichtbare Basisbetreuung am Ende des Lebens werden menschenwürdige Unterbringung, Zuwendung, Körperpflege, Schmerzlinderung, Linderung von Atemnot und Übelkeit sowie Stillen von Hunger und Durst angesehen. Nahrungs- und Flüssigkeitszufuhr gehören **nicht** zu den grundsätzlich zu gewährleistenden basisbetreuerischen Maßnahmen.

Die medizinische Indikation zur künstlichen Ernährung impliziert somit ein therapeutisches Ziel. Diese Ziele sind primär Lebenserhalt bzw. -verlängerung und Lebensqualität. So muss sich die Indikation zur Vermeidung eines weiteren Gewichtsverlusts bei infauster Erkrankung an der erreichbaren Verbesserung der Lebensqualität messen lassen. Die Ziele sind mit dem Patienten im ausführlichen Aufklärungsgespräch („shared decision making") gegen die Belastungen und Risiken der Implantation eines Zugangs zur künstlichen Ernährung sowie die Einschränkungen durch die Applikation selbst abzuwägen [1070]. Gerade bei Unsicherheit [1079] sollte ein zeitlich klar begrenzter Therapieversuch vorgeschlagen werden, dessen Ergebnis vom Patienten selbst zu beurteilen ist.

Die Leitlinie der Deutschen Gesellschaft für Ernährungsmedizin e. V. „Ethische und rechtliche Gesichtspunkte der künstlichen Ernährung" sagt hierzu: „Die medizinische Behandlung erfolgt entweder mit dem Ziel der Verlängerung/Erhaltung des Lebens (ggf. unter Akzeptanz einer temporären Verschlechterung der Lebensqualität) oder mit dem Ziel der Erhöhung bzw. der Erhaltung der Lebensqualität (ggf. unter Akzeptanz der Verkürzung der Lebensdauer)."

Gemessen an dem Ziel und dem bereits Erreichten muss die Indikation zur künstlichen Ernährung in regelmäßigen Abständen überprüft werden: „Wenn im Krankheitsverlauf die ursprüngliche medizinische Indikation zur künstlichen Ernährung nicht mehr gegeben ist, sollte die Bereitschaft bestehen, diese auch wieder zu beenden und die Sonde wieder zu entfernen. Nicht nur der ursprüngliche Eingriff in die körperliche Integrität des Patienten zu Beginn der künstlichen Ernährung bedarf der Rechtfertigung durch die medizinische Indikation, sondern auch dessen Aufrechterhaltung. Eine nicht mehr indizierte künstliche Ernährung ist demnach einzustellen. Dies muss dem Patienten, ggf. seinem Stellvertreter/Bevollmächtigten, den Angehörigen und auch dem Behandlungsteam vermittelt werden" [1078].

32.3 Perkutane endoskopische Gastrostomie (PEG)

Die Anlage einer PEG wird empfohlen, wenn die Notwendigkeit einer enteralen Ernährung die Zeitdauer von mindestens 4 Wochen überschreitet. Einigkeit besteht derzeit, die PEG nicht unkritisch zur Pflegeerleichterung mit Einsparen der persönlichen Zuwendung und Unterstützung bei der Nahrungsaufnahme einzusetzen.

Die Leitlinien der DGEM und der ESPEN ([1062], [1078], [1083]) lassen diese Maßnahme zu,

- „sofern alle anderen Möglichkeiten zu einer bedarfsgerechten natürlichen Nahrungsaufnahme ausgeschöpft sind,
- ein klares therapeutisches Ziel und eine medizinische Indikation vorliegen,
- die Ernährungssonde supportiv eingesetzt wird und
- ein Nutzen für den betroffenen Patienten selbst absehbar ist, etwa weil die eingesparte Zeit für den Betroffenen eingesetzt und so beispielsweise eine Versorgung im eigenen Zuhause ermöglicht wird."

Bereits in wenigen Jahren könnte der zunehmende Pflegenotstand jedoch einen Paradigmenwechsel bedeuten. Nach dem „Fürsorgeprinzip" könnte die PEG dann in Ermangelung geeigneter Pflegepersonen in Alten- und Pflegeheimen sogar ethisch geboten sein, um eine ausreichende Nahrungszufuhr zu gewährleisten.

▶ **PEG und Komplikationen** Die häufigste Komplikation bei einer PEG-Anlage ist mit etwa 8–30% die peristomale Wundinfektion im Bereich der Bauchdecke. Ursächlich dafür sind häufig der durch die Grunderkrankung und die Mangelernährung reduzierte Allgemeinzustand des Patienten sowie Probleme beim Verbandswechsel. Die Rate schwerer wird mit 1–4% angegeben, ist aber in der Erfahrung bei schwerer Mangelernährung erheblich höher.

▶ **PEG und Lebensqualität** Für Patienten mit enteraler Ernährung über eine PEG haben Löser et al. ([1075], [1076]) eindrucksvoll die günstigen Auswirkungen auf die Lebensqualität, gemessen im EORTC-Lebensqualitäts-Score, hierbei vor allem die Verminderung der „Fatigue" und die Verbesserung der Körperfunktion „physical functioning" gezeigt. Diese zu erwartenden Verbesserungen müssen besonders den Patienten deutlich gemacht werden, bei denen Fatigue oder sogar Depression möglicherweise die Ablehnung einer enteralen Ernährung beeinflussen.

▶ **PEG als Auftragsleistung** In vielen Kliniken wird die PEG häufig als Auftragsleistung implantiert, ohne dass vom verantwortlichen Endoskopiker die Indikation hinterfragt und überprüft wird [1084]. Auch die Aufklärung wird zumeist nicht durch ihn selbst durchgeführt. Empfehlenswert ist die Etablierung eines klinikinternen Protokolls/Standards (SOP) zur Dokumentation der Indikation, idealerweise in Abstimmung mit einem Ernährungsteam.

32.4 Respektieren von Patientenwillen und -autonomie

Einwilligungsfähige Patienten können nach ausführlicher Aufklärung durch den behandelnden Arzt eine Ernährungstherapie insbesondere über eine PEG-Sonde befürworten oder ablehnen. Diese Entscheidung ist für den Arzt juristisch bindend, das gilt auch für eindeutig vom Patienten für diese Situation festgelegten mündlichen und schriftlichen Willensäußerungen (z. B. Patientenverfügung).

In der Leitlinie [1078] heißt es dazu: „Beim nicht einwilligungsfähigen bzw. urteilsfähigen Patienten ist vor Einleitung einer künstlichen Ernährung das Vorliegen einer Patientenverfügung zu prüfen. Sofern eine Patientenverfügung nicht vorliegt, entscheidet der Vertretungsberechtigte nach dem mutmaßlichen Willen des Patienten. Dieser muss ggf. ermittelt werden. Ziel ist eine Entscheidung im Konsens aller Beteiligten". (...) „In der Terminalphase unheilbarer Erkrankungen kann das Sterben durch Unterlassen, Begrenzen oder Beenden einer begonnenen medizinischen Maßnahme ermöglicht werden, wenn dies dem (mutmaßlichen) Willen des Patienten entspricht. Dies gilt ebenfalls für die künstliche Ernährung und Flüssigkeitszufuhr."

32.5 Nichtschaden versus Fürsorge

Besonders da, wo therapeutische Angebote nicht mit dem Patienten kommuniziert werden können und der Behandlungswunsch des Patienten für die jeweilige klinische Situation nicht bekannt ist, müssen bei der Entscheidungsfindung über die Einleitung einer künstlichen Ernährung Konflikte zwischen Nichtschaden und Fürsorge diskutiert und abgewogen werden.

32.5.1 Klinische Ethikberatung

In den letzten Jahren haben viele Krankenhäuser eine klinische Ethikberatung für solche Konfliktfälle etabliert [1061]. Die Verfügbarkeit erweist sich erst da als Vorteil, wo die Sensibilität des Behandlungsteams für ethische Konfliktsituationen mit der Bereitschaft zum Einholen eines Rats besteht. Für die Beratung des klinischen Ethikkomitees empfiehlt sich ein strukturiertes Vorgehen, das jedoch auf keinen Fall starr eingehalten werden muss. Entscheidend ist die Individualisierung der der jeweiligen Situation angepassten Empfehlung für das Behandlungsteam.

Hinweis für die Praxis

Ein schrittweises Vorgehen kann die Lösung ethischer Probleme im Zusammenhang mit der künstlichen Ernährung erleichtern. Ferrie (2006) empfiehlt folgende Vorgehensweise [1067]:

- klare Definition des Problems
- Zu-Rate-ziehen von Leitlinien
- Zusammenstellung der objektiven Informationen:
  - Ernährungsstatus
  - Entscheidungskompetenz des Patienten
  - Therapierisiken
  - Lebensqualität
- Suche nach Konsens

Im klinischen Alltag wird gerade beim bewusstlosen Patienten mit „infauster Prognose" bei der Diskussion über Therapieziele häufig auch mit der „Menschenwürde" und dem „würdigen Tod" argumentiert. Das Konzept der Menschenwürde ist im klinischen Alltag schwierig zu operationalisieren, da die individuellen Vorstellungen sehr unterschiedlich und persönlich sind. Es besteht die Gefahr, die eigene, individuelle Sicht auf den Patienten zu übertragen. So können die unterschiedlichen Vorstellungen aufeinanderprallen und bei Fehlen einer Patientenverfügung zu Konflikten im Behandlungsteam führen. Gerade für diese Fälle ist zur Konfliktlösung die Einbeziehung eines klinischen Ethikkomitees wünschenswert.

Thiele (2011) hat vorgeschlagen, „Menschenwürde" als ein nicht genau bestimmtes, aber allgemein akzeptiertes Ideal, eine gemeinsame Basis mit Ausgangspunkt für eine kontinuierliche Standortbestimmung moralischer Sichtweisen im ethischen Diskurs zu definieren [1082]. Für die konkrete Lösung empfiehlt er die Orientierung an mehr spezifischen Konzepten wie der personellen „Integrität" und „Identität". Diese Konzepte müssen in der klinischen Ethikberatung für die Lösung spezifischer Probleme bei fehlender Patientenverfügung unter dem Aspekt der individuellen Wünsche zur Lebensqualität konkretisiert werden.

Hinweis für die Praxis

Für die klinische Ethikberatung bedarf es Zeit, die im klinischen Alltag medizinisch vertretbar herausgearbeitet werden muss. Gerade für die Indikation zur Ernährungstherapie entsteht ein vermeintlicher Entscheidungsdruck häufig als Folge der Versäumnisse von Monaten. Dies rechtfertigt nicht die übereilte Intervention einer PEG-Implantation.

32.5.2 Fehlende Awareness und Unterlassung

Das Prinzip der Fürsorge ist Grundlage jedweden ärztlichen Handelns. Dies gilt auch der Erkennung von ernährungsmedizinischen Problemen, die nicht im Vordergrund der Beschwerden des Patienten stehen müssen.

Mangelnde Erfassung von Ernährungsdefiziten

Noch ist ein Patientenscreening auf Mangelernährung in Deutschland bei der Aufnahme in ein Krankenhaus oder eine Pflegeeinrichtung nicht klinische Routine geworden [1054]. Es fehlt das Bewusstsein für das Problem, die „Awareness". So werden viele Risikopatienten nicht erkannt und eine Ernährungstherapie nicht eingeleitet. Der Ernährungszustand kann deswegen auch nicht in die Analyse des Falls einschließlich eingetretener Komplikationen, ggf. verlängerter Krankenhausverweildauer und ökonomischen Auswirkungen eingehen.

In Anbetracht des Vorliegens klarer Daten zur prognostischen Bedeutung von Ernährungsstatus und Nahrungsaufnahme während eines Krankenhausaufenthalts kann bereits die Nichterfassung des Ernährungszustands bei den Risikogruppen als Unterlassung entgegen dem „Nichtschaden" aufgefasst werden [1072]. Dieses Problem ist im klinischen Alltag noch nicht genügend angekommen, auch wenn bereits seit 2003 die Einführung eines ernährungsmedizinischen Screenings vom Europarat gefordert wird. So werden einseitig Risiken und Kosten einer medizinischen Ernährungstherapie diskutiert, ohne dagegen die der Nichterkennung eines Ernährungsdefizits und damit das Unterlassen einer indizierten Ernährungstherapie zunächst ethisch und rechtlich, jedoch letztlich auch ökonomisch abzuwägen. Die Implementierung des OPS-Score 8–98j als Ernährungsmedizinische Komplexpauschale ist ein erster Schritt zur Erlösrelevanz im Deutschen DRG-System.

Unzureichende Verlaufskontrolle

Die Feinnadelkatheter-Jejunostomie (FKJ) eröffnet bei Patienten nach großen abdominalen Operationen die Möglichkeit der Schaffung eines längerfristigen Zugangs zur enteralen Ernährung und wird in der ESPEN-Leitlinie empfohlen [1087]. Bei Einhaltung eines Standards bei Implantation und Durchführung mit niedriger Zufuhrrate (20 ml/h) zu Beginn und nur langsamer Steigerung in den ersten Tagen ist die Komplikationsrate gering und wird in der Literatur zwischen 1,5 und 6 % angegeben [1081], [1090].

Typische leichte Komplikationen sind Sondenverstopfung, -abknickung und Hautreizung im Bereich der Austrittstelle in der Bauchdecke. Immer wieder sind als Einzelfälle auch ischämische Darmnekrosen, wahrscheinlich durch zu rasche Steigerung der Zufuhrrate bei katecholaminpflichtigen Patienten, beschrieben worden. In diesen Fällen hat eine eigene Literaturzusammenstellung eine Letalität von 50 % ergeben [1089]. Dies zeigt, dass die prinzipiell nützliche Maßnahme vorsichtig durchgeführt und streng überwacht werden muss. Nicht gerechtfertigt werden kann jedoch die Schlussfolgerung, zur Vermeidung solcher Komplikationen auf eine adäquate Ernährung zu verzichten.

Bei sehr vielen Patienten ist die Nahrungsaufnahme nach großen gastrointestinalen Operationen (Gastrektomie, Ösophagusresektion oder Pankreasresektion) auch bei primär unkompliziertem Verlauf über Monate eingeschränkt und deckt nicht den Kalorienbedarf, was einen anhaltenden Gewichtsverlust mit drohender Mangelernährung nach sich zieht. So kann nach radikaler Ösophagusresektion ein Gewichtsverlust von mehr als 15 % innerhalb von 6 Monaten bei 30 % der Patienten erwartet werden [1055], [1090]. In einer niederländischen Kohortenstudie hatten lediglich 10 % der Patienten nach Ösophagusresektion eine ausreichende, allgemeinen Empfehlungen folgende Aufnahme von Vitaminen und Spurenelementen [1071]. Mögliche Gründe sind eine Verminderung des Appetits, verminderte enterale Toleranz mit Dumping-Syndrom, Meteorismus und Diarrhö. Verstärkend können sich die Nebenwirkungen einer adjuvanten Radio-/Chemotherapie auswirken. Auch bei diesen Patienten stellt das poststationäre Fehlen einer ernährungsmedizinischen Verlaufskontrolle zur Frage einer Supplementierung der Nahrung eine für den Patienten potenziell schädliche Unterlassung dar. So finden sich entsprechende ernährungsmedizinische Empfehlungen in der aktuellen AWMF-S 3-Leitlinie zur Diagnostik und Therapie des Ösophaguskarzinoms [1064].

32.6 Gerechtigkeit

Gerechtigkeit wird von dem Philosophen Otfried Höffe als die „grundlegende ethische Norm bei der Ver- und Zuteilung des distributiven Vorteils" definiert. Hierbei werden von der Gerechtigkeit Solidarität und Wohltätigkeit klar unterschieden und nachgeordnet. Höffe [1073] differenziert von anderen verschuldete Not, bei der Gerechtigkeit ihren Platz besitzt, von selbst verschuldeter Not, wo Hilfe aus Wohltätigkeit geboten ist. Solidarität wird da angesiedelt, wo weder eindeutiges Fremd- noch Selbstverschulden vorliegt. Im Gesundheitswesen mit Krankheit als unverschuldetem „Widerfahrnis" trifft dies in ganz besonderer Weise zu. Somit ist die staatliche Verteilung von Maßnahmen der Gesundheits- und Krankenversorgung sowohl eine Frage der Gerechtigkeit als auch der Solidarität.

Die technische Weiterentwicklung der Medizin, verbunden mit der durch höhere Morbidität der immer älter werdenden Gesellschaft steigenden Nachfrage nach Gesundheitsleistungen hat gesundheitsökonomisch Fragen nach der Finanzierbarkeit einer maximalen staatlichen Gesundheitsversorgung aufgeworfen. Mit dem Ziel, eine Rationierung zu vermeiden bzw. wenn unvermeidbar möglichst gerecht durchzuführen, hat dies eine Diskussion über die Priorisierung von Leistungen der Gesundheitsversorgung initiiert.

Diese Diskussion kann besonders auch für die Ernährung geführt werden. Hier kann die Grenze zwischen medizinischer Indikation zur Vermeidung oder Therapie einer krankheitsassoziierten Mangelernährung und dem physiologischen Grundbedürfnis nicht immer klar gezogen werden, insbesondere wenn es sich um die Supplementierung einer oralen Ernährung mit Trinknahrung handelt. Die Erstattungsfähigkeit von Trinknahrungen wird in Deutschland kontrovers diskutiert, da diese nicht per se Leistung der gesetzlichen Krankenversicherung ist. So besteht die Sorge, intransparent und ohne echte medizinische Indikation auf Kosten der Solidargemeinschaft „Zusatznahrung" im Rahmen des normalen Lebensunterhalts zu erstatten.

Derzeit wird die Erstattungsfähigkeit über die im November 2021 in Kraft getretene Arzneimittelrichtlinie des Gemeinsamen Bundesausschuss geregelt. Klar definiert wurde die medizinische Indikation: „Enterale Ernährung ist bei fehlender oder eingeschränkter Fähigkeit zur ausreichenden normalen Ernährung verordnungsfähig, wenn eine Modifizierung der normalen Ernährung oder sonstige ärztliche, pflegerische oder ernährungstherapeutische Maßnahmen zur Verbesserung der Ernährungssituation nicht ausreichen. Enterale Ernährung und sonstige Maßnahmen zur Verbesserung der Ernährungssituation schließen einander nicht aus, sondern sind erforderlichenfalls miteinander zu kombinieren."

Nach der allgemeinen Auffassung würde die medizinisch klar indizierte Ernährungstherapie unter die solidarische Leistungspflicht der gesetzlichen Krankenkassen fallen. Medizinethisch kann die Priorisierung bzw. Einschränkung medizinisch indizierter Leistungen nur konsentiert in einem „gerechten" gesellschaftlichen Diskurs vertreten werden [1085], [1086], [1088]. Hier wäre durchaus ein gesellschaftlicher Konsens denkbar, auch bei medizinischer Indikation diese Kosten in den Selbstbehalt des Bürgers zu stellen.

Literatur

[1054] Aust J, Werner A, Grünewald G et al. Ergebnisse der Einführung eines allgemeinen Screening auf Mangelernährung in einem großen Versorgungskrankenhaus. Aktuel Ernährungsmed 2016; 41: 352–358

[1055] Baker M, Halliday V, Williams RN et al. A systematic review of the nutritional consequences of esophagectomy. Clin Nutr 2016; 35: 987–994

[1056] Beauchamp TL, Childress JF. Principles of biomedical Ethics. 5th Ed. Oxford: Oxford University Press; 2001

[1057] Bundesärztekammer. Grundsätze der BÄK zur ärztlichen Sterbebegleitung. Dtsch Ärztebl 2011; 108: C278–C280

[1058] Cardenas D, Correia MITD, Ochoa JB et al Clinical nutrition and human rights. An international position paper. Clin Nutr 2021; 40 (6): 4029–4036

[1059] Council of Europe Resolution 12/11/2003 Food and Nutritional Care in Hospitals. Im Internet: https://search.coe.int/ (Stand 05.07.2025)

[1060] Deutsches Netzwerk für Qualitätsentwicklung in der Pflege, Hrsg. Expertenstandard Ernährungsmanagement zur Sicherstellung und Förderung der oralen Ernährung in der Pflege. Osnabrück; 2010, 1. Aktalisierung 2017

[1061] Dörries A. Klinische Ethikberatung – Künstliche Ernährung und ethische Fallbesprechungen. In: Weimann A, Körner U, Thiele F, Hrsg. Künstliche Ernährung und Ethik. Lengerich: Pabst; 2009: 136–144

[1062] Druml C, Ballmer PE, Druml W et al. ESPEN guideline on ethical aspects of arificial nutrition and hydration. Clin Nutr 2016; 35: 545–556

IV

[1063] Dudrick SJ, Wilmore DW, Vars HM et al. Can intravenous feeding as a sole means of nutrition support growth in the child and restore weight loss in adult? Ann Surg 1969; 169: 974–969

[1064] Ebert MP, Fischbach W, Hollerbach S et al. S3-Leitlinie Diagnostik und Therapie der Plattenepithelkarzinome und Adenokarzinome des Ösophagus. Z Gastroenterol. 2024; 62: 535–642

[1065] Eibach U Das Leben als Gabe und Aufgabe. Ethik der Gabe im Kontext einer Ethik der Fürsorge. In: Maio G (Hrsg). Ethik der Gabe. Freiburg i.Br.: Verlag Herder; 2014: 232–270

[1066] ESPEN - Vienna Declaration. www.espen.org/files/Vienna-Declaration-2022.pdf (Stand: 05.07.2025)

[1067] Ferrie S. A quick guide to ethical theory in health care: solving ethical dilemmas in nutrition support situations. Nutr Clin Pract 2006; 21: 113–117

[1068] Gauderer MWL, Ponsky JL, Izant RJ. Gastrostomy without laparotomy: a percutaneous endoscopic technique. Pediatr Surg 1980; 15: 872–875

[1069] Gemeinsamer Bundesausschuss. https://www.g-ba.de/themen/arzneimittel/arzneimittel-richtlinie-anlagen/bilanzierte-diaeten/ Stand: 05.07.2025

[1070] Grampp P. Partizipative Entscheidungsfindung als Lösung von Kommunikationsproblemen „schwieriger Gesprächssituationen". In: Weimann A, Schütz T, Ohlrich-Hahn S, Fedders M, Grünewald G, Hrsg. Ernährungsmedizin, Ernährungsmanagement, Ernährungstherapie. Heidelberg: ecomed Medizin; 2. Aufl. 2019: 370–382

[1071] Haverkort EB, Binnekade JM, de Haan RJ et al. Suboptimal intake of nutrients after esophagectomy with gastric tube reconstruction. J Acad Nutr Diet 2012; 112:1080–1087

[1072] Hiesmayr M, Schindler K, Pernicka E et al. Decreased food intake is a risk factor for mortality in hospitalized patients. The NutritionDay Survey 2006. Clin Nutr 2009; 28: 484–491

[1073] Höffe O. Ist die Demokratie zukunftsfähig? München: Beck; 2009

[1074] Kern BR. Künstliche Ernährung als medinische Ernährungstherapie aus forensischer Sicht. In: Weimann A, Biesalski HK, Bischoff SC, Sablotzki A (Hrsg). Klinische Ernährung und Infusionstherapie. Stuttgart:Thieme; 2021: 473–482

[1075] Löser C, von Herz U, Küchler T et al. Quality of life and nutritional state in patients on home enteral tube feeding. Nutrition 2003; 19: 605–611

[1076] Löser C. Ernährung am Lebensende. Aktuel Ernahrungsmed 2013; 38: 46–66

[1077] Maio G (Hrsg.) Ethik der Gabe – Humane Medizin zwischen Leistungserbringung und Sorgen um den Anderen. Freiburg i.Br.: Herder; 2014

[1078] Oehmichen F, Ballmer PE, Druml C et al., DGEM Steering Committee Leitlinie der Deutschen Gesellschaft für Ernährungsmedizin (DGEM). Ethische und rechtliche Gesichtspunkte der künstlichen Ernährung. Aktuel Ernahrungsmed 2013; 38: 112–117

[1079] Rosenbaum L. The paternalism preference – choosing unshared decision making. N Engl J Med 2015; 373: 589–592

[1080] Schwartz DB, Posthauer ME, O'Sullivan Maillet J. Advancing Nutrition and Dietetics Practice: Dealing With Ethical Issues of Nutrition and Hydration. J Acad Nutr Diet 2021; 121 (5): 823–831

[1081] Sica GS, Sujendran V, Wheeler J et al. Needle catheter jejunostomy at esophagectomy for cancer. J Surg Oncol 2005; 91: 276–279

[1082] Thiele F. Arzt-Patienten Verhältnis und Menschenwürde. In: Joerden JC, Hilgendorf E, Thiele F, Hrsg. Menschenwürde und Medizin. Ein interdisziplinäres Handbuch. Berlin: Duncker & Humblot; 2011: 557–570

[1083] Volkert D, Beck AM, Cederholm T et al. ESPEN guideline on clinical nutrition and hydration in geriatrics. Clin Nutr 2019; 38 (1):10–47

[1084] Wallstabe I, Tiedemann A, Schiefke I et al. Endoskopische und chirurgische Techniken zur enteralen Ernährung. Chirurg 2013; 84: 559–565

[1085] Weimann A. Gerechtigkeit als Maßstab für Priorisierung und Rationierung im Gesundheitssystem. Lengerich: Pabst; 2011

[1086] Weimann A. Ethische Aspekte in der Ernährungsmedizin. Aktuel Ernahrmed 2022; 47: 309–323

[1087] Weimann A, Braga M, Carli F et al. ESPEN guideline: Clinical Nutrition in Surgery. Clin Nutr 2017; 36: 623–650

[1088] Weimann A, Schütz T, Lipp T et al. Supportiver Einsatz von Trinknahrung in der ambulanten Versorgung von erwachsenen Patienten – ein Algorithmus. Aktuel Ernahrungsmed 2012; 37: 282–286

[1089] Weimann A, Nolopp M. Enterale Ernährung bei hämodynamischer Instabilität und eingeschränkter intestinaler Toleranz. In: Eckart J, Forst H, Briegel P (eds) Intensivmedizin – Kompendium und Repetitorium zur interdisziplinären Weiter- und Fortbildung. Landsberg: ecomed; 2020, Ergänzungslieferung 98, XI-7.1, 1–15

[1090] Wobith M, Wehle L, Haberzettl D et al. Needle Catheter Jejunostomy in Patients Undergoing Surgery for Upper Gastrointestinal and Pancreato-Biliary Cancer-Impact on Nutritional and Clinical Outcome in the Early and Late Postoperative Period. Nutrients 2020; 12 (9): 2564

33 Kostformen, Speisenversorgung und Ernährungstherapie in Akutkrankenhäusern und Rehabilitationskliniken

A. von Sengbusch, Ch. Reudelsterz, D. Rubin

Das Wichtigste in Kürze

Mit dem „Leitfaden Ernährungstherapie in Klinik und Praxis“ (LEKuP) konnte ein einheitlicher Leitfaden für die Speisenversorgung in Kliniken und eine evidenzbasierte Normierung der Kostformen geschaffen werden. Besonderheiten in Bezug auf Energie- und Eiweißbedarf sollten je nach Kliniksituation und Patientenzustand bedacht werden (Hospital Nutrition). Sowohl das Küchensystem als auch die Speisenproduktions- und Verteilungssysteme in Kliniken variieren und werden zunehmend von Kostenaspekten und externen Anforderungen (Hygiene, regionale Strukturen), aber ebenso durch Qualitätsstandards und Nachhaltigkeitsansprüche bestimmt.

In Akutklinik und Rehabilitation ist eine adäquate Speisenversorgung für den Therapieerfolg von Bedeutung. Die medizinische Rehabilitation thematisiert und realisiert die Ernährungstherapie abhängig vom Krankheitsbild mit entsprechender Gewichtung. Es bestehen verschiedene Ebenen der Qualitätssicherung (Klassifikation therapeutischer Leistungen, Rehatherapiestandards, Rehabilitandenbefragung). Ein enger finanzieller Rahmen und Personalmangel setzen einer idealen Wunschvorstellung bzgl. der Mahlzeitengestaltung zunehmend Grenzen. Ein strukturiertes Entlassmanagement und Reha-Nachsorgeangebote können den Therapieerfolg festigen.

Keywords

Kostformen, Speisenversorgung, LEKuP, Ernährungstherapie, G-NCP

33.1 Allgemeines zu Kostformen und Speisenversorgung in Kliniken

Die Speisenversorgung in Akutkrankenhäusern und Reha-Kliniken muss vielfachen Anforderungen genügen. Zum einen gibt es gesetzliche Anforderungen an die Gemeinschaftsverpflegung zu erfüllen (z. B. Hygieneanforderungen), zum anderen muss die Kost schmackhaft und ernährungsmedizinisch adäquat sein. Zudem herrscht ein zunehmender Kostendruck im Gesundheitswesen, der auch im Bereich der Speisenversorgung durch die angestrebte Prozessoptimierung vor allem Kostensenkung, Verschlankung der Prozesse und Vereinheitlichung vorsieht [1105].

33.1.1 Leitfaden Ernährungstherapie in Klinik und Praxis (LEKuP)

Der Leitfaden Ernährungstherapie in Klinik und Praxis (LEKuP) stellt eine grundlegende Überarbeitung der zuletzt im Jahr 2004 von der Deutschen Akademie für Ernährungsmedizin e. V. (DAEM) herausgegebenen Rationalisierungsschemata dar. Dabei erfolgte die Erstellung des LEKuP in enger Zusammenarbeit der verschiedenen Fachgesellschaften, nämlich der Deutschen Gesellschaft für Ernährung e. V. (DGE), der Deutschen Akademie für Ernährungsmedizin e. V. (DAEM), der Deutschen Gesellschaft für Ernährungsmedizin e. V. (DGEM), des Bundesverbands Deutscher Ernährungsmediziner e. V. (BDEM), der Deutschen Adipositas-Gesellschaft e. V. (DAG), des Verbands der Diätassistenten – Deutscher Bundesverband e. V. (VDD) und des Berufsverbands Oecotrophologie e. V. (VDOE). Gemeinsames Ziel der beteiligten Fachgesellschaften und -verbände war es, auf Grundlage evidenzbasierter Leitlinien einen aktuellen und konsensbasierten Leitfaden für die praktische Ernährungstherapie in Klinik und Praxis zu verfassen. Ein weiteres Ziel der Überarbeitung war es, damit eine Vorlage zu schaffen, aus der ein Kostformenkatalog für stationäre und ambulante medizinische Einrichtungen nach den lokalen Bedürfnissen abgeleitet werden kann.

Der LEKuP trifft konsensusbasierte und evidenzbasierte Aussagen und Empfehlungen, die zur qualitativen und quantitativen Umsetzung der Speisenversorgung in Akut- und Reha-Kliniken heran-

IV

gezogen werden können. Die Empfehlungen wurden generiert aus aktuellen Leitlinien, Metaanalysen und systematischen Reviews, sowie im Rahmen eines Expertengremiums, bestehend aus ernährungsmedizinisch in Deutschland relevanten Gesellschaften und Verbänden, abgestimmt. Die dem LEKuP zugrundeliegenden Empfehlungen basieren auf den D-A-CH-Referenzwerten für die Nährstoffzufuhr der Deutschen Gesellschaft für Ernährung e. V. (DGE) für Erwachsene und entsprechen einer vollwertigen und gesundheitsförderlichen Ernährung.

Mittelmeerkost und vegetarische Ernährung werden als gleichwertig betrachtet. Abhängig von krankheitsspezifischen Erfordernissen werden Abweichungen und Ergänzungen vorgenommen, sodass eine Ernährungstherapie umgesetzt werden kann, die alle ernährungsbezogenen Maßnahmen zur Wiederherstellung von Gesundheit und Wiedererlangung des Handlungsvermögens von Patientinnen und Patienten darstellt.

Der Leitfaden ist in die 2 Teile untergliedert: Im 1. Teil „Kostformen" werden die allgemeingültigen Merkmale verschiedener Kostformen beschrieben. Im 2. Teil „Ernährungstherapie nach Indikationen" werden die krankheitsspezifischen Besonderheiten in Bezug auf die Ernährung dargestellt. In den LEKuP wurden nur evidenzbasierte bzw. wissenschaftlich ausreichend begründete Kostformen aufgenommen. Die Vollkostformen wurden in Übereinstimmung mit den aktuellen Empfehlungen der DGE übernommen und an die D-A-CH-Referenzwerte für die Nährstoffzufuhr und aktuelle evidenzbasierten Leitlinien sowie lebensmittelbezogene Ernährungsempfehlungen der DGE angeglichen [1104]

Die Darstellung der Grundkostformen und speziellen Ernährungstherapien ist einheitlich gegliedert nach Indikation, Prinzip, praktischer Umsetzung und Besonderheiten (▶ Tab. 33.1). Auch den Besonderheiten der Versorgung in Reha-Kliniken wurde Rechnung getragen, beispielsweise bei der veranschlagten Kalorienzufuhr, die in den Reha-Kliniken aufgrund des höheren Leistungsumsatzes höher angegeben wird (▶ Tab. 33.1). Bei der speziellen Ernährungstherapie wird der Bezug zu den Grundkostformen genannt, um eine praktische Hilfestellung bei der Umsetzung zu geben (▶ Tab. 33.2).

33.1.2 Europäische Leitlinie für Krankenhausernährung

Als weitere Grundlage für die Kostformen und darüberhinausgehende Komponenten des Ernährungsmanagements im Krankenhaus sollte die Europäische Leitlinie der ESPEN zur Krankenhausernährung beachtet werden [1116]. Grundlegender Unterschied zum LEKuP ist, dass einem hohen Anteil der hospitalisierten Patientinnen und Patienten eine sogenannte Krankenhauskost (Hospital Diet), die energiedichter und eiweißreicher sein soll als die „Standardkost", empfohlen wird. Hier wird dem Umstand Rechnung getragen, dass akut Kranke und Rekonvaleszente in der Regel einen erhöhten Energie- und Eiweißbedarf haben, der nicht mit dem der Normalbevölkerung gleichzusetzen ist. Die klassische Vollkost des LEKuP hingegen entspricht im Grunde einer präventiven Ernährungsform für die Allgemeinbevölkerung.

Bezüglich der Hauptkostformen ist aus dieser Leitlinie Folgendes zu berücksichtigen: Die Standardkost soll den minimalen Energiebedarf (25 kcal/kg Körpergewicht/Tag) und den Mindestbedarf an Eiweiß (0,8–1,0 g/kg aktuellem Körpergewicht/Tag) decken. Diese Empfehlungen entsprechen der Vollkost im LEKuP. Diese Kostform richtet sich hauptsächlich an jüngere Personen ohne krankheitsbedingte Stoffwechselbelastung, die sich nur kurze Zeit im Krankenhaus befinden (z. B. geplante Operationen oder Untersuchungen).

Im Gegensatz dazu soll die klassische Krankenhauskost (Hospital Diet) den erhöhten Energiebedarf von 30 kcal/kg KG/Tag und den Eiweißbedarf von mindestens 1,2 g/kg KG/Tag des Proteinbedarfs decken. Sie richtet sich an > 65-jährige Patientinnen und Patienten mit einer akuten oder chronischen Erkrankung mit einem Risiko für oder mit bereits vorhandener Mangelernährung oder mit krankheitsbedingter Stoffwechselbelastung. Die Energiedichte der Mahlzeiten sollte deshalb höher sein, um kleinere Portionsgrößen zu erreichen. Dies wird erreicht durch die Verwendung von weniger ballaststoffreichen Kohlenhydratquellen und durch weniger auf die Fettqualität fokussierte, dafür aber insgesamt fettreichere Lebensmittel. Damit ist diese Kost für eine Mehrheit der in Akutkliniken Behandelten notwendig. Im Krankheitsfall kann der Eiweißbedarf sogar noch

Tab. 33.1 Kostformen zusammengefasst nach LeKuP [1104].

Kostform	Energiezufuhr	KH-Zufuhr	Proteinzufuhr	Fettzufuhr	SFA	PUFA	Flüssigkeitszufuhr	Besonderheiten
Vollkost (VK)	individuell PAL 1,2 (*Akut-Krankenhaus*)-1,4 (*Reha-Klinik*)	mind. 50–55 EN%	0,8 g/kg KG/d ca. 15 %	30–35 EN%	≤ 10 %	7–10 %	ca. 1,5 l	Zufuhr freier Zucker 10 % Salz 6 %
vegetarische Kost → Ovo- V	individuell PAL 1,2 (*Akut-Krankenhaus*)-1,4 (*Reha-Klinik*)	mind. 50–55 EN%	0,8 g/kg KG/d ca. 15 %	30–35 EN%	≤ 10 %	7–10 %	ca. 1,5 l	Ernährung ohne Fleisch, Fisch und Erzeugnisse daraus, sowie sämtliche vom getöteten Tier stammenden Stoffe
MK	individuell PAL 1,2 (*Akut-Krankenhaus*)-1,4 (*Reha-Klinik*)	mind. 50–55 EN %	0,8 g/kg KG/d ca. 15 %	30–35 EN%	≤ 10 %	7–10 %	ca. 1,5 l	hoher Anteil an Fisch und Olivenöl, weniger Fleisch- und Wurstwaren
angepasste VK (ehemals leichte VK)	individuell PAL 1,2 (*Akut-Krankenhaus*)-1,4 (*Reha-Klinik*)	mind. 50–55 EN %	0,8 g/kg KG/d ca. 15 %	30–35 EN%	≤ 10 %	7–10 %	ca. 1,5 l	individuell unverträgliche Lebensmittel ausschließen

IV

Tab. 33.1 Fortsetzung

Kostform	Energiezufuhr	KH-Zufuhr	Proteinzufuhr	Fettzufuhr	SFA	PUFA	Flüssigkeitszufuhr	Besonderheiten
Konsistenz-modifizierte Kost (ehemals Dyskosten)	individuell PAL 1,2 (*Akut-Krankenhaus*)-1,4 (*Reha-Klinik*)	mind. 50–55 EN %	0,8 g/kg KG/d ca. 15 %	30–35 EN %	≤ 10 %	7–10 %	ca. 1,5 l	falls Bedarfsdeckung nicht erreicht wird → anreichern
	Kostform		**Indikation**			**Darreichungsform**		
	passierte/flüssige Kost (Stufe 1)		– Kauunfähigkeit – schwere Schluckstörung nach Indikationsstellung durch Schlucktherapeuten – Kieferfixierung nach Unfallchirurgie/zahnmedizinischer Behandlung			mechanisch sehr fein zerkleinerte Kost, Speisenkonsistenz homogen, gebunden, flüssig bis puddingartig, Klümpchen- und faserfrei, ohne Stücke		
	pürierte Kost (Stufe 2)		– Kaufähigkeit stark eingeschränkt – Schluckstörung nach Indikationsstellung durch Schlucktherapeuten			– mechanisch zerkleinerte Kost, kleine/mittlere Partikelgröße – Konsistenz gebunden oder halbfest		
	teilpürierte Kost (Stufe 3)		Kaufähigkeit stark eingeschränkt			einzelne Komponenten, die besondere Probleme beim Schlucken bereiten, können püriert angeboten werden, z. B. Fleisch oder Fisch		
	adaptierte/weiche Kost (Stufe 4)		Kaufähigkeit leicht eingeschränkt			weiche Kost, nicht püriert		

EN %: Energieprozent; FS: Fettsäuren; KH: Kohlenhydrate; KG: Körpergewicht; MK: Mediterrane Kost; PAL: Physical Activity Level; PUFA: mehrfach ungesättigte Fettsäuren; Ovo-V: Ovo-lacto-vegetarische Kost; SFA: gesättigte Fettsäuren

Tab. 33.2 Kostformen zugeordnet nach Krankheitsbild [1104].

Krankheitsbild	Kostform	Energiezufuhr	KH-Zufuhr	Protein-zufuhr	Fettzufuhr	SFA	PUFA	Flüssigkeits-zufuhr	Besonderheiten
Mangelernährung	VK	30–35 kcal	wie VK	1,2–1,5 g/kg KG/Tag bis zu 2 g/kg KG/Tag	wie VK oder ↑	wie VK	wie VK	wie VK	cave: Refeeding Syndrom
Übergewicht und Adipositas	VK	Defizit von 500–600 kcal/Tag ↓ LM mit hoher Energiedichte	40–55 EN %	wie VK oder ↑	↓ FS-Muster beachten	wie VK	wie VK	2 l/Tag: energiearm, ohne Zucker	falls nötig, zeitlich begrenzter Einsatz von Formulaprodukten
Diabetes mellitus (DM)	VK	bedarfsgerecht; Gewichtsnormalisierung	40–55 EN % mit niedrigem GI	wie VK oder ↑	wie VK	wie VK	wie VK	wie VK	niedriger GI
Dyslipoproteinämien	VK	bedarfsgerecht; Gewichtsnormalisierung	<50 EN % bei endogener Hypertriglyzeridämie (v. a. Mono- und Disaccharide)	wie VK	wie VK, FS-Muster beachten		↓ <7 %	↑ 10 %	MCT-Fette statt LCT bei exogener Hypertriglyzeridämie Cholesterinzufuhr bei Respondern ↓
Hyperurikämie und Gicht	VK, bes. Ovo-V	bedarfsgerecht; langsame Gewichtsnormalisierung	wie VK	wie VK	wie VK	wie VK	wie VK	bis zu 3 l/Tag: energiearm, ohne Zucker	purinreiche LM meiden; Fruktosezufuhr <50 g/Tag
Herz-Kreislauf-Krankheiten	VK, bes. MK	bedarfsgerecht; Gewichtsnormalisierung	wie VK	wie VK	wie VK, FS-Muster beachten	<10 %	↑	wie VK	k. A.
arterielle Hypertonie	VK	bedarfsgerecht; Gewichtsnormalisierung	wie VK	wie VK	wie VK	wie VK	wie VK	wie VK	Kochsalzzufuhr: <5 g/Tag; (2,0 g Na/Tag)

Tab. 33.2 Fortsetzung

Krankheitsbild	Kostform	Energiezufuhr	KH-Zufuhr	Protein-zufuhr	Fettzufuhr	SFA	PUFA	Flüssigkeits-zufuhr	Besonderheiten
gutartige gastro-ösophageale Erkrankungen	VK	bedarfsgerecht; Gewichtsnormalisierung	wie VK	wie VK	wie VK	wie VK	wie VK	wie VK	individuell unverträgliche LM und Getränke erfragen, Verzicht auf SpätMZ
akute Gastroenteritis	VK	bedarfsgerecht	wie VK	wie VK	wie VK	wie VK	wie VK	wie VK	mit oraler Rehydration starten, ggf. parenteraler Elektrolyt- und Flüssigkeitsausgleich
Kohlenhydrat-malassimilation	VK	bedarfsgerecht	wie VK	wie VK	wie VK	wie VK	wie VK	wie VK	unverträgliche KH weg lassen
nicht alkoholische Fettlebererkrankungen	VK, MK	bedarfsgerecht; Gewichtsnormalisierung	wie VK	wie VK	wie VK	wie VK	wie VK	wie VK	Verzicht auf Alkohol
alkoholische Steatohepatitis und Leberzirrhose	VK	30–35 kcal	wie VK	1,2–1,5 g/kg KG/Tag	wie VK	wie VK	wie VK	wie VK	Zwischen MZ einführen
akute und chronische Pankreatitis	VK	25–30 (ggf. 35) kcal	wie VK	1,5 g/kg KG/Tag	wie VK	wie VK	wie VK	wie VK	häufig Substitution von Enzymen, Vitaminen und Mineralstoffen
chronisch entzündliche Darmerkrankungen	VK	bedarfsgerecht	wie VK	1,5–2 g/kg KG/Tag	wie VK	wie VK	wie VK	wie VK	Allergien und Intoleranzen erfragen

Tab. 33.2 Fortsetzung

Krankheitsbild	Kostform	Energiezufuhr	KH-Zufuhr	Proteinzufuhr	Fettzufuhr	SFA	PUFA	Flüssigkeitszufuhr	Besonderheiten
onkologische Erkrankungen	VK	bedarfsdeckend → grundsätzlich nicht erhöht	wie VK	1,2–1,5 g/kg KG/Tag	wie VK	wie VK	wie VK	wie VK	falls nötig: anreichern
chronisch obstruktive Lungenerkrankung (COPD)	VK	bedarfsdeckend (Energieverbrauch bis zu 30 % erhöht)	wie VK	Muskelerhaltung: 1,2–1,9 g/kg KG/Tag Muskelaufbau: 1,6–2,5 g/kg KG/Tag	wie VK	wie VK	wie VK	wie VK	besonders aufmerksam aufgrund Mangelernährung sein Achtung bei Kalzium und Vitamin D
Mukoviszidose bei Erwachsenen	VK	bedarfsdeckend (Bedarf kann 10–100 % erhöht sein im Alter)	ca. 40 EN%	ca. 20 EN %	bis zu 40 EN %	k. A.	k. A.	erhöht (Kost daher flüssigkeitsreich)	bei Mukoviszidose assoziierte DM (cystic fibrosis related)

Nierenkrankheiten

Krankheitsbild	Kostform	Energiezufuhr	Proteinzufuhr	Besonderheiten
chronischer Niereninsuffizienz CKD 3a und 3b ohne Nierenersatztherapie	VK (MK)	30–35 kcal	0,6–0,8 (-1) g/kg KG/Tag	– auf biologisch hochwertige Proteinkombinationen achten – Gewichtssenkung bei Übergewicht bzw. Adipositas – zur Vermeidung einer negativen Stichstoffbilanz → ausreichende Energiezufuhr – i. d. R. keine Einschränkungen der Flüssigkeits- und Kaliumzufuhr – Natriumzufuhr beachten (< 6 g/Tag Kochsalz) – Hyperkaliämie vermeiden

Tab. 33.2 Fortsetzung

Krankheitsbild	Kostform	Energiezufuhr	KH-Zufuhr	Proteinzufuhr	Fettzufuhr	SFA	PUFA	Flüssigkeitszufuhr	Besonderheiten
CKD 4–5	VK (MK)	30–35 kcal		Mangelernährung: 1 g/kg KG/Tag nephrotisches Syndrom: 0,6–1 g/kg KG/Tag					– auf biologisch hochwertige Proteinkombinationen achten – Verlust von Muskelmasse und Mangelernährung vermeiden – bei Übergewicht keine Gewichtsreduktion anstreben – CKD 4: Kalziumzufuhr 1000 mg, max. 1300 mg – CKD 5: Kalziumzufuhr 1000 mg (inkl. Kalzium aus Phosphatbindern) – Gabe von (aktivem) Vitamin D
nephrotisches Syndrom	VK (MK)	25–35 kcal		0,6–1 g/kg KG/Tag					k. A.
akut kranke mit chronischer oder akuter Niereninsuffizienz, ohne Nierenersatztherapie	VK (MK)	20–25 kcal		0,8–1,2 g/kg KG/Tag					wie bei 1., zusätzlich: – Prävention/Therapie der metabolischen Azidose – Beachten der Kaliumbilanz – Vermeiden einer anhaltenden Hyper- oder Hypophosphatämie

Tab. 33.2 Fortsetzung

Krankheitsbild	Kostform	Energiezufuhr	KH-Zufuhr	Protein-zufuhr	Fettzufuhr	SFA	PUFA	Flüssigkeits-zufuhr	Besonderheiten
akut kranke mit ANV oder mit chronischer oder akuter Niereninsuffizienz und mit Nierenersatztherapie (HD, PD)	VK (MK)	20–25 kcal (ANV) 30–35 kcal (bei Nierenersatztherapie; bei PD einschl. der über das Dialysat zugeführten Kalorien)		1,2–1,6 (max. 1,8) g/kg KG/Tag			wie bei 1., zusätzlich: – Flüssigkeits- und Kaliumzufuhr beachten – Phosphat- und Kalziumzufuhr aufeinander abstimmen – die empfohlene tägliche Trinkmenge liegt bei anurischen Hämodialysepatienten bei 500–800 ml, bei Patienten mit Restdiurese bei 500–800 ml + das Äquivalent des täglichen Urinvolumens. – Wassergehalt von Obst und Gemüse auf die Trinkmenge anrechnen – bei fortgeschrittener Nierenerkrankung besteht erhöhter Bedarf an wasserlöslichen Vitaminen und Vitamin D, die i. d. R. substituiert werden müssen		
chronische Nierenersatztherapie (HD, PD) mit manifester chronischer krankheitsspezifischer Mangelernährung	VK (MK)	30–35 kcal bei PD einschl. der über das Dialysat zugeführten Kalorien		1,2–1,5 g/kg KG/Tag bei PD zusätzlich die über das Dialysat verlorene Proteinmenge					

ANV: akutes Nierenversagen; CKD: chronisches Nierenversagen; EN %: Energieprozent; GI: glykämischer Index; HD: Hämodialyse; FS: Fettsäuren; KH: Kohlenhydrate; KG: Körpergewicht; LCT: langkettige Fettsäuren; LM: Lebensmittel; MK: mediterrane Kost; MCT: mittelkettige Fettsäuren; MZ: Mahlzeit; Na: Natrium; Ovo-V: Ovo-lacto-vegetarische Kost; PAL: Physical Activity Level; PD: Peritonealdialyse; PUFA: mehrfach ungesättigte Fettsäuren; SFA: gesättigte Fettsäuren; VK: Vollkost weiter erhöht sein, z. B. aufgrund von Entzündungen, Infektionen und Wunden [1116].

33.1.3 Gemeinschaftsverpflegungs-Systeme

Der Terminus **Gemeinschaftsverpflegung** bezeichnet die regelmäßige Verpflegung von Menschengruppen in Betrieben, Gesundheits- und Pflegeinstitutionen sowie Bildungseinrichtungen. Im Jahr 2023 gab es in Deutschland 1874 Krankenhäuser mit 476 924 Betten, die zu 71,2 % ausgelastet waren. Die durchschnittliche Verweildauer betrug 7,2 Tage [1113]. Ebenfalls im Jahr 2023 verpflegten 1079 vollstationäre Einrichtungen im Vorsorge- oder Rehabilitationsbereich ca. 1,89 Mio. Patientinnen und Patienten ganztägig über einen durchschnittlichen Zeitraum von 25,5 Tagen [1114]. Hiermit wird die Dimension des Verpflegungsthemas deutlich.

Der Begriff **Verpflegungssystem** „umfasst alle am Prozess der Speisenherstellung beteiligten Faktoren wie Produktionsverfahren, Hilfs- und Betriebsmittelausstattung sowie Personal. Die Verpflegungssysteme unterscheiden sich hauptsächlich durch die thermische, räumliche und zeitliche Kopplung oder Entkopplung (Trennung) von Produktion und Ausgabe“ [1106]. Im Folgenden wird das Verpflegungssystem in Küchensystem und Speisenproduktionssystem unterschieden.

Küchensysteme

Die organisatorische Struktur einer Verpflegungseinrichtung wird als Küchensystem beschrieben, in dem die Kopplung/Entkopplung der Speisenproduktion, sowie Ausgabe und Umfang der ausgeführten Prozessschritte stattfinden. Die Speisen können vor Ort oder außerhalb der Einrichtung vorbereitet und produziert sowie demnach unterschieden werden in [1092]:

- **Einzelküchen:** Speisen werden vor Ort komplett zubereitet und in der eigenen Einrichtung ausgegeben [1108].
- **Zentralküchen:** Hier werden Aufgaben ohne Qualitätsverlust, z. B. die Zubereitung von unempfindlichen Speisen, durchgeführt. Anschließend werden diese Speisen warm zur Relaisküche oder Verteilerküche transportiert [1106], [1108].
- **Verteilerküchen:** Die aus der Zentralküche gelieferten Speisen werden ggf. noch gemischt (z. B. Salate) und ausgegeben. Um die Qualitätsverluste so gering wie möglich zu halten, sollte die Distanz von Zentralküche und Verteilerküche nicht mehr als 50 km betragen [1106].
- **Relaisküchen:** Aus der Zentralküche werden aufwendige und unempfindliche Speisen (Suppen, Eintöpfe, Schmorgerichte) warm oder gekühlt angeliefert. Empfindliche und wenig aufwendige Speisekomponenten (z. B. Kurzgebratenes, Beilagen, Salate, Desserts) werden vor Ort produziert, gekühlt angelieferte Warmspeisen vor Ort regeneriert [1108].

Speisenproduktionssysteme

Als Speisenproduktionssystem bezeichnet man die Art und Weise der Mahlzeitenzubereitung in Küchen der Gemeinschaftsverpflegung. Dabei wird unterschieden, ob die Zubereitung und die Darreichung der Speisen zeitlich und räumlich gekoppelt oder getrennt sind:

- **Cook & Serve (Frischküche):** Bei Cook & Serve (Kochen und Servieren) handelt es sich um ein Verfahren, bei dem die Produktion der Speisen und die Ausgabe direkt, zeitlich und räumlich aufeinander folgen [1106]. Für die Herstellung der Mahlzeiten werden sowohl frische, unverarbeitete Rohwaren als auch vorgefertigte Produkte unterschiedlichen Verarbeitungsgrades eingesetzt. Die größte Herausforderung ist, die Ausgabetemperatur so hoch wie nötig und die Standzeiten so kurz wie möglich zu halten, um das hygienische Risiko einer Kontamination zu senken und die sensorische Qualität der Speisen zu erhalten [1106].
- **Cook & Hold (Warmverpflegung):** Die Produktion und Ausgabe der Speisen sind thermisch gekoppelt, d. h. die Ausgabe erfolgt nach einer Warmhaltezeit von maximal 3 Stunden. Durch die zeitliche Entkoppelung kann ein Transport der Speisen in andere Einrichtungen ermöglicht werden [1108]. Um das Risiko von Verderb und Lebensmittelinfektion oder -vergiftung zu minimieren, beträgt die Warmhaltetemperatur bei Lagerung und Transport von Speisen laut DIN 10 508:2019–03 mindestens 65 °C [1091].

- **Cook & Chill (Kühlkostsystem)**: Die Speisenkomponenten werden unmittelbar nach dem Garen portioniert schockgekühlt und können somit über mehrere Tage gekühlt gelagert werden, denn bei unter 3 °C sind die Speisen 3–5 Tage haltbar [1094], [1107]. Aufgrunddessen ist die Ausgabe der Speisen zeitlich und räumlich von der Produktion entkoppelt. Vor der Ausgabe werden die Speisen (z. B. in einer Relaisküche über bestimmte Kombidämpfer) regeneriert [1106], [1108]. Nachteilig sind die geringe Angebotsbreite der Speisen und der Verpackungsmüll [1107]. Eine Abwandlung von Cook & Chill ist das Sous-Vide-System, indem das Garen bei Niedrigtemperaturen unter Vakuum stattfindet [1094].
- **Cook & Freeze (Tiefkühlsystem)**: Ähnlich wie bei Cook & Chill werden die Speisen in einer Zentralküche vorbereitet, jedoch anschließend portioniert gefrostet (-40 °C) und dann bei -18 °C gelagert [1106]. Somit verlängert sich die Haltbarkeit auf mehrere Monate. Zur Regeneration werden wieder spezielle Kombidämpfer benötigt. Dieses Verfahren wird in größerem Umfang nur in spezialisierten Betrieben umgesetzt [1108]. In der Regel wird Tiefkühlkost für die Mittagsverpflegung eingesetzt [1106].

Speisenverteilungssysteme

Das Speisenverteilungssystem, auch Speisenausgabesystem genannt, beschreibt die Schnittstelle zwischen Speisenherstellung und Tischgast. Dabei wird hauptsächlich zwischen Tablett- und Buffetsystem unterschieden:

- **Tablettsystem:** Dies bedeutet die Portionierung der Speisen auf Tabletts (Kommissionierung am Band) und die anschließende Beförderung in Tablett-Transportwagen auf die Stationen [1111].
- **Buffetsystem**: Die einzelnen Speisen werden über ein Buffett angeboten, was bedeutet, dass jede Person selbst entscheiden kann, was und wieviel sie essen möchte. Somit werden auch Wareneinsatz und Speisenabfall reduziert. Das Buffett kann aber auch über einen Buffetwagen auf Station angeboten werden [1111]. In den meisten Rehabilitationseinrichtungen werden die Mahlzeiten über ein Buffett in einem Speisesaal angeboten.

Bewirtschaftungsformen

Die Bewirtschaftungsform legt fest, welche Leistungen und Strukturen vom Betreiber (Krankenhaus, Rehabilitationseinrichtung) und welche vom Bewirtschaftenden erbracht und bereitgestellt werden [1094], [1108]. Hierbei wird in der Regel zwischen Eigen- und Fremdbetrieben unterschieden:

- **Eigenbetrieb:** Betriebe in Eigenregie sind gekennzeichnet durch eine Bereitstellung von Verpflegungsleistungen, dazugehörender räumlicher und technischer Ausstattung sowie relevanter Ressourcen (z. B. Personal, Lebens- und Betriebsmittel) ausschließlich durch den Betreibenden [1094], [1108].
- **Fremdbetrieb:** Betriebe in Fremdregie sind charakterisiert durch eine Verteilung von Leistungen, Ausstattung und Ressourcen auf Betreibende und Bewirtschaftende. In aller Regel stellt der Betreibende die räumlich-technische Ausstattung (Küche) und einen Teil der Ressourcen (z. B. Strom und Wasser) dem externen Dienstleister (z. B. Contract-Caterer, Pächter) zur Verfügung [1094], [1108].

Auszeichnungen in der Gemeinschaftsverpflegung

Es gibt immer mehr Möglichkeiten für die Gemeinschaftsverpflegung, sich bei den Themen Nachhaltigkeit und gesunde Ernährung mit Logos und Zertifikaten abzuheben. Im Folgenden werden 2 gängige Zertifizierungen bzw. Auszeichnungen in der Gemeinschaftsverpflegung von Kliniken und Rehabilitationseinrichtungen vorgestellt:

- **DGE-Qualitätsstandard für die Verpflegung in Kliniken**: Der DGE-Qualitätsstandard beschreibt, basierend auf der aktuellen wissenschaftlichen Datenlage, die Kriterien für eine optimale, gesundheitsfördernde und nachhaltige Verpflegung in Kliniken und Rehabilitationseinrichtungen. Er wurde im Jahr 2022 umfassend aktualisiert und wird regelmäßig überarbeitet. Auftraggeber für diesen Standard war das Bundesministerium für Ernährung mit der Aufforderung zur Umsetzung für alle Einrichtungen des Bundes. Der Qualitätsstandard mit dem Logo „Station Ernährung" beleuchtet die Qualitätsbereiche Lebensmittel, Speisenplanung und Speisenherstellung, Hygieneaspekte, Qualitäts-

IV

management, Kommunikationsmaßnahmen sowie die Lebenswelten. Der Qualitätsstandard prüft eine Menülinie regelmäßig in Form eines Audits [1095].
- **RAL Gütezeichen Kompetenz richtig Essen in Kliniken:** In enger Zusammenarbeit mit den Trägerverbänden, dem VKD e. V. und dem VDD e. V., wurden von der RAL Gütegemeinschaft Ernährungs-Kompetenz mehrere Spezifikationen für unabhängig geprüfte und hochwertige Speisenqualität entwickelt. Diese werden regelmäßig aktualisiert und überarbeitet, um immer den neuesten ernährungswissenschaftlichen Erkenntnissen zu entsprechen. Dabei handelt es sich um die Qualifikation des Personals sowie das Hygienemanagement, die Speisenplanung, das Verpflegungskonzept, Verpflegungsgremium und Ernährungsmanagement. Das Gütezeichen RAL betrifft das gesamte Speisenangebot und wird regelmäßig in Form von Audits überprüft [1109].

Nachhaltigkeit in der Gemeinschaftsverpflegung

Eine gesunde Ernährung trägt nicht nur zur Gesundheit bei, sondern schont auch Klima und Umwelt. Nach einer Studie des Wissenschaftlichen Beirats für Agrarpolitik, Ernährung und gesundheitlichen Verbraucherschutz entfällt etwa ein Viertel der deutschen Treibhausgasemissionen auf die Herstellung, Vermarktung und Zubereitung von Lebensmitteln [1117].

Die wesentlichen Säulen des Klimaschutzes in der Speisenversorgung der Gemeinschaftsverpflegung sind unter anderem:
- Vermeidung von Lebensmittelverschwendung durch Reduktion von Überproduktion und zurückgegebener Nahrung
- regionales und saisonales Einkaufen, um Transportwege zu reduzieren
- weniger Fleisch- und Wursterzeugnisse aufgrund des großen ökologischen Fußabdrucks und Einsatz von vermehrt pflanzlichen Lebensmitteln (gemäß den Empfehlungen der Deutschen Gesellschaft für Ernährung)
- Reduktion von Verpackungsmüll
- energieeffiziente Mahlzeitenzubereitung durch Einsatz von energiesparenden Geräten
- Einsatz von Lebensmitteln aus biologischem Anbau

33.2 Besonderheiten in Akutkrankenhäusern

In Akutklinken ergeben sich aufgrund der kurzen durchschnittlichen Verweildauer und anderer Umstände (z. B. Bettlägerigkeit) eigene Anforderungen an die Speisenversorgung. Trotz der häufig kurzen durchschnittlichen Verweildauer ist das Ernährungsmanagement auch in Akutkliniken hoch relevant, wie kürzlich eine Studie in der Schweiz gezeigt hat. Die EFFORT-Studie konnte an einem typischen internistischen Akutkrankenhaus-Klientel mit einer durchschnittlichen Verweildauer von 10 Tagen zeigen, dass eine adäquate Ernährungstherapie prognoserelevant ist. Durch ein adäquates Ernährungsmanagement, welches neben der passenden Speisenversorgung auch die individualisierte Therapie durch Ernährungsfachkräfte beinhaltete, konnte eine Reduktion der Morbidität und Mortalität um 20 % erreicht werden [1112]. Bezüglich der Verpflegungssysteme werden üblicherweise Tablett-Systeme verwendet, da Buffetsysteme für Bettlägerige weniger geeignet sind und den Hygieneanforderungen häufig nicht genügen.

33.3 Besonderheiten in Rehabilitationskliniken

33.3.1 Grundlagen der medizinischen Rehabilitation

Die medizinische Rehabilitation befasst sich mit den Folgen einer Erkrankung für den häuslichen und beruflichen Alltag der Betroffenen mit dem Ziel einer Verbesserung der Teilhabe und der abschließenden sozialmedizinischen Leistungseinschätzung. Die Grundlage stellt das biopsychosoziale Verständnis von Krankheit und Gesundheit dar. Als konzeptionelles Bezugssystem dient die internationale Klassifikation der Funktionsfähigkeit, Behinderung und Gesundheit (ICF) der Weltgesundheitsorganisation (WHO), an die sich auch das Rehabilitationsrecht im Sozialgesetzbuch IX anlehnt.

Grundsätzlich geht es in der medizinischen Rehabilitation aber nicht nur darum, Teilhabeeinschränkungen zu bessern, sondern auch eine angemessene Krankheitsverarbeitung zu unterstützen und gesundheitsgerechte Verhaltensweisen (z. B. gesunde Ernährungsweise, Tabakentwöhnung) zu fördern. Zudem werden arbeitsbezogene und soziale Aspekte in den Reha-Prozess einbezogen und Wege vermittelt, die der Problemlösung in diesen Bereichen dienen. Dabei sind Schulungen in unterschiedlichen therapeutischen Bereichen wesentliche Bausteine.

Für die Rehabilitation gibt es verschiedene Indikationen (Kardiologie, Orthopädie, Neurologie, Gastroenterologie, Orthopädie, Psychosomatik, Onkologie, Abhängigkeitserkrankungen). Sie kann stationär oder auch ambulant durchgeführt werden. Rehabilitation gibt es nicht nur für Erwachsene, sondern auch für Kinder und Jugendliche, sowie für geriatrische Personen.

33.3.2 Qualitätssicherung in der medizinischen Rehabilitation

Im Gegensatz zum Krankenhaussystem kommen in der medizinischen Rehabilitation regelmäßig verschiedene Qualitätssicherungssysteme zum Einsatz. Diese basieren auf § 37 des Sozialgesetzbuches IX. Die wichtigsten Qualitätsmodule, welche die Ernährung betreffen, sind:

- **Strukturqualität**: Strukturanforderrungen richten sich an die räumliche und technische Ausstattung der Reha-Einrichtungen (z. B. Lehrküche, Sonderkostformen), sowie personelle Besetzung (Stellenschlüssel) und berufsspezifische Anforderungen (z. B. berufliche Qualifikation Diätassistenz, Ökotrophologie sowie vergleichbare Studiengänge) [1097]. Von den Absolventen der Studiengänge Ökotrophologie oder vergleichbarer Studiengänge werden fachliche Mindestanforderungen erwartet [1101].
- **Prozessqualität:**
  - Die Klassifikation Therapeutischer Leistungen (KTL) dokumentiert, bewertet und analysiert das therapeutische Leistungsspektrum der Reha-Einrichtungen. In der KTL finden sich u. a. indikationsbezogene Anforderungen bezüglich ernährungstherapeutischer Leistungen und deren Umfang in Kapitel M [1098].
  - Reha-Therapiestandards (RTS) werden in der Routine der Reha-Qualitätssicherung eingesetzt, um Mindestanforderungen an die therapeutische Versorgung von Rehabilitandinnen und Rehabilitanden mit den häufigsten Krankheitsbildern (z. B. Diabetes mellitus Typ 2) zu definieren. Auf diese Weise wird garantiert, dass die Erbringung therapeutischer Leistungen während einer medizinischen Rehabilitation auf wissenschaftlicher, evidenzbasierter Grundlage erfolgt [1110].
- **Ergebnisqualität:** Die Rehabilitanden-Befragung stellt als retrospektiv angelegtes Instrument ein wichtiges Hilfsmittel zur Sicherung der Nachhaltigkeit der in Rehabilitationen erreichten Ergebnisse dar. Für den Themenbereich Ernährung gibt es zurzeit Fragen bezüglich der Zufriedenheit mit der Küche, zur Teilnahme sowie Zufriedenheit mit den Schulungen zur Ernährung als auch zur Änderung des Ernährungsverhaltens in der Reha [1096].

33.3.3 Funktionen und Stellenwert der Ernährung in der Rehabilitation

Ernährung und Kostformen meint in der Rehabilitation nicht nur die Speisenversorgung an sich (3 Hauptmahlzeiten und ggf. Zwischenmahlzeiten), sondern auch die Vermittlung von Wissen über die an das jeweilige Krankheitsbild angepasste Ernährung in Theorie und Praxis. Grundsätzlich findet in der Rehabilitation eine Speisenversorgung statt, die einen Modellcharakter haben soll in Bezug auf das in den Schulungen vermittelte Wissen. Es ist hilfreich, wenn Schulungsinhalte und tatsächliches Essensangebot kongruent sind. Andererseits erschwert in der Rehabilitation ebenso wie in der Akutklinik der Kostendruck diesem Anspruch gerecht zu werden. Dieses Dilemma kann durchaus thematisiert werden.

Zudem gilt es für die Rehabilitationseinrichtung einen Kompromiss zu finden aus ernährungsmedizinischen Idealen sowie Vorlieben und Gewohnheiten der Patientinnen und Patienten. Obgleich der Anspruch auf die Umsetzung fachgesellschaftlicher Ernährungsempfehlungen aufrechterhalten werden sollte, kann andererseits ein bevormundendes Verhalten, z. B. in Bezug auf das Fleischangebot, dazu führen, dass eine unnötig negative Einstellung gegenüber der Rehabilitation entsteht. Eine deutlich längere Aufenthaltsdauer als im Akutkrankenhaus (3–5 Wochen in der somatischen Reha bis zu mehreren Monaten im Bereich Abhängigkeitserkrankungen) erfordert Abwechslung im Speiseplan und Realitätsnähe. Welchen Stellenwert das Thema Ernährung in der Rehabilitation einnimmt, hängt von Indikation und Krankheitsbild ab, es gibt jedoch kaum Personen in der Rehabilitation, die mit diesem Thema gar keine Berührungspunkte haben.

In der gastroenterologischen oder onkologischen Rehabilitation kann in Einzelfällen die Ernährung die Hauptrolle spielen, während sich andere, sonst vordergründige Reha-Angebote wie Bewegungs-, Psycho-, Physio-, Ergotherapie, Entspannung etc. nachordnen. Beispiele hierfür sind:

- eine neu diagnostizierte Zöliakie mit hohem Schulungsbedarf zur glutenfreien Ernährung,
- echte Nahrungsmittelallergien mit schrittweiser Austestung verträglicher Lebensmittel,
- Mangelernährung z. B. nach Operationen an Magen, Dünndarm und Pankreas mit Fokus auf ausreichende Zufuhr von Kalorien, Mikro- und Makronährstoffen (Eiweiß), Etablierung von Haupt- und Zwischenmahlzeiten, Anpassung der Enzymdosis bei Pankreaserkrankungen oder nach Gastrektomie.

Häufig sind in der Rehabilitation Krankheitsbilder, bei denen Ernährungsstrategien im Rahmen eines multimodalen Therapiekonzepts eine wichtige Rolle spielen. Beispiele hierfür sind:

- Diabetes mellitus Typen 1 und 2 mit Anleitung zur Einschätzung von Kohlenhydraten und Auswirkungen auf den Blutzuckerstoffwechsel,
- Adipositas (als Haupt- oder Begleiterkrankung) mit Schulung und Anleitung zu energie- (und kohlenhydrat-) reduzierten Ernährungskonzepten,
- chronisch entzündliche Darmerkrankungen, wobei der subjektive Stellenwert von Ernährung hoch ist, zunehmend evaluierte Strategien vorliegen [1115] und häufig differierende individuelle Unverträglichkeiten berücksichtigt werden müssen,
- onkologische Erkrankungen mit Aufklärung bezüglich vermeintlicher Superfoods und Anleitung zu ausgewogener energieangemessener Ernährung, um Mängel zu vermeiden,
- neurologische Erkrankungen oder Operationen im HNO-Bereich, die mit Schluckbeschwerden einhergehen (hier greifen Dysphagie-Konzepte, die von totaler enteraler Ernährung bis zu pürierten Spezialmahlzeiten die Bedürfnisse in unterschiedlichen Krankheitsstadien abdecken),
- Folgezustände nach akuten Essstörungen im Bereich Psychosomatik mit der erforderlichen Anpassung des Essverhaltens an Alltagssituationen.

Auch in Indikationsbereichen, in denen Ernährung nicht vorrangig erscheint, kann deren Berücksichtigung verschiedene Aspekte umfassen. Beispiele hierfür:

- In der psychosomatischen Rehabilitation hilft das Einhalten regelmäßiger Mahlzeiten in Gemeinschaft z. B. nach depressiven Episoden, wieder in den Alltag zu finden. Ebenso hat die Ernährung einen wichtigen Stellenwert im Hinblick auf Selbstfürsorge und Genussfähigkeit.
- Menschen mit Abhängigkeitserkrankungen haben das Essen oft vernachlässigt und müssen wieder an eine Essstruktur als Teil der Tagesstruktur herangeführt werden.
- Auch z. B. in einer orthopädischen Rehabilitation finden sich häufig ernährungsassoziierte Komorbiditäten wie Adipositas und Diabetes.
- Ernährungsschulung ist ein wesentlicher Aspekt präventiver Gesundheitstrainingsprogramme (z. B. kombiniert stationäres und ambulantes Programm der deutschen Rentenversicherung „RV Fit").

33.3.4 Ernährungstherapie in der Rehabilitation

Unter ärztlicher Supervision erfolgt bei entsprechendem Bedarf die Betreuung durch qualifizierte Ernährungsfachkräfte, die auch das Küchen- und Servicepersonal einbinden. Die Begleitung während des Aufenthalts durch Absprachen zur Kostform und regelmäßigen Folgekontakten zur Anpassung des individuellen Speiseplans kann dabei sehr wichtig sein. Die Ernährungsberatung bzw. -therapie lehnt sich idealerweise an einem prozessorientierten Beratungsmodell z. B. des German-Nutrition Care Process (G-NCP) an, welcher folgende Schritte beinhaltet: Ernährungsassessment, Ernährungsdiagnose, Planung der Ernährungsintervention, Durchführung der Ernährungsintervention, Monitoring und Evaluation [1102].

Typische ernährungstherapeutische Leistungen sind: Vorträge, Gruppenschulungen, Lehrküche,

Einkaufstraining, Einzeltermine, Buffetschulungen, Kostabsprachen. Diese Leistungen finden sich mit Zeitumfang, erforderlicher Qualifikation der Therapierenden und maximaler Gruppengröße abgebildet im KTL-Katalog (Kap. 33.3.2). Je nach Indikation sind ernährungsbezogene Interventionen in den Reha-Therapiestandards (RTS) gefordert, z. B. evidenzbasiertes Therapiemodul (ETM) Ernährungstherapie bei RTS Diabetes mellitus Typ 2. Die Deutsche Rentenversicherung stellt zudem standardisierte Curricula, z. B. „Gesunde Ernährung" oder „Adipositas" auf Grundlage des Gesundheitstrainingsprogramms zur Verfügung.

Bei der Erstellung einer Ernährungsdiagnose bzw. bei der Ernährungsintervention kommt ernährungspsychologischen Aspekten eine große Bedeutung zu. Letztlich geht es darum, die Schwierigkeiten und die Ressourcen der Betroffenen zu erkennen und daraus ein auf wissenschaftlichen Empfehlungen beruhendes und an den individuellen Möglichkeiten orientiertes Vorgehen abzuleiten, auf das sich die behandelte Person einlassen kann. Sofern sie medizinisch verantwortbar sind, sollten individuelle Ernährungstheorien respektiert werden, da dies meist erst die Voraussetzung dafür schafft, sie im Verlauf hinterfragen zu können [1093].

Die Rehabilitationszeit soll Raum schaffen, eine Essverhaltensstrategie zu entwickeln. Trotz Gemeinschaftsverpflegung (Essen im gemeinsamen Speisesaal, Wochenspeiseplan mit Menüauswahl, Buffetstruktur) muss die Individualität der Bedürfnisse berücksichtigt werden (z. B. Laktoseverzicht, Supplemente, verlängerte Essenszeiten). Patientinnen und Patienten sollen in ihrer Eigenverantwortlichkeit gestärkt werden, indem Kompetenzen vermittelt werden, die Relevanz von ernährungsbezogenen Gesundheitsfaktoren zu erkennen und zu berücksichtigen – während der Rehabilitation und darüber hinaus. Erschwerende Alltagsfaktoren wie z. B. Schichtarbeit sollten ebenso thematisiert werden wie vorhandene Ressourcen wie Eigenanbau von Gemüse oder familiäre Unterstützung.

Finanzielle und strukturelle Grenzen setzen einen engen Rahmen. Die Kosten für die Verpflegung in der Rehabilitation belaufen sich erfahrungsgemäß auf zwischen 5–8 Euro pro Tag. Personalmangel hat zur Folge, dass z. B. nicht immer Fachpersonal bei den Mahlzeiten anwesend sein kann oder Schnittstellen der Kostabsprache (Küche, Service, Ernährungsfachkräfte) lückenhaft sind. Zudem lässt eine standardisierte Verpflegung nur begrenzt Raum für spezielle Ernährungskonzepte wie z. B. abendlicher Kohlenhydratverzicht oder mediterrane Kost. Dennoch den Anspruch an eine vorbildhafte Ernährung nicht aufzugeben und deren Bedeutung z. B. an Aktionstagen herauszuheben, stellt für Klinikleitung und Personal eine dauerhafte Herausforderung dar.

33.4 Transitionen

33.4.1 Übernahme aus der Akutklinik in die Rehabilitation

Aus den Diagnosen geht häufig der Ernährungsbezug unmittelbar hervor. Sollten besondere Bedürfnisse bestehen, kann eine Ernährungsdiagnose mitgeteilt werden, z. B. Eiweißmangel nach bariatrischer OP. Ob und in welchem Ausmaß Ernährungsfachkräfte einbezogen werden, wird gleichermaßen durch die ärztliche Einschätzung, sowie durch die Zielsetzung und Motivationslage der zu rehabilitierenden Person bestimmt. Da in Rehabilitationseinrichtungen manchmal nicht alle Produkte unmittelbar zur Verfügung stehen, hilft die vorzeitige Übermittlung besonderer Ernährungssituationen, z. B. einer Sondenernährung oder parenteralen Ernährung. Nicht in jeder Rehabilitationsklinik sind Strukturen vorhanden, diese Sonderkostformen zu gewährleisten.

33.4.2 Ernährungsbezogenes Entlassungsmanagement beim Übergang in die Häuslichkeit

In der Reha-Nachsorge sollen insbesondere Eigenaktivitäten gefördert und damit die in der Rehabilitation geweckten Selbsthilfepotenziale gestärkt werden. Reha-Nachsorgeprogramme der Deutschen Rentenversicherung gehören mittlerweile zum Standard und sind gesetzlich geregelt über § 17 Sozialgesetzbuch (SGB) VI. Diese Nachsorgeprogramme umfassen in der Regel bewegungsbezogene (T-RENA) oder psychotherapeutische Angebote (PSY-RENA). In manchen Nachsorgeprogrammen (z. B. intensivierte Reha Nachsorge

IRENA) nimmt die Ernährung einen größeren Stellenwert ein (z. B. IRENA Adipositas). Auch für Kinder und Jugendliche gibt es multimodale und unimodale Nachsorgeangebote. Allen gemein ist, dass die Reha-Nachsorge von den Behandlern in der Rehabilitationseinrichtung „verordnet" und in der Regel wohnortnah sowie berufsbegleitend durchgeführt wird. Die Rentenversicherung übernimmt die Kosten unter der Voraussetzung, dass sie auch Kostenträger der medizinischen Rehabilitation ist.

Für die Zukunft werden auch digitale Reha-Nachsorgeprogramme immer mehr in den Fokus rücken (z. B. CASPAR Health). Deshalb sollte bereits während der Rehabilitation die Realisierung von Veränderungen im Ernährungsregime in der Häuslichkeit thematisiert werden. Dabei gilt es Fragen zu klären wie beispielsweise: Wie können die ernährungstherapeutischen Empfehlungen an die häusliche und berufliche Situation angepasst werden? Wer übernimmt die weitere Betreuung? Ist z. B. bei Adipositas eine ambulante ernährungstherapeutische Begleitung oder eine Anbindung an eine Selbsthilfegruppe oder ein Adipositas-Zentrum vorgesehen? Das Problem, dass die Situation in der (insbesondere stationären) Rehabilitation und die Situation im privaten und beruflichen Alltag oft stark differieren, was für die Ernährung teilweise erhebliche Konsequenzen hat, kann nicht beseitigt, aber durch gute Vorbereitung und die Nachsorgeprogramme zumindest partiell aufgefangen werden.

Literatur

[1091] BfR. Schutz vor lebensmittelbedingten Erkrankungen beim Heißhalten von Speisen. Aktualisierte Stellungnahme Nr. 037/2020 des BfR vom 27. August 2020. DOI: 10.17590/20200707-110852

[1092] Bölts M, Fladung U, Seidl M, Hrsg. Modernes Verpflegungsmanagement: Best Practices für Individual-, Gemeinschafts- und Systemgastronomie. Stuttgart: Matthaes; 2015

[1093] Buchholz D, Ohlrich Hahn S. Der German-Nutrition Care Prozess – Theoretische Grundlagen und praktische Anwendung in Beruf, Ausbildung und Studium, 2025

[1094] Dasbach M (Hrsg). Erfolgreiches Verpflegungsmanagement. Praxisorientierte Methoden für Einsteiger und Profis. 2. Aufl. Planegg: Neuer Merkur; 2021: 127–158

[1095] Deutsche Gesellschaft für Ernährung e. V. (ed): DGE-Qualitätsstandard für die Verpflegung in Kliniken. 1. Aufl. 1. korr. Nachdruck. Bonn: DGE; 2022

[1096] Deutsche Rentenversicherung Bund (Hrsg). Rehabilitandenbefragung. Berlin: Deutsche Rentenversicherung Bund; 2007

[1097] Deutsche Rentenversicherung Bund (Hrsg). Strukturqualität von Reha-Einrichtungen –Anforderungen der Deutschen Rentenversicherung. Berlin: Deutsche Rentenversicherung Bund; 2023

[1098] Deutsche Rentenversicherung Bund (Hrsg). KTL – Klassifikation therapeutischer Leistungen in der medizinischen Rehabilitation. Berlin: Deutsche Rentenversicherung Bund; 2025

[1099] Deutsche Rentenversicherung Bund (Hrsg). Gesundheitstraining in der medizinischen Rehabilitation. Curriculum Gesunde Ernährung. Berlin: Deutsche Rentenversicherung Bund; 2020

[1100] Deutsche Rentenversicherung Bund (Hrsg). Gesundheitstraining in der medizinischen Rehabilitation. Curriculum Adipositas. Berlin: Deutsche Rentenversicherung Bund; 2021

[1101] Deutsche Rentenversicherung Bund (Hrsg). Berufsgruppen der medizinischen Rehabilitation und deren interprofessionelle Zusammenarbeit. Berlin: Deutsche Rentenversicherung Bund. 2023

[1102] Deutsche Rentenversicherung Bund (Hrsg): Ernährungstherapie in der medizinischen Rehabilitation – Praxishilfe: Antworten auf häufig gestellte Fragen (2023)

[1103] Deutsches Institut für Normung e. V. (DIN): 10508:2019-03 – Lebensmittelhygiene – Temperaturen für Lebensmittel; 2019

[1104] Hauner H, Beyer-Reiners E, Bischoff G et al. Leitfaden Ernährungstherapie in Klinik und Praxis (LEKuP). Aktuel Ernahrungsmed 2019; 44: 384–419

[1105] K & P Consulting GmbH/Deutsches Krankenhausinstitut (Hrsg). Verpflegungsleistungen im Krankenhaus. Repräsentativerhebung von Deutsches Krankenhausinstitut (DKI) und K&P Consulting GmbH. Ergebnisse der 6. Care Studie 2022. Im Internet: www.kup-consult.de/wp-content/uploads/2023/01/Verpflegungsmanagement-im-Krankenhaus-Blick-zurueck-nach-vorn.pdf

[1106] Kreutz J. Verpflegungssysteme in der Gemeinschaftsverpflegung – eine Übersicht. Diät & Information 04 (2012): 10–14

[1107] Landeszentrum für Ernährung Baden Württemberg, Gemeinschaftsverpflegung – eine Frage des Systems. Im Internet: https://landeszentrum-bw.de/,Lde/Startseite/wissen/gemeinschaftsverpflegung-eine-frage-des-systems (Stand: 19.7.2023)

[1108] Pfefferle H, Hagsphil S, Clausen K. Gemeinschaftsverpflegung in Deutschland—Stellenwert und Strukturen. Ernährungs Umschau 2021; 8: 470–483

[1109] RAL Deutsches Institut für Gütesicherung und Kennzeichnung e. V. (Hrsg). Kompetenz richtig Essen in Kliniken. Gütesicherung RAL-GZ 110/1. Berlin: Beuth; 2019

[1110] Reha-Therapiestandards. Im Internet: www.deutsche-rentenversicherung.de/DRV/DE/Experten/Infos-fuer-Reha-Einrichtungen/Grundlagen-und-Anforderungen/Reha-Qualitaetssicherung/rts.html

[1111] Reiche T. Speisenverteilung – Hygienische Aspekte und technische Möglichkeiten. Bonn: Behr's; 2011

[1112] Schuetz P, Fehr R, Baechli V et al. Individualised nutritional support in medical inpatients at nutritional risk: a randomised clinical trial. Lancet 2019; 393 (10188): 2312–2321

[1113] Statistisches Bundesamt. Krankenhäuser - Einrichtungen, Betten und Patientenbewegung. Zugriff am 18.08.2025 unter: https://www.destatis.de/DE/Themen/Gesellschaft-Umwelt/Gesundheit/Krankenhauser/Tabellen/gd-krankenhaeuser-jahre.html

[1114] Statistisches Bundesamt. Vorsorge- oder Rehabilitationseinrichtungen – Anzahl der Einrichtungen, der Betten und Patientenbewegungen der Vorsorge- oder Rehabilitationseinrichtungen. Zugriff am 18.08.2025 unter: https://www.destatis.de/DE/Themen/Gesellschaft-Umwelt/Gesundheit/Vorsorgeeinrichtungen-Rehabilitationseinrichtungen/Tabellen/gd-vorsorge-reha-jahre.html?templateQueryString=Rehabilitationseinrichtungen+Anzahl+Betten%20download

[1115] Szczubelek M, Pomorska K, Korólczyk-Kowalczyk M et al. Effectiveness of Crohn's Diesease Exclusion Diet for Induction of Remission in Crohn´s disease adult patients. Nutrients 2021; 13 (11): 4112

[1116] Thibault R, Abbasoglu O, Ioannou E et al. ESPEN guideline on hospital nutrition. Clin Nutr 2021; 40 (12): 5684–5709

[1117] WBAE – Wissenschaftlicher Beirat für Agrarpolitik, Ernährung und gesundheitlichen Verbraucherschutz beim BMEL (2020). Politik für eine nachhaltigere Ernährung: Eine integrierte Ernährungspolitik entwickeln und faire Ernährungsumgebungen gestalten. Gutachten, Berlin

34 Ernährungsmedizin in der Arztpraxis

K. Winckler, D. Buchholz

Das Wichtigste in Kürze

In der Praxis des niedergelassenen Arztes bietet die Ernährungsmedizin ein breites Spektrum für die Therapie von durch die Ernährung mitbedingter Krankheiten. Die Behandlung sollte durch ein ernährungstherapeutisches Team erfolgen, das sich aus einem Ernährungsmediziner, einer Ernährungsfachkraft wie einer Diätassistentin sowie weiteren Berufsgruppen zusammensetzt.

Die Teamarbeit sollte strukturiert erfolgen. Dabei richtet sich die Arbeitsteilung nach den jeweiligen Kompetenzen. Die Qualitätssicherung der Behandlung wird durch medizinische Leitlinien und Gesetze vorgegeben. Die Schwerpunktpraxis für Ernährungsmedizin BDEM (Berufsverband Deutscher Ernährungsmedizinerinnen und Ernährungsmediziner e. V.) zeigt modellhaft die Umsetzung dieses ernährungsmedizinischen Therapiekonzepts.

Das vielfältige Indikationsspektrum ernährungsbedingter Erkrankungen wird zunehmend von der wachsenden Prävalenz der Adipositas dominiert. Mit strukturierten, multidisziplinären und langfristigen Therapiekonzepten kann die ernährungsmedizinische Praxis vorhandene Versorgungslücken in diesem Bereich schließen. Insbesondere gilt das für die Behandlung der Adipositas Grad II und III in Kooperation mit chirurgischen Zentren.

Wege zur Abrechnung der Leistungen sind zum Teil vorhanden, eine finanzielle Absicherung der Behandlungskonzepte steht jedoch noch aus.

Keywords

Ernährungstherapeutisches Team, Qualitätsstandards, Therapieprogramme, Adipositastherapie, Adipositaschirurgie, Schwerpunktpraxis für Ernährungsmedizin

34.1 Einführung

In der Praxis des niedergelassenen Arztes, insbesondere in der internistischen und allgemeinmedizinischen Praxis, kommen durch die Ernährung mitbedingte Krankheiten sehr häufig vor. Mit der seit 2018 vom Ärztetag beschlossenen Zusatzweiterbildung zum Ernährungsmediziner nach dem **Curriculum Ernährungsmedizin** der Bundesärztekammer haben Ärzte die Möglichkeit zu einer Spezialisierung in diesem Bereich. Verschiedene Akademien (z. B. Deutsche Akademie für Ernährungsmedizin, DAEM) und Landesärztekammern bieten für Ärzte Kurse in Ernährungsmedizin an, welche eine 100-stündige Weiterbildung in Theorie und Praxis umfassen. Zusätzlich erfolgt dann eine Klinische Weiterbildung oder die Teilnahme an Fallseminaren (5 Module, insgesamt 120 Stunden) entsprechend der Musterweiterbildungsordnung. Die Umsetzung erfolgt regional unterschiedlich durch die Landesärztekammern.

Aufgrund des unübersichtlichen Angebots auf dem „Markt der Ernährungsmedizin“, welches u. a. auf mangelnde gesetzliche Reglungen zurückzuführen ist (z. B. ist der Begriff des Ernährungsberaters nicht geschützt), ist es für den Patienten oft nicht möglich, seriöse Angebote von unseriösen zu unterscheiden. Im Internet findet sich in unzähligen Foren zu Fragen der Ernährung und ernährungsbedingter Krankheiten eine Fülle von Informationen, deren Wahrheitsgehalt für den Laien nicht überprüfbar ist und deren Umsetzung sich negativ auswirken kann.

Ernährung, Gesundheit und zahlreiche Erkrankungen sind auf komplexe Weise miteinander verknüpft. Ernährungstherapeutische Maßnahmen müssen daher auch die mittel- und langfristigen Konsequenzen für den Betroffenen im Blick haben. Dies setzt eine hohe fachliche Kompetenz in Medizin, Diätetik und Ernährung voraus. Das **ernährungstherapeutische Team**, bestehend aus Ernährungsmediziner und Ernährungsfachkraft (dieser zur Vereinfachung verwendete Begriff umfasst Diätassistenten sowie für Ernährungsberatung und Ernährungstherapie qualifizierte Ökotrophologen und Ernährungswissenschaftler), bietet ideale Voraussetzungen für die ernährungsmedizinische Behandlung in der Arztpraxis.

Verschiedene ernährungsbedingte Krankheiten, beispielsweise Kohlenhydrat-Unverträglichkeiten (z. B. Fruktose-Malabsorption), Lebensmittelallergien, Zustand der Mangelernährung oder seltenere Krankheiten wie die Zöliakie werden vom ernährungstherapeutischen Team diagnostiziert und behandelt. Eine der häufigsten Behandlungsindikationen ist die Adipositas.

Die erhebliche Zunahme von Übergewicht, Adipositas und deren Folgeerkrankungen ist auf die Veränderungen der Ernährungs- und Lebensweise der Bevölkerung zurückzuführen, wobei auch dem sozialökonomischen Status eine zentrale Bedeutung zukommt. Die Erfahrung in ernährungsmedizinischen Praxen zeigt, dass eine zunehmende Zahl von Betroffenen den professionellen Rat sucht, da insbesondere im Bereich der **Adipositastherapie** die Anzahl von unseriösen bis hin zu betrügerischen Angeboten hoch ist. Die Therapie und Prävention der Adipositas gehören genauso wie die Therapie anderer Erkrankungen ausschließlich in qualifizierte Hände.

Das Beispiel der Schwerpunktpraxis für Ernährungsmedizin BDEM zeigt, wie der Einsatz des ernährungstherapeutischen Teams eine langfristige und kompetente Therapie ermöglicht. Dieses Kapitel behandelt die Umsetzung der Ernährungsmedizin in der Praxis des niedergelassenen Arztes. Dabei stehen weniger die ernährungsmedizinischen Hintergründe im Mittelpunkt – hierzu sei auf die entsprechenden Kapitel dieses Buches verwiesen –, sondern die regulatorischen und qualitativen Aspekte. Insbesondere werden die Situation in der Praxis, die Wege zur Teambildung, Qualitätsanforderungen und Kooperationsmöglichkeiten erörtert. Des Weiteren werden die Möglichkeiten zur Finanzierung der Ernährungsmedizin aufgezeigt.

Das Gesundheitswesen befindet sich in einem ständigen Wandel, weshalb manche Aussagen nur zeitlich begrenzt Gültigkeit besitzen. Aktuelle Informationen bieten die Publikationen der Berufsverbände (u. a. BDEM, VDD); Kap. 34.6.

34.2 Ambulante Ernährungsmedizin in der Arztpraxis – Qualitätsstandards

Wie im Qualitätsmanagement üblich, wird auch die Qualität der ernährungsmedizinischen Behandlung in Struktur-, Prozess- und Ergebnisqualität unterteilt. Die Ergebnisqualität gilt als wichtigste Grundlage für die Evaluation der Behandlung. Sie wird von der Struktur- und Prozessqualität beeinflusst. Während die Strukturqualität die Qualifikation des Praxisinhabers, die Zahl und Ausbildung der Mitarbeiter, die Qualität und Quantität der zur Leistungserbringung notwendigen Ressourcen usw. umfasst, beschreibt die Prozessqualität die logisch aufeinanderfolgenden Handlungen.

34.2.1 Strukturqualität

Das ernährungstherapeutische Team in der Arztpraxis

Die Umsetzung von ernährungsmedizinischen Behandlungsverfahren erfordert den Einsatz eines multiprofessionellen ernährungstherapeutischen Teams. Kern des Teams bilden dabei Ernährungsmediziner und Ernährungsfachkraft, je nach Behandlungsindikation werden Verhaltens- und Bewegungstherapeuten hinzugezogen.

▸ **Qualifikation des Arztes** Der Arzt verfügt neben ausreichender klinischer Erfahrung auf dem Gebiet der Ernährungsmedizin über die Zusatzweiterbildung Ernährungsmedizin.

▸ **Qualifikation der Ernährungsfachkraft** Bei der Ernährungsfachkraft handelt es sich um eine/n Diätassistenten/-in eine/n Absolventen/-in eines ernährungswissenschaftlichen, ökotrophologischen oder vergleichbaren Studiengangs mit praktischer Erfahrung in der Ernährungstherapie.

- Die Ausbildung im bundesrechtlich geregelten Heilberuf des **Diätassistenten** dauert 3 Jahre und umfasst insgesamt 4450 Stunden, wobei das Kernfach Diätetik mit 1000 Unterrichtsstunden und praktischer Ausbildung im Mittelpunkt steht. Diätassistenten sind für die Ernährungstherapie und Ernährungsberatung qualifiziert, wobei fachliche und methodische Spezialisierun-

IV

gen vorteilhaft sind. Mittlerweile werden auch Studiengänge in Diätetik angeboten, sodass – wie weltweit üblich – auch in Deutschland akademisch für die Diätetik qualifiziert wird.
- Das Studium der **Ökotrophologie** und der **Ernährungswissenschaft** oder inhaltlich vergleichbarer Studiengänge beträgt zwischen 3 und 5 Jahre und schließt mit dem Bachelor bzw. Master ab. Die Inhalte der Studiengänge werden von den Hochschulen festgelegt und sind nicht einheitlich definiert. Absolventen ökotrophologischer oder ernährungswissenschaftlicher Studiengänge sind daher nicht zwangsläufig für die Ernährungsprävention und -therapie qualifiziert.

Die leistungs- und berufsrechtlichen Unterschiede zwischen den Absolvent/-innen ernährungswissenschaftlicher, ökotrophologischer sowie vergleichbarer Studiengänge und Diätassistent/-innen werden auch dadurch deutlich, dass ausschließlich die Angehörigen des Heilberufes Diätassistent/-in sowie die sog. Leistungserbringer/-innen in der Ernährungstherapie den elektronischen Heilberufeausweis (eHBA) seit April 2025 beantragen können.

Schwerpunktpraxis für Ernährungsmedizin BDEM

► **Zertifizierung** Der Berufsverband Deutscher Ernährungsmedizinerinnen und Ernährungsmediziner e. V. (BDEM) hat 2004 erstmals die Schwerpunktpraxis für Ernährungsmedizin BDEM als unabhängig zertifizierte Einrichtung vorgestellt. Eines ihrer Ziele ist es, „die Qualität der Behandlung von Patienten mit ernährungsbedingten Erkrankungen und Patienten mit Adipositas zu verbessern und langfristig Folgeerkrankungen zu vermeiden".

Für den Ernährungsmediziner in der Schwerpunktpraxis entsteht hier, im Gegensatz zur üblichen Kassenarzttätigkeit in der Sprechstunde, ein neuer Aufgabenbereich als Koordinator des interdisziplinären Therapiekonzepts und des ernährungstherapeutischen Teams. Die medizinische Diagnostik und Indikationsstellung für die Behandlung sowie die medizinische Betreuung liegen in seiner Verantwortung. Die o. g. Qualitätskriterien finden hier Anwendung.

Weitere Zertifizierungskriterien für eine Schwerpunktpraxis für Ernährungsmedizin sind:
- personell:
  - Arzt mit Zusatzweiterbildung in Ernährungsmedizin, übergangsweise Curriculum der Bundesärztekammer und 3-jähriger Erfahrung im Bereich der Ernährungsmedizin
  - Ernährungsfachkraft: Diätassistent, Ökotrophologe (mit Zusatzqualifikation) mit Erfahrung in der Ernährungsberatung
  - Psychologe (Verhaltenstherapeut), Bewegungstherapeut (Sportwissenschaftler, Physiotherapeut)
- räumlich:
  - geeignete Räumlichkeiten (Gruppenschulungsräume)
  - Zugang zu einer Lehrküche
- Prozessqualität:
  - multimodale indikationsbezogene Therapiekonzepte nach anerkannten Leitlinien
  - Qualitätskontrolle (Dokumentation, Weiterbildung, Teamentwicklung)

Seit 2005 wurden über 100 Arztpraxen und ambulante Krankenhausabteilungen zertifiziert; eine aktuelle Übersicht zeigt ► Abb. 34.1. Durch eine Vereinbarung mit der von DGEM und DAEM getragenen nutriZert GmbH erfolgt die Zertifizierung der Praxen seit 1.6.2025 durch nutriZert.

34.2.2 Prozessqualität

German-Nutrition-Care-Prozess (G-NCP)

Prozessgeleitetes Handeln der Gesundheitsberufe führt zu einer Verbesserung der Outcomes und ermöglicht es, professionelles Handeln abzubilden, zu überprüfen und kritisch zu reflektieren. Vor diesem Hintergrund empfiehlt die European Federation of the Associations of Dietitians (EFAD) die Implementierung strukturierter Prozesse in den Handlungsfeldern der Diätetik in allen Ländern Europas.

Mit dem Ziel, in der ernährungstherapeutischen und ernährungspräventiven Versorgung von Individuen und Gruppen „das Richtige, zur richtigen Zeit, mit dem richtigen Weg, für die richtige(n) Person(en) zu tun, um das bestmögliche Ergebnis zu erzielen", hat in Deutschland der **German-**

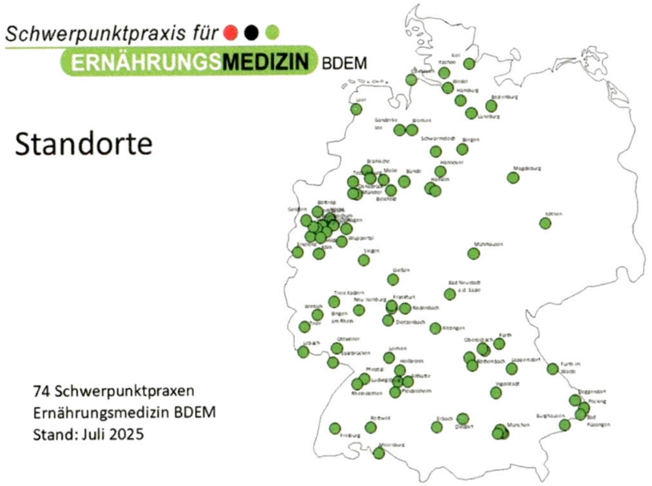

Abb. 34.1 Übersichtskarte der Schwerpunktpraxen für Ernährungsmedizin BDEM (Stand 07/2025). (Quelle: Berufsverband Deutscher Ernährungsmedizinerinnen und Ernährungsmediziner e.V., [BDEM].)

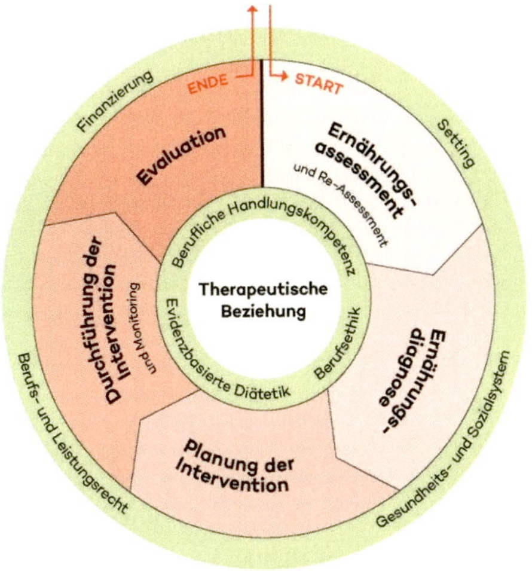

Abb. 34.2 German-Nutrition Care Prozess. (Quelle: Verband der Diätassistenten – Deutscher Bundesverband e.V.)

Nutrition-Care-Prozess (G-NCP) seit 2015 Einzug in verschiedene Qualitätsstandards und Empfehlungen gehalten, der im Jahr 2025 überarbeitet wurde (▶ Abb. 34.2). Er dient als Instrument der Qualitätssicherung unter anderem in den DGE-Beratungstandards, der Leistungsbeschreibung zur Erbringung des Heilmittels „Ernährungstherapie", der Rahmenvereinbarung zur Qualitätssicherung in der Ernährungsberatung und Ernährungsbildung in Deutschland, dem Weißbuch Adipositas sowie den Anforderungen von OnkoZert zur Zertifizierung viszeralonkologischer Zentren und war zudem zusammen mit weiteren Prozessmodellen in der Diätetik Forschungsgegenstand des europäisch geförderten Projekts Improvement of Education and Competences in Dietetics (IMPECD). Neben der Anwendung als Qualitätssicherungsinstrument in der ernährungstherapeutischen und ernährungspräventiven Praxis wird er auch an allen Schulen für Diätetik sowie den additiven und dualen Studiengängen für Diätetik unterrichtet, wo er als didaktisches Instrument in der Bearbeitung von fiktiven oder reellen Patientenfällen dient.

Der G-NCP besteht aus 5 Schritten:

1. **Ernährungsassessment und Reassessment:** Dabei handelt es sich um einen fortlaufenden, nichtlinearen dynamischen Prozess, der ein initiales Assessment, aber auch ein kontinuierliches Reassessment beinhaltet. Er bildet zudem die Grundlage für die kontinuierliche Statusanalyse des Patienten in Bezug auf festgelegte Kriterien.
2. **Ernährungsdiagnose:** In diesem Prozessschritt wird ein Ernährungsproblem bzw. Ernährungsprobleme benannt, das/die durch Diätassistenten eigenverantwortlich und selbständig gelöst werden kann/können. Eine Ernährungsdiagnose unterscheidet sich klar von einer medizinischen Diagnose. Während eine medizinische Diagnose Krankheiten oder Organstörungen wie Diabetes mellitus bezeichnet, beschreibt die Ernährungsdiagnose ein Ernährungsproblem, z. B. eine zu hohe Fettzufuhr.

3. **Planung der Ernährungsintervention:** Dieser Schritt umfasst die Planung einer Reihe von Aktivitäten und dazugehörigen Materialien, die zur Behandlung des Ernährungsproblems eingesetzt werden. Ziel ist, ernährungsbezogene Verhaltensweisen, Risikofaktoren, Bedingungen/Faktoren der Umwelt/des Umfelds sowie den Gesundheits- oder Ernährungszustand von Einzelpersonen, einer Gruppe oder einer Gemeinschaft zu verändern. All das wird in einem Interventionsplan zusammengefasst.
4. **Durchführung der Ernährungsintervention:** In diesem Prozessschritt wird anhand des Interventionsplans ein Komplex von Aktivitäten situations- und fachgerecht durchgeführt, um das Ernährungsproblem des Patienten zu lösen. Dieser Schritt beinhaltet zudem das Monitoring, in dem ausgewählte Werte zu vorher definierten Zeitpunkten beurteilt werden, um zu überprüfen, ob die Intervention den gewünschten Verlauf nimmt und die angestrebten Ziele erreicht werden können.
5. **Evaluation:** Im letzten Prozessschritt wird das durch die Ernährungsintervention erreichte Outcome beurteilt und eine rückblickende Reflexion des Handelns über alle Prozessschritte des G-NCP durchgeführt.

34.2.3 Vereinbarungen zur Qualitätssicherung

Neben den Qualitätsanforderungen hinsichtlich der Aus-, Weiter- und Fortbildung an das ernährungstherapeutische Team sind Qualitätsrichtlinien auch für die Durchführung ernährungsmedizinischer Leistungen notwendig. Da in Deutschland keine allgemeingültigen Qualitätsrichtlinien existieren, entwickeln viele Fachgesellschaften und Verbände eigene Qualitätsstandards. Mit dem Ziel einer verbandsübergreifenden und bundesweit gültigen Vereinheitlichung erarbeitete ein Koordinierungskreis aus verschiedenen Berufs- und Fachverbänden die „Rahmenvereinbarung zur Qualitätssicherung in der Ernährungsberatung und Ernährungsbildung in Deutschland".

Die aus den Verbänden gegründete **AG EMET (Arbeitsgemeinschaft Ernährungsmedizin und Ernährungstherapie)** hat diese Qualifikationsanforderungen und Strukturen für den Bereich Ernährungstherapie weiter ausgearbeitet. Dieses Positionspapier ist unter www.visionnutrition.de abrufbar. Mit dem „International Code of Ethics and Code of Good Practice" der European Federation of the Associations of Dietitians (EFAD) existiert seit 2008 auch für Diätassistenten, wie für Ärzte schon lange, ein internationaler Standard. Daneben stellen die Zertifizierungsrichtlinien für die „Schwerpunktpraxis für Ernährungsmedizin BDEM", die Berufsordnung für Ärzte und die Berufsrichtlinien der Verbände wichtige Qualitätssicherungsinstrumente dar.

34.3 Prävention und Therapie von durch die Ernährung mitbedingten Krankheiten

Eine Unterscheidung von Prävention und Therapie ist durch sozialgesetzliche Regelungen gegeben. Unter Prävention werden Maßnahmen für Gesunde verstanden mit dem Ziel der Vermeidung von Krankheiten wie einer Adipositas. Therapie und Sekundärprävention im Sinne des Sozialgesetzbuches umfassen die Behandlung von bereits Erkrankten.

34.3.1 Prävention

Prävention ist gesetzlich in § 20 des SGB V (Fünftes Sozialgesetzbuch) verankert. Der GKV-Spitzenverband legt im „Leitfaden Prävention" fest, wie Maßnahmen zur Prävention gestaltet sein müssen, damit sie von den gesetzlichen Krankenkassen bezuschusst werden können.

Anbieterqualifikation für die Ernährungsberatung

Im „Leitfaden Prävention" wird u. a. die Qualifikation der Kursanbieter definiert. Im Gegensatz zu den vorangegangenen Leitfäden werden in der aktuellen Version aus dem Jahr 2024 keine Berufsgruppen mehr genannt. Die Qualifikation des Kursanbieters beschränkt sich auf einen staatlich anerkannten Berufs- oder Studienabschluss, der quantitativ definierte Mindestanforderungen erfüllen muss (► Tab. 34.1). Für GKV-Versicherte werden die Kursgebühren für eine Präventionskurs anteilig oder vollständig übernommen, wenn

Tab. 34.1 Mindestanforderungen Kursanbieter Handlungsfeld Ernährung [1144].

Kompetenz	Inhalt	Umfang
Fachwissenschaftliche Kompetenz	Ernährung	360 h oder 12 ECTS-Punkte
	Medizin, Ernährungsmedizin	360 h oder 12 ECTS-Punkte
	Pädagogik, Psychologie	450 h oder 15 ECTS-Punkte
Fachpraktische Kompetenz	Theorie und Praxis der Lebensmittel- und Warenkunde	450 h oder 15 ECTS-Punkte
Fachübergreifende Kompetenz	Grundlagen der Gesundheitsförderung und Prävention	30 h oder 1 ECTS-Punkte
	Frei wählbar aus den o. g. Inhalten	150 h oder 5 ECTS-Punkte
	Gesamt für Präventionsprinzip 1	**1800 h oder 60 ECTS-Punkte**

ECTS-Punkte: European Credit Transfer and Accumulation System. Europäisches System zur Übertragung und Akkumulierung von Studienleistungen. 1 ECTS-Punkt entspricht einem Workload von 30 Zeitstunden.

Kursanbieter und Kurs zertifiziert sind. Die Zertifizierung wird durch die Zentrale Prüfstelle Prävention (ZPP) übernommen.

Handlungsfelder

Der individueller Ansatz nach § 20 Abs. 1 SGB V umfasst folgende Handlungsfelder:

- Bewegungsgewohnheiten:
  - Reduzierung von Bewegungsmangel durch gesundheitssportliche Aktivität
  - Vorbeugung und Reduzierung spezieller gesundheitlicher Risiken durch geeignete verhaltens- und gesundheitsorientierte Bewegungsprogramme
- Ernährung:
  - Vermeidung von Mangel- und Fehlernährung
  - Vermeidung und Reduktion von Übergewicht
- Stressmanagement:
  - Förderung von Stressbewältigungskompetenzen
  - Förderung von Entspannung
- Suchtmittelkonsum:
  - Förderung des Nichtrauchens
  - Gesundheitsgerechter Umgang mit Alkohol/ Reduzierung des Alkoholkonsums

Hinweis für die Praxis

Im Bereich der Prävention von Übergewicht bietet es sich an, zusätzlich zum Themenkomplex Ernährung auch die Handlungsfelder Bewegungsgewohnheiten und Stressbewältigung/Entspannung in einem Kurskonzept zu berücksichtigen.

Präventionskurse sollen in Gruppen von maximal 15 Teilnehmern durchgeführt werden und müssen pro Handlungsfeld mindestens 8 thematisch aufeinander aufbauende Einheiten von jeweils mindestens 45 Minuten Dauer beinhalten. Die dezidierten Angaben zur Struktur- und Prozessqualität werden im Leitfaden Prävention beschrieben, der vom GKV Spitzenverband herausgegeben wird.

34.3.2 Therapie

Von der Ernährungsprävention abzugrenzen ist die Ernährungstherapie, die sich an bereits erkrankte Personen richtet. Ernährungsmedizinische Indikationen zur Ernährungstherapie bestehen u. a. bei folgenden Erkrankungen: Adipositas, Fettstoffwechselstörungen, Kohlenhydratunverträglichkeiten (Laktose, Fruktose, Sorbit), angeborene Stoffwechselstörungen (Phenylketonurie), Nahrungsmittelallergien, Zöliakie, chronisch entzündliche Darmerkrankungen, Mangelernährung bei konsumierenden Erkrankungen und im Alter. Diagnosestellung und Therapiekontrolle sind dabei Aufgaben des Ernährungsmediziners, der die Ernährungstherapie durch eine Diätassistentin einleitet.

34.3.3 Abrechnung ernährungsmedizinischer Leistungen

Im Rahmen der ärztlichen Tätigkeit in der Kassenpraxis werden die ernährungsmedizinischen Konsultationen und Untersuchungen des Patienten durch die üblichen Honorare (Einheitlicher Bewertungsmaßstab, EBM) nicht ausreichend finanziert. Es bleibt dem einzelnen Arzt überlassen, welche Tätigkeiten von ihm innerhalb dieses begrenzten Vergütungsrahmens erbracht werden können oder dem Patienten als Selbstzahlerleistung in Rechnung gestellt werden müssen. Daher ist die Berücksichtigung ernährungsmedizinischer Leistungen in zukünftigen Vergütungsregeln unbedingt anzustreben.

Die Ernährungsberatung zur Umsetzung einer Ernährungstherapie wurde 2018 als „Heilmittel Ernährungstherapie" in die Heilmittel-Richtlinien aufgenommen. Vorausgegangen war eine Klage des Verbands der Diätassistenten (VDD). Allerdings beschränkt sich die Verordnungsfähigkeit auf Patienten, die an einer seltenen angeborenen Stoffwechselerkrankung oder Mukoviszidose leiden. Dennoch ist für diese Patientengruppe erreicht worden, dass die GKV ernährungstherapeutische Maßnahmen finanzieren muss. Weiterhin gehören nun auch – wie auch die Berufsgruppen aus Physiotherapie, Ergotherapie, Logopädie und Podologie – Diätassistenten zu den Heilmittelerbringern.

Für alle anderen Indikationen, die ernährungstherapeutisch behandelt werden können hat sich ein Abrechnungsmodus durchgesetzt, der bei der aktuellen Gesetzeslage und deren Handhabung seitens der Kostenträger eine betriebswirtschaftlich akzeptable Lösung bietet. Auf der Grundlage des § 43, Abs. 2 SGB V können ambulante Rehabilitationsleistungen bezuschusst werden. Unter diese Kann-Regelung der Kassen fällt auch die Ernährungstherapie der Adipositas. Voraussetzung für die teilweise Rückerstattung der Kosten an den Patienten ist das Vorliegen einer „ärztlichen Notwendigkeitsbescheinigung". Die Höhe der Kostenbeteiligung ist nicht einheitlich geregelt und schwankt beträchtlich je nach Krankenkasse und Bundesland.

Medizinische Notwendigkeit

Die medizinische Notwendigkeit wie auch die Tatsache der Kostenerstattung grenzt die ernährungsmedizinische Therapie von sog. Individuellen Gesundheitsleistungen (IGeL) ab, die medizinisch nicht notwendig sind. Der Nachweis der medizinischen Notwendigkeit wird durch eine kurze ärztliche Bescheinigung erbracht. Die alleinige Diagnose „Adipositas" wird von manchen Krankenkassen nicht als ausreichend zur Kostenerstattung nach § 43 SGB V angesehen. Es sollten deshalb auch immer die Folgeerkrankungen angegeben werden. Dieser Abrechnungsweg gilt nicht nur für die individuelle Behandlung der Adipositas, sondern auch für alle anderen ernährungsmedizinischen Erkrankungen, die eine Ernährungsberatung erfordern.

Abrechnung nach der Gebührenordnung für Ärzte

Die Honorarrechnung des Arztes muss sich nach der Gebührenordnung für Ärzte (GOÄ 1996) richten. Delegierte Leistungen und Tätigkeiten nicht ärztlicher Mitarbeiter sind in der GOÄ oft nicht abgebildet, weshalb die Verwendung von sog. Analogziffern üblich ist. Die infrage kommenden Abrechnungsziffern der GOÄ sind in ▸ Tab. 34.2 aufgelistet.

34.4 Übergewicht und Adipositas in der ernährungsmedizinischen Praxis

Aktuelle epidemiologische Daten belegen die steigende Prävalenz der behandlungsbedürftigen Adipositas (BMI > 30), die mittlerweile mehr als 20 % beträgt. Die Behandlung der Adipositas in der ernährungsmedizinischen Praxis basiert ebenso wie deren Prävention auf einem multidisziplinären Ansatz. Orientierung hierfür bieten die Leitlinien der Deutschen Adipositas Gesellschaft (DAG), die ein Konzept aus Basismaßnahmen (Ernährung, Verhalten, Bewegung) vorschlagen, sowie bei hö-

Tab. 34.2 Abrechnung von Tätigkeiten in der Schwerpunktpraxis für Ernährungsmedizin, basierend auf der Gebührenordnung für Ärzte (GOÄ 1996), Verwendung von Analogziffern.

Ziffer	Leistung
A33	Ernährungsberatung durch eine Ernährungsfachkraft, Erstberatung, Dauer 60 min; erhöhter Steigerungsfaktor begründet durch Zeitaufwand: 3,5-fach
76	Erstellung eines Diätplans
846	Ernährungsberatung durch eine Ernährungsfachkraft, Folgeberatung, 30 min; erhöhter Steigerungsfaktor begründet durch Zeitaufwand: 3,5-fach
857	Anwendung und Auswertung orientierender Testuntersuchungen (Fragebogen Essverhalten)
A30	ernährungsmedizinische Anamneseerhebung durch den Arzt, Dauer 60 min
A31	ernährungsmedizinische Folgeberatungen durch den Arzt, Dauer 30 min
A651	bioelektrische Impedanzanalyse, Steigerungsfaktor 1,0-fach

5 Beratungen (1-mal Erstberatung A33, 4-mal Folgeberatungen 846) werden nach § 43, Abs.2 SGB V bei medizinischer Notwendigkeit einmal pro Jahr von gesetzlichen Krankenkassen in der Regel akzeptiert.

herem BMI und/oder dem Versagen der Basismaßnahmen auch den Einsatz von Formula-Diäten, Medikamenten und chirurgischen Therapieverfahren empfehlen.

Mit einer konservativen, interdisziplinären Adipositastherapie kann innerhalb eines Behandlungsjahrs eine Gewichtsreduktion von 5–10 % des Ausgangsgewichts erreicht werden, mit Einsatz von Formula-Diäten bis zu 15 %; bestehende Komorbiditäten werden dabei deutlich verbessert. Nach erfolglosem Ausschöpfen und/oder Aussichtslosigkeit konservativer Maßnahmen bei Adipositas Grad II mit Komorbidität sowie bei Adipositas Grad III ist die Indikation zur chirurgischen Behandlung zu prüfen.

Im Folgenden werden einige Aspekte der stadiengerechten Behandlung der Adipositas in der ernährungsmedizinischen Praxis in Einzel- und Gruppenprogrammen dargestellt.

34.4.1 Der Patient mit Adipositas in der Arztpraxis

Die Arztpraxis, die sich auf die Behandlung der Adipositas spezialisiert, wird zunehmend Zulauf von Patienten erhalten, die eine lange Geschichte von erfolglosen Versuchen zur Gewichtsreduktion haben. Die Skala reicht von selbstorganisierten Versuchen wie „FdH“ über laiengeführte Behandlungsgruppen (z. B. Weight Watcher) bis hin zu dubiosen kommerziellen Angeboten. Viele dieser Patienten sind nicht mehr bereit, an einer Gruppentherapie teilzunehmen, und erwarten eine individuelle Betreuung.

Die Leitlinien der DAG empfehlen die Adipositasbehandlung in Gruppen, da u. a. zusätzlich unterstützende Effekte durch die Gruppendynamik entstehen. Dennoch sollten die Erfahrung und der Wunsch des Patienten berücksichtigt werden, da sonst nicht von einer ausreichenden Therapieadhärenz und somit von einem Therapieerfolg auszugehen ist. Eine wissenschaftliche Evidenz der Therapieform „Einzelberatung“ steht noch aus, die praktischen Erfahrungen und Studien zeigen aber, dass auch dieser Weg erfolgreich sein kann. Grundsätzlich sollte hierfür die Vorgehensweise nach dem G-NCP (s. o.) zugrunde gelegt werden.

Anamnese und Diagnostik

Die Behandlung in der Schwerpunktpraxis beginnt mit der Anamneseerhebung, die auch die „Diät-Karriere“ und die Begleitkrankheiten ermittelt. Die ärztliche Untersuchung des Patienten umfasst somatische (körperliche Untersuchung, Anthropometrie, Bestimmung der Körperzusammensetzung, Labordiagnostik, ggf. Ultraschall von Schilddrüse und Bauchorganen) und insbesondere psychosoziale Aspekte der Krankheit Adipositas (z. B. psychische Begleiterkrankungen, psychische und soziale Barrieren, Motivation und Ressourcen).

Durch den Einsatz von Fragebögen zur medizinischen Anamnese (BDEM-Fragebogen), zur Ernährungsanamnese (7-Tage-Ernährungsprotokoll, Fragebogen: Essverhalten), zur Lebensqualität (z. B. SF36, BAROS) oder zur psychischen Verfassung wird diese umfangreiche Arbeit erleichtert. Die Ernährungsanamnese und die anschließende Auswertung und Beurteilung gehören dabei in die Hände der Diätassistentin.

Die Therapieplanung sollte möglichst strukturiert und mit klaren Zielformulierungen erfolgen, dabei sind die individuellen Ressourcen des Patienten und Barrieren zu berücksichtigen. Das Buch „Best Weight“ der kanadischen Adipositasexperten Y. Freedhoff und A. M. Sharma, 2012 ins Deutsche übersetzt, ist hierfür ein exzellenter Leitfaden. Ein für die Arztpraxis nützliches Tool daraus sind die „5 A“, vom IFB Adipositas Leipzig ins Deutsche übersetzt, ein Adipositasmanagement in 5 Schritten.

Individueller Behandlungsweg und Zielsetzung

Das Ernährungsteam legt den Behandlungsweg gemeinsam mit dem Patienten fest. In der Einzelberatung wird eine Folge von Ernährungsberatungen durch die Diätassistentin stattfinden. Wichtig dabei ist, dass die praktische Umsetzung der Empfehlungen die individuellen Lebensumstände und den Lebensstil berücksichtigen. Hierzu zählen unter anderem die familiäre Situation und der sozialökonomische Status. Weitere Therapiemodule bestehen aus der Bewegungstherapie, die zumeist in Kooperation mit Vereinen oder Instituten angeboten wird. Eine enge Kooperation mit Psychotherapeuten ist für die Behandlung von Essstörungen, Angststörungen, Depressionen und weiteren psychischen Erkrankungen von Bedeutung.

Der Behandlungserfolg oder -misserfolg sollte im Verlauf regelmäßig gemeinsam mit dem Patienten besprochen werden, um ggf. Änderungen des therapeutischen Vorgehens zu planen. Die Behandlungsdauer wird individuell unterschiedlich ausfallen, in den meisten Fällen wird eine mehrjährige bis lebenslange Behandlung notwendig sein. Der zusätzliche Einsatz neuer Medien in Form von Apps für Smartphones und internetbasierte Anwendungen erweitern das Behandlungsspektrum und kann die Patientenbindung erhöhen.

Durch die Zulassung von neuen Medikamenten zur Gewichtsreduktion mit hohem Behandlungseffekt (Abnahme von 10–20 %) auf die Adipositas und deren Folgeerkrankungen hat die Adipositastherapie eine starke Aufmerksamkeit in medizinischen Kreisen und unter den Betroffenen große Aufmerksamkeit erfahren. Zum fachgerechten Einsatz und Umgang mit diesen Medikamenten wird auf das Kapitel 40 verwiesen.

An dieser Stelle sei aber angemerkt, dass die ernährungsmedizinische Behandlung dadurch nicht obsolet ist. Im Gegenteil zeigen Berichte über das Auftreten von Mangelernährung die unbedingt notwendige Einbindung der medikamentösen Behandlung in ein ernährungsmedizinisches Gesamtkonzept.

Die medikamentöse Behandlung ist auf eine Dauerbehandlung angelegt. Ein Beenden der Behandlung führt zum Rezidiv. Langfristige Behandlungskonzepte liegen bisher nicht vor. Die Behandlung wird zudem erheblich durch finanzielle Belastungen der Betroffenen erschwert oder unmöglich gemacht. Die Kosten der Medikamente (ca. 200–440 Euro/Monat) werden von den Krankenkassen bisher nicht übernommen. Eine Änderung des § 43 des SGB V wäre hierfür erforderlich.

Hinweis für die Praxis

In der Schwerpunktpraxis für Ernährungsmedizin BDEM ist die individuelle Therapie der Adipositas ein wichtiger Baustein im Gesamtkonzept „Adipositas-Therapie“. Fallbesprechungen und Supervision des ernährungstherapeutischen Teams sollten regelmäßig stattfinden.

34.4.2 Gruppentherapie der Adipositas

Im Unterschied zur individuellen Therapie der Adipositas stellt eine Gruppentherapie in der ernährungsmedizinischen Praxis besondere Anforderungen an die Erarbeitung eines geeigneten multimodalen Programms sowie dessen Durchführung. Die Vorteile des Gruppensettings sind unter anderem die Förderung des Lernens am Modell, der Erfahrungsaustausch der Gruppenmitglieder untereinander und die Motivation zur Veränderung des eigenen problematischen Verhaltens. Trotz der Erfolge, die in Gruppenberatungen erzielt werden, wurde von den Krankenkassen und den beauftragten Medizinischen Diensten der Krankenversicherung (MDK) bisher die Anerkennung solcher Therapieprogramme als Rehabilitationsmaßnahme nach § 43 SGB V in vielen Fällen verweigert. Einzelne Verträge zur integrierten Versorgung finden sich lokal begrenzt.

DOC WEIGHT

BDEM und VDD haben gemeinsam mit Experten aus den Bereichen Verhaltenstherapie und Bewegungstherapie ein Adipositas-Therapieprogramm unter dem Namen DOC WEIGHT erstellt, das seit 2009 in der Version 2.1 in ernährungsmedizinischen Schwerpunktpraxen und anderen Einrichtungen eingesetzt wird.

DOC WEIGHT richtet sich insbesondere an Patienten mit Adipositas Grad I (mit Folgekrankheiten), sowie mit Grad II und III. In den Modulen zur Ernährung werden sowohl in Gruppensitzungen als auch in 2 Einzelberatungen das Essverhalten ermittelt und Wege zur Änderung erarbeitet. In der Bewegungstherapie wird auf die individuellen Möglichkeiten des Patienten eingegangen. Die verhaltenstherapeutischen Module zielen auf die langfristigen Änderungen und Implementierung des erlernten Wissens in den Alltag.

Vor Aufnahme in das Programm erfolgen eine Anamnese anhand von Fragebögen und ein Gespräch zur Abklärung der Indikationsstellung und Motivation des Patienten. Die Teilnehmer werden vor Beginn des Programms sowie im Verlauf ernährungsmedizinisch umfassend betreut. In Abhängigkeit vom individuellen Behandlungsergebnis wird am Ende des Programms eine eventuell notwendige Weiterbehandlung in der Schwerpunktpraxis mit dem Patienten vereinbart. Diese kann weitere konservative Maßnahmen oder auch die Vorbereitung zu einer operativen Therapie beinhalten.

Das Programm wurde in 2020 überarbeitet und den aktuellen Empfehlungen angepasst. Als Zusatzmodul wurde zu Beginn der Therapie ab Woche 3 eine Phase mit vollständigem Mahlzeitenersatz über 8 Wochen implementiert. Dies wird zu einer erheblichen Verstärkung der Gewichtsabnahme führen (ca. 10–15 kg zusätzliche Abnahme). Das Modul kann optional eingesetzt werden bei Patienten mit einem BMI > 35 kg/qm.

Doc Weight 2.3 wurde vom MDS (medizinischer Dienst der GKV) durchweg positiv bewertet und akzeptiert. Eine Evaluationsstudie zum Wirksamkeitsnachweis wurde unter wissenschaftlicher Leitung der Uniklinik Leipzig begonnen.

Hinweis für die Praxis

Die Durchführung von DOC WEIGHT setzt eine Anerkennung als Schwerpunktpraxis für Ernährungsmedizin BDEM oder ein gleichwertiges Ernährungsteam sowie die Teilnahme an einem Online-Trainerseminar voraus; weitere Einzelheiten sind unter www.docweight.de abrufbar.

Weitere Programme

DOC WEIGHT ist nicht kommerziell orientiert. Daneben existieren zahlreiche kommerzielle Programme zur Gewichtsreduktion. Diese sind meist mit dem Einsatz von Formulaprodukten zum Mahlzeitenersatz verknüpft. Die Einhaltung der Qualitätsstandards zur Therapie der Adipositas ist oftmals nicht gesichert. Kurzfristige Behandlungserfolge wurden in einigen Studien nachgewiesen. Durch den Verkauf der Produkte in der Arztpraxis, über die sich diese Programme meist finanzieren, entstehen erhebliche steuerrechtliche und standesrechtliche Probleme, die bereits des Öfteren Gegenstand von Gerichtsverfahren waren.

Von den Berufs- und Fachverbänden, die sich zum o. g. Koordinierungskreis zusammengeschlossen haben, wird die Verknüpfung von Ernährungsberatung und Ernährungstherapie mit dem Verkauf von Produkten abgelehnt. Eine unabhängige Beratung des Klienten ist bei vorhandenem Verkaufsinteresse nicht mehr möglich. Dem Arzt ist ohnehin, von wenigen Ausnahmen abgesehen, die gewerbliche Tätigkeit durch das Standesrecht nicht erlaubt.

Fazit

Die ernährungsmedizinische Behandlung der Krankheit Adipositas gründet sich auf einem multidisziplinären Ansatz, sie sollte langfristig konzipiert sein und verschiedene Verfahren umfassen. Für den Betroffenen muss im ärztlichen Gespräch und unter Berücksichtigung der individuellen Fähigkeiten, Barrieren und der Komorbidität der passende therapeutische Weg gefunden werden. Auch sollte die Möglichkeit bestehen, dass ein Behandlungsverfahren abgebrochen werden kann, wenn erkennbar wird, dass dieses für den Patienten nicht geeignet ist. Das „Versagen" der konservativen Therapie ist in Fällen höhergradiger Adipositas ab BMI 35, insbesondere bei schwerer Komorbidität, beispielsweise einem insulinbedürftigen Diabetes mellitus Typ 2, häufig. Durch neue medikamentöse Behandlungsverfahren in Ergänzung zur konservativen Therapie zeigen sich bessere Behandlungsperspektiven, auch für die hochgradige Adipositas. Wenn die konservative Therapie fehlgeschlagen und die Aussicht auf Erfolg einer nochmaligen Behandlung sehr gering ist, ist die Indikation für eine chirurgische Behandlung der Adipositas gegeben.

34.4.3 Chirurgische Adipositas-Therapie

Im Vergleich zu anderen europäischen Ländern oder den USA sind die Operationszahlen der bariatrischen Chirurgie in Deutschland weiterhin niedrig. Unter dem Eindruck, dass einerseits eine konservative Therapie der hochgradigen Adipositas mit den derzeit verfügbaren Methoden langfristig nur geringe Erfolgsaussichten hat und andererseits die chirurgische Therapie hohe Erfolgsraten hinsichtlich eines anhaltenden Gewichtsverlusts und der Besserung von Begleitkrankheiten nachweisen kann, sind sie jedoch rasch steigend. Im Jahr 2020 haben sich in Deutschland ca. 20 000 Menschen einem solchen Eingriff unterzogen.

Eine enge Kooperation von Ernährungsmedizinischen Praxen mit zertifizierten chirurgischen Kliniken (106 Kliniken in Deutschland, Stand Oktober 2022) ist für einen langfristigen Behandlungserfolg essenziell. Die Zertifizierungen für Adipositas- und metabolische Chirurgie werden von der Chirurgischen Arbeitsgemeinschaft Adipositastherapie und metabolische Chirurgie in der Deutschen Gesellschaft für Allgemein- und Viszeralchirurgie durchgeführt (www.dgav.de/zertifizierung/zertifizierte-zentren/adipositas-und-metabolische-chirurgie.html).

Gewichtsreduktion und Komorbidität

Aktuelle Studiendaten mit längeren Beobachtungszeiten zeigen, dass die postoperativ erzielte Gewichtsreduktion in vielen Fällen gehalten werden kann und Komorbiditäten erheblich verbessert oder zur Remission gebracht werden. Da beispielsweise ein zuvor bestehender Diabetes mellitus Typ 2 in mehr als 75 % aller Fälle nach Magen-Bypass zumindest für einige Jahre nicht mehr nachweisbar ist, wurde der Begriff **Metabolische Chirurgie** geprägt. Für weitere Adipositas-assoziierte Erkrankungen (z. B. arterielle Hypertonie, Schlafapnoe-Syndrom) resultieren ebenfalls erhebliche Verbesserungen.

Methoden

Die Operationsverfahren lassen sich vereinfacht unterteilen in restriktive, d. h. den Magen stark verkleinernde, und malabsorptive Verfahren. Letztere sind zusätzlich mit einer Ausschaltung des Dünndarms aus der Nahrungsaufnahme verbunden. Zu den restriktiven Verfahren zählen das Magenband und der Schlauchmagen, zu den kombinierten bzw. malabsorptiven Verfahren der Magen-Bypass und die biliopankreatische Diversion.

Multidisziplinäre Therapie

Allen Methoden ist eines gemeinsam: Die Operation wirkt nicht für sich allein. Die Mitarbeit des über die Operation und ihre Folgen umfassend aufgeklärten Patienten ist für den Behandlungserfolg von großer Bedeutung. Die deutsche Leitlinie zur Chirurgischen Therapie der Adipositas 2018 fordert eine interdisziplinäre Indikationsstellung und langfristige Nachbetreuung des Patienten. Die ernährungsmedizinische und insbesondere ernährungstherapeutische Nachbetreuung beeinflusst den Behandlungserfolg entscheidend. Die Operation ist ein Baustein in einem langfristigen Behandlungskonzept der hochgradigen Adipositas.

Vorbereitung zur operativen Therapie

Die multidisziplinäre Therapie der hochgradigen Adipositas in der ernährungsmedizinischen (Schwerpunkt-)Praxis stellt hohe Anforderungen an den Arzt und sein Team.

Psychische Probleme und Erkrankungen

Neben der meist vorhandenen multiplen somatischen Komorbidität bestehen oft psychische und psychosoziale Probleme, die die therapeutische Arbeit erschweren. Die Prävalenz von Depressionen, Angst- und Beziehungsstörungen sowie insbesondere Essstörungen ist in dieser Patientengruppe erhöht. Bereits vor der Operation sollte deshalb eine psychiatrische Exploration erfolgen, um die Notwendigkeit einer psychotherapeutischen Mitbehandlung zu prüfen. Psychische Erkrankungen stellen allerdings nur im Fall einer schwerwiegenden und nicht stabilen Krankheitsphase eine Kontraindikation für die Operation dar. In der ernährungsmedizinischen Praxis ist diese Disziplin (Psychotherapie, Psychiatrie) in der Regel nicht vertreten, eine enge Kooperation mit anderen Einrichtungen ist deshalb erforderlich.

Prüfen der Kriterien und Schulung

Vor der Indikationsstellung zur operativen Therapie der Adipositas, müssen die Kriterien dafür und dagegen sorgfältig geprüft werden. Die Aufgaben des Ernährungsteams werden im Folgenden kurz dargestellt.

Viele Betroffene haben eine lange Reihe von erfolglosen Gewichtsreduktionsversuchen hinter sich, die möglichst vollständig erfasst und in ihrem Verlauf beurteilt werden sollten. Dazu sind eine genaue Ernährungsanamnese und eine Analyse des Essverhaltens erforderlich, die in die Hände einer Diätassistentin gehören. Schwere Essstörungen (z. B. Bulimie) oder eine Binge-Eating-Disorder sollten bereits präoperativ behandelt werden und spielen für die Wahl des Operationsverfahrens eine Rolle.

Viele von Adipositas Betroffene weisen bereits präoperativ einen Mangel an verschiedenen Makro- und insbesondere Mikronährstoffen auf. Die Anamnese, Untersuchungen und ggf. weitere Labordiagnostik durch den Ernährungsmediziner dienen auch zur Aufdeckung und Behandlung dieser Mangelzustände.

Neben der möglichst vollständigen Erfassung aller Folgekrankheiten der Adipositas und weiterer Begleitkrankheiten ist die Aufklärung des Patienten über die Operation, deren Nutzen und Risiken und über die meist lebenslange kontinuierliche Nachbehandlung von zentraler Bedeutung. Beobachtungsstudien in den USA zeigen, dass ein beträchtlicher Teil der Patienten nach einer Operation die erforderliche Nachbehandlung nicht wahrnimmt, was zu einer deutlichen Verschlechterung des Behandlungsergebnisses führt.

Realistisches Ziel

Ein weiterer wichtiger Aspekt in der Vorbereitung auf eine bariatrische Operation ist die Abschätzung eines realistischen Ziels. Der verständliche Wunsch des Patienten, schlank zu werden bzw. das Normalgewicht zu erreichen, steht oft im Gegensatz zum Ausmaß der zu erwartenden Gewichtsabnahme. Die langfristige Gewichtsreduktion z. B. nach einer Magen-Bypass-Operation liegt in einer Größenordnung von 60–75 % Abnahme des vorhandenen Übergewichts. Die Erfolgsrate hängt auch hier stark von der Mitarbeit des Patienten hinsichtlich eines angemessen Essverhaltens und eines regelmäßigen Bewegungsprogramms ab. Die realistische Zielsetzung kann Enttäuschungen beim Patienten vermeiden und erhöht die Kooperationsbereitschaft.

Behandlungspfad

Der lange Weg zur chirurgischen Therapie der Adipositas wird in ▸ Abb. 34.3 im Behandlungspfad dargestellt, der von der AG Adipositas des BDEM auf Basis der vorhandenen Leitlinien erstellt wurde. Besteht die Indikation zur operativen Therapie, wird diese in der Regel ohne Antragstellung an die Krankenkasse im chirurgischen Zentrum durchgeführt. Lange Antragsverfahren zur Ultima-Ratio-Behandlung sind meist nicht mehr erforderlich.

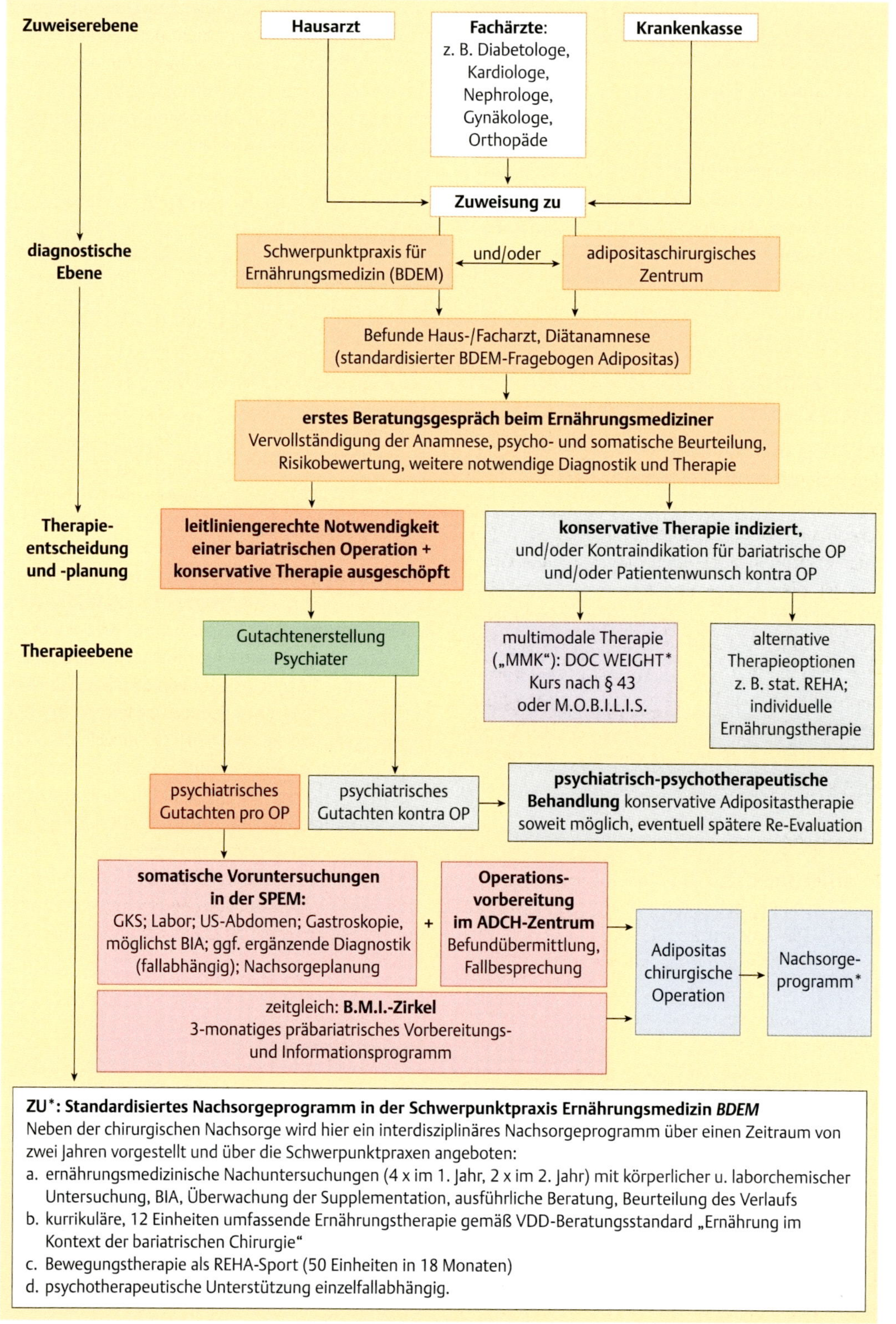

Abb. 34.3 Behandlungspfad Ernährungsmedizin für die Indikation und Vorbereitung der chirurgischen Therapie bei Adipositas Grad II und III. (Quelle: Bundesverband Deutscher Ernährungsmediziner e.V., BDEM 2013)

Hinweis für die Praxis

Die Untersuchung des von hochgradiger Adipositas betroffenen Patienten entsprechend dem Behandlungspfad kann den aufwendigen Prozess bis zur Antragsstellung und Kostenübernahme erleichtern. Die wissenschaftlich begründete Abklärung der Indikation für oder gegen eine operative Therapie erfolgt im Ernährungsteam in enger Kooperation mit einem versierten Adipositaschirurgen.

Die Nachsorge beginnt vor der Operation

Der Erfolg der chirurgischen Therapie der morbiden Adipositas ist die Folge einer durch die anatomischen Veränderungen erzwungenen Einschränkung der Nahrungsaufnahme oder Nahrungsresorption. Nach einer Magen-Bypass-Operation ist die tägliche Energieaufnahme auf 500–800 kcal reduziert, nach einem Jahr erreicht sie im Durchschnitt 1000 kcal täglich. Hieraus resultiert einerseits die sehr schnelle Gewichtsabnahme, andererseits aber auch ein erhebliches Risiko für einen Mangel an Makro- und Mikronährstoffen. Dieser kann durch einen vorbestehenden Nährstoffmangel noch akzentuiert werden.

Schulung

In erster Linie sind eine strukturierte Schulung und Betreuung des bariatrischen Patienten erforderlich. Die Ernährungsschulung durch eine Diätassistentin beinhaltet die korrekte Auswahl von Lebensmitteln unter Berücksichtigung des geringen Mahlzeitenvolumens sowie das Erlernen und Beibehalten eines regelmäßigen Mahlzeitenrhythmus. In der individuellen Behandlungssituation können Barrieren erkannt und überwunden werden.

B.M.I.-Zirkel

Die Schulung von Patienten ist zeitaufwendig, durch Gruppenschulung kann dem Bedarf daher besser entsprochen werden. Zu diesem Zweck wurde der B.M.I.-Zirkel entwickelt, ein multimodales Schulungsprogramm, das in kleinen Gruppen von maximal 12 Teilnehmern in einem Zeitraum von 6–12 Wochen prä- oder perioperativ absolviert wird. In insgesamt 7 Modulen werden die Themenkreise zum Eingriff und dessen langfristigen Auswirkungen in voneinander unabhängigen Sitzungsmodulen erarbeitet.

Nachsorge durch den Arzt

Die ernährungsmedizinische Nachsorge und Weiterbehandlung durch den Arzt beinhaltet regelmäßige klinische Untersuchungen zur frühzeitigen Erfassung von Mangelkrankheiten sowie zur Anpassung der Therapie von Begleitkrankheiten. In Abhängigkeit vom Operationsverfahren und der individuellen Situation des Patienten sollte ein strukturiertes Nachsorgeprogramm eingesetzt werden, das auch die Überwachung der Vitamin- und Mineralstoffsupplementation umfasst. Durch die extreme Kalorienrestriktion, eventuell vorbestehende Mangelzustände und eine veränderte bzw. reduzierte Aufnahme von Makro- und Mikronährstoffen ist beispielsweise nach Magen-Bypass-Operation die tägliche Einnahme von Vitaminsupplementen notwendig. Nach malabsorptiven Verfahren ist ggf. die Gabe von fettlöslichen Vitaminen in parenteraler Form erforderlich. Die Aufnahme von Nahrungseisen ist infolge der Ausschaltung des Duodenums ebenfalls erheblich reduziert; bei regelmäßigem Blut-/Eisenverlust (Menstruation) besteht daher die Notwendigkeit zur parenteralen Eisensupplementation. Anhand dieser Beispiele wird deutlich, dass eine regelmäßige ernährungsmedizinische Nachsorge notwendig ist, um Folgekrankheiten nach der Operation zu verhindern.

Hinweis für die Praxis

Im ersten Jahr nach einer bariatrischen Operation sind ¼-jährlich ernährungsmedizinische Nachsorgeuntersuchungen erforderlich, im weiteren Verlauf in Abhängigkeit von der Operation, Mitarbeit und Komorbidität 1–2 Untersuchungen pro Jahr. Die Ernährungsschulung durch eine Diätassistentin erfolgt anfangs ebenfalls häufiger, beginnend vor der Operation, und dann zunächst alle 4–6 Wochen.

Multidisziplinäre Zusammenarbeit

Eine enge Zusammenarbeit des Ernährungsteams mit dem Chirurgen sowie ggf. mit dem Psychotherapeuten ist für den Erfolg der Behandlung und das Komplikationsmanagement erforderlich. Angemessene, d. h. den Fähigkeiten entsprechende Bewegungsprogramme sollten in der Nachsorge enthalten sein. Die Kooperation mit einer Selbsthilfegruppe ist ebenfalls notwendig, um bereits vor der Operation eine möglichst umfassende Aufklärung des Patienten sowie eine psychosoziale Unterstützung, wenn erforderlich, zu erreichen.

Die Versorgungssituation nach Adipositas-Chirurgie steckt in Deutschland noch in den Anfängen. Angesichts stark wachsender Operationszahlen ist ein schneller Ausbau der ambulanten Weiterbetreuung erforderlich. Den ernährungsmedizinischen Praxen kommt hierbei eine wichtige Versorgungsfunktion zu.

34.5 Ausblick

Die Ernährungsmedizin in der Praxis des niedergelassen Arztes wird in den kommenden Jahren eine erhebliche Ausweitung der Angebote und Behandlungsverfahren erleben. In spezialisierten Einrichtungen wie der Schwerpunktpraxis BDEM werden zukünftig vermehrt Verfahren zur Behandlung ernährungsabhängiger Erkrankungen durch Ernährungsteams durchgeführt. Eine Bewertung dieser Verfahren durch wissenschaftliche Studien steht in vielen Bereichen noch aus, da Ernährungstherapie und Ernährungsberatung lange Zeit nicht als ein der medizinischen Behandlung gleichwertiges Verfahren anerkannt waren. Zahlreiche „moderne“ Krankheiten wie beispielsweise das metabolische Syndrom werden durch eine ernährungsmedizinische Behandlung aber effektiver und mit einem größeren Nutzen für den Betroffenen (z. B. durch Steigerung der Lebensqualität) behandelt als durch eine medikamentöse Therapie. Daraus lässt sich auch ein ökonomischer Nutzen für das Gesundheitssystem ableiten; zunächst sind aber Investitionen in die genannten Therapieverfahren zu tätigen.

Ein wichtiger Schritt zur besseren Versorgung stellt die Entwicklung des DMP Adipositas dar. Dieses Behandlungsprogramm sieht eine strukturierte Therapie der Adipositas für alle Betroffenen vor. Der Schwerpunkt in der Behandlung liegt in Schulungsprogrammen, wie z. B. dem bereits erwähnten Doc Weight Programm.

Bisher ist das DMP Adipositas jedoch nur ein Entwurf, der durch regionale Verträge der Krankenkassen mit den regionalen kassenärztlichen Vereinigungen in die Praxis gebracht werden muss. Zum Zeitpunkt der Drucklegung sind solche Verhandlungen bisher nicht aufgenommen worden. Zudem zeigt sich das entworfene DMP gerade im Hinblick auf die Ernährungstherapie, die medikamentöse Behandlung und auch die Nachsorge nach Adipositaschirurgie als äußerst lückenhaft.

34.6 Nützliche Links

- Berufsverband Deutscher Ernährungsmedizinerinnen und Ernährungsmediziner e. V. (BDEM): www.bdem.de
- Verband der Diätassistenten – Deutscher Bundesverband e. V. (VDD): www.vdd.de
- Deutsche Gesellschaft für Ernährungsmedizin (DGEM): www.dgem.de
- Deutsche Gesellschaft für Ernährung (DGE): www.dge.de
- Arbeitsgemeinschaft der Wissenschaftlichen Medizinischen Fachgesellschaften e. V. (AWMF): www.awmf.org
- Deutsche Adipositas Gesellschaft e. V. (DAG): www.adipositas-gesellschaft.de
- Deutsche Gesellschaft für Allgemein- und Viszeralchirurgie: www.dgav.de

Literatur

[1118] Aills L, Blankenship J, Buffington C et al. ASMBS Allied Health Nutritional Guidelines for the Surgical Weight Loss Patient. Surg Obes Relat Dis 2008; 4 (Suppl. 5): 73–108

[1119] Ausbildungs- und Prüfungsverordnung für Diätassistentinnen und Diätassistenten, Anlage 1(zu § 1, Abs.1); 1994

[1120] Berg A, Berg A, Frey I et al. Bewegungsorientierte Schulung für adipöse Erwachsene: Ergebnisse zum Interventionsprogramm M.O.B.I.L.I.S. Dtsch Ärztebl 2008; 105: 197–203

[1121] Buchholz D, Erickson N, Meteling-Eeken M et al. Der Nutrition Care Process und eine standardisierte Sprache in der Diätetik – Status Quo, Implikationen & Perspektiven. Ernährungs Umschau 2012; 10: 586–593

[1122] Buchholz D, Ohlrich-Hahn S (Hrsg.) (2025): Der German-Nutrition Care Prozess – Theoretische Grundlagen und praktische Anwendung in Beruf, Ausbildung und Studium. Springer Spektrum: Berlin, Heidelberg (im Druck)

[1123] Buchholz D, Kolm A, Adam M et al: Process models in dietetic care – a comparison between models in Europe. Ernährungs Umschau 2018; 65 (9):154–163

[1124] Buchholz D, Meier J. Bachelor of Science in Diätetik für Diätassistenten an der Hochschule Neubrandenburg. Konzeption, Hintergründe und Bedarf aus Sicht der Diätassistenten. Ernährungs Umschau 2014; 60: 94–91

[1125] Buchwald H, Estok R, Fahrbach K et al. Weight and type 2 diabetes after bariatric surgery: systematic review and meta-analysis. Am J Med 2009; 122: 248–256

[1126] Bundesärztekammer, Deutsche Gesellschaft für Ernährungsmedizin, Hrsg. Strukturierte curriculäre Fortbildung „Ernährungsmedizin", 2.Aufl. Im Internet: www.bundesaerztekammer.de; Stand: 21.08.2009

[1127] Bundesgerichtshof, Urteil vom 29.05.2008, Aktenzeichen I ZR 75/05 (Ernährungsberatung)

[1128] Bundesinstitut für Arzneimittel und Medizinprodukte (BfArM). DiGA und DiPA. Im Internet: www.bfarm.de/DE/Medizinprodukte/Aufgaben/DiGA-und-DiPA/_node.html; Stand: 27.08.2022

[1129] Bundesinstitut für Arzneimittel und Medizinprodukte (BfArM). DiGA-Verzeichnis. Im Internet: https://diga.bfarm.de/de/verzeichnis?type=%5B%5D; Stand: 27.08.2022

[1130] Bundessozialgericht (BSG), Urteil vom 28.06.2000, Aktenzeichen B 6 KA 26/99R

[1131] CAADIP, DAG, DG für psychosomatische Medizin und Psychotherapie, DGEM, Hrsg. S3-Leitlinie Chirurgie der Adipositas 2010. Im Internet: www.adipositas-gesellschaft.de; Stand 10.11.2015

[1132] Das ABC-Programm. Im Internet:abcserv.med.uni-magdeburg.de; Stand: 01.11.2015

[1133] de Zwaan M, Wolf AM, Herpertz S et al. Psychosomatische Aspekte der Adipositaschirurgie. Dtsch Ärztebl 2007; 104: 470–476

[1134] Deutsche Adipositasgesellschaft, Deutsche Diabetes Gesellschaft, Deutsche Gesellschaft für Ernährung, Deutsche Gesellschaft für Ernährungsmedizin, Hrsg. Interdisziplinäre Leitlinie Prävention und Therapie der Adipositas, Version 2014. Im Internet: www.adipositas-gesellschaft.de; Stand: 10.11.2015

[1135] Deutsche Gesellschaft für Chirurgie der Adipositas e. V., Deutsche Adipositasgesellschaft e. V. Evidenzbasierte Leitlinie Chirurgische Therapie der extremen Adipositas, 01.12.2006. Im Internet: www.adipositas-gesellschaft.de; Stand: 21.08.2009

[1136] Deutsche Gesellschaft für Ernährung (DGE): DGE Beratungsstandards 2020. Bonn. 5. GKV-Spitzenverband: Rahmenempfehlung über die einheitliche Versorgung mit Heilmitteln gemäß § 125 Abs. 1 SGB V für den Bereich Ernährungstherapie in der Fassung vom 27.11.2017, Anlage 1. 6. Koordinierungskreis: Rahmenvereinbarung zur Qualitätssicherung in der Ernährungsberatung und Ernährungsbildung in Deutschland in der Fassung vom 29.04.2019.

[1137] Deutscher Bundestag. Gesetz für eine bessere Versorgung durch Digitalisierung und Innovation (Digitale-Versorgung-Gesetz–DVG) vom 9. Dezember 2019. Bonn, 18.12.2019 Bundesgesetzblatt Jahrgang 2019 Teil I Nr. 49, S. 2562 ff.

[1138] Elektronisches Gesundheitsberuferegister (eGBR). URL: https://www.bezreg-muenster.de/themen/gesundheit-und-soziales/elektronisches-gesundheitsberuferegister-egbr (Zugriff 15.12.2025)

[1139] Ernst B, Thurnheer M, Schmid SM et al. Evidence for the necessity to systematically assess micronutrient status prior to bariatric surgery. Obes Surg 2009; 19: 66–73

[1140] European Federation of the Associations of Dietitians (EFAD). The International Code of Ethics and Code of Good Practice. Im Internet: www.efad.org; Stand: 21.08.2009

[1141] European Federation of the Associations of Dietitians Professional Practice Committee (PPC). Vision paper: The implementation of a Nutrition Care Process (NCP) and Standardized Language (SL) among dietitians in Europe; 2014

[1142] Gemeinsamer Bundesausschuss (G-BA): Heilmittel-Richtlinie. Im Internet: www.g-ba.de/richtlinien/12/; Stand 27.08.2022

[1143] Gemeinsamer Bundesausschuss (G-BA), DMP Adipositas: https://www.g-ba.de/beschluesse/6299/

[1144] GKV-Spitzenverband, Hrsg. Leitfaden Prävention. Handlungsfelder und Kriterien des GKV-Spitzenverbandes zur Umsetzung der §§ 20 und 20a SGB V vom 21. Juni 2000 in der Fassung vom 19. Dezember 2024

[1145] Goertzen G, Renner-Weber P. VDOE-Ordner: Ambulante Ernährungstherapie vor und nach Adipositaschirurgie. Im Internet: www.vdoe.de

[1146] Hellbardt M. Ernährung im Kontext der bariatrischen Chirurgie. Lengerich: Papst-Publisher; 2011

[1147] Improvement of Education and Competences in Dietetics (IMPECD). Im Internet: www.impecd.fhstp.ac.at; Stand: 07.07.2021

[1148] Keuthage W, Winckler K. DMP Adipositas – wie strukturierte Therapie funktionieren kann. MMW Fortschr Med. 2025; 167(4)

[1149] Klein S, Krupka S, Behrendt S et al. Weißbuch Adipositas. Versorgungssituation in Deutschland. Berlin: Medizinisch Wissenschaftliche Verlagsgesellschaft; 2016

[1150] Lacey K, Pritchett E. Nutrition care process and model: ADA adopts road map to quality care and outcomes management. J Am Diet Assoc 2003; 103 (8): 1061–1072

[1151] M.O.B.I.L.I.S.-Programm. Im Internet: www.mobilis-programm.de; Stand: 10.11.2015

[1152] Marcus MD, Kalarchian MA, Courcoulas AP. Psychiatric evaluation and follow-up of bariatric surgery patients. Am J Psychiatry 2009; 166: 285–291

[1153] Mechanick JI, Youdim A, Jones DB et al. Clinical practice guidelines for the perioperative nutritional, metabolic, and nonsurgical support of the bariatric surgery patient – 2013 Update. Surg Obes Relat Dis 2013; 9: S 159–S 191

[1154] Musterberufsordnung für Ärzte, § 3 Abs. 2. Im Internet: www.bundesaerztekammer.de; Stand: 21.08.2009

[1155] Nothbaum N, Kauth T, Schilling-Maßmann B et al. Entwicklung und Zertifizierung einer Schwerpunktpraxis Ernährungsmedizin BDEM. Aktuel Ernahrungsmed 2014; 39: 378–381

[1156] Oberlandesgericht Frankfurt, Urteil vom 14.04.2005; Aktenzeichen 6U 111/04 (Ernährungsberatung). Im Internet: dejure.org; Stand: 21.08.2009

[1157] Ohlrich-Hahn S, Buchholz D. Der German-Nutrition Care Process (G-NCP) mit besonderem Fokus auf die Ernährungsberatung: Update 2022. 3. Aufl. Ernährungs Umschau 2022; Sonderheft: 4–12

[1158] OnkoZert: Erhebungsbogen Viszeralonkologisches Zentrum. Im Internet: www.onkozert.de/viszeral/; Stand: 26.07.2021

[1159] Patientenschutz e. V. Berlin LAG Nord, Petitionsverfahren, Deutscher Bundestag, 20.09.2007. Im Internet: www.bundestag.de; Stand: 21.08.2009

[1160] Pudel D, Westenhöfer J. Fragebogen zum Essverhalten (FEV). Handanweisung. Göttingen: Hogrefe; 1989

[1161] Rahmenvereinbarung zur Qualitätssicherung in der Ernährungsberatung und Ernährungsbildung in Deutschland, Koordinierungskreis, 16.06.2014. Im Internet: www.bdem.de; Stand: 01.08.2017

[1162] Sachverständigenrat zur Begutachtung der Entwicklung im Gesundheitswesen: Kooperation und Verantwortung, Voraussetzung einer zielorientierten Gesundheitsversorgung. Bonn; 2007: 145 ff.

[1163] Schauer PR, Bhatt DL, Kirwan JP et al. Bariatric surgery versus intensive medical therapy for diabetes – 3-year outcomes. N Engl J Med 2014: 370: 2002–2013

[1164] Schnitzler J. Das Recht der Heilberufe. Baden-Baden: Nomos; 2004: 75–76

[1165] Sjöström L, Narbro K, Sjöström CD et al. Effects of bariatric surgery on mortality in Swedish obese subjects. N Engl J Med 2007; 357: 741–752

[1166] Sozialgesetzbuch V, § 92 Abs.1 Nr.6

[1167] Stein J, Stier C, Raab H, Weiner R. Review article: the nutritional and pharmacological consequences of obesity surgery. Aliment Pharmacol Ther 2014; 40: 582–609

[1168] Stroh C, Birk D, Flade-Kuthe R et al. A nationwide survey on bariatric surgery in Germany – results 2005–2007. Obes Surg 2009; 19: 105–112

[1169] Verband der Diätassistenten – Deutscher Bundesverband e. V. (VDD), Hrsg. VDD-Leitlinie für die Ernährungstherapie und das prozessgeleitete Handeln in der Diätetik. Band 1. Manual für den German-Nutrition Care Process. Lengerich: Papst Publisher; 2015

[1170] Wadden TA, West DS, Neiberg RH et al. One-year weight losses in the Look AHEAD Study: factors associated with success. Obesity 2009; 17: 713–722

[1171] Wechsler JG, Kluthe B, Spann W et al. Qualitätskriterien für die Einrichtung einer Schwerpunktpraxis Ernährungsmedizin. Im Internet: www.bdem.de; Stand: 01.08.2017

[1172] Werner TC. Bariatrische Chirurgie im Lichte des neuen Patientenrechtegesetzes. Adipositas 2013; 2: 1–2

[1173] Werner TC. Juristische und sozialmedizinische Probleme im Zusammenhang mit bariatrischen Operationen. Adipositas Spektrum 2008; 6: 16–18

[1174] Wilding JPH et al. Once-Weekly Semaglutide in Adults with Overweight or Obesity. N Engl J Med 2021; 384: 989–1002

[1175] Winckler K. Abrechnung und Codierung der ambulanten Ernährungsmedizin. Aktuel Ernahrungsmed 2014; 39: 397–400

[1176] Winckler K. Ernährungsmedizinische Nachsorge nach Adipositaschirurgie. Aktuel Ernahrungsmed 2009; 34: 33–37

[1177] Winckler K. Organisation der Adipositas- und Ernährungstherapie in der Kassenarztpraxis. Aktuel Ernahrungsmed 2005; 30:39–42

[1178] Zentrale Prüfstelle Prävention. Im Internet: www.zentrale-pruefstelle-praevention.de; Stand: 27.08.2022

35 Mikronährstoff-Supplemente

A. Hahn, A. Ströhle, H.K. Biesalski

Das Wichtigste in Kürze

Unter dem Begriff „Mikronährstoff-Supplemente" werden im engeren Sinne Vitamin- und Mineralstoffpräparate verstanden. Ihre Verwendung ist inzwischen weit verbreitet, wobei die Einnahmeprävalenz mit dem Alter steigt und mehr Frauen als Männer zu den Präparaten greifen. In rechtlicher Hinsicht handelt es sich bei Nährstoffsupplementen überwiegend um Nahrungsergänzungsmittel und damit um eine spezifische Gruppe von Lebensmitteln. Nur ein kleiner Teil des Angebots entfällt auf Arzneimittel.

Aus präventivmedizinischer Sicht kann die Gabe von Mikronährstoff-Supplementen folgende Funktionen erfüllen: In Fällen einer unausgewogenen Ernährung ermöglicht sie die gezielte Zufuhr von kritischen Nährstoffen. Darüber hinaus kann ein erhöhter Nährstoffbedarf in bestimmten Bevölkerungsgruppen (z. B. Schwangere, Senioren) gedeckt werden. Kontrovers diskutiert wird die Bedeutung von Mikronährstoff-Supplementen im Rahmen der Primärprävention von ernährungsassoziierten Erkrankungen.

Im Rahmen der Ernährungstherapie dienen Mikronährstoff-Zubereitungen zur Kompensation eines Nährstoffdefizits bzw. zum Ausgleich eines krankheitsbedingten Mehrbedarfs, wie er beispielsweise bei Patienten mit konsumierenden Erkrankungen gegeben ist. Bei einer Reihe von Erkrankungen können Supplemente darüber hinaus die Krankheitssymptomatik günstig beeinflussen. Schließlich finden Mikronährstoffe Verwendung, um das Voranschreiten oder das Wiederauftreten manifester Erkrankungen zu verzögern bzw. zu verhindern und Folgeerscheinungen zu vermeiden.

Wirksamkeit und klinischer Nutzen von Mikronährstoff-Supplementen werden nicht nur von ihrer qualitativen und quantitativen Zusammensetzung bestimmt. Von Bedeutung sind insbesondere die Versorgungslage und der Nährstoffbedarf der jeweiligen Zielgruppe sowie die Dauer der Nährstoffgabe. Gesundheitlich vorteilhafte Effekte sind grundsätzlich nur dann zu erwarten, wenn die „richtigen" Nährstoffe in der „richtigen" Dosierung ausreichend lange zur Anwendung kommen. Die ergänzende Gabe von Mikronährstoffen erfordert es auch, mögliche Risiken einer überhöhten Zufuhr zu berücksichtigen. Die Dosierungen sind daher so zu wählen, dass die langfristige als sicher geltende Gesamtzufuhr eines Stoffes (Upper Limit of Safe Intake, UL) nicht überschritten wird.

Keywords

Nährstoffsupplemente, kritische Nährstoffe, Risikogruppen, diätetische Behandlung, Dosis-Wirkungs-Beziehung

Die Aufnahme von Mikronährstoffen erfolgt üblicherweise über die im Rahmen der normalen Ernährung verzehrten Lebensmittel. Dabei finden auch angereicherte Lebensmittel Verwendung. Hierbei handelt es sich um industriell hergestellte Produkte, denen gezielt bestimmte Substanzen zugesetzt werden (z. B. vitaminisierte Säfte, mit Vitaminen und Mineralstoffen versetzte Müslis oder mit Kalzium und Cobalamin angereicherte Ersatzprodukt für Vegetarier und Veganer). Daneben kann die Zufuhr von Mikronährstoffen in konzentrierter Form erfolgen, d. h. als Kapseln, Tabletten und ähnlichen Darreichungsformen. Ganz überwiegend handelt es sich hierbei um Nahrungsergänzungsmittel, nur zu einem geringen Anteil um Arzneimittel.

In Deutschland greifen zwischen 20 % und 45 % der Erwachsenen zu Supplementen. Besonders beliebt sind Vitamin-C- und Magnesiumpräparate sowie Multivitamin-Mineralstoff-Produkte („A-bis-Z"-Produkte). Frauen konsumieren häufiger Supplemente als Männer, wobei die Einnahmeprävalenz mit zunehmendem Alter steigt. Zudem besteht ein auffälliger sozioökonomischer Gradient:

Vor allem Personen mit höherem Gesundheitsbewusstsein greifen regelmäßig zu solchen Präparaten. Verwender von Supplementen verzehren im Durchschnitt mehr Obst und Gemüse sowie Milchprodukte und Fisch und erreichen dadurch bereits über die normale Ernährung eine höhere Mikronährstoffzufuhr als die Durchschnittsbevölkerung. Personen, die aufgrund ihrer Ernährungs- und Lebensgewohnheiten eher eine unzureichende Nährstoffzufuhr aufweisen, verwenden dagegen seltener Supplemente.

35.1 Inhaltsstoffe von Supplementen

Nährstoffsupplemente enthalten vor allem Vitamine und Mineralstoffe, aber auch andere Substanzen (▶ Tab. 35.1). Neben Nährstoffen im engeren Sinne (z. B. Aminosäuren, essenzielle Fettsäuren) finden sich u. a. Produkte mit Vitaminoiden, d. h. Substanzen mit vitaminähnlichen Eigenschaften wie Koenzym Q_{10}, sowie sekundären Pflanzenstoffen oder probiotischen Mikroorganismen.

Beim überwiegenden Teil des Produktangebots handelt es sich um Nahrungsergänzungsmittel (NEM). Nach den gesetzlichen Vorgaben dient diese Kategorie von Lebensmitteln der allgemeinen Ergänzung der Ernährung mit den jeweiligen Inhaltsstoffen. Die Zufuhr erfolgt hierbei in konzentrierter Form als Kapsel, Tablette oder in ähnlichen Darreichungsformen. Zusätzlich zu den allgemeinen lebensmittelrechtlichen Anforderungen müssen Nahrungsergänzungsmittel spezielle Vorgaben hinsichtlich Zusammensetzung und Kennzeichnung erfüllen. Nach den gesetzlichen Vorschriften müssen sie keine spezielle Wirkung besitzen und werden in dieser Hinsicht nicht anders behandelt als Lebensmittel des üblichen Verzehrs wie Gemüse, Konfitüre, Butter oder Nüsse. Ein wie auch immer gearteter Nutzen für den Verwender ist nicht vorgeschrieben. Für die werbliche Auslobung gelten die gleichen Vorgaben wie für alle Lebensmittel. So sind irreführende Angaben ebenso verboten wie Aussagen zur Wirkung bei Erkrankungen.

Für die physiologische Bewertung von Mikronährstoff-Supplementen ist die rechtliche Kategorisierung der unterschiedlichen Produkte unerheblich und bleibt daher nachfolgend unberücksichtigt. Dargestellt ist vielmehr, in welchen grundsätzlichen Bereichen die Gabe von zusätzlichen Mikronährstoffen bei Gesunden und Erkrankten erfolgt (Kap. 35.2) und in welchen Fällen dies bei gesunden Personen angezeigt sein kann (Kap. 35.3 und folgende). In der Praxis zu berücksichtigen sind zudem die möglichen Risiken einer überhöhten Zufuhr von Mikronährstoffen (Kap. 35.7).

Tab. 35.1 Inhaltsstoffe von Nährstoffsupplementen (Auswahl ohne Bewertung der rechtlichen Zulässigkeit) [1236].

Kategorie des Nahrungsergänzungsmittels (NEM)	Inhaltsstoffe
Vitamine	Vitamin D_3, Vitamin E, Vitamin B_{12}, Vitamin C, Folsäure
Vitaminoide	Coenzym Q_{10}, Cholin, Liponsäure
Lipide	Phosphatidylserin, Eicosapentaensäure (EPA), Docosahexaensäure (DHA)
Präbiotika	Oligofruktose, Inulin
Probiotika	Bifidobacterium longum, Lactobacillus acidophilus
Sekundäre Pflanzenstoffe und Pflanzenextrakte	Lycopin, Bioflavonoide, Phytoöstrogene, Phytosterole, Grüntee-Extrakt
Aminosäuren und Derivate	L-Arginin, L-Cystein, L-Carnitin, Taurin, Carnosin
Mengenelemente	Kalium, Magnesium, Kalzium
Spurenelemente	Jod, Selen, Zink, Eisen, Chrom

35.2 Ernährungsphysiologische Einordnung von Mikronährstoff-Supplementen

Abhängig von der Zielgruppe sowie der beabsichtigten Wirkung lassen sich aus ernährungsphysiologischer Sicht 6 Bereiche identifizieren, in denen Nährstoffsupplemente eingesetzt werden (▸ Tab. 35.2). Diese Kategorisierung stellt lediglich die grundsätzlichen Einsatzgebiete von Supplementen dar. Inwieweit eine Substanz oder eine Substanzkombination im jeweiligen Bereich einen Nutzen erfüllt, ist im Einzelfall zu bewerten und hängt sowohl von der Zusammensetzung des Präparates ab, als auch von individuellen personenbezogenen Faktoren.

35.2.1 Allgemeine Ergänzungsfunktion

Im einfachsten Fall dienen Nährstoffsupplemente der ergänzenden Gabe von Mikronährstoffen, deren Aufnahme mit der normalen Ernährung unterhalb der wünschenswerten Zufuhr liegt bzw. bei denen die Versorgung nicht sichergestellt ist. Die Supplementierung zielt in diesem Fall darauf ab, bei diesen „kritischen Nährstoffen" (z. B. Folat und Vitamin D) mögliche Versorgungslücken in der Allgemeinbevölkerung zu schließen, wie sie insbesondere bei einer ungünstigen Lebensmittelauswahl auftreten können (Details s. Kap. 35.3).

35.2.2 Gruppen- und lebensphasenspezifische Ergänzungsfunktion

Je nach Lebensphase, Belastung und Ernährungsstil finden sich Bevölkerungsgruppen, die einen erhöhten Bedarf an bestimmten Mikronährstoffen bzw. ein erhöhtes Risiko für eine Unterversorgung aufweisen oder aber aufgrund ihrer Ernährungsweise nicht sicher den Bedarf an bestimmten Mikronährstoffen decken können. Dies trifft beispielsweise auf Schwangere und Stillende, (morbide) Senioren, Leistungssportler oder Personen, die sich vegan ernähren, zu (Näheres hierzu in Kap. 35.4).

35.2.3 Primärprävention von chronischen Erkrankungen

Die Ernährung erfüllt aus heutiger Sicht mehrere Funktionen: Sie dient zum einen der Zufuhr aller für Erhalt, Wachstum und Reproduktion notwendigen Substanzen in ausreichender Menge (Ver-

IV

Tab. 35.2 Zielpopulationen und grundsätzliche Funktionen von Nährstoffsupplementen aus ernährungsphysiologischer Sicht [1229].

Zielgruppe	Funktionsbereich	Intervention
Gesunde	1. allgemeine Ergänzungsfunktion	Zufuhr von ergänzungsbedürftigen Nährstoffen in der Allgemeinbevölkerung
	2. gruppen- und lebensphasenspezifische Ergänzungsfunktion	Zufuhr von ergänzungsbedürftigen Nährstoffen bei Risikogruppen (z. B. Veganer, Schwangere, Stillende, Leistungssportler, Senioren)
	3. Primärprävention von chronischen Erkrankungen	vorbeugende Supplementierung von Nährstoffen wie Antioxidanzien (Vitamin C, E, Selen), B-Vitaminen (Folsäure, Vitamin B_{12}), Vitamin D und Kalzium
Kranke sowie Personen mit bestimmten Risikofaktoren	4. Ausgleich von krankheitsbedingten Defiziten	krankheitsspezifische Supplementierung von Nährstoffen
	5. Therapiefunktion der Supplementierung zur Krankheitseindämmung	
	6. Sekundär- und Tertiärprävention: Fortschreiten oder (Wieder-) Auftreten von (Folge-) Erkrankungen wird verhindert oder verzögert	

meidung von Mangelerscheinungen). Zum anderen sollen Lebensqualität, Gesundheit und Wohlbefinden langfristig erhalten werden (Primärprävention chronisch-degenerativer Erkrankungen). Auch wenn der Fokus inzwischen auf den präventiven Wirkungen ganzer Kostformen liegt, verdienen die Wirkungen einzelner Mikronährstoffe ebenfalls Beachtung, worauf auch die D-A-CH-Referenzwerte explizit verweisen.

Bei zahlreichen Nährstoffen zeigt sich, dass für eine umfassende Prävention meist höhere Zufuhrmengen der jeweiligen Substanz erforderlich sind als zur Vermeidung von klassischen Mangelerscheinungen. Wissenschaftlich gut dokumentiert ist dies u. a. für Folat bei der Prävention von Neuralrohrdefekten (zum methodischen Problem des Wirksamkeitsnachweises siehe Kap. 35.6).

35.2.4 Ausgleich von krankheitsbedingten Defiziten

Neben den vorgenannten Aufgaben erfüllt die Ernährung weitere gesundheitliche Funktionen bei erkrankten Personen. So stellt die Diätetik ein bereits aus der Antike bekanntes Behandlungsprinzip von Krankheiten dar. Generelles Ziel der Diätetik (abgeleitet von altgriechisch „δίαιτα“; „díaita“ = gesunde Lebensführung) ist es, den Krankheitsverlauf und das Beschwerdebild durch Modifikation der Ernährung zu beeinflussen. Im einfachsten Fall können Mikronährstoff-Supplemente dazu dienen, einem krankheitsbedingten Mehrbedarf Rechnung zu tragen oder ein durch die Erkrankung hervorgerufenes Nährstoffdefizit auszugleichen. Typischerweise ist dies bei Personen mit konsumierenden Erkrankungen (z. B. Tumorpatienten) von Bedeutung, aber auch bei zahlreichen anderen Erkrankungen bzw. bei Einnahme bestimmter Arzneistoffe. Je nach Situation kann die Zufuhr aller oder auch nur bestimmter (Mikro-)Nährstoffe sinnvoll sein.

Beispiele für entsprechende Funktionsbereiche sind Patienten mit Diabetes mellitus mit einem krankheitsbedingten Mehrbedarf an Vitamin C sowie Personen mit chronisch-entzündlichen Darmerkrankungen wie Morbus Crohn oder Colitis ulcerosa (betroffene Nährstoffe: Eisen, Zink, Vitamin D, Folat und Cobalamin). Auch Patienten mit atrophischer Gastritis und einem hierdurch bedingten Cobalamindefizit, wie es häufig bei älteren Menschen zu beobachten ist, sind hier zu nennen. Eine relevante Risikogruppe sind weiterhin Personen unter (Poly-) Pharmakotherapie mit z. B. Protonenpumpeninhibitoren (PPT) und Metformin (betroffene Nährstoffe: Cobalamin bzw. Magnesium).

35.2.5 Therapiefunktion im engeren Sinne

Ernährungstherapeutische Maßnahmen zielen nicht nur darauf ab, die Nährstoffversorgung bei Erkrankungen sicherzustellen und einem veränderten Substratbedarf Rechnung zu tragen. Sie können darüber hinaus ein(en) Symptom(komplex) günstig beeinflussen, ohne dass ein Nährstoffdefizit im klassischen Sinn, bestimmt auf Basis von Biomarkern, besteht. Diätetischen Maßnahmen kommt hierbei somit eine Therapiefunktion sensu stricto zu. Neben der „klassischen“ Ernährungstherapie (Modifikation ganzer Kostformen) finden auch einzelne Mikronährstoffe Verwendung.

Beispiele für RCT-fundierte Anwendungsgebiete von NEM umfassen (ohne Wertung der Evidenz):

- Gabe der langkettigen Omega-3-Fettsäuren Eicosapentaen- und Docosahexaensäure (EPA und DHA) zur adjuvanten Therapie der chronischen Polyarthritis (Ziel: Reduktion der Krankheitsaktivität und des Bedarfs an Medikamenten wie nichtsteroidale Antiphlogistika) oder zur Senkung der Plasmatriglyzeride bei leichten Formen der Hypertriglyzeridämie im Rahmen des metabolischen Syndroms
- Verwendung von Phytosterolen oder Monacolin K („roter Reis“) bei Hypercholesterolämie zur Senkung von LDL-Cholesterol
- Einsatz von Kaliumsalzen zur Blutdrucksenkung bei leichten Fällen der essenziellen Hypertonie sowie adjuvante Gabe von Ubichinon (Koenzym Q_{10}) bei Herzinsuffizienz
- Verabreichung von ausgewählten Probiotika zur Remissionsinduktion bei Colitis ulcerosa oder als Begleittherapie beim Reizdarmsyndrom

35.2.6 Verzögerung des Voranschreitens von Erkrankungen (Sekundär- und Tertiärprävention)

Nicht nur bei der Akutbehandlung von Erkrankungen sind ernährungsmedizinische Maßnahmen angezeigt. Sie dienen gleichermaßen dazu, der Progredienz und/oder Chronifizierung von Erkrankungen entgegenzuwirken (Sekundärprävention) oder das Risiko für Rückfälle und Folgeschäden bzw. -erkrankungen zu senken (Tertiärprävention).

Nährstoffsupplemente finden u. a. in folgenden Bereichen Verwendung, wiederum ohne Wertung der Evidenz:

- zusätzliche Zufuhr von Vitamin D und Kalzium bei Personen mit Osteoporose zur Sturz- und Frakturprophylaxe (oder bei Patienten mit rheumatoider Arthritis unter Glukokortikoidtherapie)
- Verwendung von Zubereitungen mit langkettigen Omega-3-Fettsäuren (Fischölen) bei Personen mit koronarer Herzkrankheit und/oder Herzinsuffizienz
- Supplementierung von luteinhaltigen Produkten zur Eindämmung morphologischer Veränderungen im Bereich der Makula („Gelber Fleck") des Auges und/oder Verbesserung der Sehschärfe bzw. der optischen Dichte des Makulapigments (MPOD) bei Personen mit Makuladegeneration.

Hinweis für die Praxis

Aus ernährungsmedizinischer Sicht lassen sich für Mikronährstoff-Supplemente 6 Funktionsbereiche charakterisieren: allgemeine und spezielle Ergänzungsfunktion, Primärprävention, Ausgleich von krankheitsbedingten Defiziten, direkte Einflussnahme auf Krankheitssymptome sowie Vermeidung von Folgeschäden (Sekundär- bzw. Tertiärfunktion).

35.3 Kritische Nährstoffe in der Allgemeinbevölkerung

Vor dem Hintergrund des vielfältigen und ganzjährig zur Verfügung stehenden Angebots an Lebensmitteln ist es für Gesunde prinzipiell möglich, eine ausreichende Zufuhr aller Mikronährstoffe über ein entsprechendes Ernährungsmuster sicherzustellen. Die lebensmittelbezogenen Ernährungsempfehlungen der D-A-CH-Fachgesellschaften sollen genau dieses Ziel erreichen. Die tatsächliche Lebensmittelauswahl in der Bevölkerung weicht allerdings vielfach hiervon ab.

Wie sich die Versorgung mit Vitaminen und Mineralstoffen auf Bevölkerungsebene darstellt, kann auf Basis eines Soll-Ist-Vergleichs beurteilt werden. Ausgehend von Ernährungserhebungen zum Lebensmittelverzehr werden die Zufuhrdaten (Ist-Zustand) mit den nationalen Referenzwerten (Soll-Zustand) verglichen. Als Regel gilt: Entspricht die Ist-Zufuhr eines Kollektivs im Median dem Referenzwert, so ist dieses mit hoher Wahrscheinlichkeit ausreichend versorgt. Und: Je weiter Ist- und Soll-Wert auseinander liegen, desto eher liegt eine Unterversorgung vor. Allerdings sind die Referenzwerte grundsätzlich nicht für Kranke und Rekonvaleszente sowie Personen mit chronisch hohem Genussmittelkonsum oder regelmäßiger Medikamenteneinnahme konzipiert.

Daten zur populationsbezogenen Versorgungssituation in Deutschland liefern die Ergebnisse der 2007 abgeschlossenen Nationalen Verzehrsstudie II (NVS II). Hierbei wurde die Mikronährstoffversorgung anhand eines Vergleichs der tatsächlichen Zufuhr mit den Zufuhrempfehlungen der D-A-CH-Referenzwerte beurteilt. Gemessen an der mittleren Zufuhr gilt die Aufnahme an Mikronährstoffen in der deutschen Bevölkerung als ausreichend. Eine Ausnahme bilden Folat, Vitamin D und (teilweise) Jod.

Die Betrachtung der medianen Aufnahme täuscht allerdings darüber hinweg, dass auch die Zufuhr der Vitamine E, C, Thiamin und Riboflavin sowie die der Mineralstoffe Kalzium, Magnesium, Zink und Jod bei 20–50 % der Bevölkerung verbesserungswürdig ist (▸ Tab. 35.3). Besonders kritisch ist die Situation bei Vitamin D; hierbei darf allerdings nicht übersehen werden, dass die Zufuhrempfehlung von 20 µg/d nur bei fehlender endogener Synthese gilt und daher keine unmittelbaren Rückschlüsse auf die Versorgungslage der Bevölkerung möglich sind.

Grundsätzlich ist es möglich, die tatsächliche Versorgung mit Mikronährstoffen mit Hilfe von Biomarkern zu bewerten und ein mögliches Defizit mit einem entsprechend konzipierten Supplement

Tab. 35.3 Durchschnittliche Ist-Zufuhr an Vitaminen und Mineralstoffen in Deutschland (Nationale Verzehrsstudie II) im Vergleich zu den D-A-CH-Referenzwerten (Soll-Zufuhr).

Mikronährstoff	Derzeitige Referenzwerte (m/w) für die tägliche Zufuhr (Altersgruppe 25–<51 Jahre)	Durchschnittliche tägliche Zufuhr (m/w)	Median der täglichen Zufuhr (m/w)
Vitamin A	0,85/0,7 mg RÄ[1]	2,1/1,8 mg RÄ	1,8/1,5 mg RÄ
Vitamin D	20/20 µg	3,8/2,9 µg	2,9/2,2 µg
Vitamin E	14/12 mg TÄ	16,0/13,4 mg TÄ	13,7/12,0 mg TÄ
Thiamin	1,2/1,0 mg	1,8/1,3 mg	1,6/1,2 mg
Riboflavin	1,3/1,0 mg	2,2/1,7 mg	1,9/1,5 mg
Niacin[2]	15/11 mg	39,8/28,6 mg	36,3/26,7 mg
Pyridoxin	1,6/1,4 mg	2,6/2,0 mg	2,3/1,8 mg
Folat	300/300 µg FÄ[3]	338/290 µg FÄ	283/252 µg FÄ
Cobalamin	4/4 µg	6,5/4,3 µg	5,8/4,0 µg
Vitamin C	110/95 mg	152/152 mg	130/134 mg
Kalium	4000 mg	3789/3243 mg	3612/3140 mg
Kalzium	1000/1000 mg	1143/1019 mg	1052/964 mg
Magnesium	350/300 mg	452/373 mg	432/361 mg
Eisen	10/15 mg	15,2/12,3 mg	14,4/11,8 mg
Iod	180/150 µg	248/194 µg	233/185 µg
Zink[4]	14/8 mg	12,3/9,5 mg	11,6/9,1 mg

[1] *1 mg Retinoläquivalent (RÄ) = 1 mg Retinol = 6 mg All-trans-Beta-Carotin = 12 mg andere Provitamin-A-Carotinoide = 1,15 mg all-trans-Retinylacetat = 1,83 mg All-trans-Retinylpalmitat*

[2] *1 mg Niacinäquivalent = 60 mg Tryptophan*

[3] *1 µg Folatäquivalent (FÄ) = 1 µg Nahrungsfolat = 0,5 µg synthetische Folsäure (Pteroylmonoglutaminsäure)*

[4] *bei einer mittleren Phytataufnahme von 660 mg/d*

zu beheben. Allerdings: Während dies beispielsweise bei Vitamin D (Bestimmung des Metaboliten 25-Hydoxykalziferol) und Folat (Messung von Erythrozytenfolat) valide möglich ist, fehlen bei anderen Nährstoffen (z. B. Zink, Vitamin A) aussagekräftige Statusparameter.

Auch in Anbetracht des notwendigen Aufwands bietet es sich daher an, bei Hinweisen auf eine nicht ausgewogene Ernährungsweise physiologisch dosierte Mikronährstoff-Supplemente („A-bis-Z"-Präparate; Mikronährstoffmengen im Bereich der RDA- bzw. D-A-CH-Referenzwerte) zu verwenden. Hierdurch lassen sich eventuelle Versorgungslücken schließen, ohne dass es zu Risiken einer überhöhten Nährstoffzufuhr kommt (Kap. 35.8). Die Ernährungspyramide der Harvard Universität enthält daher eine Empfehlung für entsprechende Präparate (plus Vitamin D).

Hinweis für die Praxis

Multivitamin-Mineralstoff(MVM)-Supplemente, deren Dosierung im Bereich der Referenzwerte für die einzelnen Mikronährstoffe liegt, sind selbst bei langfristiger Verwendung als sicher einzustufen (Kap. 35.8). Für Personen mit erhöhtem Nährstoffbedarf und/oder einer unzureichenden Nährstoffzufuhr über die normale Ernährung stellen derartige Supplemente eine Möglichkeit dar, die Bedarfsdeckung sicherzustellen.

35.4 Bevölkerungsgruppen mit einem erhöhten Nährstoffbedarf oder speziellen Ernährungsgewohnheiten

Der Nährstoffbedarf ist eine individuelle Größe, die zahlreichen exogenen und endogenen Einflussgrößen unterliegt und von Tag zu Tag variiert. Zu den Kodeterminanten des Nährstoffbedarfs zählen bei gesunden Personen u. a.:

- Geschlecht
- Körpergröße und -gewicht
- (Epi-) Genotyp
- körperliche Aktivität
- Alter
- Ernährungs-/Gesundheitsstatus
- klimatische Bedingung
- Arzneimitteleinnahme
- Genussmittelkonsum

In einigen Lebensphasen ergibt sich hierdurch ein erhöhter Bedarf an bestimmten Mikronährstoffen bzw. ein erhöhtes Risiko für eine unzureichende Versorgung. Zu den betroffenen Gruppen zählen vor allem Schwangere, Stillende, ältere Menschen und Leistungssportler. Einen wesentlichen Einflussfaktor stellen weiterhin die jeweils spezifischen Ernährungsgewohnheiten dar. Kostformen, bei denen bestimmte Lebensmittel oder Lebensmittelgruppen nicht verzehrt werden, bergen das Risiko einer unzureichenden Zufuhr und/oder einer verminderten Bioverfügbarkeit einzelner Stoffe. Dies trifft vor allem auf vegetarische und insbesondere vegane Ernährungsweisen zu.

35.4.1 Schwangere

Bedingt durch die Neubildung fetalen und mütterlichen Gewebes und die damit verbundene erhöhte Zellteilungsrate, ergibt sich bei Schwangeren ein z. T. erheblicher Mehrbedarf an Vitaminen und Mineralstoffen. Gleichzeitig steigt der Energiebedarf während der Schwangerschaft nur gering an, sodass für einzelne Vitamine und Mineralstoffe eine höhere Nährstoffdichte erforderlich wird. Dies betrifft neben Folat als „dem" Schwangerschaftsnährstoff die Vitamine A und D, Thiamin und Pyridoxin sowie die Mineralstoffe Kalzium, Eisen und Zink:

Folat: Die Versorgung mit Folat verdient unabhängig von der Wirkung des Vitamins bei der Prävention von Neuralrohrdefekten (Kap. 17) Beachtung. Nach Daten der Nationalen Verzehrsstudie II (NVS II) liegt die mediane Folatzufuhr mit 184 µg FÄ/d deutlich unter der dem Referenzwert von 300 µg/d für nichtschwangere bzw. 550 µg/d für schwangere Frauen. In der Altersgruppe von 19 bis < 25 Jahren ist die Folatzufuhr mit 170 µg FÄ/d (Median) besonders niedrig.

Vitamin D: Die bei Schwangeren weit verbreitete Unterversorgung mit Vitamin D hat nicht nur negative Folgen für die muskuloskelettale Integrität sowie die Funktion des Immunsystems, sondern auch für den Schwangerschaftsverlauf. So begünstigt ein Vitamin-D-Defizit eine Reihe von Stoffwechselabweichungen (u. a. Proiinflammation, oxidativer Stress und endotheliale Dysfunktion), die in die Pathogenese der Präeklampsie eingeschaltet sind. Neben Frühgeburtlichkeit und Gestationsdiabetes wird auch das Auftreten von SGA („small for gestational age") durch die Vitamin-D-Versorgung der Mutter beeinflusst. Darüber hinaus gibt es Hinweise, dass eine unzureichende Vitamin-D-Versorgung der Mutter postnatal beim Kind die Entstehung allergischer Sensationen und akuter Atemwegsinfekte begünstigt. Auch das Risiko für bakteriell bedingte Vaginosen bei Schwangeren ist erhöht.

Aus praktischen Gründen empfiehlt sich für Schwangere die Einnahme eines physiologisch dosierten (Tagesdosis der Vitamine und Spurenelemente im Bereich der D-A-CH-Referenzwerte) Multivitamin-Multimineral-Supplements. Die American Dietetic Association (ADA) hat sich zumindest bei Frauen mit ungünstiger Lebensmittelauswahl und geringem Verzehr von tierischen Lebensmitteln für eine solche Maßnahme ausgesprochen. Auch Frauen mit Mehrlingsschwangerschaft wird hierzu geraten. Frauen mit Mehrlingsschwangerschaften oder kurzen Geburtsabständen zeigen niedrige Werte von Retinol in Blut und Muttermilch [1226]. In diesen Fällen kann eine Supplementierung empfohlen werden. Dabei sollten insgesamt nicht mehr als 10 000 IE/d präformiertes Vitamin A (= 3 mg Retinol) zugeführt werden.

Eine generelle Eisensupplementierung ist unter toxikologischen Gesichtspunkten nicht zu empfehlen. Eisengaben erfolgen vielmehr bei Bedarf in einer dem jeweiligen Eisenstatus angepassten Dosierung (Kap. 17). Der Eisenbedarf ist in der Schwangerschaft sehr hoch, sodass mütterliche Eisenspeicher stark in Anspruch genommen werden. In den ersten 6 Monaten nach der Geburt ist Eisen für die Entwicklung des Gehirns besonders wichtig. Der Eisenstatus der Mutter sollte daher geprüft und wenn notwendig eine Supplementierung vorgenommen werden [1223].

Neben der Supplementierung von Folsäure wird auch die Einnahme eines MVM (normale Dosierung) in der Schwangerschaft empfohlen, da eine Reihe von Studien eine Reduktion von Fehlbildungen in Ländern mit hohem Einkommen zeigen [1205].

35.4.2 Stillende

Ähnlich wie die Schwangerschaft stellt auch die Stillzeit besondere Anforderungen an die Mikronährstoffzufuhr. Der Bedarf an Mineralstoffen wie Eisen, Kalzium, Jod und Zink sowie den meisten Vitaminen, insbesondere an Vitamin A, E und Vitamin C, ist ebenso hoch oder sogar höher als während der Schwangerschaft. Zudem müssen in der Stillzeit Mikronährstoffverluste ausgeglichen werden, die im Verlauf der Schwangerschaft entstanden sind. Da die Zusammensetzung der Frauenmilch von der Nährstoffzufuhr der Stillenden beeinflusst wird, wirkt sich die Ernährung auf die Versorgung des Kindes aus (Kap. 17).

35.4.3 Senioren

Hochbetagte Menschen unterliegen aufgrund ihrer besonderen Lebenssituation einem erhöhten Risiko für ein multiples Defizit an Vitaminen (Vitamin D, Folat, Thiamin, Pyridoxin, Cobalamin, Vitamin C) und Mineralstoffen (Magnesium, Eisen, Zink und Selen). Während der Energiebedarf aufgrund physiologischer Gegebenheiten (verminderter Grundumsatz) und veränderter körperlicher Aktivität mit steigendem Alter sinkt, bleibt der Bedarf an den meisten Vitaminen und Mineralstoffen unverändert. Multimorbidität und eine damit verbundene häufige Pharmakotherapie sind weitere Gründe für eine inadäquate Nährstoffversorgung

Eine altersassoziierte Mangelernährung ist in mehrfacher Hinsicht kritisch zu bewerten, da hierdurch nicht nur die Immunkompetenz und die kognitive Leistungsfähigkeit herabgesetzt werden, sondern auch die Lebensqualität beeinträchtigt ist (Kap. 52). Aufgrund dessen wird schon seit Längerem eine Supplementierung von Mikronährstoffen bei multimorbiden älteren Menschen empfohlen, wobei insbesondere Cobalamin, Vitamin D und Folat beachtet werden sollten.

35.4.4 Menschen mit besonderen Ernährungsgewohnheiten

Menschen, deren Ernährungsweise deutlich von den lebensmittelbezogenen Empfehlungen der Fachgesellschaften abweicht, weisen mitunter ein erhöhtes Risiko für Nährstoffdefizite auf. Dies gilt u. a. für die vegetarische und insbesondere vegane Ernährung. Tatsächlich kann es bei Vegetariern bzw. Veganern durch das Meiden von Fleisch, Fisch und Geflügel sowie ggf. auch Eiern, Milch und Milchprodukten mitunter zu Engpässen bei der Versorgung mit Vitamin D (alle Gruppen) sowie Cobalamin (Veganer), Eisen, Zink, Jod und Kalzium kommen (Kap. 23). Ein physiologisch dosiertes Multivitamin-Multimineral-Supplement kann dazu beitragen, mögliche Versorgungslücken zu schließen.

Hinweis für die Praxis

Vegane Ernährungsformen bergen insgesamt höhere Risiken hinsichtlich einer möglichen defizitären Nährstoffversorgung als eine lakto-ovo-vegetarische Kost. Bei entsprechenden Ernährungskenntnissen, breiter Lebensmittelauswahl sowie gezielter Supplementierung bzw. dem Konsum von angereicherten Lebensmitteln mit Cobalamin und Vitamin D, Jod, Eisen, Zink und ggf. Mikroalgenzubereitungen reich an DHA und EPA ist eine adäquate Nährstoffversorgung auch bei einer veganen Ernährung für Erwachsene möglich.

35.4.5 Leistungssportler

Körperliches Training induziert eine Reihe von biochemisch-physiologischen Anpassungsprozessen, die eine verstärkte Synthese von Enzymen des Kohlenhydrat-, Protein- und Lipidstoffwechsels umfassen. In Kombination mit den Mineralverlusten über den Schweiß ist der Mikronährstoffbedarf bei Sportlern daher erhöht. Während eine geringe sportliche Belastung, wie sie im Breiten- oder Gesundheitssport praktiziert wird, nur mit einem unwesentlich höheren Bedarf an Vitaminen und Mineralstoffen verbunden ist, können leistungssportliche Belastungen zu einem deutlich gesteigerten Mikronährstoffbedarf führen.

Zu den kritischen Mikronährstoffen in der Sporternährung zählen Thiamin und Riboflavin sowie Eisen, Magnesium und Zink. Darüber hinaus wird diskutiert, ob auch bei den Vitaminen C, E und Beta-Carotin ein leicht erhöhter Bedarf besteht, da intensiver Sport mit vermehrter Bildung freier Radikale einhergeht. Derzeit liegen jedoch keine aussagekräftigen Studien vor, auf deren Basis eine Mehrzufuhr dieser antioxidativen Vitamine gerechtfertigt wäre. Aufgrund der Tatsache, dass bereits eine leichte Beeinträchtigung der Mikronährstoffversorgung die Leistungsfähigkeit vermindert und die Infektanfälligkeit erhöht, kann bei Athleten mit unzureichender Zufuhr die Einnahme eines Multivitamin-Mineralstoff-Präparats in Höhe der Zufuhrempfehlung sinnvoll sein.

> **Hinweis für die Praxis**
>
> Personen mit erhöhtem Nährstoffbedarf sollten über das Risiko einer möglichen Nährstoffunterversorgung aufgeklärt und auf die Möglichkeit einer Supplementierung mittels eines für den jeweiligen Zweck geeigneten Nährstoffpräparats hingewiesen werden.

35.5 Mikronährstoffe in der Primärprävention

Der Stellenwert von Nährstoffsupplementen bei der Primärprävention von chronischen Erkrankungen wird seit langem kontrovers diskutiert. Unbestritten ist: Eine mangelhafte Versorgung mit Vitaminen und Mineralstoffen beeinträchtigt nicht nur die körperliche und kognitive Leistungsfähigkeit; auch die Immunkompetenz ist reduziert. Langfristig steigt das Risiko für ernährungsassoziierte Erkrankungen (z. B. Osteoporose bei Kalzium- und Vitamin-D-Mangel; bestimmte Tumorerkrankungen bei Selenmangel). Strittig dagegen ist, ob die Gabe von Mikronährstoff-Supplementen zusätzlich zur normalen Ernährung und ohne Vorliegen eines klassischen Mangels das Risiko für bestimmte Erkrankungen reduzieren kann. Wissenschaftlich hinreichend abgesichert ist dies für die Vitamine Folat (Prävention des Neuralrohrdefekts) und Vitamin D (Prophylaxe von chronisch-rezidivierenden Atemwegsinfekten im Kindes- und Jugendalter).

Weitgehend uneinheitlich ist die Studienlage hingegen bei kardiometabolischen Erkrankungen. Risikosenkend wirken im Wesentlichen langkettige Omega-3-Fettsäuren (EPA und DHA) bei verschiedenen Herzerkrankungen sowie Folat bei ischämischen Schlaganfällen (Risikosenkung: 15–20 %; ▶ Abb. 35.1).

Neben Einzelstoffen finden vielfach Vitamin-Mineralstoff-Zubereitungen („A- bis Z-Formulierungen") mit physiologischen Dosierungen (ca. 1- bis 3-fache Dosis der von den Fachgesellschaften empfohlenen Zufuhr) Verwendung. Eine Reihe von prospektiven Untersuchungen, z. T. auch Interventionsstudien, liegen für die Endpunkte Krebsinzidenz und -mortalität, kardiovaskuläre Ereignisse und Gesamtmortalität vor. Die Befunde wurden zwischenzeitlich in Form von Metaanalysen und systematischen Übersichten ausgewertet, wobei die Datenlage auch hier uneinheitlich ist (▶ Tab. 35.4).

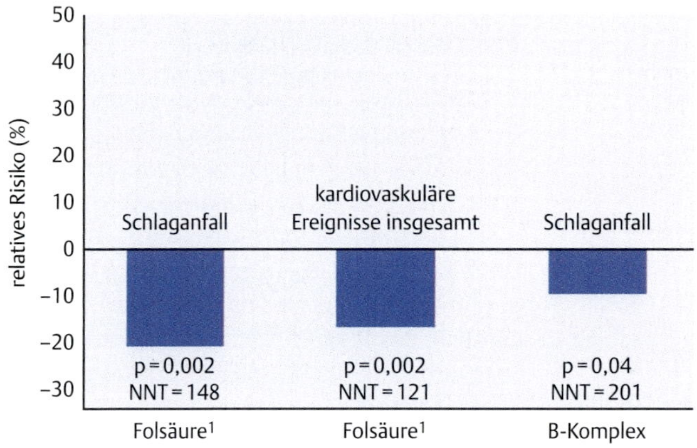

Abb. 35.1 Protektive Wirkung von folsäurehaltigen Ergänzungspräparaten auf kardiovaskuläre Endpunkte – Ergebnisse einer RCT-basierten Metaanalyse [1211]. NNT: Number needed to treat – geschätzte durchschnittliche Zahl der Personen, die supplementiert werden müssen, um ein unerwünschtes Ereignis zu verhindern.

Tab. 35.4 Effekte von Multivitamin-Mineralstoff-Präparaten (MVMP) auf ausgewählte Endpunkte.

Endpunkte	Kernergebnisse
Tumorerkrankungen insgesamt	Heterogene Datenlage; eine systematische Übersicht von 9 prospektiven Studien lässt keinen Einfluss auf Inzidenz und/oder Mortalität im Gesamtkollektiv erkennen. Auch die metaanalytische Auswertung von 9 RCT mit 69 900 Teilnehmern ergab keine Hinweise auf einen risikosenkenden Effekt von MVMP auf die krebsbedingte Sterblichkeit (RR: 0,96; 95 %-KI: 0,88–1,04). Differenziert nach Geschlecht scheinen Männer von der Einnahme eines MVP zu profitieren, Frauen jedoch nicht. In der Physican Health Study II (PHS II), einem RCT mit über 14 000 männlichen US-amerikanischen Angehörigen der Gesundheitsberufe und einer Laufzeit von im Schnitt 11,2 Jahren, war die tägliche Einnahme eines „A-bis-Z-Präparats" mit einer um 8 % reduzierten Krebsinzidenz verbunden (HR 0,92; 95 %-KI: 0,86–0,998).
Kolonkarzinom	Die gepoolte Analyse von 14 prospektiven Kohorten mit über 670 000 Frauen und Männern und einem Follow-up von 7–20 Jahren ergab für die Verwendung von MVMP ein um 12 % signifikant gesenktes Erkrankungsrisiko nach Adjustierung um bekannte Störgrößen (95 %-KI: 0,81–0,96).
kardiovaskuläre Erkrankungen	Die Auswertung von 10 RCT mit 57 154 Teilnehmern zeigte keinen protektiven Effekt von MVMP auf die kardiovaskulär bedingte Sterblichkeit (RR: 1,01; 95 %-KI: 0,93–1,09).
Gesamtmortalität	Bei heterogener Datenlage zeigt sich ein Trend hin zu einer leicht verminderten Sterblichkeit für Männer, nicht jedoch für Frauen. In einer Metaanalyse von 13 RCT zur Primärprävention (Frauen und Männer) hatten Verwender von MVMP eine um 6 % verminderte Sterblichkeit. Das Konfidenzintervall von 0,89–1,00 verfehlte knapp die statistische Signifikanz.

35.6 Biodynamik von Mikronährstoffen und Wirksamkeitsnachweis

Ein grundsätzliches Problem bei der Ermittlung präventiver Effekte von Mikronährstoffen gründet auf deren spezifischer Biodynamik. Danach wird der Bioeffekt eines Nährstoffs maßgeblich bestimmt von dessen Dosierung und Expositionsdauer auf der einen sowie der Nährstoffversorgung vor Beginn der Gabe auf der anderen Seite. Wie Analysen zeigen, wurde dieser für Nährstoffe charakteristische kontextabhängige Dosis-Wirkungs-Zusammenhang bei vielen Supplementierungsstudien nicht berücksichtigt, was ihre Aussagekraft deutlich einschränkt.

Hinweis für die Praxis

Die gesundheitliche Wirkung einer Mikronährstoff-Supplementierung wird beeinflusst von:

- personenbezogenen Kodeterminanten:
  - basaler Versorgungsstatus mit Nährstoffen
  - Gesundheitszustand
  - Alter
  - körperliche Belastung
  - (Epi-)Genotyp
- mikronährstoffbezogenen Kodeterminanten:
  - Art der Mikronährstoffe
  - Dosis der Mikronährstoffe
  - Dauer der Supplementierung

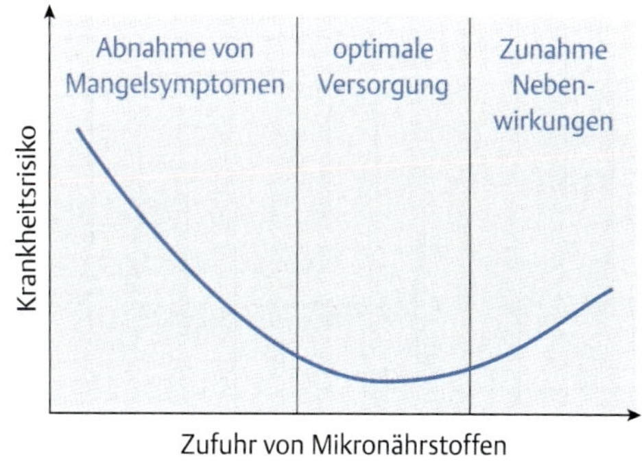

Abb. 35.2 Dosis-Wirkungs-Kurve von essenziellen Mikronährstoffen.

▶ **Einflussfaktor „Dosierung"** Präventive wie auch unerwünschte Wirkungen von Mikronährstoffen sind dosisabhängig (▶ Abb. 35.2). Zwischen der Zufuhr von bzw. Versorgung mit Mikronährstoffen und dem Erkrankungsrisiko besteht üblicherweise ein U- oder J-förmiger Zusammenhang: Infolge einer sehr geringen Zufuhr eines Mikronährstoffs entwickeln sich typische Mangelsymptome (linker Kurvenverlauf). Mit steigender Aufnahme verringert sich das Risiko einer unzureichenden Versorgung, und das Auftreten von nährstoffassoziierten Erkrankungen sinkt. Mit weiter steigender Zufuhr und Verbesserung der Nährstoffversorgung wird ein Indifferenzbereich durchschritten, innerhalb dessen das Erkrankungsrisiko minimal ist. Noch höhere Zufuhren führen schließlich zu einem sukzessiv zunehmenden Risiko für unerwünschte Effekte und Nebenwirkungen; das Risiko für Erkrankungen durch Intoxikationen nimmt zu. Für die Beurteilung von Studienergebnissen ist also wichtig zu fragen: Wie hoch war die Nährstoffdosis? War sie ausreichend, um die Probanden in einen präventiven Versorgungsbereich zu bringen?

▶ **Einflussfaktor „Versorgungsstatus"** Die basale Nährstoffversorgung ist entscheidend für den Effekt einer Supplementierung. Allgemein gilt: Je schlechter die Versorgung der untersuchten Personen zu Studienbeginn ist, desto größer ist der Bioeffekt einer Gabe der jeweiligen Substanz. Ist das für jeden Nährstoff charakteristische „Wirkungs-Plateau" erreicht, hat eine zusätzliche Zufuhr keinen weiteren Nutzen. Viele „Null-Resultate" einer Mikronährstoffgabe, z. B. zur Krebsprävention, dürften auf die vergleichsweise gute Versorgung der Kollektive zu Studienbeginn zurückzuführen sein. Zentrale Fragen bei der Bewertung von RCT mit Mikronährstoffen lauten daher: Wurde der Versorgungsstatus der Studienteilnehmer dokumentiert? Wurde auf Basis der Nährstoffversorgung und/oder -zufuhr randomisiert?

▶ **Einflussfaktor „Nährstoff-Nährstoff-Interaktionen (Synergismus)"** Viele Mikronährstoffe zeigen ausgesprochene Synergieeffekte. Die Vitamine E und C z. B. bilden mit Koenzym Q_{10} und Alpha-Liponsäure ein antioxidatives Netzwerk. Vor diesem Hintergrund ist eine Supplementierung mit einzelnen hochdosierten Antioxidanzien wenig sinnvoll.

▶ **Einflussfaktor „Interventionsdauer"** Chronische, ernährungsassoziierte Erkrankungen wie Krebs, Atherosklerose und Osteoporose entwickeln sich über Jahrzehnte hinweg. Die lange Latenzzeit lässt es daher als wenig wahrscheinlich erscheinen, dass Interventionsstudien von mehreren Monaten bzw. Jahren zeitlich ausreichen, um relevante Effekte hinsichtlich „harter" klinischer Endpunkte erfassen zu können. So belegen beispielsweise die Ergebnisse mehrerer Kohortenstudien, dass der Schutzeffekt von folsäurehaltigen Multivitaminen bei kolorektalen Tumorerkrankungen erst bei einer Verwendung von 10 Jahren und länger hervortritt.

▶ **Konsequenzen für den Wirkungsnachweis** Generell lässt sich für die primärpräventive Wirkung von Mikronährstoffen festhalten:

- Aussagekräftige Studienergebnisse setzen methodisch korrekt konzipierte, durchgeführte und statistisch ausgewertete Interventionsstudien voraus. Dies bedeutet, dass in randomisierten Studien der für einen definierten Endpunkt relevante Nährstoff in Kombination mit den „passenden" Konährstoffen in einer geeigneten Dosis über einen für den Endpunkt adäquaten Zeitraum verabreicht wird.
- Je schlechter die Mikronährstoffversorgung über die Nahrung ist und je stärker die Synergieeffekte der Vitamine und der Mineralstoffe Beachtung finden, desto größer wird der potenzielle Nutzen entsprechender Supplemente sein.

Hinweis für die Praxis

Während die Bedeutung einer Mikronährstoff-Supplementierung bei einer unzureichenden oder unausgewogenen Ernährung sowie bei einem erhöhten Nährstoffbedarf in vielen Fällen gut belegt ist, ergibt sich im Hinblick auf die Primärprävention ernährungsassoziierter Erkrankungen in der Allgemeinbevölkerung ein sehr heterogenes Bild. Bei einer unzureichenden bzw. suboptimalen Versorgungslage sind günstige Effekte zu erwarten, wohingegen sich bei bereits adäquater Nährstoffversorgung kein weiterer Nutzen ergibt. Grundsätzlich ist die Wirkung einer Supplementierung von der Wahl der „richtigen" Nährstoffdosis, der Verwendungsdauer und der Gabe notwendiger „Konährstoffe" abhängig.

35.7 Risiken einer Mikronährstoff-Supplementierung

Bei der Verwendung von Mikronährstoff-Supplementen stellt sich nicht nur die Frage nach dem potenziellen Nutzen, sondern gleichermaßen nach möglichen Risiken einer überhöhten Aufnahme. Die Zufuhr von Mikronährstoffen ist bis zu einem bestimmten Schwellenwert nicht mit Risiken für Nebenwirkungen behaftet. Dieser Schwellenwert variiert innerhalb einer Population, u. a. in Abhängigkeit von Gewicht, Körperzusammensetzung, physiologischem Status und (epi-) genetischen Faktoren, sodass theoretisch für jede Person ein individueller Wert definiert werden müsste; hierfür fehlt allerdings die Datenbasis. Aus diesem Grund werden Schwellenwerte wie der Tolerable Upper Intake Level (UL, s. u.) so festgelegt, dass sie auch die empfindlichsten Individuen innerhalb einer Gruppe berücksichtigen. Der Ansatz ist damit dem bei der Festlegung von Zufuhrempfehlungen für Nährstoffe vergleichbar, die bekanntermaßen auch so bemessen sind, dass die jeweils empfohlene Zufuhr „nahezu alle" Personen gesund erhält.

Aus toxikologischer Sicht bedeutsam ist die Differenzierung zwischen Gefährdung(spotenzial) („hazard") eines Nährstoffes auf der einen und dem Risiko („risk") auf der anderen Seite: Das Gefährdungspotenzial beschreibt die stoffimmanente Eigenschaft, adverse Effekte hervorzurufen. Unter Risiko wird hingegen die Möglichkeit eines Schadensereignisses verstanden. Hierzu ist eine Exposition von Personen gegenüber dem betreffenden Stoff oder der Gefahr notwendig. Das Risiko ergibt sich dabei als Produkt von Schadensausmaß und Wahrscheinlichkeit des Schadenseintritts. Die akute Toxizität von Vitaminen ist ohne praktische Bedeutung, so dass die langfristige Sicherheitsbewertung im Vordergrund steht.

Für die toxikologische Bewertung von Vitaminen und Mineralstoffen werden 3 Kenngrößen herangezogen:

- **Lowest observed Adverse Effect Level (LOAEL):** niedrigste Nährstoffzufuhr, bei der erste unerwünschte Wirkungen dokumentiert wurden. Für viele Vitamine konnte bislang kein LOAEL ermittelt werden.
- **No observed Adverse Effect Level (NOAEL):** höchste untersuchte Dosis eines Nährstoffs, bei der keine Nebenwirkungen zu beobachten waren.
- **Tolerable upper Intake Level (UL):** höchste tägliche Aufnahme eines Nährstoffs aus allen Quellen, die bei dauerhafter Zufuhr keine gesundheitlich nachteiligen Effekte erwarten lässt. Liegt die Gesamtzufuhr eines Stoffs (aus Lebensmitteln des allgemeinen Verzehrs, angereicherten Produkten und Nahrungsergänzungsmitteln) unterhalb des UL, so kann die Aufnahme auch langfristig als gesundheitlich unbedenklich angesehen werden.

Bei der Festlegung des UL werden die verfügbaren NOAEL- und LOAEL-Werte herangezogen und je nach Datengüte Unsicherheitsfaktoren berücksichtigt, sodass sich folgende Formel ergibt:

UL = NOAEL (oder LOAEL)/UF.

Es gilt somit: UL < NOAEL < LOAEL. Fehlen NOAEL und LOAEL, kann kein UL abgeleitet werden. Ein fehlender UL darf deshalb nicht dahingehend missverstanden werden, dass der jeweilige Stoff grundsätzlich kein Risikopotenzial aufweist. Es ist vielmehr nicht genau bekannt.

Wie ▸ Tab. 35.5 verdeutlicht, ist der Abstand zwischen empfohlener Zufuhr und langfristig sicherer Aufnahme (UL) bei den Vitaminen (mit Ausnahme von präformiertem Vitamin A und der Niacinverbindung Nikotinsäure) deutlich ausgeprägter als bei einigen Mineralstoffen, vor allem Zink, Eisen und auch Kalzium. Allerdings besitzen die angeführten UL-Werte einen unterschiedlichen Charakter: So gelten die für Magnesium etablierten Werte ausschließlich für die zusätzliche Aufnahme des Mineralstoffs über Supplemente; die normale Ernährung bleibt unberücksichtigt. Glei-

Tab. 35.5 Gegenüberstellung der toxikologischen Kenndaten von Mikronährstoffen und der Referenzwerte für die Nährstoffzufuhr (Stand April 2023).

Mikronährstoff	Einheit	Nährstoffbezugswerte nach Lebensmittelinformationsverordnung	Empfohlene Zufuhr (25– unter 51 Jahre; D-A-CH-Referenzwerte)		UL[2] (EFSA/SCF)	UL[2] (IOM)
			m	w		
Vitamin A	mg RÄ[3]	0,8	0,85	0,7	3,0	3,0
Vitamin D	µg	5	20[4]	20[4]	100	100
Vitamin E	mg TÄ[5]	12	14	12	300	1000[6]
Vitamin K	µg	75	70	60	–	–
Thiamin	mg	1,1	1,2	1,0	–	–
Riboflavin	mg	1,4	1,3	1,0	–	–
Pyridoxin[6]	mg	1,4	1,6	1,4	25	100
Cobalamin	µg	2,5	4,0		–	–
Folat	µg FÄ[7]	200	300	300	1000[8]	1000[8]
Niacin	mg	16	15	11	kA	35[6]
Nicotinsäure	mg	kA	kA	kA	10	–
Nicotinsäureamid	mg	kA	kA	kA	900	–
Biotin	µg	50	40	40	–	–
Pantothensäure	mg	6	5	5	–	–
Vitamin C	mg	60	110	95	–	2000
Kalzium	mg	800	1000	1000	2500	2500
Magnesium	mg	375	350	300	250[6]	350[6]
Phosphat	mg	700	700	700	–	4000
Kalium	mg	2000	4000	4000	–	–
Eisen	mg	14	10	15	–	45
Kupfer	mg	1	1–1,5	1,0–1,5	5	10

Tab. 35.5 Fortsetzung

Mikronährstoff	Einheit	Nährstoffbezugswerte nach Lebensmittelinformationsverordnung	Empfohlene Zufuhr (25– unter 51 Jahre; D-A-CH-Referenzwerte)		UL[2] (EFSA/SCF)	UL[2] (IOM)
			m	w		
Zink	mg	10	14[10]	8[10]	25	40
Mangan	mg	2	2–5	2–5	–	11
Jod	µg	150	180	150	600	1100
Chrom	µg	40	30–100	30–100	–	–
Molybdän	µg	50	50–100	50–100	600	2000
Selen	µg	55	70	60	300	400
Fluor(id)	mg	3,5	3,8	3,1	7	10

[1] Nährstoff-Bezugswerte nach Anhang XIII, Teil A, Nummer 1 der Verordnung (EU) Nr. 1169/2011 (LMIV). Die auf Nahrungsergänzungsmittel deklarierten Nährstoffmengen in Prozent beziehen sich auf diese Werte und nicht auf die Referenzwerte der Fachgesellschaften.
[2] Tolerable Upper Intake Level; Werte für Erwachsene
[3] Retinol-Äquivalent
[4] bei fehlender endogener Synthese
[4] Tocopherol-Äquivalent
[5] Summe aus allen Tocopherol-Isomeren
[6] Wert nur für Zufuhr aus Supplementen und angereicherten Lebensmitteln
[7] Folat-Äquivalent
[8] Wert nur für Zufuhr aus Supplementen und angereicherten Lebensmitteln
[9] WHO: 250 µg/d aus Supplementen
[10] bei einer mittleren Phytataufnahme von 660 mg/d
kA: keine Angabe

chermaßen bezieht sich der UL für Folat nur auf synthetische Folsäure; in Lebensmitteln natürlicherweise vorkommende Folate gelten als unbedenklich. Der für Vitamin A etablierte UL bezieht sich lediglich auf präformiertes Vitamin A, nicht auf Provitamin-A-wirksame Carotinoide, da diese nur bedarfsabhängig in Vitamin A umgewandelt werden. Dies kann zu Fehlinterpretationen führen, weil der Carotinoidgehalt pflanzlicher Lebensmittel in Nährwerttabellen üblicherweise umgerechnet in Retinol-Äquivalenten angegeben wird.

In der Praxis ist das Risiko einer Überdosierung durch legal im Verkehr befindliche Mikronährstoff-Supplemente gering und nur bei unsachgemäßer Verwendung zu erwarten, da extreme Dosierungen praktisch nicht vorkommen. Kritisch zu betrachten sind Substanzen, bei denen weder Angaben über eine wünschenswerte Zufuhr gemacht werden können, noch ausreichende Daten zur Toxikologie vorliegen. Dies gilt vor allem für mit sekundären Pflanzenstoffen angereicherte Extrakte sowie isolierte sekundäre Pflanzenstoffe. Hier sollten die Gehalte aufgrund des derzeit noch unzureichenden Kenntnisstands auf Mengen begrenzt werden, die auch mit einer üblichen Ernährung zugeführt werden könnten. Dies gilt vor allem auch deshalb, weil aus der erfahrungsgemäßen Unbedenklichkeit eines Stoffes im Lebensmittelverbund nicht automatisch auf dessen Sicherheit bei isolierter Verwendung geschlossen werden kann.

Hinweis für die Praxis

Bei in Deutschland legal angebotenen Mikronährstoff-Supplementen sind bei bestimmungsgemäßem Gebrauch im Allgemeinen keine Risiken zu erwarten. Vorsicht ist geboten bei Produkten aus dem Ausland, insbesondere aus Holland und den USA, vor allem bei ungewöhnlichen Inhaltstoffen oder sehr hohen Dosierungen einzelner Substanzen. Grundsätzlich ist darauf zu achten, dass die zusätzliche Gaben von Nährstoffen langfristig nur in Dosierungen erfolgen, die unter Berücksichtigung der Nährstoffaufnahme mit der normalen Ernährung den Upper Limit of Safe Intake (UL) nicht überschreitet.

Fazit

MVM-Supplemente, deren Dosierung im Bereich der Referenzwerte für die einzelnen Mikronährstoffe liegt, können auch bei langfristiger Verwendung als sicher gelten. Je mehr einzelne Mikronährstoffe enthalten sind, desto günstiger ist die Anwendung in Bezug auf verborgene Defizite. Für Personen mit erhöhtem Nährstoffbedarf oder einer unzureichender Nährstoffzufuhr über die normale Ernährung stellen derartige Supplemente – soweit möglich mit einer Anpassung der Ernährung – eine Möglichkeit dar, die Bedarfsdeckung sicherzustellen.

35.8 Konsequenzen für die Praxis

Der mögliche Nutzen von Mikronährstoff-Supplementen lässt sich nicht pauschal bewerten, sondern muss auf den Einzelfall bezogen werden. Durch die Identifikation von Risikogruppen ist zu klären, ob bzw. welche der in ▸ Tab. 35.1 skizzierten Ziele einer Supplementierung verfolgt werden sollen. Grundlage für die Entscheidungsfindung ist die Schilderung der Gesundheits- und Lebenssituation des Klienten bzw. Patienten, einschließlich einer Erhebung der Ernährungsgewohnheiten. Während eine vorherige labordiagnostische Abklärung bei Gesunden – wie bei anderen Ernährungsempfehlungen auch – die Ausnahme bildet, kann bei Risikogruppen (z. B. Schwangere, Veganer) bzw. Frauen mit Erkrankungen (z. B. Osteoporose) die Bestimmung definierter Laborparameter sinnvoll sein (z. B. Holo-Transcobalamin II und Methylmalonsäure bei Veganern; Kalzidiol bei Patientinnen mit Osteoporose).

Die Zufuhr einer Reihe von Vitaminen und Mineralstoffen ist bei einer in den westlichen Industrienationen üblichen Ernährungsweise vielfach verbesserungswürdig. Vor diesem Hintergrund wurde von verschiedener Seite im Sinne einer Kosten-Nutzen-Abwägung zur Einnahme eines physiologisch formulierten Multivitamin-Multimineral-Supplements (Tagesdosis in Höhe der RDA bzw. der D-A-CH-Referenzwerte) für die Allgemeinbevölkerung geraten. Diese Empfehlung gilt auch für Risikogruppen für ein Nährstoffdefizit (z. B. Schwangere, Stillende, Veganer). Mikronährstoff-Präparate können hier dazu beitragen, die Versorgung mit kritischen Nährstoffen zu verbessern. Nicht imitieren können sie hingegen die gesundheitlichen Vorteile einer entsprechenden Lebensmittelauswahl – reichlich Obst, Gemüse, Hülsenfrüchte, Vollkornprodukte und Nüsse, ergänzt um Milchprodukte, Geflügel und Fisch. – Anders stellt sich die Situation dar, wenn Nährstoffe gezielt zu therapeutischen Zwecken eingesetzt werden. In diesen Fällen sind mitunter deutlich höhere Nährstoffmengen erforderlich, um einen entsprechenden Effekt erzielen zu können.

Literatur

[1179] Age-Related Eye Disease Study 2 (AREDS2) Research Group, Chew EY, Clemons TE, Sangiovanni JP et al. Secondary analyses of the effects of lutein/zeaxanthin on age-related macular degeneration progression: AREDS2 report No. 3. JAMA Ophthalmol 2014; 132: 142–149

[1180] Alexander DD, Weed DL, Chang ET et al. A systematic review of multivitamin-multimineral use and cardiovascular disease and cancer incidence and total mortality. J Am Coll Nutr 2013; 32: 339–354

[1181] Angelo G, Drake VJ, Frei B. Efficacy of multivitamin/mineral supplementation to reduce chronic disease risk. A critical review of the evidence from observational studies and randomized controlled trials. Crit Rev Food Sci Nutr 2015; 55: 1968–1991

[1182] Asbaghi O, Choghakhori R, Abbasnezhad A. Effect of Omega-3 and vitamin E co-supplementation on serum lipids concentrations in overweight patients with metabolic disorders: A systematic review and meta-analysis of randomized controlled trials. Diabetes Metab Syndr 2019; 13: 2525–2531

[1183] Bailey RL, Gahche JJ, Miller PE et al. Why US adults use dietary supplements. J Am Med Assoc Intern Med 2013: 173: 355–361

[1184] Balestrieri P, Ribolsi M, Guarino MPL, Emerenziani S, Altomare A, Cicala M. Nutritional Aspects in Inflammatory Bowel Diseases. Nutrients 2020; 12 (2)

[1185] Bell DSH. Metformin-induced vitamin B12 deficiency can cause or worsen distal symmetrical, autonomic and cardiac neuropathy in the patient with diabetes. Diabetes Obes Metab 2022; 24: 1423–1428

[1186] Bernasconi AA, Wiest MM, Lavie CJ et al. Effect of Omega-3 Dosage on Cardiovascular Outcomes: An Updated Meta-Analysis and Meta-Regression of Interventional Trials. Mayo Clin Proc 2021; 96: 304–313

[1187] Bird JK, Murphy RA, Ciappio ED, McBurney MI. Risk of Deficiency in Multiple Concurrent Micronutrients in Children and Adults in the United States. Nutrients 2017; 9: 655

[1188] Bjelakovic G, Nikolova D, Gluud Ll et al. Mortality in randomized trials of antioxidant supplements for primary and secondary prevention: systematic review and meta-analysis. J Am Med Assoc 2007; 28; 297: 842–857

[1189] Blumberg JB, Bailey RL, Sesso HD, Ulrich CM. The Evolving Role of Multivitamin/Multimineral Supplement Use among Adults in the Age of Personalized Nutrition. Nutrients 2018; 10: 248

[1190] Blumberg JB, Cena H, Barr SI et al. The Use of Multivitamin/Multimineral Supplements: A Modified Delphi Consensus Panel Report. Clin Ther 2018; 40: 640–657

[1191] Blumberg JB, Frei B, Fulgoni VL et al. Contribution of Dietary Supplements to Nutritional Adequacy by Socioeconomic Subgroups in Adults of the United States. Nutrients 2017a; 10: 4

[1192] Blumberg JB, Frei BB, Fulgoni VL et al. Impact of Frequency of Multi-Vitamin/Multi-Mineral Supplement Intake on Nutritional Adequacy and Nutrient Deficiencies in U.S. Adults. Nutrients 2017b; 9: 849

[1193] Carr AC, Spencer E, Heenan H et al. Vitamin C Status in People with Types 1 and 2 Diabetes Mellitus and Varying Degrees of Renal Dysfunction: Relationship to Body Weight. Antioxidants (Basel) 2022; 11: 245

[1194] Ceccherini C, Daniotti S, Bearzi C, Re I. Evaluating the Efficacy of Probiotics in IBS Treatment Using a Systematic Review of Clinical Trials and Multi-Criteria Decision Analysis. Nutrients 2022; 14: 2689

[1195] Chen F, Du M, Blumberg JB et al. Association Among Dietary Supplement Use, Nutrient Intake, and Mortality Among U.S. Adults: A Cohort Study. Ann Intern Med 2019; 170: 604–613

[1196] Cicero AFG, Fogacci F, Zambon A. Red Yeast Rice for Hypercholesterolemia: JACC Focus Seminar. J Am Coll Cardiol 2021; 77: 620–628

[1197] Claxton L, Simmonds M, Beresford L et al. Coenzyme Q10 to manage chronic heart failure with a reduced ejection fraction: a systematic review and economic evaluation. Health Technol Assess 2022; 26: 1–128

[1198] Daien C, Czernichow S, Letarouilly JG et al. Dietary recommendations of the French Society for Rheumatology for patients with chronic inflammatory rheumatic diseases. Joint Bone Spine 2022; 89: 105319

[1199] Dang X, Xu M, Liu D et al. Assessing the efficacy and safety of fecal microbiota transplantation and probiotic VSL#3 for active ulcerative colitis: A systematic review and meta-analysis. PLoS One 2020; 15: e0228846

[1200] Dwyer JT, Coates PM, Smith MJ. Dietary Supplements: Regulatory Challenges and Research Resources. Nutrients 2018; 10: 41

[1201] Ebenuwa I, Violet PC, Padayatty S et al. Abnormal urinary loss of vitamin C in diabetes: prevalence and clinical characteristics of a vitamin C renal leak. Am J Clin Nutr 2022; 116: 274–284

[1202] Eggersdorfer M, Akobundu U, Bailey RL et al. Hidden Hunger: Solutions for America's Aging Populations. Nutrients 2018; 10: 1210

[1203] Feng L, Nie K, Jiang H, Fan W. Effects of lutein supplementation in age-related macular degeneration. PLoS One 2019; 14: e0227048

[1204] Filippini T, Naska A, Kasdagli MI et al. Potassium Intake and Blood Pressure: A Dose-Response Meta-Analysis of Randomized Controlled Trials. J Am Heart Assoc 2020; 9: e015719

[1205] Goh YI et al. Prenatal multivitamin supplementation and rates of congenital anomalities: a meta-analysis. J Obstet Gynecol Can. 2006; 28: 680–689

[1206] Gylling H, Strandberg TE, Kovanen PT, Simonen P. Lowering Low-Density Lipoprotein Cholesterol Concentration with Plant Stanol Esters to Reduce the Risk of Atherosclerotic Cardiovascular Disease Events at a Population Level: A Critical Discussion. Nutrients 2020; 12: 2346

[1207] Harvey NC, Biver E, Kaufman JM et al. The role of calcium supplementation in healthy musculoskeletal ageing : An expert consensus meeting of the European Society for Clinical and Economic Aspects of Osteoporosis, Osteoarthritis and Musculoskeletal Diseases (ESCEO) and the International Foundation for Osteoporosis (IOF). Osteoporos Int 2017; 28: 447–462

[1208] Heaney RP. Nutrients, endpoints, and the problem of proof. J Nutr 2008; 138: 1591–1595

[1209] Heaney RP. Guidelines for optimizing design and analysis of clinical studies of nutrient effects. Nutr Rev 2014; 72: 48–54

[1210] Heinemann M, Willers J, Bitterlich N, Hahn A. Verwendung von Nahrungsergänzungsmitteln mit Vitaminen und Mineralstoffen – Ergebnisse einer deutschlandweiten Verbraucherbefragung. J Verbr Lebensm 2015; 10: 131–142

[1211] Jenkins DJA, Spence JD, Giovannucci EL et al. Supplemental Vitamins and Minerals for Cardiovascular Disease Prevention and Treatment: JACC Focus Seminar. J Am Coll Cardiol 2021; 77: 423–436, 1172

[1212] Jolliffe DA, Camargo CA Jr, Sluyter JD et al. Vitamin D supplementation to prevent acute respiratory infections: a systematic review and meta-analysis of aggregate data from randomised controlled trials. Lancet Diabetes Endocrinol 2021; 9: 276–292

[1213] Khan SU, Khan MU, Riaz H et al. Effects of nutritional supplements and dietary interventions on cardiovascular outcomes: an umbrella review and evidence map. Ann Intern Med 2019; 171: 190–198

[1214] Koletzko B, Bauer CP, Bung P et al. German national consensus recommendations on nutrition and lifestyle in pregnancy by the 'Healthy Start – Young Family Network'. Ann Nutr Metab 2013; 63: 311–322

[1215] Lappe JM, Heaney RP. Why randomized controlled trials of calcium and vitamin D sometimes fail. Dermatoendocrinol 2012 1; 4: 95–100

[1216] Martínez-López E, Pérez-Guerrero EE, Torres-Carrillo NM et al. Methodological Aspects in Randomized Clinical Trials of Nutritional Interventions. Nutrients 2022; 14: 2365

[1217] McBurney MI, Blumberg JB, Costello RB et al. Beyond Nutrient Deficiency-Opportunities to Improve Nutritional Status and Promote Health Modernizing DRIs and Supplementation Recommendations. Nutrients 2021; 13: 1844

[1218] Max-Rubner-Institut, Hrsg. Nationale Verzehrs Studie II Ergebnisbericht, Teil 2. Bundesforschungsinstitut für Ernährung und Lebensmittel, 2008. Im Internet: www.bmel.de/SharedDocs/Downloads/DE/_Ernaehrung/NVS_ErgebnisberichtTeil2.pdf?__blob=publicationFile&v=2; Stand: 19.03.2023

[1219] Kalache A, de Hoogh AI, Howlett SE et al. Nutrition interventions for healthy ageing across the lifespan: a conference report. Eur J Nutr 2019; 58 (Suppl 1): 1–11

[1220] O'Brien SK, Malacova E, Sherriff JL, Black LJ. The Prevalence and Predictors of Dietary Supplement Use in the Australian Population. Nutrients 2017; 9: 1154

[1221] Pirro M, Vetrani C, Bianchi C et al. Joint position statement on "Nutraceuticals for the treatment of hypercholesterolemia" of the Italian Society of Diabetology (SID) and of the Italian Society for the Study of Arteriosclerosis (SISA). Nutr Metab Cardiovasc Dis 2017; 27: 2–17

[1222] Poorolajal J, Zeraati F, Soltanian AR et al. Oral potassium supplementation for management of essential hypertension: A metaanalysis of randomized controlled trials. PLoS One 2017; 12: e0174967

[1223] Radlowski EC, Johnson RW. Perinatal iron deficiency and neurocognitive development. Front. Human Neurosci. 2013; 7: 585

[1224] Raterman HG, Lems WF. Pharmacological Management of Osteoporosis in Rheumatoid Arthritis Patients: A Review of the Literature and Practical Guide. Drugs Aging 2019; 36: 1061–1072

[1225] Reinert A, Rohrmann S, Becker N, Linseisen J. Lifestyle and diet in people using dietary supplements: a German cohort study. Eur J Nutr 2007; 46: 165–173

[1226] Schulz C, Engel U et al. Vitamin A and beta-carotene supply of women with gemini or short birth intervalls: a pilot study. Eur J Nutr. 2007; 46: 12–20

[1227] Schwingshackl L, Boeing H, Stelmach-Mardas M et al. Dietary supplements and risk of cause-specific death, cardiovascular disease, and cancer: a systematic review and meta-analysis of primary prevention trials. Adv Nutr 2017; 8: 27–39

[1228] Srinutta T, Chewcharat A, Takkavatakarn K et al. Proton pump inhibitors and hypomagnesemia: A meta-analysis of observational studies. Medicine (Baltimore) 2019; 98: e17788

[1229] Ströhle A, Hahn A. Nährstoffsupplemente – Möglichkeiten und Grenzen. Teil 1: Von den rechtlichen Rahmenbedingungen zur Ergänzungsfunktion. Med Monatsschr Pharm 2013; 36: 179–190

[1230] Ströhle A, Hahn A. Nährstoffsupplemente – Möglichkeiten und Grenzen. Teil 2: Ausgewählte Risikogruppen – Supplemente in der Schwangerschaft. Med Monatschr Pharm 2013; 36: 252–266

[1231] Ströhle A, Hahn A. Nährstoffsupplemente – Möglichkeiten und Grenzen. Teil 3: Supplemente im höheren Lebensalter. Med Monatsschr Pharm 2013; 36: 324–340

[1232] Ströhle A, Hahn A. Nährstoffsupplemente – Möglichkeiten und Grenzen. Teil 4: Supplemente in der Primärprävention – Konzeptionelle Aspekte. Med Monatsschr Pharm 2013; 36: 422–426

[1233] Ströhle A, Hahn A. Nährstoffsupplemente – Möglichkeiten und Grenzen. Teil 5: Supplemente in der Primärprävention – Methodologische Aspekte. Med Monatsschr Pharm 2014; 37: 13–26

[1234] Ströhle A, Hahn A. Nährstoffsupplemente – Möglichkeiten und Grenzen. Teil 6: Sicherheit und mögliche Risiken. Med Monatsschrift Pharm 2014; 37: 249–258

[1235] Ströhle A, Hahn A. Mikronährstoffe in der Frauenheilkunde. Bremen: Uni-Med Verlag; 2016

[1236] Ströhle A, Hahn A. Nahrungsergänzungsmittel im Spannungsfeld von Lebensmittelrecht und Gesundheit. Ernährung im Fokus 2022; 3: 150–159

[1237] Ströhle A, Löser C, Behrendt I et al. Alternative Ernährungsformen: Allgemeine Aspekte und vegetarische Kostformen. Rehabilitation (Stuttg) 2018; 57 (1): 55–70

[1238] Sue-Ling CB, Abel WM, Sue-Ling K. Coenzyme Q 10 as Adjunctive Therapy for Cardiovascular Disease and Hypertension: A Systematic Review. J Nutr 2022; 152: 1666–1674

[1239] US Preventive Services Task Force; Mangione CM, Barry MJ, Nicholson WK et al. Vitamin, Mineral, and Multivitamin Supplementation to Prevent Cardiovascular Disease and Cancer: US Preventive Services Task Force Recommendation Statement. JAMA 2022; 327: 2326–2333

[1240] Wallace TC, Frankenfeld CL, Frei B et al. Multivitamin/Multimineral Supplement Use is Associated with Increased Micronutrient Intakes and Biomarkers and Decreased Prevalence of Inadequacies and Deficiencies in Middle-Aged and Older Adults in the United States. J Nutr Gerontol Geriatr 2019; 38: 307–328

[1241] Wang Y, Neilson LC, Ji S. Why and how do consumers use dietary supplements? A systematic review and thematic analysis. Health Promot Int 2023; 38 (1): daac197

[1242] Ward E. Addressing nutritional gaps with multivitamin and mineral supplements. Nutr J 2014; 13: 72

[1243] Wilson RD, O'Connor DL. Maternal folic acid and multivitamin supplementation: International clinical evidence with considerations for the prevention of folate-sensitive birth defects. Prev Med Rep 2021; 24: 101617

[1244] Xie CR, Tang B, Shi YZ et al. Low FODMAP Diet and Probiotics in Irritable Bowel Syndrome: A Systematic Review With Network Meta-analysis. Front Pharmacol 2022; 13: 85301

[1245] Zhang XF, Guan XX, Tang YJ et al. Clinical effects and gut microbiota changes of using probiotics, prebiotics or synbiotics in inflammatory bowel disease: a systematic review and meta-analysis. Eur J Nutr 2021; 60: 2855–2875

36 Probiotika und Präbiotika

S.C. Bischoff

Das Wichtigste in Kürze

Probiotika sind lebende mikrobielle Zusätze, die für die Gesundheit von Vorteil sind. Die Wirkmechanismen sind nur teilweise aufgeklärt. Die klinische Wirksamkeit bestimmter probiotischer Stämme bzw. Stammkombinationen bei intestinalen und extraintestinalen Erkrankungen ist in kontrollierten Studien dokumentiert.

Insbesondere Erkrankungen, bei denen die Störung der Darmbarriere eine pathogenetische Rolle spielt, scheinen durch Probiotika positiv beeinflussbar zu sein. Unter den intestinalen Erkrankungen ist die Studienlage für den Einsatz probiotischer Präparate überzeugend für akute infektiöse Diarrhöen einschließlich Antibiotika-assoziierter Diarrhöen, für chronisch entzündliche Darmerkrankungen (besonders für Colitis ulcerosa) und für das Reizdarmsyndrom. Die nekrotisierende Enterokolitis Früh- und Neugeborener kann ebenfalls durch Probiotika positiv beeinflusst werden.

Unter den extraintestinalen Erkrankungen sind die Prävention und Therapie von atopischer Dermatitis (wenngleich widersprüchliche Daten) sowie die Prävention von Infekten bei kritisch Kranken und bei Patienten mit Leberzirrhose Einsatzgebiete für ausgewählte Probiotika. In allen Fällen ist zu bedenken, dass immer nur bestimmte Probiotika-Präparationen bei bestimmten Krankheitszuständen oder -risiken wirken und dass stets Sicherheitsaspekte berücksichtigt werden müssen, insbesondere dann, wenn solche Therapeutika bei Schwerkranken eingesetzt werden.

Präbiotika sind Nahrungsbestandteile, die das Wachstum bzw. die Aktivität kommensaler Keime so beeinflussen, dass sie ähnliche Wirkungen wie Probiotika entfalten. Viele Präbiotika sind Ballaststoffe (Kap. 5). Klinische Wirkungen von Präbiotika, die über die Ballaststoffwirkung hinausgehen, sind nur vereinzelt dokumentiert. Teilweise werden Prä- und Probiotika kombiniert als Synbiotika bei Kindern und Erwachsenen zur Prävention respiratorischer oder intestinaler Erkrankungen eingesetzt.

Keywords

Probiotika, Präbiotika, Synbiotika, Darmbarriere, intestinale Mikrobiota, mukosale Immunologie, infektiöse Diarrhöen, entzündliche Darmerkrankungen, metabolische Erkrankungen, respiratorische Infekte

36.1 Hintergrund: Darmbarriere, Darmimmunsystem und „Darmgesundheit“

36.1.1 Darmmikrobiota und Darmbarriere

Die Mikrobiota des Darms, d. h. die Ansammlung kommensaler Bakterien im Darm, war bis vor wenigen Jahren unter Medizinern selten ein Forschungsobjekt. Ihre gesundheitliche Bedeutung war unklar, ihre Komposition nur ansatzweise verstanden und als Zielorgan für therapeutische Interventionen wurde sie kaum wahrgenommen. Inzwischen haben wir gelernt, dass Darmbakterien in enger Wechselwirkung mit Komponenten des Darmimmunsystems, des Darmepithels und des Darmnervensystems stehen, die zusammen mit ihren Sekretionsprodukten eine funktionelle Einheit bilden, welche heutzutage mit dem Begriff „Darmbarriere“ zusammengefasst wird. Die Darmbarriere ist somit weit mehr als eine mechanische Wand aus Epithelzellen, die, wie wir heute wissen, isoliert kaum überlebensfähig sind.

Die Darmbarriere schließt auch mehr als nur die Darmmukosa ein, denn die Immunzellen und insbesondere das enterische Nervensystem sind keineswegs nur in der Mukosa lokalisiert. Die Darmbarriere ist vielmehr eine funktionelle Einheit, welche die Abgrenzung zwischen Darmlumen und Körperinnerem sichert. Die Besonderheit dieser Barriere liegt darin, dass sie gleichzeitig die Flüssigkeits- und Nahrungsaufnahme gewährleisten und das Eindringen von Bakterien und Toxinen verhindern muss. Dieser zunächst widersprüchlichen Aufgabe wird die Darmbarriere dadurch gerecht, dass sie eine komplexe, dabei aber auch flexible und selektive Einheit bildet, die differenziert, wann sie was in welchem Umfang durchlässt, die registriert, welche Substrate und Umgebungsbedingungen im Darmlumen vorliegen, und die protegiert, wenn Warnsignale wahrgenommen werden.

36.1.2 Darmimmunsystem

Das Darmimmunsystem schützt nicht nur gegen von extern kommende Infektionen des Verdauungstrakts, sondern auch gegen die Invasion kommensaler Darmbakterien in die Mukosa. Zum einen „lernt" das Darmimmunsystem Toleranz gegen apathogene Darminhalte wie z. B. kommensale Bakterienantigene und Nahrungsproteine, zum anderen Abwehrkompetenz gegen Pathogene. Dieser Lernprozess ist von der postnatalen Besiedelung der Darmmukosa mit kommensalen Bakterien abhängig.

Die Funktionen des Darmimmunsystems werden von Komponenten des angeborenen und des spezifischen Immunsystems wahrgenommen. Zum angeborenen Immunsystem gehören Epithelzellen, Makrophagen, Mastzellen und Granulozyten sowie deren Sekretionsprodukte, zum spezifischen Immunsystem antigenpräsentierende Zellen und antigenspezifische Lymphozyten. Beide Systeme stehen in enger Wechselwirkung mit den intestinalen Epithelzellen und mit dem enterischen Nervensystem. Schließlich kontrolliert das Darmimmunsystem das Wachstum und die Elimination entarteter intestinaler Epithelzellen. Für die normale Entwicklung und Funktion des Darmimmunsystems ist die Interaktion mit kommensalen Bakterien der Darmmikrobiota unverzichtbar. Es wird geschätzt, dass ca. 2/3 der immunkompetenten Zellen im Gastrointestinaltrakt lokalisiert sind.

36.1.3 Darmepithel

Die Epithelzellen stehen als Grenzschicht zum Lumen in unmittelbarem Kontakt mit dem luminalen Milieu. Sie exprimieren zahlreiche bakterielle Erkennungsstrukturen (z. B. Toll-like Receptors) und bilden robuste Zell-Zell-Interaktionen (Tigh Junctions etc.), die das Eindringen von Pathogenen erschweren. Darüber hinaus sind spezialisierte Epithelzellen an vielfältigen Aufgaben des Gastrointestinaltrakts beteiligt. Beispielsweise registrieren sog. „M-Zellen" luminale Antigene und präsentieren diese den in kleinen, in der Schleimhaut gelegenen Lymphfollikeln organisierten Lymphozyten.

Paneth-Körnerzellen sezernieren Peptide mit antibakteriellen Eigenschaften, wodurch der direkte Kontakt zwischen luminalen Bakterien und Epithelzellen erschwert wird. Goblet-Zellen sezernieren Schleim, der als Schutzschicht Teil der Darmbarriere ist und den Transport der Nahrung durch den Darm erleichert. Enterochromaffine Zellen bilden auf mechanische Reize hin – wie Dehnung – Serotonin, den Hauptbotenstoff für Darmnervenzellen, und andere hormonartige Substanzen, die Appetit und Motilität steuern können. Neuere Forschungsergebnisse deuten darauf hin, dass spezielle Epithelzellen im Gastrointestinaltrakt chemosensorische Eigenschaften besitzen und somit Nahrungs- und Duftstoffe registrieren können, wodurch hormonelle und metabolische Regulationsmechanismen initiiert werden. Die Darmmikrobiota, wie auch Nahrungsstoffe und andere luminale Inhalte, entpuppen sich als wichtige Regulatoren dieser Darmepithelien.

36.1.4 Darmnervensystem

Das Darmnervensystem wurde manchmal als „Bauchhirn" bezeichnet, weil es aus etwa 100 Mio. Neuronen besteht, der mit Abstand größten Ansammlung von Neuronen in unserem Körper außerhalb des zentralen Nervensystems, welches ca. 100 Milliarden Nervenzellen enthält. Auffällig ist, dass dieses enterische Nervensystem (ENS), das in 2 Plexus (submucosus und myentericus) gegliedert ist, interneuronale Vernetzungen aufweist, wie wir sie sonst nur im Gehirn oder Rückenmark kennen und dort als Voraussetzung für autonome und höhere Funktionen betrachten. Tatsächlich bestätigten neurophysiologische Experimente, dass das ENS weitgehend ohne Input aus dem Zentralnervensystem (ZNS) funktioniert, d. h. nur wenige Efferenzen des ZNS aufweist. Andererseits bestehen die Verbindungen zum ZNS zu 90 % aus Afferenzen des ZNS, wobei die Art der Informationen, die vom ENS in die Zentrale gemeldet werden, weitgehend unbekannt ist und unter normalen Umständen höchstwahrscheinlich großenteils unbewusst verarbeitet wird.

Neuere Daten belegen zahlreiche Schnittstellen zwischen ENS und Zellen des Darmimmunsystems. Beispielsweise interagieren intestinale Axone mit Mastzellen über die Freisetzung von Transmittern und über anatomisch sowie funktionell nachweisbare Synapsen. Die klinische Bedeutung solcher Interaktionen ist noch weitgehend unklar. Allerdings zeigten experimentelle Untersuchungen, dass beim Reizdarmsyndrom Mastzellen und Mastzell-Nerven-Synapsen akkumulieren und dass diese Veränderungen mit klinischen Symptomen wie Schmerz korrelieren. Grundlegende Störungen im ENS führen dagegen zu einem Verlust der Barriere. Insofern trägt auch das ENS zur Bildung der Darmbarriere und schließlich zur Erhaltung der Darmgesundheit bei.

36.1.5 „Darmgesundheit"

Das Thema „Darmgesundheit" ist in der modernen wissenschaftlichen Medizin ein zunehmend verbreiteter Begriff. Dabei beschäftigt es große Teile der Bevölkerung, von der je mindestens 10% an Reizdarmsyndrom, Nahrungsmittelunverträglichkeiten und chronischer Obstipation leiden. Für viele dieser Krankheitsbilder konnte inzwischen in klinischen Studien zweifelsfrei gezeigt werden, dass Probiotika, Präbiotika oder Synbiotika präventiv oder therapeutisch wirksam sind. Dabei ist klar, dass ein funktionierendes Zusammenspiel zwischen Darmmikrobiota und Darmbarriere mit ihren Komponenten Epithel, Darmimmunsystem und Darmnervensystem für die Darmgesundheit, d. h. für den Transport sowie die regelrechte Aufnahme von Flüssigkeiten und Nahrung sowie die gleichzeitig erfolgreiche und schmerzfreie Protektion des Organismus, von essenzieller Bedeutung ist.

Leider sind die genannten Volksleiden, die im Vergleich zu anderen Erkrankungen zunächst eher harmlos wirken, aber bereits eindeutig eine fehlende Darmgesundheit anzeigen, bei vielen Ärzten und Betroffenen noch immer tabuisiert; sie kommen im Praxisalltag wenig zur Sprache und werden von der universitären Medizin kaum beforscht. Ursachen sind der vermeintlich geringe Schweregrad dieser Erkrankungen, was bezogen auf die Mortalität, nicht aber bezogen auf die Morbidität, zutrifft, und – damit zusammenhängend – die eher geringe Konsultation der Betroffenen von Universitätskliniken.

Ganz anders sieht es für das Kolonkarzinom aus, ebenfalls eine Manifestation fehlender Darmgesundheit, das inzwischen zum häufigsten Tumor in der Gesamtbevölkerung der Industrieländer wurde und maßgeblich durch Ernährung und andere Umweltfaktoren begünstigt wird. Zentrale Aufgaben sind hier die Aufklärung über Risikofaktoren und wirksame Screening-Maßnahmen, aber auch die Weiterentwicklung der wissenschaftlichen Definition und der Erfassungsmethoden von Darmgesundheit, die das Wohlbefinden, aber auch die Leistungsfähigkeit einer Bevölkerung wie kaum ein anderer Bereich betrifft.

Inzwischen gibt es keine Zweifel mehr, dass Ernährung und Darmmikrobiota mit dem Darmimmunsystem bzw. der Darmbarriere in enger Wechselwirkung stehen. Dies wird durch die klinischen Beobachtungen gestützt,

- dass eine sog. Immunonutrition, das sind mit Glutamin, Arginin, Omega-3-Fettsäuren, aber auch Antioxidanzien oder sekundären Pflanzenstoffen angereicherte Nahrungsprodukte, das Immunsystem positiv beeinflussen kann (Kap. 30, Kap. 35),
- dass Probiotika durch Modulation von Darmmikrobiota und Darmbarrierefunktionen vor Infekten schützen können, und
- dass andererseits eine fehlende oder gestörte Darmmikrobiota die Entwicklung bzw. Funktion des Darmimmunsystems behindert (▸ Abb. 36.1).

Diese Beobachtungen haben Implikationen für zahlreiche chronische Erkrankungen, darunter Morbus Crohn, Colitis ulcerosa, Reizdarmsyndrom, Krebs, Allergie und rheumatische Erkrankungen. Aber auch akute Krankheitsbilder wie Infektionen bis hin zur schweren Sepsis des Intensivpatienten könnten von solchen Interaktionen abhängen und möglicherweise durch Probiotika oder Präbiotika positiv beeinflusst werden.

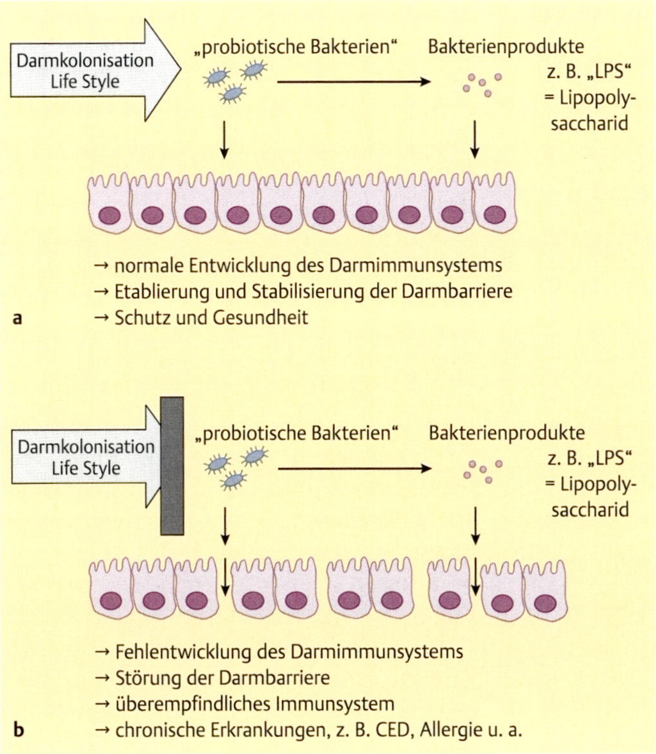

Abb. 36.1 Bedeutung der Darmmikrobiota für die normale Entwicklung des Darmimmunsystems.

a Die normale Kolonisierung des Darms mit „probiotischen Bakterien“ ist notwendig für eine normale Entwicklung des Darmimmunsystems und eine intakte Darmbarriere.

b Eine Störung dieses Prozesses in den ersten Lebensmonaten und möglicherweise auch in späteren Lebensabschnitten führt zu Veränderungen der Darmbarriere, was die Entwicklung von immunologischen Erkrankungen begünstigt.

IV

Die Datenlage zur klinischen Wirksamkeit von Pro- und Präbiotika als modulierende Agenzien in der Prävention oder Therapie von Erkrankungen hat in den letzten 1–2 Jahrzehnten exponentiell zugenommen. Dadurch ist es schwierig geworden, den Überblick zu behalten und zwischen gesicherten Erkenntnissen und Spekulationen zu differenzieren. Im Folgenden soll kurz dargelegt werden, welche grundsätzliche Mechanismen den Effekten von Pro-, Prä- und Synbiotika zugrunde liegen und welche wichtigsten Probiotika-Stämme wir kennen, um dann auf die einzelnen Krankheitsbilder einzugehen, die durch Einsatz von Probiotika verhindert oder günstig beeinflusst werden können.

36.2 Definition von Probiotika und Wirkmechanismen

36.2.1 Definition

Die Definition der Probiotika und Präbiotika wurde in den letzten Jahren vereinheitlicht:

- **Probiotika:** ein lebender mikrobieller Zusatz, der für die Gesundheit von Vorteil ist. Der Begriff „Probiotika“ wird auch für Produkte verwendet, die einen probiotischen Bakterienstamm oder auch mehrere Bakterienstämme enthalten, wobei letztere oft „Multispezies-Probiotika“ genannt werden.
- **Präbiotika:** durch körpereigene Enzyme nicht abbaubarer Nahrungsbestandteil, dessen Verzehr vorteilhaft für den Anwender ist, da er selektiv das Wachstum und/oder die Aktivität einer einzigen oder weniger Bakterienspezies im Kolon stimuliert. Insbesondere die Bildung von kurzketten Fettsäuren durch kommensale Darmbakterien ist eine wichtige Funktion von Präbiotika und Ballaststoffen.
- **Synbiotika:** die Kombination aus Pro- und Präbiotika
- **Postbiotika**: Darunter werden Bakterienprodukte bzw. Bakterienmetabolite verstanden, die probiotische Wirkungen entfalten. Hintergrund ist die Beobachtung, dass Überstände von probiotischen Bakterienstämme ähnliche Wirkungen ha-

Tab. 36.1 Ausgewählte Probiotikastämme, für die kontrollierte klinische Studien zur Wirksamkeit vorliegen (aus Layer et al. S 3-Leitlinie Reizdarmsyndrom, 2021).

Probiotischer Stamm	Referenzen
Bifidobacterium infantis 35 624	[1255], [1304], [1312], [1327]
Bifidobacterium longum NCC 3 001	[1310]
Bifidobacterium animalis DN173 010	[1271], [1292]
Bifidobacterium bifidum MIMBb75	[1269]
Lactobacillus plantarum 299v (DSM 9 843)	[1261], [1304], [1312], [1327]
Lactobacillus brevis KB290	[1265], [1297]
Lactobacillus acidophilus NCFM	[1291], [1319]
Lactobacillus gasseri CP2305	[1301]
Lactobacillus reuteri (DSM 17 938)	[1299], [1303]
Lactobacillus casei Shirota	[1281], [1324]
Bacillus Coagulans MTCC 5 856	[1260], [1293], [1294]
Escherichia coli (DSM 17 252)	[1275]
Saccharomyces cerevisiae	[1272], [1309], [1321]
Multispezies-Produkte	[1246], [1256], [1262], [1274], [1276], [1279], [1280], [1289], [1295], [1308], [1328], [1329]

ben können wie die lebenden bzw. revitalisierten probiotischen Bakterienstämme. Diese Beobachtung lässt vermuten, dass anstelle von Probiotika auch Postbiotika in selektierten Fällen therapeutisch verwendet werden können. Dadurch würden sich im Vergleich zu Probiotika besser definierte und stabilere Pharmaka herstellen. Allerdings liegen bislang nur vereinzelte Studien (meist Pilotstudien) vor, die die Wirksamkeit von Postbiotika belegen.

Zu den Präbiotika zählen unlösliche Ballaststoffe, z. B. Stärke (in Kartoffel, Getreide), sowie lösliche Ballaststoffe wie Pektin (in Obst, Gemüse), Agar, Guar (PHGG) und Oligosaccharide (Inulin, FOS, GOS; in Gemüse). Sie werden in Kap. 5 genauer dargestellt. Zu den Probiotika gehören inzwischen zahlreiche definierte Stämme unterschiedlicher Herkunft (▸ Tab. 36.1).

36.2.2 Wirkmechanismen

Die Wirkmechanismen der Prä- und Probiotika sind auf molekularer Ebene nur ansatzweise verstanden. Viele Experimente, von denen Wirkmechanismen abgeleitet wurden, wurden in vitro durchgeführt und müssen durch entsprechende Studien in vivo auf ihre Validität geprüft werden:

- Prinzipiell kann die prä-/probiotische Wirkung auf einem direkten Effekt auf andere Mikroorganismen, also auf kommensale oder pathogene Keime, beruhen. Diese Wirkungsweise spielt bei der Prävention oder Therapie von durch Mikroorganismen verursachten Erkrankungen eine wichtige Rolle.
- Ein 2. wichtiges Wirkprinzip von Probiotika ist die Modulation von Abwehrmechanismen des Wirtes, einschließlich des angeborenen und/oder adaptiven Immunsystems. Auch dieses Prinzip kann wichtig sein bei der Behandlung von Infektionen. Es ist aber auch von großer Bedeutung für die Prävention von Infektionskrankheiten, die Therapie von chronisch entzündlichen Darmerkrankungen und die Eradikation von neoplastischen Wirtszellen.
- Ein 3. Wirkprinzip ist die Wirkung auf mikrobielle Produkte (z. B. Toxine), Wirtsprodukte (z. B. Gallensalze) und Nahrungsbestandteile.

Schließlich tragen höchstwahrscheinlich alle 3 Wirkprinzipien zusammen zur Infektabwehr und zur Krebsprävention bei, darüber hinaus jedoch auch zur Stabilisierung und ggf. zur Wiederherstellung des physiologischen Gleichgewichts zwischen der intestinalen Mikrobiota und ihrem Wirt. Welche dieser Eigenschaften ein probiotischer Mikroorganismus aufweist, hängt davon ab, welche Stoffwechselleistungen er erbringen kann, welche Oberflächenmoleküle er exprimiert und welche Komponenten er sekretiert. Aber auch die „Dosis" spielt eine Rolle, die in „colony-forming units" (cfn) angegeben wird. Mittels Analyse und Vergleich von Genomen, Transkriptomen, Proteomen und Subproteomen, z. B. dem Sekretom, lassen sich die probiotischen Eigenschaften molekularbiologisch identifizieren und charakterisieren, die echte Probiotika auszeichnen und diese von anderen, ungerechtfertigterweise auch als Probiotika bezeichneten Mikroorganismen unterscheiden.

In den letzten Jahren sind einige Studien publiziert worden, die zeigen, dass probiotische Wirkungen auch mit bakteriellen Präparationen ohne lebende Organismen oder sogar ohne irgendwelche Organismen, d. h. allein bakterielle Überstände, erzielt werden können. Beispielsweise kann die Übertragung von sterilen Filtraten aus Stuhlproben anstelle der gesamten fäkalen Mikrobiota ausreichen, um therapeutische Effekte bei *Clostridium-difficile*-Infektion zu erzielen, wie Ott et al. (2017) fanden. Dieses Ergebnis deutet darauf hin, dass viele der Wirkungen der FMT oder der klassischen Probiotika durch bakterielle und möglicherweise auch fungale Komponenten, Metaboliten oder Bakteriophagen vermittelt werden und dass bakterielle Filtrate, neuerdings auch „Postbiotika" genannt, eine Alternative zu FMT oder Probiotika mit lebenden Keimen sein könnten, insbesondere für immungeschwächte Patienten. Im Folgenden wird die präventive und therapeutische Wirkung von Probiotika besprochen. Die Wirkung der Präbiotika ist z. T. ähnlich und wird in Kap. 5 dargestellt.

36.3 Präventive Wirkung von Probiotika

Das Thema Probiotika gewinnt zunehmend Aufmerksamkeit durch klinische Studien, welche die Wirksamkeit von bestimmten Probiotika-Stämmen bei definierten Populationen belegen. Dabei muss zwischen Primärprävention in der Allgemeinbevölkerung und Therapie (und Prophylaxe) von Erkrankungen bei definierten Patientengruppen unterschieden werden. Die Primärprävention in der Allgemeinbevölkerung ist die Domäne der Joghurts und ähnlicher Präparate. Hier stellt sich die Frage nach dem Ziel der Prävention. Es gibt viele Hinweise, aber leider nur begrenzt Evidenzen dafür, dass Probiotika in der Primärprävention wirksam sind. Die klinische Wirksamkeit von probiotischen Präparaten (meist Reinformen, aber auch zunehmend Milchprodukte) zur Therapie (und Prophylaxe) von Erkrankungen ist dagegen inzwischen vielfach belegt.

36.3.1 Primärprävention

Eine Studie von de Vrese et al. von 2005, die einen primärpräventiven Effekt von Probiotika belegt, soll beispielhaft zitiert werden. In der randomisierten, kontrollierten Studie wurde der Einfluss von Probiotika auf die Inzidenz von Erkältungskrankheiten untersucht. 479 erwachsenen Patienten erhielten über 3 Monate im Winter ein Präparat mit *Lactobacillus gasseri* PA 16/8, *Bifidobacterium longum* SP 07/3 und *B. bifidum* MF 20/5 (5×10^7 cfu/Tablette) bzw. ein Kontrollprodukt. In der Verumgruppe wurden der Gesamtsymptom-Score, die Dauer der Erkältungssymptome und die Tage mit Fieber signifikant reduziert. Die Konklusion, dass ausgewählte Probiotika in allen Altersgruppen vor akuten Infektionen der oberen Atemwege schützen, wurde 2015 in einer Cochrane-Analyse trotz gewisser Limitationen in der methodischen Qualität der zugrunde liegenden Studien bestätigt. Durch die Verabreichung bestimmter Probiotika können der Verbrauch von Antibiotika sowie Fehltage in der Schule und Arbeitsausfall reduziert werden.

36.3.2 Prävention in Risikogruppen

Die Prävention der antibiotikaassoziierten Diarrhö (AAD; mit oder ohne Nachweis einer *Clostridium-difficile*-Infektion, CDI) ist eine der wichtigen Indikationen für den klinischen Einsatz von Probiotika. Szajewska und Kołodziej konnten 2015 in 2 systematischen Reviews zeigen, dass *Lactobacillus rhamnosus* GG und *Saccharomyces boulardii* hochwirksam in der Prävention der AAD bei Kindern wie bei Erwachsenen sind. Eine Cochrane-Analyse von Goldenberg et al. aus demselben Jahr kommt zu analogen Ergebnissen bei Kindern. Dasselbe konnte von Pattani et al. 2013 für erwachsene Krankenhauspatienten gezeigt werden, die häufig mit Antibiotika behandelt werden. Auch diese Personengruppen profitieren von einer Probiotika-Therapie zur Reduktion von AAD und CDI.

Die Prävention der nekrotisierenden Enterokolitis (NEC), einer schweren Komplikation bei Frühgeborenen, mittels Probiotika wurde in der Vergangenheit kontrovers beurteilt. Eine neue Cochrane-Analyse von Al Faleh und Anabrees kommt zu der Konklusion, dass die enterale Supplementierung von Probiotika eine präventive Wirkung hinsichtlich NEC hat und die Mortalität Frühgeborener senkt.

Neuere Daten zeigen, dass ausgewählte Probiotika (meist aus der Lactobacillus-Gruppe) wirksam sind zur Prävention sog. Ventilations-assoziierter Pneumonien (VAP) bei beatmeten Patienten auf Intensivstation. Dies wurde kürzlich in einer Cochrane-Metaanalyse von Bo et al. belegt und in einer Cost-Benefit-Analyse von Branch-Elliman et al. eindrücklich bestätigt.

Hinweis für die Praxis

Nach der aktuellen Datenlage sollten Kinder und Erwachsene, die sich einer antibiotischen Therapie unterziehen, präventiv mit geeigneten, d. h. in Studien als wirksam nachgewiesenen Probiotika behandelt werden, um das Auftreten von Antibiotika-assoziierten Diarrhöen bzw. *Clostridium-difficile*-Infekten zu vermindern.

36.4 Therapeutische Wirkung von Probiotika

Sowohl intestinale als auch extraintestinale Erkrankungen, bei denen die gastrointestinale Barriere in der Pathogenese eine Rolle spielt, wurden erfolgreich mit definierten Probiotika-Stämmen behandelt (▶ Tab. 36.2). Klinische Evidenz für die Wirksamkeit von Probiotika gibt es insbesondere für die infektiösen Diarrhöen, ausgewählte chronisch entzündlichen Darmerkrankungen (CED) und das Reizdarmsyndrom (RDS).

Die Studienlage für Probiotika bei extraintestinalen Erkrankungen hat sich inzwischen verbessert und erlaubt Empfehlungen zur Prophylaxe von infektiösen und anderen entzündlichen Erkrankungen. Zunächst wurden hoffnungsvolle Daten zum Thema Allergieprävention durch Probiotika (vor allem *Lactobacillus rhamnosus* GG und andere *Lactobacillus*-Stämme) publiziert, diese konnten aber in späteren Studien nicht immer bestätigt werden (Kap. 67).

Tab. 36.2 Erkrankungen, bei denen Darmbarriere und Probiotika eine Rolle spielen.

Intestinale Erkrankungen	Extraintestinale Erkrankungen
infektiöse Diarrhöen (Behandlung und Prävention der akuten Gastroenteritis, Behandlung und Prävention der *Clostridium-difficile*-Infektion sowie Prävention der Antibiotika-assoziierten Diarrhö)	atopische Erkrankungen (v. a. Prävention der atopischen Dermatitis)
chronisch entzündliche Darmerkrankungen (v. a. zur Remissionsprophylaxe bei Colitis ulcerosa und zur Prävention und Therapie der Pouchitis nach Kolektomie)	Infektionen (z. B. Prophylaxe Beatmungs-assoziierter Pneumonien oder Transplantat-assoziierter Infekte)
Reizdarmsyndrom und chronische Obstipation	chronische Entzündungen (z. B. Arthritis, Peritonitisprophylaxe bei Leberzirrhose)

36.4.1 Infektiöse Diarrhöen

Mehrere probiotische Stämme, darunter *Lactobacillus rhamnosus* GG (11 von 14 Studien positiv), *Enterococcus faecium* SF68 (6/8), *Saccharomyces boulardii* (4/5), *Lactobacillus reuteri* ATCC 55 730 (2/2), *Lactobacillus paracasei* NCC 2461 (1/1), *Escherichia coli* Nissle 1917 (1/1) und *Lactobacillus* LB (5/5) waren in klinischen Studien effektiv in der Behandlung akuter infektiöser Diarrhöen bei Kindern. Dabei waren die Erreger der Diarrhö (meist Rotaviren, aber auch Bakterien) von sekundärer Bedeutung.

Ein Vergleich von 5 Probiotika-Präparationen in einer randomisierten, kontrollierten Studie von Canani et al. bei 571 Kindern (3–36 Monate alt) mit akuter infektiöser Diarrhö zeigte, dass nur bestimmte Probiotika-Präparationen hinsichtlich der Zielparameter (Dauer der Diarrhö, Anzahl und Konsistenz der Stühle) wirksam waren, während andere vollkommen unwirksam blieben. Dies unterstreicht die Abhängigkeit der probiotischen Wirkung vom eingesetzten Stamm und macht deutlich, dass nie „Probiotika an sich", sondern immer nur konkrete Stämme oder Gemische wirksam bzw. unwirksam sein können.

Hinweis für die Praxis

Zusammenfassend lässt sich sagen, dass Probiotika zur Behandlung infektiöser Diarrhöen eindeutig wirksam sind. Die Effekte sind moderat (ca. 1 Tag Verkürzung der Krankheitsdauer, d. h. ca. 30 %), aber klinisch und wirtschaftlich relevant (Kostensenkung, Senkung von Arbeitsausfällen). Die Effekte sind stammspezifisch, unabhängig von der Ätiologie der Diarrhö, bei Kindern ausgeprägter als bei Erwachsenen und höher, wenn frühzeitig therapiert wird.

36.4.2 Chronisch entzündliche Darmerkrankungen (CED)

Bislang dominierten antientzündliche bzw. immunmodulatorische Medikamente wie Aminosalicylate, Kortikosteroide und Azathioprin sowie Biologika (Anti-TNF-Antikörper und Analoga sowie multiple andere Biologicals) die Therapie der chronisch entzündlichen Darmerkrankungen (CED). In den letzten Jahren mehrten sich Hinweise, dass Modulatoren der Darmmikrobiota bzw. Stabilisatoren der gastrointestinalen Barriere ebenfalls wirksam sein könnten, da sie einen mehr auf die Kausalität der Erkrankung ausgerichteten Effekt haben könnten. Zu diesen Modulatoren gehören (eingeschränkt) Antibiotika, Probiotika, Präbiotika und neuartige Konzepte wie die Defensin-Substitution, was derzeit experimentell getestet wird.

E. coli Nissle 1917

Unter den Probiotika wurde *E. coli* Nissle 1917, das ursprünglich zur Behandlung von Diarrhöen entwickelt wurde, bei Patienten mit Colitis ulcerosa erfolgreich eingesetzt. Es wirkt moderat in der Akutphase zum Erreichen einer Remission und deutlicher in der Remissionsphase zur Rezidivprophylaxe.

Hinweis für die Praxis

In 3 kontrollierten klinischen Studien konnte gezeigt werden, dass *E. coli* Nissle 1917 wirksam ist zur Remissionserhaltung bei Colitis ulcerosa. In der größten dieser Studien von Kruis et al. wurde eindeutig gezeigt, dass *E. coli* Nissle 1917 ebenso wirksam ist wie Mesalazin, das Standardpräparat für diese Indikation, und somit eine sichere und effektive Alternative zu Mesalazin in der Remissionserhaltung bei der *Colitis ulcerosa* darstellt.

Der Effekt ist möglicherweise auf eine Induktion von Betadefensinen durch das Probiotikum zurückzuführen. Alternativ könnte die positive Wirkung des Probiotikums bei Colitis ulcerosa auf eine Reduktion der *Clostridium-difficile*-Infektion (CDI) zurückzuführen sein, denn es wurde nicht nur gezeigt, dass die Rate an CDI bei Colitis ulcerosa 4-fach und bei Morbus Crohn 2-fach erhöht ist, sondern auch, dass die CDI auf eine Probiotikatherapie gut anspricht.

Remissionsinduktion und Pouchitis bei Colitis ulcerosa

Mehrere Studien zeigen einen mehr oder minder ausgeprägten positiven Effekt einer probiotischen Intervention auf die Remissionsinduktion bei Patienten mit leichter bis mittelschwerer aktiver Colitis ulcerosa. Obwohl die Ergebnisse vielversprechend sind, reichen die Daten nicht aus, um eine probiotische Therapie bei dieser Indikation zu empfehlen. Basierend auf den Arbeiten von Gionchetti et al. empfehlen die Leitlinien der gastroenterologischen Gesellschaften mehrerer Länder definierte Multispecies-Probiotika zur Behandlung der chronisch rezidivierenden oder refraktären Pouchitis. Die gegenwärtig vorliegenden Daten wurden als zu präliminär betrachtet, um solche Präparate auch für die Primärprävention der Pouchitis zu empfehlen. Für Morbus Crohn liegen keine ausreichenden Daten vor, um probiotische Präparationen zur Behandlung zu empfehlen.

36.4.3 Reizdarmsyndrom und chronische Obstipation

Reizdarmsyndrom

In kontrollierten Studien konnte belegt werden, dass mit Probiotika bei funktionellen Darmerkrankungen vom Typ Reizdarmsyndrom (RDS) klinisch relevante therapeutische Effekte erzielt werden können, wenngleich die Datenlage großteils inhomogen und unzureichend ist. Ein Vergleich kontrollierter Studien ergab, dass insbesondere *Bifidobacterium infantis* 35 624 und *Lactobacillus plantarum* 299v eine signifikante Verbesserung der klinischen Symptomatik bei RDS im Vergleich zu Placebo in mehreren Studien bewirkte.

Die positiven Effekte von Probiotika werden insbesondere durch Studien mit größeren Patientenkollektiven und längerer Therapiedauer unterstrichen, die dem chronischen Verlauf des RDS besser gerecht werden. Es wird vermutet, dass bei homogenen Untergruppen des RDS wie dem postinfektiösen RDS, bei denen eine durch Pathogene induzierte Veränderung der Darmmikrobiota vorgelegen hat, diese Wirksamkeit noch höher sein wird. Weitere Studien sind allerdings nötig, die den Wirkmechanismus der verschiedenen Bakterienkulturen auf die Symptome des RDS untersuchen. Die Datengrundlage für klinische Empfehlungen zum Einsatz von ausgewählten Probiotika als unterstützende Therapie bei den verschiedenen RDS-Subtypen, wird in ▶ Tab. 36.3 zusammengefasst dargestellt.

Chronische Obstipation

Zur probiotischen Behandlung der chronischen Obstipation liegen mehrere positive Studien vor. In kontrollierten Studien wurden 3 probiotische Präparate, darunter 2 Milchprodukte, positiv getestet. *E. coli* Nissle 1917, *L. casei* Shirota und *B. animalis* DN-173 können demnach als ergänzende Therapieoption bei chronischer Obstipation empfohlen werden.

36.4.4 Chronische Lebererkrankungen

Patienten mit chronischen Lebererkrankungen profitieren ebenfalls von probiotischer Therapie. Dhiman et al. (2014) konnten zeigen, dass eine probiotische Therapie mit einem „Multispezies-Probiotikum" den Schweregrad der Erkrankung und die Dauer des Krankenhausaufenthalts bei Patienten mit Leberzirrhose verringern kann. Möglicherweise können Probiotika auch zur Prävention von bakterieller Sepsis und Wundheilungsstörungen nach Lebertransplantation sowie zur Behandlung von metabolischen Lebererkrankungen eingesetzt werden.

36.4.5 Ausblick: Darmbakterien und Probiotika bei Adipositas und metabolischem Syndrom

Probiotika als therapeutisches Konzept werden vor allem mit gastrointestinalen Infektionen und immunologischen bzw. allergischen Erkrankungen in Verbindung gebracht. Bis vor wenigen Jahren hat man nicht daran gedacht, dass Probiotika auch bei Übergewicht, Adipositas und Adipositas-Folgeerkrankungen wirksam sein könnten. Dies änderte sich schlagartig, als deutlich wurde, dass sich die Darmmikrobiota von Übergewichtigen und Normalgewichtigen unterscheidet und dass diese Unterschiede eine funktionelle Bedeutung haben. Inwieweit Veränderungen der Darmmikrobiota bei

Tab. 36.3 Probiotikaeinsatz beim Reizdarmsyndrom (modifiziert nach [1284], [1285]).

	Schmerzen	Blähungen	Obstipation	Diarrhö	Bemerkungen
Bifidobacterium infantis 35 624	++	++			in D als Medizinprodukt verfügbar
Bifidobacterium animalis DN173 010		+	++		in D als NEM verfügbar (versch. Kombinationspräparate)
Bifidobacterium bifidum MIMBb75	++	++			in D als Medizinprodukt verfügbar
Lactobacillus plantarum 299v	++	++			in D als NEM verfügbar
Lactobacillus rhamnosus GG	+				nur bei Kindern gezeigt
Lactobacillus reuteri			++		in D als NEM verfügbar
Lactobacillus casei Shirota		+	+		in D als NEM verfügbar
E. coli Nissle 1917			+		in D als AM zugelassen
E. coli DSM 17 252*	+	+			in D als AM zugelassen
Saccharomyces cerevisiae	++				in D als AM zugelassen
Bacillus coagulans MTCC 5 856	+	+		+	in D als NEM verfügbar (versch. Kombinationspräparate)
definiertes Multispezies-Präparat**		+			in D als NEM verfügbar
definiertes Multispezies-Präparat***	+				in D als NEM verfügbar

AM: Arzneimittel; D: Deutschland; NEM: Nahrungsergänzungsmittel
** Hierbei handelt es sich um ein Hitze-inaktiviertes Bakterienlysat, d. h. im Sinne der Definition der WHO nicht um ein Probiotikum.*
*** Diese Formulation enthält 8 Bakterienstämme (Lactobacillus paracasei DSM 24 733, L. plantarum DSM 24 730, L. acidophilus DSM 24 735, L. delbrueckii subsp. bulgaricus DSM 24 734, Bifidobacterium longum DSM 24 736, B. breve DSM 24 732, B. infantis DSM 24 737 und Streptococcus thermophilus DSM 24 731). Weitere Erklärungen siehe Text.*
**** Diese Formulation enthält 3 Bakterienstämme (Lactobacillus rhamnosus, Bifidobactrium breve, Propionibacterium freudenreichii).*

Adipösen durch Probiotika „normalisiert“ werden können und dadurch der Verlauf der Erkrankungen positiv beeinflusst werden kann, lässt sich derzeit nicht eindeutig beantworten. Dennoch soll das neue Forschungsgebiet hier kurz dargestellt werden, weil es Potenzial für zukünftige Präventions- und Therapiestrategien für Adipositas und insbesondere für assoziierte Folgeerkrankungen besitzt.

Aus Experimenten an gnotobiotischen Tieren, die zunächst steril, d. h. ohne Darmbakterien aufgezogen und dann gezielt mit definierten Bakterienpopulationen besiedelt wurden, ist deutlich geworden, dass die Darmmikrobiota nicht nur für die Homöostase des Gallensäuren-Metabolismus und der Cholesterinsynthese, der Entwicklung des Herzens und des mukosalen Immunsystems sowie der adäquaten Vitaminabsorption, sondern auch für die Energiegewinnung aus der Nahrung eine zentrale Rolle spielt. Tatsächlich trägt das Kolon zu etwa 10 % unserer Energieversorgung bei, was dadurch bestätigt wird, dass konventionelle Tiere im Vergleich zu keimfreien Tieren 40 % mehr Körperfett entwickeln und eine erhöhte Insulinresistenz aufweisen, obwohl sie vergleichsweise weniger Nahrung konsumieren.

Aus früheren Untersuchungen ist bereits bekannt, dass Veränderungen der Darmmikrobiota die epitheliale Funktion, die Motilität des Darms und somit generell die Resorption aller Nahrungsstoffe beeinflussen können. Es gibt also direkte und indirekte Mechanismen, wie die Darmmikrobiota die Energieaufnahme beeinflussen kann. Somit kommt dem Kolon eine Rolle als Kontrollstelle für die Energiebalance des Körpers zu. Der Darm als Sensing- und Signalorgan, die pankreatischen Langerhans-Zellen, die Portalvene und die viszeralen Fettzellen kommunizieren mittels neuronaler und endokriner Signale miteinander und mit den Regulationszentren für Appetit und Energiebalance im ZNS, die ohne viszeralen Input keine Regulationsmechanismen entwickeln können. Wenngleich zahlreiche Fragen zu den molekularen Mechanismen dieses Regelwerks offen sind, ist vorstellbar, dass der Darmmikrobiota bei der Gewichtsregulation eine wichtige Rolle zukommen könnte.

In diesem Kontext sind die Arbeiten der Gruppe um J.I. Gordon, die sich mit der Diversität der Darmmikrobiota beschäftigt, von zentraler Bedeutung, weil sie erstmals zeigten, dass übergewichtige Mäuse, denen das Leptin-Gen fehlt (ob/ob-Mäuse), eine andere Zusammensetzung der Darmmikrobiota aufweisen als normalgewichtige Kontrolltiere. Folge des Mangels an Leptin, das im Fettgewebe gebildet wird, sind Hyperphagie, Hypothermie, neuroendokrine und immunologische Störungen sowie Bewegungsarmut, was zu einer deutlichen Gewichtszunahme führt. Während die Bakteriengruppe der *Firmicutes* bei übergewichtigen ob/ob-Mäusen nahezu 80 % der Bakteriensequenzen ausmachte (Kontrollmäuse 60 %), war die Gruppe der *Bacteroides* halbiert (von ca. 40 % auf ca. 20 %). Dieselbe Arbeitsgruppe konnte bald darauf zeigen, dass die Änderungen der Darmmikrobiota bei adipösen Mäusen tatsächlich funktionelle Bedeutung haben könnte, da sie die Energieausbeute aus verzehrten Nahrungsmitteln beeinflusst, und dass es wahrscheinlich auch beim Menschen Unterschiede in der Darmmikrobiota zwischen Übergewichtigen und Normalgewichtigen gibt, die analog zu den Tierdaten sind.

In Tierstudien wurden Daten erhoben, nach denen die o. g. Veränderungen der Darmmikrobiota deren metabolisches Potenzial dahingehend verändern, dass mehr Energie aus der Nahrung gewonnen werden kann. Dies könnte eine Erklärung dafür sein, dass keimfreie Tiere nach Kolonisierung mit einer *Bacteroides*-armen Mikrobiota („obese microbiota") eine größere Ganzkörperfettmasse entwickeln als nach Kolonisierung mit einer *Bacteroides*-reichen Mikrobiota („lean microbiota").

Mittels Bakteriengenomanalyse konnte gezeigt werden, dass die „obese microbiota" vermehrt Sequenzen für Enzyme wie Glykosidhydrolasen (die Stärke und andere Polysaccharide degradieren), Galaktosidasen (welche die Produkte der Hydrolasen metabolisieren) und Pyruvat-Format-Lyasen (die Endprodukte wie Acetat und Butyrat generieren) enthält. Tatsächlich waren nach Kolonisierung mit „obese microbiota" höhere Konzentrationen von kurzkettigen Fettsäuren (SCFA) in der Zäkalflüssigkeit nachweisbar. Diese Daten lassen nicht nur vermuten, dass Adipositas die Darmmikrobiota verändert, sondern auch, dass die veränderte Darmmikrobiota eine Ursache der Adipositas sein könnte.

Allerdings bleibt zum einen unklar, ob die veränderten funktionellen Eigenschaften der Darmmikrobiota ausreichen, um die erhebliche Gewichtsveränderung bei Adipositas zu erklären. Zum anderen wurden die Effekte der Darmmikrobiota von ob/ob-Mäusen untersucht, deren Übergewicht allein durch eine Leptindefizienz verursacht ist – eine Kondition, die nicht mit der üblichen Adipositas des Menschen vergleichbar ist. Außerdem bleibt unklar, wie und warum Adipositas die Darmmikrobiota in der beschriebenen Weise verändert, denn eine Steigerung der Kalorienextraktion aus der Nahrung würde phylogenetisch betrachtet eher beim Schlanken als beim Adipösen Sinn machen. Trotz dieser offenen Fragen haben die Daten der Gordon-Gruppe unser Verständnis der Zusammenhänge zwischen Adipositas und Gastrointestinaltrakt entscheidend bereichert und bieten neue Zielstrukturen zur Prävention von Adipositas-assoziierten Krankheiten wie Steatosis hepatis und Typ-2-Diabetes an.

Erste klinische Studien zeigen, dass ausgewählte Probiotika die Adipositas nicht verringern, aber die Rate an Folgeerkrankungen vermindern könnten. Beispielsweise kann die Konzentration der Nüchtern-Blutglukose durch eine Therapie mit Probiotika verringert werden, wie eine kürzlich publizierte Metaanalyse von Ruan et al. von 2015 ergab (Kap. 36.3.2).

Literatur

[1246] Abbas Z, Yakoob J, Jafri W et al. Cytokine and clinical response to Saccharomyces boulardii therapy in diarrhea-dominant irritable bowel syndrome: a randomized trial. Eur J Gastroenterol Hepatol 2014; 26: 630–639

[1247] AlFaleh K, Anabrees J. Probiotics for prevention of necrotizing enterocolitis in preterm infants. Cochrane Database Syst Rev 2014; 4: CD005496

[1248] Alisi A, Bedogni G, Baviera G et al. Randomised clinical trial: The beneficial effects of VSL#3 in obese children with nonalcoholic steatohepatitis. Aliment Pharmacol Ther 2014; 39: 1276–1285

[1249] Bischoff SC, Barbara G, Buurman W et al. Intestinal permeability – a new target for disease prevention and therapy. BMC Gastroenterol 2014; 14: 189

[1250] Bischoff SC. "Gut health": a new objective in medicine? BMC Med 2011; 9: 24

[1251] Blaut M, Bischoff SC. Probiotics and obesity. Ann Nutr Metab 2010; 57 (Suppl.): 20–23

[1252] Bo L, Li J, Tao T et al. Probiotics for preventing ventilator-associated pneumonia. Cochrane Database Syst Rev 2014; 10: CD009066

[1253] Branch-Elliman W, Wright SB, Howell MD. Determining the ideal strategy for ventilator-associated pneumonia prevention. Cost-benefit analysis. Am J Respir Crit Care Med 2015; 192: 57–63

[1254] Canani RB, Cirillo P, Terrin G et al. Probiotics for treatment of acute diarrhoea in children: randomised clinical trial of five different preparations. Br Med J 2007; 335: 340

[1255] Charbonneau D, Gibb RD, Quigley EM. Fecal excretion of Bifidobacterium infantis 35624 and changes in fecal microbiota after eight weeks of oral supplementation with encapsulated probiotic. Gut Microbes 2013; 4: 201–211

[1256] Choi CH, Kwon JG, Kim SK et al. Efficacy of combination therapy with probiotics and mosapride in patients with IBS without diarrhea: a ran- domized, double-blind, placebo-controlled, multicenter, phase II trial. Neurogastroenterol Motil 2015; 27: 705–716

[1257] D'Souza AL, Rajkumar C, Cooke J et al. Probiotics in prevention of antibiotic associated diarrhoea: meta-analysis. Br Med J 2002; 324: 1361

[1258] de Vrese M, Winkler P, Rautenberg P et al. Effect of Lactobacillus gasseri PA 16/8, Bifidobacterium longum SP 07/3, B. bifidum MF 20/5 on common cold episodes: a double blind, randomized, controlled trial. Clin Nutr 2005; 24: 481–491

[1259] Dhiman RK, Rana B, Agrawal S et al. Probiotic VSL#3 reduces liver disease severity and hospitalization in patients with cirrhosis: a randomized, controlled trial. Gastroenterology 2014; 147: 1327–1337

[1260] Dolin BJ. Effects of a proprietary Bacillus coagulans preparation on symptoms of diarrhea-predominant irritable bowel syndrome. Methods Find Exp Clin Pharmacol 2009; 31: 655–659

[1261] Ducrotte P, Sawant P, Jayanthi V. Clinical trial: Lactobacillus plantarum 299v (DSM 9843) improves symptoms of irritable bowel syndrome. World J Gastroenterol 2012; 18: 4012–4018

[1262] Enck P, Zimmermann K, Menke G et al. Randomized controlled treatment trial of irritable bowel syndrome with a probiotic E.-coli preparation (DSM17252) compared to placebo. Z Gastroenterol 2009; 47: 209–214

[1263] Faghihi AH, Agah S, Masoudi M et al. Efficacy of Probiotic Escherichia coli Nissle 1917 in Patients with Irritable Bowel Syndrome: a Double Blind Placebo-controlled Randomized Trial. Acta Med Indones 2015; 47: 201–208

[1264] Ford AC, Harris LA, Lacy BE et al. Systematic review with meta-analysis: the efficacy of prebiotics, probiotics, synbiotics and antibiotics in irritable bowel syndrome. Aliment Pharmacol Ther 2018; 48 (10): 1044–1060

[1265] Fuke N, Aizawa K, Suganuma H et al. Effect of combined consumption of Lactobacillus brevis KB290 and beta-carotene on minor diarrhoea-predominant irritable bowel syndrome-like symptoms in healthy subects: a randomised, double-blind, placebo-controlled, parallel-group trial. Int J Food Sci Nutr 2017; 68: 973–986

[1266] Gibson GR, Roberfroid MB. Dietary modulation of the human colonic microbiota: introducing the concept of prebiotics. J Nutr 1995; 125: 1401–1412

[1267] Gionchetti P, Rizzello F, Venturi A et al. Oral bacteriotherapy as maintenance treatment in patients with chronic pouchitis: a double-blind, placebo-controlled trial. Gastroenterology 2000; 119: 305–309

[1268] Goldenberg JZ, Lytvyn L, Steurich J et al. Probiotics for the prevention of pediatric antibiotic-associated diarrhea. Cochrane Database Syst Rev 2015; 12 :CD004827

[1269] Guglielmetti S, Mora D, Gschwender M et al. Randomised clinical trial: Bifidobacterium bifidum MIMBb75 significantly alleviates irritable bowel syndrome and improves quality of life – a double-blind, placebocontrolled study. Aliment Pharmacol Ther 2011; 33: 1123–1132

[1270] Gurusamy KS, Nagendran M, Davidson BR. Methods of preventing bacterial sepsis and wound complications after liver transplantation. Cochrane Database Syst Rev 2014; 3: CD006660

[1271] Guyonnet D, Chassany O, Ducrotte P et al. Effect of a fermented milk containing Bifidobacterium animalis DN-173010 on the health-related quality of life and symptoms in irritable bowel syndrome in adults in primary care: a multicentre, randomized, double-blind, controlled trial. Aliment Pharmacol Ther 2007; 26: 475–486

[1272] Han K, Wang J, Seo JG et al. Efficacy of double-coated probiotics for irritable bowel syndrome: a randomized double-blind controlled trial. J Gastroenterol 2017; 52: 432–443

[1273] Hao Q, Dong BR, Wu T. Probiotics for preventing acute upper respiratory tract infections. Cochrane Database Syst Rev 2015; 2: CD006895

[1274] Hod K, Sperber AD, Ron Y et al. A double-blind, placebo-controlled study to assess the effect of a probiotic mixture on symptoms and inflammatory markers in women with diarrhea-predominant IBS. Neurogastroenterol Motil 2017; 29: doi:10.1111/nmo.13037

[1275] Hun L. Bacillus coagulans significantly improved abdominal pain and bloating in patients with IBS. Postgrad Med 2009; 121: 119–124

[1276] Jafari E, Vahedi H, Merat S et al. Therapeutic effects, tolerability and safety of a multi-strain probiotic in Iranian adults with irritable bowel syndrome and bloating. Arch Iran Med 2014; 17: 466–470

[1277] Johnston BC, Supina AL, Ospina M et al. Probiotics for the prevention of pediatric antibiotic-associated diarrhea. Cochrane Database Syst Rev 2007; 2: CD004827

[1278] Kalliomaki M, Collado MC, Salminen S et al. Early differences in fecal microbiota composition in children may predict overweight. Am J Clin Nutr 2008; 87: 534–538

[1279] Kajander K, Myllyluoma E, Rajilic-Stojanovic M et al. Clinical trial: multispecies probiotic supplementation alleviates the symptoms of irritable bowel syndrome and stabilizes intestinal microbiota. Aliment Pharmacol Ther 2008; 27: 48–57

[1280] Kim HJ, Vazquez Roque MI, Camilleri M et al. A randomized controlled trial of a probiotic combination VSL# 3 and placebo in irritable bowel syndrome with bloating. Neurogastroenterol Motil 2005; 17: 687–696

[1281] Koebnick C, Wagner I, Leitzmann P et al. Probiotic beverage containing Lactobacillus casei Shirota improves gastrointestinal symptoms in patients with chronic constipation. Can J Gastroenterol 2003; 17: 655–659

[1282] Konstantis G, Efstathiou S, Pourzitaki C et al. Efficacy and safety of probiotics in the treatment of irritable bowel syndrome: A systematic review and meta-analysis of randomised clinical trials using ROME IV criteria. Clin Nutr 2023; 42 (5): 800–809

[1283] Kruis W, Fric P, Pokrotnieks J et al. Maintaining remission of ulcerative colitis with the probiotic Escherichia coli is as effective as with standard mesalazine. Gut 2004; 53: 1617–1623

[1284] Layer P, Andresen V, Pehl C et al. S 3-Leitlinie Reizdarmsyndrom: Definition, Pathophysiologie, Diagnostik und Therapie. Z Gastroenterol 2011; 49: 237–293

[1285] Layer P, Andresen V, Allescher H et al. Update S 3-Leitlinie Reizdarmsyndrom: Definition, Pathophysiologie, Diagnostik und Therapie. Gemeinsame Leitlinie der Deutschen Gesellschaft für Gastroenterologie, Verdauungs- und Stoffwechselkrankheiten (DGVS) und der Deutschen Gesellschaft für Neurogastroenterologie und Motilität (DGNM) – Juni 2021 – AWMF-Registriernummer: 021/016Z. Gastroenterol 2021; 59 (12): 1323–1415

[1286] Le Morvan de Sequeira C, Kaeber M, Cekin SE et al. The Effect of Probiotics on Quality of Life, Depression and Anxiety in Patients with Irritable Bowel Syndrome: A Systematic Review and Meta-Analysis. J Clin Med 2021; 10 (16): 3497

[1287] Ley RE, Bäckhed F, Turnbaugh P et al. Obesity alters gut microbial ecology. Proc Natl Acad Sci USA 2005; 102: 11070–11075

[1288] Ley RE, Turnbaugh PJ, Klein S et al. Microbial ecology: human gut microbes associated with obesity. Nature 2006; 444: 1022–1023

[1289] Lorenzo-Zuniga V, Llop E, Suarez C et al. I.31, a new combination of probiotics, improves irritable bowel syndrome-related quality of life. World J Gastroenterol 2014; 20: 8709–8716

[1290] Louis S, Tappu RM, Damms-Machado A et al. Characterization of the gut microbial community of obese patients following a weight-loss intervention using whole metagenome shotgun sequencing. PloS One 2016; 11: e0149564

[1291] Lyra A, Hillila M, Huttunen T et al. Irritable bowel syndrome symptom severity improves equally with probiotic and placebo. World J Gastroenterol 2016; 22: 10631–10642

[1292] Marteau P, Cuillerier E, Meance S et al. Bifidobacterium animalis strain DN-173010 shortens the colonic transit time in healthy women: a double-blind, randomized, controlled study. Aliment Pharmacol Ther 2002; 16: 587–593

[1293] Majeed M, Nagabhushanam K, Natarajan S et al. Bacillus coagulans MTCC5856 supplementation in the management of diarrhea predo minant Irritable Bowel Syndrome: a double blind randomized placebo controlled pilot clinical study. Nutr J 2016; 15: 21

[1294] Mazlyn MM, Nagarajah LH, Fatimah A et al. Effects of a probiotic fermented milk on functional constipation: a randomized, double-blind, placebo-controlled study. J Gastroenterol Hepatol 2013; 28: 1141–1147

[1295] Mezzasalma V, Manfrini E, Ferri E et al. A Randomized, Double-Blind, Placebo-Controlled Trial: The Efficacy of Multispecies Probiotic Supplementation in Alleviating Symptoms of Irritable Bowel Syndrome Associated with Constipation. Biomed Res Int 2016; 2016: 4740907

[1296] Moreira TR, Leonhardt D, Conde SR. Influence of drinking a probiotic fermented milk beverage containing Bifidobacterium animalis on the symptoms of constipation. Arquivos De Gastroenterologia 2017; 54: 206–210

[1297] Murakami K, Habukawa C, Nobuta Y et al. The effect of Lactobacillus brevis KB290 against irritable bowel syndrome: a placebo-controlled double-blind crossover trial. Biopsychosoc Med 2012; 6: 16

[1298] Niedzielin K, Kordecki H, Birkenfeld B. A controlled, double-blind, randomized study on the efficacy of Lactobacillus plantarum 299V in patients with irritable bowel syndrome. Eur J Gastroenterol Hepatol 2001; 13: 1143–1147

[1299] Niv E, Naftali T, Hallak R et al. The efficacy of Lactobacillus reuteri ATCC55730 in the treatment of patients with irritable bowel syndrome – a double blind, placebo-controlled, randomized study. Clin Nutr 2005; 24: 925–931

[1300] Nobaek S, Johansson ML, Molin G et al. Alteration of intestinal microflora is associated with reduction in abdominal bloating and pain in patients with irritable bowel syndrome. Am J Gastroenterol 2000; 95: 1231–1238

[1301] Nobutani K, Sawada D, Fujiwara S et al. The effects of administration of the Lactobacillus gasseri strain CP2305 on quality of life, clinical symptoms and changes in gene expression in patients with irritable bowel syndrome. J Appl Microbiol 2017; 122: 212–224

[1302] Oelschlaeger TA, Hacker J. Definition und Wirkmechanismen der Probiotika, Präbiotika und Synbiotika. In: Bischoff SC, Hrsg. Probiotika, Präbiotika, Synbiotika. Stuttgart: Thieme; 2009

[1303] Ojetti V, Ianiro G, Tortora A et al. The effect of Lactobacillus reuteri supplementation in adults with chronic functional constipation: a randomized, double-blind, placebo-controlled trial. J Gastrointestin Liver Dis 2014; 23: 387–391

[1304] O'Mahony L, McCarthy J, Kelly P et al. Lactobacillus and bifidobacterium in irritable bowel syndrome: symptom responses and relationship to cytokine profiles. Gastroenterology 2005; 128: 541–551

[1305] Ott SJ, Waetzig GH, Rehman A et al. Efficacy of Sterile Fecal Filtrate Transfer for Treating Patients With Clostridium difficile Infection. Gastroenterology 2017; 152 (4): 799–811.e7

[1306] Park S, Bae JH. Probiotics for weight loss: a systematic review and meta-analysis. Nutr Res 2015; 35: 566–575

[1307] Pattani R, Palda VA, Hwang SW et al. Probiotics for the prevention of antibiotic-associated diarrhea and Clostridium difficile infection among hospitalized patients: systematic review and meta-analysis. Open Med 2013; 7: e56–e67

[1308] Pedersen N, Andersen NN, Vegh Z et al. Ehealth: low FODMAP diet vs Lactobacillus rhamnosus GG in irritable bowel syndrome. World J Gastroenterol 2014; 20: 16215–16226

[1309] Pineton de Chambrun G, Neut C, Chau A et al. A randomized clinical trial of Saccharomyces cerevisiae versus placebo in the irritable bowel syndrome. Dig Liver Dis 2015; 47: 119–124

[1310] Pinto-Sanchez MI, Hall GB, Ghajar K et al. Probiotic Bifidobacterium longum NCC3001 Reduces Depression Scores and Alters Brain Activity: A Pilot Study in Patients With Irritable Bowel Syndrome. Gastroenterology 2017; 153: 448–459 e448

[1311] Ridaura V, Belkaid Y. Gut microbiota: the link to your second brain. Cell 20159; 161: 193–194

[1312] Ringel-Kulka T, McRorie J, Ringel Y. Multi-Center, Double-Blind, Randomized, Placebo-Controlled, Parallel-Group Study to Evaluate the Benefit of the Probiotic Bifidobacterium infantis 35624 in Non-Patients With Symptoms of Abdominal Discomfort and Bloating. Am J Gastroenterol 2017; 112: 145–151

[1313] Rodemann JF, Dubberke ER, Reske KA et al. Incidence of Clostridium difficile infection in inflammatory bowel disease. Clin Gastroenterol Hepatol 2007; 5: 339–344

[1314] Ruan Y, Sun J, He J et al. Effect of probiotics on glycemic control: a systematic review and meta-analysis of randomized, controlled trials. PloS One 2015; 10: e0132121

[1315] Sazawal S, Hiremath G, Dhingra U et al. Efficacy of probiotics in prevention of acute diarrhoea: a meta-analysis of masked, randomised, placebo-controlled trials. Lancet Infect Dis 2006; 6: 374–382

[1316] Schlee M et al. Induction of human beta-defensin 2 by the probiotic Escherichia coli Nissle 1917 is mediated through flagellin. Infect Immun 2007; 75: 2399–2407

[1317] Sen S, Mullan MM, Parker TJ et al. Effect of Lactobacillus plantarum 299v on colonic fermentation and symptoms of irritable bowel syndrome. Dig Dis Sci 2002; 47: 2615–2620

[1318] Shavakhi A, Minakari M, Farzamnia S et al. The effects of multi-strain probiotic compound on symptoms and quality-of-life in patients with irritable bowel syndrome: A randomized placebo-controlled trial. Adv Biomed Res 2014; 3: 140

[1319] Sinn DH, Song JH, Kim HJ et al. Therapeutic effect of Lactobacillus acidophilus-SDC2012, 2013 in patients with irritable bowel syndrome. Dig Dis Sci 2008; 53: 2714–2718

[1320] Spiller R, Pelerin F, Cayzeele Decherf A et al. Randomized double blind placebo-controlled trial of Saccharomyces cerevisiae CNCM I-3856 in irritable bowel syndrome: improvement in abdominal pain and bloating in those with predominant constipation. United European Gastroenterol J 2016; 4: 353–362

[1321] Stevenson C, Blaauw R, Fredericks E et al. Randomized clinical trial: effect of Lactobacillus plantarum 299v on symptoms of irritable bowel syndrome. Nutrition 2014; 30: 1151–1157

[1322] Szajewska H, Kołodziej M. Systematic review with meta-analysis: Saccharomyces boulardii in the prevention of antibiotic-associated diarrhoea. Aliment Pharmacol Ther 2015; 42: 793–801

[1323] Szajewska H, Kołodziej M. Systematic review with meta-analysis: Lactobacillus rhamnosus GG in the prevention of antibiotic-associated diarrhoea in children and adults. Aliment Pharmacol Ther 2015; 42: 1149–1157

[1324] Thijssen AY, Clemens CH, Vankerckhoven V et al. Efficacy of Lactobacillus casei Shirota for patients with irritable bowel syndrome. Eur J Gastroenterol Hepatol 2016; 28: 8–14

[1325] Turnbaugh PJ, Ley RE, Mahowald MA et al. An obesity-associated gut microbiome with increased capacity for energy harvest. Nature 2006; 444: 1027–1031

[1326] Vandenplas Y, Salvatore S, Vieira M et al. Probiotics in infectious diarrhoea in children: are they indicated? Eur J Pediatr 2007; 166: 1211–1218

[1327] Whorwell PJ, Altringer L, Morel J et al. Efficacy of an encapsulated probiotic Bifidobacterium infantis 35624 in women with irritable bowel syndrome. Am J Gastroenterol 2006; 101: 1581–1590

[1328] Yeun Y, Lee J. Effect of a double-coated probiotic formulation on functional constipation in the elderly: a randomized, double blind, controlled study. Arch Pharm Res 2015; 38: 1345–1350

[1329] Yoon H, Park YS, Lee DH et al. Effect of administering a multi-species probiotic mixture on the changes in fecal microbiota and symptoms of irritable bowel syndrome: a randomized, double-blind, placebo-controlled trial. J Clin Biochem Nutr 2015; 57: 129–134

37 Funktionelle Lebensmittel

J. Frank

Das Wichtigste in Kürze

Obgleich keine einheitliche Definition für funktionelle Lebensmittel besteht, nimmt eine Reihe von Produkten auf dem Lebensmittelmarkt diesen Begriff für sich in Anspruch. In vielen Fällen handelt es sich um angereicherte Lebensmittel mit nicht immer sicher erwiesenem Gesundheitsvorteil. Die strengen Kriterien der Europäischen Behörde für Lebensmittelsicherheit (EFSA) für die Genehmigung von gesundheitsbezogenen Werbeaussagen (Health Claims) auf Lebensmitteln sollen den Verbraucher vor Täuschung schützen. Die Verwendung von durch die EFSA genehmigten Health Claims zur Werbung und auf Lebensmitteletiketten unterliegt strengen Vorgaben und engen Grenzen.

Key Words

Functional Food, angereicherte Lebensmittel, Europäische Behörde für Lebensmittelsicherheit (EFSA), Health Claims, gesundheitsbezogene Werbeaussagen

37.1 Einführung, Hintergründe und Entwicklungen

Gesundheitsbezogene Angaben wie „senkt die Blutfette“ lesen Verbraucher immer wieder auf den Verpackungen sogenannter funktioneller Lebensmittel (Kap. 37.2), welche im Einzelhandel neben den herkömmlichen Lebensmitteln zu finden sind. Aufgrund der großen Nachfrage in der Bevölkerung, des damit verbundenen hohen Marktpotenzials sowie der Tatsache, dass funktionelle Lebensmittel eher im Hochpreissegment angesiedelt und somit auch für die Hersteller besonders attraktiv sind, befindet sich eine Vielzahl „funktioneller“ Lebensmittel auf dem Markt, die mit den verschiedensten Wirkungsversprechen beworben werden. Allerdings sind diese Wirkungen nicht immer durch randomisierte kontrollierte Humanstudien abgesichert. Es besteht daher ein großer Bedarf an adäquat geplanten und gut kontrollierten Humanstudien, um die Wirkung der funktionellen Lebensmittel und ihrer bioaktiven Inhaltsstoffe zu bestätigen und im Detail zu verstehen.

Besonders in den Industrienationen steigen die Lebenserwartung und damit die Anzahl der Menschen im Alter von >60 Jahren stetig an. Parallel hierzu nehmen auch die Fälle altersabhängiger Erkrankungen immer weiter zu. Zu den großen Herausforderungen für die Gesellschaft, aber auch die Forschung zählt es, das gesunde Altern durch das Verhindern von chronischen Alterskrankheiten und die Minimierung des altersabhängigen funktionellen Verfalls zu ermöglichen [1335]. Dabei rückt das Thema „Ernährung und Gesundheit“ aufgrund gestiegener wissenschaftlicher Erkenntnisse und zunehmender Aufklärung der Verbraucher, aber auch aufgrund des Anstiegs von (teils altersabhängigen) Zivilisationskrankheiten wie Adipositas, Herz- und Gefäßkrankheiten und Diabetes mellitus Typ 2 immer mehr in den Fokus von Politik, Wirtschaft und Wissenschaft. Die Menschen werden nicht nur immer älter, sondern möchten vor allem auch bis in hohe Lebensalter aktiv und frei von Krankheiten bleiben. Im Fokus des Verbrauchers sowie der aktuellen Ernährungsforschung stehen daher nicht mehr (nur) die Verhinderung von Mangelkrankheiten, sondern vielmehr die Optimierung der Gesundheit und die Verlängerung der gesunden Lebensspanne durch die Auswahl geeigneter und teils funktioneller Lebensmittel.

Gerade die ältere Bevölkerungsschicht mit ihrer großen Kaufkraft bildet einen interessanten Markt für die oft hochpreisigen funktionellen Lebensmittel (s. u.). Diese könnten positive gesundheitliche Wirkungen insbesondere in der Prävention der oben genannten Erkrankungen, gerade in prädisponierten Risikogruppen, haben, da ihre potenziell bioaktiven (oft pflanzlichen) Inhaltsstoffe (u. a. Vitamine, sekundäre Pflanzenstoffe, Ballaststoffe) sich auf zahlreiche (patho-)physiologische Prozesse positiv auswirken könnten. So könnten Patienten mit erhöhtem Blutdruck von funktionellen Lebensmitteln, die mit blutdruckwirksamen natürlichen Inhaltstoffen angereichert sind, profitieren und gehören daher zu einem Personenkreis, der zusätzlich zu Medikamenten auf funktionelle Lebensmittel und ihren potenziellen Gesundheitsnutzen setzt. Aber nicht nur ältere Menschen und solche, die bereits an ernährungs- und/oder altersabhängigen Erkrankungen leiden, bilden den Markt für funktionelle Lebensmittel, sondern vor allem auch gesundheitsbewusste (jüngere) Menschen, die mit einem funktionellen Lebensmittel bestimmte körperliche (z. B. sportliche Leistung) oder geistige Funktionen unterstützen (z. B. Konzentrationsvermögen) oder generell ihre Gesundheit verbessern und Krankheiten vorbeugen möchten.

37.2 Begriffsbestimmungen und Historie

Streng genommen existiert die Idee der funktionellen Lebensmittel nicht erst seit den 1990er Jahren, sondern lässt sich auf das berühmte Zitat von Hippokrates (ca. 460–370 v. Chr.): „Lasst Nahrung Eure Medizin sein und Medizin Eure Nahrung" zurückführen. Der Begriff „funktionelle Lebensmittel" wurde ursprünglich in Japan für die Ausdrucksweise „Tokutei Hohenyo Shokuhin" eingeführt, welche Nahrungsmittel beschreibt, die einen bestimmten gesundheitlichen Nutzen aufweisen, der über ihre ernährungsphysiologische Bedeutung hinausgeht. Japan war 1991 das weltweit erste Land, das ein Gesetz für funktionelle Lebensmittel erlassen hat, die seitdem unter der Kennzeichnung FOSHU (Foods for Specified Health Use) vermarktet werden. Als funktionelle Lebensmittel (functional foods) werden laut dem Japanischen Ministerium für Gesundheit und Wohlfahrt „verarbeitete Nahrungsmittel bezeichnet, die Stoffe enthalten, welche zusätzlich zu ihrer nährenden Eigenschaft spezifische Körpervorgänge positiv beeinflussen".

Von 1995–1997 wurde in einem von der Europäischen Kommission geförderten Projekt (Functional Food Science in Europe, kurz FUFOSE) unter Federführung des International Life Sciences Institute (ILSI) Europe auch in Europa ein erster Versuch unternommen, eine wissenschaftliche Basis für die Erforschung der Gesundheitseffekte funktioneller Lebensmittel und -inhaltsstoffe zu generieren und der Lebensmittelindustrie Standards an die Hand zu geben, die bei der Entwicklung funktioneller Lebensmittel zu beachten seien. Gemäß FUFOSE ist ein Lebensmittel dann funktionell, wenn es positive biologische Wirkungen hat, die über seinen gewöhnlichen Nährwert hinausgehen und zu einer Verbesserung der Gesundheit oder des Wohlseins (well-being) oder einem verringerten Krankheitsrisiko führen.

Das Projekt FUFOSE mündete in ein weiteres, noch größeres und ebenfalls von der Europäischen Kommission gefördertes Projekt (2001–2005), Process for the Assessment of Scientific Support for Claims on Foods (PASSCLAIM), an dessen Ende ein von Hunderten von Wissenschaftlern getragenes Konsensus-Dokument stand, welches Kriterien für die wissenschaftliche Absicherung von gesundheitsbezogenen Aussagen (Health Claims) über Lebensmittel festlegte. Die heute von der Europäischen Behörde für Lebensmittelsicherheit (European Food Safety Authority, EFSA) angewandten Kriterien zur Prüfung von Health Claims basieren letztlich auf den im PASSCLAIM-Projekt erarbeiteten Kriterien und stimmen größtenteils mit diesen überein [1330].

Trotz des grundsätzlichen Konsensus über die Notwendigkeit und die Vorgehensweise zur wissenschaftlichen Absicherung von gesundheitsbezogenen Aussagen zu Lebensmitteln weist die wissenschaftliche Literatur derzeit keine einheitliche Definition für den Begriff „funktionelles Lebensmittel" auf, weshalb eine ganze Reihe von Produkten auf dem Lebensmittelmarkt diesen Begriff für sich in Anspruch nimmt. Es können jedoch einige Kriterien genannt werden, für die in der ernährungswissenschaftlichen Literatur ein Konsensus besteht und die ein Lebensmittel, das als „funktionell" eingestuft wird, erfüllen muss:

- Ein funktionelles Lebensmittel enthält einen Nahrungsmittelbestandteil (einen Nährstoff oder, häufiger, einen Stoff ohne nutritive Eigenschaften), der eine oder eine begrenzte Anzahl von Funktionen im Körper in zielgerichteter Weise positiv beeinflusst. Diese Funktion geht über den traditionellen nährenden Effekt hinaus und kann physiologischer wie auch psychologischer Natur sein. Die funktionellen Komponenten können hierbei ein Makronährstoff (z. B. Omega-3-Fettsäuren), ein Mikronährstoff (ein

Vitamin oder Mineralstoff), ein nichtessenzieller Nährstoff (z. B. Oligosaccharide) oder ein nicht-nutritiver und nichtessenzieller Nahrungsmittelbestandteil (z. B. ein sekundärer Pflanzenstoff) sein.

- Weiterhin muss ein funktionelles Lebensmittel ein Nahrungsmittel sein und nicht etwa eine Kapsel, Tablette oder ein Pulver; letztere fallen in die Kategorie der Nahrungsergänzungsmittel (Kap. 16.4.2).
- Weiter sollte es Bestandteil der täglichen Nahrung sein und mit seiner zielgerichteten funktionellen Wirkung regulierend in physiologische Vorgänge eingreifen.

37.3 Health Claims

37.3.1 Rahmenbedingungen der Europäischen Behörde für Lebensmittelsicherheit (EFSA)

Mit der Verordnung EG Nr. 1924/2006 („Verordnung über nährwert- und gesundheitsbezogene Angaben über Lebensmittel"; sog. Health-Claims-Verordnung) traten im Juli 2007 auch in der Europäischen Union (EU) Vorschriften in Kraft, die gesundheitsbezogene Angaben (Health Claims) zu (funktionellen) Lebensmitteln EU-weit regeln sollten. Ein zentrales Ziel dieser Verordnung war es, dafür zu sorgen, dass jede Angabe auf einem Lebensmitteletikett in der EU eindeutig und durch wissenschaftliche Nachweise abgesichert ist. Die Verordnung sollte somit die Verbraucher vor nicht belegten Aussagen zu den Gesundheitswirkungen von bereits auf dem Markt vorhandenen sowie zukünftigen funktionellen Lebensmitteln schützen und der Europäischen Behörde für Lebensmittelsicherheit (EFSA) einen gesetzlichen Rahmen geben, um die Evidenz für solche Werbeaussagen wissenschaftlich zu überprüfen. Die Lebensmittelhersteller konnten nun erstmals Dossiers einreichen, um die wissenschaftliche Grundlage ihrer gesundheitsbezogenen Werbeaussagen zu dokumentieren und diese von der EFSA überprüfen zu lassen, wovon sie auch in großem Umfang Gebrauch machten. Aufgrund der großen Zahl von über 44 000 (sich teilweise inhaltlich überschneidenden) Anträgen, die bei der EFSA eingingen, benötigte die Behörde fünf Jahre, um diese Flut von Anträgen zu sichten, auf 4637 zu prüfende Anträge zu verdichten und ihre erste Liste mit Entscheidungen zu gesundheitsbezogenen Aussagen (Health Claims) zu veröffentlichen. Seit dem 14.12.2012 darf für Lebensmittel in der Europäischen Union nur noch mit den von der EFSA genehmigten gesundheitsbezogenen Aussagen geworben werden [1331].

37.3.2 Bewertung von Health Claims durch die EFSA

Dossiers zu möglichen Health Claims werden bei der EFSA vom Panel on Dietetic Products, Nutrition and Allergies (NDA) begutachtet, das dann über die Ablehnung oder Annahme der Anträge entscheidet und gegebenenfalls Auflagen festlegt, unter denen die gesundheitsbezogenen Aussagen verwendet werden dürfen. Das NDA-Gremium bewertet für jeden eingereichten Antrag die Zusammenhänge zwischen dem Lebensmittel und der Gesundheit anhand der eingereichten Dossiers unter Berücksichtigung der folgenden Punkte:

- **Das Lebensmittel bzw. der -inhaltsstoff muss ausreichend definiert und charakterisiert sein und somit von anderen ähnlichen Lebensmitteln bzw. -inhaltsstoffen unterscheidbar sein.** Auf diese Weise soll sichergestellt werden, dass die Studien, die zur Absicherung eines Health Claims herangezogen werden, auch sicher mit dem betreffenden Lebensmittel bzw. Inhaltsstoff durchgeführt wurden und die gesundheitsbezogenen Effekte tatsächlich auf diese zurückzuführen sind.
- **Der vom Lebensmittel bzw. Lebensmittelinhaltsstoff bewirkte Effekt ist klar definiert, und es handelt sich um eine nutritive oder physiologische Wirkung, die sich positiv auf die Gesundheit des Menschen auswirkt.** Um diese Wirkung eindeutig zu beschreiben, muss es also möglich sein, die vorgeschlagene Wirkung unter Anwendung generell akzeptierter wissenschaftlicher Methoden im Menschen zu erfassen und zu messen.
- **Eine Ursache-Wirkungs-Beziehung kann zwischen der Aufnahme des Lebensmittels bzw. Lebensmittelinhaltsstoffs und der vorgeschlagenen Wirkung eindeutig hergestellt werden.** Hierbei sind Einschränkungen auf genau fest-

gelegte Zielgruppen (z. B. Frauen nach der Menopause) erlaubt. Sofern ein Ursache-Wirkungs-Beziehung etabliert werden konnte, müssen darüber hinaus noch folgende Bedingung erfüllt sein: Die Menge und/oder Frequenz, in der das Lebensmittel/der Inhaltsstoff verzehrt werden muss, um die gewünschte Wirkung zu erzielen, muss sich im Rahmen einer ausgewogenen Ernährung umsetzen lassen.

Bei der Begutachtung eingereichter Health Claims zieht das NDA-Gremium der EFSA die Gesamtheit aller verfügbaren relevanten wissenschaftlichen Daten, die den Anforderungen an die wissenschaftliche Qualitätssicherung genügen, zu Rate. Hierbei gilt es hervorzuheben, dass der Antragsteller selbst dafür verantwortlich ist alle relevanten wissenschaftlichen Daten und Publikationen zur Verfügung zu stellen. Das NDA-Panel kann, muss aber nicht, auch weitere Studien heranziehen, die es für relevant hält. Das Gremium führt eine Bewertung der zugrundeliegenden Studien durch und wertet die Evidenz basierend auf der Qualität der herangezogenen Studien sowie ihrer Relevanz und Vorhersagekraft für biologische Prozesse beim Menschen, der biologischen Plausibilität der Ergebnisse und – nicht zuletzt – der Relevanz für die Zielgruppe des Health Claims.

So wird z. B. randomisierten, placebokontrollierten Humanstudien ein größeres Gewicht beigemessen als Studien im Tiermodell oder mechanistischen Zellkulturexperimenten, die aber generell als unterstützende Evidenz herangezogen werden. Belastbare Daten aus gut kontrollierten Humanstudien mit Probanden, die der Zielgruppe des Health Claims zugehören, sind daher ein zentraler und unerlässlicher Bestandteil eines jeden Zulassungsverfahrens für einen Health Claim. Da jeder eingereichte Antrag individuell und nicht nach einem vorgefertigten Muster begutachtet wird, ist es allerdings nicht möglich, die Zahl und Art der benötigten Studien, die für die Anerkennung eines Health Claims benötigt werden, vorab festzulegen. Je nach Kontext zieht die EFSA qualifizierte Experten verschiedener relevanter Disziplinen hinzu, um für jede beantragte gesundheitsbezogene Aussage zu einem qualifizierten Urteil zu gelangen [1332].

Jeder Begutachtungsprozess für gesundheitsbezogene Aussagen (Health Claims) mündet in einer der 3 nachfolgend beschriebenen Schlussfolgerungen:

- **Eine Ursache-Wirkungs-Beziehung konnte hergestellt werden:** Basierend auf den vorliegenden wissenschaftlichen Daten kommt das NDA-Gremium zu dem Schluss, dass zwischen dem Verzehr eines Lebensmittels oder eines spezifischen Inhaltsstoffs und einer gesundheitlichen Wirkung ein kausaler Zusammenhang besteht.
- **Die vorliegenden Daten lassen keinen Schluss über eine Ursache-Wirkungs-Beziehung zu:** Das NDA-Gremium kommt zu dem Schluss, dass Daten vorliegen, die Hinweise auf einen kausalen Zusammenhang zwischen dem Verzehr eines Lebensmittels oder eines spezifischen Inhaltsstoffs und einer gesundheitlichen Wirkung geben, die Daten sind aber nicht eindeutig genug, um einen kausalen Zusammenhang eindeutig zu belegen.
- **Es liegt keine Ursache-Wirkungs-Beziehung vor:** Das NDA-Gremium der EFSA kommt zu dem Schluss, dass die vorliegenden Daten keinen oder nur einen unzureichenden Zusammenhang zwischen dem Verzehr eines Lebensmittels bzw. Lebensmittelinhaltsstoffs und der vorgeschlagenen gesundheitsbezogenen Wirkung belegen [1332].

Eine besondere Problematik bei der Beurteilung der vorhandenen Evidenz zu Ursache-Wirkungs-Beziehungen liegt in der Übertragung medizinischer und pharmakologischer Prinzipien auf die Ernährungswissenschaft. Während in der Medizin und Pharmazie klar abgegrenzte Krankheitsbilder und die Wirkung von Arzneistoffen gegen Placebo untersucht werden können, muss in der Ernährungsforschung immer der Einfluss einer komplexen Lebensmittelmatrix, in die potenziell bioaktive Inhaltsstoffe eingebunden sind, berücksichtigt werden. Weiterhin ist eine Placebokontrolle erschwert, da auch die Kontrollgruppe in der Regel den zu untersuchenden Nähr- bzw. Wirkstoff, wenn auch häufig in geringerer Dosis, verzehrt. Und, nicht zuletzt, ist die Wirkung auf physiologische Vorgänge meist weniger stark ausgeprägt als bei Arzneistoffen. Auch zielt die Ernährungsintervention meist auf die Prävention von Erkrankungen und somit auf die langfristige Erhaltung von

Biomarkern im „gesunden Bereich". All diese Faktoren führen dazu, dass die experimentelle Prüfung biologischer Wirkungen von Lebensmittelinhaltsstoffen in experimentellen Ansätzen und ganz besonders in kontrollierten randomisierten Humanstudien viel aufwändiger und komplizierter ist als in den o. g. Disziplinen.

Als Grundlage für die Genehmigung von Health Claims können nur Studien an gesunden Probanden, nicht aber an Probanden mit einer (Vor-) Erkrankung dienen, da Patienten nicht Zielgruppe für gesundheitsbezogene Werbeaussagen sein dürfen (siehe auch den nächsten Abschnitt) [1331]. Positive Gesundheitswirkungen, wie beispielsweise die Senkung des Blutdrucks oder der Blut-Cholesterolspiegel, lassen sich allerdings nur an Patienten mit erhöhten Werten, nicht aber an gesunden Menschen, bei denen diese Biomarker bereits im Normalbereich liegen, erforschen. Dies und die oben genannte grundsätzliche Problematik erschwert daher den Lebensmittelherstellern die erfolgreiche Beantragung von Health Claims, aber durchaus auch die Arbeit der EFSA in der Abwägung der vorhandenen Evidenz zu Ursache-Wirkungs-Beziehungen der funktionellen Lebensmittelinhaltsstoffe.

37.3.3 Rahmenbedingungen für zulässige gesundheitsbezogene Aussagen

Laut EU Verordnung Nr. 1169/2011 sind Werbeaussagen unzulässig, die einem Lebensmittel Wirkungen oder Eigenschaften im Rahmen der Prävention, Behandlung oder gar Heilung von Krankheiten nahelegen oder gar explizit zuschreiben. Die Verordnung 1924/2006 erlaubt allerdings „reduction of disease-risk claims", die für den Verzehr einer bestimmten Lebensmittelkategorie, eines Lebensmittels oder eines Lebensmittelinhaltsstoffs einen positiven Einfluss auf einen Risikofaktor, der für die Entstehung einer Erkrankung eine Rolle spielt, beschreiben.

In Konsequenz sind somit gesundheitsrelevante Werbeaussagen zu (funktionellen) Lebensmitteln an folgende Bedingungen gebunden:

- Als Zielgruppen für Health Claims sind die allgemeine gesunde Bevölkerung oder gesunde Gruppen der Bevölkerung (z. B. gesunde Frauen, gesunde Senioren), nicht aber kranke Personen zulässig.
- Werbeaussagen über funktionelle Eigenschaften von Lebensmitteln dürfen keinen Bezug zu Krankheiten enthalten.
- Werbeaussagen über die Reduzierung eines Krankheitsrisikos müssen sich auf die positive Beeinflussung eines Risikofaktors für die Erkrankung und nicht auf die generelle Reduzierung des Krankheitsrisikos beziehen.

Es gibt insgesamt 4 Kategorien von Health Claims, die in der EU zulässig sind:

- **Artikel 13 (1) Claims (General Function Claims):** Aussagen über Funktionen einzelner Lebensmittelinhaltsstoffe mit Bezug zu Wachstum, Entwicklung und weiteren Funktionen des Körpers, zu Wirkungen auf die Psyche und das Verhalten sowie zur Gewichtsreduktion und -regulation.
- **Artikel 13 (5) Claims (New Function Claims):** Im Grundsatz entsprechen Health Claims nach Artikel 13 Absatz 5 der Health-Claims-Verordnung den gesundheitsbezogenen Aussagen nach Artikel 13 Absatz 1 (s. o.), die Evidenz für die gesundheitsbezogenen Aussagen basiert aber auf neuen und geschützten (nicht öffentlich zugänglichen) Daten des Antragstellers, und die Zusammenfassung der Bewertung durch die EFSA wird nicht veröffentlicht, um die vertraulichen Daten des Antragstellers zu schützen. Daher sind gesundheitsbezogene Aussagen nach Artikel 13 (5), nach Genehmigung durch die EFSA, auch nur dem Antragsteller erlaubt und für diesen geschützt.
- **Artikel 14 (1) a Claims (Risk Reduction Claims):** Aussagen zur Reduktion eines Risikofaktors für eine Erkrankung durch ein Lebensmittel oder einen Inhaltsstoff.
- **Artikel 14 (1) b Claims (Aussagen zur Entwicklung von Kindern):** Aussagen zur Funktion eines Lebensmittels oder Lebensmittelinhaltsstoffes in der normalen Entwicklung des Kindes.

Die EFSA hat eine Positivliste mit erlaubten gesundheitsbezogenen Aussagen (Health Claims) nach Artikel 13 (1) erstellt, die unter Einhaltung bestimmter Regeln von allen Lebensmittelherstellern für ihre Lebensmittel oder in ihren Produkten enthaltene Stoffe getroffen werden dürfen. Diese Positivliste wird von der Europäischen Kommission veröffentlicht und kann im Internet aufgerufen werden: https://food.ec.europa.eu/safety/labelling-and-nutrition/nutrition-and-health-claims/eu-register-health-claims_en. Artikel 13 (5) und Artikel 14 Claims hingegen müssen von Lebensmittelherstellern unter Einreichung von Dossiers, die schlüssige Daten über die Wirkung sowie den zugrundeliegenden Mechanismus enthalten, bei der EFSA beantragt werden [1331].

Beispiele für erlaubte gesundheitsbezogene Aussagen (Health Claims):

- „Kalzium wird für die Erhaltung normaler Knochen benötigt."
- „Eisen trägt zu einer normalen kognitiven Funktion bei."
- „Folat trägt zu einer normalen Funktion des Immunsystems bei."
- „Selen trägt zur Erhaltung normaler Haare bei."
- „Vitamin E trägt dazu bei, die Zellen vor oxidativem Stress zu schützen."
- „Olivenöl-Polyphenole tragen dazu bei, die Blutfette vor oxidativem Stress zu schützen."
- „Vitamin A trägt zur Erhaltung der normalen Sehkraft bei."
- „Vitamin C trägt zur Regeneration der reduzierten Form von Vitamin E bei."
- „Zink trägt zu einer normalen DNA-Synthese bei."

Nicht zulässige gesundheitsbezogene Aussagen (Health Claims):

- „gesundes Wachstum" durch probiotische Keime
- „Wichtiger Beitrag zum Aufbau des Immunsystems"
- „unterstützt das Immunsystem"
- „stärkt die Knochen"
- „fördert die Leistungsfähigkeit"

Grundsätzlich ist eine Verstärkung des Wortlauts zulässiger Health Claims nicht erlaubt.

37.3.4 Umgang der Hersteller mit Health Claims auf den Lebensmittelverpackungen

Derzeit sind zwar bereits über 260 gesundheitsbezogene Aussagen erlaubt, aber dennoch nutzen viele Hersteller „Schlupflöcher" in dieser Verordnung, um weitere gesundheitsbezogene Aussagen auf ihren Produkten auszuloben. Ein legaler und häufig angewandter Trick ist die Kombination eines Wirkstoffs, für den ein Health Claim erlaubt ist, mit einem Inhaltsstoff oder Extrakt für den (noch) kein Health Claim existiert. Auf diese Weise kann z. B. einem Produkt, welches auf einem sekundären Pflanzenstoff basiert, Jod oder Zink zugesetzt werden, für die die gesundheitsbezogene Aussage „trägt zu einer normalen kognitiven Funktion bei" erlaubt ist, um dem Pflanzenstoff so den Anschein einer positiven Wirkung auf die Kognition zu geben.

Für viele sekundäre Pflanzenstoffe, wie solche aus Blaubeeren (wie Anthocyane) oder der Gelbwurz (z. B. Curcuminoide), konnten positive Wirkungen auf die Kognition in Tierexperimenten und Humanstudien gezeigt werden. Nichtsdestotrotz ist die Datenlage nicht eindeutig und zweifelsfreie Ursache-Wirkungs-Beziehungen lassen sich oft schwer nachweisen. Um sich aufwändige Zulassungsverfahren mit unsicherem Ausgang zu ersparen, greifen viele Lebensmittelhersteller auf den oben genannten Trick zurück, um (potenziell) funktionelle Lebensmittel mit Pflanzenstoffen, die eine positive Wirkung haben sollen, auf den Markt bringen und mit einer gesundheitsbezogenen Aussage bewerben zu können. Ein offensichtliches, aber in seinem Ausmaß schwer abzuschätzendes Risiko dieser Praxis ist es, dass immer mehr (funktionelle) Lebensmittel mit bestimmten Stoffen (Vitamin D, Zink, Eisen, Folsäure) angereichert werden und der vermehrte Verzehr dieser vermeintlich gesundheitsförderlichen Lebensmittel letztlich zu einer Überversorgung mit einzelnen Mikronährstoffen oder bioaktiven Inhaltsstoffen und im Extremfall zu negativen Auswirkungen auf die Gesundheit führen kann (Kap. 37.5).

In einer im Jahre 2015 veröffentlichten Untersuchung der deutschen Verbraucherzentrale wiesen von 46 getesteten Lebensmitteln mit ausgelobtem Gesundheitsnutzen 43 % unzulässige gesundheitsbezogene Aussagen auf dem Etikett auf. Das am häufigsten beobachtete Problem war die unzulässige Verstärkung des Wortlauts des verwendeten Health Claims. Zum Beispiel wurde der von der EFSA zugelassene Text „trägt zu einer normalen Funktion des Immunsystems bei" unzulässig zu „leisten einen wichtigen Beitrag zum Aufbau und der Funktionsfähigkeit der körpereigenen Abwehrkräfte" abgeändert und so verstärkt. Auch wenn solche Verstärkungen der Health Claims nicht unbedingt auf eine beabsichtigte Täuschung der Verbraucher, sondern zum Teil auf Unwissenheit bei den Mitarbeitern (der Marketingabteilungen) der Lebensmittelhersteller zurückzuführen sein dürften, so sei doch noch einmal darauf hingewiesen, dass die von der EFSA zugelassenen Health Claims nur im exakten Wortlaut auf Lebensmitteletiketten und in der Werbung verwendet werden dürfen.

37.4 Funktionelle Lebensmittel in der Praxis

Seit der Markteinführung probiotischer Lebensmittel in Deutschland im Jahre 1996 und der nachfolgenden Einführung von Präbiotika und ACE-Säften (mit den Vitaminen A, C und E angereicherte Säfte), hat die Vielfalt der funktionellen Lebensmittel stetig zugenommen. Heute sind darüber hinaus auch Erfrischungsgetränke mit Grüntee- sowie vielen anderen Pflanzenextrakten, Müsliriegel mit zugesetzten Flavonoiden und Margarine mit Pflanzensterolen erhältlich, um nur einige Beispiele zu nennen.

Streng genommen gibt es in Deutschland aber nur sehr wenige wirklich funktionelle Lebensmittel, wie beispielsweise die phytosterol- oder phytostanolhaltigen Margarinen. Vielmehr gibt es eine Reihe von Vorstellungen, wie man einzelne Lebensmittel durch Zusatz von bioaktiven Pflanzeninhaltsstoffen, einzelnen Vitaminen, Mineralstoffen oder Kombinationen hieraus in Richtung eines Gesundheitsvorteils verändern könnte. Im Unterschied zu Nahrungsergänzungsmitteln sind die Wirkstoffe in eine Lebensmittelmatrix eingebracht, die für sich den Gesundheitsvorteil in Anspruch nimmt. Gleiches wäre also zu erreichen, wenn man das unveränderte Lebensmittel zusammen mit dem isolierten Wirkstoff (z. B. in Form einer Kapsel), der dem Lebensmittel zugesetzt wurde, um es „funktionell" zu machen, verzehren würde.

Probiotika und Lebensmittel mit Phytosterolen/-stanolen wären also noch am ehesten in Richtung eines funktionellen Lebensmittels zu interpretieren, da probiotische Keime bisher in üblicherweise verzehrten Lebensmitteln nicht in nennenswerten Mengen vorkamen und die für eine klinisch relevante cholesterolsenkende Wirkung benötigte tägliche Zufuhr von 1,5–3,0 g Phytosterolen/-stanolen sich über eine normale Kost nicht verwirklichen lässt.

37.5 Kritische Bewertung

Obwohl das Angebot funktioneller Lebensmittel in den letzten Jahren stark gewachsen ist, gibt es bisher in der Europäischen Union keine rechtliche Definition für diese Produkte. Lediglich für gesundheitsbezogene Aussagen auf Lebensmitteletiketten, wie sie für das Bewerben funktioneller Lebensmittel unabdingbar wären, gibt es mit der Health-Claims-Verordnung mittlerweile eine gesetzliche Regelung. In einigen Fällen konnten die Hersteller die Wirksamkeit ihrer funktionellen Lebensmittel mit randomisierten kontrollierten Interventionsstudien belegen. Basierend auf diesen überzeugenden Daten wurden ihnen dann von der EFSA entsprechende Health Claims genehmigt, mit denen diese Produkte beworben werden können [1333], [1334]. In vielen anderen Fällen gibt es noch keine endgültigen wissenschaftlich fundierten Ergebnisse über ihren gesundheitlichen Nutzen.

Manche Konsumenten glauben, dass der gelegentliche Verzehr von Nahrungsergänzungsmitteln oder funktionellen Lebensmitteln das Risiko einer unvernünftigen Ernährung ausgleichen könne. Dies ist allerdings nicht der Fall, und es ist wesentlich zielführender und oft auch kostengünstiger, auf eine dauerhafte gesunde und ausgewogene Ernährung umzusteigen. Funktionelle Lebensmittel können im Rahmen einer ausgewogenen bedarfsdeckenden und insgesamt gesunden Ernährung einen wichtigen Beitrag zur Gesunderhaltung leisten. Für eine gesunderhaltende Ernährung ist es aber sehr viel zielführender, unverarbeitete und wenig verarbeitete Lebensmittel zu konsumieren und Gemüse und Obst der Saison zu bevorzugen. Denn viele funktionelle Inhaltsstoffe werden verwendet, um gesundheitlich bedenkliche Lebensmittel attraktiver zu machen, was kuriose Blüten treibt, wie z. B. mit Koenzym Q 10, Aloe Vera und Kollagen angereicherte „Schönheits-Süßigkeiten" (Kaubonbons). Durch die Auflagen zur Verwendung von Health Claims verhindert die europäische Gesetzgebung allerdings, dass solch kuriose „funktionelle Süßigkeiten" mit gesundheitsbezogenen Aussagen beworben werden. Wenn aber gerade energie- und zuckerreiche Lebensmittel „funktionell" gemacht werden und der Verbraucher dies mit einem Gesundheitsnutzen verknüpft, kann eine erhöhte Zufuhr dieser Lebensmittel das Risiko für Adipositas und damit verbundene Erkrankungen erhöhen und somit anstelle eines gesundheitsförderlichen, einen schädlichen Effekt haben.

Auch die Praxis, einem funktionellen Lebensmittel einen Stoff beizumischen, für den ein Health Claim möglich ist, um so einem anderen Inhaltsstoff oder enthaltenen Extrakt den Anschein einer Wirkung zu geben, führt aufgrund der begrenzten Zahl an erlaubten Health Claims dazu, dass bestimmte Stoffe (z. B. Zink) in vielen Lebensmitteln vorkommen, in denen sie natürlicherweise nicht oder in geringeren Mengen vorhanden sind. Dies kann, wie schon oben erwähnt, zu einer Überversorgung bis hin zu toxischen Wirkungen führen. Auch das Risiko für unerwünschte Wechselwirkungen mit gleichzeitig eingenommenen Medikamenten, wie dies gerade in der kaufkräftigen älteren Bevölkerungsschicht der Fall sein dürfte, kann durch die multiple Anreicherung von Lebensmitteln grundsätzlich erhöht sein.

Literatur

[1330] Asp NG, Bryngelsson S. Health claims in Europe: new legislation and PASSCLAIM for substantiation. J Nutr 2008; 138 (6): 1210S–1215S

[1331] EFSA NDA Panel. General scientific guidance for stakeholders on health claim applications. EFSA J 2016; 14 (1): 4367

[1332] EFSA NDA Panel. Frequently Asked Questions (FAQ) related to the assessment of Article 14 and 13.5 health claims applications on request of EFSA. EFSA J 2009; 7 (9): 1339

[1333] EFSA NDA Panel. Scientific Opinion on the substantiation of health claims related to plant sterols and plant stanols and maintenance of normal blood cholesterol concentrations (ID 549, 550, 567, 713, 1234, 1235, 1466, 1634, 1984, 2909, 3140), and maintenance of normal prostate size and normal urination (ID 714, 1467, 1635) pursuant to Article 13(1) of Regulation (EC) No 1924/2006. EFSA J 2010; 8 (10): 1813

[1334] EFSA NDA Panel. Scientific Opinion on the substantiation of health claims related to beta-glucans and maintenance of normal blood cholesterol concentrations (ID 754, 755, 757, 801, 1465, 2934) and maintenance or achievement of a normal body weight (ID 820, 823) pursuant to Article 13(1) of Regulation (EC) No 1924/2006 on request from the European Commission. EFSA J 2009; 7 (9): 1254

[1335] Statistisches Bundesamt. Im Blickpunkt: Ältere Menschen in Deutschland und der EU. 2011. ISBN: 978-3-8246-0956-7

IV

38 Ernährung und Arzneimittel

A. Hahn

Das Wichtigste in Kürze

Interaktionen zwischen Nährstoffen und Pharmaka können einerseits die Wirkung von Arzneistoffen verändern, andererseits die Nährstoffzufuhr sowie den Ernährungsstatus beeinflussen. Grundsätzlich treten Arzneistoffe und Lebensmittelinhaltsstoffe auf allen Ebenen des Stoffwechsels in Wechselwirkung. Lebensmittelbestandteile können dabei je nach arzneilichem Wirkstoff dazu führen, dass dessen Wirkungen und Nebenwirkungen erhöht oder auch vermindert werden. Umgekehrt kann die Gabe von Arzneimitteln auf verschiedenen Wegen Körpergewicht, Nährstoffstatus und allgemeinen Ernährungszustand beeinflussen.

Ob und in welchem Umfang Interaktionen auftreten, hängt von den pharmakokinetischen und pharmakodynamischen Eigenschaften eines Arzneimittels ab, aber auch von zahlreichen anderen Faktoren. Besonders zu berücksichtigen sind die Dauer der Medikation sowie der Gesundheits- und Ernährungszustand des Patienten zu Therapiebeginn. Ein erhöhtes Risiko für eine wechselseitige Beeinflussung von Arzneimitteln und Ernährung besteht bei chronisch Kranken, älteren Menschen, Schwangeren und Stillenden sowie bei Personen mit unkontrollierter Selbstmedikation.

Keywords

Pharmaka-Nährstoff-Interaktionen, Arzneimittelwirkung, Nährstoffversorgung, Ernährungsstatus

38.1 Definitionen und Einteilung

Lebensmittelinhaltsstoffe und Arzneistoffe können sich im Organismus wechselseitig beeinflussen, da sie die gleichen Stoffwechselwege durchlaufen. Grundsätzlich lassen sich die Wechselwirkungen in 2 Bereiche einteilen:

- Veränderung der pharmakokinetischen und/oder pharmakodynamischen Eigenschaften eines Arzneistoffs durch die Ernährung. Dies umfasst alle Effekte von Nahrungsbestandteilen und auch des Ernährungsstatus des Patienten auf Freisetzung, Absorption, Verteilung, Verstoffwechselung und Ausscheidung von Arzneistoffen bzw. auf deren Wirkung am Wirkort.
- Beeinflussung der nutrikinetischen und/oder nutridynamischen Eigenschaften von Nährstoffen bzw. des Ernährungsstatus durch Arzneimittel. Dabei kommen ebenfalls die vorgenannten Interaktionsebenen zum Tragen.

Die Wechselwirkungen in unterschiedlichen Stoffwechselbereichen können daher einerseits die Arzneimittelwirkung beeinträchtigen und andererseits Einfluss auf die Ernährungssituation des Patienten nehmen. Nur ein Teil der Pharmaka-Nährstoff-Interaktionen ist von klinischer Relevanz, wobei sowohl die verabreichten Arzneistoffe, als auch Auswahl und Eigenschaften der Lebensmittel sowie personenbezogene Faktoren Einfluss nehmen. Dabei lassen sich verschiedene Personengruppen identifizieren, die einem erhöhten Risiko ausgesetzt sind.

38.2 Einfluss der Ernährung auf die Wirkung von Arzneimitteln

Arzneistoffe wie auch Nährstoffe durchlaufen nach oraler Aufnahme entsprechend dem **LADME-Schema** verschiedene Schritte:

- **L**iberation: Freisetzung aus der Darreichungsform (bzw. der Lebensmittelmatrix) im sauren Magenmilieu oder im leicht alkalischen Milieu des proximalen Dünndarms
- **A**bsorption: Aufnahme in die intestinale Mukosa und Übertritt in die Blutbahn oder in das Lymphgefäßsystem
- **D**istribution: Transport und Verteilung im Organismus
- **M**etabolisierung: Um- und Abbau des Arzneistoffs bzw. Nährstoffs einschließlich des First-Pass-Metabolismus
- **E**xkretion: Ausscheidung des Stoffes bzw. seiner Metaboliten über Niere und Galle/Fäzes

Ausmaß des Effekts und Art des Pharmakons bestimmen in diesem Kontext, ob relevante Einflüsse zu erwarten sind. So führen bei Arzneistoffen mit einer steilen Dosis-Wirkungs-Kurve mitunter bereits kleine Variationen zu deutlichen Veränderungen der Wirkung, wohingegen dies bei Substanzen mit einem breiten Wirksamkeitsbereich nicht der Fall ist.

38.2.1 Absorption von Arzneistoffen

Nahrungsbestandteile können die Arzneimittelabsorption über unterschiedliche Mechanismen sowohl verringern bzw. verzögern als auch erhöhen bzw. beschleunigen (▶ Tab. 38.1). Welcher Einfluss sich ergibt, hängt unter anderem von Volumen, Konsistenz und Zusammensetzung der Mahlzeiten, aber auch von den physikochemischen Eigenschaften sowie der Galenik des Arzneimittels ab.

Tab. 38.1 Veränderungen der Arzneimittelabsorption durch Lebensmittelbestandteile.

Mögliche oder gesicherte Art der Interaktion	Betroffene Arzneimittel
Verringerung bzw. Verzögerung	
Bildung schwer löslicher Komplexe mit 2-wertigen Kationen, vor allem Kalzium, Eisen (Fleisch, Milch)	Tetrazykline, Gyrasehemmer (z. B. Enoxacin, Norfloxacin, Lomefloxacin)
Bildung schwer löslicher Komplexe mit schwarzem Tee	basische stickstoffhaltige Antipsychotika und Antidepressiva (z. B. Maprotilin, Imipramin, Clomipramin, Lofepramin)
verzögerte Magenentleerung, dadurch Abbau säurelabiler Substanzen im Magen	Isoniazid, Indinavir
Nahrung verhindert Zutritt zur Mukosa (mechanische Barriere)	Azithromycin, Sulfonamide, Atenolol
herabgesetzte Verfügbarkeit durch Ballaststoffe	Paracetamol, HMG-CoA-Reduktase-Hemmer (z. B. Lovastatin), Thyroxin, Digoxin
kompetitive Hemmung der Absorption durch proteinreiche Nahrung	L-Dopa, Methyldopa
verlangsamte Absorption durch verzögerte Magenentleerung	Zidovudin (Azidothymidin), Sulfonamide
beeinträchtigte Absorption (Mechanismus unbekannt)	Lincomycin, Rifampicin
verzögerter Wirkungseintritt durch Nahrung	Valproinsäure, Kortisol, Captopril, Acetylsalicylsäure (Einnahme von ASS auf leeren Magen nicht empfehlenswert)
Erhöhung bzw. Beschleunigung	
verzögerte Magenentleerung, dadurch verbesserte Löslichkeit und Absorption	Nitrofurantoin, Spironolacton, Hydrochlorothiazid, Propoxyphen, Lovastatin, Phenytoin, Erythromycin
verbesserte Absorption durch fettreiche Nahrung bzw. erhöhte Gallensäuresekretion	Griseofulvin, Dicumarol, Phenytoin, Theophyllin, Ketoconazol, Halofantrin, Diazepam, Carbamazepin
Absorptionserhöhung mit proteinreicher Nahrung, vermutlich durch Stimulation des für die Absorption verantwortlichen Aminosäuretransporters	Gabapentin
erhöhte Absorption in Verbindung mit Kohlenhydraten und unlöslichen Ballaststoffen	L-Dopa

Von zentraler Bedeutung ist dabei die **Flüssigkeitsaufnahme**. Bei festen Arzneiformen ist eine ausreichende Zufuhr von Flüssigkeit erforderlich, um deren Lösung und damit die Wirkstofffreisetzung zu gewährleisten.

Lebensmittel können den Verlauf der **Konzentrations-Zeit-Kurve** eines Arzneimittels so verändern, dass die minimal notwendige Wirkkonzentration erst verspätet erreicht wird (▶ Abb. 38.1). Allerdings ist zu berücksichtigen, dass Absorptionsverzögerungen durch die gleichzeitige Aufnahme mit der Nahrung nicht notwendigerweise auch zu einer insgesamt verminderten Aufnahme eines Arzneimittels führen und zudem Veränderungen der Pharmakokinetik nicht automatisch auch klinisch relevant sind. Entscheidend ist, ob lediglich die Geschwindigkeit der intestinalen Absorption beeinflusst wird (gleichbedeutend mit Veränderungen des Zeitpunkts der maximalen Plasmakonzentration t_{max} bzw. der maximalen Plasmakonzentration C_{max}) oder aber die absorbierte Gesamtmenge des Arzneistoffs und damit dessen Bioverfügbarkeit herabgesetzt ist. Erkennbar ist dies an einer Veränderung der Fläche unter der Konzentrations-Zeit-Kurve (Area under the Curve, AUC). Im Gegensatz dazu sind die Veränderungen der Form der Konzentrations-Zeit-Kurve meist weniger problematisch, sofern die AUC unverändert bleibt und die minimal wirksame Konzentration nicht wesentlich verzögert erreicht oder früher unterschritten wird.

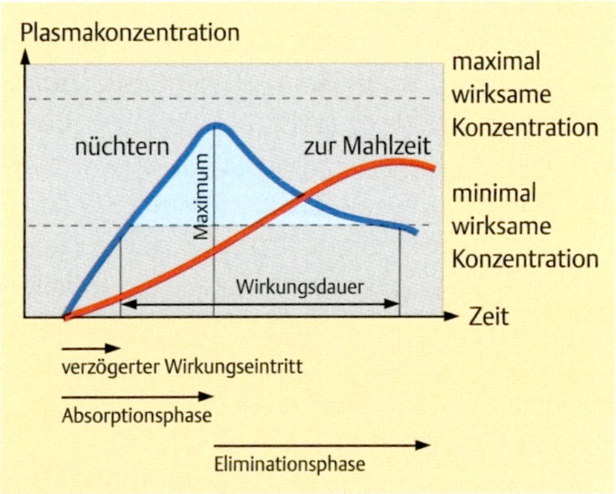

Abb. 38.1 Konzentrations-Zeit-Kurve. Die Verabreichung eines Arzneimittels zu einer Mahlzeit kann das Konzentrations-Zeit-Profil des Wirkstoffs verändern. Beispielhaft gezeigt ist hier eine Verzögerung der Arzneimittelabsorption, sodass der wirksame Plasmaspiegel erst verspätet erreicht wird. Dies kann unerwünscht sein, wenn ein schneller Wirkeintritt notwendig ist (z. B. bei Analgetika oder Sedativa).

> **Hinweis für die Praxis**
>
> Patienten sollten darauf hingewiesen werden, Arzneimittel mit ausreichend Flüssigkeit (zumindest ein Glas Wasser) einzunehmen, um deren Wirkung zu optimieren und bei einigen Wirkstoffen lokale Reizungen des Magen-Darm-Trakts zu vermeiden.

Die **Magenentleerungsrate** bestimmt die Anflutung einer Substanz in den Dünndarm. Eine verzögerte Magenentleerung durch fett- oder ballaststoffreiche Mahlzeiten steigert mitunter die Freisetzung eines Wirkstoffs aus der jeweiligen galenischen Form. Dadurch können sich Absorptionsrate und -geschwindigkeit von Wirkstoffen erhöhen, die im Duodenum sonst nur verzögert freigesetzt werden. Bei säurelabilen Wirkstoffen wird dagegen eine möglichst schnelle Magenentleerung bzw. eine rasche Absorption angestrebt. So sind beispielsweise Digoxin und Protonenpumpenhemmer säurelabil, ebenso das Makrolidantibiotikum Erythromycin. Verminderungen der Bioverfügbarkeit wird in diesen Fällen durch ein säureresistentes Coating des Arzneistoffs entgegengewirkt.

Fetthaltige Mahlzeiten verbessern die Bioverfügbarkeit **lipophiler Arzneistoffe**. Dies beruht, je nach Stoff, auf einer verstärkten Aufnahme in Mizellen oder einer besseren Löslichkeit der Substanz in Gegenwart erhöhter Konzentrationen von Gallensalzen und Lecithin. Darüber hinaus sind einige Wirkstoffe besser verträglich, wenn sie zusammen mit Nahrung verabreicht werden. Dies gilt beispielsweise für nichtsteroidale Antiphlogistika wie Acetylsalicylsäure, Ibuprofen, Diclofenac und Indometacin.

Die Bildung schwer- oder unlöslicher **Komplexe aus Arzneimitteln und Nährstoffen** vermindert die Bioverfügbarkeit von Arzneimitteln und Nährstoffen gleichermaßen. So wird die Absorption von Tetrazyklinen und verschiedenen Gyrasehemmern (z. B. Norfloxacin und Ciprofloxacin) durch eine Komplexbildung mit 2-wertigen Kationen wie Kalzium, Magnesium, Eisen und Zink herabgesetzt.

Tab. 38.2 Empfohlener Zeitpunkt der Arzneimitteleinnahme in Bezug zur Nahrungsaufnahme [1346].

Nüchtern	Mit der Nahrung	Konstant mit/ohne Nahrung
• Bisphosphonate • Didanosin • Carbidopa/Levodopa • Eisen • Entecavir • Furosemid • Isoniazid • Indinavir • Levothyroxin • Nilotinib • Rifampicin • Tacrolimus • Tetrazykline • Voriconazol	• Albendazol • Atovaquon • Griseofulvin • Isotretinoin • Lovastatin • Mefloquin • Saquinavir (+ Ritonavir) • Valganciclovir • Vitamin A (u. Derivate) • Vitamin D	• Digoxin • Phenprocoumon • Phenytoin

Die gleichzeitige Aufnahme von Tetrazyklinen und Milch ist deshalb zu vermeiden. Schwarztee bildet mit basischen stickstoffhaltigen Neuroleptika und Antidepressiva (z. B. Maprotilin, Imipramin, Clomipramin, Lofepramin) ebenfalls Komplexe, wodurch sich die Bioverfügbarkeit reduziert. Nahrungsproteine bzw. Aminosäuren sind in der Lage, die Absorption einiger Wirksubstanzen durch **kompetitive Hemmung** zu reduzieren. Belegt ist dies für Methyldopa und L-Dopa.

Aufgrund der beispielhaft dargestellten Zusammenhänge muss die Gabe einiger Arzneistoffe mit den Mahlzeiten koordiniert werden (▸ Tab. 38.2). Als nüchtern wird häufig eine Aufnahme von mindestens 2 Stunden nach der letzten und mindestens 1 Stunde vor der nächsten Mahlzeit definiert. Dann aber ist üblicherweise kein Nüchternzustand erreicht. Soll ein Arzneimittel tatsächlich nüchtern, d. h. bei leerem Magen, eingenommen werden, so ist dies sicher nur morgens möglich, wenn die letzte Mahlzeit am Abend zuvor erfolgt ist.

Hinweis für die Praxis

Lebensmittelbestandteile können die Absorption von Arzneistoffen sowohl verringern und/oder verzögern, als auch erhöhen und/oder beschleunigen. Welchen Einfluss die Nahrungsaufnahme ausübt, wird von Zusammensetzung, Volumen und Konsistenz der Mahlzeit sowie von den Eigenschaften des Arzneimittels und seiner Galenik bestimmt. Die Patienten sollten daher genau über das notwendige Einnahmeschema informiert werden.

38.2.2 First-Pass-Effekt

Das Ausmaß des First-Pass-Effekts beeinflusst wesentlich den Verlauf der Plasmakonzentration eines Arzneistoffs. Dessen systemisch verfügbare Menge ist vermindert, wenn bereits in der intestinalen Mukosa eine ausgeprägte Metabolisierung erfolgt oder die Substanz bei der ersten Leberpassage in erheblichem Umfang extrahiert wird.

Für die mukosale Umsetzung von Arzneimitteln sind verschiedene fremdstoffmetabolisierende Enzyme der Enterozyten verantwortlich, vor allem aus der Cytochrom-P450-Familie. Quantitativ am bedeutendsten ist dabei das **Isoenzym CYP3A4**; seine Aktivität ist durch Lebensmittelinhaltsstoffe beeinflussbar. Von großer praktischer Relevanz ist die Tatsache, dass der Konsum von Grapefruitsaft zu einer Inaktivierung und verminderten Expression von CYP3A4 führt. Hierdurch reduziert sich der mukosale First-Pass-Metabolismus einiger Arzneimittel teilweise so dramatisch, dass lebensbedrohliche Plasmakonzentrationen resultieren können. Der Effekt tritt bereits nach Konsum von 1 Glas (250 ml) Grapefruitsaft auf und hält bei Einmalgabe im Durchschnitt etwa 24 Stunden an. Entsprechend kommt es nicht nur bei gleichzeitiger Aufnahme des Saftes zu Interaktionen mit Arzneistoffen, sondern noch bis zu 24 Stunden danach. Die ursprüngliche Enzymaktivität wird sogar erst nach etwa 3 Tagen wieder erreicht.

Hervorgerufen wird die Hemmung von CYP3A4 durch die im **Grapefruit(-saft)**, wie auch in Pampelmusen und Pomelos vorkommenden Furanocoumarine Bergamottin und 6',7'-Dihydroxybergamottin sowie die Flavonoide Naringin und Naringenin, deren Konzentrationen in kommerziell angebotenen Säften stark schwanken. Während die beiden Furanocoumarine CYP3A4 irreversibel hemmen, ist die Inhibition durch die Flavonoide reversibel. Die Erhöhung der Bioverfügbarkeit durch Hemmung des mukosalen CYP3A4 betrifft verschiedene Wirkstoffe und zeigt ein sehr unterschiedliches Ausmaß. Aufgrund der enormen Schwankungsbreite der intestinalen CYP3A4-Aktivität ergeben sich zudem große interindividuelle Unterschiede.

▸ Tab. 38.3 zeigt eine Übersicht der Wechselwirkungen zwischen Grapefruitsaft und Arzneistoffen. In welchem Ausmaß sich die Pharmakokinetik der jeweiligen Wirkstoffe ändert, ist aus den dargestellten Gründen kaum voraussagbar. Bei Ciclosporin wurde eine um 38–55 % gesteigerte Verfügbarkeit ermittelt. Bei Simvastatin kam es nach hohem Konsum von Grapefruitsaft (6 Gläser pro Tag) zu einer mehr als 15-fach höheren Bioverfügbarkeit (bestimmt als AUC). Hiermit erhöht sich das potenzielle Risiko für Nebenwirkungen wie Nierenversagen und Rhabdomyolyse. Bei Pravastatin war hingegen kein Einfluss feststellbar.

Tab. 38.3 Einfluss von Grapefruitsaft auf die Bioverfügbarkeit von Arzneimitteln, die als Substrate des CYP3A4-Systems fungieren [1346].

CYP3A4-Substrat	Bioverfügbarkeit (%)	AUC-Anstieg (%)
Atorvastatin	14	20–200
Budesonid	10	100
Carbamazepin	80	40
Colchicin	45	↑ ↑ *
Ciclosporin (Sandimmun Neoral)	30–60	38–55
Diltiazem	40	20
Dextrometorphan	10	↑
Dasatinib	nb	↑
Dihydroergotamin	<1	↑ ↑
Domperidon	13–17	↑
Dronedaron	15	↑
Everolimus	nb	↑
Felodipin	13–20	100
Imatinib	98	↑
Midazolam	36	52
Nifedipin	30–60	40–100
Nilotinib	30–60	29
Simvastatin	5	400–1200
Sirolimus	15–27	↑
Tacrolimus	14–32	22–110
Verapamil	20–35	45

AUC: Area under the Curve; nb: nicht bestimmt.
** Fallberichte mit schwerer Colchicin-Toxizität beschrieben; ↑: keine Daten, aber signifikanter Anstieg theoretisch möglich; ↑ ↑: keine Daten, aber ausgeprägter Anstieg wahrscheinlich.*

Hinweis für die Praxis

Aufgrund des erheblichen Einflusses auf den mukosalen First-Pass-Effekt sollte bei der Einnahme von Arzneimitteln auf den Konsum von Grapefruitsaft verzichtet werden. Zwischen dem Konsum des Safts und der oralen Gabe eines Arzneimittels muss ein Zeitraum von mindestens 24 Stunden liegen. Vorsicht ist gleichermaßen bei Grapefruit und Pomelo geboten.

Um eine Orientierung zu ermöglichen, bei welchen Wirkstoffen Interaktionen mit Grapefruit-Inhaltsstoffen auftreten können, wurde vorgeschlagen, grundsätzlich solche Arzneimittel nicht mit Grapefruitsaft zu kombinieren, die auch nicht gemeinsam mit dem Antimykotikum Itraconazol bzw. dem Antibiotikum Erythromycin gegeben werden dürfen. Beide besitzen ebenfalls eine hemmende Wirkung auf CYP3A4 und wirken sich daher ähnlich aus wie Grapefruitsaft.

Pampelmusen (die Grapefruit ist eine Kreuzung aus Orange und Pampelmuse) sowie Pomelos (Kreuzung aus Grapefruit und Pampelmuse) beeinflussen ebenfalls, wenn auch in geringerem Umfang, die Aktivität von CYP3A4.

38.2.3 Distribution, Metabolismus und Exkretion von Arzneistoffen

Viele, insbesondere lipophile Arzneistoffe werden **an Plasmaproteine gebunden** transportiert. Wirksam ist der jeweils ungebundene Anteil, der dann seine pharmakodynamischen Eigenschaften entfalten kann, aber auch schneller metabolisiert wird. Die Zufuhr von Lebensmitteln kann den freien Anteil der Wirkstoffe variieren. So verdrängen Fette das Benzodiazepin Diazepam aus seinen Plasmaproteinbindungen. Auf diese Weise erhöht sich die Konzentration an freiem Diazepam, woraus eine erhöhte Wirksamkeit resultiert. Demgegenüber steigt die Konzentration von ungebundenem und damit therapeutisch wirksamem Chinidin im Plasma nach einer Mahlzeit langsamer an als bei Einnahme auf leeren Magen, da es postprandial vermehrt an Plasmaproteine gebunden wird.

Die **Biotransformation** von Pharmaka wird durch verschiedene fremdstoffmetabolisierende Enzymsysteme katalysiert, vor allem durch mikrosomale, mischfunktionelle Oxygenasen sowie konjugierende, zytosolische Enzyme. In einer **Phase-I-Reaktion** (Funktionalisierung des Substrats) wird der jeweilige Arzneistoff dabei zunächst vor allem oxidativ, reduktiv oder hydrolytisch in ein reaktionsfähigeres Derivat umgewandelt. Die sich anschließende **Phase-II-Reaktion** überführt die zuvor entstandenen Metaboliten durch Konjugationsreaktionen (vor allem mit Glukuronsäure oder Sulfat) in besser wasserlösliche und damit leichter ausscheidbare Verbindungen.

Hauptort des Fremdstoffmetabolismus ist die Leber, andere Organe (z. B. die intestinale Mukosa) sowie die intestinale Mikrobiota sind in untergeordnetem Maße beteiligt. Bei proteinarmen Ernährungsformen kann die Synthese der NADPH-abhängigen Enzyme reduziert und die Arzneimittel-Metabolisierung entsprechend vermindert sein. Insbesondere Fasten geht mit einer deutlich sinkenden Aktivität mischfunktioneller Oxygenasen einher. In der Folge steigt die effektive Wirkkonzentration von Arzneistoffen und damit auch das Risiko unerwünschter Nebenwirkungen. Phase-II-Reaktionen wiederum sind an die Bereitstellung von Kohlenhydraten, Aminosäuren und Fetten gebunden.

Neben den bereits dargestellten Effekten von Grapefruitsaft können auch andere Lebensmittelbestandteile Einfluss auf den Arzneistoffmetabolismus nehmen. So wurde für Indole aus Kohlarten sowie für gegrillte Lebensmittel nachgewiesen, dass sie Cytochrom-P450-haltige Monooxygenasen induzieren und damit den Abbau bestimmter Arzneistoffe beschleunigen. Verbrennungsprodukte wie polyzyklische aromatische Kohlenwasserstoffe (PAK) wirken ebenfalls als Enzyminduktoren und erhöhten hierdurch den Abbau verschiedener Wirkstoffe. Während die Zufuhr von PAK wie Benzopyren über z. B. gegrillte oder geräucherte Lebensmittel im Allgemeinen nicht dauerhaft in relevanten Mengen erfolgt, kann deren Aufnahme über Zigarettenrauch bedeutsam sein, u. a. beim Abbau der Neuroleptika Clozapin und Olanzapin sowie der Antidepressiva Amitriptylin und Escitalopram. Eine grundsätzliche Veränderung des Rauchverhaltens während der Therapie, beispielsweise ein Rauchstopp, führt daher möglicherweise zu erheblichen Änderungen der Wirkkonzentrationen dieser und anderer Wirkstoffe.

Die **renale Exkretion** von Arzneimitteln bzw. deren Metaboliten variiert mit dem **pH-Wert** des Urins. Alkalische Arzneimittel lösen sich leichter im sauren Harn und werden dadurch schneller ausgeschieden, während es sich bei sauer reagierenden Substanzen umgekehrt verhält (▶ Tab. 38.4). Vegetarische und pflanzenbetonte Kostformen bewirken ebenso wie das Trinken großer Mengen an Zitrussäften eine Alkalisierung des Harns. Gleiches gilt für stark bikarbonathaltige Mineral- und Heilwässer. Hierdurch gelangen alkalische Arzneimittel, wie Antiarrhythmika vom Chinidintyp, das trizyklische Antidepressivum Imipramin und Amphetaminstimulanzien, langsamer zur Ausscheidung. Die Wirkstoffe zirkulieren länger im Blut, wodurch ihre Wirkdauer steigt. Zum gegenteiligen Effekt kommt es, wenn Menschen mit alkalischem Harn saure Wirkstoffe, wie Acetylsalicylsäure oder Phenobarbital, verwenden. Deren Elimination über die Nieren ist beschleunigt, sodass die Wirkung vermindert sein kann.

Welche Bedeutung der **Wasser- und Elektrolythaushalt** für die Pharmakokinetik von Arzneistoffen haben kann, zeigt das Beispiel der Lithiumsalze. Lithium- und Natriumionen besitzen ähnliche physikochemische Eigenschaften und nutzen dieselben Transportsysteme. Eine niedrige Natriumaufnahme bei gleichzeitiger geringer Flüssigkeitszufuhr führt daher zu einer verstärkten Lithiumretention und zu Überdosierungen des Antipsychotikums. Umgekehrt kommt es bei hoher Natrium- und Flüssigkeitsaufnahme zu einer verstärkten Lithiumausscheidung und einer geringeren Wirksamkeit des Arzneimittels. Störungen im Kaliumhaushalt wiederum, insbesondere eine niedrige Kaliumkonzentration im Serum, können die Herzmuskelfunktion beeinträchtigen und die Toxizität von Digitalisglykosiden erhöhen.

Tab. 38.4 Einfluss des Urin-pH-Werts auf die renale Exkretion von Arzneistoffen.

Elimination beschleunigt im alkalischen Urin	Elimination beschleunigt im sauren Urin
• Barbiturate	• Amphetamin
• Carbutamid	• Chinin
• Indolessigsäure	• Chloroquin
• Nitrofurantoin	• Codein
• Paraaminohippursäure	• Dromoran
• Phenobarbital	• Hydroxytryptamin
• Phenylbutazon	• Morphin
• Probenecid	• Nikotin
• Salizylate	• Pethidin
• Sulfonamide	• Procain

38.2.4 Pharmakodynamische Effekte

Interaktionen zwischen Nahrungsbestandteilen und Pharmaka am Wirkort vermindern über unterschiedliche Mechanismen die Arzneimittelwirkung. **Vitamin-K-reiche Lebensmittel** (grüne Blattgemüse, Blumenkohl, Leber) reduzieren die therapeutische Wirksamkeit von Antikoagulanzien wie **Phenprocoumon**, deren Wirkung auf einem Vitamin-K-Antagonismus beruht. Ist auf Basis der Gerinnungszeit eine individuell passende Dosierung des Arzneimittels gefunden, sollten drastische Veränderungen des Verzehrmusters vermieden werden. Die frühere Empfehlung, grundsätzlich eine Vitamin-K-arme Kost zu verzehren, ist überholt und aufgrund der dadurch eingeschränkten Lebensmittelauswahl nachteilig.

Vitamin B_6 ist in Form von Pyridoxalphosphat Kofaktor bei der Decarboxylierung von Aminosäuren zu biogenen Aminen und trägt damit zur verstärkten peripheren Umwandlung des vor allem bei der Behandlung des Morbus Parkinson eingesetzten **L-Dopa** (Levodopa) zu Dopamin bei. Letzteres kann allerdings im Gegensatz zu seinem Präkursormolekül nicht die Blut-Hirn-Schranke überwinden. Obwohl der Einsatz von Decarboxylase-Inhibitoren (z. B. Carbidopa, Benserazid) als Begleittherapie diese Problematik entschärft hat, sollten keine Vitamin-B_6-haltigen Supplemente gemeinsam mit L-Dopa aufgenommen werden.

Sucralfat, ein Aluminiumsalz des Saccharosesulfats, findet in der Ulkustherapie, z. B. beim Ulcus ventriculi, Verwendung. Die Wirkung des Salzes beruht darauf, dass es auf der Ulkusoberfläche Komplexe mit Proteinen bildet, wodurch der Angriff schädigender Agenzien wie Salzsäure verhindert wird. Diese Wirkung kann jedoch nur dann in ausreichendem Umfang erfolgen, wenn Sucralfat nicht schon vorab an mit der Nahrung aufgenommene Proteine bindet. Entsprechend sollte die

Gabe des Arzneistoffs (außer bei der Behandlung der Refluxösophagitis) möglichst auf leeren Magen erfolgen.

38.3 Einfluss von Arzneimitteln auf Nährstoffversorgung und Ernährungszustand

Einige Arzneistoffe beeinflussen den Nährstoffstatus und sind bei langfristiger Verabreichung in der Lage Nährstoffdefizite zu induzieren oder zu verstärken. Dabei kommen unterschiedliche Mechanismen zum Tragen, wobei Einflüsse auf Appetit, Geschmack und Nahrungsauswahl sowie auf die gastrointestinalen Funktionen quantitativ die größte Rolle spielen.

38.3.1 Nahrungsaufnahme

Veränderungen des Körpergewichts gehören zu den häufig beobachteten Nebenwirkungen von Arzneimitteln. Dabei kann es je nach Wirkstoff zu einer Gewichtszunahme oder auch – deutlich seltener – zu einem Verlust an Körpermasse kommen. Der Anstieg des Gewichts beruht meist auf einer Erhöhung der Fettmasse durch einen gesteigerten Appetit, teilweise ergibt er sich auch durch Wassereinlagerungen. Da diese Gewichtsveränderung von den Patienten nicht gewünscht ist, kann es zu Compliance-Problemen kommen.

Vor allem Psychopharmaka nehmen Einfluss auf die **Hunger-Sättigungs-Regulation**, indem sie die Konzentrationen von Dopamin, Serotonin und Noradrenalin im synaptischen Spalt verändern. Da diese Transmitter an der Regulation der Nahrungsaufnahme beteiligt sind, kommt es insbesondere durch einige tri- und tetrazyklische Antidepressiva zu einer Appetitsteigerung mit deutlicher Gewichtszunahme. Selektive Serotonin-Wiederaufnahme-Hemmer (SSRI) weisen hingegen – ebenso wie beispielsweise das trizyklische Antidepressivum Desipramin – ein geringes adipogenes Potenzial auf. Auch die Gabe einiger Neuroleptika und Hormone begünstigt die Entwicklung von Übergewicht und Adipositas (▶ Tab. 38.5).

Hinweis für die Praxis

Eine Gewichtszunahme stellt bei einigen Arzneistoffen eine häufige Nebenwirkung dar und beeinträchtigt die Compliance der Patienten. Eine ausreichende Aufklärung und Beratung im Vorfeld sind daher notwendig.

Bei einigen Arzneistoffen ist die **appetitvermindernde Wirkung** erwünscht, z. B. bei der Gabe der Glukagon-like-Peptide(GLP)-1-Agonisten Liraglutid und Semaglutid oder der Kombination aus Bupropion und Naltrexon. Meist allerdings ist dieser Effekt als unerwünschte Nebenwirkung anzusehen.

Besonders bei Stoffen, die das **Geruchs- und Geschmacksempfinden beeinträchtigen** oder die **Speichelsekretion vermindern**, kommt es zu einer

Tab. 38.5 Pharmaka mit adipogener Wirkung [1353].

Substanzgruppe	Adipogene Wirkung		
	stark	mittel	leicht
Antidepressiva	Amitriptylin, Doxepin, Maprotilin, Mirtazapin, Trimipramin	Clomipramin, Imipramin, Nortriptylin	Citalopram, Fluoxetin, Fluvoxamin, Desipramin, Moclobemid (MAO-Hemmer), Sertralin, Tranylcypromin (MAO-Hemmer)
Neuroleptika	Clozapin, Olanzapin	Zuclopenthixol, Quetiapin, Risperidon	Amisulprid, Aripiprazol, Haloperidol, Ziprasidon
andere Psychopharmaka	Lithium, Valproat	Carbamazepin	Gabapentin, Lamotrigin, Topiramat
Hormone	Insulin, Kortisol	Testosteron	orale Kontrazeptiva
andere Pharmaka	–	–	Glitazone, Sulfonylharnstoffe, Betablocker

IV

Tab. 38.6 Gründe für eine Appetitverminderung durch Pharmaka (Auswahl) [1352].

Ursache	Auslösende Pharmaka
Übelkeit	unterschiedliche Substanzgruppen
Erbrechen	unterschiedliche Substanzgruppen
verminderte Geruchs- und Geschmacksempfindung	Allopurinol, diverse Antibiotika, Analgetika
Widerwillen gegen bestimmte Speisen	Sulfonamide, Antibiotika, Zytostatika
verminderte Speichelsekretion	Sedativa, Hypnotika, Anticholinergika
Schleimhautschädigungen in Magen und Darm	nichtsteroidale Antiphlogistika wie Acetylsalicylsäure, Indometacin, Colchicin, Zytostatika

reduzierten Nahrungsaufnahme. Die Antikonvulsiva Phenytoin und Carbamazepin vermindern das generelle Geschmacksvermögen, wohingegen andere Wirkstoffe (z. B. verschiedene Antibiotika wie Tetracycline, Ampicillin und Makrolide; die Neuroleptika Chlorpromazin und Perphenazin; einige Statine; verschiedene Diuretika) Geschmacksveränderungen hervorrufen können, vor allem einen metallischen oder bitteren Geschmack. Eine verminderte Speichelsekretion ist als Nebenwirkung von Antihistaminika und Anticholinergika sowie einigen trizyklischen Antidepressiva bekannt.

Auch Wirkstoffe, die Übelkeit, Erbrechen und Schleimhautschädigungen hervorrufen, führen dazu, dass die betroffenen Patienten nicht essen können oder wollen. Zu berücksichtigen ist dabei auch, dass durch Erbrechen zusätzliche Wasser- und Elektrolytverluste auftreten, insbesondere bei der Therapie mit Zytostatika. Die Ursachen einer Appetitverminderung durch verschiedene Pharmaka sind in ▶ Tab. 38.6 zusammengefasst.

38.3.2 Absorption von Nährstoffen

Arzneistoffe vermögen im Gastrointestinaltrakt auf verschiedenen Wegen **Nährstoffverfügbarkeit und -absorption** zu beeinträchtigen. Je nach Wirksubstanz und zugrunde liegendem Mechanismus resultieren daraus spezifische Konsequenzen für die Digestion und Absorption einzelner Nährstoffe oder generalisierte Erscheinungen, von denen die gesamte Nährstoffaufnahme betroffen ist. Eine Übersicht über die wesentlichen Effekte gibt ▶ Tab. 38.7.

Eine verminderte Nährstoffverwertung bzw. Nährstoffverluste ergeben sich insbesondere durch Erhöhungen der gastrointestinalen Motilität bis hin zu Diarrhöen sowie Schleimhautschädigungen, wie sie durch Antibiotika, Laxanzien, Diuretika, Methyldopa, L-Dopa, Anticholinergika, nichtsteroidale Antiphlogistika und Zytostatika hervorgerufen werden. Die Konsequenzen hängen von der Dauer der Medikation sowie dem Nährstoffstatus zu Beginn der Pharmakotherapie ab. Vor allem bei einer beschleunigten Dünndarmpassage können Nährstoffhydrolyse und Kontaktzeit mit den absorbierenden Epithelzellen vermindert sein. Bei massiven Durchfällen treten zusätzliche Wasser-, Elektrolyt- und Proteinverluste auf.

38.3.3 Distribution, Metabolismus und Exkretion

Veränderungen der **Nährstoffdistribution** durch Arzneistoffe sind insgesamt eher selten und auf einzelne Substanzen beschränkt. An Plasmaproteine gebundene Nährstoffe können aus dieser Bindung verdrängt und verstärkt ausgeschieden werden. Ein Beispiel hierfür ist die Verdrängung von Folat und Ascorbinsäure durch Acetylsalicylsäure; die klinische Bedeutung ist allerdings gering. Demgegenüber führt die Reaktion der Antituberkulotika Isoniazid und Cycloserin mit der Aldehydgruppe von Pyridoxal bzw. Pyridoxalphosphat unter Bildung einer Schiff-Base zu einem auch praktisch bedeutsamen Mangel des Vitamins. Das Vitamin wird hierdurch inaktiviert und verstärkt ausgeschieden. Bei bis zu 40 % der mit diesen Wirkstoffen behandelten Patienten finden sich periphe-

Tab. 38.7 Für die Nährstoffversorgung bedeutsame Effekte von Pharmaka auf den Magen-Darm-Trakt (Beispiele) [1353].

Pharmaka	Mechanismus	Effekt auf
Laxanzien, Antibiotika, Metoclopramid, Anticholinergika, Methyldopa	veränderte gastrointestinale Motilität/Diarrhö	alle Nährstoffe, besonders Mineralstoffe
Sulfonamide, Diuretika, Antikonvulsiva	Hemmung/Inaktivierung von Verdauungsenzymen	Fette, Proteine, Kohlenhydrate, Folat
Colestipol, Neomycin, Colestyramin	Bindung von Gallensäuren	Fette, fettlösliche Vitamine
Aluminium- oder magnesiumhydroxidhaltige Antazida, Tetrazykline	Bildung schwer löslicher Pharmaka-Nährstoff-Komplexe	Mineralstoffe (besonders Eisen, Kupfer, Zink), einige Vitamine
Antazida, H_2-Blocker, Protonenpumpeninhibitoren	Erhöhung des gastralen pH-Werts	Folat, Cobalamin
Methotrexat, Phenytoin, Sulfasalazin	Störung des postabsorptiven enteralen Metabolismus	Folat
verschiedene Antibiotika (wie Neomycin und Tetrazykline)	Schädigung der intestinalen Mikrobiota	intestinale Synthese von Vitamin K, Biotin
Metformin, Oligomycin, Carbamazepin, Primidon	selektive Interaktionen mit dem Nährstofftransport	Cobalamin, Biotin
Acetylsalicylsäure, Indometacin, Colchicin, Diclofenac, Methotrexat, Neomycin	Schädigungen der Darmschleimhaut	alle Nährstoffe

re Neuropathien als Zeichen eines Pyridoxinmangels. Auf einer Störung des Vitamin-B_6-Stoffwechsels beruht auch die Interaktion mit dem Zytostatikum Procarbazin, was teilweise die Neurotoxizität des Pharmakons erklärt.

Den **Nährstoffmetabolismus** beeinflussen vorwiegend arzneiliche Wirkstoffe, die sich auf die Gesamtstoffwechsellage auswirken oder als Enzyminduktoren wirken. Wird die Aktivität fremdstoffmetabolisierender Enzyme in der Leber erhöht, beeinflusst dies den Metabolismus verschiedener Nährstoffe wie auch der Pharmaka selbst. So führt die Dauertherapie mit Kortikosteroiden zu einem verstärkten Muskel- und Knochenabbau (Steroidosteoporose) sowie einer erhöhten Glukoneogenese (Steroiddiabetes).

Auch Pento- und Phenobarbital, Rifampicin, Griseofulvin oder Phenytoin erhöhen innerhalb weniger Tage die Aktivität mikrosomaler Monooxygenasen. Bei dauerhafter Gabe des Antiepileptikums Phenytoin tritt aus diesem Grund ein verstärkter Abbau von Vitamin D auf. Infolge der reduzierten intestinalen Kalziumaufnahme sind Hypokalzämie und – in seltenen Fällen – Osteomalazie die Folge.

Tab. 38.8 Monoaminoxidase-Hemmstoffe und Nahrungsmittel mit hohem Gehalt an Tyramin und/oder Histamin [1353].

MAO-Inhibitoren	Tyramin- und histaminreiche Nahrungsmittel
• Moclobemid • Rasagilin • Selegilin • Tranylcypromin • Phenelzin	• reifer Käse • Bananen • Bohnen • ältere Fleischwaren • roter Fisch (Thunfisch) • Sauerkraut • Soja • Wein • alkoholfreies Bier

MAO: Monoaminoxidase

Klinisch bedeutsam ist die Tatsache, dass Monoaminoxidase-Hemmstoffe (**MAO-Hemmer**) auch den Abbau von biogenen Aminen aus der Nahrung hemmen. Der gleichzeitige Verzehr von Lebensmittel mit hohen Gehalten an biogenen Aminen (▸ Tab. 38.8) kann daher zu gefährliche Blutdruckkrisen führen. Proteinreiche Lebensmittel, die gealtert oder fermentiert sind sowie einen hohen Gehalt an biogenen Aminen aufweisen, z. B. Käse, sind deshalb bei der Einnahme von MAO-Hemmstoffen zu meiden. Sie können erst 3–4 Wochen nach Absetzen des Arzneistoffs wieder problemlos verzehrt werden.

Hinweis für die Praxis

Tyramin-reiche Lebensmittel sind bestimmte Käse (u. a. Camembert, Gruyère, Parmesan, Roquefort), Rohwürste wie Salami, Hefe- und Fleischextrakte sowie Rotweine. Unter Therapie mit MAO-Hemmern wird auch der Abbau des mit diesen Lebensmitteln zugeführten Tyramins gehemmt. Hierdurch kommt es zu einer verstärkten Ausschüttung von Noradrenalin. Dies kann zu lebensbedrohlichen hypertensiven Krisen und Arrhythmien führen. Erst 3–4 Wochen nach Absetzen der MAO-Hemmstoffe können diese Lebensmittel wieder bedenkenlos verzehrt werden.

Mit einer erhöhten **renalen Nährstoffexkretion** ist bei Arzneistoffen zu rechnen, welche die Nierenfunktion beeinflussen. Die gesteigerte Ausscheidung von Mineralstoffen bei Einnahme von Diuretika betrifft neben der erwünschten Erhöhung der Natrium- und Chloridelimination auch andere Mineralstoffe. Schleifendiuretika wie Furosemid und Etacrynsäure erhöhen zusätzlich die renale Exkretion von Kalzium und Magnesium, Thiazide können eine Hypokaliämie hervorrufen. Auch andere Wirkstoffe vermögen Verluste von Mineralstoffen über die Niere zu steigern. Nach mehrmonatiger hoher Dosierung des Aminoglykosidantibiotikums Gentamicin sinken die Plasmaspiegel an Magnesium, Kalium und Kalzium aufgrund einer Hyperexkretion.

Erhöhte **Nährstoffverluste mit den Fäzes** werden überwiegend durch die Einnahme von Laxanzien hervorgerufen, vor allem bei deren Abusus. Zu einer vermehrten Ausscheidung von Eisen und anderen Spurenelementen sowie zu Proteinverlusten kommt es durch Schädigungen der Schleimhäute des Gastrointestinaltrakts.

38.3.4 Veränderungen des Nährstoffstatus

Die vielfältigen Einflüsse von Pharmaka auf den Stoffwechsel von Nährstoffen finden ihren Niederschlag in einem veränderten Nährstoffstatus. ▸ Tab. 38.9 gibt einen Überblick über ausgewählte Effekte.

Tab. 38.9 Einfluss von Medikamenten auf den Nährstoffstatus.

Arzneistoffgruppe	Medikamente	Betroffene Nährstoffe	Auswirkung auf den Nährstoffstatus	Mechanismus
Antibiotika	Breitspektrum-Antibiotika	Vitamin K	↓	intestinale Vitamin-K-Synthese ↓
	Tetrazykline	Vitamin C	↓	renale Vitamin-C-Ausscheidung ↑
		Mineralstoffe	↓	bei gleichzeitiger Aufnahme von Tetrazyklinen: intestinale Absorption von Kalzium, Magnesium, Eisen und Zink ↓
	Pivampicillin	Carnitin	↓	renale Carnitinausscheidung ↑

Tab. 38.9 Fortsetzung

Arzneistoffgruppe	Medikamente	Betroffene Nährstoffe	Auswirkung auf den Nährstoffstatus	Mechanismus
	Gyrasehemmer	Mineralstoffe	↓	bei gleichzeitiger Aufnahme von Gyrasehemmern: intestinale Absorption von Kalzium, Magnesium, Eisen und Zink ↓
	Trimethoprim	Folat	↓	Folatantagonisten (Hemmung der Dihydrofolatreduktase)
Magen-Darm-Therapeutika	Antazida	Folat	↓	intestinale Folatabsorption ↓
		Kalzium	↓	renale und fäkale Kalziumausscheidung ↑
		Spurenelemente	↓	Eisen-, Zink- und Kupferabsorption ↓ (Bildung schwerlöslicher Antazida-Nährstoffkomplexe bei zeitgleicher Einnahme)
	H_2-Antagonisten	Folat	↓	Folatabsorption ↓
		Cobalamin	↓	Cobalaminabsorption ↓
		Zink	↓	Zinkabsorption ↓
	Protonenpumpen-inhibitoren	Cobalamin	↓	Cobalaminabsorption ↓
		Magnesium	↓	Magnesiumabsorption ↓
		Zink	↓	Zinkabsorption ↓
Antidiabetika	Metformin	Cobalamin	↓	Cobalaminabsorption ↓
		Thiamin	↓	Thiaminantagonismus (?)
		Folat	↓	Folatabsorption ↓
Lipidsenker	Statine	Koenzym Q_{10} (Serum; nicht Gewebe)	↓	endogene Synthese ↓
	Fenofibrat/Bezafibrat	Cobalamin	↓	intestinale Cobalaminabsorption ↓
	Colestyramin	Vitamin A, D, E, K	↓	intestinale Absorption ↓
		Folat	↓	intestinale Folatabsorption ↓
		Cobalamin	↓	Cobalaminabsorption ↓
	Colesevelam	Vitamin A, D, E, K	↓	intestinale Absorption ↓

Tab. 38.9 Fortsetzung

Arzneistoffgruppe	Medikamente	Betroffene Nährstoffe	Auswirkung auf den Nährstoffstatus	Mechanismus
Antikonvulsiva	Carbamazepin	Biotin	↓	intestinale Biotinabsorption ↓
		Folat	↓	intestinale Folatfreisetzung ↓
				Abbau durch Enzyminduktion ↑
	Primidon	Biotin	↓	intestinale Biotinabsorption ↓
		Folat	↓	intestinale Folatfreisetzung ↓
				Abbau durch Enzyminduktion ↑
		Pyridoxin, Cobalamin	↓	hepatische mikrosomale Enzyminduktion ↑
		Vitamin D, K	↓	hepatische mikrosomale Enzyminduktion ↑
	Phenytoin	Pyridoxin, Cobalamin	↓	hepatische mikrosomale Enzyminduktion ↑
		Vitamin D, K	↓	hepatische mikrosomale Enzyminduktion ↑
		Zink	↓	renale Zinkausscheidung ↑
	Phenobarbital	Folat	↓	intestinale Folatfreisetzung ↓
				Abbau durch Enzyminduktion ↑
		Pyridoxin, Cobalamin	↓	hepatische mikrosomale Enzyminduktion ↑
		Vitamin D, K	↓	hepatische mikrosomale Enzyminduktion ↑
	Valproinsäure	Vitamin D, K	↓	hepatische mikrosomale Enzyminduktion ↑
		Zink	↓	renale Zinkausscheidung ↑
				renale Carnitinausscheidung ↑
				endogene Synthese ↓
				zelluläre Carnitinaufnahme ↓

38.4 Risikogruppen für Pharmaka-Nährstoff-Interaktionen

Grundsätzlich können Interaktionen zwischen Pharmaka und Nährstoffen bei allen Personen auftreten. Da die Beziehungen zwischen der Aufnahme von Arzneistoffen und der Ernährung variabel und komplex sind, ist es kaum möglich, klinisch relevante Effekte vorauszusagen. Diese präsentieren sich als Ergebnis unterschiedlicher Einfluss- und Risikofaktoren und hängen gleichermaßen vom jeweiligen Wirkstoff, wie auch der Situation des Patienten ab (▶ Abb. 38.2). Entscheidende Stellgrößen sind:

- die pharmakologischen Eigenschaften und Nebenwirkungen des Arzneistoffs,
- Zeitdauer der Arzneimittelgabe und Dosierung,
- der Gesundheits- und Ernährungsstatus sowie die aktuelle Ernährung des Patienten.

Mögliche Probleme betreffen primär Menschen, bei denen mehrere Risikofaktoren zusammenkommen. Diese Risikopersonen lassen sich in 4 Hauptgruppen zusammenfassen.

38.4.1 Chronisch Kranke und Personen mit Langzeitmedikation

Menschen mit chronischen Erkrankungen weisen ein erhöhtes Risiko für klinische Konsequenzen von Pharmaka-Nährstoff-Interaktionen auf. Da die Medikation über lange Zeiträume oder sogar lebenslang erfolgt, können bereits geringe Effekte eines Arzneistoffs auf den Nährstoffstatus von Bedeutung sein. Konsequenzen für den Stoffwechsel der Nährstoffe ergeben sich insbesondere dann, wenn ein Wirkstoff bei längerfristiger Gabe Organschäden hervorruft. Kritisch stellt sich die Situation zudem dar, wenn bereits die Grunderkrankung mit einer verminderten Nährstoffversorgung assoziiert ist. Betroffen sind Patienten mit auszehrenden Erkrankungen (z. B. Karzinome oder AIDS) bzw. Menschen mit einer eingeschränkten Nährstoffaufnahme. Auch Alkohol- und Drogenmissbrauch begünstigen Pharmaka-Nährstoff-Interaktionen und können sowohl die Wirkung der Arzneistoffe beeinträchtigen als auch das Risiko eines durch Arzneimittel ausgelösten Nährstoffmangels erhöhen.

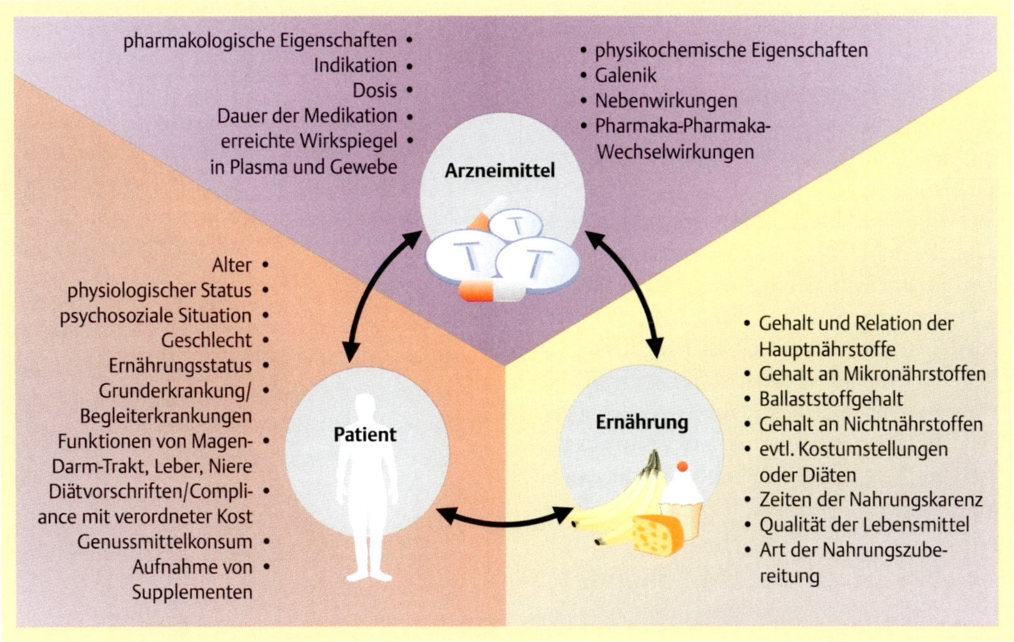

Abb. 38.2 Pharmaka-Nährstoff-Interaktionen. Den Interaktionen zwischen Arznei- und Nahrungsmitteln liegt ein komplexes und individuell sehr variables Wechselspiel zwischen Patient, Ernährung und Arzneistoff zugrunde. Inwieweit sich im Einzelfall klinisch relevante Effekte ergeben, ist daher vielfach kaum vorherzusagen.

Hinweis für die Praxis

Ein Problem stellt ein hoher Alkoholkonsum dar, weil dadurch unter anderem die gastrointestinalen Nebenwirkungen von nichtsteroidalen Antiphlogistika sowie von Kortikosteroiden verstärkt werden. Zudem kann die Wirkung zahlreicher Psychopharmaka und Narkotika beeinträchtigt sein.

38.4.2 Ältere und hochbetagte Menschen

Verschiedene physiologische und psychosoziale Faktoren erhöhen im fortgeschrittenen Lebensalter das Risiko für Pharmaka-Nährstoff-Interaktionen. Altersbedingte Stoffwechselveränderungen vermindern die Absorption einzelner Nährstoffe, setzen die Magensäuresekretion herab und schränken die Stoffwechselleistungen von Leber und Nieren ein. Hieraus können eine Veränderung der Pharmakokinetik von Arzneistoffen und gleichzeitig eine Verschlechterung der Nährstoffversorgung resultieren. Multimorbidität und Multipharmakotherapie können sich in ihren ungünstigen Wirkungen gegenseitig verstärken. Komplexe Einnahmeschemata führen unter Umständen – nicht nur beim Vorliegen einer Demenz – zu Schwierigkeiten, die Empfehlungen zur Abstimmung von Arzneimitteleinnahme und Lebensmittelverzehr richtig umzusetzen.

Auch die Aufrechterhaltung einer ausreichenden Nährstoffzufuhr erweist sich vielfach als grundsätzliches Problem. Der Energiebedarf sinkt im Alter, wogegen der Bedarf an nicht energieliefernden Nährstoffen und Proteinen gleichbleibt oder ansteigt. Notwendig sind daher sowohl eine vielseitige Kostzusammenstellung als auch eine schonende Zubereitung der Lebensmittel, was allerdings häufig wegen Kauschwierigkeiten nur bedingt möglich ist.

38.4.3 Schwangere und Stillende

Schwangerschaft und Stillzeit sind durch einen hohen Bedarf an verschiedenen Nährstoffen gekennzeichnet, sodass – neben den in der Gesamtbevölkerung zu findenden Defiziten an Vitamin D – die Versorgung mit Folat, Eisen, Thiamin, Riboflavin, Pyridoxin, Vitamin A bisweilen kritisch ist. Bei kurzer Geburtenfolge, Mehrlingsschwangerschaften und einem hohen Genussmittelkonsum erhöht sich das Risiko für einen Nährstoffmangel. Bis zu 90 % der Schwangeren im 1. Trimenon verwenden außerdem Arzneimittel, am häufigsten Antiemetika, Laxanzien, Tranquillanzien, Analgetika und Schlafmittel, welche die Nährstoffversorgung zusätzlich beeinträchtigen können.

38.4.4 Personen mit unkontrollierter Selbstmedikation

Im Gegensatz zu chronisch Kranken, die eine Pharmakotherapie unter ärztlicher Aufsicht erhalten, ist im Bereich der Selbstmedikation die Möglichkeit zur Überwachung und ggf. Intervention nicht gegeben. Vor allem der unkontrollierte Einsatz von Laxanzien, Analgetika oder Antazida kann den Nährstoffstatus negativ beeinträchtigen und gleichermaßen die Verfügbarkeit von Arzneistoffen vermindern. Die sich daraus ergebenden Konsequenzen, z. B. durch gastrointestinale Nebenwirkungen, sind den Anwendern vielfach nicht bekannt.

Einer besonderen Erwähnung bedarf die Einnahme oraler Kontrazeptiva. Auch wenn es sich dabei nicht um eine Selbstmedikation im eigentlichen Sinne handelt, können orale Kontrazeptiva aufgrund der meist langfristigen Einnahme die Versorgung mit einzelnen Vitaminen (Pyridoxin, Folat, Riboflavin) beeinträchtigen und unter Umständen subklinische Nährstoffdefizite begünstigen.

Hinweis für die Praxis

Patienten, bei denen ein erhöhtes Risiko für Pharmaka-Nährstoff-Interaktionen besteht, sollten frühzeitig hierauf hingewiesen werden. Das gilt besonders bei der Langzeitgabe von Arzneimitteln.

Literatur

[1336] Akamine D, Filho MK, Peres CM. Drug-nutrient interactions in elderly people. Curr Opin Clin Nutr Metab Care 2007; 10: 304–310

[1337] Balhara YP. Diabetes and psychiatric disorders. Indian J Endocrinol Metab 2021; 15 (4): 274–283

[1338] Bhattacharyya S, Bhattacharyya K, Maitra A. Possible mechanisms of interaction between statins and vitamin D. QJM 2012; 105 (5): 487–491

[1339] Berthold H, Gundert-Remy U. Ernährungsrelevante Arzneimittel. In: Schauder P, Ollenschläger G, Hrsg. Ernährungsmedizin. 3. Aufl. München: Elsevier, Urban & Fischer; 2006: 466–474

[1340] Bischoff SC, Boirie Y, Cederholm T et al. Towards a multidisciplinary approach to understand and manage obesity and related diseases. Clin Nutr 2017; 36 (4): 917–938

[1341] Boullata JI, Armenti VT, eds. Handbook of Drug-Nutrient Interactions. Totowa: Humana Press; 2004

[1342] Boullata JI, Hudson LM. Drug-nutrient interactions: a broad view with implications for practice. J Acad Nutr Diet 2012; 112 (4): 506–517

[1343] Boullata JI. Drug and nutrition interactions: not just food for thought. J Clin Pharm Ther 2013; 38 (4): 269–271

[1344] Chen M, Zhou SY, Fabriaga E et al. Food-drug interactions precipitated by fruit juices other than grapefruit juice: An update review. J Food Drug Anal 2018; 26 (2S): S 61–S 71

[1345] Cooper SJ, Reynolds GP, Barnes T et al. BAP guidelines on the management of weight gain, metabolic disturbances and cardiovascular risk associated with psychosis and antipsychotic drug treatment. J Psychopharmacol 2016; 30 (8): 717–748

[1346] Corti N, Taegtmeyer AB. Alle Medikamente zum Frühstück? – Einfluss der Nahrung auf die Medikamentenwirkung. Praxis 2012; 101: 849–855

[1347] Dahan A, Altman H. Food-drug interaction: grapefruit juice augments drug bioavailability-mechanism, extent and relevance. Eur J Clin Nutr 2004; 58: 1–9

[1348] Deng J, Zhu X, Chen Z et al. A Review of Food-Drug Interactions on Oral Drug Absorption. Drugs 2017; 77 (17): 1833–1855

[1349] Genser D. Food and drug interaction: consequences for the nutrition/health status. Ann Nutr Metab 2008; 52: 29–32

[1350] Gezmen-Karadağ M, Çelik E, Kadayifçi FZ et al. Role of food-drug interactions in neurological and psychological diseases. Acta Neurobiol Exp (Wars) 2018; 78 (3): 187–197

[1351] Guo LQ, Yamazoe Y. Inhibition of cytochrome P450 by furanocoumarins in grapefruit juice and herbal medicines. Acta Pharmacol Sin 2004; 25: 129–136

[1352] Hahn A, Wolters M. Lebensmittel-Medikamenten-Interaktionen. Lexikon der Ernährung, Bd. II. Heidelberg: Spektrum Akademischer Verlag; 2001: 298–306

[1353] Hahn A, Ströhle A, Wolters M. Ernährung. Physiologische Grundlagen, Prävention, Therapie. 4. Aufl. Stuttgart: Wissenschaftl Verlagsges; 2023

[1354] Hamed SA. Influences of bone and mineral metabolism in epilepsy. Expert Opin Drug Saf 2011; 10 (2): 265–280

[1355] Himmerich H, Minkwitz J, Kirkby KC. Weight Gain and Metabolic Changes During Treatment with Antipsychotics and Antidepressants. Endocr Metab Immune Disord Drug Targets 2015; 15 (4): 252–260

[1356] Jyrkkä J, Mursu J, Enlund H, Lönnroos E. Polypharmacy and nutritional status in elderly people. Curr Opin Clin Nutr Metab Care 2012; 15(1): 1–6

[1357] Karadima V, Kraniotou C, Bellos G, Tsangaris GT. Drug-micronutrient interactions: food for thought and thought for action. EPMA 2016; J 7 (1): 10

[1358] Koziolek M, Alcaro S, Augustijns P et al. The mechanisms of pharmacokinetic food-drug interactions - A perspective from the UNGAP group. Eur J Pharm Sci 2019; 134: 31–59

[1359] Lee RH, Lyles KW, Colón-Emeric C. A review of the effect of anticonvulsant medications on bone mineral density and fracture risk. Am J Geriatr Pharmacother 2010; 8 (1): 34–46

[1360] Reglin F. Wechselwirkungen zwischen Arzneimitteln und Mikronährstoffen. Köln: Reglin; 2009

[1361] Ritter C. Wirkungspotenzial von Fruchtsäften. Dtsch Apothek 2008; 148: 5612–5622

[1362] Saunders KH, Igel LI, Shukla AP, Aronne LJ. Drug-induced weight gain: Rethinking our choices. J Fam Pract 2016; 65 (11): 780–788

[1363] Singh S, Ricardo-Silgado ML, Bielinski SJ, Acosta A. Pharmacogenomics of Medication-Induced Weight Gain and Antiobesity Medications. Obesity (Silver Spring) 2021; 29 (2): 265–273

[1364] Wilson SM, Bivins BN, Russell KA, Bailey LB. Oral contraceptive use: impact on folate, Vitamin B_6, and vitamin B_{12} status. Nutr Rev 2011; 69(10): 572–583

[1365] Wirth A. Adipositas. Ätiologie, Folgekrankheiten, Diagnose, Therapie. 3. Aufl. Berlin: Springer; 2008

[1366] Yasuji T, Kondo H, Sako K. The effect of food on the oral bioavailability of drugs: a review of current developments and pharmaceutical technologies for pharmacokinetic control. Ther Deliv 2012; 3 (1): 81–90

Überernährung und metabolische Erkrankungen

39 Übergewicht bei Kindern und Jugendlichen

*M. Wabitsch, S. Brandt-Heunemann, frühere Bearbeitung: A. Moß**

Das Wichtigste in Kürze

Übergewicht und Adipositas bei Kindern und Jugendlichen sind in Deutschland zahlenmäßig bedeutende Gesundheitsstörungen, denen bis vor Kurzem keine ausreichende Aufmerksamkeit geschenkt wurde. Seit den 1980er Jahren hat sich der Lebensstil in Deutschland zunehmend verändert. Kinder verbringen immer mehr Zeit vor dem Bildschirm und bewegen sich zu wenig. Lebensmittel „für Kinder“ enthalten oft zu viel Fett und zu viel Zucker. Aus Kindern mit Übergewicht werden Erwachsene mit Übergewicht und einem erhöhten Risiko für das Auftreten von Typ-2-Diabetes, kardiovaskulären, orthopädischen und anderen Erkrankungen. Es existieren evidenzbasierte Therapieleitlinien (www.adipositas-gesellschaft.de/aga/), die hier u. a. komprimiert wiedergegeben sind. Verhaltenstherapeutische Interventionen sind nur bei einer Minderheit hochmotivierter Familien mittelfristig erfolgreich. Die einzige Lösung dieses zunehmenden Problems scheint in der Primärprävention zu liegen. Entsprechende Maßnahmen können von einzelnen Personen oder Gruppen im Gesundheitssystem allerdings nicht alleine erbracht werden. Schulbasierte Präventionsprogramme sind vielversprechend. Unterstützend notwendig ist eine konzertierte Zusammenarbeit verschiedener Akteure aus Politik, Wissenschaft und Gesundheitswesen mit dem Ziel, die Lebensbedingungen zu verändern, die das Ernährungs- und Bewegungsverhalten der Kinder in unserem Land beeinflussen.

Keywords

Adipositas im Kindes- und Jugendalter, metabolisches Syndrom, Therapie, Prävention

39.1 Prävalenz, Inzidenz und Prognose

39.1.1 Europa

In den westlichen Industrienationen hat die Prävalenz von Übergewicht und Adipositas im Kindes- und Jugendalter seit Beginn der 1980er Jahre dramatisch zugenommen, entsprechend einem Bericht der International Obesity Task Force (IOTF) aus dem Jahr 2004 liegen die aktuellen Zahlen deutlich über den erwarteten. Das bedeutet, dass eine Kontrolle dieser Entwicklung derzeit nicht möglich ist. Entsprechend dem Bericht der IOTF hatten im Jahr 2002 24 % der Schulkinder in Europa Übergewicht. ▶ Abb. 39.1 zeigt, wie sich die Prävalenzzahlen aus einer anderen europäischen Erhebung über die verschiedenen Länder verteilen. Erkennbar ist ein deutliches Süd-Nord-Gefälle.

39.1.2 Deutschland

Für Deutschland gab es lange Zeit keine repräsentativen Zahlen zur Prävalenz oder Inzidenz von Übergewicht und Adipositas im Kindes- und Jugendalter. Nach den Ergebnissen des Kinder- und Jugendgesundheitssurveys (KiGGS) haben 15 % der Kinder in Deutschland Übergewicht und 6,3 % Adipositas. Der Vergleich mit den Referenzdaten von Kromeyer-Hauschild et al. aus den 1990er Jahren lässt auf einen deutlichen Anstieg schließen [1371].

Eine weitere Informationsquelle zur Darstellung der Prävalenz von Übergewicht und Adipositas im Verlauf sind die regelmäßig durchgeführten Einschulungsuntersuchungen. Sieben publizierte Studien zum Verlauf der Prävalenzzahlen aus deutschen Populationen zeigen einen deutlichen Anstieg der Prävalenz in den letzten 30 Jahren (www.adipositas-gesellschaft.de/aga/). Die Prävalenz von Übergewicht bei Schulkindern hängt vom Sozialstatus sowie vom Herkunftsland der Eltern ab. In deutschen Großstädten ist die Häufigkeit von Übergewicht bei Kindern von Familien mit Migrationshintergrund mehr als doppelt so groß als bei Kindern deutscher Familien.

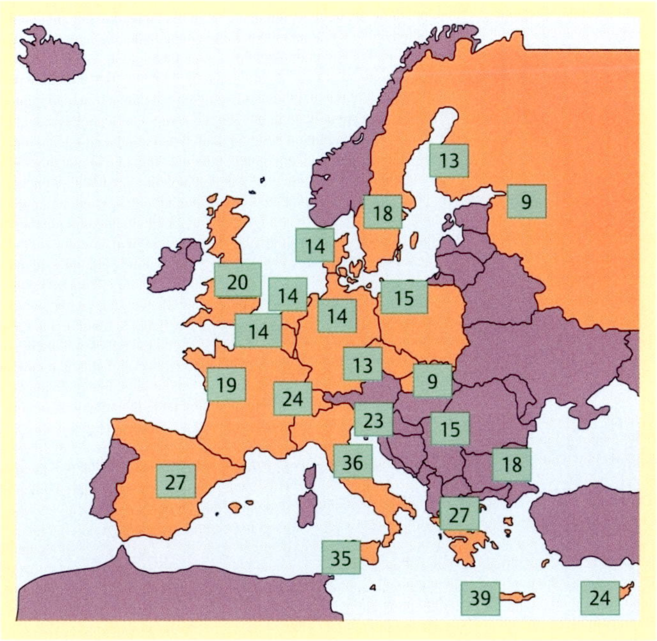

Abb. 39.1 Prävalenz von Übergewicht bei Kindern in Europa. Angegeben ist der Anteil der Kinder mit Übergewicht im Alter von 6–17 Jahren in Prozent, basierend auf der IOTF-Definition und ermittelt auf der Grundlage verschiedener Surveys nach 1990.

Die Auswertung von Daten der bundesweiten Schuleingangsuntersuchungen durch Moss et al. [1373] zeigt für die verschiedenen Regionen Deutschlands eine auffallende Heterogenität in den Prävalenzzahlen. So variiert die Übergewichtsprävalenz von 8,4 % in Sachsen bis zu 11,9 % in Thüringen und Bremen. Die Befundhäufigkeit der Adipositas reicht von 3,3 % in Sachsen bis zu 5,4 % im Saarland (▶ Abb. 39.2). Das in einer früheren Auswertung aus dem Jahr 2007 auffällige Nord-Süd-Gefälle ist in der aktuellen Zusammenschau nicht mehr erkennbar. Im Verlauf lässt sich in fast allen Bundesländern eine Stagnation oder sogar ein Rückgang der Raten von Übergewicht und Adipositas bei Schulanfängern im Vergleich zur letzten Datenauswertung beobachten. Dieser Trend ist auch in anderen Ländern durch Untersuchungen belegt.

Die Schichtzugehörigkeit und der Migrantenstatus sind starke Determinanten für die Prävalenz von Übergewicht und Adipositas bei Schulanfängern. Ein Vergleich der Prävalenzen von Übergewicht und Adipositas bei Kindern zum Zeitpunkt der Einschulung mit Ergebnissen aus Schuluntersuchungen im späteren Lebensalter zeigt, dass die Prävalenzzahlen während der Adoleszenz besorgniserregend ansteigen.

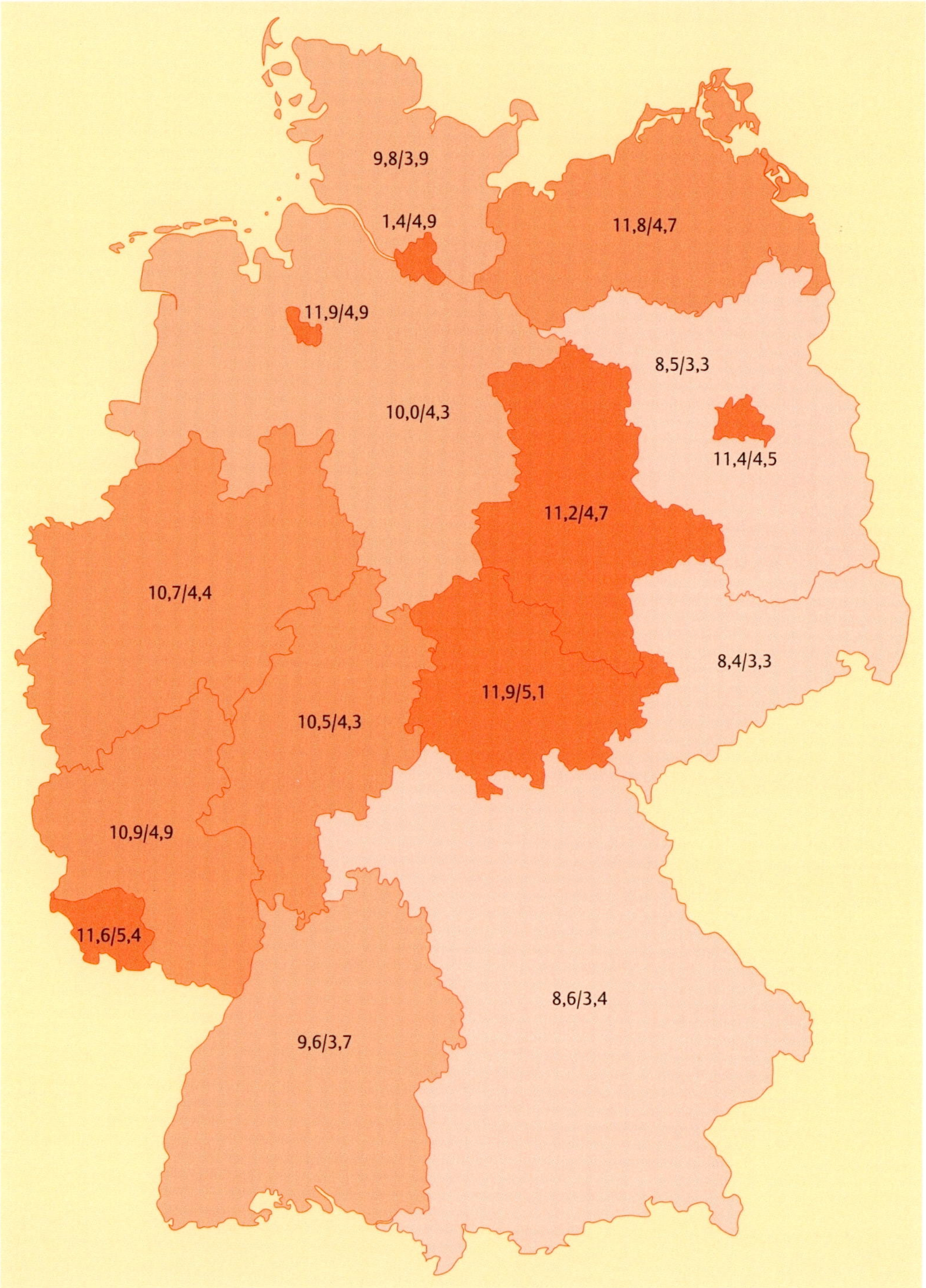

Abb. 39.2 Prävalenz von Übergewicht/Adipositas bei Schulanfängern in Deutschland [1374].

39.2 Referenzwerte

39.2.1 Body Mass Index (BMI)

Aus In Deutschland, aber auch international, gibt es verschiedene Definitionen für Übergewicht und Adipositas im Kindes- und Jugendalter. In den letzten Jahren hat sich in Deutschland die Verwendung des Body Mass Index (BMI) zur Abschätzung des Körperfettgehalts auch im Kindes- und Jugendalter durchgesetzt. Es ist evident, dass die von der WHO festgelegten Kriterien im Erwachsenenbereich für das Kindes- und Jugendalter nicht übernommen werden können.

> **Hinweis für die Praxis**
>
> Der BMI von Kindern und Jugendlichen wird entsprechend den physiologischen Veränderungen der prozentualen Körperfettmasse von deutlichen alters- und geschlechtsspezifischen Besonderheiten beeinflusst, sodass man bei seiner Beurteilung Alter und Geschlecht berücksichtigen muss.

Individuelle BMI-Werte können anhand von populationsspezifischen Referenzwerte für das Kindes- und Jugendalter, die seit den 1990er Jahren in Form von alters- und geschlechtsspezifischen Perzentilkurven vorliegen, abgeschätzt werden (▶ Abb. 39.3).

V

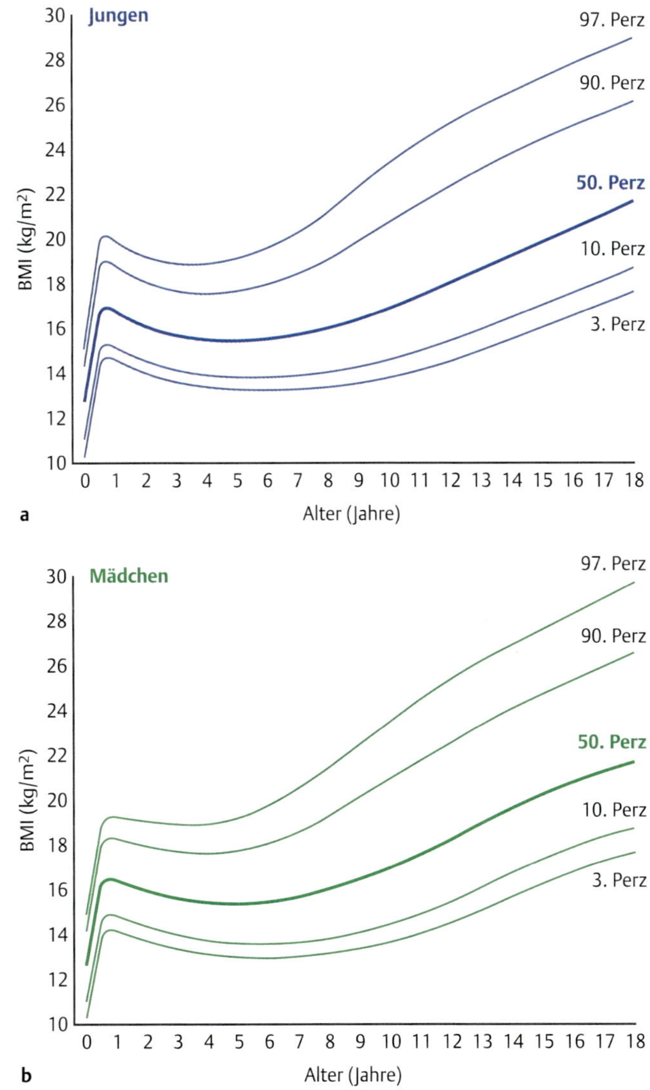

Abb. 39.3 Perzentilkurven für den BMI für Kinder und Jugendliche im Alter von 0–18 Jahren.
a Jungen [1371].
b Mädchen [1371].

39.2.2 90. und 97. Perzentil

Da es sich bei dem Körpergewicht um einen quantitativen Phänotyp handelt, ist die Grenzziehung zwischen Normalgewicht, Übergewicht und Adipositas mangels exakter Risikoanalysen letztlich ein Stück weit willkürlich. Um in Deutschland einheitliche Definitionen heranzuziehen, hat sich die Arbeitsgemeinschaft Adipositas im Kindes- und Jugendalter (AGA) darauf geeinigt, Übergewicht und Adipositas über das 90. bzw. 97. Perzentil zu definieren (www.adipositas-gesellschaft.de/aga/). Die Referenzwerte stammen aus einer gemeinsamen Analyse verschiedener Datensätze, die nach 1985 erhoben und von Kromeyer-Hauschild et al. 2001 veröffentlicht wurden [1371]. Dabei ist festzustellen, dass das 90. bzw. 97. Perzentil ein gutes Maß für die Definition des mit einem erhöhten Gesundheitsrisiko verbundenen Übergewichts ist, da es im jungen Erwachsenenalter nahezu fließend in die risikobezogenen Grenzwerte der WHO übergeht.

39.3 Risikofaktoren für die Entwicklung von Übergewicht im Kindes- und Jugendalter

39.3.1 Pränatale Risikofaktoren

Nicht beeinflussbare Risikofaktoren

Aus epidemiologischen Untersuchungen weiß man, dass Risikofaktoren für die Entwicklung von Übergewicht bei Kindern in Deutschland ein niedriger Sozialstatus, ein Herkunftsland aus Südeuropa und ein Übergewicht bei den Eltern sind. Zwillings- und Adoptionsstudien zeigen, dass der BMI von Kindern deutlicher mit dem ihrer biologischen Eltern bzw. ihrer Zwillingsgeschwister korreliert als mit dem der Personen des Umfelds, in dem sie aufwuchsen (z. B. bei Adoptiveltern). Aus solchen Untersuchungen kann ein deutlicher Hinweis auf die Bedeutung genetischer Faktoren für die Entwicklung von Übergewicht und Adipositas abgeleitet werden.

Potenziell beeinflussbare Risikofaktoren

Zu den beeinflussbaren Risikofaktoren für die Entwicklung von Übergewicht bei Kindern gehören ein unerkannter Schwangerschaftsdiabetes oder eine schlechte metabolische Kontrolle bei bestehendem Diabetes in der Schwangerschaft, Rauchen in der Schwangerschaft, Stilldauer unterhalb der Empfehlungen und eine übermäßige Gewichtszunahme im 1. Lebensjahr. Diese Faktoren stellen vermutlich eine wichtige Zielgröße für präventive Interventionen dar. Es muss allerdings betont werden, dass bislang nicht gezeigt werden konnte, ob diese Risikofaktoren in der Bevölkerung wirklich veränderbar sind und ob dadurch die Häufigkeit von Übergewicht veränderbar wäre.

39.3.2 Intrauterine und postnatale Prägung

Aus tierexperimentellen Untersuchungen gibt es klare Hinweise dafür, dass hormonelle und nutritive Faktoren, die intrauterin und postnatal wirksam werden, auch einen Einfluss auf die weitere Gewichtsentwicklung haben.

Barker-Hypothese

Barker et al. zeigten eindrucksvoll anhand von epidemiologischen und klinischen Daten, dass prägende intrauterine Faktoren einen bedeutenden Einfluss auf die spätere Entwicklung von sogenannten Zivilisationskrankheiten (koronare Herzkrankheit, Schlaganfall, Diabetes mellitus Typ 2 und Bluthochdruck) haben (Barker-Hypothese). Im Falle einer intrauterinen Mangelernährung kommt es der Hypothese nach zu einer Adaptation physiologischer und metabolischer Regelsysteme, die dadurch an ein limitiertes Nahrungsangebot angepasst werden. Intrauterin führen diese Veränderungen oft zu einer fetalen Wachstumsverlangsamung; die Kinder werden bei Geburt als „small for gestational age" (SGA) bezeichnet. Postnatal setzt dann aufgrund der normalen oder übermäßigen Energiebereitstellung ein kompensatorisches Aufholwachstum mit einer übermäßigen Gewichtszunahme ein („catch-up growth"). Neben der Beeinflussung der metabolischen Regelkreise kommt es neueren Daten zu Folge auch zu einer Programmierung des Hunger-/Sättigungsempfindens bzw. der Leptin- und Insulinsensitivität über eine veränderte Entwicklung entsprechender Nervenfasern im Hypothalamus.

Stillen

Eine von Arenz et al. [1367] veröffentlichte Analyse aller Studien zum Einfluss des Stillens auf die Körperentwicklung des Kindes hat gezeigt, dass Stillen ein schützender Faktor vor der Entwicklung für Übergewicht ist. Entsprechend wird von pädiatrischen Fachgesellschaften ein ausschließliches Stillen in den ersten 4–6 Lebensmonaten empfohlen.

39.3.3 Adipogene Umwelt

Ein großer Teil der Kinder in Deutschland ist durch das Aufwachsen unter adipositasfördernden („adipogenen") Lebensbedingungen gefährdet, Übergewicht und die daraus resultierenden Folgeerkrankungen zu entwickeln. Der rezente Anstieg der Adipositasprävalenz bei Kindern ist das Ergebnis veränderter Lebensbedingungen, die nur teilweise unter individueller Kontrolle stehen. Die gesellschaftlichen Veränderungen, die das Ernährungs- und Bewegungsverhalten der Kinder und ihrer Familien ungünstig beeinflussen, sodass dadurch eine positive Energiebilanz des Körpers entsteht, werden als „adipogene Umwelt" bezeichnet. ▶ Abb. 39.4 stellt einige der gesellschaftlichen Veränderungen in einer Übersicht zusammen.

Das Ergebnis ist eine zurzeit beobachtbare fettreiche und energiedichte Ernährung der Kinder bei gleichzeitig zunehmender körperlicher Inaktivität. In Abhängigkeit von der individuellen bzw. biologischen Veranlagung werden sich die Einflüsse der adipogenen Umwelt auf das Ernährungs- und Bewegungsverhalten eines Individuums auswirken. Ein verändertes Ernährungs- und Bewegungsverhalten wird wiederum je nach individueller und biologischer Veranlagung auch zu einer Änderung des Körpergewichts und der Energiespeicher führen. ▶ Abb. 39.5 zeigt diese Zusammenhänge schematisch und stellt ein Denkmodell dar, das die Zusammenhänge zwischen Umwelt, genetischer Prädisposition, Ernährungs- und Bewegungsverhalten und Körpergewicht verdeutlicht.

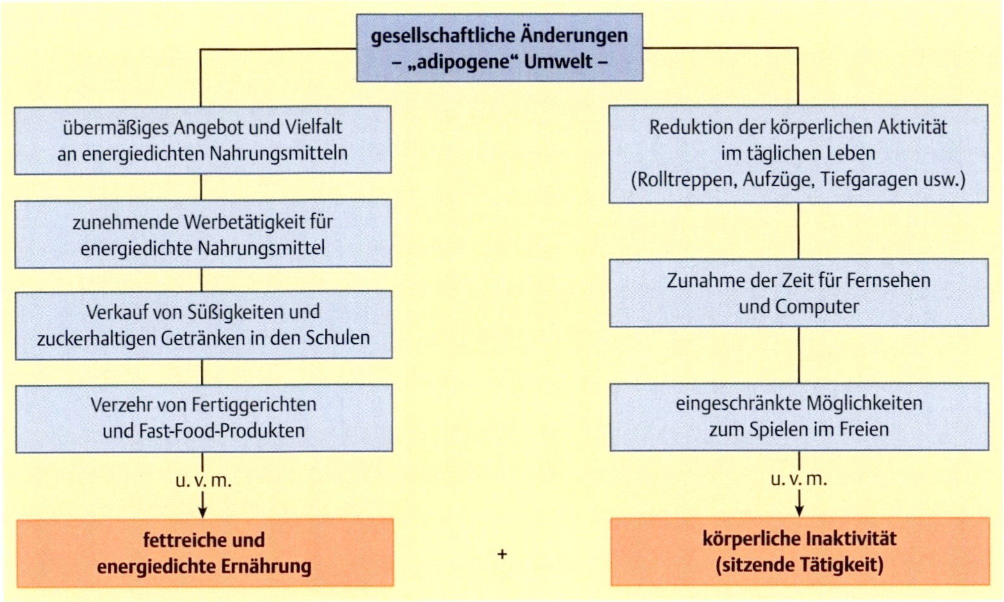

Abb. 39.4 Risikofaktoren für Übergewicht. Gesellschaftliche Veränderungen, die zur „adipogenen" Umwelt, in der die Kinder in unserem Land aufwachsen, beitragen.

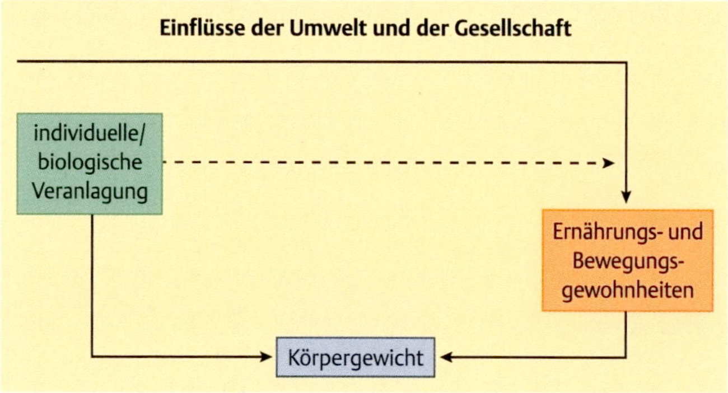

Abb. 39.5 Faktoren, die das Körpergewicht bestimmen. Das Modell zeigt den Zusammenhang zwischen der biologischen/genetischen Veranlagung, der Umwelt, dem Ernährungs- und Bewegungsverhalten und dem Körpergewicht.

Die dargestellten Umstände verdeutlichen, dass präventive und therapeutische Maßnahmen nur dann wirksam sein können, wenn alle für die adipogene Umwelt Verantwortlichen gleichsinnig Änderungen herbeiführen. Die WHO empfiehlt daher ebenso wie zahlreiche Expertengruppen eine konzertierte Zusammenarbeit verschiedener Akteure (Politik, Wissenschaft, Gesundheitswesen, Wirtschaft, Nahrungsmittelindustrie u. a.), um dem Problem von Übergewicht und Adipositas von Kindern und Jugendlichen therapeutisch und präventiv besser begegnen zu können (s. u.).

39.4 Essstörungen bei Adipositas im Kindes- und Jugendalter

Adipositas ist primär keine Essstörung. Ein geringer Prozentsatz der Menschen mit Adipositas leidet allerdings an einer Essstörung. Unterschieden werden muss das Binge-Eating-Syndrom von dem Night-Eating-Syndrom. Für das Kindes- und Jugendalter gibt es nur vereinzelte Untersuchungen zur Häufigkeit von Binge-Eating-Störungen und keine Zahlen zur Häufigkeit des Night-Eating-Syndroms. Jugendliche mit Adipositas zeigen in 20–30 % der Fälle Hinweise auf ein Binge-Eating-Syndrom. Mädchen scheinen häufiger betroffen zu sein als Jungen. In der Klinik Insula in Berchtesgaden, in der Jugendliche mit extremer Adipositas betreut wurden, wiesen ca. 50 % der weiblichen und 30 % der männlichen Jugendlichen eine Binge-Eating-Störung auf. Interessanterweise ist eine Binge-Eating-Störung häufig mit anderen psychiatrischen Krankheiten assoziiert. Jugendliche mit einem Binge-Eating-Syndrom haben deutlich häufiger eine depressive Verstimmung und ein niedriges Selbstwertgefühl als Jugendliche ohne eine Binge-Eating-Störung.

39.5 Folgen der Adipositas bei Kindern und Jugendlichen

Die Folgestörungen und Komplikationen bei Übergewicht im Kindes- und Jugendalter entsprechen im Wesentlichen denen, die bei Erwachsenen mit Übergewicht gefunden werden. Sie stellen aber für die Kinder- und Jugendmedizin neue Erkrankungen dar, die bislang in dieser Altersphase selten waren. Ihre Diagnostik und Therapie sind neue Herausforderungen für die behandelnden Ärzte.

39.5.1 Psychosoziale und Pubertätsentwicklung

Unabhängig davon hat ein bestehendes Übergewicht eine ungünstige Auswirkung auf die psychosoziale Entwicklung der Heranwachsenden in unserer Gesellschaft und trägt deshalb mehr als bei Erwachsenen zu Störungen des Selbstbilds, des Selbstvertrauens und zu einer depressiven Stimmungslage bei. Neben der psychosozialen Entwicklung ist auch die Pubertätsentwicklung bei Kindern mit Übergewicht gestört. Kinder mit Übergewicht sind meist deutlich größer als ihre Altersgenossen, sie werden deshalb als älter eingestuft und bezüglich der an sie gestellten Anforderungen oft überfordert. Bei Jungen ist Übergewicht oft mit der Entwicklung einer ausgeprägten Pseudogynäkomastie verbunden. Im Gegensatz zur Längenentwicklung bleibt die Genitalentwicklung zurück, was oft die Vorstellung bei einem pädiatrischen Endokrinologen erforderlich macht. Bei Mädchen mit Übergewicht besteht im Jugendalter ein erhöhtes Risiko für das Vorliegen eines polyzystischen Ovarsyndroms (PCOS) und eines teilweise ausgeprägten Hirsutismus.

39.5.2 Folgestörungen

In ▶ Tab. 39.1 sind Zahlen zur Häufigkeit von Folgestörungen bei Kindern und Jugendlichen mit Übergewicht aufgeführt, die in der Murnauer Komorbiditätstudie von Mayer und Wabitsch 2003 [1372] erhoben wurden. Die Prävalenzzahlen aus dieser Erhebung entsprechen anderen Prävalenzen, die aus vergleichbaren Kollektiven in Deutschland berichtet wurden, und scheinen demnach repräsentativ für das Kollektiv der Kinder und Jugendlichen mit Übergewicht in Deutschland zu sein.

39.5.3 Orthopädische Störungen

Die in ▶ Tab. 39.1 angeführten orthopädischen Folgestörungen bestehen in einer Achsfehlstellung im Kniegelenk, Fußfehlstellungen und in ca. 7 % der Fälle einer abgelaufenen milden Epiphysiolysis capitis femoris (ECF), die ihrerseits eine Präarthrose des Hüftgelenks darstellt. Aus Kollektiven von Erwachsenen mit Koxarthrose ist bekannt, dass jeweils eine relevante Präarthrose in Form einer abgelaufenen EFC vorgelegen hat.

Tab. 39.1 Begleit- und Folgeerkrankungen bei Kindern und Jugendlichen mit Adipositas in Deutschland (Ergebnisse der Murnauer Komorbiditätstudie 1998–2001, n = 520).

Häufigkeit	Begleit- und Folgeerkrankungen
6 %	Störungen im Glukosestoffwechsel (gestörte Nüchtern-Glykämie oder/und gestörte Glukosetoleranz)
1 %	Diabetes mellitus Typ 2
35 %	(prä-)metabolisches Syndrom (Hypertonie, Fettstoffwechselstörung, Insulinresistenz, Hyperurikämie)
30 %	Steatosis hepatis (Fettleber)
2 %	Gallensteine
35 %	orthopädische Folgestörungen

39.5.4 Stoffwechselstörungen

Von besonderer Bedeutung ist die hohe Prävalenz des metabolischen Syndroms (Definition siehe Kap. 42.2). Zudem haben bereits 6 % der Kinder und Jugendlichen mit Adipositas einen Prädiabetes und 1 % einen bislang silenten und meist vorher nicht bekannten Alters-Diabetes. Da der Alters-Diabetes die teuerste Komplikation der Adipositas darstellt, ist davon auszugehen, dass in Anbetracht dieser Zahlen in wenigen Jahren eine beträchtliche Kostenlawine auf das deutsche Gesundheitssystem zukommen wird. Aufgrund des meist symptomarmen klinischen Erscheinungsbildes des Alters-Diabetes bei Jugendlichen wird heute empfohlen, dass bei Jugendlichen mit Adipositas und einer positiven Familienanamnese für Alters-Diabetes oder bei Zeichen der Insulinresistenz (Acanthosis nigricans, PCOS, Dyslipoproteinämie) ab dem Alter von 10 Jahren oder mit Beginn der Pubertät ein oraler Glukosetoleranztest zur Überprüfung des Zuckerstoffwechsels durchgeführt wird. Bereits bei Manifestation oder nach kurzer Erkrankungsdauer können Begleiterkrankungen (Dyslipidämie, Hypertonus, mikrovaskuläre Komplikationen) vorhanden sein, die zusammen mit dem Alters-Diabetes bedeutende kardiovaskuläre Risikofaktoren darstellen. Bei Diagnosestellung eines Alters-Diabetes sollten bereits zu diesem Zeitpunkt eine Augenhintergrunduntersuchung zum Ausschluss einer diabetischen Retinopathie sowie eine Untersuchung auf Mikroalbuminurie durchgeführt werden. Zudem sollte nach weiteren Faktoren des metabolischen Syndroms gesucht werden. Ratsam ist es dann auch, sämtliche weitere Familienmitglieder auf das Vorliegen eines Prädiabetes oder Diabetes hin zu untersuchen.

39.5.5 Folgekosten

Eine ökonomische Analyse der Adipositas im Kindes- und Jugendalters ist aufgrund mangelnder Daten zum Verlauf der Folgeerkrankungen und zur Wirtschaftlichkeit medizinischer Maßnahmen derzeit nicht möglich. Die Krankheitskosten der morbiden Adipositas im Jugendalter erscheinen allerdings aufgrund der früheren Manifestation von Folgeerkrankungen (Alterserkrankungen bei Jugendlichen) enorm hoch zu sein. Die teuersten und folgeschwersten Komplikationen der Adipositas im Jugendalter sind der Alters-Diabetes, das metabolische Syndrom sowie orthopädische Veränderungen.

39.6 Prävention

39.6.1 Konzertierte Zusammenarbeit

Adipositas im Kindes- und Jugendalter ist mit herkömmlichen Maßnahmen weitgehend therapieresistent. Dieser Bereich stellt daher eine klassische Aufgabe für die Präventivmedizin und damit auch die Kinder- und Jugendmedizin dar. Aufgrund der Ergebnisse zahlreicher Präventionsstudien, die keinen messbaren Effekt auf das Körpergewicht zeigen konnten, ist davon auszugehen, dass eine wirksame Prävention nur über Interventionen auf mehreren verschiedenen Verantwortungsebenen möglich ist. ▶ Abb. 39.6 zeigt in Form des „Zwiebelmodells" die verschiedenen Ebenen der Verantwortung für die Prävention der Adipositas im Kindes- und Jugendalter.

Wenn es gelingt, auf allen Ebenen deutliche Veränderungen zu erzielen, kann die aktuelle besorgniserregende Entwicklung gebremst und eventuell sogar rückgängig gemacht werden. Eine wirksame Prävention kann von einzelnen Personen oder Gruppen im Gesundheitssystem nicht erbracht werden, sie ist vielmehr eine vorrangig familienpolitische, hoheitliche Aufgabe des Staates. Auch wenn viele Lebensbedingungen durch die Politik nicht veränderbar sind, so sind sie durch sie doch beeinflussbar (positive Beispiele aus anderen Bereichen, bei denen die Politik das Verhalten der Bürger beeinflussen konnte, sind Sicherheitsgurte im Auto, Verbot der Tabakwerbung, rauchfreie Arbeitsplätze, Ökosteuer, Benutzung von Kondomen zur AIDS-Prävention etc.).

Für eine konzertierte Zusammenarbeit verschiedener Akteure aus Politik, Wissenschaft, Gesundheitswesen und anderen wurde auf Bundesebene der Nationale Aktionsplan „IN FORM – Deutschlands Initiative für gesunde Ernährung und mehr Bewegung" ins Leben gerufen. Ziel ist, insbesondere Kinder und Jugendliche zu einem gesunden Ernährungs- und Bewegungsverhalten anzuhalten (www.in-form.de).

39.6.2 Schulbasierte Programme

Einzelne schulbasierte Präventionsprogramme zeigen mittelfristige Erfolge und können als wissenschaftlich etabliert eingestuft werden. In solchen Programmen sollten einfache Botschaften möglichst über einen breit angelegten Ansatz vermittelt werden. Dabei sollten Lehrer, Medien, Hausmeister, Eltern, Schulkantinen und die Freizeitgestaltung mit einbezogen werden. Geschlechtsspezifische und ethnische Besonderheiten müssen berücksichtigt werden und stellen eine weitere Herausforderung dar. Isolierte Beratungsprogramme zur Prävention erscheinen auf der Basis der publizierten Studien nicht sinnvoll.

39.6.3 Familienprogramme

Schließlich muss erwähnt werden, dass die Grundlagen für ein gesundes Ernährungsbewusstsein und andere Verhaltensmuster bereits in frühester

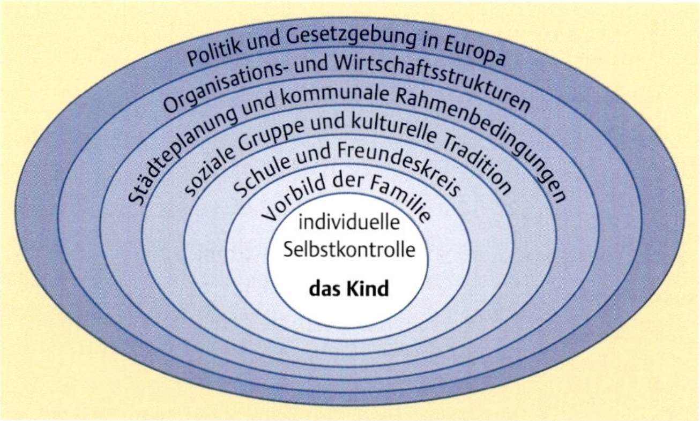

Abb. 39.6 Verantwortungsebenen für die Prävention von Übergewicht bei Kindern und Jugendlichen.

Kindheit gelegt und die Kinder durch die Vorbildfunktion der Erwachsenen geprägt werden. Daher erscheinen breitenwirksame Präventionsstrategien bei jungen Familien besonders sinnvoll und sollten überprüft werden.

39.7 Therapie der Adipositas

In deutlichem Gegensatz zur epidemiologischen und medizinischen Bedeutung der Adipositas steht, dass es weltweit kaum fundierte Therapiestudien gibt. In Deutschland besteht neben einer zurzeit zunehmenden Zahl von ambulanten Therapieangeboten seit Langem die Möglichkeit einer stationären Therapie der Adipositas über 4–6 Wochen in Fachkliniken für Kinder und Jugendliche. Der Kurzzeiterfolg einer solchen Maßnahme ist in vielen Evaluationsstudien gut belegt, bislang ist ein längerfristiger Wirkungsnachweis der in Deutschland angebotenen Maßnahmen für Kinder und Jugendliche mit Übergewicht jedoch nur für wenige Programme erbracht. Zudem können aufgrund uneinheitlicher Vorgehensweise der Anbieter die entsprechenden Programme nur schwer miteinander verglichen werden.

Hinweis für die Praxis

Auf der Basis der publizierten Studien sind effektive Therapiebausteine eine Ernährungsmodifikation (Reduktion von energiedichten Nahrungsmitteln), eine Steigerung der körperlichen Aktivität und eine Verhaltensmodifikation. Erfolgreich waren diese 3 Bausteine dann, wenn die Maßnahmen an die Eltern der Kinder und an die Kinder gerichtet waren.

Von besonderer Bedeutung ist die Überprüfung der Motivation und der Therapiefähigkeit eines Patienten und seiner Familie. Diese Überprüfung ist in dem Adipositas-Therapieprogramm „Obeldicks" elegant gelöst. Die Patienten, die an der Therapie teilnehmen sollen, müssen zunächst für mehrere Monate regelmäßig an einem Sportprogramm teilnehmen. Erst wenn sie dies getan haben und die Eltern eine Bereitschaft zu Verhaltensänderungen zeigen, werden die betroffenen Kinder in das Programm aufgenommen. Entsprechend hat dieses Therapieprogramm auch überdurchschnittliche mittelfristige Erfolgsraten.

39.7.1 Evidenzbasierte Leitlinie „Therapie der Adipositas im Kindes- und Jugendalter"

Zur Therapie der Adipositas gibt es eine interdisziplinäre Therapieleitlinie (https://register.awmf.org/de/leitlinien/detail/050–002 und www.adipositas-gesellschaft.de/aga/), deren Inhalte im Folgenden zusammengefasst dargestellt werden. Für detaillierte Informationen wird auf die ausführliche Leitlinie und den Methodenreport verwiesen. Die Evidenzklassen der zugehörigen Studien sind im Text jeweils angeführt, die genauen Literaturzitate sind der ausführlichen Fassung der Leitlinie zu entnehmen [1378].

Basisprogramm gemäß S 3-Leitlinie

Grundlage einer Adipositastherapie in jeder Altersstufe sollte ein multimodales Programm sein, das die Komponenten Ernährungs-, Bewegungs- und Verhaltenstherapie umfasst, da isolierte Ernährungs-, Bewegungs- und Verhaltenstherapien nicht zu einem langfristigen Erfolg führen. Im Kindesalter müssen die Eltern bzw. die Familie oder die Betreuer des Patienten eine neben dem Patient gleichbewertete Zielgruppe für die Therapie sein (familienbasierte Therapie). Im Jugendalter gilt dies in geringerem Maße, da hier die Familie deutlich an Einfluss verliert. Ein Programm zum Gewichtsmanagement sollte 2 Phasen beinhalten: zum ersten die Übergewichtsreduktion und zum zweiten die Stabilisierungsphase mit langfristiger Umstellung des Lebensstils mit Ernährungsumstellung und gesteigerter körperlicher Bewegung, die eine Erhaltung der Übergewichtsreduktion ermöglichen.

Kombinierte interdisziplinäre Therapieprogramme

Im Folgenden werden die Empfehlungen zu meistens zeitintensiven kombinierten multidisziplinären Therapieprogrammen (Ernährungs-, Bewegungs- und Verhaltenstherapie) dargestellt:

Hinweis für die Praxis

- Der Zugang zu einem kombinierten interdisziplinären Therapieprogramm sollte jedem Kind oder Jugendlichen (5–17 Jahre) mit Adipositas und jedem Kind oder Jugendlichen mit Übergewicht, bei dem eine bedeutsame Komorbidität oder eine familiäre Risikokonstellation vorliegt, ermöglicht werden.
- Kombinierte multidisziplinäre Therapieprogramme sollten Therapien, die nur einzelne Aspekte berücksichtigen, vorgezogen werden.
- Bei einem kombinierten interdisziplinären Adipositas-Therapieprogramm sollte die Familie motivierend und unterstützend mitwirken. Die Intervention sollte durch geschultes Personal in einem spezialisierten oder interdisziplinären Setting erfolgen.

Modul „Therapiemaßnahmen zur Ernährung“

Zunächst werden die Empfehlungen von Maßnahmen zur Ernährungstherapie dargestellt:

Hinweis für die Praxis

Empfehlungen zur Ernährungstherapie bei Kindern und Jugendlichen mit Adipositas

- Eine alleinige Ernährungstherapie hat nur geringe Langzeiteffekte auf den Gewichtsstatus. Sie sollte deshalb immer in Kombination mit anderen Therapiebausteinen (Steigerung der körperlichen Aktivität, Verhaltenstherapie) durchgeführt werden.
- Bei der Ernährungsumstellung sollte die Familie mit einbezogen werden, da dies die Langzeit-Compliance der Patienten fördert.
- Durch eine Ernährungstherapie kann die Lebensmittelauswahl günstig beeinflusst werden. Sie kann zu einer Steigerung der Obst- und Gemüseaufnahme sowie auch zur Reduktion der Aufnahme an fett- und zuckerhaltigen Lebensmitteln führen. Sie kann insbesondere auch zur Änderung der Getränkeauswahl zugunsten von Wasser beitragen. Daher sollte eine Ernährungstherapie durchgeführt werden.
- Balancierte Kostformen mit sehr niedriger Energiezufuhr (Gesamtenergie 800–1200 kcal/d, z. B. als Formula-Diät oder proteinsparendes modifiziertes Fasten) ermöglichen einen starken Gewichtsverlust in einem kurzen Zeitraum, haben jedoch keinen langfristigen Effekt. Solche Maßnahmen können für spezielle Indikationen unter intensiver Betreuung durch Experten (Diätassistenten und Ökotrophologen mit Nachweis sowie Ernährungsmediziner) eingesetzt werden.
- Starre Diätpläne oder Kostformen mit extremen Nährstoffrelationen (z. B. häufige Gewichtsreduktionsdiäten, totales Fasten, „Heilfasten“, Schroth-Kur, Mayr-Kur, Ananasdiät etc.) sollten wegen potenzieller medizinischer Risiken und fehlendem Langzeiterfolg nicht angewandt werden.

Modul „Therapiemaßnahmen zur Bewegung“

Im Folgenden werden die Empfehlungen zur Wirksamkeit von Maßnahmen zur Bewegungstherapie zusammengefasst. Sowohl Querschnittsuntersuchungen als auch longitudinale Studien zeigen, dass mangelnde körperliche Aktivität und sitzende Tätigkeiten mit Adipositas im Kindes- und Jugendalter verbunden sind. Körperlich aktive jugendliche Mädchen haben im Erwachsenenalter geringere BMI-Anstiege als inaktive. Dem Gegenüber sind die Ergebnisse bei den Jungen gegensätzlich. Während sich anhand der körperlichen Inaktivität eine Prognose für die Körpergewichtsentwicklung in den nächsten Jahren ableiten lässt, prädiziert der Grad an körperlicher Aktivität die langfristige Änderung der Körpermasse. In den publizierten Studien lag der Fokus auf einer Lebensstiländerung, wobei die Empfehlungen meistens eine Steigerung der körperlichen Aktivität (Alltagsaktivitäten und Sport) und Verminderung der inaktiven Freizeitgestaltung (Fernsehen) beinhalteten.

> **Hinweis für die Praxis**
>
> **Empfehlungen zur Bewegungstherapie bei Kindern und Jugendlichen mit Adipositas**
>
> - Die Steigerung der körperlichen Aktivität sollte im Gruppensetting erfolgen, da hier neben der körperlichen Aktivität gleichzeitig die gegenseitige Motivation gestärkt wird.
> - In praktischen Schulungseinheiten sollte vordergründig kein Leistungsanspruch bestehen.
> - Eine zusätzliche theoretische Wissensvermittlung zum Effekt und Nutzen körperlicher Aktivität sollte nach Möglichkeit auch in Elternschulungen stattfinden.
> - Gelenkschonendes körperliches Training sollte Teil eines interdisziplinären Programms zur Behandlung der Adipositas im Kindesalter sein und durch Maßnahmen zur Ernährungs- und Verhaltenstherapie ergänzt werden.
> - Primäre Ziele der Bewegungstherapie sind: die Verringerung der körperlichen Inaktivität (z. B. Medienkonsum, TV/Computer), die Steigerung der Alltagsaktivität und die Anleitung zum körperlichen Training.
> - Die Steigerung der körperlichen Bewegung im Alltag soll primäres Ziel einer Bewegungstherapie sein. Sie ist langfristig effektiver bezüglich der Gewichtsreduktion als die Teilnahme an zeitlich limitierten Sportprogrammen.
> - Die körperliche Aktivität sollte an den Grad der Adipositas angepasst und geschlechtsspezifisch gestaltet werden.
> - Maßnahmen zur Steigerung der körperlichen Aktivität sollten durch das soziale Umfeld unterstützt werden (z. B. positives Feedback). Die Unterstützung durch Eltern, Mitschüler und Lehrer kann zu anhaltenden positiven Effekten der Bewegungstherapie beitragen.

Modul „Verhaltenstherapeutische Maßnahmen“

Verhaltenstherapeutische Maßnahmen sind zur Umsetzung und langfristigen Aufrechterhaltung der erzielten Änderungen im Ernährungs- und Bewegungsverhalten sinnvoll, können die Patientenadhärenz unterstützen und sollten deshalb in Therapieprogramme integriert werden. Ernährungs-, Ess- und Bewegungsverhalten sind teilweise erlernt und somit prinzipiell einer Veränderung zugänglich. Für die langfristige Gewichtsreduzierung bzw. -stabilisierung wird daher der Einsatz von Techniken zur Verhaltensmodifikation im Rahmen von Therapieprogrammen empfohlen.

> **Hinweis für die Praxis**
>
> **Empfehlungen zur Verhaltenstherapie bei Kindern und Jugendlichen mit Adipositas**
>
> - Verhaltenstherapeutische Maßnahmen sind zur Umsetzung und Aufrechterhaltung der erzielten Veränderungen im Ernährungs- und Bewegungsverhalten sinnvoll und sollten deshalb in Programmen zur Behandlung der Adipositas integriert sein.
> - Ein flexibel kontrolliertes Essverhalten sollte eingeübt werden, da es im Vergleich zur rigiden Verhaltenskontrolle langfristig effektiver ist.
> - Die erreichte Verhaltensänderung sollte durch Verstärkungsmechanismen (z. B. Loben) unterstützt werden, da dies das erlernte Ess- und Bewegungsverhalten stabilisieren und das Selbstbewusstsein der Kinder verbessern kann. Außerdem werden Rückfälle vermieden.
> - Im Rahmen einer verhaltenstherapeutischen Intervention sollten verschiedene Techniken/Strategien angewendet werden, z. B. die Bereitstellung von Informationen über die Konsequenzen des Verhaltens für den Einzelnen, die Veränderung der Lebensbedingungen, die direkte Verfügbarkeit von und der direkte Bezug zu Vorbildern, Stressmanagement/Training emotionaler Kontrolle, ein allgemeines Training kommunikativer Fähigkeiten und die direkte praktische Übung des erlernten Verhaltens.
> - Kombinierte verhaltenstherapeutische Interventionen mittlerer bis hoher Intensität sollten einer Intervention niedriger Intensität vorgezogen werden.
> - Die Kombination verschiedener verhaltenstherapeutischer Techniken (z. B. Kontrolle/Stimuluskontrolle, Belohnung, Verstärkung) verbessert das Wissen und Verhalten der Kinder bezüglich Adipositas, adipositasbezogener Risiken und adipositasförderndem Verhalten. Diese Techniken sollten im Rahmen eines kombinierten interdisziplinären Therapieprogramms erlernt werden, da sie den Behandlungserfolg verbessern.

Bedeutung der Elternschulung

Die Einbeziehung der Eltern ist ein wichtiger Teil der Adipositas-Behandlung des Kindes. Die Eltern spielen eine bedeutende Rolle, da sie das Ernährungs- und Bewegungsverhalten und damit bei genetischer Prädisposition auch die Gewichtsentwicklung des Kindes in vielfältiger Weise beeinflussen (Modelllernen, Exposition etc.). Verhaltensgenetisch betrachtet belegen Studien, dass der Einfluss der gemeinsamen Umwelt und damit auch der Familie im Vorschulalter besonders ausgeprägt ist, während er sich im Jugendalter kaum mehr nachweisen lässt, da er durch außerfamiliäre Einflüsse, insbesondere den Einfluss von Gleichaltrigen, abgelöst wird.

Hinweis für die Praxis

Empfehlungen für die Schulung der Bezugspersonen von Kindern und Jugendlichen mit Adipositas

- Vor Beginn einer Behandlungsmaßnahme soll den Eltern/der Familie (Eltern bzw. direkte Bezugspersonen, z. B. erziehende Großeltern) und dem Kind bewusst gemacht werden, dass eine langfristige Behandlung der Adipositas unter Einbeziehung der Eltern/der Familie notwendig ist.
- Bei Kindern soll eine interdisziplinäre verhaltenstherapeutische Intervention zusätzlich auch bei deren Eltern und Familie durchgeführt werden; bei Jugendlichen sollen die Eltern und Familie aktiv mit einbezogen werden.
- Alternativ zu einer interdisziplinären verhaltenstherapeutischen Therapie der Kinder können auch die Eltern alleine behandelt werden mit dem Ziel der Therapie der Adipositas ihrer Kinder. Dies trifft auch dann zu, wenn Kinder aufgrund besonderer Gegebenheiten nicht an der Therapie teilnehmen können.

Adjuvante medikamentöse Therapie

Die Indikation für eine zusätzliche Pharmakotherapie zur Gewichtssenkung kann unter folgenden Voraussetzungen gestellt werden: Bei Adipositas mit erheblicher Komorbidität und einem extrem erhöhten Gesundheitsrisiko sowie Versagen einer herkömmlichen verhaltensorientierten Therapie über mindestens 9–12 Monate kann in Einzelfällen eine medikamentöse Therapie erwogen werden. Die Indikation sollte durch einen auf dem Gebiet der Adipositas im Kindes- und Jugendalter erfahrenen Therapeuten gestellt werden. Klar definierte Kriterien (z. B. Alter, Grad der Adipositas, Ergebnis bisheriger verhaltenstherapeutischer Maßnahmen usw.) zur Indikation für die medikamentöse Behandlung liegen aufgrund mangelnder Studien nicht vor. Grundsätzlich gilt auch hier, dass jede therapeutische Maßnahme im Rahmen eines langfristig angelegten, interdisziplinären Therapieprogramms durchgeführt werden muss.

Bei Adipositas im Kindes- und Jugendalter kann in Einzelfällen eine zusätzliche medikamentöse Therapie zur Übergewichtsreduktion erwogen werden, insbesondere bei Patienten mit erheblicher Komorbidität und einem extrem erhöhten Gesundheitsrisiko sowie Versagen einer herkömmlichen verhaltensorientierten Therapie über mindestens 9–12 Monate.

Medikamente zur Adipositastherapie mit gewichtssenkendem Potenzial

Grundsätzlich gibt es 2 Kategorien an Medikamenten:

- Medikamente, die durch eine Reduktion des Appetits oder eine Steigerung der Sättigung (Appetitzügler) die Nahrungszufuhr hemmen und
- Medikamente, die die Nährstoffabsorption hemmen

Zur ersten Kategorie der Medikamente gehören die beiden Wirkstoffe Liraglutid und Semaglutid, die seit Kurzem in Deutschland zur Therapie der Adipositas bei Jugendlichen ab 12 Jahren zugelassen sind. Die Behandlung der Adipositas erfolgt jeweils ergänzend zu einer strukturierten Lebensstilintervention, die eine kalorienreduzierte Ernährung und eine Steigerung der körperlichen Aktivität umfasst.

Chirurgische Therapie

Ziel Adipositas-chirurgischer Eingriffe bei Jugendlichen mit extremer Adipositas ist es, über eine Gewichtsreduktion oder bessere Kontrolle der weiteren Gewichtszunahme eine Verbesserung des Gesundheitszustandes, der Lebensqualität und der Lebenserwartung zu erreichen. Ebenso wichtig ist auch die Möglichkeit einer altersgerechten Teilhabe an der Gesellschaft (Schule, Ausbildung, Freizeitaktivitäten etc.) als auch der sozialen oder sexuellen Entwicklung etc. Die im Folgenden getroffenen Empfehlungen bzw. Statements beziehen sich auf Jugendliche bis zu einem Alter von < 18 Jahren. Da die Operation von Kindern eine Ausnahme darstellt, wird in der Folge überwiegend nur von Jugendlichen gesprochen.

Berichte in der Literatur über den erfolgreichen Einsatz chirurgischer Maßnahmen zur Behandlung eines extremen Übergewichts bei Jugendlichen gehen bis in die 1970er und 1980er Jahre zurück. Publiziert wurde bisher das Outcome von mehr als 523 Patienten unter 21 Jahren mit extremer Adipositas. Bei weiblichen Patienten wurden mehr chirurgische Eingriffe durchgeführt als bei männlichen.

Internationale Empfehlungen und Richtlinien für Adipositas-chirurgische Behandlungen bei Jugendlichen und jungen Erwachsenen (> 13 Jahre bei Mädchen und > 15 Jahre bei Jungen) wurden in der Vergangenheit veröffentlicht. Auf diese ausführlichen Darstellungen sowie auf die S 3-Leitlinie „Evidenzbasierte Leitlinie Chirurgie der Adipositas und metabolischer Erkrankungen" (AWMF-Register Nr. 088–001) der DGAV e.V. wird hier ausdrücklich verwiesen. Eine chirurgische Maßnahme zur Behandlung der Adipositas im Jugendalter muss auf individueller Ebene ethisch geprüft werden.

Zur Indikationsstellung für einen Adipositas-chirurgischen Eingriff müssen die Patienten und die Erziehungsberechtigten ausreichend motiviert und vollständig über die chirurgischen Verfahren, ihre Risiken und langfristigen Konsequenzen aufgeklärt sein, und der/die Jugendliche muss in der Persönlichkeitsentwicklung so weit fortgeschritten sein, dass er/sie diese Konsequenzen verstehen und das notwendige Verhalten (z. B. Einnahme von Nahrungsergänzungsmittel) langfristig umsetzen kann. Ein gemeinsamer Entscheidungsprozess unter Einbeziehung des behandelnden Kinder- und Jugendarztes, des Chirurgen, des betreuenden Verhaltenstherapeuten, des Patienten und seiner Eltern ist unerlässlich. Bei Patienten unter 18 Jahren muss eine schriftliche Einwilligung der Eltern vorliegen. Der chirurgische Eingriff sollte in spezialisierten Zentren mit besonderer Expertise (entsprechend der Zertifizierungsordnung der Deutschen Gesellschaft für Allgemein- und Viszeralchirurgie DGAV) sowie dem Vorhandensein eines interdisziplinären Teams (Spezialisten für Adipositas im Kindesalter, Ernährung, Bewegung, psychologische Betreuung sowie auch Pädiater, Gastroenterologen, Pulmologen, Kardiologen, Endokrinologen usw.) durchgeführt werden. Es muss weiterhin ein über den Eingriff hinaus langfristiges Konzept für die Betreuung des Patienten vorliegen; eine gute Compliance des Patienten und seiner Familie an den langfristigen postoperativen Kontrolluntersuchungen muss vorab überwiegend wahrscheinlich sein.

Adipositas-chirurgische Eingriffe sind keine kausale Therapie. Beim Patienten möglicherweise vorliegende neurophysiologische und psychologische Störungen, die sich u. a. auch in einer gestörten Selbstkontrolle und gesundheitsgefährdendem Ess- und Bewegungsverhalten äußern, sind nach wie vor vorhanden und können zu unvorhersehbaren Komplikationen führen.

Adipositas-chirurgische Maßnahmen bei Jugendlichen mit extremer Adipositas führen in der Regel zu einer deutlichen und schnellen Gewichtsreduktion. Die Wirkmechanismen dafür sind:

- die anatomische Restriktion der Nahrungszufuhr (restriktive Verfahren, z. B. Sleeve Gastrektomie = Schlauchmagen)
- die Hemmung der Energieaufnahme durch Reduktion der Passagezeit der Nahrung bzw. Verkleinerung der Resorptionsfläche (malabsorptive Verfahren). Stark malabsorptive Verfahren sind bei Jugendlichen nicht indiziert.
- Kombinationsverfahren der beiden oben genannten

Neben der Reduktion des Magenvolumens und der Verminderung der Passagezeit führen Adipositas-chirurgische Maßnahmen zu einer veränderten Sekretion gastrointestinaler Hormone wie der Senkung appetitsteigernder Hormone (z. B. Ghrelin bei Ausschaltung/Verkleinerung des Magen) sowie des Anstiegs sättigender Hormone (z. B. PYY = Peptid YY). Zudem führt eine Veränderung der gastrointestinalen Hormone nach Bypassoperation auch zu einer raschen Verbesserung des

Glukosestoffwechsels, die durch die Gewichtsreduktion nicht vollständig erklärt werden kann.

Adipositas-chirurgische Maßnahmen haben ein hohes Risikopotenzial und können ohne Nachsorgekonzept zu schweren Nebenwirkungen mit unklaren Langzeitfolgen führen. Aufgrund fehlender Langzeitdaten kann zum jetzigen Zeitpunkt noch keine ausreichende Nutzen-Risiko-Bewertung für Kinder und Jugendliche durchgeführt werden. Bei Erwachsenen gelten Adipositas-chirurgische Operationen als sicher mit einer sehr niedrigen Mortalität und geringer Morbidität. Sie sind Teil des Behandlungskonzepts bei schwerer Adipositas bzw. beim Typ-2-Diabetes (metabolische Eingriffe).

Hinweis für die Praxis

Empfehlungen für die chirurgische Therapie bei Kindern und Jugendlichen mit Adipositas

- Die Indikationsstellung für eine Adipositas-chirurgische Maßnahme bei einem Jugendlichen mit extremer Adipositas soll nur nach sorgfältiger Einzelfallprüfung erfolgen. Die Indikation soll durch ein interdisziplinäres, auf dem Gebiet der extremen Adipositas bei Jugendlichen erfahrenes Team gestellt werden (Kinder- und Jugendarzt, Internist, pädiatrischer Endokrinologe, Ernährungsmediziner, Kinder- und Jugendpsychiater, Psychologe, Sozialarbeiter, Diätassistent, Adipositaschirurg).
- Bei ausgeschöpfter oder aussichtsloser konservativer Therapie kann bei Kindern und Jugendlichen mit einer Adipositas (BMI ≥ 35 kg/m^2) eine Adipositas-chirurgische Maßnahme erwogen werden, wenn mindestens eine somatische oder psychosoziale Komorbidität besteht (z. B. Schlafapnoe-Syndrom, Typ-2-Diabetes-mellitus, Ausschluss aus Ausbildung oder Arbeit).
- Ab einem BMI ≥ 50 kg/m^2 kann eine Adipositas-chirurgische Operation in Betracht gezogen werden, auch wenn keine Komorbidität besteht.
- Ein Adipositas-chirurgischer Eingriff sollte nicht vor dem Erreichen eines Pubertätsstadiums IV nach Tanner und von 95 % der prognostizierten Endgröße durchgeführt werden.
- Operierte Patienten sollen zwingend in einer langfristig angelegten, klinischen Follow-up-Studie multiprofessionell betreut und nachbeobachtet werden, zur Gewährleistung einer adäquaten medizinischen Versorgung und Dokumentation von Langzeitverläufen.
- Eine Adipositas-chirurgische Maßnahme bei Jugendlichen soll nur dann durchgeführt werden, wenn folgende Voraussetzungen erfüllt sind:
    - Voraussetzungen beim Patienten:
        - Der Jugendliche soll in jedem Fall konservative Therapiemöglichkeiten intensiv ausgeschöpft haben.
        - Der Patient soll in jedem Fall nachweisen, dass er an einem mindestens 6-monatigen multiprofessionellen, strukturierten und leitliniengerechten Schulungs- und Behandlungsprogramm teilgenommen hat.
        - Der Patient soll sich in jedem Fall einer psychiatrischen/psychologischen Untersuchung unterziehen, um Störungen zu erkennen, die eine Kontraindikation zu einer Adipositas-chirurgischen Maßnahme darstellen.
        - Eine psychologische Untersuchung soll in jedem Fall zudem die Stabilität und Kompetenz der Familie bzw. der Lebensgemeinschaft, in der der Jugendliche lebt, bescheinigen.
        - Für den Jugendlichen und seine Familie bzw. den Personen seiner engeren Lebensumgebung soll in jedem Fall klar sein, dass eine Adipositas-chirurgische Operation nur eine ergänzende Maßnahme ist, die von einer langfristigen Veränderung des Lebensstils und des Ernährungs- und Bewegungsverhaltens begleitet werden muss.
        - Der Patient und ggf. seine Erziehungsberechtigten verpflichten sich schriftlich, an den regelmäßigen Follow-up-Untersuchungen teilzunehmen.
        - Es soll in jedem Fall ein über den Eingriff hinaus langfristiges, realistisches Konzept für die Betreuung des Patienten unter Einbeziehung des sozialen Umfelds vorliegen.
        - Eine gute Compliance des Patienten und seiner Familie an den langfristigen postoperativen Kontrolluntersuchungen inklusive der Einnahme erforderlicher Supplemente soll in

jedem Fall nach vorheriger Prüfung durch das Behandlungsteam wahrscheinlich sein.
- Voraussetzungen beim betreuenden medizinischen Personal und der medizinischen Einrichtung:
  - Der chirurgische Eingriff soll in jedem Fall in spezialisierten Zentren durchgeführt werden, in denen sich ein interdisziplinäres Team mit Erfahrungen und Kompetenzen auf dem Gebiet der Adipositas im Jugendalter (Kinder- und Jugendarzt, Internist, Pädiatrischer Endokrinologe, Ernährungsmediziner, Kinder- und Jugendpsychiater, Psychologe, Sozialarbeiter, Diätassistent, Adipositaschirurg) um den Patienten kümmert.
  - Das interdisziplinäre Team soll in jedem Fall dem Jugendlichen die Zusammenhänge zwischen Operation, geändertem Lebensstil und der Notwendigkeit der dauerhaften Einnahme von Nahrungsergänzungsmitteln vor allem nach Bypassoperationen verständlich machen.
  - Der Chirurg soll in jedem Fall über eine langjährige Erfahrung im Bereich der bariatrischen Chirurgie verfügen.
  - Die medizinische Institution, in der der Jugendliche weiter betreut wird, soll in jedem Fall über ein interdisziplinäres Team (s. oben) verfügen, das in der Lage ist, die Nachsorge des Patienten auch im Erwachsenenalter zu gewährleisten. Aufgrund der zu erwartenden Mobilität des Patienten ist eine langfristige Betreuung an ein und demselben Ort nicht immer möglich. Daher ist in Deutschland eine Netzwerkbildung der kompetenten Einrichtungen zur Nachsorge nach einem Adipositas-chirurgischen Eingriff erforderlich.
  - Um einen zukünftigen Erkenntniszuwachs zu gewährleisten und zur Evaluierung der Versorgungsqualität sollen die Operations- und Nachsorgedaten in ein von der Fachgesellschaft empfohlenes Patientenregister eingegeben werden (z. B. Deutsches bariatrisch-chirurgisches Register) (EG A, Konsens).
- Eine Kontraindikation für eine Adipositas-chirurgische Maßnahme bei Jugendlichen mit extremer Adipositas liegt bei folgenden Befunden vor:
  - nicht ausreichend behandelte schwere psychiatrische Erkrankungen (z. B. Psychose, emotional instabile Persönlichkeitsstörung, schwere Essstörung, z. B. Binge Eating)
  - nicht gezeigte oder nicht zu erwartende Adhärenz während einer 6-monatigen Betreuungsphase (Compliance)
  - instabiles oder nicht sicher abschätzbares psychosoziales und/oder familiäres Umfeld
  - geistige Retardierung, wenn keine langfristige Anbindung in einem gesicherten familiären/sozialen Umfeld (z. B. betreutes Wohnen) mit ausreichender Unterstützung und Kontrolle bei der Umsetzung der Erfordernisse nach einem Adipositas-chirurgischen Eingriff gewährleistet scheint

39.7.2 Versorgungssituation in Deutschland

Adipositas-Schulungskonzepte

Die Arbeitsgemeinschaft Adipositas im Kindes- und Jugendalter hat eine Übersicht aller Behandlungseinrichtungen in Deutschland zusammengestellt (www.adipositas-gesellschaft.de/aga/) und selbst ein ausführliches Adipositas-Schulungskonzept erstellt, das wertvolle Inhalte und Instrumente zur Adipositas-Schulung von Kindern und deren Eltern beinhaltet. Die entsprechenden Unterlagen sind über den Medienservice der Bundesanstalt für Landwirtschaft und Ernährung (www.ble-medienservice.de) zu beziehen und sollen helfen, in der Breitenversorgung überall in Deutschland Adipositas-Schulungsprogramme zu etablieren.

Zur Dokumentation von Therapieverläufen und als Instrument zur Qualitätssicherung wurde von der Arbeitsgemeinschaft zudem ein EDV-basiertes Dokumentationssystem entwickelt. An dieser Dokumentationsinitiative nehmen zurzeit zahlreiche Therapieanbieter in Deutschland teil. Es wird erwartet, dass durch die Auswertung solcher Verlaufsdaten und die Durchführung eines Benchmarkings die Behandlungsprogramme optimiert werden können. Dies ist insbesondere von Bedeutung, da eine kontrollierte Therapiestudie, die eigentlich erforderlich wäre, in Deutschland nicht finanzierbar erscheint.

Konsensuspapier

Aufgrund der in der Vergangenheit heterogenen Entscheidungen der Kostenträger zur Finanzierung von Schulungsprogrammen bei adipösen Kindern und Jugendlichen hat die Arbeitsgemeinschaft Adipositas im Kindes- und Jugendalter die Bildung einer Konsensusgruppe, bestehend aus Vertretern der Arbeitsgemeinschaft, der Krankenversicherungen, des medizinischen Dienstes der Krankenkassen und des Bundesministeriums für Gesundheit und soziale Sicherung, angeregt. Durch sie wurden die leistungsrechtlichen Rahmenbedingungen in einem Konsensuspapier „Patientenschulungsprogramme für Kinder und Jugendliche mit Adipositas" definiert. Die Indikationskriterien für intensive Schulungsprogramme für Kinder und Jugendliche mit Übergewicht sind in ▶ Tab. 39.2 zusammenfassend dargestellt. Die genauen Inhalte des Konsensuspapiers können unter www.a-g-a.de eingesehen werden. Es bleibt zu hoffen, dass die Versorgungssituation durch diese klare Grundlage verbessert wird.

Medikamentöse Therapien

Eine neue Herausforderung in der Kinder- und Jugendmedizin stellt die Behandlung der Komorbidität der Adipositas bei Kindern und Jugendlichen dar. Das metabolische Syndrom ist der Motor für die Entwicklung kardiovaskulärer Erkrankungen und des Alters-Diabetes und sollte daher frühzeitig auch pharmakologisch behandelt werden. Hier sowie bei der pharmakologischen Therapie der systolischen Hypertonie, der Dyslipoproteinämie oder des polyzystischen Ovarsyndroms müssen u. U. für Kinder und Jugendliche nicht zugelassene Medikamente aus der Erwachsenenmedizin verwendet werden. Dies kann nur nach sorgfältiger Überprüfung der Indikation und mit adäquater Verlaufsdokumentation durchgeführt werden. Die Gabe von Metformin im Rahmen der Behandlung des metabolischen Syndroms oder des Prädiabetes hat sich bereits etabliert. Eine Dosierung mit 500–1000 mg Metformin pro Tag scheint dabei ausreichend zu sein, um die Therapieziele zu erreichen.

Tab. 39.2 Indikationskriterien für intensive Schulungsprogramme für übergewichtige und adipöse Kinder und Jugendliche gemäß § 43 (1) Nr. 2 SGB V als ergänzende Leistungen zur Rehabilitation im Rahmen der ambulanten ärztlichen Behandlung (gekennzeichnet durch +).

	Mit erhöhtem Körpergewicht assoziiert:		
	Nichts	**Risikofaktor[1]**	**Krankheit[2]**
extreme Adipositas (BMI > 99,5. Perzentil)	+	+	+
Adipositas (BMI < 99,5. bis > 97. Perzentil)		+	+
Übergewicht (BMI < 97. bis > 90. Perzentil)			+
Normalgewicht (BMI < 90 Perzentil)			

[1] *Risikofaktoren: Insulinresistenz oder Hypercholesterinämie sowie familiäre Belastung (Diabetes mellitus Typ 2 bei den Eltern, Herzinfarkt oder Schlaganfall vor dem vollendeten 55.Lebensjahr bei Verwandten 1. und 2. Grades)*

[2] *Krankheiten, für deren Behandlung eine Reduktion des erhöhten Körpergewichts notwendig ist, sofern der Zusammenhang mit dem erhöhten Körpergewicht plausibel erscheint: arterielle Hypertonie, Diabetes mellitus Typ 2, gestörte Glukosetoleranz, Pubertas praecox (vorzeitige Pubertätsentwicklung), Syndrom der polyzystischen Ovarien, orthopädische Erkrankungen*

Literatur

[1367] Arenz S, Ruckerl R, Koletzko B et al. Breast-feeding and childhood obesity – a systematic review. Int J Obes Relat Metab Disord 2004; 28: 1247–1256

[1368] Brandt S, Moß A, Berg S et al. Schulbasierte Prävention der Adipositas – wie sollte sie aussehen? Bundesgesundheitsbl – Gesundheitsforsch – Gesundheitsschutz 2010; 53: 207–220

[1369] Ebbeling CA, Pawlak DB, Ludwig DS. Childhood obesity: public-health crisis, common sense cure. Lancet 2002; 360: 473–482

[1370] Hales CN, Barker DJ. The thrifty phenotype hypothesis. Br Med Bull 2001; 60: 5–20

[1371] Kromeyer-Hauschild K, Moss A, Wabitsch M. Referenzwerte für den Body-Mass-Index für Kinder, Jugendliche und Erwachsene in Deutschland. Adipositas – Ursachen, Folgeerkrankungen, Therapie 2015; 09(03): 123–127

[1372] Mayer H, Wabitsch M. Comorbidity of childhood obesity. The Murnau Study. MMW Fortschr Med 2003: 145: 30–34

[1373] Moss A, Wabitsch M, Kromeyer-Hauschild K et al. Prävalenz von Übergewicht und Adipositas bei deutschen Einschulkindern. Bundesgesundheitsbl – Gesundheitsforsch – Gesundheitsschutz 2007; 50: 1424–1431

[1374] Moss A, Klenk J, Simon K et al. Declining prevalence rates for overweight and obesity in German children starting school. Eur J Pediatr 2012; 171: 289–299

[1375] Reinehr T, Wabitsch M. Treatment of obese children and adolescents in Germany. J Pediatr Gastroenterol Nutr 2003; 37: 208–210

[1376] Reinehr T, Kersting M, Wollenhaupt A et al. Evaluation of the training program "OBELDICKS" for obese children and adolescents. Klin Padiatr 2005; 217: 1–8

[1377] Wabitsch M, Hauner, H, Hebebrand, J et al. Bariatrisch-chirurgische Maßnahmen bei Jugendlichen mit extremer Adipositas. Monatsschr Kinderheilkunde 2012; 160: 1123–1126

[1378] Wabitsch M, Moss A et al. Evidenzbasierte Leitlinie zur Therapie der Adipositas im Kindes- und Jugendalter – S 3-Leitlinie. Herausgegeben von der Arbeitsgemeinschaft Adipositas im Kindes- und Jugendalter (AGA). Im Internet: www.a-g-a.de und www.leitlinien.net; Stand 2019

[1379] Wabitsch M, Moss A, Kromeyer-Hauschild K. Unexpected plateauing of childhood obesity rates in developed countries. BMC Med 2014; 12: 17

40 Übergewicht und Adipositas im Erwachsenenalter

S.C. Bischoff

Das Wichtigste in Kürze

Adipositas im Erwachsenenalter betrifft ca. 20–25 % der Bevölkerung in Deutschland, wobei altersabhängige Unterschiede zu beachten sind. Im Erwachsenenalter steigt die Prävalenz von 15 % auf über 30 % an, dennoch gibt es kaum Präventionskonzepte für diese Altersgruppe. Die Prävalenz von Übergewicht bzw. Adipositas und insbesondere diejenige der damit assoziierten Folgeerkrankungen wie der kardiovaskulären Erkrankungen, des Diabetes mellitus Typ 2 und bestimmter Karzinomarten nimmt noch immer zu.

Die Genese der Adipositas ist multifaktoriell und umfasst genetische, epigenetische und mikrobielle Ursachen, aber auch Umweltfaktoren wie Überernährung, mangelnde Bewegung und psychosozialer Stress spielen eine zentrale Rolle. Während die Mechanismen der Adipositas gut untersucht sind, gibt es erhebliche Defizite in der bevölkerungsbezogenen Versorgungsforschung. Adipositas kann zu einer Verminderung der Lebensqualität und zu einer verkürzten Lebenserwartung führen. Neben den individuellen gesundheitlichen Einschränkungen, die Übergewicht und Adipositas bewirken können, entstehen dem deutschen Gesundheitssystem durch die Behandlung der Komorbiditäten, durch Arbeitsausfälle, verlängerte Krankenhausaufenthalte etc. jährlich Kosten in Milliardenhöhe.

Die Zuständigkeit für die Adipositasprävention und -therapie ist unzureichend geregelt, geeignete Infrastrukturen fehlen weitgehend, und die Finanzierung bzw. finanzielle Unterstützung ist ungenügend. Aufgrund dieser und anderer Barrieren ist es bislang nicht gelungen, die Adipositas-Epidemie erfolgreich zu bekämpfen.

Eine auf den Patienten abgestimmte Adipositastherapie sollte so früh wie möglich begonnen werden. Die wichtigsten Ziele sind die Reduktion des abdominalen Fettgewebes, eine Senkung der Adipositas-assoziierten Gesundheitsrisiken und Komorbiditäten sowie eine Erhöhung der Lebensqualität. Dabei ist auf eine bedarfsgerechte Versorgung mit Protein und Mikronährstoffen zu achten. Der betroffene Patient sollte auf das mit Übergewicht assoziierte Gesundheitsrisiko aufmerksam gemacht werden und – im Bedarfsfall – bei der Wahl einer für ihn geeigneten Adipositastherapie unterstützt werden. Je höher das Ausgangsgewicht sowie die Anzahl und Schwere der bereits vorliegenden Komorbiditäten sind, desto dringlicher ist eine Gewichtsreduktion.

Grundlage aller Therapien ist eine langfristige, zumindest zu Beginn durch eine Ernährungsfachkraft betreute Umstellung der Ernährungsgewohnheiten hin zu einer energie- und fettarmen Ernährung sowie eine Steigerung der körperlichen Aktivität. Formula-Diäten oder gewichtssenkende Medikamente können besonders zu Beginn der Therapie unterstützend eingesetzt werden, um größere und schnellere Erfolge zu erzielen. Bei fortgeschrittener Adipositas (Grad II und III) können chirurgische Therapien in Betracht gezogen werden, insbesondere dann, wenn die therapeutischen Ziele durch nichtchirurgische Maßnahmen nicht erreicht werden. Mit den aktuellen evidenzbasierten Therapiemöglichkeiten lassen sich, zumindest über begrenzte Zeiträume, gute Erfolge erzielen, jedoch muss sowohl den Patienten als auch den Therapeuten klar sein, dass Adipositas eine chronische Krankheit ist, die lebenslang behandelt werden muss.

Keywords

Adipositas, metabolisches Syndrom, Komorbidität, Gewichtsreduktion

40.1 Definition und Klassifizierung

40.1.1 Definition

Adipositas, auch „krankhaftes Übergewicht" genannt, ist von der WHO definiert als eine krankhafte Zunahme des Körperfetts, die zur Folge haben kann, dass es zu einer gesundheitlichen Beeinträchtigung kommt. Der Erkrankung liegen eine positive Energiebilanz und eine damit verbundene Gewichtszunahme zugrunde. Das Ausmaß der Fettakkumulation, die Dauer der Adipositas und die Fettverteilung innerhalb des Körpers bestimmen die assoziierten Auswirkungen auf die Gesundheit und variieren bei Übergewichtigen erheblich.

Von der Adipositas abzugrenzen ist das einfache Übergewicht, bei dem das Körpergewicht höher liegt als in einer zu definierenden Referenzpopulation, ohne dass nachgewiesen ist, dass es mit negativen Auswirkungen auf die Gesundheit assoziiert ist.

40.1.2 Klassifikation

Übergewicht kann sowohl nach dem Körpergewicht als auch nach der Fettverteilung klassifiziert werden. Zur Klassifizierung des Übergewichts wird meist der Body Mass Index (BMI) verwendet, in dessen Berechnung Körpergröße und Körpergewicht einbezogen werden. Die Klassifikation nach der Fettverteilung erfordert anthropometrische Messungen bzw. die Analyse der Körperzusammensetzung.

Body Mass Index

Für die Klassifikation in Unter-, Normal- oder Übergewicht wird der Body Mass Index (BMI) verwendet. Dieser berechnet sich aus dem Gewicht in Kilogramm dividiert durch die Körpergröße im Quadrat.

BMI = Körpergewicht (kg) / [Körpergröße (m)]^2

So hat beispielsweise eine Person mit einer Körpergröße von 1,75 m und einem Körpergewicht von 65 kg einen BMI von 21,2 kg/m^2. Der BMI ist geschlechtsunabhängig und kann für Erwachsene von 18–65 Jahren verwendet werden. Mithilfe eines Taschenrechners, einer BMI-Drehscheibe oder -Tabelle lässt sich dieser Index schnell und einfach bestimmen.

Präadipositas und Adipositas

Mit dem Ausdruck „Übergewicht" werden in Deutschland die beiden Begriffe Präadipositas und Adipositas zusammengefasst. Bei einem BMI zwischen 25 und 29,99 kg/m^2 besteht eine Präadipositas, während Adipositas ab einem BMI von über 30 kg/m^2 vorliegt. Die Begriffe Übergewicht („overweight") und Präadipositas werden allerdings nach wie vor national und international vielmals bedeutungsgleich verwendet, was zu Irritationen führen kann.

Gelegentlich wird die Adipositas weiter unterteilt in 3 Grade (▸ Tab. 40.1). Bei Kindern und Jugendlichen erfolgt die Einteilung des Gewichts anhand von Gewichts- bzw. BMI-Perzentilen (Kap. 39.2).

Ältere Menschen

Für ältere Menschen werden zurzeit noch die gleichen BMI-Klassifikationen herangezogen wie für Erwachsene jungen und mittleren Alters. Studien zur Mortalität bei Älteren zeigten jedoch, dass bei Personen über 70 Jahren das relative Risiko, innerhalb der nächsten 15 Jahre zu versterben, in der Gruppe mit niedrigem BMI (< 22,6 kg/m^2) am

Tab. 40.1 Klassifikation von Übergewicht und Adipositas [1444].

Einteilung	BMI (kg/m^2)
Untergewicht	< 20
Normalgewicht	20–24,9
Übergewicht	**≥ 25**
Präadipositas	25–29,9
Adipositas	**≥ 30**
Grad I	30–34,9
Grad II	35–39,9
Grad III	≥ 40

Anmerkung: Diese Grenzwerte gelten für Menschen mit kaukasischem Hintergrund. Bei anderen Ethnien wie z. B. Asiaten sind niedrigere Grenzwerte anzusetzen.

V

höchsten ist. Das geringste relative Sterberisiko hatten Frauen mit einem BMI zwischen 25 und 27 kg/m² sowie Männer mit einem BMI zwischen 27 und 29 kg/m². Dies bedeutet, dass der ideale BMI für ältere Menschen wahrscheinlich etwas höher liegt als für jüngere Menschen.

Die Aussagekraft des BMI über den Ernährungszustand und das Gesundheitsrisiko alter Menschen wird durch 2 weitere Punkte eingeschränkt: Zum einen ist die exakte Größenbestimmung bei alten Menschen häufig nicht möglich (aufgrund von Wirbelsäulenverkrümmungen, Bettlägerigkeit etc.). Eine zu gering gemessene Körpergröße geht in die Berechnung des BMI im Quadrat ein, sodass falsch hohe BMI-Werte resultieren. Zum anderen kann mithilfe des BMI die Körperzusammensetzung nicht erfasst werden (s. u.).

Muskel-, Fettmasse, Wasser

Der BMI weist weitere Limitationen auf. Zum einen unterscheidet er nicht zwischen Fett- und Magermasse, sodass auch bei einem erhöhten BMI eine Malnutrition vorliegen kann, wenn beispielsweise die Muskelmasse massiv reduziert, die Fettmasse aber erhöht ist. Dieser Zustand wird „sarkopene Adipositas" genannt und hat prognostische Bedeutung [1394], [1402].

Die Limitation des BMI, nicht zwischen Fett- und Muskelmasse differenzieren zu können, bewirkt beispielsweise auch, dass Leistungssportler und insbesondere Bodybuilder, die ein erhöhtes Körpergewicht aufgrund einer hohen Muskelmasse aufweisen, mittels BMI fälschlicherweise als übergewichtig klassifiziert werden können.

Zum anderen unterscheidet der BMI nicht zwischen Fettmasse und Wasser, wodurch Wasseransammlungen im Gewebe des Patienten (z. B. Aszites, Ödeme), die ein erhöhtes Körpergewicht bewirken, einen falsch hohen BMI zur Folge haben. Diese Limitationen bewirken nicht selten, dass gerade bei älteren Menschen durch die alleinige Bestimmung des BMI fälschlicherweise ein Übergewicht vermutet oder sogar eine Mangelernährung verschleiert wird.

Broca-Index

Früher wurde zur Ermittlung der „Gewichtsklassen" vielfach der Broca-Index verwendet. Das Broca-Normalgewicht (in kg) ist definiert als „Körpergröße in Zentimeter minus 100" beim Mann, bei der Frau werden zusätzlich 5–10 % abgezogen. Der Broca-Index ist der Quotient aus tatsächlichem Gewicht und Broca-Normalgewicht. Von Normalgewicht spricht man bei einem Broca-Index zwischen 0,8 und 1. Bei kleinen Menschen ergibt die Berechnung des Broca-Normalgewichts ein zu niedriges, bei großen Menschen ein zu hohes Normalgewicht und wurde deshalb durch den BMI abgelöst. Sowohl Broca-Index als auch BMI wurden ursprünglich von Versicherungen zur Einschätzung der Lebenserwartung und der Krankheitskosten entwickelt.

Hinweis für die Praxis

Inzwischen konnte die klinische Brauchbarkeit des BMI in vielen Studien belegt werden, sofern man die o. g. Limitationen beachtet. Somit scheint diese Klassifikation durchaus geeignet, um daraus medizinisch-therapeutische Konsequenzen abzuleiten.

Fettverteilung

Subkutanes und viszerales Fettgewebe

Neben dem Ausmaß der Körperfettmasse, über das der BMI eine erste Orientierung vermittelt, beeinflusst besonders die Fettverteilung das Gesundheitsrisiko. Man unterscheidet zwischen subkutanem und viszeralem (intraabdominalem) Fettgewebe:

- Bei der **gynoiden Fettverteilung** (periphere, gluteal-femorale Adipositas, „Birnen-Typ"), liegt eine Fettvermehrung vorwiegend im Bereich von Oberschenkel und Hüften vor. Dabei befindet sich das meiste Fett subkutan.
- Vermehrt viszerales Fett liegt bei der **androiden Fettverteilung** (abdominale, zentrale, viszerale Adipositas, „Apfel-Typ") vor.

Sowohl bei Männern als auch bei Frauen können beide Arten der Fettverteilung auftreten, wobei der „Birnen-Typ" bei Männern selten ist. Entscheidend für die Entstehung einer abdominalen Adipositas sind neben einer genetischen Prädisposition auch Ernährung und Lebensstil.

Während subkutanes Fett in erster Linie dem Körper als Energiespeicher dient, wird **viszerales Fett** heute vielmehr als endokrines Organ, denn als inerter Fettspeicher verstanden. Verglichen mit dem subkutanen, weist intraabdominales Fettgewebe eine höhere Zelldichte auf, wird stärker durchblutet und besitzt eine höhere Anzahl an Glukokortikoidrezeptoren. Dies führt zu einer stärkeren Empfänglichkeit des viszeralen Fettgewebes für hormonelle Stimulation und Veränderungen im Lipidmetabolismus. Außerdem besitzen Fettzellen des viszeralen Fetts eine deutlich höhere Kapazität, Zytokine und andere proinflammatorische Botenstoffe zu synthetisieren, als Fettzellen des subkutanen Fetts, die metabolisch weniger aktiv sind.

Hinweis für die Praxis

Metabolische Komplikationen der Adipositas wie Insulinresistenz oder koronare Herzkrankheit treten bei einer androiden (männlichen) Fettverteilung gehäuft auf, während dies bei der gynoiden (weiblichen) Form deutlich seltener der Fall ist.

Fujioka et al. stellten bereits 1987 fest, dass die Parameter Nüchtern-Glukosespiegel, Triglyzeride und Gesamtcholesterin positiv mit dem Ausmaß an viszeralem Fettgewebe korrelieren [1401].

Taillenumfang

Die regionale Fettverteilung lässt sich durch Umfangmessungen abschätzen. Die Messung des Taillenumfangs (auch Bauchumfang genannt) korreliert dabei am besten mit der tatsächlichen Fettverteilung. Die Messung erfolgt am stehenden Patienten in der Höhe zwischen dem Unterrand der untersten Rippe und dem Beckenkamm. Ein Taillenumfang ≥ 80 cm bei Frauen bzw. ≥ 94 cm bei Männern indiziert das Vorliegen einer androiden Fettverteilung und damit ein erhöhtes Risiko für stoffwechselbedingte Begleiterkrankungen des Übergewichts (▶ Tab. 40.2).

Bei einem BMI > 35 kg/m² ist eine Messung des Taillenumfanges nicht mehr notwendig, da ab diesem Gewicht zum einen das Komplikationsrisiko unabhängig von der Fettverteilung generell erhöht und zum anderen davon auszugehen ist, dass der kritische Taillenumfang in den meisten Fällen weit überschritten ist.

Tab. 40.2 Taillenumfang und Risiko für Stoffwechselstörungen.

Risiko für metabolische und kardiovaskuläre Komplikationen	Taillenumfang in cm	
	Männer	Frauen
erhöht	≥ 94	≥ 80
deutlich erhöht	≥ 102	≥ 88

Waist-to-Hip-Ratio

Eine weitere, auch heute noch übliche Umfangmessung stellt das Verhältnis von Hüft- zu Taillenumfang (Waist-to-Hip-Ratio, WHR) dar. Liegt dieses über 0,85 bei Frauen bzw. über 1,0 bei Männern, so handelt es sich um eine androide Fettverteilung. Da jedoch die Messung des Taillenumfangs besser mit der tatsächlichen Fettverteilung korreliert und schneller durchzuführen ist, sollte dieses Verfahren bevorzugt Anwendung finden.

Analyse der Körperzusammensetzung

Bioelektrische Impedanzanalyse

Mithilfe verschiedener Messprinzipien, die auf den unterschiedlichen biophysikalischen Eigenschaften der Körperkompartimente beruhen, kann die Körperzusammensetzung genauer erfasst werden. Am weitesten verbreitet ist die bioelektrische Impedanzanalyse (BIA), die auf der physikalischen Eigenschaft der Körperkompartimente beruht, Strom in unterschiedlichem Ausmaß zu leiten. Während Körperflüssigkeiten und der hohe Wasseranteil in der fettfreien Masse Strom gut leiten, wirkt Körperfett als Isolator. Diese Eigenschaften macht sich die BIA zunutze, indem über Elektroden, die an Hand und Fuß geklebt werden, ein schwacher Wechselstrom geleitet wird. Aus den dabei gemessenen Teilwiderständen (Resistanz, Reaktanz) lassen sich anschließend mithilfe von Algorithmen Gesamtkörperwasser, Fettmasse, fettfreie Körpermasse, Körperzellmasse und der Phasenwinkel berechnen.

► **Einschränkungen** Die BIA-Messwerte können durch eine Vielzahl von Variablen (wie z. B. den momentanen Hydratationszustand des Körpers, die Platzierung der Elektroden) beeinflusst werden. Bei starkem Übergewicht sind die Aussagen über den Körperfettanteil eingeschränkt. Bei Adipösen sind die gemessenen Reaktanzwerte aufgrund der hohen nichtleitenden Fettmasse niedriger als bei Normalgewichtigen, sodass bei der Berechnung des Körperfettanteils zu niedrige Werte auftreten können.

Hinweis für die Praxis

Trotz Einschränkungen ist die BIA ein hilfreiches Instrument, um die Körperzusammensetzung zu erfassen, denn sie ist schnell, kostengünstig und für den Patienten ohne Belastung durchzuführen. Die Messung der Körperzusammensetzung kann in der Adipositastherapie auch deshalb hilfreich sein, weil sie die Compliance des Patienten fördern kann.

Andere Methoden

Weitere Methoden zur Analyse der Körperzusammensetzung sind aufgrund der hohen anfallenden Kosten oder des hohen Zeitaufwands überwiegend wissenschaftlichen Fragestellungen vorbehalten. Dazu gehört zum einen die Hydrodensitometrie (Unterwasserwägung), bei der durch die Erfassung der Körperdichte der Körperfettgehalt bestimmt wird.

Mithilfe von Deuteriumoxid (D_2O, „schwerem Wasser“) kann quantitativ am genausten das Gesamtkörperwasser bestimmt werden. Nach der Einnahme einer definierten Menge D_2O verteilt sich dieses gleichmäßig in allen Wasserkompartimenten des Körpers. Wird nach ca. 3 Stunden eine Körperwasserprobe entnommen, kann mittels Massenspektrometrie das Verhältnis von D_2O zu H_2O bestimmt und somit das Gesamtkörperwasser berechnet werden.

Zur Erfassung der viszeralen Fettdepots und ihrer Verteilung können Computertomografie, Kernspintomografie oder duale Röntgen-Absorptiometrie (Dual Energy X-Ray Absorptiometry, DEXA) angewendet werden.

40.2 Prävalenz und sozioökonomische Folgen

40.2.1 Prävalenz

In den Industrie- und Schwellenländern (USA, UK, Australien, Chile, Brasilien, Japan) hat die Prävalenz der Adipositas vor allem in den letzten 40 Jahren kontinuierlich zugenommen, von etwa 5–15 % auf 15–35 %. Dies gilt auch für Deutschland. Dabei geben uns 3 Quellen weitergehend aktuelle Informationen über die Prävalenz von Übergewicht und Adipositas in Deutschland: die vom Max-Rubner-Institut in Karlsruhe durchgeführte Nationale Verzehrsstudie II (NVS II) von 2008 (► Abb. 40.1), die Angaben des Statistischen Bundesamts aus dem Mikrozensus von 2009 und die DEGS-Studie zur Gesundheit Erwachsener in Deutschland vom Robert-Koch-Institut in Berlin aus den Jahren 2009–2011. Demnach beträgt die Prävalenz von Übergewicht (ohne Adipositas) bei Männern im Mittel ca. 45 %, bei Frauen 30 %, die Prävalenz der Adipositas ca. 20 % bei beiden Geschlechtern. Geringfügige Differenzen hinsichtlich der Prävalenzangaben zwischen den 3 Studien sind wahrscheinlich auf die Unterschiede in der Erhebungsmethodik zurückzuführen.

Die Prävalenz der Adipositas steigt mit dem Alter (zumindest bis zum 70. Lebensjahr) deutlich an, wie Daten des Robert-Koch-Instituts belegen. Bei 25–34-Jährigen liegt sie bei etwa 15 %, bei 55–69-Jährigen über 30 %. Diese Verdoppelung der Adipositasprävalenz im Verlauf des Erwachsenenalters wird oft übersehen. Präventionsmaßnahmen sollten demnach nicht nur bei Kindern und Jugendlichen, sondern auch und vor allem bei Erwachsenen vorgesehen werden.

40.2.2 Sozioökonomische Folgen

BMI und Bauchumfang sind assoziiert mit sozioökonomischen und Lebensstil-Variablen. In einer größeren europäischen Querschnittsstudie konnte gezeigt werden, dass die Prävalenz der Adipositas mit dem Alter (bis zur 7. Lebensdekade) steigt, sowie bei Rauchern 1,6-fach, bei nicht körperlich Aktiven 2,7-fach und bei Arbeitslosen 1,4-fach höher liegt. Insbesondere bei Frauen zeigte sich eine inverse Korrelation zwischen Adipositasprävalenz und Bildungsstatus sowie Einkommen. Menschen

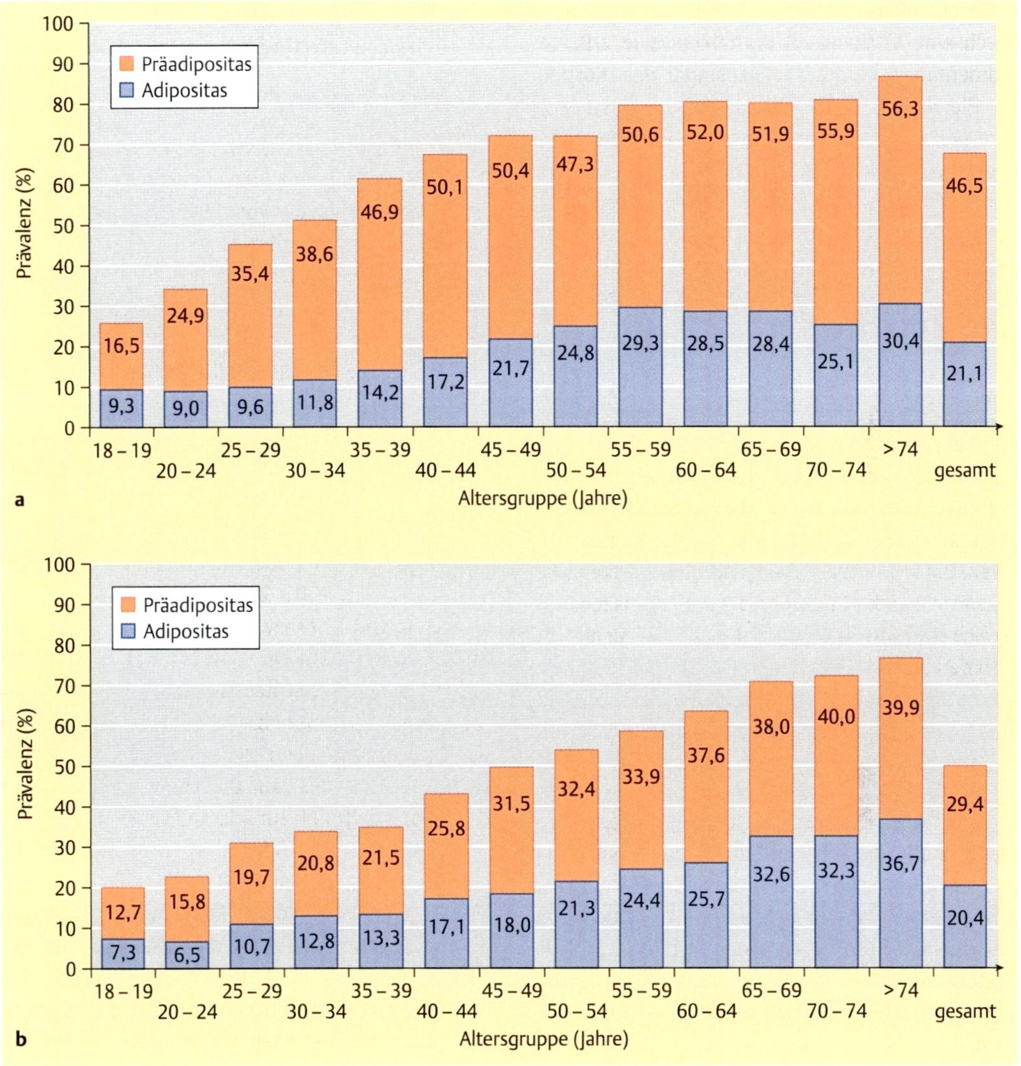

Abb. 40.1 Adipositas (BMI ≥ 30) und Präadipositas (BMI 25–29,9) bei Erwachsenen in Deutschland.
a Männer im Alter von 18–80 Jahren [1421].
b Frauen im Alter von 18–80 Jahren [1421].

mit Migrationshintergrund (Männer > Frauen) sind in Wohlstandsländern häufiger von Adipositas betroffen als die ansässige Bevölkerung.

Die Ausbreitung von Adipositas ist gekoppelt mit dem sozialen Netzwerk, dem man angehört. Im Rahmen der Framingham Heart Study wurden über 12 000 Menschen von 1971–2003 untersucht, hinsichtlich BMI-Änderungen in Abhängigkeit von zwischenmenschlichen Verbindungen wie Freundschaft, Geschwisterschaft oder Nachbarschaft. Dabei zeigte sich, das es stabile Cluster von Adipösen gibt. Die Wahrscheinlichkeit, dass jemand adipös wird, erhöht sich um 57 %, wenn diese Person einen Freund oder eine Freundin hat, die adipös ist. Ähnliches gilt für Geschwister: Wenn einer adipös wird, steigt die Gefahr für den bzw. die anderen um 40 %. Wenn ein Ehepartner adipös wird, steigt das Adipositasrisiko für den anderen Ehepartner um 37 %. Unter Freunden und Geschwistern beeinflussen sich Personen gleichen Geschlechts stärker als Personen unterschiedlichen Geschlechts. Solche Erkenntnisse haben Implikationen für die Entwicklung von Präventionsstrategien gegen Adipositas.

Kosten durch Adipositas

Entgegen der Meinung und Empfehlung der Weltgesundheitsorganisation WHO ist in Deutschland Adipositas nicht als Krankheit anerkannt. Dies hat zur Folge, dass die Kosten für eine Adipositastherapie jedweder Art (Ernährungstherapie, bariatrische Therapie etc.) nicht von den Krankenkassen getragen werden müssen. In einigen Fällen werden die Kosten auf einen individuellen Antrag des Patienten hin auf Kulanzbasis zumindest anteilig übernommen. Dem Gesundheitssystem entstehen also aus der Behandlung der Adipositas selbst in Deutschland wenig Kosten, die Belastungen aufgrund der direkten und indirekten Folgen der Adipositas sind jedoch enorm.

Die direkten Kosten entstehen durch die für die Behandlung der Komorbiditäten notwendigen Medikamente, Krankenhausaufenthalte, Arztkosten etc. Indirekte Kosten fallen an durch die häufigeren Arbeitsausfälle Adipöser bis hin zur Erwerbsunfähigkeit. 2002 entstanden so in Deutschland Belastungen für das Gesundheitssystem in Höhe von ca. 10,4 Milliarden Euro.

Bislang ist nur wenig über den sozioökonomischen Nutzen von Adipositastherapien und -prävention bekannt. Nur vereinzelte Studien existieren, in denen diese Thematik untersucht wurde, wobei sich die meisten auf die Behandlung und nicht die Primärprävention des Übergewichts beziehen. In einer Interventionsstudie aus Schweden von Sjöström et al. (1995) wurden die Verbesserungen der Komorbiditäten Adipöser nach bariatrischer Operation und einem daraufhin erfolgten Gewichtsverlust von 30–40 kg untersucht [1434]. Zwei Jahre nach dem Eingriff sank die Prävalenz für Diabetes Typ 2 in der Interventionsgruppe um 68 %. Dies bedeutet, dass in 2 Drittel der Fälle ein Nüchtern-Blutzuckerspiegel im Normalbereich erreicht werden konnte. Bezieht man diese Ergebnisse auf die Kosten, die durch die Behandlung übergewichtsbedingten Diabetes Typ 2 entstehen, würde diese um 68 % gesenkte Prävalenz zu einer Reduktion der durch Adipositas bedingten Kosten von 3–20 % abhängig von den Kosten für die Behandlung eines Adipositas-assoziierten Diabetes in unterschiedlichen Ländern führen. Diese Ergebnisse berücksichtigen allerdings nicht die durch die Intervention entstandenen Kosten.

40.3 Ätiologie und Pathogenese

Die Ursache von Übergewicht liegt grundsätzlich in einer positiven Energiebilanz. Das bedeutet, dem Körper wird (meist über einen langen Zeitraum) mehr Energie zugeführt als er verbraucht. Auslöser für die überhöhte Energieaufnahme können genetische (endogene) oder Life-Style- (exogene) Faktoren sein, ebenso kann ein zu geringer Energieverbrauch zu Übergewicht führen. Übergewicht und Adipositas können auch als Sekundärerkrankung auftreten, die vor einer geplanten Adipositastherapie stets auszuschließen sind.

40.3.1 Genetische Faktoren

Genetische Faktoren, die die Entstehung von Übergewicht bedingen können, sind in Syndrome und Suszeptibilität (individuell unterschiedliche Reaktion auf gleiche Noxen aufgrund vorliegender Polymorphismen) zu unterteilen.

Syndrome

Bislang wurden mehrere mit Adipositas einhergehende Syndrome beschrieben, die durch genetische Defekte ausgelöst werden. Diese Syndrome sind äußerst selten und zeichnen sich durch ausgeprägte Adipositas im Kindesalter, meist begleitet von geistiger Retardierung, vermindertem Wuchs und anderen Anomalien aus. Die häufigsten Syndrome sind das Prader-Willi-Syndrom (Prävalenz 1 : 50 000), das Bardet-Biedl-Syndrom (Prävalenz < 1 : 100 000) sowie der Melanocortin-4-Rezeptor-Defekt (Prävalenz 1 % der adipösen Erwachsenen, 6 % der stark adipösen Kinder). Seltener ist der angeborene Leptinmangel aufgrund eines genetischen Defekts im Leptin-Gen.

Genetische Polymorphismen

Bedeutender für die Entwicklung des Übergewichts in der Bevölkerung sind genetische Polymorphismen, die häufig von einer Generation zur nächsten vererbt werden. Allein durch die Feststellung, dass Übergewicht in manchen Familien gehäuft vorkommt, dürfen jedoch keine Rückschlüsse auf das Vorliegen von genetischen Veränderungen gezogen werden, da durch die Erziehung und den Lebensstil innerhalb der Familie auch übergewichtsfördernde Verhaltensweisen weitergegeben werden. Hinweise auf das Vorhandensein genetischer Polymorphismen lieferten Zwillings- und Adoptionsstudien.

In Studien an eineiigen Zwillingen, die über einen bestimmten Zeitraum überernährt wurden, konnte gezeigt werden, dass die Verteilung des dabei neu gebildeten Fettdepots innerhalb der Zwillingspaare signifikant korrelierte (r = 0,7 bei Männern; 0,66 bei Frauen), während es zwischen den zweieiigen Zwillingspaaren deutliche Unterschiede in der Fettverteilung gab. Adoptionsstudien zeigten, dass das Gewicht adoptierter Kinder nur mit dem Gewicht der leiblichen Eltern, nicht aber mit dem der Adoptiveltern korreliert. In Familienstudien konnte gezeigt werden, dass der Grundumsatz zwischen einzelnen Familien deutlich stärker variiert als innerhalb einer Familie, was für die Relevanz genetischer Faktoren spricht. Personen mit einem niedrigen Grundumsatz und damit einem geringen Energieverbrauch werden häufiger adipös. Aufgrund dieser Studien geht man davon aus, dass die Entstehung von Adipositas zu mindestens 40 % erblich determiniert ist.

Bis heute wurden bereits über 127 Gene identifiziert, die mit zahlreichen Adipositas-bedingten Phänotypen assoziiert sein sollen. Von diesen Genen zeigten 12 bereits in mehr als 10 Studien eine Assoziation mit der Entstehung von Adipositas (▶ Tab. 40.3).

V

Tab. 40.3 Gene, die an der Entstehung von Adipositas beteiligt sind [1429].

Gen	Name	Lokalisation	Details
ADIPOQ	Adiponectin, C 1Q, collagen domain containing	3q27	widerstandsfähig gegenüber nahrungsinduzierter Gewichtzunahme
ADBR2	Adrenalinrezeptor β2 (Oberfläche)	5q31-q32	verminderte Adipositas
ADRB3	Adrenalinrezeptor β3	8p12-p11.2	erhöhtes Körperfett
GNB3	Guanine Nucleotide binding Protein, β-Polypeptid 3	12p13	verstärkte Adipositas
HTR2C	5-Hydroxytryptamin-(Serotonin-)Rezeptor 2C	Xq24	altersbedingte Adipositas
LEP	Leptin	7q31.3	verminderte Bildung übermäßiger Fettpolster
LEPR	Leptinrezeptor	1p31	Adipositas
NR3C 1	Nuklearrezeptor Unterfamilie 3, Gruppe C, Mitglied 1 (Glukokortikoidrezeptor)	5q31	verminderte Adipositas
PPARG	Peroxisome proliferative activated Receptor γ	3p25	verminderte Adipositas, widerstandsfähig gegenüber nahrungsinduzierter Gewichtszunahme
UCP1	Uncoupling Protein 1	4q28-q31	erhöhte Thermogenese, verminderte Adipositas
UCP2	Uncoupling Protein 2	11q13.3	Energieverbrauch körperliche Aktivität
UCP3	Uncoupling Protein 3	11q13	BMI, Magermasse

40.3.2 Lifestyle-Faktoren

Ernährung und Bewegung

Eine genetische Prädisposition erhöht die Wahrscheinlichkeit, in einer adipogenen Umwelt Übergewicht zu entwickeln. Übergewichtige nehmen im Lauf der Entwicklung des Übergewichts im Durchschnitt mehr Kalorien auf als Normalgewichtige bzw. verbrauchen aufgrund geringerer Bewegung weniger Energie. Die exogenen Faktoren, auch Lifestyle-Faktoren genannt, welche die Entstehung von Übergewicht bedingen, lassen sich in Ernährungsverhalten und Bewegung gliedern.

Energie und Fett

Die Energieaufnahme der Bevölkerung stieg in den letzten Jahrzehnten kontinuierlich an. Von Mitte der 1960er Jahre bis Ende des 20. Jahrhunderts nahm die Kalorienzufuhr in den westlichen Industrienationen laut WHO 2003 um über 600 kcal auf 3380 kcal pro Kopf und Tag zu. Im gleichen Zeitraum stieg die tägliche Fettzufuhr um durchschnittlich 20 g pro Kopf an. Diese Zunahme des Fettverzehrs sowie der Gesamtkalorienaufnahme ist zum einen auf den zunehmenden Verzehr energiedichter, hochverarbeiteter Lebensmittel (Convenience Food) zurückzuführen. Zum anderen werden zunehmend mehr Mahlzeiten außer Haus verzehrt, deren Portionsgrößen in den letzten Jahren stetig zunahmen. Rolls et al. zeigten 2002, dass Versuchspersonen 30 % mehr Energie (162 kcal) aufnahmen, wenn ihnen eine große Portion Makkaroni mit Käse serviert wurde (1000 g) als bei einer kleineren Portion (500 g) [1430].

Zucker und andere nichtkomplexe Kohlenhydrate

Dass die Zunahme des Fettverzehrs nicht die alleinige Ursache für die zunehmende Prävalenz von Übergewicht und Adipositas ist, lässt sich am Beispiel der USA veranschaulichen. Obwohl in den letzten Jahren in den USA der Fettverzehr aufgrund zahlreicher „Light"-Lebensmittel gesunken ist, nehmen Übergewicht und Adipositas immer noch deutlich zu. Mit verantwortlich für diesen Anstieg des Übergewichts ist der zunehmende Konsum einfacher Kohlenhydrate (Einfach- und Zweifachzucker), in den USA hauptsächlich in Form von Erfrischungsgetränken. Dort stieg der Softdrink-Konsum in den letzten 30 Jahren um 300 % an. Besonders bei Kindern sind Softdrinks sehr beliebt, 56–85 % der Schulkinder konsumieren mindestens ein Erfrischungsgetränk pro Tag.

Auch in Deutschland sind solche Tendenzen feststellbar. Laut Ernährungsbericht 2008 der DGE ist der Verbrauch von Saccharose seit 1995 um 400 g pro Kopf und Jahr gestiegen. Insbesondere der Konsum von Süßigkeiten (+ 210 g pro Kopf und Jahr) und Erfrischungsgetränken (+ 2,4 l pro Kopf und Jahr) stieg seit 1995 an. Der vermehrte Konsum nicht komplexer Kohlenhydrate ist somit wesentlich für die Gewichtszunahme der Bevölkerung in den Industrieländern und möglicherweise auch für die Zunahme Adipositas-assoziierter Erkrankungen in den letzten 20 Jahren verantwortlich.

Bewegungsmangel

Eine positive Energiebilanz kann nicht nur durch eine überhöhte Nahrungsaufnahme, sondern auch durch einen verminderten Energieverbrauch hervorgerufen werden. Dieser kann auf unterschiedlichen Wegen zustande kommen. Neben einem genetisch bedingt verminderten Grundumsatz führt auch eine reduzierte Muskelmasse, die häufig bei Frauen und Senioren vorliegt, zu einem erniedrigten Grundumsatz. Körperliche Aktivität und BMI zeigen eine negative Korrelation, dies bedeutet, dass sich Übergewichtige weniger bewegen als Normalgewichtige bzw. dass weniger Bewegung zu Übergewicht führt. Hierbei bleibt unklar, ob die mangelnde Bewegung Ursache oder Folge des Übergewichts ist.

In einer finnischen Studie von Waller et al. an 42 Zwillingspaaren wurde über einen Zeitraum von 30 Jahren der Zusammenhang von BMI, Taillenumfang und körperlicher Aktivität untersucht [1441]. Die teilnehmenden Zwillingspaare unterschieden sich in Höhe und Intensität der körperlichen Aktivität. Im Beobachtungszeitraum stieg das Körpergewicht der inaktiven Geschwister um 5,4 kg stärker an als bei ihren aktiven Geschwistern. Der Taillenumfang nahm im gleichen Zeitraum um 8,4 cm mehr zu als bei den sportlich aktiven Geschwistern. Da die Studie an Zwillingspaaren durchgeführt wurde, sind genetische Einflüsse bezüglich der Entstehung von Übergewicht auf die Ergebnisse auszuschließen, und es muss geschlussfolgert werden, dass der Life-Style-Faktor Bewegung von zentraler Bedeutung für die Entstehung der Adipositas ist.

Die stetig wachsende Prävalenz für Übergewicht und Adipositas in den westlichen Industrienationen wird von einer stetigen Abnahme der körperlichen Aktivität der Bevölkerung begleitet. Ursachen dafür ist neben der zunehmenden Motorisierung in den letzten 50–60 Jahren auch die wachsende Zahl an Beschäftigten mit vorwiegend sitzender Tätigkeit. Prentice und Jepp zeigten bereits 1995, dass die Anzahl der Autos pro Haushalt und die wöchentliche Zeit vor dem Fernseher seit 1950 in gleichem Maße angestiegen sind wie die Prävalenz für Übergewicht.

Psychologie und Soziologie

Das Ernährungs- und Bewegungsverhalten wird in Deutschland, wie auch in den meisten anderen Industrienationen, durch die Zugehörigkeit zu einer bestimmten sozialen Schicht beeinflusst. Der Anteil Übergewichtiger ist in Deutschland in den sozial schwächeren Schichten am höchsten. Nach der Nationalen Verzehrsstudie II ist der Pro-Kopf-Verzehr von Fett, Fleisch- und Wurstwaren sowie Limonaden in der unteren sozialen Schicht deutlich höher, der Verzehr von Obst und Gemüse dagegen niedriger als in den oberen sozialen Schichten.

Zunehmende Bedeutung erfährt die Feststellung, dass Stressfaktoren wie unharmonische Erziehung in der Kindheit, Zwang zum Essen, Zwang zur Diät, aber auch Stress im Erwachsenenalter, z. B. durch Beruf, Familie, Partnerschaft, Finanznöte oder auch durch Schlafstörungen etc. bedingt, die Entwicklung von Adipositas begünstigen oder sogar initiieren können. Welchen Anteil solche Faktoren bei der Entstehung von Adipositas haben und inwiefern sie für Behandlungsstrategien zu berücksichtigen sind, muss in zukünftigen Studien genauer eruiert werden. Die zugrunde liegenden Mechanismen wie beispielsweise die vermehrte Freisetzung des Neuropeptids NPY, die bei der Entstehung der Adipositas eine Rolle spielen, sind an anderer Stelle detailliert beschrieben (Kap. 2).

40.3.3 Adipositas als Sekundärerkrankung

Es gibt zahlreiche Erkrankungen, die eine Gewichtszunahme hervorrufen können. Eine krankhafte Gewichtszunahme, die als Folge solcher Erkrankungen auftritt, wird sekundäre Adipositas genannt. Nachstehend werden die häufigsten Erkrankungen kurz dargestellt, die vor jeder Adipositastherapie ausgeschlossen werden müssen.

Hypothyreose

Die Hypothyreose gehört zu den häufigsten Ursachen sekundärer Adipositas. Bereits latent erhöhte TSH-Spiegel (Normalbereich 0,4–3,6 mU/l) erhöhen das Risiko, eine Adipositas zu entwickeln. In einer Populationsstudie von Knudsen et al. wurde der Zusammenhang von TSH und BMI an über 4000 Probanden untersucht. In der Gruppe mit einem TSH-Wert über 3,6 mU/l stieg das Risiko für Adipositas (BMI > 30 kg/m^2) um das 2,6-Fache, verglichen mit der Gruppe mit einem TSH-Wert von 1,0–1,99 mU/l. Eine (latente) Hypothyreose führt zu einer Verminderung der basalen Thermogenese bzw. des Grundumsatzes und damit zu einer Gewichtszunahme und Kälteintoleranz.

> **Hinweis für die Praxis**
> Vor Beginn einer Adipositastherapie sollte das Vorliegen eine Hypothyreose ausgeschlossen werden. Dies kann sehr einfach über die Messung der basalen TSH-Konzentration im Serum erfolgen.

Eine Hypothyreose kann medikamentös (Substitution mit Levothyroxin) behandelt werden, wodurch sich ohne zusätzliche spezifische Adipositastherapie eine Gewichtsreduktion ergeben kann. Auf der anderen Seite ist eine Behandlung mit Levothyroxin ohne Vorliegen einer Hypothyreose zwecks Gewichtsreduktion obsolet.

Morbus Cushing

Bei Morbus Cushing tritt aufgrund einer erhöhten ACTH-Produktion der Hypophyse eine erhöhte Kortisolfreisetzung der Nebennierenrinde auf. Dabei kommt es neben Hypertonie und einem gestörten Kohlenhydratstoffwechsel auch zur Entstehung einer „Stammfettsucht“. Wegen der geringen Prävalenz (< 1 %) sollte eine Messung des Kortisolspiegels nur bei begründetem medizinischem Verdacht erfolgen.

Polyzystisches Ovarsyndrom

Das polyzystische Ovarsyndrom (PCOS) ist eine weitere Ursache von Adipositas, kann aber auch als Folge einer primären Adipositas auftreten. 5–10 % aller Frauen im gebärfähigen Alter leiden in Europa an PCOS. Dieses typischerweise in der Pubertät auftretende Syndrom wird neben großen zystischen Ovarien von Amenorrhö, Vermännlichung (Infertilität, Hirsutismus), Adipositas und Insulinresistenz begleitet. Die Symptome treten in unterschiedlicher Ausprägung auf.

Die Pathogenese des PCO-Syndroms ist noch nicht vollständig geklärt. Erhöhte LH-Serumkonzentration (luteinisierendes Hormon) bei gleichzeitig normalem FSH (follikelstimulierendes Hormon) lassen sich in vielen Fällen nachweisen. Die erhöhten LH-Spiegel fördern die Steroidbiosynthese.

Die Therapie des PCOS richtet sich vornehmlich nach der im Vordergrund stehenden klinischen Symptomatik. Sind Hirsutismus oder Zyklusstörungen das führende klinische Merkmal, werden orale Kontrazeptiva eingesetzt. Mit niedrig dosierten Glukokortikoiden (Kortisontherapie) kann die Steroidsynthese in der Nebenniere gehemmt werden. Bei vorliegender Insulinresistenz kann die Einnahme des Antidiabetikums Metformin die Inzidenz eines Diabetes vermindern.

40.4 Medizinische und psychologische Folgen

Übergewicht ist mit einer Reihe von Begleiterkrankungen (Komorbiditäten) assoziiert, deren Häufigkeit und Ausprägung von der Dauer und der Höhe des bestehenden Übergewichts, von der Verteilung des Fettgewebes (viszeral oder peripher) sowie vom Ausmaß und der Intensität körperlicher Aktivität abhängig sind. Die häufigsten mit Übergewicht assoziierten Begleiterkrankungen sind metabolische Folgeerkrankungen wie Dyslipoproteinämien (Kap. Dyslipoproteinämie) und Diabetes mellitus Typ 2 (Kap. 42.2), Herz-Kreislauf-Erkrankungen wie koronare Herzkrankheit (KHK), Bluthochdruck und Schlaganfall (Kap. 43), Schlafapnoe-Syndrom und Lungenfunktionsstörungen (Kap. 51.2), degenerative Gelenkerkrankungen und Gicht (Kap. 45), Gallenblasenerkrankungen, psychosoziale Probleme sowie das vermehrte Auftreten bestimmter Krebsarten (Kap. 50). Diese Krankheitsbilder werden in den in Klammern genannten Kapiteln ausführlich dargestellt, deshalb soll hier nur in Kürze darauf eingegangen werden.

40.4.1 Metabolische Folgeerkrankungen

Dyslipoproteinämie

Eine der häufigsten Begleiterkrankungen der Adipositas sind Fettstoffwechselstörungen, auch Dyslipoproteinämien genannt. Zu den mit Adipositas-assoziierten Dyslipoproteinämien gehören die sekundäre Hypertriglyzeridämie, gekennzeichnet durch erhöhte Serum-Triglyzeride (> 200 mg/dl), kombiniert mit einem erhöhten LDL-Cholesterinspiegel (> 130 mg/dl) sowie einem erniedrigten HDL-Cholesterinspiegel (< 40 mg/dl für Männer, < 50 mg/dl für Frauen). Diese Konstellation wird häufig als „Lipid-Trias“ bezeichnet und kennzeichnet einen Risikofaktor für die Entstehung von kardiovaskulären Erkrankungen. Im Vergleich zu Normalgewichtigen steigt das Risiko für eine solche Dyslipoproteinämie bei Übergewichtigen bis auf das 2,4-Fache an (bei Adipositas Grad II).

Metabolisches Syndrom

Die Lipid-Trias ist kennzeichnend für eine Befundkonstellation, die man „metabolisches Syndrom“ nennt. Darunter versteht man eine Stoffwechselveränderung bei Adipositas, die das Risiko für die Entwicklung eines Typ-2-Diabetes oder von kardiovaskulären Erkrankungen etwa um das 3-Fache erhöht.

Es gibt international keine einheitliche Definition des metabolischen Syndroms. Vielmehr haben verschiedene Fachgesellschaften unterschiedliche Definitionen vorgeschlagen, unter denen die der International Diabetes Federation (IDF) 2005 besondere Verbreitung fand. Danach müssen folgende 2 Punkte erfüllt sein:

- erhöhter Taillenumfang (Männer > 102 cm, Frauen > 88 cm)
- plus 2 von folgenden 4 Kriterien:
    - Triglyzeride erhöht
    - HDL-Cholesterin niedrig
    - Blutdruck erhöht oder antihypertensive Medikamente
    - Nüchternblutzucker erhöht oder manifester Diabetes

Da bisher kein zugrunde liegender Pathomechanismus für die Entstehung festgestellt werden konnte, sollte das „metabolische Syndrom" laut Deutscher Adipositas-Leitlinie 2007 nicht als Krankheitsbild, sondern als Cluster kardiovaskulärer Risikofaktoren verstanden werden. Es tritt nicht bei allen Adipösen auf, sondern bei etwa 2 Drittel der Fälle, was unbekannte Kofaktoren, z. B. genetische Faktoren, bei der Entwicklung dieser Konstellation vermuten lässt.

Periphere Insulinresistenz

Übergewicht und Adipositas führen nicht nur zu Dyslipoproteinämien, sondern auch zu einem erhöhten Nüchtern-Insulinspiegel sowie zu einer überschießenden Insulinausschüttung nach Glukoseaufnahme. Ursache hierfür ist die durch Übergewicht hervorgerufene periphere Insulinresistenz. Wenn die Beta-Zellen des Pankreas die über Jahre erhöhte Insulinproduktion nicht mehr aufrechterhalten können, steigt der Blutzuckerspiegel pathologisch an und es liegt ein manifester Diabetes mellitus Typ 2 vor. Besonders gefährdet sind Personen mit einer abdominalen Adipositas und einem über Jahrzehnte bestehenden Übergewicht. Zudem scheint eine gewisse genetische Prädisposition für die Entwicklung einer Insulinresistenz vorzuliegen.

> **Hinweis für die Praxis**
> Übergewicht und Typ-2-Diabetes sind von allen Komorbiditäten am engsten korreliert. So steigt mit einem BMI über 30 kg/m^2 das Risiko eines Diabetes für Männer um das 6-Fache, für Frauen um das 12-Fache.

40.4.2 Rolle des Gastrointestinaltrakts und der Leber

Bedeutung der Darmbarriere für Adipositas und Folgeerkrankungen

Neben den viszeralen Fettzellen, die sich im Abdomen, in der Leber, im Skelett- und im Herzmuskel finden, wurde eine zweite Quelle der subklinischen Entzündung identifiziert. Es sind die kommensalen Bakterien des Darms bzw. das Lipopolysaccharid dieser Bakterien, das bei Adipösen vermehrt vom Darm in die Pfortader transloziert und dann zunächst in der Leber eine Steatose und Entzündung induziert. Dies wurde zunächst tierexperimentell gezeigt und konnte inzwischen am Menschen bestätigt werden. Die vermehrte Translokation von bakteriellem Lipopolysaccharid (LPS) in die Pfortader deutet auf eine Störung der Darmbarriere hin, die bei Adipösen auftritt und mit der Entwicklung des metabolischen Syndroms assoziiert ist.

Die Darmpermeabilität des Adipösen wurde in klinischen Studien vielfach mit dem Laktulose-Mannitol-Test gemessen. Auch die Translokation von bakteriellem LPS vom Darm in die Pfortader und das periphere Blut kann als Marker für die Darmpermeabilität verstanden werden. Zweifelsfrei sind Nahrungskomponenten wichtige Regulationsfaktoren der Darmbarriere und auf diese Weise an der Entwicklung Adipositas-assoziierter Erkrankungen, die mit Störung der Barriere einhergehen, beteiligt (▶ Tab. 40.4). Aufgrund dieser Beobachtungen kann die Darmbarriere als neue Zielstruktur für die Prävention und Behandlung metabolischer Erkrankungen erwogen werden.

> **Hinweis für die Praxis**
> Die „subklinische Entzündung" bahnt die Entwicklung von metabolischen Folgeerkrankungen.

Bedeutung der intestinalen Mikrobiota

Bis vor ca. 20 Jahren wurde nur wenig von den kommensalen Darmbakterien geredet. Man wusste, dass sie vorwiegend im Dickdarm existieren, dass sie irgendwie die Nahrungsreste verwerten

Tab. 40.4 Funktionen des Gastrointestinaltrakts in der Pathogenese der Adipositas.

Funktionen des GI-Trakts	Bedeutung für Adipositas
Digestion und Absorption von Nahrung	Voraussetzung für die Energieaufnahme, Modulation durch Adipositas-Chirurgie
Regulation der Nahrungsaufnahme durch gastrointestinale Hormone und nervale Signale	Steuerung der Energieaufnahme, Zielstruktur für die Adipositastherapie
Sicherung der mukosalen Barriere	Barriereverlust bewirkt Entzündung und begünstigt Leberverfettung sowie Insulinresistenz
Wirt der intestinalen Mikrobiota	Steuerung der Energieaufnahme und der Darmbarriere, Translokation von Lipopolysacchariden

und dass ihr Eindringen in die Blutbahn eine schwere gramnegative Sepsis verursachen kann. In der letzten Dekade ist unser Wissen zur intestinalen Mikrobiota, früher Darmflora genannt, schier explodiert. Dies wurde dadurch möglich, dass Bakterien nicht mehr nur mittels klassischer mikrobiologischer Kulturmethoden, die für meist obligat anaerobe Bakterien mit speziellen Milieubedingungen nicht einfach anwendbar sind, sondern vorwiegend mittels molekularbiologischer Sequenziermethoden identifiziert und funktionell charakterisiert werden können.

Wir wissen heute dadurch sehr viel genauer, wie sich die Darmmikrobiota zusammensetzt, welche Funktionen sie wahrnimmt und bei welchen Erkrankungen sie eine Rolle spielt. Adipositas ist eine Erkrankung, bei der die Darmbakterien eine besonders wichtige Rolle spielen. Inzwischen konnten mehr als 1000 verschiedene Bakterienspezies im Darm identifiziert werden, die insgesamt mehr als 10 Millionen mikrobielle Gene exprimieren. Das sind ca. 400-mal mehr Gene als alle menschlichen Gene zusammen, wobei die Funktion vieler dieser Gene ist bis heute nicht geklärt ist.

Die Menschen wurden aufgrund der Zusammensetzung der kommensalen Darmbakterien in 3 Gruppen eingeteilt, auch „Enterotypen" genannt, die in verschiedenen Populationen der Erde identifiziert wurden, wobei auch Mischformen vorkommen. Die Gruppen unterscheiden sich in ihrer Mikrobiota durch die Prädominanz bestimmter Bakteriengruppen, die unterschiedliche Funktionen haben. Dies lässt vermuten, dass die Gruppen sich hinsichtlich ihrer Verdauung und möglicherweise anderer funktioneller Eigenschaften unterscheiden:

- Enterotyp 1 – *Bacteroides*: vor allem an der Spaltung von Kohlenhydraten beteiligt (machen etwa 10–20 % der Bakterien aus)
- Enterotyp 2 – *Prevotella*: vor allem an der Verstoffwechselung von Proteinen beteiligt
- Enterotyp 3 – *Ruminococcus*: vor allem an der Spaltung von Muzinen und Zucker beteiligt

Die Betrachtung der funktionellen Unterschiede der Enterotypen zeigt eine der zentralen Funktionen der intestinalen Mikrobiota: die Unterstützung der Verdauung durch Erweiterung der enzymatischen Kapazität, indem die Darmbakterien Gene liefern, die für zusätzliche Verdauungsenzyme kodieren, welche dem menschlichen Organismus per se nicht zur Verfügung stehen. Dadurch wird eine Optimierung der Energie- und Substratgewinnung mit unterschiedlichen Gewichtungen möglich, die Übergewichtigen zum Nachteil gereicht. Die Optimierung der Energie- und Substratgewinnung ist ein höchst dynamischer Prozess, denn die Darmbakterien passen sich in kürzester Zeit an das Substrat, d. h. die aktuelle Nahrungszufuhr, an – mit der Intention, dessen Verdauung umgehend zu optimieren. Dies erklärt, warum die Nahrung der wichtigste Regulator der intestinalen Mikrobiota ist und warum bereits wenige Stunden nach Nahrungsaufnahme eine Adaptation der Darmbakterien auf der Ebene der Diversität nachweisbar ist.

Adipositas geht, zumindest in der Entstehungsphase, mit Hyperalimentation einher. Diese bewirkt eine Anpassung der Darmbakterien dahin-

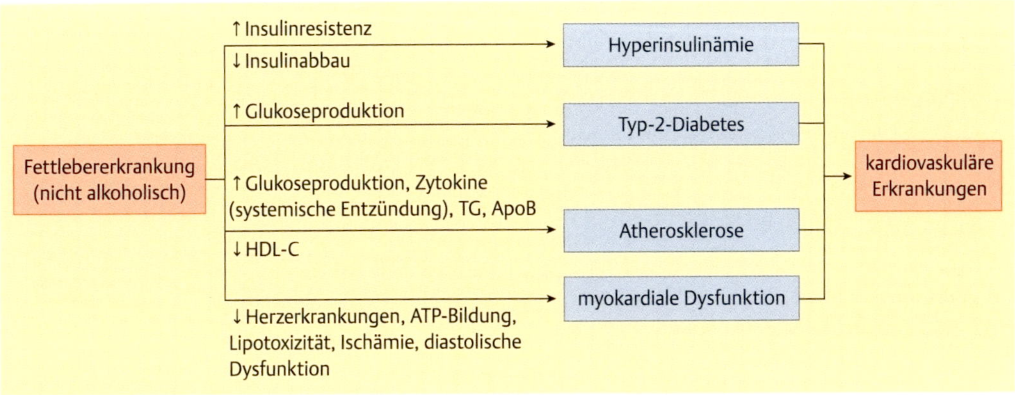

Abb. 40.2 „Non-alcoholic fatty liver disease" (NAFLD). neuerdings auch „metabolic[-dysfunction]-associated fatty liver disease" (MAFLD) genannt. Die nichtalkoholische Fettlebererkrankung ist ein Frühindikator für metabolische und kardiovaskuläre Folgeerkrankungen [1388].

gehend, dass solche Bakterien proliferieren, die zur optimalen Verdauung des vermehrten Substratangebots benötigt werden. Die Anpassung der Darmbakterien wird also unterschiedlich sein, je nachdem, ob die Adipositas sich vorwiegend durch Naschen von Süßem oder durch viele Steaks entwickelt hat, aber in beiden Fällen wird die Anpassung bestrebt sein, das zusätzliche Substratangebot optimal zu verwerten. Diese Überlegung ist bereits hinreichend, um zu verstehen, dass bereits 2006 gezeigt werden konnte, dass sich die Zusammensetzung der Mikrobiota bei Adipösen deutlich von der Mikrobiota schlanker Menschen unterscheidet. Ein solcher Unterschied ist zunächst noch kein Beweis dafür, dass es Menschen gibt, die per se eine besondere Mikrobiota aufweisen, welche sie übergewichtig werden lässt. Andererseits kann dies auch nicht ausgeschlossen werden und würde eine Erklärung dafür bieten, warum einige Menschen schneller zunehmen als andere (bei gleicher Ernährungsweise) und warum einige bessere „Futterverwerter" sind als andere. Die Optimierungskapazität der Darmmikrobiota wurde auf etwa 5–10 % Steigerung der Energieaufnahme geschätzt.

Bedeutung der Leber

Die Leber ist an der Adipositas-Krankheit nahezu immer beteiligt, in den meisten Fällen (ca. 90 %) in Form einer mehr oder weniger ausgeprägten Leberverfettung (Steatosis bzw. „metabolisch assoziierte Fettlebererkrankung", MAFLD), die sich zu einer Leberentzündung („Metabolische-Dysfunktion-assoziierte Steatohepatitis", MASH) weiterentwickeln kann. Adipöse mit MASH haben ein erhöhtes Risiko, eine Leberfibrose, eine Zirrhose und ein hepatozelluläres Karzinom (HCC) zu entwickeln. Bei etwa 20 % der Adipösen entsteht eine MASH, und 5–10 % der Patienten mit MASH erkranken an einem HCC. Es wird vermutet, dass es in Zukunft mehr Fälle von Leberkrebs aufgrund einer Adipositas als einer Virushepatitis geben wird.

Die Leberverfettung wird beim adipösen Patienten als Frühindikator für Adipositas-assoziierte metabolische Erkrankungen angesehen. Tatsächlich geht die Leberverfettung der Hyperinsulinämie, dem Typ-2-Diabetes wie auch der Arteriosklerose und myokardialen Dysfunktion voraus (▶ Abb. 40.2). Die Assoziation zwischen MAFLD und metabolischen Erkrankungen wirft die Frage auf, ob die Leber auch bei der Entstehung der metabolischen Folgeerkrankungen eine kausale Rolle spielt. Dafür spricht die Beobachtung, dass Adipöse mit metabolischen Folgeerkrankungen, das sind etwa 2 Drittel aller Adipösen, nahezu immer eine MAFLD haben, während Adipöse ohne metabolische Folgeerkrankungen, also das verbleibende Drittel, die auch als „healthy obese" bezeichnet werden, keine wesentliche Leberpathologie aufweisen. Offensichtlich prädestiniert die Steatose der Leber und anderer viszeraler Organe wie Herz-

und Skelettmuskel für die Entwicklung metabolischer und kardiovaskulärer Begleiterkrankungen.

Die Bedeutung der Adipositas bei Patienten mit gastrointestinalen Erkrankungen wurde kürzlich in einer neuen internationalen Leitlinie adressiert [1385]. Darin wird beispielsweise aufgezeigt, dass Adipositas ein Risikofaktor bei der Entstehung von chronisch entzündlichen Darmerkrankungen (CED) sein könnte, dass CED-Komplikationen bei Patienten mit CED und Adipositas zunehmen, und dass das Ansprechen auf Therapie mit Biologika bei Patienten mit CED und Adipositas geringer sein könnte als bei Patienten mit CED ohne Adipositas. Deshalb gibt es bei Patienten mit CED in der Remissionsphase eine Indikation zur Adipositastherapie.

40.4.3 Bluthochdruck und kardiovaskuläre Erkrankungen

Als Konsequenz der erhöhten Morbidität ist ab einem BMI von 27–28 kg/m^2 mit einem Anstieg der (vorzeitigen) Mortalität, d. h. mit einer reduzierten Lebenserwartung, zu rechnen. Gegenüber Menschen mit einer Adipositas Grad I bedingt eine Adipositas Grad III eine Mortalitätsverdopplung, wobei vor allem tödlich verlaufende Herz-Kreislauf-Erkrankungen (Herzinfarkt, Schlaganfall) zunehmen. Eine Metaanalyse aus 26 Studien fand, dass eine Adipositas gegenüber dem Normalgewicht das Gesamtmortalitätsrisiko um das 1,22-Fache erhöht. Das Risiko, an einer koronaren Herzkrankheit (KHK) zu versterben, erhöht sich um das 1,57-Fache, das Mortalitätsrisiko für kardiovaskuläre Erkrankungen steigt um das 1,48-Fache. Erkrankungen des Herz-Kreislauf-Systems stellen die häufigste Todesursache Adipöser dar.

Lebenserwartung

Betrachtet man die Auswirkungen von Übergewicht und Adipositas auf die Lebenserwartung, zeigt sich, dass bei jüngeren Erwachsenen ein BMI zwischen 23 kg/m^2 und 25 kg/m^2 mit der größten Lebenserwartung assoziiert ist. Jede Erhöhung des BMI über 25 kg/m^2 führt zu einer Verkürzung der Lebenserwartung, die bei jungen Erwachsenen am stärksten ausgeprägt ist. Bei Männern zwischen 20 und 30 Jahren und einem BMI > 45 kg/m^2 verkürzt sich die Lebensspanne um 13 Jahre, bei Frauen gleichen Alters und BMI um 8 Jahre.

Hypertonie

Die Korrelation zwischen Hypertonie und Übergewicht gilt mittlerweile als gesichert. Eine Metaanalyse aus dem Jahr 2009 von Guh et al. zeigt ein 1,3-fach erhöhtes Risiko für Hypertonie bei übergewichtigen Männern sowie ein 1,4-fach erhöhtes Risiko bei Frauen (BMI > 25 kg/m^2) gegenüber mit Normalgewichtigen [1403].

Eigenständiger Risikofaktor Adipositas

Noch vor einigen Jahren wurde das erhöhte Risiko Übergewichtiger für kardiovaskuläre Erkrankungen (Cardiovascular Disease, CVD) auf die durch Übergewicht gehäuft auftretenden kardiovaskulären Risikofaktoren (wie Hypertonie, erhöhte Cholesterinspiegel, verminderte Glukosetoleranz) zurückgeführt. In den letzten 20 Jahren wurde Übergewicht als eigenständiger Risikofaktor für CVD erkannt. Eine Gewichtszunahme von 15 kg erhöht das Risiko für CVD um das 1,75-Fache. In der Framingham Heart Study hatten Frauen mit einem BMI > 30 kg/m^2 ein 2-fach erhöhtes Risiko für CVD im Vergleich zu normalgewichtigen Frauen gleichen Alters. Bei Männern betrug die Risikoerhöhung das 1,7-Fache. Der Zusammenhang zwischen Übergewicht und CVD war in der Altersgruppe bis 50 Jahre am deutlichsten.

40.4.4 Krebserkrankungen

Mehr und mehr Studien zeigen einen positiven Zusammenhang zwischen der Höhe des BMI und der Krebsinzidenz, vor allem für hormonabhängige (Endometrium-, Brust-, Zervikal- und Prostatakarzinom) und gastrointestinale (Kolorektal-, Pankreas-, Leberkarzinom) Krebserkrankungen. Das Risiko, an Darmkrebs zu erkranken, steigt für Männer und Frauen mit zunehmendem BMI an, ebenso wie das Risiko von Männern, an Prostatakrebs zu erkranken. Einer Metaanalyse zufolge beträgt das relative Risiko (RR) für Kolonkarzinome bei bestehendem Übergewicht bei Männern 1,51 und bei Frauen 1,45.

Mammakarzinome treten bei übergewichtigen postmenopausalen Frauen vermehrt auf, während Adipositas prämenopausal eher protektiv zu wirken scheint. Nach der Menopause stellt Fettgewebe die Hauptquelle für die Östrogenproduktion dar, die bei übergewichtigen Frauen folglich erhöht ist. Diese erhöhte Östrogenproduktion ist der größte Risikofaktor für die Entstehung von Brustkrebs. Aus diesem Grund ist auch das Risiko, an einem ebenfalls östrogenabhängigen Endometriumkarzinom zu erkranken, für übergewichtige Frauen erhöht.

Es gelang bisher nicht eindeutig nachzuweisen, ob die erhöhte Krebsinzidenz direkt auf das Übergewicht zurückzuführen ist oder ob vielmehr die für das Übergewicht mit verantwortlichen Komponenten (u. a. geringe körperliche Aktivität, hoher Fettverzehr) das Krebsrisiko erhöhen.

40.4.5 Degenerative Gelenkerkrankungen

Degenerative Gelenkerkrankungen treten meist an Knie- oder Hüftgelenken auf. Eine Gelenkarthrose führt zu starken Schmerzen und fortschreitender Immobilität. Langfristig hilft den Betroffenen häufig nur der Einsatz eines künstlichen Gelenks. Nur in ca. 30 % der Fälle ist die Ursache der Gelenkarthrose bekannt (Hüftgelenkfraktur, rheumatoide Arthritis, Dysplasien). Bei den verbleibenden 70 % kann keine direkte Ursache festgestellt werden (primäre Gelenkarthrose). Das Risiko einer primären Gelenkarthrose ist bei Frauen größer als bei Männern und steigt mit zunehmendem Alter an.

Ein erhöhtes Risiko für den Einsatz eines künstlichen Hüftgelenks als Folge einer Gelenkarthrose bei zunehmendem BMI konnte in einer Studie in Norwegen an 1,2 Mio. Probanden von Flugsrud et al. 2006 gezeigt werden (RR 2,0–3,0 im Vergleich zu normalgewichtigen Personen gleichen Alters) [1396]. Dieser Zusammenhang ist vermutlich auf die adipositasbedingt stärkere Belastung der Gelenke zurückzuführen. Unterstützt wird diese Vermutung durch die Feststellung, dass ein über Jahre vorliegendes Übergewicht ein höheres Risiko für Gelenkarthrose im Alter mit sich bringt als ein erst in späteren Jahren auftretendes Übergewicht.

Auf metabolische Gelenkerkrankungen wird in Kap. 45 eingegangen.

40.4.6 Stigmatisierung und psychische Probleme

Psychische Probleme

Der Zusammenhang zwischen Übergewicht und psychischen Problemen ist bislang nur unzureichend verstanden. Besonders bei jungen übergewichtigen Frauen treten depressive Verstimmungen im Vergleich zu gleichaltrigen schlanken Frauen verstärkt auf. Bei einer Befragung von 44 800 Personen in den USA durch Heo et al. 2006 gaben 16 % der normalgewichtigen Frauen an, im letzten Monat mindestens 7 Tage lang unter depressiver Stimmung gelitten zu haben, bei den adipösen Frauen waren dies 23 % [1407].

Es ist wichtig zu verstehen, dass die Mechanismen, die bei Übergewicht zu psychischen Problemen führen, sich von den zugrunde liegenden Mechanismen für physische Erkrankungen unterscheiden. Ein von der Gesellschaft vorgegebenes Schönheitsideal und die soziale Abgrenzung Übergewichtiger können insbesondere bei jungen Frauen zu psychologischen Problemen führen. Stunkard und Sobel bemerkten 1995: „Obesity does not create a psychological burden. Obesity is a physical state. People create the psychological burden.“ [1436]

Stigmatisierung und Diskriminierung

Studien zeigten, dass adipöse Menschen von ihren Mitmenschen generell negativ eingeschätzt werden. Sie werden nicht nur für weniger attraktiv, sondern auch für weniger intelligent und weniger leistungsbereit gehalten. Studien aus Deutschland zeichnen ein sehr ähnliches Bild, und zwar für unterschiedlichste Lebensbereiche. Eine repräsentative Untersuchung an 1000 Bundesbürgern von Hilbert et al. (2008) [1408] zeigt beispielsweise, dass Stigmatisierungen und Diskriminierungen adipöser Menschen sich unter anderem im Bildungswesen, am Arbeitsplatz, aber auch im Gesundheitswesen finden. Immerhin 24 % der deutschen Bundesbürger haben dieser Studie zufolge eine eindeutig stigmatisierende Einstellung bezüglich übergewichtiger Mitbürger. Stark übergewichtige Personen wurden dabei – den amerikanischen Untersuchungen vergleichbar – als willensschwach, faul und weniger intelligent eingestuft. Darüber hinaus waren 85 % der Befragten der Meinung, Adipöse seien im Wesentlichen selbst für ihr starkes Übergewicht verantwortlich. Wenig Wissen war dagegen über die Komplexität des Übergewichtsproblems vorhanden. Gerade diejenigen, die die Ursachen einer Adipositas vor allem im individuellen Verhalten suchten, neigten den Autoren zufolge auch eher zu Vorurteilen.

▸ **Maßnahmen gegen Stigmatisierung** Während es zu den gesundheitlichen Folgen von Adipositas sowie zur Beeinflussung von Adipositas durch Ernährungs- und Bewegungsprogramme eine Vielzahl an wissenschaftlichen Studien gibt, sind Arbeiten zu den psychosozialen Folgen von Adipositas sowie zu den Möglichkeiten und Grenzen einer Verhinderung von Stigmatisierung noch sehr limitiert. Dass es grundsätzlich möglich ist, stigmatisierende Einstellungen gegenüber adipösen Menschen zu verringern, zeigt ein Experiment von Hilbert et al., in dem 130 Studenten mithilfe eines computergestützten Lernmoduls Wissen über die Entstehung von Adipositas und über Vorurteile gegenüber Adipösen vermittelt wurde [1408]. Hierbei zeigte sich, dass das Fehlen von entsprechendem Wissen dazu führt, dass sich eine Mehrheit der Untersuchungspersonen nicht sicher war, ob die Vorurteile gegenüber adipösen Menschen zutreffen oder nicht. Diese Unsicherheit geht mit der latenten Bereitschaft einher, stereotype Annahmen über Adipositas zu akzeptieren.

40.5 Diagnostische Maßnahmen

40.5.1 Anamnese

Vor Beginn einer Adipositasbehandlung sollte immer eine ausführliche Anamnese des Patienten erfolgen. Dabei sind folgende Punkte zu erfassen:

- Vorgeschichte und Verlauf der Adipositas
- Hinweisen für familiäre Risikofaktoren
- Hinweisen für sekundäre Adipositas
- individuellen Essgewohnheiten
- Bewegungsverhalten und anderer Life-Style-Faktoren
- psychosozialer Situation (Familie, Bildungsstand, Beruf etc.)
- Art bisheriger Therapien bzw. Therapieversuche
- Erwartungen an eine zukünftige Therapie

In einem ausführlichen Gespräch sollte die Gewichtsentwicklung des Patienten in Kindheit und Pubertät, im späteren Leben sowie in den letzten Monaten erfragt werden. Fragen nach dem Vorliegen von Begleiterkrankungen des Übergewichts (Typ-2-Diabetes, Fettstoffwechselstörungen etc.) gehören ebenso zu einem Anamnesegespräch wie das Erfassen von eventuell vorliegendem Übergewicht und Begleiterkrankungen in der Familie des Patienten. Häufig haben die Betroffenen zahlreiche Diätversuche hinter sich. Diese Diätversuche und die Gründe für ihr Scheitern sollten möglichst vollständig erfasst werden. Einen wichtigen Hinweis auf die Entstehung des Übergewichts kann das bisherige Ernährungsverhalten des Patienten liefern.

Ernährungsprotokoll

Eine sinnvolle Möglichkeit, die Ernährungsgewohnheiten zu erfassen, stellen Ernährungsprotokolle dar, in denen der Patient über einen Zeitraum von mindestens 3 Tagen (idealerweise über 1 Woche) seine Nahrungsaufnahme protokolliert. Am genausten lässt sich die Menge der verzehrten Lebensmittel mit einem Wiegeprotokoll erfassen. Allerdings ist die Compliance der Patienten wegen des dafür erforderlichen Aufwands meist sehr gering, sodass sich in der Praxis das Abschätzen der Portionsgrößen (evtl. mithilfe vorgefertigter Portionsgrößenmuster) als praktikabler erwiesen hat. Neben Art und Menge der verzehrten Lebensmittel sollten auch die Uhrzeit der Mahlzeiten sowie Art und Menge der aufgenommenen Getränke protokolliert werden. Bei der Auswertung der Ernährungsprotokolle (am einfachsten mithilfe eines speziellen Computerprogramms) sollten die Gefahr des „Underreportings“ und die Möglichkeit, dass allein schon das Führen eines Ernährungsprotokolls das Ernährungsverhalten beeinflussen kann, bedacht werden.

Konflikte und Essstörungen

Da das Essverhalten häufig emotional stark beeinflusst wird, sollten auch die momentane Lebenssituation und eventuelle Konflikte im beruflichen und privaten Umfeld erfragt werden. Durch entsprechende Fragen sind ein ausgeprägtes Binge-Eating-Syndrom und eine Bulimie auszuschließen. Hinweise für ein **Binge-Eating-Syndrom** sind unkontrollierte Essattacken mindestens 2-mal pro Woche über einen Zeitraum von 6 Monaten. Diese Symptome finden sich bei bis zu 30 % aller adipösen Patienten.

Zielvorstellung

Im Rahmen der Anamnese sollte der Patient eine klare Zielvorstellung aufgezeigt bekommen, in welcher Höhe die zu erwartende Gewichtsreduktion liegt. Häufig führen unrealistische Erwartungen des Patienten zu Enttäuschungen, die oftmals einen vorzeitigen Abbruch der Therapie bedingen. Die durch eine Ernährungstherapie in der Regel zu erreichende Zielmarke stellt eine Gewichtsreduktion von 5–10 % des Anfangsgewichts dar. Bei Adipositas Grad II und III kann initial eine Gewichtsreduktion von bis zu 30 % des Ausgangsgewichts angestrebt werden.

> **Hinweis für die Praxis**
> Es empfiehlt sich, die Erstanamnese standardisiert vorzunehmen, um zu vermeiden, dass wesentliche Aspekte im Gespräch vergessen werden bzw. dass weit vom Thema abgeschweift wird.

Adipöse Patienten sind wie viele chronisch Kranke dankbar, wenn der Arzt bzw. die Ernährungsfachkraft sich der Problematik zuwendet und dafür Zeit investiert. Dies führt nicht selten dazu, dass der Patient sein Gegenüber so vereinnahmt, dass eine strukturierte Anamnese gefährdet wird. Dem kann durch die Verwendung eines Patientenfragebogens begegnet werden (▸ Tab. 40.5). Alternativ können Scores zur strukturierten Anamneseerhebung wie das Edmonton Obesity Staging Sys-

Tab. 40.5 Patientenfragebogen für die Adipositas-Behandlung (Beispiel).

Abzufragender Themenbereich	Fragen
1. Entstehung des Übergewichts und Begleiterkrankungen	1.1 Waren Sie bereits in der Kindheit übergewichtig? 1.2 Wie hoch war Ihr niedrigstes/höchstes Erwachsenengewicht? Wann war dies? 1.3 Leiden Sie an übergewichtsbedingten Begleiterkrankungen (Diabetes Typ 2, Hypertonie, Hyperlipoproteinämie, Gelenkarthrose etc.) 1.4 Nehmen Sie Medikamente ein? Wenn ja, welche?
2. Familiärer Hintergrund	2.1 Sind Ihre Eltern/Geschwister/Kinder übergewichtig? Wenn ja, wie stark? 2.2 Gibt es in Ihrer Verwandtschaft gewichtsbedingte Begleiterkrankungen (→ 1.3)
3. Diäterfahrung	3.1 Haben Sie bereits Erfahrungen mit Diäten gesammelt? Wenn ja, welche Diäten haben Sie ausprobiert? Mit welchem Erfolg? 3.2 Teilen Sie Lebensmittel aufgrund ihres Fett-/oder Kaloriengehalts in erlaubte und verbotene Lebensmittel ein?
4. Ernährungsgewohnheiten	4.1 Wie viele Mahlzeiten essen Sie pro Tag? Zu welcher Tageszeit essen Sie am meisten? 4.2 Lassen Sie Mahlzeiten (z. B. das Frühstück) auch mal ausfallen? Wenn ja, wie häufig? 4.3 Wie oft essen Sie außer Haus? 4.4 Wer kocht bei Ihnen zu Hause? Wie oft in der Woche wird gekocht? 4.5 Kennen Sie Essanfälle, bei denen Sie mit dem Essen nicht mehr aufhören können? Wenn ja, wie häufig treten diese auf?
5. Essen und Emotionen	5.1 Essen Sie vermehrt, wenn Sie traurig/einsam/verärgert sind?
6. Körperliche Bewegung	6.1 Wie oft pro Woche treiben Sie Sport? Wie lange, welche Art Sport? 6.2 Falls Sie keinen Sport treiben: Wie lange pro Tag sind Sie ungefähr zu Fuß/mit dem Fahrrad etc. unterwegs?

tem oder das Cardiometabolic Disease Staging eingesetzt werden. Essmuster und Essverhalten sollten durch Fachpersonal erfragt und dokumentiert werden, um Eingang in die Therapieplanung zu finden und den Behandlungsverlauf zu verbessern. Eine komorbide Essstörung sollte diagnostiziert und adressiert werden, da das Vorliegen einer Essstörung einen negativen Einfluss auf den Behandlungsverlauf hat.

40.5.2 Körperliche Untersuchung und Anthropometrie

Die Anamnese sollte durch eine allgemeine körperliche Untersuchung sowie die Erfassung anthropometrischer Daten des Patienten ergänzt werden, um das Ausmaß der Problematik zu erfassen und die Ausgangswerte vor Therapie zu dokumentieren. Hierbei sollten Körpergröße und Gewicht, BMI und Taillenumfang bestimmt werden. Für eine genauere Analyse der Körperzusammensetzung und zur Motivation des Patienten kann zusätzlich eine BIA durchgeführt werden. Schließlich sollte der Blutdruck (RR systolisch und RR diastolisch) am rechten und am linken Arm im Sitzen und im Stehen bestimmt werden. Alle Ergebnisse werden auf einem Untersuchungsbogen dokumentiert.

40.5.3 Labordiagnostik und weitere Untersuchungen

Vor Beginn einer Behandlung sollte die Analyse folgender Blutparameter erfolgen:

- kleines Blutbild
- Lipidstatus (Gesamt-, LDL-, HDL-Cholesterin), ggf. auch Triglyzeride
- ggf. Kreatinin, Kreatinin/eGFR, Harnsäure und Albuminurie
- Leberenzyme (GPT, γ-GT), ggf. Fibrose-Score FIB-4
- Nüchtern-Blutglukose sowie – bei Verdacht auf gestörte Glukosetoleranz – oraler Glukosetoleranztest, $HbA1_C$ und Bestimmung des Risikos für eine Insulinresistenz mithilfe des HOMA-Index (Homeostasis Model Assessment, s. u.)
- TSH (zum Ausschluss einer Hypothyreose)
- Serum-Kortisol im Dexamethason-Hemmtest (oder freies Kortisol im 24-h-Sammelurin oder 2-mal Mitternacht-Speichel-Kortisol) zum Ausschluss eines Hyperkortisolismus bei Adipositas und Indikation zur bariatrischen Chirurgie
- ggf. hs-CRP zur Risikobewertung einer Adipositas

Hinweis für die Praxis

Abschätzung des Risikos für eine Insulinresistenz

HOMA-IR = Nüchtern-Insulinspiegel (μU/ml) × Nüchtern-Blutzucker (mg/dl) / 405

Werte > 2 sind Hinweis auf eine Insulinresistenz, bei Werten > 2,5 ist eine Insulinresistenz sehr wahrscheinlich.

Bei Verdacht auf eine sekundäre Adipositas sollten zusätzliche Untersuchungen (z. B. Bestimmung von ACTH, Kortisol, LH, FSH, genetische Analysen) durchgeführt werden. Zur Erfassung eventuell bereits bestehender bzw. zum Ausschluss von Komorbiditäten sind weitere Untersuchungen notwendig, z. B. Oberbauchsonografie (zur Beurteilung von Leber und Gallenblase), EKG, Ergometrie, 24-h-Blutdruckmessung, Echokardiografie und Karotis-Doppler-Untersuchung (zur Erfassung des Gefäßstatus), Urinuntersuchung auf Mikroalbumin (zur Erfassung von Nierenerkrankungen) und Untersuchung des Augenhintergrunds (zur Erfassung von Mikroangiopathien). Diese diagnostischen Maßnahmen sind in den jeweiligen Organkapiteln detailliert beschrieben.

40.6 Therapiemaßnahmen

In der Behandlung der Adipositas wird zwischen Prävention und Therapie unterschieden. Der Prävention kommt eine zentrale Bedeutung zu, denn die Prävalenz der Adipositas ist laut WHO mittlerweile in den meisten Industrienationen so hoch, dass die verfügbaren Ressourcen nicht mehr ausreichen, um allen Betroffenen eine Behandlung anbieten zu können. Die Notwendigkeit für Präventionsmaßnahmen folgt auch aus der Tatsache, dass mit zunehmender Dauer und Ausprägung der Adipositas die Behandlung immer schwieriger, komplexer und teurer wird. Zudem sind die gesundheitlichen Folgen der Adipositas nach einer Gewichtsabnahme nicht immer reversibel. Ziele der Maßnahmen sind laut Leitlinie Adipositas 2024 eine Gewichtsstabilisierung und die Verhinderung von Komorbiditäten mit den für die Identifizierung von speziellen Risikogruppen (z. B. leicht Übergewichtige mit einem BMI von 25–30 kg/m², sozial benachteiligte Menschen, Migranten, Personen mit genetischer bzw. familiärer Belastung) geeigneten diagnostischen Maßnahmen und für die Zielgruppen (Kinder/Erwachsene/ältere Menschen) geeigneten Interventionsmaßnahmen.

40.6.1 Indikation und Ziele der Adipositas-Therapie

Hinweis für die Praxis

Die Indikationen für eine Therapie übergewichtiger Menschen sind ein BMI ≥ 30 oder ein BMI 25–30 und das gleichzeitige Vorliegen von übergewichtsbedingten Gesundheitsstörungen (z. B. Hypertonie, Typ-2-Diabetes) oder eines abdominalen Fettverteilungsmusters oder von Erkrankungen, die durch Übergewicht verschlimmert werden, oder eines hohen psychosozialen Leidensdrucks (Leitlinie der Deutschen Adipositasgesellschaft 2024).

Behandlungsziele

Die Behandlungsziele müssen realistisch und den individuellen Bedingungen und Wünschen angepasst sein. Als Therapiekonzepte sind vor allem das konservative Basisprogramm (bestehend aus Ernährungs-, Bewegungs- und Verhaltenstherapie) und die chirurgische Therapie von Bedeutung. Da die Adipositas als chronische Erkrankung mit hoher Rezidivneigung anzusehen ist, kommt es darauf an, über die eigentliche Phase der Gewichtsabnahme hinaus eine langfristige Gewichtskontrolle sicherzustellen. Dabei sollte eine Stabilisierung des Gewichts bzw. eine mäßige Gewichtssenkung um 5–10 % dem Streben nach Ideal- oder Normalgewicht vorgezogen werden.

Folgende Behandlungsziele können im Einzelnen definiert werden:

- langfristige Senkung des Körpergewichts
- Verbesserung Adipositas-assoziierter Risikofaktoren und Krankheiten
- Verbesserung des Gesundheitsverhaltens (energieadäquate Ernährung, regelmäßige Bewegung)
- Reduktion von Arbeitsunfähigkeit und vorzeitiger Berentung
- Stärkung der Selbstmanagementfähigkeit und Stressverarbeitung
- Steigerung der Lebensqualität

Negative Energiebilanz

Eine Senkung des Körpergewichts kann nur durch eine negative Energiebilanz erreicht werden. Um 1 kg Fett abzubauen, ist ein Energiedefizit von 7000 kcal notwendig. Zwar liefert 1 kg Nahrungsfett 9000 kcal, bei Auf- und Abbau des Körperfetts benötigt der Körper einen Teil dieser Energie für metabolische Transformationen, sodass der Abbau von 1 kg Körperfett ca. 7000 kcal bereitstellt. Somit gilt: Um 0,5–1 kg Körperfett pro Woche zu verlieren, müssen täglich 500–1000 kcal eingespart werden. Hierfür stehen verschiedene Maßnahmen zur Wahl, die im Folgenden dargestellt werden sollen.

Hinweis für die Praxis

Vor Beginn einer Ernährungstherapie ist der Patient ausführlich über die Maßnahme und die zu erreichende Gewichtsreduktion zu informieren, um falsche Erwartungen zu vermeiden und eine gute Langzeit-Compliance zu erreichen.

40.6.2 Ernährungstherapie

Nach den Leitlinien der Deutschen Adipositasgesellschaft zur Prävention und Therapie der Adipositas kann eine negative Energiebilanz über unterschiedliche Methoden („low-carb“, „low-fat“ oder eine Kombination aus beidem, den teilweisen oder vollständigen Ersatz von Mahlzeiten durch eine energiearme Formula-Diät, auch Low Calorie Diet, LCD genannt) erreicht werden, die je nach Höhe des Übergewichts, Motivation und Risikoprofil des Patienten zu wählen sind.

Ersatz von Mahlzeiten durch Formula-Produkte

Unter einer Low Calorie Diet (LCD) versteht man eine Reduktion der täglichen Energiezufuhr auf 800–1000 kcal. Diese werden in der Regel in Form einer Formula-Diät aufgenommen. Der vollständige Ersatz von Mahlzeiten durch Formula-Produkte ist nur bei Patienten mit einem BMI > 30 kg/m² indiziert, die aus medizinischen Gründen kurzfristig Gewicht abnehmen sollen bzw. dies wollen.

Bei der Formula-Diät handelt es sich um ein diätetisches Lebensmittel für besondere medizinische Zwecke, dessen Gehalt an Eiweiß (50 g pro Tagesportion, vollständiges Aminosäuremuster), Kohlenhydraten (90 g pro Tagesportion), essenziellen Fettsäuren (7 g) sowie Mindestmengen an Mineralstoffen (Eisen, Magnesium) und Vitaminen (A, B_1, B_6, B_{12}, C, D, E) in Deutschland gesetzlich vorgeschrieben ist. Somit ist sichergestellt, dass der Patient während der Phase der ausschließlichen Formula-Diät, die auf maximal 12 Wochen begrenzt ist, ausreichend mit Mikro- und Makronährstoffen versorgt wird.

Eine LCD sollte aufgrund des erhöhten Nebenwirkungsrisikos medizinisch überwacht werden. Neben meist harmlosen Nebenwirkungen wie Schwindel, Frieren oder Konzentrationsschwäche können in seltenen Fällen, vor allem bei älteren, multimorbiden Patienten, auch schwerwiegende Komplikationen wie Herzrhythmusstörungen (aufgrund eines Kaliummangels) oder Nierenversagen auftreten. Während einer LCD steigt das Risiko an, Gallensteine zu entwickeln, wenn keine Prophylaxe (1-mal pro Woche eine „Reizmahlzeit“) betrieben wird. Eine ausreichende Flüssigkeitszufuhr (mindestens 30 ml pro kg Körpergewicht und Tag) während der Fastenphase ist essenziell und unterstützt auch die Nieren bei ihrer infolge der katabolen Stoffwechsellage erhöhten Exkretionsleistung. Nach maximal 12 Wochen sollte schrittweise auf eine mäßig hypokalorische Ernährung zur Gewichtsstabilisierung umgestellt werden. Pro Woche sollte die Energiezufuhr dabei behutsam um etwa 200 kcal pro Tag gesteigert werden, um eine erneute Gewichtszunahme zu verhindern.

Mithilfe von Formularernährung ist eine Gewichtsreduktion von 0,5–2 kg pro Woche möglich. Dies führt, abhängig vom Ausgangsgewicht des Patienten, in 3 Monaten zu einem Gewichtsverlust von im Mittel bis 24 kg (Leitlinie Adipositas 2024).

Andere Diäten und Kostformen

Darüber hinaus gibt es unzählige verschiedene Diäten und Kostformen zur Gewichtsreduktion, deren Wirksamkeit und Sicherheit in den meisten Fällen nie wissenschaftlich evaluiert wurden.

40.6.3 Bewegungstherapie

Durch eine Erhöhung des Energieverbrauchs trägt vermehrte körperliche Aktivität zur Gewichtsabnahme und insbesondere zur Stabilisierung des Körpergewichts bei. Um messbar Gewicht zu reduzieren, sollten 1000–2000 kcal pro Woche durch körperliche Aktivität verbraucht werden, was etwa 3–5 Stunden vermehrter Bewegung pro Woche entspricht. Eine konsequente Steigerung der Alltagsaktivität (Treppe statt Fahrstuhl etc.) ist dabei mindestens so effektiv wie sportliche Betätigung, wenn die gleiche Menge an Energie verbraucht wird.

Kombination mit Ernährungstherapie

Nur mit erhöhter sportlicher Betätigung Gewicht zu reduzieren, gelingt jedoch den wenigsten Übergewichtigen im Erwachsenenalter. Hierfür gibt es mehrere Gründe. Zum einen gelingt es Adipösen häufig nicht, die hierfür erforderliche sportliche Leistung zu erbringen. Ursachen sind die meist verminderte physische Leistungsfähigkeit (aufgrund von Gelenkbeschwerden, Atembeschwerden, mangelndem Training usw.) sowie eine krankheitsbedingte Lethargie, an der viele Adipöse leiden. Des Weiteren wird die Höhe der verbrauchten Energie häufig stark überschätzt, sodass der Patient unbewusst mehr Nahrung aufnimmt, als er verbraucht hat.

> **✔ Merke**
> Eine Bewegungstherapie kann dann gute Ergebnisse erzielen, wenn sie mit einer durch eine Fachkraft betreute Ernährungsumstellung kombiniert wird.

Empfohlene Sportarten

Durch leichtes Ausdauertraining bei ca. 75 % der maximalen Herzfrequenz wird der Energieverbrauch gesteigert. Beim Krafttraining wird Muskelmasse aufgebaut, die langfristig den Grundumsatz des Patienten erhöht. Vor einer Bewegungstherapie sollte vor allem bei älteren oder stark übergewichtigen Patienten eine ärztliche Untersuchung erfolgen. Es sollten Ausdauersportarten gewählt werden, die möglichst viele Muskelgruppen beanspruchen und gleichzeitig die Gelenke nicht zu stark belasten (z. B. Nordic Walking, Schwimmen, Radfahren). Die Benutzung einer Pulsuhr kann hilfreich sein, in der idealen Belastungsfrequenz zu trainieren. Gerade Untrainierte überschätzen häufig ihre Leistungsfähigkeit und trainieren mit einer zu hohen Herzfrequenz im anaeroben Bereich.

> **Hinweis für die Praxis**
> Durch körperliche Betätigung während einer Gewichtsreduktion kann der Verlust an Muskelmasse, der unweigerlich bei einer Gewichtsabnahme eintritt, um die Hälfte reduziert werden. Hierfür sollte eine Kombination von Herz-Kreislauf-Training und Krafttraining angewendet werden.

40.6.4 Verhaltenstherapie

Das Ernährungsverhalten wird schon in der Kindheit geprägt und auch im Erwachsenenalter stark von Emotionen sowie äußeren Einflüssen (Werbung etc.) geleitet. Diese Verknüpfungen zu erkennen und Strategien zu entwickeln, wie „festgefahrene" alte Ernährungsmuster positiv verändert werden können, ist das Ziel der Verhaltenstherapie.

Ändern von Verhaltensmustern

Ausgehend von einer durch einen erfahrenen Therapeuten betreuten Selbstbeobachtungsphase, sollte sich der Patient zunächst selbst bewusst darüber werden, ob und in welcher Form seine Ernährung und Bewegung von äußeren Gegebenheiten beeinflusst wird. Ungünstige Verhaltensmuster sollen in Absprache mit dem Patienten erkannt und hin zu einer bewussten Ernährung geändert werden. Wichtig sind dabei das Einhalten fester Mahlzeitenrhythmen sowie das Abkoppeln der Nahrungsaufnahme von externen Stimuli. Durch das Setzen kleinerer Zwischenziele (z. B. langsame Steigerung der Bewegung jeden Tag um 2 Minuten) kann die Compliance des Patienten, um eine langfristige Gewichtsreduktion zu erreichen, erhöht werden. Durch gemeinsam mit dem Therapeuten vereinbarte Belohnungselemente kann der Patient weiter bestärkt werden.

Abzugrenzen sind diese Elemente der Verhaltenstherapie von einer Psychotherapie, die (zusätzlich) zum Einsatz kommen sollte, um Essstörungen wie das Binge-Eating-Syndrom oder Bulimie zu behandeln.

Kombination mit Ernährungstherapie

Während eine Verhaltenstherapie alleine – wenn überhaupt – nur zu einer geringen Gewichtsreduktion führt, zeigte sich, dass die Kombination einer Ernährungs- mit einer Verhaltenstherapie zu größerem Erfolg führt als eine Ernährungstherapie alleine. Aus diesem Grund wurden multidisziplinäre Gewichtsreduktionsprogramme entwickelt, die die unterschiedlichen Ansätze zur Adipositastherapie (Ernährungs-, Bewegungs- und Verhaltenstherapie) mit dem Ziel größtmöglichen Erfolges miteinander kombinieren.

40.6.5 Multidisziplinäre Gewichtsreduktionsprogramme

> **Hinweis für die Praxis**
> Multidisziplinäre Gewichtsreduktionsprogramme stellen unter den nicht chirurgischen Adipositas-Therapien den „Goldstandard" dar. Diese Programme kombinieren eine Ernährungstherapie (häufig initial mit Formulaprodukten als LCD) mit einer Bewegungs- und Verhaltenstherapie – den Elementen der „Basistherapie" – sowie ggf. ärztlicher Mitbetreuung, die bei LCD obligat ist.

Anforderungen

Die Qualitätskriterien für ambulante Adipositas-Programme, herausgegeben von der Deutschen Adipositasgesellschaft, geben als obligatorische personelle Voraussetzungen einen Arzt an, der neben einer ausreichenden klinischen Erfahrung als wesentliches Qualitätsmerkmal eine ernährungsmedizinische Zusatzausbildung auf der Basis des Curriculums Ernährungsmedizin der Bundesärztekammer vorweisen sollte. Weiterhin obligat ist eine Ernährungsfachkraft (Diätassistent oder Ernährungswissenschaftler bzw. Ökotrophologe) mit praktischer Erfahrung in der Betreuung adipöser Personen. Als fakultativ werden ein Psychologe sowie ein Physiotherapeut empfohlen.

Als Anforderungen an ein Therapieprogramm gibt die deutsche Adipositasgesellschaft folgende Komponenten vor:

- medizinische Eingangsuntersuchung und Indikationsstellung
- strukturierte Schulung in Gruppen
- multidisziplinäres Therapiekonzept aus Ernährungs-, Verhaltens- und Bewegungstherapie
- regelmäßige Gruppensitzungen
- regelmäßige Verlaufskontrollen inkl. Dokumentation
- Therapiedauer von wenigstens 6–12 Monaten

„Optimed-52-Programm“

Ein Programm, das in Deutschland diese Anforderungen erfüllt und evaluiert wurde, ist das „Optimed-52“-Programm für Erachsene mit einem BMI > 35 kg/m². Bei diesem Jahresprogramm erfolgt im Anschluss an eine 12-wöchige Formula-Diät eine Ernährungsumstellung mit dem vorrangigen Ziel, die erfolgte Gewichtsreduktion während der LCD zu stabilisieren. An wöchentlichen Gruppentreffen finden Ernährungsberatungen, verhaltenstherapeutische Sitzungen sowie Bewegungstherapien statt. Mit dem „Optimed-52“-Programm können Gewichtsabnahmen in der Größenordnung von 15–20 % des Ausgangsgewichts der adipösen Teilnehmer (BMI > 30 kg/m²) verzeichnet werden. Es ist nur wenig bekannt, inwieweit die Teilnehmer ihr Gewicht nach Ende des Programms stabilisieren konnten. Nach einer Metaanalyse von Tsai et al. in den USA betrug der Gewichtsverlust der Teilnehmer an einem „Optifast26“-Programm (also über die Dauer eines halben Jahres) 3 Jahre nach Ende des Programms noch 7 % des Ausgangsgewichts [1439].

„Ich nehme ab“

Ein evaluiertes Adipositas-Programm ohne Formula-Diät ist das DGE-Programm „Ich nehme ab“. Bei diesem stark verhaltenstherapeutisch ausgerichteten Programm sollen im Selbstmanagement eine mäßige Senkung des Körpergewichts und eine langfristige Ernährungsumstellung erfolgen. Wird dieses Programm noch durch einen Berater unterstützt, sind Gewichtsverluste von 2–4 kg bei gleichzeitiger Verbesserung der Nährstoffversorgung in einem Jahr möglich.

„DOC WEIGHT“

Ein neueres multimodales Gewichtsreduktionsprogramm, dass ohne und mit Formula-Diät angeboten wird, ist das DOC-WEIGHT-Programm. Es wurde von Bund deutscher Ernährungsmediziner (BDEM) entwickelt und wird in sogenannten ernährungsmedizinischen Schwerpunktpraxen, die von dem BDEM zertifiziert sind, angeboten. Eine erste Evaluation ohne Formula-Diät zeigte einen mäßigen Erfolg vergleichbar mit der von „Weight Watchers“ (4–7 kg in 1 Jahr). Die inzwischen verfügbare Variante mit Formula-Diät lässt bessere Ergebnisse erwarten, die in der Größenordnung des ebenfalls praxisbasierten Programms „Bodymed“ liegen dürfen, wobei die wissenschaftlich Evaluation noch aussteht.

Weitere evaluierte Adipositas-Programme sind in der Leitlinie der Deutschen Adipositas-Gesellschaft 2024 beschrieben.

40.6.6 Medikamentöse Therapie

Aufgrund der hohen Prävalenz des Übergewichts und des geringen Langzeiterfolgs der meisten diätetischen Therapiekonzepte wird intensiv an der Entwicklung neuer Medikamente geforscht, mit denen das Übergewicht reduziert werden kann. Die Schwerpunkte der Forschung konzentrieren sich dabei auf Angriffspunkte im Gehirn sowie peripher im Gastrointestinaltrakt.

Indikationen

Nach den Leitlinien der Adipositas-Gesellschaft (2024) kann eine medikamentöse Therapie bei Patient*innen mit einem BMI ≥ 27 kg/m² (mit Orlistat ab BMI ≥ 28 kg/m²) und assoziierten Risikofaktoren und/oder Komorbiditäten bzw. mit einem BMI ≥ 30 kg/m² zur Gewichtsreduktion eingesetzt werden. Der Erfolg der medikamentösen Therapie, basierend auf den individuellen Patient*innenzielen (Gewichtsabnahme oder Gewichtserhalt), soll regelmäßig evaluiert werden.

Derzeit sind in Deutschland vier Wirkstoffe zur medikamentösen Therapie zugelassen, für die randomisierte kontrollierte Zulassungsstudien durchgeführt worden sind: Orlistat, die GLP-1-Rezeptor-Agonisten Semaglutid und Liraglutid sowie die Fixdosiskombination aus Bupropion und Naltrexon. Diese Kombination wird seit 2021 in Deutschland allerdings nicht mehr vertrieben. Verschreibungsfähig ist weiterhin der Wirkstoff Amfepramon, für den die Europäische Arzneimittelbehörde EMA in 2021 ein Risikobewertungsverfahren eingeleitet hat und keine randomisierten kontrollierten Wirksamkeitsstudien vorliegen. Während für Liraglutid, Semaglutid, Orlistat sowie Bupropion + Naltrexon laut Zulassung keine Beschränkung der Therapiedauer vorgesehen ist, soll Amfepramon nur für maximal 3 Monate angewendet werden (Adipositas-Leitlinie 2024).

Im Folgenden wird auf Orlistat und GLP-1-Agonisten genauer eingegangen.

Orlistat

Orlistat (Handelsname „Xenical“) wirkt im Gastrointestinaltrakt auf die Resorption der Nahrungsfette, indem es selektiv die gastrischen und pankreatischen Lipasen hemmt. Dadurch können die Nahrungs-Triglyzeride weniger effektiv hydrolysiert und folglich nur eingeschränkt resorbiert werden. Unter der Einnahme von Orlistat wird die Fettresorption um bis zu 30 % vermindert. In Verbindung mit einer hypokalorischen Kost kommt es bei 3-mal täglicher Einnahme von 120 mg Orlistat bei 20 % der Patienten zu einer Gewichtsreduktion von > 10 %, unter Placebo ist dies nur in 8 % der Fälle zu beobachten. Im Mittel beträgt der Unterschied des erreichten Gewichtsverlusts zwischen Orlistat- und Placebogruppe 3,2 kg, was einem RWL von < 5 % entspricht. Nebenwirkungen sind hauptsächlich gastrointestinaler Art (vermehrte Darmperistaltik, Flatulenz, Stuhldrang, vermehrter Stuhlgang). Eine verminderte Resorption fettlöslicher Vitamine kann auftreten, sodass eine entsprechende Supplementierung erforderlich werden kann.

Semaglutid

Semaglutid (Handelsnamen „Ozempic“ für die Diabetes-Indikation, „Wegovy“ für die Adipositas-Indikation) wurde zunächst für die Behandlung von T2DM entwickelt und 2020 in Deutschland zugelassen. 2023 wurde Semaglutid erneut zugelassen für die Behandlung der Adipositas. Es handelt sich um einen lang wirksamen GLP-1-Rezeptoragonisten, der einmal pro Woche subkutan gespritzt wird. Der Wirkstoff ist strukturell und pharmakologisch mit Liraglutid (Victoza für T2DM, Saxenda für Adipositas) verwandt, das einmal täglich gespritzt werden muss. Der Wirkstoff kann auch oral verabreicht werden (Rybelsus) 3-7-14 mg, ist allerdings nur für T2DM zugelassen. GLP1-Rezeptoragonisten senken das Hungergefühl und dadurch die Kalorienaufnahme, was zu einer Reduktion des Körpergewichts führt. Außerdem bewirkt die Substanzgruppe eine beschleunigte Magenentleerung und eine gesteigerte Insulinausschüttung. Eine medikamentöse Therapie soll nur in Kombination mit einer multimodalen Basistherapie zur Gewichtsreduktion durchgeführt werden (Leitlinie Adipositas 2024). Unter dieser Voraussetzung kann ein dosisabhängiger RWL von 10–16 % erreicht werden (Quelle: Arzneimittelkommission der deutschen Ärzteschaft, https://www.akdae.de/). Das sind ca. 7–15 % mehr RWL als ohne medikamentöse Therapie. Die Daten beruhen auf dem STEP (Semaglutide Treatment Effect in People with Obesity)-Studienprogramm, das die die Veränderung des Körpergewichts in Phase-III-RCTs, meist über 68 Wo, untersucht hat [1443]. Das Durchschnittsalter lag bei 46 Jahren bei Teilnehmern ohne T2DM und bei 55 Jahren bei Teilnehmern mit T2DM. Damit ist Semaglutid deutlich wirksamer zur Gewichtsreduktion als Orlistat. Auch Blutdruck und HbA1c können mit diesem Medikament gesenkt werden. Kürzlich konnte auch gezeigt werden, dass es zu einer 20 %igen Reduktion schwerer kardiovaskulärer Ereignisse innerhalb von 48 Monaten Therapie mit Semaglutid kommt [1419].

Es gibt allerdings auch einige Limitationen zu berücksichtigen. Ein relevanter Anteil der Studienteilnehmerinnen und Studienteilnehmer sprach nicht oder nur minimal auf Semaglutid an, insbesondere Personen mit T2DM (Gewichtsreduktion < 5 % bei 31 % der Teilnehmerinnen/Teilnehmer) und Jugendliche (BMI-Reduktion < 5 % bei 24 % der Teilnehmerinnen/Teilnehmer). Unter Semaglutid traten häufig gastrointestinale Beschwerden auf, weshalb viele die Zieldosis von 2,4 mg und damit die erwarteten Effekte nicht erreichten. Nach Absetzen von Semaglutid ist mit einer erneuten Gewichtszunahme zu rechnen.

Tirzepatid

Tirzepatid (Handelsname „Mounjaro") wurde ebenso wie Semaglutid zunächst für die Behandlung von T2DM entwickelt und zugelassen, seit Dez. 2023 wurde es auch für die Therapie der Adipositas in Deutschland zugelassen. Es handelt sich um einen „dualen Agonisten", denn es hat zwei Wirkmechanismen: lang wirksamer GLP-1-Rezeptoragonist + GIP-Rezeptoragonisten. Es wird (wie Semaglutid) einmal pro Woche subkutan gespritzt.

Mit Tirzepatid kann ein RWL von bis zu 22,5 % erreicht werden (SURMONT-1-Studie bei Adipösen ohne Diabetes, [1411]). Für Tirzepatid liegen bereits erste Drei-Jahres-Daten vor, welche die positiven Ergebnisse bestätigen (knapp 20 % RWL nach Intention-to-treat-Analyse, [1412]). Nach Absetzen von Tirzepatid ist auch mit einer erneuten Gewichtszunahme zu rechnen. Die unerwünschten Wirkungen sind ähnlich wie bei Semaglutid, möglicherweise etwas weniger stark ausgeprägt. Tirzepatid reduzierte auch metabolische Lebererkrankungen (MASH, [1420]). In einer „Head-to-Head-Studie" zeigte sich Tirzepatid wirksamer als Semaglutid (RWL 20,2 versus 13,7 %, [1380]).

Mit Semaglutid und Tirzepatid ist die medikamentöse Adipositastherapie wieder interessant geworden. Beide Medikamente zeigen überzeugende Effekte auf das Körpergewicht in einem Ausmaß, dass das Risiko für Folgeerkrankungen deutlich gesenkt werden sollte. Offen ist, ob und wie sich der Einsatz dieser Medikamente mit etablierten Interventionen kombinieren lässt und ob die Medikamente auch einen Stellenwert in der Weight-Maintenance-Phase haben. Die Nebenwirkungen sind nach bisherigen Erkenntnissen überschaubar und mehrheitlich tolerierbar. Bislang sind diese Medikamente verordnungspflichtig, aber für die Indikation Adipositastherapie nicht erstattungsfähig, d. h. auf Selbstzahlerbasis zu verwenden. Die Kosten belaufen sich aktuell auf 200–400 € pro Monat.

40.6.7 Chirurgische und sonstige Verfahren

Zur Unterstützung der initialen Gewichtsreduktion wird neben der Formula-Diät (im Rahmen von multidisziplinären Gewichtsreduktionsprogrammen) auch der Magenballon (endoskopisches Verfahren, insbesondere als Überbrückung vor chirurgischen Eingriffen) eingesetzt. Darüber hinaus gibt es invasive chirurgische Verfahren mit restriktiven (Magenverkleinerung: Sleeve Gastrectomy) und/oder malabsorptiven (Darmverkürzung: Roux-en-Y-Gastric Bypass) Komponenten, die sich in klinischen Studien als effektiv erwiesen haben (Kap. 41).

Trotz faszinierender Erfolge, die mit chirurgischen Therapieverfahren erzielt werden können, sind diese Verfahren in der Regel als Reservetherapie zu betrachten, wenn die konservative Basistherapie unter Verwendung eines dafür geeigneten, validierten Programms über mindestens 6 Monate nachweislich die Zielsetzungen nicht oder nicht längerfristig erreichen konnte oder der Patient an einem solchen multidisziplinären Gewichtsreduktionsprogramm nicht teilnehmen kann.

Bei den Komplikationen sind zu unterscheiden:

- Sofortkomplikationen
- Nachsorgekomplikationen (z. B. Refluxbeschwerden)
- Langzeitkomplikationen (Mikro- oder Makronährstoffmangel, Sarkopenie)
- Tumorkomplikationen (durch eingeschränkte endoskopische Überwachungsmöglichkeit nach bariatrischer Chirurgie)

Über diese Komplikationen sind die Patienten sorgfältig aufzuklären.

Tab. 40.6 Vor- und Nachteile einer Gewichtsreduktion [1406].

Auswirkungen auf	Ergebnisse aus kontrollierten Studien
Mortalität	Eine Gewichtsreduktion von 10 kg senkt die Gesamtmortalität um mehr als 20 %, das Diabetes-assoziierte Mortalitätsrisiko um mehr als 30 % sowie das Risiko Adipositas-assoziierter Karzinom-Todesfälle um mehr als 40 %.
Diabetes mellitus Typ 2	Pro 10 kg Gewichtsreduktion sinkt die Nüchtern-Glukose um 30–40 mg/dl (1,7–2,2 mmol/l). Das relative Risiko für die Konversion einer gestörten Glukosetoleranz zum Typ-2-Diabetes wird durch eine Gewichtsreduktion von 2,8–5,8 kg in Kombination mit Ernährungsmaßnahmen und Bewegungssteigerung um 38–58 % gesenkt.
Lipidstatus	Eine Gewichtsreduktion um 10 kg senkt das Gesamtcholesterin um durchschnittlich 10 %, das LDL-Cholesterin um 7–15 %. Das HDL-Cholesterin erhöht sich um 2–8 %, während die Triglyzeride um 20–30 % gesenkt werden.
Blutdruck	Eine Gewichtsabnahme von 10 kg führt zu einer Senkung des Blutdrucks bei Patienten mit Hypertonie um durchschnittlich 7 mmHg systolisch und 3 mmHg diastolisch. Zudem verringert eine Gewichtsabnahme das Risiko für das Neuauftreten einer Hypertonie.
Marker der chronischen Entzündung	Eine Gewichtsreduktion von 7,9 kg senkt das C-reaktive Protein (CRP) um 26 %. Die Zytokine IL-6 und TNF-α reduzieren sich nach einem Gewichtsverlust von 9,8 kg signifikant um 17–47 % bzw. 31 %.

40.6.8 Vor- und Nachteile einer Gewichtsreduktion

Verbesserungen

Zahlreiche Studien haben die Vorteile einer Gewichtsreduktion untersucht und dabei neben einer subjektiven Steigerung der Lebensqualität der Betroffenen messbare Verbesserungen nahezu aller Komorbiditäten festgestellt. Schon eine Gewichtsreduktion von 5–10 % kann eine Verbesserung der Begleiterkrankungen bewirken (▶ Tab. 40.6). Je höher dabei das Ausgangsgewicht ist (und somit das Risiko adipositasbedingter Begleiterkrankungen), desto positiver wirkt sich eine Gewichtsreduktion aus.

Gefahren

Auf der anderen Seite ist eine Gewichtsreduktion mit nachgewiesenen und möglichen Gefahren verbunden. Während einer Gewichtsreduktion steigt das Risiko der Gallensteinbildung an. Die Gefahr ist umso größer, je schneller die Gewichtsreduktion erfolgt. Bei drastischer Gewichtsreduktion kann es zur Abnahme der Muskelmasse und der Knochendichte kommen. Bei Frauen, die nach dem 50. Lebensjahr eine Gewichtsreduktion beginnen, steigt die Inzidenz für Hüftfrakturen leicht an.

Gesundheitliche Nachteile durch Gewichtsschwankungen (Jo-Jo-Effekt, „Weight Cycling") konnten bislang nicht sicher nachgewiesen werden. Einige Studien weisen jedoch auf einen Zusammenhang zwischen Gewichtsschwankungen und erhöhter Mortalität hin. Dieser Zusammenhang scheint aber vorrangig bei Personen mit niedrigem BMI aufzutreten. Eine Unterversorgung mit Mikro- oder Makronährstoffen ist während einer Gewichtsreduktion nicht zu befürchten, solange die vorgestellten „Außenseiterdiäten" wie totales Fasten vermieden werden.

Literatur

[1380] Aronne LJ, Horn DB, le Roux CW et al. Tirzepatide as Compared with Semaglutide for the Treatment of Obesity. N Engl J Med. 2025; 393: 26–36

[1381] Arumugam M, Raes J, Pelletier E et al. Enterotypes of the human gut microbiome. Nature 2011; 473: 174–180

[1382] Bell CG, Walley AJ, Froguel P. The genetics of human obesity. Nat Rev Genet 2005; 6: 221–234

[1383] Bischoff SC, Damms-Machado A, Betz C et al. Multicenter evaluation of an interdisciplinary 52-week weight loss program for obesity with regard to body weight, comorbidities and quality of life – a prospective study. Int J Obes (Lond) 2012; 36: 614–624

[1384] Bischoff SC, Barbara G, Buurman W et al. Intestinal permeability – a new target for disease prevention and therapy. BMC Gastroenterol 2014; 14: 189

[1385] Bischoff SC, Ockenga J, Eshraghian A et al. Practical guideline on obesity care in patients with gastrointestinal and liver diseases – Joint ESPEN/UEG guideline. Clin Nutr 2023; 42: 987–1024

[1386] Christakis NA, Fowler JH. The spread of obesity in a large social network over 32 years. N Engl J Med 2007; 357: 370–359

[1387] Cook Z, Kirk S, Lawrenson S et al. Use of BMI in the assessment of undernutrition in older subjects: reflecting on practice. Proc Nutr Soc 2005; 64: 313–317

[1388] Cusi K. Role of obesity and lipotoxicity in the development of nonalcoholic steatohepatitis: pathophysiology and clinical implications. Gastroenterology 2012; 142: 711–725

[1389] Damms-Machado A, Friedrich A, Kramer KM et al. Pre- and postoperative nutritional deficiencies in obese patients undergoing laparoscopic sleeve gastrectomy. Obes Surg 2012; 22: 881–889

[1390] David LA, Maurice CF, Carmody RN et al. Diet rapidly and reproducibly alters the human gut microbiome. Nature 2014; 505: 559–563

[1391] De Vriendt T, Moreno LA, De Henauw S. Chronic stress and obesity in adolescents: Scientific evidence and methodological issues for epidemiological research. Nutr Metab Cardiovasc Dis 2009; 19: 511–519

[1392] Delavari M, Sønderlund AL, Swinburn B et al. Acculturation and obesity among migrant populations in high income countries – a systematic review. BMC Public Health 2013; 13: 458

[1393] Dey DK, Rothenberg E, Sundh V et al. Body mass index, weight change and mortality in the elderly. A 15y longitudinal population study of 70y olds. Eur J Clin Nutr 2001; 55: 482–492

[1394] Donini LM, Busetto L, Bischoff SC et al. Definition and diagnostic criteria for sarcopenic obesity: ESPEN and EASO consensus statement. Clin Nutr 2022; 41: 990–1000

[1395] Farooqi IS, O'Rahilly S. Monogenic obesity in humans. Annu Rev Med 2005; 56: 443–458

[1396] Flugsrud GB, Nordsletten L, Espehaug B et al. The impact of body mass index on later total hip arthroplasty for primary osteoarthritis: a cohort study in 1.2 million persons. Arthritis Rheum 2006; 54: 802–807

[1397] Fontaine R, Redden D, Wang C et al. Years of life lost due to obesity. J Am Med Assoc 2003; 289: 187–193

[1398] Foster GD, Wyatt HR, Hill JO et al. A randomized trial of a low-carbohydrate diet for obesity. N Engl J Med 2003; 348: 2082–2090

[1399] Franks S. Polycystic ovary syndrome in adolescents. Int J Obes 2008; 32: 1035–1041

[1400] Fry J, Finley W. The prevalence and cost of obesity in the EU. Proc Nutr Soc 2005; 64: 359–362

[1401] Fujioka S, Matsuzawa Y, Tokunaga K et al. Contribution of intra-abdominal fat accumulation in the impairment of glucose and lipid metabolism in human obesity. Metabolism 1987; 36: 54–59

[1402] Gortan Cappellari G, Guillet C, Poggiogalle E et al.; SOGLI Expert Panel. Sarcopenic obesity research perspectives outlined by the sarcopenic obesity global leadership initiative (SOGLI) – Proceedings from the SOGLI consortium meeting in rome November 2022. Clin Nutr 2023; 42: 687–699

[1403] Guh DP, Zhang W, Bansback N et al. The incidence of comorbidities related to obesity and overweight: a systematic review and meta-analysis. BMC Public Health 2009; 9: 88

[1404] Han TS, Lee DM, Lean Me et al.; EMAS Study Group. Associations of obesity with socioeconomic and lifestyle factors in middle-aged and elderly men: European Male Aging Study (EMAS). Eur J Endocrinol 2015; 172: 59–67

[1405] Harrington S. The role of sugar-sweetened beverage consumption in adolescent obesity. A review of the literature. J Sch Nurs 2008; 24: 3–12

[1406] Hauner H, Hauner D. Übergewicht: Endlich gesund abnehmen. Stuttgart: TRIAS; 2006

[1407] Heo M, Pietrobelli A, Fontaine KR et al. Depressive mood and obesity in US adults: comparison and moderation by sex, age, and race. Int J Obes 2006; 30: 513–519

[1408] Hilbert A, Rief W, Braehler E. Stigmatizing attitudes toward obesity in a representative population-based sample. Obesity (Silver Spring). 2008; 16: 1529–1534

[1409] Hubert HB, Feinleib M, McNamara PM et al. Obesity as an independant risk factor for cardiovascular disease: a 26-year follow-up of participants in the Framingham Heart Study. Circulation 1983; 67: 968–977

[1410] Interdisziplinäre Leitlinie der Qualität S3 zur „Prävention und Therapie der Adipositas". Version 5.0 (Oktober 2024). Im Internet unter https://register.awmf.org/assets/guidelines/050-001l_S3_Praevention-Therapie-Adipositas_2024-10.pdf. Aufgerufen am 6.8.2025

[1411] Jastreboff AM, Aronne LJ, Ahmad NN et al. Tirzepatide Once Weekly for the Treatment of Obesity. N Engl J Med. 2022; 387: 205–216

[1412] Jastreboff AM, le Roux CW, Stefanski A et al. Tirzepatide for Obesity Treatment and Diabetes Prevention. N Engl J Med. 2025; 392: 958–971

[1413] Jeffery RW. Does weight cycling present a health risk? Am J Clin Nutr 1996; 63 (Suppl. 3): 452–455

[1414] Kahn R, Buse J, Stern M et al. The metabolic syndrome: time for a critical appraisal: joint statement from the American Diabetes Association and the European Association for the Study of Diabetes. Diabetologia 2005; 48: 1684–1699

[1415] Kurth BM. Erste Ergebnisse aus der „Studie zur Gesundheit Erwachsener in Deutschland" (DEGS). Bundesgesundheitsbl – Gesundheitsforsch – Gesundheitsschutz 2012; 55: 980–990

[1416] Lean ME, Han TS, Morrison CE et al. Waist circumference as a measure for indicating need for weight management. Br Med J 1995; 311: 158–161

[1417] Levy RL, Finch EA, Crowell MD et al. Behavioral intervention for the treatment of obesity: strategies and effectiveness data. Am J Gastroenterol 2007; 102: 2314–2321

[1418] Ley RE, Turnbaugh PJ, Klein S et al. Microbial ecology: human gut microbes associated with obesity. Nature 2006; 444: 1022–1023

[1419] Lincoff AM, Brown-Frandsen K, Colhoun HM et al. Semaglutide and Cardiovascular Outcomes in Obesity without Diabetes. N Engl J Med. 2023; 389: 2221–223

[1420] Loomba R, Hartman ML, Lawitz EJ et al. Tirzepatide for Metabolic Dysfunction-Associated Steatohepatitis with Liver Fibrosis. N Engl J Med. 2024; 391: 299–310

[1421] Max-Rubner-Institut, Bundesforschungsinstitut für Ernährung und Lebensmittel. Nationale Verzehrs Studie II, Ergebnisbericht Teil 2 – Die bundesweite Befragung zur Ernährung von Jugendlichen und Erwachsenen. 2008. Im Internet: www.bmelv.de; Stand 20.12.2016

[1422] McGee DL, diverse populations collaboration. Body mass index and mortality: a meta-analysis based on person-level data from twenty-six observational studies. Ann Epidemiol 2005; 15: 87–97

[1423] Naaz A, Holsberger DR, Iwamoto GA et al. Loss of cyclin-dependent kinase inhibitors produces adipocyte hyperplasia and obesity. FASEB J 2004; 18: 1925–1927
[1424] Nguyen NT, Magno CP, Lane KT et al. Association of hypertension, diabetes, dyslipidemia, and metabolic syndrome with obesity: findings from the National Health and Nutrition Examination Survey, 1999 to 2004. J Am Coll Surg 2008; 207: 928–934
[1425] Noakes M, Foster PR, Keogh JB et al. Meal replacements are as effective as structured weight-loss diets for treating obesity in adults with features of metabolic syndrome. J Nutr 2004; 134: 1894–1899
[1426] Pouliot MC, Després JP, Lemieux S et al. Waist circumference and abdominal sagittal diameter: best simple anthropometric indexes of abdominal visceral adipose tissue accumulation and related cardiovascular risk in men and women. Am J Cardiol 1994; 73: 460–468
[1427] Qin J, Li R, Raes J et al. A human gut microbial gene catalogue established by metagenomic sequencing. Nature 2010; 464: 59–65
[1428] Raben A. Should obese patients be counselled to follow a low-glycaemic index diet? No. Obes Rev 2002; 3: 245–256
[1429] Rankinen T, Zuberi A, Chagnon YC et al. The human obesity gene map: the 2005 update. Obesity (Silver Spring) 2006; 14: 520–644
[1430] Rolls BJ, Morris EL, Roe LS. Portion size of food affects energy intake in normal-weight and overweight men and women. Am J Clin Nutr 2002; 76: 1207–1213
[1431] Scholz GH, Flehmig G, Scholz M et al. Evaluation des DGE-Selbsthilfeprogramms „ich nehme ab". Ernährungsumschau 2005; 6: 226–231
[1432] Shafer KJ, Siders WA, Johnson LK et al. Validity of segmental multiple-frequency bioelectrical impedance analysis to estimate body composition of adults across a range of body mass indexes. Nutrition 2009; 25: 25–32
[1433] Shaw K, O'Rourke P, Del Mar C et al. Psychological interventions for overweight or obesity. Cochrane Database Syst Rev 2005; 2: CD003818
[1434] Sjöström L, Narbro K, Sjöström D. Costs and benefits when treating obesity. Int J Obes Relat Metab Disord 1995; 19 (Suppl. 6): 9–12
[1435] Statistisches Bundesamt. Mikrozensus – Fragen zur Gesundheit – Körpermaße der Bevölkerung. 2013. Im Internet: www.destatis.de; Stand 20.12.2016
[1436] Stunkard AJ, Sobal J. Psychological Consequences of Obesity. In: Brownell KD, Fairburn CG, eds. Eating Disorders and Obesity: a comprehensive Handbook. New York: Guilford Press; 1995: 417–430
[1437] Swinburn BA, Sacks G, Hall KD et al. The global obesity pandemic: shaped by global drivers and local environments. Lancet 2011; 378: 804–814
[1438] Tremaroli V, Bäckhed F. Functional interactions between the gut microbiota and host metabolism. Nature 2012; 489: 242–249
[1439] Tsai AG, Wadden TA. Systematic review: an evaluation of major commercial weight loss programs in the United States. Ann Intern Med 2005; 142: 56–66
[1440] Volynets V, Küper MA, Strahl S et al. Nutrition, intestinal permeability, and blood ethanol levels are altered in patients with nonalcoholic fatty liver disease (NAFLD). Dig Dis Sci 2012; 57: 1932–1941
[1441] Waller K, Kaprio J, Kujala UM. Association between long-term physical activity, waist circumference and weight gain: a 30 year longitudinal twin study. Int J Obes 2008; 32: 353–361
[1442] Westerterp K, Goran MI. Relationship between physical activity related energy expenditure and body composition. Int J Obes 1997; 21: 184–188
[1443] Wilding JPH, Batterham RL, Calanna S et al.; STEP 1 Study Group. Once-Weekly Semaglutide in Adults with Overweight or Obesity. N Engl J Med 2021; 384: 989–1002
[1444] World Health Organization. Obesity: Preventing and managing the global epidemic. Technical Report Series no.894. Geneva: WHO; 2000
[1445] Yeh MM, Brunt EM. Pathological features of fatty liver disease. Gastroenterology 2014; 147: 754–764
[1446] Yeomans MR, Caton S, Hetherington MM. Alcohol and food intake. Curr Opin Clin Nutr Metab Care 2003; 6: 639–644
[1447] Young LR, Nestle M. The contribution of expanding portion sizes to the obesity epidemic. Am J Public Health 2002; 92: 246–249

41 Bariatrische Chirurgie

*M. Kramer, frühere Bearbeitung: A. Königsrainer**

Das Wichtigste in Kürze

In Deutschland sind 46,6 % der Frauen und 60,5 % der Männer übergewichtig und adipös. Immerhin 19 % aller Erwachsenen sind an Adipositas erkrankt, mit höherem Alter steigen die Übergewichts- und Adipositasprävalenzen an. Die Adipositas (BMI > 30 kg/m^2) ist eine chronische Erkrankung, welche die Entwicklung von Diabetes mellitus Typ 2, Herz-Kreislauf-Erkrankungen, Gelenkerkrankungen und Krebserkrankungen begünstigt. Je größer das Ausmaß der Adipositas ist, desto höher ist die Wahrscheinlichkeit für das Auftreten von Folgeerkrankungen.

Die bariatrische Chirurgie, auch Adipositas-Chirurgie genannt, behandelt leitliniengerecht Patienten mit einem BMI > 35 kg/m^2 und einer oder mehrerer Begleiterkrankungen oder Patienten mit einem BMI > 40 kg/m^2 mit dem primären Ziel einer langfristigen Gewichtsreduktion. Von einer erfolgreichen Adipositas-Operation spricht man, wenn dadurch über 50 % des Übergewichts (Excess Weight Loss, %EWL) reduziert werden können, was mit einer Verbesserung der Lebensqualität einhergehen soll.

Die metabolische Chirurgie befasst sich mit Patienten mit Begleiterkrankungen, im Wesentlichen einem Diabetes mellitus Typ 2, und einem BMI < 35 kg/m^2 mit dem Ziel, die Begleiterkrankung/Stoffwechsellage der Patienten zu verbessern. Die Gewichtsreduktion steht hier nicht im Mittelpunkt. Bis zum Erreichen des niedrigsten postoperativen Gewichts vergehen etwa 2 Jahre. Das Gewicht sollte sowohl in der metabolischen als auch in der bariatrischen Chirurgie nicht unter einen BMI von 20 kg/m^2 sinken.

Nach erfolgreicher postoperativer oder konservativer Gewichtsreduktion besteht vom Organismus der lebenslange Drang, die Gewichtsverluste wieder auszugleichen, deshalb ist die langfristige Betreuung der Patienten sehr wichtig. Gegebenenfalls müssen im weiteren Verlauf zusätzliche operative Maßnahmen erfolgen, die bei Patienten mit einem BMI > 60 kg in der Regel bereits von Anfang an geplant werden können (Zwei-Schritt-Prozedur).

Nach Ausschöpfung der konservativen Therapie, die aus gleichzeitiger Ernährungs-, Bewegungs- und (Ess-) Verhaltenstherapie bestehen sollte, und medikamentöse Therapie einbeziehen kann, ist die bariatrische Chirurgie der erfolgreichste Weg, um das Körpergewicht langfristig zu senken. Die konservative Therapie sollte mindestens 6 Monate erfolgen. Ergeben sich aus der konservativen Therapie keine dauerhaften gesundheitlichen Verbesserungen, ist die bariatrische Operation indiziert. Die Wahl des Verfahrens sollte nach eingehenden Untersuchungen gemeinsam mit dem Patienten und interdisziplinär erfolgen.

Je höher das Ausgangsgewicht, desto operativ einfacher sollte das Verfahren sein, aber auch die spätere Möglichkeit einer Umwandlung oder Anpassung des Eingriffs muss berücksichtigt werden. Die häufigsten operativen Verfahren sind die Sleeve-Gastrektomie (SG), der Roux-y-Magen-Bypass (RYGB) und der Ein-Anastomosen-Bypass, auch Mini-Bypass genannt (OAGB). Auch endoskopische Verfahren wie ein Magenballon oder eine endoskopische Nahtraffung (Endoscopic Sleeve Gastroplasty, ESG) des Magens kommen zur Anwendung, haben aber oft einen geringeren Effekt mit höherer Rezidivrate, jedoch mit geringerem Risikoprofil des Eingriffs.

Die bariatrische Chirurgie hat sich in Deutschland und weltweit zu einer sehr sicheren Therapie entwickelt (30-Tage-Mortalität 0,05–0,2 %) nicht zuletzt, weil über 95 % der Eingriffe minimal-invasiv, d. h. laparoskopisch, durchgeführt werden können. Die Zahl der weltweiten Eingriffe liegt bei ca. 685 000/Jahr mit steigender Tendenz. SG, RYGB und OAGB weisen im Langezeitverlauf eine vergleichbare Lebensqualität auf.

Keywords

Bariatric surgery, metabolic surgery, gastric balloon, endoscopic metabolic procedures, Sleeve Gastrectomy, Gastric Bypass, GLP-1

41.1 Einführung

Die Adipositas-Chirurgie hat sich als eigenständiges Feld etabliert, und es bestehen mittlerweile zahlreiche Zentren in Deutschland, Österreich und der Schweiz, die für die Patientenversorgung ein interdisziplinäres Team aus Chirurgen, Gastroenterologen, Diabetologen, Psychiatern und Diätassistenten vorhalten. Die Vor- und Nachsorge wird hierdurch gemeinsam mit den Hausärzten vor Ort flächendeckend gewährleistet. Außerdem werden durch die Zentren Qualitätssicherung betrieben und Studien durchgeführt, auch die Fort- und Weiterbildung ist Teil der Zentrumsaufgabe. Häufig ist einem Zentrum eine Adipositas-Selbsthilfegruppe angegliedert.

Die zunehmenden Kenntnisse über die Wirkungen von Hormonen, die von der Darmwand sezerniert werden und direkt auf den Zuckerstoffwechsel und die Beta-Zell-Funktion der Bauchspeicheldrüse wirken, haben diese Entwicklung außerdem begünstigt. Heute haben Medikamente aus diesen Darmwandhormonen (GLP-1 u. a.) einen festen Stellenwert in der medikamentösen Diabetes- und Gewichtstherapie. Durch GLP-1 wird die Glukoneogenese gestoppt und die Mahlzeit beendet, indem die Magenentleerung verzögert wird. Auch andere Hormone des oberen Gastrointestinaltrakts wie Ghrelin spielen in der Adipositas-metabolischen Chirurgie eine Rolle.

Der langfristige Erfolg dieser Operationsverfahren zusammen mit dem Anstieg des Diabetes mellitus Typ 2 ermöglicht es immer mehr, auch Patienten mit einem BMI unter 35 kg/m^2 zu behandeln (metabolische Chirurgie). 9 % der Erwachsenen in Deutschland sind an Diabetes mellitus erkrankt, die Prävalenz nimmt mit dem Alter zu, genauso wie die Adipositas-Inzidenz. (Bariatric Analysis and Reporting Outcome System, BAROS). Durch die rasante Zunahme an Diabetes-mellitus-Typ-2-Betroffenen werden zunehmend auch Patienten mit einem niedrigeren BMI operiert, um die Stoffwechsellage positiv zu verändern (= metabolische Chirurgie).

Das primäre Ziel eines bariatrischen Eingriffs ist es, eine deutliche Senkung des Übergewichts über einen möglichst langen Zeitraum zu erreichen. Hierdurch sollten die Adipositas-assoziierten Begleiterkrankungen (z. B. Diabetes mellitus Typ 2, arterielle Hypertonie, Schlafapnoe-Syndrom) gebessert oder beseitigt, und gleichzeitig die Lebensqualität signifikant erhöht werden. Andererseits sollte durch diese Eingriffe die Rate von akuten und langzeitlichen Komplikationen gering sein, was auch gelingt.

In allen Langzeitstudien zeigt sich, dass jede Art von bariatrischer Operation hinsichtlich des langfristigen Gewichtsverlusts der konservativen Therapie überlegen ist. Dies führt zu einer steigenden Zahl von Eingriffen, mit einem damit einhergehendem höheren Bedarf an Ernährungsmedizinern und Ernährungsberatern. Fakt ist jedoch auch, dass nur 1 % der in Frage kommenden Patienten eine Operation durchführen lassen. Die Verbesserung der Akzeptanz der Adipositas-Chirurgie kann weiterhin nur langsam, aber stetig bei Patienten, Ärzten und Kostenträgern gesteigert werden.

Bis heute gehören diese Operationen nicht zum Leistungskatalog der Krankenkassen, und die Kostenübernahme muss individuell durch den Medizinischen Dienst der Krankenkassen (MDK) geprüft und genehmigt werden. Einige Zentren haben aber vereinfachte Genehmigungsverfahren mit den Kostenträgern etablieren können, wenn die Eingriffsvoraussetzungen nach der S 3-Leitlinie dokumentierbar sind.

41.2 Vorbereitung und interdisziplinäre Verfahrensauswahl

Das optimale Verfahren für alle Patienten gibt es nicht. Daher muss für jeden einzelnen Patienten in interdisziplinärer Zusammenarbeit das geeignete Verfahren ausgewählt werden. Dies beinhaltet, dass ein Patient vor der Entscheidung für einen bariatrischen Eingriff über sämtliche möglichen Verfahren sowie die durch diese hervorgerufenen Wirkungen und Nebenwirkungen umfassend und verständlich informiert werden muss. Dies ist insbesondere auch deshalb wichtig, weil die langfristige Wirkung einer bariatrischen Operation durch die (absichtliche) Aufnahme hochkalorischer (flüssiger) Nahrung beeinträchtigt werden kann.

Bei einem erneuten Gewichtsanstieg in der Nachsorge muss also sowohl eine (Ess-)Verhaltensanalyse als auch eine Überprüfung des Operationsergebnisses, z.B. durch eine Röntgenuntersuchung oder eine Gastroskopie, vorgenommen werden. Hierdurch lässt sich eine ungewollte Aufweitung der die Nahrung aufnehmenden Magen- und Dünndarmabschnitte als Ursache ausgeschlossen oder bestätigt werden. Im ersten Fall treten dann verhaltenstherapeutische Maßnahmen in den Vordergrund. Eine lebenslange, interdisziplinäre Nachsorge und Verlaufskontrolle der Patienten sind daher sinnvoll.

Hinweis für die Praxis

Vor der Empfehlung für eine bestimmte Therapieform sollte jeder Patient von den Fachärzten beraten werden, bei denen er wegen seiner Adipositas und eventuellen Begleiterkrankungen in Behandlung ist. Im Anschluss daran sollte gemeinsam mit dem Patienten die adäquate Therapie festgelegt werden. Bei der Therapieauswahl sollte außerdem berücksichtigt werden, dass jede Maßnahme mit der Zeit an Wirkung verliert und bei Bedarf Erweiterungen und Anpassungen möglich sind.

Im Vorfeld, aber auch während und nach bariatrischen Operationen, arbeiten verschiedene Fachdisziplinen zusammen. Die metabolischen Ursachen und Folgen des Übergewichts werden durch die Endokrinologie, Diabetologie und Gastroenterologie umfassend abgeklärt und behandelt. Die Kardiologie und Sportmedizin ermitteln das kardiopulmonale Leistungsvermögen des Patienten, erstellen Trainingsprogramme und überwachen den Erfolg.

Durch die Psychosomatik werden das Verhalten sowie mögliche psychische Störungen analysiert und behandelt. Die Ernährungsmedizin und Ernährungsberatung untersucht das Essverhalten, führt Schulungen mit den Patienten durch und erfasst die Zusammensetzung und Menge der aufgenommenen Nahrungsmittel. Besonders vor und nach einer Operation ist es wichtig, für die richtige Ernährung zu schulen. Ebenso sollen Defizite in der Nahrungszusammensetzung rechtzeitig erkannt und korrigiert werden, um Mangelerkrankungen vorzubeugen.

Die Chirurgie prüft, welche anatomischen Voraussetzungen für eine bariatrische Operation vorliegen und wählt, wenn die Voraussetzungen erfüllt sind, interdisziplinär und mit dem Patienten gemeinsam das Operationsverfahren aus. Die Anästhesie und Intensivmedizin schließlich stellt die Narkosefähigkeit fest und begleitet die Patienten während der Narkose und bei Bedarf postoperativ intensivmedizinisch.

41.3 Operationsverfahren

In der bariatrischen Chirurgie gibt es 3 wesentliche Wirkprinzipien:

- Das erste Wirkprinzip ist die **Restriktion**, das heißt, die Menge an Nahrung, die durch eine Mahlzeit aufgenommen werden kann, ist verringert.
- Das zweite Wirkprinzip ist die **Malabsorption**, das heißt, von den aufgenommenen Nahrungsbestandteilen wird nur ein Teil über den Darm aufgenommen. Das bedeutet eine verminderte Aufnahme von Kalorien, aber auch von Nährstoffen. Dieser Effekt wird durch eine Verkürzung der Gesamtresorptionsstrecke im Dünndarm über eine Bypassbildung des Nahrungswegs erreicht.
- Ein drittes Wirkprinzip ist die **metabolische Verstärkung**. Hierbei wird durch Steigerung der Ausschüttung von Darmmetaboliten die Glukoneogenese gestoppt und die Mahlzeit über ein verstärktes Sättigungsgefühl beendet. Diese endokrine Wirkung wird durch eine Verbindung des unteren Dünndarms (Ileum) mit dem Magen oder den oberen Dünndarmabschnitten erreicht.

Alle 3 Wirkprinzipien können durch heutige Operationsverfahren kombiniert werden.

Es werden in Europa im Wesentlichen folgende endoskopische und chirurgische Verfahren durchgeführt:

- Magenballon (endoskopisch)
- endoskopische Gastroplastie (ESG, Pose2)
- einstellbares Magenband (Laparoscopic Adjustable Gastric Banding, LAGB)
- Schlauchmagenoperation (Laparoscopic Sleeve Gastrectomy, LSG)
- proximale Magen-Bypass-Operationen (Laparoscopic Roux-en-Y-Gastric-Bypass, LRYGB; Lapa-

roscopic One-Anastomosis-Gastric-Bypass/Mini-Bypass, LOAGB)
- distale Magen-Bypass-Operationen (biliopankreatische Diversion mit duodenalem Switch, BPD-DS; Singe-Anastomosis-Duodenal-Ileum mit Sleeve, SADI-S)
- Bipartitionsoperationen (Sleeve-Gastrektomie mit Transit-Bipartition, SG-TB; Single-Anastomosis-Sleeve-Ileum-Bypass, SASI)

Im Folgenden sollen diese Verfahren eingehender dargestellt werden.

41.3.1 Magenballon

Das Einsetzen eines Magenballons ist eine endoskopische Maßnahme. Die Methode kann nur über einen begrenzten Zeitraum angewendet werden, daher ist der Vergleich mit einer intensiven Diät zulässig. Der Ballon wird im Rahmen einer Magenspiegelung im Magen platziert und mit 400–700 ml Kochsalzlösung gefüllt (▶ Abb. 41.1).

Der Ballon bewirkt eine Füllung des Magens und eine Dehnung der Magenwand. Hierdurch werden ein früheres Sättigungsgefühl und ein geringeres Hungergefühl erzeugt. Nach einigen Wochen lässt diese Wirkung jedoch nach. Der Magenballon muss je nach Bauart nach 6–12 Monaten entfernt werden, um eine Druckschädigung der Magenwand und ein Verdauen der Hülle zu verhindern, das Verfahren kann aber wiederholt werden und ist vollständig reversibel.

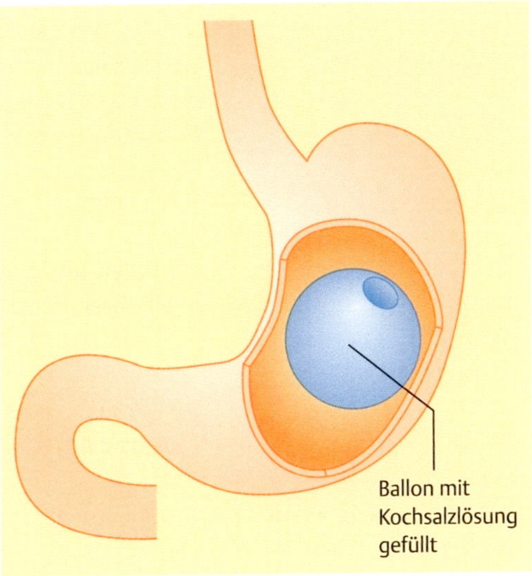

Abb. 41.1 Magenballon.

Mit dieser Methode lässt sich im Tragezeitraum ein Gewichtsverlust von 25–30 % des Übergewichts (25–30 %EWL) erzielen. Nach Entfernung des Ballons ist die Wahrscheinlichkeit einer erneuten Gewichtszunahme ohne weitere konservative Maßnahmen im Langzeitverlauf hoch (> 90 %).

Der Ballon ist besonders geeignet für 2 Patientengruppen:
- Patienten mit einem BMI bis 35 kg/m² (Gewichtsreduktion ohne weitere Maßnahme)
- Patienten mit einem BMI > 60 kg/m² oder hohem perioperativem Risiko (Gewichtsreduktion mit anschließender Operation)

Durch jede Gewichtsabnahme wird das Narkoserisiko gesengt. Gleichzeitig verringern sich das intraabdominelle Fett und das Lebervolumen, hierdurch verbessert sich der intraoperative Druck, und es ist mehr Übersicht vorhanden.

Nach Entfernung des Ballons kann der Eingriff 4 Wochen später erfolgen, wenn die Magenwand auf ihre ursprüngliche Dicke zurückgebildet ist. Eine Alternative zu diesem „Bridging“ ist eine Formula-Diät (Kap. 40). Durch eine Trennung von fester und flüssiger Nahrung mit kalorienarmen Nahrungsmitteln und ein begleitendes Sportprogramm kann die Gewichtsreduktion gesteigert werden.

41.3.2 Endoskopische Sleeve-Gastroplastie (ESG)

Endoskopische Verfahren zur Gewichtsreduktion nehmen einen zunehmenden Stellenwert ein. Durch die Entwicklung von endoskopischen Nahtgeräten kann die Magenwand mit nichtresorbierbaren Nahtmaterialien gerafft und hierdurch das Magenvolumen um ca. 70 % verringert werden. In den gerafften Magenabschnitten kann die Nahrung langsamer passieren, und so wird neben einem schnelleren Sättigungsgefühl dieses auch länger aufrechterhalten.

Das häufigste Verfahren ist die Endoskopische Sleeve-Gastroplastie (ESG, Apollo-Technik), aber auch das Klammernahtverfahren Pose2 kommt zur Anwendung. Diese Verfahren eignen sich besonders für Patienten mit einem BMI von bis zu

40 kg/m^2 in Kombination mit einer Lebensstilintervention. Nach 12 Monaten werden etwa 60 %EWL erreicht, bei einer Komplikationsrate für schwere Ereignisse von 1 %. Langzeitdaten liegen noch nicht vor.

Diese Verfahren gehören in der Regel nicht zum Leistungskatalog der Krankenkassen. Der Weg zu einem laparoskopischen Verfahren ist in der Folge weiterhin möglich.

41.3.3 Magenband

Hinweis für die Praxis

Heute spielt das Magenband eine untergeordnete Rolle, einige Patienten sind aber noch Bandträger, deshalb möchten wir die Informationen für die Nachsorgepraxis weiterhin darstellen.

Das Magenband (Laparoscopic Adjustable Gastric Banding, LAGB) besteht aus einem befüllbaren Silikonband, an das ein Katheter angeschlossen ist, der zu einer Portkammer führt. Das Band wird bei der Operation um den oberen Teil (Fundus) des Magens gelegt, sodass ein Vormagen mit einer Größe von etwa 30 ml (Pouch) entsteht (▶ Abb. 41.2).

Der Port ist unter der Haut platziert und kann durch Punktion befüllt oder geleert werden. Durch das Magenband wird die Passage in den Magen erschwert und der Pouch gedehnt, wodurch weniger Nahrung aufgenommen wird. Die ausreichende Trinkmenge muss aber immer erreichbar bleiben. Die Bandfunktion wird radiologisch kontrolliert.

In der Ernährungsberatung nach Magenband ist zu beachten, dass faserige Lebensmittel (Spargel, Sellerie, Rhabarber etc.) das Band verlegen können. Außerdem sollte wie bei jedem restriktiven Verfahren feste und flüssige Nahrung getrennt eingenommen werden. Das Essen muss gut gekaut werden, Getränke sollen kalorienreduziert sein. Der % EWL nach 5 Jahren liegt bei 40–50 %.

Das Magenband hat nur einen geringen Anteil an den Verfahren; viele Bänder werden über die Jahre wieder ausgebaut, das Verfahren ist reversibel. Lediglich eine Narbe im Fundus bleibt zurück, jedoch kann der Hiatus aufgedehnt und die untere Speiseröhre erweitert sein.

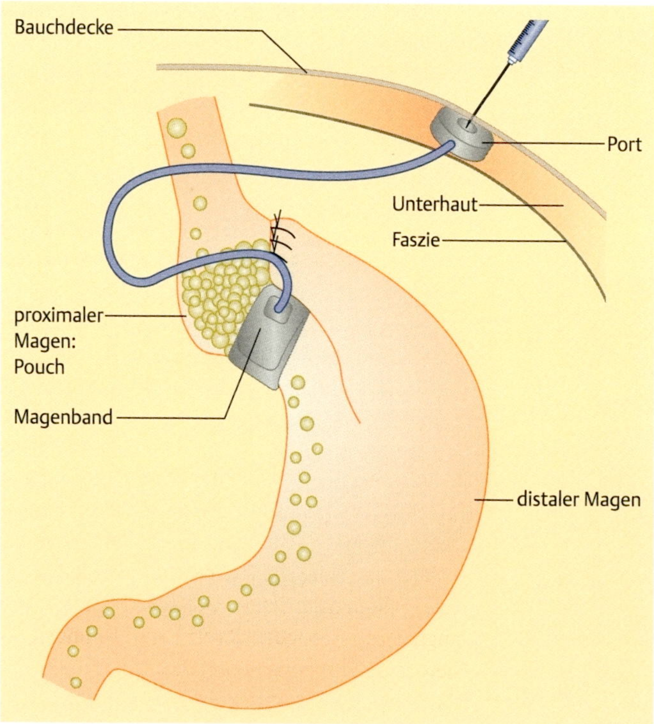

Abb. 41.2 Magenband.

41.3.4 Schlauchmagen

Durchführung und Prinzip

Die Schlauchmagen-Operation (Laparoscopic Sleeve Gastrectomy, SG) wird seit 2002 durchgeführt und ist heute die häufigste Adipositas-Operation der Welt. Bei diesem Eingriff handelt sich um eine subtotale Magenlängsresektion, bei der die große Magenkurvatur 6 cm vom Pylorus bis zum His-Winkel entlang eines 34–40 Charrière (12 mm Durchmesser) großen Kalibrierungsschlauchs abgetrennt wird (▶ Abb. 41.3).

Besonders der Erhalt der Pyloruspassage ist hervorzuheben, die natürliche Magenfunktion bleibt erhalten. Dies hat Einfluss auf ein Stopp- und Sättigungsgefühl. Das Rest-Magenvolumen beträgt 150–200 ml. Durch die Entfernung der großen Magenkurvatur werden Magenwandzellen entfernt, die Ghrelin produzieren- einen Botenstoff, der unser Hungergefühl positiv beeinflusst. Dies ist eine der Ursachen für ein vermindertes postoperatives Hungergefühl und zusammen mit dem kleinen Restmagen schnelleres Sättigungsgefühl. Der natürliche Speiseweg wird erhalten, es kommt jedoch durch einen erhöhten intragastralen Druck zu vermehrtem Auftreten von Sodbrennen/Reflux in die Speiseröhre.

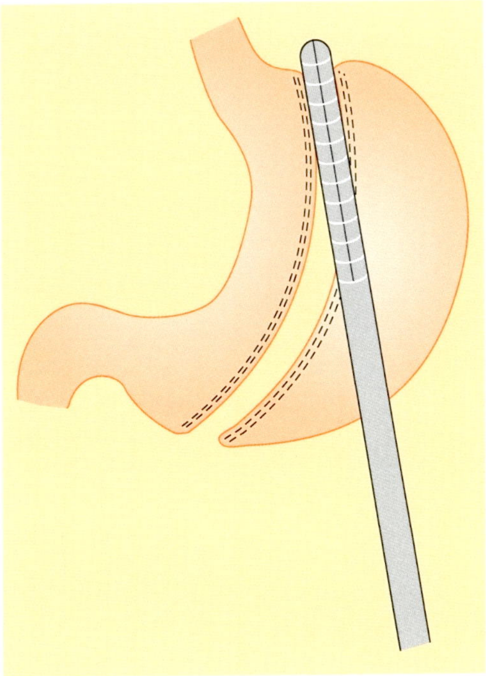

Abb. 41.3 Schlauchmagenoperation (Sleeve-Gastrektomie).

Substitutionsbedarf

Der Speiseweg wird durch die Sleeve-Gastrektomie nicht verändert, sodass Vitamine und Spurenelement prinzipiell in ausreichender Menge aufgenommen werden können und mangelassoziierte Langzeitkomplikationen vermieden werden können. Der Vitaminstatus muss dennoch regelmäßig kontrolliert werden, mit besonderem Augenmerk auf Vitamin B_{12}, Vitamin D, Zink und Selen.

Ergebnisse

Der Übergewichtsverlust beträgt in aktuellen Studien ca. 40–50 % EWL nach 5 Jahren. Die Remissionsrate für Diabetes mellitus Typ 2 liegt ebenfalls um 50 %, beides ist natürlich auch direkt korreliert.

Bei fehlerhafter Ernährung des Patienten (hyperkalorisch) kann es zu einer unzureichenden Gewichtsabnahme oder einem erneuten Gewichtsanstieg kommen. In einem solchen Fall sind eine interdisziplinäre Ursachenabklärung und Lösung erforderlich. Häufig wird von Chirurgen eine Ergänzung des Schlauchmagens mit einer metabolischen oder malabsorptiven Komponente empfohlen.

Bei mehr als der Hälfte aller Patienten nach über 10 Jahren besteht ein gastroösophagealer Reflux, der medikamentös oder durch Umwandlungsoperation behandelt werden kann. Regelmäßige Magenspiegelungen in der Nachsorge sind deshalb unbedingt erforderlich, um eine Entartung der Speiseröhrenschleimhaut zu verhindern. Unbehandelter Reflux führt auch zur Auswahl eher hyperkalorischer Nahrungsmittel.

Ernährungsberatung

Bei Umwandlungsoperationen, die den Pylorusweg abschaffen (Magen-Bypass), ist das veränderte Stoppgefühl zu beachten; der Patient muss zuvor hierüber aufgeklärt und geschult werden.

Zu beachten nach Sleeve-Gastrektomie:

- langsames Essen, gutes Kauen, kein Schlingen (bewusst Essen ohne Ablenkung)
- Mahlzeit bei Sättigung beenden

V

- feste und flüssige Nahrung trennen
- 80 g Eiweiß täglich
- Magen wird mit der Zeit elastischer, Aufnahmemenge steigert sich immer (Nachsorge).

41.3.5 Magen-Bypass

Der offene Roux-en-Y-Gastric-Bypass (RYGB) wird seit den 1960er Jahren als bariatrisches Operationsverfahren angewendet. In den 2000ern hat sich die technisch etwas einfachere Variante als Ein-Anastomosen-Bypass oder Mini-Bypass (OAGB/MGB) entwickelt. Wesentliches Merkmal ist die Umgehung der Pyloruspassage mit Exklusion des oberen Dünndarms vom Nahrungsweg. Hierdurch tritt wesentlich geringer Sodbrennen/Reflux auf, jedoch ist eine Umwandelbarkeit bei erneutem Gewichtsanstieg komplexer.

Der erste laparoskopische Magen-Bypass erfolgte 1994.

Durchführung und Prinzip

Beim RYGB wird der Magen im Fundusbereich durchtrennt und ein Pouch mit einem Volumen von etwa 40 ml gebildet. Dieser Pouch wird über eine Anastomose mit dem proximalen Jejunum verbunden (Gastrojejunostomie). Die Dünndarmschlinge, die das Pankreas- und Gallensekret ableitet, wird 100–150 cm distal dieser Gastrojejunostomie als Fußpunktanastomose an den nahrungstragenden Dünndarm angeschlossen (▶ Abb. 41.4). Durch diese Veränderung der Anatomie werden sowohl das Hungergefühl als auch das Nahrungsvolumen (Restriktion) und die funktionelle Aufnahmefläche des Darmes verringert (Malabsorption). Die Duodenalpassage wird umgangen, eine endoskopische Untersuchung der Bauchspeicheldrüse erheblich erschwert.

Der One-Anastomosis-Gastric-Bypass (OAGB) bzw. Mini Gastric Bypass (MGB) hat einen Sleeve-ähnlichen, längeren Pouch mit 8–10 cm Länge. An den Pouch wird eine 200–250 cm lange Jejunumschlinge, gemessen vom Lig. Treitz, mit einer Anastomose angehängt. Es wird keine Fußpunktanastomose hinzugefügt. Die Ergebnisse sind vergleichbar mit denen des RYGB, teilweise besser. Der Gallenreflux wird durch die Vereinfachung in Kauf genommen, alle übrigen Wirkprinzipien sind aber gleich. Die von der Resorption exkludierte Strecke ist bei beiden Verfahren etwa mit ca. 200 cm gleich.

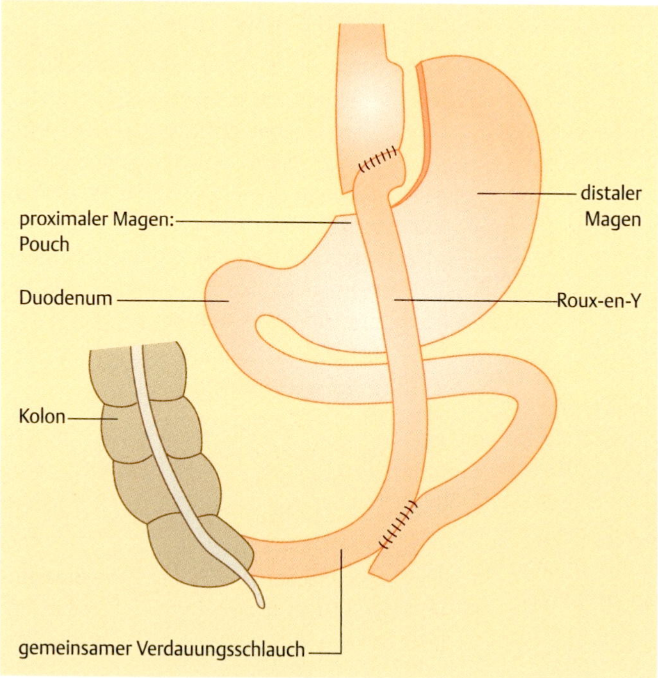

Abb. 41.4 Magen-Bypass (Roux-en-Y-Gastric-Bypass).

Durch die direkte Nahrungspassage in das Jejunum kann es zu Kreislauf- und Schmerzreaktionen kommen, die als Dumping bezeichnet werden. Daher ist der proximale Bypass bei Maschinenführern und Kraftfahrern zu diskutieren.

Substitutionsbedarf

Die obere Dünndarmexklusion kann zu einer verringerten Nährstoffaufnahme führen (Malabsorption). Um Langzeitkomplikationen (Osteoporose, Vitamin-B_{12}-Mangel, Anämie durch Eisenmangel) zu verhindern, müssen regelmäßige Laborkontrollen erfolgen und Mängel durch spezielle Nahrungsergänzungsmittel ausgeglichen werden. Eine lebenslange Nachsorge ist deshalb notwendig.

Ergebnisse

Der Magen-Bypass stellt ein Verfahren mit einer sehr guten Langzeitwirkung dar, die Gewichtsabnahme ist bei beiden Verfahren gleich, der OAGB/MGB scheint technisch einfacher und den Diabetes etwas besser zu kontrollieren, allerdings wird der Gallereflux in den Magen diskutiert. Eine negative Langzeitwirkung des Gallerefluxes konnte bisher nicht nachgewiesen werden, auch die Lebensqualität ist vergleichbar.

LRYGB-Patienten geben etwas häufiger abdominelle Schmerzen an. Der Gewichtsverlust liegt bei 50 % EWL nach 5 Jahren, aber bei etwa 30 % der Patienten kommt es in diesem Zeitraum auch wieder zu einem Gewichtsanstieg, meistens jedoch nicht über das Ausgangsgewicht hinaus. Das metabolische Syndrom wird zu 99 % verbessert, die Diabeteswirkung ist sehr gut und hängt auch von der langfristigen Gewichtskontrolle ab.

Besonderheiten

Magen-Bypass-Patienten sollen Essen und Trinken trennen und eiweißreiche Nahrungsmittel sowie vitaminreiche Nahrung zu sich nehmen. Schnell resorbierbare Kohlenhydrate wollten vermieden werden. Nimmt der Patient eine hochkalorische, zuckerhaltige Mahlzeit zu sich, so kann es zu einer raschen Glukoseaufnahme in das Blut kommen. Hierdurch wird ein starkes Unwohlsein, häufig mit Schweißausbruch und Kreislaufreaktion und Schmerz ausgelöst, was als Dumping-Syndrom bezeichnet wird. Diese Nahrungsmittel werden daher häufig gemieden.

Ferner ist zu beachten, dass bei sehr langem Dünndarm (> 8 m Gesamtlänge) die natürliche GLP-1-Sekretion erst sehr spät erfolgt. Dadurch ist das Hungergefühl weniger reduziert und die Patienten sind selten richtig satt, die Mahlzeit wird nicht richtig beendet. Eine GLP-1-Substitution kann hilfreich sein, auch operative Maßnahmen zur Steigerung dieser Hormonausschüttung können durchgeführt werden.

V

41.3.6 Bipartitionsverfahren

In die Gruppe der Bipartitionsverfahren gehören die Sleeve-Gastrektomie mit Transit-Bipartition (SG-TB) und die Ein-Anastomosen-Sleeve-Ileum-Operation (SASI). Wesentliches Prinzip dieser Operationen ist die Erhaltung der Pyloruspassage mit Anlage eines zweiten Nahrungswegs direkt aus dem Magen in das terminale Ileum. Dadurch hat die Nahrung 2 Wege, aber alle Darmabschnitte werden von Nahrung passiert. Dieses Wirkprinzip wird seit Anfang der 2000er zunehmend erforscht und ergibt eine deutliche Gewichtsreduktion mit langer Stabilität ohne eine Inaktivierung von Darmabschnitten.

Durchführung und Prinzip

Zunächst wird eine Sleeve-Gastrektomie durchgeführt. Die Bipartition kann in gleicher Sitzung oder zu einem späteren Zeitpunkt erfolgen. Hierbei wird 3 cm vom Pylorus eine 3 cm lange Anastomose mit dem terminalen Ileum etwa 250–300 cm von der Ileozäkalklappe mit dem distalen Antrum gebildet (► Abb. 41.5). Bei der SASI-Operation erfolgt keine weitere Maßnahme, bei der SG-TB wird die galleführende Schlinge 40 cm distal der Gastroileostomie an den Dünndarm angeschlossen, ähnlich wie das Roux-en-Y-Prinzip, um einen Gallereflux in den Magen zu verhindern.

Die Diskussion über die Auswirkung eines Gallerückflusses auf den Magen ist die gleiche wie beim proximalen Magen-Bypass; ein wesentlicher Unterschied kann nicht bewiesen werden. Der SASI ist allerdings einfacher zu operieren. Die Bipartition am Magen ist in beiden Fällen reversibel, anschließend kann die normale Sleeve-Gastrekto-

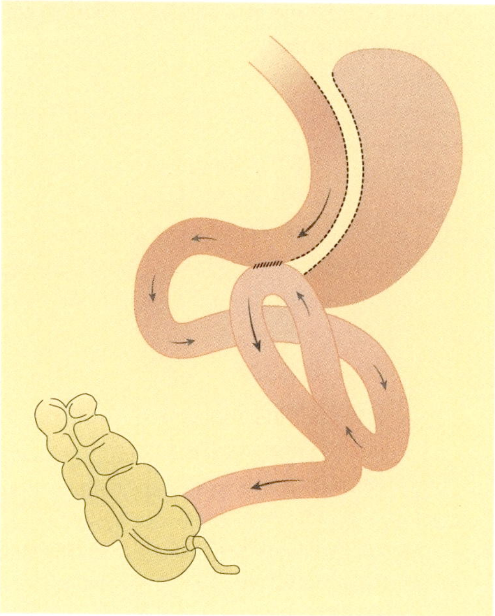

Abb. 41.5 Single-Anastomososis-Sleeve-Ileum- (SASI-) Operation.

mie-Anatomie wieder hergestellt werden. Die Nahrung verteilt sich etwa 50/50 auf beide Wege, wenn die Operation technisch korrekt erfolgte.

Wirkprinzip:

- Unverdaute Nahrung erreicht schneller den unteren Dünndarm und GLP-1, PYY und FDF-19 werden ausgeschüttet, wodurch die Glukoneogenese gestoppt und die Mahlzeit beendet wird.
- Durch die Sleeve-Gastrektomie wird zusätzlich eine Restriktion erreicht.
- Die Duodenalpassage ist weiter offen, ebenso der endoskopische Pankreaszugang.
- Durch die Gastroenterostomie (GE) wird der Magendruck verringert und ein Reflux behandelt.

Substitutionsbedarf

Der Substitutionsbedarf nach Bipartitionsoperationen ist prinzipiell mit dem Bedarf nach Sleeve-Gastrektomie vergleichbar, da weiterhin alle Darmabschnitte Nährstoffe aufnehmen. Allerdings ist in den ersten Laborkontrollen zusätzlich ein Eiweißmangel sicher auszuschließen. Ursache kann eine Gastroenterostomie über 3 cm und eine eiweißarme Nahrung sein. Ferner müssen selbstverständlich Vitamin B_{12}, Vitamin D, Selen und Zink mit besonderem Augenmerk betrachtet werden.

Ergebnisse

Die Bipartition führt nach 5 Jahren zu 75 %EWL und einer Diabetesremission von über 85 %. Beide Varianten weisen vergleichbare Ergebnisse auf, auch die weiteren Adipositas-assoziierten Erkrankungen werden im Vergleich zu SG und RYGB/OAGB stärker verbessert. Ein weiterer Effekt ist die Verbesserung der Beta-Zell-Funktion der Bauchspeicheldrüse. Die Malabsorption spielt im Langzeitverlauf eine Rolle, tritt aber signifikant seltener auf als bei distalen Bypässen (s. u.) bei vergleichbarer Gewichts- und Diabetesreduktion.

Besonderheiten

Die Bipartition wirkt neben der Restriktion vor allem durch die Wirkung der verstärkten Ausschüttung der Metabolite GLP-1, PYY und FDF-19 ohne große Malabsorption. Dies macht diese Verfahren sehr interessant für Menschen mit Diabetes und sie können als Alternative zur GLP-1-Medikamententherapie betrachtet werden.

Das terminale Ileum ist metabolisch sehr potent und kann primär, aber auch zu einem späteren Zeitpunkt mit dem Magen verbunden werden. Die Gastroenterostomie ist aber auch reversibel, was eine ganz besondere Option in der Langzeitbehandlung bedeutet und von den meisten Verfahren nicht oder nur unzureichend angeboten wird.

Die Nahrungsaufnahme erfolgt ähnlich wie bei der Sleeve-Gastrektomie, jedoch können bei der Bipartition größere Trinkmengen leichter aufgenommen werden. Ein Dumping wird nicht beobachtet, Durchfall kann jedoch initial auftreten. Die gesteigerte FDF-19-Ausschüttung vergrößert die Zottendichte des Ileum nach etwa 6–12 Monaten; damit wird die Resorptionsleistung, insbesondere für Gallensäuren, gesteigert und Durchfall reduziert. Eine Ileumlänge von 300 cm zum Magen ist hier zu bevorzugen.

41.3.7 BPD-DS und SADI-S

Bei Patienten mit einem sehr hohen Ausgangsgewicht (BMI > 60 kg/m^2) oder unzureichender Diabetestherapie nach primärem Schlauchmagen kann die restriktive Komponente durch eine malabsorptive Maßnahme im Bereich des Dünndarms hinter dem Pylorus erfolgen. Hierbei wird das Duodenum mit dem terminalen Ileum verbunden und das komplette Jejunum vom Speiseweg ausgeschlossen. Hierdurch entsteht eine große Anforderung an die Patienten sowie die nachsorgenden Ärzte und Ernährungsberater hinsichtlich einer ausreichenden Substitution von Nährstoffen.

Durchführung und Wirkprinzip

Unter SADI-S versteht man einen Single-Anastomosis-Duodenal-Ileal-Bypass mit Sleeve-Gastrektomie (▶ Abb. 41.6). Die Ileumschlinge hat eine Länge von 300 cm. Dieses Verfahren wird gerne in 2 Schritten durchgeführt und hat das ursprüngliche Verfahren, die biliopankreatische Diversion mit duodenalem Switch (BPD-DS), bei dem mit 2 Anastomosen ein erhöhter Aufwand mit mehr Risiko besteht, abgelöst.

Beiden Verfahren ist gemeinsam, dass die zur Aufnahme der Nahrung verfügbare Dünndarmstrecke auf 200–300 cm verkürzt ist und dadurch die Resorption der Kalorien, aber auch der Nährstoffe stark eingeschränkt wird. Durch erhält des Magenpförtners wird die Restriktionswirkung vollständig erhalten, jedoch kann durch die starke GLP-1-Wirkung Magendruck und Sodbrennen verstärkt werden. Daher ist das Verfahren für Refluxpatienten nicht ideal.

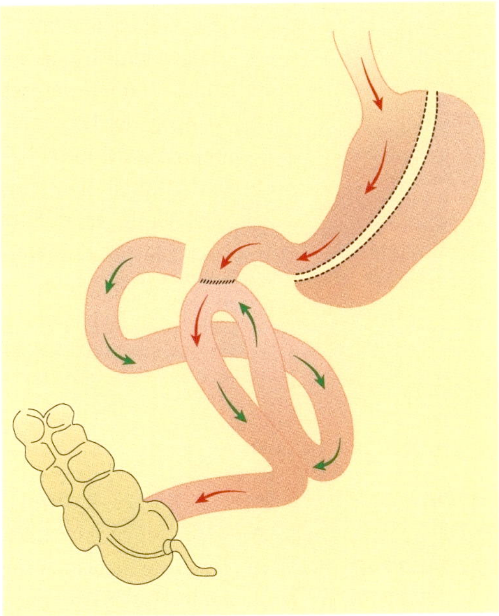

Abb. 41.6 Single-Anastomosis-Duodenal-Ileal-Bypass mit Sleeve-Gastrektomie (SADI-S). Grüne Pfeile: Verdauungssekrete, rote Pfeile: Nahrung.

Dumping wird, wie bei der Bipartition, nicht oder sehr selten beobachtet.

> **Hinweis für die Praxis**
> Bitte beachten, dass nach postpylorischen Bypässen wie SADI und BPD-DS die Bauchspeicheldrüse endoskopisch nicht erreicht werden kann und eine Rückwandlung sehr schwierig ist.

Substitutionsbedarf

Patienten nach einer BPD-DS oder SADI-Operation müssen in der Nachsorge ähnlich wie Kurzdarmpatienten betreut werden. Insbesondere Eisen, Zink, Selen, Vitamine A, B_{12}, E, K und D sowie Proteine müssen täglich substituiert und ihr Spiegel sollte regelmäßig kontrolliert werden.

Ergebnisse

Durch die postpylorischen, distalen Bypässe werden sehr hohe Gewichtsverluste im Langzeitverlauf, vergleichbar mit den Bipartitionsverfahren, erzielt. Gewichtsreduktionen um 30 BMI-Punkte sind realistisch. Der metabolische Effekt, besonders die GLP-1-Wirkung sind sehr stark, hierdurch wird der Diabetes mellitus Typ 2 in über 80 % in Remission gebracht. Die Verbesserung aller gewichtsassoziierten Komorbiditäten ist selbstverständlich allen proximalen Adipositasverfahren überlegen. Diese hervorragende Wirkung wird mit vermehrten, auch riechenden Stühlen in den ersten Monaten erkauft. Über die Jahre verbessert sich diese Situation (FDF-19-Wirkung), muss aber mit in Frage kommenden Patienten erörtert werden. Diese Verfahren sollten als Reserveoperation betrachtet werden, es gibt heute aber Alternativen.

41.4 Komplikationen und Nachsorge

Die Rate schwerwiegender Komplikationen liegt insgesamt verfahrensabhängig zwischen 1 und 3 %. Mit einer Letalitätsrate von 0,05–0,2 % hat sich die Adipositas-Chirurgie exzellent entwickelt. Das Risiko kann durch ein zweizeitiges Vorgehen und eine große Eingriffszahl im Adipositaszentrum eventuell weiter gesenkt werden. Wesentliche Komplikation ist die Nahtinsuffizienz, die zu Fisteln und Entzündungsreaktionen führen kann. Dieses Risiko ist durch technische Verbesserungen wie elektrische Klammernahtgeräte und moderne Operationstechniken in den letzten Jahren stark gesunken.

Hinweis für die Praxis

Jedes Adipositas-Zentrum sollte über eine Endoskopie-Abteilung verfügen, die unter anderem postoperative Fisteln behandeln kann.

Die Zahl der Adipositas-chirurgischen Eingriffe wird angesichts der geradezu epidemisch steigenden Zahlen von Patienten mit Diabetes mellitus Typ 2 und Adipositas in der Zukunft weiter steigen, jedoch unterziehen sich über die Jahre nicht mehr als 1 % der in Frage kommenden Patienten einem Eingriff. Hier ist also noch viel Aufklärungsarbeit über die hervorragenden Ergebnisse bei geringer Komplikationsrate zu leisten.

Ernährungsmedizinisch muss neben der Prävention der Adipositas ein wesentliches Augenmerk auf eine objektive Aufklärung über die Möglichkeiten und eine effiziente Nachsorge der chirurgischen Patienten gelegt werden. Bei guter Nachsorge und geringer Komplikationsrate amortisieren sich die Adipositas-chirurgischen Eingriffe nach etwa 3 Jahren.

41.5 Ausblick

Die zunehmenden Kenntnisse über die Wirkmechanismen des Gastrointestinaltrakts werden neue Operationsverfahren hervorbringen, die gerade die Wirkung der Hormone wie GLP-1 ausnutzen. In der Erprobung sind direkte Verbindungen von Magen und Duodenum mit dem Ileum auch ohne Resektion eines Organs. Diese Verbindungen könne durch klassische chirurgische Nahtverfahren oder mit Hilfe von Magneten erzielt werden.

Auch die Korrektur von proximalen Magen-Bypässen durch eine Verbindung mit dem Ileum ist in der Erforschung, langfristige Wirkungen sind abzuwarten, erste Ergebnisse jedoch vielversprechend. All diesen Verfahren ist die Möglichkeit des vollständigen Rückbaus gemeinsam, weshalb sie in Zukunft viel stärkere Beachtung erfahren und neue Patientengruppen erreichen könnten.

Neue Indikationen für solche Eingriffe sind denkbar; z. B. die Therapie des PCO-Syndroms könnte mit diesen neuen Eingriffen ergänzt und verbessert werden. Wenn GLP-1-Analoga solche Erkrankungen wie das PCO-Syndrom positiv beeinflussen, dann könnten auch diese neuartigen chirurgischen Verfahren mit großer Wahrscheinlichkeit effektiv und längerfristig kostengünstiger sein. Dies gilt es unter Studienbedingungen zu evaluieren.

Literatur

[1448] Abu Dayyeh BK, Bazerbachi F, Vargas EJ et al. Endoscopic sleeve gastroplasty for treatment of class 1 and 2 obesity (MERIT): a prospective, multicentre, randomised trial. Lancet 2022; 400 (10350): 441–451

[1449] Beckman LM, Beckman TR, Earthman CP. Changes in gastrointestinal hormones and leptin after Roux-en-Y gastric bypass procedure: a review. J Am Diet Assoc 2010; 110 (4): 571–584

[1450] Buchwald H. The evolution of metabolic/bariatric surgery. Obes Surg 2014; 24 (8): 1126–1135

[1451] Chiappetta S, Weiner R. Was macht den Mini-/One-anastomosis-gastric-Bypass zu einem Standardverfahren? – Evidenz zur Einschlingenrekonstruktion [Evidence of the Mini-/One-anastomosis-gastric-Bypass for being a standard procedure in obesity and metabolic surgery]. Chirurg 2018; 89 (8): 589–596

[1452] Cunneen SA. Review of meta-analytic comparisons of bariatric surgery with a focus on laparoscopic adjustable gastric banding. Surg Obes Relat Dis 2008; 4 (3 Suppl): S 47–55

[1453] Emile SH, Mahdy T, Schou C et al. Systematic review of the outcome of single-anastomosis sleeve ileal (SASI) bypass in treatment of morbid obesity with proportion meta-analysis of improvement in diabetes mellitus. Int J Surg 2021; 92: 106024

[1454] Fehervari M, Banh S, Varma P et al. Weight loss specific to indication, remission of diabetes, and short-term complications after sleeve gastrectomy conversion to Roux-en-Y gastric bypass: a systematic review and meta-analysis. Surg Obes Relat Dis 2023; 19 (4): 384–395

[1455] Felsenreich DM, Artemiou E, Wintersteller L et al. Fifteen Years after Sleeve Gastrectomy: Gastroscopies, Manometries, and 24-h pH-Metries in a Long-Term Follow-Up: A Multicenter Study. Obes Facts 2022; 15 (5): 666–673

[1456] Felsenreich DM, Bichler C, Langer FB et al. Sleeve Gastrectomy: Surgical Technique, Outcomes, and Complications. Surg Technol Int 2020; 36: 63–69

[1457] Gasmi A, Bjørklund G, Mujawdiya PK et al. Micronutrients deficiences in patients after bariatric surgery. Eur J Nutr 2022; 61 (1): 55–67

[1458] Klair N, Patel U, Saxena A et al. What Is Best for Weight Loss? A Comparative Review of the Safety and Efficacy of Bariatric Surgery Versus Glucagon-Like Peptide-1 Analogue. Cureus 2023; 15 (9): e46197

[1459] Kwon Y, Kim HJ, Lo Menzo E et al. Anemia, iron and vitamin B12 deficiencies after sleeve gastrectomy compared to Roux-en-Y gastric bypass: a meta-analysis. Surg Obes Relat Dis 2014; 10 (4): 589–597

[1460] Kwon Y, Ha J, Lee YH et al. Comparative risk of anemia and related micronutrient deficiencies after Roux-en-Y gastric bypass and sleeve gastrectomy in patients with obesity: An updated meta-analysis of randomized controlled trials. Obes Rev 2022; 23 (4): e13419

[1461] Lee WJ, Almalki OM, Ser KH et al. Randomized Controlled Trial of One Anastomosis Gastric Bypass Versus Roux-En-Y Gastric Bypass for Obesity: Comparison of the YOMEGA and Taiwan Studies. Obes Surg 2019; 29 (9): 3047–3053

[1462] Li P, Ma B, Gong S et al. Efficacy and safety of endoscopic sleeve gastroplasty for obesity patients: a meta-analysis. Surg Endosc 2020; 34 (3): 1253–1260

[1463] Lupoli R, Lembo E, Saldalamacchia G et al. Bariatric surgery and long-term nutritional issues. World J Diabetes 2017; 8 (11): 464–474

[1464] Mahdy T, Al Wahedi A, Schou C. Efficacy of single anastomosis sleeve ileal (SASI) bypass for type-2 diabetic morbid obese patients: Gastric bipartition, a novel metabolic surgery procedure: A retrospective cohort study. Int J Surg 2016;34: 28–34

[1465] Mahdy T, Emile SH, Madyan A et al. Evaluation of the Efficacy of Single Anastomosis Sleeve Ileal (SASI) Bypass for Patients with Morbid Obesity: a Multicenter Study. Obes Surg 2020; 30 (3): 837–845

[1466] Mahdy T, Gado W, Alwahidi A et al. Sleeve Gastrectomy, One-Anastomosis Gastric Bypass (OAGB), and Single Anastomosis Sleeve Ileal (SASI) Bypass in Treatment of Morbid Obesity: a Retrospective Cohort Study. Obes Surg 2021; 31 (4): 1579–1589

[1467] NCD Risk Factor Collaboration (NCD-RisC). Trends in adult body-mass index in 200 countries from 1975 to 2014: a pooled analysis of 1698 population-based measurement studies with 19·2 million participants. Lancet 2016; 387 (10026): 1377–1396. Erratum in: Lancet 2016; 387 (10032): 1998

[1468] NCD Risk Factor Collaboration (NCD-RisC). Worldwide trends in diabetes since 1980: a pooled analysis of 751 population-based studies with 4.4 million participants. Lancet 2016; 387 (10027): 1513–1530. Erratum in: Lancet 2017; 389 (10068): e2

[1469] Peterli R, Wölnerhanssen BK, Peters T et al. Effect of Laparoscopic Sleeve Gastrectomy vs Laparoscopic Roux-en-Y Gastric Bypass on Weight Loss in Patients With Morbid Obesity: The SM-BOSS Randomized Clinical Trial. JAMA 2018; 319 (3): 255–265

[1470] Ribeiro R, Viveiros O, Taranu V, Rossoni C. One Anastomosis Transit Bipartition (OATB): Rational and Mid-term Outcomes. Obes Surg 2024; 34 (2): 371–381

[1471] Rives-Lange C, Poghosyan T, Rassy N et al. The future of bariatric surgery research: A worldwide mapping of registered trials. Obes Rev 2022; 23 (6): e13433

[1472] Santoro S, Castro LC, Velhote MC et al. Sleeve gastrectomy with transit bipartition: a potent intervention for metabolic syndrome and obesity. Ann Surg 2012; 256 (1): 104–110

[1473] Wargel ZM, Ritchie TW, Shapera E, Wheeler AA. Laparoscopic Conversion of Single-Anastomosis Duodenal Switch (SADI-S) to Roux-en-Y Gastric Bypass With Concurrent Paraesophageal Hernia Repair for Refractory Biliary Reflux and Paraesophageal Hernia. Cureus 2023; 15 (3): e36205

[1474] Zhao S, Li R, Zhou J et al. Sleeve gastrectomy with transit bipartition: a review of the literature. Expert Rev Gastroenterol Hepatol 2023; 17 (5): 451–459

42 Diabetes mellitus Typ 1 und 2

42.1 Diabetes mellitus Typ 1

*D. Rubin, frühere Bearbeitung: A. Fritsche**

Das Wichtigste in Kürze

Von den ca. 10 Millionen Menschen, die in Deutschland an Diabetes mellitus erkrankt sind, sind 372 000 von Typ-1-Diabetes betroffen. Meist manifestiert sich die Erkrankung im Kindes- und Jugendalter, sie kann aber auch bei Erwachsenen auftreten. Der Typ-1-Diabetes ist eine Autoimmunerkrankung, bei der es zu einer Zerstörung der insulinproduzierenden Betazellen des Pankreas und in der Folge zu einem absoluten Insulinmangel kommt. Die Behandlung besteht in einer Injektion von langwirkendem Insulin zur Substitution des basalen Insulinbedarfs und in der mehrmals täglichen Injektion von kurzwirksamem Insulin zu den Mahlzeiten.

Eine bestimmte Ernährungsform oder Diät, die über die allgemeinen Ernährungsempfehlungen für die Bevölkerung hinausgeht, ist beim Typ-1-Diabetes mit Normalgewicht in der Regel nicht erforderlich. Allerdings müssen die Patienten die Zusammensetzung ihrer Nahrung erkennen und vor allem den Kohlenhydratgehalt abschätzen können, da sie die Insulindosis zu den Mahlzeiten an den Kohlenhydratgehalt der Nahrung anpassen müssen. Ob die Aufnahme bestimmter Nahrungsstoffe im Kleinkindalter die Entstehung der Autoimmunreaktion gegen die Betazellen begünstigt, ist derzeit unklar. Deshalb kann auch keine Diätempfehlung für Kinder mit erhöhtem Diabetesrisiko zur Primärprophylaxe der Erkrankung gegeben werden.

Keywords
Insulintherapie, Kohlenhydrateinheit, Süßstoff

42.1.1 Epidemiologie

Weltweit wird derzeit von 422 Millionen Diabetespatienten ausgegangen, in Deutschland wird die Zahl der Diabetespatienten mit 8,7 Millionen angegeben, zusätzlich wird von einer Dunkelziffer von 2 Millionen ausgegangen. Bei ungefähr 5 aller Diabeteserkrankungen handelt es sich um einen Typ-1-Diabetes, somit ist weltweit mit ca. 20 Millionen, in Deutschland mit ca. 400 000 Personen mit Typ-1-Diabetes zu rechnen.

Meist tritt der Diabetes mellitus Typ 1 im Kindesalter auf, neuere Daten lassen jedoch annehmen, dass nur 50–60 % der Neuerkrankungen im Alter unter 16 Jahren erfolgen, das heißt, ein Typ-1-Diabetes kann jederzeit im Laufe des Lebens auftreten. Die Diabetesinzidenz ist weltweit zunehmend. Jährlich erkranken rund 3100 Kinder und Jugendliche bis 17 Jahre neu an Typ-1-Diabetes. Die Rate der Typ-1-Diabetes-Neuerkrankungen steigt derzeit jährlich um 3–5 % an. Jedes Jahr erkranken an diesem Diabetes-Typ rund 4150 Erwachsene.

42.1.2 Ätiologie und Pathogenese

Diabetes mellitus Typ 1 ist eine Autoimmunerkrankung, bei der es zu einer selektiven Zerstörung der insulinproduzierenden Betazellen in den Langerhans-Inseln des Pankreas kommt. Der Autoimmunerkrankung liegt eine genetische Prädisposition für eine defekte Immunregulation zugrunde. Eine positive Familienanamnese für Typ-1-Diabetes und die spezifisch über den HLA-Genort auf Chromosom 6 vermittelte genetische Prädisposition trägt zum Risiko für einen Typ-1-Diabetes bei.

Zur Entwicklung eines Typ-1-Diabetes mit Inselzellentzündung und Versiegen der Insulinproduktion der Betazellen gehören neben einem auslösenden Trigger weitere exogene Faktoren, die im Wesentlichen unbekannt sind. Es werden Viruserkrankungen, Toxine aus der Umwelt, die Darmflora (Mikrobiom) oder Nahrungsfaktoren verantwortlich gemacht. Im Verlauf der Exposition gegenüber solchen exogenen Triggern nimmt die Betazellmasse immer weiter ab; es treten Autoantikörper gegen Inselzellgewebe auf (Antikörper gegen Insulin [IAA], Glutamatdecarboxylase [GAD] oder Tyrosinphosphatase [IA2]).

Bei zunehmendem Abfall der Insulinsekretionskapazität (bei ca. 20 %) beginnt der Blutzucker zu steigen, der Diabetes mellitus manifestiert sich. Nach Manifestation und Behandlung mit exogenem Insulin kann sich die Insulinsekretionskapazität nochmals erholen, es kommt zu einer Remission mit normnahen Blutzuckerwerten, die aber regelhaft nur von vorübergehender Dauer ist.

42.1.3 Diagnostik

Mit dem Nachweis von einem oder mehreren Autoantikörpern lässt sich heute vorhersagen, ob der Patient in der Zukunft einen Diabetes mellitus Typ 1 entwickeln wird.

Die Abgrenzung und Differenzialdiagnose eines Typ-1-Diabetes von einem Typ-2-Diabetes mellitus zeigt ▶ Tab. 42.1.

42.1.4 Prävention

Lange vor der Manifestation des Diabetes mellitus Typ 1 sind Autoantikörper im Blut nachweisbar. Hier setzen Primärpräventionsstrategien ein, die beispielsweise orale Insulingaben beinhalten. Aber auch Nahrungsmittel, die Vermeidung von Umweltgiften und Vitamingaben sind in Studien auf ihre präventive Wirkung gegen Typ-1-Diabetes mellitus geprüft worden. All diese Ansätze haben keine signifikante Wirkung gezeigt, somit können keine gesicherten speziellen Empfehlungen für die Ernährung von Säuglingen, Kindern und Erwachsenen mit erhöhtem Typ-1-Diabetes-Risiko gegeben werden.

Die beste Evidenz liegt für eine präventive Wirkung von ausschließlichem Stillen in den ersten 4–6 Monaten für Typ 1-Diabetes mellitus vor. Die Rolle von Kuhmilchvermeidung und glutenfreier Kost in der Prävention des Diabetes mellitus ist noch nicht abschließend geklärt. Gluten ist das auslösende Antigen der Zöliakie, und es ist auch als Trigger von Betazellautoimmunität und letztlich des Typ-1-Diabetes vorstellbar. Keine Rolle in der Prävention von Typ-1-Diabetes spielt das Meiden von Haushaltszucker.

V

Hinweis für die Praxis

Der Konsum von Haushaltszucker ist kein Risikofaktor für die Entstehung eines Typ-1-Diabetes. Im Gegensatz zum Typ-2-Diabetes ist auch Übergewicht kein Risikofaktor für Typ-1-Diabetes, kann aber den bestehenden Typ-1-Diabetes ungünstig beeinflussen.

Tab. 42.1 Typ-1- und Typ-2-Diabetes – Differenzialdiagnose und Therapie.

	Diabetes mellitus	
	Typ 1	**Typ 2**
Differenzialdiagnose		
Manifestationsalter	meist Kinder, Jugendliche (grundsätzlich aber in jedem Alter von 0–80 Jahren)	Rentner, in den letzten Jahrzehnten, aber auch immer jüngere Patienten mit Übergewicht (meist ab 20 Jahren)
Manifestationskoma	ketoazidotisches Koma	hyperosmolares Koma
Antikörper (z. B. GAD, IA2)	positiv (anfangs), später negativ	negativ
C-Peptid	niedrig	hoch (später niedrig)
Therapie		
Insulintherapie	• immer erforderlich, Insulinpflicht	• nach mehrjähriger Diabetesdauer meist erforderlich
Ernährungstherapie	• keine besondere „Diät" • gesunde Ernährung wie bei Bevölkerung ohne Diabetes • Kohlenhydratgehalt der Nahrung muss geschätzt werden, um Insulindosis anpassen zu können	• bei Übergewicht Kalorienreduktion • ballaststoffreich • Kohlenhydratgehalt der Nahrung muss nur bei intensiver Insulintherapie geschätzt werden können

42.1.5 Insulintherapie

Der Diabetes mellitus Typ 1 ist durch einen absoluten Insulinmangel gekennzeichnet. Somit erfolgt die Behandlung durch tägliche lebensnotwendige Insulinsubstitution.

Physiologische Insulinsekretion

Beim gesunden Menschen wird ohne Nahrungsaufnahme nur wenig Insulin ausgeschüttet, man spricht von einer basalen Insulinsekretion. Nach Einnahme einer Mahlzeit wird minutenschnell die Insulinsekretion um ein Vielfaches erhöht, um den Blutzucker auch postprandial im Normbereich zu halten (Mahlzeiten-abhängige Insulinsekretion). Diese physiologische Insulinausschüttung ist in ▶ Abb. 42.1 mit der gestrichelten Linie angedeutet.

Intensivierte Insulintherapie

Bei der Insulintherapie von Personen mit Typ-1-Diabetes versucht man, diese physiologische Insulinsekretion nachzuahmen. Dies kann allerdings nicht perfekt gelingen, da das subkutan injizierte Insulin zuerst in den systemischen Kreislauf aufgenommen wird und nicht wie bei der endogenen Insulinsekretion gleich über die Pfortader zuerst in der Leber wirkt, um dort postprandial die endogene Glukoseproduktion zu unterdrücken.

Die postprandiale Mahlzeiten-abhängige schnelle Insulinsekretion wird mit der Injektion von kurzwirksamem Insulin jeweils vor den Mahlzeiten nachgeahmt. Die basale Insulinsekretion wird mit einer 1- oder 2-maligen Injektion eines langwirksamen Insulinpräparates ersetzt. Die Insulintherapie kann auch durch eine Insulinpumpe erfolgen, bei der eine Basalrate kontinuierlich appliziert wird und eine Bolusgabe durch den Patienten erfolgt.

Analog-Insuline

Am besten geeignet für die Insulintherapie des Typ-1-Diabetes sind laut der Deutschen Diabetes-Gesellschaft die modernen kurz- und langwirksamen Analog-Insuline, deren Pharmakokinetik den physiologischen Gegebenheiten nahe kommt. Mit den Analog-Insulinen lassen sich vor allem die Hypoglykämien in der Nacht (langwirksame Analoginsuline) oder postprandial (kurzwirksame Analog-Insuline) reduzieren.

Die Menge des zu den Mahlzeiten gespritzten kurzwirksamen Insulins wird an den aktuellen Blutzucker und die geplante Menge an Kohlenhy-

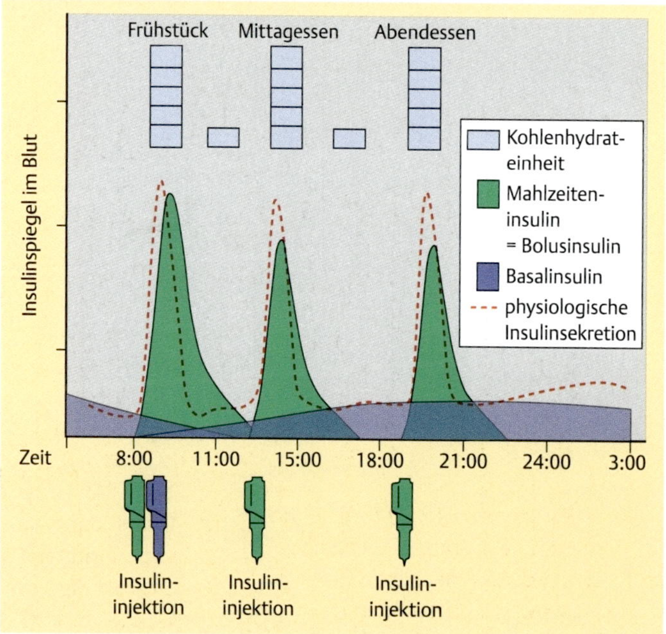

Abb. 42.1 Diabetes mellitus Typ 1. Insulinspiegel bei physiologischer Insulinsekretion (gestrichelte Linie) und bei einer intensivierten Insulintherapie nach dem Basal-Bolus-Schema.

draten angepasst, die zur nächsten Mahlzeit gegessen werden sollen. Das Mahlzeiten-Insulin wird, wenn es sich um ein schnellwirkendes Analoginsulin handelt, direkt vor der Mahlzeit oder auch nach der Mahlzeit gespritzt (bei unsicherer Nahrungsaufnahme, z. B. Kinder, Senioren). Das langwirkende Insulin kann, wenn es sich um ein Analog-Insulin mit 24-Stunden-Wirkung handelt, 1-mal täglich gespritzt werden. Die Uhrzeit der Injektion kann dann individuell auch nach den Wünschen und Bedürfnissen des Patienten festgelegt werden (▶ Abb. 42.1).

Patientenschulung

Zur Therapie des Diabetes mellitus Typ 1 gehört, dass der Patient selbst die Umsetzung in jeder Minute seines Lebens in die Hand nehmen muss. Hierzu sind eine gewisse Akzeptanz der Erkrankung erforderlich, Kenntnisse der Physiologie und Pathophysiologie sowie das Einüben von bestimmten Verhaltensweisen für die Praxis (beispielsweise der Umgang mit Hypoglykämien). Solche Dinge werden in Diabetes-Schulungen vermittelt. Die Diabetes-Schulung sollte jedoch immer in ein Therapieprogramm eingebunden sein und nicht abgetrennt von der therapeutischen Betreuung durch den Arzt durchgeführt werden.

42.1.6 Ernährungstherapie

Personen mit Typ-1-Diabetes sollten ausgewogene Vollwertkost zu sich nehmen, die den allgemeinen Ernährungsempfehlungen der Deutschen Gesellschaft für Ernährung entspricht. Das bedeutet, dass Übergewicht vermieden, schnell resorbierbare Kohlenhydrate nur eingeschränkt aufgenommen und reichlich Ballaststoffe verzehrt werden sollten.

> **Hinweis für die Praxis**
>
> Für Personen mit Typ-1-Diabetes ist als Besonderheit im Wesentlichen die Kohlenhydratplanung (d. h. die Anpassung der Insulinmenge an die Kohlenhydratmenge) zu beachten, ansonsten gelten für sie die gleichen Empfehlungen bezüglich einer gesunden Vollwertost wie für die Allgemeinbevölkerung.

Ernährungsempfehlungen sollen die individuellen Lebens- und Ernährungsgewohnheiten der jeweiligen Person mit Diabetes mellitus berücksichtigen, was letztlich bedeutet, die gewohnte Ernährungsweise so weit wie möglich beizubehalten. Verschiedene Einflussvariablen wie Bewegung, Stress, Mahlzeitenkomposition, Medikation und weitere beeinflussen die Blutglukosewerte mit einer hohen individuellen Schwankungsbreite.

Bei zahlreichen Aspekten der Ernährung ist das individuelle Testen (z. B. mittels kontinuierlichem Glukosemonitoring, CGM) der glykämischen Effekte der Nahrungsaufnahme von Bedeutung. Die so ermittelten Erfahrungswerte stellen – neben den eigenen Nahrungspräferenzen – eine geeignete Basis für die individuelle Lebensmittelauswahl und die dazu passende Strategie der Insulinapplikation dar.

Empfehlungen zur Kohlenhydrat-Planung

Kohlenhydratplanung bedeutet, dass die Menge an Kohlenhydraten einer Mahlzeit abgeschätzt werden muss, um die richtige Insulindosis (kurz wirksames Insulin zu den Mahlzeiten) zu injizieren.

Patienten sollen

- die Menge aufgenommener Kohlenhydrate auf 1 KE (10 g) genau pro Mahlzeit richtig abschätzen können (als Basis für eine Algorithmus-geleitete Dosierung des prandialen Insulins),
- ihre individuellen postprandialen Glukoseverläufe kennen,
- ein wiederholtes Testen einer standardisierten Mahlzeit idealerweise über ein rtCGM bzw. iscCGM durchführen (s. u.).

Evidenzbasierte Studien liegen kaum vor, allerdings zeigt die praktische Erfahrung folgende Ergebnisse: Von entscheidender Bedeutung für die Therapie des Typ-1-Diabetes ist, dass die Patienten in die Lage versetzt werden, die Glukosewirksamkeit ihrer Ernährung einzuschätzen, um die Insulindosierung entsprechend anpassen zu können. Eine strukturierte Schulung soll dafür die Basis schaffen. Sie sollte wiederholt stattfinden.

Eine Empfehlung zur Menge der Kohlenhydrate gibt es nicht. Wieviel von den einzelnen Makronährstoffen gegessen werden sollte, ist individuell zu betrachten. Die Bewertung der postprandialen

V

Glukoseverläufe über Real-Time-CGM (rtCGM) und Intermittent-Scanning-CGM (iscCGM) kann helfen, die richtige Bolusvariante oder den richtigen Spritz-Ess-Abstand zu wählen. Gerade bei einer vorliegenden Gastroparese kann über die Steuerung unterschiedlicher Bolusvarianten ein individuell angepasster Verlauf gesichert werden.

Die individualisierte Ernährung und die entsprechende Anpassung der Insulindosis-Algorithmen kann zu einer besseren Akzeptanz der Erkrankung führen. Dies ist in besonderem Maße für Kinder und Jugendliche von Bedeutung. In der Ernährungsberatung für Personen mit Personen mit Typ-1-Diabetes kommt es nun darauf an, die Kohlenhydratmenge und die Insulinmenge aufeinander abzustimmen. Zu hohe, zu niedrige oder stark schwankende Blutzuckerwerte sind zu vermeiden. Dazu gibt es einige wichtige Merkregeln.

Empfehlungen zur Ernährung

Merksätze zur Kohlenhydrat-Berechnung

- und InsulindosisDer Kohlenhydratanteil der Mahlzeit wird in Kohlenhydrat-Einheiten (KE) als Berechnungseinheit angegeben.
- Eine KE entspricht 10 g Kohlenhydraten.
- Die Insulinmenge, die benötigt wird, um nach einer Kohlenhydratmahlzeit den Blutzucker einigermaßen konstant zu halten, beträgt ungefähr 0,5–3 Einheiten schnell wirksames Insulin pro KE (die Dosis ist hauptsächlich abhängig von der sonstigen Mahlzeitenzusammensetzung, Körpergewicht, Bewegung und Tageszeit).
- Eine KE erhöht den Blutzucker um ca. 25–40 mg/dl (die Stärke der Erhöhung ist abhängig von der sonstigen Mahlzeitenzusammensetzung, Körpergewicht, Bewegung und Tageszeit).
- Eine Einheit kurzwirksames Insulin senkt den Blutzucker um ca. 25–40 mg/dl (die Stärke der Senkung ist abhängig von der sonstigen Mahlzeitenzusammensetzung, Körpergewicht, Bewegung und Tageszeit).
- Der Blutzuckerabfall durch 20 min Sport bei halbmaximaler Belastung kann beim durchschnittlich trainierten Patienten durch 1 KE ausgeglichen werden.

Berechnungseinheiten und Blutzucker-Monitoring

Die Menge der Kohlenhydrate, die eine Mahlzeit enthält, wird in einer einfachen Rechengröße (KE) beschrieben. Hilfreich ist das Testen einer standardisierten Mahlzeit mittels Gewebesensor (rtCGM) oder prä- und postprandialer BZ-Messung. Bei Mahlzeiten mit einem hohen Ballaststoffanteil, einem niedrigen glykämischen Index oder einem hohen Fettanteil sollte vergleichsweise weniger prandiales Insulin injiziert werden.

Von Diabetes mellitus Typ 1 Betroffene mit sollten ihre Kohlenhydrataufnahme auf 1 Kohlenhydrat-Einheit (1 KE entspricht 10 g) pro Mahlzeit genau abschätzen können. Insbesondere Menschen mit einer Insulinpumpentherapie haben die Möglichkeit, einen (integrierten) Bolusvorschlagsrechner zu nutzen, bei dem neben der Insulinempfindlichkeit auch die Korrekturschritte bei Hyperglykämie im System hinterlegt werden müssen.

Kohlenhydrate und glykämischer Index

Der Patient sollte abschätzen lernen, wie viele KE die von ihm üblicherweise verzehrten Lebensmittel enthalten. Es sollte immer betont werden, dass die Reaktion auf Kohlenhydrate in der Ernährung sehr individuell ist und in der Einstellungsphase, bei Wachstum und Gewichtszu- oder -abnahme eigene Erfahrungen mit bestimmten kohlenhydratreichen Nahrungsmitteln gesammelt und vor sowie ca. 2 Stunden nach der jeweiligen Mahlzeit die Blutzuckerwerte gemessen werden sollten. So kann die Blutzuckerwirkung der Mahlzeit selbst abgeschätzt und beim nächsten Verzehr dieser Mahlzeit das Insulin richtig angepasst werden.

Eine große Rolle spielt die Menge und Zusammensetzung der Mahlzeit. Je länger der Speisebrei für die Magen-Darm-Passage benötigt, desto langsamer ist der Glukoseanstieg. Zum Beispiel hat – trotz eines identischen Glukosegehalts – ein frisch gepresster Apfelsaft einen schnelleren Glukoseanstieg zur Folge als der Verzehr der gleichen Menge Äpfel.

Des Weiteren werden schnell und langsam wirkende Kohlenhydrate unterschieden. Bekanntester Vertreter der schnell wirksamen Kohlenhydrate ist Traubenzucker, welcher zur Behandlung von Unterzuckerungen empfohlen ist. Demgegenüber haben komplexe Kohlenhydrate (Polysaccharide) einen vergleichsweise flachen Glukoseanstieg zur Folge. Bekanntester Vertreter ist die Stärke, welche sich z. B. in Getreideprodukten und Kartoffeln befindet. Um das Maß der Glukosewirksamkeit Kohlenhydrat-haltiger Lebensmittel zu beschreiben, wurden der **Glykämische Index (GI)** als Parameter entwickelt. Traubenzucker z. B. hat mit einen definierten GI von 100 den höchsten Wert.

GI-Tabellen kursieren mittlerweile mannigfaltig, allerdings bieten sich nur wenige, die im Rahmen wissenschaftlicher Beiträge publiziert sind, als Basis für die Benennung des GI kohlenhydrathaltiger Lebensmittel an. Zur Beurteilung des GI ist zu berücksichtigen, dass es sich bei den GI-Werten grundsätzlich um Mittelwerte aus mehreren Studien handelt. Sorte, Reifegrad, Anbau-/Produktionsort und ggf. Rezeptur eines Lebensmittels haben entscheidenden Einfluss auf den GI. So wird z. B. für Bananen ein mittlerer GI von 48 ausgewiesen – mit einer Spannbreite der insgesamt 9 berücksichtigten Studien von GI 30 bis GI 58. Für gekochten weißen Reis (mittlerer GI: 59) liegt die Spannbreite sogar zwischen GI 43 und GI 112.

Kohlenhydrat-haltige Lebensmittel mit einem sehr niedrigen GI (unter ca. 30) bzw. einem sehr hohen GI (über ca. 90) sollten besonders berücksichtigt werden, da die Lebensmittel mit einem sehr niedrigen GI (unter ca. 30: z. B. Hülsenfrüchte, Nüsse) mit weniger prandialem Insulin abgedeckt werden, um postprandiale Hypoglykämien zu vermeiden, solche mit einem sehr hohen GI (insbesondere zuckergesüßte Getränke) sind eher der Selbstbehandlung von Hypoglykämien vorbehalten.

- Dem individuellen Testen der Glykämie-Antwort (durch Glukose-Selbstkontrollen) auf die präferierten Lebensmittel und Mahlzeiten kommt eine große Bedeutung zu, ähnlich dem Herausfinden einer optimalen persönlichen Strategie für körperliche Aktivität bei Diabetes.
- Auf diese Weise lassen sich die Einflussfaktoren neben der aufgenommenen Kohlenhydratmenge erfassen, die sich auf die postprandiale Blutglukose-Antwort auswirken, und das sind außer dem GI z. B. auch Trinkmenge, Fett-, Eiweiß-, Alkohol- und Ballaststoffgehalt begleitender Lebensmittel, präprandiale Glykämie, generelle Glykämie-Situation, Körpergewicht, körperliche Aktivität, Resorption des Insulins aus der Applikationsstelle.
- Je höher der Ballaststoffstoffanteil einer Mahlzeit, desto langsamer ist der Glukoseanstieg der enthaltenen Kohlenhydrate, da Ballaststoffe die Magen-Darm-Passage des Speisebreis verlangsamen.

Die Zufuhr primär freier oder zugesetzter Glukose sollte reduziert werden. Natürlich vorkommende Glukose als Fruktose oder Saccharose, z. B. in frischem Obst, muss nicht eingeschränkt werden.

Menschen mit ICT-Therapie haben die Möglichkeit, über Spritz-Ess-Abstände oder gesplittete Boli zu agieren. Menschen mit einer CSII-Therapie können über duale Boli/Multiwave-Boli oder verzögerte Boli und Spritz-Ess-Abstände agieren. Grundsätzliche Kriterien für die Entscheidung sind Ausgangs-Glukosewerte, die Kohlenhydratmenge (KE) und der GI der Nahrung. Insbesondere bei Abendmahlzeiten mit sehr niedrigem GI müssen (nächtliche) Hypoglykämien verhindert werden.

Weitere Empfehlungen zur Ernährung

Insulinbedarf für eiweiß- und fettreiche Mahlzeiten

- Es besteht keine Evidenz, dass Menschen mit Typ-1-Diabetes ihre Mahlzeiten grundsätzlich quantitativ auf den Energie-, Fett- und Eiweißgehalt hin abschätzen, um daraus einen zusätzlichen Insulinbolus abzuleiten.
- Die Blutzuckerantwort auf sehr fett- bzw. eiweißreiche Mahlzeiten ist individuell unterschiedlich und sollte per Selbstkontrolle ermittelt und dokumentiert werden. Auf dieser Basis wird ggf. ein Mehrbedarf an Insulin individuell entwickelt.
- Eine Erhöhung der prandialen Insulindosis für eiweißreiche Abendmahlzeiten erhöht das Risiko nächtlicher Hypoglykämien.
- Menschen mit Typ-1-Diabetes sollten die Auswirkung von Fetten und Eiweißen auf die Glukosewerte einschätzen können.

Auch proteinreiche Mahlzeiten haben einen gewissen Insulinbedarf und können zu einer postprandialen verzögerten und nachhaltigen Hyperglykämie führen. Bei einer Kohlenhydratzufuhr von etwa 50 Energieprozent und der restlichen Verteilung auf Fett und Eiweiß werden ca. 50 % des Gesamtinsulins auf das schnellwirksame Mahlzeiten-Insulin verteilt und 50 % über die Basalversorgung abgedeckt. Menschen mit Typ-1-Diabetes, die sich „low carb" ernähren, haben dementsprechend einen höheren Basalanteil und eine geringere Verteilung auf das Mahlzeiten-Insulin.

Es gibt aber Situationen, bei denen zur Hauptmahlzeit wenig Kohlenhydrate und viel Fett bzw. Eiweiß oder aber abends ein hoher Anteil an Fett und Eiweiß über beispielsweise Nüsse gegessen werden. Hier reicht ein einfacher Bolus über das Mahlzeiten-Insulin in der Regel nicht aus. Eine Möglichkeit, den langsamen Glukoseanstieg durch solche Mahlzeiten abzudecken, wäre beispielsweise eine Korrektur mit schnellem Mahlzeiten-Insulin zu einem späteren Zeitpunkt. Bei einer CSII-Therapie wäre es ebenfalls möglich, einen verzögerten Bolus zu geben. Um zu wissen, wieviel als Bolus gegeben werden muss, haben sich als Maß die FPE (Fett-Protein-Einheiten) etabliert.

Nach Pankowska werden hier 100 kcal aus Fett und Eiweiß analog einer KE berechnet und je nach Menge der FPE bis über maximal 8 Stunden als verzögerter Bolus abgegeben. In der Praxis und in verschiedenen Studien wurde jedoch beobachtet, dass diese Formel nicht für alle Menschen mit Typ-1-Diabetes gleich gut verwendet werden kann. In einer Arbeit von Hermann wurde dabei eine Berechnung mit 200 kcal entsprechen einer KE verglichen. In dieser Arbeit konnte bestätigt werden, dass kaum eine Formel auf alle gleich angewandt werden kann. In einer Pilotstudie mit Nüssen konnte ebenfalls das gleiche Ergebnis gesehen werden. Es sind Glukoseanstiege nach fett- und eiweißreichen Lebensmitteln zu sehen, allerdings muss die Menge der Insulindosierung individuell ermittelt und geschult werden.

Ballaststoffe und glykämische Kontrolle

- Es besteht noch keine hinreichende Evidenz, dass sich Menschen mit Typ-1-Diabetes ballaststoffreich ernähren sollen, um dadurch ihr glykämisches Therapieziel zu erreichen.
- Mögliche Effekte einer ballaststoffreichen Ernährung auf weitere gesundheitsfördernde Aspekte (z. B. kardiovaskuläre Erkrankungen, Darmgesundheit, Gewichtsmanagement) sind separat und individuell zu betrachten.
- Der vermehrte Verzehr ballaststoffreicher Lebensmittel scheint einen positiven Effekt auf den Verlauf der postprandialen Glykämie zu nehmen, die Empfehlungen für die Ballaststoffzufuhr orientiert sich aber an den Empfehlungen für die Allgemeinbevölkerung (30 g pro Tag).

Zufuhr von Saccharose und Fruktose

- Es gibt über allgemeingültige Empfehlungen hinaus keine Evidenz für spezielle Empfehlungen zur Reduktion von zugesetzter Saccharose bei Personen mit Typ-1-Diabetes.
- Lebensmittel mit natürlich vorkommenden Zuckern (Glukose und Fruktose) sollten in der Ernährung von Personen mit Typ-1-Diabetes nicht eingeschränkt werden.
- Die Evidenzlage für die Empfehlung einer Reduktion von zugesetzter Fruktose ist unsicher.

Verwendung von Süßstoffen

Süßstoffe können als gelegentlicher Zusatz in Lebensmitteln und Getränken im Rahmen einer diabetesgerechten Ernährung und Insulintherapie sinnvoll sein und sind, sofern sie unter den jeweiligen Höchstmengen konsumiert werden, gesundheitlich unbedenklich.

Blutzucker-wirksame Lebensmittel bei Hypoglykämie

- Personen mit Typ-1-Diabetes und einer milden Hypoglykämie (kann selbstständig therapiert werden) sollen 15–20 g schnell resorbierbare Kohlenhydrate zu sich nehmen. Diese Maßnahme soll nach 15 min wiederholt werden, wenn die Blutglukosekonzentration weiterhin gering ist.
- Personen mit Typ-1-Diabetes und einer schweren Hypoglykämie mit Bewusstseinstrübung sollen 30 g schnell resorbierbare Kohlenhydrate zu sich nehmen. Individuell kann es nötig sein, 15–20 g langsam resorbierbare Kohlenhydrate nachzureichen.

Besonders geeignet zur Behandlung einer Hypoglykämie sind schnelle Kohlenhydrate wie orale Glukose in fester und flüssiger Form. Weiterhin können Saccharose-haltige Getränke wie Limonaden und Säfte zur Anwendung kommen. Langsame Kohlenhydrate können individuell in Abhängigkeit der Situation zur Stabilisierung der Blutglukose beitragen.

Um Hypoglykämien im Vorfeld zu vermeiden, sollten in besonderen Situationen bereits vorab zur Anhebung des Zielwerts schnell resorbierbare Kohlenhydrate und in Ergänzung zur Stabilisierung des Verlaufs langsam resorbierbare Kohlenhydrate zugeführt werden. Die Menge ist individuell und abhängig zur Situation zu wählen. Klassische Situationen, bei den Hypoglykämien die Folge sein können, sind körperliche Aktivität und Alkoholkonsum [1475].

Menschen, die eine schwere Hypoglykämie erleiden, bei denen eine Selbsttherapie nicht mehr möglich ist oder die bewusstlos sind, sollen keine oralen Kohlenhydrate zugeführt werden. Hier ist eine Behandlung mit Glukagon von An- und Zugehörigen möglich oder eine professionelle Glukose-i. v.-Gabe. An- und Zugehörige sollen im Umgang mit Glukagon-Kits geschult sein.

Körpergewicht

- Personen mit Typ-1-Diabetes und Normalgewicht sollen ein normales Körpergewicht beibehalten.
- Die Studienlage reicht nicht aus, um Personen mit Typ-1-Diabetes und Übergewicht generell eine Gewichtsreduktion zu empfehlen. Die Empfehlung zur Gewichtsreduktion kann aber beim Vorliegen von Begleiterkrankungen oder einer Insulinresistenz empfehlenswert sein (z. B. sekundäre Dyslipoproteinämie, Bluthochdruck, Steatohepatitis).
- Dabei sollte die Nahrungsqualität und mögliche Hypoglykämien insbesondere bei Low-Carb-Diäten beachtet werden, auch können Essstörungen resultieren.

Ein höherer BMI ist mit makrovaskulären Erkrankungen und Retinopathie bei Typ-1-Diabetes verknüpft Es gibt keine evidenzbasierten Studien, die einen Zusammenhang zwischen Gewicht und glykämischer Kontrolle bei Typ-1-Diabetes zeigen. Es ist jedoch davon auszugehen, dass bei einem Typ-1-Diabetes bei gleichzeitiger Insulinresistenz oder parallel vorliegendem metabolischem Syndrom eine Gewichtsabnahme ähnliche Effekte zeigt wie beim Typ-2-Diabetes.

Alkohol

- Menschen mit Typ-1-Diabetes sollten die Menge des Alkoholgenusses begrenzen auf die für die Allgemeinbevölkerung empfohlenen Mengen. Ein mäßiger, risikoarmer Alkoholgenuss ist mit einer guten Stoffwechseleinstellung und Diabetesprognose vereinbar.
- Menschen mit Diabetes mit einem riskanten Alkoholkonsum bzw. einer Alkoholabhängigkeit sollen über die Gefahren des Alkohols, speziell auch in Bezug auf eine verschlechterte Stoffwechseleinstellung, sowie die Gefahr von Folgeerkrankungen aufgeklärt werden.
- Es sollte allgemein darauf hingewiesen werden, dass bei Genuss größerer Alkoholmengen das Risiko für schwere, insbesondere nächtliche Hypoglykämien ansteigt und dieses Risiko durch Nahrungsaufnahme während der Zeit des Alkoholgenusses und Anheben des Zielblutzuckers zur Nacht reduziert wird.

Nahrungsergänzungsmittel

Personen mit Typ-1-Diabetes sollten ihren Nährstoffbedarf durch eine ausgewogene Ernährung decken. Eine Routine-Supplementation mit Mikronährstoffen wird nicht empfohlen.

Literatur

[1475] Rubin D, Bosy-Westphal A, Kabisch S et al. Nutritional Recommendations for People with Type 1 Diabetes Mellitus. Exp Clin Endocrinol Diabetes 2023; 131: 33–50. DOI: 10.1055/a-1946-3753. Epub 2023 Jan 13

V

42.2 Diabetes mellitus Typ 2 und Metabolisches Syndrom

U. Elbelt

Das Wichtigste in Kürze

Der die Lebenserwartung verkürzende Diabetes mellitus Typ 2 ist durch eine Hyperglykämie infolge von Insulinresistenz und Insulinsekretionsstörung gekennzeichnet. Die heterogene und multifaktorielle Erkrankung verläuft chronisch progredient und es besteht eine starke genetische Prädisposition. Der Diabetes mellitus Typ 2 tritt fast ausschließlich im Rahmen eines metabolischen Syndroms auf, das durch das gemeinsame Auftreten von kardiometabolischen Risikofaktoren wie Dyslipoproteinämie (mit erniedrigtem HDL-Cholesterin und erhöhten Triglyzeriden), arterieller Hypertonie und gestörter Glukosetoleranz oder Diabetes mellitus Typ 2 mit abdominaler Adipositas gekennzeichnet ist. Daher müssen Patienten mit Diabetes mellitus Typ 2 als kardiovaskuläre Hochrisikopatienten betrachtet werden.

Klinische Symptome der Hyperglykämie treten oft erst im späteren Verlauf der Erkrankung auf, nicht selten wird die Diagnose anlässlich des Auftretens von makrovaskulären Folgeerkrankungen wie koronarer Herzkrankheit oder zerebrovaskulärer Insuffizienz gestellt. Weiterhin zählt die periphere arterielle Verschlusskrankheit zu den makrovaskulären Folgeerkrankungen. Zu den diabetesspezifischen mikrovaskulären Folgeerkrankungen gehören diabetische Retinopathie, diabetische Nephropathie und diabetische Neuropathie. Das diabetische Fußsyndrom ist durch das Auftreten von Ulzera an druckexponierten Stellen bei neuropathischer, teils in Kombination mit angiopathischer Schädigung gekennzeichnet. Die Therapieziele sind individuell mittels partizipativer Entscheidungsfindung zu vereinbaren, nachdem die im Regelfall anzustrebenden Zielkorridore für den HbA_{1c}-Wert (sowie die Zielwerte für Blutdruck und Lipidwerte) ausführlich und verständlich erläutert wurden. Grundlage der Therapie sind strukturierte Schulung, Ernährungstherapie, körperliche Aktivität und Gewichtsabnahme.

Neben der für die meisten Betroffenen schwierig zu erzielenden, langfristig anhaltenden Gewichtsreduktion ist eine konsequente medikamentöse Behandlung von Hyperglykämie, Fettstoffwechselstörung und arterieller Hypertonie ggf. in Kombination mit einem Thrombozytenaggregationshemmer zur Vermeidung von Folgeerkrankungen erforderlich. Die medikamentöse Therapie der Hyperglykämie erfolgt nach Abschätzung des Risikos für kardiovaskuläre, zerebrovaskuläre und/oder renale Ereignisse bei Fehlen von Kontraindikationen zunächst alleinig mit Metformin oder mit Metformin in Kombination mit einem Sodium-Glukose-Transporter-2-(SGLT 2-) Inhibitor oder/und einem Glucagon-like-Peptide-1-(GLP-1-)Rezeptor-Agonisten. Je nach Ausmaß der Hyperglykämie (und Stadium der Erkrankung) kann bereits initial eine (passagere) Insulintherapie zur Rekompensation des Glukosestoffwechsels notwendig sein.

Die metabolische Chirurgie stellt ab einem BMI von ≥ 40 kg/m² eine weitere Therapieoption dar, ab einem BMI von ≥ 30 kg/m², wenn die individuellen Therapieziele mit Leitlinien-gerechter (medikamentöser) Therapie nicht erreicht werden. Neben der nachhaltigen Gewichtsabnahme kann operativ eine verminderte Gesamt- und kardiovaskuläre Mortalität sowie eine (überwiegend passagere) Remission des Diabetes mellitus Typ 2 erreicht werden.

Menschen mit Diabetes mellitus Typ 2 wird eine gesunde und ausgewogene Ernährung empfohlen. Zur Verwendung von speziellen Diät- oder „Diabetesprodukten“ wird nicht geraten. Für die zumeist adipösen Patienten ist eine Kalorienrestriktion zur Ermöglichung einer Gewichtsabnahme sinnvoll. Der Konsum kalorienhaltiger Getränke sollte mit Ausnahme der Reaktion auf eine therapiebedingte Hypoglykämie gemieden werden.

Bei dekompensierter Blutzuckerstoffwechsellage und ausgeprägter Insulinresistenz bietet die Durchführung von Hafertagen unter zumeist stationärer

Überwachung eine effektive Möglichkeit, die Insulinresistenz zu durchbrechen.

Keywords
Abdominale Adipositas, arterielle Hypertonie, Diabetes mellitus Typ 2, diabetisches Fußsyndrom, Dyslipoproteinämie, Ernährung, inkretinbasierte Therapie, Insulinresistenz, Insulinsekretionsdefizit, Insulintherapie, kardiovaskuläre Risikofaktoren, makro- und mikrovaskuläre Folgeerkrankungen, metabolische Chirurgie, metabolisches Syndrom, orale Antidiabetika, Prävention

42.2.1 Bedeutung und Folgeerkrankungen

Der Diabetes mellitus Typ 2 ist eine heterogene Erkrankung, die durch eine chronische Hyperglykämie infolge einer Insulinresistenz in Verbindung mit einem Insulinsekretionsdefizit unterschiedlichen Ausmaßes gekennzeichnet ist. Die chronische Progredienz der Erkrankung wird vermutlich durch das zunehmende Insulinsekretionsdefizit bedingt. Die chronische Hyperglykämie führt ebenso wie eine viszerale Adipositas, arterielle Hypertonie, Hypercholesterinämie und ein Nikotinabusus zu makrovaskulären Folgeerkrankungen wie koronarer Herzkrankheit, zerebrovaskulärer Insuffizienz und peripherer arterieller Verschlusskrankheit. Weiterhin können im Verlauf auch mikrovaskuläre Veränderungen wie diabetische Retinopathie, diabetische Nephropathie und diabetische Neuropathie auftreten.

Eine weitere Folgeerkrankung mit ausgeprägter Krankheitslast ist das **diabetische Fußsyndrom**, welches durch Ulzera an druckexponierten Stellen oder Nekrosen gekennzeichnet ist. Das durch eine diabetische Polyneuropathie reduzierte Druck- und Schmerzempfinden führt insbesondere bei vorbestehenden Fuß- und Zehendeformitäten zu wiederholten Gewebeverletzungen im Bereich der durch die veränderte Druckbelastung entstehenden Hornhautschwielen. Die reduzierte Schmerzwahrnehmung bedingt eine fehlende Entlastung, sodass Ulzera entstehen, die sich infizieren können. In über der Hälfte der Fälle liegt beim diabetischen Fußsyndrom auch eine klinisch relevante periphere arterielle Verschlusserkrankung vor, deren Symptomatik durch die bestehende Polyneuropathie maskiert werden kann. Symptome der Hyperglykämie treten häufig erst im späteren Verlauf der (unbehandelten) Erkrankung auf. Teils wird die Diagnose erst im Rahmen der Abklärung bereits eingetretener makrovaskulärer Folgeerkrankungen (insbesondere Myokardinfarkt, Schlaganfall) gestellt.

42.2.2 Epidemiologie

Die Prävalenz des Diabetes mellitus ist ansteigend und liegt derzeit bei Erwachsenen in Deutschland bei knapp 9 %. Während bei Erwachsenen unterhalb des 45. Lebensjahrs für beide Geschlechter eine Prävalenz von unter 3,5 % zu verzeichnen ist, kommt es mit zunehmendem Alter zu einer ansteigenden Prävalenz mit einem Maximum in der Altersgruppe ab 80 Jahren von 17,9 % bei Frauen und 22,3 % bei Männern. Die Prävalenz des Diabetes mellitus Typ 2 ist mit derjenigen des metabolischen Syndroms assoziiert, welche mit zunehmendem Alter deutlich ansteigt und in Europa bei über 50-Jährigen bei 39 % (35 % bei Frauen und 44 % bei Männern) liegt.

> ✔ **Merke**
> Eine verbindliche Definition des metabolischen Syndroms steht noch aus.

Die Definitionen berücksichtigen zumeist das gemeinsame Vorkommen von Dyslipoproteinämie (HDL-Erniedrigung, Triglyzerid-Erhöhung), arterieller Hypertonie, gestörter Glukosetoleranz bei abdominaler Adipositas in Verbindung mit einer Insulinresistenz. Im Rahmen einer Konsensuskonferenz der International Diabetes Federation (IDF) wurde eine Vereinheitlichung dieser Definitionen angestrebt (▶ Tab. 42.2). In dieser werden von der ethnischen Herkunft mitbestimmte Risiken für die Entwicklung von kardiovaskulären Folgeerkrankungen berücksichtigt.

Tab. 42.2 Diagnosekriterien des metabolischen Syndroms gemäß Konsensuskonferenz der International Diabetes Federation (IDF) [1477].

Kriterien	Werte
Vorliegen einer zentralen (abdominalen bzw. viszeralen) Adipositas	Bauchumfang europäische Männer/Frauen ≥ 94 cm/80 cm*
und mindestens 2 weitere der nachfolgenden Kriterien:	
Triglyzeride	> 150 mg/dl (1,7 mmol/l) oder spezifische Trigylzerid-senkende Therapie
HDL-Cholesterin	< 40 mg/dl (1,03 mmol/l) für Männer, < 50 mg/dl (1,29 mmol/l) für Frauen oder spezifische HDL-anhebende Therapie
Bluthochdruck	systolisch ≥ 130 mmHg und/oder diastolisch ≥ 85 mmHg oder spezifische antihypertensive Therapie
Nüchtern-Plasmaglukose	≥ 100 mg/dl (5,6 mmol/l) oder diagnostizierter Diabetes mellitus Typ 2

* *Mit spezifischen Referenzwerten des Bauchumfangs je nach ethnischer Zugehörigkeit, wobei ab einem BMI > 30 kg/m² vom Vorliegen einer abdominalen Adipositas auszugehen ist:*

- für arabische und afrikanische Männer/Frauen ≥ 94 cm/80 cm
- für asiatische und chinesische Männer/Frauen ≥ 90 cm/80 cm
- für süd- und mittelamerikanische Männer/Frauen ≥ 90 cm/80 cm
- für japanische Männer/Frauen ≥ 90 cm/80 cm (aktualisierte Grenzwerte)

Neben den Erkrankungen des metabolischen Syndroms und ggf. bereits bestehenden makro- und mikrovaskulären Folgeerkrankungen zeigte sich eine Assoziation mit Arteriosklerose, chronisch-obstruktiver Lungenerkrankung (COPD), obstruktivem Schlafapnoe-Syndrom, Depression und der metabolisch-bedingten Fettlebererkrankung. Angesichts der Zunahme der abdominalen Adipositas sowie der steigenden Lebenserwartung ist von einem weiteren Anstieg der Erkrankungshäufigkeit des metabolischen Syndroms sowie des Diabetes mellitus Typ 2 auszugehen.

42.2.3 Pathogenese

Da das **metabolische Syndrom** der Manifestation eines Diabetes mellitus Typ 2 zumeist vorausgeht, wird zunächst seine Pathogenese skizziert. Als ursächlich für das metabolische Syndrom wird ein bisher unzureichend durchdrungenes, komplexes Zusammenwirken genetisch und epigenetisch bedingter prädisponierender metabolischer Veränderungen in Fettgewebe, Muskulatur und Leber mit äußeren Faktoren wie Überernährung, Bewegungsmangel und erhöhtem Stresserleben angenommen. So führen Verhaltens- und Umweltänderungen wie Überernährung und Bewegungsmangel sowie durch psychosozialen Stress vermittelte Veränderungen der Hypothalamus-Hypophysen-Nebennierenrinden-Achse zum vermehrten Aufbau von viszeralem Fettgewebe. Aus diesem endokrin aktiven Gewebe werden Fettgewebshormone, Zytokine und vasoaktive Substanzen freigesetzt, die zu einer chronischen Entzündung (chronic low-grade inflammation) führen. Diese Mediatoren haben teils direkten Einfluss auf die Ausprägung der einzelnen Komponenten des metabolischen Syndroms (u. a. Förderung der arteriellen Hypertonie durch Vasokonstriktion) und beeinträchtigen die Insulin-vermittelte Inhibition der Lipolyse (Insulinresistenz des Fettgewebes), sodass vermehrt zirkulierende freie Fettsäuren anfallen, die wiederum im Sinne eines Teufelskreises die Insulinresistenz verstärken.

Die erhöhte Konzentration zirkulierender freier Fettsäuren führt zur Veränderung der Insulinsignalkaskade mit herabgesetzter GLUT-4-vermittelter Glukoseaufnahme in die Muskulatur und gesteigerter hepatischer Glukoneogenese und Lipogenese. Daraus resultiert eine ektope Lipidakkumulation in Leber (nichtalkoholische Fettlebererkrankung) und Skelettmuskel. Von Bedeutung ist auch der lipotoxische Effekt der freien Fettsäuren auf die pankreatischen Betazellen, der zu einem relativen Insulinsekretionsdefizit führt. Die erhöhte Konzentration an freien Fettsäuren führt über erhöhte Triglyzerid-Synthese und gesteigerte Produktion Triglyzerid-reicher VLDL-Cholesterine mit nachfolgend erhöhtem HDL-Cholesterin-Abbau (HDL-Clearance) zu einer verminderten HDL-Cholesterin-Konzentration. Weiterhin kommt es zu einer gesteigerten Bildung von Small-Dense-LDL-Cholesterin-Partikeln, die eine gesteigerte atherogene Wirkung aufweisen. Zusätzlich wirkt die Insulinresistenz über eine Erhöhung der Serumviskosität prothrombotisch. Das unbehandelte metabolische Syndrom ist daher durch die aufgeführten pathophysiologischen Veränderungen mit der Entwicklung eines Diabetes mellitus Typ 2 und kardiovaskulären Erkrankungen assoziiert, die maßgeblich zur Morbidität und Mortalität beitragen. Weiterhin kann die nichtalkoholische Fettlebererkrankung bis hin zu einer Leberzirrhose oder Entwicklung eines hepatozellulären Karzinoms führen.

Der **Diabetes mellitus Typ 2** als Komponente und gleichzeitig auch Folgeerkrankung des metabolischen Syndroms wird maßgeblich durch eine zugrunde liegende Insulinresistenz in Folge einer fortgesetzten Überernährung (Kalorienintoxikation) hervorgerufen. Nach zunächst kompensatorischer Steigerung der Insulinsekretion (in der prädiabetischen Phase) kommt es im weiteren Verlauf der Diabetesentwicklung durch die oben beschriebene Lipotoxizität zu einem zunehmenden Insulinsekretionsdefizit der Betazelle. Der manifeste Diabetes mellitus Typ 2 tritt dann auf, wenn die Betazellschädigung so weit fortgeschritten ist, dass die bestehende Insulinresistenz nicht mehr kompensiert werden kann. Es kommt zu einer gesteigerten postprandialen Glukoseauslenkung (vor allem durch die verminderte periphere Glukoseverwertung) und zur Erhöhung des Nüchtern-Blutzuckers (vor allem durch die gesteigerte hepatische Glukoneogenese).

Die resultierende Hyperglykämie verstärkt das Insulinsekretionsdefizit der Betazelle (Glukosetoxizität) ebenso wie der durch Insulinresistenz vermittelte Anstieg freier Fettsäuren im Blut (Lipotoxizität). Diese Pathogenese wird durch genetische Prädisposition und äußere Faktoren wie Ernährungsverhalten (energiereiche, ballaststoffarme Nahrung) und Bewegungsmangel maßgeblich beeinflusst. Weitere manifestationsfördernde Faktoren für einen Diabetes mellitus Typ 2 sind ein steigendes Lebensalter, männliches Geschlecht, eine positive Familienanamnese für Diabetes mellitus Typ 2, ein erlittener Gestationsdiabetes, Depression, obstruktives Schlafapnoe-Syndrom, übermäßiger Alkoholkonsum und Rauchen. Auch die ethnische Abstammung und die fetale Programmierung bei maternalem Gestationsdiabetes modifizieren das Risiko für die Entwicklung eines Diabetes mellitus Typ 2. Ein niedriger sozialer Status erscheint über das Ernährungs- und Bewegungsverhalten und dem mit Deprivationserleben einhergehenden psychosozialen Stress ein Risikofaktor zu sein.

V

Hinweis für die Praxis

Der Diabetes mellitus Typ 2 ist als Erkrankung des Fettgewebes anzusehen.

Die zu den Folgeerkrankungen führenden Veränderungen sind noch unzureichend verstanden. Neben der nichtenzymatischen Glykierung zellulärer Proteine (Advanced Glycation End Products, AGE) werden Veränderungen im Sorbitol-Stoffwechselweg (mit vermehrtem Anfall reaktiver Sauerstoffspezies) und im Hexosamin-Stoffwechselweg sowie eine Aktivierung der Proteinkinase C diskutiert.

42.2.4 Diagnostik

Klinische Zeichen der Hyperglykämie wie Polyurie, Polydipsie und Gewichtsverlust, ein anamnestisch erhöhtes Diabetesrisiko (z. B. mit dem Deutschen Diabetes-Risiko-Test ermittelt), das Vorliegen von Erkrankungen des metabolischen Syndroms oder das Auftreten von mikro- und makrovaskulären Folgeerkrankungen begründen eine konsequente Diagnostik mit Bestimmung des HbA_{1c}-Werts und/oder der venösen Gelegenheits- oder Nüchtern-Plasmaglukose.

Hinweis für die Praxis

Das Vorliegen eines erhöhten Diabetesrisikos kann zuverlässig mit validierten Risiko-Scores erhoben werden (z. B. Deutscher Diabetes-Risiko-Test, https://drs.dife.de).

Bei diagnostischer Unsicherheit sollte die Durchführung eines **oralen Glukosetoleranztests** mit 75 g Glukose und Messung der Plasmaglukose über 2 Stunden erfolgen (▶ Abb. 42.2). Erkrankungen, die zu einer Beeinflussung des HbA_{1c}-Werts führen, müssen berücksichtigt werden, insbesondere diejenigen mit einer veränderten Lebensdauer der Erythrozyten (Hämoglobinopathien, hämatologische Erkrankungen) sowie schwere Leber- und Niereninsuffizienzen. Zusätzlich sollten vor kurzem stattgefundene Bluttransfusionen, -spenden und größere Blutungen erfragt werden. In diesen Fällen muss die Diagnose mittels Messung der venösen Plasmaglukose gestellt werden.

Zur Diagnostik der Insulinresistenz in der ärztlichen Praxis kann nach Bestimmung der venösen Nüchtern-Plasmaglukose und des Insulinspiegels ein Index errechnet werden, der **HOMA-IR** (Homeostatic Model Assessment-Insulin Resistance), welcher zur Abschätzung des Ausmaßes der Insulinresistenz herangezogen werden kann.

Im begründeten Fall sollte bei unklarer Differenzialdiagnose die Abgrenzung zum Diabetes mellitus Typ 1 mittels Bestimmung der Insel-Autoantikörper (vorzugsweise Glutamatdecarboxylase-AK [GADA], Insulinoma-assoziiertes Antigen-2-AK [IA-2A], Zinktransporter ZnT8-AK [ZnT8A]) und Beurteilung der Beta-Zell-Funktion (Bestimmung C-Peptid) erfolgen.

Insbesondere bei deutlicher Verschlechterung der Glukosekontrolle innerhalb der ersten Jahre nach Diabetesmanifestation sollte an das Vorliegen eines **Late-Onset-Autoimmune Diabetes in the Adult (LADA)** gedacht werden. Wegweisend sind Autoimmunerkrankungen wie Autoimmunthyreoiditis vom Typ Hashimoto, Morbus Basedow, Zöliakie oder eine Vitiligo.

Bei milden Manifestationsformen, Erkrankungsbeginn im frühen Erwachsenenalter, einer positiven Familienanamnese mit Diabetes mellitus über 3 Generationen, messbarem C-Peptid und fehlendem Nachweis von Insel-Autoantikörpern sollte auch an einen **Maturity-Onset Diabetes of the Young (MODY)** gedacht und ggf. eine genetische Diagnostik veranlasst werden.

Auch Hyperkortisolismus und Akromegalie können zu einer diabetischen Stoffwechsellage führen, die häufig zunächst als Diabetes mellitus Typ 2 fehlgedeutet wird. Bei Auftreten eines Diabetes mellitus jenseits des 50. Lebensjahrs mit rascher Verschlechterung der Glukosekontrolle und begleitendem Gewichtsverlust sollte auch eine paraneoplastische Genese bei Pankreaskarzinom erwogen werden und niederschwellig eine entsprechende bildgebende Diagnostik erfolgen.

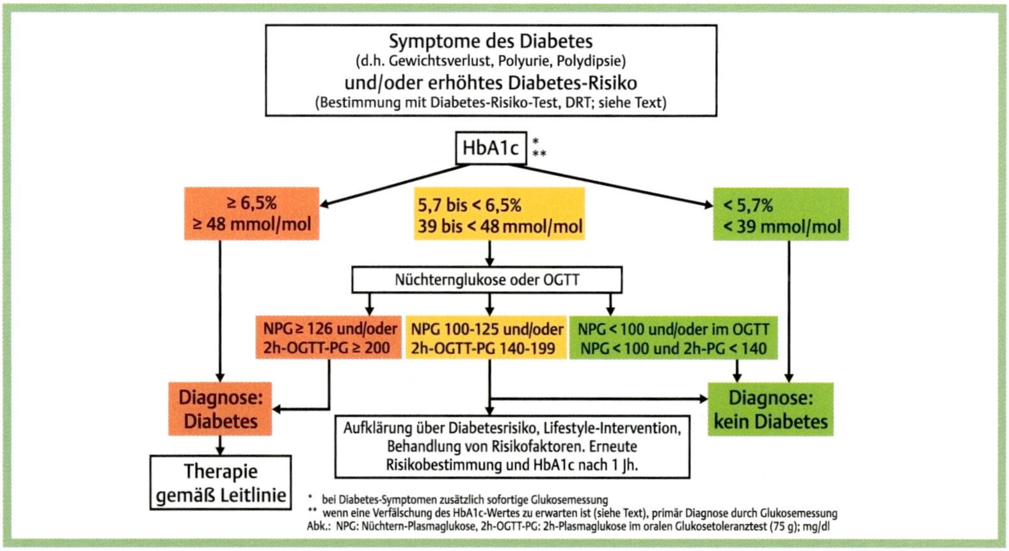

Abb. 42.2 Vorgehen bei der Diagnostik von Diabetes Typ 2. (Quelle: Kerner W, Brückel J. Definition, Klassifikation und Diagnostik des Diabetes mellitus. Diabetologie und Stoffwechsel 2015; 10(S02): 98–101)

42.2.5 Prävention

Der Manifestation des Diabetes mellitus Typ 2 geht eine Phase der gestörten Glukosetoleranz oder der eingeschränkten Nüchtern-Plasmaglukose voraus. Der Erfolg einer Diabetesprävention mittels Lebensstil-Änderung (Ernährungsumstellung und gesteigerte körperliche Aktivität für 30 Minuten 5-mal wöchentlich) konnte für Patienten mit gestörter Glukosetoleranz oder eingeschränkter Nüchtern-Plasmaglukose eindrücklich gezeigt werden (Diabetes Prevention Programme, DPP). Durch diese Intervention konnte der Übergang in einen manifesten Diabetes im Vergleich zur Gabe von Placebo innerhalb von 3 Jahren um 58 % reduziert werden. Die Gabe von Metformin führte in der gleichen Studie im Vergleich zu Placebo ebenfalls zur Risikoreduktion von 31 %.

> ✔ **Merke**
>
> Zu beachten ist, dass in Deutschland Metformin nicht in dieser Indikation zugelassen ist und eine Therapie daher unter strikter Beachtung der Kontraindikationen im Off-Label-Use erfolgen muss.

42.2.6 Therapieziele

Für Menschen mit Diabetes mellitus Typ 2 sollte zur Prävention der oben aufgeführten Folgeerkrankungen gemäß der Nationalen Versorgungsleitlinie in der Regel ein HbA_{1c}-Zielkorridor von 6,5–7,5 % angeraten werden. Bei multimorbiden, älteren Menschen oder deutlich eingeschränkter Lebenserwartung liegt der angeratene HbA_{1c}-Zielkorridor höher, er wird mit < 8 %, seltener < 8,5 % angegeben.

Das Therapieziel ist mit dem informierten Betroffenen individuell im Prozess der partizipativen Entscheidungsfindung zu vereinbaren. Dies bedeutet, dass unter aktiver Beteiligung der Betroffenen eine gleichberechtigte (Betroffene und Diabetesteam), gemeinsam verantwortete Entscheidung nach ausführlicher Information durch das Diabetes-Team getroffen wird. Therapieziele sind nicht statisch, sondern regelmäßig zu überdenken und anzupassen. Im Einzelfall können diese individuellen Therapieziele auch außerhalb des medizinisch definierten HbA_{1c}-Zielkorridors liegen. Für die Empfehlung des HbA_{1c}-Therapieziels sind die aktuelle Lebenssituation, Einstellung der Betroffenen, Alter, Komorbidität sowie Nebenwirkungsprofile der in der Therapie eingesetzten Substanzen zu berücksichtigen. Striktere HbA_{1c}-Zielwerte (< 6,5 %) sollten angeraten werden, wenn diese durch alleinige Änderung des Lebensstils oder mit Medikamenten erreichbar sind, die kein erhöhtes Risiko insbesondere für Hypoglykämien aufweisen und deren Nutzen in klinischen Endpunktstudien belegt wurde.

Die oben angegebenen HbA_{1c}-Korridore fokussieren insbesondere auf die Erfordernisse einer ambulanten Therapie. Verbindliche Empfehlungen zur blutzuckersenkenden Therapie von Patienten unter stationären Behandlungsbedingungen fehlen. Während des stationären Aufenthalts sollte üblicherweise ein Nüchtern-Blutzucker von unter 7,8 mmol/l angestrebt werden, postprandial gemessene Blutzuckerwerte sollten unter 10 mmol/l liegen.

Die Einleitung einer auf den stationären Aufenthalt beschränkten passageren Insulintherapie sollte bedarfsgerecht erfolgen. Der Einsatz oraler Antidiabetika muss den Bedürfnissen während einer stationären Behandlung angepasst werden, es sind insbesondere das hypoglykämische Potenzial und die Einhaltung der „Sick-Day Rule“ für die unterschiedlichen Substanzen zu beachten.

> ✔ **Merke**
>
> Vor einer radiologischen Diagnostik mit Kontrastmittelexposition und vor Operationen muss Metformin rechtzeitig abgesetzt werden. Letzteres gilt auch für die Therapie mit SGLT 2-Inhibitoren.

Da kardiovaskuläre Erkrankungen die Haupttodesursache für Patienten mit Diabetes mellitus Typ 2 ausmachen, ist eine konsequente Behandlung des metabolischen Syndroms bzw. kardiovaskulärer Risikofaktoren (sog. multimodale Therapie) notwendig. In der Nationalen VersorgungsLeitlinie werden die Säulen der Therapie für Menschen mit Typ-2-Diabetes mellitus gleichberechtigt aufgeführt. Neben der Hyperglykämie sollen Fettstoffwechselstörungen (Kap. 43), arterielle Hypertonie (Kap. 44), Rauchen und Tabakabhängigkeit sowie Adipositas (Kap. 40) therapeutisch adressiert werden.

V

Zur Kontrolle der Hyperglykämie und weiterer kardiovaskulärer Risikofaktoren werden zunächst Lebensstil-modifizierende und nichtpharmakologische Therapiemaßnahmen im Sinne einer Basistherapie angeraten. Die Basistherapie umfasst die Schulung der Betroffenen (und ihrer Angehörigen) inklusive Plasmaglukose-Selbstmessung, Ernährungstherapie, Gewichtsreduktion, Bewegungssteigerung und, falls zutreffend, eine Tabakentwöhnung.

Patientenschulung

Neben der individuellen Beratung (möglichst mit Einbeziehung der Angehörigen) bei Diagnosestellung sollte den Betroffenen zeitnah und bedarfsorientiert im Verlauf der Erkrankung die Teilnahme an einem strukturierten Schulungs- und Behandlungsprogramm ermöglicht werden. Diese Programme dienen der Unterstützung des eigenverantwortlichen Umgangs mit der Diabeteserkrankung. Sie beinhalten vor allem die Vermittlung von Wissen zur Diabeteserkrankung, praktischen Fertigkeiten (vor allem Selbstkontrolle von Gewicht, Plasmaglukose und Blutdruck), zur Nahrungsmittelauswahl, zum Umgang mit Hypoglykämien, zur „Sick-Day Rule" für orale Antidiabetika, ggf. zur Insulintherapie (u. a. Insulinapplikation, Insulinwirkung, Insulindosisanpassung) und Informationen zu notwendigen Kontrolluntersuchungen.

Ernährungstherapie

Für Patienten mit Diabetes mellitus Typ 2 wird eine gesunde, ausgewogene Ernährung empfohlen. Die Beratung sollte individualisiert unter Berücksichtigung der bisherigen Ernährungsgewohnheiten und -vorlieben des Patienten erfolgen, insbesondere die Freude am Essen sollte in der Beratung Berücksichtigung finden. Zur Verwendung von speziellen Diät- oder „Diabetesprodukten" wird nicht geraten. Die Energieaufnahme sollte den zumeist adipösen Patienten eine Gewichtsreduktion ermöglichen (Kalorienrestriktion). Insbesondere Kenntnisse zur Kohlenhydratauswahl und zur ausgewogenen Fettzusammensetzung sind zu vermitteln.

In der Beratung sollte bei allen Betroffenen mit Diabetes mellitus Typ 2 die Identifikation Blutglukose-erhöhender Nahrungsmittel vermittelt und eingeübt werden. Im Fall einer notwendigen (prandialen) Insulintherapie sollten Kenntnisse zur Abschätzung der Kohlenhydratmenge vermittelt werden, damit diese Einschätzung strategisch zur Stoffwechselkontrolle und für eine ggf. praktizierte Insulindosisanpassung genutzt werden kann. Der Umgang mit Alkohol ist insbesondere wegen des erhöhten Hypoglykämie-Risikos nach Alkoholgebrauch anzusprechen.

Die Empfehlungen zur Ernährungstherapie der Nationalen Versorgungsleitlinie für Menschen mit Diabetes mellitus sind folgende [1491]:

- Motivation zu einer gesunden, ausgewogenen Kostform (im Sinne einer mediterranen Ernährung) und zur Restriktion der Energieaufnahme
- weitgehender Verzicht auf industrielle Lebensmittel-Fertigprodukte
- Begrenzung der Aufnahme von Sacharose, Fruktose und Zuckeralkoholen
- Reduktion fettreicher Lebensmittel
- Bevorzugung pflanzlicher Fette

Insbesondere während stationärer Aufenthalte kann das Durchbrechen einer ausgeprägten Insulinresistenz bei dekompensierter Glukosestoffwechsellage (zumeist geprägt durch eine unzureichende Blutzuckerkontrolle trotz Gaben hoher Insulindosen) mit 2- bis 3-tägigen hypokalorischen Hafer- bzw. Ballaststofftagen gelingen. Insbesondere die Hafertage erweisen sich als effektiv. Diese Wirkung wird dem hohen Anteil an löslichen Ballaststoffen im Hafer und speziell den vielfältigen Wirkungen von Hafer-Beta-Glukan zugeschrieben. Der Insulinbedarf sinkt innerhalb einiger Tage mitunter drastisch, sodass eine engmaschige Blutzuckerkontrolle und Dosisanpassung der Insulintherapie erforderlich sind. Der Effekt kann über mehrere Wochen anhalten.

Hinweis für die Praxis

Die Zufuhr zuckerhaltiger Getränke führt zu einem raschen Blutzuckeranstieg, dem mit medikamentöser Therapie nur unzureichend begegnet werden kann, und sollte daher gemieden werden.

Gewichtsreduktion

Die Gewichtsreduktion ist maßgebliches Therapieziel bei der Behandlung des metabolischen Syndroms und des Diabetes mellitus Typ 2. Die Ernährungsempfehlungen für Menschen mit Adipositas und Diabetes mellitus Typ 2 sind komplementär. Für die meisten Menschen mit Diabetes mellitus Typ 2 ist eine Gewichtsreduktion von mindestens 5–15 % anzustreben. Durch Gewichtsreduktion von 10–15 % kann mitunter eine (passagere) Diabetesremission erzielt werden.

Langfristig sollten eine Gewichtsstabilisierung möglichst im Bereich des Normalgewichts (Body Mass Index, BMI: 20–25 kg/m²) und ein Taillenumfang ≤ 80 cm für Frauen bzw. ≤ 94 cm für Männer angestrebt werden. Diese Ziele dürften jedoch für viele Betroffene nicht erreichbar sein, sodass insbesondere bei der Wahl der medikamentösen antidiabetischen Therapie die substanzspezifische Wirkung der Medikation auf den Gewichtsverlauf therapeutisch zu berücksichtigen ist. In diesen Fällen sollten vorrangig Medikamente mit hoher gewichtssenkender Wirkung (z. B. Semaglutid, Tirzepatid) bevorzugt werden. Die metabolische Chirurgie (Kap. 42.2.8) stellt ab einem BMI von ≥ 40 kg/m² eine weitere Therapieoption dar, zusätzlich auch bei einem BMI zwischen 30 und 39,9 kg/m², wenn die individuellen Therapieziele mit leitliniengerechter (medikamentöser) Therapie nicht erreicht werden.

Bewegungssteigerung

Hauptziel ist die Steigerung der körperlichen Aktivität im Alltag, z. B. durch Spaziergänge, Zurücklegen von Strecken zu Fuß und Verzicht auf Nutzung von Fahrstühlen und Rolltreppen. Außerdem sollte zur Teilnahme an strukturierten Bewegungsprogrammen mehrmals wöchentlich unter Berücksichtigung der Vorlieben und der Begleiterkrankungen des Patienten geraten werden.

42.2.7 Pharmakotherapie

Sollte das individuelle HbA_{1c}-Ziel bei Betroffenen, die sich zum Zeitpunkt der Erstdiagnose in einer relativen Stoffwechselkompensation befinden, durch die o. g. Basistherapie nicht erreicht werden, so ist eine medikamentöse Therapie einzuleiten (▶ Abb. 42.3). Vor Initiierung einer pharmakologischen Therapie ist eine sorgfältige Einschätzung

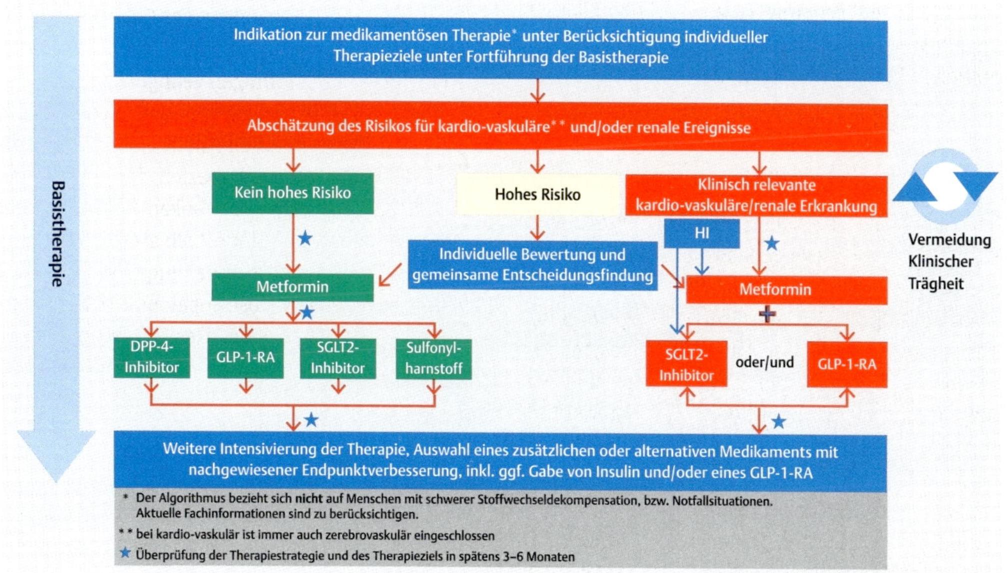

Abb. 42.3 Algorithmus zur medikamentösen Therapie bei Typ-2-Diabetes. HI: Herzinsuffizienz; SGLT 2: Sodium-Glukose-Transporter 2; GLP-1-RA: Glucagon-like-Peptide-1-Rezeptor-Agonist; DPP-4: Dipeptidylpeptidase-4. (Quelle: Gallwitz B, Aberle J, Birkenfeld AL et al. Therapie des Typ-2-Diabetes. Diabetologie und Stoffwechsel 2024; 19(S02): 186–202. doi:10.1055/a-2312-0315)

des individuellen Risikos für kardiovaskuläre und renale Erkrankungen vorzunehmen, da diese Einschätzung das medikamentöse Vorgehen maßgeblich bestimmt.

Risikofaktoren, die für den frühzeitigen Einsatz organprotektiver antidiabetischer Medikation qualifizieren, sind folgende [1491]:

- Diabetesdauer (> 10 Jahre)
- (biologisches) Alter
- unausgewogene Ernährung, körperliche Inaktivität, übermäßiger Alkoholkonsum
- Familienanamnese für frühzeitige kardiovaskuläre Erkrankungen (Männer < 55 Jahre, Frauen < 60 Jahren)
- arterielle Hypertonie oder antihypertensive Therapie
- Dyslipidämie oder lipidsenkende Therapie
- Adipositas (> 30 kg/m²)
- Niereninsuffizienz, geschätzte glomeruläre Filtrationsrate < 60 ml/min
- Mikro- oder Makroalbuminurie
- Raucher und Ex-Raucher
- subklinische Arteriosklerose, kardiovaskuläre und/oder zerebrovaskuläre Erkrankung
- linksventrikuläre Hypertrophie
- obstruktives Schlafapnoe-Syndrom

Bei Menschen mit Diabetes mellitus Typ 2 ohne hohes Risiko für kardiovaskuläre, zerebrovaskuläre und/oder renale Ereignisse stellt Metformin unter Berücksichtigung der Kontraindikationen weiterhin das Mittel der 1. Wahl dar. Sollte das individuelle HbA_{1c}-Ziel nach erneuten 3–6 Monaten nicht erreicht sein, so wäre ein weiteres orales Antidiabetikum oder ein GLP-1-Rezeptor-Agonist hinzuzufügen. Für Betroffene mit bereits klinisch relevanten kardiovaskulären, zerebrovaskulären und/oder renalen Erkrankungen wird bereits initial eine Kombinationstherapie bestehend aus Metformin und einem SGLT 2-Inhibitor oder einem GLP-1-Rezeptor-Agonisten empfohlen, ggf. auch in einer 3-fachen Kombinationstherapie.

Hinweis für die Praxis

Die Verfügbarkeit von antidiabetischen Medikamenten (namentlich der GLP-1-Rezeptor-Agonisten und SGLT 2-Inhibitoren), deren Einsatz in randomisierten Interventionsstudien zur Reduktion kardiovaskulärer Ereignisse und der Mortalität führte, hat die pharmakologische Therapie des Diabetes mellitus Typ 2 nachhaltig verändert, sodass bei der Auswahl der antidiabetischen Therapie die nachweisliche Organprotektion dieser Substanzen zu berücksichtigen ist.

Für die Betroffenen mit Typ-2-Diabetes, die nicht klar der Gruppe ohne hohes Risiko oder der Gruppe mit bereits manifesten kardiovaskulären, zerebrovaskulären oder renalen Erkrankungen zuzuordnen sind, ist eine individuelle Entscheidung zu treffen. Die oben aufgeführten Risikofaktoren sollten hierbei Berücksichtigung finden. Eine erneue Evaluation der Therapieeffekte ist nach weiteren 3–6 Monaten vorzunehmen; ggf. müsste dann die Therapieerweiterung mit Insulin erfolgen, zuvor sollte jedoch der Einsatz von GLP-1-Rezeptor-Agonisten geprüft werden, sofern diese nicht schon Bestandteil der Therapie sind.

Hinweis für die Praxis

Sollte bereits zum Diagnosezeitpunkt eine ausgeprägte Hyperglykämie bestehen, ist zeitnah eine effektive Therapie einzuleiten. Insbesondere bei HbA_{1c}-Werten > 10 % ist daher zumeist bereits bei Diagnosestellung die Einleitung einer (passageren) Insulintherapie erforderlich.

Metformin

Metformin bewirkt hauptsächlich eine Verringerung der hepatischen Glukoseproduktion. Die Reduktion makrovaskulärer Komplikationen konnte für die Therapie mit Metformin gezeigt werden (United Kingdom Prospective Diabetes Study, UKPDS). Die Therapie mit Metformin führt in der Regel nicht zu Hypoglykämien. Vorteilhaft ist weiterhin der moderate gewichtsreduzierende Effekt.

Zu berücksichtigen sind zahlreiche Kontraindikationen (u. a. schwere Lebererkrankungen, Alkoholismus, zu Gewebshypoxie prädisponierende Erkrankungen), insbesondere eine eingeschränkte Nierenfunktion. Im Februar 2017 wurde die Grenze der Kreatinin-Clearance, ab der Metformin kontraindiziert ist, auf < 30 ml/min herabgesetzt, sofern keine weiteren Kontraindikationen vorliegen. Bei einer Nierenfunktionseinschränkung mit einer GFR von 30–44 ml/min darf eine Tagesdosis von maximal 1000 mg, aufgeteilt auf 2 Einzeldosen, nicht überschritten werden, und es ist eine engmaschige Kontrolle der Nierenfunktion angeraten.

Die gefürchtete Laktazidose ist sehr selten und tritt zumeist nur bei Vorliegen unberücksichtigter Kontraindikationen auf. Bei Gabe von Röntgenkontrastmitteln vor interventionellen Eingriffen oder bei größeren Operationen sollte Metformin 48 Stunden zuvor abgesetzt werden. Eine Wiederaufnahme der Therapie sollte erst nach Kontrolle der Nierenfunktion (eGFR > 30 ml/min) erfolgen. Zur Vermeidung gastrointestinaler Nebenwirkungen sollte die Dosierung von Metformin einschleichend erfolgen. In der Patientenedukation hat sich das Schulen der „Sick-Day Rule" bewährt.

Sulfonylharnstoffe und Glinide

Sulfonylharnstoffe und Glinide haben eine direkte Wirkung auf die Betazellen. Über den Schluss ATP-abhängiger Kaliumkanäle führen sie über einen Anstieg der intrazellulären Kalziumkonzentration zur Insulinsekretion. Für den Einsatz von Sulfonylharnstoffen liegen umfangreiche Erfahrungen vor. Nachteilig für diese Substanzgruppe sind deren Hypoglykämie-Potenzial sowie die oft zu beobachtende Gewichtszunahme. Eine Reduktion makrovaskulärer Endpunkte konnte nicht dokumentiert werden, vielmehr wurden teils eine gesteigerte kardiovaskuläre Morbidität und Mortalität berichtet, sodass diese Substanzklasse nur noch nachrangig zur Anwendung kommt.

Glinide haben im Vergleich zu den Sulfonylharnstoffen eine kürzere Wirkdauer und müssen in der Regel vor jeder Hauptmahlzeit eingenommen werden. Ob ein geringeres Hypoglykämie-Potenzial und eine abgeschwächte Gewichtszunahme im Vergleich zu Sulfonylharnstoffen bestehen, ist nicht abschließend geklärt. Zu Lasten der gesetzlichen Krankenkassen kann aktuell nur noch Repaglinid bei niereninsuffizienten Patienten mit einer Kreatinin-Clearance < 25 ml/min verschrieben werden, soweit kein Einsatz alternativer oraler Antidiabetika möglich oder eine Insulintherapie nicht angezeigt ist.

DPP-4-Hemmer

Inhibitoren der Dipeptidyl-Peptidase 4 (DPP-4) zählen zu den inkretinbasierten Therapien. Sie hemmen den enzymatischen Abbau des endogenen Glucagon-like Peptide 1 (GLP-1). Die orale Gabe von DPP-4-Hemmern hat vor allem Wirkung auf die Insulin- und Glukagonsekretion. Sie können mit oralen Antidiabetika und Insulin kombiniert gegeben werden, haben kein hypoglykämisches Potenzial und sind gewichtsneutral. Für DPP-4-Hemmer konnte keine Reduktion kardiovaskulärer Endpunkte nachgewiesen werden. Bei der Dosierung ist die Nierenfunktion zu berücksichtigen.

Ihre Verträglichkeit ist gut, jedoch zeigte sich in Metaanalysen bzw. umfangreichen Studien, dass ihr Einsatz mit einem höheren Risiko für das Auftreten einer akuten Pankreatitis, entzündlicher Darmerkrankungen sowie Gallenblasen- und Gallenwegserkrankungen assoziiert ist. Auch wurde das Auftreten eines bullösen Pemphigoids beschrieben.

Zusammenfassend eignen sich die DPP-4-Hemmer aufgrund der guten Verträglichkeit, wenn Aspekte der Sicherheit und Lebensqualität insbesondere bei älteren Menschen mit Diabetes mellitus Typ 2 vorrangig in Betracht gezogen werden sollten und die Reduktion von kardiovaskulären Endpunkten nicht priorisiert wird.

GLP-1-Rezeptor-Agonisten

GLP-1-Rezeptor-Agonisten sind überwiegend injizierbare Substanzen, die subkutan verabreicht werden. Endogenes GLP-1 wird auf einen Nahrungsreiz hin aus den intestinalen L-Zellen freigesetzt und bewirkt eine Glukose-abhängige Steigerung der Insulinsekretion sowie eine Suppression der Glukagonsekretion. Weiterhin kommt es bei höheren Konzentrationen zu einer Verlangsamung der Magenentleerung und über zentralnervös vermittelte Mechanismen zu einer Reduktion der Nahrungsaufnahme.

GLP-1-Rezeptor-Agonisten zählen zu den stärker wirksamen Antidiabetika. Aufgrund des Wirkmechanismus weisen sie ein allenfalls nur geringes Hypoglykämierisiko auf. Additiv zur Blutzuckersenkung führen GLP-1-Rezeptor-Agonisten zu einer mitunter erheblichen Gewichtsabnahme und einer geringen Blutdrucksenkung. Für einzelne Vertreter dieser Substanzklasse konnten kardio- und renoprotektive Effekte gezeigt werden. Ebenso konnte in Studien eine Reduktion der Mortalität dokumentiert werden. Weiterhin führt der Einsatz von GLP-1-Rezeptor-Agonisten zu einer Rückbildung der nichtzirrhotischen Fettlebererkrankung.

Gastrointestinale Nebenwirkungen sind initial häufig, insofern ist eine einschleichende Dosierung sinnvoll. Die zu Beginn des klinischen Einsatzes der GLP-1-Rezeptor-Agonisten befürchteten Risiken bezüglich des Auftretens einer akuten Pankreatitis und maligner Erkrankungen wie Pankreaskarzinom und medulläres Schilddrüsenkarzinom haben sich nicht bestätigt. Bei vorbestehender diabetischer Retinopathie konnte unter Anwendung von GLP-1-Rezeptor-Agonisten eine Verschlechterung der Retinopathie verzeichnet werden, diese Wirkung wird jedoch auch bei rascher Optimierung der Glukosekontrolle unter Insulintherapie und metabolischer Chirurgie kasuistisch berichtet, sodass ein substanzspezifischer Effekt fraglich erscheint.

SGLT 2-Inhibitoren

Inhibitoren des Sodium-Glukose-Transporters 2 (SGLT 2) vermindern im proximalen Tubulus die Reabsorption von Glukose aus dem Primärharn und führen somit zu einer Glukosurie. Von Vorteil sind die verbesserte Glukosekontrolle ohne intrinsisches Hypoglykämierisiko sowie eine moderate Gewichtsabnahme und Blutdrucksenkung.

In einzelnen Interventionsstudien und in Metaanalysen konnten neben einer Verminderung kardiovaskulärer und renaler Ereignisse auch eine signifikante Reduktion der Mortalität unter Therapie mit SGLT 2-Inhibitoren aufgezeigt werden. Ein erhöhtes Vorkommen von genitalen Mykosen limitiert insbesondere bei Frauen den klinischen Einsatz. Eine sehr seltene Nebenwirkung ist das Fournier-Gangrän, eine nekrotisierende Fasziitis des Perineums und des Genitales.

Unter der Therapie mit Canagliflozin wurden eine erhöhte Amputationsrate sowie ein erhöhtes Frakturrisiko dokumentiert. Diese Komplikationen konnten jedoch in nachfolgenden Metaanalysen nicht bestätigt werden. Weiterhin sind Empagliflozin und Dapagliflozin auch zur Therapie einer chronischen Nephropathie und der Herzinsuffizienz zugelassen. Im Fall von Empagliflozin ist für die Dosisanpassung sowohl die Nierenfunktion als auch die Indikation der Therapie zu berücksichtigen.

> **Hinweis für die Praxis**
> Der Einsatz von SGLT 2-Inhibitoren ist mit einem gesteigerten Risiko für das Auftreten von Ketoazidosen verbunden. Es ist zu beachten, das Ketoazidosen bereits bei Normo- oder leichter Hyperglykämie auftreten können (euglykämische Ketoazidose).

Gemäß den Empfehlungen der Fachgesellschaft sollten SGLT 2-Inhibitoren mindestens 3 Tage vor größeren elektiven Operationen sowie bei Notfällen und akuten Erkrankungen pausiert werden. Für die Patientenedukation hat sich hier ebenfalls das Schulen der „Sick-Day Rule" bewährt. Weiterhin ist Vorsicht bei Dosisreduktion oder Absetzen von Insulin, bei längeren Fastenperioden, ketogener/kohlenhydratarmer Ernährungsweise, exzessivem Alkoholkonsum und in der Kombination mit Metformin geboten. Eine Bestimmung der Ketone im Blut oder eine Blutgasanalyse sollte bei entsprechendem Verdacht niederschwellig erfolgen.

Tirzepatid (dualer GIP/GLP-1-Rezeptor-Koagonist)

Das Peptid Tirzepatid kann sowohl Rezeptoren für Glukose-abhängiges insulinotropes Peptid (GIP) als auch GLP-1 binden und aktivieren. Im Vergleich zu GLP-1-Rezeptor-Agonisten weist Tirzepatid ein stärkeres Potenzial bezüglich der HbA_{1c}-Senkung und Reduktion des Körpergewichts auf. Die Zulassung in den Indikationen Diabetes mellitus Typ 2

Tab. 42.3 Wirkungs- und Nebenwirkungsprofil verfügbarer oraler Antidiabetika und GLP-1-Rezeptor-Agonisten.

Medikament	Betazell-Erhalt	Hypoglykämie-Risiko	Gewichtsentwicklung	weitere Nebenwirkungen	klinische Endpunkte
Metformin	–	–	↓	GI	↓
Sulfonylharnstoffe	–	↑↑	↑	–	?
Glinide	–	↑	(↑)	–	?
DPP-4-Inhibitoren	(√)	–	–	Pankreatitis, entzündliche Darmerkrankungen	–
GLP-1-Rezeptor-Agonisten	(√)	–	↓↓	GI	↓
SGLT 2-Inhibitoren	–	–	↓	urogenitale Mykosen, Ketoazidose, Fournier-Gangrän	↓

GI: gastrointestinale Nebenwirkungen

(Monotherapie bei Unverträglichkeit oder Kontraindikationen für Metformin, zusätzlich zu anderen Arzneimitteln zur Behandlung des Diabetes mellitus Typ 2) und Gewichtsmanagement (BMI ≥ 30 kg/m² oder BMI ≥ 27 kg/m² bei Vorliegen mindestens einer gewichtsbedingten Begleiterkrankung) ist bereits erfolgt.

Acarbose und Thiazolidindione werden in der Diabetestherapie nur noch selten eingesetzt. Daher wird von einer Besprechung dieser Medikamente abgesehen. Eine Übersicht über die verfügbaren oralen Antidiabetika und GLP-1-Rezeptor-Agonisten gibt ▶ Tab. 42.3.

Insulin

Bei unzureichender Senkung der Blutglukose durch Gabe oraler Antidiabetika/Inkretin-basierter Therapien sollte frühzeitig eine Insulintherapie eingeleitet werden. Bei fehlenden Kontraindikationen sind die Therapien mit Metformin, SGLT 2-Inhibitoren und GLP-1-Rezeptor-Agonisten unbedingt beizubehalten.

Bezüglich der Insulintherapie-Strategie gibt es mehrere Möglichkeiten: Üblicherweise wird initial ein langwirksames Insulin zur Nacht gegeben. Vor Initiierung dieser Therapie sollte jedoch ein Einsatz von GLP-1-Rezetor-Agonisten erwogen werden, sofern diese noch kein Bestandteil der bisherigen Therapie sind. Weiterhin sollte eine Kombinationstherapie mit GLP-1-Rezeptor-Agonisten dem alleinigen Einsatz eines langwirksamen Insulins vorgezogen werden, da unter der Kombinationstherapie die gewichtssteigernde Wirkung der Insulintherapie abgemildert und ggf. auch eine Therapieeskalation hin zu komplexeren Insulintherapien verlangsamt werden kann.

Ab einer täglichen Dosis von > 0,5 Einheiten langwirksamem Insulin pro kg Körpergewicht sollte üblicherweise die Therapie um ein prandiales Insulin erweitert werden. Aber auch die initiale Gabe von kurzwirksamem Insulin zu den Mahlzeiten oder eines Mischinsulins ist möglich. Vergleichende Studien konnten keinen Überlegenheitsnachweis einer Therapiestrategie zeigen, sodass die Insulintherapie sehr individuell erfolgen sollte. Bei den meisten Patienten muss im weiteren Krankheitsverlauf eine Therapieeskalation vorgenommen werden, sodass dann meist ein prandiales (kurzwirksames) sowie ein basales (langwirksames) Insulin gegeben werden müssen.

Bei der prandialen Insulingabe reicht häufig die Einstellung mittels fixer tageszeitabhängiger Boli, die ggf. mittels Insulindosisanpassungsplan gemäß den präprandial bestimmten Blutzuckerwerten modifiziert werden. Die prandiale Insulingabe erfolgt zumeist über den Tagesverlauf im Verhältnis 3:1:2. Die Wahl des kurzwirksamen Insulins (kurzwirksames Analogon oder Normalinsulin) sollte aufgrund der unterschiedlichen Wirkdauer unter Berücksichtigung der gewünschten Mahlzeitenfrequenz (nur Hauptmahlzeiten oder auch Zwischenmahlzeiten) erfolgen. Der (passagere) Einsatz einer prandialen Insulintherapie wird zumeist bei dekompensierter Stoffwechsellage im Rahmen der Erstdiagnose oder während eines erhöhten Insulinbedarfs im Rahmen akuter Erkrankungen während eines stationären Aufenthalts notwendig, um eine zügige Rekompensation der Glukosestoffwechsellage zu erzielen.

Während des Krankheitsverlaufs sollte bei Menschen mit Diabetes mellitus Typ 2 insbesondere bei Auftreten von Hypoglykämien oder Unterschreiten der individuellen Glukosestoffwechselziele eine Deeskalation der Insulintherapie geprüft werden.

Hinweis für die Praxis

Eine aufwendige Einstellung mittels intensivierter konventioneller Insulintherapie unter Nutzung von tageszeitabhängigen BE-Faktoren (BE = Berechnungseinheit) und einem Korrektur-Faktor ist nur sehr selten erforderlich (siehe Insulintherapie bei Diabetes mellitus Typ 1, Kap. 42.1.5).

42.2.8 Metabolische Chirurgie

Die metabolische Chirurgie (Kap. 41) ist eine wichtige Option in der Diabetestherapie. Sie soll den Betroffenen mit Diabetes mellitus Typ 2 ab einem BMI ≥ 40 kg/m² als mögliche Therapieoption empfohlen werden. Bei der begleitenden Adipositas 2. Grades (BMI ≥ 35 und < 40 kg/m²) soll eine metabolische Operation empfohlen werden, wenn die individuellen Zielwerte mit einer leitliniengerechten Diabetestherapie nicht erreicht werden können. Bei der Adipositas 1. Grades (BMI ≥ 30 und < 35 kg/m²) sollte die metabolische Chirurgie als mögliche Therapieoption in Betracht gezogen werden.

Der für die Adipositas-Chirurgie geforderte Nachweis einer Ausschöpfung konservativer Therapie ist bei metabolischer Chirurgie nicht zu erbringen, da die Indikation für die Operationen das primäre Ziel einer Verbesserung der glykämischen Stoffwechsellage darstellt. Die zumeist passagere Remission des Typ-2-Diabetes-mellitus wird in Abhängigkeit vom Operationsverfahren in 60–75 % der Fälle postoperativ erreicht. Insbesondere diejenigen Patienten, welche postoperativ eine Remission des Diabetes mellitus Typ 2 erzielen, weisen in den postoperativen Jahren eine signifikant niedrigere Rate an neu auftretenden malignen Erkrankungen auf.

Zu den seltenen, aber mit deutlicher Krankheitslast einhergehenden Langzeitkomplikationen nach metabolischer Chirurgie zählt das hyperinsulinämische Hypoglykämie-Syndrom nach Magen-Bypass-Operation. Es kommt initial nach Nahrungsaufnahme zu einer Hyperglykämie mit ausgeprägter Insulinfreisetzung und nachfolgender Hypoglykämie. Entscheidend ist die Ernährungsumstellung mit regelmäßigen Mahlzeiten und dem konsequenten Meiden von Nahrungsmitteln, die zu einem schnellen Anstieg der Blutglukose führen; ggf. sind medikamentöse Therapien erforderlich.

42.2.9 Multimodale konservative Therapie

Die Effekte der konsequenten Behandlung aller kardiovaskulären Risikofaktoren konnten in einer randomisierten Studie bei Patienten mit Diabetes mellitus Typ 2 und Mikroalbuminurie (Steno type 2 randomised study) eindrücklich gezeigt werden. Die intensivere Therapie von arterieller Hypertonie, Hypercholesterinämie und Diabetes mellitus Typ 2 sowie die additive Gabe eines Thrombozytenaggregationhemmers führten bereits nach ca. 4 Jahren zu einer deutlichen Reduktion mikrovaskulärer Folgeerkrankungen, nach ca. 8 Jahren zur Reduktion makrovaskulärer Komplikationen und in einer Nachbeobachtung nach ca. 13 Jahren auch zur Reduktion von Todesfällen. Die absolute Risikoreduktion von 20 % für Todesfälle dokumentiert den starken Effekt dieser multimodalen Therapie unter präferenziellem Einsatz von ACE-Hemmern, Sartanen und Statinen.

Literatur

[1476] Aberle J, Lautenbach A, Meyhöfer S et al. Adipositas und Diabetes. Diabetol Stoffwechs 2023; 18 (Suppl 2): S 305–313

[1477] Alberti KGMM, Zimmet P, Shaw J. The metabolic syndrome – a new worldwide definition. The Lancet 2005; 366: 1059–1062

[1478] Bojunga J, Schlereth F. Diabetes mellitus Typ 3c – Prävalenz, Diagnose, Besonderheiten der Therapie. Diabetologe 2018; 14: 269–277

[1479] Davies MJ, Aroda VR, Collins BS et al. Management of hyperglycaemia in type 2 diabetes, 2022. A consensus report by the American Diabetes Association (ADA) and the European Association for the Study of Diabetes (EASD). Diabetologia 2022; 65: 1925–1966

[1480] Deutsche Adipositas-Gesellschaft, Deutsche Diabetes Gesellschaft, Deutsche Gesellschaft für Ernährung, deutsche Gesellschaft für Ernährungsmedizin. Interdisziplinäre Leitlinie der Qualität S 3 zur „Prävention und Therapie der Adipositas". AWMF-Register Nr. 050/001. Klasse: S 3. Version 2.0 (April 2014). Im Internet: https://register.awmf.org/de/leitlinien/detail/050-001; Stand 31.01.2024

[1481] Deutsche Gesellschaft für Allgemein- und Viszeralchirurgie. S 3-Leitlinie: Chirurgie der Adipositas und metabolischer Erkrankungen. AWMF-Register Nr. 088–001. Version 2.3 (Februar 2018). Im Internet: https://register.awmf.org/assets/guidelines/088-001l_S 3_Chirurgie-Adipositas-metabolische-Erkrankugen_2018-02-abgelaufen.pdf; Stand: 31.01.2024

[1482] Deutsches Institut für Ernährungsforschung Potsdam-Rehbrücke (DIfE): Deutscher Diabetes-Risiko-Test. Im Internet: www.dife.de/news/diabetes-risiko-test; Stand: 31.01.2024

[1483] Fahed G, Aoun L, Bou Zerdan M et al. Metabolic Syndrome: Updates on Pathophysiology and Management in 2021. Int J Mol Sci 2022; 23: 786

[1484] Gaede P, Lund-Andersen H, Parving HH et al. Effect of a multifactorial intervention on mortality in type 2 diabetes. N Engl J Med 2008; 358: 580–591

[1485] Gaede P, Vedel P, Larsen N et al. Multifactorial intervention and cardiovascular disease in patients with type 2 diabetes. N Engl J Med 2003; 348: 383–393

[1486] Gaede P, Vedel P, Parving HH et al. Intensified multifactorial intervention in patients with type 2 diabetes mellitus and microalbuminuria: the Steno type 2 randomised study. Lancet 1999; 353: 617–622

[1487] Galicia-Garcia U, Benito-Vicente A, Jebari S et al. Pathophysiology of Type 2 Diabetes mellitus. Int J Mol Sci 2020; 21: 6275

[1488] Green JB, Bethel MA, Armstrong PW et al. Effect of sitagliptin on cardiovascular outcomes in type 2 diabetes. N Engl J Med 2015; 373: 232–242

[1489] Heidemann C, Scheidt-Nave C, Beyer AK et al. Gesundheitliche Lage von Erwachsenen in Deutschland – Ergebnisse zu ausgewählten Indikatoren der Studie GEDA 2019/2020-EHIS. J Health Monit 2021; 6: 3–27

[1490] Knowler WC, Barrett-Connor E, Fowler SE et al. Reduction in the incidence of type 2 diabetes with lifestyle intervention or metformin. N Engl J Med 2002; 346: 393–403

[1491] Landgraf R, Aberle J, Birkenfeld AL et al. Therapie des Typ-2-Diabetes. Diabetol Stoffwechs 2023; 18 (Suppl 2): S 162–217

[1492] Marso SP, Daniels GH, Brown-Frandsen K et al. Liraglutide and Cardiovascular Outcomes in Type 2 Diabetes. N Engl J Med 2016; 375: 311–322

[1493] McCarthy K, Laird E, O'Halloran AM et al. An examination of the prevalence of metabolic syndrome in older adults in Ireland: Findings from The Irish Longitudinal Study on Ageing (TILDA). PLoS One 2022; 17: e0273 948

[1494] Nationale VersorgungsLeitlinie Typ-2-Diabetes, Langfassung Version 3.0, AWMF-Register-Nr. nvl-001, publiziert: 15. Mai 2023. Im Internet: https://www.leitlinien.de/themen/diabetes/version-3; Stand 31.01.2024

[1495] Pasquel F, Lansang MC, Dhatariya K et al. Management of diabetes and hyperglycaemia in the hospital. Lancet Diabetes Endocrinol 2021; 9: 174–188

[1496] Schlüter S, Deiss D, Gehr B et al. Glukosemessung und -kontrolle bei Patienten mit Typ-1- oder Typ-2-Diabetes. Diabetol Stoffwechs 2023; 18 (Suppl 2): S 114–135

[1497] Schulze MVB, Holmberg C, Hoffmann K et al. Kurzfragebogen zur Bestimmung des Diabetesrisikos auf Grundlage des Deutschen Diabetes-Risiko-Scores. Ernährungsumschau 2007, 54: 698–704

[1498] Sjöholm K, Carlsson LMS, Svensson PA et al. Association of Bariatric Surgery With Cancer Incidence in Patients With Obesity and Diabetes: Long-term Results From the Swedish Obese Subjects Study. Diabetes Care 2022; 45: 444–450

[1499] Skurk T, Bosy-Westphal A, Grünerbel A et al. Empfehlungen zur Ernährung von Personen mit Typ-2-Diabetes mellitus. Diabetol Stoffwechs 2023; 18 (Suppl 2): S 270–304

[1500] Thomas JG, Bond DS, Phelan S et al. Weight-loss maintenance for 10 years in the National Weight Control Registry. Am J Prev Med 2014; 46: 17–23

[1501] Tuomilehto J, Lindström J, Eriksson JG et al. Prevention of type 2 diabetes mellitus by changes in lifestyle among subjects with impaired glucose tolerance. N Engl J Med 2001; 344: 1343–1350

[1502] UK Prospective Diabetes Study (UKPDS) Group. Effect of intensive blood-glucose control with metformin on complications in overweight patients with type 2 diabetes (UKPDS 34). Lancet 1998; 352: 854–865

[1503] Zinman B, Wanner C, Lachin JM et al. Empagliflozin, cardiovascular outcomes, and mortality in type 2 diabetes. N Engl J Med 2015; 373: 2117–2128

43 Hyperlipoproteinämien

*H.H.-J. Schmidt, M.M. Weber, frühere Bearbeitung: A. Zimmermann**

Das Wichtigste in Kürze

Störungen im Fettstoffwechsel werden in der Regel laborchemisch als Dys- oder Hyperlipoproteinämie diagnostiziert und stellen wesentliche Risikofaktoren für die Entstehung von Atherosklerose und kardiovaskulären Erkrankungen dar. Ätiologisch unterscheidet man primäre von sekundären Fettstoffwechselstörungen. Bei Letzteren findet sich als Ursache der Fettstoffwechselstörung häufig eine Stoffwechselerkrankung wie Diabetes mellitus, eine Endokrinopathie (z. B. Akromegalie, Hypothyreose, Cushing-Syndrom), eine Erkrankung der Leber (Cholestase, Leberzirrhose) oder der Nieren (nephrotisches Syndrom, dialysepflichtige Niereninsuffizienz) oder auch eine medikamentöse Ursache (Glukokortikoide, Betablocker, Diuretika, Ovulationshemmer, Immunsuppressiva). Bevor die Diagnose einer primären Hyperlipoproteinämie gestellt werden kann, müssen sekundäre Ursachen ausgeschlossen werden. Die Behandlung der sekundären Fettstoffwechselstörungen erfolgt entsprechend der Grundkrankheit und ist nicht Gegenstand dieses Kapitels.

Primäre Fettstoffwechselstörungen beruhen in der Regel auf genetischen Varianten von wichtigen Komponenten des Lipidstoffwechsels wie Lipoproteinrezeptoren, Apolipoproteinen, Enzymen des Fettstoffwechsels oder Transportproteinen. Fast alle Dyslipoproteinämien werden jedoch trotz ihres genetischen Hintergrunds in ihrer Ausprägung durch Lebensstil und Ernährung beeinflusst. Unter klinischen Aspekten unterscheidet man heute in erster Linie die LDL-Hypercholesterinämie, die Hypertriglyzeridämie, die gemischte Hyperlipoproteinämie sowie die seltenere isolierte HDL-Erniedrigung und die Lipoprotein-(a)-Erhöhung. Dabei ist für die Differenzialdiagnose das Vorliegen einer familiären Belastung für das Auftreten vorzeitiger kardiovaskulärer Erkrankungen von entscheidender Bedeutung. In Abhängigkeit vom individuell zu ermittelnden Risiko für das Auftreten zukünftiger kardiovaskulärer Ereignisse werden für die jeweiligen Lipidfraktionen unterschiedliche Zielwerte festgelegt. Die spezifische Ernährungstherapie mit Beratung und Schulung des Patienten stellt dabei eine Grundvoraussetzung für eine effiziente Behandlung aller Fettstoffwechselstörungen dar.

Keywords

Hypercholesterinämie, LDL-Cholesterin, HDL-Cholesterin, Hypertriglyzeridämie, Lp (a), Ernährungstherapie

43.1 Klinische Einteilung

Einen Überblick über die wichtigsten klinisch relevanten Fettstoffwechselstörungen gibt ▶ Tab. 43.1 [1510], [1518], [1521].

43.2 Stoffwechselphysiologie

43.2.1 Bedeutung von Energiebilanz und Adipositas

Übergewicht ist typischerweise mit einer Erhöhung der Triglyzeride (TG), einem erniedrigten HDL- und meist auch einem erhöhten Gesamt- und LDL-Cholesterin („Lipid-Trias") assoziiert, mit Zunahme insbesondere der sehr atherogenen Small-Dense-LDL-Subfraktion. Umgekehrt führt eine Gewichtsnormalisierung wieder zu einer Normalisierung dieser Lipidveränderungen [1515], [1523].

Triglyzeride und LDL-Cholesterin

Eine Kalorienzufuhr, die den körpereigenen Bedarf übersteigt, führt zu einer erhöhten hepatischen Synthese und Sekretion von triglyzeridreichen VLDL (Very Low Density Lipoproteinen) und damit zu erhöhten Triglyzerid-Serumspiegeln. Bei Übergewicht ist diese Kohlenhydrat-induzierte Erhöhung der Triglyzeridsekretion stärker ausgeprägt

Tab. 43.1 Klinische Einteilung der Fettstoffwechselstörungen.

Formen	Charakteristika	
I. LDL-Hypercholesterinämie		
1. Ernährungsbedingte Hypercholesterinämie	Labor, Häufigkeit	moderate LDL-Erhöhung (150–190 mg/dl); häufig
	Ursache	vielfältige Faktoren, zu hohe Aufnahme von Cholesterin, gesättigtem Fett oder Trans-Fettsäuren mit Hemmung der LDL-Rezeptoraktivität, erhöhte Resorption von Trans-Fetten und Cholesterin
	Differenzialdiagnose	Ausschlussdiagnose (keine sekundäre Hyperlipoproteinämie), Abgrenzung zwischen reaktiv-physiologischer Hypercholesterinämie und polygener Hypercholesterinämie nicht definiert
	KHK-Risiko	entsprechend der LDL-Erhöhung und der begleitenden Risikofaktoren erhöht
	Therapie	Ernährungstherapie, medikamentöse LDL-Senkung nach Risikostratifizierung
2. Polygene (nichtfamiliäre) Hypercholesterinämie	Labor, Häufigkeit	mäßige bis selten sehr starke (ca. 200–300 mg/dl) LDL-Erhöhung; häufig
	Klinik	Familienanamnese in der Regel leer, Arcus corneae, Xanthelasmen
	Ursache	unklar, Zusammenspiel mehrerer genetischer Faktoren, meist zusätzlicher auslösender Faktor wie bei sekundären Hyperlipoproteinämien
	Differenzialdiagnose	Abgrenzung zur ernährungsbedingten oder sekundären Hypercholesterinämie nicht definiert/fließend, zur familiären Hypercholesterinämie klinisch schwierig (negative Familienanamnese, Gendiagnostik)
	KHK-Risiko	erhöht
	Therapie	Ernährungstherapie, medikamentöse LDL-Senkung nach Risikostratifizierung
3. Familiäre Hypercholesterinämie	Labor, Häufigkeit	LDL > 220 mg/dl
	Klinik	positive Familienanamnese, Xanthome, Arcus lipoides corneae, Xanthelasmen
	Ursache	LDL-Rezeptordefekt, Apoprotein-B-100-Mutation, PSCK-9-Mutationen, LDLRAP1- (LDL-Rezeptor-Adapter-Protein-) Mutationen
	Differenzialdiagnose	familiäre Hypercholesterinämie (positive Familienanamnese, Gendefektnachweis)

	KHK-Risiko	extrem hoch
		• LDL-Rezeptor-Defekt: autosomal dominant
		  ◦ heterozygot: Häufigkeit 1:500, LDL-Cholesterinspiegel 220–650 mg/dl, Rezeptoraktivität ca. 40 %, KHK vor dem 40.–60. Lebensjahr
		  ◦ homozygot: Häufigkeit 1:1 Mio., LDL-Cholesterinspiegel 600–1000 mg/dl, Rezeptoraktivität < 10 %, KHK im Kindesalter

Tab. 43.1 Fortsetzung

Formen	Charakteristika	
		• Apo-B-100-Defekt: autosomal dominant, LDL mäßig erhöht, Klinik wie LDL-Rezeptor-Defekt ◦ heterozygot: 1:1000 ◦ homozygot: extrem selten • PSCK-9-Mutationen: autosomal dominant, KHK im Kindesalter, Klinik der FH, Häufigkeit nicht bekannt • LDLRAP1-Gen-Mutationen: autosomal rezessiv, KHK vor dem 40. Lebensjahr, sehr selten
	Therapie	medikamentöse LDL-Senkung obligat, ggf. Lipidapherese
4. Familiäre kombinierte Hyperlipidämie	Labor, Häufigkeit	siehe II.5 und III.1, Manifestationsform mit isolierter Hypercholesterinämie (LDL < 220 mg/dl), Häufigkeit 1:50–1:100
	Differenzialdiagnose	ernährungsbedingte oder polygene Hypercholesterinämie (hier positive Familienanamnese, Manifestation der KHK oft vor dem 30. Lebensjahr)
	KHK-Risiko	erhöht
	Therapie	Ernährungstherapie, medikamentöse LDL-Senkung nach Risikostratifizierung
5. Sekundäre Hypercholesterinämie	Ursachen	siehe III.3; insbesondere intermittierende Porphyrie, Anorexia nervosa, Cholestase, Diabetes mellitus Typ 2, Hypothyreose, nephrotisches Syndrom, Schwangerschaft, Medikamente (z. B. Hypercholesterinämie durch Gestagene, Androgene, Immunsuppressiva, Proteasehemmer; kombinierte Hyperlipidämie durch Thiaziddiuretika; Hypertriglyzeridämie durch Östrogene, Betarezeptorenblocker, Glukokortikoide, Tamoxifen, Ciclosporin, Amiodaron)
	Therapie	Therapie der Grunderkrankung
II. Hypertriglyzeridämie		
1. Sporadische Hypertriglyzeridämie, reaktive Hypertriglyzeridämie	Labor, Häufigkeit	isolierte Hypertriglyzeridämie (200–800 mg/dl), relativ häufig (1:100 bis 1:500)
	Ursache	unklar, heterogene Gruppe, polygen, ernährungsbedingter Auslöser (Alkohol, viele rasch resorbierbare Kohlenhydrate)
	Risiko	KHK, selten Pankreatitis
	Therapie	Ernährungstherapie, ggf. zusätzlich Fibrate
2. Dyslipoproteinämie bei Insulinresistenz (metabolisches Syndrom)	Labor	Erhöhung von Triglyzeriden, meist normales LDL-Cholesterin mit vermehrtem Anteil von Small-Dense-LDL, HDL erniedrigt
	Risiko	KHK
	Therapie	Ernährungstherapie, ggf. zusätzlich Fibrate

Tab. 43.1 Fortsetzung

Formen	**Charakteristika**	
3. Familiäre Hypertriglyzeridämien	Labor, Häufigkeit	Triglyzeriderhöhung (nüchtern 200 bis >1000 mg/dl) durch VLDL und/oder Chylomikronen, meist HDL erniedrigt, ca. 1:50 bis 1:250
	Klinik	eruptive Xanthome, Lipaemia retinalis, Hepatosplenomegalie, Chylomikronämie-Syndrom mit Pankreatitis (ab Triglyzeride >1000 mg/dl)
	Differenzialdiagnose	familiär kombinierte Hyperlipidämie (keine Familienanamnese, Apo B nicht erhöht), metabolisches Syndrom, familiäre Hypoalphalipoproteinämie (Apo A1 nicht erniedrigt)
	Ursache	große, sehr triglyzeridreiche VLDL, molekulargenetisch uneinheitlich, u. a. Mutationen im Lipoproteinlipase-Gen
	KHK-Risiko	erhöhtes Risiko für Arrhythmien, plötzlicher Herztod aufgrund erhöhter freier Fettsäuren im Blut, cave Pankreatitis; DD Lipoproteinlipase-Mangel, Chylomikronämie-Syndrom
	Therapie	Ernährungstherapie, ggf. zusätzlich Fibrate
4. Familiärer Lipoproteinlipase-Mangel oder Apolipoprotein-CII-Mangel	Labor, Häufigkeit	sehr seltenes familiäres Chylomikronämie-Syndrom, hohe Triglyzeride (Chylomikronen ± VLDL)
	Ursache	autosomal rezessiv
	Risiko	cave Pankreatitis
	Therapie	Ernährungstherapie: Ersatz langkettiger durch mittelkettige Fettsäuren
5. Familiäre kombinierte Hyperlipidämie	Labor, Häufigkeit	siehe I.4 und III.1, Manifestationsform mit isolierter Hypertriglyzeridämie (Triglyzeride meist nur mäßig erhöht)
	Differenzialdiagnose	familiäre Hypertriglyzeridämie (positive Familienanamnese für vorzeitige KHK, Apo B erhöht)
6. Familiäre Dysbetalipoproteinämie (VLDL-Remnant-Syndrom)	Labor, Häufigkeit	Cholesterinerhöhung (300–800 mg/dl), Triglyzeridwerte zwischen 400 und >1000 mg/dl (erhöhte Chylomikronen-Remnants und IDL), Cholesterin/Triglyzerid-Verhältnis ca. 0,8:1,2; Häufigkeit 1:5000 bis 1:10 000
	Klinik	Handlinien-Xanthome, tuberoeruptive Xanthome
	Differenzialdiagnostik	familiär kombinierte Hyperlipidämie (Cholesterin/Triglyzerid-Verhältnis; Gendiagnostik), familiäre Hypertriglyzeridämie (positive Anamnese für vorzeitige KHK, Cholesterin/Triglyzerid-Verhältnis)
	Ursache	Apolipoprotein-E-Funktionsverlust durch Punktmutation (ε2/2) plus sekundäre auslösende Faktoren (Lebensstil, Ernährung)
	Risiko	sehr hohes Risiko für KHK, pAVK und Apoplex
	Therapie	medikamentöse LDL-Senkung obligat, zusätzlich Fibrate

Tab. 43.1 Fortsetzung

Formen	Charakteristika	
7. Sekundäre Hypertriglyzeridämie	Ursachen	siehe III.3; insbesondere Diabetes mellitus Typ 2, HIV, Medikamente (z. B. Östrogene, Colestyramin, Retinolsäure, Glukokortikoide, Proteaseinhibitoren, mTOR-Inhibitoren)
	Therapie	Therapie der Grunderkrankung
III. Gemischte Hyperlipoproteinämie		
1. Familiäre kombinierte Hyperlipidämie	Labor, Häufigkeit	bei ca. 80 % mäßig erhöhte Triglyzeride (150–300 mg/dl) und/oder mäßig oder gering erhöhtes LDL (meist 100–160 mg/dl, immer < 220 mg/dl, erhöhter Anteil von Small-Dense-LDL), erhöhtes ApoB, HDL oft erniedrigt; autosomal dominanter Erbgang, Häufigkeit 1–2:100 (häufigste definierte Fettstoffwechselstörung bei vorzeitigem Herzinfarkt)
	Klinik	eruptive Xanthome, Lipaemia retinalis, Hepatosplenomegalie, Arcus corneae und Xanthelasmen
	Risiko	sehr hohes kardiovaskuläres Risiko, positive Familienanamnese für vorzeitige KHK
	Ursache	deutlich vermehrte Bildung an VLDL mit nur gering erhöhtem Triglyzeridanteil
	Differenzialdiagnose	familiäre Hypertriglyzeridämie (positive Familienanamnese für vorzeitige KHK, ApoB erhöht)
	Therapie	Ernährungstherapie, ggf. zusätzlich medikamentöse LDL-Senkung und Fibrate
2. Kombinationen von verschiedenen primären und sekundären Fettstoffwechselstörungen	Häufigkeit, Ursachen	sehr häufig, z. B. polygene Hypercholesterinämie und metabolisches Syndrom
	Differenzialdiagnose	differenzialdiagnostische Abgrenzung in der Praxis oft schwierig
	Therapie	Therapie der Grunderkrankung, siehe auch I.2.
3. Sekundäre gemischte Hyperlipidämien	Ursachen	akute intermittierende Porphyrie, Anorexia nervosa, monoklonale Gammopathie/Plasmozytom, Lymphom, Cholestase, Hepatom, Glykogenose Typ I, III und IV, Hypothyreose, idiopathische Hyperkalzämie, Cushing-Syndrom, Niereninsuffizienz, nephrotisches Syndrom, systemischer Lupus erythematodes, Medikamente (Amiodaron, Androgene, Betablocker, Chlorpromazin, Chlortalidon, Ciclosporin A, Gestagene, Glukokortikoide, Piretanid, Thiazide)
	Therapie	Therapie der Grunderkrankung
IV. HDL-Erniedrigung		
1. Familiäre Hypoalphalipoproteinämie	Labor, Häufigkeit	isolierte HDL-Cholesterinwerte < 30(–40)mg/dl, erniedrigtes ApoA1/ABCAI-Transporter-Mutation, Hypertriglyzeridämie möglich, autosomal dominant, Häufigkeit 1:100
	Risiko	sehr hohes kardiovaskuläres Risiko, häufig positive Familienanamnese

Tab. 43.1 Fortsetzung

Formen	Charakteristika	
	Ursache	erniedrigte Aktivität des Cholesterinester-Transferproteins (CETP)
	Differenzialdiagnose	metabolisches Syndrom (Klinik), familiäre kombinierte Hyperlipidämie (kein erhöhtes Apo B)
	Therapie	strenge LDL-Kontrolle, Bewegungstherapie, Meiden weiterer Risikofaktoren
2. Sekundäre HDL-Erniedrigung	Ursachen	metabolisches Syndrom, Hypertriglyzeridämie, Nikotinabusus, Mangel an körperlicher Aktivität, Androgene, Progesteron, Tacrolimus, Thiazide, Betablocker, Valproat, Isotretinoin
	Therapie	Ernährungs- und Bewegungstherapie
V. Lipoprotein(a)-Erhöhung		
	Labor, Häufigkeit	Lp (a) > 30 mg/dl, Erbgang variabel, Risiko-LPA-Variante mit Häufigkeit 1:6
	Risiko	erhöhtes kardiovaskuläres Risiko v. a. bei gleichzeitig bestehender LDL-Erhöhung; Lp (a) ist ein Akute-Phase-Protein mit antiplasminogener Wirkung und hemmt die lokale Thrombolyse
	Ursache	Polygen, Polymorphismen für Lp(a)-Partikelgröße
	Therapie	keine relevante ernährungsmedizinische Beeinflussung möglich, aber Behandlung aller Begleitrisikofaktoren, insbesondere von LDL-Cholesterin; im Falle einer zugleich vorliegenden Hypertriglyzeridämie können triglyzeridsenkende Maßnahmen Lp (a) moderat senken. Rolle von PSCK9-Inhibitoren ist offen. In Entwicklung sind Antisense- und siRNA-Therapien.

als beim Normgewichtigen. Die Triglyzerid-reichen VLDL werden durch die endothelständige Lipoproteinlipase zu den Triglyzerid-ärmeren IDL (Intermediate Density Lipoproteinen) abgebaut und entweder über den LDL-Rezeptor in die Leber aufgenommen oder durch die hepatische Triglyzeridlipase zu LDL umgewandelt und anschließend via LDL-Rezeptor in die Leber (zu 80 %) oder in periphere Gewebe aufgenommen. Dabei geht die Verstoffwechselung von VLDL zu LDL in Stunden vor sich, während die Halbwertszeit von LDL im Blut einige Tage beträgt. Je nach Aktivität der Triglyzerid-Lipase und des LDL-Rezeptors kommt es daher bei Überernährung meist auch zu einer Erhöhung des LDL-Cholesterins, zumal bei Übergewicht meist zu viele gesättigte Fettsäuren und Cholesterin aufgenommen werden, welche die LDL-Rezeptor-Aktivität weiter vermindern.

HDL-Cholesterin

Da es beim Abbau der Triglyzerid-reichen VLDL zu IDL zu einem Austausch von Triglyzeriden und Cholesterinestern zwischen den VLDL und den HDL (via Cholesterinester-Transferprotein, CEPT) kommt, entstehen vermehrt Triglyzerid-reiche HDL, die in der Leber über die hepatische Triglyzerid-Lipase abgebaut werden und so zu einem erniedrigten HDL führen. Dadurch verhält sich die HDL-Konzentration in der Regel umgekehrt proportional zum Body Mass Index.

Individuelle Eliminationsrate

Die zum Teil erheblichen individuellen Unterschiede in Art und Ausmaß der gewichtsassoziierten Störung des Lipoproteinstoffwechsels bei Überernährung sind nicht nur von der Nahrungszusammensetzung und dem Ausmaß der Überernährung, sondern auch von der individuellen Eliminationsrate (Lipoproteinlipase-Aktivität, LDL-Rezeptor-Aktivität etc.) abhängig. Diese wird von vielen Faktoren, z. B. Alter, genetischer Prädisposition, Nikotinabusus, körperlicher Aktivität und Insulinempfindlichkeit, beeinflusst. Darüber hinaus steht die Insulinresistenz bei bauchbetonter, viszeraler Adipositas in direktem Zusammenhang mit der typischen Dyslipoproteinämie des metabolischen Syndroms, die durch erhöhte Triglyzeridspiegel und ein erniedrigtes HDL-Cholesterin gekennzeichnet ist.

Eine negative Energiebilanz hemmt die VLDL-Synthese der Leber, die Insulinsensitivität verbessert sich und die Lipoproteinlipase-Aktivität wird normalisiert. Eine Gewichtsabnahme führt so zu einer Absenkung der Triglyzerid- und meist auch der LDL-Cholesterin-Konzentration im Blut, während das HDL-Cholesterin langfristig ansteigt [1512]. Die Empirie zeigt, dass eine Gewichtsabnahme bereits von wenigen Kilogramm eine deutliche Triglyzeridsenkung bewirken kann, während der Einfluss auf das LDL-Cholesterin sehr moderat ist.

43.2.2 Beeinflussung des LDL-Cholesterins durch die Nahrung

Das LDL-Cholesterin macht etwa 2 Drittel des im Nüchternplasma zirkulierenden Gesamtcholesterins aus und zeigt in den meisten Studien die stärkste Assoziation mit dem kardiovaskulären Risiko. Da die triglyzeridreichen Lipoproteine nur etwa 20 % Cholesterin enthalten, kann LDL-Cholesterin rechnerisch mithilfe der Friedewald-Formel berechnet werden:

LDL-Cholesterin = Gesamtcholesterin – HDL-Cholesterin – Triglyzeride/5 (alle in mg/dl)

Voraussetzungen hierfür sind eine Nüchtern-Blutentnahme (12 Stunden Nahrungskarenz), das Fehlen eines Chylomikronämie-Syndroms sowie Triglyzeridspiegel, die unter 400 mg/dl liegen. ▶ Tab. 43.2 gibt einen Überblick über den Einfluss einzelner Nahrungsbestandteile auf das Lipoproteinmuster.

Tab. 43.2 Einfluss verschiedener Nahrungsbestandteile auf LDL- und HDL-Cholesterin sowie Triglyzeride.

Nahrungsbestandteile				Quellen	LDL-Cholesterin	HDL-Cholesterin	Triglyzeride
Fettsäuren	gesättigte	Laurinsäure (C 12:0)		fettes Fleisch, Wurst, fetter Käse, Butter, Schmalz, Speck, Kokosfett, Palmkernfett	↑ ↑ ↑	↑	↑
		Myristinsäure (C 14:0)			↑ ↑ ↑		
		Palmitinsäure (C 16:0)			↑ ↑		
		Stearinsäure (C 18:0)			–	↓	
	einfach ungesättigte	Ölsäure (C 18:1)		Olivenöl, Rapsöl, Erdnussöl	↓ ↓	–	–
	Trans-Fettsäuren	Elaidinsäure (C 18:1)		Härtung pflanzlicher Öle: Margarine, Back- und Frittierfette	↑ ↑	↓	↑
	mehrfach ungesättigte	Omega-6-Fettsäuren	Linolsäure (C 18:2)	Sonnenblumenöl, Maiskeimöl, Sojaöl, Distelöl, Pflanzenmargarine	↓ ↓ ↓	– (↓)	↓

Tab. 43.2 Fortsetzung

Nahrungsbestandteile			**Quellen**	**LDL-Cholesterin**	**HDL-Cholesterin**	**Triglyzeride**
	Omega-3-Fettsäuren	Alpha-Linolensäure (C 18:3)	Leinöl, Rapsöl, Sojaöl, Walnussöl	(↓)	–	–
		Eicosapentaensäure (C 20:5)	Lachs, Hering, Makrele, Thunfisch	(↑)	(↑)	↓↓↓
		Docosahexaensäure (C 22:6)				
Cholesterin			Eidotter, fettes Schweinefleisch, Innereien, Schalen- und Krustentiere	↑↑	–	–
Kohlenhydrate	hoher glykämischer Index		Zucker, Schokolade, Kuchen, Eis, Marmelade		↓	↑↑
	niedriger glykämischer Index		Vollkornreis, Nudeln, Kartoffeln, Obst, Gemüse			↑
Proteine	tierische		Fleisch, Wurst	–	–	–
	pflanzliche		Soja	(↓)	–	–
Ballaststoffe	v. a. lösliche		Guar und andere Pflanzengummis, Hafer- und Gerstenkleie, Linsen, Erbsen, Bohnen, pektinreiche Obstsorten (z. B. Äpfel, Birnen, Beeren)	↓	–	–
Alkohol					↑ (HDL-3)	↑↑–↑↑↑
hohe Energiezufuhr				↑	↓↓	↑↑

Einfluss der Nahrungsfette

Gesättigte Fettsäuren

Den größten nahrungsabhängigen Einfluss auf die Plasmacholesterinkonzentrationen haben langkettige gesättigte Fettsäuren mit 12 und mehr C-Atomen, wie sie vor allem in tierischen Fetten vorkommen. Langkettige gesättigte Fettsäuren führen zu einem **starken Anstieg von LDL- und VLDL-Cholesterin** und in geringerem Maße auch von

HDL-Cholesterin, sodass ein ungünstiges LDL-HDL-Verhältnis resultiert. Dagegen wirken nicht alle langkettigen gesättigten Fettsäuren gleich stark cholesterinsteigernd (▶ Tab. 43.2).

Alle langkettigen Fettsäuren bewirken eine Steigerung der Thrombozytenaggregation und einen leichten Abfall des HDL-Cholesterins. Im Gegensatz zu den langkettigen gesättigten Fettsäuren heben kurz- (C 4–6) und mittelkettige gesättigte Fettsäuren (C 8–10) die Cholesterinkonzentration nicht wesentlich an. In der praktischen Ernährungstherapie spielen diese Unterschiede jedoch keine Rolle, da die Laurin-, Myristin- und Palmitinsäure den weitaus größten Anteil der täglichen Aufnahme an gesättigten Fettsäuren ausmachen. Die Mechanismen, die zur Anhebung des Cholesterins durch langkettige gesättigte Fettsäuren führen, sind nicht eindeutig geklärt, man nimmt jedoch an, dass hierbei eine verminderte Aufnahme von LDL über den LDL-Rezeptor eine wichtige Rolle spielt.

Umgekehrt kann durch eine Ernährungsumstellung mit Reduktion des Anteils an gesättigten langkettigen Fettsäuren die Cholesterin-Plasmakonzentration gesenkt werden. Der zu erwartende Cholesterin-senkende Effekt kann mit verschiedenen Formeln theoretisch berechnet werden, ist bei hohen Ausgangswerten stärker ausgeprägt und wird durch eine Reduktion der Cholesterinzufuhr, eine Steigerung der Zufuhr an mehrfach ungesättigten Fettsäuren und eine Absenkung der absoluten Fettzufuhr ebenso wie durch eine Gewichtsabnahme erheblich verstärkt. Exemplarisch konnte eine Metaanalyse von 224 Studien mit 8146 Erwachsenen zeigen, dass eine nur 1 %ige Reduktion des Anteils an gesättigten Fettsäuren in der täglichen Nahrungsaufnahme zu einer Reduktion des LDL-Cholesterins um 1,8 mg/dl führt.

Hinweis für die Praxis

Durchschnittlich werden durch eine Senkung der mit der Nahrung aufgenommenen gesättigten Fettsäuren LDL-Reduktionen von 5–15 % erreicht, im Einzelfall ist aber auch eine stärkere Senkung des LDL-Cholesterins um bis zu 35 mg/dl möglich.

Einfach ungesättigte Fettsäuren (Monoensäuren, Omega-9)

Die **Ölsäure** (C 18:1, Omega-9) ist die wichtigste, einfach ungesättigte Fettsäure in der Nahrung des Menschen und kommt vor allem in Raps- und Olivenöl vor. Bei fettreicher Ernährung führt die verstärkte Verwendung einfach ungesättigter Fettsäuren zu einer **Senkung der Cholesterinkonzentration** im Plasma, was auf einen indirekten Effekt durch den Austausch von gesättigten langkettigen Fettsäuren und den damit verbundenen Wegfall der Cholesterin-erhöhenden Wirkung zurückzuführen ist.

Bei einer fettarmen Ausgangskost dagegen ist der Effekt von Ölsäure mit der Wirkung von Kohlenhydraten vergleichbar und führt zu keiner signifikanten Änderung des Plasma-Cholesterins. Im direkten Vergleich mit den Linolsäure-reichen (mehrfach ungesättigten Fettsäuren) Maiskeim- und Sonnenblumenölen scheint der Cholesterin-senkende Effekt von Ölsäure-reichem Olivenöl schwächer ausgeprägt zu sein. Dafür haben einfach ungesättigte Fettsäuren im Gegensatz zu den mehrfach ungesättigten Fettsäuren keine HDL-senkende Wirkung und zeigen keinen Triglyzerid-steigernden Effekt wie die Kohlenhydrate, sodass ihre Effekte auf die Lipide durchaus günstig beurteilt werden.

Hinweis für die Praxis

Der sogenannte P/S-Wert (Polyunsaturated/Saturated Fatty Acid) kommt heute nicht mehr zur Anwendung. Er wurde lange Zeit zur Beurteilung der Wertigkeit von Fettsäuren im Hinblick auf die Blutfette herangezogen (erstrebenswert war ein Quotient von 1,0–1,5). Da der P/S-Wert nur den mehrfach ungesättigten Fettsäuren einen lipidsenkenden Effekt beimaß und die positiven Cholesterin-senkenden Effekte von einfach ungesättigten Fettsäuren bei einer normalen fettreichen Kost außer Acht lässt, wird er heute nicht mehr angewendet.

Mehrfach ungesättigte Fettsäuren (Polyensäuren, Omega-6)

Hauptvertreter der Omega-6-Fettsäuren ist die **Linolsäure** (C 18:2), die sich vor allem in Pflanzenmargarine, Sonnenblumen- und Maisöl findet (20–75 %). Eine geringere Rolle spielen die pflanzliche Gamma-Linolensäure (C 18:3) sowie die Arachidonsäure (C 20:4), die aus tierischen Lebensmitteln stammt.

Linolsäure führt zu einer **Senkung der Gesamt- und LDL-Cholesterin-Konzentration** im Serum, die in etwa halb so stark ausgeprägt ist wie die Anhebung der Cholesterinkonzentration durch gesättigte langkettige Fettsäuren. Zusätzlich zu dem passiven Effekt durch den Austausch gesättigter gegen mehrfach ungesättigte Fettsäuren zeigt die Linolsäure im Gegensatz zur einfach ungesättigten Ölsäure auch einen aktiven Cholesterin-senkenden Effekt, der in seinem genauen Mechanismus noch nicht vollständig geklärt ist. Dabei spielt wahrscheinlich neben einer verminderten VLDL-Syntheserate (und damit geringerer LDL-Bildung) auch ein erhöhter LDL-Rezeptor-vermittelter Abbau von LDL eine Rolle.

Der Cholesterin-senkende Effekt von Linolsäure ist dosisabhängig und stärker ausgeprägt bei hohen LDL-Ausgangswerten. Eine Erhöhung der diätetischen Zufuhr von Omega-6-Fettsäuren bei gleicher Energiezufuhr ist mit einer Reduktion des LDL-Cholesterins um 0,5 mg/dl verbunden. Obwohl bei einer hohen Omega-6-Fettsäure-Zufuhr von mehr als 12–15 % der Tagesenergie auch die HDL-Cholesterin-Konzentration abnehmen kann, überwiegt in der Regel der LDL-Cholesterin-senkende Effekt, sodass dennoch eine Verbesserung des kardiovaskulären Risikoverhältnisses von LDL/HDL resultiert.

Mehrfach ungesättigte Fettsäuren (Polyensäuren, Omega-3)

Die wichtigsten mehrfach ungesättigten Omega-3-Fettsäuren sind die **Eicosapentaensäure** (C 20:5) und die **Docosahexaensäure** (C 22:6) aus fetten Seefischen sowie die pflanzliche **Alpha-Linolensäure** (C 18:3) in Lein-, Raps-, Soja-, oder Walnussöl.

> **Hinweis für die Praxis**
> Die Omega-3-Fettsäuren wirken in erster Linie Triglyzerid-senkend und haben nur einen geringen und uneinheitlichen Effekt auf das LDL- und HDL-Cholesterin.

Bei normolipämischen Personen und in täglichen Dosen von 2–3 g haben langkettige Omega-3-Fettsäuren **keinen Einfluss auf die Cholesterinkonzentration**. Erst bei sehr hoher Zufuhr von mindestens 4–10 g/d, wie sie in der Praxis nur durch die Einnahme von Fischölkapseln erreicht wird, findet sich auch ein Cholesterin-senkender Effekt der langkettigen Omega-3-Fettsäuren. Dabei kann es bei der Behandlung der isolierten Hypertriglyzeridämie durch den vermehrten Abbau von VLDL zu LDL sogar zu einem vorübergehenden Anstieg von LDL-Cholesterin kommen [1505].

Trans-Fettsäuren

Trans-Fettsäuren entstehen bei der Hydrierung mehrfach ungesättigter Fettsäuren, z. B. bei der industriellen Härtung von pflanzlichen Ölen und Fetten sowie unter dem Einfluss von Mikroorganismen im Pansen von Wiederkäuern. Der Gehalt an Trans-Fetten in der täglichen Ernährung schwankt stark von Land zu Land und stammt in erster Linie aus chemisch gehärteten pflanzlichen Ölen, die in industriell hergestellten Lebensmitteln wie Margarine, Keksen, Kuchen oder frittierten Produkten verwendet werden.

Im Gegensatz zu den überwiegend in der cis-Konfiguration vorliegenden natürlichen ungesättigten Fettsäuren besitzen Trans-Fettsäuren nicht nur einen kochtechnisch gewünschten höheren Schmelzpunkt, sondern haben vielfältige, die Arteriosklerose fördernde Nebenwirkungen. Trans-Fettsäuren führen zu einem **starken dosisabhängigen Anstieg des LDL-Cholesterins** mit einer Vermehrung insbesondere der Small-Dense-LDL-Subfraktion, zu einer **Abnahme des HDL-Cholesterins** und einer **Erhöhung der Triglyzeride und des Lp (a)**. Ein um 2 % der Tagesenergie erhöhter Konsum von Trans-Fettsäuren bewirkt laut Metaanalysen einen 23 %igen Risikoanstieg für kardiovaskuläre Erkrankungen. Dabei scheinen die in natürlichen

Lebensmitteln wie Milchprodukten vorkommenden Trans-Fette nicht dieselbe schlechte Wirkung auf das Lipidprofil und KHK-Risiko zu haben wie die im Rahmen der industriellen Lebensmittelproduktion entstehenden Trans-Fette.

Die Mechanismen, die zu der ungünstigen Wirkung der Trans-Fette führen, sind noch unklar. Der ungünstige Einfluss auf das Lipidprofil erklärt sich zum Teil durch einen reduzierten Abbau von ApoB-100, einen vermehrten Abbau von ApoA-1 und eine gesteigerte Aktivität des CETP. Daneben findet sich eine Assoziation mit einer verminderten Produktion von antioxidativen Faktoren bei gleichzeitig erhöhten Entzündungsmarkern wie TNF-α, Interleukin-6 und hsCRP sowie eine erhöhte Inzidenz von Diabetes mellitus Typ 2 [1520].

Einfluss des Nahrungs-Cholesterins

Nahrungs-Cholesterin erhöht in einem begrenzten Umfang und mit erheblichen individuellen Schwankungen die Cholesterinkonzentration im Plasma des Menschen. Nahrungs-Cholesterin wird über den LDL-Rezeptor im Hepatozyten aufgenommen. Ein Anstieg des Cholesteringehalts in der Leberzelle bewirkt eine Herunterregulation der LDL-Rezeptoren, sodass die Aufnahme von LDL-Cholesterin in die Zelle reduziert wird und die Konzentration der cholesterinreichen LDL im Plasma ansteigt.

Der **LDL-Cholesterin-steigernde Effekt** von Nahrungs-Cholesterin ist abhängig von der zugeführten Menge und **insgesamt nicht sehr ausgeprägt**. Bei einer Zunahme der Cholesterinzufuhr um 100 mg/d beträgt der Anstieg der Gesamt-Cholesterinkonzentration lediglich etwa 2–4 mg/dl, was zu einem Großteil auf eine Zunahme des LDL-Cholesterins und nur zu einem kleinen Teil auf einen Anstieg des HDL-Cholesterins zurückzuführen ist.

Verschiedene Faktoren werden für die erhebliche Variabilität bei der Reaktion auf unterschiedliche Mengen von Nahrungscholesterin verantwortlich gemacht: Während in dem für die tägliche Ernährung relevanten Bereich der Cholesterinzufuhr von bis zu 400 mg/d die Resorption linear mit der Zufuhr ansteigt, scheint insbesondere bei hohen Mengen an Nahrungs-Cholesterin die intestinale Resorption abzunehmen. Dies erklärt auch, dass der LDL-senkende Effekt einer Cholesterinreduktion bei einer niedrigen Ausgangsmenge der täglichen Cholesterinzufuhr (ca. 300 mg/d) wesentlich stärker ausgeprägt ist als bei hohen Ausgangswerten (ca. 600–900 mg/d).

Zu berücksichtigen ist weiterhin, dass die Resorption in erheblichem Maße von Art und Menge der gleichzeitig aufgenommenen Nahrung, der Ausgangskonzentration des Cholesterins im Blut und von genetischen Faktoren abhängig ist. Darüber hinaus scheint es genetisch determinierte „Hyperresponder" zu geben, die nicht nur auf Cholesterin, sondern auch auf langkettige Fettsäuren mit einem stärkeren Anstieg des Cholesterins im Blut reagieren. Die Resorptionsrate von Cholesterin im Dünndarm wird unter anderem vom Apolipoprotein-E-Polymorphismus beeinflusst und nimmt von ε2 zu ε4 zu, sodass das Ansprechen auf eine cholesterinarme Diät bei Personen mit einem ε4-Phänotyp am deutlichsten ist.

Einfluss von Phytosterolen und Stanolen

Phytosterole wie Campesterol und Sitosterol sowie die gesättigten Phytostanole besitzen eine ähnliche chemische Struktur wie Cholesterin. In Analogie zum Cholesterol bei Tieren und beim Menschen stellen Phytosterole einen integrativen Bestandteil der Zellmembranen bei Pflanzen dar und finden sich natürlicherweise vor allem in Gemüse, Obst, Nüssen und pflanzlichen Ölen.

Phytosterole und Stanole führen zu einer **Senkung des LDL-Cholesterins**, indem sie aufgrund ihrer strukturellen Ähnlichkeit die intestinale Cholesterinresorption hemmen. Die durchschnittliche Nahrungsaufnahme von pflanzlichen Sterolen liegt bei einer westlichen Ernährungsweise bei 200–400 mg/d und für Phytostanol bei etwa 50 mg/d, kann aber insbesondere bei vegetarischer Ernährung auch deutlich höher sein. Im Darm werden Phytosterole zu etwa 0,5 bis maximal 5 % resorbiert, Stanole zeigen dagegen mit maximal 0,05 % nur eine sehr geringe Resorption.

Der LDL-senkende Effekt von Statinen wird durch die Supplementierung von Phytosterol weiter verstärkt. Der potenziellen Senkung des Beta-Carotins kann durch den Verzehr Carotin-haltiger Gemüse oder Früchte entgegengewirkt werden.

Hinweis für die Praxis

Um die lipidsenkende Wirkung zu verstärken, werden Lebensmittel wie Margarine, aber auch Joghurt, Saft oder Salatdressings mit Sterolen oder Stanolen angereichert. Europäische Fachgesellschaften –European Society of Cardiology (ESC) und European Atherosclerosis Society (EAS) – empfehlen bei Patienten mit Hypercholesterinämie den Verzehr von 2 g Pflanzensterinen pro Tag (z. B. 25–30 g angereicherte Margarine/d) als eine mögliche Therapieoption zur Senkung des LDL-Cholesterin-Spiegels. Damit kann langfristig eine Senkung des LDL-Cholesterins um 8–10 % erreicht werden.

Sicherheitsbedenken

Unklar bleibt allerdings der Sicherheitsaspekt, insbesondere der mit Phytosterol angereicherten Lebensmittel. Dies wird beispielhaft an Patienten mit der seltenen, autosomal rezessiv vererbten Sitosterolämie erkennbar, die aufgrund eines Transporterdefekts nicht nur eine deutlich erhöhte Konzentration von Sitosterol im Blut, sondern auch eine ausgeprägte vorzeitige Arteriosklerose aufweisen. In verschiedenen epidemiologischen Untersuchungen konnte eine eindeutige Assoziation zwischen der Höhe der Sitosterol-Serumspiegel und dem kardiovaskulären Risiko gefunden werden.

Ob diese Bedenken auch für Stanole gelten, die nur minimal resorbiert werden und zudem die Serumkonzentration von Sterol kompetitiv herabsetzen, muss nach der bisherigen Datenlage offen bleiben.

In jedem Fall ist der unkritische Konsum von mit Pflanzensterol angereicherten Lebensmitteln zur Senkung der LDL-Cholesterin-Spiegel zu hinterfragen und kann bis zum Vorliegen entsprechender kardiovaskulärer Endpunktstudien und Daten zur Langzeitsicherheit nicht grundsätzlich empfohlen werden. Daher wird der Konsum von Sterol-/Stanol-angereicherten Produkten nicht der Allgemeinbevölkerung empfohlen, sondern nur Erwachsenen mit Hypercholesterinämie oder einem kardiovaskulären Ereignis in der Vorgeschichte.

Einfluss von Kohlenhydraten

Eine Ernährung aus überwiegend komplexen Kohlenhydraten führt – unter Einsparung von gesättigten Fetten – zu einem Abfall der Gesamt- und LDL-Cholesterin-Konzentration im Plasma. Die cholesterinsenkende Wirkung von Kohlenhydraten entspricht also der passiven Wirkung von einfach ungesättigten Fettsäuren und entsteht in erster Linie durch den Wegfall der Cholesterin-anhebenden Wirkung der in unserer Nahrung vorherrschenden gesättigten Fettsäuren.

Gleichzeitig kann es vor allem bei einer bereits bestehenden Fettstoffwechselstörung zu einem Anstieg der Serum-Triglyzeride und damit verbunden zu einem leichten Abfall des HDL-Cholesterins kommen. Zudem wurde unter einer kohlenhydratreichen Diät ein Anstieg der atherogenen Small-Dense-LDL-Subfraktion gezeigt. Dieser Effekt kann jedoch durch eine an ungesättigten Fettsäuren reiche Ernährung oder durch Gewichtsreduktion bei Übergewicht korrigiert werden.

Einfluss von Ballaststoffen

Ballaststoffe führen durch aktive und passive Mechanismen zu einer **Absenkung der Gesamt- und LDL-Cholesterin-Konzentration** im Blut, während HDL-Cholesterin und Triglyzeride nicht beeinflusst werden. In einer Metaanalyse konnte gezeigt werden, dass jedes zusätzliche Gramm an löslichen Ballaststoffen eine LDL-Cholesterinreduktion von 2,2 mg/dl bewirkt. Die Task Force for the Management of Dyslipidaemias of ESC und die EAS empfehlen zur Senkung des LDL-Cholesterins den täglichen Konsum von 5–15 g löslichen Ballaststoffen.

Hinweis für die Praxis

Eine Mehraufnahme von 5–10 g löslichen Ballaststoffen pro Tag führt zu einer Senkung der LDL-Cholesterin-Konzentration um etwa 5 %.

Eine Ballaststoff-reiche Kost (> 30 g/d) ist in der Regel auch kalorien- und fettärmer als eine Ballaststoff-arme Kost, sodass die bessere Nahrungszusammensetzung indirekt zu einem günstigeren Lipidprofil beiträgt. Darüber hinaus besitzen die wasserlöslichen, im Darm fermentierbaren Ballast-

V

stoffe wie Flohsamenschalen (Psyllium), Pektin, Guar und Haferkleie einen direkten zusätzlichen Cholesterin-senkenden Effekt, der bei den wasserunlöslichen Ballaststoffen wie der Weizenkleie nicht beobachtet wird.

43.2.3 Beeinflussung des HDL-Cholesterins durch die Nahrung

Niedrige HDL-Konzentrationen sind ein unabhängiger Risikofaktor für kardiovaskuläre Erkrankungen und stellen zusammen mit der Hypertriglyzeridämie die wichtigste Komponente bei der Fettstoffwechselstörung des metabolischen Syndroms und der Insulinresistenz dar. Umgekehrt schützt ein hohes HDL vor kardiovaskulären Ereignissen, sodass bei einer Beurteilung des Lipidstatus immer auch das Verhältnis von LDL zu HDL in Betracht gezogen werden muss.

Einfluss der Nahrungsfette

In der Regel beeinflussen die mit der Nahrung aufgenommenen Fettsäuren die LDL- und die HDL-Cholesterin-Konzentration gleichsinnig: mit einer **Anhebung** der LDL- und HDL-Cholesterinspiegel durch **gesättigte Fettsäuren** (vor allem Laurinsäure) und einer **Senkung** durch **ungesättigte Fettsäuren** [1516]. Da aber der Effekt der Nahrungsfette auf die LDL-Cholesterin-Spiegel meist stärker ausgeprägt ist als der Effekt auf die HDL-Cholesterin-Konzentration, überwiegt im Hinblick auf den LDL-HDL-Quotienten und damit das kardiale Risiko in der Regel der jeweilige nachteilige (gesättigte Fettsäuren) oder positive (ungesättigte Fettsäuren) Effekt auf das LDL-Cholesterin.

Eine Ausnahme hiervon bilden die **Trans-Fettsäuren**, die nicht nur zu einem Anstieg des LDL-Cholesterins, sondern auch zu einem Abfall des HDL-Cholesterins führen und damit besonders ungünstige Effekte auf das Lipidprofil haben. Der Einfluss der **mehrfach ungesättigten Fettsäuren** auf das HDL-Cholesterin ist uneinheitlich und eher gering.

Einfluss von Kohlenhydraten

Durch den Wechsel von einer normalen zu einer kohlenhydratreichen und fettarmen Kost kann es nicht nur zu einem Anstieg der Plasma-Triglyzeride, sondern durch den verstärkten Austausch von Cholesterinestern und Triglyzeriden zwischen HDL und VLDL auch zu einem Abfall der HDL-Cholesterinwerte kommen [1516]. Dieser Abfall ist jedoch insbesondere im Rahmen einer Gewichtsreduktion meist nur vorübergehend, findet sich eher bei extrem fettarmen Diäten mit einem Fettanteil von < 25 % der Tagesenergiemenge und ist zudem deutlich geringer ausgeprägt als der gleichzeitige Abfall des LDL-Cholesterins, sodass dennoch ein verbessertes LDL-HDL-Verhältnis resultiert.

Einfluss von Alkohol

Alkoholkonsum führt zu einem leichten Anstieg der HDL-Konzentration um ca. 5 %, der mutmaßlich durch eine Stimulation der ApoA-1-Genexpression vermittelt wird. Inwieweit die beschriebenen kardioprotektiven Effekte eines mäßigen Alkoholkonsums (< 20 g beim Mann, < 10 g bei der Frau) auf dessen HDL-steigernde Wirkung zurückzuführen sind, lässt sich nicht eindeutig beurteilen. Aufgrund des insbesondere bei Frauen auch bei geringem Alkoholkonsum belegten kanzerogenen Risikos, der Gefahr eines alkoholinduzierten Übergewichts und des Suchtpotenzials ist Alkoholkonsum zur Anhebung der HDL-Konzentration jedoch nicht zu empfehlen [1508].

43.2.4 Beeinflussung der Plasma-Triglyzeride durch die Nahrung

Während der Zusammenhang zwischen der LDL- und HDL-Cholesterin-Konzentration und dem kardiovaskulären Risiko eindeutig belegt ist, lässt sich die Bedeutung der Serum-Triglyzeride als kardiovaskulärem Risikofaktor nicht so einfach erfassen. Dies liegt in erster Linie daran, dass nicht so sehr die Höhe der Triglyzerid-Serumspiegel, sondern vielmehr die Zusammensetzung der Triglyzeridhaltigen Lipoproteine entscheidend für ihre atherogene Potenz ist.

So muss man davon ausgehen, dass insbesondere die Abbauprodukte der Chylomikronen (Chylomikronen-Remnants) und der VLDL (IDL und Triglyzerid-arme VLDL) in zu hoher Konzentration atherogen sind, während die Triglyzerid-reichen VLDL und Chylomikronen trotz zum Teil drastisch erhöhter Serumspiegel kein wesentlich erhöhtes kardiovaskuläres Risiko bedingen.

Allerdings besteht bei Triglyzerid-Serumspiegeln von über 1000 mg/dl die Gefahr des Chylomikronämie-Syndroms mit dem Auftreten von Pankreatitiden. Da die einzelnen Subfraktionen der Triglyzeride in der Routinediagnostik nicht differenziert werden, muss die Differenzialdiagnose der Hypertriglyzeridämie in der Regel indirekt anhand der Familienanamnese, der Klinik und der Lipidkonstellation erfolgen.

Einfluss von Kohlenhydraten

Eine kohlenhydratreiche Kost mit >7 g Kohlenhydrate pro kg Sollgewicht und Tag führt zu einer **Erhöhung der Nüchtern-Triglyzeridspiegel**, die beim Stoffwechselgesunden meist vorübergehend ist. Besteht jedoch eine genetische Störung des Fettstoffwechsels mit Hypertriglyzeridämie oder ein metabolisches Syndrom mit Insulinresistenz, so ist die Hypertriglyzeridämie wesentlich stärker und hält länger an.

Besonders ausgeprägt ist der Anstieg der Triglyzerid-Serumspiegel nach Zufuhr von Mono- oder Disacchariden mit einem hohen glykämischen Index, während die Aufnahme von Polysacchariden mit einem niedrigen glykämischen Index in Kombination mit einer ballaststoffreichen Kost einen deutlich geringeren hyperlipämischen Effekt zeigt.

Eine besonders ungünstige Rolle wird hierbei der **Fruktose** zugesprochen. Obwohl Fruktose einen niedrigen glykämischen Index aufweist, kann sie in großen Mengen, z. B. bei starkem Konsum von mit Maissirup gesüßten Sodagetränken, zu einer Insulinresistenz und reaktiv erhöhten Triglyzeridspiegeln führen. Diese nachteilige Wirkung auf den Fettstoffwechsel ist nach neueren Daten jedoch erst ab einer relativ hohen Dosis von mehr als 50–100 g Fruktose pro Tag nachweisbar.

Der zugrunde liegende Mechanismus für den Kohlenhydrat-induzierten Anstieg der Plasma-Triglyzeride liegt in einer verminderten Beta-Oxidation der Fettsäuren in der Leber, da Kohlenhydrate – wie auch Alkohol – in der Leber bevorzugt zur Energiegewinnung herangezogen werden. Dies führt dazu, dass bei erhöhter Zufuhr von Alkohol oder Kohlenhydraten die aufgenommenen Fettsäuren vermehrt zu Triglyzeriden synthetisiert werden. Verstärkt wird dieser Effekt durch die Erhöhung der Insulinspiegel insbesondere durch rasch resorbierbare Kohlenhydrate, da Insulin durch Stimulation der Lipoproteinlipase den postprandialen Abbau der Chylomikronen zu Chylomikronen-Remnants beschleunigt und so zu einem verstärkten Anfluten von Fettsäuren in die Leber beiträgt.

Einfluss der Nahrungsfette

Gesättigte Fettsäuren erhöhen die postprandialen Triglyzeridwerte (Chylomikronen) und haben einen variablen, meist steigernden Effekt auf die Nüchtern-(VLDL-)Triglyzeridspiegel [1511]. Dieser Effekt ist besonders ausgeprägt bei genetischer Veranlagung zu einer Hypertriglyzeridämie, beim metabolischen Syndrom, bei Überernährung und Übergewicht und im Zusammenhang mit Alkoholgenuss. Gesättigte Fettsäuren zeigen eine geringere Beta-Oxidation (10 %) als ungesättigte Fettsäuren (20 %) und stehen daher in wesentlich größeren Konzentrationen für die Neusynthese von Triglyzeriden zur Verfügung.

Mittelkettige Fettsäuren sind wasserlöslich, werden unabhängig von den Chylomikronen und der Lipoproteinlipase von der Leber aufgenommen und stehen der Beta-Oxidation zu 90 % zur Verfügung.

Einfach ungesättigte Fettsäuren haben einen neutralen oder bei Vorliegen einer Hypertriglyzeridämie möglicherweise sogar einen senkenden Effekt auf die Triglyzerid-Plasmaspiegel.

Mehrfach ungesättigte und insbesondere **Omega-3-Fettsäuren** senken durch Hemmung der Fettsäuresynthase und durch die Stimulation der Lipoproteinlipase mit verstärktem VLDL-Abbau die Triglyzeridspiegel im Plasma. Daneben wird durch die Stimulation der Lipoproteinlipase auch die postprandiale Chylomikronämie reduziert. Diese Effekte werden durch Interaktion der Omega-3-Fettsäuren mit Zellkernrezeptoren wie PPAR-γ vermittelt.

> **Hinweis für die Praxis**
>
> Omega-3-Fettsäuren bewirken in Dosen von 1,5–3 g/d, wie sie durch eine an fettem Fisch reiche Kost im Alltag kaum erreichbar sind, eine dosisabhängige Senkung der Triglyzeride von 25–30 %, während das LDL-Cholesterin nur geringfügig ansteigt. Bei einer täglichen Zufuhr von sehr hohen Dosen an Omega-3-Fettsäuren (5–6 g täglich) in Form von Fischöl-Kapseln (als Triglyzeride oder Ethylester) können sogar Triglyzerid-Abfälle von bis zu 60 % beobachtet werden.

Inwieweit die in epidemiologischen und in Interventionsstudien belegten **kardioprotektiven Effekte** einer an Omega-3-Fettsäuren sehr reichen Kost (z. B. bei arktischen Bevölkerungsgruppen) oder von Fischölkapseln (z. B. in den GISSI-Studien) durch die günstigen Effekte auf den Cholesterin- und Triglyzeridstoffwechsel mit zu erklären sind, lässt sich nicht eindeutig abschätzen. In erster Linie wird die Reduktion kardialer Ereignisse auf eine direkte antiarrhythmische, Thrombozyten-hemmende, antientzündliche und Plaque-stabilisierende Wirkung der Omega-3-Fettsäuren und der daraus entstehenden Metaboliten wie der Eicosanoide zurückgeführt.

Darüber hinaus belegen neue Daten einen kardioprotektiven Effekt der Omega-3-Fettsäuren durch ihren Einfluss auf das Remodelling in den Arterienwänden, die Reduktion der arteriellen Wandsteifigkeit und die Prävention einer Endotheldysfunktion [1524]. Basierend auf den Daten der ORIGIN-Studie konnten jedoch für Omega-3-Fettsäuren bei Erwachsenen mit einem hohen kardiovaskulären Risiko und Dysglykämie sowohl in der Interventionsphase von 6,2 Jahren als auch in der Nachbeobachtung (2,7 Jahre) nur kardiovaskulär neutrale Effekte nachgewiesen werden, sodass hier aufgrund der Datenlage keine abschließende Wertung vorgenommen werden kann [1517].

Einfluss von Alkohol

Alkohol führt beim Stoffwechselgesunden in geringen Mengen nicht zu einer Erhöhung der Triglyzeride. Liegt jedoch eine genetische Disposition für eine Hypertriglyzeridämie vor, so kommt es insbesondere im Zusammenhang mit fettreichen Mahlzeiten zu einer deutlichen Steigerung der postprandialen Chylomikronämie mit erhöhter Aufnahme von Fettsäuren in die Leber, Hemmung der Beta-Oxidation der Fettsäuren durch die bevorzugte Verstoffwechselung von Alkohol und einer deutlich gesteigerten VLDL-Synthese. Laut aktuellen Daten einer Studie mit > 22 000 Männern führt ein starker Alkoholkonsum (> 20 g/d) zu signifikant höheren Triglyzerid-Spiegeln im Vergleich zu keinem Alkoholkonsum.

43.2.5 Einfluss verschiedener Nahrungsmittel auf die Plasmalipide

Nüsse

Nüsse enthalten reichlich einfach und mehrfach ungesättigte Fettsäuren, dafür kaum gesättigte Fettsäuren (Saturated Fatty Acids, SAFA). Nüsse liefern neben hochwertigem Fett auch Ballaststoffe, Vitamin E, pflanzliches Eiweiß, Folsäure, Magnesium, Kupfer, Polyphenole und Phytosterine. In zahlreichen Beobachtungsstudien konnte gezeigt werden, dass regelmäßiger Nusskonsum zu einer Senkung des kardiovaskulären Risikos um etwa ein Drittel führt. Exemplarisch konnte die PREDIMED-Studie eine Reduktion der kardiovaskulären Ereignisse unter einer mediterranen Diät, supplementiert mit entweder Nüssen oder Olivenöl zeigen (► Abb. 44.1) [1519].

> **Hinweis für die Praxis**
>
> In klinischen Studien konnte für Walnüsse, Mandeln, Haselnüsse und Macadamia-Nüsse ein LDL-senkender Effekt von 6–12 % gezeigt werden, wenn etwa 20 % der Tagesenergiemenge durch Nüsse ersetzt werden (30–70 g/d).

Dabei kommt es in der Regel zu keiner Veränderung der Triglyzerid-Spiegel, während das LDL-Cholesterin gering abfällt, sodass sich der LDL-HDL-Quotient insgesamt verbessert. Epidemiologische Daten aus der prospektiven Adventist Health Study, Physician's Health Study and Nurses' Health

Study weisen darauf hin, dass ein regelmäßiger Genuss von Nüssen (> 2–4 × pro Woche) mit einer geringeren kardiovaskulären Mortalität assoziiert ist (relatives Risiko 0,49–0,70).

Roter Hefereis

Roter Hefereis entsteht durch die Fermentation von Reis mit dem Hefepilz *Monascus purpureus*. Bei der Fermentation bildet sich Monacolin K (Lovastatin). Monacoline sind strukturell dem HMG-CoA ähnlich und weisen eine hohe Affinität zur HMG-CoA-Reduktase auf. Dadurch wird die körpereigene Cholesterinsynthese in der Leber gehemmt, die LDL-Rezeptoren werden hochreguliert und das LDL-Cholesterin im Plasma reduziert. Roter Hefereis wird seit einigen Jahrhunderten in China zur Herstellung von Reiswein und als Medikament verwendet. Es enthält Ballaststoffe, Pflanzensterole, Isoflavone und einfach ungesättigte Fettsäuren. Allerdings sind die Qualität und Zusammensetzung kommerziell erhältlicher Hefereisextrakte uneinheitlich.

Hinweis für die Praxis

Unter Verwendung von Rotem Hefereis kann es zu einer LDL-Cholesterin-Senkung von 7–25 % kommen, verbunden mit kardioprotektiven Effekten.

Knoblauch

Knoblauch wurde aufgrund von älteren tierexperimentellen und klinischen Daten eine Cholesterinsenkende und vor Herz-Kreislauf-Erkrankungen schützende Wirkung zugeschrieben. Neue kontrollierte Untersuchungen zeigen jedoch, dass weder der tägliche Genuss von 4 g frischem Knoblauch (1 große Knoblauchzehe) noch die Einnahme von Supplementen in Form von Knoblauchpulver oder -extrakten einen Effekt auf die Konzentration der Plasmalipide hat.

Hinweis für die Praxis

Knoblauch kann zur Behandlung einer Hypercholesterinämie nicht empfohlen werden.

Tee

Der regelmäßige Genuss insbesondere von grünem Tee wurde in mehreren Untersuchungen mit einem verminderten kardiovaskulären Risiko und einem verbesserten Lipidprofil in Verbindung gebracht. Dabei fällt in erster Linie das LDL-Cholesterin ab, während HDL-Cholesterin und Triglyzeride unverändert bleiben. Eine Metaanalyse 7 randomisierter Studien zeigte eine Reduktion des LDL-Cholesterins um 19 mg/dl ohne Effekt auf das HDL-Cholesterin. Für Grüntee-Extrakte in höheren Dosierungen sind in Einzelfällen cholestatische Lebererkrankungen beschrieben und sollten deshalb vermieden werden [1507].

Hinweis für die Praxis

Der tägliche Konsum von schwarzem oder grünem Tee führt bei Patienten mit milder Hypercholesterinämie zu einem Abfall des LDL-Cholesterins um ca. 10–15 %.

Kaffee

Epidemiologische Untersuchungen zeigen, dass Filterkaffee keine signifikanten nachteiligen Wirkungen auf das Lipidprofil hat [1513]. Neuere Daten widerlegen auch einen relevanten Lipid-steigernden Effekt von türkischem Kaffee.

43.3 Ernährungstherapie der Hyperlipoproteinämie

Von großer Bedeutung für die Diagnostik und Therapie jeder Fettstoffwechselstörung ist die Frage nach dem vorzeitigen Auftreten einer koronaren Herzerkrankung beim Patienten oder seinen Verwandten 1. Grades [1504]. Eine positive Familienanamnese weist differenzialdiagnostisch auf eine schwerwiegende, meist genetisch bedingte Form der Fettstoffwechselstörung hin, die in der Regel

Tab. 43.3 Zielwerte für das LDL-Cholesterin in Abhängigkeit vom individuell zu ermittelnden Risiko für das Auftreten zukünftiger kardiovaskulärer Ereignisse (mod. nach ESC/EAS Guidelines).

Risiko*	Risikofaktoren für Arteriosklerose	LDL-Cholesterin-Zielwert
sehr hoch (> 10 %)	• KHK oder • Diabetes mellitus Typ 2, Diabetes mellitus Typ 1 mit Endorganschäden, chronische Niereninsuffizienz, ischämischer Insult, Karotisstenose > 50 %, pAVK, abdominelles Aortenaneurysma • bei Kombinationen	< 50 mg/dl
hoch (5–10 %)	prominente einzelne Risikofaktoren (z. B. familiäre Hypercholesterinämie, ausgeprägte Hypertonie)	< 70 mg/dl
moderat (1–5 %)		< 100 mg/dl

** Risikokalkulation (Risiko, innerhalb von 10 Jahren ein koronares Ereignis – Myokardinfarkt/koronarer Tod – zu erleiden). Alternativ: SCORE-Risikokalkulator (Systemic Coronary Risk Estimation)*

neben intensiven Ernährungs- und Lebensstilmaßnahmen auch eine medikamentöse Behandlung notwendig macht.

Basierend auf den aktuellen ESC-Leitlinien wird das kardiovaskuläre Risiko mit dem SCORE-Kalkulator ermittelt. Eine gesonderte Rolle kommt den Entitäten zu, die mit einem sehr hohen kardiovaskulären Risiko verbunden sind. Obwohl die Anhebung von HDL-Cholesterin und die Senkung der Triglyzeride wichtige Bestandteile in der Reduktion des kardiovaskulären Risikos sind, gibt es aufgrund der vorhandenen Evidenz nur klare Zielwerte für das LDL-Cholesterin. In Abhängigkeit vom individuell zu ermittelndem Risiko für das Auftreten zukünftiger kardiovaskulärer Ereignisse werden für das LDL-Cholesterin unterschiedliche Zielwerte festgelegt (▶ Tab. 43.3).

43.3.1 Allgemeine ernährungstherapeutische Behandlungskonzepte

Allgemeine Faktoren des Lebensstils wie Übergewicht, mangelnde Bewegung und Nikotinabusus sowie Fehlernährung mit zu viel Fett, Zucker und Alkohol können selbst beim Stoffwechselgesunden und verstärkt bei entsprechender genetischer Veranlagung zu einer Fettstoffwechselstörung führen. Da sie darüber hinaus auch wichtige Manifestationsfaktoren für die meisten genetisch bedingten primären Fettstoffwechselstörungen darstellen, ist die Vermeidung dieser Faktoren durch eine gesunde, ausgewogene Ernährungs- und Lebensweise die Grundlage für die Behandlung fast aller Fettstoffwechselstörungen [3].

Lebensstiländerungen

Den größten Erfolg haben Änderungen im Ernährungsverhalten, wenn sie von Lebensstiländerungen im Hinblick auf eine gesunde Lebensweise begleitet werden. Hierzu gehören neben der Gewichtsreduktion bei Übergewicht eine regelmäßige körperliche Aktivität, die Beendigung eines Nikotinabusus sowie ein allenfalls moderater Alkoholgenuss, falls nicht aufgrund einer Hypertriglyzeridämie eine strikte Alkoholkarenz empfehlenswert erscheint.

Durch solche Lebensstiländerungen können nicht nur die Lipidparameter weiter verbessert werden, sondern es kann auch nachweislich das Risiko für das Auftreten von Bluthochdruck, Diabetes mellitus Typ 2 und Herz-Kreislauf-Erkrankungen reduziert werden [1514]. Ein Nikotinabusus ist mit niedrigeren HDL-Spiegeln assoziiert. Umgekehrt führt die Beendigung eines Nikotinabusus trotz der damit verbundenen Gewichtszunahme zu einem Anstieg der HDL-Konzentration um etwa 4 mg/dl.

> **Hinweis für die Praxis**
> Eine erfolgreiche Ernährungsberatung sollte immer auch Empfehlungen für eine entsprechende Lebensstiländerung, am besten gekoppelt mit einem entsprechenden verhaltenstherapeutischen Angebot, umfassen.

Gewichtsreduktion

Eine positive Energiebilanz verstärkt nahezu alle Fettstoffwechselstörungen und ist ein wichtiger auslösender Faktor für die Manifestation vieler genetisch bedingter Fettstoffwechselstörungen. Darüber hinaus ist die bauchbetonte/viszerale Adipositas ursächlich für die Insulinresistenz und damit für die typische Dyslipoproteinämie beim metabolischen Syndrom mit erhöhten Triglyzerid- und erniedrigten HDL-Spiegeln verantwortlich. Die Reduktion eines Übergewichts stellt daher bei allen Fettstoffwechselstörungen eine der wichtigsten therapeutischen Maßnahmen dar (für Einzelheiten siehe Kap. 39 und Kap. 40).

Da es unter einer hypokalorischen Ernährung immer zu einem Abfall der LDL-Spiegel und oft auch vorübergehend der HDL-Spiegel kommt, kann der Erfolg einer Gewichtsreduktion auf die Fettstoffwechselstörung immer erst einige Wochen nach Erreichen einer ausgeglichenen Kalorienbilanz beurteilt werden.

> **Hinweis für die Praxis**
> Eine vorsichtige und nachhaltige hypokalorische Diät ergänzt sich sehr gut mit den Umstellungen der Nahrungsmittelzusammensetzung, wie sie für die Behandlung von Fettstoffwechselstörungen wichtig sind. In beiden Fällen wird eine ballaststoffreiche, fettmodifizierte, vollwertige Kost unter Bevorzugung pflanzlicher statt tierischer Lebensmittel empfohlen.

Ballaststoff-reiche, bevorzugt pflanzliche Mischkost

Eine Ballaststoff-reiche Kost mit einer Zufuhr von mindestens 25–30 g Ballaststoffe pro Tag, darunter 7–13 g lösliche Ballaststoffe, und einem Vollkornanteil von mehr als 50 % der zugeführten Getreideprodukte ist nicht nur Bestandteil der Ernährungsempfehlungen bezüglich einer ausgewogenen und gesunden Kost, sondern stellt auch eine wesentliche Grundlage für die ernährungsmedizinische Behandlung von Fettstoffwechselstörungen dar.

Ballaststoff-reiche Lebensmittel enthalten weniger Kalorien und Fett, besitzen eine günstige Fettzusammensetzung mit geringerem Anteil an tierischen gesättigten Fettsäuren und einen geringeren Anteil an rasch resorbierbaren Kohlenhydraten. Eine Ballaststoff-reiche Ernährung unterstützt aufgrund ihrer geringeren Energiedichte bei gleichzeitig stärkerem Sättigungsgefühl nicht nur die Gewichtsreduktion, sondern führt zusätzlich zu einer Bevorzugung vollwertiger pflanzlicher Lebensmittel mit den darin enthaltenen antioxidativen und antiatherogenen Vitaminen und sekundären Pflanzenstoffen.

Die Patienten sollten daher angehalten werden, wo immer möglich, vollwertige pflanzliche Produkte vergleichbaren Ballaststoff-ärmeren oder tierischen Produkten vorzuziehen. Auch die von verschiedenen Fachgesellschaften empfohlene abwechslungsreiche Kost mit einem regelmäßigen Konsum von Gemüse, Rohkost, Hülsenfrüchten und frischem Obst unterstützt eine ballaststoffreiche Ernährungsweise. Den höchsten Gehalt an Ballaststoffen besitzen dabei Vollkornbrot und Vollkornprodukte, gefolgt von Gemüse und Obst (für Einzelheiten siehe Kap. 5) [1509].

43.3.2 Ernährungstherapie bei LDL-Hypercholesterinämie

Reduktion der Nahrungsfette

Die gesättigten Fettsäuren stellen den wichtigsten ernährungsmedizinischen Faktor für die Entstehung und diätetische Behandlung von Fettstoffwechselstörungen dar, gefolgt von Trans-Fettsäuren, Übergewicht und Nahrungs-Cholesterin.

Die Reduktion der Zufuhr von gesättigten Fettsäuren ist die wirksamste Maßnahme zur Senkung erhöhter LDL-Cholesterinwerte. So sollte der Anteil an gesättigten Fettsäuren in der Ernährung auf maximal 7–10 % der Tagesenergiemenge begrenzt werden und der Anteil der Fette insgesamt bei maximal 30 % der Nahrungsenergie liegen. Dabei muss darauf geachtet werden, dass die Gesamtfettreduktion auf Kosten derjenigen Lebensmittel umgesetzt wird, die den höchsten Anteil an gesättigten Fettsäuren aufweisen.

Bevorzugung pflanzlicher Lebensmittel

Da Nahrungsmittel tierischer Herkunft wie Streichfette, Fleisch, Wurstwaren, Milch- und Käseprodukte mit über 80% Anteil die wichtigsten Quellen an gesättigten Fettsäuren darstellen, ist dies grundsätzlich am einfachsten durch eine Bevorzugung pflanzlicher vor tierischen Lebensmitteln zu erreichen. Ausnahmen hiervon bilden lediglich die pflanzlichen Fette Palmöl und Kokosfett, die aufgrund ihres sehr hohen Anteils an gesättigten Fettsäuren zu meiden sind, sowie bei den tierischen Lebensmitteln der Fisch, der aufgrund seiner günstigen Fettzusammensetzung auch in Form von fettreichen Seefischen weitgehend ohne Einschränkung verzehrt werden kann.

Eine der wirksamsten Maßnahmen bei der Reduktion tierischer Fette ist dabei der Austausch von Butter gegen pflanzliche Margarine, was bereits zu einem Abfall des LDL-Cholesterins um etwa 10% führen kann. Bei fetten Brotauflagen kann meist ganz auf ein Streichfett verzichtet werden. Nahrungsmittel mit sichtbarem Fett sollten vermieden oder – falls möglich – zumindest der sichtbare Fettanteil entfernt werden.

Austausch von Lebensmitteln

In einem nächsten Schritt werden die versteckten, nicht sichtbaren Fette durch Austausch von fettreichen gegen fettärmere Lebensmittel reduziert. Für die gezielte Bevorzugung von fettarmen oder fettreduzierten Fleisch-, Wurst-, Käse- und Milchprodukten helfen konkrete Austauschvorschläge in Abhängigkeit von der Nahrungsmittelpräferenz und den Ernährungsgewohnheiten (► Tab. 43.4).

Am wirksamsten sind diese Maßnahmen, wenn sie nach Erstellung von Ernährungsprotokollen unter Berücksichtigung der jeweiligen Ernährungsvorlieben und anhand von konkreten Austauschvorschlägen im Rahmen einer individuellen und wiederholten Ernährungsberatung erfolgen. Grundsätzlich ist bei der Nahrungszubereitung der Einsatz von modernen, fettarmen und schonenden Verfahren (Einsatz von Dampfgarer, Mikrowelle, Römertopf, beschichteten Pfannen, Bratfolie, Grillen [mit Folie] und Dünsten) zu empfehlen. Damit bei einer ausgeglichenen Energiebilanz eine ausreichende Reduktion des Nahrungsfetts erreicht werden kann, muss in der Regel der Anteil an Kohlenhydraten steigen. Dies sollte in erster Linie

Tab. 43.4 Alternativen für fettreiche Lebensmittel [1517], [1522].

Fettreiche Produkte	Fettmenge	Fettarme Produkte	Fettmenge
30 g Salami	11 g	30 g magerer Kochschinken	1 g
30 g Schnittkäse, 45 % Fett	9 g	30 g Schnittkäse, 30 % Fett	5 g
1 Glas Vollmilch	7 g	1 Glas fettarme Milch	3 g
150 g paniertes Schweinekotelett	18 g	150 g Putenbrust, natur, in Öl gebraten	7 g
200 g Pommes frites	29 g	200 g Pellkartoffeln + 1 Teelöffel Butter	5 g
200 g Tiefkühlrahmgemüse	14 g	200 g Tiefkühlgemüse, natur, + 5 g Öl	5 g
1 Croissant	12 g	1 Vollkornbrötchen	1 g
50 g Kartoffelchips	20 g	50 g Salzstangen	0 g
1 Stückchen Cremetorte	11 g	1 Stückchen Hefeobstkuchen	3 g
gesamt	**130 g***	**gesamt**	**30 g****

* *entspricht bei 2000 kcal/d der doppelten „Fett-Tagesration“*
** *entspricht bei 2000 kcal/d knapp der Hälfte der „Fett-Tagesration“*

durch vollwertige, komplexe Kohlenhydrate und nicht durch eine Steigerung von Süßem und rasch resorbierbaren Kohlenhydrat-reichen Lebensmitteln geschehen.

Reduktion der Trans-Fettsäuren

Aufgrund der besonders ungünstigen Auswirkungen der trans-ungesättigten Fettsäuren sollte ihr Konsum optimalerweise auf <0,5 g/d reduziert werden. Da der größte Teil an Trans-Fettsäuren im Rahmen der industriellen Härtung von Pflanzenfetten entsteht, kann dies nur in Zusammenwirkung von Verbrauchern, Gesetzgeber und der Lebensmittelindustrie erreicht werden. Die Vermeidung entsprechender Produkte wird durch die zunehmende Deklaration der Menge an Trans-Fettsäuren auf den Verpackungen von industriellen Fertigprodukten vereinfacht. In Deutschland liegt die durchschnittliche Zufuhr an Trans-Fettsäuren bereits auf einem relativ niedrigen Niveau von unter 1 % der Tagesenergie, und auch in den gebräuchlichen Margarinen pflanzlicher Herkunft sind nur noch sehr geringe bis keine Mengen an Trans-Fettsäuren enthalten.

Hinweis für die Praxis

In der Ernährungstherapie ist im Hinblick auf eine Vermeidung der Trans-Fettsäuren insbesondere auf eine Reduktion von frittierten Nahrungsmitteln und von Fertigbackwaren zu achten.

Modifikation der Nahrungsfette

Erst nach einer ausreichenden Reduktion der Gesamt-Fettzufuhr (und damit der gesättigten Fettsäuren) muss in einem 2. Schritt auf eine Erhöhung des relativen Anteils an einfach und mehrfach ungesättigten Fettsäuren geachtet werden.

Einfach ungesättigte Fettsäuren

Den mit 10–15 % der Energiemenge größten Anteil sollten dabei die einfach ungesättigten Fettsäuren (MUFA) ausmachen, die insbesondere bei Austausch gegen gesättigte Fettsäuren einen LDL-senkenden Effekt aufweisen, HDL nicht wesentlich senken und auch in der Mittelmeerkost in hoher Konzentration enthalten sind. In der Praxis wird dies durch den bevorzugten Einsatz von Ölsäure-reichen Ölen wie Olivenöl, aber auch Raps- und Erdnussöl als Salat- und Speiseöl erreicht.

Mehrfach ungesättigte Fettsäuren

Zusätzlich zu den MUFA ist auf eine ausreichende Zufuhr der essenziellen mehrfach ungesättigten Fettsäuren (PUFA) zu achten, um den zusätzlichen LDL-senkenden Effekt der Linolsäure und die kardioprotektiven sowie Triglyzerid-senkenden Wirkungen der Omega-3-Fettsäuren auszunutzen. Dabei sollte der Anteil an PUFA aufgrund ihrer vielfältigen und heute noch nicht ganz absehbaren Wechselwirkungen nach den Empfehlungen verschiedener Fachgesellschaften auf maximal 10 % der Tagesenergiemenge begrenzt werden.

Für die Empfehlung eines Verhältnisses von Omega-6- zu Omega-3-Polyensäuren von 5:1 gibt es nach neueren Daten keine ausreichende Evidenz. Zur Deckung des Bedarfs an essenziellen **Omega-6-Fettsäuren** wird ein regelmäßiger Konsum von Linolsäure (C 18:2) in Form von Sonnenblumen-, Distel- oder Walnussöl oder in Form von mit mehrfach ungesättigten Fettsäuren angereicherter Pflanzenmargarine (Diätmargarine) empfohlen.

Der Großteil der mehrfach ungesättigten **Omega-3-Fettsäuren** kann durch den täglichen Konsum von etwa 1,5–2 g der pflanzlichen Alpha-Linolensäure gedeckt werden, was in der Praxis einer Menge von jeweils 2 Esslöffeln Rapsöl, 1 Esslöffel gemahlener Leinsamen, 2 Esslöffeln Rapsmargarine oder 4–5 Walnüssen entspricht.

Ein optimales Verhältnis von Omega-6- zu Omega-3-Fettsäuren (Linolsäure zu Alpha-Linolensäure) besitzen insbesondere Walnuss- und Rapsöl. Dabei zeigt die pflanzliche Alpha-Linolensäure im direkten Vergleich zu den tierischen Omega-3-Fettsäuren Eicosapentaen- und Docosahexaensäuren nicht denselben kardioprotektiven Effekt und wird auch bei reichlicher Einnahme nicht ausreichend in diese umgewandelt.

Eine zur Senkung der Triglyzeride ausreichende Zufuhr langkettiger Omega-3-Fettsäuren kann nicht allein durch fetten Fisch (Thunfisch, Lachs, Hering, Makrele) gesichert werden. Die dazu notwendigen Mengen erreicht man nur durch eine

Zufuhr von Supplementen. Darüber hinaus bestehen Bedenken hinsichtlich des gesundheitlichen Risikos bei vermehrtem Konsum von fettem Fisch aus Meeren und Ozeanen wegen der Kontaminationsgefahr durch organische Schadstoffe oder Schwermetalle.

Bei der Wahl der **Öle** muss beachtet werden, dass hochwertige, an ungesättigten Fettsäuren reiche Pflanzenöle aufgrund ihrer Oxidierbarkeit nicht so stark erhitzt werden dürfen und eine begrenzte Haltbarkeit aufweisen. Als küchentechnische Alternative für die hoch erhitzbaren an gesättigten Fettsäuren reichen Palm- und Kokosfette können bei vorsichtiger Erhitzung fürs Braten raffinierte (extrahierte) und damit geschmacksneutrale und stärker erhitzbare Pflanzenöle herangezogen werden.

Bei allen diesen Bemühungen zur Steigerung der Versorgung mit ungesättigten Fettsäuren ist zu beachten, dass mit jedem Esslöffel Öl (10 g) ca. 90 kcal (377 kJ) zugeführt werden, sodass insbesondere in Kombination mit dem regelmäßigen Genuss von fettem Seefisch, Margarine und Nüssen die empfohlene Gesamtmenge der täglichen Fettaufnahme rasch überschritten werden kann. Eine Übersicht über die Zusammensetzung der verschiedenen Öle und Fette gibt ▸ Tab. 43.5.

Reduktion von Nahrungs-Cholesterin

Werden die oben genannten ernährungsmedizinischen Empfehlungen einer Fett-armen und Fett-modifizierten Kost mit einer Bevorzugung von Ballaststoff-reichen pflanzlichen Lebensmitteln konsequent umgesetzt, führen diese Maßnahmen in der Regel bereits zu einer erheblichen Reduktion auch der Zufuhr an Nahrungs-Cholesterin.

Eine weitere Senkung kann durch die Vermeidung von besonders Cholesterin-reichen Nahrungsmitteln wie Eigelb, Innereien oder Krustentieren erreicht werden. Dabei ist das Ansprechen auf eine Cholesterinsenkung stark von der genetischen Veranlagung (z. B. Apolipoprotein-A1- und -E-Polymorphismus) abhängig und im Vergleich zur Reduktion der gesättigten Fettsäuren von untergeordneter Bedeutung.

Hinweis für die Praxis

Eine zusätzliche Verminderung der Nahrungs-Cholesterinaufnahme auf ca. 200–300 mg/d, unter anderem durch eine Begrenzung auf den Konsum von 1–2 Eigelb pro Woche, ist bei Vorliegen einer signifikanten LDL-Hypercholesterinämie empfehlenswert.

Lösliche Ballaststoffe

Neben den indirekten lipidsenkenden Effekten von Ballaststoffen, die in erster Linie durch die Reduktion des Fett- und Zuckeranteils der Nahrung entstehen, wird insbesondere den löslichen Ballaststoffen ein direkter zusätzlicher Cholesterin-senkender Effekt zugeschrieben. Allerdings ist die gezielte vermehrte Zufuhr an löslichen Ballaststoffen wie Guar, Pektin und Hafer- sowie Bohnenkleie nur begrenzt möglich. Den stärksten mutmaßlich direkten LDL-senkenden Effekt hat dabei Pektin, das in der täglichen Ernährung durch Äpfel, Birnen und Beeren zugeführt werden kann (ein großer Apfel enthält etwa 1 g Pektin).

Hinweis für die Praxis

Durch die oben genannten diätetischen Maßnahmen ist je nach individueller genetischer Veranlagung, zugrunde liegender Fettstoffwechselstörung und der Höhe der Ausgangsspiegel eine LDL-Cholesterin-Reduktion von 10–25 % erreichbar.

Weitere Maßnahmen

Eine allgemeine Empfehlung zu den mit Phytosterol angereicherten funktionellen Nahrungsmitteln kann in der Primärprävention nicht gegeben werden. Auch die Supplementierung mit anderen Lebensmittelinhaltsstoffen wie Knoblauch, Sojaprotein, Isoflavone, Kalzium oder Lecithin ist aufgrund fehlender oder nur sehr schwacher Wirksamkeit im Hinblick auf den Lipidstoffwechsel nicht sinnvoll. Der Genuss von Tee (insbesondere grünem Tee) scheint günstig und der Konsum von Filterkaffee nicht nachteilig zu sein.

Tab. 43.5 Zusammensetzung verschiedener Öle und Fette [1522].

Fettsorten	Gesättigte Fettsäuren (%)	Einfach ungesättigte Fettsäuren (%)	Mehrfach ungesättigte Fettsäuren (%)	Trans-Fettsäuren (%)
Tierische Fette				
Butter	54	24	2	3
Gänseschmalz	28	57	11	–*
Schweineschmalz	38	44	12	0,4
Flüssige pflanzliche Fette				
Distelöl	9	11	76	–*
Erdnussöl	20	55	22	–*
Kürbiskernöl	16	29	50	–*
Leinöl	10	19	67	–*
Maiskeimöl	13	27	57	–*
Olivenöl	14	70	9	–*
Palmöl	48	37	10	–*
Rapsöl	7	58	32	–*
Sesamöl	13	40	43	–*
Sojaöl	15	20	61	–*
Sonnenblumenöl	11	21	64	–*
Walnussöl	10	18	64	0,2
Feste pflanzliche Fette				
Palmkernfett	79	14	2	–*
Kakaobutter	61	31	2	0,1
Kokosfett	86	7	2	–*
Standard-Margarine	24	33	20	–*
Pflanzen-Margarine	30	27	20	3,0
Diät-Margarine	26	18	33	0,4
Halbfett-Margarine	11	13	13	0,8

**keine Analyse vorhanden*

V

Spezielle Therapie bei familiärer Hypercholesterinämie (LDL-Rezeptor-Defekt, Apolipoprotein-B-Defekt)

Patienten mit der extrem seltenen **homozygoten Form** sprechen auf eine Ernährungstherapie nicht an, hier ist in der Regel eine LDL-Apherese notwendig. Bei der LDL-Apherese wird in einem extrakorporalen Kreislauf mittels verschiedener physikochemischer Trennprinzipien LDL-Cholesterin entfernt. Die LDL-Apherese wird angewendet, wenn mit einer über 12 Monate dokumentierten maximalen diätetischen und medikamentösen Therapie das LDL-Cholesterin nicht ausreichend gesenkt werden kann, und ersetzt nicht, sondern ergänzt die medikamentöse Therapie. Je nach Koronarrisiko kann im Einzelfall auch frühzeitiger eine LDL-Apherese indiziert sein.

Bei den **heterozygoten Formen** kann durch eine konsequente Ernährungstherapie, insbesondere durch Vermeidung von gesättigten Fettsäuren und Cholesterin, eine LDL-Senkung erreicht werden. In der Regel ist aber eine zusätzliche aggressive medikamentöse Therapie notwendig. LDL-Ziel: Primärprävention <70 mg/dl, bei manifester KHK oder Diabetes mellitus <50 mg/dl. Es ist an die Untersuchung der Verwandten denken.

Spezielle Therapie bei Apolipoprotein-E4-Polymorphismus

Diese Form ist nur durch Gendiagnostik von der polygenen Hypercholesterinämie zu unterscheiden. Bei Nachweis eines Apolipoprotein-Phänotyps E4/4, aber auch E4/3 oder E4/2, muss besonders auf eine Reduktion des Nahrungs-Cholesterins geachtet werden.

Empfehlungen zur Ernährung

LDL-Hyperlipoproteinämie

Zusammenfassende Übersicht der praktischen Empfehlungen bei der diätetischen Behandlung einer LDL-Hyperlipoproteinämie:

- Gewichtsreduktion
- Bevorzugung ballaststoffreicher pflanzlicher Lebensmittel (z. B. Hafer, Äpfel, Beerenfrüchte, Vollkornprodukte)
- Reduktion von Butter, ggf. Austausch gegen pflanzliche Margarine
- Verzicht/Entfernen von sichtbarem tierischem Fett
- Reduktion des Anteils an unsichtbarem Fett (Bevorzugung fettarmer gegenüber fettreichen Lebensmitteln bei Fleisch, Wurst, Käse und Milchprodukten)
- fettarme Zubereitung der Nahrungsmittel (Reduktion von Back- und Kochfett, Dünsten, Grillen, Dämpfen, Garen)
- Reduktion der Trans-Fette (Verzicht auf Frittiertes, Blätterteig, industrielle Backwaren und Fertiggerichte)
- Fettmodifikation: vermehrt einfach (z. B. Olivenöl) und mehrfach gesättigte Fettsäuren (z. B. Sonnenblumen-, Maiskeimöl)
- Cholesterinreduktion

Geeignete und ungeeignete Lebensmittel sind in ▸ Tab. 43.6 aufgelistet.

43.3.3 Ernährungstherapie bei Hypertriglyzeridämie

Die Umstellung der Ernährung stellt die wichtigste und wirksamste Maßnahme bei der Behandlung einer Hypertriglyzeridämie dar. Nahezu alle Hypertriglyzeridämien können durch eine optimale Ernährung und Lebensstiländerung signifikant gebessert oder normalisiert werden. Umgekehrt vermag keine verfügbare medikamentöse Therapie eine falsche Ernährung und Lebensweise zu kompensieren.

Hierbei spielen Reduktion eines Übergewichts, vermehrte körperliche Aktivität, Vermeidung von Alkohol und Umstellung der Ernährung auf eine ausgewogene, ballaststoffreiche Mischkost mit Bevorzugung pflanzlicher Lebensmittel eine entscheidende Rolle. Da die Hypertriglyzeridämie sehr häufig die Folge von Adipositas und der damit assoziierten Insulinresistenz ist, stellt bei vorliegendem Übergewicht die Gewichtsnormalisierung die erste Maßnahme dar, aber auch eine vermehrte körperliche Aktivität hilft durch die Verbesserung der Insulinresistenz die Hypertriglyzeridämie zu reduzieren.

Alkoholkarenz

Der Alkoholverzicht ist die wirksamste und wichtigste Maßnahme bei der Behandlung einer Hypertriglyzeridämie. Im Gegensatz zu Stoffwechselgesunden führen bei Menschen mit genetischer Prädisposition für eine Hypertriglyzeridämie bereits kleine Mengen Alkohol zu einem starken Anstieg der Triglyzerid-Serumspiegel, sodass in der Regel eine fast absolute Alkoholkarenz anzustreben ist. Da Alkohol im Zusammenhang mit fettreichen Mahlzeiten, selbst wenn diese schon länger zurückliegen, eine deutliche Steigerung der postprandialen Hypertriglyzeridämie (Chylomikronämie) bewirkt, muss auch bei Hypertriglyzeridämie das Prinzip einer fettarmen, fettmodifizierten Kost mit einem möglichst geringen Anteil an gesättigten Fettsäuren unbedingt beachtet werden.

Einschränkung rasch resorbierbarer Kohlenhydrate

Bei der Reduktion des Alkoholkonsums sollte besonders darauf geachtet werden, dass im Austausch nicht vermehrt zuckerhaltige Getränke wie Limonaden, Sodagetränke und Fruchtsäfte konsumiert werden, da insbesondere die rasch resorbierbaren kurzkettigen Kohlenhydrate Glukose, Fruktose und Saccharose ähnlich wie Alkohol zu einer deutlichen Steigerung der VLDL-Produktion führen. Vermieden werden müssen daher in erster Linie Zucker, zuckerhaltige Lebensmittel wie Süßigkeiten, Gebäck, Marmelade, Honig, Süßspeisen und andere rasch resorbierbare kurzkettige Kohlenhydrate, aber auch Zuckeraustauschstoffe wie Fruktose, Xylit und Sorbit.

Als Alternative können Süßstoffe wie Saccharin und Aspartam etc. ohne Nachteile für den Triglyzeridstoffwechsel verwendet werden. Da der Triglyzerid-steigernde Effekt von kurzkettigen Kohlenhydraten durch die Bevorzugung von komplexen ballaststoffhaltigen Kohlenhydraten mit einem niedrigen glykämischen Index abgeschwächt werden kann, sollten wo immer möglich rasch resorbierbare Kohlenhydrate mit einem hohen glykämischen Index wie Weißbrot, heller Reis und aus hellem Mehl hergestellte Lebensmittel durch die entsprechenden Ballaststoff-reichen Vollkornprodukte ersetzt werden.

Modifikation der Nahrungsfette

Bei einer sehr fettarmen Kost (< 20–25 % Tagesenergie) kann es durch den hierdurch bedingten relativen Anstieg des Kohlenhydratanteils zu einem Anstieg der Triglyzeridspiegel kommen, sodass bei entsprechender Veranlagung eine dauerhafte Absenkung des Fettanteils unter 30 % des Tagesbedarfs nicht angestrebt werden sollte (außer zur Gewichtsreduktion).

In besonderen Fällen kann sogar ein Anheben des Fettanteils auf bis zu 35 % der Tagesenergie sinnvoll sein. Dabei ist wie bei der allgemeinen lipidsenkenden Ernährung darauf zu achten, dass die gesättigten Fettsäuren auf weniger als 7–10 % reduziert bleiben und der erhöhte Fettanteil vor allem durch einfach ungesättigte Fettsäuren aus Oliven- und Rapsöl gedeckt wird. Weiterhin sollten ausreichend ungesättigte Omega-3-Fettsäuren aufgenommen werden, da hierdurch ein leichter zusätzlicher Triglyzerid-senkender Effekt von 10–15 % zu erreichen und darüber hinaus mit kardioprotektiven Wirkungen zu rechnen ist.

Die Einnahme von **Omega-3-Fettsäuren** aus fettem Fisch führt zu einem dosisabhängigen Triglyzerid-senkenden Effekt. Allerdings zeigen sich deutliche Effekte erst in einer Dosis von mehr als 1,5–3 g/d, die durch den regelmäßigen Verzehr von Fisch in einer normalen westlichen Ernährung nicht mehr regelhaft erreichbar sind. Daher hat sich die Supplementation von Omega-3-Fettsäuren in Form von **Fischöl-Kapseln** oder Omega-3-Fettsäure-Ethylestern als eine sinnvolle Alternative zur Behandlung der Hypertriglyzeridämie etabliert. Dabei müssen aufgrund der ausgeprägten Dosis-Wirkungs-Beziehung deutlich größere Mengen an Fischöl eingenommen werden (1,5–3 g Omega-3-Fettsäure-Ethylester pro Tag), als dies für die kardioprotektiven Wirkungen von Fischöl nach Herzinfarkt oder Herzversagen notwendig ist (1 g Omega-3-Fettsäure-Ethylester pro Tag).

> **Hinweis für die Praxis**
> Aufgrund der besseren Bioverfügbarkeit und Verträglichkeit, der geringeren Kalorienbelastung, der kontrollierten Einnahme und Überwachung ist der Gabe von Omega-3-Fettsäuren als Medikament in Form von wässrigen Ethylestern eindeutig der Vorzug vor der Supplementation in Form von öligen Fischkapseln zu geben.

Im Gegensatz zu den tierischen Omega-3-Fettsäuren zeigt die pflanzliche Omega-3-α-Linolensäure, die in Raps-, Soja-, Walnuss- und Leinöl enthalten ist, keine Effekte auf den Triglyzerid-Stoffwechsel, verbessert aber den LDL-HDL-Quotienten, wenn sie in Form von Walnüssen aufgenommen wird.

Therapie spezifischer Hypertriglyzeridämien

Metabolisches Syndrom und Insulinresistenz

Ursächlich für die Fettstoffwechselstörung ist in erster Linie die Insulinresistenz, sodass therapeutisch eine Lebensstiländerung mit Gewichtsreduktion und verstärkter körperlicher Aktivität im Vordergrund stehen sollte. Angesichts des erhöhten kardiovaskulären Risikos ist neben einer Reduktionskost diätetisch eine Normalisierung der Triglyzeride auf < 150 mg/dl anzustreben, da bei normalen Triglyzeridspiegeln in der Regel auch von einer Reduktion der kleinen dichten, aber atherogenen LDL-Fraktion ausgegangen werden kann.

Familiäre Hypertriglyzeridämie

Bei fehlendem kardiovaskulärem Risiko ist die Vermeidung eines Chylomikronämie-Syndroms mit Pankreatitis (ab Triglyzeridwerten > 1000 mg/dl) das wichtigste Ziel. Hierfür sollten die Nüchtern-Triglyzeridspiegel bei negativer Pankreatitis-Anamnese auf Werte zwischen 200 und 400 mg/dl und bei bereits aufgetretener Pankreatitis auf < 200 mg/dl eingestellt werden.

Familiäre Dyslipoproteinämie

Da für die Manifestation meist auslösende Faktoren aus dem Bereich des Lebensstils, der Fehlernährung oder der sekundären Fettstoffwechselstörung vorhanden sind, müssen diese identifiziert und gezielt therapiert werden. Daneben sind eine Lipidmodifikation mit deutlicher Reduktion gesättigter Fette und Alkoholkarenz erforderlich. Aufgrund des sehr hohen kardiovaskulären Risikos ist meist auch eine medikamentöse Therapie notwendig. Therapieziel sind Triglyzeridwerte < 150 mg/dl.

Chylomikronämie-Syndrom

Das Chylomikronämie-Syndrom findet sich als schwere Verlaufsform, insbesondere nach Diätfehlern bei einer familiäreren Hypertriglyzeridämie, bei der kombinierten Hyperlipidämie, bei der Dysbetalipoproteinämie und selten auch beim metabolischen Syndrom. Ziel ist eine rasche Absenkung auf Werte < 1000 mg/dl zur Senkung des Pankreatitis-Risikos. Hierfür sind 1–2 Tage Nulldiät mit viel kalorienfreier Flüssigkeit (auch keine parenterale Ernährung mit Lipiden oder Glukose!) angezeigt. Dadurch wird ein Abfall der Triglyzeride um 50 % pro Tag erreicht.

Bei schwerer Verlaufsform mit Pankreatitis sollte ggf. eine einmalige Plasmapherese erfolgen. Anschließend ist die Dauertherapie durch konsequente Umsetzung der allgemeinen Ernährungstherapie bei Hypertriglyzeridämie erforderlich.

Bei der sehr seltenen familiären Chylomikronämie mit Mangel an Lipoproteinlipase oder an Apolipoprotein-CII-Aktivität kann im Rahmen einer sehr fettarmen Diät (< 10 % der Energiezufuhr) eine schrittweise Steigerung der Lipidzufuhr unter Verwendung von mittelkettigen Triglyzeriden (MCT) und mit Substitution essenzieller Fettsäuren durch 5–10 g eines Linolsäure-reichen Öls (Soja- oder Sonnenblumenöl) notwendig sein.

Empfehlungen zur Ernährung

Hypertriglyzeridämie

Zusammenfassende Übersicht der praktischen Empfehlungen bei der diätetischen Behandlung einer Hypertriglyzeridämie:

- Gewichtsreduktion, ausgeglichene Energiebilanz
- Lebensstil: Steigerung der körperlichen Aktivität, Beenden von Nikotinkonsum
- Alkoholkarenz
- Reduktion rasch resorbierbarer Kohlenhydrate: Meiden von Zucker und Zuckeraustauschstoffen (Fruktose, Sorbit, Xylit); alternativ erlaubt sind Süßstoffe
- Einschränkung gesättigter Fettsäuren
- Omega-3-Fettsäuren-haltige Fische/Supplemente
- reichliche Ballaststoffzufuhr (z. B. Haferprodukte)

Geeignete und ungeeignete Lebensmittel sind in ▶ Tab. 43.6 aufgelistet.

Tab. 43.6 Beispiele für geeignete und weniger geeignete Lebensmittel bei Hyperlipoproteinämien.

Lebensmittel	Geeignet	In Maßen geeignet	Nicht geeignet
Fleisch	Putenbrustfilet, Kalb, Kaninchen, Truthahn, Rebhuhn, Fasan, Hähnchen	mageres Schweine-, Rind- oder Lammfleisch ohne sichtbares Fett	Speck, Schweinemett, Hackfleisch, fettes Fleisch, Fleischkonserven, Innereien, Gans, Ente, Pasteten
Wurst	Rind- oder Kalbfleischsülze, Geflügelwurst, fettarmer Schinken	magerer Schinken (roh oder gekocht), Wurst (< 15 % Fett)	fettreiche Wurstsorten (z. B. Blutwurst, Leberwurst, Teewurst, Salami, Leberkäse, Mortadella, Bratwurst, Mettwurst)
Fisch	Magerfische (z. B. Dorsch, Scholle, Flunder, Steinbutt, Renke, Heilbutt, Kabeljau, Barsch, Schellfisch, Seelachs, Zander, Seezunge, Hecht), fette Fische (Lachs, Hering, Makrele, Thunfisch)	*panierter Fisch*, Fischkonserven mit Soße	Krusten- und Schalentiere (z. B. Garnele, Languste, Auster, Hummer), Kaviar, Aal, Krabben, Fischfrikadellen
Eier	Eiweiß	bis zu 2 Eier/Woche	≥ 3 Eigelb/Woche
Käse	Sauermilchkäse (z. B. Mainzerkäse), Magerkäse (< 10 % Fett i.Tr.)	fettarme Käsesorten bis 30 % Fett i.Tr. (Hüttenkäse, Schichtkäse)	fettreiche Käsesorten mit 40/45/50/60 % Fett i.Tr. z. B. Doppelrahmfrischkäse
Milch- und Milchprodukte	fettarme Milch (1,5 % Fett), Kefir, Buttermilch, Naturjoghurt mit 1,5 % Fett, Magerquark, Molke	Speisequark mit 10 % Fett, Kondensmilch mit 4 % Fett	Vollmilch (3,5 % Fett), Kaffeesahne, Kondensmilch mit 7 %, Speisequark mit 40 % Fett, Sahnequark, Naturjoghurt mit 3,5 % Fett, Schlagsahne, Creme fraiche, Schmand
Speiseöle/Fette	Olivenöl, Rapsöl, Erdnussöl	Sonnenblumenöl, Distelöl, Maiskeimöl, Sojaöl, Weizenkeimöl, Margarine mit einem hohen Anteil an ungesättigten Fettsäuren	Butter, Kokosfett, Schmalz, Palmkernfett, Fette mit chemisch gehärteten Ölen wie manche Margarinen und Frittierfette
Obst	frisches und tiefgefrorenes Obst, ungezuckertes Obstkompott	gezuckerte Obstkonserven, Trockenobst, Avocado	Bananen und Weintrauben in größeren Mengen, kandierte Früchte
Gemüse	alle Arten, gedünstet oder als Rohkost, frisch oder Tiefkühlkost, fettarm zubereitet	Gemüsekonserven	
Kartoffeln	Kartoffelpüree, Pellkartoffeln, Folienkartoffeln	mit geeigneten Fetten gebratene oder frittierte Kartoffelprodukte, z. B. Bratkartoffeln, Pommes frites	mit ungeeigneten Fetten zubereitete Kartoffelprodukte, z. B. Chips, Pommes frites
Getreide	Vollkornreis, Vollkornteigwaren, Haferflocken, Mais, Hirse, Buchweizen	helles Mehl (Type 405), helle Brotsorten, Baguette, weißer Reis, helle eifreie Teigwaren, gezuckerte Frühstückscerealien	eihaltige Teigwaren

Tab. 43.6 Fortsetzung

Lebensmittel	Geeignet	In Maßen geeignet	Nicht geeignet
Backwaren	Vollkornbrot (bei Hypertriglyzeridämie Weizen- und Roggenvollkornbrot)	Zwieback, Backwaren aus Hefeteig	Fette und süße Back- und Konditoreiwaren, Salz- und Käsegebäck, Kekse, Croissants
Süßwaren	aus ungezuckertem, reinem Obstsaft hergestelltes Fruchteis oder Fruchtsorbet	Süßstoffe, *Zucker, Zuckeraustauschstoffe (z. B. Fruktose), Honig, Marmelade, Bonbons, Milcheis;* Kuchen, die mit hochwertigen Pflanzenfetten, fettarmer Milch und ohne Eigelb zubereitet wurden	Schokolade, Nougat, Pralinen, Sahneeis, Softeis, Marzipan
Nüsse		Nüsse aller Art außer Kokosnüsse	Kokosnuss
Getränke	alle alkoholfreien Getränke z. B. Kräuter- und Früchtetee, natriumarmes Mineralwasser, Getränke ohne Zusatz von Zucker (kalorienreduziert), z. B. naturtrübe/-reine Obst- und Gemüsesäfte in Maßen, Filterkaffee	fettarmer Kakao, zuckerhaltige Erfrischungsgetränke, Malzbier, alkoholische Getränke	ungefilterter Kaffee, Trinkschokolade mit Sahne, alkoholische Getränke mit > 30 g/d Alkohol (Männer) und > 20 g/d Alkohol (Frauen)
sonstige Produkte	Kräuter, Gewürze, Senf, Essig, selbst hergestellte Saucen aus Gemüse	Ketchup, Flüssigwürze, Salz	Mayonnaise, Remoulade

Die kursiv aufgeführten Lebensmittel sind bei Hypertriglyzeridämie nicht geeignet.

Empfehlenswerte Lebensmittel: *Produkte aus dieser Gruppe sollten Hauptbestandteile der täglichen Kost sein. Sie sind fett- und cholesterinarm bzw. ballaststoffreich. Ausnahme bilden die hier aufgeführten Speiseöle und die fettreichen Fische, die aber aufgrund ihrer günstigen Fettsäurezusammensetzung empfohlen werden. Wegen des hohen Gesamtfettgehalts ist jedoch die tägliche Verzehrmenge einzuschränken.*

Nicht empfehlenswerte Lebensmittel: *Produkte aus dieser Gruppe sind reich an gesättigten Fettsäuren und/oder Cholesterin und sind daher möglichst zu vermeiden.*

43.3.4 Ernährungstherapie bei gemischter Hyperlipoproteinämie

Bei der gemischten Hyperlipidämie liegt gleichzeitig eine Erhöhung der LDL- und der Triglyzerid-Serumspiegel vor. Bei der Ernährungstherapie wird man versuchen, die Schwerpunkte nach der vorherrschenden Fettstoffwechselstörung zu richten. Dabei kommt der differenzialdiagnostischen Abgrenzung der verschiedenen Ursachen einer gemischten Hyperlipidämie große Bedeutung zu. So findet sich nicht selten eine Kombination verschiedener Fettstoffwechselerkrankungen, z. B. ein metabolisches Syndrom mit Triglyzeriderhöhung, das gleichzeitig der Auslöser für eine polygene nicht-familiäre Hypercholesterinämie mit LDL-Erhöhung ist. Neben einer ursächlichen Behandlung des metabolischen Syndroms wird man sich ernährungsmedizinisch vorrangig um die Senkung der Triglyzeride bemühen, da hier die größten diätetischen Erfolge zu erwarten sind, und bei persistierender LDL-Erhöhung diese ggf. medikamentös senken.

Familiäre kombinierte Hyperlipidämie

Hier bestehen stark wechselnde Lipidmuster innerhalb der Familie, aber auch beim Betroffenen. Daher erfolgt die Ernährungstherapie vor allem in Bezug auf die vorherrschende Lipidstörung. Da ein sehr hohes kardiovaskuläres Risiko vorliegt, ist meist zusätzlich eine medikamentöse Behandlung notwendig. Der LDL-Zielwert ist < 70 mg/dl, bei zusätzlich vorliegender KHK oder Diabetes mellitus < 50 mg/dl; die Triglyzeride sollten < 150 mg/dl betragen.

43.3.5 Ernährungstherapie bei HDL-Erniedrigung

Mit Ausnahme der vererbten familiären Hypoalphalipoproteinämie finden sich isoliert erniedrigte HDL-Cholesterinspiegel in erster Linie als sekundäre HDL-Erniedrigung bei ungünstiger Lebensweise und Ernährung. Therapeutisch stehen daher eine Gewichtsreduktion bei Übergewicht, die Beendigung eines Nikotinabusus, eine vermehrte körperliche Aktivität sowie eine fettreduzierte Diät im Vordergrund. Bei gleichzeitig erhöhten Triglyzeridspiegeln ist die HDL-Erniedrigung in der Regel auf die vermehrte Sekretion und Verstoffwechselung von VLDL zurückzuführen, sodass vorrangig die Differenzialdiagnostik und spezifische Behandlung der entsprechenden Hypertriglyzeridämie erfolgen müssen. Bei normalen Triglyzeridspiegeln sollte durch ernährungsmedizinische und ggf. medikamentöse Maßnahmen eine Senkung von LDL auf ein LDL-HDL-Verhältnis < 3 angestrebt werden. Da sehr fettarme Diäten auch zu einem Abfall von HDL führen, darf der Gesamtfettanteil bei optimaler Fettzusammensetzung nicht unter 30 % der Tagesenergie liegen.

43.3.6 Ernährungstherapie bei Lipoprotein-(a)-Erhöhung

Da keine Möglichkeiten einer gezielten ernährungsmedizinischen Intervention bestehen und Lipoprotein (a) insbesondere bei erhöhtem LDL-Cholesterin zum kardiovaskulären Risikofaktor wird, muss ernährungsmedizinisch vor allem auf eine Normalisierung von LDL-Cholesterin und anderen Begleitrisikofaktoren geachtet werden. Gegebenenfalls ist eine Lipidapherese als Therapie indiziert.

Literatur

[1504] Byrne AR, Rosello X, Coughlan JJ et al. 2023 ESC Guidelines for the management of acute coronary syndromes. Eur Heart J 2023; 44: 3720–3826

[1505] Caslake MJ, Miles EA, Kofler BM et al. Effect of sex and genotype on cardiovascular biomarker response to fish oils: the FINGEN Study. Am J Clin Nutr 2008; 88: 618–629

[1506] Estruch R, Ros E, Salas-Salvado J et al. Primary prevention of cardiovascular disease with a Mediterranean diet. N Engl J Med 2013; 368: 1279

[1507] Hartley L, Flowers N, Holmes J et al. Green and black tea for the primary prevention of cardiovascular disease. Cochrane Database Syst Rev 2013; 6: CD009934

[1508] Hirakawa M, Arase Y, Amakawa K et al. Relationship between alcohol intake and risk factors for metabolic syndrome in man. Intern Med 2015; 54: 2139–2145

[1509] Hollænder PL, Ross AB, Kristensen M et al. Whole-grain and blood lipid changes in apparently healthy adults: a systematic review and meta-analysis of randomized controlled studies. Am J Clin Nutr 2015; 102: 556–572

[1510] Holven KB, van Lennep JR. Sex differences in lipids: a life course approach. Atherosclerosis 2023; 384: 117270

[1511] Hooper L, Summerbell CD, Thompson R et al. Reduced or modified dietary fat for preventing cardiovascular disease. Cochrane Database Syst Rev 2012; 5: CD002137

[1512] Howell WH, McNamara DJ, Tosca MA et al. Plasma lipid and lipoprotein responses to dietary fat and cholesterol: a meta-analysis. Am J Clin Nutr 1997; 65: 1747–1764

[1513] Karabudak E, Türközu D, Köksal E. Association between coffee consumption and serum lipid profile. Exp Ther Med 2015; 9: 1841–1846

[1514] Lichtenstein AH, Deckelbaum RJ. AHA science Advisory Stanol/sterol ester-containing foods and blood cholesterol levels. A statement for healthcare professionals from the Nutrition Committee of the Council on Nutrition, Physical Activity and Metabolism of the American Heart Association. Circulation 2001; 103: 117

[1515] Livesey G, Taylor R. Fructose consumption and consequences for glycation, plasma triacylglycerol and body weight: meta-analyses and meta-regression models of intervention studies. Am J Clin Nutr 2008; 88: 1419–1437

[1516] Mensink RP, Zock PL, Kester AD et al. Effects of dietary fatty acids and carbohydrates on the ratio of serum total to HDL cholesterol and on serum lipids and apolipoproteins: a meta-analysis of 60 controlled trials. Am J Clin Nutr 2003; 77: 1146–1155

[1517] Origin Trial Investigators. Cardiovascular and other outcomes postintervention with insulin glargine and omega-3 fatty acids (ORIGINALE). Diabetes Care 2016; 39: 709–716

[1518] Parhofer KG, Laufs U. Lipiddiagnostik unter besonderer Berücksichtigung von Lipoprotein (a). Deutsches Ärzteblatt 2023; 120: 582–588

[1519] Rajaram S, Haddad EH, Mejia A et al. Walnuts and fatty fish influence different serum lipid fractions in normal to mildly hyperlipidemic individuals: a randomized controlled study. Am J Clin Nutr 2009; 89: 1657–1663

[1520] Ruscica M, Penson PE, Ferri N et al. Impact of nutraceuticals on markers of systemic inflammation: potential relevance to cardiovascular disease – a position paper from the International Lipid Expert Panel. Prog Cardiovasc Dis 2021; 67: 40–52

[1521] Sampson M, Ballout RA, Soffer D et al. A new phenotypic classification system for dyslipidemias based on the standard lipid panel. Lipids Health Dis 2021; 20: 170

[1522] Souci SW, Fachmann W, Kraut H. Die Zusammensetzung der Lebensmittel. Nährwert-Tabellen. 8. Aufl. Stuttgart: Taylor & Francis; 2016

[1523] Wolfram G, Bechthold A, Boeing H et al. Evidence-based guideline of the German Nutrition Society: fat intake and prevention of selected nutrition-related diseases. Ann Nutr Metab 2015; 67: 141–204

[1524] Zanetti M, Grillo A, Losurdo P et al. Omega-3 polyunsaturated fatty acids: structural and functional effects on the vascular wall. Biomed Res Int 2015; 2015: 791 978

44 Herz- und Gefäßkrankheiten

*G. Bönner, frühere Bearbeitung: H.-J. Trappe**

Das Wichtigste in Kürze
Eine gesunde Ernährung kann erheblich zur Prävention und Therapie von vaskulären Herz-Kreislauf-Erkrankungen beitragen. Insbesondere zählen hierzu eine energetisch bedarfsorientierte Kost mit hohem Ballaststoffanteil und wenig gesättigten Fetten und Zucker. Ein regelmäßiger Alkoholkonsum ist zu begrenzen. Der Verzehr von rotem Fleisch, besonders in verarbeitetem Warenangebot, sollte ebenfalls begrenzt und ggf. durch pflanzliches Eiweiß und fetten Seefisch ersetzt werden. Bei den mehrfach ungesättigten Fettsäuren ist der Schwerpunkt auf Omega-3-Fettsäuren zu legen. Die umfassende Form der gesunden Herz-Kreislauf-Kost ist erwiesenermaßen die „Mediterrane Ernährung". In der Behandlung der arteriellen Hypertonie sind darüber hinaus nach eine Kochsalzrestriktion und eine moderate Kaliumsupplementation angeraten. Synthetische Vitamine und Antioxidanzien sind ohne nachgewiesenen Effekt auf die Herz- und Gefäßgesundheit.

Keywords
Arterielle Hypertonie, Atherosklerose, koronare Herzkrankheit, Herzinsuffizienz, Ernährung, mediterrane Kost, Antioxidantien, Ballaststoffe

44.1 Epidemiologie kardiovaskulärer Erkrankungen

Herz- und Gefäßkrankheiten, zu denen führend die arterielle Hypertonie und die koronare Herzkrankheit (KHK) gehören, sind mit Abstand die häufigsten Ursachen für einen vorzeitigen Tod, Verlust der Leistungsfähigkeit und Verminderung der Lebensqualität. Ihre Prävalenz ist in Deutschland höher als in vielen anderen westeuropäischen Ländern, obwohl es sich in hohem Maße um vermeidbare Erkrankungen handelt. In der Bundesrepublik nehmen kardiovaskuläre Erkrankungen unter allen Todesursachen nach dem statistischen Bundesamt immer noch den mit Abstand 1. Platz ein: Im Jahr 2021 erlagen 340 619 von insgesamt 1023 687 Verstorbenen einer Herz-Kreislauf-Erkrankung. Damit führen die KHK und ihre Manifestationen die Todesursachenstatistik mit 33 % aller Fälle eindeutig noch vor den Malignomen (22 %) an.

Die KHK wird überwiegend durch sklerotische Gefäßveränderungen verursacht, die sich im Verlauf von Jahren bis Jahrzehnten langsam entwickeln. Eine Auflösung der Gefäßsklerosierungen ist nicht möglich; eine Verlangsamung des Fortschreitens der Erkrankung lässt sich jedoch häufig durch eine adäquate Behandlung und Reduktion von Risikofaktoren, z. B. durch eine sinnvolle Änderung von Ernährungsgewohnheiten, erreichen. Der eigenständige günstige Effekt einer gesunden Ernährung auf die Überlebensrate ist durch zahlreiche Studien eindeutig gesichert.

44.2 Risikofaktoren und individuelles Risiko

Herz- und Gefäßkrankheiten werden in erheblichem Maße durch den Lebensstil, vor allem in den westlichen Industrienationen begünstigt: Fettreiche, ballaststoffarme, kalorienreiche Ernährung, geringe körperliche Aktivität, Übergewicht, Diabetes mellitus, erhöhter Alkohol- und Nikotinkonsum sind maßgebliche Faktoren. Für etwa 50 % aller Herzinfarkte in Deutschland werden die 3 Risikofaktoren Fettstoffwechselstörung, arterielle Hypertonie und Rauchen als entscheidend angesehen.

Das Ziel heutiger kardiovaskulärer Prävention muss es sein, Herz-Kreislauf-Erkrankungen zu verhindern oder zumindest in ihrer Entwicklung deutlich abzubremsen. Bei Patienten mit Hypertonie, nach Myokardinfarkt, mit Aortenaneurysma, Karotisstenosen > 50 % oder Typ-2-Diabetes mellitus sind eine Umstellung der Lebensgewohnheiten und der Ernährung sowie additive medikamentöse Therapiemaßnahmen oft für den weiteren Verlauf entscheidend und zwingend erforderlich. Häufig stellt sich allerdings auch bei kardial asymptomatischen Personen die Frage, ob – neben einer adäquaten Ernährung – eine mit potenziellen Nebenwirkungen belastete regelmäßige prophylaktische Medikamenteneinnahme gerechtfertigt und notwendig ist. Es ist daher sinnvoll, das individuelle Risiko für kardiovaskuläre Erkrankungen für jeden Menschen individuell abzuschätzen. Die SCORE- bzw. SCORE2-Charts der Europäischen Gesellschaft für Kardiologie (ESC) oder Daten der PROCAM-Studie [1525] ermöglichen das auf relativ einfache Weise.

Das SCORE-System der ESC ([1532], [1553]) basiert auf prospektiven europäischen Studien. Mithilfe der SCORE-Charts lässt sich das 10-Jahres-Risiko für ein tödliches kardiovaskuläres Ereignis oder alle kardiovaskulären Ereignisse (SCORE2) [1577] ermitteln und das Ergebnis entsprechenden Risikokategorien zuordnen. Deutschland wurde in der Landeskategorie für ein mittleres Risiko eingestuft. Adäquate Therapiemaßnahmen bieten die Chance, schwerwiegende Herz- und Gefäßkrankheiten zu verhindern, denn etwa 50–80 % der kardiovaskulären Morbidität und Mortalität werden, wie die INTERHEART-Studie [1586] aufzeigte, durch Lebensstil und Ernährung bestimmt.

44.3 Ernährung bei kardiovaskulären Erkrankungen

44.3.1 Risikofaktor Adipositas

Die deutliche Zunahme der Prävalenz von Übergewicht und Adipositas ist eine der Hauptursachen für die hohe Inzidenz von Herz- und Gefäßkrankheiten in Deutschland. In der Prävention von Herz- und Gefäßkrankheiten kommt einer richtigen Ernährung eine entscheidende und lebensverlängernde Bedeutung zu. Aus diesen Überlegungen heraus sollte übergewichtigen und adipösen Personen stets empfohlen werden, ihr Gewicht zu reduzieren. Bei einem Bauchumfang von 80–88 cm für Frauen und 94–102 cm für Männer sollte zumindest eine weitere Gewichtszunahme vermieden werden. Bei einem Bauchumfang von über 88 cm bei Frauen und über 102 cm bei Männern sollte eine Gewichtsreduktion aktiv angegangen werden.

Zum therapeutischen Ansatz sei auf Kap. 40 verwiesen. Dies gilt auch für die Situation nach Myokardinfarkt. Im CRUSADE-Register [1555] wurde initial beobachtet, dass adipöse Patienten nach akutem Myokardinfarkt ein besseres Überleben aufwiesen als normgewichtige. Die führte zu dem Begriff „Adipositas-Paradoxon" (zwar höheres Infarktrisiko, aber bessere Überlebenschancen). In einer differenzierten Nachauswertung stellte sich diese Hypothese jedoch als Fehlinterpretation dar, denn die adipösen Patienten hatten zwar eine etwas bessere Überlebenschance, aber das Eintrittsalter des Myokardinfarkts lag 12 Jahre (!) früher als bei den schlanken Patienten [1561].

Adipositas erwies sich als der stärkste Risikofaktor – bei Adipositas Grad III sogar noch ausgeprägter als Rauchen. Das günstige Überleben nach Infarkt war retrospektiv gesehen wahrscheinlich überwiegend auf das jüngere Alter und damit auch weniger Begleiterkrankungen zurückzuführen. Zahlreiche Studien haben inzwischen nachgewiesen, dass eine Gewichtsabnahme die Infarkthäufigkeit senkt und das Überleben verlängert [1579].

44.3.2 Risikofaktor Hyperlipidämie

Störungen des Lipoproteinstoffwechsels, insbesondere eine Erhöhung der Plasma-LDL-Cholesterinkonzentration (besonders des Lipoprotein_a), sind führende Ursachen für die Entstehung einer atherosklerotischen Gefäßerkrankung: Etwa 70 % der Patienten mit einer koronaren Herzkrankheit weisen eine Störung des Lipoproteinstoffwechsels auf.

Eine langanhaltende, fettreiche Ernährung mit hohem Anteil an gesättigten Fetten führt auf Dauer zu einer Herunterregulation der LDL-Rezeptor-Aktivität in der Leber und hat damit direkten Einfluss auf die Höhe der LDL-Plasmakonzentration. Ziel jeder Therapie von Fettstoffwechselstörungen zur Prävention von Herz- und Gefäßkrankheiten muss daher eine Begrenzung der Fettaufnahme sein. Besonders zu vermeiden ist ein Übermaß an gesättigten Fetten und besonders an stark atherogenen Trans-Fettsäuren [1567].

Eine Substitution von Phytosterinen, wie sie in einigen Fett und Milchprodukten angeboten wird, senkt das Plasma-Cholesterin nur um ca. 7 %, birgt aber die Gefahr der Überdosierung mit eventuellen Nebenwirkungen wie Magenschmerzen, Übelkeit oder Hautausschlägen [1571]. Die Frage der Atherogenität der Phytosterine ist nicht endgültig geklärt. Eine alleinige Umstellung auf vegetarische oder vegane Kost führt im Mittel nur zu einer ähnlichen marginalen Cholesterinsenkung von 13 mg/dl, wie eine neuerliche Metaanalyse von 30 randomisierten Studie ergab [1585]. Keine Unterschiede fanden sich in dieser Analyse für die Triglyzeridwerte.

Therapeutisch sicher lassen sich LDL-Spiegel durch eine fettreduzierte Ernährung und ergänzende Medikamenteneinnahme beeinflussen. Bei erhöhten Triglyzeriden ist eine ausreichend erfolgreiche Behandlung ohne diätetische Maßnahmen nicht möglich; am wirksamsten sind die Einschränkung von gesüßten Getränken, Reduktion eines erhöhten Alkoholkonsums, die Reduktion tierischer Fette und die Zufuhr von Fischölen (Dosis 1,5–5 g/d). Zum gesamt-therapeutischen Ansatz sei auf Kap. 43 verwiesen.

Hinweis für die Praxis

Zielwerte für das LDL-Cholesterin nach den aktuellen ESC-Leitlinien 2019

Bei den deutlich erhöhten Risiken ab 5 % kann bei therapeutischen Schwierigkeiten auch eine Reduktion des LDL-Cholesterins von mindestens 50 % des Ausgangswerts akzeptiert werden [1560].

Normgrenze: LDL-Cholesterin < 150 mg/dl
Optimale Therapieziele:

- SCORE-Risiko < 1 %: LDL-Cholesterin < 116 mg/dl
- SCORE-Risiko 1– < 5 %: LDL-Cholesterin < 100 mg/dl
- SCORE-Risiko 5– < 10 %: LDL-Cholesterin < 70 mg/dl*
- SCORE-Risiko 10 % + : LDL-Cholesterin < 55 mg/dl*
- 2. Ereignis innerhalb 2 Jahren: LDL-Cholesterin < 40 mg/dl* (trotz Maximaltherapie)

* mindestens 50-%-Reduktion des Ausgangswerts

44.3.3 Risikofaktor Diabetes mellitus

Ein Diabetes mellitus ist durch die Induktion von weiteren Herz-Kreislauf-Risikofaktoren hoch atherogen. Deshalb müssen bei Menschen mit Diabetes neben der Einstellung des Blutzuckers auch die weiteren Komponenten des metabolischen Syndroms gezielt behandelt werden, um das kardiovaskuläre Risiko zu verbessern. Hierzu gehören die Einstellung des Blutdrucks in den Normbereich, die Behandlung der Dyslipämie und der Adipositas. Zum einzelnen therapeutischen Ansatz sei auf das Kap. 47 in diesem Werk verwiesen.

44.3.4 Risikofaktor arterielle Hypertonie

Nach den Erhebungen des GBD 2019 (Global Burden of Disease) ist die arterielle Hypertonie [1540] der führende Risikofaktor für kardiovaskuläre Folgeerkrankungen wie Herzinfarkt, Schlaganfall, Aortenaneurysma, Nierenschädigung und Demenz. Von besonderer Relevanz ist die isoliert systolische Hypertonie im Alter. Diese Form der Hypertonie nimmt mit dem Alter kontinuierlich in der Bevölkerung zu. Ihre Behandlung steht im Vordergrund der kardiovaskulären Prävention. In der Behandlung wird nach den aktuellen Leitlinien von 2023 [1562] den Lebensstiländerungen eine besondere Bedeutung zugesprochen und für alle Stadien unabhängig von einer eventuellen Pharmakotherapie empfohlen. Hierzu gehören neben einer gesteigerten körperlichen Aktivität und einer gezielten Entspannungstherapie besondere ernährungsmedizinische Maßnahmen wie ▶ Tab. 44.1 aufzeigt.

Bei der **Gewichtsreduktion** kommt es in direkter Abhängigkeit zu einer Blutdruckänderung. Dabei ist aber zu beachten, dass dies nur zutrifft, wenn es bei der Gewichtsreduktion gelingt, intraabdominelles Fettgewebe abzubauen. Eine Kontrolle ist leicht über die Veränderung des Bauchumfangs möglich, wobei für die klinische Praxis aus großen Therapiestudien postuliert werden kann, dass 1 cm weniger Bauchumfang ca. 1 kg Reduktion des intraabdominellen Fettgewebes entspricht. Die Möglichkeiten der Gewichtsreduktion sind in Kap. 40 dieses Buches beschrieben.

Tab. 44.1 Lebensstiländerungen bei arterieller Hypertonie und ihre Effekte auf den Blutdruck.

Lebensstiländerung	Mittlere Blutdrucksenkung (syst./diast.)
Gewichtsreduktion (pro −5 kg)	7/5 mmHg
Natriumrestriktion (pro −3 g NaCl/d)	7/4 mmHg
Alkoholbeschränkung (< 100 g/Woche)	5/3 mmHg
Kaliumsupplementation (+ 100 mmol/d)	6/3 mmHg
Omega-3-Fettsäuren (4–6 g/d)	5/3 mmHg
Vegetarische Kost (dauernd)	6/3 mmHg
Ausdauertraining (z. B. 3 × 40 min/w)	10/8 mmHg
Stressmanagement (2 × /d)	3/1 mmHg

Ein zu hoher Natriumkonsum ist nach den Analysen der Autoren des Global Burden of Disease 2019 [1540] der hauptsächliche Ernährungsfehler für Herz-Kreislauf-Erkrankungen und Gesamtmortalität der Weltbevölkerung. Dies gilt besonders für die arterielle Hypertonie. Deshalb wird in allen Leitlinien weltweit die **Natriumrestriktion** neben der Gewichtsreduktion als entscheidende Maßnahme in der Behandlung der Hypertonie gefordert. Dies gilt sowohl für die kochsalzsensitiven als auch für die kochsalzresistenten Patienten. Bei den kochsalzsensitiven Patienten, zu denen besonders die adipösen Personen gehören, kommt es unter erfolgreicher Kochsalzrestriktion zu einem spontanen Blutdruckabfall. Bei den kochsalzresistenten Patienten hingegen kann diese spontane Reaktion nicht beobachtet werden, dafür profitieren diese Patienten durch ein deutlich besseres Ansprechen auf Antihypertensiva.

Ziel der Natriumrestriktion sollte ein täglicher Kochsalzkonsum um 5 g/d sein. Eine Restriktion unter den von der AHA empfohlenen Zielwert von 3,8 g NaCl/d ist nicht zu empfehlen, da dann Nebenwirkungen wie Sympathotonie, Störungen im Lipidstoffwechsel oder Volumenmangelsituationen provoziert werden können, welche die Gesamtmortalität letztlich wieder erhöhen. Manche Patienten entwickeln einen Widerwillen gegen die Kochsalzreduktion wegen Geschmacksverlust des Essens. Dieses Phänomen verschwindet in der Regel durch Adaptation an den Kochsalzkonsum nach 3–4 Wochen und kann durch gezielten Einsatz von Gewürzen anstelle von Kochsalz unterstützt werden.

Für eine Kochsalzreduktion ist es wichtig, bereits beim Einkaufen von Nahrungsmitteln auf den Kochsalzgehalt zu achten. Besonders konservierte, getrocknete und zubereitete Speisen haben eine hohe Natriumkonzentration. Deutlich besser sind frische, unzubereitete Nahrungsmittel, da sie von Natur aus wenig Natrium enthalten. Bei Getränken ist besonders auf den Natriumgehalt bei Gemüsesäften zu achten, da diese meist mit Kochsalz konserviert werden.

In der Küche kann man bei der Zubereitung der Speisen auch Kochsalzsubstitute verwenden, bei denen sich in der SSaSS-Studie [1568] ein Ersatz von 25 % des Natriumchlorids durch Kaliumchlorid positiv erwiesen hat. Nach 5 Jahren ließ sich zeigen, dass allein mit dieser Maßnahme Myokardinfarkte, Apoplexe und auch die Gesamtmortalität signifikant gesenkt werden konnten. Die gemessenen Veränderungen in den Elektrolyten betrugen im Mittel 1 g Natrium pro Tag weniger und 0,8 g Kalium pro Tag mehr.

Eine weitere aktuelle Studie aus der UK-Biobank [1559] zeigte ähnliche Daten auf. Hier wurde geprüft, inwieweit regelmäßiges Zusalzen am Tisch Einfluss auf die Lebenslänge hat. Es zeigte sich in der höchsten Quintile der Untersuchten im Vergleich zu „Nie-Zusalzern" ein um 28 % erhöhtes Risiko für einen frühzeitigen Tod im Alter von 50 Jahren mit einer Risikorelation von 1,5 für Frauen und 2,28 für Männer. Interessant war in dieser Analyse, dass der negative Effekt des erhöhten Kochsalzkonsums durch die Aufnahme von mehr Kalium in Form von Obst und Gemüse kompensiert werden konnte.

Aus der SSaSS- und der UK-Biobank-Studie kann man schließen, dass eine Kochsalzrestriktion besonders wirksam ist, wenn parallel dazu die Kaliumaufnahme gesteigert wird. Eine **Kaliumsupplementation** wirkt additiv zur Natriumreduktion unabhängig von der Ausgangssituation. Es liegen Daten vor, die eine Blutdruckabsenkung von bis zu 5 mmHg systolisch bei einer Steigerung der Kaliumchlorid-Aufnahme von 1,38 g pro Tag zeigen [1562]. In der Regel ist eine erhöhte Kaliumchlorid-Aufnahme von 3,5–4 g/d unproblematisch, bei chronischer Niereninsuffizienz sollte der Kaliumspiegel im Serum nach Ernährungsumstellung initial überwacht werden.

Alkoholkonsum kann in hohen Dosen einige ernste Gesundheitsstörungen auslösen. Besonders zählen hierzu Sucht, Leberzirrhose, Unfallneigung und Malignomentwicklung. Deshalb empfiehlt es sich in der Praxis nicht, Alkoholgenuss zur „Kardioprotektion" zu empfehlen. Bezüglich des Blutdrucks kann eine **Alkoholbeschränkung** bei erhöhtem Alkoholkonsum mit beginnender Abhängigkeit rasch zu einer Reduktion des Blutdrucks führen, da die sympathikotonen Reaktionen von Minientzügen beseitigt werden. Bei moderatem Alkoholkonsum unter 100 g Alkohol pro Woche für Männer und unter 50 g für Frauen ist die Blutdrucksenkung nach weiterer Reduktion deutlich geringer ausgeprägt. Für andere Alkoholkomplikationen gibt es keinen Schwellenwert. So kann z. B. schon ein geringer Alkoholkonsum zur Erhöhung der Malignomrate oder zu einer Leberschädigung führen.

Omega-3-Fettsäuren senken den Blutdruck, wenn sie regelmäßig in hohen Dosen von 4 g/d und mehr aufgenommen werden [1562]. Eine einer pharmakologischen Monotherapie ähnlichen Wirkung erzielt man mit Dosen um 10 g/d. Hierbei ist jedoch zu beachten, dass Nebenwirkungen wie gestörte Gerinnung, LDL-Cholesterin-Anstieg oder eine Gewichtszunahme auftreten können. Auch werden bei höheren Dosierungen über 4 g/d immer wieder Fälle beobachtet, bei denen neues Vorhofflimmern induziert wurde [1557]. Die Empfehlung zu solch hohen Dosen sollte deshalb nicht zu den Empfehlungen 1. Grades gehören.

Reproduzierbar gute Blutdrucksenkungen sind mit einer **mediterranen Ernährung** (DASH-Diät) zu erreichen [1539], [1552], [1576]. Charakteristisch für eine mediterrane Ernährung ist die Zusammensetzung der Nahrungsanteile. Sie umfasst in der Regel mehr fettreduzierte Milchprodukte, mehr Obst und Gemüse, mehr Vollkornprodukte und Nüsse, weniger rotes Fleisch, aber mehr Fisch und weniger süße Getränke. Besonders betont werden im Fettstoffwechsel die Omega-3-Fettsäuren. Bei einer solchen Ernährung sinkt der Blutdruck im Mittel um 6/3 mmHg, was in der Konsequenz auch das kardiovaskuläre Risiko signifikant reduziert. So waren in der Nurses-Health-Study über einen Beobachtungszeitraum von 24 Jahren die Herzinfarktrate um 22 %, die Apoplexrate um 18 % und die kardiovaskuläre Mortalitätsrate um 29 % erniedrigt [1562].

Für **andere diätetische Kostformen** ist die Datenlage zur Blutdrucksenkung inkonsistent und mit niedriger Beweiskraft. Dies gilt besonders für die paläolithische Kost sowie Kostformen mit niedrigen Kohlehydraten, niedrigem glykämischen Index, hohem Proteingehalt oder niedrigem Fettgehalt. Diese Kostformen können routinemäßig nicht zur Blutdrucksenkung empfohlen werden [1562]. Nicht ganz so einfach sind die Studien zur vegetarischen und veganen Kost zu bewerten. Hier schwanken die Ergebnisse stark von deutlicher Blutdrucksenkung bis hin zu keinerlei Blutdruckveränderung [1585]. Dies hängt damit zusammen, dass die vegetarische und vegane Kost in der Nahrungszusammensetzung stark variieren kann. Als mögliche Störfaktoren in der Ergebnisbewertung können je nach Studie Veränderungen im Körpergewicht, im Alkoholkonsum, in der Kaliumaufnahme, im Verzehr von Omega3-Fettsäuren oder schließlich auch im gesamten Lebensstil auftreten. Die meisten Studien haben diese Faktoren nicht berücksichtigt und dementsprechend auch nicht nach ihnen adjustiert.

Als **unterstützende Maßnahmen** in der Hypertonie-Behandlung können folgende Maßnahmen betrachtet werden:

- schwarze (Kakaoanteil 70 % und mehr) Schokolade ca. 7 g/d
- Rote-Bete-Saft 500 ml/d
- Grana-Padano-Käse 30 g/d
- 3 Tassen *Hibiscus-sabdariffa*-Tee

Für diese Nahrungsmittel ist in wenigen kleinen Studien ein günstiger, wenn auch geringer Effekt auf den Blutdruck berichtet worden. Es werden Antioxidanzien (Schokolade), Nitrite (Rote Beete), spezifische Tripeptide (Grana-Padano-Käse) oder gefäßerweiternde und diuretische Effekte (Tee) für die Blutdrucksenkung diskutiert.

Grüner Tee ist bis zu 5 Tassen am Tag unbedenklich, aber auch ohne Effekt auf den Blutdruck geblieben. Schwarzer Tee und Kaffee sind in diesen Mengen bei regelmäßigem Konsum ebenfalls unbedenklich – durch Gewöhnung wird der initiale Blutdruckanstieg chronisch abgeschwächt [1534]. Koffein kann sogar in Abhängigkeit von einer genotypischen Variante im CYP 1A2-Stoffwechsel bei Nichtrauchern kardioprotektiv und blutdrucksenkend wirken.

Knoblauch und Weißdornextrakte erwiesen sich in alten selektiven Studie mit zum Teil hohen Konsummengen möglicherweise günstig. Ob die Ergebnisse auf den Alltag übertragbar sind, blieb offen. Selen, Zink, Kalzium und Magnesium sind ohne gesicherten Effekt auf den Blutdruck.

Lebensstiländerungen können nach verschiedenen Studien additiv in der Blutdrucksenkung wirken, wie es besonders gut in der DASH-Studie gezeigt werden konnte: Blutdrucksenkung systolisch bei Natriumreduktion 6 mmHg, bei Einhalten der DASH-Diät 10 mmHg und in der Summe dann 22 mmHg.

44.3.5 Manifeste Herz- und Gefäßkrankheiten

Eine gesunde Ernährung mit einem hemmenden Effekt auf die Entstehung und den Verlauf einer Atherosklerose sollte kaloriengerecht, ballaststoffreich (> 30 g/d), zucker- und fettarm sein sowie einen geringen Anteil an gesättigten Fettsäuren (< 10 % der Kalorien) und Cholesterin (< 300 mg/d) haben, dafür aber reich an ungesättigten Fetten und an Omega-3-Fettsäuren sein [1548], [1549]. Die Menschen in mediterranen oder asiatischen Regionen, die diese Ernährungsgewohnheiten seit Generationen praktizieren, haben nicht nur eine niedrigere Rate an kardiovaskulären Erkrankungen als die Bewohner der übrigen europäischen Länder, sondern leiden auch deutlich seltener an Krebserkrankungen oder Osteoporose.

Hinweis für die Praxis

Empfehlung für die Art und Verteilung der Gesamtkalorienmenge/Nahrung pro Tag nach der NVL „Chronische KHK" 2019 und der 2016 European Guidelines on Cardiovascular Disease Prevention in Clinical Practice

- Anteil der gesättigten Fettsäuren < 10 % der gesamten Energieaufnahme (Ersatz von gesättigten Fetten durch mehrfach ungesättigte Fettsäuren)
- vermeiden von Trans-Fettsäuren (< 1 % der gesamten Energieaufnahme)
- Salzkonsum < 5 g pro Tag
- tägliche Aufnahme von 30–45 g Ballaststoffen (Vollkornprodukte, Obst und Gemüse)
- 200 g Obst täglich (2–3 Portionen pro Tag)
- 200 g Gemüse täglich (2–3 Portionen pro Tag)
- 30 g ungesalzene Nüsse
- Verzehr von 2-mal Fisch pro Woche (davon eine Mahlzeit mit fettreichem Fisch)
- Begrenzung des Alkoholkonsums: bei Männern unter 100 g/Woche (ca. 1 Normglas Alkoholgetränk pro Tag), bei Frauen unter 50 g/Woche (ca. 1 Normglas alle zwei Tage).
- eingeschränkter Genuss von Zucker (< 200 kcal/d)

Quellen: [1528], [1542], [1573], [1575], [1580], [1583]

In älteren Therapie-Studien mit Substitution von Omega-3-Fettsäuren wie der Gissi-Präventionsstudie und der Lyon-Diet-Heart-Study wurde eine hochsignifikante Reduktion von kardialen Ereignissen unter der Substitution beobachtet [1533], [1543], [1563], [1582]. In der 2018 veröffentlichten PREDIMED-Studie wurden bei 7447 Personen die Effekte einer mediterranen Kost, ergänzt durch Olivenöl extra virgin 60 ml pro Tag oder 30 g Nüsse pro Tag, mit der einer fettreduzierten Kost verglichen (▶ Abb. 44.1) [1536], [1544]. Das Ergebnis dieser ersten groß angelegten randomisierten Ernährungsstudie zur Prävention von Herz-Kreislauf-Erkrankungen war überzeugend: Durch die mediterrane Kost wurde das Risiko von schwerwiegenden Herz-Kreislauf-Ereignissen im Ver-

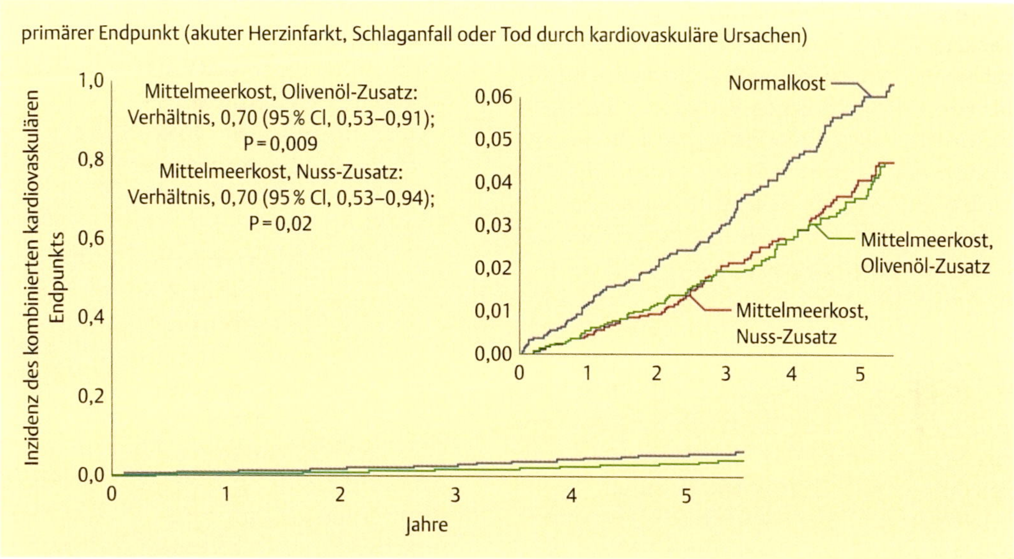

Abb. 44.1 PREDIMED-Studie: Kardiovaskuläres Risiko unter mediterraner Kost. 7447 Patienten im Alter von 55–80 Jahren mit hohem CV-Risiko in Primärprävention, Mittelmeerkost mit täglichem Nuss- (15 g Walnuss, 7,5 g Haselnuss, 7,5 g Mandeln) oder Olivenöl-Zusatz (60 ml) vs. Normalkost über 4,8 Jahre [1537].

gleich zur fettreduzierten Ernährung um 30 % gesenkt. Die mediterrane Kost auf der Basis von Olivenöl erwies sich bezogen auf die Gesamtmortalität und die mentale Leistung geringfügig besser als die Nuss-geführte Kostvariante [1564], [1583].

Problematisch diskutiert wird die erhöhte Omega-6-Fettsäuren-Aufnahme in der Nuss-Gruppe. Denn in der Sydney-Diet-Heart-Study [1574] traten in der Sekundärprävention nach akutem Myokardinfarkt unter dem Austausch von gesättigten Fetten durch Omega-6-Fettsäuren vermehrt nichttödliche und tödliche Ereignisse auf. Die Aufnahme der entzündungsfördernden Omega-6-Fettsäuren war von 6 auf 14 Energie-% gesteigert. Als Konsequenz ergibt sich aus diesem Ergebnis, dass das Hauptaugenmerk auf die alleinige Substitution von Omega-3-Fettsäuren gelegt werden sollte – das optimale Verhältnis von Omega-6- zu Omega-3-Fettsäuren wird mit 5:1 beschrieben.

44.3.6 Spezielle Aspekte bestimmter Nahrungskomponenten

Kohlenhydrate

Die Aufnahme von Kohlenhydraten (vor allem Zucker) ist einzuschränken, nicht zuletzt, um Adipositas und assoziierte Erkrankungen zu vermeiden. Die Weltgesundheitsorganisation (WHO) hat kürzlich die Richtgrenze für den täglichen Zuckerkonsum auf < 5 Energie-% gesenkt. Besonders zuckerreiche Getränke fördern durch die Entstehung von Adipositas, Diabetes mellitus Typ 2 und einer Hypertriglyzeridämie auch die Entwicklung einer Atherosklerose.

Bei der Ernährung sind besonders komplexe Kohlenhydrate aus Getreide (z. B. Hafer), Vollkornbrot, Gemüse, Hülsenfrüchte und Obst zu bevorzugen, da postprandial bei diesen Nahrungsmitteln der Blutzuckerspiegel und in der Folge der Insulinspiegel weniger ansteigen als nach Kohlenhydraten wie Weißmehl und Zucker in Form von Süßigkeiten, Kuchen oder Desserts. Eine kohlenhydratreiche, fettarme Ernährung führt zwar zu einer Reduktion des LDL-Cholesterins, aber doch zu einer

V

Zunahme von Triglyzeriden und einer Abnahme von HDL-Cholesterin, was hinsichtlich der Pathogenese der Atherosklerose nicht wünschenswert ist. Deshalb sollte der hohe Anteil an gesättigten Fetten nicht nur durch komplexe Kohlenhydrate, sondern eher durch einfach ungesättigte Fettsäuren ersetzt werden, was durch epidemiologische und interventionelle Studien positiv belegt ist [1530], [1556].

Eiweiße

Der tägliche Gesamtkalorienbedarf sollte zu etwa 15 % durch Eiweiß gedeckt werden. Die meisten Deutschen nehmen zu viel tierisches Eiweiß zu sich; die Menge von 0,8–1 g/kg Normalgewicht ist für einen Erwachsenen unter Alltagsbedingungen ausreichend. Eiweiß von Fischen ist gegenüber anderen tierischen Eiweißen zu bevorzugen; mageres helleres Fleisch ist günstiger als dunkleres, fetteres Fleisch, da es weniger gesättigte Fette enthält. Von den pflanzlichen Eiweißen sind vor allem Sojaprodukte als Ersatz für tierisches Eiweiß zu bevorzugen, da Eiweiße aus der Sojabohne nicht nur alle essenziellen Aminosäuren in ausreichender Menge enthalten, sondern sich auch über Jahrhunderte in den asiatischen Ländern zur Prävention von Herz- und Gefäßerkrankungen bewährt haben. Durch den Verzehr von Sojaeiweiß lässt sich eine Senkungen von Gesamtcholesterin, LDL-Cholesterin und Triglyzeriden um etwa 10 % erzielen [1535]. Auch Hülsenfrüchte, Geflügel, Fisch und Nüsse enthalten viel Eiweiß, ohne den Nachteil, damit auch gesättigte Fette zu sich zu nehmen.

Fette

Cholesterin, gesättigte Fettsäuren und Trans-Fettsäuren (Vorkommen in Pommes frites, Keksen, Kartoffelchips, verschiedenen Back- und Bratfetten, Frittierölen und gehärteten Fetten) spielen in der Pathogenese von Herz- und Gefäßerkrankungen eine wichtige Rolle. Der Anteil von Fetten an der täglichen Gesamtenergiezufuhr sollte nicht mehr als 30 % betragen, wobei der Anteil der gesättigten Fette unter 7 % liegen soll.

Cholesterin

Obgleich es keine evidenzbasierten Daten für eine Obergrenze der Cholesterinaufnahme gibt, wird aufgrund epidemiologischer Daten von der American Heart Association eine durchschnittliche Höchstmenge von 300 mg/d empfohlen; das entspricht etwa der Cholesterinmenge, die in einem Hühner-Eigelb enthalten ist. Der Verzehr eines Hühnereis ist aber nicht direkt mit einem Anstieg des Cholesterinspiegels im Blut verbunden, da das enteral resorbierte Cholesterin im enterohepatischen Kreislauf von der Leber dem Blut entnommen wird und dort primär zu Gallensäuren, Hormonen etc. verarbeitet wird. Ein kontrollierter Verzehr von einem Hühnerei ist daher heute auch bei einer koronaren Herzkrankheit möglich. Eine gefäßschädigende Wirkung ist eher dem im Blut zirkulierenden LDL-Cholesterin und Lipoprotein(a) zuzusprechen. Deren Konzentration wird stark durch gesättigte Fette und Trans-Fette verändert, die es deshalb in der Ernährung zu reduzieren gilt.

Trans-Fettsäuren

Trans-Fettsäuren werden von der Industrie genutzt, um die Lagerfähigkeit von Lebensmitteln zu erhöhen, und sind daher besonders in Fertigprodukten, Fast Food, Tiefkühlkost, Snacks, Fertigsaucen, Fertigsuppen und vielen Margarinen enthalten. Sie führen zu einer Erhöhung des LDL-Cholesterins sowie zu einer Verminderung des HDL-Cholesterins. Der tägliche Konsum von Trans-Fettsäuren erhöht das Risiko für eine KHK [1567], [1570]. Bei einer täglichen Aufnahme von 5 g Trans-Fettsäuren steigt das Myokardinfarktrisiko um 25 %. Trans-Fettsäuren gehören formal zu den einfach ungesättigten Fettsäuren und haben mindestens eine trans-konfigurierte Doppelbindung.

Ungesättigte Fettsäuren

Ungesättigte Fettsäuren, ob einfach oder mehrfach ungesättigt, senken das LDL-Cholesterin, wenn sie statt gesättigter Fettsäuren verwendet werden. Eine Ernährung, die reich an ungesättigten Fettsäuren (Olivenöl, Rapsöl, Weizenkeimöl, Erdnussöl, Avocados, Mandeln) ist, verbessert die Funktion des Gefäßendothels und führt zu einem Anstieg von HDL-Cholesterin und Apolipoprotein A1.

Durch geringen Mehrkonsum von einfach oder mehrfach ungesättigten Fettsäuren (anstelle von Kohlenhydraten oder gesättigten Fettsäuren) lässt sich das kardiovaskuläre Risiko um 40–50% senken. Eine Risikoreduktion um 40% bewirkt der regelmäßige Verzehr von Nüssen, die einen hohen Anteil an einfach und mehrfach ungesättigten Fettsäuren haben. Hierbei sind Nüsse mit hohem Omega-3-Fettsäure-Gehalt wie z.B. die Walnuss zu bevorzugen.

Wichtig scheint das Verhältnis von einfach oder mehrfach ungesättigten Fetten zu gesättigten Fetten zu sein. Günstig wirkt sich aus, wenn deutlich mehr pflanzliche Öle als tierische Fette konsumiert werden. Tierische Fette und Butter, aber z.B. auch Palmfett, zählen zu den eher als ungünstig beurteilten gesättigten Fetten, während Olivenöl, Rapsöl und einige Pflanzenöle zu den vorteilhaften, einfachen oder mehrfach ungesättigten Fetten gehören. Hohe Blutspiegel von Linolensäure, die besonders in Raps- und Leinöl vorhanden ist, sind mit einem verminderten Risiko von Gefäßerkrankungen verbunden [1551].

Omega-3-Fettsäuren

Unter den mehrfach ungesättigten Fettsäuren haben die Omega-3-Fettsäuren einen besonderen Stellenwert, da sie sich auf die Gesamtüberlebensrate, Häufigkeit kardiovaskulärer Ereignisse, Progression einer KHK und Schlaganfallrate günstig auswirken [1545].

Empfehlungen zur Ernährung

Bereits 1–2 Fischmahlzeiten pro Woche scheinen die volle Schutzwirkung zur Vermeidung kardiovaskulärer Komplikationen zu haben, wobei besonders der Konsum von Thunfisch, Makrelen, Sardinen, Hering, Lachs, Aal und Forellen aufgrund des hohen Anteils von Omega-3-Fettsäuren als günstig angesehen wird [1566]. Auch Rapsöle und Leinsamenöl haben einen hohen Anteil an Omega-3-Fettsäuren. Zur Primärprävention wurde von einigen Spezialisten und Fachgesellschaften die Zufuhr von etwa 1 g Omega-3-Fettsäuren pro Tag empfohlen ohne dass aus den letzten Studien gesicherte Daten für diese These erhoben werden konnten.

Auf dem Kongress des American College of Cardiology im Jahr 2009 wurden allerdings Daten zu einer Postinfarktstudie präsentiert, die den prognostisch günstigen Effekt von Omega-3-Fettsäuren nicht nachweisen konnte. Die teilnehmenden 3827 Patienten erhielten entweder ein hochgereinigtes Omega-3-Fettsäurenethylesther-Präparat oder Placebo. Am Ende der 12-monatigen Beobachtungszeit war in beiden Gruppen eine vergleichbare niedrige Rate von Mortalität (4,1%), Reinfarkten (3,9%) und Schlaganfällen (1,7%) zu verzeichnen, sodass ein Zusatznutzen von Omega-3-Fettsäuren nicht belegt werden konnte. Dieser Studie folgten dann weitere Untersuchungen mit neutralem Ausgang. In der Alpha-Omega-Studie [1538] stellte sich dann heraus, dass eine parallele Behandlung mit Statinen, die eine sehr starke Absenkung des LDL-Cholesterins bewirkte, den positiven Effekt der Omega-3-Fettsäuren nicht mehr zur Geltung kommen ließ.

Jedoch ist bekannt, das Omega-3-Fettsäuren entzündungshemmend und antiaggregatorisch wirken, die Immigration von Monozyten und Makrophagen in die Gefäßwand verhindern und zu einer Verbesserung der Insulinwirkung führen, was für Menschen mit Diabetes von Bedeutung ist. Neben den Effekten auf Endothel, Plaquebildung und Plaqueruptur wird seit der GISSI-Präventionsstudie auf die antifibrillatorische Wirkung von Omega-3-Fettsäuren hingewiesen, die das Risiko für einen plötzlichen Herztod um 40% senkte [1581]. Darüber hinaus konnte in einer prospektiven Studie nachgewiesen werden, dass perioperativ aufgetretenes Vorhofflimmern durch Omega-3-Fettsäuren signifikant reduziert werden kann [1529]. Experimentelle Studien wiesen zudem darauf hin, dass der G-Protein-gekoppelte, muskarinerge und ATP-abhängige, einwärts gleichrichtende Kaliumionenstrom durch Omega-3-Fettsäuren inhibiert wird [1527]. Andererseits gibt es klare Befunde [1541], dass Omega-3-Fettsäuren dosisabhängig auch neues Vorhofflimmern induzieren können. Deshalb sollte bei höheren Konzentrationen ihr Einsatz bei bekannten Herz-Kreislauf-Erkrankungen nur mit ärztlicher Überwachung erfolgen.

Mineralstoffe, Antioxidanzien und Vitamine

Der Konsum von Obst, Gemüse und frischen Früchten reduziert nicht nur das Risiko einer koronaren Herzkrankheit, sondern auch eines ischämischen Schlaganfalls sowie der Gesamtmortalität [1550]. Im Vordergrund steht die Zufuhr von Kalium und Ballaststoffen [1531], [1572]. Ob diese Effekte auch auf die im Obst enthaltenen Antioxidanzien zurückzuführen sind, ist noch offen.

Substituate von Obst-Extrakten wie Resveratrol aus Rotwein-Trauben waren in kontrollierten Studien ohne jeden Effekt auf Blutdruck oder vaskuläre Entzündungsparameter wie CRP-Spiegel im Blut. Für Quercetin konnte eine blutdrucksenkende Wirkung aufgezeigt werden. Die dafür zu verzehrenden Obst- oder Gemüsemengen sind aber im Alltag nicht regelmäßig umzusetzen.

Die Einnahme von nichtenzymatischen Antioxidanzien in Form von Vitamin E oder Vitamin C hatte keinen günstigen Effekt auf Prognose und Verlauf von Herz- und Gefäßkrankheiten [1558], [1565]. Auch für Beta-Carotin liegen keine hinreichenden und konsistenten Daten vor, die eine Absenkung des Risikos für Herzerkrankungen belegen [1546], [1547], [1550]. Bei der Supplementierung von Vitaminen haben sich eher zusätzliche Verdachtsmomente für ein erhöhtes Krebsrisiko ergeben [1526]. Auch für andere Antioxidanzien oder Koenzym Q_{10} konnte bisher nicht gezeigt werden, dass sie das Risiko kardiovaskulärer Erkrankungen senken.

Chemisch gesehen gehört **Homocystein** zur Gruppe der Aminosäuren, die im Körper aus Methionin gebildet werden, und ist vor allem in Fleisch, Wurst und Milchprodukten enthalten. Homocystein wird normalerweise schnell abgebaut, wofür Vitamin B_6 (Pyridoxin), Vitamin B_{12} (Cobalamin) und Folsäure als Kofaktoren benötigt werden. Homocystein konnte als Risikoindikator für Atherosklerose und koronare Herzkrankheit nachgewiesen werden [1569].

Bei 587 Patienten, die konservativ, mittels perkutaner koronarer Intervention ohne Stentimplantation oder Bypass-Operation behandelt wurden, zeigte sich eine enge Korrelation zwischen der Höhe der Homocysteinwerte und der Mortalität: Bei Serumspiegeln > 9 mmol/l waren unabhängig von der weiteren Therapie 3,8 % der Patienten verstorben, bei Homocysteinwerten > 15 mmol/l waren es dagegen 24,7 %. Es wurde deshalb über eine lange Zeit postuliert, dass eine Senkung des Homocysteinspiegels durch Vitamin B_6, Vitamin B_{12} oder Folsäure zu einer Senkung der kardiovaskulären Ereignisrate beitragen würde. In der Search-Studie wurden 12 064 Postinfarkt-Patienten über 7 Jahre mit Folsäure und Vitamin B_{12} behandelt [1578]. Die Anzahl der Patienten, die ein kardiovaskuläres Ereignis wie Tod, Myokardinfarkt oder Schlaganfall erlitten, war mit 1537 in der Folsäure/Vitamin B_{12}-Gruppe und 1493 in der Placebogruppe nicht signifikant verschieden.

In der NORVIT-Studie kam es zu ähnlichen negativen Ergebnissen. Darüber hinaus wurde in dieser Studie aber eine Zunahme von Myokardinfarkten beobachtet [1526]. Auch stiegen die Fälle von neuen Malignomen an, was aber gerade eben nicht signifikant war. Daher erscheint eine Senkung des Homocysteinspiegels durch Folsäure mit Vitamin B_{12} und B_6 nicht angezeigt und eher gefährlich.

44.3.7 Alkoholkonsum

Nach den Ergebnissen verschiedener Beobachtungsstudien ist ein moderater Alkoholkonsum nicht mit einem erhöhten, sondern möglicherweise mit einem geringeren kardiovaskulären Risiko verbunden. Bei höherem Alkoholkonsum nimmt das Gesamtrisiko für Erkrankungen des Herz- und Gefäßsystems jedoch wieder deutlich zu. Daher wird eine Beschränkung des Alkoholkonsums empfohlen. Neuere Metaanalysen zeigen, dass auch bei geringem Alkoholkonsum unter 100 g/Woche bei einer Verbesserung des kardiovaskulären Risikos die Gesamtmortalität aber nicht verbessert wird, sondern unverändert bleibt. Dies kann mit dem Anstieg anderer lebensbegrenzender Erkrankungen durch den Alkoholkonsum erklärt werden. Besonders kritisch ist darunter die Malignomentwicklung zu betrachten, die schon bei kleinsten Mengen gefördert wird. Diese Betrachtung kann zu dem Schluss führen: „Je weniger Alkohol, desto besser!“ Es ist bei Alkoholkonsum auch zu bedenken, dass 1 g Alkohol 7 kcal entsprechen und dass der Alkoholgehalt im Bier bei 2–5 g/100 ml, im Wein bei 6–11 g/100 ml, im Sekt bei 7–10 g/100 ml und im Branntwein bei 32–50 g/

100 ml liegt. Unabhängig von der Wirkung des Alkohols ist daher, je nach Menge, auch eine erhebliche Kalorienbelastung mit dem Alkoholkonsum verbunden. Außerdem ist darauf hinzuweisen, dass der tägliche Konsum eines alkoholischen Getränks das Risiko für Vorhofflimmern deutlich erhöht: bei 1 Getränk um 8 %, bei 2 um 14 % und bei 5 Getränken sogar um 47 % im Vergleich zu Personen, die weniger als ein alkoholisches Getränk pro Woche zu sich nehmen [1554].

44.3.8 Fazit

Eine zielgerichtete Ernährungsumstellung kann das Risiko kardiovaskulärer Erkrankungen signifikant verringern. Sowohl bei Männern als auch bei Frauen senkt eine gesunde Ernährung im Sinne der mediterranen Kost die Rate nicht tödlicher oder tödlicher kardiovaskulärer Ereignisse um etwa 30 % und führt so zu einer Verlängerung der Lebenserwartung.

Die Empfehlung einer solchen kaloriengerechten, ballaststoffreichen (> 30 g/d) und fettarmen Kost mit einem nur geringen Anteil an gesättigten Fetten (< 10 % der Gesamtkalorien) und Cholesterin (< 300 mg/d) bleibt Standard „optimaler“ Ernährungspläne. Der Verzehr von Fleisch und tierischen Fetten sollte eingeschränkt werden und stattdessen sollen frische Seefische, Vollkornprodukte, pflanzliche Öle und Nüsse eine größere Rolle spielen. Die Kost sollte reich an einfach ungesättigten Fettsäuren und an Omega-3-Fettsäuren sein. Obst und Gemüse sind wegen ihres Gehalts an Ballaststoffen und Antioxidanzien wichtig. Es gibt keine gesicherten Daten, dass die Einnahme von isolierten oder synthetischen Vitaminen oder Antioxidanzien auf die Entstehung und den Verlauf von kardiovaskulären Erkrankungen einen positiven Einfluss hätte.

Neben der gesunden mediterranen Ernährung ist es ratsam, den Alkoholkonsum zu begrenzen oder eventuell auch zu beenden, Übergewicht abzubauen, den Kochsalzkonsum zugunsten einer gesteigerten Kaliumchlorid-Aufnahme zu reduzieren und sich stets körperlich fit zu halten.

Literatur

[1525] Assmann G, Cullen P, Schulte H. Simple scoring scheme for calculating the risk of acute coronary events based on the 10-year follow-up of the prospective cardiovascular Münster (PROCAM) study. Circulation 2002; 105: 310–315

[1526] Bønaa KH, Njølstad I, Ueland PM et al. for NORVIT Trial Investigators. Homocysteine lowering and cardiovascular events after acute myocardial infarction. N Engl J Med 2006; 354: 1578–1588

[1527] Borchard R, Meissner A, Wellner-Kienitz MC et al. Inhibition des G-Protein-gekoppelten, muskarinergen und des ATP-abhängigen einwärtsgleichrichtenden Kaliumionenstromes durch die Omega-3-Fettsäure DHA. Intensivmed 2007; 44: 231

[1528] Bundesärztekammer. Nationale Versorgungsleitlinie chronische KHK. Version 6.0. 2022 AWMF-Register-Nr. nvl-004

[1529] Calò L, Bianconi L, Colivicchi F. N-3 fatty acids for the prevention of atrial fibrillation after coronary artery bypass surgery. J Am Coll Cardiol 2005; 45: 1723–1728

[1530] Campmans-Kuijpers MJ, Sluijs I, Nothlings U et al. The association of substituting carbohydrates with total fat and different types of fatty acids with mortality and weight change among diabetes patients. Clin Nutr 2016; 35: 1096–1102

[1531] Chandalia M, Garg A, Lutjohann D et al. Beneficial effects of high dietary fiber intake in patients with type 2 diabetes mellitus. N Engl J Med 2000; 342: 1392–1398

[1532] Conroy RM, Pyöräla K, Fitzgerald AP et al. for the SCORE project group. Estimation of ten-year risk of fatal cardiovascular disease in Europe: the SCORE project. Eur Heart J 2003; 24: 987–1003

[1533] de Lorgeril M, Salen P, Martin JL et al. Mediterranean diet, traditional risk factors, and the rate of cardiovascular complications after myocardial infarction: final report of the Lyon Diet Heart Study. Circulation 1999; 99: 779–785

[1534] Duffy SJ, Keaney JF, Holbrook M et al. Short- and long-term black tea consumption reverses endothelial dysfunction in patients with coronary artery disease. Circulation 2001; 104: 151–156

[1535] Erdmann JW fort the American Heart Association Nutrition Committee. Soy protein and cardiovascular disease – a statement for health care professionals from the Nutrition Committee of the AHA. Circulation 2000; 102: 2555–2559

[1536] Estruch R, Ros E, Salas-Salvadó J et al. Primary Prevention of Cardiovascular Disease with a Mediterranean Diet. N Engl J Med 2013; 368: 1279–1290

[1537] Estruch R, Ros E, Salas-Salvadó J et al. for the PREDIMED Study Investigators. Primary Prevention of Cardiovascular Disease with a Mediterranean Diet Supplemented with Extra-Virgin Olive Oil or Nuts. N Engl J Med 2018; 378: e34

[1538] Eussen SRBM, Geleijnse JM, Giltay EJ et al. Effects of n-3 fatty acids on major cardiovascular events in statin users and non-users with a history of myocardial infarction. Eur Heart J 2012; 33: 1582–1588

[1539] Fung TT, Chiuve SE, McCullough ML et al. Adherence to a DASH-style diet and risk of coronary heart disease and stroke in women Arch Intern Med 2008; 168: 713–720

[1540] GBD 2019 Diseases and injuries collaborators. Global burden of 369 diseases and injuries in 204 countries and territories, 1990–2019: a systematic analysis for the Global Burden of Disease Study 2019. Lancet 2020; 396: 1204–1222

[1541] Gencer B, Djousse L, Al-Ramady OT et al. Effect of Long-Term Marine Omega-3 Fatty Acids Supplementation on the Risk of Atrial Fibrillation in Randomized Controlled Trials of Cardiovascular Outcomes: A Systematic Review and Meta-Analysis. Circulation. 2021 Dec 21; 144(25): 1981–1990. doi: 10.1161/CIRCULATIONAHA.121 055654. Epub 2021 Oct 6. PMID: 34612 056; PMCID: PMC 9109 217

[1542] Gohlke H, Albus C, Bönner G et al. Leitlinie Risikoadjustierte Prävention von Herz- und Kreislauferkrankungen. Kardiologe 2007; 1: 16–25

[1543] Gruppo Italiano per lo Studio della Sopravvivenza nell'Infarto miocardico. Dietary supplementation with n-3 polyunsaturated fatty acids and vitamin E after myocardial infarction: results of the GISSI-Prevenzione trial. Lancet 1999; 354: 447–455

[1544] Guasch-Ferré M, Hu FB, Martinez-González MA et al. Olive oil and risk of cardiovascular disease and mortality in the PREDIMED study. BMC Med 2014; 12: 78

[1545] He K, Rimm EB, Merchant A et al. Fish consumption and risk of stroke in men. J Am Med Assoc 2002; 288: 3130–3136

[1546] Heart Outcome Prevention Evaluation (HOPE) study investigators. Vitamin E supplementation and cardiovascular events in high risk patients. N Engl J Med 2000; 342: 154–160

[1547] Heart Protection Study Collaborative Group. MRC/BHF Heart Protection Study of cholesterol lowering with simvastatin in 20 536 high-risk individuals: a randomised placebocontrolled trial. Lancet 2002; 360: 7–22

[1548] Hu FB, Stampfer MJ, Manson JE. Dietary fat intake and the risk of coronary heart disease in women. N Engl J Med 1997; 337: 1491–1499

[1549] Hu FB, Willett WC. Optimal diets for prevention of coronary heart disease. J Am Med Assoc 2002; 288: 2569–2578

[1550] Joshipura KJ, Ascherio A, Manson JE. Fruit and vegetable intake in relation to risk of ischemic stroke. J Am Med Assoc 2001; 282: 1233–1239

[1551] Jouven X, Charles MA, Desnos M et al. Circulating nonesterified fatty acid level as a predictive risk factor for sudden death in the population. Circulation 2001; 104: 756–761

[1552] Juraschek SP, Miller ER, Weaver CM et al. Effects of Sodium Reduction and the DASH Diet in Relation to Baseline Blood Pressure. J Am Coll Cardiol 2017; 70: 2841–2848

[1553] Keil U, Fitzgerald AP, Gohlke H et al. Risikoabschätzung tödlicher Herz-Kreislauf-Erkrankungen. Die neuen SCORE-Deutschland-Tabellen für die Primärprävention. Deutsches Ärzteblatt 2005; 102: A1808–1812

[1554] Larsson SC, Drca N, Wolk A. Alcohol consumption and risk of atrial fibrillation: a prospective study and dose-response meta-analysis. J Am Coll Cardiol 2014; 64: 281–289

[1555] Lavie CJ, Milani RV, Ventura HO. Obesity and Cardiovascular Disease: Risk Factor, Paradox, and Impact of Weight Loss. State-of-the-Art Paper. J Am Coll Cardiol 2009; 53: 1925–1932

[1556] Li Y, Hruby A, Bernstein AM et al. Saturated Fats Compared With Unsaturated Fats and Sources of Carbohydrates in Relation to Risk of Coronary Heart Disease: A Prospective Cohort Study. J Am Coll Cardiol 2015; 66: 1538–1548

[1557] Lombardi M, Carbone S, Del Buono MG et al. Omega-3 fatty acids supplementation and risk of atrial fibrillation: an updated meta-analysis of randomized controlled trials. Eur Heart J Cardiovasc Pharmacother. 2021 Jul 23; 7(4): e69–e70. Doi: 10.1093/ehjcvp/pvab008. PMID: 33 910233; PMCID: PMC 8302 253

[1558] Lonn EM, Yusuf S, Dzavik V. Effects of ramipril and vitamin E on atherosclerosis. The study to evaluate carotid ultrasound changes in patients treated with ramipril and vitamin E (SECURE). Circulation 2001; 103: 919–925

[1559] Ma H, Xue Q, Wang X et al. Adding salt to foods and hazard of premature mortality. Eur Heart J 2022; 43: 2878–2888

[1560] Mach F, Baigent C, Catapano AL et al. ESC/EAS Guidelines for the management of dyslipidemias: lipid modification to reduce cardiovascular risk. Eur Heart J 2020; 41: 111–188

[1561] Madala MC, Franklin BA, Chen AY et al. Obesity and age of first non-ST-segment elevation myocardial infarction. J Am Coll Cardiol 2008; 52: 979–985

[1562] Mancia G, Kreutz R for the Task Force for the management of arterial hypertension of the European Society of Hypertension. 2023 ESH Guidelines for the management of arterial hypertension. J Hypertens 2023; 41: DOI: 10.1097/HJH.000000 0000003 480

[1563] Marchioli R, Barzi F, Bomba E. Early protection against sudden death by n-3 polyunsaturated fatty acids after myocardial infarction: time-course analysis of the results of the Gruppo Italiano per lo Studio della Sopravvivenza nell'infarcto miocardico (GISSI)-prevenzione. Circulation 2002; 105: 1897–1903

[1564] Misirli G, Benetou V, Lagiou P et al. Relation of the traditional Mediterranean diet to cerebrovascular disease in a Mediterranean population. Am J Epidemiol 2012; 176: 1185–1192

[1565] Morris CD, Carson S. Clinical guidelines: routine vitamin supplementation to prevent cardiovascular disease: a summary of the evidence for the US Preventive Services Task Force. Ann Intern Med 2003; 139: 56–70

[1566] Mozaffarian D, Lemaitre RN, Kuller LH et al. Cardiac benefits of fish consumption may depend on the type of fish meal consumed: the cardiovascular health study. Circulation 2003; 107: 1372–1377

[1567] Mozaffarian D, Katan MB, Ascherio A et al. Trans Fatty Acids and Cardiovascular Disease. N Engl J Med 2006; 354: 1601–1613

[1568] Neal B, Wu Y, Feng X et al. Effect of Salt Substitution on Cardiovascular Events and Death. N Engl J Med 2021; 385: 1067–1077

[1569] Nygard O. Plama homocysteine levels and mortality in patients with coronary artery disease. N Engl J Med 1997; 337: 230–236

[1570] Oomen CM, Ockè MC, Feskens EJM et al. Association between trans fatty acid intake and 10-year risk of coronary heart disease in the Zutphen Elderly Study: a prospective population-based study. Lancet 2001; 357: 746–751

[1571] Patel MD. Phytosterols and vascular disease. Atherosclerosis 2006; 186: 12–19

[1572] Pietinen P, Rimm EB, Korhonen P. Intake of dietary fiber and risk of coronary heart disease in a cohort of Finnish men: the alpha-tocopherol, beta-carotene cancer prevention study. Circulation 1996; 94: 2720–2727

[1573] Ponikowski P, Voors AA, Anker SD et al. for ESC Scientific Document Group Collaborators. 2016 ESC Guidelines for the diagnosis and treatment of acute and chronic heart failure. Eur Heart J 2016; 37: 2129–2200

[1574] Ramsden CE, Zamora D, Leelarthaepin B et al. Use of dietary linoleic acid for secondary prevention of coronary heart disease and death: evaluation of recovered data from the Sydney Diet Heart Study and updated meta-analysis. BMJ 2013; 346: e8707

[1575] Rauch B: Deutsche Leitlinie zur Rehabilitation von Patienten mit Herz-Kreislauferkrankungen (DLLKardReha). Clin Res Cardiol 2007; 2 (Suppl. III): 1–54

[1576] Sacks FM, Svetkey LP, Vollmer WM et al. for the DASH-Sodium Collaborative Research Group. Effects on blood pressure of reduced dietary sodium and the Dietary Approaches to Stop Hypertension (DASH) diet. N Engl J Med 2001; 344: 3–10

[1577] SCORE2 working group and ESC Cardiovascular risk collaboration. SCORE2 risk prediction algorithms: new models to estimate 10-year risk of cardiovascular disease in Europe. Eur Heart J 2021; 42: 2439–2454

[1578] SEARCH Study Collaborative Group; Bowman L, Armitage J, Bulbulia R et al. Study of the effectiveness of additional reductions in cholesterol and homocysteine (SEARCH): characteristics of a randomized trial among 12 064 myocardial infarction survivors. Am Heart J 2007; 154: 815–823

[1579] Sjöström L, Narbro K, Sjöström CD et al. for the Swedish Obese Subjects Study. Effects of Bariatric Surgery on Mortality in Swedish Obese Subjects. N Engl J Med 2007; 357: 741–752

[1580] Smith SC, Allen J, Blair SN et al. AHA/ACC guidelines for secondary prevention for patients with coronary and other atherosclerotic vascular disease: 2006 update: endorsed by the National Heart, Lung, and Blood Institute. Circulation 2006; 113: 2363–2372

[1581] Trappe HJ. Herzrhythmusstörungen. In: Marx G, Muhl E, Zacharowski K, Zeuzem S, Hrsg. Die Intensivmedizin. 12. Aufl. Heidelberg: Springer; 2015: 695–709

[1582] Urpi-Sarda M, Casas R, Chiva-Blanch G et al. Virgin olive oil and nuts as key foods of the Mediterranean diet effects on inflammatory biomarkers related to atherosclerosis. Pharmacol Res 2012; 65: 577–583

[1583] Valls-Pedret C, Sala-Vila A, Serra-Mir M et al. Mediterranean Diet and Age-Related Cognitive Decline: A Randomized Clinical Trial. JAMA Intern Med 2015; 175: 1094–1103

[1584] Visseren FLJ, Mach F, Smulders YM et al. 2021 ESC Guidelines on cardiovascular disease prevention in clinical practice: Developed by the Task Force for cardiovascular disease prevention in clinical practice with representatives of the European Society of Cardiology and 12 medical societies With the special contribution of the European Association of Preventive Cardiology (EAPC). Eur Heart J 2021; 42; 3227–3337

[1585] Yokoyama Y, Nishimura K, Barnard ND et al. Vegetarian diets and blood pressure: a meta-analysis. JAMA Intern Med 2014; 174: 577–587

[1586] Yusuf S, Hawken S, Ounpuu S et al. for INTERHEART Study Investigators. Effect of potentially modifiable risk factors associated with myocardial infarction in 52 countries (the INTERHEART study): case-control study. Lancet 2004; 364: 937–952

45 Hyperurikämie und Gicht

W. Gröbner

Das Wichtigste in Kürze

Die Gicht ist eine Erkrankung, die meist als akute Monarthritis beginnt, nach symptomfreiem Intervall rezidiviert und allmählich in eine destruierende Gelenkerkrankung übergeht. Ursache ist in den meisten Fällen die familiäre Hyperurikämie. Neben der akuten und chronischen Arthritis stellen Tophi, Gichtgeschwüre, Urat-Nephropathie mit Niereninsuffizienz und Hypertonie sowie Harnsäure-Nephrolithiasis weitere klinische Manifestationen einer Hyperurikämie dar.

Diätetische Maßnahmen stellen bei Hyperurikämie, d. h. einer Serum-Harnsäure-Konzentration oberhalb von 6,4 mg/dl (384 µmol/l) sowie ihrer klinischen Manifestationen die Basistherapie dar. Behandlungsziel ist ein Serum-Harnsäure-Wert von < 6,0 mg/dl (360 µmol/l). Die Ernährungstherapie hat zum Ziel, die Purinzufuhr mit der Nahrung zu verringern, z. B. durch Bevorzugung von Milchprodukten als Eiweißquelle, das Körpergewicht bei Übergewicht zu normalisieren, die Zufuhr von mit Zucker, besonders Fruktose, gesüßten Getränken zu reduzieren sowie eine ausreichende Flüssigkeitszufuhr zu gewährleisten, bei gleichzeitiger Einschränkung des Alkoholkonsums.

Eine purinarme Kost (Harnsäure < 500 mg/Tag, < 3000 mg/Woche) enthält 1-mal täglich Fisch, Fleisch, Wurst (100–150 g), keine Innereien und wenig Hülsenfrüchte sowie andere purinreiche Pflanzenprodukte. Die Eiweißzufuhr sollte überwiegend in Form von fettreduzierter Milch und mageren Milchprodukten erfolgen. Durch eine Wasserzufuhr von 2 l/Tag, bei heißem Wetter mehr, kommt zusätzlich die urikosurische Wirkung der Diurese zum Tragen. Eine streng purinarme Kost (Harnsäure < 300 mg/Tag, < 2000 mg/Woche) kommt heute angesichts der medikamentösen, harnsäuresenkenden Möglichkeiten nur ausnahmsweise zur Anwendung.

Unter Einbeziehung der Komorbiditäten schlagen Choi et al. [1593] eine Phänotyp-orientierte harnsäuresenkende Therapie vor. Bei Harnsäure-Nephrolithiasis ist die Verringerung der Purinzufuhr mit der Nahrung, die Senkung der Harnsäurekonzentration im Endharn durch vermehrte Flüssigkeitszufuhr sowie die Bevorzugung einer alkalisierenden Kost Ziel der Ernährungstherapie.

Bei einer asymptomatischen Hyperurikämie sind nach derzeitigen Leitlinien allein diätetische Maßnahmen angebracht. Bei klinischen Komplikationen einer Hyperurikämie (z. B. Gichtanfälle, Nephrolithiasis) ist eine zusätzliche medikamentöse harnsäuresenkende Therapie indiziert.

Keywords

Harnsäurekonzentration, Harnsäurestoffwechsel, Purine, Fruktose, Ernährungstherapie, purinarme Kost, Phänotyp-orientierte, harnsäuresenkende Therapie, Harnsäure-Nephrolithiasis

45.1 Epidemiologie

Die Häufigkeit der Hyperurikämie und Gicht hat in den letzten Jahrzehnten deutlich zugenommen. Vermutete Ursachen sind eine gestiegene Lebenserwartung, ein geändertes Ernährungsverhalten mit Zunahme von Übergewicht und metabolischem Syndrom, eine erhöhte Prävalenz einer fortgeschrittenen Niereninsuffizienz, der vermehrte Einsatz von Diuretika und niedrigdosierter Acetylsalicylsäure sowie die Zunahme von Organtransplantationen und damit verbundener Ciclosporin-induzierter Hyperurikämie.

Begleitkrankheiten der Gicht mit jeweils zunehmender Prävalenz sind Hypertonie (ca. 74 %), Übergewicht (ca. 53 %), Diabetes mellitus Typ 2 (ca. 26 %), chronische Niereninsuffizienz (Stadium ≥ 3, ca. 20 %), Herzinfarkt (ca. 14 %) und Schlaganfall (ca. 10 %) [1587], [1589], [1593], [1604], [1607]. Die Bedeutung der Serum-Harnsäure-Konzentration als Progressionsfaktor einer Niereninsuffizienz geht aus einer Studie von Obermayr et al.

hervor [1601]. So sind Harnsäurewerte zwischen 7 und 9 mg/dl (420–540 µmol/l) gegenüber Harnsäurewerten unter 7,0 mg/dl (420 µmol/l) mit einem 2-fach erhöhten Risiko für eine Niereninsuffizienz verbunden.

> **✔ Merke**
> In Zeiten der Not ist die Gicht selten, in Zeiten des Wohlstands häufig. Das unterstreicht die Bedeutung der Ernährung für das Auftreten der Erkrankung.

Die Gicht zählt mit einer Prävalenz von ca. 1,4 % zu den häufigsten entzündlichen Gelenkerkrankungen [1588]. Männer sind häufiger betroffen als Frauen, da die Frauen vor der Menopause durch die urikosurische Wirkung von Östrogenen weitgehend geschützt sind. Man kann davon ausgehen, dass etwa 4–5 % aller Männer, die das 65. Lebensjahr erreichen, einen Gichtanfall erleiden. Bei Krankenhauspatienten beobachteten wir eine Hyperurikämie, d. h. eine Serum-Harnsäure-Konzentration > 6,4 mg/dl (384 µmol/l) bei 36 % der Männer und 23 % der Frauen, d. h. ein großer Prozentsatz der Bevölkerung ist dem Risiko von klinischen Komplikationen einer Hyperurikämie ausgesetzt [1595].

45.2 Definition und Pathophysiologie

45.2.1 Definition der Hyperurikämie

Unter Hyperurikämie versteht man eine Harnsäurekonzentration im Plasma oder Serum oberhalb des Normalbereichs. Zwischen Serum- und Plasma-Harnsäure-Konzentration lässt sich mit enzymatischen Bestimmungsmethoden kein Unterschied nachweisen. Überprüft man die in großen epidemiologischen Studien gewonnenen Verteilungskurven der Harnsäurewerte im Serum, so erlauben sie mit statistischen Methoden keine eindeutige Abgrenzung von normalen und erhöhten Werten. Dies beruht u. a. darauf, dass die Werte der Serum-Harnsäure stark ernährungsabhängig sind.

Unter Berücksichtigung der Löslichkeitsgrenze von Natriumurat im Plasma kann man die Hyperurikämie bei Männern und Frauen als eine Serum-Harnsäure-Konzentration oberhalb von 6,4 mg/dl (384 µmol/l) definieren. Das Überschreiten des Löslichkeitsprodukts der Harnsäure, z. B. durch vermehrte Zufuhr von Nahrungspurinen, Alkoholexzess, niedriger Körpertemperatur oder Verschlechterung der Nierenfunktion, kann zur Ausfällung von Uratkristallen und damit zu klinischen Manifestationen einer Hyperurikämie führen. Das Risiko des Auftretens von klinischen Komplikationen einer Hyperurikämie nimmt dabei mit steigender Serum-Harnsäure-Konzentration zu.

45.2.2 Pathophysiologie des Harnsäurestoffwechsels

Der Harnsäurebestand des Körpers stellt die Resultierende aus Zufuhr und Ausscheidung dar (▶ Abb. 45.1). Die Zufuhr zum Harnsäurepool erfolgt einerseits durch die endogene Neusynthese einschl. der Reutilisation von Purinen, andererseits durch Nahrungspurine. Die Harnsäureausscheidung erfolgt zu 20–30 % über den Darm, 70–80 % werden über die Nieren eliminiert. Der Mechanismus der renalen Harnsäureausscheidung ist dabei durch glomeruläre Filtration, Rückresorption und Sekretion gekennzeichnet.

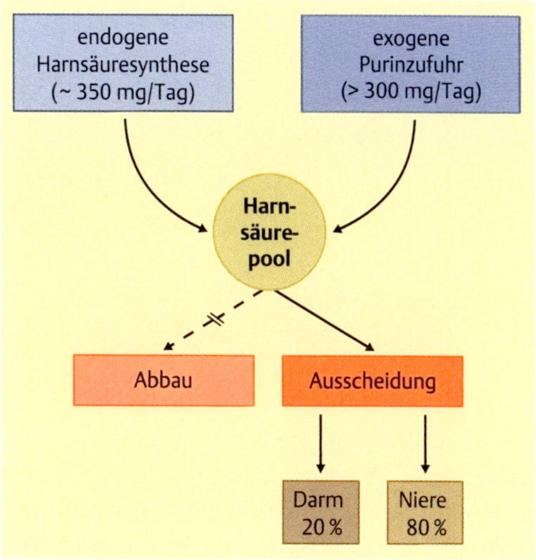

Abb. 45.1 Synthese und Ausscheidung der Harnsäure.

V

Tab. 45.1 Wichtige Ursachen (und Beispiele) einer sekundären Hyperurikämie und Gicht.

Vermehrte Harnsäurebildung	Verminderte renale Ausscheidung

• chronische myeloische Leukämie
• Polycythaemia vera
• Osteomyelofibrose
• (sekundäre Polyglobulie bei Herz- und Lungenkrankheiten)*
• (hämolytische Anämie)*
• Glukose-6-Phosphatase-Mangel
• zytostatische Therapie
• Bestrahlung
• vermehrte Purinzufuhr mit der Nahrung
	• Nierenkrankheiten
	• Ketoazidose:
	  ◦ Fasten
	  ◦ entgleister Diabetes mellitus
	• Hyperlaktazidämie:
	  ◦ hoher Alkoholspiegel
	  ◦ Glukose-6-Phosphatase-Mangel
	• Arzneimittel, z. B. Saluretika, Ciclosporin A, Pyrazinamid
	• Vergiftung (Blei)

** Bei den eingeklammerten Angaben müssen für das Auftreten einer Gicht wahrscheinlich auch hereditäre Faktoren eine Rolle spielen [1597].*

Eine Hyperurikämie entsteht, wenn Harnsäure vermehrt gebildet oder vermindert ausgeschieden wird. Nur selten sind beide Mechanismen, z. B. bei hoher Alkoholzufuhr, kombiniert. Die primäre (familiäre) Hyperurikämie beruht bei der Mehrzahl aller Patienten (98–99 %) auf einer Störung der renalen Harnsäureausscheidung. Die genetische Grundlage konnte teilweise aufgeklärt werden [1599].

Definition

Einteilung der Hyperurikämien

- familiäre (primäre) Hyperurikämie:
  - Störung der tubulären Harnsäuresekretion (ca. 98–99 % aller Patienten)
  - vermehrte endogene Harnsäuresynthese infolge von Enzymdefekten des Purinstoffwechsels (etwa 1–2 % aller Patienten)
- sekundäre Hyperurikämie:
  - vermehrte Harnsäurebildung z. B. bei Leukosen
  - verminderte renale Harnsäureausscheidung z. B. bei Niereninsuffizienz
  - vermehrte Bildung assoziiert mit verminderter renaler Ausscheidung von Harnsäure z. B. bei reichlicher Zufuhr alkoholischer Getränke

Eine vermehrte endogene Harnsäuresynthese infolge von Enzymdefekten des Purinstoffwechsels wird lediglich bei 1–2 % aller Patienten beobachtet [1596], [1597], z. B. bei einer verminderten Aktivität der Hypoxanthin-Guanin-Phosphoribosyltransferase (Kelley-Seegmiller-Syndrom) oder Überaktivität der Phosphoribosyl-Pyrophosphat-Synthetase. Von diesen primären Hyperurikämien sind sekundäre Formen abzugrenzen (▶ Tab. 45.1).

45.2.3 Folgen der Hyperurikämie

Überschreitet die Harnsäurekonzentration in den Körperflüssigkeiten die Löslichkeitsgrenze, so erhöht sich das Risiko für das Ausfallen der Substanz. Kommt es zum Ausfallen von Urat und zur Bildung von phagozytierbaren Mikrokristallen, kommt es zu einem **akuten Gichtanfall** (Arthritis, Bursitis, Tendovaginitis). Bei chronischer Harnsäureablagerung entstehen **Tophi** (Weichteiltophi, Knochentophi).

Bei der **Urat-Nephropathie** kommt es zur Ablagerung von Natriumuratkristallen im Interstitium der Niere. Die Urat-Nephropathie reflektiert meist die Koexistenz anderer Erkrankungen wie Hypertonie, Diabetes mellitus und Arteriosklerose [1597].

Nicht selten tritt bei Gicht eine **Harnsäure-Nephrolithiasis** auf. Risikofaktoren sind eine erhöhte renale Harnsäureausscheidung, ein niedriges Harnvolumen sowie ein niedriger Harn-pH-Wert.

Bei akuter Steigerung der renalen Harnsäureausscheidung, z. B. im Rahmen der zytostatischen Therapie eines hochmalignen Non-Hodgkin-Lymphoms, kann es zu einem akuten Nierenversagen kommen (**akute Harnsäure-Nephropathie**).

45.3 Therapieprinzipien

Die Therapie der Gicht verfolgt 2 Ziele, einerseits die Behandlung des akuten Gichtanfalls, andererseits die dauerhafte Senkung der Serum-Harnsäure-Konzentration auf einen Wert < 6,0 mg/dl (360 µmol/l). Ernährungsmaßnahmen/Lebensstiländerungen stellen dabei die Basistherapie dar.

Neben diätetischen Maßnahmen stehen zur Senkung der Serum-Harnsäure auch Arzneimittel zur Verfügung, die entweder die Bildung von Harnsäure hemmen (**Xanthinoxidase-Hemmer**: Allopurinol, Febuxostat) oder ihre renale Ausscheidung erhöhen (**Urikosurika**: Benzbromaron, Probenecid, Lesinurad). Lesinurad kommt als Add-on-Therapeutikum in Frage, wenn die Gabe von Allopurinol oder Febuxostat allein zur gewünschten Harnsäuresenkung nicht ausreicht. Auch eine fixe Arzneimittelkombination aus 100 mg Allopurinol und 20 mg Benzbromaron ist auf dem Markt [1597], [1600], [1606].

Ein weiteres harnsäuresenkendes Medikament ist die **Rasburicase** zur Prophylaxe und Therapie des Tumorlysesyndroms zu Beginn einer zytostatischen Therapie, sowie bei therapierefraktärer Gicht die **Pegloticase**, eine pegylierte Rasburicase.

Eine konsequent durchgeführte Ernährungstherapie hilft, Arzneimittel einzusparen oder macht eine Arzneimitteltherapie überflüssig. Bei sekundärer Hyperurikämie und Gicht steht die Behandlung der Grundkrankheit im Vordergrund.

45.4 Ernährungstherapie der Hyperurikämie und Gicht

45.4.1 Nährstoffe

Nahrungspurine

Nahrungspurine werden dem menschlichen Organismus vorwiegend in Form von Nukleoproteinen zugeführt. Proteolytische Enzyme, vor allem aus dem Pankreas, hydrolysieren sie innerhalb des Darmlumens zu Nukleinsäuren und Proteinen. Durch Nukleasen und Phosphodiesterasen aus Pankreas und intestinaler Mukosa werden die Nukleinsäuren zu Nukleotiden abgebaut und durch Nukleotidasen und Phosphatasen zu Nukleosiden dephosphoryliert. Nukleoside, im wesentlichen Inosin und Guanosin, bzw. d-Inosin und d-Guanosin können aus dem Darm resorbiert werden. Die mit der Nahrung zugeführten und resorbierten Purine (hauptsächlich Nukleoside) werden im menschlichen Organismus zu Harnsäure abgebaut.

Präzise Daten über den Zusammenhang zwischen Nahrungspurinen und Harnsäure konnten erst durch Zufuhr einer isoenergetischen purinfreien Formeldiät und Zulage chemisch definierter Purinquellen gewonnen werden [1609]. So fallen bei Gesunden nach Gabe einer purinfreien Diät Serum-Harnsäure und renale Harnsäure-Ausscheidung ab. Die Zulage von Purinen in Form von Ribonukleinsäure (RNA) bzw. Desoxyribonukleinsäure (DNA) führt dann über einen weiten Dosisbereich zu einem dosisabhängigen Anstieg der Serum-Harnsäure und der renalen Harnsäure-Ausscheidung, wobei die Wirkung der RNA stärker ausgeprägt ist. Bei Patienten mit familiärer Hyperurikämie fällt der Anstieg der Serumharnsäure um 50 % höher aus, während sich die Zunahme der Harnsäure-Ausscheidung nicht von der Gesunder unterscheidet. Dies ist mit der bei familiärer Hyperurikämie verminderten Fähigkeit, Harnsäure renal auszuscheiden, gut vereinbar. Dieselben Untersuchungen mit Adenosin-5-Phosphat (AMP) oder Guanosin-5-Phosphat (GMP) als Purinquellen ergeben stärkere Auswirkungen dieser Purinnukleotide auf Serum-Harnsäure und renale Harnsäure-Ausscheidung, was auf unterschiedliche Resorptionsraten zurückzuführen ist [1609].

Diese Ergebnisse zeigen, dass nicht alle Purinquellen in Lebensmitteln den gleichen Einfluss auf Serum-Harnsäure und renale Harnsäure-Ausscheidung ausüben, selbst wenn man sie bezüglich ihres Puringehalts standardisiert. Untersuchungen zum RNA- und DNA-Gehalt verschiedener Lebensmittel ergaben unterschiedliche Werte [1594] Auch die Bestimmung von Purinbasen und Inosin ergab, dass diese Verbindungen in einigen Lebensmitteln einen erheblichen Anteil am Gesamtpuringehalt ausmachen und ihre Zusammensetzung variiert. Schließlich ist die Purinzusammensetzung in Lebensmitteln auch von der Lagerzeit, Lagertemperatur und Zubereitung abhängig. Nach der Zubereitung der Speisen ist z. B. der Nukleinsäuregehalt nicht mehr die bestimmende Einflussgröße auf den Harnsäurestoffwechsel.

Nahrungsproteine

Eine vermehrte Zufuhr von purinfreiem Eiweiß führt zu einer Zunahme der renalen Harnsäure-Ausscheidung und damit zu einer Senkung der Serum-Harnsäure. Dies beruht auf einem urikosurischen Effekt von Aminosäuren.

Kohlenhydrate

Unter den Kohlenhydraten können die Zuckeraustauschstoffe Fruktose, Sorbit und Xylit zu einem Anstieg der Serum-Harnsäure führen. Besonders der gestiegene Fruktosekonsum in Verbindung mit der Prävalenzzunahme der Gicht ist in den Fokus des Interesses getreten. Dabei kommt nicht der empfohlene Obstkonsum (bis 2 Portionen Obst pro Tag) zum Tragen, sondern die verstärkte Verwendung von Fruchtzucker als Süßungsmittel in Softdrinks, Sportriegeln, Joghurterzeugnissen usw. Der Anstieg der Serum-Harnsäure durch Fruktose beruht auf dem vermehrten Abbau von Adenosintriphosphat (ATP) zu dem Harnsäurevorläufer Adenosinmonophosphat (AMP) durch die Fruktosephosphorylierung in der Leber. AMP wird weiter zu Harnsäure abgebaut.

Der Einfluss des während der Fruktosezufuhr entstehenden Laktatanstiegs auf die Serum-Harnsäure ist vergleichsweise gering. In einer amerikanischen Studie führte der Genuss von Kirschen zu einer Reduktion des Gichtrisikos [1608]; der Mechanismus ist unklar.

Nahrungsfette

Eine fettreiche Kost führt durch Erhöhung der Produktion von Ketonkörpern zu einer Hemmung der renalen Harnsäure-Ausscheidung und damit zu einem Anstieg des Serum-Harnsäurespiegels. Sättigungsgrad und Herkunft (pflanzliche oder tierische Fette) haben keinen Einfluss auf den Anstieg der Serum-Harnsäure.

45.4.2 Alkoholkonsum

Alkohol beeinflusst die Serum-Harnsäure und Harnsäure-Ausscheidung auf mehreren Wegen: Bei der Metabolisierung von Alkohol zu Azetaldehyd und weiter zu Azetat wird NAD zu NADH reduziert, wodurch sich das Gleichgewicht zwischen Laktat und Pyruvat zum Laktat verschiebt. Große Alkoholmengen führen über eine Hyperlaktazidämie zu einer Verminderung der renalen Harnsäure-Ausscheidung und erhöhen so die Serum-Harnsäure. Darüber hinaus steigt nach Alkoholzufuhr auch die hepatische Harnsäuresynthese wegen eines vermehrten Abbaus von Adeninnukleotiden in der Leber an. Schließlich trägt auch der Puringehalt von Bier und die damit verbundene exogene Purinbelastung zur Anhebung des Serum-Harnsäure-Spiegels bei. Die Kombination von Alkohol und Fasten stellt eine Addition der harnsäuresteigernden Effekte dar.

45.4.3 Übergewicht und Fasten

Übergewichtige haben üblicherweise höhere Serum-Harnsäure-Werte als Normalgewichtige (▸ Tab. 45.2). Das Gichtrisiko steigt mit zunehmen-

Tab. 45.2 Mittlerer Serum-Harnsäure-Spiegel (in mg/dl und µmol/l) bei Männern und Frauen in 4 Broca-Klassen [1595]. Normalgewicht: Broca-Klasse zwischen 0,8 und 1.

Broca-Klasse	Bereich	Männer		Frauen	
		n	x ± s	n	x ± s
1	≤ 0,8	23	4,80 ±1,35 mg/dl 288 ±81 µmol/l	33	4,72 ±2,23 mg/dl 283,2 ±133,8 µmol/l
2	> 0,8–1,0	114	5,66 ±2,15 mg/dl 339,6 ±129 µmol/l	132	4,74 ±1,93 mg/dl 284,4 ±115,8 µmol/l
3	> 1,0–1,2	100	6,01 ±2,35 mg/dl 360,6 ±141 µmol/l	90	5,50 ±2,05 mg/dl 330 ±123 µmol/l
4	> 1,2	58	6,58 ±1,93 mg/dl 394,8 ±115,8 µmol/l	60	5,59 ±2,74 mg/dl 335,4 ±164,4 µmol/l

dem Körpergewicht an. Eine Gewichtsabnahme führt zu einem Abfall des Serum-Harnsäurespiegels und der renalen Harnsäure-Ausscheidung.

Bei totalem Fasten kann es allerdings durch Steigerung der Ketonkörperbildung und Hemmung der renalen Harnsäure-Ausscheidung zu einer Erhöhung des Serum-Harnsäurespiegels kommen. Nach der Gewichtsabnahme stellt sich eine neue, niedrigere Harnsäurekonzentration im Serum ein. Für Veränderungen des intermediären Purinstoffwechsels durch Gewichtszunahme oder Gewichtsabnahme gibt es keine wissenschaftlichen Daten.

45.4.4 Praktische Ernährungstherapie

Das Ziel der Behandlung der Hyperurikämie und ihrer klinischen Komplikationen liegt in der dauerhaften Senkung des Harnsäurebestands des Körpers. Verfolgt wird die Dauertherapie durch Beobachtung der Serum-Harnsäure-Konzentration, die auf einen Wert <6 mg/dl (360 µmol/l) gesenkt werden soll. Bei chronisch-tophöser Gicht wird ein Wert von 5 mg/dl (300 µmol/l) angestrebt. Die Diät stellt dabei die Basistherapie dar. Nach derzeitigen Leitlinien wird eine asymptomatische Hyperurikämie lediglich diätetisch bzw. durch Lebensstiländerungen behandelt. Bei klinischen Manifestationen wie Gichtanfällen oder Harnsäure-Nephrolithiasis ist eine zusätzliche medikamentöse harnsäuresenkende Therapie indiziert [1598], [1602]. Eine konsequent eingehaltene Diät macht eine Arzneimitteltherapie entweder überflüssig oder hilft, Medikamente einzusparen, was bei einer lebenslangen Therapie von Bedeutung ist.

Die Ernährungstherapie der Hyperurikämie verfolgt folgende Ziele:

- Einschränkung der Purinzufuhr mit der Nahrung
- Bevorzugung von fettarmer Milch und mageren Milchprodukten als Eiweißquelle
- Normalisierung des Körpergewichtes bei Übergewicht
- Einschränkung der Zufuhr von mit Fruktose oder Haushaltszucker gesüßten Getränken
- ausreichende Flüssigkeitszufuhr
- Einschränkung des Alkoholkonsums

Der Harnsäuregehalt verschiedener Nahrungsmittel ist in ▶ Tab. 45.3 dargestellt [1610].

Purinarme Kost

Eine purinarme Kost sollte nicht mehr als 500 mg Harnsäure pro Tag bzw. 3000 mg pro Woche enthalten (s. Übersicht weiter unten). Wir empfehlen hyperurikämischen Patienten nur 1-mal täglich Fleisch, Fisch oder Wurst (100–150 g) zu verzehren. Die Patienten sollten das Fleisch kochen und nicht braten, da beim Kochvorgang Purine in das Kochwasser übergehen. Dadurch kann der Puringehalt von Speisen um ca. 20 % gesenkt werden. Innereien sind zu meiden. Hülsenfrüchte und andere purinreiche pflanzliche Nahrungsmittel wie Kohl (Rosenkohl) sind einzuschränken.

Praxis

Empfehlungen zur Einhaltung einer purinarmen Diät

Erlaubt sind:

- 1-mal täglich etwa 100–150 g Fleisch, Wurst oder Fisch
- Eiweiß in Form von fettreduzierter Milch, mageren Milchprodukten und purinarmen Pflanzenprodukten
- 1 Glas Wein oder Bier pro Tag
- Tee, Kaffee und Wasser

Stark einzuschränken bzw. zu meiden sind:

- Innereien wie Leber, Niere, Bries, Herz

Einzuschränken sind:

- Krustentiere, Hummer, Fisch mit hohem Puringehalt
- größere Mengen alkoholischer Getränke
- mit Fruktose gesüßte Getränke wie Softdrinks bzw. mit Zucker gesüßte Getränke
- Erbsen, weiße Bohnen, Linsen, Brokkoli, Rosenkohl

Unbedingt nötig sind:

- Kalorienreduktion bei Übergewicht
- reichliche Wasserzufuhr

Bei den Ernährungsempfehlungen darf man nicht nur auf den Puringehalt eines Nahrungsmittels pro Gewichtseinheit achten, vielmehr ist auch der Puringehalt pro Energieeinheit oder pro Portion zu berücksichtigen (▶ Tab. 45.3). Das Versagen alter

Tab. 45.3 Harnsäuregehalt von Lebensmitteln (berechnet als mg Harnsäure/100 mg Frischgewicht und pro Portion) [1610].

Lebensmittel	mg Harnsäure*		Portionsgröße
	pro 100 g	pro Portion	in g
Fleisch, Geflügel, Fleisch- und Wurstwaren			
Rindfleisch			
Braten, roh	140	210	150
Filet, roh	150	225	150
Schweinefleisch			
Braten, roh	150	225	150
Schnitzel roh	170	255	150
Kalbfleisch			
Braten, roh	150	225	150
Haxe, roh	140	210	150
Lende, roh	160	240	150
Hammel- und Lammfleisch			
Braten, roh	140	140	100
Wild			
Hase, Schulter, roh	170	255	150
Reh, Schlegel, roh	150	225	150
Geflügel			
Huhn, gegrillt, mit Haut	240	360	150
Innereien			
Kalbsbries	900	900	100
Kalbsherz	180	180	100
Kalbsleber	260	325	125
Fleisch- und Wurstwaren			
Corned Beef	60	75	125
Frankfurter Würstchen	70	105	150
Schinken, gekocht, mager	130	130	100
Weißwurst	70	123	175
Fisch			
Forelle, mit Haut	200	400	200
Karpfen, mit Haut	150	225	150
Scholle, ohne Haut	130	195	150

Tab. 45.3 Fortsetzung

Lebensmittel	mg Harnsäure*		Portionsgröße
	pro 100 g	pro Portion	in g
Fischkonserven			
Anchovis, Sardellen	260	52	20
Krabben	165	165	100
Thunfisch in Öl	180	90	50
Milch, Milchprodukte und Eier			
Vollmilch	0	0	
Camembert, 45 % F. i. Tr.	30	15	50
Emmentaler, 45 % F. i. Tr.	10	3	30
Vollei (1 Ei – 60 g)	5	3	60
Fette			
Butter	0	0	10
Margarine	0	0	10
Kartoffeln			
Kartoffeln, roh	15	23	150
Kartoffeln, gekocht	15	23	150
Gemüse und Hülsenfrüchte			
Spinat, frisch	50	100	200
Spargel	25	50	200
Feldsalat	24	7	30
Erbsen, grün, frisch	150	225	150
Rosenkohl	60	90	150
Kopfsalat	10	3	30
Obst			
Apfel	15	15	100
Bananen	25	25	100
Erdbeeren	25	37	150
Weintrauben, weiß	20	30	150
Nüsse			
Haselnüsse	40	8	20
Brot und Backwaren			
Brötchen	40	18	45
Leinsamenbrot	45	18	40
Mischbrot	45	22	50

Tab. 45.3 Fortsetzung

Lebensmittel	**mg Harnsäure***		**Portionsgröße**
	pro 100 g	**pro Portion**	**in g**
Weißbrot	40	20	50
Nährmittel und Getreide			
Reis, natur, gekocht	35	63	180
Nudeln, gekocht	22	40	180
Süßwaren			
Vollmilchschokolade	60	18	30
Marzipan	50	15	30
Alkoholfreie Getränke			
Bohnenkaffee	0	0	125
Tee	0	0	125
Alkoholische Getränke			
Weißbier	15	75	500
Vollbier, hell	15	75	500
Weißwein	0	0	200
Rotwein	0	0	200

Diätvorschriften ist auf die Nichtbeachtung dieser einfachen Regel zurückzuführen.

Schmidt et al. [1603] fanden bei Männern (N = 670) die durchschnittlich höchsten Serum-Harnsäure-Werte bei Veganern (340 µmol/l, 5,66 mg/dl), gefolgt von Fleischessern (315 µmol/l, 5,25 mg/dl), Fischessern (309 µmol/l, 5,15 mg/dl) und Vegetariern (303 µmol/l, 5,05 mg/dl). Bei den Frauen (N = 1023) wurden die durchschnittlich höchsten Harnsäurewerte ebenfalls bei Veganern (241 µmol/l, 4,01 mg/dl) beobachtet, gefolgt von Fleischessern (237 µmol/l, 3,95 mg/dl), Vegetariern (230 µmol/l, 3,83 mg/dl) und Fischessern (227 µmol/l, 3,78 mg/dl). Der Unterschied der Serum-Harnsäure-Konzentration zwischen Vegetariern und Fischessern bei den Frauen war allerdings nur gering. Die höheren Serum-Harnsäurewerte bei Veganern dürften vorwiegend auf der fehlenden Zufuhr von Milch und Milchprodukten beruhen.

Der Eiweißzufuhr muss, solange es sich um purinfreies Eiweiß handelt, keine besondere Aufmerksamkeit geschenkt werden. Steinträger sollten jedoch auf Veränderungen des Urin-pH achten. Der Eiweißbedarf von 12–15 Energie-% sollte bevorzugt durch fettarme Milch und magere Milchprodukte sowie Brot gedeckt werden. In einer großen Kohortenstudie konnte gezeigt werden, dass durch den Genuss von fettarmer Milch und mageren Milchprodukten das Gichtrisiko gesenkt wird [1591].

Die Normalisierung des Körpergewichts bei Übergewicht stellt ein weiteres wichtiges Ziel der diätetischen Therapie der Hyperurikämie dar. Angestrebt wird eine Reduktion des Körpergewichts um 0,5–1,0 kg/Woche. Die Normalisierung des Körpergewichts bei Übergewicht führt, weil sie eine Verringerung der Nahrungszufuhr bedingt, auch zu einer Verringerung der Purinzufuhr. Auf Fasten sollte allerdings verzichtet werden, da infolge der Ketoazidose und einer damit verminderten renalen Harnsäure-Ausscheidung der Serum-Harnsäure-Spiegel ansteigt.

Der Alkoholkonsum ist unbedingt zu begrenzen. Beim Genuss von Bier ist neben den Auswirkungen des Alkohols auf die Serum-Harnsäure-Konzentration auch der Puringehalt von Bier zu berücksichtigen (15 mg/100 ml); etwa die Hälfte der Purine liegt dort in Form des gut resorbierbaren Guanosins vor. Alkoholfreies Bier enthält etwa die gleiche Menge Purine. Wein ist purinfrei und wirkt sich auf die Serum-Harnsäure nur über seinen vergleichsweise hohen Alkoholgehalt aus. Es hängt von der Persönlichkeit des Patienten ab, ob man den Alkohol ganz verbietet oder ein Glas Bier oder eine entsprechende Menge purinfreier Alkoholika/Tag erlaubt.

Bei den diätetischen Empfehlungen zur Behandlung einer Hyperurikämie muss auch der Fruktosezufuhr in Form von Softdrinks oder anderen, mit Zucker gesüßten Getränken Aufmerksamkeit geschenkt werden [1605]. In einer großen amerikanischen Studie nahm mit steigender Zufuhr dieser Getränke das Gichtrisiko zu [1592]. Im Vergleich zu Personen, die weniger als 1 Softdrink/Monat zu sich nahmen, lag z. B. das relative Gichtrisiko bei einem Konsum von 5–6 Getränken/Woche bei 1,29. Diätgetränke ohne Fruchtzucker führten nicht zu erhöhtem Gichtrisiko. Zutaten in Lebensmitteln wie „Maissirup", „Glukose-Fruktose-Sirup" etc. weisen auf einen hohen Fruktosegehalt hin.

Flüssigkeitszufuhr

Einfachste Maßnahme zur Steigerung der renalen Harnsäure-Ausscheidung ist die Erzeugung einer Wasserdiurese, da Harnsäure bis zu einem „augmentation limit" von ca. 1 ml Harn/min mit steigendem Harnvolumen zunehmend ausgeschieden wird. Abhängig von der Jahreszeit und Kost ist hierfür eine Trinkmenge von 1,5–2,5 l täglich erforderlich, vorwiegend in Form von (Mineral-) Wasser. Kaffee und Tee sind erlaubt, da die darin enthaltenen Purine nicht zu Harnsäure abgebaut werden. Darüber hinaus wird koffeinhaltigem Kaffee auch ein hemmender Effekt auf die Harnsäurebildung zugeschrieben. Koffeinfreier Kaffee scheint diese Wirkung in geringerem Ausmaß zu haben [1590]. Empfohlen wird ein regelmäßiger, moderater Konsum. Alkalisierende Getränke, z. B. Hydrogencarbonat-reiche Mineralwässer und verdünnte Zitrussäfte, haben einen günstigen, pH-Wert-steigernden Effekt, was besonders bei Patienten mit Harnsäure-Nephrolithiasis von Vorteil ist.

Phänotyp-orientierte Therapie

Hyperurikämie und Gicht sind im Wesentlichen auf den westlichen Lebensstil zurückzuführen. Unter Einbeziehung der Komorbiditäten unterscheiden Choi et al. [1593] 5 Gicht-Phänotypen und empfehlen eine Phänotyp-orientierte, personalisierte Therapie (▸ Tab. 45.4):

Tab. 45.4 Phänotyp-orientierte Gichttherapie unter Einbeziehung der Komorbiditäten [1593].

Phänotyp	Nichtpharmakologische Maßnahmen	Pharmakologische Maßnahmen
1. Isolierte Gicht	DASH-Diät oder Mediterrane Kost	–
2. Gicht, Übergewicht, Hypertonie	DASH-Diät, salzarm, Gewichtsreduktion, vermehrte körperliche Aktivität	Losartan, Kalziumkanalantagonisten, SGLT-2-Hemmer
3. Gicht und Typ-2-Diabetes	Mediterrane Kost, Gewichtsreduktion bei Übergewicht, vermehrte körperliche Aktivität	SGLT-2-Hemmer
4. Gicht und Dyslipoproteinämie	Mediterrane Kost oder modifizierte DASH-Diät	Fenofibrat, SGLT-2-Hemmer
5. Gicht, kardiovaskuläre Erkrankung, chronische Nierenerkrankung	Mediterrane Kost, an die Nierenerkrankung angepasste Diät	SGLT-2-Hemmer, Losartan

DASH-Diät: Dietary approaches to stop hypertension (Diät reich an Obst und Gemüse, mäßig fettreduzierte Molkereiprodukte und wenig tierische Eiweiße, Vollkornprodukte); SGLT-2-Hemmer: Natrium-Glukose-Kotransporter-2-Inhibitor

- **Phänotyp 1 – isolierte Gicht:** nichtpharmakologische Therapie in Form einer gesunden Ernährung (Dietary Approaches to Stop Hypertension = „DASH-Diät", oder Mediterrane Kost)
- **Phänotyp 2 – Gicht, Übergewicht, Hypertonie:** DASH-Diät, Gewichtsreduktion bei Übergewicht, vermehrte körperliche Aktivität und medikamentöse Therapie (Losartan, Kalziumkanalantagonisten, evtl. SGLT-2-Hemmer = Natrium-Glukose-Kotransporter-2-Inhibitor)
- **Phänotyp 3 – Gicht und Diabetes mellitus Typ 2:** Mediterrane Kost, Gewichtsreduktion bei Übergewicht, vermehrte körperliche Aktivität und medikamentöse Therapie (SGLT-2-Hemmer)
- **Phänotyp 4 – Gicht und Dyslipoproteinämie:** Mediterrane Kost oder modifizierte DASH-Diät (reich an Protein und pflanzlichen Fetten mit Bevorzugung einfach und mehrfach ungesättigter Fettsäuren) sowie medikamentöse Therapie (Fenofibrat, evtl. SGLT-2-Hemmer)
- **Phänotyp 5 – Gicht, kardiovaskuläre Erkrankung, chronische Nierenerkrankung:** Mediterrane Kost, an die Nierenfunktion angepasste Diät und medikamentöse Therapie (SGLT-2-Hemmer, Losartan)

Arzneimittel, die zur Entstehung einer Hyperurikämie beitragen, wie Diuretika, sollten vermieden oder in der Dosis reduziert werden. Unberührt von den o. g. Maßnahmen bleibt eine notwendige medikamentöse harnsäuresenkende Therapie.

Streng purinarme Kost

Eine streng purinarme Kost enthält nicht mehr als 300 mg Harnsäure/Tag bzw. 2000 mg/Woche (s. Empfehlungen unten). Im Hinblick auf die zur Verfügung stehenden Arzneimittel kommt sie heute nur ausnahmsweise in Betracht, z. B. bei Ablehnung einer medikamentösen harnsäuresenkenden Therapie trotz rezidivierender Gichtanfälle, sofern mit einer purinarmen Diät allein die Serum-Harnsäure nicht in den Normalbereich gesenkt werden kann.

Bei der streng purinarmen Kost wird Eiweiß in Form von fettreduzierter Milch und mageren Milchprodukten sowie purinarmen Pflanzenprodukten zugeführt; 2- bis 3-mal pro Woche sind 100 g Fleisch oder Fisch erlaubt. Diese Nahrungsmittel werden am besten gekocht, da ein Teil der Purine ins Kochwasser übergeht. Verboten sind Innereien aller Art, bestimmte Fischsorten und Krustentiere, z. B. Salzhering und Hummer, sowie purinreiche Pflanzenprodukte. Absolute Alkoholkarenz ist einzuhalten. Softdrinks oder mit Zucker gesüßte Getränke sind stark einzuschränken oder zu vermeiden.

Praxis

Empfehlungen zur Einhaltung einer streng purinarmen Diät

Erlaubt sind ...
- Fleisch, Wurst oder Fisch maximal bis 100 g 1- bis 2-mal wöchentlich,
- Eiweiß in Form von fettreduzierter Milch, mageren Milch- und purinarmen Pflanzenprodukten,
- Tee, Wasser und Kaffee.

Stark einschränken bzw. verzichten sollte man ...
- auf mit Fruktose gesüßte Getränke wie Softdrinks oder mit Zucker gesüßte Getränke.

Verboten sind ...
- Innereien aller Art,
- bestimmte Fischsorten und Krustentiere, z. B. Salzheringe und Hummer,
- alkoholische Getränke,
- Erbsen, weiße Bohnen, Linsen, Brokkoli und Rosenkohl.

45.5 Ernährungstherapie der Harnsäure-Nephrolithiasis

Bei der Entstehung von Harnsäuresteinen spielen folgende Faktoren eine wichtige pathogenetische Rolle:
- Erhöhung der Harnsäurekonzentration im Endharn durch vermehrte renale Ausscheidung von Harnsäure
- niedriges Harnvolumen
- Verringerung der Löslichkeit von Harnsäure durch vermehrte Harnkonzentrierung und/oder Harnsäuerung

Hieraus leiten sich die diätetischen Konsequenzen ab (siehe Empfehlungen zur Einhaltung einer purinarmen Diät). Sie umfassen die Senkung der renalen Harnsäureausscheidung durch Einhaltung einer purinarmen Diät (bis 3000 mg Harnsäure/Woche), die Neutralisation des Urins zur Verbesserung der Harnsäurelöslichkeit sowie die Verminderung der Harnsäurekonzentration im Endharn durch Diuresesteigerung.

Zur Neutralisierung des Harns eignen sich neben diätetischen Maßnahmen in Form einer alkalisierenden Kost (z. B. Kartoffeln, Mehlspeisen, Zitrusfruchtsäfte, alkalische Mineralwässer) vor allem Natrium-Kalium-Zitrat-Gemische (Eisenbergsche Lösung). Die einzunehmende Menge richtet sich nach dem Urin-pH; der zur Steinauflösung und Rezidivprophylaxe günstigste Wert liegt bei 6,4–6,7. Werte über 7,0 sind zu vermeiden, da sich in alkalischem Milieu Phosphatsteine bilden können. Die Diurese soll 2–3 l betragen.

Literatur

[1587] Ahmad MI, Masood S, Furlanetto D M et al. Urate crystals: beyond joints. Front Med 2021; 18: 1–8

[1588] Annemas L, Spaepen E, Gaskin M et al. Gout in the UK and Germany. Prevalence, comorbidities and management in general practice 2000–2005. Ann Rheum Dis 2008; 67: 960–966

[1589] Bhole V, Krishnan E. Gout and the heart. Rheum Dis Clin N Am 2014; 40: 125–143

[1590] Choi HK, Willet W, Curhan G. Coffee consumption and the risk of incident gout in men; a prospective study. Arthritis Rheum 2007; 56: 2049–2055

[1591] Choi HK, Atkinson K, Karlson EW et al. Purine rich foods, dairy and protein intake and the risk of gout in men. N Engl J Med 2004; 350: 1093–1103

[1592] Choi HK, Curhan G. Soft drinks, fructose consumption and the risk of gout in men; prospective cohort study. Br Med J 2008; 336: 309–312

[1593] Choi HK, Mc Cormick N, Yokose CH. Excess comorbidities in gout; the causal paradigm and pleiotropic approaches to care. Nature Rev Rheumatol 2022; 18: 97–111

[1594] Colling MG, Wolfram G. Bestimmung von purinhaltigen Verbindungen und Purinbasen in Lebensmitteln. Z Lebensm Unters Forsch 1987; 185: 288–291

[1595] Gröbner W, Bantel E. Hyperurikämie – häufige Begleiterkrankung bei metabolischem Syndrom. In: Mehnert H, Hrsg. Herz, Gefäße und Diabetes. Medikon Verlag; 1997: 105–116

[1596] Gröbner W, Gross M, Zöllner N. Krankheiten durch Störungen des Purin- und Pyrimidin-Stoffwechsels. In: Gerok W, Huber Ch, Meinertz Th, Zeidler H, Hrsg. Die Innere Medizin. 11. Aufl. Stuttgart: Schattauer; 2007: 1140–1151

[1597] Gröbner W. Hyperurikämie und Gicht. Dtsch Med Wochenschr 2015; 140: 1615–1626

[1598] Khanna D, Fitzgerald JD, Khanna PP et al. Am. College of Rheumatology; Guidelines for management of gout. Part I. Systemic Non Pharmacologic and Pharmacologic Approaches to Hyperuricemia. Arthritis Care Res 2012; 64: 1431–1446

[1599] Koettgen A, Albrecht E, Teumer A et al. Genome – wide association analysis identify 18 new loci associated with serum urate concentrations. Nature Genetics 2013; 45: 145–154

[1600] Ludwig A, Gröbner W, Manger B. Purinstoffwechsel – Gicht. In: Aktoris K, Förstermann U, Hofmann F, Starke K, Hrsg. Pharmakologie und Toxikologie. 12. Aufl. München: Elsevier; 2017: 519–528

[1601] Obermayr RP, Temml C, Gutjahr G et al. Elevated uric acid increases the risk for kidney disease. J Am Soc Nephrol 2008; 19: 2407–2413

[1602] Richette P, Doherty M, Pascual E et al. Updated EULAR evidence based recommendations for the management of gout. Ann Rheum Dis 2014; 73 (Suppl 2)

[1603] Schmidt JA, Crowe FL, Appleby PN et al. Serum uric acid concentrations in meat eaters, fish eaters, vegetarians and vegans; cross-sectional analysis in the EPIC-Oxford cohort. PLOS one 2013; 8e56339

[1604] Stack AG, Hanley A, Casserly LF et al. Independent and conjoint associations of gout and hyperuricemia with total and cardiovascular mortality. QJM 2013; 106: 647–658

[1605] Stricker S, Rudloff S, Geier A et al. Fructosekonsum – freie Zucker und ihr Einfluß auf die Gesundheit. Dtsch Ärztebl 2021; 118: 71–80

[1606] Tausche AK. Gicht. Internist 2021; 62: 513–525

[1607] Zhang Y, Neogi T, Chen C et al. Cherry consumption and decreased risk of recurrent gout attacks. Arthritis Rheum 2012; 64: 4004–4009

[1608] Zhu Y, Pandya BJ, Choi HK. Comorbidities of gout and hyperuricemia in the US general population: NHANES 2007–2008. Am J Med 2012; 125: 679–687

[1609] Zöllner N, Griebsch A, Gröbner W. Einfluss verschiedener Purine auf den Harnsäurestoffwechsel. Ernährungsumschau 1972; 3: 79–82

[1610] Zöllner N, Gröbner W. Gicht und erhöhte Harnsäure. 9. Aufl. Stuttgart: Hirzel; 2013

46 Rheumatoide Arthritis

G. Keyßer

Das Wichtigste in Kürze

Sowohl eine Fehl- als auch eine Überernährung haben Auswirkungen auf das Erkrankungsrisiko und den Verlauf der rheumatoiden Arthritis (RA). Patienten mit einer RA waren als Kinder häufiger fehlernährt als Personen ohne eine RA. Eine gesunde Ernährung, die reich ist an Ballaststoffen und ungesättigten Fetten, und arm an rotem Fleisch, Kochsalz und stark gesüßten Getränken, senkt das Risiko einer RA ebenso wie die Vermeidung einer (vor allem abdominellen) Adipositas. Ein schützender Effekt einzelner Nahrungskomponenten ist belegt für geringe Alkoholmengen und Seefisch mit hohem Fettgehalt.

Interventionsstudien, welche den Nutzen einzelner Kostformen bei etablierter RA untersuchen sollten, sind in ihrer Qualität und Aussagekraft unbefriedigend geblieben. Eine an den Prinzipien der mediterranen Diät ausgerichtete Ernährung ist wahrscheinlich von Nutzen für RA-Patienten, auch wenn die positiven Auswirkungen am ehesten die Reduktion des kardiovaskulären Risikos betreffen.

Aus den Daten zum Einfluss von Nahrungsergänzungsmitteln auf den Verlauf der RA lassen sich positive Effekte nur für Fischölkapseln in ausreichend hoher Dosierung von Omega-3-Fettsäuren ableiten. Die Zufuhr von Eisenpräparaten und Vitamin D sollte an objektiven Kriterien und aktuellen Leitlinien ausgerichtet sein.

Stichworte

Rheumatoide Arthritis, Ernährung, Krankheitsrisiko, Adipositas, Mediterrane Kost, diätetische Behandlung, ungesättigte Fettsäuren

46.1 Einleitung

Fragen der Ernährung und der „richtigen" Lebensweise sind für viele chronisch Kranke von zentraler Bedeutung. In der Besprechung der Erstdiagnose wird oft gefragt: „Habe ich etwas falsch gemacht? Hätte ich durch eine andere Ernährung meine Erkrankung verhindern können?" Häufig möchten die Patienten wissen, ob sie durch eine Ernährungsumstellung die Erkrankung beeinflussen, evtl. sogar die medikamentöse Behandlung vermeiden können.

Bei der Bewertung der ätiologischen und therapeutischen Relevanz der Ernährung für die RA ist zu berücksichtigen, dass die Nahrungsgewohnheiten mit anderen Parametern der Lebensweise wie der körperlichen Aktivität und dem Rauchen in Wechselwirkung stehen. Dies wurde bei der Auswertung von Daten der Nurses Health Study (NHS) berücksichtigt. Hier wurde die An- oder Abwesenheit von 5 Faktoren semiquantitativ zu einem **Healthy Lifestyle Index Score (HLIS)** zusammengefasst: Rauchen, Adipositas, Bewegungsmangel, ungesunde Ernährung und exzessiver Alkoholkonsum. Der HLIS wurde in 6 Kategorien unterteilt, dabei entsprach 0 einem sehr ungesunden, 5 dem gesündesten Lebensstil. Frauen in der höchsten Kategorie reduzierten ihr Erkrankungsrisiko für eine RA im Beobachtungszeitraum von durchschnittlich 24 Jahren auf 42 %, verglichen mit der niedrigsten Kategorie [1622].

46.2 Ernährung als ätiologischer Faktor der rheumatoiden Arthritis (RA)

Die Frage, ob die Ernährungsweise an sich, einzelne Nahrungsmittel oder ihre Komponenten an der Auslösung der RA beteiligt sein könnten, wird seit langem untersucht. Die Sister Study Cohort des U.S.-amerikanischen NIHS (National Institute of Environmental Health Sciences) fand bei über 50 000 Frauen ein erhöhtes RA-Risiko in Abhängigkeit von ernährungsbedingten Faktoren: Frauen, die ein erniedrigtes Geburtsgewicht aufgewiesen hatten, und solche, die in der Kindheit mangelernährt waren, hatten ein bis zu 50 % höheres Erkrankungsrisiko [1636].

✔ **Merke**

Frauen, die ein erniedrigtes Geburtsgewicht hatten, und solche, die in der Kindheit mangelernährt waren, haben ein bis zu 50 % höheres Erkrankungsrisiko.

Allerdings konnte die Studie nicht nach spezifischen Nahrungskomponenten differenzieren. Dies gelang besser in der NHS, die mehr als 150 000 Frauen über Jahrzehnte nachverfolgte und mehr als 1000 neue RA-Fälle registrierte. Aus den prospektiv erhobenen Angaben zur Ernährung vor Erkrankungsbeginn wurde der **Alternative Healthy Eating Index** (**AHEI**, 2010) errechnet. Dieser erfasst repräsentative Gruppen von „gesunder" Nahrung (Obst und Gemüse, Nüsse, Vollkornprodukte, mehrfach ungesättigte Fettsäuren und moderaten Alkoholkonsum) und ungesunder Nahrung (Kochsalz, rotes Fleisch, gesättigte Fette, Softdrinks). Frauen im Quartil mit dem besten AHEI 2010 hatten nur 67 % des RA-Risikos von Frauen mit dem schlechtesten Quartil [1626]. Auch eine weitere Analyse der NHS, bei der Nahrungsmittel nach ihrer Assoziation mit Entzündungsmarkern bewertet wurden, zeigte eine Korrelation des RA-Risikos mit der Aufnahme von rotem Fleisch, Softdrinks und Weißmehlprodukten [1644].

46.2.1 Ernährungsassoziierte Faktoren bei Rauchern

✔ **Merke**

Raucher erkranken häufiger und schwerer an einer RA [1629].

Bei Rauchern steigern einige diätetische Komponenten zusätzlich die Empfänglichkeit für eine RA: Raucher im höchsten Terzil der täglichen Kochsalzaufnahme (mindestens 5,5 g pro Tag) verdoppeln ihr RA-Risiko im Vergleich zu Rauchern mit geringerer Zufuhr (3,8 g/d) [1646]. Unklar blieb, ob die Kochsalzzufuhr an sich für das erhöhte Risiko verantwortlich ist, oder eine Kopplung an salzreiche, aber aus anderen Gründen ätiologisch bedeutsame Nahrungsmittel vorlag.

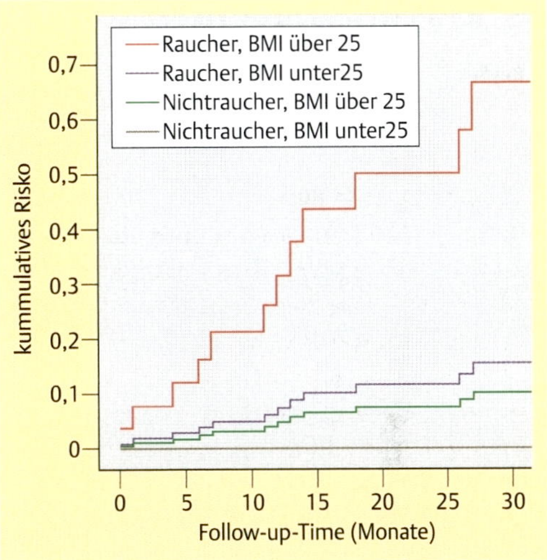

Abb. 46.1 Risiko, eine rheumatoide Arthritis zu entwickeln, in Abhängigkeit von Raucherstatus und BMI [1629].

Ein erhöhter Body Mass Index (BMI) ist bei Nichtrauchern mit einer geringen, bei Rauchern mit einer erheblichen Risikozunahme für die Entwicklung einer RA vergesellschaftet (▸ Abb. 46.1): Bei übergewichtigen Rauchern lag im Beobachtungszeitraum von 30 Monaten das kumulative Erkrankungsrisiko um fast 70 % höher als bei Rauchern mit einem BMI unter 25 [1615].

46.2.2 Alkoholkonsum

✔ **Merke**

Ein moderater Alkoholkonsum von etwa 1–5 alkoholischen Getränken pro Woche senkt das RA-Risiko signifikant.

Die Risikoreduktion gilt vorwiegend für Patienten, die genetisch für eine RA prädisponiert sind, und nur für die „klassische" (seropositive) RA [1626], [1627]. Der Effekt ist vor allem bei Frauen nachweisbar. Bei einer Alkoholzufuhr von > 10 g pro Tag verschwindet der schützende Einfluss (▸ Abb. 46.2).

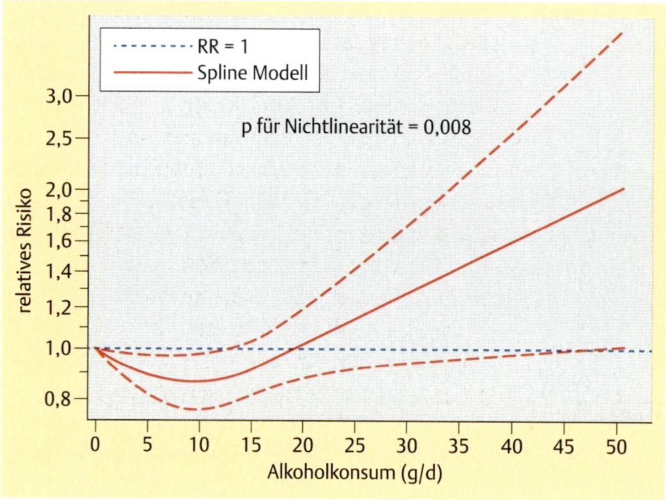

Abb. 46.2 Dosis-Wirkungs-Beziehung zwischen Alkoholkonsum in g pro Tag und dem Risiko, an einer rheumatoiden Arthritis zu erkranken [1627].

46.2.3 „Rotes" Fleisch, Fisch und Mediterrane Diät

Die Assoziation zwischen dem Konsum von „rotem" Fleisch (Rind-/Schweinefleisch, Wild) mit der Entstehung einer RA ist in großen Kohortenstudien nachgewiesen worden. Eine Langzeitbeobachtung an 26 000 Personen, von denen im Laufe von 4 Jahren 88 eine RA entwickelten, beschrieb einen geringen, aber signifikanten Einfluss der Zufuhr an „rotem" Fleisch auf die RA-Häufigkeit [1637]. Auch die o. g. NHS identifizierte rotes Fleisch als eine Hauptkomponente des AHEI 2010 für die Risikosteigerung einer RA [1626].

> ✔ **Merke**
> Der Genuss von fettem Seefisch könnte das Risiko, eine rheumatoide Arthritis zu entwickeln, etwas verringern.

Die Verfasser einer Kohortenstudie an mehr als 57 000 Personen beschrieben den Zusammenhang zwischen Fischaufnahme und RA als schwach ausgeprägt [1639]. Die Zufuhr von mehrfach ungesättigten Fettsäuren, die über Pflanzenöle und Fisch erfolgt, korreliert invers mit dem RA-Risiko [1616].

Der Begriff „Mittelmeer-Diät" beschreibt eine Ernährung, die vor allem aus Gemüsen, Früchten, Fisch und Meeresfrüchten sowie Vollkornerzeugnissen besteht. Rotes Fleisch und fette Milchprodukte werden sparsam eingesetzt. Wesentliche Quelle von Fetten ist Olivenöl, Zucker wird vor allem in Form von getrockneten Früchten und Honig verarbeitet, Rotwein wird zu den Mahlzeiten gereicht. Eine Reduktion des RA-Risikos durch diese Ernährungsweise konnte bei U.S.-amerikanischen Frauen nicht bewiesen werden [1624]. Allerdings zeigte eine schwedische Studie, dass das Risiko für die seropositive RA mit steigender Adhärenz zu den Prinzipien der Mittelmeerkost abnahm [1628].

46.2.4 Vitamine und Spurenelemente

> ✔ **Merke**
> Eine Substitution von Zink und Beta-Kryptoxanthin könnten das RA-Risiko verringern.

In der Iowa Women's Health Studie wurden über Jahre Daten an fast 42 000 Frauen erhoben, um zu untersuchen, ob die Versorgung mit Vitaminen und Mineralstoffpräparaten einen Einfluss auf die RA-Inzidenz besitzt. Lediglich die Zufuhr von Zinkpräparaten war mit einer leicht verminderten Erkrankungshäufigkeit assoziiert, ein schützender Effekt war in schwacher Ausprägung auch für die Einnahme von Beta-Kryptoxanthin nachweisbar [1614], [1638]. Diese Vitamin-A-Vorstufe ist in Zitrusfrüchten, Äpfeln, Physalis und anderen pflanzlichen Nahrungsmitteln enthalten.

46.2.5 Andere Nahrungsfaktoren

✔ Merke
Ein hoher Zuckerkonsum erhöht das RA-Risiko.

Frauen, die häufig (d. h. mindestens täglich) gezuckerte, kohlensäurehaltige Getränke konsumieren, haben ein um mehr als 60 % höheres RA-Risiko. Dieses Risiko steigt, vor allem bei älteren Frauen, noch weiter an [1625].

46.2.6 Adipositas

Das Risiko für eine RA korreliert mit der Entwicklung einer Adipositas. Frauen, die über mehrere Jahrzehnte hinweg mehr als 20 kg an Gewicht zulegten, hatten ein relatives Risiko von 3,8 für eine RA im Vergleich zu Frauen, deren Gewicht weitgehend konstant geblieben war [1632]. Vor allem abdominelle Fettleibigkeit trägt zum RA-Risiko bei [1617].

46.3 Auswirkung der Ernährung auf den Verlauf einer RA

46.3.1 Interventionsstudien bei RA

Ein Cochrane-Review [1621] leitete aus einer Metaanalyse von 14 randomisiert kontrollierten Studien an 837 RA-Patienten zu verschiedenen Diätformen nur wenige Anhaltspunkte für deren Wirksamkeit ab. Die Stichproben der ausgewerteten Studien seien zu klein und die Studien selbst oft fehlerhaft in ihrem Design. Die hohe Zahl von Patienten, die jene Studien vorzeitig abbrachen, wurde als Indiz für Nebenwirkungen oder Unverträglichkeiten gewertet.

✔ Merke
Nach vorliegenden Erkenntnissen kann nicht empfohlen werden, eine *aktive* RA mit diätetischen Maßnahmen zu behandeln, schon gar nicht als Alternative zur etablierten Basistherapie.

Es ist nicht untersucht, ob diätetische Interventionen die Prognose von RA-Patienten langfristig beeinflussen oder Schäden an den Gelenken verhindern können. Die Betrachtung der vorliegenden wissenschaftlichen Publikationen muss mit Zurückhaltung erfolgen. Daher empfiehlt die Europäische Fachgesellschaft für Rheumatologie (EULAR) nach Sichtung der aktuellen Datenlage lediglich eine „gesunde, balancierte Kost“ und ein „gesundes Körpergewicht“ für Patienten mit RA [1619].

Interventionsstudien zielen darauf ab, durch diätetische Maßnahmen die Aktivität einer RA günstig zu beeinflussen. Hierfür existieren verschiedene Ansätze: Einerseits kann die Auswirkung einer komplexen Diätumstellung auf Krankheitssymptome untersucht werden. Auf der anderen Seite soll die Supplementation von Vitaminen, Spurenelementen und/oder Antioxidanzien therapeutische Wirkungen erzielen.

Zur ersten Gruppe gehören Studien mit Elementardiäten, die Allergene ausschalten sollen, sowie Untersuchungen mit veganen, glutenfreien und vegetarischen Diäten. Derartige Studien sind methodisch komplex. Diäten lassen sich nicht verblinden. Ihre Anwendung erfordert eine qualifizierte Schulung und eine hohe Motivation der Patienten. Dieser Selektionsbias bevorzugt Patienten, die gegenüber einer Ernährungsumstellung positiv eingestellt sind. Dennoch hat keine dieser Studien einen relevanten Effekt auf die RA nachweisen können. Auffällig viele Patienten brachen eine derartige Studie vorzeitig ab [1620]. Dies legt nahe, dass tiefgehende Eingriffe in die Ernährungsgewohnheiten die Lebensqualität erheblich beeinträchtigen können.

Eliminationsdiäten

Versuche, durch allergenfreie Nahrung mit allmählichen Kostaufbau Arthritis-verstärkende Nahrungsmittel zu identifizieren, haben bisher enttäuscht [1648]. Allerdings beobachten RA-Patienten gelegentlich vermehrte Gelenkschmerzen und -schwellungen nach Aufnahme bestimmter Lebensmittel. Die individuelle Variabilität ist dabei groß; genannt werden Fleischprodukte, aber auch Süßigkeiten, Wein, Zitrusfrüchte oder Kaffee [1623].

> **✔ Merke**
> Rheumatologen sollten daher Patienten ermutigen, auf Zusammenhänge zwischen ihrem Speiseplan und der Stärke ihrer Gelenkentzündung zu achten und diese Lebensmittel ggf. wegzulassen, wobei auf die Gefahr der Mangelernährung zu achten ist.

Kombination aus Fasten, veganer und laktovegetabiler Diät

Die bekannteste diätetische Interventionsstudie an 53 Patienten stammt aus dem Jahr 1991 [1631]. Der Studienplan umfasste 3 Stufen: 7–10 Tage totales Fasten, 3–5 Monate vegane, glutenfreie Diät, anschließend laktovegetabile Kost. Eine in der Stichprobe enthaltene Vergleichsgruppe behielt die normale Ernährung bei. Bereits in der Fastenperiode fielen die Entzündungswerte sowie die Zahl der geschwollen und schmerzhaften Gelenke signifikant ab. Dieser Effekt hielt in den nachfolgenden Stufen an. Nur wenige Patienten erhielten eine wirksame Rheumatherapie, daher blieb unklar, wie viele Patienten an einer aktiven RA litten. Eine Metaanalyse von Fastenstudien bei RA bestätigte eine günstige Beeinflussung der Schmerzintensität, gemessen an einer visuellen Analogskala. Die Fastenperioden dauerten nicht länger als 2 Wochen. Allerdings ist der Effekt gering [1634].

Mediterrane und antientzündliche Diät

Eine randomisierte, kontrollierte Studie untersuchte den Einfluss der mediterranen Diät auf die Entzündungsaktivität bei RA [1642]. Nach 12 Wochen nahm in der Gruppe, die diese Kostform einhielt, die Krankheitsaktivität im DAS 28 signifikant ab. Allerdings erreichte die Veränderung nicht die Größenordnung eines Basistherapeutikums.

Eine aktuelle randomisierte Crossover-Studie unterzog RA-Patienten einer definierten Kost, deren Komponenten im Hinblick auf eine antientzündliche Wirkung ausgewählt worden waren. Hauptbestandteile waren Hülsenfrüchte, Früchte und Fisch, sowie eine Supplementation mit Probiotika. Auch wenn der primäre Endpunkt verfehlt wurde, zeigte sich eine Verbesserung der Krankheitsaktivität [1647].

Eine „Mittelmeer-Kost" hat positive Effekte auf das metabolische Syndrom.

> **✔ Merke**
> Da die RA einen kardiovaskulären Risikofaktor darstellt, ist die Empfehlung einer mediterranen Kost in Bezug auf das kardiovaskuläre Risiko wahrscheinlich wichtiger als für die Aktivität der RA.

Supplementierung von Omega-3-Fettsäuren

Omega-3-Fettsäuren, also Docosahexaensäure (DHA) und Eicosapentaensäure (EPA), fördern die Bildung entzündungshemmender Botenstoffe. Als Quelle dienen pflanzliche Öle und fetter Seefisch. Omega-3-Fettsäuren werden in den Mengen, die eine therapeutische Wirkung erwarten lassen, oft in Form von Fischölkapseln supplementiert. Eine Cochrane-Metaanalyse über 17 Studien und 823 auswertbare Patienten belegte deren günstige Wirkungen. Die Morgensteifigkeit ließ nach, und der Gebrauch von Schmerzmitteln nahm ab [1618].

> **✔ Merke**
> Nachweisbar positive Effekte für die Behandlung von RA-Patienten werden jedoch erst erzielt, wenn man mindestens 2,7 g EPA/DHA pro Tag zuführt und mindestens 3–6 Monate behandelt.

Studien mit Vitaminen und Antioxidanzien

Studien bei RA-Patienten zur Zufuhr von komplexen Nahrungsergänzungsmitteln und Antioxidanzien haben bisher enttäuscht [1641], [1612].

> **✔ Merke**
> Messwerte der der Krankheitsaktivität, wie die Zahl der geschwollenen und schmerzhaften Gelenke oder das CRP, verbesserten sich durch die Gabe von Quercetin, Alpha-Liponsäure, Vitamin C, Linolsäure, Eisen, Zink, Selen etc. nicht.

Die Einnahme von Vitaminen und Spurenelementen kann zudem Risiken haben. Eine Metaanalyse von 19 Studien zu Vitamin E beschrieb eine erhöhte Gesamtsterblichkeit für Dosierungen ab 150 IE/Tag [1633]. Als unumstritten gilt dagegen die Substitution von Vitamin D im Rahmen der leitliniengerechten Prophylaxe und Therapie der Osteoporose (Näheres unter www.awmf.org/uploads/tx_szleitlinien/183–001l_S 3_Osteoporose-Prophylaxe-Diagnostik-Therapie_2019–02.pdf).

46.3.2 Auswirkungen des Alkoholkonsums auf den RA-Verlauf

Ein geringer bis mäßiger Alkoholgenuss könnte einen schwachen positiven Einfluss auf die Krankheitsaktivität besitzen: Bei Männern mit RA geht der Genuss von maximal einem alkoholischen Getränk pro Tag mit einer geringeren Gelenkzerstörung im Zeitraum von 4 Jahren einher [1635]. Auch die kardiovaskuläre Mortalität von RA-Patienten ist niedriger bei geringem bis moderaten Alkoholkonsum, verglichen mit abstinenten RA-Patienten [1643]. Dieser statistische Effekt könnte jedoch auch daher rühren, dass Patienten mit hoher Krankheitsaktivität und Medikamentenlast oft freiwillig auf Alkohol verzichten [1613]. Unbestritten scheint, dass Alkoholmissbrauch die Aktivität der entzündlichen Gelenkerkrankung verschlechtert [1635].

46.3.3 Unter- und Übergewicht bei RA

Eine Untersuchung der kardiovaskulären Sterblichkeit bei RA-Patienten zeigte, dass Betroffene mit einem leichten Übergewicht seltener kardiovaskulären Ereignisse erleiden als Patienten mit einem BMI im Bereich zwischen 20 und 25 [1630]. Auch die Ausprägung der Gelenkzerstörung ist bei sehr schlanken Patienten höher als bei Patienten mit einem BMI um 30. Diese Konstellation gilt auch für die Wahrscheinlichkeit für das Erreichen einer Remission [1649].

> ✔ **Merke**
> Möglicherweise gibt es für RA-Patienten einen optimalen Gewichtsbereich mit einem BMI zwischen 25 und 30.

Patienten mit einem BMI *über* 30 hatten in einer anderen Studie eine höhere Krankheitsaktivität, stärkere Schmerzen und mehr Begleiterkrankungen [1611]. Mittlerweile existieren auch Daten, die zeigen, dass bei starker Fettleibigkeit eine Gewichtsreduktion entweder im Rahmen einer bariatrischen Chirurgie [1645] oder einer sehr kalorienarmen Kost (1000–1500 kcal für 12 Wochen) [1640] mit einer signifikanten Aktivitätsverbesserung einer RA einhergehen kann.

V

46.3.4 Rolle von Spurenelementen in der RA-Therapie

> ✔ **Merke**
> Trotz Hinweisen für einen Selen- und Zinkmangel bei RA-Patienten konnte bisher nicht nachgewiesen werden, dass die Zufuhr dieser Spurenelemente einen günstigen Effekt auf die Krankheitsaktivität aufweist.

Viele RA-Patienten leiden an chronischen Blutverlusten über die Schleimhaut des Magen-Darm-Trakts. So kann ein echter Eisenmangel vorliegen, der korrigiert werden sollte. Auf eine ausreichende Zufuhr von Eisen über die Nahrung ist daher zu achten.

Literatur

[1611] Ajeganova S, Andersson ML, Hafstrom I. Association of obesity with worse disease severity in rheumatoid arthritis as well as with comorbidities: a long-term followup from disease onset. Arthritis Care Res 2013; 65: 78–87

[1612] Bae SC, Jung WJ, Lee EJ et al. Effects of antioxidant supplements intervention on the level of plasma inflammatory molecules and disease severity of rheumatoid arthritis patients. J Am Coll Nutrit 2009; 28: 56–62

[1613] Baker JF, England BR, Mikuls TR et al. Changes in Alcohol Use and Associations With Disease Activity, Health Status, and Mortality in Rheumatoid Arthritis. Arthritis Care Res 2020; 72: 301–308

[1614] Cerhan JR, Saag KG, Merlino LA et al. Antioxidant micronutrients and risk of rheumatoid arthritis in a cohort of older women. Am J Epidemiol 2003; 157: 345–354

[1615] de Hair MJ, Landewe RB, van de Sande MG et al. Smoking and overweight determine the likelihood of developing rheumatoid arthritis. Ann Rheum Dis 2013; 72: 1654–1658

[1616] Di Giuseppe D, Wallin A, Bottai M et al. Long-term intake of dietary long-chain n-3 polyunsaturated fatty acids and risk of rheumatoid arthritis: a prospective cohort study of women. Ann Rheum Dis 2014; 73: 1949–1953

[1617] Ferguson LD, Brown R, Celis-Morales C et al. Association of central adiposity with psoriasis, psoriatic arthritis and rheumatoid arthritis: a cross-sectional study of the UK Biobank. Rheumatology (Oxford, England) 2019; 58: 2137–2142

[1618] Goldberg RJ, Katz J. A meta-analysis of the analgesic effects of omega-3 polyunsaturated fatty acid supplementation for inflammatory joint pain. Pain 2007; 129: 210–223

[1619] Gwinnutt JM, Wieczorek M, Balanescu A et al. 2021 EULAR recommendations regarding lifestyle behaviours and work participation to prevent progression of rheumatic and musculoskeletal diseases. Ann Rheum Dis 2022. doi:10.1136/annrheumdis-2021-222020

[1620] Hafstrom I, Ringertz B, Spangberg A et al. A vegan diet free of gluten improves the signs and symptoms of rheumatoid arthritis: the effects on arthritis correlate with a reduction in antibodies to food antigens. Rheumatology (Oxford, England) 2001; 40: 1175–1179

[1621] Hagen KB, Byfuglien MG, Falzon L et al. Dietary interventions for rheumatoid arthritis. Cochrane database of systematic reviews (Online) 2009; CD006400. doi: 10.1002/14651858.CD006400.pub2

[1622] Hahn J, Malspeis S, Choi MY et al. Association of Healthy Lifestyle Behaviors and the Risk of Developing Rheumatoid Arthritis among Women. Arthritis Care Res 2022. doi:10.1002/acr.24862

[1623] Haugen M, Kjeldsen-Kragh J, Nordvag BY et al. Diet and disease symptoms in rheumatic diseases–results of a questionnaire based survey. Clin Rheumatol 1991; 10: 401–407

[1624] Hu Y, Costenbader KH, Gao X et al. Mediterranean diet and incidence of rheumatoid arthritis in women. Arthritis Care Res 2014. doi:10.1002/acr.22481

[1625] Hu Y, Costenbader KH, Gao X et al. Sugar-sweetened soda consumption and risk of developing rheumatoid arthritis in women. Am J Clin Nutrit 2014; 100: 959–967

[1626] Hu Y, Sparks JA, Malspeis S et al. Long-term dietary quality and risk of developing rheumatoid arthritis in women. Ann Rheum Dis 2017; 76: 1357–1364

[1627] Jin Z, Xiang C, Cai Q et al. Alcohol consumption as a preventive factor for developing rheumatoid arthritis: a dose-response meta-analysis of prospective studies. Ann Rheum Dis 2014; 73: 1962–1967

[1628] Johansson K, Askling J, Alfredsson L et al. Mediterranean diet and risk of rheumatoid arthritis: a population-based case-control study. Arthritis Res Ther 2018; 20: 175

[1629] Kallberg H, Ding B, Padyukov L et al. Smoking is a major preventable risk factor for rheumatoid arthritis: estimations of risks after various exposures to cigarette smoke. Ann Rheum Dis 2011; 70: 508–511

[1630] Kitas GD, Gabriel SE. Cardiovascular disease in rheumatoid arthritis: state of the art and future perspectives. Ann Rheumat Dis 2011; 70: 8–14

[1631] Kjeldsen-Kragh J, Haugen M, Borchgrevink CF et al. Controlled trial of fasting and one-year vegetarian diet in rheumatoid arthritis. Lancet 1991; 338: 899–902

[1632] Marchand NE, Sparks JA, Malspeis S et al. Long-term weight changes and risk of rheumatoid arthritis among women in a prospective cohort: a marginal structural model approach. Rheumatology (Oxford, England) 2022; 61: 1430–1439

[1633] Miller ER, 3 rd, Pastor-Barriuso R, Dalal D et al. Meta-analysis: high-dosage vitamin E supplementation may increase all-cause mortality. Ann Intern Med 2005; 142: 37–46

[1634] Muller H, de Toledo FW, Resch KL. Fasting followed by vegetarian diet in patients with rheumatoid arthritis: a systematic review. Scand J Rheumatol 2001; 30: 1–10

[1635] Nissen MJ, Gabay C, Scherer A et al. The effect of alcohol on radiographic progression in rheumatoid arthritis. Arthritis Rheumatism 2010; 62: 1265–1272

[1636] Parks CG, D'Aloisio AA, DeRoo LA et al. Childhood socioeconomic factors and perinatal characteristics influence development of rheumatoid arthritis in adulthood. Ann Rheum Dis 2013; 72: 350–356

[1637] Pattison DJ, Symmons DP, Lunt M et al. Dietary risk factors for the development of inflammatory polyarthritis: evidence for a role of high level of red meat consumption. Arthritis Rheumatism 2004; 50: 3804–3812

[1638] Pattison DJ, Symmons DP, Lunt M et al. Dietary beta-cryptoxanthin and inflammatory polyarthritis: results from a population-based prospective study. Am J Clin Nutrit 2005; 82: 451–455

[1639] Pedersen M, Stripp C, Klarlund M et al. Diet and risk of rheumatoid arthritis in a prospective cohort. J Rheumatol 2005; 32: 1249–1252

[1640] Ranganath VK, La Cava A, Vangala S et al. Improved outcomes in rheumatoid arthritis with obesity after a weight loss intervention: randomized trial. Rheumatology (Oxford, England) 2022. doi: 10.1093/rheumatology/keac307

[1641] Remans PH, Sont JK, Wagenaar LW et al. Nutrient supplementation with polyunsaturated fatty acids and micronutrients in rheumatoid arthritis: clinical and biochemical effects. Eur J Clin Nutrit 2004; 58: 839–845

[1642] Skoldstam L, Hagfors L, Johansson G. An experimental study of a Mediterranean diet intervention for patients with rheumatoid arthritis. Ann Rheum Dis 2003; 62: 208–214

[1643] Smith ID, Lu N, Wei J et al. Alcohol consumption and the risk of mortality and myocardial infarction in patients with rheumatoid arthritis. Clin Experiment Rheumatol 2022; 40: 1754–1761

[1644] Sparks JA, Barbhaiya M, Tedeschi SK et al. Inflammatory dietary pattern and risk of developing rheumatoid arthritis in women. Clin Rheumatol 2019; 38: 243–250

[1645] Sparks JA, Halperin F, Karlson JC et al. Impact of Bariatric Surgery on Patients With Rheumatoid Arthritis. Arthritis Care Res 2015; 67: 1619–1626

[1646] Sundstrom B, Johansson I, Rantapaa-Dahlqvist S. Interaction between dietary sodium and smoking increases the risk for rheumatoid arthritis: results from a nested case-control study. Rheumatology (Oxford, England) 2015; 54: 487–493

[1647] Vadell AKE, Bärebring L, Hulander E et al. Anti-inflammatory Diet In Rheumatoid Arthritis (ADIRA)-a randomized, controlled crossover trial indicating effects on disease activity. Am J Clin Nutr 2020; 111: 1203–1213

[1648] van de Laar MA, van der Korst JK. Food intolerance in rheumatoid arthritis. I. A double blind, controlled trial of the clinical effects of elimination of milk allergens and azo dyes. Ann Rheum Dis 1992; 51: 298–302

[1649] Westhoff G, Rau R, Zink A. Radiographic joint damage in early rheumatoid arthritis is highly dependent on body mass index. Arthritis Rheumatism 2007; 56: 3575–3582

Mangelernährung

47 Unterernährung und Hungerstoffwechsel

M.-B. Krawinkel

Das Wichtigste in Kürze

Untergewicht ist Ausdruck einer akuten oder langfristigen Unterernährung, die entweder durch einen stark erhöhten Bedarf oder durch ein vermindertes Angebot bestimmt sein kann. Der Befund ist unspezifisch. Pathophysiologisch ist Untergewicht Folge verschiedener kataboler Prozesse, durch die Glykogen, Fett und Eiweiß im Organismus abgebaut werden.

Das Krankheitsbild der schweren Unterernährung ist nicht auf den Ernährungszustand beschränkt, sondern hat durch Organveränderungen – insbesondere des Myokards und der Leber – einen vital bedrohlichen Charakter. Besonders gefährlich ist auch die Anergie, durch die entzündliche Reaktionen auf Infektionen zunächst verhindert werden; bei Infektionen treten dann unter der Ernährungsrehabilitation schwerste Entzündungsprozesse auf. Erschwert wird die Ernährungsrehabilitation durch die Dünndarmschleimhautatrophie, die eine schwere Verdauungs- und Resorptionsstörung zur Folge hat.

Die erfolgreiche Behandlung der schweren Unterernährung ist auch unter ressourcenarmen Bedingungen möglich. Dazu muss den pathophysiologischen Herausforderungen Rechnung getragen werden. Neben einem angepassten Ernährungsregime sind Antibiotika und andere antiinfektiös wirkende Medikamente einzusetzen. Psychomotorische Stimulation betroffener Kinder vermag mentale und psychomotorische Langzeitfolgen der Unterernährung günstig zu beeinflussen.

Keywords

Untergewicht, Unterernährung, Hungerstoffwechsel, Malnutrition, Protein-Energie-Malnutrition (PEM)

47.1 Untergewicht

47.1.1 Ursachen und Epidemiologie

Untergewicht ist Folge einer Mangelversorgung mit Nährstoffen und Energie. Es tritt in allen Altersstufen auf und kann als zu niedriges Geburtsgewicht sowie bei intrauteriner Wachstumsverzögerung zu niedriger Geburtslänge und zu kleinem Kopfumfang schon das Neugeborene betreffen. Die Referenzwerte zur Beurteilung der anthropometrischen Variablen während des Wachstums sind weitgehend unabhängig von ethnischen und genetischen Determinanten [1654], [1655], sehr wohl aber abhängig von mütterlichen Gesundheits- und Ernährungssituationen (▶ Abb. 47.1).

Im Kindesalter tritt Untergewicht als Folge von Vernachlässigung, erzwungener oder willkürlicher Einschränkung des Nahrungsangebots und bei erhöhtem Bedarf, dem nicht ausreichend durch Ernährung Rechnung getragen wird, auf [1671]. Bei Jugendlichen und Erwachsenen kommen vielfältige Ursachen einer verminderten Nahrungsaufnahme in Betracht. Neben unzureichender Nahrungszufuhr führen Krankheiten wie Tuberkulose, AIDS und Malignome zu Situationen, in denen die Ernährung nicht mit dem Bedarf Schritt hält. Ein Sonderfall sind Essstörungen, wie die Anorexia nervosa, bei der eine primäre Verhaltensstörung das Untergewicht zur Folge hat (Kap. 56.1).

Auf Bevölkerungsebene führt mangelnde Ernährungssicherheit zu Hunger und Unterernährung. Weniger verbreitet findet sich Untergewicht auch in Mitteleuropa, z. B. in einer repräsentativen Studie bei Schulkindern in Österreich mit knapp 8 %. Weltweit werden 149 Mio. Kinder als ernährungsbedingt wachstumsretardiert und 45 Mio. Kinder als ausgezehrt berichtet (2021; sie alle haben ein erhöhtes Risiko für permanentes oder transientes Untergewicht.

In einem Editorial der Zeitschrift Lancet stellt der Herausgeber Horton [1661] fest: „Nutrition is a desperately neglected aspect of maternal, newborn, and child health“, und damit meint er die weltweite Unterernährung. Auf die klinischen Konsequenzen der Unterernährung weisen die Au-

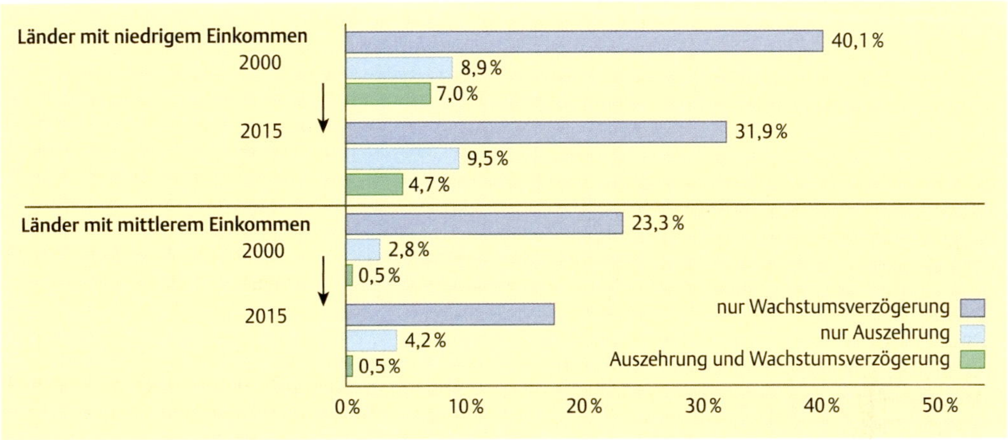

Abb. 47.1 Prävalenz von Unterernährung bei Kindern in Ländern mit niedrigen und mittleren Einkommen [1670].

toren Black et al. der Lancet-Serie hin [1651]: „Maternal and child undernutrition is the underlying cause of 3,5 million deaths, 35 % of the disease burden in children younger than 5 years and 11 % of the total global disease/disability-associated lost life years (DALYs)". Und weiter heißt es: „The number of global deaths and DALYs in children less than 5 years old attributed to stunting, severe wasting, and intrauterine growth restriction constitutes the largest percentage of any risk factor in this age group".

Neben der globalen Mangelernährung, die besonders auch in Geflüchtetenpopulationen im Zusammenhang mit (Bürger-)Kriegen und nach Naturkatastrophen akut auftritt, sind Zustände mit Mangel an einzelnen Nährstoffen, insbesondere Vitamin A, Eisen und Jod global noch weiter verbreitet (Kap. 8 und Kap. 9).

47.1.2 Klinisches Bild

▶ **Abbau von Fett und Muskulatur** Untergewicht ist zu jedem Zeitpunkt des Lebens Folge eines Ungleichgewichts zwischen Nahrungsbedarf und Nahrungsaufnahme, bei der über einen kürzeren oder längeren Zeitpunkt Fettgewebe und Muskulatur abgebaut werden. In diesem Sinn ist Untergewicht allgemein Folge von Unterernährung. Für das Körpergewicht steht die Energiebilanz im Vordergrund, also Nahrungsenergieaufnahme und Gesamtenergieverbrauch des Organismus. In den meisten Fällen ist aber ein globaler Mangel an allen Nährstoffen und Energie pathogenetisch wirksam, der sowohl unmittelbar nutritive Faktoren als auch die Versorgung mit bioaktiven Pflanzeninhaltsstoffen, z. B. Antioxidantien, betrifft. Die Kalzium-Phosphat-Homöostase wird durch Herauslösung der Mineralstoffe aus dem Skelett aufrechterhalten.

Durch den Schwund an Muskulatur und Fettgewebe erscheinen bei Untergewicht die Gelenke aufgetrieben. Tatsächlich sind die knöchernen Strukturen weniger durch den Substanzverlust betroffen als die Weichgewebe und geben so einen Anhalt über den ursprünglichen Umfang der Extremität mit Weichteilmantel (Muskel- und Fettgewebe).

> **Hinweis für die Praxis**
> Untergewicht ist nicht nur ein Symptom von Unterernährung, sondern geht auch mit pathologischen Veränderungen einher; Körperfett und Muskelmasse haben neben der strukturellen auch eine funktionelle Bedeutung. Unterernährung betrifft nicht nur Proteine und Energie, sondern alle Nährstoffe.

▶ **Symptome** Untergewicht führt durch den zugrunde liegenden Verlust von Unterhautfettgewebe zu 3 Hauptproblemen:

- Unterhautfettgewebe dient als „Wärmedämmung", d. h., ein Verlust an Fettgewebe manifestiert sich in Hypothermie bzw. erhöhtem Kohlenhydratbedarf für die Wärmeproduktion des Organismus.
- Fettgewebe hat als „Baufett" (ca. 10 % des Gesamtkörperfetts) weitere funktionelle Eigenschaften, deren Ausfall symptomatisch wird: Der retrobulbäre Fettpfropf in der Orbita hält den Bulbus oculi in Position; bei Einschmelzen wirken die Augen „eingesunken". Der perianale Fettmantel fixiert den Enddarm im kleinen Becken, d. h., bei Einschmelzen dieses Gewebes kommt es zum Analprolaps. Weitere Probleme können sich aus der Einschmelzung des perirenalen Fettgewebes ergeben.
- Fettgewebe ist ein Wasserspeicher für den Organismus, es wird hydratisiert. Bei Verlust des Fettgewebes erhöht sich daher nach Wasserverlusten, z. B. im Rahmen einer Diarrhö, das Risiko einer schweren Dehydratation bzw. eines Volumenmangelschocks.

47.1.3 Diagnostik

▶ **Wiegen** Untergewicht wird durch Wiegen festgestellt; dazu sind geeignete Waagen für Säuglinge, Kinder und Erwachsene einzusetzen, an die zur Beurteilung des Ernährungszustands hohe Qualitätsanforderungen zu stellen sind. Sie müssen sowohl geeicht als auch justierbar sein und im jeweiligen Wiegebereich mit hoher Präzision valide Ergebnisse zeigen. Neben den Anforderungen an die Waagen sind das Training des Personals und die Standardisierung der Wiegesituation nicht zu vernachlässigen, um im Querschnitt und longitudinal vergleichbare Werte zu erhalten.

▶ **Referenzwerte für Kinder** Als international gültige Referenzwerte eignen sich im Säuglings- und Kleinkindalter die Referenzwerte der Weltgesundheitsorganisation, die in einer multiethnischen und multizentrischen Langzeitstudie von gesunden Kindern gewonnen wurden (▶ Abb. 47.2). Diese Studie ergab keine ethnisch bedingten Unterschiede hinsichtlich des Wachstums und Gedeihens von empfehlungsgerecht ernährten Kindern im Alter bis zu 5 Jahren. In Deutschland werden in der Pädiatrie überwiegend die Referenzwerte von Kromeyer/Hauschild verwendet; außerklinisch stehen die Ergebnisse der „Studie zur Gesundheit von Kindern und Jugendlichen in Deutschland" (KiGGS) zur Verfügung.

Ob die Anpassung der künstlichen Säuglingsnahrungen an die Bedürfnisse des Säuglings durch die EU-Richtlinie von 2006 mit einer Senkung des Energie- und Kaseinangebots zu einer Annäherung der Gewichtsentwicklung nicht gestillter Kinder in Europa geführt hat, ist nicht sicher beurteilbar, auch wenn eine Studie von Escribano et al. [1657] darauf hindeutet.

▶ **Body Mass Index (BMI)** Für Erwachsene gilt die internationale Klassifikation des Body Mass Index (BMI), nach der vereinfacht ein BMI $< 18{,}5\,kg/m^2$ als unterernährt und ein BMI $< 16\,kg/m^2$ als schwer unterernährt angesehen wird. Beurteilungen des Ernährungszustands im Kindesalter müssen dem nichtlinearen Verlauf der BMI-Entwicklungskurven Rechnung tragen. Bei der Beurteilung des BMI sind altersspezifische Grenzwerte für Untergewicht zu berücksichtigen, die anhand der Gesundheitsprognose definiert sind [1672].

47.1.4 Prävention

Die Prävention der Unterernährung muss naturgemäß an den Ursachen ansetzen und rechtzeitig beginnen, um wirksam zu sein.

▶ **Kinder** Für das Kindesalter gilt das exklusive Stillen gesunder Neugeborener in den ersten 6 Lebensmonaten als effektive Prävention von Mangelernährung; es versorgt das gesunde Neugeborene und den Säugling bedarfsgerecht mit Nährstoffen, Flüssigkeit und Energie bei gleichzeitigem Schutz vor Infektionen. Das Ernährungskonzept „Optimix", beschrieben von Alexy et al. [1650], ist ein Beispiel dafür, wie die Weiterführung der Kinderernährung zur Vermeidung von Unter- und Fehlernährung gefördert werden kann. Für gesunde Kinder in Europa ist – neben Krankheiten – Vernachlässigung die wichtigste Ursache für Unterernährung, der nur durch soziale Betreuung der Familien vorgebeugt werden kann.

▶ **Erwachsene und ältere Menschen** Bei Erwachsenen haben wirtschaftliche und soziale Faktoren eine prominente Funktion in der Entstehung von Untergewicht, sodass die Prävention auf soziale

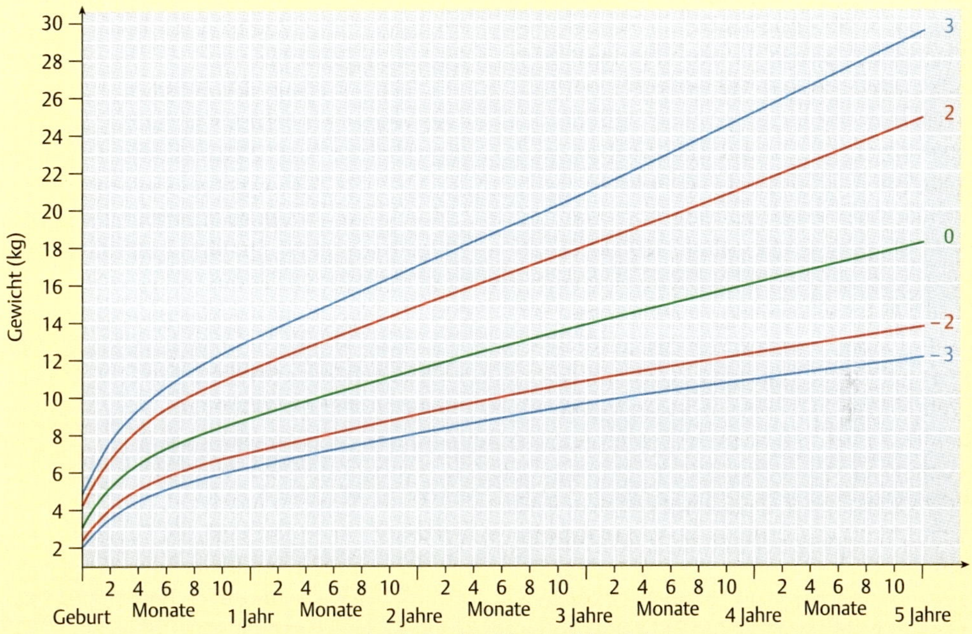

a

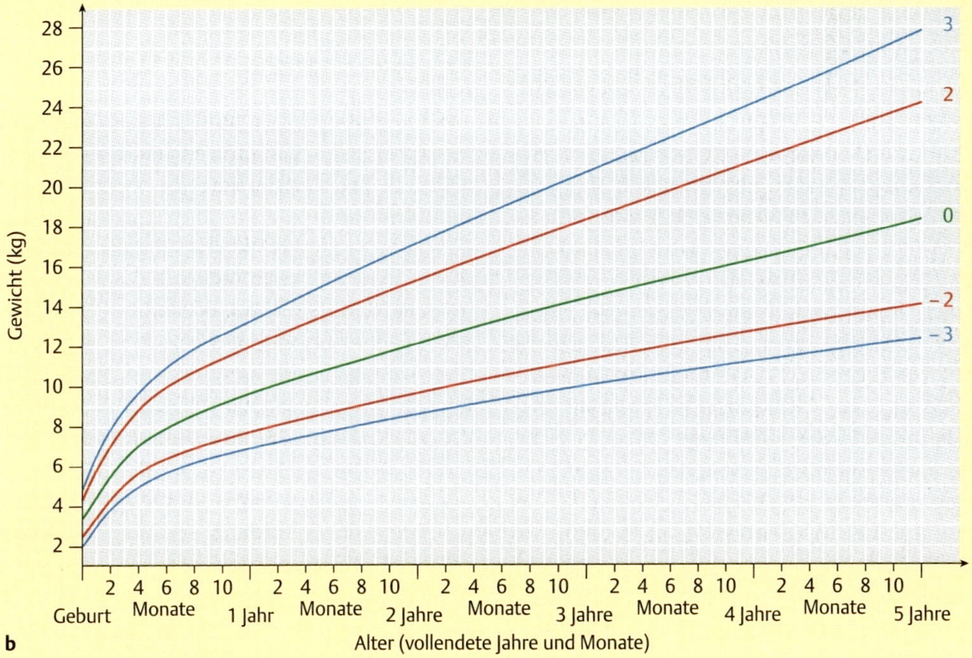

b

Abb. 47.2 WHO-Referenzwerte für das Gewicht. Angaben für das Alter von der Geburt bis zu 5 Jahren; Median und Standardabweichungen [1654], [1655].

a Mädchen (www.who.int).

b Jungen (www.who.int).

VI

Unterstützung und Ernährungsberatung setzen muss. Studien bestätigen darüber hinaus einen Zusammenhang zwischen Untergewicht und erhöhter Mortalität bei älteren Menschen bis zum Alter von 75 Jahren. Bei zurückgehender Nahrungsaufnahme kommt der Ausgewogenheit der Nahrung besondere Bedeutung zu; insofern besteht ein erhöhter Beratungsbedarf, und der Einsatz von Nahrungssupplementen muss im Einzelfall geprüft werden.

47.2 Hungerstoffwechsel

Im Hungerstoffwechsel kommt es zu Alterationen des Kohlenhydrat-, Lipid- und Proteinstoffwechsels, dessen Dysregulation erst teilweise verstanden ist. Die im Katabolismus anfallenden Substrate stimulieren Abbauprozesse und wirken durch Aktivierung von Peroxisomen-Proliferator-aktivierten Rezeptoren (PPAR) und Enzymen. In der Folge kommt es zu Organveränderungen, die die Funktion beeinträchtigen, z. B. Myokardinsuffizienz und Leberfunktionsstörungen.

47.2.1 Fettsäureabbau

Bei kalorischer Unterversorgung des Organismus entsteht eine katabole Stoffwechsellage, bei der zunächst die Glykogen- und Fettspeicher entleert werden. Die Mobilisierung von Fettsäuren aus dem Fettgewebe ist selbst abhängig von der Energie- und Eiweißversorgung. Lipolytisch wirken auch von Tumoren gebildete Faktoren, wie der lipidmobilisierende Faktor (LMF) und das Zink-α_2-Glykopeptid (Kap. 50). In der Leber wird der Fettsäureabbau über die PPAR α und δ reguliert; darüber hinaus induziert Fasten eine Aktivierung der zytosolischen und mitochondrialen Glyzerin-3-Phosphat-Dehydrogenase (GPDH), der Glyzerinkinase und der Glyzerintransporter Aquaporin 3 und 9 [1667].

Stehen die Enzyme des Fettsäureabbaus und die Fettsäuretransportproteine bei schwerem Proteinmangel oder Synthesestörung nicht zur Verfügung, kommt der Abbau der Fettsäuren zum Erliegen, und im Zytoplasma sammeln sich Lipidvakuolen, deren Inhalt nicht für Stoffwechselprozesse genutzt werden kann. Dies kann im histopathologischen Schnitt in Muskelgewebe, Myokard und Leber sichtbar gemacht werden. Klinische Folge dieses Prozesses am Herz ist eine latente oder manifeste Myokardinsuffizienz, an der Leber eine Steatosis hepatis mit Hepatomegalie und Einschränkung der Stoffwechselfunktion.

Bei Mangel an Glukose schreitet der Fettsäureabbau nicht bis zum Kohlendioxid voran, sondern bleibt auf der Stufe des Azetons stehen, dessen Konzentration im Blut ansteigt und das über die Atemluft und den Harn ausgeschieden wird (Foetor acetonaemicus). Ein Teil des Fettsäureabbaus mündet nicht in die Ketogenese, sondern in die Glukoneogenese; damit ist auch bei Katabolismus eine Glukoseversorgung des Gehirns möglich.

47.2.2 Proteinstoffwechsel

Neben dem Abbau von Fettsäuren aus Fettgewebe werden Aminosäuren durch Proteolyse, insbesondere aus dem Muskel, freigesetzt. Gleichzeitig wird der Proteinumsatz reduziert, um Eiweiß einzusparen; die Stickstoffausscheidung reduziert sich um bis zu 75 % [1662]. Bei Abbau von Muskelglykogen werden auch reichlich Kalium und Magnesium freigesetzt und renal eliminiert. Ferner geht die Muskelatrophie mit einer Aktivierung kataboler Regulationsfaktoren auf zellulärer Ebene einher.

Auf der Ebene der unmittelbar stoffwechselwirksamen Hormone ist eine Reduzierung der Insulinfreisetzung zugunsten einer vermehrten Bildung von Glukagon zu verzeichnen, das – ebenso wie Kortisol – auch die Proteolyse fördert. Im Hungerstoffwechsel wird in Leber und Muskel sowie im Fettgewebe das Angiopoietin-like Protein 4 (ANGPTL 4) – auch Fasting-induced Adipose Factor (FIAF) [1656], [1669] genannt – gebildet, das die Lipolyse steigert. Insulin dagegen reguliert das ANGPTL 4-mRNA im Fettgewebe herunter.

Weitere proteolytisch wirksame Substanzen sind der Proteolyse-induzierende Faktor (PIF) aus Tumorgewebe und proinflammatorische Zytokine, wie Interleukin 6, die insbesondere bei den krankheitsinduzierten Formen des Untergewichts einen Eiweißabbau fördern. Bei unzureichender Eiweißversorgung kommt es zudem zu einer Verminderung des Glutathionstatus, der nicht nur für die Aufrechterhaltung der antioxidativen Kapazität in Leber, Myokard und anderen Geweben benötigt wird, sondern auch an Zytokin-regulierten Immunreaktionen beteiligt ist.

Die Auswirkungen eines Nährstoffmangels auf das Immunsystem sind vielfältig: Die Zytokin-vermittelte Immunantwort bzw. Entzündungsreaktion wird durch einen Mangel an Vitamin B_6, B_{12}, Folsäure, Vitamin C und E sowie Selen, Kupfer und Zink beeinträchtigt. Zugleich begünstigt ein entsprechender Mangel das Risiko für Infektionen und deren schwereren Verlauf. Im Fall eines Mangels an Zink, Kupfer und Eisen ist eine Verminderung der Interferon-γ-Bildung in der Milz nachgewiesen. Vitamin-A-Mangel hat eine reduzierte Reaktion der T-Lymphozyten im PHA- und Con-A-Stimulationstest sowie der B-Lymphozyten bei Stimulation mit bakteriellem Antigen zur Folge [1666]. Zudem begünstigt der Mangel an den Vitaminen A, C, D und E oxidativen Stress im Gewebe.

47.3 Unterernährung

47.3.1 Erfassen von Unterernährung

▶ **Anthropometrie** Bei Unterernährung kommt es primär zu Auszehrung und Untergewicht sowie im Kindesalter bei längerem Verlauf zu einer Wachstumsverzögerung. Diese Merkmale können anthropometrisch durch Wiegen und Längenmessung erfasst werden. Als Referenzwerte sollten die „Growth References" der Weltgesundheitsorganisation verwendet werden, die 2006 publiziert wurden. Sie stammen aus einer Langzeitstudie, bei der nur Messergebnisse gesunder Kinder berücksichtigt wurden, die 6 Monate exklusiv gestillt und anschließend optimiert weiter ernährt wurden (▶ Abb. 47.2).

Hinweis für die Praxis

- Bei der Beurteilung des Körpergewichts ist zu berücksichtigen, ob Ödeme oder Aszites vorliegen, da durch Wasser mit seinem hohen spezifischen Gewicht das Körpergewicht fälschlicherweise weniger niedrig erscheint.
- Wenn als Indikator für den Ernährungszustand das Verhältnis von Körpergewicht zu Körperlänge (weight/height) beurteilt wird, ist zu beachten, dass es bei niedriger Länge und niedrigem Gewicht zu einer Pseudonormalisierung des Indikators kommt, d. h., er ist nur bei akuter Unterernährung einsetzbar.
- Neben dem Wiegen und der Längenmessung hat im Rahmen humanitärer Hilfsprogramme der mittlere Oberarmumfang praktische Bedeutung, zum einen wegen der geringen Änderung zwischen dem 2. und 4.Lebensjahr (einer besonders sensiblen Periode für die Entwicklung von Mangelernährung), zum anderen kann er leicht gemessen werden. Letzteres ist insbesondere dann von Bedeutung, wenn eine große Anzahl von Kindern in einer Reihenuntersuchung untersucht und beurteilt werden muss.

▶ **Vorgewölbtes Abdomen** Symptomatisch paradox erscheint das vorgewölbte Abdomen schwer mangelernährter Menschen. Es kann durch verschiedene Pathomechanismen verursacht werden: Bei der Manifestation als Kwashiorkor kann Aszites auftreten; bei bakterieller Fehlbesiedlung des Darms kommt es zu Meteorismus; bei ausgeprägter Wurminfestation wirkt der Bauch prall gefüllt; bei Hepato- oder Hepatosplenomegalie sowie bei manchen Tumoren wird das Abdomen vorgewölbt; und – ohne weitere Komplikation – führt allein die Muskelhypotonie der Bauchdecken dazu, dass dem intraabdominellen Druck keine Spannung der Bauchwand gegenübersteht, die ein Vorwölben des Bauches verhindern würde.

▶ **Endokrine Störungen** Die Wachstumsverzögerung, die mit Mangelernährung einhergeht, kann pathophysiologisch sowohl einem Substratmangel als auch endokrinen Störungen zugeordnet werden: Die Betroffenen haben hohe Wachstumshormonspiegel, aber niedrige Somatomedin-C-Werte, d. h., das Wachstumshormon löst in der Leber keine Freisetzung von Insulin-like Growth Factor (IGF) 1 aus. Entsprechend fehlt der Wachstumsreiz am Zielorgan, auch Osteokalzin und die knochenspezifische alkalische Phosphatase sind niedrig. Eine niedrige Eiweißaufnahme scheint zudem IGF-1 und das IGF-Bindungsprotein-3 direkt zu beeinflussen. Darüber hinaus findet sich bei Menschen mit schwerer Mangelernährung und Infektionen ein endogener Kortisolexzess, der sowohl immundepressiv als auch wachstumshemmend wirkt [1664]. Auch die erhöhte Expression von nukleären Glukokortikoidrezeptoren trägt zur Immun-

VI

Tab. 47.1 Klinisch-chemische Blutbefunde bei Untergewicht und schwerer Mangelernährung.

Klinisch-chemische Variable	Untergewicht	Mangelernährung
Gesamteiweiß	↔	↓
Präalbumin	↔	↓
Retinol-Bindungsprotein	↔	↓
Natrium	↑	↑
Kalium	↓	↓

suppression und Wachstumshemmung bei schwer mangelernährten Menschen bei.

► **Laborwertveränderungen** ► Tab. 47.1 gibt einen Überblick über die wichtigsten klinisch-chemischen Veränderungen bei Untergewicht und Mangelernährung. Sie sind allerdings unspezifisch und in Verbindung mit klinischen und anthropometrischen Befunden zu interpretieren.

47.3.2 Differenzierung von unkomplizierten und komplizierten Formen

Schwere Formen der Mangelernährung im Kindesalter wurden im 20. Jahrhundert als „Protein-Energie-Malnutrition" bezeichnet. Angesichts der Erkenntnisse zur Bedeutung der Mineralstoffe, Spurenelemente und Vitamine sowie von oxidativem Stress und Peroxidation von Membranlipiden erscheint es heute angemessener, von „globaler Malnutrition" zu sprechen. Der Begriff „global" steht hier nicht für „erdumspannend", sondern dafür, dass ein Mangel an allen Nährstoffen besteht oder angenommen werden muss und dass oxidativer Stress eine pathogenetische Rolle spielt. Das bedeutet insbesondere für die klinische Praxis, dass zwischen komplizierten und unkomplizierten Formen der schweren Mangelernährung unterschieden werden muss (► Abb. 47.5).

47.4 Marasmus

Das Krankheitsbild des Marasmus ist geprägt durch die Auszehrung, die sich als „small for gestational age" bei Neugeborenen, Marasmus des Kindes und Jugendlichen sowie Kachexie des erwachsenen und älteren Menschen findet. Im Vordergrund steht der Verlust an intraabdominalem, intraorbitalem, fazialem und Unterhautfettgewebe mit den oben beschriebenen Folgen (Kap. 47.1). Die Betroffenen wirken vorgealtert, ihr Bewusstsein ist ungetrübt, sie äußern Hunger und haben Appetit. Im Kindesalter wirkt der Kopf durch die geringere Verzögerung seines Wachstums im Verhältnis zum restlichen Körper relativ groß (► Abb. 47.3, ► Tab. 47.2).

► **Immundefizienz** In Assoziation mit dem schweren Untergewicht findet sich eine dramatische Zunahme der Mortalität durch Infektionen und Dehydratation, was auf den durch Mangelernährung bedingten Immundefekt hinweist. Hinsichtlich der zellulären Immunfunktion konnte klinisch gezeigt werden, dass eine erworbene Reaktivität im Tuberkulintest während einer Periode schwerer Mangelernährung verschwindet und im Rahmen der Ernährungsrehabilitation wieder positiv wird. Dieser Befund sowie andere Befunde zur humoralen Immunabwehr, die von Rytter et al. [1668] aktuell zusammengestellt worden ist, zeigen eine ausgeprägte Immunschwäche schwer mangelernährter Kinder. Auch Entzündungsreaktionen sind von der anergen Stoffwechsellage betroffen, sodass Infektionen so lange ohne Fieber, leukozytäre Infiltrate und typische klinische Symptome ablaufen, bis sich die Anergie unter der Ernährungsrehabilitation zurückbildet.

Tab. 47.2 Symptomatologie bei Marasmus und Kwashiorkor.

Marasmus (schwere Unterernährung mit Auszehrung)	Kwashiorkor (schwere Unterernährung im Kindesalter mit Auszehrung, Aszites und Ödemen)
• Muskelschwund • Progerie-Aspekt • vorgewölbtes Abdomen • Analprolaps • tiefliegende Augen • trianguläres Gesicht • Hungeräußerung • wach, aufmerksam	• Muskelschwund • schütteres, depigmentiertes Haar • vorgewölbtes Abdomen, Ödeme, Aszites • Analprolaps • Pigmentierungsstörung, Ulzerationen der Haut • cushingoides Gesicht • Weinerlichkeit, fehlender Hunger • Apathie oder Bewusstseinstrübung

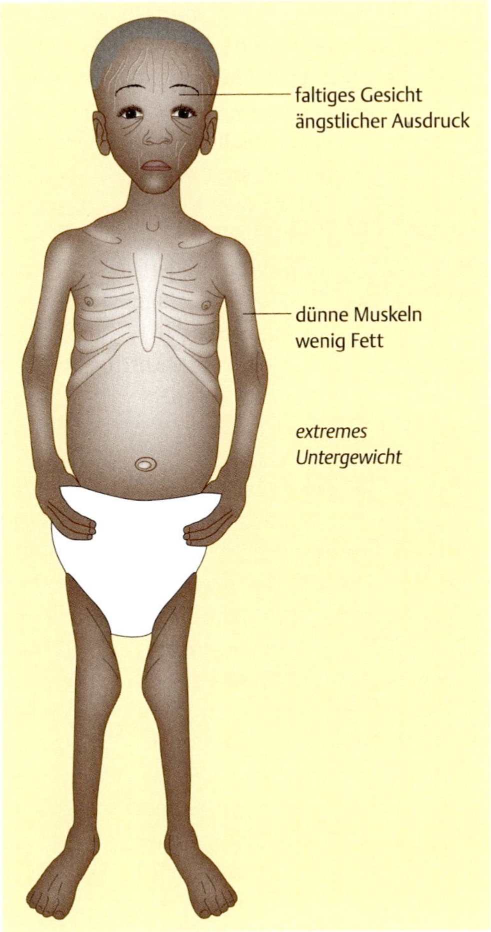

Abb. 47.3 Kind mit Marasmus.

47.5 Kwashiorkor

Das Krankheitsbild Kwashiorkor – erstbeschrieben 1935 durch Cicely Williams – ist äußerlich gekennzeichnet durch schwere Mangelernährung und Ödeme sowie Aszites (▶ Tab. 47.2). Pathogenetisch zeigt sich ein deutlich erhöhter oxidativer Stress, dessen Folge eine erhöhte Peroxidation von Membranlipiden ist. Die pathobiochemischen Befunde deuten darauf hin, dass es bei Kwashiorkor zu einer erhöhten Membranpermeabilität kommt, welche die Extravasation von Flüssigkeit begünstigt. Geringer erhöhte Werte für die Lipidperoxidation finden sich zwar auch bei Kindern mit Marasmus, doch sind sie bei Kindern mit Kwashiorkor deutlich höher [1663].

▶ **Herzinsuffizienz** Infolge der starken Einschränkung der Energieverfügbarkeit entwickelt sich eine latente oder manifeste Myokardinsuffizienz, die auch echokardiografisch mit reduziertem Schlagvolumen nachgewiesen werden kann. Die Herzinsuffizienz macht die betroffenen Menschen außerordentlich vulnerabel gegenüber jeder Volumenbelastung: Eine rasche Flüssigkeitszufuhr, insbesondere parenteral, oder die Zufuhr von Natrium durch unverdünnte Standardlösungen zur oralen Rehydratation (90 oder 75 mmo/l) reichen aus, um eine Dekompensation mit akutem Herzversagen auszulösen. Auch die Volumenbelastung durch Bluttransfusionen ist lebensbedrohlich.

► **Anämie** Die Anämie bei Kindern mit Kwashiorkor kann durch Kupfer- und Eisenmangel sowie durch Vitamin-B_{12}- und Folsäuremangel bedingt sein und trägt in schweren Fällen zur Ausbildung von Ödemen und Aszites bei.

► **Haut- und Haarveränderungen** Die Pathophysiologie der Haut- und Haarveränderungen bei Kwashiorkor ist nicht geklärt. Zum einen sind es einfache trophische Störungen, die sich als Hautatrophie und brüchiges depigmentiertes Haar manifestieren; zum anderen ist der erhöhte oxidative Stress von Bedeutung [1660], [1675]. Klinisch folgt der Hautatrophie die hohe Verletzlichkeit der Epidermis. Durch die bakterielle Besiedlung der Haut werden Läsionen zu Eintrittspforten für Infektionserreger und die entstehenden Ulzera heilen schlecht ab (► Abb. 47.4).

► **Dünndarmzottenatrophie** Ursache von Diarrhöen und ein Problem für die Ernährungsrehabilitation ist die mit Kwashiorkor assoziierte Atrophie der Dünndarmzotten. Diese Atrophie, die morphologisch dem Bild bei Zöliakie/Sprue gleicht, ist Folge trophischer und entzündlicher Veränderungen. Sie hat nicht nur eine erhebliche Reduktion der resorbierenden Oberfläche des Dünndarms zur Folge, sondern es resultiert auch eine Verdauungsstörung, weil nur ausdifferenzierte Epithelzellen am distalen Ende der einzelnen Zotte Disaccharidasen, Endopeptidase und Phosphatasen sezernieren. Unverdaute Disaccharide verbleiben im Darmlumen, begünstigen eine bakterielle Besiedlung des Dünndarms und generell eine bakterielle Fehlbesiedlung des Magen-Darm-Trakts. Nicht verdaute oder bakteriell abgebaute Disaccharide verursachen darüber hinaus eine osmotische Diarrhö.

Neuere Studien zur Mikrobiota des Darms zeigen eine Zunahme von *Bacteroides* spp., *Bilophila wadsworthia*, Clostridien, *Enterobacter*, Streptokokken und *Escherichia* spp. sowie eine Abnahme von Bifidobakterien, *Ruminococcus, Lactobacillus* spp., *Eubacterium* spp. *Faecalibacterium prausnitzii* und *Lactobacillus mucosae* [1665].

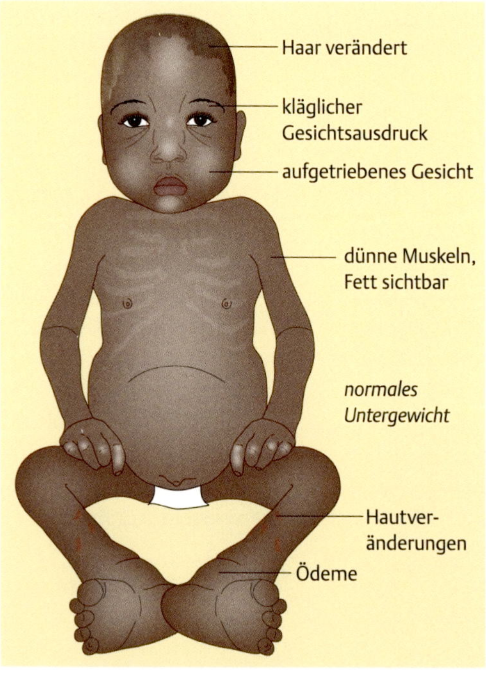

Abb. 47.4 Kind mit Kwashiorkor.

► **Zerebrale Beeinträchtigung** Neben den für Marasmus beschriebenen Merkmalen tritt bei Kwashiorkor außerdem die Apathie in den Vordergrund, die sowohl die Hungeräußerung als auch Kontaktaufnahme mit Menschen in der Umgebung verhindert. Diese Apathie deutet auf die zerebrale Beeinträchtigung der Kinder hin. Dabei wirken sowohl Hypoglykämien als auch der Mangel an Aminosäuren für die Synthese von Neurotransmittern mit. Ältere Arbeiten haben irreversible Schädigungen des ZNS durch schwere Mangelernährung beschrieben. In jüngerer Zeit konnte festgestellt werden, dass die Entwicklungsstörungen durch Mangelernährung reversibel sein können. Dies gilt insbesondere dann, wenn die Chance genutzt wird, während der Rehabilitation bereits früh Anregungen für Lernprozesse zu geben sowie die mentale und motorische Leistungsfähigkeit der Betroffenen zu stimulieren.

47.6 Therapie der schweren Mangelernährung

Hinweis für die Praxis

Das Management der schweren komplizierten Mangelernährung stellt vor dem Hintergrund der pathophysiologischen Alterationen eine große Herausforderung dar. Eine Senkung der hohen Sterblichkeit, insbesondere der Kleinkinder mit Kwashiorkor, gelang erst, nachdem Rehabilitationsprogramme den pathologischen Veränderungen Rechnung trugen. Aber auch bei Erwachsenen stellt das „Refeeding-Syndrom" eine große intensivmedizinische Herausforderung dar. In jedem Fall besteht die Gefahr einer Dekompensation der Herzinsuffizienz, einer Elektrolytentgleisung durch einen sekundären Hyperaldosteronismus und eine zu hohe initiale Eiweißzufuhr.

Die Durchführung der Rehabilitation schwerst mangelernährter Menschen hängt stark von den verfügbaren Einrichtungen und Ressourcen ab. Wenn intensivmedizinische Betreuung und Überwachung möglich sind, gleicht das Behandlungsregime dem bei Patienten, die durch Primärerkrankungen in einen sehr schlechten Ernährungszustand gekommen sind. Nachfolgend wird auf Adaptationen der Behandlung unter den Bedingungen sehr knapper Ressourcen eingegangen, bei denen ein Defizit an apparativer Ausstattung durch Qualifizierung des Personals und Modifizierung einfacher diätetischer Mittel kompensiert werden muss.

47.6.1 Therapiezuordnung

Für die Zuordnung von schwer mangelernährten Kindern zu Rehabilitationsprotokollen, die ihnen eine optimale Überlebenschance einräumen, ist ein orientierendes Schema von Collins et al. [1653] hilfreich (▸ Abb. 47.5). Das Schema berücksichtigt sowohl anthropometrische Messwerte als auch einen symptomatologischen Ansatz. Die Messung des mittleren Oberarmumfangs bietet sich an, in den sowohl die Muskelmasse als auch das Körperfett eingehen, denn bei der Beurteilung des Gewichts müssen 2 Aspekte berücksichtigt werden: Zum einen können Ödeme und Aszites ein höheres Gewicht vortäuschen, zum anderen kommt es bei länger bestehender Unterernährung im Kindesalter zu einer Wachstumsverzögerung, sodass gleichsinnig niedriges Gewicht und niedrige Körperlänge eine Pseudonormalisierung des Indikators „Gewicht für Größe" zur Folge haben. Bei der Beurteilung des Körpergewichts von Frauen ist zusätzlich zu berücksichtigen, dass die Referenzwerte grundsätzlich für nicht schwangere Frauen gelten.

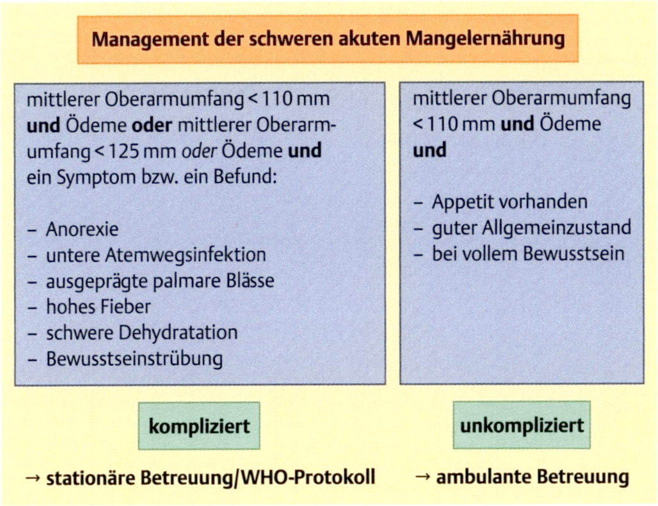

Abb. 47.5 Zuordnung schwer Mangelernährter zur ambulanten und stationären Behandlung [1653].

47.6.2 Stationäre Behandlung – 10-Schritte-Protokoll

Die größte Herausforderung für die medizinische und pflegerische Betreuung stellen Patienten mit kompliziertem Krankheitsbild, vor allem Anorexie und Herzinsuffizienz, dar. Insbesondere für Kinder ist ein Behandlungsprotokoll entwickelt worden, das 10 Schritte umfasst, durch die der kritischen Ausgangssituation Rechnung getragen wird (▶ Abb. 47.6). In einer ersten Notfallphase stehen die Behandlung von Hypoglykämien, Dehydratation und Hypothermie im Vordergrund. Daneben beginnen die Behandlung von manifesten oder nicht manifesten Infektionen, eine laktose- und eiweißarme Ernährung mit geringen Mengen an Nahrung, der Ausgleich von Mineralstoff- und Spurenelement-Imbalancen sowie eine Vitaminsupplementierung.

In der Konsolidierungsphase schließt sich ein Nahrungsaufbau bzw. zunächst eine hochkalorische und eiweißreiche Ernährung an; diese Phase wird begleitet von psychomotorischer Stimulation und der Vorbereitung der Nachsorge nach der Entlassung aus der stationären Betreuung. Die Grundzüge des Konzepts sind auch auf die Betreuung Erwachsener mit schwerer komplizierter Unterernährung übertragbar. Transfusionen sind wegen des Volumeneffekts mit einem hohen Sterberisiko behaftet und sollten nur dann gegeben werden, wenn der Hämoglobinwert die Sauerstoffversorgung der Organe nicht gewährleistet (in der Regel < 40 g/l).

Die neuen Guidelines der Weltgesundheitsorganisation für das Management der schweren Unterernährung im Kindesalter [1673] enthalten im Unterschied zu den vorherigen Empfehlungen von 2013 [1674] eine altersbezogene Struktur sowie Komponenten der Prävention und das Vorgehen bei moderater Malnutrition (Moderate Acute Malnutrition). Bei der Erstellung wurden die GRADE-Kriterien der Levels of Evidence angewandt und es wurde zwischen ‚starken' und ‚bedingten' Empfehlungen unterschieden. Bei den Kindern unter 6 Monaten gelten als Anfangspunkt für frühzeitige Interventionen Risiken aufgrund von Frühgeburtlichkeit, geringes Geburtsgewicht, perinatale Probleme, vermindertes Wachstum und Risikofaktoren dafür. Bei Kindern zwischen 6 und 59 Monaten werden jetzt auch die Ready-to-use-therapeutic-foods (RUTF) berücksichtigt. Weiterhin wird auch auf Interventionen für die Zeit nach der Erholung von schwerer Mangelernährung eingegangen.

▶ **Anforderungen an das Team** Jeder einzelne Schritt erfordert ein Training des ärztlichen und Pflegepersonals, die Schaffung der Voraussetzungen für die Implementierung (z. B. Thermometer, die Messwerte im Bereich 28–35 °C anzeigen, Medikamente, Mineralstoff- und Spurenelementpräparate) und ein begleitendes Monitoring, das Fortschritte, Erfolge und Misserfolge dokumentiert so-

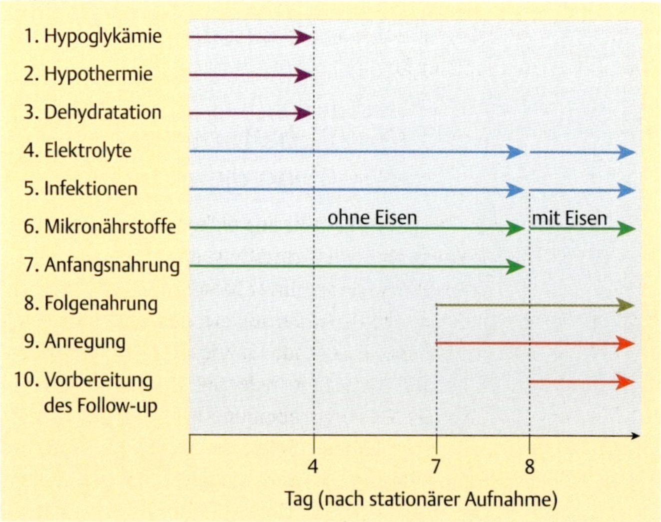

Abb. 47.6 10-Schritte-Protokoll für die Betreuung schwer mangelernährter Kinder [1674].

wie deren Ursachen untersucht. Schwierig für Training und Implementierung ist, dass die Behandlung jedes einzelnen Kindes zwar an den Richtlinien orientiert, aber nicht ohne Berücksichtigung individueller Faktoren erfolgen kann. Insbesondere der Rehabilitationsfortschritt muss – evtl. mehrmals – täglich überprüft und die Behandlung angepasst werden. Die Zeitangaben des Protokolls sind nur Orientierung und auf keinen Fall schematisch als feststehendes Programm anzuwenden.

▶ **Einbindung der Familie** Die Einbindung der Familien in das Behandlungsregime verfolgt 2 Ziele: Zum einen ist die psychomotorische Anregung für das mangelernährte Kind am einfachsten und effektivsten durch (Geschwister-)Kinder, zum anderen soll die Familie am Erfolg der Rehabilitation Anteil haben, um sie zu motivieren, den Behandlungserfolg über die Entlassung aus der stationären Betreuung zu erhalten und einer erneuten Verschlechterung der Ernährungssituation vorzubeugen. Hier ist eine Verknüpfung biomedizinischer Rehabilitation mit Sozialarbeit nötig, denn die medizinischen und pflegerischen Maßnahmen adressieren nur den Ernährungszustand und die Komplikationen, nicht aber die sozioökonomischen oder sonstigen Ursachen, die beim individuellen Patienten die Mangelernährung verursacht haben. Krankheitsbedingte Unterernährung bedarf natürlich der Abklärung und ggf. spezifischer Behandlung (z. B. AIDS, Tuberkulose oder ein Malignom).

▶ **Refeeding Syndrom** Im Rahmen der Ernährungsrehabilitation nach schwerer Mangelernährung kann ein sog. Refeeding-Syndrom (RFS) auftreten. Dabei handelt es sich um eine metabolische und endokrine Störung des Mineralstoff- und Flüssigkeitshaushalts mit Hypophosphatämie, Hypokaliämie und Hypomagnesiämie. Sie tritt insgesamt selten und am häufigsten bei älteren Menschen auf. Neben der Diagnose RFS hat sich der Begriff ‚Rehabilitation Hypophosphatämie' etabliert, wobei oft nicht scharf dazwischen unterschieden wird. Das klinische Bild variiert von neurologischen Störungen und Ödemen bis zu Herzversagen. Als Risikofaktoren gelten AIDS, Anorexia nervosa, Autoimmunerkrankungen, chronische Infektionen, endokrinologische Erkrankungen, Malabsorption und Hepatopathien. Auch bei onkologischen Patienten mit Mangelernährung ist das RFS beschrieben, das nach einer Übersicht auf Intensivstationen und bei Zufuhr von >20 kcal/kg/Tag etwas häufiger vorkommt. Bei der Behandlung stehen das vorsichtige Flüssigkeitsmanagement und die Elektrolytzufuhr im Vordergrund [1652], [1676].

47.6.3 Ambulante Behandlung – RUTF

Für die Betreuung von Patienten mit schwerer unkomplizierter Unterernährung hat sich die Anwendung von „ready to use therapeutic food" (RUTF) bewährt. Dabei handelt es sich um ein – industriell oder selbst hergestelltes – Nahrungsmittel, das eine hohe Energie- und Nährstoffdichte besitzt und leicht verzehrt werden kann. Durch den Einsatz solcher RUTF ist es möglich geworden, die meisten Patienten mit schwerer unkomplizierter Unterernährung erfolgreich ambulant oder „community based" zu behandeln. Insbesondere in der Katastrophenhilfe hat sich der Einsatz von RUTF und RUSF („ready to use supplementary food") bewährt. In langfristig orientierten Programmen zur Ernährungsrehabilitation mangelernährter Menschen darf aber auch der Aufwand für das Training und die Beschaffung bzw. Selbstherstellung, Lagerung und Bereitstellung solcher „Fertignahrungsmittel" nicht unterschätzt werden, und erst der Übergang von den diätetischen zu natürlichen Lebensmitteln sichert eine nachhaltige Problemlösung. Standards für die industrielle Herstellung von RUTF hat das Codex Alimentarius-Comittee on Nutrition and Foods for special dietary Uses vereinbart [1658].

47.6.4 Gesellschaftliche Rahmenbedingungen

Biomedizinisch steht ausreichend Wissen zur Verfügung, um die Verbreitung und hohe Sterberate schwer mangelernährter Menschen dramatisch zu senken; allerdings verhindern politische und wirtschaftliche Umstände sowie Naturkatastrophen, dass alle Menschen jederzeit Zugang zu ausreichender Nahrung haben und in Ernährungssicherheit leben können. Selbst die Bedingungen für die Rehabilitation schwer Mangelernährter können bei entsprechender Unterstützung der Einrichtungen deutlich verbessert werden.

VI

Literatur

[1650] Alexy U, Clausen K, Kersting M. Die Ernährung gesunder Kinder und Jugendlicher nach dem Konzept der Optimierten Mischkost. Ernährungsumschau 2008; 55: 168–177

[1651] Black RE, Allen LH, Bhutta ZA et al. Maternal and child undernutrition: global and regional exposures and health consequences. Lancet 2008; 371: 243–260

[1652] Cioffi I, Ponzo V, Pellegrini M et al. The incidence of the refeeding syndrome. A systematic review and metaanalyses of literature. Clin Nutr. 2021;40(6):3688-3701.

[1653] Collins S, Sadler K, Dent N et al. Key issues in the success of community-based management of severe malnutrition. Food Nutr Bull 2006; Suppl. 3: S 49–S 82

[1654] De Onis M, Garza C, Onyango AW et al. Comparison of the WHO child growth standards and the CDC 2000 growth charts. J Nutr 2007; 137: 144–148

[1655] De Onis M, Garza C, Onyango AW, Martorell R. WHO Child Growth Standards. Acta Paed 95; Suppl. 450: 1-1004

[1656] Dutton S, Trayhurn P. Regulation of angiopoietin-like protein 4/fasting-induced adipose factor (Angptl4/FIAF) expression in mouse white adipose tissue and 3T 3-L 1 adipocytes. Br J Nutr 2008; 100: 18–26

[1657] Escribano J, Luque V, Ferre N et al. Effect of protein intake and weight gain velocity on body fat mass at 6 months of age: the EU Childhood Obesity Programme. Int J Obes 2012; 36: 548–553

[1658] FAO. Appendix II – Guidelines for Ready-to-Use Therapeutic Foods (RUTF), Rome, 2021. Im Internet: www.fao.org/fao-who-codexalimentarius/meetings/detail/en/?meeting=CCNFSDU&session=42

[1659] Fontana L, Weiss EP, Villareal DT et al. Long-term effects of calorie or protein restriction on serum IGF-1 and IGFBP-3 concentration in humans. Aging Cell 2008; 7: 681–687

[1660] Golden MH. Oedematous malnutrition. Br Med Bull 1998; 54: 433–444

[1661] Horton R. Maternal and child undernutrition: an urgent opportunity. Lancet 2008; 371: 179

[1662] Jahoor F, Badaloo A, Reid M et al. Protein metabolism in severe childhood malnutrition. Ann Trop Paediatr 2008; 28: 87–101

[1663] Lenhartz H, Ndasi R, Anninos A et al. The clinical manifestation of the kwashiorkor syndrome is related to increased lipid peroxidation. J Pediatr 1998; 132: 879–881

[1664] Manary MJ, Muglia LJ, Vogt SK et al. Cortisol and its action on the glucocorticoid receptor in malnutrition and acute infection. Metabolism 2006; 55: 550–554

[1665] Monteagudo-Mera A, Poveda C, Pyle S, Shahzad M, Andrews S, Walton GE. Malnutrition and Gut Microbiota in Children. Nutrients 2021; 13: 2727

[1666] Moro JR, Iwata M, von Andriano UH. Vitamin effects on the immune system: vitamins A and D take centre stage. Nat Rev Immunol 2008; 8: 685–698

[1667] Patsouris D, Mandard S, Voshol PJ et al. PPAR-alpha governs glycerol metabolism. J Clin Invest 2004; 114: 94–103

[1668] Rytter MJ, Kolte L, Briend A et al. The immune system in children with malnutrition – a systematic review. PLoS One 2014; 9 (8): e105017

[1669] Staiger H, Haas C, Machann J et al. Muscle-derived angiopoietin-like protein 4 is induced by fatty acids via peroxisome proliferator-activated receptor (PPAR)-delta and is of metabolic relevance in humans. Diabetes 2009; 58: 579–589

[1670] Victora CG, Christian P, Vidaletti LP et al. 2021. Revisiting maternal and child undernutrition in low-income and middle-income countries: variable progress towards an unfinished agenda. Lancet 2021; 397 (10282): 1388-1399

[1671] Waterlow JC. Protein-energy malnutrition: the nature and extent of the problem. Clin Nutr 1997; 16 (Suppl 1): 3–9

[1672] Weir CB, Jan A. BMI Classification Percentile And Cut Off Points. In: StatPearls. Treasure Island (FL): StatPearls Publishing; 2024. Im Internet: https://www.ncbi.nlm.nih.gov/books/NBK541070

[1673] WHO guideline on the prevention and management of wasting and nutritional oedema (acute malnutrition) in infants and children under 5 years. WHO; 2023

[1674] WHO. Guideline on the prevention and management of wasting and nutritional oedema (acute malnutrition) in infants and children under 5 years. WHO; 2013

[1675] Wu G, Fang YZ, Yang S et al. Glutathione metabolism and its implications for health. J Nutr 2004; 134: 489–492

[1676] Zauner C, Zauner A, Lindner G et al. Das Refeeding-Syndrom. J Gastroenterol Hepatol Erkr 2005; 3 (4): 7–11.

48 Ernährungsarmut

U. Arens-Azevedo, H.K. Biesalski

Das Wichtigste in Kürze

Die Ernährungsarmut ist in Deutschland erst in den letzten Jahren, nicht zuletzt vor dem Hintergrund der Pandemie, intensiver diskutiert worden. Das Problem ist schon seit vielen Jahren bekannt, spielte aber weder in der gesellschaftlichen Wahrnehmung noch im politischen Diskurs eine größere Rolle. Regelmäßig erhebt das Statistische Bundesamt die Einkommenssituation der Bevölkerung in Deutschland, und in diesem Rahmen wurde der Begriff der Armutsgefährdung eingeführt. Als armutsgefährdet gilt eine Person, wenn ihr Einkommen unterhalb von 60 % des Nettoäquivalenz-Einkommens der Bevölkerung liegt.

Armutsgefährdung kann dann zu Ernährungsarmut führen, wenn die finanziellen Mittel nicht mehr ausreichen, um sich täglich ausgewogen und gesundheitsförderlich zu ernähren. Eine solche Situation wirkt sich gravierend sowohl auf die Gesundheit und als auch die soziale Teilhabe der Betroffenen aus. So können bei Kindern und Jugendlichen Mangelerscheinungen auftreten, die durch verzögertes Längenwachstum, verminderte Immunabwehr sowie verringerte Konzentrations- und Leistungsfähigkeit geprägt sind. Geringere schulische Abschlüsse und schlechtere Karrierechancen sind weitere Folgen.

Bei Erwachsenen sind vorrangig psychische Auswirkungen zu beobachten, die durch Einsamkeit und soziale Isolation weiter verstärkt werden. Auch die durchschnittliche Lebenserwartung ist bei Menschen mit geringerem Einkommen kürzer als im hohen Einkommenssegment. Im Seniorenalter kann ein eingeschränkter Zugang zu einer entsprechenden Ernährung ebenfalls zu körperlichen und geistigen Beeinträchtigungen führen. Mangelernährung verstärkt hier die Neigung zu Stürzen und erhöht allgemein die Krankheitsanfälligkeit und Appetitlosigkeit. Ein Teufelskreis wird in Gang gesetzt.

Geraten etablierte Sicherheitsnetze wie eine gesundheitsförderliche und nachhaltige Kita- und Schulverpflegung ins Wanken, wie es z. B. während der Pandemie aufgrund der Kita- und Schulschließungen zu beobachten war, können die Folgen kaum mehr aufgefangen werden. Dies hat erhebliche Auswirkungen auf Lebensqualität und Wohlempfinden für den Einzelnen, und durch das vermehrte Auftreten vermeidbarer Erkrankungen entstehen darüber hinaus bei den Gesundheitsversorgungssystemen erhebliche Kosten.

Keywords

Ernährungsarmut, Ernährungsunsicherheit (food insecurity), Armutsgefährdung, Kinder und Jugendliche, Frauen und Senioren, physiologische und psychische Folgen, Sicherheitsnetze: Kita- und Schulverpflegung, Mittagstische, Tafeln

48.1 Hintergrund

48.1.1 Armutsgefährdung in Deutschland

Das Statistische Bundesamt weist für das Jahr 2024 in Deutschland 14,4 % der Bevölkerung als armutsgefährdet aus, das entspricht 17,7 Mio. Menschen, die über weniger als 60 % des durchschnittlichen Nettoäquivalenz-Einkommens verfügen. Der Schwellenwert für die Armutsgefährdung lag 2024 bei einem Jahreseinkommen von 15.765 Euro im Jahr [1689]. Der 6. Armuts- und Reichtumsbericht weist über die Jahre hinweg eine kontinuierliche Abnahme der Anzahl der Betroffenen aus, allerdings beziehen sich die letzten Zahlen in diesem Bericht auf die Periode von 2017 bis 2019 [1696]. Werden Armut und soziale Ausgrenzung zusammen betrachtet, so wird von 21,3 % der Haushalte in diesem Segment berichtet.

Knapp 2,1 Mio. Kinder und Jugendliche (jedes 7. Kind) leben in armutsgefährdeten Haushalten, zumeist sind dies Haushalte von Alleinerziehenden mit mehreren Kindern [1690]. Besonders gravierend wirkt sich hierbei aus, dass die Kinder und

Jugendlichen in der Regel länger als 3 Jahre unter diesen Rahmenbedingungen leben [1680]. Unabhängig von dieser Konstellation nimmt auch im Alter die Wahrscheinlichkeit der Armutsgefährdung zu. Hiervon sind insbesondere Frauen über 65 Jahre betroffen, die Quote erreicht hier 20,8 % mit einer deutlichen Zunahme in den vergangenen Jahren [1685], [1691].

48.1.2 Begriff der Ernährungsarmut

Wer als armutsgefährdet gilt, leidet nicht automatisch unter Ernährungsarmut. Es ist aber wahrscheinlicher bei einem geringen Einkommen von Ernährungsarmut betroffen zu sein [1740], [1741]. Der Begriff der Ernährungsarmut wurde primär zur Kennzeichnung einer Situation geprägt, in der die finanziellen Mittel nicht ausreichen, um sich gesundheitsförderlich und nachhaltig zu ernähren [1702].

Bereits auf der Basis der Nationalen Verzehrstudie II konnte schon früh gezeigt werden, dass ein niedriger sozioökonomischer Status mit einem höheren Ausmaß an Fehlernährung assoziiert ist [1703]. Dieser Einschätzung folgen Pfeiffer und weitere Autorinnen in jüngerer Zeit [1718], [1728]. Dabei wird die **materielle Ernährungsarmut** von der **sozialen Ernährungsarmut** unterschieden, die durch die fehlende Teilhabe am gemeinsamen gesellschaftlichen Leben rund um die Ernährung gekennzeichnet ist. Die begriffliche Trennung wurde gewählt, um die erheblichen Auswirkungen fehlender finanzieller Mittel auf die soziale Teilhabe zu verdeutlichen, denn Ernährungsarmut geht zumeist mit sozialen Einschränkungen einher, mit der möglichen Folge von Vereinsamung und sozialer Isolation [1679].

Auch die jüngste Erhebung zur Ernährungsarmut (Mega_Kids Studie) im Rahmen des 15. DGE-Ernährungsberichts stellt den ökonomisch bedingten eingeschränkten Zugriff auf Lebensmittel heraus, wobei die sozialen Auswirkungen in Bezug auf eine gewisse Entfremdung, Scham und Stigmatisierung miteinbezogen werden [1731].

48.1.3 Begriff der Food Insecurity

Im internationalen Raum ist anstelle von Ernährungsarmut der Begriff der Food Insecurity geläufig. Food Insecurity oder „Ernährungsunsicherheit" ist als Gegenteil von „Ernährungssicherheit" zu verstehen, die von Seiten der Food and Agriculture Organisation (FAO) als dann gegeben definiert wird, „wenn alle Menschen zu jeder Zeit physischen und wirtschaftlichen Zugang zu ausreichenden, sicheren und nahrhaften Lebensmitteln haben, die ihren Ernährungsbedürfnissen und -vorlieben entsprechen und ein aktives und gesundes Leben ermöglichen" [1701]. Notwendige Rahmenbedingungen sind hierbei die entsprechende Lebensmittelverfügbarkeit, der Zugang zu Lebensmitteln, die Möglichkeit einer einwandfreien Nutzung bzw. eines einwandfreien Gebrauchs von Lebensmitteln und die Zuverlässigkeit der Verfügbarkeit. In den letzten Jahren wurden diesen notwendigen Rahmenbedingungen die Dimension von Nachhaltigkeit und die Möglichkeit, selbständige freie Entscheidungen bei der Auswahl von Lebensmitteln treffen zu können, hinzugefügt [1699].

48.1.4 Daten zur Ernährungsunsicherheit weltweit

Um weltweit die Größenordnung der von Ernährungsunsicherheit Betroffenen zu ermitteln, hat die FAO ein spezifisches Fragenset den „Food Insecurity Experience Scale – FIES" entwickelt, das in den unterschiedlichen Ländern zum Einsatz kommt [1700]. FIES umfasst insgesamt 8 Fragen darunter Fragestellungen wie: „Haben Sie sich schon einmal in den letzten 12 Monaten Sorgen machen müssen, nicht genug zu essen zu haben?" oder „Essen Sie nur eine geringe Auswahl an Lebensmitteln?" oder „Mussten Sie schon einmal eine Mahlzeit auslassen?" oder „Sie waren hungrig, hatten aber nichts mehr zu essen?". Auf der Basis der Ergebnisse der Befragungen hat die FAO für Deutschland eine Zahl von 3,5 % der Bevölkerung ermittelt, das sind ca. 3 Mio. Menschen, die hiernach von Ernährungsunsicherheit betroffen sind [1699], [1740].

48.1.5 Daten zur Ernährungsarmut in Europa

Europa stellt ebenfalls Daten zur Ernährungsarmut zur Verfügung. Sie werden auf der Basis einer zentralen Fragestellung ermittelt, wie viele Menschen im jeweiligen Land sich nur alle 2 Tage eine Mahlzeit mit Fleisch, Geflügel oder Fisch oder eine

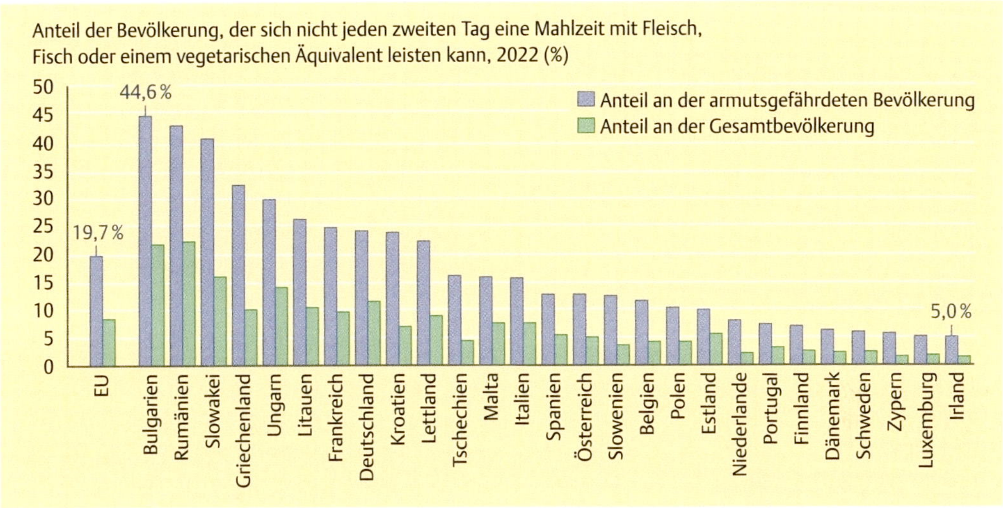

Abb. 48.1 Ernährungsarmut in Europa [1698].

VI

hochwertige vegetarische Mahlzeit leisten können. Dies trifft im Durchschnitt auf 8,7 % der Bevölkerung in Europa zu, für Deutschland ergibt sich für das Jahr 2022 ein Wert von durchschnittlich 11,4 % (▸ Abb. 48.1) [1698].

Aus diesen Daten können auch bundesländerspezifische Informationen gewonnen werden, die zum Teil die Grundlage zur Entwicklung eigener Ernährungsstrategien bilden [1724]. Zuvor wurden im Rahmen des European Quality of Life Surveys in 27 europäischen Ländern besonders gefährdete Personengruppen identifiziert. Hiernach waren insbesondere Menschen mit niedrigem Einkommen, niedrigem Ausbildungsniveau, Frauen, ältere Personen und Rentner, Single Haushalte und Haushalte von Alleinerziehenden betroffen [1707].

Auch die Nutzungshäufigkeit der Tafeln lässt Rückschlüsse auf das Vorhandensein von Ernährungsarmut zu. Gegenwärtig gibt es in Deutschland 975 Tafeln mit mehr als 2000 Ausgabestellen. Die Tafeln werden über Sachspenden und Spendengelder finanziert, in den Ausgabestellen sind überwiegend Ehrenamtliche oder Minijobber tätig. Nach Angaben der Tafeln setzen sich die Kunden zu 48 % aus Erwachsenen, zu 28 % aus Kindern und Jugendlichen und zu 24 % aus Senior*innen zusammen. In den letzten Jahren stieß nicht zuletzt durch die große Anzahl von Menschen aus der Ukraine so manch eine Organisation an ihre Grenzen, teilweise musste sogar ein Aufnahmestopp für bedürftige Personen verhängt werden [1734].

48.2 Auswirkungen von Ernährungsarmut

Die Folgen von Ernährungsarmut machen sich sowohl quantitativ als auch qualitativ bemerkbar.

48.2.1 Stunting

In den ersten 1000 Lebenstagen kann ein Mangel zu einem verzögerten Längenwachstum führen, dem sogenannten Stunting. Von Stunting spricht man, wenn die altersbezogene Körperlänge um mehr als 2 Standardabweichungen unter dem Standardmedian für das jeweilige Land liegt [1717]. Bislang war Stunting vor allem aus ärmeren Ländern bekannt, inzwischen wird das verzögerte Längenwachstum auch bei diversen Schuleingangsuntersuchungen in Deutschland festgestellt. Das verzögerte Längenwachstum ist häufig assoziiert mit einem Mangel an Kalzium sowie den Mikronährstoffen Eisen, Jod, Zink, Folsäure und Vitamin D, wobei letzteres nicht allein auf die Ernährung zurückzuführen ist [1681], [1732].

48.2.2 Übergewicht und Adipositas

Der Kinder- und Jugendgesundheits-Survey (eine repräsentative Querschnitts- und Längsschnittstudie) konnte darüber hinaus zeigen, dass die Prävalenz für Übergewicht und Adipositas bei Kindern und Jugendlichen (stratifiziert nach dem jeweiligen sozioökonomischen Level) in charakteristischer Weise voneinander abweicht. So sind bei einem niedrigen sozioökonomischen Level Übergewicht und Adipositas häufiger vertreten als in höheren Segmenten (▶ Abb. 48.2) [1713]. Übergewicht und Adipositas bei Kindern sind in späteren Jahren mit einer höheren Prävalenz ernährungsmitbedingter Erkrankungen wie Herz-Kreislauf-Erkrankungen, Diabetes mellitus Typ 2 oder metabolischem Syndrom verbunden [1730].

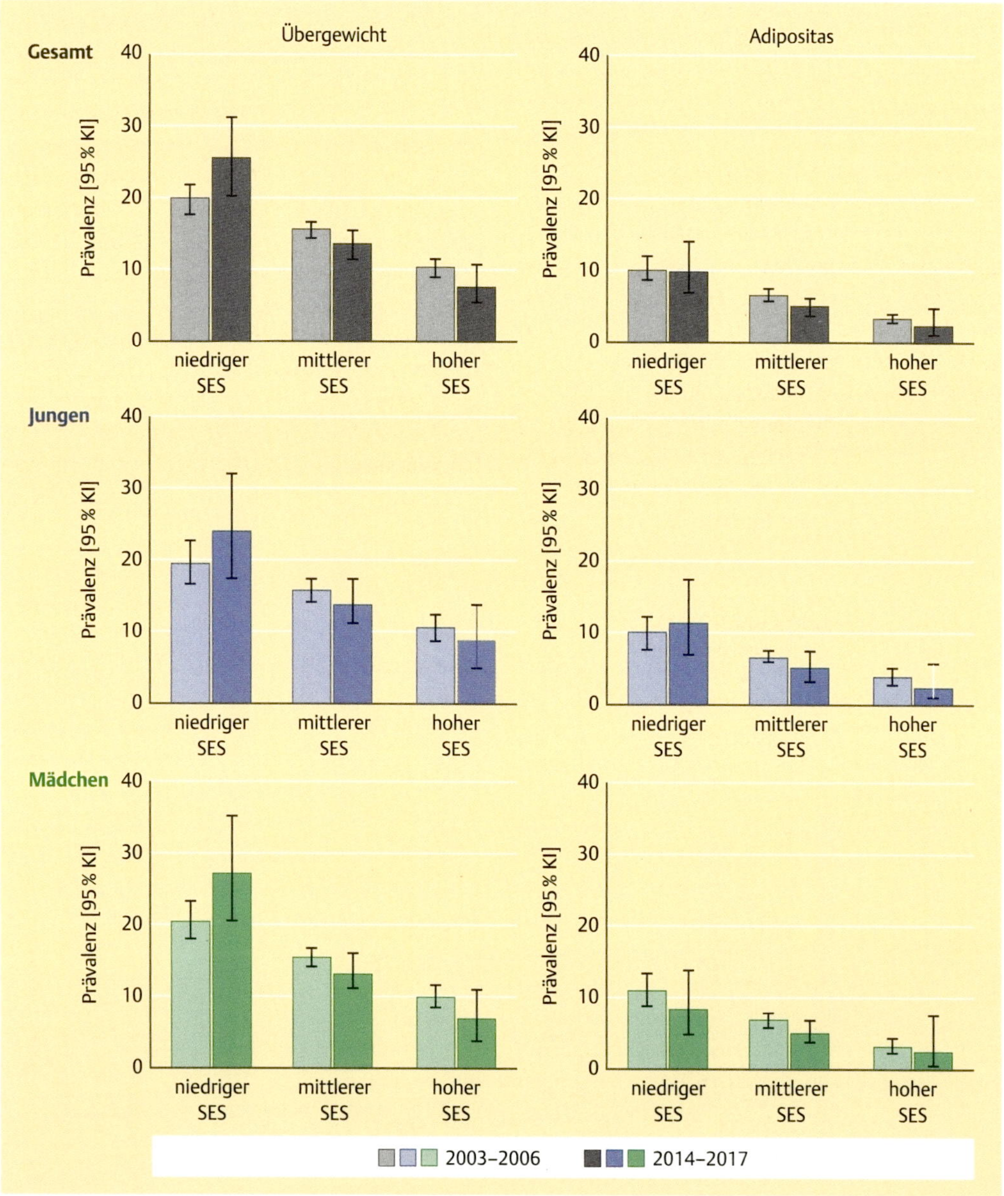

Abb. 48.2 Übergewicht und Adipositas bei Kindern und Jugendlichen in Abhängigkeit vom sozioökonomischen Status (SES) [1713].

48.2.3 Ernährungsverhalten bei Kindern und Jugendlichen

Das EsKiMo Modul der KIGGS-Studie hat darüber hinaus Aufschluss über das Ernährungsverhalten und die durchschnittliche Aufnahme bestimmter Lebensmittelgruppen gegeben. So ist der Verzehr an Gemüse bei Kindern und Jugendlichen über alle Altersklassen hinweg und unabhängig vom jeweiligen Geschlecht deutlich geringer als im Rahmen der optimierten Mischkost empfohlen [1722]. Bei der Aufnahme zuckergesüßter Getränke oder der Aufnahme von Obst zeigen sich in Bezug auf die sozioökonomischen Level jeweils inverse Effekte (▶ Abb. 48.3) [1715].

Insgesamt lässt sich resümieren, dass Kinder und Jugendliche aus armutsgefährdeten Haushalten eher energiereiche, mikronährstoffarme Lebensmittel konsumieren und weniger Gemüse, Obst oder Vollkornkornprodukte. Ein Mangel an Mikronährstoffen ist bei diesen Kindern und Jugendlichen wahrscheinlich [1681], [1682], [1731]. Bei der getrennten Auswertung im Rahmen der Kiesel-Studie für die Altersgruppe der kleinen Kinder im Alter von 6 Monaten bis zu 5 Jahren liegen Ergebnisse bislang nur für den Lebensmittelverzehr und hier auch nur für bestimmte Lebensmittelkategorien getrennt nach dem sozioökonomischen Level vor. So wurden beispielsweise der Konsum von Hafermilch oder Sojaprodukten eher bei Familien mit einem hohen sozioökonomischen Level gefunden [1725].

48.2.4 Kognitive und motorische Fähigkeiten

Ernährungsarmut in frühen Lebensjahren beeinträchtigt maßgeblich die Entwicklung des Gehirns und kann zu einer nachweisbaren Verringerung der kognitiven Leistungsfähigkeit führen (▶ Abb. 48.4) [1681]. Systematische Reviews und Metaanalysen belegen die gravierenden Auswirkungen auf die geistige Leistungsfähigkeit, Sprachentwicklung, Lesefähigkeit und das mathematische Können [1687], [1697], [1706], [1708], [1710]. Auch die motorischen Fähigkeiten sind eingeschränkt [1688], [1733]. Schuleingangsuntersuchungen in Deutschland, die allerdings nach wie vor nur regional und nur in bestimmten Landkreisen öffentlich zur Verfügung stehen, belegen nicht nur das verzögerte Längenwachstum bei Kindern, sondern auch ihre eingeschränkten kognitiven und motorischen Fähigkeiten (▶ Abb. 48.5) [1740].

VI

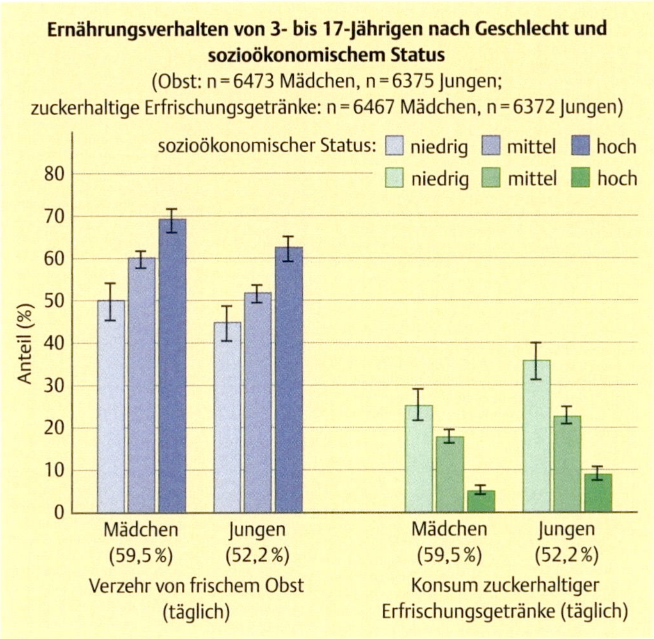

Abb. 48.3 Ernährungsverhalten von Kindern und Jugendlichen in Abhängigkeit vom sozioökonomischen Level. Daten der KIGGS-Studie Welle 2 [1715].

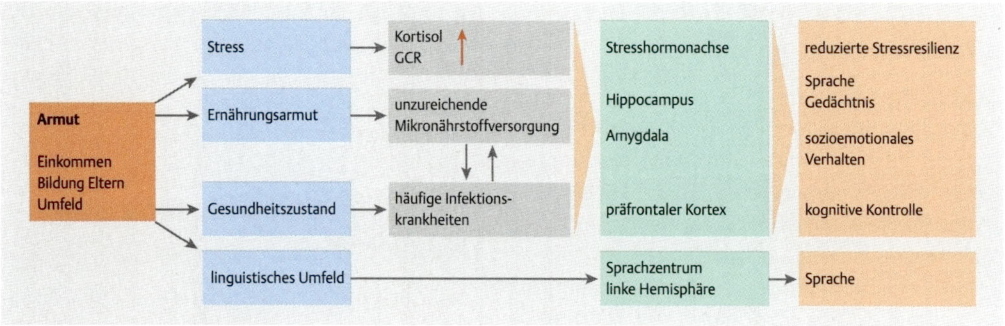

Abb. 48.4 Armut und Auswirkungen auf die Hirnentwicklung. (Quelle: Biesalski H K. Ernährungsarmut bei Kindern – Ursachen, Folgen, COVID-19. Aktuelle Ernährungsmedizin 2021; 46(05): 317–332.)

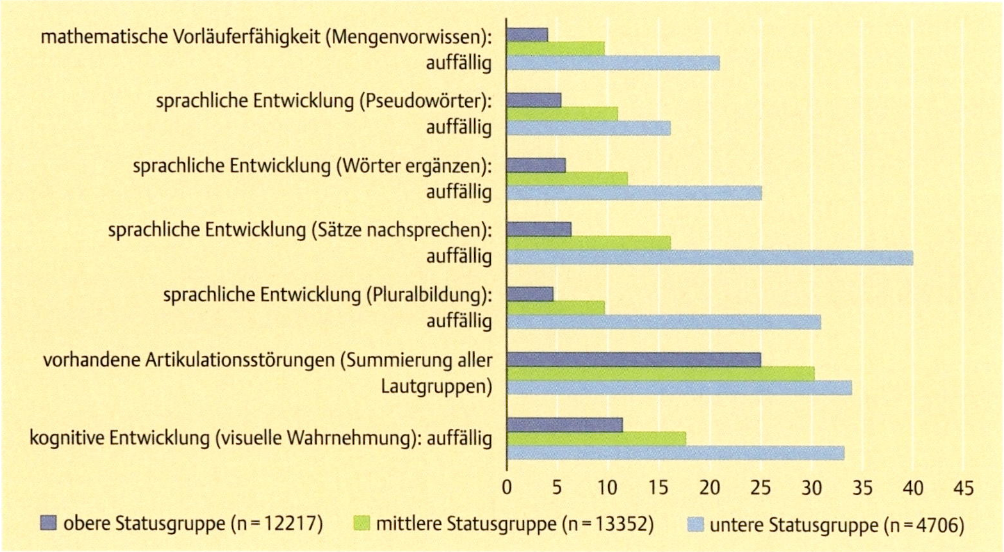

Abb. 48.5 Ergebnisse der Schuleingangsuntersuchungen in Berlin 2019 [1740].

48.2.5 Gesundheitliche Situation bei Erwachsenen

Bei Erwachsenen wird bei einem niedrigen Einkommen eine insgesamt schlechtere Gesundheitssituation berichtet, Daten liegen u. a. in Bezug auf eine durchschnittlich geringere Lebenserwartung vor (▶ Abb. 48.6) [1716], [1735], [1739]. Auch die Prävalenz von Diabetes mellitus Typ 2 ist zum einen regional unterschiedlich, aber auch vom mittleren Einkommen abhängig [1710]. Ein Mangel an Mikronährstoffen verringert auch beim Erwachsenen die körperliche und geistige Leistungsfähigkeit und reduziert die Immunabwehr. Hieraus können vermehrt infektiöse Erkrankungen und in der Folge Fehlzeiten resultieren [1729].

48.2.6 Mangelernährung im Alter

Für die älteren Menschen, die noch zu Hause leben, fehlen in Deutschland aktuelle Zahlen. Diese Lücke soll zum einen durch ein „nationales Ernährungsmonitoring – nemo“ des Max-Rubner-Instituts (MRI) geschlossen werden, das erst in 2025 begonnen wurde, zum anderen durch das Forschungsprojekt „Ernährungs- und Lebenssituation von Senioren und Seniorinnen im Alter – ELSinA“, das bis Ende 2026 angelegt ist. Erst nach Abschluss

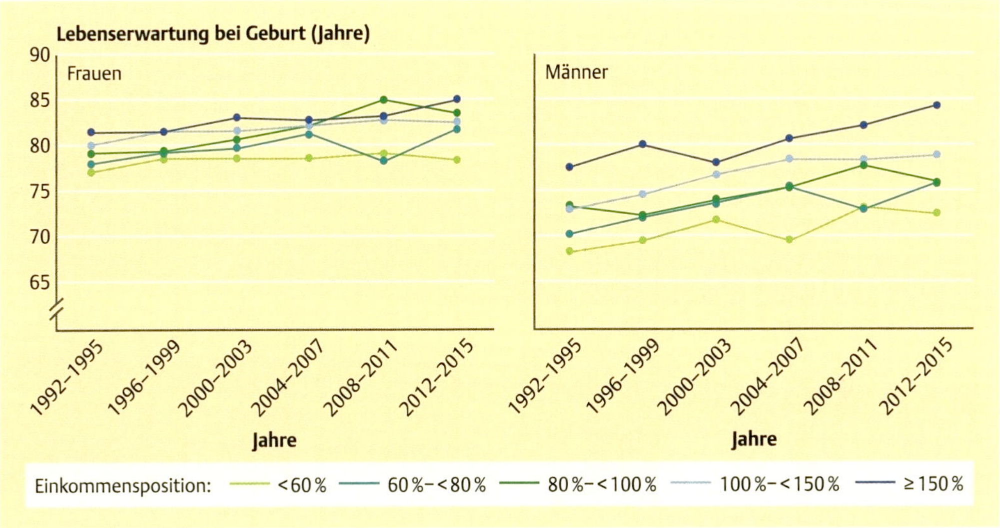

Abb. 48.6 Lebenserwartung bei Geburt bei Männern und Frauen, stratifiziert nach der Einkommenshöhe [1716].

der Erhebungen werden Daten zur Situation älterer Menschen zur Verfügung stehen [1721].

Immerhin liegen aus den stationären Einrichtungen der Altenpflege auf der Basis der Nutrition-Day-Erhebungen Daten über die Mangelernährung im Alter vor. Diese Daten sind nicht repräsentativ, da sich in den vergangenen Jahren jeweils nur ein kleiner Teil der Einrichtungen in Deutschland an diesen umfangreichen Erhebungen beteiligt haben. So wurden im letzten Erhebungszeitraum (2019–2022) bei 23 % der Teilnehmenden Untergewicht und bei 13 % ein unbeabsichtigter Gewichtsverlust festgestellt, 8 % wurden vom Pflegepersonal als mangelernährt eingeschätzt. Basis war hierbei im Berichtszeitraum die Ernährungssituation von 1755 Bewohner*innen [1738].

Die Größenordnung der Mangelernährung in den stationären Einrichtungen hat sich im Laufe der Erhebungsperioden nur wenig verändert. Allerdings ist nicht bekannt, wie weit die Ergebnisse Personen betreffen, die schon vor der Aufnahme in ein Pflegeheim in Armut gelebt haben. In jedem Falle ist Mangelernährung im Alter ein schwerwiegendes Problem und kann, wenn nicht angemessen gegengesteuert wird, zu weiteren Krankheiten, großem Leid und vorzeitigem Tod führen [1737].

48.3 Handlungsansätze

Deutschland gehört zu den reichen Ländern dieser Erde. Ernährungsarmut wie aus anderen Weltregionen bekannt sollte nicht vorhanden sein, zumal ein verlässliches Sozialsystem geeignet ist, besondere Härten aufzufangen. Dennoch scheint es so zu sein, dass bestimmte Lebensumstände, die Abhängigkeit von Sozialhilfe bzw. Bürgergeld, das lange Verbleiben in Minijobs oder eine geringe Rente Ernährungsarmut verursachen können. Deshalb lohnt ein Blick in andere Länder und deren Strategien zur wirksamen Bekämpfung.

48.3.1 Kita- und Schulverpflegung

Ein wichtiges Sicherheitsnetz ist weltweit die Kita- und Schulverpflegung. Sie ermöglicht täglich eine ausgewogene gesundheitsförderliche Mahlzeit, im Idealfall werden auch Lebensmittel für die Zwischenverpflegung bereitgestellt [1677], [1678], [1723], [1726], [1742]. Auswirkungen zeigen sich in vielfältiger Weise, nicht nur in Bezug auf die Kinder und Jugendlichen selbst und deren verbesserten Gesundheitszustand, sondern auch im Hinblick auf die positiven Einflüsse auf die jeweiligen Familien und damit auch auf die Gesellschaft [1727].

Voraussetzung für einen solchen Zusammenhang ist die Umsetzung einer qualitativ hochwertigen, ausgewogenen Verpflegung, wie dies auf Basis einer flächendeckenden und verbindlichen Anwendung der DGE-Qualitätsstandards für die Verpflegung in unterschiedlichen Lebenswelten erreichbar wäre [1693], [1694]. Eine beitragsfreie Kita- und Schulverpflegung ist inzwischen von einer ganzen Reihe von Organisationen gefordert worden, zuletzt auch vom Bürgerrat „Ernährung im Wandel" [1692], [1740], [1741].

Wirkungsanalysen liegen aus den Ländern vor, in denen dieses Angebot schon seit vielen Jahren mit großem Erfolg praktiziert wird. Es zeigen sich in systematischen Reviews und Metaanalysen durchweg positive Aspekte, sowohl was die körperliche und geistige Leistungsfähigkeit von Kindern und Jugendlichen angeht, als auch in Bezug auf die soziale Kompetenz und das soziale Verhalten in der Schule [1686], [1687], [1709], [1714], [1720].

Einzelne Studien haben sich auch mit den Auswirkungen auf die Schul- und Berufskarriere beschäftigt und heben die besseren Startbedingungen durch geringere Fehlzeiten, bessere kognitive Leistungen und höhere Konzentration und Aufmerksamkeit hervor. Darüber hinaus fördert ein entsprechendes Verpflegungsangebot in den Schulen und Kitas wünschenswerte Ernährungsgewohnheiten und kann das Ernährungsverhalten von Kindern und Jugendlichen langfristig positiv prägen [1704], [1705], [1711], [1736].

Eine beitragsfreie Verpflegung in Kita und Schule entlastet die Haushalte von entsprechenden Kosten, ermöglicht eine Teilnahme betroffener Kinder und Jugendlicher ohne Stigmatisierung und Ausgrenzung. In Deutschland ist nur im Land Hamburg eine kostenfreie Kitaverpflegung, im Land Berlin eine kostenfreie Schulverpflegung garantiert.

In den übrigen Bundesländern gilt, dass seit 2019 armutsgefährdete Haushalte auf Antrag und Nachweis der Anspruchsberechtigung für ihre Kinder im Rahmen des Programms Bildung und Teilhabe (BuT) kostenfreie Mittagsmahlzeiten beantragen können. Über die tatsächliche Inanspruchnahme gibt es unterschiedliche Informationen. Sie liegt bundesweit bei etwa 44 %, wobei hier nur diejenigen erfasst wurden, die gemäß Bürgergeld (ehemals Arbeitslosengeld II) über die Bundesagentur für Arbeit und Soziales registriert sind. Eine Steigerung der Inanspruchnahme ist wünschenswert. Dies könnte mit der Umsetzung der Empfehlungen der inzwischen vorliegenden Arbeitshilfe der Vernetzungsstelle Schulverpflegung aus Niedersachsen gelingen [1695].

48.3.2 Höhe des Bürgergelds

Diskutiert wird auch, ob die Regelsätze des Bürgergelds aktuell ausreichen, um täglich eine gesundheitsförderliche, nachhaltige Ernährung zu gewährleisten. Hierzu liegen nur wenige valide Daten vor, da sich im Regelfall die Bemessungsgrundlage für die Ernährung an den tatsächlich getätigten Ausgaben für Lebensmittel in den unteren Einkommensklassen orientiert. Werden dagegen Maßstäbe an eine gesundheitsförderliche und nachhaltige Ernährung auf der Basis der DGE-Ernährungsempfehlungen zugrunde gelegt und dabei gleichzeitig auch unterschiedliche Ernährungsformen berücksichtigt, so sind die Regelsätze nicht für alle Altersklassen auskömmlich.

Berechnet wurden z. B. für Jugendliche im Alter von 13–15 Jahren (2022) Kosten von 5,38 Euro für Mädchen, die sich omnivor ernähren, für Mädchen, die sich vegetarisch ernähren von 4,79 Euro. Für Jungen liegt der Bedarf etwas höher bei 6,51 Euro für eine omnivore Ernährungsweise und 5,80 Euro bei vegetarischer Form [1712]. Zum Vergleich: Der Regelsatz für Lebensmittel für die entsprechende Altersgruppe lag im betreffenden Berichtsjahr zwischen 3,55 und 4,27 Euro. Erschwerend kommt hinzu, dass die Bemessungsgrundlagen keinerlei soziale Aspekte von Ernährung mit einbeziehen, also z. B. ein Kaffeetrinken außer Haus oder eine Mittagsmahlzeit in einem Bistro oder Restaurant.

48.3.3 Betriebsverpflegung

Für Erwachsene könnte die Betriebsverpflegung die Basis einer gesundheitsförderlichen, nachhaltigen Ernährung bedeuten, sofern diese im Rahmen eines betrieblichen Gesundheitsmanagements eingebettet und für den Einzelnen am Arbeitsplatz entsprechend kostengünstig zur Verfügung steht. Dies wird von vielen Unternehmen schon aus

Gründen der Mitarbeitendenbindung realisiert, wobei die positiven Auswirkungen auf die geistige und körperliche Leistungsfähigkeit, auf Aufmerksamkeit und Produktivität ein wichtiges Argument für entsprechende Angebote in Kantinen und Betriebsrestaurants sind.

48.3.4 Tafel-Angebote

Das Angebot der Tafeln kann bei Ernährungsarmut helfen, große Versorgungslücken aufzufangen. Die Tafeln werden bei knappen Haushaltsmitteln zum Teil regelmäßig frequentiert, können aber aufgrund ihrer spezifischen Organisation – der Weitergabe von Lebensmittelspenden – nicht sicherstellen, dass durch sie eine ernährungsphysiologisch ausgewogene Versorgung möglich ist, da die Auswahl der gespendeten Lebensmittel von Resten und Überproduktionen eher zufällig zustande kommt [1719].

48.3.5 Angebote für Senior*innen

Die große Anzahl an armutsgefährdeten Haushalten bei älteren Menschen wird sich mit dem demografischen Wandel möglicherweise noch weiter erhöhen. Bislang ist unklar, wie dieser Problematik wirksam entgegengesteuert werden kann. Vereinzelt werden schon jetzt von Kommunen oder karikativen Einrichtungen Mittagstische angeboten, an denen die Senior*innen gegen ein geringes Entgelt während der Woche eine Mittagsmahlzeit einnehmen können. Im Regelfall ist ein solches Angebot aber auf die größeren Städte beschränkt [1683], [1684].

48.3.6 Steuerliche Entlastung

Mit Ausnahme der Reduzierung der Mehrwertsteuer für Verpflegungsleistungen waren andere Vorschläge zur Veränderung der Steuerlast, zum Beispiel generell auf auf Lebensmitteln, politisch bislang nicht durchsetzbar. Insoweit steht zu befürchten, dass auch in Zukunft Ernährungsarmut in Deutschland weiterhin ein ernstzunehmendes Problem darstellt, für das schon im Sinne des Artikel 11 des UN-Sozialpakts, Absatz 1 eine Lösung gefunden werden muss [1740], [1741].

Literatur

[1677] Au LE, Gurzo K, Gosliner W et al. Eating school meals daily is associated with healthier dietary intakes: the healthy Communities Study. J Acad Nutr Diet 2018; 118: 1474–1481

[1678] Baltag V, Sidaner E, Bundy D et al. Realising the potential of schools to improve adolescent nutrition. BMJ 2022; 379: e067678

[1679] Bartelmeß T, Jasiok S, Kühnel E, Yildiz J. A Scoping Review of the Social Dimensions in Food Insecurity and Poverty Assessments. Front Public Health 2022; 10: 994368. DOI: 10.3389/fpubh.2022 994368

[1680] Bertelsmann Stiftung (Hrsg). Factsheet Kinderarmut in Deutschland. Gütersloh; 2020

[1681] Biesalski HK. Ernährungsarmut bei Kindern, Ursachen, Folgen, Covid-19. Aktuel Ernährungsmed 2021; 46: 317–332

[1682] Brettschneider AK, Barbosa CL, Haftenberger M et al. Adherence to food based dietary guidelines among adolescents in Germany according to socio-economic status and region: results from Eating-Study as a KIGGS module (EsKiMo) II. Public Health Nutr 2021; 24: 1216–1228

[1683] Bundesarbeitsgemeinschaft der Seniorenorganisationen – BAGSO (Hrsg). Mittagstisch-Angebote für ältere Menschen erfolgreich organisieren. Bonn: IN FORM Leitfaden Mittagstisch; 2017

[1684] Bundesarbeitsgemeinschaft der Seniorenorganisationen – BAGSO (Hrsg). Mahlzeiten-Angebote für ältere Menschen kultursensibel und gesundheitsförderlich gestalten. Arbeitshilfe Bonn; o. J.

[1685] Bundesministerium für Familie, Senioren, Frauen und Jugend (Hrsg). Alt werden in Deutschland. Erkenntnisse und Empfehlungen des neunten Altersbericht der Bundesregierung. Berlin; 2025

[1686] Cohen JFW, Verquet S, Boitshepo BG, Bundy D. Universal free school meals: the future of school meal programmes. Lancet 2023; 402: 831–833

[1687] Company-Cordoba R, Accerenzi M, Simpson IC et al. Mens sana in corpore sano – Home food consumption implications over child cognitive performance in vulnerable contexts. Front Psychol 2022; 13: 994399

[1688] Dantas de Oliveira KH, Almeda CM, Bauermann Gubert M et al. Household Food Insecurity and childhold development: Systematic Review and Meta-Analysis. Matern Child Nutr 2020; 16: e12967

[1689] Destatis – Statistisches Bundesamt (Hrsg). Einkommen und Lebensbedingungen, Armutsgefährdung. Im Internet: www.destatis.de/DE/Themen/Gesellschaft-Umwelt/Einkommen-Konsum-Lebensbedingungen/Lebensbedingungen-Armutsgefaehrdung/_inhalt.html, Stand: 08.01.2025

[1690] Destatis – Statistisches Bundesamt (Hrsg). Pressemitteilung Nr. N0 33 vom 01.07.2024

[1691] Destatis – Statistisches Bundesamt (Hrsg). Pressemitteilung Nr. N0 16 vom 24.04.2024

[1692] Deutscher Bundestag (Hrsg). Bürgergutachten – Empfehlungen des Bürgerrats „Ernährung im Wandel". Drucksache 20/10300. Berlin; 2024

[1693] Deutsche Gesellschaft für Ernährung (DGE), Hrsg. DGE-Qualitätsstandard für die Verpflegung in Kindertagesstätten. Bonn; 2023

[1694] Deutsche Gesellschaft für Ernährung (DGE), Hrsg. DGE-Qualitätsstandard für die Verpflegung in Schulen. Bonn; 2023

VI

[1695] Deutsche Gesellschaft für Ernährung e.V. Vernetzungsstelle Schulverpflegung Niedersachsen, Hrsg. Kostenfreies Schulmittagessen aus dem Bildungs- und Teilhabepaket, Arbeitshilfe zur Erhöhung der Inanspruchnahme. Hannover; 2024
[1696] Die Bundesregierung, Hrsg. Lebenslagen in Deutschland. 6. Armuts- und Reichtumsbericht. Berlin; 2021
[1697] Drennen C, Coleman R, Ettinger de Cuba S et al. Food insecurity, health and development in children under age four years. Pediatrics 2019; 144: e20290824
[1698] Eurostat, ed. European Statistics on Income and Living Conditions (EU-SILC) in 2022; 2024
[1699] FAO, WFP, WHO, IFAD, Unicef, ed. The state of Food security and nutrition in the world. Urbanization, Agrifood Systems transformation and Healthy Diets. 2024
[1700] FAO, ed. Voices of the Hungry. One Metric for the World. Rome; 2016
[1701] FAO, ed. Food Security. Policy Brief June 2006. Rome; 2006
[1702] Feichtinger E. Armut und Ernährung. Literaturanalyse unter besonderer Berücksichtigung der Konsequenzen für Ernährungs- und Gesundheitsstatus und der Ernährungsweise in der Armut. Berlin: 1996
[1703] Fekete C, Weyers S. Soziale Ungleichheit im Ernährungsverhalten. Befundlage, Ursachen und Interventionen. Bundesgesundheitsblatt 2016; 59: 197–205. DOI: 10.1007/s00103-015-2279-2
[1704] Frødis NV, Lippevelde WV, Øverby NC. Free School meals as an approach to reduce health inequalities among 10–12 year-old Norwegian Children. BMC Public Health 2019; 19: 951
[1705] Francis-Devine B, Xameerah M, Danechi S. Food poverty, households and free schoool meals, Common Library Research. London; 2023
[1706] Galler JR, Bringas-Vega MJ, Tang Q et al. Neurodevelopmental effects of childhood malnutrition: A neuroimaging perspective. NeuroImage 2021; 231: 117828
[1707] Garrat E. Food insecurity in Europe: Who is at risk, and how sucessful are social benefits in protecting against food insecurity. Journal Policy 2020; 49 (4): 785–809
[1708] Gallegos G, Rivers A, Sondergeld P, Pattinson C. Food Insecurity and child Development. A State-of-the Art Review Int J Environ Res Public Health 2021; 18: 8990
[1709] Hartline-Grafton H, Hassink SG. Food Insecurity and Health, Practices and Policies to adress Food insecurity among Children. Academ Pediatr 2021; 21: 205–210
[1710] Heinrich Böll Stiftung, Hrsg. Armut macht Hunger – Fakten zur globalen Ernährung. 2021. Abb. S. 12
[1711] Holford A, Rabe B. Going universal: The impact of free school lunches on child body weight outcomes. J Publ Econ Plus 2022; 3: 100016
[1712] Hohoff E, Zahn H, Weder S et al. Lebensmittelkosten bei vegetarischer, veganer und omnivorer Kinderernährung: Ist eine nachhaltige Ernährung mit Hartz IV realisierbar? Ernährungs Umschau 2022; 69: 136–140
[1713] Hoebel J, Waldauer J, Blume M, Schienkiewiz A. Socioeconomic Status, overweight and obesity in childhood and adolescence. Dtsch Arztebl Int 2022; 119: 839–845
[1714] IIløkken KE, Johannessen B, Barker ME et al. Free school meals as an opportunity to target social equality, healthy eating and school functioning experiences from students and teachers in Norway. Food Nutr Res 2021; 65: 7702
[1715] Kuntz B, Waldhauer J, Zeiher J. Soziale Unterschiede im Gesundheitsverhalten von Kindern und Jugendlichen in Deutschland – Querschnittergebnisse aus KiGGS Welle 2. J Health Monit 2018; 3: 45–63. DOI: 10.17886/RKI-GBE-2018-067
[1716] Lampert TH, Hoebel J, Kroll LE. Soziale Unterschiede in der Mortalität und Lebenserwartung in Deutschland. J Health Monit 2019; 4: 3–15: 8
[1717] Leroy JL, Frongillo EA. Perspective: What does stunting really mean? A critical review of the evidence. Adv Nutr 2019; 10: 196–204
[1718] Lewalter R, Beermann AC. Ernährungsarmut in Deutschland (k)ein Thema? Forum Ökologisch Soziale Marktwirtschaft. Policy Brief 2021; 12
[1719] Loopstra R. An overview of Food Insecurity in Europe and what works and what doesn`nt work to tackle food insecurity. Eur J Publ Health 2020; 30 (5)
[1720] Lundborg P, Roth DO, Petersen JA. Long-term Effects of Childhood Nutrition. Evidence from a School Lunch Reform. Rev Econ Stud 2022; 89: 876–998
[1721] Max-Rubner-Institut – MRI. ELSinA – Ernährungs- und Lebenssituationen von Senioren und Seniorinnen im Alter. 2024. Im Internet: www.mri.bund.de/de/institute/ernaehrungsverhalten/forschungsprojekte/elsina/. Stand: 04.01.2025
[1722] Mensink GM, Haftenberger M, Lage Barbosa C et al. Eskimo II Studie Ergebnisbericht, überarbeitete Fassung. Berlin: RKI; 2021
[1723] Micha R, Karageorgou D, Bakogianni J et al. Effectiveness of school food environment policies on children`s dietary behaviors: A systematic review and meta-analysis. PloS ONE 2018; 13 (3): e0194555
[1724] Ministerium für Soziales, Gesundheit und Integration Baden-Württemberg, Hrsg. Armut als Ernährungsrisiko in Baden-Württemberg. Gesundheitsreport BW, Ausgabe 1; 2023
[1725] Nowak N, Diouf F, Golsong N et al. KIESEL – The Children Nutrition Survey to Record Food Consumption for the Youngest in Germany. BMC Nutr 2022; 8: 64
[1726] O`Connell R, Brannen J, Ramos V et al. School meals as a resource for low income families in three European countries: a comparative case approach. Eur Soc 2022; 24 (3): 251–282
[1727] Oostindjer M, Aschermann-Witzel J, Wang Q et al. Are school meals a viable and sustainable tool to improve the healthiness and sustainability of children`s diet and food consumption? Crit Rev Food Sci Nutr 2017; 57 (18): 3942–3958
[1728] Pfeiffer S. Die verdrängte Realität: Ernährungsarmut in Deutschland. Hunger in der Überflussgesellschaft. Wiesbaden: Springer; 2014
[1729] Rodriguez FS, Röhr S, Dragano N et al. Low income, being without employment and living alone: how they are associated with cognitive functioning. Results from the German National Cohort NAKO. Neuropsychol Dev Cogn B Aging Neuropsychol Cogn 2024; Dez 17: 1–16
[1730] Schienkiewitz A, Brettschneider AK, Damerow S, Rosario Schaffrath A. Übergewicht und Adipositas im Kindes- und Jugendalter, Querschnittsergebnisse und Trends aus KIGGS Welle 2 (2014–2017). In: RKI, Hrsg. J Health Monit 2018; 3 (1): 16–21
[1731] Simmet A, Schleicher R, Teut M et al. Die Ernährungs- und Gesundheitssituation armutsgefährdeter Familien mit minderjährigen Kindern – Ergebnisse der Studie Mega_Kids. In: DGE, Hrsg. 15. DGE-Ernährungsbericht. Bonn; 2024: 116–188
[1732] Soliman A, De Sanctis V, Alaaraj N et al. Early and long-term consequences of Nutritional stunting :from Childhood to Adulthood. Acta Biomed 2021; 92 (1)
[1733] Suryawan A, Jalaludin MY, Poh PK et al. Malnutition in early life and ist neurodevelopmental and cognitive consequences: a scoping review. Nutr Res Rev 2022; 35: 136–149

[1734] Tafel e. V., Hrsg. Vielfalt und Teilhabe. Im Internet: www.tafel.de/themen/integration. Stand: 03.01.2025

[1735] Tetzlaff F, Sauerberg M, Grigoriev P et al. Age-specific and cause specific mortality contributions to the socioeconomic gap in life exeptancy in Germany. Lancet Public Health 2024; 9: E295–E305

[1736] Verquet S, Limasalle P, Chakrabarti A et al. The broader economic value of school feeding programs in low- and middle-income countries: Estimating the multi-sectoral returns to public health, human capital, social protection and the local economy. Front Public Health 2020; 8: 587046

[1737] Volkert D, Weber J, Kiesewetter E et al. Ernährungssituation in Krankenhäusern und Pflegeheimen – Auswertung der NutritionDay Daten für Deutschland. In: DGE, Hrsg. 14. DGE-Ernährungsbericht: 2020: 199–258

[1738] Volkert D, Siebentritt HM, Ernst IG et al. Ernährungssituation und Ernährungsversorgung in Krankenhäusern und stationären Altenpflegeeinrichtungen. In: DGE, Hrsg. 15. DGE-Ernährungsbericht. 2024: 361–427

[1739] Walker RJ, Chawla A, Garraci E et al. Assessing the relationship between food insecurity and mortality among US adults. Ann Epidemiol 2019; April: 43–48

[1740] WBAE, Hrsg. Ernährungsarmut unter Pandemiebedingungen. Eine Stellungnahme. Berlin; 2023

[1741] WBAE, Hrsg. Politik für eine nachhaltigere Ernährung. Eine integrierte Ernährungspolitik entwickeln und faire Ernährungsumgebungen gestalten. Gutachten. Berlin; 2020

[1742] World Food Programme (WFP), ed. State of School Feeding Worldwide, Rome; 2023

49 Krankheitsbedingte Mangelernährung

M. Pirlich

Das Wichtigste in Kürze

Mangelernährung ist nicht nur ein Problem von Hunger in den armen oder von Katastrophen geprägten Regionen der Welt, sondern tritt häufig auch krankheitsbedingt auf. Sie wird bei 20–30 % aller Menschen beobachtet, die stationär behandelt werden müssen. Risikofaktoren sind chronische und gravierende Erkrankungen (vor allem mit Inflammation), das höhere Lebensalter und Multimorbidität. Mangelernährung verschlechtert die Prognose durch erhöhte Komplikationsrate, Infektionsneigung, Wundheilungsstörungen, schlechtere Lebensqualität und erhöhte Pflegebedürftigkeit. Bei Kindern kommt es zu Wachstums- und Entwicklungsstörungen. Die Dauer einer stationären Behandlung ist signifikant verlängert und die Mortalität von Klinikpatienten zwei- bis dreifach erhöht. Ein Screening auf Mangelernährung und eine individuell angepasste Ernährungstherapie verbessern die Prognose durch Senkung der Komplikationsrate und Sterblichkeit sowie Verringerung der Wiederaufnahmerate ins Krankenhaus. Auch die Behandlungskosten werden gesenkt, vor allem durch eine Reduktion der Infektionsrate und Verkürzung der Behandlungszeit.

Keywords

Mangelernährung, Gewichtsverlust, Screening, GLIM, Prognose, Komplikationen, Mortalität, Behandlungskosten

49.1 Definition

Obwohl das Bewusstsein für die Bedeutung einer krankheitsbedingten Mangelernährung und die Anzahl wissenschaftlicher Publikationen zur Thematik stetig zunehmen, existiert noch keine einheitliche Definition des Begriffs. Die verschiedenen Definitionen unterscheiden sich vor allem in der Betonung von Pathogenese, klinischen Befunden und prognostischer Bedeutung.

Eine pragmatische Definition, welche die klinische Bedeutung in den Vordergrund stellt, gibt die Europäische Gesellschaft für Ernährung und Stoffwechsel (ESPEN) [1773]: „Mangelernährung ist ein Zustand, unzureichender Zufuhr oder Aufnahme von Nahrung, der zu einer veränderten Körperzusammensetzung (verringerte fettfreie Masse und Körperzellmasse) und zu verminderter physischer und mentaler Funktion sowie zu einer schlechteren klinischen Prognose bei Erkrankung führt". Diese Definition gibt allerdings noch keinen spezifischen Hinweis darauf, wie sich Mangelernährung beim konkreten Individuum sicher erkennen und klassifizieren lässt.

Bereits die 2003 publizierte Leitlinie der DGEM hatte daher die Verwendung von Subkategorien vorgeschlagen. Dieses Konzept wurde in einer späteren DGEM-Empfehlung um pathophysiologische Aspekte deutlich erweitert [1772], die sich wiederum an Empfehlungen der American Society for Patenteral and Enteral Nutrition (ASPEN) orientierten. Die DGEM-Empfehlung schließlich war die Basis der jüngsten ESPEN-Leitlinie zur Definition und Terminologie in der klinischen Ernährung [1746].

Die ESPEN unterteilt die Mangelernährung in 3 Hauptkategorien (▶ Abb. 49.1) [1746]:

- krankheitsassoziierte Mangelernährung mit Inflammation
- krankheitsassoziierte Mangelernährung ohne Inflammation
- Mangelernährung/Unterernährung ohne Erkrankung

Die krankheitsassoziierte Mangelernährung *mit* Inflammation ist die häufigste Form der Mangelernährung in den industriell entwickelten Ländern mit Nahrungsüberfluss. Diese Kategorie zeigt eine starke Überschneidung mit modernen Definitionen der Kachexie, verursacht durch Inflammationsprozesse, die zu Anorexie, Katabolie und vor allem Verlust der Muskelmasse führen. Beispiele für die krankheitsassoziierte Mangelernährung mit Inflammation sind die Tumorkachexie, das HIV-Wasting, die Mangelernährung bei Leberzirrhose,

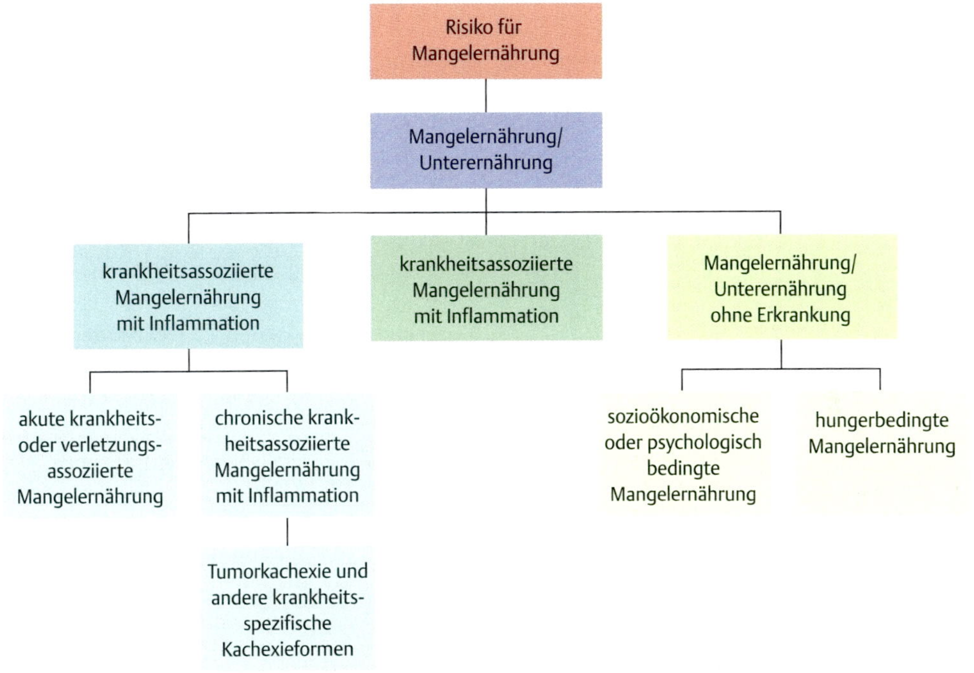

Abb. 49.1 Kategorien der Mangelernährung entsprechend der Leitlinie der European Society for Clinical Nutrition & Metabolism (ESPEN). (Quelle: ESPEN, European Society for Clinical Nutrition & Metabolism)

COPD und anderen Formen der chronischen Organinsuffizienz.

Beispiele für die krankheitsassoziierte Mangelernährung *ohne* Inflammation sind Erkrankungen mit Dysphagie, z. B. durch Stenosen im Gastrointestinaltrakt oder als Folge neurologischer Erkrankungen (Morbus Parkinson, nach Schlaganfall) oder psychiatrische Erkrankungen wie Anorexia nervosa und Depression. Mangelernährung/Unterernährung ohne Erkrankung ist in armen Ländern/ Krisenregionen vor allem durch Hunger bedingt.

Die sozioökonomisch/psychologisch bedingte Mangelernährung umfasst Armut, soziale Ungleichheit, Vernachlässigung von Schutzbefohlenen, Gefangenschaft, Trauer oder soziale Isolation.

49.2 Diagnostische Kriterien nach den GLIM-Empfehlungen

Lange Zeit existierte kein international akzeptierter Konsensus über diagnostische Kriterien der Mangelernährung für den klinischen Alltag. Im Bestreben um eine einheitliche und weltweit verwendbare Definition hat sich im Januar 2016 eine Global Leadership Initiative on Malnutrition (GLIM) konstituiert, die aus Mitgliedern von 4 großen multinationalen ernährungsmedizinischen Fachgesellschaften besteht und damit die meisten nationalen Fachgesellschaften repräsentiert: die ESPEN (europäische und nichteuropäische Fachgesellschaften inklusive Australien), die ASPEN (Nordamerika), FELANPE (Lateinamerika) und PENSA (Asien).

Die GLIM-Arbeitsgruppe unter der Leitung von Cederholm und Jensen entwickelte ein 2-stufiges Modell für das Screening und diagnostische Assessment der Mangelernährung. Für das Screening auf Mangelernährung wurde auf etablierte Instrumente verwiesen (z. B. NRS-2002, MNA, MUST).

Für die Diagnose Mangelernährung wurden 5 wesentliche Kriterien identifiziert:

- unbeabsichtigter Gewichtsverlust
- niedriger Body Mass Index
- verminderte Muskelmasse
- reduzierte Nahrungsaufnahme
- Krankheitsaktivität/Inflammation

Gewichtsverlust, verminderter BMI und Muskelmasse wurden als phänotypische Kriterien, Nahrungsaufnahme und Inflammation hingegen als ätiologische Kriterien definiert. Voraussetzung für die Diagnose Mangelernährung ist das Vorhandensein von mindestens 1 phänotypischen und 1 ätiologischen Kriterium (▶ Tab. 49.1).

Bemerkenswert an diesem Konzept ist die Berücksichtigung der Körperzusammensetzung als gleichberechtigtes Kriterium zu traditionellen Größen wie BMI und Gewichtsverlust. Die Tatsache, dass in den meisten asiatischen Ländern der durchschnittliche BMI der gesunden Normalbevölkerung niedriger ist als in den übrigen Regionen der Welt, führte zu niedrigeren BMI-Grenzwerten für die asiatische Bevölkerung (< 18,5 kg/m², wenn < 70 Jahre, und < 20 kg/m², wenn > 70 Jahre).

Als apparative Methoden zur Bestimmung der Muskelmasse werden die Dual-Energy-Absorptiometrie (DEXA), die Bioelektrische Impedanzanalyse (BIA) bzw. die Computer- und Magnetresonanztomografie erwähnt. Alternativ können bei mangelnder Verfügbarkeit dieser Methoden auch die klinische Einschätzung und anthropometrische Messungen verwendet werden. Für die Einschätzung der inflammatorischen Komponente wird die Bestimmung des C-reaktiven Proteins als sinnvoll gewertet.

Je nach Schwere der Ausprägung der phänotypischen Kriterien wurde eine Klassifikation in „moderate" und „schwere" Mangelernährung vorgeschlagen (▶ Tab. 49.2).

Die GLIM-Kriterien repräsentieren einen bislang einmaligen globalen Konsens, der trotz der damit verbundenen Kompromisse und Limitationen schon nach kurzer Zeit eine große Akzeptanz gewonnen hat. Zahlreiche Studien zeigen, dass die verwendeten Kriterien und Grenzwerte eine große prognostische Aussagekraft haben. Eine Reevaluation und Weiterentwicklung der GLIM-Kriterien wurden von Anfang an fest eingeplant.

Tab. 49.1 GLIM-Kriterien zur Diagnose der Mangelernährung [1747].

Phänotypische Kriterien			**Ätiologische Kriterien**	
Gewichtsverlust (%)	**niedriger BMI (kg/m²)**	**reduzierte Muskelmasse**	**> reduzierte Nahrungsaufnahme oder -assimilation**	**Inflammation**
> 5 % in den letzten 6 Monaten oder > 10 % in > 6 Monaten	< 20 wenn < 70 Jahre; < 22 wenn ≥ 70 Jahre Asien: < 18,5 wenn < 70 Jahre; < 20 wenn ≥ 70 Jahre	entsprechend validierter Methoden zur Analyse der Körperzusammensetzung	≤ 50 % des Energiebedarfs > 1 Woche oder jede Reduktion für > 2 Wochen oder jede Form der reduzierten Nahrungsassimilation oder -absorption	akute Erkrankung/ Verletzung oder chronisch krankheitsbedingt

Tab. 49.2 GLIM-Kriterien zur Festlegung des Schweregrads der Mangelernährung [1747].

Grad		**Phänotypische Kriterien**		
		Gewichtsverlust (%)	**BMI (kg/m²)**	**Muskelmasse**
1	moderate Mangelernährung (erfordert 1 phänotypisches Kriterium dieses Schweregrads)	5–10 % in letzten 6 Monaten oder 10–20 % in > 6 Monaten	< 20 wenn < 70 Jahre; < 22 wenn ≥ 70 Jahre	mildes oder moderates Defizit (entsprechend validierter Methode)
2	schwere Mangelernährung (erfordert 1 phänotypisches Kriterium dieses Schweregrads)	> 10 % in letzten 6 Monaten oder > 20 % in > 6 Monaten	< 18,5 wenn < 70 Jahre; < 20 wenn ≥ 70 Jahre	schweres Defizit (entsprechend validierter Methode)

49.3 Häufigkeit

Mangelernährung wird vielfach vor allem als Problem von Hunger in den armen oder von Katastrophen und Krisen geprägten Regionen der Welt wahrgenommen. Dort sind besonders Kinder betroffen, wobei Mangelernährung erheblich zur hohen Sterblichkeit beiträgt. In politisch und wirtschaftlich stabilen Ländern ist Mangelernährung in bestimmten Bevölkerungsgruppen auch nicht selten und tritt hauptsächlich im Zusammenhang mit Erkrankungen auf.

In Lateinamerika zeigte eine Metaanalyse von insgesamt 66 Studien aus 12 Ländern eine Prävalenz der Mangelernährung bei Klinikpatienten von 40–60 % [1749], während die Prävalenz in Deutschland etwa 20–30 % beträgt [1759], [1760], [1766]. In einer Auswertung der europäischen Daten des nutritionDay der Jahre 2016–2018 unter Verwendung der GLIM-Kriterien war eine schwere Mangelernährung bei etwa 20 % und eine mäßige Mangelernährung bei etwa 15 % diagnostiziert worden, in der deutschen Subkohorte waren die Zahlen sogar noch etwas höher [1774]. Die Prävalenz der krankheitsbedingten Unterernährung bei Kindern liegt mit 23 % in einer ähnlichen Größenordnung wie bei Erwachsenen [1757].

Die Häufigkeit hängt nicht nur von der medizinischen Versorgung oder den sozioökonomischen Bedingungen ab, sondern auch von den verwendeten Kriterien und den Fachgebieten, in denen Patient*innen untersucht werden. Ein besonders hohes Risiko haben Patienten in der Geriatrie, Onkologie und Gastroenterologie [1765], [1774]. Mangelernährung ist auch im Pflegeheim ein häufiges Phänomen. Die nutritionDay Daten von 2018 zeigten bei 23 % der Bewohner ein Untergewicht (nach den ESPEN-Kriterien von 2015) und bei 14 % einen unbeabsichtigten Gewichtsverlust von mehr als 5 kg im zurückliegenden Jahr [1774].

Im ambulanten Bereich ist Mangelernährung deutlich seltener, schwankt allerdings sehr stark zwischen verschiedenen Ländern und Regionen. Eine Metaanalyse, die 63 Studien an älteren Menschen (≥ 65 Jahre) berücksichtigte, ergab eine Prävalenz von 4,7 % weltweit und in den berücksichtigten 27 Studien aus Europa von 2,8 % [1750].

49.4 Ursachen der Mangelernährung

Mangelernährung entsteht häufig multifaktoriell, und die einzelnen Einflussfaktoren sind im klinischen Alltag meist nicht exakt voneinander zu trennen. Im Verlauf einer Tumorerkrankung beispielsweise können unterschiedliche Ursachen der Mangelernährung (z. B. diagnostische Nüchternphasen, postoperativer Schmerz, Chemotherapie-induzierte Übelkeit, Mukositis, Angst, Depression etc.) nacheinander oder parallel in unterschiedlicher Intensität in verschiedenen Krankheitsphasen auftreten und so eine komplexe pathophysiologische Situation bilden. Unabhängig davon ist es wichtig, Einzelursachen der Mangelernährung zu kennen, um eine gezielte Anamnese und weiterführende Diagnostik durchführen zu können.

VI

49.4.1 Medizinische Ursachen

Inflammation

Entzündliche Prozesse sind notwendige physiologische Reaktionen auf akute Krankheiten wie Trauma oder Infektionen; sie laufen dann üblicherweise kontrolliert und selbstlimitierend ab. Chronische Entzündungen im Rahmen von prolongierten oder chronischen Erkrankungen mit vermehrter Bildung von proinflammatorischen Zytokinen wie Interferon-γ, Tumornekrose-Faktor-α (TNF-α) und Interleukin-1β können jedoch unerwünschte metabolischen (katabole) Effekte verursachen.

Proinflammatorische Zytokine können durch Aktivierung des Ubiquitin-Proteasom-Pathways zu einem direkten Abbau von Skelettmuskulatur führen, aber auch indirekte Wirkungen, z. B. durch Insulinresistenz entfalten. Die Insulinresistenz ist nicht nur relevant für den Glukosestoffwechsel, sondern kann durch Reduktion molekularer Signalwege, z. B. den mTOR-Signalweg, negative Effekte auf die Aktivierung der Muskelproteinsynthese haben. Weitere indirekte Effekt sind die vermehrte Sekretion kataboler Hormone wie Adrenalin, Noradrenalin, Glukokortikoide und Glukagon.

Die Inflammation und ihre katabolen Effekte können bei schwerer Krankheit, z. B. in der Sepsis, so ausgeprägt sein, dass es therapeutisch unmöglich ist, über die reine Nährstoffzufuhr einen Erhalt der Muskelmasse zu erzielen, u. a. weil der Bedarf an Aminosäuren für die Synthese neuer Immunzellen und Proteine aus dem Abbau von Muskeleiweiß anders nicht gedeckt werden kann bzw. die exogenen Nährstoffe nicht verwertet werden können. Bedeutsam für die Entwicklung einer Mangelernährung können aber auch subklinische Inflammationszustände sein, z. B. im Rahmen der portalen Hypertension bei Leberzirrhose. Inflammation ist auch eine wesentliche Ursache für die Entstehung einer Anorexie.

Anorexie

Anorexie ist ein Schlüsselmechanismus der krankheitsbedingten Mangelernährung und ein evolutionär angelegter universeller Mechanismus, der wahrscheinlich dazu dient, im Falle einer akuten Krankheit oder Verletzung die körperliche Aktivität einschließlich der Nahrungssuche zu reduzieren, um alle Kräfte für die Heilung zu sammeln.

Eine weitere plausible Erklärung für die Anorexie bei Erkrankungen ist das sogenannten „immune-metabolic model", das die Koevolution des Nahrungsstoffwechsels und des Immunsystems beschreibt. Evolutionär gesehen stellen die Nahrungsunterversorgung und die Infektion mit Pathogenen die größten Herausforderungen dar. Somit ist die Reduktion der Nahrungsaufnahme in Folge einer Infektion auch ein Schutz vor weiteren Pathogenen.

Im weiteren Sinne ist Anorexie durch eine vorzeitige Sättigung und Veränderungen des Geschmacks- und Geruchsempfindens charakterisiert. Nach einer etablierten Modellvorstellung basiert Anorexie auf einer Resistenz des Hypothalamus gegenüber Signalen, die einen Bedarf an Nahrungsenergie anzeigen. Dabei spielen vagale Afferenzen, proinflammatorische Zytokine und das Melanokortinsystem eine entscheidende Rolle. Angst, Schmerzen und Depressionen sind Symptome vieler schwerer Erkrankungen und vermindern ebenfalls den Appetit. Bei der Demenz und anderen neurodegenerativen Erkrankungen ist eine unzureichende Nahrungsaufnahme ein Symptom der Erkrankung.

Störungen der Nährstoffaufnahme

Die Nahrungsaufnahme kann durch einen schlechten Zahnstatus oder schlecht sitzenden Zahnersatz, aber auch durch neurologisch bedingte Kau- und Schluckstörungen beeinträchtigt sein. Eine gestörte Magenentleerung, mechanische Engstellungen und Motilitätsstörungen, insbesondere bei Tumoren des Gastrointestinaltrakts, können die Nahrungsaufnahme signifikant beeinträchtigen. Auch gutartige Erkrankungen wie das Zenker-Divertikel, die Achalasie oder peptische Stenosen ebenso wie Stenosen des Dünndarms bei Morbus Crohn können Ursache eine Mangelernährung sein. Eine verminderte Nährstoffaufnahme trotz kalkuliert ausreichender Nahrungszufuhr kann bei allen Formen der Maldigestion und Malabsorption auftreten, z. B. bei der unbehandelten exokrinen Pankreasinsuffizienz, bei Zöliakie, intestinalen Fisteln und Kurzdarmsyndrom, auch beim parasitären Befall des Dünndarms und bei chronischer Diarrhö durch entzündliche Erkrankungen.

Eine Sonderform stellt der Abusus von Zuckeraustauschstoffen dar. Anekdotisch wird von starkem Gewichtsverlust durch das exzessive Kauen von Sorbitol-haltigen Kaugummis berichtet.

Therapienebenwirkungen

Viele Krebstherapien verursachen Übelkeit und Appetitlosigkeit. Besonders aggressive antineoplastische Therapien, z. B. die Radiochemotherapie bei Kopf-Hals-Tumoren, können durch gleichzeitig auftretende Nebenwirkungen wie Mukositis, Malabsorption und systemische Entzündung zum vollständigen Sistieren der oralen Nahrungsaufnahme führen. Geschmacksstörungen und Mundtrockenheit sind Nebenwirkungen von vielen Medikamenten. Im Berliner Arm der DGEM-Studie zur Mangelernährung von Klinikpatienten wurde gezeigt [1764], dass bei älteren Menschen auch die Anzahl verordneter Medikamente pro Tag ein unabhängiger Risikofaktor für die Entwicklung einer Mangelernährung ist.

Erhöhter Nährstoffbedarf

Der Ruheenergieumsatz (REU) ist bei den meisten Krankheiten nicht erhöht. Zwar wird häufig eine Erhöhung des REU pro kg Körpergewicht beschrieben, diese geht aber auf die veränderte Körper-

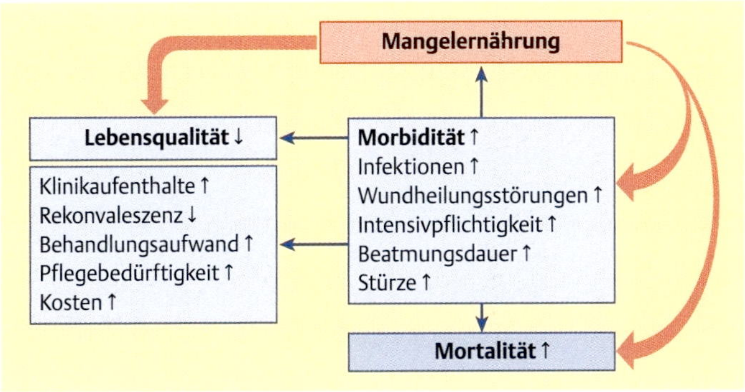

Abb. 49.2 Folgen der Mangelernährung.

zusammensetzung zurück; durch den Verlust von Skelett- und Fettmasse steigt der relative Anteil viszeraler Organe mit einem höheren Energiestoffwechsel. Krankheitsbilder bzw. klinische Situationen, bei denen sich ein erhöhter REU findet, sind: Sepsis, Hyperthyreose, manche Tumorerkrankungen, Trauma und auch eine Untergruppe von Patienten mit Leberzirrhose. Eine ausgeprägte Erhöhung des Energiebedarfs durch Hyperkinesie und erhöhten Muskeltonus ist ein großes klinisches Problem der Chorea Huntington.

49.4.2 Sozioökonomische Ursachen

Hauptursache für Unterernährung weltweit ist Armut und mangelnde Verfügbarkeit von Nahrung, was vor allem Kinder in Kriegs- und Krisenregionen betrifft. In westlichen Industrienationen ist der Überfluss an Nahrung so hoch, dass Untergewicht selten ist und hauptsächlich bei Vernachlässigung von Kindern oder Abhängigen vorkommt.

Bei chronischen Erkrankungen und vor allem im höheren Lebensalter ist die Situation jedoch anders. In der Berliner Subkohorte der DGEM-Mangelernährungsstudie [1764] zeigte die multivariate Regressionsanalyse unterschiedlicher sozioökonomischer Risikofaktoren, dass ältere multimorbide Patienten, die alleine leben, ein signifikant höheres Risiko haben, eine Mangelernährung zu entwickeln. Viele ältere Menschen sind nicht mehr in der Lage, sich selbst (mit Nahrung) zu versorgen.

Verminderte Mobilität, soziale Isolation, Sorgen und Vergesslichkeit sind zusätzliche Faktoren, die im höheren Lebensalter eine Mangelernährung begünstigen. Weitere Risikofaktoren sind ein niedriges Bildungsniveau, Suchterkrankungen, Obdachlosigkeit und Altersarmut. In diesem Zusammenhang leisten soziale Einrichtungen wie die Tafeln, die Suppenküchen der Stadtmission oder andere karitative Initiativen einen wichtigen Beitrag zur Ernährungsversorgung sozioökonomisch benachteiligter Bevölkerungsgruppen.

49.5 Folgen der Mangelernährung

49.5.1 Klinische Bedeutung

Die erhöhte Morbidität durch Mangelernährung ist maßgeblich bedingt durch eine verschlechterte Immunfunktion mit erhöhter Infektionsneigung, eine verzögerte Wundheilung und eine erschwerte Erholung von Krankheit, Trauma und Operation (▶ Abb. 49.2).

Abbau der Skelettmuskulatur

Mangelernährung führt schon im subklinischen Stadium zu einem Abbau des Ganzkörperproteins, anfänglich noch kaschiert durch eine Vergrößerung des extrazellulären Flüssigkeitskompartiments. Später zeigt sich die Katabolie auch in einem Abbau der Fettmasse als Energiespeicher mit messbarem Gewichtsverlust.

Der Proteinabbau erfolgt hauptsächlich auf Kosten der Skelettmuskulatur, was zur progredienten Muskelschwäche, Minderung der allgemeinen Leistungsfähigkeit und Einschränkung der funktionellen Reserven führt. Das Nichtmuskelprotein bleibt weitgehend erhalten. Mangelernährung ist invers mit der Handkraft, dem exspiratorischen Spitzenfluss (Surrogatmarker der Atemmuskelkraft) und dem Karnofsky-Index korreliert. Insbesondere bei älteren Menschen erhöht der Abbau der Skelettmuskulatur das Risiko für Gangunsicherheit, Stürze und Verletzungen. In der Folge treten Verlust der Selbständigkeit (niedriger Barthel-Index) und schließlich auch Immobilität auf.

Untersuchungen zur Handkraft bei Klinikpatienten zeigen eine progrediente Abnahme mit steigendem Lebensalter, die jedoch bei Männern stärker ausgeprägt ist als bei Frauen. Dieser sexuelle Dimorphismus ist sehr wahrscheinlich Folge des Hypogonadismus und des Testosteronmangels beim männlichen Geschlecht im höheren Lebensalter bzw. bei ausgeprägter Mangelernährung [1761].

Sehr eindrucksvoll wurde auch gezeigt, dass bei Männern mit fortgeschrittener Leberzirrhose der Abbau der Muskulatur deutlich ausgeprägter ist als bei Frauen im gleichen Krankheitsstadium, was sich auf den zirrhosebedingten Hypogonadismus zurückführen lässt und wiederum die Bedeutung des Testosterons für den Erhalt der Muskulatur bei Männern aufzeigt [1770].

Immunsystem

Die Reaktionsfähigkeit des zellulären und humoralen Immunsystems basiert maßgeblich auf der Möglichkeit zur raschen Proteinsynthese. In akuten Stresssituationen mit eingeschränkter Nahrungszufuhr, z. B. im Postaggressionsstoffwechsel, ist diese Fähigkeit sehr gut präserviert, sodass ausreichend immunkompetente Zellen gebildet und Funktionsproteine (Zytokine, Akut-Phase-Proteine) auf Kosten von Strukturproteinen synthetisiert werden können. Bei anhaltender und fortgeschrittener Mangelernährung sind diese Mechanismen eingeschränkt, erkennbar an einer verminderten Lymphozytenzahl und einer erhöhten Infektanfälligkeit.

Komplikationen

Vor allem die durch Mangelernährung induzierte Schwächung des Immunsystems führt zur Infektanfälligkeit und ist verantwortlich für eine erhöhte Komplikationsrate. Eine europaweite Studie an über 5000 Krankenhauspatienten zeigte ein 3,5-fach erhöhtes Risiko für Komplikationen bei erhöhtem NRS-2002 Score während eines Klinikaufenthaltes [1770].

Mangelernährung erhöht auch die postoperativen Risiken, insbesondere das Risiko für nosokomiale Infektionen, die Notwendigkeit der künstlichen Beatmung und das Risiko für ein akutes postoperatives Nierenversagen [1760]. Die Auswertung einer großen Patientenkohorte (n = 5707) in Lausanne während der Corona-Pandemie zeigte, dass eine vorbestehende Mangelernährung ein unabhängiger Risikofaktor für schwere Krankheitsverläufe und eine längere Behandlungsdauer auf Intensivstation war [1754].

Lebensqualität

Mangelernährung kann die Lebensqualität in allen Dimensionen verschlechtern, was insbesondere bei Tumorpatienten gut belegt ist. Darüber hinaus wurde gezeigt, dass Mangelernährung auch mit einer signifikanten Verschlechterung von Symptomen wie Obstipation, Dyspnoe, Schlaflosigkeit, Übelkeit, Schmerz oder Fatigue assoziiert ist (Norman 2010).

Mortalität

Zahlreiche Studien belegen, dass Mangelernährung oder Risikofaktoren für Mangelernährung bei allen chronischen und gravierenden Erkrankungen auch zu einer erhöhten Mortalität beitragen. Der große Datenpool des nutritionDay zeigte z. B., dass Gewichtsverlust in den vergangenen 3 Monaten, eine verminderte Nahrungsaufnahme in der vergangenen Woche sowie verminderte Nahrungsaufnahme am Erhebungstag nicht nur häufige Befunde bei Klinikpatienten (45 %, 48 % und 53 %), sondern jeweils auch mit einer signifikant erhöhten 30-Tage-Mortalität assoziiert sind [1756].

Eindrucksvoll wurde die Bedeutung einer Mangelernährung für den klinischen Verlauf während der Corona-Pandemie beobachtet: Eine Metaanalyse von 12 Studien mit Daten von > 354 000 stationär behandlungspflichtigen Corona-Kranken fand eine Erhöhung der Mortalität bei vorbestehender Mangelernährung um das mehr als Dreifache [1743]. Auch im ambulanten Bereich bei noch selbständig lebenden älteren Menschen spielt Mangelernährung eine große prognostische Rolle. So wurde in einer Studie in Hongkong an einer Kohorte von 3702 älteren Menschen gezeigt, dass eine Mangelernährung nach den GLIM-Kriterien in einem Beobachtungszeitraum von über 14 Jahren nicht nur mit einem signifikant erhöhten Risiko für Sarkopenie und Frailty einhergeht, sondern auch die Sterblichkeit erhöht [1775].

Studien, in denen der Schweregrad der Erkrankung, Komorbiditäten, Therapieformen und biologische Kenngrößen der Patienten zusätzlich zum Ernährungsstatus in multivariaten Analysen berücksichtigt wurden, belegen zudem, dass Mangelernährung ein unabhängiger Risikofaktor für eine erhöhte Mortalität ist [1763]. Bei Patienten auf der Warteliste zur Lebertransplantation wurde gezeigt, dass der Verlust an Skelettmuskelmasse auch bei noch guter Organfunktion (MELD-Score < 15) das Überleben auf das gleiche niedrige Niveau senkt wie bei Patienten mit einer schlechten Leberfunktion (MELD-Score ≥ 15) [1771].

Dauer der Klinikbehandlung

Die erhöhte Morbidität bei Patienten mit Mangelernährung bedingt auch eine längere Behandlungsdauer und längere Klinik-Liegezeiten. In der German Hospital Malnutrition Study zeigte sich eine enge Beziehung zwischen der Länge der Klinikbehandlung und der Ausprägung der Mangelernährung [1762]. In einer Übersicht, die insgesamt 8 Einzelstudien berücksichtigte, wurde bei Patienten mit Mangelernährung im Vergleich mit wohlernährten Patienten eine Verlängerung der Klinikbehandlungsdauer um 36–230 % (im Mittel 77 %) beobachtet [1760]. Umgekehrt zeigte eine Metaanalyse von insgesamt 10 Studien zum Einsatz von Trinknahrung, dass sich durch eine gezielte Ernährungsintervention die Klinikbehandlungszeit um durchschnittlich fast 4 Tage reduzieren ließ [1745].

49.5.2 Ökonomische Bedeutung

Längere Behandlungszeiten bedeuten auch höhere Behandlungskosten. Zusätzlich können mit Mangelernährung assoziierte Komplikationen auch teurere Behandlungen (z. B. Antibiotika, Intensivmedizin) erfordern. In einzelnen Untersuchungen in Ländern mit DRG-Vergütungssystem konnte gezeigt werden, dass Mangelernährung bei gleicher Krankheitsschwere die tatsächlichen Behandlungskosten signifikant erhöht.

So zeigten Lim et al. [1758] an 818 Patienten in Singapur, dass Mangelernährung nicht nur die Klinik-Behandlungszeit von durchschnittlich 4,6 auf 6,9 Tage erhöhte, sondern DRG-adjustierte Mehrkosten von ca. 780 € pro Fall verursachte. Eine kanadische Arbeit [1751] zeigte unter Verwendung des Subjective Global Assessment an 956 Krankenhauspatienten, dass eine moderate Mangelernährung die Gesamtbehandlungskosten um 45 %, eine schwere Mangelernährung um 54 % steigerte. Nach Adjustierung für verschiedene Patienten- und Klinikcharakteristika betrug die Kostensteigerung immer noch 31–34 % für moderate Mangelernährung und 38 % für schwere Mangelernährung.

Die Kosten von Mangelernährung für das Gesundheitssystem lassen sich nur schätzen. Für die USA wurden die Gesamtkosten basierend auf Daten des nutritionDay auf über 15 Milliarden US-$ pro Jahr berechnet [1767]. In einer kanadischen Arbeit wurden die Zusatzkosten durch Mangelernährung pro Klinikbehandlung auf 1500–2000 US-Dollar kalkuliert, und daraus wurde eine jährliche zusätzliche Gesamtbelastung für das kanadische Gesundheitssystem von 1,6–2,1 Milliarden US-Dollar pro Jahr errechnet [1751].

Wenn man diese Modelle auf die deutschen Fallzahlen stationärer Behandlungen bezieht (17,2 Millionen in 2023) und konservative Annahmen zur Häufigkeit der Mangelernährung von 15–20 % zugrunde legt, dann lassen sich die jährlichen Mehrkosten durch Mangelernährung in Deutschland allein für den stationären Bereich auf ca. 5–8,6 Milliarden Euro schätzen.

49.6 Behandlung der Mangelernährung

49.6.1 Medizinische und ökonomische Effekte

In den verschiedenen Indikationskapiteln dieses Buches werden die präventiven und therapeutischen Effekte ernährungsmedizinischer Maßnahmen ausführlich besprochen. Wie wertvoll grundsätzlich ein leitliniengerechtes systematisches Ernährungsmanagement bei Mangelernährung ist, soll hier kurz zusammengefasst werden.

Hervorzuheben ist der als Meilenstein wahrgenommene „Effort-Trial“, eine Multicenterstudie aus der Schweiz, publiziert 2019 im Lancet. Diese zeigte in einem randomisierten Studiendesign, dass nach Screening auf Mangelernährung mittels NRS-2002 eine leitliniengerechte Ernährungstherapie (n = 1015), die vor allem durch den Kontakt mit qualifizierten Ernährungsfachkräften geprägt war, im Vergleich zu Standardkost (n = 1013) den klinischen Verlauf bei Mangelernährung signifikant positiv beeinflusste [1769]. Nicht nur der primäre Studienendpunkt „unerwünschtes Ereignis innerhalb von 30 Tagen" (Mortalität, Aufnahme auf Intensivstation, nichtelektive Wiederaufnahme ins Krankenhaus, größere Komplikationen und Abnahme des funktionalen Status) war signifikant zugunsten der Intervention verschieden; auch die 30-Tage-Mortalität war in der Interventionsgruppe um 30 % niedriger ($p < 0{,}011$) als in der Kontrollgruppe. Die „Number Needed to Treat" (NNT), also die Zahl der Patienten, die behandelt werden müssen, um ein unerwünschtes Ereignis zu vermeiden, betrug 25, und die NNT zur Vermeidung eines Todesfalls 37. Verglichen mit z. B. der NNT für den Nutzen einer Statintherapie in der Primärprävention sind diese Zahlen sehr niedrig, d. h. eine Ernährungstherapie ist hochwirksam.

Eine ökonomische Analyse der Daten ergab zudem, dass die Intervention zwar mit erhöhten Kosten verbunden war, in einer Gesamtbetrachtung jedoch sogar zu einer leichten Kosteneinsparung führte, hauptsächlich durch eine geringere Komplikationsrate und eine kürzere Behandlungszeit auf der Intensivstation.

Ähnlich günstige Effekte auf den klinischen Verlauf und die Behandlungskosten zeigten 2 Metaanalysen, die insgesamt 27 Studien inklusive des Effort-Trials einschlossen. Hier zeigte sich eine signifikante Reduktion der Mortalität durch die ernährungsmedizinische Intervention um 27 % und eine Verminderung der nichtelektiven Wiederaufnahme in die Klinik um 24 % [1755]. Dabei waren die positiven Effekte in den jüngeren Studien mit höherer Qualität der Proteinzufuhr und stärkerer patientenspezifischer Betreuung noch deutlicher. Eine Kostenanalyse dieser Studien, die einen Beobachtungszeitraum von 6 Monaten nach Interventionsbeginn berücksichtigte, zeigte eine Reduktion der Behandlungskosten pro Patient von 2818 US-Dollar, hauptsächlich durch eine Reduktion der Infektionsrate und kürzere Klinik-Behandlungszeiten [1769]. Aus diesen Daten lassen sich erhebliche positive ökonomische Effekte für das Gesundheitssystem ableiten. Schon 2007 wurde in der Cepton-Studie ein jährliches Einsparpotenzial für das deutsche Gesundheitssystem durch ein systematisches Ernährungsmanagement von 5 Milliarden Euro errechnet, was unter Berücksichtigung der Teuerungsrate in 2025 einem Betrag von 7,2 Milliarden Euro entsprechen würde.

49.6.2 Systematisches Ernährungsmanagement – eine ethische Frage

Die stationäre Aufnahme in ein Krankenhaus ist eine Risikosituation, in der Mangelernährung besonders häufig vorkommt und auch einen besonders ungünstigen klinischen Effekt hat. Umgekehrt hat eine stationäre Behandlung ein großes Potenzial, durch ein systematisches Ernährungsmanagement die Prognose gefährdeter Menschen deutlich zu verbessern. Daher sollte das Screening aller Patienten auf Mangelernährung bereits bei der Aufnahme in die Klinik zum allgemeinen Standard werden.

In Deutschland, aber auch in vielen anderen Ländern, ist das Screening auf Mangelernährung nicht flächendeckend realisiert, auch weil die Ernährungstherapie im DRG-System nicht kostendeckend vergütet wird. Dadurch werden viele Menschen mit Mangelernährung nicht erkannt und nicht behandelt. Aus diesem Grund hat im April 2023 ein breites Bündnis von insgesamt 25 medizinischen Fachgesellschaften unter Federführung der Deutschen Gesellschaft für Ernährungsmedizin e. V. (DGEM) die Stellungnahme „Ernährungsmedizin im Krankenhaus stärken – Vorschläge für eine Verbesserung der Struktur- und Prozessqualität" in die Diskussion um die Krankenhausreform eingebracht. Konkret fordert das Bündnis ein verpflichtendes routinemäßiges Screening auf Mangelernährung, ein evidenzbasiertes Ernährungsmanagement, die Einrichtung von interprofessionellen Ernährungsteams und eine Sicherstellung der Ernährungskompetenz mit ausreichender personeller und finanzieller Ausstattung auf allen Ebenen im Krankenhaus.

Nicht zuletzt steht hinter diesen Forderungen auch die ethische Frage, ob wir einer besonders vulnerablen Gruppe unserer Bevölkerung, zu der viele, wenn nicht gar die meisten Menschen irgendwann im Laufe ihres Lebens selbst zählen werden, eine wirksame Therapie zur Linderung ihres Leidens vorenthalten [1776]. Ähnliche ethische Erwägungen wurden auch in der „International Declaration on the Human Right to Nutritional Care“ aufgegriffen, die im September 2022 von 75 internationalen Fachgesellschaften und Organisationen unterzeichnet wurde [1744]. Diese *Vienna Declaration* leitet von den Menschenrechten auf Gesundheit und Nahrung das Recht auf eine besondere, an die Situation des Kranken angepasste Ernährungsversorgung ab – das Menschenrecht auf Ernährungsfürsorge.

Literatur

Hinweis

Bei diesem Beitrag handelt es sich teilweise um eine Zweitverwertung des Beitrags *Mangelernährung* von M. Pirlich und K. Norman aus: Weimann A, Biesalski H, Bischoff S, Sablotzki A, Hrsg. Klinische Ernährung und Infusionstherapie. 9., vollständig überarbeitete und erweiterte Auflage. Stuttgart: Thieme; 2021.

[1743] Boaz M, Kaufman-Shriqui V. Systematic review and meta-analysis: malnutrition and in-hospital death in adults hospitalized with COVID-19. Nutrients 2023; 15: 1298. DOI: 10.3390/nu15051298

[1744] Cardenas MI, Hardy G, Barazzoni R. The International Declaration on the Human Right to Nutritional Care, “Vienna Declaration”, September 2022. Im Internet: www.dgem.de/sites/default/files/PDFs/Vienna%20Declaration%20%20FINAL%205_2022.pdf (Stand: 25.09.2024)

[1745] Cawood AL, Elia M, Stratton RJ. Systematic review and meta-analysis of the effects of high protein oral nutritional supplements. Ageing Res Reviews 2012; 11: 278–296

[1746] Cederholm, T, Barazzoni R, Austin P et al. ESPEN guidelines on definitions and terminology of clinical nutrition. Clin Nutr 2017; 36: 49–64

[1747] Cederholm T, Jensen GL, Correia MITD et al. GLIM Criteria for the diagnosis of malnutrition: a consensus report from the Global Clinical Nutrition Community. Clin Nutr 2019, 38: 1–9. DOI: 10.1016/j.clnu.2018.08.002

[1748] Cepton Strategies: Mangelernährung in Deutschland. Eine Studie zu den ökonomischen Auswirkungen krankheitsbedingter Mangelernährung und beispielhafter Darstellung des Nutzenbeitrags enteraler Ernährungskonzepte. 2007, Cepton GmbH, München

[1749] Correia MITD, Perman MI, Waitzberg DL. Hospital malnutrition in Latin America: a systematic review. Clin Nutr 2017; 36: 958–967

[1750] Crichton M, Craven D, Mackay H et al. A systematic review, meta-analysis and meta-regression of the prevalence of protein-energy malnutrition: associations with geographical region and sex. Age Ageing 2019; 48: 38–48

[1751] Curtis LJ, Bernier P, Jeejeebhoy K et al. Costs of hospital malnutrition. Clin Nutr 2017; 36: 1391–1396

[1752] DGEM, Präsidium und Kommission für die Krankenhausreform und die mitunterzeichnenden Fachgesellschaften: Stellungnahme „Ernährungsmedizin im Krankenhaus stärken – Vorschläge für eine Verbesserung der Struktur- und Prozessqualität“. Aktuel Ernahrungsmed 2023; 48: 171–173

[1753] Dizdar OS, Baspınar O, Kocer D et al. Nutritional Risk, Micronutrient Status and Clinical Outcomes: A Prospective Observational Study in an Infectious Disease Clinic. Nutrients 2016; 8 (3): 124

[1754] Fatemeh G, Fotsing G, Marques-Vidal P et al. Predictive Value of multiple variable models including nutritional risk score (NRS2002) on mortality and length of stay of patients with covid-19 infections. The INCOVO study. Clin Nutrition ESPEN 55; 357–363

[1755] Gomes F, Baumgartner A, Bounoure L et al. Association of nutritional support with clinical outcomes among medical inpatients who are malnourished or at nutritional risk. JAMA Network Open 2019; 2 (11): e1915138. DOI: 10.1001/jamanetworkopen.201915138

[1756] Hiesmayr M, Tarantino S, Moick S et al. Hospital malnutrition, a call for political action: a public health and nutritionDay perspective. J Clin Med 2019; 8: 2048; DOI: 10:10.3390/jcm8122048

[1757] Jochum F, Nomayo A, Petersen H, Otten L. Krankheitsassoziierte Unterernährung bei Kindern und Jugendlichen in Deutschland. Monatsschr Kinderheilkd 2022; 170: 125–132

[1758] Lim SL, Ong KC, Chan YH et al. Malnutrition and its impact on cost of hospitalization, length of stay, readmission and 3-year mortality. Clin Nutr 2012; 31: 345–350

[1759] Löser Ch. Prävalenz. In: Löser Ch (Hrsg): Unter- und Mangelernährung. Stuttgart: Thieme; 2011: 25–32

[1760] Norman K, Pichard C, Lochs H, Pirlich P. Prognostic impact of disease-related malnutrition. Clin Nutr 2008; 27: 5–15

[1761] Norman K, Stobäus N, Zocher D et al. Cutoff percentiles of bioelectrical phase angle predict functionality, quality of life, and mortality in patients with cancer. Am J Clin Nutr 2010; 92: 612–619

[1762] Norman K, Stobäus N, Reiß J et al. Effect of sexual dimophism on muscle strength in cachexia. J Cachexia Sarcopenia Muscle 2012; 3 (2): 111–116

[1763] Norman K, Haß U, Pirlich M. Malnutrition in older adults – recent advances and remaining challenges. Nutrients 2021; 13: 2764. DOI: 10.3390/nu13082764

[1764] Pirlich M, Schütz T, Kemps M et al. Social risk factors for hospital malnutrition. Nutrition 2005; 21: 295–300

[1765] Pirlich M, Schütz T, Norman K et al. The German hospital malnutrition study. Clin Nut 2006; 25: 563–572

[1766] Plaith M, Sulz I, Viertel M et al. Phase angle is a stroger predictor of hospital outcome than subjective global assessment – results from the prospective Dessau hospital malnutrition study. Nutrients 2022; 14: 1780. DOI: 10.3390/nu14091780

[1767] Sauer AC, Goates S, Malone A et al. Prevalence of mlanutriton risk and the impact of nutrition risk on hospital outcomes: results from nutritionDay in the U.S. JEPEN J parenter Enterl Nutr 2019; 43: 918–926

[1768] Schutz P, Fehr R, Baechli V et al. Individualized nutritional support in medical inpatients at nutritional risk: a randomised clinical trial. Lancet 2019; 393 (10188): 2312–2321

VI

[1769] Schuetz P, Sulo S, Walzer S et al. Cost savings associated with nutritional support in medical inpatients: an economic model based on data from a systematic review of randomized trials. BMJ Open 2021; 11: e046402. DOI: 10.1136/bmjopen-2020-046402

[1770] Sorensen J, Kondrup J, Prokopowicz J et al. EuroOOPS: an international, multicentre study to implement nutritional risk screening and evaluate clinical outcome. Clin Nutr 2008; 27: 340–349

[1771] Tandon P, Ney M, Irwin I et al. Severe muscle depletion in patients on the liver transplant wait list: its prevalence and independent prognostic value. Liver Transplantation 2012; 18: 1209–1216

[1772] Valentini L, Volkert D, Schütz T et al. Suggestions for terminology in clinical nutrition. ESPEN J 2014; 9: e97–e108

[1773] Van Bokhorst-de van der Schueren MAE, Soeters PB, Reijven PLM et al. Diagnosis of malnutrition – screening and assessment. In: Sobotka L (Hrsg): Basics in clinical nutrition. 5th ed. Prag: Galen; 2019: 18–27

[1774] Volkert D, Weber J, Kiesswetter E et al. Ernährungssituation in Krankenhäusern und Pflegeheimen – Auswertung der nutritionDay-Daten für Deutschland. Deutsche Gesellschaft für Ernährung (Hrsg): 14. DGE-Ernährungsbericht. Bonn; 2020: 199–258

[1775] Yeung SS, Chan RSM, Kwok T et al. Malnutrition according to GLIM criteria and adverse outcomes in community-dwelling Chinese older adults: a prospective analysis. J Am Med Dir Assoc 2021; 22: 1953–1959

[1776] Weiman A. Ethische Aspekte in der Ernährungsmedizin. Aktuel Ernahrungsmed 2022; 47: 309–323

50 Tumorkachexie und Ernährungstherapie bei Krebserkrankungen

G. Zürcher, J. Arends

Das Wichtigste in Kürze

Gewichtsverlust und Ernährungsprobleme sind bei TumorpatientInnen häufig. Etwa jeder zweite Patient bzw. Patientin verliert bereits vor der Diagnose an Gewicht. In Abhängigkeit von Art und Lokalisation des Tumors sind 16 % der PatientInnen mit einem Gewichtsverlust von über 10 % schwer mangelernährt. Da Mangelernährung den Krankheitsverlauf negativ beeinflusst, empfehlen die Leitlinien, bei allen TumorpatientInnen von der Erstvorstellung an regelmäßig eine Ernährungsdiagnostik und bei Bedarf ernährungsmedizinische Maßnahmen durchzuführen. Die Ernährungstherapie unterscheidet sich vor, während sowie nach den verschiedenen Tumortherapien. Wenn möglich, wird zunächst oral ernährt. Bei Bedarf kann die orale Ernährung durch Trink- bzw. Zusatznahrungen optimiert werden. Bei unzureichender oder nicht möglicher oraler Ernährung ist unter Berücksichtigung der Prognose eine zunächst enterale und /oder parenterale Ernährung indiziert. Die empfohlene Energiezufuhr liegt bei 25 kcal/kg KG/d für bettlägerige und 30 kcal/kg KG/d für mobile PatientInnen. Der Fettanteil sollte mindestens 35 % der Gesamtenergiezufuhr betragen, die Eiweißzufuhr 1,2–1,5 g, bei Bedarf bis zu 2,0 g/kg KG/d. Die Empfehlungen zur Zufuhr von Vitaminen und Spurenelementen entsprechen den Richtlinien der D-A-CH.

Keywords

Krebs, Mangelernährung, Kachexie, Sarkopenie, Ernährungstherapie

50.1 Bedeutung der Ernährung bei Tumorerkrankungen

Viele Untersuchungen belegen, dass die Ernährung bei den meisten Krebserkrankungen in jeder Phase der Erkrankung von Bedeutung ist: bei der Krebsentstehung, als supportive Maßnahme bei den Therapien, in der Erholungsphase, bei therapieinduzierten, chronischen Ernährungsstörungen, bei einem Teil der Krebsarten als Teil der Rezidivprophylaxe und bei der Betreuung unheilbarer (palliativer) KrebspatientInnen. Für Betroffene und ihre Angehörigen hat die Ernährung meist einen hohen Stellenwert. Sie ist eine Möglichkeit, selbst aktiv bei der Bewältigung der Erkrankung mitzuarbeiten. Auch ist sie ein wesentlicher Faktor der Lebensqualität der PatientInnen. Bereits ein Gewichtsverlust von nur 5 % bei unzureichender Energie- und Eiweißaufnahme korrelierte in einer Studie signifikant mit einer Minderung der Lebensqualität. Mangelernährung ist jedoch nicht nur mit einer signifikanten Beeinträchtigung von Lebensqualität und Leistungsfähigkeit, sondern auch mit Depressionen assoziiert. Sie ist für die PatientInnen und ihre Familien eine Ursache psychischer Probleme.

50.2 Mangelernährung bei Tumorerkrankungen

50.2.1 Häufigkeit

Gewichtsverlust und Ernährungsstörungen sind bei KrebspatientInnen mit aktiver Erkrankung häufig. Ein ungewollter Gewichtsverlust geht der Tumordiagnose oft voraus und ist der erste Hinweis auf eine konsumierende Erkrankung. Häufigkeit und Ausmaß des Gewichtsverlusts korrelieren mit der Tumorentität und dem Tumorstadium. So hatten in einer Multicenterstudie 32–87 % der über 3400 Krebskranken in den 6 Monaten vor der Diagnose an Gewicht verloren. Dabei waren 16 % mit einem Gewichtsverlust von über 10 % bereits schwer mangelernährt. Besonders stark betroffen, bis zu 87 % der Erkrankten, waren solche mit Tumorerkrankungen im Bereich von Kopf, Hals, Speiseröhre, Magen, Bauchspeicheldrüse und Darm. Der geringste Gewichtsverlust, unter 50 %, war mit Brustkrebs, Sarkomen und Blutkrebserkrankungen mit günstiger Prognose assoziiert.

In einer deutschen Studie zur Häufigkeit der Mangelernährung im Krankenhaus waren 38 % der TumorpatientInnen mangelernährt. Eine australische Multicenterstudie untersuchte den Einfluss von Mangelernährung auf den Behandlungserfolg von Krebskranken zu 2 Zeitpunkten im Abstand von 2 Jahren. Dabei korrelierten höheres Alter, Gewichtsverlust von ≥ 5 %, metastasierte Erkrankung und Krankenhauseinweisung signifikant mit Mangelernährung. PatientInnen mit Tumoren im oberen Gastrointestinaltrakt, Kopf- und Hals- sowie Lungentumoren waren wahrscheinlicher mangelernährt. Eine Mangelernährung war mit Infektionen und einem schlechteren Behandlungserfolg an Tag 30 assoziiert. Die Häufigkeit der Mangelernährung sank von 31 % zum Zeitpunkt der Erstuntersuchung auf 26 % bei der Untersuchung 2 Jahre später. Dies widerspiegelt eine Minderung mangelernährter PatientInnen unter ambulanter Chemotherapie, von denen mit kolorektalen Tumoren oder solchen im oberen GI-Trakt und von regional Wohnenden.

50.2.2 Formen und Definition: Hunger-Typ, Kachexie, Sarkopenie

Lange gab es keine global einheitliche Definition der Mangelernährung. Inzwischen liegt eine von den großen Fachgesellschaften weltweit akzeptierte Definition vor, die von einer Expertengruppe (GLIM = Global Leadership Initiative on Malnutrition) erarbeitet wurde [1797].

Die GLIM-Definition unterscheidet zwischen moderater (ungewollter Gewichtsverlust über 5 %) und schwerer (Verlust über 10 %) Mangelernährung und beschreibt 2 Formen einer Mangelernährung, den Hunger-Typ und die Kachexie. Dabei bezeichnet der **Hunger-Typ** einen Gewichtsverlust ohne, die **Kachexie** einen Gewichtsverlust mit Erkrankungs-assoziierten Stoffwechselveränderungen im Sinne einer akut oder chronisch aktivierten Entzündungsreaktion.

Definition

Mangelernährung (ME) bei Krebs

GLIM-Definitionen

- **Mangelernährung** = Screeningtest + ein Phänotyp + eine Ätiologie
- **Hunger-Typ** = Screeningtest + ein Phänotyp + Ätiologie-Kriterium 3a
- **Kachexie** = Screeningtest + ein Phänotyp + Ätiologie-Kriterium 3b

Kriterien

1. mindestens **1 pathologischer Screening-Test** auf Mangelernährungsrisiko (Tests: NRS 2002, MST, MUST, SGA, SNAQ, MNA-SF oder andere validierte Tests)
2. mindestens **1 phänotypisches Kriterium:**

- 2a: Gewichtsverlust
  - moderate ME: > 5 % in 6 Monaten oder > 10 %
  - schwere ME: > 10 % in 6 Monaten oder > 20 %
- 2b: BMI (kg/m²):
  - < 70 Jahre: BIM < 20 (Asien: < 18,5)
  - > 70 Jahre: BMI < 22 (Asien: < 20)
- 2c: Muskelmasse (validierte Messtechniken zur Messung der Körperzusammensetzung, z. B. DXA, BIA, CT, MRI)

3. mindestens **1 ätiologisches Kriterium:**

- 3a: reduzierte Nahrungsaufnahme:
  - < 50 % für über 1 Woche
  - jede Reduktion über 2 Wochen
  - chronische Malabsorption
- 3b: systemische Inflammation:
  - akute systemische Inflammation
  - chronische systemische Inflammation

Nach [1797]. BMI: Body Mass Index; DXA: Dual X-Ray Absorptiometry; BIA: Bioelectrical Impedance Analysis; CT: Computertomographie; GLIM: Global Leadership Initiative for Malnutrition; NRS-2002: Nutrition Risk Screening 2002: MST: Malnutrition Screening Tool; MUST: Malnutrition Universal Screening; SGA: Subjective Global Assessment; SNAG: Short Nutritional Assessment Questionnaire; MNA-SF: Mini Nutritional Assessment für Ältere; MRI: Magnetresonanztomografie; SARC-F: Strength, Assistance with walking, Rise from a Chair, Climb Stairs and Falls; mGPS: modifizierter Glasgow Prognostic Score.

Die Diagnose einer Mangelernährung erfordert nach GLIM die folgenden **3 Kriterien:**

- Nachweis eines pathologischen Screening-Tests auf Mangelernährung
- plus Nachweis zumindest eines der vorgegebenen Phänotyp-Kriterien
- plus Nachweis zumindest eines der vorgegeben ätiologischen Kriterien.

Liegt als ätiologisches Kriterium ausschließlich eine unzureichende Nahrungszufuhr oder eine Malabsorption vor, so besteht ein **Hunger-Typ**. Liegt als ätiologisches Kriterium eine akute oder chronische Inflammation vor, so besteht eine Erkrankungs-assoziierte Mangelernährung oder **Kachexie**. Für das Vorliegen einer Inflammation werden im GLIM-Konzept auch klinische Beobachtungen akzeptiert, objektiv kann jedoch im Serum mittels C-reaktivem Protein (CRP) und Albumin semiquantitativ sogar das Ausmaß der Inflammation erfasst werden. CRP ist als Akute-Phase-Protein ein direkter und schnell reagierender Marker bei akuter Inflammation, während Albumin mit deutlich längerer Halbwertszeit erst im Rahmen einer chronisch anhaltenden Inflammation allmählich abfällt.

Die Einstufung mit dem **modifizierten Glasgow-Prognose-Score (mGPS)** erlaubt mit einfachen Mitteln die Abgrenzung von PatientInnengruppen mit signifikant unterschiedlicher Prognose:

Definition

Modifizierter Glasgow-Prognose-Score (mGPS)

- CRP normal (≤ 10 mg/l): mGPS = 0
- CRP erhöht (> 10 mg/l): mGPS = 1
- CRP erhöht (> 10 mg/l) und Albumin erniedrigt (< 35 g/l): mGPS = 2

Nach [1835].

Unabhängig vom Vorliegen einer Mangelernährung wird eine sehr geringe Muskelmasse und -funktion als **Sarkopenie** bezeichnet. Die Diagnose einer Sarkopenie wird mit 2 Kriterien definiert: geringe Muskelkraft kombiniert mit geringer Muskelmasse. Ein Screening auf Sarkopenie erfolgt einfach z. B. mit dem SARC-F-Fragebogen (**S**trength **A**ssistance with walking, **R**ise from a chair, **C**limb stairs and **F**alls). Ein solches Screening ermöglicht es, die aufwändigeren Untersuchungen zur Muskelmasse und -funktion auf Personen mit auffälligem SARC-F-Score zu beschränken.

Beeinflusst wird ein ungewollter Gewichtsverlust durch 3 Komponenten: eine unzureichende Energie- und Nährstoffaufnahme, körperliche Inaktivität oder Immobilität als Auslöser eines Muskelverlusts sowie ein möglicherweise bereits bei der Erstdiagnose bestehendes Inflammationssyndrom mit anhaltend kataboler Stoffwechsellage (siehe Abschnitt Systemisches Inflammationssyndrom).

Während bei Gesunden im Hungerzustand, um Magermasse zu bewahren, bevorzugt Körperfett abgebaut wird, verlieren PatientenInnen mit fortschreitender Erkrankung vorwiegend Körperzell- und Muskelmasse, insbesondere Skelettmuskelmasse. Die Folge ist eine Sarkopenie. Die bei fortgeschrittener Erkrankung oft ebenfalls verminderte körperliche Leistungsfähigkeit (Fatigue) fördert und verstärkt den Muskelverlust und schränkt den Muskelaufbau ein. Ein weiterer wesentlicher ursächlicher Faktor – nicht nur bei fortgeschrittener Erkrankung – ist die durch Inflammation katabol veränderte Stoffwechselsituation, u. a. charakterisiert durch Insulinresistenz und anabole Resistenz. Eine solche Kachexie verhindert durch Beeinflussung des Eiweiß-, Kohlenhydrat- und Fettstoffwechsels den Aufbau von Körpersubstanz und damit eine Gewichtszunahme (Abschnitt Systemisches Inflammationssyndrom, ▶ Tab. 50.1).

Von besonderer Bedeutung ist, dass ein Verlust von Magermasse auch bei übergewichtigen und adipösen Krebskranken auftreten kann. Bei dieser PatientInnengruppe wird dieser Verlust häufig übersehen oder als gewollt verharmlost. Es ist nachgewiesen, dass ein ungewollter Gewichtsverlust bei jedem BMI-Wert prognostisch ungünstig ist. Unabhängig vom BMI ist eine Sarkopenie auch bei Adipösen ein hochrelevanter Risikofaktor, der mit einer eingeschränkten Prognose einhergeht und deshalb unbedingt diagnostiziert und behandelt werden sollte.

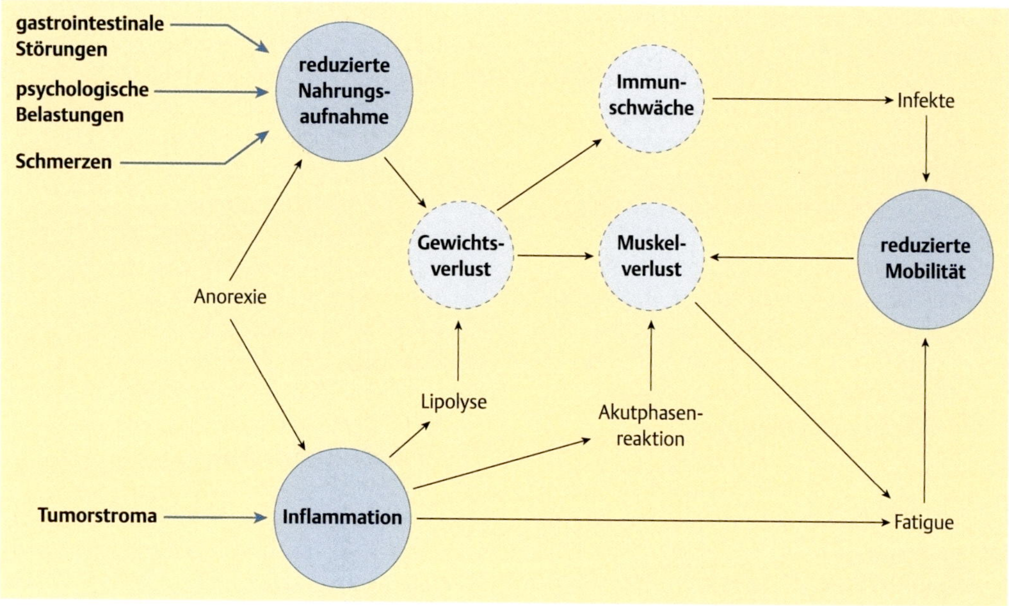

Abb. 50.1 Ursachen einer Mangelernährung bei TumorpatientInnen als interagierendes Netzwerk mit sich gegenseitig verstärkenden Faktoren. (Quelle: Arends J. Ernährung von Tumorpatienten. Aktuelle Ernährungsmedizin 2012; 37[02]: 91–106.)

50.2.3 Ursachen

Die Genese der Mangelernährung onkologischer PatientInnen ist multifaktoriell (▸ Abb. 50.1). Da dies für eine individuelle Ernährungstherapie notwendig ist, wird nachfolgend auf therapierelevante Ursachen näher eingegangen.

Unzureichende Energie- und Nährstoffaufnahme

Eine verminderte Nahrungsaufnahme kann verursacht sein durch lokale, tumorbedingte Beeinträchtigungen im Mund- und Halsbereich sowie im oberen und unteren Gastrointestinaltrakt, durch eine Anorexie als Folge inflammatorischer Stoffwechselveränderungen sowie durch Nebenwirkungen einer antitumoralen Therapie. Die die Nahrungsaufnahme negativ beeinflussenden Faktoren sind häufig bereits bei Diagnose der Krebserkrankung vorhanden, wie Anorexie, vorzeitiges Sättigungsgefühl, Völlegefühl, Mundtrockenheit, Schluckstörungen, Geschmacks- und Geruchsveränderungen, Übelkeit und Erbrechen, Durchfall bzw. Verstopfung. Oft bestehen mehrere Symptome gleichzeitig. Diese Symptome können unter der Tumortherapie oder bei fortschreitender Erkrankung zunehmen. Besonders gefährdet sind PatientInnen mit chronischem Nikotin- und Alkoholkonsum, die bereits vor Auftreten der Krebserkrankung mangelernährt sein können. Schließlich können Schmerz, lange Nüchternphasen im Rahmen der Diagnostik, psychische Faktoren (Angst, Depression, Vereinsamung), Bewegungsmangel und das Alter Grund einer unzureichenden Energie- und Nährstoffaufnahme sein. Dass normo- und hypermetabolische TumorpatientInnen weniger Energie zuführen, als sie benötigen, ist belegt. Negativ beeinflusst wird die Nahrungszufuhr auch durch das Tumorstadium. Eine kanadische Arbeitsgruppe konnte zeigen, dass der Verzicht auf Zwischenmahlzeiten die Höhe der Nahrungszufuhr negativ beeinflusst.

Ein großes Problem der TumorpatientInnen ist die **Appetitlosigkeit (Anorexie)**. Bei 40 % der Erkrankten besteht sie bereits zum Zeitpunkt der Erstdiagnose. Das Auftreten ist abhängig von Typ und Lage des Tumors sowie dem Stadium der Tumorerkrankung. Von 186 aufgenommenen PatientInnen litt ein Drittel derer mit Lungen- oder Dickdarm-Karzinom bzw. einem Lymphom an Anorexie, zudem alle PatientInnen mit einem Tumor im Bereich von Speiseröhre, Magen oder Leber. Die höchste Prävalenz bestand im Spätstadium der Erkrankung, zu 80 % bei PatientInnen mit Speiseröhren- und Magenkarzinomen sowie Lymphomen, zu 30 % bei PatientInnen mit Krebs nicht im oberen Magen-Darm-Trakt. In einer Untersuchung zum Ernährungsstatus von 1400 ambulanten KrebspatientInnen fand sich eine gute Korrelation zwischen der Schwere der Anorexie und dem Ausmaß des Gewichtsverlusts. Die meisten PatientInnen mit keinem bzw. einem Gewichtsverlust unter 10 % waren nicht anorektisch.

Nebenwirkungen der Tumortherapien

Die klassischen Säulen der Antitumortherapie, Chirurgie, Radiotherapie und systemische Therapie, haben ernährungsrelevante Nebenwirkungen.

Ernährungsrelevante Nebenwirkungen von Operationen

Eingriffe am Gehirn können, je nach Operationsort, zu Schluckstörungen, eventuell zusätzlich zu Störungen von Sensibilität, Speichelsekretion und Geschmack, Übelkeit und Erbrechen sowie endokrinen Störungen (z. B. Diabetes insipidus, Hyperphagie) führen.

Eingriffe an Mund, Hals und Speiseröhre können mit Schmerzen, Appetitverlust, Störungen der Speichelsekretion (Xerostomie), Kau- und Schluckstörungen, Unverträglichkeiten von Scharfen und Saurem, bei Reflux und Entzündungen Angst vor dem Essen, durch unzureichendes Kauen Blähungen und bei Bewegungsstörungen des Magens mit Völlegefühl verbunden sein.

Magenoperationen beeinflussen die Regulierung von Appetit- und Sättigungsgefühl und fördern Abneigungen gegen Nahrungsmittel. Es können eine Refluxösophagitis, ein Dumping-Syndrom und Milchzucker-Unverträglichkeit auftreten. Aufgrund einer unzureichenden Mischung des Speisebreis mit den Fermenten der Bauchspeicheldrüse kann es zu Durchfall mit Fettstühlen kommen. Unbehandelt drohen Mangelerscheinungen als Folgen einer unzureichenden Aufnahme von Kalzium, Eisen, Zink, Carotinoiden und den Vitaminen B_{12}, C, A, D, E, K.

Die Funktion und Physiologie des Dünndarms wird durch die Grundkrankheit, das Ausmaß einer Resektion, die betroffenen Dünndarmabschnitte (Jejunum, Ileum), eine vorhandene Ileozäkalklappe bzw. den vorhandenen Dickdarmanteil beeinflusst. Eine Resektion von > 50 % führt zu einer generalisierten Malabsorption, chologener Diarrhö (kompensiert bzw. nichtkompensiert, d. h. mit Fettstuhl) und enteraler Hyperoxalurie mit der Gefahr einer Nierensteinbildung.

Eingriffe im Bereich von Dickdarm und Enddarm können Lebensmittelunverträglichkeiten mit Durchfall, Flüssigkeits- und Elektrolytverlusten auslösen.

Folgen von Operationen an der Bauchspeicheldrüse sind Diabetes mellitus, Störungen der Fettverdauung sowie eine mangelnde Aufnahme von wasser- und fettlöslichen Vitaminen, Carotinoiden, Kalzium und Eisen (siehe auch Kap. 31).

VI

Ernährungsrelevante Nebenwirkungen einer Strahlentherapie

Nebenwirkungen einer Strahlentherapie treten in der Regel lokal auf. Einfluss auf die Akut- oder Spätfolgen haben die Strahlendosis, die Empfindlichkeit der bestrahlten Organe und die Größe des Bestrahlungsfelds. Höhere Gesamt- und Einzelstrahlendosen führen vermehrt zu Schäden des gesunden Normalgewebes. Da die Radiotherapie durch neue Techniken allerdings zunehmend gezielt und konzentriert angewendet wird, lassen sich Nebenwirkungen auch reduzieren oder sogar vermeiden.

Bei den Nebenwirkungen werden akute (wie Mukositis, Dermatitis) und spät auftretende, chronische (z. B. Strahlenmyelopathie, Lungenfibrose) Formen unterschieden. Frühe Effekte heilen meist schnell ab, späte sind oft nicht reversibel und können sogar fortschreiten. Für die Ernährungssituation relevant sind akut auftretende Beschwerden vergleichbar denen unter systemischen Therapien, wie Übelkeit und Erbrechen, Mukositis sowie weitere gastrointestinale Störungen. Die Inzidenz von Spätreaktionen ist von der Strahlendosis und den Intervallen zwischen den Bestrahlungen abhängig. Relevant sind z. B. chronische Schäden des Dünndarms mit möglicherweise resultierendem Intestinalversagen („Strahlendarm" nach abdominellem Strahlenbad).

Zur Ernährungstherapie der Nebenwirkungen siehe Kap. 50.6.

Ernährungsrelevante Nebenwirkungen unter und nach systemischen antitumoralen Therapien

Häufigste Nebenwirkungen unter einer Chemotherapie sind Übelkeit und Erbrechen, Mukositis, Geschmacksstörungen, gastrointestinale Störungen, Diarrhoe, Fatigue/Müdigkeit, Erschöpfung), trockene Haut, Schlafstörungen und Infektionen. Das Belastungsspektrum ist abhängig von der oder den eingesetzten Substanzen, Applikationsformen und Dosierungen.

Geschmacksstörungen sind meist mit Anorexie, vorzeitigem Sättigungsgefühl, Geruchsstörungen und Nahrungsmittelaversionen assoziiert. Sie können durch sehr viele Zytostatika ausgelöst werden, treten aber auch als Begleiterscheinung anderer Nebenwirkungen, z. B. Übelkeit und Erbrechen auf. Am häufigsten wird unter Cisplatin und Anthrazyklinen über Geschmacksveränderungen berichtet. Diese können während der Zytostatikagabe, aber auch verzögert auftreten und wenige Stunden bis mehrere Tagen, Wochen oder sogar Monate andauern. Die meisten Personen empfinden unter Cisplatintherapie (allein oder in Kombinationsregimen) einen metallischen Geschmack für wenige Stunden bis zu 3 Wochen. Betroffene berichten über eine große Vielfalt an unangenehmen Geschmacksveränderungen. Lebensmittel schmecken nach Pappe oder Sandpapier, ranzig, zu salzig, unerwartet süß, sauer oder bitter. Manche PatientInnen berichten über einen bitteren Geschmack im Mund während der Applikation der Chemotherapie und lernen diesen unangenehmen Geschmack mit den vor der Therapie verzehrten Lebensmitteln zu assoziieren; „Lieblingsspeisen" sollten deshalb nicht im Zeitraum einer Chemotherapie gegessen werden. Die Geschmacksschwelle für eine bestimmte Geschmacksempfindung kann erhöht oder erniedrigt sein. Etwa ein Drittel der PatientInnen hat eine erhöhte Geschmacksschwelle für süß, während die für bitter erniedrigt ist.

Geruchsstörungen können mit Geschmacksstörungen assoziiert sein, aber auch isoliert auftreten. Viele PatientInnen haben ein unangenehm gesteigertes Geruchsempfinden, vor allem gegenüber Nahrungsmittel- und Essensgerüchen. 82 % der PatientInnen unter Chemotherapie lehnen deshalb den Verzehr von einem oder mehreren Lebensmitteln oder ganzen Mahlzeiten ab. Meist betroffen sind Kaffee, Tee, Zitrusfrüchte, Fleisch und Schokolade. Differenzialdiagnostisch ist zu bedenken, dass Geschmacks- und Geruchsstörungen auch Folge eines Mangels an Vitamin B_{12}, Zink oder Kupfer, bzw. einer schlechten Mundhygiene sein können.

Stomatitis und Ösophagitis unter Radiochemotherapie

PatientInnen mit Tumoren im Kopf-/Hals- sowie Ösophagusbereich werden häufig neodjuvant oder primär kurativ bestrahlt; oft erfolgt die Bestrahlung in Kombination mit einer Chemotherapie als sogenanntem Radiosensitizer, der die Tumorzellen für die Strahlentherapie empfindlicher machen soll. Bei Bestrahlung im Kopf-, Hals- und Ösophagusbereich ist nach 5–7 Tagen bei 20–30 % der PatientInnen eine schwere Mukositis Grad 3–4 zu erwarten. Bei einer mit Chemotherapie kombinierten Behandlung sind 40–50 % betroffen. Risikofaktoren sind jüngeres Alter, reduziertes Allgemeinbefinden und ein schlechter oraler Zustand.

Je nach Chemotherapeutikum und Bestrahlungsort können nicht nur Mund, Pharynx und Ösophagus, sondern der gesamte Magen-Darm-Trakt betroffen sein und dadurch eine möglicherweise dosislimitierende Nebenwirkung auslösen. Ursache sind Epithelschädigungen durch Sauerstoffradikale, bei Neutropenie evtl. zusätzliche Schädigung durch bakterielle, virale und Pilzinfektionen. Folgen sind Schmerzen, Anorexie, Abnahme der Speicheldrüsenfunktion, Geschmacksstörungen, gesteigertes Risiko einer systemischen Infektion, Bewegungsstörungen im Gastrointestinaltrakt mit Diarrhoe und Intoleranz von Nahrungsmitteln, z. B. solche mit Ballaststoffen, Fett, Frucht- oder Milchzucker. Durch die so reduzierte Nahrungsaufnahme kommt es zu einem teilweise erheblichen Gewichtsverlust bei bis zu 80 % der PatientInnen, der die oft schon vorbestehende Mangelernährung noch verstärkt. Diese Schädigungen sind allerdings reversibel und heilen in der Regel etwa 10–14 Tage nach Therapieende wieder ab. Bei persistierender, meist Chemotherapie-induzierter Neutropenie kann sich der Heilungsverlauf verzögern.

Übelkeit und Erbrechen

Das **ANE-Syndrom**, die Trias aus Appetitlosigkeit (Anorexie), Übelkeit (Nausea) und Erbrechen (Emesis,) ist eine sehr häufige und gefürchtete Nebenwirkung einer systemischen Tumortherapie; zur Anorexie siehe weiter oben. Der Komplex aus Übelkeit und Erbrechen kann in 3 Formen auftreten: Die akut-toxische Form beginnt während der Chemotherapie und bis zu 24 Stunden danach. Die Beschwerden können auch verzögert auftreten, d. h. später als 24 Stunden nach der Applikation der Chemotherapie. Als Folge einer klassischen Konditionierung nach Übelkeit und Erbrechen während früherer Chemotherapien können Nausea und Emesis auch antizipatorisch einsetzen. Individuelle Risikofaktoren sind schlechte Erfahrungen mit früherer Chemotherapie, Alter < 35 Jahren, Frauen, bekannte Reisekrankheit, Hyperemesis gravidarum in der Anamnese und eine eher ängstliche Persönlichkeit. Seltener betroffen sind Krebskranke mit Alkoholabusus. Hoch relevant ist, dass für Betroffene die anhaltende Übelkeit sehr viel beeinträchtigender für die Lebensqualität sein kann als das anfallsweise auftretende, aber kurzdauernde Erbrechen.

Die Ausprägung der Symptome wird hauptsächlich durch die Brechreiz-erregende Stärke des verabreichten Zytostatikums bestimmt, zudem durch die Dosis und Darreichungsform. Chemotherapie-unabhängige Auslöser sind gesteigerter Hirndruck, Hirnödem, Schwindel, Schmerzen (Migräne, Enteritis, Ileus) Cholestase, Infektionen, metabolische Störungen (z. B. Hyperkalzämie, Hyponatriämie), Medikamente wie Antibiotika, Antiphlogistika, Opioide.

Potente Antiemetika sind heute hocheffektiv in der Unterdrückung von Erbrechen (bei teils verbleibender Nausea), sie müssen jedoch nach Maßgabe der jeweils aktuellen Leitlinien verabreicht werden. Wichtig ist eine effektive Antiemese bereits ab der 1. Chemotherapie zur Vermeidung einer konditionierten Emesis. Die Prophylaxe ist in diesen Fällen sehr viel effizienter als eine Salvagetherapie beim Auftreten von Übelkeit und Erbrechen. Eine effektive Prophylaxe verhindert in 70 % der Fälle die Entwicklung eines verzögerten ANE-Syndroms.

Gastrointestinale Nebenwirkungen

Zu den häufigsten Nebenwirkungen systemischer Therapien gehören Blähungen, Völlegefühl, Diarrhö und Obstipation. Ursachen einer Diarrhö können sehr unterschiedlich und vielfältig sein. Zu denken ist an vorangegangene Operationen, therapiebedingte Schädigungen der gastrointestinalen Schleimhaut, gastrointestinale Graft-versus-Host-Erkrankung (GvHD) nach allogener Stammzelltransplantation, gastrointestinale Infektionen, Speisen- oder Medikamentenunverträglichkeiten, medikamentöse Effekte (z. B. Dysbiose durch Antibiotika) sowie gastrointestinale Motilitätsstörungen oder eine mechanische Obstruktion.

Als Ursachen einer Obstipation sind zu erwägen: Alter, Immobilität, Flüssigkeitsmangel, verminderte orale Nahrungszufuhr, hoher Konsum obstipierender Nahrungsmittel, Elektrolytstörungen (Hypokaliämie, Hyperkalzämie), rektoanale Erkrankungen (Entzündungen, Störungen der Defäkation), Zytostatika (besonders Vincaalkaloide außer Vinorelbin), Antiemetika (HT 3-Rezeptorantagonisten/Setrone), Analgetika (besonders Opioide), Antazida (aluminiumhaltige Protonenpumpenhemmer), Antiemetika, Antidepressiva, Diuretika, Eisenpräparate, Laxanzienabusus, Neuroleptika, Tranquilizer).

> **✔ Merke**
> Chemo- und Strahlentherapie bedingen durch Schwächung des Immunsystems bei Leuko- und Lymphopenie eine erhöhte Infektanfälligkeit, sowohl systemisch als auch lokal im Mund und Magen-Darm-Trakt. Mukositis und Enteritis können zu einer erheblichen Minderung der Nahrungsaufnahme und ausgeprägter Malabsorption führen.

VI

Verminderte körperliche Aktivität

Antriebsschwäche, Leistungsminderung, frühe Ermüdbarkeit und zunehmende Lethargie, der Symptomenkomplex der „Fatigue", ist ein typisches Begleitsymptom einer Tumorerkrankung. Die Problematik kann früh auftreten und im Verlauf der Erkrankung zunehmen. Ursachen sind die mit der Gewichtsabnahme verbundenen Verluste an Zell- und Muskelmasse, die systemische Inflammation mit einem erhöhten Ruhebedarf sowie z. B. eine Entzündungs-assoziierte Tumoranämie. Folgen der verminderten Aktivität sind ein weiterer Verlust an Muskelmasse und Leistungsfähigkeit sowie eine zunehmende Immobilität. Eine niedrige Muskelmasse und ein reduzierter Leistungsindex sind bei aktiver Tumorerkrankung mit einer ungünstigen Prognose assoziiert. Da Inaktivität Mangelernährung verstärkt, sollten TumorpatientInnen auf die Notwendigkeit regelmäßiger körperlicher Aktivität hingewiesen und motiviert, sowie bei der Ausübung angeleitet und unterstützt werden.

Systemisches Inflammationssyndrom

Ein Gewichtsverlust wird oft verstärkt durch eine katabole Stoffwechselsituation auf dem Boden einer akuten oder chronischen systemischen Inflammation mit Insulinresistenz und anaboler Resistenz, den Charakteristika einer **Kachexie** (▸ Tab. 50.1). Beteiligt an den Stoffwechselveränderungen sind vom Patienten gebildete proinflammatorische Zytokine (Tumornekrosefaktor [TNF]-α, Interleukin 1β, Interleukin 6) und Akute-Phase-Proteine, z. B. C-reaktives Protein und Fibrinogen, während der Albuminspiegel häufig subnormal ist.

Die Inflammationsreaktion und die metabolischen Störungen sind eng mit der Ausbildung von Anorexie, Gewichtsverlust, Fatigue und verminderter körperlicher Aktivität verbunden. Die katabole Stoffwechselsituation verhindert den Aufbau von Körpersubstanz und eine Gewichtszunahme. Sie ist bei PatientInnen mit aktiver Tumorerkrankung mit einer ungünstigen Prognose assoziiert. Bei soliden Tumoren bedeutet ein vor Therapiebeginn bestehendes ausgeprägtes Inflammationssyndrom eine höhere Rezidivrate. Das Ausmaß der Inflammation ist relevant und kann anhand von CRP- und Albumin-Werten mit dem modifizierten Glasgow-Prognose-Score bestimmt werden (Kap. 50.2.2).

50.2.4 Risiken und Folgen

PatientInnen mit Gewichtsverlust haben eine erhöhte Morbidität und Mortalität sowie eine verminderte Lebensqualität. Der Verlust von Muskelmasse, damit auch der respiratorischen Muskelfunktion führt zu Schwäche und Immobilität. Mangelernährung schwächt die immunologischen Organe und damit die Immunabwehr. Zusätzlich schränken die Antitumortherapien die Keimabwehr ein, die Infektneigung ist gesteigert. Folge sind mehr Komplikationen durch Infektionen, Wundheilungsstörungen und Sepsis, häufigere und längere Krankenhausaufenthalte und damit höhere Kosten. Jeder Infekt bedeutet Inflammation, verbunden mit Anorexie, Bewegungsmangel und Katabolie. Ein Muskelverlust von 40 % ist mit dem Leben nicht mehr vereinbar. Aber auch bei geringerem Ausmaß sind Muskelverluste mit einem schlechteren Ansprechen auf Chemotherapien, mangelnder Compliance und häufigeren Therapieunterbrechungen assoziiert und führen zu unzureichenden Gesamttherapien, reduzierter Prognose und verminderter Überlebenszeit.

> ✔ **Merke**
> Nach der Sepsis (Todesursache bei 40 % der PatientInnen) ist die Kachexie zweithäufigste Todesursache.

Wie der Gewichtsverlust haben auch Parameter der Körperzellmasse prognostische Bedeutung. Ein niedriger BIA-Phasenwinkel (BIA = bioelektrische Impedanzanalyse) ist mit erhöhter Mortalität assoziiert, eine niedrige Körpermagermasse korreliert mit erhöhter Chemotoxizität, die im CT ermittelte Körpermuskelmasse mit dem medianen Überleben.

Tab. 50.1 Stoffwechselveränderungen bei Inflammation (Kachexie) (Arends et al. 2021, [1780]).

Stoffwechsel		Veränderung
Gesamt-Energiebedarf		meist ohne typische Veränderungen
Proteine	Gesamtkörperumsatz	erhöht
	Proteinoxidation	unverändert
	Proteinabbau im Skelettmuskel (Proteolyse)	erhöht
	Proteinaufbau im Skelettmuskel	erniedrigt
	Proteinaufbau in der Leber (Bildung von „Akut-Phase-Proteinen")	erhöht
	Proteinabbau in der Leber	erniedrigt
	Stickstoffbilanz	negativ
Kohlenhydrate	Glukoseumsatz	erhöht
	Glukoseoxidation	erniedrigt
	Glukoseintoleranz	vorhanden
	Glukoneogenese aus Eiweiß	erhöht
	anaerobe Glykolyse und Laktatbildung	erhöht
	Insulinresistenz und Hyperinsulinämie	vorhanden
Fette (Lipide)	Gesamtkörperfettabbau	erhöht
	Fettoxidation	erhöht
	Lipoproteinaktivität	erniedrigt
	Fettbildung	erniedrigt
	Fettsäureumsatz	erhöht
	Fettsäureaufbau	erhöht
	Blutfettwerte	erhöht

VI

50.3 Screening und Assessment

50.3.1 Screening

Zur frühzeitigen Beurteilung des Risikos für eine Mangelernährung sollte, beginnend mit dem Erstkontakt, ein Screening auf Beeinträchtigungen des Ernährungs- und Stoffwechselzustands sowie der körperlichen Leistungsfähigkeit durchgeführt werden. Zum rechtzeitigen Erfassen einer Risikosituation bzw. einer drohenden oder bereits bestehenden Mangelernährung ist das Screening auch bei normaler Ernährungssituation regelmäßig zu wiederholen. Der Abstand zwischen den Screenings ist abhängig vom Krankheitsverlauf. Da sich die Ernährungssituation besonders im Verlauf einer Therapie schnell ändern kann, ist ein erneutes Screening in der Regel alle 4–8 Wochen zu empfehlen, außerdem bei jeder Therapieumstellung. Bei Krankenhausaufenthalt ist das Screening möglichst wöchentlich zu wiederholen. Die PatientInnen sind bei jeder Vorstellung zu wiegen und eine Gewichtsänderung ist in Prozent des gesunden Ausgangsgewichts anzugeben. Der Body Mass Index als Einzelmesswert gibt das Ausmaß einer Mangelernährung nur unzureichend wieder, da er vor allem ein Maß für den Körperfettanteil ist, die Magermasse aber nur unzureichend erfasst.

50.3.2 Assessment

Bei im Screening auffälligen PatientInnen wird eine eingehende Diagnostik im Sinne eines Assessments durchgeführt. Dazu gehören die Erfassung der Nahrungsaufnahme, ernährungsrelevanter Symptome, der Körper- und Muskelmasse, der Leistungsfähigkeit und einer systemischen Inflammation. Muskelmasse und Leistungsfähigkeit sollten bestimmt werden, da sie mit der Prognose der TumorpatientInnen korrelieren. Da Muskelmasse und Muskelfunktion nicht immer korrelieren, werden zusätzliche Leistungs- und Muskelfunktions- Messungen empfohlen. Zudem ist mit dem mGPS nach einer eventuell vorhandenen systemischen Inflammation zu suchen und deren Stadium zu bestimmen (Abschnitt Systemisches Inflammationssyndrom). Für Einzelheiten wird auf die Leitlinien der DGEM „Klinische Ernährung in der Onkologie", die ESPEN Practical Guidelines „Clinical Nutrition in Cancer" und die ESMO Clinical Practice Guidelines „Cancer cachexia in adult patients" verwiesen. Zu den Instrumenten für das Screening und Assessment siehe Kap. 25.

> ✔ **Merke**
>
> Für das Screening auf Mangelernährung, das Assessment von Ernährungssituation, Leistung und Stoffwechsel sowie für die Ernährungstherapie und das Monitoring onkologischer PatientInnen sollten in jeder Institution verbindliche Regeln und personelle Zuständigkeiten festgelegt werden (siehe dazu Kap. 26).

50.4 Ernährungstherapie

50.4.1 Grundlagen, Indikationen, Ziele

Grundlage der Ernährungsempfehlungen für onkologische PatientInnen ist die S 3-Leitlinie der Deutschen Gesellschaft für Ernährungsmedizin e.V. (DGEM) in Kooperation mit der Deutschen Gesellschaft für Hämatologie und Onkologie e.V. (DGHO), der Arbeitsgemeinschaft „Supportive Maßnahmen in der Onkologie, Rehabilitation und Sozialmedizin" der Deutschen Krebsgesellschaft (ASORS) und der Österreichischen Arbeitsgemeinschaft für klinische Ernährung (AKE) „Klinische Ernährung in der Onkologie" (Zugriff auf alle Leitlinien unter www.dgem.de). Zu empfehlen sind auch die europäischen Leitlinien von ESPEN und ESMO (European Society of Medical Oncology), beide frei zugänglich unter https://www.espen.org/guidelines-home/espen-guidelines, bzw. https://www.esmoopen.com/article/S 2059-7029(21)00049-1/fulltext. Die Empfehlungen sind durch Literatur ergänzt.

Jeder Ernährungstherapie sollte eine professionelle Ernährungsanamnese vorausgehen (Kap. 25). Zu den Indikationen siehe die folgende Übersicht, zur Definition von Mangelernährung Kap. 50.2.2.

> **Definition**
>
> **Indikationen zur Ernährungstherapie von Tumorkranken**
>
> Orale Nahrungsaufnahme < 500 kcal/Tag = Nahrungskarenz:
>
> - erwartet für 5–7 Tage → Ernährungstherapie bei schwerer Mangelernährung
> - erwartet für > 7 Tage → immer Ernährungstherapie
>
> Oral < 75 % des errechneten Bedarfs = unzureichende Energiezufuhr:
>
> - erwartet für > 14 Tage → immer Ernährungstherapie

Jede Ernährungstherapie wird individuell festgelegt hinsichtlich Kostform, Energie- und Nährstoffbedarf und Applikationsart, jeweils in Abhängigkeit vom Ernährungszustand, zusätzlich bestehenden Erkrankungen, der Therapieform und dem klinischen Zustand der PatientInnen. Einzubeziehen sind die Wünsche und Lebensumstände der PatientInnen sowie die Prognose des Tumorleidens.

Die Ernährungsintervention erfolgt in Stufen: Nach erhobener Ernährungsanamnese wird zunächst versucht, die orale Ernährung der PatientInnen individuell zu optimieren. Ist eine orale Ernährung unzureichend bzw. nicht möglich, besteht die Indikation zur enteralen Sondenernährung; ist auch diese unzureichend, ist eine parenterale Ernährung zu erwägen. Insbesondere enterale und parenterale Ernährungsinterventionen sollen nur begonnen werden, wenn die zu erwartenden Vorteile gegenüber möglichen Belastungen durch die Therapie überwiegen, und der Patient bzw. die Patientin nach adäquater Beratung die Therapie wünscht.

In der Ernährung onkologischer PatientInnen gibt es Ernährungsmaßnahmen als Grundbedürfnis („Hunger und Durst stillen"), die durchgeführt werden *müssen*, sowie Ernährungsmaßnahmen als *medizinische Therapie* („Energie und Nährstoffbedarf sichern"), für die es Indikationen und Kontraindikationen gibt. Dabei sollte die Zufuhr generell den Fehlbedarf ersetzen. Bei fortgeschrittener, unheilbarer Erkrankung kann der Vorteil einer Ernährungstherapie gering sein bzw. fehlen, während die Ernährungsinterventionen wesentliche Belastungen und Risiken haben. Mögliche Vorteile und zu erwartende Belastungen müssen daher mit den PatientInnen eingehend besprochen werden. Zu Ernährungsinterventionen in Abhängigkeit von der wahrscheinlichen Überlebenszeit hat die ESMO (European Society for Medical Oncology) Leitlinien veröffentlicht (▸ Tab. 50.2).

Ziel einer Ernährungstherapie ist die Verbesserung bzw. mindestens Stabilisierung des Ernährungszustands, der körperlichen Leistungsfähigkeit, des Stoffwechsels, der Verträglichkeit von Antitumortherapien, des Krankheitsverlaufs und der Lebensqualität. Folgende Parameter sollten stabilisiert, verbessert oder normalisiert sein: Nahrungsaufnahme, Gewicht, Stoffwechselsituation, körperliche und geistige Leistungsfähigkeit. Dabei ist eine Verbesserung des Ernährungszustands und der damit verbundenen Prognose bei einer weitgehend normalen Stoffwechselsituation wesentlich leichter zu erreichen als bei TumorpatientInnen mit stark verändertem Stoffwechsel. Dazu sind folgende Interventionen nötig:

- Beseitigung von Behinderungen der Nahrungsaufnahme und der Nahrungsabsorption
- Anbieten spezieller Lebensmittel und Nährlösungen zur Deckung des Energie- und Nährstoffbedarfs
- adäquates Muskeltraining
- eventuell der Einsatz anaboler oder antikataboler Substanzen
- Vermeiden bzw. ursächliche Therapie inflammatorischer Prozesse
- eventuell symptomatischer Einsatz antiinflammatorischer Substanzen

Nach einer erfolgreichen Antitumortherapie ist es Aufgabe der Ernährungsintervention, mögliche Langzeitfolgen einer Tumortherapie zu lindern und die Lebensqualität zu erhalten. Weitere Ziele sind die Verminderung des Risikos von Komorbiditäten sowie das Verhindern eines Rezidivs und damit letztlich die Verlängerung der tumorfreien Zeit.

50.4.2 Praxis der Ernährung

Orale Ernährung

Während der Tumortherapie benötigen PatientInnen nur bei Ernährungsproblemen eine besondere Ernährung. Sonst können sie sich nach ihren Wünschen ernähren. Dabei ist zu beachten, dass die Kost den Energie- und Nährstoffbedarf der PatientInnen deckt, sodass keine Mangelernährung entsteht. Es gibt keine prinzipiell zu meidenden oder prinzipiell notwendigen Lebensmittel. Zu bevorzugen ist eine Ernährung nach den Richtlinien zur Krebsprävention des WCRF/AICR (World Cancer Research Fund/American Institut for Cancer Re-

Tab. 50.2 Wahrscheinliches Überleben und Ernährungsintervention (Arends et al. 2021, [1780]).

Überlebenszeit	Versorgung
mehr als 3–6 Monate	reguläres Screening und Assessment mit allen erforderlichen Ernährungsinterventionen
weniger als 3–6 Monate	Beratung und orale Ernährungsintervention bevorzugen; wenn möglich, weniger invasive Versorgung
weniger als 3–6 Wochen	Linderung von Beschwerden nach PatientInnen-Wunsch; gilt auch für Essen und Trinken

search 2018). Die von der Deutschen Gesellschaft für Ernährung (DGE) 2024 herausgegebenen Richtlinien „Vollwertig essen und trinken nach den 10 Regeln der DGE" entsprechen diesen Empfehlungen. Übergewichtige Kranke sollten *keine* Reduktionskost erhalten (siehe auch Kap. 21, Kap. 23, Kap. 24, Kap. 33).

Für viele TumorpatientInnen ist die Ernährung zum Zeitpunkt der Erstdiagnose bereits ein Problem, da sie schon unter Ernährungsproblemen leiden. Unspezifische Nahrungsmittel-Unverträglichkeiten sind häufig. Vielfach besteht eine Abneigung gegen tierisches Eiweiß. Meist werden zunächst Schweine- und Rindfleisch, später auch Geflügel und Fisch, zuletzt Eier und Milchprodukte abgelehnt. Auch die Zubereitungs- und Darreichungsform spielen eine Rolle. Fleisch als „größeres Stück oder als Steak" angeboten wird eher abgelehnt als „in kleinen Stücken" in einem Eintopf. Ebenso wird Streichwurst eher akzeptiert als Schnittwurst. In einer Untersuchung von PatientInnen mit fortgeschrittener Tumorerkrankung, die keine spezifische Tumortherapie mehr erhielten, trug vor allem die Zahl der Essperioden unter Einbeziehung von Zwischenmahlzeiten zu einer Steigerung der Energie- und Nährstoffzufuhr bei. Einseitige Ernährungsformen sind zu vermeiden, da sie die Gefahr von Nährstoffdefiziten und eventuell einer Anorexie beinhalten.

Ist die orale Ernährung unzureichend, kann zunächst versucht werden, die Nahrung mit geruchs- und geschmacksneutralen Konzentraten von Eiweiß, Fett und Kohlehydraten anzureichern. Diese können einfach in Getränke und Speisen eingerührt werden. DIe PatientInnen bekommt so mehr Energie und Nährstoffe ohne mehr essen zu müssen. Eine weitere Möglichkeit ist der Einsatz von oral bilanzierten Diäten (ONS = Oral Nutritional Supplements). Diese werden in vielen Zusammensetzungen, Formen und Geschmacksrichtungen auf süßer, salziger, Frucht- und Milchbasis angeboten, sodass alle PatientInnen nach ihren individuellen Bedürfnis damit versorgt werden können. Für TumorpatientInnen besonders geeignet sind energie-, eiweiß- und fettreiche Zusatznahrungen. Die Erfahrung zeigt, dass es wichtig ist, den Kranken selbst aussuchen zu lassen, was ihm schmeckt, auch in Anbetracht möglicher Geschmacksstörungen. Zudem sollten nicht immer die gleichen Produkte gegeben werden. Abwechslung ist wichtig und erhöht die Akzeptanz (siehe auch Kap. 29).

Ernährungsberatung

Die „gesteuerte Wunschkost" als Form einer optimierten oralen Ernährung kann am besten mit Hilfe der fachkundigen Betreuung und Beratung durch eine Ernährungsfachkraft durchgeführt werden, ambulant und im Krankenhaus. Mehrere prospektiv randomisierte Untersuchungen belegen, dass eine qualifizierte Ernährungsberatung unter einer Antitumortherapie die Energie- und Eiweißaufnahme steigert und den Gewichtsverlust, Komplikationen sowie Therapieverschiebungen vermindert. Eine aktuelle Studie belegt, dass bei KrebspatientInnen mit erhöhtem Ernährungsrisiko eine individualisierte Unterstützung bei der Klinikernährung im Vergleich zu einer üblichen Klinikernährung ohne Unterstützung das Mortalitätsrisiko reduzierte und den funktionalen und qualitativen Lebenszustand verbesserte.

Eine Ernährungsberatung sollte Themen wie Lebensmittelauswahl, Art der Speisenzubereitung, Verteilung der Nahrungsmenge auf mehrere kleine Mahlzeiten, Anreicherung der Speisen mit Energie- und Eiweißträgern sowie Angebot von oralen Nahrungssupplementen beinhalten. Die Ernährungsfachkraft ist auch Ansprechpartner für Angehörige bei Ernährungsfragen und der PatientInnen während und nach der Tumortherapie, wenn zu Hause Ernährungsprobleme auftreten.

Einen wichtigen Stellenwert in der Ernährungsbetreuung hat auch die Pflege. Pflegekräfte sollten besonders für die bestehenden und auftretenden Ernährungsprobleme und Ernährungsbedürfnisse von PatientInnen sensibilisiert sein, da sie im klinischen Alltag erster und wichtigster Ansprechpartner der PatientInnen und der Angehörigen sind und auch den intensivsten Kontakt zu ihnen haben (siehe auch Kap. 25, Kap. 26, Kap. 29, Kap. 33, Kap. 34).

Enterale und/oder parenterale Ernährung

Können TumorpatientInnen nicht mehr essen, besteht eine Malabsorption oder deckt eine optimierte orale Ernährung den Energie- und Nährstoffbedarf nicht, sollte auch bei TumorpatientInnen zunächst eine enterale Sondenernährung erwogen werden. Voraussetzungen dafür sind eine freie Magen-Darm-Passage, eine ungestörte Motilität des Magen-Darm-Trakts sowie eine ausreichende Verdauungskapazität und Absorption der Nährstoffe. Ist eine orale Ernährung längerfristig nicht möglich, so können sowohl eine enterale Sonden- oder eine parenterale Ernährung auch ambulant im häuslichen Umfeld angeboten werden (heimenterale bzw. heimparenterale Ernährung). Die Durchführung und Überwachung dieser Ernährungsformen entspricht dem üblichen Vorgehen (Kap. 28, Kap. 32).

50.4.3 Energie- und Nährstoffzufuhr

Um das Risiko einer Mangelernährung zu minimieren, sollten der Energie- und Nährstoffbedarf der PatientInnen möglichst durchgehend gedeckt werden (siehe dazu auch Kap. 3, Kap. 5, Kap. 6, Kap. 7, Kap. 8, Kap. 9, Kap. 10, Kap. 28, Kap. 29, Kap. 35). Die Energie- und Nährstoffzufuhr basiert auf dem individuellen Bedarf und sollte möglichst nicht über- oder unterschritten werden. Bestimmt wird die Energie- und Nährstoffzufuhr vom Ernährungszustand, der Art der Erkrankung, Begleiterkrankungen, der Tumortherapie sowie dem klinischen Zustand und der Prognose des Tumorleidens. Zur optimalen Energie- und Nährstoffzufuhr onkologischer Patienten gibt es keine prospektiven Studien, aber etablierte Erfahrungswerte; dies gilt besonders für die enterale und parenterale Ernährung. Da spezifische Daten zum Bedarf bei TumorpatientInnen nicht vorliegen, orientieren sich Bedarfsangaben insbesondere für die Mikronährstoffe an den Empfehlungen der Fachgesellschaften (D-A-CH) für gesunde Personen.

Energiezufuhr

Der Gesamtenergiebedarf onkologischer PatientInnen entspricht etwa dem gesunder Personen. Er ist mit etablierten Methoden zu bestimmen. Der Ruheenergieumsatz (REE, Resting Energy Expenditure) kann im Vergleich zum berechneten Erwartungswert unverändert, erhöht oder erniedrigt sein. PatientInnen mit einem erhöhten REE haben oft eine verminderte körperliche Aktivität und daher einen mit Gesunden vergleichbaren Gesamtenergieumsatz. So kann meist ein im Normbereich liegender Gesamtenergieumsatz angenommen werden. Der REE wird mit indirekter Kalorimetrie bestimmt, kann aber auch mit etablierten Formeln abgeschätzt werden. Der Gesamtenergieumsatz (TEE, Total Energie Expenditure) wird durch Multiplikation mit einem Faktor für körperliche Aktivität (PAL, Physical Activity Level) berechnet. Je nach körperlicher Aktivität wird für TumorpatientInnen ein Faktor von 1,1–1,3 angenommen (Kap. 3).

Bezogen auf die Körpermasse haben untergewichtige Personen häufig einen vergleichsweise höheren, übergewichtige einen eher niedrigeren Energieumsatz. Eine hyperkalorische Ernährung überfordert den Stoffwechsel und führt zur Hyperglykämie und Hypertriglyzeridämie. Eine Hyperglykämie verstärkt entzündliche Prozesse und begünstigt Keimwachstum und fördert die Lipogenese mit der Folge einer Leberzellverfettung. Bei TumorpatientInnen **ohne** Inflammationssyndrom kann zum Wiederaufbau von Körpersubstanz vorübergehend eine hyperkalorische Ernährung indiziert sein; Glukose, Triglyzeride, Harnstoff und Elektrolyte sind dabei regelmäßig zu überwachen.

> ✔ **Merke**
> Besteht eine systemische Inflammation, sollte auch trotz einer bestehenden Mangelernährung *keine* hyperkalorische Ernährung durchgeführt werden, da bei verstärkter Katabolie und Insulinresistenz Hyperglykämie und andere metabole Störungen drohen.

Zufuhr an Makro- und Mikronährstoffen

Proteine und Aminosäuren

Die empfohlene Protein-/Aminosäurenzufuhr beträgt bei Tumorerkrankten mit normaler Nierenfunktion 1,2–1,5 g/kg KG/Tag. Bei ausgeprägter Inflammation kann der Bedarf höher liegen, bei bis zu 2 g/kg KG/d. Bei fehlender anaboler Kapazität werden überschüssige Aminosäuren oxidiert und als minderwertige Energieträger verwertet.

Bei akuter und chronischer Niereninsuffizienz ohne Nierenersatztherapie sollte die Protein-/Aminosäurenzufuhr nicht über 1,2 und möglichst bei 1,0 g/kg KG/Tag liegen. Für kritisch kranke adipöse PatientInnen wird eine Proteinzufuhr von 2 g/kg KG/Tag Idealgewicht empfohlen.

Kohlenhydrate und Fette

Das für TumorpatientInnen günstige Verhältnis von Kohlenhydraten und Fett kann aus der speziellen Stoffwechselsituation der PatientInnen abgeleitet werden. Bei bestehender Insulinresistenz, z. B. bei Kachexie, sind die muskuläre Aufnahme und Oxidation von Glukose eingeschränkt (▶ Tab. 50.1), während die Verwertung von Fett normal oder gesteigert ist. Der Fettanteil in der Ernährung sollte daher mindestens 35 % der Gesamtenergiezufuhr betragen und kann bei Insulinresistenz oder zur Erhöhung der Energiedichte auf 50 % der Nichteiweiß-Energiezufuhr gesteigert werden.

Da die essenziellen n-6-Fettsäuren als Präkursoren der Arachidonsäure eine systemische Inflammation fördern, sollte ihr Angebot den Bedarf möglichst nicht übersteigen (2,5 % der Energiezufuhr, entsprechend 0,1 g/kg KG/d). Da in Fettemulsionen zur parenteralen Ernährung auf Sojaölbasis der Linolsäureanteil meist über dem Bedarf liegt, sind bei bestehender Inflammation Fettlösungen mit Beimischungen von MCT, Olivenöl und Fischöl wahrscheinlich günstiger.

Als Kohlenhydrat wird zur parenteralen Ernährung Glukose empfohlen.

Vitamine und Spurenelemente

Zum Vitamin- und Spurenelementbedarf von KrebspatientInnen gibt es keine Datenbasis,, sodass jeweils auf die D-A-CH-Referenzwerte verwiesen wird. Auf eine ausreichende Versorgung mit Vitaminen und Spurenelementen ist zu achten, vor allem bei enteraler und parenteraler Ernährung. Eine ausgewogene Ernährung deckt normalerweise den Bedarf.

Bei Mangelernährung kann eine Substitution notwendig werden. Mängel bestehen oft bei Vitamin D_3, Eisen, Selen und Vitamin B_{12}. Bei enteraler Ernährung enthalten meist 1500 ml einer Standardnährlösung den Basisbedarf gesunder Erwachsener an Spurenelementen und Vitaminen. Wird parenteral ernährt, müssen den Infusionslösungen Spurenelemente und Vitamine immer zugegeben werden. Viele kommerzielle Lösungen enthalten den Standardbedarf an Elektrolyten, zusätzliche Elektrolyte kommen nur nach individuellen Laborkontrollen in Frage.

Von der Applikation großer Mengen an Mikronährstoffen ist abzuraten, denn es fehlen Belege für günstige Wirkungen auf das Tumorrisiko oder den Erkrankungsverlauf. Möglicherweise kann eine hohe Zufuhr durch unerwünschte Wechselwirkungen mit Chemotherapien auch schädlich sein. Werden Mängel vermutet, sind die betreuende Ernährungsfachkraft und der behandelnde Arzt zu kontaktieren (siehe auch http://www.dgho.de und www.onkopedia.com).

50.4.4 Refeeding-Syndrom

Das Refeeding-Syndrom (RFS) kann bei mangelernährten Personen nach Wiederbeginn einer Ernährung innerhalb weniger Tage zu einer Reihe teils lebensbedrohlicher Symptome führen. Provoziert werden kann das Syndrom nach einem anhaltenden Nahrungsmangel durch jede Form der Nahrungsaufnahme, sowohl durch normale Mahlzeiten, besonders jedoch durch zu raschen Beginn einer Sonden- oder parenteralen Ernährung. Am höchsten scheint das Risiko bei enteraler Ernährung zu sein.

Leitsymptom ist eine innerhalb von 2–5 Tagen nach Ernährungsbeginn auftretende Verminderung von Serumelektrolyten, besonders von Phosphat (cave: schwere Hypophosphatämie < 0,5 mmol/l), aber auch von Kalium und Magnesium. Weiter Befunde sind Hyperglykämie, Flüssigkeits- und Natriumretention sowie Verbrauch der Vitamin-B_1-Reserven.

Das Syndrom beruht auf der Überforderung verfügbarer Substratreserven durch rasch aktivierte anabole Prozesse. Die Veränderungen sind Folge einer vermehrten Insulinsekretion mit Beginn einer vor allem kohlenhydratreichen Ernährung oder intravenösen Glukosegabe und folgender vermehrter intrazellulärer Aufnahme von Phosphat für die Generierung hoher ATP-Spiegel. Lebensbedrohliche Komplikationen sind insbesondere Atemstillstand (Hypophosphatämie), Herzrhythmusstörungen (Hypokaliämie, Hypokalzämie, Hypomagnesiämie), Laktatazidose und neuropsychiatrische Störungen (Vitamin-B_1-Mangel) sowie Lungenödem (Flüssigkeits- und Natriumretention).

Tab. 50.3 Kriterien zur Identifikation von RisikopatientInnen für die Entwicklung eines Refeeding-Syndroms: erhöhtes Risiko bei mindestens 1 Haupt- oder 2 Nebenkriterien ([1815]).

1 der folgenden Hauptkriterien	2 der folgenden Nebenkriterien
BMI < 16 kg/m²	BMI < 18,5 kg/m²
ungewollte Gewichtsabnahme > 15 % innerhalb von 3–6 Monaten	ungewollte Gewichtsabnahme > 10 % innerhalb von 3–6 Monaten
geringe/keine Nahrungszufuhr > 10 Tage	geringe/keine Nahrungsaufnahme > 5 Tage
niedrig bis normal-niedrige Elektrolytwerte für PO_4, K und Mg zum Zeitpunkt der Wiederernährung	positive Anamnese für Alkoholabusus, Therapie mit Diuretika, Chemotherapeutika oder Antazida

BMI: Body Mass Index; K: Kalium; Mg: Magnesium; PO_4: Phosphat

Gefährdet sind alle mangelernährte PatientInnen. Die häufig mangelernährten TumorpatientInnen sind eine Hochrisikogruppe. Die PatientInnen sind zunächst asymptomatisch, Symptome treten erst innerhalb von 2–5 Tagen nach Ernährungsbeginn auf. Da die Symptomatik des RFS unspezifisch ist, wird es häufig nicht erkannt. Untersuchungen bestätigen, dass Kranke mit RFS gegenüber Kranken ohne RFS eine signifikant erhöhte 6-Monats-Mortalität und ein erhöhtes Risiko für eine intensivstationäre Aufnahme aufweisen.

Weitere Risikofaktoren für ein RFS sind auch ein unkontrollierter Diabetes mellitus, Zytostatika, Diuretika, langanhaltendes Erbrechen und Diarrhö, ein längerer „Nil-per-Os"-Status ohne Kompensation durch parenterale Nahrungszufuhr in der Bauchchirurgie, Fieber, Sepsis, chronischer Alkoholismus sowie ein höheres Lebensalter. Zur Identifikation der Risikopersonen für ein RFS haben sich die NICE-Kriterien des britischen National Institute for Health and Care Excellence von 2006 bewährt (▶ Tab. 50.3).

Die ASPEN (American Society for Enteral and Parenteral Nutrition) hat aktuell Empfehlungen für die Wiederernährung bei Risiko für ein Refeeding-Syndrom und Therapieempfehlungen bei manifestem Refeeding-Syndrom veröffentlicht (▶ Tab. 50.4).

50.4.5 Ernährung und Tumorwachstum

Gegen eine Ernährungsbehandlung onkologischer PatientInnen wird gelegentlich angeführt, dass vor allem eine parenterale Ernährung das Tumorwachstum fördert. Dabei ist zu beachten, dass maligne Zellen meist besonders effektiv ihren Bedarf auch bei sehr niedrigen zirkulierenden Substratspiegeln aufnehmen und sich so einem hypothetischen „Aushungern" widersetzen können. In einem Literaturreview zu diesem Thema ergab sich, dass bei keiner Gruppe von TumorpatientInnen, die ihre übliche oder eine orale Standardnahrung während eines Krankenhausaufenthalts erhielten, eine Steigerung des Tumorwachstums beobachtet wurde. In 2 Untersuchungen erhöhte die parenterale Ernährung die Sensibilität der Tumorzellen für eine parallel applizierte Chemotherapie. Sollten unter klinischen Bedingungen Tumoren durch Ernährungsmaßnahmen zu rascherem Wachstum stimuliert werden, wäre dies für eine gleichzeitige Chemo- und Radiotherapie möglicherweise sogar von Vorteil, da eine verbesserte Durchblutung und Sauerstoffversorgung des Tumors sowie eine Steigerung der Teilungsrate die Wirkung beider Therapieformen steigert. Da gesicherte Daten zum Einfluss der Ernährung auf das Tumorwachstum fehlen, sollte die ärztliche Entscheidung zu jeder Art von Ernährung eines Tumorpatienten bzw. einer Tumorpatientin von diesen theoretischen Überlegungen nicht beeinflusst werden, denn es gibt keine Patientengruppe, die von Unterernährung, Hungern und progressivem Gewichtsverlust einen Vorteil hat.

Tab. 50.4 Refeeding-Syndrom: ASPEN-Konsensus-Empfehlungen für die Wiederernährung und Therapieempfehlungen bei manifestem Syndrom ([1800]; [1815]).

	Vor Einleitung einer Ernährungstherapie	Bei Ernährungstherapie von RisikopatientInnen	Bei Ernährungstherapie von HochrisikopatientInnen
initiale Kalorienzufuhr	–	10–20 kcal/kg/Tag oder 100–150 g Dextrose	5 kcal/kg/Tag erwägen
Steigerung der Kalorienzufuhr	–	Alle 1–2 Tage um 33 % der Zielkalorien unter Kontrolle der Elektrolytspiegel; bei Elektrolytspiegel-Abfall Reduktion der Kalorienzufuhr um 50 % erwägen; bei niedrigen Elektrolytspiegeln kann eine langsamere Steigerung der Kalorienzufuhr bzw. eine Steigerung erst nach Substitution der Elektrolyte notwendig werden.	Bei niedrigeren Elektrolytspiegeln kann eine langsamere Steigerung der Kalorienzufuhr bzw. eine Steigerung erst nach Substitution der Elektrolyte notwendig werden.
Vitamin B_1	Gabe von 100 mg i. v. oder p. o.	–	Bei Hinweis für Vitamin-B_1-Defizit (z. B. Alkoholabusus, lange Nahrungskarenz) Substitution für 5–7 Tage
Multivitamine	–	parenterale Ernährung: täglicher Zusatz für die Dauer der Ernährung; orale/enterale Ernährung: je nach klinischem Status und Ernährungsstatus bis 10 Tage oder mehr möglich	parenterale Ernährung: täglicher Zusatz für die Dauer der Ernährung; orale/enterale Ernährung: je nach klinischem und Ernährungsstatus für 10 und mehr Tage möglich
Elektrolyte: Kalium (K), Magnesium (Mg), Phosphat (PO_4)	Bestimmung von K, Mg, PO_4	Substitution nach Serumkonzentration; je nach klinischem Status und Elektrolytspiegel-Kontrollmessungen alle 12 Stunden	je nach klinischem Status und Elektrolytspiegel mindestens alle 12 Stunden; Kontrollmessungen an Tag 1–3
Monitoring	–	Vitalparameter alle 4 Stunden innerhalb der ersten 24 Stunden	Herzkreislaufüberwachung und intensivstationäre Betreuung für instabile Personen
	–	täglich: Gewicht, Vitalparameter	Flüssigkeitsbilanzierung, kardiopulmonaler Status

50.5 „Krebsdiäten“, ketogene Diät, Fasten

Ernährungsmaßnahmen sind eine wichtige unterstützende Maßnahme bei einer Krebserkrankung, aber keine Therapie zu deren Heilung. Entgegen immer wieder geäußerten Behauptungen gibt es keine spezielle Ernährung im Sinne einer „Krebsdiät“, die einen vorhandenen Tumor heilen und eine spezifische Tumortherapie ersetzen kann. Postulierte Wirkmechanismen, wie Aktivierung der Zellatmung, Abbau von Tumorgiften, Steigerung der Verletzlichkeit des Tumors, Wiederherstellen des Stoffwechselgleichgewichts, Entgiftung des Organismus, Stimulation der Immunabwehr und eine Wachstumshemmung des Tumors durch die besondere Art der Ernährung und/oder eine gesteigerte Zufuhr einzelner Nähr- bzw. Nahrungsinhaltsstoffe, wurden nie bewiesen.

Unter den vielen „Krebsdiäten“ gibt es lediglich 3 Ernährungsformen mit einer Zusammensetzung, wie sie auch von Fachgesellschaften für eine gesunde und krebspräventive Ernährung der *Allgemeinheit* empfohlen werden, die „Stoffwechselaktive Kost" (Anemüller und Ries), die „Öl-Eiweiß-Kost" (Budwig) und die „Isopathische Milchsäurekost" (Kuhl). Diese 3 „Krebsdiäten" können als vergleichbar mit normaler Kost gelten, sollten jedoch nicht mit dem Ziel gewählt werden, das Krebswachstum zu verhindern oder die Krebserkrankung heilen zu können. Alle anderen propagierten Antikrebs-Diäten sind abzulehnen.

Besonders gefährlich sind Fastenkuren, mit denen der Tumor „ausgehungert" werden soll, oder einseitige, zur Mangelernährung führende Ernährungsformen. Es ist daher Vorsicht geboten, wenn eine angeblich die Krebserkrankung heilende Fasten- oder Ernährungsform angeboten wird. Es gibt auch keine einzelnen Nahrungsmittel, die Krebszellen töten. In diesem Fall ist es sinnvoll mit einer Ernährungsfachkraft zu sprechen, die mit der Ernährung von KrebspatientInnen vertraut ist.

Kohlenhydratarme Kostformen („Low-Carb"-Diäten) verzichten unterschiedlich stark auf den Verzehr von Zucker und anderen Kohlenhydraten und bewirken so einen Abfall der Blutglukose und der Insulinspiegel. Ernährt wird zum Erreichen des Energiebedarfs mit sehr fett- und eiweißreichen Lebensmitteln. Strenge Formen mit nur 40–50 g Kohlenhydraten/Tag (idealerweise nur 25/Tag), werden **ketogene Ernährung** genannt, da sie im Körper durch Stoffwechselveränderungen zum Anstieg von Ketonkörpern im Blut führen. Vertreter dieser Kostform argumentieren, dass Krebszellen sich bevorzugt mit Kohlehydraten ernähren und durch deren Entzug absterben. Entsprechende klinische Effekte konnte beim Menschen bisher nicht nachgewiesen werden. Von Bedeutung ist wahrscheinlich, dass die unter weitgehend kohlenhydratarmer Kost erreichten niedrigen Blutglukosespiegel noch ausreichen, um maligne Zellen mit Energieträgern zu versorgen. Da die sehr fettreiche Kost zudem in der Zubereitung aufwändig ist und im Geschmack nicht immer akzeptiert wird, bringt dies ein zusätzliches Risiko für Gewichtsverlust und Mangelernährung mit sich. Kostformen, die das Risiko einer Mangelernährung verstärken, sind für PatientInnen mit bereits bestehendem Mangelernährungsrisiko nicht zu empfehlen.

Fasten kann positive Effekte bei mehreren Erkrankungen haben. Da eine andauende Minderung der Nahrungszufuhr jedoch nicht machbar ist, wurden inzwischen effektive neue Fastenformen mit intermittierenden Ansätzen entwickelt. In vielen Tier- und Zellversuchen sowie in ersten klinischen Studien wurden inzwischen die Effekte *intermittierenden* Fastens bei Krebs untersucht. Dabei ergaben sich positive systemische und zelluläre Wirkungen. Bei den zellulären Fasteneffekten wurde unter Chemotherapie berichtet, dass gesunde Zellen geschützt und Krebszellen für die Chemotherapie angreifbarer gemacht werden. Bisher ist allerdings nicht geklärt, ob dieser Mechanismus auch den Erkrankungsverlauf beim Menschen beeinflussen kann. Inzwischen gibt es eine kleine Anzahl von klinischen Studien bei nicht mangelernährten Brustkrebspatientinnen, die zeigten, dass eine kalorien- und proteinarme Diät während neoadjuvanter Chemotherapie („Fasting Mimicking Diet") mit Hinweisen auf ein besseres Tumoransprechen und geringere Toxizität gut toleriert wurde, ohne dass eine Mangelernährung auftrat [1801]. Noch ist allerdings nicht klar, welche Krebsformen auf das therapeutische Fasten reagieren und ob Krebszellen die Fastenwirkungen umgehen können. Inzwischen werden hierzu klinische Studien in unterschiedlichen Patientengruppen durchgeführt. Da bisher noch viele Fragen ungeklärt sind, wird therapeutisches Fasten unter systemischer Therapie oder während einer Bestrahlung derzeit nicht außerhalb von Studien empfohlen.

50.6 Ernährung bei geplanter kurativer Tumortherapie

Grundlage der Ernährung ist eine individuell, unter Berücksichtigung von Unverträglichkeiten und Wünschen des Kranken zusammengestellte und den Energie- und Nährstoffbedarf deckende Kost. Dies kann bei Nebenwirkungen der Tumortherapien und bei oft schon vor der Therapie mangelernährten PatientInnen schwierig sein.

50.6.1 Ernährung bei Operationen

Die Ernährung bei Operationen ist in den folgenden Kapiteln ausführlich beschrieben: Kap. 28, Kap. 29, Kap. 31, Kap. 55, Kap. 62.

50.6.2 Ernährung bei Nebenwirkungen systemischer Therapien

Bei folgenden Nebenwirkungen sind entsprechende Empfehlungen zur Ernährung sinnvoll:

Hinweis für die Praxis

Ernährungsempfehlungen bei Appetitlosigkeit, Geschmacksveränderungen (Dysgeusie) und Geschmacksverlust (Hypo-, Ageusie)

- Kleine Portionen anbieten.
- Nahrungszufuhr alle 2–3 Stunden, evtl. auch nachts
- Nahrungsmittel im Hinblick auf geschmackliche Akzeptanz berücksichtigen:
  - Geschmacksschwelle für bitter ist herabgesetzt.
  - nacheinander Wiederauftreten des Geschmacksempfindens für Süßes, Bitteres, Saures, Salziges
  - häufig Dysgeusie: ranziger, bitterer, metallischer Geschmack, Geschmack nach Pappe
- Starke Essensgerüche vermeiden (gut belüftete Räume, Abdeckungen der Speisen vor dem Auftragen entfernen).
- Mahlzeiten appetitlich anrichten.
- Gewürzarm kochen und selbst nachwürzen lassen.
- Appetitanregend wirken auch Aperitifs, Wein oder Bier eine Stunde vor dem Essen (wenn Alkohol erlaubt!)

Hinweis für die Praxis

Ernährungsempfehlungen bei Schluckbeschwerden, Entzündungen der Mundhöhle und Mundtrockenheit (Xerostomie)

- Flüssige oder pürierte Kost bevorzugen.
- Scharfe Gewürze und zu salzige Speisen vermeiden.
- Zu säurehaltige Nahrungsmittel (Obst mit hohem Fruchtsäuregehalt, z. B. Johannisbeeren, Orangen, Grapefruit, Obstsäfte, Tomaten) vermeiden.
- Evtl. industriell gefertigte Säuglingsnahrung anbieten (meist säure- und salzarm sowie passiert).
- Nicht zu kalt und nicht zu heiß essen.
- Kohlensäurehaltige Getränke vermeiden; besser sind stille Wasser oder Tee (Kamillen-, Fenchel-, Salbeitee).
- Der Speichelfluss kann durch häufiges Trinken kleiner Flüssigkeitsmengen, Kaugummi, Pfefferminztee, zuckerfreie Drops angeregt werden.
- Frischmilch vermeiden, da sie die Schleimbildung fördert; geeignet sind Sauermilch, Sauermilchprodukte, Kefir, Sojadrinks.
- Zur Kariesprävention auf eine besonders gute Zahnhygiene achten!

Hinweis für die Praxis

Ernährungsempfehlungen bei Übelkeit, Brechreiz und Erbrechen

- Leichte Kost in vielen kleinen Mahlzeiten anbieten.
- Rasches Essen und Trinken vermeiden.
- Keine besonders süßen, fetthaltigen, blähenden oder stark riechenden Speisen anbieten.
- Keine gebundenen Suppen oder Saucen anbieten.
- Lieblingsspeisen nicht anbieten, um eine „erlernte Aversion“ gegen diese Speisen zu verhindern.
- Kühle, leicht gewürzte Speisen bevorzugen.
- Trockene, stärkehaltige Nahrungsmittel (Cracker, Zwieback, Toast) verhindern Erbrechen.
- Günstig sind auch kalte Getränke wie Cola.

Hinweis für die Praxis

Ernährungsempfehlungen bei Durchfall, Blähungen und Völlegefühl

- Bei starken Durchfällen ist eine leichte, fett-, laktose- und ballaststoffarme Kost empfehlenswert.
- Zu vermeiden sind:
  - saure Säfte aus Orangen, Grapefruits, Johannisbeeren, Tomaten, Sauerkraut; Brottrunk
  - Alkohol und alkoholhaltige Getränke
  - Kaffee (Koffein ist motilitätssteigernd)
  - kohlensäurehaltige Getränke, sulfatreiche Mineralwässer (Sulfatgehalt > 200 mg/l)
  - säurehaltige Obstsorten wie Zitrusfrüchte, rohes Steinobst, Johannisbeeren, Stachelbeeren, Weintrauben; frisches Obst
  - laxierende Obstsorten wie Aprikosen, Erdbeeren, Pfirsiche, Pflaumen (enthalten die laxierende Substanz Diphenylisatin), Trockenobst (Datteln, Feigen, Rosinen, Pflaumen)
  - Rohkost; Gemüsesorten wie Bohnen, Kohl, Wirsing, Sauerkraut, Hülsenfrüchte, Lauch, Knoblauch, Zwiebeln
  - Nüsse, Mandeln
  - grob geschrotete Vollkornprodukte, Vollkornbrot mit ganzen und grob geschroteten Körnern, Vollkorngerichte
  - Milch, Molke, gesäuerte Milchprodukte wie Butter, Dickmilch, Kefir, Joghurt
  - fettreiche Gerichte und Lebensmittel: frittierte, panierte Speisen, fette Fleisch-, Fisch- und Wurstwaren, fettreiches Gebäck (Sahne- und Cremetorten, Berliner, Blätterteiggebäck)
  - Röstprodukte: stark gebratene, geröstete und gegrillte Speisen
  - scharfe Gewürze; Fruktose, Sorbit, Mannit
- Zu bevorzugen sind:
  - Fencheltee, gerbsäurehaltige Teesorten (Schwarztee), Kakao, Schokolade
  - Banane, geriebener ungeschälter Apfel (enthält viskositätssteigerndes Pektin = löslicher Ballaststoff, bindet Gallensäure), gekochte Karotten, Heidelbeeren
  - Hafer- und Reisschleimsuppe
  - Weißmehlprodukte: abgelagertes Weißbrot, Haferflocken, Trockengebäck
  - Kartoffeln, Nudeln, geschälter Reis (enthält eine Substanz, die die intestinale Sekretion epithelialer Kryptenzellen hemmt)
  - trockener Käse
  - Zugabe von Guar, Johannisbrotkernmehl (= lösliche Ballaststoffe, viskositätssteigernde Quellstoffe, binden toxische Substanzen)

VI

50.6.3 Ernährung bei Radiotherapie

Patienten mit Bestrahlung im Kopf-, Hals- und Ösophagusbereich sowie auch im Gastrointestinaltrakt sind besonders von Mangelernährung bedroht. Daher sollten alle PatientInnen mit einer geplanten Bestrahlung in diesen Bereichen konsiliarisch vom Ernährungsteam erfasst werden und bei Bedarf zur Sicherung des Energiebedarfs, Steigerung des Gewichts und Verhinderung einer Unterbrechung der Bestrahlung eine individuelle Ernährungsbetreuung erhalten.

Ist eine Ernährungsbetreuung erforderlich, sollte sie möglichst frühzeitig erfolgen. Die Leitlinie der Clinical Oncological Society of Australia empfiehlt für PatientInnen mit Kopf- und Halstumoren wöchentliche Kontakte mit einer Ernährungsfachkraft und Kontrollen alle 2 Wochen für mindestens 6 Wochen nach Abschluss der Radiatio.

Bei andauernder unzureichender Nahrungsaufnahme sollen orale Trinknahrungen angeboten oder über eine enterale Ernährungssonde gegeben werden. Eine erhebliche Schluckstörung ist eine Indikation für eine enterale Sondenernährung. Bei einer zu erwartenden schweren Mukositis im Bereich der Kau-/Schluckstraße sollte prophylaktisch eine enterale Ernährungssonde angelegt werden.

Leidet ein Patient oder eine Patientin an weiteren Erkrankungen wie Diabetes mellitus, Störungen der Leber-, Bauchspeicheldrüsen- und/oder Nierenfunktion oder an Operationsfolgen, so sind die für die jeweiligen Krankheiten speziellen Ernährungsrichtlinien zu berücksichtigen. Bei der Kostzusammenstellung ist auch auf spezifische Substratverwertungsstörungen (z. B. Laktoseintoleranz) und Nährstoffmängel (z. B. Kalziummangel bei Laktoseintoleranz, Vitamin-B_{12}-Mangel nach Gastrektomie oder Entfernung des terminalen

Ileums, Mangel an fettlöslichen Vitaminen bei Fettmalabsorption) zu achten. Die isolierte Supplementierung mit speziellen Aminosäuren (z. B. Glutamin, Leucin, Arginin) kann bei unzureichender Datenlage nicht empfohlen werden.

Das Mikrobiom spielt nach neuen Erkenntnissen eine wesentliche Rolle für die immunologische Kompetenz und für die Wirksamkeit immunonkologischer Therapien; unterschiedliche Mikrobiota scheinen dabei in bestimmten Therapiesituationen teils fördernde, teils hemmende Effekte zu vermitteln. Eine gezielte Beeinflussung des Mikrobioms durch Nährstoffe und Pro-, Prä- oder Synbiotika ist bisher allerdings nicht möglich; es lassen sich deshalb hierzu keine Empfehlungen formulieren.

50.6.4 Ernährung bei Hochdosis-Chemotherapie und autologer und allogener hämatopoetischer Zelltransplantation (HZT)

Bisher gibt es weltweit und auch national keine einheitliche Leitlinie zur Ernährung nach HZT. So hat jedes Transplantationszentrum seine eigenen Vorgaben. Mangelernährung hat aber auch für diese Patientengruppe eine große Bedeutung. Daher sollte bereits in der Prätherapiephase, spätestens aber bei der stationären Aufnahme und im weiteren Verlauf, regelmäßig der Ernährungszustand beurteilt werden, vorzugsweise von einer Ernährungsfachkraft.

Die orale, enterale und parenterale Ernährung entspricht der Ernährung bei einer Chemotherapie. Die früher durchgeführte strenge „keimarme Kost“ mit Verbot von frischem Obst und Gemüse und Verzehr ausschließlich gekochter oder gegarter Nahrungsmittel wird heute laut Robert-Koch-Institut nicht mehr empfohlen, da sie keinen Vorteil gegenüber einer unter zuverlässiger Küchenhygiene zubereiteten Normalkost hat. Lediglich bei starker Immunschwäche, vor allem bei sehr niedrigen Neutrophilenzahlen (< 1000/l, 1 G/l) wird von vielen großen Transplantationszentren empfohlen, auf Nahrungsmittel zu verzichten, die ein besonders hohes Risiko haben, mit gefährlichen Keimen belastet zu sein. Nach der Klinikentlassung ist das meist nicht mehr nötig.

Da das Immunsystem durch die Krebsbehandlung oft stark geschwächt und der Körper anfälliger für lebensmittelbedingte Erkrankungen ist, spielt während und nach der Krebstherapie die Lebensmittelsicherheit eine sehr wichtige Rolle. Im Vordergrund steht die Hygiene auf allen Gebieten, so auch in der Küche, beim Einkauf sowie bei der Lagerung und Zubereitung von Lebensmittel. Die Grundprinzipien sind eine zuverlässige, lückenlose Grundhygiene beim Umgang mit Lebensmitteln und das Meiden von Risikolebensmitteln. Der zuständige Arzt und die Ernährungsfachkraft werden dazu Auskunft geben. Nachfolgend sind wichtige Regeln zusammengestellt. Von gleichwertiger Bedeutung ist, dass ausreichend Energie und lebenswichtige Nährstoffe aufgenommen werden, um eine gute körperliche Verfassung und Widerstandskraft zu erhalten bzw. wiederzuerlangen.

Hinweis für die Praxis

Wichtige Regeln zur Hygiene

- Händewaschen mit Seife vor der Zubereitung (Händedesinfektion nach Kontakt mit potenziell kontaminierten Fleisch- und Fischprodukten)
- in der Küche Trennung der Bereiche (inklusive Küchenutensilien) für das Zubereiten von rohem Fleisch/Geflügel/Fisch und für Gemüse und Sonstiges
- Keinen Spülschwamm benutzen, Reinigung der Küchenflächen mit Einmaltüchern
- Küchenutensilien einschließlich von Brettern, Lappen, Tüchern bei mind.60 °C waschen und nach dem Trocknen bügeln.
- Geräte, die mit rohem Fleisch, insbesondere Geflügel, in Berührung kommen, sollten in jedem Fall heiß und mit Spülmittel gereinigt werden (am besten in der Spülmaschine).
- Geschirr am besten in der Spülmaschine (mind. bei 65° C) reinigen.
- Nahrungsmittel im Kühlschrank lagern bei ausreichender Kühlung (4–8 °C).
- Obst und Gemüse kann roh verzehrt werden, muss aber gründlich und ausreichend lang (30 Sekunden!) unter fließendem Wasser gewaschen werden, auch wenn es nachher geschält wird.

- Fleisch, Wurstwaren, Fisch und Meeresfrüchte nur im Kühlschrank lagern oder einfrieren; frisches Fleisch und frischen Fisch innerhalb von 2 Tagen zubereiten.
- Alle ausreichend gegarten tierischen Produkte können gegessen werden: Fisch und Fleisch im Kern weiß oder braun gebraten; Eiweiß und Eigelb fest gekocht; Milch, Käse und Molkereiprodukte pasteurisiert.
- Ein hohes Risiko geht von rohen oder nicht ausreichend erhitzten Lebensmitteln aus, wie z. B. Rohmilchprodukten, Sashimi, Krabben, frischer Mettwurst sowie rohen oder nicht ausreichend erhitzten Eiern oder Eiprodukten.
- Beim Garen immer auf eine ausreichende Garzeit achten.
- Essensreste, auch angebrochene Fruchtsäfte, nur kurzfristig und ausreichend gekühlt aufbewahren, höchstens 24 Stunden, oder einfrieren und vor dem Verzehr ausreichend erhitzen.
- Fertigprodukte: Mindesthaltbarkeitsdatum beachten, keine beschädigten Packungen nutzen.
- Nüsse: Nur erhitzte, vakuumverpackte und geschälte Produkte konsumieren, zu verbrauchen innerhalb 24 Stunden; Fertigprodukte mit Nussanteilen wie Nuss-Schoko-Cremes sind erlaubt.
- Weiche, nicht pasteurisierte Käsesorten und weicher Schimmel- bzw. Blauschimmel-Käse (z. B. Brie, Camembert, Roquefort, Stilton, Gorgonzola) sind zu meiden.
- Keine rohen Sprossen (z. B. Alfalfa- oder Sojasprossen)!
- Öffentlich zugängliche Salatbars und Salatbuffets (z. B. in Supermärkten, Kantinen, Restaurants) sind zu meiden.
- Brunnen- oder Quellwasser, das nicht vor dem Trinken getestet, gefiltert oder 1 Minute lang gekocht wurde, ist zu meiden.
- Honig ist als ein rohes tierisches Produkt zu meiden.

(Quelle: Onkopedia 2022; 2.3.1, S. 6, https://www.onkopedia.com/de/ayapedia/guidelines/ernaehrung/@@guideline/html/index.html)

50.7 Begleitende Bewegungstherapie

Alle Leitlinien empfehlen auch für Krebskranke parallel zur Ernährungstherapie bewegungstherapeutische Maßnahmen, um Muskelmasse zu erhalten bzw. wieder aufzubauen. Aufgrund tumorbedingter Symptome und Therapiebelastungen besteht meist ein hohes Risiko für Inaktivität. Muskeltraining wirkt aber antiinflammatorisch und antikatabol und somit antikachektisch. Gebessert werden auch bei unheilbarer Krankheit Symptome einer tumorassoziierten Fatigue wie Kurzatmigkeit, Tachykardie, rasche Ermüdbarkeit, ausgeprägte Schwäche und depressive Stimmungslage sowie Parameter der Lebensqualität. Die Anleitung zur Bewegung und körperlichen Aktivität sollte durch geschulte Personen erfolgen. Vor Beginn eines Bewegungsprogramms muss die Eignung durch Prüfung der kardiovaskulären und pulmonalen Leistungsfähigkeit geprüft werden. Bei Knochenmetastasen erfolgt eine Einschätzung der Knochenstabilität.

Anstrengende Aktivitäten sind in den ersten 24 Stunden nach Chemotherapie kontraindiziert. Ebenso kontraindiziert sind Aktivitäten mit hohem Sturz- und Verletzungsrisiko aufgrund eines Blutungsrisikos bei Thrombozytenzahlen < 20 G/l. Wegen möglicher Blutdruckspitzen ist bei Thrombozytenzahlen < 50 G/l kein Krafttraining durchzuführen. Eine Neutropenie ist bei Beachtung der Hygieneregeln keine Kontraindikation für eine Bewegungstherapie.

50.8 Ernährung und Verhalten nach Tumorheilung

Ein tumorfreies Überleben kann heute bei 50–60 % der erwachsenen TumorpatientInnen erreicht werden. Personen nach Tumorheilung oder in einer stabilen Remission wird empfohlen, einen präventiven, gesunden Lebensstil einzuhalten, der vor allem Übergewicht und Adipositas vermeidet. Dazu gehören eine energieadaptierte, ausgewogene Ernährung mit einem hohen Gemüse- und Obstanteil, ballaststoffreich, fettmodifiziert, mit geringem Anteil an tierischen Lebensmitteln, möglichst ein Verzicht auf Alkohol, regelmäßige körperliche Bewegung (10–20 MET-Stunden/Woche), Rauchverzicht sowie ein regelmäßiges Stressmanagement. Siehe dazu die Regeln des World Cancer Research Funds (WCRF) zur Krebsprävention und die diesen Regeln entsprechenden „10 Regeln für eine vollwertige Ernährung“ der DGE (Deutsche Gesellschaft für Ernährung).

Aufgrund der nachweislich protektiven Wirkung sollten Frauen nach Primärbehandlung einer Brustkrebserkrankung zur Minderung des Rezidivrisikos eine Ernährung mit viel Gemüse und Obst sowie eine Bewegungstherapie empfohlen werden. Hohe Beta-Carotin-Spiegel als Marker eines hohen Gemüseverzehrs sind mit einer verminderten Brustkrebs-Rezidivrate assoziiert. Zwei große Studien zur Rezidivprophylaxe nach kurativer Mammakarzinom-Therapie fanden ebenfalls unter einer fettreduzierten bzw. fettreduzierten und gemüsereichen Ernährung eine verminderte Rezidivrate. Einseitige Diäten bzw. die Einnahme von Nahrungsergänzungsmitteln und Mikronährstoff-Präparaten zur Rezidivprophylaxe werden wegen fehlender Wirksamkeit nicht empfohlen.

50.9 Ernährung und Unterstützung des Stoffwechsels bei palliativer Tumortherapie

Bei unheilbar kranken TumorpatientInnen ist auf eine ausreichende Nahrungsaufnahme zu achten, da die Überlebenszeit auch dieser PatientInnen stärker durch eine Unterernährung als durch die Grunderkrankung beeinflusst sein kann. Ist bei Beachtung der durch die Tumorerkrankung wahrscheinlich begrenzten Lebenszeit anzunehmen, dass ein zunehmender Gewichtsverlust die Widerstandskraft und die Tagesaktivitäten und damit die Lebensqualität einschränkt, können Maßnahmen zur Steigerung der Nahrungszufuhr im Rahmen eines Supportivkonzepts sinnvoll sein. Sie sind vor allem dann indiziert, wenn der Gewichtsverlust Folge antitumoraler Therapiekonzepte ist.

So kann in der palliativen Situation während einer Strahlentherapie eine individuelle Ernährungsbetreuung die Nahrungsaufnahme, die Lebensqualität, Dekubitalgeschwüre und wahrscheinlich sogar die Überlebenszeit signifikant verbessern. Eine eskalierende Ernährungstherapie, ggf. mit heimparenteraler Ernährung, kann bei ausgewählten TumorpatientInnen mit fortgeschrittener Erkrankung und erheblicher oraler Nahrungsintoleranz die Lebenszeit verlängern.

Eine unreflektierte und nicht am Bedarf sowie einer möglichen klinischen Verbesserung orientierte Entscheidung zu einer invasiven enteralen oder parenteralen Ernährung ist jedoch kontraproduktiv, da sie mit eher höheren Komplikationsrate assoziiert ist. Beschrieben wird, dass eine Verbesserung von Lebensqualität und Überleben durch eine supplementierende parenterale Ernährung nur dann beobachtet wird, wenn bei Einleitung der Ernährungstherapie mindestens eine körperliche Leistungsfähigkeit mit einem WHO-Leistungsindex von 0–2 vorliegt.

Mehrere Fachgesellschaften (DGEM, ESPEN, ASPEN, AGA u. a.) vertreten die Meinung, dass eine Sonden- und parenterale Ernährung nur dann zu erwägen sind, wenn die mutmaßliche Lebenserwartung mindestens 3 Monate beträgt (▶ Tab. 50.2). Das Abschätzen der Überlebenszeit ist jedoch unzuverlässig. Eine Orientierung geben Parameter wie Tumorausbreitung, Ausmaß der systemischen Inflammation und Leistungsindex. Besteht keine ausreichende Indikation für eine Ernährungstherapie mehr, müssen eine Reduktion und eine Beendigung der Ernährungstherapie erwogen werden. Dabei sind mögliche Therapieziele und Vorgehensweisen gemeinsam mit den PatientInnen und ihren Angehörigen zu besprechen (siehe auch Kap. 29).

50.10 Medikamente zur Therapie der Mangelernährung

Die ESMO-Leitlinien enthalten eine ausführliche Darstellung und Beurteilung von Medikamenten, die zur Therapie der Mangelernährung propagiert und untersucht wurden. Unterschiedliche pharmakologische Substanzen zielen auf eine Appetitverbesserung, antiinflammatorische Wirkungen sowie auf eine Zunahme von Körpergewicht oder Muskelmasse. Zu den untersuchten Medikamenten gehören Kortikosteroide, Gestagene, Cannabinoide, Androgene, Olanzapin, nichtsteroidale Antirheumatika, Prokinetika, Ghrelin-Rezeptor-Agonisten sowie mit Omega-3-Fettsäuren (Eicosapentaensäure = EPA) angereicherte Präparate oder Ernährungssupplemente.

Nachfolgend sind die Empfehlungen zum Einsatz antikachektischer Medikamente zusammengefasst. Für Einzelheiten sei auf die Originalarbeit verwiesen [1780].

> **Hinweis für die Praxis**
>
> **Empfehlungen zum Einsatz antikachektischer Medikamente**
>
> - Kortikosteroide (meist Prednisolon, Methylprednisolon und Dexamethason) können zur Appetitsteigerung kurzeitig, bis zu 2–3 Wochen, eingesetzt werden. Das Gewicht wird nicht beeinflusst. Ein Effekt auf den Appetit verschwindet bei längerer Therapie. Bei längerer Anwendung haben Kortikosteroide schwere Nebenwirkungen (u. a. Immun- und Muskelschwäche).
> - Gestagene wie Medroxyprogesteronacetat (MA) und Megesterolacetat (MPA) können zur Steigerung von Appetit und Gewicht eingesetzt werden, besitzen aber keine Wirkung auf Muskelmasse, Lebensqualität oder Leistungsfähigkeit bei kachektischen PatientInnen. Gestagene können schwere Nebenwirkungen haben (u. a. Thromboembolien).
> - Cannabinoide: Es gibt keine ausreichenden Belege für eine Linderung von Anorexie und vorzeitigem Sättigungsgefühl bei Kachexie.
> - Androgene: kein ausreichend günstiger Effekt auf die Muskelmasse, jedoch häufige Nebenwirkungen; keine Empfehlung.
> - Olanzapin: gute Evidenz für die Stabilisierung des Körpergewichts unter laufender Chemotherapie bei PatientInnen mit fortgeschrittener Krebserkrankung.
> - Nichtsteroidale Antirheumatika/Nonsteroidal Antiinflammatory Drugs (NSAID): unzureichende Evidenz für den Einsatz in der Kachexietherapie.
> - Prokinetika (Metoclopramid, Domperidon): unzureichende Evidenz für eine Besserung von Anorexie oder früher Sättigung.
> - Omega-3-Fettsäuren (EPA): bei möglicher Wirksamkeit und sehr geringen Nebenwirkungen können PatientInnen unter Chemotherapie, Radiotherapie oder Chemoradiotherapie EPA-enthaltende Nährsupplemente mit dem Ziel einer Gewichtssteigerung angeboten werden (cave: nicht erstattungsfähig!).

50.11 Ernährung in der Sterbephase

In der Sterbephase steht allein die Linderung der Symptome von Hunger und Durst im Vordergrund der Supportivtherapie. Die palliativmedizinische Versorgung umfasst auch Beistand und Sorge für die Basisbetreuung; Nahrungs- und Flüssigkeitszufuhr gehören jedoch nicht immer dazu, da sie für Sterbende eine schwere Belastung sein können. Die meisten PatientInnen empfinden in der terminalen Lebensphase keinen bzw. nur geringen Hunger und Durst und kommen mit minimalen Nahrungs- und Flüssigkeitsmengen aus.

In einer randomisierten, placebokontrollierten Untersuchung zeigte eine routinemäßige parenterale Flüssigkeitszufuhr (1000 vs.100 ml/d) bei Sterbenden keine Verbesserung der Symptomlast, der Lebensqualität und des Überlebens [1795]. Besteht in den letzten Lebenswochen und besonders in der Sterbephase keine Indikation mehr zur enteralen oder parenteralen Ernährungs- und Flüssigkeitszufuhr, so muss die Argumentation für eine ggf. schrittweise Beendigung der Ernährungstherapie im Austausch mit den Betroffenen und den betreuenden Personen, aber auch dem Behandlungsteam nachvollziehbar vermittelt werden. Es ist für alle Beteiligten hilfreich, bereits in der vorausgehenden Betreuungsphase zu erläutern, dass der Stellenwert der Ernährung am Lebensende zunehmend geringere Bedeutung haben wird.

Bei fortgeschrittener Tumorerkrankung treten gelegentlich akute Verwirrtheitszustände auf. Die Ursachen sind meist multifaktoriell. Auch wenn eine routinemäßige parenterale Flüssigkeitsgabe bei terminal Kranken keinen Vorteil hat, so kann doch eine durch Exsikkose bedingte Verwirrtheit mit Flüssigkeitsgabe reversibel sein. Ist bei einem terminal kranken, exsikkierten Patienten oder Patientin mit Bewusstseinstrübung unklar, ob der Bewusstheitszustand irreversible Folge der Sterbephase oder reversible Folge einer Dehydrierung ist, kann ein Versuch mit 1 Liter parenteral verabreichter Elektrolytlösung erfolgen. Bessert sich die Vigilanz nicht, sollte die parenterale Flüssigkeitszufuhr beendet werden.

Literatur

[1777] Adamsen L, Midtgaard J, Rorth M et al. Feasibility, physical capacity and health benefits of a multidimensional exercise program for cancer patients undergoing chemotherapy. Support Care Cancer 2009; 106: 722–727

[1778] Amano K, Morita T, Baba M et al. Effect of nutritional support on terminally ill patients with cancer in a palliative care unit. Am J Hosp Palliat Care 2013; 30: 730–733

[1779] Arends J, Bachmann P, Baracos V et al. Nutrition in Cancer Patients. Clinical Guidelines of the European Society of Clinical Nutrition and Metabolism (ESPEN). Clin Nutr 2017, 36: 11–48

[1780] Arends J, Strasser F, Gonella S et al. On behalf of the ESMO Guidelines Committee. Cancer cachexia in adult patients: ESMO Clinical Practice Guidelines. ESMO Open 2021; 6(3): 100092

[1781] Arends J. Ernährung von Tumorpatienten. Aktuel Ernahrungsmed 2012; 37: 91–106

[1782] Arends J, Bertz H, Bischoff SC et al. S3-Leitlinie der Deutschen Gesellschaft für Ernährungsmedizin (DGEM) in Zusammenarbeit mit der DGHO, ASORS und AKE „Klinische Ernährung in der Onkologie". Aktuel Ernahrungsmed 2015; 40: 301–329

[1783] Baldwin C, Spiro A, Ahern R et al. Oral nutritional interventions in malnourished patients with cancer: a systematic review and metaanalysis. J Natl Cancer Inst 2012; 104: 371–385

[1784] Bertz H, Zürcher G. Ernährung in der Onkologie: Grundlagen und klinische Praxis. Stuttgart: Schattauer; 2014

[1785] Bertz H, Brunner T. Ernährungsprobleme unter Radiotherapie (RT) und Radiochemotherapie (RCT). Aktuel Ernahrungsmed 2016; 41: 88–94

[1786] Bischoff SC, Arends J, Dörje F et al. S3-Leitlinie der Deutschen Gesellschaft für Ernährungsmedizin (DGEM) in Zusammenarbeit mit der GESKES und der AKE. Künstliche Ernährung im ambulanten Bereich. Aktuel Ernahrungsmed 2013; 38: 399–416

[1787] Bosaeus I, Daneryd P, Svanberg E et al. Dietary intake and resting energy expenditure in relation to weight loss in unselected cancer patients. Int J Cancer 2001; 93: 380–383

[1788] Bozzetti F, Agradi E, Ravera E. Anorexia in cancer patients: prevalence and impact on the nutritional status. Clin Nutr 1989; 8: 35–43

[1789] Bozzetti F, Cozzaglio L, Biganzoli E et al. Quality of life and length of survival in advanced cancer patients on home parenteral nutrition. Clin Nutr 2002; 21: 281–288

[1790] Bozzetti F, Mori V. Nutritional support and tumour growth in humans: a narrative review of the literature. Clin Nutr 2009; 28: 226–230

[1791] Bozzetti F, Arends J, Lundholm K et al. ESPEN Guidelines on parenteral nutrition: non- surgical oncology. Clin Nutr 2009; 28: 445–454

[1792] Bozzetti F, Mariani L, Lo Vullo S et al. The nutritional risk in oncology: a study of 1,453 cancer outpatients. Support Care Cancer 2012; 20: 1919–1928

[1793] Bozzetti F, Santarpia L, Pironi L et al. The prognosis of incurable cachectic cancer patients on home parenteral nutrition: a multi-centre observational study with prospective follow-up of 414 patients. Ann Oncol 2014; 25: 487–493

[1794] Bruera E, Sala R, Rico MA et al. Effects of parenteral hydration in terminally ill cancer patients: a preliminary study. J Clin Oncol 2005; 23: 2366–2371

[1795] Bruera E, Hui D, Dalal S et al. Parenteral hydration in patients with advanced cancer: a multicenter, double-blind, placebo-controlled randomized trial. J Clin Oncol 2013. Jan 1; 31(1): 111–118. doi: 10.1200/JCO.2012.44.6518. Epub 2012 Nov 19. PMID: 23169523; PMCID: PMC3530688.

[1796] Bundesärztekammer. Grundsätze der Bundesärztekammer zur ärztlichen Sterbebegleitung. Dtsch Ärztebl 2011; 108: A346–A348

[1797] Cederholm T, Bosaeus I, Barazzoni R et al. Diagnostic criteria for malnutrition – an ESPEN consensus statement. Clin Nutr 2015; 34: 335–340

[1798] Chlebowski RT, Blackburn GL, Thomson CA et al. Dietary fat reduction and breast cancer outcome: interim efficacy results from the Women's Intervention Nutrition Study. J Natl Cancer Inst 2006; 98: 1767–1776

[1799] Cozzaglio L, Balzola F, Cosentino F et al. Outcome of cancer patients receiving home parenteral nutrition. Italian Society of Parenteral and Enteral Nutrition (S.I.N.P.E.). JPEN J Parenter Enteral Nutr 1997; 21: 339–342

[1800] da Silva JB, Mauricio SF, Bering T et al. The relationship between nutritional status and the Glasgow Prognostic Score in patients with cancer of the esophagus and stomach .Nutrition 2013; 65: 25–33

[1801] de Groot S, Lugtenberg RT, Cohen D et al. Dutch Breast Cancer Research Group (BOOG). Fasting mimicking diet as an adjunct to neoadjuvant chemotherapy for breast cancer in the multicentre randomized phase 2 DIRECT trial. Nat Commun. 2020; 23: 3083

[1802] Dennert G, Horneber M. Selenium for alleviating the side effects of chemotherapy, radiotherapy and surgery in cancer patients. Cochrane Database Syst Rev 2006; 3: CD005037

[1803] Deutsche Gesellschaft für Ernährung, Österreichische Gesellschaft für Ernährung, Schweizerische Gesellschaft für Ernährungsforschung, Schweizerische Vereinigung für Ernährung (Hrsg.). Referenzwerte für die Nährstoffzufuhr. 2. Aufl., 1. Ausgabe. Frankfurt a.M.: Umschau-Verlag; 2015

[1804] DeWys WD, Begg C, Lavin PT et al. Prognostic effect of weight loss prior to chemotherapy in cancer patients. Eastern Cooperative Oncology Group. Am J Med 1980; 69: 491–497

[1805] Dimeo FC, Stieglitz RD, Novelli-Fischer U et al. Effects of physical activity on the fatigue and psychologic status of cancer patients during chemotherapy. Cancer 1999; 85: 2273–2277

[1806] Fainsinger RL, Bruera E. When to treat dehydration in a terminally ill patient? Support Care Cancer 1997; 5: 205–211

[1807] Fearon K, Arends J, Baracos V et al. Understanding the mechanisms and treatment options in cancer cachexia. Nat Rev Clin Oncol 2013; 10: 90–99

[1808] Golden EB, Lam P, Kardosh A et al. Green tea polyphenols block the anticancer effects of bortezomib and other boronic acid-based proteasome inhibitors. Blood 2009; 113: 5927–5937

[1809] Gould DW, Lahart I, Carmichel AR et al. Cancer cachexia prevention via physical exercise: molecular mechanisms. J Cachexia Sarcopenia Muscle 2013; 4: 111–124

[1810] Gripp S, Moeller S, Bolke E et al. Survival prediction in terminally ill cancer patients by clinical estimates, laboratory tests, and self-rated anxiety and depression. J Clin Oncol 2007; 25: 3313–3320

[1811] Großvenor M, Bulcavage L, Chlebowski R. Symptoms potentially influencing weight loss in a cancer population. Correlations with primary site, nutritional status and chemotherapy administration. Cancer 1989; 63: 330–334

[1812] Gulde I, Oldervoll LM, Martin C. Palliative cancer patients' exercise experience of physical activity. J Palliat Care 2011; 27: 296–302
[1813] Halle M, Schoenberg MH. Physical activity in the prevention and treatment of colorectal carcinoma. Dtsch Ärztebl Int 2009; 106: 722–727
[1814] Heany ML, Gardner JR, Karasavvas N et al. Vitamin C antagonizes the cytotoxic effects of antineoplastic drugs. Cancer Res 2008; 68: 8031–8038
[1815] Heuft L,Voigt J,Stummvoll M et al. Refeeding-Syndrom. Deutsches Ärzteblatt Int 2023; 120: 107–114
[1816] Hutton J, Martin L, Field C et al. Dietary patterns in patients with advanced cancer: implications for anorexia-cachexia therapy. Am J Clin Nutr 2006; 84: 1163–1170
[1817] Inui A. Cancer anorexia-cachexia syndrome: are neuropeptides the key? Cancer Res 1999; 59: 4493–4501
[1818] Isenring EA, Capra S, Bauer JD. Nutrition intervention is beneficial in oncology outpatients receiving radiotherapy to the gastrointestinal or head and neck area. Br J Cancer 2004; 91: 447–452
[1819] Jamieson NB, Glen P, McMillan DC et al. Systemic inflammatory response predicts outcome in patients undergoing resection for ductal adenocarcinoma head of pancreas. Br J Cancer 2005; 92: 21–23
[1820] Jensen GL, Mirtallo J, Compher C et al .Adult starvation and disease-related malnutrition: a proposal for etiology-based diagnosis in the clinical practice diagnosis setting from the International Consensus Guideline Committee. JPEN J Parenter Enteral Nutr 2010; 34: 156–159
[1821] Jones LW. Evidence-based risk assessment and recommendations for physical activity clearance: cancer. Appl Physiol Nutr Metab 2011; 35 (Suppl. 1): S 101–S 112
[1822] Khalid U, Spiro A, Baldwin C et al. Symptoms and weight loss in patients with gastrointestinal and lung cancer at presentation. Support Care Cancer 2007; 15: 39–46
[1823] Klein S, Koretz RL. Nutrition support in patients with cancer: what do the data really show? Nutr Clin Pract 1994; 9: 91–100
[1824] Klement RJ, Kämmerer U. Kann eine kohlenhydratarme/ketogene Ernährung das Tumorwachstum verzögern? Aktuel Ernahrungsmed 2016; 41: 95–102
[1825] Koretz RL, Lipman TO, Klein S et al. AGA technical review on parenteral nutrition. Gastroenterology 2001; 121: 970–1001
[1826] Kreymann KG, de Heer G, Felbinger T et al. Nutrition of critically ill patients in intensive care. Internist 2007; 48: 1084–1092
[1827] Laird BJ, Kassa S, McMillan DC et al. Prognostic factors in patients with advanced cancer: a comparison of clinicopathological factors and the development of an inflammation-based prognostic system. Clin Cancer Res 2013; 19: 5456–5464
[1828] Lawlor PG, Gagnon B, Mancini IL et al. Occurrence, causes, and outcome of delirium in patients with advanced cancer: a prospective study. Arch Intern Med 2000; 160: 786–794
[1829] Lighart-Melis GC, Weijs PJ, te Bovelt ND et al. Dietician- delivered intensive nutritional support is associated with a decrease in severe postoperative complications after surgery in patients with esophageal cancer. Dis Esophagus 2013; 26: 587–593
[1830] Lira FS, Neto JC, Seelaender M. Exercise training as treatment in cancer cachexia. Appl Physiol Nutr Metab 2014; 39: 679–686
[1831] Lundholm K, Daneryd P, Bosaeus I et al. Palliative nutritional intervention in addition to cyclooxygenase and erythropoietin treatment for patients with malignant disease: effects on survival, metabolism, and function. Cancer 2004; 100: 1967–1977
[1832] Lundholm K, Körner U, Gunnebo L et al. Insulin treatment in cancer cachexia: effects on survival, metabolism, and physical functioning. Clin Cancer Res 2007; 13: 2699–2706
[1833] Mauricio SF, da Silva JB, Bering T et al. Relationship between nutritional status and the Glasgow Prognostic Score in patients with colorectal cancer. Nutrition 2013; 29: 625–629
[1834] McCann RM, Hall WJ, Groth-Juncker A. Comfort care for terminally ill patients. The appropriate use of nutrition and hydration. J Am Med Assoc 1994; 272: 1263–1266
[1835] McMillan DC. The systematic inflammation-based Glasgow Prognostic Score: a decade of experience in patients with cancer. Cancer Treat Rev 2013; 39: 534–540
[1836] Mock V, Pickett M, Ropka ME et al. Fatigue and quality of life outcomes of exercise during cancer treatment. Cancer Pract 2001; 9: 119–127
[1837] Ng K, Meyerhardt JA, Chan JA et al. Multivitamin use is not associated with cancer recurrence or survival in patients with stage III colon cancer: findings from CALBG 89803. J Clin Oncol 2010; 28: 4354–4363
[1838] NICE. Nutrition support in adults. Oral nutrition support, enteral tube feeding and parenteral nutrition. NICE clinical guideline 2006; 32: 1–49
[1839] Oemichen F, Ballmer PE, Druml C et al. Leitlinie der Deutschen Gesellschaft für Ernährungsmedizin (DGEM) – Ethische und rechtliche Gesichtspunkte der künstlichen Ernährung. Aktuel Ernahrungsmed 2013; 38: 112–117
[1840] Oldervoll LM, Loge JH, Paltiel H et al. The effect of a physical exercise program in palliative care: a phase II study. J Pain Symptom Manage 2006; 31: 421–430
[1841] Oldervoll LM, Loge JH, Lydersen S et al. Physical exercise for cancer patients with advanced disease: a randomized controlled trial. Oncologist 2011; 16: 1649–1657
[1842] Ovesen L, Hannibal J, Mortensen EL. The interrelationship of weight loss, dietary intake and quality of life in ambulatory patients with cancer of the lung, breast and ovary. Nutrition and Cancer 1993; 19: 159–167
[1843] Perrone G, Hideshima T, Ikeda H et al. Ascorbic acid inhibits antitumor activity of bortezomib in vivo. Leukemia 2009; 23: 1679–1686
[1844] Pierce JP, Natarajan L, Caan BJ et al. Influence of a diet very high in vegetables, fruit, and fiber and low in fat on prognosis following treatment for breast cancer: The Women's Healthy Eating and Living (WHEL) randomized trial. J Am Med Assoc 2007; 298: 289–298
[1845] Pierce JP, Stefanick ML, Flatt SW et al. Greater survival after breast cancer in physically active women with high vegetable-fruit intake regardless of obesity. J Clin Oncol 2007; 25: 2345–2351
[1846] Pirlich M, Schütz T, Norman K et al. The German malnutrition study. Clin Nutr 2006; 25: 563–572
[1847] Poulsen GM, Pedersen LL, Osterlind K et al. Randomized trial of the effects of individual nutritional counseling in cancer patients. Clin Nutr 2014; 33: 749–753
[1848] Ravasco P, Monteiro-Grillo I, Vidal P et al. Cancer: disease and nutrition are key determinants of patients' quality of life. Support Care Cancer 2004; 12: 246–252
[1849] Ravasco P, Monteiro-Grillo J, Marques-Vidal P et al. Impact of nutrition on outcome: a prospective randomized controlled trial in patients with head and neck cancer undergoing radiotherapy. Head Neck 2005; 27: 659–668

[1850] Ravasco P, Monteiro-Grillo J, Vidal PM et al. Dietary counseling improves patient outcomes: a prospective randomized controlled trial in colorectal cancer patients undergoing radiotherapy. J Clin Oncol 2005; 23: 1431–1438
[1851] Ravasco P, Monteiro-Grillo I, Camilo M. Individualized nutrition intervention is of major benefit to colorectal cancer patients: long-term follow-up of a randomized controlled trial of nutritional therapy. Am J Clin Nutr 2012; 96: 1346–1353
[1852] Rock Cl, Flatt SW, Natarajan L et al. Plasma carotenoids and recurrence-free survival in women with a history of breast cancer. J Clin Oncol 2005; 23: 6631–6638
[1853] Rohrer S, Dietrich JW. Das Refeeding-Syndrom – eine Literaturübersicht. Z Gastroenterol 2014; 52: 593–600
[1854] Skipworth RJ, Stewart GD, Dejong C et al. Pathophysiology of cancer cachexia: much more than host-tumor interaction? Clin Nutr 2007; 26: 667–676
[1855] Thomson CA, Rock Cl, Thompson PA et al. Vegetable intake is associated with reduced breast cancer recurrence in tamoxifen users: a secondary analysis from the Women's Healthy Eating and Living Study. Breast Cancer Res Treat 2011; 125: 519–527
[1856] Valentini L. Leitlinie der Deutschen Gesellschaft für Ernährungsmedizin (DGEM): DGEM-Terminologie in der klinischen Ernährung. Aktuel Ernahrungsmed 2013; 38: 97–111
[1857] van den Berg MG, Rasmussen-Conrad EL, Wei KH et al. Comparison oft the effect of individuel dietary counseling and of standard nutritional care on weight loss in patients with head and neck cancer undergoing radiotherapy. Br J Nutr 2010; 104: 872–877
[1858] Walmsley RS. Refeeding Syndrome; screening, incidence, and treatment during parenteral nutrition. J Gastroenterol Hepatol 2013; 28 (Suppl. 4): 113–117
[1859] Watson J. Oxidants, antioxidants and the current incurability of metastatic cancers. Open Biol 2013; 3: 120–144
[1860] Zeki S,Culkin A,Gabe SM ei al.Refeeding hypophosphataemia is more common in enteral than parenteral feeding in adult patients.Cin Nutr 2011; 30: 365–368
[1861] Zou W, Yue P, Lin N et al. Vitamin C inactivates the proteasome inhibitor PS-341 in human cancer cells. Clin Cancer Res 2006; 12: 273–280

51 Kardiale und pulmonale Kachexie

51.1 Kardiale Kachexie und Sarkopenie

S. von Haehling

Das Wichtigste in Kürze

Die Proteinzufuhr bei kardialer Kachexie bzw. Sarkopenie sollte den Bedürfnissen angepasst und etwas höher als die empfohlenen 0,8 g/kg Körpergewicht sein; etwa 1,0–1,5 g/kg werden empfohlen. Dabei ist besonders auf eine ausreichende Zufuhr essenzieller Aminosäuren, vor allem der verzweigtkettigen Aminosäuren zu achten. Eine Kalorienzufuhr bis 35 kcal/kg KG/d gilt als sicher; manche Quellen sprechen von maximal 28 kcal/kg KG/d, wobei allerdings gerade bei kardialer Kachexie eine zusätzliche Energiezufuhr gute Effekte gezeigt hat. Eine zu restriktive Beschränkung der Flüssigkeits- und Salzzufuhr scheint nicht notwendig zu sein. Mangelzustände von Spurenelementen (vor allem Natrium, Kalium, Magnesium und Kalzium) und Vitaminen müssen ausgeglichen werden, Eisenmangel am besten intravenös. Eine Supplementation mit Fischöl, entweder durch vermehrten Verzehr von Fisch oder durch Fischölkapseln, ist wünschenswert. Nach Möglichkeit sollten die Empfehlungen zur Nahrungsergänzung mit Empfehlungen zu sportlicher Betätigung kombiniert werden.

Keywords

Herzinsuffizienz, Kachexie, Sarkopenie, Flüssigkeitszufuhr, Salzzufuhr, Mikronährstoffe, Makronährstoffe

51.1.1 Definition

Kardiale Kachexie

Kardiale Kachexie beschreibt einen ungewollten Gewichtsverlust bei Patienten mit chronischer Herzinsuffizienz, der nicht die Folge eines Ausschwemmens von Ödemen ist. Der Begriff entstammt der altgriechischen Wortbildung aus „kakos" (schlecht) und „hexis" (Zustand).

Aus heutiger Sicht ist die Definition der kardialen Kachexie weiterhin uneinheitlich. Dies liegt einerseits an der Verwendung einer Vielzahl von Definitionen der kardialen Kachexie, andererseits an der Vorstellung, dass ein kachektischer Patient abgemagert sein müsse. Letzteres trifft nicht zu, da ein ungewollter Gewichtverlust, definiert als Gewichtsverlust von 5, 6 oder 7,5 % des Körpergewichts über einen definierten Zeitraum, je nach Studienlage, auch bei normal- oder gar übergewichtigen Patienten mit Herzinsuffizienz mit einer Verschlechterung der Prognose assoziiert ist. Eine heute häufig verwendete Definition der kardialen Kachexie ist in ▶ Tab. 51.1dargestellt.

Kardiale Sarkopenie oder Skelettmuskelschwund

Der Begriff der Sarkopenie, eine Wordbildung aus „sarx" (Fleisch) und „penia" (Mangel), wurde von Irwin H. Rosenberg im Jahr 1989 vorgeschlagen (▶ Abb. 51.1). Im Gegensatz zur Kachexie geht dieser Prozess meist nicht mit einem Gewichtsverlust einher. Die gängigste Definition beschreibt einen Verlust der appendikulären Skelettmuskelmasse, also der Skelettmuskelmasse aller 4 Extremitäten, der 2 Standardabweichungen des Mittelwerts einer gesunden jungen Referenzpopulation überschreitet (▶ Tab. 51.1).

Manche vorgeschlagene Definition schließt zusätzlich eine verminderte Kraft oder eine verminderte Laufgeschwindigkeit oder Laufstrecke ein. Eine kürzlich vorgelegte Arbeit zeigt, dass Sarkopenie bei Patienten mit chronischer Herzinsuffizienz häufiger ist, als es der dem Alterungsprozess geschuldete Skelettmuskelverlust vermuten ließe, und dass sich somit mögliche Ansatzpunkte für Therapien zur Verbesserung der Leistungsfähigkeit bieten könnten. Eine Sarkopenie kann wohl im weiteren Verlauf in eine Kachexie münden (▶ Abb. 51.2).

Tab. 51.1 Definitionen der kardialen Kachexie und Sarkopenie.

Begriff	Wortstamm	Diagnosekriterien
Kachexie	gr. kakos = schlecht; gr. hexis = Zustand	• 1. Vorhandensein einer chronischen Erkrankung **und** • 2. Gewichtsverlust ≥ 5 % des Körpergewichts innerhalb von 12 Monaten oder weniger **und** • 3. Vorhandensein von 3 der folgenden 5 Kriterien: ○ verringerte Muskelkraft ○ Erschöpfungssyndrom (Fatigue) ○ Anorexie ○ niedriger Index fettfreier Masse ○ Abweichungen klinisch-chemischer Messgrößen: – inflammatorische Marker – Anämie – Hypalbuminämie Alternativ zu 1. und 2. kann auch ein Body Mass Index < 20 kg/m² herangezogen werden.
Sarkopenie	gr. sarx = Fleisch; gr. hexis = Zustand	• 1. Reduzierte Muskelmasse – definiert als prozentuale Muskelmasse, die 2 Standardabweichungen unter des bei jungen Erwachsenen desselben Geschlechts und derselben ethnischen Zugehörigkeit gemessenen Mittelwerts liegt, – **und** • 2. verringerte Ganggeschwindigkeit – definiert als Geschwindigkeit, die im 4-m-Gehtest unterhalb 0,8 m/s liegt.

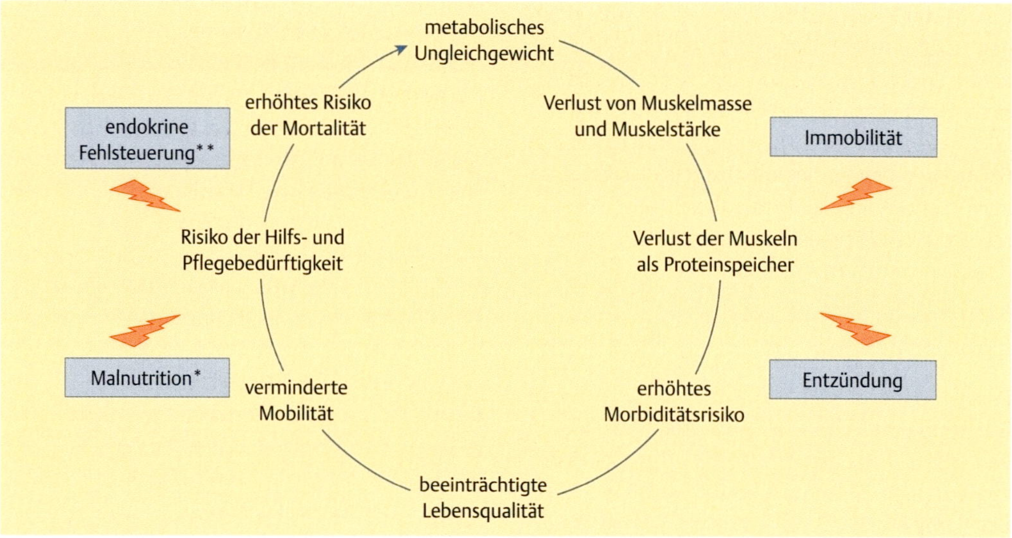

Abb. 51.1 Pathophysiologischer Teufelskreis der Sarkopenie und ihrer Einflussfaktoren. *: Inadäquate Zufuhr, Digestion und Resorption von Nährstoffen; Ungleichgewicht im Energie- und Proteinhaushalt, Verschiebung zu endogenem Protein als Energiequelle (Proteinmalnutrition). **: Insulinresistenz; hyperkataboles Syndrom. (Quelle: von Haehling S. Ergänzende bilanzierte Diät mit essenziellen Aminosäuren bei chronischen Krankheiten und im fortgeschrittenen Alter. Aktuelle Ernährungsmedizin 2010; 35(03): 115–123.)

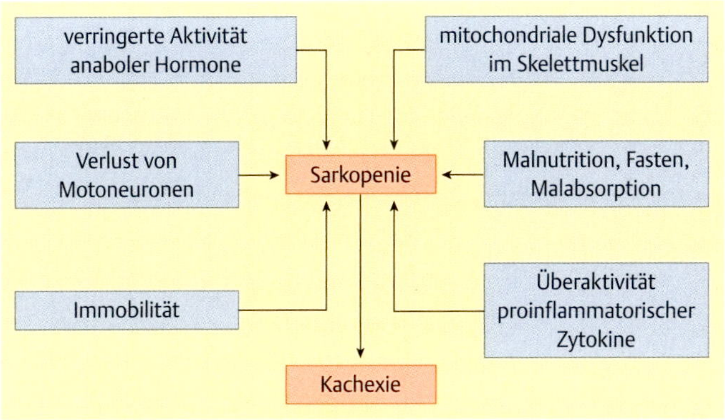

Abb. 51.2 Einflussfaktoren in der Entstehung von Sarkopenie und Kachexie. Die Sarkopenie ist keine Voraussetzung für die Entwicklung einer Kachexie. Umgekehrt kann der Patient kachektisch und sarkopen sein. (Quelle: von Haehling S. Ergänzende bilanzierte Diät mit essenziellen Aminosäuren bei chronischen Krankheiten und im fortgeschrittenen Alter. Aktuelle Ernährungsmedizin 2010; 35(03): 115–123.)

VI

51.1.2 Epidemiologie

Neueste Schätzungen gehen davon aus, dass in Deutschland bis zu 4 % der Bevölkerung von einer Herzinsuffizienz betroffen sind. Belastbare Zahlen zur Prävalenz der kardialen Kachexie liegen nicht vor. Es wird allerdings davon ausgegangen, dass 10 % der Patienten mit Herzinsuffizienz auch eine kardiale Kachexie aufweisen, von 3,3 Millionen Patienten mit Herzinsuffizienz in Deutschland mithin geschätzt 330 000 Patienten. Die Prävalenz der kardialen Sarkopenie, also einer Sarkopenie bei Patienten mit chronischer Herzinsuffizienz, wird mit 20 % angegeben, in Deutschland sind das bis zu 660 000 Patienten. Sowohl kardiale Kachexie als auch Sarkopenie sind mit einer deutlich verschlechterten Prognose assoziiert.

51.1.3 Allgemeine Ernährungsempfehlungen bei Herzinsuffizienz

Es gibt wenige evidenzbasierte Empfehlungen zur Ernährung bei Herzinsuffizienz, noch weniger zu kardialer Kachexie und Sarkopenie. Die Leitlinien zur Diagnose und Therapie der Herzinsuffizienz der Europäischen Gesellschaft für Kardiologie beschränken sich im Wesentlichen auf die Feststellung, dass ein Thiamin- und ein Selenmangel die Entstehung einer Herzinsuffizienz begünstigen können.

Die wenigen Empfehlungen zur Ernährung bei manifester Herzinsuffizienz sind selten evidenzbasiert, sondern fußen meistens auf Expertenkonsensus. Dies gilt insbesondere für die Empfehlung der **Natriumrestriktion**, wobei 2–3 g Natriumeinnahme pro Tag als Zielwert gelten. Einige kleinere Studien haben dieses Ziel angezweifelt. Eine übermäßige Natriumzufuhr kann zu einer Flüssigkeitsretention führen und sollte vermieden werden. Gleiches gilt für eine übermäßige Flüssigkeitszufuhr; als Zielwert gelten hier 1,5–2,0 l Flüssigkeit pro Tag, wobei jahreszeitliche Schwankungen wie bei ausgeprägtem Schwitzen bei starker Hitze oder Phasen von Übelkeit und Erbrechen berücksichtigt werden müssen. Unabhängig von der Dekompensation empfiehlt die Leitlinie derzeit keine rigide **Flüssigkeitsrestriktion**, wenn nur leichte oder mittelschwere Herzinsuffizienz-Symptome vorliegen; als Ziel gelten 30–35 ml/kg Körpergewicht.

Die Anwendung von **Diuretika**, welche die meisten Patienten mit Herzinsuffizienz erhalten, kann zu einem verstärkten Verlust von Spurenelementen führen. Dies betrifft insbesondere Natrium, Kalium, Magnesium und Kalzium.

Eine kleinere doppelblinde, randomisierte und placebokontrollierte Studie konnte zeigen, dass die tägliche Einnahme einer hohen Dosis der Spurenelemente Kalzium, Magnesium, Zink und Selen sowie der Vitamine A, B_6, B_{12}, C, D, E, Thiamin, Riboflavin, Folsäure und Koenzym Q_{10} innerhalb von 9 Monaten zu einer Verbesserung der linksventrikulären Volumina, der Pumpfunktion und der Lebensqualität führte. Die Bedeutung einer derartigen Ernährungsergänzung sollte demnach nicht unterschätzt werden, allerdings führen die US-amerikanischen Leitlinien kritisch aus, dass nur ein nachweisbarer Mangel ersetzt werden sollte. Die europäischen Leitlinien äußern sich zu diesem Punkt nicht.

Die Therapie eines eventuell vorhandenen **Eisenmangels** hat in den letzten Jahren große Aufmerksamkeit in der Behandlung der Herzinsuffizienz erfahren. Der Konsensus ist, dass eine perorale Gabe nicht zu ausreichender Resorption führt, sodass ein Eisenmangel (Ferritin im Serum < 100 ng/ml oder Ferritin im Serum 100–299 ng/ml, wenn gleichzeitig die Transferrin-Sättigung < 20 % beträgt) intravenös behandelt werden sollte. Große randomisierte Studien haben gute Ergebnisse hinsichtlich der Verbesserung der körperlichen Belastbarkeit, der Energiegewinnung im Skelettmuskel und der Häufigkeit von Krankenhausaufnahmen wegen instabiler Herzinsuffizienz gezeigt.

> **Hinweis für die Praxis**
> Die Bedeutung der Zufuhr von Spurenelementen und Vitaminen ist nicht zu unterschätzen. Ein bestehender Eisenmangel sollte therapiert werden.

Hinsichtlich der Makronährstoffe wurde eine Empfehlung in die aktuelle Leitlinie zur Herzinsuffizienz aufgenommen. Die GISSI-HF-Studie konnte zeigen, dass 1 g **mehrfach ungesättigte Fettsäuren** (n-3 PUFA) im Vergleich zu Placebo zu einer signifikanten Reduktion des Risikos zu versterben oder aufgrund kardiovaskulärer Ursache ins Krankenhaus aufgenommen zu werden führt. Es wird vermutet, dass Patienten mit Herzinsuffizienz einen größeren **Proteinbedarf** haben, als es der generellen Empfehlung von 0,8 g/kg KG bei Gesunden entspricht. Eine Kalorienzufuhr von bis zu 35 kcal/kg KG/d gilt als sicher; manche Quellen sprechen von maximal 28 kcal/kg KG/d, wobei allerdings gerade bei kardialer Kachexie eine zusätzliche Energiezufuhr gute Effekte gezeigt hat.

51.1.4 Ernährung bei kardialer Kachexie und Sarkopenie

Die Therapie der kardialen Kachexie an sich bleibt, abgesehen von den oben genannten allgemeinen Ernährungsempfehlungen, eine große Herausforderung, da nur wenige, durchweg kleinere Therapiestudien durchgeführt wurden. Die Zufuhr von mehrfach ungesättigten Fettsäuren scheint bei Patienten mit Herzinsuffizienz, unabhängig vom Vorhandensein einer kardialen Kachexie, einen Vorteil zu bringen. Die empfohlene Menge von 1 g kann leicht durch den Verzehr von fettem Fisch erreicht werden, alternativ besteht die Möglichkeit zur Einnahme von fischölhaltigen Nahrungsergänzungen. Auch eine mediterrane Diät scheint in dieser Hinsicht vorteilhaft.

Eine doppelblinde, randomisierte kontrollierte Studie, in der 29 Patienten mit kardialer Kachexie entweder einer hochkalorischen (600 kcal) und proteinreichen (20 g) oralen Nahrungsergänzung oder Placebo zugeordnet wurden, zeigte innerhalb von 6 Wochen, dass es zu einer Gewichtszunahme, einer Verbesserung der Lebensqualität und einem Absinken der Serumkonzentration des Tumornekrose-Faktors kam. Somit kann eine Erhöhung des Proteinanteils, wie oben angegeben, sicherlich gute Effekte erreichen.

Ein interessanter Vorschlag ist, Patienten mit einem niedrigen BMI eine hyperkalorische Diät zu verabreichen, mit einem hohen Kohlenhydrat- (5–6 g/kg), Fett- (1,0–1,2 g/kg und Proteinanteil (1,5 g/kg). Insgesamt wichtig ist der Hinweis, dass eine aggressive Empfehlung zur Gewichtsreduktion bei Patienten mit Herzinsuffizienz bzw. kardialer Kachexie wohl kontraproduktiv ist, zumindest wenn der Body Mass Index noch < 35 kg/m² liegt. Dies mag paradox klingen, aber es sei noch einmal daran erinnert, dass kachektische Patienten eher seltener als häufiger „abgemagert" sind.

> **Hinweis für die Praxis**
> Die Zufuhr von Fischöl, verzweigtkettigen Aminosäuren sowie ein erhöhter Protein- und Kalorienanteil scheinen gute Effekte zu haben.

Bei kardialer Kachexie ist – ebenso wie bei Sarkopenie – körperliche Bewegung wichtig, da insbesondere eine mangelnde körperliche Bewegung dem Muskelabbau Vorschub leistet. Essenzielle **Aminosäuren**, vor allem die verzweigtkettigen Aminosäuren Valin, Leucin und Isoleucin, wurden im Rahmen mehrerer kleinerer, allerdings durchweg unverblindeter Studien mit gutem Erfolg zur Besserung der körperlichen Leistungsfähigkeit eingesetzt. Sie haben anabole Effekte, fördern die Proteinsynthese im Muskel und hemmen die Proteolyse. Dieser Effekt scheint besonders für Leucin ausgeprägt zu sein.

Literatur

[1862] Bianchi VE. Nutrition in chronic heart failure patients: a systematic review. Heart Fail Rev 2020; 25 (6): 1017–1026

[1863] Charles-Edwards G, Amaral N, Sleigh A et al. Effect of Iron Isomaltoside on Skeletal Muscle Energetics in Patients With Chronic Heart Failure and Iron Deficiency. Circulation 2019; 139 (21): 2386–2398

[1864] Cruz-Jentoft AJ, Baeyens JP, Bauer JM et al. Sarcopenia: European consensus on definition and diagnosis: report of the European Working Group on Sarcopenia in Older People. Age Ageing 2010; 39: 412–423

[1865] Doukky R, Avery E, Mangla A et al. Impact of dietary sodium restriction on heart failure outcomes. JACC Heart Fail 2016; 4: 24–35

[1866] Evans WJ, Morley JE, Argilés J et al. Cachexia: a new definition. Clin Nutr 2008; 27: 793–799

[1867] Fülster S, Tacke M, Sandek A et al. Muscle wasting in patients with chronic heart failure: results from the studies investigating co-morbidities aggravating heart failure (SICA-HF). Eur Heart J 2013; 34: 512–519

[1868] von Haehling S, Doehner W, Anker SD. Nutrition, metabolism, and the complex pathophysiology of cachexia in chronic heart failure. Cardiovasc Res 2007; 73: 298–309

[1869] von Haehling S, Lainscak M, Springer J et al. Cardiac cachexia: a systematic overview. Pharmacol Ther 2009; 121: 227–252

[1870] von Haehling S. The wasting continuum in heart failure: from sarcopenia to cachexia. Proc Nutr Soc 2015; 74: 367–377

[1871] von Haehling S, Garfias Macedo T, Valentova M et al. Muscle wasting as an independent predictor of survival in patients with chronic heart failure. J Cachexia Sarcopenia Muscle 2020; 11 (5): 1242–1249

[1872] von Haehling S, Doehner W, Evertz R et al. Ferric carboxymaltose and exercise capacity in heart failure with preserved ejection fraction and iron deficiency: the FAIR-HFpEF trial. Eur Heart J 2024: ehae479

[1873] Kalra PR, Cleland JGF, Petrie MC et al.; IRONMAN Study Group. Intravenous ferric derisomaltose in patients with heart failure and iron deficiency in the UK (IRONMAN): an investigator-initiated, prospective, randomised, open-label, blinded-endpoint trial. Lancet 2022; 400 (10369): 2199–2209

[1874] McDonagh TA, Metra M, Adamo M et al.; ESC Scientific Document Group. 2021 ESC Guidelines for the diagnosis and treatment of acute and chronic heart failure. Eur Heart J 2021; 42 (36): 3599–3726. Erratum in: Eur Heart J 2021; 42 (48): 4901

[1875] Morley JE, Abbatecola AM, Argiles JM et al. Sarcopenia with limited mobility: an international consensus. J Am Med Dir Assoc 2011; 12: 403–409

[1876] Ohori K, Yano T, Katano S et al. Coexistence of sarcopenia and self-reported weight loss is a powerful predictor of mortality in older patients with heart failure. Geriatr Gerontol Int 2024; 24 (1): 95–101

[1877] Okoshi MP, Romeiro FG, Paiva SA et al. Heart failure-induced cachexia. Arq Bras Cardiol 2013; 100: 476–482

[1878] Payne-Emerson H, Lennie TA. Nutritional considerations in heart failure. Nurs Clin North Am 2008; 43: 117–132

[1879] Ponikowski P, Kirwan BA, Anker SD et al.; AFFIRM-AHF investigators. Ferric carboxymaltose for iron deficiency at discharge after acute heart failure: a multicentre, double-blind, randomised, controlled trial. Lancet 2020; 396 (10266): 1895–1904. Erratum in: Lancet 2021; 398 (10315): 1964

[1880] Roubenoff R, Heymsfield SB, Kehayias JJ et al. Standardization of nomenclature of body composition in weight loss. Am J Clin Nutr 1997; 66: 192–196

[1881] Rozentryt P, von Haehling S, Lainscak M et al. The effects of a high-caloric protein-rich oral nutritional supplement in patients with chronic heart failure and cachexia on quality of life, body composition, and inflammation markers: a randomized, double-blind pilot study. J Cachexia Sarcopenia Muscle 2010; 1: 35–42

[1882] Studenski SA, Peters KW, Alley DE et al. The FNIH sarcopenia project: rationale, study description, conference recommendations, and final estimates. J Gerontol A Biol Sci Med Sci 2014; 69: 547–558

[1883] Tavazzi L, Maggioni AP, Marchioli R et al. Effect of n-3 polyunsaturated fatty acids in patients with chronic heart failure (the GISSI-HF trial): a randomised, double blind, placebo-controlled trial. Lancet 2008; 372: 1223–1230

[1884] Witte KK, Nikitin NP, Parker AC et al. The effect of micronutrient supplementation on quality-of-life and left ventricular function in elderly patients with chronic heart failure. Eur Heart J 2005; 26: 2238–2244

[1885] Yancy CW, Jessup M, Bozkurt B et al. 2013 ACCF/AHA guideline for the management of heart failure: executive summary: a report of the American College of Cardiology Foundation/American Heart Association Task Force on Practice Guidelines. Circulation 2013; 128: 1810–1852

VI

51.2 Ernährung bei Lungenerkrankungen

I. Jarosch

Das Wichtigste in Kürze

Mangelernährung ist ein unterschätzter Risikofaktor für Patienten mit chronischen Lungenerkrankungen mit negativem Einfluss auf die Lebensqualität, körperliche Leistungsfähigkeit und sogar die Prognose. Die Ursachen für die Mangelernährung sind einerseits eine verminderte Energieaufnahme und andererseits ein erhöhter Energieverbrauch durch erhöhte Atemwegswiderstände. Zwar sind Studien in diesem Bereich noch immer rar, es wurden jedoch in den letzten Jahren die Effekte von Ernährungsinterventionen bei chronischen Lungenerkrankungen untersucht und positive Ergebnisse auf das Körpergewicht, die körperliche Leistungsfähigkeit, Lebensqualität und die Atemmuskelkraft beobachtet.

Neben einer Ernährungsoptimierung gibt es unterschiedliche Möglichkeiten der Nahrungsergänzung, um den individuellen Bedarf an Nährstoffen und Energie sicherzustellen. Eine Kombination mit körperlichem Training wird dringend empfohlen, da sie die positiven Effekte der Ernährungsintervention verstärkt. Für immunsupprimierte Patienten nach Lungentransplantation gelten ggf. besondere Regeln für die Ernährung, um das Risiko für Nahrungsmittel-assoziierte Erkrankungen zu reduzieren.

Keywords

Nahrungsergänzungsmittel, Lungentransplantation, akute Exazerbation, Beta-Hydroxy-β-methylbuyrat, Vitamin D, Q 10, Kreatin, COPD.

51.2.1 Chronische Lungenerkrankungen und Mangelernährung

Die meisten Patienten mit fortgeschrittenen chronischen Lungenerkrankungen wie beispielsweise der COPD (chronic obstructive pulmonary disease) zeigen ein reduziertes Körpergewicht. Die Prävalenz für Mangelernährung bei fortgeschrittener COPD wird in der Literatur mit etwa 25–40 % [1886] und bei hospitalisierten COPD-Patienten mit 30–60 % angegeben [1894].

Die alleinige Verwendung des BMI zur Beurteilung des Ernährungszustands ist nicht immer ausreichend, da auch Patienten mit einem BMI > 20 kg/m² unter Muskelatrophie (Fettfreie-Masse-Index [FFMI] < 16 kg/m² bei Männern oder < 15 kg/m² bei Frauen) leiden können. Eine Muskelatrophie wurde bei 25 % der COPD-Patienten mit dem GOLD-Schweregrad 2–3 und bei 35 % mit dem GOLD-Schweregrad 4 diagnostiziert [1913], [1917].

Bei interstitiellen Lungenerkrankungen gibt es erste Hinweise darauf, dass ein deutlich geringerer Prozentsatz der Patienten unter Mangelernährung leidet; eine australische prospektive Kohortenstudie (n = 90) zeigte eine Prävalenz der Mangelernährung von 9 % (FVC: 74 % Soll; DLCO: 51 % Soll), die hauptsächlich in der Gruppe der Patienten mit interstitiellen Lungenerkrankungen und einem höheren Alter zu finden war [1904].

Die Mangelernährung bei chronischen Lungenerkrankungen ist auf 3 Hauptfaktoren zurückzuführen:

- unzureichende Nahrungsaufnahme aufgrund unterschiedlicher Symptome (Essen per se ist eine Aktivität, die Dyspnoe verstärken und die Sauerstoffsättigung reduzieren kann)
- hoher metabolischer Bedarf (erhöhter Energieverbrauch durch hohe Atemwegswiderstände): Der Ruhe-Energieumsatz ist aufgrund der verminderten Elastizität des Thorax und der mechanisch ungünstigeren Ausgangslage bei Lungenüberblähung erhöht, sodass von einer Ruhe-Energieumsatz-Steigerung von 15–20 % ausgegangen wird.
- Es liegen eine systemische Inflammation, erhöhte Blutkonzentration von Adipokinen (Appetitregulation) und von Hormonen wie Ghrelin (Appetitstimulation, Stimulation von Wachstumshormonen) vor.

Um eine Mangelernährung zu detektieren, hat sich die Magermasse als sensitivster Parameter herausgestellt [1886].

Obwohl auch eine Adipositas nachteilige Effekte auf die Prognose von chronischen Lungenerkrankungen haben kann [1911], ist ein höherer BMI mit einer verbesserten Überlebenswahrscheinlichkeit und einer geringeren Exazerbationsrate assoziiert [1893]. Im Gegensatz dazu konnte bei COPD-Patienten mit krankheitsbedingtem Gewichtsverlust unabhängig von BMI und Lungenfunktion eine 3-fach erhöhte Mortalitätsrate festgestellt werden. Bei zusätzlich reduzierter Lungenfunktion (FEV_1 < 50 % Soll) wird eine Überlebenszeit von nur 2–4 Jahren angegeben [1886]. Außerdem zeigten sich bei COPD-Patienten mit einem BMI < 20 kg/m² im Vergleich zu ≥ 20 kg/m² ein höheres Risiko für akute Exazerbationen sowie eine längere Krankenhausaufenthaltsdauer [1899]. Aus dieser engen Korrelation zwischen dem Ernährungszustand und der Prognose bei chronischen Lungenerkrankungen [1909] ergibt sich eine klinische Indikation zur Behandlung.

51.2.2 Forschungsergebnisse zu Ernährungsinterventionen bei chronischen Lungenerkrankungen

Obwohl der negative Einfluss von Mangelernährung und Untergewicht bekannt ist, gibt es wenige Studien, die Ernährungsinterventionen bei pneumologischen Indikationen untersucht haben. Ein Grund dafür ist sicherlich, dass randomisierte kontrollierte Studien im Bereich der Ernährung generell aufgrund der multiplen metabolischen Effekte jedes Nährstoffs von besonderer Komplexität sind. Einige Anforderungen für Studien mit hohem Qualitätsstandard wie das Verblinden mittels Placebos sind bei der Ernährung schwierig umzusetzen. Trotzdem gibt es einige Studien, welche die Effekte von unterschiedlichen Ernährungsinterventionen untersucht haben.

Ein zentrales Cochrane Review Update [1898] zeigte anhand von gepoolten Daten aus 17 randomisierten kontrollierten Studien mit insgesamt 632 untergewichtigen COPD-Patienten nach mindestens 2-wöchiger Ernährungsintervention (kalorische Nahrungsergänzung) eine statistisch signifikante Gewichtszunahme sowie eine Verbesserung der Atemmuskelkraft, körperlichen Leistungsfähigkeit und Lebensqualität. Normalgewichtige Patienten hingegen profitierten nicht in vergleichbarem Ausmaß von der Intervention.

Collins et al. [1894] verwendeten zwar andere Methoden für ihre Metaanalyse, kamen aber in den meisten Punkten zu vergleichbaren Ergebnissen wie das Cochrane Review [1898]. Von den 17 in der Cochrane-Analyse berücksichtigten Studien kombinierten 5 Studien die Ernährungsintervention mit einem körperlichen Training. Es ist demnach wahrscheinlich, dass die Effekte der Ernährungsintervention maximiert werden können, wenn sie mit körperlichem Training kombiniert werden.

Bei stationären Patienten mit einer Akuterkrankung, die ein Risiko für Mangelernährung zeigten, konnte durch eine individualisierte Nahrungsergänzung sogar ein positiver Effekt auf das Überleben nachgewiesen werden [1914]: Maximal 48 Stunden nach Krankenhausaufnahme wurde bei den Patienten der Interventionsgruppe, die zu 14 % aus COPD-Patienten bestand, ein individualisiertes Ernährungskonzept erstellt. Der kalorische Bedarf wurde anhand der Harris-Benedict-Formel [1905] berechnet. Die Patienten erhielten täglich 1,2–1,5 g/kg Protein pro Körpergewicht (bei eingeschränkter Nierenfunktion: 0,8 g/kg Körpergewicht), um dem Proteinbreakdown während der akuten Erkrankung entgegenzuwirken. Der Ernährungsplan wurde auf Grundlage der individuellen Präferenzen erstellt und die Nahrung durch Proteinpulver und Snacks zwischen den einzelnen Mahlzeiten angereichert. Neben dem Überleben wurden weitere klinisch wichtige Outcome-Parameter wie die Lebensqualität verbessert. Das Auftreten unerwünschter Nebenwirkungen war in beiden Gruppen gleich häufig, was für eine gute Verträglichkeit spricht.

Ein ähnlicher Effekt konnte bei Patienten mit Lungenkarzinom beobachtet werden. Eine multizentrische Studie aus der Schweiz kam zu dem Ergebnis, dass eine individualisierte Ernährung im Vergleich zu Standard-Krankenhausmahlzeiten das Mortalitätsrisiko reduzierte sowie die funktionale Kapazität und die Lebensqualität verbesserte [1889].

Langfristige Studien fehlen bislang, die evaluieren, ob eine Ernährungsintervention zu einer langfristigen signifikanten Veränderung des Körpergewichts und des Ernährungszustands führt und damit einen positiven Einfluss auf Morbidität und Mortalität ausübt.

51.2.3 Empfehlungen für eine angepasste Ernährung

Das nichtmedikamentöse Krankheitsmanagement von chronischen Lungenerkrankungen besteht neben präventiven Maßnahmen, pneumologischer Rehabilitation, Schulungen, Physiotherapie, körperlichem Training, Raucherentwöhnung, bedarfsorientierter psychologischer Unterstützung sowie apparativen und operativen Therapieoptionen aus einer Ernährungsberatung und ggf. -intervention. Bevor eine Ernährungsberatung oder -intervention erfolgen kann, ist ein Screening nach Mangelernährung notwendig.

Das Therapieziel der Ernährungsintervention bei Mangelernährung sollte sein, den ernährungsphysiologisch ermittelten Bedarf an Nährstoffen und Energie durch die Ernährung sicherzustellen. Im ersten Schritt ist eine Optimierung der Ernährung entsprechend der DGE-Empfehlungen für Gesunde in Kombination mit einem regelmäßigen körperlichen Training sinnvoll. Darüber hinaus kann eine weitere stufenweise Anpassung der Ernährung erfolgen (Verwendung hochwertiger Fette, hochkalorische Shakes oder Snacks, nährstoffdefinierte Trinknahrung).

In der aktuellen COPD-Leitlinie werden auf Basis der wenigen verfügbaren Studiendaten folgende offizielle Ernährungsempfehlungen gegeben [1887]:

- Bei krankheitsbedingt untergewichtigen COPD-Patienten wird eine ausgewogene, hochkalorische Nahrungsergänzung zur Erhöhung des Körpergewichtes empfohlen.
  - Um beurteilen zu können, ob es sich um einen krankheitsbedingt untergewichtigen Patienten handelt, sollte nicht ausschließlich der BMI herangezogen werden.
  - Die Definition für eine „krankhaft bedingte Gewichtsabnahme" beinhaltet zum einen den Gewichtsverlust von > 5 % in 12 Monaten oder einen niedrigen BMI (< 20 kg/m^2). Zusätzlich müssen 3 der folgenden 5 Kriterien erfüllt sein: verringerte Muskelkraft, Müdigkeit, Magersucht, niedriger FFMI, erhöhte Entzündungswerte.
  - Eine vereinfachte Definition zur leichteren Anwendung in der klinischen Praxis beschränkt sich auf einen Gewichtsverlust > 5 % oder > 2 % bei bereits niedrigem BMI in den letzten 12 Monaten [1907].
  - Dies bedeutet eine Energiezufuhr von:
    - 45 kcal/kg Körpergewicht pro Tag bei untergewichtigen Patienten (BMI < 20) und dem Ziel der Gewichtszunahme,
    - 35 kcal/kg Körpergewicht pro Tag bei normal- oder übergewichtigen Patienten (BMI > 20) und dem Ziel, einer Mangelernährung entgegenzuwirken und das Gewicht zu stabilisieren [1901].
  - Die Proteinzufuhr wird wie folgt empfohlen:
    - tägliche Proteinzufuhr von 1,2–1,9 g/kg Körpergewicht für den Muskelerhalt,
    - zum Muskelaufbau z. B. nach akuter Exazerbation sollte die Proteinzufuhr erhöht werden: 1,6–2,5 g/kg Körpergewicht pro Tag bei Muskelaufbau mit zusätzlicher Bewegung [1901].
  - Es sollte auf eine adäquate Kalzium- und Vitamin D-Versorgung geachtet werden.
- Bislang gibt es keine Evidenz für eine notwendige Ernährungsintervention bei übergewichtigen oder adipösen Patienten mit chronischen Lungenerkrankungen, die keine Zeichen von Mangelernährung aufweisen. Auf der einen Seite geht man bei einer Gewichtsreduktion von einem günstigen Einfluss auf die Dyspnoe aus, auf der anderen Seite ist die Überlebenswahrscheinlichkeit bei höherem BMI günstiger („obesity paradox" [1912]). Hier sind eine individuelle Ernährungsberatung, eine moderate Energiezufuhrbegrenzung bei erhöhtem Proteinanteil sowie eine Optimierung von Lebensstilfaktoren empfehlenswert.
- Untergewichtigen oder adipösen Patienten mit COPD soll eine Ernährungsberatung angeboten werden.

Darüber hinaus wird diskutiert, dass die Effektivität einer Ernährungsintervention durch folgende, parallel durchgeführte Interventionen verstärkt werden kann:

- Optimierung der Lungenfunktion
- Reduktion der Lungenüberblähung: entweder medikamentös mittels langwirksamer Bronchodilatatoren oder operativ durch Lungenvolumenreduktion
- regelmäßiges körperliches Training (Ausdauer- und Krafttraining)
- Raucherentwöhnung
- Korrektur einer Hypoxämie durch Langzeitsauerstofftherapie
- Korrektur einer Hyperkapnie durch nichtinvasive Beatmung. Praktische Handlungsempfehlungen finden sich am Ende dieses Kapitels.

51.2.4 Nahrungsergänzungsmittel

Für einige Patienten mit chronischen Lungenerkrankungen ist eine hochkalorische Diät schwierig umzusetzen. Das häufige Vorkommen von gastrointestinalen Komplikationen wie z. B. Völlegefühl, frühe Sättigung und postprandiale Dyspnoe limitieren die Kalorien- und Nährstoffaufnahme. Um dem Verlust an fettfreier Masse trotzdem entgegenzuwirken, können auf individueller Basis Nahrungsergänzungsmittel die normale Nahrung erweitern. Ein zusätzliches körperliches Training ist hier ebenfalls empfehlenswert, um die Intervention zu unterstützen.

Vitamin D

Es wird davon ausgegangen, dass es einen starken Zusammenhang zwischen einem Vitamin-D-Mangel und der Krankheitsprogression von Lungenerkrankungen gibt. Trotzdem gibt es bislang keine eindeutigen Studienergebnisse, die einen Vorteil der Vitamin-D-Supplementierung bei chronischen Lungenerkrankungen zeigen; obwohl eine Metaanalyse eine negative Korrelation zwischen dem Vitamin-D-Spiegel im Serum und akuten Exazerbationen der COPD zeigte, gab es im Rahmen eines Reviews nur eine klinische Studie, die zeigen konnte, dass eine Vitamin-D-Supplementierung tatsächlich auch die Exazerbationsrate positiv beeinflusst [1897]. Ein Vitamin-D-Mangel kommt zwar häufig bei chronischen Lungenerkrankung vor, dennoch gibt es bislang keinen Konsens darüber, ob die Verschlechterung einer COPD durch die Verabreichung von Vitamin D verhindert werden kann.

Mehrfach ungesättigte Fettsäuren (PUFA)

Aufgrund der antiinflammatorischen Effekte von PUFA (polyunsaturated fatty acids) wurde eine 8-wöchige Supplementierung mit PUFA (340 mg Docosahexaensäure [DHA], 700 mg EPA, 1200 mg ALA, 760 mg Gamma-Linolensäure, 400 mg Stearidonsäure) während stationärer Rehabilitation untersucht. Zwar zeigte die Intervention keine Verbesserung der maximalen Sauerstoffaufnahme (VO_{2max}), dennoch verbesserten sich in der Interventionsgruppe die submaximale körperliche Leistungsfähigkeit und der respiratorische Quotient (RER) im Vergleich zur Placebo-Gruppe [1891].

Eine kombinierte Gabe von hochdosierten Omega-3-PUFA, Vitamin D und Proteinen (ca. 230 kcal, 10 g Molkeproteinkonzentrat, 2 g Omega-3-Fettsäuren (DHA und EPA), 10 µg Hydroxy-Vitamin D_3) 2-mal täglich über 12 Wochen ergaben in einer RCT mit 45 COPD-Patienten (moderate bis schwere Erkrankung) im Vergleich zu einem isokalorischen Vergleichspräparat einige Vorteile; die Patienten beider Gruppen nahmen an Körpergewicht zu, die Interventionsgruppe verzeichnete jedoch einen deutlicheren Anstieg der Fettmasse. Darüber hinaus zeigten sich positive Effekte auf den systolischen Blutdruck, die Blutfette, belastungsinduzierte Fatigue und Dyspnoe [1892]. Die Verträglichkeit des Präparats und die Compliance waren gut.

Koenzym Q10 und Kreatin

Die physiologische Funktion des Koenzyms Q10 beruht hauptsächlich auf der positiven Wirkung auf die mitochondriale Funktion, da Q10 ein essenzieller Bestandteil der mitochondrialen Elektronentransportkette in der Zellatmung darstellt. Darüber hinaus bewirkt es eine Reduktion von oxidativem Stress in der Zelle. Kreatin spielt ebenfalls im zellulären Energiestoffwechsel eine zentrale Rolle, sodass von synergistischen Effekten von Q10 und Kreatin ausgegangen wird. Es gibt bislang keine Studie, die ausschließlich die Gabe von Q10 ohne Kreatin untersucht haben.

Erste vielversprechende Daten konnten zeigen, dass die Einnahme von Q10 in reduzierter Form (Ubiquinol, 320 mg pro Tag) in Kombination mit Kreatin bei sauerstoffpflichtigen COPD-Patienten zu einer Verbesserung der körperlichen Leistungsfähigkeit führt, obwohl parallel kein körperliches Training durchgeführt wurde [1895], [1906]. Bei Patienten mit Herzinsuffizienz wurde ein zusätzlicher Benefit auf die körperliche Leistungsfähigkeit festgestellt, wenn die Gabe von Q10 mit einem körperlichen Training ergänzt wurde [1890]. Eine offizielle Empfehlung zur Gabe von Q10 und Kreatin bei chronischen Lungenerkrankungen gibt es bislang aufgrund der unzureichenden Datenlage nicht.

Obwohl eine alleinige Kreatingabe bei Gesunden die Antwort auf ein hochintensives Ausdauertraining verstärkt hat [1900], hat eine alleinige Kreatingabe bei COPD bislang zu keinem einheitlichen Nutzen geführt. Auf Grundlage der bisher vorliegenden Studienergebnisse wird Kreatin daher bislang bei chronischen Lungenerkrankungen nicht generell empfohlen.

Beta-Hydroxy-β-methylbutyrat (HMB)

Bei mangelernährten, hospitalisierten COPD-Patienten, deren Daten einer großen, multizentrischen Studie (NOURISH) für eine Post-hoc-Subgruppenanalyse entnommen wurden, konnte der Einsatz von Nahrungsergänzungsmitteln mit hohem Proteinbestandteil und Beta-Hydroxy-β-methylbutyrat (HMB) die Handgreifkraft, das Körpergewicht, ernährungsrelevante Biomarker und sogar die Mortalität 90 Tage nach Krankenhausentlassung verbessern [1896]. Diese Untersuchung unterstreicht die Wichtigkeit, Mangelernährung zu identifizieren, um sie dann durch entsprechende Nahrungsergänzungsmittel während des Krankenhausaufenthalts behandeln zu können. Die Behandlung sollte nach Entlassung in häuslicher Umgebung weitergeführt werden, um die allgemeine Regeneration zu verbessern.

Eine weitere Untersuchung der Wirkung von HMB im Rahmen eines Intensivstationsaufenthalts zeigte anhand von 34 COPD-Patienten, die über eine Dauer von 7 Tagen entweder 3 g HMB pro Tag oder ein Placebo erhielten, dass HMB bei 55,6 % der Patienten die Lungenfunktion verbesserte, sodass von einer antiinflammatorischen und antikatabolen Wirkung ausgegangen wurde [1902]. Eine offizielle Empfehlung zur Gabe von HMB bei hospitalisierten Patienten mit chronischer Lungenerkrankung gibt es bislang nicht.

51.2.5 Wer profitiert von einer Ernährungstherapie?

Ein Großteil der Studien wurde an Atemwegs- und Lungenpatienten durchgeführt, die mangelernährt waren. Bei dieser Population ist der Nutzen einer Ernährungstherapie belegt. Weniger klar ist die Wirkung bei Patienten, die bislang keine Mangelernährung aufweisen.

Eine frühzeitige Intervention könnte insbesondere dann sinnvoll sein, wenn die folgenden Kriterien erfüllt sind [1916]:

- erhöhtes Risiko zum raschen Verlust an Muskelmasse
- früher Beginn der Erkrankung
- schwere COPD (FEV_1 < 50 % Soll)
- häufige Exazerbationsrate (> 2 pro Jahr)
- hohe Krankheitsprogredienz (FEV_1-Abnahme, zunehmende Dyspnoe, Abnahme der Leistungsfähigkeit, unbeabsichtigter Gewichtsverlust)
- relevante Komorbiditäten, die durch eine Mangelernährung noch zusätzlich ungünstig beeinflusst werden (z. B. Osteoporose)

51.2.6 Besonderheiten nach Lungentransplantation (LTx)

Lungentransplantierte gehören zu einer Population mit großer Heterogenität (z. B. Alter), die sehr unterschiedliche Bedürfnisse an die Ernährung zeigen. Die Ernährungsempfehlungen sind außerdem abhängig von weiteren Faktoren wie der Post-Transplantations-Phase, der Grunderkrankung und der jeweiligen Medikation (Art und Dosis) [1903]. Obwohl die Ernährung in der klinischen Praxis einen wesentlichen Einfluss auf den kurz- und langfristigen Erfolg der LTx zeigt, gibt es zu diesem Thema kaum Studien.

Bekannt ist, dass nach der LTx unter Berücksichtigung der aktuellen medizinischen Situation die Kost entsprechend den DGE-Empfehlungen für eine gesunde und ausgewogene Ernährung angestrebt werden sollte. Der individuelle Bedarf an Nährstoffen ist in ▶ Tab. 51.2 angegeben [1903]. Eine Nahrungsergänzung durch Magnesium und/oder Kalium ist auf individueller Basis oftmals empfehlenswert [1903].

Nach LTx ist die Funktion des Immunsystems durch immunsupprimierende Medikamente stark herabgesetzt. Um das Risiko einer Lebensmittelinfektion zu reduzieren, wird oftmals der Verzehr keimreduzierter Lebensmittel empfohlen („Neutropenie-Ernährung“). Da eine keimreduzierte Ernährung häufig durch eine einseitige Lebensmittelauswahl und eine intensive Zubereitung gekennzeichnet ist, kann mit dieser Ernährungsform eine Mangelernährung gefördert werden [1918]. Außerdem mangelt es bislang an wissenschaftlicher Evidenz, dass eine keimreduzierte Ernährung tatsächlich zu einer geringeren Infektionsrate führt.

Aus verwandten Bereichen äußern sich einzelne Fachgesellschaften bereits kritisch gegenüber einer keimreduzierten Ernährung, z. B. bei Immunsuppression nach hämatologischer Stammzelltransplantation [1908]. Metaanalysen von immunsup-

Tab. 51.2 Ernährungsmedizinischer Bedarf bei Lungentransplantierten (nach [1903]).

	Akute Post-Transplantations-Phase (bis 6 Monate)	Langfristige Post-Transplantations-Phase
Energie	25–35 kcal/kg Körpergewicht	angepasst für ein gesundes Körpergewicht
Protein	1,3–2,5 g/kg Körpergewicht	1,0–1,2 g/kg Körpergewicht (angepasst an die individuelle Kortikosteroid-Dosis)
Kohlenhydrate	bei Hyperglykämie einfache Kohlenhydrate meiden	45–65 % der Gesamtkalorien; max. 10 % der Gesamtkalorien durch Zucker; Fokus auf Nahrung mit geringem glykämischem Index
Fett	keine besonderen Empfehlungen	20–35 % der Gesamtkalorien; bei Dyslipidämie: gesunde Diät (z. B. mediterran); gesättigte Fettsäuren: weniger als 9 % der Gesamtkalorien
Flüssigkeiten	reduziert, um hämodynamische Stabilität zu gewährleisten	großzügig

primierten Patienten zeigten eine vergleichbare Infektions- sowie Mortalitätsrate bei jenen, die eine keimreduzierte Ernährung im Vergleich zu einer Ernährung ohne Restriktionen erhielten ([1915], [1888]), sodass die Empfehlung einer Neutropenie-Ernährung in Frage gestellt wird.

Das Robert Koch-Institut betont, dass bei einer Versorgung von immunsupprimierten Patienten keine strenge Neutropenie-Ernährung erforderlich ist, da die Lebensqualität auf der einen Seite signifikant beeinträchtigt wird und auf der anderen Seite der Nutzen nicht nachgewiesen werden konnte [1910].

Für Lungentransplantierte existieren bislang keine vergleichbaren Untersuchungen, sodass evidenzbasierte Empfehlungen nicht abgeleitet werden können. In der klinischen Praxis wird Lungentransplantierten evtl. empfohlen, Lebensmittel mit hohem Risiko für Nahrungsmittel-assoziierte Erkrankungen zu vermeiden [1901].

Ein geringes Risiko wird bei den folgenden Nahrungsmitteln angenommen [1910]:

- gut gewaschenes und ggf. geschältes Obst/Gemüse
- ausreichend erhitztes Fleisch, Fisch und Meeresfrüchte (Kerntemperatur mind. 75 °C)
- hart gekochte Eier (mind. 8 min)
- pasteurisierte Milchprodukte
- sorgfältig gewaschener und frisch zubereiteter Salat
- abgekochtes oder filtriertes Trinkwasser (0,2 µm)
- ausreichend gekochter Tee (1 min sprudelnd kochen)
- nur erhitzte, vakuumverpackte, geschälte Nüsse (innerhalb von 24 Stunden aufbrauchen)

Folgende Regeln zur Basishygiene im Umgang mit Nahrungsmitteln sollten darüber hinaus langfristig beachtet werden:

- Mindesthaltbarkeitsdatum beachten, keine beschädigten Verpackungen verwenden
- Händewaschen mit Seife vor der Zubereitung und der Nahrungsaufnahme
- frisches Fleisch und Fisch innerhalb von 2 Tagen zubereiten
- Trennung der Bereiche „unsauber“ und „sauber“ in der Küche
- Lagerung der Nahrungsmittel im Kühlschrank bei ausreichender Kühlung (4–8 °C)
- Geschirr bei mind. 65 °C in der Spülmaschine aufbereiten
- keinen Spülschwamm benutzen, Reinigung der Küchenflächen mit Einmaltüchern
- Küchentextilien bei mindestens 60 °C waschen und nach dem Trocknen bügeln

Darüber hinaus ist es wichtig, dass durch die Ernährung die Wirkungsweise der Medikamente nicht beeinträchtigt wird. Grapefruit(-saft) und weitere Früchte mit hohem Anteil an Fruchtsäure sollten vermieden werden, da diese die Wirkung von Cyclosporin/Tacrolimus beeinträchtigen und damit das Risiko für eine Abstoßung des neuen Organs steigt.

Für eine fettarme, eiweißreiche und vitaminreiche Kost sollte bei Fleisch, Milch und Milchprodukten auf einen geringen Fettanteil geachtet werden. Bei Refluxbeschwerden werden viele kleine eiweißreiche Mahlzeiten über den Tag verteilt empfohlen. Zusätzlich sollten scharfe Gewürze, kohlensäurehaltige Getränke sowie Alkohol vermieden werden.

Empfehlungen für die Praxis

Für die Umsetzung im Alltag können Patienten die folgenden praktischen Handlungsempfehlungen gegeben werden:

- Postprandiale Atemnot und Übersättigung können vermieden werden durch:
  - kleine, häufige Mahlzeiten
  - vor der Mahlzeit ruhen
  - vor dem Essen Bronchodilatatoren verwenden und ggf. Sekretelimination
  - langsames Essen
  - Kutschersitz während des Essens einnehmen
  - dosierte Lippenbremse zwischen einzelnen Bissen
- bei früher Sättigung:
  - hochkalorische Mahlzeiten
  - vor und während der Mahlzeit nur wenig trinken
  - kalorienarme und blähende Lebensmittel vermeiden (Kohlensäurehaltige Getränke, Blattkohl etc.)
- bei Appetitlosigkeit:
  - hochkalorische Mahlzeiten (ggf. Nahrungsergänzungsmittel)
  - Anreicherung der Speisen durch hochwertige Öle oder Nüsse
  - häufige und kleine Mahlzeiten/Snacks (6–8) über den Tag verteilen
  - keine Kohlensäure-haltigen Getränke vor und während der Nahrungsaufnahme
  - Spaziergang vor den Mahlzeiten sowie gutes Durchlüften der Räume

Literatur

[1886] Anker SD. John M, Pedersen PU et al. ESPEN Guidelines on Enteral Nutrition: Cardiology and pulmonology. Clin Nutr 2006; 25 (2): 311–318

[1887] AWMF. S3-Leitlinie Nationale VersorgungsLeitlinie COPD, Version 2.0. Registernummer nvl – 003

[1888] Ball S, Brown TJ, Das A et al. Effect of Neutropenic Diet on Infection Rates in Cancer Patients With Neutropenia: A Meta-analysis of Randomized Controlled Trials. Am J Clin Oncol 2019; 42 (3): 270–274

[1889] Bargetzi L, Brack C, Herrmann J et al. Nutritional support during the hospital stay reduces mortality in patients with different types of cancers: secondary analysis of a prospective randomized trial. Ann Oncol 2021; 32 (8): 1025–1033

[1890] Belardinelli R, Mucai A, Lacalaprice F et al. Coenzyme Q10 and exercise training in chronic heart failure. Eur Heart J 2006; 27 (22): 2675–2681

[1891] Broekhuizen R, Wouters EFM, Creutzberg EC et al. Polyunsaturated fatty acids improve exercise capacity in chronic obstructive pulmonary disease. Thorax 2005; 60 (5): 376–382

[1892] Calder PC, Laviano A, Lonnqvist F et al. Targeted medical nutrition for cachexia in chronic obstructive pulmonary disease: a randomized, controlled trial. J Cachexia Sarcopenia Muscle 2018; 9 (1): 28–40

[1893] Chailleux E, Laaban JP, Veale D. Prognostic value of nutritional depletion in patients with COPD treated by long-term oxygen therapy: data from the ANTADIR observatory. Chest 2003; 123 (5): 1460–1466

[1894] Collins PF, Elia M, Stratton RJ. Nutritional support and functional capacity in chronic obstructive pulmonary disease: a systematic review and meta-analysis. Respirology 2013; 18 (4): 616–629

[1895] De Benedetto F, Pastorelli R, Ferrario M et al. Supplementation with Qter® and Creatine improves functional performance in COPD patients on long term oxygen therapy. Respir Med 2018; 142: 86–93

[1896] Deutz NEP, Singer P, Wierzchowska-McNew RA et al. Comprehensive metabolic amino acid flux analysis in critically ill patients. Clin Nutr 2021; 40 (5): 2876–2897

[1897] Ferrari R, Caram LMO, Tanni SE et al. The relationship between Vitamin D status and exacerbation in COPD patients – a literature review. Respir Med 2018; 139: 34–38

[1898] Ferreira IM, Brooks D, White J, Goldstein R. Nutritional supplementation for stable chronic obstructive pulmonary disease. Cochrane Database Syst Rev 2012; 12: CD000998

[1899] Giron R, Matesanz C, Garcia-Rio F et al. Nutritional state during COPD exacerbation: clinical and prognostic implications. Ann Nutr Metab 2009; 54 (1): 52–58

[1900] Greenhaff PL. Creatine and its application as an ergogenic aid. Int J Sport Nutr 1995; 5 Suppl: S100–S110

[1901] Hauner H, Beyer-Reiners E, Bischoff G et al. Leitfaden Ernährungstherapie in Klinik und Praxis (LEKuP). Aktuel Ernahrungsmed 2019; 44: 384–419

[1902] Hsieh LC, Chien SL, Huang MS et al. Anti-inflammatory and anticatabolic effects of short-term beta-hydroxy-beta-methylbutyrate supplementation on chronic obstructive pulmonary disease patients in intensive care unit. Asia Pac J Clin Nutr 2006; 15 (4): 544–550

[1903] Jomphe V, Lands LC, Mailhot G. Nutritional Requirements of Lung Transplant Recipients: Challenges and Considerations. Nutrients 2018; 10 (6): 790

[1904] Kanjrawi AA, Mathers L, Webster S et al. Nutritional status and quality of life in interstitial lung disease: a prospective cohort study. BMC Pulm Med 2021; 21 (1): 51

[1905] MacDonald A, Hildebrandt L. Comparison of formulaic equations to determine energy expenditure in the critically ill patient. Nutrition 2003; 19 (3): 233–239

[1906] Marinari S, Manigrasso MR, De Benedetto F. Effects of nutraceutical diet integration, with coenzyme Q10 (Q-Ter multicomposite) and creatine, on dyspnea, exercise tolerance, and quality of life in COPD patients with chronic respiratory failure. Multidiscip Respir Med 2013; 8 (1): 40

[1907] McDonald MN, Wouters EFM, Rutten E et al. It's more than low BMI: prevalence of cachexia and associated mortality in COPD. Respir Res 2019; 20 (1): 100

[1908] Muscaritoli M, Arends J, Bachmann P et al. ESPEN practical guideline: Clinical Nutrition in cancer. Clin Nutr 2021; 40 (5): 2898–2913

[1909] Rinaldi S, Gilliland J, O'Connor C et al. Fat-Free Mass Index Controlled for Age and Sex and Malnutrition Are Predictors of Survival in Interstitial Lung Disease. Respiration 2021; 100 (5): 379–386

[1910] Robert Koch-Institut. Anforderungen an die Infektionsprävention bei der medizinischen Versorgung von immunsupprimierten Patienten. Bundesgesundheitsbl 2021; 64: 232–264

[1911] Rutten E, Wouters E, Franssen F. Malnutrition and obesity in COPD. Eur Respir Monogr 2013; 59: 80–92

[1912] Schols AM, Ferreira IM, Franssen FM et al. Nutritional assessment and therapy in COPD: a European Respiratory Society statement. Eur Respir J 2014; 44 (6): 1504–1520

[1913] Schols AM, Soeters PB, Dingemans AM et al. Prevalence and characteristics of nutritional depletion in patients with stable COPD eligible for pulmonary rehabilitation. Am Rev Respir Dis 1993; 147 (5): 1151–1156

[1914] Schuetz P, Seres D, Lobo DN et al. Management of disease-related malnutrition for patients being treated in hospital. Lancet 2021; 398 (10314): 1927–1938

[1915] Sonbol MB, Firwana B, Diab M et al. The Effect of a Neutropenic Diet on Infection and Mortality Rates in Cancer Patients: A Meta-Analysis. Nutr Cancer 2015; 67 (8): 1230–1238

[1916] Steurer-Stey C, Jung Perlati J, Satta A. COPD und Ernährungstherapie: Energie- sowie Proteinmangel möglichst frühzeitig vermeiden. Ars Medici 2015; 14 (15): 735–738

[1917] Vermeeren MA, Creutzberg EC, Schols AMWJ et al. Prevalence of nutritional depletion in a large out-patient population of patients with COPD. Respir Med 2006; 100 (8): 1349–1355

[1918] Wolfe HR, Sadeghi N, Agrawal D et al. Things We Do For No Reason: Neutropenic Diet. J Hosp Med 2018; 13 (8): 573–576

52 Malnutrition im Alter, Sarkopenie und Frailty

J.M. Bauer, A. Eidam, R. Wirth

Das Wichtigste in Kürze

Malnutrition ist im Alter sehr häufig und überwiegend ein multifaktorielles Geschehen. Viele altersassoziierte Erkrankungen haben nicht nur einen direkten Einfluss auf Appetit und Nahrungszufuhr, sondern auch auf die Funktionalität und Alltagskompetenz der Betroffenen, welches sich wiederum ungünstig auf das Ernährungsverhalten auswirkt. Malnutrition trägt zur Entstehung von Sarkopenie und Frailty bei und sollte daher frühzeitig behandelt werden. Die Sarkopenie ist eine altersassoziierte Erkrankung der Skelettmuskulatur, welche durch eine reduzierte Muskelkraft, Muskelmasse und Muskelqualität gekennzeichnet ist. Frailty kann als Surrogat für das biologische Alter eines älteren Menschen angesehen werden. Patienten mit Frailty weisen reduzierte körperliche Reserven sowie eine erhöhte Vulnerabilität für negative Gesundheitsereignisse (z. B. Stürze, Altenheimaufnahme) auf. Die Kombination aus einem körperlichen Training und einer Optimierung der Energie- und Proteinzufuhr ist in der Behandlung von Sarkopenie und Frailty wirksam.

Keywords

Malnutrition, Sarkopenie, Frailty, Pre-Frailty, Anorexia of Aging

52.1 Malnutrition im Alter

Häufige, mit dem Alterungsprozess einhergehende Veränderungen in Bezug auf die Körperzusammensetzung, die Nahrungsaufnahme und die Energiebilanz wurden bereits in Kap. 20 „Ernährung im Alter" dargestellt. An dieser Stelle sollen die klinisch relevanten Ursachen und Folgen der Malnutrition bei älteren Menschen detaillierter analysiert werden, und es wird ein sinnvolles therapeutisches Vorgehen skizziert.

52.1.1 Ursachen

Malnutrition ist im Alter häufig ein multifaktorielles Geschehen, wobei die Relevanz vieler potenzieller Ursachen leider noch unzureichend belegt ist. Die klinische Erfahrung zeigt jedoch, dass die beim jüngeren Erwachsenen häufigen Ursachen wie Tumorerkrankungen, chronisch-entzündliche Darmerkrankungen etc. eher in den Hintergrund treten und die im hohen Alter häufigen, altersassoziierten Erkrankungen wie die Demenz an Bedeutung gewinnen. Letztendlich handelt es sich aber auch bei der Malnutrition im Alter um eine erkrankungsassoziierte Malnutrition, nur dass viele der altersassoziierten Erkrankungen neben den direkten Erkrankungsfolgen zusätzlich einen ungünstigen Einfluss auf die Funktionalität und damit die Alltagskompetenz der Betroffenen ausüben, was sich wiederum ungünstig auf das Ernährungsverhalten auswirkt. Gleichzeitig treffen diese Mechanismen im Alter auf einen meist vulnerablen Organismus, dessen Appetitregulation ohnehin, auch ohne Erkrankung, beeinträchtigt ist [1958].

Die häufigsten Ursachen der Malnutrition im Alter sind in Form des sog. **DoMAP-Modells** in ▸ Abb. 20.4 dargestellt. Der im Alter dominierende Mechanismus, der zu einer negativen Energiebilanz beiträgt, ist eine zu geringe Protein- und Energieaufnahme. Ein gesteigerter Energiebedarf und eine reduzierte Bioverfügbarkeit der Nährstoffe sind eher seltener anzutreffen, aber durchaus möglich. Die unmittelbaren Gründe für die verringerte Nahrungsaufnahme können sehr vielfältig sein. Die wichtigsten unmittelbaren Ursachen sind in ▸ Tab. 52.1 dargestellt.

Diese Mechanismen können durch eine Vielzahl von Erkrankungen bedingt sein, es kann aber auch eine einzelne Erkrankung mehrere der dargestellten Pathomechanismen triggern. So ist beispielsweise eine Parkinson-Erkrankung je nach Stadium und Ausprägung mit eingeschränkter Mobilität, Tremor, Dysphagie und kognitiver Störung assoziiert.

Tab. 52.1 Die wichtigsten Ursachen der Malnutrition.

Unmittelbare Ursache	Folgen
Inflammation	reduzierter Appetit
Übelkeit	Reduktion der Nahrungsaufnahme zur Verbesserung der Übelkeit und Vermeidung von Erbrechen
Dysphagie	Reduktion der Nahrungs- und Flüssigkeitsaufnahme zur Vermeidung von Aspirationsepisoden mit Hustenanfällen
Tremor	mechanische Probleme bei den Mahlzeiten, Vermeidungsverhalten in der Öffentlichkeit
Kauprobleme	Feste Nahrungsmittel werden vermieden, da sie nicht gekaut werden können bzw. dies Schmerzen bereitet.
kognitive Störung	Essen wird vergessen, der Appetit wird nicht wahrgenommen, Einkaufen und Kochen sind erschwert.
Depressivität	Appetitverlust, Unlust zu Essen, Verlust der Freude am Essen, Verlust der Genussfähigkeit
eingeschränkte Mobilität	Einkaufen erschwert, eingeschränkter Zugang zu Lebensmitteln
Funktionsstörungen der oberen Extremität	Probleme beim Einkaufen, Zubereiten der Mahlzeiten und bei der unmittelbaren Nahrungsaufnahme
restriktive Diäten	Eine zuckerarme oder fettarme Ernährungsweise wird trotz Unterversorgung und Gewichtsverlust beibehalten.
Medikamentennebenwirkungen	Können zu Appetitlosigkeit aber auch zu Veränderungen des Geruchs- und Geschmackssinns beitragen.

Am Beispiel der **Demenzerkrankung** kann die Vielschichtigkeit der Ursachen sehr gut nachvollzogen werden (▶ Abb. 52.1). Viele Patient*innen mit einer sich entwickelnden Demenzerkrankung entwickeln aufgrund der sich frühzeitig im Gehirn vollziehenden Veränderungen, inklusive der damit verbundenen Neuroinflammation, schon vor Beginn der eigentlichen Demenzerkrankung einen ungewollten Gewichtsverlust [1966]. Auch eine genetische Prädisposition scheint hier eine Rolle zu spielen [1970]. Dies bedeutet, dass bereits bei Diagnosestellung einer Demenzerkrankung nach einem Gewichtsverlust gefahndet werden sollte, da dieser sich ansonsten z.T. dramatisch verschlimmern wird. Treten dann mit Beginn des Demenzsyndroms erste kognitive Einschränkungen auf, so entstehen Unsicherheiten beim Einkaufen sowie bei der Mahlzeitenzubereitung, und dem Essen wird generell weniger Aufmerksamkeit geschenkt [1970].

Interessanterweise konnte in mehreren Studien nachgewiesen werden, dass in Partnerschaft lebende Männer im Falle einer Demenzerkrankung weniger Körpergewicht verlieren als dies für Frauen in der gleichen Situation zutrifft [1943]. Dies deutet deutlich auf den beteiligten Versorgungsaspekt hin, da in dieser Generation zumeist die Frauen die „Mahlzeitenversorger" sind. Gleichzeitig kommt es häufig schon früh im Verlauf der Erkrankung zu Veränderungen der Geschmackswahrnehmung und -präferenzen, mit denen sich auch die Ernährungsvorlieben verändern [1947], [1954].

Im weiteren Verlauf der Erkrankung werden die Betroffenen zunehmend abhängig von einer adäquaten hauswirtschaftlichen und pflegerischen Versorgung. Gleichzeitig können auch Sekundärerkrankungen, ggf. mit Krankenhausaufenthalten, auftreten, die ebenfalls die Ernährungssituation beeinträchtigen können. Weitere Effekte auf die Nahrungsaufnahme entstehen durch die häufig im weiteren Krankheitsverlauf auftretende Dysphagie und auch die Wirkung pharmakologischer Therapien. So führen nicht nur sedierende pharmakolo-

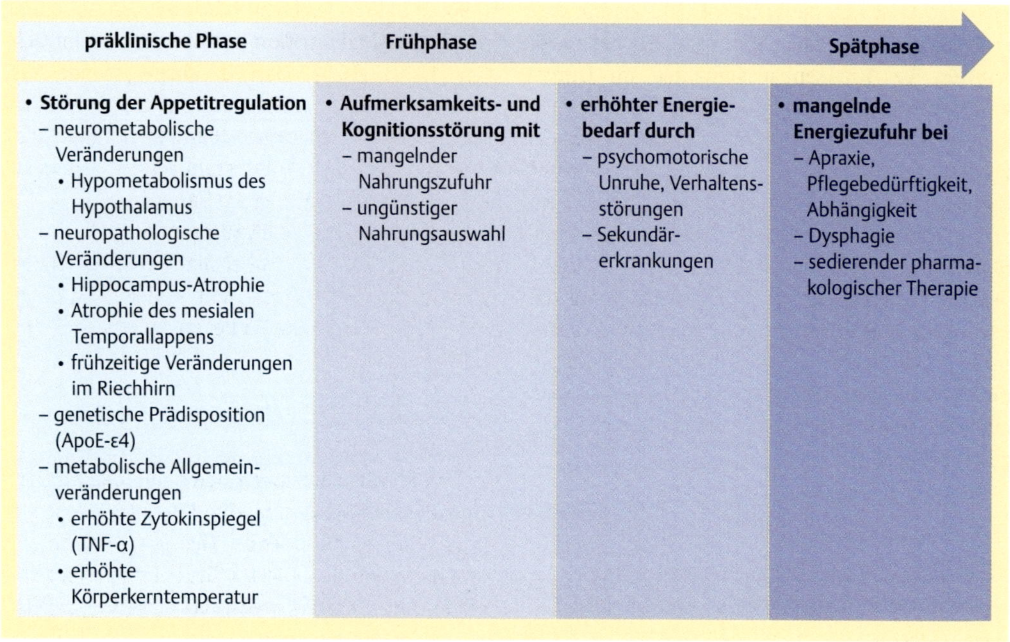

Abb. 52.1 Die stadienabhängigen und komplexen Ursachen der Malnutrition bei Demenz.

gische Therapien zu einer Dämpfung des Antriebs für die Flüssigkeits- und Nahrungsaufnahme, sondern beispielsweise auch die antidementive Therapie mit einem Acetylcholinesterase-Hemmer kann zu einem relevanten Gewichtsverlust beitragen [1951].

Typisch für den Gewichtsverlust bei Demenz ist eine sich langsam und schleichend entwickelnde Symptomatik, die oft zunächst unbemerkt bleibt. Hintergrund ist die Tatsache, dass Betroffene, die beispielsweise unbeabsichtigt 10 kg Körpergewicht im Verlauf eines Jahres verlieren, lediglich ein tägliches Energiedefizit von 160 kcal/d aufweisen. Wird die Nahrungszufuhr unbeabsichtigt um 160 kcal/d reduziert, so wird dies der Umgebung im Kontext der Nahrungsaufnahme nicht auffallen. Im klinischen Alltag ist dies häufig mit der fremdanamnestischen Aussage verbunden „Meine Mutter isst eigentlich ganz normal, und trotzdem verliert sie Gewicht“. Daher sind regelmäßige und dokumentierte Gewichtskontrollen bei Betroffenen die einzige Möglichkeit die Malnutrition frühzeitig zu erkennen, bevor der Gewichtsverlust beispielsweise 15 kg beträgt und dadurch auffällt, dass die Kleidung nicht mehr passt. Je früher der ungewollte Gewichtsverlust bemerkt wird, desto effektiver ist die Therapie.

Hinweis für die Praxis

Je früher ein ungewollter Gewichtsverlust bemerkt und richtig eingeordnet wird, desto effektiver ist die Therapie der Malnutrition.

52.1.2 Pathogenese

Die Demenzerkrankung ist nur eine von vielen altersassoziierten Erkrankungen, die zu Malnutrition führen kann. Jedoch ist sie ein gutes Beispiel für die Komplexität und Varianz der zugrunde liegenden Pathomechanismen. Selbstverständlich gibt es auch ältere Patient*innen mit krankheitsassoziierter Malnutrition, die in kurzer Zeit sehr viel Körpergewicht verlieren. Jedoch gerade der oben geschilderte schleichende Gewichtsverlust macht das Phänomen Malnutrition im Alter so herausfordernd. Gewichtsverlust schmerzt nicht, erscheint fälschlicherweise zunächst folgenlos und fordert daher nicht zu unmittelbarer Handlung auf.

Nur so lässt sich die Tatsache zu erklären, dass Patienten, die in einer Akutgeriatrie behandelt wurden, bei Krankenhausaufnahme im Durchschnitt bereits 11,5 kg Körpergewicht verloren hatten, bevor die Diagnose Malnutrition gestellt wurde und Behandlungsmaßnahmen ergriffen wurden [1954]. Das Übersehen dieser schleichenden Veränderungen und die hohe Prävalenz der Malnutrition bei Hochbetagten sind der Grund, warum ältere Patient*innen systematisch auf das Vorliegen einer Malnutrition gescreent werden sollten. Die hierfür geeigneten Screening-Instrumente sowie die diagnostischen Kriterien der Malnutrition wurden bereits an anderer Stelle dargestellt (Kap. 47).

Hinweis für die Praxis

Gewichtsverlust ist auch im hohen Alter kein physiologisches Phänomen, sondern Ausdruck eines Erkrankungsprozesses. Allenfalls ein Gewichtsverlust von ca. 250 g pro Jahr kann bei Hochbetagten als physiologisch angesehen werden [1934].

52.1.3 Folgen

Die Folgen der Protein-Energie-Malnutrition sind gerade im hohen Alter erheblich. So ist gut belegt, dass eine unzureichende Energie- und Proteinversorgung zu einem akzelerierten Verlust der Muskulatur führt, was sich als Langzeit- [1945] und auch als Kurzzeiteffekt [1956] belegen lässt. So konnte beispielsweise in einer eigenen Arbeit gezeigt werden, dass Patienten einer geriatrischen Krankenhausabteilung, die gemäß der GLIM-Kriterien mangelernährt sind, während des Krankenhausaufenthalts 9 % ihrer Beinmuskelmasse verlieren, während dies bei nicht mangelernährten Patienten nur 1 % war [1956]. Derselbe Zusammenhang zeigt sich zwischen der üblichen Proteinaufnahme und dem Risiko, in den Folgejahren eine Frailty zu entwickeln [1921].

Neben diesen gut belegten Zusammenhängen zwischen Ernährung und Muskulatur gibt es Hinweise darauf, dass sich in der Situation der Mangelernährung das Immunsystem verändert und der Organismus anfälliger für Infektionen wird [1969], [1973]. Ebenso wird die Wundheilung durch eine Malnutrition nachweislich beeinträchtigt [1973], [1944]. Darüber hinausgehende Auswirkungen auf Kognition, Aufmerksamkeit, Stimmung, Schlaf etc. werden berichtet, sind jedoch weniger gut belegt. Interessant und sehr relevant für die Altersmedizin ist die Tatsache, dass Ernährungsfaktoren mit dem Auftreten eines Delirs assoziiert sind [1946], wobei hier neben einer ausreichenden Flüssigkeitszufuhr einige Mikronährstoffe eine besondere Rolle zu spielen scheinen [1924].

52.1.4 Therapie

Ist durch einen positiven Screening-Befund und/oder die GLIM-Kriterien eine Malnutrition belegt, muss eine entsprechende Therapie geplant und eingeleitet werden. Diese sollte beim älteren Menschen auch erfolgen, wenn das Screening nur ein Risiko für Malnutrition identifiziert. Welche der vielfältigen Maßnahmen effektiv sind und bei wem welche Maßnahmen am ehesten zur Anwendung kommen sollten, ist in nationalen und internationalen Leitlinien detailliert dokumentiert [1971], [1972]. An dieser Stelle sollen lediglich einige Grundsätze der Therapie im Alter und das praktische Vorgehen dargestellt werden.

Grundsätzlich sollte sich jedes Therapiekonzept an den individuellen Ursachen der Malnutrition orientieren, welche daher auch bei Hochbetagten identifiziert werden müssen. Im Rahmen dieser diagnostischen Aufarbeitung lassen sich nicht selten eine oder mehrere behandelbare Ursachen wie eine ulzeröse Gastritis, eine Hyperthyreose oder eine Medikamentennebenwirkung darstellen. Leider können nicht alle Ursachen behoben werden, jedoch ist auch in diesem Fall die Erkennung der Ursachen für die Behandlung wichtig. So ist z. B. die Identifizierung einer Demenzerkrankung als wahrscheinliche Ursache für die Entwicklung des Therapiekonzepts von großer Bedeutung. Die Demenz kann zwar nicht im eigentlichen Sinne behandelt werden, jedoch können die Auswirkungen der Erkrankung, z. B. durch eine optimierte Mahlzeitenversorgung, ganz oder teilweise kompensiert werden.

Für eine gute Therapieplanung ist weiterhin das Ausmaß der Unterversorgung, das sog. Energiedefizit, von hoher Relevanz. Ist dieses eher gering, z. B. < 300 kcal/d, so können häufig schon die Optimierung der Mahlzeitenversorgung, eine entsprechende Beratung, auch der Bezugspersonen, und das Angebot von energie- und proteinreicher Kost das Energiedefizit beseitigen. Ist es größer, so muss zusätzlich mindestens eine bilanzierte proteinreiche Trinknahrung angeboten werden. Diese sollte in der Regel zwischen den Mahlzeiten in mehreren kleinen Teilportionen aufgenommen werden, damit die natürliche Nahrungsaufnahme bei den Mahlzeiten nicht durch Sättigungssignale unterdrückt wird.

Ist die Energielücke allerdings beträchtlich, so sollte frühzeitig über die Indikation zur enteralen Ernährung nachgedacht werden. Hierbei sollte einerseits berücksichtigt werden, ob es sich nur um eine eher kurze Erkrankungskrise oder um eine langfristige beträchtliche Unterversorgung handelt. Im Falle einer kurzen Erkrankungskrise wird man eher gewillt sein, eine passagere Unterversorgung zeitweise zu tolerieren und das Therapiekonzept auf nichtinvasive Maßnahmen beschränken. Besteht jedoch eine längerfristige und beträchtliche Unterversorgung, so sollte andererseits die Gesamtprognose der Betroffenen berücksichtigt werden. Handelt es sich beispielsweise um eine hochgradige Demenzerkrankung, so ist die Therapie mit einer Sondenernährung eher nicht indiziert, da entsprechende Datenbankanalysen keinerlei Überlebensvorteil für diese Therapieform gezeigt haben [1968]. Handelt es sich jedoch beispielsweise um eine Patientin mit einer schlaganfallbedingten Dysphagie, deren Besserung beim überwiegenden Teil der Patient*innen zu erwarten ist, so sollte frühzeitig die Indikation zur enteralen Ernährung über eine Magensonde gestellt werden [1938].

Hinweis für die Praxis

Für die Therapieplanung bei Malnutrition sollten folgende Fragen beantwortet werden:

- Welches Ausmaß hat das Energiedefizit?
- Wird das Energiedefizit langfristig bestehen?
- Welche individuellen Ursachen liegen vor?
- Wie ist die Gesamtprognose des Patienten?

Insgesamt sollte die Therapie sich nicht auf einen einzelnen Ansatz beschränken, sondern multimodal erfolgen. Alle Methoden, die zu einer Verbesserung der Energie- und Proteinaufnahme beitragen können, sollten nach Möglichkeit verfolgt werden [1972]. Auch sollte die Nachhaltigkeit der Therapie über Sektorengrenzen hinweg gewährleistet sein. Es macht beispielsweise wenig Sinn, wenn in der Klinik Trinknahrung und energiereiche Kost angeboten werden und ein Patient mit Mangelernährung sowie geringgradiger Demenz nach der Krankenhausentlassung ohne entsprechende Hilfen in die eigene Wohnung zurückkehrt und sich selbst überlassen bleibt.

Für den Krankenhausbereich besteht zwar die beste Evidenz für die Effektivität der Therapiemaßnahmen. Dies bedeutet jedoch nicht, dass die Therapie der Malnutrition außerhalb des Krankenhauses nicht effektiv und sinnvoll ist. Letztendlich geht es um die Steigerung der Energie- und Proteinzufuhr, die in jedem Setting gelingen kann. In der Subgruppenanalyse der Hochbetagten mit Frailty der sog. EFFORT-Studie konnte gezeigt werden, dass ein im Krankenhaus initiiertes multimodales Therapiekonzept der Malnutrition zu einer nachhaltigen Verbesserung der Malnutrition und der Prognose der Betroffenen beiträgt. In dieser prospektiven randomisierten Studie ließ sich nach 30 Tagen ein signifikant geringerer funktioneller Abbau nachweisen. Gleichzeitig war die Mortalität nach 30 Tagen signifikant um 50 % reduziert, wobei sich die reduzierte Mortalität auch nach 6 Monaten noch nachweisen ließ [1920] und hier also nachhaltige Therapieeffekte erzielt wurden.

Hinweis für die Praxis

Die Therapie der Malnutrition bei Hochbetagten sollte ursachenorientiert, individualisiert, multimodal, multiprofessionell und nachhaltig erfolgen. Der Erfolg der Therapie sollte nach einem angemessenen Zeitraum überprüft werden.

Beim **Therapiemonitoring** muss unbedingt berücksichtigt werden, dass ältere Menschen mit Malnutrition ein hohes Risiko für ein Refeeding-

Syndrom aufweisen. Dieses kann sowohl bei oraler wie auch bei enteraler und parenteraler Ernährungstherapie auftreten. Daher sind in der ersten Woche nach Beginn der Ernährungstherapie Elektrolytkontrollen unter Einbezug von Phosphat und Magnesium im Serum notwendig. Abhängig vom Ausmaß des Risikos, welches z. B. bei chronischer Malnutrition besonders hoch ist, sollte die Steigerung der Energiezufuhr ggf. langsam erfolgen. Einige Tage nach Beginn der Therapie kann dann in den meisten Fällen abgeschätzt werden, inwieweit die Therapie zu einer Steigerung der Protein- und Energieaufnahme beiträgt. Veränderungen des Körpergewichts sollte man in den ersten 2 Wochen eher nicht bewerten.

Eine sichere Beurteilung, ob eine Ernährungstherapie ausreichend wirksam ist, lässt sich insbesondere bei einem schleichenden Gewichtsverlust nicht während eines einzigen Klinikaufenthalts treffen. So wie es bei einem Energiedefizit von 160 kcal/d ein ganzes Jahr braucht, um 10 kg Körpergewicht zu verlieren, so sind bei einer positiven Energiebilanz ebenfalls eher Monate nötig, um eine entsprechende Gewichtszunahme sicher dokumentieren zu können. Daher sollten Patient*innen mit Malnutrition – wie dies auch bei anderen chronischen Erkrankungen geschieht – in ein ernährungsmedizinisches Gesamtkonzept mit entsprechenden Verlaufsuntersuchungen eingebunden sein.

52.2 Sarkopenie

Die Sarkopenie ist eine generalisierte und fortschreitende Erkrankung der Skelettmuskulatur, die durch eine Reduktion von Muskelkraft, Muskelmasse und Muskelqualität gekennzeichnet ist [1928]. Die muskuläre Funktionalität nimmt ab; die Risiken für Stürze und Frakturen, für Einbußen in den Aktivitäten des täglichen Lebens (ADLs) und für die Ausbildung einer Frailty (Kap. 52.3) sowie das Mortalitätsrisiko sind erhöht [1928], [1929]. Die Sarkopenie findet sich bevorzugt im fortgeschrittenen Lebensalter, kann aber auch bei jüngeren Patienten mit schweren, beispielsweise onkologischen oder chronisch-entzündlichen Grunderkrankungen auftreten (sekundäre Sarkopenie) [1919].

52.2.1 Pathogenese

Die Pathogenese der Sarkopenie ist multifaktoriell und beinhaltet zelluläre sowie molekulare Veränderungen der Skelettmuskulatur [1929]. Auf zellulärer Ebene findet sich u. a. eine Abnahme der Muskelfasern, vor allem derjenigen vom Typ II, welche von einer intramuskulären Fettinfiltration begleitet wird [1929]. Im Rahmen des Alterungsprozesses kommt es zu einem Ungleichgewicht zwischen anabolen und katabolen Signalwegen in der Skelettmuskulatur [1929].

Weitere Faktoren, die in der Pathogenese der Sarkopenie eine Rolle spielen, sind inflammatorische Prozesse, vaskuläre Veränderungen, eine reduzierte körperliche Aktivität und die Anorexie des älteren Menschen (Anorexia of Aging) [1919]. Bei letzterer handelt es sich um ein geriatrisches Syndrom multidimensionaler, u. a. physischer und psychosozialer Genese [1933].

Einen Sonderfall der Sarkopenie stellt die sogenannte sarkopene Adipositas (sarcopenic obesity) dar, bei der eine Adipositas und eine Sarkopenie gemeinsam vorliegen [1937]. Die Spezifika dieser Konstellation hinsichtlich Entstehung, klinischer Konsequenzen sowie wirksamer Behandlungsansätze sind gegenwärtig noch unzureichend erforscht.

Abzugrenzen ist die Sarkopenie von der Kachexie, die auch als „chronic disease-related malnutrition with inflammation“ beschrieben wird [1923]. Bei der Kachexie handelt es sich um ein komplexes metabolisches Syndrom, das mit einem Verlust an Muskelmasse mit oder ohne begleitenden Verlust an Fettmasse einhergeht und im Zusammenhang mit schwerwiegenden Grunderkrankungen und den durch diese verursachten, katabolen inflammatorischen Prozessen auftritt [1923]. Phänotypisch ist die Kachexie durch einen Gewichtsverlust charakterisiert [1923]. Klinisch und pathophysiologisch bestehen Überschneidungen zwischen Sarkopenie und Kachexie [1955].

52.2.2 Diagnose

Gemäß der aktuellen Kriterien der European Working Group on Sarcopenia in Older People (EWGSOP) erfolgt die Diagnose einer Sarkopenie mittels eines 4-teiligen Algorithmus (▸ Abb. 52.2) [1928]:

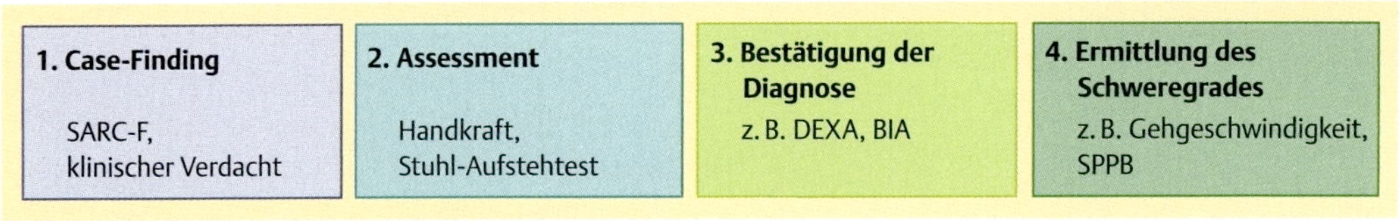

Abb. 52.2 Bausteine in der Diagnosestellung einer Sarkopenie (Algorithmus gemäß der revidierten Kriterien der European Working Group on Sarcopenia in Older People, EWGSOP2) [1928].
1. Case Finding: Der Fragebogen SARC-F beinhaltet die 5 Items „Strength", „Assistance in walking", „Rising from a chair", „Climbing stairs" und „Falls" [1929].
2. Assessment der Muskelkraft: Für die Ermittlung der Handkraft kommt ein Dynamometer zum Einsatz, beim Stuhl-Aufstehtest wird der Patient gebeten, ohne Zuhilfenahme der Arme 5-mal in Folge schnellstmöglich von einem Stuhl aufzustehen.
3. Bestätigung der Diagnose: Mögliche Verfahren sind die Dual-Energy X-Ray Absorptiometry (DEXA) und die Bioelektrische Impedanzanalyse (BIA).
4. Ermittlung des Schweregrads: Die Short Physical Performance Battery (SPPB) prüft die Leistungsfähigkeit der unteren Extremität und kombiniert einen Balance-Test, die Bestimmung der Gehgeschwindigkeit und den Stuhl-Aufstehtest [1942].

- Das **Case Finding** erfolgt aufgrund klinischer Hinweise auf eine Sarkopenie (z. B. nach Stürzen) oder durch Anwendung des SARC-F-Screening-Fragebogens.
- Bei Patienten mit Verdacht auf eine Sarkopenie wird ein **Assessment der Muskelkraft** durch Messung der Handkraft oder Durchführung des Stuhl-Aufstehtests (Chair-Rise-Test) vorgenommen. Zeigt sich eine verminderte Muskelkraft, ist eine Sarkopenie wahrscheinlich. Für den klinischen Alltag gilt die Feststellung einer wahrscheinlichen Sarkopenie als ausreichend, um die individuellen Ursachen einer Sarkopenie abzuklären und eine entsprechende Therapie einzuleiten [1928].
- Die **Diagnose** einer Sarkopenie gilt als **bestätigt**, wenn eine erniedrigte Muskelmasse mittels bildgebender Verfahren oder im Rahmen einer Bioelektrischen Impedanzanalyse (BIA) ermittelt wird.
- Zur Bestimmung des **Schweregrads** einer Sarkopenie wird die körperliche Leistungsfähigkeit des Patienten untersucht, z. B. durch Messung der Gehgeschwindigkeit oder durch Anwendung der 3-teiligen Short Physical Performance Battery (SPPB) [1942].

Hinweis für die Praxis

Die Sarkopenie ist als eigenständiges Krankheitsbild anerkannt und kann als solches im Rahmen der Internationalen statistischen Klassifikation der Krankheiten und verwandter Gesundheitsprobleme (ICD) kodiert werden (ICD-10-GM M62.50 /ICD-11 FB32.Y).

52.3 Frailty

Das Konzept der Frailty reflektiert die Heterogenität, die sich bei älteren Patienten mit Hinblick auf ihre Funktionalität, ihre Reservekapazität sowie ihre Vulnerabilität findet. Frailty kann damit in Abgrenzung zum chronologischen Alter als Surrogat für das biologische Alter eines älteren Menschen verstanden werden [1935]. Durch die Betonung der erhöhten Vulnerabilität für negative Gesundheitsereignisse ist das Konzept der Frailty eng mit seinen klinischen Folgen verknüpft. Zu diesen gehören u. a. Stürze, Krankenhausaufenthalte, der Verlust der Selbstständigkeit in den ADLs, Pflegeheimaufnahmen, eine reduzierte Lebensqualität und eine erhöhte Mortalität [1940], [1927].

Die 2 wichtigsten Modelle zur Operationalisierung des Frailty-Konzepts sind der physische Frailty-Phänotyp nach Fried und das Modell der Akkumulation von Defiziten nach Rockwood (▶ Abb. 52.3). Der **physische Frailty-Phänotyp** be-

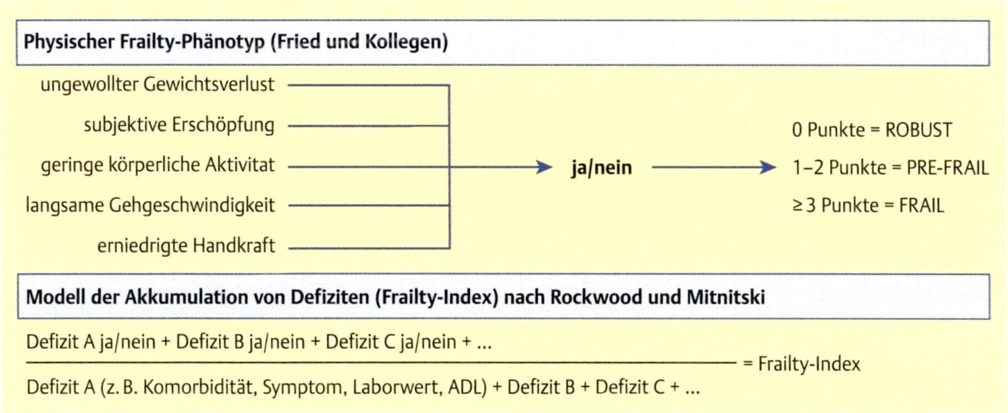

Abb. 52.3 Frailty-Modelle: physischer Frailty-Phänotyp und Frailty-Index. ADL: Aktivität des täglichen Lebens.

inhaltet die folgenden 5 Variablen: ungewollter Gewichtsverlust, subjektive Erschöpfung, geringe körperliche Aktivität, langsame Gehgeschwindigkeit und erniedrigte Handkraft [1940]. Sind mindestens 3 dieser Kriterien erfüllt, liegt nach diesem Modell eine Frailty vor [1940]. Bei Vorliegen von 1–2 dieser Kriterien spricht man von einer Pre-Frailty, welche einem Vorstadium der Frailty und somit einer Risikokonstellation entspricht.

Das **Modell der Defizit-Akkumulation** liefert über die Berechnung des sogenannten Frailty-Index eine kontinuierliche Repräsentation des Frailty-Syndroms. Der ältere Patient wird hinsichtlich des Vorliegens möglicher Defizite – dies können Komorbiditäten, abweichende Laborparameter und funktionelle Einschränkungen sein – evaluiert, und der Frailty-Index anhand des Quotienten aus den tatsächlich vorhandenen dividiert durch die Zahl der möglichen Defizite ermittelt [1960]. Theoretisch sind demnach Werte zwischen 0 und 1 für einen Frailty-Index denkbar, wobei empirisch maximal Werte bis etwa 0,65 mit dem Leben vereinbar sind [1959].

52.3.1 Pathogenese

Ein pathophysiologisches Modell der Entstehung von Frailty wurde von Clegg und Kollegen beschrieben [1926]. Ausgehend von genetischen und umweltbedingten Faktoren kommt es im Zusammenwirken mit epigenetischen Veränderungen im Laufe der Jahre zur Anhäufung von molekularen und zellulären Schädigungen, welche schließlich zu Funktionseinbußen in mehreren Organsystemen führen. Im Weiteren üben auch lebensstilbezogene Faktoren wie die körperliche Aktivität und der Ernährungsstatus einen Einfluss auf die Ausbildung einer Frailty aus. Durch den kumulativen parallelen Funktionsverlust in mehreren Organen erschöpft sich die Reservekapazität des Individuums, sodass bei Konfrontation mit einem internen oder externen Stressor die Homöostase nicht wieder hergestellt werden kann und hieraus eine Verschlechterung des Funktions- und Gesundheitsstatus resultiert [1926].

Aus epidemiologischen Studien ist eine Reihe an Faktoren bekannt, die das Risiko für die Entwicklung einer Frailty erhöhen. Einzelne Risikofaktoren (z. B. höheres Lebensalter, weibliches Geschlecht, niedriges Einkommen) entziehen sich dabei der unmittelbaren therapeutischen Beeinflussung. Dahingegen sind zahlreiche weitere Faktoren potenziell modifizierbar und bieten sich als mögliche Ansatzpunkte für präventive und therapeutische Interventionen an (▶ Tab. 52.2). Hinsichtlich des Ernährungsverhaltens ist bekannt, dass eine Malnutrition sowohl im Sinne einer unzureichenden Kalorienaufnahme als auch im Hinblick auf einen Mangel an Mikronährstoffen das Risiko für das Auftreten einer Frailty erhöht. Das Vorliegen einer Adipositas ist gleichermaßen als Risikofaktor einzustufen. Auf der anderen Seite scheinen eine hohe Proteinaufnahme, eine mediterrane Ernährung und ein hoher Konsum von Obst und Gemüse bei

Tab. 52.2 Frailty: potenziell modifizierbare Risikofaktoren und potenziell protektive Faktoren – Daten aus longitudinalen Studien [1939].

Potenziell modifizierbare Risikofaktoren	Potenziell protektive Faktoren
• depressive Symptomatik • Einsamkeit/soziale Isolation [1941] • körperliche Inaktivität [1965] • Rauchen • **Ernährung:** ○ Adipositas ○ Anorexia of Aging [1948] ○ Malnutrition [1962] ○ Mangel an mehreren Mikronährstoffen ○ Verzehr hochverarbeiteter Lebensmittel [1963]	• **Ernährung:** ○ höhere Proteinaufnahme ○ höherer Diet-Quality-Index-International-Score ○ höherer Verzehr von Obst und Gemüse ○ Mediterrane Ernährung ○ Verzehr fettarmer Milchprodukte (Milch, Joghurt) ○ Verzehr von Olivenöl [1936]

älteren Erwachsenen vor der Ausbildung einer Frailty zu schützen [1939], [1949], [1950].

Frailty als Konstrukt ist multidimensional und beeinflusst verschiedene Domänen der menschlichen Funktionalität [1974]. Ein möglicher ernährungsbezogener Phänotyp wird dabei von einigen Autoren als „Nutritional Frailty" bezeichnet [1974].

52.3.2 Diagnose

Bislang liegt kein Goldstandard für die Diagnose einer Frailty vor. Neben den beiden zentralen Frailty-Modellen (physischer Frailty-Phänotyp nach Fried, Frailty-Index nach Rockwood und Mitnitski) existiert eine Vielzahl weiterer diagnostischer Instrumente (▶ Abb. 52.4), die verschiedene Dimensionen des Frailty-Syndroms erfassen und damit unterschiedliche therapeutische Wege aufzeigen. Zur Anwendung kommen u. a. Assessments, welche die körperliche Leistungsfähigkeit in den Vordergrund stellen und so auch im Rahmen der Sarkopenie-Diagnostik angewendet werden, wie die Bestimmung der Gehgeschwindigkeit oder die SPPB.

Für eine ressourcenschonende Frailty-Diagnostik liegen fragebogenbasierte Instrumente vor. Eine zunehmende Verbreitung im klinischen Alltag findet die **Clinical Frailty Scale (CFS)**, die über ein globales klinisches Rating die Einschätzung des Frailty-Status auf einer 9-stufigen Skala ermöglicht [1961]. Für die Anwendung der CFS durch medizinisches Personal mit fehlender oder nur geringer Erfahrung in der Versorgung von Frailty-Patienten wurde ein Beurteilungsalgorithmus entwickelt, der zusammen mit weiteren Schulungsmaterialien online aufgerufen werden kann [1930].

Auch disziplinspezifische Frailty-Instrumente kommen zum Einsatz. So wird im onkologischen Kontext gehäuft der sogenannte **G8** als Screening-Instrument verwendet. Dieser 8-teilige Fragebogen beinhaltet 7 Fragen, die aus dem Mini Nutritional

Physischer Frailty-Phänotyp **Physischer Frailty-Phänotyp nach Fried und Kollegen**	Modell der Akkumulation von Defiziten **Frailty-Index nach Rockwood und Mitnitski**
Fragebögen **FRAIL Scale, PRISMA-7, Groningen Frailty Indicator**	Globales Rating **Clinical Frailty Scale**
Gemischte Assessment-Instrumente **Edmonton Frail Scale**	Ermittlung der körperlichen Leistungsfähigkeit **SPPB, Gehgeschwindigkeit**

Abb. 52.4 Instrumente zur Erfassung des Frailty-Status.

Assessment entlehnt sind [1922]. Dieser Umstand verdeutlicht erneut die enge Verknüpfung des Frailty-Syndroms mit dem Ernährungsstatus eines älteren Patienten.

In einzelnen Gesundheitssystemen, so z. B. der hausärztlichen Versorgung des National Health Service (NHS) England, wurde bereits ein flächendeckendes **Frailty-Screening** älterer Patienten in die Routineversorgung integriert [1964]. Dieses basiert auf einer elektronischen Version des Frailty-Index, deren Variablen aus standardmäßig erfassten Diagnosecodes stammen [1925]. Auf diese Weise wird automatisiert ein Frailty-Index für den individuellen Patienten berechnet. Im Rahmen des deutschen Gesundheitssystems existiert bislang keine vergleichbare Adaptation des Frailty-Indexes.

Hinweis für die Praxis

Mit den deutschsprachigen Versionen der FRAIL Scale, des PRISMA-7 und des Groningen Frailty Indicator liegen 3 einfach und zeitsparend anzuwendende Fragebögen für eine orientierende Frailty-Diagnostik vor. Die Clinical Frailty Scale zeigt eine zunehmende Akzeptanz in unterschiedlichen klinischen Settings und kann nach einer einführenden Schulung oder mithilfe eines Online-Tools auch durch medizinisches Personal außerhalb der Geriatrie bewertet werden.

52.4 Ernährungsmedizin bei Sarkopenie und Frailty

Daten aus Netzwerk-Metaanalysen konnten zeigen, dass Ernährungsinterventionen – in erster Linie im Sinne einer Ernährungssupplementation – effektiv in der Behandlung einer Frailty [1967] und auch einer Sarkopenie [1952] sind. Für die Sarkopenie konnte im Speziellen die Wirksamkeit einer Supplementation mit Proteinen belegt werden [1952]. Sowohl zur Behandlung der Sarkopenie als auch der Frailty wurden in den vergangenen Jahren internationale Konsensus-Empfehlungen erarbeitet und veröffentlicht (▶ Tab. 52.3).

Therapeutisch steht bei beiden geriatrischen Syndromen die Durchführung eines körperlichen Trainings im Vordergrund, welches in der Regel als Kombinationstraining bestehend aus Kraft-, Ausdauer- und Balancekomponenten erfolgt. Eine besondere Bedeutung kommt dabei einem progressiven Krafttraining zu.

Ernährungsmedizinisch ist vor allem auf die optimierte Versorgung mit Proteinen und Kalorien zu achten. So sollten bei Patienten mit Sarkopenie eine besonders proteinreiche Ernährung und eine Protein-Supplementation erwogen werden. Bei Patienten mit Frailty und Gewichtsverlust sollte eine Supplementation von Kalorien und Protein erfolgen. Patienten mit Fatigue und Frailty sollten bezüglich spezifischer Ursachen für eine Fatigue abgeklärt werden, so z. B. hinsichtlich eines Vitamin-B_{12}-Mangels und einer Anämie.

Tab. 52.3 Konsens-Empfehlungen zur ernährungsmedizinischen Therapie bei Sarkopenie und Frailty.

Geriatrisches Syndrom	Leitlinie	Empfehlungen
Sarkopenie	International Clinical Practice Guidelines for Sarcopenia (ICFSR): Screening, Diagnosis and Management (2018) [1931]	• Protein-Supplementation/besonders proteinreiche Ernährung erwägen • Mit dem Patienten die Bedeutung einer adäquaten Kalorien- und Proteinaufnahme erörtern. • Kombination der Ernährungsintervention mit körperlichem Training • Unzureichende Evidenz bzgl. Effektivität einer Vitamin-D-Supplementation, Vitamin-D-Mangel jedoch ausgleichen.
Frailty	Physical Frailty: ICFSR International Clinical Practice Guidelines for Identification and Management (2019) [1932]	• Kalorien- und Proteinsupplementation bei Frailty mit Gewichtsverlust erwägen. • Kombination der Ernährungstherapie mit körperlichem Training • Vitamin-D-Supplementation zur Frailty-Therapie nur bei Vorliegen eines Vitamin-D-Mangels empfohlen • Abklärung auf behandelbare Ursachen eines Gewichtsverlusts • bei Frailty mit Fatigue u. a. Abklärung auf das Vorliegen eines Vitamin-B_{12}-Mangels

VI

Ausgehend von pathophysiologischen Überlegungen und angesichts einer Assoziation zwischen niedrigen Vitamin-D-Spiegeln und einer Sarkopenie bzw. Frailty wird die Supplementation mit Vitamin D als mögliche Option in der Behandlung dieser geriatrischen Syndrome diskutiert. Aufgrund unzureichender Evidenz für eine entsprechende Supplementation wurde in den im Jahr 2018 veröffentlichten Internationalen Leitlinien zur Sarkopenie-Behandlung keine generelle Empfehlung für eine therapeutische Vitamin-D-Gabe ausgesprochen [1931]. Auch eine aktuellere Metaanalyse konnte keinen nutzbringenden Effekt einer Vitamin-D-Monotherapie auf Marker einer reduzierten Quantität (appendikuläre Muskelmasse) oder Funktion (z. B. SPPB, Handkraft) der Skelettmuskulatur zeigen [1957]. Auch in der Therapie der Frailty wird nur bei Vorliegen eines manifesten Vitamin-D-Mangels eine entsprechende Substitution angeraten [1932]. Andere Indikationen für eine Vitamin-D-Gabe (z. B. eine Osteoporose) bleiben von diesen Empfehlungen unberührt.

Die multifaktorielle Genese einer Anorexia of Aging als möglichem Risikofaktor für eine Sarkopenie oder Frailty sollte in der ernährungsmedizinischen Therapie regelhaft berücksichtigt werden. Diesbezüglich ist ein holistischer Behandlungsansatz zu verfolgen, der auch psychosoziale (u. a. Depressivität) oder funktionale (u. a. Einschränkungen der Kau- und Schluckfunktion) beinhaltet [1933].

Hinweis für die Praxis

Die Proteinsupplementation ist ein therapeutischer Baustein in der Behandlung einer Sarkopenie bzw. Frailty mit Malnutrition. Anzustreben ist eine Gesamtproteinaufnahme von 1,2–1,4 g pro kg Körpergewicht und Tag. Bei schwerer Niereninsuffizienz (glomeruläre Filtrationsrate < 29 ml/min) sollte die Gesamt-Protein-Aufnahme bei 0,6–0,8 g pro kg Körpergewicht und Tag liegen. Eine Proteinsupplementation ist in dieser Situation eine Einzelfallentscheidung, die gemeinsam mit dem behandelnden Nephrologen getroffen werden sollte.

52.5 Ausblick

In den letzten Jahren konnte eine Zunahme an neuen, randomisiert kontrollierten Studien beobachtet werden, die sich auf die Therapie von Frailty fokussieren [1967]. Dies lässt erwarten, dass in naher Zukunft zusätzliche Daten zur Effektivität unterschiedlicher Ernährungsinterventionen für Frailty vorhanden sein werden.

Ein weiterer Diskussionspunkt der aktuellen Forschung ist die Bedeutung des Darmmikrobioms in der Entstehung von Frailty und Sarkopenie [1953]. Diesbezüglich eröffnet sich die Frage, inwieweit zukünftig die Gabe von Pro- bzw. Präbiotika eine Rolle in der Prävention und Therapie dieser geriatrischen Syndrome spielen wird [1953].

Literatur

[1919] Bauer J, Morley JE, Schols A et al. Sarcopenia: A Time for Action. An SCWD Position Paper. J Cachexia Sarcopenia Muscle 2019; 10: 956–961. doi:10.1002/jcsm.12483

[1920] Baumgartner A, Pachnis D, Parra L et al. The impact of nutritional support on malnourished inpatients with aging-related vulnerability. Nutrition 2021; 89: 111279

[1921] Beasley JM, LaCroix AZ, Neuhouser ML et al. Protein intake and incident frailty in the Women's Health Initiative observational study. J Am Geriatr Soc 2010; 58: 1063–1071

[1922] Bellera CA, Rainfray M, Mathoulin-Pelissier S et al. Screening older cancer patients: first evaluation of the G-8 geriatric screening tool. Ann Oncol 2012; 23: 2166–2172

[1923] Cederholm T, Barazzoni R, Austin P et al. ESPEN guidelines on definitions and terminology of clinical nutrition. Clin Nutr 2017; 36: 49–64

[1924] Ceolin C, Papa MV, De Rui M et al. Micronutrient Deficiency and Its Potential Role in Delirium Onset in Older Adults: A Systematic Review. J Nutr Health Aging 2023; 27: 785–790

[1925] Clegg A, Bates C, Young J et al. Development and validation of an electronic frailty index using routine primary care electronic health record data. Age Ageing 2016; 45: 353–360

[1926] Clegg A, Young J, Iliffe S et al. Frailty in elderly people. Lancet 2013; 381: 752–762

[1927] Crocker TF, Brown L, Clegg A et al. Quality of life is substantially worse for community-dwelling older people living with frailty: systematic review and meta-analysis. Qual Life Res 2019; 28: 2041–2056

[1928] Cruz-Jentoft AJ, Bahat G, Bauer J et al. Sarcopenia: revised European consensus on definition and diagnosis. Age Ageing 2019; 48: 16–31

[1929] Cruz-Jentoft AJ, Sayer AA. Sarcopenia. Lancet 2019; 393: 2636–2646

[1930] Dalhousie University - Geriatric Medicine Research. CFS Classification Tree. Im Internet: www.dal.ca/sites/gmr/our-tools/clinical-frailty-scale/cfs-classification-tree.html; Stand: 27.09.2023

[1931] Dent E, Morley JE, Cruz-Jentoft AJ et al. International Clinical Practice Guidelines for Sarcopenia (ICFSR): Screening, Diagnosis and Management. J Nutr Health Aging 2018; 22: 1148–1161

[1932] Dent E, Morley JE, Cruz-Jentoft AJ et al. Physical Frailty: ICFSR International Clinical Practice Guidelines for Identification and Management. J Nutr Health Aging 2019; 23: 771–787

[1933] de Souto Barreto P, Cesari M, Morley JE et al. Assessment and Management of Appetite Loss in Older Adults: An ICFSR Task Force Report. J Frailty Aging 2023; 12: 1–6

[1934] Dey DK, Rothenberg E, Sundh V et al. Height and body weight in the elderly. I. A 25-year longitudinal study of a population aged 70 to 95 years. Eur J Clin Nutr 1999; 53: 905–914

[1935] Diebel LWM, Rockwood K. Determination of Biological Age: Geriatric Assessment vs Biological Biomarkers. Curr Oncol Rep 2021; 23: 104

[1936] Donat-Vargas C, Dominguez LJ, Sandoval-Insausti H et al. Olive oil consumption is associated with lower frailty risk: a prospective cohort study of community-dwelling older adults. Age Ageing 2022; 51

[1937] Donini LM, Busetto L, Bischoff SC et al. Definition and Diagnostic Criteria for Sarcopenic Obesity: ESPEN and EASO Consensus Statement. Obes Facts 2022; 15: 321–335

[1938] Dziewas R, Michou E, Trapl-Grundschober M et al. European Stroke Organisation and European Society for Swallowing Disorders guideline for the diagnosis and treatment of post-stroke dysphagia. Eur Stroke J 2021; 6: LXXXIX–CXV

[1939] Feng Z, Lugtenberg M, Franse C et al. Risk factors and protective factors associated with incident or increase of frailty among community-dwelling older adults: A systematic review of longitudinal studies. PLoS One 2017; 12: e0178383

[1940] Fried LP, Tangen CM, Walston J et al. Frailty in older adults: evidence for a phenotype. J Gerontol A Biol Sci Med Sci 2001; 56: M146–156

[1941] Gale CR, Westbury L, Cooper C. Social isolation and loneliness as risk factors for the progression of frailty: the English Longitudinal Study of Ageing. Age Ageing 2018; 47: 392–397

[1942] Guralnik JM, Simonsick EM, Ferrucci L et al. A short physical performance battery assessing lower extremity function: association with self-reported disability and prediction of mortality and nursing home admission. J Gerontol 1994; 49: M85–94

[1943] Hansen ML, Waldorff FB, Waldemar G. Prognostic factors for weight loss over 1-year period in patients recently diagnosed with mild Alzheimer Disease. Alzheimer Dis Assoc Disord 2011; 25: 269–275

[1944] Haydock DA, Hill GL. Impaired wound healing in surgical patients with varying degrees of malnutrition. JPEN J Parenter Enteral Nutr 1986; 10: 550–554

[1945] Houston DK, Nicklas BJ, Ding J et al. Dietary protein intake is associated with lean mass change in older, community-dwelling adults: the Health, Aging, and Body Composition (Health ABC) Study. Am J Clin Nutr 2008; 87: 150–155

[1946] Igwe EO, Ding P, Charlton KE et al. Association between Malnutrition and Delirium in Older Chronic Kidney Disease Patients Admitted to Intensive Care Units: A Data Linkage Study. J Nutr Health Aging 2023; 27: 571–577

[1947] Ikeda M, Brown J, Holland AJ et al. Changes in appetite, food preference, and eating habits in frontotemporal dementia and Alzheimer's disease. J Neurol Neurosurg Psychiatry 2002; 73: 371–376

[1948] Kim N, Kim GS, Won CW et al. Two-year longitudinal associations between nutritional status and frailty in community-dwelling older adults: Korean Frailty and Aging Cohort Study. BMC Geriatr 2023; 23: 216

[1949] Kojima G, Avgerinou C, Iliffe S et al. Adherence to Mediterranean Diet Reduces Incident Frailty Risk: Systematic Review and Meta-Analysis. J Am Geriatr Soc 2018; 66: 783–788

[1950] Kojima G, Iliffe S, Jivraj S et al. Fruit and Vegetable Consumption and Incident Prefrailty and Frailty in Community-Dwelling Older People: The English Longitudinal Study of Ageing. Nutrients 2020; 12

[1951] Naharci MI, Veizi BGY, Katipoglu B et al. Massive Weight Loss From Rivastigmine Patch in an Older Patient: A Rare Case. J Clin Psychopharmacol 2022; 42: 222–224

[1952] Negm AM, Lee J, Hamidian R et al. Management of Sarcopenia: A Network Meta-Analysis of Randomized Controlled Trials. J Am Med Dir Assoc 2022; 23: 707–714

[1953] Ni Lochlainn M, Cox NJ, Wilson T et al. Nutrition and Frailty: Opportunities for Prevention and Treatment. Nutrients 2021; 13

[1954] Ogawa T, Irikawa N, Yanagisawa D et al. Taste detection and recognition thresholds in Japanese patients with Alzheimer-type dementia. Auris Nasus Larynx 2017; 44: 168–173

[1955] Peixoto da Silva S, Santos JMO, Costa ESMP et al. Cancer cachexia and its pathophysiology: links with sarcopenia, anorexia and asthenia. J Cachexia Sarcopenia Muscle 2020; 11: 619–635

[1956] Pourhassan M, Rommersbach N, Lueg G et al. The Impact of Malnutrition on Acute Muscle Wasting in Frail Older Hospitalized Patients. Nutrients 2020; 12

[1957] Prokopidis K, Giannos P, Katsikas Triantafyllidis K et al. Effect of vitamin D monotherapy on indices of sarcopenia in community-dwelling older adults: a systematic review and meta-analysis. J Cachexia Sarcopenia Muscle 2022; 13: 1642–1652

[1958] Roberts SB, Fuss P, Heyman MB et al. Control of food intake in older men. JAMA 1994; 272: 1601–1606

[1959] Rockwood K, Mitnitski A. Limits to deficit accumulation in elderly people. Mech Ageing Dev 2006; 127: 494–496

[1960] Rockwood K, Mitnitski A. Frailty in relation to the accumulation of deficits. J Gerontol A Biol Sci Med Sci 2007; 62: 722–727

[1961] Rockwood K, Theou O. Using the Clinical Frailty Scale in Allocating Scarce Health Care Resources. Can Geriatr J 2020; 23: 210–215

[1962] Rodriguez-Manas L, Rodriguez-Sanchez B, Carnicero JA et al. Impact of nutritional status according to GLIM criteria on the risk of incident frailty and mortality in community-dwelling older adults. Clin Nutr 2021; 40: 1192–1198

[1963] Sandoval-Insausti H, Blanco-Rojo R, Graciani A et al. Ultra-processed Food Consumption and Incident Frailty: A Prospective Cohort Study of Older Adults. J Gerontol A Biol Sci Med Sci 2020; 75: 1126–1133

[1964] Seeley A, Glogowska M, Hayward G. 'Frailty as an adjective rather than a diagnosis'-identification of frailty in primary care: a qualitative interview study. Age Ageing 2023; 52

[1965] Song J, Lindquist LA, Chang RW et al. Sedentary Behavior as a Risk Factor for Physical Frailty Independent of Moderate Activity: Results From the Osteoarthritis Initiative. Am J Public Health 2015; 105: 1439–1445

[1966] Stewart R, Masaki K, Xue QL et al. A 32-year prospective study of change in body weight and incident dementia: the Honolulu-Asia Aging Study. Arch Neurol 2005; 62: 55–60

[1967] Sun X, Liu W, Gao Y et al. Comparative effectiveness of non-pharmacological interventions for frailty: a systematic review and network meta-analysis. Age Ageing 2023; 52

[1968] Teno JM, Gozalo PL, Mitchell SL et al. Does feeding tube insertion and its timing improve survival? J Am Geriatr Soc 2012; 60: 1918–1921

[1969] Thibault R, Makhlouf AM, Kossovsky MP et al. Healthcare-associated infections are associated with insufficient dietary intake: an observational cross-sectional study. PLoS One 2015; 10: e0123695

[1970] Vanhanen M, Kivipelto M, Koivisto K et al. APOE-epsilon4 is associated with weight loss in women with AD: a population-based study. Neurology 2001; 56: 655–659

[1971] Volkert D, Bauer JM, Frühwald T et al. Leitlinie der Deutschen Gesellschaft für Ernährungsmedizin (DGEM) in Zusammenarbeit mir der GESEKES, der AKE und DGG: Klinische Ernährung in der Geriatrie. Aktuel Ernährungsmed 2013; 38: 1–48

[1972] Volkert D, Beck AM, Cederholm T et al. ESPEN guideline on clinical nutrition and hydration in geriatrics. Clin Nutr 2019; 38: 10–47

[1973] Zhang Y, Ideguchi H, Aoyagi H et al. Malnutrition delayed wound healing after tooth extraction by HMGB1-related prolonged inflammation. Int Immunopharmacol 2021; 96: 107772

[1974] Zupo R, Castellana F, Bortone I et al. Nutritional domains in frailty tools: Working towards an operational definition of nutritional frailty. Ageing Res Rev 2020; 64: 101148

53 Mangelernährung bei chronischen Infektionen

J. Ockenga

Das Wichtigste in Kürze
Infektionskrankheiten sind ein häufiges gesundheitliches Problem und weltweit die häufigste Todesursache. Insbesondere chronische Infektionskrankheiten wie die HIV-Infektion (Human Immunodeficient Virus) oder die Tuberkulose führen zu einem reduzierten Ernährungszustand, aber auch umgekehrt prädisponiert eine Mangelernährung zu vermehrten infektiösen Komplikationen. Besondere Risikogruppen sind hier mangelernährte Kinder und ältere Menschen.

Die HIV-Infektion mit einer geschätzten Prävalenz von 38 Millionen Menschen stellt weltweit eine große gesundheitliche Herausforderung dar. Ein schwerwiegender Gewichtsverlust und ein Verlust an Strukturproteinen sind typische Begleiterscheinungen (Wasting-Syndrom) der unbehandelten HIV-Infektion und beeinträchtigen die Morbidität sowie Mortalität erheblich. Eine gezielte Ernährungstherapie hat das Potenzial (wie auch bei anderen akuten und chronischen Infektionen), das Erkrankungsrisiko und den Verlauf positiv zu beeinflussen.

Seit der Einführung der hochaktiven antiretroviralen Therapie (HAART) in den 1990er Jahren haben sich zwar die Morbidität und Mortalität der HIV-Infektion deutlich verbessert, als Nebenwirkung der HAART kann es aber zu Fettverteilungsstörungen (Lipodystrophien) kommen, welche die Patienten schwer belastet und mit einer verminderten Therapie-Compliance einhergehen. Einer individualisierten, intensivierten Ernährungsberatung mit Schulung des Patienten hinsichtlich einer adäquaten Ernährung, eines Abstimmens der Tabletteneinnahme mit der Nahrungsaufnahme sowie der Hygiene bei Zubereitung und Verzehr von Lebensmitteln kommt daher eine zunehmende Bedeutung zu.

Keywords
Mangelernährung, Wasting-Syndrom, Lipodystrophie, Ernährungstherapie, Ernährungsberatung, Infektionen, Immundefizienz, HIV-Infektion, Tuberkulose

53.1 Epidemiologie der Mangelernährung

Mangelernährung bzw. Unterernährung ist ein globales Problem. Schätzungen zufolge sind 2022 weltweit 690 Mio. Menschen betroffen – der überwiegende Anteil davon in Entwicklungsländern, aber auch in den Industrieländern finden sich mehrere Millionen Menschen mit einer Mangelernährung. Besonders Kinder und ältere Menschen sind durch die negativen Folgen einer Mangelernährung gefährdet. Schätzungen zufolge können sich mehr als 3 Milliarden Menschen weltweit keine gesunde Ernährung leisten. Unterernährung ist nicht nur verursacht durch den Mangel an ausreichender Nahrung in armen Ländern. Auch in reichen Ländern wie den USA oder Deutschland betrifft Unterernährung ca. 15 % der ambulant behandelten Menschen, 25–60 % der Menschen, die in Pflegeeinrichtungen betreut werden und 35–60 % der Krankenhauspatienten.

53.2 Interaktionen zwischen Mangelernährung und Infektionen

Schon in der Antike wurde erkannt, dass ein reduzierter Ernährungszustand und das Auftreten von Erkrankungen (Infektionen) miteinander assoziiert sind (Hippokrates, 460–370 v. Chr.: „Deine Nahrungsmittel seien Deine Heilmittel"). In den 1950er Jahren wurde hauptsächlich ein Proteinmangel (Kwashiorkor) als wesentlicher Determinator eines durch Mangelernährung hervorgerufenen Immundefekts angesehen. Erst in den folgenden Jahren erweiterte sich das Verständnis dahingehend, dass die Zusammenhänge doch komplexer sind.

1968 veröffentlichte die Weltgesundheitsorganisation (WHO) die Monografie „Interactions of Nutrition and Infection", in der die Zusammenhänge zwischen Infektionen, Störungen des Immunsystems und Mangelernährung beschrieben sind und darauf hingewiesen wird, dass eine Mangelernährung die Suszeptibilität für Infektionen erhöht, an-

VI

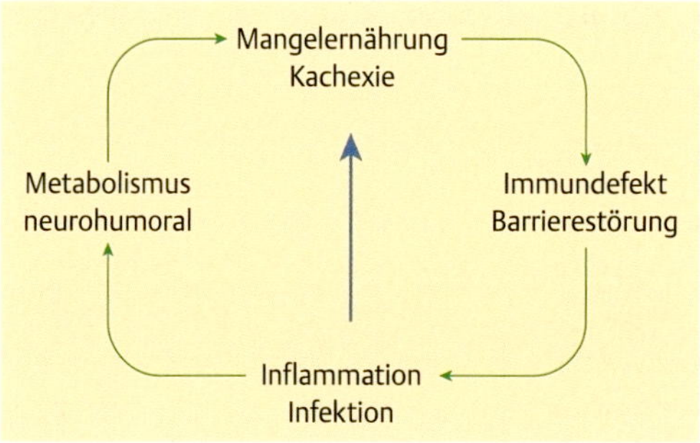

Abb. 53.1 Interaktionen zwischen Mangelernährung und Infektionen.

dererseits eine Infektion zu einer Mangelernährung führen kann und dadurch ein Teufelskreis unterhalten wird (▸ Abb. 53.1). In den letzten Jahren wurde dieses Konzept weiterentwickelt, und es konnte z.B. gezeigt werden, dass in der Behandlung von schwerer, akuter Mangelernährung bei Kindern in Entwicklungsländern neben einer ausreichenden Ernährung die zusätzliche Gabe eines Antibiotikums die Verbesserung des Ernährungszustands beschleunigt und das Potenzial hat, den Krankheitsverlauf und das Überleben zu verbessern.

Experimentelle und klinische Daten belegen einen Zusammenhang zwischen ernährungsmedizinischen Mangelzuständen und spezifischen Immunfunktionen. Beispielhaft zu nennen sind eine reduzierte IFN-γ-Freisetzung, eine verminderte Immunantwort auf Vakzine, eine verminderte Proliferation von CD4- und CD8-Zellen sowie eine eingeschränkte Zytokinproduktion als Folge einer länger dauernden hypokalorischen Ernährung. Ein Vitamin-D-Mangel führt zu veränderten antimikrobiellen Toll-like-Rezeptor-Funktionen in Monozyten, und ein erniedrigter Vitamin-A-Spiegel ist mit einer reduzierten mukosalen Immunität verbunden.

In der letzten Dekade intensiver Mikrobiomforschung wurde klar, welche bedeutende Rolle das intestinale Mikrobiom für das gastrointestinale Immunsystem (Darmbarriere), das systemische Immunsystem und damit die Infektabwehr spielt. Hier kommt der Ernährung als wichtiger Modulator des Mikrobioms eine besondere Bedeutung zu. Besonders gut erforscht und in klinischen Studien untersucht sind die Interaktionen zwischen Ernährungszustand, Metabolismus und Immunität sowie möglichen therapeutischen Implikationen bei der Infektion mit dem Human Immunodeficiency Virus (HIV). Diese Zusammenhänge werden im Folgenden vertieft dargestellt.

53.3 Mangelernährung bei HIV-Infektion

53.3.1 Epidemiologie der HIV-Infektion

Das Acquired Immunodeficiency Syndrome (AIDS), das erstmals vor über 30 Jahren bei homosexuellen Männern beschrieben wurde, stellt weltweit immer noch eine der größten gesundheitlichen Herausforderungen dar. Die Prävalenz des Human Immunodeficiency Virus (HIV) bzw. von AIDS lag im Jahr 2021 weltweit bei geschätzten 38 Mio. Menschen, wovon ca. 1,7 Mio. Kinder waren. 1,4 Mio. Menschen wurden 2021 mit dem Virus infiziert (Deutschland: 1800 Neuinfektionen). AIDS ist zurzeit weltweit die fünfthäufigste Todesursache, 2021 starben 0,65 Mio. Menschen an dieser chronischen Infektionskrankheit (Quelle: www.unaids.org).

> **Hinweis für die Praxis**
>
> **Stillen bei HIV-positiven Müttern**
>
> Die Übertragung des HIV von der Mutter auf das Kind ist während der späten Schwangerschaft und Geburt am häufigsten, aber auch beim Stillen möglich. Deshalb wird in den westlichen Industrieländern und Gebieten, wo eine ausreichende Versorgung mit sauberem Wasser und Nahrungsmitteln gewährleistet ist, den HIV-positiven Müttern vom Stillen abgeraten. In vielen Gebieten der Schwellenländer sind diese Voraussetzungen jedoch nicht gegeben. Wasser und Nahrungsmittel stehen nicht oder nur verseucht zur Verfügung. Die Beratung muss in solchen Fällen dringend die lokalen Gegebenheiten berücksichtigen, da das Stillen einen Schutz vor Säuglingsmortalität und -morbidität bietet und nicht unüberlegt beendet werden sollte. Die potenziellen Risiken des Stillens müssen gegen die Risiken der künstlichen Säuglings- und Kinderernährung in ressourcenlimitierten Gebieten abgewogen

werden. Ein Statement der UNAIDS, UNICEF und WHO aus dem Jahr 1999 gibt zu bedenken, dass das Krankheits- und Mortalitätsrisiko durch die künstliche Ernährung in Gebieten, in denen Mangelernährung und Infektionskrankheiten endemisch sind, erhöht ist. Damit HIV-positive Mütter einen informierten Entschluss fassen können, müssen sie Zugang zu adäquater Beratung und Unterstützung haben (www.unaids.org).

53.3.2 Pathogenese der HIV-Infektion

Die HIV-Infektion ist eine Systemerkrankung, welche die Nährstoffaufnahme, -verwertung oder Verdauung beeinträchtigen kann. Dies geschieht über:

- Immunsystemregulationsstörungen,
- sekundäre opportunistische Infektionen und
- direkte Organschädigung, z. B. des Gastrointestinaltrakts oder des Nervensystems.

Ein schwerwiegender Gewichtsverlust galt von Anfang an als eine typische Begleiterscheinung der unbehandelten HIV-Infektion, was dazu führte, dass die Infektion ursprünglich den Namen „slim disease" erhielt. Aufgrund der Parallelen des durch das HI-Virus induzierten Immundefekts und der durch Mangelernährung verursachten Störungen der Immunfunktion wurde initial sogar diskutiert, dass die HIV-assoziierte Mangelernährung die Ursache der Immundefizienz sei.

Seit der Einführung der hochaktiven antiretroviralen Therapie (HAART) im Jahr 1996 hat sich das klinische Bild der behandelten HIV-Infektion jedoch nachdrücklich verändert. Die antiretrovirale Kombinationstherapie verringert die Viruslast, was mit einer Rekonstruktion der zellulären Immunabwehr – messbar in einer Erhöhung der CD4-Zellen – einhergeht. Dies führte zu einer deutlich verringerten Morbidität und Mortalität, einer erhöhten Lebensqualität und letztendlich zu einem chronischen Verlauf der HIV-Infektion. Dank der besseren Kontrolle des HI-Virus hat sich die Häufigkeit des Wasting-Syndroms (Mangelernährung) in Europa und Nordamerika deutlich verringert; in anderen Teilen der Welt ist die Therapie allerdings nicht immer verfügbar und damit die Mangelernährung weiterhin ein wichtiges klinisches Problem.

HIV-Wasting-Syndrom

Das HIV-Wasting-Syndrom wird vom Centre for Disease Control and Prevention als Gewichtsverlust (> 10 % des üblichen Gewichts) mit Diarrhö oder chronische Schwäche und/oder Fieber unbekannter Ursache (≥ 1 Monat) definiert, wobei rapides Wasting in der Regel ein typisches Zeichen einer opportunistischen Infektion oder einer Malignität im AIDS-Endstadium ist. Der Ernährungszustand ist dabei durch einen Verlust an Muskelmasse gekennzeichnet, der mit einem verringerten funktionellen Status und einer erhöhten muskulären Erschöpfung einhergeht.

Die Prognose bei einer fortgeschrittenen HIV-Infektion wird durch das Wasting drastisch beeinflusst, da eine Verschlechterung des Ernährungszustands unabhängig von der Viruslast oder einer verringerten Immunabwehr mit einer erhöhten Morbidität und Mortalität einhergeht. Ein Gewichtsverlust tritt aber auch bei ca. einem Drittel der Patienten in der asymptomatischen latenten Phase auf und ist in den späteren Stadien unvermeidlich. Koinfektionen mit Hepatitis B oder C sowie Tuberkulose sind bei unbehandelten HIV-infizierten Patienten häufig und korrelieren ebenfalls oft mit einem reduzierten Ernährungszustand.

Veränderungen im Energie- und Makronährstoffbedarf

Obwohl es Hinweise auf einen erhöhten Energiebedarf (Grundumsatz) in Stadium II bis Stadium IV der HIV-Infektion gibt – zumindest bei einer für die Körperzellmasse korrigierten Auswertung –, sind die Studienergebnisse nicht schlüssig, und die Datenlage lässt keine eindeutigen Rückschlüsse zu.

Der **Fettstoffwechsel** ist während der HIV-Infektion drastisch verändert, was sich an den gesteigerten zirkulierenden Plasma-Triglyzerid-Konzentrationen bei unbehandelter HIV-Erkrankung zeigt. Das Very Low Density Lipoprotein (VLDL) ist dabei ebenfalls erhöht, was auf eine gesteigerte De-novo-Synthese in der Leber zurückzuführen ist.

Die den **Proteinstoffwechsel** betreffenden Veränderungen sind denen bei Tumorerkrankungen und infektiösen Krankheiten ähnlich. Besonders im fortgeschrittenen Stadium der Erkrankung mit manifestem Immundefekt (AIDS) kommt es zu einem erhöhten Protein-Turnover. Dabei scheint eine anabole Reaktion auf eine Ernährungstherapie während der HIV-Infektion möglich zu sein. Stickstoffbilanz-Studien zeigten bei einer Proteinaufnahme zwischen 1,2 und 1,8 g/kg Körpergewicht eine positive Stickstoffbilanz bei symptomatischen HIV-infizierten Patienten.

53.3.3 Ernährungsbezogene Diagnostik

Erhebung des Ernährungszustands

Der vergleichsweise frühe Verlust an Strukturproteinen, der sich in einem Verlust der fettfreien Masse (FFM) und der Körperzellmasse widerspiegelt, ist typisch für die unbehandelte HIV-Infektion. Ein rapider Verlust an Körperzellmasse ist auch ein häufiges Symptom bei schweren Infektionen. Die Bestimmung der Körperzellmasse, welche die Proteinreserven des Körpers widerspiegelt, wird daher für die Beurteilung des Ernährungszustands bei einer HIV-Infektion herangezogen.

> **Hinweis für die Praxis**
> Da der Verlust an fettfreier Masse oder Muskelmasse durch Wassereinlagerungen oder die Zunahme an Fettmasse verdeckt werden kann, sollte nicht der Body Mass Index (BMI) alleine zur Beurteilung des Ernährungszustands herangezogen werden.

Die ernährungsbezogene Diagnostik bei HIV-Infizierten umfasst folgende Maßnahmen:

1. Bestimmung des Gewichtsverlusts in den vorangegangenen 3–6 Monaten:
   - > 5 % Verlust in 3 Monaten → Ernährungstherapie
   - weiterführende Diagnostik:
     - rapide? → opportunistische Infektion?
     - langsam? → gastrointestinale Störung?
2. Bestimmung der Körperzellmasse:
   - > 5 % Verlust in 3 Monaten → Ernährungstherapie
3. Bestimmung des BMI:
   - < 18,5 kg/m² → Ernährungstherapie
4. Beurteilung der Nahrungsaufnahme bzw. des Essverhaltens:
   - in der vorangegangenen Woche
   - voraussichtlich < 60 % der Empfehlung in den kommenden 10 Tagen → Ernährungstherapie
5. Beurteilung des Appetits:
   - weiterführende Diagnostik: Depression?
6. Bestehen Schmerzen beim Kauen und Schlucken?
   - weiterführende Diagnostik: Infektionen in Mund- und Rachenraum bzw. Ösophagus

Weiterführende Diagnostik

Wird eine Mangelernährung festgestellt, sollte sich neben ernährungsmedizinischen Maßnahmen auch eine entsprechende Diagnostik auf möglicherweise zugrunde liegende opportunistische Infektionen richten, wie z. B. eine *Pneumocystis-jirovecii*-Pneumonie (PCP), die meist mit einem akuten Gewichtsverlust einhergehen. Erkrankungen der Mundhöhle sowie des Ösophagus sind bei fortgeschrittener HIV-Erkrankung fast immer präsent und hemmen die Nahrungsaufnahme. Die orale Kandidose führt dabei häufig zu einer veränderten Geschmacksempfindung und Schmerzen; orale Ulzera können viral oder idiopathisch bedingt sein. Bei Patienten mit Drogenabusus besteht häufig eine Gingivostomatitis.

Ein chronischer und kontinuierlicher Gewichtsverlust deutet dagegen eher auf eine gastrointestinale Störung hin. Häufigstes Leitsymptom sind hier Veränderungen der Stuhlkonsistenz und -frequenz bis hin zur Diarrhö. Eine Fettmalabsorption tritt gelegentlich bereits in den frühen Krankheitsstadien auf und ist teilweise auf eine Atrophie der jejunalen Darmvilli zurückzuführen. Das Vorkommen von HIV-genomischer DNA und aktiven Viren in intestinalen Biopsieproben legt die Vermutung nahe, dass das Retrovirus selbst an den gastrointestinalen Störungen beteiligt ist. Die gastrointestinale Funktion verbessert sich meist unter erfolgreicher antiretroviraler Behandlung, was zum Teil die Gewichtszunahme erklärt, die zu Beginn der Kombinationstherapie häufig zu beobachten ist.

Obwohl eine hochaktive antiretrovirale Therapie (HAART) die Prävalenz der Mangelernährung in den westlichen Industrieländern erheblich gesenkt hat, bleibt das Wasting-Syndrom weiterhin ein klinisch relevantes Problem, das bei therapienaiven Patienten oder bei fehlendem Therapieerfolg, z. B. bei Medikamentenintoleranz oder -resistenz, auftritt.

Eine Studie von Carbonnel et al. [1976] mit 214 HIV-infizierten Patienten demonstrierte dies eindrücklich: Während die Mehrzahl der Patienten nach HAART-Therapiebeginn an Gewicht zunahm (74 %), zeigte sich bei 8 % keine Veränderung, und 17,5 % der Patienten verloren nach 5 Monaten weiterhin kontinuierlich Gewicht.

Falls der Gewichtsverlust während der antiretroviralen Behandlung bestehen bleibt, muss eine spezielle Aufmerksamkeit auf Anorexie und Symptome wie Mundtrockenheit und verringerte Speichelproduktion durch Medikamenteneinnahme gerichtet werden, welche die Nahrungszufuhr eventuell verringern. Des Weiteren sollte bei der Anamnese auch auf eine eventuelle Depression geachtet werden, da diese häufig ein Grund für einen Appetitverlust bei HIV-Patienten ist, sowie auf Selbstvernachlässigung bei Drogenabusus.

In den sogenannten Entwicklungsländern ist das Wasting-Syndrom bei HIV-Infektion/AIDS meist multifaktoriell bedingt. Aufgrund des hohen Vorkommens von enteropathogenen Keimen, insbesondere enterischen Kokzidien wie Kryptosporidien und *Isospora*, ist die Malabsorption ein ernstzunehmendes Problem. Außerdem kommen schwere opportunistische Infektionen wie die Tuberkulose häufig zur HIV-Infektion hinzu, wobei sich die Krankheiten gegenseitig fördern, sodass sich der Ernährungszustand rapide verschlechtert. Obwohl mittlerweile Kombinationstherapien von Generika-Herstellern in den Entwicklungsländern vertrieben werden, ist die antiretrovirale Therapie in ressourcenlimitierten Gegenden noch immer nur unzureichend oder gar nicht verfügbar.

53.3.4 Ernährungstherapie

Das Ziel der Ernährungstherapie bei HIV-Infektion ist, die Körperzellmasse zu erhöhen/erhalten und dadurch die physische Kapazität zu steigern, die Toleranz für die Kombinationstherapie zu steigern, die gastrointestinalen Symptome der HIV-Infektion zu verringern und letztlich dadurch die Lebensqualität zu verbessern. Die meisten Studien zu Ernährungsinterventionen wurden vor der Ära der antiviralen Kombinationstherapien durchgeführt, was die Übertragbarkeit auf die jetzige Situation erschwert. Aufgrund ethischer Überlegungen gibt es keine kontrollierten Ernährungsinterventions-Studien bei mangelernährten Patienten mit HIV-Infektion/AIDS. Vergleiche zwischen enteraler Ernährungstherapie und normaler Nahrungszufuhr fehlen ebenso. Trotz Hinweisen auf einen positiven Effekt ist eine gänzlich unumstrittene evidenzbasierte Datenlage derzeit nicht vorhanden. Internationale Empfehlungen der WHO sehen in der ausreichenden Versorgung mit Makro- und Mikronährstoffen eine Basis in der Betreuung von HIV infizierten Menschen.

Indikationen

Für HIV-Patienten gelten ebenso die allgemeinen Indikationen für eine Ernährungstherapie. Laut den europäischen Leitlinien der ESPEN ist die Ernährungstherapie bei einem signifikanten Gewichtsverlust (> 5 % in 3 Monaten), einem Verlust an Körperzellmasse (> 5 % in 3 Monaten) oder bei einem BMI < 18,5 indiziert. Es wird jedoch dringend empfohlen, zu Beginn der Ernährungstherapie auch die Ursachen für den Gewichtsverlust zu eruieren. Bei Abwesenheit einer Dysphagie, und wenn eine orale Nahrungsaufnahme möglich ist, sollte zuerst eine Ernährungsberatung durchgeführt werden, da gezeigt wurde, dass diese allein ebenso wirksam ist wie die Kombination mit oralen Supplementen. Falls die Ernährungsberatung nicht effektiv genug ist, um eine Gewichtszunahme nach 4–8 Wochen zu bewirken, ist der Einsatz oraler Trinknahrung indiziert (▶ Abb. 53.2).

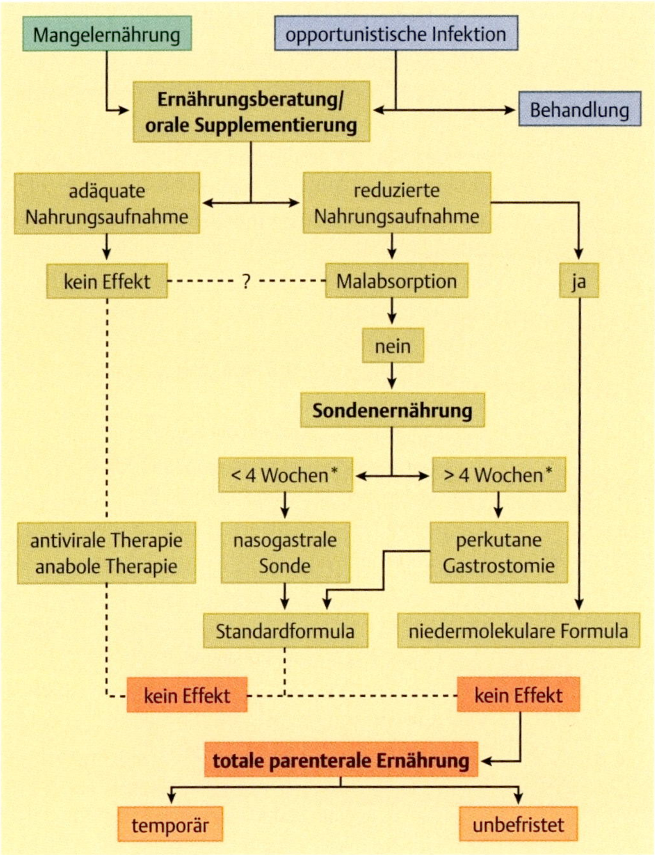

Abb. 53.2 Ernährungstherapeutisches Vorgehen bei Mangelernährung im Zuge einer HIV-Infektion.
*Nach klinischer Situation.

Ernährungsberatung

Das wichtigste Ziel der Beratung besteht in der Instruktion des Patienten. Der Wunsch der Patienten nach einer „gesunden" Ernährung sollte bei neu diagnostizierter HIV-Infektion gefördert und mit Informationen unterstützt werden. Diese sollten eine Unterscheidung zwischen einer bei HIV-Infektion adäquaten Ernährung und der generell in den Industrieländern propagierten „gesunden" Ernährung ermöglichen.

Obwohl sich die Anzahl der täglich einzunehmenden Tabletten reduziert hat, stellt die Kombinationstherapie häufig immer noch eine logistische Herausforderung dar. Da Interaktionen zwischen Nährstoffen (hauptsächlich Fett) und den Proteaseinhibitoren, Nukleosidanaloga oder nicht nukleosidischen Reverse-Transkriptase-Hemmern auftreten können, müssen die Patienten hinsichtlich der zeitlichen Abfolge beraten werden.

Des Weiteren muss die Diät bei ausgeprägten HIV-assoziierten gastrointestinalen Symptomen wie Diarrhö oder Blähung adaptiert werden, ebenso bei den häufig zu Beginn auftretenden Nebenwirkungen der Kombinationstherapie wie Übelkeit, Erbrechen oder Diarrhö. Ein spezielles Problem stellt der potenzielle Laktasemangel bei einer HIV-Infektion des Gastrointestinaltrakts dar, der unter Umständen eine laktosefreie Diät erforderlich macht.

Tipps zur Hygiene bei der Nahrungszubereitung sowie Hinweise zur Vermeidung roher Nahrungsmittel wie Eier, Fisch und Fleisch und zur Kontrolle des Ablaufdatums bei Produkten dienen der Verminderung von Infektionen mit *Salmonella enteritidis*, *Cryptosporidium* sp. und *Isospora* sp.

Orale Trinknahrung

Wenn eine qualifizierte Ernährungsberatung nicht erhältlich ist oder wenn unter der Ernährungsberatung keine ausreichende Gewichtszunahme zu verzeichnen ist, sollte eine orale Trinknahrung verordnet werden. Die Therapie mit oraler Trinknahrung sollte jedoch überprüft und nach 2–3 Monaten evaluiert werden, da mehrere Studien zeigen, dass die Energieaufnahme hauptsächlich in den ersten 2–6 Wochen der Therapie gesteigert werden kann.

Hinweis für die Praxis

Orale Trinknahrung mit hohem Fettgehalt kann bei anfälligen Patienten eine Diarrhö aufgrund der Fettmalabsorption auslösen. Bei Patienten mit chronischer Diarrhö oder Malabsorption sollte daher eine Trinknahrung mit mittelkettigen Fettsäuren zur Verbesserung der Stuhlfrequenz sowie -konsistenz eingesetzt werden.

Trinknahrungen mit immunmodulierenden Substanzen (Arginin, Glutamin) haben bis jetzt keine überlegene Wirkung gegenüber normalen protein- und energiereichen Trinknahrungen gezeigt.

Enterale Sondennahrung

Bei Dysphagie oder unzureichender oraler Nahrungsaufnahme trotz Trinknahrung sollte mit einer enteralen Sondenernährung begonnen werden. Dabei stellen Diarrhö und Malabsorption keine allgemeinen Kontraindikationen dar, da eine niedermolekulare Formula ähnliche Effekte wie eine parenterale Ernährung aufweist. Ist eine länger dauernde Applikation enteraler Sondennahrung nötig, kann diese analog zu nicht HIV-infizierten Patienten über eine perkutane endoskopische Gastrostomie (PEG) erfolgen.

Bei der Untersuchung der Veränderungen der Körperzusammensetzung unter enteraler Ernährungstherapie zeigt sich meist eine größere Zunahme der Fettmasse als der Muskelmasse. Dies wird am ehesten auf eine weiterbestehende inflammatorische Systemantwort und körperliche Inaktivität zurückgeführt, da die meisten untersuchten Patienten physisch inaktiv oder gar bettlägerig waren.

Parenterale Ernährung

Wenn eine enterale bedarfsdeckende Ernährung nicht möglich ist, stellt die parenterale Ernährung die einzige Alternative vor allem für schwer mangelernährte HIV-Patienten dar. Die Infektionsrate bei HIV-Patienten mit einem zentralvenösen Zugang ist vergleichbar mit der anderer Patientengruppen.

Hinweis für die Praxis

Vorgehensweise bei mangelernährten HIV-Erkrankten

- Ursachen für den Gewichtsverlust eruieren (opportunistische Infektionen ausschließen)
- Ernährungsberatung (zeitliche Abfolge von Mahlzeiten und Tabletteneinnahme, Nahrungsmittelauswahl, Hygiene bei der Nahrungszubereitung)
- bei fehlendem Erfolg: orale Trinknahrung (ggf. mit mittelkettigen Fettsäuren)
- bei Dysphagie oder bei unzureichender oraler Nahrungsaufnahme trotz Trinknahrung: enterale Ernährung (evtl. über perkutane endoskopische Gastrostomie)
- wenn enterale bedarfsdeckende Ernährung nicht möglich: parenterale Ernährung

Supplementation mit Mikronährstoffen

Ein Mikronährstoffmangel kommt häufig bei HIV-positiven Patienten vor, die keine Kombinationstherapie (HAART) erhalten. Dies betrifft hauptsächlich Selen, Zink, Vitamin A, C und E sowie B_1, B_3, B_6 und B_{12}, Vitamin D und Carotin. Die Serumkonzentrationen sind dabei entweder mit einer niedrigen CD4-Zellzahl, Krankheitsprogression oder Mortalität assoziiert. Für diese Patienten wurde auch ein Effekt einer Multivitamin-Supplementation hinsichtlich CD4- und CD8-Zellzahl und Überleben nachgewiesen. Die Datenlage zur Supplementation mit Mikronährstoffen bei Patienten unter einer antiretroviralen Kombinationstherapie ist nicht einheitlich. Die WHO empfiehlt, eine bedarfsdeckende Aufnahme der Mikronährstoffe mit der Nahrung anzustreben.

Da sowohl eine Unter- als auch eine Überversorgung mit Mikronährstoffen bei HIV-Patienten vorkommt, sollte ggf. eine genaue Anamnese zur Mikronährstoffaufnahme aus Nahrung und Supplementen durchgeführt werden. Dabei sollte auch auf eine eventuelle Malabsorption von Vitaminen aufgrund einer Enteropathie oder einer Diarrhö geachtet werden. Im Fall eines Mikronährstoffmangels ist eine Supplementation bis zum empfohlenen Bedarf gerechtfertigt, übersteigerte Dosierungen könnten jedoch unerwünschte Effekte haben. Von einer Routinesupplementierung wird seitens der WHO abgeraten. Einer Cochrane-Analyse aus dem Jahr 2017 zufolge gibt es keine ausreichende Evidenz zur Mortalitätssenkung durch eine generelle Mikronährstoff-Supplementierung.

Schwangerschaft und Stillzeit

Die WHO hat noch keine generellen Empfehlungen für die Mikronährstoff-Supplementierung bei HIV-infizierten Frauen herausgegeben, abgesehen von der Supplementation mit Folsäure und Eisen, die generell während der Schwangerschaft vorgenommen werden sollen. Während schwangere Frauen in den westlichen Industrieländern auf eine bedarfsdeckende Ernährung achten sollten, wird in Gebieten mit multiplen Mikronährstoffdefiziten eine tägliche Multivitaminsupplementierung zur Verbesserung der Gesundheit von Mutter und Kind bei schwangeren und stillenden HIV-infizierten Müttern empfohlen.

Mehrere Studien haben eine Reduktion von Fetusmortalität, geringem Geburtsgewicht und Frühgeburten durch eine Multivitaminsupplementierung (B, C und E, Niacin und Folsäure) bei schwangeren Frauen gezeigt. Bei stillenden HIV-infizierten Müttern verringerten sich nach Gabe von Vitamin B, C und E die Mortalität der Kinder und die HIV-1-Übertragung. Außerdem verbesserte sich die postnatale Wachstumsrate der Kinder.

Die Bedeutung der Vitamin-A-Supplementation für die vertikale HIV-Transmission (Mutter-Kind-Übertragung) ist Gegenstand intensiver wissenschaftlicher Untersuchung. Eine von 4 großen Interventionsstudien in Afrika zeigte eine erhöhte Übertragungsrate nach Vitamin-A-Gabe, während die restlichen 3 Studien jedoch keinen Hinweis dafür fanden. Da eine Vitamin-A-Supplementation das Geburtsgewicht verbessert, empfiehlt die WHO eine einmalige Gabe von Vitamin A (200 000 IE) nicht später als 6–8 Wochen nach der Geburt; für Kinder im Alter von 12–59 Monaten, einschließlich HIV-positiver Personen, empfiehlt die WHO alle 4–6 Monate 200 000 IE (60 mg RE) Vitamin A; ansonsten sollte die Vitaminaufnahme während Schwangerschaft und Stillzeit nicht die tägliche Zufuhrempfehlung überschreiten.

Kinder

Die unbehandelte HIV-Infektion ist bei Kindern mit Mangelernährung, Entwicklungs- und Wachstumsverzögerungen assoziiert. Hier gilt analog zu den bereits erwähnten Prinzipien, dass eine ausreichende Nahrungszufuhr zu gewährleisten ist. Bezüglich der Mikronährstoff-Supplementation bei Kindern gibt es noch keinen Konsens außer bei Vitamin A. Hier zeigt die Datenlage eine Verbesserung des Ernährungszustands und eine Verringerung der Morbidität und Mortalität für Kleinkinder zwischen 6 und 60 Monaten.

53.3.5 Medikamentöse Therapie der Mangelernährung

Daten zur medikamentösen Therapie der HIV-assoziierten Mangelernährung (Wasting-Syndrom) lassen bislang keine eindeutigen Empfehlungen zu, bis auf die **Testosteron-Substitution** bei männlichen HIV-Patienten mit niedriger Testosteronkonzentration, für die ein eindeutiger Vorteil erwiesen ist. Eine Metaanalyse von 8 Studien aus dem Jahre 2002 zeigte, dass eine Testosterongabe bei mangelernährten Patienten die fettfreie Masse (FFM) zwar stärker erhöhte als Placebo, die Effekte einer langfristigen Therapie sind jedoch noch nicht ausreichend bekannt.

Die Therapie mit **Appetitstimulanzien** ist teuer und zeigt bei HIV-infizierten Patienten keine überzeugenden Ergebnisse; außerdem stammen die meisten kontrollierten Daten aus der Zeit vor der antiviralen Kombinationstherapie.

53.3.6 Metabolische Veränderungen während der antiretroviralen Therapie

Die antiretrovirale Kombinationstherapie fördert zwar eine Zunahme der Körpermasse, allerdings finden sich häufig metabolische Veränderungen und eine Fettverteilungsstörung (Lipodystrophie) als Nebenerscheinungen.

Durch eine Kombinationstherapie (mit z. B. Ritonavir) kommt es häufig zu einer **Hypertriglyzeridämie**. Komplikationen einer HAART sind erhöhte Lipolyse, beeinträchtigte Fettoxidation, erhöhte hepatische VLDL-Triglyzerid-Synthese und -Sekretion sowie ein verringerter Verbrauch der endogenen Lipoproteintriglyzeride. Ebenso entwickelt sich vielfach eine Insulinresistenz. Eine Umstellung der Kombinationstherapie kann die Symptome mildern. Arteriosklerose und verminderte Knochenmineraldichte sind weitere ernstzunehmende Nebenwirkungen.

53.3.7 Lipodystrophie-Syndrom

Dieses Syndrom ist gekennzeichnet durch eine Umverteilung von Körperfett, wobei subkutanes Fett, insbesondere im Gesichtsbereich oder an den Extremitäten, verloren geht (Lipoatrophie) und abdominelles (viszerales) Fettgewebe zunimmt (Lipohypertrophie). Eine charakteristische Erscheinung ist der sog. Büffelnacken (engl. „buffalo hump"). Ferner ergibt sich wahrscheinlich aufgrund der Zunahme der viszeralen Fettmasse ein erhöhtes kardiovaskuläres Risikoprofil. Die mit der Lipodystrophie assoziierten Veränderungen werden zumeist als entstellend und potenziell stigmatisierend empfunden, was zu einer Beeinträchtigung der Compliance bei der HAART-Behandlung führen kann.

Bei der Ernährung von Patienten mit Lipodystrophie-Syndrom umfassen die Empfehlungen zur Makronährstoffrelation 50–60 % Kohlenhydrate, 20–30 % Fett und etwa 20 % Proteindiät. Einfache Zucker sollten gegenüber ballaststoffreichen komplexen Kohlenhydraten eingeschränkt werden. Derzeit gibt es keinen Konsens für eine adäquate Ernährungstherapie bei HIV-assoziierter Lipodystrophie, da das ernährungstherapeutische Konzept bei Lipodystrophie in Konflikt mit dem Therapieziel der Erhaltung des Ernährungszustands steht. Eine konventionelle fettreduzierte Diät könnte durch die Limitierung der Lebensmittelauswahl generell die Nahrungsaufnahme kompromittieren. Die gesteigerte Einnahme von Omega-3-Fettsäuren hat sich in einer randomisierten klinischen Untersuchung von Carter et al. [1978] günstig auf das veränderte Lipidprofil bei HIV-infizierten Männern ausgewirkt. Daten zu klinischen Endpunkten fehlen allerdings.

Die Lipodystrophie ist u. a. gekennzeichnet durch eine Akkumulation von viszeraler Fettmasse und eine gestörte Insulinresistenz, beides Veränderungen, die auch bei Adipositas und dem metabolischen Syndrom im Mittelpunkt der Pathophysiologie stehen. Prinzipiell gelten daher ähnliche Therapieempfehlungen im Sinne einer Lebensstilmodifikation wie beim metabolischen Syndrom: verstärkte körperliche Bewegung und ausgewogene Ernährung (Kap. Metabolisches Syndrom). Die bisher vorliegenden Ergebnisse von entsprechenden Interventionsstudien zeigen allerdings gemischte Ergebnisse.

Ein weiterer Ansatz ist das Umstellen der antiretroviralen Therapie unter Meiden von Thymidinanaloga und Einsatz neuerer Proteaseinhibitoren. Hier kann ein gewisser Effekt auf metabolische Veränderungen wie Lipidprofil und Insulinresistenz erreicht werden, jedoch kommt es nicht zu einer wesentlichen Reduktion der viszeralen Fettmasse. Unter Metformin zeigt sich eine geringe Reduktion der viszeralen Fettmasse, allerdings mit einer gleichzeitigen Zunahme der peripheren Fettmasse. Testosteron und Thiazolidin-Derivate haben keinen positiven Effekt.

Hinweis für die Praxis

Auf dem Boden der aktuellen Erkenntnisse ist Patienten mit einer Lipodystrophie neben der Umstellung der antiretroviralen Therapie eine individualisierte Beratung mit dem Ziel der ausreichenden körperlichen Bewegung und einer ausgewogenen Ernährung zu empfehlen. Zu berücksichtigen ist hierbei auch das erhöhte Risiko einer Mangelernährung.

53.4 Mangelernährung bei Tuberkulose

2023 wurden in Deutschland 4481 TB-Fälle gemeldet, was einer Inzidenz von 5,3 Fällen pro 100 000 Einwohner entspricht; damit nahm die Zahl gegenüber 2020 mit 4127 Fällen zu. Weltweit waren 2023 ca. 10 Mio. Menschen an Tuberkulose erkrankt, von denen 1,5 Mio. verstarben.

Das grundsätzliche ernährungsmedizinische Vorgehen bei einer Tuberkulose-Erkrankung ist identisch wie das diagnostische und therapeutische Vorgehen bei der HIV-Infektion (Kap. 53.3.3., Kap. 53.3.4).

Die WHO hat 2013 folgende ernährungsmedizinische Prinzipien für die Prävention und Behandlung der Tuberkulose definiert:

- Ein ernährungsmedizinisches Assessment ist integraler Bestandteil der Therapie der Tuberkulose.
- Eine adäquate Ernährung (mit allen essenziellen Makro- und Mikronährstoffen) ist notwendig für das Wohlbefinden der an Tuberkulose erkrankten Patienten.
- Im Fall eines Gewichtsverlusts unter einer laufenden Tuberkulose-Therapie sind entsprechende diagnostische Schritte zur Evaluation der Ursache einzuleiten.
- Angereicherte Nahrung oder Nahrungssupplemente sollen zur Erhaltung und Verbesserung des Ernährungszustands zum Einsatz kommen.
- Bei Vorliegen einer Mangelernährung sollte ein Multivitaminpräparat täglich eingenommen werden.
- Alle schwangeren Frauen mit aktiver Tuberkulose sollen eine Substitution mit Mikronährstoffen (z. B. Eisen, Folsäure) erhalten.

Literatur

[1975] Brown RJ, Araujo-Vilar D, Cheung PT et al. The Diagnosis and Management of Lipodystrophy Syndromes: A Multi-Society Practice Guideline. J Clin Endocrinol Metab 2016; 101 (12): 4500–4511

[1976] Carbonnel F, Maslo C, Beaugerie L et al. Effect of indinavir on HIV-related wasting. AIDS 1998; 12: 1777–1784

[1977] Carr A, Samaras K, Chisholm DJ et al. Pathogenesis of HIV-1-protease inhibitor-associated peripheral lipodystrophy, hyperlipidaemia, and insulin resistance. Lancet 1998; 351: 1881–1883

[1978] Carter VM, Woolley I, Jolley D et al. A randomised controlled trial of omega-3 fatty acid supplementation for the treatment of hypertriglyceridemia in HIV-infected males on highly active antiretroviral therapy. Sex Health 2006; 3: 287–290

[1979] Cofrancesco J Jr, Freedland E, McComsey G. Treatment options for HIV-associated central fat accumulation. AIDS Patient Care STDS 2009; 23: 5–18

[1980] Coors M, Suttmann U, Trimborn P et al. Acute phase response and energy balance in stable human immunodeficiency virus-infected patients: a doubly labeled water study. J Lab Clin Med 2001; 138: 94–100

[1981] Fawzi WW, Mbise RL, Hertzmark E et al. A randomized trial of vitamin A supplements in relation to mortality among human immunodeficiency virus-infected and uninfected children in Tanzania. Pediatr Infect Dis J 1999; 18: 127–133

[1982] Fawzi WW, Msamanga GI, Spiegelman D et al. A randomized trial of multivitamin supplements and HIV disease progression and mortality. N Engl J Med 2004; 351: 23–32

[1983] FAO, IFAD, UNICEF, WFP and WHO. 2022. The State of Food Security and Nutrition in the World 2022. Repurposing food and agricultural policies to make healthy diets more affordable. Rome, FAO. Im Internet: https://doi.org/10.4060/cc0639en

[1984] From the Centers for Disease Control and Prevention. 1993 revised classification system for HIV infection and expanded surveillance case definition for AIDS among adolescents and adults. J Am Med Assoc 1993; 269: 729–730

[1985] Grobler L, Siegfried N, Visser ME et al. Nutritional interventions for reducing morbidity and mortality in people with HIV. Cochrane Database Syst Rev 2013; 2: CD004536

[1986] Grunfeld C, Kotler DP, Hamadeh R et al. Hypertriglyceridemia in the acquired immunodeficiency syndrome. Am J Med 1989; 86: 27–31

[1987] Huey SL, Mehta S. Human Immunodeficiency Virus and Vitamin A. In: Mehta S, Finkelstein JL, editors. Nutrition and HIV: Epidemiological Evidence to Public Health. New York (NY): CRC Press; 2018

[1988] Irlam JH, Visser ME, Rollins N et al. Micronutrient supplementation in children and adults with HIV infection. Cochrane Database Syst Rev 2005; 4: CD003650

[1989] Isanak S, Langendorf C, Berthe F et al. Routine amoxicillin for uncomplicated severe acute malnutrition in children. N Engl J Med 2016; 374: 444–453

[1990] Kaplan G, Thomas S, Fierer DS et al. Thalidomide for the treatment of AIDS-associated wasting. AIDS Res Hum Retroviruses 2000; 16: 1345–1355

[1991] Katona P, Katona-Apte J. The interaction between nutrition and infection. Clin Infect Dis 2008; 46: 1582–1288

[1992] Kong A, Edmonds P. Testosterone therapy in HIV wasting syndrome: systematic review and meta-analysis. Lancet Infect Dis 2002; 21: 692–699

[1993] Krawinkel M. Interaction of nutrition and infections globally: an overwiew. Ann Nutr Metab 2012; 61 (Suppl. 1): 39–45

[1994] Lo JC, Mulligan K, Tai VW et al. "Buffalo hump" in men with HIV-1 infection. Lancet 1998; 351: 867–870

[1995] Nelson JA, Wiley CA, Reynolds-Kohler C et al. Human immunodeficiency virus detected in bowel epithelium from patients with gastrointestinal symptoms. Lancet 1988; 1: 259–262

[1996] Ockenga J, Grimble R, Jonkers-Schuitema C et al. ESPEN Guidelines on Enteral Nutrition: wasting in HIV and other chronic infectious diseases. Clin Nutr 2006; 25: 319–329

[1997] Ockenga J, Fuhse K, Chatterjee S et al. Tuberculosis and Malnutrition: the European Perspective. Clin Nutr 2023; 42: 486–492
[1998] Palenicek JP, Graham NM, He YD et al. Weight loss prior to clinical AIDS as a predictor of survival. Multicenter AIDS Cohort Study Investigators. J Acquir Immune Defic Syndr Hum Retrovirol 1995; 10: 366–373
[1999] Selberg O, Suttmann U, Melzer A et al. Effect of increased protein intake and nutritional status on whole-body protein metabolism of AIDS patients with weight loss. Metabolism 1995; 44: 1159–1165
[2000] Scimshaw N, Taylor C, Gordn J. Interactions of Nutrition and Infection. Monograph Series No. 37. Geneva, Switzerland: World Health Organization; 1968
[2001] Suttmann U, Holtmannspotter M, Ockenga J et al. Tumor necrosis factor, interleukin-6, and epinephrine are associated with hypermetabolism in AIDS patients with acute opportunistic infections. Ann Nutr Metab 2000; 44: 43–53
[2002] Suttmann U, Ockenga J, Selberg O et al. Incidence and prognostic value of malnutrition and wasting in human immunodeficiency virus-infected outpatients. J Acquir Immune Defic Syndr Hum Retrovirol 1995; 8: 239–246
[2003] Trehan I, Goldbach H, LaGrone L et al. Antibiotics as part of management of severe acute malnutrition. N Engl J Med 2013; 368: 425–435
[2004] Visser ME, Durao S, Sinclair D et al. Micronutrient supplementation in adults with HIV infection. Cochrane Database Syst Rev 2017; 5 (5): CD003650
[2005] WHO. Guideline: Nutritional care and support for patients with tuberculosis. Geneva: World Health Organiszation; 2013
[2006] Wiysonge CS, Shey MS, Sterne JA et al. Vitamin A supplementation for reducing the risk of mother-to-child transmission of HIV infection. Cochrane Database Syst Rev 2005; 4: CD003648

VI

54 Ernährung bei Covid-19-Infektionen

M. Spiess, S.C. Bischoff, A. Weimann

Das Wichtigste in Kürze

Das SARS-Coronavirus 2 (Covid-19) hat seit 2019 mit einer Pandemie die globale Gesundheit in der Welt bedroht. Personen mit reduziertem Immunsystem (z. B. mit Mangelernährung, Autoimmunerkrankungen) sind einem erhöhten Infektionsrisiko ausgesetzt. In Abhängigkeit vom Ernährungszustand kann die Covid-Infektion die Vulnerabilität erhöhen. Sowohl Unterernährung als auch Adipositas, insbesondere ein erhöhter viszerale Fettgewebsanteil, sind Risikofaktoren für erhöhte Morbidität und Mortalität, wobei die Mortalität bei Übergewicht/Adipositas Grad I geringer ist als bei Normalgewicht/Untergewicht („Adipositas-Paradoxon") [2047]. Andererseits führte die Covid-Pandemie mit Lockdown zu einer erhöhten Adipositasrate in der Bevölkerung.

Spezifische ernährungsmedizinische Handlungsempfehlungen bei Covid-19-Patienten, die sich auf Studienergebnisse mit hoher Evidenz stützen können, fehlen bislang. Die verfügbaren Daten zeigen die Bedeutung der Erkennung von Risikopatienten durch Screening und Erfassung des Ernährungsstatus sowie der Körperzusammensetzung durch Bioelektrische Impedanzanalyse und Computertomografie, ferner die Analyse von Makro- und Mikronährstoffdefiziten. Zudem verweisen Experten auf Leitlinien zur klinischen Ernährung in der Intensivmedizin.

Keywords

Covid-19, Ernährungsstatus, Körperzusammensetzung, viszerales Fett, Ernährungstherapie

54.1 Pathophysiologie

Eine Infektion mit dem Coronavirus erfolgt in 44 % der Fälle in der asymptomatischen Phase des Überträgers. So ist eine Infektion innerhalb der Inkubationszeit und in symptomfreien Phasen auf andere Personen übertragbar [2042]. Bei einem guten Immunstatus nimmt die Kontagiosität ab, nach ca. 10 Tagen geht sie deutlich zurück. In Ausnahmefällen (z. B. reduzierter Immunstatus) kann die Kontagiosität bis zu 60 Tage dauern [2043].

Sobald man sich mit dem Virus infiziert hat, reagiert das Immunsystem mit einer Immunreaktion. Bei dieser Reaktion erhöht sich oftmals der Bedarf an Makro- und Mikronährstoffen bzw. deren Substraten und Metaboliten (z. B. Glukose, Aminosäuren, Fettsäuren), um beispielsweise Lipidmediatoren (z. B. Prostaglandine) und Proteine (z. B. Immunglobuline, Zytokine) zu produzieren. Durch die Immunreaktion kommt es zu einer erhöhten Zellproliferation und Syntheserate. In diesem Fall rekrutiert die DNA-, RNA-, Protein- und Lipidsynthese Makro- und Mikronährstoffe bzw. deren Substrate, womit ein erhöhter Makro- und Mikronährstoffbedarf einhergeht [2018]. Kann der Bedarf exogen nicht gedeckt werden, sind metabolische Imbalancen im intermediären Stoffwechsel, Proteinkatabolismus, schlechte Blutzuckerwerte und ein erhöhtes Risiko für sekundäre Infektionen die Folge.

54.2 Symptome und Krankheitsverlauf

Nach einer Infektion mit dem Covid-19-Virus können Infizierte asymptomatisch reagieren und nur leichte Symptome der oberen Atemwege entwickeln. Andere entwickeln einen schweren Verlauf mit Lungenentzündung oder schweren akuten Atemnotsyndrom (ARDS).

Es werden 4 Stadien unterschieden [2032]:

- Infektion der oberen Atemwege; häufige Begleiterscheinungen: Fieber, Muskelermüdung, Schmerzen; selten: Übelkeit, Erbrechen, Durchfall
- Dyspnoe und Lungenentzündung
- Freisetzung von Zytokinen, Manifestation eines hyperinflammatorischen Zustands mit lokalen und systemischen Folgen (z. B. arterielle, venöse Vaskulitiden in der Lunge); Folgen: Thrombosegefahr, ARDS, disseminierte intravaskuläre Koagulation (DIC), akute Herz- und Nierenschäden, Sepsis
- Genesung oder Tod

54.3 Allgemeine Risikofaktoren und individuelles Risiko

54.3.1 Alter, Geschlecht und Vorerkrankungen

Bei Kindern und Jugendlichen ist die Infektion seltener. Der Verlauf ist häufig asymptomatisch. Ältere Personen und geriatrische Patienten sind am häufigsten betroffen. Sie weisen häufig eine reduzierte Lungenfunktion und Immunantwort auf, was das Risiko einer hyperinflammatorischen Reaktion und die Sterblichkeit erhöht [2034].

Das männliche Geschlecht gilt als Risikofaktor. Diskutiert wird die Rolle des Hormons Estradiol, welches bei Frauen in höheren Konzentrationen gebildet wird. Estradiol induziert die ADAM-Metalloproteasen (A-Desintegrin und ADAM17), welche hauptsächlich in Lunge und Leber vorzufinden sind und möglicherweise die Infiltration und Verbreitung des Virus blockieren [2041].

Weitere Risikofaktoren sind Bluthochdruck, Diabetes mellitus, kardiovaskuläre Erkrankungen, maligne Tumoren, chronisch obstruktive Lungenerkrankung (COPD), Niereninsuffizienz, Asthma und Autoimmunkrankheiten [2030], [2054], [2055], [2056].

54.3.2 Ernährungszustand

Body Mass Index und Mortalität

Personen mit erhöhtem Body Mass Index (BMI), Diabetes mellitus, Bluthochdruck, größerem Oberbauchumfang und auch Raucher haben ein erhebliches Risiko frühzeitig an einer Covid-19-Infektion zu versterben. Demzufolge besteht eine Kausalität zwischen einem metabolischen Syndrom und einer erhöhten Mortalität [2031], [2037], [2047].

So steigt die Mortalität bei starker Adipositas (> 40–45 BMI) um das 1,5- bis 2-Fache [2028]. Vor allem junge adipöse Covid-19-Patienten (< 50 Jahren) ab einem BMI > 40 kg/m² werden auf der Intensivstation häufiger mit akuten respiratorischen Komplikationen aufgenommen, weisen ein höheres Risiko für eine mechanische Beatmung auf und sterben häufiger an den Folgen [2011], [2025]. Möglicherweise besteht dagegen bei älteren Patienten mit Adipositas das Risiko eines Verlusts von Skelettmuskelmasse („Sarkopenie“), was auf einen Zustand versteckter Malnutrition mit negativen Auswirkungen auf die Gesundheit und die Prognose in allen klinischen Situationen hindeutet [2019].

Ein BMI zwischen 25–30 kg/m² und 22–24 kg/m² wird mit der geringsten Mortalität assoziiert [2026], [2029]. Gesamt betrug das absolute Mortalitätsrisiko 14 % bei Diabetes-erkrankten Patienten, 12 % bei adipösen Patienten, 11 % bei Bluthochdruck und 7 % bei Rauchern. Der Anteil der Todesfälle bei Adipositas lag bei 11 %, 8 % bei Diabetes, 7 % bei Bluthochdruck und 2 % bei Rauchern. Dementsprechend konnte bewiesen werden, dass Personen mit Covid-19 und Diabetes einem 1,54-fachen, solche mit Adipositas einem 1,45-fachen, mit Bluthochdruck einem 1,42-fachen und Raucher einem 1,28-fachen höheren Mortalitätsrisiko ausgesetzt sind [2031].

Die Ursachen, warum eine leichte Adipositas vor allem bei jüngeren Patienten die Covid-Mortalität reduziert, ist unklar. Möglicherweise stellt das Fettkompartiment einen Schutz gegen Malnutrition dar. Jedenfalls könnte ein höherer BMI mit einer geringeren Mortalität bei Personen unter 45 Jahren verbunden sein [2019]. Dies steht im Einklang mit dem „Adipositas-Paradoxon“, das für andere Gruppen kritisch kranker Patienten in breiten Altersgruppen festgestellt wurde.

Adipöse weisen häufig Mikronährstoffmängel auf. Möglicherweise beeinflusst dies direkt die Immunfunktion und das Infektionsrisiko. In Bezug auf die Assoziation zwischen hohem BMI und Risiko für Letalität wird angenommen, dass das Virus an der Angiotensin-Converting-Enzyme-2-Protein-Rezeptorstelle nicht nur in der Lunge bindet, sondern analog auch im Fettgewebe, an den Rezeptoren präsentierenden Adipozyten. Das Fettgewebe könnte somit auch ein Reservoir für eine stärkere Ausbreitung sein [2040], [2046].

Damit einhergehend würden eine Hochregulierung und stärkere Freisetzung von entzündlichen Zytokinen wie Interleukin (IL)-6 initiiert werden. Unabhängig vom BMI begünstigt außerdem ein erhöhter Körperfettanteil Störungen der Atmung, des Stoffwechsels und des Immunsystems. Dies fördert das Entstehen von Komplikationen, eine erhöhte Morbidität und Mortalität. Speziell ein erhöhter viszeraler Fettgewebeanteil ist ein weiterer Indikator und Risikofaktor für schwere Krankheitsverläufe [2051].

Body Mass Index und Lockdown

Es konnte gezeigt werden, dass es während der Covid-Pandemie nach dem Lockdown zu einem Anstieg des BMI in der Allgemeinbevölkerung gekommen ist. Im Vergleich zur Zeit vor dem Lockdown stieg der BMI um 0,31 (95 %-KI 0,17–0,45) nach dem Lockdown an [2009]. Der Anstieg des Körpergewichts ist eine alarmierende Auswirkung des Lockdowns während der Covid-19-Pandemie, er führt möglicherweise zu einer höheren Inzidenz von Adipositas-assoziierten Gesundheitsrisiken und sollte in der Ernährungsberatung berücksichtigt werden.

Mangelernährung

Mangelernährung in ihrer Komplexität ist bei Covid-19 eine prognostische Einflussgröße. Sie steigert die Vulnerabilität, den Schweregrad einer Covid-19-Infektion und die Mortalität [2047]. Eine Metaanalyse von Studien aus 4 Kontinenten und 9 Ländern mit 354 332 Patienten hat bei manifester Mangelernährung und erhöhtem Risiko für Mangelernährung ein mehr als 3-fach erhöhtes Risiko, im Krankenhaus zu versterben, gezeigt (OR 3,43; 95 %-CI 2,549–4,60; $p < 0{,}001$) [2015].

54.4 Diagnostik

Die frühe Identifizierung einer Mangelernährung sollte Teil der allgemeinen Beurteilung aller Covid-19-Patienten sein. Es ist ein Screening auf Mangelernährung, z. B. mit dem Nutritional Risk Screening (NRS) durchzuführen [2053]. Ebenfalls sollten eine Handkraftmessung und eine Bioimpedanzanalyse (BIA) durchgeführt werden. In der Regel gibt eine BIA-Messung Aufschluss über den viszeralen Fettgewebeanteil. Sofern verfügbar, sollte eine Computertomografie hierfür genutzt werden. Auch wenn das Serum-Albumin nicht direkt den Ernährungszustand widerspiegelt, ist ein erniedrigtes Serum-Albumin prognoserelevant und zeigt bei Covid-19-Patienten eine 70 %ige Wahrscheinlichkeit für ein schlechteres Outcome an [2050].

54.5 Ernährungsmanagement

Bezüglich des Energie- und Nährstoffbedarfs liegen Expertenempfehlungen der Europäischen Gesellschaft für Klinische Ernährung und Stoffwechsel (ESPEN) vor (▸ Tab. 54.1) [2010].

54.5.1 Normalstation

Orale Ernährung

Für erwachsene, untergewichtige, multimorbide Patienten gilt ein Kalorienbedarf von 30 kcal/kg KG/Tag, für ältere, multimorbide Patienten (> 65 Jahre) 27 kcal/kg KG/Tag und 30 kcal/kg KG/Tag für ältere, nicht multimorbide Patienten. Der Proteinbedarf bei Älteren (multimorbiden/nicht multimorbiden) ohne Mangelernährung liegt bei 1 g Protein/kg KG/Tag, mit Mangelernährung bei > 1,3–1,5 g Protein/kg KG/Tag. Das Fett-Kohlenhydrat-Verhältnis sollte bei nichtbeatmeten Patienten 30:70 betragen, bei beatmeten Patienten 50:50. Mangelernährte Patienten sollten generell und zusätzlich mit Vitamin A, D, E, Vitamin B_6, B_{12}, Zink und Selen supplementiert werden [2010].

Enterale/parenterale Ernährung

Der Energie- und Nährstoffbedarf ist identisch wie bei der oralen Ernährung (s. o.). Spätestens nach 3 Tagen sollte eine enterale Ernährung begonnen werden, falls die Deckung des Energie- und Nährstoffbedarfs oral nicht erreicht wird. Falls der Energie- und Nährstoffbedarf voraussichtlich für länger als 1 Woche oder 10 Tage oral und enteral mit nicht mehr als 50 % gedeckt wird, ist eine supportive parenterale Ernährung einzuleiten [2010].

54.5.2 Intensivstation

Nichtintubierte Patienten

Für nichtintubierte intensivpflichtige Patienten ist ein Vorgehen wie auf der Normalstation beschrieben.

Mechanisch beatmete Patienten

Es gelten die allgemeinen Empfehlungen für Intensivpatienten [2021]. Die ideale Messung des Energiebedarfs beruht auf einer indirekten Kalorimetrie als Goldstandard. Falls keine indirekte Kalorimetrie vorhanden ist, gilt initial eine moderate hypokalorische Kalorienzufuhr für die ersten 3–7 Tage, um metabolische und klinische Eskalationen während des Aggressionsstoffwechsels zu vermeiden: 70 % des geschätzten Bedarfs oder 20 kcal/kg Körpergewicht am 1. Tag und pro Tag; am 2. Tag bzw. nach der 1. Woche schrittweise auf etwa 25 kcal/kg Körpergewicht pro Tag bzw. bis 50–70 % des Energiebedarfs erhöhen; ab Tag 4 80–100 % des Energie- und Nährstoffbedarfs. Der Proteinbedarf liegt bei mindestens 1,3 g/kg Körpergewicht pro Tag.

Enterale, parenterale Ernährung

Zuerst mit der enteralen Ernährung beginnen und bei kumulierendem Energiedefizit eine supportive parenterale Ernährung einleiten [2007]. Essenziell ist die Mobilisation, um anabole Effekte zu verstärken [2010].

> **! Cave**
> Vor Beginn jeder enteralen/parenteralen Ernährung sollte eine Risikostratifizierung für ein Refeeding-Syndrom erfolgen (s. DGEM-Leitlinie Klinische Ernährung in der Intensivmedizin) [2021].

Die metabolische Toleranz ist täglich neu zu bewerten, ggf. muss die Energiezufuhr reduziert werden. Enterale und parenterale Kontraindikationen sind zu berücksichtigen (▶ Tab. 54.1).

54.5.3 Zufuhr von Makro- und Mikronährstoffen

Letztendlich gibt es zu wenig kontrollierte Daten und damit keine eindeutige Evidenz über die Gewichtung bzw. Anreicherung der Ernährung mit Makro- und Mikronährstoffen. Am häufigsten wurde Vitamin D untersucht.

Kohlenhydrate, Protein und Fette

Eine unnötige Erhöhung des Blutzuckerspiegels sollte vermieden werden, z. B. durch Vermeidung einer Krankenhauskost mit viel Zucker oder stark

Tab. 54.1 Praktischer Leitfaden für die klinische Ernährung von Patienten mit Covid-19 [2048].

Kategorie	Empfehlung		
Nicht auf der Intensivstation			
Screening-Methoden auf Mangelernährung	stationär: NRS-2022	ambulant: MUST	
Optimierung des Ernährungsstatus	professionelle Ernährungsberatung durch Diätassistenten, Ökotrophologen, Ernährungsmediziner		
Gesamtenergiebedarf	Messung per Kalorimetrie	Berechnung anhand Schätzformel	
		multimorbide Patienten > 65 Jahre	27 kcal/kg KG/Tag
		untergewichtige, multimorbide Patienten	30 kcal/kg KG/Tag (langsame Steigerung der Energie- und Nährstoffzufuhr, da Refeeding-Syndrom-Risiko erhöht
		ältere Patienten	30 kcal/kg KG/Tag (individuelle Anpassung)

Tab. 54.1 Fortsetzung

Kategorie	Empfehlung		
Proteinbedarf		ältere Patienten	1 g Protein/kg KG /Tag (individuelle Anpassung)
		multimorbide Patienten	>1 g Protein/kg KG Tag
Kohlenhydratbedarf		ältere Patienten	Verhältnis Fett zu Kohlenhydrate: 30 : 70, wenn Atemwege nicht betroffen sind; 50 : 50 bei beatmeten Patienten
Vitamine, Mineralstoffe, Spurenelemente	Patienten mit Mangelernährung	Supplementation insbesondere von Vitamin A, Vitamin D, Vitamin E, Vitamin B_6, B_{12}, Zink und Selen	
Stufenschema der klinischen Ernährung	1: orale Ernährung nicht ausreichend	orale Ernährung mit Trinknahrung optimieren für mindestens 1 Monat; mindestens 1 Flasche/Tag, 400 kcal und 30 g Protein	
	2: enterale Ernährung	falls eine orale Ernährung für 3 Tage nicht möglich ist oder eine Energiedeckung nur zu 50 % über >7 Tage zu erwarten ist.	
	3: parenterale Ernährung	falls eine enterale Ernährung nicht den Energiebedarf deckt oder nicht indiziert ist, eine parenterale Ernährung erwägen	
Auf der Intensivstation: nichtintubierte Patienten			
Stufenschema der klinischen Ernährung	1: orale Ernährung nicht ausreichend	Optimierung mit Trinknahrung für mindestens 1 Monat	
	2: enterale Ernährung	falls eine orale Ernährung nicht möglich ist und der Energie- und Nährstoffbedarf nicht gedeckt werden kann	
	3: parenterale Ernährung	falls eine enterale Ernährung nicht den Energiebedarf deckt oder nicht indiziert ist, eine peripher-venöse parenterale Ernährung erwägen	
Auf der Intensivstation: intubierte Patienten			
enterale/parenterale Ernährung	nach Ausschöpfung aller enteralen Strategien für eine benötigte Menge Beginn mit einer supplementierenden parenteralen Ernährung; langsame, vorsichtige Steigerung der benötigten Energie- und Nährstoffzufuhr bis zum vollständigen Energieziel		
	1. Tag	20 kcal/kg KG	
	2. Tag	bis zu 50–70 % des geschätzten Energieziels	
	3.–4. Tag	bis zu 80–100 % des geschätzten Energieziels	
	Kontraindikationen	unkontrollierter Schock, wenn hämodynamische Ziele zum Erhalt der Gewebeperfusion nicht erreicht werden; unkontrollierte, lebensbedrohliche Hypoxämie, Hyperkapnie, Azidose	
	Vorsichtsmaßnahmen während der frühen Stabilisationsphase	niedrigdosierte enterale Ernährung erst beginnen, wenn a) Schockzustand mit Flüssigkeiten und Vasopressoren, Inotropika kontrollierbar sind und ein engmaschiges Monitoring für Zeichen einer Darmischämie erfolgt, b) Hypoxämie stabil, Hyperkapnie und Azidose kompensiert sind	
Patienten mit Dysphagie	nach Extubation: Konsistenz-adaptierte Nahrung oder weiter mit enteraler Ernährung bei nicht sicherem Schluckvorgang		

gesüßten Getränken, da jede tertile Erhöhung im Normbereich mit schlechteren Werten von IL-6, IL-8 und CRP assoziiert ist. Dies gilt dementsprechend auch für Patienten ohne Diabetes [2027].

Ein Proteinmangel ist zu vermeiden. Über ein mögliches Defizit der Aminosäure Arginin als Regulator des Immunsystems und der endothelialen Barrierefunktion wird diskutiert [2039].

Während einer enteralen Ernährung können supplementierende Omega-3-Fettsäuren Einfluss auf den arteriellen pH-Wert, Bikarbonat und Basenüberschuss, Blut-Harnstoff-, Stickstoff-, Kreatinin- und Kaliumspiegel nehmen und möglicherweise die Progression einer Niereninsuffizienz verhindern [2020].

Vitamine und Mineralstoffe

Vitamin D modifiziert die Expression des Angiotensin-Converting-Enzym-Rezeptorproteins, das als Eintrittspforte für das SARS-Cov-2-Virus gilt. Ferner bewirkt aktiviertes Vitamin D_3 eine verminderte Freisetzung inflammatorischer Zytokine [2012], [2046]. Insofern könnte eine Vitamin-D-Supplementierung von Vorteil sein. Das Infektionsgeschehen, die Hospitalisierung und die Mortalität sind bei einem Mangel deutlich erhöht. Vitamin-D-Serumspiegel < 12 ng/ml waren signifikant mit einem erhöhten Risiko für einen schweren Verlauf der Infektion und Tod assoziiert [2008]. Eine Dosierung von 5000 IE/Tag könnte Husten und Geschmacksveränderungen reduzieren [2045]. Ab einem Vitamin-D-Serumspiegel von 50 ng/ml könnte die Mortalität möglicherweise gesenkt werden [2016].

Zusammen mit Magnesium und Vitamin B_{12} werden möglicherweise eine Sauerstofftherapie und die Notwendigkeit einer Intensivtherapie verhindert. Mit Magnesium alleine kombiniert zeigten sich ebenfalls positive Effekte auf den Bedarf einer Sauerstofftherapie [2052]. Magnesium könnte das Gen TMPRSS 2 modifizieren, wodurch der Eintritt des Virus weiter unterbunden wird [2022]. Um die Frage zu beantworten, ob somit eine alleinige Gabe von Vitamin D von Nutzen ist, sind mehr kontrollierte Studien notwendig.

Vitamin C kann die Dauer und den Schweregrad bei Erkältung beeinflussen. Bei einer Covid-19-Infektion gibt es bis dato keine signifikanten Ergebnisse in diesen Endpunkten [2038]. Sekundärpunkte weisen auf eine bessere Sauerstoffsättigung und ein reduziertes Thromboserisiko hin [2029].

Spurenelemente

Zink hat als Komponente des Hormons Thymulin Einfluss auf die T-Zell-Differenzierung und die NK-Zell-Aktivität, spielt ferner eine Rolle bei der Bildung von Entzündungsmediatoren. Außerdem ist Zink ein wichtiges Adjuvans für verschiedene therapeutische Wirkstoffe (z. B. Einsatz von Chloroquin bei Covid-19). Bei einer täglichen Dosis von 10–20 mg Zink, über 6–12 Monaten zugeführt, wurde über eine verringerte Infektionsrate berichtet [2049]. Eine Metaanalyse von 5 Studien hat bei Supplementierung von Covid-19-Patienten mit Zink eine geringere Letalität ergeben [2048]. In einer danach erschienenen doppelblinden randomisierten Studie erhielten Covid-19-positive Patienten in der Interventionsgruppe oral Zink 3-mal 25 mg für 15 Tage. Die 30-Tage-Letalität betrug 6,5 % in der Zink- und 9,2 % in der Placebogruppe, die Aufnahmeraten auf der Intensivstation 5,2 % und 11,3 %. Der kombinierte Endpunkt Tod oder Aufnahme auf der Intensivstation innerhalb von 30 Tagen war in der Zinkgruppe ebenfalls niedriger. Bei den ambulanten Patienten war die Symptomdauer signifikant kürzer [2014].

Zu dem Antioxidans Selen konnte eine Metaanalyse aus 6 Studien zeigen, dass Covid-19-Patienten, unabhängig vom Schweregrad der Erkrankungen, im Vergleich zu Gesunden signifikant niedrigere Selenspiegel aufwiesen [2044]. Im Vergleich mit verstorbenen Patienten haben die überlebenden Covid-19-Patienten höhere Spiegel an Kupfer und dem Transportprotein Coeruloplasmin [2023]. In Wechselbeziehung zu Kupfer könnte deshalb ein Mangel an Zink und Selen zur Verbesserung des antioxidativen Potenzials mit günstigen Auswirkungen auf den Krankheitsverlauf ausgeglichen werden [2024], [2036].

Probiotika

Probiotika könnten potenziell zur Risikoreduzierung beitragen [2026], [2033]. Das Mikrobiom nimmt eine wichtige Rolle für die Modulation eines stabilen Gleichgewichts zwischen Immun-

und Entzündungsreaktion ein. Es verhindert eine Überaktivierung des Immunsystems, indem entzündungsfördernde Zytokine gesenkt und ein Anstieg von entzündungshemmenden Zytokinen, wie IL-10, initiiert werden. Der spezifische Einsatz von Probiotika scheint eine vielsprechende adjuvante Therapie zu sein, allerdings müssen auch hier die Population, die verwendeten Bakterienkulturen, Dosis und Dauer der probiotischen Therapie besser definiert werden [2013], [2017], [2035].

Literatur

[2007] Al-Dorzi H, Arabi Y. Enteral nutrition safety with advanced treatments: extracorporeal membrane oxygenation, prone positioning, and infusion of neuromuscular blockers. Nutr Clin Pract: Off Publ Am Soc Parent Ent Nutr 2021; 36 (1): 88–97

[2008] AlSafar H, Grant WB, Hijazi R et al. COVID-19 Disease Severity and Death in Relation to Vitamin D Status among SARS-CoV-2-Positive UAE Residents. Nutrients 2021; 13 (5): 1714

[2009] Bakaloudi DR, Barazzoni R, Bischoff SC et al. Impact of the first COVID-19 lockdown on body weight: A combined systematic review and a meta-analysis. Clin Nutr 2022; 41: 3046–3054

[2010] Barazzoni R, Bischoff SC, Krznaric Z, Pirlich M. ESPEN expert statements and practical guidance for nutritional management of individuals with SARS-CoV-2 infection. Clin Nutr 2020; 39 (6): 1631–1638

[2011] Barazzoni R, Bischoff SC, Busetto L et al. endorsed by the ESPEN Council. Nutritional management of individuals with obesity and COVID-19: ESPEN expert statements and practical guidance. Clin Nutr 2022; 41: 2869–2886

[2012] Bassatne A, Basbous M, Chakhtoura M et al. The link between COVID-19 and Vitamin D (VIVID): A systematic review and meta-analysis. Metabolism 2021; 119: 154753

[2013] Baud D, Dimopoulou V, Agri V et al. Using probiotics to flatten the curve of coronavirus disease COVID-2019 pandemic. Front Public Health 2020; 8: 186–191

[2014] Ben Abdallah S, Mhalla Y, Trabelsi I et al. Twice-Daily Oral Zinc in the Treatment of Patients With Coronavirus Disease 2019: A Randomized Double-Blind Controlled Trial. Clin Infect Dis 2023; 76 (2): 185–191. DOI: 10.1093/cid/ciac807. Erratum in: Clin Infect Dis 2023 Feb 03; PMID: 36367144

[2015] Boaz M, Kaufman-Shriqui V. Systematic Review and Meta-Analysis: Malnutrition and In-Hospital Death in Adults Hospitalized with COVID-19. Nutrients 2023; 15 (5): 1298

[2016] Borsche L, Glauner B, von Mendel J. COVID-19 Mortality Risk Correlates Inversely with Vitamin D 3 Status, and a Mortality Rate Close to Zero Could Theoretically Be Achieved at 50 ng/mL 25(OH)D 3: Results of a Systematic Review and Meta-Analysis. Nutrients 2021; 13 (10): 3596

[2017] Budden K, Gellatly S, Wood D et al. Emerging pathogenic links between microbiota and the gut-lung axis. Nat Rev Microbiol 2017; 15 (1): 55–63

[2018] Calder P, Carr A, Gombart A, Eggersdorfer M. Optimal nutritional status for a well-functioning immune system is an important factor to protect against viral infections. Nutrients 2020; 12 (4): 7–14

[2019] den Uil CA, Termorshuizen F, Rietdijk WJR et al. Dutch COVID-19 Research Consortium. Age Moderates the Effect of Obesity on Mortality Risk in Critically Ill Patients with COVID-19: A Nationwide Observational Cohort Study. Crit Care Med 2023; 51: 484–491

[2020] Doaei S, Gholami S, Rastgoo S et al. The effect of omega-3 fatty acid supplementation on clinical and biochemical parameters of critically ill patients with COVID-19: a randomized clinical trial. J Transl Med 2021; 19 (1): 128

[2021] Elke G, Hartl WH, Kreymann KG et al. DGEM-Leitlinie: „Klinische Ernährung in der Intensivmedizin". Aktuel Ernahrungsmed 2018; 43: 341–408

[2022] Fan F, Zhu X, Zheng Y et al. Magnesium treatment on methylation changes of transmembrane serine protease 2 (TMPRSS2). Nutrition 2021; 89: 111340

[2023] Hackler J, Heller RA, Sun Q et al. Relation of Serum Copper Status to Survival in COVID-19. Nutrients 2021; 13 (6): 1898

[2024] Heller RA, Sun Q, Hackler J et al. Prediction of survival odds in COVID-19 by zinc, age and selenoprotein P as composite biomarker. Redox Biol 2021; 38: 101764

[2025] Hendren N, de Lemos J, Ayers C et al. Association of Body Mass Index and Age With Morbidity and Mortality in Patients Hospitalized With COVID-19: Results From the American Heart Association COVID-19 Cardiovascular Disease Registry. Circulation 2021; 143 (2): 135–144

[2026] Hu J, Zhang L, Lin W et al. Review article: Probiotics, prebiotics and dietary approaches during COVID-19 pandemic. Trends Food Sci Technol 2021; 108: 187–196

[2027] Huang Y, Guo H, Zhou Y et al. The associations between fasting plasma glucose levels and mortality of COVID-19 in patients without diabetes. Diabetes Res Clin Pract 2020; 169: 108448

[2028] Huang HK, Bukhari K, Chiung-Hui Peng C et al. The J-shaped relationship between body mass index and mortality in patients with COVID-19: A dose-response meta-analysis. Diabetes Obes Metab 2021; 23 (7): 1701–1709

[2029] Jamali Moghadam Siahkali S, Zarezade B, Koolaji S et al. Safety and effectiveness of high-dose vitamin C in patients with COVID-19: a randomized open-label clinical trial. Eur J Med Res 2021; 26 (1): 20

[2030] Liang W, Guan W, Chen R. Cancer patients in SARS-CoV-2 infection: a nationwide analysis in China. Lancet Oncol 2020; 2183: 335–337

[2031] Mahamat-Saleh Y, Fiolet T, Rebeaud ME et al. Diabetes, hypertension, body mass index, smoking and COVID-19-related mortality: a systematic review and meta-analysis of observational studies. BMJ Open 2021; 11 (10): e052777

[2032] Matricardi P, Dal Negro R, Nisini R. The first, holistic immunological model of COVID-19: implications for prevention, diagnosis, and public health measures. Paediatr Allergy Immunol 2020; 31 (5): 454–470

[2033] Olaimat A, Aolymat I, Al-Holy M et al. The potential application of probiotics and prebiotics for the prevention and treatment of COVID-19. NPJ Sci Food 2020; 5; 4–17

[2034] Opal S, Girard T, Ely E. The immunopathogenesis of sepsis in elderly patients. Clin Infect Dis 2005; 41 (7): 504–551

[2035] Paknahad Z, Moravejolahkami AR. Probiotics Against Viruses; COVID-19 is a Paper Tiger: A Systematic Review. Endocr Metab Immune Disord Drug Targets 2021; 21 (7): 1252–1260

[2036] Pecora F, Persico F, Argentiero A, Neglia C. The Role of Micronutrients in Support of the Immune Response against Viral Infections. Nutrients 2020; 12 (10): 3198

[2037] Petersen A, Bressem K, Albrecht J et al. The role of visceral adiposity in the severity of COVID-19: Highlights from a unicenter cross-sectional pilot study in Germany. Metabolism 2020; 110: 154317

[2038] Rawat D, Roy A, Maitra S et al (2021). Vitamin C and COVID-19 treatment: A systematic review and meta-analysis of randomized controlled trials. Diabetes Metab Syndr 2021; 15 (6): 102324

[2039] Rees CA, Rostad CA, Mantus G et al. Altered amino acid profile in patients with SARS-CoV-2 infection. Proc Natl Acad Sci USA 2021; 118 (25): e2101708118

[2040] Richardson S, Hirsch J, Narasimhan M. Presenting characteristics, comorbidities, and outcomes among 5700 patients hospitalized with covid-19 in the New York city area. JAMA 2020; 323 (20): 2052–2059

[2041] Rizzo P, Dalla Sega F, Fortini F, Marracino L. COVID-19 in the heart and the lungs: could we "Notch" the inflammatory storm? Basic Res Cardiol 2020; 115 (3): 31–37

[2042] Robert Koch-Institut (RKI). Epidemiologischer Steckbrief zu SARS-CoV-2 und COVID-19. Im Internet: www.rki.de/DE/Content/InfAZ/N/Neuartiges_Coronavirus/Steckbrief.html (Stand: 19.12.2020)

[2043] Robert Koch-Institut (RKI). Virushaltige Aerosole rücken immer mehr in den Fokus. Im Internet: www.rosenfluh.ch/virushaltige-aerosole-ruecken-immer-mehr-in-den-fokus (Stand: 13.08.2021)

[2044] Roldán-Bretón NR, Capuchino-Suárez AG, Mejía-León ME et al. Selenium serum levels in patients with SARS-CoV-2 infection: a systematic review and meta-analysis. J Nutr Sci 2023; 12: e86

[2045] Sabico S, Enani MA, Sheshah E et al. Effects of a 2-Week 5000 IU versus 1000 IU Vitamin D 3 Supplementation on Recovery of Symptoms in Patients with Mild to Moderate Covid-19: A Randomized Clinical Trial. Nutrients 2021; 13 (7): 2170

[2046] Scheen A, Marre M, Thivolet C. Prognostic factors in patients with diabetes hospitalized for COVID-19: findings from the CORONADO study and other recent reports. Diabetes Metabol 2020; 46 (4): 265–271

[2047] Spiess M, Weimann A. Klinische Ernährung bei Covid-19 Patienten – Eine systematische Literaturübersicht. Aktuel Ernahrungsmed 2023; 48 (02): 102–116

[2048] Tabatabaeizadeh SA. Zinc supplementation and COVID-19 mortality: a meta-analysis. Eur J Med Res 2022; 27 (1): 70

[2049] Shittu M, Afolami O. Improving the efficacy of Chloroquine and Hydroxychloroquine against SARS-CoV-2 may require zinc additives – a better synergy for future COVID-19 clinical trials. Infez Med 2020; 28 (2): 192–197

[2050] Soetedjo NNM, Iryaningrum MR, Damara FA et al. Prognostic properties of hypoalbuminemia in COVID-19 patients: A systematic review and diagnostic meta-analysis. Clin Nutr ESPEN 2021; 45: 120–126. ID: PMC8288213

[2051] Spolidoro G, Azzolino D, Shamir R et al. Joint Effort towards Preventing Nutritional Deficiencies at the Extremes of Life during COVID-19. Nutrients 2021; 13 (5): 1616

[2052] Tan CW, Ho LP, Kalimuddin S et al. Cohort study to evaluate the effect of vitamin D, magnesium, and vitamin B12 in combination on progression to severe outcomes in older patients with coronavirus (COVID-19). Nutrition 2020; 79–80: 111017

[2053] Volkert D, Beck A, Cederholm T et al. ESPEN guideline on clinical nutrition and hydration in geriatrics. Clin Nutr 2019; 38 (1): 10–47

[2054] Wang C, Liu Z, Chen Z. The establishment of reference sequence for SARS-CoV-2 and variation analysis. J Med Virol 2020; 92 (6): 667–674

[2055] Xu H, Zhong L, Deng J. High expression of ACE2 receptor of 2019-nCoV on the epithelial cells of oral mucosa. Int J Oral Sci 2020; 12 (1): 1–5

[2056] Zhou F, Yu T, Du R. Clinical course and risk factors for mortality of adult inpatients with COVID-19 in Wuhan, China: a retrospective cohort study. Lancet 2020; 395 (10229): 1054–1062

55 Ernährung von kritisch Kranken

W. Hartl

Das Wichtigste in Kürze

Kritisch kranke Patient*innen sind anhand von 4 Dimensionen zu beschreiben: natürliche Disposition (Alter Geschlecht), Ausmaß und Schweregrad von Grund- und Begleiterkrankung, Ausmaß und Schweregrad der sekundären Organdysfunktion, sowie Stadium der Erkrankung (akut, postakut, rekonvaleszent, chronisch). Idealerweise müsste sich eine individualisierte Ernährungstherapie präzise an diesen Dimensionen orientieren. Bis heute fehlen allerdings Instrumente, die eine derartige genaue Individualisierung ermöglichen würden; somit stellen Empfehlungen zur medizinischen Ernährungstherapie (MET) kritisch kranker Patient*innen immer eine mehr oder minder grobe Vereinfachung dar, die dem Einzelfall u. U. nicht gerecht wird.

Metabolische Grundprobleme kritisch kranker Patient*innen sind die gesteigerte Eiweiß-Katabolie, welche impliziert, dass Intensivpatient*innen in der Regel als mangelernährt anzusehen sind, und die Tatsache, dass diese Katabolie besonders in der Akut-/Postakutphase nur in geringem Ausmaß durch eine symptomatische MET zu beeinflussen ist (Substratverwertungsstörung).

Grundvoraussetzung für eine erfolgreiche MET ist eine effiziente kausale Therapie, d. h. die Bekämpfung der Homöostasestörung (Grunderkrankung), die zur Substratverwertungsstörung geführt und die Katabolie ausgelöst hat. Aus pathophysiologischen Überlegungen heraus sollte die Höhe der Kalorien- und Substratzufuhr im indirekten Verhältnis zum Ausmaß und Schweregrad der sekundären Organdysfunktion und der Substratverwertungsstörung stehen. Als Surrogat-Indikatoren für die individuelle Steuerung der MET stehen das Körpergewicht, die indirekte Kalorimetrie, der Insulinbedarf und die Phosphatkonzentration zur Verfügung.

Aus ökonomischen Gründen sollte Kalorien enteral (gastral/jejunal über Sonde) zugeführt werden; nur wenn das kalorische Ziel dadurch nicht erreicht werden kann, oder bei Vorhandensein von Kontraindikationen (Ileus, Paralyse, schwere zirkulatorische Insuffizienz) sollte eine supplementierende parenterale Ernährung erfolgen. Die verschiedenen Modalitäten der Ernährungstherapie erfordern zur Vermeidung spezifischer Komplikationen (Aspiration, Hyperglykämie) eine individualisierte Überwachung der Patient*innen.

Keywords

Medizinische Ernährungstherapie, Mangelernährung, Intensivstation, Eiweiß-Katabolie, parenterale Ernährung, enterale Ernährung

55.1 Der kritisch Kranke aus ernährungsmedizinischer Sicht: Definitionen und Charakteristika

Grundvoraussetzung für eine effiziente Therapie einer bestimmten Erkrankung ist die korrekte Indikation; letztere erfordert eine präzise Definition der Erkrankung sowie eine profunde Kenntnis der Charakteristika der zu behandelnden Krankheit. Diese Voraussetzungen sind jedoch bei „kritisch kranken“ Patient*innen nicht gegeben, da hier der Zustand einer Patientin bzw. eines Patienten nicht durch seine Erkrankung, sondern durch seinen Aufenthaltsort (die Intensivstation) definiert wird. Das Konzept des „kritisch Kranken“ stellt aus pathophysiologischer Sicht eine nicht zulässige Vereinfachung dar, die jedoch aufgrund ihrer Einfachheit bis heute sowohl klinisch als auch wissenschaftlich praktiziert wird (▶ Abb. 55.1).

Um akut „kritisch“ krank zu werden, muss ein Individuum als Folge einer akuten Homöostasestörung entweder einen direkten (z. B. durch Herzinfarkt) oder indirekten (Capillary Leak durch Sepsis/Inflammation) Organschaden (Organdysfunktion) erleiden. Das Ausmaß der akuten Organdysfunktion hängt vom Ausmaß der Homöostasestörung und der Vorerkrankungen (chronische Organschäden), sowie von der individuellen

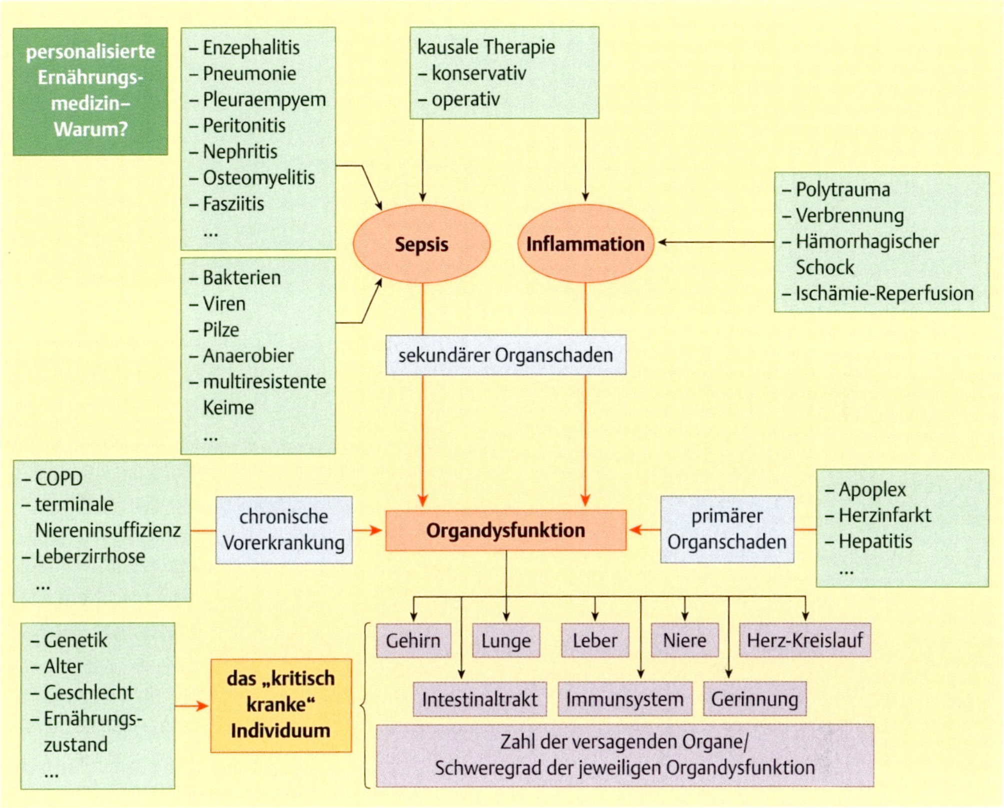

Abb. 55.1 Pathogenese der/des „kritisch kranken“ Patientin/Patienten.

natürlichen Disposition (Alter etc.) ab. Die Organdysfunktion selbst kann bis zu 8 Organsysteme einzeln oder gleichzeitig betreffen.

Das Ausmaß des Organschadens besitzt eine zeitliche Dimension. Die Systemveränderungen, die regelhaft nach einer Homöostasestörung zu beobachten sind, hängen ganz wesentlich von der Zeit ab, die seit dem Auftreten der Homöostasestörung vergangen ist. Am Anfang steht die Akutphase (Dauer 1–4 Tage), die entweder rasch tödlich verlaufen kann (bei sehr schwerer Homöostasestörung), oder die nach dem akuten Überleben der Homöostasestörung in eine subakute Phase übergeht (Dauer 3–10 Tage). Diese mündet entweder in eine chronische Phase der persistierenden Organdysfunktion, die einen ungewissen (evtl. sekundär letalen) Ausgang hat, oder in eine erste Rekonvaleszenzphase (Dauer 10–30 Tage), die in der Regel noch im Krankenhaus verbracht wird. Daran schließt sich dann eine zweite Rekonvaleszenzphase an (Dauer mehrere Monate), in der speziell die zuvor erlittenen metabolischen Schäden (ICU-AW, intensive care unit-acquired weakness) langsam wieder repariert werden.

Aufgrund der stark ausgeprägten individuellen Charakteristika und der zusätzlichen zeitlichen Variabilität des Organschadens kann die „kritische Erkrankung“ weder wissenschaftlich noch speziell ernährungsmedizinisch als eine Gesamtheit betrachtet werden. Aufgrund der deutlich eingeschränkten Generalisierbarkeit von Erkenntnissen aus der humanbiologischen Grundlagenforschung oder aus der klinischen-therapeutischen Forschung ist eine Individualisierung der MET erforderlich.

55.2 Grundsätze der Therapie metabolischer Veränderungen nach Homöostasestörung

Inflammatorische, hormonelle und metabolische Sekundärreaktionen nach Homöostasestörung umfassen die Hyperglykämie, die Insulinresistenz, eine erhöhte hepatische Glukoseproduktion und einen gesteigerten muskulären Eiweißabbau. Aus evolutionsbiologischer Sicht sind diese metabolischen Sekundärreaktionen notwendig und auch erfolgreich. Nur dadurch konnte im Rahmen der Phylogenese die Wahrscheinlichkeit erhöht werden, leichtere Homöostasestörung auch ohne fremde Hilfe (spontan) überleben zu können. Teleologisch stand dabei die Akutphase mit der Gewährleistung zellulärer Funktionen, die für Infektabwehr und Gewebereparatur unerlässlich sind, im Vordergrund. Aufgrund unvermeidbarer evolutionsbiologischer Zwänge haben diese metabolischen Sekundärreaktionen bis heute überlebt.

Die moderne Medizin (Intensiv- und Notfallmedizin) ermöglicht das akute Überleben einer Patientin/eines Patienten auch nach sehr schwerer Homöostasestörung. Dieser Fortschritt hat jedoch die Nützlichkeit von prinzipiell vorteilhaften, adaptiven metabolischen Reaktionen drastisch modifiziert. Die Sekundärreaktionen werden proportional zum Ausmaß der Homöostasestörung ausgelöst; extreme Reaktionen können jedoch nur durch das von der Natur nicht vorgesehene, neuzeitliche „künstliche" Überleben der Patient*innen zum Vorschein kommen und sind deswegen auch nicht Inhalt eines evolutionsbiologischen Prozesses gewesen. Nur deswegen, und aufgrund des starken Ausmaßes der Sekundärreaktionen, kann in der modernen Intensivmedizin eine – selbstverständlich so von der Natur nicht vorgesehene – selbstzerstörerische Wirkung beobachtet werden. Potenziell schädliche Nebenwirkungen der metabolischen Reaktionen bei kritisch kranken Patient*innen resultieren somit nicht aus deren Qualität, sondern aus der Quantität, welche durch Intensität und Dauer der Homöostasestörung bestimmt wird.

Bis zum heutigen Tag ist es nicht möglich, für die Akut- und Subakutphase ein genaues quantitatives Optimum der adaptiven metabolischen Reaktionen zu definieren, welches exakt den Bedürfnissen einer/eines spezifischen Intensivpatientin/-patienten mit einem individuellen Ausmaß an Homöostasestörung entsprechen würde. So kann es sehr wohl sein, dass eine komplette Unterdrückung dieser Reaktionen genauso schädlich wäre wie eine Überaktivierung. Auch ist zu berücksichtigen, dass unabhängig von der Art und Weise der Homöostasestörung die schädlichen Wirkungen sekundärer metabolischer Reaktionen nicht nur durch das initiale Ausmaß der Störung, sondern auch durch deren Dauer zustande kommen.

55.2.1 Kausale Therapie

Ein länger anhaltender Eiweißverlust ist nicht mit dem Überleben einer Patient*in vereinbar. Bei Gesunden ist jenseits eines Gewichtsverlusts von 35–40 % des Ausgangsgewichts der Tod unvermeidbar. Somit müssen aggressive therapeutische Bemühungen eingesetzt werden, um bei kritisch kranken Patient*innen eine protrahierte Eiweißkatabolie zu vermeiden. Das unbedingte Primat liegt dabei auf der kausalen Therapie. Alle therapeutischen Bemühungen müssen auf den Auslösemechanismus selbst (z. B. Gewebstrauma, Blutverlust, nekrotisches oder infiziertes Gewebe) zentriert werden. Nur dadurch kann die potenziell fatale Signalkaskade, die zur Eiweißkatabolie führt, bereits an ihrem Ursprung unterbrochen werden.

Trotz intensiver wissenschaftlicher Bemühungen ist jedoch bis heute die Zahl effektiver klinischer Therapien äußerst begrenzt. Die allgemeine Strategie besteht darin, die Ursache für die Homöostasestörung so rasch wie möglich zu identifizieren und anschließend ein spezifisches therapeutisches Konzept in Gang zu setzen; dieses zielt im Wesentlichen darauf ab, die Ursache so schnell wie möglich zu beherrschen und somit auch die sekundären neuronalen und immunologischen Reaktionen zu unterbrechen, welche in der Folge für die gesteigerte Eiweißkatabolie, Glukoneogenese und Hyperglykämie verantwortlich sind. Dieses Konzept erfordert eine enge Zusammenarbeit zwischen dem Ernährungsmediziner und dem klinischen Fachspezialisten (z. B. dem Chirurgen).

Zusätzliche therapeutische Konzepte, die in der Lage sind, extreme metabolische Reaktionen bereits an ihrer Wurzel zu bekämpfen, beinhalten eine intensive physikalische Therapie sowie die optimale Schmerzkontrolle. Für beide Maßnahmen ist bekannt, dass sie effektiv das Ausmaß des Eiweißkatabolismus verringern können.

55.2.2 Symptomatische Therapie

Der kausalen Therapie hierarchisch nachgeordnet sind adjuvante, symptomatische Therapien, die ernährungsmedizinisch bisher nur auf Ebene der Substrate (Ernährung) erfolgen können. Die Beeinflussung molekularbiologischer Mechanismen der Eiweißkatabolie befindet sich derzeit noch in einem experimentellen, nicht humanbiologischen Stadium. Ebenfalls bisher unbekannt ist, durch welche spezifischen Formen der MET überlebenswichtige immunologische und reparative Akutreaktionen optimiert werden können.

Die Evidenz, die der MET zugrunde liegt, ist – neben den oben angeführten grundsätzlichen Einschränkungen – auch spezifisch auf wissenschaftlicher Ebene limitiert. Diese Limitierungen ergeben sich aus einer in vielen Aspekten noch mangelhaften Personalisierung der Ernährungstherapie, aus dem bis heute sehr beschränkten Wissen bezüglich der Physiologie und Pathophysiologie des menschlichen Intestinaltrakts und aus multiplen methodischen Limitierungen, speziell bei beobachtenden klinischen Studien.

Das Hauptproblem der MET in der Akutphase nach schwerer Homöostasestörung besteht darin, dass die stark ausgelösten metabolischen Reaktionen nur äußerst eingeschränkt durch konventionelle ernährungsmedizinische Maßnahmen zu beeinflussen sind. Diese inadäquaten Reaktionen betreffen speziell die hepatische Glukoseproduktion und die muskuläre Eiweißkatabolie. Im Gegensatz zum Fastenzustand können bei kritisch Kranken exogen zugeführte Substrate die beschleunigte hepatische Glukoseproduktion bzw. muskuläre Proteolyse i. d. R. nicht adäquat unterdrücken.

Darüber hinaus kann eine aggressive Ernährungstherapie (z. B. durch Steuerung der exogenen Kalorienzufuhr gemäß dem Energieumsatz) nicht nur wenig effektiv sein, sondern es sind auch schädliche Nebenwirkungen denkbar. Diese beinhalten eine metabolische Überlastung bzw. eine Unterdrückung des Ubiquitin-Protaosomen-Reaktionsmechanismus und der damit verbundenen Autophagie, welche ihrerseits potenziell wichtig für die Zellreparatur und die Wiederherstellung der Organfunktion ist.

Erst nach dem Verschwinden der immunologischen oder inflammatorischen, den Stoffwechsel betreffenden Triggermechanismen (also in der späten subakuten Phase), kann eine Erhöhung der Effizienz der künstlichen Ernährung erwartet werden, und somit auch eine Verbesserung der Prognose durch eine adäquate MET.

55.3 Ernährungsmedizinische Präparate zum Einsatz bei „kritisch kranken“ Patient*innen

55.3.1 Enterale Ernährung

Je nach individueller gastrointestinaler Toleranz und spezifischem Eiweißbedarf stehen zahlreiche, industriell gefertigte Präparate zur Verfügung, mit denen sich ein individualisiertes enterales Ernährungsregime zusammenstellen lässt. Dabei kommen bilanzierte Diäten zur Anwendung, welche prinzipiell bedarfsdeckend für den Nährstoff-, Spurenelement-, Elektrolyt- und Vitaminbedarf der Patient*innen sein sollten. Die meisten Präparate eignen sich zur vollständigen Ernährung, sind jedoch kostenintensiver als die normale orale Krankenhauskost.

Unterschieden werden nährstoffdefinierte Diäten (NDD) von chemisch definierten Diäten (CDD), also hochmolekulare von niedermolekularen Darreichungsformen. Die NDD sind ballaststoffarm und können bei normaler Digestions- und Resorptionsleistung zugeführt werden. Sie enthalten Kohlenhydrate als Oligo- und Polysaccharide (50–60 %), intaktes Eiweiß aus Milch, Soja, Eiklar und Fleischprotein (15–20 %) und schließlich Fette aus Pflanzenölen (25–30 %), einschließlich der Zufuhr von essenziellen Fettsäuren. Für Patient*innen in der Rekonvaleszenzphase sind Diäten mit höherer Kaloriendichte (1,5–2 kcal/ml) und erhöhtem Eiweißgehalt zur eiweißreichen Ernährung verfügbar. Bei den gesättigten Fettsäuren finden sich kurzkettige, mittelkettige und langkettige Fettsäuren.

Für eine unkomplizierte Langzeiternährung bei uneingeschränkt funktionstüchtigem Gastrointestinaltrakt existieren auch ballaststoffhaltige Nahrungen. Hier müssen Diäten mit unlöslichen Ballaststoffen (Zellulose) von solchen mit löslichen Ballaststoffen (Präbiotika) unterschieden werden. Zu letzteren zählen Pektine, Agar, Pflanzenschleim und Oligofruktosen.

Die CDD können bei globalen Störungen der intraluminalen Hydrolysekapazität und Resorption zum Einsatz kommen, z. B. bei ausschließlich jejunaler Ernährung postoperativ unter Umgehung der Magenpassage, oder bei ausgeprägten Resorptionsstörungen. CDD sind arm an Fett, ballaststofffrei und wegen der osmotisch wirksamen Proteinhydrolysate gering hyperosmolar, das heißt, sie enthalten Aminosäuren, Tripeptide oder Oligopeptide. Diese Oligopeptid-Diäten werden nahezu vollständig im oberen Gastrointestinaltrakt resorbiert. Ihr genereller Einsatz als Standardtherapie bei kritisch Kranken ist jedoch nicht angezeigt.

Ferner sind spezielle Diäten verfügbar, bei denen der Gehalt an spezifischen Substraten selektiv verändert ist, um bestimmten klinischen Konstellationen besser gerecht werden zu können, wie z. B. ausgeprägte Insulinresistenz (Präparate mit reduziertem Zucker-Gehalt), hepatische Enzephalopathie (Präparate mit erhöhtem Gehalt an verzweigtkettigen Aminosäuren und Arginin und mit erniedrigtem Gehalt an aromatischen Aminosäuren und Methionin) oder therapieresistente abdominelle Lymphfistel (Präparate ohne Fett).

55.3.2 Parenterale Ernährung

Für die Akutphase (Tag 1 bis 4 nach Aufnahme auf die Intensivstation) stehen kommerziell erhältliche Infusions-Mischlösungen zur Verfügung, die von ihrem Volumen her so konzipiert sind, dass die täglich durch Perspiratio insensibilis und Diurese zu erwartenden Flüssigkeitsverluste ausgeglichen werden. Die Infusionslösungen sind leicht hyperton (700–800 mosm/l) und besitzen eine geringe kalorische Dichte (0,3–0,4 kcal/ml). Sie enthalten 5 % Zucker, 3,5 % Aminosäuren (ohne Glutamin) und Elektrolyte entsprechend den Erhaltungsdosen. Die Substratkonzentrationen sind so angelegt, dass bei Zufuhr von 40 ml/kg und Tag eine Substratzufuhr erfolgt, die den in der Akut- und Subakutphase den zu erwartenden Substratverwertungsmöglichkeiten mit einer gewissen Wahrscheinlichkeit entspricht. Die niedrige Osmolarität dieser Lösungen erlaubt die Zufuhr über einen peripher-venösen Zugang.

Am Übergang in die Subakutphase (Tag 4 bis 7 nach Aufnahme auf die Intensivstation) nimmt dann die Verwertung von zugeführten Kalorien bzw. Substraten in der Regel zu (vgl. unten). Die kommerziell verfügbaren **Mischlösungen**, die in dieser Situation zum Einsatz kommen können, enthalten hypertone Kohlenhydrate, Aminosäuren, Spurenelemente und Elektrolyte. Dem geringeren Flüssigkeitsbedarf in dieser Phase der Erkrankung entspricht die höhere Kaloriendichte, sodass diese Lösungen mit 25–30 ml/kg Körpergewicht und Tag infundiert werden können. Wegen der hohen Osmolarität (über 1300 mosm/l) müssen diese Lösungen über einen zentral-venösen Katheter zugeführt werden. Die kommerziell verfügbaren Infusionslösungen sind so zusammengesetzt, dass sie dem gesteigerten Eiweißbedarf (1,0–1,3 g/kg Tag) der Patient*innen Rechnung tragen können. Im Gegensatz zur Ernährung in der Akut-/Subakutphase tritt jedoch jetzt ein erhöhter Kohlenhydratanteil hinzu. Zur kompletten isokalorischen parenteralen Ernährung in der Rekonvaleszenzphase (Tag > 7 nach Aufnahme auf die Intensivstation) existieren hyperosmolare Aminosäuren-Kohlenhydrat-Fett-Kombinationslösungen.

Bei Elektrolyt- oder Wasserimbalancen ist es notwendig, anstelle der kommerziell erhältlichen Aminosäure-Kohlenhydrat-Fett-Mischlösungen **Einzellösungen** von Aminosäuren, Fetten und Zucker entsprechend den individuellen Imbalancen miteinander zu kombinieren.

Die Konzentrationen für **Zuckerlösungen** bewegen sich zwischen 10 und 40 % und erlauben eine isokalorische Ernährung bei Patient*innen, die z. B. eine Hypernatriämie oder eine Hyperkaliämie und gleichzeitig einen gestörten Flüssigkeitshaushalt aufweisen. So kann die Ernährungstherapie unter gleichzeitiger Zufuhr von größeren Mengen an freiem Wasser (10 % Dextrose) oder andererseits unter minimaler Volumenzufuhr (40 % Dextrose) praktiziert werden.

Zusätzlich ist eine Kombination mit separaten **Aminosäuren-Lösungen** erforderlich, die üblicherweise 10 % synthetische kristalline Aminosäuren (ohne Glutamin) enthalten. Diese Lösungen bestehen in der Regel zu 40–50 % aus essenziellen Aminosäuren, der Rest sind nichtessenzielle Aminosäuren. Darüber hinaus existieren als Einzelpräparate oder als Bestandteil von Komplettlösungen spezielle Glutamindipeptid-haltige Aminosäurelösungen.

Fettlösungen können auch als Einzelbestandteil der parenteralen Ernährung getrennt zugeführt werden. Bei gleichzeitig sehr hoher Kaloriendichte (2 kcal/ml) genügen geringe Mengen von Fett, um den Bedarf an essenziellen Fettsäuren zu decken. Zur parenteralen Applikation von Fett stehen mehrere verschiedene Infusionslösungen in unterschiedlicher Zusammensetzung zur Verfügung. Diese Lösungen sind entweder als Einzellösungen (10/20 % Fett in 500/250 ml) oder inkorporiert in Kombinationslösungen erhältlich:

- Fettemulsionen auf Basis von Sojabohnenöl (20 g Fett/100 ml mit 52 % Linolsäure)
- Fettemulsionen auf Basis von Sojabohnen- und Kokosnussöl (sog. mittelkettige Triglyzeride) mit 10 g Sojabohnenöl/100 ml (entsprechend 26 % Linolsäure) und mit 10 g Kokusnussöl/100 ml in physikalischer Mischung
- alternativ in gleicher Zusammensetzung, aber nicht physikalisch, sondern biochemisch gemischt, durch zufällige Veresterung der unterschiedlichen Fettsäuren an den einzelnen Glyzerinmolekülen (sog. strukturierte Lipide)
- Fettemulsionen auf der Basis von Sojabohnen- und Olivenöl mit 4 g Sojabohnenöl/100 ml (entsprechend 18 % Linolsäure) und 16 g Olivenöl/100 ml
- Präparate mit einem höheren Anteil an Omega-3-Fettsäuren (10–15 % Fischöl) und gleichzeitig reduziertem Anteil an Sojabohnenöl (30–40 %, 21–26 % Linolsäure)

55.3.3 Vitamine und Spurenelemente

Es existieren kommerzielle, intravenös zu applizierende Mischpräparate, welche die wichtigsten Spurenelemente (Chrom, Kupfer, Eisen, Mangan, Fluor, Molybdän, Selen und Zink) enthalten. Eine Selen- oder Zinkapplikation ist auch über Einzelpräparate möglich. Wasserlösliche Vitamine können intravenös als Zusatz mittels entsprechender Präparate zugeführt werden (Thiamin, Riboflavin, Pyridoxin, Pantothensäure, Ascorbinsäure, Biotin, Folsäure und Cyanocobalamin). Die Substitution fettlöslicher Vitamine kann ebenfalls parenteral erfolgen, wenn die Patientin/der Patient im Rahmen seiner/ihrer Ernährungstherapie Fett intravenös zugeführt bekommt. Auch hier existieren kommerzielle Präparate, welche die Vitamine A, D_2, K und E enthalten. Erhält die Patientin/der Patient kein Fett intravenös, so besteht alternativ die Möglichkeit, die gleichen Vitamine in spezieller Aufbereitung auch in physiologischer Kochsalzlösung zuzuführen.

55.4 Steuerung der Substratzufuhr

55.4.1 Indikation zur MET

Bei Patient*innen, bei denen keine bedarfsdeckende orale Ernährung innerhalb der frühen Akutphase der kritischen Erkrankung absehbar ist, sollte eine MET innerhalb von etwa 24 h nach Aufnahme begonnen werden (unter Berücksichtigung des Kalorien- und Protein-/Aminosäureziels in der Akutphase, sowie der individuellen metabolischen Toleranz, vgl. unten).

55.4.2 Abschätzung des Ernährungszustands

Der Ernährungszustand sollte bei der Aufnahme auf die Intensivstation eingeschätzt werden; dazu kommt eine Kombination aus dem Body Mass Index (BMI), dem kurzfristigen Verlauf des Körpergewichts und der diätetischen Anamnese zur Anwendung. Alternativ kann das Subjective Global Assessment (SGA) verwendet werden. Demnach ist von einer Mangelernährung auszugehen bei

- einem BMI < 18,5 kg/m² und/oder
- ungewolltem Gewichtsverlust > 10 % in den letzten 3–6 Monaten und/oder
- einem BMI < 20 kg/m² und ungewolltem Gewichtsverlust > 5 % in den letzten 3–6 Monaten und/oder
- einer Nahrungskarenz > 7 Tage vor Aufnahme auf die Intensivstation.

Diese Kriterien können durch eine (nicht-)invasive Bestimmung der Muskelmasse mit Hilfe einer Computertomografie (CT) oder einer Sonografie ergänzt werden, wobei aufgrund der einfacheren Durchführbarkeit, des geringeren methodischen Aufwands und der fehlenden Strahlenbelastung der Sonografie der Vorzug gegeben wird. Limitierend für sonografische Verfahren ist, dass Veränderungen des Hydratationszustands die Messergebnisse signifikant beeinflussen können. Valide Ergebnisse, auch im Rahmen von longitudinalen Untersuchungen, sind nur bei normalem Hydratationszustand zu erwarten.

Die Bedeutung der Mangelernährung als Steuerungselement der MET beruht auf 2 Aspekten:

- Mangelernährte Patient*innen benötigen eine besondere Sorgfalt im Rahmen der ernährungsmedizinischen Therapie, sowie eine besonders gründliche Beachtung der Indikation bzw. der individuellen metabolischen Toleranz einer klinischen Ernährung.
- Die Entwicklung/Persistenz einer Mangelernährung während des Aufenthalts auf der Intensivstation muss zu einer Ursachenforschung führen.

Die Ursachenforschung beinhaltet die genaue Überprüfung einer bedarfsgerechten Kalorien- und Proteinzufuhr, sowie der fachbezogenen medizinischen Konzepte, die zur Überwindung der Grunderkrankung/Mechanismen dienen, welche die Katabolie auslösen. Die effektive Elimination chronischer inflammatorischer oder infektiöser Prozesse spielt dabei die überragende Rolle.

55.4.3 Abschätzung des Kalorienbedarfs

Der Energieumsatz kritisch kranker Patient*innen ist nicht konstant, sondern dynamisch und kann je nach Krankheitszustand/-phase hohe intra- und interindividuelle Schwankungen aufweisen. Die indirekte Kalorimetrie ist die einzige zuverlässige Methode zur Bestimmung des Energieumsatzes und der Anwendung von prädiktiven Formeln deutlich überlegen. Mit der Kalorimetrie wird der Ruheenergieumsatz (REU) gemessen, der bei kritisch kranken Patient*innen als eine der Steuerungsgrößen für die Energiezufuhr verwendet wird (kalorisches Ziel), wobei der REU jedoch nicht automatisch die Höhe der Energiezufuhr im Rahmen der MET vorgibt, sondern nur eine prozentuale Bezugsgröße (% REU) in Abhängigkeit von der metabolischen Toleranz bzw. von der Phase der Erkrankung darstellt (vgl. unten).

Der klinische Nutzen einer individuellen Steuerung der MET mittels des REU konnte wissenschaftlich bisher nicht eindeutig belegt werden, auch wenn neuere Metaanalysen gewisse Vorteile zeigen konnten. Problematisch ist vor allem, dass in allen Studien, die bisher die klinische Relevanz der indirekten Kalorimetrie untersuchten, zwar eine Individualisierung anhand des REU, aber nicht anhand der metabolischen Toleranz erfolgte. Diese Limitierung könnte die Vorteile der Steuerung der MET nur nach REU zunichte gemacht haben. Aufgrund der hohen Fehlerrate, die bei der Verwendung von Formeln zur Schätzung des Energieumsatzes (als Alternative zur indirekten Kalorimetrie) auftreten, müssen für nur gewichtsbasierte Schätzungen des REU jedoch relevante Nachteile angenommen werden.

Nur wenn keine Kalorimetrie zur Verfügung steht, sollte in der Akutphase der Energieumsatz bzw. das kalorische Ziel bei nicht übergewichtigen kritisch kranken Patient*innen (BMI $< 25\,kg/m^2$) mit 24 kcal/kg aktuelles Körpergewicht/Tag geschätzt werden. Komplexe Formeln zur Berechnung des Energieumsatzes sollten nicht angewendet werden. In der anabolen Erholungsphase (Rekonvaleszenz/Rehabilitation) sollte die Kalorienzufuhr mindestens 100 % des gemessenen/geschätzten Energieumsatzes (also des Kalorienziels) betragen (unter Beachtung der individuellen metabolischen Toleranz).

55.4.4 Abschätzung des Körpergewichts

Bezugsgröße für das bei optimaler metabolischer Toleranz zu erreichende Protein-Ziel ist idealerweise die Größe des Protein-Pools im Körper. Da der Pool, das Gesamtkörper-Protein, im Rahmen der klinischen Routine nicht zuverlässig bestimmbar ist, richtet sich die Protein- bzw. Aminosäurezufuhr idealerweise nach der Körpermagermasse, da diese am besten mit dem Gesamtkörper-Protein korreliert. Die Magermasse kann mittels Bioimpedanzanalyse bzw. CT, MRT oder muskelsonografischen Untersuchungen quantifiziert werden. Diese Methoden sind jedoch in der intensivmedizinischen Routine aufgrund zahlreicher Limitationen entweder gar nicht bzw. nur eingeschränkt anwendbar. In der Praxis hat es sich etabliert, bei nicht übergewichtigen Patient*innen als Bezugsgröße für das Proteinziel das aktuelle Körpergewicht heranzuziehen, welches vor Homöostasestörung vorlag. Bei bereits hyperhydrierten Patient*innen („capillary leak", Herzinsuffizienz) müssen klinisch evidente sekundäre Ödeme/Aszites/Ergüsse berücksichtigt und vom aktuellen Gewicht abgezogen werden.

55.4.5 Abschätzung der Höhe der Substratzufuhr

Als 100-%-Ziel der Proteinzufuhr in der Akutphase empfiehlt die Deutsche Gesellschaft für Ernährungsmedizin 1,0 (bzw. als Ziel der Aminosäurenzufuhr 1,2) g/kg aktuelles Körpergewicht und Tag. Der Multiplikator für die Zufuhr von parenteralen Aminosäuren-Lösungen wird als notwendig erachtet, da Lösungen mit freien Aminosäuren – bezogen auf die Gewichtseinheit – etwa 17 % weniger Proteinäquivalent enthalten als geformtes Protein. Als 100 %-Ziel der Kalorienzufuhr in der Akutphase wird der mittels indirekter Kalorimetrie gemessene REU empfohlen. Die tatsächlichen Kalorien-/Proteinzufuhrraten richten sich dann nach der individuellen metabolischen Toleranz.

Als Surrogatmarker für Intoleranzen gegenüber exogenen Substraten dient zum einen das Ausmaß der **Insulinresistenz**. Die Begründung für dieses Konzept liegt darin, dass es einen engen Zusammenhang gibt zwischen dem Ausmaß der Homöostasestörung, der Beschleunigung der Eiweißkatabolie, der Glukoneogenese und der Hyperglykämie bzw. dem Insulinbedarf, sowie den Verwertungsstörungen im Bezug auf exogene Substrate. Optimale Schwellen des individuellen Insulinbedarfs sind nicht bekannt, die Empfehlungen orientieren sich an den Beobachtungen in der Praxis (speziell am durchschnittlichen Insulinbedarf). ▶ Abb. 55.2 und ▶ Abb. 55.3 zeigen ein entsprechendes

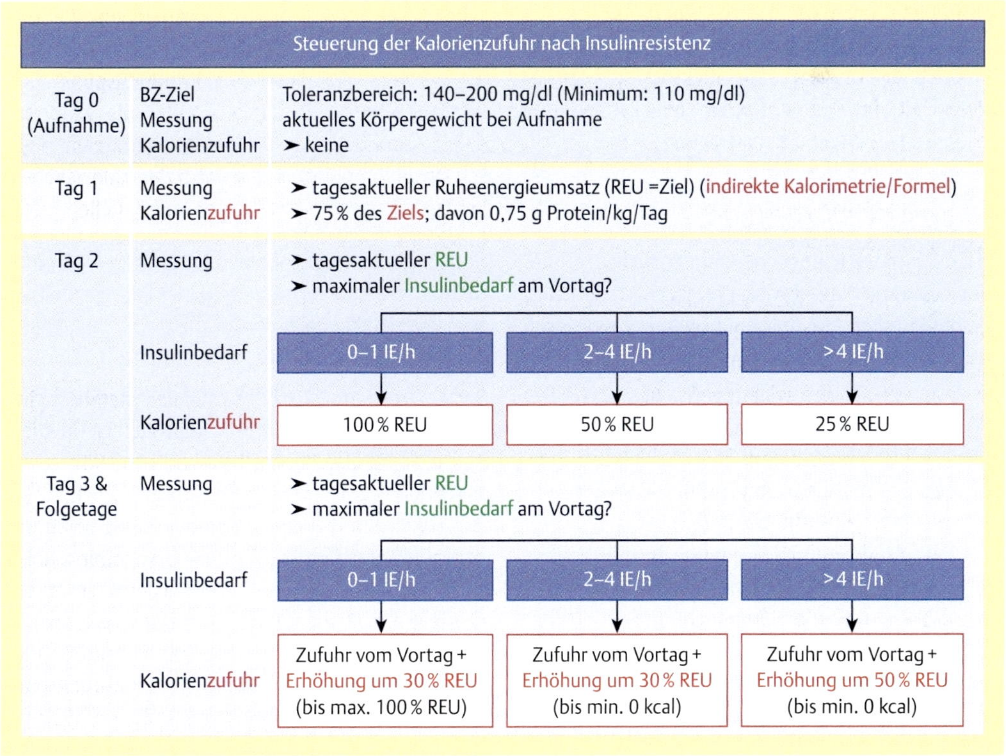

Abb. 55.2 Individuelle, phasenabhängige Steuerung der Kalorienzufuhr anhand des Ausmaßes von Insulinresistenz und Ruheenergieumsatz. Das Ziel ist die Aufrechterhaltung einer Blutzuckerkonzentration < 180–200 mg/dl. Das kalorische Ziel (100 %) entspricht dem Ruheenergieumsatz. Der Tag 0 bezieht sich auf den Tag der Homöostasestörung.

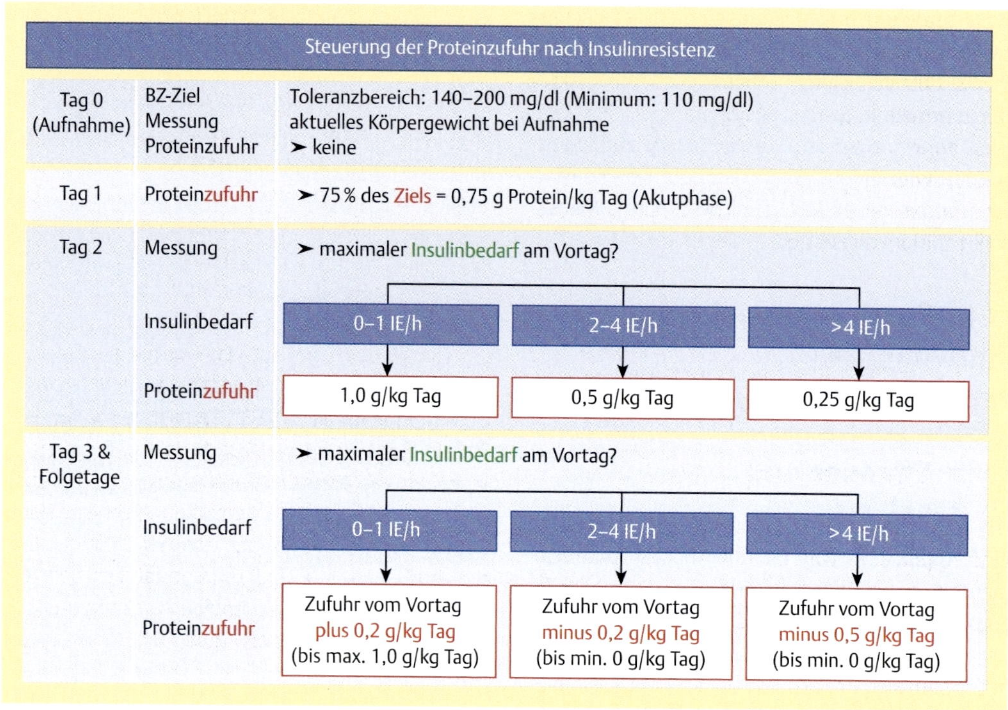

Abb. 55.3 Individuelle, phasenabhängige Steuerung der Proteinzufuhr anhand des Ausmaßes von Insulinresistenz und Proteinziel. Das Protein-Ziel (100 %) ist 1 g/kg Tag. Der Tag 0 bezieht sich auf den Tag der Homöostasestörung.

Schema zur phasenabhängigen Steuerung der Kalorien- und Proteinzufuhr in Abhängigkeit vom kalorischen Ziel (= Ruhenergieumsatz), vom Proteinziel und vom individuellen Insulinbedarf.

Ein weiterer Surrogatmarker für Intoleranzen gegenüber exogenen Substraten ist – belegt durch kontrollierte Studien – die **Hypophosphatämie**. Die Begründung für dieses Konzept liegt darin, dass es einen engen Zusammenhang gibt zwischen dem Ausmaß der Substratverwertungsstörungen und der Beschleunigung Phosphat-konsumierender Stoffwechselprozesse (Bereitstellung von Adenosintriphosphat). Die Ergebnisse einer randomisierten multizentrischen Studie legen es nahe, bei Auftreten einer ansonsten nicht erklärbaren Hypophosphatämie < 0,65 mmol/l unter MET (v. a. ein Refeeding-Syndrom) eine Reduktion der vorbestehenden Kalorien- und Proteinzufuhr vorzunehmen. Details zum individuellen Vorgehen finden sich in den Leitlinien der Deutschen Gesellschaft für Ernährungsmedizin. Insulinbedarf und Phosphatkonzentration sind als gleichberechtigte Instrumente zur individuellen Steuerung der MET anzusehen, die sich nicht gegenseitig ausschließen, sondern ergänzen.

Eine parenterale Ernährung sollte spätestens ab dem Ende der Akutphase die Zufuhr von Lipiden beinhalten. Zur Vermeidung eines Mangels an essenziellen Fettsäuren sollte die minimale Tagesdosis den Gehalt an Linolsäure und Alpha-Linolensäure in der verwendeten Lipidlösung berücksichtigen. Das kalorische Kohlenhydrat-Fett-Verhältnis kann bei 70-Energie-% zu 30-Energie-% bis zu 50-Energie-% zu 50-Energie-% liegen. Die Lipidzufuhr sollte eine Obergrenze von 1,5 g Fett/kg und Tag nicht überschreiten. Bei Triglyzeridkonzentrationen > 400 mg/dl sollte die Fettapplikation pausiert werden. Bei kritisch kranken Patient*innen sollen parenterale Lipidemulsionen mit einem verminderten Gehalt an Omega-6-Fettsäuren eingesetzt werden (Fettlösungen entweder auf Olivenöl-Basis, oder supplementiert mit Kokos- und Fischöl, bzw. mit Kokos-, Oliven- und Fischöl). Die Zufuhr großer Mengen an Linolsäure (Sojabohnenöl) sollte vermieden werden.

Bis heute umstritten ist, ob eine parenterale Ernährung auch die (nur über Oligopeptide mögliche) Zufuhr von Glutamin beinhalten sollte. Aktuelle Lehrmeinung ist, dass eine parenterale Glutaminzufuhr nur bei den Patient*innen nützlich ist, die überwiegend parenteral ernährt werden müssen und bei denen kein schweres Leber-, Nieren- oder Multiorganversagen vorliegt.

55.4.6 Spezielle immunmodulierende Substrate

Siehe Kap. 30.

55.4.7 Vitamine und Spurenelemente

Eine Applikation von Vitaminen und Spurenelementen ist im Allgemeinen nur bei parenteraler Ernährung erforderlich. Da der exakte Bedarf „kritisch kranker“ Patient*innen nicht bekannt ist, behilft man sich in der Praxis dadurch, entsprechende Substanzen unabhängig von Konzentrationen oder Enzymaktivitäten prophylaktisch routinemäßig zuzuführen. Die Dosierungen, die dabei zur Anwendung kommen, entsprechen den Empfehlungen zum Tagesbedarf bei Gesunden.

Besonderheiten existieren für Thiamin, Vitamin D, Kupfer, Selen und Zink. Empfohlen werden aktuell regelmäßige Messungen der Selenkonzentration und, nach schweren Verbrennungen, unter mechanischer Nierenersatztherapie länger als 2 Wochen und bei langfristiger parenteraler Ernährung, auch der Kupferkonzentrationen. Eine Normalisierung sollte erfolgen bei Plasma-Kupfer-Spiegeln < 8 mmol und Plasma-Selen-Werten < 0,4 mmol/l (< 32 µg/l); nach Verbrennungen > 20 % BSA sollten unabhängig von der Konzentration zusätzlich 30–35 mg Zink/Tag i. v. für 2–3 Wochen verabreicht werden. Thiamin und Vitamin D sollte bei klinischen Anhaltspunkten für einen Thiaminmangel (z. B. chronischer Alkoholabusus, Mangelernährung) bzw. schweren Vitamin-D-Mangel (25[OH]-D ≤ 30 nmol/l entsprechend ≤ 12 ng/ml) zugeführt werden.

55.4.8 Besonderheiten bei Nierenersatztherapie

Spezielle Empfehlungen zur MET existieren für Patient*innen unter mechanischer Nierenersatztherapie (erhöhte Rate an Substratverlusten) bzw. bei ausgeprägter Adipositas. Der während einer Hämodialyse auftretende Aminosäurenverlust kann approximativ mit ca. 2 g/Stunde (u. a. abhängig von Dialysedosis), bei kontinuierlichen Nierenersatzverfahren mit ca. 0,2 g/l Filtrat bzw. Dialysat (kontinuierliche venovenöse Hämofiltration, CVVH) bzw. 0,6 g/Stunde (kontinuierliche venovenöse Hämodialyse, CVVHD) angenommen werden. Somit sollte der entsprechende Verlust der Aminosäurenmenge periprozedural zusätzlich zur Kalorien-/Protein-/Aminosäurenzufuhr (entsprechend der Phase der Erkrankung und der individuellen metabolischen Toleranz) parenteral kompensiert werden. Auch einige Spurenelemente müssen über den Tagesbedarf hinaus zusätzlich substituiert werden.

55.4.9 Besonderheiten bei übergewichtigen/adipösen Patient*innen

Bei übergewichtigen/adipösen Patient*innen (BMI ≥ 25 kg/m^2) sollte entsprechend den aktuellen Empfehlungen der European Society of Parenteral and Enteral Nutrition zur Berechnung der Kalorien-/Protein-Ziele ein sog. adjustiertes Körpergewicht (aKG) verwendet werden. Das aKG berücksichtigt die relativ zum aktuellen Körpergewicht (KG) erhöhte Muskelmasse und beruht auf dem geschlechtsspezifischen Idealgewicht (iKG) [2066]:

- iKG = 0,9 × Körpergröße [cm] – 100 [biologische Männer] (bzw. –106 [biologische Frauen])
- aKG = (KG – iKG) × 0,25 + iKG

Kritisch kranken Patient*innen mit bariatrischer Anamnese sollten eine Thiaminsubstitution und zusätzlich Multivitaminpräparate/Präparate mit Spurenelementen zur Behandlung eines Mikronährstoffmangels erhalten.

VI

55.5 Praxis der künstlichen Ernährung

55.5.1 Enterale versus parenterale Applikation

Grundsätzlich bleibt die orale Nahrungszufuhr das ultimative Ziel der Ernährungstherapie auch bei „kritisch kranken“ Patient*innen. In der Regel werden die Produkte zur oralen Ernährung über die Krankenhausküche geliefert. Neben überwiegend flüssiger Kost (Tee, Suppe, Zwieback, orale Trinknahrung mit hoher Kalorien- und Eiweißdichte) stehen weitere Zubereitungsformen in Abhängigkeit von der Konsistenz und vom Ballaststoffgehalt zur Verfügung (passierte Kost, leichte Kost, Vollkost). Die orale Nahrungszufuhr sollte den Regelfall bei der Ernährung der Patient*innen darstellen. Zur Sicherung einer ausreichenden Kalorienzufuhr muss jedoch die tatsächlich von der Patient*in verzehrte Nahrungsmenge sorgfältig dokumentiert werden.

Patient*innen, die nicht oral ernährt werden können, müssen entweder enteral und/oder parenteral ernährt werden. In allen Krankheitsphasen sollte bei nicht zielgerechter oraler Ernährung aus ökonomischen Gründen eine enterale Ernährung bevorzugt eingesetzt werden. Die enterale Ernährung kann ohne Berücksichtigung des Tag-Nacht-Rhythmus über 24 h durchgeführt werden.

Im Hinblick auf die Prognose der Patient*innen scheint in der Akutphase der enterale mit dem parenteralen Applikationsweg grundsätzlich vergleichbar zu sein. Eine (ggfs. supplementäre bzw. exklusive) parenterale Ernährung kommt nur zum Einsatz, wenn das Kalorien- und Proteinziel über die enterale Ernährung nicht oder nur unzureichend erreicht wird.

Bei einer Reihe von Kontraindikationen, u. a. schwere makroanatomische intestinale Dysfunktion (Ileus, Blutung, Ischämie) ist eine enterale Ernährungstherapie jedoch kontraindiziert. Problematisch ist die Diagnose einer (subklinischen) intestinalen Ischämie. Der Funktionszustand der Mukosa, speziell das vor Ort in der Mikrozirkulation existierende Verhältnis zwischen Sauerstoffangebot und -bedarf, ist – mit Ausnahme des oberen Gastrointestinal-Trakts und des Rektums – keiner einfachen klinischen Überwachung zugänglich. Intestinale Vasokonstriktoren (Medikamente wie Norepinephrin, Vasopressin) können dieses Verhältnis durch eine Reduktion des Sauerstoffangebots deutlich verschlechtern. Bei gleichzeitiger enteraler Ernährung und Erhöhung des mukosalen Sauerstoffbedarfs besteht somit ein relevantes Risiko für ein Missmatch mit konsekutiver Mukosaschädigung (Mesenterialischämie). Jenseits einer Norepinephrin-Zufuhr von 0,5 µg/kg min treten unter enteraler Ernährung signifikant mehr intestinale Komplikationen auf als unter parenteraler Ernährung. Somit sollte bei Patient*innen mit einem derartig erhöhten Norepinephrin-Bedarf (und auch unter Verwendung von Vasopressin, welches noch stärker intestinal vasokonstringierend wirkt) keine enterale, sondern eine parenterale MET durchgeführt werden.

55.5.2 Gastrale versus jejunale Applikation

In Abwesenheit von Kontraindikationen (schwere Gastroparese/gastraler Reflux, Magenresektion, persistierende Intoleranz gegenüber gastral applizierter Nahrung) sollte eine künstliche Ernährung gastral kontinuierlich oder mittels Bolusapplikation durchgeführt werden. Im Vergleich zu einer jejunalen Ernährung liegen die Vorteile einer gastralen Ernährung in den fehlenden Bedenken bzgl. einer ungeklärten jejunalen Medikamentenabsorption, und in einer deutlich leichteren Sondenanlage bzw. einem deutlich niedrigeren Verstopfungsrisiko. Ausschlaggebend sind dabei der größere Sondendurchmesser und die damit leichtere Medikamentenapplikation. Einige hormonelle, endokrinologische und mechanische (properistaltische Magenüberdehnung unter Bolus-Applikation) Argumente sprechen für die Bolusapplikation.

Bei hohem Aspirationsrisiko/ausgeprägtem gastralen Reflux und geringem technischem Aufwand (Sondenanlage) kann ein jejunaler Zugang verwendet werden. Die jejunale Ernährung wird kontinuierlich appliziert.

55.6 Therapie intestinaler Funktionsstörungen

Voraussetzung für eine effiziente enterale Nahrungszufuhr ist ein funktionstüchtiger Gastrointestinaltrakt. In der Praxis besteht vielen kritisch kranken Patient*innen das Risiko einer intestinalen Paralyse, die sowohl den Oberbauch (isolierte Magenentleerungsstörung) als auch Dünn- und Dickdarm (Pseudoobstruktion des Kolons) betreffen kann. Die Paralyse erschwert die Zufuhr enteraler Kalorien zum Teil erheblich.

55.6.1 Paralyse

Zur Überwindung einer isolierten paralytischen Magenentleerungsstörung stehen spezifische Medikamente wie Domperidon, Metoclopramid sowie Erythromycin zur Verfügung. Zu berücksichtigen ist dabei jedoch, dass es sich durchwegs um einen Off Label Use handelt und speziell bei Metoclopramid aufgrund des Nebenwirkungsprofils strenge zeitliche Limitierungen zu beachten sind. Alternativ können hartnäckige Magenentleerungsstörungen durch die Anlage einer postpylorischen Jejunalsonde überwunden werden.

Zur medikamentösen Behandlung von paralytischen Motilitätsstörungen im Dünn- und Dickdarm existiert ebenfalls eine ganze Palette an Medikamenten mit unterschiedlicher Wirkungsweise und Applikationsart (Sinkalid, Distigmin, Neostigmin, Methylnaltrexon sowie ausschließlich enterales Prucaloprid). Auch hier handelt es sich mit Ausnahme des Distigmins um einen Off Label Use dieser Medikamente, falls diese bei „kritisch kranken" Patient*innen zur Anwendung kommen. Ferner sind spezifische Nebenwirkungen speziell bei Neostigmin oder Sinkalid zu beachten (Antiperistaltik im Duodenum und proximalen Jejunum, Bradykardien).

Bei paralytischen Motilitätsstörungen mit Schwerpunkt im Kolon sollten primär mechanische Maßnahmen zur Motilitätssteigerung (Applikation von Darmrohren, Klysmen oder Hebe-Senk-Einläufen) zur Anwendung kommen. Ferner ist es möglich, durch eine Erhöhung des osmotischen Drucks im intestinalen Lumen die Peristaltik anzuregen. Dies gelingt mittels Applikation von Weichmachern wie Paraffinöl, oder direkt osmotisch wirkenden Substanzen wie Macrogol oder Amidotrizoesäure, wobei Paraffinöl aufgrund seiner unangenehmen Geschmackskomponente in der Regel nur über eine Magen- oder Jejunalsonde zu applizieren ist. Ferner möglich ist die perorale Applikation von Simeticon, falls keine Sonde vorhanden ist und die Patient*in oral ernährt werden kann (funktionstüchtiger oberer Gastrointestinaltrakt).

Darüber hinaus ist zu berücksichtigen, dass eine Vielzahl supportiver intensivmedizinischer Therapien (Analgosedierung, Katecholamintherapie, antiobstruktive Therapie) antiperistaltisch wirkt. Hier ist im Einzelfall eine sorgfältige Abwägung zu treffen zwischen der Inkaufnahme einer medikamenteninduzierten intestinalen Paralyse (und reduzierten enteralen Kalorienzufuhr) einerseits und den negativen Folgen für die Funktion anderer Organsysteme (bei einer Zurücknahme entsprechender supportiver intensivmedizinischer Therapien) andererseits. Dazu ist eine enge Kooperation zwischen dem Ernährungsmediziner und dem Intensivmediziner nötig.

Eine mechanische Motilitätsstörung muss immer chirurgisch therapiert werden.

55.6.2 Diarrhö

Die häufigste Komplikation der enteralen Ernährung ist die Diarrhö (tägl. Stuhlgewicht > 350 g/Tag). Die Ursachen der Diarrhö sind multifaktoriell, die Zusammensetzung der gewählten Nährlösung in der Regel jedoch nur selten Ursache des Problems. Auch hier bestimmt die Schwere der Homöostasestörung die Häufigkeit der Komplikationen. Entscheidende Pathomechanismen sind dabei infektiöse Erkrankungen des Intestinaltrakts oder Motilitäts-, Resorptions- und Durchblutungsstörungen. Einen Sonderfall stellt die Antibiotika-induzierte pseudomembranöse Kolitis dar, die einer besonderen Diagnostik (Nachweis von *Clostridium*-Antitoxin im Stuhl) und einer besonderen Therapie (Vancomycin per oral/enteral, Metronidazol) bedarf.

Aus klinischer Sicht ist wird eine adäquate enterale Kalorienzufuhr durch eine erhöhte intestinale Passage-Geschwindigkeit (wässrige Diarrhöen) mindestens genauso gefährdet wie durch eine gastrointestinale Paralyse. Ausgeprägte Durchfälle (speziell bei Dünndarm-Stomata) können trotz scheinbar adäquater Kalorien- und Substratzufuhr zu einer insuffizienten Versorgung des Organismus mit Kalorien führen. In solchen Situationen müssen motilitätshemmende Substanzen (Loperamid, Opiumtinktur) zur Anwendung kommen, um die Expositionszeit im Darm zu verlängern. Gelingt dies nicht zeitnah, muss zeitgleich unbedingt eine parenterale Supplementierung durchgeführt werden, um die eingeschränkte intestinale Resorption von Substraten zu kompensieren.

Ein spezifischer Nutzen für sog. Oligopeptidlösungen ist bis heute nicht bewiesen. Ballaststoffhaltige bzw. mit Ballaststoffen („fiber“) angereicherte enterale Nährlösungen („Standardnahrung“) sollten nur nach der Akutphase und bei einem niedrigen Risiko für Darmischämie zum Einsatz kommen. *Lactobacillus plantarum*, *Lactobacillus* GG können speziell bei Patient*innen nach Lebertransplantation bzw. Polytrauma zum Versuch einer Diarrhö-Begrenzung eingesetzt werden.

Ansonsten kann die Behandlung durch Reduktion der Flussrate der Ernährungslösung, durch den Wechsel des Ernährungsregimes (Verabreichung einer hypoallergenen, semielementaren und niederosmolaren Spezialnahrung, z. B. Alfaré) bzw. der Ernährungsmodalität oder durch Umsetzen einer Antibiotikatherapie erfolgen. In schweren Fällen (hämorrhagische Kolitis, therapierefraktärer schwerer Diarrhö) kann sogar eine komplette enterale Ernährungspause angezeigt sein.

55.7 Überwachung der MET

Die tägliche Registrierung der tatsächlich zugeführten Substrat- und Flüssigkeitsmenge sollte speziell bei oraler oder enteraler Ernährung Bestandteil der routinemäßigen intensivmedizinischen Überwachungsmaßnahmen sein. Bei enteraler Ernährung sollte ferner das Abdomen regelmäßig klinisch (Auskultation, Perkussion, Palpation) evaluiert werden, und die Magen- (gastrales Residualvolumen, tgl. Magensaft-Refluxmengen) sowie die Darmfunktion (Ileus, Obstipation, Diarrhoe) sind zu überwachen.

Bei der Beurteilung des gastralen Residualvolumens muss jedoch zwischen internistischen und abdominalchirurgischen Patient*innen unterschieden werden. Bei internistischen Patient*innen, die invasiv beatmet werden, kann auf die Messung eines gastralen Residualvolumens verzichtet werden, und nur bei klinischen Zeichen der Intoleranz (Erbrechen) sollte eine Adaptation der zuzuführenden Kalorienmenge bzw. der Applikationsart erfolgen. Nach abdominalchirurgischen Eingriffen wird derzeit eine regelmäßige (4- bis 6-stündliche) Messung des gastralen Residualvolumens zur Steuerung der Applikationsmenge/-geschwindigkeit empfohlen. Dabei sollte ein Schwellenwert von 200 ml nicht überschritten werden. Bei höheren gastralen Residualvolumina sollte eine Modifizierung der Zufuhrrate erfolgen.

Unter parenteraler Ernährung besteht bei kritisch kranken Patient*innen ein deutlich erhöhtes Risiko für metabolische Imbalancen mit negativen Auswirkungen auf die Leber (Verfettung), den Kohlenhydratstoffwechsel (Hyperglykämie), den Elektrolythaushalt (besobders Konzentrationsanstiege von Na, Cl, K und Ph), den Wasserhaushalt (Hyperhydratation), den Säure-Basen-Haushalt (Alkalose) und die Lunge (CO_2-Produktion). Somit sollten speziell bei ausgeprägtem Organversagen (also in der Akut- und Subakutphase der Erkrankung) mehrmals täglich Blutgasanalysen mit Bestimmung des pH-Werts und der entsprechenden Elektrolyt- und Blutzuckerkonzentrationen erfolgen. Die Häufigkeit wird dabei durch das Ausmaß des Organversagens gesteuert. Unter parenteraler Fettzufuhr sollte ferner täglich eine Kontrolle der Triglyzeridkonzentration im Serum durchgeführt werden.

✔ Merke

Das Gesamtkonzept einer individualisierten MET wird in ▶ Abb. 55.4 dargestellt, und zeigt, wie eine individuelle Steuerung der Substratzufuhr anhand des Ausmaßes des Noradrenalinbedarfs, des gastrointestinalen Funktionszustands, der Insulinresistenz und der Phosphatkonzentration möglich ist.

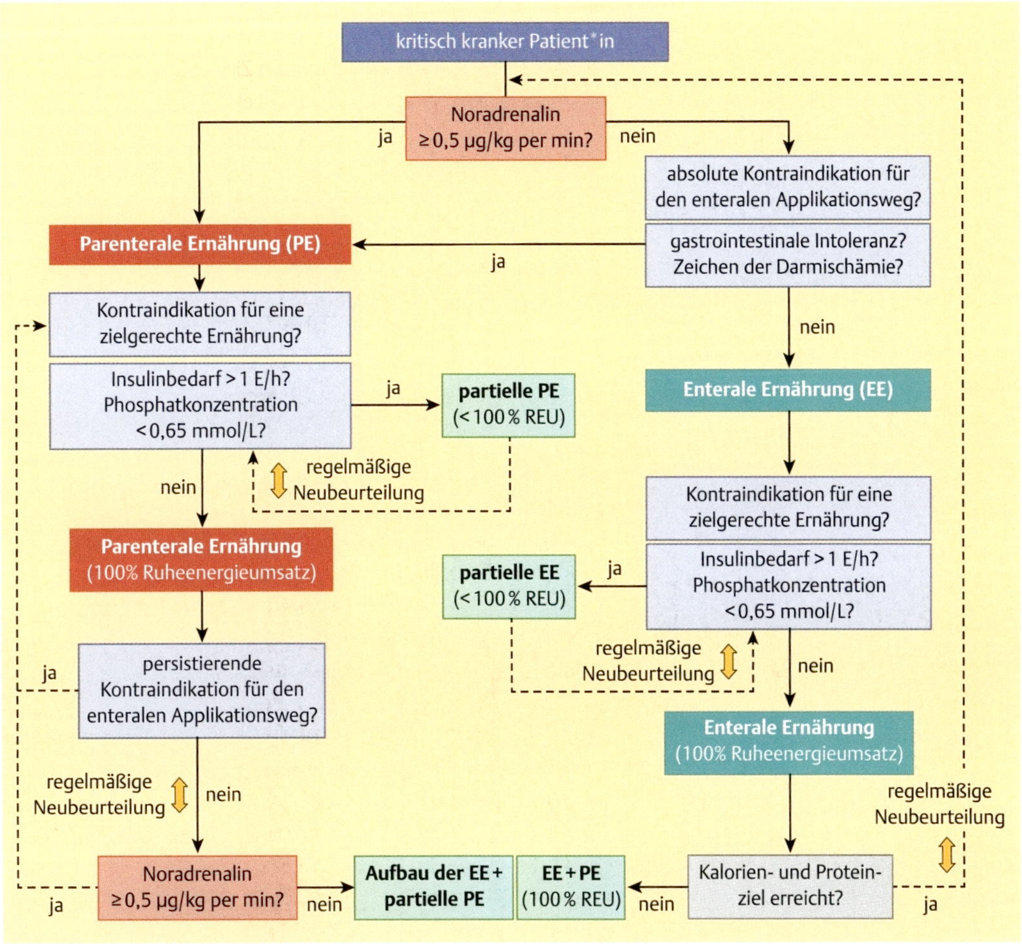

Abb. 55.4 Individuelle Steuerung der Substratzufuhr anhand des Ausmaßes von Noradrenalinbedarf, gastrointestinalem Funktionszustand, Insulinresistenz und Phosphatkonzentration. EE: enterale Ernährung; PE: parenterale Ernährung; REU: Ruheenergieumsatz.

Literatur

[2057] Druml W, Contzen B, Joannidis M et al. S1-Leitlinie der Deutschen Gesellschaft für Ernährungsmedizin (DGEM) in Zusammenarbeit mit der AKE, der GESKES und der DGfN. Enterale und parenterale Ernährung von Patienten mit Niereninsuffizienz. Aktuel Ernährungsmed 2015; 40: 21–37

[2058] Elke G, Hartl WH, Kreymann KG et al. DGEM Leitlinie: Klinische Ernährung in der Intensivmedizin. Aktuel Ernährungsmed 2018: 43; 341–408

[2059] Elke G, Hartl WH, Weimann A. Abschätzung des Kalorienbedarfs kritisch Kranker. In: Kluge S, Heringlake M, Marx G, Busch HJ, Hrsg. DIVI Jahrbuch 2021/2022. Berlin: Med Wiss Verlagsges; 2022: 185–196

[2060] Elke G, Hartl WH, Adolph M et al. Laborchemisches und kalorimetrisches Monitoring der medizinischen Ernährungstherapie bei Patient:innen auf der Intensiv- und Intermediate Care Station. Positionspapier der Sektion Metabolismus und Ernährung der Deutschen Interdisziplinaren Vereinigung für Intensiv- und Notfallmedizin (DIVI). Med Klin Intensivmed Notfmed 2023; 118: 1–13

[2061] Hartl WH. Inflammation – Infektion – Sepsis. In: Weimann A, Bischoff SC, Sablotzki A, Hrsg. Klinische Ernährung und Infusionstherapie. Stuttgart: Thieme; 2021: 92–104

[2062] Hartl WH. Monitoring und Komplikationen. In: Weimann A, Bischoff SC, Sablotzki A, Hrsg. Klinische Ernährung und Infusionstherapie. Stuttgart: Thieme; 2021: 162–166

[2063] Hartl WH, Parhofer K, Kuppinger D, Rittler P; DGEM Steering Commitee. Besonderheiten der Überwachung bei künstlicher Ernährung. Aktuel Ernährungsmed 2013; 38: e90–e100

[2064] Hartl WH, Weimann A, Elke G. Steuerung der Kalorien- und Proteinzufuhr – Grundlagen und praktische Umsetzung. In: Kluge S, Heringlake M, Marx G, Busch HJ. DIVI Jahrbuch 2021/2022. Berlin: Med Wiss Verlagsges; 2022: 197–208

[2065] Hartl, WH. Ernährung der Intensivpatient*in. In: Die Intensivmedizin (Hrsg. Marx G, Muhl E, Zacharowski K, Zeuzem S). Springer Reference Medizin. Springer, Berlin, Heidelberg, p607–622, 2023 https://doi.org/10.1007/978-3-642-54675-4_38-2

[2066] Singer P, Blaser AR, Berger MM et al. ESPEN guideline on clinical nutrition in the intensive care unit. Clin Nutr. 2019 Feb; 38(1): 48–79. doi: 10.1016/j.clnu.2018.08.037. Epub 2018 Sep 29. PMID: 30348463

[2067] Weimann A, Hartl WH, Adolph M et al. Erfassung und apparatives Monitoring des Ernährungsstatus von Patient*innen auf der Intensiv- und Intermediate Care Station. Positionspapier der Sektion Metabolismus und Ernährung der Deutschen Interdisziplinaren Vereinigung für Intensiv- und Notfallmedizin (DIVI). Med Klin Intensivmed Notfmed 2022: 1–14

56 Psychogene Essstörungen

H. Dinse, S. Zipfel, M. Teufel

Das Wichtigste in Kürze

Psychogene Essstörungen sind schwerwiegende Erkrankungen, die in der neuen ICD-11-Klassifizierung die „klassischen Essstörungen", wie die Anorexia nervosa und Bulimia nervosa, die Binge-Eating-Störung, welche auch mit Übergewicht einhergehen kann, sowie die vermeidend-restriktive Ernährungsstörung umfassen. Fließende Übergänge sind möglich. Medizinische Komplikationen der Mangel- und Fehlernährung betreffen nahezu jedes Organsystem, können schwerwiegend verlaufen und führen vor allem bei ausgeprägtem Untergewicht nicht selten zum Tod. Um eine Chronifizierung der Symptomatik zu verhindern, ist ein zügiges Erkennen der Störung notwendig. Eine Motivation zur Behandlung ist häufig schwierig und erfordert therapeutisches Geschick sowie Erfahrung. Neben einer Reihe von somatischen Folgen, bedingt durch die Mangel- und Fehlernährung, treten Essstörungen zumeist in Verbindung mit weiteren psychischen Störungen auf (Depression, Zwang, Persönlichkeitsstörungen usw.). Ein Sonderfall einer psychogenen Essstörung stellt die nahrungsmittelbezogene Gesundheitsstörung dar, bei der es zu einer Fehlattribution körperlicher Sensationen mit häufig konsekutivem abnormalem Diätverhalten kommt.

Keywords

Essstörungen, Anorexia nervosa, Bulimia nervosa, Binge-Eating-Störung, Psychosomatik

56.1 Anorexia nervosa und Bulimia nervosa

56.1.1 Symptomatik und Diagnosekriterien

Anorexia nervosa

Der zunächst auffälligste Befund der Anorexia nervosa ist der reduzierte Ernährungszustand, bei einem oft drastischen Gewichtsverlust. Patientinnen (und seltener Patienten) mit schwerer Anorexie zeigen einen ausgeprägten kachektischen Zustand. Der physische Aspekt ist fahl, subkutanes Fettgewebe kann fehlen, sodass einzelne Knochen sowie Muskeln und Muskelsehnen prominent wahrgenommen werden. Der Gewichtsverlust wird erreicht durch Einschränkung der Nahrungszufuhr, Erbrechen, exzessive körperliche Aktivität oder Einnahme von Abführmitteln oder Diuretika.

Auffällig ist, dass Patientinnen den Gewichtsverlust selbst nicht adäquat wahrnehmen und zumeist verleugnen. Pathognomonisch für diese Essstörung ist, dass sich Patientinnen auch im Zustand der Kachexie noch zu dick fühlen (Körperschemastörung). Es besteht eine große Angst vor Gewichtszunahme (Gewichtsphobie). Im Rahmen der gestörten Körperwahrnehmung kommt es häufig zu „Body-Checking", einem Verhalten, das Patientinnen oft erst auf Nachfrage äußern. Dabei kontrollieren sie einzelne Körperproportionen (z. B. Extremitätenumfänge, Bauchumfang), spüren insbesondere Hautfaltendicke und knöcherne Strukturen zur eigenen Rückversicherung. In diesem Zusammenhang ist auch ein übermäßig häufiges Wiege- und Kontrollverhalten zu beobachten.

Im Folgenden wird auf die Kodierung von medizinischen Diagnosen nach der ICD-11 eingegangen. Diese unterscheidet sich in der Definition der Anorexia nervosa in einigen wesentlichen Punkten zur Vorversion. Insbesondere wurden Formulierungen abgeschafft, die den Patientinnen und Patienten absichtliches oder willkürliches Verhalten unterstellen, da dies zu Stigmatisierung von Betroffenen und Angehörigen führen kann. Zudem wurde auf das Kriterium der Amenorrhö verzichtet. Aufgrund der Vielzahl der auslösenden Faktoren (Kontrazeptiva-Verwendung, andere hormonelle Störungen etc.) einer ausbleibenden Menstruation sowie der fehlenden Beurteilung dieses Kriteriums bei Männern ist es nicht eindeutig zu werten. Zudem fallen die Einteilung in typische vs. atypische Anorexia sowie in die Subtypen der restriktiven und des Purging-Typus weg.

Hinweis für die Praxis

Diagnosekriterien einer Anorexia nervosa (ICD-11: 6B80)

1. Signifikantes niedriges Körpergewicht (individuell in Bezug auf Größe, Alter, Entwicklungszustand, Gewichtsanamnese, das nicht durch das Nichtverfügen von Lebensmitteln oder anderen Erkrankungen erklärbar ist). Als Richtlinie kann der Body Mass Index (BMI) verwendet werden: < 18,5 kg/m² bei Erwachsenen oder der altersbezogene BMI unter der 5. Perzentile bei Kindern/Jugendlichen.
   - Eine rasche Gewichtsabnahme (beispielweise mehr als 20 % des Gesamtkörpergewichts in 6 Monaten) oder bei Kindern/Jugendlichen eine fehlende eigentlich erwartete entwicklungsbedingte Gewichtszunahme kann die niedrigen körpergewichtsbezogenen Richtlinien ersetzen.
2. Es besteht ein anhaltendes Muster an restriktivem Essverhalten oder anderen Verhaltensmustern, die als Ziel haben, ein abnormal niedriges Körpergewicht zu erreichen oder dieses aufrechtzuhalten. Das Essverhalten ist typischerweise mit einer extremen Angst vor einer Gewichtszunahme verbunden.
   - Mögliche Verhaltensweisen zur Reduktion der Energieaufnahme sind: Fasten, die Auswahl kalorienarmer Lebensmittel, übermäßig langsames Essen von kleinen Nahrungsmittelmengen und das Verstecken oder Ausspucken von Nahrung sowie „Purging-Verhalten" (selbstinduziertes Erbrechen, die Verwendung von Abführmitteln, Diuretika, Einläufen oder das Weglassen von notwendigen Insulineinheiten bei Personen mit Diabetes mellitus).
   - Mögliche Verhaltensweisen zur Steigerung des Energieverbrauchs sind: übermäßige Bewegung, motorische Hyperaktivität, absichtliche Kälteexposition oder die Einnahme von Medikamenten (z. B. Stimulanzien, Medikamente zur Gewichtsabnahme, pflanzliche Produkte zu Gewichtsreduktion, Schilddrüsenhormone).
3. Im Mittelpunkt der Selbsteinschätzung von Betroffenen steht ein niedriges Körpergewicht oder eine ungesund schlanke Körperform. Diese wird fälschlicherweise als normal oder sogar übergewichtig empfunden.
   - Es erfolgt eine Beschäftigung mit Gewicht und Figur, auch wenn dies kein explizites Thema ist. Dies kann sich im wiederholten Überprüfen des Körpergewichts (Wiegen) und der eigenen Körperform (Body-Checking-Verhalten durch Maßbänder oder im Spiegel), das Kontrollieren des Kaloriengehalts von Lebensmitteln sowie Informationssuche über Gewichtsreduktion ausdrücken. Des Weiteren kann ein ausgeprägtes Vermeidungsverhalten bestehen (beispielsweise Vermeidung eng sitzender Kleidung oder Weigerung, Spiegel in der Wohnung aufzuhängen).

Bei der **Anorexia nervosa mit signifikant erniedrigtem Körpergewicht (ICD-11 6B80.0)** müssen alle oben aufgeführten Definitionsanforderungen erfüllt sein. Die Unterscheidung zu den anderen Einteilungsformen erfolgt über den BMI, der hier zwischen 18,5 kg/m² und 14,0 kg/m² für Erwachsene liegt. Bei Kindern und Jugendlichen erfolgt die Einteilung über den Perzentilen des BMI (zwischen der 5. und der 0,3. Perzentile für den BMI nach Alter).

Eine **Anorexia nervosa mit kritisch erniedrigtem Körpergewicht (ICD-11 6B80.1)** wird ab einem BMI unter 14 kg/m² für Erwachsene und unter der 0,3. Perzentile des BMI für das Alter bei Kindern/Jugendlichen benannt. Die Kategorisierung nach dem BMI erfolgt aufgrund der hohen Korrelation zwischen Risiken für körperliche Komplikationen und erhöhter Sterblichkeit bei einem deutlichen Untergewicht.

Unter einer **Anorexia nervosa in Remission mit normalem Körpergewicht (ICD-11 6B80.2)** werden Personen zusammengefasst, die sich von der Erkrankung einer Anorexia nervosa erholen und einen BMI über 18,5 kg/m² (Erwachsene) oder über der 5. Perzentile des BMI nach Alter (Kinder/Jugendliche) haben. Die Diagnose sollte vergeben werden, bis die Personen eine vollständige und dauerhafte Gewichtsrestitution erreicht haben. Dies zeigt sich durch eine Aufrechterhaltung eines gesunden Gewichts sowie der Beendigung von Verhaltensweisen, die das Ziel der Reduktion des Körpergewichts aufweisen.

Bulimia nervosa

Im Gegensatz zur Anorexie, bei der mit wenigen Blicken das Leitsymptom Untergewicht erkannt werden kann, scheinen Patientinnen mit Bulimia nervosa zunächst unauffällig, da sie normalgewichtig sind. Bei Bulimia nervosa kommt es zu typischen Heißhungerattacken mit Kontrollverlust. Große Mengen an Nahrungsmitteln werden hastig verschlungen, ohne dass ein Unterbrechen des Essanfalls möglich wäre. Anschließend erfolgt ein Kompensationsverhalten, das den Betroffenen ermöglicht, das Gewicht zu halten und nicht zuzunehmen. Am häufigsten ist ein Erbrechen kurz nach der Nahrungsaufnahme.

Bei Maximalausprägungen der Symptomatik kann die gesamte Tageszeit aus Zyklen von „Essen und Erbrechen“ bestehen. Aufgrund der Beschaffung großer Mengen an Nahrungsmitteln kann es auch zu finanziellen Problemen kommen. Ähnlich wie bei der Anorexia nervosa bestehen gewichtsphobische Ängste und eine Körperschemastörung. Die Erkrankung ist häufig von Verheimlichung und Scham geprägt. Äußerlich ist den Patientinnen allenfalls eine Schwellung der Speicheldrüsen (Parotis) anzusehen, und Zahnärzte bemerken die häufig ausgeprägte Karies durch die Magensäure. Im Umfeld bleibt die Essstörung zum Teil Jahre lang unerkannt.

Im Gegensatz zur Klassifizierung mittels ICD-10 fällt bei Überarbeitung im Rahmen der ICD-11 die Diagnose der atypischen Bulimia nervosa weg.

> **Hinweis für die Praxis**
>
> **Diagnosekriterien einer Bulimia nervosa (ICD-11: 6B81)**
>
> Häufig wiederkehrende Essanfälle (z. B. 1-mal pro Woche oder öfter über einen Zeitraum von mindestens 1 Monat)
>
> - Binge-Eating-Episode beschreibt ein Essverhalten, in dem die Betroffenen in einem bestimmten Zeitraum subjektiv die Kontrolle über das Essen verlieren und deutlich mehr oder anders essen als gewöhnlich. Sie fühlen sich außerstande ihr Essverhalten zu stoppen bzw. die Art und Menge der verzehrten Nahrungsmittel zu begrenzen.
>
> Als weiteres Kriterium neben den Binge-Eating-Episoden liegt ein wiederholtes unangemessenes kompensatorisches Verhalten vor, welches als Ziel die Gewichtsregulation hat. Kompensatorische Verhaltensweisen sind beispielsweise selbstinduziertes Erbrechen, missbräuchliche Anwendung von Laxanzien, Diuretika oder erhöhte sportliche Betätigung.
>
> Zudem besteht Gedankenkreisen um das eigene Gewicht sowie die Körperform, welches die eigene Selbsteinschätzung stark beeinflusst.
>
> Durch die Symptomatik wird ein hoher Leidensdruck in unterschiedlichen Lebensbereichen (persönlich, familiär, sozial, beruflich, schulisch etc.) beschrieben.
>
> Die Kriterien der Anorexia nervosa dürfen nicht erfüllt werden.

56.1.2 Prävalenz und Inzidenz

Anorexia nervosa

Die Lebenszeitprävalenz von Anorexia nervosa liegt für Frauen bei bis zu 4 %. Männer sind mit bis zu 0,3 % deutlich seltener betroffen. Der Häufigkeitsgipfel der Erkrankung liegt zwischen 15 und 19 Jahren. Populationsbasierte Studien zeigen Inzidenzraten von 25,66 neu erkrankten jungen Frauen und 2,28 neu erkrankten Männern auf 100 000 Einwohner und Jahr. Der Anstieg der Inzidenzrate in den vergangenen Jahren ist wohl am ehesten in einer verbesserten Diagnosestellung begründet.

Bulimia nervosa

Prävalenzdaten für die Bulimia nervosa sind aufgrund der Verheimlichung der Erkrankung schwerer zu erheben. Repräsentative Bevölkerungsstudien gehen bei Frauen von einer Lebenszeitprävalenz von bis zu 3 % aus. Männer sind mit mehr als 1 % in ihrer Lebenszeit betroffen. Sichere Inzidenzraten zur Bulimia nervosa liegen nicht vor.

56.1.3 Medizinische Komplikationen

Medizinische Komplikationen entstehen vor allem im Rahmen der Maßnahmen zur Gewichtsregulation (Erbrechen, Diuretika- und Laxanzienmissbrauch etc.) sowie bei Anorexia nervosa aufgrund des massiven Untergewichts. Schwerwiegende Komplikationen sind daher vor allem bei Anorexia nervosa zu finden.

Körperliche Beschwerden und Auffälligkeiten

Es kommt zu multiplen Beschwerden, die je nach Art des gestörten Essverhaltens ausgeprägter sein können. Vor allem diese Beschwerden sind es, die zu einer Primärvorstellung beim (Haus-)Arzt führen (▶ Tab. 56.1).

Laborbefunde

Durch Untergewicht und Purging-Verhalten sind im Verlauf nahezu alle Organsysteme von unspezifischen laborchemischen Veränderungen betroffen:

- Knochenmark (Anämie, Leukopenie mit relativer Lymphozytose)
- Erhöhung leberspezifischer Werte (Transaminasen)
- Erhöhung der Speichel-Amylase
- Elektrolytverschiebungen (z. B. Hypokaliämie bei Purging-Verhalten, Hypophosphatämie bei Refeeding-Syndrom s. u.)
- erhöhte Kreatinin-Clearance als Zeichen einer Niereninsuffizienz

Tab. 56.1 Befunde/Beschwerden bei Patientinnen mit Essstörungen.

Befund/Beschwerden	Anorexia nervosa	Bulimia nervosa
Schwindel, Kollapsneigung	+	(+)
höhergradige Herzrhythmusstörungen	+	(+)
metabolische Entgleisung (Refeeding-Syndrom)	+	–
Infektanfälligkeit	+	–
Muskelschwäche, Skelettschmerzen, Osteoporose	+	(+)
abdominelle Beschwerden (Obstipation, Diarrhö)	+	+
Sodbrennen, Reflux, Reizung des Ösophagus- und Rachenbereichs sowie Zahnschäden und Parotisschwellung	+ (bei Purging-Typ) – (bei restriktivem Typ)	+
Lanugobehaarung, Hyperpigmentation	+	–
Akrozyanose, Kälteempfindlichkeit, Hypothermie	+	–
Amenorrhö, Fertilitätsstörung	+	(+)
Elektrolytstörungen	+	+

+ häufig vorhanden, (+) partiell vorhanden, – nicht/selten vorhanden

Betroffene Organsysteme

Skelettsystem

Osteoporose gilt als häufige Folge der Malnutrition. Die Pubertät ist eine sensible Phase im Knochenaufbau. Bei Anorexia nervosa kommt es zu einem verminderten Knochenanbau, und die alterstypische maximale Knochenmasse wird nicht erreicht. Mehr als die Hälfte der Jugendlichen mit einer Anorexia nervosa weist eine Osteopenie, ein Viertel eine Osteoporose auf. Bei chronischem Verlauf der Erkrankung konnten wir bei 44% der Betroffenen eine Osteoporose nachweisen. Im späteren Leben besteht ein um das 3- bis 7-Fache erhöhtes Frakturrisiko. Im Gegensatz zur postmenopausalen Osteoporose ist bei der Osteoporose im Rahmen der Anorexia nervosa („Low-Turnover") nicht von einer reinen Östrogenmangelgenese auszugehen. Wichtige postulierte Faktoren sind außer dem Östrogenmangel im Starvationszustand verminderte Spiegel von Trijodthyronin (freies T_3), Leptin und IGF-1 (Insulin-like Growth Factor), Kalzium- und Vitamin-D-Mangel sowie als Folge des Fastens eine metabolische Azidose.

Kardiovaskuläres System

Neben pathophysiologischen Adaptationsprozessen auf die Essstörung und das Untergewicht (Sinusbradykardie, Abnahme des Schlagvolumens, Blutdruckabfall, Hypovolämie mit orthostatischen Problemen) sind vor allem schwerwiegende Herzrhythmusstörungen gefürchtet. Diese sowie eine Herzmuskelatrophie stellen Komplikationen dar, die häufig mit Todesfolge einhergehen. Konsekutiv zu der proportional größeren Abnahme der Muskelmasse der Ventrikel im Vergleich zum Körpergewicht kommt es auch zu einer Atrophie des Reizleitungssystems und damit zu einer Repolarisationsstörung der Ventrikel. Diese zeigt sich in einer verlängerten QT-Zeit im EKG. Zusätzlich triggern oder verstärken Elektrolytstörungen die Herzrhythmusstörungen.

Verdauungstrakt

Bei Patientinnen mit Essstörungen kommt es zu Störungen der gastrointestinalen Motilität. So ist die Magenentleerung verzögert, die Kolontransitzeit verlängert. Elektrolytstörungen und Missbrauch von Laxanzien verstärken die Symptome. Bei ausgeprägtem Erbrechen zeigen sich häufig säurebedingte Entzündungen und Verletzungen der Speiseröhre (so auch Schleimhautrisse im Sinne einer Mallory-Weiss-Läsion sowie Barrett-Ösophagus als Präkanzerose). Selten wurde bei Heißhungeranfällen und Erbrechen eine Magendehnung mit Gewebenekrose oder Magenruptur beschrieben. Wiederholte Säureeinwirkung auf die Zähne führt zu einer dauerhaften Schädigung von Zahnschmelz und Dentin.

Niere, Elektrolythaushalt

Störungen des Elektrolyt- und Wasserhaushalts können zu schweren Komplikationen führen. Teilweise schränken die Patientinnen nicht nur die Nahrung, sondern auch die getrunkene Flüssigkeitsmenge stark ein. Durch die Ausscheidung osmotisch wirksamer Ketonkörper im Rahmen des Hungerns, Erbrechens sowie des Missbrauchs von Laxanzien und Diuretika wird die Exsikkose weiter verstärkt. Vor allem die Hypokaliämie ist gefürchtet (Erbrechen, Laxanzien). Im Verlauf kommt es deshalb zur Entwicklung einer hypokaliämischen Nephropathie bis hin zur terminalen Niereninsuffizienz.

VI

Endokrinium

Als Folge der Gewichtsabnahme entstehen sekundär hormonelle Störungen. Amenorrhö ist die Konsequenz eines hypothalamischen Hypogonadismus mit verminderter Ausschüttung des Gonadotropin-Releasing-Hormons, was wiederum zu erniedrigten Spiegeln an FSH und LH führt. Der dadurch erniedrigte Östrogenspiegel bringt die Follikelreifung zum Erliegen. Das Volumen der Ovarien reduziert sich auf ein präpubertäres Niveau. Polyzystische Ovarien werden berichtet. Betroffen sind auch extraovarielle Körperfunktionen, die östrogenabhängig sind. So korreliert die Knochendichte negativ mit der Dauer der Amenorrhö. Nachdem wieder ca. 90% des zu erwartenden Körpergewichts erreicht sind, stellt sich der Menstruationszyklus zumeist innerhalb von 6 Monaten wieder ein.

Die Mehrheit der Patientinnen leidet unter einem „Low-T_3-Syndrom", das charakterisiert ist durch erniedrigtes Trijodthyronin (T_3) bei grenzwertig niedrigem/normalem Thyroxin (T_4) und normalem TSH. Bei diesem „Low-T_3-Syndrom" handelt es sich um eine physiologische Reaktion auf die Mangel- und Fehlernährung. Es liegt kein echter Hormonmangel vor, und dementsprechend sollte keine Schilddrüsenhormonsubstitution erfolgen.

Risiko einer metabolischen Entgleisung bei Gewichtszunahme: Refeeding-Syndrom

Unter dem Refeeding-Syndrom versteht man Symptome, die auftreten, nachdem extrem untergewichtige Patientinnen nach vollständiger Nahrungskarenz oder ausgeprägtem restriktivem Essverhalten wieder beginnen, regelmäßig zu essen. Die Symptomatik ist sehr variabel. Im Extremfall kann es zu Herzinsuffizienz, Lungenödem, neurologischen Symptomen und ausgeprägter Infektanfälligkeit kommen. Hauptsächlich beobachtet man Schmerzen im Bewegungsapparat sowie das Auftreten von Ödemen. Ursächlich ist der gesteigerte Nährstoffbedarf im Rahmen der metabolischen Umstellung mit dramatischen Elektrolyt- und Flüssigkeitsverschiebungen vom Extra- in den Intrazellulärraum. Im Serum kommt es zu einem Abfallen von Phosphat und Kalium. Aus diesen Gründen ist ein engmaschiges Monitoring bei Wiederaufnahme der Nahrungszufuhr notwendig und auf eine ausreichende Phosphataufnahme zu achten.

> **Hinweis für die Praxis**
>
> Gerade bei ausgeprägtem Untergewicht ist eine streng supervidierte Gewichtszunahme mit einer wöchentlichen Gewichtszunahme von maximal 1,5 kg zu beachten. Eine rasche Zunahme und besonders parenterale Ernährung gefährden die Patientinnen zumeist und sind nur bei absolut intensivpflichtigen Gesundheitszuständen unter engster Kontrolle indiziert.

56.1.4 Verlauf und Prognose

Anorexia nervosa

Katamnesestudien aus dem Jahre 2002 von Steinhausen zeigen hinsichtlich der globalen Einschätzung im Langzeitverlauf eine Genesung bei 46,5 %, eine Besserung bei 33,5 % und einen chronischen Verlauf bei 20,8 % der Erkrankten. Mindestens 5 % der Erkrankten versterben. Die Mortalität erhöht sich mit der Katamnesedauer. Eigene Langzeitkatamnesen (21 Jahre) zeigten eine Mortalität in direkter Folge der Anorexie von 16,7 %. Häufigste Todesursachen sind Infektionen, Elektrolytentgleisungen sowie Suizid. Etwa die Hälfte der Betroffenen zeigte in Studien psychiatrische Begleiterkrankungen.

Hinsichtlich der Kernsymptomatik (Gewicht und Essverhalten) bei Anorexia nervosa ist bei knapp 60 % mit einer Gewichtsnormalisierung zu rechnen. 47 % zeigen eine Normalisierung des Essverhaltens. Generell hat die Gruppe der Erkrankten vor dem 17. Lebensjahr einen besseren Verlauf als ältere Betroffene – mit der Einschränkung, dass die präpubertäre Erkrankung gehäuft mit einem sehr schlechten Verlauf assoziiert ist. Ein Viertel der Patientinnen leidet im Krankheitsverlauf an affektiven Störungen. Beim vollständigen Krankheitsbild vergehen bis zu einer vollständigen Remission im Durchschnitt 5–6 Jahre.

Insbesondere die Langzeitstudie zur ambulanten psychotherapeutischen Behandlung von Anorexie-Patientinnen (ANTOP-Studie) zeigte, dass ein wichtiger Fokus in der Behandlung des Krankheitsbildes zum einen ein früher Behandlungsbeginn und zum anderen der Schwerpunkt auf Gewichtszunahme sowie andere Begleiterkrankungen wie Depression sein sollte. Hierbei zeigte sich kein Unterschied je nach Verwendung des Therapieverfahrens. Jedoch konnte in anderen Interventionen gezeigt werden, dass eine Therapie, in der Familie der Betroffenen einbezogen werden, eine höhere Wirkung erzielen als bei Kontrollgruppen.

Bulimia nervosa

Im kurzzeitigen Verlauf nach Behandlung zeigen Patientinnen mit Bulimia nervosa in ca. 30–50 % der Fälle eine Remission nach 6–12 Monaten. Im mittelfristigen Verlauf über 2–5 Jahre werden ebenfalls Remissionsraten von ca. 50 % festgestellt, längerfristig (9–12 Jahre) ist von 70 % auszugehen. In der Regel ist die Besserung abhängig von der Aufnahme einer spezifischen Psychotherapie. Eine zeitliche Stabilität der Symptombesserung ist nach 5–6 Jahren zu beobachten. Auch in remittierten Fällen bleiben häufig ein erhöhtes Schlankheitsideal sowie eine erhöhte Relevanz des Gewichts für das Selbstwertgefühl bestehen. Ein Rückfall in eine erneute Phase von Bulimie kommt bei ca. 30 % in den ersten 6 Jahren nach Behandlung vor. Aussagen zur Mortalität sind begrenzt möglich. Langzeitkatamnesen (10–12 Jahre) zeigen Raten von 0,6–2,3 %.

Wissenschaftliche Studien ergaben, dass bei Erwachsenen, die an einer Bulimia nervosa erkrankt sind, eine individuelle kognitive Verhaltenstherapie und auch eine Behandlung mit Antidepressiva eine höhere Wirksamkeit zeigt als bei der aktiven Kontrollgruppe. Die familienbasierte Therapie zeigte bei betroffenen Jugendlichen eine gute Wirksamkeit.

56.2 Binge-Eating-Störung

Als eigenständige Diagnose ist im ICD-11 unter 6B82 die Binge-Eating Störung beschrieben. Betroffene erleben wiederkehrenden Kontrollverlust über ihre Nahrungsaufnahme. Im Gegensatz zur Bulimia nervosa folgen auf die Essanfälle keine gegenregulatorischen Verhaltensweisen zur Kalorienreduktion.

Hinweis für die Praxis

Diagnosekriterien einer Binge-Eating-Störung (ICD-11 6B82)

1. Wiederkehrende Essanfälle.
2. Essanfälle treten beispielsweise einmal pro Woche oder öfter über einen Zeitraum von mehreren Monaten auf. Im Rahmen einer Binge-Eating Episode, welche einen umschriebenen Zeitraum umfasst, verlieren Betroffene subjektiv das Gefühl, die Kontrolle über ihr Essverhalten zu haben oder die Menge der verzehrten Lebensmittel zu begrenzen.
3. Es besteht eine hohe psychische Belastung mit negativen Gefühlen wie Schuld oder Ekel.
4. Essanfälle gehen nicht mit dem regelmäßigen Einsatz von unangemessenen kompensatorischen Verhaltensweisen einher (z. B. Erbrechen, übermäßige Bewegung), und sie treten nicht ausschließlich im Verlauf einer Anorexia nervosa oder Bulimia nervosa auf.
5. Aufgrund der Symptomatik besteht ein ausgeprägter Leidensdruck, der auch aufgrund einer erheblichen Beeinträchtigung in persönlichen, familiären, sozialen, schulischen und beruflichen Bereichen verstärkt werden kann.

Diese Gruppe von zumeist übergewichtigen und adipösen Patienten ist vor allem gekennzeichnet durch wiederholte Episoden von Essanfällen – anders als bei der Bulimia nervosa kommt es jedoch nicht zu gegenregulatorischen Maßnahmen, wie z. B. Erbrechen, Laxanziengebrauch und intensiver Bewegung. Immer mehr stellt sich auch eine klinische Relevanz dieser diagnostischen Eingrenzung heraus.

Die Prävalenz beträgt bei übergewichtigen Personen, die an Gewichtsreduktionsprogrammen teilnehmen, bis zu 30 %. In der Allgemeinbevölkerung wurde eine Prävalenz von ca. 2 % gefunden, wobei Frauen 1,5-mal häufiger betroffen sind als Männer. Patientinnen und Patienten mit einer Binge-Eating-Störung haben ein deutlich erhöhtes Sterblichkeitsrisiko (Sterblichkeitsrate: 1,50–1,77). Jedoch bestehen noch deutliche Versorgungslücken in der Behandlung der Betroffenen. Weniger als 10–50 % der Patientinnen und Patienten erhalten eine spezialisierte Unterstützung.

Bezüglich der Behandlung konnte in Studien jedoch gezeigt werden, dass erwachsene Patientinnen und Patienten von einer Psychotherapie insbesondere kognitiver Verhaltenstherapie im Vergleich zu Kontrollgruppen profitieren. Auch ein medikamentöser Einsatz mit Stimulanzien oder Antidepressiva könnten möglicherweise kurzfristige Effekte erzielen, diesbezüglich ist die Studienlage jedoch noch nicht einheitlich.

56.3 Vermeidend-restriktive Ernährungsstörung (ARFID)

Der Name dieser Essstörung beschreibt die Kernsymptomatik: Betroffene Personen vermeiden oder schränken die Nahrungsaufnahme ein (ARFID = Avoidant/restrictive food intake disorder). Das gestörte Essverhalten ist anders als bei der Anorexia nervosa nicht durch die Beschäftigung mit dem eigenen Gewicht oder der Körperform motiviert. Die vermeidend-restriktive Ernährungsstörung wird nach ICD-11: 6B83 kodiert.

Die vermeidenden oder einschränkenden Verhaltensweisen können dazu führen, dass

- durch die verringerte Kalorienzufuhr der Energie- und Nährstoffbedarf nicht abgedeckt werden kann, was als Folgen einen signifikanten Gewichtsverlust, klinisch relevante Ernährungsdefizite, eine Abhängigkeit von oralen Nahrungsergänzungsmitteln oder eine Ernährung durch Sondennahrung bzw. eine andersweite Beeinträchtigung der körperlichen Gesundheit haben kann.
- wichtige Funktionsbereiche (persönliches, familiäres, soziales, schulisches, berufliches etc.) deutlich beeinträchtigt sind. Dies kann sich beispielsweise in der Vermeidung von Teilnahmen an sozialen Aktivitäten, die mit Nahrungsaufnahme einhergehen, ausdrücken.
  - Bei Vergabe der Diagnose muss geklärt sein, dass die eingeschränkte Nahrungsaufnahme und die damit auftretenden Folgen nicht auf eine fehlende Verfügbarkeit von Nahrungsmitteln, auf eine somatische oder andere psychische Erkrankung (wie beispielsweise eine Nahrungsmittelallergie, Schilddrüsenfunktionsstörung) oder auf die Wirkung einer Substanz oder eines Medikaments (durch beispielsweise pharmakologische Auswirkungen auf das zentrale Nervensystem oder Entzugserscheinungen) zurückzuführen ist.

56.4 Therapie psychogener Essstörungen

56.4.1 Psychosomatisch-psychotherapeutische Therapiestrategien

Behandlungsziele

Primäres Ziel ist zunächst eine Normalisierung des Gewichts und des Essverhaltens sowie eine adäquate Mitbehandlung der essstörungsbedingten körperlichen und psychischen Folgen der Mangel- und Fehlernährung. Bei Untergewicht ist eine Gewichtsnormalisierung anzustreben. Außerdem liegt der Behandlungsfokus auf der Therapie der psychischen Komorbidität.

Hinsichtlich der psychopathologischen Kernsymptomatik spielt die Bewältigung einer häufig tief verwurzelten Selbstwertproblematik, die einhergeht mit Defiziten im Bereich des eigenen Körpererlebens und des Kontakts zu Gleichaltrigen, eine zentrale Rolle. Diese Themen sind besonders unter dem Aspekt der Adoleszenz mit der Notwendigkeit einer beginnenden Ablösung vom Elternhaus und der Entwicklung der geschlechterspezifischen Identität zu reflektieren.

Möglichst frühzeitig sollte sektorenübergreifend ein Gesamtbehandlungsplan entwickelt werden, der den spezifischen Erfordernissen der Patientin, ihrer Familie und ihrem Umfeld ausreichend Rechnung trägt.

Voraussetzungen für die Behandlung – Motivation

Patientinnen und Patienten mit Essstörungen stehen einer Veränderung ihres Gewichts und Essverhaltens in der Regel hochambivalent gegenüber. Strukturierte Therapieprogramme berücksichtigen besonders zu Beginn der Therapie explizit Aspekte der Therapiemotivation. Eltern von Kindern und Jugendlichen mit Essstörungen sind frühzeitig über die Art und die Ziele der Behandlung und die notwendige Beteiligung der Angehörigen am Behandlungsprozess zu informieren, um die Compliance für die Fortsetzung der Therapie zu erhöhen.

Behandlungsrahmen und Settings

Patientinnen und Patienten mit Essstörungen sollten an Zentren und von Psychotherapeuten behandelt werden, die spezifische Kompetenzen in der Behandlung von Essstörungen haben. Die Behandlung sollte möglichst frühzeitig erfolgen, um eine Chronifizierung zu vermeiden. Soweit möglich ist eine Kontinuität in der therapeutischen Behandlung anzustreben. Übergänge zwischen Settings (vor allem in weniger intensive Settings von stationär nach ambulant) erfordern besondere Aufmerksamkeit, vor allem wegen eines erhöhten Risikos für Rückfälle und Therapieabbrüche.

Allgemeinärztliche versus fachpsychotherapeutische/-ärztliche Behandlung

Haus- und Fachärzten kommt eine wichtige Rolle bei der Ersterkennung und der begleitenden körperlichen Betreuung von Patienten mit Essstörungen zu. Sie sind zentral bei der Vermittlung in eine fachpsychotherapeutische Behandlung. Für die ambulante Psychotherapie kommt ihnen die Aufgabe eines regelmäßigen Monitorings des Körpergewichts sowie möglicherweise einer bereits etablierten somatischen Folgeerkrankung zu. Details können der nationalen S3-Leitlinie zur Diagnostik und Therapie der Ess-Störungen entnommen werden, die sowohl als Expertenleitlinie vorliegt, als auch für Patienten aufbereitet wurde.

Hinweis für die Praxis

Besonders im stationären und tagesklinischen Behandlungs-Setting empfiehlt sich eine multimodale Therapie, die neben der medizinischen und psychotherapeutischen Behandlung auch die Einbeziehung ernährungsmedizinischer Kompetenz vorsehen soll. Im ambulanten Behandlungssetting ist auf eine engmaschige Kooperation von ambulanten Psychotherapeuten und Hausarzt zu achten. Dies umfasst vor allem bei Anorexia nervosa auch regelmäßige (je nach Erkrankungsphase wöchentliche bis quartalsweise) Gewichtskontrollen und Bestimmung von Basislaborparametern.

Für die Anorexia nervosa besteht keine evidenzbasierte psychopharmakologische Therapie. Vielmehr erfolgt bei Indikation die psychopharmakologische Behandlung von Komorbiditäten (z. B. Depression). Bei Bulimia nervosa und Binge-Eating-Störung sollte im Einzelfall der Einsatz eines selektiven Serotonin-Wiederaufnahmehemmers geprüft werden, da eine dadurch erreichte Modulation des serotonergen Systems mit einer Reduktion von Essanfällen einhergehen kann.

56.4.2 Notfälle und Indikationen für eine stationäre Behandlung

Bestimmte Konstellationen, die zu akuter Gefährdung der Patientin führen können, erfordern die stationäre (Not-)Aufnahme. Indikationen für eine stationäre Therapie sind:

- Gewichtsverlust > 40 % insgesamt oder > 30 % in den letzten 3 Monaten
- extrem niedriges Gewicht (< 60 % des Erwartungsgewichts, BMI < 15 kg/m^2)
- hämodynamische Veränderungen mit Symptomen (Schwindel, Brustschmerz etc.)
- Arrhythmien ohne Elektrolytstörung oder im Zusammenhang mit Erbrechen, Laxanzien- oder Diuretika-Missbrauch
- neben der Essstörung bestehende andere akute oder chronische Erkrankungen (z. B. Infekte, Diabetes mellitus, Asthma, chronisch entzündliche Darmerkrankungen)

56.5 Psychogene Essstörungen bei nahrungsmittelbezogener Gesundheitsstörung

56.5.1 Symptomatik und Diagnostik

Patienten mit dieser Diagnose stellen sich zumeist primär bei Allergologen oder Gastroenterologen aufgrund von subjektiven „Nahrungsmittelunverträglichkeiten“ vor. Die Beschwerden, die zur Vorstellung führen, sind vielgestaltig, können jedoch durch intensive gastroenterologische und allergologische Diagnostik, inklusive verblindeter Nahrungsmittelprovokation nicht nachvollzogen werden. Häufig wechseln Patienten den Arzt auf der

Suche nach medizinischer Hilfe. Trotz eines negativen Befunds in der allergologischen Abklärung bleibt eine somatische nahrungsmittelbezogene Ursachenüberzeugung von zentraler Bedeutung: Die Patienten zeigen sich davon überzeugt, dass Beschwerden durch den Konsum bestimmter Nahrungsmittel oder durch Kombination verschiedener Nahrungsmittel ausgelöst werden.

Typische – aber sehr unspezifische – Symptome sind unter anderem Bauchschmerz, Völlegefühl, Diarrhö, Obstipation, Flatulenz, Blähungen, aber auch andere zumeist vegetative Symptome wie Hitzegefühl, Blutdruckschwankungen, Schwindelgefühl und innere Unruhe. Die Patienten meiden aufgrund dieser eigenen Ursachenzuschreibungen bestimmte Nahrungsmittel und ernähren sich häufig sehr einseitig. In Extremfällen führt dies zu ausgeprägter Mangelernährung.

Für eine tragfähige Arzt-Patienten-Bindung ist es von zentraler Bedeutung, die geschilderten Symptome, aber auch die dysfunktionalen Zuschreibungen durch die Patienten ernstzunehmen. Eine vorschnelle Konfrontation („Sie haben nichts") führt vielmehr zu einer Aggravation der Beschwerden und zumeist zum Therapieabbruch und Behandlerwechsel.

Nach heutiger Sicht sind nahrungsmittelattribuierte Gesundheitsstörungen ein komplexes biopsychosoziales Geschehen und nehmen eine Stellung zwischen rein körperlichen und psychischen Erkrankungen ein. Eine ängstliche Aufmerksamkeitsfokussierung des Patienten auf Köpervorgänge, aber auch eine negative Erwartungshaltung führen häufig zu einer Aufrechterhaltung und Chronifizierung der Symptomatik. Bei bis zu 75 % dieser Patienten kann die Diagnose einer somatoformen Störung gestellt werden, wenn von der speziellen Ursachenattribution einmal abgesehen wird.

Hinweis für die Praxis

Bei nahrungsmittelbezogenen Gesundheitsstörungen sollte einmalig eine „State-of-the-Art-Diagnostik" gemäß den gastroenterologischen und allergologischen Leitlinien erfolgen. Jede darüber hinaus wiederholte negative Diagnostik oder Überinterpretation von grenzwertigen oder im Normalbereich befindlichen Befunden führt zu einer Aufrechterhaltung und Verstärkung der Störung.

56.5.2 Therapie

Primäres therapeutisches Ziel sollte Beschwerdelinderung statt Heilung sein. Zentraler Punkt ist die Beratung des Patienten hinsichtlich der Vermeidung anscheinend schädigender Nahrungsmittel. Es ist darauf zu achten, dass es nicht zu einer Generalisierung der Symptomatik kommt. Vielmehr ist mittel- und langfristig dem Patienten zur Auseinandersetzung mit den anscheinend schädigenden Nahrungsmitteln zu raten.

Stufen der Therapie bei nahrungsmittelbezogenen Gesundheitsstörungen sind in Abhängigkeit vom Ausmaß der Symptomatik, Komorbidität und Chronizität:

- psychosomatische Grundversorgung
- zusätzlich ambulante Psychotherapie
- zusätzlich intensive stationäre psychosomatische Therapie

Literatur

[2068] American Psychiatric Association. Diagnostic and Statistical Manual of Mental Disorders – DSM-5. Im Internet: www.dsm5.org (Stand: 07.02.2024)

[2069] AWMF. S 3-Leitlinie Diagnostik und Therapie der Essstörungen. Stand: 01.02.2016.

[2070] Claudino AM, Pike KM, Hay P et al. The classification of feeding and eating disorders in the ICD-11: results of a field study comparing proposed ICD-11 guidelines with existing ICD-10 guidelines. BMC Med 2019; 17 (1): 93

[2071] Giel KE, Bulik CM, Fernandez-Aranda F et al. Binge eating disorder. Nat Rev Dis Primers 2022; 8 (1): 16

[2072] Gümmer R, Giel KE, Schag K et al. High levels of physical activity in anorexia nervosa: a systematic review. Eur Eat Disord Rev 2015; 23: 333–344

[2073] Hausteiner C, Bornschein S, Nowak D et al. Psychosomatik der umweltbezogenen Gesundheitsstörungen. Psychotherapeut 2007; 52: 373–385

[2074] Henningsen P, Zipfel S, Herzog W. Management of functional somatic syndromes. Lancet (London) 2007; 369 (9565): 946–955

[2075] Herpertz S, de Zwaan M, Zipfel S, Hrsg. Handbuch Essstörungen und Adipositas. 2. Aufl. Heidelberg: Springer; 2015

[2076] Herzog W, Friederich HC, Wild B et al. Magersucht. Therapeutische Umschau 2006; 63 (8): 539–544

[2077] Herzog W, Wild B, Giel KE et al. Focal psychodynamic therapy, cognitive behaviour therapy, and optimised treatment as usual in female outpatients with anorexia nervosa (ANTOP study): 5-year follow-up of a randomised controlled trial in Germany [published correction appears in Lancet Psychiatry 2022; 9 (6): e23]. Lancet Psychiatry 2022; 9 (4): 280–290

[2078] Keski-Rahkonen A, Mustelin L. Epidemiology of eating disorders in Europe: prevalence, incidence, comorbidity, course, consequences, and risk factors. Curr Opin Psychiatry 2016; 29 (6): 340–345

[2079] Lawson EA, Klibanski A. Endocrine abnormalities in anorexia nervosa. Nat Clin Pract Endocrinol Metab 2008; 4: 407–414

[2080] Micali N, Hagberg KW, Petersen I, Treasure JL. The incidence of eating disorders in the UK in 2000–2009: findings from the General Practice Research Database. BMJ Open 2013; 3 (5): e002646

[2081] Monteleone AM, Pellegrino F, Croatto G et al. Treatment of eating disorders: A systematic meta-review of meta-analyses and network meta-analyses. Neurosci Biobehav Rev 2022; 142: 104857

[2082] Neale J, Hudson LD. Anorexia nervosa in adolescents. Br J Hosp Med (Lond) 2020; 81 (6): 1–8

[2083] Schag K, Teufel M, Junne F et al. Impulsivity in binge eating disorder: food cues elicit increased reward responses and disinhibition. PloS One 2013; 8: e76542

[2084] Steinhausen HC. The outcome of anorexia nervosa in the 20th century. Am J Psychiatry 2002; 159: 1284–1293

[2085] Steinhausen HC. Outcome of eating disorders. Child Adolesc Psychiatr Clin N Am 2009; 18 (1): 225–242

[2086] Teufel M, Biedermann T, Rapps N et al. Psychological burden of food allergy. World J Gastroenterol 2007; 13: 3456–3465

[2087] Treasure J, Claudino AM, Zucker N. Eating disorders. Lancet 2010; 375: 583–593

[2088] van Eeden AE, van Hoeken D, Hoek HW. Incidence, prevalence and mortality of anorexia nervosa and bulimia nervosa. Curr Opin Psychiatry 2021; 34 (6): 515–524

[2089] Weltgesundheitsorganisation. Internationale Klassifikation psychischer Störungen – klinisch diagnostische Leitlinien. Bern: Hans Huber; 2005

[2090] Zipfel S, Löwe B, Reas DL et al. Long-term prognosis in anorexia nervosa: lessons from a 21-year follow-up study. Lancet 2000; 26: 721–722

[2091] Zipfel S, Seibel MJ, Löwe B et al. Osteoporosis in eating disorders: a follow-up study of patients with anorexia and bulimia nervosa. J Clin Endocrinol Metab 2001; 86: 5227–5233

[2092] Zipfel S, Sammet I, Rapps N et al. Gastrointestinal disturbances in eating disorders: clinical and neurobiological aspects. Auton Neurosci 2006; 30; 129: 99–106

[2093] Zipfel S, Wild B, Groß G et al. Focal psychodynamic therapy, cognitive behaviour therapy, and optimised treatment as usual in outpatients with anorexia nervosa (ANTOP study): randomised controlled trial. Lancet 2014; 383: 127–137

[2094] Zipfel S, Giel KE, Bulik CM et al. Anorexia nervosa: aetiology, assessment, and treatment. Lancet Psychiatry 2015; 2: 1099–111

57 Ernährung bei psychischen Erkrankungen

S. Leal Garcia, S. Lackner, S. Holasek

Das Wichtigste in Kürze

Trotz intensiver Bemühungen um eine bessere psychiatrische Versorgung leiden mehr als 450 Millionen Menschen weltweit an psychischen Störungen. Zudem haben Menschen mit psychischen Erkrankungen eine bis zu 15 Jahre geringere Lebenserwartung als die Durchschnittsbevölkerung. Die psychiatrische Behandlung umfasst eine Reihe von Ansätzen, von der Psychotherapie über die Psychopharmakologie, bis hin zur Elektrokrampftherapie. Häufig sprechen Patienten jedoch nicht zufriedenstellend auf die derzeit verfügbaren Therapien an; beispielsweise erreicht nur ein Drittel der Patienten mit Depression eine vollständige Remission der Symptome.

Sowohl Über- als auch Unterernährung, geringe Qualität der Ernährung und Ernährungsdefizite werden mit psychischen Erkrankungen in Verbindung gebracht. Tatsächlich gibt es mittlerweile eine überzeugende empirische Evidenz, dass Ernährung mit dem Auftreten, dem Verlauf und der Therapie-Response bei psychischen Erkrankungen in Zusammenhang steht. Ernährungsmodifikationen können dabei nicht nur einen positiven Einfluss auf die allgemeine Gesundheit haben, sondern in einem multifaktoriellen Ansatz über Modulation von entzündlichen Prozessen und Neurotransmittersynthese auch direkt auf psychische Symptome abzielen.

Das Gebiet der Ernährungspsychiatrie hat sich in den letzten Jahren rasant entwickelt, da immer mehr diätetische oder nährstoffbasierte Interventionsstudien initiiert wurden und mehr präklinische und epidemiologische Daten zur Verfügung stehen. Die Ernährungspsychiatrie befasst sich mit einer Verbesserung der Ernährung und nährstoffbasierten Ansätzen zur Vorbeugung und Behandlung psychischer Erkrankungen. Bestimmte pflanzenbasierte Ernährungsformen, wie die „Mediterrane Ernährung", sind mit einem geringeren Auftreten von psychischen Erkrankungen verbunden. Wie Studien zeigen konnten, wirkt der Verzehr von Obst, Gemüse, magerem Fleisch, Fisch und Nüssen zusammen mit einer geringen Aufnahme von verarbeiteten und zuckerhaltigen Lebensmitteln protektiv und ist mit einem geringeren Auftreten von Depressionen assoziiert. Zudem sind Nährstoffe für das reibungslose Funktionieren des Nerven- und Immunsystems von entscheidender Bedeutung, bei unausgewogenem Essverhalten fehlen jedoch häufig mehrere davon. Insbesondere eine geringe Zufuhr von Selen, Zink, Eisen, Magnesium, Vitamin B_{12} und Folat wurde mit einem erhöhten Risiko für psychische Erkrankungen in Verbindung gebracht.

Ernährung stellt einen bedeutenden Faktor zur Gesunderhaltung des Darmmikrobioms und seiner Metaboliten dar. Studien haben tiefgreifende Veränderungen der Darmmikrobiota bei Patienten mit psychischen Erkrankungen aufgezeigt. Tatsächlich kann eine Ernährungsmodifikation die komplexe Ansammlung von Bakterien, die den menschlichen Gastrointestinaltrakt bewohnen, innerhalb von Tagen verändern. Das wechselseitige Kommunikationssystem zwischen den Mikroorganismen des Gastrointestinaltrakts und dem Nervensystem wird als die Mikrobiota-Darm-Hirn-Achse (engl. microbiota-gut-brain axis) bezeichnet. Alle Interventionen, welche die Mikrobiota-Darm-Hirn-Achse modifizieren (Ernährungsmodifikation, spezifische Präbiotika, Probiotika, Synbiotika, Postbiotika, fäkale Mikrobiota-Transplantation etc.) können als Psychobiotika betrachtet werden, da angenommen wird, dass sie die psychische Gesundheit durch ihre Mikrobiota-modifizierenden Eigenschaften verbessern.

Keywords

Ernährungspsychiatrie, Depression, Angststörung, Schizophrenie, Mediterrane Ernährung, Psychobiotika, Darm-Gehirn-Achse, Mikrobiom

57.1 Einleitung

Menschen mit psychischen Erkrankungen konsumieren im Vergleich zu gesunden Personen häufiger hochkalorische, nährstoffarme und hochverarbeitete Nahrungsmittel, dagegen wenig Gemüse, Obst und Fisch [2211]. Dieses Ernährungsmuster, welches auch als "Western Diet" bezeichnet wird, wird beispielsweise mit der Entwicklung von Depressionen, kognitiven Störungen und der Aufmerksamkeits-Defizit-Hyperaktivitäts-Störung (ADHS) in Verbindung gebracht [2149], [2095], [2204]. Die Zusammenhänge zwischen Ernährungsstilen und psychischen Erkrankungen scheinen auch bestehen zu bleiben, wenn man für andere Faktoren korrigiert, welche für eine solche Assoziation verantwortlich sein könnten, wie z. B. soziale Deprivation oder Übergewicht [2124], [2151].

Menschen mit psychischen Erkrankungen weisen andere Ernährungserfordernisse auf (z. B. einen niedrigeren Energiebedarf durch Antriebslosigkeit bei Depressionen) als Menschen, welche sich von einer körperlichen Erkrankung oder einer Verletzung erholen [2113]. Außerdem führen manche Psychopharmaka (insbesondere jene mit starker antihistaminerger Wirkung wie das Antidepressivum Mirtazapin oder die Antipsychotika Olanzapin und Clozapin) zu verstärktem Appetit ([2127], [2133]) einhergehend mit verändertem Essverhalten wie Binge-Eating [2158].

Andere Psychopharmaka wie das Antidepressivum Bupropion oder das gegen ADHS-Symptome wirksame Methylphenidat können hingegen durch Unterdrückung des Appetits zu einem Gewichtsverlust führen [2143]. Manche Psychopharmaka verändern zudem die Geschmackswahrnehmung. Das Schlafmittel Zolpidem kann in diesem Zusammenhang z. B. zu metallischen Geschmackswahrnehmungen und damit einhergehender verminderter Nahrungsaufnahme führen [2121]. Ein weiteres Problemfeld ist emotionales Essen, das mit psychischen Erkrankungen in Zusammenhang steht [2191], [2207]. Aufgrund von aktuellen Forschungsergebnissen werden Ernährungsinterventionen zwar schon teilweise mit Empfehlungsgrad A in psychiatrischen Leitlinien empfohlen [2130], in der Praxis jedoch noch selten umgesetzt, vor allem weil diese Inhalte in der Ausbildung von psychiatrischen Gesundheitsfachkräften kaum gelehrt werden [2179].

57.2 Pathophysiologie psychischer Störungen

57.2.1 Monoamin-Hypothese und Kofaktoren

Schon 1965 postulieren Schildkraut und Coppen, dass einer der Gründe für Depressionen ein Mangel an Neurotransmittern wie Serotonin, Noradrenalin oder Dopamin sein könnte [2111], [2178]. Serotonin ist wichtig für Stimmung, Appetit und Schmerzempfinden. Aus Serotonin entsteht Melatonin, das essenziell für einen geregelten Tag-Nacht-Rhythmus ist. Serotonin wird im Körper endogen gebildet, wobei die einzelnen Schritte der Serotoninsynthese bei Entzündungen inhibiert werden können. Tryptophan ist die Vorstufe von Serotonin. Bei Aufnahme tryptophanreicher Nahrung (z. B. Tofu, Fisch, Cashewnüsse oder Sojabohnen) wird das Tryptophan zum Teil in Serotonin und anschließend in Melatonin umgewandelt. Es gibt jedoch noch einen weiteren, durch Entzündung aktivierten Weg, bei dem Kynurenin, Kynureninsäure und Quinolinsäure gebildet werden (▶ Abb. 57.1) [2177]. Kynurenin kann zu verschiedenen Metaboliten umgewandelt werden; einige davon gelten als neuroprotektiv (z. B. Kynureninsäure), andere sind neurotoxisch (z. B. 3-Hydroxykynurenin und Quinolinsäure) [2145].

Die Indolamin-2,3-Dioxygenase (IDO) ist ein Enzym, das für die Umwandlung von Tryptophan in Kynurenin verantwortlich ist. Die Kynurenin-Monooxygenase (KMO) ist für die Umwandlung von Kynurenin in Quinolinsäure verantwortlich. Sowohl IDO als auch KMO werden durch Entzündungen aktiviert. Daher wird deren Aktivierung mit Erhöhungen von Kynurenin und Verminderungen von Serotonin in Verbindung gebracht [2177].

Kynurenin gelangt über die Blut-Hirn-Schranke direkt ins Gehirn und wird dort von Mikrogliazellen zu Quinolinsäure abgebaut, besonders wenn es an körperlicher Bewegung fehlt. Während Serotonin stimmungsaufhellend wirkt, ist Quinolinsäure neuroinflammatorisch, neurotoxisch, entzündungsfördernd, stimuliert die N-Methyl-D-Aspartat- (NMDA-) Rezeptoren und führt so zu einer er-

VI

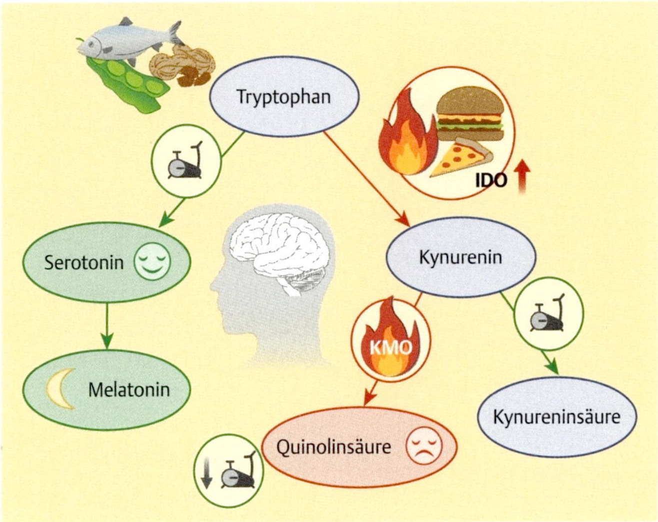

Abb. 57.1 Tryptophan-Kynurenin-Weg.
IDO: Indolamine 2,3-dioxygenase; KMO: Kynurenin-Monooxygenase.

höhten Glutamataktivität, welche die Nervenzellen schädigt. Ebenso wird die Blut-Hirn-Schranke direkt durch Quinolinsäure beeinträchtigt, indem sie durchlässiger wird, somit Antigene passieren können und damit Entzündungen ausgelöst werden („leaky brain"). Viele neuropsychiatrische Erkrankungen wie Angststörungen, Depressionen und Morbus Alzheimer sind deshalb mit erhöhten Spiegeln an Quinolinsäure assoziiert [2177], [2145], [2139]. Eine Reihe von Faktoren bestimmt, ob Tryptophan zu Serotonin umgewandelt wird oder dem neurotoxischen Zweig zu Quinolinsäure folgt. Dazu gehören die Qualität der Ernährung, das Vorhandensein von Nährstoffdefiziten, das Ausmaß von Stress und die körperliche Aktivität [2177], [2153].

Insgesamt laufen in unserem Körper Tausende enzymatischer Reaktionen ab. Um Neurotransmitter herzustellen, gibt es eine Reihe von Zwischenstufen und Enzymen, die wiederum Kofaktoren in Form von Nährstoffen benötigen. Sind diese nicht in ausreichendem Ausmaß vorhanden, kann es zu Einschränkungen in der Neurotransmittersynthese und damit zum Auftreten von psychischen Symptomen kommen.

▸Abb. 57.2 zeigt die Synthese von Neurotransmittern, die an psychischen Störungen beteiligt sind (Serotonin, Melatonin, Dopamin, Noradrenalin), zusammen mit einigen Nahrungslieferanten wichtiger Kofaktoren [2196], [2223], [2185], [2171], [2138], [2122]. Beispielsweise regelt Vitamin D die Serotoninsynthese in Darm und Gehirn [2173]. Vitamin D und auch dessen Metabolite können die Blut-Hirn-Schranke überqueren, im ZNS werden sowohl Vitamin-D-Rezeptoren als auch Enzyme des Vitamin-D-Stoffwechsels exprimiert [2194].

57.2.2 Entzündungstheorien

Neben der genetischen Vulnerabilität und psychosozialen Faktoren sind Ernährung und Entzündung entscheidende Umstände für die Pathogenese von psychischen Erkrankungen. Entzündliche Prozesse beeinflussen das Gehirn in Struktur und Funktion, sie verursachen Symptome wie Angst und gedrückte Stimmung [2131], [2184]. Dies geschieht einerseits über die Ausschüttung von Entzündungsmediatoren wie Zytokinen, andererseits über darauffolgende Veränderungen im Neurotransmitter-Stoffwechsel. Entzündungen gehen regelhaft auch mit psychischen Symptomen wie sozialem Rückzug, Abgeschlagenheit und Freudlosigkeit einher. Diese Symptome sind auch bei inflammatorischen Erkrankungen wie Sepsis, Autoimmunerkrankungen oder Multipler Sklerose evident. Einige Psychopharmaka wirken gegen Entzündungen im Körper und können sogar die Wirkung von Antibiotika verstärken [2114], [2164]. Beispielsweise haben Patient*innen, wel-

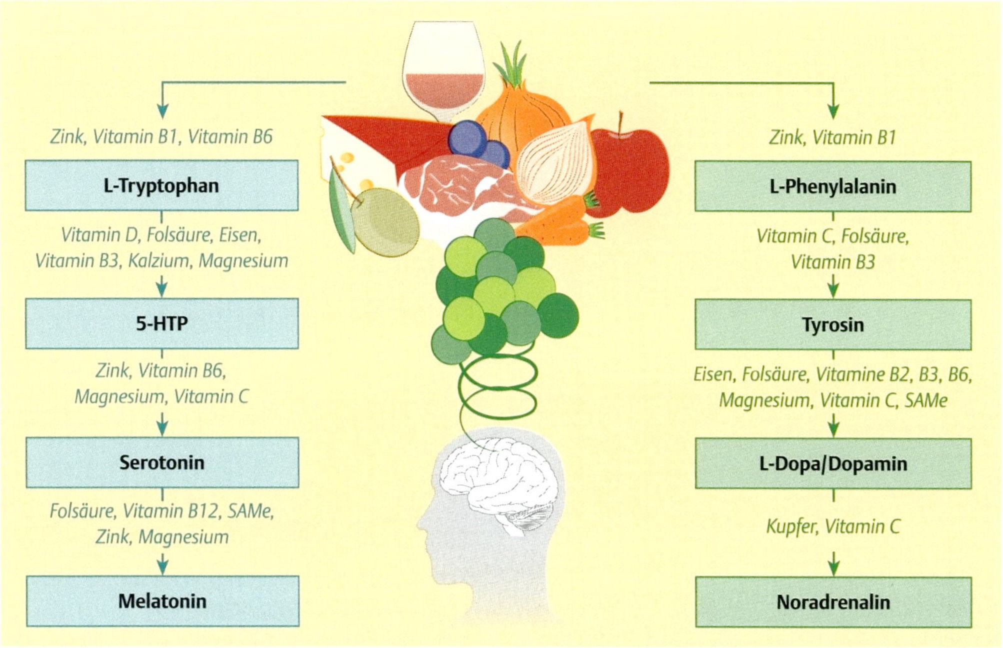

Abb. 57.2 Neurotransmitter-Synthese und Beispiele für Kofaktoren. 5-HTP: 5-Hydroxytryptophan; SAMe: S-adenosyl-L-Methionin.

che nicht auf Antidepressiva ansprachen, höhere Entzündungsmarker wie C-reaktives Protein und Interleukin-8 [2132]. Doch woher kommt die Entzündung?

Personen mit psychischen Erkrankungen ernähren sich im Vergleich zur Allgemeinbevölkerung überwiegend mit einer nährstoffarmen „Western Diet" und bewegen sich weniger [2206], [2212], [2167], [2100]. Der Verzehr von rotem und verarbeitetem Fleisch könnte aufgrund der proinflammatorischen Arachidonsäure ein zusätzlicher Risikofaktor für psychische Erkrankungen sein, da dieser in einer Meta-Analyse mit 241,738 TN mit erhöhtem Depressionsrisiko assoziiert wurde [2187]. Allgemein gibt es jedoch widersprüchliche Angaben bezüglich Fleischverzehr und der Entwicklung von Depressionen. Eventuell dürfte der Zusammenhang u-förmig sein, da sowohl ein Fleischverzehr unter als auch über der täglich empfohlenen Menge von 28–57 g mit Depressionen in Zusammenhang stehen dürfte.

Eine westlich geprägte Ernährung verändert zudem die Zusammensetzung der Darmmikrobiota ([2201], [2186]) und erhöht die Durchlässigkeit der Darmbarriere sowie der Blut-Hirn-Schranke, was wiederum Entzündungen, Nahrungsmittelallergien und Sensitivitäten begünstigen kann [2134].

57.2.3 Mikrobiom-Darm-Gehirn-Achse

Bakterien, Viren, Protozoen, Archaeen und Pilze gehören zu dem komplexen Milieu, das sich im Gastrointestinaltrakt (GIT) befindet und als „Darmmikrobiota" bezeichnet wird [2215]. Obwohl gewisse Bakteriengattungen bei fast allen Menschen vorkommen, hat jeder Mensch einen individuellen mikrobiologischen Fingerabdruck. Wissenschaftlich sind die Begriffe „Dysbiose" und „gesundes Darmmikrobiom" deshalb nach wie vor umstritten [2183]. Eine hohe Artenvielfalt (Alpha-Diversität; beispielsweise mit dem Shannon-Index oder Chao-1-Index) ist meist ein Zeichen für Gesundheit, bei einigen psychischen Erkrankungen ist die Alpha-Diversität vermindert, die Ergebnisse sind nach wie vor nicht einheitlich [2104].

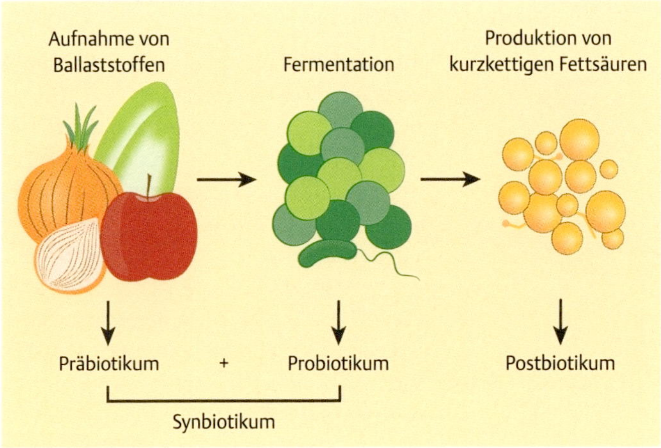

Abb. 57.3 Psychobiotika: Präbiotika, Probiotika, Synbiotika, Postbiotika.

Die Mikrobiota-Darm-Hirn-Achse ist ein bidirektionales Verbindungssystem, welches es dem gastrointestinalen System erlaubt schnell und effektiv mit dem Gehirn zu kommunizieren. Sie beinhaltet

- neurale (Vagusnerv und enterisches Nervensystem),
- endokrine (Kortisol und Hypothalamus-Hypophysen-Nebennieren-Achse, HPA) und
- immunologische (Zytokine) Signalwege,

die bei psychischen Erkrankungen verändert sind [2184].

57.3 Prinzipien der Ernährungstherapie bei psychischen Erkrankungen

Ernährungspsychiatrie oder Nutritional Psychiatry ist eine junge Subdisziplin der Psychiatrie, welche sich mit der Verwendung von Ernährungsstilen und Nährstoffen zur Behandlung und Prävention psychiatrischer Erkrankungen befasst. Sie stützt sich auf große Querschnitts- und epidemiologische Studien, welche die Ernährung mit verschiedenen Aspekten der psychischen Gesundheit und des Darmmikrobioms in Zusammenhang bringen [2148]. Eingesetzt werden Ernährungsinterventionen bzw. Psychobiotika.

57.3.1 Psychobiotika

Ursprünglich wurden „Psychobiotika“ als gesundheitsfördernde Bakterien definiert, die, wenn sie in ausreichender Menge aufgenommen werden, einen positiven Effekt auf die psychische Gesundheit haben [2118], [2180], [2198]. Vor kurzem wurde diese Definition geändert: Der Begriff „Psychobiotika“ umfasst nun alle auf die Mikrobiota ausgerichteten Faktoren wie Ernährungsinterventionen, Ballaststoffe (Präbiotika) und bakterielle Fermentationsprodukte (z. B. Postbiotika wie Butyrat und Propionat) sowie Kombinationen dieser Komponenten (z. B. Synbiotika wie Sauerkraut) (▸ Abb. 57.3) [2180].

Präbiotika

Präbiotika sind Bestandteile einer gesunden Ernährung wie Ballaststoffe und nichtverdauliche Kohlenhydrate (Stärke, Inulin, Fruktooligosaccharide, Galaktooligosaccharide und lösliche Ballaststoffe) sowie Polyphenole aus Obst, Gemüse und Gewürzen. Sie fördern selektiv das Wachstum von vorteilhaften Darmbakterien und werden von diesen im Darm fermentiert. Polyphenole werden auch als **Duplibiotika** bezeichnet, da sie das Darmmikrobiom durch antimikrobielle, aber auch selektiv präbiotische Eigenschaften modulieren können [2198]. Kommensale Bakterien haben nämlich Enzyme, die Polyphenole abbauen und verstoffwechseln können, während pathogene Bakterien von Polyphenolen inhibiert werden. Dadurch wird das Wachstum von kommensalen Bakterien gefördert.

Präbiotika sind pflanzlichen Ursprungs und fehlen daher häufig in der Ernährung von Menschen mit psychischen Erkrankungen. Sie sind vor allem in Obst und Gemüse wie z. B. Brokkoli, Chicorée und Spargel enthalten. Interessanterweise enthält auch die menschliche Muttermilch Präbiotika, die zwar keinen Nährwert für den Säugling haben, aber die Darmmikrobiota des Säuglings unterstützen [2115]. Bislang konnten durch eine gezielte alleinige Gabe von Präbiotika in spezifischen Nahrungsergänzungsmitteln keine Effekte bei Patient*innen mit Depressionen oder Angststörungen erzielt werden [2166].

Probiotika

Probiotika sind lebende Bakterien, die in ausreichender Menge gesundheitsfördernd sind. Die in der Psychiatrie am häufigsten verwendeten Probiotika sind Laktobazillen (wie *L. plantarum, L. rhamnosus* und *L. acidophilus*) und Bifidobakterien (wie *B. lactis, B. infantis, B. bifidum*). Ihre Dosierung wird in sogenannten koloniebildenden Einheiten (KBE oder colony forming units-CFUs) angegeben [2176].

Positive Effekte von Probiotika werden in Studien bei psychischen Erkrankungen wie Depressionen und Angsterkrankungen [2166] beschrieben. Mittlerweile wird eine additive Therapie mit Probiotika in der Leitlinie für Nutraceuticals und Phytoceuticals der World Federation of Societies for Biological Psychiatry (WFSBP) mit Grad-A-Evidenz empfohlen [2203]. Für viele andere Erkrankungen wie ADHS, Alzheimer, Schizophrenie oder die posttraumatische Belastungsstörung ist die Datenlage jedoch nicht ausreichend. Die optimalen Bakterienstämme und deren Kombinationen [2154] sowie die richtige Dosierung sind häufig noch unklar. Meist wurden in Additivtherapien für Depressionen in klinischen Studien 1×10^9 bis 2×10^{10} KBE verwendet [2165].

Bei der Dosierung könnten auch Wechselwirkungen mit Psychopharmaka von Bedeutung sein, da Medikamente wie Antidepressiva und Antipsychotika das Mikrobiom verändern und antibiotische Eigenschaften haben [2114]. Des Weiteren ist eine kontinuierliche Gabe von Probiotika wahrscheinlich vorteilhafter als nur eine kurzfristige Gabe.

Synbiotika

Synbiotika sind definiert als synergistische Kombinationen von Probiotika und Präbiotika [2216]. Ursprünglich wurden sie geschaffen, um Schwierigkeiten mit dem Überleben von Probiotika im Gastrointestinaltrakt entgegenzuwirken. Lebensmittel wie Kimchi, Sauerkraut und Miso-Suppe könnten als Synbiotika angesehen werden, da sie prä- und probiotische Komponenten enthalten. Es gibt nur sehr wenige Studien, die Synbiotika zur Behandlung psychiatrischer Störungen einsetzen, sodass noch keine konkreten Empfehlungen ausgesprochen werden können [2222].

Postbiotika

Postbiotika sind bakterielle Abbauprodukte von Präbiotika, welche in einem Prozess entstehen, der Fermentation genannt wird. Wenn Bakterien Präbiotika fermentieren, bilden sie bioaktive Substanzen wie kurzkettige Fettsäuren (SCFA), die als Postbiotika bezeichnet werden. Postbiotika können allein Reaktionen im Wirt hervorrufen, ohne dass das Probiotikum vorhanden ist. Beispiele für Postbiotika sind Propionat und Butyrat, die neuropharmakologische Effekte haben [2192].

57.3.2 Mediterrane Ernährung

Grundsätzlich sind pflanzliche Ernährungsformen (wie die Mediterrane Ernährung oder die Nordische Ernährung) förderlich für die psychische Gesundheit. Der Begriff „Mediterrane Ernährung" ist jedoch nicht einheitlich definiert. Anfang der 1960er Jahre von der Ernährung in den Mittelmeerländern inspiriert, führt diese nicht nur zu einem geringeren Auftreten von Herz-Kreislauf-Erkrankungen und metabolischem Syndrom, sondern auch zu einem besseren psychischen Gesundheitszustand [2107].

Die Hauptkomponenten einer Mediterranen Ernährung sind Gemüse, Obst, Nüsse, Hülsenfrüchte, Fisch und (mehrfach) ungesättigte Fette [2214]. Die Grundzüge der Mediterranen Ernährung finden sich auch in den Ernährungsempfehlungen der deutschsprachigen Fachgesellschaften wieder. Sie werden in Form eines Ernährungskreises (in Deutschland) bzw. von Ernährungspyramiden (in Österreich und der Schweiz) abgebildet.

Einige Komponenten der Mediterranen Ernährung wurden in einer Liste von Lebensmitteln mit hohem Gehalt an antidepressiven Nährstoffen katalogisiert. Die am höchsten bewerteten Lebensmittel waren Muscheln wie Austern und Miesmuscheln, verschiedene Meeresfrüchte und pflanzliche Lebensmittel wie Blattgemüse, Salate, Paprika und Kreuzblütler [2159]. Meeresfrüchte und Fisch aus dem Meer können allerdings eine Schadstoffbelastung aufweisen [2142], [2116]. Von den Fachgesellschaften wird der Verzehr von 1–2 Portionen Fisch pro Woche (á 150 g) empfohlen.

Hinweis für die Praxis

Eine Mediterrane Ernährung sorgt für eine adäquate Nährstoffzufuhr [2174], kombiniert die Wirkungen einzelner Nährstoffe und hat entzündungshemmende, antioxidative, neurogenetische sowie mikrobiom- und immunmodifizierende Eigenschaften [2170]. Es konnte kein einzelner Bestandteil der Mediterranen Ernährung identifiziert werden, der unabhängig von der gesamten Kostform für die positiven Effekte auf die Psyche verantwortlich ist. Vielmehr zeigt sich die komplexe Zusammensetzung der Nahrung in ihrer Gesamtheit (dietary pattern) als maßgeblich für ihre Wirksamkeit [2205]. Daher scheint die Ernährungsberatung zur Verbesserung der psychischen Gesundheit eine kosteneffektive, praktische, nichtpharmakologische Zusatzintervention für Patient*innen mit psychischen Erkrankungen zu sein.

57.3.3 Bedeutung von Nährstoffen für die psychische Gesundheit

Nährstoffe sind lebenswichtig für die richtige Funktion der Psyche, des Nerven- und des Immunsystems. Alle im Verband erfüllen lebenswichtige Funktionen im Stoffwechsel, sind Bestandteile des antioxidativen Systems und dienen als epigenetische Regulatoren. Es wird angenommen, dass qualitative und quantitative Mangelernährung, Malabsorption, Stress, Alter und genetische Polymorphismen eine höhere Zufuhr von Nährstoffen notwendig machen könnte, um die Funktion des zentralen Nervensystems aufrechtzuerhalten [2096].

Nicht zuletzt gelten Nahrungsmittel als bedeutsame epigenetische Regulatoren. Die häufigsten Nährstoffdefizite, die bei Menschen mit psychischen Erkrankungen festgestellt wurden, betreffen Omega-3-Fettsäuren, Vitamine (vor allem B-Vitamine, Vitamin D), Mineralstoffe (wie Zink, Magnesium) und Aminosäuren (z. B. Tryptophan, Phenylalanin), welche als Vorläufer der Neurotransmitter gelten [2124], [2197], [2099], [2125]. Defizite dieser Nährstoffe scheinen mit dem Therapieansprechen und dem klinischen Outcome bei Menschen mit psychischen Erkrankungen in Zusammenhang zu stehen [2125].

Nicht nur zum Ausschluss von Differenzialdiagnosen, sondern auch zur Optimierung einer psychopharmakologischen Therapie, ist es sinnvoll eine entsprechende Labordiagnostik vorzunehmen. Einerseits können manche Psychopharmaka die Nährstoffaufnahme beeinflussen [2137] und den Appetit verändern [2172], andererseits liegen Nährstoffdefizite häufig schon vor der Diagnose einer Depression oder einer psychotischen Erkrankung vor ([2124], [2162]), die möglicherweise ursächlich oder aufrechterhaltend für die Symptomatik sein könnten.

Beispielhaft für die Funktion von Mikronährstoffen soll hier der Mechanismus der B-Vitamine erläutert werden: Ein Mangel an B-Vitaminen ist eine häufig übersehene Ursache für psychiatrische Erkrankungen [2197]. Eine beträchtliche Anzahl von Menschen berichtet über die Einhaltung einer veganen Ernährung, die sich in den letzten Jahrzehnten etabliert hat und ein anhaltender Trend zu sein scheint. Sofern keine adäquate Supplementierung stattfindet, sind Veganer*innen dem Risiko eines Vitamin-B_{12}-Mangels ausgesetzt, da die Hauptnahrungsquellen für diesen Nährstoff tierische Produkte sind [2124], [2188]. Eine Metaanalyse mit Daten von 17 809 Personen konnte aufzeigen, dass Veganer*innen und Vegetarier*innen ein erhöhtes Risiko für Depressionen (Odds Ratio: 2,142; 95 %CI: 1,105–4,148), aber weniger Ängstlichkeit aufweisen als Omnivore. Jedoch haben viele Studien eine geringe Qualität und sind zu heterogen, um definitive Aussagen treffen zu können [2150].

Der Homocystein-Wert ist ein Versorgungsmarker für B-Vitamine (B_6, B_9 und B_{12}). Ist er erhöht, liegt eine Mangelsituation vor. Homocystein kann

Vitamin-B_6-abhängig zu Cystein verstoffwechselt oder Vitamin-B_{12}- und Folat-abhängig zu Methionin remethyliert werden [2103]. Hohe Homocystein-Spiegel im Plasma sind mit oxidativem Stress assoziiert, der zur Schädigung von Nervenzellen und zur Unterbrechung der Dopaminbiosynthese führt. Die Neurotoxizität des Homocysteins (durch Induktion von DNA-Strangbrüchen, DNA-Hypomethylierung, oxidativem Stress und Apoptose) kann zu Schädigungen des Nervensystems führen kann, die wiederum ein molekularer Mechanismus für kognitive Beeinträchtigung und Depression sein könnten [2103].

Für die Synthese von Neurotransmittern wie Dopamin, Noradrenalin, Adrenalin, Melatonin und Serotonin spenden Zwischenprodukte des Methionin-Homocystein-Weges (S-Adenosylmethionin [SAM] und A-Adenosylhomocystein [SAH]) die benötigten Methylgruppen. Dabei werden Vitamin B_{12} und Folat für die Umwandlung von Homocystein in SAM benötigt, welches eine antidepressive Funktion aufweist und über eine erhöhte Produktion von Glutathion eine Rolle bei der Reduktion von oxidativem Stress spielt [2103].

57.3.4 Interaktion mit Psychopharmaka

Zu den am häufigsten in der Psychiatrie eingesetzten Medikamenten gehören Antidepressiva, Antipsychotika und Benzodiazepine. Die meisten Patient*innen erhalten eine Kombination aus verschiedenen Psychopharmaka. Dabei sind sowohl pharmakokinetische Interaktionen (Absorption, Verteilung, Metabolismus, Elimination) und pharmakodynamische Interaktionen (mit Folgen wie z. B. Serotonin-Syndrom, QT-Zeit-Verlängerung, erhöhte Krampfneigung) relevant.

Wie Medikamente mit der Ernährung interagieren, hängt von arzneimittelspezifischen, nahrungsspezifischen und patient*innenspezifischen Faktoren ab. Zu den arzneimittelspezifischen Faktoren zählen die Dosierung, die chemische Struktur der Wirkstoffe und der Hilfsstoffe sowie die therapeutische Breite. Zu den nahrungsspezifischen Faktoren zählen die Zusammensetzung der Nahrung und die physiologischen Effekte durch die Nahrung (pH Verschiebung, Magenmotilität, hepatischer Metabolismus). Hinzu kommen noch patient*innenspezifische Faktoren wie Abstand zwischen den Mahlzeiten und Psychopharmaka-Einnahme sowie Lifestyle-Faktoren. Einerseits kann die Nahrung Auswirkungen auf die Arzneimittelwirkung haben, aber auch die Arzneimittelwirkung auf die Nahrungsaufnahme [2163].

Medikamente, die über einen Antagonismus am Histaminrezeptor wirken (hierzu gehören beispielsweise Antidepressiva wie Mirtazapin oder Amitryptilin) oder Antipsychotika (wie Olanzapin und Quetiapin) fördern den Appetit und können zu Gewichtszunahmen von bis zu 8,5 kg (im Fall von Olanzapin) in den ersten 12 Wochen nach Behandlungsbeginn führen [2112]. Mit einer weiteren Gewichtssteigerung von bis zu 19 kg nach 4 Jahren [2097] kann im Extremfall gerechnet werden. Die Gewichtzunahme setzt sich für die Dauer der Einnahme stetig fort, wie eine 20-jährige Beobachtungsstudie zeigen konnte [2210]. Darüber hinaus führen Medikamente mit diesem Wirkmechanismus zu metabolischen Funktionsstörungen, Erhöhungen des Blutzuckers sowie der Blutfette [2117]. Unter den neueren Antipsychotika ist das metabolische Risiko wie folgt: Clozapin, Olanzapin, Quetiapin > Risperidon, Paliperidon > Aripiprazol, Asenapin, Lurasidon, Ziprasidon [2144].

Des Weiteren können Psychopharmaka die Aufnahme und Funktion von Nährstoffen beeinträchtigen. Beispielsweise verhindern Antipsychotika und trizyklische Antidepressiva die metabolische Aktivierung von Riboflavin (Vitamin B_2) und lösen so einen Vitamin-B_2-Mangel aus [2137]. Umgekehrt können aber auch Nährstoffmängel die Wirksamkeit von Psychopharmaka beeinträchtigen. Folsäure- und Vitamin-B_{12}-Mängel reduzieren häufig die Wirksamkeit von SSRI. Die Gabe von Methylfolat, Vitamin B_{12} und Omega-3-Fettsäuren konnte wiederum die Wirksamkeit von Antidepressiva in einigen Studien verbessern [2125].

Die meisten Psychopharmaka sind lipophil, damit sie die Blut-Hirn-Schranke passieren können. Nahrungsmittel können die Bioverfügbarkeit und Absorption von Psychopharmaka erhöhen oder senken. Beispielsweise sollte das Antipsychotikum Ziprasidon immer mit einer Mahlzeit von zumindest 500 kcal eingenommen werden, da es sonst nur unzureichend aufgenommen wird und nicht wirken kann. Besonders die Grapefruit wird als

Enzyminhibitor von CYP3A4 genannt und kann beispielsweise dazu führen, dass manche Benzodiazepine oder Antidepressiva wie das häufig verordnete SSRI Sertralin langsamer abgebaut werden. Aber auch Koffein kann Interaktionen auslösen, da es als CYP1A2-Inhibitor gilt [2101]. Optimalerweise sollte deshalb immer ein Abstand von mindestens 30 Minuten zwischen der Einnahme von Psychopharmaka und dem Genuss von Kaffee oder Tee (aus Teeblättern) eingehalten werden.

Ernährungsempfehlungen sind auch dringend Patient*innen zu geben, die den irreversiblen Monoaminoxidase- (MAO-) Inhibitor Tranylcypromin erhalten, welcher beispielsweise in der Behandlung von therapieresistenten Depressionen und Angststörungen verwendet wird. Dieser verhindert den Abbau von Neurotransmittern durch Hemmung von MAO-A und MAO-B und leider auch von Tyramin, das in proteinhaltigen Lebensmitteln wie gereiftem Käse, Salami, Rotwein, Fleischextrakten und Trockenfrüchten vorkommt. Durch den blockierten Abbau kann es bei tyraminhaltiger Ernährung zu lebensbedrohlichen Blutdruckkrisen kommen.

Hinweis für die Praxis

Aufgrund von metabolischen Problemen durch psychopharmakologische Medikation und Interaktionen mit Nahrungsmittel und Nährstoffen sollten Ernährungsmediziner*innen eine frühe Beratung und Ernährungsinterventionen bei allen Patient*innen forcieren, welche eine psychopharmakologische Therapie erhalten.

57.3.5 Supplemente und Nutraceuticals

Während Supplemente zur gezielten Ergänzung der Ernährung mit spezifischen Nährstoffen dienen, handelt es sich bei Nutraceuticals um Lebensmittel oder Lebensmittelbestandteile, die bestimmte physiologische Effekte haben [2156]. Eine einheitliche Definition für Nutraceuticals fehlt bislang. Nach Stephen DeFelice (1989) ist ein Nutrazeutikum ein Lebensmittel oder ein Lebensmittelbestandteil, welches in der Lage ist, gesundheitsfördernde Wirkungen zu erzielen, einschließlich der Vorbeugung und Behandlung von Krankheiten, was nicht auf alle Nahrungsergänzungsmittel zutrifft. Es gibt durchaus eine Rationale Nutraceuticals zur Behandlung von psychischen Erkrankungen einzusetzen, jedoch braucht es noch mehr Evidenz von gut durchgeführten randomisiert-kontrollierten Studien.

Bislang haben die meisten interventionellen Studien bei Menschen mit psychischen Erkrankungen blind eine Nährstoffsupplementation gestartet, ohne vorher mögliche Nährstoffmängel und andere funktionelle Biomarker zu evaluieren. Aus diesem Grund konnten häufig keine signifikanten Veränderungen durch Nährstoffsupplemente erreicht werden, da die verwendeten Stoffe für das Individuum entweder über- oder unterdosiert wurden. Zum Beispiel zeigte eine große Studie zur Vitamin-D-Supplementation keinen präventiven Effekt auf die Inzidenz und das Wiederauftreten von Depressionen [2189], und ein nutrazeutisches Kombinationsprodukt war im Vergleich zu Placebo zur Behandlung von Depressionen nicht überlegen [2202].

Einige Arbeiten heben die Wirksamkeit von Phytonährstoffen, Polyphenolen (z. B. in Beeren, grünem Tee, Trauben) und Gewürzen (z. B. Kurkuma, Oregano, Nelken) bei psychischen Erkrankungen hervor. Viele Gewürze inhibieren die MAO und führen zu einer höheren Verfügbarkeit von Neurotransmittern [2110]. Insbesondere gibt es Arbeiten zu Safran *(Crocus sativus)* [2136] und Kurkuma *(Curcuma longa)* [2129]. Eine Metaanalyse von RCTs unterstreicht die Überlegenheit von Safran bei Depressionen im Vergleich zu Placebo [2213]. Safran wirkt aufgrund seiner serotonergen, antioxidativen, antiinflammatorischen, neuroendokrinen und neuroprotektiven Effekte antidepressiv [2168]. Selbiges gilt für Kurkuma mit seiner aktiven Form Curcumin [2129]. Neben der neurochemischen Hemmung der MAO reduziert Kurkuma Inflammation, steigert die Neurogenese und ist antioxidativ [2224].

Wichtig ist, dass nicht nur einzelne Gewürze und Nährstoffe maßgeblich sind, sondern die gesamte Ernährungsweise mit ihren multiplen Komponenten, die miteinander interagieren und die Funktionen der Psyche beeinflussen. Daher sollten Empfehlungen zur Einnahme einzelner Nährstoffe,

Probiotika und spezieller Nahrungsmittel nur basierend auf der individuellen Konstitution und Laboranalysen erfolgen und stets eine pflanzenbetonte, ballaststoffreiche Ernährungsweise nach den nationalen Empfehlungen als Grundlage haben.

57.4 Ernährungstherapie bei bestimmten Krankheitsbildern

57.4.1 Depressionen

Als eine der häufigsten psychischen Erkrankungen stellt die Depression eine schwerwiegende Erkrankung unter den affektiven Störungen dar, welche die Lebensqualität deutlich beeinträchtigt und erhebliche sozioökonomische Konsequenzen hat. Sie geht mit stetig steigender Morbidität und frühzeitiger Mortalität einher [2217], wobei weltweit mehr als 264 Millionen Menschen betroffen sind.

Menschen mit depressiven Erkrankungen verfolgen häufig einen nachteiligen Ernährungsstil im Sinne einer sog. Western Diet, die zucker- und fettreich sowie nährstoff- und ballaststoffarm ist. Interessanterweise beschreiben depressive Patient*innen häufig ein Craving nach Zucker und Kohlenhydraten, welches teils einer Verminderung von Tryptophan, dem Ausgangsstoff von Serotonin im ZNS zuzuschreiben sein könnte. Durch Konsum von Zucker kommt es zu einem Insulinanstieg, der es der Aminosäure Tryptophan kompetitiv leichter macht ins Gehirn zu gelangen [2102].

Mediterrane Ernährung

Bislang konnten 2 randomisiert kontrollierte Studien die Überlegenheit einer Mediterranen Ernährungsweise bei der Reduktion von depressiven Symptomen nach 12 Wochen belegen [2152], [2193]. Eine weitere Studie mit einer kürzen Follow-up Periode brachte ähnliche Ergebnisse [2128]. Die Studie „Supporting the Modification of Lifestyle in Lowered Emotional States (SMILES)“ konnte bei Patient*innen mit klinischer Depression zeigen, dass eine modifizierte Mediterrane Ernährungsintervention mit einer Verbesserung der Depression im Vergleich zu einer Intervention mit sozialer Unterstützung verbunden war [2152].

Auch ein Ernährungscoaching konnte, wie Stahl et al. zeigten, die Entwicklung von Depressionssymptomen bei älteren Menschen verhindern [2209]. Firth et al. fassten die Ergebnisse von 16 RCTs mit insgesamt 45 826 Teilnehmern zusammen und konnten zeigen, dass diätetische Interventionen depressive Symptome signifikant reduzieren [2126]. Die Einhaltung einer Mediterranen Ernährung wurde mit einem geringeren Risiko für Depressionen mit einer linearen Dosis-Wirkungs-Beziehung in Verbindung gebracht [2182].

Omega-3-Fettsäuren

Omega-3-Fettsäuren (n-3-PUFAs) finden sich hochkonzentriert in fettem Fisch wie Makrele, Lachs, Hering und Sardinen. Sie haben mehrere, für die Behandlung von Depressionen zuträgliche Eigenschaften wie Erhöhung der Neuroplastizität und Förderung der Kognition, Modulierung des Neurotransmitterstoffwechsels durch Wiederaufnahmehemmung, Steigerung der Synthese und Rezeptorbindung sowie antientzündliche und antiapoptotische Eigenschaften.

Depressive Patient*innen haben niedrigere Spiegel an Eicosapentaensäre (EPA) und Docosahexaensäure (DHA); eine Supplementation, besonders von EPA, verbessert nachweislich depressive Symptome; speziell bei Patient*innen, welche hohe Entzündungsmarker aufweisen. Eine Omega-3-Aufnahme von mindestens 1,2–2 g EPA pro Tag wird in internationalen Behandlungsleitlinien, insbesondere in der Leitlinie der International Society of Nutritional Psychiatry Research (ISNPR) empfohlen [2140].

> **Hinweis für die Praxis**
>
> Omega-3-Fettsäuren sollten als additive Therapie zur psychopharmakologischen Behandlung gegeben werden und diese nicht ersetzen. Insbesondere können sie bei speziellen Indikationen (Schwangerschaft, postpartale Depression, Unverträglichkeiten von Antidepressiva, emotional instabile Persönlichkeitsstörung) eine wertvolle Therapieergänzung sein.

VI

Probiotika

Probiotika können laut Studien zusätzlich zur Behandlung von depressiven Störungen eingesetzt werden und laut Metaanalysen kleine bis moderate Effekte auf depressive Stimmungslage, Angst sowie das Stressempfinden erzielen [2166]. Jedoch sind wichtige Determinanten wie die Dauer der Behandlung, Kombination von verschiedenen bakteriellen Spezies, Dosierung und Interaktionen noch nicht hinreichend erforscht [2181]. Wichtig ist, dass Probiotika vor allem bei klinisch kranken Patient*innen wirksam sind, jedoch nicht allgemein bei leichten Verstimmungen [2186], [2109]. Ebenso zeigen sich stimmungsaufhellende Effekte nur als Add-on-Therapie zu einem Antidepressivum und nicht als alleinige Therapie. Antidepressiva sollten also nicht durch Probiotika ersetzt werden [2186].

57.4.2 Angststörungen

Ernährungstherapeutische Ansätze zur Behandlung von Angststörungen werden derzeit noch intensiv erforscht, und es gibt noch wenige Daten. Zusätzlich zu allgemeinen Ernährungsrichtlinien wie einer ausgewogenen Ernährung, ausreichenden Flüssigkeitszufuhr und Vermeiden von übermäßigem Koffein- und Alkoholkonsum könnten einige zusätzliche Überlegungen bei Angstzuständen hilfreich sein. Zum Beispiel werden komplexe Kohlenhydrate langsamer verstoffwechselt und helfen daher, den Blutzuckerspiegel stabil zu halten, was Angstzuständen vorbeugen könnte. Ein regelmäßiges Essverhalten führt zu einem konstanten Blutzuckerspiegel und kann Angstgefühle lindern. Es wurde gezeigt, dass eine gemüsereiche Ernährungsweise den Tonus des parasympathischen Nervensystems erhöht [2221].

Eine Übersichtsarbeit aus dem Jahr 2010 fand heraus, dass Magnesium (z. B. in Getreide, Milchprodukten, Hülsenfrüchten, Leber) ein für die Angstbehandlung relevanter Nährstoff sein könnte [2160]. Da Magnesium Adrenalin und Noradrenalin hemmt, könnte es aufgrund seiner sympatholytischen Wirkung Angstsymptome verringern [2208]. Einige fermentierte Lebensmittel können ebenfalls eine angstlösende Wirkung haben [2146]. Angst ist mit einem niedrigeren antioxidativen Zustand korreliert [2219]. Daher liegt es nahe, Lebensmittel zu empfehlen, die reich an Antioxidanzien sind, wie Obst, Beeren, Nüsse und Gewürze [2218]. In der S3-Leitlinie zur Behandlung von Angststörungen finden sich in aktueller Fassung jedoch noch keine Ernährungsempfehlungen für Patient*innen mit Angststörungen.

57.4.3 Psychotische Erkrankungen

Menschen mit psychotischen Erkrankungen (z. B. Schizophrenie, schizoaffektiven Störungen, akut polymorph psychotischen Störungen) haben meist einen deutlich nachteiligen Ernährungsstil. Auch stehen Nährstoffdefizite in der Kindheit und pränatal im Verdacht, zur Genese einer psychotischen Erkrankung beizutragen. Insbesondere hatten Kinder, die während der Dänischen Hungersnot (1945) geboren wurden, ein deutlich erhöhtes Risiko für Schizophrenie [2147].

Die Ernährung von Menschen mit psychotischen Erkrankungen ist durch einen hohen Gehalt an gesättigten Fetten, Zucker und niedrigem Konsum von Ballaststoffen, Obst und Gemüse charakterisiert [2120]. Dieser Ernährungsstil steht auch oft mit der relativ schlechten finanziellen Situation dieser Patient*innen in Zusammenhang und führt zu einer erhöhten Prävalenz von metabolischen Komorbiditäten [2098]. Unter Anderem wurden bei Patient*innen mit Schizophrenie reduzierte Spiegel von Folat, Vitamin D und Vitamin C im Frühstadium der Schizophrenie beobachtet [2124], während im Langzeitverlauf der Schizophrenie zusätzlich Defizite an den Vitaminen B_{12} und Vitamin E festgestellt wurden. Darüber hinaus führt ein hoher Zuckerkonsum bei Patient*innen mit Schizophrenie zu schlechter sozialer Funktion und einer erhöhten Anzahl der im Krankenhaus verbrachten Tage, wie eine Studie von Peet et al. zeigen konnte [2195].

Aktuelle Metaanalysen unterstützen den Einsatz von Omega-3-Fettsäuren [2135] und N-Acetylcystein (NAC) [2220] bei Patient*innen mit Schizophrenie, für Prä- und Probiotika gibt es noch keine ausreichende Evidenz. Manche Patient*innen zeigen erhöhte Antikörper auf Gliadin, ein Getreideprotein in Gluten [2190]. Experimentell wird deshalb eine glutenfreie Diät bei Patient*innen mit therapieresistenten psychotischen Störungen erforscht [2190], [2155]. Seit den 1920ern wird die ketogene Diät, eine kontrollierte Diät mit vielen Fetten, wenig Protein und Kohlenhydraten für Patient*innen mit psychiatrischen Erkrankungen untersucht. Die Studienlage ist jedoch nicht ausreichend und konklusiv [2105].

Hinweis für die Praxis

Aufgrund des nachteiligen Ernährungsstils und der oft gewichtssteigernden Effekte von Antipsychotika sind zu Beginn der antipsychotischen Behandlung oder spätestens beim Auftreten einer Antipsychotika-induzierten Gewichtszunahme (> 7 % vom Ausgangsgewicht) eine Ernährungsberatung, Psychoedukation und Bewegungsprogramme zur Prävention und Gewichtsreduktion angezeigt. Dies wird auch in der aktuellen S 3-Leitlinie zur Schizophrenie empfohlen [2130].

57.4.4 Aufmerksamkeits-Defizit-Hyperaktivitätsstörung (ADHS)

ADHS gehört zu den häufigsten der kindlichen Entwicklungsstörungen. Die Symptome umfassen Hyperaktivität, Aufmerksamkeitsdefizit und Impulsivität, müssen über mindestens 6 Monate vorliegen, vor dem 12. Lebensjahr (DSM-V) auftreten und zu deutlichen Einschränkungen in mehreren Lebensbereichen führen. Die Therapie umfasst Psychostimulanzien wie Methylphenidat, Noradrenalin-Wiederaufnahmehemmer wie Atomoxetin und die Anwendung von Psychoedukation, Verhaltenstherapie und Neurofeedback. Eine ungünstige Ernährungsweise der Mutter in der Schwangerschaft könnte möglicherweise durch epigenetische Veränderungen mit der Entwicklung von ADHS beim Kind in Zusammenhang stehen [2161]. Ebenso pflegen Patient*innen mit ADHS häufig einen ungesunden Lebensstil [2106].

Spezielle Eliminationsdiäten wie die Feingold-Diät oder die oligoantigene Diät können in Einzelfällen zur Symptomverbesserung beitragen, aber ihre Wirksamkeit ist nicht ausreichend erforscht [2161]. Die Feingold-Diät geht auf Benjamin Feingold zurück, welcher die These aufstellte, dass bestimmte Farbstoffe zu Hyperaktivitätssymptomen führen könnten. Für einzelne Patient*innen kann sich dieser Ansatz als hilfreich herausstellen, sollte laut S 3-Leitlinie jedoch nicht generell bei Erwachsenen, Kindern und Jugendlichen mit ADHS empfohlen werden. Bei der oligoantigenen Diät soll auf bestimmte Lebensmittel, welche Allergien auslösen könnten, verzichtet werden; dazu zählen Weizen, Farb- und Konservierungsstoffe, Fisch, Eier, Milch und Erdnüsse; auch dieser Ansatz ist aber nicht generell zu empfehlen.

In der Ernährungsanamnese sollte vielmehr berücksichtigt werden, ob bestimmte Nahrungsmittel die Symptome (wie Hyperaktivität oder Impulsivität) negativ beeinflussen, auch kann ein Symptom- und Ernährungstagebuch hilfreich sein. Wenn sich im individuellen Einzelfall Zusammenhänge zwischen Nahrungsmitteln und Verhaltensauffälligkeiten ergeben, so sollten das Weglassen bestimmter Nahrungsmittel jedenfalls mit dem Behandler, dem Ernährungsmediziner oder Ernährungsberater sowie etwaigen Betreuungspersonen abgesprochen werden. Patient*innen sollten auf die Wichtigkeit einer ausgewogenen und vollwertigen Ernährung in Kombination mit Bewegung hingewiesen werden.

Einige Studien ergaben Hinweise darauf, dass es bei ADHS-Betroffenen zu verschiedenen Mangelzuständen (vor allem Magnesium, Zink, Eisen, Vitamin B_6 und D) kommen kann [2199]. Insbesondere gibt es eine valide Datenlage betreffend Vitamin D [2157], [2200]. Auffällig dabei ist, dass viele Substanzen betroffen sind, die für die Neurotransmittersynthese und den Energiestoffwechsel bedeutsam sind. Eine Übersichtsarbeit von 2015 legt nahe, dass die Substitution von Nährstoffen das Verhalten von ADHS-Patient*innen verbessern kann, jedoch nur, wenn diese ausreichend lang (2–6 Monate), in Kombination und in ausreichender Dosierung eingesetzt werden. Zink kann außerdem die Wirkung von Methylphenidat verbessern, wie eine Studie zeigen konnte [2141]. Ebenso werden klinisch häufig Omega-3-Fettsäuren eingesetzt, da in Metaanalysen positive Effekte gezeigt werden konnten, jedoch sind weitere Arbeiten notwendig, um einen breiten Einsatz empfehlen zu können [2108].

57.5 Psychiatrisch-psychologische Aspekte der Ernährungstherapie

57.5.1 Motivational Interviewing

Motivational Interviewing ist eine Technik, um Veränderungsprozesse auszulösen. Sie kann bei Ernährungsberatungen zum Nutzen der Patienten eingesetzt werden. Entwickelt wurde sie vom klinischen Psychologen William Miller und Stephen Rollnick. Veränderungen im Lebensstil gehen häufig mit einer Ambivalenz einher. Diese Ambivalenz führt zu Ängstlichkeit und Anspannung, die wiederum zu Prokrastination – einem pathologischen Aufschieben - und einer Verhinderung der Verhaltensänderung, wie zum Beispiel einer Ernährungsänderung führt. Motivational Interviewing kann dazu führen diese Ambivalenz aufzulösen [2175]. Sie bedient sich folgender Werkzeuge: offene Fragen, Affirmationen, Reflektionen, Zusammenfassung (OARS-Schema).

57.5.2 Achtsames Essen

Es gibt überzeugende Evidenz für einen positiven Effekt von Achtsamkeits-Interventionen auf das Essverhalten bei Menschen mit psychischen Erkrankungen. Insbesondere bei Essstörungen (wie z. B. Binge-Eating) werden Achtsamkeits-Interventionen seit den 1990ern erfolgreich verwendet mit dem Ziel, das Bewusstsein für Hunger- und Sättigungsgefühle zu fördern. Durch Umweltreize (wie z. B. Packungsgröße, Verwendung von Farben) kommt es oft zu gestörtem, automatisiertem Essverhalten, das durch Achtsamkeitstraining unterbrochen werden kann. Besonders in Gewichtsreduktionsprogrammen zeigten Techniken des achtsamkeitsbasierten Essens ein hohes Potenzial metabolische Langzeitfolgen abzumildern [2123]. Achtsamkeitsbasiertes Essen dient somit der Selbstregulation, einer nicht wertenden Fokussierung auf den Moment und einer Akzeptanz von körperlichen Sensationen und Emotionen während des Essens. Bekannt ist die Rosinen-Meditation von Jon Kabat-Zinn (1991), wo eine Rosine unter Einsatz der Sinne (genaues Anschauen, Berührung, Riechen, Schmecken) langsam verzehrt wird [2169].

Literatur

[2095] Akbaraly TN, Brunner EJ, Ferrie JE et al. Dietary pattern and depressive symptoms in middle age. Br J Psychiatry 2009; 195 (5): 408–413

[2096] Akhondzadeh S, Gerbarg PL, Brown RP. Nutrients for prevention and treatment of mental health disorders. Psychiatr Clin 2013; 36 (1): 25–36

[2097] Álvarez-Jiménez M, González-Blanch C, Crespo-Facorro B et al. Antipsychotic-induced weight gain in chronic and first-episode psychotic disorders. CNS Drugs 2008; 22 (7): 547–562

[2098] Andrade C. Cardiometabolic Risks in Schizophrenia and Directions for Intervention, 2: Nonpharmacological Interventions. J Clin Psychiatry 2016; 77 (8): e964–e967

[2099] Anglin RE, Samaan Z, Walter SD, McDonald SD. Vitamin D deficiency and depression in adults: systematic review and meta-analysis. Br J Psychiatry 2013; 202 (2): 100–107

[2100] Aucoin M, LaChance L, Cooley K, Kidd S. Diet and Psychosis: A Scoping Review. Neuropsychobiology 2020; 79 (1): 20–42

[2101] Ayano G. Psychotropic medications metabolized by cytochromes P450 (CYP1A2) enzyme and relevant drug interactions: Review of articles. Austin J Pharmacol Ther 2016; 4 (2): 2–5

[2102] Berlin I, Vorspan F, Warot D et al. Effect of glucose on tobacco craving. Is it mediated by tryptophan and serotonin? Psychopharmacology 2005; 178 (1): 27–34

[2103] Bhatia P, Singh N. Homocysteine excess: delineating the possible mechanism of neurotoxicity and depression. Fundament Clin Pharmacol 2015; 29 (6): 522–528

[2104] Borkent J, Ioannou M, Laman JD et al. Role of the gut microbiome in three major psychiatric disorders. Psychol Med 2022; 52 (7): 1222–1242

[2105] Bostock E, Kirkby KC, Taylor BV. The current status of the ketogenic diet in psychiatry. Front Psychiatry 2017; 8: 43

[2106] Cagigal C, Silva T, Jesus M, Silva C. Does Diet Affect the Symptoms of ADHD? Curr Pharm Biotechnol 2019; 20 (2): 130–136

[2107] Ceolin G, Breda V, Koning E et al. A Possible Antidepressive Effect of Dietary Interventions: Emergent Findings and Research Challenges. Curr Treat Options Psychiatry 2022: 1–12

[2108] Chang JP, Su KP, Mondelli V, Pariante CM. Omega-3 Polyunsaturated Fatty Acids in Youths with Attention Deficit Hyperactivity Disorder: a Systematic Review and Meta-Analysis of Clinical Trials and Biological Studies. Neuropsychopharmacology 2018; 43 (3): 534–545

[2109] Chao L, Liu C, Sutthawongwadee S et al. Effects of Probiotics on Depressive or Anxiety Variables in Healthy Participants Under Stress Conditions or With a Depressive or Anxiety Diagnosis: A Meta-Analysis of Randomized Controlled Trials. Front Neurol 2020; 11: 421

[2110] Clarke SED, Ramsay RR. Dietary inhibitors of monoamine oxidase A. J Neural Transm 2011; 118 (7): 1031–1041

[2111] Coppen AJ. Biochemical aspects of depression. Int Psychiatry Clin 1969; 6 (2): 53–81

[2112] Correll CU, Manu P, Olshanskiy V et al. Cardiometabolic risk of second-generation antipsychotic medications during first-time use in children and adolescents. JAMA 2009; 302 (16): 1765–1773

[2113] Cuerda C, Velasco C, Merchan-Naranjo J et al. The effects of second-generation antipsychotics on food intake, resting energy expenditure and physical activity. Eur J Clin Nutr 2014; 68 (2): 146–152

[2114] Cussotto S, Clarke G, Dinan TG, Cryan JF. Psychotropics and the Microbiome: a Chamber of Secrets. Psychopharmacology (Berl) 2019; 236 (5): 1411–1432

[2115] Dawod B, Marshall JS, Azad MB. Breastfeeding and the developmental origins of mucosal immunity: how human milk shapes the innate and adaptive mucosal immune systems. Curr Opin Gastroenterol 2021; 37 (6): 547–556

[2116] de Almeida Rodrigues P, Ferrari RG, Dos Santos LN, Conte Junior CA. Mercury in aquatic fauna contamination: A systematic review on its dynamics and potential health risks. J Environ Sci (China) 2019; 84: 205–218

[2117] De Hert M, Detraux J, Van Winkel R et al. Metabolic and cardiovascular adverse effects associated with antipsychotic drugs. Nat Rev Endocrinol 2012; 8 (2): 114–126

[2118] Dinan TG, Stanton C, Cryan JF. Psychobiotics: a novel class of psychotropic. Biol Psychiatry 2013; 74 (10): 720–726

[2119] Dinan TG, Butler MI, Cryan JF. Psychobiotics: Evolution of Novel Antidepressants. Mod Trends Psychiatry 2021; 32: 134–143

[2120] Dipasquale S, Pariante CM, Dazzan P et al. The dietary pattern of patients with schizophrenia: a systematic review. J Psychiatr Res 2013; 47 (2): 197–207

[2121] Doty RL, Shah M, Bromley SM. Drug-induced taste disorders. Drug Safety 2008; 31: 199–215

[2122] Duff J. Nutrition for ADHD and Autism. In: DS Cantor, JR Evans: Clinical Neurotherapy. München: Elsevier; 2014: 357–381

[2123] Dunn C, Olabode-Dada O, Whetstone L et al. Mindful eating and weight loss, results from a randomized trial. J Fam Med Community Health 2018; 5 (3): 1152–1159

[2124] Firth J, Carney R, Stubbs B et al. Nutritional Deficiencies and Clinical Correlates in First-Episode Psychosis: A Systematic Review and Meta-analysis. Schizophr Bull 2018; 44 (6): 1275–1292

[2125] Firth J, Teasdale SB, Allott K et al. The efficacy and safety of nutrient supplements in the treatment of mental disorders: a meta-review of meta-analyses of randomized controlled trials. World Psychiatry 2019; 18 (3): 308–324

[2126] Firth J, Marx W, Dash S et al. The Effects of Dietary Improvement on Symptoms of Depression and Anxiety: A Meta-Analysis of Randomized Controlled Trials. Psychosom Med 2019; 81 (3): 265–280

[2127] Fountaine RJ, Taylor AE, Mancuso JP et al. Increased food intake and energy expenditure following administration of olanzapine to healthy men. Obesity 2010; 18 (8): 1646–1651

[2128] Francis HM, Stevenson RJ, Chambers JR et al. A brief diet intervention can reduce symptoms of depression in young adults – A randomised controlled trial. PLoS One 2019; 14 (10): e0222768

[2129] Fusar-Poli L, Vozza L, Gabbiadini A et al. Curcumin for depression: a meta-analysis. Crit Rev Food Sci Nutr 2020; 60 (15): 2643–2653

[2130] Gaebel W, Hasan A, Falkai P. S 3-Leitlinie Schizophrenie. Berlin, Heidelberg: Springer; 2019

[2131] Galecki P, Talarowska M. Inflammatory theory of depression. Psychiatr Pol 2018; 52 (3): 437–447

[2132] Gasparini A, Callegari C, Lucca G et al. Inflammatory Biomarker and Response to Antidepressant in Major Depressive Disorder: a Systematic Review and Meta-Analysis. Psychopharmacol Bull 2022; 52 (1): 36–52

[2133] Gill H, Gill B, El-Halabi S et al. Antidepressant medications and weight change: a narrative review. Obesity 2020; 28 (11): 2064–2072

[2134] Gill PA, Inniss S, Kumagai T et al. The Role of Diet and Gut Microbiota in Regulating Gastrointestinal and Inflammatory Disease. Front Immunol 2022; 13: 866059

[2135] Goh KK, Chen CY, Chen CH, Lu ML. Effects of omega-3 polyunsaturated fatty acids supplements on psychopathology and metabolic parameters in schizophrenia: A meta-analysis of randomized controlled trials. J Psychopharmacol 2021; 35 (3): 221–235

[2136] Gohari AR, Saeidnia S, Mahmoodabadi MK. An overview on saffron, phytochemicals, and medicinal properties. Pharmacogn Rev 2013; 7 (13): 61

[2137] Gröber U. Arzneimittel und Mikronährstoffe: medikationsorientierte Supplementierung. Stuttgart: Wissenschaftl Verlagsges; 2018

[2138] Gropper SS, Smith JL. Advanced Nutrition and Human Metabolism. Cengage Learning; 2012

[2139] Guillemin GJ, Kerr SJ, Smythe GA et al. Kynurenine pathway metabolism in human astrocytes: a paradox for neuronal protection. J Neurochem 2001; 78 (4): 842–853

[2140] Guu TW, Mischoulon D, Sarris J et al. A multi-national, multi-disciplinary Delphi consensus study on using omega-3 polyunsaturated fatty acids (n-3 PUFAs) for the treatment of major depressive disorder. J Affect Disord 2020; 265: 233–238

[2141] Hariri M, Azadbakht L. Magnesium, iron, and zinc supplementation for the treatment of attention deficit hyperactivity disorder: a systematic review on the recent literature. Int J Prevent Med 2015; 6: 83

[2142] Hashempour-Baltork F, Jannat B, Tajdar-Oranj B et al. A comprehensive systematic review and health risk assessment of potentially toxic element intakes via fish consumption in Iran. Ecotoxicol Environ Saf 2023; 249: 114349

[2143] Hasnain M, Vieweg WVR. Weight considerations in psychotropic drug prescribing and switching. Postgrad Med 2013; 125 (5): 117–129

[2144] Hasnain M, Vieweg WV, Hollett B. Weight gain and glucose dysregulation with second-generation antipsychotics and antidepressants: a review for primary care physicians. Postgrad Med 2012; 124 (4): 154–167

[2145] Heyes MP, Saito K, Crowley JS et al. Quinolinic acid and kynurenine pathway metabolism in inflammatory and noninflammatory neurological disease. Brain 1992; 115 (5): 1249–1273

[2146] Hilimire MR, DeVylder JE, Forestell CAJPr. Fermented foods, neuroticism, and social anxiety: An interaction model 2015; 228 (2): 203–208

[2147] Hoek HW, Brown AS, Susser E. The Dutch famine and schizophrenia spectrum disorders. Soc Psychiatry Psychiatr Epidemiol 1998; 33 (8): 373–379

[2148] Horn J, Mayer DE, Chen S, Mayer EA. Role of diet and its effects on the gut microbiome in the pathophysiology of mental disorders. Transl Psychiatry 2022; 12 (1): 164

[2149] Howard AL, Robinson M, Smith GJ et al. ADHD is associated with a "Western" dietary pattern in adolescents. Journal of attention disorders. 2011; 15 (5): 403–411

[2150] Iguacel I, Huybrechts I, Moreno LA, Michels N. Vegetarianism and veganism compared with mental health and cognitive outcomes: a systematic review and meta-analysis. Nutr Rev 2021; 79 (4): 361–381

[2151] Jacka FN, Cherbuin N, Anstey KJ, Butterworth P. Does reverse causality explain the relationship between diet and depression? J Affect Disord 2015; 175: 248–250

[2152] Jacka FN, O'Neil A, Opie R et al. A randomised controlled trial of dietary improvement for adults with major depression (the 'SMILES' trial). BMC Med 2017; 15 (1): 23

[2153] Joisten N, Kummerhoff F, Koliamitra C et al. Exercise and the Kynurenine pathway: Current state of knowledge and results from a randomized cross-over study comparing acute effects of endurance and resistance training. Exerc Immunol Rev 2020; 26: 24–42

[2154] Joseph JM, Law C. Cross-species examination of single- and multi-strain probiotic treatment effects on neuropsychiatric outcomes. Neurosci Biobehav Rev 2019; 99: 160–197

[2155] Kalaydjian A, Eaton W, Cascella N, Fasano A. The gluten connection: the association between schizophrenia and celiac disease. Acta Psychiatr Scand 2006; 113 (2): 82–90

[2156] Kalra EK. Nutraceutical – definition and introduction. AAPS Pharm Sci 2003; 5 (3): 27–28

[2157] Kotsi E, Kotsi E, Perrea DN. Vitamin D levels in children and adolescents with attention-deficit hyperactivity disorder (ADHD): a meta-analysis. ADHD Attention Deficit and Hyperactivity Disorders 2019; 11: 221–232

[2158] Kluge M, Schuld A, Himmerich H et al. Clozapine and olanzapine are associated with food craving and binge eating: results from a randomized double-blind study. J Clin Psychopharmacol 2007; 27 (6): 662–666

[2159] LaChance LR, Ramsey DJW. Antidepressant foods: An evidence-based nutrient profiling system for depression. World J Psychiatry 2018; 8 (3): 97

[2160] Lakhan SE, Vieira KFJNj. Nutritional and herbal supplements for anxiety and anxiety-related disorders: systematic review. Nutr J 2010; 9 (1): 42

[2161] Lange KW. Dietary factors in the etiology and therapy of attention deficit/hyperactivity disorder. Curr Opin Clin Nutr Metab Care 2017; 20 (6): 464–469

[2162] Lassale C, Batty GD, Baghdadli A et al. Healthy dietary indices and risk of depressive outcomes: a systematic review and meta-analysis of observational studies. Mol Psychiatry 2019; 24 (7): 965–986

[2163] Ledochowski M. Klinische Ernährungsmedizin. Berlin, Heidelberg: Springer; 2010

[2164] Lee CH, Giuliani F. The Role of Inflammation in Depression and Fatigue. Front Immunol 2019; 10: 1696

[2165] Le Morvan de Sequeira C, Hengstberger C, Enck P, Mack I. Effect of Probiotics on Psychiatric Symptoms and Central Nervous System Functions in Human Health and Disease: A Systematic Review and Meta-Analysis. Nutrients 2022; 14 (3): 621

[2166] Liu RT, Walsh RFL, Sheehan AE. Prebiotics and probiotics for depression and anxiety: A systematic review and meta-analysis of controlled clinical trials. Neurosci Biobehav Rev 2019; 102: 13–23

[2167] Lopresti AL, Jacka FN. Diet and Bipolar Disorder: A Review of Its Relationship and Potential Therapeutic Mechanisms of Action. J Altern Complement Med 2015; 21 (12): 733–739

[2168] Lopresti AL, Drummond PD. Saffron (Crocus sativus) for depression: a systematic review of clinical studies and examination of underlying antidepressant mechanisms of action. Hum Psychopharmacol 2014; 29 (6): 517–527

[2169] Loundon S. Teaching meditation to children and beginners. Insight J 2004

[2170] Marx W, Moseley G, Berk M et al. Nutritional psychiatry: the present state of the evidence. Proc Nutr Soc 2017; 76 (4): 427–436

[2171] Maximino C. Serotonin and Anxiety: Neuroanatomical, Pharmacological, and Functional Aspects. New York: Springer; 2012

[2172] Mazereel V, Detraux J, Vancampfort D et al. Impact of Psychotropic Medication Effects on Obesity and the Metabolic Syndrome in People With Serious Mental Illness. Front Endocrinol (Lausanne) 2020; 11: 573479

[2173] McCann JC, Ames BN. Is there convincing biological or behavioral evidence linking vitamin D deficiency to brain dysfunction? FASEB J 2008; 22 (4): 982–1001

[2174] Milaneschi Y, Bandinelli S, Penninx B et al. Depressive symptoms and inflammation increase in a prospective study of older adults: a protective effect of a healthy (Mediterranean-style) diet. Mol Psychiatry 2011; 16 (6): 589–590

[2175] Miller WR, Rollnick S. Motivierende Gesprächsführung: Motivational Interviewing. 3. Aufl. des Standardwerks in Deutsch. Freiburg I.Br.: Lambertus; 2015

[2176] Minelli EB, Benini A. Relationship between number of bacteria and their probiotic effects. Microbial Ecology in Health and Disease 2009; 20 (4): 180–183

[2177] Miura H, Ozaki N, Sawada M et al. A link between stress and depression: shifts in the balance between the kynurenine and serotonin pathways of tryptophan metabolism and the etiology and pathophysiology of depression. Stress 2008; 11 (3): 198–209

[2178] Möller HJ, Laux G, Kapfhammer HP. Psychiatrie und Psychotherapie. Berlin, Heidelberg: Springer; 2007

[2179] Mörkl S, Stell L, Buhai DV et al. 'An Apple a Day'?: Psychiatrists, Psychologists and Psychotherapists Report Poor Literacy for Nutritional Medicine: International Survey Spanning 52 Countries. Nutrients 2021; 13 (3): 822

[2180] Mörkl S, Butler MI, Chichini F et al. Psychobiotics. The Oxford Handbook of the Microbiome-gut-brain Axis. (2020). United States: Oxford University Press.

[2181] Mörkl S, Wagner-Skacel J, Lahousen T et al. The role of nutrition and the gut-brain axis in psychiatry: a review of the literature. Neuropsychobiology 2020; 79 (1–2): 80–88

[2182] Molendijk M, Molero P, Sánchez-Pedreño FO et al. Diet quality and depression risk: A systematic review and dose-response meta-analysis of prospective studies. J Affect Disord 2018; 226: 346–354

[2183] Moloney RD, Desbonnet L, Clarke G et al. The microbiome: stress, health and disease. Mamm Genome 2014; 25 (1–2): 49–74

[2184] Morkl S, Wagner-Skacel J, Lahousen T et al. The Role of Nutrition and the Gut-Brain Axis in Psychiatry: A Review of the Literature. Neuropsychobiology 2018; 79 (1–2): 1–9

[2185] Morton DJ. Possible mechanisms of inhibition and activation of rat N-acetyltransferase (EC 2.3.1.5.) by cations. J Neural Transm 1989; 75 (1): 51–64

[2186] Nikolova VL, Hall MRB, Hall LJ et al. Perturbations in Gut Microbiota Composition in Psychiatric Disorders: A Review and Meta-analysis. JAMA Psychiatry 2021; 78 (12): 1343–1354

[2187] Nucci D, Fatigoni C, Amerio A et al. Red and Processed Meat Consumption and Risk of Depression: A Systematic Review and Meta-Analysis. Int J Environ Res Public Health 2020; 17 (18): 6686

[2188] Oh RC, Brown DL. Vitamin B12 deficiency. Am Family Physician 2003; 67 (5): 979–986

[2189] Okereke OI, Reynolds CF, Mischoulon D et al. Effect of Long-term Vitamin D3 Supplementation vs Placebo on Risk of Depression or Clinically Relevant Depressive Symptoms and on Change in Mood Scores: A Randomized Clinical Trial. JAMA 2020; 324 (5): 471–480

[2190] Okusaga O, Yolken RH, Langenberg P et al. Elevated gliadin antibody levels in individuals with schizophrenia. World J Biol Psychiatr 2013; 14 (7): 509–515

[2191] Paans NPG, Bot M, van Strien T et al. Eating styles in major depressive disorder: Results from a large-scale study. J Psychiatr Res 2018; 97: 38–46
[2192] Pandey M, Bhati A, Priya K et al. Precision Postbiotics and Mental Health: the Management of Post-COVID-19 Complications. Probiotics Antimicrob Proteins 2022; 14 (3): 426–448
[2193] Parletta N, Zarnowiecki D, Cho J et al. A Mediterranean-style dietary intervention supplemented with fish oil improves diet quality and mental health in people with depression: A randomized controlled trial (HELFIMED). Nutr Neurosci 2019; 22 (7): 474–487
[2194] Patrick RP, Ames BN. Vitamin D hormone regulates serotonin synthesis. Part 1: relevance for autism. FASEB J 2014; 28 (6): 2398–2413
[2195] Peet M. International variations in the outcome of schizophrenia and the prevalence of depression in relation to national dietary practices: an ecological analysis. Br J Psychiatry 2004; 184 (5): 404–408
[2196] Peuhkuri K, Sihvola N, Korpela R. Dietary factors and fluctuating levels of melatonin. Food Nutr Res 2012; 56 (1): 17252
[2197] Rao TS, Asha MR, Ramesh BN, Rao KS. Understanding nutrition, depression and mental illnesses. Indian J Psychiatry 2008; 50 (2): 77–82
[2198] Rodríguez-Daza MC, Pulido-Mateos EC, Lupien-Meilleur J et al. Polyphenol-Mediated Gut Microbiota Modulation: Toward Prebiotics and Further. Front Nutr 2021; 8: 689456
[2199] Rosi E, Grazioli S, Villa FM et al. Use of Non-Pharmacological Supplementations in Children and Adolescents with Attention Deficit/Hyperactivity Disorder: A Critical Review. Nutrients 2020; 12 (6)
[2200] Roy NM, Al-Harthi L, Sampat N et al. Impact of vitamin D on neurocognitive function in dementia, depression, schizophrenia and ADHD. Front Biosci (Landmark Ed) 2021; 26 (3): 566–611
[2201] Sandhu KV, Sherwin E, Schellekens H et al. Feeding the microbiota-gut-brain axis: diet, microbiome, and neuropsychiatry. Transl Res 2017; 179: 223–244
[2202] Sarris J, Byrne GJ, Stough C et al. Nutraceuticals for major depressive disorder-more is not merrier: an 8-week double-blind, randomised, controlled trial. J Affect Disord 2019; 245: 1007–1015
[2203] Sarris J, Ravindran A, Yatham LN et al. Clinician guidelines for the treatment of psychiatric disorders with nutraceuticals and phytoceuticals: The World Federation of Societies of Biological Psychiatry (WFSBP) and Canadian Network for Mood and Anxiety Treatments (CANMAT) Taskforce. World J Biol Psychiatry. 2022 Jul; 23(6): 424–455. doi: 10.1080/15622975.20212013041. Epub 2022 Mar 21. PMID: 35311615
[2204] Scarmeas N, Luchsinger JA, Schupf N et al. Physical activity, diet, and risk of Alzheimer disease. JAMA 2009; 302 (6): 627–637
[2205] Schwingshackl L, Hoffmann G. Does a Mediterranean-type diet reduce cancer risk? Curr Nutr Rep 2016; 5 (1): 9–17
[2206] Scott D, Happell B. The high prevalence of poor physical health and unhealthy lifestyle behaviours in individuals with severe mental illness. Issues Ment Health Nurs 2011; 32 (9): 589–597
[2207] Sentissi O, Viala A, Bourdel MC et al. Impact of antipsychotic treatments on the motivation to eat: preliminary results in 153 schizophrenic patients. Int Clin Psychopharmacol 2009; 24 (5): 257–264
[2208] Shimosawa T, Takano K, Ando K, Fujita TJH. Magnesium inhibits norepinephrine release by blocking N-type calcium channels at peripheral sympathetic nerve endings. Hypertension 2004; 44 (6): 897–902
[2209] Stahl ST, Albert SM, Dew MA et al. Coaching in healthy dietary practices in at-risk older adults: a case of indicated depression prevention. Am J Psychiatr 2014; 171 (5): 499–505
[2210] Strassnig M, Kotov R, Cornaccio D et al. 20-year progression of BMI in a county-wide cohort people with schizophrenia and bipolar disorder identified at their first episode of psychosis. Bipolar Disord 2017; 19 (5): 336
[2211] Teasdale SB, Ward PB, Samaras K et al. Dietary intake of people with severe mental illness: systematic review and meta-analysis. Br J Psychiatr 2019; 214 (5): 251–259
[2212] Teasdale SB, Ward PB, Samaras K et al. Dietary intake of people with severe mental illness: systematic review and meta-analysis. Br J Psychiatry 2019; 214 (5): 251–259
[2213] Toth B, Hegyi P, Lantos T et al. The efficacy of saffron in the treatment of mild to moderate depression: a meta-analysis. Planta Med 2019; 85 (01): 24–31
[2214] Trichopoulou A, Kouris-Blazos A, Wahlqvist ML et al. Diet and overall survival in elderly people. Br Med J 1995; 311 (7018): 1457–1460
[2215] Tyler AD, Smith MI, Silverberg MS. Analyzing the human microbiome: a "how to" guide for physicians. Am J Gastroenterol 2014; 109 (7): 983–993
[2216] Vaghef-Mehrabany E, Maleki V, Behrooz M et al. Can psychobiotics "mood" ify gut? An update systematic review of randomized controlled trials in healthy and clinical subjects, on anti-depressant effects of probiotics, prebiotics, and synbiotics. Clin Nutr 2020; 39 (5): 1395–1410
[2217] Walker ER, McGee RE, Druss BG. Mortality in mental disorders and global disease burden implications: a systematic review and meta-analysis. JAMA Psychiatry 2015; 72 (4): 334–341
[2218] Wu A, Noble EE, Tyagi E et al. Curcumin boosts DHA in the brain: Implications for the prevention of anxiety disorders. Biochim Biophys Acta 2015; 1852 (5): 951–961
[2219] Xu Y, Wang C, J Klabnik J, O'Donnell JM. Novel therapeutic targets in depression and anxiety: antioxidants as a candidate treatment. Curr Neuropharmacol 2014; 12 (2): 108–119
[2220] Xu X, Shao G, Zhang X et al. The efficacy of nutritional supplements for the adjunctive treatment of schizophrenia in adults: A systematic review and network meta-analysis. Psychiatry Res 2022; 11:14500
[2221] Young HA, Benton D. Heart-rate variability: a biomarker to study the influence of nutrition on physiological and psychological health? Behav Pharmacol 2018; 29 (2-): 140
[2222] Zagórska A, Marcinkowska M, Jamrozik M et al. From probiotics to psychobiotics – the gut-brain axis in psychiatric disorders. Beneficial Microbes 2020; 11 (8): 717–732
[2223] Zaouali-Ajina M, Gharib A, Durand G et al. Dietary docosahexaenoic acid-enriched phospholipids normalize urinary melatonin excretion in adult (n-3) polyunsaturated fatty acid-deficient rats. J Nutr 1999; 129 (11): 2074–2080
[2224] Zhang Y, Li L, Zhang J. Curcumin in antidepressant treatments: An overview of potential mechanisms, pre-clinical/clinical trials and ongoing challenges. Basic Clin Pharmacol Toxicol 2020; 127 (4): 242–253

58 Alkohol und Ernährung

H.K. Seitz, I. Bergheim

Das Wichtigste in Kürze

Nach wie vor führt Alkoholkonsum in Deutschland jährlich zu über 40 000 Todesfällen [2257]. Wenngleich in der Gesellschaft eine weit verbreitete unkritische Einstellung zu Alkohol vorherrscht, so verändert Alkohol den Intermediärstoffwechsel, interagiert mit Medikamenten und schädigt dosisabhängig nahezu jedes Organsystem. Alkoholkonsum schädigt vor allem die Leber, aber auch das Pankreas, und stellt einen Risikofaktor für die Entstehung von Karzinomen im oberen Verdauungstrakt (Mundhöhle, Pharynx, Larynx und Ösophagus), im Dickdarm und in der Brustdrüse dar. Alkoholkonsum in der Schwangerschaft kann zur Alkoholembryopathie führen.

Aufgrund seines vergleichsweisen hohen Energiegehalts von 7,1 kcal/g geht regelmäßiger Alkoholkonsum häufig zunächst mit Übergewicht und Adipositas einher. Vor allem hoher chronischer Konsum kann jedoch zu Mangelernährung führen, da Alkohol zum einen als „leere Kalorien“ gewertet werden, aber auch der Mineralstoff- und Vitamingehalt alkoholischer Getränke, insbesondere bei Spirituosen, gering ist. Zusätzlich führt vor allem langjähriger schwerer Alkoholkonsum häufig aufgrund von Schädigungen des Pankreas und der Dünndarmmukosa zu Maldigestion und Malabsorption, die entsprechende klinische Symptome verstärken.

Im folgenden Kapitel werden ernährungsphysiologische Aspekte chronischen Alkoholkonsums zusammengefasst und diskutiert. Hier stehen neben Grundlagen des Alkoholstoffwechsels und dessen Einfluss auf die Entstehung von Übergewicht vor allem die alkoholassoziierte primäre und sekundäre Mangelernährung im Mittelpunkt. Weiterhin werden neue ernährungstherapeutische Ansätze der alkoholbedingten Lebererkrankungen aufgeführt, und es wird auf einige wichtige Alkoholfolgekrankheiten eingegangen.

Keywords

Alkohol, Alkoholstoffwechsel, Acetaldehyd, Vitamine, Alkoholfolgekrankheiten

58.1 Alkoholkonsum: Epidemiologie und Folgen

58.1.1 Alkoholkonsum in Deutschland

Im weltweiten Vergleich zählte Deutschland im Jahr 2023 mit einem Pro-Kopf-Verbrauch der über 15-Jährigen an alkoholischen Getränken von durchschnittlich 115,3 l (88 l als Bier, 19 l als Wein, 3,2 l als Schaumwein und 5,1 l als Spirituosen; Datenquelle: Hauptstelle für Sucht [2267] entsprechend 10,6 l Reinalkohol nach wie vor zu den Hochkonsumländern. Jedoch hat der Alkoholkonsum der über 15-Jährigen in den letzten 40 Jahren nach einem starken Anstieg in den 1970er Jahren von ca. 17 l Reinalkohol/Kopf deutlich abgenommen. Im Vergleich mit den Mitgliedstaaten der Europäischen Union liegt der Alkoholkonsum pro Kopf in Deutschland nach wie vor etwas über dem durchschnittlichen Konsum (im Mittel ca.10,6 l/Kopf) [2267], wobei der Pro-Kopf-Reinalkoholverbrauch in der Bevölkerung ab 15 Jahren in Lettland und Tschechien bei durchschnittlich 11,75 l und in Italien und Griechenland bei ca. 7 l pro Kopf liegt [2267].

58.1.2 Alkoholbedingte Morbidität und Mortalität

Erhebungen aus dem Jahr 2020 weisen darauf hin, dass 14 200 Todesfälle in Deutschland ausschließlich aus auf Alkoholkonsum zurückzuführenden Krankheiten resultierten [2245]. Werden jedoch auch die Erkrankungen berücksichtigt, für die Alkohol nicht die ausschließliche Ursache, aber ein Risikofaktor ist, wie beispielsweise Herz-Kreislauf-Erkrankungen und Krebs, ist die Zahl deutlich höher. Hier weisen Schätzungen darauf hin, dass ca. 74 000 Todesfälle jährlich durch Alkoholkonsum und einen solchen in Verbindung mit Tabakkonsum (mit)bedingt werden.

Nach Angaben der Deutschen Leberstiftung sterben allein ca. 20 000 Menschen jährlich an einer alkoholischen Leberzirrhose. Die Zahl der Alkoholabhängigen und Missbräuchler mit Alkohol-Folgeschäden wird in Deutschland auf ca. 1,6 Mio. bzw. 1,4 Mio. geschätzt. Einen riskanten Umgang mit Alkohol betreiben hingegen ca. 16 % der erwachsenen Männer und 11 % der erwachsenen Frauen. Die Grenze zwischen unbedenklichem und dem mit einem Risiko für gesundheitliche Schäden behafteten Alkoholkonsum wird in verschiedenen Studien unterschiedlich definiert, jedoch häufig bei einem Reinalkohol-Konsum von > 10 g/Tag bei Frauen und > 20 g/Tag bei Männern gesetzt. Hier nehmen verschiedene weitere Faktoren Einfluss, wie Geschlecht, Alter, Begleiterkrankungen, Trinkmuster, Art des alkoholischen Getränks und die Zeitdauer des Konsums. Studien belegen jedoch auch, dass eine individuelle Schwellendosis existiert, sodass das Risiko unterschiedlich ist und höchstens eine approximative Größe darstellt.

Neben seinem Suchtpotenzial kann chronischer Alkoholkonsum in allen Organsystemen und hierbei vor allem dem Gastrointestinaltrakt, der Leber und dem Pankreas, aber auch dem zentralen und peripheren Nervensystem über direkte oder indirekte Mechanismen zu morphologischen und funktionellen Veränderungen führen. Alkohol kann aber auch zu irreversiblen Schädigungen des Fetus führen und begünstigt das Auftreten bestimmter maligner Tumorerkrankungen.

58.1.3 Alkoholbedingte Kosten

Die geschätzten jährlichen Kosten, die aus direkten alkoholbedingten Erkrankungen resultierten, belaufen sich auf ca. 16,59 Mrd. Euro, wohingegen die jährlichen Gesamtkosten auf 57,04 Mrd. Euro geschätzt werden, entsprechend ca. 2,6 % des Deutschen Bruttoinlandsprodukts. Erhebungen weisen auch klar darauf hin, dass die Kosten für alkoholbedingte Gesundheitsschäden inzwischen deutlich den wirtschaftlichen Rückfluss aus Steuern und Abgaben überschreiten [2247]. So liegen die jährlichen Steuereinnahmen aus Alkoholsteuern bei etwa 2,91 Mrd. Euro, sodass die Einnahmen aus Alkoholsteuern nur ungefähr 5,1 % der alkoholbezogenen Gesamtausgaben entsprechen [2231].

58.2 Alkoholabbau und Stoffwechselinteraktionen

58.2.1 Alkoholgehalt von Getränken

In Getränken wird der Alkoholgehalt meist in Volumenprozent angegeben. Bei der Berechnung des Ethanolgehalts in Getränken ist zu beachten, dass die Dichte von Ethanol mit 0,79 g/cm^3 geringer ist als die von Wasser, d. h. dass ein Getränk mit 10 Volumen% Alkohol 7,9 g reinen Alkohol in 100 ml aufweist. In ▸ Tab. 58.1 sind die Alkoholgehalte einiger alkoholischer Getränke aufgeführt.

Tab. 58.1 Alkoholgehalt verschiedener alkoholischer Getränke.

Getränk	Gehalt in Vol%	Gehalt in g/Volumeneinheit (Circa-Angaben)
Alkoholfreies Bier	max. 0,5	0,4 g/dl
Leichtbier	2	1,6 g/dl
einfaches Bier (Lager-, Vollbier)	3–4	2,4–3 g/dl
Pilsner, Weizenbier	4–5,7	3,1–4,5 g/dl
Bockbier	7–8	5,5–6,4 g/dl
Obstwein	8–14	6–11,5 g/dl
Weißwein, Rotwein, Sekt	8–15	6,3–12 g/dl
Liköre	25–45	2,0–3,5 g/cl
Branntwein (Weinbrand, Cognac, Brandy)	30–40	2,3–3,2 g/cl
Whisky, Gin	35–45	2,7–3,6 g/cl
Obstwasser, Slibowitz, Wodka	40–50	3,1–4,0 g/cl
Melissengeist	60–70	4,7–5,5 g/cl
Rum	40–70	3,1–5,5 g/cl

58.2.2 Alkoholaufnahme und -abbau

First-Pass-Metabolismus und Aufnahme in Darm

Der Ethanolstoffwechsel im Magen-Darm-Trakt ist gering; dennoch tragen alkoholabbauende Enzyme in der Magenschleimhaut (Isoformen der Alkoholdehydrogenase [ADH], s. u.) zum sog. First-Pass-Effekt bei (ca. 5–10 %) [2229], [2237]. Studien haben gezeigt, dass die ADH-Aktivität des Magens bei Frauen geringer ist als bei gleichaltrigen Männern, was zumindest teilweise die geschlechtsspezifischen Unterschiede in Bezug auf die Toleranz und die Schäden im Zusammenhang mit dem Alkoholkonsum erklärt, die beim Vergleich von Männern und Frauen, die ähnliche Ethanoldosen konsumieren, festgestellt wurden [2253].

Abbau in der Leber und Einfluss von Genotypen

Aufgrund seiner physikochemischen Eigenschaften wird Ethanol durch passive Diffusion schnell aus den Dünndarm aufgenommen und gelangt von dort über die Pfortader in die Leber. Nur kleine Mengen des konsumierten Alkohols gelangen in distale Bereiche des Dünndarms bzw. in den Dickdarm [2253]. Mehr als 80 % des aufgenommenen Ethanols wird von den Hepatozyten in der Leber verstoffwechselt [2253].

Es gibt mehrere Enzyme, die Ethanol in Acetaldehyd umwandeln können (Überblick in [2232]; ▸ Abb. 58.1):

- die zytosolische Alkohol-Dehydrogenase (ADH),
- Cytochrom-P450-Enzyme, vor allem Cytochrom P4502E1 (CYP2E1), aber auch andere Cytochrome wie CYP1A2 und CYP3A4, die in den Mikrosomen vorkommen [2244],
- die Katalase, ein in Peroxisomen vorkommendes Enzym.

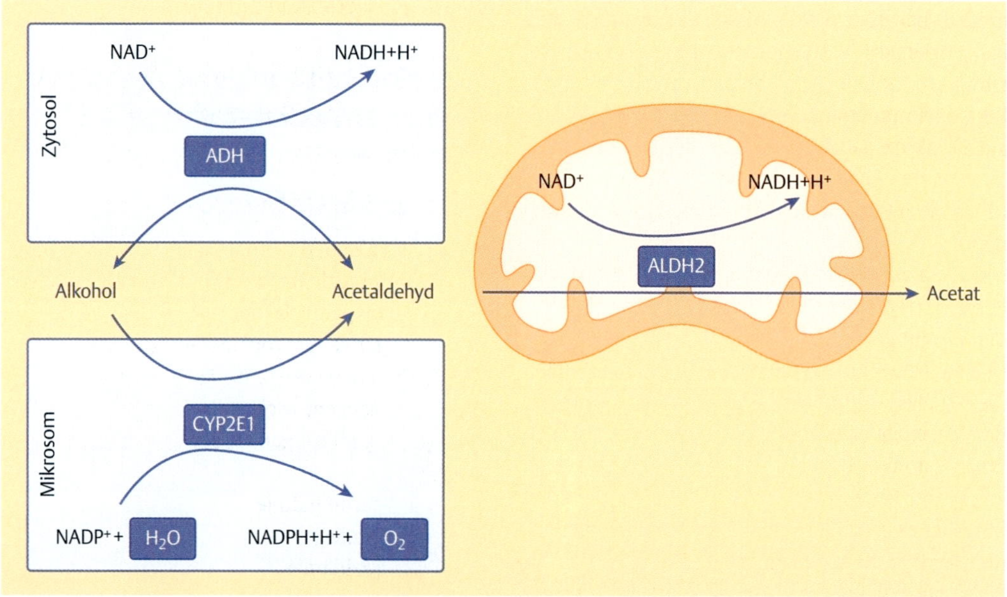

Abb. 58.1 Die wichtigsten oxidativen Wege des Alkoholstoffwechsels. Im zytoplasmatischen Kompartiment der Zelle wird die Oxidation von Ethanol zu Acetaldehyd durch die Alkohol-Dehydrogenase (ADH) katalysiert, die mit der Reduktion von Nicotinamid-Adenin-Dinukleotid (NAD^+) zu NADH + H^+ verbunden ist. Das Cytochrom P2E1 (CYP2E1) kommt im Mikrosom häufig vor und ist ein Enzym, das bei hohen Alkoholkonzentrationen an der Eliminierung von Alkohol zu Acetaldehyd beteiligt ist. Bei dieser Reaktion werden NADP + und H_2O benötigt, um NADPH und $H^+ + O_2$ zu bilden. Der gebildete Acetaldehyd wird hauptsächlich durch die Aldehyd-Dehydrogenase 2 (ALDH2) oxidiert, die in den Mitochondrien der Zelle lokalisiert ist, was zur Bildung von Acetat und NADH + H^+ führt.

Die Oxidation von Ethanol zu Acetaldehyd durch ADH und anschließend zu Acetat durch die Aldehyd-Dehydrogenase erfordert Nicotinamid-Adenin-Dinukleotid (NAD^+) als Kofaktor, was bei chronischem starkem Alkoholkonsum zu einer Verringerung des Verhältnisses von NAD^+ zu $NADH + H^+$ führt. Diese Verschiebung der Redox-Äquivalente wird für die schädliche Wirkung von Ethanol auf die Leber verantwortlich gemacht, einschließlich der Verlagerung des Stoffwechsels auf die Fettsäuresynthese und die erhöhte Laktatproduktion [2235]; wie weiter unten erörtert wird, können hier jedoch auch andere Mechanismen entscheidend sein.

Auch Cytochrom P450 2E1 (CYP2E1), das zur Großfamilie der Cytochrom-P450-Enzyme (CYPs) gehört, trägt zusammen mit einigen anderen CYPs nachweislich zum Ethanolstoffwechsel bei. CYP2E1 oxidiert Ethanol in Gegenwart von molekularem Sauerstoff (O_2) zu Acetaldehyd, wobei $NADPH + H^+$ und H_2O gebildet werden [2254]. Die Substratspezifität von CYP2E1 für Ethanol ist im Vergleich zu ADH höher, während seine katalytische Effizienz geringer ist. Da dieses Enzym jedoch induzierbar ist und seine Halbwertszeit nachweislich verlängert werden kann, trägt CYP2E1 bei chronisch hohem Alkoholkonsum erheblich zur Ethanoleliminierung bei. CYP2E1 kann jedoch auch reaktive Sauerstoffspezies (ROS) produzieren, die mit der Entwicklung von alkoholassoziierten Lebererkrankungen in Verbindung gebracht werden.

Die Katalase, ein Enzym der Peroxisomen, das Peroxid (H_2O_2) entgiftet, oxidiert Ethanol unter Verwendung von Peroxid zu Acetaldehyd, wobei H_2O als Nebenprodukt entsteht. In der Leber spielt die Katalase eine sehr untergeordnete Rolle für den Ethanolabbau. Dieses Enzymsystem ist für den Ethanolstoffwechsel in der Leber somit zwar von geringerer Bedeutung, Studien deuten aber darauf hin, dass es in größerem Umfang zur Ethanoleliminierung im Gehirn beiträgt [2227].

Bei allen oben genannten Reaktionen entsteht Acetaldehyd, das mittels der Acetaldehyd-Dehydrogenase (ALDH) weiter zu Acetat abgebaut wird. Auch hierbei dient NAD^+ als Kofaktor, und es wird $NADH + H^+$gebildet. Der Abbau von Acetaldehyd erfolgt rasch, dennoch zeigen Studien, dass das beim Abbau von Ethanol entstehende Acetaldehyd Zellorganellen wie die Mitochondrien (Störung der Energiegewinnung, Initiierung von Apoptose) und Mikrotubuli (Hemmung der Ausschleusung von Makromolekülen und Ballooning der Hepatozyten) schädigen und zur Bildung freier Radikale und Hemmung der Proteinbiosynthese führen kann.

Interindividuelle Schwankungen

Der Abbau von Alkohol weist große interindividuelle Schwankungen auf, die einerseits auf den oben bereits erwähnten geschlechtsspezifischen Unterschieden in der Aktivität von Isoenzymen der ADH zurückzuführen sind, sich andererseits aber auch aus der Körperkonstitution, dem Gesundheitszustand, dem Alter und dem Konsum von Medikamenten ergeben. Neben diesen Faktoren wurden auch mehrere Mutationen in der ADH und vor allem bei Asiaten in der ALDH-2 identifiziert [2273]. Letztere führen dazu, dass Acetaldehyd gar nicht oder nur sehr insuffizient abgebaut wird. Bei den Trägern dieser Mutationen führt bereits ein geringer Alkoholkonsum zur Akkumulation von Acetaldehyd und einer sog. Flush-Reaktion mit Kopfschmerzen, Übelkeit und Erbrechen.

58.2.3 Interaktion von Alkohol mit dem Intermediärstoffwechsel, Medikamenten und Fremdstoffen

Intermediärstoffwechsel

Neben Acetaldehyd werden beim Abbau von Ethanol Redoxäquivalente in Form von NADH gebildet, die das Redoxpotenzial der Hepatozyten verändern und zu einer Reihe von metabolischen Veränderungen führen können. Im Folgenden sind einige der wesentlichen, sich daraus ergebenden klinischen Veränderungen aufgeführt:

- Fettleber
- Hyperlipoproteinämie
- Hypoglykämie
- Hyperlaktazidämie
- Azidose
- Hyperurikämie

Für die genaueren biochemischen und pathophysiologischen Zusammenhänge wird auf die weiterführende Literatur verwiesen [2260].

Cytochrom P450: Hemmung & Beschleunigung des Arzneimittelabbaus sowie Toxizität

Der durch Cytochrom-P450-Enzyme und hierbei vor allem CYP2E1 vermittelte Alkoholabbau ist durch einen chronischen vermehrten Alkoholabbau induzierbar und kann durch die als Nebenprodukt gebildeten reaktiven Sauerstoffspezies auch zur Gewebeschädigung beitragen. Dieser Abbauweg nimmt im Alter ab; er kann aber auch den Stoffwechsel anderer Xenobiotika und den von Medikamenten beeinflussen, da eine Reihe von Medikamenten und Xenobiotika ebenfalls durch CPY2E1 abgebaut werden. So wird beispielsweise der Abbau einiger zentral wirkender Psychopharmaka wie Benzodiazepine und Barbiturate bei gleichzeitigem Alkoholkonsum gehemmt, da Alkohol von CYP2E1 bevorzugt abgebaut wird. In der Folge kann es einerseits zu einer gesteigerten Konzentration der Medikamente am Zielort und in der Folge stärkeren Wirkung kommen, andererseits kann aber auch die Konzentration dieser Medikamente bei gleichzeitigem Alkoholkonsum im Blut erhöht sein.

! Cave

Chronisch hoher Alkoholkonsum kann zu einer Induktion von CYP2E1 führen, in deren Folge es zu einem beschleunigten Stoffwechsel von Xenobiotika und Medikamenten kommen kann. Als Folge kann die aus therapeutischer Sicht benötigte Blutkonzentration von Medikamenten unterschritten werden und eine Anpassung der Dosis des Medikaments kann nötig sein.

Die bei chronisch hohem Alkoholkonsum auftretende Induktion von CYP2E1 kann auch zu einer vermehrten Aktivierung von Prokarzinogenen führen und so zur Förderung der Karzinogenese beitragen. Ähnlich verhält es sich mit der Toxizität verschiedener Xenobiotika und Arzneimittel. So werden bei der Metabolisierung einiger Medikamente und Xenobiotika toxische Intermediärprodukte gebildet. Beispiele hierfür sind neben einigen Lösungsvermittlern und Tetrachlorkohlenstoff auch Kokain, Paracetamol und Isoniazid.

58.3 Ernährungsphysiologische Auswirkungen von Alkohol

58.3.1 Klinische und labordiagnostische Befunde

Neben der Tatsache, dass chronischer Alkoholkonsum zur Sucht führt, ist Alkohol für über 200 Erkrankungen verantwortlich [2272]. Mit Fortschreiten des Alkoholmissbrauchs treten Ernährungsdefizite auf. Auf dem Boden eines katabolen Stoffwechsels und aufgrund von Mangel an Vitaminen und Spurenelementen finden sich klinische Zeichen aller Organsysteme. Hierzu zählen:

- Minderung der Arm- und Beinmuskulatur aufgrund von Muskelatrophie
- Ödeme aufgrund einer Albuminsynthesestörung
- Schwellung der Parotisdrüse und Sekretionsstörung
- Glossitis aufgrund von Vitamin-B-Mangel (Vitamin B_2)
- neurologische Störungen, z. B. eine periphere Neuropathie bei Vitamin-B-Mangel
- Auftreten eines Wernicke-Korsakow-Syndroms durch Vitamin-B_1-Mangel
- gestörter Einbau von Eisen in Hämoglobin (Anämie) durch Vitamin-B_6-Mangel
- funikuläre Myelose (Schädigung der Hinterstrangbahnen im Rückenmark) durch Vitamin-B_{12}-Mangel
- megaloblastäre Anämie durch Vitamin-B_{12}- und Folsäuremangel
- trockene Haut und Haarverlust aufgrund von Zinkmangel und Mangel an essenziellen Fettsäuren
- Hämatome aufgrund von Vitamin-K-Mangel
- Knochenfrakturen vor allem an Rippen, Wirbelkörpern und Schlüsselbein durch Osteoporose, Vitamin-D-Mangel und Stürze
- alkoholbedingte endokrine Störungen in Form von Gynäkomastie, Hodenatrophie und Libidoverlust (gestörter Östrogen-Testosteron-Quotient durch Leberzirrhose)
- gestörte Dunkelsichtadaptation aufgrund von Zink- und Vitamin-A-Mangel

Übergewicht, Fettleber und metabolisches Syndrom

1 g Alkohol hat 7,1 kcal, das heißt, zunächst führt die Zufuhr von Alkohol addiert zur täglichen Ernährung zu einer Gewichtszunahme. Diese ist mit einer Reihe von Risiken verbunden (z. B. metabolisches Syndrom). Übergewichtige haben ein erhöhtes Risiko für eine alkoholische Lebererkrankung [2262]. Chronische Alkoholzufuhr verstärkt aber auch eine bereits vorhandene, metabolische dysfunktionell assoziierte steatotische Lebererkrankung (englisch auch metabolic dysfunction-associated steatotic liver disease [MASLD]) sowohl im Stadium der reinen Fettleber als auch im Stadium der metabolisch assoziierten Steatohepatitis oder Metabolic-associated Steatohepatitis (MASH). Obwohl kleine Alkoholmengen einer peripheren Insulinresistenz entgegenwirken sollen, steigert Alkohol durch verschiedene Mechanismen die Ablagerung von Triglyzeriden in der Leber. Hinzu kommt, dass nicht nur die Quantität, sondern auch die Qualität von diätetischem Fett (gesättigte vs. mehrfach ungesättigte Fettsäuren) einen modulierenden Einfluss auf die hepatische Steatose haben.

Die Mechanismen der alkoholinduzierten Leberverfettung beinhalten die Hemmung der Adenosinmonophosphat-aktivierten Kinase (AMPK) mit den Folgen einer Hemmung der Fettsäureoxidation (Hemmung von Peroxisome Proliferator Activated Receptor) und einer Stimulation der Fettsäure- und Triglyzeridsynthese (Stimulation Sterol Regulatory Element Binding Protein 1c), die Veränderung des hepatischen Redoxpotenzials durch die Ethanoloxidation, die mitochondriale Schädigung durch oxidativen Stress, die gesteigerte Zufuhr von Fettsäuren sowie Chylomikronen aus dem Fettgewebe und Darm sowie die Aufnahme von Endotoxinen aus dem Darm, um nur die wichtigsten zu nennen. Hierzu wird auf weiterführende Literatur verwiesen [2265].

Mangelernährung und Störungen des Verdauungstrakts

Wenn Alkohol nicht zu den täglichen Nahrungskalorien hinzuaddiert wird, sondern diese in immer größerem Umfang ersetzt, resultiert hieraus eine Mangelernährung. Alkoholkalorien sind beim chronisch Alkoholkranken „leere Kalorien". Die Induktion von CYP2E1 durch chronischen Alkoholkonsum kann dazu führen, dass 20–30 % der Alkoholoxidation über das MEOS stattfindet. Hierbei wird das bei der ADH-Oxidation gebildete NADH über NADPH wieder verbraucht und steht nicht zur intramitochondrialen ATP-Gewinnung zur Verfügung [2261].

Hinweis für die Praxis

Die klinischen Zeichen der alkoholbedingten Mangelernährung hängen u. a. ab

- vom Stadium des Alkoholismus,
- vom Grad der sozioökonomischen Integration,
- vom sozialen und familiären Netzwerk,
- von assoziierten alkoholisch und nichtalkoholisch bedingten Erkrankungen,
- von zusätzlicher Medikamentenzufuhr.

Gesellschaftlich integrierte schwer Alkoholkranke ohne klinisch manifeste somatische Erkrankungen zeigen eher selten Zeichen einer Mangelernährung.

Vor allem chronisch erhöhter Alkoholkonsum geht häufig mit einer primären und auch sekundären Mangelernährung einher. Im Kontext der primären Mangelernährung spielt der mit 7 kcal/g relativ hohe Energiegehalt von Alkohol eine Rolle. Wenngleich eine Reihe an Alkoholkranken den Alkohol auch als zusätzliche Energiequelle aufnimmt [2246], weisen Untersuchungen darauf hin, dass die in Form von Alkohol aufgenommene Energie häufig zu einer verminderten Aufnahme anderer Energieträger und damit einhergehend auch zu einer reduzierten Aufnahme vieler essenzieller Nährstoffe wie Mineralstoffe, Spurenelemente und Vitamine führt [2230].

Menschen mit Alkoholabhängigkeit leiden zudem häufig an Gastritis, Ösophagitis und Duodenitis sowie an Brechreiz, Erbrechen, Schmerzen und Durchfall, was zu einer Einschränkung der Nahrungszufuhr führt. In der Folge kommt es zu einer generalisierten Mangelernährung mit Gewichtsverlust aufgrund eines Energiemangels begleitet von Symptomen des Mikronährstoffmangels, wobei Zeichen des letzteren meist vor dem Gewichtsverlust auftreten.

Aufgrund von Schädigungen der intestinalen Mukosa kann es zusätzlich zu Malabsorption nahezu aller Nahrungsbestandteile kommen. Die Schädigung der Darmmukosa kann auch zur Entstehung bzw. zu einer Verstärkung einer bereits vorhandenen Laktoseintoleranz führen. In der Folge meiden Patienten dann kalziumreiche Milch und Milchprodukte und verstärken noch zusätzlich ihr ohnehin hohes Risiko zur Entwicklung einer Osteoporose. Die häufig mit hohem chronischem Alkoholkonsum einhergehende chronische Pankreatitis führt zur Maldigestion von Fett und damit auch zur Unterversorgung mit fettlöslichen Vitaminen.

Serum-Marker und andere diagnostische Verfahren für chronischen Alkoholkonsum

Um den chronischen Alkoholmissbrauch zu diagnostizieren, sind sog. Serum-Marker sinnvoll. Hierzu gehören das mittlere korpuskuläre Volumen der Erythrozyten (MCV), die Aktivität der Gamma-Glutamyltranspeptidase (GGT), das Kohlenhydrat-defiziente Transferrin (CDT) mit einer relativ hohen Spezifität und Ethylglukuronid. Für forensische Untersuchungen eignet sich besonders der Nachweis von Ethylglukuronid in den Haaren. Erhöhte Spiegel von HDL-Cholesterin, Harnsäure sowie Nüchtern-Triglyzeriden ohne andere Erklärung sind ebenfalls auf chronischen Alkoholmissbrauch verdächtig [2260].

Elastografische Verfahren, mit denen die Lebersteifigkeit bestimmt wird, haben sich in den letzten Jahren als nichtinvasive, schnelle, effektive und verlässliche Methode etabliert. Dabei kann nicht nur der Fibrosegrad der Leber, sondern auch sehr genau der Grad der Leberverfettung bestimmt werden [2262].

> **Hinweis für die Praxis**
> Eine isolierte Erhöhung der GGT im Serum kann viele Ursachen haben, von denen Alkoholmissbrauch nur eine ist – eine Vorverurteilung eines Patienten mit isolierter Gamma-GT-Erhöhung sollte demnach nicht erfolgen. Isolierte GGT-Erhöhungen ohne Erhöhung der Alkalischen Phosphatase von mehreren Hundert U/l kommen allerdings nahezu ausschließlich bei Alkoholmissbrauch vor. Es ist sinnvoll auf andere Labormarker wie MCV, Triglyzeride sowie Harnsäure zu achten und bei konkretem Verdacht das CDT im Serum und/oder Ethylglukuronid im Urin zu bestimmen. Die nichtinvasive Bestimmung der Lebersteifigkeit ist eine gute Methode zur Früherkennung von alkoholischen Leberschäden.

58.3.2 Einfluss von Alkohol auf Stoffwechselprozesse

Energiestoffwechsel

Ursachen einer Gewichtszunahme

Bei niedrigem bis moderatem Alkoholkonsum wird Ethanol vornehmlich über die Alkoholdehydrogenase abgebaut. Die dabei gebildeten Reduktionsäquivalente werden zur Synthese von ATP und damit zur Energiegewinnung verwendet. Weiterhin vermindert Alkohol sowohl in der Leber als auch im Fettgewebe die Beta-Oxidation von Fettsäuren. Vor diesem Hintergrund sollte in der Ernährungsberatung bei Übergewichtigen und Adipösen, insbesondere bei denen mit MAFLD, nach dem Alkoholkonsum gefragt und auf die aus dem Alkoholkonsum resultierende Energieaufnahme hingewiesen werden. Hierbei ist auch ggf. eine Reduktion von Alkohol oder Abstinenz anzuraten, da bei niedrigem und moderatem Alkoholkonsum die über den Konsum von alkoholischen Getränken aufgenommenen Kalorien zu den täglichen restlichen, mit der Nahrung und Getränken aufgenommenen dazugezählt werden müssen. In Deutschland wird der Anteil von Alkohol an der täglichen Energiezufuhr auf ca. 7 % geschätzt.

Ursachen eines Gewichtsverlusts

Im Gegensatz zum niedrigen/moderaten Alkoholkonsum ersetzt der Alkoholkonsum bei chronischen Hochkonsumenten einen Teil der Nahrungskalorien. Dies führt zu Mangelernährung und Gewichtsverlust. So wird bei chronischem hohem Alkoholkonsum ein Teil des Alkohols über CYP2E1 oxidiert, wozu NADPH + H^+benötigt wird und somit der Alkohol nicht vollständig zur ATP-Gewinnung verwendet werden kann.

Fettstoffwechsel (inklusive Cholesterin)

Vor allem bei chronisch hohem Alkoholkonsum ist der Fettstoffwechsel unabhängig davon, ob der Alkohol zusätzlich oder anstelle von anderen Nahrungsmitteln und Getränken konsumiert wird, deutlich verändert [2243]. So ist einerseits die Beta-Oxidation von Fettsäuren in den Mitochondrien vermindert, andererseits weisen Studien darauf hin, dass die intestinale Aufnahme von Fettsäuren über Chylomikronen erhöht ist und es aufgrund der vor allem bei chronisch hohem Alkoholkonsum auftretenden Insulinresistenz, aber auch der alkoholinduzierten Freisetzung von Katecholaminen zu einer vermehrten Lipolyse im Fettgewebe kommt. Hierdurch kann es vor allem bei chronisch hohem Alkoholkonsum zu einer Hyperlipidämie kommen. In der Leber ist nicht nur die Beta-Oxidation von Fettsäuren vermindert, sondern auch der Lipidexport über VLDL gestört, was insgesamt die Entstehung der Fettleber begünstigt.

Neben dem Fettstoffwechsel beeinflusst Alkoholkonsum auch den Cholesterinstoffwechsel. So weisen Studien darauf hin, dass regelmäßiger moderater Alkoholkonsum mit einer Erhöhung der HDL-Cholesterin-Spiegel im Blut einhergeht [2255], [2252]. Der Anstieg des HDL-Cholesterin-Spiegels im Blut scheint in der hemmenden Wirkung von Alkohol auf die Aktivität des Cholesterinester-Transferproteins (CEPT) begründet zu sein. Dieses Protein transportiert Cholesterin von HDL- zu LDL-Partikeln. Studien weisen aber auch darauf hin, dass moderater Alkoholkonsum die Expression und Sekretion von Apolipoproteinen beeinflussen kann. Die Rolle, welche verschiedene Polyphenole, wie sie im Wein und Bier vorkommen, in der Modulation dieser Stoffwechselprozesse in vivo beim Menschen spielen, ist bisher nicht vollständig geklärt.

Kohlenhydratstoffwechsel (inklusive Hypoglykämie)

Der Einfluss von Alkohol auf den Glukosestoffwechsel hängt von verschiedenen Faktoren, wie der Konsummenge und -dauer aber auch dem Ernährungszustand ab. Hoher chronischer Alkoholkonsum kann mit einer alkoholischen Pankreatitis mit exokriner Pankreasinsuffizienz einhergehen, was zur Maldigestion und Malabsorption führt.

Bei chronisch Alkoholkranken mit einem Leberschaden (z. B. einer Leberzirrhose) und gleichzeitig geringer Zufuhr von Kohlenhydraten besteht das Risiko einer **Hypoglykämie**. Auch bei Patienten mit Typ-1-Diabetes besteht ein höheres Risiko der Hypoglykämie bei Alkoholkonsum [2269]. Hierbei muss auch beachtet werden, dass Alkohol die kognitiven Funktionen und die Wahrnehmung der Hypoglykämie vermindern kann und die Patienten so einer Hypoglykämie durch den Konsum von Kohlenhydraten weder vorbeugen noch diese rechtzeitig behandeln.

Die der Hypoglykämie bei beiden Patientengruppen zugrundeliegenden Mechanismen sind in weiten Zügen dieselben. So wird bei Alkoholkonsum die Bildung von Pyruvat, das als Substrat für die Gluconeogenese benötigt wird, durch die aus dem Alkoholabbau resultierende Verschiebung der Ratio von NADH zu NAD^+ + H^+ vermindert, und es kommt stattdessen zur Akkumulation von Laktat. Gleichzeitig hemmt der Alkohol aber verschiedene Hormone (Katecholamine und Kortisol), welche die Glukoneogenese aus freien Fettsäuren fördern. Weiterhin weisen Studien darauf hin, dass Ethanol die Insulinsensitivität reduziert. Eine Laktazidose senkt auch den pH-Wert im Nierentubulus, sodass Harnsäure dort verstärkt undissoziiert vorliegt und dadurch besser rückresorbier wird, was zu einer Erhöhung der Harnsäurespiegel im Blut führt und eine Voraussetzung für den beim durch Alkohol verursachten Gichtanfall darstellt.

> **Hinweis für die Praxis**
> Eine Hypoglykämie kann mit einer Alkoholintoxikation verwechselt werden. Bei einem intoxikierten Patienten sollte daher der Blutzucker gemessen werden. Glukose sollte stets zusammen und gleichzeitig mit Vitamin B_1 gegeben werden, um einem Wernicke-Korsakow-Syndrom vorzubeugen.

Vitaminmangel

Vitamin A

Zahlreiche Faktoren könnten zur Verringerung der hepatischen Retinoidkonzentration bei chronischem Alkoholmissbrauch und ALD beitragen, darunter eine geringe Retinoidaufnahme mit der Nahrung und eine schlechte Absorption sowie ein erhöhter Retinoidbedarf aufgrund von Infektionen. Studien weisen aber auch darauf hin, dass der Retinoidstoffwechsel in der Leber bei chronischem Alkoholkonsum gestört ist, was weiterhin zu einer Unterversorgung beitragen kann. Bei der Supplementation von Vitamin A ist bei Alkoholkranken zu beachten, dass hohe Vitamin-A-Dosen hepatotoxisch wirken können und chronischer Alkoholkonsum die Hepatotoxizität von Vitamin A erhöht [2250].

> ✔ **Hinweis für die Praxis**
> Die empfohlene Zufuhr an Vitamin A liegt bei Frauen und Männern zwischen 19 und 65 Jahren bei 700 bzw. 850 µg Aktivitätsäquivalent. Bei Alkoholkranken sollte der Vitamin-A-Bedarf möglichst nicht durch Supplementierung, sondern durch die Zufuhr von Beta-Carotin-haltigen Lebensmitten erfolgen.

Vitamin D

Studien weisen darauf hin, dass chronischer Alkoholkonsum mit verminderten Vitamin-D-Spiegel (inaktives Vitamin D (25(OH)D 3) und aktives Vitamin D (1,25(OH)2D 3) sowie einer Expression von Cathelicidin/LL-37 einhergeht [2258]. Das gehäufte Vorkommen von Osteoporose, Osteopenie und von Knochenfrakturen bei Personen mit missbräuchlichem Alkoholkonsum (Alcohol Use Disorder, AUD) scheint jedoch auch auf eine alkoholbedingte Hemmung der Osteoblasten sowie den mit AUD einhergehenden Hypogonadismus zurückzuführen zu sein.

Vitamin E

Zu einer Unterversorgung mit Vitamin E bei Personen mit AUD tragen mehrere Faktoren wie ein erhöhter Abbau und eine Verschiebung der Verteilung von Vitamin-E-Isomeren in der Leber bei. So nimmt die Konzentration an biologisch wirksamem Alpha-Tocopherol ab, und im Gegenzug steigt der Anteil an Gamma-Tocopherol an. Aufgrund seiner Rolle im antioxidativen System und der bei der Verstoffwechselung von Alkohol vermehrt gebildeten reaktiven Sauerstoffspezies kommt einer ausreichenden Versorgung mit Vitamin E eine besondere Bedeutung zu [2258].

B-Vitamine

Ein chronisch erhöhter Alkoholkonsum kann auch einen Mangel an wasserlöslichen Vitaminen verursachen [2233]. Hierbei ist jedoch ein Mangel an Thiamin (Vitamin B_1) und Folsäure besonders häufig zu finden. Es wird geschätzt das ca. 80 % der Personen mit einer AUD – unabhängig, ob eine Lebererkrankung vorliegt oder nicht – an einem **Thiaminmangel** leiden. Die Ursachen hierfür sind neben einer unzureichenden Zufuhr mit Nahrung auch eine verminderte Resorption im Darm, verringerte zelluläre Aufnahme und Aktivierung sowie eine erhöhte Ausscheidung über die Niere und verminderte Speicherkapazität.

Die Unterversorgung mit Thiamin führt im Zentralnervensystem zu deutlichen Veränderungen im Kohlenhydratstoffwechsel und in der Folge zu den typischen Symptomen einer alkoholischen Enzephalopathie (**Wernicke-Korsakow-Syndrom**). Diese ist gekennzeichnet durch Ataxie, Veränderungen der Bewusstseinslage, Augenmuskelparese sowie Psychosen und sollte mit einer sofortigen intravenösen Gabe von Thiamin behandelt werden. Hier muss auch beachtet werden, dass es bei Person mit einer AUD in Folge einer Infusionsbehandlung, in deren Rahmen große Glukosemengen gegeben werden, zum Verbrauch ihrer restlichen

Thiaminspeicher kommen kann und diese im Auftreten eines Wernicke-Korsakow-Syndroms resultieren kann. Daher sollten Personen mit AUD vor der Gabe einer hohen Glukosedosis sicherheitshalber Thiamin erhalten. Da eine Beziehung zwischen Thiamin und Magnesium besteht, sollte zusätzlich auch eine adäquate Zufuhr von Magnesium gesichert sein [2236].

Hinweis für die Praxis

Wegen einer eventuell vorliegenden Störung der intestinalen Aufnahme von Thiamin ist es sinnvoll zum Ausgleich eines Thiaminmangels über 3–5 Tage 100–200 mg Thiamin i. v. zu verabreichen. Vor einer Glukosegabe sollten 200 mg Thiamin i. v. gegeben werden, um ein Wernicke-Korsakow-Syndrom zu vermeiden.

Ein **Vitamin-B_6-Mangel** tritt bei etwa zwei Dritteln der Personen mit AUD mit Lebererkrankung auf, wobei die Werte insgesamt deutlich niedriger sind als bei gesunden Menschen. Eine der wichtigsten klinischen Manifestationen des Vitamin-B_6-Mangels bei Alkoholismus ist die sideroblastische Anämie. Vitamin B_6 zirkuliert in Form von proteingebundenem Pyridoxalphosphat im Blut. Acetaldehyd zerstört das Vitamin, und die Produktion von aktivem Vitamin B_6 in der Leber wird durch Alkohol reduziert [2241].

Folsäure

Ein Folsäuremangel tritt bei chronischem und vor allem hohem Alkoholkonsum häufig auf, was einerseits in einer reduzierten Aufnahme mit der Nahrung, andererseits aber auch einer intestinalen Malabsorption und einer durch den Alkoholkonsum gestörten zellulären Aufnahme sowie Speicherung und erhöhten Ausscheidung über den Urin bedingt ist. Studien weisen darauf hin, dass die Anreicherung von Lebensmitteln mit Folsäure, wie sie in den USA zu finden ist, mit einer deutlichen Reduktion der Prävalenz eines Folsäuremangels bei Patienten mit alkoholbedingten Lebererkrankungen einhergeht.

Folsäure spielt eine wesentliche Rolle in einer Reihe von Stoffwechselprozessen, z. B. dem hepatischen Methioninstoffwechsel, der Regulation des Homocysteinspiegel und Methylierungsreaktionen. Bei Patienten mit fortgeschrittener alkoholbedingter Lebererkrankung ist die Bildung von S-Adenosylmethionin (SAM) vermindert, und als Folge kann es zur Störung der Methylierung der DNA, von Histonen und Proteinen kommen, was weitere Schädigungen des Organs nach sich ziehen kann [2233].

Mineralstoffe und Spurenelemente

Chronischer und vor allem hoher Alkoholkonsum kann mit einem Mangel aller Mineral- und Spurenelemente einhergehen, wobei hierbei **Zink** aufgrund seiner Funktion als Kofaktor der ADH und damit kritischer Faktor im Alkoholabbau von besonderer Bedeutung ist. In mehreren Studien wurde ein Mangel an Zink im Serum und Gewebe von Alkoholkranken nachgewiesen. Zink ist nicht nur ein Kofaktor der ADH, sondern auch von über 200 anderen Enzymen, sodass sich ein Zinkmangel in unterschiedlichen Facetten darstellt, zu denen folgende zählen:

- verschlechterte Wundheilung und erhöhte Infektionsneigung
- Diarrhö
- Hypogonadismus
- Störungen des Geschmacks- und des Geruchssinns
- Störungen der Dunkeladaptation

Studien weisen auch darauf hin, dass ein niedriger Serum-Zinkspiegel mit verminderten Leberfunktionen und einem hohen MELD-Score (MELD = Model for End-Stage Liver Disease) assoziiert ist. Weiterhin weisen multivariate Analysen darauf hin, dass ein niedriger Zinkspiegel im Serum auch ein unabhängiger Prädikator für eine Dekompensation der Leber, eine hepatische Enzephalopathie sowie eine spontane bakterielle Peritonitis sowie ein ein hepatorenales Syndrom sein kann [2238], [2248].

Hinweis für die Praxis

Bei Alkoholkranken tritt häufig ein Zinkmangel auf. Eine routinemäßige Zinkmangel-Prophylaxe erscheint daher berechtigt. Die empfohlene tägliche Zufuhr beim Erwachsenen beträgt 15 mg.

58.4 Folgekrankheiten von Alkoholkonsum

Alkohol ist für über 200 Krankheiten verantwortlich und kann zu einer Verstärkung bereits bestehender Erkrankungen führen [2272]. Nach neuesten epidemiologischen Untersuchungen ist jeder Alkoholkonsum gesundheitsschädlich [2234], [2226]. Es wächst die wissenschaftliche Evidenz, dass zwischen Alkoholkonsummenge und Erkrankungsrisiko eine lineare Beziehung besteht. Auch der Konsum kleiner Mengen Alkohol führt zu einem erhöhten Morbiditäts- und Mortalitätsrisiko im Vergleich zu kompletter lebenslanger Alkoholkarenz. Das gilt besonders für Brustkrebs [2228] und arterielle Hypertonie [2263].

Klinischer Bezug

Wichtigste Funktionsstörungen und Erkrankungen infolge eines akuten und chronischen Alkoholmissbrauchs

Verdauungssystem und Stoffwechsel:

- Mundhöhle: Stomatitis, Gingivitis, Karies, Parotisschwellung mit Funktionsstörung, Karzinome
- Pharynx- und Larynxkarzinome
- Ösophagus: Motilitätsstörungen, gastroösophagealer Reflux, Refluxösophagitis, Barrett-Ösophagus, Karzinom
- Magen: Änderungen der Säuresekretion, Motilitätsstörungen (akut: verzögerte Entleerung), akute (hämorrhagisch-erosive) Gastritis, Mallory-Weiss-Syndrom, Boerhave-Syndrom, Kardiakarzinom
- Dünndarm: Duodenitis (hämorrhagisch-erosive), teilweise Jejunitis, Motilitätsstörungen, gesteigerte Mukosapermeabilität, bakterielle Fehlbesiedlung, Resorptionsstörungen für Nahrungsbestandteile, Vitamine und Spurenelemente
- Dickdarm: erhöhte Wassersekretion, Diarrhö, Karzinome
- Leber: Fettleber, Alkoholhepatitis, Fibrose, Zirrhose, Zieve-Syndrom, Karzinom
- Pankreas: akute und chronische Pankreatitis
- Stoffwechselerkrankungen: Diabetes mellitus, Hypoglykämie, Fettstoffwechselstörung (Hypercholesterinämie) Porphyrie

Endokrines System:

- Hypophysenvorderlappen-Gonaden-System:
  - bei Männern: Hypogonadismus, Hodenatrophie, Feminisierung und Potenzstörungen
  - bei Frauen vor der Menopause: Ovarialinsuffizienz mit Oligo- und Amenorrhö, Libidoverlust
- Hypophysenvorderlappen-Nebennierenrinden-System: Hyperkortisolismus (Pseudo-Cushing-Syndrom)
- Katecholaminstoffwechsel: Stimulierung des sympathikoadrenalen Systems, erhöhte Plasmakatecholaminspiegel
- Hypophysenhinterlappen: akut: Hemmung der Vasopressinsekretion

Kardiovaskuläres System:

- Alkohol-Kardiomyopathie (häufig subklinische Formen mit Herzrhythmusstörungen)
- Hypertonie, Herzrhythmusstörungen, Vorhofflimmern

Hämatologisches und immunologisches System:

- Erythropoese: Makrozytose, Hyperchromie der Erythrozyten, Anämie, Hämolyse
- Granulopoese: Leukozytose mit Linksverschiebung, Leukopenie, Funktionsstörungen der Granulozyten
- Thrombopoese: Thrombopenie
- lymphatisches System: Funktionsstörungen der T- und B-Lymphozyten
- retikuloendotheliales System: Hemmung der Phagozytose

- Infektionskrankheiten: Pneumonie, Tuberkulose, Endokarditis und andere bakterielle Infektionen (schwerer Verlauf)

Nervensystem:
- Zentralnervensystem: akute Alkoholintoxikation, Entzugssymptome bis zum Delir, epileptische Anfälle, Wernicke-Korsakow-Syndrom, Hirnatrophie, Demenz
- peripheres Nervensystem: Polyneuropathie, funikuläre Myelose

Bewegungsapparat:
- Muskulatur: alkoholische Myopathie, akute Rhabdomyolyse
- Knochen: alkoholische Osteopathie, Frakturen

Reproduktionssystem:
- Hypospermie, Impotenz, Alkohol-Embryopathie

Krebserkrankungen:
- deutliche Risikoerhöhung für Pharynx-, Larynx-, Ösophagus- und Kardiakarzinom, für Leberkarzinom, Pankreaskarzinom, kolorektale Neoplasien, Mammakarzinom

Einige wichtige Alkohol-Folgekrankheiten wie die Alkoholabhängigkeit, die alkoholische Lebererkrankung, alkoholbedingte Krebserkrankungen, Hypertonie und Embryopathie sollen hier Erwähnung finden. Bezüglich der alkoholischen Pankreatitis und spezieller Effekte von Alkohol auf die Funktion und Morphologie der gastrointestinalen Mukosa einschließlich der gastrointestinalen Motilität wird auf weiterführende Literatur verwiesen [2251].

58.4.1 Gesamtmortalität

Weltweit verursacht Alkohol ca. 2,6 Millionen Todesfälle (4,7 % aller Todesfälle im Jahr 2019) [2240]. Nach neuesten epidemiologischen Untersuchungen besteht zwischen konsumierter Alkoholmenge und Mortalitätsrisiko eine lineare Beziehung. Diese epidemiologischen Untersuchungen zeigen, dass das Risiko für die Gesamtmortalität und besonders für Krebsentstehung mit zunehmender Alkoholzufuhr ansteigt und dass die Alkoholmenge, die das Gesundheitsrisiko minimiert, bei Null liegt [2234], [2226]. Interessant erscheint, dass eine weitere Metaanalyse von nahezu 500 000 Menschen aus 83 Studien zu dem Schluss kam, dass die Schwelle für das niedrigste Gesamtmortalitätsrisiko bei ungefähr 100 g Alkohol pro Woche lag [2271].

Bezüglich des Einflusses von Alkohol auf die Gesamtmortalität wurden unzählige Studien bei Männern und Frauen durchgeführt. Wenn Untersuchungen mit älteren Menschen durchgeführt werden, so scheinen kleine Alkoholmengen einen protektiven Effekt auf die koronare Herzerkrankung zu haben, während jüngere Menschen von Alkohol nicht profitieren, sodass ihre Mortalitätskurve mit zunehmender Alkoholmenge linear ansteigt. Eine Übersicht länger zurückliegender Arbeiten ist bei White und Mitarbeitern zu finden [2270]. White weist darauf hin, dass die niedrigste Gesamtmortalität in insgesamt 22 groß angelegten, z. T. prospektiven Untersuchungen nicht einheitlich bei derselben Alkoholzufuhr liegt, sondern dass die niedrigste Gesamtmortalität in den unterschiedlichen Studien bei unterschiedlicher Alkoholzufuhr zu registrieren ist. Dies spricht für ein unterschiedliches Risiko bei verschiedenen untersuchten Populationen und somit für ein populationsspezifisches und letztendlich ein individualspezifisches Mortalitätsrisiko durch Alkohol. Mit anderen Worten: Jeder Mensch hat ein unterschiedliches Risiko gegenüber Alkohol. Besonders anfällig gegenüber Alkohol sind Kinder und Jugendliche, alte Menschen und Frauen.

Die Empfehlung, dass generell kleine Mengen Alkohol aufgrund eines günstigen Effekts auf die koronare Herzerkrankung die Gesamtmortalität vermindert, ist nach heutigem Stand der Wissenschaft nicht mehr zu halten [2234], [2226], [2266]. Für andere kardiovaskuläre Erkrankungen außer für die koronare Herzerkrankung gab es keine Schwellendosis [2271]. Andererseits steigert bereits 1 Drink pro Tag das Krebsrisiko für Karzinome des Oropharynx, des Ösophagus, besonders aber der weiblichen Brustdrüse [2225]. Aus diesem Grund kann Alkohol als Koronartherapeutikum nicht empfohlen werden.

58.4.2 Alkoholabhängigkeit

Weltweit leiden nach WHO-Daten 400 Millionen Menschen (7 %) an einer Alkoholkrankheit (AUD, Alcohol Use Disorder) [2240]. Alkohol gehört zu den Drogen mit hohem Missbrauchspotenzial.

Das Missbrauchspotenzial einer Droge bemisst sich nach 3 Gesichtspunkten:

- ihrer unmittelbaren psychotropen Wirkung, z. B. Beeinflussung von Stimmung, Wahrnehmung oder Antrieb
- der Entwicklung von Gewöhnung, psychischer Abhängigkeit und Toleranz
- der Gefährdung des Konsumenten und der Gesellschaft durch den regelmäßigen oder auch nur periodischen Konsum der entsprechenden Droge

Ein charakteristisches Merkmal des Alkohols ist seine große Potenz, psychische Abhängigkeit und damit Alkoholismus zu erzeugen. In diesem Zusammenhang ist zu erwähnen, dass Alkoholismus eine Krankheit mit genetischem Hintergrund ist. Nach heutiger Ansicht wird angenommen, dass ca. 50–60 % der Alkoholabhängigkeit genetisch bedingt sind. Insbesondere Zwillings- und Adoptionsstudien haben zu dieser Erkenntnis beigetragen. Multiple Gene scheinen hierbei eine Rolle zu spielen, ohne dass es bisher gelungen ist, die Genloci genau zu identifizieren.

Alkoholkranke sind hochgradig gefährdet, eine Mangelernährung zu entwickeln, weil sie oft ihre Nahrungszufuhr einschränken und der Alkohol in vielfacher Weise Einfluss auf die Utilisation der aufgenommenen Nahrungsbestandteile nimmt. Sie nehmen z. T. über 50 % der täglichen Kalorienzufuhr als Alkohol auf. In diesem Zusammenhang muss erwähnt werden, dass die Alkoholsucht eine Reihe von sozialen Aspekten wie Arbeitslosigkeit, Gewalt, Unfälle und Suizide verursacht, was weit über die medizinische Bedeutung hinaus geht.

58.4.3 Alkoholische Lebererkrankung

Die alkoholische Lebererkrankung ist die häufigste Lebererkrankung in Europa und den USA. Laut Daten der WHO sind in 2019 ca. 372 000 an einer alkoholassoziierten Leberzirrhose gestorben [2239]. Studien aus Frankreich belegen, dass bis zu einem durchschnittlichen Alkoholkonsum von 180 g/d das Risiko für die Entwicklung einer Leberzirrhose linear ansteigt. Im Vergleich zu einem Alkoholkonsum von 0–20 g/d erhöht sich bei Männern, die täglich 41–60 g bzw. 61–80 g Alkohol trinken, das Leberzirrhose-Risiko um den Faktor 6 bzw. 14. Bei Frauen beginnt die Risikoprogression bereits bei 21–40 g Alkohol pro Tag [2262], [2259].

Faktoren, die das Risiko für eine alkoholische Lebererkrankung modifizieren [2229], [2230]:

- Menge des zugeführten Alkohols
- Trinkmuster: Eine regelmäßige hohe Zufuhr ist riskanter als eine sporadische höhere Zufuhr.
- Geschlecht: Frauen haben ein weit höheres Risiko eine Leberzirrhose zu entwickeln als Männer.
- Gleichzeitiges Vorliegen anderer Lebererkrankungen: Dies gilt sowohl für die Hepatitis B und C, bei der nachgewiesen wurde, dass auch kleinste Mengen (ab 10 g Alkohol pro Tag) zu einer signifikanten Verschlechterung der Krankheit führten, als auch für die nichtalkoholische Fettlebererkrankung (NAFLD), für die Hämochromatose und den a1-Antitrypsin-Mangel.
- gleichzeitige Einnahme bestimmter Medikamente (z. B. Methotrexat, Paracetamol, Isoniazid)
- gleichzeitige Einnahme von Vitamin A oder Beta-Carotin
- Übergewicht und Adipositas
- Untergewicht und Mangelernährung anderer Ursache
- Genetik: Risikofaktoren für eine alkoholische Lebererkrankung sind Mutationen folgender Gene: PNPLA3, TM6SF2, MBOAT 7. Alle 3 Gene sind beim Fettstoffwechsel von Bedeutung. Zudem vermindert eine Mutation des kleinen Allels von MARC 1 das Risiko für eine Leberzirrhose, während eine Mutation des kleinen Allels von HNRNPUL 1 das Risiko erhöht. Das MARC 1-Protein spielt bei der Detoxifikation von Xenobiotika einschließlich Acetaldehyd und bei der Regulierung von Stickoxid eine Rolle, während HNRNPUL 1 den Transforming Growth Factor-β reguliert.
- Rauchen

Bezüglich der Pathogenese der alkoholischen Lebererkrankung wird auf weiterführende Literatur verwiesen [2262].

Da die Mangelernährung die Prognose der Lebererkrankung verschlechtert, werden **ernährungstherapeutische Ansätze** bei der Behandlung der alkoholischen Lebererkrankung angewandt [2243]. Das Ergebnis zahlloser kontrollierter, prospektiver Studien zum Effekt einer Ernährungstherapie lässt sich wie folgt zusammenfassen. Die enterale oder parenterale Nährstoffsubstitution verbessert Ernährungsstatus und Leberfunktion, hat keine wesentlichen Nebeneffekte, verbessert die Lebermorphologie nicht und führt insgesamt zu keiner Lebensverlängerung.

Hinweis für die Praxis

- Die Kalorien sollten das 1,2-Fache des Ruheenergieverbrauchs betragen (> 30 kcal pro kg Körpergewicht, bei schwerer ASH > 40 kcal pro kg Körpergewicht), und es sollten 1–1,5 g pro kg Körpergewicht Protein verabreicht werden.
- Kurze verzweigtkettige Aminosäuren (z. B. 500 ml einer 8 %igen Infusionslösung mit 160 kcal) sollten Patienten mit schwerer refraktorischer Enzephalopathie vorbehalten bleiben.
- Vitamine (Vitamin B_1 und B_6 mindestens je 100 mg/d) und Spurenelemente (Zink 30 mg/d) sollten zusätzlich intravenös eingesetzt werden.
- Bei schwerer alkoholischer Hepatitis und alkoholischer Leberzirrhose sollte eine Spätmahlzeit (z. B. Trinknahrung) angeboten werden. Die katabole Phase des nächtlichen Muskelabbaus wird durch Verkürzung der Nüchternphase verhindert (muskelprotektiver Effekt).

Ein Therapieansatz für einen 60 kg schweren Patienten mit **alkoholischer Enzephalopathie** könnte folgendermaßen aussehen:

- 1000 ml 40 %ige Glukoselösung (1600 kcal) versetzt mit Kalium (individuell unterschiedlich) und Insulin (individuell unterschiedlich) zur Normalisierung des Serum-Kalium- und Serum-Glukosespiegels
- 500 ml 10 %ige Aminosäurenlösung (200 kcal)
- 500 ml 8 %ige Lösung kurzer verzweigter Aminosäuren (160 kcal)

Bei Vorliegen von Aszites muss die Flüssigkeitszufuhr oft auf 1500–2000 ml begrenzt bleiben.

58.4.4 Krebserkrankungen

Eine chronische Alkoholzufuhr erhöht das Risiko für das Auftreten von Krebs im oberen Aerodigestivtrakt (Mundhöhle, Pharynx, Hypopharynx, Larynx, Ösophagus und Kardia), in der Leber, im Kolorektum und in der weiblichen Brust. Die GLOBOCAN-Datenbasis schätzt, dass im Jahre 2022 7,3 Millionen Menschen an diesen Tumoren erkrankt sind und 3,8 Millionen daran gestorben sind [2242]. Auf chronischen Alkoholkonsum sind 6,1 % der Krebserkrankungen bei Männern und 2,0 % bei Frauen zurückzuführen [2264], [2256].

VI

Eine große Zahl prospektiver und Fall-Kontrollstudien haben zeigen können, dass das Risiko für Krebs des oberen Aerodigestivtrakts bei einem täglichen Konsum von 50 g Alkohol, was ungefähr ½ l Liter Wein entspricht, auf das 2- bis 3-Fache gesteigert ist. Zusätzliches Rauchen hat einen synergistischen Effekt. Eine sorgfältig durchgeführte Studie aus Frankreich hat gezeigt, dass das Trinken von mehr als 80 g Alkohol pro Tag mit einem 18-fach erhöhten Risiko für das **Ösophaguskarzinom** einhergeht. Wenn 20 Zigaretten geraucht werden und kein Alkohol getrunken wird, ist das Risiko um das 5-Fache erhöht. Wird Alkohol getrunken und werden 20 Zigaretten geraucht, so steigt dieses Risiko synergistisch auf einen Faktor von 44. Mechanismen, die durch chronische Alkoholzufuhr zu einem erhöhten Krebsrisiko im oberen Aerodigestivtrakt führen, sind wahrscheinlich in erster Linie auf Acetaldehyd, das erste Stoffwechselprodukt von Alkohol, zurückzuführen. Aber auch oxidativer Stress, Störungen des Methyltransfers und verminderte Retinsäurespiegel scheinen von Bedeutung zu sein [2264].

Auch für das **hepatozelluläre Karzinom (HCC)** besteht ein alkoholassoziiertes Risiko, das zwischen 4,5- und 7,3-fach erhöht ist, wenn mehr als 80 g Alkohol pro Tag konsumiert werden. Die meisten Karzinome entwickeln sich in zirrhotischen Lebern. Chronische Alkoholzufuhr erhöht das Risiko eines HCC besonders bei Patienten mit Hepatitis B und C sowie solchen mit Hämochromatose und einer nichtalkoholischen Fettlebererkrankung (NAFLD) [2262].

Eine positive Assoziation zwischen Alkoholkonsum und **kolorektalem Karzinom** wurde ebenfalls in mehr als 50 prospektiven und Fall-Kontrollstudien berichtet. Eine Zusammenfassung von 27 Kohortenstudien fand ein 2-fach erhöhtes Risiko für Kolorektalkrebs bei Alkoholkranken. Gepoolte Daten von 8 Kohortenstudien und Daten von einer kürzlich durchgeführten Metaanalyse zeigen ein 1,4-fach erhöhtes Risiko für das kolorektale Karzinom bei Patienten, die mehr als 50 g Alkohol pro Tag konsumieren, verglichen mit Nichttrinkern. Auch im Dickdarm scheint Acetaldehyd von Bakterien aus Ethanol produziert als Krebsverursacher eine Rolle zu spielen [2264].

Mehr als 100 epidemiologische Studien haben eindeutig und klar einen dosisabhängigen Zusammenhang zwischen dem Risiko für **Brustkrebs** und der chronischen Zufuhr von Alkohol zeigen können. Bereits bei einer täglichen Menge von 18 g Alkohol (etwas mehr als ⅛ l Wein) steigt das Risiko für Brustkrebs signifikant an. Eine Metaanalyse von 38 epidemiologischen Studien fand heraus, dass das Brustkrebsrisiko bei 1, 2 oder 3 und mehr Drinks pro Tag um 10, 20 und 40 % ansteigt. Eine gepoolte Analyse von 53 Studien an mehr als 58 000 Frauen fand heraus, dass das Risiko für Brustkrebs um 7,1 % für jede zusätzlichen 10 g Alkohol, die pro Tag zugeführt wurden, ansteigt. Bei 50 g Alkohol pro Tag ist somit das Risiko um 50 % gesteigert. Offensichtlich scheint es keine Schwellendosis für Alkohol beim Brustkrebsrisiko zu geben. Die erhöhten Östrogenspiegel unter Alkohol mögen ursächlich verantwortlich sein [2225].

58.4.5 Herzerkrankungen

Eine chronische hohe Alkoholzufuhr ist zunächst ein Kardiotoxin, welches den Herzmuskel schädigt und zur **Kardiomyopathie** führt, die bei entsprechender Alkoholkarenz teilweise reversibel ist.

Außerdem verursacht eine chronische Alkoholzufuhr in hohen Dosen **Herzrhythmusstörungen**, insbesondere Vorhofflimmern mit absoluter Arrhythmie. Es ist seit Langem bekannt, dass hohe Alkoholmengen am Wochenende getrunken zum „Holiday Heart“ führen, das sind intermittierende Rhythmusstörungen, die meist am Anfang der Woche auftreten. Eine chronische Alkoholzufuhr führt ebenfalls zu einer arteriellen Hypertonie und damit sekundären Schädigung des Herzens [2268], [2266].

Alkohol verursacht weiterhin ein metabolisches Syndrom, das als Risikofaktor bei der **koronaren Herzkrankheit (KHK)** gilt, da Alkohol 7,1 kcal/g aufweist und durch zusätzliche Alkoholzufuhr das Körpergewicht zunächst gesteigert wird, wobei auch ein Diabetes mellitus begünstigt wird. Alkohol erhöht die Triglyzeridwerte im Serum und kann zum Ansteigen von LDL-Cholesterin führen. All das sind Faktoren, die eine KHK begünstigen. Es gibt allerdings auch alkoholbedingte Faktoren, die vor einer KHK schützen (Kap. 58.5) [2249].

58.4.6 Arterielle Hypertonie

Alkohol hat sowohl bei einmaligem als auch bei regelmäßigem Konsum einen blutdrucksteigernden Effekt, der dosisabhängig ist. Bei Gesunden ändert sich der Blutdruck nach < 50 g Alkohol wenig. Bei Hypertonikern steigt dagegen der Blutdruck bis zu 10 mmHg systolisch und 5 mmHg diastolisch an. Bei 3957 normotensiven Alkoholkonsumenten fand man einen linearen Anstieg des systolischen Blutdrucks (10 g Alkohol pro Tag erhöhte den mittleren systolischen BD um 1 mmHg bei Männern und Frauen). Darüber hinaus zeigte eine kürzlich erschienene Studie an mehr als 17 000 Amerikanern, dass moderater Alkoholkonsum (7–13 Drinks pro Woche) den Blutdruck signifikant steigert.

Bei hohen Alkoholmengen und bei Frauen ist Rauchen ein zusätzlich stimulierender Faktor. Interessant ist, dass moderater Rotweinkonsum (150 ml) zum Essen bei Patienten mit Typ-2-Diabetes-mellitus (DM) keinen Effekt auf den Blutdruck hatte und bei homozygoten Genträgern von ADH1B*2 (Schnellmetabolisierer) sogar ein erniedrigter Blutdruck beobachtet wurde. So sind die Effekte quantitativ u. a. durch Ethnizität, Geschlecht, Alter und Genetik (Polymorphismen der Alkohol-metabolisierenden Enzyme) beeinflusst [2263].

Mögliche Mechanismen beinhalten eine Schädigung der Barorezeptoren, verschiedene endokrine Störungen wie erhöhte Sympathikusaktivität, Stimulation des Renin-Angiotensin-Aldosteron-Systems und erhöhte Kortisolspiegel. Auch kann die vaskuläre Reaktivität durch Verlust der Relaxation über Entzündung und oxidative Schädigung betroffen sein. Regelmäßiger Alkoholkonsum von mehr als 30 g pro Tag ist deshalb nach Übergewicht die zweithäufigste nichtgenetische Ursache eines Hypertonus [2263], [2266].

58.4.7 Alkoholische Embryopathie

In der Schwangerschaft muss Alkohol komplett gemieden werden. In den letzten Jahren wurde darauf hingewiesen, dass sogar eine niedrigdosierte bis moderate Alkoholzufuhr zum kritischen Zeitpunkt der Organogenese zu einem fetalen Alkoholsyndrom führen kann [2257]. Kinder mit fetalem Alkoholsyndrom haben eine prä- und postnatale Wachstumsretardierung, eine Gesichtsdysmorphie und Dysfunktionen des Zentralnervensystems, die kognitive Verschlechterung und Lernstörungen mit sich bringen. Noch vor dem Down-Syndrom ist in Deutschland das fetale Alkoholsyndrom die häufigste diagnostizierte Fehlbildung bei Neugeborenen.

58.5 Günstige Effekte von Alkohol

58.5.1 Effekt auf die Entstehung von Arteriosklerose

Mindestens 6 Effekte beeinflussen die Entstehung der Arteriosklerose günstig [2249]:

- Verminderung von Lipoprotein (a)
- Erhöhung der Gesamtkonzentration von HDL-Cholesterin und Anstieg der HDL 2- und HDL 3-Konzentration im Serum
- wahrscheinlich Verbesserung der peripheren Insulinresistenz durch kleinste Dosen von Alkohol, allerdings bevor ein metabolisches Syndrom vorliegt
- Verminderung von Fibrinogen und Fibrinogenspaltprodukten im Serum, was zu einer besseren Rheologie führen kann (Plasminogenaktivator-Antigen und -Aktivität erhöht)
- intrinsischer Effekt auf die Plättchenaggregation
- Konzentrationserhöhung von Apolipoprotein A-1 und A-2

Immer wieder werden die antioxidativen Substanzen in Wein für den kardioprotektiven Effekt von Alkohol verantwortlich gemacht. Dies ist ein Mythos. Der oxidative Effekt von Alkohol übertrifft bei weitem die geringe Menge von Resveratrol oder Flavonoiden im Wein.

58.5.2 Effekt auf die Entstehung von koronarer Herzkrankheit und ischämischem Schlaganfall

Unzählige epidemiologische Studien über den Zusammenhang zwischen Alkoholkonsum und koronarer Herzkrankheit (KHK) haben einen protektiven Effekt bei Alkoholzufuhrmengen von 10–20 g/d gezeigt.

Im Vergleich zur Risikoreduktion durch Kontrolle von anderen etablierten Herz-Kreislauf-Risikofaktoren (z. B. Rauchen, Erhöhung der Blutfette, Bewegung) ist die durch moderaten Alkoholkonsum erzielte Risikoverminderung relativ gering, was eher gegen eine direkte Kausalitätsbeziehung spricht. Neuere Studien zeigen, dass nicht nur der moderate, sondern auch der leichte Alkoholkonsum, d. h. 5–10 g Alkohol pro Tag mit einer Verminderung des Risikos für Herz-Kreislauf-Erkrankungen verbunden ist.

Höhere Alkoholmengen steigern das Risiko für eine Herz-Kreislauf-Erkrankung wieder. Im Wesentlichen konnte gezeigt werden, dass die Häufigkeit der KHK stärker bei Männern als bei Frauen gesenkt wird, dies insbesondere bei älteren Patienten, die 1 oder mehrere Risikofaktoren für die KHK aufweisen. Die kardioprotektive Wirkung erfolgt offenbar durch ein komplexes Zusammenspiel der oben erwähnten verschiedensten Mechanismen, aber auch durch Effekte z. B. auf die Stressempfindung und Stresskontrolle. Besteht mehr als 1 kardiovaskulärer Risikofaktor, so scheinen kleine Mengen Alkohol günstig zu sein. Dasselbe gilt für Menschen, die bereits einen Herzinfarkt durchgemacht haben. Zu den genannten kardiovaskulären Risikofaktoren kann die Hypertonie nicht hinzugerechnet werden, da Alkohol den Blutdruck steigert.

Die Empfehlung, dass generell kleine Mengen Alkohol aufgrund eines günstigen Effekts auf die KHK die Gesamtmortalität vermindert, ist nach heutigem Stand der Wissenschaft nicht mehr zu halten [2234], [2226], [2266]. Wenngleich auch bei Frauen das Koronarrisiko durch moderaten Alkoholkonsum von 10–12 g/d scheinbar günstig beeinflusst wird, ist zu beachten, dass Frauen vor dem Beginn der Wechseljahre ein geringes Koronarrisiko aufweisen, sodass mögliche Alkoholeffekte kaum eine zusätzliche Schutzwirkung verleihen. Für andere kardiovaskuläre Erkrankungen, außer für die KHK, gibt es keine Schwellendosis [2271]. Andererseits steigert bereits 1 Drink pro Tag das Krebsrisiko für Karzinome des Oropharynx, des Ösophagus, besonders aber der weiblichen Brustdrüse [2225]. Aus diesem Grund kann Alkohol als Koronartherapeutikum nicht empfohlen werden.

Immer wieder wurde dem Wein die koronarschützende Wirkung von Alkohol zugeschrieben. Aber vielleicht ist es der Weinkonsument, der aufgrund seiner psychosozialen und kulturellen Struktur kleine Mengen Alkohol regelmäßig zu sich nimmt, gleichzeitig aber auch in vielen anderen Aspekten gesünder lebt, indem er z. B. mehr Obst und Gemüse, eine mediterrane Diät einnimmt und sein Körpergewicht kontrolliert. Dass Wein über die Schutzwirkung von antioxidativen Substanzen wie Resveratrol oder Quercetin das Risiko für eine KHK senkt, ist sicher nicht zu halten. Interessant ist, dass Weintrinker generell einen anderen Lebensstil haben und sich gesünder als Bier- und Schnapstrinker ernähren. Eine unlängst veröffentlichte Studie aus dem British Medical Journal, die über 3 Mio. Kassencoupons von Individuen untersucht hat, konnte zeigen, dass in der Tat die Menschen, die Wein kaufen, ebenfalls andere Lebensmittel mit gesünderem Potenzial konsumieren, verglichen mit Bier- und Schnapstrinkern.

Hinweis für die Praxis

Alkohol ist kein Koronartherapeutikum. Ältere Menschen mit 1 oder mehreren Risikofaktoren für eine KHK ohne Erkrankungen, die durch Alkohol verschlechtert werden können, und Patienten, die bereits einen Herzinfarkt hatten, können 1 Glas Wein am Tag, aber nicht täglich zu sich nehmen. Zu berücksichtigen ist, dass Risikofaktoren wie Hypertonus, Fettstoffwechselstörungen, Hyperurikämie und Herzrhythmusstörungen durch Alkohol verstärkt werden. Dies ist besonders in der Pathogenese des Schlaganfalls zu berücksichtigen. Vorsicht ist deshalb bei arterieller Hypertonie geboten, insbesondere wenn die Patienten zusätzlich antikoagulative Substanzen einnehmen.

58.6 Empfehlungen zum Umgang mit Alkohol

Alkohol hat ein großes Suchtpotenzial und schädigt dosisabhängig nahezu jedes Organ und jedes Gewebe des menschlichen Organismus. Insgesamt ist im Umgang mit Alkohol Vorsicht geboten. Die Voraussetzung für Empfehlungen des Umgangs mit Alkohol ist die Entscheidung, welches Risiko für Menschen als akzeptabel zu erachten sei. Individuelle Merkmale wie genetische Faktoren, Geschlecht, Lebensstil sowie vorbestehende, sich durch Alkoholzufuhr verschlechternde Krankheiten modifizieren das Erkrankungsrisiko. Die Risikoentscheidung kann letztlich nur jedes Individuum für sich treffen. Die Evidenz zeigt, dass auch moderater Alkoholkonsum mit erhöhten Risiken für Erkrankungen verknüpft ist. Das führt zum Schluss, dass die Charakterisierung moderaten Alkoholkonsums als risikoarm und die Definition einer Schwellendosis nicht mehr gerechtfertigt erscheinen.

Hinweis zur Praxis

Empfehlungen zur Ernährung

Neben einer Alkoholabstinenz umfassen die derzeitigen Empfehlungen zur Ernährung bei chronischem Alkoholkonsum eine Kalorienzufuhr von mindestens 35 kcal pro kg Körpergewicht täglich bei nichtadipösen Patienten, eine Proteinzufuhr von 1,2–1,5 g pro kg Körpergewicht täglich, sowie eine Ergänzung der Mikronährstoffe durch Supplementation von Vitaminen und Spurenelementen, da Patienten mit ALD und AUD möglicherweise einen Mangel an wasser- und fettlöslichen Vitaminen, hierbei vor allem der B-Gruppe aufweisen.

Weiterhin sollte vor allem bei Patienten mit Leberzirrhose auf eine Minimierung von Fastenzeiten geachtet werden, d. h., häufige kleine Mahlzeiten und späte Abendmahlzeiten sollten aufgenommen werden. Auch die Behandlung eventuell vorliegender komorbider Erkrankungen wie des metabolischen Syndroms oder einer Osteopathie sollte mit Maßnahmen zur Unterstützung der Ernährung der Patienten integriert werden. Weiterhin sollte eine enterale Sondenernährung bei Patienten mit unzureichender oraler Aufnahme in Betracht gezogen werden; allerdings wird diese nicht als Erstlinientherapie empfohlen.

58.6.1 Danksagung

Die Autoren dieses Kapitel möchten Frau Prof. Dr. C. Bode † und Herrn Prof. Dr. Ch. Bode für ihren langjährigen und weitgreifenden Beitrag zur Aufklärung der Wirkung von Alkohol auf den menschlichen Organismus und hierbei vor allem den Darm und die Leber danken.

Literatur

[2225] Allen NE, Beral V, Casabonne D et al. Moderate alcohol intake and cancer incidence in women. J Natl Cancer Inst 2009; 101 (5): 296–305

[2226] Anderson BO, Berdzuli N, Ilbawi A et al. Health and cancer risks associated with low levels of alcohol consumption. Lancet Public Health 2023; 8 (1): e6–e7

[2227] Aragon CM, Rogan F, Amit Z. Ethanol metabolism in rat brain homogenates by a catalase-H_2O_2 system. Biochem Pharmacol 1992; 44 (1): 93–98

[2228] Bagnardi V, Rota M, Botteri E et al. Light alcohol drinking and cancer: a meta-analysis. Ann Oncol 2013; 24 (2): 301–308

[2229] Baraona E, Abittan CS, Dohmen K et al. Gender differences in pharmacokinetics of alcohol. Alcohol Clin Exp Res 2001; 25 (4): 502–507

[2230] Bergheim I, Parlesak A, Dierks C et al. Nutritional deficiencies in German middle-class male alcohol consumers: relation to dietary intake and severity of liver disease. Eur J Clin Nutr 2003; 57 (3): 431–438

[2231] Bundesministerium der Finanzen (2025): Kassenmäßige Steuereinnahmen nach Steuerarten. Berlin. Internet: www.bundesfinanzministerium.de

[2232] Cederbaum AI. Alcohol metabolism. Clin Liver Dis 2012; 16 (4): 667–685

[2233] Chao A, Waitzberg D, Passos de Jesus R et al. Malnutrition and Nutritional Support in Alcoholic Liver Disease: a Review. Curr Gastroenterol Rep 2016; 18 (12): 65

[2234] Collaborators, G.B.D.A. Alcohol use and burden for 195 countries and territories, 1990–2016: a systematic analysis for the Global Burden of Disease Study 2016. Lancet 2018; 392 (10152): 1015–1035

[2235] Contreras-Zentella ML, Villalobos-Garcia D, Hernandez-Munoz R. Ethanol Metabolism in the Liver, the Induction of Oxidant Stress, and the Antioxidant Defense System. Antioxidants (Basel) 2022; 11 (7)

[2236] Fernandes LMP, Bezerra FR, Monteiro MC et al. Thiamine deficiency, oxidative metabolic pathways and ethanol-induced neurotoxicity: how poor nutrition contributes to the alcoholic syndrome, as Marchiafava-Bignami disease. Eur J Clin Nutr 2017; 71 (5): 580–586

[2237] Frezza M, di Papdova C, Pozzato G et al. High blood alcohol levels in women. The role of decreased gastric alcohol dehydrogenase activity and first-pass metabolism. N Engl J Med 1990; 322 (2): 95–99

[2238] Friedrich K, Baumann C, Brune M et al. Association of serum zinc levels with liver function and survival in patients awaiting liver transplantation. Langenbecks Arch Surg 2015; 400 (7): 805–811

[2239] GBD 2019 Diseases and Injuries Collaborators (2020). Global burden of 369 diseases and injuries in 204 countries and territories, 1990-2019: a systematic analysis for the Global Burden of Disease Study 2019. Lancet (London, England), 396(10258), 1204–1222. https://doi.org/10.1016/S0140-6736(20)30925-9

[2240] Global status report on alcohol and health and treatment of substance use disorders. Geneva: World Health Organization; 2024. Licence: CC BY-NC-SA 3.0 IGO

[2241] Halsted CH. B-Vitamin dependent methionine metabolism and alcoholic liver disease. Clin Chem Lab Med 2013; 51 (3): 457–465

[2242] International Agency for Research on Cancer. (2023). Global cancer observatory: World fact sheet. World Health Organization. https://gco.iarc.who.int/media/globocan/factsheets/populations/900-world-fact-sheet.pdf (acessed 10.07.2025)

[2243] Jeon S, Carr R. Alcohol effects on hepatic lipid metabolism. J Lipid Res 2020; 61 (4): 470–479

[2244] Jiang Y, Zhang T, Kusumanchi P et al. Alcohol Metabolizing Enzymes, Microsomal Ethanol Oxidizing System, Cytochrome P450 2E1, Catalase, and Aldehyde Dehydrogenase in Alcohol-Associated Liver Disease. Biomedicines 2020; 8 (3)

[2245] Kraus L, Möckl J, Manthey J et al. Trends in alcohol-attributable morbidity and mortality in Germany from 2000 to 2021: A modelling study. Drug Alcohol Rev. 2024; 43(7): 1662–1675. https://doi.org/10.1111/dar.13928

[2246] Lieber CS. Relationships between nutrition, alcohol use, and liver disease. Alcohol Res Health 2003; 27 (3): 220–231

[2247] Manthey J, Hassan SA, Carr S. et al. What are the Economic Costs to Society Attributable to Alcohol Use? A Systematic Review and Modelling Study. PharmacoEconomics 39, 809–822 (2021). https://doi.org/10.1007/s40273-021-01031-8

[2248] McClain C, Vatsalya V, Cave M. Role of Zinc in the Development/Progression of Alcoholic Liver Disease. Curr Treat Options Gastroenterol 2017; 15 (2): 285–295

[2249] Meier P, Seitz HK. Effekte des Alkohols. Gibt es neben negativen auch positive Auswirkungen chronischen Alkoholkonsums. Med Klinik 2006; 101: 891–897

[2250] Melis M, Tang XH, Trasino SE et al. Retinoids in the Pathogenesis and Treatment of Liver Diseases. Nutrients 2022; 14 (7): 1456.

[2251] Millonig G, Werner J, Seitz HK. Alkohol und gastroenterologische Erkrankungen. Gastroenterologie up2date 2020; 16 (03): 257-273

[2252] Minzer S, Losno RA, Casas R. The Effect of Alcohol on Cardiovascular Risk Factors: Is There New Information? Nutrients 2020; 12 (4): 912.

[2253] Osna NA, Rasineni K, Ganesan M et al. Pathogenesis of Alcohol-Associated Liver Disease. J Clin Exp Hepatol 2022; 12 (6): 1492–1513

[2254] Osna NA, Donohue TM Jr, Kharbanda KK. Alcoholic Liver Disease: Pathogenesis and Current Management. Alcohol Res 2017; 38 (2): 147–161

[2255] Rosales C Gillard BK, Gotto Jr AM et al. The Alcohol-High-Density Lipoprotein Athero-Protective Axis. Biomolecules 2020; 10 (7)

[2256] Rumgay H, Shield K, Charvat H et al. Global burden of cancer in 2020 attributable to alcohol consumption: a population-based study. The Lancet. Oncology 2021; 22(8), 1071–1080. https://doi.org/10.1016/S1470-2045(21)00279-5

[2257] Schaller K, Kahnert S, Garcia-Verdugo R et al., Deutsches Krebsforschungszentrum. Alkoholatlas Deutschland 2022. Heidelberg: PS Publishers; 2022

[2258] Sandoval C, Farias J, Zamorano M et al. Vitamin Supplements as a Nutritional Strategy against Chronic Alcohol Consumption? An Updated Review. Antioxidants (Basel) 2022; 11 (3): 564.

[2259] Seitz HK, Stickel F. Alkohol. In: Schauder P, Ollenschläger G, Hrsg. Ernährungsmedizin: Prävention und Therapie. München: Elsevier; 2006: 433–446

[2260] Seitz HK. Alcoholic liver disease. Clinical Hepatology: Principles and Practice of hepatobiliary diseases 2010; 2: 1111–1151

[2261] Seitz HK. Do alcoholic calories count? Frontiers in Alcoholism 2014; 2: 52–58

[2262] Seitz HK, Bataller R, Cortez-Pinto H et al. Alcoholic liver disease. Nat Rev Dis Primers 2018; 4 (1): 16

[2263] Seitz HK, Arslic-Schmitt T, Hasslacher C. Alkohol-assoziierte Erkrankungen: Leber am Limit. Deutsches Ärzteblatt 2022; 4: 130–133

[2264] Seitz HK. Alkohol und Karzinome des Verdauungstrakts: die Bedeutung von Azetaldehyd und oxidativem Stress. Z Gastroenterol. 2025; 63(09): 960-974. DOI: 10.1055/a-2588-6849

[2265] Seitz HK, Moreia B, Neuman M. Pathogenesis of alcoholic fatty liver: a narrative review. Life: 2023 Jul 30;13(8):1662.

[2266] Seitz HK, John U. Gesundheitsrisiko Alkohol – neue Empfehlungen zum Umgang mit Alkohol. Innere Medizin 2023; 64 (12): 1224–1229

[2267] Starker A et al. (2025): Tabak – Zahlen und Fakten zum Konsum. In: Deutsche Hauptstelle für Suchtfragen (DHS) (Hrsg.): DHS Jahrbuch Sucht 2025. Lengerich: Pabst

[2268] Strasser RH, Kübler W. Alkohol und kardiovaskuläres System. In: Seitz HK, Lieber CS, Simanowski UA, Hrsg. Handbuch Alkohol: Alkoholismus, alkoholbedingte Organschäden. Stuttgart: Thieme; 2000: 443–459

[2269] Tetzschner R, Norgaard K, Ranjan A. Effects of alcohol on plasma glucose and prevention of alcohol-induced hypoglycemia in type 1 diabetes-A systematic review with GRADE. Diabetes Metab Res Rev 2018; 34 (3).

[2270] White IR. The level of alcohol consumption at which all-cause mortality is least. J Clin Epidemiol 1999; 52 (10): 967–975

[2271] Wood AM, Kaptoge S, Butterworth AS et al. Risk thresholds for alcohol consumption: combined analysis of individual-participant data for 599912 current drinkers in 83 prospective studies. Lancet 2018; 391 (10129): 1513–1523

[2272] World Health Organization. Global status report on alcohol and health. 2018. Im Internet: https://www.who.int/news-room/fact-sheets/detail/alcohol

[2273] Zakhari S. Overview: how is alcohol metabolized by the body? Alcohol Res Health 2006; 29 (4): 245–254

59 Zahngesundheit und Ernährung

C. Ganß

Das Wichtigste in Kürze

Die Mundgesundheit ist ein zentrales Element von Lebensqualität. Eine gesunde Mundhöhle ermöglicht nicht nur das unbeschwerte Genießen von Speisen und Getränken, sondern auch eine physiologische Ernährung. Umgekehrt beeinflusst die Ernährung auf vielfache Weise die Mundgesundheit. Für die Ernährungsmedizin sind zahnmedizinische Aspekte daher in vielerlei Hinsicht von Bedeutung.

Karies und Parodontitis sind nach wie vor sehr häufige Zahnerkrankungen. Karies entsteht durch die Verstoffwechselung von Kohlenhydraten (speziell Mono- und Disaccharide) im Biofilm zu organischen Säuren. Der damit verbundene Abfall des pH-Werts in der Plaque führt zur Demineralisation der Zahnhartsubstanz. Verzehrsmenge und -frequenz von Saccharose (Haushaltszucker) sind mit der Kariesprävalenz assoziiert, daher sollte der Zuckerverzehr grundsätzlich eingeschränkt werden und nicht mehr als 10 % des täglichen Energiebedarfs betragen.

Speziell vulnerable Personen (Kinder, chronisch Kranke und multimorbide Personen, ältere Menschen) sollten aus zahnmedizinischer Sicht auf zuckerarme Ernährung achten. Nicht kariogene Süßungsmittel können zur Reduktion des Zuckerverzehrs beitragen. Säuren in Lebensmitteln und Getränken (z. B. Obst, Softdrinks) können Erosionen der Zahnhartsubstanzen verursachen. Ernährungsformen, die reich an Omega-3-Fettsäuren, Vitaminen, Mineralien, sekundären Pflanzenstoffen und Ballaststoffen sind, können die parodontale Gesundheit unterstützen.

Keywords

Karies, Parodontitis, Saccharide, Fluorid, nicht kariogene Süßungsmittel, Probiotika, Vitamine, Erosion

59.1 Karies

In globaler Perspektive ist unbehandelte Karies die häufigste Erkrankung überhaupt. In Deutschland ist die Kariesprävalenz durch die gesetzlich geregelten Präventionsmaßnahmen bei 12-Jährigen zwar deutlich zurückgegangen, im jüngeren Erwachsenenalter sind jedoch nur noch 2,5 % ohne Karieserfahrung. Ein weiteres Mundgesundheitsproblem ist zudem Wurzelkaries, von der in der Altersgruppe der 35- bis 44-Jährigen etwa jeder Zehnte und in der Altersgruppe der 65- bis 74-Jährigen sogar jeder Zweite betroffen ist.

59.1.1 Ätiologie

Karies entsteht durch die Verstoffwechselung von Kohlenhydraten durch Mikroorganismen in der Plaque. Plaque ist ein strukturierter Biofilm, der eine Vielzahl von Mikroorganismen beherbergen kann. Kariogene Spezies, speziell etwa *Streptococcus mutans*, spielen eine besondere Rolle bei der Kariesentstehung. Sie können extrazelluläre Polysaccharide bilden, die zu ihrer Anheftung an der Zahnoberfläche und zur Entwicklung eines strukturierten Biofilms beitragen. Sie sind azidogen und azidurisch (säuretolerant), können H^+-Ionen entgegen dem Konzentrationsgefälle aktiv ausschleusen, haben intrazelluläre Enzyme mit Optimum bei niedrigem pH-Wert und können spezifische „acid stress response"-Proteine bilden. Der Biofilm ist ein dynamisches Ökosystem und kann durch Adaptations- und Selektionsprozesse mehr oder weniger pathogen werden. Faktoren, welche die Pathogenität des Biofilms fördern, sind u. a. die Maturationszeit und die Substratzufuhr (Zucker). Personen mit ungenügender Mundhygiene und hoher Zuckeraufnahme (Frequenz/Menge) beherbergen in der Regel mehr kariogene Mikroorganismen und haben eine besonders azidogene Plaque.

Kariogene Mikroorganismen verstoffwechseln Kohlenhydrate (speziell Di- und Monosaccharide) durch Glykolyse zu organischen Säuren (Milchsäure, Essigsäure). Dadurch fällt der pH-Wert in der Plaque je nach Stoffwechselintensität auf Werte

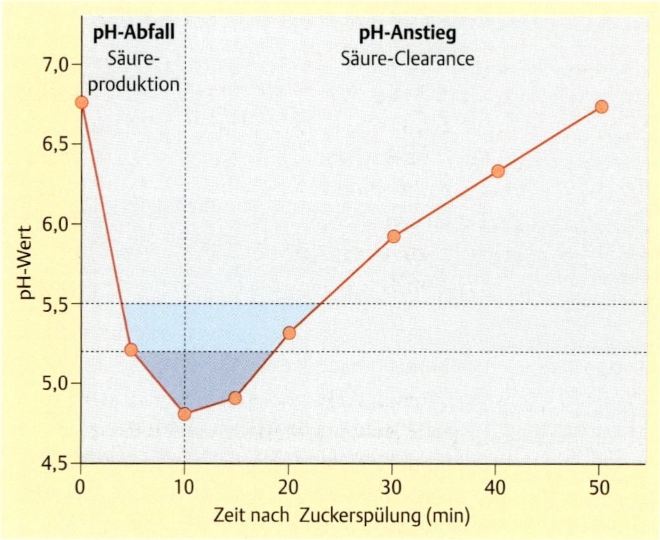

Abb. 59.1 Typischer zeitlicher Verlauf der Säureproduktion in der Plaque nach Spülung mit Zuckerlösung. Der pH-Wert fällt rasch ab und bleibt für längere Zeit im sauren Bereich. Blau: pH-Wert-Bereich, in dem eine Entmineralisierung des Zahnschmelzes erfolgen kann. Dunkelblau: pH-Wert-Bereich bei besonders stoffwechselaktiver (kariogener) Plaque. (Quelle: Shellis R. Der kariogene Säureangriff. In: Meyer-Lückel H, Paris S, Ekstrand K, Hrsg. Karies. 1. Auflage. Stuttgart: Thieme; 2012.)

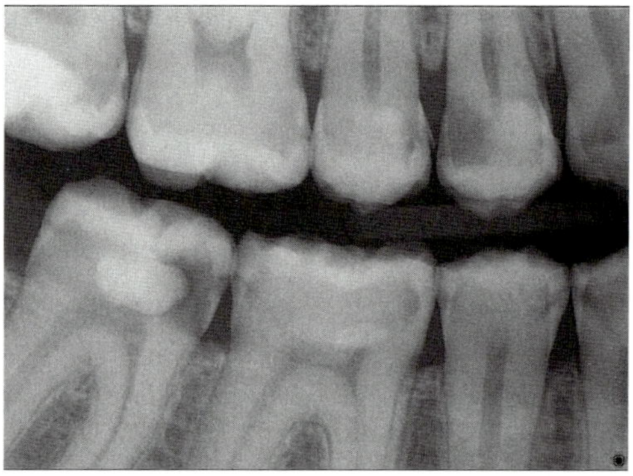

Abb. 59.2 Röntgenbild (Ober- und Unterkiefer rechts) einer Patientin mit multipler Karies. Kariöse Läsionen unterschiedlicher Ausdehnung sind an den Aufhellungen im Bereich der Zahnkronen zu erkennen.

zwischen 5,5 und 4,5 ab. Diese pH-Wert-Veränderung folgt einem typischen Verlauf (▶ Abb. 59.1) und länger als 30 Minuten andauern.

H^+-Ionen aus der Plaque demineralisieren die Zahnhartsubstanz. Im Röntgenbild zeigen sich kariöse Läsionen als Aufhellungen (▶ Abb. 59.2). Initialkaries kann durch geeignete Maßnahmen remineralisiert und arretiert werden. Bleibt das kariogene Milieu jedoch bestehen, kommt es zu fortschreitender Demineralisation mit Kavitation und Abbau des Dentinkollagens. In diesem Stadium ist eine restaurative Therapie, beispielsweise mit Füllungen, angezeigt.

59.1.2 Kariogenität von Sacchariden und anderen Süßungsmitteln

Mono- und Disaccharide

Mono- und Disaccharide sind eindeutig kariogen. Die wichtigste Rolle spielt dabei die Saccharose (Haushaltszucker). Die Beziehung zwischen Zuckermenge, Zuckerverzehrsfrequenz und Karies ist linear. Die Stärke dieses Zusammenhangs hängt jedoch von individuellen Faktoren (z. B. Mundhygiene, Fluoridexposition) und der Verfügbarkeit bzw. Inanspruchnahme von Präventionsprogrammen (Gruppen- und Individualprophylaxe) ab.

Grundsätzlich wird der Einfluss des Zuckerkonsums durch die regelmäßige Verwendung von Fluoriden abgeschwächt. Dies bedeutet jedoch nicht, dass Fluorid „vor Zucker schützt". Speziell Personen mit hohem Kariesrisiko (z. B. Menschen mit geistigen, visuellen oder motorischen Einschränkungen oder Patienten mit verringertem Speichelfluss) sollten den Zuckerkonsum auch bei ausreichender Fluoridexposition unbedingt verringern. „Natürliche" oder „gesunde" Haushaltszucker-Alternativen wie Sirupe und Dicksäfte (z. B. Reis-, Ahorn- oder Dattelsirup) oder Kokosblüten- oder Rohrzucker sind nicht weniger kariogen als Haushaltszucker.

Hinweis für die Praxis

Allgemein bleibt die Verringerung des Zuckerkonsums ein wichtiger Baustein in der Kariesprävention. Die WHO empfiehlt in ihrer aktuellen Leitlinie als Maßnahme zur Vermeidung von Übergewicht und zur Kariesprävention den Zuckerverzehr auf 10 % des täglichen Energiebedarfs zu reduzieren.

Angesichts der zunehmenden Zahl übergewichtiger Kinder und Jugendlicher stellt sich die Frage, ob die Betroffenen auch ein erhöhtes Kariesrisiko haben. Dabei wäre die Hypothese, dass eine Übergewicht fördernde Ernährungsweise auch mit einer höheren Zuckerverzehrsmenge und -frequenz einhergehen. Tatsächlich zeigen Studien aus Industrieländern, speziell solche mit differenzierter Kariesdiagnostik, dass Kinder und Jugendliche mit Übergewicht eine höhere Kariesprävalenz zeigen. Gewichtsreduktion und zahngesunde Ernährung sollten daher gemeinsames Ziel medizinischer und zahnmedizinischer Präventionsstrategien sein.

Polysaccharide

Neben Mono- und Disacchariden können auch Polysaccharide kariogen sein. Die Kariogenität von Stärke ist schon in den 1950er Jahren in Fütterungsversuchen an Ratten gezeigt worden. Gekochte stärkehaltige Nahrungsmittel (z. B. Reis, Kartoffeln, Brot) sind von geringer Kariogenität, ebenso ist die Kariogenität von roher Stärke gering. Prozessierte Stärke (fein gemahlen, erhitzt) kann Karies induzieren, jedoch ist die Kariogenität geringer als die von Zucker.

Ein Zusatz von Zucker erhöht die Kariogenität von stärkehaltigen Produkten. Vor diesem Hintergrund wird die „Bäcker-Karies“ als Folge von Mehlstaub-Exposition als Berufserkrankung im Bäcker- und Konditoreigewerbe diskutiert. Im Einzelfall ist die Differenzierung zwischen berufsbedingtem Kariesrisiko und Karies aufgrund individueller Faktoren schwierig. In jedem Fall sind berufsgenossenschaftliche Informations- und Präventionsmaßnahmen in Back- und Konditorbetrieben zu begrüßen.

Nichtkariogene Süßungsmittel

Nichtkariogene Süßungsmittel sind Verbindungen, die nicht durch Mikroorganismen verstoffwechselt werden können. Dazu zählen die intensiven Süßstoffe (z. B. Aspartam, Zyklamat, Saccharin) und die Zuckeraustauschstoffe (z. B. die Zuckeralkohole Sorbit und Xylit). Der Verzehr dieser Stoffe führt nicht zu einem nennenswerten Abfall des pH-Werts in der Plaque, daher sind sie nicht kariogen.

Hinweis für die Praxis

Das Label „zuckerfrei“ auf vielen Produkten bedeutet jedoch nicht immer frei von kariogenen Sacchariden, da Glukose oder Fruktose ähnlich kariogen sind wie Haushaltszucker. Produkte mit dem Zahnmännchen-Signet der Aktion Zahnfreundlich e. V. sind dagegen nach einem akkreditierten Verfahren getestet. Dabei wird die Veränderung des pH-Werts in der Plaque mit einer intraoralen Messeinrichtung an Testpersonen bestimmt. Produkte erhalten das Signet nur, wenn der pH-Wert über einen Zeitraum von 30 Minuten nach Nahrungsaufnahme über 5,7 bleibt.

Xylit werden aber auch zusätzliche Effekte zugesprochen, beispielsweise zur Prävention der Otitis media bei Kindern. Es wird vermutet, dass Xylit in den Bakterienstoffwechsel von *Streptococcus mutans* eingreifen und dessen Frequenz in Speichel und Plaque reduzieren kann. Die Evidenz für einen kariespräventiven Effekt von Zahnpasten, Bonbons, Tabletten oder Sirup ist jedoch unklar.

Eine besondere Rolle spielen Zuckeralkohole in Kaugummis. Regelmäßiges Kauen von zuckerfreiem Kaugummi (täglich nach den Mahlzeiten für 10–20 Minuten) kann die Kariesinzidenz nachweislich verringern. Als Wirkungsmechanismus wird die neutralisierende Wirkung durch Speichelstimulation diskutiert. Es gibt Hinweise, dass Xylit-haltige Kaugummis solchen mit anderen Zuckeralkoholen überlegen sein könnten.

59.1.3 Kariesprävention mit Fluorid

Fluorid ist nachgewiesenermaßen der effektivste Wirkstoff zur Kariesprävention. Die Fluoridwirkung ist **lokal** (z. B. durch fluoridhaltige Mund-

VI

hygieneprodukte, fluoridiertes Speisesalz) und besteht in der Verringerung der Säurelöslichkeit des Zahnminerals und der Förderung der Wiederaufnahme von Mineral in die Zahnhartgewebe. Die Fluoridwirkung basiert hauptsächlich auf der Interaktion von freien Fluoridionen mit dem Zahnhartgewebe während der Kariesentstehung und -progression. Die **systemische** Fluoridwirkung ist dagegen von untergeordneter Bedeutung. Wenngleich Fluorid bei systemischer Aufnahme (z. B. Fluorid-Tabletten) während der Zahnentwicklung in das Zahnmineral eingebaut werden kann, gibt es keinen Hinweis darauf, dass dies zu einer geringeren Kariesanfälligkeit führt.

Ernährungsbezogen können Fluoride über das Trinkwasser oder über fluoridiertes Speisesalz aufgenommen werden. Vorteile dieser Maßnahmen sind, dass sie unabhängig von der Compliance des Einzelnen allgemein zur Kariesprävention beitragen. Die **Trinkwasser-Fluoridierung** (in der Regel supplementiert bis 1 ppm Fluorid) ist eine effektive Maßnahme zur Kariesreduktion, jedoch steigt damit auch die Prävalenz von sogenannten **Dentalfluorosen**: Erhöhte Fluoridkonzentrationen im Plasma können zu Schmelzbildungsstörungen führen (▸ Abb. 59.3). Fluorotische Zähne zeigen keine erhöhte Kariesanfälligkeit, die Schmelzflecken können jedoch speziell bei schwerer Ausprägung ästhetisch störend wirken.

Personen, die in Gebieten mit hohem Trinkwasser-Fluoridgehalt aufwachsen, haben nachgewiesenermaßen weniger Karies. Die Kariesprävalenz steigt jedoch wieder, wenn diese Personen in Gebiete mit niedrigem Fluoridgehalt im Trinkwasser umziehen und umgekehrt. Dieser Befund weist darauf hin, dass systemische Fluoriderungen entgegen ihrer eigentlichen Intention lokal wirken.

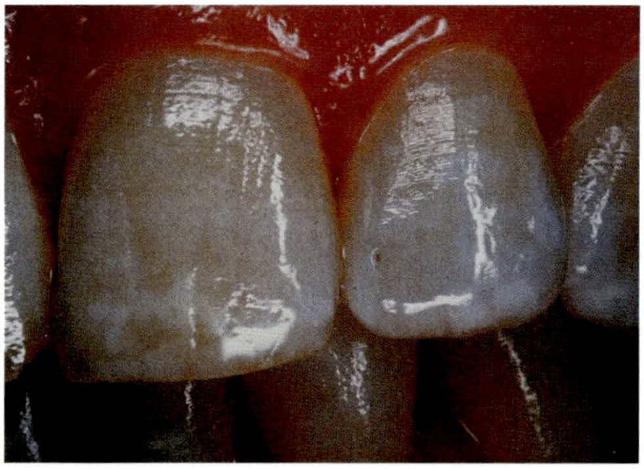

Abb. 59.3 Dentalfluorose: Die Schmelzflecken entstehen durch die Störung der Schmelzmineralisation während der Zahnentwicklung.

Trinkwasser ist in Deutschland allgemein fluoridarm, **Mineralwasser** dagegen kann nennenswerte Fluoridkonzentrationen enthalten und je nach Verzehrsmenge nennenswert zur Fluoridaufnahme und zum Fluoroserisiko bei Kindern beitragen.

Hinweis für die Praxis

Soll Säuglingsnahrung mit Mineralwasser zubereitet werden, sollte ein Produkt mit der Angabe „zur Zubereitung von Säuglingsnahrung geeignet" verwendet werden. Bei diesen Wässern liegt der Fluoridgehalt unter 0,7 ppm. Nach der Mineral- und Tafelwasser-Verordnung muss der Fluoridgehalt deklariert werden, wenn er 1,5 mg/l übersteigt. Das Produkt enthält dann den Hinweis: „Enthält mehr als 1,5 mg/l Fluorid: Für Säuglinge und Kinder unter 7 Jahren nicht zum regelmäßigen Verzehr geeignet". Mineralwässer dürfen höchstens 5 mg Fluorid pro Liter enthalten.

Fluoridiertes Speisesalz enthält in der Regel 250 mg Fluorid pro kg und hat mittlerweile einen Marktanteil von etwa 70 %. Ebenso kann **Milch** mit Fluorid angereichert werden (Einzeldosis 1 mg F^- in 200 ml). Die Datenlage zur Effektivität dieser Lebensmittel ist jedoch schwach. Die **Supplementierung von Grundnahrungsmitteln** (Trinkwasser, Salz, Milch) wird aus ethischer Sicht jedoch kritisch betrachtet, sofern ihr die Wahlfreiheit und damit das Persönlichkeitsrecht entgegensteht. Daher hat sich die Trinkwasser-Fluoridierung in Deutschland nicht durchgesetzt.

Hinweis für die Praxis

Die Fluoridexposition aus fluoridierten Lebensmitteln sollte bei der individuellen Entscheidung für Fluoridierungsmaßnahmen berücksichtigt werden.

59.1.4 Modifikation der Plaque-Ökologie mit Probiotika

Die Verabreichung von Probiotika hat die Veränderung von Zusammensetzung und Metabolismus der oralen Mikroflora zu einem nichtpathogenen Milieu zum Ziel. Dazu können z. B. bestimmte Laktobazillenstämme oder Bifidobakterien in Form von supplementierten Milchprodukten, als Drops oder als Lösungen verabreicht werden. Da die Mundhöhle ein dynamisches Ökosystem ist, ist jedoch die dauerhafte und regelmäßige Anwendung erforderlich. Tatsächlich kann ein gewisser kariesprotektiver Effekt gezeigt werden, jedoch ist die wissenschaftliche Basis für Empfehlungen gegenwärtig noch dünn.

Probiotika sind der regelmäßigen Fluoridanwendung nicht überlegen, daher ist der klinische Nutzen auch perspektivisch aufgrund ihrer komplexen Anwendungsform fraglich. In speziellen Gruppen könnten Probiotika aber möglicherweise zusätzlich zu Fluoridanwendungen hilfreich sein. So konnte beispielsweise gezeigt werden, dass Wurzelkaries sowie orale *Candida*-Infektionen bei Personen in Alters- und Pflegeheimen möglicherweise positiv beeinflusst werden können.

59.2 Bedeutung von Vitaminen für die Zahngesundheit

Vitamine sind für die Zahnentwicklung und für die Gesunderhaltung oraler Strukturen von Bedeutung: **Vitamin D** reguliert den Kalziumstoffwechsel und ist das am deutlichsten mit oraler Gesundheit assoziierte Vitamin. Vitamin-D-Mangel kann zu Mineralisierungsstörungen während der Zahnentwicklung und zu charakteristischen Kieferdeformierungen mit offenem Biss führen. Der Vitamin-D-Spiegel im Blut ist negativ mit der Prävalenz von frühkindlicher Karies und Molaren-Inzisiven-Hypomineralisation (eine Mineralisationsstörung, welche die ersten Molaren und die Schneidezähne betrifft) sowie mit einer höheren Wahrscheinlichkeit, Zähne aufgrund von Parodontitis zu verlieren, assoziiert.

Vitamin C hat eine wichtige Funktion bei der Kollagensynthese, daher sind parodontale Probleme mit Zahnfleischbluten ein Symptom von Skorbut. Die reguläre Kollagensynthese ist von zentraler Bedeutung für die Dentinogenese, daher kann Vitamin-C-Mangel mit irregulärer Dentinbildung assoziiert sein. Ein Mangel an **Vitamin-B-Komplex** kann sich in Symptomen an der Mundschleimhaut (Brennen, Entzündung, Ulzeration, Cheilitis) äußern, ein Mangel an **Vitamin A** kann mit Schmelzbildungsstörungen einhergehen.

59.3 Säurebedingte Zahnhartsubstanzerkrankungen

Erosionen sind Zahnschäden, die durch die direkte Einwirkung von Säuren ohne Beteiligung von Mikroorganismen entstehen. Diese Säuren können bei Essstörungen mit chronischem Erbrechen oder bei Refluxerkrankungen in die Mundhöhle gelangen. Zudem gibt es eine Vielzahl säurehaltiger Lebensmittel wie etwa Erfrischungsgetränke, Säfte, Obst oder Essigzubereitungen, die zahnschädigend wirken können. Klinisch manifestieren sich solche Defekte in Form von flächenhaften Kavitäten, wobei die physiologischen Strukturen der Zähne eingeebnet werden (▸ Abb. 59.4). Über die Prävalenz dieser Zahnerkrankung liegen für Deutschland nur wenige Daten vor, jedoch scheinen etwa 45 % der jungen Erwachsenen von solchen Läsionen betroffen zu sein.

Die Erosivität von Lebensmitteln und Getränken ist im Wesentlichen von deren pH-Wert abhängig. Umfangreiche Messungen an menschlichen Zahnproben haben gezeigt, dass Produkte mit einem pH-Wert über 4,5 als nichterosiv betrachtet werden können. Liegt der pH-Wert darunter, kann ein

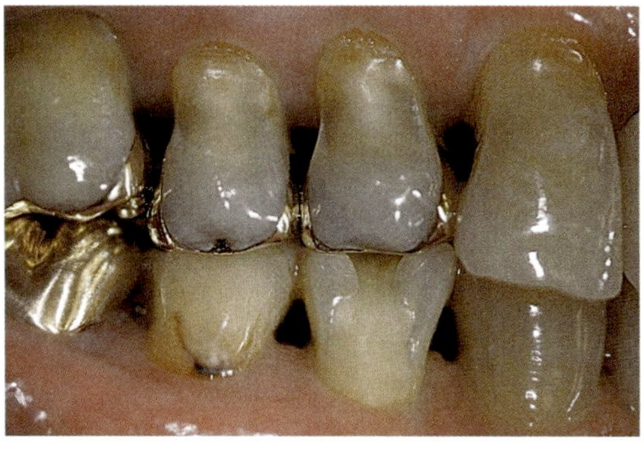

Abb. 59.4 Erosion. Säurebedingte Zahnhartsubstanzerkrankung bei einer älteren Patientin aufgrund von säurebetonter Ernährung (Obst, Früchtetee, Salate).

Produkt jedoch bei ausreichender Kalziumsupplementierung unproblematisch sein. Beispielsweise ist ein Orangensaft mit einer Kalziumkonzentration von 1 g/l nicht erosiv, während dasselbe Getränk ohne Kalzium Erosionen verursachen kann. Ebenso sind saure Milchprodukte wie Joghurt nicht erosiv. Patienten mit Erosionen sollten die Häufigkeit saurer Mahlzeiten reduzieren (auch Obst), Früchte oder Salat mit Milchprodukten kombinieren und saure Getränke nicht aus Radfahrerflaschen trinken oder länger im Mund halten.

59.4 Zahngesundheit bei speziellen Ernährungsformen

Vegane oder vegetarische Ernährung, Rohkost- oder Paläoernährung sind nicht per se zahngesund. Wenn diese Kostformen mit einer Reduktion des Zuckerkonsums einhergehen, kann sicherlich auch das Kariesrisiko gesenkt werden. Bei hohem Obstanteil können jedoch Erosionen auftreten. Speziell Personen, die sich überwiegend von Rohkost ernähren, können ein höheres Risiko für Erosionen und Abrasionen (Zahnverschleiß durch Abrieb) aufweisen. Im Rahmen der Ernährung von Sportlern sollte bedacht werden, dass niedermolekulare Kohlenhydrate, ebenso wie Trockenfrüchte oder Bananen kariogen sein können. Sportgetränke können erosiv wirken.

Bei chronisch kranken Personen, die entweder ausschließlich oder ergänzend Trinknahrung zu sich nehmen, sollte der Zuckergehalt entsprechender Produkte beachtet werden. Diese Patienten haben oft aufgrund von Mundtrockenheit (z. B. medikamenteninduziert) und Einschränkungen bei der Mundhygiene ohnehin oft ein höheres Kariesrisiko. Wenn Trinknahrung häufig in kleinen Portionen verzehrt werden soll, sollten begleitend Maßnahmen zur Kariesprävention (Hilfe bei der Mundhygiene, Fluoridierung, zahnärztliche Begleitung) erfolgen.

Patienten nach Strahlentherapie im Kopf-Hals-Bereich haben aufgrund von Schluck- und Geschmacksstörungen häufig sehr spezielle und individuelle Ernährungsgewohnheiten. Aufgrund des extrem hohen Kariesrisikos nach Strahlentherapie sollten unbedingt eine Ernährungsanalyse und begleitend intensive Präventionsmaßnahmen in Zusammenarbeit mit Zahnmedizinern erfolgen.

59.5 Ernährung und Parodontalerkrankungen

Gingivitis und Parodontitis sind Biofilm-assoziierte Erkrankungen. Bei der Gingivitis handelt es sich um ein oberflächliches Entzündungsgeschehen, das durch eine verbesserte Mundhygiene einfach zu behandeln ist. Solche Gingivitiden können lange bestehen, in welchen Fällen sich jedoch im Gefolge eine Parodontitis mit entzündungsbedingtem Verlust des Zahnhalteapparats und Ausbildung von Zahnfleischtaschen einstellt, ist bislang unklar. Während früher spezifische parodontalpathogene Mikroorganismen als ursächlich angesehen wurden, werden heute systemische Erkrankungen wie Diabetes oder metabolisches Syndrom, psychosoziale Faktoren, die Stress auslösen und immunmodulierend wirken können, sowie eine ungesunde Lebensweisen – speziell im Verbund mit Rauchen und Alhoholkonsum – als wesentliche Faktoren für die Pathogenese der Parodontitis diskutiert.

Neuerdings kommen jedoch auch Ernährungsfaktoren stärker in den Blick. So konnten etwa nach Adjustierung für andere relevante Faktoren wie Plaquemenge oder Rauchen Assoziationen von Ernährungsformen wie Mediterrane Ernährung, DASH (Dietary Approaches to Stop Hypertension) oder MIND (Mediterranean-DASH Intervention for Neurodegenerative Delay Diet) mit einem geringeren Schweregrad von Parodontitis gezeigt werden. Eine recht eindeutige Assoziation findet sich zwischen der Restriktion von freien Zuckern und gingivaler Gesundheit.

Weiterhin gibt es auch Hinweise darauf, dass diätetische und nutrizeutische Maßnahmen die Parodontitistherapie unterstützen könnten, etwa über die Gabe von Mikronährstoffen, Omega-3-Fettsäuren, grünem/Oolong Tee sowie Polyphenolen und Flavonoiden. Angesichts der hohen Parodontitisprävalenz in Deutschland könnten entsprechende Ernährungsempfehlungen sicherlich sehr zum Zahnerhalt und zu besserer Mundgesundheit beitragen.

Hinweis für die Praxis

- Vulnerable Personen (Kinder, chronisch Kranke, ältere Personen) sollten besonders auf zahngesunde Ernährung achten.
- Ernährungsmedizinische Beratung sollte auch kariologische Aspekte berücksichtigen.
- Unter- oder Mangelernährung kann auch durch schlechte Mundgesundheit (Mundtrockenheit, Schmerzen, schlechtsitzende Prothesen) (mit-)verursacht sein.
- Ernährungs-Tagebücher können bei der Beratung über zahngesunde Ernährung helfen.

Empfehlungen zur Ernährung

Erhaltung der Zahngesundheit

- Der Verzehr von zuckerhaltigen Nahrungsmitteln und Getränken sollte deutlich eingeschränkt werden. Die WHO empfiehlt, dass die Zuckermenge weniger als 10 % des täglichen Energiebedarfs betragen soll.
- Nichtkariogene Süßungsmittel können helfen, den Zuckerverzehr zu reduzieren.
- Es sollten bevorzugt zuckerfreie Zwischenmahlzeiten und Getränke ausgewählt werden.
- Täglich häufige Säureimpulse über einen längeren Zeitraum (z. B. Obst, Softdrinks) sollten vermieden werden, da sie zu Erosionen führen können.
- Antiinflammatorisch wirksame Ernährungsbestandteile und -formen können zu parodontaler Gesundheit beitragen.

Literatur

[2274] Azarpazhooh A, Limeback H, Lawrence HP et al. Xylitol for preventing acute otitis media in children up to 12 years of age. Cochrane Database Syst Rev 2011; DOI: 10.1002/14651858.CD007095.pub2

[2275] Bernabe E, Vehkalahti MM, Sheiham A et al. The shape of the dose-response relationship between sugars and caries in adults. J Dent Res 2015; pii: 0022034515616572

[2276] Bundesministerium der Justiz und für Verbraucherschutz: Verordnung über natürliches Mineralwasser, Quellwasser und Tafelwasser (Mineral- und Tafelwasser-Verordnung). Im Internet: www.gesetze-im-internet.de; Stand: 04.01.2024

[2277] Cagetti MG, Campus G, Milia E et al. A systematic review on fluoridated food in caries prevention. Acta Odontol Scand 2013; 71: 381–387

[2278] Chen D, Zhi Q, Zhou Y, Tao Y, Wu L, Lin H. Association between dental caries and BMI in children: A systematic review and meta-analysis. Caries Res 2018; 52: 230–245

[2279] Fontana M, Gonzalez-Cabezas C. Are we ready for definitive clinical guidelines on xylitol/polyol use? Adv Dent Res 2012; 24: 123–128

[2280] Hayden C, Bowler JO, Chambers S et al. Obesity and dental caries in children: a systematic review and meta-analysis. Community Dent Oral Epidemiol 2013; 41: 289–308

[2281] Jordan AR, Micheelis W. Fünfte Deutsche Mundgesundheitsstudie (DMS V). Köln: Deutscher Zahnärzteverlag; 2016

[2282] Kassebaum NJ, Bernabé E, Dahiya M et al. Global burden of untreated caries: a systematic review and metaregression. J Dent Res 2015; 94: 650–658

[2283] Koch MJ. Zähne und Ernährung. In: Biesalski HK, Bischoff SC, Puchstein C, Hrsg. Ernährungsmedizin. 4. Aufl. Stuttgart: Thieme; 2010

[2284] Kraft-Bodi E, Jorgensen MR, Keller MK et al. Effect of probiotic bacteria on oral candida in frail elderly. J Dent Res 2015; 94 (Suppl 9): 181S–186S

[2285] Lieske B, Moszka N, Borof K et al. Association between an anti-inflammatory dietary score and periodontitis - evidence from the Population-Based Hamburg City Health Study. Nutrients 2023; 15: 3235

[2286] Lussi A, Jaeggi T, Zero D. The role of diet in the aetiology of dental erosion. Caries Res 2004; 38 (Suppl): 34–44

[2287] Lussi A, Megert B, Shellis RP. The erosive effect of various drinks, foods, stimulants, medications and mouthwashes on human tooth enamel. Swiss Dent J 2023; 133: 440–455

[2288] Nadelman P, Magno MB, Masterson D et al. Are dairy products containing probiotics beneficial for oral health? A systematic review and meta-analysis. Clin Oral Investig 2018; 22: 2763–2785

[2289] Neuhaus K, Meyer J, Weiger R et al. Milchfluoridierung – wo stehen wir heute. Schweiz Monatsschr Zahnmed 2005; 115: 1019–1025

[2290] Petersson LG, Magnusson T, Hakestam U et al. Reversal of primary root caries lesions after daily intake of milk supplemented with fluoride and probiotic lactobacilli in older adults. Acta Odontol Scand 2011; 69: 321–327

[2291] Riley P, Moore D, Ahmed F et al. Xylitol-containing products for preventing dental caries in children and adults. Cochrane Database Syst Rev 2015; DOI: 10.1002/14651858.CD010743.pub2

[2292] Rippe KP. Ethik und die Fluoridierung von Salz, Milch und Trinkwasser. Bundesgesundheitsbl 2009; 52: 548

[2293] Sheetal A, Hiremath VK, Patil AG et al. Malnutrition and its oral outcome – a review. J Clin Diagn Res 2013; 7: 178–180

[2294] Shellis RP. Ätiologie und Pathogenese der Karies. In: Meyer-Lückel H, Paris S, Ekstrand K, Hrsg. Karies. Wissenschaft und Praxis. Stuttgart: Thieme; 2012: 22

[2295] Te Morenga L, Mallard S, Mann J. Dietary sugars and body weight: systematic review and meta-analyses of randomised controlled trials and cohort studies. Br Med J 2013; 346: e7492

[2296] Woelber JP, Gebhard D, Hujoel PP. Free sugars and gingival inflammation: A systematic review and meta-analysis. J Clin Periodontol 2023; 50: 1188–1201

[2297] Woelber JP, Reichenbächer K, Groß T, Vach K, Ratka-Krüger P, Bartha V. Dietary and nutraceutical interventions as an adjunct to non-surgical periodontal therapy- a systematic review. Nutrients 2023; 15: 1538

[2298] Woelber JP, Vach K. Healthier Smile: The Role of Diet and Nutrition in the Prevention and Therapy of Caries, Gingivitis, and Periodontitis. Nutrients 2023; 15: 4319

[2299] World Health Organization. Guideline: Sugars intake for adults and children. Geneva; 2015. Im Internet: www.who.int; Stand: 04.01.2024

60 Erkrankungen des oberen Gastrointestinaltrakts

A. Hann, B. Schlegel, W.G. Zoller

Das Wichtigste in Kürze

Dysphagien und gastroösophageale Refluxkrankheit sind häufige Ösophaguserkrankungen, die durch diätetische Maßnahmen beeinflusst werden können. Hauptursachen für Dysphagien sind neuromuskuläre Störungen und mechanische Obstruktionen. Problematisch sind das erhöhte Risiko für Aspirationspneumonien sowie die Entwicklung einer Mangelernährung infolge reduzierter Nahrungszufuhr. Die gastroösophageale Refluxkrankheit (GERD) betrifft ca. 15–25 % der erwachsenen Bevölkerung; Risikofaktoren sind Übergewicht, Nikotinabusus und genetische Faktoren. Durch diätetische Maßnahmen können Sphinktertonus sowie Magenentleerung beeinflusst und damit leichtere Formen therapiert werden.

Ernährungsmedizinisch relevante Magenerkrankungen sind Gastritis und Ulkuskrankheit sowie Karzinome des Magens und Zustand nach Gastrektomie, wobei die Diätetik sowohl präventive als auch therapeutische Ansätze bietet. Der in den letzten Jahren seltener gewordene *Helicobacter pylori* ist immer noch die wesentliche Ursache für die Entstehung eines Ulkus. Operative Eingriffe am Magen mit partieller oder totaler Gastrektomie führen zu vielfältigen Veränderungen des Verdauungsvorgangs. Sie zeigen sich in einem breiten Spektrum von Symptomen wie gestörtem Transport, verminderter Nahrungsaufnahme und -verdauung bis hin zu Gewichtsverlust, Mangelernährung und Komplikationen wie Osteoporose und Anämie. Das postprandiale Früh-Dumping-Syndrom lässt sich durch eine konsequente diätetische Therapie häufig suffizient therapieren.

Keywords

Dysphagie, Ösophagusmotilitätsstörungen, Ösophaguskarzinom, Magenkarzinom, Postgastrektomiesyndrom, Gastroparese, Dumping

60.1 Physiologie des Schluckakts

60.1.1 Phasen des Schluckakts

Der komplexe Vorgang des Schluckens lässt sich in eine orale, pharyngeale und ösophageale Phase einteilen. Der Schlucktakt wird durch zentrale Hirnabschnitte wie Großhirn, Thalamus und vor allem den Pons und die Medulla oblongata gesteuert. Durch das Kauen und Einspeicheln entsteht ein feuchter Nahrungsbolus, der willkürlich geschluckt wird.

Der Transport des Speisebolus vom Mund in den Pharynx stellt die pharyngeale Phase dar und löst eine Reihe unwillkürlicher Aktionen aus. Durch den Kontakt des Speisebolus mit dem Pharynx kommt es zu einer Aktivierung von N. glossopharyngeus und N. vagus, die mit dem Schluckzentrum im Hirnstamm verbunden sind. Hier wird die Einleitung des Schluckakts, d. h. die Öffnung des oberen Ösophagussphinkters, die Peristaltik des oberen Ösophagus und der Glottisschluss, koordiniert.

Nach Auslösung des Schluckakts kommt es zu einem erhöhten Druck im Pharynx und zur Relaxation des oberen Ösophagussphinkters. So gelangt der Speisebolus in den oberen Ösophagus; damit wird die ebenfalls unwillkürliche ösophageale Phase eingeleitet. Der obere Ösophagussphinkter schließt sich daraufhin wieder, und eine peristaltische Welle transportiert den Speisebolus durch den Ösophagus. Der untere Ösophagussphinkter öffnet sich und schließt sich nach Passage des Bolus wieder. Störungen aller oder auch nur einzelner Phasen des Schluckakts verursachen eine Dysphagie.

60.1.2 Verdauungssekrete

Durch den Speisebrei wird im Mund die Produktion von Verdauungssekreten angeregt; hierzu gehört die Anregung des Speichelflusses, die Aktivierung der Magensäuresekretion, die Aktivierung der Sekretion von Pankreasenzymen, die Kontraktion der Gallenblase und die Relaxation des

Sphinkter Oddi. Obwohl in Mund und Rachen keine wesentlichen Absorptionsvorgänge stattfinden, spielt die oropharyngeale Phase eine wichtige Rolle bei der Koordination der initialen Phase des Verdauungsvorgangs. Der Speichel enthält 2 Verdauungsenzyme: die Speichel-Amylase und die Lipase. Die Speichel-Amylase spielt eine wichtige Rolle bei der Verdauung von Stärke.

60.2 Dysphagie

Grundsätzlich können 2 Arten von Dysphagie unterschieden werden:

- die oropharyngeale Dysphagie (die häufig mit Aspirationen einhergeht)
- die ösophageale Dysphagie

Dysphagie ist ein häufiger Grund für die Entwicklung einer Mangelernährung.

60.2.1 Oropharyngeale Dysphagie

Häufigste Ursache der oropharyngealen Dysphagie ist eine neuromuskuläre Störung, meist als Folge eines apoplektischen Insults. 20–50 % aller Schlaganfall-Patienten leiden an einer oropharyngealen Dysphagie. Klinisch sind die hauptsächlichen Probleme der Dysphagie das erhöhte Risiko für Aspirationspneumonien und die Entwicklung einer Mangelernährung, da eine bedarfsgerechte orale Ernährung nicht möglich ist.

Die Dysphagie kann bei Schlaganfall-Patienten vorübergehender Natur sein und fordert eine konsequente Schlucktherapie. Zur Verlaufsbeurteilung wird eine regelmäßige Schluckdiagnostik bis zu 6 Monate nach dem Insult empfohlen (Details siehe Kap. Schlucktherapie). Nach Vorgaben der Logopädie kann die Konsistenz der Nahrung und Flüssigkeit an die Schluckfähigkeit angepasst werden. Hierzu können Speisen flüssig, püriert, teilpüriert oder adaptiert/weich zubereitet und Flüssigkeiten angedickt werden. Häufig führt dies zu einer reduzierten Trinkmenge, die nicht bedarfsdeckend ist [2316].

Eine enterale Ernährungstherapie mit Formula-Diäten über eine nasogastrale Sonde ist zu erwägen. Wenn absehbar ist, dass eine Sondenernährung längerfristig (mehr als 2–3 Wochen) erforderlich ist, profitieren diese Patienten von einer frühzeitigen Anlage einer perkutanen endoskopischen Gastrostomie (PEG)).

Es gibt eine Reihe weiterer neuromuskulärer und neurodegenerativer Erkrankungen, die mit einer Dysphagie einhergehen und möglicherweise eine enterale Ernährungstherapie erfordern. Allerdings konnte gezeigt werden, dass durch die PEG-Anlage das Risiko von Aspirationen nicht signifikant reduziert wird. Gegebenenfalls muss eine postpylorische Sondenanlage in Betracht gezogen werden.

Hinweis für die Praxis

Ursachen der oropharyngealen Dysphagie

- Erkrankungen des ZNS (zerebrovaskulärer Insult, Hirnstammtumoren, amyotrophe Lateralsklerose, multiple Sklerose, Morbus Parkinson)
- Erkrankungen des peripheren Nervensystems (diabetische Polyneuropathie, bulbäre Poliomyelitis, Poliomyelitis, Diphtherie)
- Erkrankungen der motorischen Endplatte (Myasthenia gravis, Tetanus, Botulismus)
- muskuläre Erkrankungen (muskuläre Dystrophie, metabolische Myopathie, Amyloidose, Lupus erythematodes, primäre Myositis)
- Funktionsstörungen des oberen Ösophagussphinkters (hyper- und hypotensiver Ösophagus, gestörte Relaxation des oberen Ösophagus)
- Varia wie Zenker-Divertikel (▶ Abb. 60.1a), Tumoren (▶ Abb. 60.1b), Entzündungen, Struma, Lymphadenopathie, Strahlentherapie

60.2.2 Ösophageale Dysphagie

Die ösophageale Dysphagie, die mit dem Gefühl einhergeht, dass Essen steckenbleibt, lässt sich unterteilen in eine obstruktive Form, bei der feste Nahrung steckenbleibt, und eine Motilitätsstörung, bei der bereits das Schlucken von Flüssigkeiten Probleme bereitet. Symptome, die bei einer Erkrankung der Speiseröhre in Form einer ösophagealen Dysphagie auftreten, sind Odynophagie, Sodbrennen, Regurgitation oder nichtkardial bedingter Thoraxschmerz.

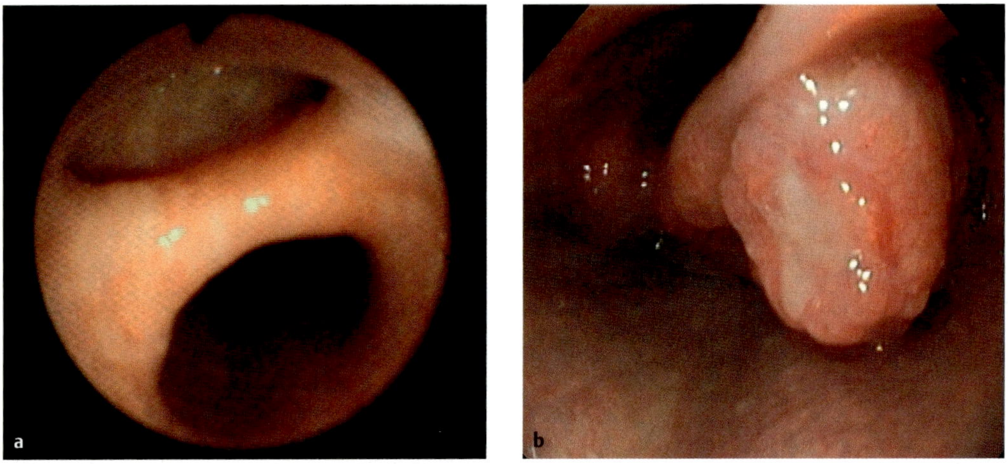

Abb. 60.1 Ursachen für eine oropharyngeale Dysphagie.
a Zenker-Divertikel.
b Larynxkarzinom.

> **Hinweis für die Praxis**
>
> **Ursachen der ösophagealen Dysphagie**
>
> - Motilitätsstörungen (Achalasie, funktionelle Obstruktion im Bereich des ösophagogastralen Übergangs, fehlende Kontraktilität, distaler Ösophagusspasmus, hyperkontraktiler Ösophagus, hypertensiver Ösophagus (Nussknacker-Ösophagus) und ineffektive Motilität des tubulären Ösophagus, Chagas-Erkrankung, Amyloidose, Diabetes mellitus)
> - mechanische Obstruktion (Karzinom, peptische Stenose, Divertikel, benigne Tumoren, Fremdkörper)
> - Ösophagitiden (eosinophile Ösophagitis, Refluxösophagitis)
> - äußere Kompression (Gefäßanomalie wie z. B. Dysphagia lusoria, Aortenaneurysma, Mediastinalprozesse, vertebragene Ursachen)

60.3 Erkrankungen des Ösophagus

60.3.1 Anatomische Grundlagen

Der Ösophagus weist einige anatomische Besonderheiten auf, deren Kenntnis für das Verständnis seiner Funktionsweise und der Pathogenese seiner Erkrankungen von Bedeutung ist. Der Ösophagus ist ein ca. 25 cm langer Muskelschlauch, der den Pharynx mit dem Magen verbindet und dabei 3 Körperhöhlen überbrückt. Es gibt 2 Sphinkteren: Der obere Ösophagussphinkter befindet sich am Übergang vom Pharynx in den Ösophagus, der untere Ösophagussphinkter am Übergang vom Ösophagus in den Magen. Dieser Bereich wird auch als Kardia bezeichnet.

60.3.2 Gastroösophageale Refluxkrankheit (GERD)

Unter der gastroösophagealen Refluxkrankheit versteht man Beschwerden, die durch pathologischen gastroösophagealen Reflux (pH-Wert < 4 im distalen Ösophagus) ausgelöst werden und zugleich die Lebensqualität beeinträchtigen. Unter dem Begriff GERD werden verschiedene Entitäten wie NERD (nichterosive Refluxösophagitis), erosive Ösophagitis, Barrett-Ösophagus und extraösophageale Komplikationen zusammengefasst.

Nach neueren epidemiologischen Daten weisen in Europa insgesamt ca. 15 % der erwachsenen Bevölkerung eine Refluxösophagitis auf, bei adipösen Patienten sind dies bis zu 60 % [2302]. Dabei scheint die Erkrankung im Norden Europas tendenziell häufiger aufzutreten als im Süden. Sind bereits Komplikationen der Refluxkrankheit wie peptische Strikturen aufgetreten, bestehen meist die Symptome einer Dysphagie und eine Odynophagie.

Als gesicherte Risikofaktoren für eine GERD gelten Übergewicht und genetische Faktoren. Begünstigende Teilfaktoren sind ein erniedrigter Tonus des unteren Ösophagussphinkters, eine verzögerte Magenentleerung und ein hoher Säuregrad des Magensafts. Alter, Alkohol und Rauchen erhöhen das Risiko für eine GERD nicht.

Gesichert und evidenzbasiert ist die medikamentöse Therapie mit Protonenpumpeninhibitoren. Diese erreichen eine Heilung der Ösophagitis in bis zu 97 % der Fälle bei einer ausreichend langer Einnahmezeit von bis zu 8 Wochen. Zu den diätetischen und Lifestyle-Empfehlungen gibt es keine systematischen Untersuchungen. Dennoch können durch gezielte diätetische Maßnahmen Sphinktertonus sowie Magenentleerung beeinflusst und leichter ausgeprägte Formen behandelt werden.

Empfehlungen zur Ernährung

Bei gastroösophagealen Refluxsymptomen

Zur ernährungsmedizinischen Behandlung von gastroösophagealen Refluxsymptomen werden empfohlen:

- Reduktion, wenn möglich Normalisierung des Körpergewichts und des Taillenumfangs
- mehrere kleine, über den Tag verteilte proteinreiche Mahlzeiten
- kleine Abendmahlzeiten, keine Spätmahlzeit
- Antireflux-Lagerung zur Nacht (mit erhöhtem Oberkörper schlafen), evtl. Linksseitenlage
- bei Unverträglichkeit meiden: fettreiche Mahlzeiten, Alkohol, Nikotin, Kaffee, Schwarz- und Pfefferminztee, Schokolade, Zitrusfrüchte, Obstsäfte
- Bei Patienten mit BMI > 40 kg/m² bzw. > 35 kg/m² und Adipositas-assoziierten Begleiterkrankungen kann eine bariatrische Operation zur Gewichtsreduktion erwogen werden. Das bevorzugte Verfahren ist der laparoskopische Roux-Y-Bypass.

60.3.3 Eosinophile Ösophagitis

Bei der eosinophilen Ösophagitis handelt es sich um eine immunvermittelte, chronisch entzündliche Erkrankung des Ösophagus. Sie tritt häufiger bei männlichen Patienten auf, und vorwiegend im Kindes- und jungen Erwachsenenalter. Klinisch manifestiert sie sich in Form einer Dysphagie für geformte Speisen bis hin zur Bolusobstruktion.

Die Diagnose wird histologisch anhand von mindestens 6 endoskopisch gewonnenen Biopsaten aus verschiedenen Regionen des Ösophagus gestellt. Als diagnostisch ist dabei eine Eosinophilenzahl von über 15 pro hochauflösendes Gesichtsfeld zu werten. Bei der Endoskopie finden sich häufig typische Zeichen in unterschiedlicher Ausprägung: weißliche Exsudate, Längsfurchen, Schleimhautödem, Ringbildung und Strikturen.

Bei gut der Hälfte der Patienten treten außerdem eine Eosinophilie im Blut und eine IgE-Erhöhung als Ausdruck einer allergischen Diathese auf. Manchmal kann daher eine Symptombesserung durch eine Eliminationsdiät erfolgen, bei der zuerst häufige allergene Lebensmittel oder in der allergologischen Diagnostik positiv getestete Nahrungsallergene weggelassen werden und durch erneute schrittweise Einführung endoskopisch kontrolliert wird, welches der Lebensmittel die Entzündung auslöst.

Wenn keine Nahrungsmittelallergene in der Allergiediagnostik identifiziert werden können, dann kann die 6-Food-Eliminationsdiät durchgeführt werden, bei der Kuhmilchproteine, Weizen/Gluten, Soja, Ei, Nüsse und Fisch/Meeresfrüchte aus der Ernährung eliminiert werden. Diese ist zwar häufig effektiv, stellt aber im Alltag sehr hohe Anforderung an die betroffenen Patienten und führt zu einer Einschränkung der Lebensqualität. Sie ist nur mit erheblichem Beratungsaufwand durch eine erfahrene Fachkraft durchzuführen und birgt das Risiko für Fehl- und Mangelernährung.

Neueste Daten legen nahe, dass auch weniger restriktive Eliminationsdiäten wirksam und mit höherer Therapieadhärenz durchführbar sein könnten (4-Food-, 2-Food- oder gezielte Eliminationsdiät, soweit möglich). Im Alltag einfacher und gleich effektiv ist aber die Einleitung einer immunmodulatorischen Therapie mit topischen Kortikosteroiden, welche, außer dem neuen humanen IgG4-Antikörper Dupilumab, die einzige Option ist, wenn Eliminationsdiäten nicht möglich oder nicht erfolgreich sind.

60.3.4 Dyspeptische Beschwerden

Unter dyspeptischen Beschwerden versteht man unspezifische Symptome, die hauptsächlich im Oberbauch lokalisiert sind (frühzeitiges Völlegefühl, epigastrischer Schmerz, Übelkeit, Aufstoßen, Sodbrennen, Aufgeblähtsein usw.). Dyspeptische Beschwerden können organisch bedingt sein, jedoch lassen sich bei der Mehrheit der Patienten keine organischen Ursachen nachweisen.

Wenn die Symptomatik ohne Nachweis eines organischen Korrelats über mehr als 3 Monate anhält, so wird dies als funktionelle Dyspepsie bezeichnet. Der viszeralen Hypersensibilität, bei der Dehnungen im Magen-Darm-Trakt stärker wahrgenommen werden als bei gesunden Vergleichspersonen, kommt in der Pathogenese der funktionellen Dyspepsie sicherlich die größte Bedeutung zu. Daneben werden häufig Motilitätsstörungen und Stressbelastungen bei den betroffenen Patienten nachgewiesen.

Hinweis für die Praxis

Es wird zwar häufig eine Assoziation der dyspeptischen Beschwerden mit der Nahrungsaufnahme angegeben, jedoch gibt es keine Ernährungsempfehlung mit nachgewiesenem Effekt. Aus empirischer Sicht sollten fettreiche und blähende Speisen gemieden werden. Um das postprandiale Völlegefühl zu reduzieren, sollten häufiger kleinere Mahlzeiten eingenommen werden. Von vielen Patienten wird eine leichte mediterrane Kost oder eine fettarme asiatische Kost am besten vertragen. Möglicherweise lassen sich die Beschwerden auch durch eine Low-FODMAP-Diät bessern.

60.3.5 Benigne Ösophagusstenosen

Die häufigste Ursache für benigne Stenosen ist die peptische Stenose als Komplikation der Refluxkrankheit. Die Ausbildung von Membranen, z. B. eines Schatzki-Rings, kann ebenfalls eine stenosierende Wirkung haben. Mit einer symptomatischen Stenose im Sinne einer Dysphagie für feste Speisen ist ab einem Lumen < 13 mm im Ösophagus zu rechnen. Weitere Ursachen für die Ausbildung von Stenosen und Strikturen sind radiogene Schädigungen sowie Spätkomplikationen nach Laugen- oder Säureingestion.

60.3.6 Ösophaguskarzinom

Das Ösophaguskarzinom ist weltweit die sechsthäufigste Krebstodesursache. Im Ösophagus kommt es hauptsächlich zur Entwicklung von Plattenepithel- und Adenokarzinomen (▶ Abb. 60.2). Plattenepithelkarzinome sind zu 50 % im oberen und mittleren Ösophagusdrittel lokalisiert, während Adenokarzinome meist im unteren Drittel auftreten.

Etablierte Risikofaktoren für die Entwicklung eines Plattenepithelkarzinoms sind übermäßiger Alkohol- und Nikotinkonsum. sowie die gastroösophageale Refluxkrankheit. Auch veränderte Lebens- und Ernährungsgewohnheiten, die zu Adipositas und einer verringerten Aufnahme von Vitaminen und antioxidativen Mikronährstoffen führen, gehen mit einem erhöhten Risiko für die Entwicklung eines Adenokarzinoms der Speiseröhre einher.

Bei Patienten mit Ösophaguskarzinom liegt je nach Ausprägung der dysphagischen Beschwerden häufig bereits bei Erstdiagnose eine manifeste Mangelernährung vor. Daher sollte die ernährungsmedizinische Versorgung ein integraler Bestandteil der onkologischen Diagnostik, Therapie und Nachsorge und eine interdisziplinäre Aufgabe sein. Routinemäßig sollte ein Screening auf Man-

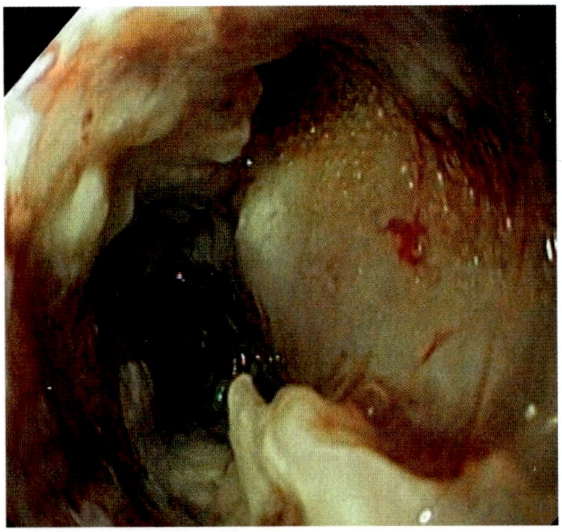

Abb. 60.2 Hochsitzendes Ösophaguskarzinom (Plattenepithelkarzinom).

gelernährung und eine frühzeitige Ernährungsberatung und -intervention, gegebenenfalls in Form von künstlicher Ernährung erfolgen. Im Rahmen eines Prähabilitationskonzepts sollten die Patienten über die Ernährungstherapie hinaus im Rahmen ihrer Möglichkeiten zu körperlicher Aktivität motiviert werden (Kraft-, Ausdauertraining, Atemtherapie) sowie psychoonkologische Unterstützung erhalten. Erste Daten aus PET-CTs zeigen, dass die Stoffwechselaktivität des Tumors durch die Ernährungstherapie nicht gefördert wird.

Die Anlage eines selbstexpandierenden Metallstents (SEMS) in den Ösophagus als überbrückende Maßnahme bis zur Operation oder vor einer präoperativen Radiochemotherapie sollte aufgrund erhöhter Komplikationsrate nicht erfolgen. Hier ist es sinnvoller in Rücksprache mit der Chirurgie eine PEG anzulegen. Das Legen eines SEMS im Rahmen der palliativen Therapie kann hingegen zur schnellen Linderung von dysphagischen Beschwerden führen.

Hinweis für die Praxis

Um die Okklusion eines Ösophagusstents und Mangelernährung zu vermeiden, sollten folgende Maßnahmen beachtet werden:

- gründliches Kauen und langsames Essen (Vorsicht bei Grillpartys mit grobfaserigen Speisen)
- aufrechte Körperhaltung während und nach der Mahlzeit
- 5–6 Mahlzeiten, Energie- und Proteinanreicherung bei Mangelernährung, flüssig-cremige Konsistenz
- während der Mahlzeit kleine Schlucke nachtrinken, größere Trinkmengen zwischen den Mahlzeiten

Nach der Ösophagusresektion in der Regel mit Magenhochzug, in Ausnahmefällen mit Jejunum- oder Kolonintraponat, sind Beschwerden wie beim Postgastrektomiesyndrom zu erwarten und dementsprechend zu behandeln (Kap. 60.5).

60.3.7 Motilitätsstörungen des Ösophagus

Auch Ösophagusmotilitätsstörungen können zu einer Dysphagie sowohl für feste als auch für flüssige Nahrungsbestandteile führen. Die häufigste Motilitätsstörung ist die Achalasie. Hier liegt eine primäre Motilitätsstörung durch eine gestörte Relaxation des unteren Ösophagussphinkters vor. Im Verlauf entsteht durch ungeordnete Kontraktionen und fehlende reflektorische Öffnung des unteren Ösophagussphinkters ein Megaösophagus. Die Inzidenz beträgt 1:100 000, Männer und Frauen sind gleich häufig betroffen. Oft tritt eine Achalasie im höheren Lebensalter auf. Durch unzureichende Ernährung kann es zu einer Mangelernährung kommen.

Allgemeine Ernährungsempfehlungen bestehen darin, gut zu kauen, große Speisebrocken zu meiden und kleine Mahlzeiten einzunehmen. Nach dem Essen sollte sich der Betroffene 2 Stunden lang nicht hinlegen. Als therapeutische Optionen stehen die perorale endoskopische Myotomie (POEM), die ebenfalls endoskopisch durchgeführte pneumatische Dilatation und die laparoskopische Myotomie nach Heller mit anschließender Fundoplikatio zur Verfügung. POEM zeigt sich dabei ähnlich effektiv wie die Myotomie nach Heller, jedoch mit einer höheren Rate an gastroösophagealen Reflux. Weiterhin kann eine Botulinustoxininjektion (100 IE) im Bereich des unteren Ösophagussphinkters versucht werden, meist hält der Effekt jedoch nur 2–6 Monate an.

60.4 Erkrankungen des Magens

60.4.1 Ulkuskrankheit

Die Ulkuskrankheit hat in den letzten Jahren einen substanziellen Wandel durchgemacht. Dies ist zum einen auf die Entdeckung von *Helicobacter pylori* als ein wesentliches pathogenetisches Prinzip der Ulkusentstehung und die Umsetzung dieser Erkenntnisse in der Therapie zurückzuführen, zum anderen sind ulzerogene Pharmaka in zunehmendem Maße als Auslöser identifiziert. Folglich haben sich auch die therapeutischen Strategien deutlich geändert. Operationsverfahren wie die Vagotomie und auch die Billroth-II-Resektion sind aus dem Behandlungskonzept weitgehend verschwunden.

Neuere Untersuchungen zeigen, dass die *Helicobacter-pylori*-Infektion bei der Ulkusgenese nur noch eine begrenzte Rolle spielt. Dies liegt unter anderem daran, dass die Inzidenz der Infektion abnimmt. Ein Grund dafür ist die zunehmende Etablierung der Testung mit anschließender Eradikationstherapie. Aktuell nehmen Antirheumatika- und ASS-induzierte Ulzera und auch der Anteil älterer Patienten (> 70 Jahre) mit Ulzera zu. Symptomatisch stehen häufig ein Nüchternschmerz, Völlegefühl und bei blutenden Ulzera eine Anämie im Vordergrund.

> **Hinweis für die Praxis**
>
> Diätetisch sind Kaffee, Alkohol, aber auch Nikotin zu meiden und regelmäßige, ggf. mehrere kleinere Mahlzeiten am Tag einzunehmen. Die jahrelang propagierten Ulkusdiäten gelten als obsolet. Die Ernährung orientiert sich am Prinzip der leichten Vollkost.

60.4.2 Morbus Ménétrier (Riesenfaltengastritis)

Dem Morbus Ménétrier liegt eine Überexpression des Liganden TGF-α zugrunde. Die Bindung des Liganden an den EGF-Rezeptor führt zur Hyperplasie der Magenepithelzellen. Endoskopisch finden sich > 10 mm breite Mukosafalten, die auch bei maximaler Luftinsufflation nicht verstreichen. Diese Hyperplasie der schleimproduzierenden Zellen kann in ausgeprägten Fällen mit einer exsudativen Enteropathie einhergehen. Durch die Reduktion der Parietalzellen kommt es zu einer Achlorhydrie. Differenzialdiagnostisch muss ein Lymphom ausgeschlossen werden.

Symptome können Schmerzen, Übelkeit, Erbrechen, Appetitverlust, Diarrhö, Anämie oder Eiweißmangelödeme sein. Es gibt jedoch auch asymptomatische Patienten. Die Therapie richtet sich nach der Symptomatik. Als medikamentöse Therapie kommen H_2-Blocker infrage. Auch Protonenpumpeninhibitoren sollen einen günstigen Effekt haben. Vielversprechend sind die Ergebnisse der EGF-Rezeptor-Blockade mit dem monoklonalen Antikörper Cetuximab. Auch Octreotid soll sich günstig über einen Einfluss auf den EGF-Rezeptor-Signaltransduktionskaskaden-Weg auswirken. Bei ausgeprägtem Proteinmangel kann eine künstliche Ernährung notwendig werden. Bei schweren Fällen eines therapierefraktären Eiweißverlustes oder bei Verdacht auf ein zugrunde liegendes Malignom muss eine Gastrektomie erwogen werden.

60.4.3 Gastritis

Bei einer Gastritis kommt es zu einer entzündlichen Reaktion der Magenschleimhaut auf unterschiedliche Noxen. Nach der Sydney-Klassifikation werden nach histomorphologischen Kriterien 3 Formen der Gastritis unterschieden:

- akute Gastritis
- chronische Gastritis
- Sonderformen der Gastritis (z. B. eosinophile, granulomatöse oder kollagene Gastritis)

Bei der akuten Gastritis entwickelt sich ein Beschwerdebild mit Aufstoßen, Völlegefühl, gelegentlichem Erbrechen, Foetor ex ore und Meteorismus. Der häufigste Grund ist die akute *Helicobacter-pylori*-Infektion, sie heilt entweder (spontan) aus oder kann in eine chronische Gastritis übergehen. Weitere Ursachen für eine akute Gastritis sind chemische und medikamentöse Schädigung der Mukosa. Die H.p.-Gastritis gilt als Präkanzerose.

Ernährungsmedizinisch relevant sind neben der diätetischen Therapie bei akuter Infektion die Probleme der chronisch atrophischen Korpusgastritis, die mit 3–5 % eine seltene Form der Gastritis darstellt. Hier kann es durch Störung der Vitamin-B_{12}-Resorption zur Entwicklung einer perniziösen Anämie kommen.

60.4.4 Magenkarzinom

Karzinome des Magens und des gastroösophagealen Übergangs gehören weltweit zu den häufigsten tumorbedingten Todesursachen. Trotz kurativer Resektion kommt es bereits in frühen Stadien im Verlauf zur Bildung von Mikrometastasen, Lokalrezidiven oder Fernmetastasen. Zusätzlich steigt die Inzidenz der Barrett- und Kardiakarzinome. Das Magenkarzinom ist das siebthäufigste Karzinom

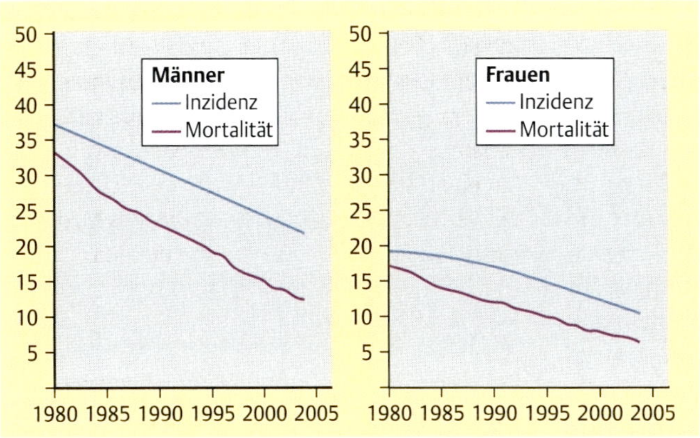

Abb. 60.3 Magenkarzinom: Altersstandardisierte Inzidenz und Mortalität in Deutschland 1980–2004.

bei deutschen Männern und das neunthäufigste Karzinom bei deutschen Frauen. Das durchschnittliche Alter bei Diagnose liegt bei Männern bei 71, bei Frauen bei 75 Jahren. Histologisch treten am häufigsten Adenokarzinome des Magens auf.

Als etablierte Risikofaktoren gelten Ernährungsgewohnheiten wie der häufige Verzehr von gesalzenen und gepökelten Nahrungsmitteln, der gesteigerte Konsum von gebratenen und geräucherten Nahrungsmitteln (Fleisch- und Wurstwaren) sowie eine zu geringe Zufuhr an frischem Obst und Gemüse. Exzessiver Alkoholkonsum und Nikotinabusus gelten ebenfalls als Risikofaktoren. Weiterhin konnte gezeigt werden, dass die *Helicobacter-pylori*-Infektion einen eigenständigen Risikofaktor darstellt. Dennoch lässt sich erfreulicherweise eine kontinuierlich fallende Tendenz bezüglich der jährlichen neu diagnostizierten Magenkarzinome feststellen (▶ Abb. 60.3).

Es besteht ein klarer Zusammenhang zwischen Ernährungsstatus und postoperativer Morbidität und Letalität. Die Rate an Mangelernährung ist hoch (bis zu 50 %). Routinemäßig werden ein Screening auf Mangelernährung und eine frühzeitige Ernährungsberatung sowie -intervention empfohlen. Die ernährungsmedizinische Versorgung wird als integraler Bestandteil der onkologischen Diagnostik, Therapie und Nachsorge angesehen. Interdisziplinäre Prähabilitationskonzepte zur Verbesserung der funktionellen Kapazität und des Ernährungszustands scheinen Komplikationsraten und postoperative Liegezeit zu reduzieren. Auch erste Daten zu telefonischen und digitalen Angeboten liegen vor.

60.4.5 Motilitätsstörungen des Magens/Gastroparese

Die Gastroparese ist das Resultat einer gestörten Kontraktionsfähigkeit des Magens. Klinisch findet man eine Entleerungsstörung des Magens. In der Regel kommt es zu einer Verzögerung der Entleerung für feste Nahrungsbestandteile. Frauen sind häufiger betroffen als Männer (4:1). Die Gastroparese kann als Folge eines Diabetes mellitus, einer viralen Gastroenteritis, einer Kollagenose, einer entsprechenden Medikation (Opioide), postoperativ bzw. bei kritisch kranken Patienten oder idiopathisch auftreten. Auch Patienten mit Anorexia nervosa weisen Störungen der Magenmotilität auf.

Die Gastroparese kann je nach Dauer der Entleerungsstörung in eine permanente und eine passagere Form eingeteilt werden. Bei der permanenten Form stehen ursächlich die diabetische und die idiopathische Gastroparese im Vordergrund. Die passagere Form betrifft vor allem postoperative und kritisch kranke Intensivpatienten. In frühen Stadien werden nur unspezifische Symptome beobachtet, die Patienten sind in der Regel noch normalgewichtig, Menschen mit Diabetes häufig adipös. Erst bei Fortschreiten der Erkrankung kommt es durch eine unzureichende Nahrungsaufnahme bzw. Energiezufuhr zu einer Mangelernährung. Bei Menschen mit Diabetes können neu aufgetretene Blutzuckerschwankungen diagnostisch wegweisend sein. Weitere Symptome sind Übelkeit, frühzeitiges Sättigungsgefühl, Erbrechen, Meteorismus sowie unspezifische abdominelle Schmerzen.

Bei beatmeten Patienten kann über die Bestimmung des Refluxes aus der Magensonde eine Gastroparese diagnostiziert werden. Bei wachen und orientierten Patienten hilft oft eine ausführliche und gezielte Anamnese weiter. Der Goldstandard in der Diagnostik ist die Szintigrafie. In einer 2023 publizierten Studie aus einem Zentrum bei dem 339 Patienten mit der Verdachtsdiagnose Gastroparese überwiesen wurden bestätigte sich die Diagnose nur in 66 Fällen (19,5 %). Häufige alternative Diagnosen waren unter anderem Dyspepsie oder Koprostase.

Therapeutisch sollten Medikationen überwacht und Opioide möglichst auf peripher wirksame Analgetika umgesetzt werden. Auf der Intensivstation muss die Indikation zum Einsatz von Katecholaminen genau geprüft werden. Bei intubierten Patienten können postpylorische Sonden genutzt werden. Die im Rahmen der ERAS-Konzepte etablierten Maßnahmen (verkürzte Nüchternphase, Erhalt der gastrointestinalen Motilität, frühe postoperative orale oder enterale Ernährung) reduzieren die postoperativen Raten an Magenentleerungsstörungen.

Hinweis für die Praxis

Patienten mit Gastroparese wird in der Regel eine flüssigkeitsdominierte, möglichst fett- und ballaststoffarme Ernährung auf mehrere kleine Portionen aufgeteilt (ca. 6 Mahlzeiten pro Tag) empfohlen. Medikamentös sind Prokinetika wie Metoclopramid, Domperidon oder auch Nitrate effektiv. Sumatriptan führt ebenfalls zu einer verbesserten Akkommodation.

Bei postoperativer Gastroparese oder bei Intensivpatienten mit Gastroparese kann in ausgeprägten Fällen der Einsatz des Makrolidantibiotikums Erythromycin (z. B. 3 × 100 mg i. v.) sinnvoll sein. Die prokinetische Wirkung entsteht durch einen direkten Stimulus der Motilinrezeptoren im enteralen Nervensystem bis hin zum Treizschen Band. Zu beachten ist hier das erhöhte Risiko für Herzrhythmusstörungen, deshalb sollten Patienten unter dieser Therapie eine gute Überwachung erhalten. In problematischen Fällen können Erythromycin und Metoclopramid kombiniert eingesetzt werden.

60.5 Störungen nach Operationen des oberen Gastrointestinaltrakts

60.5.1 Postgastrektomiesyndrom

Operative Eingriffe am Magen mit partieller oder totaler Gastrektomie können zu einem breiten Spektrum von Symptomen wie gestörtem Transport, verminderter Nahrungsaufnahme und -verdauung bis hin zu Gewichtsverlust, Mangelernährung sowie Komplikationen wie Osteoporose und Anämie führen.

Intraoperativ sollte die Anlage einer Ernährungssonde distal der Anastomose erfolgen (z. B. Feinnadelkatheter-Jejunostomie, FKJ), um eine frühzeitige enterale Ernährung zu ermöglichen. Gegebenenfalls kann diese auch über den stationären Aufenthalt hinaus für eine supplementierende enterale Ernährung genutzt werden, bis eine bedarfsdeckende orale Ernährung wieder möglich ist.

Gewichtsverlust

Eine reduzierte Nahrungsaufnahme in Kombination mit einem Malabsorptionssyndrom führt zu einer Gewichtsabnahme. Dies kommt bei gastrektomierten Patienten regelmäßig vor. Ohne Tumorrezidiv findet sich ein Tiefpunkt ca. 3–6 Monate nach der Operation. Anschließend steigt das Gewicht wieder an, da die Beschwerden nachlassen bzw. die Ernährung adaptiert wurde. Bei vielen Patienten pendelt sich nach ca. 1 Jahr wieder ein konstantes Gewicht ein, das meist deutlich unter dem Ausgangsgewicht vor der Operation liegt. Ungefähr 40 % der Patienten bleiben deutlich untergewichtig (agastrische Dystrophie) (▶ Abb. 60.4, ▶ Abb. 60.5).

Eine weitere Ursache für den anhaltenden Gewichtsverlust ist die Appetitlosigkeit bzw. Störung der Appetit- und Sättigungsregulation, die besonders häufig nach totaler Gastrektomie auftritt. Kritische Untersuchungen sprechen dafür, möglichst keine diätetischen Einschränkungen zu machen. Nur bei Dumpingbeschwerden sollten die unten genannten Empfehlungen versucht werden.

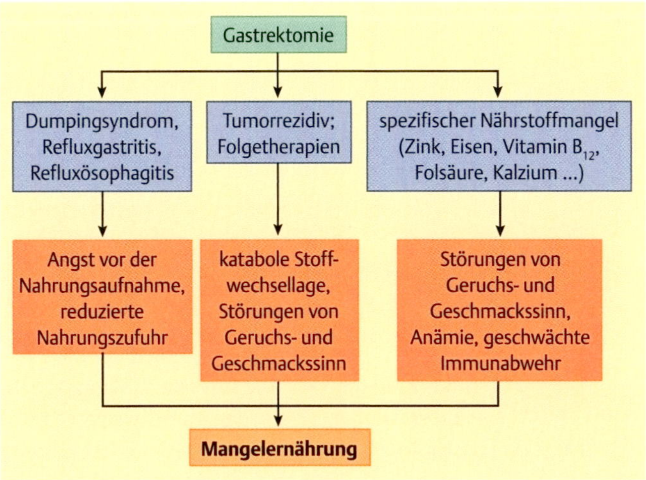

Abb. 60.4 Pathogenese der Mangelernährung nach Gastrektomie [2318].

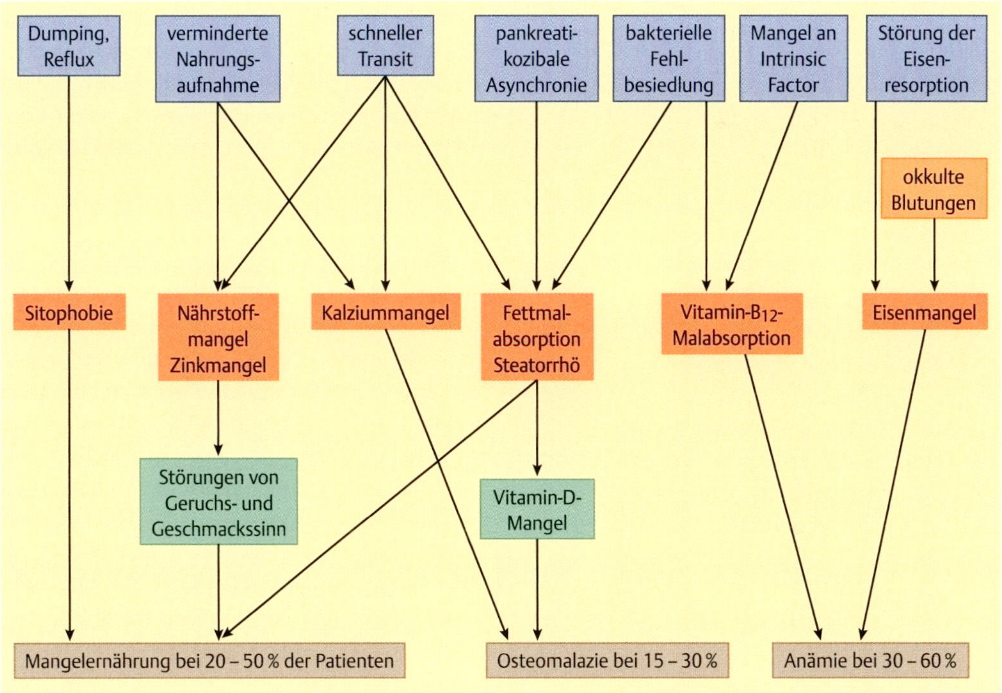

Abb. 60.5 Postgastrektomiesyndrom: Pathogenese der metabolischen Mangelzustände nach Gastrektomie [2318].

Viele Patienten entwickeln aber aufgrund einmaliger oder anhaltender Beschwerden eine Sitophobie (spezifische Angststörung im Sinne einer krankhaften Furcht vor dem Essen). Hier sollte die Ernährungsberatung darauf abzielen, dennoch eine möglichst bedarfsdeckende orale Ernährung zu erreichen; das heißt, der Schwerpunkt der Beratung liegt darauf, die Patienten zu regelmäßigem Essen zu ermutigen.

Anämie

Bis zu 75 % der gastrektomierten Patienten entwickeln im Verlauf eine Anämie. Die Ursachen dafür sind multifaktoriell und noch nicht endgültig geklärt (▸ Abb. 60.5). Bei ca. 50 % der Patienten finden sich bereits präoperativ reduzierte Eisenspeicher, häufig entwickelt sich der Eisenmangel jedoch postoperativ. Durch das Fehlen der Magensäure kann in der Nahrung vorhandenes Fe^{3+} nicht zu absorbierbarem Fe^{2+} reduziert werden. Außerdem ist das Duodenum als Hauptabsorptionsort häufig aus der Passage ausgeschaltet.

Die aktive Absorption von Vitamin B_{12} im terminalen Ileum funktioniert nur nach Bindung an den im Magen produzierten Intrinsic Factor, daher erfolgt die Vitamin-B_{12}-Substitution nach Gastrektomie in der Regel intramuskulär (1000–2000 µg alle 1–3 Monate i. m.). Allerdings wird Vitamin B_{12} bei unphysiologisch hohen Dosen auch passiv über Diffusion aufgenommen. Daher kann die Vitamin-B_{12}-Substitution auch per os erfolgen: 350 µg/Tag lebenslang. Sollten allerdings erste Anzeichen für einen Vitamin-B_{12}-Mangel vorliegen, muss die Substitution intramuskulär erfolgen (zunächst 1000 µg pro Tag über 5 Tage oder jeden 2. Tag über 2 Wochen, dann alle 1–3 Monate).

Auch die insgesamt reduzierte und an die Beschwerden angepasste Nahrungsaufnahme kann zu einem Nährstoffmangel führen. So besteht unter anderem das Risiko, zu wenig wasserlösliche Vitamine (Folsäure, B-Vitamine) aufzunehmen. Insbesondere die Folsäurezufuhr ist problematisch, von einigen Autoren wird ein Folsäuremangel bei gastrektomierten Patienten beschrieben.

Osteopathie

Bei annähernd allen partiell oder total gastrektomierten Patienten entwickelt sich als Spätkomplikation eine Osteomalazie. Als ernährungsbedingte Ursachen kommen sowohl ein latenter Kalziummangel, als auch ein Vitamin-D-Mangel mit infrage (▸ Abb. 60.5). Der Kalziummangel ist einerseits durch eine reduzierte Aufnahme von Milch und Milchprodukten aufgrund einer sekundären Laktoseintoleranz, andererseits durch eine verminderte Absorption bei verkürzter Transitzeit bedingt. Eine erniedrigte Urin-Kalziumausscheidung kann Ausdruck dieses Mangels sein. Bei bestehender Fettmalabsorption wird Kalzium außerdem durch freie Fettsäuren verseift und der Absorption entzogen. Außerdem kommt es zu einer Malabsorption fettlöslicher Vitamine (A, D, E, K). Die Daten zum Vitamin-D-Status gastrektomierter Patienten sind allerdings widersprüchlich. Vitamin D sollte substituiert werden, wenn ein erniedrigter 25(OH) D 3-Spiegel für eine unzureichende Versorgung spricht, am besten in Kombination mit Kalzium.

60.5.2 Dumping-Syndrom

Das Dumping-Syndrom tritt vorwiegend bei Patienten auf, bei denen die Sphinkterfunktion des Pylorus operativ verändert wurde. Am häufigsten wird es nach Billroth-II-Magenresektion beobachtet. Entsprechend dem zeitlichen Auftreten der Symptomatik nach der Mahlzeit unterscheidet man 2 Formen (▸ Tab. 60.1):

- Beim **Früh-Dumping-Syndrom** (postalimentäres Früh-Dumping-Syndrom) kommt es spätestens innerhalb von 30 Minuten nach der Nahrungsaufnahme zu gastrointestinalen und vasomotorischen Symptomen.
- Das **Spät-Dumping-Syndrom** tritt ca. 1,5–4 Stunden nach Einnahme der Mahlzeit mit Symptomen einer Hypoglykämie auf.

Auslöser des Dumping-Syndroms ist die rasche und ungeordnete Entleerung von Flüssigkeiten und festen Speisen aus dem Magen als Folge des Fehlens des Pylorus. Die Entleerung scheint bei gastrojejunalen Anastomosen (Billroth-II-Resektion) schwerer gestört als bei gastroduodenalen Anastomosen (Billroth-I-Resektion). Weiterhin berichten total gastrektomierte Patienten häufiger über Dumpingbeschwerden (30–60 %) als Patienten mit partieller Gastrektomie. Die Häufigkeit für ein Früh-Dumping-Syndrom liegt bei ca. 75 % der operierten Patienten, für das Spät-Dumping-Syndrom bei ca. 25 % der Patienten. Beide Dumping-Formen können auch bei ein und demselben Patienten auftreten.

Beim **Früh-Dumping** führt die zu rasche Passage zur Hyperosmolarität in der abführenden Schlinge und zur Ausschüttung von Peptidhormonen; hierdurch kommt es zu einem raschen Flüssigkeits- und Elektrolyteinstrom in das Darmlumen. Die daraus resultierende Distension der abführenden

Tab. 60.1 Pathogenese Früh- und Spät-Dumping, Diagnostik und Therapie [2328].

	Früh-Dumping	Spät-Dumping
Ursache	Reduziertes Magenvolumen oder Gastroenteroanastomose → schnelle Passage von Nährstoffen ins Duodenum	
	Hyperosmolare Nahrungsbestandteile im Duodenum	Schnelle Aufnahme von Glukose ins Blut
Mediatoren	Freisetzung gastrointestinaler Hormone: • vasoaktive Substanzen • Inkretine • Glukosemodulatoren	• Hohe Insulinfreisetzung
Symptome	• vasomotorisch • gastrointestinal • Hyperglykämie	• Reaktive Hypoglykämie
Diagnostik	• Anamnese! • Modifizierter oraler Glukosetoleranztest mit 75 g Glukose führt nach 30 Minuten zu einem Anstieg des Hämatokrits um > 3 % oder der Pulsfrequenz um > 10 Schläge pro Minute.	• Anamnese! • Modifizierter oraler Glukosetoleranztest mit 75 g Glukose führt nach 60–180 Minuten zu einer Hypoglykämie mit Blutzuckerwerten < 50 mg/dl.
Therapie	• Ernährungsumstellung (siehe Empfehlungen zur Ernährung) • ggf. Somatostatin-Analoga (kurz wirksame sind effektiver, müssen aber öfter gespritzt werden)	• Ernährungsumstellung (siehe Empfehlungen zur Ernährung) • Acarbose (Cave: massive gastrointestinale Nebenwirkungen) • ggf. Somatostatin-Analoga (kurz wirksame sind effektiver, müssen aber öfter gespritzt werden)

Schlinge wird als Auslöser der abdominellen Beschwerden angenommen, während sich die kardiovaskulären Symptome durch die rasche Verschiebung des intravasalen Volumens erklären (▶ Tab. 60.1).

Die klinische Symptomatik ist gekennzeichnet durch die vasomotorische Reaktion auf hochosmolare Speisen und Getränke in Form von allgemeiner Schwäche, Müdigkeit, Hitzegefühl und Schweißausbrüchen, Schwindel, Kopfschmerzen und einer orthostatischen Hypotonie sowie durch die abdominelle Symptomatik, die sich als Druck- und Völlegefühl, Übelkeit, evtl. Erbrechen, Aufstoßen, Tenesmen und plötzlicher Stuhldrang mit explosionsartiger Diarrhö bemerkbar macht. Es tritt innerhalb 1 Stunde nach der Mahlzeit auf.

Beim **Spät-Dumping** kommt es bei zu rascher Passage von großen Mengen leicht resorbierbarer Kohlenhydrate in das obere Intestinum zu einer übersteigerten, Inkretin-gesteuerten Sekretion von Insulin. Die rasch aus dem Magen entleerten Kohlenhydrate werden vermehrt resorbiert, wodurch sehr hohe Glukosekonzentrationen entstehen, die zu einer überschießenden Insulinfreisetzung in der frühen postalimentären Phase führen. Daraus entwickelt sich in der späteren Phase eine reaktive Hypoglykämie (▶ Tab. 60.1) . Mit der Zeit adaptiert sich die Dünndarmschleimhaut an die veränderten Verhältnisse, sodass die insulinbedingten Störungen des Kohlenhydratstoffwechsels kaum noch klinische Relevanz haben.

Beim Spät-Dumping stehen Schwäche, Müdigkeit, Herzklopfen, Schweißausbrüche, Übelkeit und Kollapsneigung im Vordergrund der Beschwerden. Typischerweise tritt Heißhunger als Folge der reaktiven Hypoglykämie auf. Die Symptome zeigen sich frühestens 60 Minuten postprandial, meist jedoch erst 2–4 Stunden nach der Mahlzeit. Die für das Früh-Dumping charakteristischen gastrointestinalen Symptome fehlen.

In den ersten postoperativen Monaten besteht eine spontane Heilungstendenz, sodass eine umfangreiche Diagnostik bei typischer klinischer Symptomatik nur in Ausnahmefällen erforderlich ist. Durch Provokationstests (Glukosebelastung) kann vor allem bei Verdacht auf Spät-Dumping die Diagnose erhärtet werden. Mit einer konventionellen radiologischen Diagnostik (Magen-Darm-Passage) können die Sturzentleerung aus dem Restmagen und die damit verbundene Hypermotilität des Dünndarms mit der hieraus resultierenden verkürzten Passagezeit dargestellt werden, außerdem lassen sich differenzialdiagnostisch eine Obstruktion oder ein Afferent-Loop-Syndrom ausschließen.

Die meisten Patienten mit postprandialem Früh-Dumping lernen ihre Symptome mit der Zeit zu kontrollieren und berichten 6–18 Monate postoperativ über eine Besserung der Beschwerden. Als Basis für die Therapie gelten diätetische Empfehlungen, die darauf abzielen, die beschleunigte Magenentleerung und damit die intestinale Distension und intraluminale Hyperosmolarität zu vermeiden sowie eine nur moderate Insulinausschüttung zu bewirken. Bei konsequenter Einhaltung der Empfehlungen liegt die Erfolgsquote der konservativen Therapie bei 90 %.

Empfehlungen zur Ernährung

Dumping-Syndrom

- mehrere kleine Mahlzeiten
- Elimination schnell resorbierbarer Kohlenhydrate
- hohe Zufuhr an Polysacchariden und Ballaststoffen (Füll- und Quellstoffen), proteinreich
- ggf. Anreicherung mit Ballaststoffen (Pektin, Guar, Glucomannane)
- keine Flüssigkeitsaufnahme zu den Mahlzeiten
- langsames Essen, gut Kauen, anschließend Hinlegen für 20–30 Minuten
- Milch und Milchprodukte mit Vorsicht genießen (sekundäre Laktoseintoleranz?)
- vorzugsweise hypotone, zuckerfreie Getränke zwischen den Mahlzeiten
- meiden unverträglicher Nahrungsmittel

Die medikamentöse Therapie beim Spät-Dumping-Syndrom beinhaltet einen Therapieversuch mit Alpha-Glukosidase-Hemmern (Acarbose), um Blutzuckerspitzen und eine überschießende Insulinantwort zu dämpfen. Außerdem liegen für therapierefraktäres Dumping Daten für einen Versuch mit Somatostatin-Analoga vor.

60.5.3 Postoperative Refluxösophagitis

Die postoperative Refluxösophagitis tritt bei bis zu 80 % der total gastrektomierten Patienten bzw. bei 20–50 % der Patienten nach partieller Gastrektomie und 50 % nach Ösophagusresektion je nach Resektions- und Operationssitus durch alkalischen oder sauren Reflux auf. Vor allem Gallensäuren und Lysolecithin stehen im Verdacht, die Schädigung der Mukosa und reaktive Inflammation zu verursachen. Die Grundlage der Therapie bilden diätetische Empfehlungen ähnlich wie bei der Refluxkrankheit. Medikamentös können Prokinetika, bei saurem Reflux Protonenpumpenhemmer und H_2-Blocker, bei alkalischem Reflux gallensäurebindende Präparate, z. B. Colestyramin, oder Sucralfat eingesetzt werden.

60.5.4 Alkalische Refluxgastritis

Eine alkalische Refluxgastritis entsteht durch das Zurückfließen von alkalischem Dünndarminhalt in den operierten Magen. Charakteristische Symptome sind morgendliche Übelkeit mit Erbrechen bitterer Flüssigkeit. Es werden Dauerschmerzen im Epigastrium beschrieben. Meist tritt nach dem Essen eine vorübergehende Besserung ein. Der klinische Verdacht kann endoskopisch und histologisch gesichert werden. Makroskopisch zeigt sich charakteristischerweise eine erythematöse Entzündung des Restmagens mit akuten, teils hämorrhagischen Erosionen, insbesondere unmittelbar proximal der Anastomose. Diätetisch kann die Umstellung auf die Einnahme vieler kleiner Mahlzeiten und ggf. einer kleinen Mahlzeit zur Nacht helfen, die Beschwerden zu lindern.

60.5.5 Syndrom der zuführenden Schlinge (Afferent-Loop-Syndrom)

Meist führen technische Schwierigkeiten, bedingt durch die Rekonstruktion der Passage und die Lage und Form der Anastomose, zu diesen Symptomen:

Nahrung fließt in die zuführende Dünndarmschlinge zurück, pankreatikobiliäre Sekrete können nicht ungehindert abfließen. Symptome sind postprandiales Völlegefühl oder dumpfe, zum Teil kolikartige Schmerzen. Häufig lindert explosives, galliges Erbrechen die Beschwerden. Folgen sind daher eine Abnahme der Nahrungszufuhr und daraus resultierend eine Mangelernährung. Die Diagnosestellung erfolgt sonografisch, radiologisch oder per MRT. Erfolgversprechend ist nur die chirurgische Revision.

60.5.6 Pankreatikozibale Asynchronie

Bei vielen gastrektomierten und ösophagusresezierten Patienten ist die Stuhl-Fettausscheidung erhöht. Dies liegt weniger an der verminderten Sekretion von Pankreasenzymen als an der schlechteren Durchmischung mit dem Speisebrei. Dennoch ist die mahlzeitenbezogene Substitution von Pankreasfermenten erfolgreich. Auch scheint die fehlende Durchmischung mit Galle nicht von ausschlaggebender Bedeutung für die Fettverdauung zu sein. Bleibt die Nährstoffausnutzung dennoch stark eingeschränkt, empfiehlt sich eine Reduktion der konventionellen Nahrungsfette und Ersatz durch MCT-Fette. Gegebenenfalls müssen auch fettlösliche Vitamine substituiert werden.

60.5.7 Bakterielle Fehlbesiedlung

Bedingt durch die fehlende Magensäure kann es bei manchen Patienten zu einer bakteriellen Fehlbesiedlung des Dünndarms kommen. Einige Anaerobier haben die Fähigkeit Gallensäuren zu dekonjugieren und wirken sich dadurch nachteilig auf die Fettverdauung aus. Des Weiteren nutzen Bakterien Proteine und Vitamin B_{12} aus der Nahrung für das eigene Wachstum und entziehen diese damit der Absorption. Die Bedeutung einer bakteriellen Fehlbesiedlung wird kontrovers diskutiert: Während die kurzzeitige Gabe von Antibiotika keinen Einfluss auf den Grad der Mangelernährung hatte, zeigen neuere Daten einen signifikanten Zusammenhang zwischen bakterieller Fehlbesiedlung und Gewichtsverlust, erniedrigtem Serumalbumin, Eisen und weiteren Parametern auf.

60.5.8 Sekundäre Laktoseintoleranz

Bei jedem zweiten gastrektomierten Patienten entwickelt sich postoperativ ein Laktasemangel bzw. verschlechtert sich eine bereits bestehende Laktoseintoleranz. Ursache hierfür sind vermutlich die unphysiologischen Passageverhältnisse mit einer kürzeren Transitzeit. Bei unklaren abdominellen Beschwerden bzw. erfolgloser Therapie eines Dumping-Syndroms sollte daher ein Therapieversuch mit laktosearmer Kost unternommen werden.

60.5.9 Postoperative Diarrhö

Diarrhöen werden am häufigsten nach trunkulärer Vagotomie beobachtet. Typischerweise treten sie rezidivierend über ein bis mehrere Tage und überwiegend unabhängig von der Nahrungsaufnahme auf.

Literatur

[2300] Alkhawaja S, Martin C, Butler RJ et al. Post-pyloric versus gastric tube feeding for preventing pneumonia and improving nutritional outcomes in critically ill adults. Cochrane Database Syst Rev 2015; 8: CD008875

[2301] Berger MM, ShenkinA, Schweinlin A et al. ESPEN micronutrient guideline. Clin Nutr 2022; 41: 1357–1424

[2302] Bischoff SC, Barazzoni R, Busetto L et al. European guideline on obesity care in patients with gastrointestinal and liver diseases e Joint ESPEN/UEG guideline Clinical Nutrition 2022; 41: 2364e2405

[2303] Boekema PJ, Samsom M, Smout AJ. Effect of coffee on gastro-oesophageal reflux in patients with reflux disease and healthy controls. Eur J Gastroenterol Hepatol 1999; 11: 1271–1276

[2304] Cangemi JD, Stephens L, Lacy BE. Misdiagnosis of Gastroparesis is Common: A Retrospective Review of Patients Referred to a Tertiary Gastroenterology Practice. Clin Gastroenterol Hepatol 2023 Feb 3; S 1542–3565(23)00084–8

[2305] Ceolin Alves AL, Zuconi CP, Correia MI. Energy expenditure in patients with esophageal, gastric, and colorectal cancer. JPEN J Parenter Enteral Nutr 2016; 40: 499–506

[2306] Coffey RJ, Washington MK, Corless CL et al. Ménétrier disease and gastrointestinal stromal tumors: hyperproliferative disorders of the stomach. J Clin Invest 2007; 117: 70–80

[2307] Corley DA, Kubo A. Body mass index and gastroesophageal reflux disease: a systematic review and meta-analysis. Am J Gastroenterol 2006; 101: 2619–2628

[2308] Deshayes E, de Forges H, Fraisse J et al. Artificial nutrition in patients with cancer has no impact on tumour glucose metabolism: Results of the PETANC Study. Clin Nutr 2019; 38 (5): 2121–2126

[2309] DGEM. Leitlinie Enterale Ernährung. Aktuel Ernahrungsmed 2003; 28: Supplement 1

[2310] DGEM. Leitlinie Enterale Ernährung Teil 2. Aktuel Ernahrungsmed 2004; 29: 198–225

[2311] DGEM. Leitlinie Enterale Ernährung bei Patienten mit Schlaganfall. 2007; AWMF-Leitlinien-Register 073/017

[2312] Ebert M et al. Z Gastroenterol. 2024 Apr; 62(4): 535–642. doi: 10.1055/a-2239-9802 https://www.dgvs.de/wp-content/uploads/2023/04/LL-OeCA-v4.0_Langversion_ZfG_05_2024_final.pdf

[2313] El-Serag HB, Sweet S, Winchester CC et al. Update on the epidemiology of gastro-oesophageal reflux disease: a systematic review. Gut 2014; 63: 871–880

[2314] Fischbach W, Bornschein J, Hoffmann JC et al. Aktualisierte S2k-Leitlinie *Helicobacter pylori* und gastroduodenale Ulkuskrankheit der Deutschen Gesellschaft für Gastroenterologie, Verdauungs- und Stoffwechselkrankheiten (DGVS); Juli 2022 – AWMF-Registernummer: 021–001

[2315] Fruhwald S. Die Gastroparese des kritisch kranken Patienten – ein unterschätztes Problem? Aktuel Ernahrungsmed 2009; 34: 118–125

[2316] Hauner H, Beyer-Reiners E, Bischoff G et al. Leitfaden Ernährungstherapie in Klinik und Praxis (LEKuP). Aktuel Ernahrungsmed 2019; 44: 384–419

[2317] Hebestreit K, Bischoff SC. Das FODMAP-Konzept: Konkrete Empfehlungen für die Ernährungsberatung. Aktuel Ernahrungsmed 2015; 40: 54–57

[2318] Kahrilas PJ, Persson T, Denison H et al. Predictors of either rapid healing or refractory reflux oesophagitis during treatment with potent acid suppression. Aliment Pharmacol Ther 2014; 40: 648–656

[2319] Keller J, Fox MR, Allescher HD et al. Interpretation und Durchführung der hochauflösenden Ösophagusmanometrie: Empfehlungen der Deutschen Gesellschaft für Neurogastroenterologie und Motilität (DGNM) sowie der Deutschen Gesellschaft für Gastroenterologie, Verdauungs- und Stoffwechselerkrankungen (DGVS). Z Gastroenterol 2018; 56: 1378–1408

[2320] Logemann JA. Oropharyngeal dysphagia and nutritional management. Curr Opin Clin Nutr Metab Care 2007; 10: 611–614

[2321] Madisch A, Koop H, Miehlke S et al. S2k-Leitlinie Gastroösophageale Refluxkrankheit und eosinophile Ösophagitis der Deutschen Gesellschaft für Gastroenterologie, Verdauungs- und Stoffwechselkrankheiten (DGVS); März 2023 – AWMF-Registernummer: 021–013

[2322] Mayerhofer C, Kavallar AM, Aldrian D et al. Efficacy of Elimination Diets in Eosinophilic Esophagitis: A Systematic Review and Meta-Analysis Clinical Gastroenterology and Hepatology. 2023 Aug;21(9):2197-2210.e3.

[2323] Molina-Infante J, Arias A, Barrio J et al. Four-food group elimination diet for adult eosinophilic esophagitis: A prospective multicenter study. J Allergy Clin Immunol 2014; 134: 1093–9.e1

[2324] Oberhoffner, Fischer M, Weimann A et al. Ernährung und Bewegung – Das Konzept der Prähabilitation vor großen Tumoroperationen. Aktuel Ernahrungsmed 2022; 47: 188–193

[2325] Pandolfino JE, Gawron AJ. Achalasia: a systematic review. J Am Med Assoc 2015; 313: 1841–1852

[2326] Riemann JF, Fischbach W, Galle PR, Mössner J. Klinische Gastroenterologie. Stuttgart: Thieme; 2008

[2327] Ronkainen J, Aro P, Storskrubb T et al. High prevalence of gastroesophageal reflux symptoms in the general adult Swedish population: A Kalixanda study report. Scand J Gastroenterol 2005; 40: 275–285

[2328] Scarpellini E, Arts J, Karamanolis G, Laurenius A et al. International consensus on the diagnosis and management of dumping syndrome. Nat Rev Endocrinol. 2020; 16(8): 448–466

[2329] Schölmerich J. Postgastrectomy syndromes – diagnosis and treatment. Best Pract Res Clin Gastroenterol 2004; 18: 917–933

[2330] S2k-Leitlinie Qualitätsanforderungen in der gastrointestinalen Endoskopie der Deutschen Gesellschaft für Gastroenterologie, Verdauungs- und Stoffwechselkrankheiten (DGVS) Version 2.0 – Juli 2025 – AWMF Register Nr. 021-022 https://www.dgvs.de/leitlinien/endoskopie-notfall/qualitaetsanforderungen-in-der-gastrointestinalen-endoskopie/

[2331] Vidal-Alaball J, Butler CC, Cannings-John R et al. Oral vitamin B12 versus intramuscular vitamin B12 for vitamin B12 deficiency. Cochrane Database Syst Rev 2005; 20: CD004655

[2332] White GN, O'Rourke F, Ong BS et al. Dysphagia: causes, assessment, treatment, and management. Geriatrics 2008; 63: 15–20

[2333] Zoller WG, Köppen U. Ösophaguskarzinom: Interdisziplinäre Diagnostik und Therapie. Stuttgart: Schattauer; 2002

61 Erkrankungen des unteren Gastrointestinaltrakts

S.C. Bischoff, C. Sina

Das Wichtigste in Kürze

Die Ernährungsmedizin spielt für zahlreiche Erkrankungen des unteren Gastrointestinaltrakts eine zentrale Rolle. Jede chronische Darmerkrankung geht mit einer mehr oder weniger deutlich ausgeprägten Ernährungsstörung einher, die kompensiert werden muss. Bei allen Erkrankungen, die zu einer Malassimilation führen, ist eine adäquate ernährungsmedizinische Diagnostik obligat. Bei Nachweis einer Mangelernährung sollte diese durch geeignete Ernährungsmaßnahmen ausgeglichen werden können, insbesondere dann, wenn keine kausale Therapie zur Verfügung steht. Dies gilt für infektiöse Darmerkrankungen, bei denen häufig ein Flüssigkeits- und Elektrolytersatz im Vordergrund steht, wie für nichtinfektiöse Erkrankungen, bei denen definierte Ernährungsfaktoren kausale Bedeutung haben können (z. B. Zöliakie, Nahrungsmittelallergie, Kohlenhydratintoleranzen).

Bei anderen Erkrankungen werden Nahrungsgewohnheiten als Ursache der Erkrankung diskutiert (Beispiele: Divertikulitis, kolorektales Karzinom). Bei den chronisch-entzündlichen Darmerkrankungen (CED) ist unklar, inwieweit Nahrungsfaktoren bei der Entstehung beteiligt sind, aber eindeutig, dass Ernährungsberatung und medizinische Ernährungstherapie wichtige supportive Therapieansätze darstellen. Auch beim Reizdarmsyndrom können die Ernährungsmedizin sowie insbesondere der Einsatz von Probiotika und Ballaststoffen als auch diätetische Maßnahmen wie die Low-FODMAP-Diät das therapeutische Spektrum sinnvoll ergänzen.

Eine medizinische Ernährungstherapie (ONS, EE, PE) ist essenzieller Therapiebestandteil bei CED, bei Tumorkachexie und bei Kurzdarmsyndrom, bedarf aber einer klaren Indikation und leitliniengerechten Durchführung.

Keywords

Malassimilation, Malabsorption, Enteritis, Kolitis, Zöliakie, chronisch-entzündliche Darmerkrankungen, kolorektales Karzinom, Reizdarmsyndrom, Gallensäureverlustsyndrom

61.1 Funktionelle Anatomie

Der untere Gastrointestinaltrakt (GI-Trakt) umfasst Dünndarm (Duodenum, Jejunum, Ileum), Dickdarm (Colon ascendens, transversum und descendens, Sigma, Rektum) und Analbereich (▶ Abb. 61.1).

Erkrankungen des Duodenums werden vielfach auch dem oberen GI-Trakt zugeordnet, weil die klassischen Erkrankungen des Duodenums (Duodenitis, Duodenalulzera) pathophysiologisch eng verwandt sind mit analogen Erkrankungen des Magens (Antrumgastritis und Magenulzera), die u. a. durch eine Überproduktion an Magensäure verursacht werden (Kap. 60.4). Entsprechend sind die Nahrungsauslöser für solche entzündlichen Prozesse und auch die ernährungsmedizinischen Maßnahmen identisch. Deshalb soll auf diese Krankheitsbilder hier nur kurz eingegangen werden.

Andere Krankheitsbilder wie die eosinophile Enteritis bzw. die eosinophile Kolitis können in allen Abschnitten des Verdauungstrakts auftreten. Sie finden deshalb auch an anderer Stelle als eosinophile Ösophagitis (Kap. 60.3.3) oder eosinophile Gastritis (Kap. 60.4.3) Erwähnung. Auch CED wie der Morbus Crohn können sich in allen Abschnitten des GI-Trakts manifestieren, werden aber im vorliegenden Kapitel dargestellt. Die physiologischen Funktionen des GI-Trakts im Rahmen der Flüssigkeits- und Nahrungsaufnahme können hier nur ansatzweise erwähnt werden, wenn sie für das Verständnis eines Krankheitsbilds notwendig sind.

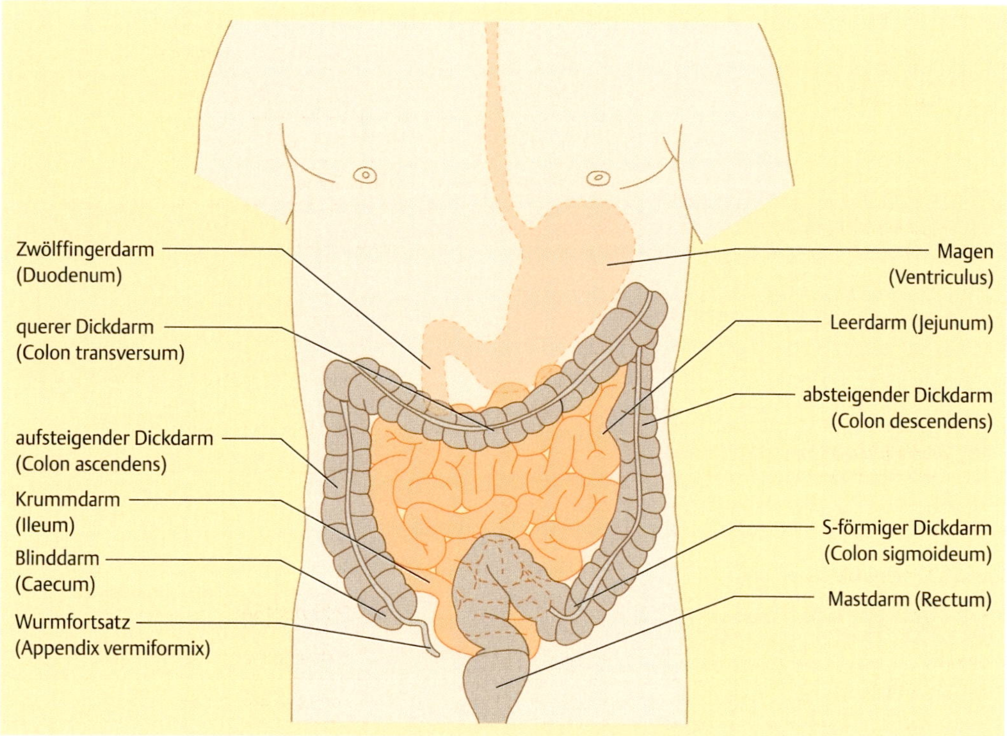

Abb. 61.1 Anatomie des unteren Gastrointestinaltrakts.

61.2 Begriffsbestimmungen

61.2.1 Malassimilation

Malassimilation ist der Oberbegriff für die Maldigestion (Störung des Verdauungsprozesses im Darm) und die Malabsorption (Störung der Resorption von Nahrungsstoffen durch die Darmschleimhaut). Während der **Malabsorption** immer eine Darmerkrankung zugrunde liegt, kann eine **Maldigestion** durch eine Darmerkrankung oder durch eine Erkrankung anderer Organe, die am Verdauungsprozess beteiligt sind, verursacht sein. Insbesondere sind hier Erkrankungen der Leber (Ort der Galleproduktion), der Gallenwege und des Pankreas (wichtiger Ort der Verdauungsenzymproduktion) zu nennen. Die extraintestinalen Erkrankungen, die häufig zu einer Malassimilation führen (▸ Tab. 61.1), werden an anderer Stelle detailliert dargestellt (Kap. 63). Die intestinalen Erkrankungen, die mit Malassimilation assoziiert sind (▸ Tab. 61.2), werden zum Teil hier, zum Teil an anderer Stelle des Buches besprochen.

Primäre Malabsorption ist der Oberbegriff für Erkrankungen wie Laktoseintoleranz und andere primäre Kohlenhydratintoleranzen (Kap. 67), angeborene Aminosäurentransporterdefekte, Vitamin-B_{12}-Malabsorption durch Defekte von Genen, die für Vitamin-B_{12}-Bindungsproteine wie Intrinsic Factor (IF) oder Haptocorrin kodieren (siehe Fachbücher der Gastroenterologie) sowie bestimmte, genetisch bedingte Fettstoffwechselstörungen wie die Abetalipoproteinämie (Kap. 69.1). Die intestinalen Erkrankungen, welche eine **sekundäre Malassimilation** bewirken können (▸ Tab. 61.2), sollen im Folgenden besprochen werden.

61.2.2 Dysbiose

Der Begriff Dysbiose, auch „bakterielle Fehlbesiedelung" genannt, ist nicht klar definiert. Manchmal beruht er auf einem pathologischen H_2-Atemtest nach oraler Provokation mit Glukose oder einem anderen Zucker, der von den Bakterien der intestinalen Mikrobiota metabolisiert wird. Manchmal spiegelt der Begriff unsere Vorstellung

Tab. 61.1 Extraintestinale Erkrankungen, die häufig mit Malassimilation assoziiert sind.

	Ursachen	Leitsymptom
Gallensäuren-Mangel	Leberzirrhose (z. B. durch PBC)	Ikterus, Aszites
	intrahepatische Cholestase (z. B. durch PSC)	Ikterus
	Verschlussikterus (z. B. durch Konkrement oder Tumor)	Ikterus, Koliken, Fieber
Pankreasenzym-Mangel	chronische Pankreatitis	abdominelle Schmerzen
	Pankreaskarzinom	ungewollter Gewichtsverlust
	Mukoviszidose/zystische Fibrose	Gewichtsverlust, Luftnot
	Pankreasresektion	Gewichtsverlust, Diabetes mellitus

PBC: primär biliäre Zirrhose; PSC: primär sklerosierende Cholangitis

Tab. 61.2 Intestinale Erkrankungen, die häufig mit Malassimilation assoziiert sind.

	Ursachen	Leitsymptom
primäre Malabsorption	Laktoseintoleranz (u. a. Kohlenhydratintoleranzen)	Blähungen, abdominelle Schmerzen
	angeborene Aminosäurentransporterdefekte	kognitive Störungen
	Vitamin-B_{12}-Malabsorption	makrozytäre Anämie
	Abetalipoproteinämie	Fettstoffwechselerkrankung
sekundäre Malabsorption	alle erworbene Dünndarmerkrankungen abhängig von Ausmaß, Schweregrad und Dauer, z. B.: • infektiöse Enteritiden (z. B. Cholera, Parasitose, Tuberkulose, HIV) • nichtinfektiöse Enteritiden (z. B. Zöliakie, Morbus Crohn mit Dünndarmbefall, Morbus Whipple, eosinophile Enteritis, Mastozytose, Amyloidose) • maligne Dünndarmerkrankungen (z. B. Lymphom) • vaskuläre Dünndarmerkrankungen (z. B. intestinale Ischämie) • Darmresektion, Kurzdarmsyndrom • Strahlenschädigung des Dünndarms	
Maldigestion	• bakterielle Fehlbesiedlung/intestinale Dysbiose (z. B. durch Fisteln, Strikturen, Divertikel, Motilitätsstörungen, Zustand nach Operationen, Alkohol, Nahrungsstoffe, Antibiotika und andere Medikamente) • Ileumresektion oder Morbus Crohn des Ileums (Gallensäureverlustsyndrom)	

zur Pathophysiologie klinischer Symptomatologien wider, die bei Fisteln, Strikturen, Divertikeln, Motilitätsstörungen, Zustand nach Operationen, Alkoholkonsum, gehäuftem Antibiotikaeinsatz oder Verwendung anderer Medikamente zu beobachten sind.

Es wird vermutet, dass eine bakterielle Fehlbesiedlung (engl. „bacterial overgrowth") zu Symptomen wie bei Reizdarmsyndrom und zu Mangelernährung führen kann. Eine spezielle Therapie ist nicht etabliert: Ernährungsmedizinische Maßnahmen wie eine Low-FODMAP-Diät und Ballaststoffe werden ebenso diskutiert wie Antibiotika und Probiotika. Prospektive kontrollierte Studien liegen nur für Antibiotika vor, insbesondere für lokal wirksame, bzw. für Antibiotika in Kombination mit Probiotika und Low-FODMAP-Diät [2369]. Größere prospektive kontrollierte Studien liegen nur für Antibiotika vor [2344], [2367].

Tab. 61.3 Erreger infektiöser Darmerkrankungen.

Erreger	Beispiele
Bakterien	• Salmonellose, Shigellenruhr, Typhus und Paratyphus, Cholera, Tuberkulose, hämolytisch-urämisches Syndrom (bei Verdacht, Krankheit und Tod meldepflichtig) • *Campylobacter*, Yersinien, enterohämorragische *E. coli* (EHEC), Listerien (Ausscheider meldepflichtig) • Clostridien (-Toxin) und Antibiotika-assoziierte Diarrhö
Viren	• Rotavirus, Norovirus
Parasiten	• Protozoen (z. B. Giardiasis/Lambliasis, Amöbiasis, Kryptosporidiose) • Wurminfektionen (z. B. Schistosomiasis, Bandwürmer, Askariasis, Trichuriasis, Enterobiasis, Strongyloidiasis, Hakenwürmer)

61.3 Entzündliche Darmerkrankungen

61.3.1 Akute Enteritis und Enterokolitis

Akute Enteritiden und Enterokolitiden sind weltweit die zweithäufigsten Erkrankungen (nach Atemwegserkrankungen). Obwohl Typhus und Cholera in den westlichen Ländern keine wesentliche Rolle mehr spielen, stellen andere infektiöse Darmerkrankungen in den USA und in Europa ein bedeutendes medizinisches und volkswirtschaftliches Problem dar. Der internationale Reisetourismus, Nahrungsmittel- und Tierfutterhandel, problematische Massentierhaltung, zunehmend auftretende antimikrobielle Resistenzen und immundefizitäre Patienten (HIV, Tuberkulose) sind neue Herausforderungen.

Zu den infektiösen Darmerkrankungen zählen bakterielle Enterokolitiden, virale Enterokolitiden und parasitäre Infektionen, die teilweise meldepflichtig sind (▶ Tab. 61.3). Bakterielle Infektionen sind häufig auch Folge des Konsums kontaminierter Lebensmittel bei unzureichender Hygiene (▶ Tab. 61.4).

Die Verläufe sind variabel von kurz, harmlos und selbstlimitierend bis hin zu schwer bis lebensbedrohlich. Grundlagen der Diagnostik sind eine gründliche Anamnese und mikrobiologische Stuhluntersuchungen. Nur bei komplizierten Verläufen bakterieller oder parasitärer Enterokolitiden werden Antibiotika eingesetzt. Bei den meist selbstlimitierenden viralen Enterokolitiden, die besonders im Kindesalter häufig sind, und bei der Antibiotika-assoziierten Diarrhö (ADD) können auch ausgewählte **Probiotika** mit großem Erfolg eingesetzt werden (Kap. 36). Hygienemaßnahmen und Identifikation von Dauerausscheidern sind wesentliche Bestandteile der Behandlung dieser Krankheitsbilder.

Tab. 61.4 Lebensmittelinfektionsquellen.

Erreger	Vorkommen
Salmonellen	Geflügel, Fleisch, Rohmilch, Eier
Campylobacter jejuni	Geflügel, Fleisch, Rohmilch, Wasser
E. coli (EHEC)	Rohmilch, Rindfleisch
Yersinia enterocolitica	Rohmilch, Schweinefleisch, Salat, Geflügel
Staphylococcus aureus	kalte Speisen (Eis), Zubereitungen mit Milch, Eiern oder Fleisch
Vibrio parahaemolyticus	Fisch, Muscheln, Krebse
Clostridium perfringens	Fleisch, Geflügel
Bacillus cereus	wasserarme Lebensmittel
Listeria monocytogenes	Käse, Fleisch, Milch, Salat

✔ Merke

Warnsymptome für schwere Verläufe sind mehr als 6 Stuhlentleerungen pro Tag, Blutbeimischungen, anhaltendes Fieber, massives Erbrechen, Dehydratation und starke abdominelle Schmerzen. In diesen Fällen ist eine ärztliche Konsultation obligat.

Von zentraler Bedeutung bei allen infektiösen Durchfallerkrankungen ist eine **ausreichende Versorgung mit Flüssigkeit**, wobei das Ausmaß des Verlustes zu berücksichtigen ist. Kann die Flüssigkeitszufuhr auf oralem Wege nicht gesichert werden, muss frühzeitig eine parenterale Flüssigkeitssubstitution veranlasst werden. Diese Maßnahme ist nicht selten lebensrettend. Flüssigkeitsdefizite sind die häufigste Ursache für zahlreiche tödliche Verläufe schwerer Durchfallerkrankungen in Entwicklungsländern. Bei Erwachsenen sollten täglich mindestens 40 ml pro kg Körpergewicht verabreicht werden. In Einzelfällen können bis 10 l pro Tag notwendig sein.

Hinweis für die Praxis

Bei der Behandlung der akuten Enteritis müssen bei ausgeprägter Dehydratation zusätzlich zu der Flüssigkeit Elektrolyte (besonders Natrium und Kalium) und Glukose substituiert werden. Dies kann oral mittels WHO-Lösung (Elotrans), bestehend aus 3,5 g NaCl, 2,5 g Natriumbicarbonat, 1,5 g Kaliumchlorid, 20 g Glukose (oder 40 g Saccharose) ad 1000 ml H_2O, oder parenteral mittels geeigneter Infusionslösungen erfolgen.

Eine darüberhinausgehende Ernährung mit festen Nahrungsstoffen ist zunächst von untergeordneter Bedeutung und erst dann möglich, wenn kein heftiger Brechreiz und keine massiven Diarrhöen mehr vorliegen.

61.3.2 Morbus Whipple

Der Morbus Whipple ist eine seltene infektiöse Erkrankung des Dünndarms, die im Gegensatz zu den zuvor beschriebenen Enteritiden schleichend verläuft, vorwiegend bei Männern auftritt und vielfach zu Diarrhöen mit Gewichtsverlust und Gelenkbeschwerden führt. Es wird eine Immunpathogenese vermutet. Die Diagnostik basiert auf „daran denken" und einer Dünndarmhistologie mit Erregernachweis.

Die primäre Therapie erfolgt antibiotisch und erzielt meist eine Remission, aber es gibt auch therapieresistente und rezidivierende Verläufe. In solchen Fällen ist eine symptomorientierte Ernährungstherapie der gastrointestinalen Symptome indiziert. Einzelheiten dazu werden in Kap. 61.7 genannt.

61.3.3 Duodenitis und Duodenalulkus

Pathophysiologie

Das Duodenum ist gekennzeichnet durch submukös lokalisierte Brunner-Drüsen, deren Sekret vermutlich die Duodenalschleimhaut vor Magensäure schützt. Hauptaufgabe des Duodenums ist die Resorption von Nahrungsbestandteilen und Flüssigkeit. Monosaccharide, Aminosäuren und kleine Peptide sowie Fettsäuren werden unter normalen Umständen vorwiegend im Duodenum und im proximalen Jejunum resorbiert.

Bei Funktionseinschränkungen in diesem Bereich kann die Resorption auch von weiter distal gelegenen Dünndarmabschnitten und bei Bedarf bis zu einem gewissen Grad auch vom Kolon übernommen werden (Kap. 62). Dies mag erklären, warum es bei umschriebenen Dünndarmerkrankungen wie Duodenitis oder segmentalem Morbus Crohn kaum zu Malnutrition kommt.

Gallensäuren sowie einzelne Mikronährstoffe wie Vitamin B_{12} können nur im distalen Ileum resorbiert werden (Kap. 8), deshalb kann es bei Funktionseinschränkungen des Ileums oder nach Ileumresektion zu umschriebenen und spezifischen Malassimilationssyndromen kommen.

Ursachen

Bei einer Duodenitis kommt es zu einer entzündlichen Reaktion der Duodenalschleimhaut auf unterschiedliche Noxen. Diese wird begünstigt durch eine verminderte Produktion von Bikarbonat und Glykoproteinen durch die Brunner-Drüsen des Duodenums.

Ein häufiger Grund ist wie bei der akuten Gastritis eine *Helicobacter-pylori*-Infektion, die entweder spontan ausheilt oder in eine chronische Entzündung übergehen kann. Weitere Ursachen für eine akute Duodenitis mit oder ohne Duodenalulkus sind chemische und medikamentöse Schädigungen der Mukosa. Hier sind insbesondere ulzerogene Pharmaka hervorzuheben, wie Acetylsalicylsäure (ASS) und nichtsteroidale Antirheumatika

(NSAR), die in der Krankenanamnese immer abgefragt werden sollten.

Neuere Untersuchungen zeigen, dass die *Helicobacter-pylori*-Infektion bei der Ulkusgenese eine immer geringere Rolle spielt, was teilweise darauf zurückzuführen ist, dass die medikamentöse Eradikationstherapie inzwischen weit verbreitet ist. Stattdessen nehmen Antirheumatika- und ASS-induzierte Ulzera und auch der Anteil älterer Patienten (> 70 Jahre) zu.

Symptomatik

Das Beschwerdebild der akuten Duodenitis ist schwer unterscheidbar von dem der akuten Gastritis, es geht typischerweise mit Aufstoßen, Völlegefühl, Erbrechen und Meteorismus einher. Bei Duodenalulzera steht weniger ein Nüchternschmerz, sondern ein postprandialer Schmerz im Vordergrund. Duodenalulzera sind häufig blutend und können schwere Anämien verursachen.

Hinweis für die Praxis

Die Ernährung orientiert sich bei akuter Duodenitis mit oder ohne Duodenalulkus wie bei der Gastritis und den Magenulzera am Prinzip an der leichten Vollkost (jetzt „Angepasste Vollkost bei unspezifischen Unverträglichkeiten und gastrointestinalen Erkrankungen“ nach dem Leitfaden Ernährungstherapie in Klinik und Praxis [LEKuP]). Diätetisch sind Kaffee, Alkohol und insbesondere Nikotin zu meiden. Die früher propagierten Ulkusdiäten gelten als obsolet.

61.3.4 Divertikulitis

Unter Divertikulitis versteht man die akute Entzündung von Divertikeln im distalen Kolon. Das Krankheitsbild umfasst linksseitige Unterbauchschmerzen und intestinale Blutungen. Ihm geht die Bildung von Divertikeln voraus, die genetisch prädisponiert ist und durch zum Teil lebensstilbedingte Risikofaktoren (Alter, Mangel an Bewegung, NSAR, Adipositas, ballaststoffarme Kost etc.) begünstigt wird.

Die Prävalenz der Divertikulose des Kolons ist in den westlichen Industrienationen deutlich angestiegen. Zwanzig bis 30 % der Divertikelträger entwickeln eine klinisch relevante Erkrankung. Die Diagnose kann sonografisch oder endoskopisch gestellt werden.

Die Therapie der akuten Divertikulitis umfasst medikamentöse Maßnahmen (Antibiose), endoskopische Maßnahmen (Blutstillung) und die chirurgische Resektion des betroffenen Darmabschnitts bei therapierefraktären oder chronisch rezidivierenden Fällen. In der akuten Phase soll entweder keine Kost oder leichte, ballaststoffarme Vollkost angeboten werden. In der entzündungsfreien Phase sind die Therapieempfehlungen uneinheitlich und wissenschaftlich nicht gesichert.

Aber nicht nur die akute Divertikulitis kann als Folge einer Divertikulose gastrointestinale Symptome verursachen. Differenzialdiagnostisch sollte auch an eine **symptomatische unkomplizierte Divertikulose** (**SUDD**) gedacht werden. Hierbei kommt es in Abwesenheit einer akuten Divertikulitis bei einem Teil der Divertikelträger aus bislang ungeklärten Gründen zu chronischen abdominellen Schmerzen vor allem im linken Unterbauch. Häufig treten diese Beschwerden auch zusammen mit chronischer Obstipation oder Diarrhöen auf. In relativer Abgrenzung zum Reizdarmsyndrom bleiben diese Symptome nach Defäkation allerdings unverändert bestehen. Für die SUDD gelten die allgemeinen Ernährungs- und Verhaltensempfehlungen wie bei Divertikulose. Die wissenschaftliche Evidenz für eine medikamentöse Therapie mit Mesalazin oder Rifaximin ist derzeit noch gering.

Hinweis für die Praxis

Zur Prophylaxe der Entstehung und der Entzündung von Divertikeln werden eine ballaststoffreiche Vollkost, Gewichtskontrolle bzw. -normalisierung und ausreichend Bewegung empfohlen.

61.3.5 Chronisch entzündliche Darmerkrankungen (CED)

Bedeutung der Ernährung

Die Bedeutung der Ernährung bei der Entstehung, im Verlauf und in der Behandlung von Morbus Crohn (MC; ▶ Abb. 61.2a, ▶ Abb. 61.2b) und Colitis ulcerosa (CU; ▶ Abb. 61.3a, ▶ Abb. 61.3b) hat sich in den letzten 20 Jahren grundlegend gewandelt

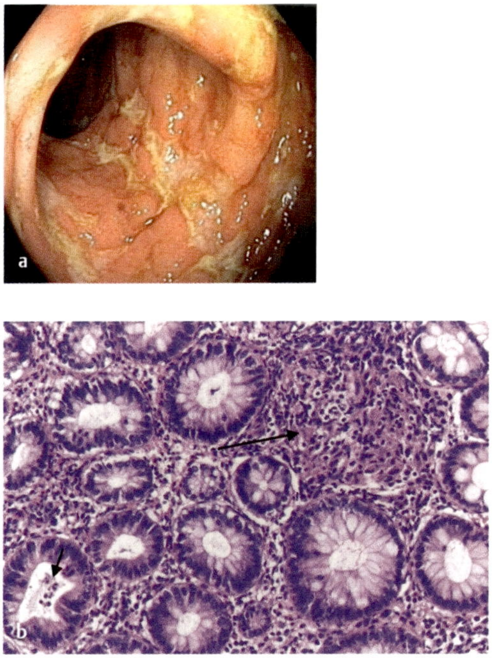

Abb. 61.2 Morbus Crohn: endoskopisches und histologisches Bild.

a Kolonbefall mit längsgestellten fissuralen Ulzerationen. (Quelle: Kucharzik T. Endoskopie. In: Messmann H, Hrsg. Klinische Gastroenterologie. 2., vollständig überarbeitete Auflage. Stuttgart: Thieme; 2021.)

b Darmbiopsat aus dem Kolon eines 13-jährigen Jungen mit Erstdiagnose eines Morbus Crohn. Der lange Pfeil weist auf ein Epitheloidzellgranulom, der kurze Pfeil weist auf einen Entzündungsfokus in einer Krypte (Färbung: Hämatoxylin-Eosin). (Quelle: Broekaert I. Durchführung. In: Kerbl R, Reiter K, Wessel L, Hrsg. Referenz Pädiatrie. Version 1.0. Stuttgart: Thieme; 2024.)

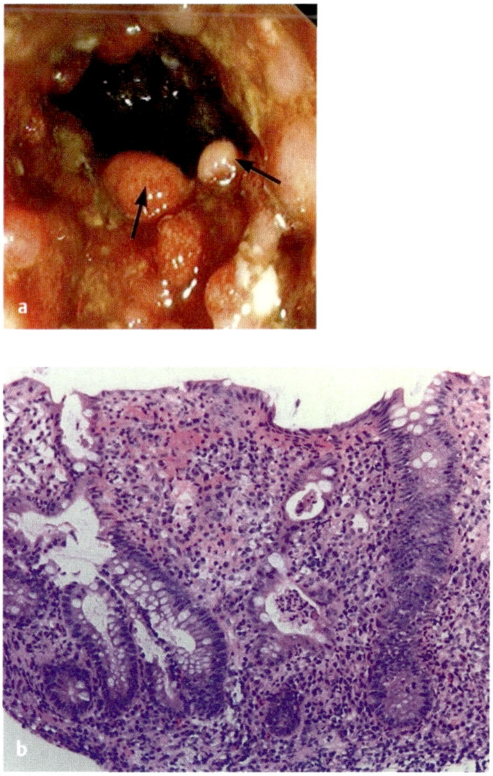

Abb. 61.3 Colitis ulcerosa: endoskopischer und histologischer Befund.

a Endoskopie bei Colitis ulcerosa; Pseudopolypen (Pfeile). (Quelle: Engelmann G, Wirth S. Colitis ulcerosa. In: Meyer S, Hrsg. Duale Reihe Pädiatrie. 6., vollständig überarbeitete und erweiterte Auflage. Stuttgart: Thieme; 2024.)

b Schwere, akut entzündlich veränderte Kolonschleimhaut mit Erosion und ausgeprägten Kryptenarchitekturstörungen, dichte Durchsetzung mit gemischten Entzündungszelleng und Kryptenabszess. (Quelle: Scheubel R. Ausbreitungsmuster. In: Messmann H, Hrsg. Lehratlas der Koloskopie. 2., aktualisierte Auflage. Stuttgart: Thieme; 2014.)

und wird heute vielfach kontrovers diskutiert. Während Betroffene das starke Gefühl haben, dass Ernährungsfaktoren in der Pathogenese eine Rolle spielen, ist die Studienlage oft unklar bzw. ungenügend. Auf der anderen Seite gibt es klare Daten, die zeigen, dass Mangelernährung und Ernährungsdefizite bei CED, insbesondere bei schweren Verläufen von MC, gehäuft vorkommen. Weiterhin ist klar, dass die Ernährungsmedizin bei Patienten mit Komplikationen wie Fisteln, Stenosen, toxischem Megakolon, Pouch, Stoma und anderen prä-/postoperativen Phasen eine zentrale Rolle spielt, weil hier sowohl die enterale als auch die parenterale Ernährungstherapie erfolgreich eingesetzt werden kann.

Zur Primärbehandlung des akuten Schubs ist die medizinische Ernährungstherapie ebenfalls wirksam, ohne dass die Mechanismen der Wirkung klar sind. Allerdings ist die Wirksamkeit geringer als die der Medikamente der ersten Wahl, weshalb die künstliche Ernährung als Primärtherapie nur bei Kindern (wegen der Medikamentennebenwirkungen) oder Erwachsenen mit Medikamentenunverträglichkeiten eingesetzt wird.

VI

Ebenfalls ernährungsmedizinisch relevant ist das Thema Adipositas bei CED. So steigt die Prävalenz von adipösen Patienten mit CED entsprechend des Trends in der Allgemeinbevölkerung stetig. Studien legen nahe, dass Morbus-Crohn-Patienten mit Adipositas einen insgesamt schwerwiegenderen Krankheitsverlauf aufweisen. Als Ursache hierfür wird nicht nur eine mit Adipositas einhergehende metabolische Entzündung als Kofaktor der intestinalen Entzündungsreaktion diskutiert, sondern auch die bei Adipositas reduzierte Wirkung von Biologika sowie eine erhöhte Komplikationsrate im Rahmen von CED-bedingter Operationen. Auch wenn die Studienlage zur klinischen Relevanz von Adipositas bei CED noch recht heterogen ist, so empfiehlt sich bei entsprechenden Patienten auch in Hinblick auf eine gesunden Lebensstilführung und zur Vermeidung metabolischer Komplikationen die Umsetzung der allgemeinen Maßnahmen bei Adipositas (Kap. 40.3.3).

Ernährungsverhalten und Nahrungsmittelunverträglichkeiten

Patienten mit CED nehmen mehr Zucker (Saccharose), Fette (besonders Cholesterin) und Antibiotika, aber weniger Obst und Gemüse, weniger Kalium, Magnesium, Vitamin C und weniger Getreide zu sich als Kontrollpersonen. Allerdings fehlen prospektive Studien, die zeigen, dass eine Korrektur der Ernährungsgewohnheiten zu einer Reduktion der Inzidenz von CED führt.

Patienten mit CED geben auffällig häufig Nahrungsmittelunverträglichkeiten an. Antikörper gegen Nahrungsproteine vom IgE-Typ wie auch vom IgG-Typ kommen gehäuft vor. Auch Autoantikörper gegen neutrophile Granulozyten (pANCA bei CU) und gegen *Saccharomyces cervisiae* (IgG und IgA bei MC) werden gehäuft gemessen – sie sind typisch, aber nicht spezifisch für CU bzw. MC. Titer von Kuhmilch-Antikörpern vom IgG- und IgM-Typ gegen Kasein, Laktoglobulin und bovinem Serumalbumin (BSA) korrelieren sogar mit der Aktivität der CED, ohne dass daraus therapeutische Konsequenzen gezogen werden könnten.

Vielmehr muss nach vielen negativen Studienergebnissen derzeit klar konstatiert werden, dass es keine besondere „CED-Diät" gibt. Dies bedeutet allerdings in keiner Weise, dass Ernährungsberatungen bei Patienten mit CED hinfällig sind. Es bleibt zweifelsohne notwendig, systematisch nach Nahrungsmittelunverträglichkeiten und Allergien zu fragen, bei positiver Antwort eine adäquate Allergiediagnostik zu veranlassen (Kap. 67) und bei Bestätigung Eliminationsdiäten zunächst zeitbegrenzt durchzuführen.

Mangelernährung

Das Erkennen und Vermeiden einer Mangelernährung sind das zweite zentrale Ziel. In den Leitlinien der DGEM heißt es dazu: „Bei Mangelzuständen, gleichgültig, ob es sich um eine generelle Mangelernährung, spezifische Mängel oder auch eine inadäquate Nahrungszufuhr handelt, sollte eine Ernährungstherapie begonnen werden" (Evidenzgrad A). Bei Kindern liegt eine Indikation zur Ernährungstherapie bei einem Perzentilensprung vor (B).

Präoperativ liegt eine Indikation zur Ernährungstherapie bei Erwachsenen vor, wenn ein Gewichtsverlust von mehr als 10 % in den letzten 6 Monaten vor der Operation stattgefunden hat und das Serumalbumin < 30 g/l liegt (Evidenzgrad C).

Als diagnostische Instrumente zur Erfassung einer Mangelernährung bei CED sind zu nennen:

- Body Mass Index (BMI)
- Messung der Körperzusammensetzung mittels bioelektrischer Impedanzanalyse (BIA)
- Verwendung von Scores wie dem Nutrition Risk Screening (NRS)
- Eisensubstitution

Eine besondere Herausforderung bei der Behandlung von Patienten mit CED ist die adäquate Eisensubstitution, besonders bei CU. In den Leitlinien der DGVS heißt es dazu: „Eine Substitution von Eisen ist bei nachgewiesenem Eisenmangel und Anämie (d. h. bei Frauen < 12 g/dl bzw. 7,4 mmol/l, bei Männern < 13,5 g/dl bzw. 8,3 mmol/l) indiziert (Evidenzgrad A). Bei nachgewiesenem Eisenmangel kann in der Remissionsphase primär oral substituiert werden (C). Bei Unverträglichkeit oraler Präparate oder unzureichendem Anstieg des Hb-

Werts ist insbesondere bei ausgeprägter Anämie oder akutem Entzündungsschub eine parenterale Substitution erforderlich (A)."

Therapie spezifischer Symptome

Bei bestimmten Patientengruppen mit spezifischen Symptomen sind weitergehende Maßnahmen erforderlich. So fordert das Symptom Diarrhö einen Wasser- und Elektrolytausgleich, später Eiweißzufuhr und Zufuhr leicht verdaulicher Fette. Liegt Durchfall bei Gallensäureverlustsyndrom vor, muss mit Medikamenten (Colestyramin, Vitamin-B_{12}-Substitution), MCT-Fetten und einer Kalziumreichen, Oxalat-armen Diät behandelt werden. Bei Blähungen sollten Hülsenfrüchte, Milchzucker und ggf. auch Ballaststoffe (individuelle Austarierung!) nur eingeschränkt zugeführt werden.

Fisteln und Stomata

Bei einem Morbus Crohn mit Fisteln ist auf Dauer meist ein operativer Eingriff notwendig. Als Überbrückung kann eine enterale Ernährung (z. B. bei Fisteln im Dickdarm oder terminalen Ileum, evtl. auch bei Fisteln im Ösophagus oder Magen über jejunale Sonden) oder eine parenterale Ernährung (bei allen anderen Fisteln) indiziert sein.

Bei Patienten mit künstlichem Darmausgang (Stoma) muss besonders auf die Flüssigkeitsbilanz geachtet werden. Ein Kolostoma macht in der Regel wenig Probleme, ein Ileostoma dagegen viele. Eine fundierte Ernährungsberatung ist hier obligat: viele kleine Mahlzeiten, ausgiebiges Kauen, abends weniger essen, um nächtlichen Stuhlgang zu vermeiden, Vorsicht mit faserigen Nahrungsmitteln (Verstopfungsgefahr), Obst und Obstsäften (abführende Wirkung); stattdessen sollten Bananen, Brot und Nudeln zum „Eindicken" konsumiert werden.

Hinweis für die Praxis

Empfehlungen zur Ernährung bei chronisch-entzündlichen Darmerkrankungen (CED)

- Mangelernährung vermeiden
- Eisensubstitution (bei Hb < 12 g/dl bei Frauen bzw. < 13 g/dl bei Männern)
- bei Diarrhö: Wasser- und Elektrolytausgleich, später Eiweißzufuhr und Zufuhr leicht verdaulicher Fette
- bei Gallensäureverlustsyndrom: Medikamente (Colestyramin, Vitamin-B_{12}-Substitution), MCT-Fette und kalziumreiche, oxalatarme Diät
- bei Blähungen: Hülsenfrüchte, Milchzucker und ggf. Ballaststoffe einschränken
- bei Fisteln: zur Überbrückung bis zur Operation enterale oder parenterale Ernährung
- bei Ileostoma: fundierte Ernährungsberatung, viele kleine Mahlzeiten, ausgiebiges Kauen, abends weniger essen, um nächtlichen Stuhlgang zu vermeiden; faserige Nahrungsmittel in Maßen (Verstopfungsgefahr), ebenso Obst und Obstsäfte (abführende Wirkung), bevorzugt Bananen, Brot und Nudeln zum „Eindicken"

Medizinische Ernährungstherapie

Die Wirksamkeit der enteralen und parenteralen Ernährungstherapie im akuten Schub von Morbus Crohn und Colitits ulcerosa ist eindeutig belegt, die medizinische Ernährungstherapie ist jedoch weniger wirksam als die klassische medikamentöse Therapie. Dennoch hat gerade die enterale Ernährung eine Bedeutung, wenn die klassische medikamentöse Therapie nicht vertragen wird (z. B. Kortisonunverträglichkeit) und aufgrund von Nebenwirkungen (z. B. Wachstumshemmung durch Kortikosteroide bei Kindern) vermieden werden sollte. Eine enterale Ernährung könnte im schweren Schub in Verbindung mit einer medikamentösen Therapie effektiver sein als eine medikamentöse Therapie allein. Bei therapierefraktären Verläufen und insbesondere bei Patienten mit Morbus Crohn und Kurzdarmsyndrom kann eine längerfristige heimparenterale Versorgung indiziert sein (Kap. 62).

VI

> **Hinweis für die Praxis**
>
> **Stellenwert der medizinischen Ernährungstherapie bei CED**
>
> Die Konsequenzen für die Klinik zum Thema Medizinische Ernährungstherapie und CED lassen sich folgendermaßen zusammenfassen:
>
> - Als **Primärtherapie** ist die medizinische Ernährungstherapie bei CED im Erwachsenenalter eine optionale Therapie in Phasen schwerer, therapierefraktärer Entzündung. Sie wird eher bei Morbus Crohn als bei Colitis ulcerosa eingesetzt, insbesondere bei Patienten mit Steroidunverträglichkeit. Bei Kindern mit CED wird die enterale Ernährung dagegen als Primärtherapie empfohlen.
> - Als **supportive Therapie** hat die medizinische Ernährungstherapie bei Subgruppen von CED vor und nach chirurgischen Eingriffen einen klaren Stellenwert:
>   - vor und nach chirurgischen Eingriffen
>   - bei toxischem Megakolon
>   - bei Stenosen und Ileus
>   - bei Fisteln and Strikturen
>   - bei schwerer Malnutrition und Erbrechen
>   - bei starken Durchfällen/Blutungen
>   - bei Kurzdarmsyndrom

Immunonutrition und Probiotika

Die Bedeutung der Immunonutrition, z. B. mit Glutamin zur ernährungsmedizinischen Behandlung von CED im Schub oder zur Remissionserhaltung, ist nicht klar belegt. Dagegen konnte gezeigt werden, dass bestimmte Probiotika zur Remissionserhaltung bei Colitis ulcerosa beitragen können (Kap. 36).

61.3.6 Sonstige Kolitiden

Zu den weiteren Kolitiden zählen gehören die NSAR-induzierte Kolitis, die mikroskopische Kolitis, die Strahlenenterokolitis und die Diversionskolitis.

Erstes Ziel ist eine kausale Therapie, die insbesondere bei der NSAR-induzierten Kolitis (Weglassen der Noxe) und der durch die Ausschaltung aboraler Kolonanteile, beispielsweise durch einen protektiven Anus praeter, ausgelösten Diversionskolitis (lokale Substitution von kurzkettigen Fettsäuren) möglich ist.

Die mikroskopische Kolitis kann medikamentös angegangen werden (Loperamid, Colestyramin, 5-Aminosalicylate, Budesonid und andere Kortikosteroide). Abgesehen von symptomatischen Ansätzen kann die Ernährungsmedizin hier keine wesentlichen Beiträge liefern. Zur Behandlung der Diarrhö können Probiotika wie *E. coli* Nissle 1917 versucht werden.

Eine chronische Strahlenenterokolitis kann in der Regel nicht kausal behandelt werden. Ihr Verlauf ist oft langwierig und erfordert eine multimodale Therapie aus Medikamenten (Antidiarrhoika wie Loperamid, Colestyramin oder Opiumtinktur), Ernährungsberatung (möglichst hochkalorische, ballaststoffarme, vitaminreiche und fettmoderate Kost) und selten auch eine längerfristige künstliche Ernährung.

61.4 Immunologisch bedingte Darmerkrankungen

61.4.1 Zöliakie

Pathophysiologie

Die Zöliakie, früher auch einheimische Sprue oder Gluten-induzierte Enteropathie genannt, ist definiert als immunologische Erkrankung, die durch Getreideeiweißfraktionen (in Gluten enthaltenes, durch Alkohol extrahierbares Gliadin, Hordein und Avenin) induziert wird und zu morphologischen und funktionellen Veränderungen der Dünndarmschleimhaut führt.

Ausgelöst wird das Krankheitsbild bei genetischer Prädisposition (z. B. Vorhandensein der HLA-Klasse-II-Gene DQ2 und DQ8) durch toxische Proteine wie Gliadin, die in Weizen, Roggen, Gerste und – sehr gering – in Hafer vorkommen. Neuerdings werden neben Gluten auch Amylase-Trypsin-Inhibitoren (ATI) als Auslöser der Erkrankung bzw. als Trigger der Inflammation diskutiert.

Zu den intestinalen Schleimhautveränderungen zählen neben der Zottenatrophie, die zu einer Reduktion der Resorption von Nahrungsstoffen im Dünndarm führt, auch die Vertiefung der Krypten und die vermehrte Infiltration der Mukosa mit Lymphozyten (▶ Abb. 61.4).

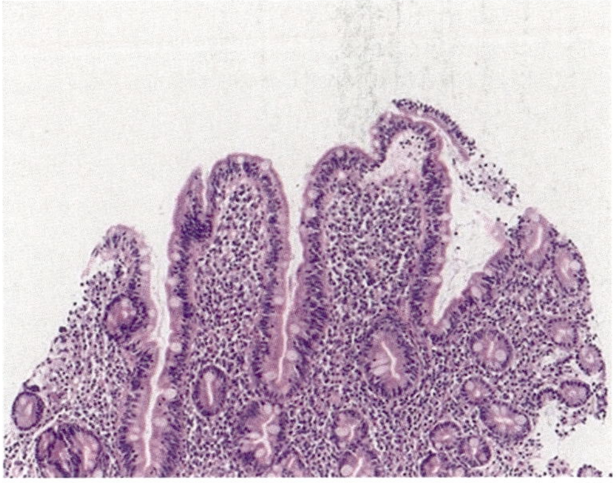

Abb. 61.4 Histologischer Befund: Ausgeprägte Villusatrophie mit Kryptenhyperplasie und deutlicher Infiltration von Lymphozyten in die Lamina Propria und das Epithelium. (Quelle: Farrag K, Stein J. Zöliakie. In: Riemann J, Fischbach W, Galle P, Mössner J, Hrsg. Referenz Gastroenterologie. 1. Auflage. Stuttgart: Thieme; 2019)

Epidemiologie

Die Prävalenz der Zöliakie, definiert als Zöliakie-typische Symptomatik und Anti-Transglutaminase-Antikörper-Nachweis, beträgt in den USA und in Europa 0,5–1 % der Bevölkerung. Davon weisen etwa 4–12 % eine Zottenatrophie auf. Die Prävalenz bei Menschen mit Typ-1-Diabetes liegt bei 3–6 %, beim Down-Syndrom bei 5–12 % und bei Osteoporose um 1–3 %. Sie ist ebenfalls erhöht bei Vorliegen eines Turner-Syndroms oder Williams-Syndroms, bei selektivem IgA-Mangel und bei Autoimmunpatienten. Die Zöliakie kommt regional unterschiedlich oft vor. Bei Afrikanern, Japanern und Chinesen ist sie extrem selten. Auch innerhalb Europas bestehen erhebliche regionale Unterschiede.

Symptomatik, Diagnose und Differenzialdiagnose

Neben dem klinischen Vollbild mit Fettstühlen und Gewichtsverlust, d. h. ausgeprägtem Malabsorptionssyndrom, gibt es Abortivformen mit zum Teil uncharakteristischer abdomineller Symptomatik.

Die Diagnostik beruht auf Anamnese, Messung von Antikörpern gegen Transglutaminase, Endoskopie und Histologie.

Von der Zöliakie müssen 2 Krankheitsbilder abgegrenzt werden:

- die IgE-vermittelte Weizenprotein-Allergie, die sich in Form von Bäcker-Asthma oder anstrengungsinduziertem Asthma manifestieren kann,
- die neue Krankheitsentität „Non-Celiac Wheat Sensitivity" (NCWS), deren Existenz seit Längerem vermutet und inzwischen durch doppelblinde, placebokontrollierte Expositionsstudien nachgewiesen wurde. Die Mechanismen der NCWS sind nicht klar, möglicherweise handelt es sich um eine Intoleranz gegen Weizeninhaltsstoffe wie ATI.

Therapie

Da die genannten Getreideeiweiße als Auslöser bekannt sind, besteht die Therapie der Zöliakie in einer konsequenten Eliminierung glutenhaltiger Lebensmittel. Die **Gluten-freie Diät** (**GFD**) ist definiert als < 20 mg Gluten pro Tag, die **Gluten-arme Diät** als < 100 mg/d. Mit der bei uns üblichen Kost werden Getreideproteine, vor allem Weizenprotein, regelmäßig in relativ großen Mengen verzehrt. Patienten mit nachgewiesener Zöliakie müssen lebenslang eine GFD einhalten. Nur nach eingehender Beratung kann der Patient die GFD realisieren.

> **Hinweis für die Praxis**
>
> **Versteckte Quellen von Gluten in Lebensmitteln**
>
> - sämtliche Wurstsorten
> - Fischzubereitungen
> - Frischkäsezubereitungen, Schmelzkäsezubereitungen
> - Bindemittel, z. B. in Mayonnaise, Remoulade, energiereduzierten Produkten
> - Mischgewürze wie Curry, Gewürzmischungen, Kräutersalz, Salatsoßen
> - Getreidekaffee, Bier, Mixgetränke, Säfte mit Ballaststoffen, Whiskey
> - (Trägersubstanz in Medikamenten)

Als Ersatz für Weizen- und Roggenbrot dient Brot aus Mais, Reis, reiner Weizenstärke oder aus Esskastanien. Auch Buchweizen, Hirse, Kastanienmehl, Soja, Kartoffelstärke, Quinoa und Amaranth sind erlaubt. Die Deutsche Zöliakiegesellschaft in Stuttgart (www.dzg-online.de) stellt praktische Anleitungen, z. B. Listen glutenfreier Lebensmittel und Fertigprodukte, für Kranke zur Verfügung.

Zu Beginn der diätetischen Behandlung ist das oft ausgeprägte Malabsorptionssyndrom in das Therapiekonzept mit einzubeziehen. Je nach Ausmaß der Zottenatrophie besteht ein sekundärer Laktasemangel, sodass Milchzucker zu Beginn weitgehend zu meiden ist. Mit zunehmender Regeneration der Zotten normalisiert sich die Laktaseaktivität; Milch und Milchprodukte werden wieder normal toleriert. Auch die in der Mehrzahl der Fälle ausgeprägte Steatorrhö und die unzureichende Resorption fettlöslicher Vitamine bilden sich schnell zurück, sodass ein teilweiser Ersatz des üblichen, überwiegend aus langkettigen Fettsäuren bestehenden Nahrungsfetts durch Fette mit mittelkettigen Fettsäuren (MCT) nur erforderlich ist, wenn sich das Malabsorptionssyndrom verzögert zurückbildet. Oxalsäure-reiche Obst- und Gemüsesorten sollten ebenfalls nur in der Frühphase der Behandlung gemieden werden. Bei nicht behandelter Zöliakie kann die Deckung des Kalziumbedarfs nicht ausreichen, und zwar sowohl wegen einer reduzierten Resorption als auch wegen einer zu geringen Zufuhr bei Meiden von Milch und Milchprodukten. Oxalsäure entzieht weiteres Kalzium der Resorption durch Bildung von wasserunlöslichem Kalziumoxalat. In der Regel dauert es etwa 3–6 Monate, bis sich die Zottenatrophie unter GFD zurückgebildet und die Dünndarmschleimhaut normalisiert hat.

Hinweis für die Praxis

Empfehlungen zur Ernährung bei Zöliakie

Eine lebenslange, konsequente Elimination glutenhaltiger Lebensmittel (mit Weizen, Roggen, Gerste, Hafer) und Ersatz durch Mais, Reis, Esskastanien und evtl. reine Weizenstärke (sehr empfindliche Patienten reagieren selbst noch auf die Spuren von Gluten in reiner Weizenstärke). Anleitungen zur glutenfreien Ernährung sind zu erhalten von der Deutschen Zöliakiegesellschaft e. V., (www.dzg-online.de). Bis zur weitgehenden Regeneration der Darmzotten:

- Fettzufuhr reduzieren, ggf. teilweiser Ersatz des Nahrungsfetts durch mittelkettige Triglyzeride (MCT).
- Milchzucker zumindest initial weitgehend meiden (cave: sekundäre Laktoseintoleranz).
- Oxalsäure-reiche Obst- und Gemüsesorten meiden.
- Mikronährstoffe kontrollieren und ggf. substituieren: B-Vitamine, Kalzium, Vitamin D, Eisen, Zink, Magnesium.
- Auf ausreichende Ballaststoffzufuhr achten, ggf. Ballaststoffsupplemente erwägen.

Verlauf

Unter strenger GFD schwindet bei den meisten Kranken die Symptomatik prompt. Ein Nichtansprechen innerhalb von etwa 8 Wochen ist häufig Folge unbewusster oder bewusster Diätfehler. Da die Glutenreaktion individuell variiert, muss immer bedacht werden, dass auch Spuren von Gluten, wie sie z. B. in Weizenstärke noch enthalten sein können, in Einzelfällen die Darmschädigung unterhalten können. Die immunologische Glutensensitivität kann sich im Krankheitsverlauf, vor allem in der Pubertät, verbessern, sodass der Patient geneigt ist, die Diät nicht mehr streng einzuhalten. Grundsätzlich sollte aber Gluten konsequent gemieden werden, da Zöliakiekranke bei Nichteinhalten der Diät häufiger Malignome entwickeln als Gesunde, beispielsweise Mund-, Pharynx- und Ösophaguskarzinome sowie insbesondere Non-Hodgkin-Lymphome (T-Zell-Lymphome).

Von den 4 Getreidearten wird Hafer relativ gut toleriert, der im Vergleich zu Weizen, Roggen und Gerste nur geringe Mengen an Gluten enthält. In Expositionsversuchen kam es unter dem Verzehr von 50–60 g Haferflocken täglich weder zu einer Verschlechterung der Symptomatik noch zu Veränderungen der Zottenstruktur.

In der Praxis hat es sich bewährt, in der Initialphase einer GFD auf Hafer zu verzichten und erst nach Eintreten einer stabilen Krankheitsremission eine Reexposition zu unternehmen. Da es im Anbau und entlang der Lieferkette von Hafer immer wieder zu Verunreinigungen mit glutenhaltigen

Getreidesorten kommt, bietet es sich in der Praxis an, auf entsprechend deklarierte Gluten-freie Haferprodukte zurückzugreifen.

Seltene Formen

In seltenen Fällen haben Patienten eine typische klinische Symptomatik und Schleimhautmorphologie, sprechen aber nicht auf glutenfreie Diät an, sondern auf Glukokortikoide („unclassified celiac disease"), oder sie sprechen auf eine glutenfreie Kost nur an, wenn weitere proteinreiche Lebensmittel wie Ei, Geflügel oder Milch gemieden werden. Der Kausalzusammenhang ist hier noch unklar.

Fälle von refraktärer Zöliakie sollten in entsprechend spezialisierten Zenten behandelt werden. Vor Aufnahme einer immunsuppressiven Therapie sollte aber immer erst abgeklärt werden, ob die GFD korrekt durchgeführt wird. So kommt es in der Praxis immer wieder vor, dass eine vermeintliche therapierefraktäre Zöliakie das Ergebnis eines nicht beabsichtigten Diätfehlers ist.

61.4.2 Eosinophile Enteritis

Eosinophile Erkrankungen kommen in allen Abschnitten des GI-Trakts vor, als eosinophile Ösophagitis (Kap. 60.3.3) oder Gastritis (Kap. 60.4.3), als eosinophile Gastroenteritis oder Enterokolitis (Kap. Eosinophile Gastroenteritis) oder als eosinophile Proktitis (besonders bei Kindern). Es handelt sich um eine seltene, heterogene Erkrankung mit eosinophiler Infiltration der Mukosa, der Muskularis oder der Serosa (eosinophiler Aszites).

Die Symptome sind abhängig von der Lokalisation der Erkrankung. Abdominelle Schmerzen, Erbrechen und Diarrhö kommen bei über 50 % der Patienten gleichzeitig vor. In mehr als 2 Drittel der Fälle ist auch eine Eosinophilie im peripheren Blut zu sehen. Die Differenzialdiagnose der eosinophilen Gastroenteritis umfasst bei Kindern Parasitosen, CED, Bindegewebserkrankungen, Tumorerkrankungen, Nahrungsmittel- und Medikamentenallergien.

Die eosinophile Gastroenteritis selbst ist eng assoziiert mit einer Nahrungsmittelallergie und anderen atopischen Erkrankungen bzw. einer Familienanamnese mit Allergien in 50–70 % der Fälle. Deshalb ist in jedem Fall eine gründliche Allergiediagnostik und bei positivem Befund eine zunächst probatorische Eliminationsdiät indiziert (Kap. Eosinophile Gastroenteritis). Die Diagnose basiert auf dem histologischen Nachweis einer Gewebe-Eosinophilie, oft assoziiert mit einer milden Mastozytose.

61.4.3 Mastozytose

Die Mastozytose ist ebenfalls mit einer Nahrungsmittelallergie assoziiert, tritt aber auch als idiopathische proliferative Erkrankung mit pathologischer Vermehrung von Mastzellen oder Mastzellvorläuferzellen im Knochenmark, in Schleimhäuten, in der Haut oder auch in anderen Organen auf. Die Diagnose basiert auf Anamnese, Laboruntersuchungen (Serum-Tryptase erhöht, Methylhistamin im Urin erhöht) und insbesondere histologischen sowie immunhistochemischen Untersuchungen von Geweben aus Knochenmark, Darmbiospien oder Hautbiopsien durch darin erfahrene Pathologen. Für weitere Einzelheiten muss auf weiterführende Literatur und das Europäische Mastozytose-Netzwerk (www.mastozytose.net) verwiesen werden.

Zusätzlich zur Mastozytose hat sich der Begriff **Mastzellaktivierungssyndrom** (MCAS) etabliert, welches sich von der Mastozytose dahingehend unterscheidet, dass keine Gewebeinfiltrate von Mastzellen nachweisbar sind, aber ein erhöhter Serum-Tryptase-Spiegel mit Mastozytose-typischen Symptomen. Ein Fragebogen mit Symptomscore ist allerdings nicht ausreichend, um die Diagnose MCAS zu stellen. Man könnte sagen, dass es sich bei dem MCAS um eine milde Form der Mastozytose handelt, die grundsätzlich nicht anders behandelt wird. Es werden Antihistaminika und Mastzellstabilisatoren eingesetzt. Bei Gewebemastozytose mit Knochenmarkbeteiligung sollte eine hämatologisch-onkologische Expertise hinzugezogen werden. Ernährungsmedizinisch relevante Maßnahmen sind nur dann indiziert, wenn gleichzeitig eine Nahrungsmittelallergie nachgewiesen werden kann.

61.4.4 Amyloidose

Die systemische Leichtketten-(AL-)Amyloidose ist eine seltene und ernste Bluterkrankung der Plasmazellen. Sie kann als eigenständige Erkrankung auftreten und ist zunächst als nicht bösartig anzusehen. Bei einigen Patienten entsteht sie jedoch als Folge bösartiger Bluterkrankungen, z. B. beim multiplen Myelom oder bösartigen Lymphknotenerkrankungen. Plasmazellen befinden sich auch beim Gesunden im Knochenmark und sind normalerweise für die Produktion der Immunglobuline verantwortlich. Die kranken Plasmazellen produzieren in großen Mengen die sog. Leichtketten (Anteile der Immunglobuline), die sich außerhalb der Zellen als unlösliche Fibrillen zur amorphen Amyloidsubstanz zusammenlagern. Das Amyloid kann in vielen verschiedenen Organen abgelagert werden. Am häufigsten sind Herz und Nieren betroffen. Weitere wichtige Organe sind das Nervensystem, der Magen-Darm-Trakt und die Leber.

Bei Befall des Magen-Darm-Trakts kommt es zu Diarrhöen oder Obstipation, Gewichtsverlust und Erbrechen, ggf. auch Motilitätsstörungen und Aszites. Die Behandlung der Amyloidose umfasst eine systemische Chemotherapie, meist in Kombination mit Kortison, wodurch die gastrointestinalen Symptome zusätzlich verstärkt werden können. Es existiert bisher keine wirksame Methode zur Amyloidmobilisierung bzw. zum Herauslösen des Amyloids aus dem Gewebe. Deshalb muss eine symptomorientierte Ernährungstherapie der gastrointestinalen Symptome erfolgen und mit einer symptomatischen medikamentösen Therapie kombiniert werden (Kap. 61.7).

61.5 Exsudative und vaskuläre Enteropathien, intestinale Ischämie

61.5.1 Enterales Eiweißverlustsyndrom

Bei verschiedenen Erkrankungen ist der enterale Eiweißverlust so gesteigert, dass eine Erniedrigung der Plasmaproteine mit Ödemneigung resultiert. Ist die Ursache eine intestinale Lymphangiektasie oder Lymphfistel, kann durch eine Senkung des Lymphdrucks der Austritt von Lymphe und damit der Proteinverlust reduziert werden. Dies ist mit einer sehr fettarmen Diät möglich, da Fette mit langkettigen Fettsäuren den Lymphfluss steigern.

> **Hinweis für die Praxis**
> Die Empfehlungen zur Ernährung bei enteralem Eiweißverlustsyndrom umfassen bei Vorliegen einer intestinalen Lymphangiektasie oder Lymphfistel eine weitgehende Reduktion der oralen Fettzufuhr und Ersatz des Nahrungsfetts durch MCT-haltige Nahrungsmittel.

MCT werden mit dem Pfortaderblut abtransportiert und erhöhen folglich den Lymphdruck nicht, sodass sie als Ersatz für das übliche Nahrungsfett verwendet werden können.

61.5.2 Vaskuläre Darmerkrankungen und intestinale Ischämie

Die Ursachen dieser, meist plötzlich mit akuten Schmerzen einsetzenden Erkrankungen sind vielfältig (arterielle oder venöse Durchblutungsstörung des Darmes, Vaskulitiden, Schock, Medikamente, Infektionen, mechanische Ursachen). Eine akute ischämische Kolitis wird ernährungsmedizinisch behandelt mittels Volumensubstitution und Nahrungskarenz. Meist ist eine passagere parenterale Ernährung notwendig.

61.6 Kolorektales Karzinom

61.6.1 Epidemiologie

Das kolorektale Karzinom (CRC) ist mit etwa 60 000 Neuerkrankungen und ca. 25 000 Todesfällen pro Jahr in Deutschland einer der häufigsten malignen Tumoren. Epidemiologische Daten deuten darauf hin, dass Umweltfaktoren die Inzidenz des Kolonkarzinoms wesentlich mitbestimmen. Mit 50–100 Fällen je 100 000 Einwohner ist die Inzidenz in den westlichen Industriestaaten um ein Vielfaches höher als in der 3. Welt (5–10/100 000). Auch Migrationsstudien zeigen, dass die großen regionalen Häufigkeitsunterschiede nicht genetisch bedingt sind, sondern durch Umweltfaktoren.

So erreichen z.B. nach Hawaii ausgewanderte Japaner bereits in der 2. Generation die hohe Karzinominzidenz des Gastlandes. Ebenfalls für einen Einfluss von Umweltfaktoren in Entstehung von CRC spricht der seit kurzem beobachtete deutliche Anstieg von Betroffenen unter 50 Jahren.

61.6.2 Karzinogenese

In jüngster Zeit wurde zwar eine genetisch determinierte Basis für das Auftreten des Kolonkarzinoms nachgewiesen, die Merkmalsausprägung wird aber wahrscheinlich durch Umwelteinflüsse wesentlich modifiziert. Für den Magen-Darm-Trakt mit seiner mehrere Quadratmeter großen inneren Oberfläche stellen Nahrungsbestandteile oder ihre Abbauprodukte die entscheidende Einflussgröße dar. Die Karzinogenese lässt sich dabei nicht als eine einfache Einwirkung eines natürlichen oder synthetischen Karzinogens beschreiben, sondern durch eine komplexe Interaktion von Promotoren und Inhibitoren, überwiegend normalen Bestandteilen der Nahrung.

61.6.3 Ernährung

Empfehlungen der S 3-Leitlinie

Die bisher durchgeführten Ernährungserhebungen ergaben, wenn auch nicht immer einheitlich, folgendes Risikoprofil: Die in Regionen mit hoher Inzidenz vorherrschende Ernährung ist reich an Fett und tierischem Protein und arm an komplexen Kohlenhydraten (Ballaststoffen, Stärke). Daneben werden bestimmte Mineralstoffe (Kalzium, Selen) und Vitamine (Vitamin A, C und D, Beta-Carotin) als mögliche protektive Faktoren diskutiert.

Allerdings konnten nicht alle durch epidemiologische Untersuchungen angeregten Vermutungen im Sinne der evidenzbasierten Medizin (EBM) bestätigt werden. In den S 3-Leitlinien der Deutschen Gesellschaft für Verdauungs- und Stoffwechselerkrankungen (DGVS) wird dazu Stellung genommen. Die wichtigsten Aussagen werden in 4 Punkten zusammengefasst:

Hinweis für die Praxis

Empfehlungen zur Prävention des kolorektalen Karzinoms

- Zur Risikoreduktion eines CRC sollte eine regelmäßige körperliche Aktivität durchgeführt und eine Gewichtsreduktion bei übergewichtigen Personen (BMI > 25 kg/m^2) angestrebt werden (Empfehlungsgrad B, Evidenzstärke IIb, starker Konsens).
- Zur Risikoreduktion eines CRC sollte die Ballaststoffaufnahme (mind. 30 g/d) erhöht werden. Rotes bzw. verarbeitetes Fleisch sollte nicht täglich verzehrt werden (Empfehlungsgrad B, Evidenzstärke IIa, starker Konsens).
- Zur Karzinomreduktion sollte die Ernährung folsäurereich (Empfehlungsgrad B) und kalziumreich (Empfehlungsgrad C) sein (Evidenzstärke IIb).
- Es gibt derzeit keine gesicherten Daten, welche den klinischen Nutzen einer Prävention des CRC durch Mikronährstoffe und Medikamente belegen würden.

Übergewicht

Kolonpolypen (Adenome) finden sich häufiger bei Patienten mit höherem BMI. Bei übergewichtigen Personen ist das Risiko für ein CRC bis zu 2-fach erhöht, wobei unklar ist, ob die Risikoerhöhung durch das Übergewicht, die erhöhte Kalorienaufnahme oder durch die fehlende körperliche Aktivität bedingt ist.

Ballaststoffe

Obwohl es kontroverse Studien gibt, ist die Evidenz ausreichend, um eine ballaststoffreiche Ernährung (30 g/d) zu empfehlen. Die alleinige Zufuhr von bestimmten Ballaststoffen scheint nicht ausreichend zu sein. Insbesondere hat die EPIC-Studie, die Ballaststoffaufnahmen zwischen 12 und 35 g/d untersucht hat, eine inverse Beziehung zwischen Ballaststoffzufuhr und Karzinomrisiko nachgewiesen. Die negativen Daten der Nurses' Health Study könnten darauf zurückzuführen sein, dass die untersuchte Spannweite lediglich 9,8–24,9 g/d betrug. Ob abgesehen von den Ballaststoffen eine höhere Zufuhr von Obst und Gemüse mit einer reduzierten Häufigkeit von Kolonadenomen/ Karzinomen assoziiert ist, bleibt unklar. Ebenso unklar ist, ob andere Bestandteile pflanzlicher Lebensmittel (Flavonoide, Anthocyane) einen protektiven Effekt haben.

Fleisch, Alkohol, Fette

Durch mehrere Studien konnte ein moderat erhöhtes Karzinomrisiko bei täglicher Aufnahme von rotem bzw. verarbeitetem Fleisch gezeigt werden. Hoher Alkoholkonsum ist mit einem erhöhten Risiko für ein Kolonkarzinom assoziiert, insbesondere bei reduzierter Folsäureeinnahme.

Tierversuche zeigten, dass die Tumorentstehung von der Menge und von der Art des Fettes abhängt: Gesättigte Fette tierischen Ursprungs oder mehrfach ungesättigte Fette (z. B. Maiskeimöl) sind stärkere Promotoren als pflanzliche gesättigte, und einfach ungesättigte Fette (z. B. Olivenöl). Fischöle, die reich an Omega-3-Fettsäuren sind, wirkten sogar protektiv.

Sekundäre Gallensäuren wirkten dagegen im Tierexperiment bei rektaler Instillation als potente Kokarzinogene. Weiterhin wurde gezeigt, dass Populationen mit hoher Inzidenz des Kolonkarzinoms (New Yorker, Schotten) mehr sekundäre Gallensäuren im Stuhl ausscheiden als Personengruppen mit niedriger Inzidenz (Finnen, Japaner, Chinesen, Seventh-Day-Adventisten). Dennoch konnten in den Leitlinien keine Empfehlungen zum erhöhten Fischkonsum, zur Reduktion des Fettverzehrs im Allgemeinen oder der Förderung der Aufnahme Vitamin-C-haltiger Nahrung gegeben werden. Auch der Gallensäurebinder Colestyramin wird dort nicht zur CRC-Prophylaxe empfohlen.

Folsäure und Kalzium

Eine Folsäure-reiche Ernährung ist assoziiert mit einem erniedrigten Karzinomrisiko. Ob dieser Effekt auf die Folsäure oder andere in einer Folsäurereichen Ernährung enthaltene Stoffe zurückzuführen ist, lässt sich nicht differenzieren. Eine Kalzium-reiche Ernährung ist ebenfalls mit einem erniedrigten Karzinomrisiko assoziiert. Auch hier lässt sich nicht eindeutig unterscheiden, ob dieser Effekt auf Kalzium oder andere, in einer Kalziumreichen Ernährung enthaltene Stoffe zurückzuführen ist.

Mikronährstoffe

Die Angaben der S 3-Leitlinie, dass es derzeit keine gesicherten Daten zur wirksamen Prävention des CRC durch Mikronährstoffe gibt, gelten für Kalzium, Magnesium, Beta-Carotin, Vitamin A, Vitamin C, Vitamin D, Vitamin E, Folsäure und Selen.

Bedeutung von kurzkettigen Fettsäuren

Ballaststoffe sind pflanzliche Nicht-Stärke-Polysaccharide (plus Lignin, ein Polyphenol), welche von den Enzymsystemen von Pankreas und Dünndarm nicht gespalten werden (Kap. 5). In Abhängigkeit von ihrer Molekülstruktur werden sie aber im Kolon von anaeroben Darmbakterien abgebaut (Fermentation). Wenig degradierbare Ballaststoffe (z. B. Zellulose) führen aufgrund ihrer Wasserbindungskapazität zu einer Vergrößerung der Stuhlmasse (Bulking-Effekt). In Bezug auf die Karzinogenese bedeutet dies, dass die Konzentration der im Darmlumen vorhandenen Karzinogene und Promotoren vermindert wird (Dilutionseffekt).

Weit wichtiger ist die Fermentation der meisten Ballaststoffe durch die Kolonmikrobiota, wobei als Endprodukt kurzkettige Fettsäuren (Acetat, Propionat, n-Butyrat) gebildet werden. Es ist weitgehend unbekannt, dass auch etwa 10 % der oral zugeführten Stärke ins Kolon gelangen und hier bakteriell abgebaut werden; man spricht von der physiologischen Stärkemalabsorption. Die Umwandlung von primären zu sekundären Gallensäuren lässt sich durch pH-Absenkung verringern, was in vivo durch Anwesenheit von Kohlenhydraten (Stärke) und Ballaststoffen sowie die bei ihrem Abbau anfallenden kurzkettigen Fettsäuren möglich ist.

Eine für das Kolonepithel besonders wichtige Fettsäure ist **n-Butyrat**, da es von den Mukosazellen als energielieferndes Substrat bevorzugt wird. Hinsichtlich der Karzinogenese ist interessant, dass das Wachstum von aus menschlichen Kolonkarzinomen gewonnenen Zelllinien durch Butyrat in vitro gehemmt wird; gleichzeitig wird der Differenzierungsgrad der malignen Zellen durch physiologische Konzentrationen von Butyrat erhöht. Welche therapeutischen Konsequenzen daraus gezogen werden können, ist derzeit noch unklar.

Besonderheiten des Rektumkarzinoms

Aufgrund epidemiologischer Daten (geografische Verteilung, Geschlechtsverhältnis, Verlauf der Inzidenzraten) müssen Kolon- und Rektumkarzinom als unterschiedliche Entitäten betrachtet werden. So korrelieren viele der für das Kolonkarzinom aufgezeigten diätetischen Risikofaktoren weniger mit der Inzidenz des Rektumkarzinoms. In mehreren Studien wurde ein gesteigerter Alkoholkonsum als isolierter Risikofaktor des Rektumkarzinoms nachgewiesen. Tierexperimente lassen den Schluss zu, dass Alkohol bzw. sein Metabolit Acetaldehyd über eine Proliferationssteigerung der Rektumschleimhaut die Karzinogenese im Kolon induziert.

61.7 Reizdarmsyndrom

61.7.1 Symptome und Diagnosestellung

Das Reizdarmsyndrom (RDS) ist definiert als Funktionsstörung des Darms, die typischerweise mit Stuhlveränderungen (Diarrhö, Obstipation, vermehrter Schleimproduktion) und/oder abdominellen Schmerzen und/oder Blähungen in wechselnder Ausprägung einhergeht. Die Einteilung des RDS erfolgt nach den ROM-Kriterien (aktuell ROM-IV-Kriterien). Darüber hinaus wird das RDS in verschiedene Subtypen aufgeteilt (Diarrhö-dominant, Obstipations-dominant oder Mischtyp).

Auch wenn international für das RDS eine Positivdiagnostik gemäß den ROM-Kriterien vorgesehen wird, kommt die deutsche Leitlinie zu dem Schluss, dass andere relevante Krankheiten, die sich ebenfalls mit den Symptomen eines RDS manifestieren können, symptomabhängig gezielt ausgeschlossen werden sollten. Insbesondere ist das RDS von neoplastischen Darmerkrankungen, von CED und infektiösen Darmerkrankungen sowie von Nahrungsmittelintoleranzen abzugrenzen.

Die Tatsache, dass für das RDS bislang keine aussagekräftigen Biomarker existieren, die ROM-Kriterien nur auf anamnestischen Angaben beruhen und Länder unterschiedliche Diagnosestandards anlegen (USA: Positivdiagnostik; Deutschland: Ausschlussdiagnostik) erschwert die Vergleichbarkeit der Ergebnisse von klinischen Studien ungemein. Dies führt zum Teil zu kontroversen Empfehlungen wie der Therapie mit Probiotika, deren indikationsspezifischer Einsatz in den deutschen Leitlinien ausdrücklich empfohlen wird.

61.7.2 Ernährung

Die Zusammenhänge zwischen einem RDS und der Ernährung sind nicht eindeutig. Am häufigsten werden Unverträglichkeiten eines oder mehrerer Lebensmittel (vor allem Kaffee, rohes Obst, gebratene Speisen, alkoholische Getränke, Milch) genannt. Im Vergleich zu Gesunden nehmen Patienten mit RDS nicht weniger Ballaststoffe auf, eine Erhöhung der Zufuhr lindert die Symptomatik nicht. Empfehlungen zur individuellen Ernährung richten sich in erster Linie auf die Vermeidung von Lebensmitteln, welche die Symptomatik verstärken. Weitreichende Karenzempfehlungen ohne einen Nachweis klinischer Wirksamkeit sollten allerdings auch vor dem Hintergrund einer drohenden Mangelernährung vermieden werden.

Als klinisch wirksam darf die Low-FODMAP-Diät angesehen werden. FODMAPs sind fermentierbare kurzkettige Kohlenhydrate Oligo-, Di- und Monosaccharide und Polyole), die im Dünndarm schlecht aufgenommen werden und im Kolon u. a. zu vermehrter Gasproduktion und osmotischer Diarrhö führen können (weitere Informationen zur Low-FODMAP-Diät unter www.monashfodmap.com). In Studien erwies sich diese Diät nicht nur bei RDS mit Schmerzen, Blähungen und Diarrhö als effektiv, sondern auch bei Obstipations-dominanten RDS. Die Low-FODMAP-Diät unterteilt sich in 3 unterschiedliche Phasen (Elimination, Toleranzfindung, Langzeiternährung) und sollte nur nach ernährungsmedizinischer Indikationsstellung zum Einsatz kommen.

Darüber hinaus kommen bei RDS auch Probiotika zum Einsatz. Hierbei ist darauf zu achten, dass dieser Einsatz symptom- und stammspezifisch erfolgen sollte. Auch ist der Erfolg einer Therapie mit Probiotika regelmäßig zu überprüfen, und sie sollte bei ausbleibender Besserung spätestens nach 8–12 Wochen beendet werden. Ob es in diesem Fall dann sinnvoll ist, auf ein alternatives Probiotikum zu wechseln, lässt sich aufgrund der aktuell noch dünnen Datenlage hierzu nicht sicher beantworten.

Bei gleichzeitiger Obstipation kann ein Versuch mit vor allem löslichen Ballaststoffträgern (z. B. Weizenkleie) unternommen werden. Auch Flohsamenschalen haben sich in der Therapie des Obstipations-dominanten RDS bewährt. Für weitere Informationen siehe auch die aktuelle S 3-Leitlinie zum Reizdarmsyndrom [2359].

Hinweis für die Praxis

Empfehlungen zur Ernährung bei Reizdarmsyndrom

Die ernährungsmedizinischen Empfehlungen bei RDS müssen individuell und symptomorientiert festgelegt werden. Mögliche Maßnahmen sind:

- Meiden von Lebensmitteln, welche die Symptomatik auslösen oder verstärken (vor allem Kaffee, rohes Obst, gebratene Speisen, alkoholische Getränke und Milch)
- Verabreichen von Weizenkleie zusammen mit ausreichender Flüssigkeitszufuhr
- Flohsamenschalen
- Low-FODMAP-Diät

61.8 Chronische Obstipation

Schätzungsweise jeder 5. Deutsche leidet zumindest zeitweise an Obstipation. Obstipation liegt vor, wenn der Stuhlgang oft hart ist, meist stark gepresst werden muss, immer wieder das Gefühl einer unvollständigen Darmentleerung vorliegt, die Defäkation häufig nur mit manueller Unterstützung möglich ist oder seltener als 3-mal pro Woche ein Stuhlgang erfolgt. Ältere Menschen leiden häufiger an Obstipation als jüngere. Etwa 2 Drittel der Betroffenen sind Frauen, 1 Drittel Männer.

Diverse Grunderkrankungen sind durch das Symptom Verstopfung gekennzeichnet. Obstipation kann aber auch eine Nebenwirkung zahlreicher Medikamente wie Opioide im Rahmen einer Schmerztherapie sein. Oft ist jedoch keine Ursache erkennbar. Die Obstipation ist dann funktioneller Natur. Gerade die funktionelle Obstipation schafft Raum für Spekulationen, z. B. ob die Obstipation ein Ernährungs- oder Lifestyle-Phänomen (u. a. chronischer Bewegungsmangel) ist.

Eine sichere Abklärung von ernsthaften organischen Ursachen ist in jedem Fall notwendig. Bei Verdacht auf das Vorliegen einer funktionellen Obstipation sollte eine Motilitätsstörung von einer den Enddarm-betreffenden Entleerungsstörung erfolgen, da dieses für die der Basistherapie folgenden medikamentösen Therapie relevant ist.

61.8.1 Ballaststoffe und Trinkmenge

Es ist belegt, dass ein Mangel an Ballaststoffen, eine zu geringe Trinkmenge oder zu wenig Bewegung die Ursache von Verstopfung sein können. Eine Studie, an der über 60 000 Frauen zwischen 36 und 61 Jahren teilnahmen, ergab, dass diejenigen Probandinnen mit einem hohen Ballaststoffanteil in der Nahrung seltener an Obstipation leiden als solche mit einer geringen Ballaststoffaufnahme. Andere Studien zeigen aber, dass Probanden mit Obstipation häufig genauso viele Ballaststoffe aufnehmen wie nichtobstipierte Personen. Patienten mit Obstipation nehmen oft weniger Mahlzeiten zu sich als Kontrollpersonen ohne Verstopfung. Der Kaloriengehalt der Nahrung ist häufig geringer und der Proteingehalt höher.

Ballaststoffmangel kann also ein Faktor sein, der zur Verstopfung beiträgt, eine ballaststoffarme Kost ist aber nicht generell für eine Obstipation verantwortlich. Ein Mehr an Ballaststoffen hilft vor allem Patienten mit einem tatsächlichen Mangel an Ballaststoffen, muss aber nicht immer effektiv sein. Ebenso verhält es sich mit der täglichen Flüssigkeitsaufnahme. Ein erwachsener Mensch sollte täglich etwa 2–3 l Flüssigkeit aufnehmen. Reicht die Flüssigkeitsaufnahme nicht aus, kommt es zu einer Dehydratation. Diese kann mit harten, schmerzhaften und seltenen Stuhlgängen einhergehen.

Kommt es durch die Erhöhung der mit der Nahrung zugeführten Ballaststoffe (Ziel: mind. 30 g/d) zu keiner Symptomverbesserung, so können Ballaststoffsupplemente wie Flohsamen oder auch Inulin eingesetzt werden.

> **Hinweis für die Praxis**
>
> - Das Auffüllen der körpereigenen Flüssigkeitsressourcen ist ein konkreter Therapieansatz bei Obstipation und verminderter Flüssigkeitsaufnahme.
> - Trinken über die empfohlene Tagesflüssigkeitsmenge hinaus hat bewiesenermaßen keine Auswirkungen auf die Beschaffenheit und Frequenz des Stuhlgangs.
> - Das Trinken von 1 Glas warmen Wassers auf nüchternen Magen kann durch Stimulation des gastrokolischen Reflexes defäkationsfördernd wirken.
> - Auf ausreichend körperliche Bewegung ist im Rahmen der Basistherapie zu achten.
> - Die Gabe von ballaststoffreichen Früchten kann zum Schutz vor Obstipation beitragen.

61.8.2 Kuhmilchverzicht bei Kindern

Bei Kindern wurde ein Zusammenhang zwischen dem Kuhmilchverzehr und dem Auftreten von Obstipationen gefunden. Bei manchen Kindern lässt sich die Obstipation allein durch den Verzicht auf Kuhmilch lindern. Besonders atopische Kinder, solche mit Analfissuren oder perianalem Erythem sowie gleichzeitigen Haut- und Respirationssymptomen sprechen gut auf einen Verzicht an.

61.8.3 Körperliche Aktivität

Die Darmfunktion steht bis zu einem gewissen Grad auch mit der körperlichen Aktivität in Zusammenhang. Besonders bei Patienten, die bettlägerig sind, kann eine Steigerung der körperlichen Aktivität, soweit möglich, die Darmfunktion verbessern. Gerade bei älteren Menschen spielen viele Kofaktoren, beispielsweise chronische Erkrankungen (z. B. neurologische Erkrankungen, Diabetes mellitus), Medikamente, Essen, Trinken und Bewegung eine wichtige Rolle. Solange der Mensch seine Alltagstätigkeiten selbst verrichtet und sich normal bewegt, ist Bewegungsmangel als Ursache der Verstopfung unwahrscheinlich.

61.8.4 Medikamente und Probiotika

Die Behandlung der chronischen Obstipation erfordert neben gesunder Ernährung und Lebensführung vielfach auch Laxanzien. Als Mittel der 1. Wahl gelten je nach Ursache der Obstipation Ballaststoffe, osmotisch wirksame Substanzen, Polyethylenglykole und Bisacodyl bzw. Natriumpicosulfat.

Die Bedeutung von Probiotika in der Therapie wird zunehmend diskutiert (Kap. 36). So kommt die aktuelle S2k-Leitlinie der DGVS zu dem Schluss, dass Probiotika, Präbiotika und Synbiotika bei funktioneller chronischer Obstipation versucht werden können.

Neben Laxanzien und Probiotika stehen zunehmend auch neuere Medikamente mit spezifischem Wirkmechanismus für die Behandlung der Obstipation zur Verfügung. Gerade in der Therapie der Slow-Transit-Obstipation hat sich der Einsatz von Prucaloprid bewährt, einem hochselektiven Agonisten an Serotonin-(5-HT 4-) Rezeptoren, der die Darmmotilität steigert. Auch zeigen Studien zu Linaclotid, welches über die Aktivierung von Guanylatcyclase-C-Rezeptoren zu einem gesteigerten Einstrom von Bikarbonat, Chlorid und Wasser in das Darmlumen führt, gute Wirkung bei funktioneller Obstipation.

Liegt primär eine Entleerungsstörung als Ursache für die Obstipation vor (Obstructed Defecation Syndrome), kommen zusätzlich zu den Basismaßnahmen (ausreichende Trinkmenge, körperliche Aktivität und Ballaststoffe) neben Suppositorien und Klysmen auch ursachenspezifische Verfahren wie Operation (z. B. bei Rektozele, Absenkung des Beckenbodens) oder Biofeedback-Therapie (bei Beckenboden-Dyssynergie) zum Einsatz. Für weitere Informationen siehe auch die aktuelle S2k-Leitlinie zur chronischen Obstipation [2335].

61.9 Darmresektion und Gallensäureverlustsyndrom

Eine Darmresektion ist typischerweise indiziert bei Darmanomalien (Kinder), therapierefraktären oder komplizierten CED, Darmischämie und malignen Erkrankungen des Darms. Weitere mögliche Gründe für eine Darmresektion sind ausgedehnte Verwachsungen (als Operationsfolge) oder schwere Strahlenenteritiden mit Stenosen bzw. therapierefraktärer sekretorischer Diarrhö.

Die funktionellen Konsequenzen hängen vom Ausmaß der Darmresektion ab. Schwere Symptome mit ausgeprägten Diarrhöen sind in der Regel zu erwarten, wenn die Restdünndarmlänge weniger als 1 Meter beträgt, aber auch bei größeren Restlängen können relevante Symptome auftreten, insbesondere, wenn funktionell besonders relevante Abschnitte entfernt werden müssen, wie das Duodenum oder das terminale Ileum.

Gerade die Ileumresektion ist immer wieder bei Patienten mit Morbus Crohn erforderlich. In diesem Fall ist mit einem Gallensäureverlustsyndrom zu rechnen, denn die in der Leber produzierte, in das Duodenum sezernierte und für die Fettverdauung benötigte Galle wird unzureichend rückresorbiert. Dies geschieht normalerweise im terminalen Ileum. Wenn die Leber den Verlust durch Mehrproduktion nicht mehr kompensieren kann, kommt es zu einem dekompensierten Gallensäureverlustsyndrom mit Fettmalassimilation und Fettstühlen.

Hinweis für die Praxis

Das Krankheitsbild des Gallensäureverlustsyndroms wird behandelt mittels Ernährungsberatung (kleinere, fettarme Mahlzeiten, Einsatz von MCT-Fetten) und medikamentöser Therapie (Gallensäurebinder wie Colestyramin).

Das Vollbild des Kurzdarmsyndroms mit schwerer Malassimilation, passagerer oder dauerhafter künstlicher Ernährung und multimodaler medikamentöser Therapie wird gesondert dargestellt (Kap. 62).

Literatur

[2334] Akobeng AK, Thomas AG. Enteral nutrition for maintenance of remission in Crohn's disease. Cochrane Database Syst Rev 2007; 3: CD005984

[2335] Andresen V, Becker G, Frieling T et al. Aktualisierte S 2k-Leitlinie chronische Obstipation der Deutschen Gesellschaft für Gastroenterologie, Verdauungs- und Stoffwechselkrankheiten (DGVS) und der Deutschen Gesellschaft für Neurogastroenterologie & Motilität (DGNM) – April 2022 – AWMF-Registriernummer: 021-019. Z Gastroenterol 2022; 60: 1528–1572

[2336] Benchimol EI, Seow CH, Otley AR et al. Budesonide for maintenance of remission in Crohn's disease. Cochrane Database Syst Rev 2009; 1: CD002913

[2337] Biesiekierski JR, Newnham ED, Irving PM et al. Gluten causes gastrointestinal symptoms in subjects without celiac disease: a double-blind randomized placebo-controlled trial. Am J Gastroenterol 2011; 106: 508–514

[2338] Biesalski HK, Grimm P, Nowitzki-Grimm S. Taschenatlas Ernährung. 6. Aufl. Stuttgart: Thieme; 2015

[2339] Bischoff S, Crowe SE. Gastrointestinal food allergy: new insights into pathophysiology and clinical perspectives. Gastroenterology 2005; 128: 1089–1113

[2340] Bischoff SC. Role of mast cells in allergic and non-allergic immune responses: comparison of human and murine data. Nat Rev Immunol 2007; 7: 93–104

[2341] Bischoff SC, Ulmer FA. Eosinophils and allergic diseases of the gastrointestinal tract. Best Pract Res Clin Gastroenterol 2008; 22: 455–479

[2342] Bischoff SC. Nahrungsmittelunverträglichkeiten, Food Intolerances. Dtsch Med Wochenschr 2014; 139: 1596–1598

[2343] Bischoff SC, Koletzko B, Loch H, Meier R. S 3-Leitlinie „Klinische Ernährung in der Gastroenterologie – Chronisch-entzündliche Darmerkrankungen". Akt Ernährungsmed 2014; 39: e72–e98

[2344] Bustos Fernández LM, Man F, Lasa JS. Impact of Saccharomyces boulardii CNCM I-745 on Bacterial Overgrowth and Composition of Intestinal Microbiota in Diarrhea-Predominant Irritable Bowel Syndrome Patients: Results of a Randomized Pilot Study. Dig Dis. 2023; 41: 798–809

[2345] Carroccio A, Mansueto P, Iacono G et al. Non-celiac wheat sensitivity diagnosed by double-blind placebo-controlled challenge: exploring a new clinical entity. Am J Gastroenterol 2012; 107: 1898–1906

[2346] Eastwood M. Colonic diverticula. Proc Nutr Soc 2003; 62: 31–36

[2347] Elphick HL, Elphick DA, Sanders DS. Small bowel bacterial overgrowth. An underrecognized cause of malnutrition in older adults. Geriatrics 2006; 61: 21–26

[2348] Felber J, Aust D, Baas S et al. Ergebnisse einer S 2k-Konsensuskonferenz der Deutschen Gesellschaft für Gastroenterologie, Verdauungs- und Stoffwechselerkrankungen (DGVS) gemeinsam mit der Deutschen Zöliakie-Gesellschaft (DZG) zur Zöliakie, Weizenallergie und Weizensensitivität. Z Gastroenterol 2014; 52: 711–743

[2349] Feuerstein JD, Falcnuk KR. Diverticulosis an Diverticulitis. Mago Clin Proc 2016; 911094–10

[2350] Hartman C, Eliakim R, Shamir R. Nutritional status and nutritional therapy in inflammatory bowel diseases. World J Gastroenterol 2009; 15: 2570–2578

[2351] Hauner H, Beyer-Reiners E, Bischoff G et al. Leitfaden Ernährungstherapie in Klinik und Praxis (LEKuP). Aktuel Ernahrungsmed 2019; 44: 384–419

[2352] Hoffmann JC, Kroesen AJ, Klump B, Hrsg. Chronisch entzündliche Darmerkrankungen. 2. Aufl. Stuttgart: Thieme; 2009: 146–148

[2353] Horny HP, Sotlar K, Valent P. Mastocytosis: state of the art. Pathobiology 2007; 74: 121–132

[2354] Junker Y, Zeissig S, Kim SJ et al. Wheat amylase trypsin inhibitors drive intestinal inflammation via activation of toll-like receptor 4. J Exp Med 2012; 209: 2395–2408

[2355] Kagnoff MF. Overview and Pathogenesis of Celiac Disease. Gastroenterology 2005; 128: S 10–S 18

[2356] Khoshini R, Dai SC, Lezcano S et al. A systematic review of diagnostic tests for small intestinal bacterial overgrowth. Dig Dis Sci 2008; 53: 1443–1454

[2357] Kleinman RE, Baldassano RN, Caplan A et al.; North American Society for Pediatric Gastroenterology, Hepatology and Nutrition. Nutrition support for pediatric patients with inflammatory bowel disease: a clinical report of the North American Society for Pediatric Gastroenterology, Hepatology and Nutrition. J Pediatr Gastroenterol Nutr 2004; 39: 15–27 [Erratum in: J Pediatr Gastroenterol Nutr 2004; 39: 430]

[2358] Krammer H, Kolac C, Koehler U et al. Tabuthema Obstipation: Welche Rolle spielen Lebensgewohnheiten, Ernährung, Prä- und Probiotika sowie Laxantien. Aktuel Ernahrungsmed 2009; 34: 38–46

[2359] Layer P, Andresen V, Allescher H et al. In Zusammenarbeit mit: Deutsche Gesellschaft für Allgemeinmedizin und Familienmedizin (DEGAM); Deutsche Gesellschaft für Allergologie und Klinische Immunologie (DGAKI); Deutsche Gesellschaft für Allgemein- und Viszeralchirurgie (DGAV); Deutsche Gesellschaft für Ernährungsmedizin (DGEM); Deutsche Gesellschaft für Geriatrie (DGG); Deutsche Gesellschaft für Innere Medizin (DGIM); Deutsche Gesellschaft für Naturheilkunde (DGNHK); Deutsche Gesellschaft für Pathologie und Bundesverband deutscher Pathologen e. V. (DGP/BDP); Deutsche Gesellschaft für Psychosomatische Medizin und Ärztliche Psychotherapie (DGPM); Deutsche Gesellschaft für Verhaltensmedizin und Verhaltensmodifikation (DGVM); Deutsche Schmerzgesellschaft e. V.; Deutsches Kollegium für Psychosomatische Medizin (DKPM), Deutsche Gesellschaft für Tropenmedizin und Internationale Gesundheit (DTG); Gesellschaft für Pädiatrische Gastroenterologie und Ernährung (GPGE); Deutsche Gesellschaft für Kinder- und Jugendmedizin (DGKJ); Swiss Society of Neurogastroenterology and Motility (SwissNGM); Informationsforum für Patient:innen mit Magen-Darm-Erkrankungen (MAGDA). Update S 3-Leitlinie Reizdarmsyndrom: Definition, Pathophysiologie, Diagnostik und Therapie. Gemeinsame Leitlinie der Deutschen Gesellschaft für Gastroenterologie, Verdauungs- und Stoffwechselkrankheiten (DGVS) und der Deutschen Gesellschaft für Neurogastroenterologie und Motilität (DGNM) – Juni 2021 – AWMF-Registriernummer: 021/016. Z Gastroenterol. 2021; 59: 1323–1415

[2360] Ockenga J, Borchert K, Stüber E et al. Glutamine-enriched total parenteral nutrition in patients with inflammatory bowel disease. Eur J Clin Nutr 2005; 59: 1302–1309

[2361] Porfincasa P et al. Irritable bowel Syndrome and diet. Gastroenterol. Rep. 2017; in press

[2362] Riemann JF, Fischbach W, Galle PR, Mössner J, Hrsg. Gastroenterologie. Stuttgart: Thieme; 2008

[2363] Rothenberg ME. Eosinophilic gastrointestinal disorders (EGID). J Allergy Clin Immunol 2004; 113: 11–28

[2364] Schmiegel W, Pox C, Reinacher-Schick A et al. S 3-Leitlinie „Kolorektales Karzinom". Z Gastroenterol 2008; 46: 1–73

[2365] Schmitt W. Infektionen. In: Riemann JF, Fischbach W, Galle PR, Mössner J, Hrsg. Gastroenterologie. Stuttgart: Thieme; 2008

[2366] Vanner S. The small intestinal bacterial overgrowth. Irritable bowel syndrome hypothesis: implications for treatment. Gut 2008; 57: 1315–1321

[2367] Wagner NRF, Ramos MRZ, de Oliveira Carlos L et al. Effects of Probiotics Supplementation on Gastrointestinal Symptoms and SIBO after Roux-en-Y Gastric Bypass: a Prospective, Randomized, Double-Blind, Placebo-Controlled Trial. Obes Surg. 2021; 31: 143–150

[2368] Wald A, Rakel D. Behavioral and complementary approaches for the treatment of irritable bowel syndrome. Nutr Clin Pract 2008; 23: 284–292

[2369] Zhong C, Qu C, Wang B et al. Probiotics for Preventing and Treating Small Intestinal Bacterial Overgrowth: A Meta-Analysis and Systematic Review of Current Evidence. J Clin Gastroenterol. 2017; 51: 300–311

62 Kurzdarmsyndrom (Darminsuffizienz und Darmversagen)

G. Lamprecht

Das Wichtigste in Kürze

Ein Kurzdarmsyndrom entsteht durch Resektion größerer Dünndarmteile. Es resultiert entweder ein Darmversagen mit ungenügender Resorption von Makronährstoffen, Elektrolyten und Wasser, sodass eine intravenöse Supplementierung erforderlich ist, um Gesundheit und/oder Wachstum zu erhalten, oder eine Darminsuffizienz als oral kompensierter Zustand. Nach einer entsprechend umfangreichen Resektion kommt es zu einer langsamen Adaptation, die bis zu 5 Jahre lang fortschreiten kann.

In der Regel ist zumindest passager eine parenterale Substitution (Ernährung und Ausgleich von Wasser- und Elektrolytverlusten mit dem Stuhl) notwendig. Wegen der hohen Flüssigkeits-, Elektrolyt- und Wasserverluste einerseits und der oralen Teilernährung andererseits sind die Standardvorgaben für den Tagesbedarf oft nicht anwendbar. Eine Hyperalimentation sollte vermieden werden. Daher ist bei parenteraler Versorgung meist ein sog. Compounding, also eine individuelle Zusammenstellung der Infusionslösung, notwendig. Laborparameter, Gewichtsverlauf und klinischer Befund müssen regelmäßig kontrolliert werden, um Komplikationen zu vermeiden.

Die rekonstruktive Chirurgie kann abgehängte Darmanteile in Kontinuität bringen. GLP2-Analoga können die Resorptionsleistung des zu kurzen Darms stimulieren und zu einer Reduktion der parenteralen Substitution beitragen. Der Kontrolle und dem Erhalt der Nierenfunktion kommt eine herausragende Bedeutung zu. Das Scheitern der parenteralen Ernährung beim Darmversagen im Sinne von Verlust der zentralen Zugangswege, rezidivierenden Sepsisepisoden oder einer typischen Hepatopathie (intestinal failure associated liver disease, IFALD) kann eine Indikation zur Darmtransplantation sein.

Keywords

Kurzdarm, Darmversagen, Darminsuffizienz, Adaptation, heimparenterale Ernährung, Compounding, GLP2-Analoga, rekonstruktive Chirurgie, Darmtransplantation

62.1 Ätiologie, Einteilung und Pathophysiologie

Für das Verständnis und die Therapie des syndromatischen Krankheitsbilds Darmversagen/Darminsuffizienz ist es sinnvoll und hilfreich, sich die zugrunde liegende Erkrankung und die beim einzelnen Patienten individuell wirksamen pathophysiologischen Mechanismen vor Augen zu führen; der funktionellen Anatomie kommt dabei eine besondere Bedeutung zu.

62.1.1 Zugrunde liegende Erkrankungen

Die häufigsten zugrunde liegenden Erkrankungen des Darmversagens/der Darminsuffizienz beim Erwachsenen sind:

- **Chronisch entzündliche Darmerkrankung (ca. 30 %):** Resektionen an Dünn- oder Dickdarm sind häufig und kumulieren in ihren Folgen. Außerdem haben diese Patienten höhere postoperative Komplikationsraten, sodass sekundäre Resektionen, Stomaanlagen und Fisteln auftreten können. Es ist gegenwärtig nicht bekannt, ob der Einsatz von Biologika einen epidemiologisch günstigen Effekt auf die Häufigkeit eines Kurzdarms mit Darmversagen hat.
- **Intestinale Ischämie (ca. 30 %):** Akute und chronische, arterielle oder venöse Ischämien im mesenterialen Stromgebiet sind häufig Indikation zur notfallmäßigen Resektion. Um Rezidive zu vermeiden, muss die Genese vollständig abgeklärt werden.
- **Chronischer Ileus (ca. 15 %):** Bei einem Verwachsungsbauch müssen gelegentlich (unerwartet) große Darmresektionen durchgeführt werden.

- **Chirurgische Komplikation (ca. 15 %):** Komplikationen nach großen (oder auch kleinen) chirurgischen Eingriffen können über die Anlage proximaler Stomata, Darmresektionen oder die Entwicklung von entero-atmosphärischen Fisteln zum Kurzdarm führen.
- **Trauma (ca. 5 %):** Typisch sind Mesenterialabrisse im Rahmen stumpfer Abdominaltrauma mit nachfolgender Dünndarmresektion.
- **Primäre Motilitätsstörung (ca. 5 %):** Typischerweise ist der Dickdarm betroffen, schwerer wiegen die Beteiligung von Dünndarm oder Magen.
- **Primäre oder sekundäre Schleimhauterkrankungen:** Diese seltenen Erkrankungen manifestieren sich typischerweise, aber nicht immer im Kindesalter (z. B. microvillus inclusion disease). Bei Erwachsenen treten das Common Variable Immunodeficiency Syndrome (CVIDS) und andere Eiweißverlust-Enteropathien auf. Die chronische Strahlenenteritis nimmt an Häufigkeit zu. Deren typische Fibrose und Vaskulopathie spielen sich in der Submukosa ab, entgehen der endoskopischen Diagnostik und werden typischerweise erst mehr als 10 Jahre nach der ursprünglichen Bestrahlung klinisch manifest.

Bei Kindern stehen angeborene Anomalien des Gastrointestinaltrakts (Gastroschisis und Malrotation) sowie die nekrotisierende Enterokolitis mit nachfolgender Resektion im Vordergrund. Die Spezifika der Diagnostik und Therapie des Kurzdarmsyndroms bei Kindern liegen außerhalb dieses Kapitels.

Eine Reihe spezifischer Erkrankungen mit einer ausgeprägten Malassimilation überschneiden sich in ihrer Diagnostik und Therapie mit der Darminsuffizienz bzw. dem Darmversagen; hierzu gehören die Zöliakie, die exokrine Pankreasinsuffizienz und das Gallensäureverlustsyndrom.

62.1.2 Pathophysiologisch wirksame Mechanismen

Als Folge der genannten Erkrankungen und ggf. deren operative Therapie kommen verschiedene pathophysiologische Mechanismen zum Tragen. Häufig spielen mehrere Mechanismen eine Rolle, die dann einzeln und ggf. im gemeinsamen Kontext therapiert werden müssen:

- **Kurzdarm:** Ein verkürzter Dünndarm reduziert die Resorptionsfläche, was zu einer segmental spezifischen oder bei ausgedehnter Resektion oft zu einer generalisierten Malabsorption führt. Die Regulation der Verdauung mit ihren Komponenten Durchblutung, Motilität, Sekretion und Absorption ist häufig gestört, wenn die im ileokolonischen Übergang lokalisierten enteroendokrinen Zellen als Folge einer Resektion fehlen. Die ungenügende bzw. fehlende Resorption von Wasser und Elektrolyten im distalen Dünndarm und Dickdarm führt häufig zu Dehydratation, Hyperaldosteronismus, Magnesiumverlusten und Nierenversagen.
- **Enterokutane Fisteln** entstehen meist nach komplikativen chirurgischen Eingriffen und führen zur Kurzdarmsituation (häufig mit Darmversagen!), die durch spontanen Verschluss oder chirurgische Revision reversibel ist.
- **Intestinale Dysmotilität** kann durch primäre Motilitätsstörungen, Verwachsungen, Strahlenenteritis oder narbige Veränderungen bei chronisch-entzündlichen Darmerkrankungen auftreten. Oft führt dies zu schmerzbedingter Nahrungsaversion.
- **Mechanische Obstruktionen** resultieren aus Briden, intrinsischen Stenosen oder Verwachsungen.
- **Schleimhauterkrankungen**, wie Eiweißverlust-Enteropathien, sind oft schwer zu diagnostizieren und erfordern eine genaue Stuhlanalyse. Diese Erkrankungen können trotz niedrigen Stuhlvolumens eine intensive parenterale Ernährung nötig machen.

62.1.3 Funktionelle Anatomie

Die funktionelle Anatomie ist klinisch entscheidend für die Zusammensetzung der parenteralen Substitution, die Planung rekonstruktiver Chirurgie und die Prognose. Zu unterscheiden sind: endständiges Dünndarmstoma (SB-J), jejuno-kolonische Anastomose (SB-JC) und jejuno-ileale Anastomose (SB-JIC) (▸ Abb. 62.1). Wegen der wichtigen Rolle des Kolons für die Adaptation, die Wasser- und Elektrolytresorption sowie die Wirksamkeit motilitätshemmender Medikamente werden SB-JC und SB-JIC als Kurzdarm mit Kolon in Kontinuität (SB-CIC) zusammengefasst.

VI

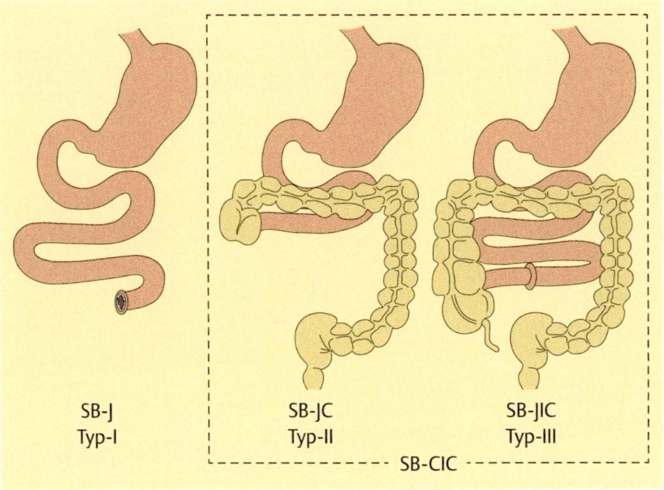

Abb. 62.1 Funktionelle Anatomie des Kurzdarms. Ein endständiges Jejunostoma (Short-Bowel-Jejunostomy, SB-J) führt wegen der Malabsorption von Eiweiß- und Energieträgern und wegen der hohen Flüssigkeits- und Elektrolytverluste oft zum Darmversagen. Das Vorhandensein von Kolon in Kontinuität (SB-colon in continuity, SB-CIC) hat insgesamt eine deutlich bessere Prognose, weil die motilitätsbremsenden Medikamente besser wirken. Insbesondere, wenn der ileozäkale Übergang erhalten ist (SB-jejunoileocolonic, SB-JIC), wird häufig eine erstaunlich kurze Dünndarmlänge im Sinne einer oralen Autonomie kompensiert.

Für die Therapieplanung und Verlaufseinschätzung müssen die vorhandenen Darmsegmente und deren Länge aus OP-Berichten erfasst werden, wobei der Dünndarm in cm und das Kolon in % angegeben wird. Veränderungen am oberen GI-Trakt sind separat zu berücksichtigen, da sie funktionell bedeutend sind, insbesondere im Zusammenhang mit Dumping und pankreatiko-cibaler Asynchronität. Eine zusammenfassende Dokumentation und ggf. eine schematische Zeichnung sind sinnvoll.

Der beherrschende Durchfall bzw. die hohen Stomaverluste beim Kurzdarm mit Darmversagen oder Darminsuffizienz kommen in der Regel also durch eine Kombination aus osmotischer Diarrhö (nahrungsabhängig), sekretorischer Diarrhö, chologener Diarrhö (bei SB-JC), reaktiver Hypergastrinämie (vor allem in der Frühphase nach Resektion – bis 12 Monate), bakterieller Fehlbesiedelung (regelhaft aber in der Bedeutung schwer abzuschätzen) und fortbestehender Grundkrankheit (typisch Morbus Crohn, Strahlenenteritis) zustande.

62.1.4 Adaptation

Unter Adaptation wird die biologische Antwort des Körpers auf die Resektion größerer Darmabschnitte verstanden. Prinzipiell ist das Ileum in höherem Maße in der Lage, Funktionen des Jejunums zu übernehmen als umgekehrt. Adaptation ist ein langsamer Prozess, der bis zu 5 Jahre fortschreiten kann. Hierbei kommt es durch Vertiefung der Krypten und Verlängerung der Villi zu einer Zunahme der Resorptionsfläche des verbliebenen Darms. Darüber hinaus tritt eine Verbesserung der Resorptionsleistung ein, die über die Vergrößerung der Resorptionsfläche hinausgeht. Obwohl die molekularen Mechanismen der Adaptation nicht vollständig verstanden sind, handelt es sich ernährungsmedizinisch um ein faszinierendes Phänomen. Die Adaptationsvorgänge werden vor allem durch das luminale Nährstoffangebot getriggert. GLP2-Analoga stimulieren als Pharmakotherapie beim Kurzdarm die Adaptation.

62.1.5 Nierenfunktion

Der Nierenfunktion kommt beim Kurzdarmpatienten eine herausragende Rolle zu, um die gestörte Elektrolyt- und Säure-Basen-Homöostase zu kompensieren (s. a. Kap. 62.2). Dabei spielen verschiedene Faktoren eine Rolle:

- Kurzdarmpatienten haben ein besonderes Risiko, eine Oxalat-Nephrolithiasis zu entwickeln. Klassischerweise wird hierfür folgende Pathophysiologie angeführt: Eine Fettmalabsorption führt zu einer verminderten Verfügbarkeit von Kalzium im Darmlumen, weil das Kalzium an die nicht resorbierten Fettsäuren bindet (Fettsäureverseifung). Infolgedessen steht das Kalzium nicht mehr für die Komplexbindung des Oxalats zur Verfügung, welches dann resorbiert werden kann und zu erhöhten Oxalatspiegeln sowie vermehrten Oxalatausscheidung über die Niere führt. Neuere Daten zeigen aber, dass zumindest ein Teil der erhöhten Oxalatspiegel auf eine verminderte Oxalatsekretion in den Darm zustande kommt.

- Oft besteht eine kumulative Nierenfunktionseinschränkung durch die wiederkehrende Applikation nephrotoxischer Medikamente und rezidivierenden septischen Episoden. Möglicherweise hinterlässt auch ein chronischer Volumenmangel einen Schaden.
- Ein Teil der Patienten mit einer Kurzdarmsituation entwickelt eine metabolische Azidose, wobei es sich um eine Bikarbonatverlust-Azidose mit negativ ausgelenktem Base Excess und erhöhten Chloridwerten bzw. normaler Anionenlücke handelt. Neuere Daten zeigen, dass es in der Kurzdarmsituation zu einer vermehrten Bikarbonatsekretion in den Dickdarm kommt, die das 4-Fache der normalen Säurebelastung aus dem Stoffwechsel erreicht. Insbesondere vorgeschädigte Nieren können die vermehrte Säurebelastung nicht kompensieren, sodass dann die Azidose in der beschriebenen Weise manifest wird. Einer ausreichenden Pufferung mit der parenteralen Substitution kommt also eine hohe Bedeutung zu.
- Einige Kurzdarmpatienten entwickeln unter einer konventionellen parenteralen Zufuhr von Kalzium und Basenäquivalenten eine Hyperkalzämie und eine metabolische Alkalose, die von einer raschen Verschlechterung der Nierenfunktion begleitet ist. Das Bild ähnelt einem Kalzium-Alkali-Syndrom; die Pathophysiologie ist aber nicht abschließend verstanden.

62.2 Diagnostik

Die Diagnostik dient bei der Darminsuffizienz und beim Darmversagen dazu, anhand der bestehenden anatomischen und funktionellen Situation die Aussichten auf eine Verbesserung der Resorptionsleistung abzuschätzen, spezifische Mangelzustände zu erfassen bzw. zu antizipieren, die laufende Therapie zu kontrollieren und anzupassen sowie spezifische Komplikationen zu erkennen.

62.2.1 Dünndarmlänge

Grundvoraussetzung ist eine detaillierte Information über die aktuell bestehende anatomische Situation. Da die Patienten häufig mehrfach voroperiert sind, lässt sich dies meist nur anhand aller Operationsberichte rekonstruieren. Idealerweise sollte die Länge des Dünndarms intraoperativ ausgemessen werden.

62.2.2 Labordiagnostik und technische Verfahren

In ▶ Tab. 62.1 sind wichtige Laborparameter und ihre Aussagekraft im Zusammenhang mit der Pathophysiologie zusammengefasst. Störungen des Wasser- und Elektrolythaushalts sind sehr häufig. Der Hydratationsstatus lässt sich klinisch, anhand der Urin-Natrium-Ausscheidung (> 20 mmol, besser > 40 mmol Natrium pro Tag) und anhand möglicher kurzfristiger Gewichtsveränderungen erfassen; eine sonografische Darstellung des Füllungszustands der V. cava inferior kann ergänzend hilfreich sein.

Spezifische Elektrolytstörungen sind klinisch nicht mit ausreichender Sicherheit zu erfassen und bedürfen der regelmäßigen Laborwertkontrolle. Die Versorgung mit Makronährstoffen kann vornehmlich anhand des Gewichtsverlaufs und anhand anthropometrischer Untersuchungen (Kap. 25) sowie mittels einiger Laborwerte abgeschätzt werden. Die Versorgung mit Mikronährstoffen ist klinisch nicht sicher zu erfassen und bedarf der Labordiagnostik.

Störungen der Elektrolythomöostase werden durch die Niere unter hormoneller Kontrolle der Nebenniere (Aldosteron), der Nebenschilddrüse (Parathormon) und der Hypophyse (ADH) kompensiert. Idealerweise erfolgt eine enterale oder parenterale Substitution so, dass diese Regulationskreise „entspannt“ sind. Die Kontrolle der 24-Stunden-Urinausscheidung der verschiedenen Elektrolyte schafft hierüber ein objektives Bild, auf dessen Basis Anpassungen der Substitution erfolgen sollte.

Eine Osteoporose-Diagnostik mittels CT-Osteodensitometrie oder DXA-Scan wird empfohlen. Pathologische Werte können Basis für eine Bisphosphonat-Therapie sein.

VI

Tab. 62.1 Laborparameter und ihre Aussagekraft bei der Darminsuffizienz und beim Darmversagen.

Parameter		Kommentar
Flüssigkeit und Elektrolyte		
Natrium		• niedrige Natriumwerte bei hypotoner Dehydratation • Hohe Natriumwerte sind selten (meist Folge einer fehlerhaften Infusionstherapie)
Kalium		• niedrige Kaliumwerte durch Kaliumverlust mit dem Durchfall und Volumenmangel mit nachfolgendem Hyperaldosteronismus • hohe Kaliumwerte bei metabolischer Azidose oder als Folge einer fehlerhaften Infusionstherapie
Kalzium		• niedrige Kalziumwerte als Folge einer mangelnden Absorption (Kalziumzufuhr oder Vitamin-D-Mangel) oder einer unzureichenden Substitution • hohe Kalziumwerte bei zu intensiver Substitution (cave Kalzium-Alkali-Syndrom!)
Magnesium		• Magnesium wird schlecht resorbiert • häufig Hypomagnesiämie bei Kurzdarmsyndrom
Chlorid und Bikarbonat bzw. Base Excess		• Mit dem Durchfall (insbes. Durchfall aus dem Dickdarm) geht Bikarbonat verloren. • Infolgedessen kann es zum negativen Base Excess und zur kompensatorischen Hyperchloridämie kommen.
Phosphat		• in einer anabolen Phase oder im Rahmen von Hyperglykämien häufig Hypophosphatämie
Kreatinin		• erhöhte Kreatininwerte meist als Zeichen eines prärenalen Nierenversagens durch Flüssigkeitsmangel
Natriumkonzentration im Urin		• Natrium im Urin < 20 mmol/l als Zeichen eines Volumenmangels
Parathormon		• sekundärer Hyperparathyreoidismus als Zeichen eines latenten Kalziummangels
Makronährstoffe		
Eiweiß	Gesamteiweiß/ Albumin	• niedriges Gesamteiweiß bzw. Albumin als Zeichen einer schweren Proteinmangelernährung • selten: Eiweißverlust-Enteropathie
	Harnstoff	• erhöhter Harnstoffwert bei zu hoher Aminosäurezufuhr oder bei Mangelernährung (Katabolie)
	Lymphozyten	• niedrige Lymphozyten als Zeichen einer Mangelernährung
Kohlenhydrate	HbA_{1c}	• erhöhte HbA_{1c}-Werte bei zu hoher Glukosezufuhr
Fette	Triglyzeride	• erhöhte Triglyzeride bei zu hoher Fettzufuhr
	Cholinesterase	• erhöhte Cholinesterase als Zeichen einer Hyperalimentation
Mikronährstoffe		
Zink		• häufig hohe Zinkverluste über den Durchfall
Vitamin B_{12}		• verminderte Vitamin-B_{12}-Resorption bei mehr als 20 cm reseziertem terminalem Ileum
Quick-Wert		• indirekter Messwert für Vitamin K

Tab. 62.1 Fortsetzung

Parameter	Kommentar
25-OH-Vitamin D	• Fettlösliche Vitamine sind bei Steatorrhö und bei sehr kurzem Darm vermindert.
Folsäure	• Folsäuremangel?
Selen	• klinische Bedeutung eines Selenmangels umstritten
Ferritin, Transferrinsättigung	• Eisen wird v. a. im oberen Dünndarm resorbiert, häufig vermehrte Eisenverluste im Rahmen der Grundkrankheit, insbesondere bei Morbus Crohn

62.3 Krankheitsverlauf

▶ Abb. 62.2 zeigt den prinzipiellen Krankheitsverlauf des Darmversagens. Nach einer umfangreichen Darmresektion kommt es zu einer hypersekretorischen Akutphase mit stark eingeschränkter bzw. fehlender Resorption. Diese geht im Rahmen der Adaptation und insbesondere im Rahmen rekonstruktiver Chirurgie in eine stabile Phase über. Je nach Ausmaß der Adaptation resultiert hieraus eine orale Autonomie, d. h. eine Unabhängigkeit von parenteraler Ernährung, oder die Not-

VI

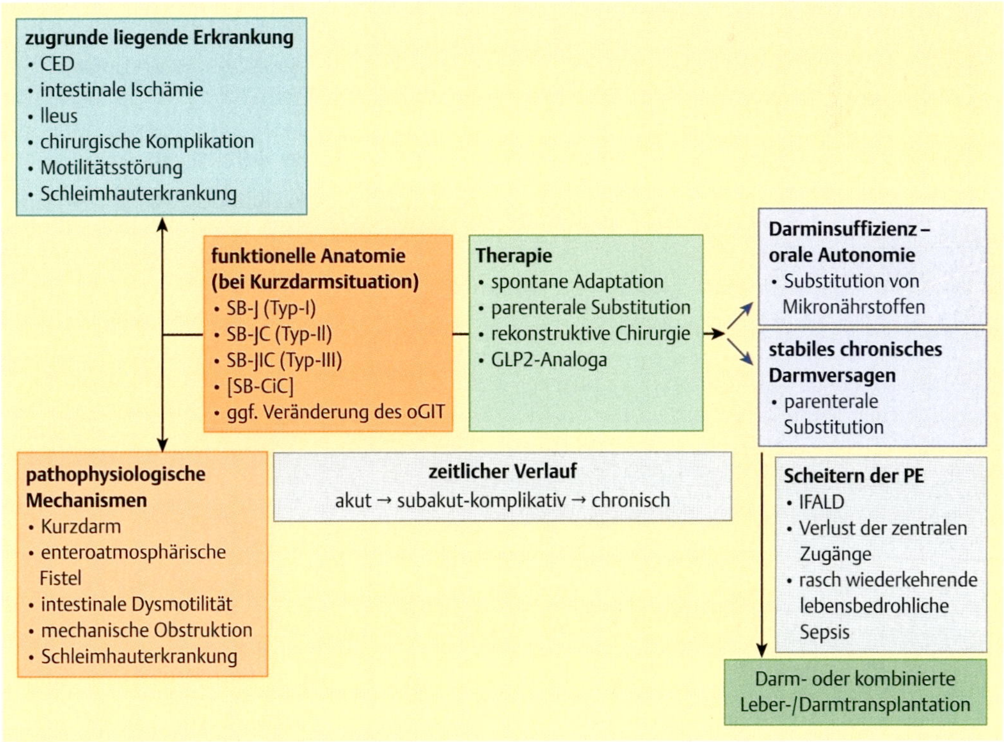

Abb. 62.2 Pathophysiologie, Therapie und Verlauf des Darmversagens: Der pathophysiologische Funktionszustand wird von der zugrunde liegenden Erkrankung, den damit assoziierten pathophysiologischen Mechanismen und der funktionellen Anatomie (nach einer Resektion) bestimmt. Die wesentlichen Standbeine der Therapie sind die parenterale Substitution, die rekonstruktive Chirurgie und ggf. der Einsatz von GLP2-Analoga. Parallel kommt es im Verlauf es zu einer spontanen Adaptation unterschiedlichen Ausmaßes, die in eine orale Autonomie oder in ein stabiles chronisches Darmversagen mündet. Die Darm- oder die kombinierte Darm-/Lebertransplantation ist gegenwärtig nur bei Scheitern der parenteralen Substitution indiziert.

wendigkeit einer dauerhaften parenteralen Substitution als sog. heimparenterale Ernährung. Deren Scheitern kann eine Indikation zur Darm- oder kombinierten Leber- und Darmtransplantation sein (Kap. 62.8).

62.4 Therapie nach Krankheitsphasen

Die Therapie erfolgt abhängig von der Krankheitsphase und damit abhängig von der Resorptionsleistung des Restdarms und den Verlusten mit dem Stuhl.

62.4.1 Frühe postoperative Phase

Wenn eine Operation zu einer Kurzdarmsituation geführt hat, soll die parenterale Ernährung umgehend begonnen werden, weil nicht mit einer raschen und ausreichenden Besserung der Resorptionsleistung gerechnet werden kann. Gleichzeitig ist eine Hyperalimentation zu vermeiden, weil sie den perioperativen Verlauf verschlechtert.

In der frühen postoperativen Phase bedarf der Patient wegen der meist hohen Flüssigkeitsverluste über den Durchfall/Stoma-Output und mögliche Drainagen neben der eigentlichen parenteralen Ernährung einer zusätzlichen Flüssigkeitssubstitution. Diese beiden Aspekte der parenteralen Substitution sollen separat gesteuert werden, weil die Volumentherapie häufiger angepasst werden muss als die parenterale Ernährung.

Die Kalorienzufuhr kann prinzipiell anhand der Harris-Benedict-Formel oder anhand der Formel 30 kcal/kg KG pro Tag berechnet werden (Kap. 3.4.1). Sobald der Patient isst und davon auch etwas absorbiert, kann dementsprechend unterkalorisch ernährt werden. Die Anpassung der Volumentherapie richtet sich am besten nach der täglich zu messenden Urinausscheidung. In der Kurzdarmsituation ist mit einer sehr viel längeren postoperativen parenteralen Ernährung zu rechnen als nach anderen, vergleichbar großen abdominellen Eingriffen.

Hinweis für die Praxis

Tägliche Kontrollen der Elektrolyte, des Säure-Basen-Status und der Nierenwerte sind meist notwendig. Auf eine Hypomagnesiämie (durch Durchfallverluste) und auf Schwankungen des Phosphats (durch Katabolie oder Anabolie) ist zu achten. Wegen der reaktiven Hypergastrinämie sollte eine Säuresuppression mit einem Protonenpumpeninhibitor erfolgen, um diese sekretorische Komponente des Durchfalls zu minimieren.

62.4.2 Oraler Kostaufbau

Der postoperative Kostaufbau soll sehr vorsichtig mit einer ballaststofffreien, niedrigosmolaren Diät beginnen und richtet sich nach dem Durchfall bzw. dem Stoma-Output. Wenn der Durchfall oder der Stoma-Output unter der Diät stark zunehmen, muss der Kostaufbau verlangsamt werden.

Antidiarrhoika (Loperamid oder Tinctura opii) verbessern die Resorption durch Verlangsamung der Passage; sie sind besser wirksam, wenn das Kolon in Kontinuität steht. Sie sollten eingesetzt werden, sobald dies von chirurgischer Seite vertretbar ist. Die notwendigen Dosen liegen oft sehr hoch: bis 8 mg Loperamid pro Tag bzw. bis 4 × 20 Tropfen Tinctura opii pro Tag.

Wenn Kolonanteile in Kontinuität stehen, sollte eine fettarme Diät gewählt werden, um einer Steatorrhö entgegenzuwirken.

62.4.3 Adaptationsphase

Die postoperative Phase geht ohne scharfe Grenzen in eine Adaptationsphase über, in der die Flüssigkeitsverluste nachlassen und der Kostaufbau vorangetrieben werden kann. Der zeitliche Verlauf dieses Übergangs wird oft durch mögliche chirurgische Komplikationen und mögliche Komorbiditäten bestimmt. Parallel zu einer verbesserten enteralen Resorption von Makronährstoffen und Flüssigkeit kann deren parenterale Substitution verringert werden. Die Patienten vertragen meist nur kleine Portionen, und auch diese werden meist nicht vollständig resorbiert, sondern es gehen in nennenswertem Maß Kalorien mit dem

Stuhl verloren. Essen und Trinken sollten zeitlich voneinander getrennt werden, um die Flüssigkeitsbelastung des Darms zeitlich zu verteilen. Antidiarrhoika (Loperamid oder Tinctura opii sowie ggf. Cholestyramin) sind meist weiter notwendig. Die Resorption von Mikronährstoffen ist meist weiterhin stark eingeschränkt und muss mittels Laboruntersuchungen erfasst werden.

Hinweis für die Praxis

Spezifische Verluste müssen gezielt substituiert werden (z. B. Kalium, Magnesium, Bikarbonat, Zink, fettlösliche Vitamine, Vitamin B_{12}). Der Patient und seine Angehörigen sollten so früh wie möglich und ggf. wiederholt eine Ernährungsberatung erhalten. Die Anlage eines einlumigen, getunnelten Katheters (Hickman- oder Broviac-Katheter) oder eines Ports für den Fall einer sich abzeichnenden heimparenteralen Ernährung sollte rechtzeitig geplant werden. Vor Entlassung muss die häusliche Versorgung geklärt und meist ein Homecare Unternehmen eingeschaltet werden – hier hat der Patient die freie Wahl am Markt.

Therapeutisches Ziel in der Adaptationsphase, die bis zu 5 Jahren dauern kann, ist es, die parenterale Substitution auf ein Minimum zu reduzieren bzw. vollständig auszuschleichen. Wichtig sind eine ausreichende Urinausscheidung von mehr als 1 l pro Tag und ein stabiles Gewicht, das jedoch oft nicht das präoperative Gewicht erreicht und auch nicht erreichen muss.

Eine ausreichende Versorgung, d. h. oral plus parenteral, mit Makronährstoffen und Flüssigkeit kann am besten anhand des Gewichtsverlaufs erfasst werden (Kap. 28). Für eine ausreichende Gewichtszunahme im Sinne von Muskelmasse ist eine ausreichende Natriumzufuhr als unabhängiger anaboler Faktor wichtig und sollte anhand der Urin-Natriumausscheidung dokumentiert werden.

Wenn eine orale Autonomie erreicht wird, müssen manche Patienten wegen der unvollständigen Resorption bedeutend mehr Kalorien zu sich nehmen, als sie eigentlich brauchen (sog. Hyperphagie). Im Ergebnis sind Patienten mit einer oral kompensierten Kurzdarmsituation (Darminsuffizienz) oft schlank und haben eine niedrige Muskelmasse, sind dabei aber selten funktionell sarkopen. Mikronährstoffe müssen ggf. substituiert werden.

62.4.4 Stabile Phase

Ergebnis der Adaptation ist eine stabile Phase, in der der Patient entweder eine orale Autonomie erreicht hat oder einer dauerhaften parenteralen Substitution (Ernährung und/oder Flüssigkeit) bedarf. Auch bei oraler Autonomie hinsichtlich der Makronährstoffe und der Flüssigkeit müssen Mikronährstoffe (Vitamin B_{12}, Zink, Vitamin D, seltener auch Vitamin K) und spezifische Verluste (typischerweise Kalium oder Magnesium) meist regelmäßig substituiert werden.

Bei nicht ausreichender Flüssigkeitsresorption kann die Einnahme von WHO-Rehydration Solution hilfreich sein, um eine grenzwertige orale Autonomie zu stabilisieren. Auch bei parenteraler Ernährung sollte die orale Nahrungsaufnahme unterstützt werden. Eine Kombination von parenteraler und enteraler Ernährung mittels PEG erscheint theoretisch sinnvoll, hat sich praktisch aber nicht bewährt. Eine Hyperalimentation im Rahmen einer parenteralen (Teil-) Ernährung ist zu vermeiden.

62.5 Besonderheiten der parenteralen Ernährung beim Darmversagen

Die allgemeinen Prinzipien der parenteralen Ernährung sind in Kap. 28.3.2 dargestellt. Bei der parenteralen Versorgung von Patienten mit einem Darmversagen ergeben sich die nachfolgend dargestellten Besonderheiten.

Empfehlungen zur Ernährung

Parenterale Ernährung beim Darmversagen

- Die Flüssigkeits- und Elektrolytverluste (sowie der Zinkbedarf) sind viel höher als bei anderen Patienten. Dementsprechend sind die Standardvorgaben für den Tagesbedarf nicht anwendbar.

- Patienten mit einem Darmversagen müssen oft nicht vollständig parenteral ernährt werden, weil sie sich zumindest teilweise oral ernähren. Dementsprechend sind die Standardvorgaben für den Bedarf an Makronährstoffen oft zu hoch.
- Parenterale Ernährung erfolgt im Krankenhaus in der Regel über einen mehrlumigen zentralen Venenkatheter, und es werden verschiedene Lösungen parallel oder sukzessive infundiert. Bei der heimparenteralen Versorgung steht aber nur ein einlumiger Zugang (getunnelter Katheter oder Port) zur Verfügung, und alle Komponenten müssen gemeinsam aus einem Infusionsbeutel infundiert werden.

Als Konsequenz aus den genannten Punkten ist beim Darmversagen in der heimparenteralen Versorgung oft ein sog. „Compounding" notwendig, d. h. die individuelle Zusammenstellung der Infusionslösung. Es existieren detaillierte Empfehlungen anhand der Leitlinien der ESPEN. Hierfür bedarf es der Zusammenarbeit mit einem Apotheker, der auch die notwendige Infrastruktur für die Herstellung solcher Lösungen hat. Bei der Wahl dieser Spezialapotheke hat der Patient die freie Wahl am Markt.

62.5.1 Komplikationen

Hinsichtlich der spezifischen Komplikationen der heimparenteralen Ernährung (Kathetersepsis, Thrombose zentraler Venen, intestinal failure associated liver disease [IFALD]) muss auf die einschlägige Literatur verwiesen werden (Kap. 28)

62.5.2 Management/Organisation

An der Versorgung heimparenteral ernährter Patienten mit einem Darmversagen sind neben dem Patienten und seinen Angehörigen verschiedene Berufsgruppen bzw. Institutionen beteiligt: Hausarzt, Facharzt, Krankenhaus, Pflegedienst, Apotheke, Sanitätshaus, Versicherung usw.. Zwischen ihnen muss ein Netzwerk hergestellt werden, das die Informationsweitergabe sichert, Synergien stärkt, medizinische und psychosoziale Sicherheit bietet und möglichst kosteneffizient arbeitet.

62.6 Rekonstruktive Chirurgie

Nach vollständiger Rekonvaleszenz und nach Etablierung stabiler postoperativer Verhältnisse – üblicherweise 6–12 Monate nach dem letzten operativen Eingriff – kann durch rekonstruktive Chirurgie mit Wiederanschluss abgehängter Darmanteile oder dem Verschluss entero-atmosphärischer oder entero-enteraler Fisteln ein besserer Funktionsstatus erreicht werden, der dann häufig zur verbesserten Adaptation führt.

62.7 Spezifische medikamentöse Therapie

In der frühen postoperativen Phase sollte der reaktiven Hypergastrinämie durch Säuresuppression entgegengetreten werden. Auch in der stabilen Phase bewirkt die intravenöse Säuresuppression eine Reduktion der Magensaftsekretion um 600–800 ml, die eine klinisch wichtige Reduktion von Durchfall bzw. Stoma-Output bedeuten kann.

Der Motilitätshemmung mittels hoher Dosen Loperamid (bis 8 mg tägl.) oder Tinctura opii (bis 4 × 20 Tropfen tägl.) kommt eine wesentliche Bedeutung zu; diese Substanzen wirken vor allem bei in Kontinuität stehendem Kolon (SB-CIC). Wenn das terminale Ileum fehlt und das Kolon in Kontinuität steht oder durch eine erneute OP wieder in Kontinuität kommt, sollte eine Gallensäurebindung mit Cholestyramin oder Cholsavelam erfolgen, um einer chologenen Diarrhö entgegenzuwirken.

Mit dem stabilen GLP-2-Analogon Teduglutide steht eine spezifisch für die Behandlung des Darmversagens zugelassene Substanz zur Verfügung. Unter physiologischen Bedingungen wird GLP-2 nahrungsabhängig aus den L-Zellen im Ileum und proximalen Kolon freigesetzt. Pharmakologisch eingesetzt kommt es zu einer Mukosahypertrophie, Sekretionshemmung und verbesserten Resorption von Wasser und Elektrolyten. Teduglutide sollte mit dem Ziel eingesetzt werden, infusionsfreie Nächte zu gewinnen.

62.8 Darmtransplantation

In Situationen, in denen die parenterale Ernährung im Rahmen eines Darmversagens scheitert, kann die Darmtransplantation oder die kombinierte Transplantation von Leber und Darm eine therapeutische Option darstellen. Anerkannte Indikationen sind:

- Verlust von mindestens 2 großen zentralen Venen an der oberen Thoraxapertur
- Entwicklung einer Intestinal Failure Associated Liver Disease bedingt durch die parenterale Ernährung und/oder rezidivierende Infekte
- rezidivierende lebensbedrohliche Sepsis

Ein Jahr nach Darm- bzw. kombinierter Darm- und Lebertransplantation leben ca. 85 % der Patienten; nach 3 Jahren liegt das Patientenüberleben bei ca. 70 %.

Literatur

[2370] Amiot A, Messing B, Corcos O et al. Determinants of home parenteral nutrition dependence and survival of 268 patients with non-malignant short bowel syndrome. Clin Nutr 2013; 32 (3): 368–374

[2371] Atia AN, Buchman AL. Oral rehydration solutions in non-cholera diarrhea: a review. Am J Gastroenterol 2009; 104 (10): 2596–2604

[2372] Bannert K, Karbe C, Förster RH et al. Orally compensated short bowel patients are thin, potentially malnourished but rarely sarcopenic. Clin Nutr 2023; 42 (8): 1480–1490

[2373] Cuerda C, Pironi L, Arends J et al. ESPEN practical guideline: Clinical nutrition in chronic intestinal failure. Clin Nutr 2021; 40 (9): 5196–5220

[2374] Dibb MJ, Abraham A, Chadwick PR et al. Central Venous Catheter Salvage in Home Parenteral Nutrition Catheter-Related Bloodstream Infections: Long-Term Safety and Efficacy Data. JPEN J Parenter Enteral Nutr 2016; 40 (5): 699–704

[2375] Fishbein TM. Intestinal transplantation. N Engl J Med 2009; 361 (10): 998–1008

[2376] Foerster RH, Lamprecht G, Rischmüller K et al. Urinary acid-base excretion deciphers high acid load from colonic bicarbonate loss in intestinal failure patients with ileocolonic anastomosis – Guidance for composition of parenteral support. Clin Nutr 2024; 43 (5): 1043–1050

[2377] Jacob T, Glass A, Witte M et al. Dynamic Adjustments of Parenteral Support in Early Adult Intestinal Failure-Essential Role of Sodium. Nutrients 2020; 12 (11)

[2378] Keller J, Wedel T, Seidl H et al. Update S 3-Leitlinie Intestinale Motilitätsstörungen: Definition, Pathophysiologie, Diagnostik und Therapie. Gemeinsame Leitlinie der Deutschen Gesellschaft für Gastroenterologie, Verdauungs- und Stoffwechselkrankheiten (DGVS) und der Deutschen Gesellschaft für Neurogastroenterologie und Motilität (DGNM). Z Gastroenterol 2022; 60 (2): 192–218

[2379] Lamprecht G, Bodammer P. Nutritional strategies to enhance adaptation in intestinal failure. Curr Opin Organ Transplant 2016; 21 (2): 140–146

[2380] Pironi L, Arends J, Baxter J et al. ESPEN endorsed recommendations. Definition and classification of intestinal failure in adults. Clin Nutr 2015; 34 (2): 171–180

[2381] Pironi L, Cuerda C, Jeppesen PB et al. ESPEN guideline on chronic intestinal failure in adults – Update 2023. Clin Nutr 2023; 42 (10): 1940–2021

[2382] Schwartz LK, O'keefe SJD, Fujioka K et al. Long-Term Teduglutide for the Treatment of Patients With Intestinal Failure Associated With Short Bowel Syndrome. Clin Transl Gastroenterol 2016; 7: e142

[2383] Witte MB. Reconstructive Surgery for Intestinal Failure. Visc Med 2019; 35 (5): 312–319

[2384] Witting C, Langman CB, Assimos D et al. Pathophysiology and Treatment of Enteric Hyperoxaluria. CJASN 2021; 16 (3): 487–495

[2385] Wouters Y, Causevic E, Klek S et al. Use of Catheter Lock Solutions in Patients Receiving Home Parenteral Nutrition: A Systematic Review and Individual-Patient Data Meta-Analysis. J Parenter Enteral Nutr 2020; 44 (7): 1198–1209

63 Leber-, Gallen- und Pankreaserkrankungen

A. Koch, C. Trautwein

63.1 Chronische Lebererkrankungen

Das Wichtigste in Kürze

Fortgeschrittene Lebererkrankungen sind regelhaft mit Mangelernährung und einem Defizit an Mikro- und Makronährstoffen assoziiert. Das frühe Erkennen einer Mangelernährung und eine adäquate ernährungstherapeutische Intervention können die Prognose von Patienten mit chronischen Lebererkrankungen entscheidend beeinflussen, jedoch kann das frühzeitige Erfassen einer Mangelernährung bei Leberpatienten im klinischen Alltag schwierig sein. Im Vordergrund stehen bei der Leberzirrhose als terminalem Stadium einer chronischen Lebererkrankung ein deutliches Energiedefizit und ein ausgeprägter Proteinkatabolismus.

Primäres Ziel bei Patienten mit Leberzirrhose ist die Sicherstellung einer ausreichenden Energie- und Eiweißzufuhr, die dem erhöhten Gesamtbedarf gerecht wird. Auch bei hepatischer Enzephalopathie (HE) kann bei bestehender Proteinmalnutrition eine bedarfsgerechte Eiweißzufuhr sicher durchgeführt werden. Eine Proteinrestriktion sollte nur bei Patienten mit therapierefraktärer chronischer HE oder kurzfristig bei schwerer HE erfolgen. Bei Vorliegen von Mangelsymptomen ist eine entsprechende Substitution von Vitaminen und Spurenelementen indiziert, insbesondere ist das erhöhte Osteoporoserisiko von Patienten mit chronischen Leberkrankungen zu beachten.

Keywords

Chronische Lebererkrankung, Leberzirrhose, hepatische Enzephalopathie, Unterernährung, Mangelernährung, Energiebedarf, Eiweißbedarf

63.1.1 Die Leber als zentrales Stoffwechselorgan

Die Leber ist das größte Stoffwechselorgan des menschlichen Körpers. Sie übernimmt eine zentrale Rolle in der metabolischen Homöostase des Körpers, indem sie direkt den Energiestoffwechsel reguliert und Enzyme für die Steuerung der metabolischen Funktionen synthetisiert (▶ Abb. 63.1).

Im Kohlenhydratstoffwechsel reguliert die Leber die Glukosehomöostase durch Speicherung von Glukose als Glykogen, durch Freisetzung der Glukose durch Glykogenolyse und durch Glukoneogenese aus anderen Kohlenhydraten, Laktat oder Aminosäuren.

Ammoniak ist das Endprodukt des Proteinmetabolismus; er wird durch Harnstoffbildung und Synthese von Glutamin entgiftet. Im Lipidstoffwechsel werden in der Leber Fettsäuren zur Energiegewinnung oxidiert und LDL, HDL und Triglyzeride metabolisiert. Ketonkörper werden bei kataboler Stoffwechsellage in der Leber aus Acetyl-CoA gebildet, welches aus der Beta-Oxidation der Fettsäuren stammt, und tragen zur Energiegewinnung bei. Die mit der Galle in den Darm ausgeschiedenen Gallensalze dienen der Fettverdauung, indem sie Mizellen mit den wasserunlöslichen Bestandteilen der Nahrung (Triglyzeride, freie Fettsäuren, Vitamine und Cholesterin) bilden und die Absorption über die Dünndarmschleimhaut ermöglichen.

63.1.2 Ätiologie und Pathogenese

Häufigste Ursachen für eine chronische Lebererkrankung sind der Alkoholabusus und metabolische Lebererkrankungen, aber auch die chronische Hepatitis B und C, Autoimmunerkrankungen und Stoffwechselstörungen sind zu nennen. Im fortgeschrittenen Krankheitsstadium sind die pathophysiologischen Veränderungen trotz unterschiedlicher zugrunde liegender Ätiologie ähnlich. Die entscheidende Gemeinsamkeit sind die im Verlauf entstehenden Veränderungen der Leberarchitektur, die im histopathologischen und klinischen Bild der Leberzirrhose münden (▶ Abb. 63.2).

Der klinische Verlauf einer Leberzirrhose kann sehr variabel sein. Dabei können rasch fortschreitende Verläufe mit Komplikationen wie Dekompensation der Leberfunktion, gastrointestinalen

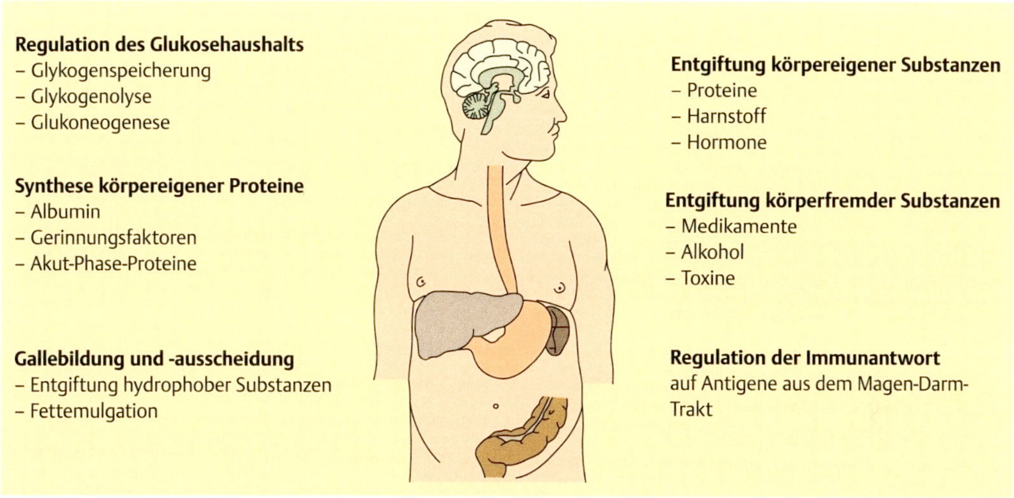

Abb. 63.1 Aufgaben der Leber als zentrales Stoffwechselorgan.

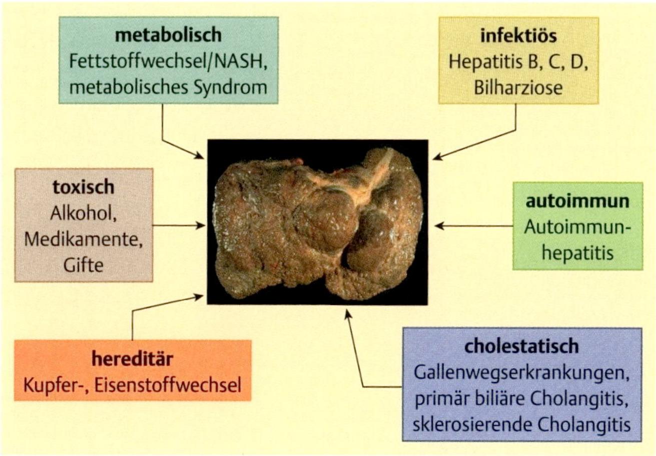

Abb. 63.2 Ursachen chronischer Lebererkrankungen. NASH: nichtalkoholische Steatohepatitis.

Blutungen, Aszites, hepatischer Enzephalopathie (HE) und Entwicklung eines hepatozellulären Karzinoms ebenso vorkommen wie jahre- bis jahrzehntelange gutartige Verläufe ohne Komplikationen. Endstrecke der chronischen Lebererkrankung und endscheidend für die individuelle Prognose sind die Leberzirrhose und das hepatozelluläre Karzinom (HCC).

63.1.3 Stadieneinteilung und Behandlungsprinzipien

Zur Abschätzung des Stadiums und der zu erwartenden Prognose chronischer Lebererkrankungen wird im klinischen Alltag der Zirrhose-Score nach Child-Pugh (▸ Tab. 63.1) bzw. der MELD-Score (Model for End-Stage Liver Disease) verwendet, der auch bei der Organallokation bei Lebertransplantation zum Einsatz kommt.

Tab. 63.1 Bewertung der Leberzirrhose anhand des Child-Pugh-Scores[2403], [2460].

Merkmal	Ausprägung	Punkte
Aszites	keiner	1
	wenig	2
	massiv	3
Enzephalo-pathie	keine	1
	I–II	2
	III–IV	3
Albumin (g/l)	>3,5	1
	2,8–3,5	2
	<2,8	3
Bilirubin (µmol/l)	<36	1
	36–54	2
	>54	3
Quick-Wert (%)	>50	1
	30–50	2
	<30	3
Gesamtpunkte:		____*

** Bewertung: <7 Punkte: Child-Score A; 7–9 Punkte: Child-Score B; >9 Punkte: Child-Score C*

> **Hinweis für die Praxis**
>
> **Model for End-Stage Liver Disease (MELD) Score**
>
> → Schweregrad der Lebererkrankung und Organallokation bei Lebertransplantation [2431]
>
> **Parameter:** Kreatinin, Bilirubin, INR (International Normalized Ratio)
>
> **Berechnungsformel:** 10 × (0,957 × ln (Serum-Kreatinin [mg/dl]) + 0,378 × ln (Bilirubin ges. [mg/dl]) + 1,12 × ln(INR) + 0,643)

In den letzten Jahren wurde bei vielen Lebererkrankungen eine ätiologisch gesteuerte Therapie möglich, allerdings stellt im terminalen Stadium häufig die Lebertransplantation die einzige Option dar. Die Schwerpunkte der symptomatischen Therapie sind die Behandlung der klassischen Komplikationen der Leberzirrhose wie Aszites und Varizenblutung durch medikamentöse, endoskopische oder radiologische Interventionen (z. B. transjugulärer portosystemischer Stent, TIPSS). Einen wichtigen Stellenwert nehmen die Identifikation einer besehenden Mangelernährung und eine frühzeitige Einleitung von supportiven ernährungstherapeutischen Maßnahmen ein, mit dem Ziel, die Lebensqualität und Lebenserwartung der Patienten zu verbessern.

63.1.4 Unter- und Mangelernährung bei chronischen Lebererkrankungen

Eine Mangelernährung aufgrund einer gestörten Protein- und Energieversorgung stellt ein häufiges Problem bei fortgeschrittener chronischer Lebererkrankung dar [2417]. Bei Patienten mit dekompensierter Leberzirrhose besteht eine Mangelernährung in 60–100 %, bei Patienten mit kompensierter Leberzirrhose in ca. 20 % der Fälle. Eine Mangelernährung hinsichtlich der Protein- und kalorischen Versorgung ist mit einer großen Anzahl an potenziellen, für den klinischen Verlauf relevanten Komplikationen assoziiert. Hierzu gehören die Ausbildung von Aszites, Blutungen aus Ösophagus- und Magenvarizen, erhöhte Morbidität und Mortalität bei chirurgischen Eingriffen und eine erhöhte Gesamtsterblichkeit.

Patienten mit fortgeschrittener chronischer Lebererkrankung haben zusätzlich häufig Mikronährstoff-Defizite. Eine frühzeitige Erkennung und ein adäquater Ausgleich derselben können das Infektionsrisiko sowie die Krankenhausmortalität reduzieren und die Lebersynthesekapazität günstig beeinflussen. Neben dem Einfluss auf den spontanen Krankheitsverlauf hat ein reduzierter Ernährungszustand auch prognostische Bedeutung für den Verlauf nach der Lebertransplantation bezüglich perioperativer Komplikationen und Mortalität.

> **Hinweis für die Praxis**
>
> Ein ernährungsmedizinisches Screening sollte bei allen Patienten mit Leberzirrhose erfolgen, um das Vorliegen und das Ausmaß einer Mangelernährung zu bestimmen. Ein hohes Risiko für eine Mangelernährung besteht bei BMI < 18,5 kg/m² oder Leberzirrhose im Stadium Child-Pugh C [2417].

Ätiologie und Pathophysiologie

Für die Entstehung einer Mangelernährung bei chronischen Lebererkrankungen sind unterschiedliche Faktoren verantwortlich:

- Malassimilation:
  - Malabsorption:
    - Gastropathie und Enteropathie bei portaler Hypertension
    - bakterielle Fehlbesiedlung
    - Atrophie der Darmmukosa
  - Maldigestion:
    - verminderte Resorption fettlöslicher Vitamine (bei cholestatischen Erkrankungen)
    - reduzierte Menge an Gallensalzen bei Cholestase
    - verminderte Synthese und Sekretion von digestiven Enzymen
    - begleitende exokrine Pankreasinsuffizienz
- reduzierte Nahrungszufuhr:
  - Mangelernährung, insbesondere bei chronischem Alkoholismus
  - Inappetenz
  - gestörtes Geschmacksempfinden
  - reduziertes postprandiales Füllungsvolumen
  - lange Nüchternphasen
  - iatrogene Eingriffe
  - hepatische Enzephalopathie
- Immobilisation:
  - hepatische Osteopathie
  - Muskelatrophie
- Proteinverluste:
  - wiederholte Parazentese
  - rezidivierende gastrointestinale Blutungen
- Stoffwechselveränderungen:
  - Reduktion der Glykogenreserven
  - Hypermetabolismus
  - veränderte Stoffwechselwege (gesteigerte Lipidoxidation)

Anorexie, Übelkeit und Erbrechen, eine bestehende hepatische Enzephalopathie, aber auch Gastritiden, Aszites, eine verordnete diätetische Natriumrestriktion oder ein fortgesetzter Alkoholabusus sind häufige Ursachen für eine verminderte Nahrungsaufnahme bei Patienten mit fortgeschrittenen chronischen Lebererkrankungen. Häufig besteht auch eine Maldigestion infolge einer exokrinen Pankreasinsuffizienz auf dem Boden einer äthyltoxischen Genese.

Insbesondere bei cholestatischen Lebererkrankungen kann es zu einem intestinalen Mangel an Gallensäuren kommen, der die Fettemulgation und damit die Fettresorption beeinträchtigt und klinisch mit Fettstühlen sowie Mangelerscheinungen fettlöslicher Vitamine imponiert. Aber auch die durch eine Leberzirrhose bedingte portale Hypertension mit konsekutiver Hyperämie des Intestinums kann Ursache für Motilitätsstörungen, Schädigungen der Mukosa und eine erhöhe intestinale Permeabilität sein.

Einfluss von vermehrtem Alkoholkonsum

Der fortgesetzte Konsum großer Mengen an Alkohol führt ebenfalls zu einer gestörten intestinalen Absorption von Nährstoffen und Vitaminen. Alkohol selbst inhibiert an der intestinalen Mukosa die Wasser- und Natriumresorption und kann durch Entwicklung chronischer Diarrhöen den Nährstoffmangel verstärken. Alkoholkonsum erhöht darüber hinaus – wahrscheinlich durch einen direkten Einfluss auf das mukosale Immunsystem – die Rate der bakteriellen Fehlbesiedlung des Dünndarms. Dies kann ursächlich für die häufig zu beobachtenden unspezifischen abdominellen Beschwerdebilder von alkoholkranken Patienten sein. Durch die toxische Wirkung des Alkohols an der Darmmukosa wird deren Permeabilität erhöht, was eine Translokation von Endotoxinen und Bakterien aus dem Darmlumen in das portalvenöse Kreislaufsystem begünstigt. Die Endotoxine können die Leberfunktion im Verlauf zusätzlich beeinträchtigen, und die Bakteriämie kann bei dekompensierter Leberzirrhose mit Aszites das Krankheitsbild einer spontanen bakteriellen Peritonitis auslösen (Kap. 58).

Gestörter Protein- und Kohlenhydratmetabolismus

Der Metabolismus bei Leberzirrhose ist durch die ausgeprägte Proteinkatabolie gekennzeichnet. Ursächlich sind hierfür eine verminderte hepatische Synthese von Harnstoff und Proteinen, eine eingeschränkte intestinale Absorption von Proteinen und eine gesteigerte renale Harnstoffexkretion. Aromatische Aminosäuren werden vermehrt synthetisiert, während ein Mangel an verzweigtkettigen Aminosäuren besteht.

Signifikante Proteinverluste können aber auch iatrogen durch wiederholte Aszitespunktionen bedingt sein. Rezidivierende gastrointestinale Blutungen aus Ösophagus- oder Magenvarizen und Angiodysplasien oder eine nicht indizierte diätetische Einschränkung der Eiweißaufnahme können ebenfalls zum Proteinmangel bei fortgeschrittener Lebererkrankung beitragen. Insgesamt liegt eine klinisch bedeutsame Proteinmangelernährung bei circa 50–100 % der Patienten mit dekompensierter Leberzirrhose und bei mindestens 20 % der Patienten mit kompensierter Leberzirrhose vor.

Auch der Kohlenhydratmetabolismus ist bei schwerer chronischer Lebererkrankung nachhaltig beeinflusst. Aufgrund der reduzierten hepatischen Glukoneogenese, der verminderten Glykogenspeicherreserven und einer parallel bestehenden hepatischen und peripheren Insulinresistenz ist der Kohlenhydratstoffwechsel nicht Hauptweg der Energieversorgung. In der Folge wird die Lipidoxidation gesteigert.

Gesteigerter Ruheenergieumsatz

Durch indirekte kalorimetrische Messungen konnte bei Patienten mit Leberzirrhose ein gesteigerter Grundumsatz nachgewiesen werden. Dieser Hypermetabolismus korreliert mit der fettfreien Körpermasse, aber nicht mit der Schwere der zugrunde liegenden Lebererkrankung. Ursächlich für den Hypermetabolismus bei chronischen Lebererkrankungen scheint eine gesteigerte beta-adrenerge Aktivität durch Aktivierung inflammatorischer Zytokine im Rahmen rezidivierender Endotoxinämien zu sein. Bei lebertransplantierten Patienten konnte dieser Hypermetabolismus über mindestens 1 Jahr nach Transplantation nachgewiesen werden und korrelierte mit erhöhter Mortalität.

Zusätzlich scheint auch der Aszites den Ruheenergieumsatz bei Patienten mit Leberzirrhose ungünstig zu beeinflussen. Durch Parazentesen können der Ruheenergieumsatz und damit der Hypermetabolismus signifikant reduziert werden, die pathophysiologischen Ursachen für diesen Effekt sind jedoch unklar.

Abschätzung des Ernährungszustands (Assessment)

Ziel der Evaluation des Ernährungszustands bei chronischen Lebererkrankungen ist es, Risikofaktoren zu identifizieren, die unmittelbar die Morbidität und Mortalität bestimmen und die durch gezielte ernährungstherapeutische Maßnahmen günstig zu beeinflussen sind. Der Versorgungszustand mit Makro- und Mikronährstoffen, die Körperzusammensetzung und die muskuläre Funktion sind hierbei wichtige Kenngrößen.

Ernährungsanamnese

Anamnestische Angaben zum Gewichtsverlauf, insbesondere über einen akuten Gewichtsverlust innerhalb der vergangenen 2 Wochen und über einen Zeitraum von 6 Monaten, können Hinweise auf eine Mangelernährung in Hinblick auf die Energieversorgung geben. Ein unbeabsichtigter Gewichtsverlust von mehr als 10 % über einen Zeitraum von 6 Monaten muss als kritisch angesehen werden und bedarf individueller ernährungstherapeutischer Maßnahmen.

Hinweis für die Praxis

Bei dekompensierter Leberzirrhose ist das Körpergewicht aufgrund der Wasser- und Natriumretention kein geeigneter Parameter zur Abschätzung einer reduzierten kalorischen Energieversorgung.

Eine Evaluation der tatsächlichen Nahrungsaufnahme sollte erfolgen, um die Gesamtkalorienaufnahme abschätzen zu können. Bei alkoholkranken Patienten sollte die Alkoholaufnahme quantifiziert werden, da die effektive Kalorienaufnahme durch fortgesetzten Alkoholabusus limitiert wird. Insbesondere bei dekompensierter Leberzirrhose müssen Faktoren, welche die Nahrungsaufnahme ungünstig beeinflussen, frühzeitig erkannt werden. Bei Aszites können mechanisch bedingt Völlegefühl, Übelkeit, Erbrechen und Refluxsymptomatik im Vordergrund stehen und durch eine Parazentese effektiv beseitigt werden. Aber auch die verminderte Nahrungsaufnahme aufgrund von Anorexie und Kochsalzrestriktion sowie gastrointestinaler Symptome wie Diarrhöe und Steatorrhö muss in der Differenzialdiagnostik beachtet werden.

Körperliche Untersuchung

Die Schwere der chronischen Lebererkrankung sollte durch Scoring-Systeme erfasst werden. Am besten evaluiert sind der Child-Pugh-Score (▸ Tab. 63.1) und der Model for End-Stage Liver Disease (MELD) Score. Außerdem ist klinisch die Einteilung in kompensierte und dekompensierte Leberzirrhose sinnvoll, da sich nach Dekompensation die Prognose der Patienten deutlich verschlechtert. Frühe Zeichen hierfür sind oft die Entstehung von Aszites und die Entwicklung einer hepatischen Enzephalopathie.

Insbesondere durch eine eingehende körperliche Untersuchung können Makro- und Mikronährstoff-Mangelzustände bereits frühzeitig erkannt werden. Klassische Zeichen einer schweren Mangelernährung mit ausgeprägtem Proteinmangel sind eine Auszehrung („Wasting") der faszialen temporalen Muskeln, tiefe supraklavikuläre Gruben und stark reduzierte abdominelle Fettdepots. Die sorgfältige Untersuchung von Haaren, Haut, Augen und Extremitäten kann Hinweise auf spezifische Nährstoffmangelzustände geben.

Die Abschätzung der Muskelmasse und der vorhandenen Fettdepots kann über anthropomorphische Messungen erfolgen (Größe, Gewicht, Armumfang, Trizepsfaltendicke). Im klinischen Verlauf sind eine regelmäßige Erhebung und Dokumentation der Parameter des Ernährungszustands und der Körperzusammensetzung erforderlich. In diesem Zusammenhang sollten validierte Scores zum Screening und Assessment von Mangelernährung wie z. B. der Subjective Global Assessment Score (SGA) oder der Nutritional Risk Score (NRS 2002) verwendet werden (Kap. 25.1).

Laboruntersuchungen

Serum-Albumin

Zur Evaluation des Ernährungszustands können auch biochemische Parameter verwendet werden (metabolisches Assessment). Am häufigsten kommt hierfür die Bestimmung der Serum-Albumin-Konzentration zur Anwendung. Serum-Albumin-Konzentrationen < 22 g/l können den Status einer schweren Mangelernährung reflektieren. Aufgrund der langen Halbwertszeit des Serum-Albumins von 14–20 Tagen ist es aber kein geeigneter Parameter zum Monitoring sich rasch entwickelnder Änderungen des Ernährungszustands. Aufgrund der engen Korrelation mit der hepatischen Syntheseleistung ist Albumin ein Biomarker des Ernährungsstatus in den frühen Stadien einer kompensierten Leberzirrhose. Bei Patienten mit fortgeschrittener Lebererkrankung ist es zum Assessment des Ernährungszustandes nicht geeignet; hier reflektiert es die eingeschränkte hepatische Syntheseleistung. Darüber hinaus wird Albumin von der Akut-Phase-Reaktion bei Sepsis und Trauma beeinflusst, sodass es insbesondere bei kritisch kranken Patienten kein verlässlicher Index-Parameter ist. Durch Bestimmungen der Serum-Präalbumin-Konzentration ist aufgrund der geringeren Halbwertzeit des Präalbumins von 24–48 Stunden eine präzisere Aussage über kurzfristige Änderungen des Ernährungsstatus möglich.

Serumspiegel von Vitaminen und Spurenelementen

Patienten mit fortgeschrittener, insbesondere äthyltoxischer Leberzirrhose und cholestatischen Lebererkrankungen (primär biliäre Zirrhose, PBC) haben regelhaft einen Mangel an fettlöslichen Vitaminen. Eine Kontrolle der Serumspiegel von Vitamin A, D, E sowie des Quick-Werts und ggf. eine ernährungstherapeutische Substitution sind angezeigt.

Insbesondere bei chronischem Alkoholismus ist ein Mangel des wasserlöslichen Vitamins Thiamin (Vitamin B_1) häufig. Zur Vermeidung der schwerwiegenden neurologischen und psychiatrischen Krankheitsbilder Wernicke-Enzephalopathie und Korsakow-Syndrom ist eine frühzeitige Supplementation obligat.

Eine zielgerichtete Untersuchung auf Mikronährstoffdefizite im Sinne einer Kontrolle der Serumkonzentrationen von Vitamin B_{12}, Folsäure, Selen und Zink sowie eine adäquate Substitution können bei Patienten mit hohem Risiko für eine Mangelernährung sinnvoll sein und die Gesamtprognose verbessern. Bei nachweisbarer Anämie sollte eine Bestimmung des Eisenstatus sowie der

VI

Serumkonzentrationen von Vitamin B_{12} und Folsäure erfolgen.

Serum-Kreatinin

Serum-Kreatinin-Spiegel reflektieren bei Gesunden die Magermasse des Körpers und damit die Muskelmasse. Bei Patienten mit Leberzirrhose ist die hepatische Kreatininsynthese vermindert und die renale Kreatininexkretion erhöht. Die Bestimmung des Serum-Kreatinins ist daher kein valider Marker zur Abschätzung des Ernährungszustands bei Leberzirrhose.

Anthropometrische Untersuchungen

Bei Patienten mit fortgeschrittener chronischer Lebererkrankung besteht eine enge Korrelation von **Oberarmumfang** und **Händedruckstärke** mit einer Eiweißmangelernährung. Ein Oberarmumfang < 23 cm in Kombination mit einer Händedruckstärke < 30 kg hat eine hohe Vorhersagewahrscheinlichkeit für das Vorliegen eines signifikanten Protein- und Energiedefizits. Bei Patienten in frühen Stadien einer Leberzirrhose ist die muskuläre Funktion nicht nur ein sensitiver Prädiktor einer Malnutrition, sondern auch für das Auftreten von Komplikationen wie therapierefraktärem Aszites, hepatischer Enzephalopathie, spontan bakterieller Peritonitis und hepatorenalem Syndrom.

Zur Quantifizierung des aktuellen Ausmaßes einer Mangelernährung am Krankenbett ist die **Bioimpedanzanalyse (BIA)** mit Bestimmung des Phasenwinkels α und der Körperzellmasse (BCM) das Verfahren mit der höchsten Validität. Die Limitationen der BIA liegen bei Patienten mit hydropisch dekompensierter Leberzirrhose. Liegen computertomografische Bilder, z. B. im Rahmen einer Evaluation zur Lebertransplantation, vor, können diese herangezogen werden, um die Muskelmasse und Muskelqualität (Sarkopenie, Myosteatosis) abzuschätzen [2417], [2448].

Abschätzung des Grundumsatzes

Bei Patienten, die nach Erhebung des Ernährungszustands einer ernährungstherapeutischen Intervention bedürfen, sollte eine Kalkulation des Grundumsatzes erfolgen, um die erforderliche Kalorienmenge abzuschätzen. Die Berechnung des Ruheenergiebedarfs kann nach der Harris-Benedict-Formel erfolgen. Es ist jedoch zu beachten, dass hierbei der tatsächliche Energiebedarf unterschätzt werden kann.

Goldstandard für die Bestimmung des tatsächlichen Grundumsatzes ist die indirekte Kalorimetrie. Hierbei wird als indirektes Maß für den Energieumsatz der Sauerstoffverbrauch bzw. die Kohlendioxidproduktion bestimmt und unter Verwendung des kalorischen Äquivalents der Energieumsatz berechnet.

63.1.5 Ernährungstherapie

Akute und chronische Hepatitis

Eine akute Hepatitis wird überwiegend durch Hepatitisviren (Hepatitis A–E) oder durch eine systemische Virusinfektion mit Leberbeteiligung (z. B. Epstein-Barr-Virus und Zytomegalie-Virus) ausgelöst. Die Entzündungsreaktion und der folgende Zelluntergang in der Leber werden durch immunvermittelte Abwehrreaktionen des Wirtsorganismus induziert. Das Krankheitsbild der akuten Hepatitis ist gekennzeichnet durch allgemeine Schwäche, Inappetenz, Übelkeit, Erbrechen, Ikterus, leichtes Fieber und Druckgefühl im rechten Oberbauch. In den meisten Fällen heilt die akute Virushepatitis folgenlos aus. Allerdings sind auch fulminante Verläufe mit akutem Leberversagen, beispielsweise als Folge einer akuten Hepatitis-B-Infektion, möglich.

Eine chronische Hepatitis kann beispielsweise durch eine chronische Hepatitis-B- und -C-Infektion, aber auch durch eine Autoimmunhepatitis, hereditäre Speichererkrankungen (z. B. Hämochromatose, Morbus Wilson), Stoffwechselerkrankungen (z. B. Zöliakie) oder Medikamente bedingt sein. Alle Erkrankungen bedürfen einer sorgfältigen Diagnostik und spezifischen Therapie, um das Fortschreiten zu einer chronischen Lebererkrankung mit Leberinsuffizienz zu verhindern oder zumindest zu verlangsamen.

Es gibt keine speziellen ernährungstherapeutischen Empfehlungen bei akuter oder chronischer Hepatitis, soweit die Lebersynthese nicht eingeschränkt ist oder eine schwere Mangelernährung vorliegt. Eine ausgewogene Vollkost mit ausreichender Zufuhr von Makro- und Mikronährstoffen ist allgemein indiziert.

Nichtalkoholische Steatohepatitis

Die nichtalkoholische Steatohepatitis („non-alcoholic steatohepatitis“, NASH) ist häufig mit Übergewicht und Insulinresistenz assoziiert. Bei übergewichtigen oder adipösen Patienten mit NASH sollten eine Veränderung des Lebensstils und eine gewichtsreduzierende Diät durchgeführt werden mit dem Ziel einer nachhaltigen Gewichtsreduktion (Kap. 39, Kap. 40). Ernährungstherapeutische Maßnahmen sind bei NASH auf das zugrunde liegende Krankheitsbild – Adipositas, Diabetes mellitus Typ 2 und das metabolische Syndrom – gerichtet [2411].

Alkoholische Steatohepatitis

Bei Patienten mit alkoholischer Steatohepatitis („alcoholic steatohepatitis“, ASH) besteht eine eindeutige Assoziation zwischen niedriger spontaner oraler Nahrungsaufnahme und erhöhter Mortalität. Folglich ist eine supplementäre Ernährungstherapie indiziert, wenn bei einem ASH-Patienten keine ausreichende kalorische Versorgung über die normale orale Nahrungsaufnahme gewährleistet ist. Die Leitlinien der Deutschen Gesellschaft für Ernährungsmedizin (DGEM) und der European Society for Clinical Nutrition and Metabolism (ESPEN) empfehlen bei ASH eine Gesamtkalorienzufuhr von 30–35 kcal/kg KG und eine Eiweißzufuhr von 1,2–1,5 g Protein/kg KG täglich.

Eine Steigerung der Kalorien- und Proteinaufnahme kann durch orale und enterale Applikation von hochmolekularen Trink- oder Sondennahrungen auch bei hochgradig mangelernährten Patienten erfolgen, ohne dass das Risiko von Komplikationen wie der HE steigt. Generell sollte eine enterale Applikation der parenteralen vorgezogen werden. Bestehende Ösophagusvarizen sind hierbei keine Kontraindikation für die Anlage dünner Silikon-Magensonden. Die Anlage einer perkutanen endoskopischen Gastrostomie (PEG) für eine langfristige enterale Ernährung ist mit einer höheren Komplikationsrate verbunden.

Aszites, schwere Gerinnungsstörungen und portalvenöse Umgehungskreisläufe sind Kontraindikationen für die Anlage einer PEG. Bei Patienten mit langfristig notwendiger, nicht ausreichend oral supplementierbarer Ernährungstherapie sollte ggf. die Implantation eines intravenösen Port-Systems zur parenteralen Ernährung erwogen werden.

> **Hinweis für die Praxis**
>
> **Ernährungstherapeutisches Vorgehen bei alkoholischer Steatohepatitis und Leberzirrhose**
>
> - Energiebedarf: 30–35 kcal/kg KG/d
> - Proteinbedarf: 1,2–1,5 g/kg KG/d
> - Mikronährstoffe:
>   - gezielte Substitution bei Mangelzuständen
>   - Osteoporose-Prophylaxe
> - Applikation: Wenn keine Anpassung über die normale orale Ernährung möglich ist, erfolgt die Supplementation über Trink- oder Sondennährlösungen.
> - Zugangsweg:
>   - orale Trinknahrung oder nasogastrale Sonde
>   - PEG: höheres Komplikationsrisiko
> - Formulierung der Nährlösungen:
>   - hochkalorische Substrate bei Aszites
>   - ggf. Substrate mit verzweigtkettigen Aminosäuren bei HE unter Supplementation

Bei der parenteralen Ernährung sollten Kohlenhydrate in Form von Glukose zugeführt werden, entsprechend 50–60 % des Bedarfs an Nicht-Protein-Energie. Fette sollten über Emulsionen mit einem niedrigeren Gehalt an ungesättigten Omega-6-Fettsäuren als die üblicherweise verwendeten LCT-Emulsionen auf Sojabohnenbasis appliziert werden. Üblicherweise erfolgt dies über eine Beimischung von MCT, Olivenöl oder Fischöl. Pathophysiologischer Hintergrund ist hierbei die Annahme einer geringeren Suppression des Immunsystems und einer geringeren Stimulation von Entzündungsmediatoren in der geschädigten Leber.

Wasserlösliche Vitamine sollten täglich in der Standarddosierung für die total parenterale Ernährung verabreicht werden. Von besonderer Bedeutung ist hierbei das Vitamin B_1 (Thiamin), das aufgrund der hohen Gefahr der Entwicklung einer Wernicke-Enzephalopathie vor der Glukoseinfusion gegeben werden sollte (z. B. 300 mg i. v. über 3–5 Tage).

Insbesondere bei Patienten unter Flüssigkeitsrestriktion bei Aszites können iso- oder hochkalorische Ernährungslösungen in der Supplementationstherapie zur Anwendung kommen. Entwickeln Patienten unter der Ernährungstherapie eine hepatische Enzephalopathie, kann eine Ernährung mit Nährlösungen erfolgen, die mit verzweigtkettigen Aminosäuren angereichert sind (0,25 g/kg KG). Eine generelle Empfehlung für den Einsatz von mit verzweigtkettigen Aminosäuren angereicherten Trink- oder Sondennahrungen besteht jedoch aufgrund der aktuellen Datenlage nicht. Kleinere klinische Studien konnten eine Reduktion der initialen Graduierung der hepatischen Enzephalopathie, eine Senkung der Ammoniakspiegel, eine Verbesserung kognitiver und psychomotorischer Leistungen, sowie eine Verkürzung der Krankenhausdauer von durchschnittlich 3 Tagen zeigen. Einen Einfluss auf das Überleben hat eine Behandlung mit verzweigtkettigen Aminosäuren jedoch nicht.

Leberzirrhose

Die Leberzirrhose ist die Endstrecke chronischer Lebererkrankungen. Zu den charakteristischen Komplikationen der Leberzirrhose gehören die hydropische Dekompensation mit Aszites und spontan bakterieller Peritonitis, Ösophagusvarizenblutungen, das hepatorenale Syndrom und die HE (▸ Abb. 63.3).

Mangelernährte Patienten mit Leberzirrhose haben eine höhere Komplikationsrate und Mortalität im spontanen Krankheitsverlauf, aber auch nach Lebertransplantation. Typische Komplikationen der Mangelernährung bei Patienten mit Leberzirrhose sind die höheren Raten an hydropischen Dekompensationen und hepatorenalem Syndrom. Die Ursache der Leberzirrhose hat keinen Einfluss auf den Grad der Mangelernährung oder des Eiweißmangels [2417].

> **Hinweis für die Praxis**
> In frühen Stadien der Leberzirrhose zeigt sich kein Vorteil einer zusätzlichen Supplementation im Vergleich zur oralen Ernährung nach ernährungstherapeutischer Intervention durch professionelle Ernährungsberatung. Entscheidend ist jedoch die Identifikation mangelernährter Patienten mittels SGA und anthropometrischer Untersuchungen.

Kalorien- und Eiweißzufuhr

Ernährungstherapeutische Zielgrößen sind wie bei ASH eine Gesamtkalorienzufuhr von 30–35 kcal/kg KG und eine Eiweißzufuhr von 1,2–1,5 g Protein/kg KG täglich. Als orientierende Regel für die Praxis gilt, dass der Energiebedarf von Leberzirrhose-Patienten dem 1,3-Fachen des Ruheenergieverbrauchs entspricht. Dies ist bei der Abschätzung der Gesamtenergiezufuhr zu berücksichtigen.

Üblicher Applikationsweg ist die orale Zufuhr über Trinklösungen oder über nasogastrale Sonden. Insbesondere Patienten mit fortgeschrittener Leberzirrhose profitieren von einer enteralen Ernährung zusätzlich zur normalen oralen Kost. Bei Leberzirrhose-Patienten leeren sich die Glykogenspeicher bei nächtlicher Nahrungskarenz wie bei einer längeren Hungerphase gesunder Patienten. Eine kohlenhydratreiche Spätmahlzeit kann bei

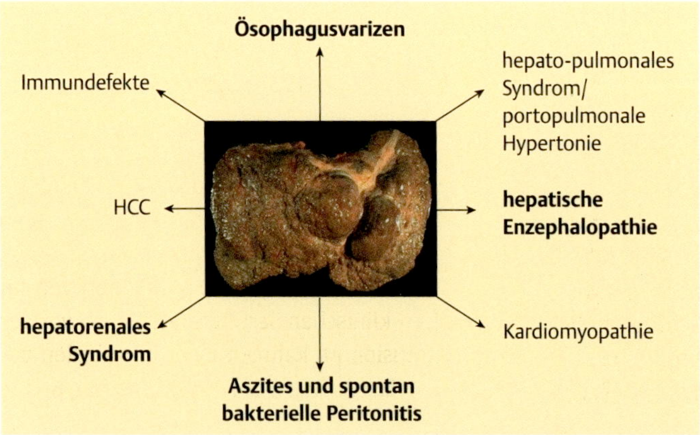

Abb. 63.3 Komplikationen der Leberzirrhose.

Patienten mit Leberzirrhose den Eiweißstatus verbessern. Reicht eine alleinige orale Ernährungstherapie nicht aus, sollten orale bilanzierte Diäten am späten Abend appliziert werden.

Bei hochgradiger hepatischer Enzephalopathie mit gesteigerter Aspirationsgefahr sollte eine (vorübergehende) total parenterale Ernährung erfolgen. Analog zur parenteralen Ernährungstherapie bei ASH sollten Kohlenhydrate in Form von Glukose zugeführt werden, entsprechend 50–60 % des Bedarfs an Nicht-Protein-Energie. Fette sollten über Emulsionen mit einem niedrigeren Gehalt an ungesättigten Omega-6-Fettsäuren appliziert werden um potenzielle antiinflammatorische Effekte auszunutzen.

Empfehlungen zur Ernährung

Ernährungstherapie bei Menschen mit Diabetes und Leberzirrhose

Eine nicht ausreichende Kohlenhydratzufuhr kann eine bestehende katabole Stoffwechselsituation verschlechtern, da in dieser Situation Proteine zur Energiegewinnung metabolisiert werden. Deshalb sollte bei Menschen mit Diabetes und Leberzirrhose keine kohlenhydratreduzierte Diät zur Anwendung kommen, sondern frühzeitig eine medikamentöse Therapie zur glykämischen Kontrolle eingeleitet werden. Bei der Wahl der Substanzgruppe muss das spezifische Nebenwirkungsspektrum, aber auch die Gefahr von Hypoglykämien, insbesondere beim hepatogenen Diabetes, durch reduzierte Glykogenspeicher und verminderte Glukoneogenese beachtet werden. Sulfonylharnstoffe und langwirksame Insuline haben ein hohes Potenzial, hypoglykämische Episoden auszulösen. Auch bei fortgesetztem Alkoholabusus ist das Hypoglykämierisiko deutlich erhöht, eine absolute Alkoholkarenz ist Voraussetzung für eine medikamentöse antidiabetische Therapie.

Auch bei Patienten mit Leberzirrhose und intermittierender HE kann das Ziel einer Eiweißzufuhr von 1,2 g Protein/kg KG täglich sicher erreicht werden. Eine Proteinrestriktion darf ausschließlich bei Patienten mit therapierefraktärer chronischer HE nach Ausschöpfung der therapeutischen Maßnahmen oder kurzfristig bei schwerer HE im Stadium III–IV erfolgen. Diese Patientengruppe profitiert hinsichtlich des ereignisfreien Überlebens, der Rehospitalisierungsrate und der Lebensqualität von einer Supplementation mit verzweigtkettigen Aminosäuren.

Supplementation von Mikronährstoffen

Es liegen keine Empfehlungen für die regelmäßige Substitution von Mikronährstoffen bei chronischen Lebererkrankungen vor. Besteht ein klinischer Verdacht auf ein Mangelsyndrom und kann laborchemisch eine Mikronährstoffdefizienz nachgewiesen werden, so sollte diese ausgeglichen werden.

Bei Patienten mit Leberzirrhose sollte frühzeitig eine **Osteoporose-Prophylaxe** eingeleitet werden. Zwingend erforderlich ist eine Basistherapie zur Osteoporose-Prophylaxe mit oraler Substitution von Kalzium (1200–1500 mg täglich) und Vitamin D_3 (400–800 IE täglich) bei cholestatischen Lebererkrankungen. Patienten nach erfolgter Lebertransplantation haben ein deutlich erhöhtes Osteoporoserisiko, bedingt durch die notwendige Behandlung mit Kortikosteroiden sowie anderen Immunsuppressiva, und bedürfen einer sorgfältigen Überwachung und adäquaten Prophylaxe oder Therapie.

Bei erniedrigtem Quick-Wert und erhöhtem Blutungsrisiko sollte eine **Vitamin-K-Substitution** initiiert werden. Die enterale Resorption des fettlöslichen Vitamin K ist bei Cholestase vermindert, hier sollte die Substitution in gesteigerter Dosis (z. B. Vitamin K, 10 mg oral, alle 4 Wochen) oder parenteral erfolgen. Zeigt sich keine Verbesserung des Quick-Werts unter Substitutionstherapie, ist dieser eher Ausdruck der schlechten Lebersyntheseleistung als eines tatsächlich bestehenden Vitamin-K-Mangels.

Zur Prophylaxe einer Wernicke-Enzephalopathie ist bei fortgesetztem Alkoholabusus eine Vitamin-B_1-Substitutionstherapie zwingend erforderlich. Ein ausgeprägter Vitamin-B_1-Mangel liegt bei ca. 50 % der alkoholkranken Patienten vor. Im stationären klinischen Setting sollten noch vor der Glukoseinfusion im Rahmen einer eventuellen parenteralen Ernährung 50–100 mg Vitamin B_1 i. v.

VI

appliziert werden, die weitere orale Substitution erfolgt mit 50–100 mg täglich.

Flüssigkeitsbedarf

Bei hydropisch dekompensierter Leberzirrhose und gleichzeitig bestehender Verdünnungshyponatriämie kann eine Trinkmengenbeschränkung auf 1–1,5 l pro Tag begleitend zu einer medikamentösen diuretischen Therapie sinnvoll sein, um eine ausreichende Mobilisation des Aszites zu erreichen. Eine Negativbilanz kann zusätzlich durch eine natriumarme Diät (NaCl Restriktion auf 2–3 g täglich) bei Patienten mit erhöhter renaler Natriumausscheidung günstig beeinflusst werden. In klinischen Studien ließ sich hinsichtlich der Mobilisierung von Aszites und Ödemen kein signifikanter Unterschied in der Wirksamkeit einer diuretischen Therapie im Vergleich zu einer natriumreduzierten Diät nachweisen. Eine Beschränkung der Kochsalzzufuhr resultiert bei Patienten mit Leberzirrhose häufig in zunehmender Inappetenz mit der möglichen Konsequenz eines Energie- und Eiweißdefizits.

Lebertransplantation

Mangelernährte Patienten mit Leberzirrhose haben ein größeres Risiko, postoperative Komplikationen zu entwickeln, und eine erhöhte Gesamtmortalität. Die präoperative Ernährung sollte entsprechend den Empfehlungen für Leberzirrhose-Patienten erfolgen. Nach der Lebertransplantation sollten die Patienten frühzeitig, d. h. innerhalb von 12–24 Stunden, oral oder enteral ernährt werden. Eine geringere Rate an Infektionen konnte für Patienten nachgewiesen werden, die innerhalb von 12 Stunden nach Transplantation enteral ernährt wurden, im Vergleich zu einer alleinigen parenteralen Ernährung. Kein Einfluss zeigte sich jedoch auf die Mortalität, die Beatmungsdauer, die Dauer der intensivmedizinischen Behandlung, die Gesamtkrankenhausaufenthaltsdauer, die Anzahl der notwendigen stationären Wiederaufnahmen oder die Anzahl der Abstoßungen innerhalb der ersten 21 Tage nach Transplantation.

Nach erfolgter Lebertransplantation sollte die häufig bei Leberzirrhose-Patienten vorliegende chronische hyponatriämische Hyperhydratation unter engmaschiger Natriumkontrolle vorsichtig korrigiert werden, um eine zentrale pontine Myelinolyse als schwere neurologische Komplikation zu verhindern. Ebenfalls regelmäßig kontrolliert werden muss die Magnesiumkonzentration im Serum, da unter einer immunsuppressiven Therapie mit Cyclosporin oder Tacrolimus eine Hypomagnesiämie induziert werden kann.

> **Hinweis für die Praxis**
>
> Zu beachten ist auch der durch das Operationstrauma bei Lebertransplantation bedingte Verlust an Ganzkörpereiweiß. Es konnte gezeigt werden, dass selbst 1 Jahr nach Transplantation keine normale Funktion von Skelett- und Atemmuskulatur erreicht wird. Durch die Organtransplantation allein kommt es folglich nicht zu einer Normalisierung der Stoffwechsellage, vielmehr besteht bei den Patienten post transplantationem die Gefahr, durch unzureichende Erholung des fettfreien Körpergewebes und eine unverhältnismäßige Zunahme an Fettmasse eine sarkopenische Adipositas und ein metabolisches Syndrom zu entwickeln. Im weiteren klinischen Verlauf ist außerdem das hohe Osteoporoserisiko von lebertransplantierten Patienten zu beachten.

Akutes Leberversagen

Ziele der Ernährungstherapie bei akutem Leberversagen ist einerseits die Sicherstellung einer ausreichenden Energieversorgung und Euglykämie (durch Applikation von Glukose, Fett, Vitaminen und Spurenelementen) und andererseits die Optimierung der Eiweißsyntheserate durch eine an die klinische Situation angepasste Eiweiß- bzw. Aminosäurenzufuhr.

Eine engmaschige Überwachung des Stoffwechsels bei akutem Leberversagen durch Messungen der Glukose-, Laktat-, Triglyzerid- und Ammoniakspiegel ist essenziell, um die Zufuhr von Nährstoffen an die eingeschränkte hepatische Utilisation anzupassen. In der klinischen Praxis etabliert sind folgende Zielspiegel:

- Glukose 8–10 mmol/l
- Laktat < 5,0 mmol/l
- Triglyzeride < 3,0 mmol/l
- Ammoniak < 100 mmol/l

Arteriell gemessene Ammoniakspiegel sind ein guter Prädiktor für den klinischen Verlauf des akuten Leberversagens. Die Zufuhr von Aminosäuren sollte an die Ammoniakspiegel adaptiert werden. Die Applikation von L-Ornithin-L-Aspartat (LOLA) führt nicht zu einer Senkung der Ammoniakspiegel, und es konnte in einer randomisierten kontrollierten Studie bei Patienten mit akutem Leberversagen sogar ein Trend zu erhöhter Sterblichkeit gezeigt werden [2386].

Die HE beim akutem Leberversagen ist im Unterschied zur HE bei fortgeschrittener chronischer Lebererkrankung durch eine zerebrale Hypertonie charakterisiert. Die therapeutischen Maßnahmen umfassen hier die Sicherstellung von hochnormalen Serum-Natrium-Spiegeln (Ziel: 145–155 mmol/l) und die allgemeinen Maßnahmen zur Hirndrucksenkung in der Intensivmedizin wie Oberkörperhochlagerung, Hyperventilation am Beatmungsgerät und intermittierende Mannitolgabe [2416].

Bei mangelernährten Patienten mit akutem Leberversagen sollte die enterale und/oder parenterale Ernährung analog zu den Ernährungsempfehlungen für kritisch kranke Patienten umgehend erfolgen (Kap. 55). Liegt keine begleitende Mangelernährung vor, werden diese Patienten wie andere kritisch Kranke künstlich ernährt, wenn sie voraussichtlich nicht innerhalb von 5–7 Tagen normal oral ernährt werden können. Ernährungsformen der 1. Wahl bei akutem Leberversagen sind die orale und enterale Ernährung, solange die Schluck- und Hustenreflexe nicht beeinträchtigt sind. Patienten mit akutem Leberversagen und hochgradiger HE mit schwerer Bewusstseinsstörung sollten nach Sicherung der Atemwege vorzugsweise enteral mittels nasogastraler oder nasojejunaler Sonden ernährt werden [2416].

Hepatische Enzephalopathie

Die hepatische Enzephalopathie (HE) ist eine schwerwiegende Komplikation des akuten und chronischen Leberversagens, die sich in unterschiedlicher klinischer Ausprägung manifestiert (▶ Tab. 63.2). Häufige Auslöser sind gastrointestinale Blutungen (z. B. Ösophagusvarizenblutungen) mit konsekutiver massiver Eiweißbelastung im Intestinum und Infektionen. Aber auch eine Exsikkose und Elektrolytverschiebungen können eine HE induzieren und verstärken. Die zugrunde liegenden Mechanismen sind unklar. Ammoniak scheint eine zentrale Rolle zu spielen.

Mehrere Faktoren tragen zur Entstehung einer erhöhten Ammoniakkonzentration im Blut bei Patienten mit Leberzirrhose bei. Aufgrund von Kollateralkreisläufen, die bei portaler Hypertension das Blut an der Leber vorbeiführen, wird die Detoxifikation von Ammoniak bei Leberzirrhose vermindert. Auch okkulte gastrointestinale Blutungen

Tab. 63.2 Klassifikation der hepatischen Enzephalopathie nach den West-Haven-Kriterien [2476].

Stadium	Bewusstseinslage	psychiatrische Symptome	neurologische Symptome
0 – minimale HE	normal	Störung nur durch psychometrische Testung zu erfassen	keine
1	leichtgradige mentale Verlangsamung	Reizbarkeit, Angst, Euphorie/Dysphorie, Zurückgezogenheit, reduzierte Aufmerksamkeit	gestörte Feinmotorik (beeinträchtigtes Handschriftbild, Fingertremor)
2	verstärkte Müdigkeit, zunehmende Antriebsstörung, Apathie oder Lethargie	leichte Persönlichkeitsstörung, zunehmende Teilnahmslosigkeit, minimale Desorientiertheit bezüglich Ort und Zeit	Flattertremor (Asterixis), Ataxie, verwaschene Sprache
3	Somnolenz	Aggressivität, ausgeprägte Teilnahmslosigkeit, deutliche Desorientiertheit bezüglich Ort und Zeit	Rigor, Krämpfe, Asterixis
4	Koma	nicht beurteilbar	klinische Zeichen des erhöhten Hirndrucks

können zu einer erhöhten Ammoniakkonzentration im Darmlumen führen, und durch die verminderte Muskelmasse bei malnutrierten Patienten mit Leberzirrhose kommt es zu einer verminderten peripheren Entgiftung von Ammoniak.

Aufgrund der Pathophysiologie ist anzunehmen, dass die Supplementation von verzweigtkettigen Aminosäuren bei HE die Ammoniakentgiftung durch Unterstützung der peripheren muskulären Glutaminproduktion verbessert. Umgekehrt haben klinische Studien gezeigt, dass eine nicht ausreichende Proteinaufnahme und niedrige Serumkonzentrationen von verzweigtkettigen Aminosäuren bei Patienten mit Leberzirrhose die HE verschlechtern und das klinische Outcome negativ beeinflussen.

Die aktuelle Datenlage zeigt, dass Patienten mit Leberzirrhose einen erhöhten Gesamtproteinbedarf haben und dass eine erhöhte Eiweißsupplementation den Ernährungszustand und die Enzephalopathie dieser Patienten verbessert. In einer aktuellen Metaanalyse von 8 randomisierten Studien mit insgesamt 646 Patienten zur Supplementation von verzweigtkettigen Aminosäuren konnte ein signifikanter Effekt auf die Enzephalopathie nachgewiesen werden.

Ungeklärt bleibt trotz vieler vorliegender kontrollierter randomisierter Studien die Frage, ob eine mit verzweigtkettigen Aminosäuren angereicherte Ernährung einer standardisierten proteinreichen Ernährung überlegen ist. Im Allgemeinen scheint die Supplementation von verzweigtkettigen Aminosäuren im Rahmen einer enteralen Ernährung von Patienten mit chronischer HE effektiver zu sein als bei intravenöser Gabe bei Patienten mit akuter HE. Problematisch ist allerdings die Akzeptanz einer oralen Ernährung mit verzweigtkettigen Aminosäuren wegen deren unangenehmen Geschmacks.

Hinweis für die Praxis

Laktulose und das nichtresorbierbare Antibiotikum Rifaximin stellen eine preiswerte, gut verträgliche und effektive Behandlungsmöglichkeit der HE dar, welche die klinische Bedeutung einer ernährungstherapeutischen Nahrungsergänzung mit verzweigtkettigen Aminosäuren auf besondere Situationen und Patientengruppen einschränkt.

63.1.6 Fazit

Chronische Lebererkrankungen gehen regelhaft mit einem Energiedefizit und einem ausgeprägten Proteinkatabolismus sowie einem Defizit an Mikro- und Makronährstoffen einher. Das frühe Erkennen einer Mangelernährung und eine adäquate ernährungstherapeutische Intervention können die Prognose von Patienten mit chronischen Lebererkrankungen entscheidend beeinflussen. Auch bei HE kann bei bestehender Proteinmalnutrition eine bedarfsgerechte Eiweißzufuhr sicher durchgeführt werden. Eine Proteinrestriktion sollte nur bei Patienten mit therapierefraktärer chronischer HE oder kurzfristig bei schwerer HE durchgeführt werden. Bei Vorliegen von Mangelsymptomen ist eine entsprechende Substitution von Vitaminen und Spurenelementen (vor allem Kalzium, Vitamin D, Vitamin B_1 und Vitamin K) erforderlich.

63.2 Gallensteinerkrankungen

Das Wichtigste in Kürze

Das Gallensteinleiden ist die häufigste Erkrankung der Gallenwege. Die Gallensteinbildung wird durch eine Veränderung des Löslichkeitsindex der Galle durch Übersättigung mit Cholesterin (Cholesterinsteine) oder unkonjugiertem Bilirubin (Pigment- oder Bilirubinsteine) verursacht. Wichtigste Risikofaktoren für die Gallensteinbildung sind Alter, weibliches Geschlecht, genetische und ethnische Faktoren, Schwangerschaft, Übergewicht, aber auch eine ausgeprägte rasche Reduktion des Körpergewichts (> 1,5 kg/Woche), parenterale Ernährung und Störungen der Gallenblasenmotilität. Eine ausgewogene vollwertige Ernährung ist sinnvoll in der primären und sekundären Prävention von Gallensteinerkrankungen. Historische Schonkostformen bei Gallenerkrankungen haben in der aktuellen Ernährungsmedizin keinen Stellenwert mehr. Zur Vorbeugung von Koliken bei nachgewiesener Cholezystolithiasis sollte die von den Fachgesellschaften empfohlene Menge zur Fettaufnahme von 70 g pro Tag eingehalten werden.

Keywords

Cholezystolithiasis, Choledocholithiasis, Löslichkeitsindex, Risikofaktoren, Gallenblasenmotilität, biliäre Stase, Ursodeoxycholsäure

63.2.1 Physiologie der Galleproduktion und -sekretion

In den Hepatozyten der Leber werden täglich 600–1000 ml Galle produziert und aktiv durch Transmembrantransport in die Gallenkanälchen sezerniert. Die Gallenkanälchen vereinigen sich zu größeren Kanälen, die über den Ductus hepaticus communis und die Papilla Vateri in das Duodenum münden. Die Galle besteht zum größten Teil aus Wasser und enthält hauptsächlich Gallensäuren bzw. deren Salze, Phospholipide, Cholesterin, Eiweiße, Elektrolyte und Gallenfarbstoffe. In der Gallenblase wird die Galle gespeichert und durch Wasserresorption auf etwa ein Zehntel des Ausgangsvolumens reduziert. Cholezystokinin, ein Hormon der Dünndarmschleimhaut, das durch fetthaltige Nahrung freigesetzt wird, führt zur Kontraktion der Gallenblase und zur Freisetzung von Galle in den duodenalen Speisebrei.

Wichtigste Funktionen der Galle sind die Fettverdauung, die Fettresorption durch Mizellenbildung mit wasserunlöslichen Bestandteilen der Nahrung und der Transport in die Blutbahn sowie die Biotransformation und Ausscheidung von Abbauprodukten bzw. Fremdstoffen. Die primären Gallensäuren Cholsäure und Chenodeoxycholsäure werden in der Leber aus Cholesterin synthetisiert und nach Konjugation mit Glycin und Taurin in der Galle ausgeschieden. Durch Mizellenbildung nehmen sie im Dünndarm langkettige Fettsäuren, Monoglyzeride, Cholesterin und fettlösliche Vitamine auf, werden im terminalen Ileum zum größten Teil wieder rückresorbiert und gelangen über die Pfortader zurück zur Leber. Dieser Kreislauf wird als enterohepatischer Kreislauf der Gallensäuren bezeichnet und bedingt, dass der Gallensäurepool des Körpers von insgesamt 2–4 g bis zu 10-mal täglich umgesetzt wird. Nur ein geringer Teil der Gallensäuren geht verloren, sodass die erforderliche hepatische Neusynthese bei 200–600 mg pro Tag liegt.

63.2.2 Epidemiologie und Diagnostik

Die Gallensteinerkrankung (Cholelithiasis) ist die häufigste Erkrankung des Gallesystems und der Gallenwege. In Deutschland haben 15–20 % der Bevölkerung Gallensteine, und es werden jährlich mehr als 190 000 Cholezystektomien durchgeführt. Etwa 75 % aller Gallensteine sind Cholesterinsteine (▶ Abb. 63.5b). Kalziumbilirubinatsteine (sog. Pigmentgallensteine, ▶ Abb. 63.5c) und Konkremente gemischter Zusammensatzung machen die restlichen 25 % aus.

Bei bis zu 40 % der Gallensteinträger tritt, mit einer jährlichen Rate von 1–4 %, eine symptomatische Gallensteinerkrankung auf. Charakteristisch für die symptomatische Gallensteinerkrankung sind Schmerzattacken von mehr als 15 Minuten Dauer im rechten Oberbauch oder Epigastrium. Zu erneuten Beschwerden nach stattgehabter Kolik kommt es in etwa der Hälfte der Fälle. Nach einem beschwerdefreien Zeitraum von 5 Jahren redu-

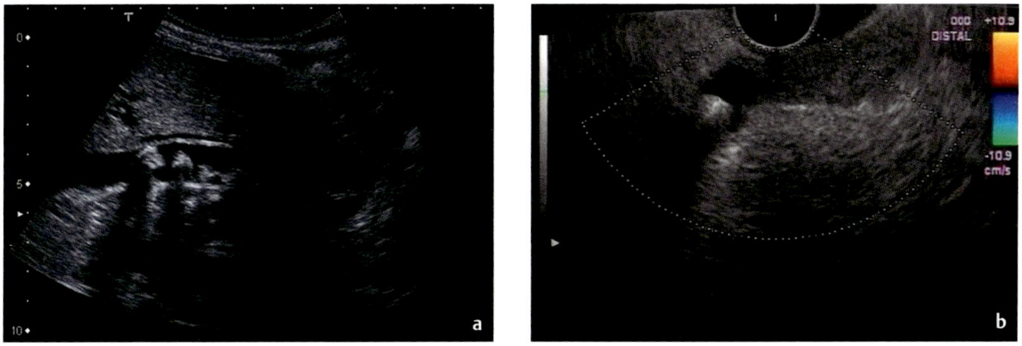

Abb. 63.4 Diagnostik von Gallenblasensteinen.
a Transabdominelles Ultraschallbild mit 4 nebeneinander liegenden Gallenblasensteinen (Cholezystolithiasis) und typischer dorsaler Schallauslösung.
b Endosonografisches Bild mit Gallenstein im Gallengang (Choledocholithiasis).

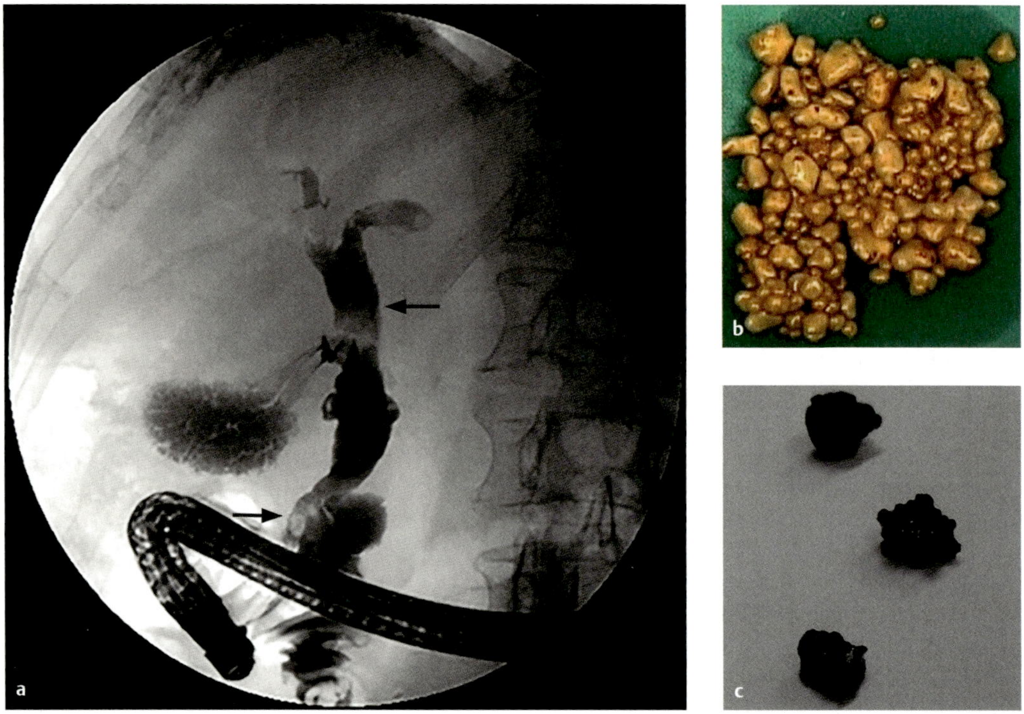

Abb. 63.5 Gallensteine.
a Bild einer endoskopischen Cholangiografie mit Darstellung von Gallensteinen im Gallengang (Ductus hepaticus communis).
b Cholesteringallensteine.
c Bilirubin- oder Pigmentgallensteine.

ziert sich das Risiko für eine erneute biliäre Symptomatik auf das des primär asymptomatischen Steinleidens.

Die transabdominelle Sonografie ist der Goldstandard für die Diagnostik von Gallenblasensteinen und der akuten Cholezystitis (▶ Abb. 63.4a). Gallensteine in den großen Gallenwegen können mit hoher diagnostischer Sicherheit in der Endosonografie nachgewiesen (▶ Abb. 63.4b) und mittels endoskopischer Papillotomie (EPT) und endoskopischer retrograder Cholangiografie (ERC) entfernt werden (▶ Abb. 63.5a). Zur Verhinderung erneuter schmerzhafter Koliken und Komplikationen besteht bei Steinnachweis in der Regel die Indikation zur Cholezystektomie. Eine Auflösung von Gallensteinen mit Ursodeoxycholsäure (UDCA) kann bei kleinen, nicht kalkhaltigen Cholesterinsteinen (< 5 mm) erwogen werden, hierbei ist mit einer Steinfreiheit in 60 % der Fälle zu rechnen. Es besteht aber ein hohes Rezidivrisiko, sodass die Litholyse insbesondere für Patienten mit einem hohen Operationsrisiko in Frage kommt.

63.2.3 Risikofaktoren und protektive Effekte

Es gibt große ethische Unterschiede hinsichtlich der Prävalenz von Gallensteinen. Westeuropäer und Südamerikaner haben höhere Raten an Gallesteinen als Osteuropäer, Afrikaner und Asiaten. Für die Gallensteinentwicklung ist das Alter der größte Risikofaktor. Bei Kindern sind Gallensteine, außer bei hämolytischen Erkrankungen, eine Rarität. Ab einem Lebensalter von 40 Jahren steigt das Risiko für Gallensteinerkrankungen.

Hinweis für die Praxis

Hauptrisikofaktoren für die Entwicklung von Gallensteinen

- Alter
- weibliches Geschlecht
- genetische Faktoren
- Schwangerschaft
- Adipositas
- schneller massiver Gewichtsverlust (> 1,5 kg/Woche) durch sehr kalorienreduzierte Diäten oder bariatrische Operationen
- Leberzirrhose
- hämolytische Anämien (Bilirubin-/Pigmentsteine), z. B. Sichelzellanämie, Thalassämie, Sphärozytose, Glukose-6-Phosphatdehydrogenase-Mangel
- Hypertriglyzeridämie
- Medikamente, z. B. (postmenopausale) Östrogensubstitutionstherapie, orale Kontrazeptiva, Fibrate, Ceftriaxon
- Ileumresektionen
- Motilitätsstörungen der Gallenblase bei Diabetes mellitus, total parenteraler Ernährung oder Rückenmarkverletzungen
- Bewegungsmangel

Nichtnutritive Risikofaktoren

Die hohen Gallensteinraten von jungen Frauen sind meistens Folge von Schwangerschaften oder einer antikonzeptiven Therapie mit Sexualhormonen. Das Gallensteinrisiko ist abhängig von der Anzahl und der Frequenz der Schwangerschaften. So konnte gezeigt werden, dass das Gallensteinrisiko bei jungen Frauen, die noch nicht schwanger gewesen sind, bei ca. 1,3 % liegt, während Frauen, die mehrmals entbunden haben, ein Risiko von 12 % aufweisen.

Sexualhormone führen zu physiologischen Veränderungen des Gallensystems, die in einer Verminderung der Gallenblasenmotilität und des Gallensäurenpools, einer Übersättigung der Galle mit Cholesterin und letztendlich in der Bildung von Gallensteinen resultieren. Die Motilität der Gallenblase wird durch Progesteron direkt negativ beeinflusst und trägt durch die Stase der Galle in der Gallenblase zur Steinbildung bei. Die Veränderungen im Gallesystem während der Schwangerschaft normalisieren sich 4–8 Wochen nach der Entbindung. So wird in der postpartalen Phase durch Normalisierung der Cholesterinsättigung der Galle eine große Anzahl von kleinen Gallenblasensteinen (< 10 mm) oder Gallegries („sludge") physiologisch aufgelöst.

In einer Vielzahl von Studien konnte der Zusammenhang zwischen erhöhten Gallenstein-, Cholezystitis- und Cholezystektomieraten und oralen Antikonzeptiva oder einer Östrogensubstitutionstherapie gezeigt werden. Für eine postmenopausale Östrogentherapie wird ein 1,5- bis 2-fach erhöhtes Risiko angegeben. Orale Antikonzeptiva führen zu einem geringen Anstieg des Risikos, Gallensteine auszubilden, am größten ist es für Frauen unter 40 Jahren mit hochdosierten Östrogenpräparaten. Wahrscheinlich ist die Inzidenz von Gallensteinen kurz nach dem Beginn einer oralen Antikonzeption am höchsten und normalisiert sich nach etwa 10 Jahren.

Auch Cholesterinsenker aus der Gruppe der Fibrate und das Antibiotikum Ceftriaxon erhöhen das Risiko der Gallensteinbildung. Die langfristige Einnahme von Cholesterinsenkern aus der Gruppe der Statine kann dagegen das Gallensteinrisiko um 30 % vermindern; dieser protektive Effekt der Statine tritt ca. 1 Jahr nach Beginn der Therapie auf.

Ein weiterer wichtiger Risikofaktor für die Bildung von Gallensteinen ist das Vorliegen einer Leberzirrhose. Bei Patienten mit Leberzirrhose liegt die Prävalenz von Gallensteinen bei ca. 30 % und das Risiko, im weiteren Krankheitsverlauf Gallensteine zu entwickeln, ist etwa 10-fach höher als in der Normalbevölkerung. Bei Patienten mit fortgeschrittener Leberzirrhose (Child B und C) sowie einem BMI > 35 kg/m^2 ist die Rate an Gallensteinen am höchsten. Pathophysiologische Faktoren für das erhöhte Gallensteinrisiko bei Leberzirrhose-Patienten sind die verminderte hepatische Synthese und der reduzierte Transport von Gallensäuren und unkonjugiertem Bilirubin, hohe endogene Östrogenspiegel sowie eine gestörte Gallenblasenmotilität.

Nutritive Risikofaktoren

Hyperkalorische Ernährung und Übergewicht führen zu einer verstärkten Cholesterinsynthese und Sekretion in die Galle. Zusätzlich können adipositasbedingte fettige Ablagerungen in der Gallenblasenwand (Cholezystosteatose) eine chronische Entzündungsreaktion bedingen, die die Motilität der Gallenblase beeinträchtigt und somit die Bildung von Gallensteinen fördert. Bei jungen Frauen mit einem BMI > 35 kg/m² ist das Risiko für die Entwicklung von Gallensteinen im Vergleich zur Normalpopulation etwa 3-fach erhöht. Aufgrund der erschwerten Untersuchungsbedingungen bei höhergradiger Adipositas wurde die Inzidenz von Gallensteinen in dieser Patientengruppe in sonografische Studien wahrscheinlich unterbewertet. In einer Patientenkohorte von Patienten, die sich einer bariatrischen Operation mit gleichzeitiger prophylaktischer Cholezystektomie unterzogen hatten, zeigten fast alle Patienten, die in der präoperativen bildgebenden Diagnostik unauffällige Befunde hatten, makroskopische oder histologische Auffälligkeiten der Gallenblase.

Eine sehr schnelle massive Gewichtsreduktion (> 1,5 kg/Woche) wie beispielsweise nach bariatrischen Operationen, aber auch bei deutlich kalorienreduzierten Diäten, ist ein Risikofaktor für die Bildung von Gallensteinen. Die zugrunde liegenden pathogenetischen Mechanismen sind nicht ausreihend verstanden.

Hinweis für die Praxis

Eine Behandlung mit Ursodeoxycholsäure (600–1200 mg/d) ist effektiv zur Prophylaxe der Gallensteinbildung und sollte während sehr niedrigkalorischer Diäten oder nach bariatrischen Operationen mit zu erwartender schneller und ausgeprägter Gewichtsreduktion erfolgen.

Auch ein Diabetes mellitus prädisponiert zur Bildung von Gallensteinen. Von pathogenetischer Bedeutung scheinen hierbei eine hepatische Insulinresistenz und eine Hypertriglyzeridämie zu sein sowie eine autonome Neuropathie, die zur biliären Stase aufgrund einer Hypomotilität der Gallenblase führt. Die Bedeutung der Blutfette in Zusammenhang mit der Formation von Gallensteinen ist nicht ausreichend geklärt.

Fehlende regelmäßige Kontraktionen und Entleerungen der Gallenblase begünstigen die Gallensteinbildung. Verbleibt die Galle über längere Zeit in der Gallenblase, wird über die Gallenblasenwand Wasser aus der Galle resorbiert, und es resultiert eine Übersättigung der Galle mit Cholesterin mit konsekutiver Steinbildung. Situationen, in denen die normale Kontraktion der Gallenblase gestört ist, sind prolongiertes Fasten, parenterale Ernährung oder Rückenmarkverletzungen.

Bei langfristig parenteral ernährten Patienten mit Kurzdarmsyndrom konnten in ca. 40 % der Fälle Gallensteine nachgewiesen werden. Ursächlich sind hier vermutlich die eingeschränkte Entleerung der Gallenblase mit folgender biliärer Stase bei fehlender enteraler Stimulation sowie die Unterbrechung des enterohepatischen Kreislaufs, die zu einer Verminderung des hepatischen Gallensäurenpools, einer veränderten Zusammensetzung der Galle mit Übersättigung an Cholesterin und schließlich zur Gallensteinbildung führt.

Protektive Effekte

Körperliche Aktivität senkt das Risiko für die Entwicklung von Gallensteinen. Schätzungsweise ein Drittel der Fälle von symptomatischen Gallensteinen bei Männern könnte durch ein 30-minütiges Ausdauertraining 5-mal in der Woche verhindert werden. Der Konsum von Kaffee ist mit einer Reduktion des Gallensteinsteinrisikos um ca. 20–40 % assoziiert. Dieser Effekt ist dosisabhängig: Am größten ist er bei einen Konsum von 6 Tassen Kaffee pro Tag, nicht nachweisbar ist er bei entkoffeiniertem Kaffee. Die zugrunde liegenden Ursachen dieser protektiven Wirkung von sind nicht bekannt. Einen weiteren protektiven Einfluss auf die Bildung von Gallensteinen hat eine gesteigerte Zufuhr von Obst, Gemüse und Nüssen, auch dieser ist dosisabhängig, und es wird eine Risikoreduktion um ca. 20 % beschrieben.

63.2.4 Ernährungstherapie

Für die Ernährung bei Gallenerkrankungen gibt es keine eindeutigen Empfehlungen, historische Schonkostformen bei Galleerkrankungen sind heute überholt. Zur Vorbeugung von Koliken bei nachgewiesener Cholezystolithiasis sollte die von den Fachgesellschaften empfohlene Menge zur Fettaufnahme von 70 g pro Tag eingehalten und die oben genannten nutritiven Risikofaktoren vermindert oder ganz vermieden werden. Eine eindeutige Beziehung zwischen aufgenommener Fettmenge und klinischer Beschwerdesymptomatik bei Gallensteinträgern lässt sich jedoch nicht nachweisen.

Generell ist eine vollwertige Ernährung gemäß den Empfehlungen der Fachgesellschaften anzuraten.

63.2.5 Fazit

Gallensteine entstehen durch Übersättigung der Galle mit Cholesterin (75 % Cholesterinsteine) oder unkonjugiertem Bilirubin (25 % Pigmentsteine). Eine Gallensteinprophylaxe mit Ursodeoxycholsäure (UDCA) sollte bei sehr kalorienreduzierten Diäten und nach bariatrischen Operationen durchgeführt werden. Ernährungstherapeutisch stehen die Vermeidung bzw. Reduktion von Übergewicht und eine ausgewogene vollwertige Ernährung im Vordergrund.

63.3 Pankreatitis

Das Wichtigste in Kürze

Die akute Pankreatitis ist eine akute Entzündung der Bauchspeicheldrüse. Hauptursachen hierfür sind die Gallensteinerkrankung und der chronische Alkoholmissbrauch. Es werden leichtere (ödematöse Pankreatitis) und schwere Verläufe (nekrotisierende Pankreatitis) unterschieden. Die Diagnose wird durch die Klinik und das Leitenzym Lipase gestellt. Eine schwere nekrotisierende Pankreatitis wird auf der Intensivstation behandelt. Im Vordergrund der Therapie stehen die Behandlung der Schmerzen, des Volumendefizits und der Komplikationen durch Nekrosen sowie die Ernährungstherapie. Die enterale Ernährung über nasogastrale Sonden ist Standard bei schwerer akuter Pankreatitis. Bei milderer Pankreatitis sollte eine orale Ernährung erfolgen, sobald der Patient Appetit verspürt und danach verlangt.

Die chronische Pankreatitis ist durch ihren voranschreitenden schubweisen Verlauf charakterisiert. Hauptursachen für die Entwicklung und die Progression einer chronischen Pankreatitis sind Alkoholkonsum und Zigarettenrauchen. Im Vordergrund der Therapie stehen die Schmerztherapie, die Ernährungstherapie sowie die Behandlung der exogenen und endogenen Pankreasinsuffizienz. Eine ausreichende Fettzufuhr ist essenziell bei der chronischen Pankreatitis. Die Enzymsubstitutionstherapie bei der exogenen Pankreasinsuffizienz wird an die tatsächliche Fettzufuhr angepasst. Bei der Behandlung der endokrinen Pankreasinsuffizienz – dem „Diabetes mellitus Typ 3c“ oder „pankreopriven Diabetes“ – ist es notwendig, das Ausmaß der endokrinen Restfunktion der Bauchspeicheldrüse abzuschätzen und zu beachten, dass sowohl die Insulin- als auch die Glukagonsynthese reduziert oder ausgefallen sind.

Keywords

Akute Pankreatitis, enterale Ernährung, nasogastrale und nasojejunale Sonden, Nekrosen, chronische Pankreatitis, exokrine und endokrine Pankreasinsuffizienz, Pankreasenzymsubstitution

63.3.1 Akute Pankreatitis

Pathophysiologie, Klinik und Diagnostik

Die akute Pankreatitis ist eine akute Entzündung der Bauchspeicheldrüse. Hauptursachen sind Gallensteinerkrankungen (Choledocholithiasis, biliäre Pankreatitis) und der Alkoholmissbrauch. Einen milden Verlauf mit einer geringen Letalität haben ca. 80 % der Patienten, während in 20 % der Fälle die Erkrankung einen schweren Verlauf mit einer Mortalität von bis zu 20 % nimmt.

Nach den Kriterien der revidierten Atlanta-Klassifikation wird die akute Pankreatitis in 2 Kategorien eingeteilt:

- die interstitielle ödematöse Pankreatitis mit Inflammation des Pankreasparenchyms und des peripankreatischen Gewebes, aber ohne Ausbildung von Nekrosen
- die akute nekrotisierende Pankreatitis mit Entzündung und zusätzlichen intra- und peripankreatischen Nekrosen (▶ Abb. 63.6).

In Hinblick auf den zu erwartenden Verlauf wird die akute Pankreatitis zusätzlich nach klinischen Schweregraden kategorisiert. Die milde akute, meistens ödematöse Pankreatitis verläuft ohne Organversagen, lokale oder systemische entzündliche Komplikationen. Die schwere Pankreatitis hingegen ist charakterisiert durch Organversagen und

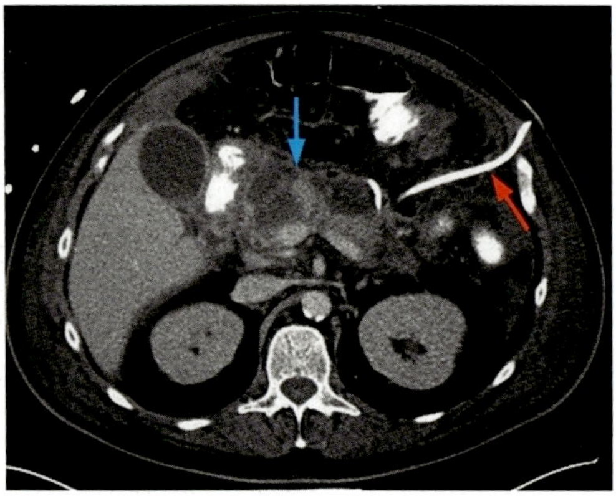

Abb. 63.6 Computertomografische Darstellung einer akuten nekrotisierenden Pankreatitis. Ausgeprägte intra- und peripankreatische Nekrotisierung (blauer Pfeil). Anlage einer ventralen Drainage in das Nekroseareal (roter Pfeil).

lokale Komplikationen wie Nekrosen (▶ Abb. 63.7), Perforation oder Blutungen (▶ Tab. 63.3).

Von entscheidender klinischer Bedeutung ist es, frühzeitig den Schweregrad der akuten Pankreatitis abzuschätzen. Hierzu gehört die Bestimmung des vorliegenden intravasalen Volumendefizits, des Ausmaßes des Organversagens und des Vorliegens eines Systemic Inflammatory Response Syndrome (SIRS) . Des Weiteren sollte eine Abschätzung des klinischen Schweregrads mittels intensivmedizinischen Scoring-Systemen wie dem Acute Physiology and Chronic Health Evaluation Score (APACHE II) und dem Sequential Organ Failure Assessment (SOFA) erfolgen. Patienten mit schwerer Pankreatitis und einem APACHE-II-Score > 8 sind intensivmedizinisch zu behandeln.

Management

Die Säulen des initialen Managements der akuten Pankreatitis sind Volumen-, Schmerz- und Ernährungstherapie [2412].

Volumentherapie

Patienten mit akuter Pankreatitis weisen einen ausgeprägten intravasalen Volumenmangel auf. Dieser ist durch verminderte Flüssigkeitsaufnahme, Erbrechen, Subileus, Umverteilung von Volumen in den dritten Raum (Aszites und Pleuraerguss) und eine Störung der kapillären Permeabilität (Capillary Leakage Syndrome) bei SIRS bedingt. In einer aktuellen multizentrischen Studie konnte die Überlegenheit einer moderaten kontrollierten zielgerichtete Volumentherapie zur Kreislaufstabilisierung mit kristalloiden Lösungen (initialer Volumenbolus 10 ml/kg KG, gefolgt von 1,5 ml/kg KG pro Stunde) im Vergleich zu einer aggressiven Volumentherapie gezeigt werden [2410]. Hierzu sollten bilanzierte intensivmedizinische Elektrolyt-Pufferlösungen zum Einsatz kommen; physiologische Kochsalzlösungen (NaCl 0,9 %) sind wegen der Gefahr einer hyperchlorämischen Azidose nicht verwendbar. Eine Volumenüberladung durch ein zu aggressives Volumenmanagement der Patienten

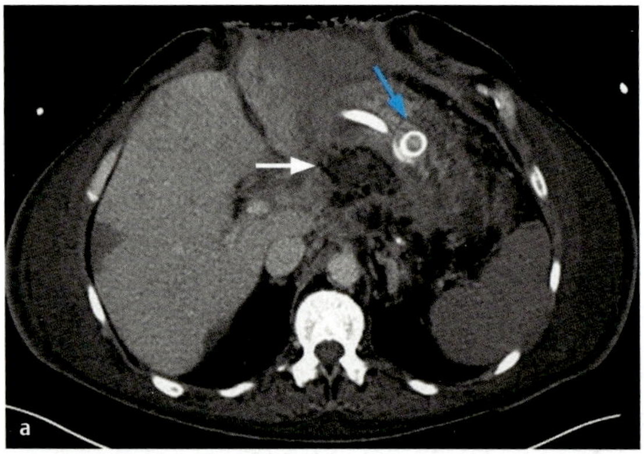

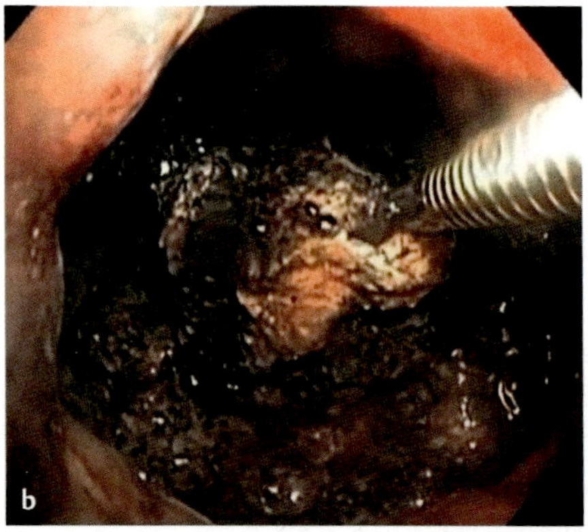

Abb. 63.7 Schwere akute nekrotisierende Pankreatitis.
a Minimalinvasive endoskopische Nekrosektomie durch transgastrisch in die Nekrosehöhle eingelegten Wallstent. Computertomografie mit Darstellung des transgastrischen Wallstents (blauer Pfeil) und der Nekrosehöhle (weißer Pfeil).
b Endoskopische transgastrische Entfernung von nekrotischem Material mit der Fasszange.

Tab. 63.3 Morphologische Charakteristika der akuten Pankreatitis.

Formen	Charakteristika
interstitielle ödematöse Pankreatitis	akute Inflammation des Parenchyms und des peripankreatischen Gewebes; keine intra- oder peripankreatischen Nekrosen
nekrotisierende Pankreatitis	intra- und extrapankreatische Nekrosen
akute peripankreatische Flüssigkeitskollektion	peripankreatische Flüssigkeitsansammlungen ohne Nachweis einer intra- oder extrapankreatischen Nekrose (ödematöse Pankreatitis); Flüssigkeitskollektion nur extrapankreatisch, nicht intrapankreatisch; keine Abkapselung, keine Wandstruktur
pankreatische Pseudozyste	abgekapselte Flüssigkeitskollektion mit definierter entzündlicher Wandstruktur ohne Assoziation mit einer peripankreatischen Nekrose
akute peripankreatische Nekroseansammlung	Materialkollektion mit flüssigen und nekrotischen Anteilen; Beteiligung von Pankreasparenchym und extrapankreatischem Gewebe; typischer Befund der akuten nekrotisierenden Pankreatitis; keine Abkapselung, keine Wandstruktur
abgekapselte, wandbildende Nekrose	vollständig abgekapselte pankreatische oder peripankreatische Nekrosekollektion mit definierter Wandstruktur; Auftreten meist erst 4 Wochen nach Beginn der akuten Pankreatitis

ist aufgrund des Risikos einer pulmonalen Verschlechterung und notwendiger maschineller Beatmung, sowie eines akuten Nierenversagens ist zu vermeiden [2422].

Schmerztherapie

Opioide, insbesondere Fentanyl, sind hier effektive und sichere Medikamente. Bei dennoch unzureichender Schmerzkontrolle sollte die Indikation zur Anlage eines periduralen Katheters zur spinalen Anästhesie geprüft werden. Schmerzfreiheit ist von besonderer Bedeutung, um eine Schonatmung mit folgender hypostatischer Pneumonie zu vermeiden und eine adäquate Ernährungstherapie zu ermöglichen.

Ernährungstherapie

Die „Ruhigstellung" der Bauchspeicheldrüse durch absolute Nahrungskarenz war die therapeutische Empfehlung in der Frühphase der Ernährungsmedizin. Pathophysiologische Grundlage hierfür war die Annahme, dass eine Stimulation der Bauchspeicheldrüse durch Nahrungsaufnahme die Entzündungsreaktion bei akuter Pankreatitis unterhält und sogar verstärkt. Deswegen wurde die parenterale Ernährung als optimale Ernährungsform bei akuter Pankreatitis angesehen. Seit Mitte der 1990er Jahre wurden jedoch in einer Vielzahl von klinischen Studien die positiven Effekte einer oralen oder enteralen Ernährung, wie geringere Infektionsraten und eine Verkürzung der Krankenhausaufenthalte, bei akuter Pankreatitis gezeigt.

Bei Patienten mit mild verlaufender Pankreatitis führt oft die Volumensubstitution schon zu einer Beschwerdebesserung, und die Patienten können im Verlauf von wenigen Tagen wieder eine orale Ernährung aufnehmen. Bei schwer verlaufender Pankreatitis, bei der eine orale Nahrungsaufnahme innerhalb von 5–7 Tagen nicht zu erwarten ist, ist eine erweiterte Ernährungstherapie, in der Regel die enterale Ernährung über eine nasogastrale Sonde, indiziert.

► **Enterale Ernährung** Bei akuter Pankreatitis bedingt die verminderte Dünndarmmotilität eine bakterielle Fehlbesiedlung, und der reduzierte Blutfluss im Splanchnikusbereich erhöht die Permeabilität der intestinalen Mukosa. Es wird angenommen, dass diese pathophysiologischen Prozesse die systemische Entzündungsreaktion bei der akuten Pankreatitis unterstützen.

Eine frühzeitig begonnene enterale Ernährung hat einen positiven Einfluss auf die Integrität der intestinalen Mukosa und kann die Entzündungsreaktion abschwächen. Demnach ist eine enterale Ernährung der parenteralen bei akuter Pankreatitis vorzuziehen. Eine Metaanalyse mit insgesamt 775 Patienten mit schwerer akuter Pankreatitis zeigte eine geringere Infektionsrate sowie eine reduzierte Letalität (OR 0,31) unter enteraler Ernährung. In der größten prospektiven multizentrischen klinischen Studie zum Vergleich von enteraler und parenteraler Ernährung bei 2400 kritisch kranken Patienten konnte jedoch kein Unterschied bezüglich der Letalität, der Infektionsrate oder der Rate an Organversagen gefunden werden. Derzeit wird eine frühzeitige, innerhalb von 24–48 Stunden nach Aufnahme begonnene enterale Ernährung bei schwerer akuter Pankreatitis propagiert, obgleich der Vorteil der frühen enteralen Ernährung in Studien nicht eindeutig belegt werden konnte.

Unter der Vorstellung, die enterale Pankreasstimulation und ein potenzielles Aspirationsrisiko möglichst gering zu halten, wurde früher empfohlen, bei akuter Pankreatitis die enterale Sondenernährung über eine endoskopisch hinter dem Treitz-Band platzierte nasojenunale Ernährungssonde zu applizieren. In klinischen Studien, welche die nasojejunale mit der nasogastralen Ernährung bei akuter Pankreatitis verglichen, konnte jedoch kein Unterschied zwischen beiden Ernährungswegen hinsichtlich des klinischen Verlaufs und Outcomes, der Schmerzsymptomatik, der Krankheitsschwere, der Veränderung der Entzündungsparameter im Blut oder des Schmerzmittelbedarfs nachgewiesen werden. Insgesamt kann die Ernährung über nasogastrale oder nasojenuale Sonden als gleichwertig angesehen werden.

Hinweis für die Praxis

Die Applikation der enteralen Ernährung bei akuter Pankreatitis über eine nasogastrale Sonde ist ein sichereres Verfahren und sollte primär auf diesem Weg erfolgen. Wird die Ernährung über eine nasogastrale Sonde nicht toleriert (z. B. große Refluxmenge mit hoher Aspirationsgefahr, Erbrechen) oder kann die notwendige Kalorienzufuhr hierdurch nicht erreicht werden, sollte die Anlage einer nasojejunalen Ernährungssonde hinter dem Treitz-Band erfolgen. Eine enterale Ernährung sollte bei schwerem bzw. prognostiziert schwerem Verlauf so früh wie möglich begonnen werden.

Als kalorisches Ziel der Ernährungstherapie bei akuter Pankreatitis auf der Intensivstation wird in der Initialphase eine Energiezufuhr von 25 kcal/kg KG angestrebt. Wird die Energiezielrate einer enteralen Ernährung nicht innerhalb von 48–72 Stunden erreicht, so ist eine zusätzliche parenterale Ernährung indiziert.

► **Parenterale Ernährung** Eine alleinige parenterale Ernährung sollte bei akuter Pankreatitis nur durchgeführt werden, wenn eine enterale Ernährung nicht toleriert wird. Aus klinischer und pathophysiologischer Sicht erscheint es sinnvoll, auch unter parenteraler Ernährung die Option zumindest einer minimalen enteralen Ernährung (z. B. 10 ml/h, „Zottenernährung") zu prüfen.

Ernährungssupplemente

Ernährungssupplemente wie Probiotika, Glutamin und Omega-3-Fettsäuren haben potenzielle antiinflammatorische Effekte. Ihr Einsatz wurde daher in Hinsicht auf einen verbesserten Krankheitsverlauf bei akuter Pankreatitis untersucht.

Probiotika

Probiotika sollen die intestinale Mikroflora günstig beeinflussen und eine Kolonisation von pathogenen intestinalen Mikroorganismen verhindern. In einer kleinen Studie bei Patienten mit akuter Pankreatitis konnte durch die Applikation von Probiotika die Infektionsrate gesenkt werden. In einer anderen Studie konnte kein Effekt von Probiotika bezüglich des Überlebens, septischer Komplikationen oder der Rate von Organversagen nachgewiesen werden.

Hinweise auf negative Effekte einer Therapie mit Probiotika bei akuter Pankreatitis gibt eine Studie mit fast 300 Patienten, in der keine Reduktion der Infektionsraten, wohl aber eine erhöhte Letalität aufgrund von nichtokklusiver Mesenterialischämie in der Probiotikagruppe bei Patienten mit gleichzeitig vorliegendem Multiorganversagen beobachtet wurde. Aufgrund eines fehlenden eindeutigen therapeutischen Effekts und des potenziellen Risikos wird zum jetzigen Zeitpunkt der Einsatz von Probiotika bei der akuten Pankreatitis nicht empfohlen.

Glutamin

In einer großen randomisierten Studie bei kritisch kranken, beatmeten Patienten wurde gezeigt, dass eine enterale oder parenterale Supplementation mit Glutamin zu keiner Verbesserung des klinischen Verlaufs, sondern zu einer höheren Letalität führt. Allerdings könnte dies auf eine inadäquate Dosierung des Glutamins zurückzuführen sein. Andere Studien mit geringeren Dosierungen zeigten nämlich durchaus einen Vorteil, beispielsweise hinsichtlich der Leberfunktion und des Krankenhausaufenthalts. Aufgrund der unklaren Datenlage wird eine Supplementation mit Glutamin bei akuter Pankreatitis derzeit nicht allgemein empfohlen.

Omega-3-Fettsäuren und Antioxidanzien

Für langkettige mehrfach ungesättigte Fettsäuren sind ebenfalls potenzielle antiinflammatorische Effekte beschrieben worden. In mehreren kleineren Studien konnte ein positiver Effekt der Supplementation von Omega-3-Fettsäuren bei akuter Pankreatitis lediglich auf Entzündungswerte wie das C-reaktive Protein (CRP) oder klinische Scores (APACHE) nachgewiesen werden. Ein Vorteil hinsichtlich klinisch relevanter Kriterien wie Sterblichkeit und Komplikationsrate wurde nicht beobachtet. Somit rechtfertigt die aktuelle Datenlage die Supplementation von Omega-3-Fettsäuren bei akuter Pankreatitis nicht. Auch die Supplementation mit Vitaminen und Antioxidanzien wie Vitamin C, N-Acetylcystein und Selen bei der schweren akuten Pankreatitis zeigte keinen positiven klinischen Effekt im Vergleich zu Placebo.

Antibiotika

Bis zu 20 % der Patienten mit einer akuten Pankreatitis entwickeln im Krankheitsverlauf eine zusätzliche extrapankreatische Infektion. Im Vordergrund stehen dabei Pneumonien sowie Blutstrominfektionen und Infektionen der ableitenden Harnwege, die häufig Katheter-assoziiert sind (ZVK und Urin-Dauerkatheter). Diese additiven Komplikationen verschlechtern die Gesamtprognose der Grunderkrankung. Bei Verdacht auf eine Infektion sollte umgehend eine Fokussuche mit entsprechender antibiotischer Sanierung oder Kontrolle erfolgen. Lässt sich kein infektiöser Fokus nachweisen und bleiben die mikrobiologischen Kulturen negativ, sollte die antibiotische Therapie beendet werden, um Komplikationen einer nicht zielgerichteten Antibiotikatherapie zu vermeiden.

Risiko eines Diabetes mellitus nach akuter Pankreatitis

Patienten nach der ersten Episode einer akuten Pankreatitis haben ein erhöhtes Risiko, eine gestörte Glukosetoleranz oder einen Diabetes mellitus zu entwickeln. In einer Metaanalyse, in der mehr als 1000 Patienten mit akuter Pankreatitis analysiert wurden, konnte gezeigt werden, dass ca. 15 % der Patienten innerhalb von 12 Monaten nach der ersten Episode einer akuten Pankreatitis einen Diabetes mellitus entwickeln. Innerhalb der ersten 5 Jahre steigert sich das Risiko im weiteren Verlauf annähernd um den Faktor 3.

VI

63.3.2 Chronische Pankreatitis

Epidemiologie

Die weltweite Inzidenz der chronischen Pankreatitis liegt schätzungsweise bei 10 pro 100 000 Einwohnern. In Deutschland wurden 2017 24 Patienten pro 100 000 Einwohnern aufgrund der Diagnose einer chronischen Pankreatitis stationär behandelt. Die Sterblichkeit infolge einer chronischen Pankreatitis wird zwischen 12 % und 20 % beziffert, bei einer mittleren Beobachtungszeit von 6–10 Jahren. Im Vergleich zur Normalbevölkerung ist die Sterblichkeit bei chronischer Pankreatitis um den Faktor 3,6 erhöht, wobei die 10-Jahres-Überlebensrate 70 % und die 20-Jahres-Überlebensrate 45 % beträgt [2412]. Ein Drittel der Patienten mit chronischer Pankreatitis kann ihren erlernten Beruf nicht mehr ausüben. Eine chronische Pankreatitis führt bei 40 % der Patienten zu Langzeitarbeitslosigkeit, Arbeitsunfähigkeit oder zu einer frühzeitigen Berentung.

Pathophysiologie, Klinik und Diagnostik

Die chronische Pankreatitis ist charakterisiert durch einen fortschreitenden entzündlichen Verlauf und narbigen Umbau der Bauchspeicheldrüse

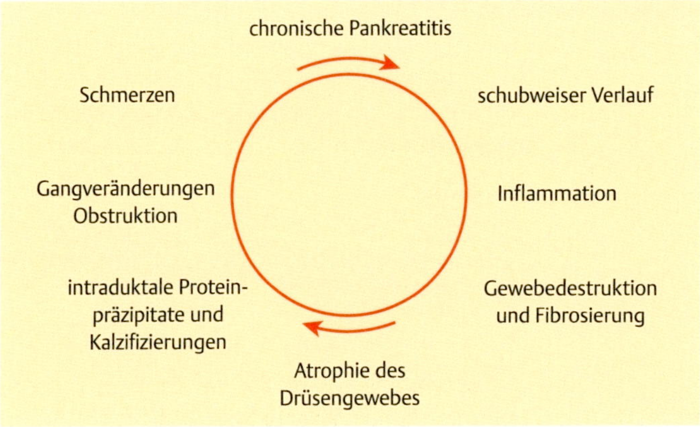

Abb. 63.8 Chronische Pankreatitis: Charakteristika des Verlaufs.

(▶ Abb. 63.8). Histologisch zeigen sich eine Infiltration mit mononukleären Zellen und eine Aktivierung von pankreatischen Sternzellen, die zum Verlust von Azinus- und Inselzellen sowie zur Fibrosierung des Organs führen. Es gibt eine Vielzahl von genetischen Mutationen und Polymorphismen sowie exogenen Faktoren, die zur Entstehung einer chronischen Pankreatitis beitragen und deren Verlauf beeinflussen.

Der wichtigste Risikofaktor für die Entstehung einer chronischen Pankreatitis ist der **chronische Alkoholkonsum**. Ein Alkoholkonsum von 150–175 g pro Tag führt bei Männern durchschnittlich nach 18 Jahren, bei Frauen nach 11 Jahren zu einer chronischen Pankreatitis. Interessanterweise entwickeln nur 10 % der schweren Alkoholkranken eine chronische Pankreatitis, was die Bedeutung einer multifaktoriellen Genese unterstreicht. Ein zusätzlicher anhaltender Nikotinkonsum erhöht die Wahrscheinlichkeit, eine chronische Pankreatitis zu entwickeln, um das 10-Fache. Außerdem beschleunigt das Rauchen die Progression der Erkrankung und das Ausmaß von Pankreaskalzifikationen.

Bei fortgeschrittener chronischer Pankreatitis ist die Diagnosestellung durch bildgebende Verfahren wie Computertomografie und Endosonografie relativ einfach. In der Diagnostik von Frühstadien hat die Endosonografie einen wichtigen Stellenwert. Mit den Rosemont-Kriterien existiert ein endosonografisches Scoring-System für die Diagnostik und Stadieneinteilung der chronischen Pankreatitis. Nach den Ergebnissen erster Studien könnte die Kombination aus Endosonografie und quantitativer Elastografie der Bauchspeicheldrüse die Diagnostik der chronischen Pankreatitis verbessern.

Eine weitere neuartige Methode in der Diagnostik der chronischen Pankreatitis ist die Sekretinverstärke Magnetresonanztomografie (MRT), bei der nach Stimulation mit Sekretin direkt die Menge an produziertem Pankreassekret gemessen und somit das Ausmaß der exokrinen Pankreasinsuffizienz beurteilt werden kann. Im Vergleich zum klassischen Sekretin-Test als direktem Pankreasfunktionstest mit Anlage einer nasoduodenalen Dreilingsonde zur Messung des Pankreassekrets ist durch das Sekretin-verstärkte MRT einerseits eine Aussage zur Pankreasfunktion und andererseits zur Pankreasmorphologie möglich.

Management

Im Vordergrund der Therapie der chronischen Pankreatitis stehen die Schmerztherapie sowie eine gezielte Behandlung der exogenen bzw. endogenen Pankreasinsuffizienz inklusive einer entsprechenden Ernährungstherapie.

Schmerztherapie

Der Schmerzentstehung bei chronischer Pankreatitis liegen neuropathische und inflammatorische Mechanismen zugrunde. Häufig sind dies Störungen der peripheren und zentralen Schmerzverarbeitung, die zu einem andauernden Schmerzsyndrom führen können. An vorderster Stelle der Schmerztherapie bei chronischer Pankreatitis steht

Tab. 63.4 Stadienabhängige Einteilung der chronischen Pankreatitis.

Stadium	Funktionseinschränkung		Symptome	Morphologie
	exokrin	endokrin		
früh	keine	keine	Blähungen, Stuhlveränderungen, Dyspepsie	normal/nicht eindeutig
mittel	mild	latent	leichte Schmerzen	mild bis mittelgradig
spät	stark	klinisch	starke Schmerzen	deutlich

eine absolute Alkohol- und Nikotinkarenz. Werden diese Noxen nicht dauerhaft ausgeschaltet, verschlechtert sich die Gesamtprognose der Patienten vor allem im Hinblick auf rezidivierende akute Schübe der Erkrankung sowie eine zunehmende Kalzifizierung von Pankreas und Pankreasgängen.

Hinweis für die Praxis

Insbesondere bei chronisch alkoholkranken Patienten ist an das begleitende Vorliegen einer Depression zu denken. Eine additive antidepressive Therapie kann ein wichtiger Bestandteil der medikamentösen Schmerzbehandlung sein.

Die medikamentöse Schmerztherapie folgt üblicherweise dem WHO-Stufenschema zur Schmerztherapie. Sollte medikamentös keine ausreichende Schmerzkontrolle erreichbar sein, müssen endoskopische (z. B. Stentimplantation) oder chirurgische Interventionen (z. B. Pankreaskopfresektion) erwogen werden.

Management der exokrinen Pankreasinsuffizienz

Die exokrine Pankreasinsuffizienz mit konsekutiver Mangelernährung ist die typische klinische Folge einer chronischen Pankreatitis. Die Mangelernährung entsteht durch eine Maldigestion auf dem Boden eines Mangels an Pankreasenzymen, durch eine verminderte Nahrungsaufnahme, beispielsweise bedingt durch Schmerzen oder eine fortbestehende Alkoholkrankheit, sowie durch einen aufgrund der chronischen Entzündungsreaktion erhöhten metabolischen Grundumsatz.

Die exokrine Pankreasinsuffizienz ist charakterisiert durch eine fehlende oder nicht ausreichende Produktion von Pankreasenzymen, wodurch es in Abhängigkeit von der Fettaufnahme zu einer Maldigestion kommt. Die Verdauung von Kohlenhydraten und Proteinen wird bei exokriner Pankreasinsuffizienz durch Enzyme in der Dünndarmmukosa kompensiert. Unspezifische Symptome einer exokrinen Pankreasinsuffizienz sind Oberbauchschmerzen, Meteorismus und erhöhte Stuhlfrequenz. Klassische Symptome sind Diarrhö und Steatorrhö mit voluminösen, übelriechenden Stuhlgängen mit sichtbaren Fettauflagerungen. Die klinische Symptomatik, das Ausmaß der exokrinen und endokrinen Funktionseinschränkung und die Ausprägung der morphologischen Merkmale bei chronischer Pankreatitis sind vom Stadium der Erkrankung abhängig (▶ Tab. 63.4).

Grundpfeiler einer erfolgreichen Ernährungstherapie bei chronischer Pankreatitis sind das konsequente Screening auf Mangelernährung, ein sorgfältiges ernährungsmedizinisches Assessment, Strategien zur Entwöhnung von Alkohol- und Tabakkonsum, eine adäquate Schmerztherapie sowie die Initiierung einer angepassten Pankreasenzym-Substitutionstherapie.

Empfehlungen zur Ernährung

Prinzipien der Ernährungstherapie bei chronischer Pankreatitis

- Grundlage für eine adäquate Ernährung ist eine effektive Schmerztherapie, daher ggf. Schmerzmittelapplikation vor der Nahrungsaufnahme
- kleinere Mahlzeiten mit ausreichender Pankreasenzymsubstitution
- keine allgemeine Fettrestriktion

- bei anhaltendem Gewichtsverlust oder Steatorrhö Diskussion des Einsatzes von mittelkettigen Triglyzeriden
- bei nachgewiesenem Mangel Substitution von fettlöslichen Vitaminen
- bei anhaltender ungeklärter Schmerzsymptomatik/Problemen bei der Nahrungsaufnahme: Differenzialdiagnostik der Komplikationen der chronischen Pankreatitis

► **Substitution von Pankreasenzymen** Die Präparate zur Pankreasenzym-Substitutionstherapie (Pankreozymin) enthalten Enzyme für die Verdauung von Fetten, Proteinen und Kohlenhydraten. Üblicherweise wird im Produktnamen der Gehalt an Lipase-Einheiten angegeben. Die individuelle Pankreasenzym-Dosis wird nach dem Fettgehalt der Nahrung bestimmt. Als Faustregel gilt, dass für die Verdauung von 1 g Fett 2000 IE Lipase notwendig sind. Entsprechend sollte die Pankreasenzymsubstitutionstherapie mit einer Dosierung von ca. 40 000–50 000 IE Pankreozymin pro Mahlzeit unter Beachtung der tatsächlichen Fettaufnahme begonnen werden. Die Pankreasenzyme sollten während der Mahlzeit eingenommen werden, am vorteilhaftesten mit Beginn der Mahlzeit, damit eine ausreichende Durchmischung von oral aufgenommenen Pankreasenzymen und Chymus im Duodenum und Dünndarm gewährleistet ist. Bei Zustand nach erfolgter Magenteilresektion sollten Pankreasenzympräparate mit einer Galenik gewählt werden, die keine Aktivierung durch die Magensäure benötigt.

Hinweis für die Praxis

Ursachen für das Versagen einen Pankreasenzymsubstitutionstherapie bei exogener Pankreasinsuffizienz

- unzureichende Dosierung (Faustegel: pro Gramm Fett 2000 IE Lipase)
- begleitende bakterielle Fehlbesiedlung (bis 40 % bei chronischer Pankreatitis)
- Säureinaktivierung des Pankreozymin-Präparates
- zu späte Freisetzung aus säuregeschützter Galenik (z. B. Magenteilresektion)
- falsche Einnahme im zeitlichen Verlauf des Essens
- gleichzeitige Einnahme von Kalzium
- mangelnde Compliance

► **Fettzufuhr** Insgesamt ist eine adäquate Fettzufuhr bei Patienten mit exokriner Pankreasinsuffizienz sehr wichtig, da Fett ein wichtiger Energieträger und Voraussetzung für die Aufnahme fettlöslicher Vitamine ist. Die empfohlene Fettzufuhr von 70 g täglich mit entsprechender Enzymsubstitution wird in der Regel von den Patienten gut toleriert, eine Fettrestriktion ist nicht sinnvoll.

Durch die bei chronischer Pankreatitis gestörte Fettdigestion kommt es zu Vitaminmangelzuständen. Im Vordergrund steht hier der Mangel an fettlöslichen Vitaminen (Vitamin A, D, E, K), aber auch Vitamin B_{12}, Vitamin B_1, Zink, Kalzium, Magnesium und Folsäure können signifikant reduziert sein. Die Vitamin-, Elektrolyt- und Spurenelementmangelzustände korrelieren eng mit der Schwere der Steatorrhö. Bei persistierender Steatorrhö unter adäquater Pankreasenzymsubstitution mit einer Stuhlfettausscheidung von > 20 g pro Tag kann es sinnvoll sein, MCT-Fette (mittelkettige Triglyzeride) in der Ernährung bei exokriner Pankreasinsuffizienz einzusetzen. MCT-Fette benötigen zur Verdauung keine Enzyme und können im Austausch mit den üblichen Nahrungsfetten bis zur empfohlenen Gesamtmenge von 70 g pro Tag ausgetauscht werden.

► **Kohlenhydrat- und Eiweißzufuhr** Die Einnahme von mehreren kleineren Mahlzeiten und eine begrenzte Kohlenhydrataufnahme, insbesondere bei vorliegendem Diabetes mellitus, wird empfohlen. Die Eiweißzufuhr sollte gesteigert sein und 1,0–1,5 g Eiweiß pro Kilogramm Körpergewicht betragen. Ein Anteil von 30–40 % Fett an der Gesamtenergiezufuhr wird üblicherweise gut vertragen.

► **Osteoporose-Prophylaxe** Vor dem Beginn einer Ernährungstherapie und Pankreasenzymsubstitution ist es sinnvoll, das individuelle Osteoporoserisiko zu überprüfen und ggf. eine Knochendichtemessung durchzuführen, um frühzeitig eine adäquate Osteoporose-Prophylaxe bzw. -Therapie zu initiieren. Ebenfalls sollte eine Erhebung des Ausgangs-Ernährungszustands (BMI, Blutbild, Albumin, Quick-Wert, Vitamin D) erfolgen.

Im weiteren klinischen Verlauf der chronischen Pankreatitis sollte das Vorliegen eines Mangels an fettlöslichen Vitaminen überprüft und das Osteoporoserisiko bedacht werden. Etwa 25 % der Patienten mit chronischer Pankreatitis weisen eine Osteoporose und 40 % eine Osteopenie auf. Das Risiko einer Fraktur ist bei diesen Patienten um den Faktor 1,7 erhöht und besonderes hoch bei jüngeren Patienten. Durch eine adäquate Pankreasenzymsubstitutionstherapie kann das Frakturrisiko signifikant gesenkt werden.

Zusammenfassend bedeutet eine adäquate, an das Krankheitsstadium angepasste Ernährungstherapie für die Patienten nicht nur eine Verbesserung des Ernährungszustands, sondern auch eine Verbesserung der Lebensqualität und der krankheitsassoziierten Risiken.

Management der endokrinen Pankreasinsuffizienz (Diabetes mellitus Typ 3c)

Nach aktueller Nomenklatur wird der Diabetes mellitus, der durch die Zerstörung der Inselzellen bei chronischer Pankreatitis bedingt ist, „Diabetes mellitus Typ 3c" oder „pankreopriver Diabetes" bezeichnet. Aufgrund des Ausfalls oder der verminderten Synthese des Insulins und des gegenregulatorischen Glukagons kommt es bei Patienten mit Diabetes mellitus Typ 3c oft zu Unterzuckerungen.

Im klinischen Verlauf sollte bei chronischer Pankreatitis daher regelmäßig durch Bestimmung von Nüchternglukose und HbA_{1c} sowie ggf. mittels eines oralen Glukose-Toleranztests (OGTT) auf das Vorliegen eines Diabetes mellitus Typ 3c untersucht werden. Grundlage der Therapie ist einerseits die Behandlung des Diabetes und andererseits die angepasste Substitution mit Pankreozymin, um die intestinale Inkretinsekretion zu maximieren und den Ernährungsstatus zu verbessern.

Die Behandlungsstrategien des pankreopriven Diabetes mellitus sind abhängig vom Ausmaß der Restinsulinproduktion bei chronischer Pankreatitis oder nach erfolgter Pankreasteilresektion. Bei partiell vorhandener Restinsulinproduktion erfolgt die Blutzuckereinstellung nach den Behandlungsstrategien des Diabetes mellitus Typ 2. Ist keine Insulin- und Glukagonsynthese mehr vorhanden, wie bei schwerster chronischer Pankreatitis oder nach totaler Pankreatektomie, wird eine Blutzuckereinstellung mit Insulin im Sinne einer konventionellen oder intensivierten Insulintherapie verfolgt. Aufgrund des häufig reduzierten Ernährungsstatus mit geringer Muskelmasse, einer nicht vorhandenen Insulinresistenz und dem Fehlen des gegenregulatorischen Hormons Glukagon benötigen diese Patienten häufig nur geringe Mengen an Insulin.

Von besonderer Bedeutung ist die Prophylaxe von Hypoglykämien durch individuell und situativ angepasste Blutzuckerzielwerte, Korrekturfaktoren und den angestrebten HbA_{1c}-Wert. Sinnvolle Zielparameter sind ein Blutzucker von 150 mg/dl, ein HbA_{1c} von 7–7,5 % und ein Korrekturfaktor entsprechend einer Blutzuckersenkung von 40–50 mg/dl durch 1 Einheit Normalinsulin. Zur Vermeidung nächtlicher Hypoglykämien empfiehlt sich die Einhaltung einer ausreichenden Spätmahlzeit.

Die Ernährungstherapie bei Diabetes mellitus Typ 3c wird auf der Grundlage einer gesunden vollwertigen Ernährung analog zur Ernährungstherapie der anderen Diabetestypen durchgeführt.

63.3.3 Fazit

Bei leichter ödematöser akuter Pankreatitis kann eine frühzeitige orale Ernährung aufgenommen werden, wenn es der Patient möchte und er Appetit verspürt. Bei schwerer nekrotisierender akuter Pankreatitis sollte so früh wie möglich eine enterale Ernährung begonnen werden. Der Applikationsweg über nasogastrale oder nasojenunale Sonden wird als gleichwertig angesehen. Der Einsatz oder die Supplementation von Probiotika, Omega-3-Fettsäuren, Glutamin, Vitaminen oder Antioxidanzien ist bei akuter Pankreatitis nicht indiziert.

Im Vordergrund der Therapie der chronischen Pankreatitis stehen die Schmerztherapie und die Behandlung der exogenen und endogenen Pankreasinsuffizienz. Eine ausreichende Fettzufuhr ist essenziell. Die Pankreasenzymsubstitutionstherapie wird an die tatsächliche Fettzufuhr angepasst. Bei der Behandlung des pankreopriven Diabetes mellitus ist das aufgrund der fehlenden oder reduzierten Insulin- und Glukagonsynthese bestehende hohe Hypoglykämierisiko zu beachten. Eine vollständige Alkohol- und Nikotinabstinenz sind obligat, um den weiteren Verlauf der chronischen Pankreatitis günstig zu beeinflussen.

Literatur

[2386] Acharya SK, Bhatia V, Sreenivas V et al. Efficacy of L-ornithine L-aspartate in acute liver failure: a double-blind, randomized, placebo-controlled study. Gastroenterology 2009; 136 (7): 2159–2168

[2387] Alvares-da-Silva MR, Reverbel da Silveira T. Comparison between handgrip strength, subjective global assessment, and prognostic nutritional index in assessing malnutrition and predicting clinical outcome in cirrhotic outpatients. Nutrition 2005; 21: 113–117

[2388] Amaral JF, Thompson WR. Gallbladder disease in the morbidly obese. Am J Surg 1985; 149: 551–557

[2389] Angelico F, Del Ben M, Barbato A et al. Ten-year incidence and natural history of gallstone disease in a rural population of women in central Italy. The Rome Group for the Epidemiology and Prevention of Cholelithiasis (GREPCO). Ital J Gastroenterol Hepatol 1997; 29: 249–254

[2390] Bai M, Yang Z, Qi X et al. l-ornithine-l-aspartate for hepatic encephalopathy in patients with cirrhosis: a meta-analysis of randomized controlled trials. J Gastroenterol Hepatol 2013; 28: 783–792

[2391] Bakker OJ, van Brunschot S, van Santvoort HC et al. Early versus on-demand nasoenteric tube feeding in acute pancreatitis. New Engl J Med 2014; 371: 1983–1993

[2392] Balakrishnan V, Unnikrishnan AG, Thomas V et al. Chronic pancreatitis. A prospective nationwide study of 1,086 subjects from India. JOP 2008; 9: 593–600

[2393] Bang UC, Benfield T, Bendtsen F et al. The risk of fractures among patients with cirrhosis or chronic pancreatitis. Clin Gastroenterol Hepatol 2014; 12: 320–326

[2394] Besselink MG, van Santvoort HC, Buskens E et al. Probiotic prophylaxis in predicted severe acute pancreatitis: a randomised, double-blind, placebo-controlled trial. Lancet 2008; 371: 651–659

[2395] Bhatia V, Singh R, Acharya SK. Predictive value of arterial ammonia for complications and outcome in acute liver failure. Gut 2006; 55: 98–104

[2396] Biddinger SB, Haas JT, Yu BB et al. Hepatic insulin resistance directly promotes formation of cholesterol gallstones. Nat Med 2008; 14: 778–782

[2397] Bode C, Bode JC. Effect of alcohol consumption on the gut. Best Pract Res Clin Gastroenterol 2003; 17: 575–592

[2398] Bodmer M, Brauchli YB, Krahenbuhl S et al. Statin use and risk of gallstone disease followed by cholecystectomy. J Am Med Assoc 2009; 302: 2001–2007

[2399] Bradley EL, 3 rd. A clinically based classification system for acute pancreatitis. Summary of the International Symposium on Acute Pancreatitis, Atlanta, Ga, September 11 through 13, 1992. Archs Surg 1993; 128: 586–590

[2400] Cabre E, Gonzalez-Huix F, Abad-Lacruz A et al. Effect of total enteral nutrition on the short-term outcome of severely malnourished cirrhotics. A randomized controlled trial. Gastroenterology 1990; 98: 715–720

[2401] Chalasani N, Younossi Z, Lavine JE et al. The diagnosis and management of non-alcoholic fatty liver disease: practice guideline by the American Gastroenterological Association, American Association for the Study of Liver Diseases, and American College of Gastroenterology. Gastroenterology 2012; 142: 1592–1609

[2402] Cheung K, Lee SS, Raman M. Prevalence and mechanisms of malnutrition in patients with advanced liver disease, and nutrition management strategies. Clin Gastroenterol Hepatol 2012; 10: 117–125

[2403] Child CG, Turcotte JG. Surgery and portal hypertension. Major Probl Clin Surg 1964; 1: 1–85

[2404] Collier JD, Ninkovic M, Compston JE. Guidelines on the management of osteoporosis associated with chronic liver disease. Gut 2002; 50 (Suppl. 1): i1–i9

[2405] Conte D, Fraquelli M, Fornari F et al. Close relation between cirrhosis and gallstones: cross-sectional and longitudinal survey. Archs Intern Med 1999; 159: 49–52

[2406] Cordoba J, Lopez-Hellin J, Planas M et al. Normal protein diet for episodic hepatic encephalopathy: results of a randomized study. J Hepatol 2004; 41: 38–43

[2407] Crawford DH, Shepherd RW, Halliday JW et al. Body composition in non-alcoholic cirrhosis: the effect of disease etiology and severity on nutritional compartments. Gastroenterology 1994; 106: 1611–1617

[2408] Das SL, Singh PP, Phillips AR et al. Newly diagnosed diabetes mellitus after acute pancreatitis: a systematic review and meta-analysis. Gut 2014; 63: 818–831

[2409] de Ledinghen V, Beau P, Mannant PR et al. Early feeding or enteral nutrition in patients with cirrhosis after bleeding from esophageal varices? A randomized controlled study. Dig Dis Sci 1997; 42: 536–541

[2410] de Madaria E, Buxbaum JL, Maisonneuve P et al. Aggressive or Moderate Fluid Resuscitation in Acute Pancreatitis. N Engl J Med 2022; 387 (11): 989–1000

[2411] Deutsche Gesellschaft für Gastroenterologie, Verdauungs und Stoffwechselkrankheiten (DGVS). Aktualisierte S 2k-Leitlinie "Nicht-alkoholische Fettlebererkrankung". Z Gastroenterol 2022; 60 (9): 1346–1421

[2412] Deutsche Gesellschaft für Gastroenterologie, Verdauungs- und Stoffwechselkrankheiten (DGVS). S 3-Leitlinie "Pankreatitis". Z Gastroenterol 2022; 60 (3): 419–521

[2413] Dolz C, Raurich JM, Ibanez J et al. Ascites increases the resting energy expenditure in liver cirrhosis. Gastroenterology 1991; 100: 738–744

[2414] Duggan SN, Smyth ND, Murphy A et al. High prevalence of osteoporosis in patients with chronic pancreatitis: a systematic review and meta-analysis. Clin Gastroenterol Hepatol 2014; 12: 219–228

[2415] Duggan SN, Smyth ND, O'Sullivan M et al. The prevalence of malnutrition and fat-soluble vitamin deficiencies in chronic pancreatitis. Nutr Clin Pract 2014; 29: 348–354

[2416] EASL Clinical Practical Guidelines on the management of acute (fulminant) liver failure. J Hepatol 2017; 66 (5): 1047–1081

[2417] EASL Clinical Practice Guidelines on nutrition in chronic liver disease. J Hepatol 2019; 70 (1): 172–193

[2418] Ferreira FL, Bota DP, Bross A et al. Serial evaluation of the SOFA score to predict outcome in critically ill patients. J Am Med Assoc 2001; 286: 1754–1758

[2419] Figueiredo F, Dickson ER, Pasha T et al. Impact of nutritional status on outcomes after liver transplantation. Transplantation 2000; 70: 1347–1352

[2420] Figueiredo FA, Dickson ER, Pasha TM et al. Utility of standard nutritional parameters in detecting body cell mass depletion in patients with end-stage liver disease. Liver Transpl 2000; 6: 575–581

[2421] Forsmark CE. Management of chronic pancreatitis. Gastroenterology 2013; 144: 1282–1291

[2422] Gad MM, Simons-Linares CR. Is aggressive intravenous fluid resuscitation beneficial in acute pancreatitis? A meta-analysis of randomized control trials and cohort studies. World J Gastroenterol 2020; 26 (10): 1098–1106

[2423] Garrison RN, Cryer HM, Howard DA et al. Clarification of risk factors for abdominal operations in patients with hepatic cirrhosis. Ann Surg 1984; 199: 648–655

[2424] Gauthier A, Levy VG, Quinton A et al. Salt or no salt in the treatment of cirrhotic ascites: a randomised study. Gut 1986; 27: 705–709

[2425] Harvey SE, Parrott F, Harrison DA et al. Trial of the route of early nutritional support in critically ill adults. N Engl J Med 2014; 371: 1673–1684

[2426] Hasse JM, Blue LS, Liepa GU et al. Early enteral nutrition support in patients undergoing liver transplantation. JPEN J Parenter Enteral Nutr 1995; 19: 437–443

[2427] Heyland D, Muscedere J, Wischmeyer PE et al. A randomized trial of glutamine and antioxidants in critically ill patients. New Engl J Med 2013; 368: 1489–1497

[2428] Heyman JK, Whitfield CJ, Brock KE et al. Dietary protein intakes in patients with hepatic encephalopathy and cirrhosis: current practice in NSW and ACT. Med J Aust 2006; 185: 542–543

[2429] Hoffmeister A, Mayerle J, Beglinge C et al. S3-Leitlinie Chronische Pankreatitis: Definition, Ätiologie, Diagnostik, konservative, interventionell endoskopische und operative Therapie der chronischen Pankreatitis. Leitlinie der Deutschen Gesellschaft für Verdauungs- und Stoffwechselkrankheiten (DGVS). Z Gastroenterol 2012; 50: 1176–1224

[2430] Iglesias-Garcia J, Dominguez-Munoz JE, Castineira-Alvarino M et al. Quantitative elastography associated with endoscopic ultrasound for the diagnosis of chronic pancreatitis. Endoscopy 2013; 45: 781–788

[2431] Kamath PS, Wiesner RH, Malinchoc M et al. A model to predict survival in patients with end-stage liver disease. Hepatology 2001; 33 (2): 464–470

[2432] Kearns PJ, Young H, Garcia G et al. Accelerated improvement of alcoholic liver disease with enteral nutrition. Gastroenterology 1992; 102: 200–205

[2433] Khanna S, Gopalan S. Role of branched-chain amino acids in liver disease: the evidence for and against. Curr Opin Clin Nutr Metab Care 2007; 10: 297–303

[2434] Knaus WA, Draper EA, Wagner DP et al. APACHE II: a severity of disease classification system. Crit Care Med 1985; 13: 818–829

[2435] Kreymann KG, Berger MM, Deutz NE et al. ESPEN guidelines on enteral nutrition: intensive care. Clin Nutr 2006; 25: 210–223

[2436] Kumar A, Singh N, Prakash S et al. Early enteral nutrition in severe acute pancreatitis: a prospective randomized controlled trial comparing nasojejunal and nasogastric routes. J Clin Gastroenterol 2006; 40: 431–434

[2437] Lautz HU, Selberg O, Korber J et al. Protein-calorie malnutrition in liver cirrhosis. Clin Invest 1992; 70: 478–486

[2438] Le Cornu KA, McKiernan FJ, Kapadia SA et al. A prospective randomized study of preoperative nutritional supplementation in patients awaiting elective orthotopic liver transplantation. Transplantation 2000; 69: 1364–1369

[2439] Leitzmann MF, Willett WC, Rimm EB et al. A prospective study of coffee consumption and the risk of symptomatic gallstone disease in men. J Am Med Assoc 1999; 281: 2106–2112

[2440] Liu B, Beral V, Balkwill A et al. Gallbladder disease and use of transdermal versus oral hormone replacement therapy in postmenopausal women: prospective cohort study. Br Med J 2008; 337: a386

[2441] Lundbom N, Laurila O, Laurila S. Central pontine myelinolysis after correction of chronic hyponatraemia. Lancet 1993; 342: 247–248

[2442] Malinchoc M, Kamath PS, Gordon FD et al. A model to predict poor survival in patients undergoing transjugular intrahepatic portosystemic shunts. Hepatology 2000; 31: 864–871

[2443] Maringhini A, Ciambra M, Baccelliere P et al. Biliary sludge and gallstones in pregnancy: incidence, risk factors, and natural history. Ann Intern Med 1993; 119: 116–120

[2444] McClave SA, Heyland DK. The physiologic response and associated clinical benefits from provision of early enteral nutrition. Nutr Clin Pract 2009; 24: 305–315

[2445] Meier R, Ockenga J, Pertkiewicz M et al. ESPEN guidelines on enteral nutrition: pancreas. Clin Nutr 2006; 25: 275–284

[2446] Mendenhall CL, Moritz TE, Roselle GA et al. A study of oral nutritional support with oxandrolone in malnourished patients with alcoholic hepatitis: results of a Department of Veterans Affairs cooperative study. Hepatology 1993; 17: 564–576

[2447] Merli M, Nicolini G, Angeloni S et al. Malnutrition is a risk factor in cirrhotic patients undergoing surgery. Nutrition 2002; 18: 978–986

[2448] Montano-Loza AJ, Angulo P, Meza-Junco J et al. Sarcopenic obesity and myosteatosis are associated with higher mortality in patients with cirrhosis. J Cachexia Sarcopenia Muscle 2016; 7 (2): 126–135

[2449] Mirtallo JM, Forbes A, McClave SA et al. International consensus guidelines for nutrition therapy in pancreatitis. JPEN J Parenter Enteral Nutr 2012; 36: 284–291

[2450] Muller MJ, Bottcher J, Selberg O et al. Hypermetabolism in clinically stable patients with liver cirrhosis. Am J Clin Nutr 1999; 69: 1194–1201

[2451] Nielsen K, Kondrup J, Martinsen L et al. Long-term oral refeeding of patients with cirrhosis of the liver. Br J Nutr 1995; 74: 557–567

[2452] Ockenga J, Borchert K, Rifai K et al. Effect of glutamine-enriched total parenteral nutrition in patients with acute pancreatitis. Clin Nutr 2002; 21: 409–416

[2453] Ockenga J. Ernährungstherapie bei akuter Pankreatitis. Medizinische Klinik, Intensivmedizin und Notfallmedizin 2013; 108: 401–407

[2454] Olah A, Belagyi T, Issekutz A et al. Randomized clinical trial of specific lactobacillus and fibre supplement to early enteral nutrition in patients with acute pancreatitis. Br J Surg 2002; 89: 1103–1107

[2455] Olah A, Belagyi T, Poto L et al. Synbiotic control of inflammation and infection in severe acute pancreatitis: a prospective, randomized, double blind study. Hepatogastroenterol 2007; 54: 590–594

[2456] Pirlich M, Schutz T, Spachos T et al. Bioelectrical impedance analysis is a useful bedside technique to assess malnutrition in cirrhotic patients with and without ascites. Hepatology 2000; 32: 1208–1215

[2457] Plank LD, Gane EJ, Peng S et al. Nocturnal nutritional supplementation improves total body protein status of patients with liver cirrhosis: a randomized 12-month trial. Hepatology 2008; 48: 557–566

[2458] Plauth M, Cabre E, Riggio O et al. ESPEN guidelines on enteral nutrition: liver disease. Clin Nutr 2006; 25: 285–294

[2459] Plauth M, Schutz T, Pirlich M et al. DGEM-Leitlinie Klinische Ernährung in der Gastroenterologie I: Hepatologie. Aktuel Ernahrmed 2014; 39: e1–e42

[2460] Pugh RN, Murray-Lyon IM, Dawson JL et al. Transection of the oesophagus for bleeding oesophageal varices. Br J Surg 1973; 60: 646–649

[2461] Rickels MR, Bellin M, Toledo FG et al. Detection, evaluation and treatment of diabetes mellitus in chronic pancreatitis: recommendations from PancreasFest 2012. Pancreatology 2013; 13: 336–342

[2462] Sam J, Nguyen GC. Protein-calorie malnutrition as a prognostic indicator of mortality among patients hospitalized with cirrhosis and portal hypertension. Liver International 2009; 29: 1396–1402

[2463] Schutz T, Hudjetz H, Roske AE et al. Weight gain in long-term survivors of kidney or liver transplantation – another paradigm of sarcopenic obesity? Nutrition 2012; 28: 378–383

[2464] Schwab JM, Serhan CN. Lipoxins and new lipid mediators in the resolution of inflammation. Curr Opin Pharmacol 2006; 6: 414–420

[2465] Selberg O, Bottcher J, Tusch G et al. Identification of high- and low-risk patients before liver transplantation: a prospective cohort study of nutritional and metabolic parameters in 150 patients. Hepatology 1997; 25: 652–657

[2466] Singer P, Berger MM, Van den Berghe G et al. ESPEN guidelines on parenteral nutrition: intensive care. Clin Nutr 2009; 28: 387–400

[2467] Singh N, Sharma B, Sharma M et al. Evaluation of early enteral feeding through nasogastric and nasojejunal tube in severe acute pancreatitis: a noninferiority randomized controlled trial. Pancreas 2012; 41: 153–159

[2468] Siriwardena AK, Mason JM, Balachandra S et al. Randomised, double blind, placebo controlled trial of intravenous antioxidant (n-acetylcysteine, selenium, vitamin C) therapy in severe acute pancreatitis. Gut 2007; 56: 1439–1444

[2469] Sugita R, Furuta A, Yamazaki T et al. Direct visualization of pancreatic juice flow using unenhanced MRI with spin labeling can be aid in diagnosing chronic pancreatitis. Am J Roentgenol 2014; 202: 1027–1034

[2470] Sun JK, Mu XW, Li WQ et al. Effects of early enteral nutrition on immune function of severe acute pancreatitis patients. World J Gastroenterol 2013; 19: 917–922

[2471] Talamini G, Bassi C, Falconi M et al. Cigarette smoking: an independent risk factor in alcoholic pancreatitis. Pancreas 1996; 12: 131–137

[2472] Thijs C, Leffers P, Knipschild P. Oral contraceptive use and the occurrence of gallstone disease – a case-control study. Prevent Med 1993; 22: 122–131

[2473] Tsai CJ, Leitzmann MF, Willett WC et al. Fruit and vegetable consumption and risk of cholecystectomy in women. Am J Med 2006; 119: 760–767

[2474] Tsai CJ. Steatocholecystitis and fatty gallbladder disease. Dig Dis Sci 2009; 54: 1857–1863

[2475] Valdivieso V, Covarrubias C, Siegel F et al. Pregnancy and cholelithiasis: pathogenesis and natural course of gallstones diagnosed in early puerperium. Hepatology 1993; 17: 1–4

[2476] Vilstrup H, Amodio P, Bajaj J et al. Hepatic encephalopathy in chronic liver disease: 2014 Practice Guideline by the American Association for the Study of Liver Diseases and the European Association for the Study of the Liver. Hepatology 2014; 60: 715–735

[2477] Zhang YP, Li WQ, Sun YL et al. Systematic review with meta-analysis: coffee consumption and the risk of gallstone disease. Aliment Pharmacol Ther 2015; 42: 637–648

64 Nierenerkrankungen

S. Fleig, M.K. Kuhlmann, frühere Bearbeitung: B. Friedrich*

Das Wichtigste in Kürze

Die Ernährung spielt eine wichtige Rolle bei akuten Nierenerkrankungen (acute kidney disease, AKD), chronischen Nierenerkrankungen (chronic kidney disease, CKD) und Nierenersatztherapie (Hämodialyse, Peritonealdialyse) inklusive Nierentransplantation (NTX). Die Ernährungstherapie spielt in der Akutsituation AKD eine weniger große Rolle als im Bereich der CKD, sodass die Ernährung bei AKD nur kurz beleuchtet wird.

Einen besonderen Stellenwert hat die Ernährung bei der Progression einer CKD und dem Auftreten kardiovaskulärer Komplikationen. Die Zahl chronisch Nierenkranker ist in den letzten Jahren kontinuierlich gestiegen, gleichzeitig hat unser Wissen über die Interaktion von Ernährung und Nierenfunktion maßgeblich zugenommen, sodass sich die Ernährungsempfehlungen bei CKD in wesentlichen Aspekten verändert haben.

Die CKD lässt sich anhand von Nierenfunktion und Albuminurie in 4 Risikogruppen mit geringem, moderatem, hohem oder sehr hohem renalem und kardiovaskulärem Risiko einteilen. Stadienabhängig verfolgt die Ernährungsintervention unterschiedliche Ziele. In den frühen Stadien stehen die Hemmung der Progression der Nierenkrankheit und die Senkung des Blutdrucks im Fokus, in späteren Stadien kommen dann die Aufrechterhaltung eines adäquaten Ernährungszustands sowie die Verhinderung von Folgeerscheinungen der fortgeschrittenen Nierenfunktionseinschränkung wie Fehl- oder Mangelernährung, Hyperphosphatämie, Azidose und Hyperkaliämie hinzu. Sowohl Prävalenz als auch Inzidenz einer Protein-Energie-Malnutrition steigen mit Schwere und Dauer der Nierenerkrankung und tragen zu der deutlich erhöhten Morbidität und Mortalität dieser Patientengruppe bei.

Gesondert betrachtet wird die Ernährung bei Nierenersatztherapie (Hämodialyse, Peritonealdialyse) sowie nach Nierentransplantation.

Keywords

Akute Nierenfunktionseinschränkung, chronische Nierenkrankheit, Protein-Energie-Malnutrition, Hämodialyse, Peritonealdialyse, Transplantation.

64.1 Akute Nierenerkrankungen

Der Begriff der akuten Nierenkrankheit (acute kidney disease, AKD) bezeichnet nach der Definition der Kidney Disease Improving Global Outcomes (KDIGO) eine Nierenfunktionseinschränkung, die weniger als 3 Monate andauert; darunter fallen z. B. eine eGFR < 60 ml/min/1,73m² KÖF, der Nachweis von Markern einer Nierenschädigung, eine Reduktion der GFR > 35 % oder ein Anstieg im S-Kreatinin um > 50 % für diesen Zeitraum.

Die akute Nierenfunktionseinschränkung (acute kidney injury, AKI) ist definiert als Oligurie (Reduktion der Urinausscheidung) > 6 h, Anstieg des S-Kreatinins und > 0,3 mg/dl in 48 h oder um > 50 % innerhalb von 7 Tagen [2496]. Man unterteilt die AKI in 3 Stadien [2516]:

- Stadium 1:
  - Anstieg des S-Kreatinins um den Faktor 1,5–1,9 oder um mindestens 0,3 mg/dl, oder
  - Urinausscheidung von < 0,5 ml/kg KG/h für 6–12 Stunden
- Stadium 2:
  - Anstieg des S-Kreatinins um den Faktor 2–2,9 oder
  - Reduktion der Urinausscheidung für > 12 Stunden
- Stadium 3:
  - Anstieg des S-Kreatinins um den Faktor 3 oder mehr, oder
  - Erhöhung des Kreatinins auf 4 mg/dl oder mehr, oder
  - bei Dialysepflichtigkeit, oder
  - Reduktion der Urinausscheidung auf < 0,3 ml/kg KG/h für > 24 h, oder
  - Anurie, die über mehr als 12 h andauert [2516]

Die Urinausscheidung kann typischerweise nur dann verlässlich quantifiziert werden, wenn der Patient intensivpflichtig ist bzw. einen Dauerkatheter trägt. Tatsächlich tritt AKI häufig bei Intensivpatienten auf und ist ein Mortalitätsrisiko.

Eine wichtige Forderung der KDIGO ist, dass die Ursache der AKI so schnell wie möglich gefunden werden soll. Hier unterscheidet man prärenale (z. B. intravasaler Volumenmangel), postrenale (z. B. Harnverhalt, Ureterobstruktrion) und intrarenale Ursachen; die ersten beiden können klinisch sowie mittels Ultraschalldiagnostik gesichert und häufig einfach behoben werden, die intrarenalen Ursachen sind vielfältig, oft komplex und erfordern bisweilen eine Nierenbiopsie. Beispielsweise fallen in diese Kategorie die Glomerulonephritiden, interstitielle Nephritiden, thrombotische Mikroangiopathien, Vaskulitiden, akute Tubulusschädigung und viele andere mehr; Autoimmunerkrankungen sind häufig. Die Beseitigung der Ursache der AKI ist hier therapeutisch wichtig.

✔ Merke

Wenn eine AKD mehr als 3 Monate anhält, liegt eine chronische Nierenkrankheit (chronic kidney disease, CKD) vor. Ebenfalls erhöht eine AKD-Episode das Risiko, im Laufe des Lebens an einer CKD zu erkranken.

64.1.1 Ernährungstherapie bei akuten Nierenerkrankungen

Die AKD betrifft definitionsgemäß einen Zeitraum < 3 Monaten. Mit der AKD sind wichtige metabolische Veränderungen assoziiert, z. B. Proteinkatabolismus, veränderter Metabolismus spezieller Aminosäuren, periphere Insulinresistenz, reduzierte Lipolyse, Depletion der Antioxidanzien, ein proinflammatorischer Zustand und eine Schwäche des Immunsystems [2500]. Eine gezielte Therapie der Grunderkrankung bzw. AKD-Ursache ist wichtig; die Ernährung hat hier vor allem eine supportive Funktion, und es gilt eine Mangelernährung zu vermeiden.

Eine grundsätzlich kalorien- oder proteinarme Diät wird nicht mehr empfohlen, aufgrund des hohen Sarkopenie- und Mangelernährungsrisikos [2500]. Eine enterale Ernährung ist – wie auch in anderen Bereichen – nach Möglichkeit einer parenteralen Ernährung vorzuziehen. Häufig betrifft die AKD Intensivpatienten; hier gelten die entsprechenden Empfehlungen zu Kalorien- und Proteinbedarf (Kap. 55). Anpassungen der Ernährung sind je nach Komplikation vorzunehmen; Anweisungen für die entsprechende Risikokategorie bei CKD und Dialyse, oder zu den Komplikationen Azidose, Hyperphosphatämie und Hyperkaliämie sind den entsprechenden Kapiteln zu entnehmen (Kap. Konkrete Ernährungsempfehlungen je nach CKD-Risikokategorie).

64.2 Chronische Nierenerkrankungen

64.2.1 Klinische Bedeutung

Chronische Nierenerkrankungen (chronic kidney disease, CKD) gehören zur Klasse der nicht übertragbaren Krankheiten und sind in Deutschland weit verbreitet. Man geht von einer Prävalenz von 10 % in der Allgemeinbevölkerung aus, wobei glücklicherweise nur ein geringer Anteil in der Dialyseabhängigkeit oder einem Transplantationsbedarf mündet. Dennoch ist die CKD von hoher gesundheitspolitischer Relevanz, da es sich um eine langwierige, langsam progrediente, komplikationsträchtige und damit auch volkswirtschaftlich relevante Erkrankung handelt.

Es besteht eine enge Verknüpfung von CKD mit kardiovaskulären Erkrankungen und Komplikationen; mit dem Fortschreiten der Nierenkrankheit, sprich der Abnahme der Nierenfunktion, steigt das Risiko für das Auftreten typischer vaskulärer Komplikationen wie Herzinfarkt, Schlaganfall und arterielle Verschlusskrankheit deutlich an. Medikamentöse, aber auch nicht medikamentöse Ansätze zur Progressionshemmung chronischer Nierenerkrankungen müssen daher immer auch anhand ihrer Effektivität hinsichtlich der Reduktion des kardiovaskulären Risikos bewertet werden.

In den Industrienationen stellen die diabetische und hypertensive Nephropathie die häufigsten Ursachen einer CKD dar. Als häufigste genetisch bedingte Erkrankung ist die autosomal-dominante polyzystische Nierenerkrankung (ADPKD) zu nennen. Pathophysiologisch werden mit zunehmender

Nierenfunktionseinschränkung neben einer abfallenden renalen Entgiftungsleistung Störungen im Säure-Basen-Haushalt, bei der Regulation der Serumelektrolyte, beim Knochenstoffwechsel, bei der Blutbildung und im Wasserhaushalt manifest.

64.2.2 Einteilung in Stadien und Risikogruppen

Die CKD wird anhand von Nierenfunktion (GFR, glomeruläre Filtrationsrate) und Albuminurie in Stadien eingeteilt (▸ Abb. 64.1); beide Parameter lassen sich mit wenig Aufwand laborchemisch bestimmen. Dabei wird die GFR anhand Serum-Kreatinin-basierter Formeln (z. B. mittels CKD-EPI-Formel) recht valide abgeschätzt (eGFR, estimated GFR). Die Diagnose einer CKD setzt voraus, dass die Befunde > 12 Wochen persistieren oder dass eine strukturelle Nierenerkrankung sonografisch, bioptisch, genanalytisch oder durch andere Methoden gesichert ist.

Entsprechend der eGFR wird die Nierenfunktion in die Stadien G1–G5 eingeteilt; G1 mit normaler eGFR > 90 ml/min; G2 mit eGFR zwischen 60 und 89 ml/min, G3a mit eGFR von 45–59 ml/min, G3b mit eGFR von 30–44 ml/min. G4 beschreibt das Stadium mit einer eGFR zwischen 15 und 29 ml/min, G5 alle eGFR-Werte < 15 ml/min einschließlich der dialysepflichtigen Nierenkrankheit (G5D).

Die Albuminurie wird im Spontanurin bestimmt und als Albumin-Kreatinin-Ratio (ACR) in mg/g Kreatinin angegeben. Abhängig vom Ausmaß der ACR werden 3 Grade unterschieden, nämlich Grad A1 mit ACR < 30 mg/g, Grad A2 mit ACR von 30–299 mg/g und Grad A3 mit einer ACR ≥ 300 mg/g Kreatinin.

Daten einer repräsentativen Kohortenstudie an knapp 3000 Menschen mit Typ-2-Diabetes-mellitus in Deutschland (DIACORE-Studie) erlauben eine Einschätzung der Prävalenz der verschiedenen CKD-Stadien und auch der Größe der KDIGO-Risiko-Kategorien [2545]. Eine Nierenkrankheit mit eGFR < 60 ml/min*1,73m² bestand bei 18,7 % dieser Individuen (G3a: 12 %; G3b: 4,6 %; G4: 2,1 %; G5: 0,1 %) während 81,3 % eine eGFR > 60 ml/min*1,73m² aufwiesen.

Werden diese Individuen anhand der 4 beschriebenen KDIGO-Risiko-Kategorien eingeteilt, befinden sich 63,1 % in der Risikokategorie I, 23,6 % in Kategorie II, 8,2 % in Kategorie III und lediglich 5,1 % in der Hochrisikokategorie IV. Das zeigt, dass in typischen CKD-Risikogruppen, wie z. B. Menschen mit Diabetes mellitus, bei etwa 13 % ein stark oder sehr stark erhöhtes renales und kardiovaskuläres Risiko vorliegt. Diesem Anteil an Patient*innen hat aus nephrologischer und auch ernährungsmedizinischer Sicht ein besonderes Augenmerk zu gelten.

> ✔ **Merke**
> Die unterschiedlichen kardiovaskulären und renalen Risiken in den 4 Risikokategorien ermöglichen ein differenziertes und individualisiertes CKD-Management, welches sich auch in den Ernährungsempfehlungen widerspiegelt.

VI

64.2.3 Progression chronischer Nierenerkrankungen

Die progrediente Abnahme der GFR erklärt sich aus einer zunehmenden Sklerosierung und Verödung von Glomeruli in Kombination mit einer akzelerierten interstitiellen Fibrose mit der Folge des ischämischen Untergangs ganzer Nephrone. Die bedeutendsten Risikofaktoren für eine Progression sind eine arterielle Hypertonie und das Vorliegen von Albuminurie.

Pathogenetisch führt die Aktivierung des Renin-Angiotensin-Aldosteron-Systems (RAAS) über eine systemische Blutdrucksteigerung und lokale Widerstandserhöhung im glomerulären Vas efferens zu einer Erhöhung des intraglomerulären Druckes mit entsprechend gesteigerter Albuminurie. Die glomeruläre Hyperfiltration führt direkt zu einer glomerulären Endothelsklerosierung, aber auch indirekt zu einer tubulointerstitiellen Fibrosierung. Darüber hinaus stellt der erhöhte Albumingehalt im Primärharn einen unabhängigen Stimulus für die tubulointerstitielle Fibrosierung dar.

Die Senkung des intraglomerulären Druckes, der glomerulären Hyperfiltration sowie der Albuminurie stellen die vorrangigen Behandlungsziele bei der Progressionshemmung chronischer Nierenerkrankungen dar. Der intraglomeruläre Druck lässt sich durch Senkung des systemischen Blutdrucks sowie durch Modifikation des prä- und

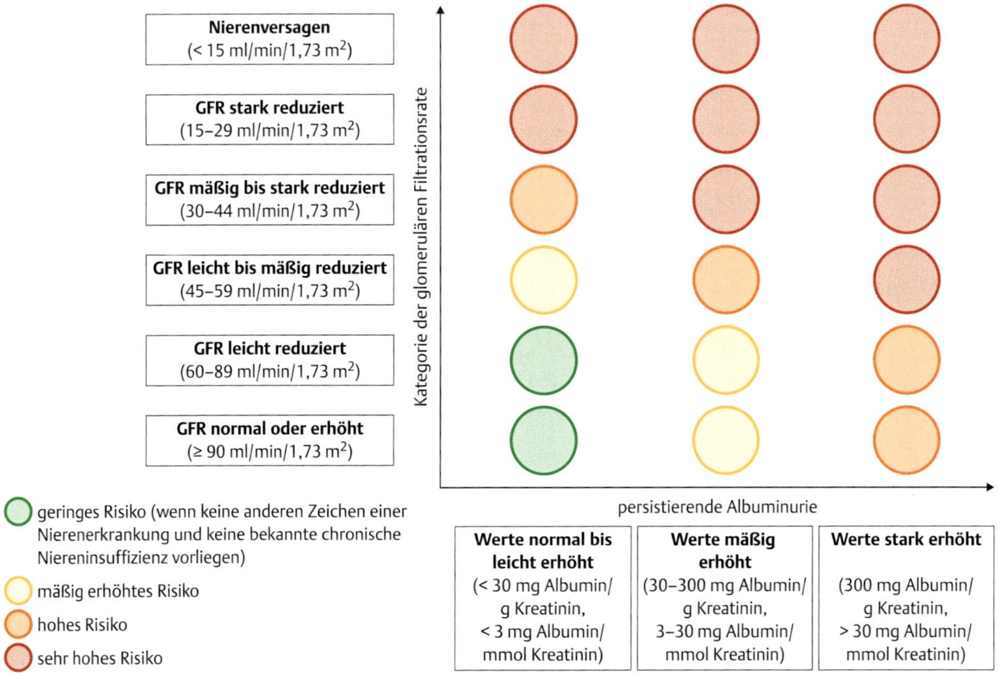

Abb. 64.1 KDIGO-Risikokategorien bei chronischer Nierenerkrankung (CKD).

- KDIGO-Risikokategorie 1 (grüne Felder): chronische Nierenerkrankungen ohne Nierenfunktionseinschränkung, also mit einer eGFR > 60 ml/min und ohne Albuminurie (G1A1, G2A1) gehen mit einem niedrigen kardiovaskulären und renalen Risiko einher. Die meisten dieser Patienten entwickeln im Verlauf der Zeit keine relevante Nierenfunktionseinschränkung.
- KDIGO-Risikokategorie 2 (gelbe Felder): Bei erhaltener Nierenfunktion mit eGFR > 60 ml/min und moderater ACR von 30–300 mg/g (G1A2, G2A2), sowie bei moderat eingeschränkter eGFR zwischen 45 und 59 ml/min ohne Albuminurie (G3aA1) ist das Risiko, einen der kardiovaskulären oder renalen Endpunkte zu erreichen, moderat erhöht.
- KDIGO-Risikokategorie 3 (orange Felder): Die kardiovaskulären und renalen Risiken sind als hoch zu betrachten bei noch erhaltener Nierenfunktion mit eGFR > 60 ml/min und gleichzeitigem Vorliegen einer ACR > 300 mg/g (G1A3, G2A3), bei einer moderaten Einschränkung der GFR auf 45–59 ml/min mit moderater Albuminurie (G3aA2) sowie bei einer stärkeren Nierenfunktionseinschränkung mit eGFR von 30–44 ml/min selbst bei einer Albuminurie < 30 mg/g.
- KDIGO-Risikokategorie 4 (rote Felder): Die mit roten Feldern gekennzeichneten CKD-Stadien tragen die höchsten kardiovaskulären und renalen Risiken mit sich. Innerhalb dieser Risikokategorie steigt das relative Risiko für jeden der genannten Endpunkte sogar noch weiter an, wenn zusätzlich zur fortgeschrittenen Nierenkrankheit eine moderate oder schwere Albuminurie hinzukommen. Das absolut höchste Risiko, einen der kardiovaskulären oder renalen Endpunkte zu erreichen, besteht im CKD-Stadium G5A3. (Quelle: Alscher M. Medikamentöse Therapie der Hypertonie – Wie ist der aktuelle Stand bei chronischer Nierenkrankheit? Dialyse aktuell 2019; 23: 124–127)

postglomerulären Widerstands senken. Inhibitoren des Renin-Angiotensin-Aldosteron-Systems (RAAS) einschließlich moderner nichtsteroidaler Mineralokortikoidrezeptor-Antagonisten (Finerenon) sowie SGLT-2-Hemmer spielen hierbei eine herausragende Rolle. Ziele der medikamentösen Behandlung sind eine Senkung des Blutdrucks unter 130/80 mmHg sowie eine Reduktion der UACR – je niedriger, desto besser.

Ernährungsrelevante Aspekte in der Pathogenese der Progression

Eine hohe Salzzufuhr konterkariert die pharmakologischen Bemühungen, mittels einer Blockade des RAAS bzw. durch Verordnung von Diuretika eine Senkung des Blutdrucks und der Proteinurie zu erreichen. Hier kann eine NaCl-reduzierte Ernährung (80–100 mmol/d entsprechend 4,7–5,9 g Kochsalz/

d) einen wichtigen Beitrag in allen Stadien der chronischen Nierenkrankheit leisten.

Diskussion und Forschungsbedarf besteht auch beim Thema Proteinzufuhr. Während die Daten zu einer proteinarmen Ernährung zur Progressionshemmung weiter unten dargestellt werden, bleibt die Frage, inwiefern Protein per se einen Einfluss auf die Nierenfunktion hat und ob man eine gesunde Niere durch viel Protein schädigen kann. Hier zeigt sich, dass die Quelle und der Grad der industriellen Verarbeitung des Proteins einen entscheidenden Einfluss auf die Nierenfunktion haben. Dies wurde in Experimenten mit einer Proteinbelastung (= Tagesbedarf an Protein in einer einzigen Mahlzeit) untersucht (s. u.).

Eine Studie, die bei hypertensiven Nierengesunden verschiedenen Ernährungsformen verglichen hat, zeigt einen Anstieg der eGFR um 4 ml/min bei einer Hochproteindiät [2513]. Während dies auf die Hyperfiltration hinweist, ist weiterhin unklar, ob eine langfristige proteinreiche Diät zu Nierenerkrankungen führt oder ob es hier vielmehr auf andere Umstände ankommt (tierische vs. pflanzliche Proteinquelle, wenig vs. hoch verarbeitete Lebensmittel).

Epidemiologische Studien [2515] sehen eine Assoziation zwischen einer Ernährung mit hohem Proteinanteil (> 1,2 g/kg KG/d, verglichen mit ca. 0,8 g/kg KG/d) und einer schnelleren CKD-Progression in Risikogruppen (kardiovaskulär vorerkrankte Patienten zwischen 60 und 80 Jahren [2497], Afroamerikaner mit Diabetes [2534]) sowie in der koreanischen Bevölkerung [2512]. Hier bilden tierische Proteinquellen allerdings die Hauptproteinquelle, sodass Unterschiede zwischen Proteinquelle und Verarbeitungsgrad nicht aus den Daten differenziert werden können, und die meisten dieser Studien wurden vor der Zulassung der SLGT 2-Hemmer durchgeführt.

64.2.4 Ernährungstherapie bei chronischen Nierenerkrankungen

Zielsetzungen

Historische Entwicklung der Ernährungsempfehlungen bei Nierenerkrankungen

Aufgrund fehlender medikamentöser Therapieansätze war eine Ernährungsintervention bei Nierenerkrankungen schon in früheren Zeiten ein zentraler Ansatz. So war es vor der ersten Verfügbarkeit von Hämo- oder Peritonealdialyse Hauptziel, durch Ernährung eine Minimierung der Anhäufung Urämie-auslösender Stoffwechselprodukte (z. B. Stickstoff) und der Volumenüberladung zu erreichen, um das Überleben zumindest um ein paar Wochen bis Monate zu verlängern.

In den 1960er bis 1970er Jahren stand trotz einer langsam zunehmenden Anzahl an Dialyseeinrichtungen weiterhin die Hinauszögerung einer chronischen Dialysebehandlung mit Mitteln der Diätetik im Vordergrund. Durch eine streng eiweißreduzierte Ernährung konnte die Dialyseeinleitung um einige Zeit hinausgezögert werden, allerdings auf Kosten des Ernährungszustands. Typische Beispiele waren die Kartoffel-Ei-Diät oder später die „Schweden-Diät" mit einer täglichen diätetischen Eiweißaufnahme von lediglich 15–20 g bei gleichzeitiger oraler Substitution von Ketoanaloga essenzieller Aminosäuren. Der unangenehme Geschmack der Aminosäureprodukte sowie die hohe Tablettenanzahl schränkten die Akzeptanz dieser Diätform jedoch stark ein.

Konzept der Proteinrestriktion – MDRD-Studie

In Tierversuchen und nichtrandomisierten klinischen Studien konnten gewisse progressionshemmende Effekte einer Eiweißrestriktion nachgewiesen werden. Die Wirkung wurde multifaktoriell durch Effekte auf die intraglomeruläre Hämodynamik, verminderten oxidativen Stress, eine geringere Salzzufuhr, ein verbessertes Lipidprofil sowie eine geringere Phosphatbelastung erklärt. Nachweislich führt eine Proteinrestriktion zu einem verminderten Anfall von Urämietoxinen wie Harnstoff und anderen Proteinabbauprodukten (p-Cresylsulfat, Trimethyl Aminoxid [TMA], Indoxylsulfat u.v.m.); darüber hinaus wird postuliert, dass bestimmte Aminosäuren die glomeruläre Hyperperfusion durch Konstriktion des glomerulären Vas afferens reduzieren und dadurch nephroprotektiv wirken.

In der bislang größten randomisierten, kontrollierten klinischen Studie zu diesem Thema, der zweiarmigen MDRD-Studie (Modification of Diet in Renal Disease), wurde Ende der 1980er Jahre der Einfluss einer diätetischen Proteinrestriktion auf die Progression chronischer Nierenerkrankungen prospektiv untersucht [2521]. Im ersten Arm wurden 585 Patienten mit einer GFR zwischen 25 und 55 ml/min/1,73m^2 auf eine Diät mit entweder normalem (1,3 g Protein/kg KG/d) oder reduziertem Proteingehalt (0,58 g Protein/kg KG/d) randomisiert. Im parallel durchgeführten zweiten Arm wurde bei Patienten mit einer GFR zwischen 13 und 24 ml/min/1,73m^2 eine noch stärkere diätetische Eiweißreduktion (0,28 g Protein/kg KG/d + Aminosäure-Supplemente, Vergleichsgruppen: 0,28 g/kg KG plus AS-Supplemente vs. 0,58 g/kg KG, beides bei eGFR 13–24 ml/min) mit der reduzierten Eiweißdiät aus Arm 1 verglichen. In beiden Armen fand sich kein signifikanter Unterschied in der Progression der Nierenkrankheit. Im Langzeitverlauf nach 7 Jahren lag die Progressionsrate zur dialysepflichtigen Nierenkrankheit in beiden Gruppen vergleichbar hoch, allerdings zeigte sich bei Patienten unter initial streng eiweißreduzierter Diät in Arm 2 eine doppelt so hohe Mortalität wie in der Gruppe mit weniger stark eingeschränkter Proteinzufuhr [2537].

Bei stabiler Stoffwechsellage ist zum Erhalt der Muskelmasse eine tägliche Proteinzufuhr von ca. 0,8 g/kg Körpergewicht (KG) notwendig; bei fortgeschrittener chronischer Nierenkrankheit besteht allerdings das Risiko einer Katabolie, sodass die Stoffwechsellage bei vielen CKD-Patienten nicht als stabil zu bezeichnen ist. Patienten an HD und PD haben aus diesem Grund einen höheren Proteinbedarf von 1–1,2 g/kg/d, um einen normalen Ernährungszustand zu erhalten. In Abhängigkeit von der Ausprägung der Katabolie, z. B. bei Mangelernährung oder Sarkopenie, kann der Eiweißbedarf ggf. noch deutlich höher liegen.

Aus den genannten Gründen wird eine eiweißreduzierte Kost bei CKD nur noch für den „metabolisch stabilen“ Patienten empfohlen [2511]. In der 2024er KDIGO-CKD-Leitlinie wird hier sogar noch stärker Abstand genommen. Die Beurteilung einer metabolischen Stabilität ist allerdings schwierig, zumindest sollten keine aktive Inflammation oder Infektion, kein Krankenhausaufenthalt in den vergangenen 14 Tagen, kein unkontrollierter Diabetes Mellitus, keine Tumorerkrankung, keine Immunsuppression oder antibiotische Therapie, kein Gewichtsverlust und kein Untergewicht vorliegen [2511]. Ein großer Anteil von CKD-Patienten mit fortgeschrittener Nierenkrankheit erfüllt diese Kriterien nicht.

> ✔ **Merke**
> Eine ärztlich verordnete proteinreduzierte Kost sollte immer ärztlich verlaufskontrolliert werden, um Zeichen der Mangelernährung oder von Protein-Energy-Wasting rechtzeitig zu erkennen.

Die postulierten progressionshemmenden Effekte einer Proteinrestriktion sind nicht zu verallgemeinern, so konnte z. B. bei polyzystischer Nierenerkrankung kein progressionsverlangsamender Effekt nachgewiesen werden [2520].

Mittlerweile steht bei CKD eine breite medikamentöse Behandlung mit RAAS-Blockade ([2490], [2536]), SGLT 2-Inhibition und/oder nichtsteroidalen Mineralokortikoidrezeptor-Hemmern zur Proteinurie-Senkung im Vordergrund, deren Wirksamkeit in vielen Studien belegt ist [2481], [2508], [2549]; ein additiver Effekt durch eine nutritive Proteinrestriktion ist bislang noch nicht nachgewiesen. Bei dem bekannten Risiko von Mangelernährung und Protein Energy Wasting in einem höheren CKD-Stadium sollte die tägliche Proteinzufuhr ausreichend hoch für den Erhalt der Muskelmasse sein.

Proteinquellen – pflanzlich vs. tierisch

Lange galt das Dogma, Protein aus tierischen Quellen sei hochwertiger als solches aus pflanzlichen Quellen, weil nur in tierischen Proteinquellen alle Aminosäuren vorhanden seien. Es ist korrekt, dass einzelne pflanzliche Proteinquellen nicht alle Aminosäuren enthalten; eine abwechslungsreiche pflanzliche Ernährung mit verschiedenen Proteinquellen deckt allerdings alle Aminosäuren ab [2488].

Es mehren sich Daten, die nahelegen, dass die Aufnahme von pflanzlichem Eiweiß, also Protein gemeinsam mit Ballaststoffen, positive Effekte hat: Eine Studie, die den kurzfristigen Effekt einer Eiweißbelastung tierischer vs. pflanzlicher Quelle untersucht hat, zeigte, dass eine Hyperfiltration zwar nach 80 g Protein in Form von Rinderhack (= tierische Quelle), aber nicht nach 80 g Sojaprotein (= Protein in Kombination mit Ballaststoffen) auftrat [2524]. Bei älteren Frauen in Japan korrelierte das Auftreten von Gebrechlichkeit (Frailty) invers mit der täglichen Proteinaufnahme über die Ernährung (Durchschnitt 74 g Protein/d), und zwar nur abhängig von der Menge, unabhängig von der Quelle (tierisch vs. pflanzlich) [2523].

Im CKD-Stadium G3b/G4 (mittlere eGFR 32 ml/min) wirkte sich im Crossover-Trial eine pflanzliche Proteinquelle (vegetarische Diät) positiv auf den Serum-Phosphatspiegel aus [2538]; auch die FGF23-Level waren bereits nach einer Woche vegetarischer Diät deutlich reduziert. Zunehmend zeigen Studien positive Effekte pflanzlicher Proteine auf die Gesundheit (Reduktion von Blutfetten und Lipoprotein-Werten, weniger oxidativer Stress, weniger Renin/Angiotensin etc. [2506]).

In den aktuellen KDIGO-Empfehlungen steht, dass es für alle CKD-Stadien nicht ausreichend Evidenz gäbe, um eine spezielle Proteinquelle (Tier vs. Pflanze) zu empfehlen im Hinblick auf den Ernährungsstatus, Kalzium-Phosphat-Haushalt oder das Lipidprofil [2511]. Das ist ein großer Schritt weg von der früheren Empfehlung vorwiegend tierischer Eiweißquellen. Mehrere epidemiologische Studien sehen weniger CKD-Progression bei einem höheren pflanzlichen Proteinanteil [2509], [2522].

Ballaststoffe und Darmmikrobiom

Urämietoxine entstehen beim Proteinabbau im Darm, sie werden renal ausgeschieden und akkumulieren bei einer Nierenfunktionseinschränkung. Während Proteine in tierischer und pflanzlicher Kost enthalten sind, sind Pflanzen die einzige Ballaststoffquelle [2548]. Ballaststoffe sind für den Menschen unverdauliche Kohlenhydrate; je nach Struktur unterscheiden sich diese Stoffe in Bezug auf Löslichkeit, Viskosität und Fermentabilität. Im Darm regulieren sie die Zusammensetzung der Mikrobiota und die Stuhl-Transit-Zeit; ebenso können sie systemische Effekte haben. „Saccharolytische" oder symbiotische Darmbakterien können Ballaststoffe zu den kurzkettigen Fettsäuren (SCFA, short chain fatty acids) Acetat, Propionat und Butyrat fermentieren. Diese sind für uns Menschen essenziell, dienen den Darmepithelzellen als Energielieferant und verbessern so die Barrierefunktion des Darmes. Ebenfalls können sie die Darmkontraktilität lokal modulieren und den Transit beschleunigen [2554]. Ein schnellerer Darmtransit vermindert die Aufnahme von Kalium, Protein und Phosphat im Darm; auch dadurch treten weniger Urämietoxine auf.

Bakterien proliferieren je nach Substratangebot; über unsere Ernährung können wir die anteilige Zusammensetzung unserer Mikrobiota im Darm also deutlich beeinflussen. Bei ballaststoffreicher Kost fördern wir die Produktion von SCFA. Gleichzeitig verhindert die Anwesenheit der saccharolytischen Bakterien die Überwucherung durch proteolytische Bakterien, die Proteine abbauen. Über letztere entstehen die Urämietoxine wie Phosphocresylsulfat (PCS) und Indoxylsulfat (IS) [2548]. Eine kurzfristige Änderung der Ernährung wirkt sich wie folgt aus: Eine ballaststofffreie Ernährung mit rein tierischer Proteinquelle führt zu einer starken Vermehrung der proteolytischen Bakterien, sodass die Zusammensetzung nach einer Woche ohne Ballaststoffe so unterschiedlich vom Ausgangszustand war wie das Mikrobiom eines karnivoren Tiers von dem eines Pflanzenfressers [2494]. Bei 70-jährigen CKD-Patienten ist eine hohe Protein-Ballaststoff-Ratio in der Ernährung (also viel Eiweiß, wenig Ballaststoffe – typischerweise bei tierischen Eiweißquellen) ein unabhängiger kardiovaskulärer Risikofaktor (HR 1,33) [2553].

Bei ballaststoffreicher Kost fallen weniger Urämietoxine an; zusätzlich vermindert eine gesunde Darmepithelbarriere die Translokation von Bakterien und -toxinen und damit auch eine Inflammation. Erste Studien belegen zudem direkte protektive Effekte von bakteriell produzierten SCFA an der Niere [2533]. Eine hohe Ballaststoffzufuhr ist bei CKD protektiv [2528]. Mahlzeiten mit hohem Ballaststoffanteil ziehen weniger hohe Glukose- und Insulinspiegel nach sich als solche mit wenig Ballaststoffen [2479]. Eine ballaststoffreiche Kost trägt zur Prävention von Darmkrebs, Diabetes, kardiovaskulären Erkrankungen, Allergien und Adipositas bei [2548].

Es gibt Ballaststoffe auch als Ernährungszusatz in Pulverform, die z. B. zur Regulation des Stuhlgangs Verwendung finden. Antiinflammatorische Effekte einer Ballaststoff-Supplementierung von 10–20 g/d über 6 Wochen wurden auch bei Hämodialyse-Patienten nachgewiesen [2552]. Für Patienten mit CKD werden 25–35 g Ballaststoffe pro Tag empfohlen [2485]; tatsächlich nehmen sie im Schnitt weniger als die Hälfte davon zu sich [2499]. Wichtig ist zu beachten, dass eine hohe Ballaststoffzufuhr – insbesondere, wenn man vorher wenig davon zu sich genommen hat – kurzfristig zu Meteorismus führt, die „Dosis" an Ballaststoffen sollte also zu einer besseren Verträglichkeit langsam gesteigert werden.

Prävention von Komplikationen: metabolische Azidose, Mineral Bone Disease

Eine Komplikation der CKD ist die metabolische Azidose; ein niedriger pH-Wert im Blut sorgt für einen stärkeren Katabolismus und Muskelabbau, sodass eine Prävention der metabolischen Azidose für die Patienten einen hohen Benefit hat. Pflanzliche Nahrungsmittel sind dazu geeignet, die endogene Säureproduktion (Net endogenous acid production, NEAP) zu mindern und ein alkalisches Umfeld zu schaffen. Im direkten Vergleich ist eine Ernährung mit einem hohen Anteil an Obst und Gemüse genauso gut wie eine Bikarbonat-Substitution bei metabolischer Azidose bei CKD [2506], hat aber zusätzliche Benefits wie niedrigeren Blutdruck, niedrigere Werte für LDL-C, Lp(a) und andere mehr. Bei CKD G1–4 ist empfohlen, zur Senkung von Körpergewicht, Blutdruck und endogener Säureproduktion einen hohen Anteil an Obst und Gemüse zu sich zu nehmen [2511].

Eine andere Komplikation der fortgeschrittenen CKD ist die assoziierte Knochenstoffwechselstörung (Mineral Bone Disease, CKD-MBD) mit sekundärem Hyperparathyreoidismus, die sich im Serum über hohe Phosphatwerte manifestiert und aktuell häufig mit Phosphatbindern therapiert wird, welche Phosphat im Darm binden und seine Aufnahme vermindern. Kalium und Phosphat sind aus pflanzlichen Quellen weniger bioverfügbar, da ballaststoffgebunden. Eine vegetarische Ernährung bei Patienten mit CKD G4 zeigt im direkten Vergleich niedrigere Kalzium- und Phosphatwerte im Serum als eine fleischhaltige Ernährung mit derselben absoluten Menge an Kalzium und Phosphat [2538]. Eine pflanzenbasierte Ernährung kann daher bei CKD-MBD unterstützend wirken.

Ultraprozessierte Lebensmittel

Als ultraprozessierte Lebensmittel (Ultra Processed Food, UPF) bezeichnet man Lebensmittel, die Inhaltsstoffe enthalten, die nur durch industrielle Technik hergestellt werden können; darunter fallen Geschmacksverstärker, Farbstoffe, Konservierungsstoffe u.v.m. Sie enthalten Zucker, Fette, Öle, Fruktose, Salz, Proteinzusätze und künstliche Süßstoffe; sie sind sehr energiedicht, haben einen hohen glykämischen Index und oft eine lange Haltbarkeit. Es gibt mittlerweile viele vegetarische und vegane UPFs („Fleisch-Ersatz") [2480].

Ein hoher Anteil an UPFs in der Ernährung steigert das Risiko der „nicht übertragbaren" Erkrankungen wie Adipositas, Herz-Kreislauf-Erkrankungen, Diabetes mellitus Typ 2, nichtalkoholische Fettlebererkrankungen, Tumoren, Bluthochdruck und auch chronische Nierenerkrankungen [2480]. Ab einem Anteil von 30 % UPFs in der täglichen Ernährung ist das CKD-Risiko erhöht [2480]. In Deutschland lag der Anteil an UPFs im Wocheneinkauf bei 46,2 % (Stand 2018) [2539].

Die Kalium- und Phosphataufnahme ist insbesondere bei stark reduzierter Nierenfunktion ein wichtiges Thema. Hier zählt aber nicht nur der absolute Elektrolytgehalt der Lebensmittel, sondern auch die Bioverfügbarkeit: UPF mit Geschmacksverstärkern/Konservierungsstoffen enthalten in der Regel etwa 70–100 % mehr Phosphat als selbst zubereitete Lebensmittel [2544]; Phosphat und Kalium aus solchen Zusätzen sind intestinal zu über 90 % bioverfügbar [2514]. In wenig verarbeiteten bzw. frischen pflanzlichen Lebensmitteln liegt die Bioverfügbarkeit beider Elemente bei < 50 % (pflanzlich 20–40 %, tierisch unverarbeitet 40–60 % [2480], [2514]). Dies sollte bei der Auswahl der Nahrungsmittel berücksichtigt werden.

Pflanzenbasierte und Mediterrane Ernährung als empfohlene Kostform

Die Leitlinie empfiehlt die Mediterrane Ernährung zur Verbesserung des Lipidprofils. Mehr Obst und Gemüse sollen bei CKD G1-G4 zu einer Verbesserung des Blutdrucks, Reduktion des Körpergewichts und zu einer „Alkalisierung" bzw. Reduktion der NEAP führen [2511]. Pflanzenbasierte Kostformen wie die Mediterrane Ernährung [2498] oder die DASH-Diät (u. a.) werden heute altersunabhängig zur Primärprophylaxe kardiovaskulärer Erkrankungen empfohlen.

Die Mediterrane Ernährung hat positive Effekte auf Endothelfunktion, Inflammation, Lipidprofil und Blutdruck [2498], [2530]. Auch auf CKD-Progression und Mortalität scheint sich eine pflanzenbasierte Ernährung protektiv auszuwirken [2488], [2498], [2517]. Die Mediterrane Kost ist reich an natürlichen Antioxidanzien aus Gemüse, Obst und Zerealien bzw. Nüssen, sie bietet höhere Mengen an mehrfach ungesättigten Fettsäuren aus Olivenöl und Fischgerichten und ist gleichzeitig arm an rotem Fleisch, welches als bedeutender Promoter der CKD-Progression gilt [2507], [2531]. Pflanzenbasierte Kostformen haben automatisch einen hohen Ballaststoffanteil (s. o.), was sich auch bei CKD-Patienten protektiv auf KHK, Hypertonie, Diabetes und Adipositas auswirkt (verminderte Inflammation und Mortalität bei gesteigerter diätetischer Ballaststoffzufuhr) [2528].

Durch eine pflanzlich betonte Ernährung werden dem Körper weniger Phosphat und auch geringere Mengen an organischen Säuren zugeführt. In Kombination mit Ballaststoffen wird vom in der Nahrung enthaltenen Phosphat weniger resorbiert. In den CKD-Stadien 3–5 geht eine primär auf pflanzlichen Eiweißen beruhende Ernährung im Vergleich mit einer auf tierischen Eiweißen basierenden Kost mit einer besseren Kontrolle von Phosphatspiegeln und von CKD-MBD-Markern einher [2538]. Im Gegensatz zu tierischem Eiweiß hat pflanzliches Eiweiß eher einen alkalisierenden Effekt, was auch zur Verlangsamung der Progressionsrate der Nierenkrankheit beitragen kann [2506].

Senkung des kardiovaskulären Risikos

Patienten mit CKD haben ein erhöhtes kardiovaskuläres Risiko [2504]. Während bei Patienten mit einer eGFR > 60 ml/min 2,11 kardiovaskuläre Events pro 100 Patientenjahre auftreten, sind es bei einer eGFR < 15 ml/min schon 36,6 (18-fach erhöhte Inzidenz) [2504]. Ähnliche Zahlen gibt es für die kardiovaskuläre Mortalität. Maßnahmen, die zur Senkung des kardiovaskulären Risikos geeignet sind, sollten also auch bei CKD Anwendung finden.

Die Ernährungsintervention bei CKD verfolgt heute wie früher das Ziel, die Progression der Erkrankung zu mindern und den Eintritt der Dialysepflicht hinauszuzögern. Weitere Ziele sind die Senkung des hohen kardiovaskulären Risikos (cardiovascular risk, CVR) sowie das Verhindern Diät-assoziierter Komplikationen (z. B. Hyperkaliämie/Volumenüberladung).

Die Mediterrane Kost mit einem hohen Anteil pflanzlicher Nahrungsmittel, supplementiert mit kaltgepresstem Olivenöl oder Nüssen als Quelle mehrfach ungesättigter Fettsäuren, ist dazu geeignet das kardiovaskuläre Risiko zu senken [2498]. In einer groß angelegten Studie in Spanien (PREDIMED) wurden 7447 Teilnehmer zwischen 55 und 80 Jahren mit hohem CVR, aber (bei Studienbeginn) ohne kardiovaskuläres Event, in 3 Gruppen randomisiert: eine Kontrollgruppe mit fettreduzierter Kost, eine Gruppe mit Mediterraner Diät (MD) inklusive kaltgepresstem Olivenöl und eine Gruppe mit MD inklusive Nüsse. Ein kardiovaskuläres Ereignis trat während der 4,8jährigen Beobachtungsdauer in der Kontrollgruppe signifikant häufiger auf als in den anderen beiden Studienarmen, die OR lag bei 0,69 und 0,72 [2498].

Die Qualität der Proteinquelle beeinflusst das CVR (Gesamt-Fett, gesättigte Fettsäuren, Cholesteringehalt). Mageres, unprozessiertes Fleisch in moderater Menge hat wesentlich weniger Einfluss auf das CVR als prozessierte Fleischprodukte mit hohem Fett- und Cholesterinanteil [2486]. Aus Studien mit > 20 Jahren Laufzeit wissen wir, dass ein höherer Fleischanteil der Ernährung sowie ein höheres Verhältnis tierischer zu pflanzlicher Proteinquellen mit einer höheren Mortalität ([2489], [2550]), CKD-Inzidenz [2507] und CKD-Progression [2489] assoziiert sind. Ein hoher Ballaststoffanteil in der Ernährung ist assoziiert mit einer ge-

VI

ringeren kardiovaskulären und Gesamtmortalität bei Patienten nach Myokardinfarkt [2532]. Eine Mediterrane Diät wird für Patienten mit CKD1–5 zur Verbesserung des Lipidprofils empfohlen [2567].

Eine Reduktion gesättigter Fettsäuren zugunsten ungesättigter Fettsäuren zeigt den größten kardiovaskulären Benefit [2510]. Industrielle Transfette (aus vorgefertigten Kuchen oder in frittierter Nahrung) sollten vermieden werden [2556]; hochprozessierte Nahrungsmittel haben eine Vielzahl negativer Effekte und sollten vermieden werden [2486] (s. a. Kap. Ultraprozessierte Lebensmittel). Milchprodukte mit reduziertem Fettanteil sind mit einem geringeren kardiovaskulären Risiko assoziiert [2503]. Obst und Gemüse enthalten Vitamine, Mineralstoffe, Nährstoffe wie Carotinoide sowie Alpha-Tocopherol und sind dabei kalorienarm. Flavonoide können Inflammation und Mikrozirkulation verbessern [2486]. Die empfohlene Menge Obst/Gemüse für kardioprotektive Effekte liegt bei > 300 oder > 400 g/d; sie sind ein Hauptbestandteil der MD und der DASH-Diät.

Ausgleich von Vitamin- und Spurenelementmangelzuständen

Mangelzustände treten bei chronisch Nierenkranken häufig auf. Ursächlich dafür sind zum einen Diätvorgaben (z. B. führt eine Protein- und/oder Kaliumrestriktion zu einer verminderten Zufuhr von Eisen, Zink, Folsäure, Vitamin C und Vitamin B_{12}), zum anderen eine Urämie-bedingte enterale Resorptionsstörung. Eine Proteinurie kann zum Verlust von proteingebundenen Vitaminen und Spurenelementen beitragen.

Der empfohlene Tagesbedarf ist nicht per se unterschiedlich zur Normalbevölkerung (▸ Tab. 64.1). In einer ausgewogenen, pflanzenbasierten Ernährung sollten hinreichend Vitamine und Spurenelemente aus natürlicher Quelle enthalten sein. Grundsätzlich wird eine routinemäßige Vitaminsupplementierung bei CKD-Patienten nicht (mehr) empfohlen [2555]; vielmehr sollen die Patienten in regelmäßigen Abständen ein Ernährungsassessment erhalten und dahingehend beraten werden, Vitamine und Spurenelemente über natürliche Quellen aufzunehmen („healthy dietary pattern“). Dies ist mit mehr Aufwand verbunden als eine pauschale Verschreibung, erlaubt aber eine individuelle Behandlung. Von einer Vitamin-A-Substitution wird bei grundsätzlich schon erhöhten Werten bei CKD und möglicher Toxizität abgeraten.

Hinweis für die Praxis

Wichtig bei Dialysepatienten

Durch die Dialyse kommt es zu Verlusten der wasserlöslichen Vitamine, mit Ausnahme von Vitamin B_{12} (proteingebunden). Für Vitamin K ist bei Dialysepatienten kein Mangel beschrieben, lediglich bei unzureichender Nahrungsaufnahme oder veränderter Darmflora nach längerer Antibiotikatherapie kann eine Vitamin-K-Substitution mit 10 mg/d erforderlich werden. Fettlösliche Vitamine gehen im Wesentlichen nicht durch die Dialyse verloren; wegen der Akkumulationsgefahr sollten aus diesem Grund keine handelsüblichen Multivitaminpräparate eingenommen werden. Insbesondere ist die Gabe von Retinol bzw. Vitamin A kontraindiziert.

Ein klinisch relevantes Problem stellt der Mangel an biologisch aktivem 1,25$(OH)_2$-Vitamin D aufgrund der reduzierten renalen Bildung ab dem CKD-Stadium G4 dar. Eine Reduktion der Phosphat-Clearance führt zu einem Anstieg der S-Phosphat-Spiegel, und es entwickelt sich eine Hypokalzämie. Durch Wegfall der 1,25$(OH)_2$-Vitamin-D-Wirkung kommt es zu einer Enthemmung der Parathormonsekretion und damit zu einem sekundären Hyperparathyreoidismus (sHPT). Parallel fällt auch die Konzentration des 25(OH)-Vitamin D bei progredienter Nierenkrankheit ab. Eine 25(OH)-Vitamin-D-Substitution ist zum Ausgleich eines 1,25$(OH)_2$-Vitamin-D-Mangels nur bedingt geeignet, da die renale Aktivierung bei CKD-Patienten eingeschränkt ist. Dennoch sollten ausgeglichene 25(OH)-Vitamin-D-Speicher angestrebt werden. Falls damit keine ausreichende Kontrolle des sHPT gelingt, erfolgt eine 1,25$(OH)_2$-Vitamin-D-Substitution; aufgrund der Gefahr des Kalziumeinbaus an unerwünschten Stellen, wie der Gefäßwand, sollte die Substitution mit aktivem D_3 so niedrig wie möglich erfolgen.

Zahlreiche Spurenelemente sind in hohem Maße an Proteinen gebunden – diese Bindung kann im

Tab. 64.1 Empfehlungen zur Zufuhr von Vitaminen und Spurenelementen bei Nierenkrankheiten (nach [2555], [2525]) sowie Übersicht über Interaktionen mit Medikamenten [2525]. Siehe auch ▶ Tab. 71.3.

Vitamin/ Spurenelement	Täglicher Bedarf	Risikofaktoren für Mangel	Mangel bei CKD?	Verlust über Dialyse	Symptome eines Mangels	Natürliche Quellen
A (Retinol)	700–900 µg	–	selten (erhöht bei CKD)	–	Nachtblindheit	Mohrrübe
B_1 (Thiamin)	1,1–1,2 mg	Alkoholkonsum, Zöliakie, Morbus Crohn, Schwangerschaft, Fieber, Protein Energy Wasting (PEW)	ca. 25 % bei CKD G5	ja (ca. 6 %)	Müdigkeit, Konzentrationsschwäche, polyneuropathische Symptome (Kribbeln, Taubheitsgefühl), Appetitlosigkeit, Gewichtsverlust	Vollkornprodukte, Hülsenfüchte, Nüsse, Samen
B_2 (Riboflavin)	1,1–1,3 mg	Schwangerschaft/Stillzeit, Morbus Crohn, Zöliakie, PEW	40 % CKD G4/5 unzureichende Aufnahme; Mangel selten	7 %	orale Schleimhautentzündung, Juckreiz, Lichtempfindlichkeit, Müdigkeit/Fatigue	Fisch, Fleisch, Milchprodukte, Eier, grünes Blattgemüse
B_3 (Niacin)	14–16 mg	–	selten	nein	–	Mungobohnen, Erdnüsse, Pilze, Milch, Eier, Sardellen, Thunfisch, Lachs
B_5 (Pantothensäure)	5 mg	–	bei schwerem PEW	–	–	Vollkorn, Hülsenfrüchte, Fisch, Milch, Muskelfleisch
B_6 (Pyridoxin)	1,3 mg	Absorptionsstörung, Medikamenteninteraktion, Dialyse	häufig	ja (> 50 % Clearance über Filter)	Hyperhomocysteinämie (Mangel verstärkt durch Phosphatbinder wie Sevelamer, Colestilan)	Fisch, Mais, Walnüsse, Erdnüsse, Vollkorngetreide
B_7 (Biotin)	ca. 30 µg	–	selten	teilweise (high flux)	–	Eigelb, Haferflicken, Weizenkeime, Nüsse, Soja, Champignons
B_9 (Folsäure)	400 µg (600 µg Schwangerschaft)	Schwangerschaft/Stillzeit; > 21 d unzureichende Zufuhr	Dialyse: ca. 10 %	ja (37 %, HD = PD)	Hyperhomocysteinämie; makrozytäre Anämie	grünes Blattgemüse, Kohl, Fenchel, Gurke, Tomate

VI

Tab. 64.1 Fortsetzung

Vitamin/ Spurenelement	Täglicher Bedarf	Risikofaktoren für Mangel	Mangel bei CKD?	Verlust über Dialyse	Symptome eines Mangels	Natürliche Quellen
B_{12} (Cobalamin)	2–5 µg	vegane Ernährung, Malabsorption, Alter, atrophische Gastritis, PPI-Therapie, Autoimmunerkrankung, Gastrektomie	–	nein	Makrozytose, demenzielle Symptome, Depression, Zungenbrennen, Dysästhesien, Lähmungserscheinungen	Leber, Fleisch, Fisch, Ei, Milch
C (Ascorbinsäure)	75–90 mg	–	Level bei CKD niedriger	ja, 30–53 %	Cave: bei Oxalatsteinen nicht supplementieren	frisches Obst und Gemüse, Zitrusfrüchte, Paprika u. v.m.
D	ca. 800 IU	CKD, (nephrotische) Proteinurie	häufig	?	sekundärer Hyperparathyreoidismus, Osteopenie	fetter Fisch, Lebertran, Eigelb, Speisepilze
E (Alpha-Tocopherol)	15 µg	–	selten	nein	–	pflanzliche Öle, Nüsse, Obst, Gemüse
K (K_1 = Phylloqui-non, K_2 = Menaquinon, K_3 = Menadion)	90–120 µg	CKD; Resorption interferiert mit Antikoagulanzien, Phosphatbindern, PPI, Antibiotika, Kalzimimetika	sehr häufig	?	Blutungsneigung, Gefäßverkalkung beschleunigt	grüne Blattgemüse, Brokkoli, Grünkohl, Obst, Milch und Milchprodukte, Eier
Zink	8–15 mg	–	–	–	Appetitlosigkeit, veränderter Geschmackssinn; Infektanfälligkeit	Rindfleisch, Schweinefleisch Geflügel, Eier, Milch, Käse
Selen	30–70 µg	Dialyse, Essstörungen	–	–	Nagelveränderung, schuppige Haut, Anämie, Infektanfälligkeit, Kardiomyopathie	Fleisch, Fisch, Eier, Pilze, Kohl, Zwiebel, Linsen Spargel, Nüsse
Eisen	8–15 mg (mehr bei Schwangerschaft)	Blutverlust	häufig	–	mikrozytäre hypochrome Anämie, Blässe, Mundwinkelrhagaden, Haarausfall	Fleisch, Sesam, Kürbiskerne, Hanf-, Leinsamen, Pistazien, Mandeln, Haselnüsse, Haferflocken

urämischen Milieu verändert sein und damit auch die Konzentration an freien Spurenelementen beeinflussen:

- Ein Zinkmangel tritt gehäuft bei Dialysepatienten auf. Zink ist weniger stark proteingebunden und kann über die Hämodialyse entfernt werden. Im Rahmen der Protein-Energie-Malnutrition ist die zirkulierende Proteinmenge vermindert und stellt damit einen der Gründe für verminderte Zink- oder auch Mangankonzentrationen dar. Wie für die Normalbevölkerung wird eine tägliche Zufuhr von 8–12 mg (Frauen) bzw. 10–15 mg (Männer) Zink für Menschen an Dialyse empfohlen.
- Ein Selenmangel wird in Mitteleuropa nahezu nur bei Dialyse- oder Intensivpatienten beobachtet und kann zu Kardiomyopathie und Infektanfälligkeit führen (Keshan-Krankheit). Hauptlieferanten für Selen sind Fisch, rotes Fleisch und Eier. Eine routinemäßige Supplementierung wird aufgrund einer möglichen Toxizität nicht empfohlen.
- Aufgefüllte Eisenspeicher sind eine grundlegende Voraussetzung für eine adäquate Behandlung der renalen Anämie. Bei Menschen in fortgeschrittenem CKD-Stadium oder an der Dialyse ist aufgrund von Resorptionsstörungen mit einer oralen Eisensubstitution in der Regel keine suffiziente Anhebung der Eisenspeicher zu erzielen, sodass regelhaft intravenös Eisen substituiert wird (z. B. als Eisen-III-Glukonat-, Eisen-III-Dextran- oder Eisen-III-Saccharose-Komplex). Vor der i. v.-Substitution sollte eine Aufklärung erfolgen.

L-Carnitin hat eine große Bedeutung für den Energiestoffwechsel menschlicher Zellen. Dialysepatienten haben häufig niedrige L-Carnitin-Werte, da es über die Dialyse verloren geht. In einer Metaanalyse konnte kein signifikanter Effekt einer L-Carnitin-Supplementation auf die Häufigkeit von Muskelkrämpfen oder dialysebedingten hypotensiven Episoden aufgezeigt werden. Demzufolge besteht derzeit keine Evidenz für eine routinemäßige Gabe von L-Carnitin bei Dialysepatienten [2502], [2540].

Konkrete Ernährungsempfehlungen je nach CKD-Risikokategorie

Risikokategorien „niedrig“ (G1A1, G2A1) und „moderat“ (G1A2, G2A2, G3aA1)

Für Patienten in der „grünen“ Risikokategorie ist das Progressionsrisiko gering – eine gesunde, pflanzenbasierte Ernährung ist dazu geeignet auch das kardiovaskuläre Risiko niedrig zu halten (▶ Tab. 64.2). Die empfohlene Energiezufuhr ist abhängig vom Aktivitätslevel – sie liegt zwischen 25 und 35 kcal/kg KG/d – Ziel ist es, Körpergewicht und Muskelmasse aufrechtzuerhalten. Zur Aufrechterhaltung der Muskulatur sind 0,8 g Protein/kg KG/d notwendig, je nach Aktivitätslevel und Ernährungsstatus ggf. auch mehr. Für den „metabolisch stabilen“ Patienten mit CKD kann eine proteinarme (0,6 g/kg KG/d) Ernährung zur Progressionshemmung empfohlen werden [2511], allerdings ist das Progressionsrisiko in dieser Kategorie [2545] von sich aus so gering, dass der Nutzen einer proteinarmen Diät das Risiko des Abbaus von Muskulatur eher nicht aufwiegt.

Bei übergewichtigen Patienten mit CKD ist eine Gewichtsreduktion mit dem Ziel eines normalen BMI (< 25 kg/m^2) zu empfehlen – die Hyperfiltration wird reduziert, der Blutdruck sinkt und häufig auch (wenn vorhanden) die Proteinurie. Dies wurde insbesondere für Patienten mit IgA-Nephritis schon gezeigt [2518]. Dazu ist vorübergehend eine hypokalorische Ernährung sinnvoll, die allerdings ausreichend Nährstoffe, Vitamine, Protein und gesunde Fette enthalten sollte, um eine Fehl- oder Mangelernährung zu vermeiden – Kohlenhydrate können zu diesem Zweck eingespart werden. Insbesondere sollte auf ultraprozessierte Lebensmittel (UPF, ultra processed food) verzichtet werden. Eine professionelle Ernährungstherapie ist zu empfehlen.

Die allgemeine Empfehlung der Phosphataufnahme liegt mit 700 mg/d nicht besonders hoch. Viel Phosphat (in sehr gut bioverfügbarer Form) ist in zugesetzten Konservierungsstoffen und Geschmacksverstärkern enthalten, entsprechend zu finden in UPF wie Fertiggerichten oder gesüßten Getränken. Wenn diese vermieden werden, kann das kardiovaskuläre Risiko gesenkt werden. Eine

Tab. 64.2 Konkrete Ernährungsempfehlungen für die verschiedenen CKD-Risikokategorien (Quelle: Akademie Niere, Lehrbuch für Nieren- und Hochdruckkrankheiten. Lengerich: Pabst; 2023).

Kategorie	Empfehlung – Theorie	Implementierungsvorschläge (professionelle Ernährungstherapie)	Ziele der Ernährungstherapie
CKD-Risikokategorie I: G1A1, G2A1			
Kalorienzufuhr	25–35 kcal/kg/Tag; wochenweise betrachten: 70 kg → 12 000 kcal/Wo.; an Aktivitätslevel anpassen	3 Haupt - und 2 gesunde Zwischenmahlzeiten pro Tag; Wochenplan: 3 Tage/Wo. Fleisch, Fisch oder Eierspeisen; 4 Tage/Woche pflanzenbasierte Gerichte	Aufrechterhaltung von Körpergewicht und Muskelmasse
Eiweißzufuhr	Bedarf 0,8(–1,2) g/kg/d; 70 kg → 390 g Protein/Woche (an Aktivitätslevel anpassen)	3 Tage/Wo. Fleisch, Fisch oder Eierspeisen; 4 Tage/Woche pflanzenbasierte Gerichte	Aufrechterhaltung der Muskelmasse, kardiovaskuläre Protektion
Natrium/NaCl reduzieren	max. 2,3 g Na^+ = max. 4,6 g NaCl (Salz)	Salzstreuer abschaffen, andere Gewürze verwenden; salzarme Koch- und Küchentechniken etablieren; prozessierte Lebensmittel wie Fertiggerichte, Wurst, Schmelzkäse etc. meiden	Blutdrucksenkung
Kalium	keine Einschränkung	–	–
Ballaststoffe (= komplexe Kohlenhydrate)	25–30 g/Tag	frisches Gemüse, Salate, Obst, Nüsse, Vollkornprodukte	Darmmotilität, Darmgesundheit (Mikrobiom)
Kalzium	1000–2000 mg/Tag	Einsatz von Milchprodukten (Joghurt, Käse ...) sowie Gemüsesorten wie Brokkoli, Grünkohl, Hülsenfrüchte; Sauermilchprodukte liefern Milchsäurebakterien	Osteoporose-Prophylaxe
Phosphat	hohe Phosphatlast vermeiden	prozessierte und damit oft gleichzeitig phosphathaltige Lebensmittel wie Schmelzkäse meiden	kardiovaskuläre Protektion
Trinkmenge	keine Einschränkung und keine Mindestmenge	zuckerfreie Getränke bevorzugen, z. B. Mineralwasser, ungesüßter Tee, Kaffee, Fruchtsaftschorlen (Wasser-Saft-Mischung = 3:1)	Deckung des Flüssigkeitsbedarfs
Fette	mehrfach ungesättigte Fettsäuren präferieren	pflanzliche Fette/Öle liefern mehrfach ungesättigte Fettsäuren mit positivem Effekt auf Lipidprofil: Olivenöl für kalte und warme Gerichte, Walnussöl für Salate, Rapsöl zum Anbraten	Arteriosklerose-Prophylaxe
II: G1A2, G2A2, G3aA1 – Änderungen zu I			
Phosphat	max. 700 mg/d allg. Empfehlung (max. 10 mg/kg/d), S-Phosphat im Normbereich halten	Fertiggerichte mit Phosphatzusätzen vermeiden, wenig prozessierte Lebensmittel wie Wurst verzehren; keinen Schmelzkäse verwenden; auch vegetarische oder vegane Lebensmitteln können Phosphatzusätze enthalten – Zutatenliste lesen!	kardiovaskuläre Protektion; Vermeidung einer CKD-MBD

Tab. 64.3 Konkrete Ernährungsempfehlungen für die verschiedenen CKD-Risikokategorien (Quelle: Akademie Niere, Lehrbuch für Nieren- und Hochdruckkrankheiten. Lengerich: Pabst; 2023).

Kategorie	Empfehlung – Theorie	Implementierungsvorschläge (professionelle Ernährungstherapie)	Ziele der Ernährungstherapie
CKD-Risikokategorie III: G1A3, G2A3, G3aA2, G3bA1 – Änderungen zu I			
Eiweißzufuhr reduzieren (Cave: nur beim „metabolisch stabilen" Patienten!)	0,6–0,8 g Eiweiß/kg/d; CAVE bei Übergewicht: bezogen auf das ideale Körpergewicht	tierische Eiweißquellen = mehr Urämietoxine (TMAO, IS, PCS u. a.); Ernährung mit wenig Protein, viel Ballaststoffen (= pflanzenbasiert, mediterran) mindert Toxinexposition	weniger Hyperfiltration, weniger Urämietoxine
Ernährungszustand kontrollieren s. Energiezufuhr	Muskelmasse kontrollieren mittels BIA (Bioimpedanzanalyse)	Zufuhr an Fett und Kohlenhydraten etwas erhöhen (als Ausgleich zur leicht reduzierten Eiweißzufuhr)	Ernährungs- und Muskelstatus halten
Energiezufuhr	25–35 kcal/kg/Tag; CAVE bei Übergewicht: bezogen auf das ideale Körpergewicht	Fettauswahl s. Risikokategorie I, Streichfette nach Wahl; Energiezufuhr an den Aktivitätslevel anpassen, bzw. erhöhen; ggf. zusätzlich Trinknahrung	Ernährungs- und Muskelstatus halten, PEW vermeiden
Kalzium	800–1000 mg/Tag	z. B. kalziumarmes (< 250 mg/l) Mineralwasser	neutrale Kalzium-Balance, Hyperkalziämie vermeiden
Phosphat	max. 700 mg/d allg. Empfehlung (max. 10 mg/kg/d), S-Phosphat im Normbereich halten	siehe Risikokategorie II; Konservierungsstoffe meiden: E 338, E 339, E 340, E 341, E 343, E 450, E 451, E 452, E 1410, E 1412, E 1413, E 1414, E 1442; Bioprodukte sind frei von phosphathaltigen Zusatzstoffen (Ausnahme: E 341 als Mehlzusatz); auch vegetarische oder vegane Lebensmitteln können Phosphatzusätze enthalten – Zutatenliste lesen!	kardiovaskuläre Protektion, Vermeidung von CKD-MBD

ballaststoffreiche Kost (frisches Gemüse und Obst, Hülsenfrüchte, Vollkornprodukte, u.v.m.) wirkt sich positiv auf die Darmgesundheit und -motilität aus. Bezüglich der Fette sind mehrfach ungesättigte Fettsäuren, z. B. aus pflanzlichen Ölen (kaltgepresstes Olivenöl) oder Nüssen, förderlich zur Senkung des Atherosklerose-Risikos.

Risikokategorie „hoch" (G1A3, G2A3, G3aA2, G3bA1)

Bei weiter nachlassender Nierenfunktion oder hoher Proteinurie besteht ein erhöhtes Progressionsrisiko. Die vorgestellten Ernährungsempfehlungen gelten prinzipiell weiter; grundsätzlich ist eine Kost mit einem hohen Anteil pflanzlicher sowie wenig verarbeiteter Lebensmittel geeignet, das Progressionsrisiko zu senken (▸ Tab. 64.3).

Die empfohlene tägliche Proteinaufnahme zum Erhalt der Muskelmasse beträgt 0,8 g/kg KG/d (hier ist bei übergewichtigen Patienten zu beachten, dass sich diese Empfehlung auf das Idealgewicht bezieht). Dies ist weniger, als im Durchschnitt pro Tag gegessen wird, aber wesentlich höher als die früheren Empfehlungen zur proteinarmen Kost. Zum Ausgleich sollte auf eine ausreichende Kalorienaufnahme geachtet werden, um eine Malnutrition zu vermeiden.

In der KDOQI-Leitlinie [2511] wird eine Proteinaufnahme von 0,6 g/kg KG/d nur noch für den „metabolisch stabilen Patienten" empfohlen, der dort auch genau definiert ist (s. o.). Eine regelmäßige Evaluation des Ernährungsstatus ist empfohlen, z. B. mittels validierter Screening-Instrumente (MNA-SF, NRS, MUST, SGA o. ä.) oder Bioimpedanzanalyse (Kap. 25). Für Kalzium und Phosphat sollten die täglichen Empfehlungen der Aufnahme nicht überschritten werden.

Risikokategorie „sehr hoch" (G3aA3, G3bA2, G3bA3, G4A1, G4A2, G4A3, G5A1, G5A2, G5A3)

In den Stadien der „roten" Risikokategorie ist das Progressionsrisiko sehr hoch; diese Patienten sind auch kardiovaskuläre Hochrisikopatienten. Das Risiko für eine Mangelernährung ist in diesem Stadium deutlich erhöht (▶ Tab. 64.4).

Bei Anzeichen eines Verlusts an Muskelmasse ist unbedingt auf eine „normale" Proteinzufuhr (0,8–1,2 g/kg KG/d) umzustellen. Darüber hinaus ist darauf zu achten, dass es im Rahmen einer Proteinrestriktion nicht auch zu einer unbeabsichtigten Reduktion der Energiezufuhr kommt. Diese sollte weiterhin zwischen 25 und 35 kcal/kg KG/d liegen (für den nicht übergewichtigen Patienten). Bei Auftreten einer metabolischen Azidose sollte eine Pufferung mit Bikarbonat oder Obst und Gemüse [2506] erfolgen (Ziel-Standardbikarbonat > 22 mmol/l; cave: Natriumbelastung pro g $NaHCO_3$ = 0,27 g Natrium).

Weitere Komplikationen der CKD sind zu erwarten, z. B. eine Hyperphosphatämie bei einem sekundären Hyperparathyreoidismus, die den Einsatz von Phosphatbindern und die Substitution von 25(OH)-Vitamin D bzw. $1,25(OH)_2$-Vitamin D erfordert. Auch muss in der Regel die Kaliumzufuhr eingeschränkt werden, um eine Hyperkaliämie zu vermeiden. Wichtig ist zu beachten, dass durch diese Empfehlungen nicht die frischen, wenig verarbeiteten pflanzlichen Lebensmittel wie Obst und Gemüse reduziert werden; in Kombination mit Ballaststoffen, also phytatgebunden, sind Kalium und Phosphat wesentlich weniger bioverfügbar (20–40 % [2480]) als z. B. aus Salzen (ca. 100 % [2480]), wie sie industriell gefertigten Lebensmitteln zugefügt werden (z. B. Dikaliumphosphat als Säureemulgator). Es sollte also in erster Linie auf Lebensmittel mit einem niedrigen Nährstoffgehalt und höherem Verarbeitungsgrad verzichtet werden, z. B. auf Obstsäfte, Gebäck, gesüßte Getränke oder Chips.

Ebenso sollte auf eine ausreichende orale Eisenzufuhr geachtet werden, insbesondere vor dem Beginn einer Erythropoetin-Therapie müssen die Eisenspeicher und die funktionellen Eisenreserven aufgefüllt sein. Mit zunehmender CKD ist auch die enterale Eisenresorption gestört, sodass eine intravenöse Substitution in Betracht gezogen werden sollte.

Bei CKD G5 (GFR < 15 ml/min) hat eine Eiweißrestriktion keinen Einfluss mehr auf die Progressionsrate und steigert nur das bereits deutlich erhöhte Risiko einer Malnutrition. Generell sollte die Eiweißzufuhr in diesem Stadium bei mindestens 0,8–1,2 g/kg KG/d liegen, die Energiezufuhr weiterhin zwischen 25 und 35 kcal/kg KG/d. Typischerweise aggravieren in diesem präterminalen Stadium die metabolischen Folgeerscheinungen der Nierenkrankheit.

64.2.5 Erkrankungen und Zustände mit besonderen ernährungsrelevanten Aspekten

Polyzystische Nierenerkrankung

Die polyzystische Nierenerkrankung (ADPKD, autosomal dominante polyzystische Nierenkrankheit [Kidney Disease, KD]; ARPKD, autosomal rezessive polyzystische Nierenkrankheit) ist eine genetische Erkrankung, bei der es im Laufe des Erwachsenenalters zur Entwicklung vieler Zysten und zu deren Wachstum kommt; die Nieren können mehrere Kilogramm schwer werden, die Nierenfunktion geht durch den zystischen Umbau verloren. Im Alter von 70 Jahren sind > 75 % der Patienten dialysepflichtig [2483].

Bislang gibt es keine Therapie, die das Zystenwachstum zum Stillstand bringen kann; eine geringe Verlangsamung des Wachstums kann mit einer Tolvaptan-Therapie erreicht werden, diese verzögert den Dialysebeginn jedoch nur um wenige Jahre. Grundsätzlich wird eine salzarme Kost empfohlen, und der Blutdruck sollte bei ADPKD auf < 120/80 mmHg eingestellt werden.

Es wurde gezeigt, dass der Stoffwechsel der Zellen, welche die Zysten auskleiden, sehr stark glukoseabhängig ist; Tierversuche und erste humane

Tab. 64.4 Konkrete Ernährungsempfehlungen für die verschiedenen CKD-Risikokategorien (Quelle: Akademie Niere, Lehrbuch für Nieren- und Hochdruckkrankheiten. Lengerich: Pabst; 2023).

Kategorie	Empfehlung – Theorie	Implementierungsvorschläge (professionelle Ernährungstherapie)	Ziele der Ernährungstherapie
CKD-Risikokategorie IV G3aA3 G3bA2/A3, G4Ax, G5Ax – Änderungen zu II bzw. III			
Trinkmenge	abhängig vom Volumenstatus, Restdiurese und Komorbiditäten	Bilanzierung von Flüssigkeit: Ein- und Ausfuhrkontrolle; bei eingeschränkter Restdiurese auf Suppen/Eintöpfe verzichten (bzw. ohne zusätzl. Flüssigkeit verzehren), Trinken z. B. nur zu den Mahlzeiten, standardisierte Trinkgefäße nutzen	Hypervolämie/Ödeme vermeiden
Azidose	Ziel: HCO_3^- 22–26 mmol/l	ausreichend Gemüse, Salat und Mineralwasser mit hohem HCO_3^- (Gemüse mit niedrigem K/Ballaststoff-Quotient bevorzugen; www.dgfn.eu/ernährung.html)	pflanzenbasierte Kost Wasser sprudeln; orale Zitrat- oder Bikarbonatsubstitution
Vitamine	Substitution bei Mangel	Bestimmung von 25-D_3, Vitamin B_{12}, Folsäure; Substitution bei Mangel; professionelle Ernährungsberatung	Mangelzustände vermeiden
Kalium	S-Kalium im Normbereich halten; Cave: nichtnutritive Einflussfaktoren auf S-Kalium prüfen/anpassen! Azidose vermeiden. Diabetes mellitus: Insulinmangel vermeiden	Meiden: Trockenobst, Fruchtsäfte, „Diätsalz“ (enthält Kaliumchlorid), Kartoffelfertigprodukte wie Kartoffelpüree; Kartoffeln/Gemüse wässern	Hyperkaliämie-Gefahr (Herzrhythmusstörungen/Muskelschwäche)
Einschätzung Ernährungs-status; professionelle Ernährungstherapie	Screening (NRS/MNA/MUST) und Assessment (SGA); Labor: Albuminkontrolle, BIA-Messung, Muskelmasse kontrollieren	Mangelernährung: tägl. Protein- und Kalorienzufuhr erhöhen (z. B. 1–1,2 g Eiweiß/kg/Tag); Ernährungsprotokoll führen lassen; ggf. orale Zusatzernährung	Vermeidung PEW/Sarkopenie/Frailty
Kalzium	Zufuhr 800–1000 mg/Tag	auf kalziumhaltige Phosphatbinder verzichten bzw. diese nur niedrigdosiert einsetzen, wenn orale Kalziumaufnahme sonst zu niedrig	neutrale Kalziumbalance, Hyperkalzämie vermeiden
Phosphat	max. 700 mg/d allg. Empfehlung (max. 10 mg/kg/d); S-Phosphat im Normbereich halten	siehe Risikokategorie III; Einsatz von Phosphatbindern	kardiovaskuläre und CKD-MBD-Protektion

Studien schüren die Hoffnung, dass eine ketogene Ernährung (mit messbarer Ketose) das Zystenwachstum verlangsamen könnte. Im November 2023 wurden dazu 2 Machbarkeitsstudien ([2492], [2541]) veröffentlicht; in einem Studienzeitraum von bis zu 3 Monaten kam es zu keinem Zystenwachstum, und die Adhärenz lag bei >90 %; eine milde Ketose wurde erreicht und von den Teilnehmern als machbar beurteilt. Wichtig ist, dass die ketogene Diät in diesen Studien einen hohen Anteil pflanzlicher Lebensmittel sowie einen niedrigen Proteinanteil aufwies (0,8–1 g/kg KG/d). Längere und größere Studien zur pflanzenbasierten, ketogenen Diät mit niedrigem Proteinanteil bei ADPKD-Patienten werden in den nächsten Jahren erwartet.

Tubulopathien

Tubulopathien sind sehr seltene (meist genetisch bedingte) Erkrankungen, bei denen aufgrund unterschiedlicher Defekte Elektrolyte in hohem Maße über den Urin verlorengehen. Allgemeine Empfehlungen sind hier schwierig; für Patienten mit Tubulopathien gilt, dass sie in regelmäßigem ambulantem Kontakt mit einem betreuenden Nephrologen stehen sollten und die Ernährung so angepasst werden sollte, dass die Serumelektrolyte möglichst ausgeglichen sind.

Akutsituationen – Krankenhausaufenthalte

Ein Krankenhausaufenthalt birgt ein großes Risiko Muskelmasse zu verlieren, insbesondere für ältere oder bereits mangelernährte Patienten; Schätzungen gehen von 1 % Verlust pro Tag aus.

Analog zur Rehabilitation nach einem stationären Aufenthalt bezeichnet „Prähabilitation“ [2527] den gezielten Aufbau von Kraft, Beweglichkeit und Ausdauer vor einem geplanten operativen Eingriff (OP) bzw. Krankenhausaufenthalt. Die Vorteile liegen insbesondere bei der geriatrischen und/oder mangelernährten Bevölkerung auf der Hand – der Erfolg einer OP ist nicht nur vom Verlauf der OP selbst, sondern vor allem vom postoperativen Verlauf und der anschließenden Lebensqualität abhängig. Eine Verbesserung des körperlichen Zustands, mit dem der Patient in eine OP geht, wirkt sich intra- und postoperativ positiv aus.

So sollte, wenn möglich, präoperativ eine Mangelernährung ausgeglichen werden, um für die OP und anschließend nötige Heilung ausreichend Ressourcen zu haben. Auch können über eine hochkalorische Ernährung Energiereserven aufgebaut werden. Eine Anämie sollte präoperativ behandelt werden, um im Falle eines intraoperativen Blutverlusts besser dazustehen. Für den Ausgleich einer Mangelernährung wird je nach geplantem Eingriff sogar eine Verschiebung des Operationszeitpunkts um bis zu 2 Wochen empfohlen, da durch die Verbesserung des präoperativen Allgemeinzustands postoperative Komplikationen vermieden werden können (ERAS, Enhanced Recovery after Surgery).

Ernährung unter Nierenersatztherapie

Hämodialyse

Mit Eintritt der Dialysepflichtigkeit (CKD Stadium 5D) ändert sich der Proteinbedarf der Patienten. Dialysepatienten befinden sich bereits in Ruhe in einem katabolen Stoffwechselzustand, der durch die Hämodialyse (HD) noch gesteigert wird, und unterliegen einem deutlich erhöhten Risiko für eine Malnutrition (▶ Tab. 64.5). Für diese Patientengruppe gilt daher generell die Empfehlung einer im Vergleich zum Nierengesunden sogar noch gesteigerten Proteinzufuhr von > 1,2 g/kg KG/d bei einer alters- und bedarfsadaptierten Energiezufuhr von mindestens 30–35 kcal/kg KG/d. Diese wird in der Praxis nur selten erreicht, selbst in Studien liegt die Zufuhr häufig unter 25 kcal/kg KG/d.

Im Verlauf der Dialysebehandlung werden die meisten Patienten oligo- bis anurisch. Bei der Peritonealdialyse bleibt die renale Restfunktion länger aufrechterhalten als bei der Hämodialyse. Bei eingeschränkter Diurese ist eine Flüssigkeitsrestriktion notwendig. Als Faustregel kann die empfohlene Trinkmenge anhand der ausgeschiedenen Urinmenge in ml/d + 500 ml berechnet werden. Das resultierende Durstproblem stellt subjektiv eine der größten Belastungen für die Patienten dar, und die Adhärenz ist ein großes Problem. Eine diätetische Kochsalzrestriktion senkt das Durstgefühl und somit die spontane Trinkmenge.

Durch die fehlende Urinausscheidung kann Kalium durch die Niere nicht mehr ausgeschieden werden; damit steigt das Risiko einer schweren Hyperkaliämie, die lebensgefährliche Herzrhythmusstörungen verursachen kann. Daher muss die Kaliumaufnahme über die Ernährung begrenzt werden. In der Vergangenheit hat das dazu geführt, dass vor allem Obst und Gemüse als kalium- (und oft wasser-)reiche Lebensmittel vom Speise-

Tab. 64.5 Konkrete Ernährungsempfehlungen für Dialysepatienten (Quelle: Akademie Niere, Lehrbuch für Nieren- und Hochdruckkrankheiten. Lengerich: Pabst; 2023).

Kategorie	Empfehlung – Theorie	Implementierungsvorschläge (professionelle Ernährungstherapie)	Ziele der Ernährungstherapie
Hämodialyse (HD)			
Energiebedarf erhöht	25–35 kcal/kg/Tag	5 Mahlzeiten/d, kalorienreiche Zwischenmahlzeiten, Milch (-produkte) mit mind. 3,5 % Fett; Käse mit einem Fettgehalt > 45 % i.Tr. auswählen; Gefahr der Mangelernährung: Einsatz von Trinknahrung oder wasserlöslicher hochkalorischer Pulver zur Steigerung der Nährstoffaufnahme	Vermeidung von Malnutrition, Sarkopenie, Frailty
Proteinbedarf erhöht	1,2–1,4 g/kg/Tag	täglicher Verzehr einer Portion (150–200 g) Fleisch, Fisch; 2–3 Portionen Milchprodukte, (Sauer-) Milchprodukte wie Joghurt, Quark, Dickmilch und Weichkäse; für Vegetarier: Soja (-Produkte); Cave: Zusatzstoffe; Hürde: eiweißreiche Lebensmittel enthalten Phosphat; Abdeckung der oralen Phosphatlast durch Phosphatbinder	ausgeglichener Ernährungsstatus, Vermeidung PEW/Sarkopenie/Malnutrition
Kalium	2000–2500 mg/Tag = 30–40 mg/kg/Tag (Faustregel)	langes Intervall (2 Tage ohne Dialyse): Verzicht auf kaliumreiche Lebensmittel	Hyperkaliämie-Gefahr (Herzrhythmusstörungen/Muskelschwäche)
Flüssigkeitszufuhr	Trinkmenge: Harnvolumen + 1000 ml (Faustregel)	Medikamente mit Mahlzeiten einnehmen; kleine Trinkgefäße	ausgeglichener Volumenstatus
Peritonealdialyse (PD)			
Energiebedarf erhöht	25–35 kcal/kg/Tag	siehe HD	siehe HD
Proteinbedarf erhöht	1,2–1,4 g/kg/Tag	siehe HD	siehe HD
Kalium	S-Kalium normwertig	bei gut erhaltener (Rest-)Diurese keine Einschränkung bei der Lebensmittelauswahl	Muskelschwäche/Herzrhythmusstörungen bei Hypo-/Hyperkaliämie
Flüssigkeit	abhängig von Restdiurese	bei gut erhaltener (Rest-)Diurese keine Einschränkung bei der Flüssigkeitszufuhr; sonst siehe HD	ausgeglichener Volumenstatus
Glukoselösungen	im Dialysat (PD-Lösung) vorhandene Glukose berücksichtigen (prof. Ernährungsberatung)	bei Menschen mit Diabetes muss die aus der PD-Lösung aufgenommene Glukose mit Insulin abgedeckt werden; Kalorienmenge (Glukose aus PD-Lösung) mit einkalkulieren	Diabeteseinstellung, Ernährungsstatus halten

plan fielen. Eine Studie mit >8000 Dialysepatienten in Europa und Argentinien zeigt jedoch, dass diejenigen Dialysepatienten, die sich gesünder ernährten, eine niedrigere Mortalität hatten [2484]. Insgesamt hatte eine höhere orale Kaliumaufnahme nur eine niedrige Korrelation mit dem Serum-Kaliumspiegel [2484]. Wichtig ist, dass hier die höhere Kaliumaufnahme eher aus gesunden Quellen, also wenig verarbeitet und pflanzlich, erfolgte.

Der Unterschied in der Bioverfügbarkeit aus pflanzlichen bzw. wenig verarbeiteten Lebensmitteln vs. hochverarbeiteten Lebensmitteln muss in die Ernährungsplanung mit einbezogen werden. In erster Linie sollte auf hochverarbeitete Lebensmittel sowie solche mit niedrigem Nährstoffgehalt verzichtet werden, z. B. Obstsäfte, Gemüsesäfte, Diätsalze, Kekse/Gebäck/Chips, Schokolade o. ä. [2535]; Gemüse kann durch Wässern Stärke und Kalium ins Wasser abgeben und wird dadurch kaliumärmer. Obst und Gemüse mit einem niedrigen Kaliumanteil bezogen auf den Ballaststoffgehalt [2488] sollten bevorzugt werden (z. B. zu finden unter https://www.dgfn.eu/files/content/kommissionen/ernaehrung/kaliumgehalt.pdf).

Eine ballaststoffreiche Ernährung hat in Studien bislang keine negativen Ergebnisse gezeigt; positive Ergebnisse sind eine bessere Stuhlregulation, höheres Stuhlvolumen, niedrigere Urämietoxin-Spiegel im Serum und eine bessere Lebensqualität. In sich sind die Studien aber noch zu klein und heterogen, um in einem systematischen Review metaanalysiert zu werden [2491], [2493], [2499].

Zur Prophylaxe einer Hyperkaliämie empfiehlt sich ein guter Azidoseausgleich mit einem prädialytischen Ziel-HCO_3^--Spiegel von 22–25 mmol/l. Dies kann durch eine entsprechende Bikarbonateinstellung im Dialysat und/oder durch Verordnung von HCO_3^- p. o. erreicht werden.

- Bei Zeichen von Protein Energy Wasting sollte eine Ernährungstherapie erfolgen (Kap. Mangelernährung und Protein Energy Wasting). Bei nicht ausreichender Kalorienaufnahme über die Mahlzeiten empfiehlt sich eine orale/enterale Supplementation mit hochkalorischen und auf Dialysepatienten abgestimmten Trinklösungen, in Ausnahmefällen auch eine intradialytische parenterale Ernährung (Kap. Intradialytische parenterale Ernährung).

Peritonealdialyse

Die bei der Peritonealdialyse (PD) länger erhaltene Nierenrestausscheidung – bei gleichzeitig kontinuierlicher peritonealer Ultrafiltration – ermöglicht eine nur moderate Flüssigkeitsrestriktion, in vielen Fällen ist eine Beschränkung überhaupt nicht erforderlich. Aufgrund der kaliumfreien PD-Lösung kann auch die enterale Kaliumzufuhr freier gehandhabt werden, ohne dass Hyperkaliämie-Probleme auftreten. Manche Patienten neigen sogar zur Hypokaliämie, die ggf. auch eine Kaliumsubstitution erforderlich macht.

Das PD-Dialysat enthält Glukose, die vom Patienten in unterschiedlichem Maße resorbiert wird. Die tägliche peritoneale Glukoseresorption kann 150–200 g, entsprechend 600–800 kcal, betragen, was bei der Energiebilanz berücksichtigt werden sollte. Darüber hinaus gehen bei der Peritonealdialyse täglich zwischen 5 und 10 g, in schweren Fällen sogar bis 15 g Protein über das Dialysat verloren. Dieser Verlust sollte diätetisch ausgeglichen werden, um eine negative Stickstoffbilanz zu vermeiden. Aus diesem Grund wird bei PD-Patienten eine Proteinzufuhr von 1,2–1,4 g/kg KG/d angestrebt, in Situationen eines höheren peritonealen Proteinverlusts, z. B. bei Peritonitiden, kann der Bedarf bei 1,5 g/kg KG/d liegen.

Nierentransplantierte Patienten

Eine erfolgreiche Nierentransplantation (NTX) ersetzt alle notwendigen Funktionen der Niere. Die jetzt gemessene Nierenfunktion (eGFR) bestimmt die neue Risikokategorie bzw. das neue CKD-Level. Für Nierentransplantierte gelten jedoch einige Besonderheiten. Einerseits können metabolische Störungen der chronischen Nierenkrankheit persistieren (z. B. im Kalzium-Phosphat-Haushalt) bzw. post-TX neu auftreten (häufig initial Hypophosphatämie) und neue Erkrankungen hinzukommen (z. B. Adipositas, Posttransplantationsdiabetes mellitus (PTDM), arterielle Hypertonie, Hyperlipidämie).

Die notwendige immunsuppressive Behandlung mit Kortikosteroiden, Kalzineurininhibitoren, mTOR-Inhibitoren oder den Derivaten der Mykophenolsäure kann diese Erkrankungen neu auslösen oder aggravieren. Zudem führt die Immunsuppression zu einer erhöhten Infektanfälligkeit bzw. reduzierter Immunabwehr, sodass Patienten mit NTX auch an Infektionen erkranken können, die bei normaler Immunantwort nicht auftreten.

Das Ernährungsmanagement hat vor und nach einer Nierentransplantation unterschiedliche Schwerpunkte:

- Das Ernährungsmanagement vor einer geplanten Transplantation lehnt sich an Kap. Konkrete Ernährungsempfehlungen je nach CKD-Risikokategorie an und soll einen katabolen Eiweißverlust verhindern, damit der Patient in einem guten Allgemeinzustand transplantiert werden kann.
- In der frühen Posttransplantationsphase sollte bei einem funktionierenden Transplantat unter Berücksichtigung des Flüssigkeits- und Elektrolythaushalts eine Proteinaufnahme von 1,2 g/kg KG/d angestrebt werden (bei nicht übergewichtigen NTX-Patienten).
- Insbesondere sollte auf eine ausreichende Kalzium- und Vitamin-D-Versorgung geachtet werden, um einer Osteoporose-Entwicklung unter Kortikosteroiden oder bei postmenopausalen Patientinnen vorzubeugen.
- Vorteile einer pflanzenbasierten Kost (Mediterran oder DASH) wurden auch für NTX-Patienten gezeigt [2505], [2542]; viel Gemüse und Obst sind mit einer niedrigeren kardiovaskulären Mortalität assoziiert [2547]. Umgekehrt wurde auch für NTX-Patienten eine höhere Mortalität bei einem hohen Anteil ultra-prozessierter Lebensmittel (UPF) in der Ernährung gezeigt [2543], insbesondere für gesüßte Getränke, Desserts und weiterverarbeitete Fleischprodukte.

Keimarme Kost

Aufgrund der Immunsuppression sollte auf eine keimarme Kost geachtet werden (DGfN-Ernährungsratgeber: www.dgfn.eu/nach-nierentransplantation.html). Mögliche versteckte Infektquellen sind z. B. rohe oder getrocknete Fleischprodukte – diese können das Hepatitis-E-Virus übertragen (Schwein, Wildschwein, Rotwild). Rohe Lebensmittel wie Fleisch, Fisch, Rohmilch sollten vor dem Verzehr gekocht bzw. durchgegart werden. Speisen, in denen rohe Eier verarbeitet wurden, sind zu meiden – beispielsweise Mousse au Chocolat, Zabaione, Cremes, Softeis, Mayonnaise und daraus hergestellte Salatsoßen etc. Rohes Obst sollte gewaschen oder geschält werden, ebenso abgepackter Salat aus dem Supermarkt vor dem Verzehr erneut gewaschen werden. Auch warmgehaltene Speisen können viele Keime enthalten. Insbesondere Nahrungsmittel wie Fisch oder Hackfleisch sollten nur innerhalb der Haltbarkeitszeit verzehrt werden. Nüsse können Schimmelpilze tragen – hier sollte eine Blickkontrolle erfolgen.

Interaktion mit dem Abbau von Medikamenten

Die Medikamente zur Immunsuppression werden über den Darm aufgenommen und in der Leber verstoffwechselt. Um vor einer Abstoßung des Transplantats zu schützen, muss der Wirkspiegel relativ konstant gehalten werden; hierfür erfolgen regelmäßige Kontrollen des Wirkspiegels im Serum. Patienten mit NTX (sowie die betreuenden Ärzte und Ernährungstherapeuten) sollten Lebensmittel kennen, die den Abbau ihrer Medikamente beeinflussen. Die Gefahr eines zu niedrigen Wirkspiegels besteht bei Nahrungsmitteln, welche durch Enzyminduktion den Abbau beschleunigen: Johanniskraut ist hier ein gutes Beispiel (Wirkstoff Hyperforin). Auch ein zu hoher Wirkspiegel ist gefährlich, da das Immunsystem dann stärker unterdrückt ist als nötig. Der Abbau der Medikamente wird verlangsamt durch Lebensmittel wie Grapefruit (-saft) und Bitterorange – auch in Form einer Marmelade (Wirkstoffe: Bergamottin, Naringin.)

64.2.6 Besondere Aspekte der Ernährung

Mangelernährung und Protein Energy Wasting

Die Mangelernährung bei CKD unterscheidet sich pathophysiologisch deutlich von der rein quantitativen Mangelernährung durch eine unzureichende Eiweiß- und/oder Energiezufuhr. Sie ist charakterisiert durch einen gesteigerten Eiweißkatabolismus bei gleichzeitiger Hemmung anaboler Stoffwechselvorgänge und geht mit verminderten Protein- und Energiereserven des Körpers einher.

Bei CKD besteht ähnlich wie bei anderen chronischen Erkrankungen ein gesteigertes Risiko für die Entwicklung einer Protein-Energie-Mangelernährung (auch als Protein Energy Wasting [PEW] nach der Nomenklatur der ISRNM [International Society for Renal Nutrition and Metabolism] bezeichnet). Sowohl Prävalenz als auch Inzidenz der Malnutrition steigen mit Schwere und Dauer der Nierenerkrankung an. Je nach den zugrunde gelegten Kriterien werden heute 30–70 % aller Dialysepatienten als mangelernährt klassifiziert [2501].

Protein Energy Wasting (PEW) bezeichnet den Verlust von Muskulatur und Fettmasse aufgrund einer negativen Eiweiß- und Energiebilanz infolge von Inflammation, chronischer Erkrankung, Insulinresistenz und anderen Faktoren. Eine metabolische Azidose beschleunigt z. B. den Abbau von Muskulatur (gesteigerte Proteolyse). Ernährungsrestriktionen führen gemeinsam mit einem verminderten Appetit bei Urämie zu erniedrigter Nährstoffaufnahme. Die bei CKD erhöhte Aktivität der mitochondrialen Atemkette führt zu einem höheren Grundumsatz – in der Summe halten sich Bedarf und Angebot nicht das Gleichgewicht – Muskulatur und Fettmasse werden abgebaut [2526].

Auch das gewählte Dialyseverfahren kann ein PEW fördern; im Rahmen einer HD-Sitzung kommt es zu einem Verlust von 8–12 g Aminosäuren, Glukose und wasserlöslichen Vitaminen; der PD-assoziierte Eiweißverlust liegt bei 5–10 g/d. PD-spezifische Faktoren sind ein abdominelles Völlegefühl und die Unterdrückung des Hungergefühls durch peritoneale Glukoseresorption.

Hinweis für die Praxis

Der Ernährungszustand (EZ) hat eine enorme Auswirkung auf das 3-Jahres-Überleben unter Dialyse. Während mit einem guten EZ etwa 30 % im Verlauf von 3 Jahren versterben, liegt der Anteil bei den Dialysepatienten mit schlechtem EZ bei 70–80 % [2501]. Bei Dialysepatienten mit einer Lebenserwartung > 6 Monaten wurde alle 4 Wochen eine BIA und Handkraftmessung durchgeführt; der Verlust an Muskelmasse betrug in 20 Wochen im Schnitt 17 %, dafür nahm die Fettmasse im gleichen Zeitraum um 11,9 % zu [2551]. Für die Erfassung des Ernährungszustands wird auf Kap. 25 verwiesen.

Ernährungstherapie bei Protein Energy Wasting

Ziele der ernährungsmedizinischen Interventionen bei Protein Energy Wasting (PEW) sind die Induktion einer positiven Stickstoffbilanz und die Zunahme der Muskelmasse. Hierzu muss anhaltend eine anabole Stoffwechsellage induziert werden. Dies gelingt z. B. durch intradialytische orale oder intravenöse Verabreichung von Eiweiß, Fetten und Kohlenhydraten. Durch Muskeltätigkeit vor oder während der Dialyse lässt sich dieser Effekt sogar noch weiter steigern. Der Effekt einer intradialytischen Substratzufuhr ist jedoch nur von kurzer Dauer (bis 2 h nach Dialyseende). Danach schlägt der Stoffwechsel wieder in eine dominierende Katabolie um. Eine ernährungsmedizinische Intervention, die lediglich bei 3 Dialysen pro Woche durchgeführt wird, kann somit langfristig keinen Erfolg haben.

An erster Stelle stehen immer der Ausschluss und die Behebung anderer, potenziell behebbarer Ursachen einer Malnutrition (Zahnstatus, unzureichende Dialysedosis, Gastritis, Malignom etc.). Die weitere Therapieplanung erfolgt dann in Abhängigkeit vom Grad der Mangelernährung und auf Grundlage von professionell durchgeführten und ausgewerteten Ernährungsprotokollen, die eine detaillierte Analyse des Essverhaltens und des aktuellen Defizits in der Eiweiß- und Energieversorgung ermöglichen.

✔ Merke

- Sobald bei einer CKD eine Mangelernährung vorliegt, sollte diese behandelt werden, und mögliche Eiweißrestriktionen sind aufzuheben.
- Bei einer CKD korreliert die Mortalität invers mit dem Ernährungsstatus.

Einzig und allein in der Situation, in welcher der Patient bereits eine stark eingeschränkte Nierenfunktion hat (CKD G5) und explizit eine palliative Versorgung ohne Dialyse wünscht, kann eine proteinarme Ernährung auf Kosten der Muskulatur zur Vermeidung/Milderung urämischer Komplikationen durchgeführt werden.

Grundsätzlich wird die Therapie der Mangelernährung in Kap. 49 betrachtet. Die anzustrebende Eiweiß- und Energiezufuhr kann auf das tatsächliche, meist erniedrigte oder ein definiertes „Ziel"-Körpergewicht (ideales Körpergewicht) berechnet werden. Die Eiweißzufuhr sollte auf mindestens 1,2 g/kg KG/d, die Kalorienzufuhr in Abhängigkeit vom täglichen Aktivitätsgrad auf 30–35 kcal/kg KG/d gesteigert werden, die Fettzufuhr sollte dabei jedoch nicht mehr als 30–40 % der Gesamtkalorienzufuhr ausmachen. Auf eine ausreichende Vitaminzufuhr ist zu achten. Es ist wichtig, den Patienten gleichzeitig zu einer Steigerung seiner körperlichen Aktivität zu motivieren.

Wenn der Proteinbedarf über die normale Ernährung nicht gedeckt werden kann, wird eine orale proteinreiche Zusatznahrung (Trinknahrung, TN) empfohlen. Der Einsatz von TN ist nach medizinischer Indikation verordnungsfähig, wenn eine ausreichende Ernährung durch eine fehlende oder eingeschränkte Fähigkeit nicht möglich ist und auch eine Unterstützung durch pflegerische oder ernährungstherapeutische Maßnahmen nicht ausreicht (§ 21 AMRL). Verordnungsfähig sind auch (Spezial-) Produkte für nierenkranke Patienten, die eiweißreich, Kalium- und phosphatarm sind (§ 23 AMRL).

Besonders eindrücklich ist der Effekt einer ausreichenden Proteinversorgung in gefährdeten Populationen, auch wenn die folgenden 2 Studien nicht gezielt an Patienten mit reduzierter Nierenfunktion erfolgten:

- In der EFFORT-Studie [2546] (Effect of early nutritional support on Frailty, Functional Outcomes and Recovery of malnourished medical inpatients Trial) wurden 2088 internistische Patienten (> 50 % über 75 Jahre) „at risk" für Mangelernährung zum Zeitpunkt der Krankenhausaufnahme randomisiert in eine Gruppe, die innerhalb von 48 Stunden bis zur Entlassung eine adäquate Protein- und Kalorienversorgung erhielt, und eine Kontrollgruppe mit regulärer Krankenhauskost und ohne weitere Unterstützung zum Erreichen des individuellen Kalorienziels. In der Interventionsgruppe erreichten 80 % das individuelle Kalorien- und 76 % das individuelle Proteinziel. Die Mortalität innerhalb 1 Monats lag in der Interventionsgruppe bei 7 %, in der Kontrollgruppe bei 10 %, entsprechend einer OR von 0,65. Eine post-hoc-Analyse stratifiziert nach eGFR bei Aufnahme zeigt, dass Patienten mit schlechterer Nierenfunktion noch mehr von der Ernährungsintervention profitierten [2482]. Die Nachfolgestudie mit einem längeren Nachbeobachtungszeitraum (EFFORT 2) ist aktuell noch in der Rekrutierungsphase.
- In die NOURISH-Studie [2495] (Nutrition effect On Unplanned ReadmIssions and Survival in Hospitalized patients, randomisiert und placebokontrolliert) wurden 652 mangelernährte Patienten (SGA B/C), Alter > 65 Jahre und mit vorausgegangenen Krankenhausaufenthalten wegen Herzversagen, Herzinfarkten, Pneumonie oder COPD eingeschlossen. Die Patienten erhielten in den 90 Tagen nach Entlassung 2-mal täglich eine protein- und mikronährstoffreiche Zusatznahrung (jeweils 350 kcal, 20 g Protein) oder Placebo zu Einnahme zwischen den Mahlzeiten. Die Mortalitätsrate innerhalb dieser Zeit war 50 % niedriger in der Gruppe mit Zusatznahrung (4,8 % vs. 9,7 %, RR 0,49); die NNT (Number needed to treat) zur Verhinderung eines Todesfalls liegt damit bei 20. Nach 90 Tagen waren zudem mit Zusatznahrung Ernährungsstatus und Körpergewicht signifikant verbessert. Dieses Konzept ist gut auf Patienten mit eingeschränkter Nierenfunktion übertragbar, insbesondere nach Krankenhausaufenthalten.

Enterale Substitution bei schwerer Mangelernährung

Bei schwerer Mangelernährung (SGA-Kategorie C) ist der Eiweiß- und Kalorienbedarf so hoch, dass er durch spontane Kalorien- und Eiweißzufuhr oft nicht mehr ausreichend gedeckt werden kann. Dann besteht die Indikation zur enteralen Ernährungstherapie. Eine schwere Mangelernährung geht meist mit einer Hypophosphatämie einher, die den Patienten weiter schwächt.

Wenn sich die angestrebte wöchentliche Eiweiß- und Kalorienversorgung durch eine 3-mal täglich verabreichte orale Trinknahrung nicht realisieren lässt oder sich ein weiterer Verlust an Körpermasse einstellt, kann die Indikation zur enteralen Ernährung über Magensonde bzw. PEG/PEJ (perkutane endoskopische Gastrostomie/Jejunostomie-Sonde) gestellt werden. Diese Therapieform erlaubt eine kontrollierte und garantierte tägliche Nahrungszufuhr. Für die enterale Ernährung sollten ballaststoffhaltige Produkte verwendet werden.

Bei Kindern im Wachstumsalter ist die Nutzung einer PEG-Sonde zur Aufrechterhaltung einer adäquaten Ernährung unabhängig vom Dialyseverfahren, also auch bei der Peritonealdialyse, unverzichtbarer Standard. Bei erwachsenen PD-Patienten ist eine PEG/PEJ aufgrund des damit einhergehenden deutlich gesteigerten Peritonitisrisikos kontraindiziert.

Intradialytische parenterale Ernährung

Bei nicht suffizient durchführbarer oraler bzw. enteraler Ernährungssubstitution steht als weitere Option zur Therapie des PEW die intradialytische parenterale Ernährung (IDPN) zur Verfügung. Während einer Dialysebehandlung besteht ein großlumiger venöser Zugang, über den eine parenterale Ernährung verabreicht werden kann.

Verschiedene nichtrandomisierte Studien haben gezeigt, dass durch eine IDPN Indikatoren des Ernährungszustands, der Immunkompetenz und auch der Lebensqualität verbessert werden können [2529]. Zur IDPN gab es lange nur eine größere prospektive, randomisierte Studie (RCT), in der sich kein Überlebensvorteil zeigte [2487]. Ein neuer RCT aus 2022 belegt einen positiven Effekt einer 3-monatigen intradialytischen parenteralen Ernährung auf Serum-Albumin, Körpergewicht, orale Nahrungsaufnahme und den Malnutritions-Inflammations-Score (MIS) [2519]. Um einen Effekt auf das Überleben zu erkennen, wäre eine längere Intervention bei mehr Patienten notwendig. Interessant ist die Beobachtung, dass die Patienten unter IDPN nach einer Weile auch die orale Nahrungsaufnahme deutlich steigerten, ganz gemäß der Redewendung, der Hunger komme mit dem Essen.

Eine intradialytische parenterale Ernährung ist nur dann sinnvoll, wenn das definierte Ziel der wöchentlichen Substratzufuhr durch eine Kombination von enteraler und parenteraler Ernährung erreicht werden kann bzw. bei Sonderindikationen wie z. B. Kurzdarmsyndrom. Die enterale Ernährung steht an erster Stelle für akut und chronisch kranke Nierenpatienten. Die IDPN kann nur Bestandteil eines komplexen Gesamtkonzepts zur Behandlung einer schweren Mangelernährung sein, wenn eine orale oder enterale Nahrungszufuhr nicht in ausreichendem Maße möglich ist.

Vor einer IDPN sollte überprüft werden, ob sich der wöchentliche Energie- und Eiweißbedarf nicht alternativ mit einer PEG/PEJ-Therapie wesentlich kompletter und kostengünstiger decken lässt. Allerdings ist die Akzeptanz dieser Methode bei bewusstseinsklaren Patienten sehr eingeschränkt. Pragmatisch betrachtet ist jede zugeführte Kalorie oder Proteineinheit bei Mangelernährung als Gewinn zu betrachten, und keine Applikationsart sollte kategorisch abgewiesen werden.

Hyperphosphatämie

Bereits im CKD-Stadium 3 kommt es zu einer Reduktion der renalen Phosphat-Clearance, in deren Folge der Fibroblast-Growth-Factor (FGF)-23- und Parathormonspiegel im Blut kompensatorisch ansteigen. Beide Faktoren führen über eine Steigerung der fraktionellen Phosphatexkretion zu einer Normalisierung der Serum-Phosphatspiegel. Eine Hyperphosphatämie entwickelt sich erst, wenn die Phosphatexkretion aufgrund der eingeschränkten Nierenfunktion nicht weiter gesteigert werden kann.

Ein zu hoher Phosphatspiegel im Serum gilt als bedeutender Auslöser der Mediakalzifizierung bei CKD und wird als einer der wichtigsten modifizierbaren kardiovaskulären Risikofaktoren bei Dialysepatienten betrachtet. Deshalb ist in den CKD-Stadien 4, 5 und unter einer Dialyse die Kontrolle des Kalziumphosphathaushalts mit normalen Serum-Phosphatspiegeln bei gleichzeitig nicht zu hoher Kalziumbelastung wichtig.

Das Management der Hyperphosphatämie basiert auf 3 Säulen:

- diätetische Phosphatrestriktion
- Hemmung der gastrointestinalen Absorption von Phosphat durch Phosphatbinder
- bei Dialysepatienten: Phosphatelimination durch die Dialyse

Phosphatelimination durch die Dialyse

Die Phosphatelimination im Rahmen einer konventionellen Hämodialyse oder einer kontinuierlichen ambulanten Peritonealdialyse (CAPD) liegt mit ca. 2,5–3 g pro Woche deutlich unter der wöchentlichen Phosphatlast von 5–6 g. Das Phosphatmanagement bei Dialysepatienten muss daher immer auch medikamentöse und diätetische Maßnahmen beinhalten. Eine diätetische Phosphatrestriktion auf 800–1000 mg/d, wie sie über Jahre hinweg empfohlen wurde, ist jedoch nicht kompatibel mit den Ernährungsempfehlungen zur gesteigerten Eiweißzufuhr und mit einem erhöhten Risiko für die Entwicklung einer Mangelernährung verbunden.

Diätetische Phosphatrestriktion

Unter Berücksichtigung des Phosphat- und Eiweißgehalts in Form des Phosphat-Eiweiß-Quotienten (Ph-Ew-Quotient) lassen sich Nahrungsmittel mit niedrigem Phosphat- bei gleichzeitig hohem Eiweißgehalt identifizieren. Entsprechend wird empfohlen, bevorzugt Nahrungsmittel mit einem Ph-Ew-Quotienten < 15 auszuwählen und auf Nahrungsmittel mit einem Ph-Ew-Quotient > 15 zu verzichten. In pflanzlichen Produkten sind Phosphate Bestandteil der Phytinsäure, die vom menschlichen Darm nicht gespalten werden kann.

Die Bioverfügbarkeit der Phosphate aus pflanzlichen Produkten liegt mit 10–30 % deutlich niedriger als die tierischer Eiweißprodukte, wo sie 40–60 % beträgt [2514], [2538]. Viel Phosphat ist in Geschmacksverstärkern, Säureemulatoren und anderen industriellen Zusätzen enthalten; in dieser Form ist es auch sehr gut bioverfügbar (annähernd 100 %) [2480], [2488], [2514]. Eine vereinfachte Herangehensweise ist, verarbeitete Lebensmittel weitestgehend zu meiden, allem voran gesüßte Getränke, Gebäck und „Fast Food"/Fertiggerichte. Pflanzliche Proteinquellen und wenig verarbeitete (also z. B. selbst frisch zubereitete) Gerichte enthalten weniger Phosphat, und das in weniger gut bioverfügbarer Form.

Phosphatbinder-Therapie

Wenn eine Ernährungsumstellung nicht zur Normalisierung der Serum-Phosphatwerte führt, ist im nächsten Schritt eine Therapie mit Phosphatbindern indiziert, welche die Phosphataufnahme im Darm reduzieren. Diese Therapie sollte fachärztlich nephrologisch gesteuert werden.

Das Phosphat-Einheiten-Programm (PEP) verbindet diätetische und medikamentöse Grundsätze zur Behandlung der Hyperphosphatämie. Patienten können darin geschult werden, den Phosphatgehalt von Mahlzeiten abzuschätzen und die Dosis des Phosphatbinders selbständig an die Phosphatzufuhr anzupassen, ähnlich wie Menschen mit Diabetes die Insulindosis an den Kohlenhydratgehalt der Mahlzeiten adaptieren [2478]. Die Abschätzung des Phosphatgehalts in Mahlzeiten erfolgt kategorisiert anhand von Phosphat-Einheiten (PE) (▸ Tab. 64.6).

Hyperkaliämie

Als hauptsächlich intrazelluläres Kation hat Kalium im Serum einen sehr schmalen Normalbereich; ein zu hohes oder zu niedriges Serumkalium führt zu Muskelschwäche, Bluthochdruck, Herzrhythmusstörungen bis hin zum Tod. Bei Nierenfunktionseinschränkung sind die für die Kaliumhomöostase wichtigen Mechanismen (pH, Insulin, Aldosteron, renale Kalium-Ausscheidung) häufig beeinträchtigt, sodass eine Häufung hyperkaliämer Episoden mit zunehmendem CKD-Stadium [2493] nicht überrascht. Die Leitlinie empfiehlt hier salomonisch, die Kaliumaufnahme über die Nahrung so zu steuern, dass der Serum-Kaliumwert im Normbereich [2511] bleibt; es fehlt an Studien, die dieses Thema untersuchen.

Wie beim Phosphat gilt auch hier, dass die Bioverfügbarkeit des Kaliums aus der Nahrung je nach Nahrungsmittel unterschiedlich ist – so wird Kalium aus pflanzlichen Quellen in Verbindung mit Ballaststoffen nur zu einem Anteil aufgenommen. Gleichzeitig beschleunigt ein hoher Ballaststoffanteil die Darmpassagezeit und damit auch die Zeit, in der Kalium aufgenommen werden kann. Verstopfungszustände sind daher bei Patienten mit Hyperkaliämie-Neigung zu vermeiden, eine gut regulierte regelmäßige Verdauung wirkt hier unterstützend.

Tab. 64.6 Abschätzung des Phosphatgehalts in Mahlzeiten kategorisiert anhand von Phosphat-Einheiten (PE).

	Portionsgröße	Phosphatgehalt (mg)	PE	Einsatz phosphathaltiger Zusatzstoffe
Fleisch, Wurst, Fisch, Geflügel				
Fleisch vom Schwein, Kalb, Rind oder Lamm	150 g	200–300	3	± (Tiefkühlprodukte)
Wurst (Aufschnitt)	50 g	50–100	1	+ (Kennzeichnung)
Würste (Bockwurst, Bratwurst, Weißwurst, Wiener etc.)	150 g	200–300	3	+ (Kennzeichnung)
Fisch, Meeresfrüchte	150 g	300–400	4	± (konservierte Produkte)
Käse, Milchprodukte, Eier				
Weichkäse (Butterkäse, Camembert, Gorgonzola, Mozzarella etc.)	50 g	100–200	2	±
Hart- und Schnittkäse (Edamer, Gouda, Emmentaler, Raclette etc.)	50 g	200–300	3	±
Schmelzkäse, Scheibletten, Parmesan	50 g	400–500	5	++
Milch, alle Fettstufen	200 ml	100–200	2	–
Joghurt, alle Fettstufen	150 g	100–200	2	±
Quark, alle Fettstufen	150 g	200–300	3	–
Hühnerei	60 g	100–200	2	–
vegetarischer Brotaufstrich	100 g	100–200	2	+
Gemüse, Obst, Gebäck, Backzutaten				
Kartoffeln, Reis, Nudeln, Grieß	150 g	50–100	1	–
Salat, Obst	150 g	0–50	0	–
Weizenbrot	100 g	50–100	1	± (Backmischung)
Vollkornbrot	100 g	100–200	2	± (Backmischung)
Erdnüsse, Mandeln, Pistazien	100 g	400–500	5	–
Schokolade; Vollmilch	50 g	100–200	2	±
Bäckerhefe	Würfel	200–300	3	+
Backpulver	Päckchen	1500	15	++
Getränke				
Cola, Cola-Mischgetränke	200 ml	50–100	1	++
Bier	200 ml	50–100	1	±
Fruchtsäfte (haltbar)	200 ml	50–100	1	+
Kaffee (Instantprodukte)	150 ml	0–100	1	±
Kakaopulver	20 g	100–200	2	+

PE: Phosphat-Einheit; –: keine phosphathaltigen Zusatzstoffe; ±: phosphathaltige Zusatzstoffe in einzelnen Produkten, +: phosphathaltige Zusatzstoffe in den meisten Produkten, ++: phosphathaltige Zusatzstoffe in größeren Mengen in den meisten Produkten

Weitere Faktoren, die den Kaliumspiegel im Serum beeinflussen, sind Medikamente (insbesondere eine RAAS-Blockade), der Volumenstatus, der pH-Wert (höheres K bei saurem pH), der Blutzucker (bzw. Insulin), die Nebennierenfunktion (Addison!), eine Katabolie oder gastrointestinale Symptome wie Diarrhö, Erbrechen und gastrointestinale Blutungen.

Bei Hyperkaliämie-Neigung sollte also nicht nur die Ernährung betrachtet werden, sondern auch, inwiefern all die anderen Mechanismen ursächlich beteiligt sind; wenn z. B. ein schlecht eingestellter Diabetes ursächlich ist (relativer Insulinmangel) oder eine Azidämie kompensatorisch zu höheren Kaliumspiegeln führt, ist eine Ernährungsmodifikation (im Sinne einer kaliumarmen Kost) nicht primär zielführend.

Professionelle Ernährungstherapeuten können anamnestisch z. B. über einen 24-h- oder 72-h-Food-Recall den Haupt-Kaliumlieferanten aus der Ernährung identifizieren. Ernährungsmuster sollten so angepasst werden, dass trotzdem ausreichend Ballaststoffe aufgenommen werden (z. B. Gemüse wässern/kochen). Tabellen mit z. B. Angabe von Kalium pro Ballaststoffgehalt ([2488], [2493]) können helfen, geeignete pflanzliche Nahrungsmittel auszuwählen, um die Ernährung auch mit niedrigem Kaliumanteil ausgewogen zu halten.

Flüssigkeitszufuhr

Eine bewusst gesteigerte Flüssigkeitszufuhr hat keinen positiven Effekt auf die Progressionsrate chronischer Nierenerkrankungen. Dennoch ist auch in ärztlichen Kreisen die Meinung weit verbreitet, dass eine hohe Flüssigkeitsaufnahme für Patienten mit Nierenerkrankungen von Vorteil sei. Dies ist darin begründet, dass eine höhere Diurese zu einer gesteigerten Massenelimination an harnpflichtigen Substanzen führt. Eine erhöhte Flüssigkeitszufuhr führt aber auch zu einer Volumenexpansion und zu höherem Blutdruck (→ gesteigerte Progressionsrate).

Die Trinkmenge sollte sich nach dem Durstgefühl richten. Da das Durstempfinden beim älteren Menschen gestört sein kann, ist in dieser Patientenpopulation eine Trinkmenge von ca. 1,5 l/d zu empfehlen. Eine ärztlich verordnete gesteigerte Flüssigkeitsaufnahme ist nur dann sinnvoll, wenn eine Urinverdünnung therapeutisch angestrebt wird. Klassische Beispiele sind rezidivierende Harnwegsinfektionen oder Nephro-/Urolithiasis, bei der zur Senkung der Konzentration lithogener Substanzen ein Urinvolumen von 2–3 l/d erreicht werden soll.

Bei seltenen Nierenleiden mit eingeschränkter Urinkonzentrierungsfähigkeit wie bei einer Salzverlustniere, die im Rahmen von chronisch interstitiellen Nierenerkrankungen auftreten kann, ist es notwendig, eine hohe Salz- und Wasserzufuhr zu gewährleisten. Ähnliches gilt für den zentralen oder renalen Diabetes insipidus, der genetisch oder aber auch toxisch bedingt sein kann (z. B. Lithiumintoxikation). Hier sind zum Teil sehr hohe Flüssigkeitsmengen erforderlich, um die Plasmaosmolalität ausgeglichen zu halten. Ähnliches gilt bei polyzystischer Nierenerkrankung (ADPKD) unter einer Therapie mit Tolvaptan; hier wird eine Trinkmenge von 8–10 Litern pro Tag gefordert – dies ist eine deutliche Hürde für viele Patienten.

Auch bei chronisch Nierenkranken sollte eine durstgesteuerte Flüssigkeitsaufnahme im Vordergrund stehen. Bis auf wenige Ausnahmen (Steinleiden, Harnwegsinfektionen) kann kein Vorteil einer erhöhten Flüssigkeitszufuhr durch Studien belegt werden. Möglicherweise kann durch die damit einhergehende Blutdrucksteigerung die Progression einer chronischen Nierenkrankheit sogar beschleunigt werden.

Literatur

[2478] Ahlenstiel T, Pape L, Ehrich JH, Kuhlmann MK. Self-adjustment of phosphate binder dose to meal phosphorus content improves management of hyperphosphataemia in children with chronic kidney disease. Nephrol Dial Transplant 2010; 25: 3241–3249

[2479] Anderson JW, O´Neal DS, Riddell-Mason S et al. Postprandial serum glucose, insulin, and lipoprotein responses to high- and low-fiber diets. Metabolism 1995; 44: 848–854

[2480] Avesani CM, Cuppari L, Nerbass FB et al. Ultraprocessed food and chronic kidney disease-double trouble. Clin Kidney J 2023; 16: 1723–1736

[2481] Bakris G. FIDELIO-DKD-Studie bestätigt die nephro-protektive Wirkung von Finerenon. N Engl J Med 2020; 383: 2219–2229

[2482] Bargetzi A et al. Admission kidney function is a strong predictor for the response to nutritional support in patients at nutritional risk. Clinical nutrition 40.5 (2021): 2762–2771

[2483] Bergmann C, Guay-Woodford LM, Harris PC et al. Polycystic kidney disease. Nat Rev Dis Primers 2018; 4: 50

[2484] Bernier-Jean A, Wong G, Saglimbene V et al. Dietary Potassium Intake and All-Cause Mortality in Adults Treated with Hemodialysis. Clin J Am Soc Nephrol 2021; 16: 1851–1861

[2485] Beto JA, Ramirez WE, Bansal VK. Medical nutrition therapy in adults with chronic kidney disease: integrating evidence and consensus into practice for the generalist registered dietitian nutritionist. J Acad Nutr Diet 2014; 114: 1077–1087

[2486] Butler T, Kerley CP, Altieri N et al. Optimum nutritional strategies for cardiovascular disease prevention and rehabilitation (BACPR). Heart 2020; 106: 724–731

[2487] Cano NJ, Fouque D et al. Intradialytic parenteral nutrition does not improve survival in malnourished hemodialysis patients: a 2-year multicenter, prospective, randomized study. J Am Soc Nephrol 2007; 18: 2583–2591

[2488] Carrero JJ González-Ortiz A, Avesani CM et al. Plant-based diets to manage the risks and complications of chronic kidney disease. Nat Rev Nephrol 2020; 16: 525–542

[2489] Chen X, Wei G, Jalili T et al. The Associations of Plant Protein Intake With All-Cause Mortality in CKD. Am J Kidney Dis 2016; 67: 423–430

[2490] Chrysostomou A, Becker G. Spironolactone in addition to ACE inhibition to reduce proteinuria in patients with chronic renal disease. N Engl J Med 2001; 345: 925–926

[2491] Cooper TE, Khalid R, Chan S et al. Synbiotics, prebiotics and probiotics for people with chronic kidney disease. Cochrane Database Syst Rev 2023; 10(10):CD013631.

[2492] Cukoski S, Lindemann CH, Arjune S et al. Feasibility and impact of ketogenic dietary interventions in polycystic kidney disease: KETO-ADPKD-a randomized controlled trial. Cell Rep Med 2023; 4: 101283

[2493] Cupisti A, Kovesdy CP, D'Alessandro C, Kalantar-Zadeh K. Dietary Approach to Recurrent or Chronic Hyperkalaemia in Patients with Decreased Kidney Function. Nutrients 2018; 10: 261

[2494] David LA, Maurice CF, Carmody RN et al. Diet rapidly and reproducibly alters the human gut microbiome. Nature 2014; 505: 559–563

[2495] Deutz NE, Matheson EM, Matarese LE et al. Readmission and mortality in malnourished, older, hospitalized adults treated with a specialized oral nutritional supplement: A randomized clinical trial. Clin Nutr 2016; 35: 18–26

[2496] Eckardt KU, Binet I, de Groot K et al. Nomenklatur für Nierenfunktion und Nierenkrankheiten–Durch Präzision und Verständlichkeit zu besserer Erfassung und Prognose. Dtsch Med Wochenschr 2022; 147: 1398–1406

[2497] Esmeijer K, Geleijnse JM, de Fijter JW et al. Dietary protein intake and kidney function decline after myocardial infarction: the Alpha Omega Cohort. Nephrol Dial Transplant 2020; 35: 106–115

[2498] Estruch R, Ros E, Salas-Salvadó et al. Primary Prevention of Cardiovascular Disease with a Mediterranean Diet Supplemented with Extra-Virgin Olive Oil or Nuts. N Engl J Med 2018; 378: e34

[2499] Evenepoel P, Meijers BK. Dietary fiber and protein: nutritional therapy in chronic kidney disease and beyond. Kidney Int 2012; 81: 227–229

[2500] Fiaccadori E, Sabatino A, Barazzoni R et al. ESPEN guideline on clinical nutrition in hospitalized patients with acute or chronic kidney disease. Clin Nutr 2021; 40: 1644–1668

[2501] Fiedler R, Jehle PM, Osten B et al. Clinical nutrition scores are superior for the prognosis of haemodialysis patients compared to lab markers and bioelectrical impedance. Nephrol Dial Transplant 2009; 24: 3812–3817

[2502] Fleig S. Was ist L-Carnitin, und sollten wir es bei CKD supplementieren? Nephrologie 2024; 2: 105–109

[2503] Fontecha J, Calvo MV, Juarez M et al. Milk and Dairy Product Consumption and Cardiovascular Diseases: An Overview of Systematic Reviews and Meta-Analyses. Adv Nutr 2019; 10: S 164–S 189

[2504] Go AS, Chertow GM, Fan D et al. Chronic kidney disease and the risks of death, cardiovascular events, and hospitalization. N Engl J Med 2004; 351: 1296–1305

[2505] Gomes-Neto AW, Osté MCJ, Sotomayor CG et al. Mediterranean style diet and kidney function loss in kidney transplant recipients. Clin J Am Soc Nephrol 2020; 15: 238

[2506] Goraya N, Simoni J, Jo CH, Wesson DE. A comparison of treating metabolic acidosis in CKD stage 4 hypertensive kidney disease with fruits and vegetables or sodium bicarbonate. Clin J Am Soc Nephrol 2013; 8: 371–381

[2507] Haring, B, Selvin E, Liang M et al. Dietary Protein Sources and Risk for Incident Chronic Kidney Disease: Results From the Atherosclerosis Risk in Communities (ARIC) Study. J Ren Nutr 2017; 27: 233–242

[2508] Heerspink HJL, Stefánsson BV, Correa-Rotter R et al. Dapagliflozin in Patients with Chronic Kidney Disease. N Engl J Med 2020; 383: 1436–1446

[2509] Heo GY, Koh HB, Kim HJ et al. Association of Plant Protein Intake With Risk of Incident CKD: A UK Biobank Study. Am J Kidney Dis 2023 Dec;82(6):687-697.e1.

[2510] Hooper L, Martin N, Jimoh OF et al. Reduction in saturated fat intake for cardiovascular disease. Cochrane Database Syst Rev 2020; 5: CD011737

[2511] Ikizler TA, Burrowes JD, Byham-Gray LD, Campbell KL et al. KDOQI Clinical Practice Guideline for Nutrition in CKD: 2020 Update. Am J Kidney Dis 2020; 76: S 1–S 107

[2512] Jhee JH, Kee YK, Park S et al. High-protein diet with renal hyperfiltration is associated with rapid decline rate of renal function: a community-based prospective cohort study. Nephrol Dial Transplant 2020; 35: 98–106

[2513] Juraschek SP, Appel LJ, Anderson CA, Miller III ER. Effect of a high-protein diet on kidney function in healthy adults: results from the OmniHeart trial. Am J Kidney Dis 2013; 61: 547–554

[2514] Kalantar-Zadeh K, Gutekunst L, Mehrotra R et al. Understanding sources of dietary phosphorus in the treatment of patients with chronic kidney disease. Clin J Am Soc Nephrol 2010; 5: 519–530

[2515] Kalantar-Zadeh K, HM Kramer, Fouque D. High-protein diet is bad for kidney health: unleashing the taboo. Nephrology Dialysis Transplantation 2020; 35.1: 1–4

[2516] Kellum JA et al. Kidney disease: improving global outcomes (KDIGO) acute kidney injury work group. KDIGO clinical practice guideline for acute kidney injury. Kidney International Supplements 2012; 2: 1–138

[2517] Kelly JT, Su G, Zhang L et al. Modifiable Lifestyle Factors for Primary Prevention of CKD: A Systematic Review and Meta-Analysis. J Am Soc Nephrol 2021; 32: 239–253

[2518] Kittiskulnam P, Kanjanabuch T, Tangmanjitjaroen K et al. The beneficial effects of weight reduction in overweight patients with chronic proteinuric immunoglobulin a nephropathy: a randomized controlled trial. J Renal Nutr 2014; 24: 200–207

[2519] Kittiskulnam P, Banjongjit A, Metta K et al. The beneficial effects of intradialytic parenteral nutrition in hemodialysis patients with protein energy wasting: a prospective randomized controlled trial. Sci Rep 2022; 12: 4529

[2520] Klahr S, Breyer JA, Beck GJ et al. Dietary protein restriction, blood pressure control, and the progression of polycystic kidney disease. Modification of Diet in Renal Disease Study Group. J Am Soc Nephrol 1995; 5: 2037–2047

[2521] Klahr S, Levey AS, Beck GJ et al. The effects of dietary protein restriction and blood-pressure control on the progression of chronic renal disease. Modification of Diet in Renal Disease Study Group. N Engl J Med 1994; 330: 877–884
[2522] Ko GJ, Rhee CM, Kalantar-Zadeh K, Joshi S. The effects of high-protein diets on kidney health and longevity. J Am Soc Nephrol 2020; 31: 1667
[2523] Kobayashi S, Asakura K, Suga H et al. High protein intake is associated with low prevalence of frailty among old Japanese women: a multicenter cross-sectional study. Nutr J 2013; 12: 164
[2524] Kontessis P et al. Renal, metabolic and hormonal responses to ingestion of animal and vegetable proteins. Kidney Int 1990; 38: 136–144
[2525] Kosmadakis G, Da Costa Correia E, Carceles O et al. Vitamins in dialysis: who, when and how much? Renal Failure 2014; 36: 638–650
[2526] Kovesdy CP, Kopple JD, Kalantar-Zadeh K. Management of protein-energy wasting in non-dialysis-dependent chronic kidney disease: reconciling low protein intake with nutritional therapy. Am J Clin Nutr 2013; 97: 1163–1177
[2527] Kow AW. Prehabilitation and Its Role in Geriatric Surgery. Ann Acad Med Singap 2019; 48: 386–392
[2528] Krishnamurthy VM, Wei G, Baird BC et al. High dietary fiber intake is associated with decreased inflammation and all-cause mortality in patients with chronic kidney disease. Kidney Int 2012; 81: 300–306
[2529] Kuhlmann MK, Schmidt F, Kohler H. High protein/energy vs. standard protein/energy nutritional regimen in the treatment of malnourished hemodialysis patients. Miner Electrolyte Metab 1999; 25: 306–310
[2530] Kuhlmann MK, Levin NW. Potential interplay between nutrition and inflammation in dialysis patients. Contrib Nephrol 161, 76–82, doi:10.1159/000129759 (2008)
[2531] Lew QLJ, Jafar TH, Koh HWL et al. Red Meat Intake and Risk of ESRD. J Am Soc Nephrol 2017; 28: 304–312
[2532] Li S, Flint A, Pai JK et al. Dietary fiber intake and mortality among survivors of myocardial infarction: prospective cohort study. BMJ 2014; 348: g2659
[2533] Li HB, Xu ML, Xu XD et al. Faecalibacterium prausnitzii Attenuates CKD via Butyrate-Renal GPR43 Axis. Circ Res 2022; 131: e120–e134
[2534] Malhotra R, Lipworth L, Cavanaugh KL et al. Protein intake and long-term change in glomerular filtration rate in the Jackson Heart Study. J Renal Nutr 2018; 28: 245–250
[2535] MacLaughlin HL, Friedman AN, Ikizler TA. Nutrition in kidney disease: core curriculum 2022. Am J Kidney Dis 2022; 79: 437–449
[2536] Maschio G, Alberti D, Janin G et al. Effect of the angiotensin-converting-enzyme inhibitor benazepril on the progression of chronic renal insufficiency. N Engl J Med 1996; 334: 939–945
[2537] Menon V, Kopple JD, Wang X et al. Effect of a very low-protein diet on outcomes: long-term follow-up of the Modification of Diet in Renal Disease (MDRD) Study. Am J Kidney Dis 2009; 53: 208–217
[2538] Moe SM, Zidehsarai MP, Chambers MA et al. Vegetarian compared with meat dietary protein source and phosphorus homeostasis in chronic kidney disease. Clin J Am Soc Nephrol 2011; 6: 257–264
[2539] Monteiro CA, Moubarac JC, Levy RB et al. Household availability of ultra-processed foods and obesity in nineteen European countries. Public Health Nutr 2018; 21: 18–26
[2540] Nishioka N, Luo Y, Taniguchi T et al. Carnitine supplements for people with chronic kidney disease requiring dialysis. Cochrane Database Syst Rev 2022; 12: CD013601
[2541] Oehm S, Steinke K, Schmidt J et al. RESET-PKD: a pilot trial on short-term ketogenic interventions in autosomal dominant polycystic kidney disease. Nephrol Dial Transplant 2023; 38: 1623–1635
[2542] Osté MC, Gomes-Neto AW, Corpeleijn E et al. Dietary Approach to Stop Hypertension (DASH) diet and risk of renal function decline and all-cause mortality in renal transplant recipients. Am J Transplant 2018; 18: 2523–2533
[2543] Osté MC, Duan MJ, Gomes-Neto AW et al. Ultra-processed foods and risk of all-cause mortality in renal transplant recipients. Am J Clin Nutr 2022; 115: 1646–1657
[2544] Picard K, Mager D, Richard C. How food processing impacts hyperkalemia and hyperphosphatemia management in chronic kidney disease. Can J Dietet Pract Res 2020; 81: 132–136
[2545] Rheinberger M, Jung B, Segiet T et al. Poor risk factor control in outpatients with diabetes mellitus type 2 in Germany: The DIAbetes COhoRtE (DIACORE) study. PLoS One 2019; 14: e0213157
[2546] Schuetz P, Fehr R, Baechli V et al. Individualised nutritional support in medical inpatients at nutritional risk: a randomised clinical trial. Lancet 2019; 393: 2312–2321
[2547] Sotomayor CG, Gomes-Neto AW, Eisenga MF et al. Consumption of fruits and vegetables and cardiovascular mortality in renal transplant recipients: a prospective cohort study. Nephrol Dial Transplant 2020; 35: 357–365
[2548] Su G, Qin X, Yang C et al. Fiber intake and health in people with chronic kidney disease. Clin Kidney J 2022; 15: 213–225
[2549] The E-K C G, Herrington WG, Staplin N et al. Empagliflozin in Patients with Chronic Kidney Disease. N Engl J Med 2023; 388: 117–127
[2550] Virtanen HEK, Voutilainen S, Koskinen TT et al. Dietary proteins and protein sources and risk of death: the Kuopio Ischaemic Heart Disease Risk Factor Study. Am J Clin Nutr 2019; 109: 1462–1471
[2551] Visser WJ, Egmond A, Timman R et al. Risk Factors for Muscle Loss in Hemodialysis Patients with High Comorbidity. Nutrients 2020; 12: 2494
[2552] Xie LM, Ge YY, Huang X et al. Effects of fermentable dietary fiber supplementation on oxidative and inflammatory status in hemodialysis patients. Int J Clin Exp Med 2015; 8: 1363–1369
[2553] Xu H, Rossi M, Campbell KL et al. Excess protein intake relative to fiber and cardiovascular events in elderly men with chronic kidney disease. Nutr Metab Cardiovasc Dis 2016; 26: 597–602
[2554] Yajima T. Contractile effect of short-chain fatty acids on the isolated colon of the rat. J Physiol 1985; 368: 667–678
[2555] Wang AYM, Afsar RE, Sussman-Dabach EJ et al. Vitamin Supplement Use in Patients With CKD: Worth the Pill Burden? Am J Kidney Dis 2023; 83: 370–385
[2556] Zhuang P, Zhang Y, He W et al. Dietary Fats in Relation to Total and Cause-Specific Mortality in a Prospective Cohort of 521120 Individuals With 16 Years of Follow-Up. Circ Res 2019; 124: 757–768

65 Mangelernährung und Osteoporose

H.A. Bischoff-Ferrari, M. Kistler-Fischbacher

Das Wichtigste in Kürze
Osteoporose ist eine durch niedrige Knochendichte sowie geschwächte Knochenmikroarchitektur charakterisierte Erkrankung, die zu einem erhöhten Frakturrisiko führt. Jede 2. Frau und jeder 5. Mann muss ab dem 50. Lebensjahr mit einer Osteoporose-bedingten Fraktur rechnen. Ungefähr 50 % derjenigen, die bereits eine Fraktur erlitten haben, werden eine weitere erleiden, und das Risiko für weitere Frakturen steigt exponenziell mit jeder Fraktur. 90 % aller Osteoporose-bedingten Frakturen treten infolge eines Sturzes auf, und die Erhaltung der Muskelkraft und die Verminderung des Sturzrisikos spielen deshalb eine zentrale Rolle für Knochenbruchprävention und die Knochengesundheit.

Neben körperlicher Aktivität ist eine gesunde Ernährung und insbesondere eine adäquate Zufuhr von Kalzium, Vitamin D und hochwertigen Proteinen nötig, um die Knochengesundheit aufrechtzuerhalten. Die Prävalenz von Kalzium- und Proteinmalnutrition, sowie Vitamin-D-Mangel nehmen mit dem Alter zu. Für den Erhalt der Knochengesundheit und Frakturprävention beträgt die aktuell empfohlene Zufuhr von Vitamin D für ältere Menschen 800 IE, von Kalzium 1000–1200 mg und von Protein 1,0–1,5 g pro kg Körpergewicht.

Keywords
Osteoporose, Knochendichte, Frakturrisiko, Sturzrisiko, Knochengesundheit, Vitamin D, Kalzium, Proteinmalnutrition

65.1 Pathogenese und Folgen der Osteoporose

Wir bauen bis zum Alter von ca. 25 Jahren Knochenmasse auf, und ab dem 35. Lebensjahr kommt es zu einem kontinuierlichen Abbau. Geschieht dies in einem zu hohen Maß oder konnte der Körper in der Kindheit bis zum jungen Erwachsenenalter nicht genügend Knochenmasse aufbauen, steigt die Gefahr, an einer Osteoporose zu erkranken und einen Knochenbruch zu erleiden. Osteoporose zeigt keine spezifischen Anzeichen oder Symptome, bis eine Fraktur auftritt – aus diesem Grund wird sie häufig als die „stille Epidemie“ bezeichnet.

Osteoporose betrifft alle Knochen des Körpers, jedoch treten Frakturen am häufigsten an den Wirbelkörpern (Wirbelsäule), am Unterarm und an der Hüfte auf. Osteoporotische Frakturen des Beckens, des Oberarms und des Unterschenkels sind ebenso bekannt. Die Osteoporose an sich verursacht keine Schmerzen, jedoch können gebrochene Knochen zu starken Schmerzen, erheblichen Behinderungen und sogar zum Tod führen. Sowohl Hüft- als auch Wirbelkörperfrakturen sind mit einer erhöhten Sterblichkeitsrate assoziiert. 15–25 % der Patienten, die eine Hüftfraktur erlitten haben, sterben innerhalb von 12 Monaten nach der Fraktur unter anderem aufgrund von erhöhter Gebrechlichkeit, Verschlechterung anderer Begleiterkrankungen oder Komplikationen im Zusammenhang mit der Fraktur.

Das Risiko, eine Fraktur zu erleiden, nimmt exponenziell zum Alter zu – nicht nur aufgrund der verminderten Knochendichte, sondern auch wegen der erhöhten Sturzrate bei älteren Menschen. Da diese die am schnellsten wachsende Bevölkerungsgruppe repräsentieren, werden die Kosten für die Akutversorgung von Frakturen sowie der daraus resultierenden funktionellen Einschränkungen und Behinderungen dramatisch ansteigen. Die Behebung der Malnutrition mit dem Ziel der Osteoporose-Prävention ist damit ein zentrales gesellschaftliches Anliegen.

Warum ist die Sturzprävention bei Osteoporose so wichtig? Mehr als 90 % aller Osteoporose-bedingten Frakturen ereignen sich infolge eines Sturzes. Daher zielt die Frakturprävention vor allem bei älteren Menschen nicht nur auf die Förderung der Knochengesundheit, sondern auch auf die Erhaltung der Muskelkraft und -funktion ab. Menschen mit höherer Muskelkraft haben stärkere

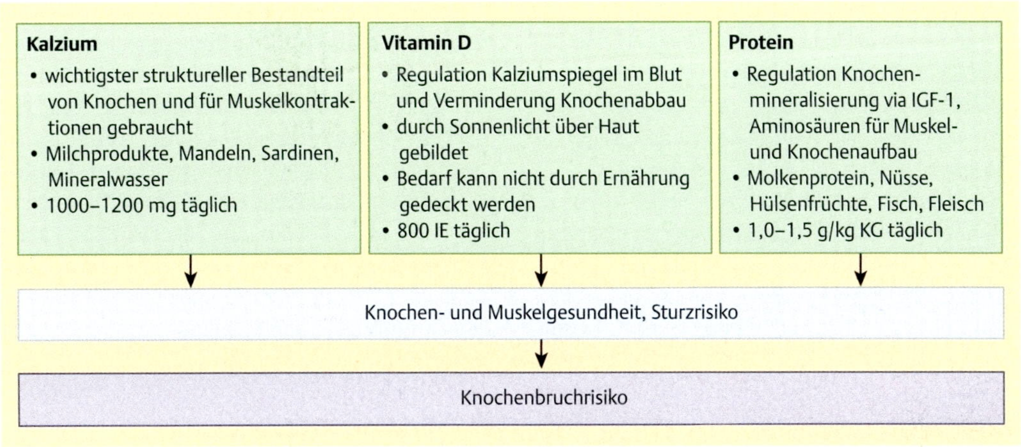

Abb. 65.1 Konzept der Knochenbruch-Prävention durch Ernährung im Alter.

Knochen, stürzen seltener und erleiden weniger Frakturen. Darüber hinaus kann ein Sturz aus Angst vor weiteren Stürzen zu einer selbst auferlegten Einschränkung der körperlichen Aktivität führen, was wiederum den Knochen- und Muskelabbau begünstigt.

Stürze sind häufige Ereignisse: 30 % der über 65-Jährigen und 50 % der über 80-Jährigen berichten, im Laufe des vergangenen Jahres gestürzt zu sein. Zu ernsthaften Verletzungen kommt es bei 10–15 % der Stürze, bei 5 % führen sie zu Frakturen und bei 1–2 % zu Hüftfrakturen. Menschen, die wiederholt gestürzt sind, haben ein 4-fach erhöhtes Risiko, eine sturzbedingte Fraktur zu erleiden. Konzeptionell und therapeutisch ist es daher wichtig, dass die Knochenbruchprävention über nutritive Maßnahmen sowohl am Knochen als auch am Muskel ansetzt. Kalzium, Vitamin D und Proteine fördern sowohl die Knochen- als auch die Muskelgesundheit (▸ Abb. 65.1).

65.2 Diagnostik

Osteoporose wird entweder mittels DXA (Dual-energy X-Ray Absorptiometry) oder durch die Diagnose einer Fraktur, die durch Einwirkung geringer Kräfte verursacht wurde (Fragilitätsfraktur), diagnostiziert. Bei der DXA-Messung wird die Knochendichte mittels Röntgenstrahlung ermittelt, und die Werte werden mit jener einer jungen, gesunden Referenzgruppe verglichen. Liegt der Wert mehr als 2,5 Standardabweichungen unter dem Wert der gesunden Referenzgruppe, liegt eine Osteoporose vor.

Als Indikationen für eine Knochendichtemessung gelten u. a. das Alter (65 Jahre für Frauen, 70 Jahre für Männer), bestehende Fragilitätsfrakturen, Krankheiten oder Einnahme von Medikamenten, die das Risiko für Osteoporose erhöhen. Fragilitätsfrakturen sind jene, die spontan auftreten, bei alltäglichen Bewegungen wie beispielsweise Nach-vorne-Beugen oder Drehen, beim Niesen oder Husten, oder die sich durch Stürze aus dem Stand oder dem Gehen ereignen.

65.3 Prävention und Therapie

65.3.1 Medikamentöse Therapie

Ob eine medikamentöse Behandlung sinnvoll oder notwendig ist, wird basierend auf dem Risiko, einen Knochenbruch zu erleiden, entschieden. Bestehende Fragilitätsfrakturen, sehr geringe Knochendichte (DXA), gewisse Komorbiditäten und andere Risikofaktoren wie Alter, Geschlecht, Sturzrisiko oder auch erbliche Vorbelastungen werden bei dieser Einschätzung berücksichtigt.

65.3.2 Bewegungstherapie

Körperliches Training spielt neben der Ernährung eine zentrale Rolle in der Vorbeugung von Knochenbrüchen und sollte – wie auch die Ernährung

– unabhängig von einer medikamentösen Behandlung ein fester Bestandteil der Therapie sein. Das körperliche Training zielt einerseits darauf ab, Muskelfunktion und -kraft zu verbessern sowie das Sturzrisiko zu reduzieren, andererseits die Knochenstruktur und -stärke zu verbessern.

Krafttraining von mittlerer bis hoher Intensität in Kombination mit „Impact Training“ (z. B. Sprünge) und Gleichgewichtstraining ist das effektivste Training, um die Knochengesundheit zu verbessern. Konkret sollte das Training hohe Gewichte und relativ wenige Wiederholungen (≤ 6) beinhalten. Die Übungen sollen spezifisch jene Muskeln trainieren, die mit Knochen in Verbindung stehen, die besonders anfällig für Frakturen sind (z. B. Hüfte, Wirbelsäule). Freie Gewichte (z. B. Hanteln) eignen sich besonders, da die Muskelaktivierung größer ist als bei konventionellem Krafttraining an Maschinen und die Übungen oft mehrere Gelenke und Muskelgruppen einbeziehen.

65.3.3 Ernährungstherapie

Kalzium

Kalzium ist einer der wichtigsten strukturellen Bestandteile des Knochens und wird als Mineralkomplex, der Kalzium und Phosphat enthält, in die Knochen einbaut. Unser Knochengerüst enthält 99 % des gesamten Kalziums im Körper. Das in die Knochen eingebaute Kalzium dient auch als Depot, um den Kalziumspiegel im Blut aufrechtzuerhalten. Außer als Baustein für die Knochen wird es auch für die Kontraktion der Muskeln gebraucht.

Kalzium wird im Dünndarm sowohl durch passive Diffusion als auch durch aktive Aufnahme – reguliert durch Vitamin D – absorbiert. Eine adäquate Vitamin-D-Versorgung ist deshalb ebenso wichtig für die Kalziumaufnahme und -versorgung. Eine kalziumreiche Ernährung ist vor allem während der Phase des intensivsten Knochenwachstums, also in der Kindheit und Jugend, für den Knochenaufbau wichtig. Sie trägt auch im Erwachsenenalter dazu bei, die Knochenmineraldichte zu erhalten und schützt so vor der Entstehung einer Osteoporose. Das gilt für Männer und Frauen in jedem Lebensalter.

Kalzium in Supplementform bei Menschen im höheren Lebensalter bringt keinen Nutzen für die Knochenmineraldichte, und es konnte auch keine Reduzierung des Frakturrisikos nachgewiesen werden. Hochdosierte Kalziumergänzungen können sogar zu einem erhöhten Hüftfrakturrisiko beitragen, wie bei einer Metaanalyse von klinischen Studien festgestellt wurde, welche Kalziumzufuhr mit Placebo verglichen haben. Folglich reichen Kalziumsupplemente allein nicht aus, um Frakturen zu verhindern. Im Gegensatz dazu kann die Kombination von Kalzium und Vitamin-D-Supplementen (heutige Empfehlung: 800 IE/d) beim älteren Menschen zur Reduktion des Hüftbruchrisikos um bis zu 30 % beitragen.

Empfohlene Kalziumzufuhr

In den aktuellen Empfehlungen (Institute of Medicine [IOM], International Osteoporosis Foundation [IOF]) wird die tägliche Kalziumzufuhr alters- und geschlechtsabhängig definiert:

- 700 mg im 1.–3. Lebensjahr
- 1000 mg im 4.–8. Lebensjahr
- 1300 mg im 9.–13. Lebensjahr
- 1000 mg im 14.–49. Lebensjahr für Frauen und vom 14.–69. Lebensjahr für Männer
- 1200 mg ab dem 50. Lebensjahr für Frauen und ab dem 70. Lebensjahr für Männer

Diese Empfehlungen lassen sich in den meisten Fällen mit einer ausgewogenen Ernährung und kalziumreichen Lebensmitteln umsetzen, da Kalziumquellen in der Ernährung reichlich vorhanden sind. Ideal sind Milchprodukte und andere gute Kalziumquellen wie Sardinen und Nüsse).

Beispiele für kalziumreiche Nahrungsmittel:

- 1 Glas Milch oder ein Stück Hartkäse = 300 mg Kalzium
- 1 Glas kalziumreiches Mineralwasser = 200 mg Kalzium
- 4 Sardinen = 500 mg Kalzium
- 28 g Mandeln = 75 mg Kalzium

Indikation für eine Kalziumsupplementierung

Da Kalziumquellen in der Ernährung reichlich vorhanden sind (selbst 1 Scheibe Brot enthält 50 mg Kalzium), kann der tägliche Bedarf in der Regel gut über die Ernährung gedeckt werden. Falls die Kalziumzufuhr über eine gesunde Ernährung nicht ausreichend gelingt, sollte ein Kalziumsupplement erwogen werden. Dabei ist es wichtig, den Bedarf an Supplementen basierend auf der täglichen Zufuhr durch die Ernährung zu berechnen.

Eine höhere Zufuhr als die altersabhängigen Empfehlungen bringt keinen größeren Nutzen und kann sich auch negativ auf die Gesundheit auswirken. So können sich hochdosierte Kalziumsupplemente (≥ 1000 mg) negativ auf das Herz-Kreislauf-System auswirken. Auch wird die Phosphatresorption im Darm reduziert, was wiederum negative Folgen auf die Knochenmineralisierung hat. Kalziumsupplemente ohne gleichzeitige Gabe von Vitamin D können sogar zu einer Erhöhung des Hüftfrakturrisikos beitragen. Die Kombination von hochdosiertem Kalzium und Vitamin D-Supplementen kann zudem das Risiko für Nierensteine erhöhen.

Kalzium kann am besten in Mengen von bis zu 500 mg aufgenommen werden. Dies gilt sowohl für Kalzium aus der Ernährung als auch für Supplemente. Es ist daher besser, kleinere Mengen über den Tag verteilt zu sich zu nehmen. Es sind selten mehr als 500 mg Kalzium in Supplementform notwendig, um eine Kalziummalnutrition zu beheben.

Hinweis für die Praxis

Warum sind Kalziumquellen aus der Nahrung Supplementen vorzuziehen?

- Kalziumreiche Lebensmittel wie Milchprodukte (Milch, Joghurt, Käse) und Nüsse enthalten wertvolle Nährstoffe für die Gesundheit von Knochen und Muskeln, insbesondere hochwertiges Protein.
- Hochdosierte Kalziumsupplemente (1000 mg und mehr) können sich ungünstig auf das Herz-Kreislauf-System auswirken. Kalziumreiche Lebensmittel hingegen werden nicht mit einem kardiovaskulären Risiko in Verbindung gebracht.
- Kalziumsupplemente können die Phosphatabsorption im Darm vermindern. Bei älteren Menschen mit verminderter Phosphatzufuhr kann sich das nachteilig auf das für die Knochenmineralisation erforderliche ausgewogene Kalzium-Phosphat-Verhältnis auswirken.
- Eine Supplementation mit Kalziumkarbonat oder Kalziumzitrat von 500 mg/d verringert die Aufnahme von Phosphat um 166 mg. Somit kann eine Kalziumsupplementation von 1000 mg bei einer älteren Person mit relativ geringer Phosphatzufuhr (10–15 % haben bereits einen Phosphatmangel) nicht nur zu einem Phosphatmangel führen, sondern auch einen Knochenabbau begünstigen.
- Milchprodukte dagegen liefern sowohl Kalzium als auch Phosphat, und Vitamin D fördert die Kalzium- und Phosphataufnahme.

Vitamin D

Vitamin D spielt eine wichtige Rolle in der Verminderung des Knochenabbaus und bei der Regulation des Kalziumspiegels im Blut. Während der Kalziumbedarf mit einer gesunden Ernährung gedeckt werden kann, ist es wichtig festzuhalten, dass dies für Vitamin D nicht gilt. Es ist nahezu unmöglich, genügend Vitamin D aus der Nahrung zu sich zu nehmen, da nur wenige Nahrungsmittel namhafte Mengen an Vitamin D enthalten.

Der größte Teil des Vitamin D im Körper wird mit Hilfe von Sonnenlicht über die Haut gebildet. Diese hauteigene Vitamin-D-Produktion nimmt jedoch mit dem Alter ab, und ältere Menschen vermeiden oft wegen der Hitze eine direkte Sonnenexposition. Weitere Faktoren, die unabhängig vom Alter die Wirkung der Sonnenexposition als Hauptquelle von Vitamin D einschränken, sind die Saisonalität und die Anwendung von Sonnenschutzprodukten. Auch ein guter Vitamin-D-Spiegel nach einem sonnenreichen Sommer kann nicht über den Winter hinweg aufrechterhalten werden. Die Halbwertszeit von Vitamin D beträgt nur 3–6 Wochen.

Da durch gesunde Ernährung und direkte Sonneneinstrahlung im Winter nicht genügend Vitamin D produziert werden kann, zeigen Studien, dass etwa 50 % der Kinder und Erwachsenen an einem Vitamin-D-Mangel mit Blutwerten von unter 20 ng/ml für das 25-Hydroxy-Vitamin D (25(OH)D) aufweisen. Vitamin-D-Supplemente sind daher insbesondere im Winter und bei älteren Erwachsenen eine wichtige Maßnahme zur

Behebung des weit verbreiteten Vitamin-D-Mangels.

Einen Vitamin-D-Mangel erhöht das Risiko für Stürze und Knochenbrüche. Die Evidenz zur Wirkung von Vitamin-D-Supplementen, um das Knochenbruchrisiko bei gesunden älteren Menschen zu senken, ist unklar. Für ältere Menschen mit erhöhtem Risiko für einen Vitamin-D-Mangel und Osteoporose führt eine tägliche Supplementierung mit 800 IE, insbesondere in Kombination mit einer ausreichenden Kalziumzufuhr, zu einer Verminderung des Sturz- und Hüftbruchrisikos.

Um die schützende Wirkung von Vitamin D auszuschöpfen, sollte eine tägliche Supplementierung gewählt werden. Alternativ zeigt eine umfassende Literatur, dass Vitamin-D-Bolusgaben (ab 60 000 IE monatlich oder ab 300 000 IE jährlich), insbesondere bei älteren Erwachsenen, sowohl das Sturz- als auch das Knochenbruchrisiko erhöhen können. Aufgrund von potenziell schädlichen Effekten von Bolusgaben ist eine tägliche Supplementierung in allen Fällen vorzuziehen.

Empfohlene Vitamin-D-Zufuhr

In den aktuellen Empfehlungen (IOM, DGE, BAG Schweiz, US Endocrine Society, IOF) wird die tägliche Vitamin-D-Zufuhr altersabhängig definiert:

- 400 IE pro Tag im 1. Lebensjahr
- 600 IE pro Tag zwischen dem 2. und 64. Lebensjahr
- 800 IE pro Tag ab dem 65. Lebensjahr

Es ist gut belegt, dass mit 800 IE bei über 97 % der Erwachsenen ein Vitamin-D-Mangel korrigiert werden kann, mit einem Anstieg des 25(OH)D-Blutwerts auf mindestens 20 ng/ml. Diese Supplementation pro Tag ist zudem auf einer Populationsebene sicher, auch bei Menschen ohne Mangel, und ohne vorherige Blutspiegelbestimmung anwendbar.

Indikation für eine Vitamin-D-Supplementierung

Angesichts der hohen Winterprävalenz des Vitamin-D-Mangels bei Kindern und älteren Erwachsenen und der beschränkten Möglichkeiten, eine ausreichende Vitamin-D-Zufuhr über eine gesunde Ernährung sicherzustellen, ist in ganz Europa unabhängig vom Alter eine Indikation zur Supplementierung in den Wintermonaten November bis Ende April zu erwägen.

Älteren Menschen wird aufgrund der verminderten hauteigenen Vitamin-D-Produktion bei Sonnenexposition sowie der belegten Prävention von Stürzen und Hüftbrüchen eine Supplementierung mit Vitamin D auch im Sommer empfohlen. Die empfohlenen Tagesdosen zur Supplementierung entsprechen den oben genannten Angaben zur Vitamin-D-Zufuhr.

Die sichere Obergrenze für eine Vitamin-D-Supplementierung wurde von verschiedenen Ernährungsgesellschaften auf 4000 IE pro Tag festgelegt. Dieser Wert wurde hauptsächlich aufgrund des steigenden Risikos für Hyperkalzämie bei höherer Dosierung festgelegt. Neben dem Risiko für eine Hyperkalzämie kann eine Überdosierung auch zu Hyperkalziurie oder Kalziumablagerungen in Weichgeweben führen.

Diagnostik und Therapie des Vitamin-D-Mangels

Ob eine ausreichende Vitamin-D-Versorgung vorliegt, lässt sich über die Bestimmung des 25(OH)D-Werts im Blut ermitteln. Ein 25(OH)D-Blutwert von weniger als 20 ng/ml (< 50 nmol/l) wird als Vitamin-D-Mangel bezeichnet. Werte unter 10 ng/ml (< 25 nmol/l) gelten als schwerer Mangel und können negative Folgen wie Rachitis bei Kleinkindern und Osteomalazie bei Erwachsenen hervorrufen.

Ein 25(OH)D-Zielwert zwischen 20 und 30 ng/ml wird bezüglich Fraktur- und Sturzprävention als optimal angesehen, wobei Werte über 45 ng/ml mit einem erhöhten Sturzrisiko in Verbindung gebracht wurden. Der Mechanismus, wie höhere 25-(OH)D-Werte das Sturz- und Frakturrisiko erhöhen, ist noch nicht vollständig geklärt. Eine Annahme stützt sich darauf, dass höhere 25 (OH)D-Werte und eine vermehrte Supplementierung einerseits die Knochenresorption steigern und anderseits das Parathormon unterdrücken sowie dadurch die Kalziumhomöostase stören.

Die 25(OH)D-Bestimmung wird nicht als Routineuntersuchung empfohlen, wenn keine Risiken für einen schweren Vitamin-D-Mangel vorliegen. Hier kann eine direkte Supplementierung mit der Standarddosis erfolgen (800 IE/d; bei jüngeren

Menschen vor allem im Winter, ab dem 65. Lebensjahr unabhängig von der Jahreszeit). Diese Empfehlung stützt sich darauf, dass der Vitamin-D-Mangel weit verbreitet ist, und außerdem auf die Ergebnisse hochqualitativer klinischer Interventionsstudien, in denen nachgewiesen wurde, dass Vitamin-D-Supplemente in einer Dosis von 800 IE/d das Sturzrisiko und das Hüftbruchrisiko um ca. 20–30 % vermindern.

Die Sicherheit bezüglich Nebenwirkungen und Risiken dieser Empfehlung ist gut belegt. Anhand der DO-HEALTH-Studie bei gesunden Menschen im Alter von 70 Jahren und darüber kann die Sicherheit auf eine tägliche Zufuhr von 2000 IE am Tag ausgeweitet werden. Allerdings brachte die höhere Dosierung keine weiteren Vorteile für die Sturz- und Knochenbruchprävention in DO-HEALTH. Einen Vorteil auf die Knochendichte an der Hüfte konnte in DO-HEALTH jedoch nicht ausgeschlossen werden.

Bei Menschen mit einem Risiko für einen schweren Vitamin-D-Mangel wird die Bestimmung des 25(OH)D-Blutspiegels empfohlen. Wenn sich ein schwerer Mangel bestätigt, wird eine passagere oder dauerhaft höhere Dosierung von Vitamin D empfohlen (1500–2000 IE täglich). Die Supplementierung sollte unter ärztlicher Kontrolle stattfinden.

Hinweis für die Praxis

Risikofaktoren für einen schweren Vitamin-D-Mangel (< 10 ng/ml bzw. < 25 nmol/l)

- Fraktur nach einem minimalen Trauma, Sturzereignis bei älteren Menschen
- dunkler Hautton
- Übergewicht
- Antiepileptika
- Malabsorption
- reduzierte Sonnenexposition (z. B. aufgrund einer medikamentösen Behandlung oder aus kulturellen oder religiösen Gründen)

Proteine

Nahrungsproteine liefern Aminosäuren, welche für den Aufbau und Erhalt von Knochenmasse notwendig sind und Bausteine für den Muskel darstellen. Eiweiße stimulieren damit zudem die Bildung von IGF-1 (Insulin-Like Growth Factor 1), eines wichtigen Wachstumsfaktors. IGF-1 unterstützt den Knochenaufbau und die Phosphataufnahme im Darm und somit auch die Mineralisierung des Knochens. Eine niedrige oder unzureichende Proteinzufuhr wirkt sich entsprechend nachteilig auf die Knochen- und Muskelgesundheit aus. Sie begünstigt bei älteren Erwachsenen den Abbau der Muskel- und Knochenmasse und führt zu Muskelschwund (Sarkopenie) sowie Gebrechlichkeit (Frailty), was wiederum zu einem erhöhten Sturz- und Frakturrisiko beiträgt.

Ältere Patienten mit Hüftfrakturen stellen eine gefährdete Populationsgruppe für Mangelernährung und Proteinmangel dar. Dazu trägt anhand der Literatur eine geringe Proteinzufuhr zu einem erhöhten Hüftfrakturrisiko bei. Obgleich Daten aus einer großen randomisierten Studie fehlen, unterstützen neuste Empfehlungen anhand der Daten großer Kohortenstudien eine höhere Proteinzufuhr zur Prävention von Stürzen und Hüftfrakturen. In einer kleineren Interventionsstudie zeigte sich zudem, dass eine Proteinsupplementierung bei älteren Hüftfraktur-Patienten zu einer Verminderung der Mortalität und einer Verkürzung der Rehabilitationszeit nach Hüftbruch beitrugen.

Empfohlene Proteinzufuhr

Die tägliche Proteinzufuhr nimmt mit dem Alter ab, was sich ungünstig auf die Körperzusammensetzung im Sinne einer Verminderung der Muskelmasse auswirkt und auch die Muskelfunktion beeinträchtigt. Dazu kommt die etwa mit dem 50. Lebensjahr zunehmende anabole Resistenz auf der Muskelzellebene. Konzeptionell ist daher der Proteinbedarf älterer Menschen höher als bei jüngeren Menschen. Für gesunde ältere Menschen wird eine Proteinzufuhr von 1,0–1,2 g/kg KG pro Tag empfohlen, für jene mit chronischen Erkrankungen (z. B. Sarkopenie, Osteoporose) 1,2–1,5 g/kg KG pro Tag.

In Kohortenstudien zeigte sich jedoch, dass 15–38 % älterer Männer und 27–41 % älterer Frauen die bisherige Empfehlung von 0,8 g Protein/kg KG pro Tag nicht erreichen. Die tatsächliche Proteinzufuhr bei gebrechlichen Senioren mit hohem Sturz- und Frakturrisiko liegt noch niedriger. Für die Proteinzufuhr bei älteren Menschen bietet sich insbesondere hochwertiges Milchprotein an (z. B. Molkenprotein), da es schnell verdaut wird und reich an der essenziellen Aminosäure Leucin ist, die den Muskelaufbau stimuliert. Bisher belegen 2 kleinere klinische Studien, dass eine Proteinsupplementierung das Sturzrisiko vermindert.

Nebenwirkungen einer erhöhten Proteinzufuhr?

In älteren Studien wurde vorgeschlagen, dass eine hohe Proteinzufuhr möglicherweise zu einem erhöhten Kalziumverlust über die Nieren beiträgt und dass eine proteinhaltige Ernährung schädlich für die Knochengesundheit sei. Diese Annahme wurde widerlegt, da die erhöhte Kalziumausscheidung nach einer proteinhaltigen Mahlzeit nicht zu einem negativen Kalziumhaushalt beiträgt. Darüber hinaus konnte nicht bestätigt werden, dass tierisches Protein durch die Erhöhung des Säuregehalts in unserem Körper zu einem Knochenabbau führt. Tatsächlich gibt es keinen überzeugenden Beweis dafür, dass – bezogen auf die Knochengesundheit – pflanzliche Proteinquellen besser sind als tierische. Es scheint, dass sowohl pflanzliche als auch tierische Proteinquellen einen positiven Einfluss auf die Stärkung von Knochen und Muskeln haben und damit einer Osteoporose vorbeugen.

Hinweis für die Praxis

Milchprodukte sind eine gute Nahrungsquelle für Protein. Weitere geeignete Proteinquellen sind Nüsse, Hülsenfrüchte, Fisch und Fleisch.

Fazit

Bei Menschen im Alter von 75 + treten 75 % aller Frakturen auf. Eine protein- und kalziumreiche Ernährung in Kombination mit einer ausreichenden Vitamin-D-Versorgung bietet enorme Möglichkeiten, die Gesundheit von Knochen und Muskeln zu verbessern und das Risiko für Osteoporose zu senken. Empfohlen werden:

- 800 IE Vitamin D pro Tag
- 1,0–1,5 g Protein pro kg KG pro Tag
- 1000–1200 mg Kalzium pro Tag, idealerweise über natürlich Nahrungsquellen

Ein weiterer wichtiger Bestandteil der Sturz- und Frakturprävention ist die körperliche Aktivität.

Literatur

[2557] Alaimo K, McDowell MA, Briefel RR et al. Dietary intake of vitamins, minerals, and fiber of persons ages 2 months and over in the United States: Third National Health and Nutrition Examination Survey, Phase 1, 1988–91. Adv Data 1994; 258: 1–28

[2558] Bauer J, Biolo G, Cederholm T et al. Evidence-based recommendations for optimal dietary protein intake in older people: a position paper from the PROT-AGE Study Group. J Am Med Dir Ass 2013; 14: 542–559

[2559] Beasley JM, LaCroix AZ, Neuhouser ML et al. Protein intake and incident frailty in the Women's Health Initiative observational study. J Am Geriatr Soc 2010; 58: 1063–1071

[2560] Bischoff-Ferrari HA, Dietrich T, Orav EJ et al. Higher 25-hydroxyvitamin D concentrations are associated with better lower-extremity function in both active and inactive persons aged > or = 60 y. Am J Clin Nutr 2004; 80: 752–758

[2561] Bischoff-Ferrari HA, Staehelin HB, Willett WC. The effect of undernutrition in the development of frailty in older persons. J Gerontol A Biol Sci Med Sci 2006; 61: 585–589

[2562] Bischoff-Ferrari HA, Dawson-Hughes B, Baron JA et al. Calcium intake and hip fracture risk in men and women: a meta-analysis of prospective cohort studies and randomized controlled trials. Am J Clin Nutr 2007; 86: 1780–1790

[2563] Bischoff-Ferrari HA. Fracture Epidemiology among Individuals Age 75 +. In: Duque G, Kiel DP, eds. Osteoporosis in older Persons: Pathophysiology and therapeutic Approach. London: Springer; 2009: 97–110

[2564] Bischoff-Ferrari HA, Dawson-Hughes B, Staehelin HB et al. Fall prevention with supplemental and active forms of vitamin D: a meta-analysis of randomised controlled trials. Br Med J 2009; 339: b3692

[2565] Bischoff-Ferrari HA, Kiel DP, Dawson-Hughes B et al. Dietary calcium and serum 25-hydroxyvitamin D status in relation to BMD among U.S. adults. J Bone Miner Res 2009; 24: 935–942

[2566] Bischoff-Ferrari HA, Shao A, Dawson-Hughes B et al. Benefit-risk assessment of vitamin D supplementation. Osteoporos Int 2010; 21: 1121–1132

[2567] Bischoff-Ferrari HA. Three steps to unbreakable bones: the 2011 World Osteoporosis Day Report. 2001. Im Internet: https://www.osteoporosis.foundation/educational-hub/files/three-steps-unbreakable-bones; Stand: 23.07.2025

[2568] Bischoff-Ferrari HA, Dawson-Hughes B, Baron JA et al. Milk intake and risk of hip fracture in men and women: a meta-analysis of prospective cohort studies. J Bone Miner Res 2011: 26; 833–839

[2569] Bischoff-Ferrari HA, Willett WC, Orav EJ et al. A pooled analysis of vitamin D dose requirements for fracture prevention. N Engl J Med 2012; 367: 40–49

[2570] Bischoff-Ferrari HA. Vitamin D Summary Report BAG. 2012. Im Internet: https://www.blv.admin.ch/blv/de/home/das-blv/organisation/kommissionen/eek/vitamin-d-mangel.html; Stand: 23.07.2025

[2571] Bischoff-Ferrari HA, Dawson-Hughes B, Orav EJ et al. Monthly high-dose vitamin D treatment for the prevention of functional decline: a randomized clinical trial. JAMA Intern Med 2016; 176: 175–183

[2572] Bischoff-Ferrari HA, Bhasin S, Manson JE. Preventing Fractures and Falls: A limited Role for Calcium and Vitamin D Supplements? JAMA 2018; 319 (15): 1552–1553

[2573] Bischoff-Ferrari HA. Should vitamin D administration for fracture prevention be continued? A discussion of recent meta-analysis findings. Z Gerentol Geriatr 2019; 52 (5): 428–432

[2574] Bischoff-Ferrari HA. Hype um die Vitamin-D-Substitution: Was bleibt? Internist 2020;61(11):1196–1203

[2575] Bischoff-Ferrari HA, Vellas B, Rizzoli R et al. Effect of Vitamin D Supplementation, Omega-3 Fatty Acid Supplementation, or a Strength-Training Exercise Program on Clinical Outcomes in Older Adults: The DO-HEALTH Randomized Clinical Trial. JAMA 2020; 324 (18): 1855–1868

[2576] Bischoff-Ferrari HA, Freystätter G, Vellas B et al. Effects of vitamin D, omega-3 fatty acids, and a simple home strength exercise program on fall prevention: the DO-HEALTH randomized clinical trial. Am J Clin Nutr 2022; 115 (5): 1311–1321

[2577] Bolland MJ, Avenell A, Baron JA et al. Effect of calcium supplements on risk of myocardial infarction and cardiovascular events: meta analysis. BMJ 2010; 341: c3691

[2578] Bolland MJ, Grey A, Avenell A et al. Calcium supplements with or without vitamin D and risk of cardiovascular events: reanalysis of the Women's Health Initiative limited access dataset and meta-analysis. Br Med J 2011; 342: d2040

[2579] Campbell WW, Trappe TA, Wolfe RR et al. The recommended dietary allowance for protein may not be adequate for older people to maintain skeletal muscle. J Gerontol A Biol Sci Med Sci 2001; 56: M373–M380

[2580] Cummings SR, Nevitt MC. Non-skeletal determinants of fractures: the potential importance of the mechanics of falls. Study of Osteoporotic Fractures Research Group. Osteoporos Int 1994; 4 (Suppl 1): 67–70

[2581] Dawson-Hughes B, Mithal A, Bonjour JP et al. IOF position statement: vitamin D recommendations for older adults. Osteoporos Int 2010; 21: 1151–1154

[2582] Dawson-Hughes, Wang J, Barger K et al. Intra-trial Mean 25 (OH)D and PTH Levels and Risk of Falling in Older Men and Women in the Boston STOP IT Trial. J Clin Endocrinol Metab 2022; 107 (5): e1932–e1937

[2583] Evans EM, Mojtahedi MC, Thorpe MP et al. Effects of protein intake and gender on body composition changes: a randomized clinical weight loss trial. Nutr Metab 2012; 9: 55

[2584] Fenton TR, Lyon AW, Eliasziw M et al. Meta-analysis of the effect of the acid-ash hypothesis of osteoporosis on calcium balance. J Bone Miner Res 2009; 24: 1835–1840

[2585] Ferrari S, Luppuner K, Lamy O, Meier C. 2020 recommendations for osteoporosis treatment according to fracture risk from the Swiss Association against Osteoporosis (SVGO). Swiss Med Wkly 2020; 29: 150: w20352

[2586] Gaffney-Stomberg E, Insogna KL, Rodriguez NR et al. Increasing dietary protein requirements in elderly people for optimal muscle and bone health. J Am Geriatr Soc 2009; 57: 1073–1079

[2587] Gray-Donald K, Payette H, Boutier V. Randomized clinical trial of nutritional supplementation shows little effect on functional status among free-living frail elderly. J Nutr 1995; 125: 2965–2971

[2588] Gregorio L, Brindisi J, Kleppinger A et al. Adequate dietary protein is associated with better physical performance among post-menopausal women 60–90 years. J Nutr Health Aging 2014; 18: 155–160

[2589] Heaney RP, Nordin BE. Calcium effects on phosphorus absorption: implications for the prevention and co-therapy of osteoporosis. J Am Coll Nutr 2002; 21: 239–244

[2590] Holick MF, Binkley NC, Bischoff-Ferrari HA et al. Guidelines for preventing and treating vitamin D deficiency and insufficiency revisited. J Clin Endocrinol Metab 2012; 97: 1153–1158

[2591] IOM. Dietary Reference Intakes for Calcium and Vitamin D. Institute of Medicine (US) Committee to Review Dietary Reference Intakes for Vitamin D and Calcium. Ross AC, Taylor CL, Yaktine AL et al., eds. Im Internet: www.ncbi.nlm.nih.gov/books/NBK56056/#ch5.s2

[2592] Komar B, Schwingshackl L, Hoffmann G. Effects of leucine-rich protein supplements on anthropometric parameter and muscle strength in the elderly: a systematic review and meta-analysis. J Nutr Health Aging 2015; 19: 437–446

[2593] LeBoff M, Bischoff-Ferrari HA. The Effects of Vitamin D Supplementation on Musculoskeletal Health: The VITAL and DO-Health Trials. J Gernontol A Biol Sci Med Sci 2023;78 (Suppl 1):73–78

[2594] Linseisen JBA, Bischoff-Ferrari HA, Hintzpeter B et al. Vitamin D und Prävention ausgewählter chronischer Krankheiten. 2011. Im Internet: https://www.dge.de/wissenschaft/stellungnahmen-und-positionspapiere/stellungnahmen/vitamin-d-und-praevention-chronischer-krankheiten/; Stand: 23.07.2025

[2595] Kistler-Fischbacher M, Armbrecht G, Gängler S et al. Effects of vitamin D 3, omega-3 s and a simple strength training exercise program on bone health: the DO-HEALTH randomized controlled trial. J Bone Miner Res 2024: zjae054. Online ahead of print. DOI: 10.1093/jbmr/zjae054

[2596] Kistler-Fischbacher M, Weeks BK, Beck BR. The effect of exercise intensity on bone in postmenopausal women (part 2): A meta-analysis. Bone 2021; 143: 115697

[2597] Meyer U, Fischbacher M, Bischoff-Ferrari HA. Die Rolle von Nahrungsproteinen für die Knochen- und Muskelgesundheit. Osteologie 2018; 27 (02): 88–93

[2598] Misra D, Berry SD, Broe KE et al. Does dietary protein reduce hip fracture risk in elders? The Framingham osteoporosis study. Osteoporos Int 2011; 22: 345–349

[2599] Murton AJ. Muscle protein turnover in the elderly and its potential contribution to the development of sarcopenia. Proc Nutr Soc 2015; 74: 387–396

[2600] Neelemaat F, Lips P, Bosmans JE et al. Short-term oral nutritional intervention with protein and vitamin D decreases falls in malnourished older adults. J Am Geriatr Soc 2012; 60: 691–699

[2601] Nguyen ND, Frost SA, Center JR et al. Development of a nomogram for individualizing hip fracture risk in men and women. Osteoporos Int 2007; 18: 1109–1117

[2602] Pasiakos SM, McClung HL, McClung JP et al. Leucine-enriched essential amino acid supplementation during moderate steady state exercise enhances postexercise muscle protein synthesis. Am J Clin Nutr 2011; 94: 809–818

[2603] Pluijm SM, Smit JH, Tromp EA et al. A risk profile for identifying community-dwelling elderly with a high risk of recurrent falling: results of a 3-year prospective study. Osteoporos Int 2006; 17: 417–425
[2604] Rizzoli R. Vitamin D supplementation: upper limit for safety revisited? Aging Clin Exp Res 2021; 33 (1): 19–24
[2605] Schurch MA, Rizzoli R, Slosman D et al. Protein supplements increase serum insulin-like growth factor-I levels and attenuate proximal femur bone loss in patients with recent hip fracture. A randomized, double-blind, placebo-controlled trial. Ann Intern Med 1998; 128: 801–809
[2606] Steingrimsdottir L, Gunnarsson O, Indridason OS et al. Relationship between serum parathyroid hormone levels, vitamin D sufficiency, and calcium intake. J Am Med Assoc 2005; 294: 2336–2341
[2607] Thierfelder W, Dortschy R, Hintzpeter B et al. Biochemische Messparameter im Kinder- und Jugendgesundheitssurvey (KiGGS). Bundesgesundheitsblatt Gesundheitsforschung Gesundheitsschutz 2007; 50: 757–770
[2608] Tinetti ME, Richman D, Powell L. Falls efficacy as a measure of fear of falling. J Gerontol 1990; 45: P239–P243
[2609] Tinetti ME, Williams CS. Falls, injuries due to falls, and the risk of admission to a nursing home. N Engl J Med 1997; 337: 1279–1284
[2610] Tkatch L, Rapin CH, Rizzoli R et al. Benefits of oral protein supplementation in elderly patients with fracture of the proximal femur. J Am Coll Nutr 1992; 11: 519–525
[2611] van Schoor NM, Lips P. Worldwide vitamin D status. Best Pract Res Clin Endocrinol Metab 2011; 25: 671–680
[2612] Weaver CM, Alexander DD, Boushey CJ et al. Calcium plus vitamin D supplementation and risk of fractures: an updated meta-analysis from the National Osteoporosis Foundation. Osteoporos Int 2016; 27 (1): 367–376
[2613] Wolfe RR. Update on protein intake: importance of milk proteins for health status of the elderly. Nutr Rev 2015; 73 (Suppl. 1): 41–47
[2614] Zhu K, Meng X, Kerr DA et al. The effects of a two-year randomized, controlled trial of whey protein supplementation on bone structure, IGF-1, and urinary calcium excretion in older postmenopausal women. J Bone Miner Res 2011; 26: 2298–2306
[2615] Zittermann A, Schmidt A, Haardt J et al. Protein intake and bone health: an umbrella review of systematic reviews for the evidence-based guideline of the German Nutrition Society. Osteoporos Int 2023; 34 (8): 1335–1353

66 Neurologische Erkrankungen

C. von Arnim, A.C. Ludolph

Das Wichtigste in Kürze

Eine Reihe von neurologischen Erkrankungen ist mit Ernährungsfaktoren assoziiert; insbesondere beim Schlaganfall sind ernährungsbedingte Risikofaktoren bekannt. Auch bei den neurodegenerativen Erkrankungen werden zunehmend Risikofaktoren diskutiert, die einen Bezug zur Ernährung aufweisen. Daraus abgeleitete ernährungsmedizinische Präventionsmaßnahmen wie Supplementierung mit Antioxidanzien und Vitaminen oder Modulation des Lipidstoffwechsels bedürfen der wissenschaftlichen Evaluation.

Die Funktion von Neuronen ist abhängig von einer Vielzahl von Vitaminen. Daher können Vitaminmangelzustände zu akuten und chronischen neurologischen Erkrankungen führen; genannt seien hier z. B. die Wernicke-Enzephalopathie, einige Polyneuropathien und die funikuläre Myelose. Durch toxische Nahrungsmittelbestandteile können selten auftretende neurologische Erkrankungen hervorgerufen werden. Weltweit am häufigsten sind der Neurolathyrismus und Konzo, eine endemische spastische Paralyse nach Verzehr der bitteren Kassava. Häufiger sind in unseren Breiten Hypervitaminosen. Dies betrifft fettlösliche Vitamine und Vitamin B_6.

Abgesehen von ihrer Bedeutung in der Pathophysiologie und Prävention von neurologischen Erkrankungen spielt die Ernährung auch eine wichtige Rolle für die Therapie, denn viele neurologische Erkrankungen gehen mit Schluckstörungen einher. Neurogene Dysphagien können je nach Ursache reversibel oder auch irreversibel sein. Da sie Aspirationspneumonien verursachen können, sind gerade bei Schlaganfall und den neurodegenerativen Erkrankungen Besonderheiten in der Therapie mit enteraler Ernährung zu beachten. Auch in der neurologischen Intensivmedizin müssen spezielle Aspekte der Ernährung berücksichtigt werden. Neurologische Erkrankungen wie Schlaganfall oder ALS machen häufig eine kontinuierliche enterale Ernährung notwendig, insbesondere über eine PEG.

Keywords

Schlaganfall, Wernicke-Enzephalopathie, Demenz, amyotrophe Lateralsklerose, Lathyrismus, neurogene Dysphagie

VI

66.1 Bedeutung der Ernährung in der Pathophysiologie und Prävention neurologischer Erkrankungen

66.1.1 Neurologisch relevante Mangelzustände im Alter

Besonders im Alter besteht ein erhöhtes Risiko für eine Fehl- und Mangelernährung (Kap. 52), bedingt durch Veränderungen im Geruchs- und Geschmackssinn sowie die verminderte Aufnahme, Verdauung und Verwertung von Nahrungsmittelbestandteilen. Dies kann durch chronische Erkrankungen, aber auch zunehmende Medikamenteninteraktionen bei Multimorbidität verursacht werden.

Ältere Menschen sind besonders gefährdet, einen **Vitamin-B_{12}-Mangel** zu erleiden, da eine atrophische Gastritis mit zunehmendem Alter häufiger auftritt. Aus gastroenterologischer Sicht ist diese per se nicht zwingend behandlungsbedürftig. Daher wird bei Vitamin-B_{12}-Mangel bei älteren Patienten eine Substitution empfohlen.

Zudem wurden zwischen Ernährung und **Demenz** Zusammenhänge beobachtet. Dies umfasst protektive und Risikofaktoren (s. u.) in Relation zu B-Vitaminen, Antioxidanzien und ungesättigten Fettsäuren. Im Gegenzug können neurodegenerative Erkrankungen, die altersabhängig an Prävalenz zunehmen, Mangelernährungszustände begünstigen.

Durch die im Alter häufige Mangelversorgung an Mikronährstoffen wird auch das Auftreten von

Polyneuropathien begünstigt oder verstärkt. Daher sollte bei polyneuropathischem Syndrom unklarer Ätiologie im höheren Lebensalter stets eine Bestimmung der Vitamine B_1, B_6, B_{12} /Methylmalonsäure, E und Folsäure im Serum erfolgen.

66.1.2 Ernährung und Schlaganfall-Risiko

Risikofaktoren

Die Risikofaktoren für Schlaganfälle stimmen weitgehend mit den gängigen kardiovaskulären Risikofaktoren überein. Sie umfassen neben dem zunehmenden Alter und dem Nikotinmissbrauch Ernährungs-assoziierte Faktoren wie Bluthochdruck, Diabetes, Fettstoffwechselstörungen (Hypercholesterinämie), Hyperhomocysteinämie und Übergewicht.

Primär- und Sekundärprävention

Zur Primär- und Sekundärprävention des Schlaganfalls wird ein „gesunder Lebensstil" zur Modifikation der Risikofaktoren empfohlen: nicht rauchen, Übergewicht reduzieren, regelmäßige körperliche Bewegung, Hypercholesterinämie behandeln, Blutdruck und Blutzucker einstellen und gesunde (auch mediterrane) Diät. Dadurch kann die Mortalität nach Schlaganfall reduziert werden.

Die Richtlinien der American Stroke Association (ASA) zur Primärprävention empfehlen, auf eine reduzierte Kochsalzzufuhr bei gleichzeitig erhöhter Kaliumzufuhr zu achten. Eine **„DASH"-Diät** (DASH = Dietary Approaches to Stop Hypertension, kochsalzarme Kost) wird bei Hypertonie empfohlen (Kap. 44). Sie enthält viel Obst und Gemüse, mäßig fettreduzierte Molkereiprodukte und wenig tierische Eiweiße. Auch bei Menschen mit Diabetes bildet diese Diät eine zentrale Therapieempfehlung.

Fischkonsum und Omega-3-Fettsäuren zeigten in Querschnitt- und Fall-Kontroll-Studien einen protektiven Effekt, wobei es zu den Einzelkomponenten keine prospektiven Untersuchungen gibt. Hingegen zeigen mehrere Studien zur **Mediterranen Ernährung** einen protektiven Effekt: Die 3-armige, prospektiv randomisierte PREDIMED-Studie, in der eine mediterrane Diät plus 1 l Olivenöl/Woche oder plus 30 g Nüssen/d mit einer fettreduzierten Kontrolldiät verglichen wurde, zeigte in beiden Interventionsgruppen eine insbesondere durch eine niedrigere Schlaganfallrate reduzierte kardiovaskuläre Mortalität. Ebenso zeigte die prospektive CORDIOPREV-Studie bei Patienten mit koronarer Herzerkrankung eine geringere kardiovaskuläre Mortalität (inklusive Schlaganfall) unter mediterraner Diät verglichen mit einer fettarmen Diät.

Empfehlungen zur Ernährung

Primärprävention des Schlaganfalls

- Obst- und Gemüse-reiche (mediterrane) Kost
- reduzierte Kochsalzzufuhr
- Konsum von Olivenöl oder Nüssen kann einen zusätzlich protektiven Effekt haben.

Auch in der Sekundärprävention des Schlaganfalls ist, wenn auch in geringerem Ausmaß, eine Modifikation verschiedener Lebensgewohnheiten einschließlich der Ernährung sinnvoll und sollte die medikamentöse Therapie ergänzen.

66.1.3 Ernährung und Demenz-Risiko

Risikofaktoren

Aus epidemiologischen Studien wird zunehmend die Bedeutung kardiovaskulärer und metabolischer Risikofaktoren als unabhängige Risikofaktoren der Alzheimer-Demenz erkannt. Aufgrund der speziellen Zusammensetzung neuronaler Membranen und Synapsen im Gehirn werden Fettsäuren als potenzielle Risikofaktoren diskutiert. Eine hohe Zufuhr an Gesamtfett, insbesondere Omega-6-gesättigten Fettsäuren, ist mit einer schlechteren kognitiven Leistung und einem höheren Demenzrisiko assoziiert.

In epidemiologischen Studien wurden niedrigere Omega-3-Fettsäure-Spiegel bei Alzheimer-Patienten gefunden. Auch erniedrigte Vitamin-B-Spiegel (Vitamin B_{12}, Vitamin B_6 und Folsäure) und Hyperhomocysteinämie werden als Risikofaktoren für Demenzen angesehen. Eine Metaanalyse aus 80 Studien zur Häufigkeit von Mikronährstoffmangel bei Alzheimer-Demenz zeigte signifikant niedrigere Plasmaspiegel an Folsäure und den Vitaminen A, C, B_{12} und E. Auch Vitamin D wird als Risikofaktor diskutiert.

Eine andere Studie wies auf einen Zusammenhang zwischen Nährstoffspiegel, Kognition und strukturellen MRT-Veränderungen hin, wobei 2 Konstellationen an Biomarkern für Mikronährstoffe im Blut günstig waren: hohe Vitaminkonzentrationen für B-Vitamine und Vitamin C und D sowie hohe Spiegel für marine Omega-3-Fettsäuren.

In den letzten Jahren wird zunehmend die Evidenz für Gesamternährungsgewohnheiten (whole diets) und weniger der Einzelstoffe berücksichtigt, die insbesondere für die mediterrane Diät oder der dazu ähnlichen „nordischen/skandinavischen Diät" protektive Effekte bezüglich des Auftretens einer Demenz zeigen [2658].

Daten zu Therapieempfehlungen bezüglich Supplemente, B-Vitaminen und Vitamin E sind bislang jedoch widersprüchlich und bedürfen weiterer prospektiver Studien. Auch zu ungesättigten Fettsäuren und Omega-3-mehrfach-ungesättigten Fettsäuren liegen keine positiven prospektiven Studien vor. Post-hoc-Analysen der o. g. PREDIMED-Studie mit Mediterraner Diät plus 1 l Olivenöl/Woche oder plus 30 g Nüssen/d versus Kontrolldiät, ergaben stabilere kognitive Leistungen in den Interventionsgruppen [2659], [2661].

Primär- und Sekundärprävention

In der prospektiven MIND-Diät-Studie („Mediterranean-DASH Intervention for Neurodegenerative Delay") zur Prävention des kognitiven Abbaus bei älteren, kognitiv unbeeinträchtigten Personen mit erhöhtem Demenzrisiko und Übergewicht sowie suboptimalen Ernährungsmustern konnte kein signifikanter Effekt auf die Kognition im Verlauf im Vergleich zur alleinigen Gewichtsreduktion nach 3 Jahren gezeigt werden [2619].

Die WHO-Leitlinien empfehlen eine Mediterrane Ernährung, um das Risiko einer kognitiven Beeinträchtigung oder Demenz zu verringern, da sie helfen kann und nicht schadet. Sie kommen auch zu dem Schluss, dass eine Supplementierung mit den Vitaminen B und E, mehrfach ungesättigten Fettsäuren und Multi-(Vitamin-)Komplexen nicht empfohlen werden sollte.

Hinweis für die Praxis

Das Befolgen einer Mediterranen Diät scheint das Risiko, an einer Demenz zu erkranken, zu senken und mit einer reduzierten Mortalität einherzugehen.

Prospektive, randomisiert kontrollierte Interventionsstudien mit einem diätetischen Lebensmittel auf Basis von Omega-3-Fettsäuren, Phospholipiden, Cholin, Uridin, Vitamin E, B-Vitaminen, Folsäure und Selen (Fortasyn connect) belegten bei leichter und prodromaler Demenz in 2 unabhängigen Studien einen positiven Effekt auf bestimmte Gedächtnisleistungen. Eine Studie bei mittelschwerer Demenz hingegen zeigte keinen Effekt [2653], [2656].

Hinweis für die Praxis

Interaktion von neurodegenerativen Erkrankungen und Antioxidanzien

Oxidativer Stress scheint beim Alterungsprozess und bei der Entwicklung neurodegenerativer Erkrankungen (amyotrophe Lateralsklerose [ALS], Demenz, Morbus Parkinson u. a.) eine Rolle in der Ätiopathogenese zu spielen. Das Gehirn ist in besonderem Maße gegenüber oxidativem Stress empfindlich. Bei der Alzheimer-Demenz und bei ALS gibt es Hinweise aus der Grundlagenforschung auf eine Rolle von oxidativem Stress. Auch epidemiologische Studien bei Alzheimer-Demenz und ALS erbrachten eindrucksvolle Daten: Bei Demenzpatienten wurden niedrigere Blutspiegel bestimmter Antioxidanzien gemessen.

In mehreren Studien wurde gezeigt, dass die Einnahme von hohen Dosen von Antioxidanzien (Vitamin C und Vitamin E) mit einem reduzierten Risiko, an Alzheimer-Demenz zu erkranken, assoziiert ist. Die Daten aus prospektiven, kontrollierten randomisierten Interventionsstudien bei milder kognitiver Beeinträchtigung (Mild Cognitive Impairment, MCI) und Alzheimer-Demenz lassen aufgrund widersprüchlicher Daten keine Empfehlung im Alltag zu.

VI

Ähnlich ist die Datenlage bei ALS und Morbus Parkinson. Auch hier konnten Interventionsstudien mit Vitamin E keinen Effekt zeigen. Weitere prospektive Studien zu Zusammensetzung, Zeitpunkt, Dosis und Länge einer (präventiven) Intervention mit Antioxidanzien stehen noch aus.

66.1.4 Neurologische Auswirkungen von Vitaminmangelzuständen

Ursachen für neurologische Erkrankungen durch Vitaminmangelversorgung (Kap. 8) sind ein unzureichendes Angebot in der Nahrung, Fehl- und Mangelernährung, ein unphysiologisch hoher Bedarf sowie genetische oder erworbene Defekte der Resorption und Verwertung.

Vitamin A (Retinol)

Die Ätiologie eines Mangels an Vitamin A (Retinol) umfasst Mangelernährung, intestinale Malabsorption (Abetalipoproteinämie, Sprue, zystische Fibrose), Lebererkrankungen, Diabetes mellitus und Hypothyreose. In neuerer Zeit wurden gehäuft Mangelzustände nach bariatrischen Operationen beschrieben.

Betroffen sind typischerweise Augen und Haut. Klassische Symptome sind Nachtblindheit, Korneatrübung (Xerophthalmie) und -schädigung bis hin zur Erblindung. Neurologische Manifestationen sind selten und treten erst nach längerer Minderversorgung auf. Optikusatrophien und Liquorresorptionsstörungen mit Hirndrucksymptomatik wurden beschrieben.

Die Diagnosestellung erfolgt bei klinischem Verdacht durch eine Serum-Retinol-Bestimmung (subklinischer Mangel: < 30 µg/dl; manifester Mangel < 20 µg/dl), wobei aufgrund der peripheren homöostatischen Regulation des Vitamin-A-Spiegels die Aussagekraft eingeschränkt ist.

Die Therapieempfehlung lautet 20 000–30 000 IE Vitamin A pro Tag (Erwachsene, ausgenommen Schwangere).

Hinweis für die Praxis

Vorsicht vor iatrogener Vitamin-A-Überdosierung, die insbesondere bei Schwangeren vermieden werden sollte!

Vitamin B_1 (Thiamin)

Ein erhöhtes Risiko für einen Mangel an Vitamin B_1 haben Alkoholkranke (Kalorienzufuhr erfolgt durch Alkohol anstatt vitaminhaltiger Nahrung, Malresorption, reduzierte Speicherfähigkeit der Leber, erhöhter Thiaminbedarf für den Alkoholmetabolismus) sowie insbesondere ältere Patienten, die parenteral ernährt werden (hohe Kohlenhydratzufuhr mit erhöhtem Thiaminbedarf). Auch dialysepflichtige Patienten, Patienten nach bariatrischer Chirurgie, Patienten mit Hyperemesis gravidarum, Anorexie- und Karzinompatienten oder anderen Ursachen einer Mangelernährung haben ein erhöhtes Risiko. Nach Autopsiestudien wird der Thiaminmangel klinisch unterdiagnostiziert.

Hinweis für die Praxis

Cave: Durch parenterale Gabe von insbesondere kohlenhydratreicher parenteraler Nahrung ohne Thiaminzusatz kann nicht nur bei Patienten mit Thiaminmangel iatrogen eine Wernicke-Enzephalopathie ausgelöst werden. Daher sollten immer zusätzlich B-Vitamine gegeben und die Zusammensetzung der parenteralen Ernährung überprüft werden.

Bei der **Wernicke-Enzephalopathie** handelt es sich um ein Krankheitsbild, das durch die klinische Trias Bewusstseinstrübung/Verwirrtheit (ca. 80 %), Augenbewegungsstörungen (ca. 25 %) und Ataxie (ca. 25 %) charakterisiert ist. Das Vollbild ist jedoch bei weniger als 10 % der Patienten vorhanden; bi- oder monosymptomatische Formen dominieren. Die Ataxie ist in der Regel eine Stand- und Gangataxie. Die Augenbewegungsstörungen umfassen Doppelbilder, Nystagmus und Ptose. Daneben können auch leicht ausgeprägte Polyneuropathien und Störungen kardiovaskulärer Funktionen auftreten.

Bei einem Teil der Patienten geht die Wernicke-Enzephalopathie in ein **Korsakow-Syndrom** über. Dies beschreibt ein amnestisches Syndrom mit anterograder Amnesie und Konfabulationen bei sonst relativ gut erhaltenen intellektuellen Leistungen. Das Korsakow-Syndrom kann sich auch ohne vorausgehende klinisch manifeste Wernicke-Enzephalopathie entwickeln.

Bei einseitiger Ernährung – historisch klassischerweise mit geschältem Reis –, aber auch bei Alkoholkranken, kann sich ein Thiaminmangel als **Beriberi** äußern. Peripher neurologisch („trockene" Beriberi) zeigt sich eine langsam nach proximal fortschreitende symmetrische sensomotorische primär axonale Polyneuropathie. Dysästhesien, Wadenkrämpfe und Schmerzen der Füße (Burning Feet) treten zu Beginn häufig auf. Zudem können kardiovaskuläre Symptome („nasse" Beriberi) wie Tachykardie, Belastungsdyspnoe und Herzinsuffizienz vorkommen.

Die Diagnose des Vitamin-B_1-Mangels erfolgt klinisch und kann bei Vorliegen des Verdachts durch das klinische Ansprechen auf Thiamingabe bestätigt werden. Die Bestimmung des Vitamin-B_1-Spiegels im Blut ist nicht aussagekräftig. Vor allem in der Akutsituation darf nicht auf einen Labortest zur „Bestätigung" der Verdachtsdiagnose Wernicke-Enzephalopathie gewartet werden. Eine Blutabnahme vor Substitution mit Bestimmung der Erythrozyten-Transketolase-Aktivität (ETKA) zusammen mit dem Thiaminpyrophosphat(TPP)-Effekt kann die Verdachtsdiagnose bestätigen. Ebenso können typische MRT-Veränderungen die Diagnose unterstützen. Ein weiterer diagnostischer Hinweis kann eine sonst unerklärte Erhöhung des Laktats und Pyruvats im Liquor und/oder Blut sein.

Die Therapie sollte bereits bei klinischem Verdacht erfolgen, vor allem bei Risikopopulationen wie Alkoholkranken und älteren Menschen. Wenn diese eines der folgenden akut auftretenden Symptome aufweisen – Verwirrtheit, akute Vigilanzminderung und/oder Gedächtnisstörung, Doppelbilder, Ataxie – sollte unverzüglich Thiamin verabreicht werden. Die gleichzeitige Gabe von Magnesium als Kofaktor Thiamin-abhängiger Enzyme ist sinnvoll. Der therapeutische Effekt tritt innerhalb von Stunden bis Tagen ein.

Die EFNS-Leitlinien 2010 empfehlen 200 mg Thiamin i. v. (langsam) vor i. v. Gabe von Glukose oder Kohlenhydraten. Bei Verdacht auf einen Thiaminmangel sind 3 × 200 mg täglich i. v. indiziert, bis sich keine Besserung der Symptome mehr zeigt. Dies sind Erfahrungswerte bei nicht hinreichender Evidenzlage. Cave: Es treten selten (1:1,5 Mio.) anaphylaktische Reaktionen auf, vor allem bei schneller Injektion.

Hinweis für die Praxis

Die Therapie soll bei entsprechenden Risikogruppen bereits bei niederschwelligem Verdacht auf Vitamin-B_1-Mangel erfolgen, da eine frühzeitige Thiamingabe entscheidend und möglicherweise lebensrettend ist.

VI

Vitamin B_6 (Pyridoxin)

Bei ungenügender Zufuhr (Alkoholkranke), Malabsorption oder erhöhtem Verbrauch (Schwangerschaft) kann es zu einem Vitamin-B_6-Mangel kommen. Auch bei Gabe von Isoniazid (INH, z. B. zur Tuberkulosebehandlung) tritt ein Vitamin-B_6-Mangel auf, sodass bei INH-Gabe immer die zusätzliche Gabe von Pyridoxin notwendig ist. Andere Medikamente, die den Pyridoxinspiegel senken, sind Hydralazin und Penicillamin.

Ein Mangel an Vitamin B_6 führt zu einer sensomotorischen axonalen Polyneuropathie mit distal betonten Parästhesien und Brennschmerzen. Bei Säuglingen können auch therapierefraktäre Krampfanfälle auftreten. Ein Vitamin-B_6-Mangel bedingt auch eine Hyperhomocysteinämie zusammen mit einem Mangel an Folsäure und Vitamin B_{12} (▸ Abb. 66.1) mit entsprechenden Auswirkungen (s. u.).

Die Diagnosestellung erfolgt durch eine Bestimmung des Vitamin-B_6-Spiegels (nüchtern; in EDTA-Blut).

Bei durch einen Pyridoxinmangel induzierten epileptischen Anfällen erfolgt die Therapie initial mit 100–200 mg/d i. v., die Erhaltungstherapie beträgt 2–200 mg/d. Bei Polyneuropathie wird initial mit 100 mg/d i. v./i. m. für 3 Wochen therapiert, die Erhaltungstherapie beträgt 30 mg/d. Die Polyneuropathie bildet sich nur langsam und unvollständig

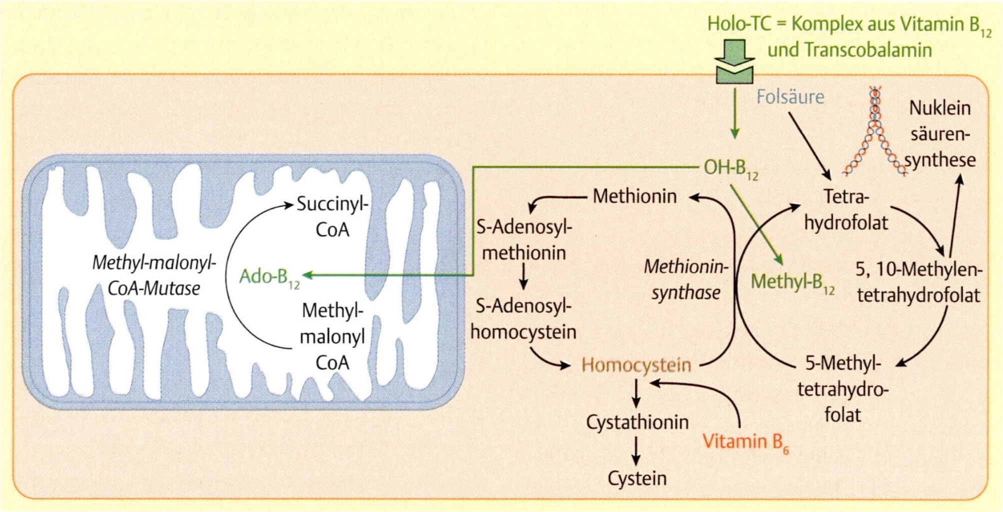

Abb. 66.1 Vitamin-B-Stoffwechsel. Vereinfachte Darstellung zur Verdeutlichung der Zusammenhänge zwischen Folsäure, Vitamin B_{12}, Vitamin B_6 und Homocystein. Ado-B_{12}: Adenosylcobalamin-B_{12}; Holo-TC: Holo-Transcobalamin.

zurück. Die Vitamin-B_6-Gabe kann die Wirksamkeit von L-DOPA abschwächen.

> **Hinweis für die Praxis**
> Vorsicht vor iatrogener Vitamin-B_6-Überdosierung (> 150 mg chronisch, > 600 mg akut), die vor allem bei einer Behandlung über längere Zeit (Wochen bis Monate) zu einer Polyneuropathie führen kann!

Vitamin B_{12} (Cobalamin)

Der Vitamin-B_{12}-Mangel ist weiter verbreitet als allgemein bekannt. Zu den Risikogruppen gehören Schwangere sowie Patienten mit Nierenerkrankungen, Pankreasinsuffizienz und genetischen Defekten. Besonders gefährdet sind Veganer, da Vitamin B_{12} nur in tierischen Produkten enthalten ist („alles, was schwimmt, läuft oder fliegt“). Bei Inaktivierung der Cobalaminoxidation durch Lachgas (Narkosen!) kann gerade bei klinisch latenten Mangelzuständen eine akute klinische Symptomatik mit Querschnittssyndrom auftreten.

> **Hinweis für die Praxis**
> Da die ersten klinischen Anzeichen eines Vitamin-B_{12}-Mangels unspezifisch sind, sollten sich Risikogruppen regelmäßig alle 2–3 Jahre untersuchen lassen [2632]. Dies gilt insbesondere für
> - Vegetarier, Veganer, Makrobioten und deren gestillte Kinder (niedriger Vitamin-B_{12}-Gehalt der Nahrung/Muttermilch),
> - ältere Menschen (atrophische Gastritis, perniziöse Anämie),
> - neurologisch-psychiatrische Patienten (kognitive Störungen, Demenz, Morbus Alzheimer, Neuropathien),
> - Patienten mit chronisch-atrophischer Korpusgastritis (Malabsorption von Vitamin B_{12}),
> - Patienten mit Magen-/Dünndarmresektionen und bariatrischen Operationen, Erkrankungen des terminalen Ileums, Morbus Crohn, Zöliakie (Lymphome des Ileums), bakterielle Überwucherung des Ileums, intestinale Parasiten, z. B. Fischbandwurm,
> - Patienten mit makrozytärer Anämie (niedrige Vitamin-B_{12}-Aufnahme, perniziöse Anämie),
> - chronisch Alkoholabhängige (Störung der Vitamin-B_{12}-Absorption, niedrige Aufnahme über die Nahrung),

- Patienten in medikamentöser Behandlung (Protonenpumpenhemmer, H_2-Rezeptor-Antagonisten, Lachgas-Inhalation, Metformin-Therapie) und
- AIDS-Patienten mit assoziierter Myelopathie (abnormale Vitamin-B_{12}-abhängige Transmethylierung).

Das neurologische Krankheitsbild äußert sich klassisch als **funikuläre Myelose** mit subakut auftretendem Hinter-/Seitenstrangsyndrom mit Störung der Tiefen- und Oberflächensensibilität mit spinaler Ataxie und fehlenden (Polyneuropathie) bis hin zu gesteigerten Muskeleigenreflexen (Pyramidenbahnbeteiligung). Obstipation, Schmerzen, Potenz- und Blasenstörungen können auftreten. Regelmäßig besteht parallel eine distal symmetrische axonale **Polyneuropathie**; daher sind die proximalen Muskeleigenreflexe häufig gesteigert, die distalen vermindert („Reflexsprung").

Daneben ist ein Vitamin-B_{12}-Mangel bei einer zahlenmäßig unbekannten Gruppe von Patienten Ursache einer **psychischen Symptomatik** (Depression, Psychose), **kognitiven Beeinträchtigung** und zudem ein unabhängiger Risikofaktor für **Demenz**. Die bei Vitamin-B_{12}-Mangel beobachteten kognitiven Störungen, Depressionen oder Demenz können Monate bis Jahre hämatologischen Anomalien und einer funikulären Myelose vorausgehen bzw. ohne eine solche Symptomatik auftreten.

Die **megalozytäre Anämie** als klassisches Symptom tritt nur bei etwa einem Drittel der Patienten mit neurologischen Symptomen auf. Auch andere hämatologische Veränderungen können beobachtet werden. Ein Vitamin-B_{12}-Mangel kann zu einer Hyperhomocysteinämie in Synergie mit einem Folsäure- und Vitamin-B_6-Mangel führen (▶ Abb. 66.1).

Das Gesamt-Vitamin B_{12} (Norm > 200 ng/l, grenzwertig < 400 ng/l) im Serum ist ein später und wenig sensitiver Biomarker und führt zu einer Unterschätzung der Prävalenz. Für eine präzise Diagnose eines Vitamin-B_{12}-Mangels werden Bluttests zur Bestimmung von Holo-Transcobalamin (Holo-TC) und Methylmalonsäure(MMA)-Spiegel empfohlen, da diese Marker eine Frühdiagnose des Mangels erlauben. MMA bildet die intrazelluläre Vitamin-B_{12}-Versorgung ab (Norm < 271 nmol/l) (▶ Abb. 66.1). Holo-TC ist der früheste Laborparameter des Vitamin-B_{12}-Mangels. Ein erniedrigtes Holo-TC (bei < 35pmol/l Vitamin-B_{12}-Defizienz wahrscheinlich, bei > 50pmol/l unwahrscheinlich) im Serum zeigt allein bereits die Entleerung der Vitamin-B_{12}-Speicher an. Zusammen mit erhöhtem MMA ist es der Indikator für einen metabolisch manifesten Vitamin-B_{12}-Mangel.

Hinweis für die Praxis

Eine möglichst frühe Diagnostik eines Vitamin-B_{12}-Mangels ist wichtig, da neurologische Symptome irreversibel sein können und häufig vor oder ohne hämatologische Manifestationen auftreten. Die Kenntnis der Risikogruppen ist essenziell.

Patienten mit neurologischen Symptomen wie einer unerklärten kognitiven Beeinträchtigung, einer Polyneuropathie oder Hinterstrangsymptomatik sollten auf Vitamin-B_{12}-Mangel untersucht werden.

Aufgrund ausstehender randomisierter kontrollierter Studien haben die diagnostischen wie therapeutischen Vorschläge Empfehlungscharakter. Die Substitution wird mit 1000 µg i. m., alternativ langsam i. v. oder s. c. täglich für 5–7 Tage, dann einmal wöchentlich über 1–3 Monate, anschließend 1-mal monatlich für 3 Monate durchgeführt, danach erfolgt eine Spiegelkontrolle. Je nach Spiegel wird dann alle 1–3 Monate substituiert. Auch bei fehlendem Intrinsic Factor, z. B. bei atrophischer Gastritis, kann durch Gabe von ≥ 500 µg Vitamin B_{12} oral täglich eine ausreichende Aufnahme erfolgen. Bei oraler Gabe sollte man Kontrolluntersuchungen durchführen (Methylmalonsäure).

Folsäure

Ein Folsäure-Mangel entsteht durch mangelnde Zufuhr vor allem bei Alkoholkranken, Anorexie und Malabsorptionssyndromen sowie bei erhöhtem Verbrauch in der Schwangerschaft, bei Anämie und bei Dialysepatienten. Interaktionen mit spezifischen Medikamenten können zum Absinken des Folsäurespiegels führen; die wichtigsten sind

Methotrexat, Amethopterin, Trimethoprim, Pyrimethamin, Mercaptopurin, Phenytoin, Phenobarbital, Carbamazepin und Valproat.

Die neurologische Symptomatik des Folsäuremangels umfasst eine sensible Polyneuropathie und ein Restless-Legs-Syndrom. Aufgrund der konsekutiven Hyperhomocysteinämie (▶ Abb. 66.1) ist ein Folsäure-Mangel Risikofaktor für das Auftreten zerebraler Ischämien und für Demenzerkrankungen und Depressionen. Ein Viertel der Patienten mit Folat-responsiven neuropsychiatrischen Symptomen zeigt initial nicht die klassische makrozytäre hyperchrome Anämie. Ein Folsäure-Mangel in der Schwangerschaft kann zu Neuralrohrdefekten (Spina bifida, Meningozele, Meningomyelozele, Enzephalozele bis hin zu Anenzephalie) führen.

Folsäure wird nüchtern bestimmt (Norm 3,1–20,5 µg/l). Indirekt manifestiert sich ein Folsäure-Mangel unspezifisch über den Homocysteinspiegel (Werte > 12 µg gelten als pathologisch). Bei Patienten mit Mutationen der Methylentetrahydrofolatreduktase (MTHFR) kommen deutlich erhöhte Homocysteinspiegel vor (▶ Abb. 66.1).

Bei manifestem Folsäuremangel wird die Gabe von Folsäure 15 mg/d i. m. oder 2–3 × 5 mg/d p. o. empfohlen. Neurologische und psychiatrische Symptome bessern sich langsamer innerhalb der ersten 3–6 Monate nach Substitution.

Hinweis für die Praxis

Zur Prävention von Neuralrohrdefekten erfolgt die prophylaktische Gabe von > 400 µg/d bei bestehendem Kinderwunsch und zu Beginn der Schwangerschaft (das Neuralrohr schließt sich bereits in der 3. Woche). Insbesondere bei Epilepsie-Patientinnen müssen eine entsprechende Beratung und ggf. Medikamentenumstellung erfolgen.

Niacin (Nicotinsäure, Vitamin B_3)

Die Ursache eines Niacinmangels ist mangelnde Zufuhr, vornehmlich bei Alkoholkranken, Anorexiepatienten und einseitiger Ernährung (in Ländern mit Mais und Hirse als Hauptnahrungsmittel). Auch bei mangelnder Synthese, beispielsweise im Rahmen eines Karzinoidsyndroms, und bei Behandlung mit Isoniazid, 5-Fluorouracil, Azathioprin, Phenytoin und Phenobarbital können Mangelzustände auftreten. Als genetische Ursache kann ein Hartnup-Syndrom vorliegen.

Das klinische Krankheitsbild äußert sich als Pellagra (raue Haut) mit klassischer Trias: Diarrhö, Dermatitis, Demenz (bzw. organisches Psychosyndrom). Im fortgeschrittenen Stadium treten organische Psychosen mit schweren Verwirrtheitszuständen, Halluzinationen, Stupor und demenziellem Syndrom, aber auch neurologische Ausfallerscheinungen wie Neuropathien und Paresen auf.

Die Diagnose wird primär klinisch gestellt. Die Substitution erfolgt initial mit Niacin 3 × 200 mg/d p. o. oder 2–4 × 25 mg/d i. v., bei ausgeprägten Ausfällen auch mit bis zu 1000 mg 3–4 × /d. Die Erhaltungsdosis beträgt 1–3 × 100 mg/d p. o.

Vitamin E (Alpha-Tocopherol)

Malabsorptionsstörungen wie bei zystischer Fibrose, Kurzdarmsyndrom, kombinierter variabler Immundefizienz mit Enteropathie und Zöliakie können Ursache eines Vitamin-E-Mangels sein. Eine cholestatische Lebererkrankung des Säuglings verursacht ebenfalls einen Vitamin-E-Mangel.

Genetische Ursachen sind die Abetalipoproteinämie (Bassen-Kornzweig-Syndrom) und der familiäre isolierte Vitamin-E-Mangel (autosomal-rezessive Erkrankung mit Mutationen im Alpha-Tocopherol-Transportprotein). Ein Vitamin-E-Mangel ist bei Erwachsenen extrem selten ernährungsbedingt, da die Speicher erst nach Jahren entleert sind.

Die neurologische Symptomatik umfasst bei progressiver spinozerebellärer Degeneration im Wesentlichen eine zerebelläre Ataxie sowie proximal betonte Paresen, eine Areflexie der unteren Extremitäten, ein positives Babinski-Zeichen, eine Pallhypästhesie und selten eine myoklonische Dystonie. Seltener ist eine Retinitis pigmentosa.

Die Diagnosestellung erfolgt durch Bestimmung des Tocopherolspiegels im Serum (Norm 5–18 mg/l), wobei die Werte abhängig sind vom Lipidspiegel im Serum.

Die Therapieempfehlung bei familiärem isoliertem Vitamin-E-Mangel lautet 800 mg Vitamin E pro Tag. Bei der Abetalipoproteinämie werden 100–200 mg/kg KG verabreicht.

66.1.5 Neurologische Auswirkungen von Hypervitaminosen

In westlichen Ländern sind aufgrund zunehmender Nahrungssupplementation Hypervitaminosen ein oft unerkanntes, weil unterschätztes Problem. Dies betrifft die fettlöslichen Vitamine und Vitamin B_6. Bei entsprechenden Symptomen ist daher eine sorgfältige Ernährungsanamnese inklusive der konsumierten Nahrungsmittelergänzungspräparate (oft auch vom Patienten nicht wahrgenommen, z. B. durch Vitaminsäfte) wichtig.

> **Hinweis für die Praxis**
> Bei unklarer Ätiologie von neurologischen Symptomen wie Polyneuropathie und Pseudotumor cerebri muss auch an Hypervitaminosen gedacht werden. Immer eine sorgfältige Anamnese bezüglich Nahrungsergänzungsmittel erheben!

Vitamin A (Retinol)

Bei akuter Überdosierung von Vitamin A kommt es zu Kopfschmerzen, Sehstörungen, Anorexie mit Bauchschmerzen und Erbrechen sowie einer Polyneuropathie. Chronische Überdosierung führt zu Appetitverlust, Hyperostosen, erhöhter Rate von Hüftfrakturen, Leberschädigung und Pseudotumor cerebri. Bei Überdosierung in der Schwangerschaft können kraniofaziale Anomalien des Fetus auftreten.

Vitamin B_6 (Pyridoxin)

Vitamin B_6 wird häufig als „Nervenvitamin“ relativ hoch dosiert eingenommen. Zudem führt die Vitamin-B_6-Einnahme zu einem bronzefarbenen Hautkolorit und war daher in der Schönheitsbranche vor allem in den 1980er Jahren sehr beliebt. Als Schwellendosen für eine akute Überdosierung beim Menschen gelten > 600 mg/d und für eine chronische Überdosierung > 150 mg/d. Die klinische Symptomatik äußert sich als vorwiegend sensible sensomotorische Polyneuropathie.

Vitamin E (Alpha-Tocopherol)

Bei chronischer Zufuhr von 800–1200 mg/d kommt es zu einer Hemmung der Thrombozytenfunktion und Blutungen. Bei Dosierungen über 1200 mg treten Kopfschmerzen, Müdigkeit, Übelkeit, Durchfall, Muskelkrämpfe, Schwäche, Verschwommensehen und gonadale Dysfunktion auf.

66.1.6 Durch toxische Nahrungsbestandteile verursachte neurologische Erkrankungen

Durch natürlich vorkommende Toxine in Nahrungsmitteln können spezifische neurologische Krankheitsbilder hervorgerufen werden.

Botulismus

Botulismus wird durch das vom sporenbildenden anaeroben Bakterium *Clostridium botulinum* gebildete Botulinumtoxin verursacht. Der klassische Botulismus tritt nach Genuss toxinhaltiger Lebensmittel auf. Dies sind zumeist unzureichend erhitzte Konserven (Fleisch, Fisch, Gemüse). Beim Säuglingsbotulismus handelt es sich um eine primäre Infektion durch Ingestion von Bakterien oder Sporen (z. B. durch Honig), die sich im Darm vermehren.

> **Hinweis für die Praxis**
> - Aufgeblähte Konserven oder Konserven mit Gasentweichen nach Öffnung nicht verzehren!
> - Säuglingen und Kleinkindern bis zum 2. Lebensjahr keinen Honig geben!

In Deutschland werden jährlich bis zu 10 Erkrankungen berichtet. Die Erkrankung ist meldepflichtig.

Typischerweise zeigt sich eine Prodromalphase mit Übelkeit, Erbrechen und Durchfall 18–36 Stunden nach Konsum verdorbener Lebensmittel. Klinische Symptome durch die Hemmung der Acetylcholinfreisetzung betreffen motorische und vegetative Funktionen. Es kommt zu initial okulomotorischen und bulbären Paresen (Ptose, Doppelbilder, Dysarthrie, Dysphagie), gefolgt von einer proximal betonten Tetraparese mit Affektion der Atemmuskulatur. Die vegetativen Symptome umfassen Mydriasis, Tachykardie und Mundtrockenheit. Bei 10% der Patienten tritt eine ätiologisch unklare Bewusstseinsstörung auf.

Die Diagnose wird bei typischer Anamnese und klinischem Bild gestellt. Ein Toxinnachweis ist möglich. Bei Verdacht muss frühzeitig eine Magenspülung durchgeführt werden. Spezifische Therapiemaßnahmen umfassen die Gabe von Antitoxin innerhalb der ersten 24 Stunden. Zudem erfolgt eine symptomatische, intensivmedizinische Behandlung.

Lathyrismus

Bereits Hippokrates erwähnte diese primär degenerative Erkrankung der zentralmotorischen Bahnen. Auslöser ist der übermäßige Genuss (täglich etwas 300 g, abhängig von der begleitenden Ernährung) der Hülsenfrucht Gras- oder Saatplatterbse oder Kicherling (*Lathyrus sativus*), auch bekannt als „Deutsche Kichererbse" oder „essbare Platterbse" [2646].

Lathyrus sativus ist aufgrund des hohen Proteingehalts für die menschliche und tierische Ernährung geeignet. Sie gilt in manchen Teilen der Welt als „Reserve-Lebensmittel", so in Teilen Chinas, in Äthiopien und auf dem indischen Subkontinent. Sie darf nicht mit der gut verträglichen Kichererbse verwechselt werden. Als wesentlicher pathogenetischer Faktor gilt die potenziell neurotoxische exzitatorische Aminosäure Beta-N-Oxalyl-Amino-L-Alanin (BOAA).

Männer sind häufiger betroffen, wobei Frauen einen milderen Verlauf aufweisen. Die Erkrankung ist auch heutzutage noch in Afrika (Äthiopien, Eritrea), Indien, Bangladesch und China endemisch, kommt jedoch in Dürreperioden oder unter anderen Extrembedingungen auch immer noch weltweit vor.

Das Krankheitsbild imponiert klinisch als spastische Paraparese und gleicht der spastischen Spinalparalyse. Der Grad der Ausprägung spannt sich von minimalen Gangstörungen über den sogenannten Scherengang, bei dem der Tonus der Adduktoren überwiegt, bis hin zur kompletten Gangunfähigkeit. Die oberen Extremitäten sind teilweise, dosisabhängig subklinisch mit betroffen. Der Beginn der Erkrankung ist in der Regel akut und sistiert nach Beenden des Konsums.

Die Therapiemaßnahmen sind symptomatisch. Spezifische Therapien sind darüber hinaus nicht bekannt.

Neurocassavismus

Ein phänotypisch gleichartiges Krankheitsbild, der Neurocassavismus, wird durch den chronischen Genuss der unzureichend detoxifizierten bitteren Cassava (*Manihot esculenta*, auch bekannt als Mandioka, Kassava, Kassave, Tapioca oder Yuca) ausgelöst und ist auch unter dem Namen „Konzo" geläufig. Der Cassavismus kommt in Ostafrika auch heute noch vor und betrifft dort vorwiegend Frauen und Kinder. Neben der ansonsten identischen klinischen Präsentation wie bei Neurolathyrismus sind gelegentlich Optikusatrophien und selten Hörstörungen typische zusätzliche Symptome. Als Neurotoxin wirken hier zyanogene Glykoside. Auch hier sistiert die Progredienz nach Beenden der Exposition oder bessert sich; nur selten kommt es jedoch zu einer vollständigen Restitution.

66.2 Bedeutung der Ernährung in der Therapie neurologischer Erkrankungen

66.2.1 Enterale und parenterale Ernährung in der Neurologie

Die Prinzipien der parenteralen Ernährung in der Neurologie entsprechen denen der allgemeinen parenteralen Ernährung (Kap. 27.3). Eine adäquate Glukosezufuhr ist bei neurologischen Krankheitsbildern wichtig, die oft mit einem erhöhten Glukosebedarf einhergehen. Vitamine und Spurenelemente müssen bei einer parenteralen Ernährung immer substituiert werden. Eine enterale Ernährung sollte, wenn möglich, bevorzugt werden. Eine Thiamingabe beugt einer Wernicke-Enzephalopathie vor. Nicht alle Präparate für die enterale Ernährung enthalten jedoch Thiamin.

Eine enterale Ernährung ist insbesondere indiziert bei Schluckstörungen, die bei vielen neurologischen Erkrankungen auftreten. Die Ursachen **neurogener Dysphagien** sind mannigfaltig, geläufige Ursachen sind in ▶ Tab. 66.1 aufgeführt. Für die spezifischen Versorgungsprinzipien sind im Wesentlichen 2 Ursachen von Schluckstörung zu

Tab. 66.1 Neurologische Ursachen für Dysphagien [2623].

Neurologische Erkrankung		Häufigkeit von Schluckstörungen
Schlaganfall		> 50 % in der Akutphase
schweres Schädel-Hirn-Trauma		> 50 % in der Akutphase
Morbus Parkinson		ca. 50 % (Korrelation mit Krankheitsdauer)
atypische Parkinson-Syndrome	progressive supranukleäre Blickparese (PSP)	ca. 80 %
	Multisystematrophien (MSA)	ca. 70 %
Multiple Sklerose (MS)		ca. 30–40 % (Korrelation mit Behinderungsgrad)
zentrale pontine Myelinolyse		sehr häufig
amyotrophe Lateralsklerose (ALS)		im Verlauf fast immer auftretend; in ca. 30 % bulbärer Beginn, dann regelhaft
X-chromosomal rezessive spinobulbäre Muskelatrophie Typ Kennedy		im Verlauf fast immer auftretend
akute inflammatorische demyelinisierende Polyneuropathie (AIDP), Guillain-Barré-Syndrom (GBS)		häufig, besonders bei den Sonderformen Polyneuritis cranialis und Miller-Fisher-Syndrom
Critical-Illnesss-Polyneuropathie (CIP), Critical-Illness-Myopathie (CIM) bzw. Langzeitbeatmung/intensivstationäre Maßnahmen		bezüglich CIP und CIM nicht selten auftretend; nach Langzeitbeatmung bei ca. 80 %
Myasthenia gravis		Erstsymptom ca. 20 %, im Verlauf ca. 50 %
Lambert-Eaton-Syndrom		ca. 30 %
Dystrophia myotonica (Curschmann-Steinert-Batten)		ca. 70 %
okulopharyngeale Muskeldystrophie		immer auftretend
Polymyositis, Dermatomyositis, Einschlusskörpermyositis (Inclusion Body Myositis, IBM)		stark abweichende Zahlen, insgesamt häufig; besonders bei IBM nicht selten initiales Symptom
paraneoplastische Syndrome		eher selten auftretend; bei paraneoplastischer Myositis häufig

unterscheiden: zum einen die potenziell reversiblen Schluckstörungen, wie nach Trauma oder Schlaganfall, zum anderen potenziell irreversible Schluckstörungen, die zumeist im Rahmen von neurodegenerativen Erkrankungen auftreten. Neurogene Dysphagien lassen sich in der Regel durch Eigen-, Fremd- und Familienanamnese und spezielle neurologische Untersuchungsbefunde diagnostizieren. Ein gastroösophagealer Reflux sollte, da er eine Dysphagie verstärken oder die Ursache von Laryngospasmen sein kann, mit einem Protonenpumpenhemmer behandelt werden.

Schlaganfall-Patienten

Schluckstörungen bei Schlaganfall sind eher die Regel als die Ausnahme. Daher sollte ein formalisiertes Screening auf Dysphagie bei allen Schlaganfallpatienten so früh wie möglich (innerhalb von 24 Stunden nach Aufnahme) und vor einer Oralisierung erfolgen. Bei Dysphagien ist das Aspirationsrisiko erhöht, und durch den hyperkatabolen Metabolismus wird eine Mangelernährung begünstigt. Eine Fehlernährung gilt als Prädiktor für eine schlechte Prognose der Schlaganfallpatienten.

Schlucktherapie

In einer Studie von Carnaby et al. wurden dysphagische Patienten in der akuten Schlaganfall-Phase einer intensiven Schlucktherapie (5-mal pro Woche), einer Standard-Schlucktherapie (3-mal pro Woche) oder „Usual Care" zugeteilt. Verglichen mit den beiden anderen Gruppen konnten sich nach 6 Monaten signifikant mehr intensiv schlucktherapierte Patienten wieder normal ernähren. Nach den Leitlinien der DGN sollte daher bereits in der Akutphase des Schlaganfalls bei dysphagischen Patienten mit einer intensiven Schlucktherapie begonnen werden.

Nasogastrale Sonde vs. PEG

Schlaganfall-Patienten mit schwerer Dysphagie, die vermutlich länger als 7 Tage andauert, sollten frühzeitig (nicht später als 72 Stunden) enterale Sondennahrung per nasogastraler Sonde erhalten. Kritisch kranke Schlaganfall-Patienten mit vermindertem Bewusstsein, die eine mechanische Beatmung benötigen, sollten frühzeitig (nicht später als 72 Stunden) eine enterale Sondennahrung erhalten. Wenn eine enterale Ernährung wahrscheinlich über einen längeren Zeitraum (> 28 Tage) notwendig ist, sollte eine PEG gewählt und in einer klinisch stabilen Phase (nach 14–28 Tagen) gelegt werden.

Hinweis für die Praxis

Vor der Entscheidung zur oralen Nahrungs- bzw. Flüssigkeitszufuhr im weiteren Verlauf sollte mittels Videofluoroskopie oder -endoskopie überprüft werden, bei welcher Konsistenz bzw. Applikationsart ein aspirationsfreies Schlucken möglich ist. Dadurch lässt sich in über 90 % der Fälle eine geeignete Konsistenz bzw. Applikationsart finden.

Patienten mit neurodegenerativen Erkrankungen

Neurodegenerative Erkrankungen gehen besonders im Verlauf mit Schluckstörungen einher. Vor allem Patienten mit atypischen Parkinson-Syndromen werden im Gegensatz zu Patienten mit Morbus Parkinson bereits frühzeitig durch Dysphagie beeinträchtigt (▶ Tab. 66.1). Auch bei der amyotrophen Lateralsklerose (ALS) kommt es durch die bulbären Symptome regelhaft zu Dysphagie und Dysarthrie, die zur Reduktion von Lebenserwartung und -qualität führen. Somit sind bei diesen Patienten eine adäquate Diagnostik und Therapie der Dysphagie indiziert, da sie das Risiko einer Mangelernährung und pulmonalen Aspiration erhöht. Eine Mangelernährung ist ein unabhängiger Risikofaktor für die Mortalität bei ALS. Vor allem bei der bulbären Verlaufsform (ca. 30 %) stehen diese Symptome bereits früh im Verlauf der Erkrankung im Vordergrund.

Diagnostik

Laut DGN-Leitlinien umfasst die adäquate Diagnostik der Schluckstörung bei diesen Patienten neben Screening-Instrumenten auch apparative Diagnoseverfahren. Als Bedside-Untersuchung für Aspirationen ist der 50-ml-Wasser-Test in Kombination mit der Untersuchung der pharyngealen Sensibilität oder der Pulsoxymetrie zu empfehlen. Unter den apparativen Diagnoseverfahren ergänzen sich Videofluoroskopie und fiberoptische Endoskopie (FEES) des Schluckakts in ihrer Aussagekraft.

PEG-Anlage

Als Therapie dieser Dysphagien ist neben dem Einüben kompensatorischer Mechanismen eine PEG-Anlage sinnvoll.

Hinweis für die Praxis

Bei Patienten mit bereits fortgeschrittener respiratorischer Insuffizienz geht die PEG-Anlage mit einem erhöhten Mortalitätsrisiko einher. Falls die forcierte Vitalkapazität < 50 % beträgt, sollte eine PEG erst nach Einleitung einer Beatmung (nichtinvasive Maskenbeatmung oder Tracheotomie) erfolgen.

Bei ALS und den atypischen Parkinson-Syndromen gibt es bislang keine prospektiven kontrolliert-randomisierten Daten zur PEG. Eine Studie von Mazzini et al. belegt einen BMI-Anstieg nach PEG-

Anlage und eine insgesamt erniedrigte Mortalität im Vergleich zu ALS-Patienten, die keine PEG erhielten [2645]. Andere Studien wie die von Scott und Austin [2655] zeigen Hinweise auf eine verbesserte Lebensqualität und ein stabiles oder zunehmendes Gewicht nach PEG-Anlage. Eine erhöhte frühe Sterblichkeit unter PEG wird berichtet, wobei dies nach eigenen Daten nicht auf ein Refeeding-Syndrom, sondern am ehesten auf die respiratorische Insuffizienz zurückzuführen ist.

Weitere Studien – auch zum optimalen Zeitpunkt der Anlage – sind notwendig. Darüber hinaus hat eine Vielzahl von Studien in den letzten Jahren gezeigt, dass scheinbar paradoxerweise antikatabole Faktoren (Triglyzeride, Glukose, LDL) positive prognostische Faktoren darstellen. Daher muss die optimale Zusammensetzung der Sondennahrung bei ALS-Patienten in weiteren Studien definiert werden. Eine hochkalorische enterale Nahrungszufuhr scheint bei ALS-Patienten, bei denen wegen der Schluckstörung eine PEG angelegt wurde, die Lebenserwartung zu verbessern; auch eine Therapie mit hochkalorischer Nahrung (450 kcal zusätzlich) erhält die Muskelfunktion und verbessert die Lebenserwartung, insbesondere bei rasch progredientem Krankheitsverlauf.

Bei Patienten mit Alzheimer-Demenz kommt es meist erst in späten Stadien der Erkrankung zu Schluckstörungen. Die Indikation zur PEG wird hier zurückhaltend gestellt. Neuropathologische Daten weisen jedoch auf einen Zusammenhang zwischen dem Schweregrad der Mangelernährung und demjenigen der Alzheimer-Pathologie hin, sodass auch hier über frühzeitige Interventionen zur Vermeidung von Mangelernährung Evidenz geschaffen werden muss.

66.2.2 Ernährungstherapie bei Epilepsie

Da bis zu einem Drittel der Epilepsien medikamentös therapierefraktär sind, werden wieder vermehrt diätetische Ansätze prospektiv evaluiert. Vor allem bei Kindern haben Studien den günstigen Effekt einer ketogenen Diät ergeben. Ansprechraten (= mindestens 50 %ige Anfallsreduktion) von 50–60 % bei schwer einstellbaren Epilepsien bis hin zu 33 % Anfallsfreiheit konnten in prospektiven und randomisiert kontrollierten Studien gezeigt werden. Der genaue Wirkmechanismus ist bislang unklar, diskutiert wird eine gesteigerte Funktion der neuronalen Mitochondrien unter dem Einfluss von mittelkettigen Fettsäuren.

Klassische ketogene Diät

Die ketogene Diät ist eine fettreiche, kohlenhydratarme Ernährung. Die klassische ketogene Diät wird in einem Verhältnis von Gramm Fett zu Gramm Kohlenhydraten und Proteinen berechnet. Am gebräuchlichsten ist das Verhältnis 4:1 (4 g Fett auf 1 g Eiweiß plus Kohlenhydrate). Circa 90 % der Kalorienaufnahme erfolgt durch den Fettanteil. Auch 3:1 bis zu 2:1 Verhältnisse wurden in Studien erfolgreich eingesetzt und können gerade zu Beginn besser verträglich sein [2637].

Nebenwirkungen umfassen Magen-Darm-Beschwerden, Nephrolithiasis (3–7 %), metabolische Azidose (2–5 %), Hyperurikämie (2–26 %), Hypokalzämie (2 %), Hypomagnesiämie (5 %) und Gewichtsverlust.

Modifizierte Atkins-Diät und niedrig-glykämische Index-Therapie

Etwas weniger restriktiv sind die modifizierte Atkins-Diät mit einem Anteil von 70 % Fett, 25 % Protein und 5 % Kohlenhydraten und die niedrig-glykämische Index-Therapie (LGIT). Sie scheinen ähnlich wirksam zu sein. Bei beiden Diäten wird eine Mikronährstoff-Supplementation (v. a. B-Vitamine, Vitamin D und Kalzium) empfohlen. Hauptproblem ist die hohe Abbruchrate (ca. 50 % Retention) aufgrund von Magen-Darm-Beschwerden, geschmacklicher und sozialer Einschränkungen.

In randomisiert kontrollierten Studien zu den verschiedenen Formen der ketogenen Diät bei Epilepsie zeigte sich eine Überlegenheit im Vergleich zu fortgesetzten Medikamenten oder einem Placebo-Arm [2644]. Indikationsbereiche in den Studien waren medikamentenresistente Epilepsien vom Säuglings- bis zum Erwachsenenalter. Eine randomisiert-kontrollierten Studie mit 136 an Epilepsie erkrankten Säuglingen und Kleinkindern im Alter von 1–24 Monaten kam zu dem Ergebnis, dass eine ketogene Diät nach Versagen zweier medikamentöser Therapien genauso gut ist wie eine weitere Pharmakotherapie [2654]. Insgesamt sind die

VI

Unterschiede in den eingeschlossenen Patientenkollektiven von Alter und spezifischen Indikationen sowie der Behandlungsdauer sehr inhomogen, sodass sich die Empfehlungen nicht generalisieren lassen.

Literatur

[2616] Arnim CA von, Herbolsheimer F, Nikolaus T et al. Dietary antioxidants and dementia in a population-based case-control study among older people in South Germany. J Alzheimers Dis 2012; 31: 717–724

[2617] Arnim CA von. Hoch dosiertes Vitamin E beim Morbus Alzheimer – Pro. Akt Neurol 2015; 42: 270–273

[2618] Ascherio A, Weisskopf MG, O'Reilly EJ et al. Vitamin E intake and risk of amyotrophic lateral sclerosis. Ann Neurol 2005; 57: 104–110

[2619] Barnes LL, Dhana K, Liu X et al. Trial of the MIND Diet for Prevention of Cognitive Decline in Older Persons. N Engl J Med 2023; 389 (7): 602–611

[2620] Bowman GL, Silbert LC, Howieson D et al. Nutrient biomarker patterns, cognitive function, and MRI measures of brain aging. Neurology 2012; 78: 241–249

[2621] Brich J, Harloff A. Erkrankungen durch Vitaminmangel oder -überdosierung. In: Hufschmidt A, Lücking C, Rauer S, Glocker F, Hrsg. Neurologie compact. 8. Aufl. Stuttgart: Thieme; 2020

[2622] Delgado-Lista J, Alcala-Diaz JF, Torres-Peña JD et al. Long-term secondary prevention of cardiovascular disease with a Mediterranean diet and a low-fat diet (CORDIOPREV): a randomised controlled trial. Lancet 2022; 399 (10338): 1876–1885

[2623] Diener HC, Weimar C, Hrsg. Leitlinien für Diagnostik und Therapie in der Neurologie. 5. Aufl. Stuttgart: Thieme; 2012

[2624] Djukic M, von Arnim CAF. B-Vitamine in der Geriatrie – was bestimmen, was ersetzen? [B vitamins in geriatrics - what to determine, what to replace?]. Dtsch Med Wochenschr 2021; 146 (3): 152–156

[2625] Dorst J, Dupuis L, Petri S et al. Percutaneous endoscopic gastrostomy in amyotrophic lateral sclerosis: a prospective observational study. J Neurol 2015; 262: 849–858

[2626] Dorst J, Kühnlein P, Hendrich C et al. Patients with elevated triglyceride and cholesterol serum levels have a prolonged survival in amyotrophic lateral sclerosis. J Neurol 2011; 258: 613–617

[2627] Dupuis L, Corcia P, Fergani A et al. Dyslipidemia is a protective factor in amyotrophic lateral sclerosis. Neurology 2008; 70: 1004–1009

[2628] Estruch R, Ros E, Salas-Salvadó J et al. Primary prevention of cardiovascular disease with a Mediterranean diet. N Engl J Med 2013; 368: 1279–1290

[2629] Galvin R, Bråthen G, Ivashynka A et al. EFNS guidelines for diagnosis, therapy and prevention of Wernicke encephalopathy. Eur J Neurol 2010; 17: 1408–1418

[2630] Gdynia HJ, Muller T, Sperfeld AD et al. Severe sensorimotor neuropathy after intake of highest dosages of vitamin B6. Neuromuscul Disord 2008; 18: 156–158

[2631] Graf M, Ecker D, Horowski R et al. High dose vitamin E therapy in amyotrophic lateral sclerosis as add-on therapy to riluzole: results of a placebo-controlled double-blind study. J Neural Transm 2005; 112: 649–660

[2632] Herrmann W, Obeid R. Ursachen und frühzeitige Diagnostik von Vitamin-B_{12}-Mangel. Dtsch Arztebl Int 2008; 105: 680–685

[2633] Hooshmand B, Appold F, Fissler P et al. Markers of Vitamin B12 Status in Relation to Cerebrospinal Fluid Biomarkers of Alzheimer's Disease and Cognitive Performance. Ann Neurol 2023; 94: 223–231

[2634] Horwitt MK, Harvey CC, Duncan GD et al. Effects of limited tocopherol intake in man with relationships to erythrocyte hemolysis and lipid oxidations. Am J Clin Nutr 1956; 4: 408–419

[2635] Howlett WP, Brubaker GR, Mlingi N et al. Konzo, an epidemic upper motor neuron disease studied in Tanzania. Brain 1990; 113: 223–235

[2636] Jesse S, Thal DR, Ludolph AC. Thiamine deficiency in amyotrophic lateral sclerosis. J Neurol Neurosurg Psychiatry 2015; 86: 1166–1168

[2637] Kossoff EH, Zupec-Kania BA, Auvin S et al. Optimal clinical management of children receiving dietary therapies for epilepsy: Updated recommendations of the International Ketogenic Diet Study Group. Epilepsia Open 2018; 3 (2): 175–192

[2638] Lin MP, Ovbiagele B, Markovic D et al. "Life's simple 7" and long-term mortality after stroke. J Am Heart Ass 2015; 4: e001470

[2639] Livingston G, Huntley J, Sommerlad A et al. Dementia prevention, intervention, and care: 2020 report of the Lancet Commission. Lancet 2020; 396 (10248): 413–446

[2640] Lonn E, Yusuf S, Arnold MJ et al. Homocysteine lowering with folic acid and B vitamins in vascular disease. N Engl J Med 2006; 354: 1567–1577

[2641] Lopes da Silva S, Vellas B, Elemans S et al. Plasma nutrient status of patients with Alzheimer's disease: systematic review and meta-analysis. Alzheimers Dement 2014; 10: 485–502

[2642] Ludolph AC, Dorst J, Dreyhaupt J et al. Effect of High-Caloric Nutrition on Survival in Amyotrophic Lateral Sclerosis. Ann Neurol 2020; 87 (2): 206–216

[2643] Ludolph AC, Hugon J, Dwivedi MP et al. Studies on the aetiology and pathogenesis of motor neuron diseases. 1. Lathyrism: clinical findings in established cases. Brain 1987; 110: 149–165

[2644] Martin-McGill KJ, Bresnahan R, Levy RG, Cooper PN. Ketogenic diets for drug-resistant epilepsy. Cochrane Database Syst Rev 2020; 6 (6): CD001903

[2645] Mazzini L, Corra T, Zaccala M et al. Percutaneous endoscopic gastrostomy and enteral nutrition in amyotrophic lateral sclerosis. J Neurol 1995; 242: 695–698

[2646] Meinertz F. Zur Ätiologie und Pathogenese des Lathyrismus. Eur Neurol 1953; 126 (6): 386–393

[2647] Meschia JF, Bushnell C, Boden-Albala B et al. Guidelines for the primary prevention of stroke: a statement for healthcare professionals from the American Heart Association/American Stroke Association. Stroke 2014; 45: 3754–3832

[2648] Nagel G, Herbolsheimer F, Riepe M et al. Serum vitamin D concentrations and cognitive function in a population-based study among older adults in South Germany. J Alzheimers Dis 2015; 45: 1119–1126

[2649] Petersen RC, Thomas RG, Grundman M et al. Vitamin E and donepezil for the treatment of mild cognitive impairment. N Engl J Med 2005; 352: 2379–2388

[2650] Prosiegel M, Riecker A, Weinert M et al. Dysphagiemanagement in der akuten Schlaganfallphase. Nervenarzt 2012; 83: 1590–1599

[2651] Reynolds EH. The neurology of folic acid deficiency. Handb Clin Neurol 2014; 120: 927–943

[2652] Ringleb P, Köhrmann M, Jansen O et al. Akuttherapie des ischämischen Schlaganfalls, S2e-Leitlinie, 2022. In: Deutsche Gesellschaft für Neurologie (Hrsg.), Leitlinien für Diagnostik und Therapie in der Neurologie. Im Internet: www.dgn.org/leitlinien; Stand: 11.07.2023

[2653] Scheltens P, Twisk JW, Blesa R et al. Efficacy of souvenaid in mild Alzheimer's disease: results from a randomized, controlled trial. J Alzheimers Dis 2012; 31: 225–236

[2654] Schoeler NE, Marston L, Lyons L et al. Classic ketogenic diet versus further antiseizure medicine in infants with drug-resistant epilepsy (KIWE): a UK, multicentre, open-label, randomised clinical trial. Lancet Neurol 2023; 22 (12): 1113–1124

[2655] Scott AG, Austin HE. Nasogastric feeding in the management of severe dysphagia in motor neurone disease. Palliat Med 1994; 8: 45–49

[2656] Shah RC, Kamphuis PJ, Leurgans S et al. The S-Connect study: results from a randomized, controlled trial of Souvenaid in mild-to-moderate Alzheimer's disease. Alzheimers Res Ther 2013; 5 (6): 59

[2657] Soininen H, Solomon A, Visser PJ et al. 36-month LipiDiDiet multinutrient clinical trial in prodromal Alzheimer's disease. Alzheimers Dement 2021; 17 (1): 29–40

[2658] Soldevila-Domenech N, Forcano L, Vintró-Alcaraz C et al. Interplay between cognition and weight reduction in individuals following a Mediterranean Diet: Three-year follow-up of the PREDIMED-Plus trial. Clin Nutr 2021; 40 (9): 5221–5237

[2659] Strong AJ, Boutelle MG, Vespa PM et al. Treatment of critical care patients with substantial acute ischemic or traumatic brain injury. Crit Care Med 2005; 33: 2147–2149; author reply 2149

[2660] Traber MG. Vitamin E inadequacy in humans: causes and consequences. Adv Nutr 2014; 5: 503–514

[2661] Valls-Pedret C, Sala-Vila A, Serra-Mir M et al. Mediterranean Diet and Age-Related Cognitive Decline: A Randomized Clinical Trial [published correction appears in JAMA Intern Med 2018; 178 (12): 1731–1732]. JAMA Intern Med 2015; 175 (7): 1094–1103

[2662] Wilson J. Cyanogenic glycosides. In: De Wolff FA, ed. Handbook of Clinical Neurology. Amsterdam: Elsevier Science; 1995: 25–34

[2663] Wirth R, Dziewas R, Jäger M et al. Leitlinie der Deutschen Gesellschaft für Ernährungsmedizin (DGEM) in Zusammenarbeit mit der GESKES, der AKE, der DGN und der DGG Klinische Ernährung in der Neurologie. Aktuel Ernahrungsmed 2013; 38: e49–e89

Nahrungsmittelunverträglichkeiten

67 Nahrungsmittelallergien und -intoleranzen

S.C. Bischoff

Das Wichtigste in Kürze

Nahrungsmittelunverträglichkeiten (NMU) werden unterteilt in Nahrungsmittelallergien (NMA) und Nahrungsmittelintoleranzen (NMI). Eine NMA ist eine individuell auf bestimmte Nahrungsmittel auftretende krankhafte Reaktion, der eine Immunpathogenese zugrunde liegt, während NMI der Sammelbegriff für nicht immunologisch bedingte NMU sind. NMU beeinträchtigen etwa ein Drittel der Bevölkerung der Industrieländer, wobei die Mehrzahl der Reaktionen auf NMI zurückzuführen ist. NMA betreffen vorwiegend Kinder (Prävalenz 4–6 %), aber auch Erwachsene (4–5 %). Als Auslöser für NMA sind bei Kindern Kuhmilch, Soja, Ei, Erdnüsse und Fisch bzw. Meeresfrüchte, bei Erwachsenen Nüsse, Obst- und Gemüsesorten sowie Weizen besonders relevant. NMI werden vorwiegend durch Laktose, Fruktose und andere Zucker sowie Histamin und ebenfalls Weizen verursacht.

Die NMA ist typischerweise eine Erkrankung der Haut, der Atemwege, des Mund-Rachen-Raums, des Gastrointestinaltrakts oder eine Kombination hieraus. Von den Patienten mit echter NMA leidet etwa ein Drittel an gastrointestinalen Symptomen wie Übelkeit, Erbrechen, Krämpfe, Blähungen und Diarrhöen. Extraintestinale Symptome sind Migräne, Arthritis, generalisierte Ödeme, Hypotension und chronische Müdigkeit. Die NMA kann im Gegensatz zur NMI zu einer lebensbedrohlichen systemischen Anaphylaxie führen. Häufige Manifestationen von NMA im Kindesalter sind Diarrhöen und atopische Dermatitis, im Erwachsenenalter das orale Allergiesyndrom, das meist durch mit Pollen kreuzreagierende Nahrungsmittel ausgelöst wird, oder eosinophile Erkrankungen (eosinophile Ösophagitis, eosinophile Gastroenterokolitis), die aber auch eine nicht allergische Genese haben können. NMI induzieren vorwiegend gastrointestinale Beschwerden (epigastrische Beschwerden, Blähungen, Flatulenz und Diarrhö), aber auch Hitzewallungen, Engegefühl, Kopfschmerzen, Hypotension, Ödeme und Erytheme werden als Symptome berichtet.

Die Diagnostik von NMA und NMI sollte leitlinienorientiert erfolgen. Die Diagnose basiert auf einer Kombination aus gründlicher Eigen- und Familienanamnese, symptomorientierter Ausschlussdiagnostik, Allergietests und ggf. kontrollierten Provokationstests. Insbesondere muss bei gastrointestinaler Symptomatik gegenüber dem Reizdarmsyndrom abgegrenzt werden.

Die Therapie umfasst in jedem Fall eine individuelle Eliminationsdiät, die im Fall von NMA durch eine medikamentöse Therapie unterstützt werden kann. Bei Anaphylaxie(verdacht) ist eine Ausstattung mit einem Notfallset inklusive Adrenalin-Autoinjektor zwingend. Die Hyposensibilisierung entweder mit Lebensmittelallergenen oder mit kreuzreagierenden Pollenallergenen als alternative Behandlungsmethode für Patienten mit NMA sollte erwogen werden.

Keywords

Nahrungsmittelunverträglichkeiten, Nahrungsmittelallergie, Kreuzallergie, Laktoseintoleranz, Histaminintoleranz, Mastzellen, IgE, Eliminationsdiät, Hyposensibilisierung, Anaphylaxie

67.1 Definitionen

67.1.1 Hypersensitivitätsreaktionen

Nahrungsstoffe, insbesondere Nahrungsproteine, sind unverzichtbarer Bestandteil unseres Lebens und müssen regelmäßig zugeführt werden. Andererseits können Nahrungsstoffe krankheitsauslösend werden, wenn sie vom Immunsystem des Gastrointestinaltrakts fälschlicherweise als schädliche Agenzien betrachtet werden und entsprechende immunologische Reaktionen auslösen. Solche aberranten immunlogischen Reaktionen verursachen Autoimmunerkrankungen und Allergien, die sich per definitionem zunächst dadurch unter-

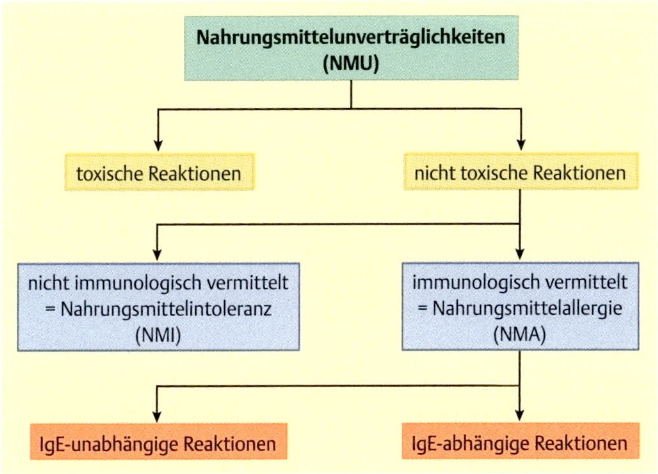

Abb. 67.1 Klassifikation von Nahrungsmittelunverträglichkeiten. (Quelle: Bischoff S C. Nahrungsmittelunverträglichkeiten. Gastroenterologie up2date 2006; 2(02): 133–148.)

VII

scheiden, dass das auslösende Antigen entweder endogen synthetisiert oder exogen zugeführt wird. Beide Formen aberranter Immunreaktionen werden unter dem Begriff „Hypersensitivitätsreaktionen“ zusammengefasst, die nach Coombs und Gell in 4 Formen klassifiziert wurden. Die Konsequenz solcher Hypersensitivitätsreaktionen ist in aller Regel eine pathologische Entzündungsreaktion, die je nach Ausmaß und Dauer die Funktion einzelner Organe und im Extremfall des gesamten Organismus beeinträchtigt. Nahrungsproteine, die solche allergischen Reaktionen auslösen, werden Nahrungsmittelallergene genannt (abgeleitet von den griechischen Wörtern „allos“ = anders und „ergos“ = Arbeit).

67.1.2 Nahrungsmittelallergien und -intoleranzen

Nahrungsmittelallergien (NMA) sind definiert als individuell auf bestimmte Nahrungsmittel auftretende Nahrungsmittelunverträglichkeiten, denen eine Immunpathogenese zugrunde liegt. Nahrungsmittelintoleranzen (NMI) sind der Sammelbegriff für nicht immunologisch bedingte Nahrungsmittelunverträglichkeiten, wie beispielsweise die Laktoseintoleranz, die Histaminintoleranz, die Weizenintoleranz oder Pseudoallergien, die durch unspezifische Mastzellaktivatoren ausgelöst werden. NMA und NMI sind somit 2 Unterformen von abnormalen Reaktionen auf Nahrungsmittel (Adverse Reactions to Food, ARF), im deutschen Sprachraum Nahrungsmittelunverträglichkeiten (NMU) genannt, wobei NMA eine Immunpathogenese zugrunde liegt, während NMI auf anderen Pathomechanismen beruhen (▶ Abb. 67.1).

NMA manifestieren sich je nach Altersstufe in bis zu 50 % vor allem in Form von gastrointestinalen Symptomen. Deshalb konsultieren viele dieser Patienten den Gastroenterologen, der in den meisten Fällen nicht ausreichend mit dem Krankheitsbild vertraut ist. Häufig werden die Patienten dann als „psychosomatisch“ deklariert oder die Beschwerden als „funktionell“ oder „Reizdarmsyndrom“ (RDS) klassifiziert, ohne das tatsächliche Problem zu definieren. Andererseits ist bekannt, dass RDS und NMU häufig miteinander assoziiert sind und dass die NMA manchmal ein zugrunde liegender Mechanismus für Symptome bei einer Subgruppe von Patienten mit RDS ist. Das Thema NMA wurde zusätzlich relevant durch die Erkenntnis, dass durch Nahrungsmittel ausgelöste allergische Reaktionen die häufigste Ursache für lebensbedrohliche Anaphylaxien sind.

67.2 Epidemiologie

NMA treten besonders häufig im frühen Kindesalter auf und verschwinden spontan mit zunehmendem Alter bis zur Einschulung. Manchmal werden die frühkindlichen NMA abgelöst von Allergien gegen inhalative Allergene wie Pollen, Milben oder Tierepithelien. Nur wenige Kinder behalten ihre NMA bis zum Erwachsenenalter. Auf der anderen Seite gibt es Erwachsene, die an NMA leiden, ohne in der Kindheit betroffen gewesen zu sein. Die Prävalenz der NMA beträgt 4–6 % bei Kindern und nach neueren Erhebungen 4–5 % bei Erwachsenen. Nach eigenen Angaben der Betroffenen weisen sogar etwa 12–13 % der Kinder und Erwachsenen eine NMA auf. Die Mehrzahl der Fälle von NMU ist nicht immunologisch vermittelt, wobei die Laktoseintoleranz die häufigste Form in westlichen Ländern darstellt.

Vermutlich haben NMA in den letzten 10–20 Jahren zugenommen, allerdings liegen dazu keine sicheren Belege vor, da entsprechende Prävalenz- und Inzidenzstudien nur eingeschränkt vergleichbar sind. Ein Grund für die Zunahme der NMA könnte im veränderten Lebensstil („Hygiene-Hypothese") liegen, wobei es aufgrund zunehmender hygienischer Lebensverhältnisse zu einer verringerten Exposition mit Bakterien und in der Folge zu überschießenden Immunreaktionen kommt. Auch eine gestörte Darmbarriere („leaky gut") und/oder eine gestörte Darmmikrobiota („Dysbiose"), verursacht durch ungesunde Ernährungsgewohnheiten, Toxine, mukosale Perfusionsstörungen oder Motilitätsstörungen könnten eine Erklärung sein.

Eine aktuelle Metaanalyse von Daten aus 42 Studien der Jahre 2000–2012 zur Prävalenz von NMA in Europa ergab eine altersunabhängige „Hitliste" (▶ Tab. 67.1). Bei kleineren Kindern waren die Kuhmilchallergie und die Eiallergie häufiger als bei älteren Menschen, die insbesondere Allergien gegen Nüsse, Fisch und Meeresfrüchte aufwiesen. Hinsichtlich Soja- und Weizenallergie konnte keine klare Altersabhängigkeit festgestellt werden. Nordeuropa war generell mehr betroffen als Südeuropa, wobei die Ursachen unklar sind.

Tab. 67.1 Häufige Nahrungsmittelallallgien bei Kindern und Erwachsenen in Deutschland [2686].

Nahrungs-mittelallergie	Häufigkeit	
	Selbstangabe	DBPCFC*
1. Kuhmilch	6,0 %	0,6 %
2. Weizen	3,6 %	0,1 %
3. Ei	2,5 %	0,2 %
4. Baumnüsse	2,2 %	0,5 %
5. Erdnuss	1,3 %	0,2 %
6. Fisch & Meeresfrüchte	1.3 %	0,2 %
7. Soja	0,4 %	0,3 %

* *doppelblinde, placebokontrollierte Provokation*

67.3 Pathophysiologie

67.3.1 Nahrungsmittelallergene

Nahrungsmittelallergene sind pflanzliche und tierische Proteine bzw. Glykoproteine, die in Nahrungsmitteln enthalten sind und aufgrund bestimmter Eigenschaften bei prädisponierten Personen Immunantworten auslösen. Prinzipiell kann jedes Nahrungsmittel, das Proteine enthält, eine NMA auslösen, allerdings werden tatsächlich etwa 90 % der NMA durch einige wenige Nahrungsmittel verursacht.

Relevante Allergene

Auf Lebensmittelebene sind die häufigsten Allergieauslöser weltweit Erdnüsse, Baumnüsse, Eier, Milch, Fisch, Krustentiere, Weizen und Soja (s. o.). In Europa spielen auch Sellerie, Senf, Sesam, Lupinen und Meeresfrüchte eine Rolle. Im Kindesalter sind Erdnuß, Milch und Ei die häufigsten Allergene, im Erwachsenenalter dominieren dagegen Kreuzallergien mit Inhalationsallergenen wie Baumpollen, Beifußpollen und Latex.

Was Allergene gegenüber anderen Proteinen auszeichnet, ist bis heute nicht abschließend geklärt. Weder auf der Ebene der Primärsequenzen der Allergenproteine noch auf der Ebene der Sekundär- oder Tertiärstrukturen konnten Homologien identifiziert werden, die Allergene von anderen Strukturen abgrenzen. Nahrungsmittelallergene kommen sowohl aus dem pflanzlichen als auch dem tierischen Bereich und gehören ganz unterschiedlichen Proteinfamilien an. Hinsichtlich der Nahrungsmittelallergene gibt es 5 wichtige Proteinfamilien, die auch „Panallergene" genannt werden (▶ Tab. 67.2).

Sowohl rohe als auch gekochte Nahrungsmittel können Allergien auslösen, wobei rohe in der Regel ein höheres allergenes Potenzial haben, da sich die Proteinstruktur durch Hitzeeinwirkung verändert. Von den Panallergenen sind die PR-10-Pro-

Tab. 67.2 Panallergen-Proteinfamilien.

Proteinfamilie	Zugehörige Nahrungsmittel	Klinische Manifestation
PR-10-Proteine (Bet-v1-Homologe)	z. B. Apfel, Haselnuss, Karotte	orales Allergie-Syndrom u. a.
PR-14-Proteine (Lipidtransferproteine)	z. B. Pfirsich, Apfel, Kirsche, Haselnuss	Anaphylaxie-Gefahr
Profiline (Bet-v2-Homologe)	z. B. Zitrusfrüchte, Melone, Banane, Tomate	orales Allergie-Syndrom
Speicherproteine, 2S-Albumine und 7S/11S-Globuline	Kerne, Nüsse, Samen, z. B. Erdnuss/Soja, Baumnüsse, Getreide	Anaphylaxie-Gefahr
Glykoproteine (Kohlenhydratseitenketten)	z. B. Sellerie, Tomate, Zucchini	orales Allergie-Syndrom u. a.

teine und die Profiline hitzelabil, d. h., sie können durch Kochen ihre Allergenität verlieren. Die Anaphylaxie-trächtigen Lipidtransferproteine und Speicherproteine sind dagegen hitzestabil.

Verdauungsstabile Proteine aus der Nahrung werden über den Gastrointestinaltrakt in intakter Form aufgenommen, wodurch es zu einer Sensibilisierung und zur Auslösung systemischer Symptome kommen kann. Verdauungslabile Proteine können ebenfalls ein Sensibilisierungspotenzial haben, wenn die gastrale Hydrolysierung gehemmt wird, z. B. durch Protonenpumpenblocker. Abgesehen davon können sie durch ihre Kreuzreaktivität (s. u.) mit inhalativen Allergenen zu lokalen Symptomen führen.

Auch proteinhaltige bzw. kleinmolekulare, als Hapten wirksame Lebensmittelzusatzstoffe und Farbstoffe können allergische Reaktionen auslösen, beispielsweise Annatto (Methylgelb), Karmin (Karmesin) und Gelatine. Chemische Zusatzstoffe (z. B. künstliche Aromen und Konservierungsstoffe) können zwar Unverträglichkeitsreaktionen verursachen, allerdings ohne Beteiligung des Immunsystems, sodass diese als Intoleranzen und nicht als Allergien klassifiziert sind.

Hinweis für die Praxis

Eine Sensibilisierung für ein Nahrungsmittel kann bereits durch die Muttermilch erfolgen. Untersuchungen haben gezeigt, dass Allergene, z. B. aus Kuhmilch, Eiern und Erdnüssen, in die Muttermilch übergehen können, wodurch der Säugling erstmals damit in Kontakt kommt und eine Sensibilisierung stattfinden kann.

Allergen-Epitope

Zahlreiche Nahrungsmittel- und Inhalationsallergene konnten molekular aufgeklärt werden. Dies ermöglicht nicht nur die Herstellung von rekombinanten Allergenen für die Diagnostik und Therapie von NMA, sondern trägt auch erheblich zum Verständnis der molekularen Mechanismen von NMA und insbesondere von Kreuzallergien bei. Die molekularen Allergen-Epitope werden mit 3 Buchstaben, die der Abkürzung der botanischen Bezeichnung entsprechen, sowie einem Kleinbuchstaben (erster Buchstabe der botanischen Unterbezeichnung) und einer Zahl (Nummerierung) gekennzeichnet (▶ Tab. 67.3). Beispielsweise steht das Hauptallergen der Birkenpolle, Bet v1, für *Betula verrucosa*, allergen # 1. Das ImmunoCAP- oder das ISACs-System sind Beispiele für den Transfer molekularer Allergenforschung in die moderne allergologische Diagnostik.

Das Potenzial der molekularen Allergologie wird am Beispiel der Erdnuss deutlich. Die botanische Frucht (ebenso wie eine Polle) besteht aus einem Mix an Allergenen, d. h. Peptiden, die als Erkennungsstrukturen für IgE-Moleküle fungieren. Zu diesen gehören die Profiline- und die PR-10-Proteine – eines davon ist das aus der Birke bekannte Bet v1, ein anderes ist das Arah8 aus der Erdnuss –, aber auch Lipidtransferproteine (LTP) wie Ara h9 und Speicherproteine wie Ara h1–3 (▶ Abb. 67.2). Während Profiline und PR-10-Proteine eher milde Allergiesymptome auslösen, könnten LTP und vor allem die Speicherproteine wie Ara h1–3 schwere Allergien auslösen. Wenn eine Sensibilisierung auf Ara h1–3 vorliegt, muss

Tab. 67.3 Allergen-Epitope [2692].

Allergen	Erstsensibilisierung	Kreuzreaktivität
Erdnuss	Ara h 1, Ara h 2, Ara h 3, Ara h 6, Ara h 9	Ara h 8
Sojabohne	Gly m 5, Gly m 6, Gly m 2S	Gly m 4
Weizen	Tri a aA_TI, Tri a gliadin, Tri a 19, omega-5 gliadin, HMW-glutenin, Tri a 14	Gly m 4
Buchweizen	Fag e 16kD	–
Apfel	–	Mal d 1
Pfirsich	Pru p 3	Pru p 1, Pru p 4
Haselnuss	Cor a 8, Cor a 9	Cor a 1, Cor a 2, Cor a 11, Cor a 8
Kiwi	Act d 1, Act d 2, Act d 5	Act d 8, Act d 1
Sellerie	Api g1	Api g1
Karotte	Dau c 1	Dau c 1, Dau c 4
Sesam	Ses i 1	Ses i 1
Paranuss	Ber e 1	Ber e 1
Walnuss	Jug r 1, Jug r 2, Jug r 3, Jug r 4	–
Hühnerei-Eiweiß	Gal d 1, Gal d 2, Gal d 3, Gal d 4	Gal d 5
Hühner-Eigelb	Gal d 5	–
Kuhmilch	Bos d 4, 5, 6, 8, Lactoferrin	Bos d 6
Shrimps	Pen a 1, Pen m 2, Lit v3, Lit v 4	Pen a 1
Dorsch und Karpfen	Gad c 1, Cyp c 1	Gad c 1, Cyp c 1
Beifußblättrige Ambrosie	Amb a 1	–
Beifuß	Art v 1, Art v 3	Art v 3
Birke	Bet v 1, Bet v 6	Bet v 1, Bet v 2, Bet v 4
Erle	Aln g 1	Aln g 1
Eiche	Que a 1	Que a 1
Gänsefuß	Che a 1	–
Latex	Hev b 1, Hev b 3, Hev b 5, Hev b 6	Hev b 5, Hev b 6, Hev b 8
Olive	Ole e 1, Ole e 7, Ole e 9	Ole e 2, Ole e 7, Ole e 9
Platane	Pla a 1, Pla a 2	–

der Patient mit einem Notfallset ausgestattet werden.

Kreuzallergien

NMA sind oft assoziiert mit Allergien gegen Inhalationsallergene (z. B. Pollen; ▶ Tab. 67.4) oder andere Nahrungsmittel aus einer ähnlichen Familie aufgrund struktureller oder sequenzieller Ähnlichkeiten unter den Allergenen. Bei Jugendlichen und Erwachsenen sind diese immunologischen Kreuzreaktionen (Kreuzallergien) die häufigste Ursache für NMA. Die Wahrscheinlichkeit für eine Kreuzre-

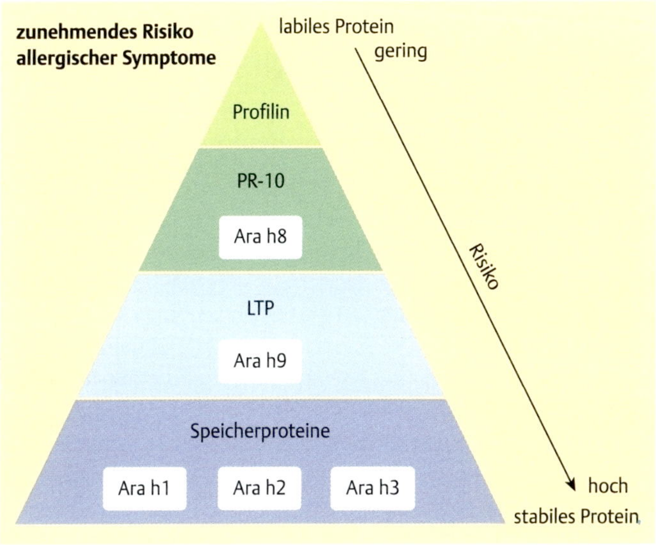

Abb. 67.2 Erdnussallergen-Moleküle mit geringem bis hohem Risiko für anaphylaktische Reaktionen nach Erdnussverzehr bei Patienten mit Erdnussallergie. Darauf basiert die molekulare Allergiediagnostik, die eine genauere Risikoabschätzung auf individueller Basis erlaubt als die herkömmliche Allergiediagnostik mit Erdnussextrakten.

Tab. 67.4 Kreuzallergien [2679].

Inhalationsallergen	Nahrungsmittelallergen
Häufige Kreuzallergien	
Baumpollen	Apfel, Pfirsich, Pflaume, Pfirsich, Nektarine, Kiwi, Kirsche, Birne, Mandel, Haselnuss, Karotte, Sellerie, Kartoffel (roh), Soja
Pollen der Beifußblättrigen Ambrosie	Melone (Wassermelone, Cantaloupe, Honigmelone), Banane, Tomate, Gurke
Beifußpollen	Möhre, Sellerie, Kümmel, Petersilie, Koriander, Anis, Fenchelsamen, Mango, Weintraube, Litschi, Sonnenblumenkerne
Naturlatex	Banane, Avocado, Kartoffel, Tomate, Kiwi, Ananas
Seltene Kreuzallergien	
Gräser- und Getreidepollen	Mehle, Kleie, Tomate, Hülsenfrüchte
Ficus benjamina	Feige
Vogelallergen	Ei, Geflügelfleisch, Innereien
Tierepidermis	Kuhmilch, Fleisch, Innereien
Hausstaubmilbe	Krusten- und Weichtiere

aktion innerhalb einer Nahrungsmittelgruppe hängt von der Gruppe ab. So sind beispielsweise Kreuzreaktionen zwischen Hülsenfrüchten selten (z. B. Reaktion auf Bohnen oder Erbsen bei bestehender Erdnussallergie), während sich eine Allergie gegen Nüsse oder Krustentiere meist auf verschiedene Arten erstreckt. Den Kreuzallergien liegen molekulare Überschneidungen von Allergenen, wie sie im vorangegangen Abschnitt beschrieben wurden, zugrunde.

Anstrengungs-assoziierte Allergien

NMA können ausschließlich im Kontext mit körperlicher Anstrengung auftreten. Die zugrunde liegenden Mechanismen sind nicht aufgeklärt. Es wird vermutet, dass die körperliche Anstrengung zu einer unspezifischen Aktivierung von Mastzellen führt, wodurch die Mastzelle sensitiver wird gegenüber einer nachfolgenden IgE-vermittelten Reaktion. Alternativ könnte die Darmbarriere durch die körperliche Belastung passager gestört werden, was eine vermehrte Exposition der Immunzellen in der Mukosa mit Nahrungsmittelallergen zur Folge hat.

Eindrückliches Beispiel ist die anstrengungsassoziierte Weizenallergie, die durch unterschiedliche Weizenallergene ausgelöst wird. Sie kann zu gastrointestinalen Beschwerden, Urtikaria, Asthma oder auch systemischen Reaktionen führen. Ein wichtiges Allergen ist offensichtlich das Omega-5-Gliadin, von dem 7 lineare Epitope als IgE-Bindungsstellen identifiziert wurden. Daneben spielen niedrigmolekulare Glutenine, Alpha-Amylase-Inhibitoren (ATI, die auch bei Zöliakie und Weizenintoleranz eine Rolle spielen, s. u.) und Lipidtransferproteine eine Rolle als Allergene.

67.3.2 Mechanismen

Immunpathogenese allergischer Erkrankungen

IgE-vermittelte Reaktionen

Die am besten charakterisierte Überempfindlichkeitsreaktion gegen Nahrungsmittel ist die IgE-vermittelte Typ-I-Reaktion, die auch vielen Fällen von Asthma bronchiale, saisonaler Rhinitis, Urtikaria und atopischem Ekzem zugrunde liegt. Manche Menschen entwickeln nach der akuten IgE-Reaktion eine verzögerte Reaktion, die durch eine erhöhte zelluläre Infiltration des betroffenen Gewebes mit Entzündungszellen und schließlich durch eine Gewebedysfunktion gekennzeichnet ist (▶ Abb. 67.3).

Solche Mechanismen spielen bei milch- und sojaproteininduzierten Enteropathien wie auch bei der Zöliakie eine Rolle. Immunologischen Reaktionen gegen Nahrungsmittel können auch gemischte IgE-abhängige und IgE-unabhängige Reaktionen zugrunde liegen. Insbesondere Typ-IV-Hypersensitivitätsreaktionen gegen Nahrungsproteine werden vermutet, aufgrund der Präsenz von nahrungsmittelantigenspezifischen T-Helfer-Zellen und zytotoxischen T-Zellen.

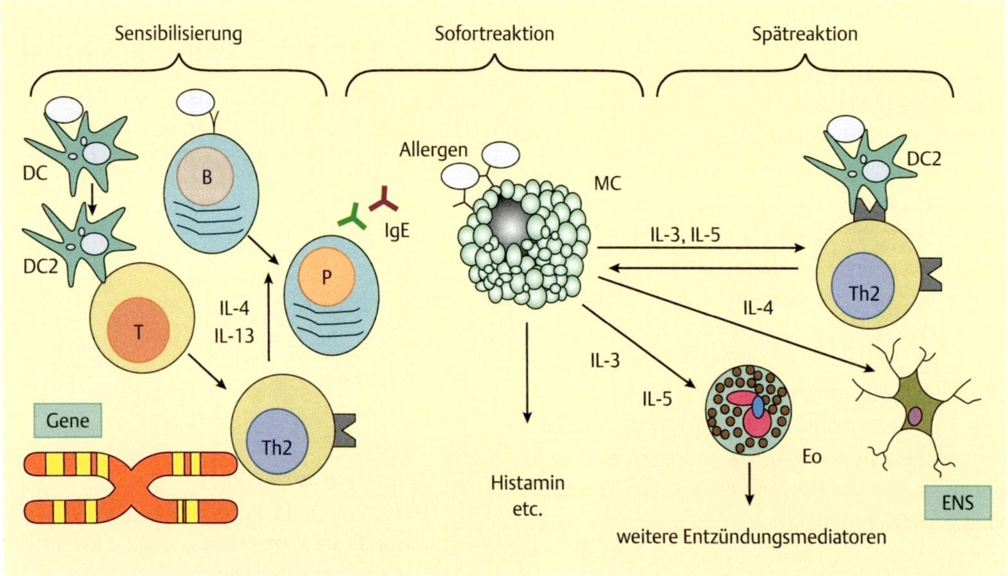

Abb. 67.3 Phasen der allergischen Reaktion. B: B-Lymphozyten; DC: dendritische Zellen; DC 2: DC Typ 2, P: Plasmazelle; ENS: enterisches Nervensystem; Eo: Eosinophile; IL: Interleukin, MC: Mastzellen; T: T-Lymphozyten; Th 2: T-Helfer-Lymphozyten Typ 2. (Quelle: Bischoff S C. Nahrungsmittelunverträglichkeiten. Gastroenterologie up2date 2006; 2(02): 133–148.)

► **Antigenexposition** Voraussetzung für die Entwicklung einer allergischen Darmentzündung sind eine ausreichende Menge an Allergen im Darm und ein hyperreagibles mukosales Immunsystem. Der erhöhten Antigenexposition kann eine genetisch determinierte Veränderung von Schlüsselmolekülen der Darmbarriere, eine Unreife der Darmbarriere, eine erworbene Störung des angeborenen Darmimmunsystems, beispielsweise bedingt durch eine Darminfektion, oder eine Kombination hieraus zugrunde liegen. Eine unspezifische Entzündung, ausgelöst durch Bakterien, Viren oder Toxine, kann den Verlust der immunologischen Toleranz und die nachfolgende Entwicklung einer Hypersensitivität des mukosalen Immunsystems gegen luminale Antigene triggern. Ähnliche Mechanismen wurden für andere Entzündungserkrankungen des GI-Trakts wie chronisch entzündliche Darmerkrankungen (CED) beschrieben, wobei dort eher Bakterienantigene als Nahrungsantigene Auslöser zu sein scheinen.

► **IgA-System** Eine verzögerte Entwicklung des protektiven IgA-Systems innerhalb des Gut-Associated Lymphoid Tissue (GALT) in der postnatalen Phase oder ein gesteigerter Switch hin zu IgE-produzierenden B-Lymphozyten (Plasmazellen) ist mit einem erhöhten Risiko für die Entwicklung von allergischen Erkrankungen assoziiert.

► **Angeborenes Immunsystem** Bei immunologischen Überempfindlichkeitsreaktionen ist nicht nur das spezifische Immunsystem, sondern auch das angeborene („innate") Immunsystem involviert. Die Charakterisierung von Schlüsselmolekülen der angeborenen Immunabwehr wie Defensine, Muzine oder Synaktin und ihrer möglichen Veränderungen bei Allergikern sind deshalb für das Verständnis der Mechanismen und die Entwicklung neuer Therapiekonzepte von zentraler Bedeutung. Störungen innerhalb des angeborenen Immunsystems können auch für Deviationen des spezifischen Immunsystems verantwortlich sein, die beispielsweise in die Überproduktion von spezifischem IgE münden.

► **IgE-Produktion** Im Verlauf der allergischen Reaktion werden naive Lymphozyten des GALT zur Bildung von Th2-Zytokinen wie IL-4 und IL-13 veranlasst, welche die Entwicklung IgE-produzierender Plasmazellen fördern. Tatsächlich können allergenspezifische T-Zellen aus dem Blut, der Haut und der Mukosa von Patienten mit NMA isoliert werden, die neben IL-4 und IL-13 auch IL-5 produzieren. Diese Zytokine regulieren nicht nur die IgE-Synthese (IL-4, IL-13), sondern auch die Einwanderung und Aktivierung von Entzündungszellen wie Mastzellen (IL-4) und eosinophilen Granulozyten (IL-5). In klinischen Studien konnte gezeigt werden, dass IgE lokal umschrieben in der respiratorischen und gastrointestinalen Mukosa produziert wird. Dies erklärt, warum Serum-IgE-Messungen und Hauttests nicht eng mit mukosalen allergischen Reaktionen im Darm korrelieren. Bei Atopikern sind die erhöhten IgE-Spiegel eng korreliert mit IL-13, dessen Gen einem Polymorphismus unterliegt, der mit Atopie assoziiert ist.

Die IgE-vermittelte allergische Immunantwort kann also in 3 Phasen eingeteilt werden:

- die klinisch stumme Sensibilisierungsphase, meist im Säuglings- oder Kindesalter,
- die symptomatische Effektorphase, die sich aus einer akuten und einer fakultativen verzögerten Reaktion zusammensetzt, und
- die chronische, organzerstörende Phase, die ein Resultat repetitiv auftretender verzögerter Reaktionen sein könnte.

Entzündungszellen und -mediatoren

Entzündungsmediatoren aus Mastzellen und Eosinophilen sind primär verantwortlich für die klinischen Symptome der Patienten mit Nahrungsmittelallergie. Man findet bei diesen Patienten erhöhte Spiegel von Histamin (bzw. Methylhistamin), Tryptase, eosinophilem kationischem Protein (ECP), IL-5 und TNF-α in Serum, Urin, Darmspülflüssigkeit und Stuhlproben. Histologische Untersuchungen zeigen, dass Mastzellen und Eosinophile in der Darmmukosa nach lokaler Provokationstestung degranulieren und Mediatoren wie Zytokine freisetzen. Inzwischen werden diese Zellen nicht nur als Entzündungszellen, sondern auch als immunmodulatorische Zellen verstanden, die zur Homöostase im Darm und zur Abwehr von Bakterien und Parasiten beitragen.

Enterisches Nervensystem

In den letzten Jahren wurde deutlich, dass auch das enterische Nervensystem (ENS) an der Regulation von allergischen Entzündungszellen wie Lymphozyten, Mastzellen und Eosinophilen beteiligt ist. Die morphologische funktionelle Assoziation zwischen Immunzellen und Nervenzellen wurde primär für Mastzellen beschrieben und teilweise auf Eosinophile ausgeweitet.

Nichtimmunologische Mechanismen der Nahrungsmittelintoleranzen

Nahrungsmittelintoleranzen (NMI) sind definiert als nichtimmunologisch vermittelte NMU und somit zumindest pathophysiologisch klar abgegrenzt von Nahrungsmittelallergien. Auf der klinischen Ebene ist diese Abgrenzung weniger deutlich, manchmal sogar kaum möglich, weil die Symptomatik von Patienten mit NMA und NMI sich oft kaum unterscheidet.

Hinweis für die Praxis

Die wichtigsten Formen der Nahrungsmittelintoleranzen sind:

- Nahrungsmittelvergiftung (Bakterien bzw. Bakterientoxine)
- Laktoseintoleranz (Mangel an Laktase)
- Fruktosemalabsorption (Einschränkung der Fruktose-Transporter-Kapazität)
- Histaminintoleranz (Mangel an Diaminooxidase)
- Intoleranz gegenüber anderen biogenen Aminen und Ähnlichem (Tyramin, Serotonin, Glutamat)
- Weizenintoleranz (Non-Celiac Wheat Sensitivity, NCWS)
- „Pseudoallergien“ (unspezifische Mastzellaktivierung durch Nahrungsmittel)
- physiologische Nahrungsunverträglichkeit (besonders bei gastrointestinalen Vorerkrankungen)

Nahrungsmittelvergiftung

Die Nahrungsmittelvergiftung, ausgelöst durch Bakterien oder Bakterientoxine, ist aufgrund des kurzen Verlaufs meist anamnestisch eindeutig abgrenzbar. Chronisch infektiöse Darmerkrankungen erfordern allerdings eine eingehende mikrobiologische Untersuchung der Fäzes.

Laktoseintoleranz

Die häufigste Nahrungsmittelintoleranz bei Erwachsenen ist wahrscheinlich die Laktoseintoleranz, wobei es sich eigentlich um eine Laktosemalabsorption aufgrund mangelnder Laktase im Bürstensaum der Dünndarmepithelien handelt. Durch die fehlende Absorption des Disaccharids im Dünndarm kommt es zur bakteriellen Fermentierung dieses Zuckers im Dickdarm mit Gasbildung und Induktion von gastrointestinalen Symptomen.

Fruktosemalabsorption

Die Fruktosemalabsorption ist abzugrenzen gegenüber der hereditären Fruktoseintoleranz. Sie wird verursacht durch eine dosisabhängige Überlastung des intestinalen Transporters Glut-5. Infolge der fehlenden Absorption des Monosaccharids im Dünndarm kommt es wie bei der Laktoseintoleranz zur bakteriellen Fermentierung des Zuckers im Dickdarm mit Gasbildung und Induktion von gastrointestinalen Symptomen.

Biogene Amine

In der Relevanz möglicherweise unterschätzt wird die Histaminintoleranz, der ebenfalls ein Enzymmangel (z. B. an Diaminooxidase) zugrunde liegt. Bei den davon Betroffenen führen bereits geringe Mengen an Histamin (beispielsweise in Rotwein, Champagner, Käse, Fisch, Sauerkraut) zu gastrointestinalen und neurologischen („Seekrankheit“) Symptomen.

Auch Intoleranzen gegenüber anderen biogenen Aminen wie Tyramin (in Schokolade, Rotwein und Käse), Serotonin (in Bananen, Walnüssen, Ananas) und Glutamat, dem Auslöser des sog. Chinarestaurant-Syndroms, wurden beschrieben.

Weizenintoleranz

Immer mehr Menschen glauben, Weizen bzw. weizenhaltige Lebensmittel nicht zu vertragen. Inzwischen konnte gezeigt werden, dass es – wahrscheinlich bei einer kleinen Subgruppe dieser Menschen – tatsächlich eine nachweisliche

Weizenintoleranz gibt, die sich von der IgE-vermittelten Weizenallergie und von der Gliadin-induzierten Zöliakie abgrenzen lässt. Die zugrunde liegenden Mechanismen sind unklar, aber höchstwahrscheinlich nicht allein mit Gluten assoziiert. Möglichweise spielen auch andere Weizeninhaltsstoffe wie etwa die mit glutenhaltigen Produkten assoziierten Amylase-Trypsin-Inhibitoren (ATI) eine Rolle.

„Pseudoallergie"

Die unspezifische Mastzellaktivierung durch Nahrungsmittel, z. B. durch Erdbeeren, Zitrusfrüchte, Tomaten, Meeresfrüchte und Nahrungszusatzstoffe wie Salicylate, Benzoat etc., wurde auch „Pseudoallergie" genannt, weil sie klinisch kaum abgrenzbar ist von der echten Nahrungsmittelallergie.

Psychologische und physiologische Nahrungsmittelintoleranz

Eine psychologische Nahrungsmittelintoleranz kann sich auf dem Boden von frühkindlicher Gewalt („Zwang zum Essen") bzw. von Störungen im Bereich des ZNS oder des ENS entwickeln. Die physiologische Nahrungsunverträglichkeit, die häufig durch Stärke in Gemüsesorten ausgelöst wird und zu vermehrter Gasbildung führt, wird insbesondere bei Patienten mit chronischen Darmerkrankungen (z. B. CED, RDS) beschrieben.

67.4 Klinik

67.4.1 Nahrungsmittelallergien

Die Symptome einer IgE-vermittelten Reaktion treten meist innerhalb von Minuten bis 1–2 Stunden nach Aufnahme des allergenen Nahrungsmittels auf. Die in erster Linie den Gastrointestinaltrakt betreffenden Symptome einer nicht-IgE-vermittelten oder einer kombiniert vermittelten Reaktion starten in der Regel erst einige Stunden nach dem Verzehr des allergenen Nahrungsmittels. Eine NMA kann sich durch zahlreiche verschiedene Symptome äußern, die vor allem Schleimhautorgane wie Mund und Gastrointestinaltrakt, Nase, Augen und Respirationstrakt, Haut und Genitaltrakt betreffen können (▶ Tab. 67.5).

Auf einige für die Nahrungsmittelallergie spezifische wesentliche klinische Bilder soll im Folgenden näher eingegangen werden.

Gastrointestinale Manifestationen

Gastrointestinale Manifestationen der NMA sind bei Kindern typischerweise die Nahrungsprotein-induzierten Proktitiden bzw. Enteropathien, evtl.

Tab. 67.5 Mögliche Symptome einer Nahrungsmittelallergie [2670].

Haut	Auge	Respirationstrakt	Mund	Gastrointestinaltrakt	Herz-Kreislauf-System
• Angioödem • Erythem • Pruritus • Urtikaria	• tränende Augen • Pruritus • Rötung der Bindehaut • Augenlid-Ödeme	oberer: • verstopfte Nase • Rhinorrhö • Niesen • Kehlkopfödem • Heiserkeit • trockener Stakkato-Husten unterer: • Atemnot • Brustenge • Husten • Keuchen • interkostale Retraktion	• Angioödeme (Lippen, Zunge, Gaumen) • oraler Pruritus • angeschwollene Zunge	• Reflux • abdominale Kolik • Schmerz • Übelkeit • Erbrechen • Diarrhö	• Schwindel • Bewusstlosigkeit • Hypotension • Tachykardie • bei Anaphylaxie gelegentlich Bradykardie

VII

kombiniert mit atopischer Dermatitis. In neuerer Zeit wurden zusätzlich die eosinophile Ösophagitis und die allergische Obstipation als Manifestationen der NMA beschrieben. Bei Teenagern und Erwachsenen ist das orale Allergiesyndrom häufigste Manifestationsform einer NMA, wenngleich auch andere Manifestationen wie eosinophile Enteropathien und die Zöliakie vorkommen.

Orales Allergiesyndrom (OAS)

Es wird typischerweise durch pflanzliche Proteine ausgelöst, die mit bestimmten inhalativen Antigenen Kreuzreaktionen aufweisen, insbesondere mit Birken-, Ambrosien- und Beifuß-Pollen. Die Exposition mit kreuzreagierenden Nahrungsmitteln kann zu Pruritus, Kribbeln und Schwellung der Zunge, der Lippen, des Gaumens oder des Pharynx und gelegentlich auch zu Bronchospasmus oder sogar systemischen Reaktionen führen, die üblicherweise bereits wenige Minuten nach Allergeningestion auftreten. Da diese Reaktionen fast ausschließlich IgE-vermittelt sind, kann die Diagnose in der Regel mittels Pricktest oder Messung von spezifischem IgE im Blut bestätigt werden. Typischerweise treten die gastrointestinalen Symptome (Übelkeit, Erbrechen, abdominelle Schmerzen und Diarrhö) in Verbindung mit extraintestinalen Symptomen auf.

Latex-Nahrungsmittelallergie-Syndrom

Das Latex-Nahrungsmittelallergie-Syndrom, auch Latex-Früchte-Syndrom genannt, ist eine besondere Form der NMA mit steigender Prävalenz, wobei die Latexallergie in 21–58 % der Fälle gemeinsam mit NMA auftritt. Weltweit sind Banane, Avocado, Walnuss und Kiwi die häufigsten Auslöser von nahrungsmittelassoziierten Symptomen bei Latexallergie. Diese Nahrungsmittel können bei Latexallergikern dieselben Symptome wie Latex induzieren, z. B. Pruritus, Ekzem, OAS, Asthma, gastrointestinale Beschwerden und generalisierte Anaphylaxie.

Nahrungsmittelprotein-induziertes Enterokolitis-Syndrom

Von diesem Symptombild sind hauptsächlich Kinder betroffen. In aller Regel 1–2 Stunden nach dem Verzehr des allergenen Nahrungsmittels kommt es zu wiederholtem Erbrechen, gefolgt von Diarrhö. Auch begleitende systemische Symptome wie beispielsweise akut niedriger Blutdruck, Hypothermie, Thrombozytose oder hohes Fieber mit Neutrophilie können auftreten. Selten können diese Symptome auch einen chronischen Verlauf nehmen.

Nahrungsmittelprotein-induzierte Proktokolitis

Typischerweise in den ersten Lebensmonaten kommt es bei den betroffenen Kindern zu blutig/schleimigen Fäzes, z. B. nach dem Trinken von Muttermilch, wenn von der Mutter verzehrte Allergene (vor allem Kuhmilchprotein) in die Milch übergehen. Aber auch Formula-Nahrung mit Kuhmilch- oder Sojaprotein kann die Ursache sein. Im Vergleich zum Nahrungsmittelprotein-induzierten Enterokolitis-Syndrom treten bei der Proktokolitis keine systemischen Symptome auf, es kommt nicht zu Wachstumsverzögerungen oder zu einer mangelnden Gewichtszunahme.

Extraintestinale Manifestationen

Hierzu gehören Hautmanifestationen wie die atopische Dermatitis (häufig assoziiert mit gesteigerter Darmpermeabilität) und die Urtikaria (besonders in Assoziation mit anstrengungsinduzierten Symptomen). Die Dermatitis herpetiformis tritt bei glutensensitiver Enteropathie auf, die Hautläsionen werden effektiv allein durch glutenfreie Diät behandelt.

Außerdem sind respiratorische Manifestationen zu nennen wie die bronchiale Hyperreaktivität, das Asthma bronchiale, die allergische Rhinitis und möglicherweise auch die seröse Otitis media. Wenngleich Asthma vorwiegend mit inhalativen Allergenen assoziiert wird, muss bedacht werden, dass NMA ein relevantes Risiko für lebensbedrohliche Asthmareaktionen im Kindesalter darstellt.

Schwere Reaktionen und anaphylaktischer Schock

Eine zuverlässige Vorhersage über die Schwere einer allergischen Reaktion auf ein Nahrungsmittel ist kaum möglich. Weder die Schwere vorangegangener Reaktionen noch die Spiegel an IgE im Serum oder das Ausmaß der Hautreaktion beim Pricktest geben darüber sicher Aufschluss. Die Schwere hängt von der verzehrten Menge des allergenen Nahrungsmittels ab (bei einigen Nahrungsmitteln, z. B. Erdnüssen, können bereits Mengen im Mikrogramm-Bereich ausreichend sein, um eine Reaktion auszulösen), vom gleichzeitigen Verzehr anderer Nahrungsmittel sowie der Zubereitung des Nahrungsmittels (roh, gekocht oder anderweitig verarbeitet). Die Geschwindigkeit der gastrointestinalen Absorption, die wiederum davon abhängt, ob das Nahrungsmittel auf leeren Magen oder kurz vor oder nach körperlicher Aktivität gegessen wurde, spielt eine Rolle, ebenso wie das Alter der allergischen Person und vorhandene Komorbiditäten (z. B. Asthma, atopische Dermatitis).

Besonders wichtig für die Abschätzung der Schwere der Reaktion ist die Kenntnis darüber, zu welcher Allergenfamilie das auslösende Nahrungsmittelallergen gehört. Von den 5 Panallergengruppen verursachen vorwiegend die PR-14-Proteine, das sind die Lipidtransferproteine, die typischerweise in Pfirsich, Apfel und Kirsche vorkommen, und die Speicherproteine, die sich vor allem in Erdnuss/Soja, Baumnüssen und Getreide finden, schwere anaphylaktische Reaktionen. Diese Allergengruppen sind zudem hitzestabil und können bereits in kleinen Mengen erhebliche Reaktionen auslösen.

Eine NMA ist einer der häufigsten Auslöser für einen anaphylaktischen Schock, der im schlimmsten Fall zum Tod führen kann. Einem anaphylaktischen Schock müssen ein initialer Kontakt und eine Sensibilisierung mit dem auslösenden Nahrungsmittel vorausgegangen sein. Viele Personen berichten jedoch über eine Anaphylaxie bereits beim ersten bekannten Kontakt mit einem Nahrungsmittel. Eine solche Sensibilisierung wird häufig durch ein – meist inhalatives – Kreuzallergen ausgelöst, oder es kam zuvor zu einem unbemerkten Kontakt mit den Allergenen, oft bereits über die Muttermilch (s. o.). Auch Spuren des Allergens auf anderen Lebensmitteln oder sein unwissentlicher Verzehr als Bestandteil eines verarbeiteten Produkts können der Reaktion vorangegangen sein. Eine Sensibilisierung kann auch bereits in utero erfolgen.

67.4.2 Sonderformen: Zöliakie und eosinophile Ösophagitis

Zöliakie

Die Zöliakie, früher auch einheimische Sprue genannt, betrifft ca. 1 % der Bevölkerung, was frühere Schätzungen zur Häufigkeit bei Weitem übertrifft. Die orale Aufnahme von Gliadin, das in Getreide und Reishäutchen enthalten ist, induziert eine Enteropathie bei genetisch vorbelasteten Individuen. Weitere Details zur Zöliakie siehe Kap. 61.4.1.

VII

Hinweis für die Praxis

Durch Eliminationsdiät kann bei Zöliakie eine Normalisierung der Darmanatomie und -funktion erreicht und die Symptomatik (Diarrhö, Gewichtsverlust, aber auch Müdigkeit, Abgeschlagenheit und Dyspepsie) reduziert bzw. aufgehoben werden. Gluten muss üblicherweise lebenslang eliminiert werden.

Eosinophile Ösophagitis

Untersuchungen zur Milchelimination bei Kindern mit Refluxerkrankung zeigten, dass ca. ein Drittel der Refluxerkrankungen durch Kuhmilch verursacht wird. In solchen Fällen führt eine klassische medikamentöse Antirefluxtherapie zu keiner Besserung, und die histologische Untersuchung zeigt eine ausgeprägte Infiltration mit eosinophilen Granulozyten, was der Erkrankung den Namen gab.

Typische Symptome der eosinophilen Ösophagitis umfassen Erbrechen, retrosternale Schmerzen und Dysphagie bis hin zur Verlegung der Speiseröhre mit Nahrung aufgrund von ösophagealen Strikturen. Nahrungsmittelallergien finden sich assoziiert bei den meisten Betroffenen, die nicht selten zusätzlich an Asthmasymptomen leiden. Neuere Studien zeigen, dass diese Erkrankung keineswegs auf Kinder beschränkt ist, sondern auch Erwachsene in einem noch weitgehend unbekannten Ausmaß betreffen kann.

Eosinophile Gastroenteritis

Die eosinophile Gastroenteritis ist eine seltene, heterogene Erkrankung mit eosinophiler Infiltration der Magen-/Darmmukosa. Die Lokalisation und Tiefe der Infiltration mit eosinophilen Granulozyten bestimmen die unterschiedlichen Manifestationsformen und sind Grundlage für die Klassifikation in mukosale, muskuläre und serosale Formen der Erkrankung.

Abdominelle Schmerzen, Erbrechen und Diarrhö kommen bei über 50 % der Patienten gleichzeitig vor. In mehr als 2 Dritteln der Fälle ist auch eine Eosinophilie im peripheren Blut zu sehen. Die Differenzialdiagnose der eosinophilen Gastroenteritis umfasst bei Kindern Parasitosen, CED, Bindegewebserkrankungen, Tumorerkrankungen und Medikamentenallergien. Die eosinophile Gastroenteritis selbst ist eng assoziiert mit Nahrungsmittelallergien und anderen atopischen Erkrankungen bzw. einer Familienanamnese mit Allergien in 50–70 % der Fälle. Die Diagnose basiert auf dem histologischen Nachweis einer Gewebe-Eosinophilie, oft mit milder Mastozytose.

67.4.3 Nahrungsmittelintoleranzen

Die Mehrzahl der abnormen Reaktionen auf Nahrungsmittel ist nichtimmunologischer Genese, aber aufgrund ihrer Häufigkeit von besonderer Relevanz. NMI umfassen beispielsweise bakterielle Lebensmittelvergiftungen, postinfektiöse Reizdarmsymptomatik mit NMI und chronische Intoleranzreaktionen, die hier näher besprochen werden sollen.

Pseudoallergische/ pharmakologische Reaktionen

Sogenannte pseudoallergische oder pharmakologische Reaktionen werden durch Nahrungsmittel induziert, die die IgE-abhängige Mastzelldegranulation imitieren, indem sie IgE-unabhängig aktivieren. Trigger sind meist Nahrungsmittelzusatzstoffe wie Sulfide, Tartrazin und Glutamat, die Darmsymptome auslösen, welche nicht selten mit Asthma vergesellschaftet sind. Glutamat verursacht bei Betroffenen innerhalb weniger Minuten charakteristische Symptome wie Hitzewallungen, Engegefühl, Kopfschmerzen und epigastrische Beschwerden („Chinarestaurant-Syndrom“ genannt, weil Glutamat in der chinesischen Küche reichlich als Gewürz bzw. Geschmacksverstärker Einsatz findet).

Wie bei der NMA ist eine Eliminationsdiät die Therapie der Wahl – vorausgesetzt, das auslösende Nahrungsmittel konnte identifiziert werden. Pharmakologische Reaktionen auf Nahrungsmittel oder Zusatzstoffe sind ebenfalls häufige Formen einer Nahrungsmittelunverträglichkeit, wenngleich die Symptome meist extragastrointestinal lokalisiert sind.

Reaktionen auf biogene Amine

Biogene Amine wie Histamin, Serotonin oder Tyramin können nahrungsmittelallergieähnliche Symptome auslösen wie Kopfschmerzen, Hypotension, Erytheme und gastrointestinale Symptome. Die Pathophysiologie der Histaminintoleranz umfasst eine durch einen gestörten Histaminabbau bedingte Akkumulation von Histamin und somit eine erhöhte Empfindlichkeit gegen eher kleine Mengen von Histamin in Nahrungsmitteln. Ursache ist ein Mangel an Diaminooxidase (DAO), dem wichtigsten Abbauenzym für Histamin, oder an DAO-Koenzymen wie Vitamin B_6 und evtl. Vitamin C. Die Bestimmung von Plasmahistamin und DAO sowie Provokationstests mit Histamin erlauben die Sicherung der Diagnose.

Laktose-Malassimilation

Die Laktose-Malassimilation, auch Laktoseintoleranz bezeichnet, repräsentiert die häufigste Form einer NMI und wird meist durch eine abnehmende Expression von Laktase im Darm mit zunehmendem Lebensalter verursacht, kann in seltenen Fällen aber auch primär genetisch bedingt sein. Die Symptome wie Blähungen, Flatulenz und Diarrhö treten üblicherweise dosisabhängig auf. Ein sekundärer Laktasemangel kann bei viraler Gastroenteritis, Morbus Crohn und Zöliakie auftreten.

Hinweis für die Praxis

Für die Behandlung der Patienten mit Laktoseintoleranz ist es wichtig zu wissen, dass Betroffene im Gegensatz zu Milchallergikern zum einen nicht an einer potenziell lebensbedrohlichen Erkrankung leiden und zum anderen Milchprodukte mit relativ wenig Laktose (durch Zusatz laktaseproduzierender Bakterien) wie Käse und Joghurt vielfach vertragen.

Physiologische Nahrungsmittelintoleranz

Die „physiologische Nahrungsmittelintoleranz" ist wahrscheinlich die häufigste Form einer NMI auf bestimmte Nahrungsbestandteile oder -zusatzstoffe. Beispielsweise kann Stärke aus Gemüse oder Getreide zur Gasproduktion im Kolon führen. Andere Nahrungsstoffe sind bekannt dafür, dass sie den Tonus des unteren Ösophagussphinkters reduzieren bzw. zu einer verzögerten Magenentleerung führen, was in Dyspepsie resultiert. Solche physiologischen Reaktionen auf Nahrungsmittel werden besonders von Patienten mit Reizdarmsyndrom berichtet.

Hinweis für die Praxis

Die Untersuchung auf NMI ist in der Gruppe der Patienten mit Reizdarmsyndrom deshalb von Bedeutung, weil gezeigt werden konnte, dass eine gezielte Eliminationsdiät tatsächlich zu einer Besserung des Beschwerdebilds führt.

67.5 Diagnostik

67.5.1 Anamnese und Ausschlussdiagnostik

Grundlage der Diagnostik sind die Leitlinien zur Diagnostik und Therapie von Nahrungsmittelallergien der American Gastroenterological Association (AGA) sowie der Deutschen Gesellschaft für Allergologie und Immunologie (DGAI). Basis jeder Allergiediagnostik ist eine sorgfältig erhobene Anamnese zu den Nahrungsmitteln, die nicht vertragen werden und die mit spezifischen Symptomen korrelieren. Offene Provokationstests sind hilfreich, wenngleich sie subjektiver Natur sind und einer Bestätigung durch objektivere Testmethoden bedürfen, bevor eine dauerhafte Eliminationsdiät empfohlen werden kann. Aufgrund der Tatsache, dass kein Test die Verdachtsdiagnose NMA eindeutig bestätigen kann, ist eine sorgfältige Ausschlussdiagnostik erforderlich, die bei Erwachsenen umfangreicher sein muss als bei Kindern (▸ Tab. 67.6). Die Allergietests, die im Folgenden besprochen werden sollen, dienen entweder dem Nachweis der Unverträglichkeit bestimmter Nahrungsmittel oder des zugrundeliegenden immunologischen Mechanismus. Zur vollständigen Diagnose sollten beide Nachweise erbracht sein (▸ Tab. 67.7).

Tab. 67.6 Ausschlussdiagnostik bei Verdacht auf eine Nahrungsmittelallergie.

Erwachsene	Kinder
• Nahrungsintoleranzen nicht immunologischer Genese • Reflux, Ulkus, Gastritis • Zöliakie, Morbus Whipple, chronisch entzündliche Darmerkrankungen, mikroskopische Kolitis • Infektionen • Tumoren	• Infektionen • Zöliakie

Tab. 67.7 Anforderungen an die Diagnostik von Nahrungsmittelallergien.

Nachweis der Unverträglichkeit	Nachweis des immunologischen Mechanismus
• Anamnese • offene Provokation, Diätetik • kontrollierte Provokation (oral: DBPCFC/ lokal: COLAP) • Release-Tests (BHRT, CAST, TABOX etc.)	• Hauttests, RAST • Messung von Entzündungsmediatoren (± kontrollierte Provokation) • Visualisierung von Mastzelldegranulation (± kontrollierte Provokation)

BHRT: Basophil Histamine-Releasing Test; CAST: Cellular Antigen Stimulaton Test; COLAP: Colonoscopic Allergen Provocation; DBPCFC: Double-Blinded Placebo-Controlled Food Challenge; RAST: Radio-Allergo-Sorbent-Test; TABOX: Provokationstest an Schleimhautbiopsien

VII

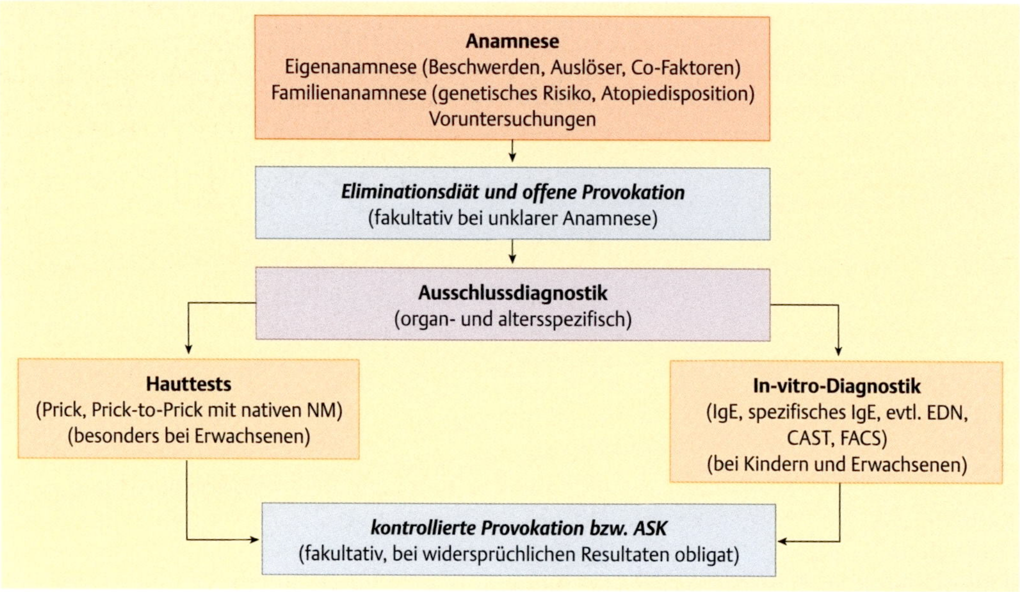

Abb. 67.4 Algorithmus zur Diagnostik von Nahrungsmittelallergien. Erläuterungen im Text. Atopie-Disposition definiert als Vorhandensein anderer Allergien als NMA beim Patienten oder Verwandten 1. Grades oder positive Allergietests in der Vergangenheit. Ausschlussdiagnostik siehe auch ▶ Tab. 67.6. ASK: Allergensuchkost; CAST: Cellular Antigen-Stimulation Test; EDN: Eosinophil-Derived Neurotoxin; FACS: Fluorescence Activated Cell Sorting (Durchflusszytometrie); NM: Nahrungsmittel.

Obwohl alle Allergietests aufgrund begrenzter Sensitivität und Spezifität die Verdachtsdiagnose weder bestätigen noch ausschließen können, erlangen sie gute Vorhersagewerte, wenn sie bei einem sorgfältig vorselektierten Patientenkollektiv angewandt werden. Dies bedeutet, dass Patienten mit Verdacht auf NMA nach standardisierten Schritten entsprechend einem Flussschema diagnostiziert werden sollten (▶ Abb. 67.4).

67.5.2 Spezifische Allergietests

Hauttests

Allergie-Hauttests, auch Prick-Tests genannt, sind einfach durchzuführende, kostengünstige Testmethoden zur Evaluation von Sensibilisierungen bei Jugendlichen und Erwachsenen. Allerdings sind Limitationen zu bedenken, die sich insbesondere auf einen begrenzten positiven Vorhersagewert dieses Testverfahrens begründen. Eine weitere Limitation des Prick-Tests ist bedingt durch die ungenügende Standardisierung und Stabilität vieler Extrakte von Nahrungsmittelallergenen, die zur Testung verwendet werden. Dieses Problem könnte reduziert werden durch die Verwendung rekombinanter Allergene, die in zunehmender Anzahl zur Verfügung stehen, bzw. durch die Verwendung von nativen Nahrungsmitteln mittels Prick-to-Prick-Test, wobei zuerst das Nahrungsmittel, dann die Haut des Patienten mit derselben Lanzette „geprickt" werden.

> **Hinweis für die Praxis**
> Prick-Tests können entweder mit kommerziellen Allergenextrakten oder mit nativen Nahrungsmitteln als „Prick-to-Prick-Tests" durchgeführt werden.

Messung von spezifischem IgE

Eine Alternative bzw. Ergänzung der Hauttests ist die Messung von spezifischem IgE im Serum, ein Laborverfahren, das eine höhere Spezifität und aufgrund der Unabhängigkeit vom Untersucher eine höhere Reliabilität als der Prick-Test aufweist.

Dieser Test, der auch unter dem Begriff RAST (Radio-Allergo-Sorbent-Test, „Radio“, weil spezifisches IgE früher radioaktiv gemessen wurde) bekannt ist, kann auch bei Patienten mit Hautbeteiligung, z. B. atopischer Dermatitis, oder bei Patienten unter Antihistaminika durchgeführt werden, wo Hauttests nicht empfohlen werden. Eine mögliche Ursache für die häufig berichtete Diskrepanz zwischen Ergebnissen aus Anamnese, Hauttests und Messung von spezifischem IgE begründet sich darin, dass eine NMA im GI-Trakt durch lokal produziertes IgE vermittelt wird, was sich nicht in veränderten IgE-Serumspiegeln niederschlagen muss.

Sonstige In-vitro-Diagnostik

Schließlich wird die Messung IgE-unabhängiger Parameter empfohlen, beispielsweise von Eosinophilenmediatoren wie ECP (eosinophiles kationisches Protein) und EDN (Eosinophil-Derived Neurotoxin) im Serum und in den Fäzes, weil damit auch IgE-unabhängige allergische Reaktionen erfasst werden können.

FACS-Analysen (Durchflusszytometrie) können helfen, den Aktivierungsgrad von allergischen Entzündungszellen wie Eosinophile und Basophile zu erfassen. Die Basophilenaktivierung kann auch mittels CAST-ELISA bestimmt werden. Für die Diagnose einer nicht-IgE-vermittelten NMA (Zell- oder Immunkomplex-vermittelte Immunreaktion) oder einer kombinierten IgE- und nicht-IgE-vermittelten NMA existieren keine validierten Labormethoden.

Hinweis für die Praxis

Aufgrund der Limitationen aller genannten Labormethoden beruht die Diagnose „gastrointestinale NMA“ im Wesentlichen auf einer negativen Ausschlussdiagnostik, wobei insbesondere infektiöse, chronisch entzündliche und maligne Magen-Darm-Erkrankungen ausgeschlossen werden müssen.

Provokationstests

Double-Blinded Placebo-Controlled Food Challenge (DBPCFC)

In unklaren Fällen ist ein kontrollierter Provokationstest, in der Regel in Form einer DBPCFC, erforderlich, wobei Nahrungsantigene oral oder direkt intestinal über eine Magensonde bzw. in Form einer Gelatinekapsel, die das Allergen enthält, zugeführt werden.

Hinweis für die Praxis

Das Verfahren der DBPCFC wird als Goldstandard für die Bestätigung der Diagnose NMA angesehen und sollte in allen unklaren Fällen obligater Bestandteil in der Diagnostik sein.

Andererseits weist auch dieses Verfahren Schwächen auf, insbesondere, wenn es um die Abklärung einer NMA mit gastrointestinaler Manifestation geht. Das Readout dieses Tests ist hinsichtlich gastrointestinaler Symptome kaum standardisiert und validiert, d. h., es handelt sich eher um einen subjektiven als einen objektiven Test. Außerdem wird keine immunologische Reaktion verifiziert, d. h., der Test prüft NMU, aber nicht NMA. In unklaren Fällen kann auch ein Allergensuchkost-Verfahren zur Eingrenzung möglicherweise relevanter Nahrungsmittelallergene durchgeführt werden.

Lokale mukosale Verfahren

Einige Versuche wurden unternommen, ein gastrointestinales Äquivalent des Allergie-Hauttests zu entwickeln, indem Nahrungsallergene in die Magen- oder Darmmukosa appliziert und Reaktionen wie Schleimhautrötung oder -schwellung erfasst werden. Dieser Ansatz wurde bereits in den 1930er Jahren konzipiert und danach in Form von gastralen, duodenalen und zuletzt kolonischen Provokationen weiterentwickelt.

Insbesondere die **koloskopische Allergenprovokation** (COLAP) wurde als lokales Testverfahren in klinischen Studien validiert und bietet eine Alternative zu oralen Provokationstests bei gastroenterologischen Patienten. Trotz des offensichtlichen Vorteils einer lokalen Testung wird die COLAP we-

VII

gen des Aufwands und der Notwendigkeit einer endoskopischen Expertise im klinischen Alltag nur begrenzt eingesetzt. Andererseits stellen Endoskopie und Histologie die Grundlage für die Diagnostik anderer immunologischer Reaktionen des GI-Trakts auf Nahrungsmittel wie Zöliakie, durch Nahrungsprotein induzierte Gastroenteropathien bei Kindern oder eosinophile Gastroenteritis dar.

In neuerer Zeit wurde der Gedanke des COLAP-Tests aufgegriffen mit einer modernen, technologischen Weiterentwicklung der Endoskopie, der **Confocal Laser Endomicroscopy (CLE)**. Die CLE-Technologie erlaubt einen mikroskopischen Blick auf die Darmschleimhaut des Patienten und eine Visualisierung von Farbaustritten aus der Mukosa als Zeichen eines „leaky guts", nach venöser Applikation eine Fluoreszenzfarbstoffs. Die CLE-Analyse bei Patienten mit Reizdarmsyndrom und Verdacht auf Nahrungsmittelunverträglichkeit führte die Exposition gegenüber möglichen Nahrungsmittelantigenen zu Farbstoffexpulsionen als Ausdruck einer Schleimhautbarrierestörung. Diese Veränderungen hingen mit den Reaktionen der Patienten auf Ausschlussdiäten zusammen. Etwa 50 % dieser Patienten zeigten Zeichen einer nicht weiter klassifizierbaren Allergie, wobei die zugrundeliegenden Mechanismen unklar blieben. Weitere Untersuchungen sind nötig, um diese interessanten Phänomene zu verifizieren und klinisch einordnen zu können.

67.5.3 Spezielle Diagnostik von Nahrungsmittelintoleranzen

Zur Diagnostik von Nahrungsmittelintoleranzen stehen wenige objektive, validierte Testverfahren zur Verfügung. Insofern sind Anamnese, Eliminationsdiäten und insbesondere Provokationsverfahren hier von zentraler Bedeutung.

Kohlenhydratmalabsorption

Hervorzuheben sind die Atemtestverfahren, die nach Provokation für die Diagnose einer Kohlenhydratmalabsorption (z. B. Laktose, Fruktose) verwendet werden. Darüber hinaus gibt es die Möglichkeit, Enzymaktivitäten und Polymorphismen für enzymkodierende Gene zu messen. Für die Laktosemalabsorption kann die Enzymaktivität in der Darmmukosa bestimmt werden (nicht als Routineverfahren etabliert), außerdem sind Polymorphismen für das Laktasegen beschrieben, die mit der Wahrscheinlichkeit korrelieren, im Verlauf des Lebens an Laktosemalabsorption zu erkranken. Allerdings können Tests, welche die aktuelle Krankheitsaktivität nicht widerspiegeln, den Laktose-H_2-Atemtest nicht ersetzen. Nur in Kombination mit einer passenden Anamnese erlauben die Atemtests eine Diagnosestellung.

Histaminintoleranz

Für die Diagnose der Histaminintoleranz können das histaminabbauende Enzym Diaminooxidase (DAO) bzw. Kofaktoren der DAO wie Vitamin B_6 bestimmt werden. Diese Laborwerte können in Kombination mit Anamnese und Provokationsverfahren zur Sicherung der Diagnose beitragen. Da keine dieser Labormethoden ausreichend validiert werden konnte, kommt der Anamnese, ggf. unterstützt durch ein Ernährungs-/Beschwerde-Tagebuch, eine besondere Bedeutung zu.

67.5.4 Differenzialdiagnostik der Nahrungsmittelallergie

Studien haben gezeigt, dass es sich bei 50–90 % der vermuteten NMA tatsächlich nicht um eine solche handelt. Symptome wie Übelkeit, Erbrechen, Diarrhö oder abdominale Schmerzen können auch durch zahlreiche andere Erkrankungen verursacht werden. Allen voran sind hier NMI zu nennen, die nicht immunologisch vermittelt sind. Bei Säuglingen müssen zudem – allerdings seltene – angeborene Stoffwechselerkrankungen (angeborene Laktoseintoleranz, hereditäre Fruktoseintoleranz, Galaktosämie) ausgeschlossen werden. Auch Morbus Crohn, Colitis ulcerosa und Zöliakie sowie die Non-Celiac Wheat Sensitivity (NCWS) können allergieähnliche gastrointestinale Symptome verursachen. Da es bisher keine spezifischen diagnostischen Marker für die NCWS gibt, beruht die Diagnose auf dem Ausschluss einer Nahrungsmittel- bzw. Weizenallergie und einer Zöliakie sowie der Beobachtung einer Besserung der Symptome unter glutenfreier Diät.

Eosinophile Erkrankungen des Gastrointestinaltrakts, insbesondere die eosinophile Ösophagitis

(EE), aber auch eosinophile Gastroenteritis (EGE) und Proktokolitis sind differenzialdiagnostisch zu beachten, zumal sie in etwa 50 % der Fälle eine allergische Grundlage haben. Die EE betrifft vor allem männliche Jugendliche und junge Erwachsene und ist inzwischen die häufigste Ursache für Dysphagie und Bolus-Impaktionen bei Erwachsenen in den westlichen Industrieländern (Kap. 60.3.3). Obwohl etwa 60 % der EE-Patienten Atopiker sind und vielfach auch Asthma, allergische Rhinitis, Ekzeme und NMA aufweisen, ist die EE von einer NMA differenzialdiagnostisch zu unterscheiden.

Darüber hinaus können infektiös/toxische Enteritis, kollagene Kolitis, Porphyrie und Dumping-Syndrom Ursachen für gastrointestinale Symptome sein, ebenso wie das Reizdarmsyndrom und pseudoallergische Reaktionen.

67.6 Therapie

67.6.1 Nahrungsmittelintoleranzen

Da die Mechanismen der NMI unbekannt bzw. therapeutischen Interventionen nicht zugänglich sind, steht als Therapiestrategie bei NMI lediglich die Eliminationsdiät zur Verfügung. Diese erfordert eine eingehende, individuelle Beratung und Schulung des Patienten. Er muss lernen, seine Ernährung weg von Fertignahrungsmitteln auf Primärnahrungsmittel umzustellen und Etiketten zu lesen.

67.6.2 Nahrungsmittelallergien

Eliminationsdiät

Ist ein Nahrungsmittel eindeutig als Symptomauslöser identifiziert, muss es möglichst aus der Ernährung des Patienten eliminiert werden. Diese Karenz ist die einzige wirklich kausale Therapieform, zumal die Hyposensibilisierung im Bereich der NMA weniger etabliert ist als für Inhalationsallergien.

Für eine effiziente Eliminationsdiät ist es notwendig, dass eine allergologisch qualifizierte Ernährungsfachkraft – in enger Zusammenarbeit mit dem Arzt – die Einführung der Diät begleitet und den Patienten ausführlich berät, um das Risiko einer unbewussten Allergenaufnahme zu senken, Nährstoffmangelerscheinungen zu vermeiden und die Lebensqualität so wenig wie möglich einzuschränken. Hierbei ist auch zu berücksichtigen, dass Faktoren wie körperliche Anstrengung oder der Genuss von Alkohol oder die Einnahmen von Medikamenten das Auftreten der Symptome beeinflussen können, ebenso wie Augmentationsfaktoren (z. B. Pollensaison, körperliche Anstrengung).

Zudem sind einige Allergene hitzelabil – allen voran solche, die vorwiegend ein orales Allergiesyndrom hervorrufen (z. B. Kern- und Steinobst) –, sodass auf entsprechende Nahrungsmittel in ausreichend erhitztem Zustand oft nicht völlig verzichtet werden muss. In verarbeiteten Lebensmitteln sind häufig Allergene „versteckt", was trotz verbesserter Kennzeichnung in der EU seit Ende 2007 für viele Allergiker immer noch ein Problem darstellt. All diese Aspekte machen deutlich, wie wichtig eine individuelle, fachlich qualifizierte Beratung und Begleitung von Nahrungsmittelallergikern sind.

Eine NMA muss nicht von lebenslanger Dauer sein. Es ist möglich, dass sich eine Allergie ganz verliert oder dass zumindest schrittweise größere Allergenmengen toleriert werden. Ist dies der Fall, sollte in der Regel auch die das Allergen meidende Diät nicht weiter durchgeführt werden. Insbesondere bei Kindern mit einer Kuhmilch- oder Ei-Allergie hat sich gezeigt, dass diese sich bis zum Schulalter in 50–80 % der Fälle verliert. Eine Allergie gegen Erdnüsse, Nüsse und Fisch bleibt allerdings meist lebenslang bestehen. Generell kann nach 1–2 Jahren eine Reexposition mit dem allergenen Nahrungsmittel erwogen werden. Dies sollte jedoch unter ärztlicher Aufsicht geschehen.

Medikamentöse Therapie

Wenn eine Eliminationsdiät nicht vollständig durchgeführt werden kann oder wenn nicht alle auslösenden Nahrungsmittel klar identifiziert werden können, ist eine ergänzende medikamentöse Therapie erforderlich. Hierfür steht eine magen- und darmtaugliche Präparation von Cromoglicinsäure zur Verfügung. In schwereren Fällen kann eine (passagere) Therapie mit Kortikosteroiden unvermeidlich sein. Inwieweit lokal wirksame Steroide wie Budesonid für die Therapie der gastrointestinalen Nahrungsmittelallergie geeignet sind, wurde in kontrollierten Studien bislang nicht getestet. Bisher gibt es keine eindeutige Datenlage für den Einsatz der oralen oder systemischen Desensibilisierung, für eine prophylaktische medikamentöse Therapie oder ähnliche Ansätze zur Behandlung von NMA.

Notfallset

Da eine ungewollte Exposition mit Nahrungsantigenen nicht immer vermieden werden kann, müssen Patienten mit Anaphylaxie-Anamnese mit einem sogenannten Notfallset an Medikamenten ausgerüstet werden.

Hinweis für die Praxis

Zentraler Bestandteil des Notfallsets für Patienten mit Anaphylaxie-Anamnese ist Adrenalin, in dessen Anwendung in Notfallsituationen Betroffene sorgfältig eingewiesen werden müssen. Weiterhin sollte das Set ein Kortikosteroid (2 × 100 mg Prednisolon-Äquivalent) sowie ein Antihistaminikum (am besten in Liquidform) enthalten. Nahrungsmittelallergiker sollten auch lernen, die Etiketten auf Nahrungsmitteln zu lesen und die Angaben hinsichtlich versteckter bzw. kreuzreagierender Allergene zu verstehen.

Immuntherapie

Grundsätzlich besteht die Möglichkeit, den Patienten mit Nahrungsmittelallergenen oder – im Fall von Kreuzallergien – mit assoziierten Pollenallergenen zu desensibilisieren. Eine Desensibilisierung mit Pollenallergenen ist gut standardisiert, wäre im Fall einer NMA jedoch nur eine Art von indirekter Desensibilisierung. Hinsichtlich einer spezifischen Immuntherapie mit Pollenallergenen bei pollenassoziierter NMA sind die Studienergebnisse widersprüchlich, weshalb diese nur in Betracht gezogen werden sollte, wenn zusätzlich eindeutige pollenabhängige Atemwegsbeschwerden vorliegen.

Für eine orale Desensibilisierung mit Nahrungsmittelallergenen spricht, dass die GI-Mukosa eine ausgeprägte Hyposensibilisierungskapazität aufweist. Neue Studien zeigen, dass dieser Weg z. B. für die Erdnussallergie sowohl mittels oraler (OIT) als auch mittels sublingualer Immuntherapie (SLIT) möglich ist. Dadurch konnte die Toleranz von Erdnussmengen um das 5- bis 10-Fache erhöht werden. Der protektive Effekt der Immuntherapie hält über die Zeit der Desensibilisierung hinaus an. Aufgrund dieser Daten sollte bei Patienten mit klinisch relevanter Erdnussallergie eine Immuntherapie erwogen werden.

Ein großer Fortschritt hinsichtlich Immuntherapie bei Erkrankten wird mit der Entwicklung und Verfügbarkeit von rekombinanten Allergenen erreicht werden. Seitdem diese Tools zur Verfügung stehen, wird sogar über die „Allergie-Impfung" spekuliert, zu der es erste klinische Daten gibt. Dabei handelt es sich quasi um eine „prophylaktische Immuntherapie" beim (noch) Gesunden, die dank der Rekombinationstechnologie auch mit modifizierten rekombinanten Allergenen durchgeführt werden könnte, die ein geringeres Anaphylaxie-Potenzial aufweisen als native Allergene und daher die Vakzinierung sicherer machen können.

67.7 Prävention

Für NMI sind keine wissenschaftlich fundierten Präventionsmaßnahmen bekannt. Dagegen bestehen begrenzte Präventionsmöglichkeiten für NMA. Generell wird empfohlen, alle Kinder mindestens bis zum 4. Lebensmonat ausschließlich zu stillen. Wenn Stillen nicht oder nicht ausreichend möglich ist, sollten Risikokinder bis zum Ende des 4. Lebensmonats partiell oder extensiv hydrolysierte Säuglingsnahrung erhalten. Sojabasierte Säuglingsnahrungen werden zu Präventionszwecken nicht empfohlen.

Auch für eine spezielle Ernährung der Mutter während Schwangerschaft und Stillzeit (z. B. Meidung potenter Nahrungsmittelallergene) gibt es keine Belege, wenngleich es Hinweise gibt, dass ein mütterlicher Fischverzehr in dieser Zeit und ein Fischverzehr des Kindes im 1. Lebensjahr einen protektiven Effekt auf die Entwicklung atopischer Erkrankungen beim Kind haben. Nach dem 4. Lebensmonat sollte Beikost eingeführt werden, für einen protektiven Effekt eines weiteren ausschließlichen Stillens gibt es keine Belege. Auch die Vermeidung möglicher allergener Nahrungsmittel zur Allergieprävention im 1. Lebensjahr und darüber hinaus wird weder für Nicht-Risikokinder noch für Risikokinder empfohlen.

Möglicherweise kann eine frühzeitige unspezifische Immunstimulation (z. B. Aufwachsen auf einem Bauernhof, Besuch einer Kindertagesstätte in den ersten 2 Lebensjahren, mehrere ältere Geschwister) vor der Entwicklung atopischer Erkrankungen schützen.

Hinweis für die Praxis

Empfehlungen zur Ernährung bei Nahrungsmittelunverträglichkeiten

- Eine Eliminationsdiät ist die Grundlage der Therapie von NMI und NMA. Sie erfordert eine geschulte Beratungskraft, Zeit und hohe Motivation von Seiten des Betroffenen.
- Nahrungsmittelallergiker müssen lernen, Etiketten auf Nahrungsmitteln zu lesen und die Angaben hinsichtlich versteckter bzw. kreuzreagierender Allergene zu verstehen.
- Als supplementäre medikamentöse Therapie von NMA kommen Cromoglicinsäure und (lokal wirksame) Kortikosteroide infrage.
- Patienten mit Nahrungsmittelallergie und Anaphylaxie-Anamnese müssen mit einem sogenannten Notfallset an Medikamenten (Adrenalin, Steroid, Antihistaminikum) ausgerüstet werden.

Literatur

[2664] Anagnostou K, Islam S, King Y et al. Assessing the efficacy of oral immunotherapy for the desensitisation of peanut allergy in children (STOP II): a phase 2 randomised controlled trial. Lancet 2014; 383: 1297–1304

[2665] Biesiekierski JR, Newnham ED, Irving PM et al. Gluten causes gastrointestinal symptoms in subjects without celiac disease: a double-blind randomized placebo-controlled trial. Am J Gastroenterol 2011; 106: 508–514

[2666] Bischoff S, Crowe SE. Gastrointestinal food allergy: new insights into pathophysiology and clinical perspectives. Gastroenterology 2005; 128: 1089–1113

[2667] Bischoff SC. Nahrungsmittelunverträglichkeiten. Gastroenterologie up2date 2006; 2: 133–148

[2668] Bischoff SC, Sellge G. The immunological basis of IgE-mediated Reactions. In: Metcalfe DD, Sampson HA, Simon RA, Lack G, eds. Food Allergy: Adverse Reaction to Foods and Food Additives. 5th ed. Malden, Massachusetts: Blackwell; 2013

[2669] Bischoff SC, Straumann A. Eosinophils in healthy gut and gastrointestinal diseases. Best Pract Res Clin Gastroenterol 2008; 22: 389–549

[2670] Boyce JA, Assa'ad A, Burks AW et al. Guidelines for the diagnosis and management of food allergy in the United States: Summary of the NIAID-sponsored expert panel report. Nutr Res 2011; 31: 61–75

[2671] Brew BK, Kull I, Garden F et al. Breastfeeding, asthma, and allergy: a tale of two cities. Pediatr Allergy Immunol 2012; 23: 75–82

[2672] Burks AW, Tang M, Sicherer S et al. ICON: Food allergy. J Allergy Clin Immunol 2012; 129: 906–920

[2673] Coombs RR. The Jack Pepys Lecture. The hypersensitivity reactions – some personal reflections. Clin Exp Allergy 1992; 22: 673–680

[2674] Edwards AM. Oral sodium cromoglycate: its use in the management of food allergy. Clin Exp Allergy 1995; 25 (Suppl. 1): 31–33

[2675] Felber J, Aust D, Baas S et al. Ergebnisse einer S2k-Konsensuskonferenz zur Zöliakie, Weizenallergie und Weizensensitivität. Z Gastroenterol 2014; 52: 711–743

[2676] Fleischer DM, Burks AW, Vickery BP et al. Sublingual immunotherapy for peanut allergy: a randomized, double-blind, placebo-controlled multicenter trial. J Allergy Clin Immunol 2013; 131: 119–127

[2677] Fritscher-Ravens A, Schuppan D, Ellrichmann M et al. Confocal endomicroscopy shows food-associated changes in the intestinal mucosa of patients with irritable bowel syndrome. Gastroenterology 2014; 147: 1012–1020.e4.

[2678] Fritscher-Ravens A, Pflaum T, Mösinger M et al. Many Patients With Irritable Bowel Syndrome Have Atypical Food Allergies Not Associated With Immunoglobulin E. Gastroenterology 2019; 157: 109–118.e5.

[2679] Kleine-Tebbe J, Ballmer-Weber B, Beyer K et al. (2009) In-vitro-Diagnostik und molekulare Grundlagen von IgE-vermittelten Nahrungsmittelallergien. Allergo J 2009; 18: 132–146

[2680] Langen U, Schmitz R, Steppuhn H. Häufigkeit allergischer Erkrankungen in Deutschland. Bundesgesundheitsblatt Gesundheitsforschung Gesundheitsschutz 2013; 56: 698–706

[2681] Lepp U, Ballmer-Weber B, Beyer K et al. Therapiemöglichkeiten bei der IgE-vermittelten Nahrungsmittelallergie. Allergo J 2010; 19: 187–195

[2682] Morita H, Nomura I, Matsuda A et al. Gastrointestinal food allergy in infants. Allergol Int 2013; 62: 297–307

[2683] Muche-Borowski C, Kopp M, Reese I et al. Allergieprävention. Allergo J 2009; 18: 332–341

[2684] Muraro A, de Silva D, Halken S et al. GA2LEN Food Allergy Guideline Group; GALEN Food Allergy Guideline Group. Managing food allergy: GA2LEN guideline 2022. World Allergy Organ J 2022; 15: 100687

[2685] Niggemann B, Beyer K, Erdmann S et al. Standardisierung von oralen Provokationstests bei Verdacht auf Nahrungsmittelallergie. Allergo J 2011; 20: 149–160

[2686] Nwaru BI, Hickstein L, Panesar SS et al. EAACI Food Allergy and Anaphylaxis Guidelines Group. The epidemiology of food allergy in Europe: a systematic review and meta-analysis. Allergy 2014; 69: 62–75

[2687] Pastorello EA, Farioli L, Conti A et al. Wheat IgE-mediated food allergy in European patients: alpha-amylase inhibitors, lipid transfer proteins and low-molecular-weight glutenins. Allergenic molecules recognized by double-blind, placebo-controlled food challenge. Int Arch Allergy Immunol 2007; 144: 10–22

[2688] Pickert CN, Lorentz A, Manns MP et al. Colonoscopic allergen provocation test with rBet v 1 in patients with pollen-associated food allergy. Allergy 2012; 67: 1308–1315

VII

[2689] Ring J, Bachert C, Bauer CP et al. Weißbuch Allergie in Deutschland. München: Springer Medizin, Urban & Vogel; 2010

[2690] Rona RJ, Keil T, Summers C et al. The prevalence of food allergy: a meta-analysis. J Allergy Clin Immunol 2007; 120: 638–646

[2691] Rueff F, Bergmann KC, Brockow K et al. Hauttests zur Diagnostik von allergischen Soforttypreaktionen. Allergo J 2010; 19: 402–415

[2692] Sastre J. Molecular diagnosis in allergy. Clin Exp Allergy 2010; 40: 1442–1460

[2693] Valenta R, Campana R, Marth K et al. Allergen-specific immunotherapy: from therapeutic vaccines to prophylactic approaches. J Intern Med 2012; 272: 144–157

[2694] Wang J, Sampson HA. Food anaphylaxis. Clin Exp Allergy 2007; 37: 651–660

[2695] Worm M, Reese I, Ballmer-Weber B et al. Leitlinie zum Management IgE-vermittelter Nahrungsmittelallergien. Allergo J Int 2015; 24: 256

[2696] Worm M, Reese I, Ballmer-Weber B et al. Update of the S2k guideline on the management of IgE-mediated food allergies. Allergol Select 2021; 5: 195–243

[2697] Zuberbier T, Edenharter G, Worm M et al. Prevalence of adverse reactions to food in Germany – a population study. Allergy 2004; 59: 338–345

[2698] Zuidmeer L, Goldhahn K, Rona RJ et al. The prevalence of plant food allergies: a systematic review. J Allergy Clin Immunol 2008; 121: 1210–1218

68 Jodstoffwechsel und Schilddrüsenkrankheiten

J. Köhrle

Das Wichtigste in Kürze

Für die normale körperliche und geistige Entwicklung ist eine ausreichende nutritive Jodversorgung (> 150 µg/d) alternativlos, jedoch bisher in Deutschland und weltweit auf Populationsebene nicht erreicht. Vor allem Schwangere, Stillende (230–260 µg/d), heranwachsende Kinder (100–180 µg/d je nach Alter) und Jugendliche (200 µg/d ab 13 Jahren) haben einen höheren Jodbedarf für die Synthese der Schilddrüsenhormone (SDH).

Mehr als die Hälfte aller Kinder, Erwachsenen sowie schwangeren und stillenden Frauen hat in Deutschland keine ausreichende Jodversorgung. Die ausschließliche Verwendung jodierten Speisesalzes in privaten Haushalten und bei der Herstellung von Lebensmitteln wäre die beste Präventionsmaßnahme, sie wird jedoch nur zu weniger als 35 % genutzt.

Schilddrüsenfunktionsstörungen sind weit verbreitet, und L-Thyroxin ist eines der am häufigsten ärztlich verordneten Medikamente. Schilddrüsenoperationen zählen in Deutschland zu den häufigsten Operationsindikationen. Pflanzliche kropffördernde Substanzen, endokrine Disruptoren in Nahrung und Umwelt sowie einige Medikamente können die SDH-Achse negativ beeinflussen.

Ein Jodüberschuss ist recht selten und meist verursacht durch wenige, sehr jodreiche Medikamente mit einem Jodgehalt im Grammbereich.

Keywords

Jodmangel, Struma, jodiertes Speisesalz, TSH, Autoimmunerkrankung, Intelligenzquotient, Perchlorat, endokrine Disruptoren

Tab. 68.1 Empfohlene Jodzufuhr (Deutsche Gesellschaft für Ernährung 2020).

Alter	Empfohlene Jodzufuhr (µg/d)
Säuglinge	
bis unter 4 Monate (Schätzwert)	40
4 bis unter 12 Monate	80
Kinder	
1 bis <4 Jahre	100
4 bis <7 Jahre	120
7 bis <10 Jahre	140
10 bis <13 Jahre	180
13 bis <15 Jahre	200
Jugendliche und Erwachsene	
15 bis <19 Jahre	200
19 bis <25 Jahre	200
25 bis <51 Jahre	200
51 Jahre und älter	180
Schwangere und Stillende	
Schwangere	230
Stillende	260

68.1 Physiologie

Eine adäquate Jodversorgung (▸ Tab. 68.1) in allen Altersstufen ist essenziell zur Sicherstellung der regulären Produktion von Schilddrüsenhormonen (SDH), soweit nicht durch genetische Veränderungen bedingte Einschränkungen von Synthese, Speicherung, Freisetzung, Transport, Wirkung und Abbau der SDH bestehen. SDH sind an der Regulation aller Lebensvorgänge beteiligt. Das Fehlen, die inadäquate Verfügbarkeit oder der Überschuss aktiver SDH in einzelnen Geweben wirkt sich nachteilig auf Entwicklung, Wachstum, Stoffwechsel, Grundumsatz, Temperaturregulation und vor allem die reguläre Gehirnentwicklung und -funktion aus. Neben Jodmangel können Nahrungsinhaltsstoffe oder Umweltsubstanzen die SDH-Homöostase, Funktion und Regulation der SDH-Achse nachteilig beeinflussen.

Der SDH-Haushalt und dessen Anpassung an veränderten Bedarf werden durch negative Feedback-Loops gesteuert, an denen Hypothalamus, Hypophyse, Schilddrüse und periphere Zielorgane beteiligt sind, in denen SDH wirken und metabolisiert werden. Im negativen Feedback-Loop spielen sowohl das Prohormon T_4 (Thyroxin) als auch die aktive Hormonform T_3 (Trijodthyronin) eine zentrale Rolle. Sowohl die Bildung des hypothalamischen Releasing-Faktors Thyreotropin Releasing Hormon (TRH) als auch des hypophysären Thyreotropin (Thyreoidea-stimulierendes Hormon, TSH) wird über die T_3-regulierte Expression beider Gene gesteuert.

Eine inadäquate lokale Verfügbarkeit der SDH T_4 und T_3 führt zur erhöhten Produktion und Freisetzung von TRH und TSH, während exzessive SDH-Serumkonzentrationen diese verringern. Voraussetzung für diesen Regulationsmechanismus ist eine adäquate Aufnahme beider Hormone in die TRH-produzierenden Neuronen des hypothalamischen paraventrikulären Nukleus und in die thyreotropen Zellen der Adenohypophyse durch Membrantransporter wie MCT 8. Faktoren, welche die hypothalamische und hypophysäre T_4- und T_3-Aufnahme sowie lokale T_3-Bildung durch das Selenoenzym 5'-Dejodase Typ 2 beeinflussen, greifen somit effektiv in die Feedbackregulation ein. Proinflammatorische Zytokine wie Interleukin 6, TNF-α und Gamma-Interferon hemmen unabhängig vom SDH-Status die TRH- und TSH-Produktion, z. B. beim Nieder-T_3-Syndrom („non-thyroidal illness"). TSH stimuliert über den G-Protein-gekoppelten TSH-Rezeptor in der basolateralen Membran der Thyreozyten in Schilddrüsenfollikeln die Synthese, Speicherung und Freisetzung der SDH T_4 und T_3.

Während des 1. Trimenons der Schwangerschaft wird der TSH-Rezeptor auch durch die sehr hohen Konzentrationen des strukturell verwandten Schwangerschaftshormons HCG physiologisch stimuliert, wodurch die SDH-Versorgung des sich entwickelnden Kindes in utero bis zum Zeitpunkt der Entwicklung der eigenen Schilddrüse des Fetus (ab Woche 12–15) sichergestellt wird.

TSH stimuliert in der Schilddrüse alle Schritte der Hormonsynthese und -freisetzung. Das essenzielle Spurenelement Jod wird als Jodid durch den Natrium-Jodid-Symporter (NIS) über die basolaterale Thyrozytenmembran aufgenommen. Das Hämoprotein Thyreoperoxidase (TPO) oxidiert Jodid extrazellulär an der apikalen Thyreozytenmembran, jodiert dort Tyrosinreste des Thyreoglobulins (TG) und koppelt jodierte Tyrosinreste des TG vorwiegend zu T 4 und in geringem Umfang auch zu T 3. Jodiertes TG wird im Kolloidlumen der Schilddrüsenfollikel gespeichert bis zur TSH-stimulierten Freisetzung.

68.2 Autoimmunerkrankungen der Schilddrüse

68.2.1 Morbus Basedow

Bei der Autoimmunerkrankung Morbus Basedow stimulieren von B-Zellen gebildete TSH-Rezeptor-Antikörper (TRAK) über den TSH-Rezeptor die SDH-Synthese und -freisetzung. Da die Bildung und Freisetzung der TRAK in B-Lymphozyten nicht einem negativen T_3-Feedback-Loop unterliegen, führt diese Konstellation zu einer Dauerstimulation mit manifester Hyperthyreose.

Dieser Circulus vitiosus kann medikamentös nur durch die Thyreostatika Propylthiouracil und Methimazol unterbrochen werden, welche die TPO der Schilddrüse hemmen. Bei ca. 50 % der Betroffenen ist diese Therapie zumindest in der Anfangsphase erfolgreich. Bei Versagen dieser Therapie hat sich die totale Thyreoidektomie, die auch das Antigen TSH-Rezeptor entfernt, zurzeit als bestes Therapieverfahren durchgesetzt. Alternativ kann durch Radiojodtherapie eingegriffen werden. In beiden Fällen wird eine lebenslange T_4-Supplementation erforderlich. TRAK stellen das pathogene Prinzip dieser Autoimmunerkrankung dar und werden zur Verlaufskontrolle diagnostisch bestimmt.

68.2.2 Autoimmunthyreoiditis

Bei einer weit häufigeren Autoimmunerkrankung der Schilddrüse, der Autoimmunthyreoiditis, oft Morbus Hashimoto genannt, kommt es aus bisher ungeklärter Ursache zur progredienten Zerstörung der Follikelstruktur und der Schilddrüse, zum Teil unter Fibrosierung, sodass wegen der eingeschränkten und letztendlich versiegenden SDH-Produktion eine lebenslange T_4-Substitution erforderlich wird. Als Epiphänomen der langsamen Zerstörung des Schilddrüsengewebes werden Antikörper gegen TPO und teils auch gegen TG gebildet, die in der Verlaufskontrolle diagnostiziert werden, jedoch im Gegensatz zu TRAK nicht ursächlich für das Krankheitsgeschehen verantwortlich sind.

Die hohe Prävalenz dieser Autoimmunerkrankung, vor allem bei Frauen im gebärfähigen Alter, ist die Hauptursache dafür, dass Thyroxinpräparate in Deutschland und weltweit zu den am häufigsten verschriebenen Medikamenten gehören. Genetische Prädispositionen begünstigen das Auftreten dieser häufigen Autoimmunerkrankung. Bisher sind für beide Formen dieser Schilddrüsenautoimmunerkrankungen keine Ursachen bekämpfenden Therapieprinzipien bekannt.

Eine große prospektive Kohortenstudie in 2 benachbarten Regionen der chinesischen Provinz Shaanxi, die sich durch niedrige und höhere nutritive Selenzufuhr unterscheiden, zeigte eine doppelt so hohe Inzidenz der TPO-Autoantikörper-Serokonversion in der Population mit niedriger Selenversorgung. Unterschiede in der Jodversorgung bestanden dabei nicht. Dies legt nahe, dass eine unzureichende Selenversorgung an der Entwicklung der Autoimmunthyreoiditis beteiligt ist. Unklar ist noch, welche der in der selenreichen Schilddrüse hoch exprimierten Selenoproteine hierbei funktionell ausschlaggebend sind.

68.3 Schilddrüsenhormon-Stoffwechsel und Diagnostik

68.3.1 Synthese und Abbau der Schilddrüsenhormone

Unter adäquater Jodversorgung setzt die Schilddrüse des Menschen ungefähr 80 % T_4 und 20 % T_3 frei. Außerhalb der Schilddrüse ist bisher keine T_4-Produktion beschrieben, da hierfür die einzigartige Organisation der Thyreozyten in angiofollikulären Einheiten erforderlich ist. T_3 wird in vielen Geweben durch die beiden Selenoenzyme 5'-Dejodase-Typ 1 und 2 gebildet. Neben Leber und Niere ist die Schilddrüse ein wichtiges Organ für die T_3-Bildung durch Dejodase Typ 1. Einige Gewebe exprimieren hohe Konzentrationen der Dejodase Typ 3, ebenfalls ein Selenoenzym, welches das Prohormon T_4 und dessen aktive Form T_3 inaktiviert und damit Zellen vor unangebrachter T_3-Exposition schützt. Dejodase Typ 1 ist ebenfalls an der Inaktivierung von SDH und ihren sulfatierten Metaboliten beteiligt. Sowohl Dejodase Typ 1 als auch Typ 3 werden durch T_3-Aktivierung der Schilddrüsenhormonrezeptoren (Thyroid Hormone Receptors, TR) induziert. Hohe T_4-Konzentrationen inaktivieren Dejodase Typ 2 durch einen Ubiquitin-vermittelten Enzymabbau, sodass eine schnelle Aktivitätsanpassung an veränderte SDH-Konstellationen möglich ist.

Die 3 Enzyme weisen ein komplexes entwicklungs- und altersabhängiges Expressionsmuster in verschiedenen Organen auf und werden unterschiedlich durch endogene und exogene Faktoren reguliert. Insbesondere nutritive Faktoren und Kontaminanten einschließlich der endokrinen Disruptoren (Endocrine-Disrupting Chemicals, EDC) können in den zellulären Transport und Stoffwechsel der SDH eingreifen und damit die lokale Hormonwirkung beeinflussen.

Nutritive Faktoren, sogenannte Goitrogene, zählen zu den wichtigen Regulatoren der Schilddrüsenhormon-Synthese und können diese beeinträchtigen (▶ Tab. 68.2). Viele andere Substanzen, einschließlich häufig verwendeter Pharmaka, beeinflussen ebenfalls die Konjugation und Elimination der Schilddrüsenhormone. Dadurch kann es zu diskordanten Konstellationen der für den Feedback relevanten Schilddrüsenhormon-Konzentrationen und TSH-Werten im Blut kommen.

Hinweis für die Praxis

Goitrogene – kropffördernde Substanzen und endokrine Disruptoren in Nahrung und Umwelt

- schwefelhaltige Verbindungen (z. B. Thiocyanat, Isothiocyanat, Goitrin, Disulfide)
- Flavonoide (Polyphenole)
- Polyhydroxyphenole und Phenolverbindungen
- Pyridine, Phthalatester und ihre Metaboliten („Weichmacher“)
- polychlorierte (PCB) und polybromierte (PBB) Biphenyle („Flammschutzmittel“)
- Organochlorverbindungen (z. B. DDT)
- polyzyklische aromatische Kohlenwasserstoffe (PAH)
- Lithium-haltige und sehr stark Jod-haltige (Grammbereich!) Medikamente

VII

Tab. 68.2 Goitrogene Wirkungen von Nahrungsmitteln und ernährungsbedingte Kropfrisiken.

Goitrogene	Mechanismus
Nahrungsmittel	
Cassava, Limabohnen („Mondbohnen“), Bohnen, Leinsamen, Sorghum, Süßkartoffeln	enthalten zyanogene Glukoside; werden zu Thiozyanaten metabolisiert, die mit Jodid um die NIS-vermittelte Aufnahme in Thyreozyten und die TPO-katalysierte Hormonsynthese kompetieren
Kreuzblütler-Gemüse: Kohlarten (Grünkohl, Blumenkohl), Broccoli, Rüben, Rapssamen	enthalten Glukosinolate; Metaboliten kompetieren mit Jodid um die NIS-vermittelte Aufnahme in Thyreozyten und die TPO-katalysierte Hormonsynthese
Soja, Hirse	Flavonoide beeinträchtigen die TPO-Aktivität
Spurenelemente	
Selenmangel	akkumulierte Peroxide schädigen Thyreozyten und der Dejodasemangel beeinträchtigt den SDH-Stoffwechsel
Eisenmangel	beeinträchtigte Häm-abhängige TPO-Aktivität der Thyreozyten und weniger wirksame Jodprophylaxe
Vitamin-A-Mangel	steigert TSH-Stimulation und das Kropfwachstum durch verringerte Vitamin-A-vermittelte Suppression des hypophysären TSH-β-Gens

NIS: Natrium-Jodid-Symporter; TPO: Thyreoperoxidase

68.3.2 Diagnostik

TSH-Bestimmung zur Beurteilung der SDH-Achse

In der klinischen Praxis ist das Thyreoidea-stimulierende Hormon (TSH) der wichtigste und primär verwendete Parameter zur Beurteilung der Schilddrüsenhormon-Achse. Bei Bedarf werden zusätzlich (totales oder freies) T_4 und auch T_3 bestimmt, in Spezialfällen auch die Plasmaverteilungsproteine TBG, Transthyretin und Albumin, um ein vollständiges Bild der SDH-Homöostase zu erhalten. Letzteres sollte nur von endokrinologischen Spezialisten veranlasst werden.

TSH-Erhöhungen sind typisch für Unterfunktionen, supprimiertes TSH für Überfunktionen der Schilddrüse und Hyperthyreose, jedoch kann eine Reihe physiologisch und pathophysiologisch relevanter Faktoren einschließlich der Jodversorgung die TSH-Konzentrationen im Blut verändern.

Für TSH müssen entwicklungs- und altersabhängige sowie schwangerschaftsspezifische Referenzintervalle beachtet werden. TSH zeigt eine ausgesprochene zirkadiane Rhythmik mit hohen Werten nach dem Einschlafen. Viele in der Diagnostik der Schilddrüsenhormon-Achse eingesetzten kommerzielle Assays, insbesondere für freies T_3, sind höchst störanfällig. Im stationären und intensivmedizinischen Kontext sollten freie T_3-Konzentrationen nur mit Vorsicht interpretiert werden, da eine Vielzahl von Pharmaka die Bindung von T_3 (und T4) an Serum-Proteine verändert und unter stationären Bedingungen häufig ein Nieder-T_3-Syndrom vorliegt.

Weitere Parameter zur Erfassung der Schilddrüsenfunktion, Jodversorgung und Jodausscheidung

Die Bestimmung der Urinjodausscheidung als wichtiger Parameter zur Ermittlung einer adäquaten Jodversorgung (▶ Tab. 68.1) hat Limitationen. Beste epidemiologische Ergebnisse werden erzielt, wenn die Jodausscheidung im 24-Stunden-Sammelurin ermittelt und für Kreatinin korrigiert wird. Eine adäquate Jodversorgung ist bei einer Urinausscheidung von 100–200 µg/l (bei Schwangeren mit 150–250 µg/l) erreicht. In Deutschland, Europa und weiten Gebieten der Welt trifft dies für 30–40 % der Bevölkerung jedoch nicht zu.

Flüssigkeitszufuhr, Verzehr jodhaltiger Nahrungsmittel und eine Reihe anderer Faktoren beeinflussen die Jodidausscheidung im Urin. Üblicherweise wird zur Analyse Spontanurin verwendet, wobei jedoch darauf zu achten ist, dass die damit gewonnenen Werte durch veränderte Flüssigkeitszufuhr oder vorherigen Verzehr jodreicher Lebensmittel verfälscht werden können und sich nicht gut für die individuelle Analyse eignen. Jodmessungen im Blut gehören nicht zur klinischen Routine.

Seit der Einführung der Ultraschalldiagnostik wird auch das Schilddrüsenvolumen routinemäßig ermittelt, das vorher durch Palpation erfasst wurde. So können durch Jodmangel oder durch Autoimmunerkrankungen induzierte Strukturveränderungen ermittelt werden.

Vermehrt werden auch Bestimmungen der TG-Konzentration im Blut für die Ermittlung der adäquaten Jodversorgung eingesetzt. Dies ist jedoch nur in epidemiologischen Studien und nicht in der individuellen Diagnostik relevant. Dort wird TG als Tumormarker bei Schilddrüsenkarzinomen nach Thyreoidektomie bestimmt, um mögliche Metastasenbildung frühzeitig anhand des TG-Anstiegs zu erfassen.

In vielen epidemiologischen Studien wurde gezeigt, dass eine inadäquate Jodversorgung auch zu einer verstärkten T_3-Produktion der Schilddrüse führt. Dies ist auf 2 Vorgänge zurückzuführen: Zum einen wird durch Jodmangel relativ weniger T_4 im Vergleich zu T_3 im TG gebildet, zum anderen führen die verringerte SDH-Produktion und -freisetzung im Feedback-Loop zu einem leichten Anstieg von TSH, welches in der Schilddrüse durch Stimulation der 5'-Dejodasen den relativen T_3-Anteil am sezernierten SDH erhöht, um den fehlenden Jodideinbau in TG zu kompensieren.

Jodmangel ist auch assoziiert mit einem erhöhten Auftreten von follikulären und wahrscheinlich auch anaplastischen Schilddrüsenkarzinomen, sodass aus einem erhöhten Verhältnis diagnostizierter follikulärer versus papillärer Schilddrüsenkarzinome auf eine unzureichende Jodidzufuhr zurückgeschlossen werden kann.

68.4 Natriumjodidtransporter-mediierter Jodidtransport

Die Identifizierung des wichtigsten Membrantransporters für Jodid, des Natrium-Jodid-Symporters (NIS), ermöglichte eine bessere Charakterisierung der Jodidaufnahme und -absorption. NIS ist in der basolateralen Membran der Thyreozyten lokalisiert und reichert Jodid aus dem Blut gegen einen Konzentrationsgradienten bis zu 50-fach in den Thyreozyten an. NIS ist auch in der laktierenden Brustdrüse unter Kontrolle durch weibliche Sexualhormone und Prolaktin für die Abgabe von Jodid in die Muttermilch verantwortlich. Eine Reihe anderer Epithelien einschließlich der des Gastrointestinaltrakts exprimieren ebenfalls NIS und spielen damit bei der Jodidresorption eine Rolle.

Daneben wurden die Jodidkanäle Pendrin, Anoctamin 1 und weitere Natrium-unabhängige Chlorid-Jodid-Austauschkanäle der SLC 26A-Familien in der apikalen Thyreozytenmembran identifiziert. Diese Jodidtransporter und -kanäle werden insbesondere bei diagnostischen Pertechnetat-Scans und der Radiojodidtherapie relevant, womit eine transiente Isotopenanreicherung in der Schilddrüse und in Metastasen erfolgen kann.

Hinweis für die Praxis

Für die szintigrafische Darstellung sowie die Radiojodtherapie ist relevant, dass NIS auch in den Speicheldrüsen exprimiert wird, wodurch es nach Radiojodtherapie zu Nebenwirkungen kommen kann. Die NIS-Aktivität in den Speicheldrüsen ist für die Freisetzung von Jodid im Speichel mit verantwortlich. Wegen des Fehlens der intakten angiofollikulären Einheiten in den Epithelien außerhalb der Schilddrüse kommt es dort im Unterschied zur Schilddrüse jedoch nicht zu dauerhaften Jodid- oder Pertechnetat-Anreicherungen und Gewebezerstörungen.

VII

68.5 Jodmangel und Folgekrankheiten

68.5.1 Epidemiologie

Seit über 100 Jahren ist die Bedeutung des essenziellen Spurenelements Jod für die SDH-Produktion und die menschliche Gesundheit bekannt. Eine Jodsupplementation wurde von Marine und Kimball bereits 1917 propagiert und 1920 in den USA sowie kurz danach in der Schweiz eingeführt. Trotzdem gibt es in vielen Regionen der Welt einschließlich hochentwickelter Länder wie Deutschland noch immer keine adäquate Jodversorgung. Das Ziel der WHO, im Jahr 2000 den Jodmangel weltweit zu beseitigen, wurde nicht erreicht. Etwa 2 Milliarden Menschen sind weiterhin von Jodmangel betroffen. Die Zahl schwerster Entwicklungsstörungen durch Kretinismus wird auf 5 Millionen geschätzt.

In Deutschland ist es trotz Änderung der Jodspeisesalz-Verordnung in den 1990er Jahren nicht gelungen, das Jodmangelproblem adäquat zu beheben. Weniger als 35 % des für die industrielle Lebensmittelproduktion verwendeten Speisesalzes ist jodiert. Die Verwendung von Jodsalz im Privathaushalt ist freiwillig, und einflussreiche Kreise der Bevölkerung, die Wellness-Szene sowie vermeintlich wohlmeinende Experten raten sogar von der Verwendung jodierten Speisesalzes ab. Sie empfehlen oft inadäquate Alternativen wie Meersalz oder teure Sondersalze, deren Jodgehalt bei Weitem nicht ausreicht, um den täglichen Bedarf zu decken. Hierdurch werden hohe Kosten im Gesundheitswesen durch eine nicht adäquate Prävention verursacht.

In Deutschland werden ungewöhnlich viele Schilddrüsenoperationen durchgeführt (70 Operationen/100 000 Personen im Jahr 2022). Diese Zahlen sind weit höher als in unseren Nachbarländern oder in den USA. Ursache hierfür ist zum einen der lange Zeitraum mit Jodmangel, der vor allem bei älteren Menschen langfristige Folgen hat, wie Kropfbildung, Entstehung von Knoten in der Schilddrüse bis hin zur erhöhten Inzidenz des follikulären Schilddrüsenkarzinoms. Zum anderen tragen neue diagnostische Verfahren dazu bei, wie die breite Anwendung des Ultraschalls außerhalb der Spezialdiagnostik sowie qualitativ noch unzureichende diagnostische Verfahren wie etwa die Feinnadelbiopsie.

International und national wird diskutiert, eine defensivere, abwartende Einstellung vor chirurgischen und nuklearmedizinischen Eingriffen einzunehmen, da noch keine ausreichend großen prospektiven und evidenzbasierten Studien vorliegen, die das etablierte chirurgische Vorgehen rechtfertigen würden. Retrospektive Analysen aus Daten der Krankenversicherungen und des RKI zeigen, dass über die Hälfte der jährlichen Schilddrüsenoperationen bei Strumen mit einem oder mehreren Knoten vorgenommen werden, wobei die Mehrzahl davon als „diagnostisch“ einzuschätzen ist.

Die Malignitätsrate von diagnostizierten Schilddrüsenknoten wurde lange mit 5–15 % eingeschätzt, wobei neuere Studien weit niedrigere Werte unter 5 % bis zu 1 % Malignitätsrate ergaben. Die fortlaufende Aktualisierung der Leitlinien der verschiedenen nationalen und internationalen Fachgesellschaften geht auf diese Aspekte ein und misst der verbesserten Diagnostik und präoperativen Risikostratifizierung mittlerweile mehr Bedeutung zu. Erhebungen aus den großen deutschen epidemiologischen Studien (SHIP, KORA, KIGGS) zeigen noch immer regionale Unterschiede der Jodversorgung und der damit zusammenhängenden veränderten Schilddrüsenfunktion auf.

68.5.2 Kropfbildung und Kretinismus

Jodmangel führt zu einem verstärkten benignen Schilddrüsenwachstum (Kropfbildung) durch lokale Aktivierung des IGF-1-Systems in Verbindung mit einer verstärkten TSH-Stimulation. Ab einem Jodgehalt von weniger als 0,15 mg/g Schilddrüse (Feuchtgewicht) ist mit einem Strumawachstum zu rechnen.

Eine ausreichende Jodversorgung führt zur TG-Speicherung von 0,5–1 mg Jod/g Schilddrüse. Die adäquate Jodversorgung der Thyreozyten verringert über die lokale Bildung von Jodlipiden und Jodlaktonen, welche die TSH-Stimulation abschwächen, die Thyreozytenproliferation und Follikelteilung. Schwerer Jodmangel während der Embryonal- und Fetalentwicklung sowie postnatal durch Strumaentwicklung hat in schwerster Form

Kretinismus (mittlerweile als „angeborenes Jodmangelsyndrom“ bezeichnet) zur Folge, worunter man eine verzögerte körperliche und geistige Entwicklung versteht.

Neben einer adäquaten Jodversorgung ist hier auch die gute Versorgung mit dem essenziellen Spurenelement Selen notwendig, das über Glutathionperoxidasen an der SDH-Synthese und durch die drei Dejodase-Selenoenzyme an deren Metabolismus beteiligt ist. Auch eine adäquate Eisenversorgung ist für die normale SDH-Synthese erforderlich, da sowohl die Thyreoperoxidase (TPO) als auch die an der H_2O_2-Produktion beteiligte duale Oxidase Hämoproteine sind.

Solange die maternale Schilddrüsenfunktion intakt ist, kann in der Embryonal- und Fetalphase plazentagängiges T_4 auch eine adäquate kindliche Entwicklung bis zur Geburt sicherstellen. Nach der Geburt ist sofort eine optimale Jodversorgung erforderlich, um eine normale Entwicklung und Gehirndifferenzierung und -reifung durch SDH zu erreichen. Der durch eine mangelnde Jodversorgung induzierte SDH-Mangel beeinträchtigt die kindliche Entwicklung und kann im schwersten Fall zum Verlust von 10 bis zu 15 IQ-Punkten und zu Kretinismus führen, heutzutage als angeborenes Jodmangelsyndrom bezeichnet.

Bei gleichzeitigem Selenmangel bereits in utero und inadäquater maternaler Schilddrüsenfunktion kann die Konstellation des **neurologischen Kretinismus** eintreten. Solange die maternale SDH-Produktion die T_4-Versorgung des Embryos und Fetus sicherstellen kann, verursacht ein kombinierter Jod- und Selenmangel erst nach der Geburt den **myxödematösen Kretinismus.** Bei der Ausprägung des klinischen Bildes spielen vermutlich noch weitere nutritive goitrogene Faktoren eine wichtige Rolle. Auch ein Jodexzess im Trinkwasser kann bei Kindern zu einem geringen Verlust von 2 IQ-Punkten führen.

68.6 Jodquellen und Jodversorgung

68.6.1 Jodquellen

Ernährungsgewohnheiten haben deutliche Auswirkungen auf die adäquate Jodversorgung. So nehmen Menschen, die mehr tierisches als pflanzliches Protein verzehren, in der Regel weniger Speisesalz zu sich und damit auch eine geringfügig geringere Jodidmenge. Analysen, vor allem bei Vorschulkindern, ergaben, dass in Deutschland Kuhmilch, Salz und Eier die wichtigsten Quellen der Jodversorgung sind (weniger als 20 % durch Eier).

Da durch die intensivierte Produktion tierischer Nahrungsmittel die Versorgung mit Spuren- und Mengenelementen in der Tierhaltung signifikant verbessert wurde und teilweise eine 3- bis 5-fach höhere Zufuhr für Tiere als beim Menschen beschrieben ist, kam es in den letzten Jahren zu einem deutlichen Anstieg der Jodversorgung über die Kuhmilch. Das führte in der EU zu einer Absenkung der Jodierung des im Tierfutter verwendeten Mineralsalzes, um keine Überversorgung hervorzurufen.

Andererseits muss bei Verzicht auf Milchprodukte und tierische Nahrungsmittel mit einer inadäquaten Jodzufuhr gerechnet werden, sofern nicht durch jodiertes Salz und/oder Jodsupplemente eine ausreichende Versorgung vor allem bei Risikogruppen (Schwangere, Stillende, Kinder) sichergestellt wird.

Universelle Jodierung des Speisesalzes

WHO, UNICEF, ICCIDD/IGN (International Council for Control of Iodine Deficiency Disorders/Iodine Global Network) sowie nationale und andere internationale Organisationen favorisieren die universelle Jodierung des Speisesalzes basierend auf Beschlüssen von 1993, da Speisesalz als Quelle des essenziellen Spurenelements breit verfügbar ist, ganzjährig verzehrt wird und mit minimalen Kosten von geschätzt 0,05 US-Cent/Person/Jahr die beste Prävention einer beeinträchtigten kognitiven und körperlichen Entwicklung bei Kindern erzielt werden kann. Dieser präventive Ansatz basiert auf dem Konzept von G. Rose, nach dem Massenexpo-

VII

sitionen für Risiken auch Maßnahmen auf Massenbasis zur Bekämpfung erfordern.

Trotz dieser weltweiten Kampagnen und Aktionen wurden laut WHO 2016 noch 54 Länder als joddefizient eingeschätzt. Als Erfolg der internationalen Jodierungskampagne nutzten 2018 88 % der globalen Population jodiertes Speisesalz. Die Zahl der Länder mit adäquater Jodaufnahme hat sich seit den letzten zwei Dekaden auf 188 verdoppelt bis 2020. In mehreren europäischen Ländern mit starken Gesundheits- und Wirtschaftsstrukturen (z. B. Deutschland, Norwegen, Finnland) wird für die Nahrungsmittelproduktion zu wenig jodiertes Salz verwendet, mit der Folge einer unzureichenden Jodzufuhr für die Population. Nach WHO-Daten erreichen in Europa 60 % der Bevölkerung das Limit von 100 µg Jodid pro Liter Urin bei der Jodausscheidung nicht, was einer Population von über 40 Millionen Kindern und über 430 Millionen Erwachsenen entspricht (www.who.int).

Natürliche Jodquellen

Abgesehen vom jodierten Speisesalz sind Meeresschalentiere (Seafood), Meeresfisch, Fleisch, Eier, Milchprodukte und wenige Gemüsearten an der Jodversorgung beteiligt. Brot und Früchte tragen kaum zur Jodversorgung bei. Hier gibt es wiederum starke regionale Unterschiede sowie nur unvollständige systematische Erhebungen in Deutschland und anderen europäischen Ländern, die gemeinsam im engen Warenverkehr für die Nahrungsmittelversorgung im Rahmen der EU zur Jodversorgung beitragen.

68.6.2 Mögliche Effekte einer verbesserten Jodversorgung

Anpassung der TSH-Referenzbereiche?

Aufgrund von Daten aus den o. g. epidemiologischen Studien wird diskutiert, ob die Referenzbereiche für TSH, dem wichtigsten diagnostischen Parameter des Schilddrüsenstatus, weiterhin adäquat sind. Es zeigte sich, dass vor allem bei älteren Personen die TSH-Serumkonzentrationen physiologischerweise ansteigen, was bisher zu wenig berücksichtigt wurde. Autoimmunerkrankungen mit erhöhten TPO-Antikörpertitern wurden oft nicht ausgeschlossen, und Personen mit autonomen Adenomen und deshalb erniedrigtem TSH waren ebenfalls in den Referenzpopulationen vertreten.

Abnahme der Schilddrüsenfunktionsstörungen

Aus systematischen Erhebungen, z. B. in den SHIP-Kohorten und dänischen Untersuchungen, kann abgeleitet werden, dass eine verbesserte Jodversorgung in Regionen, wo lange Zeit Jodmangel die Entstehung von Schilddrüsenfunktionsstörungen bewirkte, zu einer Abnahme der Strumainzidenz, des Schilddrüsenvolumens bei Neugeborenen und der Entwicklung von Schilddrüsenknoten geführt hat. In fast allen Studien wurde beobachtet, dass in der Übergangsphase, die durchaus eine Dekade betragen kann, ein leichter, aber nur transienter Anstieg der Inzidenz von Autoimmunerkrankungen der Schilddrüse auftritt und auch durch die verbesserte Jodversorgung in Einzelfällen Autonomien manifest werden können.

Auswirkungen auf die kindliche Entwicklung

Viele Studien wurden initiiert und zum Teil abgeschlossen, um zu prüfen, ob eine Jodversorgung während der Schwangerschaft zu einer verbesserten Kindesentwicklung, einem höherem IQ und einer Reduktion von Gedeihstörungen führt. Diese Untersuchungen sind jedoch noch nicht aussagekräftig, weil möglicherweise zu spät mit einer Jodsupplementation begonnen wurde, zu wenig Jod gegeben wurde oder Folgestudien über die Adoleszenz hinweg noch nicht interpretierbar sind aufgrund geringer Fallzahlen oder nicht eindeutig definierter Endpunkte und Biomarker.

Obwohl knapp 100 Publikationen einschließlich 10 Reviews analysiert wurden, konnte nach dieser Bilanz keine der Studien einen überzeugenden Effekt der peripartalen Jodsupplementation oder -ergänzung auf das prä- und postnatale Wachstum zeigen. Jedoch ergab sich eine Reihe erwarteter Verbesserungen, wie geringeres Schilddrüsenvolumen, niedrigeres TSH beim Neonatalscreening, verbesserte körperliche und mentale Entwicklung als prognostizierte positive Effekte der adäquaten

Jodversorgung in der Schwangerschaft. Es gibt auch Hinweise darauf, dass sogar eine Bolusinjektion von 400 mg Jod als oral verfügbares, jodiertes Öl über 6 Monate hinweg die adäquate Jodversorgung durch die Muttermilch in der Laktationsphase sicherstellt und beim Kind zur Euthyreose führt. Bisherige Metaanalysen zeigten klar, dass die fetale Gehirnentwicklung vor allem im 1. Trimenon bereits durch milden bis mäßigen Jodmangel beeinträchtigt werden kann. Aussagekräftige randomisierte kontrollierte Studien zur präventiven Wirkung der Jodsupplementation müssten aber bereits früh im 1. Trimenon beginnen.

68.6.3 Jodversorgung in Deutschland

Wenige Daten gibt es für Deutschland zum Einfluss goitrogener Inhaltsstoffe auf die Jodversorgung und Schilddrüsenfunktion. Ebenso fehlen systematische Daten über Auswirkungen der Exposition mit EDC aus Nahrung und Umwelt (▸ Tab. 68.2) bezüglich der Jodidaufnahme, Jodverwertung, SDH-Synthese und Wirkung. Nach Analysen der Jod-Urinausscheidung bzw. der Schilddrüsenfunktionsparameter von Schwangeren und Neugeborenen muss weiterhin davon ausgegangen werden, dass in Deutschland immer noch keine ausreichende Jodidversorgung besteht. Das erscheint aus medizinischen und gesellschaftspolitischen Erwägungen im Sinne der optimalen kognitiven, geistigen und körperlichen Entwicklung angesichts der hohen Herausforderungen der Wissens- und IT-dominierten Gesellschaft und Lebenswelt problematisch (siehe Pisa-Studien) und unbedingt verbesserungswürdig.

Hinweis für die Praxis

Eine Analyse der Urin-Jodausscheidung bei stillenden Müttern in verschiedenen Ländern ergab, dass bei obligater Jodsupplementation in 8 von 15 Ländern die erwünschten Jod-Urinausscheidungen höher als 100 µg/l gemessen wurden, während in Ländern mit freiwilliger Jodsupplementation, z. B. in Deutschland, nur in 2 von 9 Ländern dieser Wert erreicht wurde. Eine neuere Analyse der Jodaufnahme von Schwangeren in 11 subnationalen Studien in 6 europäischen Ländern ergab nur für Spanien und UK eine nach EFSA-Empfehlungen ausreichende Jodversorgung, wenn Jodsupplemente miteinbezogen wurden. In den anderen 8 Studien (auch der deutschen) lag die Jodversorgung unterhalb der EFSA-Empfehlung für Schwangere.

68.7 Negative Folgen einer Jodexposition

68.7.1 Exzessive Jodexposition und jodhaltige Pharmaka

Die Frage einer exzessiven Jodexposition oder einer überhöhten nutritiven Jodzufuhr stellt sich nur in Sonderfällen. Akute Jodvergiftungen sind sehr selten und setzen eine grammweise Zufuhr voraus, die auch zu sonstigen Vergiftungssymptomen wie brennendem Mund, Rachen und Magenschleimhaut, Fieber, Bauchschmerzen, Schwindelgefühl, Erbrechen und Diarrhö führen können.

Die häufigsten Ursachen einer erhöhten Jodexposition sind die Applikation jodierter Röntgenkontrastmittel (auch hier treten Expositionen mit organischen Jodverbindungen im Grammbereich auf) sowie die Anwendung von jodhaltigen Desinfektionsmitteln und Medikamenten, wie z. B. dem Antiarrhythmikum Amiodaron, das ebenfalls Jod in Grammdosierungen enthält.

Zum Teil wird während der Lagerung und im Körper aus diesen organischen Verbindungen Jodid freigesetzt. Außerdem können diese Pharmaka zum Teil im Fettgewebe gespeichert werden und langfristig Jod freisetzen. Daher muss vor dem Einsatz dieser jodhaltigen Präparate unbedingt die Schilddrüsenfunktion der Betroffenen abgeklärt werden, um jodinduzierte Autonomien, Hyperthyreosen oder auch spätere Hypothyreosefolgen zu minimieren.

Häufig werden Jodallergien im Zusammenhang mit dem Verzehr von jodiertem Speissalz diskutiert. Jodid und in jodiertem Speisesalz verwendetes Jodat sind zu klein, um als Antigene zu wirken. Trägerstoffe der Röntgenkontrastmittel, an die Jod gebunden ist, oder größere jodhaltige Moleküle (z. B. Pharmaka) können jedoch als Antigene wirken, und bei diesen sehr hohen Jodbelastungen im Grammbereich kann auch eine Jodakne auftreten.

VII

68.7.2 Interaktionen von Kaliumjodid mit Arzneimitteln

Jodsupplemente können die Wirkung einiger Medikamente beeinflussen. So kann die Wirkung des Thyreostatikums Methimazol durch hohe Joddosen verstärkt werden. Die Verwendung von Kaliumjodid-Supplementen kann bei der Anwendung bestimmter ACE-Inhibitoren das Risiko für Hyperkaliämien erhöhen. Auch bei der Einnahme von kaliumeinsparenden Diuretika in Kombination mit hochdosierten Kaliumjodid-Supplementen steigt das Hyperkaliämie-Risiko.

68.8 Störfaktoren der Schilddrüsenhormon-Synthese

68.8.1 Endokrine Disruptoren

Auch die Rolle von „Endocrine Disrupting Chemicals“ (EDC), d. h. endokrinen Disruptoren, ist zu diskutieren. Zu relevanten EDC aus der Gruppe der Polyhydroxyphenole, Pyridine, Phthalate, polychlorierten und polybromierten Biphenyle, Organochlorverbindungen und polyzyklischen aromatischen Kohlenwasserstoffen liegt eine Reihe von Assoziationsstudien vor, die auf Interferenzen mit der Schilddrüsenhormon-Achse hindeuten. Beobachtungen bei Schwangeren und Kindern zu Fragen der Exposition und deren Auswirkungen, auch auf die Schilddrüsenhormon-Achse, geben Anlass zur Besorgnis und sollten durch systematische Analysen im Rahmen von groß angelegten epidemiologischen und Kohortenstudien verifiziert werden, die niedrig, mittel und hoch exponierte Populationen über längere Zeiträume vergleichen. Bedauerlicherweise gibt es mittlerweile kaum noch Bevölkerungsgruppen, die nicht EDC exponiert sind und damit als mögliche Kontrollgruppen geeignet wären. Problematisch erscheint hier insbesondere, dass sich der mögliche nachteilige Effekt von EDC unter inadäquater Jodversorgung verstärkt auswirkt – ein weiterer Beleg dafür, dass präventive Maßnahmen mit einer ausreichenden nutritiven Jodzufuhr Schaden abwenden können.

68.8.2 Mangel an Mikronährstoffen

Auch ein Mangel an Vitamin A, Eisen und Selen kann die Schilddrüsenhormon-Achse nachhaltig beeinträchtigen. Vitamin-A-Mangel scheint vor allem durch eine geringere Suppression der hypophysären TSH-β-Genexpression zu wirken, wodurch die Schilddrüsenfunktion und das Kropfwachstum stärker stimuliert werden.

Ein Eisenmangel verringert die TPO-Aktivität sowie die Funktion der H_2O_2 produzierenden dualen Oxidase, sodass die Jodid-Organifizierung und Schilddrüsenhormon-Synthese bei Eisenmangel nachhaltig erniedrigt sind. Hier können schon geringe Eisensupplementationen die Verwertung selbst nicht adäquater Jodmengen deutlich verbessern, jedoch müssen vor Eisensupplementation weitere negative Effekte, vor allem in Regionen mit unzureichender, unausgewogener Ernährung, Parasiten- und Schädlingsexposition, berücksichtigt werden.

Eine mangelhafte Versorgung mit Selen wirkt sich sowohl auf die Funktion der Schilddrüse selbst als auch auf die SDH-Synthese negativ aus, da es Bestandteil wichtiger Selenoenzyme ist. Dazu gehören zum einen die Dejodasen, die T_4 in T_3 umwandeln, zum anderen die Gluthathionperoxidasen, welche die antioxidative Defense-Funktion der angiofollikulären Einheiten der Schilddrüse gewährleisten. Darüber hinaus kommt es bei schwerem Selenmangel auch zu einer Beeinträchtigung der Dejodase-Aktivität im peripheren SDH-Stoffwechsel. Selensupplemente werden auch zur adjuvanten Therapie bei Autoimmunerkrankungen der Schilddrüse eingesetzt und wirken wohl auch positiv auf das Immunsystem. Ein kombinierter Jod- und Selenmangel ist besonders abträglich für eine adäquate mentale, kognitive, körperliche Entwicklung.

68.8.3 Nahrungsmittel als Störfaktoren

Die Definition des Jodmangels nach WHO, UNICEF und ICCID-Kriterien sowie international übliche Klassifizierungen basieren auf umfangreichen epidemiologischen Studien zur nutritiven Jodzufuhr und Ausscheidung im Urin. Wichtige nutritive Störfaktoren sind in unseren Breiten Gemüsearten aus der Gruppe der Kreuzblütler (▶ Tab. 68.2). Viele Daten weisen jedoch darauf hin, dass nur bei deutlich inadäquater Jodzufuhr verbunden mit einem sehr hohen Verzehr dieser Gemüsearten mit einer Kropfbildung gerechnet werden muss, dass aber bei adäquater Jodversorgung diese Gemüsearten ohne Bedenken verzehrt werden können.

Gleiches gilt nach jetzigem Wissensstand für Sojaprodukte und Hirse, die hohe Konzentrationen von Flavonoiden und Isoflavonen enthalten, die an mehreren Stellen nachteilig mit der Synthese, dem Transport und der Wirkung der SDH interferieren können. Ob diese Effekte ernährungsmedizinisch relevant sind, ist noch umstritten. Es sollte jedoch berücksichtigt werden, dass die Resorption von T_4 bei der lebenslangen Therapie der angeborenen Hypothyreose und die T_4-Supplementation nach Thyreoidektomie durch Sojainhaltsstoffe beeinträchtigt werden können. Wie in einzelnen Publikationen berichtet, können dadurch sogar Hypothyreosen bei nicht adäquater Jodversorgung induziert werden. Größere, langfristige Studien zur postmenopausalen Hormontherapie mit Phytosteroiden, Flavonoiden aus Soja- oder Rotkleeextrakten ergaben bisher überwiegend keine Hinweise auf negative Auswirkungen auf die SDH-Achse. Hier besteht jedoch weiterhin Forschungsbedarf.

Hinweis für die Praxis

Da mittlerweile im Bereich der Lifestyle-, Wellness- und Paramedizin und aufgrund der zunehmenden Verbreitung besonderer Ernährungsgewohnheiten zum Teil mit einer sehr hohen Aufnahme von sojahaltigen Lebensmitteln, Nahrungsergänzungsmitteln und hoch konzentrierten pflanzlichen Extrakten und Supplementen in Kapselform zu rechnen ist, kann es zu nachteiligen Interferenzen in der Schilddrüsenhormon-Achse kommen.

68.9 Prävention von Jodmangel und Jodexzess

In Deutschland ist trotz aufwendiger Bemühungen noch immer keine adäquate Versorgung der Bevölkerung mit Jod erreicht, auch wenn nicht mehr von einem Jodmangelgebiet gesprochen werden kann. Statt nur ca. 30 % sollten mehr als 50 % des insgesamt verwendeten Speisesalzes jodiert und mehr als 45 % der (semi-)industriell hergestellten Nahrungsmittel mit Jodsalz zubereitet sein, um die unterschiedliche Jodzufuhr durch Nahrungspräferenzen (Milchprodukte vs. Fisch/Fleisch vs. pflanzliche Nahrung), saisonale Schwankungen des Jodgehalts in Nahrungsmitteln (z. B. Tierfütterung), den Einfluss antithyroidaler Substanzen (Goitrogene, Tabakrauch, EDC, Nitrat) und Jodverluste auszugleichen.

Viele der „Bio-Lebensmittel“ aus ökologischem Anbau bzw. ökologischer Tierhaltung weisen sehr unterschiedliche in der Regel noch zu niedrige Jodgehalte auf. Sowohl bei Kindern und Jugendlichen als auch bei berufstätigen Erwachsenen und der älteren Bevölkerung liegen nach aktuellen Studien 30–50 % hinsichtlich ihrer Jodzufuhr unterhalb des von der WHO, der EFSA und anderen Organisationen mittleren geschätzten Jodbedarfs, und dieser Trend nimmt leider wegen der stagnierenden Jodsalzverwendung und niedrigerem Kochsalzverzehr zu. Die Folgen belegt die bundesweite betriebsärztliche Papillon-Studie: Über ein Drittel der berufstätigen Erwachsenen zeigte ein Spektrum krankhafter Schilddrüsenveränderungen, die teils behandlungsbedürftig waren.

Hinweis für die Praxis

In diesem Kontext muss darauf hingewiesen werden, dass es nach Auffassung der Deutschen Gesellschaft für Endokrinologie „keine Schilddrüsenerkrankung und auch keine andere Erkrankung (gibt), bei der eine jodarme Ernährung erforderlich oder hilfreich ist“. Die Speisesalz-basierte Jodsupplementation (ca. 50–150 µg/d) löst weder Schilddrüsenautonomien aus, noch verschlechtert sie Hyperthyreosen vom Typ Morbus Basedow. Jodiertes Speissalz verursacht keine Beschwerden. Allerdings muss vor Anwendung von wenigen Medikamenten (z. B. Amiodaron, jodierte Hautdesinfektionsmittel) und Diagnostika (jodierte Röntgenkontrastmittel mit sehr hohen Jodkonzentrationen (3–5 g Jod pro Applikation) die Schilddrüsenfunktion abgeklärt und dann ggf. auf deren Anwendung verzichtet werden.

Die fehlerhafte Anwendung zu hoch dosierter Nahrungsergänzungsmittel, die Jod enthalten, oder der regelmäßige Verzehr stark jodhaltiger, meist asiatischer Gerichte (Sushi, Tang, „Kelp", Meeresalgenpräparate) können auch zum Jodexzess führen. Die äußerst seltene „Jodallergie" wird nicht durch Jod selbst, sondern durch ein organisches Jodträgermolekül ausgelöst. Eine „Jodakne" kann durch großflächige Anwendung von Jodtinkturen mit ihrem sehr hohen Jodgehalt verursacht werden, der zur Proteindenaturierung führen kann. Eine kombinierte Mehrfach-Supplementation mit Jodverbindungen (Jodtabletten + jodhaltige Supplemente + jodhaltige Mineralwässer + jodreiche Nahrung) sollte vermieden werden, um chronische Überschreitungen des Bedarfs zu verhindern.

Literatur

[2699] Andersen SL, Laurberg P. Iodine supplementation in pregnancy and the dilemma of ambiguous recommendations. Eur Thyroid J 2016; 5: 35–43

[2700] Bartalena L. Diagnosis and management of Graves' disease: a global overview. Nat Rev Endocrinol 2013; 9: 724–734

[2701] Bath SC, Verkaik-Kloosterman J, Sabatier M et al. A systematic review of iodine intake in children, adults, and pregnant women in Europe-comparison against dietary recommendations and evaluation of dietary iodine sources. Nutr Rev 2022; 80 (11): 2154–2177

[2702] Bongers-Schokking JJ, Koot HM, Wiersma D et al. Influence of timing and dose of thyroid hormone replacement on development in infants with congenital hypothyroidism. J Pediatr. 2000; 136: 292–297. doi: 10.1067/mpd.2000103351. PMID: 10700683

[2703] Burch HB, Cooper DS. Management of Graves disease: a review. J Am Med Assoc 2015; 314: 2544–2554

[2704] Bürgi H. Iodine excess Best Pract Res Clin Endocrinol Metab 2010; 24: 107–115

[2705] Charatcharoenwitthaya N, Ongphiphadhanakul B, Pearce EN et al. The association between perchlorate and thiocyanate exposure and thyroid function in first-trimester pregnant Thai women. J Clin Endocrinol Metab 2014; 99: 2365–2371

[2706] de Vries EM, Fliers E, Boelen A. The molecular basis of the non-thyroidal illness syndrome. J Endocrinol 2015; 225: R67–R81

[2707] Dentice M, Marsili A, Zavacki A et al. The deiodinases and the control of intracellular thyroid hormone signaling during cellular differentiation. Biochim Biophys Acta 2013; 1830: 3937–3945

[2708] Dubuis JM, Glorieux J, Richer F et al. Outcome of severe congenital hypothyroidism: closing the developmental gap with early high dose levothyroxine treatment. J Clin Endocrinol Metab. 1996; 81: 222–227. doi: 10.1210/jcem.81.18550756. PMID: 8550756

[2709] Farebrother J, Naude CE, Nicol L et al. Iodised salt and iodine supplements for prenatal and postnatal growth: a rapid scoping of existing systematic reviews. Nutr J 2015; 14: 89

[2710] Fisher DA, Nelson JC, Carlton EI et al. Maturation of human hypothalamic-pituitary-thyroid function and control. Thyroid. 2000; 10: 229–234. doi: 10.1089/thy.2000.10.229. PMID: 10779137

[2711] Gärtner R. Recent data on iodine intake in Germany and Europe. J Trace Elem Med Biol 2016; 37: 85–89

[2712] Grussendorf M, Ruschenburg I, Brabant G. Malignancy rates in thyroid nodules: a long-term cohort study of 17,592 patients. Eur Thyroid J 2022; 11 (4): e220027

[2713] Horie I, Ando T, Imaizumi M et al. Hyperkalemia develops in some thyroidectomized patients undergoing thyroid hormone withdrawal in preparation for radioactive iodine ablation for thyroid carcinoma. Endocr Pract 2015; 21: 488–494

[2714] Horton MK, Blount BC, Valentin-Blasini L et al. Co-occurring exposure to perchlorate, nitrate and thiocyanate alters thyroid function in healthy pregnant women. Environ Res 2015; 143 (Pt A): 1–9

[2715] Ittermann T, Albrecht D, Arohonka P et al. Standardized Map of Iodine Status in Europe. Thyroid 2020; 30 (9): 1346–1354

[2716] Ittermann T, Khattak RM, Nauck M et al. Shift of the TSH reference range with improved iodine supply in Northeast Germany. Eur J Endocrinol 2015; 172: 261–267

[2717] Johner SA, Thamm M, Nöthlings U, Remer T. Iodine status in preschool children and evaluation of major dietary iodine sources: a German experience. Eur J Nutr 2013; 52: 1711–1719

[2718] Johner SA, Thamm M, Schmitz R, Remer T. Examination of iodine status in the German population: an example for methodological pitfalls of the current approach of iodine status assessment. Eur J Nutr 2016; 55: 1275–1282

[2719] Köhrle J. Selenium in Endocrinology – Selenoprotein-Related Diseases, Population Studies, and Epidemiological Evidence. Endocrinology 2021; 162 (2): bqaa228

[2720] Köhrle J, Frädrich C. Thyroid hormone system disrupting chemicals. Best Pract Res Clin Endocrinol Metab 2021; 35 (5): 101562

[2721] Derakhshan A, Korevaar TIM, Taylor PN et al. The Association of Maternal Thyroid Autoimmunity During Pregnancy With Child IQ. J Clin Endocrinol Metab. 2018; 103 (10): 3729–3736

[2722] Koulouri O, Moran C, Halsall D et al. Pitfalls in the measurement and interpretation of thyroid function tests. Best Pract Res Clin Endocrinol Metab 2013; 27: 745–762

[2723] Krejbjerg A, Bjergved L, Pedersen IB et al. Serum thyroglobulin before and after iodization of salt: an 11-year DanThyr follow-up study. Eur J Endocrinol 2015; 173: 573–581

[2724] Krude H. Evolution, child development and the thyroid: a phylogenetic and ontogenetic introduction to normal thyroid function. Endocr Dev 2014; 26: 1–16

[2725] Lee SY, Pearce EN. Assessment and treatment of thyroid disorders in pregnancy and the postpartum period. Nat Rev Endocrinol 2022; 18 (3): 158–171

[2726] Lee SY, Rhee CM, Leung AM et al. A review: Radiographic iodinated contrast media-induced thyroid dysfunction. J Clin Endocrinol Metab 2015; 100: 376–383

[2727] Leung AM, Braverman LE. Consequences of excess iodine. Nat Rev Endocrinol 2014; 10: 136–142

[2728] Leung AM, Pearce EN, Braverman LE. Environmental perchlorate exposure: potential adverse thyroid effects. Curr Opin Endocrinol Diabetes Obes 2014; 21: 372–376

[2729] Levie D, Korevaar TIM, Bath SC et al. Association of Maternal Iodine Status With Child IQ: A Meta-Analysis of Individual Participant Data. J Clin Endocrinol Metab 2019; 104 (12): 5957–5967

[2730] Li H, Li J. Thyroid disorders in women. Minerva Med 2015; 106: 109–114

[2731] Meisinger C, Ittermann T, Wallaschofski H et al. Geographic variations in the frequency of thyroid disorders and thyroid peroxidase antibodies in persons without former thyroid disease within Germany. Eur J Endocrinol 2012; 167: 363–371

[2732] Møllehave LT, Eliasen MH, Strēle I et al. Register-based information on thyroid diseases in Europe: lessons and results from the EUthyroid collaboration. Endocr Connect 2022; 11 (3): e210525

[2733] Molehin D, Dekker Nitert M, Richard K. Prenatal exposures to multiple thyroid hormone disruptors: effects on glucose and lipid metabolism. J Thyroid Res 2016; 2016: 8765049

[2734] Mullur R, Liu YY, Brent GA. Thyroid hormone regulation of metabolism. Physiol Rev 2014; 94: 355–382

[2735] Nazeri P, Mirmiran P, Shiva N et al. Iodine nutrition status in lactating mothers residing in countries with mandatory and voluntary iodine fortification programs: an updated systematic review. Thyroid 2015; 25: 611–620

[2736] Ortiga-Carvalho TM, Sidhaye AR, Wondisford FE. Thyroid hormone receptors and resistance to thyroid hormone disorders. Nat Rev Endocrinol 2014; 10: 582–591

[2737] Portulano C, Paroder-Belenitsky M, Carrasco N. The Na^+/I^- symporter (NIS): mechanism and medical impact. Endocr Rev 2014; 35: 106–149

[2738] Rose G. The Strategy of preventive Medicine. New York: Oxford University Press; 1992

[2739] Rousset B, Dupuy C, Miot F et al. Chapter 2: Thyroid hormone synthesis and secretion. In: De Groot LJ et al., eds. Endotext [Internet]. South Dartmouth (MA): MDText.com; last update: September 2, 2015

[2740] Sathyapalan T, Manuchehri AM, Thatcher NJ et al. The effect of soy phytoestrogen supplementation on thyroid status and cardiovascular risk markers in patients with subclinical hypothyroidism: a randomized, double-blind, crossover study. J Clin Endocrinol Metab 2011; 96: 1442–1449

[2741] Tonstad S, Jaceldo-Siegl K, Messina M et al. The association between soya consumption and serum thyroid-stimulating hormone concentrations in the Adventist Health Study-2. Public Health Nutr 2016; 19: 1464–1470

[2742] van Zuuren EJ, Albusta AY, Fedorowicz Z et al. Selenium supplementation for Hashimoto's thyroiditis. Cochrane Database Syst Rev 2013; 6: CD010223

[2743] Völzke H, Caron P, Dahl L et al. Ensuring effective prevention of iodine deficiency disorders. Thyroid 2016; 26: 189–196

[2744] Wang N, Zhou Y, Fu C et al. Influence of bisphenol A on thyroid volume and structure independent of iodine in school children. PLoS One 2015; 10: e0141248

[2745] Wang T, Lu J, Xu M et al. Urinary bisphenol a concentration and thyroid function in Chinese adults. Epidemiology 2013; 24: 295–302

[2746] Weetman AP. Thyroid abnormalities. Endocrinol Metab Clin North Am 2014; 43: 781–790

[2747] WHO Library Cataloguing-in-Publication Data Assessment of iodine deficiency disorders and monitoring their elimination: a guide for programme managers. 3 rd ed. 1.Iodine – deficiency. World Health Organization. ISBN 978 92 4159582 7. © World Health Organization 2007 https://iris.who.int/handle/10665/43781

[2748] Wiersinga WM. Smoking and thyroid. Clin Endocrinol (Oxf) 2013; 79: 145–151

[2749] Wirth EK, Schweizer U, Köhrle J. Transport of thyroid hormone in brain. Front Endocrinol (Lausanne) 2014; 5: 98

[2750] World Health Organization. www.who.int. Zugriff 10.12.2022

[2751] Wu Q, Wang Y, Chen P et al. Increased Incidence of Hashimoto Thyroiditis in Selenium Deficiency: A Prospective 6-Year Cohort Study. J Clin Endocrinol Metab 2022; 107 (9): e3603–e3611

[2752] Zimmermann MB. Iodine deficiency and thyroid nodules. Nat Rev Endocrinol 2014; 10: 707–708

[2753] Zimmermann MB, Boelaert K. Iodine deficiency and thyroid disorders. Lancet Diabetes Endocrinol 2015; 3: 286–295

[2754] Zimmermann MB. The remarkable impact of iodisation programmes on global public health. Proc Nutr Soc 2022: 1–7

69 Angeborene Stoffwechselerkrankungen

Das Wichtigste in Kürze

Schädigungen, die im Rahmen angeborener Stoffwechselerkrankungen auftreten, sind entweder Folge der toxischen Wirkung eines pathologisch erhöhten Metaboliten des Intermediärstoffwechsels oder eines durch den Defekt entstandenen Mangels. Die sich hieraus ableitenden Behandlungsgrundsätze beruhen somit einerseits auf der Elimination oder zumindest der Reduzierung der Zufuhr schädigender Substrate und andererseits auf dem Ausgleich primärer oder sekundärer Mangelsituationen. Eliminationsdiäten sind dabei die klassische Methode, um die Zufuhr einer schädigenden Ausgangssubstanz zu begrenzen. Dies gilt vor allem für die häufigsten Störungen des Aminosäurestoffwechsels wie die Phenylketonurie und für die klassischen Zuckerunverträglichkeiten Galaktosämie und hereditäre Fruktoseintoleranz.

Bei den vererbten Stoffwechselerkrankungen Hämochromatose und Morbus Wilson kommt es zur Ablagerung von Eisen bzw. Kupfer in verschiedenen Organen und dadurch zu deren Schädigung. Eine streng eisen- bzw. kupferarme Diät ist kaum praktikabel und wenig wirksam, weshalb man sich lediglich auf das Meiden stark eisen- bzw. kupferhaltiger Nahrungsmittel beschränkt.

Die Mukoviszidose (syn. zystische Fibrose) beruht auf einer Mutation des CFTR-Gens (CFTR = Cystic Fibrosis Transmembrane Conductance Regulator), das für das CFTR-Protein kodiert. Der Ausfall des CFTR-Proteins hat eine verminderte oder fehlende Sekretion von Chlorid und Bicarbonat zur Folge, was besonders in Atemwegen, Darm und Pankreas zu viskösen intraluminalen Sekreten führt. Die Sterblichkeit beruht in den meisten Fällen auf der respiratorischen Insuffizienz. Der durch zähes Sekret, Obstruktion und Inflammation progrediente Verfall der Lungenfunktion ist eng korreliert mit dem reduzierten Ernährungszustand. Ursächlich dafür ist u. a. die exokrine Pankreasinsuffizienz, die mit Maldigestion, Steatorrhö sowie defizitärer Mikronährstoffversorgung einhergeht. Die Malabsorption, Motilitätsstörungen und das zähe Darmsekret fördern ein verändertes Darmmikrobiom. Diese Dysbiose trägt zur chronisch systemischen Inflammation und Krankheitsprogression bei. Da der Ernährungsstatus für die Prognose der Patienten eine bedeutende Rolle spielt, ist eines der wichtigen Therapieziele eine positive Beeinflussung der krankheitsbedingten Malnutrition. Dies ist möglich durch eine energiereiche Ernährung mit hohem Fettanteil sowie Supplementierung der fettlöslichen Vitamine. Pankreasenzyme werden generell supplementiert.

Keywords

Phenylketonurie, Galaktosämie, hereditäre Fruktoseintoleranz, Glykogenosen, Störungen der Fettsäureoxidation, mitochondriale Erkrankungen, Hämochromatose, Morbus Wilson, Eliminationsdiät, Mukoviszidose, Malnutrition, exokrine Pankreasinsuffizienz, Pankreasenzymsubstitution, bakterielle Fehlbesiedlung

69.1 Störungen des Aminosäure-, Kohlenhydrat- und Fettstoffwechsels

H. Böhles

69.1.1 Phenylketonurie

Epidemiologie

Die Phenylketonurie (PKU) gehört zu den häufigsten Störungen des Aminosäurestoffwechsels. Es sind über 400 Mutationen bekannt. Die Prävalenz beträgt in Zentraleuropa ungefähr 1 : 10000 und in der Türkei und Irland 1 : 5000.

Pathophysiologie und entsprechende Diagnostik

Betroffen ist hierbei die Umwandlung der Aminosäure Phenylalanin (Phe) in Tyrosin durch das Enzym Phenylalaninhydroxylase; an dieser Reaktion ist Tetrahydrobiopterin (BH4) als Kofaktor beteiligt. Die Ursache der Hyperphenylalaninämie (HPA) kann somit im Enzym selbst (Phenylalaninhydroxylase-Mangel) oder in einer gestörten Synthese von Tetrahydrobiopterin liegen.

In der Praxis werden 3 Formen der Hyperphenylalaninämie (Phe: 1 mg/dl = 60 µmol/l) unterschieden; die Serum-Tyrosin-Konzentration kann dabei normal oder erniedrigt sein:

- milde HPA mit Serum-Phe-Konzentrationen unter 600 µmol/l (10 mg/dl)
- milde PKU mit Serum-Phe-Konzentrationen zwischen 600 (10 mg/dl) und 1200 µmol/l (20 mg/dl)
- klassische PKU mit Serum-Phe-Konzentrationen über 1200 µmol/l (20 mg/dl)

Zum Ausschluss einer Störung des BH4-Stoffwechsels (1–3 % der PKU-Patienten) muss nach Diagnosestellung ein **BH4-Test** durchgeführt werden. Dabei wird nach oraler Aufnahme von 20 mg BH4/kg KG die Serum-Phe-Konzentration nach 4, 8 und 24 (bzw. 48) Stunden bestimmt. Sinkt die Serum-Phe-Konzentration nicht ab, liegt mit hoher Wahrscheinlichkeit eine klassische PKU durch einen Defekt des Phenylalaninhydroxylase-Apoenzyms (PAH) vor. Ein drastischer Abfall der Serum-Phe-Konzentration innerhalb von 4–8 Stunden spricht dagegen für das Vorliegen eines Kofaktormangels, der nicht diätetisch, sondern mit Tetrahydrobiopterin behandelt werden muss.

Störungen im BH4-Syntheseweg können wie der Defekt der PAH Ursache für eine HPA sein. Ausgehend von Guanosintriphosphat (GTP) katalysieren die Enzyme GTP-Zyklohydrolase 1, 6-Pyruvoyltetrahydropterinsynthase und Sepiapterinreduktase die körpereigene BH4-Synthese. Gleichartige Probleme können sich bei Störungen der gegenseitigen Umwandlung von Dihydrobiopterin in Tetrahydrobiopterin und zurück, den sog. BH4-Regenerations-Störungen, ergeben. Als Kofaktor der Tryptophan- und Tyrosinhydroxylase ist BH4 auch für die Neurotransmittersynthese essenziell. Bei BH4-Mangel sind daher erniedrigte Konzentrationen von Homovanillinsäure und 5-Hydroxyindolessigsäure im Liquor nachweisbar. Darüber hinaus kommt es bei verminderter BH4-Konzentration zur Akkumulation abnormer Pterine (Neopterin/Biopterin).

Phe-Absenkungen, die erst 24 Stunden nach der Einnahme von BH4 nachweisbar sind, weisen auf die Möglichkeit einer Stimulation der PHA-Restaktivität durch BH4 und damit auf die Möglichkeit des therapeutischen Einsatzes von Tetrahydrobiopterin hin. Als signifikanter Abfall der Serum-Phe-Konzentration wird eine Absenkung von über 30 % innerhalb von 24 Stunden nach der BH4-Einnahme angesehen. Einige Mutationen des PAH-Gens wurden zwischenzeitlich als BH4-sensitiv identifiziert. Die HPA kann somit mittels des BH4-Tests zusätzlich in eine BH4-sensitive und eine BH4-nichtsensitive Form unterteilt werden. Wahrscheinlich können über 80 % der HPA-Patienten von einer BH4-Behandlung profitieren. Der Ersatz der strengen Diät durch eine Kofaktor-Therapie wird in Zukunft zu einer erheblichen Verbesserung der Lebensqualität dieser Patienten führen.

Neugeborenen-Screening

Da durch die frühzeitige diätetische Therapie die durch die Erkrankung verursachten neurologischen Störungen vermieden werden können, wird ein neonatales Screening durchgeführt. Im Zuge der U2, zwischen dem 5. und 7. Lebenstag, wird in einer Trockenblutprobe auf Filterpapier mittels Tandem-Massen-Spektrometrie (TMS) die Phe-Konzentration ermittelt. Mit der TMS wird der sensitive Phenylalanin-Tyrosin-Quotient bestimmt, sodass nicht mehr auf eine ausreichende Eiweißzufuhr oder den Einfluss einer antibiotischen Therapie geachtet werden muss. Auffällig sind Phe-Konzentrationen > 2 mg/dl (1 mg/dl = 62,5 µmol/l; Normalwert 0,6–2 mg/dl = 37–125 µmol/l) bzw. ein Phenylalanin/Tyrosin-Quotient > 3.

Hinweis für die Praxis

Behandlungsbedarf besteht bei Phe-Konzentrationen > 8 mg/dl unter normaler Milchernährung. Das bedeutet, dass mit einer Phe-reduzierten Diät Konzentrationen < 8 mg/dl anzustreben sind.

Therapie

Die diätetische Therapie der PKU ist erfolgreich, wenn sie frühzeitig einsetzt. Sie ermöglicht den Patienten bei konsequenter Einhaltung eine weitgehend normale neurologische und intellektuelle Entwicklung. Die Einhaltung der Diät erfordert von den Patienten strengste Disziplin. Sie dürfen weder Fleisch, noch Fisch, Milchprodukte, Eier und kaum Brot oder Teigwaren zu sich nehmen. Da

Weizen und andere Getreidesorten sehr viel natürliches Protein enthalten, kommen Back- und Teigwaren aus speziellem eiweißarmem Mehl zum Einsatz. Die Phe-Zufuhr aus allen Nahrungsmitteln muss genau berechnet werden. Außerdem muss das Ausmaß der Phe-Intoleranz bestimmt werden, die je nach Ausprägung der Enzymrestaktivität unterschiedlich ausfallen kann.

Diätetische Therapie bei Neugeborenen

Im Falle eines positiven Screening-Tests sind die folgenden Behandlungsschritte einzuleiten:

- BH4-Test zum Ausschluss einer Störung des Koenzymsystems und Entscheidung über den therapeutischen Einsatz von Sapropterindihydrochlorid
- Umsetzen der Ernährung auf ein Phe-freies Milchersatzpräparat, bis die Serum-Phe-Konzentration unter 8 mg/dl abgefallen ist
- Einstellen der Serum-Phe-Konzentration auf 2–4 mg/dl (120–240 µmol/l) durch angepasste Phe-Zufuhr. Dies wird durch eine berechnete Mischung aus einer Formulamilch und einer Phe-freien Aminosäuremischung erreicht.
- Säuglinge mit PKU können teilgestillt werden, da Muttermilch relativ eiweißarm ist. Dabei wird folgendermaßen vorgegangen: Zunächst wird eine definierte Menge eines Phe-freien Präparats (z. B. PKU 1, 2, 3) gefüttert und danach das Kind an die Brust angelegt. Im Durchschnitt tolerieren Patienten etwa die halbe Milchmenge eines gesunden Kindes. Auch ein wechselweises Füttern, d. h. eine Mahlzeit Muttermilch und eine Mahlzeit Phe-freies Präparat, ist möglich.

Tab. 69.1 Empfehlungen für die tägliche Proteinzufuhr.

Altersgruppe	Proteinzufuhr (g/kg KG/d)		
	RDA (1980)	DGE (1985)	RDA (1989), DGE (1991)
0–3 Monate	2,2	2,3	2,2
4–11 Monate	2,0	2,0	1,6
1–3 Jahre	1,8	1,7	1,2
4–6 Jahre	1,5	1,6	1,1
7–9 Jahre	1,2	1,4	1,0
10–12 Jahre	1,0	1,1	1,0
13–14 Jahre	1,0	1,1	1,0

DGE: Deutsche Gesellschaft für Ernährung; RDA: Recommended Dietary Allowances

Tab. 69.2 Richtlinien für den täglichen Bedarf an Phenylalanin und die entsprechende Zufuhr an nativem Protein.

Altersgruppe	Phenylalanin (mg/kg KG)	Natives Protein (g/kg KG)
0–3 Monate	45	0,9
4–11 Monate	30	0,6
1–6 Jahre	20	0,4
>6 Jahre	15	0,3

Eine Phe-kontrollierte Diät wird wie folgt berechnet:

- Festlegung des Gesamtproteinbedarfs anhand üblicher Empfehlungen (▶ Tab. 69.1)
- Berechnung des täglichen Phe-Bedarfs und der damit erlaubten Zufuhr an nativem Protein; als Leitlinie können hier die Werte aus ▶ Tab. 69.2 gelten. Der Phe-Bedarf im 1. Lebensjahr beträgt ca. 30–50 mg/kg KG/d. Die meisten tierischen und auch pflanzlichen Proteine enthalten ca. 50 mg Phenylalanin je Gramm Protein.
- Deckung des restlichen Eiweißbedarfs durch ein Phe-freies Eiweißersatzpräparat
- Beurteilung des Gesamtenergiebedarfs und der Deckung durch das bisher eingesetzte Eiweiß
- Aufteilung der Deckung des verbleibenden Kalorienbedarfs auf Kohlenhydrate und Fett
- Anpassung der nötigen Flüssigkeitsmenge

Behandlung der BH4-sensitiven HPA-Formen

Die Indikation zur BH4-Behandlung basiert auf dem Ergebnis des BH4-Belastungstests und der sich daraus ergebenden Serum-Phe-Konzentration nach 24 Stunden bzw. auf dem Nachweis eines BH4-sensitiven Defekts des PAH Gens. Die Serum-Phe-Konzentration der Patienten sollte nach 24 Stunden mindestens um 30 % abgefallen sein.

BH4 ist als synthetische Version des Tetrahydrobiopterins (Kuvan, Sapropterindihydrochlorid) im Handel. Kuvan ist für Kinder ab dem Säuglingsalter zugelassen. Als jährliche Behandlungskosten müssen bei Kindern ca. 50 000 Euro veranschlagt werden. Die Anfangsdosis beträgt 1 × täglich 10 mg/kg KG/d, die Erhaltungsdosis 1 × täglich 5–20 mg/kg KG/d. Die Resorption von Sapropterin ist nach einer fettreichen Mahlzeit verbessert. Bei fieberhaften Infekten kann eine Dosiserhöhung notwendig werden. Die häufigsten unerwünschten Nebenwirkungen der Behandlung mit BH4 sind Kopfschmerzen (sehr häufig), Rhinorrhö, Halsschmerzen, verstopfte Nase, Husten, Durchfall, Erbrechen und Bauchschmerzen.

Hinweis für die Praxis

BH4 stellt gleichzeitig ein Chaperon der Phenylalaninhydroxylase dar, da es die Fehlfaltung des mutierten Enzyms zu begrenzen oder sogar zu verhindern vermag. Die Notwendigkeit einer Phe-reduzierten Diät ist unterschiedlich und muss individuell festgelegt werden. Es besteht jedoch auch die Möglichkeit, dass keine Diät mehr notwendig ist.

Diätetische Therapie und Stillen

Der bewusste Einsatz des Stillens bei der Behandlung von PKU-Kindern wurde als eine gut zu handhabende Möglichkeit erkannt. Muttermilch hat mit ca. 3000 µmol/l einen niedrigen Phe-Gehalt gegenüber Kuhmilch (ca. 10 000 µmol/l) und Standardsäuglingsmilch auf Kuhmilchbasis (ca. 4500 µmol/l), was vor allem auf ihren geringeren Proteingehalt von 0,8–0,9 g/dl zurückzuführen ist. Abgesehen von ernährungsphysiologischen Gründen vermindert das Stillen den bei dieser Krankheitsproblematik beträchtlichen emotionalen Stress der Mutter. Vor dem Stillen empfiehlt sich die Vorfütterung von 30–50 ml eines Phe-freien Milchersatzgemisches; nachts kann die Vorfütterung entfallen. Danach trinken die Kinder ad libitum an der Brust. Die Trinkmenge an der Brust wird somit allein durch die Menge des Milchersatzgemisches gesteuert, dessen Dosierung sich wiederum nach der Höhe der Serum-Phe-Konzentration richtet. Im Säuglingsalter sollte der Spiegel wöchentlich kontrolliert werden.

Diätetische Therapie im Kleinkind- und Schulalter

Für die Berechnung und Zusammenstellung einer Phe-kontrollierten Diät ist die Kenntnis des Phe-Gehalts einzelner Nahrungsmittel notwendig. Diese Werte sind der einschlägigen Literatur zu entnehmen, z. B. auch den Broschüren von Milchherstellern. Grundsätzlich kann man jedoch davon ausgehen, dass Fleisch und Wurst nicht erlaubte Lebensmittel sind. Das Phe-freie Proteinersatzpräparat schmeckt unangenehm, was auf den Eigengeschmack einzelner Aminosäuren zurückzuführen ist. Deshalb versuchen die Patienten gelegentlich die ganze Tagesmenge in einer Dosis einzunehmen, wodurch massive Aminosäure-Imbalancen ausgelöst werden. Diese lassen sich nur vermeiden, wenn die Aminosäuremischung gleichmäßig über den Tag möglichst auf 5 Einzeldosen verteilt wird. Die Zielwerte der Serum-Phe-Konzentration sind ▶ Tab. 69.3 zu entnehmen.

Tab. 69.3 Zielwerte der Serum-Phe-Konzentration.

Altersgruppe	Serum-Phe-Konzentration
1–10 Jahre	42–240 µmol/l (0,7–4,0 mg/dl)
11–16 Jahre	42–900 µmol/l (0,7–15 mg/dl)
≥ 16 Jahre	< 1200 µmol/l (< 20 mg/dl)

Hinweis für die Praxis

Der Süßstoff Aspartam, der vor allem in Light-Getränken enthalten ist, ist ein Oligopeptid, das zu 56 % aus Phenylalanin besteht. Bei einer täglichen Aufnahme von 34 mg Aspartam pro kg KG (= 15 mg Phenylalanin pro kg) ist die Gesamt-Phe-Toleranz eines Phenylketonurie-Patienten erreicht. Die Phe-Konzentration in Light-Getränken beträgt durch den Aspartamgehalt etwa 5–7 mg/100 ml.

Wegen der zum Ausgleich des Proteinbedarfs notwendigen Aminosäurenmischungen haben die Diäten oft einen unangenehmen Geruch oder Geschmack. Sind Kinder von Beginn an eine strenge Diätführung gewöhnt, sind sie meist geschmacklich entsprechend geprägt. Die Diät wird deshalb vor allem von Kindern abgelehnt, die durch häufige Diätfehler eine geschmackliche Umorientierung erfahren.

Bei fieberhaften Erkrankungen steigt wegen des Katabolie-bedingten Proteinabbaus die Phe-Konzentration im Serum, sodass die Zufuhr für die Dauer der Erkrankung zu reduzieren ist.

Empfehlungen zur Ernährung

Phenylketonurie

Stillen

- vor dem Stillen Vorfütterung (außer nachts) von 30–50 ml eines Phe-freien Milchersatzpräparats (Dosierung je nach Serum-Phe-Konzentration)
- danach Stillen ad libitum

Einstellen der Phenylalanin-Serumkonzentration

- Ernährung des Säuglings mit einem Phe-freien Milchersatzpräparat bis zu einer Serum-Phe-Konzentration < 8 mg/dl
- Serum-Phe-Konzentration auf 2–4 mg/dl einstellen mithilfe einer Mischung aus einer adaptierten Säuglingsmilch und einem Phe-freien Proteinersatzpräparat

Phenylalanin-kontrollierte Diät

- möglichst lebenslanges Einhalten der Diät
- Deckung des Phe-Bedarfs durch natives Eiweiß (streng vegetarisch, Fleisch und Wurst sind grundsätzlich zu meiden)
- Deckung des verbleibenden Eiweißbedarfs durch ein Phe-freies Proteinersatzpräparat, möglichst auf 5 Einzeldosen verteilt
- bei fieberhaften Erkrankungen Phe-Zufuhr reduzieren

Diätetische Therapie bei Jugendlichen und Erwachsenen

Entgegen früher geäußerten Ansichten wird eine möglichst lebenslange Diätführung angestrebt. Da dies jedoch ab dem Jugendalter nur unter größten Schwierigkeiten durchzuhalten ist, wird folgende praktikable, an den Notwendigkeiten des Alltags, vor allem des Berufslebens, orientierte Ernährungsform empfohlen: möglichst streng vegetarische Ernährung; Phe-Konzentrationen von 15–20 mg/dl werden dabei akzeptiert. Da sich eine Erhöhung des Serumspiegels bei Jugendlichen und Erwachsenen besonders in Form von Konzentrationsstörungen und Unruhe äußert, ist bei einer Beanspruchung der schulischen und beruflichen Leistung (z. B. Prüfungssituationen) der Übergang auf eine strikte Diät anzuraten.

Hinweis für die Praxis

Eine Anreicherung der Nahrung mit den neutralen Aminosäuren Tyrosin und Tryptophan soll das Konzentrationsvermögen und die Aufmerksamkeitsspanne der Patienten verbessern, da sie den gleichen Carrier wie Phenylalanin über die Blut-Hirn-Schranke benutzen und somit Phenylalanin beim übermäßigen Transport in das Gehirn behindern. Tyrosin ist jedoch in freier Form nur schwer löslich (500 mg/l) und somit in seiner Bioverfügbarkeit limitiert; die Applikation des besser löslichen N-Acetyltyrosins (50 000 mg/l) ist zu erwägen.

Diätbedingte Gesundheitsstörungen

Eine ungenügende Zufuhr von Phenylalanin führt zur Proteinkatabolie mit Freisetzung von endogenem Phenylalanin und damit zu einem Anstieg der Serumkonzentrationen. Dies kann mit Gedeihstörungen, Hautausschlag, megaloblastärer Anämie, Durchfall, osteolytischen Veränderungen des Skeletts und mit Krampfanfällen einhergehen. Durch eine Steigerung der Phe-Zufuhr sind diese Veränderungen aber schnell wieder zu beheben.

PKU-Patienten weisen häufig einen Eisenmangel auf, da die Adjuvanswirkung von tierischem Protein bei der Resorption von Eisen stark eingeschränkt ist. Der Carnitinspiegel ist – wegen der geringeren Eisenverfügbarkeit und der mangelnden Zufuhr durch Fleischnahrung – grenzwertig. Neuere Untersuchungen weisen darauf hin, dass etwa ein Drittel der Patienten über ungenügende Selenbestände verfügt.

Maternale Phenylketonurie

Die Phenylketonurie einer Schwangeren führt zu einer Embryofetopathie des Kindes. Das hieraus resultierende Schädigungsmuster – vor allem Mikrozephalie, geistige Retardierung, Kleinwuchs, Skelettmissbildungen und Herzfehler – wurde 1957 erstmals beschrieben. Herzfehler scheinen jedoch nur aufzutreten, wenn Mütter in den ersten 8 Schwangerschaftswochen Serum-Phe-Konzentrationen von > 900 µmol/l (> 15 mg/dl) aufwiesen.

Die Schädigung lässt sich nur vermeiden, wenn bei der PKU-Patientin bereits zum Zeitpunkt der Konzeption eine normale Serum-Phe-Konzentration besteht. Bei Kinderwunsch ist deshalb folgendes Vorgehen zu empfehlen:

- Es wird eine etwa 4-wöchige Probediät durchgeführt, um festzustellen, ob die Patientin in der Lage ist, wieder eine strenge Diät einzuhalten.
- Besteht diese Fähigkeit, dann wird die Serum-Phe-Konzentration auf möglichst normale Werte eingestellt, etwa auf 1–3 mg/dl.
- Bei konstant normalisierter Serum-Phe-Konzentration kann die Konzeption erfolgen.
- Der tägliche Proteinbedarf liegt bei 1,5 g/kg KG, die Phe-Toleranz bei 600–800 mg/d. 15–20 g des Proteinbedarfs können als natürliches Protein gegeben werden, der Rest wird durch eine dem Bedarf der Schwangeren angepasste Aminosäuremischung gedeckt.
- Ab etwa der 20. Schwangerschaftswoche steigt die Phe-Toleranz der Mutter von ca. 200 mg/d auf 400–800 mg/d an. Dies wird durch das Wachstum von Fötus und Plazenta erklärt.
- Tyrosin muss gesondert substituiert werden. Der Tagesbedarf liegt bei etwa 50 mg/kg KG.

69.1.2 Ahornsirupkrankheit

Epidemiologie und Pathophysiologie

Die Ahornsirupkrankheit (Maple Syrup Urine Disease, MSUD), Prävalenz ca. 1:150 000, beruht auf einer gestörten oxidativen Decarboxylierung der verzweigtkettigen Aminosäuren Leucin, Isoleucin und Valin infolge eines Defekts in den Genen, die für den Verzweigtkettige-α-Ketosäuren-Dehydrogenase-Komplex (Branched Chain Keto-acid Dehydrogenase, BCKD) kodieren. Infolge des BCKD-Mangels akkumulieren die 3 Aminosäuren und ihre Abbauprodukte (Ketosäuren) im Blut und Urin. Der charakteristische Geruch dieser Patienten nach Ahornsirup bzw. Karamell ist durch das Isoleucin-Abbauprodukt 2-Keto-3-Methylvaleriansäure bedingt.

Es können 3 Erkrankungsformen unterschieden werden:

- MSUD Typ 1A: betrifft die E1-α-Untereinheit der BCKD
- MSUD Typ 1B: betrifft die E1-β-Untereinheit der BCKD
- Thiamin-sensible MSUD

Klinik und Diagnostik

Die klassische schwere Erkrankung wird bereits in den ersten Lebenstagen, meistens nach einem kurzen symptomfreien Intervall auffällig. Die klinischen Auffälligkeiten sind Erbrechen, Atemstörungen bis zur Apnoe, Lethargie, schrilles Schreien, Krampfanfälle und eine schwere Ketoazidose.

Mildere Formen wie die intermittierende, die intermediäre und die Thiamin-sensible MSUD werden erst später im Säuglings- oder Kleinkindesalter symptomatisch. Im Vordergrund stehen Ernährungsprobleme mit häufigem Erbrechen.

VII

Die Diagnose wird durch den Nachweis der erhöhten Serum- und Urinkonzentrationen von Leucin, Isoleucin, Valin sowie deren Keto- und Hydroxymetaboliten gestellt. Spezifisch für die Erkrankung ist der Nachweis von allo-Isoleucin.

Therapie

Bei der **Akutversorgung** kommt der Absenkung der Serumkonzentration der verzweigtkettigen Aminosäuren, insbesondere von Leucin, das als die toxischste Aminosäure gilt, die größte Bedeutung zu.

> **Hinweis für die Praxis**
>
> Die Prinzipien der Akutbehandlung der Ahornsirupkrankheit sind:
>
> - Stopp der Proteinzufuhr
> - Azidoseausgleich mit Natriumbikarbonat (8,4 %ige = 1-molare Lösung)
> - forcierte Diurese (1–2 mg Furosemid oral oder 0,5–1,0 mg/kg KG i. v. alle 6–12 Stunden)
> - Glukose + Insulin-Infusion, da die Aufnahme der verzweigtkettigen Aminosäuren in die Muskulatur wie die von Glukose von Insulin abhängig ist
> - Zufuhr einer hohen Kalorienmenge in Form von Glukose und/oder Fett (Beginn mit 0,5 g/kg KG/d unter Kontrolle der Serum-Triglyzerid-Konzentration) zur Minimierung der katabolen Stoffwechsellage. Die Glukosezufuhr darf nicht zu einer überhöhten Blutglukosekonzentration führen (Postaggressionsstoffwechsel)!
> - Thiamin 5–10 mg/d
> - Hämodialyse bei Leucinkonzentrationen > 1500 µmol/l (19,6 mg/dl)
> - Der Wiederbeginn der oralen Proteinzufuhr erfolgt in Abhängigkeit von der Normalisierung der Serum-Leucin-Konzentration.
> - Kommt es im Rahmen der Akutbehandlung zu einem Stagnieren der Leucinabsenkung, ist sehr häufig ein relativer Isoleucin- und Valinmangel eingetreten. Erst nach entsprechender Isoleucin- bzw. Valinzulage (100–200 mg/d) erfolgt eine weitere Normalisierung der Serum-Leucin-Konzentration.

Bei der klassischen neonatalen Form der Erkrankung besteht das Prinzip der **Langzeitbehandlung** in einer Restriktion der Zufuhr der Aminosäuren Leucin, Isoleucin und Valin. Dies wird durch eine massive Einschränkung der Zufuhr von natürlichem Eiweiß erreicht.

Die tolerable Eiweißmenge muss individuell im Abgleich mit der erreichten Serum-Leucin-Konzentration ermittelt werden. Die **Leucin-Toleranz** wird im Säuglingsalter mit durchschnittlich 200–400 mg/d und bei Kindern und Jugendlichen mit 500–700 mg/d angegeben. Der restliche Eiweißbedarf, der sich an den Empfehlungen der DGE orientiert, wird durch eine Aminosäuremischung gedeckt, die keine verzweigtkettigen Aminosäuren enthält (ILV-AM 1, 2, 3, Firma SHS; MSUD 1, 2, 3, Firma Milupa). Dieses Gemisch ist mit den notwendigen Vitamin-, Mineralstoff- und Spurenelementmengen angereichert.

Neben der Einschränkung der Eiweißzufuhr ist jedoch zum Erzielen einer normalen Wachstumsrate auf eine ausreichende Kalorienzufuhr zu achten. In der akuten neonatalen Phase sollte sie hochkalorisch sein (bis zu 150 kcal/kg KG/d). Danach orientiert sich die Kalorienzufuhr am Gedeihen des Kindes.

Säuglinge können wie bei der PKU teilgestillt werden. Zunächst wird die leucin-, isoleucin- und valinfreie Nahrung in der berechneten Menge gefüttert; im Anschluss wird das Kind gestillt. Eine andere Möglichkeit besteht darin, den Säugling nur jede zweite Mahlzeit zu stillen und mit einer Flaschennahrung ohne verzweigtkettige Aminosäuren abzuwechseln. Der Leucingehalt der Muttermilch beträgt ca. 130 mg/100 ml.

Die Einführung der Beikost erfolgt entsprechend der bei gesunden Kindern. Im Durchschnitt enthält Nahrungsprotein 4–10 % Leucin, was einer Menge von 40–100 mg Leucin pro Gramm Nahrungseiweiß entspricht.

Hinweis für die Praxis

Anhaltswerte für den Leucingehalt von Lebensmitteln:

- Obst 3,5 %
- Gemüse 5,3 %
- Kartoffeln 6,6 %
- Getreide 7,9 %
- Brot 8,1 %
- Fleisch und Wurst 9,0 %
- Milchprodukte 10,4 %

69.1.3 Störungen des Abbaus von Isoleucin, Valin, Threonin und Methionin

Propionazidämie

Epidemiologie und Pathophysiologie

Bei dieser autosomal-rezessiven Stoffwechselerkrankung (Prävalenz: ca. 1:50 000) besteht ein Mangel an Propionyl-CoA-Carboxylase. Dieses Enzym katalysiert bei der Verstoffwechselung der Aminosäuren Isoleucin, Valin, Threonin und Methionin sowie der ungeradzahligen Fettsäuren den Abbau von Propionyl-CoA zu Methylmalonyl-CoA, das dann in weiteren Schritten zu Succinyl-CoA umgewandelt wird. Infolge des Enzymdefekts akkumulieren Propionyl-CoA und dessen Metaboliten. Propionyl-CoA hemmt wie die Methylmalonsäure die Synthese von N-Acetylglutamat, das dann für die Carbamylphosphatsynthese und damit letztlich für die Harnstoffsynthese nicht verfügbar ist. Die Folge ist eine Hyperammonämie.

Klinik und Diagnostik

Die betroffenen Kinder werden bereits in den ersten Lebenstagen symptomatisch („Intoxikationstyp"). Nach einem kurzen postpartalen Intervall zeigen sich eine metabolische Azidose, eine Hyperammonämie und eine Hypoglykämie. Außerdem fallen die betroffenen Neugeborenen durch Trinkschwäche, Erbrechen, Hypotonie und Krampfanfälle auf.

Beim Neugeborenen-Screening fallen die Patienten durch erhöhte Propionylcarnitin-Konzentrationen auf.

Therapie

Akut- und Langzeittherapie entsprechen jener bei der Methylmalonazidämie (s. u.).

Methylmalonazidämie

Pathophysiologie

Bei dieser Organoazidopathie besteht ein Mangel an Methylmalonyl-CoA-Mutase, die das aus Propionyl-CoA entstehende Methylmalonyl-CoA abbaut. Beim Genotyp mut^0 ist die Mutase nicht nachweisbar. Beim mut^--Typ dagegen ist die Enzymstruktur verändert, das Enzym ist weniger stabil oder hat eine verminderte Affinität zum Koenzym.

Die auftretende Hyperammonämie ist durch eine Beeinträchtigung der N-Acetylglutamatsynthetase bedingt, die ein wesentlicher Kofaktor der Carbamylphosphatsynthese ist. Bei dieser Störung kann also die Harnstoffsynthese nicht gestartet werden. Auftretende Hypoglykämien sind in einer Hemmung der Pyruvatcarboxylase begründet. Spätestens im Jugendalter entwickeln die Patienten eine interstitielle Nephritis und werden niereninsuffizient.

VII

Klinik und Diagnostik

Bei der schweren neonatalen „Early-Onset"-Form werden die Patienten bereits in den ersten Lebenstagen mit den gleichen Symptomen wie bei der Propionazidämie auffällig. Bei noch vorhandener Restaktivität des Enzyms können die Symptome jedoch erst entsprechend verzögert auftreten. Im Vordergrund der ersten, in der Neonatalperiode auftretenden Symptome steht eine Ketoazidose bei gleichzeitiger Hyperammonämie.

Auch diese Patienten fallen im Neugeborenen-Screening durch erhöhte Propionylcarnitin-Konzentrationen auf.

Therapie

Grundsätze der **Akutbehandlung** sind die Beseitigung von Hyperammonämie und Azidose:

- Stopp der Eiweißzufuhr
- Energiezufuhr in Form von Glukose (z. B. 10 g/kg KG/d)

- Es gelten die angeführten Einschränkungen des Postaggressionsstoffwechsels.
- Nach der Akutbehandlung erfolgt nach spätestens 3 Tagen eine vorsichtige Eiweißzulage (0,5 g/kg KG/d).
- Ziel der Behandlung ist die Absenkung der Methylmalonsäure-Ausscheidung im Urin auf Werte < 1000 mg/g Kreatinin.
- Koenzymgabe: Adenosyl-Cobalamin (2 × 1 mg/Woche i. m.)
- Azidose-Ausgleich
- Carglumsäure (N-Carbamylglutamat; Carbaglu: 100–250 mg/kg KG/d p. o.). Carglumsäure ist ein strukturelles Analogon von N-Acetylglutamat, das die Carbamylphosphatsynthese stimuliert. Die Serum-Ammoniak-Konzentration kann damit in wenigen Stunden normalisiert werden.
- Argininsubstitution (Argininhydrochlorid: 210 mg = 1 mmol/kg KG)
- Natriumphenylbutyrat (Ammonaps: 500 mg/kg KG oral oder 250 mg/kg KG in einer Glukoselösung über 1–2 Stunden i. v.)
- L-Carnitin (100–250 mg/kg KG/d)
- forcierte Diurese

Die diätetische **Langzeitbehandlung** besteht in einer Reduktion der natürlichen Eiweißzufuhr, sodass die Aufnahme der Aminosäuren Isoleucin, Valin, Threonin und Methionin vermindert wird. Der restliche Eiweißbedarf wird durch ein Isoleucin-, Valin-, Methionin- und Threonin-freies Aminosäurengemisch (IMTV-AM 1, 2, 3; OS 1, 2, 3) gedeckt. Die Prinzipien der Berechnung entsprechen jenen anderer Störungen des Stoffwechsels von Amino- bzw. organischer Säuren.

Hinweis für die Praxis

Bei interkurrierenden Infekten sollte die Menge des natürlichen Nahrungsproteins halbiert werden.

An medikamentösen Zusatztherapien werden weitergeführt:

- bei Ansprechen auf Vitamin-B_{12} Behandlung mit Adenosyl-Cobalamin (2 × 1 mg/Woche)
- L-Carnitin (100 mg/kg KG/d)
- Metronidazol (20–30 mg/kg KG/d oral) zur Verminderung der intestinalen bakteriellen Propionsäure-Bildung

69.1.4 Galaktosämie

Pathophysiologie

Bei der Galaktosämie besteht ein Mangel an Galaktose-1-Phosphat-Uridyltransferase, eines Enzyms, das in den Umwandlungsprozess von Galaktose in Glukose eingeschaltet ist. Hierdurch kommt es zu einem Aufstau des toxisch wirkenden Galaktose-1-Phosphats. Gleichzeitig fällt Galaktit (Dulcit) an, die Alkoholform der Galaktose, das wesentlich an der Kataraktbildung der Augenlinse beteiligt ist.

Es sind verschiedene Varianten des Enzyms bekannt: Die häufige Duarte-Variante weist etwa die Hälfte der normalen Enzymaktivität auf. Bei klinisch unauffälligen Personen findet sich die niedrigste Enzymaktivität bei gleichzeitiger Heterozygotie für die klassische Galaktosämie und die Duarte-Variante (Compound-Heterozygotie).

Klinik und Diagnostik

Die Patienten, vor allem gestillte Kinder, werden bereits kurz nach der ersten Milchmahlzeit klinisch auffällig. Meist entwickelt sich ein Sepsis-artiges Krankheitsbild mit Hepatomegalie, Blutgerinnungsstörung, Ikterus und Krampfanfällen. Der Übergang in die Leberzirrhose erfolgt rasch.

Die Diagnose wird durch Messung der Aktivität der Galaktose-1-Phosphat-Uridyltransferase in den Erythrozyten gesichert. In den Erythrozyten kann eine erhöhte Galaktose-1-Phosphat-Konzentration nachgewiesen werden (normal: < 0,3 mg/dl = < 11 µmol/l).

Therapie

Prinzip der Behandlung ist die lebenslange laktose- und damit auch galaktosefreie Ernährung. Im Vordergrund steht die Eliminierung von Milch und Milchprodukten (50 ml Kuhmilch enthalten 2 g Laktose, was 1 g Galaktose entspricht). Das Problem bei der Führung der Patienten ist die Tatsache, dass im Rahmen des Zellmembranumbaus täglich im Organismus 1000–2000 mg Galaktose produziert werden, die zu einer kontinuierlichen „Selbstintoxikation“ führen.

Säuglingsmilch

Bei der Herstellung von Säuglingsmilch auf Caseinbasis ist es nicht möglich, eine vollständige Laktosefreiheit zu erzielen (Casein enthält etwa 184 mg Galaktose je 100 g, der Restgehalt in einer 16 %igen Milch beträgt 20–55 mg/100 ml). Für die Ernährung von Säuglingen muss deshalb auf Milchpräparate ohne Laktose als Kohlenhydrat zurückgegriffen werden. Hierfür kommen Milch auf Soja- und Fleischproteinbasis sowie Eiweißhydrolysate infrage.

Laktose- und galaktosehaltige Produkte

Vorsicht ist bei Produkten geboten, die während der Herstellung mit Milch oder Milchpulver versetzt werden, wie z. B. Konserven, Wurst, Brot, Nudeln oder Süßigkeiten. Butter muss durch laktosefreie Margarine ersetzt werden. In allen Tabletten kann Laktose als Füllsubstanz enthalten sein. Auch die meisten Zahnpasten sind laktosehaltig, sodass sie keinesfalls von den kleinen Patienten verschluckt werden dürfen.

Freie Galaktose findet sich vor allem in Sojasauce, fermentiertem Gemüse (z. B. Sauerkraut) sowie in Bohnen und Hülsenfrüchten: Linsen (126 mg/100 g), braune Bohnen (153 mg/100 g), Sojabohnen (44 mg/100 g); auch Innereien wie Leber und Gehirn enthalten Galaktose. Unbegrenzt erlaubt sind Fleisch, Fisch, Eier, Kartoffeln, Reis, Mais, Mehle, Pflanzenöle und Obst.

Gemüse und Obst

Neuerdings ist der Galaktosegehalt pflanzlicher Nahrungsmittel Gegenstand der Diskussion. Galaktose ist in den Tri- (z. B. Raffinose) und Tetrasacchariden (z. B. Stachyose) in alpha-glykosidischer Bindung enthalten. Normalerweise wird diese Art von Bindung im Körper nicht gespalten. Bei Enteritis könnte aber eine Spaltung durch Darmbakterien möglich sein. Bohnen, Chicorée, Erbsen, Kopfsalat und Spinat enthalten Raffinose, Erbsen zusätzlich Stachyose. Um die bakterielle Spaltung zu verhindern und damit die Darmgasbildung aus Gemüse zu vermeiden, wird Alpha-Galaktosidase (in den USA) therapeutisch eingesetzt; 80 % der in Raffinose enthaltenen Galaktose lassen sich so freisetzen.

Tab. 69.4 Galaktosegehalt von bei der Diätberechnung zu berücksichtigenden Obst- und Gemüsesorten.

Lebensmittel	Lösliche Galaktose (mg/100 g Frischgewicht)
Tomaten	23,0 ± 2,0
Papaya	28,6 ± 1,9
Datteln	11,5 ± 0,6
Wassermelonen	14,7 ± 2,0
Bananen	9,2 ± 0,8

Neuere Untersuchungen haben ergeben, dass Obst und Gemüse monomere Galaktose in beta-glykosidischer Bindung enthalten: Galaktolipide in der Chloroplastenmembran grüner Pflanzen (z. B. Galaktosyldiazylglyzerol) und Galaktan in der Zellmembran. Aus diesem Grund sollten vor allem Tomaten, Papaya, Datteln, Wassermelonen und Bananen bei der Diätberechnung berücksichtigt werden (▶ Tab. 69.4). In gebundener Form ist Galaktose noch in Laktobionsäure, Arabinogalaktanen, Verbaskose, Rhamnogalakturonan und Galaktinol enthalten.

> **Hinweis für die Praxis**
> Wird die Mutter eines Kindes, das an Galaktosämie leidet, erneut schwanger, sollte sie sich Galaktose-arm ernähren.

Kontrolluntersuchungen

Die diätetische Therapie wird im Rahmen regelmäßiger Kontrolluntersuchungen durch Bestimmung der Galaktose-1-Phosphat-Konzentration in den Erythrozyten überwacht.

VII

Empfehlungen zur Ernährung

Galaktosämie

Laktose- und damit galaktosefreie Ernährung:

- für Säuglinge laktosefreie Milchpräparate
- Meiden von Milch, Milchprodukten und Lebensmitteln, denen Milch oder Milchprodukte zugesetzt sind (Konserven, Wurst, Brot, Nudeln, Süßigkeiten) sowie von Tabletten (Laktose als Füllsubstanz) und den meisten Zahnpasten
- Meiden von Lebensmitteln, die freie Galaktose enthalten: Sojasauce, fermentiertes Gemüse (z. B. Sauerkraut), Bohnen, Hülsenfrüchte, Innereien (Leber, Gehirn)
- Berücksichtigung von Galaktose-haltigem Obst und Gemüse bei der Diätberechnung (Tomaten, Papaya, Datteln, Wassermelonen, Bananen)
- Galaktose-arme Ernährung der Mutter eines Kindes mit Galaktosämie bei erneuter Schwangerschaft

Prognose

Die Langzeitprognose von Patienten mit Galaktosämie ist auch bei adäquatem Diätverhalten, wegen der „Autointoxikation" vor allem hinsichtlich der zentralnervösen Funktionen ungünstig. Bei Patientinnen muss zusätzlich mit einer Ovarialinsuffizienz gerechnet werden. Die Hodenfunktion bei Knaben ist dagegen nicht beeinträchtigt.

69.1.5 Hereditäre Fruktoseintoleranz

Pathophysiologie

Folgende 4 Erkrankungen sind als Störungen des Fruktosestoffwechsels bekannt:

- die benigne Fruktosurie, die keinen Krankheitswert besitzt und nur zufällig diagnostiziert wird,
- die hereditäre Fruktoseintoleranz (HFI) als schwerwiegendste Erkrankungsform mit einer Prävalenz von ca. 1:20 000–30 000,
- der Fruktose-1,6-Diphosphatase-Mangel, ein Defekt der Glukoneogenese, der sich klinisch wie eine mildere Verlaufsform der hereditären Fruktoseintoleranz darstellt,
- die häufige alimentäre Fruktoseunverträglichkeit, die vor allem in der Differenzialdiagnose des chronischen kindlichen Bauchschmerzes, der nach Obst und Gemüse auftritt, bedacht werden muss. Sie kann durch einen pathologischen Fruktose-Atemtest diagnostiziert werden.

Ursache der hereditären Fruktoseintoleranz (HFI) ist das Fehlen der Fruktose-1-Phosphataldolase, die normalerweise vor allem in Leber, Niere und Dünndarmschleimhaut nachzuweisen ist. Durch den Defekt kommt es zu einer Anhäufung von Fruktose-1-Phosphat, das toxisch wirkt und für die Symptome der Erkrankung verantwortlich ist.

Klinik und Diagnostik

Die ersten klinischen Auffälligkeiten beginnen mit der Einführung von Fruktose in die Nahrung. Solange Kinder ausschließlich gestillt werden, sind sie daher symptomfrei. Symptome treten bei Umstellung auf eine saccharosehaltige Milch (alte Nomenklatur: teiladaptierte Milch) oder fruktose- bzw. saccharosehaltige Lebensmittel auf. Erbrechen, Hypoglykämie, Gerinnungsstörung, Durchfall und Schock sind typische klinische Merkmale der Erkrankung. Bei geringer Fruktosezufuhr (pro Tag weniger als 1–2 g/kg KG) ist der Verlauf oft protrahiert und lediglich durch Fütterungsschwierigkeiten, Gedeihstörung, Erbrechen und Hepatomegalie gekennzeichnet.

Die Diagnosestellung erfolgt durch Nachweis des Enzymdefekts in Biopsiematerial aus Leber, Nieren oder Dünndarm.

Hinweis für die Praxis

Die hereditäre Fruktoseintolerenz darf nicht mit der alimentären Fruktoseunverträglichkeit verwechselt werden. Diese äußert sich klinisch in Form chronischer Bauchschmerzen und kann problemlos durch einen Fruktose-Atemtest diagnostiziert werden.

Therapie

Diätprinzip

Therapieprinzip ist die vollständige Elimination von Fruktose aus der Nahrung. Fruktose (Fruchtzucker, Lävulose) kommt in freier Form in Pflanzen, vor allem in Obst und Gemüse vor, aber auch in folgenden Verbindungen und Lebensmitteln:

- Saccharose (Rübenzucker, Rohrzucker, Kochzucker): Disaccharid aus Glukose und Fruktose, das sich in Früchten und Gemüse findet,
- Inulin: Polysaccharid aus Fruktose, das vor allem in Topinambur, Artischocken und einigen anderen Gemüsen vorkommt,
- Sorbitol: Alkoholform der Fruktose, die besonders als Zuckerersatzstoff bzw. als Diätzucker verwendet wird; z. B. bei Kaugummis muss damit gerechnet werden, dass sie mit Sorbitol gesüßt sind.
- Honig: Gemisch aus gleichen Teilen Glukose und Fruktose
- Invertzucker: Gemisch aus Glukose und Fruktose, das bei Spaltung von Saccharose entsteht.

Säuglingsalter

Säuglinge können bedenkenlos gestillt oder mit einer nur laktosehaltigen Milch ernährt werden. Während des 1. Lebensjahrs muss auf die Zufuhr von Obst und Gemüse verzichtet werden. Vitamine werden gesondert substituiert. Breikost sollte von der Mutter selbst zubereitet werden, da die Firmenangaben bei käuflicher Breikost großen Schwankungen unterliegen.

Erlaubte und verbotene Lebensmittel

Nach dem 1. Lebensjahr können folgende Gemüse- und Obstsorten verwendet werden: grüne Bohnen, Kopfsalat, Feldsalat, Chicorée, Löwenzahn, Brokkoli, Blumenkohl, Spargel, Gurken, Spinat, Erbsen, Pilze, Rettich, Radieschen, Weißkohl, Tomaten, Rhabarber und Zitronen. Begrenzt sind Kartoffeln erlaubt, wenn sie vor Gebrauch mindestens 10–20 Tage gelagert, dann geschält, zerschnitten und für einen Tag gewässert werden.

Bei der hereditären Fruktoseintoleranz sind folgende Lebensmittel verboten: Süßigkeiten aller Art (z. B. Gebäck, Pudding, Eis, Schokolade), alle Konserven, alle nicht ausdrücklich erlaubten Obst- und Gemüsesorten, Fruchtsäfte, Weißbrot, Vollkornbrot, Pumpernickel, Haushaltszucker, „Diabetikerzucker", Honig, Marmelade, Mayonnaise, Ketchup und Fertigsaucen. Es muss somit vor allem auf eine versteckte Fruktose- oder Sorbitzufuhr mit kommerziellen Nahrungsmitteln geachtet werden.

Kontrollen und Prognose

Bei der HFI existiert kein einzelner Laborparameter, wie etwa Gal-1-P bei der Galaktosämie, um die Behandlung zu überwachen. Die Patienten sind am besten durch die Bestimmung von Parametern der Blutgerinnung (PTT, AT III) zu überwachen, da diese sehr empfindlich auf bereits geringe Leberschädigungen reagieren. Angegebene Unpässlichkeiten können somit einem Diätfehler zugeordnet werden. Patienten mit hereditärer Fruktoseintoleranz entwickeln sehr schnell eine Aversion gegen zuckerhaltige Nahrungsmittel, was sich als Konditionierung durch Missempfindung nach bereits geringer Fruktosezufuhr ansehen lässt.

Trotz adäquater Diätbehandlung haben vor allem Kleinkinder eine Hepatomegalie. Chronische Diätfehler können sich manchmal auch in der Entwicklung rachitischer Zeichen oder in einer Störung des Längenwachstums zeigen. Wegen der bei Leberschädigungen erhöhten Serumkonzentrationen der Aminosäure Tyrosin wurden früher Patienten mit einer hereditären Fruktoseintoleranz häufig als „Tyrosinose" fehldiagnostiziert.

Die Langzeitprognose dieser Patienten ist gut; die größte Bedrohung ist eine intravenöse Fruktosezufuhr im Rahmen einer Infusionstherapie oder parenteralen Ernährung.

Empfehlungen zur Ernährung

Hereditäre Fruktoseintoleranz

Elimination von Fruktose:

- Stillen oder Ernährung des Säuglings mit nur laktosehaltiger Milch
- während des 1. Lebensjahrs Verzicht auf Obst und Gemüse (Vitamine substituieren)
- Breikost selbst zubereiten

VII

- Nach dem 1. Lebensjahr erlaubte Obst- und Gemüsesorten sind: grüne Bohnen, Kopfsalat, Feldsalat, Chicorée, Löwenzahn, Brokkoli, Blumenkohl, Spargel, Gurken, Spinat, Erbsen, Pilze, Rettiche, Radieschen, Weißkohl, Tomaten, Rhabarber, Zitronen.
- **Verboten sind:** alle Saccharose- (Zucker-) haltigen Lebensmittel (Süßigkeiten aller Art, alle Konserven, alle nicht ausdrücklich erlaubten Obst- und Gemüsesorten, Fruchtsäfte, Weißbrot, Vollkornbrot, Pumpernickel, Haushaltszucker, „Diabetikerzucker", Honig, Marmelade, Mayonnaise, Ketchup, Fertigsaucen), alle Inulin-haltigen Lebensmittel (u. a. Topinambur, Artischocken), alle mit dem Zuckerersatzstoff Sorbit(ol) hergestellten Lebensmittel, Invertzucker
- **Achtung:** Der Patient darf nie Fruktose intravenös erhalten (z. B. bei perioperativer Infusionstherapie oder parenteraler Ernährung)!

69.1.6 Glykogenosen

Glykogen ist die Speicherform von Glukose in der Leber und der Muskulatur. Glukosemoleküle sind in 1,4-Stellung miteinander verbunden, Verzweigungen werden durch Glukoseanlagerung in 1,6-Stellung erzielt. In der Leber kann Glukose im Rahmen der Glukosehomöostase aus Glukose-6-Phosphat freigesetzt werden, während diese Möglichkeit in der Muskulatur fehlt. Der Glykogengehalt der Muskulatur ist deshalb nur für ihren eigenen Energiestoffwechsel, nicht aber für die Glukosehomöostase des Körpers von Bedeutung.

Glykogenosen sind Störungen des Glykogenaufbaus wie auch des Glykogenabbaus. Sie stellen somit in mehr oder weniger ausgeprägter Form dann ein Problem der Glukoseverfügbarkeit dar, wenn die Glukosehomöostase auf die Glykogenvorräte angewiesen ist. Die Therapiegrundsätze zielen vor allem auf das Vermeiden von Hypoglykämien und auf die Verkleinerung der Leber.

Glykogenose Typ I (Morbus von Gierke)

Pathophysiologie

Dieser Erkrankung liegt ein Mangel an dem Enzym Glukose-6-Phosphatase zugrunde. Damit ist die zentrale Stelle der endogenen Glukosefreisetzung gestört. Das bedeutet, dass die Bereitstellung freier Glukose weder über den Glykogenabbau noch über die Glukoneogenese aus Protein, Fruktose oder Galaktose möglich ist. Dieser Umstand wirkt sich somit praktisch auf die Verwendung von Eiweiß, Milch und Obst aus (▶ Abb. 69.1). Es handelt sich sowohl um einen Glykogenabbau- als auch um einen Glukoneogenese-Defekt. Die Patienten haben eine Nüchterntoleranz von nicht länger als ca. 2 Stunden.

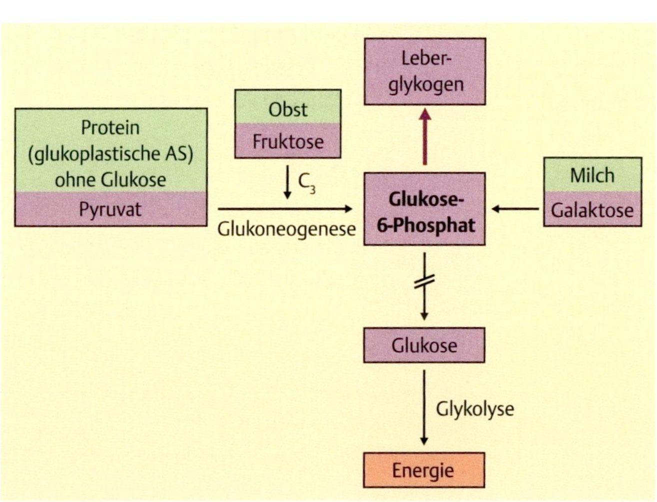

Abb. 69.1 Glykogenose Typ I. Zentrale Stellung des Glukose-6-Phosphatase-Mangels und seine zentrale Bedeutung für die Zufuhr einzelner Nahrungsbestandteile.

Klinik und Diagnostik

Klinisch fallen Patienten mit Glykogenose Typ I durch eine extreme Hepatomegalie ohne Splenomegalie auf. Die Glykogenspeicherung ist auch Ursache einer gleichzeitigen Vergrößerung der Nieren. Klinisch-chemisch fallen neben der Hypoglykämie vor allem eine Hypertriglyzeridämie (weißes Serum!), eine Hyperurikämie und eine Hyperlaktatämie auf. Phänotypisch sind Säuglinge und Kleinkinder gerne durch ein sog. „Puppengesicht" gekennzeichnet.

Therapie

Das Grundprinzip der diätetischen Behandlung ist eine möglichst kontinuierliche Applikation von freier Glukose. Dabei werden auch alle Sekundärprobleme korrigiert, wie Hypertriglyzeridämie, Hyperurikämie und Hyperlaktazidämie.

In der Praxis haben sich besonders 2 Methoden bewährt:

- Die nasogastrale Dauertropfinfusion, vor allem in den Nachtstunden. Als Substrate eignen sich Glukose- und Oligosaccharidlösungen, in einer durchschnittlichen Dosierung von 10 mg Glukose pro kg KG und Minute.
- Die Zufuhr nur langsam aufschließbarer Kohlenhydrate, z. B. in Form ungekochter Maisstärke (Mondamin). Die Dosis muss individuell angepasst werden; die besten Ergebnisse werden mit einer Dosierung von 1,75–2,5 g pro kg KG und Tag erzielt. Die Nüchterntoleranz kann dabei bis auf etwa 7 Stunden ausgedehnt werden, sodass sich Kinder mit einer Zusatzfütterung über die Nacht bringen lassen. Ungekochte Maisstärke kann bereits im 1. Lebenshalbjahr mit Erfolg eingesetzt werden. Um die langsame Glukosefreisetzung zu erzielen, darf ungekochte Maisstärke nur mit kaltem Wasser angerührt werden.

Hinweis für die Praxis

Zu beachten ist:

- Fruktose-haltiges Obst fließt über C 3-Körper in die Glukoneogenese ein und führt über Glukose-6-Phosphat zu verstärkter Glykogenspeicherung.
- Galaktose-haltige Milchprodukte führen ebenfalls zur Glukose-6-Phosphatbildung und damit zu verstärkter Glykogenspeicherung.
- Protein ohne gleichzeitige Glukoseadministration führt über die Glukoneogenese zu Glukose-6-Phosphat und damit auch zu verstärkter Glykogenspeicherung.

Empfehlungen zur Ernährung

Glykogenosen

Kontinuierliche Applikation von Glukose durch:

- nasogastrale Dauertropfinfusion (v. a. nachts, Glukose- und Oligosaccharidlösungen: 10 mg Glukose pro kg KG/min)
- Zufuhr nur langsam aufschließbarer Kohlenhydrate, z. B. ungekochte, mit kaltem Wasser angerührte Maisstärke (Mondamin), am besten 1,75–2,5 g pro kg KG/d (individuell anpassen)

69.1.7 Störungen der Fettsäureoxidation

Die Oxidation von Fettsäuren erfolgt intramitochondrial in 4 Enzymschritten (Beta-Oxidation). Entsprechend der Kettenlänge der Fettsäuren existiert jeweils ein eigenes Enzymsystem für kurz-, mittel- und langkettige Fettsäuren.

MCAD-Mangel

Der häufigste angeborene Defekt ist dabei der Acyl-CoA-Dehydrogenase-Mangel mittelkettiger Fettsäuren (Medium-Chain Acyl-CoA Dehydrogenase, MCAD).

Pathophysiologie, Klinik und Diagnostik

Im Rahmen eines protrahierten Nüchternzustands können Patienten durch eine akute Hepatoenzephalopathie („Reye-like") mit hypoketotischer Hypoglykämie auffällig werden. Die Hypoglykämie ist Folge einer insuffizienten Glukoneogenese, deren Energiebedarf wegen der fehlenden Fettsäureoxidation nicht gedeckt ist. Patienten können in jedem Alter, jedoch bevorzugt gegen Ende des 1. Lebensjahrs, symptomatisch werden.

Im Neugeborenen-Screening fallen diese Patienten durch eine Erhöhung der Octanoylcarnitin-Konzentration auf.

Therapie

Das Therapieprinzip besteht in der Vermeidung längerer Nüchternzustände durch häufige kleinere, kohlenhydratreiche Mahlzeiten. Langsam aufschließbare Kohlenhydrate und die Kombination von Kohlenhydraten mit Protein oder Fett zur Verzögerung der Magenentleerung sind von zentraler Bedeutung. Erfahrungsgemäß geht der MCAD-Mangel mit einem vermehrten Carnitinbedarf einher, sodass L-Carnitin in einer Dosierung von 100 mg/kg KG/d supplementiert werden sollte.

VLCAD-Mangel

Bei Patienten mit einem Acyl-CoA-Dehydrogenase-Mangel sehr langkettiger Fettsäuren (Very Long-Chain Acyl-CoA-Dehydrogenase, VLCAD) muss immer mit einer hypertrophischen Kardiomyopathie gerechnet werden. Das Therapieprinzip entspricht dem beim MCAD-Mangel. Darüber hinaus können diese Patienten jedoch Fettsäuren einer mittleren Kettenlänge problemlos oxidieren, da das eigene Enzymsystem für mittlere Kettenlängen nicht betroffen ist. Dies bedeutet, dass mittelkettige Triglyzeride (MCT) diätetisch eingesetzt werden können.

69.1.8 Mitochondriale Erkrankungen

Epidemiologie und Pathophysiologie

Mitochondriopathien gehören zu den häufigen metabolischen Störungen; es wird vermutet, dass 1 von 6000–10 000 Personen betroffen sind.

Bei diesen Erkrankungen handelt es sich um Störungen im Bereich von Pyruvat, Zitratzyklus und Atmungskette, die im Mitochondrium lokalisiert sind und sich auf den Energiestoffwechsel der Zelle auswirken. Pyruvat wird in das Mitochondrium transportiert, wo es durch den Pyruvatdehydrogenase- (PDH-) Komplex zu Acetyl-CoA umgewandelt wird. Im Zitratzyklus werden reduzierende Äquivalente wie $NADH_2$ oder $FADH_2$ produziert. Diese reduzierenden Koenzyme werden in den Komplexen der Atmungskette oxidiert. In ihr erfolgt ein dosierter Elektronentransport. Die während der Elektronenübertragung freigesetzte Energie wird in Form eines elektrochemischen Protonengefälles durch den Transport von Protonen quer durch die innere Mitochondrienmembran konserviert. Der Prozess, in dem die Oxidation von Substraten über die mitochondriale Atmungskette an die Phosphorylierung von ADP zu ATP gekoppelt wird, wird als oxidative Phosphorylierung bezeichnet.

Klinik und Diagnostik

Mitochondriopathien zeigen ein extrem facettenreiches klinisches Bild. Grundsätzlich sollten sie in die Differenzialdiagnostik einbezogen werden, wenn offensichtlich mehr als ein Organsystem auffällig ist. Laborchemisch fallen vor allem eine Laktat- und Alaninerhöhung im Serum mit typischer Verschlechterung nach Kohlenhydratzufuhr auf.

Therapie

Substitution von Kofaktoren

Die Therapie beruht auf dem pathophysiologischen Verständnis der Erkrankung. Die im Folgenden aufgeführten Einzelsubstanzen können in einem sogenannten „mitochondrialen Cocktail" zusammengefasst werden.

▶ **Erhöhung der Enzym-Restaktivitäten** Verschiedene Enzymkomplexe benötigen Kofaktoren, die substituiert werden können:

- **B-Vitamine** führen zu einem gesteigerten Elektronenfluss durch die Atmungskette.
- **Thiamin** (**Vitamin** B_1) wirkt als Kofaktor des PDH-Komplexes. Durch Thiamin konnten vor allem Störungen des PDH-Komplexes positiv beeinflusst werden. Bei Leigh-Syndrom-Patienten wurde über Mutationen des Thiamintransporter-Gens SLC 19A3 mit gutem Ansprechen auf eine Thiaminsupplementierung in hoher Dosierung berichtet. Dosierung: 25–100 mg/kg KG/d.
- **Liponsäure** wirkt als Kofaktor des PDH-Komplexes. Dosierung: 5–50 mg/kg KG/d.
- **Riboflavin** ist ein Kofaktor der Atmungskettenkomplexe I und II und wichtig für die katalytische Aktivität der Flavoproteine. Die Anhebung der intrazellulären Konzentration durch Supplemente kann den Mangel an Flavin-abhängigen Acyl-CoA-Dehydrogenasen kompensieren. Als zusätzlicher Effekt wird eine gesteigerte Assemblierung der Komplexe I und IV diskutiert. Als Riboflavin-responsive Mitochondriopathien wurden Komplex-I-, -III- und -IV-Störungen gefunden. Möglicherweise können gibt es weitere positive Wirkungen von Riboflavin bei Patienten mit mitochondrialer Epilepsie und Laktatazidose (MELAS). Dosierung: 3–20 mg/kg KG/d.
- **Nicotinamid** steigert den Elektronenfluss durch das Oxphos-System. Vor allem bei MELAS-Patienten konnten günstige Veränderungen erzielt werden.
- **Vitamin A** ist ein essenzieller Kofaktor der Proteinkinase C (PKC). Beide bilden einen PKC-Retinol-Komplex, der wiederum zu einem verstärkten Pyruvatflux in den Krebszyklus führt.

▶ **Überbrückung von Enzymdefekten** Hierzu zählen Substanzen, die Elektronen aufnehmen und abgeben können („Elektronenakzeptoren und Donatoren"). Diese Funktionen können sie aufgrund ihrer Redoxpotenziale, die jenen der Atmungskettenkomplexe entsprechen, ausüben. Eingesetzt werden:

- **Ubichinon(Koenzym** Q_{10}) dient als Elektronenüberträger von Komplex I bzw. Komplex II auf Komplex III. Es stabilisiert die innere Mitochondrienmembran und wirkt antioxidativ. Eine eigene Mitochondriopathie durch Koenzym-Q_{10}-Mangel wurde beschrieben, die sich entweder als Myopathietyp oder als Ataxietyp manifestieren kann. Durch die Koenzym-Q_{10}-Supplementierung können gute Erfolge erzielt werden. Dosierung: 2–5 mg/kg KG/d.
- **Ascorbinsäure** (**Vitamin C**): Dosierung ca. 50 mg/kg KG/d.
- **Phyllomenadion** (**Vitamin** K_1) und **Menadion** (**Vitamin** K_2): Dosierung: 1–10 mg/kg KG/d

▶ **Reduktion von toxischen Intermediaten** Hierdurch sollen vor allem die Laktatakkumulation und die Azidose vermindert werden:

- **Dichloracetat:** Die Steigerung der Verstoffwechselung von Laktat beruht auf der Dichloracetat-vermittelten Hemmung der PDH-Kinase. Der PDH-Komplex liegt dadurch in seiner aktivierten dephosphorylierten Form vor. Dichloracetat ist vor allem bei anhaltender Azidose geeignet. Dosierung: 15–150 mg/kg KG/d.
- **Carnitin:** Da es wegen einer energetisch bedingten, gestörten proximal tubulären Rückresorptionsstörung für Carnitin kommt, sollte L-Carnitin immer supplementiert werden. Dosierung 10–100 mg/kg KG/d.

▶ **Tetrazykline** Ihre wesentliche biologische Wirkung ist eine Verminderung der Apoptose und eine Suppression der Sauerstoffradikalproduktion. Sie können bei Mitochondriopathien neuroprotektiv wirken.

▶ **Anaplerotische Therapie** Im Rahmen des Krankheitsprozesses der Mitochondriopathien kommt es auch zu einer Verarmung an Metaboliten des Krebszyklus (Kataplerose). Die Kataplerose ist bei den Fettsäureoxidationsstörungen und beim Pyruvatcarboxylasemangel besonders stark ausgeprägt. Daraus ergibt sich die Notwendigkeit der Zufuhr von Metaboliten des Krebszyklus oder deren Vorstufen. Dazu geeignete Substanzen sind z. B. Aspartat, Alpha-Ketoglutarat, Glutamat, Zitrat und Succinat.

Ketogene Diät

Die ketogene Diät ist eine sehr fettreiche und kohlenhydratreduzierte Diät, die durch das sogenannte ketogene Verhältnis von Fett zu Kohlenhydraten

VII

und Protein von etwa 3:1 oder 4:1 (3 oder 4 Teile Fett auf 1 Teil Kohlenhydrate und Protein) charakterisiert ist. Dieses Verhältnis muss bei allen Mahlzeiten eingehalten werden. Fest vorgegeben ist auch die Gesamtkalorienzahl pro Tag.

Hinweis für die Praxis

Die ketogene Diät erfordert eine sorgfältige Substitution mit Mikronährstoffen, um diätbedingten Mangelerscheinungen vorzubeugen.

Die ketogene Diät imitiert den physiologischen Zustand des Fastens. Ketonkörper können Glukose als Energieträger im Gehirnstoffwechsel ersetzen. Eine ketogene, d. h. fettdominierte Diät führt via Acetyl-CoA aus der Fettsäureoxidation zu einem vermehrten Anstrom von Energieäquivalenten in den Zitratzyklus unter Umgehung des PDH-Komplexes. Es wird eine therapeutische Beta-OH-Buttersäure-Konzentration im Serum von 3–5 mmol/l angestrebt.

▶ **Formen** Neben der klassischen ketogenen Diät wurden vereinfachte Diätformen entwickelt:

- klassische ketogene Diät: ketogenes Verhältnis 4:1
- modifizierte Atkins-Diät: ketogenes Verhältnis: 1,5–2:1
- ketogene Diät mit mittelkettige Triglyzeriden (MCT): ketogenes Verhältnis 1,5:1 bis 2:1. Mittelkettige Fettsäuren unterliegen nicht dem regulierten Einstrom in die mitochondriale Matrix und sind daher „ketogener".
- „Low glycemic index treatment" (LGIT-Diät)

▶ **Indikationen** Die ketogene Diät ist die Therapie der Wahl bei:

- Glukosetransporter 1(GLUT 1)-Defekt
- Pyruvatdehydrogenasemangel
- Defekten der Atmungskette

▶ **Neuroprotektive Wirkung** Die metabolische Forschung zeigt, dass die ketogene Diät eine allgemeine neuroprotektive Wirkung hat:

- Bei anoxischen Ratten und Mäusen verbessert sie die zerebrale Funktion.
- Sie führt zu einer erhöhten Glutathionperoxidase-Aktivität im Hippokampus und damit zu einem verbesserten Schutz gegen Sauerstoffradikale.
- Sie erhöht die Konzentration des inhibitorischen Neurotransmitters Gamma-Aminobuttersäure (GABA) und die Expression der Glutaminsäure-decarboxylase, des reaktionslimitierenden Enzyms der GABA-Synthese.
- Sie erhöht die Permeabilität der Blut-Hirn-Schranke für Ketonkörper und verstärkt die Expression der Monocarboxylsäure-Transporter.

▶ **Komplikationen** Unter einer ketogenen Diät ist das Risiko einer Nierensteinbildung erhöht. Im Verlauf von 2,5 Jahren nach Beginn einer ketogenen Diät haben 6 von 112 Patienten (5,3 %) Nierensteine entwickelt.

Empfehlungen zur Ernährung

Mitochondriale Erkrankungen

Ketogene Diät: Einschränkung der Glukosezufuhr bei Betonung des Fettanteils (z. B. 70 % der Gesamtenergiezufuhr). Mittelkettige Triglyzeride (MCT) sind zum Erreichen einer ausreichenden Ketonkörperkonzentration hilfreich.

Literatur

[2755] Acin-Perez R, Hoyos B, Zhao F et al. Control of oxidative phosphorylation by vitamin A illuminates a fundamental role in mitochondrial energy homeostasis. FASEB J 2010; 24: 627–636

[2756] Blau N, Erlandsen H. The metabolic and molecular bases of tetrahydrobiopterin-responsive phenylalanine hydroxylase deficiency. Mol Genet Metab 2004; 82: 101–111

[2757] Bremer HJ, Burgard P, Clemens PC et al. Empfehlungen der Arbeitsgemeinschaft für Pädiatrische Stoff-wechselstörungen. Therapie von Patienten mit Phenylketonurie. Monatsschr Kinderheilkd 1997; 145: 961–962

[2758] Böhles H. Ernährungsstörungen im Kindesalter. Stuttgart: Wissenschaftliche Verlagsgesellschaft; 1991

[2759] Cheng CM, Hicks K. Caloric restriction augments brain glutamic acid decarboxylase-65 and -67 expression. J Neurosci Res 2004; 77: 270–276

[2760] Cornblath M, Schwartz R. Disorders of Carbohydrate Metabolism in Infancy. 3rd ed. Oxford: Blackwell; 1991

[2761] Deutsche Gesellschaft für Ernährung, Österreichische Gesellschaft für Ernährung, Schweizerische Gesellschaft für Ernährungsforschung, Schweizerische Vereinigung für Ernährung (Hrsg.). Referenzwerte für die Nährstoffzufuhr. 2. Aufl., 1. Ausgabe. Frankfurt a.M.: Umschau-Verlag; 2015

[2762] Francis DEM. Diets for sick Children. Oxford: Blackwell; 1987

[2763] Furth SL, Casey JC, Pyzik PL et al. Risk factors for urolithiasis in children on the ketogenic diet. Pediatr Nephrol 2000; 15: 125–128

[2764] Garrido-Maraver J, Cordero MD, Monino ID et al. Screening of effective pharmacological treatments for MELAS syndrome using yeast, fibroblasts and cybrid models of the disease. Br J Pharmacol 2012; 167: 1311–1328
[2765] Gerards M, van den Bosch BJ, Danhauser K et al. Riboflavin-responsive oxidative phosphorylation complex I deficiency caused by defective ACAD9: new function for an old gene. Brain 2011; 134: 210–219
[2766] Gerards M, Kamps R, van Oevelen J et al. Exome sequencing reveals a novel Moroccan founder mutation in SLC 19A3 as a new cause of early-childhood fatal Leigh syndrome. Brain 2013; 136: 882–890
[2767] Klepper J, Leiendecker B. GLUT 1 deficiency syndrome – 2007 update. Dev Med Child Neurol 2007; 49: 707–716
[2768] Lang F, Schwahn B, Huisman J et al. Einsatz von gebrauchsfertiger leucin-, isoleuzin- und valinfreier Säuglingsnahrung für die Ernährung bei Ahornsirupkrankheit im ersten Lebensjahr. Aktuel Ernahrungsmed 1998; 23: 230–233
[2769] Maalouf MA, Rho JM, Mattson MP. The neuroprotective properties of calorie restriction, the ketogenic diet, and ketone bodies. Brain Res Rev 2009; 59: 293–315
[2770] Mayr JA, Freisinger P, Schlachter K et al. Thiamine deficiency in encephalopathic children with defects in the pyruvate oxidation pathway. Am J Hum Genet 2011; 89: 806–812
[2771] Remes AM, Liimatta EV, Winqvist S et al. Ubiquinone and nicotinamide treatment of patients with the 324A >G mtDNA mutation. Neurology 2002; 59: 1275–1277
[2772] Rouse B, Matalon R, Koch R et al. Maternal phenylketonuria syndrome: congenital heart defects, microcephaly, and developmental outcomes. J Pediatr 2000; 136: 57–61
[2773] Olsen RK, Olpin SE, Andresen BS et al. ETFDH mutations as a major cause of riboflavin-responsive multiple acyl-CoA dehydrogenation deficiency. Brain 2007; 130: 2045–2054
[2774] Orsucci D, Mancuso M, Filosto M et al. Tetracyclines and neuromuscular disorders. Curr Neuropharmacol 2012; 10: 134–138
[2775] Scriver CR, Beaudet AL, Sly WS, Valle D. The metabolic Basis of inherited Disease. Vol.1 and 2. New York: McGraw Hill; 1989
[2776] Staudigl M, Gersting SW, Danecka MK et al. The interplay between genotype, metabolic state and cofactor treatment governs phenylalanine hydroxylase function and drug response. Human Molec Genet 2011; 20: 2628–2641
[2777] Suzuki M, Suzuki M, Sato K et al. Effect of β-Hydroxybutyrate, a cerebral function improving agent, on cerebral hypoxia, anoxia and ischemia in mice and rats. Jpn J Pharmacol 2001; 87: 143–150
[2778] Thompson GN, Francis DEM, Halliday D. Acute illness in maple syrup urine disease: dynamics of protein metabolism and implications for management. J. Pediat 1991; 119: 35–41
[2779] Trefz FK, Scheible D, Frauendienst-Egger G et al. Long-term treatment of patients with mild and classical phenylketonuria by tetrahydrobiopterin. Mol Genet Metab 2005; 86: S 75–S 80
[2780] Wilichowski E, Korenke GC, Christen HJ et al. Medikamentöse und diätetische Therapie der mitochondrialen Zytopathien des Kindesalters. Monatsschr Kinderheilkd 1997; 145: 5–19
[2781] Ziegler DR, Ribeiro LC. Ketogenic diet increases glutathione peroxidase activity in rat hippocampus. Neurochem Res 2003; 28: 1793–1797

69.2 Hämochromatose

C. Niederau

69.2.1 Primäre, genetische Hämochromatose

Pathophysiologie

Für die Pathogenese der genetischen (primären, idiopathischen) Hämochromatose spielen diätetische Faktoren eine untergeordnete Rolle. Es handelt sich um eine autosomal-rezessiv vererbte Eisenstoffwechselerkrankung, die durch eine erhöhte, nicht dem Bedarf angepasste intestinale Eisenresorption charakterisiert ist. Die vermehrte Eisenaufnahme führt zur Eisenablagerung und nachfolgenden Schädigung verschiedener Organe, insbesondere von Leber, Pankreas, Herz, Gelenken und endokrinen Organen. Bei Gesunden halten sich Eisenresorption und Eisenverlust die Waage. Vom Nahrungseisen (10–20 mg) werden etwa 10 % (1–2 mg/d) resorbiert. Bei der Hämochromatose werden dagegen bis zu 20 % der Nahrungseisens, also 2–4 mg/d, aufgenommen.

Klassifikation

Die genetische Hämochromatose wird heute in 4 Typen unterteilt, wobei in der deutschen Bevölkerung nur Typ 1 eine Rolle spielt (▶ Tab. 69.5).

▶ **Typ 1** Der Typ 1 stellt die klassische Variante der autosomal-rezessiv vererbten Eisenspeichererkrankung da, wobei der auf Chromosom 6 lokalisierte Gendefekt vor allem in Populationen keltischer Abstammung auftritt. Bei diesen Populationen liegt bei 90 % der Hämochromatosepatienten eine homozygote Punktmutation (C 282Y) im HFE-Gen vor. Die phänotypische Ausprägung hängt auch von vielen nichtgenetischen Faktoren ab (Alkoholkonsum, Eisengehalt der Nahrung, Blutverluste durch Menses u. a.). Die klinische Erkrankungshäufigkeit liegt nur bei 1:1000 und ist selbst bei C 282Y-homozygoter Anlage relativ selten.

▶ **Typ 2 und 3** Die Typen 2a und 2b sind juvenile Formen, die vor dem 30. Lebensjahr manifest werden und mit schwerer Kardiomyopathie und Hypogonadismus einhergehen können. Hier liegen

Tab. 69.5 Einteilung der genetischen Hämochromatose.

Typen	Gendefekt auf	Betroffenes Gen/ Protein	Vererbungsmodus	Gehäuftes Vorkommen
Typ 1	Chromosom 6	HFE-Gen	autosomal-rezessiv	keltische Vorfahren
Typ 2a	Chromosom 1	Hämojuvelin	autosomal-rezessiv	juvenile Form
Typ 2b	Chromosom 19	Hepcidin	autosomal-rezessiv	juvenile Form
Typ 3	Chromosom 7	Transferrinrezeptor 2	autosomal-rezessiv	Italien
Typ 4	Chromosom 2	Ferroportin 1	autosomal-dominant	Italien
neonatal	unklar	unklar	unklar	sehr selten
weitere?	unklar	unklar	unklar	nicht keltische Vorfahren

Mutationen im Hämojuvelin- oder Hepcidin-Gen vor. Beim Typ 3 betrifft der Gendefekt den Transferrinrezeptor 2. Die Folgen des Typ 3 ähneln denen des Typ 1. Die Typen 2 und 3 werden autosomal-rezessiv vererbt.

▶ **Typ 4** Der Typ 4 wird hingegen autosomal-dominant vererbt; der Gendefekt betrifft das Eisenexportprotein Ferroportin. Im Gegensatz zu anderen Typen betrifft die Eisenspeicherung in der Leber hier frühzeitig auch die Makrophagen; charakteristisch sind deutlich erhöhte Ferritinwerte bei nur leicht erhöhter Transferrinsättigung.

Eisenüberschuss bei Typ 1

Da die Typen 2–4 in der deutschen Bevölkerung sehr selten sind, beziehen sich die folgenden Darstellungen bezüglich der genetischen Hämochromatose nur auf Typ 1. Der homozygote Hämochromatose-Patient (Typ 1) nimmt täglich ungefähr 1 mg zu viel Eisen auf, sodass es ungefähr 3 Jahre dauert, bevor die Eisenspeicher um 1 g anwachsen. Entsprechend lange dauert es, bis die Eisenspeicher von Hämochromatose-Patienten 10–30 g betragen (normale Eisenspeicher 1–4 g). Mit Organschäden ist erst bei Eisendepots über 8–10 g zu rechnen. Patienten mit Zirrhose und Diabetes mellitus haben einen Eisenüberschuss von 15–25 g. Mit zunehmender Eisenspeicherung nimmt die Eisenresorption auch bei Hämochromatose-Patienten ab, sodass bei voll ausgebildeter Krankheit die Eisenresorption normal ist. Nach einer Aderlasstherapie steigt die Eisenresorption bei Hämochromatosepatienten wieder stark an, beim Gesunden würde sie hingegen schon bei einem leichten Überangebot an Eisen unter den Normwert abfallen.

Regulation der Eisenresorption beim Gesunden und bei Hämochromatose

Die Entdeckung des HFE-Gens erklärt zunächst nicht, wie es bei der Hämochromatose zur Steigerung der intestinalen Eisenaufnahme kommt, da das HFE-Genprodukt nicht direkt an der Eisenresorption beteiligt ist. In den vergangenen Jahren wurden mehrere Gene und Genprodukte identifiziert, die an der Steuerung der intestinalen Eisenaufnahme mitwirken und mit dem HFE-Protein interagieren.

Als der lange gesuchte luminale Eisentransporter im Dünndarm wurde das Nramp2-Protein (auch DMT 1 genannt) identifiziert. Weitere, an der intestinalen Eisenresorption beteiligte Proteine sind die luminale Eisenreduktase Dcytb (duodenal cytochrome B), der basolaterale Eisentransporter Ferroportin-1 und die basolaterale Eisenoxidase Hephaestin.

Eine wichtige Rolle bei der Regulation des Eisentransports scheinen die beiden Proteine Transferrinrezeptor 2 und Hepcidin zu spielen. Mutationen im Transferrinrezeptor-2-Gen können zum Typ 3 der Hämochromatose führen, Mutationen im Ferroportin-1-Gen zum Typ 4. Wie die eisenregulierenden und -transportierenden Proteine Transferrinrezeptor 1 und 2, HFE, Nramp2, Dcytb, Ferroportin, Hephaestin und Hepcidin interagieren, ist nur zum Teil bekannt.

Bedeutung von Hepcidin

Es wird immer klarer, dass Hepcidin das zentrale Regulationsprotein im Eisenstoffwechsel ist. Hepcidin hemmt den basolateralen Eisen-Carrier Ferroportin und somit die Eisenresorption. Ist die HFE-Expression durch einen Gendefekt herabgesetzt, wird Hepcidin weniger stark aktiviert, das Ferroportin als Folge weniger stark herunterreguliert und die Eisenresorption erhöht. Hepcidin ist wahrscheinlich auch entscheidend an der veränderten Regulation des Eisenstoffwechsels bei Infekten und Tumorerkrankungen beteiligt. Bei der HFE-Hämochomatose liegt also ein Hecidinmangel vor. Entsprechend zeigen erste Daten, das ein bisher nicht zugelassenen Hepcidin-Mimetikum langfristig die Zahl von Aderlässen senkt.

Häm-Eisen

Neben dem oxidierten dreiwertigen Eisen liegt Eisen in der Nahrung als an Häm gebundenes Eisen vor. Der Transporter HCP1 (Heme Carrier Protein 1) kann Häm in intakter Form in die intestinale Mukosazelle einschleusen. Es ist unbekannt, wie das Häm-Eisen vom Protoporphyrinring in der Zelle freigesetzt wird. Sobald Eisen in freier Form vorliegt, unterliegt es denselben Stoffwechselvorgängen wie das anorganische, durch DMT 1 (Nramp2) aufgenommene Eisen. Wahrscheinlich kann ein Teil des Häms die Zelle auch in intakter Form via der Häm-Exporter Bcrp und FLVCR verlassen.

Mutationen von Genen, die an der Aufnahme und Freisetzung von Häm-Eisen beteiligt sind, führen alleine wahrscheinlich nicht zur Hämochromatose, da der Eisenmetabolismus vorwiegend über die Regulation des anorganischen Eisens gesteuert wird. Die Absorption von Häm-Eisen ist für das Überleben des Organismus nicht von entscheidender Bedeutung, sodass Mutationen im HCP1-Gen häufiger sein könnten als die in den überlebenswichtigen Genen von DMT 1 und Ferroportin. Die inkomplette Penetranz der HFE-Hämochromatose könnte aber durch Modifier-Gene wie z. B. das HCP1-Gen erklärt werden. Ähnliche Gen-Modifier könnten auch die unterschiedliche Empfindlichkeit verschiedener Personen gegenüber Auftreten und Ausprägung eines Eisenmangels erklären.

> **Hinweis für die Praxis**
>
> **Folgen der Eisenanreicherung von Nahrungsmitteln**
>
> Die Eisenanreicherung von Nahrungsmitteln, die in manchen Ländern zur Vorbeugung der Eisenmangelanämie durchgeführt oder empfohlen wird, würde bei homozygoten Merkmalsträgern der Hämochromatose zur vorzeitigen Krankheitsmanifestation führen. Neuere Untersuchungen haben gezeigt, dass die Häufigkeit der homozygoten Hämochromatose in der deutschen und nordamerikanischen Bevölkerung bei 0,5–1 % liegt und dass die Eisenüberladung in der männlichen Allgemeinbevölkerung häufiger als der Eisenmangel ist.
>
> Vor einer generellen Eisenanreicherung der Nahrung muss deshalb gewarnt werden, da sie insbesondere der männlichen Bevölkerung mehr schaden als nutzen würde.

Therapie

Eisenarme Ernährung

Zur Prophylaxe einer Hämochromatose könnte eine diätetische Eisenrestriktion sinnvoll sein. Diese Frage könnte in der Zukunft eine praktische Bedeutung erlangen, da mithilfe der genetischen Tests viele homozygote Personen entdeckt werden, die noch keine Eisenüberladung und keine Komplikationen haben.

Die Behandlung einer Eisenüberladung durch diätetische Maßnahmen ist hingegen nicht sinnvoll. Mit einem Aderlass von 500 ml Blut entfernt man ungefähr 250 mg Eisen. Es würde mehr als 1 Jahr dauern, wollte man die Eisenaufnahme mit einer äußerst konsequenten und kaum praktikablen diätetischen Eisenrestriktion im gleichen Umfang (250 mg) verhindern. Ein einziger zusätzlicher Aderlass befreit den Patienten also von stark einschränkenden diätetischen Restriktionen. Wir empfehlen den Patienten deshalb lediglich, sehr eisenhaltige Nahrungsmittel zu meiden.

Bioverfügbarkeit von Nahrungseisen

Wird eine eisenarme Diät empfohlen, muss die Bioverfügbarkeit des Nahrungseisens bedacht werden. Eisen in Häm-Form, wie z. B. in Blut und Fleisch, wird leichter und besser resorbiert (ungefähr 15 % des Gesamteisens) als gebundene Eisensalze, z. B. in Gemüse (1–2 % des Gesamteisens). Obwohl beispielsweise Spinat relativ viel Eisen enthält (2–5 mg pro 100 g Spinatblätter), kann davon wegen der schlechten Löslichkeit nur wenig (1–3 %) resorbiert werden. Daher ist Spinat entgegen früheren Annahmen als diätetische Eisenquelle relativ ungeeignet.

Die Löslichkeit und damit die Resorbierbarkeit von Eisen wird durch Nahrungssalze, z. B. Phosphate und Kalzium, sowie durch Phytate stark herabgesetzt, sodass auch das Eisen aus Milch und Eiern schlecht aufgenommen wird. Das trifft ebenso für eine faser- bzw. schlackenreiche Kost mit hohem Gehalt an Lignin, Pektin und Hemizellulose zu, die die Resorption von anorganischem Eisen durch Bildung unresorbierbarer Komplexe im Darmlumen beeinträchtigen. Auch Polyphenol-reiche Nahrungsmittel wie schwarzer Tee, Kakao und Traubensaft können die intestinale Eisenresorption hemmen.

Hinweis für die Praxis

Unter Teezufuhr kommt es durch Bildung von unlöslichen Eisen-Komplexen im Darm zu einer verminderten Eisenresorption. Bei der Hämochromatose kann Tee daher empfohlen werden. Vitamin C und Alkohol hingegen erhöhen die Eisenresorption und sollten gemieden werden.

69.2.2 Sekundäre Hämochromatosen

Eine Eisenüberladung kann auch sekundär durch hämolytische Anämien, multiple Bluttransfusionen und im Extremfall durch eine massive orale Eisenzufuhr entstehen.

Hinweis für die Praxis

Ätiologie der sekundären Hämochromatosen

- chronisch refraktäre Anämien (sideroblastisch-achrestische Anämie), hämolytische Anämien, aplastische Anämien, Thalassämien, Sphärozytose
- Eisenüberladung bei den Bantu-Völkern
- Transfusionsfolgen (z. B. bei Myelodysplasie-Syndrom)
- langjährig hoch dosierte parenterale (und sehr selten auch enterale) Eisentherapie

Thalassämie

In Südeuropa und im Mittelmeerraum ist die Thalassämie eine relativ häufige Ursache für eine sekundäre Hämochromatose, die durch die sich entwickelnde Kardiomyopathie oft die Prognose der Patienten limitiert. Obwohl die Eisenüberladung bei der Thalassämie durch Hämolyse bzw. notwendige Bluttransfusionen erklärt wird, ist auch über eine verhältnismäßig erhöhte intestinale Eisenresorption berichtet worden. Wegen der Anämie kann bei den meisten Thalassämie-Patienten keine Aderlasstherapie erfolgen, sodass Eisenchelatoren (heute meist der orale Chelator Deferisarox) verabreicht werden müssen.

Der Eisenrestriktion in der Nahrung kommt auch bei der sekundären Hämochromatose nur eine geringe Bedeutung zu. Die Empfehlungen unterscheiden sich nicht wesentlich von denen bei der genetischen (primären) Hämochromatose.

Empfehlungen zur Ernährung

Hämochromatose

- Eine streng eisenarme Diät ist kaum praktikabel und wenig wirksam.
- Die diätetischen Empfehlungen beschränken sich auf das Vermeiden von Nahrungsmitteln mit hoher Bioverfügbarkeit von Eisen, wie vor allem bluthaltigen Nahrungsprodukten wie Fleisch, Wurst, Leber und Nieren.
- Keine Einschränkung besteht für Gemüse (inklusive Spinat) und Obst, Getreide, Reis, Nudeln, Milch, Butter, Käse und Eiern, Tee und Kaffee.

Literatur

[2782] Adams PC, Barton JC. Haemochromatosis. Lancet 2007; 370: 1855–1860
[2783] Adams PC, Reboussin DM, Barton CJ et al. Hemochromatosis and iron-overload screening in a racially diverse population. N Engl J Med 2005; 352: 1769–1778
[2784] Bacon BR, Adams PC, Kowdley KV et al. Diagnosis and management of hemochromatosis: 2011 practice guideline by the American Association for the Study of Liver Diseases. Hepatology 2011; 54: 328–343
[2785] Cox TM, Peters TJ. In vitro studies of duodenal iron uptake in patients with primary and secondary iron storage disease. Q J Med 1980; 49: 249–257
[2786] De Domenico I, Diane M, Ward D et al. Hepcidin regulation: ironing out the details. J Clin Invest 2007; 117: 1755–1758
[2787] Dix DJ, Lin PN, Kimata Y et al. The iron regulatory region of ferritin mRNA is also a positive control element for an iron-independent translation. Biochem 1992; 31: 2818–2825
[2788] European Association for the Study of the Liver. EASL clinical practice guidelines for HFE hemochromatosis. J Hepatol 2010; 53: 3–22
[2789] Gordeuk V, Mukiibi J, Haastedt SJ et al. Iron overload in Africa. Interaction between a gene and dietary iron content. N Engl J Med 1992; 326: 95–102
[2790] Niederau C, Niederau CM, Lange S et al. Screening for hemochromatosis and iron deficiency in employees and primary care patients in Western Germany. Ann Intern Med 1998; 128: 337–345
[2791] Niederau C, Fischer R, Pürschel A et al. Long-term survival in patients with hereditary hemochromatosis. Gastroenterol 1996; 110: 1107–1119
[2792] Pietrangelo A. Hereditary hemochromatosis. Annu Rev Nutr 2006; 26: 251–270
[2793] Simon M, Bourel M, Genetet P et al. Idiopathic hemochromatosis demonstration of recessive transmission and early detection by family HLA typing. N Engl J Med 1977; 297: 1017–1022

69.3 Morbus Wilson

C. Niederau

69.3.1 Pathophysiologie

Beim Morbus Wilson handelt es sich um eine autosomal-rezessiv vererbte Stoffwechselerkrankung, bei der die gestörte hepatische Kupferausscheidung zu einer Anreicherung von Kupfer in Leber, Gehirn und anderen Organen führt. Verantwortlich für den genetischen Defekt des Kupferstoffwechsels sind Mutationen des auf Chromosom 13 lokalisierten Wilson-Gens. Sie führen zur Funktionsstörung des kodierten Proteins, einer kupfertransportierenden ATPase. Hierdurch wird die hepatisch-biliäre Kupferelimination beeinträchtigt, sodass es zur Kupferspeicherkrankheit kommt (▶ Tab. 69.6).

Tab. 69.6 Wichtige Charakteristika des Morbus Wilson.

Charakteristika	Beschreibung
Vererbung	autosomal-rezessiv
Häufigkeit der homozygoten Erkrankung	1:20 000 bis 1:30 000
Mechanismus	Kupferüberladung durch verminderte hepatobiliäre Kupferausscheidung
betroffene Organe	Leber, ZNS, Niere
Gendefekt	mehr als 100 bekannte Mutationen im Wilson-Gen auf Chromosom 13
biochemischer Defekt	kupfertransportierende ATPase
Behandlung	D-Penicillamin, Trientine, Zink

Die Krankheit ist durch eine Verminderung des Kupferproteins **Coeruloplasmin** charakterisiert und geht mit einer verringerten Kupferkonzentration im Plasma sowie einem erhöhten Leber-Kupfergehalt einher. Das Coeruloplasmin selbst ist aber vom genetischen Defekt nicht direkt betroffen. Wie das Coeruloplasmin mit dem Produkt des Wilson-Gens, der kupfertransportierenden ATPase, interagiert, ist bisher nicht genau bekannt.

Aus dem in der Nahrung enthaltenen Kupfer (2–5 mg) resorbiert der Gesunde 0,6–2 mg/d, womit der tägliche Kupferbedarf von etwa 1 mg/d gewährleistet ist. Bei niedriger Kupferzufuhr drosselt der Körper die Kupferausscheidung, die vorwiegend über Galle und Darm erfolgt. Die Hauptquellen des Nahrungs-Kupfers sind Fleisch und Fisch. Zwischen Gesunden sowie asymptomatischen heterozygoten Krankheitsträgern und homozygoten Wilson-Kranken besteht ein deutlicher Unterschied in der Kupferbilanz, die durch die Kupferausscheidung und nicht durch die Kupferaufnahme bedingt ist.

Durch die verminderte hepatobiliäre Kupferausscheidung haben Wilson-Kranke schon bei niedriger Kupferzufuhr (0,6 mg/d) eine ausgeglichene Kupferbilanz, was bei Gesunden erst bei einer doppelt so hohen Kupferzufuhr von etwa 1,2 mg/d der Fall ist. Daher kommen Patienten mit Morbus Wilson bei normaler Ernährung auf einen täglichen

„Überschuss" von 0,05–2,5 mg Kupfer, der nicht ausgeschieden werden kann. Ähnlich wie beim Eisen hängt auch die intestinale Aufnahme von Kupfer von der Bioverfügbarkeit des zugeführten Kupfers ab. Aminosäuren und chelierende Substanzen erhöhen die Kupferaufnahme, während Faserstoffe und Zink die Kupferresorption hemmen.

69.3.2 Therapie

Kupferarme Ernährung

Da die Wilson-Patienten intestinal aufgenommenes Kupfer nicht adäquat ausscheiden können, sollte die tägliche Kupferzufuhr bei ihnen theoretisch 0,6 mg nicht überschreiten. Eine solche Diät ist aber schwer herstell- und genießbar. Daher beschränkt man sich in der Therapie auf eine kupferreduzierte Kost, die zudem nur als flankierende Maßnahme zur medikamentösen D-Penicillamin- oder Trientine-Therapie empfohlen wird.

Die diätetischen Einschränkungen bestehen im Verbot von kupferreichen Nahrungsmitteln wie Leber, Niere und Gehirn sowie von Nüssen, getrockneten Pflaumen, Pilzen, Schalentiere, dunkle Schokolade und Kakao, die alle etwa 20–40 µg Kupfer pro Gramm Substanz enthalten. Empfohlen werden dagegen kupferarme Nahrungsmittel wie Milch, Butter, Käse, raffinierter Zucker, Getreide, Mehl, frisches Obst und blattarme Gemüse, die nur 0,2–2 µg Kupfer pro Gramm Substanz enthalten. Auch Trinkwasser kann durch die moderne Weichmachertechnik reichlich Kupfer enthalten, wodurch die Kupferaufnahme um 1,4 mg/d ansteigen kann. Durch kupferarme Ernährung kann die tägliche Zufuhr von 2–5 mg auf 1–1,5 mg Kupfer gesenkt werden.

Medikamente und Ernährung

Bei der Ernährung von Wilson-Patienten ist zu beachten, dass Trientine, D-Penicillamin und Zink jeweils auf nüchternen Magen eingenommen werden sollen, also mindestens 1 Stunde vor den Mahlzeiten oder 2–3 Stunden nach den Mahlzeiten und mit mindestens 1 Stunde Abstand zu allen anderen Arzneimitteln. Die Kombination von Chelatoren und Zink wird nicht empfohlen, sollte diese aber doch erfolgen, muss zwischen der Einnahme der beiden Arzneimittel ebenfalls ein Abstand von mindestens 1 Stunde liegen. Diese Empfehlungen machen die mehrmalige Einnahme der Medikamente im Alltag schwierig.

Hinweis für die Praxis

Trientine, D-Penicillamin und Zink können das Serum-Eisen reduzieren, die Chelatoren auch Vitamin B_6.

Empfehlungen zur Ernährung

Morbus Wilson

- Eine streng kupferarme Diät ist kaum praktikabel und wenig wirksam.
- Gemieden werden sollten stark kupferhaltige Nahrungsmittel wie Leber, Niere und Gehirn sowie Nüsse, getrocknete Pflaumen, Pilze, Schalentieren, dunkler Schokolade und Kakao.
- Keine Einschränkung besteht für Milch, Butter, Käse, Eier, raffinierten Zucker, Getreide, Reis, Nudeln, Mehl, frisches Obst und blattarmes Gemüse.
- Trientine, D-Penicillamin und Zink sollen jeweils auf nüchternen Magen eingenommen werden, also mindestens eine Stunde vor oder 2–3 Stunden nach den Mahlzeiten und mit mindestens 1 Stunde Abstand zu anderen Arzneimitteln.

Literatur

[2794] Bull PC, Thomas GR, Rommens JM et al. The Wilson disease gene is a putative copper transporting P-type ATPase similar to the Menkes gene. Nature Genet 1993; 5: 327–337

[2795] European Association for the Study of the Liver. EASL clinical practice guidelines: Wilson's disease. J Hepatol 2012; 56: 671–685

[2796] Merle U, Schaefer M, Ferenci P et al. Clinical presentation, diagnosis and long-term outcome of Wilson's disease: a cohort study. Gut 2007; 56: 115–120

[2797] Petrukhin K, Fischer SG, Pirastu M et al. Mapping, cloning and genetic characterization of the region containing the Wilson disease gene. Nature Genet 1993; 5: 338–343

[2798] Roberts EA, Schilsky ML. A practice guideline on Wilson's disease. Hepatology 2008; 47: 2089–2111

[2799] Scheinberg ICH, Sternlieb I. Wilson's disease. Ann Rev Med 1965; 16: 119–128

[2800] Shah AB, Chernov I, Zhang HT et al. Identification and analysis of mutations in the Wilson disease gene (ATP7B): population frequencies, genotype-phenotype correlation, and functional analyses. Am J Hum Genet 1997; 61: 317–328

[2801] Tanzi RE, Petrukhin K, Chernov I et al. The Wilson disease gene is a copper transporting ATPase with homology to the Menkes disease gene. Nat Genet 1993; 5: 344–350

69.4 Mukoviszidose

O. Eickmeier, S. van Dullemen,
frühere Bearbeitung: J. Riethmüller †*

69.4.1 Epidemiologie und Pathophysiologie

Die Mukoviszidose (syn. zystische Fibrose, CF) wird durch Mutationen in dem Gen hervorgerufen, das für das CF-transmembrane, leitfähigkeitsregulierende Protein (Cystic Fibrosis Transmembrane Conductance Regulator, CFTR) kodiert. Die CFTR-Protein-Funktion auf der apikalen Oberfläche von Epithelzellen besteht in einer ATP-abhängigen Chlorid- und Bikarbonatsekretion. Ein fehlendes oder defektes CFTR führt besonders in Atemwegen, Darm und Pankreas zu viskös luminalen Sekreten.

Bis Januar 2016 wurden über 2000 Mutationen an die CFTR1-Mutations-Datenbank gemeldet. Lediglich ein Bruchteil der Mutationen verursacht einen schweren Verlauf der Erkrankung. Die häufigste Mutation in Mittel- und Nordeuropa ist mit einem Verlust von Phenylalanin in Position 508 des CFTR-Proteins vergesellschaftet (p.Phe506del, F506del bzw. c.1521_1523delCTT).

Die von der CFTR-Mutation ausgelösten Störungen werden in 6 Klassen eingeteilt. Die Klassen I–III werden als schwere Mutationen bezeichnet und sind in der Regel mit einer exokrinen Pankreasinsuffizienz (EPI) verknüpft. Die Klassen IV–VI gelten als milde Mutationen. Die davon betroffenen Patienten sind zumeist pankreassuffizient.

69.4.2 Klinik

Die klinische Heterogenität und Ausprägung der CF ist zu einem gewissen Grad durch die unterschiedlichen molekularen Folgen der vielen Mutationen im CFTR-Gen bedingt, jedoch können auch andere Gene und Umwelteinflüsse den Phänotyp verändern. Die CF bleibt in der kaukasischen Population die häufigste monogenetische Erkrankung, die mit der Bildung von Bronchiektasen einhergeht. Die kleinen Atemwege sind die zuerst betroffenen Lungenareale, die durch Infektion und eine persistierende, neutrophilen-dominierte Inflammation geschädigt werden.

Bevor sich klinisch die pulmonale Manifestation zeigt, fallen die Kinder durch Symptome der gastrointestinalen Manifestationsform, besonders der EPI, auf. Hier steht die Gedeihstörung im Vordergrund. Etwa 20 % der Kinder leiden bereits unmittelbar postpartal an einem Mekoniumileus. Später resultieren chronische Inflammation, akute Lungenexazerbationen, erhöhte Atemarbeit und die Applikation von Beta-2-Sympathomimetika in einem um 5–35 % höheren Grundumsatz. Demgegenüber und damit verantwortlich für eine permanent bestehende Malabsorption stehen Steatorrhö trotz Pankreasenzym-Ersatztherapie (Pancreas Enzyme Replacement Therapy, PERT) und ein reduzierter Appetit infolge der chronischen Inflammation.

Abgesehen von der pulmonalen und gastrointestinalen Manifestationsform sind chronische Rhinosinusitiden, endokrinologische Entitäten wie der CF-Diabetes und das Salzverlustsyndrom von Bedeutung. Die Prognose wird jedoch unverändert ganz wesentlich vom Verlauf der pulmonalen Manifestation der Erkrankung bestimmt.

Entscheidend für die Prognose der Erkrankung sind die frühzeitige Diagnose und Therapie. Das 2016 bundesweit eingeführte CF-Neugeborenen-Screening ist hierfür ein wichtiger Schritt.

69.4.3 Diagnostik

Exokrine Pankreasinsuffizienz (EPI)

Zur Beurteilung der exokrinen Pankreasfunktion dient die Messung der fäkalen Pankreas-Elastase-1 (PE1), die vor Beginn der PERT sowie jährlich bei pankreassuffizienten Patienten, bei Dystrophie, Gewichtsverlust und Durchfall überprüft wird. Die PE1 wird in exokrinen Zellen des Pankreas synthetisiert und ins Duodenum sezerniert. Sie ist gegenüber Proteasen stabil und bleibt während der gesamten Verdauungspassage intakt, sodass verlässliche Aussagen selbst bei gleichzeitig bestehender PERT getroffen werden können.

Quantitative Stuhlfettbestimmung

Als Goldstandard für die Einstellung sowie zur Überprüfung der PERT gilt nach wie vor die 72-Stunden-Stuhlfettbestimmungen, bei der freie Fettsäuren und Fettsäureester im Stuhl von 3 aufeinander folgenden Tagen analysiert werden. Anhand eines parallel geführten Ernährungspro-

VII

tokolls lässt sich der Fettabsorptionskoeffizient errechnen, der im Bereich von 85–95 % liegen sollte. Dieser Parameter ist kein spezifischer Pankreasfunktionstest, denn neben einer beeinträchtigten Lipolyse werden hiermit ebenso Störungen der Mizellenbildung (hepatobiliäre Phase) sowie der Resorption und Reveresterung (intestinale Phase) erfasst. Es muss betont werden, dass diese Methode in den klinischen Alltag oft sehr schwer integrierbar und für die Diagnosestellung der EPI sehr umständlich ist. Für Letzteres wird die fäkale PE1 vorgezogen.

69.4.4 Therapie

CFTR-Modulatoren

Seit 2012 ist erstmalig eine ursächliche Therapie gegen die Mukoviszidose zugelassen. Es handelt sich um eine pharmakogenetische Therapie, die über „small molecules“ ihre Wirkung direkt am defekten Protein ausübt. Dies nennt man auch Modulation. Die in den letzten 10 Jahren weiterentwickelten Therapiekonzepte in Bezug auf CFTR-Modulatoren (CFTR-M) erlauben es nun ca. 90 % der Patienten ursächlich zu behandeln. Diese CFTR-Potentiatoren (Steigerung der Öffnungswahrscheinlichkeit des defekten Proteins) und -Korrektoren (Erhöhung der Anzahl der defekten Proteine) verbessern die Chlorid- und Bikarbonatsekretion bei den Patienten mit CF und haben einen signifikanten Einfluss auf Lungenfunktion, Pankreasfunktion und Entwicklung von BMI.

Die durch eine erfolgreiche pharmakogenetische Therapie induzierte, z. T. normwertige Chloridsekretion zeigt sich in einer zunehmenden Verbesserung der Lungenfunktion und Verdauungsleistung. Letztere ist auf eine Bikarbonat- und Gallensekretion mit nahezu normaler Fluidität zurückzuführen und geht mit einer Normalisierung des intestinalen pH-Werts einher. Das Darmmikrobiom zeigt eine höhere Diversifizierung sowie eine steigende Zahl an *Firmicutes* und *Bacteroidetes*. Insbesondere bei sehr jungen Patienten ist oftmals ein leichter, gelegentlich aber auch ein deutlicher Anstieg der PE1 zu verzeichnen. Diese Gegebenheiten sowie die Senkung des Ruheenergieumsatzes durch die Resolution der systemischen Inflammation und der Atemarbeit führen bei vielen Patienten zur Gewichtszunahme.

> **Hinweis für die Praxis**
> Seit Einführung der CFTR-M ist weltweit ein deutlicher Anstieg von Übergewicht und Adipositas bei CF-Patienten zu verzeichnen. Auch Erkrankungen des metabolischen Syndroms sowie Themen des Älterwerdens sind neue Felder in der Behandlung von CF, weshalb in Fachkreisen von einem Paradigmenwechsel gesprochen wird. Nicht alle CF-Patienten profitieren von einer Therapie mit CFTR-M. Daher spielt die Basistherapie, wie sie in diesem Kapitel besprochen wird, für diese Patientengruppe nach wie vor eine entscheidende Rolle.

Eine engmaschige Betreuung durch das interdisziplinäre Team ist bereits bei Beginn der Therapie mit CFTR-M notwendig, um eine überproportionale Gewichtszunahme rechtzeitig zu erkennen und zu behandeln. Diese geht u. a. auf diätetische Empfehlungen zurück, die bei CF ohne CFTR-M notwendig sind, um das Gewicht zu stabilisieren, und die von Patienten und ihren Familien durch jahrelanges Praktizieren internalisiert wurden: die fettreiche hochkalorische Ernährung. Im Hinblick auf die immer größer werdende Gruppe von Patienten, die von CFTR-M profitieren können, sollte die hochkalorische Ernährung nur noch situativ, und nicht mehr bereits präventiv empfohlen werden. Das Umdenken der betroffenen Patienten und Familien sollte durch begleitende Schulungen sowie durch eine psychologische Betreuung unterstützt werden.

Die sog. Triple-Therapie wurde Juni 2020 von der EMA für Betroffene ab 12 Jahre, 2022 für Kinder ab 6 Jahre mit mindestens einer F508del-Mutation zugelassen. Dennoch stellen insbesondere für diejenigen Patienten, für die noch keine CFTR-M zur Verfügung steht, die etablierten Therapiestrategien weiterhin die wichtigsten Therapiesäulen dar. Neben pharmakologischen Therapiekonzepten wie Inhalationstherapie, Antibiotika und Enzymtherapie sind die Physiotherapie, die psychosoziale und ernährungstherapeutische Betreuung der Patienten für die höhere Lebenserwartung der CF-Patienten mit einem Median von ca. 67 Jahren verantwortlich.

Ernährungstherapie

Erhöhter Energiebedarf

Im Vergleich zur gesunden Bevölkerung liegt der Energiebedarf bei Mukoviszidose-Patienten ca. 110–200 % der D-A-CH-Referenzwerte. Entsprechend richtet sich die Ernährungstherapie nach dem Ernährungszustand, der bei jedem Ambulanzbesuch anhand von Gewicht, Körperlänge, Body Mass Index (BMI), Kopfumfang (bei Kindern < 2 Jahre) und Pubertätsstadium nach Tanner bewertet wird.

Ziel der Ernährungstherapie bei Kindern und Jugendlichen ist ein stabiler Verlauf entlang normaler Gewichts- und Längenperzentilen bzw. ein Verlauf ab der 50. BMI-Perzentilkurve; für Erwachsene wird ein BMI ≥ 20 kg/m² angestrebt. Bei Erwachsenen korrelieren FEV_1-Werte ≥ 60 % mit einem BMI von 22 kg/m² für Frauen bzw. 23 kg/m² für Männer.

> **Hinweis für die Praxis**
> Bei Organomegalien bei schwerem hepatischem Verlauf mit ggf. Vorliegen von Aszites kann ein hoher BMI Normalität vortäuschen. Hier werden stattdessen andere Evaluationsverfahren wie die bioelektrische Impedanzmessung oder die Kalipermetrie herangezogen.

Je nach Ernährungszustand wird die Beratung in 3 konsekutive Stufen gegliedert:

1. **Präventive Ernährungsberatung:** PERT, Kochsalz, fettlösliche Vitamine, gesundes Ernährungsverhalten, Optimierung der Ernährung.
2. **Ernährungstherapeutische Beratung:** Erhöhung der Energiezufuhr mittels Speisefetten/-ölen, Energiesupplementen und hochkalorischer Trinknahrung.
3. **Invasiver Ernährungssupport:** supportive enterale Ernährung (nasogastrale Sonde, Gastrostomie (PEG/Gastrotube). Die parenterale Ernährung wird nur kurzfristig bei schwerstkranken, zu transplantierenden Patienten (Lunge/Leber) empfohlen.

Pankreasenzym-Substitutionstherapie

Bei Diagnosestellung der EPI wird die PERT (Pancreas Enzyme Replacement Therapy) als Begleitung der oralen Ernährung eingeleitet. Pankreasenzympräparate enthalten magensaftresistente Mikropellets aus porziner Lipase, Amylase sowie Proteasen (Pankreatin) und werden zu jeder Mahlzeit verabreicht. Die Dosierung richtet sich nach dem Fettgehalt der Mahlzeit und nach der Verdauungsleistung des Betroffenen. Als Orientierung kann folgende Dosierung herangezogen werden: Säuglinge ≥ 500 Ph.Eur.-Einheiten (IE)/g Nahrungsfett, ab dem 2. Lebensjahr ≥ 2000 IE Lipase/g Nahrungsfett.

Ein beträchtlicher Anteil der CF-Patienten leidet trotz Substitution weiterhin unter gastrointestinalen Symptomen. Weitere Ursachen für eine Malabsorption wie Cholestase und Nahrungsmittelintoleranzen sollten zunächst ausgeschlossen werden. Eine trotz Optimierung der PERT therapierefraktäre Steatorrhö kann ihre Ursache beispielsweise in einer Störung der Bicarbonatsekretion aufgrund verlegter Pankreasausführungsgänge haben. Der niedrige pH-Wert des Dünndarms hemmt die Aktivierung des Pankreatins. In diesem Fall wäre die temporäre Gabe eines Protonenpumpenhemmers Mittel der Wahl. Ein weiterer Ansatz ist die Kombination von Pankreatin und säurestabileren Verdauungsenzymen pflanzlicher Herkunft. In Einzelfällen können, in Absprache mit dem behandelnden Arzt und nach Ausschluss von Komorbiditäten, höhere Dosierungen von Pankreatin bis zur Normalisierung von Stuhlkonsistenz und -frequenz verabreicht werden.

> **Hinweis für die Praxis**
> Eine optimierte Verdauungsleistung wird durch die fraktionierte Gabe des Enzympräparats während der Mahlzeit erreicht.

Fettzufuhr

Durch eine adäquate PERT sind pankreasinsuffiziente CF-Patienten in der Lage, den erhöhten Energiebedarf zu decken. Eine Makronährstoffverteilung von mindestens 40 % Fett, 20 % Protein und ca. 40 % Kohlenhydrate an der Gesamtenergiezufuhr wird angestrebt. Empfohlen werden Fette mit hohem Anteil an einfach ungesättigten Säuren. Berücksichtigt werden sollte auch der Mangel an Omega-3-Fettsäuren, der bei CF unabhängig von der Pankreasfunktion vorliegt. Als Ursache hierfür sind Malabsorption, negative Energiebilanz mit erhöhter Beta-Oxidation mehrfach ungesättigter Fettsäuren sowie ein erhöhter Umsatz aufgrund des oxidativen Stresses zu nennen. Trotz vielversprechender Untersuchungen zur Substitution von Docosahexaensäure (DHA) bei CF findet sich in den Leitlinien nach wie vor keine konkrete Empfehlung zur Dosis. Konsens besteht lediglich in der allgemeinen Empfehlung des Verzehrs von 2–3 Portionen vorzugsweise Omega-3-Fettsäuren-reicher Fettfische pro Woche.

Fettlösliche Vitamine

Unabhängig von der PERT sind bei CF gehäuft reduzierte Serumspiegel an fettlöslichen Vitaminen zu finden, die u. a. in einem Mangel an konjugierter Gallensäure sowie in verminderten hepatischen Speichern und Transportproteinen begründet sind. Wichtig ist die Steigerung der Vitaminzufuhr bei nachgewiesenem Mangel mit Dosierungen, die allgemeine Empfehlungen um ein Vielfaches übersteigen können (▶ Tab. 69.7). So ist z. B. ein 25-OH-Vitamin-D_3-Spiegel von > 30 ng/ml anzustreben, der so im klinischen Alltag oftmals nur durch die dauerhafte Einnahme von sehr hohen Dosen zu erreichen ist. Bei Leberbeteiligung sollten die CF-spezifischen Vitamindosierungen deutlich erhöht werden.

Salzverlustsyndrom

Die gestörte Chloridreabsorption der Schweißdrüsen ist für den CF-typischen Salzverlust mit Bildung von Salzkrusten auf der Haut verantwortlich. Insbesondere Säuglinge und Kleinkinder sind gefährdet, überhäufig eine Elektrolytentgleisung zu erfahren. Bei sehr hohen Temperaturen und gesteigerter körperlicher Aktivität muss auf eine ausreichende Elektrolytzufuhr geachtet werden. Die Gefahr einer Überdosierung im Säuglings- und Kleinkindesalter sollte aber bedacht werden, sodass die in ▶ Tab. 69.8 angegebenen Maximaldosierungen nur in Ausnahmefällen überschritten werden dürfen. Das Salz wird in Form von hypertoner Kochsalzlösung (5,85 % NaCl-Lösung) über mehrere Einzeldosen über den Tag verteilt verabreicht.

Tab. 69.7 Zielwerte und Dosierungsempfehlungen für fettlösliche Vitamine.

Vitamin	Zielbereich (Serum)	Dosis
Vitamin A	0,3–1,2 mg/l (1,05–4,2 µmol/l)	1500–10 000 IE/d (450–3 000 µg Retinol)
25-OH-Vitamin D_3	> 30 ng/ml (75 nmol/l)	400–1000 IE/d (10–25 µg Vitamin D_3)
Vitamin E	5–18 mg/l (12–42 µmol/l)	40–400 IE/d (26,8–268 mg Alpha-Tocopherol)
Vitamin K	> 0,1 ng/ml (0,22 nmol/l)	0,3–10 mg/Woche

Tab. 69.8 Dosierungsempfehlung für die Kochsalzzufuhr bei CF (1 mmol NaCl = 58,5 mg).

Alter	Kochsalzzufuhr (g/d)	Anmerkung
0–6 Monate	0,5	vor Einführung der Beikost 2–3 mmol NaCl/kg Körpergewicht
6–12 Monate	1	mit Beikost 1–2 mmol NaCl/kg KG
1–5 Jahre	2	0,2 g NaCl/kg KG
> 5 Jahre	3–5	–

Ab dem Kleinkindalter können salzhaltige Speisen und Getränke angeboten werden. Bei Infekten, Durchfall oder Erbrechen, die mit hohen Elektrolytverlusten einhergehen, werden in Absprache mit dem behandelnden Arzt sehr viel höhere Dosen verabreicht.

Bakterielle Fehlbesiedlung

Im Vergleich zur gesunden Population findet sich bei CF eine Dysbiose mit einer signifikant reduzierten Anzahl gesundheitsfördernder und einer erhöhten Anzahl pathogener Keime. Als Ursache ist neben der EPI und der häufigen Antibiotikatherapien, auch die CFTR-Mutations-bedingte dysfunktionale Chloridsekretion in der Darmschleimhaut zu nennen.

Das Ausmaß der intestinalen Inflammation ist durch das Calprotectin (CalP) messbar, das, unabhängig von der Pankreasfunktion, mit Crohn- und Colitis-Patienten vergleichbar hohe Werte aufzeigen kann (Normwert <50 µg/g Stuhl). Die in der Stuhlprobe gemessene CalP-Konzentration gilt als direktes Maß für die Chemotaxis-getriggerte Einwanderung der Granulozyten in das Darmlumen.

Untersuchungen mit Probiotika zeigten bei CF keine Effekte auf Lungenfunktion, Exazerbationen und Klinikaufenthalte und sind somit aktuell noch nicht in internationalen Leitlinien als „standard of care" implementiert. Dennoch sollte das Darmmikrobiom durch eine pflanzenbetonte Ernährung mit hohem Anteil an Gemüse und Obst sowie mit Vollkornprodukten und Hülsenfrüchten unterstützt werden. Auch beeinflusst die Wahl der Nahrungsfette die Zusammensetzung des Darmmikrobioms.

CF-assoziierter Diabetes mellitus

Ein aufgrund der fortschreitenden Fibrosierung des Pankreas entstandener Insulinmangel, kombiniert mit einer Insulinresistenz, die durch die chronisch bestehende systemische Inflammation bedingt ist, kennzeichnet die eigene Entität des CF-assoziierten Diabetes mellitus (Cystic Fibrosis Related Diabetes, CFRD).

Charakteristisch für den CFRD ist eine verspätete postprandiale Hypoglykämie als überschießende Reaktion des Pankreas. Der Langzeit-Blutzuckerwert (HbA_{1c}) wirkt trotz pathologischem oralem Glukosetoleranztest (OGTT) oftmals ausgeglichen und ist daher für eine Diagnosestellung ungeeignet. Der Verfall der Inselzellfunktion kann der Manifestation des CFRD bereits um Jahre vorausgehen. Der Verlust der anabolischen Effekte des Insulins zeigt sich am zunehmenden Verlust an Muskelmasse mit einhergehender Verschlechterung der Lungenfunktion und mit einer Zunahme von Infekten. Daher sollte bei pulmonaler Verschlechterung und Gewichtsabnahme stets an einen CFRD gedacht werden.

In erster Linie wird mit subkutaner Insulingabe therapiert. Die Gabe von oralen Antidiabetika ist jedoch u. U. möglich. Um einen CFRD rechtzeitig diagnostizieren zu können, werden ab dem 10. Lebensjahr jährlich standardisierte OGTT durchgeführt.

Literatur

[2802] Ballmann M, Smaczny C. CF-Manual. 2. Aufl. Bremen: UNI-MED; 2008

[2803] Ballmann M, Hubert D, Assael BM et al. Open randomised prospective comparative multi-center intervention study of patients with cystic fibrosis and early diagnosed diabetes mellitus. BMC Pediatr 2014; 14: 70

[2804] Farrell PM. The prevalence of cystic fibrosis in the European Union. J Cyst Fibros 2008; 7: 450–453

[2805] Döring G, Flume P, Heijerman H et al. Treatment of lung infection in patients with cystic fibrosKontinuität und Menge sicherstellt.is: current and future strategies. J Cyst Fibros 2012; 11: 461–479

[2806] Eickmeier O, Smaczny S, Gappa M et al. Mukoviszidose – Fortschritte in den letzten 10 Jahren und Perspektiven für die weitere Entwicklung. Der Pneumologe 2013; 10: 58–63

[2807] Eickmeier O, Fußbroich D, van Dullemen S et al. Entzündung und Ernährung bei Mukoviszidose. Pneumologie 2015; 12: 148–154

[2808] Gaskin KJ. Nutritional care in children with cystic fibrosis: are our patients becoming better? Eur J ClinNutr 2013; 67: 558–564

[2809] Knowles MR, Durie PR. What is cystic fibrosis? N Engl J Med 2002; 347: 439–442

[2810] Lee JM, Leach ST, Katz T et al. Update of faecal markers of inflammation in children with cystic fibrosis. Mediators Inflamm 2012; 1–6; DOI:10.1155/2012/948367

[2811] Mall MA, Hartl D. CFTR: cystic fibrosis and beyond. Eur Respir J 2014; 44: 1042–1054

[2812] Prescott P, Bakowski MT. Pathogenesis of fibrosingcolonopathy: the role of methacrylic acid copolymer. Pharmacoepidemiol Drug Saf 1999: 8: 377–384

[2813] Rhodes B, Nash EF, Tullis E et al. Prevalence of dyslipidemia in adults with cystic fibrosis. J Cyst Fibros 2010; 9: 24–28

[2814] Sens B, Stern M, Wiedemann B et al., Hrsg. Qualitätssicherung Mukoviszidose. Überblick über den Gesundheitszustand der Patienten in Deutschland 2009. Bad Honnef: Hippocampus; 2010

[2815] Sinaasappel M, Stern M, Littlewood J et al. Nutrition in patients with cystic fibrosis: A European Consensus. J Cyst Fibros 2002; 1: 51–75
[2816] Siwamogsatham O, Dong W, Binongo JN et al. Relationship between fat-soluble vitamin supplementation and blood concentrations in adolescent and adult patients with cystic fibrosis. Nutr Clin Pract 2014; 29: 491–497
[2817] Smyth AR, Bell SC, Bojcin S et al. European Cystic Fibrosis Society standards of care: best practice guidelines. J Cyst Fibros 2014; 13 (Suppl 1): S 23–S 42
[2818] Stallings VA, Stark LJ, Robinson KA et al. Evidence-based practice recommendations for nutrition-related management of children and adults with cystic fibrosis and pancreatic insufficiency: results of a systematic review. J Am Diet Assoc 2008; 108: 832–839
[2819] Stern M, Ellemunter H, Palm B et al. Leitlinien der Gesellschaft für Pädiatrische Gastroenterologie (GPGE): Mukoviszidose (CystischeFibrose): Ernährung und exokrine Pankreasinsuffizienz (05/2011)
[2820] Van Dullemen S. Ernährung und mutationsspezifische Therapie bei CF. Atemwegs- und Lungenkrankheiten 2021; 47: 173–179

70 Hauterkrankungen (ohne Allergien)

S. Traidl, A. Heratizadeh, T. Werfel

Das Wichtigste in Kürze
Die Haut ist nicht nur Manifestationsorgan von Nahrungsmittelallergien (Kap. 67), sondern entwickelt auch mannigfaltige Symptome bei anderen ernährungsbedingten Erkrankungen. Hierzu gehören zum einen stoffwechselbedingte Hauterkrankungen bzw. Hautveränderungen durch Mangelzustände (Zinkmangel, Eisenmangel, Folsäuremangel, Mangel an Vitamin A, B_2, B_3, B_{12}, C, K). Zum anderen können Hautveränderungen Indikatoren für einen Diabetes mellitus, für Fettstoffwechselstörungen sowie der Adipositas, für die Hyperurikämie oder seltene Erkrankungen wie Phenylketonurie sein. Das Thema Ernährung spielt nicht nur in Bezug auf die Triggerung oder Verschlechterung von bestimmten Hautkrankheiten eine Rolle, sondern kann auch bei der Therapie relevant sein, wie am in der Praxis besonders häufigen Beispiel der oralen Retinoid-Therapie erläutert wird.

Keywords
Dermatosen bei Mangelzuständen, kutane Symptome bei Diabetes mellitus, Akne vulgaris, Psoriasis, Dermatitis herpetiformis, Retinoide

70.1 Stoffwechselbedingte Hauterkrankungen/Hautveränderungen durch Mangelzustände

70.1.1 Zinkmangelsyndrom

Formen

Zink spielt eine wichtige Rolle im Rahmen zellulärer Prozesse wie der Proteinsynthese, Wundheilung und Immunabwehr. Das Krankheitsbild des Zinkmangelsyndroms umfasst eine hereditäre (Acrodermatitis enteropathica) und eine erworbene Variante.

Acrodermatitis enteropathica

Bei der Acrodermatitis enteropathica handelt es sich um eine seltene Stoffwechselerkrankung, die autosomal-rezessiv vererbt wird. Es wird eine Inzidenz von 1:500 000 Kindern angenommen. Patienten mit Acrodermatitis enteropathica weisen klinische Zeichen eines ausgeprägten Zinkmangels auf, die sich zumeist im Säuglingsalter nach dem Abstillen manifestieren.

Zugrunde liegt ein Gendefekt des Gens SLC 39A4 auf Chromosom 8q24.3. Dieses Gen kodiert für den Zinktransporter ZIP4. Der Gendefekt ist assoziiert mit einer gestörten Zinkabsorption in Duodenum und Jejunum. Es wurden mehr als 30 Mutationen des SLC 39A4-Gens identifiziert.

Selten können auch mütterliche Mutationen wie z. B. im SLC 30A2-Gen auf Chromosom 1p36.11 als Ursache eines Zinkmangels zugrunde liegen, wodurch das Erkrankungsbild eines transienten neonatalen Zinkmangels auftritt. Ursache ist eine mangelnde Zinksekretion in die Muttermilch.

Erworbener Zinkmangel

Im Falle eines erworbenen Zinkmangels können eine sekundäre Malabsorption von Zink (z. B. bei Alkoholabhängigkeit, parenteraler Ernährung), eine verstärkte Ausscheidung oder ein Katabolismus infolge verschiedener internistischer Erkrankungen ursächlich sein. Hierbei sind Erkrankungen wie die Zöliakie oder chronisch entzündliche Darmerkrankungen zu nennen. Weiterhin sollte bei Hautsymptomen im Sinne eines erworbenen Zinkmangels, wie er sich bei stillenden Frauen nach der Entbindung manifestiert, auch an eine Mangelernährung als mögliche Folgekomplikation eines bariatrisch-chirurgischen Eingriffs gedacht werden.

Symptomatik

Charakteristisch sind sowohl beim hereditären als auch beim erworbenen Zinkmangel ekzematöse, gerötete Plaques perioral, anogenital und im Bereich der Extremitäten, die im Verlauf vesikuläre, blasige, pustulöse Effloreszenzen aufweisen oder auch schuppend und nässend sein können. Weiterhin können entzündliche Veränderungen der Mundwinkel (Perlèche) und des Nagelbetts (Paronychie) sowie ulzeröse Läsionen der Mundschleimhaut auftreten.

Unbehandelt treten im weiteren Verlauf – neben einer dominierenden gastrointestinalen Symptomatik und multiplen weiteren Beschwerden – eine diffuse Alopezie, Wundheilungsstörungen, Wachstumsretardierung sowie neurologische Erscheinungen auf. Die Hautläsionen neigen zudem zur Superinfektion, vornehmlich mit *Candida albicans* oder Bakterien.

Therapie

Im Zentrum der Therapie eines Zinkmangels steht die frühzeitige Zinksubstitution, die innerhalb von Tagen bis Wochen zu einer Besserung und vollständigen Abheilung der Hautsymptomatik führt.

70.1.2 Haarausfall durch Mangelernährung – Telogeneffluvium

Bei Haarausfall aufgrund von nutritiven Mangelzuständen handelt es sich in der Regel um ein chronisches Telogeneffluvium, d. h. um ein diffuses Effluvium mit einem erhöhten Anteil von Telogenhaaren, das über einen Zeitraum von mehr als einigen Monaten manifest ist.

Zu den häufigsten Ursachen zählt allen voran ein Eisenmangel, z. B. bei Hypermenorrhö. Einem telogenen Effluvium kann außerdem ein Proteinmangel (z. B. bei Unterernährung, im Rahmen von konsumierenden, endokrinen oder Stoffwechselerkrankungen) zugrunde liegen, wobei hier dem Mangel an der essenziellen Aminosäure L-Lysin eine besondere Relevanz zukommt. Für L-Lysin wird wiederum eine Rolle für die Eisen- und Zinkaufnahme angenommen. Der wichtigste Risikofaktor für einen Mangel an L-Lysin ist ein verminderter Verzehr von Fleisch, Fisch und Eiern.

Entgegen den bisherigen Kenntnissen darüber, dass ein Vitaminmangel ursächlich für Haarausfall sein kann, wird mittlerweile auch ein möglicher Zusammenhang von Haarausfall mit einer Substitution der fettlöslichen Vitamine A und E beschrieben. Dies wurde allerdings bisher noch nicht durch entsprechende Studien gesichert.

70.1.3 Vitaminmangelzustände

Die wichtigsten kutanen Symptome bei Hauterkrankungen/-veränderungen durch Vitaminmangelzustände werden in ▶ Tab. 70.1 zusammengefasst und nachfolgend im Einzelnen dargestellt.

Tab. 70.1 Hautveränderungen bei Vitaminmangelzuständen.

Mangel an	Hautsymptomatik
Vitamin A	ichthyosiforme Xerose, Phrynoderm
Vitamin B_1	neurotrophe Ulzera
Vitamin B_2	okulogenitales Syndrom
Vitamin B_3	Lichtempfindlichkeit, Erytheme, Hyperpigmentierung, Ekzeme, „Casal-Halsband", skrotale Erosionen, Fissuren/Ulzerationen/Atrophie der Mund-/Vulvaschleimhaut
Vitamin B_{12}	dunkelbraune bis schwärzliche Pigmentstörung von Haut und Schleimhaut, einfarbige Pigmentstörung oder longitudinale Banden der Nägel, Glossodynie, Hunter-Glossitis, anguläre Cheilitis, Rötung der Mundschleimhaut, Aphthen
Vitamin C	blasses, aufgedunsenes Gesicht, trockenes Integument, follikuläre Hyperkeratosen, Wundheilungsstörungen, subunguale Splitterblutungen, Ödeme, „Korkenzieherhaare", Parodontitis, Zahnverlust, Rötung/Blutung/hämorrhagische Nekrose der Mundschleimhaut, „schwammiger" Gaumen
Vitamin K	hämorrhagische Diathese, noduläre Purpura
Folsäure	Hyperpigmentierungen von Haut und Schleimhaut, Glossitis, anguläre Cheilitis, chronisches Telogeneffluvium

Vitamin-A-Mangel – ichthyosiforme Xerose

Die Hautsymptomatik eines Vitamin-A-Mangels wird auch als „Phrynoderm" bezeichnet. Hierbei handelt es sich um hyperkeratotische Papeln, die filiform, aber auch mit zentralem intrafollikulärem Pfropf oder ausgeprägter zentraler Verhornung imponieren können. Die Hautveränderungen treten an den Extremitätenstreckseiten, Schultern und am Gesäß oder – bei ausgeprägtem Mangelzustand – auch generalisiert am gesamten Integument auf. Insgesamt zeigen sich eine ichthyosiforme Xerose und eine Hyperpigmentierung. Zudem können die Schweißdrüsen atroph sein.

Neuere Daten zeigten, dass einem Phrynoderm nicht allein ein Vitamin-A-Mangel zugrunde liegen muss, sondern dieses eher als Symptom einer schweren allgemeinen Mangelernährung anzusehen ist. So wird auch in einer Kasuistik als ursächlich für die kutanen Symptome ein Nährstoffmangelzustand diskutiert. Monshi et al. berichten von einer Patientin, die sich in der Vergangenheit einem bariatrisch-chirurgischen Eingriff unterzogen hatte und erstmals postpartal während des Stillens ein Phrynoderm entwickelte [2858].

In Industrienationen findet sich der Vitamin-A-Mangel fast ausschließlich im Rahmen von Malabsorptionserkrankungen, wohingegen der primäre Mangel insbesondere in Regionen mit ausschließlicher Reisernährung zu finden ist.

Neben Manifestationen an der Haut gehen auch ophthalmologische Symptome wie die Nachtblindheit sowie grau wirkende Plaques im Bereich der Kornea und Konjunktiven (Bitot-Flecken) mit einem Vitamin-A-Mangel einher.

Vitamin-B_1-Mangel – Beriberi

Die Symptomatik eines Vitamin-B_1-Mangels (Thiamin), auch Beriberi genannt, wird weniger durch Hautveränderungen als durch eine Myokarditis und Störungen des zentralen und peripheren Nervensystems bestimmt. Einige Autoren sehen in der Beriberi-Krankheit nur den durch primäre Reisernährung erzeugten Vitamin-B_1-Mangel. Ein Thiaminmangel kann Symptome einer peripheren Neuropathie auslösen, sodass entsprechende Komplikationen wie Läsionen und neurotrophe Ulzera der Haut in den betroffenen Körperregionen auftreten können. Ebenfalls kann es zu akralen Ödemen im Rahmen einer kardialen Beteiligung kommen.

Vitamin-B_2-Mangel – okulogenitales Syndrom

Ein Vitamin-B_2-Mangel (Riboflavin) manifestiert sich an Haut und Schleimhäuten in Form eines okulogenitalen Syndroms: Hierbei sind – neben einer angulären Blepharitis und ggf. Konjunktivitis – Anguli infectiosi sowie gerötete, trockene oder auch ulzeröse Lippen und eine trockene, atrophe Zunge zu beobachten. Im Bereich der Vulva bzw. des Skrotums kann eine Hyperpigmentierung auftreten. Im Gesicht und im Bereich der Ohren können zudem ekzematöse Hautveränderungen ähnlich denen einer seborrhoischen Dermatitis beobachtet werden.

VII

> **Hinweis für die Praxis**
> Bei dieser Hautsymptomatik ist die Differenzialdiagnose eines Zinkmangels zu bedenken.

Vitamin-B_3-Mangel – Pellagra

Pellagra (Niacinmangel) wird heutzutage vornehmlich bei Erwachsenen mit chronischem Drogenabusus oder nutritivem Mangelzustand beobachtet. Besonders betroffen sind außerdem Regionen, in denen sich die Bevölkerung vorrangig von Mais ernährt bzw. von Nahrungsmitteln, in denen Niacin vornehmlich gebunden vorkommt und vom Körper in dieser Form nicht verarbeitet werden kann.

Der Symptomkomplex einer Pellagra wird außerdem als eine mögliche schwere unerwünschte Arzneimittelwirkung von bestimmten Pharmaka, allen voran Antiepileptika, diskutiert. So wurde kasuistisch von einem Vitamin-B_3-Mangel mit Todesfolge bei einer jungen Patientin berichtet. Die Manifestation der Symptome einer Pellagra stand hier in klarem zeitlichem Zusammenhang mit der Einnahme von Phenobarbital.

Die Symptomatik eines Niacinmangels wird durch „3D" charakterisiert: **D**ermatitis, **D**emenz und Diarrhö. Unbehandelt kann ein Vitamin-B_3-Mangel zum Tod führen, sodass auch von der Tetrade (Death) gesprochen wird. Bezüglich Hautsymptomen sind Patienten, die an einer Pellagra leiden, durch eine erhöhte Lichtempfindlichkeit charakterisiert. Diese ist auf einen Mangel an Urocansäure sowie eine kutane Akkumulation von Kynurensäure zurückzuführen, was eine phototoxische Reaktion mit Auftreten von schmerzhaften, sonnenbrandähnlichen Erythemen, ggf. mit Blasenbildung, zur Folge hat. Die Hautläsionen treten symmetrisch in lichtexponierten Regionen auf.

Im Gesicht zeigt sich typischerweise ein „Schmetterlingserythem". Im Verlauf kommt es zu einer Hyperpigmentierung und Ekzematisierung, als Komplikation kann eine Superinfektion der entzündeten Hautareale auftreten. Charakteristisch für die Pellagra ist außerdem die halsbandartige Manifestation ekzematöser Läsionen am Hals, die auch als „Casal-Halsband" bezeichnet wird. Außerdem können eine Rötung und Erosionen des Skrotums bzw. Fissuren, Ulzerationen und Atrophie der Mund- und Vulvaschleimhaut auftreten. Palmoplantare Hyperkeratosen sowie eine skalatiniforme Glossitis sind ebenfalls beschrieben.

Unter adäquater Gabe von Niacin oder Nikotinamid ist eine Rückläufigkeit der Hautsymptomatik nach 3–4 Wochen zu erwarten. Interessanterweise führte die Einnahme von Nicotinamid in der sogenannten Ontrac Studie zu einer Reduktion an weißem Hautkrebs bei Hochrisiko-Patienten, sodass auch ein Einsatz von Vitamin B_3 in der Dermatologie zur Chemoprävention Einzug gefunden hat. Die aktuelle S3-Leitlinie „Prävention von Hautkrebs" von 2021 sieht einen Stellenwert von Nicotinamid als Chemoprävention in Risikopatient:innen, nicht jedoch für die Allgmeinbevölkerung.

Vitamin-B_{12}-Mangel

Infolge eines Vitamin-B_{12}-Mangels (Cobalamin) kann es zu Pigmentstörungen der Haut und Schleimhaut kommen. Diese Symptomatik wurde bisher häufiger bei dunklerem Hauttyp beobachtet. In einer kleineren prospektiven Untersuchung wurde der Vitamin-B_{12}-Mangel als relevante Differenzialdiagnose bei Kindern mit Haut- und Schleimhautveränderungen beschrieben. Meist handelt es sich um eine dunkelbraune bis bräunlich-schwarze Hyperpigmentierung mit Betonung der Handrücken, Finger und Fußrücken sowie der Hautfalten und der Schleimhaut.

Aroni et al. beobachteten bei einer 21-jährigen Patientin eine rötliche Nuance der Hyperpigmentierungen [2825]. Zusätzlich können im Bereich der Nägel einfarbige Pigmentierungen oder longitudinale Banden manifest werden. Differenzialdiagnostisch kann ein Mangel an Folsäure (Vitamin B_9) ähnliche Hautmanifestationen hervorrufen. Neben einer typischen Glossodynie bei Vitamin-B_{12}-Mangel wurden außerdem eine Glossitis (Hunter-Glossitis) mit Papillenatrophie sowie eine anguläre Cheilitis mit Rötung der Mundschleimhaut und rezidivierenden Aphthen beschrieben. Nach Substitution von Vitamin B_{12} bilden sich die Hyperpigmentierungen innerhalb von Monaten zurück.

Vitamin-C-Mangel – Skorbut, follikuläre Hyperkeratosen

Heutzutage ist ein Vitamin-C-Mangel (Skorbut) in den westlichen Industrieländern eine Seltenheit. Im Kindesalter findet sich die Hypovitaminose auch unter dem Namen Möller-Barlow-Erkrankung. Ascorbinsäure hat eine zentrale Bedeutung bei der Hydroxylierung von Prokollagen und im Eisenstoffwechsel.

Initial manifestiert sich ein blasses und aufgedunsenes Gesicht. Das Integument ist trocken und rau und weist im Verlauf follikuläre Hyperkeratosen vornehmlich im Bereich der Extremitäten-Streckseiten auf. Mit Betonung der hydrostatisch belasteten Körperareale können perifollikulär lokalisierte Einblutungen (Folliculitis scorbutica haemorrhagica) sowie Wundheilungsstörungen hinzutreten.

Charakteristisch sind zudem subunguale Splitterblutungen und Ödeme. Die Körperbehaarung kann vermehrt fragil sein und sich aufgrund einer gestörten Haarstruktur zu „Korkenzieherhaaren" formieren. Oral lassen sich eine Parodontitis mit Zahnverlust und typischerweise eine Rötung und Blutungen, im weiteren Verlauf auch hämorrhagische Nekrosen der Mundschleimhaut, begleitet von einer „schwammigen" Veränderung des Gaumens, beobachten (Stomatitis scorbutica).

Vitamin-K-Mangel

Vitamin K ist für die Synthese der Gerinnungsfaktoren II, VII, IX und X erforderlich. Unzureichend vorhandenes Vitamin K hat eine hämorrhagische Diathese, die auch die Haut und Schleimhaut betrifft, zur Folge und birgt bei vollgestillten Neugeborenen das Risiko für eine intrakranielle Blutung. Daher wird Neugeborenen mittlerweile routinemäßig bei der Geburt Vitamin K verabreicht.

Nagi et al. [2859] berichteten außerdem über 17 Fälle, bei denen gestillte Kinder (5–12 Monate) an Diarrhö litten und deswegen als Milchersatz Glukoselösung und teils auch eine antibiotische Behandlung erhalten hatten. Bei diesen Kindern ließ sich ein Vitamin-K-Mangel feststellen. Neben weiteren Symptomen einer Hämorrhagie manifestierte sich innerhalb von 1–3 Wochen nach Krankheitsbeginn eine noduläre Pupura an der Haut. Unter Vitamin-K-Substitution erholten sich die Kinder rasch.

Folsäuremangel

Ein Mangel an Vitamin B_{12} führt zu einer Störung der Resorption von Folsäure. Die Symptome eines Folsäuremangels mit Hyperpigmentierungen der Haut- und Schleimhaut sowie einer Glossitis und angulären Cheilitis ähneln denen eines Vitamin-B_{12}-Mangels (s. o.). Ein Mangel an Folsäure kann außerdem zu einem chronischen Telogeneffluvium führen (Kap. 70.1.2).

70.1.4 Hautmanifestationen bei Diabetes mellitus

Necrobiosis lipoidica

Die Necrobiosis lipoidica ist eine charakteristische kutane Manifestation bei Diabetes mellitus (▶ Abb. 70.1). 80 % der Patienten mit einer Necrobiosis lipoidica leiden an einem Diabetes mellitus. Es handelt sich um meist subjektiv symptomlose bilateral auftretende, vorwiegend prätibial lokalisierte hyperpigmentierte Areale, kombiniert mit atrophen Plaques von livider oder auch gelb-brauner Farbe. Zentral kann es schließlich zu einer Exulzeration kommen.

Pavlovic et al. [2864] konnten bei einem Studienkollektiv junger Patienten mit Diabetes mellitus

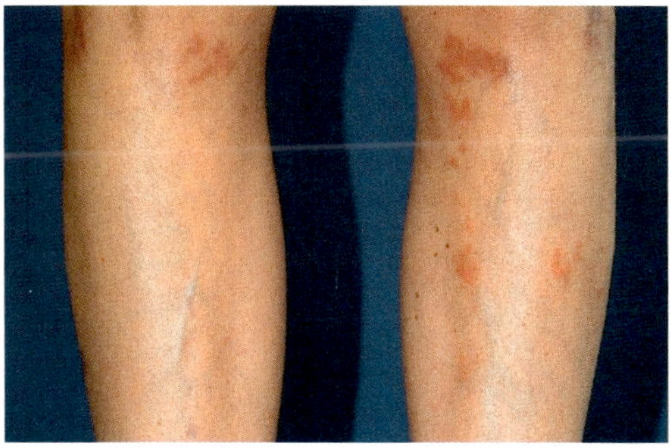

Abb. 70.1 Necrobiosis lipoidica.

Typ 1 keine Assoziation einer Necrobiosis lipoidica mit dem Alter, der Krankheitsdauer oder der Krankheitskontrolle bei Diabetes mellitus feststellen. Dagegen ließen sich in einer Multicenterstudie mit 100 Patienten, die an einer Necrobiosis lipoidica litten, als weitere Charakteristika dieser Patientengruppe – außer einer endokrinologischen Dysfunktion (z. B. Diabetes mellitus, Schilddrüsendysfunktion) – das weibliche Geschlecht sowie ein mittleres Patientenalter identifizieren.

Diabetische Blasen

Diabetische Blasen (Bullosis diabeticorum) stellen eine seltene Hautmanifestation unklarer Ätiologie bei insbesondere nicht insulinabhängigem Diabetes mellitus dar. Sie treten in der Regel im Bereich der Unterschenkel-Streckseiten oder Füße auf und heilen spontan und ohne Defekt ab. Unkontrollierte Schwankungen des Blutzuckerspiegels, insbesondere Hyperglykämien, werden als ein möglicher Risikofaktor für das Auftreten dieser Hautsymptomatik diskutiert. Darüber hinaus stellen das Alter, eine periphere Polyneuropathie, Retinopathie und Nephropathie weitere Risikofaktoren für dieses Krankheitsbild dar.

Pruritus diabeticorum

Patienten mit einem Diabetes mellitus leiden häufig – auch ohne Vorliegen einer diabetischen Nephropathie oder Hautinfektionen – an einem lokalisierten oder generalisierten Pruritus, der meist schwer therapierbar ist. Eine Manifestation ist bereits im frühen Erkrankungsstadium des Diabetes möglich.

Diabetische Dermopathie

Eine diabetische Dermopathie ist durch eine plaqueartige Verdickung und Verhärtung (Sklerodermie) von Hautarealen mit Prädilektion der unteren Extremitäten-Streckseiten charakterisiert. Die rundlichen oder ovalären Plaques weisen eine rötliche Farbe und im Verlauf eine Hyperpigmentierung und Atrophie auf. Betroffen sind insbesondere langjährig erkrankte Patienten, bevorzugt Männer über 50 Jahre und Patienten, die eine unzureichende Kontrolle des Blutzuckerspiegels aufweisen.

Einer diabetische Dermopathie liegt eine diabetische Mikroangiopathie der Haut zugrunde, sodass bei diesen Patienten ein besonderes diagnostisches und therapeutisches Augenmerk auf weitere Komplikationen einer Mikroangiopathie, wie insbesondere auf eine Retinopathie, gerichtet sein sollte.

Diabetisches Ulkus, diabetische Gangrän

Patienten mit Diabetes mellitus und Sensibilitätsstörungen aufgrund einer peripheren Polyneuropathie erleiden sehr häufig Komplikationen in Form von trophischen Ulzera (Malum perforans), die meist im Bereich der unteren Extremitäten auftreten (zugehörig zum Symptomenkomplex „diabetischer Fuß"). Die Ulzera können sich bis hin zum Knochen ausdehnen und eine Osteomyelitis mit dem Risiko einer erforderlichen (Teil-)Amputation nach sich ziehen. Die Durchblutung ist bei diesem Krankheitsbild nicht gestört. Hingegen kann es bei vorrangig vaskulären Komplikationen eines Diabetes mellitus zu einer Gangrän, z. B. infolge eines Minimaltraumas und Infektionen, ebenfalls meist im Bereich der Füße kommen.

Hautinfektionen bei Diabetes mellitus

Patienten mit einem Diabetes mellitus, insbesondere bei Hyperglykämie, sind aufgrund einer vermehrten Besiedlung mit Hautkeimen sowie aufgrund einer verminderten zellulären Immunität und einer beeinträchtigten Mikrozirkulation prädisponiert für Hautinfektionen.

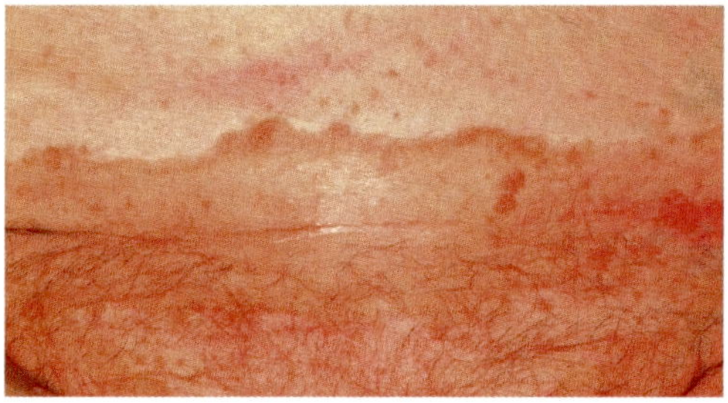

Abb. 70.2 Candidose bei Diabetes mellitus.

Mykosen

Eine besondere Bedeutung kommt hierbei *Candida*-Spezies mit dem klinischen Bild einer Candida-Intertrigo (▶ Abb. 70.2) oder *Candida*-Infektion der Mund- und Genitalschleimhaut zu. Studiendaten belegen außerdem ein erhöhtes Risiko bei Diabetes-Typ-1-Patienten auch für Dermatophyten-Infektionen.

Bakterielle Infektionen

Diese werden meist durch Staphylokokken und Streptokokken hervorgerufen und können unter anderem zu folgenden Erkrankungen führen:

- Follikulitis bzw. Furunkel/Karbunkel
- Ekthymata
- Impetigo contagiosa
- Pyodermie
- Erysipel

Bei Diabetespatienten können außerdem gehäuft ein Erythrasma, hervorgerufen durch das glukosefermentierende *Corynebacterium minutissimum*, und auch gramnegative (Fuß-) Infekte beobachtet werden.

Granuloma anulare

Das klassische Granuloma anulare ist durch subjektiv symptomlose erythematös-papulöse entzündliche Läsionen charakterisiert. Im Verlauf weist ein Granuloma anulare meist eine anuläre Konfiguration auf und tritt lokalisiert oder seltener auch generalisiert auf. Letztere Manifestationsform scheint mit einem Diabetes mellitus assoziiert zu sein, wobei hinsichtlich eines ursächlichen Zusammenhangs allerdings bislang widersprüchliche

Daten vorliegen. Aktuelle Daten untermauern das häufigere Vorliegen eines Diabetes in Assoziation mit einem Granuloma anulare (adjustiertes OR: 1,67; 95 % KI: 1,55–1,80). Zwar lässt sich analog zur Necrobiosis lipoidica auch hier histologisch eine Necrobiosis feststellen, die Ätiologie des Granuloma anulare ist aber weiterhin unklar.

70.1.5 Andere stoffwechselbedingte Erkrankungen mit kutanen Symptomen

Fettstoffwechselstörungen – Xanthome und Xanthelasmen

Kutane Xanthome sind als Wegweiser für eine Fettstoffwechselstörung anzusehen und stellen ein Diagnosekriterium bei der homozygoten familiären Hypercholesterinämie dar, können aber auch unabhängig von dieser auftreten. Das klinische Erscheinungsbild umfasst papulöse, tuberöse, noduläre, eruptive, plaqueförmige, intertriginöse oder auch subkutane Xanthome.

Xanthome können sich auch an den Handflächen, (Xanthoma palmare striatum) oder an der Schleimhaut manifestieren. Die klinische Manifestationsform ist nicht als spezifisch für die jeweilige Variante der Fettstoffwechselstörung anzusehen. Eruptive kleine, gelbliche, gruppierte Xanthome an Gesäß und Extremitäten sind meist bei Hypertriglyzeridämie aufgrund eines Diabetes mellitus zu beobachten und können auch hinweisend auf eine Pankreatitis sein. Disseminierte Xanthome können sich dagegen auch bei normolipämischen Patienten entwickeln.

> **Hinweis für die Praxis**
>
> Diffuse plane, normolipämische Xanthome können bei einer monoklonalen Gammopathie auftreten, sodass hier eine entsprechende Diagnostik hinsichtlich Tumoren (z. B. Lymphome, Leukämie) eingeleitet werden sollte.

Tuberöse Xanthome, die vornehmlich an den Extremitäten auftreten, sind wiederum mit einer familiären Lipid-/Lipoproteinstoffwechselerkrankung oder auch mit einer primären biliären Zirrhose assoziiert.

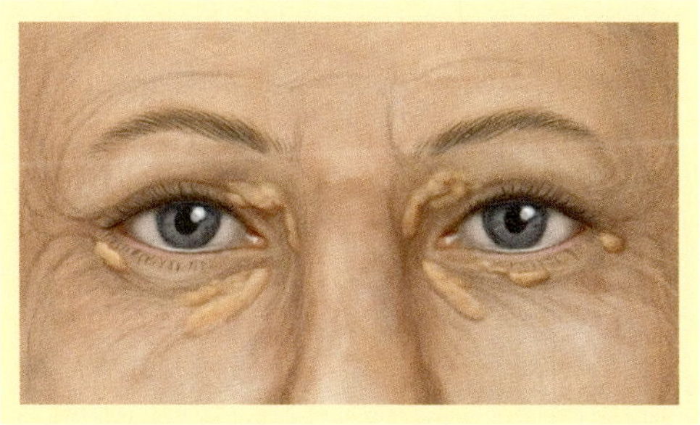

Abb. 70.3 Xanthelasmen. (Quelle: von Eckardstein A. Klinik. In: Battegay E. Differenzialdiagnose Innerer Krankheiten. Thieme; 2017)

Xanthelasmen (▶ Abb. 70.3) sind die häufigste Manifestationsform von Xanthomen. Sie sind durch ihre Lokalisation im Bereich der Ober- und Unterlider charakterisiert. Ihnen liegt in der Regel eine Hypercholesterinämie zugrunde, sie können aber ebenfalls – familiär gehäuft – bei normolipämischen Patienten vorkommen.

Hyperurikämie – Gicht-Tophi

Typisch für einen akuten Gichtanfall sind eine plötzlich einsetzende schmerzhafte Schwellung und Rötung eines kleinen Gelenks aufgrund einer Purinstoffwechselstörung. In mehr als der Hälfte der Fälle ist hierbei das Großzehengrundgelenk betroffen. Durch Ablagerung von Natriumuratkristallen im Bereich der Gelenkhaut und des -knorpels wird eine Entzündungskaskade ausgelöst. Ohne Behandlung kann es infolge einer starken Entzündungsreaktion im Verlauf zur Schuppung der Haut in dem betroffenen Areal kommen.

Im Rahmen einer chronischen Gicht führt die Ablagerung von Natriumurat im benachbarten subkutanen Fettgewebe zur Entwicklung von **Gicht-Tophi**, die in der Regel auch palpabel sind. Gicht-Tophi können sich bei schwerer Hyperurikämie auch innerhalb von Tagen entwickeln. Prädilektionsstellen sind das Olekranon, die Finger, Zehen, seltener die Ohr-Helix. Auch infolge eines Traumas entstehen Gicht-Tophi, dann häufig prätibial. Bei Größenzunahme eines Gicht-Tophus kann es zur Fistelentwicklung mit nachfolgender Entleerung von weißlichen Uratkristallen an die Oberfläche kommen. Auch eine Ulzeration der Haut über einem Gicht-Tophus ist möglich.

Als weitere, allerdings seltene dermatologische Symptome einer Gicht wurden eine flächige intradermale Ablagerung von Uraten, kombiniert mit einer Hyperpigmentierung der Haut an Beinen und Händen sowie eine Gicht-Pannikulitis beschrieben. Letztere tritt in Form von knotigen Läsionen an den Beinen mit rascher Exulzeration auf.

Phenylketonurie

Bei einer Phenylketonurie handelt es sich um eine autosomal-rezessive Erkrankung mit Defizienz der Phenylalaninhydroxylase (Kap. 69.1.1). Infolgedessen kommt es einerseits zur Akkumulation von Phenylalanin und Phenylketonen sowie andererseits zu einem Mangel an Tyrosin. Tyrosin bildet den Ausgangspunkt der Melaninsynthese. Ein Tyrosinmangel im Rahmen einer PKU manifestiert sich an der Haut bereits früh durch schuppende Ekzeme. Im Verlauf führt eine reduzierte Synthese von Melanin zu einer generalisierten Hypopigmentierung von Haut, Haaren und Irides sowie zu einer Lichtempfindlichkeit. Es wurden auch sklerodermiforme und atrophoderme Läsionen im Rahmen einer Phenylketonurie beschrieben.

> **Hinweis für die Praxis**
>
> Eine kausale Therapie der Phenylketonurie existiert bislang nicht. Aufgrund der Hautsymptome werden ein konsequenter Lichtschutz und die Pflege des Integuments empfohlen.

70.2 Volkskrankheiten der Haut ohne sichere Evidenz für ernährungsbedingte Faktoren

70.2.1 Akne

Für „westliche" Ernährungsgewohnheiten wird postuliert, dass sie das Risiko für die Erkrankung an einer Akne erhöhen. Mittlerweile liegen zahlreiche Untersuchungen vor, die einen pathophysiologischen Zusammenhang zwischen der glykämischen Last verzehrter Nahrungsmittel und Akne aufzeigen. Auch für den Milchkonsum wird infolge einer Erhöhung des Insulin- und des IGF-1-Spiegels einerseits und einer Abnahme von IGF-bindendem Protein 3 andererseits ein Einfluss auf die Erkrankung diskutiert. Als Risikofaktor soll hierbei insbesondere das Molkeprotein relevant sein, welches einen insulinotropen Effekt hat. Auch die pathogenetische Relevanz hormoneller Bestandteile (z. B. Vorstufen von Dihydrotestosteron) in der Milch selbst ist Gegenstand aktueller Untersuchungen.

Eine kürzlich durchgeführte Umfrage unter 1329 Patienten ergab, dass > 50 % der Befragten bestimmte Nahrungsmittel wegließen, sodass eine Aufklärung über die aktuelle Evidenz zu diätetischen Maßnahmen bei Akne wichtig scheint. Weiterführende und insbesondere randomisierte, kontrollierte klinische Studien sind erforderlich, um einen möglichen Einfluss bestimmter Nahrungsmittel wie z. B. Milch auf das Risiko für eine Akne klar von genetischen prädisponierenden Faktoren abgrenzen zu können. Spezifische diätetische Maßnahmen bei Akne, die über eine gesunde, ausgewogene Ernährung (u. a. niedriger glykämischer Index bzw. niedrige glykämische Last, hoher Anteil an Omega-3-Fettsäuren) hinausgehen, können derzeit nicht empfohlen werden.

70.2.2 Psoriasis

Das Krankheitsbild der Psoriasis vulgaris (► Abb. 70.4) geht mit zahlreichen Begleiterkrankungen unter anderem aus dem Formenkreis der metabolischen Erkrankungen einher. Diese chronisch-entzündliche Hauterkrankung wird mittlerweile als Systemerkrankung aufgefasst. Entsprechende diätetische Empfehlungen werden bei klinischen Manifestationen wie insbesondere Adipositas bzw. bei erhöhten Laborparametern (u. a. erhöhte Blutlipidwerte, Hyperurikämie) ausgesprochen, die hinweisend sind für metabolische Störungen. In einzelnen Studien konnte mit einer

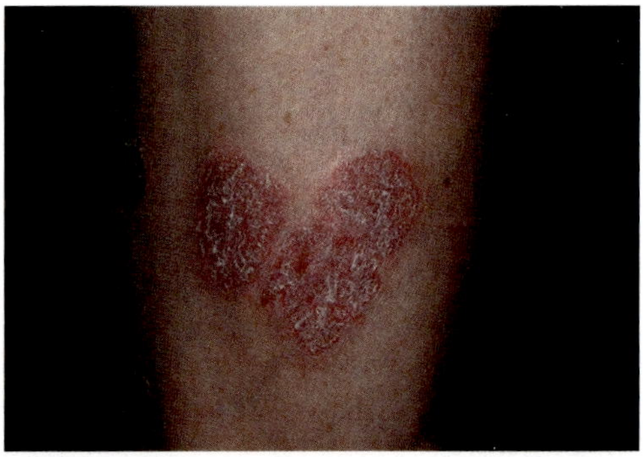

Abb. 70.4 Psoriasis vulgaris.

gewichtsreduzierenden Ernährung eine Verbesserung des Schweregrads der Erkrankung und der Lebensqualität erzielt werden. Die aktuelle S3-Leitlinie „Therapie der Psoriasis vulgaris“ weist darauf hin, dass Patient:*innen mit mittelschwerer bis schwerer Psoriasis als Zielgruppe für Interventionen zur Senkung des kardiovaskulären Risikoprofils anzusehen sind und ein Screening auf relevante Risikofaktoren wie Diabetes mellitus, arterielle Hypertonie und Dyslipidämie erfolgen sollte. Nicht-pharmakologische Maßnahmen, insbesondere eine kalorienarme Ernährung mit moderater Gewichtsreduktion, werden bei adipösen Patient:*innen empfohlen, da hierdurch sowohl das Ansprechen auf systemische Therapien als auch metabolische Begleitparameter günstig beeinflusst werden können.

> **Hinweis für die Praxis**
> Entsprechende diätetische Empfehlungen bei Patienten mit Psoriasis werden dann ausgesprochen, wenn zusätzlich Begleiterkrankungen aus dem metabolischen Formenkreis vorliegen.

70.3 Adipositas-assoziierte Hauterkrankungen

Die Adipositas, definiert als ein BMI $\geq 30\,kg/m^2$, stellt viele Gesundheitssysteme vor eine große Herausforderung. Sie wird häufig als Risikofaktor für Hautveränderungen und -erkrankungen aufgeführt. Neben der Psoriasis werden häufig noch folgende Erkrankungen damit assoziiert:

- Alopecia androgenitalis der Frau
- Chronisch-venöse Insuffizienz
- Erysipel
- Fibroma pendulans
- Gynäkomastie
- Hidradenitis suppurativa
- Intertriginöse Candidose
- Necrobiosis lipoidica
- Pseudoacanthosis nigricans
- Pyoderma gangraenosum
- Scleroedema adultorum
- Striae distensae
- Xanthome / Xanthelasmen

Neben inflammatorischen Erkrankungen wie der Hidradenitis suppurativa und der Psoriasis, bei denen über das Fettgewebe eventuell proinflammatorische Signale Einfluss auf die Hauterkrankung nehmen können, finden sich ebenfalls durch die mechanische Auswirkung bzw. aufgrund der anatomischen Lokalisation eine Häufung von Dermatosen wie der intertriginösen Candidose oder Striae distensae.

70.4 Morbus Duhring bei Zöliakie

Als Dermatitis herpetiformis Duhring (Morbus Duhring) sind die Hautsymptome, wie sie im Rahmen einer Zöliakie auftreten können, definiert. Diese genetisch determinierte Erkrankung durch Assoziationen mit HLA-B8, HLA-DR3 und HLA-DQw2 ist durch eine chronische Entzündungsantwort im Bereich des Gastrointestinaltrakts und an der Haut nach Verzehr glutenhaltiger Nahrungsmittel, folglich durch eine Glutensensitivität, charakterisiert.

Symptome einer Zöliakie und eines Morbus Duhring können sich zeitgleich oder auch zu unterschiedlichen Zeitpunkten bei einem Patienten manifestieren. 10–20 % der Patienten mit Morbus Duhring zeigen wiederum Symptome einer Malabsorption.

Typisch ist ein quälender, brennender Pruritus, der auch ohne sichtbare Hautveränderungen auftreten kann. Weiterhin entwickeln sich im Verlauf schubweise herpetiform imponierende Papeln und Vesikel bzw. Papulovesikel. Prädilektionsstellen sind hierbei Gesäß, Schultern, Extremitäten-Streckseiten und Kapillitium. Durch rasches Aufkratzen der juckenden Läsionen sind dann Exkoriationen und möglicherweise auch seröse und gelbliche Krusten zu beobachten.

Triggerfaktoren sind glutenhaltige Nahrungsmittel und Jod. Die Therapie besteht in der Einnahme von Dapson und adjuvant in der Einhaltung einer gluten- und jodfreien Diät, die zu einem raschen Abklingen der gastrointestinalen Symptomatik führt, während die Hautläsionen erst im Verlauf von im Mittel 2–4 Jahren abheilen.

> **Hinweis für die Praxis**
> **Empfehlungen zur Ernährung bei Dermatitis herpetiformis Duhring**
> - gluten- und jodfreie Diät
> - medikamentös: Dapson

70.5 Dermatologische Pharmakotherapie mit Einfluss auf den Stoffwechsel: orale Retinoidtherapie

Vitamin-A-Abkömmlinge (Retinoide) werden systemisch zur Therapie verschiedener chronisch entzündlicher Hauterkrankungen, wie z. B. des chronischen Hand- und Fußekzems, der pustulösen Form einer palmoplantaren Psoriasis sowie auch zur Behandlung schwerer Verläufe einer Akne, eingesetzt. Unerwünschte Wirkungen im Rahmen der Behandlung mit oralen Retinoiden sind unter anderem die Teratogenität sowie der Einfluss auf hämatologische Parameter, Leber-, Galle- und Blutfettwerte.

In einer größeren bevölkerungsbasierten US-amerikanischen Studie wurden die Laborwerte von 13 772 Patienten erfasst, die wegen einer Akne eine systemische Therapie mit Retinoiden erhielten. Hierbei dominierte der Einfluss auf die Serumlipid- und Leberwerte. Normwerte vor Beginn einer solchen Therapie schließen demzufolge die Entwicklung pathologischer Laborparameter unter der Behandlung nicht aus. Hinsichtlich der Serumlipidwerte führte die Einnahme von Retinoiden insbesondere zu einer Erhöhung der Triglyzerid- und Cholesterinwerte bei 44 % bzw. 31 % der Probanden. Zudem liegen Studiendaten dafür vor, dass Patienten mit einer Akne, die unter einer Retinoidtherapie eine deutliche Hypertriglyzeridämie entwickeln, einem erhöhten Risiko unterliegen, im Verlauf eine Hyperlipidämie und ein metabolisches Syndrom zu erleiden.

Hinweis für die Praxis

Im Rahmen einer Therapie mit oralen Retinoiden sind vor, während und nach der Behandlung gemäß Fachinformation des jeweiligen Präparates sowie zusätzlich orientiert an der individuellen Situation des Patienten Laborkontrollen und ggf. auch eine Dosisanpassung und diätetische Interventionen indiziert.

Literatur

[2821] Abdollahi A, Daneshpazhooh M, Amirchaghmaghi E et al. Dermopathy and retinopathy in diabetes: is there an association? Dermatology 2007; 214: 133–136

[2822] Adebamowo CA, Spiegelman D, Berkey CS et al. Milk consumption and acne in teenaged boys. J Am Acad Dermatol 2008; 58: 787–793

[2823] Allen NC, Martin AJ, Snaidr VA et al. Nicotinamide for Skin-Cancer Chemoprevention in Transplant Recipients. N Engl J Med 2023; 388 (9): 804–812

[2824] Arnaud J, Beani JC, Favier AE et al. Zinc status in patients with telogen defluvium. Acta Derm Venereol 1995; 75: 248–249

[2825] Aroni K, Anagnostopoulou K, Tsagroni E et al. Skin hyperpigmentation and increased angiogenesis secondary to vitamin B12 deficiency in a young vegetarian woman. Acta Derm Venereol 2008; 88: 191–192

[2826] Barbieri JS, Rosenbach M, Rodriguez O, Margolis DJ. Association of Granuloma Annulare With Type 2 Diabetes, Hyperlipidemia, Autoimmune Disorders, and Hematologic Malignant Neoplasms. JAMA Dermatol 2021; 157 (7): 817–823

[2827] Barthelemy H, Chouvet B, Cambazard F. Skin and mucosal manifestations in vitamin deficiency. J Am Acad Dermatol 1986; 15: 1263–1274

[2828] Belloso LM, Lowitt MH. Cutaneous findings in a 51-year-old man with phenylketonuria. J Am Acad Dermatol 2003; 49 (Suppl. 2 Case Reports): S 190–S 192

[2829] Bronsnick T, Murzaku EC, Rao BK. Diet in dermatology: Part I. Atopic dermatitis, acne, and nonmelanoma skin cancer. Am Acad Dermatol 2014 ;71: 1039.e1–1039.e12

[2830] Booken N, Goerdt S, Goebeler M. Diffuse plane normolipemic xanthomatosis associated with monoclonal gammopathy. Dermatology 2009; 219: 91–92

[2831] Bör O, Akgün N, Yakut A et al. Late hemorrhagic disease of the newborn. Pediatr Int 2000; 42: 64–66

[2832] Chen AC, Martin AJ, Choy B et al. A Phase 3 Randomized Trial of Nicotinamide for Skin-Cancer Chemoprevention. N Engl J Med 2015; 373 (17): 1618–1626

[2833] Cuchel M, Bruckert E, Ginsberg HN et al. Homozygous familial hypercholesterolaemia: new insights and guidance for clinicians to improve detection and clinical management. A position paper from the Consensus Panel on Familial Hypercholesterolaemia of the European Atherosclerosis Society. Eur Heart J 2014; 35: 2146–2157

[2834] Demir N, Doğan M, Koç A er al. Dermatological findings of vitamin B12 deficiency and resolving time of these symptoms. Cutan Ocul Toxicol 2014; 33: 70–73

[2835] Erfurt-Berge C, Dissemond J, Schwede K et al. Updated results of 100 patients on clinical features and therapeutic options in necrobiosis lipoidica in a retrospective multicentre study. Eur J Dermatol 2015; 25: 595–601

[2836] Fachinformation Roaccutan Weichkapseln, Firma Roche

[2837] Falasca GF. Metabolic diseases: gout. Clin Dermatol 2006; 24: 498–508

[2838] Fam AG, Assaad D. Intradermal urate tophi. J Rheumatol 1997; 24: 1126–1131

[2839] Garza-Rodríguez V, de la Fuente-García A, Liy-Wong C et al. Acrodermatitis enteropathica: a novel SLC 39A4 gene mutation in a patient with normal zinc levels. Pediatr Dermatol 2015; 32: e124–e125

[2840] Gisondi P, Del Giglio M, Di Francesco V et al. Weight loss improves the response of obese patients with moderate-to-severe chronic plaque psoriasis to low-dose cyclosporine therapy: a randomized, controlled, investigator-blinded clinical trial. Am J Clin Nutr 2008; 88: 1242–1247

[2841] Gürtler A, Schmitt L. Der Einfluss der Ernährung bei entzündlichen Gesichtsdermatosen. J Dtsch Dermatol Ges 2022; 20 (2): 185–204
[2842] Heath ML, Sidbury R. Cutaneous manifestations of nutritional deficiency. Curr Opin Pediatr 2006; 18: 417–422
[2843] Hegyi J, Schwartz RA, Hegyi V. Pellagra: dermatitis, dementia, and diarrhea. Int J Dermatol 2004; 43: 1–5
[2844] Hirschmann JV, Raugi GJ. Adult scurvy. J Am Acad Dermatol 1999; 41: 895–906
[2845] Jensen P, Christensen R, Zachariae C et al. Long-term effects of weight reduction on the severity of psoriasis in a cohort derived from a randomized trial: a prospective observational follow-up study. Am J Clin Nutr 2016; 104: 259–265
[2846] Jensen P, Zachariae C, Christensen R et al. Effect of weight loss on the severity of psoriasis: a randomized clinical study. JAMA Dermatol 2013; 149: 795–801
[2847] Jensen SL, McCuaig C, Zembowicz A et al. Bullous lesions in acrodermatitis enteropathica delaying diagnosis of zinc deficiency: a report of two cases and review of the literature. J Cutan Pathol 2008; 35 (Suppl 1): 1–13
[2848] Karthikeyan K, Thappa DM. Pellagra and skin. Int J Dermatol 2002; 41: 476–481
[2849] Kaymak Y, Adisen E, Ilter N et al. Dietary glycemic index and glucose, insulin, insulin-like growth factor-I, insulin-like growth factor binding protein 3, and leptin levels in patients with acne. J Am Acad Dermatol 2007; 57: 819–823
[2850] Koch M, Baurecht H, Ried JS et al. Psoriasis and cardiometabolic traits: modest association but distinct genetic architectures. J Invest Dermatol 2015; 135: 1283–1293
[2851] Koike H, Misu K, Hattori N et al. Postgastrectomy polyneuropathy with thiamine deficiency. J Neurol Neurosurg Psychiatry 2001; 71: 357–362
[2852] Köstler E, Porst H, Wollina U. Cutaneous manifestations of metabolic diseases: uncommon presentations. Clin Dermatol 2005; 23: 457–464
[2853] Kostecka M, Kostecka J, Szwed-Gułaga O et al. The Impact of Common Acne on the Well-Being of Young People Aged 15–35 Years and the Influence of Nutrition Knowledge and Diet on Acne Development. Nutrients 2022; 14 (24): 5293
[2854] Lee SJ, Shin SW. Mechanisms, Pathophysiology, and Management of Obesity. N Engl J Med 2017; 376 (15): 1491–1492
[2855] Leitlinienprogramm Onkologie (Deutsche Krebsgesellschaft, Deutsche Krebshilfe, AWMF): S 3-Leitlinie Aktinische Keratose und Plattenepithelkarzinom der Haut, Langversion 1.1, 2020, AWMF-Registernr. 032/022OL
[2856] Levy L, Zeichner JA. Dermatologic manifestation of diabetes. J Diabetes 2012; 4: 68–76
[2857] Maverakis E, Fung MA, Lynch PJ et al. Acrodermatitis enteropathica and an overview of zinc metabolism. J Am Acad Dermatol 2007; 56: 116–124
[2858] Monshi B, Stockinger T, Vigl K et al. Phrynoderm und erworbene Acrodermatitis enteropathica bei stillenden Frauen nach bariatrischer Chirurgie. J Dtsch Dermatol Ges 2015; 13: 1147–1155
[2859] Nagi NA, Al-Dubooni HM, Al-Shirkat SA. Nodular purpura in infancy. Postgrad Med J 1982; 58: 274–278
[2860] Nast A, Boehncke WH, Mrowietz U et al. S 3-Guidelines on the treatment of psoriasis vulgaris (English version). Update. J Dtsch Dermatol Ges 2012; 10 (Suppl 2): S 1–S 95
[2861] Nern K. Dermatologic conditions associated with diabetes. Curr Diab Rep 2002; 2: 53–59
[2862] Ozdöl S, Sahin S, Tokgözoğlu L. Xanthelasma palpebrarum and its relation to atherosclerotic risk factors and lipoprotein (a). Int J Dermatol 2008; 47: 785–789
[2863] Pancar Yuksel E, Sen S, Aydin F et al. Phenobarbital-induced pellagra resulted in death. Cutan Ocul Toxicol 2014; 33: 76–78
[2864] Pavlović MD, Milenković T, Dinić M et al. The prevalence of cutaneous manifestations in young patients with type 1 diabetes. Diabetes Care 2007; 30: 1964–1967
[2865] Pfeiffer C. Dermatitis herpetiformis Duhring. Ein klinisches Chamäleon. Hautarzt 2006; 57: 1021–1029
[2866] Rodondi N, Darioli R, Ramelet AA et al. High risk for hyperlipidemia and the metabolic syndrome after an episode of hypertriglyceridemia during 13-cis retinoic acid therapy for acne: a study. Ann Intern Med 2002; 136: 582–589
[2867] Rucević I, Perl A, Barisić-Drusko V et al. The role of the low energy diet in psoriasis vulgaris treatment. Coll Antropol 2003; 27 (Suppl. 1): 41–48
[2868] Rushton DH, Norris MJ, Dover R et al. Causes of hair loss and the developments in hair rejuvenation. Int J Cosmet Sci 2002; 24: 17–23
[2869] Rushton DH. Nutritional factors and hair loss. Clin Exp Dermatol 2002; 27: 396–404
[2870] Schmidtke K, Endres W, Roscher A et al. Hartnup syndrome, progressive encephalopathy and allo-albuminaemia. A clinico-pathological case study. Eur J Pediatr 1992; 151: 899–903
[2871] Schmitt S, Küry S, Giraud M et al. An update on mutations of the SLC 39A4 gene in acrodermatitis enteropathica. Hum Mutat 2009; 30: 926–933
[2872] Smith R, Mann N, Mäkeläinen H et al. A pilot study to determine the short-term effects of a low glycemic load diet on hormonal markers of acne: a nonrandomized, parallel, controlled feeding trial. Mol Nutr Food Res 2008; 52: 718–726
[2873] Smith RN, Mann NJ, Braue A et al. The effect of a high-protein, low glycemic-load diet versus a conventional, high glycemic-load diet on biochemical parameters associated with acne vulgaris: a randomized, investigator-masked, controlled trial. J Am Acad Dermatol 2007; 57: 247–256
[2874] Smith RN, Braue A, Varigos GA et al. The effect of a low glycemic load diet on acne vulgaris and the fatty acid composition of skin surface triglycerides. J Dermatol Sci 2008; 50: 41–52
[2875] Søyland E, Funk J, Rajka G et al. Effect of dietary supplementation with very-long-chain n-3 fatty acids in patients with psoriasis. N Engl J Med 1993; 328: 1812–1816
[2876] Stewart CP, Guthrie D. Lind's Treatise on Scurvy, a Bicentennial Volume containing a Print of the first edition of "A Treatise on Scurvy" by James Lind, MD, with additional Notes. Edinburgh: Edinburgh University Press; 1953: 113–126
[2877] Studer EM, Calza AM, Saurat JH. Precipitating factors and associated diseases in 84 patients with granuloma annulare: a retrospective study. Dermatology 1996; 193: 364–368
[2878] Suh DH, Kwon HH. What's new in the physiopathology of acne? Br J Dermatol 2015; 172 (Suppl 1):13–19
[2879] Van Wouwe JP. Clinical and laboratory assessment of zinc deficiency in Dutch children: a review. Biol Trace Elem Res 1995; 49: 211–225
[2880] Wilson TC, Snyder RJ, Southerland CC. Bullosis diabeticorum: is there a correlation between hyperglycemia and this symptomatology? Wounds 2012; 24: 350–355
[2881] Yosipovitch G, Hodak E, Vardi P et al. The prevalence of cutaneous manifestations in IDDM patients and their association with diabetes risk factors and microvascular complications. Diabetes Care 1998; 21: 506–509
[2882] Zane LT, Leyden WA, Marqueling AL et al. A population-based analysis of laboratory abnormalities during isotretinoin therapy for acne vulgaris. Arch Dermatol 2006; 142: 1016–1022

Anhang

71 D-A-CH-Referenzwerte für die tägliche Nährstoffzufuhr

▸ Tab. 71.1, ▸ Tab. 71.2, ▸ Tab. 71.3

Hinweis: Referenzwerte für Säuglinge und Kinder finden sich in Kap. 19 „Ernährung vom Säuglings- bis zum Jugendalter“.

Literatur

[2883] Deutsche Gesellschaft für Ernährung, Österreichische Gesellschaft für Ernährung, Schweizerische Gesellschaft für Ernährungsforschung, Schweizerische Vereinigung für Ernährung (Hrsg.). Referenzwerte für die Nährstoffzufuhr. 2. Aufl., 8. aktualisierte Ausgabe 2024 (https://www.dge.de/wissenschaft/referenzwerte/)

Tab. 71.1 Empfohlene tägliche Zufuhr von Energie und Makronährstoffen bei Jugendlichen und Erwachsenen [2883]. Die empfohlene Energiezufuhr bezieht sich auf den Bedarf bei mäßiger körperlicher Aktivität (PAL 1,4).

	Frauen							**Männer**				
	15–18 Jahre	19–24 Jahre	25–50 Jahre	51–65 Jahre	>65 Jahre	Schwangerschaft	Stillzeit	15–18 Jahre	19–24 Jahre	25–50 Jahre	51–65 Jahre	>65 Jahre
Energie* (kcal)	2000	1900	1800	1700	1700	+250 (2. T) +500 (3. T)	+500	2600	2400	2300	2200	2100
Protein* (g)	48	48	48	47	57	+7 (2. T) +21 (3. T)	+23	62	57	57	55	67
Fett (% der Energie)	30	30	30	30	30	30–35	30–35	30	30	30	30	30
Kohlenhydrate (% der Energie)	>50	>50	>50	>50	>50	>50	>50	>50	>50	>50	>50	>50

**bei Jugendlichen bezogen auf die 50. Referenzperzentile, bei Erwachsenen bezogen auf das Referenzgewicht, basierend auf einem angenommenen BMI von 22 kg/m², siehe auch: https://www.dge.de/wissenschaft/referenzwerte/energie/*

Die empfohlene Energiezufuhr in der Schwangerschaft gilt nur bei Normalgewicht vor der Schwangerschaft, bei einer wünschenswerten Gewichtsentwicklung während der Schwangerschaft (Körpergewichtszunahme von 12 kg bis Ende der Schwangerschaft) und bei unverminderter körperlicher Aktivität.

T = Trimenon

Tab. 71.2 Empfohlene tägliche Zufuhr von Fettsäuren, Ballaststoffen, Mineralien und Spurenelementen.

	Frauen							Männer				
	15–18 Jahre	19–24 Jahre	25–50 Jahre	51–65 Jahre	> 65 Jahre	Schwangerschaft	Stillzeit	15–18 Jahre	19–24 Jahre	25–50 Jahre	51–65 Jahre	> 65 Jahre
Linolsäure (n-6) (% der Energie)	2,5	2,5	2,5	2,5	2,5	2,5	2,5	2,5	2,5	2,5	2,5	2,5
α-Linolensäure (n-3) (% Energie)	0,5	0,5	0,5	0,5	0,5	0,5	0,5	0,5	0,5	0,5	0,5	0,5
mehrfach ungesättigte Fettsäuren) (% der Energie, Obergrenze)	10	10	10	10	10	10	10	10	10	10	10	10
Ballaststoffe (g/1000 kcal)	≥ 14,6	≥ 14,6	≥ 14,6	≥ 14,6	≥ 14,6	≥ 14,6	≥ 14,6	≥ 14,6	≥ 14,6	≥ 14,6	≥ 14,6	≥ 14,6
Natrium* (mg)	1500	1500	1500	1500	1500	1500	1500	1500	1500	1500	1500	1500
Chlorid* (mg)	2300	2300	2300	2300	2300	2300	2300	2300	2300	2300	2300	2300
Kalium* (mg)	4000	4000	4000	4000	4000	4000	4400	4000	4000	4000	4000	4000
Magnesium (mg)	260	300	300	300	300	300	300	330	350	350	350	350
Kalzium (mg)	1200	1000	1000	1000	1000	1000	1000	1200	1000	1000	1000	1000
Phosphor (mg)	660	550	550	550	550	550	550	660	550	550	550	550
Eisen (mg)	16[c]	16[c]	16[b, c]	16[b, c]	14	27	16	11	11	11	11	11

Tab. 71.2 Fortsetzung

	Frauen							Männer				
Zink[a] (mg)	11	8	8	8	8	9 (1. T) 11 (2. und 3. T)	13	14	14	14	14	14
Selen (µg)	60	60	60	60	60	60	75	70	70	70	70	70
Jod (µg)	150	150	150	150	150	220	230	150	150	150	150	150
Fluorid (mg)	3,0	3,0	3,0	3,0	3,0	3,0	3,0	3,5	3,5	3,5	3,5	3,5
Kupfer (mg)	1,0–1,5	1,0–1,5	1,0–1,5	1,0–1,5	1,0–1,5	1,0–1,5	1,0–1,5	1,0–1,5	1,0–1,5	1,0–1,5	1,0–1,5	1,0–1,5
Mangan (mg)	2,0–5,0	2,0–5,0	2,0–5,0	2,0–5,0	2,0–5,0	2,0–5,0	2,0–5,0	2,0–5,0	2,0–5,0	2,0–5,0	2,0–5,0	2,0–5,0
Chrom (µg)	30–100	30–100	30–100	30–100	30–100	30–100	30–100	30–100	30–100	30–100	30–100	30–100
Molybdän (µg)	50–100	50–100	50–100	50–100	50–100	50–100	50–100	50–100	50–100	50–100	50–100	50–100

** Schätzwerte für eine angemessene tägliche Zufuhr; [a]für eine mittlere Phytatzufuhr; [b]in der Postmenopause: 14 mg Eisen/Tag; [c]bei Jugendlichen und Frauen, die nicht menstruieren (u. a. aufgrund der Verwendung von oralen Kontrazeptiva, die durchgehend eingenommen werden oder bei früherer Perimenopause wird eine Zufuhr von 11 mg Eisen/Tag angegeben; T = Trimenon*

Tab. 71.3 Empfohlene tägliche Zufuhr von Vitaminen [2883].

	Frauen							Männer				
	15–18 Jahre	19–24 Jahre	25–50 Jahre	51–65 Jahre	>65 Jahre	Schwangerschaft	Stillzeit	15–18 Jahre	19–24 Jahre	25–50 Jahre	51–65 Jahre	>65 Jahre
Vitamin A (µg-Retinol-Äquivalent[1])	800	700	700	700	700	800	1300	950	850	850	850	800
Vitamin E (mg-Äquivalent[2, 3])	12	12	12	12	11	13	17	15	15	14	13	12
Vitamin K (µg)	60	60	60	65	65	60	60	70	70	70	80	80
Folsäure (µg-Äquivalent)	300	300	300	300	300	550	450	300	300	300	300	300
Vitamin B_1 (mg)	1,1	1,0	1,0	1,0	1,0	1,2 (2. T) 1,3 (3. T)	1,3	1,4	1,3	1,2	1,2	1,1
Vitamin B_2 (mg)	1,2	1,1	1,1	1,0	1,0	1,3 (2. T) 1,4 (3. T)	1,4	1,6	1,4	1,4	1,3	1,3
Niacin (mg-Äquivalent[4])	13	13	12	11	11	14 (2. T) 16 (3. T)	16	17	16	15	15	14
Panthothensäure (mg) (mg)	5	5	5	5	5	5	7	56	5	5	5	5

Tab. 71.3 Fortsetzung

	Frauen							Männer				
Vitamin B_6 (mg)	1,4	1,4	1,4	1,4	1,4	1,5 (1. T) 1,8 (2. und 3. T)	1,6	1,6	1,6	1,6	1,6	1,6
Vitamin B_{12} (µg)	4,0	4,0	4,0	4,0	4,0	4,5	5,5	4,0	4,0	4,0	4,0	4,0
Biotin[5] (µg)	40	40	40	40	40	40	45	40	40	40	40	40
Vitamin C (mg)	100	100	100	100	100	110	150	100	100	100	100	100

Vitamin D ist aufgrund der schwer einschätzbaren endogenen Synthese nicht in dieser Tabelle enthalten. Als Richtwert gilt: Zufuhr unter 20 µg/800 IE pro Tag (i. d. R. 5–10 µg/200–400 IE pro Tag) reichen in den Sommermonaten aus. Im Winter wird eine tägliche Zufuhr von 20 µg/800 IE empfohlen. Ab einem Alter von > 65 Jahren dauerhaft 20 µg/Tag, da dann auch die Sonne nicht mehr ausreicht, um genügend Vitamin D in der Haut zu bilden.

[1] *1 µg Retinolaktivitätsäquivalent = 1 µg Retinol = 12 µg β-Carotin = 24 µg andere Provitamin-A-Carotinoide.*

[2] *1 mg Vitamin-E-Äquivalent = 1 mg RRR-α-Tocopherol = 1,49 IE; 1 IE = 0,67 mg RRR-α-Tocopherol = 1 mg all-rac-α-Tocopherylacetat*

[3] *1 mg RRR-α-Tocopherol(D-α-Tocopherol)-Äquivalent = 1,1 mg RRR-α-Tocopherylacetat (D-α-Tocopherylacetat) = 2 mg RRR-β-Tocopherol (D-β-Tocopherol) = 4 mg RRR-γ-Tocopherol (D-γ-Tocopherol) = 100 mg, 4 mg RRR-δ-Tocopherol (D-δ-Tocopherol) = 3,3 RRR-α-Tocotrienol (D-α-Tocotrienol) mg = 1,49 mg all-rac-α-Tocopherylacetat (D,L-α-Tocopherylacetat)*

[4] *1 mg Niacin-Äquivalent = 1 mg Niacin = 60 mg Tryptophan*

[5] *Schätzwerte für eine angemessene Biotin-Zufuhr*

T = Trimenon

VIII

Sachverzeichnis

A

B

C

E

H

L

M

N

Q

R

S

T

U

V

W